TRAITÉ

DE

MATIÈRE MÉDICALE

ET DE

CHIMIE VÉGÉTALE

OUVRAGES DU MÊME AUTEUR

De l'embaumement avant et après Jésus-Christ. Paris, 1912, *épuisé*.

Comment nos pères se soignaient, se parfumaient et conservaient leurs corps (vendu sous le haut patronage de M. Poincaré, Président de la République et sous les auspices de la Croix-Rouge de France, en faveur des grands Blessés français). 1917.

Traité de Chimie médico-pharmaceutique et toxicologique. Paris, 1917.

De l'embaumement chez les Anciens (*Bull. de la Soc. d'Hist. de la Médecine et de la Soc. d'Hist. de la pharmacie*, 1918, *de l'Institut genevois*, etc., etc. *Rev. Scient.*, 1916., etc.).

Des remèdes d'origine humaine et animale prescrits en Europe au temps des Romains (*Soc. d'Hist. de la Pharm. de Paris*, etc.).

Analyses de masses résineuses ayant servi à embaumer des prêtres carthaginois (*Bull. de la Soc. Franc. d'Hist. de la Méd.*, 1914. *Journ de Pharm. Suisse. Homme préhistorique*, etc., etc.).

Analyses de masses résineuses ayant servi à embaumer les Egyptiens (*Sphinx*, 1913. *Jour. de Pharm. Suisse*, etc., etc.).

Des médicaments d'origine humaine et animale prescrits en Europe au moyen âge et au temps de la Renaissance (*France médicale*, 1913, etc.).

Résines et plantes ayant pu être utilisées dans l'antiquité pour les embaumements et la préparation des aromates (*Bull. de la Soc. d'Hist. de la Méd.*, Paris, 1913).

Des Parfums égyptiens (*Homme préh.* 1913. *Bull. de la Soc. Franç. d'Hist. de la Méd.*, 1913. *Journ. de Pharm.* 1913).

Analyses de diverses résines de Pins (*Journ. de Pharm. et de Ch.*).

Analyses d'ambres lacustres (*Soc. Helv. des Sc. nat. Indicateur Suisse d'antiquités*, 1915. *C. R. de l'Académie des Sciences*, 1916).

Réactions colorimétriques des essences (*Parfumerie moderne*, 1921).

Réactions colorimétriques des essences, des huiles, des résines, des glucosides, des alcaloïdes, etc. (*Chimie industrielle*, 1922).

Histoire de la médecine et de la pharmacie dans le canton de Genève (*Journ. de Pharm.*, 1922)

Histoire de la médecine et de la pharmacie dans le canton de Neufchâtel (*Journ. de Pharm.*, 1922).

De l'opium comme drogue sensorielle (*Chronique pharmaceutique*, 1922).

Analyse de graines stabilisées de cacao (*C. R. de l'Académie des Sciences et Journ. de Pharm.*, 1913).

Analyse du genêt stabilisé (*Journ. de Pharm.*, 1904).

Ambres lacustres (*C. R. de l'Académie des Sciences*, 1916).

Analyse d'une pommade gallo-romaine (*C. R. de l'Acad. des Sc. et Journ. Pharm.*, 1913).

Méthodes d'extraction et de dosage des alcaloïdes (*Bull. des Sc. Pharm.*, 1919).

De la momie ou Mumia (*Bull. des Sc. Pharm.*, 1913).

Recherches microchimiques de quelques alcaloïdes (*Bull. des Sc. Ph.*, 1913).

Des apothicaires de Nancy au XVIIᵉ siècle (*Journ. de Pharm.*, 1917).

Récolte et culture de plantes médicinales (*Journ. de Pharm.*, 1917).

De la Médecine et de la pharmacie en France au XIIᵉ siècle (*Journ. de Ph.*, 1915).

De la Mumia vera ou d'un médicament démodé (*Journ. de Ph.*, 1912).

Des parfums égyptiens (*Journ. de Pharm.*, 1913).

TRAITÉ

DE

MATIÈRE MÉDICALE

DROGUES VÉGÉTALES — DROGUES ANIMALES

ET DE

CHIMIE VÉGÉTALE

PAR

LE DR L. REUTTER

Privat-docent de l'Université de Genève

AVEC 293 FIGURES

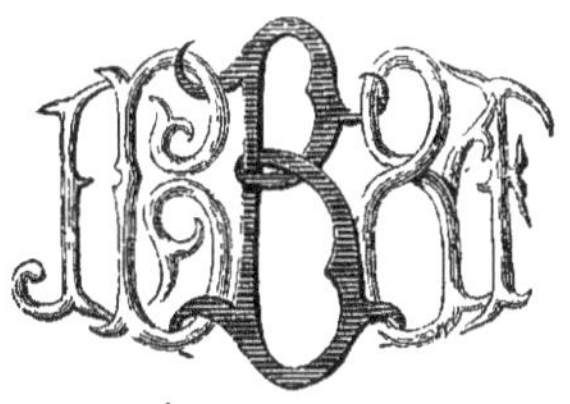

PARIS

LIBRAIRIE J.-B. BAILLIÈRE ET FILS

19, Rue Hautefeuille, 19

1923

Tous droits réservés

TRAITÉ

DE

MATIÈRE MÉDICALE

ET DE CHIMIE VÉGÉTALE

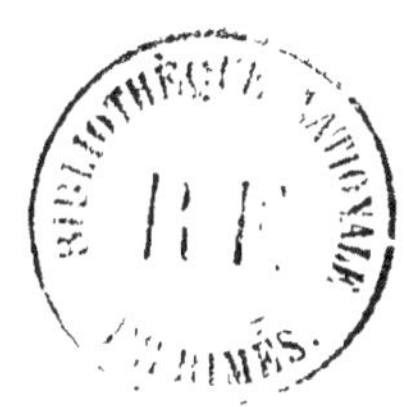

AVANT-PROPOS

En préparant cet ouvrage, je n'ai eu d'autre but que de résumer, en un tout, les données éparses (résultant parfois de mes recherches personnelles), que nous possédons quant à la matière médicale et quant à la chimie végétale, afin de permettre à nos futurs médecins, chimistes et pharmaciens de comprendre les raisons pour lesquelles telles ou telles drogues d'origine végétale sont utilisées dans la thérapeutique depuis des siècles, à l'encontre d'autres nouvellement décrites ou découvertes, qui ont été reconnues, quant à leur action physiologique, comme à peu près identiques à celles que nos Pères prescrivaient.

J'aime à espérer que la partie de ce Traité s'adonnant à l'étude de la Chimie végétale, par trop délaissée jusqu'ici dans la plupart de nos Universités, stimulera de nouveaux savants à la recherche des composés chimiques, qui se rencontrent dans les végétaux ; car cette branche a vu le jour en France, grâce aux magnifiques travaux des Lavoisier, des Pelletier, des Vauquelin, des Caventou, des Homolle, des Robiquet, des Bourquelot, des Guignard, des Pictet, des Haller, des Moureu, des Bertrand, des Perrot, des Goris, etc., etc. pour n'en mentionner que quelques-uns, et pourtant elle est pour ainsi dire à l'état embryonnaire en France et en Suisse, quant à son étude; ainsi peut-on constater avec stupéfaction que nos jeunes médecins ne comprennent pas, pour la plupart d'entre eux, les raisons qui permettent à la busserole d'agir comme diurétique, au styrax comme antiputride, au séné comme purgatif. N'en est-il pas de même de nos chimistes, qui, après avoir étudié à fond la chimie inorganique ou organique, ignorent quels sont les végétaux livrant les alcaloïdes ou les méthodes de préparation de ces bases végétales. Combien existe-t-il de pharmaciens, qui peuvent vous décrire quels sont les procédés pratiques d'extraction du thymol ou du menthol ? Il y a là une lacune à combler, si nous ne voulons pas être tributaires de l'étranger, quant à la préparation des glucosides, des alcaloïdes, des huiles, etc., etc. et il me semble urgent d'instituer des cours spéciaux, s'adonnant à l'étude positive de ces dérivés organiques, afin que demain, de nouvelles cultures puissent être établies tant dans notre Mère Patrie que dans ses colonies et que des usines, petites ou grandes, puissent s'adonner à la fabrication de la quinine, de la cocaïne, de la morphine, de la colchicine, etc.

Ce livre s'adresse aussi aux colons, qui y trouveront des renseignements tant au point de vue de la culture des végétaux qu'à celui de leur utilité technique ou thérapeutique.

Les drogues principales le plus souvent officinales sont décrites avec de grands caractères d'impression, les secondaires avec de petits caractères; les tertiaires se trouvent dans la table des matières.

Qu'il me soit permis, en terminant cet avant-propos, d'émettre le vœu que mes amis et mes Maîtres me soutiennent dans l'effort que je tente d'entreprendre, en apportant, pour la seconde édition de ce Traité, les rectifications qu'ils jugeront utiles de me signaler, car l'union fait la force, et je tiens à remercier spécialement MM. J.-B. Baillière, mes éditeurs, d'avoir bien voulu entreprendre la publication de cet ouvrage.

Dr L. REUTTER

ERRATA

TRAITÉ
DE MATIÈRE MÉDICALE
ET DE CHIMIE VÉGÉTALE

INTRODUCTION

La Matière médicale ou Pharmacognosie, est la science qui s'occupe de la connaissance des drogues végétales et animales, utilisées autrefois ou de nos jours dans la thérapeutique.

Elle se subdivise en : 1° *Pharmacoergasie* ou étude des cultures et des récoltes des plantes officinales ; 2° *Pharmacoemporia* ou étude des cultures, des voies de communication, des lieux ou des ports marchands d'où ces drogues proviennent ou s'achètent ; 3° *Pharmacodiaskosmie*, ou étude des emballages ; 4° *Pharmacobotanique*, englobant la systématique, la morphologie, l'anatomie, la pathologie, etc., des végétaux livrant des drogues officinales ; 5° *Pharmacozoologie*, ou étude des animaux livrant des produits officinaux ; 6° *Pharmacochimie*, ou étude des combinaisons chimiques de ces drogues et de leurs dérivés ; 7° *Pharmacogéographie*, ou étude des pays qui livrent des drogues officinales.

Nous nous bornerons dans ce Traité à énumérer ces principales subdivisions tout en faisant ressortir quels sont les produits officinaux possédant les mêmes vertus thérapeutiques, ou drogues parallèles, telles que le café, le thé, le cacao, le maté, le guarana, qui contiennent tous des dérivés de la purine ; les différentes térébenthines, puis le séné, la rhubarbe, l'aloès, les écorces de cascara et de bourdaine, qui renferment des dérivés anthraquinoniques, etc. Considérant ces faits, Symphorien Champier pouvait déjà s'écrier, dans son *Myrouel des Apothicaires* : « Dieu a donné à chaque pays les plantes nécessaires à la guérison de ses habitants. »

PHARMACOERGASIE OU ÉTUDE DES RÉCOLTES ET DES DIFFÉRENTS MODES DE PRÉPARATION DES DROGUES.

Dès les temps les plus reculés de notre histoire, nos ancêtres tentèrent de cultiver les plantes, dont ils avaient appris à apprécier les vertus curatives, telle la reine Hatschapsut construisant, dans les années 2000 avant J.-C., des serres pour y cultiver l'olivier, ou les lacustres plantant des graines de pavot, comme le démontrent celles retrouvées dans leurs coffrets, ou les récits de Pline, de Théophraste, de Dioscoride, etc., qui nous relatent la manière de cultiver avec profit, certaines plantes médicinales, toutes ne s'y prêtant pas, car de par la culture, plusieurs d'entre elles perdent de leurs propriétés physiologiques, telles : la belladone, la digitale, qui cultivées s'étiolent et dépérissent, telles les plantes de montagne qui, cultivées dans la plaine, perdent de leurs vertus physiologiques, par exemple la ciguë, qui devient inoffensive.

On institua, à cet effet, des jardins botaniques, tant dans les villes que dans les colonies, et l'on parvint à démontrer que, pour prospérer, le café cultivé devait être planté à l'ombre d'hévéas ou d'érythrinas, que les plantations de cacao devaient être protégées contre la violence des vents, et que certaines plantes exigeaient beaucoup d'humidité et de soleil, tandis que d'autres ne prospéraient que dans les zones tropicales ou dans les régions tempérées, puis que plusieurs étaient calcifuges (tilleul, digitale).

Se basant sur ces données, on peut discerner six modes de cultures différentes, sans parler des plantes sauvages, qui livrent, elles aussi, des produits officinaux :

1° *Cultures en champs* : la mauve, la camomille, la menthe, qui se cultivent aussi dans nos jardins ; 2° *Cultures en jardins*, telles les plantes potagères ; 3° *Cultures en forêts* : les sapins, les chênes ; 4° *Cultures en allées* : tilleul, quinquina ; 5° *Cultures mixtes* : poivrier, cacao, café ; 6° *Cultures en espaliers* : vignes, figuiers, etc.

Ces diverses cultures doivent être établies selon certaine règles, qui varient selon les espèces : les théiers ne peuvent être plantés qu'à 3 ou 4 pieds les uns des autres et le colchique et les crocus qu'à 7 ou 8 centimètres de distance au minimum. Ces règles se trouvent mentionnées, en ce qui concerne nos plantes européennes, dans Pline, dans Palladius, qui avaient, eux aussi, constaté que les effets physiologiques de certains végétaux sont en outre tributaires de la nature des terrains, du soin apporté à leur développement, et, surtout de la manière dont leur récolte et leur dessiccation s'effectuent. C'est la raison pour laquelle Dioscoride préconisait de ne récolter certaines plantes que par un temps clair, et que les Rhytidomes admettaient que les semailles de certains végétaux ne devaient avoir lieu qu'au petit jour et par un temps clair.

Les prêtres, s'emparant, au moyen âge, de ces théories, ordonnèrent de ne jamais entreprendre des semailles ou des récoltes sans avoir invoqué la protection d'en Haut ; tandis que les sorciers prescrivaient de les accompagner de cérémonies très curieuses :

« Mangez du poreau avant de récolter le rhizome du veratum », ou bien : « Dessinez autour de cette plante un cercle, à l'aide d'un glaive ; et, à midi sonnant, invoquez les esprits malins, en vous tournant de droite à gauche, et en observant le vol de l'aigle. »

La tradition enseignait que, pour récolter le *Sarcolobus narcoticus*, il fallait se figurer que l'âme du tigre ou du sanglier, pour lesquels ce végétal est toxique, possédait l'homme chargé de cette récolte ; cas contraire, cette plante devenait inoffensive pour ces animaux et toxique pour les hommes ; ce qui nous permet de comprendre certaines croyances populaires, encore respectées de nos jours, particulièrement dans nos campagnes.

De par la culture, on parvint, ainsi que par les analyses chimiques, à déterminer exactement l'époque où certaines plantes renferment leur maximum de principes actifs, l'âge où les racines de belladone doivent être récoltées ; car celles de la première année sont moins riches en atropine que celles d'un âge plus avancé, les graines de ciguë sont plus actives, recueillies avant leur complète maturité, que celles qui proviennent de fruits mûrs, etc. On fixa, basé sur ces données, l'époque, c'est-à-dire les mois dans lesquels les drogues officinales devaient être récoltées.

Cette récolte des drogues végétales est parfois soumise au contrôle de l'Etat, qui délivre des autorisations spéciales de culture et de vente, comme cela se pratique en France pour le tabac, ou en Allemagne pour le sureau, le tilleul, en Arabie, pour la myrrhe et en Turquie, pour l'opium.

Il est recommandable de dessécher très rapidement les herbages et les fleurs, en les exposant, par des temps secs et chauds, à l'air et à l'ombre, ou en les déposant dans des greniers bien ventilés, en couches minces, que l'on retourne de temps à autre ; car une dessiccation rapide, au soleil, nuirait à leur coloration primitive, surtout pour les végétaux à suc cellulaire acide, qui prospèrent particulièrement dans les terrains secs, une dessiccation lente les faisant moisir. Il serait, par contre, préférable de les soumettre à la stérilisation aux vapeurs d'eau, d'alcool ou d'éther, qui tuent leurs hydrolases et leurs oxydases. Les racines doivent être desséchées sous la forme de fragments, après avoir été parfois sectionnées dans le sens de la longueur : gentiane ; ou sous la forme de rondelles : racine de colombo, tandis que d'autres drogues doivent être utilisées à l'état frais : telles le rhizome de fougère, les fruits de mûres et de framboises. De par la dessiccation, l'écorce de grenadier perd de ses propriétés physiologiques. Toutes ces drogues subissent, de ce fait, une perte sensible en leur teneur en eau, que l'on évalue, en moyenne, entre 50 à 65 p. 100 de leur poids. Elles perdent, en outre, leur couleur primitive et quelquefois leur arome, tel le raifort qui devient inodore, raison pour laquelle on le prescrit à l'état frais, sous forme d'alcoolats. Notons que la jusquiame, d'odeur repoussante à l'état frais, prend, de par la dessiccation, une odeur herbacée. Il en est de même pour la gousse de vanille, qui acquiert, de ce fait, son arome particulier. Certaines d'entre ces drogues, telles que la noix de kola, les graines de cacao, perdent de par la dessiccation, non seulement leurs propriétés physiologiques, mais aussi leur couleur rouge violacé, qui devient brunâtre. Il en est de même des écorces de quinquina, etc. Certains de ces produits officinaux exigent, par contre, des manipulations spéciales, telles les essences, qui s'obtiennent en soumettant certaines parties végétales à la distillation aux vapeurs d'eau ou à l'enfleurage : l'opium en pratiquant sur les capsules du pavot frais, non parvenu à son entière maturité, des incisions, d'où s'écoule un suc que l'on soumet à la fermentation ; le poivre blanc, que l'on prive de son épicarpe ; le salep, que l'on soumet à l'action de l'eau bouillante, afin de tuer ses facultés germinatives. D'autres drogues s'obtiennent en incisant l'écorce de certaines plantes, telles les térébenthines, les baumes, ou en exprimant, à froid, puis à chaud, certaines graines ; voire même en les soumettant à l'extraction chloroformique ou à l'aide d'autres dissolvants, comme cela se pratique lors de la préparation des huiles, des graisses, des essences. On les blanchit parfois en les exposant à l'action des rayons solaires : carrageens, ou en les plongeant dans du lait de chaux : noix de muscade.

Toutes les drogues peuvent être divisées en deux groupes : a) *Plantes entières ou parties de celles-ci.* b) *Substances retirées des végétaux.*

A. — Les premières se subdivisent en : 1º *Sommités fleuries* et feuilles supérieures : lobélie, chanvre indien, bourrache ; 2º *Feuilles* : digitale, mauve, etc., dont le limbe peut être engainant, sessile, pétiolé, entier, palmé ou lobé, etc. ; 3º *Fleurs à inflorescence solitaire ou groupée en épis, en grappes, en capitules ou en corymbe*, chaque fleur étant constituée par un pédoncule, un réceptale, un calice, une corolle, des étamines et un pistil ; 4º *Fruits* qui se subdivisent en plusieurs catégories : c'est-à-dire en *apocarpes secs ou charnus* ; *a*) secs et indéhiscents : caryopse, achaine ; *b*) charnus et indéhiscents : drupe, baie ; *c*) secs et déhiscents : follicule, légume ; *Fruits syncarpés* secs et déhiscents : *a*) capsules septicide, loculicide ; *b*) silicole ; *c*) samare ; *Fruits syncarpés*, charnus, baies composées ; *Fruits agrégés* ; sorose (mûrier), cône (sapin), dont nous ne pouvons entreprendre ici l'étude différentielle. Il en est de même pour l'étude des graines officinales ; 5º *Tiges*, douce-amère ; 6º *Ecorces*, qui peuvent provenir des troncs, des branches ou des racines de certains végétaux ; 7º *Bois*, qui peuvent être formés par le duramen, ou par l'aubier ou par ces deux parties ; 8º *Racines* : tuber, bulbe, etc.

B. — *Les substances retirées des végétaux* peuvent être classées en plusieurs grands groupes, soit en : sucres, tanins, matières colorantes, fibres et sucs, que nous étudierons lors de l'étude analytique de chaque drogue thérapeutique.

PHARMACOEMPORIA

De par les incursions de Rhamsès sur les bords de la mer Rouge, d'Alexandre aux Indes, de Darius, puis des Grecs et des Romains, tant en Afrique qu'en Asie, des rapports commerciaux s'établirent entre les peuples de ces différentes régions, qui utilisaient, soit la navigation, soit des routes primitives, pour exporter leurs produits. La Méditerranée était le grand centre des affaires et Alexandrie son port commercial, mais elle fut ensuite supplantée par Rome. L'invasion des Barbares mettant fin à la toute-puissance de celle-ci, elle fut à son tour supplantée, à l'époque des Croisades, par Venise et par Gênes, puis, après la découverte du Nouveau Monde, par Lisbonne et par Anvers ; celles-ci ayant été remplacées de nos jours par Hambourg, Londres, Gênes et Marseille, comme nous le verrons lors de l'étude générale de l'histoire pharmacognostique.

Les voies commerciales entre les divers peuples de la Méditerranée, étaient, non seulement la mer, mais aussi les grands fleuves qui traversent leurs pays. Rhamsès fit en outre construire un canal reliant le Nil à la mer Rouge, canal en grande partie achevé par son fils Psammétich Necho, raison pour laquelle Alexandrie devint une grande ville d'escale. Elle fut concurrencée par les villes sises sur les voies de communication qui s'établirent par voie de terre entre la Chine et l'Europe, celles-ci étant de trois sortes : l'une méridionale, passant par Chotan et Jarkand, le Pamir, l'Afghanistan et l'Inde ; la médiane, de Tarim par Karaschar et la Perse, et la septentrionale par Barkul, Syrdarja et les rives du lac Aral. Ces routes, en partie encore utilisées de nos jours, ne furent délaissées qu'après la découverte des bateaux à vapeur.

De tout temps, les maisons de commerce fondèrent des colonies et des factories dans les pays d'outre-mer, où les indigènes leur amenaient à dos d'ânes, de mulets ou de bêtes de somme diverses, leurs produits, qu'ils transportaient aussi par voie fluviale.

Entreprendre ici l'étude des diverses voies de communication, serait parfaire la description géographique des cinq continents, ce qui nous est impossible. De ces factories, les produits d'outre-mer parvenaient et parviennent encore en Europe, en passant par les ports d'exportation, que nous mentionnerons lors de l'étude de chacune de ces drogues, où elles y sont triées et mises en ballots avant d'être expédiées sur les places marchandes. Certaines d'entre elles sont alors soumises au contrôle de l'Etat, tel le quinquina, à Java, quant à sa teneur en quinine, l'opium, à Smyrne, quant à sa teneur en morphine et à ses mélanges inorganiques, qui se laissent facilement déceler à l'aide de l'examen aux rayons X, tandis que le thé est soumis, sur place, à un examen dit de dégustation.

Le prix de transport de ces drogues ne se compte généralement pas au poids, mais il se calcule en raison directe de la place qu'elles occupent dans la cale des navires ; à moins qu'elles ne soient, par ordre de l'expéditeur, placées dans des endroits secs et sous un contrôle spécial, ceci, afin de les préserver de l'humidité et du vol, comme le cas se présente pour l'opium et le musc.

Ces marchandises, parvenant dans les principaux ports européens de Londres, Hambourg, Amsterdam, Rotterdam, Anvers, Liverpool, Bordeaux, Le Havre, Marseille, Lisbonne, Trieste et Gênes, y sont débarquées directement sur les docks, ou déchargées sur de petits navires, qui les y transportent, où des maisons de gros possèdent des entrepôts spéciaux. Leurs caisses, ballots et sacs, en un mot tous leurs emballages, étiquetés, portent le nom de la drogue, celui de la maison expéditrice, son lieu de provenance, la date de sa récolte, de son expédition et de son arrivée. Ils sont alors ouverts, afin d'y prélever des échantillons permettant d'en établir le contrôle et l'identité.

Ces échantillons sont parfois examinés, non seulement quant à leur bienfacture, mais aussi quant à leur pour cent en principes actifs, s'il s'agit de drogues à principes narcotiques. Ils sont ensuite exposés dans les maisons de change, telle la Monnaie, l'Exéchange, la Bourse, où leur vente a lieu à jours fixes, une ou plusieurs fois par semaine, selon les principes admis de l'offre et de la demande ; raison qui ne permet pas de fixer d'avance leurs prix. Les résultats de ces observations sont alors consignés sur des fiches, fixées à ces envois, que les maisons de gros peuvent faire visiter, et même y faire prélever des échantillons. La majeure partie de ces produits se vend à l'état brut, c'est-à-dire tels qu'ils sont parvenus en Europe, tandis que d'autres subissent auparavant certaines préparations, par exemple, les noix de muscade triées sont parfois passées au lait de chaux ; et, la vanille, parvenant sous forme de lots y est triée, quant à sa couleur, à ses dimensions, à son arome et à sa teneur en vanilline. La vente de ces produits ne se pratique pas à New-York dans des maisons spéciales, mais par la voix des journaux ; tandis que le quinquina se vend à Amsterdam, non seulement au poids, mais en raison directe de sa teneur en quinine, c'est-à-dire par Unit.

Ces drogues, parvenues dans les droguiers, après avoir été, pour la plupart, triées à nouveau, se vendent aux pharmaciens, aux droguistes et aux herboristes, qui sont les intermédiaires entre le commerce de gros et le public.

De par la spéculation, de par l'accaparement et de par les trusts, ces produits subissent des variations de prix très sensibles ; tel le camphre, qui après l'occupation japonaise de l'île de Formose et pendant la guerre sino-japonaise, atteignit des prix fantastiques, ou l'essence de térébenthine qui, de par la spéculation, monta de 80 à 170 francs les 100 kilogrammes. Ces trusts existèrent de tout temps, et les épices subirent, de ce fait, des hausses fantastiques, par exemple, au xvie siècle, pour les muscades et les clous de girofle, après la conquête des Moluques. Car les Portugais détruisirent, dans la plupart de ces îles, tous les muscadiers et girofliers, à l'exception de ceux d'Amboina et de Banda. Leur trust, dénommé La Casa da Indias, obligea même tous les navires, faisant escale dans leurs possessions, à importer à Lisbonne ces produits, où le roi faisait détruire, lors de leur arrivée, toutes les provisions qui s'y trouvaient, afin d'éviter une baisse de prix de ces marchandises.

Ces drogues diverses ne se vendent pas au kilo dans tous les pays, mais, en Angleterre, par livres, qui correspondent à 453 gr. 6, en Russie ; par pud = 16 kgr. 38 ; en Perse, par mani-schah = 5 kgr. 87 ; en Chine, par kin = 601 gr. 28 ; aux Philippines, par caté = 632 gr. 68 ; tandis qu'aux Indes, cette mesure équivaut à 615 gr. 21, etc., etc.

La langue la plus usitée dans les tractations commerciales est l'anglais, qui se parle, non seulement dans la mère Patrie, mais dans l'Amérique et dans toutes les colonies de la Grande-Bretagne, tandis que celles du Portugal parlent le portugais, celles des Français, la langue de Molière, et l'Amérique du Sud principalement l'espagnol, à l'encontre des Javanais qui parlent seulement le malais, les Hollandais n'ayant pas réussi à supplanter leur langue.

PHARMACODIASKOSMIE

On différenciait déjà, dès les temps les plus reculés de notre histoire, les drogues selon leur lieu de provenance,

ainsi, l'anis de la Crète, était, selon Dioscoride, plus apprécié que celui d'Egypte. Les commerçants de Strasbourg déclaraient, en 1470, que le safran de la Toscane était de meilleure qualité que celui de la Belgique. Il est donc évident que toutes nos drogues sont et étaient classées selon leurs pays d'origine en plusieurs catégories ; le safran se différenciait en safran des Abruzzes, de Catalogne, de Calabre, d'Angleterre, de Florence, etc.

On attribua malheureusement à certaines drogues des dénominations fausses, qui subsistent encore de nos jours dans nos terminologies courantes : tel le nom de romaine attribué à la grande camomille qui ne provient pas de Rome, mais de l'Europe méridionale.

Il en est de même des dénominations de : indicus, ponticus, arabicus, attribuées à certaines plantes ou produits d'icelles, quoique généralement plusieurs de ces adjectifs ne soient que des noms propres permettant de présumer la provenance d'une drogue comme le cas se présente pour la cannelle chinoise, le cachou de Pagou, le cumin hollandais, la térébenthine française ou américaine, l'opium de Perse, la vanille de Bourbon, etc. Il n'en est pas de même pour le baume du Pérou, qui provient, non du Pérou, mais de l'Amérique centrale, pour la térébenthine de Venise, qui provient du Tyrol, de la mousse d'Islande, qui provient de l'Europe centrale, etc.

Les maisons de gros classent, en outre, ces drogues en plusieurs catégories, soit : en larmes, en grains, en masses ou en morceaux, en ce qui concerne les résines, qui sont elles-mêmes subdivisées en plusieurs variétés. Ainsi, l'oliban est subdivisé en encens : à larmes jaunes, brun jaunâtre, ou brunâtres, puis à larmes jaunes n° 000, n° 00, n° 10.

Les racines de salsepareille sont classées selon leur provenance, en racines de Vera-Cruz, du Honduras, etc., variétés qui sont elles-mêmes subdivisées selon leurs qualités en : extra-super, extra-prima, prima, seconda, etc. Les feuilles sont classées selon leur provenance, puis selon leur grandeur et leur couleur ; telles les Folia Sennae de Tinnevelly, en feuilles vertes de grandeur 0000, moyenne 00, moyenne 0, puis en verdâtres de 1re, 2e et 3e qualité, puis en vert brunâtre, etc. Toutes ces drogues, une fois triées, sont emballées de manières différentes, soit selon les produits et les pays qui les livrent, soit en tenant compte de leur consistance, de leur hygroscopicité, etc., ainsi, l'ammoniacum s'exporte dans les caisses de 50 kilogrammes, doublées, quant à leurs parois internes, de plaques de tôle très minces ; la rhubarbe, dans des caisses en bois, de forme carrée, mais peintes extérieurement en jaune ; la vanille, dans des caisses en bois doublées de plaques de tôles, ou dans des caisses en fer-blanc ; la coloquinte, dans des sacs de toile de 50 ou de 100 kilogrammes, la salsepareille, avec ou sans ses rhizomes, qui sont diversement attachés, dans des caisses en bois ; la moutarde, dans des tonneaux en bois dont les différentes parties sont maintenues à l'aide de cercles en fer ; les rhizomes de curcuma, dans des sacs de 50 à 80 kilogrammes, les carrageens, dans des ballots de 50 à 100 kilogrammes, la kola, dans des corbeilles, après avoir pris soin d'entourer chacune de ses graines dans du papier d'étain ; l'essence de citron, dans des estagnons en cuivre, dénommés ramières ; l'essence de géranium, dans des bidons en zinc ; l'essence de menthe dans des bouteilles de verre vert ; l'essence de rose, dans des bouteilles de verre ; l'opium de Turquie dans des caisses en fer-blanc, dans lesquelles les pains sont séparés les uns des autres par des feuilles de rumex et par les fruits de cette plante. Il n'est pas possible d'entreprendre, ici, l'étude de ces divers emballages, que nous étudierons en décrivant chacune de ces drogues.

Divers auteurs classèrent ces drogues selon leur origine botanique, tel Lémery, *Traité universel des drogues simples* ; de la Beyrie, *Dictionnaire raisonné universel de matière médicale*, Paris, 1773 ; Richard, *Dictionnaire des drogues simples et composées*, Paris, 1827 ; Wittstein, *Handwörterbuch der Pharmakognosie des Pflanzenreiches*, Breslau, 1883 ; C. Hartwich, *Die neuen Arzneidrogen aus dem Pflanzenreiche*, Berlin, 1897, etc. D'autres selon leurs propriétés naturelles et la systématique botanique. Voir J. A. Murray ; *Apparatus Medicaminum tam simplicium quam praeparatorum et compositorum* ;

Gottingen, 1776, Wigger, *Grundriss der Pharmakognosie*, Gott., 1840 : Dr A. Rosenthal, *Synopsis Plantarum*, Erlangen, 1861 ; Flückiger, *Grundriss der Pharmakognosie*, Berlin, 1883. Du même auteur et d'Hanbury ; *Pharmakographia a History of the principal drugs of vegetable origin*, London, 1874 ; J. Planchon et E. Collins ; *Les drogues simples d'origine végétale*, Paris, 1896 ; Louis Planchon, *Précis de Matière médicale*, Paris, 1904. D'autres savants les classèrent selon leurs effets physiologiques, tel Pomet, *Histoire générale des drogues simples et composées*, Paris, 1694 ; Albert Wigland, *Lehrbuch der Pharmakognosie*, Berlin, 1863 ; Flückiger, *Lehrbuch der Pharmakognosie des Pflanzen-Reiches*, Berlin, 1883 et 1891 ; Jos. Mœller, *Lehrbuch der Pharmakognosie*, Wien, 1888 ; Marmé, *idem*. Leipzig, 1886, etc., etc. D'autres, selon leurs principes chimiques tels : Pfaff, *System der Materia Medica nach chemischen Prinzipen*, Leipzig, 1824 ; Hérail; *Traité de Pharmacologie et de Matière médicale*, Paris, 1901 ; Tschirch, *Handbuch der Pharmakognosie*, Leipzig, 1912 à 1922.

Nous avons suivi, au cours de ce travail, qui n'est qu'une contribution à l'étude de la Matière médicale, la classification d'Eichler ; celle basée sur la chimie végétale, ne nous paraissant pas encore suffisamment à point, car plusieurs constituants chimiques se rencontrent dans des végétaux de provenances botaniques tout à fait différentes.

En ce qui concerne l'étude de chacune de nos drogues officinales, nous avons suivi le plan général suivant : 1o Description botanique sommaire de la plante qui la fournit ; 2o Origine géographique de cette plante ; 3o Pathologie, ou étude des divers parasites qui la font dépérir ; 4o Culture de cette plante ; 5o Récolte des parties végétales officinales, et préparation de celles-ci ; 6o Description de la drogue ; 7o Sortes commerciales ; 8o Examen microscopique de cette drogue ; 9o Caractères microscopiques de sa poudre ; 10o Falsifications, caractères distinctifs de cette drogue ; 11o Réactions spécifiques de celle-ci ; 12o Analyse chimique de celle-ci avec : *a*) mode de préparation de ses alcaloïdes, glucosides, essences, résines ; *b*) description de ceux-ci ; *c*) réactions ; *d*) préparation synthétique ; *e*) usage thérapeutique de ses divers composés ; *f*) action physiologique ; 13o Usage thérapeutique de la drogue ; 14o Action physiologique de celle-ci ; 15o Ses contre poisons ; 16o Incompatibilités de cette drogue ou de ses dérivés ; 17o Pharmacie galénique ou dénominations des principaux produits officinaux qu'elle sert à préparer ; 18o Résumé historique de l'utilité thérapeutique de cette drogue.

Il est naturel que, pour les drogues d'un caractère secondaire, cette étude sera forcément très succincte, celle des produits tertiaires étant simplement mentionnée dans la table des matières.

PHARMACOBOTANIQUE

Toute plante peut être déterminée, comme nous le savons, de deux manières différentes, soit à l'aide de la systématique, soit par voie comparative, celle-ci consistant à comparer tel végétal reçu, avec celui d'un herbier ou d'une exposition permanente, à condition d'être exactement fixé quant à son lieu d'origine. Mais de graves erreurs peuvent résulter de ce fait, car les indigènes ou les commerçants, soit par mauvaise foi, soit par ignorance, induisent souvent les explorateurs en erreur, en leur faisant accroire que telle ou telle plante provient de telle ou telle contrée, comme ce fut le cas pour les écorces de quinquina. Il est juste d'ajouter que la tâche des explorateurs n'est pas toujours une sinécure, et que leur travail est rendu parfois très difficile, tant par la présence des déserts, des marécages ou des forêts vierges, dans lesquels ils doivent travailler, que par celle des animaux sauvages qui les harcèlent, puis enfin, par le manque de voies de communication, qui leur permettent de transporter facilement leurs récoltes, puis par les énormes frais de transit qui en résultent ; aussi doivent-ils être non seulement d'excellents botanistes, mais des pharmacognostes éprouvés, tant pour différencier les parties végétales que l'on doit récolter, que pour fixer leur mode de dessiccation et de préparation. Il faut, en outre, qu'ils déterminent avec certitude et à vue d'œil, que la plante soi-disant officinale n'est pas un hybride, et que ses diverses parties renferment le pour cent requis en principes actifs.

Toutes ces raisons forcèrent les gouvernements européens à créer des jardins botaniques et d'acclimatation, tant en Europe que dans leurs colonies, suivant, en ceci, l'exemple des Grecs et des Romains, voire même celui des Egyptiens. Car à l'encontre de nos pères du moyen âge, qui se contentaient des données acquises par les Anciens, les savants des XVIe et XVIIe siècles créèrent en 1547, à Pise, en 1567, à Bologne, en 1577, à Heidelberg, en 1587, à Cologne, en 1593, à Montpellier, en 1620, à Paris, en 1656, à Berlin, des jardins botaniques et des herbiers. Spiegel préconisa, en outre, de dessiner les caractères morphologiques des plantes étudiées, et de désigner ces plantes par leurs noms scientifiques, et non pas par leurs dénominations populaires.

Ces exigences ne furent réellement réalisées qu'en 1905, date du congrès international de Vienne, où l'on décida de remplacer les dénominations anciennes de : dammara, servant à désigner la plante donnant la résine dammar, par celle d'Agathis, d'Aurana, par celle de Myristica, de Bicha, par celle de Cola, de cajeput, par celle d'Eucalyptus, etc., abandonnant ainsi toutes les dénominations d'origine mystique.

On préconisa de décrire, non seulement les drogues d'après leur habitus externe, leur forme, leur densité, leur odeur, leur saveur, mais aussi selon leurs caractères chimiques, c'est-à-dire selon les principes et les lois admis par Berg, qui décrivit les amidons, par Wigland, par Scharcht, par Guignard, etc., qui utilisèrent des réactifs spéciaux permettant de différencier les fibres lignifiées des cellules subérisées, le siège exact des alcaloïdes et des glucosides, des cellules à tanin et des essences, des globoïdes et des cristalloïdes, etc. De cette manière, l'anatomie comparée fut créée, ce qui nous permet, actuellement, de déterminer de suite, par la présence de tel ou tel élément, la famille à laquelle telle ou telle plante, livrant une drogue officinale, appartient.

La chimie végétale permet, en outre, d'expliquer les diverses réactions chimiques qui se passent lors de la croissance d'un végétal et lors de la dessiccation de sa drogue, puis de comprendre les raisons pour lesquelles les racines de guimauve, cultivées dans des terrains secs, sont plus riches en mucilage que celles provenant de terrains humides. Elle nous permet aussi d'entrevoir l'influence que les saisons ont sur le développement des végétaux et sur leur richesse en principes actifs ; puis de définir les éléments nécessaires à la nutrition de chaque plante, ou ceux qui ne lui permettent pas de se développer, tel que la chaux, pour les plantes calcifuges : tilleul, digitale, etc.

La botanique s'occupe, en outre, des engrais chimiques et de la pathologie végétale, c'est-à-dire des parasites qui s'attaquent soit aux végétaux, soit aux drogues desséchées ; les cultures de café de Ceylan étant parfois atteintes par l'*Hemileia vastatrix*, petit champignon parasite, tandis que celles d'Amérique subissent les atteintes du *Stilbum flavidum* ; celles de safran sont souvent détériorées par la *Rhizoctonia violacea*, qui s'attaque principalement à ses bulbes ; celles de guimauve, par la *Podagrica fuscicornis* ; celles de menthe, à Ceylan, par la *Chrisomela violacea*, etc. ; nos drogues desséchées sont, par contre, souvent détériorées par la *Sitodrepa panicea*, qui est un petit cafard à larves très vivaces, perforant des trous d'un à deux millimètres de diamètre, particulièrement dans les racines de colombe, de belladone, d'angélique, etc., puis dans les graines de muscade non trempées dans du lait de chaux, etc.

Les *Ptinus fur*, les *Ptinus latre*, les *Niptus divers*, puis les larves de *Tinea*, de *Gelechia*, les divers *Aspergillus*, s'attaquent à presque toutes nos drogues, ainsi que les rats, les souris, les cafards, les scorpions qui peuvent détériorer tous nos produits.

On parvient à combattre ces parasites en injectant les plantes livrant ces drogues deux ou trois fois par an, particulièrement aux mois de mai, juillet et août, de bouillies bordelaises, celles-ci étant constituées par les dissolutions suivantes :

	Azurine	Bordelaise I	Bordelaise II	Barth	Petermann	Eau céleste
Sulfate de cuivre. grammes	1000	125	8000	2000	2000	1000
Ammoniaque à 20 p. 100 grammes	1500					1000
Eau............... litres	380	10	150	100	100	200
Carbonate de soude cristallisé........ grammes		175				
Savon potassique grammes		25				
Chaux vive...... grammes			15 kg	1500	4000	
Mélasse........ grammes			300	4000		

Rappelons comme aide-mémoire que l'ovaire fécondé donne naissance à un fruit, que son enveloppe livre le péricarpe de celui-ci, à l'encontre de l'ovule qui se transforme en graine, mais les intéguments de celui-là donnent alors naissance au spermoderme de la graine qui possède un raphé provenant du fœniculus (parfois un arille dû au fœniculus), l'embryon étant livré par le nucellus de l'ovaire dont la tigelle livre les cotylédons, le sac embryonnaire l'endosperme et le nucellus le périsperme.

PHARMACOZOOLOGIE

Cette subdivision de la pharmacognosie, s'occupe principalement de l'étude des divers animaux donnant des produits officinaux, ou facilitant la fructification de certaines plantes, tel le genre Mélipone chez la vanille, la *Blastophaga javana*, chez le figuier, ou le *Cynips tinctoria*, dans la formation des noix de galle ; puis, aussi, des parasites qui s'attaquent à nos plantes ou à nos drogues.

PHARMACOCHIMIE OU CHIMIE VÉGÉTALE

Cette subdivision de la pharmacognosie s'occupant de l'étude des principes chimiques, renfermés dans nos drogues, ne parvint à un développement sérieux qu'après les belles découvertes : de la morphine, etc., par Sertürner, d'Hoffmann, de Scheele, ceux-ci extrayant les végétaux, afin d'en obtenir leurs principes actifs à l'état pur, à l'encontre de leurs prédécesseurs, qui, les soumettant à la distillation sèche, n'obtenaient ainsi que les Flos benzoès ou les Flos succini. Basés sur ces données, on parvint à comparer les effets thérapeutiques des drogues avec ceux obtenus en traitant des patients avec leurs produits d'extraction et l'on put constater que les effets physiologiques de la morphine étaient tout à fait différents de ceux de l'opium, qu'il en était de même pour ceux de l'hydrastine, comparés à ceux du rhizome d'hydrastis.

On se mit, en outre, à doser leur pour cent en principes actifs, ce qui permit de constater que le terrain, les saisons, etc., influençaient grandement le développement des végétaux, leur pour cent en principes actifs, et, par comparaison, on put ainsi créer la classe des drogues dites parallèles qui, prospérant dans des régions tout à fait différentes, renferment les mêmes principes actifs. On comprit ainsi les raisons pour lesquelles les indigènes de l'Afrique obtenaient les mêmes résultats physiologiques, en utilisant la noix de kola, que les Chinois en absorbant du thé.

Ayant constaté, en outre, que certaines substances actives subissaient, dans le végétal même, des décompositions partielles, ou de grandes modifications quant à leur pour cent en principes actifs, et quant à leur action physiologique, on en recherche les causes : celles-ci peuvent être attribuées à la présence des enzymes ou ferments, tels que : l'invertase pour la saccharose, la maltase pour la maltose, la lactase pour le lactose, l'émulsine pour l'amygdaline, etc. Ces ferments pouvant décomposer entièrement, ou partiellement, les glucosides, les graisses et les combinaisons formées entre des acides et des alcaloïdes, etc.

La préparation de certaines substances extractives étant tributaire des récoltes, et revenant parfois très cher, vu que la spéculation s'en mêlait, comme c'était le cas pour la morphine, la quinine, la santonine, etc., on recherche, par voie synthétique, à préparer ces produits et l'on parvint, comme nous le verrons, à préparer de cette manière la vanilline, l'indigo, la théobromine, la caféine, la coumarine, etc., qui sont souvent dans le droguier des produits synthétiques. On perfectionna alors les appareils destinés à préparer ces substances, et ceux servant à leur extraction, comme le cas se présente lors de la préparation des essences, qui s'obtenaient, autrefois, seulement à l'aide de vapeurs d'eau, et qui se préparent actuellement par l'enfleurage, ou par l'extraction à l'aide de dissolvants appropriés, tels que : éther de pétrole, benzène, chloroforme, etc.

En nous basant sur ces données, nous pouvons classer les différentes drogues thérapeutiques comme suit en drogues à :

A. — HYDRATES DE CARBONE

I. **Monosaccharides** : *à hexoses* : Miel Flos Verbasci, Caricæ, Dactyli, Passulæ, Fructus Juniperi, Sambuci, Pruni, Jujubæ. Myrtilli, Rubi fructicosi, Mori ; *à acide gluconique* : Radix Liquiritiae ; *à mannite* : Manna.

II. **Disaccharides.** — Saccharum album, Beta vulgaris, Sucre de palmier, Fructus Ceratoniae, Saccharum lacticum.

III. **Trisaccharides.** — Manne d'Eucalyptus.

IV. **Polysaccharides.** — *a*) *à amidon* : Arrowroot, Amylum Tritici, Orizæ, Maidis, Solani, Hordei, etc. ; *b*) *à amylodextrine* : Macis ; *c*) *à dextrine* : Dextrinum ; *d*) *à inuline* : Rad. Cichorei, Taraxaci, Bardanæ ; *e*) *à lévuline* : Radix Taraxaci ; *f*) *à triticine* : Radix Graminis ; *g*) *à membrane cellulosique* : Gossypium, Pili hæmostatici ; *h*) *à hemicellulose* : fruit de Phytelephas ; *i*) *à lichenine* : Lichen Islandicus ; *j*) *à lignomembranine* : Lignum Juniperi ; *k*) *à korizomembranine* : Carrageens, Stipites Laminariæ, Agar-agar.

V. *A mucilage* : *a*) dans l'épiderme du spermoderme : Semen Lini Cydoniæ, Psylli ; *b*) dans l'endoderme : Semen Fœnu Græci ; *c*) dans toute la plante : Radix Folium et Flos Althææ, Folium et Flos Malvæ, Flos Tiliæ ; *d*) dans les bulbes : Tuber Salep ; *e*) dans l'écorce : Cortex Cinnamoni, Ulmi.

VI. *A gummoso-membranine* : Tragacantha, Gummi arabicum.

VII. *A membranine subérisée* : Suber.

VII. *A membranine pollénisée* : Lycopodium.

VIII. *A membranine mucynisée* : Fungus Ignarius.

B. — ALBUMINOIDES

Gelatina, Os Sepiæ, Cornu Cervi, Ichthyocolla, Spongiæ.

C. — ACIDES

Acide formique : Formicæ.

Acide acétique : Diverses essences.

Acide propionique : Flos Achilleæ.

Acide butyrique : Fructus Sapindi, Tamarindi, Ceratoniæ, Flos Tanaceti.

Acide valérianique : Rhizoma Valerianæ.

Acide oxalique : Rhizoma Rhei, Lecanora esculenta, Rumex divers, etc.

Acide succinique : Succinum.

Acide malique : Fructus Cerasi, Pruni, Passulæ, Radix Berberidis, Folium Nicotianæ, Herba Chelidonii, Euphorbium.

Acide aconitique : Tuber Aconiti, Cetraria Islandica, Radix Delphinii.

Acide tartrique : Pulpa Tamarindorum, Passulæ, Ananas.

Acide citrique. — Fructus Citri, Myrtilli, Pruni, Cerasi, Vaccinii, Folium Nicotianæ.

D. — HUILES GRASSES

I. *Siccatives* : Semen et Oleum Lini, Fructus Cannabis, Oleum Cannabis, Semen et Oleum Papaveris.

II. *Semi-siccatives* : Semen et Oleum Gossypii, Semen et Oleum Sesami, Semen et Oleum Tiglii, Semen et Oleum Rapæ, Fructus et Oleum Arachidis.

III. *Non siccatives* : Semen et Oleum Amygdalarum, Fructus et Oleum Olivæ, Semen et Oleum Ricini, Oleum Jecoris.

E. — CORPS GRAS

I. *A myristicine* : Fructus et Oleum Myristicæ.

II. *A acide laurique* : Fructus et Oleum Lauri, Fructus et Oleum Cocos.

III. *A acide oléique* : Fructus Elaidis, Oleum Palmæ, Oleum Cacao, Oleum Gynocardiæ, Oleum Garciniæ, Oleum Vateriæ, Oleum Olivarum, etc.

IV. *De provenance animale* : Adeps Suillus, Sebum Ovile, Sebum Bovile, Adeps Lanæ.

V. *Cires* : Cera Carnaubæ, Cetaceum, Ambra, Cera flava.

F. — ESSENCES

I. *A geraniol* : Flos et Oleum Rosæ, Oleum Palmæ Rosæ, Oleum Geranii, Rhizoma Calami, Andropogon Schœnanthus, Oleum Citronellæ, Andropognon citratus, etc., etc.

II. *A linalol* : Flos et Oleum Lavandulæ, Oleum Linalœ, Fructus Coriandri, Oleum Coriandri, Fructus et Oleum Citri, Flos, Folium et Oleum Aurantii, Oleum Bergamottæ, Oleum Neroli, etc.

III. *A citral* : Folium et Oleum Melissæ, essence de Cédrat, etc.

IV. *A citronellal* : Oleum et Folium Eucalypti, Oleum Melissæ, etc.

V. *A terpènes* : Oleum Terebenthinæ, etc.

VI. *A phellandrène* : Fructus Phellandri, Rhizoma Imperatoriæ, Radix Angelicæ, etc.

VII. *A terpinéol* : Oleum Neroli, essence de petit-grain, Radix Levistici, etc.

VIII. *A menthol* : Oleum et Folium Menthæ., etc, etc.

IX. *A thymol* : Herba et Oleum Thymi, Herba Serpilli, etc.

X. *A bornéol* : Camphora borneonensis, Fructus Cardamomi, Nux Moschata, Oleum Lavandulæ, Oleum Rosmarini, Oleum Coriandri, Lignum Santali.

XI. *A azulène* : Rhizoma et Oleum Calami, Radix Pimpinellæ, Asa fœtida, Opoponax, Herba et Oleum Absinthii, Herba et Oleum Millefolii, Flos Chamomillæ, Radix Inulæ, Radix Valerianæ, Oleum Chamomillæ, Radix Enulæ.

XII. *A cinéol* : Anthodium Cinæ, Folium et Oleum Salviæ, Folium et Oleum Rosmarini, Folium et Oleum Eucalypti, Oleum Cajeputi, Rhizoma et Oleum Zingiberis, Rhizoma Zedoariæ, Rhizoma Galangæ, Fructus et Oleum Cardamomi.

XIII. *A carvone* : Fructus et Oleum Carvi, Folium et Oleum Menthæ crispæ, Fructus Anethi.

XIV. *A thuyone* : Folium et Oleum Salviæ, Oleum Absinthii, Radix Tanaceti.

XV. *A pulégone* : Calamintha Nepeta, Herba et Oleum Pulegii.

XVI. *A camphre* : Amomum Cardamomum, Lavandula Stœchas, Herba, Rosmarini, Occimum Basilicum, Artemisia alba, Tanacetum vulgare, Blumea balsamifera, Salvia grandifolia, Cinnamomum Camphora, etc., etc.

XVII. *A irone* : Rhizoma Iridis.

XVIII. *A muscone* : Moschus.

XIX. *A phénols aromatiques* : *a*) à *thymol* : Oleum Thymi, Monardæ, Origani, Moslæ, Serpilli ; *b*) à *carvacrol* : Oleum Origani, Thymi, Saturejæ, Monardæ citriodoræ ; *c*) à *diosphénol* : Folium Buccu ; *d*) à *thymohydroquinone* : Flos et Rhizoma Arnicæ, Oleum Monardæ fistulosæ ; *e*) à *anéthol* : Fructus et Oleum Anisi, Fructus et Oleum Fœniculi, Fructus et Oleum Anisi stellati ; *f*) à *eugénol* : Oleum Caryophyllorum Cinnamomi, Sassafras, Fructus et Oleum Pimentæ, etc., etc. ; *g*) à *safrol* : Oleum Cinnamomi, Oleum Umbellulariæ, Oleum et Lignum Sassafras ; *i*) à *asarone* : Asarum Europæum, Folium Matico ; *j*) à *apiol* : Fructus Petroselini.

XX.

XX. *A aldéhydes aromatiques* : *a*) à *aldéhyde cuminique* : Cuminum Cyminum ; *b*) à *aldéhyde cinnamique* : Cortex Cinnamomi, Oleum Cinnamomi ; *c*) à *vanilline* : Nigritella suaveolens, Gymadenia albida, Spiræa Ulmaria, Benzoes, Rosa canina, Balsamum Peruvianum, Balsamum Tolutanum, Styrax, Asa fœtida, Opoponax, Avena sativa, Vanilla, etc., etc. ; *d*) à *coumarine* : Herba Meliloti, Herba Asperulæ, Orchis fusca, Eupatorium Ayapana, Liatris odoratissima.

XXI. *A éthers* : *a*) *méthylbenzoïque* : Essence d'Ylang Ylang ; *b*) *méthylcinnamique* : Alpinia malacensis ; *c*) *éthylcinnamique* : Styrax ; *d*) *acétate de linalyle* : Oleum Bergamottæ, Oleum Lavandulæ ; *e*) *acétate de géranyle* : Oleum Lavandulæ ; *f*) *styracine* : Styrax Balsamum Peruvianum ; *g*) *Cinnamate de benzyle* : Balsamum Tolutanum, Balsamum Peruvianum ; *h*) *Salicylate de méthyle* : Oleum Betulæ, Essence d'Ylang Ylang, divers Erythroxylons, divers Polygalas, Herba Violæ, Flos Spiræa Ulmariæ, Oleum Gaultheriæ.

XXII. *A indol* : Oleum Neroli, Essence de Jasmin.

XXIII. *A scatol* : Zybethum, Oleum Neroli, Oleum Gardeniæ.

G. — GLUCOSIDES

I. — **Non azotés.** — 1. à *glucorétine* : Tuber Jalapæ, Radix Scammoniæ, Scammonium, Radix Turpethi.

2. à *arbutine* : Folium Uvæ Ursi.

3. à *salicine* : Cortex Populi, Cortex Salicis.

4. à *populine* : Gemmæ Populi.

5. à *gaulthérine* : Herba Gaultheriæ.

6. à *conifèrine* : Scorzonera hispanica, Pinus divers, Asparagus divers.

7. à *daphnétine*, Cortex Mezerei.

8. à *asculetine* : Rhizoma Gelsemii.

9. à *fraxine* : Fraxinus Ornus.

10. à *anthraquinone* : Rhizoma Rhei, Rumex divers, Cortex Rhamni Purschiani, Cortex Rhamni Frangulæ, Folium Sennæ, Aloe Folium Cassiæ Marylandicæ, Chrysarobinum.

11. à *acide gallique* : Gallæ, Folium Juglandis.

12. à *flavone* : Folium Petroselini (Apiine), Lignum Rhoidis (Fustine), Quercus Tinctoria (quercitrine).

II. — **Glucosides azotés.** — 1. à *acide cyanhydrique* : Phaseolus Lunatus ; à *amygdaline* : Prunus Amygdalus, Prunus Laurocerasus ; à *sambunigrine* : Sambucus niger.

2. à *purine* : Cacao, Thé, Maté, Café, Kola, Guarana, etc.

3. à *indicane* : Indigofera tinctoria.

III. — **Glucosides azotés renfermant du soufre.**
1. à *sinigrine*, Semen Sinapis, Radix Cochleariæ.

2. à *sinalbine* : Semen Sinapis albæ.

IV. — **Glucosides mal définis.** — 1. à *condurangine* : Cortex Condurango.

2. à *convallamarine* : Herba Convallariæ.

3. à *digitaline* : Folium Digitalis.

4. à *gentiopicrine* : Radix Gentianæ.

5. à *hédérine* : Folium Hederæ.

6. à *helléborine* : Rhizoma Hellebori.

7. à *loganine* : Semen Strychni.

8. à *strophantine* : Semen Strophanti.

H. — MATIÈRES COLORANTES

1. à *orcine* : Lacmus.

2. à *pryone* : Catechu.

3. à *flavone* : Gemmæ Populi.

4. à *tetraoxyflavone* : Folium Petroselini.

5. à *brasiléine* : Lignum Fernambuci.

6. à *oxybrasiléine* : Lignum Campechianum.

7. à *xanthone* : Radix Gentianæ.

8. à *naphtaline* : Lapachol.

9. à *anthracène* : Radix Rubiæ, Chrysarobinum.

10. à *indol* : Indigofera tinctoria.

11. à *isoquinoline* : Hydrastis Canadensis, Berberis vulgaris.

12. à *méthoxyflavonol* : Rhizoma Galangæ.

I. — ALCALOIDES DÉRIVANT

1. *De la pyridine* : Semen Fœnu Græci, Semen Arecæ, Herba Conii, Fructus Conii, Piper nigrum, Piper album, etc.

2. *De la pyrolidine* : Folium et Radix Belladonæ, Folium et Radix Hyoscyami, Semen Hyoscyami, Folium Radix et Semen Stramonii, Folium Duboisiæ, Folium Cocæ, Cortex Granati.

3. *De la quinoline* : Cortex Cinchonæ, Semen Strychni, etc.

4. *De l'isoquinoline* : Opium avec papavérine, narcotine, narcéine, laudanosine, laudanine, Radix Hydrastis, Radix Berberidis.

5. *Du phénantrène* : morphine, codéine, thébaïne.

6. *De la glyoxaline* : Folium Jaborandi.

7. *De la purine* : Guarana, Maté, Semen Colæ, Semen Cacao, Semen Coffæ, Folium Theæ.

J. — EXSUDATS RÉSINEUX OU BALSAMIQUES
qui se subdivisent en résines ou en baumes.

A.-A RÉSINOTANNOLS dont le tannol est combiné à l'acide benzoïque ou cinnamique. — 1. *Sans mucilage* : Benjoin, Styrax, Baumes du Pérou, de Tolu, Sang dragon, Aloès.— 2. *Avec mucilage* : Gomme Ammoniaque, Galbanum, Sagapène, Ase fetide, Opoponax.

B.-A RÉSÈNE. — I. — **Résines des Burseracées.** a) *Avec mucilage* : Myrrhe, Brusa Opoponax, Bdellium, Encens, Tacamahaca. b) *Sans mucilage* : Elemi, Baume de la Mecque, Baume de cochon.

II. — **Résines des Anacardiacées.** — a) *Sans mucilage* : Mastic, Térébenthine de Chio. b) *Avec mucilage* : Gomma Archipin.

III. — **Résines des Diptérocarpées.** — Baume de Gurjun.

C. A ACIDES RÉSINOLIQUES. — **Résines des conifères.** a) *Récentes* : 1. *Physiologiques* : Sandaraca, Térébenthine de Strasbourg, Baume du Canada. — 2. *Pathologiques* : Térébenthine française, portugaise, autrichienne, du Jura, etc. b). *Fossiles* : Copal, Ambre.

II. — **Résines des Cæsalpinées** : Copal, Baume de Copahu, de Cativo, d'Hardwickia.

D. RÉSINES A RÉSINOLS. — A. *A résinols* : Résine de Gaïac. B. *A acides aliphatiques* : Gomme laque. C. *A chromorétine* : Gomme gutte. D. *A lactorétine* : Gutta-percha, Caoutchouc, Lactucarium.

Rappelons que la teneur en principes actifs contenus dans un végétal, est tributaire du sol et de l'engrais sur lesquels il pousse, celui-là pouvant être parfois artificiel, c'est-à-dire qu'il peut être remplacé par des tourteaux divers, car ceux d'élaïs correspondent à raison de 070 kilogrammes à 100 kilogrammes de fumier-type, 665 kilogrammes de tourteaux de coprah, 640 kilogrammes de maïs, 1.348 kilogrammes de ceux de fraines ; 1.020 kilogrammes de ceux de chanvre, 1.855 kilogrammes de ceux de ricin ; 1.470 kilogrammes de ceux de pavot ; 1.300 kilogrammes de ceux de moutarde blanche, 1.500 kilogrammes de ceux de navette, ; 1.300 kilogrammes de ceux de colza ; 972 kilogrammes de ceux de cotonnier ; 1.300 kilogrammes de ceux d'arachide, d'anis, de coriandre, 242 kilogrammes de ceux d'olive ; 1.452 kilogrammes de ceux de sésame, etc., etc., correspondant à 100 kilogrammes de fumier-type.

On peut aussi les remplacer par des engrais artificiels qui se préparent en faisant les solutions suivantes :

	Engrais de Nigeli	Engrais de Knopp	Engrais de Norbe	Engrais de Wagner	Engrais d'X
Phosphate de chaux... grammes	1,1		10		
Sulfate de magnésie... grammes	0,01	205	25		
Chlorure de potasse... grammes	0,01		25		
Nitrate ammonique... grammes	1				40
Eau.............. litres	0,10	7000	1000	100	10

	Engrais de Nigeli	Engrais de Knopp	Engrais de Norbe	Engrais de Wagner	Engrais d'X
Nitrate de chaux..... grammes		400	75		
Nitrate de potasse.... grammes		100		25	25
Phosphate de potasse . grammes		100			
Acide phosphorique... grammes		25			
Sulfate de fer........ grammes			10	2	2
Phosphate ammonique grammes				30	20
Nitrate de soude ..... grammes				25	
Sulfate ammonique... grammes				20	
Chlorure ammonique.. grammes					5

PHARMACOPHYSIQUE

Cette subdivision de la pharmacognosie s'adonne à l'étude des appareils utilisés en pharmacie ou en chimie, tels que le microscope, le polarimètre, la balance, le thermomètre, le spectroscope, etc.

PHARMACOGÉOGRAPHIE

Sous l'influence combinée des conditions du milieu, de la lutte pour l'existence avec les autres êtres vivants, et de leur répartition antérieure, les plantes se trouvent, aujourd'hui, être distribuées d'une certaine manière sur la surface du globe. Aussi basé sur ces données a-t-on divisé le globe en plusieurs zones c'est-à-dire en :

1º Flore de la zone arctique. — Celle-ci possède les mêmes traits caractéristiques que la zone alpine, qui ne commence qu'à 3.000 mètres d'altitude, c'est-à-dire lors de la disparition des arbres ; elle comprend le nord de la Sibérie, la Terre de François-Joseph, la Nouvelle-Zemble, le Spitzberg, l'Islande, le Groënland et la partie septentrionale de l'Amérique du Nord, limitée au Sud par le lac Mugford, les îles Dormous, dans la baie d'Hudson, le lac du Grand Ours et la Terre Kioumi, au détroit de Behring. Les cryptogames et les lichens sont les végétaux les plus répandus de cette flore arctique, qui comprend toutefois certaines Graminées, Renonculacées, Crucifères, Saxifrages, ces familles ne livrant alors, à l'exception du *Lichen islandicus*, aucune drogue officinale ; il faut en excepter celles provenant de la *zone alpine*, telles que l'arnica, la potentille, l'Impératoria, le livèche, etc.

2º Flore de la zone moyenne. — Cette zone, limitée au Nord par la zone arctique, s'étend au Sud jusqu'à l'île Sachalian, pour passer ensuite au sud de l'Amour, et pour rejoindre la chaîne de l'Altaï, le nord de la mer Caspienne et la mer Noire. Elle suit ensuite, de l'embouchure du Dniepper, le cours du Danube, pour passer au sud des Alpes et traverser le Rhône, non loin du confluent de l'Isère, jusqu'au cap de Cersubodo. Elle se continue en Amérique, de l'embouchure du Mississipi au bassin de l'Albanie, puis de l'Ouest à l'Est jusqu'à l'embouchure de l'Orégon. Notons que le sud de la Patagonie et une partie de l'Australie rentrent dans cette zone.

La flore de cette zone est très riche, car celle-ci, parcourue par des vents chauds, possède des saisons régulières, une humidité assez constante. Elle comprend les sapins, les pins, les mélèzes, les thuyas, les chênes, les frênes, les châtaigniers, les saules, les peupliers, les tilleuls, les sorbiers, les rosiers (ronces, pruniers épineux), puis une grande quantité de plantes à tiges herbacées, outre les cryptogames vasculaires, dont nous entreprendrons l'étude au cours de cet ouvrage.

3º **Zone intermédiaire avec ses trois divisions** : a) STEPPES BORÉALES. — La *flore des steppes asiatiques* est limitée à l'Est par les montagnes de Kou Khounor et de Khang Kai, au Sud par l'Himalaya et l'Indus, puis par l'Euphrate, pour s'arrêter au littoral de l'Asie Mineure. Elle comprend donc les régions désertiques de l'Asie, la partie centrale des bassins de la mer Caspienne et du lac Aral, ainsi que celui de l'Euphrate ; puis les steppes de l'Amérique septentrionale, limitées, au Sud, par le tropique boréal, à l'Est, par la Californie, au Nord et à l'Est par la flore des forêts boréales. Son climat est caractérisé par une sécheresse extrême en été, et par une longue saison des pluies, en hiver, celui-ci étant très rigoureux. Son sol, surchauffé en été, livre au printemps une flore riche, vivace. Nous y rencontrons des plantes arborescentes, grasses, avec réservoirs d'eau, telles que celles qui livrent au droguier le galbanum, l'ase fétide, le sagapène, la gomme ammoniaque, puis la rhubarbe et celles qui donnent l'opium, le salep. Les pins, les sapins, les mélèzes, prospèrent au Caucase et dans les Montagnes Rocheuses ; le thym, le serpolet y prospèrent aussi, etc.

b) Zone méditerranéenne et de la Californie. — Elle comprend le littoral de la Méditerranée, car son climat est doux, marin, la saison des pluies y est limitée à l'hiver, ses étés étant chauds, non torrides. Les plantes suivantes prospèrent dans cette région : les myrtes, les lauriers, les chênes, les daphnées, les oliviers, les grenadiers, les figuiers, les caroubiers, puis les végétaux riches en essences, tels que les diverses Labiées, Rutacées, Térébinthinées, ou en latex, tels que les Euphorbiacées, les Papavéracées, les Convolvulacées, etc.

Possédant une flore dont les espèces sont, pour ainsi dire, tout à fait différentes, la Californie a un climat très doux en hiver, avec pluies en février, et chaleur non tropicale, en été, car elle est parcourue par de nombreux cours d'eau. Aussi les Lauracées, les figuiers, les Rutacées, les Rosacées, les Polygonacées, y abondent-ils, ainsi qu'au Chili et dans le sud de l'Australie. Il en est de même des Chamécyparides, des Orchidées, des scilles, des tulipiers, etc., etc.

c) Zone chinoise. — Celle-ci, comprenant le Japon et une partie de la Chine, possède à peu près la même flore que les zones précédentes, mais son hiver est plus froid, sa saison des pluies plus longue. Elle comprend les pays sis entre le bassin de l'Amour, au Nord, les steppes, à l'Ouest, et les limites de la Chine, au Sud. Elle est en majeure partie peuplée par des plantes ligneuses, particulièrement gymnospermes, telles que les pins de Bungo, le cyprès funèbre, les podocarpes, les ginkos, puis les châtaigniers japonais, les érables, les frênes, les tilleuls, les Rosacées arborescentes. Notons que les canneliers, les théiers, les mûriers, les cardamomes, la canne à sucre, etc., y prospèrent aussi.

4° Zone des déserts ou zone du Sahara. — S'étendant de l'Arabie en Afrique, c'est-à-dire dans toutes les régions où règnent les vents alizés, qui ne rencontrent pas d'obstacle sur leur route ; elle est limitée, au Nord, par la région méditerranéenne et le bassin de l'Euphrate, où elle confine la zone des steppes boréales, à l'Est par le golfe Persique et le littoral de l'Arabie, à l'Ouest, par la côte africaine, c'est-à-dire par le nord du Sénégal et du Soudan. Les pluies y étant très rares, son climat tropical, sa sécheresse extrême, elle détermine la flore dite du Sahara, avec les palmiers, l'éphèdre, l'euphorbe, outre certaines Zygophyllacées et la Rocella tinctoria, etc.

5° Zone tropicale sise entre les tropiques. — Cette zone peut être divisée en plusieurs grands groupes, mais celle de l'Afrique comprend aussi la partie sud du Sahara.

a) Africaine. — S'étendant du sud du Sahara, au 20° sud de latitude ; elle livre des palmiers (arec, éléide, phénice), les Mimeuses (acacias divers, vellosie), les dragonniers, les euphorbes arborescentes, les bananiers ensètes, les casses et l'Indigofera tinctoria.

b) Asiatique. — Comprenant l'Hindoustan, l'Inde, le sud de la Chine, la Malaisie, la Nouvelle-Guinée, les Philippines et les îles Marquises ; cette zone est caractérisée par la présence des cocotiers à noix, des métroxyles ou sagoutiers, des Acacias Catechu, des coryphes, des Mimeuses, des figuiers religieux, des cycades, des alsophiles, des calames, des Urticacées épidendres, des Scitaminées, des Euphorbiacées arborescentes, des cannes spontanées, des bambous, des casses et de l'Indigofera

tinctoria, qui se rencontrent aussi en Afrique, des Fougères arborescentes, des Lauracées, des Magnoliacées ; puis, dans les parties élevées de l'Himalaya, des Renonculacées, des Gentianées, des Mousses, des Lichens, etc.

c) Américaine. — Celle-ci, limitée au Nord par le tropique boréal, au Sud, par le Chili et à l'Est par les sources de l'Uruguay, est représentée par le carludovice palmé, les Mimeuses du Mexique, les acacias, les hématoxyles, les figuiers, les zamies des Antilles, les fourcroyers, les Fougères arborescentes, les Convolvulacées, les Pipéracées, les Apocynées, les Lianes, les Passifloracées et certaines Orchidées telles que la vanille, les Cactées, les Euphorbiacées, les Rubiacées, les Scrophulariacées, les Myrtacées, les Labiées, etc., etc., et dans les Andes tropicales par les Composées, les Gentianées, les Ephèdres, etc., etc.

6° Steppes australes. — Cette zone, sise entre les Indes, le Brésil et le sud de la Patagonie, comprend, en outre, les régions désertiques de Damara, de Namaqua et du Kalahari en Afrique, où il pleut pendant une partie assez prolongée de l'année, si on la compare au Sahara. Cette zone est caractérisée par la présence des Graminées, des acacias, des trèfles, des lupins, des Chénopodiacées, particulièrement dans les steppes salées de La Plata.

7° Zone du Cap et du Chili. — Ressemblant beaucoup à celles de la Méditerranée et de la Californie, ces zones sont caractérisées par la présence des bruyères frutescentes, des Polygonacées, des Rutacées, des Rhamnées, des Rosacées, des Légumineuses. Il en est de même au Chili, dont le climat ressemble beaucoup à celui de l'Espagne, où se rencontrent les citronniers, les figuiers de Carie, les grenadiers, les orangers et diverses Myrtacées, voire même le palmier chamerops, les Composées arborescentes, les Rosacées, les Saxifragacées, les Borraginées, etc.

8° Zone des forêts australes. — S'étendant depuis le sud du Chili à la Terre de Feu, à l'ouest des Andes, cette région est représentée par les berberides, épilobes, les caillets, les mergerettes, les gentianes, les hêtres antarctiques, puis par des Fougères arborescentes, des Légumineuses, des Ombellifères, etc., etc.

9° Zone de l'Australie et de Madagascar. — Ces zones, à climat presque identique à celui de la Méditerranée (car ces régions ne sont pas parcourues par les moussons tropicales), sont habitées par des eucalyptus, des araucacies, des Xanthorrées, etc., en ce qui concerne l'Australie, des arecs, des dypsides, des Apocynées, en ce qui concerne Madagascar, par des ptérides comestibles, des hêtres, des cyprès, en ce qui concerne la Nouvelle-Zélande. Il n'en est pas de même de la Nouvelle-Calédonie, où les Composées, les Rubiacées sont représentées, etc.

PHARMACOHISTOIRE

A l'instar des animaux, l'homme primitif avait un instinct très développé de la conservation, qui le poussait à calmer les effets mortels de la fièvre en se trempant dans l'eau glacée des torrents, à lutter contre les douleurs rhumatismales en se couchant au soleil, à guérir ses plaies corporelles en les humectant de salive, puis à rechercher dans la nature, les produits propres à son soulagement. Aussi, ses dons d'observation s'étant accrus par l'expérience, fit-il siennes les vertus des feuilles de café, ou celles des écorces de quinquina, en voyant, selon les traditions, des chèvres, broutant des feuilles de caféiers, devenir folles de joie, ou un lion se guérir de la fièvre en absorbant de l'écorce de quinquina.

Nous ne possédons, malheureusement, aucune monographie se rapportant à ces temps reculés de notre histoire ; mais nous pouvons émettre l'opinion que nos pères classèrent tous les végétaux en deux grandes catégories, soit : en plantes utiles ou nutritives, et en plantes vénéneuses, dont ils apprirent, à leurs dépens, à différencier les actions physiologiques. Il va de soi que ce n'est pas sans de malheureuses expériences que les indigènes de la Colombie parvinrent à préparer leur curare si toxique, et que les habitants des îles de Sumatra préparèrent à l'aide des Cocculi indici, leurs attrape-poissons. Il en fut de même chez les Grecs, qui condamnaient leurs prévenus à absorber des décoctions de ciguë, chez les Esquimaux qui utilisent encore les anémones pour préparer leurs poisons sagittaires, ou chez les Sénégalais et les Somalis qui, à l'aide de divers Strychnos ou de fèves de Calabar, préparent leurs flèches empoisonnées. Ces connaissances élémentaires des vertus thérapeutiques des plantes devinrent petit à petit l'apanage des prêtres médecins qui les utilisaient pour leurs vertus curatives ou comme punition lors des condamnations à mort, tout en recourant, alors, à des cérémonies spéciales, comme le prouvent les rites et les coutumes des indigènes du Nouveau Monde et de l'Afrique. Nous pouvons diviser la pharmacohistoire en trois grandes classes.

HISTOIRE ANCIENNE

Il est probable que nos pères suivirent les mêmes lois que les nègres de l'Afrique, car nous retrouvons dans leurs tombeaux (lacustres) des graines de pavot et de lin, des pois, des lentilles, des fibres de lin brutes ou tissées, des matières colorantes, servant à teindre leurs habits, à parer leurs morts, comme cela se pratiquait chez les Egyptiens, qui cultivaient, bien avant les années 2700 avant J.-C., la menthe et le coriandre, les céréales, le grenadier, les acacias, la vigne, etc., en un mot toutes les plantes originaires de ces régions. Ces derniers entreprirent de nombreuses expéditions guerrières et scientifiques, qui leur permirent d'implanter, sous le règne de leur reine Hatschepsowet, (XVIIIe dynastie) l'oliban, la myrrhe, l'ivoire, qui provenaient de l'Arabie, et les bois odoriférants de la Syrie.

Ils recevaient, par caravanes, en l'an 1500 avant J.-C., des baumes et des épices des rois des Indes, tout en autorisant, sous leur XVIe dynastie, les Ioniens, les Grecs et les Phéniciens à établir des factories dans leurs ports, telles que celle de Naukratie, qui devint par la suite Alexandrie.

Les graines, les aliments, retrouvés dans leurs amphores, les couronnes mortuaires confectionnées à l'aide de feuilles et de fleurs naturelles, les dessins découverts sur les parois de leurs chambres funéraires, leurs papyrus, nous permettent d'entrevoir, en partie, quels devaient être leurs rapports commerciaux avec leurs voisins, quels étaient leurs modes de cultures, car la récolte des olives, des dattes, des raisins et des figues y sont décrites tout au long sur les parois de leurs monuments funéraires. Divers papyrus, tel que celui d'Eber conservé à la bibliothèque de Leipzig, de Birch, au musée de Londres, mentionnent aussi certaines de leurs prescriptions thérapeutiques. Les sujets des Pharaons connaissaient l'or, le nitrate d'argent, l'alun, le carbonate de zinc, fabriquaient du verre, comme le prouvent les vitraux de Beni Hassar. Ils préparaient, en outre, le carbonate de soude, le sulfure de plomb, la bière, l'encre, celle-ci étant obtenue à l'aide de noix de galle et de sulfate de fer. Ils confectionnaient des articles de parfumerie, voire même des aromates, comme Maspéro le démontra, aromates que nous sommes parvenus à analyser (1). Leurs objets en cuivre et leurs vêtements nous démontrent en outre, suffisamment, quel était leur haut degré de civilisation. Celui-ci était poussé au superlatif, en ce qui concerne l'art de conserver leurs morts, et de préparer des matières colorantes, car l'indigo ne leur était pas inconnu, le henné leur servait, non seulement à aromatiser leurs onguents, mais à teindre les ongles de leurs momies. Ils étaient en relations très suivies avec Babylone, qui était, pour l'Asie, le berceau de la civilisation, et avec Ninive, qui possédait une bibliothèque comptant dans les années 4000 avant J.-C. plus de 22.000 tablettes, dont une partie seulement a pu nous être conservée.

Ces deux villes, sises entre l'Euphrate et le Tigre, étaient de par leur situation géographique des centres commerciaux par excellence, où les produits végétaux étaient apportés, à dos d'âne ou par voie fluviale, par

leurs paysans, qui irriguaient et perguaient bien leurs terres, bonifiant ainsi leurs cultures, telles que celles des dattiers et des figuiers, dont ils connaissaient déjà les méthodes de fructification artificielle. Leur commerce était si florissant, que Nahum, parlant de ces deux villes, s'écriait : « Tu as, ô Ninive, plus de commerçants dans tes murs, que le ciel ne compte d'étoiles, et toi, ô Babylone, tu es le lieu de rendez-vous de toutes les nations ! »

De nombreux et précieux documents, gravés sur des plaques d'argile ou dessinés sur des parchemins, datant des années 3000 à 300 avant J.-C., nous relatent les prix d'achat et de vente de leurs produits les plus courants, la nature de leur monnaie et, enfin, la manière de cultiver et de faire fructifier les dattiers. Certaines maladies pathologiques des plantes y sont même décrites de main de maître, ainsi que les méthodes destinées à les combattre.

Tributaire de l'astronomie, la médecine d'alors ordonnait de ne récolter tel ou tel végétal qu'à une date déterminée, de nuit ou de bon matin, voire même après le coucher du soleil. Classées, par leurs Æsculapes, en deux grandes catégories, ces drogues pouvaient être parfois remplacées par celles qui leur provenaient des pays lointains, dites drogues étrangères, auxquelles ils attribuaient des noms propres ou des synonymes ; de là la grande difficulté éprouvée par Benzold pour les différencier. Celui-ci nous apprend, dans sa très intéressante étude, qu'ils utilisaient non seulement des drogues végétales, mais aussi des produits animaux, tels que les graisses de mouton, de porc, de veau, de lion, d'âne, de cheval, d'éléphant, de gazelle, etc., etc.

Un autre peuple sémite, établi en Palestine, formant le trait d'union entre l'Afrique et l'Asie, adapta les données thérapeutiques des Assyriens et des Arabes. Il devint, de par son intelligence et de par son travail, un des principaux intermédiaires commerciaux de ces temps reculés ; car les Juifs ne se contentaient pas d'acheter, mais ils cultivaient aussi les végétaux pouvant leur rapporter de jolis bénéfices, tels que les arbres à oléorésine, les figuiers, les oliviers, les dattiers, les amandiers, la vigne, les céréales, les grenadiers, outre, le lin, la moutarde, les lentilles, les melons, le poireau, les oignons, etc.

Ils plantaient aussi la Valériana Jatamansi, le Cyperus papyrus, le Sorghum saccharum, les divers Triticum, l'Hordeum vulgare, la Vicia Faba, le Coriandrum sativum, le Lilium candidum, le Papaver somniferum, etc. Ayant envahi petit à petit, grâce à leur commerce, la Syrie, ils s'établirent à Tyr, puis à Sidon et à Carthage, qui détint, au vie siècle avant J.-C., une grande partie du commerce méditerranéen.

Ce peuple navigateur parcourut aussi la mer Noire et l'océan Atlantique, comme le prouvent les monuments découverts aux Indes et à Sumatra. Les Phéniciens fondèrent même des colonies à Elath en Chypre, à Cadix et à Carthagène, en Espagne, puis en Sicile et en Sardaigne, etc. Ils construisirent, afin de faciliter leurs relations commerciales, des routes reliant l'Euphrate inférieur aux villes de Tyr et de Babylone qui, très riches, occupaient une place des plus en vue. Ezéchiel, parlant de Tyr, s'écrie : « Ton commerce te provient de toutes les mers, et tu pourvois bien des peuples d'une quantité de produits, etc., car la Tarse te livre l'argent, le fer, le zinc, le plomb : les îles Ioniennes, des esclaves, l'Arménie, des roses, des mulets ; les peuples habitant le désert, la casse et la calame ; le Yemen, des épices, etc. » Ne voulant pas indiquer, de peur des concurrents, d'où leur provenait la majeure partie de leurs produits exotiques, ils mentirent effrontément, prétendant que le poivre et les épices devaient être recherchés dans ces régions gardées à vue par des serpents ailés, et que la cannelle ne se rencontrait que dans les nids d'oiseaux voraces, habitant demontagnes inaccessibles. Repoussés et abattus, à partir du iie siècle avant J.-C., par les Grecs, les Phéniciens perdirent leurs colonies, et se retirèrent à Carthage, qui fut à son tour soumise au vie siècle par les Romains.

La myrrhe, l'encens leur provenaient, comme de nos jours, de l'Arabie et de l'Ethiopie, de même que la casse, le séné, l'aloès, etc., mais nous ne possédons que très peu de documents se rapportant à ce peuple, qui effectuait déjà des échanges commerciaux avec les Hindous, habitant les bords de l'Indus et de l'Euphrate, ou avec ceux

<hr>

(1) Dr L. REUTTER DE ROSEMONT. — *Comment nos Pères se soignaient, se parfumaient et conservaient leurs corps.* Georg, Genève ; Doin, Paris, 1917, vendu sous le haut patronage de M. Poincaré, Président de la République, et sous les auspices de la Croix-Rouge de France, en faveur de nos Héros, les Grands Blessés.

de la presqu'île de Malacca. Ceci nous explique les raisons pour lesquelles les villes de Saba, d'Aden, de Gerra, étaient déjà, à cette époque, en relations commerciales avec Carthage pour l'exportation des épices. L'indigo, le santal, le camphre, le safran, le coton, la cannelle, leur provenaient, soit de plantes sauvages, soit de plantes cultivées par les Ariens qui, établis aux Indes, y avaient, dès les années 1300 avant Jésus-Christ, subjugué les indigènes. Ceux-là se trouvaient ainsi en concurrence directe avec les Carthaginois qui avaient fondé des colonies à Calcutta et à Calliena (Bombay), à Minagara et à Neleyndra, etc. De cultivateurs et de commerçants qu'ils étaient, ces peuples devinrent exportateurs et navigateurs. Ils créèrent, après la chute de la puissance maritime de Carthage, des colonies à Socotora et à Hermozia. Traversant le désert de Gobi, ils visitèrent la Chine, où ils effectuaient leurs achats en camphre, en cannelle, en poivre, en gingembre, etc. Leurs médecins ou sorciers évoquaient les démons Ring Véda, qui les aidaient à combattre certaines maladies, ou à effectuer la récolte de certaines plantes officinales.

Ceux-là, remplacés par la suite par des médecins brahames, leur transmirent certaines de leurs croyances superstitieuses, comme le rapportent l'*Ayur Véda*, le *Caraka*, le *Susruta*, livres hindous datant de cette époque, où ils décrivent les plantes en les subdivisant, selon leurs vertus physiologiques, en plusieurs catégories, c'est-à-dire en : aphrodisiaques, exemple le Costus speciosus ; en toniques, exemple : la soma ou suc laiteux de la Sarcostemna ; en sédatives, exemple : la Cannabis indica ; en stomachiques, exemple : le Piper longum ; en narcotiques, exemples : le datura et l'aconit, etc.

Les Mèdes et les Perses influencèrent aussi beaucoup la thérapeutique ancienne, car ils possédaient une pharmaco-thérapeutique spéciale, à laquelle Hippocrate emprunta, au dire de Dioscoride, de nombreuses recettes. En relations indirectes avec l'Orient, toutes les drogues de l'Asie passaient par leurs ports, après y avoir payé un très fort tribut ; ils ne perdirent ce monopole qu'après la victoire de l'empereur Héraclius, qui s'empara, vers les années 627, du fort de Dastagerd, où il trouva d'énormes quantités de poivre, de gingembre, d'aloès, de cannelle, de camphre, etc.

Isolée de l'Europe, la Chine était déjà un des pays civilisés de l'époque, en l'an 3000 avant Jésus-Christ, les drogues végétales y étaient très en honneur, comme le prouvent le *Hon so pen tsao*, livre écrit par l'empereur Shen Nung, qui favorisa beaucoup l'agriculture, et qui y introduisit la culture de la vigne, du riz et des céréales. Mentionnons encore parmi les autres écrits chinois, il est vrai de date plus récente, le *Kin Ki pen't s'ao*, le *Shokaron pen't sao*, où sont énumérées les vertus de l'aconit, du musc, de la rhubarbe ; le *Pun Tra pen tsao*, publié dans les années 900 après Jésus-Christ ; le *Tang Pen ts'ao*, le *Shi Liaopen t's'ao*, le *Kin Huang pen t's'ao*, etc., etc., où sont mentionnés le fenouil, les grenadiers, le citronnier, le chanvre, la moutarde, etc., etc.

Entreprendre en détail cette étude pharmacohistorique, ne nous est malheureusement pas possible, car depuis les découvertes de Marco Polo, ce pays devint un des principaux fournisseurs de l'Europe. Il en est de même du Japon, où deux pharmaciens coréens, Tbi Yu Da et Han Rigo, introduisirent dans les années 554 après Jésus-Christ la thérapeutique chinoise, mais celle-ci, à l'encontre de celle de la Mère-Patrie, s'y développa si rapidement qu'une université pouvait, dans les années 717 après Jésus-Christ, être fondée à Dai Sai, qui installa même un jardin botanique.

Un des peuples les plus intéressants de l'antiquité, au point de vue de la thérapeutique européenne, fut sans contredit les Grecs qui, selon les traditions, apprécièrent de tous temps les vertus thérapeutiques des plantes, c'est pour cette raison qu'ils attribuèrent à plusieurs d'entre elles, en souvenir d'Artémis (le custor de leurs jardins) le nom d'Artemisia. Homère nous apprend que le Fraxinus Ornus, le Crocus vernus, le Cyperus, le Ficus Carica, la Vicia Faba, le Buxus sempervirens, ainsi que certaines plantes toxiques, étaient utilisés chez eux. Ayant conquis une grande partie de l'Asie Mineure, les îles Ioniennes, puis ayant vaincu les Phéniciens, ils fondèrent, eux aussi, des colonies telles que celles de Néa-

polis, de Marseille, de Tarente, de Tripoli, où ils organisèrent, ainsi qu'à Athènes, de vastes foires. Les relations d'Alexandre le Grand s'étant perdues, ainsi qu'une grande partie des écrits de ce temps, nous devons nous en rapporter à Théophraste, qui nous apprend que les citronniers, les pommiers, les figuiers, les amandiers, les grenadiers, etc., étaient cultivés en Grèce. Alexandre y introduisit aussi, après ses conquêtes, la culture du laurier-cerise, du riz, du cotonnier. Les Grecs créèrent de nouvelles factories à Hérat-Ptalla et à Alexandrie ; celle-ci devint, à partir des années 300 après Jésus-Christ, une des principales villes commerciales de la Méditerranée ; car elle possédait, au dire d'Athénée, les plus grands magasins du monde, renfermant 300 livres d'encens, 200 livres de safran, de casse, de cannelle, de racines d'iris, de bois de santal, etc., etc. De nombreux savants et écrivains s'adonnèrent alors à l'étude des drogues qui prospéraient en Grèce, ainsi Hérodote (v° siècle avant Jésus-Christ). Celui-ci nous transmit la manière d'obtenir le styrax ou le musc ; de cultiver le ricin et la méthode d'en préparer son huile. Xénophon s'adonna à la culture des châtaigniers, à l'instar de Strabon, qui parcourait l'Asie Mineure et l'Arménie, nous décrivit la manière de préparer l'opium, l'encens, la myrrhe et l'asa fétida, de cultiver le fenouil, le cédrier. Pythagore nous parle, en outre, de la culture de la scille et de la moutarde, Aristophane de celle de l'hellébore et du thapsia, etc., etc. Mais le principal, parmi ces auteurs de l'Antiquité grecque, fut sans contredit Hippocrate, qui prescrivit l'emploi de plus de 236 végétaux, ou parties de ceux-ci, dans la thérapeutique. Mentionnons parmi ces derniers, l'hellébore, la bryone, comme purgatifs ; la mercuriale et l'ail, comme diurétiques ; les oignons et le poireau, comme anthelminthiques, la résine de scammonée, comme émétique, le veratrum et l'encens, comme expectorants, les péricarpes des fruits de grenadiers, l'opium, ou le suc de pavot, comme narcotiques, les graines de coing, comme astringent, etc.

Les herboristes, ou Rhyzotomes, tous élèves de Théophraste, publièrent, eux aussi, leurs expériences dans les *Rhyzotomica*, écrits qui, malheureusement, se sont en majeure partie perdus, à l'exception de ceux de Dioclès, médecin d'Athènes, de Métrodorus, de Miktion, etc., qui ne se contentaient pas de récolter eux-mêmes leurs produits thérapeutiques, mais qui s'adonnaient à l'étude de leurs vertus physiologiques. Ils les vendaient de porte en porte, ou aux enchères, sur les places publiques, dans des boutiques dénommées *Pharmakoion*. Théophraste les blâmait de conseiller à leurs patients d'enterrer le thapsia, imbibé d'huile, pour se préserver des effets néfastes du vent, et de ne récolter certains de leurs produits que de nuit, plutôt que de jour, etc. Aristote, né l'an 384 avant Jésus-Christ, précepteur d'Alexandre le Grand, nous décrit, dans son *Traité d'Histoire naturelle*, toutes les drogues usitées par les médecins d'alors. Il légua sa bibliothèque à son meilleur élève et ami Théophraste, né en 371 avant Jésus-Christ. Celui-ci publia son *Historia Plantarum*, dans laquelle il mentionne le poivrier, l'olivier, le safran, le laurier, le coriandre, etc... y décrivant, en outre, les méthodes usuelles pour obtenir la myrrhe, l'encens, la gomme adragante (qui provenait du Péloponèse et de la Crète), le liège, puis la manière d'entreprendre la caprification des figuiers. Mentionnons, parmi les autres écrivains de l'Antiquité grecque, Philotimos, 300 ans avant Jésus-Christ, Mithridate, 121 ans avant Jésus-Christ, Phile de Tarse, 50 ans avant J.-C. Nikander, 135 avant J.-C. et Dioscoride, qui naquit vers le milieu du premier siècle après J.-C. Il publia sa *Materia Medica*, œuvre qui fut ensuite traduite en latin, classant toutes les drogues selon leurs propriétés physiologiques, il les décrivit en les illustrant de nombreux dessins, parfois un peu schématiques. Son premier livre s'adonne à l'étude des onguents avec leurs modes de préparation, tel que la lanoline, le suint, etc., puis à celle des huiles grasses avec huiles de sésame, d'amandes et de noix, à celle des aromatiques et des arbres avec leurs fruits, leurs sucs et leurs résines, etc. Son second livre traite des animaux avec leurs produits, miel, lait, graisses, puis des légumes, des céréales, des plantes alimentaires, etc.

Une autre puissance, tout aussi vaillante que la Grèce,

se développait pendant ce temps, pour parvenir en l'an 146 avant J.-C. à l'apogée de sa gloire. C'était Rome qui, ayant vaincu les Grecs, puis les Carthaginois, joua un rôle prépondérant dans la pharmacohistoire. Elle perdit son prestige dans les années 395 après J.-C., après le démembrement de son empire. Celui-ci s'étendait des rives de la Méditerranée jusqu'aux confins de la mer Baltique, régions avec lesquelles elle était en relations commerciales directes, soit par ses routes militaires, soit par des routes commerciales construites par ses légionnaires. Elle était aussi, par ses ports d'Ostie, d'Antium, de Regium, etc., en relations directes avec l'Extrême-Orient, les Indes et la Chine. Pline l'Ancien nous apprend que Rome achetait annuellement 100.000.000 de sesterces de drogues diverses, équivalant à 160.000.000 de francs de notre monnaie courante.

Marc-Aurèle, dans son *Digestorum de publicanis*, édité dans les années 176 à 180, cite parmi les principaux produits exotiques, importés à Rome, la cannelle, le poivre, la casse, la myrrhe, le gingembre, la gomme arabique, etc., etc., à l'encontre du *Digestorum ad Legem Cornelianum*, édité en 81 avant J.-C., puis au IIIe siècle, par Marcianus, qui prévoyait un impôt sur tous les objets de luxe, particulièrement sur les onguents, les crèmes de toilette, préparés par les Pigmentarii. Cette profession n'était pas très considérée dans la ville éternelle, vu qu'elle était généralement desservie par des esclaves grecs, juifs ou phéniciens qui s'adonnaient soit à la préparation des divers médicaments utilisés alors dans la thérapeutique, soit à celle des articles de toilette.

Ces parfumeurs ou pharmaciens esclaves n'osaient pas porter officiellement les armes et Cicéron s'écrie en parlant d'eux : « La vente au détail est sale, mais celle du gros, quoique moins avilie, n'est guère plus honorable. » Plusieurs écrivains latins mentionnent, dans leurs écrits, les diverses drogues utilisées chez eux, ainsi Caton, Virgile, Columelle et Pline, etc., Pline décrit les drogues suivantes : anis, cardamome, calame, ciguë, coriandre, fenouil, origan, marrube, romarin, sorbier, moutarde, thym, ortie, outre celles déjà énumérées précédemment. Scribonius Largus écrivit, comme médecin privé de Tibère et de Claude, sa *Materia Medica* qui est, ainsi que celle de Pline, une véritable encyclopédie. Galien, né en l'an 130 après J.-C., parcourut l'Asie Mineure, la Palestine et l'Égypte, puis il s'établit comme médecin à Pergame. Il écrivit sa *Matière médicale*, ouvrage très complet, dans lequel il subdivise les produits thérapeutiques en drogues simples et en drogues composées. Il combattit avec ferveur l'opinion erronée, que certains Æsculapes d'alors répandaient, consistant à faire accroire que les drogues livrées par la Crète étaient plus efficaces que celles qui croissaient aux environs mêmes de Rome. Il est juste d'ajouter que, pour plaire à leurs empereurs, les Romains préconisaient ainsi les plantes de la Crète, parce qu'elles provenaient des jardins royaux établis dans cette île.

Né à Rome en l'an 23 après J.-C., et mort à Pompéi, en l'an 79, lors de la célèbre éruption du Vésuve, Pline, ancien officier et proconsul espagnol, écrivit son *Histoire naturelle*, qui n'est qu'une vaste compilation de celle de Dioscoride. Il y décrivit la myrrhe, l'encens, l'indigo, l'aloès, l'euphorbe, etc., différenciant les drogues en deux grandes catégories : en drogues utiles, qui se subdivisaient en plusieurs grands groupes, tels qu'en amers, émétiques, astringents, excitants, etc. Peu d'écrivains sérieux et intéressants se rencontrent pendant les siècles qui suivirent le démembrement de l'empire romain, mais il serait injuste de ne pas mentionner parmi ceux-ci Martial, Palladius, Gallien, Trallianus. Ce dernier naquit en l'an 525 à Tralles, en Lybie, et mourut à Rome en l'an 605, après y avoir pratiqué la médecine. Il parcourut la Grèce, les Gaules, l'Afrique et l'Espagne et publia son *De Re Medica*, dans laquelle il décrivit, outre les drogues ci-dessus mentionnées, le castoreum, la rhubarbe, l'opium, etc.

II. — HISTOIRE DU MOYEN AGE

Supplantée par les Arabes, qui avaient envahi l'Europe méridionale, Rome perdit, petit à petit, toutes ses colonies, ses provinces et son marché mondial. Ce dernier s'implanta à Bagdad et à La Mecque, où de nombreux pèlerins se rendaient chaque année. Les commerçants de ces deux dernières villes étaient en relations directes avec l'Inde, la Chine, l'Afrique. Tous les produits thérapeutiques étrangers y étaient achetés et revendus au poids de l'or.

Amis des arts, des mathématiques, de la géographie et de l'agriculture, les Arabes introduisirent dans leur pays la culture de la casse, du séné et de la menthe, etc. Ils fondèrent même à Bagdad une école de médecine, où Galien, ainsi que Serapion, avaient une place d'honneur. Mésué le Jeune y publia sa *Matière médicale*, que l'on peut subdiviser en Antidotarium, en Pratica Médicanarum, et en de Medicinis laxativis. Il ne se contentait pas d'y mentionner telle ou telle drogue, mais il y décrivait aussi son origine botanique et géographique, la manière de la prescrire, puis de préparer, avec ces végétaux, des mélanges qui portèrent des noms spéciaux, tels que l'Avellanea Indicæ, qui n'était autre qu'un mélange de poudre de cubèbe, de cannelle, de macis, de gingembre, de casse, de gomme ammoniaque et d'encens, etc. Ibn Sina ou Avicenne, né en 978, à Afshan, mort par suite d'un empoisonnement d'opium en 1037, à Hamdam en Perse, publia aussi une œuvre médicale très complète, intitulée *Canon Medicae* ou *Canon des Canons*, dans laquelle il décrivit, principalement dans les livres 2 et 5, les drogues végétales, leur action physiologique, énumérant, en outre, leurs contre-poisons, par exemple ceux de la Strychnos Nux vomica, de l'Hyoscyamus niger, de la Cicuta virosa, de l'Aconitum Napellus, de la Cannabis indica, etc. Il y mentionne aussi les produits aromatiques, tels que le macis, la muscade, le camphre, etc. Serapion le Jeune et Ibn Baithar méritent aussi une mention spéciale, car ce dernier auteur, né en 1203 à Malaga, parcourut l'Andalousie, l'Italie et l'Afrique. Il publia un livre intitulé *Liber Magnae Collectionis* dans lequel il décrit plus de 1.400 drogues d'origine végétale, mentionnées tant au point de vue de leur origine botanique et géographique, qu'à celui de leurs vertus physiologiques. Il met, en outre, ses compatriotes en garde contre l'habitude de ne faire récolter ces médicaments (selon les principes des Anciens) que par des esclaves ; il leur prêche de s'adonner eux-mêmes à ces travaux ; car, dit-il, il est de toute nécessité d'étudier une plante officinale, non seulement à son point de vue morphologique, mais surtout quant à son origine géographique et quant à ses conditions de culture et de dessiccation. Ce motif le poussa à créer des jardins botaniques types, dans lesquels la canne à sucre, l'indigo, le riz, les citronniers étaient cultivés. Les médecins, ainsi que les géographes arabes et les explorateurs, suivirent ses conseils, tels Ibn Batuta, élève indirect d'Edrisi, né à Tanger en 1304. Il parcourut la Mésopotamie, l'Arabie, la Perse, l'Asie Mineure, l'Inde, une partie de la Russie méridionale et de la Chine, puis Ceylan, Sumatra, Java, le Maroc, etc. Il écrivit, sur les ordres du sultan de ce dernier pays, ses relations, rédigées et publiées plus tard par Ibn Gozai, dans lesquelles il relata la manière d'obtenir le camphre de Bornéo et diverses drogues exotiques, alors en vogue. Tandis que les Arabes arrivaient ainsi à l'apogée de leur puissance commerciale, économique et politique, l'Europe, courbée sous le joug de princes pillards et de hobereaux voleurs, dormait d'un sommeil léthargique ; ses habitants se contentant de ne cultiver que ce qui était absolument nécessaire à leur subsistance, comme les salades, oignons, choux, fèves et quelques plantes médicinales, dont la guimauve, l'iris, le romarin, le thym, la mélisse, jouaient un rôle principal. Un certain mouvement intellectuel se fit pourtant sentir sous le règne de Charlemagne (768-814), qui prescrivit dans ses Capitulaires, *Capitulare de villis et cortis imperialibus*, de s'adonner à la culture des simples et à l'étude thérapeutique. Suivant cet exemple, l'abbé Strabe, du cloître de Reichnau, ambassadeur de Louis l'Allemand auprès de Louis le Chauve, publia son *Hortulus*, dans lequel il enseigna à ses concitoyens la manière de semer, de cultiver et de soigner les plantes nécessaires à la thérapeutique, leur indiquant même la manière d'engraisser leurs champs. Entre temps, d'autres bénédictins s'étaient mis courageusement au travail, de sorte que l'école de Salerne, fondée en 848 par de nombreux moines, et principalement par des

Arabes, put ouvrir ses portes, non seulement aux poètes, mais aussi aux médecins, ce qui lui valut, comme de juste, le titre pompeux de Civitas Hippocratica. Ses savants publièrent de nombreux traités, parmi lesquels nous mentionnerons l'*Antidotàrium universale* et le *Butanicus*. Elle put aussi se glorifier d'avoir comme professeur Constantinus Africanus, mort à Salerne en l'an 1106. Moine du couvent du Monte Casino, Mathaeus Platearius y publia sa *Circa Instans*, dans laquelle les drogues y sont classées par ordre alphabétique, suivant en ceci la méthode de Nicolaus Præpositus, qui édita son *Compendium Aromatoriorum*, dans lequel il dit : « Toutes les drogues simples ne doivent pas être recueillies chaque année, mais provenir parfois de plantes âgées de plus d'un an, par exemple la digitale. »

Créée en 1289 par le pape Nicolas IV, l'école de Montpellier ne fut pas, comme celle de Salerne, élevée au titre d'Université par Frédéric II, mais elle fut protégée et agrandie en 1498 par Louis XII, qui y fonda une chaire de médecine, où de nombreux moines médecins enseignaient, après avoir été, pour la plupart, directeurs des hôpitaux de leurs couvents ou de leurs chapitres.

Un livre qui, à cette époque, jouissait d'une grande vogue, fut, sans contredit, celui de la chanoinesse Hildegard, abbesse d'un couvent de nonnes à Burgen. Elle le publia sous le titre de *Physika;* c'est une vaste compilation des Anciens, où elle traite toutes les drogues en les classant en : de arboribus, de plantis, de avibus, de elementis, de lapidibus, de reptilibus, de genere métallorum, etc., etc. Albertus Magnus, comte de Bollstadt en Souabe, né en 1193, mort en 1280, ancien étudiant de l'Université de Padoue, traduisit Aristote, après s'être fait moine dominicain, à l'âge de trente ans. Envoyé comme Lektor à Cologne, à Heidelberg, à Fribourg en Brisgau et à Strasbourg. il publia de nombreux travaux, parmi lesquels son *De Vegetabilibus*, où il étudie morphologiquement les drogues usuelles. Il en est de même du *grand Herbier en françoys*, publié à Paris.

Le commerce européen de cette époque peut se diviser en trois grandes régions, la première, comprenant les terres baignées par l'océan Indien, avec l'Arabie et Alexandrie comme principal marché ; celle de la Méditerranée, avec Gênes, Venise, Marseille, Pise ; et celle de la mer Baltique, avec Bruges et Lubeck, où les drogues exportées d'Orient valaient plus que leur pesant d'or, les frais de transport les faisant énormément renchérir. Ainsi 100 kilogrammes de poivre coûtaient, à Venise, 481 francs, en Lombardie 510 francs, en Champagne 620 francs, etc. On utilisa toutefois, autant que faire se pouvait, les voies fluviales dont Marseille était, pour la Méditerranée, le principal port. Tous les produits de l'Orient s'exportaient, de cette ville, dans l'Europe centrale, en remontant le cours du Rhône jusqu'en Hollande, c'est-à-dire en passant par les villes de Genève, de Strasbourg, de Mayence et de Cologne ; raison pour laquelle ces cités devinrent des villes commerciales par excellence.

Venise prit, à cause des Croisades, une extension prépondérante ; car elle mit gratuitement ses navires à la disposition des Croisés, à condition, toutefois, que ceux-ci se réapprovisionnassent dans ses entrepôts, qui, comme ceux de Gênes, étaient construits sur un plan unique ; c'est-à-dire qu'ils étaient formés d'une grande maison carrée, peu élevée, avec cour centrale, sur laquelle s'ouvraient les magasins et les écuries ; les étages supérieurs étaient utilisés soit comme bureaux, soit comme logements, où les clients pouvaient séjourner. Les Egyptiens furent, de peur de la peste, exclus de ces villes à partir de l'année 1594, cette épidémie faisant, en un jour, plus de 24.000 victimes à Alexandrie. Venise, sise entre le marché de la Méditerranée et celui de la mer Noire, d'où lui provenaient le musc, la rhubarbe, le camphre, les épices, prélevait sur ces produits de très forts droits d'octroi.

Fondée au VIIIe siècle par des pêcheurs, sur des lagunes, elle devint, en 1082, une ville libre. Après avoir conquis toutes les îles qui l'environnaient, et après avoir purgées des pirates qui les infestaient, elle reçut ce privilège en témoignage de reconnaissance, pour avoir mis ses navires à la disposition de l'empereur. Ayant soumis une grande partie de l'empire romain, et, sous la conduite de son doge Emilio Dandolo, ayant vengé les Véni-

tiens, faits prisonniers par l'empereur Manuel, elle s'empara d'Ancône. ville grecque. Elle possédait plus de 45 navires de guerre, servant à protéger sa flotte marchande, et ses doges pouvaient, sans vantardise, affirmer qu'elle était le trait d'union entre l'Orient et l'Occident, entre le christianisme et l'islamisme, et qu'elle gouvernait le monde par ses flottes qui croisaient en Syrie, en Egypte et sur l'Océan. Les Vénitiens, non contents de leur puissance, s'attaquèrent ensuite aux Génois, leurs concurrents directs, qu'ils défirent le 24 juin 1380, à Chiggia, et qu'ils obligèrent à leur céder tout le commerce de la Méditerranée orientale. Les doges génois pouvaient se vanter, avant cette défaite, d'être les rois commerciaux de la Méditerranée, à côté de Marseille, d'Aigues-Mortes et de Barcelone, etc. Leur concurrente, dans le Nord de l'Europe, était Bruges, où les Génois et les Vénitiens exportaient leurs produits, tels que les épices d'Orient ; cette ville perdit, par l'ensablement de son port, son prestige et sa puissance commerciale ; mais elle fut alors remplacée par Anvers, où ses nombreux commerçants s'établirent, surtout après que l'Amérique fut découverte. Ces villes étaient régies par des lois très sévères, établies et édictées par des corporations marchandes, qui interdisaient à leurs sociétaires de vendre leurs produits au détail ou au demi-gros, leur imposaient de n'acheter et de ne vendre le macis qu'en ballots d'origine, ceci, afin d'éviter toutes contrefaçons. Ces corporations ou abbayes étaient très puissantes : telle était la *Hansa allemande*, qui étendait ses ramifications sur le monde entier. Elle eut sa dernière réunion en 1602, après avoir exclu de son sein tous les membres qui n'habitaient pas l'Empire. Parmi les explorateurs célèbres qui illustrèrent le moyen âge, mentionnons Marco Polo (1254-1324). Celui-ci, ayant parcouru la Chine et l'archipel Malais, décrivit la vigne de Chine, outre la manière d'obtenir le musc et le gingembre, le safran chinois de Fugiou, puis la rhubarbe sur les hauts plateaux du Thibet, etc. Il en est de même du navigateur Odorico di Porto, qui parcourut en 1318, la Chine, comme missionnaire ; de Francesco Balducci qui, ayant visité Astrakan, etc., publia à Florence, d'où il était originaire, sa *Della decima delle altre gravezze ;* de don Henriquo il Navegador, mort en 1460, qui explora toutes les îles de la Méditerranée, puis les Açores, les Canaries et Madère, déjà parcourues auparavant par les Portugais ; de Porto Santo qui visita en 1419 Madère, d'où il rapporta des boutures de vigne, qui furent plantées en Sicile : de Vasco di Gama, qui découvrit, le 20 septembre 1497, le cap de Bonne-Espérance, ainsi que Mozambique et Zanzibar, pour débarquer ensuite à Calicut, la grande place marchande. Il mourut en 1524 en Cochinchine après avoir fondé des factories aux Indes, qu'il visita avec Cabral.

Le récit de ses aventures fut publié par un gentilhomme florentin, sous le titre de *Navigatione di Gama, capitano dell' Armata del Re di Portugallo*.

Toutes ces découvertes successives firent perdre de son prestige au commerce arabe, qui détenait de par sa situation, les ports de la mer Rouge, où les navires transportant en Occident les marchandises de l'Orient faisaient escale. Il en fut de même du commerce de Venise et de Gênes, qui fut supplanté par celui des Portugais ; ces derniers possédant, outre de nombreux navires de guerre, des flottes marchandes qui transportaient, en suivant la route du cap de Bonne-Espérance, les marchandises achetées ou prélevées dans leurs nouvelles colonies.

III. — HISTOIRE MODERNE

Le 12 septembre 1492, Christoforo Colombo ayant découvert, à l'aide de trois mauvais navires, Cuba et Haïti (Hispaniola), rentra le 4 mars 1497 en Espagne, où il apporta de nombreuses drogues, telles que le tabac, sous forme de cigares, le maïs, le manihot, qui y étaient cultivés, le cacao, le baume de copahu, qu'il croyait être du mastic, etc.

Chaca, son compagnon, publia, au retour de son second voyage, une très intéressante étude, dans laquelle il décrivit le Capsicum annuum, les melons, les céréales, etc., produits découverts tant à Saint-Domingue et à la Guadeloupe, qu'à Porto-Rico et à la Jamaïque, etc.

Colomb, ayant découvert, lors de son troisième voyage, la côte septentrionale de l'Amérique du Sud, et l'embouchure de l'Orénoque, puis au cours de sa quatrième exploration (en cherchant un chemin conduisant au pays des épices) Costa-Rica et l'Honduras, rentra au mois de novembre 1504 en Espagne, persuadé qu'il était parvenu au Japon (Haïti) et en Chine (Colombie et Honduras). Il en rapportait du capsicum, qu'il confondait avec l'écorce de cannelle chinoise, puis beaucoup d'or, qui fut seul apprécié à sa juste valeur. On créa à Cadix, sur les ordres de l'Empereur, des entrepôts destinés à recevoir les produits provenant de ces pays lointains, dont on monopolisa le trafic ; tous les navires se rendant en Colombie devant faire escale dans ce port espagnol.

Entre temps, les Vénitiens, Cabot, au service du roi Henri VIII d'Angleterre, découvraient en 1497 le Labrador ou la Terra Ferma, tandis qu'Amerigo Vespucci, accompagné de della Cosa, découvrait la Guyane, l'embouchure de l'Amazone, le Vénézuéla, Maracaïbo, d'où il rapporta le coton et le bois du Brésil. Il en rapporta aussi de grandes quantités, lors de son second voyage avec Pizon et Perès. Cabrol découvrit, en 1509, le Brésil où Thévet, moine franciscain, vécut de nombreuses années. Celui-ci publia, à son retour : *Les singularitez de la France antarctique, autrement nommée Amérique*, Paris, 1556, et sa *Cosmographie Universelle*, Paris, 1554. Il rapporta en outre, de son séjour en Amérique, des graines de tabac, qu'il implanta en France.

Un des plus grands explorateurs de cette époque, si riche en découvertes géographiques, fut sans contredit le Portugais Magellan, qui découvrit (le 28 novembre 1520), étant au service de l'Espagne, le détroit qui porte son nom. Il atteignit, au mois de mars de l'année 1521, les îles Mariannes, puis les Philippines, et mourut cette année-là, au cours d'un combat dans l'île Mactan. Ses compagnons, sous la conduite de Duarte Barbosa, puis sous celle de Juan Carvalho, poursuivirent leur route, pour atterrir à Tiddori (Moluques), où ils rencontrèrent les Portugais qui s'y étaient établis bien auparavant. S'étant emparés des plantations de girofle, en l'île d'Amboina, ils rentrèrent en Europe, avec un seul vaisseau, la *Vittoria*, le 6 septembre 1522, en doublant le cap de Bonne-Espérance et en longeant les côtes de l'Afrique occidentale. Le tour du monde était donc une chose accomplie ; il fut entrepris à nouveau en 1578, par Francis Drake, qui rapporta la pomme de terre déjà connue en Europe. Notons que les relations du voyage de Magellan furent décrites par un de ses compagnons, le chevalier Pagafetta, qui publia : *Il primo viaggio in torno al globo*. Mentionnons, parmi les autres explorateurs célèbres de cette époque, Loaysa, qui parcourut en 1526 le détroit de Magellan, et les frères Cortoréal qui découvrirent le Labrador, Gomez (de 1520-1524), qui s'installa en Floride ; Ponce de Léone et Fernando Cortez, etc. qui s'emparèrent, dans l'année 1519, du Mexique. Ce dernier, ayant vaincu Montézuma, parcourut en 1524 l'Honduras, en 1536 la Californie. Toujours en relations épistolaires suivies avec son souverain Charles V, il lui décrivit non seulement la géographie de ces pays, mais aussi les produits de leur sol, tel que le cacao, la vanille, le baume du Pérou, le capsicum, etc., ainsi que les habitudes des habitants du Mexique, qui, très civilisés, avaient déjà construit des routes, installé des marchés à Tenochtitlan (Tianquiz), leur capitale, établi des jardins potagers et des jardins d'agrément, où les myroxylons étaient très répandus. Ils utilisaient comme monnaie courante les graines de cacao, celles-ci leur servant en outre à préparer des aliments, dits chocolade.

L'Equateur et le Pérou furent découverts en 1531, par Francesco Pizarro ; c'est là que les Espagnols virent, pour la première fois, des indigènes mastiquer des feuilles de coca, afin, disaient-ils, de se donner des forces. La Bolivie et le Chili ne furent explorés qu'en 1540 par Camargo. De nombreux produits végétaux furent, ainsi que l'or, introduits de cette manière en Espagne. Mentionnons, parmi ceux-ci, les baumes de copahu, du Pérou, de Tolu, l'élémi, la chrysarobine, les racines d'ipécacuanha et d'hydrastis, les tubercules de Solanum tuberosum, les racines de gelsemium, les feuilles de jaborandi, de matico, les bois de quassia, de campêche, de quebracho, les graines de cacao, etc. L'Europe envoya, par contre, en Amérique, d'autres végétaux, tels que la lai-

tue, le raifort, les melons et la canne à sucre, qui fut implantée en 1494 à Saint-Domingue, en 1510 au Brésil, et en 1520 au Mexique. Les végétaux exotiques furent premièrement étudiés par Gonçalo Fernandes d'Oviedo, né à Madrid en 1478, mort à Valladolid en 1557. Il publia : « *le Sumario de la Natural y general Istoria de las Indias*. Toledo, 1526 ; puis à Séville, en 1535, etc., etc. : *La Primera parte de la Istoria natural de las Indias* dans lesquels il décrivit, sous des dénominations parfois fausses, tous les végétaux, tels que : le bois de gaïac ou Arbol Uamado, le cacao ou Cacaguata, etc., plongeant ainsi ses concitoyens dans l'erreur. Il accompagna toutes ses descriptions de dessins assez justes, vu qu'il était inspecteur de tous les produits provenant de la terre ferme. Francisco Hernandez, médecin à Tolède, ayant visité, de 1571 à 1577, le Mexique, en vue d'une mission scientifique, et ceci sur les ordres du roi Philippe II, publia, en latin, ses observations résumées en dix-sept volumes, dont la majeure partie fut malheureusement détruite, lors de l'incendie de l'Escurial. Ce qui put être sauvé, fut imprimé et traduit en espagnol par le moine dominicain Francisco Ximenès, sous le titre: *Quatros libros de la naturaleza y virtudes de las plantas*, etc., dans lesquels sont mentionnés et décrits : le Ficus citrifolia, le Convolvulus littoralis, les divers myroxylons, le Liquidambar styraciflua, etc. Ce travail fut ensuite traduit en latin par le médecin napolitain Recchi, sous le titre de : *Rerum Medicarum Novae Hispaniae thesaurus, seu plantarum, animalium, mineralium mexicanorum Historia*, etc.

Il traite dans son premier livre des aromates, des arbres ; dans son livre IV, des fruits ; dans son livre V, des herbes âcres, dans son livre VI, des herbes amères, et dans son septième livre, des herbes douces. Il y mentionne la Salvia formosa, la Lobelia acuminata, la Paullinia mexicana, puis la vanille, divers baumes, le cacao, le tabac ou yelt, dont la plante, dit-il, est une proche parente de celle de la jusquiame. De nombreux savants publièrent, en outre, à cette époque, des relations intéressantes, tels que le Milanais Benzoni, qui ayant vécu de 1541 à 1556 au Mexique, nous relate le mode de préparer une boisson dénommée Schocolade, livrée par la plante Cacuatl ; André Thévet, qui publia ses *Singularitez de la France antarctique*, Anvers, 1558. Un des ouvrages les plus importants de cette époque fut celui de Pierre le Martyre ou Pedro Martyro de Angleria, qui naquit en 1459, à Arona, sur le lac Majeur, et qui mourut en 1525, à Grenade, après avoir été évêque à la Jamaïque, puis ambassadeur de son roi Ferdinand, auprès de la cour du sultan d'Egypte. Dans son œuvre intitulée : *De Orbo nuovo*, 1516, il fit la description de l'ananas, de l'orléan, du maïs, etc., outre celle des drogues déjà mentionnées précédemment.

Une vague de renaissance intellectuelle ayant passé à travers toute l'Europe, les drogues provenant d'autres continents furent aussitôt étudiées ; telles que celles de l'Ethiopie, par Francisco Alvarez, qui publia son *Viaggo nella Ethiopia* ; par Godignus, qui nous décrit le kousso, dans son livre intitulé : *De Abyssinorum Rebus* ; par Léo Africanus, par Alois Luigi ou Aligui Anguillara, mort à Ferrare, en 1570 ; par Prosper Alpinus (1553-1617) qui décrit, dans son *De plantis Aegypti*, les végétaux de l'Egypte, où il mentionne le Cyperus papyrus, le Gossypium arboreum, le Sesamum indicum, la Trigonella hamosa, et dans son ouvrage : *De plantis exoticis*, Venise, 1629, le daphné, la saponaire. Pierre Belon ayant parcouru, de 1546 à 1549, l'Asie Mineure, publia en 1555, à Paris, son livre intitulé : *Les Observations de plusieurs Singularitez et Choses mémorables trouvées en Grèce, Asie, Judée, Egypte, etc., et autres pays étrangers*, Paris, 1555.

Non contents de décrire ainsi de nouvelles drogues ou de transcrire leurs observations personnelles, nombre de savants d'alors traduisirent les Anciens ; comme Barharus dans ses : *Corollaires de Dioscoride*, Valerius Cordus, né en 1515 à Erfurth, fils du célèbre Euricius Cordus, écrivain de renom. Sous le pseudonyme de Simesusius, il parcourut l'Allemagne, la Suisse, l'Italie, la France, la Scandinavie, puis il publia des livres, dont son *Historia Plantarum* est le principal, il y traita premièrement des plantes indigènes, puis des exotiques, parmi lesquelles il décrivit le Piper longum, la Nux moschata, les caryophylli, la Nux vomica, etc., ainsi que la manière d'en préparer des extraits et des essences.

Un autre pharmacologue de grande valeur, fut le médecin Nicolaus Monardès, qui naquit en 1493 et mourut en 1578 à Séville, après avoir publié une œuvre intitulée : *Historia medicinal*, etc., Séville, 1569. Celle-ci fut ensuite traduite par Clusius, ou Charles de l'Escluse, originaire de l'Artois. Ayant étudié de 1573 à 1588 à Vienne, puis à Francfort-sur-le-Main, professeur de botanique en 1593, à Leyden, où il mourut en 1609 ; il publia plusieurs ouvrages, parmi lesquels nous mentionnons son *Rariorum Plantarum Historia*, Anvers, 1601, et son *Caroli Clusii Artrebatis exoticorum Libri decem quibus animalium, plantarum*, etc., etc., *historiae describuntur*. Ce dernier travail, véritable encyclopédie d'histoire naturelle, devint, par la suite, l'embryon de toutes les Matières médicales modernes. Clusius publia, en outre, son *Antidotarium ratione, Libri tres*, Anvers, 1561. Le *Ricettario Florentino*, 1567, fut en réalité la première pharmacopée universelle, il constitue un des plus précieux documents s'adonnant à l'étude complète des drogues ; les seuls que nous possédions jusqu'à lui n'étant, en réalité, que les livres d'octroi, établis par les villes, ou par les princes, sur l'entrée de telles ou telles marchandises ; puis les inventaires des officines ou les mémoires fournis à leurs clients par les droguistes ou par les apothicaires, voire même par les herboristes, telles que les taxes de Lyon de 1245, la charte d'Henri de Navarre, dénommée aussi la *Grande Coustume*, qui réglait les droits du prince sur sa bonne ville de Provins ; le journal du roi Jean d'Angleterre, 1359, l'inventaire de la pharmacie de Dijon, en l'an 1439, les registres de la pharmacie de Braunschweig de l'année 1521, l'inventaire de la pharmacie de l'hôpital de Saint-Nicolas, à Metz, en 1509 ; l'inventaire dressé à la mort de Jean de Louvegny, apothicaire à Amiens, les 13, 14 et 17 août 1520, etc., etc.

Mentionnons encore les œuvres d'Otto Brunfels, qui, né à Mayence en 1489 et ayant fini ses études universitaires, s'enfuit du cloître des Chartreux de Strasbourg, pour se rendre à Francfort chez le pasteur luthérien Nesen, disciple du célèbre humaniste Gerbelius, qui favorisa sa fuite. Il devint, en 1524, professeur de botanique à Strasbourg, dont la ville le nomma bourgeois d'honneur. Il y publia son *Catalogus illustrium Medicorum*, 1530, son *Kräuter Buch, ou Herbarium vivae eicones ad Natural Imitationem*, 1532, puis son *Onomasticon Medicinae*, etc., etc.

De nombreux disciples suivirent ses traces, dont Hieronymus Bock ou Tragus, qui publia, lui aussi, un *Kräuter Buch*, et Leonard Fuchs, né en 1501, à Membdingen, en Bavière. Celui-ci, ayant suivi les cours de l'Université d'Erfurth, où il subit, en 1524, ses examens de doctorat, devint par la suite professeur à l'Université d'Ingolstadt, puis en 1535, à celle de Tubingue, où il mourut en 1566, après avoir publié à Bâle, en 1542, son *Historia Stirpium Commentarii insignes*, etc., puis son *Kreuter Buch*, œuvre illustrée, dans laquelle il décrivit l'aloès, la sauge, la menthe, le coriandre, le colchique, etc., indiquant, non seulement leurs noms latins, mais aussi leurs dénominations allemandes. Il y décrivit, en outre, très en détail l'Iris germanica, la Digitalis purpurea, la Cassia obovata, etc., etc.

Il en est de même du *Kreuter Buch*, de Jacobus Theodorus Tabernaemontanus, qui parut en 1578. Matthiolus, né en 1511, mort en 1577, Gaspard Bauhin (1560-1624), Conrad Gessner, etc., méritent aussi une mention spéciale. Par leurs travaux, ces savants obligèrent les facultés de médecine à créer des chaires de pharmacognosie, c'est-à-dire de Matière médicale, suivant, en ceci, l'exemple de l'Université de Padoue, où Francesco Buonafede avait institué un jardin botanique, ou Horto dei Simplici, afin de lutter, disait-il, contre certaines théories émanant des Anciens. Ceux-ci préconisaient, non seulement d'utiliser les simples, mais aussi les remèdes d'origine humaine ou animale, tels que les urines de chien, de chèvre, d'âne, les excréments de crocodiles, de corbeaux, de lézards, etc., voire même ceux de l'homme, ainsi que la mousse qui se répandait sur les crânes des condamnés à mort ; remèdes décrits tout au long dans de nombreux ouvrages du temps, parmi lesquels nous mentionnerons le plus connu : la *Dreck apotheke ou Pharmacopoea Londinensis*, 1618. (Voir pour plus de détails mon livre des *Remèdes d'origine humaine et animale, prescrits au temps du Moyen Age et de la Renaissance* (1) : ainsi que celui qui traite de ceux qui étaient utilisés au temps de Pline.) (2)

Ces théories étaient en outre enseignées dans les facultés de médecine des Universités de Salerne, de Paris (fondée en l'an 810), de Bologne (au xiie siècle), de Montpellier (1180), de Padoue (en 1222), de Naples (en 1224), de Toulouse (en 1234), d'Oxford (1250), de Prague (en 1347), de Vienne (en 1364), d'Heidelberg (en 1386), de Cologne (en 1388), d'Erfurth (en 1392), de Leipzig (en 1409), de Fribourg-en-Brisgau (1347), de Bâle (1460), etc., etc, où des chaires de Matière médicale furent créées en 1547 à Pise, en 1567 à Bologne, en 1577, à Heidelberg, en 1598 à Montpellier, etc., etc.

La pierre philosophale n'ayant pu être découverte selon les théories émises par Paracelse, les disciples de cet illustre savant s'adonnèrent à la recherche de l'élixir de longue vie, en soumettant les simples à la distillation sèche, méthode déjà préconisée auparavant deux ou trois siècles après J.-C. par les Egyptiens, et utilisée au ixe siècle à Ceylan pour l'obtention du camphre.

Marcus Græcus obtint par ce procédé l'essence de térébenthine ; Amandus, celle de cannelle, etc., etc. Ses expériences furent décrites et en partie contrôlées par Hieronymus de Brunschwyg (1450-1534), qui publia son *Liber de Arte destillandi*, puis par Ryff, dans son *New gross - Distillirbuch*. Celui-ci y mentionne les essences de benjoin, de myrrhe, de mastic, de gaïac, etc., celle de la moutarde n'ayant été préparée qu'en 1640, par Nicaise Le Fèvre, mort comme apothicaire du Roi en 1674.

Agricola (1494-1555) étudia spécialement le distillatum de l'ambre, et Andreas Libavius publia, dans les années 1613-1615, ses « quatre livres de *Secrets de médecine et de phylosophie chymique* », résumant, non seulement ses travaux personnels, mais ceux de ses prédécesseurs. Il mentionne, parmi les produits obtenus par ce que nous dénommons la sublimation : les Flos Veneris, les Flos Stanni, les Flos Castorei, etc., etc. Les *Opera omnia* de Turquet, médecin privé du roi d'Angleterre (1611-1655), signalent : les fleurs du benjoin comme étant acides et possédant une odeur très agréable ; et que le liquide obtenu à l'aide de bois divers soumis à la distillation sèche, renferme de l'eau, de l'alcool, de l'acide acétique, outre une huile résineuse, aromatique, etc., etc.

Paracelse enseigna à ses élèves d'extraire les végétaux à l'aide d'eau ou d'alcool, afin d'obtenir des teintures et des extraits, qui devinrent officinaux. (Voir la *Pharmacopée universelle* de Nicolas Lémery et son *Cours de Chymie*, Paris, 1675). Né à Rouen en 1645, celui-ci devint un des membres influents de la Nouvelle Académie des Sciences et publia un *Cours de Chymie*, qui lui suscita de nombreux ennemis, parmi lesquels Homberg, Dodart et Angelus Sala, etc.

Il ne s'adonna pas seulement à l'étude de la chimie, mais aussi à celle de la Matière médicale ; il étudia d'une manière très complète la muscade, le girofle, la mélisse, l'aloès, le camphre, le bois de gaïac, etc. Il fut le premier savant qui subdivisa la chimie en : chimie animale, chimie minérale et chimie végétale ; subdivision qui subsiste encore de nos jours ; quoique la chimie végétale n'ait pas, dans la plupart de nos universités françaises ou suisses, la place qu'elle devrait occuper, car elle devrait être rendue obligatoire à tous les futurs chimistes, qui peuvent fort bien être appelés, au cours de leur carrière, à diriger des fabriques d'alcaloïdes, d'essences ou d'huiles grasses ; à tous nos pharmaciens, qui seraient ainsi à même de créer de nouvelles fabriques de produits provenant des végétaux : à tous nos médecins, qui devraient connaître les principes actifs renfermés dans telle ou telle drogue, s'ils veulent les prescrire avec fruit et si l'on désire vraiment abandonner la thérapeutique des produits spécialisés, pour en revenir aux simples.

---

(1) Voir Dr L. REUTTER DE ROSEMONT, *France Médicale*, 1915 *et Revue moderne de pharmacie*, 1917.
(2) *Id.*

Les gouvernements, prévoyant une source inespérée de revenus par l'introduction de produits exotiques dans leurs pays, envoyèrent en Amérique, en Afrique, en Asie, etc., de nombreux savants ou explorateurs, pour tenter la culture des végétaux, pour déterminer quels étaient ceux livrant à la thérapeutique d'alors des produits très recherchés par leurs Æsculapes et demandés par le peuple, ou aussi pour se rendre compte de la richesse de leur sol, etc.

Mentionnons, parmi les plus célèbres de ces expéditions, celles de Piso, préconisée par Maurice de Nassau, de Charles-Marie de la Condamine, qui, accompagnant Jussieu, découvrit la plante qui fournit le quinquina, de Marie Lescarbot, qui publia, à son retour en Europe, son *Histoire de la Nouvelle France*, Paris, 1612, et son *Histoire d'un voyage fait en la terre du Brésil dite l'Amérique* ; celles de Jacob Bontius (1599-1631), qui écrivit son *De Medicina-Indorum*, Bat., 1642 ; d'Edgar Rumpf, qui édita son *Herbarium Amboinense*, après avoir visité en 1653 Amboina, pour le compte de la Compagnie des Indes Orientales, où il découvrit le Canarium vulgare et la Carica papaya, etc. Georg Kamel, ou Camellus, publia, après avoir été pharmacien à Manille, son *Accedit Historia Stirpium Insulae Luzonis et Philippinarum*, 1704, tandis que Joseph Pitton de Tournefort, né en 1656, à Aix, étudia en Asie Mineure, en Grèce et dans ses îles, les végétaux décrits par Dioscoride. Il publia à son retour en France sa : *Relation d'un voyage du Levant entrepris par ordre du Roy, contenant l'histoire ancienne et moderne de plusieurs isles de l'Archipel, de Constantinople, des côtes de la mer Noire, de l'Arménie, de la Géorgie, des frontières de la Perse, de l'Asie Mineure*, etc., Amsterdam, 1717, dans lesquelles il décrivit l'Astralagus orientalis, l'Astragalus maximus, le Papaver orientale, les diverses Ferulas, etc., etc.

Engelbert Kaempfer, né en 1651 à Lemgo, médecin de vaisseau marchand, fit, comme tel, escale en Cochinchine, à Batavia, à Siam, au Japon et en Afrique ; puis il publia ses notes dans son *Amoenitatum exoticarum politico physico, Medicarum fasciculi V*, Lemgov, 1712, dans lequel il mentionne, avec beaucoup de détails, la préparation du camphre, de l'eau de rose, de l'essence de cannelle, etc., etc.

Le marché mondial de l'Europe se déplaça après la découverte du Nouveau Monde, Anvers succéda à Bruges, et Hambourg se mit à concurrencer, jusqu'en 1914, Cadix, Bordeaux, Marseille, Barcelone et Londres, ce qui provoqua de nombreuses rivalités et des guerres épouvantables, tant entre le Portugal et l'Espagne, qu'entre l'Angleterre, la Hollande et la France.

Après les découvertes de Vasco de Gama, les Portugais avaient fondé de nombreuses colonies, puis soumis en 1510, Goa et Ormutz sur la mer Rouge ; ils y créèrent des ports d'escale, c'est-à-dire de débarquement, ce qui leur permit d'obliger les villes de Venise et de Gênes à se repourvoir en épices chez eux. Ayant débarqué aux Moluques et dans la presqu'île de Malacca, ils y rencontrèrent des colons espagnols qui, ayant fondé des villes, s'y adonnaient à la vente des noix de muscade, de la cannelle, du girofle, etc. Il leur déclarèrent la guerre. Les ayant soumis, sous la conduite de leur général Abréo, ils étendirent leur domination sur Aden, Calicut, Singapoor, fondée en 1160 par des Malais, sur Banda et Amboina, où ils prirent soin de ne laisser subsister que dans ces deux îles les cultures de girofles et de muscadiers. Ils accaparèrent ainsi la vente des produits fournis par ces végétaux, qui se rencontraient, malheureusement pour eux, aussi à Tidori, à Tornati, etc., où les Espagnols s'étaient déjà établis, dès l'année 1521, sous les ordres de Magellan. Afin de combattre cette concurrence, ils déclarèrent la guerre à l'Espagne, dont le gouvernement dut se soumettre par la suite, à la volonté d'Alexandre VI, qui, comme pape, déclara, le 4 mai 1494, que tous les pays sis en Orient appartenaient de droit aux Portugais et que tous ceux sis en Occident appartenaient aux Espagnols, dont l'Empereur, à court d'argent, céda à ses ennemis, en 1529, les îles qu'il possédait en Orient. Cela mit fin aux luttes intestines de la péninsule Ibérique. Le gouvernement portugais autorisa, par un décret, afin de soutenir ses nationaux, la société de La Casa da India à prélever d'énormes bénéfices sur tous les articles qu'elle importait en Europe, particu-lièrement sur les épices. Il autorisa aussi l'esclavage, afin d'obtenir une main-d'œuvre bon marché. Puis il fit construire dans ses colonies des places fortes, lieux de refuge en cas d'insurrection des naturels, et magasins où venaient s'accumuler toutes les richesses du sol qu'il faisait ensuite transporter en Europe, à l'aide de galions, qui partaient aux mois de février-mars, de Lisbonne, et qui, chargés de butin, n'y rentraient que dix-huit mois après.

Partant du même point de vue, et afin d'éviter une baisse de prix, en accumulant de trop fortes provisions d'épices, il décréta que tous les stocks d'épices se trouvant dans ses magasins, lors de l'arrivée de nouveaux chargements, devaient être détruits.

Les Hollandais s'étant libérés de la domination espagnole, qui les avait enrichis, en favorisant le commerce des ports d'Anvers et d'Amsterdam, entreprirent de nombreuses expéditions lointaines et victorieuses qui leur permirent de s'établir à Java, à Ceylan, aux Moluques, et de créer ainsi des colonies même en Amérique. Ils fondèrent, afin de pouvoir concurrencer leurs anciens maîtres, une société dite : la *Compagnie hollandaise des Indes Orientales* qui, avec un capital de 600.000 guinées, se trouva, de ce fait, en concurrence directe avec la *Casa de Contratacion*, celle-ci s'adonnait, elle aussi, au commerce des épices, sur lesquels elle prélevait de très forts bénéfices.

Poursuivant une politique très réaliste, la Compagnie des Indes Orientales se fit accorder non seulement des subsides, mais aussi des concessions et des privilèges, afin, disait-elle, de pouvoir entrer en compétition avec les Portugais, qu'elle attaqua, d'ailleurs, à Java et à Sumatra. Elle atteignit l'apogée de sa puissance commerciale après la paix de 1648, et particulièrement dans les années 1667-1796, période pendant laquelle elle détint le commerce presque exclusif des épices ; car elle fit détruire dans ses colonies, tous les muscadiers, à l'exception de ceux des îles Banda, et tous les girofliers, à l'exception de ceux d'Amboina, ceci afin d'éviter une surproduction de ces drogues, ce qui eût inévitablement amené une baisse de prix mondiale sur ces épices. Pour mieux surveiller cette production et ses plantations, elle institua, dans celles-ci, des compagnies de surveillance, dont les gardes avaient comme mission de ne laisser débarquer aucun étranger, d'empêcher que l'on s'emparât d'une seule graine ou d'une seule pousse de ces végétaux ; elle évitait ainsi que des Européens introduisissent des cultures de girofles ou de muscadiers dans d'autres parties du monde.

Possédant des factories en Chine, au Japon, au Tonkin, en Cochinchine et sur toutes les côtes de l'Afrique, les Hollandais s'adonnèrent aussi à la culture et au commerce de la cannelle à Ceylan, de l'indigo, du santal, du gingembre, de la rhubarbe, du musc, du camphre, etc., etc. Aux Indes ils perdirent petit à petit leur prépondérance commerciale, grâce aux Anglais, avec qui ils se trouvèrent de bonne heure en compétition, particulièrement à la Guyane, à Curaçao, au Brésil, aux Etats-Unis, là où ils avaient fondé en 1614 New-Amsterdam, qui devint par la suite New-York, après avoir passé aux mains des Anglais par suite des traités de paix de Breda, en 1667, de Westminster en 1674. Cette compagnie hollandaise perdit de ce fait ses riches colonies et, petit à petit, elle perdit encore Angola, qu'elle avait pris aux Portugais, la Nouvelle-Zélande ou Nouvelle-Guinée, la Nouvelle-Hollande ou Tasmanie, découverte au XVIIe siècle par Tasman, en un mot, la plupart de ses colonies.

Les Anglais se trouvèrent, de ce fait, en concurrence directe avec les Français, avec qui ils étaient, déjà depuis des siècles, en guerre, pour le Havre et les côtes de la Bretagne. Ils fondèrent alors une société commerciale dite *Compganie des Indes Occidentales*, qui, selon une charte de 1600, jouissait du privilège exclusif de faire du commerce avec ou dans tous les pays sis entre le cap de Bonne-Espérance et le détroit de Magellan.

Ayant découvert, sous la conduite d'Houtmann, d'énormes trésors aux Indes, ils créèrent, en 1669, des colonies à Calcutta, puis à Bombay, que le roi Charles II céda, pour quelques livres de thé, à la Compagnie des Indes Orientales, qui fusionna par la suite avec celle des Indes Occidentales, sous la dénomination de *United Company of merchants of England, trading to the East India.* Celle-ci, sous les ordres de Robert Clive, s'empara du Bengale, puis des Moluques, pour accaparer en 1792, 1802, 1810 et 1816, le commerce presque exclusif des épices, puis en 1857, celui de l'opium, monopole qu'elle ne céda qu'en 1858, à la couronne. L'Angleterre possédait déjà, il est vrai, grâce aux découvertes de Walter Raleigh, depuis 1585, la Virginie ; celle-ci avait été ainsi dénommée en souvenir de sa reine Elisabeth, puis une grande partie du Canada, où elle était en guerre avec la France.

Les Etats-Unis ne devinrent indépendants qu'en 1783 après les guerres de sécession et le traité de Versailles, signé en 1783. Les rois anglais favorisèrent aussi beaucoup le commerce de leurs nationaux car, selon les chartes qui leur avaient été octroyées, soit par leur reine Elisabeth, ils avaient seuls le droit de s'établir dans les colonies sises sous leur domination, soit par Cromwell, leurs navires marchands possédaient seuls la faveur de se faire protéger par leur flotte de guerre, déjà très considérable et en pleine valeur.

Entre temps, la France avait créé des colonies à Pondichéry, puis en 1746, à Madras, à l'île Bourbon, aux Indes et dans l'île de France, où ses colons implantèrent la canne à sucre et les caféiers, Ses colonies étaient placées sous la surveillance de la *Compagnie Française des Indes Orientales*, fondée par Colbert ; mais celle-ci fut dissoute en 1770, après les victoires maritimes des Anglais. Les Français se trouvèrent, en outre, en Amérique, en concurrence directe avec l'Angleterre. Ils y avaient fondé, en 1607, Québec, et ils s'étaient emparés, sous les ordres de Robert de Salle, de la Louisiane. Ils se virent toutefois dans la nécessité de dissoudre leur *Compagnie des Indes Occidentales*, créée par Law, après les traités d'Utrecht, en 1713, de Paris en 1763, qui leur firent perdre la Nouvelle-Ecosse, puis le Canada et la Louisiane, celle-ci tomba aux mains des Anglais et des Espagnols.

Ils purent par contre, conserver la Guyane française, la Martinique, la Guadeloupe, où ils introduisirent la canne à sucre, le café, le riz, puis le Sénégambie, le Sénégal. Mais ils en créèrent de nouvelles aussi florissantes en Cochinchine, au Congo, à Madagascar, en Algérie et au Maroc, etc.

Il nous est matériellement impossible, dans cette introduction, de vouloir parfaire l'historique de toutes ces colonies, ou de celles des autres nations, non encore mentionnées, cette étude rentrant plutôt dans un cours d'histoire moderne.

L'Allemagne ayant, lors de la guerre de Trente ans, perdu sa flotte, et n'existant plus comme nation, ne put, à cette époque, créer des colonies ; il est cependant nécessaire de mentionner le rôle important que Hambourg, Brême et Lubeck, villes libres, jouèrent, tant de par leur situation géographique, à l'embouchure de grands fleuves, que par l'échange des produits exotiques que leur livraient les Portugais ou les Espagnols, les Anglais ou les Hollandais, contre les céréales provenant de la Russie, ou contre des produits manufacturés du centre de l'Europe, ceux-ci passant par Mayence, Francfort, Cologne, Strasbourg, voire même par Bâle, qui furent, au point de vue commercial, toutes des villes de premier ordre ; car elles étaient situées sur de grandes artères fluviales.

La Russie, par contre, s'empara déjà, à partir du moyen âge, du commerce chinois, elle étendit ainsi son vaste empire sur toute la Sibérie, le Caucase, l'Oural, pour créer ensuite des ports sur la Baltique ou sur les confins de la Mer de glace.

Mentionner rapidement tous les savants qui illustrèrent ces pays, en s'adonnant soit à la botanique ou à la chimie, soit à la Matière médicale ou à la chimie végétale, ne peut être de notre ressort ; un livre en plusieurs volumes n'y suffirait pas ; mais il est nécessaire d'en citer quelques-uns et on nous pardonnera d'en omettre un très grand nombre. Charles Marie de la Condamine et Jussieu, parcourant de 1736 à 1744 l'Equateur, y découvrirent, à Quito et à Loxo, le quinquina ; Linné (1707-1778) publia ses *Fundamenta botanica* en 1736, puis ses *Genera Plantarum* en 1737, et ses *Systema Plantarum*, dans lesquels il recommandait à ses collègues apothicaires de recueillir eux-mêmes les simples, dont ils

pouvaient avoir besoin, puis Thunberg (1743-1822), Bergius (1730-1790), Albert de Haller (1708-1777), qui fut un des adversaires les plus en vue des théories de Linné. Nous mentionnerons, parmi les pharmacologues ou pharmacognostes les plus en vue, l'épicier Pierre Pomet, né à Paris en 1658, où il mourut en 1699, après avoir publié son *Histoire Générale des drogues simples*, Paris, 1695. Ce savant épicier ne put obtenir des pharmaciens d'alors le titre d'apothicaire, qu'il revendiquait ; tandis que Lémery, né à Rouen en 1645, fut appelé comme professeur de chimie à l'Université de Paris, après avoir pratiqué dans cette ville l'art pharmaceutique. Ce savant patriote refusa même d'aller enseigner à Berlin, préférant, comme c'était d'ailleurs son devoir, consacrer sa vie à la science française. Il publia son *Traité universel des drogues simples*, classées par ordre alphabétique, Paris, 1698. Apothicaire du roi et du grand prévôt de France, il fit partie de la Haute Académie des Sciences, et il obtint le titre de docteur en médecine de l'Université de Paris. Né dans cette ville en 1672, Etienne-François Geoffroy, fils du pharmacien Matthieu-François Geoffroy, fit partie lui aussi de toutes les sociétés savantes de France, il publia de nombreux travaux, parmi lesquels ses *Medicamenta exotica* méritent une mention spéciale.

Citons encore Pitton de Tournefort, né à Aix, en 1656, mort à Paris en 1708, qui publia son *Traité de Matière médicale*, puis Berlu, marchand anglais, qui publia *The Treasury ot Drugs unlockd or, a full and true description*, etc., etc. ; enfin Andræ Murray, avec son *Apparatus Medicaminum*, et Tromsdorff d'Erfurt, etc...

La chimie eut, elle aussi, ses savants, tels que Duclos et Bolduc, qui utilisèrent les premiers, comme réactifs, les sels de plomb et de cuivre. Ils préconisèrent, en outre, la méthode d'extraire les végétaux, à l'aide d'alcool et d'eau. Claude-Toussaint Marot de la Garaye découvrit que l'acide quinique des végétaux s'y rencontrait à l'état de combinaisons ; Boerhaave (1668-1738) fut professeur de chimie à Leyden ; Hoffmann (1660-1742) ; Jaspar Neumann publia comme professeur de chimie, ses *Lectiones Chymicae*, où il traite spécialement des alcalis fixes, du camphre, de l'essence de girofle, de l'opium, etc. : John Cartheuser (1704-1777) publia ses *Fundamenta Materiae Medicae* ; Andrea Siegmund, né à Berlin en 1709, analysa les graines de lin, le bois de cèdre, les fleurs de tilleul et publia ses *Expériences Chymiques, faites dans le dessein de tirer un véritable sucre des diverses plantes.*

Carl Wilhelm Scheele publia *Die rein Darstellung der bestandleilend er Heil-pflanzen und der Droggen*, où il décrivit l'acide benzoïque, l'acide malique, l'acide cyanhydrique, l'acide tartrique, l'acide urique, puis la glycérine, obtenue en saponifiant les huiles d'olive ou d'amandes douces ; la chimie végétale était ainsi créée. Elle entra dans la voie des découvertes modernes, grâce aux magnifiques travaux de Lavoisier, qui étudia l'écorce de quinquina et qui détermina que tous les corps organiques sont constitués par du carbone, de l'hydrogène et de l'oxygène, à l'exception de quelques-uns d'entre eux qui renferment en outre de l'azote, du soufre ou du phosphore. Sigismond Hermbstadt décrivit, dans son ouvrage *Kurze Anleitung zum Chemischen Zergliederung der Vegetabilien*, non seulement la manière d'obtenir les acides végétaux déjà mentionnés, mais celle d'obtenir l'acide lactique, les mucilages, les albumineux, les sucres, etc.

Sertürner découvrit, en 1806, la morphine et la narcotine : Henry et Delondre, en 1833, la quinidine, Winkler, en 1847, la chinchonine, Runge, en 1820, la caféine, qui fut préparée synthétiquement par Emile Fischer ; Boullay, en 1812, la picrotoxine ; Chevreul, Liebig, Pelletier et Caventou, la quinine ; John, Gay-Lussac, Thénard, Haller, Courtois, Runge, Niemann, Gautier et Emile Fischer, Valeur et Behal, Goris et A. Pictet, Mourcu et Haller, Oesterle et Bourquelot, illustrèrent eux aussi les sciences pharmacognostiques, section chimie, par les belles découvertes qu'il nous est matériellement impossible de mentionner ici.

A partir de Lémery, la Pharmacognosie, dénommée en France *Matière médicale*, fit d'énormes progrès, après s'être scindée d'avec la botanique et la chimie, dont elle forme une branche-sœur, particulièrement sous la direction de Gaston Guibourt (1790-1867), qui publia, en 1820, son *Histoire naturelle des drogues simples*, de Daniel Hanbury (1825-1875), de G. Planchon (1833-1900), qui publia son *Traité de Matière médicale*, de Weddell (1819-1877), de Moeller, de Flückiger, qui naquit en 1828 à Langenthal, en Suisse, et qui devint, ses études pharmaceutiques terminées, professeur de matière médicale à Berne, puis à Strasbourg ; de Collin, de Tschirch à Berne, de Perrot à Paris, de Guignard, membre de l'Institut de France, de Bourquelot, etc... et de tant d'autres, qui tous contribuèrent à développer et à approfondir ce vaste domaine, qui s'appelle la Matière médicale. Rappelons brièvement que des chimistes, tels que Bourquelot, Herrisey, Goris, ayant remarqué que plusieurs drogues perdaient de par la dessiccation ou de par la fermentation, une partie de leur propriétés physiologiques, ainsi qu'il en est du cacao, du cola, de la primevère, de la gentiane, de la digitale, cherchèrent à combattre l'action de ces ferments cellulaires, en stérilisant ces végétaux. On doit, à cet effet, soumettre les drogues végétales fraîches, sous pression réduite, dans un autoclave *ad hoc*, à l'action des vapeurs d'alcool, jusqu'à ce que tous leurs ferments aient été tués. Puis on les dessèche à l'étuve, pour les reprendre par de l'alcool, afin d'obtenir une teinture que l'on soumet à la distillation dans le vide. On reprend ensuite ce résidu par de l'éther, afin de le priver de ses corps gras et cireux, ainsi que de sa chlorophylle, puis on le dessèche et on le pulvérise. On obtient ainsi une poudre, dite physiologique, qui possédant toutes les vertus thérapeutiques des végétaux frais, peut être conservée indéfiniment, à l'abri de l'air et de l'humidité. Ce procédé permet donc d'utiliser pendant des années les feuilles de digitale, qui pouvant conserver indéfiniment leur action physiologique, ne doivent plus être rejetées chaque année, comme n'ayant plus aucune valeur thérapeutique. Cette poudre physiologique, possédant en outre toutes les vertus de la drogue fraîche, est très soluble dans l'eau ou dans l'alcool dilué ; ce qui permet d'en préparer non seulement des solutions hypodermiques, mais aussi des teintures, des extraits et des granulés, etc.

PHARMACOETHNOGRAPHIE

Les drogues peuvent être classées, selon leur utilité thérapeutique, en plusieurs grands groupes, c'est-à-dire en :

Drogues à encens, telles que le baume du Pérou, l'encens, la myrrhe, voire même le chanvre, chez les Anciens, etc.

Drogues à embaumement, telles que le styrax, la colophane, le mastic, les diverses térébenthines, l'asphalte, ou bitume de Judée, etc. En ce qui concerne l'embaumement égyptien et carthaginois, le premier se différenciait du second par son pour cent plus élevé en carbonate de soude, comme nous sommes parvenus à le démontrer dans notre livre *De l'embaumement avant et après J.-C.*, Vigot, à Paris. Les Chinois utilisaient, à cet effet, du camphre, des essences, additionnés de plantes aromatiques, comme je suis parvenu à le démontrer, à l'encontre des Indiens qui se servaient de baumes de Tolu et du Pérou.

Drogues à poison d'épreuves, exemple la ciguë ou les fruits de l'Illicium religiosum, voire même, chez les nègres, des mélanges divers, renfermant des extraits de graines de divers Strychnos, Strophantus, etc., comme Perrot le démontra dans son livre *Poisons de flèches et poisons d'épreuves*. Ces poisons, déjà très appréciés des Grecs, servaient à reconnaître un coupable d'un innocent ; car celui-ci ne devait pas mourir par suite de leur absorption.

Huile servant à oindre les rois ou les nouveau-nés, telles que celles d'olive, les divers baumes des Balsamodendrons africains, etc.

Huiles odorantes et *essences* utilisées déjà par Aphrodite pour oindre le corps d'Hector, ou par Marie-Madeleine qui versa sur les pieds de Jésus des huiles aromatiques ; celles-ci étaient préparées selon les données des Anciens, en faisant macérer des pétales de roses, des racines d'iris ou d'autres fleurs odoriférantes, dans l'huile d'olive ou d'amande que l'on additionnait de résines, macérées pendant un certain temps dans du vin, telles que les térébenthines, les baumes ou le styrax

(Voir Dr L. REUTTER. *Comment nos pères se soignaient, se parfumaient et conservaient leurs corps*).

Onguents pharmaceutiques ou de toilette, c'est-à-dire aromatiques, qui se préparaient généralement, dans l'antiquité, en faisant macérer dans l'huile de lin, d'olive ou d'amande, des parties végétales odoriférantes, que l'on additionnait ensuite de résines ou de baumes imbibés de vin. On additionnait aussi ces préparations de cire d'abeille fondue, ou de diverses graisses animales ou végétales, voire même de henné.

Matières colorantes, telles que les racines d'alcanna, de garance, ou l'indigo, dont plusieurs étaient utilisées, comme aujourd'hui, pour teindre les étoffes de luxe, ou pour colorer diverses pommades ou crèmes de toilette, voire même comme cosmétique ou comme teinture pour les cheveux, tel était le henné chez les Egyptiens. Ces matières sont encore utilisées de nos jours, pour préparer des eaux dentifrices ou des teintures capillaires, etc., etc.

Epices, parmi lesquels nous mentionnerons la cannelle, la muscade, l'ail, l'oignon, le poivre.

Boissons alcooliques, déjà préconisées par les Anciens, qui les préparaient soit en soumettant du moût de Salerne à la fermentation, soit en le faisant digérer avec des résines ou des baumes, afin d'obtenir des vins aromatiques, dont quelques-uns furent prescrits dans la thérapeutique, tels le vin d'absinthe.

Liqueurs qui s'obtiennent en soumettant à la fermentation, puis à la distillation fractionnée, des fécules de céréales ou des raisins pressurés, comme cela se pratique dans la préparation du rhum, du cognac, etc.

Boissons rafraîchissantes obtenues à l'aide de képhir et de lait.

Boissons excitantes qui se préparent en faisant infuser des feuilles de thé, des graines de guarana ou des graines de café rôti dans de l'eau bouillante ; les nègres se servant habituellement de graines de kola qu'ils mastiquent et les Indiens, de feuilles de matico qu'ils font infuser dans l'eau.

Masticatoires, que l'on mâche, tels que les clous de girofle, chez les Turcs, ou un mélange de feuilles de bétel, de noix d'arec, de gambir additionné de chaux éteinte. chez les habitants de la Nouvelle-Guinée.

Drogues sensorielles, telles que les feuilles de tabac, déjà utilisées sous la forme de cigarettes, lors de la découverte du Nouveau Monde ou sous celle de tabac de pipe, et de cigares.

Les sommités fleuries du chanvre indien furent utilisées, selon Hérodote, par nos Pères, pour charmer leurs loisirs et leur procurer de beaux rêves, car cette fumée était narcotique. Il est nécessaire de mentionner, parmi ces drogues sensorielles : l'opium, la cocaïne, la morphine, le café, le haschich, outre les boissons alcooliques.

Poisons pour flèches, tels que la physostygmine, la strychnine, la strophantine.

Poisons internes : la morphine, la conicine ;

Poisons pour poissons : la picrotoxine, la daphnine.

Et en drogues-alimentaires, telles que les huiles comestibles, les graisses animales ou végétales, les graines d'arachide, les fruits divers. La pharmaco-ethnographie doit aussi s'adonner à l'étude des diverses monnaies provenant des végétaux, telles que les graines de kola, de cacao, ou les fruits du poivrier. Elle doit aussi enseigner de quelle manière nos drogues officinales se répandirent dans le monde ; quelles furent les conséquences de leur introduction dans tel ou tel pays, tant au point de vue des coutumes, qu'à celui des relations entre peuples, etc.

C'est un des chapitres les plus vastes, qu'il nous est naturellement impossible de traiter en détail dans un Traité de Matière médicale.

PHARMACOÉTHYMOLOGIE

Les noms attribués aux plantes peuvent généralement être classés en divers grands groupes, qui se rapportent, soit aux caractères morphologiques des végétaux, tels que les noms de millefeuilles, de dents de lion et d'ornithogalum ; soit à leurs propriétés physiologiques, etc. Ils peuvent aussi provenir de dénominations latines, tels les mots : lactuca, asparagus, mentha ; du grec : myosotis ; de l'hébreu : galbanum ou de l'égyptien : caroube (quarouga) ; du persan : térébenthine ; de l'arabe : taraxacum datura ; du malais : gutta-percha ; des idiomes américains : cascarilla, calisaya, jalapa, etc.

Certains d'entre eux leur furent attribués en souvenir d'un dieu, tels ceux d'inula et d'artemisia ; d'une ville, tel le nom de la colophane de Colophan ; d'une tribu indienne : senega, des Senecas habitant le nord de l'Amérique, etc., etc., tandis que d'autres servent à déterminer la grandeur, cascarilla (petite écorce), etc., mais il nous est impossible d'entreprendre ici cette étude, qui exige des connaissances linguistiques spéciales et des données géographiques très étendues, outre des connaissances mythologiques très approfondies.

PHARMACOLOGIE

Cette subdivision de la Matière médicale s'adonne à l'étude de l'action physiologique des drogues sur l'organisme ; car tous les médicaments peuvent aussi être classés en plusieurs grands groupes, qu'il nous suffira de mentionner rapidement, c'est-à-dire en :

Contrepoisons ou toxifuges, tels que les sels de fer, le tanin.

Parasiticides qui se subdivisent en deux groupes, l'un externe, comprenant les *insecticides*, pyrèthre, tabac, quassia, l'autre interne, avec les *vermifuges ou tœnifuges*, le kousso, les Flos Cinæ, la santonine et les racines de fougère mâle.

Antiseptiques, qui s'opposent au développement des microorganismes, tels que le baume du Pérou, le benjoin, le styrax.

Topiques, qui se subdivisent en *topiques révulsifs rubéfiants*, avec les cantharides, l'euphorbe, et en *topiques révulsifs dérivatifs*, qui attirent le sang sur un point déterminé, tels que les sinapismes, le thapsia.

Astringents, qui agissent sur les fibres lisses des intestins, aident à resserrer les tissus en coagulant l'albumine, tels le girofle, les racines de ratanhia, de tormentille, l'écorce de chêne, en un mot les tanins, puis les divers mucilages.

Emollients, qui diminuent la sensibilité des nerfs, en rendant les tissus plus lâches ; ils peuvent être de deux sortes, les uns externes, les autres internes, tels que les feuilles de mauve, de guimauve, les racines de guimauve, les graines de lin, etc.

Purgatifs, qui stimulent les fonctions intestinales, en irritant leurs muqueuses, tels la rhubarbe, le séné, la casse, l'huile de croton, la scammonée, la scille, la bourdaine, etc.

Antibronchitiques, qui facilitent l'expectoration des bronches : ipécacuanha, polygala, saponaire, myrrhe, etc.

Antiblennorragiques, qui possèdent des propriétés antiseptiques, en tarissant les sécrétions urétrales, tels le cubèbe, le matico, le kawa-kawa, l'essence de santal.

Sudorifiques ou *diaphorétiques*, qui facilitent les fonctions des pores de la peau, en les amollissant, bourrache, jaborandi.

Galactagogues, qui favorisent la sécrétion du lait : fenouil, anis, cascarille.

Antilaiteux, qui diminuent la sécrétion lactée : tanin, etc., les purgatifs.

Sialalogues, qui provoquent une forte salivation, en agissant sur les muqueuses buccales : jaborandi, gingembre, piment, cubèbe, poivre, coca, gambir, etc.

Diurétiques, qui servant à augmenter la pression sanguine, font uriner, tels que la digitale, la caféine, la théobromine, le muguet, le raisin d'ours : la bourrache, le chiendent, etc.

Anurétiques, qui agissent en sens inverse : la valériane, le tanin, la belladone.

Eupeptiques amers, qui excitent les fonctions digestives en augmentant les sécrétions gastriques et intestinales : quasse, chicorée, centaurée, colombo ; mais plusieurs d'entre eux sont en même temps des astringents, gentiane, sauge.

Eupeptiques aromatiques, qui excitent les muqueuses de l'estomac et des intestins, en communiquant aux aliments un goût agréable : fenouil, anis, cannelle, moutarde, muscade, etc.

Analeptiques, qui augmentent l'irritabilité des fibres musculaires des intestins, tout en occasionnant, à fortes doses, des crises spasmodiques et des convulsions : noix vomique, gelsemium, Strychnées.

Antipyrétiques, qui calment les maux de tête : quinquina.

Antispasmodiques, qui calment les crises spasmodiques ; laurier-cerise, tilleul.

Excito-moteurs, qui agissent par réflexe sur les nerfs centraux : noix vomique.

Excito-moteurs musculaires qui agissent sur les muscles de l'utérus : ergot de seigle, sabine.

Antisiaques, qui servent à combattre la salivation pathologique : tanin, opium.

Convulsivants stupéfiants qui déterminent, à hautes doses, la perte de l'intelligence : acide cyanhydrique, laurier-cerise.

Paralysomoteurs, qui agissent sur la moelle épinière, en anesthésiant ses fonctions : curare, aconit.

Sédatifs, qui, généralement, sont des émollients, des calmants et des adoucissants : la morphine, la cocaïne.

Narcotiques, qui provoquent le sommeil : opium et dérivés opiacés.

Cardiaques, qui agissent sur les fonctions cardiaques : digitale, strophantus, aconit, etc.

Odontalgiques, qui se prescrivent pour combattre les maux de dents : camphre, opium, girofle.

Emétiques, ipécacuanha.

Cosmétiques, qui rendent la peau blanche, en l'adoucissant : amidons, espèces aromatiques.

Ces différentes drogues peuvent, selon les doses prescrites, et selon leur mode d'emploi, agir une fois comme excito-moteur ou comme stimulant de l'estomac, et avoir, de ce fait, des propriétés tout à fait différentes de celles indiquées dans ce petit tableau.

EXAMEN MICROSCOPIQUE DES DROGUES

Sans vouloir entrer ici dans tous les détails se rapportant à la micrographie, il nous a paru utile d'indiquer rapidement quelles sont les méthodes usuelles, employées tous les jours, pour analyser microscopiquement une drogue, mais il faut parfois préalablement l'éclaircir, à l'aide d'une solution de 3 grammes d'hydrate de chloral dans 2 grammes d'eau. Chauffez, à cet effet, votre préparation microscopique avec quelques gouttes de ce réactif, ou avec de la potasse caustique alcoolique à 10 p. 100, puis lavez-la à l'aide d'eau ou d'acide acétique dilué pour l'examiner au microscope. Kinzel conseille de l'éclaircir en la chauffant avec de l'acide sulfurique à 5 p. 100, à l'encontre de Reinke qui préconise d'utiliser, à cet effet, une dissolution de 10 grammes de lysol dans 50 grammes d'eau, 10 grammes de glycérine et 30 grammes d'alcool, et de Lévy, qui fait réagir, à cet effet, une dissolution aqueuse de parties égales d'eau et de salicylate de soude ; l'acide chlorhydrique chaud, renfermant de la phloroglucine, l'eau de javelle pouvant aussi, à cet effet, être employés avec avantage. Il en est de même de l'eau de Labarraque.

Notons encore que l'on doit examiner microscopiquement, dans une *solution aqueuse* : les amidons, les cristaux d'oxalate de chaux, les huiles grasses et essentielles ; dans *de l'alcool* : les mucilages, les amidons, l'inuline ; ce dissolvant possédant, en outre, la propriété de faire disparaître les bulles d'air des préparations microscopiques. L'eau de javelle, l'hydrate de chloral et la potasse caustique alcoolique agissent, en outre, sur les grains d'amidon, qu'ils font considérablement augmenter quant à leur volume, tout en détruisant leurs formes ainsi que celles des grains d'aleurone, de plus, ils saponifient les huiles grasses et essentielles.

1º *Amidon.* — Les coupes microscopiques, traitées par une solution aqueuse d'iodure potassique ioduré, se colorent en bleu foncé, aux endroits qui renferment des grains d'amidon, même si les matières colorantes, telles que la nigrosine, n'y pénètrent pas.

On parvient à déterminer la conformation de ces grains en traitant cette coupe par une solution d'hydrate de chloral (5 grammes de chloral sur 2 grammes d'eau), ou en l'imbibant d'une solution aqueuse de potasse caustique à 1 p. 100.

2º *Inuline.* — Ces coupes fraîchement préparées, traitées par de l'alcool absolu, précipitent, en présence d'inuline, des dépôts difformes, et, après un certain temps de macération, des sphérocristaux, qui deviennent encore plus visibles par addition d'acide nitrique. Ceux-ci, insolubles dans l'eau froide, solubles dans l'eau bouillante, ne se colorent pas en bleu par addition d'une solution d'iodure potassique ioduré.

On peut aussi les déceler en traitant ces coupes microscopiques par une solution alcoolique de phloroglucine, puis en les chauffant légèrement avec de l'acide chlorhydique concentré, qui les colore en jaune brunâtre ou en brun. Ces coupes, additionnées de quelques gouttes d'une solution alcoolique de β-naphtol, puis de II ou III gouttes d'acide sulfurique concentré, se colorent, quant aux sphérocristaux, en violet, ce qui permet de les différencier des cristaux de phosphate de chaux, qui se rencontrent parfois dans les végétaux, comme le cas se présente chez le daphné.

Sucres. — Ces coupes microscopiques, macérées dans de l'eau, donnent une solution que précipitent, en présence de sucre de raisin, les réactifs suivants :

Liqueur de Fehling. — Ces coupes (selon M. le professeur Errera) étant plongées dans une solution de sulfate de cuivre, puis lavées à l'eau, pour être immergées dans une solution bouillante de tartrate double de potasse et de sodium (ou sel de Seignette) et de potasse caustique aqueuse, précipitent, aux endroits renfermant ce sucre, des dépôts rouges d'oxyde cuivreux.

Réactif de Haine. — Dissolvez 2 grammes de sulfate de cuivre, 6 grammes de potasse caustique dans 178 grammes d'eau et 7 gr. 5 de glycérine, afin d'obtenir un liquide bleu foncé, dans lequel vous plongez les coupes à examiner. Celles renfermant du glucose précipitent, contrairement à celles qui renferment de la saccharose, un dépôt rouge d'oxyde cuivreux.

Réactif au thymol. — Ces coupes, traitées par de l'alcool renfermant du thymol, se colorent en rouge cinabre, aux endroits où se rencontre la saccharose, par addition d'acide sulfurique concentré.

Réactif de Crismer. — Traitez ces coupes microscopiques par une solution aqueuse à 1 p. 100 de safranine, et par une solution aqueuse de potasse caustique à 10 p. 100, puis lavez-les à l'aide d'eau ; les cellules renfermant du glucose se décolorent, contrairement à celles qui, renfermant de la saccharose, se colorent en jaune, tandis que les cellules lignifiées se colorent en rouge.

On peut aussi les traiter par de l'acétate de phénylhydrazine, qui donne avec le fructose, après 24 heures de repos, des csazones insolubles dans l'eau, mais colorées en jaune.

Cellulose. — Traitez ces coupes microscopiques par de l'iode en solution alcoolique, puis par de l'acide sulfurique (deux volumes de cet acide concentré sur un volume d'eau) les cellules cellulosiques se colorent en bleu, les membranes lignifiées ou subérisées en jaune ; tandis que leurs membranes, ou lamelles mitoyennes, restent incolores. Traitez ces coupes par une solution de rouge de Congo, les membranes cellulosiques se colorent alors en rouge, puis en bleu, par addition d'acide acétique.

Méthode de Gilson. — Préparez vos coupes microscopiques, et déposez-les, pendant un quart d'heure, dans de l'eau de javelle, qui s'empare de leur contenu protoplasmique ; lavez-les soigneusement à l'aide d'eau distillée et faites-les macérer pendant douze heures dans le *réactif de Schweitzer*, que vous préparez comme suit : Dissolvez 10 grammes de sulfate de cuivre dans 100 centimètres cubes d'eau, puis additionnez ce mélange de 5 grammes de soude caustique dissoute dans 50 centimètres cubes d'eau.

Traitez-les, alors, par de l'ammoniaque, jusqu'à complète décoloration, et lavez-les à l'eau ; les parois cellulosiques se dissolvent mais elles se colorent en rouge, par addition de rouge de Congo.

Elles se colorent en violet par le *chlorure de zinc iodé* que vous préparerez de la manière suivante : Dissolvez 2 gr. 5 de chlorure de zinc dans 8 gr. 5 d'eau, puis additionnez ce mélange de 8 grammes d'iodure de potasse. Les membranes cellulosiques ne se colorent pas par addition de sels d'aniline, d'acide chlorhydrique renfermant de la phloroglucine ou du phénol ; mais elles se gonflent lentement dans les alcalis bouillants ; elles ne se dissol-

vent qu'en partie dans le *réactif de Schulze* (chlorate de potasse dissous dans de l'acide nitrique).

Les cellules cellulosiques se colorent, ainsi que les cellules subérifiées, en rouge par le rouge de ruthénium, tandis que les cellules lignifiées restent incolores.

Membranes lignifiées. — Insolubles dans le réactif de Schweitzer et dans l'acide chlorhydrique concentré, elles se colorent en jaune par addition d'une solution d'iode et d'acide sulfurique ; en rose, par celle d'acide chlorhydrique renfermant de la phloroglucine ; en orange, par celle d'une dissolution de sulfate de thallium : en vert bleuté, par celle d'acide chlorhydrique contenant du phénol cristallisé.

Ces coupes microscopiques, traitées par une solution concentrée de rouge de ruthénium, se colorent en rouge, quant aux parties cellulosiques et subérifiées, mais elles restent incolores, quant à celles qui sont lignifiées. Elles se différencient donc parfaitement bien. des cellules cellulosiques, qui absorbent facilement les colorants acides (rouge de Congo). On a aussi recours, dans ce cas, au procédé de la double coloration, qui exige les réactifs suivants :

Solution de vert d'iode (vert d'iode ou safranine, 5 grammes ; alcool à 90 p. 100, 100 grammes ; eau, 2000 grammes). Traitez les coupes à examiner, pendant 15 minutes ou davantage, par de l'eau de javelle, puis lavez-les ; déposez-les dans une solution de carmin aluné ; lavez-les à nouveau à l'aide d'alcool et déposez-les dans une goutte de glycérine, avant de les examiner au microscope ; les cellules lignifiées se colorent alors en rouge, les cellulosiques en vert ou en bleu verdâtre.

La *solution de carmin aluné* se prépare de la manière suivante : Dissolvez 5 grammes d'alun dans 100 grammes d'eau, que vous additionnez, d'un gramme d'ammoniaque ; évaporez le tout jusqu'à ce que ce résidu se présente sous la forme d'une masse pâteuse, que vous reprenez à chaud par 100 grammes d'eau phéniquée. Les membranes lignifiées se colorent (après avoir traité ces coupes par l'eau de javelle, puis par de l'eau additionnée d'acide acétique) en rouge, par addition d'une solution de safranine ; en bleu, par celle de bleu de méthylène ; en rouge, par le rouge de ruthénium ; ces cellules se colorent en vert, si on les traite par du vert de méthyle et en jaune, par du sulfate d'aniline.

Membranes subérifiées. — Insolubles dans le réactif de Schweitzer, dans l'acide sulfurique concentré, elles se colorent en jaune par addition d'iode et d'acide sulfurique, ainsi que par le chlorure de zinc iodé ou par les alcalis bouillants ; elles déposent, traitées par l'acide nitrique, additionné de chlorate de potasse, des gouttelettes oléagineuses, jaunâtres, solubles dans l'éther.

Ces coupes microscopiques, traitées par une solution froide de potasse caustique, se colorent en jaune quant à leurs cellules subérifiées qui, lavées à l'eau, puis additionnées de chlorure de zinc iodé, se colorent ensuite en violet, vu qu'elles donnent du phellonate potassique.

Tison conseille de les différencier selon la méthode suivante :

Versez dans un petit vase cylindrique une solution alcoolique, mais concentrée, de violet de gentiane, que vous additionnez d'ammoniaque jusqu'à ce qu'elle se décolore en passant au violet pâle ; faites macérer pendant 10 minutes les coupes à examiner dans ce réactif ; puis lavez-les avec de l'eau additionnée de 5 à 10 p. 100 d'acide chlorhydrique. Examinez-les au microscope ; les membranes subérifiées, seules, sont alors colorées en violet. Ces coupes, ainsi traitées, macérées quelques secondes dans une solution aqueuse de rouge de Congo, se colorent en rouge quant aux membranes cellulosiques, et en violet quant aux membranes subérifiées ou lignifiées.

On peut remplacer le violet de gentiane par du vert de méthyle, sur lequel on fait réagir de l'ammoniaque, jusqu'à décoloration en rouge vineux ; on dépose dans cette solution, les coupes à examiner ; on les traite par de l'eau distillée. Ces coupes sont ensuite traitées par une solution aqueuse de rouge de Congo, qui les colore en rouge quant à leurs membranes cellulosiques, et en vert quant à leurs membranes lignifiées et subérifiées.

Membranes incrustées. — Plusieurs végétaux renferment, dans la troisième couche de leur épiderme supérieur, des incrustations de carbonate de chaux soluble avec dégagement d'anhydride carbonique dans l'acide chlorhydrique ou dans l'acide acétique, voire même dans l'acide sulfurique ; mais il se dépose dans ce dernier cas du sulfate de chaux, insoluble dans l'eau froide.

Albuminoïdes. — Afin de reconnaître les albuminoïdes, traitez vos coupes microscopiques : par de l'iode, qui colore les grains d'amidon en bleu et les grains protéiques en jaune, leur noyau se colorant en brun ; ou par le réactif de Millon (nitrate mercureux dissous dans de l'acide nitrique) qui les colore en rouge cerise ; ou par de l'acide nitrique qui les colore en jaune, coloration passant au jaune orange, par addition d'ammoniaque. Ces coupes traitées par la solution suivante (ferro-cyanure de potasse, 10 grammes, eau 100 grammes, acide nitrique 50 grammes) précipitent leurs albuminoïdes, qui se colorent en bleu de Prusse, par addition de perchlorure de fer.

Biuret les différencie comme suit : Traitez, dit-il, ces coupes microscopiques par une solution assez concentrée de sulfate de cuivre, que vous lavez avec de l'eau et que vous chauffez modérément sur une lame de verre avec un peu de potasse caustique, celle-ci les colorant en violet.

Ces coupes, traitées par une solution de saccharose, puis par de l'acide sulfurique, se colorent en rose, quant aux parties cellulaires renfermant des albuminoïdes.

Les albuminoïdes se rencontrent fréquemment en compagnie des *globoïdes* et des *cristalloïdes* : ceux-là restent incolores par addition du réactif de Millon, tandis que les albuminoïdes et les cristalloïdes se colorent en rouge. Traitez ces coupes microscopiques par une solution alcoolique de sublimé à 3 ou à 5 p. 100 ; puis lavez-les à l'aide d'eau, pour les additionner d'une solution d'éosine, qui colore en rouge les cristalloïdes et non les globoïdes, ceux-ci étant généralement constitués par un acide phosphorique organique, combiné au calcium ou au magnésium.

Un autre procédé, dû à M. Errera, consiste à chauffer à une température de 120° à 180° ces coupes microscopiques sèches, sur une lame de verre (afin d'agglomérer leur huile grasse sous la forme de grosses gouttelettes), puis de les observer après complet refroidissement dans de l'eau ou dans de l'acide osmique ; les cristalloïdes étant hexagonaux ou hémiédriques, les globoïdes y formant des agrégations arrondies.

Enzymes ou ferments. — Ces coupes, traitées par de l'acide chlorhydrique renfermant de l'orcine, se colorent en jaune, aux endroits où elles renferment des hydrates de carbone, et en violet, quant à ceux où se rencontrent les enzymes.

Ces coupes microscopiques, chauffées modérément avec le réactif de Millon, se colorent fortement en rouge, tandis que l'acide chlorhydrique, additionné d'orcine, les colore en violet, après 15 minutes de macération et ceci, seulement aux endroits renfermant des ferments. Elles se colorent en violet pâle, lorsqu'on les chauffe avec de l'acide chlorhydrique, quant aux endroits où se rencontrent les ferments, c'est-à-dire dans le bois, dans le liber, dans l'écorce des racines de cochléaria, ou dans d'autres éléments, chez d'autres végétaux.

Huiles grasses. — Ces substances sont, à l'exception de l'huile de ricin ou de celle de croton, insolubles dans l'alcool, dans l'acide acétique, mais elles se colorent lentement en rouge brunâtre, par addition de teinture d'orcanette qui se prépare comme suit :

Faites macérer 100 grammes de racines pulvérisées d'alcanna, dans 300 grammes d'alcool absolu, afin d'obtenir une teinture qui, évaporée à sec, abandonne un résidu que l'on reprend successivement par 50 centimètres cubes d'acide acétique glacial et par 500 grammes d'alcool à 50 p. 100. Filtrez, après 24 heures de macération, la solution ainsi obtenue.

Ces coupes microscopiques, chauffées à 120°, déposent, en présence d'huiles grasses, des gouttelettes oléagineuses, solubles dans l'éther, mais traitées par des solutions alcooliques de rouge de Soudan III, elles se colorent en rouge, les cristalloïdes qui accompagnent généralement les huiles grasses restant incolores. L'acide osmique peut aussi être utilisé pour différencier les corps gras.

Les essences. — Certains végétaux peuvent renfermer des essences, soit dans des cellules sécrétrices externes, pédicillées ou sessiles, soit dans des poches sécrétrices internes. Les coupes microscopiques à examiner, chauffées à l'étuve pendant 10 minutes, et à une température de 180°, laissent volatiliser ce produit, qui se colore en gris par addition d'acide osmique, en rouge brunâtre par celle de teinture d'orcanette renfermant de l'acide acétique. Certaines essences renferment du soufre, qui se précipite en un dépôt noir de sulfure d'argent, par addition de nitrate d'argent.

Alcaloïdes. — Ces coupes microscopiques, traitées pendant une demi-heure par une solution alcoolique d'acide tartrique à 50 p. 100, précipitent leurs peptones et donnent des tartrates de bases végétales, solubles dans l'eau. On peut aussi remplacer l'acide tartrique par de l'acide sulfurique ou par de l'acide chlorhydrique dilués. Ces coupes, traitées par de l'iodure de potasse ioduré, précipitent leurs alcaloïdes, sous la forme de dépôts brun jaunâtre. Traitées par de l'acide phosphomolybdique, elles les précipitent en des dépôts jaune pâle, mais le réactif de Millon les précipite en des dépôts blancs et le réactif de Meyer en des dépôts blancs, parfois cristallins.

Nitrates. — Ces coupes microscopiques, déposées dans une solution aqueuse d'une solution de phénylhydrazine, puis additionnées d'acide sulfurique, se colorent en bleu, en présence de nitrates ou de nitrites, mais celles renfermant des sels de fer donnent aussi cette réaction.

On peut aussi pratiquer cette réaction comme suit : Déposez ces coupes dans de l'alcool absolu, puis desséchez-les ; les nitrates se déposant alors sous la forme de cristaux qui, par la phénylhydrazine, se colorent en violet ou en bleu.

Phosphates. — Ces coupes microscopiques, particulièrement celles de dahlia, traitées par du molybdate ammonique dissous dans de l'acide nitrique, puis lavées à l'aide d'eau distillée, précipitent, en présence de phosphates, des dépôts jaunes, devenant bleutés ou grisâtres par addition de chlorure stanneux.

Fer. — Ces coupes microscopiques, traitées pendant un certain temps par de l'alcool absolu, puis additionnées d'une ou deux gouttes d'une solution diluée d'ammoniaque neutralisée par de l'hydrogène sulfuré, précipitent, à une température de 55-60°, et après 2 à 6 jours de repos, un dépôt noirâtre dans les noyaux cellulaires et dans le cytoplasme.

Oxalates. — Ces coupes microscopiques, traitées par de l'eau, présentent des agglomérations cristallines, insolubles dans l'eau et dans la potasse caustique, très solubles dans l'acide chlorhydrique et dans l'acide sulfurique, qui précipite, dans ce cas, du sulfate de chaux ou gypse.

Tanin. — Ces coupes, traitées par une solution de sulfate de fer, précipitent, dans les cellules renfermant des tanins, des dépôts bleu foncé, qui se colorent en rouge par addition de bichromate de potasse. Les organes végétaux à analyser, macérés pendant 8 ou 10 jours dans une solution saturée d'acétate de cuivre, puis examinés (après avoir été traités par une solution à 5 p. 100 de sulfate de fer et avoir été lavés à l'eau distillée, à l'alcool et déposés dans de la glycérine), se colorent en bleu ou en vert, quant aux cellules renfermant des matières tanniques, que les solutions de bleu de méthylène à 1 : 5.000 colorent en bleu.

Les meilleurs réactifs pour caractériser le tanin dans les végétaux sont selon M. Wisseling (*The Pharm. Journ.*, 1916, p. 391) une solution à 1 p. 100 de phénazone et une solution à 1 p. 1000 de caféine ; car le bleu de méthylène et l'acétate de cuivre, généralement recommandés dans ce cas pour des recherches microchimiques, ne donnent pas de résultats satisfaisants. Les deux premiers réactifs ci-dessus mentionnés déterminent dans les cellules à tanin des précipités, qui disparaissent par addition d'eau.

Des réactifs. — Mentionnons encore la préparation des réactifs suivants, non encore mentionnés jusqu'ici :

L'alcool-acétone. — Mélangez 12 grammes d'alcool et 1 gramme d'acétone.

Gélatine glycérinée. — Faites fondre au bain-marie 50 grammes de gélatine et 5 grammes de glycérine dans 300 grammes d'eau.

Hématoxyline. — Préparez une solution saturée d'alun, que vous additionnez d'ammoniaque, et une solution de 4 grammes d'hématoxyline dissoute dans

25 centimètres cubes d'alcool absolu ; abandonnez pendant 3 à 6 jours ce mélange au repos, à l'air et à la lumière ; puis additionnez-le de 100 centimètres cubes de glycérine et de 100 centimètres cubes d'alcool méthylique. Vous obtenez ainsi un réactif qui, additionné d'un mélange de parties égales d'eau, d'alcool et de glycérine, sert à déterminer les endroits où se rencontrent les cellules à mucilage, à condition de faire macérer pendant quelques minutes les coupes microscopiques à examiner dans ce réactif.

Acide phosphotungstique. — Dissolvez 20 grammes de tungstate sodique dans 2 gr. 34 d'acide phosphorique et dans 100 grammes d'eau, tout en ayant soin de maintenir ce mélange pendant 20 minutes à l'ébullition. Remplacez l'eau évaporée, puis neutralisez cette solution (devenue calcaire) par de l'acide chlorhydrique et filtrez.

Vernis d'asphalte. — Dissolvez de l'asphalte dans 10 grammes d'essence de térébenthine : que vous additionnez de 50 grammes de baume de Canada, de 50 grammes de gomme-laque, de 50 grammes d'alcool absolu et de 100 grammes d'éther ; filtrez, afin d'obtenir une solution, qui sert à conserver indéfiniment les préparations micrographiques.

Brun de Bismarck. — Faites dissoudre 2 gr. 5 de brun de Bismarck, dans 100 grammes d'alcool à 90 p. 100 additionnés de 500 grammes d'eau, afin d'obtenir une solution qui sert à fixer les parties lignifiées des cellules.

Coloration des gommes. — Préparez une solution aqueuse à 2 p. 100 de sulfate de cuivre, puis plongez-y vos coupes microscopiques : faites-les ensuite macérer pendant cinq minutes dans une solution à 5 p. 100 de ferrocyanure de potasse ; les membranes cellulosiques ne se colorent pas, contrairement aux cellules à mucilage qui se colorent en bleu verdâtre.

Réaction de la caféine. — Portez à l'ébullition une dissolution de ferricyanure de potasse dans de l'acide nitrique, et plongez-y, après l'avoir diluée, vos coupes à examiner. Il se forme, aux endroits renfermant de la caféine, des précipités bleus de bleu de Prusse.

Anthraquinones. — Traitez ces coupes microscopiques par de l'acide nitrique, puis additionnez-les d'une soluton diluée de potasse caustique, qui colore en rouge les cellules à anthraquinones.

RÉSUMÉ
DES CARACTÈRES MICROSCOPIQUES
DES DIFFÉRENTES
FAMILLES OFFICINALES

Equisétinées. — Les plantes de cette famille ne possédent pas d'endoderme dans leurs tiges, ni dans leurs racines ; mais elles renferment, en face des cannelures de leurs tiges, des paquets de fibres libériennes, outre des faisceaux fibrovasculaires disséminés.

Lycopodinées. — Faisceaux ligneux alternant avec faisceaux libériens, entourés d'un endoderme unique.

Cycadées. — Fibres aréolées et canaux à gomme dans le liber.

Conifères. — Fibres aréolées, canaux sécréteurs, hypoderme scléreux.

Graminées. — Absence d'amidon et de parenchyme cortical, puis cellules endodermiques à parois épaissies en fer à cheval.

Liliacées. — Parenchyme cortical, épais, endoderme constitué par des cellules à parois épaissies en fer à cheval.

Zingibéracées. — Cellules à essence.

Urticacées. — Amas de fibres péricycliques et laticifères dans leur liber secondaire.

Euphorbiacées. — Laticifères anastomosés.

Lauracées. — Cellules à essence et à mucilage, péricycle.

Pipéracées. — Couche scléreuse sous-épidermique dans les fruits des plantes de cette famille, puis mésocarpe divisé en trois zones avec cellules oléifères, assise scléreuse en-dessous de l'endocarpe, et périsperme dans leurs graines.

Renonculacées. — Faisceaux libéro-ligneux rappelant ceux des plantes appartenant aux Monocotylédones, mais sans formation secondaire, endoderme très net, cambium sinueux, renfermant dans ses angles des faisceaux libéro-ligneux.

Magnoliacées. — Les cellules à essence se rencontrent dans leur liber, ainsi que dans leur parenchyme cortical et dans leur moelle, ceux-ci renfermant parfois des sclérites.

Papavéracées. — Laticifères anastomosés.

Clusiacées. — Canaux sécréteurs dans leur parenchyme cortical et dans leur moelle, canaux sécréteurs dans les nervures de leurs feuilles ; celles-ci renfermant maints cellules à essence dans le mésophylle des canaux sécréteurs.

Hypéracées. — Canaux sécréteurs dans leur liber.

Malvacées. — Cellules à mucilage, fibres péricycliques disposées en amas parallèles au liber, nombreux cristaux d'oxalate de chaux en macles, poils tecteurs.

Sterculiacées. — Canaux sécréteurs à mucilage et canaux sécréteurs schyzogènes à essence.

Rhamnacées. — Cellules à mucilage et à anthraquinone.

Diptérocarpées. — Canaux sécréteurs anastomosés dans le bois, et non anastomosés dans la moelle.

Simarubacées. — Canaux sécréteurs dans la moelle.

Rutacées. — Près de l'épiderme, cellules sécrétrices schyzogènes.

Myrtacées. — Poches sécrétrices schyzogènes, tissu criblé, promédullaire, amas séparés de fibres libériennes, péricycle et macles d'oxalate de chaux.

Térébinthacées. — Canaux sécréteurs volumineux dans le liber, et quelquefois, dans la moelle ; poils capités et pluricellulaires ; amas de fibres péricycliques disposées en croissant, en dessus des canaux sécréteurs.

Ombellifères. — Canaux sécréteurs dans leur écorce, dans leur liber secondaire et dans leur moelle. Amas de collenchyme sous-épidermique, puis fruits avec vittæ et vallécules.

Apocynacées. — Tissu périmédullaire criblé, laticifères.

Asclépiadacées. — Tissu périmédullaire criblé, fibres péricycliques en paquets.

Logoniacées. — Tissu périmédullaire criblé, anneau continu de sclérenchyme, péricycle.

Solanacées. — Cellules à sable ou à cristaux, tissu criblé périmédullaire, fibres péricycliques et médullaires dans leurs tiges.

Scrophulariacées. — Nombreux poils tecteurs et glandulaires, ces derniers pédicellés.

Convolvulacées. — Tissu périmédullaire criblé, laticifères urticulés à parois persistantes.

Composées. — Tissu périmédullaire criblé, laticifères anastomosés, canaux sécréteurs endodermiques.

Telles sont les principales caractéristiques des diverses familles de nos plantes officinales.

MÉTHODES ANALYTIQUES
DE CHIMIE VÉGÉTALE

Sans vouloir entrer dans les détails de la Chimie végétale, il est nécessaire, croyons-nous, d'indiquer succinctement quelles sont les méthodes usuelles, permettant d'analyser les végétaux qui, riches en essences, doivent être soumis à la distillation aux vapeurs d'eau ou à l'extraction à l'aide d'éther de pétrole ou d'éther, à moins que l'on ne désire simplement en parfaire leur extraction au point de vue de leur teneur en alcaloïdes ; celle-ci pouvant être opérée à l'aide d'une solution aqueuse d'acide tartrique ou d'acide chlorhydrique.

I. — EXTRACTION A L'AIDE
D'ÉTHER DE PÉTROLE

Les parties végétales, sèches ou fraîches, mais ayant été déshydratées en les déposant pendant un certain temps au-dessus d'acide sulfurique, peuvent être extraites à l'aide d'éther de pétrole, qui, soumis à la distillation fractionnée, abandonne un résidu, pouvant renfermer des essences ou des huiles fixes.

A. — ESSENCES

Ce résidu, soumis à la distillation aux vapeurs d'eau, donne un distillatum qui, agité en présence de sel marin avec de l'éther, lui abandonne ses essences, que l'on peut aussi obtenir en soumettant directement les parties végétales à analyser à la distillation aux vapeurs d'eau ou en les extrayant à l'aide de benzine ou de sulfure de carbone, dont les solutions sont soumises, sous pression réduite, à la distillation fractionnée, afin d'empêcher qu'elles ne s'oxydent. On peut aussi préparer les essences, comme le cas se présente lors de la préparation de celles de citron ou d'orange, à l'aide d'autres procédés dits de l'écuelle à piquer ou à l'aide de la méthode dite de l'enfleurage, celle-ci consistant à déposer les parties végétales devant être extraites de leurs huiles essentielles, sur des châssis de 5 centimètres de haut sur 50 à 60 centimètres de long et de large, dont le fond est recouvert d'une couche de 3 millimètres de vaseline ou d'un mélange de 60 grammes de suint de porc et de 40 grammes d'axonge de bœuf additionnés parfois d'une trace d'acide benzoïque.

Ces parties végétales, particulièrement les fleurs riches en éthers divers, cèdent, après 24 ou 72 heures de contact, à une température de 30° à 50°, leurs essences à ces corps gras qui, donnant la pommade française, peuvent être soumis à l'extraction par de l'alcool absolu dont la solution est soumise à la distillation fractionnée ; ces corps gras, insolubles dans ce dissolvant organique, étant utilisés, lors de la préparation des savons, comme aromates.

On peut aussi préparer les essences par le procédé dit de l'enfleurage à chaud, qui consiste à soumettre leurs parties végétales à l'extraction à l'aide d'éther de pétrole bouillant, ou de suint de porc chauffé entre 50° et 80°, quitte à soumettre ces dissolvants soit à la distillation fractionnée, soit à l'extraction par de l'alcool absolu ; celui-ci ne dissolvant généralement pas les corps gras. Cet enfleurage peut aussi se parfaire à l'aide d'huile d'olive, dans laquelle on fait macérer pendant un mois les parties végétales riches en essences, ou selon le procédé de Piver, dénommé méthode pneumatique, qui consiste à faire passer un courant d'air chaud sur les parties végétales à extraire, quitte à le conduire ensuite audessus de châssis recouverts de corps gras, maintenus à une température de 20° à 30°, ceux-ci s'imprègnent des principes odoriférants entraînés par l'air.

Notons que plusieurs essences ne sont pas préexistantes dans les végétaux, et que celles-là se forment alors soit par l'hydrolyse de leurs glucosides comme le cas se présente pour les huiles essentielles provenant des plantes appartenant à la famille des Crucifères, soit par une autooxydation lente, voire même pathologique chez certains des végétaux appartenant à la famille des Conifères. Les plantes appartenant à la subdivision des Cryptogames ne livrent aucune essence, exception faite pour les racines de fougères ; il n'en est pas de même des Phanérogames qui livrent beaucoup de végétaux riches en huiles essentielles, particulièrement ceux appartenant aux familles des Conifères, Lauracées, Rosacées, Labiées, Zingibéracées qui les renferment soit dans des poches sécrétrices internes, sises dans le mésophylle de leurs feuilles ou dans leur écorce, soit dans des poils sécréteurs se rencontrant sur l'épiderme de leurs feuilles, mais nous étudierons ces divers cas lors de la description de chacune des drogues livrant des essences officinales ou utilisées dans l'art de la parfumerie.

Celles-là, pouvant être constituées par un mélange d'éthers, de terpènes, d'alcools, d'acides, d'aldéhydes, de cétones, possèdent généralement un poids spécifique compris entre 0,85 et 0,95. Elles se présentent généralement sous la forme de liquides limpides, parfois fluorescents, très solubles dans l'alcool absolu, l'éther de pétrole, le chloroforme, le benzène, les huiles fixes ou volatiles, en partie solubles parfois dans le sulfure de carbone, peu solubles dans l'alcool dilué et pour ainsi dire insolubles dans l'eau, à laquelle elles cèdent toutefois leur arome particulier.

Etalées sur du papier à filtrer, elles doivent s'évaporer de suite, sans abandonner de résidu oléagineux ou résineux, cas contraire falsifications par des huiles fixes ou par des matières riches en résines ; mais exposées pendant un certain temps à l'air, elles s'y résinifient en s'oxydant tout en perdant leur couleur primitive et en augmentant leur poids spécifique et leur point d'ébullition ; elles perdent en outre leur réaction neutre et leur degré de solubilité dans les divers dissolvants ci-dessus mentionnés. Elles doivent toujours posséder, outre un point d'ébullition constant, un pouvoir rotatoire identique, un poids spécifique stable, avec indices d'acidité, de saponification, d'éthers et d'iode toujours pareils. On les falsifie souvent en les additionnant d'huiles fixes, qui, étalées sur un papier à filtrer, y provoquent la formation de taches oléagineuses ; puis d'eau, que l'on peut y déceler en les additionnant d'un petit fragment de chlorure calcique, celui-ci ne devant pas devenir déliquescent. L'alcool, servant aussi à falsifier les huiles volatiles, peut y être décelé soit en les additionnant d'eau, leur volume diminuant en proportion de leur teneur en ce dissolvant organique ; soit en les chauffant dans un tube à réactif, dont l'orifice est fermé par un tampon d'ouate, renfermant un petit cristal de fuchsine qui, en présence de vapeurs alcooliques, s'y dissout en le colorant en rouge. On peut aussi les falsifier en les additionnant de chloroforme qui, distillé, donne la réaction de l'isonitrile, si on l'additionne d'aniline et de soude caustique chaude. On peut aussi le déceler en chauffant en présence de poudre de zinc, 15 gouttes d'essence à analyser avec 75 gouttes d'alcool et 40 gouttes d'acide sulfurique, que l'on additionne (après qu'il ne s'en dégage plus d'hydrogène) d'eau ; celle-ci, décantée, puis additionnée de quelques gouttes d'acide nitrique, se précipitant en un dépôt blanc de chlorure d'argent, en présence de chloroforme, par addition de nitrate d'argent.

En ce qui concerne l'insolubilité des diverses essences dans l'alcool, rappelons que celles d'absinthe, de cajeput, d'amandes amères, de calame, de cumin, de girofle, de marjolaine, de menthe, de petits-grains, de lavande, de romarin, de rue, de sauge, de tanaisie, de thym et de valériane se dissolvent dans leur volume d'alcool à 90° ; à l'encontre de celles de fleurs d'oranger, de fenouil, qui sont solubles dans deux volumes de ce dissolvant, celles d'anis et de persil dans 3,5 volumes d'alcool ; celles de macis et de citron dans 5 fois leur volume d'alcool à 90° ; celle de térébenthine ne se dissolvant que dans 10 fois son volume.

Certaines essences, additionnées d'iode, possèdent les propriétés de fulminer, telles celles d'absinthe, de bergamotte, de citron, d'aspic, d'orange, de lavande, de macis, d'origan, de pin, de sabine et de térébenthine, à l'encontre de celles d'anis, d'aneth, d'anis étoilé, d'arnica, de cardamome, de camomille, de cubèbe, de fenouil, d'hysope, de marjolaine, de mélisse, de menthe crépue, de romarin, de sauge et de sassafras, qui ne font que de s'échauffer ; celles d'amandes amères, de baume de copahu, de calame, de cajeput, de cascarille, de cannelle, de girofle, de menthe poivrée, de moutarde, de persil, de rose, de succin et de valériane ne fulminant, ni ne s'échauffant, par addition de ce réactif.

Les essences se différencient les unes des autres par les réactions qu'elles donnent avec l'acide sulfurique, celles-ci se pratiquant comme suit : Agitez 25 gouttes d'essence avec 2 à 3 centimètres cubes d'acide sulfurique concentré, puis observez leurs changements de coloration ; celles de cardamome, de petit-grain, de marjolaine, d'anis se colorant alors en violet ; celle de cannelle en bleu ; à l'encontre des autres huiles essentielles, qui restent incolores, exception faite pour celle de sassafras qui se colore alors en rouge, celle de copahu en rouge foncé avec fort dégagement de chaleur.

Ce mélange d'essences diverses et d'acide sulfurique abandonné, en présence d'alcool, pendant 48 heures au repos, peut rester limpide pour les huiles essentielles d'amandes amères, de girofle, de moutarde, de rose, de sariette, de succin, de pétrole d'Italie et de nitrobenzène, mais il se trouble légèrement en présence d'essences de menthe poivrée, de serpolet et de valériane, pour devenir laiteux en présence des autres essences ci-dessus mentionnées.

Elles sont toutes constituées par des mélanges d'alcools aliphatiques ou aromatiques, d'aldéhydes diverses, d'acides gras ou aromatiques (souvent combinés sous la forme d'éthers), de cétones, de phénols, de terpènes, d'hémiterpènes, de sesquiterpènes; certaines d'entre elles renfermant en outre du soufre ou de l'azote, que l'on peut différencier comme suit, quant à la présence du premier de ces métalloïdes : Mélangez quelques centimètres cubes de l'essence à analyser avec du carbonate de soude et avec du nitrite sodique, que vous chauffez dans un tube fermé, quitte à dissoudre leur résidu dans de l'eau additionnée d'acide chlorhydrique, dont la solution est titrée à l'aide de chlorure barytique ou précipitée par ce dissolvant; le dépôt ainsi obtenu étant desséché, puis taré. On parvient en outre à déterminer la présence du soufre dans une essence, en la chauffant avec de la lessive de soude, que l'on évapore à sec, pour reprendre son résidu par de l'eau, dont la solution se colore alors en bleu ou en bleu violacé par addition de nitrite de soude.

La présence de l'azote dans une essence peut être déterminée en chauffant quelques gouttes de celle-ci avec quelques fragments de sodium métallique; son résidu, repris par de l'eau, donne une solution qui, chauffée en présence de ferrocyanure potassique, se précipite en un beau dépôt bleu (bleu de Prusse) par addition d'acide chlorhydrique.

Les divers constituants se rencontrant dans une essence peuvent être séparés les uns des autres en partie par la distillation fractionnée, en partie en agitant successivement sa solution éthérée avec des solutions aqueuses de carbonate ammonique, de bisulfite de soude, de carbonate de soude et de potasse caustique, quitte à saponifier ensuite les éthers, qui s'y rencontrent.

1. Des aldéhydes. — On les sépare des essences en agitant leurs solutions éthérées avec des dissolutions aqueuses de bisulfite de soude, que l'on décante et que l'on évapore en partie, quitte à reprendre leur résidu, en présence d'acide sulfurique ou de soude caustique, par de l'éther, dont la solution décantée, filtrée, est soumise à la distillation fractionnée.

Rappelons que les aldéhydes donnent les réactions suivantes : oxydées elles se transforment en leurs acides correspondants, mais réduites elles livrent des alcools. Traitées par du bisulfite de soude ou de potasse elles donnent alors des combinaisons cristallines, car :

$$CH^3\!-\!COH + KHSO^3 = CH^3\!-\!CH\!<^{OH}_{SO^3K}$$

qui peuvent être différenciées les unes des autres par leurs points de fusion.

Les aldéhydes se combinent aux alcools pour donner naissance à des acétals, car :

$$CH^3\!-\!COH + 2C^2H^5OH = CH^3\!-\!CH\!<^{OC^2H^5}_{OC^2H^5} + H^2O$$

à l'hydroxylamine pour livrer des oximes, à la phénylhydrazine pour se transformer en hydrazones, à l'acide cyanhydrique pour donner des nitriles.

Réduisant en outre les solutions ammoniacales de nitrate d'argent, elles colorent en rouge les solutions de fuchsine décolorées par du bisulfite de soude ; en rouge celles de chloral, mais non celles d'hydrate de chloral ; mais elles réduisent aussi les solutions aqueuses de permanganate potassique.

Mentionnons parmi les principales aldéhydes se rencontrant dans les essences, que l'on peut séparer les unes des autres par la distillation fractionnée, l'aldéhyde formique entrant en ébullition à —21°, l'aldéhyde acétique à + 21°, l'aldéhyde propionique à 48°8, l'aldéhyde isobutyrique à 64°, l'aldéhyde valérianique à 103°, l'aldéhyde butyrique à 74°, l'aldéhyde isovalérianique à 92°, l'aldéhyde octylique entre 60° et 62° sous une pression de 10 millimètres, l'aldéhyde nonylique entre 80° et 82° sous une pression de 13 millimètres, l'aldéhyde décylique entre 207° et 208°, le citral entre 228° et 229°, le citronellal entre 205° et 206°, l'aldéhyde benzylique entre 179° et 180°, l'aldéhyde cuminique entre 234° et 235°, l'aldéhyde phénylacétique entre 205° et 207°, le furfurol à 160°, l'aldéhyde salicylique à 197°, l'aldéhyde cinna-

mique entre 252° et 253°, l'aldéhyde anisique à 248°, puis la vanilline fusible à 84° et l'héliotropine entrant en fusion à 35°.

Notons que l'*aldéhyde périllique* (Perilla nankinensis) se présente sous la forme d'un liquide incolore, d'un poids spécifique de 0,965, entrant en ébullition entre 99° et 104° sous une pression de 9 millimètres, son oxime fondant à 102°.

On parvient à séparer les cétones des aldéhydes en traitant leur mélange par de l'acide nitrohydroxylaminique qui, sous la forme de son sel de soude en solution aqueuse, se combine à chaud avec l'aldéhyde pour donner un acide hydroxylaminé, car :

$$\begin{matrix} NOOH \\ \| \\ NOH \end{matrix} = NOOH + NOH$$

Acide nitro-hydroxylaminique — Acide nitreux — Nitrosyle

$$R\!-\!COH + NOH = R\!-\!C\!<^{NOH}_{OH}$$

Aldéhyde + Nitrosyle — Acide hydroxylaminé

L'acide hydroxylaminique, étant précipitable par le chlorure de baryum, ne se forme pas avec les cétones ni avec les aldéhydes non saturées à poids moléculaire trop élevé.

2. Des cétones. — Ces combinaisons organiques se combinent elles aussi avec le bisulfite de soude, avec lequel on agite leurs solutions éthérées, car celui-ci décanté, puis en partie évaporé, abandonne un résidu que l'on agite, en présence d'un acide, avec de l'éther, dont la solution filtrée est soumise à la distillation fractionnée.

Elles donnent les réactions caractéristiques suivantes : oxydées elles se transforment en des acides moins riches en atomes de carbone, mais réduites elles livrent des alcools secondaires ; traitées par du pentachlorure de phosphore elles livrent des dichlorures. N'additionnant pas les alcools, pour se transformer en acétals, elles se combinent avec l'ammoniaque qu'elles additionnent avec le bisulfite de soude ou de potasse pour donner des produits d'addition cristallins, avec l'acide cyanhydrique pour livrer des nitriles, avec l'hydroxylamine pour se transformer en des cétonoximes, etc., etc.

Mentionnons parmi les principales cétones se rencontrant dans le règne végétal : l'acétone qui entre en ébullition à 56°, la méthyléthylcétone à 75°, la diéthylcétone à 102°, la méthylpropylcétone à 101°, la méthylamylcétone à 151°, l'éthylamylcétone entre 160° et 170°, la méthylheptylcétone entre 194° et 195°, la diacétyle entre 87° et 88°, la méthylheptenone entre 173° et 174°, la carvone à 229°, la pulégone entre 130° et 132°, l'isopulégone entre 98° et 100°, la dihydrocarvone entre 221° et 223°, la menthone à 206°, le camphre fond à 105° mais entre en ébullition à 204°, la fenchone entrant en ébullition à 192°, la thuyone à 200°, l'ionone entre 126° et 128°, l'irone à 143°, etc., etc., aussi peut-on les séparer en partie les unes des autres par la distillation fractionnée.

3. Des acides. — La solution éthérée renfermant les essences à analyser, ainsi privée de ses aldéhydes et de ses cétones, est alors agitée avec des solutions aqueuses de carbonate de soude ou de soude caustique diluée, qui combinent ses acides libres ; ceux-ci s'y rencontrant généralement sous la forme d'éthers, avec les alcools et les phénols. Les solutions alcalines, ainsi obtenues, décantées puis concentrées, sont alors agitées, en présence d'acides minéraux, avec de l'éther et avec du chloroforme, etc., ou additionnées de ces acides inorganiques, elles sont soumises à la cristallisation spontanée.

Notons que les acides donnent par réduction des aldéhydes ou des cétones, voire même des alcools primaires ou secondaires, mais chauffés en présence de déshydratants avec des alcools, ils livrent des éthers, pouvant être utilisés pour les différencier. Traités par de la chaux vive ou par des bases, ils livrent des sels souvent cristallins, qui, chauffés avec de la chaux sodée, se transforment en leurs oléfines correspondantes, ou qui, soumis à la distillation sèche, donnent naissance à des cétones.

Mentionnons parmi les principaux acides se rencontrant dans le règne végétal : l'acide formique fusible à 8°3, l'acide acétique glacial à 1°, mais entrant en ébullition à 118°, l'acide propionique entrant en ébullition à 141°, l'acide butyrique normal à 163°, l'acide isobutyrique à 154°, l'acide valérianique à 175°, l'acide capronique à 205°, l'acide caprylique à 235°, l'acide nonylique à 254°, l'acide undécylique à 213° sous une pression de 10 millimètres, l'acide laurique fondant à 43°, l'acide myristique à 54°, l'acide palmitique à 62°, l'acide stéarique fusible à 69°, l'acide arachique à 77°, l'acide béhénique à 76°, l'acide benzoïque à 121°, l'acide phénylacétique à 76°, l'acide cuminique à 116°, l'acide cinnamique à 138°, l'acide phénylpropionique à 136°, l'acide coumarique à 208°, l'acide salicylique à 155°, l'acide anisique à 184°, l'acide vanillique à 20°, etc., etc., etc.

Notons que l'on parvient à séparer ces divers acides les uns des autres en les soumettant à la distillation fractionnée afin d'obtenir d'une part les acides volatils et d'autre part ceux qui ne sont pas volatils.

Les premiers peuvent être séparés les uns des autres en les neutralisant par de l'ammoniaque, puis en précipitant leur solution concentrée par du nitrate d'argent, car ceux riches en carbone se précipitent pour commencer, quant aux aliphatiques on parvient aussi à les séparer les uns des autres par du sulfate de cuivre, après les avoir neutralisés à l'aide de soude caustique, car le formiate et l'acétate de cuivre ne passent pas dans l'éther acétique, l'éther, le chloroforme, l'alcool amylique, le benzène, le toluène, avec lesquels on les agite, à l'encontre du propionate de cuivre qui se dissout très peu dans l'éther acétique, du butyrate de cuivre qui passe dans ce réactif, l'éther, l'alcool amylique et le chloroforme, mais non dans les autres dissolvants, qui dissolvent facilement le valérianate et le capronate de cuivre.

Les acides non volatils peuvent être séparés les uns des autres par la précipitation fractionnée à l'aide d'acétates de magnésium, de baryum, de plomb, de zinc et d'argent, car les sels d'argent des acides

	possèdent un poids moléculaire de	et renferment un p. 100 d'argent de
Formique	152,89	70,56
Acétique	166,90	64,64
Propionique	180,92	59,63
Butyrique	194,54	55,34
Valérianique	208,95	51,63
Capronique	222,97	48,38
Caprylique	251	42,98
Pelargonique	265,02	40,71
Laurique	307,6	35,13
Myristique	335,10	32,19
Palmitique	363,13	29,71
Margarique	377,14	28,61
Stéarique	391,16	27,58
Arachique	419,19	25,84
Béhénique	447,2	24,12
Cérotique	503,29	21,43
Mélissique	559,35	19,29

4. Des éthers. — Constitués par des combinaisons entre des alcools aliphatiques ou aromatiques, voire même entre les phénols et les divers acides organiques, ils peuvent être obtenus soit à l'aide de la distillation fractionnée, à laquelle nous soumettons les essences les renfermant, soit en soumettant à celle-ci les huiles essentielles libérées de leurs aldéhydes, de leurs cétones et de leurs acides, ci-dessus décrits. Afin de les étudier quant à leurs propriétés chimiques, il est naturel qu'il faille avoir recours à la saponification. Nous mentionnerons parmi leurs principaux représentants se rencontrant dans les essences : l'acéteugénol entrant en ébullition à 288°, l'éther éthylique d'hydroquinone à 246°, le méthyleugénol à 248°, le cinnamate de méthyle fusible à 34°, entrant en ébullition entre 259° et 262°, le salicylate de méthyle à 227°, l'acétate d'éthyle à 76°, le benzoate d'éthyle à 211°, le salicylate d'éthyle à 233°, le cinnamate d'éthyle fusible à 12°, entrant en ébullition à 233°, le salicylate d'amyle entrant en ébullition à 276°, l'acétate de linalyle à 90° sous une pression de 10 milli-

mètres, l'acétate de géranyle entre 242° et 245°, le benzoate de benzyle fusible à 21°, le cinnamate de benzyle fusible à 31°, le cinnamate de cinnamyle fusible à 44°, le formiate de bornyle entrant en ébullition à 225°, l'acétate de bornyle fusible à 29°, entrant en ébullition à 107° sous une pression de 15 millimètres, l'acétate de menthyle à 227°, etc., etc., toutes ces combinaisons étant décrites, comme les précédentes ou celles ci-dessous mentionnées, au cours de ce Traité.

5. Des alcools. — Sans entrer dans les détails chimiques de ces dérivés organiques, rappelons qu'oxydés les alcools se transforment en aldéhydes ou en cétones, en acides saturés ou non saturés ; mais que traités par du sodium, ils donnent naissance à des alcoolats parfois cristallisables. Ils se différencient les uns des autres en trois grandes classes, soit en alcools primaires, en alcools secondaires et en alcools tertiaires ; les premiers, traités par de l'iodure de phosphore, livrant des dérivés alkylés qui, soumis à la distillation sèche, après avoir été additionnés de sable et de nitrite d'argent, donnent un distillatum se colorant en rouge par addition d'acide sulfurique ; les alcools secondaires, traités de la même manière livrant un distillatum se colorant alors en bleu par addition de cet acide inorganique, mais cette coloration passe même dans le chloroforme avec lequel on l'agite ; il n'en est pas de même du distillatum des alcools tertiaires, qui traité de la même manière reste incolore.

Oxydés, en solution alcoolique, par de l'eau de brome ou par une solution aqueuse à 5 p. 100 de permanganate potassique, les alcools primaires se transforment en leurs aldéhydes ; il en est de même si on les traite par de la chaux sodée, à l'encontre des alcools secondaires, qui se transforment en leurs cétones respectives : les alcools tertiaires se décomposant alors en des hydrocarbures non saturés.

Mentionnons parmi les principaux alcools se rencontrant dans les essences : l'alcool méthylique entrant en ébullition à 64°, l'alcool éthylique à 78°, l'alcool propylique à 97°,4, l'alcool butylique à 117°, l'alcool isobutylique à 82°,8, l'alcool amylique à 137°, l'alcool isoamylique ou de fermentation à 128°, l'alcool hexylique à 157°, l'alcool heptylique à 175°, l'alcool octylique à 191°, l'alcool nonylique à 213°, le linalol entre 197° et 199°, le géraniol à 230°, le nérol à 226°, le citronellol entre 225° et 227°, l'alcool benzylique à 205°, l'alcool phényléthylique à 221°, l'alcool phénylpropylique à 235°, l'alcool cinnamique à 258°, l'alcool cuminique à 227°, le terpinéol à 217°, le dihydrocarvol à 224°, l'isopulégol à 91°, le menthol à 212°, le bornéol à 212°, l'alcool fenchylique à 236°, etc., etc.

Notons que les alcools sesquiterpéniques suivants : *cédrol*, se présentent sous la forme d'une masse cristalline blanche, fond à 85° et entre en ébullition entre 290° et 292°, le *camphre de cubèbe*, étant fusible à 70°, celui de *ledum* à 105°, celui de patchouli à 56°, l'*atractylol* à 59°, le gajol à 91°, le camphre de matico à 94°, le bétulol entrant en ébullition entre 284° et 288°.

6. Des phénols. — Possédant certains des caractères particuliers aux alcools, ces dérivés aromatiques, substituant facilement leurs atomes d'hydrogène contre des atomes d'halogènes, prennent une coloration spéciale par addition de perchlorure de fer ; ainsi le phénol et la résorcine se colorent alors en violet par addition de ce réactif, la pyrocatéchine en vert, l'orcine en bleu violacé, le pyrogallol en rouge. Chauffés avec de l'hydrogène à l'état naissant, ils se transforment en leurs hydrocarbures respectifs, mais, traités par de l'acide nitrique, ils donnent naissance à des combinaisons nitrées, etc., etc. Mentionnons parmi leurs principaux représentants, se rencontrant dans le règne végétal : le thymol fusible à 50°, le carvacrol entrant en ébullition à 119° sous une pression de 16 millimètres, le chavicol à 237°, le méthylchavicol à 215°, l'anéthol fusible à 21°, le bétaphénol entrant en ébullition à 254°, l'eugénol à 252°, le safrol fusible à 8°, entrant en ébullition entre 229° et 231°, l'isosafrol entrant en ébullition entre 253° et 254°, l'asarone fusible à 60°, l'apiol fusible à 88°, entrant en ébullition entre 296° et 299°, le dillapiol fusible à 146°, le diosphénol entrant en ébullition à 232°.

Notons que l'on parvient à doser en présence de phénols le pour cent en alcools contenu dans une substance en les traitant, en présence de pyridine, par de l'anhydride acétique, qui se combine à ceux-ci en les transformant en leurs acétates.

Car la réaction suivante a lieu

$$R-OH + (CH^3CO)^2O + C^5H^5N$$

$$= R-COOCH^3 + CH^3-CO-O-C^5H^5N$$

On peut aussi les différencier les uns des autres par la réaction de *Berthelot* qui se parfait en traitant à chaud ces dérivés organiques par de l'ammoniaque et par de l'hypochlorite de soude, puis en constatant les changements de coloration qui se produisent, les réactions suivantes ayant lieu :

$$NaOCl + NH^3 = NH^2Cl + NaOH$$
Mono-chloramine

$$NH^2Cl + C^6H^5OH = HCl + C^6H^4{\Large<}{}^{OH}_{NH^2}$$
Paraaminophénol

$$C^6H^4{\Large<}{}^{OH}_{NH^2} + C^6H^5OH + O$$

$$= C^6H^4{\Large<}{}^{OH}_{NH-C^6H^4-OH} + H^2O$$
Dioxydiphénylamine

cette dioxydiphénylamine se transformant en

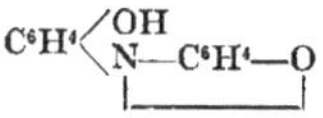

$$C^6H^4{\Large<}{}^{OH}_{N-C^6H^4-O}$$

La réaction de Werner se parfait en traitant 10 centimètres cubes de solution aqueuse de phénols par 10 centimètres cubes d'alcool et d'alcalins, que l'on additionne d'une goutte d'aniline, puis en agitant le tout avec 5 à 6 gouttes de peroxyde d'hydrogène et 12 gouttes d'hypochlorite de soude, quitte à constater les colorations diverses, qui s'y produisent.

La réaction de Bayer doit se parfaire en traitant une solution aqueuse de phénols, légèrement alcaline, par du nitrite potassique, que l'on abandonne pendant une nuit au repos, quitte à dissoudre le précipité ainsi obtenu dans de l'ammoniaque, pour précipiter ensuite cette solution par de l'acide acétique.

Les réactions colorimétriques ainsi obtenues ont été mentionnées sous la forme de tableaux dans le *Journal de Chimie et Industrie* (1), Paris, 1922, aussi ne les décrirons-nous pas à nouveau dans ce Traité : il en est de même pour les autres tableaux insérés dans ce journal (1).

7. Des Terpènes. — La solution éthérée renfermant les essences à analyser, ainsi privée de ses aldéhydes, de ses cétones, de ses éthers, de ses acides, etc., renferme en outre des substances indifférentes, généralement liquides, aromatiques, voire même odoriférantes, inactives, lévogyres ou dextrogyres, qui possèdent les propriétés de se résinifier facilement ou celles de se polymériser. Dénommées terpènes, ces substances organiques, traitées par des halogènes, peuvent facilement substituer un ou plusieurs de leurs atomes d'hydrogène contre des atomes halogénés.

On les sépare généralement les unes des autres en les soumettant à la distillation fractionnée, car l'octylène entre en ébullition à 123°, le myrcène à 172°, l'ocymène à 78°, le santène à 140°, le salvène entre 142° et 146°, le pinène entre 155° et 156°, le nopinène ou pinène lévogyre entre 164° et 166°, le sabinène entre 167° et 168°, le fenchène entre 153° et 155°, le gaïacène entre 124° et

---

(1) Dr L. REUTTER DE ROSEMONT, Méthodes analytiques servant à déterminer la présence des principaux constituants des essences, des huiles, des résines, des baumes, des glucosides et des alcaloïdes, *Journal de Chimie et Industrie*, Paris, 1922.

132°, le camphène à 160°, le limonène à 175°, le dipentène à 178°, le terpinène entre 179° et 181°, le terpinolène entre 185° et 187°, le sylvestrène à 175°, le phellandrène entre 170° et 173°, le patschoulène à 254°, le lédène fond à 104°, le cubébène entre en ébullition entre 255° et 260°, le cédrène à 282°, le cadinène à 274°, le zingibérène à 270°, le caryophyllène à 260°, l'humulène entre 263° et 266°, le santalène α à 253°, la santalène β à 264°.

Ces divers hydrocarbures donnent des dérivés bromés fusibles à 104° pour le limonène, 125° pour le dipentène, 118° pour le terpinolène, 72° pour le sylvestrène, 169° pour le pinène ; celui du sabinène étant liquide. Les nitrosites servant à les caractériser fondent à 93° quant à celui du limonène, 109° quant à celui du dipentène, 155° quant à celui du terpinène, 113° quant à celui du phellandrène α et 102° quant à celui du phellandrène β, 71° quant à celui du sylvestrène, 122° quant à celui du pinène, 105° quant à celui du cadinène, et 128° quant à celui du caryophyllène.

Ces dérivés organiques sont subdivisés en hémiterpènes de formule C^5H^8, avec l'isoprène, en terpènes véritables de formule $C^{10}H^{16}$, en sesquiterpènes de formule $C^{15}H^{24}$ et en polyterpènes de formule $(C^5H^8)^n$, les terpènes véritables se subdivisent eux-mêmes en terpènes hexavalents, avec le myrcène, de formule :

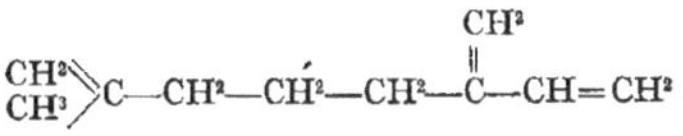

$$\begin{matrix} CH^2 \\ CH^3 \end{matrix}{\Large>}C-CH^2-CH^2-CH^2-\overset{\overset{\displaystyle CH^2}{||}}{C}-CH=CH^2$$

en terpènes quadrivalents, avec le limonène, le dipentène, le terpinolène, le sylvestrène, le carvestrène, le thuyène, le terpinène, le phellandrène ; en terpènes bivalents avec le pinène, le camphène, le bornylène, le fenchène, etc., etc. Notons que le *carvestrène* n'a pas encore été isolé à l'état chimiquement pur des essences de cumin, mais on le prépare synthétiquement (B. 31, p. 4401) en bromant à fond le dibromhydrate de terpène, afin de le transformer en son dérivé hexabromé qui, traité par du zinc et par de l'acide chlorhydrique, donne un hydrocarbure, que l'on chauffe en solution alcoolique avec du sodium, car il possède, quant à sa formule, la constitution suivante :

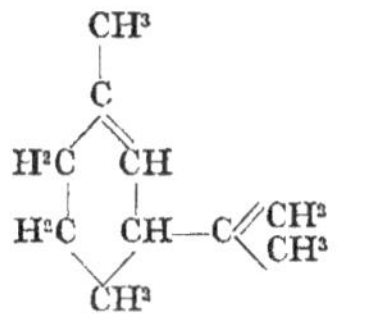

$$\begin{matrix} CH^3 \\ | \\ C \\ \diagup\diagdown \\ H^2C \quad CH \\ | \qquad | \\ H^2C \quad CH-C{\Large<}{}^{CH^3}_{CH^3} \\ \diagdown\diagup \\ CH^2 \end{matrix}$$

Mentionnons parmi les sesquiterpènes : le cadinène, le caryophyllène, le clovène, l'humulène, le cédrène, le patschoulène, le lédène, le cubébène, le santalène, le gayacène, etc, etc., dont plusieurs n'ont pas encore été bien définis quant à leur composition chimique ; car ils se polymérisent très facilement ; il dérivent, selon Euler, ainsi que les terpènes, du sucre de canne, qui se transforme en aldéhyde acétique et en dioxyacétone, celle-ci se transformant en aldéhyde méthylcrotonique, dont deux molécules se condensent en un aldol, qui, par réduction, livre du géraniol, pouvant lui aussi se polymériser pour donner naissance à un terpène :

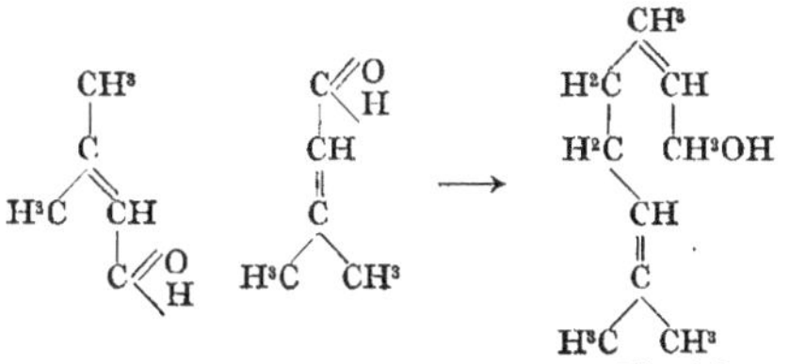

$$\begin{matrix} CH^3 & C{\Large<}{}^O_H & CH^3 \\ | & | & | \\ C & CH & H^2C \quad CH \\ & || & \\ H^3C \quad CH & C & H^2C \quad CH^3OH \\ & | & \\ C{\Large<}{}^O_H & H^3C \quad CH^3 & CH \\ & & || \\ & & C \\ & & H^3C \quad CH^3 \end{matrix}$$
Géraniol

Notons encore que les essences renferment parfois des substances cristallines, dénommées paraffines, qui se déposent à froid au fond de leurs récipients. Mentionnons parmi ces paraffines celles de l'essence de chanvre qui fond à 63°, de sassafras fusible à 58°, celle de pelargonium fusible à 68°, de petit-grain fusible à 56°, de jaborandi fusible à 28°, d'évodia fusible à 80°, de cistus fusible à 64°, de cumin fusible à 64°, de bouleau fusible à 65°, de gaultheria fusible à 65°, de verbena fusible à 62°, de camomille romaine fusible à 63°, de chrysanthème fusible à 64°, de camomilles vulgaires fusible à 58°, d'arnica fusible à 68°, etc., etc.

B. — HUILES FIXES ET GRAISSES

Les substances constituant ce groupe, dénommé des corps gras, peuvent être subdivisées en deux grandes classes : les unes, dites siccatives, se desséchant rapidement à l'air, où elles se résinifient en partie ; les autres dites non siccatives, qui ne sont attaquées que très lentement par l'autooxydation, qui les décompose en partie ; mais toutes ces substances se rencontrent dans le résidu de l'extraction des parties végétales à analyser à l'aide d'éther de pétrole : celui-là ayant été soumis, comme nous l'avons décrit ci-dessus, à la distillation aux vapeurs d'eau.

Les corps gras sont toujours constitués par des triglycérides simples ou composés, des acides laurique, myristique, palmitique, oléique, stéarique, renfermant, s'ils sont de provenance végétale, de la phytostérine ou de la cholestérine s'ils proviennent du règne animal ; ceux-là pouvant être préparés selon les méthodes spéciales décrites au cours de ce Traité, ou selon les B. A. 154.755, 166.866, etc., etc.

Saponifiés à l'aide d'alcalins ou de carbonates alcalins, ils donnent naissance à des savons, tout en mettant en liberté leur glycérine ; mais traités par des oxydes métalliques, tels que la litharge, ils livrent toujours des substances solides, dénommées emplâtres ; leur glycérine étant aussi dans ce cas mise en liberté. Chauffés à une température plus élevée que leur point de fusion ou d'ébullition, ils se décomposent en partie en dégageant des vapeurs âcres, spéciales, d'acroléine, provenant de leurs glycérides, qui se sont en partie décomposés.

On les subdivise en outre en deux grandes classes, les uns représentés par des corps solides dénommés graisses; les autres, liquides à la température ordinaire de nos climats européens, étant dénommés huiles ; ceux-ci étant généralement, pour ne pas dire toujours, de provenance végétale. Notons que les premiers se liquéfient à la chaleur, à l'encontre des huiles, qui se solidifient au froid ; tous devant être neutres, inodores, à l'exception de ceux renfermant des traces d'essences (beurres de muscade et de laurier), insipides, insolubles dans l'eau, très peu solubles dans l'alcool, à l'exception des huiles de croton et de ricin, mais très solubles dans l'éther, le chloroforme, l'éther de pétrole, le benzène, le sulfure de carbone, les huiles fixes et essentielles. S'ils sentent, comme le vulgaire dénomme leur odeur spéciale, le rance, ils ont toujours subi les effets de l'autooxydation, qui les a en partie décomposés ; leur glycérine s'étant transformée en acroléine, leurs acides gras non saturés en des acides saturés. Plus légers que l'eau, ils possèdent toujours un poids spécifique compris entre 0,91 et 0,95, aussi doivent-ils toujours être examinés quant à cette constante physique, ainsi que quant à leur degré de solubilité dans les divers dissolvants ci-dessus mentionnés, quant à leurs indices d'acidité, de saponification, d'éthers, d'iode, d'acétyle et quant à leur pouvoir rotatoire, les huiles de croton et de ricin étant toujours dextrogyres.

Il est en outre nécessaire de les examiner quant à leur pouvoir de réfraction, celui-ci étant de 69 pour l'huile de sésame, de 67,8 pour l'huile de coton, de 66,5 pour celle d'arachide, de 64,8 pour celle d'amande, de 65,6 pour celle d'abricot, de 72,0 pour celle d'œillette, de 72,2 pour celle de bonhomme, de 62 pour celle d'olive, de 33,5 pour celle de coco, de 36,5 pour celle de palme, de 50 pour le suint de porc, de 50,4 pour la margarine, c'est-à-dire en proportion directe avec le pour cent en acides gras non saturés que ces corps gras renferment.

On calcule le poids moléculaire des corps gras en divisant le chiffre 56.000 par leur indice de saponification ; la potasse caustique utilisée à cet effet devant posséder un poids moléculaire de 56.

Leur pour cent en glycérides doit être dosé comme suit : Saponifiez 2 ou 3 grammes de la substance à analyser par de la potasse caustique alcoolique, que vous soumettez à la distillation fractionnée, afin de récupérer son alcool. Reprenez son résidu par de l'eau, additionnée d'acide chlorhydrique, que vous chauffez au bain-marie, puis décantez la couche oléagineuse qui la surnage ; celle-ci, déshydratée, étant tarée puis examinée quant à sa teneur en acides gras. La solution aqueuse, ainsi obtenue, évaporée à sec en présence de potasse caustique, abandonne un résidu, que vous reprenez plusieurs fois de suite par de l'alcool bouillant, dont la solution filtrée, puis soumise à la distillation fractionnée, abandonne un résidu, que vous tarez, après l'avoir déshydraté ; ce résidu étant constitué par de la glycérine, que vous pouvez encore purifier en la reprenant par de l'éther, dont la solution est soumise à la distillation fractionnée.

Il est parfois utile de différencier de suite, si telle ou telle pommade a été préparée à l'aide de graisses végétales ou animales, ou à l'aide de vaseline, de cérésine ou d'huiles minérales ; celles-ci n'étant pas saponifiables surnagent au-dessus du liquide aqueux additionné de soude caustique, avec lequel on les a chauffées ; mais on peut aussi parfaire cette analyse en déposant, dans un verre à réactif, les graisses à analyser, que l'on chauffe, après avoir pris soin de fermer l'orifice de ce flacon, par un bouchon muni d'un tube abducteur, trempant dans une solution décolorée de fuchsine bisulfitée qui, en présence de vapeurs d'acroléine, se colore alors en rouge ; mais cette coloration passe au vert à la chaleur ; les huiles et les graisses minérales (1), n'étant pas constituées par des triglycérides d'acides gras, ne dégagent pas à la chaleur de vapeurs d'acroléine ni d'aldéhydes aliphatiques ou aromatiques. Notons que cette solution de fuchsine, ou de rosaniline décolorée, se prépare en dissolvant 0 gr. 05 de fuchsine dans 50 grammes d'eau additionnée de 0 gr. 15 d'acide sulfurique, que l'on verse dans 222 grammes d'eau saturée d'anhydride sulfureux.

Les corps gras donnent les réactions caractéristiques suivantes, qui servent à les différencier qualitativement les uns des autres.

I. **Réaction à l'aide d'acide nitrique.** — Celle-ci se parfait en versant lentement, avec précaution, un volume d'acide nitrique concentré sur un volume d'huile à analyser.

a) Sa couche oléagineuse ne se colore pas : huiles d'amandes douces, de noisettes ou de tournesol.

b) Sa couche oléagineuse se colore en bleu verdâtre : huile d'olive vierge ; *en vert abricot* : huile d'olive tunisienne ; *en jaune* : huile d'arachide ; *en rouge* : huile de pavot : en *jaune* : huile de lard ; *en jaune orange* : huile de sésame ou de ricin ; *en rouge cerise* : huile de graines d'abricots, de moutarde, de noix ou de frêne ; *en rouge orange* : huile de lin ou de navet ; *en rouge brunâtre* : huile de colza ; *en brun marron* : huile de coton ; *en brun foncé* : huile de chènevis ; *en rouge kermès* : huile de foie de morue ; *en rose* : huile de pieds de veau, de bœuf ou de mouton.

c) Sa couche acide se colore en vert puis en jaune : huile d'olive ; *en vert puis en jaune safrané* : huile de sésame ; *en rose puis en vert* : huile de chènevis ; *en brun marron* : huile de suint de bœuf ; *en jaune* : huile de foie de morue.

II. **Réaction à l'aide d'acide nitrique et de rognures de cuivre.** — Cette réaction se parfait en additionnant l'huile à analyser d'acide nitrique et de rognures de cuivre, puis en l'abandonnant pendant quelques minutes au repos ; sa couche oléagineuse se colorant alors en *blanc sale* en présence d'huile de lard ; en *blanc* : huile d'amandes douces (qui se solidifie après une heure de contact), d'olive ou de noisette ; en *jaune citron* : huile de chènevis ou de tournesol ; en *jaune paille* : huile d'olive de troisième qualité, qui se solidifie après 55 minutes de repos ; en *jaune orange* : huile de sésame,

---

(1) Dr L. REUTTER DE ROSEMONT, *Traité de chimie médico-pharmaceutique et toxicologique* Paris, Doin, édit., 8, place de l'Odéon.

qui se solidifie après 55 minutes de repos ; en *jaune abricot* : huile d'arachide ; en *jaune orangé* : huile d'amandes de deuxième qualité ou huile d'abricot ; *en rose* : huile de ricin ; en *jaune-rougeâtre* : huile de navet, qui ne se solidifie pas après trois heures de contact ; en *orange* : huile de frêne, qui ne se solidifie pas après 6 heures de repos ; en *rouge caramel* : huile de lin ; en *rouge cerise* : huile de noix, en *rouge orange* : huile de moutarde noire ; en *brun* : huile de coton ; en *brun marron* : huile de chènevis ; en *brun chamois* : huile de pieds de bœuf ; l'huile de pieds de mouton se décolorant de suite.

III. Réaction à l'aide de parties égales d'acide sulfurique et d'acide nitrique. — Cette réaction se parfait en additionnant l'huile à analyser de son volume de ce mélange, qui se colore, après 3 minutes de contact. *en vert foncé* : huile de sésame ; en *vert clair* : huile de colza, de moutarde ou de noisette ; en *brun chocolat* : huile de lin ; en *jaune abricot* : huile de ricin, d'amandes douces ou d'œillette ; en *jaune* : huile d'olive ; en *brun clair* : huile d'arachide ou de coton.

Afin de différencier les divers acides, combinés sous la forme de triglycérides dans les corps gras ci-dessus décrits, on doit les saponifier par de l'eau de baryte ou par de la potasse caustique, puis reprendre le savon ainsi obtenu, mais desséché, par de l'éther, qui s'empare des alcools aliphatiques ou aromatiques, pouvant s'y rencontrer. Ce savon, décomposé, en présence d'éther, par de l'acide sulfurique, lui abandonne ses acides gras, que l'on sépare les uns des autres soit en les soumettant à la distillation fractionnée, afin d'obtenir éventuellement les acides acétique, formique, butyrique, valérianique, isovalérianique, caprylique que l'on peut transformer en leurs sels de baryum généralement cristallisables, etc., soit en les soumettant à la cristallisation spontanée, afin de séparer les acides oléique, palmitique, stéarique, crotonique, arachique, etc., les uns des autres ; ceux-ci pouvant aussi être séparés en les transformant en leurs sels calciques ou plombiques.

On parvient à séparer l'acide stéarique de l'acide palmitique en dissolvant le mélange de ces deux acides dans de l'alcool chaud qui, à 0°, dépose le premier de ces acides, puis en précipitant son filtrat par de l'acétate de magnésie qui donne du palmitate de magnésie ; mais il faut opérer comme suit en présence de ces deux acides et de l'acide oléique. Traitez leur solution éthérée par de l'ammoniaque anhydre, puis reprenez le résidu obtenu en soumettant cette solution à la distillation fractionnée par de l'alcool absolu, qui ne dissout que l'oléate ammonique ainsi formé.

On parvient aussi à les séparer les uns des autres en saponifiant les huiles grasses par de la potasse caustique alcoolique, dont la solution concentrée abandonne un résidu que l'on dissout dans de l'eau bouillante, quitte à traiter la solution ainsi obtenue à raison de 60 grammes d'huile ainsi traitée par 30 grammes d'acétate de zinc, afin d'obtenir les sels de zinc des acides gras que renferme cette huile. Ce précipité lavé avec de l'eau, puis avec de l'alcool, quitte à le dessécher ensuite, étant repris par de l'éther qui s'empare des zincates des acides gras saturés à l'encontre des zincates des acides gras non saturés, qui sont insolubles dans ce dissolvant, dont la solution soumise à la distillation fractionnée abandonne un résidu que l'on peut décomposer à chaud par de l'acide chlorhydrique dilué, quitte à reprendre le produit de cette saponification par du benzène que l'on soumet à la distillation fractionnée, puis à séparer les acides gras liquides de ceux qui se prennent au froid en une masse cristalline. On parvient en outre à séparer les acides oléique, stéarique et palmitique les uns des autres, en les traitant, en solutions alcooliques, par de l'acétate de lithium qui précipite le stéarate et le palmitate de lithium insolubles dans l'alcool, à l'encontre de l'oléate, voire même du laurinate et du myristinate de lithium, solubles dans ce dissolvant, ceux-ci pouvant être séparés les uns des autres par de l'acétate plombique dont l'oléate est très soluble dans l'éther.

Notons que certaines huiles fixes renferment de la cholestérine, qui donne avec la digitonine des combinaisons solides pouvant servir à l'isoler ; on peut aussi l'extraire de ces substances à l'aide d'éther acétylacétique ou par de l'anhydride acétique, voire même par de l'al-

cool. Il n'en est pas de même de la glycérine qui étant un alcool trivalent, décrit dans notre *Traité de Chimie médicopharmaceutique et toxicologique*, se colore en bleu par addition d'une trace de codéine et d'acide sulfurique, en vert amarante par celle de cet acide et de β-naphtol et en rouge sang par celle de cet acide et de résorcine.

C. — DIVERS

L'éther de pétrole, ayant servi à extraire les drogues végétales, peut renfermer, outre les corps gras et les essences ci-dessus décrits, de l'alcannine, de l'angélicine, de l'asarone, du baume de copahu, de la bryoïdine, de la capsicine, de la carotine, de la cholestérine, de la cinnaméine, de la coumarine, de l'euphorbone, de la filicine, de l'hélénine, de la koussine, de la quassine, du styrol, etc., etc. et qui sont décrits, au cours de ce Traité, lors de l'étude des végétaux qui les renferment.

II. — EXTRACTION A L'AIDE D'ÉTHER

Les parties végétales à analyser, ainsi traitées par de l'éther de pétrole, puis desséchées, sont alors extraites par de l'éther, qui peut s'emparer d'une partie de leurs matières colorantes ou résineuses, de leur chlorophylle, et de certains de leurs acides organiques libres, aussi la solution, ainsi obtenue, doit-elle être soumise à la distillation fractionnée : son résidu devant être traité successivement par de l'eau bouillante, par de l'eau additionnée d'acides minéraux, par de l'eau alcaline, par de l'alcool et par de l'éther.

a) La solution aqueuse, ainsi obtenue, peut renfermer de l'acide gallique, de l'acide benzoïque, de l'acide pyrocatéchique, de l'acide salicylique, de la cascarilline, de la cubébine, de la catéchine, de l'hématoxyline, de la pyrocatéchine, de la paracotine, de la santonine ou de la scoparine ; dont nous entreprendrons l'étude différentielle lors de la description des drogues qui les livrent, il en est de même pour les produits chimiques ci-dessous mentionnés.

b) La solution aqueuse mais acide, ainsi obtenue, peut renfermer des traces de divers alcaloïdes très solubles dans l'éther, particulièrement si la drogue végétale à analyser provient d'un droguier ou qu'elle ait été mal desséchée, c'est-à-dire qu'elle ait subi un commencement de décomposition.

c) La solution aqueuse mais alcaline, ainsi obtenue, peut renfermer de l'absinthine, de l'arnicine, des dérivés anthraquinoniques, etc., etc.

d) La solution alcoolique ainsi obtenue, puis évaporée à sec, abandonne un résidu pouvant renfermer de l'arnicine, de l'acide anacardique, de l'apiol, du cardol, de la colombine, de la cotoïne, etc., etc.

e) La solution éthérée ainsi obtenue, soumise à la distillation fractionnée, abandonne un résidu pouvant renfermer de l'acide cubébique, de la galangine, de la bétuline, de l'ombelliférone, de la pyrocatéchine, du pyrogallol, de la convolvuline, de la jalapine, de la quinovine, de la résorcine et des matières résineuses.

Mentionnons rapidement quelques-unes des substances ci-dessus décrites, qui se rencontrent dans presque tous les végétaux ou qui servent à désigner une classe de produits chimiques, constituant un groupement spécial, tels que ceux des anthocyanes et des résines.

ANTHOCYANES
OU MATIÈRES COLORANTES DES FLEURS

Malgré la diversité infinie que présente la coloration des végétaux, les substances qui contribuent à leur communiquer cette caractéristique ne s'y rencontrent qu'en un nombre très restreint ; car ce sont généralement des glucosides, dénommés parfois anthocyanidines, qui se différencient les uns des autres, de par la nature de leurs sucres et de par la forme de leurs combinaisons, avec les substances mères donnant naissance à ces glucosides. La nature de la coloration des fleurs peut en outre dépendre du suc cellulaire, car tous les anthocyanes sont rouges en milieu acide, violets si celui-ci est neutre, et bleus s'il est alcalin.

Ils dérivent tous d'un phénylbenzopyrillium hydroxylé, dérivant du flavonol, de formule

$$O$$

Flavonol

Cyanidine

Ces matières colorantes, provenant généralement des fleurs ou des fruits, se préparent en épuisant ceux-ci par de l'eau additionnée d'acide chlorhydrique, qui les décompose en leurs sucres et en des chlorures de leurs anthocyanidines ; ceux-ci pouvant livrer des cyanidines libres, si on les traite par du bicarbonate de soude ; ainsi le bluet possède un chlorure de cyanine de formule $C^{27}H^{31}O^{16}Cl2H^2O$, cristallisant sous la forme de lamelles rhombiques bleu foncé, qui, chauffées avec de l'acide chlorhydrique, se décomposent en deux molécules de glucose et en une molécule de chlorure de cyanidine ; il en est de même de la matière colorante de la Rosa gallica, à l'encontre de celle de la mauve, dont la malvine $C^{29}H^{35}O^{17}Cl8H^2O$ cristallise sous la forme de prismes rouge brunâtre, à reflets verdâtres, qui, hydrolysés, se décomposent en deux molécules de glucose et en une molécule de malvidine ; mais nous ne pouvons entrer plus à fond dans cette étude, ce qui nous mènerait trop loin.

LA CHLOROPHYLLE

On la prépare généralement comme suit : Traitez les feuilles vertes des végétaux, après les avoir broyées avec du sable et un peu de carbonate de soude, par de l'eau, puis par de l'alcool absolu froid, dont la solution vert foncé est abandonnée, en présence de noir animal, pendant huit jours au repos. Filtrez-la, puis soumettez-la à la distillation fractionnée dans le vide, pour reprendre son résidu par de l'alcool à 80°, qui s'empare de sa xanthophylle, puis par de l'éther de pétrole ou par du sulfure de carbone (qui dissolvent la chlorophylle), dont les solutions sont soumises à l'obscurité et dans le vide à la distillation fractionnée, pour être ensuite soumises à la cristallisation.

Elle se présente sous la forme de petits cristaux vert noirâtre, brunissant à la lumière solaire, solubles dans l'alcool absolu, l'éther, qui, traités par de l'acide chlorhydrique, se décomposent en une substance vert olive, dénommée acide phyllocyanique, que l'on obtient en précipitant cette solution acide par de l'eau de baryte ; celle-ci ne précipitant pas la phylloxanthine, insoluble dans l'acide chlorhydrique mais très soluble dans l'éther, l'alcool bouillant, dont les solutions sont colorées en brun.

Possédant comme on le démontre expérimentalement les propriétés de transformer l'eau et l'acide carbonique en aldéhyde formique, puis de polymériser celle-là en glucose, voire même en amidon, la chlorophylle possède quant à sa formule la constitution suivante :

$$CH^2 \qquad CH^2$$

Notons que la chlorophylle impure du commerce est à peu près identique quant à sa formule à celle de l'hématine, mais elle s'en différencie de par sa grande solubilité dans l'alcool, l'éther, le chloroforme, les huiles fixes et essentielles, dont les solutions vertes sont toujours fluorescentes.

Traitée en présence d'eau par de l'acide carbonique, elle se transforme en xanthophylle, en oxygène et en une matière cireuse ; celui-là n'attaquant pas la carotine,

qui peut être obtenue en traitant la xanthophylle à l'obscurité par du magnésium.

RÉSINES ET BAUMES

On désigne sous le nom générique de baumes ou de résines des produits physiologiques ou pathologiques secrétés par les végétaux, dont les essences ont subi les effets de l'autooxydation ; comme le prouve l'expérience suivante : Traitez l'essence de rue ou celle d'amandes amères par de l'anhydride phosphorique, celles-ci se transforment en une masse résineuse, à peu près identique à celle livrée par les végétaux. Les résines se présentent généralement sous la forme de masses amorphes ou cristallines, solides ou molles, à cassure conchoïdale, d'un poids spécifique de 0,9 à 1,2, qui, se ramollissant à la chaleur, brûlent avec une flamme éclairante, fuligineuse. Soumises à la distillation sèche, elles émettent des gaz appartenant à la série du méthane et de l'éthane, puis des liquides épais, goudronneux, renfermant parfois de l'ombelliférone. Insolubles dans l'eau froide, elles cèdent à ce dissolvant bouillant une petite quantité de leurs essences, mais elles sont en partie solubles dans l'éther de pétrole, l'alcool froid, l'éther, entièrement solubles dans le chloroforme, le sulfure de carbone, les huiles fixes et essentielles. Fondues avec de la potasse caustique, elles livrent des acides gras, de la phloroglucine, de la résorcine, de l'acide pyrocatéchique, de l'acide paraoxybenzoïque, etc., etc. ; mais soumises en présence de poudre de zinc à la distillation sèche, elles se décomposent en donnant du toluène, du xylène, du naphtalène, du méthylanthracène, etc., etc.

Il en est à peu près de même des baumes, qui se présentent généralement sous la forme de liquides épais, odoriférants, plus lourds que l'eau, solubles dans les mêmes dissolvants que les résines, dont ils se différencient de par leur teneur en acide cinnamique, en acide benzoïque, etc., combinés, comme nous le verrons lors de l'étude détaillée de chacun d'entre eux, à des alcools aromatiques.

Toutes ces substances sont généralement constituées par un mélange d'essences, de résènes ou corps indifférents, insolubles dans l'éther, mais très solubles dans l'alcool, puis par des résinols ou alcools résineux, combinés soit à l'acide succinique (ambre), à l'acide benzoïque (styrax, benjoin), à l'acide férulique (ase fétide), à l'acide ombellique (sagapène), à l'acide abiétique (térébenthine de Bordeaux), soit à des acides résinoliques ; ce qui permet de subdiviser les résines, comme nous l'avons vu au cours de cette introduction, en plusieurs grandes classes.

Notons toutefois que les résinotannols sont des combinaisons possédant certains des caractères spéciaux aux tanins qui, généralement, sont des éthers aromatiques ; à l'encontre des résinols, qui sont des alcools, dont un ou plusieurs de leurs groupes hydroxylés sont combinés dans les résines aux acides organiques ci-dessus décrits ou aux acides résinoliques ; ceux-ci pouvant facilement être recristallisés, après qu'on ait saponifié leurs combinaisons. Il n'en est pas de même des acides résineux qui sont généralement amorphes.

Les résines et les baumes doivent toujours être étudiés quant à leurs points de fusion ou d'ébullition, quant à leurs indices d'acidité, de saponification, d'éthers, d'acétyle, d'iode, puis quant à leur pouvoir rotatoire, quant à leur degré de solubilité dans les divers dissolvants organiques et quant à leur teneur en essences et en cendres ; il en est de même, si nous devons parfaire l'étude des résines ou des baumes de l'Antiquité, ceux-ci étant généralement des mélanges divers, dont nous sommes parvenus à établir la constitution chimique, en les analysant qualitativement quant à leurs réactions spécifiques et quantitativement en suivant dans ses grandes lignes le mode opératoire ci-dessous décrit.

Dissolvez la résine à analyser dans de l'éther, puis dans de l'alcool, et agitez successivement la solution éthérée, ainsi obtenue, avec des solutions aqueuses de carbonate ammonique, de bisulfite de soude, de carbonate de soude et de soude caustique diluée, que vous versez, après les avoir en partie soumises à la distillation fractionnée, dans de l'eau renfermant de l'acide chlorhydrique. Recueillez les précipités ainsi obtenus qui, desséchés, sont purifiés, puis soumis à la cristallisation spontanée ; car le carbonate ammonique combine les acides cinnamique et certains acides résinoliques ; le premier pouvant provenir soit du styrax ou du benjoin, soit des baumes de Tolu, du Pérou ou du storax, soit du sang-dragon ou de l'aloès, etc. ; le bisulfite de soude combinant les aldéhydes cinnamique, benzylique, salicylique et la vanilline ; le carbonate de soude, les acides benzoïque (benjoin, styrax, storax, baumes du Pérou et de Tolu, etc.), salicylique (gomme ammoniaque), férulique (ase fétide), ombellique (galbanum, sagapène, ase fétide), coumarique et certains acides résineux ou résinoliques ; il en est de même de la solution diluée de soude caustique.

Soumettez ensuite cette solution éthérée à la distillation fractionnée, puis saponifiez-la pour reprendre son résidu par les solutions aqueuses ci-dessus décrites, afin de décomposer la cinnaméine, se rencontrant dans le styrax, ou les résinotannols en leurs constituants, quitte à les verser dans de l'eau acidulée et à soumettre leurs précipités à la cristallisation spontanée.

Versez la solution alcoolique (obtenue en traitant les matières résineuses, insolubles dans l'éther, par de l'alcool) dans de l'eau acidulée, puis dissolvez le précipité ainsi obtenu dans de l'alcool, dont la solution, en partie précipitée par de l'acétate neutre de plomb, est précipitée par addition d'eau.

III. — EXTRACTION A L'AIDE D'ALCOOL BOUILLANT

Les parties végétales à analyser, ainsi traitées successivement par de l'éther de pétrole, puis par de l'éther, sont alors reprises par de l'alcool absolu, bouillant, dont la solution, soumise à la distillation fractionnée, abandonne un résidu pouvant renfermer des glucosides, des tanins ou des alcaloïdes, que l'on sépare les uns des autres en les reprenant successivement par de l'eau bouillante, par de l'eau additionnée d'acide chlorhydrique, par de l'eau ammoniacale, par de l'éther et par de l'alcool. 1) La solution aqueuse mais bouillante peut renfermer des glucosides, des tanins ou des matières amères, insolubles dans les dissolvants ci-dessus utilisés.

a) TANINS

Très répandus dans le règne végétal, les tanins solubles dans l'eau et dans l'alcool donnent des solutions astringentes, précipitables en des dépôts bleus ou bleu noirâtre par addition de perchlorure de fer, en des dépôts blanc jaunâtre par celle de gélatine ou par celle de divers alcaloïdes. Soumis à la distillation sèche, ils se décomposent en pyrocatéchine et en d'autres composés chimiques, variant selon l'espèce de tanin à analyser ; mais fondus avec de la potasse caustique, ils livrent de la phloroglucine, de l'acide pyrocatéchique, etc., etc. Chauffés avec des solutions diluées d'acide chlorhydrique, ils se décomposent, comme nous le décrirons lors de l'étude de l'acide tannique, en glucose et en acide gallique et parfois en phlobaphènes, qui sont des matières amorphes, rouge brunâtre, inodores, insipides, insolubles dans l'eau, l'alcool, l'éther, en partie solubles dans les solutions alcalines.

Les tanins sont donc des substances glucosidiques, qui ont été subdivisées en deux grands groupes, en tannoïdes et en tannogènes.

Les *tannoïdes* sont eux-mêmes subdivisés en *glucotannoïdes*, dans lesquels les acides pyrocatéchique, caféotannique, quinotannique et quinovotannique sont combinés au glucose ; en *galloglucotannoïdes*, dont les acides pyrocatéchique, phloroglucique et gallophloroglucique sont combinés non seulement au glucose mais au tanin ; à l'encontre des *tannogènes*, où les acides pyrocatéchique, gallique, caféique et les divers oxyacides sont combinés non à du glucose, mais à divers sucres souvent mal définis.

Il existe en outre dans la nature une autre variété de tanins, dits des tannoïdes non glucosidiques, où les oxy-acides tels que l'acide pyrocatéchique, l'acide ellagique ou l'acide purpurogallique, etc., sont combinés aux tannoïdes pyrocatéchiques, etc., etc.

En se basant sur les propriétés que possèdent les tanins de se combiner à l'aldéhyde formique, sous la forme de combinaisons insolubles dans l'eau (tannoforme), on a essayé de doser comme suit les matières tannantes : Dissolvez 0 gr. 2 de celles-ci dans 100 centimètres cubes d'eau, que vous additionnez de 50 centimètres cubes d'aldéhyde formique et de 25 centimètres cubes d'acide chlorhydrique puis recueillez après 10 minutes de repos, à la chaleur du bain-marie, le dépôt ainsi formé qui, desséché, est taré.

On peut aussi les doser en faisant bouillir 25 grammes de parties végétales, pulvérisées, à analyser, avec de l'eau, dont la solution, diluée de telle manière qu'on en parfait un litre de liquide, est titrée à raison de 50 centimètres cubes avec une solution aqueuse renfermant 5 grammes de gélatine anhydre par litre d'eau ; mais on peut aussi utiliser à cet effet une solution décinormale de chlorure de fer ou de chlorure d'étain ; celui-ci permettant en outre de précipiter les tanins sous la forme de dépôts qui, desséchés, puis calcinés en présence de nitrate ammonique, abandonnent des résidus d'oxyde d'étain, que l'on peut tarer.

La méthode de Loewenthal, basée sur les propriétés réductrices des tanins, est aussi utilisée pour doser la teneur en tanin contenue dans une substance.

On prépare à cet effet les solutions suivantes : *a*) 10 grammes de permanganate potassique sont dissous dans 6 litres d'eau ; *b*) 30 grammes d'indigosulfonate de soude sont dissous dans 3 litres d'acide sulfurique à 1/5, que l'on dilue par 3 litres d'eau ; *c*) 2 grammes de tanin, ou de la matière tannante à analyser, sont dissous dans un litre d'eau, dont on prélève 10 centimètres cubes que l'on dilue ad 1.000 grammes d'eau. On titre ensuite cette solution avec les dissolutions ci-dessus mentionnées d'indigo et de permanganate potassique, c'est-à-dire en faisant premièrement réagir sur 10 centimètres cubes de cette solution 20 centimètres cubes de la solution d'indigo, que l'on titre en retour avec celle de permanganate potassique, aussi longtemps qu'elle n'a pas pris une belle coloration jaune doré, persistante ; car 1 centimètre cube de permanganate potassique oxyde 0 gr. 0019 de tanin et 20 centimètres cubes de la solution d'indigo correspondent à 21 centimètres cubes de la solution permanganique ci-dessus mentionnée.

On parvient aussi à les doser en utilisant leurs propriétés de donner avec certaines substances animales (poudre de peau, soie, cordes à violon), des combinaisons insolubles dans l'eau, ainsi une solution aqueuse de tanin, ou celle provenant d'une décoction de la matière tannante à analyser, donne, une fois soumise pendant 24 heures à la digestion avec de la poudre de peau préalablement humectée d'eau, une solution qui, filtrée, puis évaporée à sec, abandonne un résidu que l'on tare. La différence de poids existant entre celui de cet extrait et celui de la substance à analyser nous donne le pour cent en tanin absorbé par ce produit animal.

Les matières tannantes, absorbant en présence de carbonates alcalins des proportions variables d'iode, peuvent aussi êtres dosées en traitant 10 centimètres cubes de leur solution aqueuse à 1 p. 1000 par 2 centimètres cubes d'une solution aqueuse à 25 p. 100 de carbonate de soude, puis en la titrant, jusqu'à coloration bleue persistante d'un fragment de papier amidonné, à l'aide d'une dissolution de 4 grammes d'iode et de 8 grammes d'iodure potassique dans 1.000 grammes d'eau. On doit, dans ce cas, déduire du résultat ainsi obtenu, la quantité d'iode se combinant en pure perte au carbonate de soude ; aussi doit-on titrer jusqu'à coloration bleue du papier amidonné 10 centimètres cubes d'eau distillée renfermant 2 centimètres cubes de la solution alcaline avec la dissolution ci-dessus mentionnée d'iode.

Mentionnons parmi les matières tannantes les plus courantes, se rencontrant dans le règne végétal, l'acide tannique et les acides gallique, caféotannique, quinotannique, quercitannique, cachoutannique, quinovique, libres ou combinés, qui sont tous décrits, lors de la description de chacune des drogues végétales les renfermant.

b) **GLUCOSIDES**

On désigne sous cette dénomination des combinaisons chimiques, cristallisables, rarement amorphes, qui sous l'action d'acides minéraux, de ferments ou d'alcalins, se décomposent en glucose, parfois même en galactose, en rhamnose et sucres divers et en des alcools, des aldéhydes, des cétones, des acides et des phénols divers ; la plupart d'entre elles étant constituées par des substances ne renfermant que du carbone, de l'oxygène et de l'hydrogène ; quelques-unes il est vrai étant azotées amygdaline), sulfurées (sinalbine) ou phosphorées.

On les subdivise, selon leurs hydrates de carbone et selon leurs produits de décomposition ou d'hydrolyse, en plusieurs grands groupes dont la terminologie varie selon les auteurs, c'est-à-dire en a) **rhamnosaccharides** avec les *rhamnoïdes* tels que la quercitrine, la franguline, qui renferment du rhamnose ; les *rhamnoglucosides*, tels que l'hespéridine, qui contient outre de l'hespérétine, du glucose et du rhamnose ; les *rhamnogalactosides* tels que la xanthorhamnine qui, hydrolysée, se décompose en xanthorhamnétine, en galactose et en rhamnose ; les *rhamnomanosides*, tels que la strophantine, qui se décompose en strophantidine, en rhamnose et en mannose ; b) **saponines glucosidiques** ; c) en **glucosides à benzophénol**, tels que l'arbutine, l'iridine, la naringine ; d) en **glucosides à alcools**, tels que la salicine, la coniférine ; e) en **glucosides à aldéhydes**, tels que l'amygdaline ; f) en **glucosides à acides**, tels que la convolvuline, la jalapine ; i) en **glucosides à éthers**, tels que la gaulthérine ; j) en **glucosides sulfurés**, tels que la sinigrine, la sinalbine ; k) en **glucosides à tanins**, etc., etc.

On les prépare généralement en épuisant les végétaux à analyser, en présence d'une trace de carbonate de chaux, par de l'alcool bouillant, dont la solution filtrée, refroidie, est précipitée par addition d'acétate neutre de plomb, puis par de l'hydrogène sulfuré, pour la soumettre, après l'avoir concentrée dans le vide, à la cristallisation spontanée ; son résidu devant être parfois recristallisé dans de l'éther acétique, toujours additionné d'une trace de carbonate de chaux, afin de prévenir toute hydrolyse due à la présence d'acides.

Ils se présentent généralement sous la forme d'une poudre cristalline, blanche ou légèrement jaunâtre, inodore, à saveur parfois amère, à réaction neutre, insoluble dans l'éther, le chloroforme, le benzène, le sulfure de carbone, mais très soluble dans l'eau, l'alcool dilué, l'éther acétique bouillant, dont les solutions ne réduisent pas à froid la liqueur de Fehling, qu'elles précipitent à chaud, après s'être en partie décomposées. Elles ne réduisent pas non plus à froid le nitrate d'argent.

On parvient à les déceler dans les végétaux, en les faisant macérer un ou plusieurs jours dans l'eau maintenue à une température de 30° à 35°, mais toujours additionnée d'une trace de thymol, dont la solution déféquée de ses matières tannantes ou albuminoïdes, par addition d'acétate neutre de plomb puis par celle d'hydrogène sulfuré, est examinée au polarimètre ; on peut remplacer l'eau dans ce cas par de l'alcool bouillant, additionné de carbonate de chaux, quitte à distiller celui-là et à reprendre son résidu par de l'eau, de manière à parfaire pour 1 kilogramme de substance à analyser un litre de liquide. Cette solution peut être traitée pendant 24 ou 48 heures, à une température variant entre 30° et 40°, par de l'invertine, qui décompose le sucre de canne, comme nous le savons, en glucose et en lévulose, sans attaquer le glucoside renfermé dans ce liquide ; le pouvoir polarimétrique de cette solution nous permettant de doser exactement la quantité de sucre de canne ainsi interverti. Cette solution, chauffée en présence de carbonate de chaux, afin de tuer l'invertine, est alors abandonnée au repos en présence d'émulsine et de carbonate de chaux à une température ne dépassant pas 40°, afin de déceler, grâce à l'examen au polarimètre, pendant plusieurs jours de suite, quelle est la quantité de glucose mise en liberté.

Afin de calculer la quantité de glucose q mise en liberté par rapport à son glucoside, dont le poids moléculaire est m, g étant le poids du glucose fourni par une molécule de ce glucoside, et x la quantité de glucoside dissoute dans de l'eau, dont la solution est examinée dans un tube de 20 centimètres de long, nous devons établir l'équation suivante :

$$q = \frac{g \times x}{m}.$$

Il faut en outre faire intervenir le pouvoir rotatoire R du glucoside, celui du glucose étant $\alpha = +\,52°5$, d'où

$$\alpha = \frac{2Rx}{100}.$$

Cette solution pouvant parfois provoquer en retour une rotation polarimétrique lévogyre ou dextrogyre, il est nécessaire de calculer

$$\alpha' = \frac{2 \times 52,5 \times q}{100}.$$

En combinant ces deux équations, nous arrivons à la formule suivante, qui permet de calculer le pour cent en sucre mis en liberté par un glucoside, car :

$$q = \frac{100 \times g}{2R\ m + 105\,g}.$$

Bourquelot et ses élèves Hérissey et Bridel, pour ne mentionner que les plus illustres, s'étant adonné à l'étude de ces substances, est parvenu à les préparer synthétiquement, tout en faisant observer que la glucosidase β de l'émulsine exerce même une action hydrolysante en solution acétonique ; mais que celle de l'invertine est détruite dans les liquides renfermant 35 p. 100 d'alcool. Il fait en outre observer que le pouvoir synthétique de l'émulsine croît en proportion directe avec la quantité de ce ferment utilisée et avec une élévation de température, à condition que celle-ci soit toujours modérée ; voici brièvement la méthode opératoire utilisée par lui pour parfaire synthétiquement un glucoside tel que la salicine. Abandonnez 300 grammes d'eau renfermant par 100 centimètres cubes de liquide 2 grammes de glucose, 25 grammes de saligénine, 3 grammes d'émulsine et une trace d'acétone (afin d'éviter toute fermentation pouvant détruire le glucoside que l'on désire obtenir), et ceci pendant plusieurs jours, à une température de 15° à 20° tout en prenant soin d'agiter ce mélange de temps à autre et de l'examiner quant à sa déviation polarimétrique. Celle-ci ayant passé de + 2° à + 46°, filtrez la solution ainsi obtenue, que vous soumettez à la distillation fractionnée, quitte à reprendre son résidu par une quantité d'eau déterminée, que vous agitez avec de l'éther, afin de la priver de sa saligénine non combinée. Soumettez cette solution aqueuse, en présence de levure de bière haute, à la fermentation alcoolique, afin de détruire toute trace de glucose non combinée, puis portez-la à l'ébullition, en présence d'une trace de carbonate de chaux, pour l'évaporer à sec sous pression réduite et reprendre son résidu par de l'alcool additionné d'une trace d'éther et d'eau ; cette solution étant soumise à la cristallisation spontanée ; le glucoside ainsi formé, cristallise sous la forme de fines aiguilles incolores, inodores, amères, fusibles à 120°, très hygroscopiques, qui, se colorant en violet en solutions aqueuses par addition de perchlorure de fer, sont reconnues comme identiques à celles que livre la salicine.

Mentionnons parmi les glucosides se rencontrant dans la solution obtenue, lors de l'analyse des végétaux, l'amygdaline, la prulaurasine, la sambunigrine, la linamarine, l'helléborine, la sinigrine, la sinalbine, l'hespéridine, la rutine, la colocynthine, l'apiine, l'arbutine, la salicine, la strophantine, la digitaline, etc., etc., dont la description de chacune d'entre elles a été entreprise en détail, lors de l'étude des drogues qui les livrent. Il en est de même pour les substances ci-dessous décrites.

Ces divers glucosides, soumis en présence d'eau à l'action des ferments hydrolysants, se décomposent, comme en présence d'acides minéraux dilués, en glucose, en rhamnose et en leurs constituants chimiques, qui servent à les caractériser ; aussi est-il indispensable de rappeler ici que les ferments, jouant un des rôles les plus importants de la chimie biologique, ont été étudiés avec fruit par les Chodat, les Bourquelot, les Bertrand, les Hérissey, les Aubry, etc., qui les subdivisent en plusieurs grands groupes, dont nous ne pouvons qu'esquisser les propriétés, c'est-à-dire en :

Ferments hydrolysants, avec la *sucrase ou invertine* qui décompose le sucre de canne en glucose et en lévulose, l'*amylase* qui s'attaque à l'amidon pour le transformer en glucose et en maltose, la *maltase* qui réagit sur la dextrine et sur l'amidon pour les décomposer en maltose, l'*inulase* qui hydrolyse l'inuline en glucose et la *cytase* qui s'attaque à la cellulose ;

Ferments saponificateurs, qui décomposent les huiles fixes en leurs acides gras et en glycérine, tels que l'*émulsine* :

Ferments réducteurs ou hydrolysants tels que l'émulsine, qui hydrolysent les glucosides ;

Ferments oxydants, qui possèdent les propriétés de fixer l'oxygène de l'air sur certaines substances, ce qui provoque la casse du vin, la destruction de la chlorophylle, etc., etc., mais très instables, ils peuvent en outre transformer la morphine en oxymorphine, la vanilline en dihydrovanilline, le thymol en parathymol, etc., etc. Mentionnons parmi ceux-ci la *laccase*, qui se rencontre dans le suc cellulaire du Rhus succedanea, la *tyrosinase* provenant de la russule et du suc de betteraves, la *zymase*, qui peut être obtenue à l'aide de la levure de bière, celle-là possédant les propriétés de décomposer le glucose en acide acétique et en anhydride carbonique.

c) PRINCIPES AMERS

On désigne sous cette dénomination des substances mal définies, inodores, amères au goût, généralement amorphes, parfois cristallines, peu solubles dans l'eau, très solubles dans ce dissolvant bouillant, l'alcool, l'éther, qui ne renfermant jamais d'azote, mais toujours du carbone, de l'oxygène et de l'hydrogène, sont généralement dénommées selon les drogues végétales qui les renferment ; telles l'anémonine, la picrotoxine, le cardol, la cocculine, l'arnicine, l'absinthine, l'artémisine, la tanacétine, dont les quatre dernières ne sont pas toxiques, à l'encontre des quatre premières qui sont très vénéneuses.

d) SAPONINES

Découvertes en 1715 par Hermbstadt, ces substances glucosidiques, amères, inodores (mais provoquant de violents éternuements, si on les respire), insolubles dans l'éther, le chloroforme, se dissolvent très facilement dans l'eau et dans l'alcool dilué, dont les solutions moussent très fortement, lorsqu'on les agite, ce qui les différencie de celles des glucosides proprement dits. Généralement amorphes, à l'exception de quelques-unes d'entre elles, elles se dissolvent avec une coloration violette dans l'acide sulfurique, jaune puis violette par addition de quelques gouttes d'alcool renfermant une trace d'acide sulfurique et de perchlorure de fer. Solubles dans le suc cellulaire des plantes vivantes, elles se déposent sous la forme de dépôts amorphes, lors de leur dessiccation ; mais elles se rencontrent particulièrement dans les racines et dans les rhizomes des Amarantacées, des Aracées, des Araliacées, des Berbéridacées, des Caryophyllacées, des Liliacées, des Légumineuses, des Polygalacées, des Primulacées, des Renonculacées, des Rhamnacées, des Rubiacées, des Sapindacées, des Scrofulariacées, etc., etc., voire même dans les graines et les fruits de certaines des plantes appartenant à ces familles.

On les prépare généralement en extrayant ces parties végétales, concassées, par de l'eau, dont la solution exprimée, puis concentrée dans le vide, abandonne un résidu, que l'on reprend par de l'alcool bouillant, cette solution étant précipitée par addition d'éther.

Renfermant du carbone, de l'oxygène et de l'hydrogène, mais jamais d'azote, ni de soufre, les saponines répondant généralement aux formules $C^nH^{2n-8}O^{10}$ ou $C^nH^{2n-16}O^{26}$ telles la saponine $C^{16}H^{26}O^{10}$, l'æsculine $C^{10}H^{20}O^{10'}$ l'acacine $C^{20}H^{32}O^{10'}$, l'entadine $C^{15}H^{22}O^{10'}$, la polygaline $C^{18}H^{28}O^{10'}$, la nigelline $C^{20}H^{32}O^{7'}$, la quillaine $C^{19}H^{40}O^{10}$, la gaïacine $C^{21}H^{34}O^{10}$, qui se décomposent par l'hydrolyse en glucose et en des substances amorphes, ne possédant aucune des propriétés physiologiques de celles-ci ; quoique certaines d'entre elles livrent, de par l'hydrolyse, du galactose, de l'arabinose, du sapogénol, etc., etc.

Notons que l'on parvient comme suit à séparer le glucose de l'arabinose en saponifiant premièrement la saponine, qui les renferme, par de l'acide sulfurique à 2 p. 100, il précipite d'une part la sapogénine en donnant d'autre part un filtrat qui, traité par de l'eau de baryte (afin de précipiter son excès d'acide sulfurique), concentré (celui-ci réduisant la liqueur de Fehling et les réactifs de Knapp et de Sachs), puis, traité en présence d'acétate de soude par de la phénylhydrazine, précipite une osazone fusible à 185°, constituée par celle du glucose, dont les eaux mères, traitées en présence d'acide acétique par de la bromphényl-hydrazine, déposent, après un certain temps de repos, des cristaux incolores, fusibles à 161°, constitués par de la bromphénylhydrazone d'arabinose, que l'on peut ensuite décomposer.

Elles possèdent les propriétés d'agir comme émétique, comme cardiotonique, comme vermifuge, comme pectoral et comme purgatif ; car ce sont des poisons hémolytiques, qui irritent les muqueuses stomacales, intestinales et celles des bronches ; elles peuvent, en outre, être utilisées comme émulsionnant des huiles fixes, lors de la préparation des émulsions d'huile de foie de morue ou d'huile de ricin, mais il faut les ordonner en ce cas à doses très minimes.

2) **La solution aqueuse mais acide** ainsi obtenue doit être successivement agitée :

1° Avec de l'éther de pétrole, du benzène, du chloroforme et de l'alcool amylique ;

2° En présence d'ammoniaque ou de carbonate de soude, avec de l'éther de pétrole, de l'éther, du chloroforme et de l'alcool amylique.

I. *Cette solution aqueuse mais acide agitée* : a) avec de *l'éther de pétrole*, peut lui abandonner de l'acide salicylique, de l'acide benzoïque, de la santonine, de la cubébine ; b) *avec du benzène*, de l'anémonine, outre des traces de caféine, de colchicine, d'hydrastine, de conicine, d'adénine, de geiospermine ; c) *avec du chloroforme*, de l'acide gelsémique, de l'adénine, de l'æsculine, de la buxine, de la chélidonine, de la cinchonidine, de la cinchonine, de la colchicine, de la cotarnine, de la digitaline, de la delphinoïdine, de l'helléborine, de la picrotoxine outre des traces d'hydrastine, de jervine, de péreine, de physostigmine, de quebrachine, de solanidine, de sanguinarine, de syringine, de vératrine, de théobromine, de trigonelline, etc., etc. ; dont une partie de ces substances passent en majeure partie dans ce dissolvant, si on agite ces solutions aqueuse en présence d'alcalins avec du chloroforme ; d) *dans l'alcool amylique*, de l'aloïne.

II. *Cette solution aqueuse mais additionnée d'ammoniaque ou de carbonate de soude* agitée avec : a) de *l'éther de pétrole* peut lui abandonner de l'aconitine, de l'arécoline, de la brucine, de la chairamine, de la conhydrine, de la conicine, de la delphinine, de l'émétine, de la gelsémine, de la geiospermine, de la lobéline, de la napaline, de la nicotine, de la pipérine, de la quinine, de la spartéine, de la vératrine, dont plusieurs de ces alcaloïdes peuvent être séparés les uns des autres, en soumettant le résidu de cette solution éthérée à la distillation aux vapeurs d'eau ; b) de *l'éther* qui s'empare de l'atropine, de l'apomorphine, de la cocaïne, de la codéine, de la cinchonamine, de l'éphédrine, de l'ésérine ou physostigmine, de l'hyoscyamine, de la jaborandine, de la narcotine, de la pilocarpine, de la sabadilline, de la staphysagrine, de la taxine, de la thébaïne, etc., etc. ; c) *du chloroforme*, qui dissout la berbérine, la cinchonine, la chélérythrine, la carpaïne, la cinchonidine, la morphine, la papavérine, la narcéine ; d) de *l'alcool amylique*, qui s'empare de l'arécaïdine, de la cytisine, de la curarine, de la narcéine, de la solanine, etc., etc., mais on peut aussi les séparer les unes des autres selon les méthodes indiquées dans notre *Traité de chimie pharmaceutique et toxicologique.*

ALCALOIDES

On désigne sous cette dénomination des bases végétales, riches en azote, qui se rencontrent dans la nature sous la forme de sels solubles dans le suc cellulaire vivant; ceux-ci, de par la dessiccation à laquelle on soumet généralement les parties végétales les renfermant, pour les vendre dans le droguier, pouvant s'être en partie décomposés ou avoir subi les effets de l'auto-oxydation.

On subdivise les alcaloïdes en deux grandes classes : en *alcaloïdes non oxygénés*, c'est-à-dire liquides et volatils, tels que la conicine, la spartéine, la nicotine, etc., etc., et en *alcaloïdes oxygénés*, c'est-à-dire généralement solides, cristallisables, en partie parfois solubles dans l'eau, tels que la physostigmine, la colchicine, mais généralement tout à fait insolubles dans celle-ci, mais très solubles dans la plupart des dissolvants organiques.

Se combinant avec les acides pour donner naissance à des sels généralement cristallins, solubles dans l'eau, l'alcool, mais insolubles dans l'éther, le chloroforme, le benzène, l'éther de pétrole, les alcaloïdes peuvent être préparés soit par les méthodes spéciales, décrites au cours de ce travail, soit en traitant les parties végétales pulvérisées ou concassées, qui les renferment, par de l'alcool bouillant, additionné d'acides minéraux, ou, comme je l'ai démontré (*Bulletin des Sicences pharmacologiques*, janvier 1919), à l'aide de solutions alcooliques ou aqueuses renfermant des acides oxalique, naphtalinsulfonique, acétique, tartrique ou citrique, qui n'agissent pas comme déshydratants, lorsqu'on concentre leurs solutions extractives.

Voici en quelques mots le mode opératoire à suivre : Traitez les parties végétales à extraire (environ 50 grammes) par 200 à 300 grammes d'eau additionnée de 5 grammes d'un des acides ci-dessus mentionnés, puis concentrez la solution ainsi obtenue, que vous décantez, après son complet refroidissement, de la couche oléagineuse ou résineuse qui la surnage. Agitez-la ensuite avec de l'éther de pétrole ou avec de l'éther, pour la précipiter par du carbonate ammonique ou par du carbonate de soude, voire même par de l'ammoniaque; le précipité ainsi obtenu étant repris par de l'eau acidulée, que vous reprécipitez; quitte à précipiter auparavant en présence d'acide oxalique ou d'acide tartrique, par de l'eau de chaux, l'excès de ces acides. Le précipité ainsi obtenu, pouvant être taré, peut aussi être titré en solution alcoolique à l'aide d'acide chlorhydrique décinormal, car un centimètre cube de cet acide neutralise exactement 0 gr. 01475 des alcaloïdes du grenadier, 0 gr. 00289 d'atropine, 0 gr. 0304 des alcaloïdes du quinquina, 0 gr. 00289 des alcaloïdes de la jusquiame, 0 gr. 0241 des alcaloïdes de l'ipécacuanha, 0 gr. 0285 des alcaloïdes de l'opium, 0 gr. 0364 des alcaloïdes de la noix vomique, 0 gr. 00289 des alcaloïdes de la stramoine, 0 gr. 0151 des alcaloïdes de la noix d'arec, 0 gr. 0625 des alcaloïdes de la sabadille, 0 gr. 00645 des alcaloïdes de l'aconit, 0 gr. 00127 des alcaloïdes de la ciguë, 0 gr. 00382 des alcaloïdes de l'hydrastis, etc., etc.

On parvient aussi a les doser en traitant leur solution éthérée ou chloroformique par de l'acide chlorhydrique anhydre, qui les précipite sous la forme de dépôts généralement cristallins, que l'on peut tarer, mais l'acide picrolonique, se préparant selon les réactions suivantes (*Arch. der Pharm.*, 1907, p. 117) :

$$CH^3C\!-\!CH^2 \quad \xrightarrow{HNO^3} \quad CH^3\!-\!C\!-\!C=N\!<\!^O_{ONO^2}$$

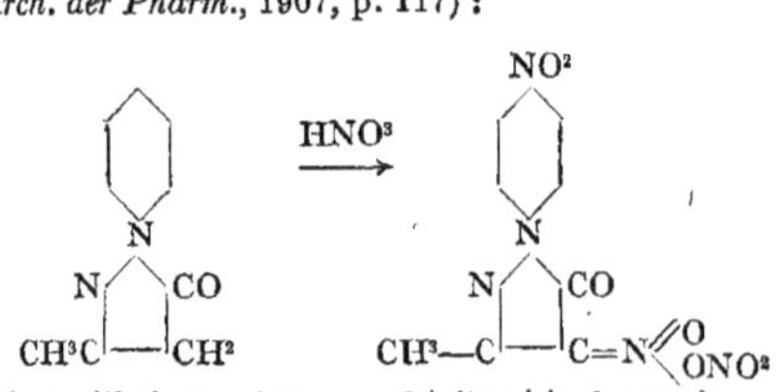

Phénylméthylpyrazolone — Trinitrophénylpyrazolone

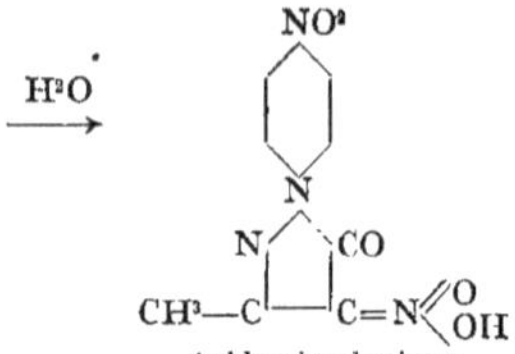

Acide picrolonique

les précipite lui aussi de leurs solutions éthérochloroformiques sous la forme de picrolonates, généralement cristallins, reconnaissables à leurs points de fusion, le picrolonate de strychnine fondant à 286°, le picrolonate de brucine à 277°, celui de l'hydrastine à 225°, celui de la pilocarpine à 203°.

Notons que le bromure de xylène peut aussi être utilisé comme réactif des alcaloïdes, car il réagit comme suit :

1° Avec les amines primaires, aliphatiques, en les transformant en des dérivés de la xylèneimine :

$$C^6H^4\!<\!^{CH^2Br}_{CH^2Br} + H^2N\!-\!R$$
$$= C^6H^4\!<\!^{CH^2}_{CH^2}\!>\!NH + 2HBr$$

2° Avec les amines aliphatiques, secondaires, en livrant des dérivés bromoammoniques cristallins, car :

$$C^6H^4\!<\!^{CH^2Br}_{CH^2Br} + HN\!<\!^R_R$$
$$= C^6H^4\!<\!^{CH^2}_{CH^2}\!>\!N\!<\!^R_R + HBr$$

3° Avec les amines aliphatiques, tertiaires, en donnant la réaction suivante :

$$C^6H^4\!<\!^{CH^2Br}_{CH^2Br} + 2N\!<\!^R_{R,R}$$

4° Avec les amines primaires aromatiques, non en ortho, en les transformant en des dérivés xyléminés :

5° Avec les amines aromatiques primaires en ortho en livrant des xylènediamines, car :

$$C^6H^4\!<\!^{CH^2Br}_{CH^2Br} + 2NH^2\!-\!R$$
$$= C^6H^4\!<\!^{CH^2\!-\!NHR}_{CH^2\!-\!NHR} + 2HBr$$

6° Avec les amines aromatiques, renfermant deux groupes aminés en ortho, en les transformant à chaud en des bromhydrates de ces amines ;

7° Avec les amines aromatiques, secondaires, en les transformant comme suit en des dérivés de la xylènediamine :

$$C^6H^4\!<\!^{CH^2Br}_{CH^2Br} + 2HN\!<\!^R_R$$
$$= C^6H^4\!<\!^{CH^2\!-\!N<^R_R}_{CH^2\!-\!N<^R_R} + 2HBr$$

8º En ne réagissant pas avec les amines aromatiques tertiaires ;

9º Avec les alcaloïdes végétaux, qui sont des bases secondaires ou tertiaires, en livrant avec les premières des dérivés ammoniques quaternaires, car :

$$C^6H^4\genfrac{<}{}{0pt}{}{CH^2Br}{CH^2Br} + N{-}R = C^6H^4 \Big< \begin{matrix} CH^2{-}N{-}R \\ | \\ Br \\ CH^2Br \end{matrix}$$

il faut en excepter la conicine, qui provoque alors un fort dégagement d'acide bromhydrique, car :

$$C^6H^4\genfrac{<}{}{0pt}{}{CH^2Br}{CH^2Br} + HN{-}C^8H^{16}$$

$$= HBr + C^6H^4\genfrac{<}{}{0pt}{}{CH^2}{CH^2}\!\!\Big>N{-}C^8H^{16}$$
$$Br$$

Il n'en est pas de même de l'atropine qui livre alors une masse cristalline, blanche, fusible à 145º, de formule :

$$C^6H^4\genfrac{<}{}{0pt}{}{CH^2Br{-}C^{17}H^{23}NO^3}{CH^2Br{-}C^{17}H^{23}NO^3}$$

dont l'aurate fond à 78º, la tropine livrant alors une masse cristalline, fusible à 230º, dont l'acétate fond à 228º. La strychnine, traitée par ce réactif, livre une masse cristalline, fondant à 270º, de formule

$$C^6H^4\genfrac{<}{}{0pt}{}{CH^2{-}Br{-}C^{21}H^{22}N^2O^2}{CH^3{-}Br{-}C^{21}H^{22}N^2O^2}$$

à l'encontre de celle obtenue avec la brucine, qui fond à 229º; la narcotine livrant une masse cristalline fusible à 160º si on la traite par ce réactif, à l'encontre de la papavérine qui, traitée de cette manière, donne une masse cristalline, blanche, fusible à 207º, de formule

$$C^6H^4\genfrac{<}{}{0pt}{}{CH^2Br{-}C^{20}H^{21}NO^4}{CH^2Br{-}C^{20}H^{21}NO^4}$$

Il faut aussi en excepter la nicotine qui, traitée par ce réactif, livre un dérivé cristallin, fusible à 158º, de formule

$$C^6H^4\genfrac{<}{}{0pt}{}{CH^2Br}{CH^2Br}\!\!\Big>C^{10}H^{14}N^2$$

Nous ne pouvons entreprendre ici l'étude détaillée de chacun des dérivés provenant des bases végétales traitées de cette manière.

Les bases végétales se différencient les unes des autres de par leurs réactions spécifiques, de par leurs points de fusion, de par leur solubilité dans les divers dissolvants organiques, mais elles donnent des précipités cristallins, si on les traite, en présence d'acide chlorhydrique, par du chlorure de platine ou par du chlorure d'or.

L'iodure potassique ioduré ou réactif de Bouchardat, se préparant en dissolvant 6 grammes d'iodure potassique et 5 grammes d'iode dans 100 grammes d'eau, les précipite tous, à l'exception de la théobromine et de la solanine, il en est de même du *bichromate potassique* ou dissolution de 1 gramme de bichromate potassique dans 10 grammes d'eau, exception faite pour la caféine et la solanine.

Une *solution aqueuse de tanin* à 1/9 précipite toutes les solutions des sels d'alcaloïdes, mais ces précipités sont tous solubles dans l'acide acétique, excepté toutefois le tannate de strychnine.

L'acide picrique, dissous à raison de 1 gramme dans 100 grammes d'eau, précipite tous les alcaloïdes de leurs solutions acidulées, sous la forme de dépôts cristallins, exception faite pour la caféine, la conicine, la pseudo-

morphine, la morphine, la solanine et la théobromine.

Le *réactif de Meyer ou d'iodure mercuripotassique*, se préparant en dissolvant 49 gr. 8 d'iodure potassique et 13 gr. 546 de chlorure mercurique dans 1.000 grammes d'eau, précipite les alcaloïdes suivants : aconitine, atropine, brucine, cinchonine, conicine, morphine, narcotine, nicotine, quinidine, physostigmine, quinine, strychnine et vératrine sous la forme de dépôts cristallins.

Le *réactif de Marmé ou d'iodure cadmico-potassique*, se préparant en dissolvant 20 grammes d'iodure potassique et 10 grammes d'iodure de cadmium dans 70 grammes d'eau, précipite tous les alcaloïdes de leurs solutions acides, sous la forme de dépôts blancs, cristallins, à condition que leur teneur en acide ne soit pas trop élevée, cas contraire la colchicine, la théobromine et la solanine ne sont pas précipitées.

Le *réactif de Dragendorff ou d'iodure bismuthico-potassique*, se préparant en dissolvant à chaud 10 grammes d'iodure bismuthique et 20 grammes d'iodure potassique dans 70 grammes d'eau, précipite tous les alcaloïdes de leurs solutions aqueuses mais acides : il en est de même de *l'acide phosphomolybdique ou du phosphomolybdate de soude* qui ne précipite pas la papavérine. Il se prépare en dissolvant 10 grammes de molybdate ammonique dans 100 grammes d'eau additionnée de 50 grammes d'acide acétique, que l'on fait digérer pendant plusieurs heures, à la chaleur du bain-marie, et que l'on additionne ensuite d'une solution concentrée de phosphate de soude, qui la précipite. Le dépôt ainsi obtenu, dissous dans de l'eau additionnée de carbonate de soude, donne une solution qui, évaporée à sec, abandonne un résidu que l'on incinère en présence de quelques gouttes d'acide nitrique et que l'on reprend par de l'eau additionnée de cet acide, dont la solution est diluée.

Le *chlorure d'or*, se préparant en dissolvant 1 gramme de chlorure aurique dans 30 grammes d'eau, précipite tous les alcaloïdes de leurs solutions aqueuses mais acides, en des dépôts *jaune citron*, quant à l'aconitine, à l'atropine, à la caféine, à la cinchonine, à la cocaïne, à l'émétine, à la morphine, à la quinine et à la quinidine; *jaunes* quant à la berbérine, à la brucine, à la codéine, à la curarine, à la narcotine, à la pipérine et à la strychnine : *jaune blanchâtre*, quant à l'hyoscyamine ; *bleu rougeâtre* quant à la physostigmine et *rouge brunâtre* quant à la thébaïne. Notons toutefois que ce réactif ne précipite pas la codéine et la solanine, ni les solutions diluées de conicine et de nicotine.

Le *chlorure de platine*, se préparant en dissolvant 1 gramme de chlorure de platine dans 30 grammes d'eau, précipite de leurs solutions aqueuses mais acides la berbérine, la cinchonine, la narcotine et la pipérine, en des dépôts *jaunes, amorphes*; la brucine et la narcéine en des dépôts *jaunes, cristallins*; la thébaïne en un dépôt *jaune citron* ; la delphinine en un dépôt *jaune grisâtre* ; la caféine en un dépôt *blanc, cristallin*, la cocaïne en un dépôt *blanc jaunâtre* ; la nicotine, la papavérine et la quinine en des dépôts blancs. Ne précipitant pas la physostigmine et la solanine, il ne faut l'utiliser qu'en présence de solutions concentrées de vératrine, d'aconitine, d'atropine, de codéine, d'hyoscyamine, de narcotine, si l'on désire précipiter ces alcaloïdes.

Le *chlorure de zinc*, se préparant en dissolvant 1 gramme de chlorure de zinc dans 30 grammes d'acide chlorhydrique, additionné de 30 grammes d'eau, est aussi utilisé comme réactif des alcaloïdes, à condition de verser quelques gouttes de ce liquide dans les solutions aqueuses mais acides des bases végétales, que l'on évapore à sec à la chaleur du bain-marie ; afin d'obtenir un résidu *jaune sale* en présence d'aconitine ou de brucine ; *jaune* en présence de berbérine ou de thébaïne ; *rouge rosé* en présence de strychnine ; *rouge carmin* en présence de cubébine ; *rouge brunâtre* en présence de delphinine ; *rouge* en présence de vératrine ; *vert* en présence de narcéine ou de quinine ; l'atropine, la caféine, la chélidonine, la cinchonine, la codéine, la morphine, la narcotine n'abandonnant pas de résidus caractérisés par une coloration spéciale.

Le *réactif d'Erdmann*, constitué par une dissolution de 20 centimètres cubes d'acide sulfurique dans 100 grammes d'eau, additionnée de quelques gouttes d'acide nitrique, est aussi utilisé pour différencier la présence des alcaloïdes ; il en est de même des réactifs suivants : *Réactif de Froehde*, qui se prépare en dissolvant 0 gr. 01 de molybdate de soude dans 10 centimètres cubes d'acide sulfurique concentré ; *Réactif de Grunzbourg*, qui est constitué par une dissolution de 1 gramme de phloroglucine et de 1 gramme de vanilline dans 30 grammes d'acide chlorhydrique.

L'acide phosphowolframique ou *réactif de Scheibler*, se préparant en dissolvant 1 gramme de wolframate de soude dans 10 grammes d'eau additionnée d'acide phosphorique, précipite tous les alcaloïdes en des dépôts jaunes, cristallins, de leurs solutions aqueuses mais acides.

Le réactif de Kraut, se préparant en dissolvant 80 grammes de nitrate bismuthique dans 200 grammes d'acide nitrique à 1,18 que l'on additionne de 270 grammes d'iodure potassique dissous dans de l'eau de manière à parfaire un litre de liquide, précipite lui aussi tous les alcaloïdes de leurs solutions aqueuses mais acides. Il en est de même du *réactif de Grandjean*, qui n'est en réalité que des vapeurs de brome, que l'on fait réagir sur les sulfates d'alcaloïdes. Le *réactif de Marquis* se prépare en dissolvant 3 gouttes d'aldéhyde formique à 40 p. 100 dans 3 centimètres cubes d'acide sulfurique; le *réactif de Denigès* s'obtient en dissolvant 5 grammes d'oxyde jaune de mercure dans 20 centimètres cubes d'acide sulfurique concentré, additionné de 100 centimètres cubes d'eau.

Le *cyanure platinopotassique* précipite par contre la morphine et la strychnine en des dépôts bleus de leurs solutions, la quinine en un dépôt blanc ; la solution aqueuse de *nitrate d'argent* est en outre réduite à froid par la conicine, l'apomorphine, la brucine, la codéine, la colchicine, la curarine, l'émétine, la morphine et par la vératrine ; les autres alcaloïdes la réduisant à la chaleur.

Le *réactif de Luchini* n'est en réalité qu'une dissolution saturée à chaud de bichromate de potasse dans de l'acide sulfurique concentré ; à l'encontre du *réactif de Flückiger* qui est une dissolution de 0 gr. 02 de bichromate potassique dans 10 centimètres cubes d'acide sulfurique additionné de 10 centimètres cubes d'eau.

Une dissolution d'*aldéhyde paraamidobenzylique dans de l'acide sulfurique* dilué, dissout avec une coloration *rouge violacé* les alcaloïdes des solanées, *rouge clair*, la codéine et la morphine, *verte* la physostigmine et la vératrine, *rouge brunâtre* la quinine, *rouge* la papavérine et la narcotine.

L'*acide sulfurique* additionné de 1 p. 100 d'*acide titanique* dissout avec une coloration *rouge ou rose* la codéine, la curarine, la nicotine, l'hydrastine et la vératrine ; *violette* l'aspidospermine, l'héroïne, la morphine et la papavérine ; *verte* l'ergotinine et la berbérine ; *jaune* l'ésérine, la quinine, la strychnine, la cinchonamine, la narcéine et la quinine ; mais *sans coloration spéciale*, l'aconitine, la brucine, l'atropine, la caféine, la cantharidine, la cinchonine, la cocaïne, la spartéine et la pilocarpine.

Un gramme de *chloral* dissous dans 15 grammes d'acide sulfurique, dissout avec une coloration *jaune* l'atropine et la strychnine ; *verte* l'apomorphine, la codéine, la morphine (celle-ci se colorant en rouge par addition de carbonate de soude) ; *verte*, puis *rouge* et *violette* la narcotine ; *violette*, puis *rouge* à la chaleur la papavérine ; *rouge* la solanine, la vératrine et la thébaïne, à l'encontre d'une solution de *bromal* dans de l'acide sulfurique chaud, qui dissout avec une coloration *jaune* l'atropine, la strychnine ; *vert bleuté* l'apomorphine ; *verte* la codéine, la morphine et la narcotine ; *rouge* la narcéine, la vératrine et la thébaïne, etc., etc.

En se basant sur les savantes recherches de M. le professeur Guignard, on parvient aussi à déterminer microchimiquement la présence des alcaloïdes, voire même à les doser qualitativement, car les substances à analyser déposées sur un porte-objet, puis mises en présence d'une goutte d'eau avec certains réactifs, se colorent différemment tout en déposant des sels parfois cristallins, mais nous ne pouvons entreprendre cette étude si intéressante dans le cadre de cette introduction.

3) **La solution aqueuse mais alcaline** ainsi obtenue peut renfermer des dérivés anthraquinoniques, dont on détermine généralement la présence dans un végétal, en l'extrayant, en présence d'ammoniaque, par de l'eau, que l'on agite avec du benzène ou avec de l'éther, dont les solutions, soumises à la distillation fractionnée, abandonnent des résidus possédant toutes les réactions spécifiques décrites lors de l'étude de l'émodine, de l'acide chrysophanique, de la franguline, de la purpuroxanthine ou de l'alizarine.

4) **La solution éthérée**, ainsi obtenue, peut renfermer une partie des résènes ci-dessus décrites ou des matières résineuses ; il en est de même de la soution alcoolique.

IV. — EXTRACTION PAR DE L'EAU

Les parties végétales à analyser, ainsi extraites par de l'éther de pétrole, par de l'éther et par de l'alcool, sont alors macérées pendant 48 heures, entre 35° et 45°, avec de l'eau, dont la solution exprimée, évaporée sous pression réduite, abandonne un résidu, pouvant être constitué par des mucilages, par des sels organiques ou inorganiques, par des matières pectiques, par de l'inuline, ou par des albuminoïdes et par des hydrates de carbone.

a) MUCILAGES

On désigne sous cette dénomination des hydrates de carbone, dont les solutions aqueuses sont précipitées par addition d'alcool en des dépôts amorphes, floconneux qui, hydrolysés, se décomposent en pentoses et en glucose.

Leurs solutions aqueuses ne réduisant pas la liqueur de Fehling (dont elles contrarient la précipitation en présence de sucre), sont généralement épaisses, mucilagineuses, neutres, optiquement parlant actives. Oxydés par de l'acide nitrique, les mucilages livrent généralement de l'acide mucique, preuve évidente qu'ils renferment du galactane; aussi doivent-ils être étudiés comme suit : a) quant à leur pour cent en eau ; b) quant à leur teneur en ferments, que l'on décèle en additionnant leurs solutions aqueuses, en présence de teinture de gaïac, d'eau oxygénée ; c) quant à la présence du sucre. On chauffe à cet effet, sous pression réduite à 110° pendant 3 heures de temps, 1 gramme de mucilage avec 50 grammes d'acide sulfurique à 3 p. 100, puis on examine au polarimètre le liquide ainsi obtenu, que l'on peut aussi titrer à l'aide de la liqueur de Fehling ; d) quant à leur pour cent en galactane, c'est-à-dire en oxydant le mucilage à analyser par de l'acide nitrique, puis en pesant l'acide mucique ainsi obtenu ; e) quant à leur teneur en pentosanes, que l'on décèle comme suit : Soumettez 0 gr. 4 de la matière mucilagineuse à analyser, en présence de 200 grammes d'acide chlorhydrique, à la distillation fractionnée, puis traitez ce distillatum de la phloroglucine dissoute dans cet acide, qui précipite, en présence de pentose, un dépôt que l'on peut tarer, car 0 gr. 1627 de ce précipité correspond à 0 gr. 1695 de pentose ; f) quant à leur teneur en arabinose : traitez à cet effet le mucilage à analyser pendant 3 heures de temps et à une température de 110° par de l'acide sulfurique à 3 p. 100, dont la solution, neutralisée par du carbonate barytique, est précipitée par addition d'alcool ; soumettez ensuite cette solution alcoolique à la distillation fractionnée, pour reprendre son résidu par de l'eau, dont la solution est précipitée par addition de phénylhydrazine ou par celle de benzoylphénylhydrazine.

b) MATIÈRES PECTIQUES

Ces hydrates de carbone, de composition mal définie, solubles dans l'eau, donnent, soumis à l'hydrolyse, de l'arabinose, du galactose et du xylose, mais oxydés par de l'acide nitrique, ils ne livrent pas de l'acide mucique, ce qui les différencie des gommes proprement dites. Mentionnons parmi celles-ci la pectine, la parapectine et l'acide pectosique.

c) HYDRATES DE CARBONE

Se formant dans presque tous les végétaux, aux dépens de l'oxygène et de l'oxyde de carbone ou de l'anhydride carbonique de l'air, que la chlorophylle transforme, en présence d'eau, en aldéhyde formique, qui se polymérise, les hydrates de carbone, dont on ne connait pas encore exactement le processus de formation, sont toujours solubles dans le suc cellulaire des végétaux, mais peu solubles dans l'alcool ; ils sont tous insolubles dans l'éther, le chloroforme, l'éther de pétrole, le benzène, en un mot dans tous les dissolvants organiques. Ils se préparent de manière différente selon la nature de leurs sucres, comme nous le verrons au cours de ce travail, mais soumis à l'action de la chaleur, ils charbonnent en dégageant de l'anhydride carbonique.

On les subdivise en *monosaccharides*, avec les dioses, les trioses, les tétroses, les pentoses (xylose et arabinose), les hexoses, dont les principales aldoses sont le glucose, la mannose et le galactose, puis en *disaccharides* avec la saccharose, le lactose, le maltose, et en *polysaccharides*

avec l'amidon, le mélitose et la stachyose, dont la plupart sont décrits au cours de ce travail; aussi ne nous y arrêterons-nous que très succinctement.

Les monosaccharides se différencient, comme nous le savons, en aldoses et en cétoses qui, elles-mêmes, réagissent en se colorant en rouge, quant aux premières, par addition de rosaniline bisulfitée ne renfermant pas un léger excès de SO^2, à l'encontre des cétoses, qui ne donnent pas cette réaction; celles-ci ne se transforment pas en des oxyacides, si on les chauffe entre 60 et 70° avec de l'eau de brome ne renfermant pas d'acide bromhydrique, à l'encontre des aldoses qui, donnant cette réaction, se colorent alors en vert par addition de perchlorure de fer.

La diphénylméthane diméthyldihydrazine ne précipite, pour ainsi dire pas, les cétoses, mais facilement les aldoses, telles qu'arabinose, rhamnose, galactose, mannose, et peu le glucose et le xylose; il en est de même de la parabrombenzylhydrazine ou de la naphtobenzylamine.

Ces hydrates de carbone donnent des phénylhydrazones, des bromphénylhydrazones fusibles à :

	Phénylhydrazone	Bromphénylhydrazone	Benzylphénylhydrazone	Naphtylhydrazone	Diphénylhydrazone	Méthylphénylhydrazone	Diphénylméthane diméthyldihydrazone	Benzylosazone	Bromphénylosazone	Nitrophénylosazone	Méthylphénylosazone
Arabinose	151°	160°	170°	176°	206°	162°	180°	160°	196°	—	—
Maltose	130°	—	—	—	—	—	—	206°	—	—	—
Glucose	144°	165°	165°	178°	161°	134°	—	205°	224°	257°	—
Rhamnose	159°	167°	—121°	170°	134°	124°	163°	180°	—	208°	—
Mannose	198°	209°	165°	186°	155°	173°	179°	206°	—	—	—
Fukose	173°	182°	—	—	—	—	—	177°	—	—	—
Galactose	161°	168°	157°	190°	157°	191°	185°	193°	—	—	—
Rhodéose	—	189°	179°	—	199°	181°	—	176°	—	—	—
Lactose	—	—	128°	203°	—	—	—	200°	—	258°	—
Fructose	—	—	—	162°	—	—	—	213°	—	176°	159°
Xylose	Tr. soluble dans l'eau	128°	99°	123°	128°	104°	—	170°	208°	—	—

Mentionnons parmi leurs dioses l'*aldéhyde glycolique*, $CH^2OH—COH$, prismes douceâtres, fusibles à 96°, solubles dans l'eau, l'alcool bouillant, qui, réduisant la liqueur de Fehling, livrent une fois oxydés par de l'eau de brome, de l'acide glucolique et de l'acide oxalique, leur phénylosazone fondant à 169°, leur paranitrophénylosazone à 311°. Les trioses sont constitués par le glycérose et par la dioxyacétone.

Le *glycérose*, $CH^2(OH)—CH(OH)—COH$, se présente sous la forme d'une poudre cristalline, blanche, fusible à 138°, soluble dans l'eau, peu soluble dans l'alcool, insoluble dans l'éther, dont la phénylosazone fond à 132°, la paranitrophénylosazone à 315°.

La *dioxyacétone*, $CH^2OH—CO—CH^2OH$, se présente sous la forme d'une poudre douceâtre, cristalline, blanche, fusible entre 68 et 75°, très soluble dans l'eau et dans l'alcool, dont l'oxime fond à 84°, la méthylphénylosazone à 127°.

Les tétroses comprennent l'érythrose (phénylosazone fusible à 167°), la digitoxose (dont l'oxime fond à 102°) et l'apiose (dont la phénylosazone fond à 156°, la bromphénylosazone à 210°), décrits au cours de ce travail, à l'encontre des pentoses qui comprennent l'arabinose, le xylose, le rhamnose et les méthylpentoses, telles que la fucose, la chinovose et la rhodéose, dont nous ne ferons qu'une description sommaire, car ces hydrates de carbone, non fermentescibles par la levure de bière, se transforment en acide lévulique, si on les chauffe avec de l'acide sulfurique dilué ; mais traités, en solutions aqueuses, par de l'acide chlorhydrique additionné de phloroglucine, ils se précipitent en un dépôt rouge. Soumis en présence d'acide chlorhydrique à la distillation sèche, ils livrent du furfurol, mais chauffés, en présence de 1 gr. 5 d'orcine dissoute dans 50 centimètres cubes d'acide chlorhydrique, avec de l'eau, ils se colorent successivement en rouge, puis en bleu violacé, pour déposer ensuite un précipité vert bleuté. Chauffés à l'ébullition en présence de quelques gouttes d'un mélange d'aniline et d'acide acétique glacial, ils se colorent en rouge, en livrant de la furfuronaline.

$$\begin{matrix} COH \\ | \\ H—C—OH \\ | \\ OH—C—H \\ | \\ OH—C—H \\ | \\ CH^2OH \end{matrix}$$

L'*arabinose*, représenté par la formule ci-dessus, se présente sous la forme de prismes incolores, fusibles à 160°, très solubles dans l'eau et dans l'alcool dilué, insolubles dans l'éther, le chloroforme, qui donnent une phénylhydrazone fusible à 151°. On la sépare du galactose en traitant sa solution aqueuse par de la benzylhydrazine, qui précipite un dépôt cristallin d'arabinose; celle-ci se précipitant aussi en présence de xylose par addition d'une solution alcoolique de benzylphénylhydrazine (sa phénylosazone fondant à 201°).

Le *xylose*, $C^5H^{10}O^5$,

$$\begin{array}{c} COH \\ | \\ H-C-OH \\ | \\ HO-C-H \\ | \\ H-C-OH \\ | \\ CH^2OH \end{array}$$

, se rencontrant particulièrement dans les produits d'hydrolyse des mucilages, se présente sous la forme d'aiguilles incolores, fusibles à 140°, solubles dans l'eau, l'alcool dilué, dont les solutions aqueuses possèdent un pouvoir rotatoire, dextrogyre, de + 18°,97, sa phénylosazone fondant à 154°.

Oxydé en présence de carbonate de cadmium par du brome, il donne un filtrat qui, concentré, dépose des cristaux d'acide xylénique, dont le sel de brucine fond à 173°, le sel de cinchonine à 180°. On peut le séparer de l'arabinose en traitant sa solution aqueuse par de la β naphtylhydrazine qui dépose premièrement des cristaux de naphtylhydrazone d'arabinose, à l'encontre de ceux du xylose, qui se déposant très lentement peuvent être recristallisés dans du chloroforme.

Méthylpentoses. — Ces hydrates de carbone, soumis en présence d'acide chlorhydrique à la distillation sèche, livrent du méthylfurfurol, qui, oxydé par de l'oxyde d'argent, se transforme en acide méthylpyrocatéchique fusible à 109°; cette aldéhyde livre une nitrophénylhydrazone fusible à 130° et une phénylhydrazone fusible à 148°.

Le *rhamnose*, $C^6H^{12}O^5$,

$$\begin{array}{c} COH \\ | \\ HC-OH \\ | \\ H-C-OH \\ | \\ HO-C-H \\ | \\ CHOH \\ | \\ CH^3 \end{array}$$

, se présente sous la forme d'une poudre cristalline, blanche, fusible à 94°, soluble dans l'eau et dans l'alcool, dont les solutions aqueuses possèdent un pouvoir rotatoire, dextrogyre, de + 8,3°. On peut le séparer du glucose et du xylose en traitant sa solution aqueuse par de la diphénylméthane-diméthylhydrazine, puis du galactose en évaporant cette solution aqueuse sous la forme d'un sirop, que l'on traite par de l'alcool méthylique, puis par de l'alcool éthylique, car le rhamnose reste en solution, à l'encontre du galactose qui est insoluble dans ce dissolvant.

La fucose, $C^6H^{12}O^5$, se présente sous la forme d'aiguilles incolores, solubles dans l'eau, dont les solutions aqueuses possèdent un pouvoir rotatoire, lévogyre, de — 75°.

La rhodéose, $C^6H^{12}O^5$, se présente sous la forme d'aiguilles incolores, fusibles à 144°, solubles dans l'eau, l'alcool dilué, dont les solutions aqueuses possèdent un pouvoir rotatoire, dextrogyre, de + 75,2°.

Des hexoses. — Traités par de l'acide chlorhydrique concentré, ils ne donnent pas du furfurol se colorant en rouge par addition d'acétate d'aniline, ni du méthylfurfurol se colorant aussi en rouge par addition de ce réactif et par celle d'acide chlorhydrique, mais de l'oxyméthylfurfurol, qui se différencie comme suit de ses similaires.

	FURFUROL	MÉTHYLFURFUROL	OXYMÉTHYLFURFUROL
Phénylhydrazone..........	Aiguilles jaunes fusibles à 97°	147°	Aiguilles jaune pâle fusibles à 140°
Acétate d'aniline..........	Rouge	Jaune	Orange
Acide chlorhydrique résorciné	Précipité bleu violacé par addition d'acide acétique	Coloration rouge	Coloration rouge
Acide chlorhydrique vanillé.	—	Coloration rouge	—
P. nitrophénylhydrazone...	Cristaux rouges fusibles à 137°	Cristaux rouge pourpre fusibles à 130°	Cristaux rouge foncé fusibles à 185°

Chauffés avec de l'acide chlorhydrique résorciné, ces hydrates de carbone se colorent en rouge, mais leur oxyméthylfurfurol, ainsi formé, se transforme ensuite en acide lévulique et en acide formique, car :

$$C^6H^6O^3 + 2H^2O = C^6H^8O^3 + HCOOH.$$

On parvient à déceler leur acide lévulique en les chauffant, pendant 20 heures de temps au bain-marie, avec de l'acide chlorhydrique à 20 p. 100, puis en agitant le filtrat ainsi obtenu avec de l'éther qui, distillé, abandonne un résidu ne livrant pas de l'iodoforme, si on le chauffe avec de l'iode et de la soude caustique diluée.

Ce résidu, digéré en présence d'oxyde de zinc avec de l'eau, donne une solution qui, concentrée, puis soumise à la cristallisation spontanée, dépose des cristaux incolores de lévulinate de zinc, précipitable, sous la forme de sel d'argent, par addition de nitrate d'argent.

Du glucose ou dextrose. — Se rencontrant dans le suc cellulaire des raisins et dans celui de presque tous les fruits parvenus à leur complète maturité, le glucose peut aussi être obtenu en chauffant la saccharose ou divers glucosides avec de l'acide chlorhydrique dilué, ou en réduisant, en présence d'alcool, l'acide glucuronique par de l'amalgame de soude, voire même selon les équations suivantes en partant de l'arabinose :

$$CH^2OH-(CH-OH)^3-C\mathrel{\raise.5ex\hbox{$<$}}{\begin{smallmatrix} O \\ H \end{smallmatrix}}$$

$$\xrightarrow{+ \ KCN} CH^2OH-(CHOH)^3-C\mathrel{\raise.5ex\hbox{$<$}}{\begin{smallmatrix} OH \\ H \\ CN \end{smallmatrix}}$$

$$\xrightarrow{KOH} CH^2OH(CHOH)^4-COOH$$

$$\xrightarrow{\text{réduit}} CH^2OH(CHOH)^4C\mathrel{\raise.5ex\hbox{$<$}}{\begin{smallmatrix} O \\ H \end{smallmatrix}}$$

Il se présente sous la forme d'une poudre blanche, cristalline ou verruqueuse, inodore, à saveur amère, fusible à 86°, mais à 146, après avoir été déshydratée, insoluble dans l'éther, le chloroforme, l'éther de pétrole, le benzène, peu soluble dans l'alcool ; très soluble dans l'eau, dont les solutions possèdent un pouvoir rotatoire, dextrogyre, de + 52°,5. Chauffé pendant un certain temps à 165°, il perd de l'eau, pour se transformer en glucosane, de formule $C^6H^{10}O^5$ qui, chauffé avec des acides dilués, se régénère en glucose ; chauffé à une température plus élevée, le glucose se transformant en caramel. L'hydrogène naissant le transforme en un alcool hexavalent ou arabite dextrogyre, mais traité par de la phénylhydrazine, il donne comme suit une hydrazone servant à le caractériser, car :

$$C^6H^{12}O^6 + C^6H^5N^2H^3 = H^2O + C^6H^{12}O^5HN^2C^6H^5$$

Une dissolution de glucose dans de l'alcool méthylique, abandonnée au repos, en présence d'ammoniaque, se décompose en aminodextrose et en glucosoamine ; mais cet hydrate de carbone, soumis en présence d'eau à l'action de la levure de bière, se décompose en alcool éthylique et en anhydride carbonique, car :

$$C^6H^{12}O^6 = 2C^2H^6OH + 2CO^2$$

Les solutions aqueuses de glucose réduisent, en présence d'alcalins, les sels des métaux nobles ; mais traité par des alcalins, cet hydrate de carbone donne des solutions précipitant des alcoolats de formule $C^6H^{11}O^6Na$ par addition d'alcool. Oxydé, le glucose se transforme en acide gluconique, mais réduit, il livre de la sorbite :

$$
\begin{array}{ccccccc}
CH^2OH & & C\!\!<^O_H & & COOH & & COOH \\
| & \xleftarrow{H} & | & \xrightarrow{O} & | & \xrightarrow{O} & | \\
(CHOH)^4 & & (CHOH)^4 & & (CHOH)^4 & & (CHOH)^4 \\
| & & | & & | & & | \\
CH^2OH & & CH^2OH & & CH^2OH & & COOH \\
\text{Sorbite} & & \text{Glucose} & & \text{Acide} & & \text{Acide} \\
& & & & \text{gluconique} & & \text{saccharique}
\end{array}
$$

Soumis à l'action du ferment lactique, cette aldéhyde se transforme petit à petit en acide lactique, tout en dégageant de l'anhydride carbonique et de l'hydrogène.

Le glucose ne précipite pas seulement la liqueur de Fehling chaude, mais il décolore, en présence de carbonate de soude, une dissolution de safran ; sa solution aqueuse, additionnée avec prudence d'un centimètre cube d'acide sulfurique et d'une solution alcoolique à 10 p. 100 de β-naphtol, forme, à la ligne de contact des deux liquides, un anneau rouge violacé, mais elle colore à chaud, en présence de soude caustique, en rouge pourpre une dissolution d'indigo.

Traité en présence d'alcalins par de l'acide orthonitrophénylpropiolique, il le réduit en isatine. puis en indigo, car :

$$C^6H^4\!\!<^{C\equiv C-COOH}_{NO^2} \longrightarrow C^6H^4\!\!<^{CO}_{N}\!\!>C-OH$$

Acide nitrophénylpropiolique — Isatine

$$\longrightarrow C^6H^4\!\!<^{CO}_{NH}\!\!>C=C\!\!<^{CO}_{NH}\!\!>C^6H^4$$

Indigo

aussi la coloration de cette solution passe-t-elle successivement de l'incolore au vert, puis au bleu, dont le précipité peut être repris par du chloroforme.

On parvient à le séparer des pentoses par la fermentation alcoolique ou en le transformant en son osazone, car la pentoosazone se dissout assez facilement dans l'eau chaude à 50°. Pour le séparer de l'arabinose, il faut traiter sa solution aqueuse par de la diphénylméthanediméthylhydrazine, car le dérivé ainsi obtenu de l'arabinose se présente sous la forme d'une poudre blanche, amorphe, fusible à 180° qui, insoluble dans l'eau et dans l'alcool, passe dans l'éther. En présence de rhamnose, on traite la solution aqueuse de glucose par ce même réactif, qui pré-

cipite le premier de ces hydrates de carbone, mais non le glucose. Notons que la phénylhydrazone du rhamnose est très peu soluble dans l'eau, à l'encontre de celle du glucose. Celui-ci peut être séparé de la mannose en traitant leur solution aqueuse par de la phénylhydrazine, car l'hydrazone de la mannose est très peu soluble dans l'eau, son filtrat pouvant être précipité par la diphénylhydrazine.

La diphénylméthanediméthyldihydrazine permet aussi de séparer le glucose du galactose, celui-ci étant précipité pour ainsi dire de suite sous la forme d'un dépôt peu soluble dans l'eau.

Une solution alcoolique neutre de glucose et de pentose, traitée petit à petit par de la méthylphénylhydrazine, puis évaporée au bain-marie sous la forme d'un sirop, abandonne des cristaux de glucosométhylphénylhydrazone qui, lavés à l'aide d'alcool, donnent une solution pouvant déposer, une fois concentrée, la méthylphénylosazone du fructose ; ce procédé peut aussi être utilisé, si on emploie comme réactif une solution alcoolique de β naphtylhydrazine.

La brombenzylhydrazide, ne donnant pas d'hydrazone insoluble avec le sucre de lait, peut être utilisée pour le séparer du glucose qui, soumis à la fermentation à l'aide de ferment de bière pur, est seul transformé en alcool. La phénylosazone du maltose est très soluble dans l'eau et dans l'acétone à 50 p. 100, aussi l'utilise-t-on pour séparer cet hydrate de carbone du glucose :

$$
\textit{La mannose, } C^6H^{12}O^6,\quad
\begin{array}{c}
COH \\
| \\
HO\!-\!CH \\
| \\
HO\!-\!CH \\
| \\
H\!-\!C\!-\!OH \\
| \\
H\!-\!C\!-\!OH \\
| \\
CH^2OH
\end{array}
,\text{ se présente, com-}
$$

me nous l'avons décrit sous la manne, sous la forme de prismes douceâtres, fusibles à 132°, insolubles dans l'éther, peu solubles dans l'alcool, très solubles dans l'eau, dont la diphénylméthanediméthyldihydrazone fond à 179°. Notons que sa solution aqueuse possède un pouvoir rotatoire, dextrogyre, de + 14°,25 à l'encontre de celle du galactose, qui est de + 130°.

Ce dernier sucre peut être séparé de l'arabinose en traitant leurs phénylhydrazones par du chloroforme, qui ne dissout pas celle du galactose. On peut aussi précipiter l'arabinose d'une solution aqueuse, renfermant du galactose, en la traitant par de la diphénylhydrazine, car la méthylphénylhydrazone du galactose passe dans le filtrat. Une solution alcoolique d'arabinose, de glucose et de galactose, traitée en présence d'alcool par de la β-naphtylhydrazine, précipite après 15 heures de repos l'hydrazone du galactose, dont les eaux mères, concentrées dans le vide, sont traitées par de l'aldéhyde formique à 40 p. 100, puis extraites par de l'éther acétique. La solution ainsi obtenue, concentrée dans le vide, abandonne alors un résidu sirupeux qui, traité par une solution alcoolique de benzylphénylhydrazine, précipite la benzylphénylhydrazone d'arabinose.

Le galactose, se rencontrant rarement dans le règne végétal, s'obtient par l'hydrolyse du sucre de lait ou en chauffant le mucilage des carrageens ou des graines de pruniers avec de l'acide sulfurique. Il se présente sous la forme de prismes incolores, inodores, douceâtres, fusibles à 168°, solubles dans l'eau, très peu solubles dans l'alcool, insolubles dans l'éther, le chloroforme, le benzène, le sulfure de carbone, l'éther de pétrole. Réduisant à chaud la liqueur de Fehling, il se transforme sous l'action d'agents oxydants en acide mucique et en acide oxalique, car il possède, quant à sa formule, la constitution suivante :

$$
\begin{array}{ccc}
CH^2OH & & COOH \\
| & \rightarrow & | \\
(CHOH)^4 & & (CHOH)^4 \\
| & & | \\
COH & & COOH \\
& & \text{Acide mucique}
\end{array}
$$

la dulcite possédant la formule :

$$CH^2OH$$
$$(CHOH)^4$$
$$CH^2OH$$

La lévulose ou sucre de fruits ou fructose, se rencontre dans les produits d'hydrolyse du sucre de canne et du miel car :

$$C^{12}H^{22}O^{11} + H^2O = C^6H^{12}O^6 + C^6H^{12}O^6$$

On la prépare généralement en chauffant une solution aqueuse de sucre de canne avec de l'hydrate de chaux, qui précipite le sel calcique de la lévulose, que l'on peut ensuite décomposer par addition d'acide sulfurique. Elle se présente sous la forme d'une poudre cristalline, blanche, inodore, douceâtre, fusible à 95°, soluble dans l'eau et dans l'alcool dilué, mais insoluble dans l'alcool absolu, l'éther, le chloroforme, le benzène, l'éther de pétrole. Ses solutions aqueuses, réduisant la liqueur de Fehling, sont fermentescibles. Traitée par de l'hydrogène naissant, la lévulose se transforme en mannite et en sorbite, mais l'acide nitrique l'oxyde en acide tartrique racémique. Examinée au polarimètre, une solution aqueuse de lévulose y provoque une déviation lévogyre de — 92° à — 92°,5. On parvient à la préparer synthétiquement comme suit :

La lévulose ou fructose, traitée par une solution éthérée d'acide bromhydrique, se colore en rouge en donnant du brommèthylfurfurol de formule

Chauffée en présence d'acide chlorhydrique résorciné, elle se colore en rouge, puis elle précipite un dépôt rouge soluble dans l'alcool ; mais, chauffée en présence de chlorhydrate de diphénylamine, elle précipite un dépôt rouge, insoluble dans l'eau, très soluble dans l'alcool. 10 centimètres cubes d'une solution de ce sucre, chauffés au bain-marie, avec 10 centimètres cubes d'une solution aqueuse à 4 p. 100 de molybdate ammonique et 0 gr. 2 d'acide acétique glacial, se colorent en bleu, mais agité avec de l'acide chlorhydrique et de l'huile de sésame, ce sucre colore en rouge sa couche acide.

On parvient à séparer la lévulose du glucose, en traitant leur solution aqueuse par de l'hydrate calcique, qui précipite un dépôt de fructose calcique, celui-ci pouvant ensuite être décomposé par addition d'acide carbonique ou d'acide oxalique. On parvient à séparer cet hydrate de carbone du sucre de canne, en traitant sa solution concentrée par de l'éther additionné d'alcool, qui dissout presque quantitativement le fructose, que l'on peut précipiter ensuite sous la forme de méthylphénylosazone.

Le sorbinose, $C^6H^{12}O^6$, se présente sous la forme de cristaux rhombiques, incolores, fusibles à 154°, solubles dans l'eau, l'alcool dilué, dont les solutions aqueuses possèdent un pouvoir rotatoire, lévogyre, de — 43°,4. Non fermentescible par la levure de bière, cet hydrate de carbone, qui se différencie ainsi du fructose, livre, traité par de l'amalgame de soude, de la sorbite, et des acides tartrique, oxalique et aposorbique, si on l'oxyde par de l'acide nitrique. Sa phénylosazone fond à 164° et sa bromphénylosazone à 181°.

Des disaccharides. — Comprenant le sucre de canne, le sucre de lait, le maltose ou maltobiose, puis l'isomaltose, la gallisine, la tréhalose, la gentiobiose, cette classe des hydrates de carbone a déjà été en majeure partie traitée dans le cours de ce travail, aussi ne mentionnerons-nous que quelques-unes des caractéristiques de ces sucres.

Le sucre de canne, $C^{12}H^{22}O^{11}$, donnant des combinaisons doubles avec l'oxyde de chaux, l'oxyde de strontium ou l'oxyde de baryum, peut être séparé des autres hydrates de carbone en le transformant en ses saccharates, c'est-à-dire en le précipitant à l'aide des réactifs ci-dessus mentionnés, particulièrement à l'aide d'oxyde de strontium, que l'on verse dans une solution aqueuse à 15 p. 100 de sucre chauffée à l'ébullition. On parvient à le différencier à l'aide du polarimètre en traitant pendant 24 heures de temps sa solution aqueuse (renfermant parfois d'autres sucres optiquement actifs) à 37° par de la soude caustique décinormale, qui fait perdre aux sucres réducteurs leurs propriétés polarimétriques. On parvient à séparer le sucre de canne de l'arabinose, du glucose, de la lévulose, du galactose et du sucre de lait en traitant, à la chaleur du bain-marie, sa solution aqueuse par du bioxyde de manganèse ou par du peroxyde d'hydrogène, puis en neutralisant le filtrat ainsi obtenu par de l'acide acétique ; cette solution filtrée, traitée successivement par de l'acétate de plomb et par du charbon animal, pouvant être examinée au polarimètre.

Le *maltose ou maltobiose*, $C^{12}H^{22}O^{11} + H^2O$, étant un produit de décomposition de l'amidon, se présente sous la forme de fines aiguilles incolores, douceâtres, fusibles à près de 102°, solubles dans l'eau, l'alcool dilué, l'alcool méthylique, dont la solution aqueuse possède un pouvoir rotatoire dextrogyre. Possédant un groupe alhéhydique libre, il donne une phénylosazone fusible à 206°. Chauffé au bain-marie en présence d'ammoniaque il se colore en rouge garance, mais on peut le déceler en présence de glucose en traitant sa solution aqueuse acétique par de la phénylhydrazine, dont l'hydrazone desséchée est reprise par de l'acétone, qui ne dissout que très peu celle du glucose.

L'isomaltose, $C^{12}H^{22}O^{11} + H^2O$, se présente sous la forme d'une poudre blanche, amorphe, soluble dans l'eau et dans l'alcool dilué, dont la phénylosazone fond entre 140° et 160°, celle-ci n'étant pas décomposée par la levure de bière. Cet hydrate de carbone est aussi parfois dénommé *gallisine*, quoique la phénylosazone de celle-ci fonde à 98°.

La tréhalose, $C^{12}H^{22}O^{11}$, se présente sous la forme de prismes rhombiques, incolores, fusibles à 103°, très solubles dans l'eau, peu solubles dans l'alcool, insolubles dans l'éther, qui, fermentescibles par la levure de bière et réduisant la liqueur de Fehling, ne livrent aucune osazone.

La gentiobiose, $C^{12}H^{22}O^{11}$, se présente sous la forme d'une poudre cristalline, blanche, fusible à 194°, soluble dans l'eau, dont la solution possède un pouvoir rotatoire, dextrogyre, de + 9°,61. Hydrolysée elle livre deux molécules de glucose.

Le sucre de lait, déjà décrit, et réduisant la liqueur de Fehling, le nitrate d'argent ammoniacal, n'est pas fermentescible par la levure de bière.

Hydrolysé, il se décompose en glucose et en galactose, mais traité par de l'eau de brome il livre de l'acide lactobionique, $C^{12}H^{22}O^{12}$. Sa benzylphénylhydrazone fond à 128°, sa β-naphtylhydrazone à 203°, sa phénylosazone à 200°, sa paranitrophénylosazone à 258°, mais chauffé avec de l'ammoniaque il se colore en rouge. Chauffé, en présence d'une goutte de diphénylhydrazine, avec 2 à 3 gouttes d'acide acétique glacial, il se colore en rouge violacé, puis en rouge brunâtre.

Des trisaccharides. — Mentionnons parmi ce groupe d'hydrates de carbone, la raffinose, la mélécitose, la lactosine, la mannatrisaccharide, dont nous ne donnerons qu'une description très sommaire.

La raffinose, ou gossypose, ou mélitriose, $C^{18}H^{32}O^{16}$ + $5H^2O$, se présente sous la forme d'aiguilles ou sous celle de prismes minces, incolores, très solubles dans l'eau et dans l'alcool dilué, bouillant, dont les solutions aqueuses possèdent un pouvoir rotatoire, dextrogyre, de + 105°.

Ne réduisant pas la liqueur de Fehling, ni le nitrate d'argent ammoniacal, cet hydrate de carbone hydrolysé se décompose en fructose et en mélibiose, puis en glucose et en galactose, car

$$\underset{\text{Raffinose}}{C^{18}H^{32}O^{16}} + H^2O = \underset{\text{Fructose}}{C^6H^{12}O^6} + \underset{\text{Mélibiose}}{C^{12}H^{22}O^{11}}$$

$$\underset{\text{Mélibiose}}{C^{12}H^{22}O^{11}} + H^2O = \underset{\text{Glucose}}{C^6H^{12}O^6} + \underset{\text{Galactose}}{C^6H^{12}O^6}$$

L'invertine la décompose selon l'équation I, mais la mélibiose ainsi formée se décompose selon l'équation II sous l'influence de l'émulsine, ce qui produit donc une seconde diminution du pouvoir rotatoire, dextrogyre, de ce sucre.

Celui-ci traité en présence d'alcool méthylique se précipite par addition d'hydrate barytique, d'hydrate calcique ou d'hydrate strontique, voire même par celle d'ammoniaque et d'acétate plombique, en donnant un précipité blanc de formule $C^{18}H^{32}O^{16},3PbO$.

Donnant les réactions colorimétriques du fructose, cet hydrate de carbone peut être différencié, en présence de sucre de canne, en traitant à 38° pendant 24 heures sa solution aqueuse par de l'émulsine, puis en la titrant à l'aide de la liqueur de Fehling ou en l'examinant au polarimètre.

On peut aussi le déceler dans un extrait végétal en traitant la solution aqueuse de celui-ci par de l'hydrate de strontium chaud, qui précipite un dépôt, que l'on décompose ensuite par de l'acide carbonique, dont le filtrat concentré est précipité par de l'alcool.

La mélécitose, $C^{18}H^{32}O^{16}$ + $2H^2O$, se rencontrant dans le suc cellulaire des pins, se présente sous la forme d'aiguilles douceâtres, incolores, fusibles à 148°, solubles dans l'eau, très peu solubles dans l'alcool chaud, dont les solutions aqueuses possèdent un pouvoir rotatoire, dextrogyre, de + 83°. Hydrolysée à fond, elle livre trois molécules de glucose, mais hydrolysée en partie elle se décompose en fructose et en turanose $C^{12}H^{22}O^{11}$.

La gentianose, $C^{18}H^{32}O^{16}$, se présente sous la forme de lamelles incolores, fusibles à 210°, très solubles dans l'eau chaude, dont la solution aqueuse possède un pouvoir rotatoire, dextrogyre, de + 31°,25 à + 33°,4. Hydrolysée par de l'invertine, elle se décompose en fructose et en gentiobiose, celle-ci se décomposant ensuite en deux molécules de glucose, mais elle n'est pas décomposée par l'émulsine.

Hydrolysée par de l'acide sulfurique à 3 p. 100, elle se décompose en une molécule de fructose et en deux molécules de glucose, mais elle ne réduit pas la liqueur de Fehling.

La lactosine, $C^{18}H^{32}O^{16}$, se rencontrant dans les racines des Caryophyllacées et de la plante livrant le bois de Panama, se présente sous la forme de cristaux incolores, fusibles à 110°, solubles dans l'eau et dans l'alcool dilué, dont la solution aqueuse, possédant un pouvoir rotatoire de + 211°,7, ne réduit pas immédiatement la liqueur de Fehling. Oxydée par de l'acide nitrique, elle livre de l'acide mucique, mais sa solution alcoolique se précipite, en présence d'ammoniaque, sous la forme d'un dépôt blanc, caséeux, par addition d'acétate de plomb.

La mannatrisaccharide, $C^{18}H^{32}O^{16}$, se rencontrant dans la manne, se présente sous la forme de cristaux hygroscopiques, blancs, fusibles à 150°, très peu solubles dans l'alcool, très solubles dans l'alcool méthylique bouillant et dans l'eau, dont la solution possède un pouvoir rotatoire, dextrogyre, de + 167°. Réduisant la liqueur de Fehling, elle se décompose par l'hydrolyse en une molécule de glucose et en deux molécules de galactose.

Des tétrasaccharides. — Mentionnons parmi ces hydrates de carbone la stachyose, la verbascose et la lupéose.

La stachyose, $C^{24}H^{42}O^{21}$ + $4H^2O$, se rencontrant dans les tubercules des *Stachys*, se présente sous la forme de cubes incolores, douceâtres, fusibles à 110°, insolubles dans l'alcool absolu, très solubles dans l'alcool dilué et dans l'eau, dont la solution possède un pouvoir rotatoire, dextrogyre, de + 148°. Ne réduisant pas la liqueur de Fehling, elle est en partie décomposée par la levure de bière, mais hydrolysée par des acides minéraux dilués, elle livre une molécule de glucose, une de fructose et deux de galactose, tout en se précipitant à chaud sous la forme d'un dépôt blanc, insoluble, de ses solutions aqueuses par addition d'hydrate strontique.

La verbascose, $C^{24}H^{42}O^{21}$, se rencontrant dans les racines de *Verbascum thapsus* L., se présente sous la forme de fines aiguilles incolores, fusibles à 219°, solubles dans l'eau, l'alcool méthylique chaud et dans l'alcool dilué, bouillant. Ne réduisant pas la liqueur de Fehling, elle livre sous l'action de l'invertine du fructose, mais hydrolysée par des acides minéraux dilués, elle se décompose en fructose, en glucose et en galactose.

La lupéose, $C^{24}H^{42}O^{21}$, se rencontrant dans les graines de lupin, se présente sous la forme d'une poudre cristalline, blanche, soluble dans l'eau, dont la solution possède un pouvoir rotatoire, dextrogyre, de + 138°. Ne réduisant pas le Fehling, elle livre de l'acide mucique par addition d'acide nitrique.

Des polysaccharides. — Mentionnons parmi ces hydrates de carbone déjà décrits au cours de ce travail l'amidon, la dextrine, la lichénine, l'inuline, le glycogène, la gomme arabique, la cellulose.

L'ALBUMINE VÉGÉTALE

On la prépare généralement en traitant la farine libérée de son gluten par de l'eau additionnée d'alcalins, dont la solution, chauffée en présence d'une trace d'acide acétique, se coagule, puis en soumettant le précipité ainsi obtenu à 65° à l'action de la diastase, afin de détruire l'amidon non transformé ; ce précipité étant ensuite lavé avec de l'alcool, puis avec de l'éther, pour être desséché. On peut aussi la préparer en traitant les pois, les haricots, les fèves concassés par de l'eau additionnée d'acide acétique, dont la solution concentrée dans le vide est précipitée par addition d'un excès de cet acide. Elle se présente sous la forme d'une poudre blanche, amorphe, soluble dans l'eau, insoluble dans l'éther et dans les dissolvants organiques, dont les solutions se coagulent à la chaleur, mais celles-ci sont précipitées par addition de sel marin ; aussi peut-on préparer l'albumine végétale en traitant sa solution aqueuse par ce réactif ou par du sulfate de magnésie, quitte à soumettre ce précipité à la dialyse, afin de le libérer de ses globulines insolubles, et à concentrer dans le vide la solution ainsi obtenue, que l'on peut précipiter par addition d'acide acétique.

Jaunissant par addition du réactif de Millon, l'albumine végétale se colore en rouge sang, en présence d'acide nitreux, par addition de ce réactif, et en violet, en présence de soude caustique, par celle de sulfate de cuivre. Pouvant fixer la cochenille, le carmin, le violet d'aniline, l'albumine végétale donne des solutions aqueuses, précipitables, en présence d'acide acétique, par addition de ferrocyanure potassique, mais toujours lévogyres, elles sont en outre précipitées, à la chaleur, par addition d'acide chlorhydrique, sous la forme de petits dépôts blancs, insolubles dans l'eau. Ses solutions aqueuses se précipitent en outre par addition de phénols, de créosote ou de tanin, mais évaporées à sec, à une température ne dépassant pas 50°, elles abandonnent des résidus jaunes, insolubles dans l'éther, l'alcool, le chloroforme, très solubles dans l'eau, dont les solutions se colorent en violet par addition d'acide sulfurique et de saccharose, ou par celle de cet acide additionnée d'acide acétique glacial.

LA CASÉINE VÉGÉTALE

Se rencontrant particulièrement dans les graines des Graminées, des Rosacées, des Légumineuses et des Cucurbitacées, cette caséine se prépare en traitant premièrement leurs farines par de l'eau additionnée de 10 p. 100 de chlorure sodique, afin de les libérer de leurs globulines et de leurs albumines, puis par de l'alcool à 100° afin de dissoudre leur gliadine, et enfin par de l'eau alcaline, renfermant soit de la soude caustique très diluée, soit du carbonate ammonique, dont la solution filtrée est précipitée par addition d'acide acétique ; le précipité ainsi obtenu étant soumis à la dialyse. Elle se présente sous la forme d'une poudre blanche, amorphe, insoluble dans l'eau, l'alcool, l'éther, le chloroforme, l'éther de pétrole, le benzène, mais très soluble dans les solutions alcalines à 1 /1000 ou dans celles de carbonates et de phosphates alcalins, dont les solutions sont précipitées par addition d'acides minéraux ou organiques, ou par celle de présure. Traitée en présence d'étain par de l'acide chlorhydrique à 15 p. 100, cette caséine riche en phosphore, de par la présence de ses nucléines, se transforme en glucoprotéine, en acides glutarique et aspartique, puis en leucine, en tyrosine et en phénylamine.

GLOBULINES VÉGÉTALES

Peu connues au point de vue chimique, les globulines végétales se préparent en épuisant par pétrissage la farine de seigle, d'orge ou de blé avec une solution à 10 p. 100 de chlorure de soude, que l'on soumet ensuite à la dialyse, afin d'obtenir un précipité renfermant les globulines et une solution riche en albumine et en protéose. Ce précipité, dissous dans de l'eau additionnée de chlorure de soude, donne une solution qui, additionnée de sulfate ammonique, précipite sa globuline, que l'on purifie à l'aide de la dialyse, afin de la libérer de sa gomme et de ses sels.

Dénommées parfois *édestines*, ces globulines végétales sont constituées par une combinaison renfermant 51,08 p. 100 de carbone, 6,85 p. 100 d'hydrogène, 18,39 p. 100 d'azote, 0,69 p. 100 de soufre et 23,04 p. 100 d'oxygène.

Constituées par deux espèces de substances, dont l'une ressemble à la myosine et l'autre à la vitelline, elles renferment en outre des albumines ou de la zéine, qui est un albuminoïde végétal, insoluble dans l'eau même additionnée de sel marin, mais très soluble dans l'alcool.

L'orge, l'avoine renferment de l'avénine, qui est une substance à peu près identique à la légumine, celle-ci se transformant sous l'influence de l'acide acétique dilué en un albuminate. Le blé renferme, par contre, deux globulines, l'une soluble dans une solution de chlorure de soude à 6 p. 100, dont la solution est précipitée par addition de sulfates magnésique ou ammonique mais non par celle d'un excès de sel marin ; l'autre, coagulable à 62°, étant précipitée par addition d'un excès de ce dernier sel, à l'encontre de la phaséoline qui, soluble dans le chlorure sodique à 10 p. 100 et à 1 p. 100, est insoluble dans l'eau, l'alcool et l'éther.

LA GLUTENCASÉINE

Se préparant en épuisant le gluten par de l'alcool froid, afin de le libérer de sa gliadine, puis par de la lessive de soude à 0,1 p. 100, dont la solution est précipitée par addition d'acide acétique ; elle se présente sous la forme d'une masse élastique, à peu près identique à la fibrine, insoluble dans l'eau, l'alcool, l'éther, le chloroforme, etc., mais très soluble dans les alcalins et dans les solutions diluées d'acides acétique et tartrique. Soumise à l'hydrolyse, elle se décompose en leucine, en tyrosine, en acide glutarique et en acide aspartique.

LA LÉGUMINE

Se rencontrant dans les pois, les fèves, les lentilles, les haricots, et se préparant de la même manière que la glutencaséine, elle se présente sous la forme d'une poudre blanche, insoluble dans l'eau, l'alcool, l'éther, le chloroforme, etc., très soluble dans les solutions alcalines diluées et dans un excès d'acide acétique, voire même dans les solutions de phosphates et de carbonates alcalins. Se combinant avec ceux-ci sous la forme de léguminates solubles, elle donne, en présence d'eau de chaux, du léguminate calcique, insoluble dans l'eau ; celui-ci provoquant les incrustations calciques, qui se rencontrent chez les fruits des Légumineuses.

LA LÉVULINE $C^{12}H^{22}O^{11}$

Se rencontrant dans les tubercules d'Helianthus tuberosus, ce polysaccharide se prépare en les extrayant par de l'eau alcaline, dont la solution, traitée par de l'acétate neutre de plomb, puis par de l'hydrogène sulfuré, est concentrée en présence de magnésie calcinée, pour être ensuite précipitée par addition d'alcool. Elle se présente sous la forme d'une poudre blanche, amorphe, inodore, insoluble dans l'eau, dont les solutions neutres, inactives au point de vue polarimétrique, ne réduisent pas la liqueur de Fehling. Hydrolysée par de l'acide sulfurique, elle se décompose en mettant en liberté de la lévulose et du glucose. Chauffée pendant un certain temps avec de l'acide sulfurique, la lévuline se transforme en acide lévulique ou acide acétylpropionique.

SELS

Ces solutions aqueuses peuvent en outre renfermer des chlorures, des sulfates, des phosphates et des nitrates, outre des oxalates, des citrates, des tartrates, des lactates, des fumarates, des malates, des aconitates, des formiates, des acétates, des chélidonates, etc., etc., alcalins ou alcalino-terreux et magnésiques, puis de l'asparagine, que l'on sépare les uns des autres, selon les méthodes usuelles de la chimie analytique. Voir à cet effet notre *Traité de Chimie pharmaceutique et toxicologique*.

V. — PARTIES SOLUBLES DANS L'EAU ADDITIONNÉE DE SOUDE CAUSTIQUE OU D'AMMONIAQUE

Les parties végétales à analyser, ayant été extraites par de l'éther de pétrole, par de l'éther, par de l'alcool, par de l'eau bouillante, voire même acidulée, sont alors traitées par de l'eau alcaline, qui dissout non seulement les albumines, les caséines, les légumines ci-dessus décrites, mais aussi les phlobaphènes. Ces substances sont des composés chimiques encore mal étudiés et mal définis, provenant de la décomposition des matières tannantes ; toujours insolubles dans l'eau, l'alcool, l'éther, le benzène, elles se présentent sous la forme de poudres jaune rougeâtre ou rouge brunâtre, inodores, insipides, solubles dans les alcalins, dont les solutions sont précipitées par addition d'acides minéraux ou organiques.

VI. — PARTIES INSOLUBLES DANS TOUS LES DISSOLVANTS PRÉCITÉS

Les parties végétales à analyser ainsi extraites, comme nous l'avons vu, par tous les dissolvants précités, abandonnent des résidus insolubles, pouvant être constitués par des amidons et par de la cellulose.

Celle-ci, décrite lors de l'étude du coton hydrophile, est une substance encore mal définie dans la plupart des cas, qui, insoluble dans les dissolvants usuels, organiques ou minéraux, n'est pas attaquée à chaud par les acides minéraux dilués, ni par les alcalins, ni désagrégée par l'acide sulfurique concentré ; elle se transforme de par l'hydrolyse en glucose, mais elle se colore en bleu, en présence d'acide sulfurique, par addition d'iode ou par celle de chlorure zincique ioduré. Elle est, par contre, très soluble dans le réactif de Schweitzer et dans le chlorure de zinc, additionné d'acide chlorhydrique. On la considère comme l'anhydride interne, polymérisée, du dextrose.

RÉACTIFS USUELS

Mentionnons rapidement ceux d'entre eux, qui peuvent être utilisés au cours de ces recherches ; les chiffres entre parenthèses indiquant le pour cent en sels à dissoudre dans un nombre déterminé de grammes d'eau. Acétate basique de plomb ou extrait de Saturne, acétate de plomb 1/10, acétate de cuivre 1/10, acétate de potasse 1/4, acétone, acide acétique dilué ou glacial, acide chlorhydrique dilué ou concentré, acide chromique 1/100, acide nitrique dilué ou concentré, acide oxalique 1/10, acide phosphorique dilué ou concentré, acide picrique 1/100, acide sulfureux (préparé au fur et à mesure des besoins en faisant réagir de l'acide sulfurique sur du sulfite de soude), acide sulfurique dilué ou concentré, acide tannique 1/20, albumine de l'œuf, alcool éthylique, alcool absolu, alcool méthylique, alcool dilué, alun, ammoniaque diluée, concentrée ou alcoolique, aniline, benzène, benzène résorciné ou dissolution d'un gramme de résorcine dans 5 grammes de benzène, bicarbonate de soude, bichlorure de mercure 1/20, bichromate de potasse 1/20, bisulfite de soude 1/10, borax, brome, bromure de potasse 1/10, bromure mercurique 1/20, brucine, carbonate ammonique 1/10, carbonate potassique 1/5, chlorate de potasse 1/20, chaux vive, chloroforme, chlorure ammonique 1/10, chlorure barytique 1/20, chlorure calcique 1/20, chlorure d'étain 1/20, chlorure de platine 1/20, chlorure de soude 1/5, chlorure de zinc 1/1, chromate potassique 1/20, citrate ammonique 1/4, collodion, cyanure mercurique 1/20, cyanure potassique, diphénylamine (dissolution de 0 gr. 5 de ce produit dans 20 grammes d'eau additionnée de 100 grammes d'acide sulfurique), eau de baryte 1/20, eau de brome 1/10, eau de chaux, eau de chlore, eau iodée, empois d'amidon, éosine iodée, essence de térébenthine, étain en feuilles, éther, éther acétique, éther de pétrole, fer en poudre, ferricyanure potassique 1/20, ferrocyanure de potasse 1/10, formaldéhyde, furfurol 1/50 (solution alcoolique), gélatine 1/100, glycérine, hématoxyline 1/100, hydrate de chloral 1/20, hydrogène sulfuré, hypochlorite de chaux, hyposulfite de soude, iodure potassique 1/10, indigo (dissolution de 5 grammes de cette substance dans 5 grammes d'acide sulfurique concentré, additionné, après 48 heures de repos, de 20 grammes d'eau), lessive de potasse, lessive de soude, mélange chromique (dissolution de 3 grammes de bichromate potassique dans 4 grammes d'acide sulfurique additionné de 8 grammes d'eau), mélange magnésique ou magnésien (dissolution de 55 grammes de chlorure de magnésium et de 70 grammes de chlorure ammonique dans 350 grammes d'ammoniaque additionnée de 650 grammes d'eau), métaphénylènediamine 1/10, molybdate ammonique (dissolution de 15 grammes de ce produit dans 70 grammes d'eau additionnée de 130 grammes d'acide nitrique), nitrate d'argent 1/20, nitrate d'argent ammoniacal (dissolution de 1 gramme de nitrate d'argent dans 20 grammes d'eau additionnée jusqu'à trouble persistant et goutte à goutte d'ammoniaque), nitrate barytique 1/20, nitrate de cobalt 1/20, nitrate mercureux, nitrate mercurique, nitrite potassique 1/20, nitroprussiate de soude 1/100, orange de méthyle, oxalate ammonique, papier à l'acétate de plomb (filtrez une dissolution d'acétate de plomb puis desséchez le papier à filtrer ainsi utilisé), papier de curcuma (traitez le papier à filtrer par de la teinture de curcuma puis desséchez-le), papier de tournesol (on le prépare en imprégnant un papier à filtrer, que l'on dessèche ensuite, de la solution suivante : faites dissoudre 10 grammes de tournesol dans 5 grammes d'eau et 100 grammes d'alcool chaud, puis dans de l'eau, dont la solution saturée par de l'acide acétique, est en majeure partie évaporée, puis précipitée par de l'alcool ; le dépôt ainsi obtenu, desséché à une température aussi basse que possible, étant ensuite dissous dans de l'eau alcaline), papier rouge de tournesol (se préparant en imprégnant des bandes de papier à filtrer de la solution neutre ci-dessus décrite), perchlorure de fer 1/10, permanganate potassique 1/1000, peroxyde de plomb, phénol 1/20, phénolphtaléine alcoolique 0,1/10, phloroglucine éthérée 0,1/100, phosphate bisodique 1/20, potasse caustique 1/10, potasse caustique alcoolique 1/10, solution d'iode 1/20, solution d'iode potassique ioduré =

réactif de Bouchardat, solution d'iodure potassique amidonné (dissolution aqueuse d'amidon additionnée de 1 gramme d'iodure potassique), soude caustique 1/10, sulfate ammonique 1/10, sulfate de cuivre 1/10, sulfate ferreux 1/4, sulfate magnésique 1/10, sulfate de soude 1/10, sulfocyanure ammonique 1/20, sulfure de carbone, tartre stibié 1/20, teinture de curcuma, teinture d'iode 1/20, toluène, vanadate ammonique, vanilline, zinc en morceaux, etc., etc., outre les quelques réactifs ci-dessous mentionnés, non encore décrits.

Réactif de Bettendorff qui se prépare en saturant 5 grammes de chlorure d'étain trituré avec 1 gramme d'acide chlorhydrique par cet acide anhydre, dont la solution est filtrée.

Réactif de Kundrat, qui se prépare en dissolvant 1 gramme de vanadate ammonique dans 100 grammes d'acide sulfurique.

Réactif arsénotungstanomolybdique, qui se prépare en chauffant à l'ébullition 10 grammes de tungstate de soude et 2 grammes de molybdate de soude avec 10 grammes d'acide arsénieux et 75 grammes d'eau, quitte à compléter cette solution à 100 grammes d'eau.

Réactif de Fehling, qui se prépare en dissolvant 34 gr. 636 de sulfate de cuivre dans 500 centimètres cubes d'eau, que l'on additionne parties égales de chaque et au fur et à mesure des besoins de la dissolution suivante : 175 grammes de tartrate potassico-sodique dissous dans 350 centimètres cubes d'eau additionnée de 150 grammes de soude caustique ; 1 centimètre cube de cette liqueur correspondant à 4 mgr. 70 de sucre de canne, à 4 mgr. 75 de glucose et à 6 mgr. 75 de sucre de lait.

Réactif d'Halphen, qui est un mélange de parties égales d'alcool amylique et de sulfure de carbone renfermant 1 p. 100 de soufre.

Réactif de Laffon, qui se prépare en additionnant une solution aqueuse de perchlorure de fer d'une trace d'acide sulfurique.

Réactif de Carpène, qui est une dissolution saturée d'acétate de zinc dans de l'ammoniaque à 5 p. 100, utilisée pour précipiter les tanins.

Réactif de Guglialmelli, qui se prépare en dissolvant 25 grammes de tungstate de soude dans 200 grammes d'eau, dont la solution chauffée pendant une heure de temps à l'ébullition, en présence de 20 grammes d'acide arsénieux, est ensuite complétée à 250 centimètres cubes de liquide.

Réactif de Mandelin. C'est une dissolution de 0 gr. 5 de vanadate de soude dans 100 grammes d'acide sulfurique concentré.

Réactif de Kubel ou dissolution à 1/10 d'acétate de magnésie.

Réactif de Millon, qui se prépare en dissolvant à froid, puis à chaud, du mercure dans son poids d'acide nitrique fumant, puis en diluant ce liquide de son volume d'eau.

Réactif de Schiff ou dissolution bisulfitée de fuchsine.

Réactif de Sonnenschein ou dissolution de 0 gr. 5 d'acide cérosocérique dans 50 grammes d'acide sulfurique additionné de 1 gramme d'eau.

Réactif de Spiegler ou dissolution de 8 grammes de bichlorure de mercure dans 200 grammes d'eau additionnée de 4 grammes d'acide tartrique et de 20 grammes de glycérine.

Réactif de Nessler, qui se prépare en dissolvant 5 grammes d'iodure potassique dans 5 grammes d'eau bouillante, puis en additionnant cette solution de 2 gr. 5 de bichlorure de mercure, quitte à additionner ensuite cette solution de 50 grammes de lessive de soude et d'eau de manière à obtenir 100 centimètres cubes de liquide.

Réactif de Sachss, qui se prépare en versant une solution chaude de 2 gr. 5 d'iodure potassique et de 1 gr. 8 d'iodure mercurique dans une dissolution de 8 grammes de potasse caustique dans de l'eau que l'on additionne à 100 centimètres cubes d'eau.

Réactif de Caro ou dissolution de persulfate de soude dans de l'eau additionnée d'acide sulfurique.

Réactif des essences ou dissolution de sulfate mercurique à 10 p. 100 dans de l'acide sulfurique dilué, qui colore en rouge le citral, en jaune le citronellal, puis en violet l'acétate de géranyle, en violet foncé le linalol, en jaune le caryophyllène, en violet l'eugénol, en rose le terpinéol.

DROGUES VÉGÉTALES

I. — CRYPTOGAMES

THALLOPHYTES

Ire Classe. — ALGUES

Les Algues, ayant besoin de lumière pour assimiler leur nourriture, possèdent un thalle, pourvu de chlorophylle isolée ou associée à d'autres principes colorants, solubles dans l'eau, tels que la phycocyanine (bleue), la phycorérythrine (rouge), la phycophéine (jaune ou brune) ; ces colorants, suivant la proportion dans laquelle ils se développent, pouvant parfois complètement masquer le vert de la chlorophylle, celle-ci étant toujours localisée sur les chromoleucytes, qui produisent souvent des grains d'amidon ; les phéoleucites et les érythroleucites n'en renferment jamais. Les algues vivent dans l'eau, soutenues qu'elles y sont par leurs flotteurs, ou sur la terre, où elles s'y fixent par des crampons ou rhizoïdes. Leur thalle, très varié quant à sa forme, peut être homogène ou différencié, c'est-à-dire cloisonné ou articulé, mais il n'est jamais parcouru par des vaisseaux ou par des fibres libériennes.

Les algues se reproduisent soit par des spores exogènes ou endogènes, soit par des œufs. Leurs spores, généralement exogènes et nues, se meuvent sur l'eau à l'aide des cils vibratoires, qui disparaissent au bout d'un certain laps de temps. Elles se fixent alors sur la terre par leur extrémité antérieure, en prenant la forme d'un crampon, puis elles se revêtent d'une membrane,

Leurs œufs se forment soit par isogamie, soit par hétérogamie, et leur germination s'opère de suite (Fucacées, Floridées) ou après un certain temps de repos (Conjuguées).

DIATOMACÉES

DIATOMÉES DE MELOSIRA ARENARIA, MELOSIRA CRENULATA, SYNEDRA, SPLENDENS, CYMBELLA CUSPIDATA, NAVICULA SCULPTA.

Description botanique. — Les Diatomacées comprennent 170 genres différents vivant soit au fond des eaux douceâtres, saumâtres, ou salées, soit sur la terre humide. Leur thalle, le plus souvent cloisonné, formé de cellules qui se subdivisent dans le sens de la longueur, ne possède pas d'organes moteurs visibles, mais il s'entoure progressivement d'une membrane silicifiée, qui l'empêche de se développer à l'extérieur, tout en lui permettant de se dilater, car son enveloppe est subdivisée en deux valves emboîtées l'une dans l'autre ; celles-ci se séparant ensuite, lorsque leur contenu s'est entièrement développé et que leur noyau cellulaire s'est divisé en deux parties distinctes ; ces deux parties s'entourent à nouveau d'une carapace silicifiée, mais si ces deux cellules deviennent trop faibles pour subsister, elles se réunissent alors en une seule, pour former une auxospore. Toutes ces membranes, ainsi rejetées, sont parfois ornées de dessins très variés, qui forment alors des dépôts immenses, atteignant parfois de grandes profondeurs.

Origine géographique. — Les dépôts exploités de diatomées se rencontrent en Allemagne (à Königsberg), en Bohême, en Hongrie (à Zoresta), en Toscane (Castel del Piane), puis à Richmond aux Etats-Unis, à Oran en Algérie.

Description de la drogue. — Les valves des diatomées se présentent sous la forme d'une poudre blanche, homogène, constituée par les carapaces des variétés suivantes : *Melosira arenaria, Fragillaria, Naviculla, Pinnularia, Synedra splendens, Spithemia turgida, Campylodiscus hibernicus*, etc.. etc.

Composition chimique. — Ces carapaces sont constituées par des silicates alcalins.

Usage thérapeutique. — La poudre de diatomées, quoique non officinale, est utilisée sous le nom de *Terra Silicea praecipitata*, dans la préparation des pilules et des poudres dentifrices, puis dans l'exportation du brome, qu'elle absorbe rapidement, ceci afin d'éviter la mort par asphyxie des personnes préposées au transport de cette substance toxique. On les utilise aussi dans la technique, comme mauvais conducteur de la chaleur, particulièrement dans la construction des glacières et des chambres à air, puis dans la préparation de la dynamite.

Historique. — Elles furent utilisées de 1719 à 1733 à Wittemberg pour falsifier la farine.

PHÉOPHYCÉES

STIPITES LAMINARIÆ, LAMINAIRE, DE LAMINARIA HYPERBOREA, L., LAMINARIA DIGITATA, L., LAMINARIA CLOUSTONI, Edm.

Origine botanique. — Ces algues, appartenant au groupe des drogues dites à corizomembranine, possèdent des expansions larges, palmées, ou pseudo-feuilles, supportées par des stipes. Adhérentes aux rochers par des crampons ramifiés et persistants, elles croissent intercalairement, tandis que leurs pseudo-feuilles, se renouvelant annuellement, portent des sporanges, réunis

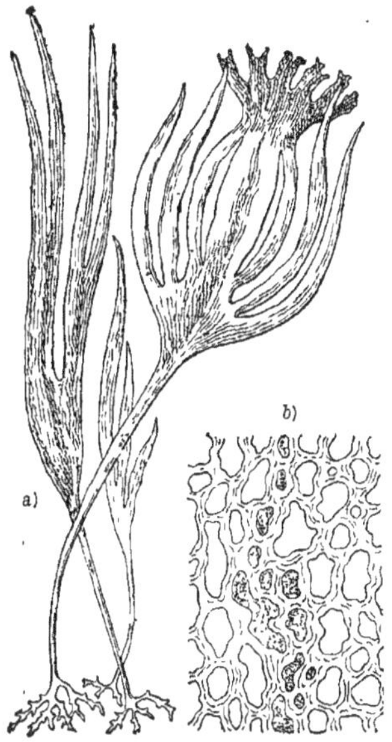

Fig. 1. — Laminaire.
a) port de la plante. — b) coupe transversale d'un pseudo-pétiole.

dans des conceptacles; leur oogonium et leur anthéridium y étant séparés les uns des autres par des paraphyses; mais leur anthéridium renferme des spermatozoïdes ou anthérozoïdes se mouvant à l'aide de deux cils. Leur oogonium immobile, entouré de paraphyses, peut être groupé soit dans le même conceptacle (Varech platicarpe), soit dans un conceptacle différent (Varech vésiculeux).

Origine géographique. — Ces algues croissent à une grande profondeur dans la mer, en y adhérant au sol par leurs rhizoïdes. Elles se rencontrent particulièrement sur les côtes de la Manche et de la mer du Nord, c'est-à-dire sur les côtes de l'Islande, de la Norvège et du Groenland.

Récolte. — On recueille les stipes de cette plante, soit après un fort orage, sur le sol, où elles furent rejetées, soit à l'aide de râteaux, que l'on traîne au fond de l'eau. Séparés de leurs pseudo-feuilles et de leurs extrémités inférieures, ces stipes sont desséchés, puis sectionnés sous la forme de fragments irréguliers, que l'on tourne

parfois sous celle de mandrins réguliers, de 20 à 30 centimètres de long.

Description de la drogue. — Ces fragments irréguliers, de couleur vert olive, légèrement blanchâtres de par l'efflorescence de leur sel marin et de leur phycyte (substance voisine de la mannite), ne se rencontrent presque plus dans les officines, vu qu'ils sont remplacés par les laminaires mondées et tournées, de couleur jaune brunâtre.

Examen microscopique (fig. 1). — Examinés sur une coupe transversale, ces stipes sont constitués : *a*) par une zone externe, formée de cellules à parois épaisses, à contenu jaunâtre, représentant la couche assimilatrice, qui renferme des chromatophores de deux espèces, les uns brunâtres, solubles dans l'eau, les autres verdâtres, insolubles dans ce dissolvant. Les cellules de cette zone entourent des canaux nucifères très petits, permettant la diffusion de leurs gaz. Seules, les membranes de ces cellules donnent du mucilage, qui se durcit sous l'action de l'acétate de cuivre ; *b*) par une assise médiane, formée par des cellules à parois épaissies, mucilagineuses, qui, arrondies, sont régulièrement ordonnées sous la forme de stries, que certains botanistes comparent aux stries annuelles des Dicotylédones ; *c*) par une zone médiane de cellules allongées, enchevêtrées les unes dans les autres, à parois transversales, perforées. Leurs cellules mucilagineuses, macérées dans l'eau, donnent un liquide opalescent, mucilagineux, qui se précipite par addition d'une solution d'acétate de cuivre. Ce mucilage provient de la lamelle intracellulaire, médiane, qui sépare ces cellules ; car celle-là, examinée dans l'eau, gonfle énormément dans sa partie externe : elle possède les mêmes propriétés physiques et chimiques que les parois cellulaires à hémicellulose, c'est-à-dire qu'elle se colore en violet par addition de violet d'aniline.

Composition chimique. — Les cellules vivantes des laminaires renferment un sucre ou phycyte, mais non de l'amylodextrine, puis de la laminarine $C^{60}H^{102}O^{56}$, des sels calciques, de l'acide tangique, du méthyl-furfurol, du fucosane, du mucilage, précipitable par addition d'alcool, mais donnant de l'acide mucique par addition d'acide nitrique, puis de l'iode et du brome contenus à raison de 0 gr. 4535 p. 100 dans les tiges et de 0 gr. 2794 p. 100 dans les pseudo-feuilles de ce végétal. Elles renferment en outre un colorant ou phæophylle, constitué par un mélange de phycophéine, de phycoxanthine, de xanthocarotine et de chlorophylle.

L'*acide laminarique* ou *acide alginique*, $C^{12}H^{18}O^{11}$, s'y trouve toujours à l'état de combinaisons avec le sodium et le magnésium, qui se rencontrent, ainsi que le fer, la silice, la chaux et la potasse, dans les cendres des laminaires.

Usage thérapeutique. — Les laminaires se prescrivent parfois sous la forme de drains pour faciliter l'écoulement du pus. On peut les stériliser en les chauffant pendant un certain temps entre 90 et 95° dans de l'eau bouillante, ou en les traitant par des liquides aseptiques et antiseptiques.

Historique. — Notons que du Kamtchatka à Sakhaline, c'est-à-dire tout le long de la mer d'Okhotsk et de la mer du Japon, se rencontrent, sur des centaines de kilomètres, les *Laminaria angustata*, *Laminaria japonica* et *Laminaria saccharina*, etc., qui, mesurant de

6 à 8 mètres de long, sont dénommées par les Chinois *choux marins*. Ceux-là les utilisent, ainsi que les Japonais, comme plantes alimentaires, mais elles renferment, une fois desséchées, 2 p. 100 d'iode, raison pour lesquelles on les exploita en grand pendant l'horrible guerre de 1914 à 1918.

VAREC ou VARECHS, DE FUCUS VESICULOSUS L., FUCUS SERRATUS L., FUCUS PLATICARIUS L.

Description botanique. — Ces algues, possédant un stipe très petit, des expansions foliacées linéaires, dichotomées, brunâtres ou verdâtres, portent par places de petits renflements mamelonnés, percés d'un trou, qui correspondent au conceptacle renfermant l'oogonium ou l'antheridium, dont les spermatozoïdes se meuvent à l'aide de cils.

Origine géographique. — Elles se rencontrent sur les côtes de l'océan Atlantique, particulièrement sur celles du Groenland, de la Norvège, des Açores et des Indes occidentales.

Récolte et préparation. — Ces algues, jetées à terre soit par la marée, soit au cours des orages, s'y dessèchent, et se recouvrent de cristaux salins. C'est ainsi qu'on les recueille sous le nom de *Kelp* ou de *Varech*, mais incinérées, elles donnent l'*Ethiops vegetabilis*, qui, chauffé en présence de peroxyde de manganèse avec de l'acide sulfurique, dégage de l'iode et du brome.

Analyse chimique. — Elles renferment du mucilage, de la mannite, un principe amer, des iodures et des bromures alcalins, etc.

Usage thérapeutique. — Ces algues, non officinales, donnent, une fois incinérées, l'Ethiops vegetabilis, qui se prescrivait dans le temps comme spécifique contre les maladies du système lymphatique.

FLORIDÉES

Ces algues, généralement marines, à l'exception de quelques-unes, qui prospèrent dans l'eau douce, sont toujours fixées au sol par un rhizoïde. Leur thalle, cloisonné, peut être filamenteux, ramifié ou simple, mais quelques-unes portent des expansions ressemblant aux feuilles de nos plantes supérieures. Leurs cellules renferment souvent, dans leur plasma, des grains ressemblant, quant à leurs formes et à leurs propriétés optiques, à ceux de nos grains d'amidon ; mais ils s'en différencient de par leurs propriétés chimiques ; car ils rougissent sous l'action de l'iode, qui ne les bleuit pas. Leur thalle, macéré dans de l'eau, donne une gelée épaisse, nutritive, ou gélose ; mais leurs membranes renferment des dépôts calcaires.

Elles se reproduisent soit par des tétraspores, renfermées dans les tétrasporanges, qui se rencontrent chez les Floridées filamenteuses dans les cellules terminales, et chez les Floridées massives dans l'intérieur de leur zone corticale, soit par la reproduction sexuelle à l'aide de spermatozoïdes contenus dans l'anthéridium et de l'oogonium, renfermé dans un carpogonium, portant un trychogyne ou fil capillaire. L'œuf ainsi fécondé donne naissance à un sporogone, qui produit ensuite des spores produisant de nouveaux thalles.

CARRAGEEN, MOUSSE PERLÉE, MOUSSE D'IRLANDE, DE CHONDRUS CRISPUS Lyngl. ET DE GIGARTINA MAMILLOSA J.-G. Agardh.

Description botanique. — Ces plantes, adhérentes au sol par un rhizoïde, portent des pseudofeuilles plus ou moins rétrécies à leur base, mais très étalées au sommet ; elles sont même subdivisées en des lobes cunéiformes, qui, de couleur jaune ou rouge cerise, sont segmentés ; leur face supérieure porte, sous la forme de capsules hémisphériques, leurs organes reproducteurs.

Origine géographique. — Ces algues, dénommées faussement mousses, prospèrent sur les côtes de l'océan Atlantique et sur celles de la mer du Nord, principalement en Islande, en Ecosse, en Angleterre, en Bretagne, en Amérique ; mais elles ne se prescrivent dans la thérapeutique que depuis l'année 1830.

Récolte. — Les habitants des côtes de l'Atlantique les récoltent de mai en juillet, en les arrachant en Amérique à l'aide d'un râteau et en Europe en les coupant à l'aide d'une faucille ; le premier de ces procédés n'est pas recommandable, car ces plantes ne parviennent plus à se multiplier, leurs rhizoïdes étant arrachés. Ces algues

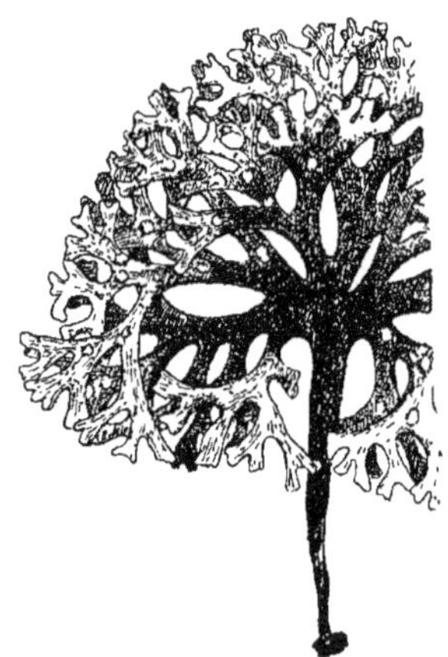

Fig. 2. — *Chondrus crispus.*

sont alors lavées dans de grandes cuves ou dans des tonneaux remplis d'eau douce, puis elles sont desséchées et blanchies aux rayons solaires, qui décolorent leur phycoérythrine rouge. On les blanchit aussi parfois à l'aide d'eau de chlore ou d'acide sulfureux dilué, pour les expédier ensuite sur Liverpool, où se tient leur principal marché.

Description de la drogue (fig. 2). — Le thalle cartilagineux de ces algues se subdivise par dichotomie répétée, en lanières plus ou moins étroites et aplaties, sous la forme d'éventail, dont les subdivisions courtes et crispées recoquillées les unes sur les autres portent des cystocarpes ou sporanges, tandis que leurs tétraspores sont réparties surtout sur leur thalle ; leur saveur légèrement saline est mucilagineuse, leur odeur faiblement marine. Macérées dans l'eau, elles y gonflent, mais chauffées avec ce liquide, elles donnent une gelée épaisse, neutre, insipide, ne bleuissant pas par addition d'iode. Cette réaction sert à différencier ce mucilage de celui de la mousse d'Islande.

Examen microscopique. — Cette drogue, examinée sur une coupe transversale, est constituée (fig. 3) sur ses deux faces par une zone corticale, dense, formée par 4 à 5 assises de cellules à parois épaissies, résistantes, à fonctions assimilatrices ; elles entourent l'assise centrale, à cellules plus lâches, faisant fonction de zone de réserve. Leur contenu cellulaire se colore en brun par addition d'iode et en jaune par celle du chlorure de zinc, tandis que leurs parois intracellulaires se colorent en bleu par addition de chlorure de zinc iodé. On constate en outre, sous l'action de l'acide sulfurique iodé, que leurs cellules externes communiquent les unes avec les autres, et que les cystocarpes du *Chondrus crispus* sont ovoïdes, peu saillants, tandis que ceux de la *Gigartina* sont allongés et saillants.

Falsifications. — On falsifie cette drogue en la mélangeant parfois à d'autres algues, ne contenant pas de mucilage, telles que celles de *Ceramium rubrum*, de *Fucus caniculatus*, de *Sphaerococcus avicularis*, celui-ci possède un thalle cylindrique, cartilagineux, violacé, divisé en lamelles dichotomées, portant des cystocarpes arrondis.

Composition chimique. — Les carrageens

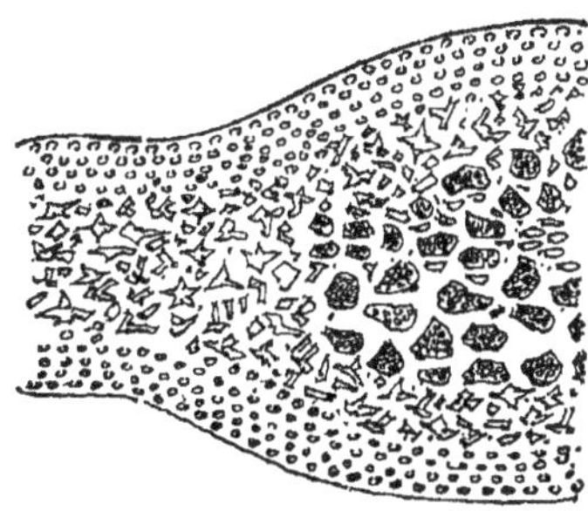

Fig. 3. — Coupe transversale d'une portion de thalle contenant un cystocarpe avec spores de carrageen.

contiennent du mucilage ou carragine, de l'amylodextrine, comme le démontre la réaction à l'aide d'iode, des nitrates, des sulfates, des chlorures, des iodures, des bromures de potassium et de sodium, etc., outre une matière colorante ou rodophylline.

La CARRAGINE, oxydée par de l'acide oxalique, se transforme en acide saccharique, mais oxydée par de l'acide nitrique concentré, elle donne de l'acide mucique. Chauffée avec de l'acide sulfurique, elle se transforme en acide lévulique et en acide formique ; hydrolysée, elle se transforme en méthylfurfurol et en mannite, en galactose dextrogyre, en mannose et en fructose.

Ce mucilage contient en outre 2 p. 100 d'azote, 2,5 p. 100 de soufre, et 0,5 à 1 p. 100 d'iode. Les carrageens soumises, en présence d'acide sulfurique dilué, à la distillation sèche, donnent du méthylfurfurol et du furfurol.

Usage thérapeutique. — On les prescrit intérieurement sous la forme de décoctions, à raison de 5 grammes sur 100 à 150 grammes d'eau, comme expectorant et comme adoucissant ; dont à prendre toutes les deux heures une cuillerée à soupe, puis comme reconstituant chez les enfants rachitiques, phtisiques ou scrofuleux.

Pharmacie galénique. — Elles servent à préparer la gelée de carrageens, qui est utilisée en Amérique, comme mucilagineux, dans l'industrie, mais elles rentrent en outre dans la préparation des Species Pectorales et dans celles des pastilles pectorales. Leur mucilage sert à préparer diverses émulsions, particulièrement celles d'huile de foie de morue, outre la végétaline naturelle.

Historique. — Le mucilage de ces algues, ne bleuissant pas par addition d'iode, se prescrivit dès 1831 comme succédané de celui de la gomme arabique, mais les Américains l'utilisent aussi comme apprêt des étoffes dans l'industrie textile et dans celle de la fabrication des chapeaux de paille, puis pour clarifier la bière. Il rentre de nos jours dans la préparation de la Bandoline, qui est un cosmétique.

Mentionnons, parmi les drogues parallèles aux carrageens, le thalle de la *Gigartina avicularis*, du *Gelidium cartilageum* et de la *Gracilaria compressa*.

AGAR-AGAR, MOUSSE DU JAPON, DE JAFNA ou DE JAVA, DE GELIDIUM AMASII, L., GELIDIUM CORNEUM, Lm., GELIDIUM ELEGANS, GELIDIUM POLYCLADUM, L., EUCHEUMA SPINOSUM, L., GRACILARIA LICHENOIDES, Ag.

Origine botanique. — Ces algues, ressemblant beaucoup à celles des régions de l'Europe centrale, possèdent des ramifications cylindriques, rameuses, dichotomées, de consistance cartilagineuse, d'aspect étiré, effilé, de couleur pourprée, qui disparaît par la dessiccation.

Origine géographique. — Elles croissent sur les côtes du Japon, de la Chine, de Ceylan, de Java, de Timor ; mais les habitants des provinces d'Osaka, de Kioto, de Nagano, d'Hiego, les récoltent soit comme aliment, soit pour en préparer l'agar-agar.

Récolte. — On cultive ces algues au Japon, dans des parcs spéciaux, sis sur les côtes de cette île. On y plante à cet effet de longs bâtons, sur lesquels on attache des parties de ces végétaux, qui se développent principalement dans les basfonds de l'Océan. On les y recueille en retirant ces perches que l'on débarrasse de leurs adhérences. Les Chinois les récoltent à l'aide de pelles ou de filets, voire même de scaphandriers, car les algues provenant de la haute mer sont plus riches en mucilage.

Examen microscopique. — Ces algues, examinées microscopiquement, laissent apercevoir à l'extérieur une couche corticale, formée par des cellules irrégulières, entourant une couche centrale de cellules à cavités parfois ovoïdes. Ces cellules renferment quelques grains se colorant en bleu par addition d'iode, puis des carbonates de chaux, dégageant de l'acide carbonique sous l'action de l'acide chlorhydrique.

Préparation de la drogue officinale. — Les algues ainsi récoltées sont, afin de les blanchir, desséchées au soleil, en les déposant sur des treillis en fibres de bambou ou sur le sable du littoral. Elles sont ensuite expédiées aux fabriques de Canton, etc., où elles sont lavées à grande eau dans des corbeilles en bambou, que l'on dépose dans le lit des rivières, afin de les priver de leurs impuretés : sable, coquillages et sels marins. Blanchies à nouveau, en les exposant à l'action des rayons solaires, elles sont alors chauffées avec de l'eau bouillante (à raison de 950 gallons d'eau pour 105 livres d'algues), soit sur un feu nu, soit à la chaleur du bain-marie dans les fabriques dirigées de nos jours par les Européens. Cette solution mucilagineuse, additionnée parfois d'un peu d'acide sulfurique ou d'acide acétique, est ensuite filtrée à chaud, à travers des tamis, pour être en partie évaporée, puis abandonnée à elle-même pendant 18 heures ; elle se gélifie et se coagule au contact de l'air froid des nuits des mois de novembre à mars, époque de sa préparation. La masse solide, ainsi obtenue, se présente sous la forme d'un bloc gélatineux, transparent, mesurant généralement 46 centimètres de long sur 4 centimètres de large et 38 centimètres de haut, que l'on découpe alors sous la forme de bandelettes, qui sont ensuite desséchées à une température de 35°.

Sortes commerciales. — Le commerce européen distingue trois grandes variétés d'agar-agar, c'est-à-dire en filaments, en bandelettes et en fragments linéaires, qui sont emballées dans des caisses en bois, pouvant contenir 90 kilogrammes de ce produit. Ces diverses variétés se subdivisent elles-mêmes, selon leur couleur (qui varie du blanc au jaune), en plusieurs qualités, car leur coloration est tributaire, non seulement de la manière dont cette drogue a été préparée et purifiée, mais de la température à laquelle on l'a desséchée ou à laquelle on a concentré ses solutions mucilagineuses.

Description de la drogue. — L'agar-agar se présente dans le droguier sous la forme de bandelettes, de 3 à 5 millimètres de large sur 35 centimètres de long, réunies en petits paquets de 100 à 200 grammes, de couleur blanche, d'odeur nulle, à saveur mucilagineuse. Il se ramollit en se gonflant dans l'eau froide, mais il se dissout entièrement dans l'eau bouillante, qui dépose à froid une gelée blanche, neutre, inodore, insipide. Ce mucilage se colore en violet par addition d'iode.

Examen microscopique. — Examiné microscopiquement, il renferme de nombreux grains d'amidon et parfois des carapaces de diverses diatomées, telles celles de la *Cocconeis campiloneis*.

Composition chimique. — Il renferme de 10 à 15 p. 100 d'eau, des corps azotés, du méthylpentosane, des matières protéiques, de la gélose ($C^6H^{10}O^5$) qui, hydrolysée, donne du galactose ($C^6H^{12}O^6$). Cette gélose, découverte en 1859 par Payen, n'est pas identique à la lichénine, car se gonflant dans l'eau elle ne possède pas une réaction acide.

Usage thérapeutique. — Peu utilisé par la thérapeutique moderne, l'agar-agar se prescrit parfois comme succédané de la gélatine, puis en bactériologie, dans la préparation des bouillons de culture, car il ne se liquéfie pas à + 35°. On l'utilise aussi dans la prothèse dentaire, puis comme apprêt dans l'industrie textile.

Historique. — Depuis très longtemps utilisé par les Chinois et par les Japonais, comme aliment, il est employé de nos jours comme succédané de la gomme arabique ; mais ses solutions doivent être additionnées d'antiseptiques, si l'on désire les conserver.

MUSCUS HELMINTHOCHORTOS, MOUSSE DE CORSE, DE SPHÆROCOCCUS HELMINTHOCHORTOS Agh., ALSIDIUM HELMINTHOCHORTON (Kuet).

Ces petites algues, constituant de petites touffes cartilagineuses, brunâtres, à filaments cylindriques, rampants, à rameaux ascendants, filiformes, dichotomes, striés transversalement, proviennent des côtes de la Provence. Détachées à la main ou à l'aide de la faucille, puis desséchées au soleil et triées, elles sont souvent mélangées à d'autres algues, telles que celles du *Sphaerococcus plicatus*, du *Gelidium corneum*, et à divers *Fucus*. Elles se présentent sous la forme d'une masse bru-

nâtre, moussue, d'odeur marine, à saveur saline, désagréable ; car elles renferment de 60 à 70 p. 100 de gélose, de la cellulose, des chlorures, des sulfates, des carbonates de chaux, de soude et de magnésie, puis du fer et des silices.

Délaissée par nos Æsculapes modernes, cette drogue se prescrivait dans la thérapeutique moyennâgeuse, à doses de 1 à 2 grammes aux enfants, et à doses de 5 à 10 grammes plusieurs fois par jour aux adultes, sous la forme de poudres ou sous celle d'infusions, comme vermifuge.

MUSCUS CORALLINUS, CORALLINE BLANCHE, DE CORALLINA OFFICINALIS, L.

Cette algue, ayant l'aspect d'un petit polypier, est constituée par des touffes de 4 à 5 centimètres de long, à frondes primaires, nombreuses, subdivisées elles-mêmes en de nombreux articles comprimés, portant des conceptacles pédicellés, ovoïdes, ouverts, qui renferment des périspores droits, contenant chacun 4 spores superposées. Croissant sur toutes les côtes de l'Europe, cette algue, non officinale, renferme de la gélose, beaucoup de carbonate de chaux et de magnésie, de l'acide résinolique, qui serait toxique pour les Ascarides ; raison pour laquelle, cette drogue se prescrivait, autrefois, comme anthelminthique, au temps de Dioscoride et du moyen âge.

IIe Classe. — CHAMPIGNONS

Caractères généraux. — Le thalle simple, non cloisonné des champignons, est ovoïde ou sphérique (chrythide), mais il s'allonge le plus souvent sous la forme de tubes cloisonnés, ramifiés, filamenteux, formant un mycélium. Le cloisonnement de ces tubes a toujours lieu dans une seule direction, c'est-à-dire perpendiculairement à leur axe de croissance ; leurs cellules se trouvant de ce fait toujours superposées les unes aux autres renferment deux noyaux indépendants, conjugués. Leur thalle peut être réduit à un lacis homogène de filaments libres, *Pénicelle*, *Aspergille* ; mais il peut aussi former un massif compact de formes diverses (ovoïde, arrondi ou allongé) qui se différencie en une partie massive dénommée *Strome*, et en une partie filamenteuse dite *Mycèle*. Ce strome peut accumuler les réserves fournies par les filaments, ou bien il se durcit, se cutinise et se colore en brun ou en noir, pour se dessécher ensuite en un corps dur, de consistance cornée, dénommé *Sclérote*. Il peut aussi devenir pulvérulent et se désagréger ; lorsqu'il est corné, il est revêtu d'une couche cellulosique, qui bleuit par addition de chloroiodure de zinc, mais lorsqu'il est cellulaire, il est entouré d'une couche de cellulose, qui ne bleuit pas par addition de ce réactif. Que ce thalle soit continu ou cloisonné, il produit des matériaux de réserve, tels que corps gras, amylodextrine, tréhalose et mannite. Incapable d'assimiler lui-même le carbone, puisqu'il ne renferme jamais de chlorophylle, il ne peut se développer qu'en présence d'hydrates de carbone, formés par d'autres végétaux riches en chlorophylle ; raison pour laquelle il est *saprophyte*, lorsqu'il vit sur des corps morts, ou *parasite*, lorsqu'il se développe, sans avoir besoin de lumière, sur des êtres vivants. Parvenu à un certain développement, ce thalle se reproduit soit à l'aide de spores exogènes ou endogènes, nues et munies de cils vibratoires, ou entourées d'une membrane cellulosique, soit à l'aide d'œufs, qui se développent soit par isogamie à gamètes captifs, soit par hétérogamie avec anthérozoïdes (Péronosporacées) ou sans anthérozoïdes ; ce qui permet de diviser les champignons en 4 grands ordres, soit ; en *Myxomycètes*, en *Oomycètes*, en *Basidiomycètes* et en *Ascomycètes*, qui se subdivisent eux-mêmes en de nombreuses familles, dont nous n'entreprenons pas ici l'étude différentielle, celle-ci rentrant dans un cours spécial de botanique.

Tous les champignons riches en mannite, en amylodextrine, en dextrine, sont très recherchés dans l'alimentation, à l'exception de quelques-uns d'entre eux, qui sont toxiques.

HYMÉNOMYCÈTES

AGARICUS ALBUS, AGARIC BLANC, DE PO-LYPORUS OFFICINALIS, Fries, seu FUNGUS LARICIS, seu BOLETUS LARICIS.

Ce champignon, croissant sur les mélèzes du Dauphiné, du Piémont, du Valais, de la Russie et de la Sibérie, se développe sous la forme d'un cône arrondi, irrégulièrement globuleux, pesant parfois plusieurs kilogrammes ; toujours recouvert d'une zone corticale, dure, coriace, crevassée, il entoure une masse spongieuse, résineuse, blanchâtre, constituée par des hyphes entremêlés.

Débarrassé de sa couche externe, ce strome, non officinal, se présente dans le droguier sous la forme de gros morceaux blanc grisâtre, légers, irrégulièrement coniques, qui, examinés au microscope, sont constitués par des hyphes résinifiés, entourant quelques cristaux d'oxalate de chaux. Leur tissu, à cellules très déliées, donne, une fois pulvérisé, une poudre blanche, ne se colorant pas en bleu par addition d'iode, mais possédant une odeur rappelant un peu celle du moisi et une saveur amère, nauséabonde.

L'agaric renferme 80 p. 100 de matières résineuses, puis de la cholestérine, des hydrates de carbone, de l'acide laricique ou acide agaricique ou *Agaricine*.

AGARICINE. — On prépare l'agaricine ou acide agaricique en extrayant ce champignon par de l'alcool bouillant, dont la solution concentrée, soumise à l'action du froid, dépose une masse résineuse, blanche ; celle-ci, reprise par de l'alcool bouillant, donne une solution qui, additionnée de potasse caustique, précipite ses matières résineuses ; celle-là filtrée, puis traitée par du chlorure barytique, précipite de l'agaricinate de baryum, que l'on chauffe, en présence d'acide sulfurique dilué, avec de l'alcool, dont la solution est soumise à la cristallisation spontanée.

Elle se présente sous la forme d'une poudre blanche, cristalline, fusible à 146°, sublimable si on la chauffe à une température plus élevée ; presque insoluble dans le chloroforme, elle se dissout très difficilement dans l'éther, l'eau froide, mais très facilement dans l'alcool et dans les alcalis caustiques. L'agaricine possède, quant à sa formule, la constitution suivante :

$$C^{16}H^{33}-C\begin{array}{c}{}^{\diagup COOH}\\{}_{\diagdown OH}\end{array}\!\!\!\!-C\begin{array}{c}{}^{\diagup COOH}\\{}_{\diagdown OH}\end{array}\!\!\!\!-CH^2{}^{\diagup COOH}$$

Chauffée avec de la potasse caustique alcoolique elle se transforme en acide stéarique et en acide acétique.

On la prescrit parfois, à doses de 0 gr. 05 plusieurs fois par jour, pour combattre les transpirations nocturnes des phtisiques.

La RÉSINE D'AGARIC, se présentant sous la forme d'une masse friable, rouge brunâtre, insoluble dans le benzène, l'eau, le sulfure de carbone, se dissout très facilement dans l'alcool, l'éther, le chloroforme.

Non officinal, l'agaric se prescrit parfois, à doses de 0 gr. 3 à 1 gramme par jour, comme purgatif drastique ; mais il faut l'ordonner avec prudence, car il agit, de par sa teneur en agaricine, sur les glandes sudoripares, en paralysant le système nerveux périphérique. C'est donc un agent antisudoral efficace, qui sert à préparer la Tinctura Aloe, le Baume de Schaeffer, etc.

MUSCARINE, D'AGARICUS MUSCARIUS, L.

Ce champignon, dénommé *Fausse Oronge*, se rencontre dans les forêts de sapins, où il se développe sur le tronc de ces arbres, tout en ayant son mycèle hivernal dans la terre. Il se présente sous la forme d'un cône blanc, surmonté d'un disque orange ou rouge sang, à chair jaunâtre, inodore, presque insipide, qui, mélangé à du lait, est parfois utilisé comme poison des mouches, de là son nom allemand de *Fliegenpilz* ou *Fliegenschwamm*. Non officinal, il renferme de la muscarine, des hydrates de carbone et des matières pectiques et résineuses.

La MUSCARINE se prépare en soumettant l'*Agaricus muscarius*, desséché et fragmenté, à l'extraction alcoo-lique chaude, dont la solution soumise à la distillation fractionnée, abandonne un résidu, que l'on reprend par de l'eau. Cette solution, décantée des corps gras, qui la surnagent, est filtrée, puis additionnée d'acétate de plomb neutre, puis d'acide sulfurique, pour précipiter son excès de plomb. Filtrée à nouveau, elle est ensuite additionnée d'une solution d'iodure mercuri-potassique, qui précipite sa muscarine. Ce précipité, traité en suspension dans de l'eau, par de l'hydrate barytique, puis par du sulfide hydrique, donne une solution qui, filtrée, est additionnée d'acide sulfurique, afin de précipiter son excès de baryum, dont le filtrat est alors additionné de nitrate d'argent, qui précipite son iode, puis de chlorure d'or, qui précipite sa choline. Ce filtrat, décomposé par de l'hydrogène sulfuré, puis filtré à nouveau, étant alors concentré, puis évaporé à sec sous pression réduite. Son résidu, repris par de l'alcool, donne une solution qui, filtrée, soumise à la distillation, abandonne un résidu incolore, se solidifiant à l'air. Celui-ci est constitué par de la muscarine pure, très soluble dans l'eau, l'alcool, peu soluble dans le chloroforme, mais insoluble dans l'éther, l'éther de pétrole. Elle donne avec les acides des sels très hygroscopiques. Chauffée à 100° elle se décompose en dégageant une odeur particulière, rappelant un peu celle du tabac ; mais chauffée en présence d'oxyde de plomb ou avec des alcalis caustiques, elle se décompose en triméthylamine, car elle possède, quant à sa formule, la constitution suivante :

$$\begin{array}{c}CH^3\diagdown\\CH^3-N\diagup CH^2-COH\\CH^3\diagup\quad\diagdown CH^2\end{array}$$

Ce champignon, très vénéneux, réagit comme son alcaloïde non officinal, en provoquant une salivation abondante, une augmentation des pulsations du pouls, des douleurs intestinales, une transpiration abondante, des crampes, puis la mort. Rappelons que l'*Agaricus campestris* se prescrit parfois comme aliment, vu qu'il renferme 36 p. 100 de substances azotées, 35 p. 100 d'hydrates de carbone et 1,75 p. 100 de corps gras ; il en est de même de l'*Agaricus Caesareus*, Schaeff., de l'*Agaricus proceus*, Scop, de l'*Agaricus russula*, Pers., de l'*Agaricus deliciosus*, Pers., à l'encontre de l'*Agaricus emeticus*, Schaeff., et de l'*Agaricus pantherinus*, Fr., etc. qui sont vénéneux.

FUNGUS IGNARIUS, AMADOU, DE POLYPORUS FOMENTARIUS, Fries, seu AGARICUS IGNARIUS.

Origine botanique. — Ce champignon, répandu sur les saules, les hêtres, les peupliers, les bouleaux de nos régions, développe premièrement son mycèle entre leur bois et leur écorce ; puis il forme extérieurement un cône, atteignant 30 centimètres de large sur 50 centimètres de haut, ayant l'aspect d'un chapeau. Il est formé par trois zones distinctes, l'une supérieure, brun noirâtre, l'autre médiane, épaisse, spongieuse et d'une inférieure gris brunâtre. Les deux assises externes sont relativement dures, tandis que la médiane, jaune brunâtre, est molle.

Origine géographique. — Il se rencontre principalement dans le Gouvernement d'Arkhangel, puis en Bohême, en Hongrie, en Croatie, en Suède et dans la Forêt Noire.

Récolte et préparation. — Recueilli en automne, ce champignon, débarrassé de ses deux couches externes, est alors découpé sous la forme de tranches minces, que l'on fait tremper dans une solution diluée de potasse caustique. Ces tranches lavées avec de l'eau, puis battues à l'aide de marteaux, sont ensuite soit desséchées pour être livrées au droguier, soit imprégnées de salpêtre, pour donner l'amadou de nos Pères.

Description de la drogue. — Il se présente

sous la forme de plaques minces, flexibles, brun rougeâtre, inodores, insipides.

Examen microscopique. — Son hymenium est constitué par des hyphes allongés, serrés, enchevêtrés les uns contre les autres, plus denses à leur partie supérieure qu'à leur partie inférieure, qui entourent de nombreux luminas.

Analyse chimique. — Cette drogue renferme des corps gras, à indices d'acidité très élevé, un tanin, de la chitine $C^{18}H^{30}O^{12}N^2$, qui, sous l'action de l'acide chlorhydrique, se décompose en glucosoamine et en chitose de formules

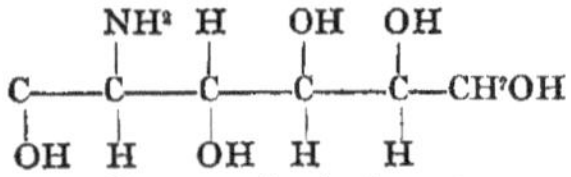

$$C\!-\!\overset{\displaystyle NH^2}{\underset{\displaystyle OH}{C}}\!-\!\overset{\displaystyle H}{\underset{\displaystyle H}{C}}\!-\!\overset{\displaystyle OH}{\underset{\displaystyle OH}{C}}\!-\!\overset{\displaystyle OH}{\underset{\displaystyle H}{C}}\!-\!\overset{\displaystyle }{\underset{\displaystyle H}{}}CH^2OH$$

Glucosoamine dextrogyre

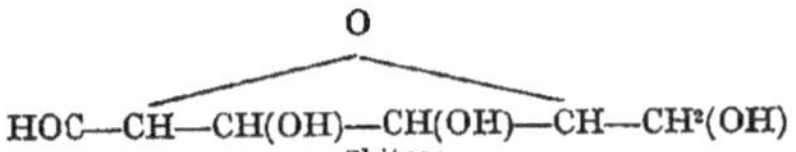

$$O$$
$$HOC\!-\!CH\!-\!CH(OH)\!-\!CH(OH)\!-\!CH\!-\!CH^2(OH)$$

Chitose

On prépare synthétiquement la glucosoamine en partant de l'arabinose. Cette drogue renferme, en outre, des phosphates de chaux, de fer et de magnésium, outre une enzyme.

Usage thérapeutique. — Elle se prescrivait autrefois comme hémostatique.

Historique. — Très en vogue dans la thérapeutique moyennâgeuse, elle était déjà en honneur chez les Samades, tribu des Argois ; Dioscoride et Pline la préconisaient déjà dans leurs écrits, ce dernier auteur la décrivant comme une drogue, provenant d'une éponge (croissant sur les arbres plantés sur les bords du Bosphore), l'ordonnait, ainsi que les médecins de l'école de Salerne, comme hémostatique.

PYRÉNOMYCÈTES
(SUBDIVISION DES EUMYCÈTES)

SECALE CORNUTUM seu ERGOTUM CORNUTUM, SEIGLE ERGOTÉ, DE CLAVICEPS PURPUREA Tulasne.

Description botanique (fig. 4). — Ce champignon parasitaire du seigle, du blé et de l'orge, y forme des sclérotes ou stromes, dont seuls ceux du premier sont officinaux. Ils se reproduisent comme suit. Ses asci, étant arrivés à leur complète maturité, lancent en l'air huit ascopores, qui tombent sur les fleurs de seigle, fleurissant à la même époque. En s'y développant, elles y forment un hymenium, qui peut aussi s'y développer, grâce aux insectes, qui les transportent sur ces fleurs ; celles-ci étant constituées par trois étamines et par un ovaire surmonté de deux stigmates, qui sont entourés de la glumea et des paleas inférieure et supérieure, ainsi que de la lodicula ; leur ovaire, se développant en même temps que ce champignon, est, à l'exception de sa partie supérieure, presque entièrement envahi par celui-ci. Il forme ainsi une *Sphacelia* portant des gonidies donnant naissance à de nombreuses spores ; celles-ci, projetées en l'air, retombent sous la forme de rosée sur le sol, aussi l'a-t-on dénommée rosée mielleuse, ou Honigtau. Mais ses hyphes, ayant envahi tout l'intérieur de la graine ainsi formée, donnent naissance à un sclérotium,

c'est-à-dire à un corps dur, ayant l'apparence d'un corps mort, parcouru dans toute sa longueur par des hyphes entremêlés. Ce corps, à l'état latent pendant tout l'hiver, développe au printemps des asci ou asques renfermant huit ascopores. Ces asci, contenus dans des conceptacles, sont séparés les uns des autres par des paraphyses. Ce conceptacle dénommé *perithecium* (*périthèce*), supporté par un petit pédicelle, est formé extérieurement par une assise de cellules très grandes, colorées en brun, puis par une zone interne à petites cellules, sans résistance, supportant les asci et les paraphyses. Arrivés à leur complet développement, ces asci lancent au loin leurs spores, qui donnent naissance, en se développant sur de nouveaux ovaires, à de nouveaux hymenia.

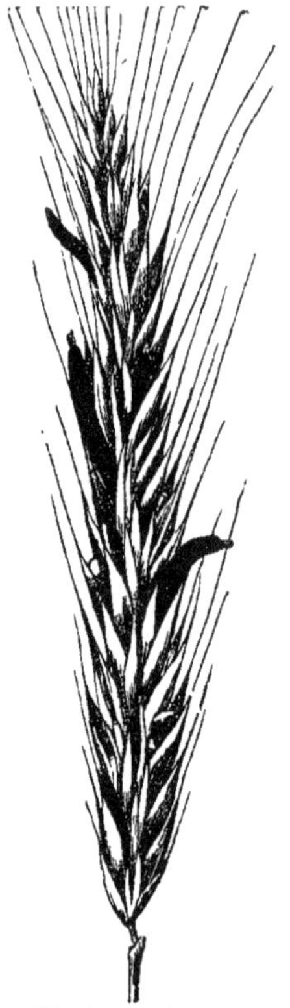

Origine géographique. — Ces sclérotes, récoltés en automne, par un temps sec, proviennent principalement, dans le droguier, de la Russie et de l'Allemagne. Desséchés en dessus de chaux vive, ils doivent être conservés à l'abri de la lumière et de l'humidité.

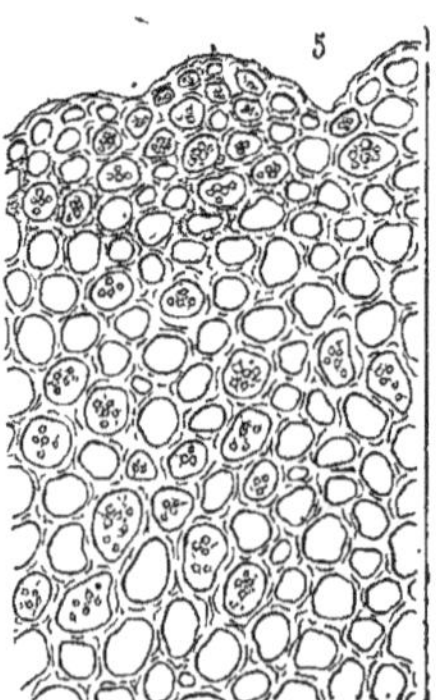

Fig. 4. — Seigle ergoté.

Description de la drogue (fig. 4). — L'ergot de seigle, seul officinal, se présente sous la forme d'un corps allongé, fusiforme ou falciforme, de 2 à 4 millimètres de large, atténué à ses deux extrémités, dont l'une est parfois couronnée par les restes de la sphacelie, formant une sorte de petite calotte ; il est arrondi ou triangulaire sur sa coupe transversale. Sa surface externe, brun violacé ou gris violacé, quelquefois crevassée, est parcourue par des lignes longitudinales et transversales.

Fig. 5. — Coupe transversale du seigle ergoté.

Sa cassure nette, facile, est violacée sur ses

bords, mais blanc grisâtre au centre ; sa consistance est dure, sa saveur faible, nauséeuse, puis astringente ; son odeur n'est pas désagréable, mais il dégage en vieillissant l'arome de la triméthylamine, particulièrement s'il a été exposé à l'humidité ou à l'air ; raison pour laquelle, la PH. H. IV, prescrit de le conserver dans des endroits secs, à l'abri de la lumière, et de le rejeter lorsque son odeur est devenue trop intense.

Examen microscopique. — Examiné sur une coupe transversale (fig. 5), cet ergot est extérieurement constitué par une assise de cellules inégales, petites, aplaties, dont les parois épaissies sont colorées en rouge violacé ; puis par des cellules arrondies, entourant de nombreux méats. Celles-là sont constituées par des hyphes courts, inégaux, dont les parois cellulaires se colorent en jaune par addition de chloro-iodure de zinc ; elles renferment de nombreuses gouttelettes oléagineuses solubles dans l'éther, si l'on ne l'a pas préalablement déshuilé à l'aide de sulfure de carbone ou d'éther.

Examen de la poudre. — La poudre brunâtre de l'ergot de seigle, examinée microscopiquement, est constituée par des cellules arrondies ou polyédriques, renfermant de nombreuses gouttelettes d'huile, mais elles ne contiennent jamais d'amidon. Cette poudre se colore en rouge par addition de potasse caustique, qui y développe une odeur désagréable, rappelant celle de l'urine de souris, mais elle ne doit pas, macérée dans de l'eau chaude, dégager l'odeur du rance, ni celle d'ammoniaque. La PH. H. IV prescrit de la préparer au fur et à mesure des besoins.

Falsifications. — On falsifie cette drogue en la mélangeant à d'autres ergots, ne provenant pas de ceux du seigle, ceux-ci se différenciant comme suit les uns des autres :

	ERGOT		
	DE SEIGLE	DE BLÉ	DE RIZ
Pays...................	Europe	Europe	Indes
Forme..................	Courbe, triangulaire	Droite, quadrangulaire	Courbe
Longueur...............	2 à 4 centimètres	1 à 2 centimètres	2 à 2 cm. 5
Diamètre...............	2 à 4 millimètres	7 à 8 millimètres	2 millimètres
Sillons longitudinaux......	2 plus ou moins marqués	2 très marqués, surface très crevassée	2 sillons longitudinaux, profonds, et 2 latéraux
Extrémités..............	Amincies	Obtuses	Une obtuse, l'autre carrée
Couleur................	Brun violacé	Brunâtre	Brune
Cassure................	Nette, blanche au centre	Difficile, brune	Compacte, gris rosé

Réactions spécifiques à l'ergot. — Quelques milligrammes de cette poudre ou des alcaloïdes de l'ergot de seigle, additionnés, dans un verre de montre, d'acide sulfurique, prennent après quelques heures de repos une coloration bleu violacé (Cornutine, Ergotine) ; ce liquide décanté, puis additionné de quelques gouttes de perchlorure de fer, se colore en rouge foncé au centre et en bleu sur ses bords. 2° L'extrait de seigle ergoté, additionné de quelques gouttes de lessive de soude, dégage, à chaud, l'odeur de la triméthylamine ; cette solution, acidulée, se précipitant par addition d'une dissolution d'iodure mercuri-potassique. 3° Son extrait, malaxé avec de la chaux vive sous la forme d'une pâte, puis extrait par de l'éther, donne une solution, que l'on évapore. Son résidu, repris par de l'acide acétique, additionné d'une goutte de perchlorure de fer, donne une solution qui, versée avec précaution sur de l'acide sulfurique, forme, à la ligne de contact des deux liquides, un anneau bleu violacé, mais cette coloration gagne ensuite tout le liquide acétique.

Analyse chimique. — L'ergot de seigle contient les alcaloïdes : ergotine et clavine et, selon certains auteurs, de l'ecboline, qui sont combinés aux acides ergotinique, sclérotique et sphacélique, puis un glucoside ou clavicepsine, de l'huile fixe très oxydable, et des matières colorantes, telles que scléroïdine, scléroxanthine et scléroérythrine, outre de l'ergostérine, corps voisin de la cholestérine, puis un sucre ou mycose, et des phosphates de chaux, de magnésie, de potasse et de soude, de la triméthylamine et de la diméthylamine. On a préconisé de déshuiler les ergots de seigle avec de l'éther, avant de les livrer au droguier, afin d'éviter qu'ils ne se décomposent de par la présence de ces corps gras, qui se transforment très facilement sous l'influence des enzymes de l'air et de l'humidité.

Son HUILE FIXE, contenue à raison de 35 p. 100 dans l'ergot de seigle, se présente sous la forme d'un liquide oléagineux, jaune pâle, non siccatif, d'odeur spéciale, à saveur légèrement irritante, d'un poids spécifique de 0,925, à indice de réfraction de 1,468, à indice d'acidité de 11,3, à indice de saponification de 178, à indice d'iode de 74,3, qui, renfermant de la cholestérine, 8 p.100 de glycérine, est constitué par de l'oléine, de la palmitine et par des traces d'acides butyrique, acétique, etc.

La CLAVICEPSINE, $C^{18}H^{34}O^{16}$, se prépare en extrayant l'ergot de seigle pulvérisé par de l'alcool, dont la solution, soumise à la distillation fractionnée, abandonne un résidu, que l'on reprend par de l'eau bouillante ; celle-ci, décolorée puis concentrée, étant soumise à la cristallisation spontanée. Elle se présente sous la forme d'aiguilles incolores, fusibles à 91°, solubles dans l'eau, l'alcool dilué, peu solubles dans l'alcool absolu, insolubles dans l'éther, le chloroforme. Ses solutions aqueuses, à pouvoir rotatoire, dextrogyre, de $+142°$, ne réduisent pas la liqueur de Fehling, mais hydrolysées, elles se décomposent en glucose et en mannite.

La MYCOSE se présente sous la forme d'un corps cristallin, à aiguilles solubles dans l'eau et dans l'alcool, insolubles dans l'éther, dont les solutions dextrogyres réduisent la solution de Fehling.

La CLAVINE, $C^{11}H^{22}N^{2}O^{4}$, se prépare, selon les B. A. 175.590, 175.591, à l'aide d'une solution aqueuse de seigle ergoté qui, précipitée par de l'eau de baryte, donne un filtrat, que l'on traite par de l'acide carbonique, afin de précipiter son sel de baryum. On concentre ensuite cette solution dans le vide, puis on reprend son résidu par de l'alcool, dont la solution, concentrée, est soumise à la cristallisation spontanée.

Elle se présente sous la forme d'une poudre blanche, cristalline, neutre, soluble dans l'eau, l'alcool dilué, mais insoluble dans l'éther, l'éther acétique, l'éther de pétrole ; fusible entre 262° et 263°, elle donne des solutions aqueuses neutres, non précipitables par addition d'alcalins, mais se précipitant, en présence d'acétate de cuivre, en un dépôt bleu par addition de ces réactifs. Elle serait formée, selon Vahles, par un mélange de leucine et d'une base de formule $C^{5}H^{11}NO^{2}$, qui posséderait toutes les vertus physiologiques du seigle ergoté, aussi se prescrit-elle, à doses de 0 gr. 01, sous la forme d'injections sous-cutanées, comme spécifique contre les hémorragies internes.

L'ERGOTININE, $C^{35}H^{40}N^{4}O^{6}$, ou selon Kraft $C^{28}H^{32}N^{4}O^{4}$, se prépare en traitant les ergots de seigle pulvérisés par de l'éther de pétrole, afin de les déshuiler, puis en les extrayant, après les avoir additionnés d'oxyde de magnésie délayé dans de l'eau, par de l'éther ; celui-ci, filtré, agité avec une solution aqueuse d'acide chlorhydrique, lui abandonnant ses alcaloïdes. Cette solution aqueuse, décantée, puis alcalinisée à nouveau, est alors agitée avec de l'éther, qui, décanté, filtré, est soumis à la cristallisation spontanée. On parvient aussi à la préparer selon Kraft en extrayant cette drogue pulvérisée par du chloroforme bouillant qui, soumis à la distillation fractionnée, abandonne un résidu, que l'on reprend par de l'éther de pétrole ; celui-ci abandonnant un résidu grisâtre qui, dissous dans de l'acide acétique dilué, donne une solution que l'on concentre et que l'on soumet à la cristallisation spontanée, afin de reprendre ses cristaux par de l'alcool, qui s'empare de l'ergostérine et de l'ergotinine, dont les acétates, ainsi obtenus puis décomposés, livrent ces bases végétales, que l'on peut séparer l'une de l'autre en les reprenant par du benzène, qui s'empare de l'ergotoxine.

L'ergotinine brute, ainsi obtenue, traitée en présence d'acide tartrique par de l'eau, donne une solution qui, concentrée dans le vide, est agitée, en présence de magnésie calcinée, avec de l'éther, celui-ci, décanté, étant soumis, en présence d'alcool méthylique, à la cristallisation spontanée, voir à cet effet les prescriptions de Tanret. On parvint aussi à la purifier en dissolvant cette base végétale brute dans de l'eau additionnée d'acide acétique, puis en précipitant cette solution par du sulfate de soude, dont le filtrat, décomposé en présence de carbonate de soude, est agité avec de l'éther, que l'on soumet, en présence d'alcool méthylique, à la cristallisation spontanée.

L'ergotinine cristallise sous la forme de longues aiguilles incolores, inodores, fusibles à 219°, peu solubles dans l'eau, très solubles dans l'éther, l'alcool, le chloroforme ; dont les solutions sont fluorescentes en violet. Ces aiguilles, à réaction presque neutre au papier de tournesol, se dissolvent avec une coloration violette dans l'acide chlorhydrique additionné de vanilline ; rouge violacé dans l'acide sulfurique dilué, et rose puis rouge dans l'acide sulfurique additionné de sucre. Cet alcaloïde, chauffé avec des alcalins, émet l'odeur caractéristique de la triméthylamine, qu'il dégage aussi. Une dissolution d'ergotinine dans de l'acide sulfurique se colore en rouge foncé par addition d'une trace de perchlorure de fer, en violet dans de l'acide acétique glacial, par celle d'une goutte de ce même réactif. Les physiologistes déclarent que l'ergotinine possède toutes les vertus physiologiques de l'ergot de seigle, aussi la prescrit-on, à doses de 0 gr. 002 à 0 gr. 005 plusieurs fois par jour, comme hémostatique et comme styptique.

L'ECBOLINE est un alcaloïde amorphe, possédant les mêmes vertus physiologiques que le précédent.

Ayant remarqué que, seules, les solutions aqueuses de seigle ergoté sont physiologiquement parlant actives, et que, chauffées, puis évaporées dans le vide, elles abandonnent un résidu cristallin, on les étudia plus à fond ; car leur résidu chauffé avec de la soude caustique dégage aussi l'odeur caractéristique de la triméthylamine, et donne des solutions réduisant les sels ferriques, mais celles-ci se colorent en bleu de Prusse par addition de ferrocyanure de potasse. Précipitant en outre le réactif de Millon, il possède, quant à sa formule, la constitution suivante, c'est donc une oxyphénylène-éthylamine, de formule :

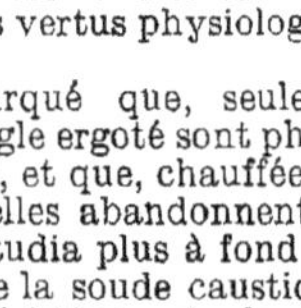

$$\underset{CH^{2}\text{---}CH^{2}\text{---}NH^{4}}{\overset{OH}{\bigcirc}}$$

Cette substance peut être préparée, selon Pochon, à l'aide des réactions suivantes :

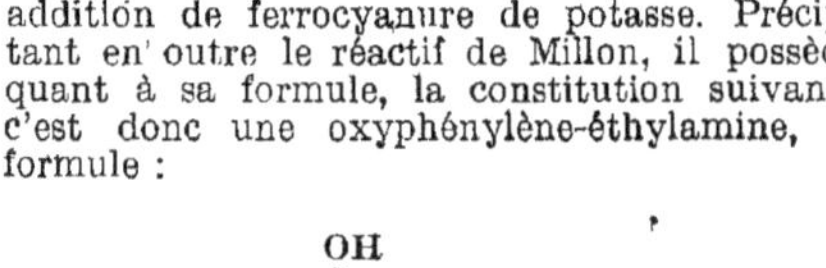

$$\underset{CH^{2}CN}{\bigcirc} \xrightarrow{\text{nitré}} \underset{CH^{2}CN}{\overset{NO^{2}}{\bigcirc}} \xrightarrow{\text{réduit}} \underset{CH^{2}CN}{\overset{NH^{2}}{\bigcirc}}$$

$$\text{diazoté} \longrightarrow \underset{CH^2CN}{\overset{OH}{\bigcirc}} \quad \text{réduit} \longrightarrow \underset{CH^2\text{—}CH^2\text{—}NH^2}{\overset{OH}{\bigcirc}}$$

Étudiée physiologiquement, elle possède les mêmes propriétés physiologiques que le seigle ergoté et que l'ergotinine.

On a découvert ces derniers temps un nouvel alcaloïde dans l'ergot de seigle, c'est-à-dire l'*ergotamine* ($^{33}H^{35}N^5O^5$)(Stoll). Elle se prépare en traitant cette drogue pulvérisée par un peu de sulfate aluminique, afin de fixer ses alcaloïdes, puis par du benzène, afin de la déshuiler et de la libérer de sa phytostérine, quitte à l'extraire ensuite, en présence d'alcalis faibles, par de l'éther, dont la solution est soumise à la cristallisation spontanée. Elle se présente sous la forme de cristaux quadrangulaires, rhombiques, incolores, fusibles entre 155 et 160°, contenus à raison de 0,5 à 2 p. 100 dans l'ergot de seigle et peu solubles dans l'eau mais très solubles dans l'alcool, l'éther, l'acétone, devant être conservés à l'abri de l'air et de la lumière. Elle donne des sels cristallins, solubles dans l'eau, dont le sulfate renferme de 7 à 8 p. 100 d'acide sulfurique.

L'Hydroergotinine ou Ergotoxine, $C^{26}H^{30}N^4O^8$, se présente sous la forme d'une poudre amorphe, blanche, soluble dans l'éther, l'alcool, le chloroforme, dont le sulfate est très peu soluble dans l'eau, à l'encontre de celui de l'ergotinine, qui y est très soluble, mais ses effets physiologiques sont de beaucoup plus faibles que ceux de celle-ci.

L'Ergothionéine, $C^6H^{15}O^2N^3S + 2H^2O$. Ce nouvel alcaloïde se présente sous la forme d'une poudre cristalline, blanche, fusible à 290°, très soluble dans l'eau bouillante et dans l'alcool dilué, insoluble dans l'éther et dans le chloroforme.

L'Acide secalonique, $C^{14}H^{14}O^6$, se présente sous la forme d'une poudre cristalline, jaune pâle, fusible à 244°, insoluble dans l'eau, l'éther de pétrole, le sulfure de carbone, le tétrachlorure de carbone, très peu soluble dans l'alcool méthylique, très soluble dans l'éther acétique, le benzène bouillant, l'alcool, l'acide acétique glacial, les alcalins, dont les solutions, se colorant en rouge brunâtre par addition de perchlorure de fer, ne réduisent pas le nitrate d'argent.

L'Acide sclérotique, $C^{12}H^{19}NO^9$, se présente sous la forme d'une poudre blanche, amorphe, insipide, hygroscopique, soluble dans l'eau, peu soluble dans l'alcool dilué, insoluble dans l'alcool concentré et dans l'éther.

La coloration de l'ergot est due à la présence d'*un colorant* non encore isolé, soluble dans l'eau et dans l'alcool dilué ; ses solutions aqueuses sont décolorées par addition d'eau de baryte, mais précipitées par celle d'acétate de plomb en un dépôt bleuté, qui devient rose rougeâtre par addition d'acide sulfurique, celui-là se décolorant par celle d'acide oxalique.

La dissolution aqueuse, violacée, de ce colorant, prend une teinte rouge cerise par addition d'une solution de chromate potassique.

La Scléroérythrine, se rencontrant toujours dans les cellules externes de l'ergot, y forme des combinaisons calciques : isolée, elle se présente sous la forme d'une poudre amorphe, rougeâtre, insoluble dans l'eau, soluble dans l'alcool, l'éther, et dans l'acide acétique concentré.

Elle se dissout avec une coloration violacée dans l'acide sulfurique.

La Scléroidine se présente sous la forme d'une poudre amorphe, brunâtre, insoluble dans l'eau, mais très soluble dans l'alcool, l'éther et le chloroforme.

La Scléroxanthine, $C^7H^7O^3 + H^2O$, cristallise sous la forme d'aiguilles insolubles dans l'eau, peu solubles dans l'alcool, très solubles dans l'éther, ses solutions alcooliques se colorent en violet, puis en rouge, par addition de perchlorure de fer.

Usage thérapeutique. — L'ergot de seigle se prescrit soit en poudres, à doses de 0 gr. 2 à 0 gr. 5 plusieurs fois par jour, soit en infusions, à doses de 2 à 6 grammes sur 200 grammes d'eau, dont à prendre toutes les deux heures une cuillère à soupe, ou sous la forme de teinture, d'extrait et de pilules, comme excitant de l'utérus, puis pour combattre les hémorragies utérines, le flux mensuel anormal, les pertes séminales et comme tonique dans certaines affections de la matrice.

Action physiologique. — Sa résorption est très rapide, et son action sur l'utérus gravide se fait sentir 10 ou 20 minutes plus tard. C'est un vasoconstricteur des vaisseaux capillaires périphériques, d'où abaissement de la température. Il agit, en outre, sur les fibres lisses de l'utérus, et sur les fibres musculaires de la vessie ; mais à fortes doses, il peut provoquer des avortements souvent dangereux. Il agit aussi sur le système vasculaire, où son action est encore augmentée par addition de quinine, d'astringents, de borax, de sabine et de rue, etc., etc.

Les premiers symptômes, dus à un empoisonnement par le seigle ergoté, sont une grande sécheresse de la bouche, des vomissements, des coliques, des vertiges, de l'anesthésie cutanée, puis l'avortement, la métrorragie et la mort par hémorragie, précédée de fortes convulsions.

Notons que le seigle ergoté, ordonné pendant un certain temps, peut provoquer, à faibles doses, de l'ergotisme.

Contrepoisons. — Administrez, en cas d'empoisonnement par cette drogue, des émétiques, des purgatifs, de la belladone, du tanin, de l'iodure potassique, du café, de l'hydrate de chloral ; puis prescrivez des injections sous-cutanées d'éther. Le nitrite d'amyle est l'antidote par excellence de l'ergot de seigle.

Pharmacie galénique. — Il rentre dans les préparations suivantes : Extractum Secalis cornuti siccum, seu fluidum, Tinctura Secalis cornuti, Infusum Ergotæ, Pulvis Secalis cornuti, Tinctura Hæmostyptica ; l'ergotine d'Yvon étant un extrait aqueux d'ergot de seigle, l'ergotine Lamanthe, etc., ou de Wigger, etc., de même.

Incompatibilités. — Il ne faut jamais ordonner cette drogue ou ses dérivés, avec des tanins, du nitrite d'amyle, de l'aconitine, de l'opium, du Veratrum, des feuilles de lobélie, ni avec des médicaments à base d'alcool ou d'anthraquinone.

Historique. — Les anciens écrits chinois nous apprennent déjà que le seigle ergoté se prescrivait alors comme spécifique contre les accouchements difficiles ; mais cette drogue y provoqua, ainsi qu'en Europe, de nombreux cas d'empoisonnements, vu que par inadvertance, elle était souvent moulue avec du blé ou avec du seigle, telles les épidémies d'ergotisme ou de feu de Saint-Antoine, des années 992, 994, 1008, etc., en France ; 1577 en Hesse ; 1588 en Silésie ; 1709 en Suisse, d'où les dénominations de Saint-Antoine, attribuées à de nombreux hôpitaux, Adam Lonicer mentionnait déjà, dans son Kräuterbuch, les effets physiologiques, dangereux, du seigle ergoté, et Bonjean prépara, à l'aide de cette drogue, un extrait, qui se vend encore sous son nom dans la thérapeutique.

IIIᵉ Classe. — **LICHENS**

Les lichens comprennent 180 genres différents et plus de 1500 espèces, formées par diverses associations d'algues et de champignons, qui, travaillant ensemble, agissent les uns sur les autres, car il s'opère par voie d'osmose, entre le thalle des algues et celui des champignons, un échange nutritif; le champignon puisant dans l'algue les hydrates de carbone, qu'elle produit sous l'influence de la lumière et de sa chlorophylle ; l'algue, prenant au champignon une partie des matières albuminoïdes, qu'il crée. L'algue y trouve, en outre, un abri contre la sécheresse, ce qui lui permet de se maintenir toute l'année, puis un support, grâce auquel elle parvient à s'étaler en lames ou à se dresser en buissons. Cette symbiose nous permet de comprendre la première apparition durable de la vie végétale, à la surface d'un sol stérile, où le protococque Nostoc peut subsister, tant qu'il y a de l'humidité, mais il disparaît aux temps

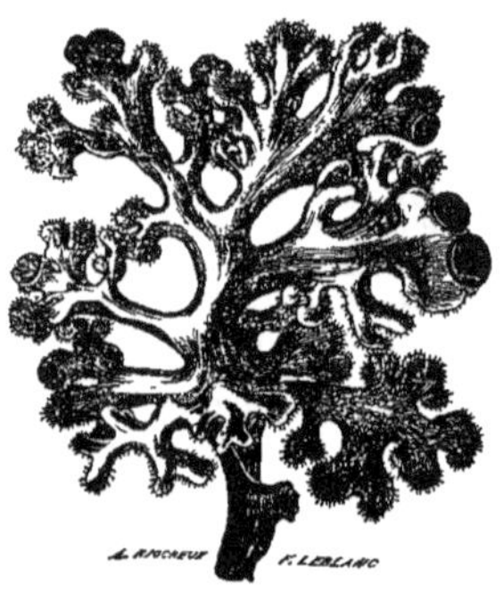

Fig. 6. — Lichen d'Islande.

de la sécheresse. Si, pendant le développement de ces algues, des spores d'ascomycètes se sont aussi établies au même endroit, leurs hyphes, englobant ces algues, désagrègent la roche, à laquelle elles adhèrent par leurs rhizoïdes. Les lichens sont donc des plantes terrestres, dont le thalle se reproduit, soit par les spores des gonidies, soit par la réunion de deux spores provenant de leur angiocarpe et de leur gymnocarpe, soit par des sorédies, c'est-à-dire à l'aide de corpuscules composés d'une ou de plusieurs cellules vertes, entourées d'hyphes de champignons. Les lichens livrent au droguier des drogues à lichénine, c'est-à-dire contenant de l'amyloïde, qui se rencontre aussi dans les fruits du *Tamarindus indica*, les fleurs des Primulacées et dans les graines du *Linum usitatissimum*.

L'amyloïde, hydrolysé, se dédoublant en galactose et en pentose, s'obtient chimiquement, en chauffant sous une pression de 20 atmosphères la cellulose avec de l'eau. Elle se colore en bleu par addition d'iode, à l'encontre de la lichénine qui, renfermant de la dextrolichénine, se colore en jaune.

On prépare la lichénine, en traitant premièrement le Lichen islandicus par de l'éther et par de l'alcool, puis par des solutions aqueuses de soude caustique et d'acide chlorhydrique, puis par de l'eau bouillante, qui dépose à froid, par addition d'alcool, une gelée soluble dans l'oxyde de cuivre ammoniacal, dissolvant dans lequel la dextrolichénine ne se dissout pas.

LICHEN ISLANDICUS, MOUSSE D'IS-LANDE, DE CETRARIA ISLANDICA, Ach.

Origine botanique. — Ce lichen constitué par une Dyscomycète et par une Palmellacée,

forme un thalle étalé, ramifié, dont nous entreprendrons l'étude, en décrivant sa drogue officinale.

Origine géographique. — Le Lichen Islandicus prospère dans les régions froides du globe, principalement dans le Harz, les Basses-Alpes, le Tyrol, la Scandinavie, l'Himalaya, le cap Horn, etc.

Récolte. — Récolté en automne par un temps

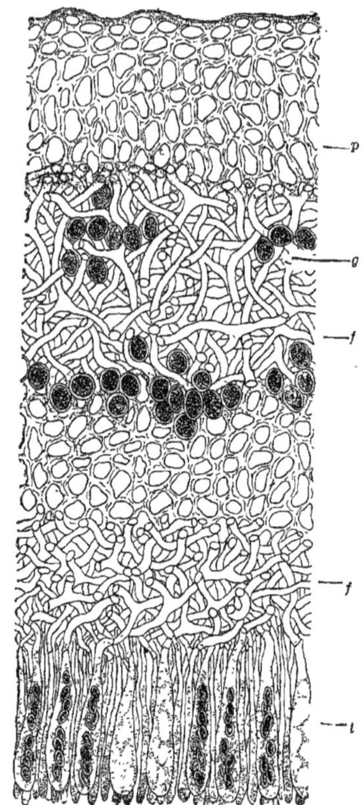

Fig. 7. — Coupe transversale du thalle de la *Cetraria Islandica*

t) cellules tubuleuses et ascis ; *f*) hyphes enchevêtrés; *g*) gonidies ; *p*) pseudo-parenchyme.

pluvieux, ce qui permet de le détacher plus facilement, il est lavé, puis desséché au soleil, après avoir été mondé. Les Islandais, l'utilisant comme aliment, le font macérer dans de l'eau, avant de le dessécher, afin de le priver de ses matières amères.

Pathologie. — On rencontre parfois sur le thalle de ce lichen des Ascomycètes tels que l'*Ærothallus Parmeliarum*, la *Scutula oxyspora*.

Description de la drogue (fig. 6). — Le Lichen Islandicus possède un thalle étalé, irrégulièrement ramifié par dichotomie répétée, formé de lames foliacées, minces, de 5 millimètres d'épaisseur, étroites, cartilagineuses, cassantes, cannelées, légèrement enroulées sur elles-mêmes en gouttières, dont les bords sont étalés, crispés, frangés. Sa surface supérieure vert olive, maculée de taches rougeâtre, porte de nombreux organes reproducteurs jaune rougeâtre, dénommés *apothécies* : tandis que sa face inférieure est vert blanchâtre ou gris jaunâtre. Sa consistance est coriace, son toucher rude, son odeur faiblement herbacée, sa saveur amère, mucilagineuse.

Examen microscopique (fig. 7). — Examiné sur une coupe transversale, ce thalle est formé par trois couches distinctes : la première à trois ou à quatre assises de cellules petites, à parois épaissies, sans méats, qui recouvrent une zone de petites cellules, dont le tissu est épais, feutré (*p*). En dessous de celle-ci, se rencontre une zone (*f*), dite couche médullaire, dont les cellules tubuleuses, ramifiées, lâchement unies entre elles, laissent apercevoir de nombreux méats remplis d'air : puis vient la zone aux gonidies (*g*), celles-ci étant isolées les unes des autres. Enfin se rencontre la région externe (*t*), dont le tissu lâche est constitué par des hyphes enchevêtrés, ramifiés, se terminant en massue.

Falsifications. — La mousse d'Islande est rarement falsifiée, mais on l'alourdit souvent par addition de sable.

Analyse chimique. — Elle renferme 70 p. 100 de lichénine, 2 p. 100 d'acide cétrarique, 8 p. 100 d'acide lichenostérique, 11 p. 100 de dextrolichénine, puis du sucre, des matières inorganiques et de l'acide fumarique, dénommé à faux par plusieurs auteurs acide lichénique.

La LICHÉNINE, $C^6H^{10}O^5$, se présente sous la forme d'une masse blanche, dure, cassante, se gonflant dans l'eau froide, mais se dissolvant dans l'eau chaude, avec laquelle elle donne un mucilage inodore, insipide, insoluble dans l'éther et dans l'alcool.

Elle perd ses propriétés de se gélatiniser, lorsqu'on la chauffe très longtemps avec de l'eau. Ses solutions aqueuses se précipitent en un dépôt blanc par addition d'acétate de plomb : mais chauffées avec des acides dilués, elles donnent du glucose. Les alcalis étendus et l'acide chlorhydrique dilué la dissolvent, en donnant des solutions précipitables par addition d'alcool ou d'éther. L'iode la colore en jaune brunâtre.

L'ACIDE CÉTRARIQUE, $C^{10}H^{12}O^3$, se prépare en extrayant cette drogue pulvérisée par de l'éther, puis par de l'alcool bouillant, dont la solution concentrée dépose, à froid, un précipité gris verdâtre ; son filtrat, évaporé à sec, abandonne un résidu qui, repris par de l'éther, afin de le libérer de ses corps gras ou résineux, de sa chlorophylle et de son acide lichenprotostérique, voire même de son acide fumarique, est repris par de l'alcool bouillant, que l'on soumet à la cristallisation spontanée. Il cristallise sous la forme d'aiguilles blanches, brillantes, solubles dans l'eau, peu solubles dans l'éther et dans l'alcool froid, très solubles dans l'alcool bouillant, les alcalis et dans les solutions de carbonates alcalins. Ses solutions, très amères, s'oxydant à l'air, où elles brunissent, réduisent à chaud la liqueur de Fehling. Il possède quant à sa formule la constitution suivante :

$$\begin{array}{c} CH^3 \\ | \\ C \\ CH^3{-}C \quad\quad CH \\ HO{-}C \quad\quad C{-}OH \\ C{-}CO{-}CH^3 \end{array}$$

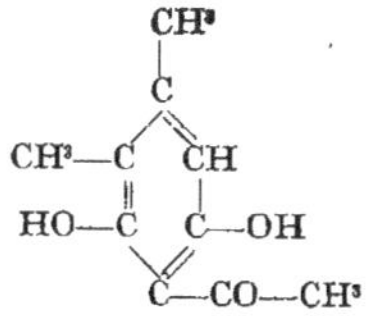

C'est donc un 1-2 diméthylacétyl-4-phénédiol.

Notons que le cétrarate de quinoline fond à 154°, à l'encontre du cétrarate de méthyle, qui fond à 155°.

La CÉTRARINE, $C^{20}H^{18}O^9$, serait formée, selon Simon, par un mélange d'acides protocétrarique, cétrarique et fumarique qui, chauffé en présence d'acide chlorhydrique avec de l'eau, se colore en jaune puis en rouge violacé et en bleu ; réduit en présence de limaille de fer par de la soude caustique, il livre de l'orcine de formule :

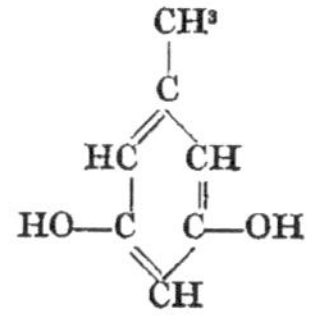

$$\begin{array}{c} CH^3 \\ | \\ C \\ HC \quad\quad CH \\ HO{-}C \quad\quad C{-}OH \\ CH \end{array}$$

L'ACIDE LICHENSTÉRIQUE, $C^{19}H^{22}O^4$, se prépare en extrayant cette drogue par de l'éther, dont l'extrait, repris à chaud par de l'alcool à 40°, donne une solution qui, refroidie, puis traitée par du carbonate de soude, que l'on concentre, abandonne un résidu cristallin ; celui-ci repris, en présence d'acide chlorhydrique, par de l'alcool, donne une solutino, que l'on soumet à la cristallisation spontanée.

Il se présente sous la forme d'une poudre cristalline, blanche, fusible à 121°, insoluble dans l'eau, peu soluble dans l'éther de pétrole, l'acétone, l'alcool dilué froid, très soluble dans l'alcool, le sulfure de carbone, le benzène bouillant, le chloroforme, l'acide acétique glacial, les alcalins, qui, chauffée, à raison d'un gramme de substance avec de la potasse caustique à 10 p. 100, se décompose en acide carbonique et en acide lichenstérylique, car la réaction suivante a lieu :

$$C^{19}H^{32}O^4 + 2KOH = C^{18}H^{34}O^5 + K^2CO^3$$

Il possède quant à sa formule la constitution suivante :

$$\begin{array}{c} COOH \\ | \\ C^{14}H^{27}{-}CH{-}CH^2{-}CH{-}CO \\ \underline{\qquad\qquad O\qquad} \end{array}$$

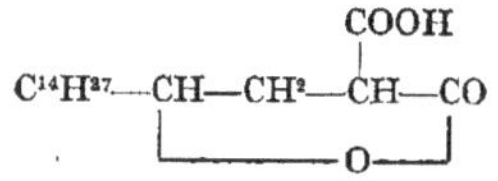

Chauffée dans le vide, cette lactone se transforme en LICHENSTÉRYLLACTONE, de formule :

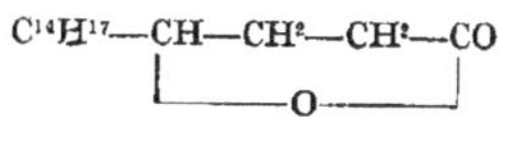

$$\begin{array}{c} C^{14}H^{17}{-}CH{-}CH^2{-}CH^2{-}CO \\ \underline{\qquad\qquad O\qquad} \end{array}$$

qui se présente sous la forme d'une poudre cristalline blanche, fusible à 40°, soluble dans l'alcool, l'éther, le chloroforme, le sulfure de carbone, insoluble dans l'eau et dans le carbonate de soude. Traitée en présence de phosphore rouge par de l'acide iodhydrique, cette lactone se transforme en acide stéarique et en une substance mal définie de formule $C^{18}H^{38}$.

L'Acide lichenstérylique, $C^{18}H^{34}O^3$, se présente sous la forme d'une poudre cristalline, blanche, fusible à 84°, insoluble dans l'eau, peu soluble dans l'éther de pétrole, le sulfure de carbone, très soluble dans l'alcool, l'éther, le chloroforme, l'acétone, le benzène.

Analysé par M. Hesse, ce lichen renferme par contre de la lichénine, de l'isolichénine, de la cétrarine, de l'acide cétrarique et de l'acide protolichenstérique.

L'Acide protolichenstérique, $C^{18}H^{30}O^5$, se présente sous la forme d'une poudre cristalline, blanche, fusible à 116°, soluble dans l'alcool.

Usage thérapeutique. — La mousse d'Islande se prescrit comme stomachique, comme tonique, comme expectorant, comme fébrifuge et comme vermifuge, de par sa teneur en acide cétrarique, puis comme analeptique, soit sous la forme de poudres, soit sous celle de décoctions, à doses de 15 à 20 grammes sur 200 grammes d'eau, dont à prendre 2 à 3 fois par jour, une cuillère à soupe.

Pharmacie galénique. — Cette drogue sert à préparer le Decoctum Cetrariæ, la Gelatina Licheni Islandici, et certaines pastilles pectorales.

Historique. — Utilisée comme aliment dès les temps les plus reculés de l'histoire de l'Islande et de la Norvège, voir Cordus, elle fut introduite dans la thérapeutique, et ceci sur le préavis de Hjarne, en 1683, comme expectorant.

LICHEN PULMONARIÆ, MOUSSE PULMONAIRE, DE STICTA PULMONACEA (Achar).

Ce lichen, non officinal, possède un thalle à expansions coriaces, larges, à face supérieure, vert mousse ou fauve, marquée d'un réseau de fausses nervures et de concavités irrégulières, à surface inférieure, tomenteuse, plus foncée, marquée de bosselures blanchâtres.

Il croît sur les vieux troncs de chênes ou dans les forêts ombragées de toute l'Europe, de l'Algérie et de l'Amérique. Récolté en automne, puis mondé et desséché, il fournissait autrefois à la thérapeutique une drogue parallèle à la mousse d'Islande ; car il renferme aussi de la lichénine et de l'acide stinctique très amer.

Il en était de même des thalles de la *Cladonia pyxidata* Fries ou *Lichen* pyxidé, qui est moins riche en lichénine, de la *Cladonia coccinea*, Achar, à apothécies rouge vif, de la *Cladonia rangiferina*, Hoffmann, à apothécies nues.

Mentionnons parmi les autres lichens, non officinaux, la *Lecanora esculenta* Ever et la *Lecanora affinis* Ever, qui se présentent sous la forme de petites touffes globuleuses, grisâtres, de la grosseur d'une noisette. Ces lichens prospèrent dans les steppes de l'Asie et de l'Afrique septentrionale. Très riches en lichénine, ils livraient autrefois la Manne des Hébreux.

Un autre lichen, ayant joué un rôle historique, est l'*Usnée humaine*, de l'*Usnea plicata* ou de la *Parmelia saxatilis*, Ach., qui possédait, selon Paré, Pomet et les auteurs de cette époque, des vertus antiépileptiques.

LACCA MUSCI, ORSEILLE, TOURNESOL, DE ROCCELLA TINCTORIA, D. C. seu LECANORA TINCTORIA et LECANORA TARTAREA, Fries.

Origine géographique. — Ces lichens, ne provenant jamais comme tels dans le droguier, ne méritent pas d'être décrits ; ils croissent aux Açores, aux Canaries, puis en Suède, en Norvège et en Islande, ainsi que sur les côtes de la Méditerranée.

Préparation de la drogue. — Ces lichens pulvérisés, abandonnés pendant quelques semaines à la fermentation, en présence d'ammoniaque diluée, et dans le temps, en présence d'urine, sont additionnés d'un peu de chaux, d'alun ou d'acide arsénieux, puis brassés de temps à autre (afin de soumettre ce mélange au contact de l'air), ils précipitent alors un dépôt floconneux, que l'on recueille et dessèche.

Celui-ci se présente sous la forme d'une poudre rouge, à saveur alcaline, qui, purifiée, donne l'orseille. Celle-ci, traitée en solution ammoniacale par du chlorure calcique, se colore en rouge cerise, en donnant ainsi la pourpre française.

Le tournesol se prépare en soumettant ces lichens pulvérisés, en présence de carbonate potassique ou de carbonate ammonique, à la fermentation, qui colore leurs solutions aqueuses en brun, puis en rouge pourpre et en bleu. Celles-ci, traitées par un acide, précipitent un dépôt amorphe, brun rougeâtre, peu soluble dans l'eau, qui donne avec les alcalins des sels bleus, se vendant dans le commerce sous la forme de cubes.

Tous ces produits ne sont donc pas préexistants dans ces lichens, mais ils sont tributaires de la décomposition lente de leurs matières colorantes, chromogènes.

Analyse chimique. — Ces lichens renferment de l'orcéine $C^{28}H^{24}N^2O^7$, qui se décompose par l'hydrolyse en acide lecanorique, en atranorine, en érythrine, en orcine et en azolitimine.

L'Orcine ou Dioxytoluène, $C^6H^3{<}^{(OH)^2}_{CH^3}$ se présente sous la forme de cristaux incolores, fusibles à 107°, solubles dans l'eau, l'éther, l'alcool ; la constitution de sa formule est la suivante :

$$
\begin{array}{c}
CH^3 \\
| \\
C \\
\diagup \ \diagdown \\
HC \quad\ CH \\
|\qquad \| \\
HO{-}C \quad C{-}OH \\
\diagdown \ \diagup \\
CH
\end{array}
$$

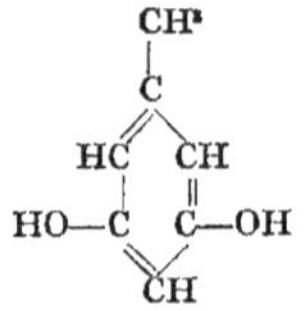

Elle se combine avec l'ammoniaque pour donner un corps cristallin, qui se transforme, sous l'action de l'air, en une poudre brunâtre, ou azolitréine, de formule $C^7H^7NO^4$, car :

$$C^7H^8O^2 + NH^3 + 2O^2 = C^7H^7NO^4 + 2H^2O$$

L'Acide lécanorique ou acide diorsellique, $C^{16}H^{14}O^7 + H^2O$, cristallise sous la forme d'aiguilles blanches, inodores, insipides, fusibles entre 165° et 167°, très solubles dans l'alcool bouillant, peu solubles dans l'éther, insolubles dans l'eau.

Ses solutions alcooliques, acides, se colorent en rouge sang par addition d'eau de javelle, en rouge pourpre par celle de perchlorure de fer. La constitution de sa formule est la suivante :

$$
\begin{array}{ccc}
CH^3 & & CH \\
| & & \| \\
C & & C \\
\diagup\diagdown & & \diagup\diagdown \\
HC\quad C{-}CO{-}O{-}C\quad C{-}OH \\
|\quad\ \| \qquad\qquad |\quad\ \| \\
HO{-}C\ \ C{-}OH \quad HC\ \ C{-}COOH \\
\diagdown\diagup & & \diagdown\diagup \\
CH & & C \\
& & | \\
& & CH^3
\end{array}
$$

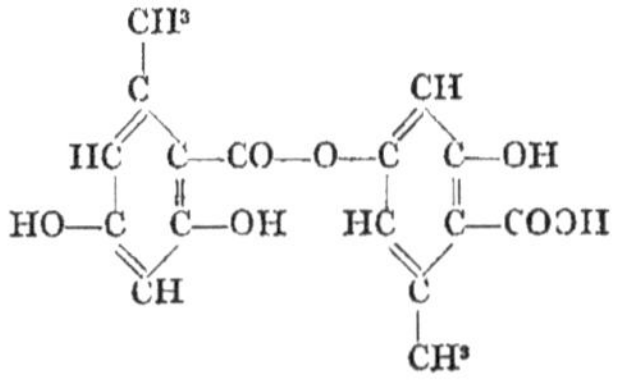

Cet acide, chauffé avec de l'eau, donne deux molécules d'acide orsellique, mais chauffé avec de l'eau de baryte, il se décompose en orcine, en acide carbonique et en acide orsellique.

L'ACIDE ORSELLIQUE, $C^6H^2(CH^3)(OH)^2 COOH$, cristallise sous la forme d'aiguilles incolores, inodores, amères, fusibles à 176°, très solubles dans l'eau, l'éther, l'alcool ; ses solutions aqueuses se colorent en rouge pourpre par addition de perchlorure de fer et en rouge sang par celle d'eau de javelle. La constitution de sa formule est la suivante :

$$
\begin{array}{c}
CH^3 \\
C \\
HC\quad C\text{---}COOH \\
HO\text{---}C\quad C\text{---}OH \\
CH
\end{array}
$$

Cet acide, chauffé avec de l'alcool, se décompose en orcine et en acide carbonique ; tandis que ses solutions se colorent à l'air en rouge pourpre. Cet acide, chauffé avec de l'eau additionnée d'hydrate de baryte, se décompose en orcine, car :

$$C^8H^8O^4 = C^7H^8O^2 + CO^2$$

il en est de même de l'acide évernique et de l'érythrine, car :

$$C^{17}H^{16}O^7 + H^2O = C^8H^8O^4 + C^9H^{10}O^4$$

Acide évernique ... Acide orsellique ... Acide éverninique

$$C^{20}H^{22}O^{10} + 2H^2O = 2C^7H^8O^2 + 2CO^2 + C^4H^{10}O^4$$

Erythrine ... Orcine ... Erythrite

L'ERYTHRINE, $C^{20}H^{22}O^{10} + H^2O$, cristallise dans l'éther sous la forme de fines aiguilles incolores, fusibles entre 146° et 148°, très peu solubles dans l'eau, peu solubles dans l'éther, très solubles dans l'acétone et dans l'alcool chauds.

Ses solutions alcooliques, acides, se colorent en rouge par addition de perchlorure de fer et en bleu par celle d'eau de javelle. La constitution de sa formule est la suivante :

$$
\begin{array}{c}
C^4H^0(OH)^2\text{---}O\text{---}C^6H^2(OH)\text{---}CO\text{---}O\text{---}C^6H^2(OH)\text{---}COOH \\
\qquad\qquad\qquad\quad CH^3 \qquad\qquad\qquad\qquad\quad CH^3
\end{array}
$$

L'érythrine, chauffée avec de l'eau, donne de l'acide orsellique et de la picroérythrine, celle-ci, $C^{12}H^{16}O^7$, se présente sous la forme de prismes brillants, incolores, fusibles à 158°, très peu solubles dans l'eau froide, très solubles dans ce dissolvant bouillant, l'alcool, l'éther, dont les solutions aqueuses se colorent en rouge violacé par addition de perchlorure de fer; chauffée avec de l'eau de chaux, elle se transforme en érythrite, en orcine et en acide carbonique, car :

$$
\begin{array}{c}
CH^3 \\
| \\
C^6H^2\!<^{COOH}_{(OH)} \qquad + \quad {}^{H}_{H}\!\!>\!O \\
| \\
O \\
| \\
C^4H^6(OH)^3 \\
\text{Picroérythrine}
\end{array}
$$

$$
= CO^2 +
\begin{array}{c}
CH^3 \\
C \\
HC\quad CH \\
HO\text{---}C\quad C\text{---}OH \\
CH
\end{array}
\text{(Orcine)}
+
\begin{array}{c}
CH^2OH \\
H\text{---}C\text{---}OH \\
H\text{---}C\text{---}OH \\
CH^2OH
\end{array}
\text{(Erythrite)}
$$

L'ERYTHRITE, $C^4H^{10}O^4$, se présente sous la forme de gros cristaux incolores, douceâtres, fusibles à 126°, très solubles dans l'eau, peu solubles dans l'alcool, insolubles dans l'éther ; elle possède, quant à sa formule, la constitution suivante :

$$
\begin{array}{c}
CH^2\text{---}OH \\
H\text{---}C\text{---}OH \\
H\text{---}C\text{---}OH \\
CH^2\text{---}OH
\end{array}
$$

Oxydée légèrement par de l'acide nitrique, l'érythrite donne de l'érythrose, dont l'osazone fond à 166° ; mais oxydée plus fortement, elle se transforme en acide érythronique et en acide mésotartrique.

$$
\underset{\text{Erythrite}}{
\begin{array}{c}
CH^2\text{---}OH \\
H\text{---}C\text{---}OH \\
H\text{---}C\text{---}OH \\
CH^2\text{---}OH
\end{array}}
\longrightarrow
\underset{\text{Erythrose}}{
\begin{array}{c}
COH \\
H\text{---}C\text{---}OH \\
H\text{---}C\text{---}OH \\
CH^2\text{---}OH
\end{array}}
$$

$$
\longrightarrow
\underset{\text{Acide érythronique}}{
\begin{array}{c}
COOH \\
H\text{---}C\text{---}O \\
H\text{---}C\text{---}OH \\
CH^2\text{---}OH
\end{array}}
\longrightarrow
\underset{\text{Acide mésotartrique}}{
\begin{array}{c}
COOH \\
H\text{---}C\text{---}OH \\
H\text{---}C\text{---}OH \\
COOH
\end{array}}
$$

On la prépare synthétiquement en partant du divinyl (1) ;

$$
\underset{\text{Divinyl}}{
\begin{array}{c}
CH^2 \\
CH \\
CH \\
CH^2
\end{array}}
+ Br^2 \longrightarrow
\underset{\text{}}{
\begin{array}{c}
CH^2Br \\
CH \\
CH \\
CH^2Br
\end{array}}
\xrightarrow[\text{KMnO}^4]{\text{oxydé par}}
\underset{\substack{\text{Dibromdioxy-}\\\text{butane}}}{
\begin{array}{c}
CH^2Br \\
H\text{---}C\text{---}OH \\
H\text{---}C\text{---}OH \\
CH^2Br
\end{array}}
$$

$$
\xrightarrow[\text{d'argent}]{\text{acétate}}
\underset{\text{Acétate d'érythrite}}{
\begin{array}{c}
CH^2\text{---}O\text{---}OC\text{---}CH^3 \\
H\text{---}C\text{---}OH \\
H\text{---}C\text{---}OH \\
CH^2\text{---}O\text{---}OC\text{---}CH^3
\end{array}}
\xrightarrow{\text{saponifié}}
\underset{\text{Erythrite}}{
\begin{array}{c}
CH^2\text{---}OH \\
H\text{---}C\text{---}OH \\
H\text{---}C\text{---}OH \\
CH^2\text{---}OH
\end{array}}
$$

On parvient aussi à préparer synthétique-

____

(1) *Comptes rendus*, 1893 (116), p. 724, et 117, p. 553.

ment l'érythrite en partant de l'épibromhydrine (voir C. R. 1910, n° 150, p. 1343).

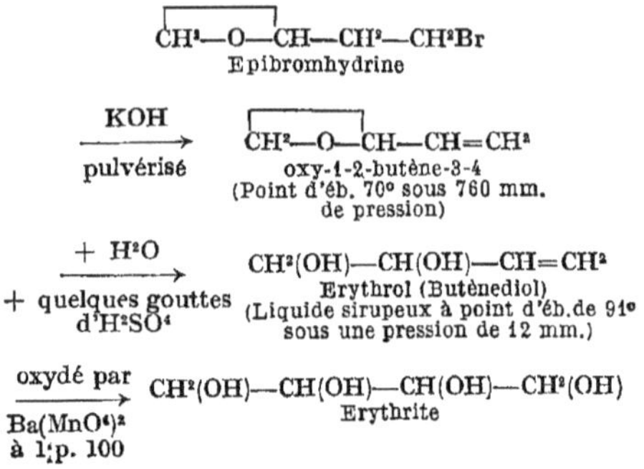

$$CH_2\!-\!O\!-\!CH\!-\!CH_2\!-\!CH_2Br$$
Epibromhydrine

$$\xrightarrow[\text{pulvérisé}]{KOH}\quad CH_2\!-\!O\!-\!CH\!-\!CH\!=\!CH_2$$
oxy-1-2-butène-3-4
(Point d'éb. 70° sous 760 mm. de pression)

$$\xrightarrow[\substack{+ \text{ quelques gouttes} \\ \text{d'}H_2SO_4}]{+ H_2O}\quad CH_2(OH)\!-\!CH(OH)\!-\!CH\!=\!CH_2$$
Erythrol (Butènediol)
(Liquide sirupeux à point d'éb. de 91° sous une pression de 12 mm.)

$$\xrightarrow[\substack{Ba(MnO_4)_2 \\ \text{à } 1{:}\text{p. } 100}]{\text{oxydé par}}\quad CH_2(OH)\!-\!CH(OH)\!-\!CH(OH)\!-\!CH_2(OH)$$
Erythrite

L'ATRANORINE, $C^{19}H^{18}O^8$, se présente sous la forme de prismes blancs, brillants, fusibles à 195°, insolubles dans l'eau, très peu solubles dans l'alcool, l'éther de pétrole, l'éther, le benzène, l'acide acétique, mais très solubles dans le chloroforme bouillant, le xylène et les alcalis, qu'elle colore en jaune. La constitution de sa formule est la suivante :

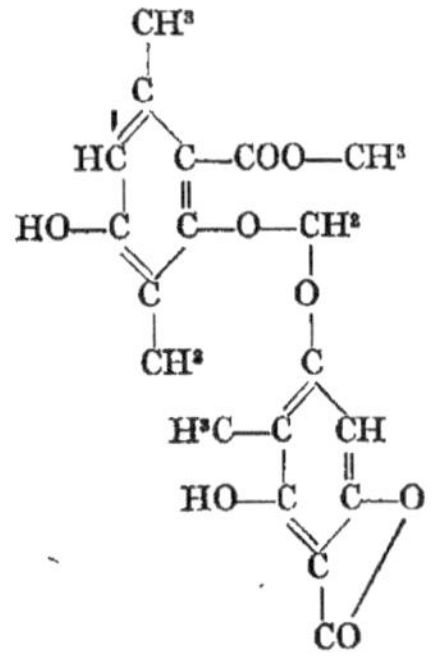

$$
\begin{array}{c}
CH_3 \\
| \\
C \\
/\!\!/ \quad \backslash \\
HC \quad\quad C\!-\!COO\!-\!CH_3 \\
| \quad\quad\quad \| \\
HO\!-\!C \quad\quad C\!-\!O\!-\!CH_2 \\
\backslash\!\!/ \quad\quad\quad\quad | \\
C \quad\quad\quad\quad O \\
| \quad\quad\quad\quad | \\
CH_3 \quad\quad\quad C \\
\quad\quad\quad\quad /\!\!/ \quad \backslash \\
H_3C\!-\!C \quad\quad CH \\
| \quad\quad\quad \| \\
HO\!-\!C \quad\quad C\!-\!O \\
\backslash\!\!/ \quad\quad / \\
C \\
| \\
CO
\end{array}
$$

L'atranorine, chauffée dans des tubes fermés à 150°, se décompose en acide atrarique, en acide carbonique et en acide atranorique.

Usage thérapeutique. — Le tournesol n'est utilisé que comme indicateur en pharmacie, mais son usage est très courant dans la technique des colorants.

On prépare le réactif de nos laboratoires en extrayant les petits cubes de l'orseille commerciale, renfermant beaucoup de carbonates de chaux et de potasse, par de l'alcool, qui dissout leurs colorants rouges, puis par de l'eau, qui s'empare de l'azolitimine insoluble dans l'eau pure, mais très soluble dans l'eau alcaline, dont la solution, saturée par de l'acide acétique, est évaporée à sec. Son résidu, repris par de l'alcool, lui abandonne son acétate de potasse, mais repris par de l'eau, il donne l'indicateur utilisé en pharmacie comme réactif, dont les solutions perdent petit à petit de leur belle coloration, si on ne les conserve pas dans des flacons hermétiquement fermés ; une petite addition de camphre ou de thymol leur conservant, par contre, leurs propriétés tinctoriales.

HERBA EVERNIÆ, D'EVERNIA FURFURACEA, L.

Ce lichen, se rencontrant sur les arbres d'un certain âge, n'est pas officinal, mais il renferme de l'*acide évernique* $C^{17}H^{16}O^7$.

Celui-ci se prépare en extrayant ce lichen par de l'eau de chaux, dont la solution, additionnée d'acide chlorhydrique, précipite un dépôt blanc. Soumis, en solution alcoolique mais concentrée, à la cristallisation spontanée, celui-ci se présente sous la forme d'aiguilles incolores, insolubles dans l'eau, très solubles dans l'alcool, l'éther, qui, chauffées avec de l'eau de chaux, se décomposent en acide orsellique et en acide éverninique, car :

$$C^{17}H^{16}O^7 + H_2O = C^9H^{10}O^4 + C^8H^8O^4$$

Acide évernique   Acide éverninique   Acide orsellique

L'ACIDE ÉVERNINIQUE, $C^9H^{10}O^4$, se présente sous la forme d'une poudre blanche, cristalline, fusible à 157°, insoluble dans l'eau froide, très soluble dans l'eau bouillante, l'alcool, l'éther, dont les solutions aqueuses se colorent en violet par addition d'une goutte de perchlorure de fer. Ce lichen non officinal *sert à colorer* en vert les parfums et les teintures.

MANNA CELESTA, MANNE CÉLESTE, DE LECANORA ESCULENTA, Ever.

Ce lichen, des régions désertiques de l'Asie et de l'Afrique, livre au droguier ses parties aériennes qui, non officinales, possèdent des vertus analeptiques.

PTERYDOPHYTES
OU CRYPTOGAMES VASCULAIRES

Rappelons que les plantes, formant cet embranchement botanique, sont caractérisées soit par leur système végétal, soit par leurs œufs ; car elles possèdent des racines, des tiges et des feuilles ; les racines transportant à l'aide de vaisseaux, dans les plantes, les liquides absorbés par elles; les feuilles amenant à celles-là leurs substances assimilées par des tubes criblés, constituant le liber.

La reproduction de ces plantes a lieu à partir d'une spore, provenant des sporanges, sis à la surface inférieure de leurs feuilles, ces sporanges étant séparés les uns des autres par des paraphyses, protégés extérieurement par l'indusium. Leurs spores, tombées à terre, donnent naissance à des prothalles qui, en se développant, forment des proéminences femelles, ou archegoniums, renfermant l'oosphère. Celle-ci, fructifiée, se subdivise en 4 cellules, qui donnent naissance à une plante.

Les cryptogames vasculaires se subdivisent en *Équisétinées*, en *Lycopodinées* et en *Filicinées*.

Ire Classe. — ÉQUISÉTINÉES

HERBA EQUISETI, PRÊLE, D'EQUISETUM ARVENSE

Cette plante, délaissée par la thérapeutique moderne, livrait autrefois, au droguier, ses parties aériennes riches en silice, qui se prescrivaient sous la forme de décoctions, à doses de 10 à 15 grammes sur une tasse d'eau bouillante, comme hémostatique.

IIe Classe. — LYCOPODINÉES

Cette classe, avec plus de 400 espèces, dont l'intérêt thérapeutique est très restreint, comprend des plantes attenantes au sol par des racines. Leur tige grêle, rampante, ramifiée par fausse dichotomie, est recouverte de petites feuilles étroites, tantôt isolées, tantôt verticillées, serrées les unes contre les autres. La face des feuilles supérieures porte des sporanges sessiles, conte-

nant un grand nombre de spores. Ceux-là ne s'ouvrent pas par une fente longitudinale, mais par une désagrégation successive de leurs parois.

La seule drogue officinale rentrant dans cette classe est représentée par le :

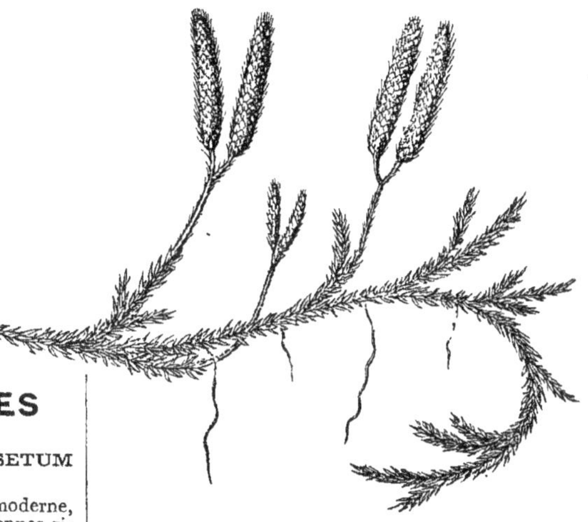

Fig. 8. — *Lycopodium Clavatum.*

LYCOPODIUM, LYCOPODE, DE LYCOPODIUM CLAVATUM, L.

Description botanique (fig. 8). — Cette herbe vivace, constituée par de longues tiges grêles, rampantes puis ascendantes, porte de nombreuses feuilles petites, étroites, vertes, tantôt isolées, tantôt verticillées. puis, à son sommet, des épis géminés, formés de petites écailles subulées, imbriquées les unes contre les autres, qui entourent des capsules réniformes s'ouvrant, par des fentes horizontales, en deux valves remplies de spores jaunâtres, celles-ci formant notre drogue officinale.

Origine géographique. — Cette plante prospère dans les prairies humides ou dans les marais de la Norvège, de la Russie, de l'Allemagne, de la Suisse, du Japon, de l'Australie et de l'Amérique du Nord, puis aux environs de Paris.

Pathologie. — Appartenant aux Ascomycètes

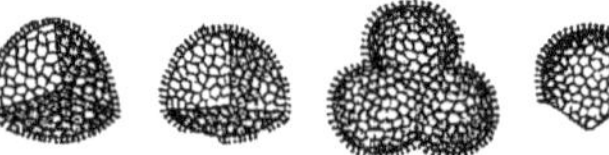

Fig. 9. — Spores de lycopode.

l'*Helotium sommierarum*, la *Molkisia Lycopodii*, s'attaquent à ces plantes et à leurs spores.

Récolte. — On coupe, de juillet en août, ces plantes, puis on les dessèche en partie pour les battre dans des aires en-dessus de toiles tendues. La poudre ainsi obtenue, passée à travers des tamis en soie, est alors exportée sur Hambourg, le Havre, Londres, dans des sacs en toile de lin, recouverts de sacs en fibres de chanvre.

Description de la drogue. — Le lycopode, formé par des grains très petits, tétraédriques, donne une poudre jaune pâle, ne s'agglutinant jamais, mais se déplaçant très facilement. Elle flotte sans se mouiller sur l'eau, le chloroforme, le sulfure de carbone, mais elle absorbe par contre l'essence de térébenthine, l'éther, l'alcool absolu, etc., qui dissolvent une partie de sa cire.

Le lycopode, distillé à sec, livre un produit d'odeur ammoniacale : mais chauffé avec une solution alcoolique de potasse caustique, il donne de la méthylamine. Oxydant l'alcool en aldéhyde acétique, il livre, fondu avec de la potasse caustique, une substance d'odeur fécale, et une combinaison possédant les propriétés de l'acide pyrocatéchique ; chauffé à l'ébullition avec de l'eau, il surnage sur ce liquide (sa cire ayant fondu), mais macéré avec des alcalis, il les jaunit. Approché petit à petit du feu, il brûle lentement, mais projeté dans la flamme du

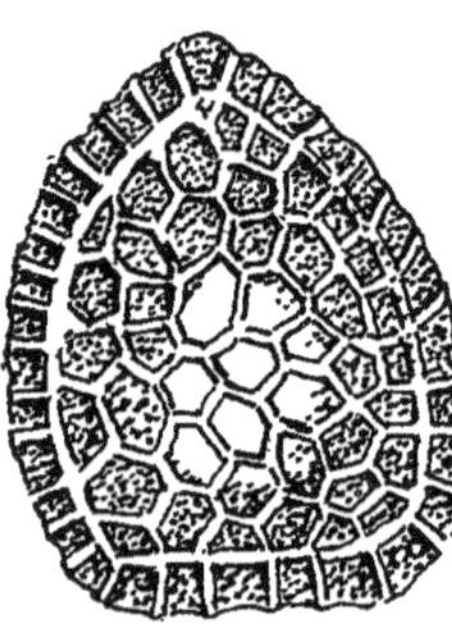

Fig. 10. — Spore de lycopode très grossie, vue de face.

bec de Bunsen, il émet une lumière vive, fugace. Son odeur est spéciale, très faible, sa saveur nulle.

Examen microscopique (fig. 9 et 10). — Examiné au microscope, le lycopode se présente sous la forme de petits grains incolores, tétraédriques, de 30 à 35 micromillimètres de diamètre, possédant au point de jonction de leurs trois faces une petite fente étoilée, qui devient plus visible sous une pression exercée sur le verrelet supérieur. Leur paroi interne est ornée d'une petite pellicule mince, à réseau saillant, qui entoure une gouttelette oléagineuse, rendue plus visible, lorsqu'on traite préalablement ces grains par de l'acide sulfurique. Chacun de ces grains est constitué par une enveloppe externe, cutinisée, ou exospore, et par une enveloppe interne, ou endospore, qui entoure une zone médiane gélifiable. Ces grains ne se colorent pas en bleu par addition d'iode, car ils ne contiennent pas d'amidon.

Falsifications (fig. 11 et 12). — On falsifie parfois cette drogue en l'additionnant ou en la mélangeant à des produits minéraux, tels que soufre et talc, qui, versés dans de l'eau, tombent au fond du récipient ; puis à des grains de pollen provenant de différents végétaux (Pinus, Typha, etc.) reconnaissables à l'examen microscopique ; les grains de pollen des Conifères étant constitués par un grain médian, et par deux autres grains externes, arrondis, adhérents au premier ; ceux de Typha, par quatre grains appliqués les uns contre les autres, qui sont recouverts par une membrane mince, transparente ; ceux du noisetier, par

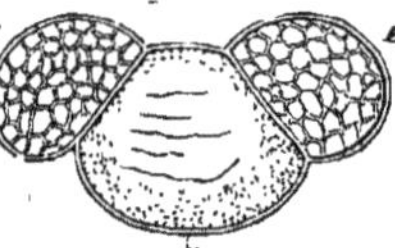 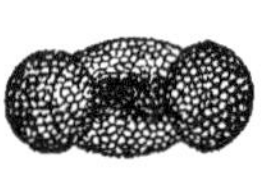 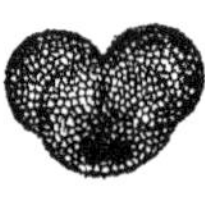 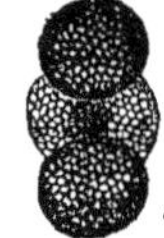

Fig. 11. — Pollen de Conifères.

des grains lisses, ellipsoïdes ou sphéroïdes, vaguement trigones.

On additionne parfois cette drogue de fécule de pomme de terre ou de maïs, etc., reconnaissables à l'examen microscopique et à la réaction de l'amidon à l'aide d'iode.

Analyse chimique. — Le lycopode contient de la pollénine, 6 p. 100 d'huile fixe, de la cire, du sucre, du mucilage et, selon Cadet, des sels d'aluminium et de la lycopodine.

La POLLÉNINE est une substance jaunâtre, insipide, inodore, insoluble dans l'eau, l'éther, l'al-

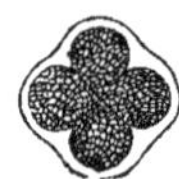 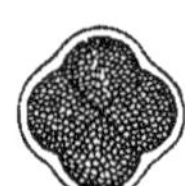 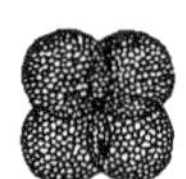

Fig. 12. — Pollen de Typha.

cool ; qui n'a pas encore été bien définie au point de vue chimique.

L'HUILE FIXE, obtenue en extrayant cette drogue, mélangée à du sable, par de l'éther de pétrole ou par du chloroforme, que l'on distille, se présente sous la forme d'un liquide jaunâtre oléagineux, d'odeur cireuse, à saveur légèrement amère, irritante, d'un poids spécifique de 0,936, à indice de réfraction de 1,467, à indice d'acidité de 18,6, à indice de saponification de 195, à indice d'iode de 81, soluble dans l'éther, l'alcool, le chloroforme, l'éther de pétrole, qui renferme de la phytostérine et 8,4 p. 100 de glycérine, combinées aux acides dioxystéarique, fusible à 41°, stéarique fusible à 68°, palmitique fusible à 62°, myristique fusible à 52°, lycopodique $C^{18}H^{36}O^4$, celui-ci étant un isomère mal défini de l'acide dioxystéarique.

La LYCOPODINE, $C^{32}H^{52}N^2O^3$, est un alcaloïde retiré par Bœdeker des spores du *Lycopodium complanatum*. Elle se présente sous la forme de cristaux prismatiques, fusibles à 114°, solubles dans l'eau, l'alcool, l'éther, le chloroforme et le benzène.

Usage thérapeutique. — On prescrit le lycopode dans l'enrobage des pilules, dans la préparation des poudres siccatives, ordonnées contre l'intertrigo, et comme spécifique contre les maladies de la peau, puis dans la thérapie homéopathique comme antispasmodique ou sous la forme d'émulsions, à doses de 5 à 15 grammes sur 50 grammes d'eau, comme spécifique contre les cystites.

Historique. — Le *Mucus terrestris* des Anciens était, selon Hanbury, constitué par notre lycopode officinal, qui fut, pendant de nombreux siècles, considéré comme un puissant aphrodisiaque. Sa plante entière se prescrivait alors comme parasiticide.

Schrœder mentionne dans sa *Pharmacopea Medico chymica* (1649) cette drogue sous la dénomination de *Semen Lycopodii*. Préconisé en 1753 par le médecin zurichois Muralt, pour combattre l'intertrigo, le lycopode fut souvent mélangé à des spores de *Lycopodium selago* et de *Lycopodium cyparissium*, qui sont ses drogues parallèles.

LYCOPODIUM PILIGANI, PILIGAN, DE LYCOPODIUM SAURURUS Lam., seu LYCOPODIUM CRASSUM H. et B.

Cette petite plante herbacée, à axes obliquement rapprochés de 25 à 30 centimètres de haut, porte des feuilles lancéolées, imbriquées, de 6 à 16 millimètres de long ; et à l'aisselle de celles-ci, des sporanges brunâtres, aplatis, renfermant de nombreuses spores, ressemblant à celles de notre lycopode officinal. Elle croît sur les plateaux arides du Brésil et de la Colombie, puis dans les îles Bourbon et Maurice.

Ses spores se prescrivent en Amérique comme succédané de notre drogue officinale, mais elles contiennent un alcaloïde, ou piliganine, puis une matière résineuse mal définie, qui agit à doses de 60 centigrammes comme purgatif.

La PILIGANINE, $C^{16}H^{24}N^2O$, se prépare comme suit : Extrayez ces spores par de l'eau bouillante, puis additionnez cette solution, concentrée dans le vide, de chaux vive, pour l'évaporer ensuite à sec, et reprendre son résidu par de l'alcool éthylique bouillant et par de l'alcool amylique, que vous traitez, après les avoir concentrés, par de l'eau additionnée d'acide acétique, dont la solution filtrée est précipitée par addition d'acétate de plomb ; son filtrat, soumis à l'action de l'hydrogène sulfuré, puis agité avec de l'éther, étant ensuite additionné de carbonate de soude, pour être repris par du chloroforme, que vous décantez et soumettez à la distillation fractionnée.

Cet alcaloïde se présente sous la forme d'une poudre blanche, cristalline, aiguillée, fusible à 64°, d'odeur rappelant un peu celle de la conicine, soluble dans l'alcool, le chloroforme, l'éther, mais insoluble dans l'eau froide.

IIIᵉ CLASSE. — **FILICINÉES**

Ce sont des plantes herbacées ou lignifiées, parfois arborescentes, munies de rhizomes et de tiges aériennes, qui portent des appendices foliacés, dénommés frondes. Celles-ci sont entières ou lobées, mais leurs lobes peuvent, eux aussi, être segmentés. Elles portent sur leur face inférieure des sores, avec sporanges remplis de spores, ce qui permet de diviser les Filicinées en : *Fou-*

gères isosporées, avec les subdivisions *Fougères* et *Maratinées*, et en *Fougères hétérosporées* avec les *Hydroptérides*.

La seule sous-classe nous intéressant, est celle des fougères proprement dites, qui, dans nos pays n'atteignant pas de grandes dimensions, peuvent y atteindre sous les tropiques la hauteur de nos palmiers.

Elles se reproduisent à l'aide de spores, renfermées dans les sporanges ou sacs pédicellés, recouverts parfois par un indusium, mais séparés les uns des autres par des paraphyses. Leurs spores tombant à terre, produisent, après un certain temps de repos, un *prothalle*, qui porte les anthéridies et les archégones, ceux-ci, arrivés à leur complète maturité, livrent, quant aux anthéridies, des anthérozoïdes, fécondant l'œuf des archégones ; celui-ci se développant alors en une plante herbacée portant des sores, donc :

Spore-prothalle ⟨Anthéridium,   Anthérozoïde⟩ Œuf fécondé — Plante avec Sore-Spore. ⟨Archégonium,   Oospore.⟩

RHIZOMA FILICIS, RHIZOME DE FOUGÈRE, D'ASPIDIUM FILIX MAS, Sw.

Origine botanique. — Le rhizome horizontal de cette plante est recouvert par de nombreuses écailles longues et larges, et par les restes des anciens pétioles foliaires, qui sont insérés en spirale à sa partie supérieure. Une de ses extrémités, l'inférieure, disparaît petit à petit, tandis que l'autre porte au printemps des bourgeons, donnant naissance à de nouvelles frondes. Celles-ci, premièrement enroulées en crosse, s'étalent ensuite sous la forme de pseudo-feuilles lancéolées, parcourues par une nervure médiane, velue ; elles sont découpées en lobes dentelés, qui portent sur leur face inférieure des sporanges réunis sous la forme de sores réniformes, disposés en séries, toujours recouverts par l'indusium.

Origine géographique. — Cette fougère prospère dans les forêts de toute l'Europe, puis dans l'Afrique septentrionale, l'Australie et l'Amérique du Sud.

Récolte. — Son rhizome, âgé de 2 à 3 ans, est arraché au mois d'août, puis mondé de ses feuilles, de ses bourgeons et de ses racines : il est alors, après avoir été parfois décortiqué, rapidement desséché à une douce température, ceci afin de ne pas décomposer ses principes actifs.

Description de la drogue. — Ce rhizome se présente sous la forme de tronçons courts, renflés dans leur partie supérieure, tronqués à leur base, de 8 à 12 centimètres de long sur 1 à 2 centimètres de diamètre. Ils sont toujours recouverts d'écailles scarieuses ou soyeuses, brunâtres. Sa couleur est brunâtre ou brun noirâtre, sa surface rude est sillonnée par des rides transversales et longitudinales ; sa saveur douceâtre est légèrement amère ; son odeur faible est peu agréable.

Examen microscopique (fig. 13). — La base de ses frondes, formant autour du rhizome une imbrication serrée, possède une coupe transversale arrondie, plan-convexe, dans laquelle sont disposés de 8 à 10 faisceaux libéro-ligneux, les deux externes de l'arc ouvert étant plus grands que les internes. Ils sont entourés par un parenchyme lâche, riche en grains d'amidon.

Ce rhizome, examiné sur une coupe transversale (fig. 14), est constitué par l'épiderme (*e*), puis par l'hypoderme (*sel*) à 5 ou 6 assises de cellules, dont les parois sont épaissies, puis vient le parenchyme cortical, constitué par des cellules riches en grains d'amidon et en tanin ; il entoure de nombreuses glandes (*gl*) sécrétrices, pédicellées, sphéroïdes, qui, fraîches, renferment un liquide verdâtre, devenant brunâtre de par la dessiccation ; celui-ci étant constitué par un mélange d'essence, d'acide filicique et de chlorophylle. En dessous de ce parenchyme se rencontre l'endoderme (*end*), dont les cellules noir brunâtre, à parois épaissies, entourent le péricycle avec zone libérienne (*l*) et bois brun jaunâtre, qui renferme deux cercles de faisceaux fibrovasculaires, dont l'interne est constitué par 8 à 10 faisceaux réniformes, l'externe étant représenté par de nombreux petits faisceaux épars dans ce parenchyme lignifié.

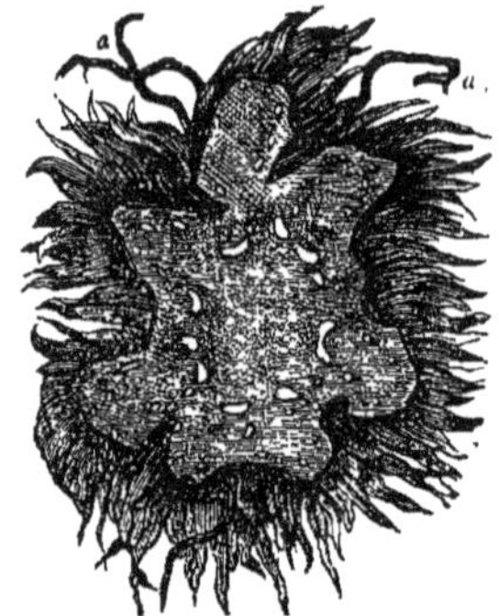

Fig. 13. — Coupe transversale du rhizome
de fougère mâle.

Examen de la poudre. — La poudre de fougère mâle, de couleur jaune verdâtre, est caractérisée par l'abondance de ses grains d'amidon et par celle de ses trachéides sclariformes ; mais elle doit être rejetée, lorsqu'elle est devenue brun chamois.

Dosage de la filicine. — On en prépare un extrait, dont on dissout 10 grammes dans de l'éther. Cette dissolution, agitée plusieurs fois de suite avec de l'eau de chaux, jusqu'à ce que celle-ci ne se trouble plus par addition d'acide chlorhydrique, lui abandonne de l'acide filicique. Ces solutions aqueuses, décantées, précipitées par addition d'acide chlorhydrique, donnent un dépôt jaunâtre qui, filtré, est dissous dans du sulfure de carbone, dont la solution, évaporée, abandonne un résidu, que l'on dessèche et que l'on tare. Il doit parfaire 1 gr. 04 pour 5 grammes d'extrait. Notons que si l'on conserve trop longtemps cet extrait, celui-ci se recouvre, à la longue, d'une masse cristalline d'acide filicinique.

Falsifications. — On falsifie ce rhizome, en le mélangeant à d'autres rhizomes, qui, selon Planchon, se différencient comme suit les uns des autres (tableau A, page suivante).

Analyse chimique. — Le rhizome de fougère mâle contient de l'acide filicique ou filicine, de l'acide flavaspidique, de l'albaspidine, de l'as-

pidinol, de la filmarone, de 0,04 à 0,05 p. 100 d'essence, de 5 à 6 p. 100 d'huile fixe, 10 p. 100 de tanin de nature glucosidique, 11 p. 100 de sucre, de la cire et de la phloraspine.

L'ACIDE FILICIQUE OU FILICINE, $C^{35} H^{38} O^{12}$, se présente sous la forme d'une poudre blanche,

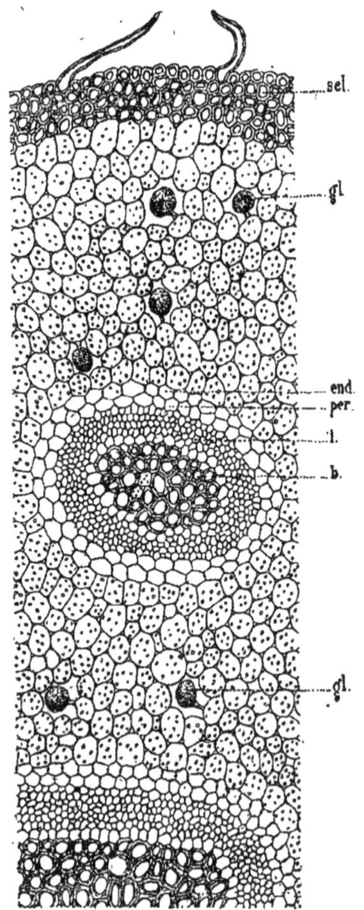

Fig. 14. — Coupe transversale du rhizome
de fougère mâle.

p) poils tecteurs ; *gl*) hypoderme ; *gl*) glandes sécrétrices *end*) endoderme ; *per*) péricycle ; *l*) liber ; *b*) bois.

cristalline, fusible à 184°, très peu soluble dans l'eau, peu soluble dans l'éther, l'alcool éthylique, très soluble dans l'alcool amylique, le chloroforme, le benzène, le toluène, et dans la lessive de soude, qui y provoque alors un dégagement d'anhydride carbonique. Ses solutions alcooliques se colorent en rouge par addition de perchlorure de fer, mais la filicine se transforme en albaspidine, lorsqu'on la chauffe en présence d'alcool.

Noms latins	Aspidium Filix Mas	Aspidium aculeatum	Asplenium Filix f.	Polystichum spinulosum	Pterix aquilina
Noms français ...	Fougère mâle		Fougère femelle		Fougère Aigle
Lobules foliaires..	Oblongs crénelés	Dentés, spinuleux, auriculés en bas	Courbes, denticulées, découpés	Très découpés, spinuleux, confluents	Entiers, confluents, à marges réfléchies
Forme des sores..	Réniformes	Suborbiculaires	Réniformes, un peu allongés	Réniformes	Linéaires marginaux
Indusie	Peltée, réniforme	Peltée, arrondie	Réniforme, finement frangée	Réniforme	Formée par le bord de la feuille
Rhizome........	Volumineux, de 10 à 12 centimètres de long sur 5 à 6 centimètres de diamètre	Volumineux, de 10 à 12 centimètres de long sur 5 à 6 centimètres de diamètre	Très court, mince, grossi par les pétioles	Court, assez épais	Très long, aminci, non pétiolé
Section du rhizome	Irrégulière, étoilée, pentagonale	Pentagonale, à angles saillants	Vaguement triangulaire, à angles arrondis	Vaguement ovale	Ovale, un peu anguleuse
Faisceaux : cercle interne........	De 8 à 10 réguliers, assez gros	Réguliers, nombre variable	4 inégaux, l'inférieur plus large	5 allongés	De 3 à 4
Faisceaux : cercle externe	Nombreux, irréguliers	Rares, très petits	Très rares, très petits	Nuls ou très rares	De 7 à 12
Section du pétiole	9 faisceaux dont 2 plus grands	5 faisceaux parfois un supplémentaire	2 faisceaux allongés, un peu sinueux	Quelques faisceaux en cercle	Faisceaux disposés en tête d'aigle

La constitution de sa formule est la suivante :

Filicine

L'acide filicique, fondu avec de la potasse caustique, se transforme en phloroglucine et en acide isobutyrique ; mais oxydé par du permanganate de potasse, il donne de l'acide acétique, de l'acide isobutyrique et de l'acide diméthylmalonique.

Cet acide, réduit à chaud en présence de soude caustique par de la poudre d'étain, se transforme en phloroglucine, en méthyl-, en diméthyl- et en triméthylphloroglucine, en acide filicinique et en acide butyrique, car la décomposition suivante a lieu :

$$C^{35}H^{39}O^{12} + 3H^2 + 3H^2O$$

Phloroglucine

Triméthylphloroglucine

$$+ C^8H^{10}O^3 + 3C^4H^8O^2$$

Acide filicinique   Acide butyrique

$$C^{35}H^{66}O^{18} + 3H^2 + 3H^2O$$

$$= \text{Diméthylphloroglucine} + \text{Méthylphloroglucine}$$

$$+ C^8H^{10}O^3 + 3C^4H^8O^2$$

L'ACIDE FILICINIQUE, $C^8H^{10}O^3$, cristallise sous la forme de petits octaèdres, fusibles entre 213° et 215°, très solubles dans l'eau et dans l'alcool, peu solubles dans l'éther et dans l'acide acétique glacial. Ses solutions aqueuses se colorent en rouge par addition de perchlorure de fer ; mais ses solutions alcooliques se colorent à chaud, en rouge violacé, par celle d'aniline.

La constitution de sa formule est la suivante :

L'ALBASPIDINE, $C^{25}H^{32}O^8$, cristallise sous la forme d'aiguilles incolores, fusibles entre 147° et 148°, très solubles dans l'éther, le chloroforme et le benzène, peu solubles dans l'acétone, l'alcool éthylique, l'acide acétique, dont les solutions alcooliques se colorent en rouge par addition de perchlorure de fer.

La constitution de sa formule est la suivante :

L'ASPIDINOL, $C^{12}H^{16}O^4$, cristallise sous la forme d'aiguilles jaune blanchâtre, fusibles entre 156° et 161°, très peu solubles dans le benzène, l'éther de pétrole, très solubles dans les autres dissolvants organiques. Ses dissolutions alcooliques se colorent en vert par addition de perchlorure de fer. La constitution de sa formule est la suivante :

Chauffé avec de l'acide sulfurique, il se décompose en acide butyrique et en méthylphloroglucine.

LA PHLORASPINE, $C^{23}H^{28}O^8$, se présente sous la forme de cristaux jaunes, fusibles à 211°, insolubles dans l'éther, l'éther de pétrole, le benzène, le sulfure de carbone, très solubles dans l'acétone, le chloroforme, le xylène, l'alcool absolu.

L'ASPIDINE, $C^{25}H^{32}O^8$, se présente sous la forme de prismes jaunes, fusibles à 124°, insolubles dans l'eau, très solubles dans l'alcool chaud. La constitution de sa formule est la suivante :

Chauffée en solution acétique avec de l'acide iodhydrique, elle se décompose en aspidine-xanthène, et traitée à chaud par de la soude caustique, elle donne de l'α-aspidine.

L'ACIDE FLAVASPIDIQUE, $C^{24}H^{28}O^8$, se présente sous la forme de prismes jaune citron, dont on connaît deux modifications ; l'une fusible à 92°, l'autre à 156°. Elles possèdent toutes deux, quant à leurs formules, la constitution suivante :

L'ACIDE FILICITANNIQUE, ACIDE TANNASPI-DIQUE, $C^{41}H^{44}O^{22}N$, se prépare en extrayant cette drogue pulvérisée, par de l'alcool, dont la solution, évaporée dans le vide, abandonne un extrait, que l'on traite par de l'éther, celui-ci y précipitant un dépôt, que l'on reprend par de l'eau bouillante, dont la solution jaune rougeâtre, concentrée dans le vide, est précipitée par addition d'éther.

Il se présente sous la forme d'une poudre jaune, amorphe, soluble dans l'eau, la glycérine, l'alcool (dont les solutions colorent en rouge un fragment de bois de sapin imprégné d'acide chlorhydrique) très peu soluble dans l'alcool absolu, l'acétone, insoluble dans l'éther, le chloroforme, le sulfure de carbone. Il se dissout avec une coloration rouge brunâtre dans les alcalins ; ses solutions aqueuses, moussant légèrement, lorsqu'on les agite, sont précipitées par addition d'acides minéraux, mais elles se colorent en vert, puis en brun par addition d'une goutte de perchlorure de fer, tout en se précipitant, sous la forme d'un dépôt bleu, puis rouge, par celle d'hydrate barytique et de chlorure zincique ; brun par celle de chlorure de chaux. Traité en présence de potasse caustique, par du brome, cet acide se précipite sous la forme d'une poudre rouge orange, amorphe, renfermant 41 p. 100 de brome ; mais hydrolysé, il se décompose en glucose et en acide filicique.

La Filmarone, $C^{47}H^{52}O^{16}$, se présente sous la forme d'une poudre cristalline, jaune, fusible à 60°, très soluble dans l'acétone, le chloroforme, l'éther acétique, l'éther, le benzène, le sulfure de carbone, le tétrachlorure de carbone, l'alcool amylique, l'acide acétique glacial, très peu soluble dans l'alcool, l'éther de pétrole, insoluble dans l'eau. Chauffée, en présence de poudre de zinc, avec de la soude caustique, elle se décompose en phloroglucine et en acide butyrique ; car elle possède, quant à sa formule, la constitution suivante :

$$\text{[formule développée de la filmarone]}$$

Se décomposant très facilement à l'air, tout comme l'acide filicique, on la prescrit parfois comme succédané de l'extrait de fougère.

L'Huile fixe se prépare en extrayant premièrement l'extrait éthéré de cette drogue, en présence de magnésie calcinée, par de l'eau, afin de le libérer de son aspidine et de son acide filicique, puis par de l'éther, dont la solution concentrée abandonne un résidu oléagineux, vert, d'un poids spécifique de 0.913, à indice d'iode de 85 ; celui-ci, saponifié par de la potasse caustique, donne un savon soluble dans l'eau qui, évaporée à sec, abandonne un résidu, que l'on extrait par de l'éther, auquel il abandonne sa cholestérine ; traité par de l'acide tartrique, il met en liberté ses acides gras que l'on soumet à la distillation fractionnée. Le distillatum ainsi obtenu, traité par du carbonate barytique, précipite du butyrate barytique, à l'encontre des parties non entraînables aux vapeurs d'eau, qui renferment, outre de la glycérine, les acides oléique, palmitique et cérotinique, que l'on transforme en leurs sels de plomb, en les chauffant avec de l'oxyde plombique ; l'oléate plombique, ainsi obtenu, passant dans l'éther, avec lequel on le traite, à l'encontre des autres plombates des acides gras, qui doivent être décomposés, en présence d'éther, par de l'acide chlorhydrique ; la solution éthérée, ainsi obtenue, soumise à la distillation fractionnée, abandonne un résidu, que l'on précipite alors successivement par de l'acétate de magnésie, afin de transformer ses autres acides aliphatiques en leurs sels magnésiques.

L'Essence de Fougère se présente sous la forme d'un liquide jaune clair, d'odeur particulière, à saveur aromatique, chaude, d'un poids spécifique de 0,85 à 0,86, soluble dans l'éther, l'alcool absolu. Entrant en ébullition entre 140° et 250°, elle renferme de l'acide butyrique, de l'acide caprique, de l'acide propionique, de l'acide pélargonique et des éthers de ces acides.

Usage thérapeutique. — Ordonné premièrement pour tuer les vers (Nématodes, Cestodes), le rhizome de fougère ne se prescrit plus guère que comme anthelminthique, contre les Cestodes, soit sous la forme de poudres, à doses de 2 à 3 grammes chez les enfants, et de 10 à 15 grammes chez les adultes ; soit sous celle d'extrait éthéré, à doses de 4 à 8 grammes chez les personnes adultes. Notons que ce rhizome desséché n'a plus aucune vertu physiologique, et qu'il faut toujours l'ordonner à l'état frais, raison pour laquelle on le prescrit généralement sous la forme d'extrait.

Action physiologique. — Il ne faut jamais ordonner des purgatifs avant d'administrer cette drogue ; mais après son absorption, il faut prescrire le régime lacté, puis comme évacuant, le calomel ou la poudre de scammonée. On ne peut recommander à cet effet l'huile de ricin, qui dissout l'acide filicique.

Ce rhizome ou son extrait, ordonné à doses trop élevées, provoque des empoisonnements parfois mortels ; car cette drogue irrite le système nerveux central et les fibres lisses des intestins. On constate, en ce cas, des vomissements, de la diarrhée, des coliques douloureuses, de la fièvre, de la dyspnée, de l'hématurie, des tremblements nerveux, des convulsions et parfois la mort du patient.

Contrepoisons. — Ordonnez, en ce cas, de la salipyrine, de la phénacétine, de l'acétate de potasse, des lavages d'estomac avec de l'eau contenant de la poudre de charbon, des lavements à l'huile camphrée et des purgatifs (Huile de ricin).

Incompatibilités. — Il ne faut jamais prescrire cette drogue, ou ses dérivés, avec des corps gras, qui dissolvent l'acide filicique, ni l'ordonner en même temps que des injections sous-cutanées d'éther. Ce médicament ne doit jamais être ordonné le soir, ou plusieurs jours de suite, cas contraire, il détermine des contractions nerveuses, voire même l'atrophie du nerf optique.

Pharmacie galénique. — Cette drogue sert à préparer l'Extractum Filicis æthereum, l'Electuarium Anthelminticum, l'Emulsio Extracti Filicis, etc.

Historique. — Les Anciens connaissaient déjà les vertus anthelminthiques de cette drogue, voir Théophraste et Pline ; mais le chirurgien Stauffer de Morat, ayant guéri, à l'aide de la poudre de fougère, Louise de Vaudemont, femme de Louis XV, exigea un prix exorbitant pour révéler le secret de la composition de son remède. Le pharmacien Matthieu de Neuchâtel vendit par contre, à Frédéric-le-Grand, pour une rente annuelle de 200 thalers, la formule de son antivermifuge, constitué par de la poudre de fougère mâle.

RHIZOMA FILICIS FŒMINAE, RHIZOME DE FOUGÈRE FEMELLE, D'ASPLENIUM, FILIX FŒMINA, Bernh.

Cette plante herbacée, commune à nos pays, ressemble beaucoup à celle de la fougère mâle ; mais elle porte sous ses feuilles des sores linéaires, recouverts d'un indusium frangé. Son rhizome, non officinal, ne renferme ni glandes sécrétrices, ni principes anthelminthiques. Il en est de même du rhizome cylindrique de la *fougère aigle*, *Pteris aquilina*, L.

RHIZOMA POLYPODII, RHIZOME DE POLYPODE, DE POLYPODIUM VULGARE, L.

Cette fougère, très répandue dans nos régions, porte des frondes pinnatipartites, à sores nombreux, orbiculaires, nus, donc non recouverts par un indusium ; ceux-ci, ordonnés régulièrement, parsemés par séries de deux de chaque côté de la nervure médiane de leurs lobes foliaires, sont alternants, légèrement dentelés.

Cette plante, croissant dans les sous-bois de toute l'Europe, ne livre actuellement aucune drogue officinale.

Son rhizome, déterré, est lavé, desséché, décortiqué, puis sectionné sous la forme de tronçons cylindriques, aplatis, de 2 centimètres de long sur 7 millimètres de diamètre. Il porte sur ses faces supérieure et latérales des cicatrices foliaires. Sa couleur externe est brun rougeâtre, sa couleur interne blanchâtre, sa cassure nette, son odeur peu agréable, sa saveur douceâtre, puis nauséeuse. Ce rhizome, renfermant du sucre, de l'amidon, de l'huile et un corps résineux, se prescrivait autrefois comme purgatif et comme vermifuge.

PILII HEMOSTATICI, POILS DE CIBOTIUM, PENGAWAR DJAMBI, seu PENGHAWAR DJAMBI, de CIBOTIUM GLAUCUM, Hook, CIBOTIUM BAROMEZ, Kunze, PALANTIUM CHRYSOTIZICUM, Hassk.

Ces fougères, originaires de Hong-Kong, de Formose, de Java, de Sumatra, des îles Sandwich, en un mot, des tropiques, portent, à la base de leurs tiges et de leurs frondes, des paleæ ou poils tecteurs jaunâtres ou jaune brunâtre, qui, recueillis par les indigènes, sont exportés en Europe sous la forme de pelotes sous la dénomination d'*Agneau de Scythie*.

Soyeux, unisériés, contournés ou rubanés, de 3 à 9 centimètres de long, à parois minces, ils entourent une cavité remplie d'essence sur le frais. Ils flottent sur l'eau qu'ils absorbent petit à petit, pour tomber ensuite au fond de son récipient. Leur odeur et leur saveur sont nulles. Ces poils, autrefois officinaux, se prescrivaient comme hémostatique, mais ils furent délaissés par la thérapeutique moderne, car ils ne sont jamais stériles.

HERBA ADIANTI, CAPILLAIRE DE MONT-PELLIER, D'ADIANTUM CAPILLUS VENERIS, L., CAPILLAIRE DU CANADA, D'ADIANTUM PEDATUM. L.

Ces fougères, dont le pétiole est subdivisé en pétioles secondaires et en petits pédicelles, portent des frondes à segments triangulaires, recouverts sur leurs bords inférieurs de sores. Elles croissent dans les lieux humides et frais de toute l'Europe centrale et méridionale, particulièrement dans les grottes, quant à celles de Montpellier, et au Canada et aux Etats-Unis, quant à l'*Adiantum pedatum* ; leurs frondes récoltées de juin en septembre, puis desséchées, ne sont plus officinales. Possédant une odeur agréable, aromatique, une saveur amère, elles renferment des traces d'essence, un principe amer ou capillarine, du mucilage, du sucre et du tanin. On les prescrivait autrefois comme expectorant et comme émollient ; mais elles rentrent encore dans la préparation du sirop capillaire.

HERBA ASPLENII, RUE DES MURAILLES, D'ASPLENIUM RUTA MURARIA, L.

Cette fougère, originaire de l'Europe, de l'Asie et de l'Amérique du Nord, livre, au droguier, ses parties aériennes, non officinales, qui renfermant les mêmes principes actifs que la capillaire, se prescrivaient autrefois comme succédané de celle-ci.

HERBA SCOLOPENDRII, SCOLOPENDRE, LANGUE DE CERF, DE SCOLOPENDRIUM OFFICINALE, L. (fig. 15).

Cette fougère, commune à l'Europe, livre au droguier ses feuilles entières, non officinales, qui cordées à leur base, mais lancéolées, se prescrivent dans la médecine populaire, de par leur teneur en mucilage et en traces de tanin, comme diurétique et comme expectorant, voire même comme astringent intestinal.

RHIZOMA CALAGUALÆ, RHIZOME DE PALAGUALA, DE POLYPODIUM CALAGUALA, Rinz.

Ce rhizome, non officinal, provient d'une fougère originaire du Pérou. Il en est de même de celui de l'*Aspidium coriaceum*, Sw., originaire des Antilles et du Brésil.

RHIZOMA ASPIDII PANNÆ, RHIZOME DE PANNA D'ASPIDIUM ATHAMANTICUM.

Originaire de la Cafrerie (Afrique), cette fougère arborescente livre, au droguier, son rhizome non officinal, qui se présente sous la forme de fragments irréguliers, de 2 cm. 5 de diamètre, d'odeur nulle, à saveur spéciale.

Se prescrivant dans ses pays d'origine comme anthelminthique, ce rhizome renferme des matières oléagineuses et résineuses, puis de l'acide pannique et un tanin glucosidique.

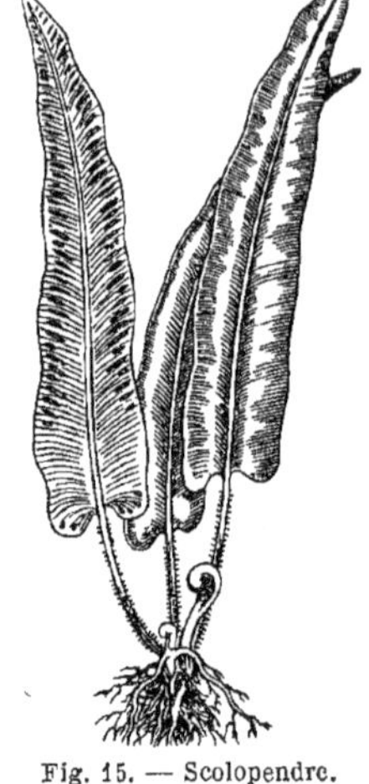

Fig. 15. — Scolopendre.

L'*acide pannique* $C^{12}H^{12}O^4$, cristallise sous la forme d'aiguilles incolores, solubles dans l'alcool, les alcalins, l'éther, insolubles dans l'eau, qui, chauffées avec de la chaux vive, se décomposent en acide benzoïque.

Son HUILE FIXE, tout comme celle d'*Aspidium speculosum*, dont le rhizome sert souvent à falsifier celui d'*Aspidium Filix mas*, se prépare en extrayant cette drogue par de l'éther, dont l'extrait, repris, en présence de magnésie calcinée, par de l'eau, est desséché sur des assiettes poreuses, pour être ensuite traité par de l'éther, que l'on soumet à la distillation fractionnée. Elle se présente sous la forme d'un liquide épais, oléagineux, brun verdâtre, soluble dans tous les dissolvants organiques, usuels, qui renferme de la phytostérine, des acides gras volatils, tels qu'acide butyrique, de la glycérine et des acides gras non volatils tels que l'acide palmitique, l'acide oléique, l'acide dioxystéarique, provenant de l'autooxydation de celui-ci et de l'acide sativinique.

L'ACIDE DIOXYSTÉARIQUE, $C^{18}H^{34}O^2(OH^4)$, se présente sous la forme de paillettes blanches, fusibles à 133°, solubles dans l'éther, l'alcool absolu, le chloroforme, le benzène, l'acétone, l'éther de pétrole, insolubles dans l'eau.

L'ACIDE SATIVINIQUE, $C^{18}H^{32}O^2(OH)$, se présente sous la forme d'aiguilles blanches, fusibles à 162°, solubles dans l'eau bouillante et dans les mêmes dissolvants que l'acide ci-dessus mentionné.

II. — PHANÉROGAMES

GYMNOSPERMES OU ASTIGMATÉES

Ces plantes, ligneuses, portent des tiges et des racines, qui produisent dans leurs stèles, à l'aide d'assises génératrices, intercalées entre leur liber et leur bois primaires, en s'épaississant, du liber et du bois secondaires. Leurs fleurs, dépourvues de périanthe, sont unisexuées, avec étamines à sacs polliniques disposés sur leur face dorsale ou inférieure ; avec pistil toujours dépourvu de style et de stigmates, c'est-à-dire réduit à l'ovaire. Ce dernier renferme des ovules, à nucelle volumineux, entouré d'un, mais très rarement de deux téguments ; son microphylle, exposé à l'air, recevant directement les grains de pollen. Ces ovules, toujours orthotropes, sont permanents ; mais fructifiés, ils donnent, à leur maturité, des graines.

Les Astygmatées ou Gymnospermes se subdivisent en trois familles, soit : en *Cycadées*, en *Conifères* et en *Gnétacées*, qui se différencient les unes des autres de par leurs ovaires, qui sont

Ouverts
- à carpelles de même degré que les étamines, *Cycadées*.
- à carpelles d'un degré supérieur aux étamines, *Conifères*.

Fermés : *Gnétacées*.

Ier ORDRE. — **CONIFÈRES**

Cette famille comprend 40 genres, et plus de 300 espèces, avec arbres et arbustes, dont la tige ramifiée, de forme pyramidale, peut atteindre 150 mètres de haut (Wellingtonie). Leurs rameaux peuvent être de deux sortes, les uns longs et ramifiés, les autres courts (Cèdre, Pin, Mélèze). Leurs feuilles, généralement petites, sont sessiles ou courtement pétiolées, à limbe entier, uninervé, étroit, parfois aciculaire (Pin), quelquefois élargi (Agathide), mais celles du Ginko sont assez longuement pétiolées. Elles sont parfois verticillées par deux (Cyprès), par trois ou par cinq (Genévrier), mais elles sont le plus souvent isolées (Pin, Sapin). Elles sont le plus souvent persistantes, quoiqu'une partie d'entre elles tombe en automne pour être remplacée au printemps, chez les Pins, par des écailles, puis par des feuilles ne provenant jamais de bourgeons foliaires.

La racine, la tige et les feuilles de ces plantes renferment, à l'exception de celles des Ifs, des canaux sécréteurs, oléorésineux, diversement disposés. Les racines des Sapins et des Cèdres renferment, dans l'axe de leur moelle, un canal sécréteur, celles des Pins et des Mélèzes en renferment un dans leur péricycle, en face de chaque faisceau ligneux, tandis que celles des Araucaries et des Agathides en possèdent plusieurs, en dehors de chaque faisceau libérien.

La tige des Céphalotaxes possède, au centre de sa moelle, un canal sécréteur, continu ; celle des Ginkos en renferme plusieurs, qui sont interrompus aux nœuds ; ils forment ainsi des poches sécrétrices, indépendantes ; celles des Pins, des Sapins et des Araucaries en possèdent un dans leur péricycle, en face de chaque faisceau libérien. Leurs feuilles renferment un canal sécréteur : soit dans la partie péricyclique du péridesme (Podocarpe), soit de chaque côté de leur méristèle (Cyprès, Genévrier).

Les fleurs de ces plantes unisexuées, le plus souvent monoïques (Pin, Sapin, Cyprès), sont quelquefois dioïques (If, Ginko). Leurs fleurs mâles se composent d'un grand nombre d'étamines disposées en spirales ou en verticilles, dont le limbe est souvent dilaté sous la forme d'un écusson, qui porte, sur sa face inférieure, des sacs polliniques au nombre de deux chez le Sapin et le Pin, de trois chez le Genévrier et le Cyprès et de cinq chez l'If ; ils y sont tantôt attachés sur toute leur longueur (Pin, Sapin), tantôt sur un seul point (Ginko). Leurs grains de pollen sont parfois munis de deux vésicules pleines d'air, provenant du décollement local de l'exsine et de l'intine (Sapin).

Leurs fleurs femelles se rencontrent toujours à l'aisselle d'une bractée, mais rarement à celle d'une feuille verte (Ginko). Leurs bractées mères sont, pour la plupart, insérées en spirales ou en verticilles le long d'un rameau très court ; mais une seule d'entre elles peut parfois être fertile, l'inflorescence devenant alors solitaire, If.

Leur pistil peut être indépendant de la bractée (Sapin, Pin, Cèdre, Mélèze), ou indépendant de la feuille mère (Ginko), ou concrescent avec la bractée (Cyprès, Genévrier). Il porte ordinairement ses ovules sur sa face dorsale ; mais ceux-ci, orthotropes, possèdent un seul tégument concrescent, dans sa partie inférieure, avec le nucelle.

Nous ne pouvons entrer dans tous les détails concernant les caractères morphologiques et anatomiques des plantes de cette famille ; rappelons, toutefois, que leur bois secondaire est constitué uniquement par des trachéides entremêlées parfois à du parenchyme ligneux, (Pin) et que leurs vaisseaux n'existent, dans leurs tiges, que dans leur étui médullaire et dans leur bois primaire.

Leurs trachéides (fig. 16), disposées en séries radiales, affectent, sur une coupe transversale, une forme quadrangulaire ; mais elles se présentent sur une coupe longitudinale sous la forme de cellules très allongées, à extrémités effilées.

Le bois des Conifères est généralement parcouru, dans toute sa longueur, par des rayons médullaires, étroits, formés par une seule assise de cellules rectangulaires, à parois minces, légèrement épaissies aux endroits où viennent s'appuyer les colonnes tangentielles des trachéides. Son parenchyme ligneux, constitué par quelques cellules lignifiées, chez les Abiétinées, est assez épais chez les Pins ; il renferme alors un canal sécréteur entouré par une assise de cellules épithéliales. Les Taxus ne renferment pas de canaux sécréteurs dans leurs tiges et dans leurs racines, tandis que le parenchyme cortical de la tige du *Taxodium podocarpus* en contient. On ne rencontre pas de canaux sécréteurs dans les racines du Ginko, qui en renferme par contre dans le parenchyme cortical et dans la moelle de sa tige. Le Cedrus et l'Abies possèdent un canal sécréteur dans leurs racines, et plusieurs dans le parenchyme cortical de leurs tiges, tandis que le Pinus, le Larix, en renferment plusieurs dans le bois de leurs tiges et de leurs racines ; le Cupressus en contient dans le liber des faisceaux de sa tige et de sa racine. Les feuilles de Taxus ne renferment pas de poches sécrétrices ; tandis que celles des Abies et des Pinus en contiennent deux, sises près de leurs nervures médianes, celles des Cupressinées renfermant toujours une grande glande sécrétrice entre leurs faisceaux libéro-ligneux et leur hypoderme.

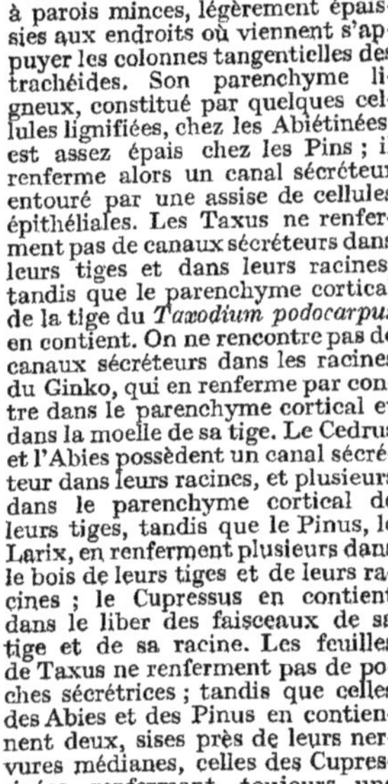

Fig. 16. — Fibres aréolées des Conifères.

Les Conifères, répandus sur toute la surface du globe, se subdivisent en : *Abiétidées*, en *Taxoïdées* et en *Cupressoïdées*.

A) CUPRESSOIDÉES

FRUCTUS seu BACCA seu GLOBULUS JUNIPERI, BAIE DE GENEVRIER, LIGNUM JUNIPERI, BOIS DE GENEVRIER, OLEUM JUNIPERI, ESSENCE DE GENEVRIER, OLEUM CADI seu JUNIPERI EMPYREUMATICA, HUILE DE CADE, DE JUNIPERUS COMMUNIS, L.

Origine botanique. — Cette plante vivace, à rameaux alternants, porte de petites feuilles simples, persistantes, qui sont opposées, verticillées ou imbriquées, puis des fleurs unisexuées, les mâles, étant disposées en chatons ovoïdes ou cylindriques, formés d'écailles stipitées, qui portent, à leur base externe, 3 ou 6 étamines ; les femelles formant des chatons globuleux, à 2 ou 3 verticilles de bractées, portent à l'aisselle de celles-ci, particulièrement de celles du verticille interne, un ovule droit, libre, qui, fructifié de mai en juillet, donne naissance (l'année suivante) à une fausse baie, dénommée malacône ; leurs graines étant albuminées.

Origine géographique. — Commune au centre de l'Europe, cette plante prospère particulièrement dans les régions septentrionales de notre continent, puis en Sibérie et au Canada.

Pathologie. — L'*Herpotrychia nigra*, l'*Exosporium Juniperinum*, s'attaquent volontiers aux baies de cette plante.

A) **Baies.** — **Récolte.** — Les baies de cette plante, parvenues à leur complète maturité, c'est-à-dire celles de la seconde année, récoltées, puis desséchées au soleil, doivent être conservées dans nos droguiers au-dessus de chaux vive.

Sortes commerciales. — Elles se différencient, selon leur provenance, en plusieurs variétés, c'est-à-dire en baies hongroises ou des Carpathes, en françaises qui proviennent particulièrement des départements du Doubs et du Jura, en allemandes, etc., qui s'exportent dans des sacs en toile, d'un poids de 50 kilogrammes.

Description de la drogue. — Ces baies, sphériques, de la grosseur d'un pois, de 8 à 10 millimètres de diamètre, de couleur noir violacé, à surface luisante, sont parfois entourées d'un enduit blanchâtre, cireux ; supportées par un petit pédoncule (ou portant la marque de celui-ci, lorsqu'il est tombé), ces baies sont surmontées par les restes de leurs trois bractées, qui forment à leur partie supérieure une petite fente étoilée. Leur odeur est résineuse, aromatique, si on les broie ; leur saveur sucrée, légèrement amère, rappelle un peu celle de la térébenthine.

Examen microscopique. — Examinées sur une coupe transversale, ces baies renferment trois graines, entourées d'une pulpe brun jaunâtre, qui est parcourue par des faisceaux libéro-ligneux ; elle entoure six grands canaux sécréteurs schyzogènes, renfermant de l'huile essentielle. Ces graines dures, de forme triangulaire, amincies au sommet, arrondies à leur base, sont marquées sur leur face dorsale par des dépressions peu accentuées. Examinées microscopiquement, ces graines, recouvertes d'un épiderme (*e*) mince, sont constituées extérieurement par plusieurs assises de cellules sclérenchymateuses (*sc*), irrégulières, à parois épaissies, qui entourent des dépressions assez profondes, contenant des glandes oléorésineuses (*gl*) ; puis vient une zone interne, homogène, à petites cellules aplaties (*ei*), remplies d'une matière colorante brunâtre, et l'albumen avec l'embryon, dont les cellules renferment de l'huile fixe et des corpuscules granuleux, se colorant en jaune par addition d'iode. Ces fruits examinés sur une coupe transversale (fig. 17) sont constitués par une cuticule épaissie recouvrant l'épiderme (*ep*) et deux ou plusieurs assises de cellules cubiques, à parois épaissies, ponctuées, renfermant une substance granuleuse, brunâtre, tt des larmes d'oléorésine ; puis vient un tissu lâche, parenchymateux (*pa*), entourant des glandes oléorésineuses (*gl*). Ses cellules irrégulières, à parois minces, contiennent de la chlorophylle et une substance soluble dans l'alcool. En dessous de cette assise se rencontre le mésocarpe lacuneux, brun jaunâtre, abondamment pourvu de méats intracellulaires et de nodules sécréteurs ; puis vient l'endocarpe (*sc*), à cellules petites, cubiques. Notons que le contenu des cellules de l'épicarpe se colore en vert, par addition d'une goutte de perchlorure de fer, en jaune par celle de potasse caustique.

Falsifications. — Les baies de genièvre sont souvent mélangées ou confondues avec celles du *Juniperus oxycedrus*, de couleur brun rougeâtre, qui, plus grandes, mesurent environ 12 millimètres de diamètre, puis avec celles du *Juniperus macrocarpa*, dont le diamètre atteint celui de nos cerises.

Analyse chimique. — Ces baies contiennent de 0,4 à 2 p. 100 d'essence, 29,5 p. 100 de sucre, 8,6 p. 100 de matières résineuses, 0,3 p. 100 de junipérine, puis de l'acide formique, de l'acide acétique, des corps pectiques, de l'inosite et dans

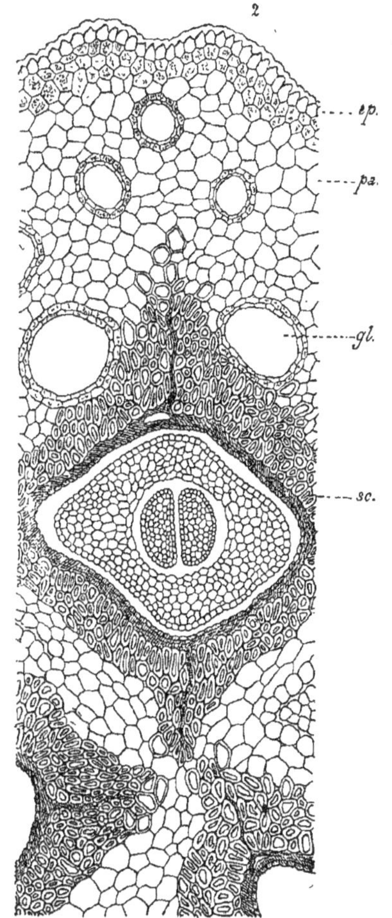

Fig. 17. — Coupe transversale du fruit de genévrier.

leur enduit cireux, des éthers glycériques des acides junipérique, palmitique et cérotique.

L'Acide junipérique ou oxypalmitique, $C^{16}H^{32}O^3$, se présente sous la forme d'une poudre cristalline, blanche, fusible à 95°, peu soluble dans l'eau chaude, l'acétone, l'éther, mais très soluble dans l'alcool, qui possédant, quant à sa formule, la constitution suivante $CH^2(OH)-(CH^2)^{14}-COOH$ livre des sels alcalins, peu solubles dans l'eau.

La Junipérine est une substance amère, jaunâtre, soluble dans l'eau, l'éther, qui se dissout avec une coloration jaune dans l'acide

sulfurique et jaune doré dans l'ammoniaque.

L'Essence de Genièvre, obtenue soit directement, soit après une macération préalable dans de l'eau, par la distillation aux vapeurs d'eau, se présente sous la forme d'un liquide incolore ou jaune pâle, neutre, se résinifiant rapidement à l'air, très soluble dans tous les dissolvants organiques, très peu soluble dans l'eau. Son odeur est forte, aromatique, agréable, sa saveur chaude, balsamique, légèrement amère, son poids spécifique de 0,865 à 0,885, son pouvoir rotatoire, lévogyre, de −11°.

Elle est constituée par un mélange de camphre de genièvre et de deux hydrocarbures, dont l'un est du pinène, l'autre du cadinène, entrant en ébullition à 272°. Elle se prescrit parfois, à doses de 0 gr. 1 à 0 gr. 2 plusieurs fois par jour, comme succédané de l'essence de térébenthine.

Usage thérapeutique. — Ces baies, une fois concassées, se prescrivent dans la médecine populaire de nos régions, à doses de 10 à 15 grammes sur 200 grammes d'eau, sous la forme de décoctions, comme carminatif, comme diurétique, comme sudorifique et comme emménagogue.

Action physiologique. — Leur usage doit être, ainsi que celui de l'essence de genièvre, très judicieux ; car celle-ci, irritant les glandes sécrétrices, provoque, à fortes doses, des néphrites et de l'hématurie.

Pharmacie galénique. — Elles servent à préparer le Spiritus Juniperi, le Succus Juniperi, l'Extractum Juniperi, l'Oleum Juniperi æthereum, le Vinum Juniperi, puis les Species Lignorum, les Species diureticæ, l'Unguentum Rosmarini compositum et le Spiritus Angelicæ compositus.

B) **Le bois.** — Ce produit, non officinal, provenant principalement de la racine du genièvre, se rencontre parfois, dans le droguier, sous la forme de morceaux équarris, recouverts par places par leur écorce gris brunâtre. Se laissant facilement fendre dans le sens de la longueur, il renferme de nombreux anneaux annuels, sillonnés par des rayons médullaires. Ne possédant jamais de canaux sécréteurs, il est constitué par de nombreuses trachéides aréolées. Sa couleur est rougeâtre, lorsqu'il provient du duramen, mais blanchâtre lorsqu'il est fourni par l'aubier, son odeur est nulle, sa saveur légèrement amère.

Prescrit autrefois sous la forme de décoctions, à doses de 5 à 10 grammes sur 200 grammes d'eau, comme antisyphilitique et comme diaphorétique, il est à peu près délaissé par la thérapeutique moderne.

C) **Huile de cade.** — **Préparation.** — Ce bois, sectionné sous la forme de fragments, est déposé dans des marmites en fer forgé ou en fonte, percées à leurs bases d'un trou latéral, mais recouvertes, sur leur face supérieure, par une pierre lutée. On le chauffe ensuite, pendant plusieurs jours, sur un feu modéré, à l'abri de l'air, où il se décompose, en laissant s'écouler le goudron de genièvre, autrefois officinal, qui peut aussi se préparer en déposant, dans de grandes fosses creusées dans la terre, des bûches de genièvre, que l'on recouvre de briques lutées et que l'on soumet, à l'abri de l'air, à la distillation sèche mais lente.

Description de la drogue. — Le goudron de genièvre se présente sous la forme d'un liquide oléagineux, brun noirâtre, légèrement acide, très peu soluble dans l'eau, partiellement soluble dans l'alcool, mais entièrement soluble dans l'éther, le chloroforme, les huiles essentielles et l'aniline. Il se différencie de *celui du bouleau*, de par sa solubilité dans le sulfure de carbone, qui le dissout facilement ; celui-ci donnant, avec le second de ces goudrons, un mélange trouble.

Réactions. — Une solution aqueuse de ce goudron ne se colore pas en rouge, comme celle du goudron de bouleau, par addition d'acide chlorhydrique et d'aniline ; mais elle prend une coloration rouge par addition de perchlorure de fer, tandis que celle du goudron de bouleau se colore en vert par addition de ce même réactif.

L'huile de cade, traitée par de l'eau, donne un liquide jaune pâle, réduisant la solution ammoniacale de nitrate d'argent et la liqueur de Fehling ; mais elle se colore en brun foncé par addition d'une goutte de bichromate de potasse, et en brun par celle d'ammoniaque ; elle ne se colore pas en vert par celle d'acétate de cuivre, ce qui la différencie d'une solution aqueuse de goudron de houille, qui se colore en vert par addition de ce même réactif. Possédant la consistance du baume du Pérou, l'huile de cade, d'un poids spécifique de 0,990 à 1,03, est empyreumatique, agréable comme odeur, sa saveur est amère, brûlante. Il est nécessaire de toujours la titrer quant à son indice d'acidité, en utilisant à cet effet, de l'eau de baryte et comme indicateur le papier de tournesol.

Falsifications. — On falsifie souvent cette drogue, en l'additionnant comme nous l'avons vu, de goudron de houille ou de bouleau ; mais le premier de ceux-ci s'en différencie encore de par la réaction suivante : Agitez l'huile de cade falsifiée avec 80 centimètres cubes d'eau et 10 centimètres cubes d'aniline ; filtrez cette solution qui, additionnée d'acétate de cuivre, colore en rose l'huile de cade pure, mais précipite un dépôt vert en présence de goudron de houille.

Analyse chimique. — L'huile de cade renferme des traces d'essence à hydrocarbures non encore déterminés, de l'acide acétique et ses homologues, des phénols divers et des matières résineuses.

Usage thérapeutique. — On la prescrit comme parasiticide sous la forme d'onguents ou sous celle de solutions, puis comme spécifique contre les maladies cutanées et contre la gale.

Historique. — Les Anciens connaissaient déjà les baies de genièvre, qu'ils prescrivaient rarement dans la thérapeutique, à l'encontre des Æsculapes du moyen âge et du temps de la Renaissance, qui les ordonnaient comme spécifique contre l'hydropisie, puis sous la forme de fumigations contre les catarrhes des bronches.

OLEUM JUNIPERI OXYCEDRI, ESSENCE DE GENIÈVRE DE JUNIPERUS OXYCEDRUS, L.

Croissant dans toute la France et dans la région méditerranéenne, cet arbrisseau livre au droguier son bois et ses fruits, qui, soumis à la distillation aux vapeurs d'eau, donnent de 2 à 3 p. 100 d'essence. Celle-ci se présente sous la forme d'un liquide visqueux, jaune foncé, d'un poids spécifique de 0,925, à pouvoir rotatoire, lévogyre, de — 6°17′ à + 15°, entrant en ébullition entre 330° et 360°, très soluble dans les essences, les huiles fixes, l'éther, l'acétone, le chloroforme et dans son volume d'alcool éthylique, de tétrachlorure de carbone, d'acide acétique glacial, de benzène et de toluène. Non officinale, elle se prescrit parfois comme succédané de celle de genièvre.

SUMMITATES SABINÆ seu HERBA SABINÆ, SABINE, DE JUNIPERUS SABINA, L., seu JUNIPERUS PROSTRATA, Pers, seu SABINA OFFICINALIS, Garcke.

Origine botanique. — Cet arbuste rameux, de forme pyramidale, porte des feuilles opposées en croix, écailleuses, décussées. Ses fleurs, constituées sur le type habituel de celles des plantes de cette famille, donnent une fois fécondées des baies bleu foncé, insérées sur un petit pédoncule

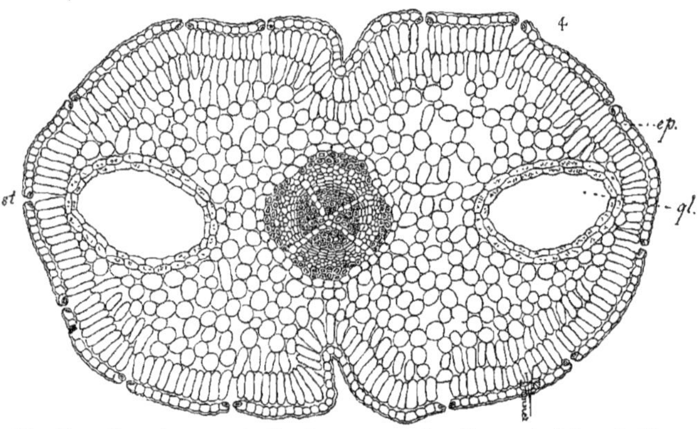

Fig. 18. — Coupe transversale d'un jeune rameau de sabine portant deux feuilles.

recourbé. Chacun de ces fruits renferme une ou trois graines, à nodules sécréteurs, sis dans un mésocarpe pulpeux. Ils donnent, soumis à la distillation aux vapeurs d'eau, l'essence de sabine.

Origine géographique. — Fleurissant d'avril en mai, cette plante croît à l'état sauvage dans le sud de l'Europe et de l'Amérique, mais elle est aussi cultivée, comme plante d'ornement, particulièrement dans nos jardins publics et nos cimetières. On la rencontre principalement dans les Pyrénées, les Alpes du Dauphiné, etc., puis en Amérique, où elle prospère avec le *Juniperus virginica*, L.

Description de la drogue. — Les jeunes rameaux foliaires de cette plante, récoltés d'avril en mai, puis desséchés, forment notre drogue officinale. Leurs feuilles sont opposées, aciculées au sommet, imbriquées et disposées par trois en verticilles alternes ; elles portent sur leur face dorsale un petit nodule sécréteur, ovoïde, légèrement enfoncé dans leur mésophylle. Leur odeur peu agréable est térébinthinée, leur saveur âcre, amère, balsamique.

Examen microscopique (fig. 18). — Examinées sur une coupe transversale, ces feuilles portent sur leurs deux faces des épidermes, à cellules arrondies, qui vues de face sont polygonales ; elles entourent de nombreux stomates sur leur face inférieure, que recouvre l'hypoderme, à cellules petites, dont les parois épaissies se terminent en pointes mousses à leurs extrémités. Celui-ci est remplacé, sur leur face supérieure, par une ou par deux assises de cellules en palissade, qui entourent le mésophylle, constitué par un tissu parenchymateux, lacuneux, ne renfermant jamais de sclérites, mais une glande oléorésineuse, remplie d'essence, sise en dessous du faisceau central. Ce faisceau libéro-ligneux, peu volumineux, est constitué par un cordon ligneux, à trachées fines et à fibres munies de ponctuations aréolées ; puis de chaque côté du massif ligneux, par un îlot de cellules cylindriques, dont les parois sont aréolées. Son bois est recouvert, intérieurement, par un liber (à cellules petites). limité extérieurement par des fibres péricycliques, à parois cellulosiques.

Falsifications. — Cette drogue est souvent falsifiée par des rameaux de *Juniperus phoenicea*, dont les feuilles, disposées par cinq en spirales, sont fortement appliquées contre l'axe central. Ces feuilles, grandes et ovales, renferment dans leur mésophylle de nombreuses cellules scléreuses et une glande sécrétrice contenant de l'essence, d'odeur aromatique, mais faible.

Les fruits de cette plante, de 6 à 10 millimètres de diamètre, sont luisants, rougeâtres. On falsifie aussi cette drogue en l'additionnant de feuilles de *Juniperus thurifera*, L. qui opposées en croix sont fortement appliquées contre leur axe ; elles renferment une glande dorsale et des cellules scléreuses peu nombreuses, mais arrondies, leur odeur est aromatique, balsamique, tandis que les fruits de cette plante sont longuement pédonculés. On confond aussi cette drogue avec celle livrée par les rameaux du *Cupressus sempervirens*. dont les feuilles portent, sur leur face dorsale, deux sillons parallèles.

Analyse chimique. — La sabine renferme de l'essence, des matières résineuses et tanniques.

Son Essence. obtenue en soumettant ces feuilles à la distillation aux vapeurs d'eau, se présente sous la forme d'un liquide incolore ou jaune pâle, d'odeur pénétrante, désagréable. spéciale, à saveur chaude, camphrée, d'un poids spécifique de 0,910 à 0,925, à pouvoir rotatoire. dextrogyre, de + 42° à + 62°, soluble dans la plupart des dissolvants organiques. Entrant en ébullition entre 155° et 260°, elle donne avec le chlore des dérivés solides ; mais elle provoque, par addition d'iode ou de brome, de faibles explosions. Se colorant en rouge foncé par addition d'acide sulfurique, elle est constituée par un mélange de sabinène. $C^{10}H^{16}$, de cadinène, $C^{15}H^{24}$. de sabinol, $C^{10}H^{15}OH$ (alcool généralement combiné à l'acide acétique), de citronellol,puis par des traces de furfurol, d'alcool méthylique, de diacéthyle et de pinène.

Le Cadinène, $C^{15}H^{24}$. se rencontre aussi dans l'essence de genièvre, de cèdre, d'ylang-ylang, de camphre, d'encens, d'ase fétide, de galbanum, etc. Voir essence de cèdre.

$$CH^3-CO$$
La Diacétyle, $\quad\Big|\quad$, se présente sous la
$$CH^3-CO$$
forme d'un liquide incolore, entrant en ébullition à 88°, d'odeur spéciale, rappelant un peu celle de la quinone. Sa monophénylhydrazone fond à 133°, son oxime à 153°.

Le Sabinène, $C^{10}H^{16}$, se présente sous la forme d'un liquide incolore, d'odeur spéciale, entrant en ébullition entre 162° et 166°. Il possède, quant à sa formule, la constitution suivante :

$$
\begin{array}{c}
CH^2 \\
\| \\
C \\
H^2C \diagup \ \diagdown CH^2 \\
H^2C \ | \ \ \ | \ CH^2 \\
C \\
| \\
CH^3-CH-CH^3
\end{array}
$$

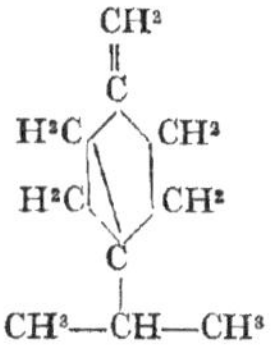

Le Sabinol, $C^{10}H^{15}OH$, se présente sous la forme d'un liquide incolore, d'odeur spéciale, d'un poids spécifique de 0,9132, à point d'ébullition compris entre 210 et 213°. Il possède, quant à sa formule, la constitution suivante :

$$
\begin{array}{c}
CH^2 \\
\| \\
C \\
H^2C \diagup \ \diagdown CH^2 \\
H^2C \ | \ \ \ | \ CHOH \\
C \\
| \\
CH^3-CH-CH^3
\end{array}
$$

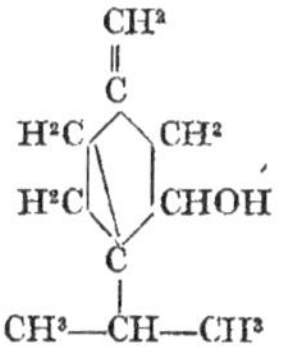

Cette essence, non officinale, se prescrit parfois dans la médecine populaire, à doses d'une à quatre gouttes, plusieurs fois par jour, comme emménagogue ; mais à doses plus élevées, elle provoque des symptômes d'intoxication, sa dose maximale par jour étant de 0 gr. 05.

Usage thérapeutique. — La sabine se prescrit, à doses de 0,2 à 0 gr. 5 plusieurs fois par jour, sous la forme de pilules ou sous celle de poudres, et à doses de 5 à 10 grammes sur 200 grammes d'eau. sous celle de décoctions, comme émétocathartique, comme diurétique, comme emménagogue, puis comme spécifique contre les hémorragies. la leucorrhée. et extérieurement en gargarismes. On l'ordonne aussi sous la forme d'onguents ou sous celle d'applications externes, comme spécifique contre les inflammations cutanées, les chancres mous, les verrues, mais son emploi doit être judicieux. car elle provoque souvent des intoxications mortelles.

Action physiologique. — Ordonnée parfois comme irritant local, elle provoque de la vésication, de l'ulcération, mais ingérée à doses trop élevées. elle détermine de l'inflammation gastro-intestinale(douleurs épigastriques, vomissements, coliques. diarrhée), puis des convulsions, et la mort avec lésions et gastro-entérite. Elle est souvent utilisée dans la médecine populaire comme abortif ; mais elle ne possède aucune action sur l'utérus, quoiqu'elle provoque une très forte congestion du petit bassin (intestins, utérus et annexes): elle est alors capable de déterminer indirectement des contractions utérines.

Pharmacie galénique. — Elle sert à préparer l'Extractum Sabinæ et la Tinctura Sabinæ.

Historique. — Théophraste, Dioscoride et Pline prescrivaient déjà la sabine, qui fut introduite par Charlemagne en Europe ; le peuple la considérait déjà comme un excellent abortif.

Notons que les taches de sang et de sabine sont à peu près identiques les unes aux autres ; mais elles se différencient l'une de l'autre par les cristaux d'hématine et par le réactif de Meyer.

FOLIUM THUYÆ, FEUILLE DE THUYA, DE THUYA OCCIDENTALIS, L.

Cette plante, originaire du Canada, se répandit petit à petit, en Virginie, en Caroline et en Europe, où elle y est cultivée. Ses rameaux étalés, pendants, possèdent de petites feuilles imbriquées les unes contre les autres, qui portent sur leur face dorsale, convexe, une petite glande sécrétrice, ovale, proéminente. Ces rameaux, non officinaux, émettent, une fois pulvérisés, une odeur balsamique, agréable, car ils renferment de l'essence, outre un principe amer ou pinipicrine et du sucre.

Leur ESSENCE se présente sous la forme d'un liquide incolore ou jaune pâle, d'un poids spécifique de 0,915, à pouvoir rotatoire, lévogyre, de — 5° à — 14°, constitué par un mélange de thuyone, de fenchène, de pinène dextrogyre, de divers éthers de l'acide acétique, d'hydrocarvone, de bornéol lévogyre et de thuyène. Cette drogue renferme en outre un glucoside dénommé THUYNE, $C^{20}H^{22}O^{12}$, qui se présente sous la forme de paillettes jaunes, insolubles dans l'éther, le chloroforme, très solubles dans l'eau bouillante, l'alcool dilué. Celles-ci, soumises à l'hydrolyse, se décomposent en glucose et en THUYIGÉNINE, $C^{14}H^{12}O^7$, car :

$$C^{20}H^{22}O^{12} + H^2O = C^{14}H^{12}O^7 + C^6H^{12}O^6$$

Notons que les Indiens prescrivent aussi l'écorce de cette plante ainsi que ses rameaux foliaires, sous la forme d'infusions comme antirhumatismal et comme emménagogue, mais cette écorce renferme, outre des traces d'essence, de la pinipicrine.

La PINIPICRINE, $C^{22}H^{36}O^{11}$, se prépare en l'extrayant par de l'eau, dont la solution, traitée par de l'acétate de plomb, puis par de l'acide carbonique, est concentrée, pour être ensuite agitée avec de l'éther. Son résidu, repris par de l'alcool, donne une solution qui, évaporée à sec, abandonne une masse jaune brunâtre, amorphe, soluble dans l'eau, l'alcool, à saveur amère ; celle-ci, hydrolysée, se décomposant comme suit en glucose, et en *éricinol*, liquide oléagineux volatil, car :

$$C^{22}H^{36}O^{11} + 2H^2O = 2C^6H^{12}O^6 + C^{10}H^{16}O$$
$$\text{Ericinol}$$

NUX et OLEUM CUPRESSI, NOIX et ESSENCE DE CYPRÈS, DE CUPRESSUS SEMPERVIRENS, L.

Cette plante, originaire de l'Orient, mais cultivée dans toute l'Europe méditerranéenne et dans les cimetières de l'Europe centrale, livre au droguier ses fruits, non officinaux, presque globuleux, de 2 à 3 centimètres de diamètre, constitués par des écailles charnues, qui entourent de petites graines anguleuses, munies latéralement de deux petites ailes membraneuses. Ces cônes se prescrivaient autrefois, de par leur teneur en tanin, comme astringent intestinal, à condition qu'ils fussent frais.

Les feuilles de cette plante, soumises à la distillation aux vapeurs d'eau, livrent au droguier une essence non officinale, qui se présente sous la forme d'un liquide jaunâtre, d'odeur agréable, balsamique, aromatique, d'un poids spécifique de 0,88 à 0,90, à pouvoir rotatoire, dextrogyre, de + 4° à + 18°, à indice d'acidité de 1,5 à 3,0. Elle est constituée par un mélange de 65 p. 100 de divers terpènes (camphène, terpinène, sylvestrène, pinène dextrogyre), puis par des traces de paracymol, de sabinol, de cadinène, de camphre de cyprès et d'alcool terpénique. Cette essence, non officinale, renferme, en outre de l'alcool méthylique, de la diacétyle et des traces d'acides valérianique et acétique.

Le CAMPHRE DE CYPRÈS, $C^{15}H^{26}O$, cristallise sous la forme de longues aiguilles incolores, fusibles entre 86° et 87°, solubles dans l'éther, l'alcool, le chloroforme.

Le TERPINÈNE se présente sous la forme d'un liquide incolore, d'odeur particulière, entrant en ébullition entre 179° et 181°, d'un poids spécifique de 0,852, à indice de réfraction de 1,4719. Traité par de l'acide nitreux, il donne un nitrosite, cristallin, fusible à 155°.

Il possède, quant à sa formule, la constitution suivante :

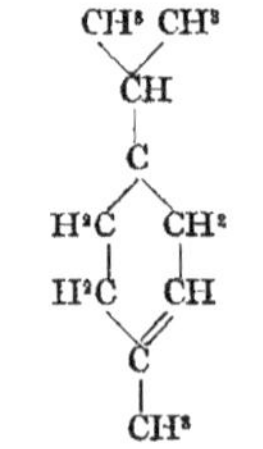

CH³ CH³
CH
C
H²C CH²
H²C CH
C
CH³

Il donne, en outre, plusieurs dérivés, servant à le caractériser, tels son chlorhydrate, qui fond à 52°, tandis que celui du dipentène fond entre 49° et 50° ; son bromhydrate fusible entre 58° et 59°, tandis que celui du dipentène fond à 156°. On peut obtenir le terpinène à l'état chimiquement pur, en traitant son chlorhydrate par l'acide acétique glacial, puis en soumettant cette solution à la distillation aux vapeurs d'eau. Ce distillatum, traité alors par de l'acide oxalique, est alors soumis à la distillation aux vapeurs d'eau, aussi longtemps qu'il dégage de l'aniline, puis on le soumet à la distillation fractionnée, car le terpinène passe entre 179 et 181°.

On parvient à le préparer synthétiquement en partant de l'orthocrésol, sur lequel on fait réagir du chloroforme et de la potasse caustique, afin d'obtenir le méthyl-dichlormçthyl cétodihydrobenzène. Celui-ci se transforme, sous l'action d'un iodure alcalino-magnésique, en ses homologues supérieurs, que l'acide sulfurique concentré transforme en son isomère ; celui-ci, soumis en présence de potasse caustique à l'ébullition, se transforme en terpinène.

OLEUM CEDRI, ESSENCE DE CÈDRE, DE JUNIPERUS VIRGINIANA, L.

Cette plante, originaire de l'Amérique du Nord, livre au droguier son essence, qui se prépare en soumettant ses partie ligneuses (tombant comme déchets, lors de la préparation des crayons) à la distillation aux vapeurs d'eau. Elle se présente sous la forme d'un liquide incolore ou légèrement jaunâtre, d'odeur particulière, agréable, d'un poids spécifique de 0,961, à pouvoir rotatoire, lévogyre, de — 25° à — 44°, soluble dans l'éther, l'éther de pétrole, le chloroforme, le sulfure de carbone et dans 6 fois son volume d'alcool.

Elle est constituée par un mélange de pinène, de camphène, de sylvestrène, de CÉDRÈNE, $C^{15}H^{24}$, qui est un sesquiterpène d'un poids spécifique de 0,9354, entrant en ébullition à + 123° ; de CAMPHRE de CÉDRIER ou CÉDROL, $C^{15}H^{26}O$, cristallisant sous la forme d'aiguilles incolores, fusibles à + 86°, d'odeur aromatique. Notons que le cédrène oxydé par de l'acide chromique (en le chauffant sous une pression de 7 mm. 5 et à une température de 150° avec de l'acide acétique), se transforme en cédrone $C^{15}H^{24}O$, qui, par réduction, donne de l'isocédrol $C^{15}H^{26}O$, isomère au cédrol, fusible à 84°. Non officinale, et ne se prescrivant presque jamais dans la thérapeutique, cette essence sert à préparer divers parfums ; car elle fixe très facilement tous les aromes, avec lesquels on la mélange. Elle est, en outre, utilisée en micrographie, de par son indice de réfraction, pour immerger les coupes microscopiques, qu'elle éclaircit.

Les feuilles de cèdre, soumises à la distillation aux vapeurs d'eau, donnent elles aussi une essence jaune pâle, d'odeur thuyonée, lévogyre, d'un poids spécifique de 0,887, soluble dans 10 parties d'alcool à 80°, dans l'éther, le chloroforme, le sulfure de carbone. Celle-ci est constituée par un mélange de limonène, de bornéol (passant entre 214 et 215°) et de cadinène.

Le CADINÈNE, $C^{15}H^{24}$, se présente sous la forme d'un liquide oléagineux, incolore, entrant en ébullition entre 274 et 275°, d'un poids spécifique de 0,918, à pouvoir rotatoire, lévogyre, de — 99°, peu soluble dans l'alcool, l'acide acétique glacial, très soluble dans l'éther, le chloroforme Ses solutions chloroformiques, agitées avec quelques gouttes d'acide sulfurique concentré, se colorent en vert, puis en bleu, mais cette coloration passe ensuite au rouge à la chaleur. Le cadinène se transforme en dichlorhydrate de cadinène de formule $C^{15}H^{24}$, $2HCl$ par addition d'acide chlorhydrique.

OLEUM CEDRI ATLANTICÆ, ESSENCE DE CÈDRE DU LIBAN, DE CEDRUS ATLANTICA.

Originaire du Liban, cet arbre livre, au droguier, ses feuilles non officinales, qui, soumises à la distillation aux vapeurs d'eau, donnent, ainsi que son bois, une essence oléagineuse, épaisse, jaunâtre, d'odeur spéciale, balsamique, rappelant un peu celle de l'essence de santal, d'un poids spécifique de 0,9508, à pouvoir rotatoire, dextrogyre, de $+ 60°32'$, soluble dans l'éther, l'alcool, le chloroforme, le sulfure de carbone, à indice d'acidité de 1,16, à indice de saponification de 6,92.

Cette essence est constituée par un mélange de cadinène dextrogyre (entrant en ébullition entre 274° et 275°), et d'une cétone aromatique $C^9H^{14}O$, dont le point d'ébullition se trouve être compris entre 159 et 160°.

On la prescrit parfois, à doses d'une à cinq gouttes plusieurs fois par jour, comme antiblennorragique et comme spécifique contre la tuberculose ; mais on l'ordonne aussi, sous la forme d'onguents ou de liniments, comme antirhumatismal.

SANDARACA, SANDARAQUE, DE CALLITRIS QUADRIVALVIS, Vent.

Cet arbre, de 6 à 12 mètres de haut, à feuilles riches en cellules sécrétrices, prospère en Algérie et dans toute l'Afrique septentrionale. Il livre au commerce son oléorésine, qui s'obtient en pratiquant sur son tronc et sur ses branches, de petites incisions peu profondes, d'où s'écoule une gouttelette oléorésineuse, qui, desséchée à l'air, livre notre drogue officinale.

Celle-ci se présente sous la forme de petites larmes piriformes ou cylindriques, arrondies à leurs deux extrémités, friables, transparentes, jaunâtres ou jaune rougeâtre, de 12 à 14 millimètres de long sur 2 à 4 millimètres de diamètre. Insolubles dans l'eau, peu solubles dans l'éther de pétrole, le benzène, elles se dissolvent en partie dans l'alcool dilué, le chloroforme, les essences, mais très facilement dans l'éther, l'alcool absolu, l'acétone et dans l'alcool amylique. Leur arome est légèrement amer, leur odeur presque nulle.

Exportée principalement par Mogador et par Tanger, cette drogue est parfois confondue avec le mastic, qui se ramollissant à la chaleur de la bouche, ne casse pas sous la dent, puis avec l'encens, dont la saveur est amère.

La sandaraque renferme un peu d'essence, constituée par deux hydrocarbures terpéniques (pinène, dipentène), puis de l'acide sandaracique $C^{22}H^{24}O^5$, de l'acide sandaracinolique fusible à 275°, $C^{24}H^{38}O^3$, de l'acide sandaracopimarique fusible à 170°, $C^{20}H^{30}O^2$, de la sandaracorésène $C^{26}H^{26}O$, et un principe amer.

Cette drogue se prescrit parfois dans la préparation de certaines pilules ou de frictions antirhumatismales, puis dans celle des fumigations ; elle rentre dans la composition de l'Emplastrum Cantharidum perpetuum et dans celle de divers onguents non officinaux.

Utilisée chez les Anciens comme aromate, elle leur servait à préparer leurs masses à embaumer et les parfums égyptiens ou romains. Le bois de cette plante sert aux indigènes de l'Algérie à confectionner de petites cassettes et des objets d'art, car très aromatique, il n'est pas attaqué par les vers.

Notons que la *Callitris verrucosa* R. Br., la *Callitris Preissii* Miquel, la *Callitris calcarata*, R. Br., originaires, ainsi que la *Callitris australis*, Swett, de l'Australie, livrent des oléorésines non officinales, identiques à notre sandaraque. Leurs feuilles, soumises à la distillation aux vapeurs d'eau, donnent une essence aromatique, d'un poids spécifique de 0,8813, constituée par un mélange de pinène dextrogyre, de limonène, de dipentène, d'acétate de bornyle, d'acétate de géranyle et de bornéol.

OLEUM ACTINOSTROBI, D'ACTINOSTROBUS PYRAMIDALIS, Miq. seu CALLITRIS ACTINOSTROBUS.

Originaire de l'Australie occidentale, cet arbre livre, au droguier, ses feuilles qui, soumises à la distillation aux vapeurs d'eau, donnent une essence aromatique, d'un poids spécifique de 0,8726, à pouvoir rotatoire, dextrogyre, de $+ 40°$, constituée par un mélange de pinène, de limonène, d'acétate de géranyle et de géraniol, etc., etc.

HERBA seu FRONDES TAXI, HERBE D'IF, DE TAXUS BACCATA, L.

Cette plante toujours verte, originaire de l'Europe méridionale, mais cultivée dans toute l'Europe centrale, livre au droguier ses feuilles ou frondes de 3 centimètres de long sur 3 millimètres de large, qui, non officinales, se prescrivent parfois comme emménagogue dangereux, car elles renferment, outre des traces d'essence, de la raffinose, de la taxine, de la milosine et de la taxicatine.

LA RAFFINOSE, $C^{18}H^{32}O^{16}$, se prépare en extrayant cette drogue fraîche par de l'eau bouillante, additionnée d'une trace de carbonate de chaux, puis en précipitant cette solution par de l'acétate plombique et par de l'ammoniaque, quitte à décomposer le précipité ainsi obtenu par de l'acide sulfurique, et à concentrer son filtrat, additionné de carbonate calcique, jusqu'à consistance d'une masse sirupeuse, que l'on reprend par de l'alcool, dont la solution est soumise à la cristallisation spontanée.

Elle se présente sous la forme d'une poudre cristalline, blanche, soluble dans l'eau, l'alcool dilué, insoluble dans l'éther, le chloroforme, l'éther de pétrole, qui, hydrolysée, se décompose en lévulose et en mélibiose, la mélibiose se décomposant elle-même en galactose et en glucose, car :

$$C^{18}H^{32}O^{16} + H^2O = C^{12}H^{22}O^{11} + C^6H^{12}O^6$$
$$\text{Raffinose} \qquad\qquad \text{Mélibiose} \qquad \text{Lévulose}$$

$$C^{12}H^{22}O^{11} + H^2O = C^6H^{12}O^6 + C^6H^{12}O^6$$
$$\text{Mélibiose} \qquad\qquad \text{Galactose} \qquad \text{Glucose}$$

Possédant un pouvoir rotatoire, dextrogyre, de $+ 104,5°$ elle se transforme, sous l'action de l'acide nitrique, en acide mucique ; mais hydrolysée par de l'invertine, elle livre du sucre de canne et du galactose, car

$$C^{18}H^{32}O^{16} + 2H^2O = C^6H^{12}O^6 + C^6H^{12}O^6 + C^6H^{12}O^6$$

LA TAXICATINE, $C^{13}H^{22}O^7$, se prépare en extrayant cette drogue fraîche, en présence de carbonate de chaux, par de l'eau bouillante, dont la solution concentrée abandonne un résidu, que l'on traite successivement par de l'ammoniaque, par de l'acétate de plomb et par du sulfate de soude, quitte à faire cristalliser ce filtrat concentré, puis à reprendre ses cristaux par de l'éther acétique, que l'on soumet à la cristallisation spontanée. Elle se présente sous la forme d'une poudre cristalline, blanche, fusible à 164°, soluble dans l'eau, l'alcool, l'éther acétique, insoluble dans l'éther, le chloroforme, dont les solutions aqueuses, lévogyres, se colorent en bleu par addition d'acide nitrique. Hydrolysée, elle se décompose en glucose et en taxigénine, car :

$$C^{13}H^{22}O^7 + H^2O = C^6H^{12}O^6 + C^7H^{12}O^2$$
$$\text{Taxicatine} \qquad\qquad \text{Glucose} \qquad \text{Taxigénine}$$

La TAXINE, $C^{37}H^{51}NO^{10}$, se présente sous la forme d'une poudre cristalline blanche, inodore, à saveur amère, fusible à 82°, insoluble dans l'eau, le benzène, mais très soluble dans l'alcool, l'éther, peu soluble dans le chloroforme. Elle se dissout avec une coloration rouge pourpre dans l'acide sulfurique, mais sans coloration dans l'acide chlorhydrique.

Ordonnée à doses trop élevées, cette drogue paralyse les fonctions cardiaques et respiratoires, et à doses peu élevées, elle agit comme vasoconstricteur, aussi peut-elle être ordonnée avec *succès* comme emménagogue.

B) ABIÉTINÉES

Comprenant les genres et les espèces suivantes, les Abiétinées sont une sous-classe des Conifères : 1° *Les pins* possèdant des feuilles persistantes, réunies au uombre de 2, de 3 ou de 5, par leurs bases, dans une gaine membraneuse tels : les PINS A DEUX FEUILLES, *Pinus silvestris* (Alpes et Asie septentrionale) ; *Pinus Pinaster* ou *Pinus maritima* (Europe méridionale), *Pinus Pinea*, dont les graines mettent trois ans à mûrir. PINS A TROIS FEUILLES, *Pinus palustris* (Virginie, Floride), *Pinus Toeda* (Virginie).

2° *Les Sapins* à feuilles courtes, solitaires, et à cônes possédant des écailles lisses : *Pinus Abies* seu *Abies pectinata*, à feuilles distiques, horizontales, *Abies excelsa* seu *Picea vulgaris*, à feuilles épaissies, caduques ; *Abies canadensis*.

3° *Les Mélèzes* représentés par le *Larix europaea*.

Tous ces arbres livrent au droguier leurs oléorésines, qui ne renferment pas, comme les baumes, des éthers des acides cinnamique ou benzoïque, mais qui, toujours épaisses, sirupeuses, varient, quant à leur couleur, du jaune au jaune rougeâtre.

Notons que l'exsudation pathologique des Conifères est attribuable à la perforation du cambium, qui provoque une exsudation secondaire ; la primaire étant due à la présence de canaux sécréteurs, se rencontrant dans l'écorce et dans le parenchyme cortical de ces végétaux (qui renferment seuls des canaux sécréteurs), mais le cambium, ainsi atteint, provoque la formation de canaux sécréteurs, secondaires, anastomosés, qui, formant un réseau, dirigent leurs pointes vers l'orifice de la plaie, celle-ci, une fois fermée, provoque la résorption de ces canaux.

Cette exsudation pathologique est donc tributaire de la profondeur et du diamètre de cette plaie.

TEREBINTHINA COMMUNIS, TÉRÉBENTHINE FRANÇAISE OU DE BORDEAUX, DE PINUS PINASTER Sol., seu PINUS MARITIMA, Lam.

Description botanique. — Cet arbre, de 30 mètres de haut, sur un mètre de diamètre, porte des ramifications horizontales, lisses, vertes ou vert brunâtre, lorsqu'elles sont jeunes, écailleuses, mais recouvertes d'un suber assez épais, lorsqu'elles sont vieilles. Ses feuilles persistantes, pointues à leurs deux extrémités, mais imbriquées dans une gaine écailleuse, frangée, sont vertes, lancéolées. Elles mesurent de 22 à 27 millimètres de long. Ses fleurs, constituées sur le type habituel de celles des plantes de cette famille, donnent, une fois fécondées, des pives coniques.

Origine géographique. — Fleurissant en mai, cet arbre prospère dans les parties montagneuses de toute l'Europe centrale et méridionale, puis en Asie Mineure ; il est principalement cultivé dans les Landes françaises et dans le golfe de Biscaye, où Brémontier planta, en 1771, le *Pinus Pinaster*, afin d'arrêter l'envahissement du pays par les sables mouvants de la mer ; ce qui rendit le climat de ces régions plus sec, moins malsain ; ces forêts recouvrant ainsi une superficie de plus de 800.000 kilomètres carrés.

Récolte. — Véritable richesse de ce pays, cette plante livre au droguier son oléorésine, qui s'obtient comme suit : de mars en septembre, les habitants de ces régions pratiquent sur le tronc de ces arbres, ayant atteint 35 centimètres de diamètre, et ceci à l'aide du barrasquite, une incision peu profonde, d'où s'écoule une oléorésine blanchâtre. Ce procédé s'appelle *parer le pin*. On pique ensuite son écorce jusqu'à l'aubier, en enlevant, tous les 5 à 6 jours, à l'aide du hachot, quelques fragments de celle-ci, jusqu'à ce que cette

quarre atteigne 4 mètres de haut. Ce procédé, se pratiquant de bas en haut, s'appelle le *piquage*. Celui-ci se pratique les années suivantes sur les autres parties intactes de ce tronc ; puis, la plante, épuisée, est gemmée à mort, c'est-à-dire, coupée pour être remplacée par de nouvelles pousses. On obtient encore de meilleurs rendements en oléorésine, en pratiquant ces quarres sur d'anciennes cicatrices déjà fermées, puis en suspendant cette exploitation en octobre, époque où le temps devient humide, ce qui nuirait à la bienfacture de l'oléorésine. Celle-ci se recueillait autrefois dans des trous pratiqués soit aux pieds de ces arbres, soit dans leurs troncs mêmes, où, en se desséchant, elle donnait le Galipot. On la recueille de nos jours dans de petits récipients en terre (Pots), attachés à la base de ces quarres, mais reliés avec celles-ci par de petits chenaux en fer-blanc, qui facilitent l'écoulement de cette oléorésine molle dans ces vases, toujours fabriqués avec de la terre vernissée, que l'on dénomme *hugues*. Cette exsudation, plus profuse par les temps secs que par les temps humides, livre un produit, que l'on verse tous les 5 ou 6 jours dans des seaux en liège, puis dans des citernes spéciales. Celle-là, filtrée à la chaleur artificielle ou à la chaleur du soleil, à travers des filtres en paille, pour la priver de ses impuretés ou matières minérales, est versée par la suite dans de grandes citernes, où on la laisse séjourner quelque temps. Une partie de cette oléorésine sert à préparer l'essence de térébenthine et la colophane, l'autre se vendant comme telle dans le commerce.

Description de la drogue. — La térébenthine ou gemme se présente sous la forme d'un liquide épais, sirupeux, très siccatif, légèrement trouble, à saveur âcre, amère, désagréable, d'odeur balsamique, térébinthinée, insoluble dans l'eau, mais très soluble dans l'alcool, l'éther de pétrole, l'acétone, les essences, etc. Elle se sépare, au repos, en deux couches, l'une, la supérieure fluide, liquide, transparente, l'autre, l'inférieure cristalline ou grumeleuse, constituée par de l'acide pimarique. A réaction acide, elle se durcit par addition de magnésie ou de baryte, en donnant des sels cristallins. Agitée avec de l'eau, elle lui abandonne une substance amère et des traces d'acide formique.

Falsifications. — Traitée par de l'alcool, elle doit donner des solutions limpides : cas contraire, elle a été additionnée d'autres oléorésines peu solubles dans ce dissolvant.

Analyse chimique. — Elle renferme de 15 à 35 p. 100 d'essence de térébenthine, et de 60 à 80 p. 100 de colophane.

Usage thérapeutique. — Utilisée principalement dans la technique des vernis, elle est ordonnée sous la forme d'onguents ou de liniments, à doses de 1 à 3 grammes sur 20 à 30 grammes d'excipient, comme antinévralgique, comme antirhumatismal et comme vésicant, puis dans la préparation des fumigations.

Pharmacie galénique. — Elle rentre dans la préparation de l'Emplastrum adhæsivum, de l'Emplastrum Cantharidum, de l'Emplastrum Belladonæ, de l'Emplastrum Hydrargyri, de l'Unguentum Basilicum, de l'Unguentum Terebinthinæ, etc. ; mais elle sert aussi à préparer la Térébinthina cocta, qui, non officinale de nos jours, se préparait en chauffant à l'ébullition la térébenthine, que l'on versait dans des récipients remplis d'eau froide, où elle se prenait en une masse plus dense.

Historique. — Utilisée déjà par les Anciens comme médicament, Pline nous apprend que l'on prescrivait alors la térébenthine provenant de la Pistacia Terebinthus, comme je suis d'ailleurs parvenu à le démontrer en analysant de nombreux aromates de l'Antiquité, telles que les masses d'embaumement et les parfums égyptiens ou carthaginois.

OLEUM TÉREBINTHINÆ, ESSENCE DE TÉRÉBENTHINE, DE PINUS PINASTER, PINUS MARITIMA.

Préparation de la drogue. — Cette essence se préparait autrefois, en soumettant la térébenthine, ci-dessus décrite, à la distillation fractionnée, mais on la prépare de nos jours, en soumettant, sous une pression de 5 millimètres et à une température de 150°, la couche supérieure, qui surnage sur ce produit à la distillation aux vapeurs d'eau. L'essence, ainsi entraînée, condensée à l'aide de serpentins, est recueillie dans de grands récipients, où elle surnage sur l'eau. Décantée, rectifiée en dessus d'une petite quantité de lait de chaux, afin de combiner ses acides formique et acétique, elle est ensuite soumise à la distillation fractionnée.

Description de la drogue. — Elle se présente sous la forme d'un liquide incolore, neutre, mobile, ne poissant pas les doigts, d'odeur particulière, balsamique, non désagréable, à saveur âcre, chaude, brûlante, se volatilisant complètement à la chaleur, mais n'entrant en ébullition qu'entre 156° et 160°. Chauffée dans une éprouvette, elle se décompose en isoprène, en terpènes quadrivalents, en toluène, en benzène, en cymène, en métaxylène, en naphtalène, en anthracène et en phellandrène. A peine soluble dans l'eau, peu soluble dans l'alcool à 90°, elle se dissout très facilement dans l'alcool absolu, l'éther, le chloroforme, le benzène, le sulfure de carbone, les huiles grasses et essentielles. Elle possède en outre la propriété de dissoudre le soufre, le phosphore, le caoutchouc et les résines. Elle s'oxyde facilement, en présence de l'air et de la lumière, en se colorant graduellement en jaune, tout en prenant une réaction acide et en se résinifiant ensuite, ce qui lui communique des propriétés tout à fait différentes. L'acide sulfurique la transforme dans certaines conditions (température, temps, concentration) en terpènes polymères $(C^{10}H^{16})^n$, de consistance épaisse, en camphène inactif $C^{10}H^{16}$, en terpinène $C^{10}H^{16}$, en dipentène, en cymène et en des substances paraffinoïdes. L'acide nitrique fumant ou concentré enflamme l'essence de térébenthine, tandis que cet acide dilué la transforme, après une longue ébullition, en acides cyanhydrique, formique, acétique, butyrique, oxalique, etc. Elle ne doit dissoudre ni le rouge de santal, ni la fuchsine, mais saturée par de l'acide chlorhydrique anhydre, elle dépose du chlorhydrate de pinène ou camphre artificiel, $C^{10}H^{16}$ + HCl : il se forme en outre, si l'on ne refroidit pas suffisamment ce mélange, du chlorhydrate de dipentène. Le chlore attaque l'essence de térébenthine, en livrant des produits de substitution chlorés ; tandis que l'iode la transforme, tout en provoquant de légères explosions, en cymène et en deux hydrocarbures de formule

$C^{10}H^{20}$ rentrant dans la série des paraffines.

Abandonnée longtemps au contact de l'eau ou exposée, en présence d'acide nitrique et d'alcool, à l'air, cette essence donne de l'hydrate de terpine : $C^{10}H^{16}(OH)^2 + 2H^2O$, qui se prescrit dans la thérapeutique et que l'on purifie par recristallisations fractionnées à l'aide d'alcool et d'éther (Voir Dr L. Reutter de Rosemont, *Traité de Chimie médico-pharmaceutique et toxicologique*, Paris, 1917, Doin, éd.).

D'un poids spécifique de 0,86 à 0,870, elle doit, agitée avec son volume d'ammoniaque, se séparer en deux couches limpides, cas contraire, elle est falsifiée. Ozonisée, elle donne une essence peroxydée, qui se prescrit comme antidote des empoisonnements attribués au phosphore, car elle forme avec celui-ci du sous-phosphate de terpinéol de formule

$$P{\Large\langle}\!\!\!={O}\begin{matrix}OH\\[2pt]\\C^{10}H^{16}O\end{matrix}$$

qui s'oxyde, selon Colson, en un phosphate résineux de camphre ; le pinène se polymérisant en terpène ; mais selon d'autres auteurs. elle se transforme alors en phosphate de terpinéol : de formule $PO^4H^3(B^{10}H^{10}O^3)^2$

Falsifications. — Cette essence est souvent falsifiée par addition d'éther de pétrole qui. chauffé avec de l'acide nitrique, se précipite par addition de beaucoup d'eau. On l'additionne aussi parfois d'essence provenant de la colophane soumise à la distillation sèche : celle-ci renferme du cymol précipitable par addition d'acétate mercurique ; elle possède, en outre, un indice d'iode beaucoup plus élevé. On la falsifie aussi en la mélangeant à de l'essence de camphre, qui se reconnaît comme suit : Soumettez l'essence de térébenthine à la distillation fractionnée, puis reprenez les cinq derniers centimètres cubes de son distillatum par de l'acide sulfurique concentré, tout en ayant soin de bien refroidir ce mélange. Additionnez-le de 20 centimètres cubes d'eau et agitez-le avec de l'alcool amylique, que vous décantez. Additionnez celui-ci d'une solution aqueuse de carbonate de soude, qui, décantée, additionnée d'acide sulfurique, se colore en vert ou en bleu virant au rouge en présence de safrol, toujours renfermé dans l'essence de camphre. On différencie l'essence de térébenthine de celle du pin, en l'agitant avec de l'acide sulfureux aqueux ; la seconde de ces essences se colorant alors en jaune, la première restant incolore. 5 centimètres cubes d'essence de térébenthine falsifiée, chauffés à l'ébullition avec V gouttes de nitrobenzène et 2 centimètres cubes d'acide chlorhydrique à 25 p. 100, se colorent en brun noirâtre, en présence d'essence de pin ; celle de térébenthine se colorant alors en jaune. Cinq gouttes d'essence de térébenthine, additionnées d'un mélangé de 4 centimètres cubes (à 1/2500) de perchlorure de fer et de 4 centimètres cubes (à 1/500) de ferricyanure potassique, donnent une solution qui, agitée vigoureusement, se précipite en présence d'essence de Pin, en un dépôt bleu de Prusse : ce précipité ne se formant que très lentement avec l'essence de térébenthine pure.

Analyse chimique. — L'essence de térébenthine est constituée par un mélange de pinène, de nopinène, de camphène, de fenchène, etc., etc.

Le Pinène, $C^{10}H^{16}$, se présente sous la forme

d'un liquide incolore, d'odeur particulière, d'un poids spécifique de 0,859, entrant en ébullition à 156°. Il est connu sous deux modifications différentes, l'une à pouvoir rotatoire, lévogyre, de —43°36, l'autre, dextrogyre, de + 45°04. La constitution de sa formule est la suivante :

Chauffé entre 250° et 260°, il se transforme en dipentène ou limonène inactif, qui se rencontre particulièrement dans l'essence de bergamotte. Celui-ci possède, quant à sa formule, la constitution suivante :

Dipentène = Limonène inactif

Le pinène, traité par de l'acide chlorhydrique gazeux, se transforme en chlorhydrate de pinène, de formule :

Les acides étendus le transforment, par addition d'eau, en terpinéol et en terpine, qui privée d'une molécule d'eau, donne du cinéol :

$+ H_2O$

Pinène

Terpinéol

Terpine

Cinéol

Le pinène, oxydé, se transforme en une quantité de produits de décomposition, parmi lesquels l'acide térébique et le pinol, possèdent les formules :

Acide térébique

Pinol

Notons, que l'autooxydation transforme, en ontre, le pinène de l'essence de térébenthine en verbénone dextrogyre de formule

La VERBÉNONE se présente sous la forme d'une poudre cristalline, blanche, fusible à 115°, entrant en ébullition entre 227 et 228°, soluble dans l'alcool, l'éther, le chloroforme, la ligroïne. Réduite par du palladium colloïdal, elle se transforme en dihydroverbénol.

Le DIHYDROVERBÉNOL se présente sous la forme d'aiguilles incolores, fusibles à 58°, solubles dans tous les dissolvants organiques usuels, qui possèdent, quant à leur formule, la constitution suivante :

Le Nopinène, $C^{10}H^{16}$ ou β-pinène, ne fut pas isolé jusqu'ici à l'état chimiquement pur ; mais il se rencontre dans les produits d'oxydation de l'essence de térébenthine. On lui attribue, quant à sa formule, la constitution suivante, mais oxydé par du permanganate de potasse, il se transforme en nopinone et en acide nopinique :

$$
\begin{array}{cc}
\text{Nopinène} & \text{Acide nopinique}
\end{array}
$$

$$\text{Nopinone}$$

On le prépare synthétiquement en partant du chlorure de fenchyle.

Mais certains auteurs lui attribuent, quant à sa formule, la constitution suivante :

Usage thérapeutique. — L'essence de térébenthine, chimiquement pure, se prescrit, à doses de 5 à 10 gouttes (ou à celles de 0 gr. 3) plusieurs fois par jour, sous la forme de capsules ou d'émulsions, comme spécifique contre les catarrhes des bronches, la gangrène pulmonaire, la cystite, la blennorragie, puis comme dissolvant des calculs biliaires. On l'ordonne aussi, avec succès, comme spécifique, contre les empoisonnements de phosphore, car elle le transforme en un corps insoluble. Mélangée à des huiles ou des alcoolats, à raison de 20 à 30 grammes sur 500 grammes d'excipient, elle sert à préparer des liniments ou des frictions antirhumatismaux, mais elle rentre dans la préparation des fumigations.

Action physiologique. — Elle agit sur les bronches et sur les intestins comme désinfectant et comme sédatif, puis comme dépresseur du système nerveux et de la pression sanguine. Ordonnée à petites doses, elle augmente les sécrétions lactée et urinaire ; mais administrée à doses trop élevées (ou si elle n'est pas chimiquement pure), elle congestionne les reins, en provoquant de la néphrite, de l'albuminurie, voire même la mort (précédée de vomissements, de coliques, de paralysie des centres nerveux), toujours accompagnés de chaleur épigastrique. avec abaissement de la température et affaiblissement de la respiration.

Pharmacie galénique. — Elle sert à préparer le *Sirupus Terebinthinae* et *l'hydrate de terpine* $C^{10}H^{16}(OH)^2 + 2H^2O$, qui se présente sous la forme de gros cristaux incolores, rhombiques, brillants, inodores, faiblement aromatiques, fusibles à 116°, solubles dans l'eau, l'alcool, peu solubles dans l'éther, le chloroforme. On le prescrit à doses de 0 gr. 2 à 0 gr. 4 plusieurs fois par jour, comme diurétique et comme désinfectant des bronches, puis comme expectorant et comme hypnotique, car il favorise la sécrétion de toutes les muqueuses. A doses très élevées il agit comme l'essence de térébenthine, dont il possède les propriétés physiologiques. Celle-ci sert, en outre, à préparer le *Chevatol* ou iodhydrate de terpine, le *Stomatol*, qui est un mélange de 4 grammes d'essence de térébenthine, de 45 grammes d'alcool, de 2 grammes de savon potassique, de 5 grammes de glycérine et de 40 grammes d'eau. L'essence de térébenthine chauffée avec 5 p. 100 de son poids d'acide sulfurique, puis soumise à la distillation aux vapeurs d'eau, donne la *térébène*, que l'on purifie en la soumettant à la distillation fractionnée. Elle se présente sous la forme d'un liquide jaune pâle, d'odeur thymolée, très peu soluble dans l'eau, mais très soluble dans l'éther, l'alcool ; elle est, au point de vue optique, inactive.

COLOPHONIUM, COLOPHANE, de PINUS PINASTER, Sol., PINUS MARITIMA, Lam.

Préparation de la drogue. — La térébenthine, ayant été soumise à la distillation aux vapeurs d'eau, abandonne dans le matras un résidu non distillable. qui, chauffé à 150°, après avoir été séparé de l'eau qui le surnage, est filtré à travers des toiles métalliques, dans des citernes *ad hoc* : il se prend alors, par le refroidissement, en une masse solide, dénommée colophane. de couleur jaune pâle ou rouge jaunâtre : celle-ci étant tributaire de la température, à laquelle on l'a chauffée ; elle peut aussi provenir du galipot, qui renferme, en outre. des traces d'essence.

Sortes commerciales. — La colophane ne provient pas seulement de France, mais principalement d'Amérique, particulièrement des Etats-Unis, c'est-à-dire de la térébenthine retirée du *Pinus palustris*, du *Pinus australis*, etc.

Description de la drogue. — Elle se présente dans le commerce sous la forme de gros morceaux, transparents. jaunes ou jaune rougeâtre, saupoudrés d'une poussière jaunâtre. à cassure brillante, conchoïdale. à reflets verdâtres, d'un poids spécifique de 1,07, d'odeur faiblement térébinthinée, à saveur légèrement amère. Fusible entre 90° et 100°, elle est insoluble dans l'eau, mais très soluble dans l'éther, l'alcool, le chloroforme. Elle se dissout en partie dans l'éther de pétrole, le sulfure de carbone, mais très peu dans l'eau bouillante, à laquelle elle communique son amertume tout en lui abandonnant des traces de pyrocatéchine.

La colophane, chauffée à la chaleur de la main, se ramollit en poissant les doigts et en dégageant une faible odeur térébinthinée, balsamique. Distillée à sec, elle donne l'huile de résine, qui renferme du colophène et du rétinol (nouvel antiseptique anti-blennorragique), outre des hydrocarbures appartenant à la série de la paraffine et à celle des oléfines, du toluène, de l'isoxylène, de l'hexahydrotoluène et des terpènes.

Soumise à la distillation sèche, en présence d'oxyde de chaux, la colophane dégage des hydrocarbures gazeux, de l'acétone, de l'amylène, etc., mais distillée en dessus de poudre de zinc, elle livre du toluène, du naphtalène, de la méthylanthracène, etc., etc.

Distillée sous pression réduite, la colophane donne du colophène $C^{20}H^{32}$ et de l'anhydride isosylvinique $C^{40}H^{58}O^3$.

Chauffée avec de l'acide nitrique, elle se décompose en acides trimellique, isophtalique et térébique ; mais oxydée par du permanganate potassique, elle se transforme en anhydride carbonique, en acides acétique, formique, etc., etc.

Falsifications. — Cette drogue est rarement falsifiée, ses prix de revient étant généralement très bas.

Analyse chimique. — Toujours acide quant à ses réactions, la colophane renferme, selon son origine, de l'acide pimarique $C^{20}H^{30}O^2$, et de l'acide abiétique, $C^{14}H^{20}O^2$, des traces d'essence, des matières amères, des résènes et de 1 à 6 p. 100 d'acide succinique.

L'Acide sylvinique ou Acide abiétique, $C^{14}H^{20}O^2$, se rencontrant en grandes quantités dans la colophane, se prépare, selon le B. A. 221.889, en dissolvant cette oléorésine dans de l'alcool, dont la solution est précipitée par addition de sodium, afin d'obtenir l'abiétinate de soude. Celui-ci, chauffé avec de l'eau, donne une solution qui, additionnée d'acide chlorhydrique, précipite l'acide abiétique ou acide sylvinique, cristallisant sous la forme de paillettes incolores, fusibles à 145°, solubles dans l'alcool, l'éther. Il possède, quant à sa formule, la constitution suivante :

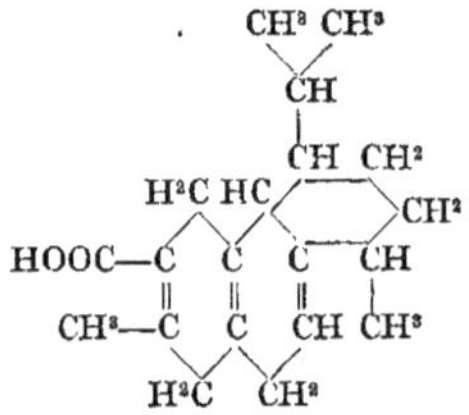

$$\begin{array}{c}
CH^3\ CH^3 \\
\diagdown\diagup \\
CH \\
| \\
CH\ CH^2 \\
H^2C\ HC\diagup\quad\diagdown \\
\qquad\qquad CH^2 \\
HOOC{-}C\quad C\quad C\quad CH \\
\ \|\quad\|\quad\| \\
CH^3{-}C\quad C\quad CH\ CH^3 \\
\diagdown\diagup\diagdown\diagup \\
H^2C\quad CH^2
\end{array}$$

Usage thérapeutique. — On la prescrit dans la médecine populaire comme hémostatique ; mais elle n'est jamais ordonnée comme telle dans la thérapeutique moderne.

Pharmacie galénique. — Elle rentre dans la préparation de l'Emplastrum Adhæsivum, de l'Emplastrum Cantharidum perpetuum, de l'Emplastrum Oxycroceum, de l'Unguentum Basilicum, etc., puis dans celle des cires à cacheter, des graisses pour chars et pour sabots des chevaux, des vernis, des savons résineux, etc., voire même dans la soudure de certains métaux.

RESINA PINI, RÉSINE DE PIN, DE PINUS PINASTER, Sol.

Cette drogue, provenant elle aussi des plantes cidessus décrites, se prépare à l'aide des résidus provenant de l'extraction de la térébenthine, que l'on chauffe pendant un certain temps avec de l'eau bouillante.

Elle se présente dans le droguier (quoique non officinale) sous la forme d'une masse opaque, dure, friable, inodore, à saveur légèrement balsamique, térébinthinée, de couleur jaune ou jaune brunâtre, à éclats translucides. Sa poudre, examinée au microscope, renferme de nombreuses vésicules arrondies d'essence, noyées dans une gangue homogène, amorphe.

Très soluble dans l'éther, l'alcool, l'acétone, elle donne avec le chloroforme des solutions louches. Elle est, en outre, très peu soluble dans l'eau, l'éther de pétrole, le sulfure de carbone.

Renfermant des traces d'essence de térébenthine, de l'acide pimarique et des résènes, elle sert à préparer certains onguents ou emplâtres autrefois officinaux. On la prescrit parfois sous la forme de pilules, à doses de 1 à 2 grammes plusieurs fois par jour, comme antiseptique contre la blennorragie.

GALIPOT

La térébenthine desséchée, se rencontrant sur le tronc des pins exploités, en vue d'obtenir ce produit, est dénommée galipot. On l'enlève à l'aide du couteau ou d'instruments tranchants, puis on l'exporte chez les droguistes. Elle se présente sous la forme de masses ou sous celle de stalactites, molles ou solides, plus ou moins jaunâtres, parfois veinées de lignes blanchâtres, d'odeur faible, à saveur amère, térébinthinée. Distillé à sec, le galipot livre l'*huile de Raze*, qui renferme des traces d'essence de térébenthine oxydée.

TEREBINTHINA AMERICANA, TÉRÉBENTHINE AMÉRICAINE, DE PINUS PALUSTRIS, Miller, PINUS AUSTRALIS, L., PINUS TŒDA, L.

Prospérant dans les états de la Caroline, de la Louisiane, de la Floride, de l'Alabama et de la Géorgie, ces divers pins américains donnent, une fois incisés, une oléorésine, que l'on exploite de la même manière que ceux livrant la térébenthine de Bordeaux. Elle se présente sous la forme d'une masse sirupeuse, possédant les mêmes propriétés que celles de la térébenthine officinale, dont elle se différencie de par son pouvoir rotatoire, qui est dextrogyre, par ses indices d'acidité de 80, de saponification de 149, d'iode de 88, ainsi que par sa composition chimique, car elle renferme de l'acide palabiétique fusible à 143°, $C^{20}H^{30}O^2$, des acides palabiétinoliques, fusibles à 95°, $C^{16}H^{24}O^2$, de la résène, un principe amer et de 20 à 30 p. 100 d'essence de térébenthine, à pouvoir rotatoire, dextrogyre, d'un poids spécifique de 0,850 à 0,876, entrant en ébullition entre 150° et 170°, soluble dans tous les dissolvants organiques usuels. Non officinale en Europe, nous ne l'étudierons pas à fond. Soumise à la distillation sèche, elle livre un distillatum renfermant des acides formique, acétique, succinique et du rétène.

Le Rétène, $C^{18}H^{18}$, se présente sous la forme d'une poudre cristalline blanche, fusible à 98°, entrant en ébullition à 390°, soluble dans l'éther, l'alcool, le chloroforme, l'éther de pétrole, insoluble dans l'eau, qui possède, quant à sa formule, la constitution suivante :

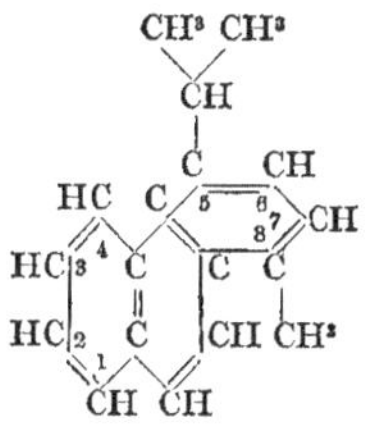

TEREBINTHINA AUSTRIACA, TÉRÉBENTHINE AUTRICHIENNE, DE PINUS LARICIO Pers.

On la prépare de la même manière que la térébenthine de Venise, en perforant, dans le tronc de cet arbre, des trous, d'où s'écoule une oléorésine renfermant de l'acide laricopinique $C^{21}H^{30}O^{3}$, fusible à 80°, de l'acide laricopinolique $C^{20}H^{26}O^{4}$, fusible à 109°, puis 35 p. 100 d'essence et de la laricorésène, outre un principe amer.

TEREBINTHINA FINLANDICA, TÉRÉBENTHINE DE FINLANDE, DE PINUS SYLVESTRIS L., PINUS VULGARIS, L.

Cette drogue se prépare de la même manière que la térébenthine de Bordeaux ou d'Amérique, dont elle se différencie de par son pour cent moins élevé en essence ; elle renferme un principe amer, de l'*acide silvéolique*, fusible à 138°, de formule $C^{14}H^{20}O^{2}$, de l'acide *silvinolique* $C^{16}H^{26}O^{2}$, fusible à 100°, de l'*acide silvinoléique*, $C^{14}H^{24}O^{2}$, fusible à 99°, outre de l'acide succinique et de la silvorésène.

Notons que les graines de cette plante, ainsi que celles de la plante *Pinus Pinea*, renferment une HUILE FIXE, jaune doré, d'un poids spécifique de 0,93226, à indice de solidification de — 22°, à indice de réfraction de 1,4685, à indice d'acidité de 4,2, à indice de saponification de 192, à indice d'iode de 120, soluble dans l'éther, l'alcool, le chloroforme, qui est constituée par des triglycérides des acides palmitique, stéarique, linolique, dioxystéarique et trioxystéarique, outre par de la phytostérine, aussi est-elle comestible.

RESINA PICEÆ, DE PICEA VULGARIS, Link.

Cet arbre, originaire de la Galicie, livre au droguier son oléorésine, non officinale, qui se présente sous la forme de morceaux divers, semi-solides, d'odeur spéciale, térébinthinée, à indice d'acidité de 114, à indice de saponification de 128, à indice d'iode de 42, en partie solubles dans l'alcool, l'éther, le chloroforme, le toluène, l'éther acétique, le sulfure de carbone, l'essence de térébenthine, etc., qui renferment un principe amer, de l'*acide picipimarique*, fusible à 133°, de formule $C^{12}H^{30}O^{2}$, de *l'acide piceapimarique*, $C^{20}H^{30}O^{2}$, fusible à 145°, de l'*acide picipimarolique*, $C^{18}H^{28}O^{2}$, de la *picearésène*, $C^{19}H^{30}O$, fusible à 93°, outre de l'essence.

Son ESSENCE se présente sous la forme d'un liquide jaune pâle, d'odeur spéciale, d'un poids spécifique de 0,87, entrant en ébullition entre 175° et 180°, soluble dans tous les dissolvants organiques usuels, qui, se résinifiant très rapidement, est constituée par un mélange de pinène, de nopinène et de terpène.

Notons que toutes les plantes appartenant à la grande famille des Conifères renferment, dans leur cambium, un glucoside cristallisé, dénommé coniférine.

La CONIFÉRINE se prépare en extrayant au printemps les jeunes pousses de ces végétaux, en présence de carbonate de chaux, par de l'eau bouillante, dont la solution concentrée dépose des cristaux qui, purifiés, se présentent sous la forme d'aiguilles incolores, transparentes, brillantes, fusibles à 185°, insolubles dans l'eau froide, l'éther, l'éther de pétrole, le chloroforme, très solubles dans l'alcool, l'eau bouillante, l'éther acétique.

Se rencontrant aussi dans les racines et les stolons d'asperge, les racines de saponaire, elle se dissout avec une coloration violette, puis rouge dans l'acide sulfurique, bleue dans l'acide chlorhydrique renfermant une trace de phénol, à condition que cette réaction ait lieu en présence de la lumière.

La CONIFÉRINE, $C^{16}H^{22}O^{8} + H^{2}O$, possède, quant à sa formule, la constitution suivante :

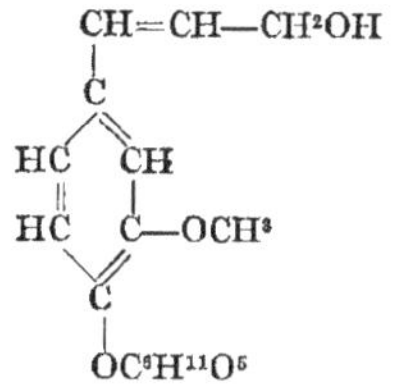

car, hydrolysée par de l'émulsine ou par des acides étendus, elle se décompose, selon l'équation suivante, en glucose et en alcool coniférique :

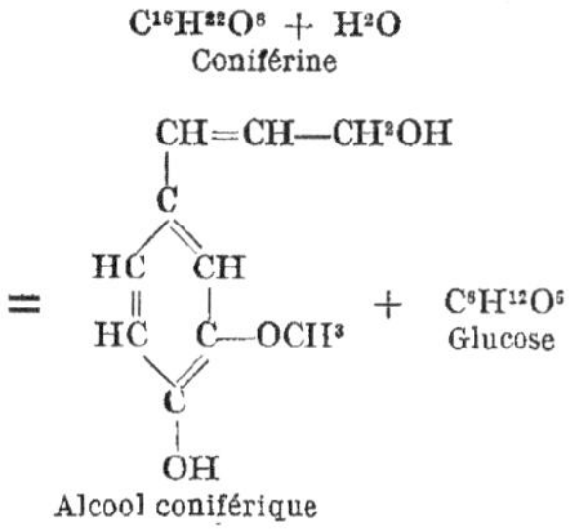

Notons en passant que l'*alcool coniférique* se présente sous la forme de prismes incolores, fusibles à 74°, très peu solubles dans l'eau, peu solubles dans l'alcool, très solubles dans l'éther, les alcalins. Oxydé par de l'acide chromique, il se transforme en vanilline, en aldéhyde acétique et en acide acétique.

La coniférine et l'alcool coniférique, oxydés par de l'acide chromique, se transforment en vanilline, car :

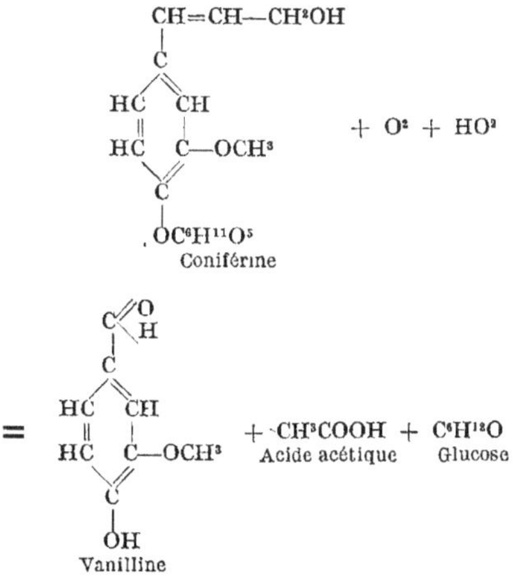

Oxydée lentement, la coniférine se transforme en glucovanilline, qui peut, elle aussi, être hydrolysée en vanilline et en glucose ; la première de ces substances possédant la formule

$$
\begin{array}{c}
C\!\!\nearrow^{O}_{H} \\
| \\
C \\
HC \quad CH \\
\| \qquad | \\
HC \quad C\!-\!OCH^3 \\
| \\
C \\
| \\
OC^6H^{11}O^5
\end{array}
$$

Glucovanilline

TEREBINTHINA LARICINA, TEREBINTHINA VENETA, TÉRÉBENTHINE DE VENISE, DE LARIX DECIDUA, Miller.

Origine géographique. — Cet arbre, dont nous ne donnerons pas la description botanique, se rencontre en Suisse et dans le nord du Tyrol, particulièrement aux environs de Botzen, de Trente, de Moran, puis dans le Dauphiné et le Piémont.

Récolte de sa drogue. — Son oléorésine, toujours renfermée dans des canaux sécréteurs, anastomosés, sis dans le bois de cet arbre, s'obtient en perforant dans son tronc des tarières profondes, de 2 cm. 5 à 4 centimètres de diamètre, qui atteignent son bois. Ces trous, pratiqués de juillet en août, sont ensuite fermés à l'aide d'un tampon ou d'un bouchon en bois; après un certain temps de repos, ils exsudent une oléorésine blanchâtre, que l'on recueille dans des auges disposées à leurs bases. On admet qu'un de ces arbres donne en moyenne (et ceci annuellement jusqu'à l'âge de 60 ans), de 3 à 4 kilogrammes de térébenthine. Ce rendement est encore meilleur, si l'on pratique, selon le système français, un certain nombre de tarières dans le tronc des mélèzes, tout en ayant soin de les relier les unes aux autres à des auges, dans lesquelles s'écoule leur oléorésine. On les bouche ensuite, sitôt que l'exsudation a cessé, et l'on perfore l'année suivante d'autres tarières.

Description de la drogue. — La térébenthine du mélèze se présente sous la forme d'un liquide visqueux, épais, presque limpide, jaunâtre ou jaune brunâtre, légèrement fluorescent, ne déposant pas, au repos, de dépôts cristallins ou grumeleux. Elle possède une odeur particulière, balsamique, une saveur amère, chaude, un poids spécifique de 1,1850. Abandonnée à l'air, elle se dessèche, en déposant, en couches minces, un enduit transparent ; traitée par de l'alcool éthylique, de l'éther, de l'acétone, de l'alcool amylique, elle donne des solutions limpides. Elle se dissout en partie dans le sulfure de carbone, l'éther de pétrole, le tétrachlorure de carbone, mais entièrement dans l'éther, l'acétone, le benzène, le toluène, l'acide acétique glacial, les huiles fixes et essentielles. Son pouvoir rotatoire est dextrogyre, son indice d'acidité de 65 à 85, son indice de saponification de 85 à 110.

Falsifications. — Cette drogue est souvent falsifiée par d'autres térébenthines ou résines, dont les solutions alcooliques, évaporées à sec, abandonnent des résidus plus ou moins cristallins. On la différencie comme suit des autres térébenthines :

Térébenthines entièrement solubles dans l'alcool..	non saponifiables par addition de magnésie calcinée.		*Térébenthine de Venise*
	saponifiables par addition de magnésie calcinée	se séparant en 2 couches......	*Térébenthine de Bordeaux*
		ne se séparant pas en 2 couches.	*Térébenthine de Boston*
Térébenthines en partie solubles dans l'alcool..	d'aspect cristallin au microscope................		*Térébenthine de Strasbourg*
	d'aspect non cristallin au microscope.............		*Térébenthine du Canada*

Analyse chimique. — La térébenthine de Venise renferme de 15 à 20 p. 100 d'essence, de l'acide succinique, do l'acide larinolique $C^{20}H^{30}O^2$, fusibles à 81°, des acides α et β laricinoliques, fusibles à 147°, $C^{18}H^{28}O^2$, de la laricorésène, un principe amer ou pinipicrite.

Son ESSENCE, se présentant sous la forme d'un liquide incolore, d'odeur agréable, rafraîchissante, à saveur chaude, brûlante, d'un poids spécifique de 0,878, à pouvoir rotatoire, dextrogyre, de + 0°22′, soluble dans l'éther, le chloroforme, le sulfure de carbone, peu soluble dans l'alcool, est constituée par un mélange de terpinolène (entrant en ébullition entre 188° et 190°), de pinène dextrogyre (entrant en ébullition entre 156 et 158°), d'acétate de bornyle et de bornéol.

Usage thérapeutique. — Elle se prescrit parfois comme succédané de la térébenthine de Bordeaux, particulièrement sous la forme de capsules gélatineuses, pour l'usage interne.

Historique. — Les Anciens connaissaient déjà cette térébenthine, qu'ils considéraient comme étant de moindre valeur que celle du *Pistacia terebinthus*, car elle provenait, selon Dioscoride, des Gaules. Cette plante livrait, en outre, à la thérapeutique, la *Manne de Briançon*, qui se présente encore parfois dans nos droguiers, sous la forme d'une masse blanche, sucrée, riche en mélécitose, qui lui communique ses propriétés laxatives.

Notons que l'écorce de cette plante renferme de la LARIXINE ou ACIDE LARIXINIQUE, $C^{10}H^{10}O^5$, qui se présente sous la forme d'une poudre blanche, cristalline, soluble dans l'eau bouillante, très peu soluble dans l'eau froide, dont les solutions se colorent en rouge pourpre par addition d'une goutte de perchlorure de fer. Il n'en est pas de même de l'écorce de la plante *Larix europaea*, D. C. qui renferme aussi de la *mélécitose*.

La MÉLÉCITOSE, $C^{18}H^{32}O^{16}$, se prépare en chauffant cette écorce avec de l'eau, qui, en majeure partie évaporée sous pression réduite, est précipitée en un dépôt cristallin par addition d'alcool. Celui-ci, recristallisé, se présente sous la forme de prismes rhombiques, incolores, fusibles à 149°, solubles dans l'eau, l'alcool dilué, dont les solutions, à pouvoir rotatoire, dextrogyre, de + 83°, ne réduisent pas la liqueur de Fehling. La mélécitose, traitée par de l'acide sulfurique concentré, charbonne, mais l'acide nitrique en oxyde en acide oxalique. Non attaquée par la levure de bière, elle se décompose sous l'influence de l'*Aspergillus niger* en glucose et en turanose, car :

$$C^{18}H^{32}O^{16} + H^2O = C^6H^{12}O^6 + C^{12}H^{22}O^{11}$$
Mélécitose   Glucose   Turanose

TEREBINTHINA ARGENTORACENSIS, TÉRÉBENTHINE DE STRASBOURG, D'ABIES EXCELSA, L. K., seu ABIES PECTINATA, D. C.

Origine géographique. — Cette plante, non parcourue par des canaux sécréteurs, anastomosés, mais possédant des utricules molles, plus abondantes au printemps qu'en automne, croît dans les Vosges, le Jura et les Alpes.

Récolte. — Ces utricules, proéminentes en dessous de l'écorce qu'elles soulèvent, perforées à l'aide d'un marteau spécial, creux à l'intérieur, à pointe évidée, donnent une oléorésine non officinale, que l'on transvase dans des bouteilles. On utilise aussi pour cette récolte des gobelets portatifs, dont le bec est muni d'un rebord tranchant, à l'aide duquel on perce ces utricules, tout en prenant soin de perforer, non seulement celles de la base du tronc de ces arbres, mais aussi celles de leur sommet.

Description de la drogue. — Non officinale, cette térébenthine se présente parfois dans le droguier sous la forme d'une masse semi-liquide, sirupeuse, très siccative, d'odeur suave, citronnée, à saveur âcre, amère, balsamique, de couleur jaune pâle, qui, exposée à l'air, se dessèche. Se solidifiant en une masse cristalline par addition de magnésie calcinée, elle se recouvre, exposée à l'air, d'une pellicule très mince. Très soluble dans l'alcool absolu, l'éther, l'acétone, l'acide acétique glacial, elle ne se dissout qu'en partie dans le sulfure de carbone, l'alcool à 90°, mais elle est insoluble dans l'eau, à laquelle elle cède toutefois son principe amer.

Analyse chimique. — Elle renferme de 20 à 30 p. 100 d'essence lévogyre, de l'*abiétite* ou hydrate de carbone, presque identique à la mannite, de l'*abiétine*, $C^{53}H^{76}O^8$, glycéride cristallin, fusible à 125°, soluble dans l'alcool et dans l'éther : de l'acide abiétilique, $C^{20}H^{28}O^2$, fusible à 145° (cristallisable), des acides α et β abiétinoliques $C^{18}H^{24}O^2$, fusibles à 95°, amorphes, de l'abiétorésène $C^{19}H^{30}O$, outre 0,5 p. 100 d'acide succinique.

Usage thérapeutique. — Non officinale, cette térébenthine n'est plus guère exploitée, son prix de revient étant trop élevé ; mais elle est parfois utilisée dans la médecine populaire comme succédané de celle de Bordeaux.

TEREBINTHINA INDICA, TÉRÉBENTHINE HINDOUE, DE PINUS LONGIFOLIA.

Originaire des Indes, où il forme de vastes forêts, cet arbre laisse exsuder, à la moindre incision, une oléorésine blanche, presque identique à celle de Bordeaux. Riche en cristaux aiguillés, d'odeur rappelant un peu celle du limonène, cette oléorésine renferme de 10 à 18 p. 100 d'essence, qui se présente sous la forme d'un liquide incolore, d'odeur balsamique, térébinthinée, d'un poids spécifique de 0,990, à pouvoir rotatoire, lévogyre, de — 7°42', à indice d'acidité de 142. Cette essence est constituée par un mélange de pinène dextrogyre, de sylvestrène, de dipentène, et d'un sesquiterpène. Non officinale, cette térébenthine se prescrit parfois, aux Indes, comme succédané de celle de Bordeaux.

BALSAMUM PINI CAMBODGIANÆ, BAUME DE CAMBODGE, DE PINUS CAMBODGIANA.

Cet arbre, originaire du Cambodge, livre au droguier un baume non officinal, épais, d'odeur aromatique, térébinthinée, à saveur amère, agréable, à indice d'acidité de 144, à indice de saponification de 148, soluble dans les dissolvants organiques usuels, qui, se solidifiant à l'air, renferme outre de la résène et des acides *cambopinéique*, $C^{14}H^{18}O^2$, fusible à 78°, *cambopinonique*, $C^{16}H^{24}O^2$, 20 p. 100 d'*essence* jaune pâle, d'odeur aromatique, d'un poids spécifique de 0,892, à indice de réfraction de 1,4845, soluble dans les dissolvants organiques usuels.

TEREBINTHINA CANADENSIS, seu BALSAMUM CANADENSIS, BAUME DU CANADA, D'ABIES CANADENSIS, L. seu ABIES BALSAMEA, Miller.

Origine géographique. — Cet arbre, ne possédant pas de canaux sécréteurs, anastomosés, mais des utricules ou poches sécrétrices, sises dans son écorce, croît à l'état sauvage au Canada, en Pensylvanie, en Géorgie, etc.

Récolte. — Son oléorésine, recueillie de la même manière que celle de Strasbourg, est chauffée sur un feu doux, puis filtrée à travers des tamis en toile métallique, pour être ensuite abandonnée au repos pendant un certain temps, avant de la transvaser.

Description de la drogue. — Elle se présente sous la forme d'un liquide jaune pâle, non grumeleux ou cristallin, dextrogyre, très siccatif, se recouvrant à l'air d'une pellicule mince. Elle se solidifie par addition de magnésie calcinée, en une masse amorphe. D'odeur spéciale, balsamique, à saveur âcre, légèrement amère, elle ne se dissout pas entièrement dans l'alcool, l'éther de pétrole, le sulfure de carbone, mais elle est entièrement soluble dans l'éther, le chloroforme, l'acétone, le benzène, le xylène, le toluène. Son indice de saponification est de 93 à 101, son indice d'acidité de 82 à 86.

Falsifications. — Elle est souvent falsifiée par addition d'autres térébenthines, entièrement solubles dans l'alcool, mais ne se solidifiant pas entièrement, par addition de magnésie calcinée, en une masse cristalline. Elles possèdent, en outre, des indices d'acidité et de saponification différents. Il ne faut pas confondre cette oléorésine avec celle de l'*Abies amabilis*, originaire de l'Orégon ; celle-ci se présentant sous la forme d'un liquide jaune pâle, d'odeur spéciale, rappelant celle du limonène, soluble dans l'éther, l'alcool.

Analyse chimique. — Le baume du Canada renferme de l'acide canadolique, $C^{19}H^{28}O^2$, des acides α et β canadinoliques, $C^{19}H^{30}O^2$, de l'acide canadinique $C^{20}H^{38}O^2$, de l'essence, de la canadorésène $C^{31}H^{40}O$, puis un corps amer, outre de 1 à 2 p. 100 d'acide succinique.

Soumise à la distillation fractionnée, elle donne une essence jaune pâle, d'un poids spécifique de 0,852, à pouvoir rotatoire, lévogyre, de —14°21', soluble dans l'éther, le chloroforme ; elle est constituée par un mélange de terpinéol, de pinène et de limonène.

Usage thérapeutique. — Se prescrivant rarement dans la thérapeutique, le baume du Canada sert parfois à préparer l'Unguentum Terebinthinæ, mais il est surtout utilisé en micrographie, pour conserver et pour éclaircir les coupes microscopiques.

Notons que ces diverses térébenthines se différencient comme suit les unes des autres (voir le tableau de la page 80).

OLEUM PINI, DE PINUS SYLVESTRIS L.

Originaire de la Finlande, cet arbre livre au droguier ses bourgeons foliaires, qui, soumis à la distillation aux vapeurs d'eau, donnent une essence, non officinale, à pouvoir rotatoire, dextrogyre, de + 4° à + 15°, incolore, d'odeur aromatique, constituée par un mélange de sylvestrène, de 61 p. 100 de pinène, de limonène et de dipentène.

Térébenthines....	De Venise	De Strasbourg	De Bordeaux	Du Canada	D'Amérique
Plantes	Larix decidua	Abies pectinata	Pinus pinaster	Abies balsamea	Pinus tœda
Pays............	Savoie, Tyrol	Vosges, Alpes	Landes	Canada	États-Unis
Récolte	Tarière profonde	Raclage d'utricules	Quarre dans aubier	Raclage d'utricules	Quarres
Aspect après repos	Homogène, légèrement nébuleux	Homogène transparent	Se divise en deux couches, l'une cristalline	Homogène transparent	Homogène, opaque, puis transparent
Couleur	Jaune verdâtre,	Jaune clair	Jaune rougeâtre	Jaune clair	Jaune rougeâtre
Odeur..........	Faible, spéciale	Agréable, citronnée	Résineuse, peu agréable	Agréable, non citronnée	Peu agréable, résineuse
Solubles dans l'alcool..........	Entièrement avec réaction acide	Non entièrement, solution louche	Entièrement soluble à chaud	Non entièrement soluble	Entièrement soluble
Siccativité.......	Très faible, pellicule lente	Siccative, pellicule rapide	Très siccative	Siccative, pellicule rapide	Siccative
Addition de 1/16e magnésie calcinée	Non solidifiable	Prend consistance d'une masse pilulaire	Durcit déjà avec 1/3 de son poids	Solidifiée	Solidifiable
Pouvoir rotatoire.	Dextrogyre	Lévogyre	Dextrogyre	Dextrogyre	Lévogyre, essence dextrogyre
Consistance......	Assez épaisse	Semi-liquide	Épaisse. grumeleuse	Epaisse non grumeleuse	Visqueuse
Usages.........	Externe	Externe	Externe	Micrographique	Externe

OLEUM TEMPLINI, seu OLEUM PINI, ESSENCE DE POUSSES DE PIN, D'ABIES ALBA, Miller.

Soumettant les jeunes pousses de cet arbre, originaire de l'Europe centrale, à la distillation aux vapeurs d'eau, on obtient une essence, qui se présente sous la forme d'un liquide incolore, fluide, d'odeur agréable, balsamique, à saveur âcre, aromatique, d'un poids spécifique de 0,851, à pouvoir rotatoire, lévogyre, de — 62 à — 82°, constitué par un mélange de pinène, de cadinène, d'acétate de bornyle, de phellandrène et de sylvestrène. On la prescrit, à doses de 1 à 3 gouttes plusieurs fois par jour, comme expectorant, comme sédatif, contre les catarrhes de poitrine, comme antiseptique contre la blennorragie et, extérieurement, sous la forme d'onguents, ou de liniments, comme antirhumatismal.

Notons qu'en soumettant les feuilles et les rameaux de l'*Abies concolor*, à la distillation aux vapeurs d'eau, on obtient aussi une essence incolore, d'un poids spécifique de 0,872, à pouvoir rotatoire, dextrogyre, de +20°11' à+27°, à indice de réfraction de 1,4781, constituée par un mélange de furfurol, de pinène, de camphène, de phellandrène, d'acétate de bornyle, de dipentène et de bornéol libre. Cette essence se prescrit parfois dans la médecine populaire, comme succédané de l'*Oleum Turionis Pini*.

Il en est de même de l'essence d'*Abies pectinata*, qui se prépare en Suisse et au Tyrol, en soumettant les bourgeons de cet arbre à la distillation aux vapeurs d'eau ; celle-là se présente sous la forme d'un liquide incolore, aromatique, d'odeur térébinthinée, d'un poids spécifique de 0,875, à pouvoir rotatoire, lévogyre, de — 20 à — 59°. Elle est constituée par un mélange de pinène, de sylvestrène, de limonène, de dipentène, d'acétate de bornyle, d'aldéhyde laurique et d'un sesquiterpène ; tandis que celle de *Picea vulgaris*, L. se présentant sous la forme d'un liquide incolore, d'odeur épicée, d'un poids spécifique de 0,888, à pouvoir rotatoire, dextrogyre, de + 21° à + 37°, est constituée par un mélange de pinène, de phellandrène, de sylvestrène, de dipentène, d'acétate de bornyle, de cadinène et de santène C^9H^{14}.

L'essence de *Pinus Pumilio*, plante originaire du Tyrol, se présente sous la forme d'un liquide incolore, à pouvoir rotatoire, lévogyre, de — 4° à — 15°, constitué par un mélange de pinène, de phellandrène, de sylvestrène, de cadinène et d'acétate de bornyle, à l'encontre de l'essence de *Pinus sylvestris* d'Allemagne qui, se présentant sous la forme d'un liquide incolore, à pouvoir rotatoire, dextrogyre, de + 7° à + 10°, est constituée par un mélange de pinène, de sylvestrène, de dipentène, de cadinène, d'acétate de bornyle, de terpinéol. L'essence d'*Abies sibirica*, se présentant sous la forme d'un liquide incolore, d'odeur balsamique, à pouvoir rotatoire, lévogyre, de — 40 à — 46°, renferme du sylvestrène, du terpinéol, du pinène, du camphène, du dipentène et du phellandrène, à l'encontre de l'essence des aiguilles d'*Abies canadensis*, qui, se présentant sous la forme d'un liquide incolore, d'odeur agréable, rappelant celle de l'acétate de bornyle, d'un poids spécifique de 0,907, à pouvoir rotatoire, dextrogyre, de 20°54', renferme du pinène, de l'acétate de bornyle et du sesquiterpène.

Le SYLVESTRÈNE se présente sous la forme d'un liquide incolore, d'odeur bergamotée, d'un poids spécifique de 0,848, à pouvoir rotatoire, dextrogyre, de + 66°28', entrant en ébullition entre 175 et 176°, soluble dans l'éther, l'éther de pétrole, le chloroforme, l'alcool. Il possède, quant à sa formule, la constitution suivante :

$$H_2C \begin{array}{c} CH_2 \\ CH \\ \end{array} \quad H_2C \quad C - C \begin{array}{c} CH_3 \\ CH_3 \end{array} \quad C \quad CH_3$$

Ce n'est donc, en réalité, que du carvestrène actif.

OLEUM DACRYDII, DE DACRYDIUM FRANKLINII, Hook.

Cet arbre, originaire de la Tasmanie, livre au droguier ses feuilles qui, soumises à la distillation aux vapeurs d'eau, donnent une essence non officinale, d'un poids spécifique de 0,8667, à pouvoir rotatoire, dextrogyre, de + 20°5′, constituée par un mélange de pinène, de limonène et d'eugénol, etc.

Notons aussi que cet arbre exsude une oléorésine ou *résine Rimnu*, qui se présente sous la forme de fragments rosés, cristallins, en partie solubles dans l'éther, le chloroforme, l'alcool. Celle-ci est constituée par un mélange de résène et d'acide rimnique $C^{16}H^{26}O^8$, fusible à 192°, à pouvoir rotatoire, lévogyre, de — 15°.

OLEUM PHOROSPHÆRÆ, ESSENCE DE PHOROSPHÆRA, DE PHOROSPHÆRA FITZGERALDI

Originaire de la Nouvelle-Galles du Sud, cet arbre livre, au droguier, ses feuilles non officinales, qui, soumises à la distillation aux vapeurs d'eau, donnent une essence jaune pâle, d'un poids spécifique de 0,8705, à pouvoir rotatoire, dextrogyre, de+ 15°, constituée par un mélange de pinène dextrogyre, de cadinène, de limonène et d'aldéhydes non encore chimiquement déterminées.

OLEUM ARAUCARIÆ, ESSENCE D'ARAUCARIA, D'ARAUCARIA CUNNINGHAMII, Ait.

Cet arbre, originaire de la Nouvelle-Galles du Sud, livre au droguier ses feuilles non officinales qui, soumises à la distillation aux vapeurs d'eau, donnent une essence incolore, d'un poids spécifique de 0,8794, à pouvoir rotatoire nul, constituée par un mélange de pinène, de menthène, de limonène, d'éthers des acides acétique et butyrique.

ESSENCE D'ATHROTAXIS , D'ATHROTAXIS SELAGINOIDES, Don.

Les feuilles de cet arbre, originaire de la Tasmanie, livrent, une fois soumises à la distillation aux vapeurs d'eau, une essence incolore, d'un poids spécifique de 0,8765, à pouvoir rotatoire, dextrogyre, de 74°9′, constituée par un mélange de limonène dextrogyre, de pinène, de carvacrol et de cadinène.

ESSENCE DE CHAMÆCYPARIS, DE CHAMÆCYPARIS LAWSONIANA

Cette plante, originaire du Japon, livre au droguier ses feuilles, non officinales, qui, soumises à la distillation aux vapeurs d'eau, donnent une essence jaune citron, d'odeur rappelant un peu celle de la sabine, d'un poids spécifique de 0,9308, à pouvoir rotatoire, dextrogyre, de + 23°48′, constituée par un mélange d'aldéhyde laurique, de pinène, de limonène, de cadinène, etc., etc., etc.

PIX LIQUIDA, GOUDRON VÉGÉTAL, DE PINUS SYLVESTRIS, LARIX SIBIRICA, PINUS MARITIMA, etc., etc.

Préparation de la drogue. — Préparez, selon le procédé anciennement utilisé à cet effet, de grandes fosses, creusées dans la terre, dans lesquelles vous déposez un vase (recouvert d'une grille), destiné à recevoir les produits de la distillation sèche du bois de ces divers arbres, que l'on entasse en dessus de cette grille, et que l'on allume, après l'avoir recouvert de mousse ou de mottes de terre. Le feu se propageant lentement par le peu de courant d'air, qu'il y a, ces copeaux de bois brûlent très longtemps, en émettant divers produits gazeux et liquides qui, en se condensant, tombent dans ce vase, d'où ils s'écoulent par un tube placé en contre-bas de ce récipient. On remplace de nos jours ces fosses par des fours en briques, de plusieurs mètres de haut, munis à leur partie supérieure d'une cheminée à tirage très faible, et à leur partie inférieure d'un tuyau, qui permet l'écoulement du goudron de bois ainsi formé.

Description de la drogue. — Il se présente dans le droguier sous la forme d'un liquide épais, oléagineux, brun noirâtre, translucide en couches minces, d'odeur spéciale, empyreumatique, à saveur amère, brûlante, à réaction acide. Plus lourd que l'eau, il lui communique une réaction acide, une saveur amère. Il n'est pas entièrement soluble dans ce dissolvant, qui se colore alors en vert brunâtre par addition d'une goutte de perchlorure de fer, et en jaune par celle d'eau de chaux. Cette dissolution aqueuse, évaporée à sec, abandonne des cristaux d'acide pyrocatéchique.

Le goudron de bois, très soluble dans l'alcool, l'éther, les huiles, les essences, les alcalins, etc., se liquéfie à + 87°, pour entrer en ébullition à + 107°. Il brûle avec une flamme fuligineuse, éclairante. Soumis à la distillation sèche, il donne des acides homologues à l'acide acétique, des phénols, du toluène, du gaïacol, de la créosote, des paraffines, etc., etc.

Falsifications. — Cette drogue, rarement falsifiée, est parfois additionnée de goudron de lignites, qui est plus léger que l'eau, et dont nous avons déjà étudié les réactions caractéristiques en parlant de l'huile de cade.

Analyse chimique. — Il est constitué par un mélange d'alcool méthylique, d'aldéhyde acétique et de ses homologues, de benzène, de toluène, de xylène, de cinnamène ou styrol, de naphtalène, d'acides formique, acétique, propionique, butyrique, valérianique, oenanthique, caprylique, méthylpropylacétique, de rétène, $C^{18}H^{18}$, de diverses paraffines, de gaïacol, de crésol, de diméthyl et d'éthylgaïacol, de phénol, de pyrocatéchine, de créosote, d'éthers du pyrogallol, etc.

Usage thérapeutique. — On le prescrit sous la forme d'onguents ou de frictions comme parasiticide et comme vésicant de la peau, puis, intérieurement, à doses de 0 gr. 2 à 0 gr. 5 plusieurs fois par jour, comme diurétique, comme stimulant, comme diaphorétique, et comme antiseptique, particulièrement contre les maladies des bronches. On l'ordonne, en ce cas, sous la forme de pilules, de sirops, d'eau de goudron, voire même sous celle d'Oleum Picis, car, soumis à la distillation fractionnée. il donne un liquide oléagineux, dénommé *Huile de goudron* ou *Oleum Picis*, qui renfermant les produits ci-dessus mentionnés, abandonne un résidu noirâtre, non distillable, dénommé *Pix navalis seu nigra*.

Action physiologique. — Peu agréable à ingérer, cette drogue est en partie résorbée par l'organisme ; mais les urines des personnes, ayant absorbé du goudron de bois, sont colorées en rouge, tout en émettant alors une odeur spéciale. Ordonné à doses trop élevées, il provoque de la gastro-entérite, avec vomissements, coliques, inflammation des voies respiratoires et urinaires, puis la mort, accompagnée des symptômes dus aux empoisonnements attribués aux phénols.

Pharmacie galénique. — Il sert à préparer des pastilles au goudron, le Sirupus Picis, le Pixol, qui est un goudron solubilisé par addition de savon potassique, l'Unguentum Picis, l'Aqua Picis.

Celle-ci se prépare en traitant ce produit intimement mélangé à de la pierre ponce, par de l'eau, qui, filtrée, se présente sous la forme d'un liquide limpide, jaunâtre, acide, se prescrivant comme succédané du goudron de bois. Le goudron de bois sert, en outre, à préparer le *goudron Guyot*, l'Empyroforme, etc., etc., voir, pour plus de détails, mon *Traité de Chimie médico-pharmaceutique et toxicologique*.

Notons que le bouleau, n'appartenant pas à la grande famille des Conifères, livre aussi un goudron dénommé :

PIX BETULÆ, GOUDRON DE BOULEAU, DE BETULA VERRUCOSA Ehrl. (Bétulacées).

L'écorce de bouleau, soumise, de mai à décembre à la fermentation, puis, dans des caisses quadrangulaires, et à l'abri de l'air, à la distillation sèche, donne un liquide brunâtre ou vert brunâtre, d'odeur agréable, à saveur amère, quoique non officinal. Ce produit, soumis à la distillation fractionnée, donne l'*Huile Russe*, insoluble dans l'eau. Il possède les propriétés physiologiques et les mêmes principes actifs que le goudron de bois, dont il n'est qu'un succédané plus cher.

SUCCINUM, AMBRE, DE PINUS SUCCINIFER, Goppert.

Origine botanique. — Il existait autrefois, sur les côtes de la Baltique, de grandes forêts de *Pitoxylons* ou *Pinus succinifer*, qui en partie détruites, en partie submergées par les eaux de la mer, donnèrent, il y a plus de 10.000 ans, naissance à notre résine fossile, dénommée ambre.

Origine géographique. — L'ambre se rencontre non seulement sur les côtes de la Baltique, mais aussi sur celles de la Suède, de l'Angleterre, de l'Italie, de la Sicile, de l'Espagne, de la Syrie, de l'Australie et dans le nord de l'Afrique, où il est parfois rejeté par la marée montante sur les plages de ces divers pays.

Description de la drogue. — L'ambre se présente sous la forme de morceaux irréguliers, jaunes ou jaune rougeâtre, voire même rougeâtres, translucides ou opaques, durs, inodores, insipides, renfermant souvent des parties animales ou végétales, voire même des mouches entières, bien conservées. Fraîchement retiré de la mer, il est brillant, lisse, mais il devient mat à l'air, en se recouvrant d'une enveloppe terne. D'un poids spécifique de 1,06, il acquiert par le frottement ou par la chaleur des propriétés électromagnétiques, tout en émettant une odeur faiblement aromatique, térébinthinée. Il fond entre 260 et 270°, mais il brûle, en se boursouflant au préalable, avec une flamme fuligineuse. Presque insoluble dans l'eau, il se dissout en partie dans l'éther, l'alcool, l'éther de pétrole, mais très facilement dans les alcalins, en abandonnant un résidu amorphe, résineux.

Falsifications. — Il est souvent mélangé à des copals qui, entrant en fusion à une température moins élevée, n'émettent pas, chauffés à sec dans une éprouvette, des vapeurs d'odeur spéciale, aromatique. Ceux-là, soumis en présence de potasse caustique à la distillation aux vapeurs d'eau, ne dégagent pas de bornéol. On le falsifie aussi, en le mélangeant à des ambres factices, qui ne renferment pas d'acide succinique, très peu soluble dans l'éther, mais très soluble dans l'eau bouillante, l'alcool, puis à des ambres d'Italie, moins riches en acide succinique, qui renferment beaucoup d'acides résineux, insolubles

dans l'eau bouillante, mais très solubles dans l'éther. Ceux-ci, traités par de l'acide nitrique, n'émettent pas de vapeurs nitreuses en aussi grandes proportions que l'ambre de la Baltique.

Analyse chimique. — Il renferme, quant à l'ambre allemand, de 20 à 30 p. 100 d'acide succinique libre, quant à l'ambre italien de 3 à 5 p. 100 de cet acide, des traces d'acide succino-abiétique libre $C^{80}H^{120}O^5$, de l'éther succino-abiétique du bornéol, 70 p. 100 d'éthers divers de l'acide succinique, du succino-résinol $C^{12}H^{20}O$, qui est un produit d'auto-oxydation de l'acide succino-abiétique, puis du soufre et des terpènes, avec traces d'essence.

Le BORNÉOL, obtenu en soumettant l'ambre, en présence de potasse caustique, à la distillation aux vapeurs d'eau, puis en reprenant son distillatum par de l'éther, se présente sous la forme de paillettes blanches, brillantes, fusibles entre 203 et 204°, d'odeur camphrée, menthée, solubles dans l'éther, l'alcool, etc. Il possède, quant à sa formule, la constitution suivante :

$$
\begin{array}{ccc}
& CH & \\
H^2C & & CH^2 \\
& CH^3\!-\!C\!-\!CH^3 & \\
H^2C & & CHOH \\
& C & \\
& CH^8 &
\end{array}
$$

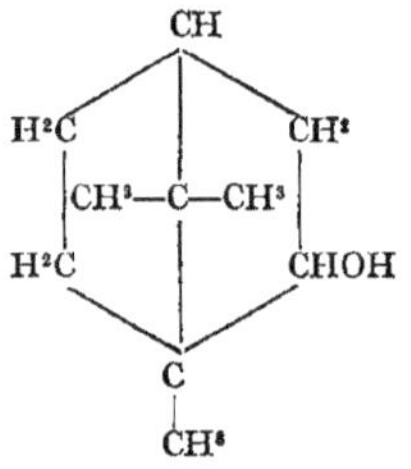

On le rencontre aussi dans l'essence de romarin et dans le camphre de Bornéo, etc.

L'ESSENCE D'AMBRE se présente sous la forme d'un liquide jaunâtre ou jaune verdâtre, d'un poids spécifique de 0,8920 à 0,894, à pouvoir rotatoire, dextrogyre, de $+ 22$ à $+ 31°$, à indice d'acidité de 7°, à indice d'éthers de 8 à 10, soluble dans l'éther, l'alcool, les essences, les huiles, le chloroforme, etc., etc.

Elle est constituée par un mélange de bornéol, de terpène, de pinène, d'hydroterpène, d'hydroxylène $C^6H^{10}(CH^3)^2$, etc., etc. Traitée par de l'acide nitrique, d'un poids spécifique de 1,23, cette essence se transforme en une masse résinoïde, rougeâtre, d'odeur musquée, livrant une variété de musc artificiel.

L'ACIDE SUCCINIQUE, $C^4H^6O^4$, se présente sous la forme de prismes incolores, inodores, à saveur acide, à réaction acide, très solubles dans l'eau bouillante, l'alcool, peu solubles dans l'éther, insolubles dans le sulfure de carbone, l'éther de pétrole, les essences, le chloroforme, l'acide nitrique, etc. Fusible à 235°, il dégage, chauffé à une température plus élevée, des vapeurs blanches, irritantes pour les muqueuses, constituées par de l'aldéhyde succinique ; celle-ci, mélangée à de l'eau, se régénérant en acide succinique. Celui-ci, possède quant à sa formule, la constitution suivante :

$$
\begin{array}{c}
COOH \\
| \\
CH^2 \\
| \\
CH^2 \\
| \\
COOH
\end{array}
$$

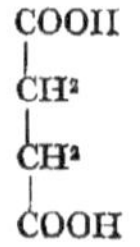

On le prépare, soit en partant de l'ambre, que l'on chauffe avec de la potasse caustique, dont les solutions aqueuses, additionnées d'acide chlorhydrique, déposent des cristaux d'acide succinique, soit en soumettant l'ambre à la distillation sèche, ou synthétiquement, en soumettant le malate calcique, en présence de vieux fromage, à une température variant entre 30 et 40° de chaud, à la fermentation, car :

$$2C^4H^4O^5Ca + 3H^2O$$
Malate calcique

$$= (C^2H^3O^2)^2Ca + CaCO^3 + 3CO + 8H$$
Acétate calcique

$$4C^4H^4O^5Ca + 8H = 4C^4H^4O^4Ca + 4H^2O$$
Succinate calcique

On peut aussi le préparer à l'aide de l'acide malique, que l'on chauffe, en présence de soude caustique, afin de le transformer en anhydride malique, qui, réduit, donne de l'acide succinique. Cet acide, non officinal, sert, parfois, comme nous l'avons vu, à préparer des dérivés officinaux, voir notre *Traité de Chimie médico-pharmaceutique et toxicologique*.

Usage thérapeutique. — L'ambre, non officinal, de nos jours, se prescrivait autrefois, comme antiseptique dans la thérapeutique moyennâgeuse ou dans celle de la Renaissance.

Historique. — Connu des Anciens, voir les nombreuses perles d'ambre tournées sous la forme de pendantifs et de breloques, etc., découvertes dans leurs tombeaux, il est encore utilisé de nos jours comme un ornement dans la fabrication des colliers, des bagues, des porte-cigares ou cigarettes ; on n'était pas parvenu, jusqu'ici, à déterminer quelle était l'origine géographique des perles décelées dans les coffrets lacustres, je crois pouvoir certifier après de nombreuses analyses, qu'elle est italienne (1).

TURIONIS PINI, BOURGEONS DE PIN, DE PINUS SYLVESTRIS, L., D'ABIES PECTINATA, D. C.

Les bourgeons printaniers des sapins et des pins, recueillis au mois d'octobre ou de septembre, dans les départements de l'Yonne, de la Côte-d'Or, sont desséchés, puis vendus dans nos droguiers.

Ils se présentent sous la forme de petits cônes cylindriques, verticillés, adhérents à un axe central, qui porte un bourgeon terminal, plus grand que les cinq à six autres latéraux. Ils sont constitués par de nombreuses écailles membraneuses, brun rougeâtre, à bords déchiquetés, disposées en spirales, agglutinées les unes contre les autres. La base de ces écailles entoure parfois une paire d'aiguilles très courtes, renfermées dans une gaine membraneuse.

D'odeur très fine, aromatique, térébinthinée, à saveur amère, balsamique, ces bourgeons renferment un glucoside ou coniférine, de la pinite ou sucre, de formule $C^6H^{12}O^6$, de la pinipicrine ou principe amer, des matières résineuses, riches en essence.

Non officinaux, ils se prescrivent parfois (particulièrement dans la médecine populaire), à doses de 5 à 10 grammes sur 200 grammes d'eau, sous la forme de décoctions, comme diurétique, comme expectorant, et comme antiblennoragique, puis extérieurement en fumigations ou en inhalations.

Ils servent, en outre, à préparer le Sirupus Turionis Pini, la Tinctura Pini composita, etc., à condition qu'ils aient été renouvelés chaque année ; car de par la con-

(1) Voir Dʳ L. REUTTER DE ROSEMONT, *Analyse d'ambres lacustres*, Indicateur d'antiquités suisses et C. R. Ac. des Sc., 1916.

servation, ils perdent beaucoup de leurs principes actifs, leur essence s'évaporant à la longue.

RESINA DAMMARÆ, RÉSINE DE DAMMAR, D'AGATHIS DAMMARA, Rich.

Origine botanique. — Seule l'Agathis Dammara livre la véritable résine, dénommée dammar. C'est un arbre résineux, toujours vert, de 30 mètres de haut, à écorce rouge brunâtre, à ramifications presque horizontales, de forme pyramidale, qui porte des feuilles coriaces, sessiles, opposées, à limbe entier, lancéolé, parcouru par une nervure parallèle, bleu verdâtre. Ses fleurs, constituées sur le type habituel de celles des plantes de cette famille, donnent, une fois fécondées, des fruits qui ressemblent à nos pives.

Origine géographique. — Il prospère à l'état sauvage aux Moluques, aux Philippines, aux Célèbes, à Bornéo et dans les îles de la Sonde.

Récolte. — Cette plante, incisée par les habitants de ces îles, exsude un latex blanchâtre, qui se dessèche sur son tronc ou à sa base, où il peut aussi s'y rencontrer à l'état fossile, c'est-à-dire, qu'il provient alors d'arbres préhistoriques.

Description de la drogue. — Cette oléorésine se présente sous la forme de stalactites jaunâtres, transparentes, ou sous celle de gros morceaux gris jaunâtre, à surface lisse, à cassure vitreuse, conchoïdale, translucide, de consistance dure, d'odeur balsamique, aromatique, lorsqu'ils sont frais : nulle sur le sec, à saveur balsamique, térébinthinée, d'un poids spécifique de 1,04, fusibles à 120°.

Dénommée par les indigènes de ces îles *Dammar Puli*, cette oléorésine, insoluble dans l'eau, se dissout très facilement dans l'éther, l'alcool bouillant, le chloroforme, le benzène, le sulfure de carbone, mais elle est très peu soluble dans l'éther de pétrole, l'alcool froid ; l'acide sulfurique la dissolvant avec une coloration rouge. Les parties de cette résine, insolubles dans l'éther de pétrole, se dissolvent avec une coloration jaune rougeâtre dans le réactif de Frœhde et verte dans l'hydrate de chloral.

Falsifications. — Elle est souvent falsifiée par addition de résines fossiles de *Dammara australis*, plante croissant à la Nouvelle-Zélande, de divers copals, de résines d'*Araucaria brasiliensis*, de *Canarium stictum*, de *Canarium rostratum*, de *Shorea Blumea*, etc., mais ces falsifications, très difficiles à déterminer, ne possèdent pas les mêmes caractères physiques que la résine de dammar, ni ses constituants chimiques.

Analyse chimique. — Elle renferme des traces d'essence, un principe amer ou dammarine, de 23 à 25 p. 100 d'acide dammarolique $C^{56}H^{80}O^2$, qui, oxydé par de l'acide nitrique, se transforme en acide picrique, puis 40 p. 100 de dammarorésène α et 22 p. 100 de dammarorésène β.

Usage thérapeutique. — Très recherchée dans la fabrication des vernis, elle ne se prescrit pas dans la thérapeutique.

Pharmacie galénique. — Elle rentre dans la fabrication de l'Emplastrum Adhæsivum, qui est un mélange de 100 grammes d'Emplastrum Plumbi, de 10 grammes de Cera flava, de 10 grammes de Resina Dammaræ, de 10 grammes de Térébinthina et de 10 grammes de Colophonium.

Historique. — Introduite en 1820 pour la première fois en Europe, elle s'exporte parfois sous la forme de blocs pesant plus de 50 kilogrammes.

Il en est de même du dammar provenant de la plante *Dammara orientalis*, qui renferme, outre de l'essence, de l'*acide mancopallinique*, $C^8H^{12}O^2$, fusible à 175°, de l'*acide mancopallinique*, $C^8H^{14}O^2$. fusible à 103°, de l'*acide mancopallique*, $C^{10}H^{18}O^2$ et de la *mancopalorésène*, $C^{19}H^{30}O$.

Son ESSENCE se présente sous la forme d'un liquide incolore, d'odeur spéciale, agréable, d'un poids spécifique de 0,84, entrant en ébullition entre 165 et 170°, soluble dans tous les dissolvants organiques usuels. Le *dammar australien ou Kauricopal*, de la plante *Podocarpus cupressina*, renferme par contre de l'*acide kaurinique*, $C^{10}H^{16}O^2$, de l'*acide kaurolique*, $C^{12}H^{20}O^2$, de l'*acide kaurinolique*, $C^{12}H^{24}O^2$, fusible à 86°, outre de l'essence, de la kaurorésène et un principe amer.

GNÉTACÉES

RADIX ET FOLIUM EPHEDRÆ, PINGO PINGO, D'EPHEDRA VULGARIS ET D'EPHEDRA NEVADENSIS.

Originaires du Chili et de la Californie, mais cultivées en Europe, ces plantes livrent au droguier leurs feuilles et leurs racines non officinales, qui se prescrivent parfois, à doses de 5 grammes sur 100 grammes d'eau bouillante, comme dépuratif du sang et comme antiblennorragique, car elles renferment, outre des traces d'essence, des matières résineuses et de l'éphédrine.

L'ÉPHÉDRINE, $C^{10}H^{15}NO$, se prépare en extrayant ces drogues par de l'alcool additionné d'acide acétique, puis en traitant la solution ainsi obtenue par de l'acétate de plomb et par de l'hydrogène sulfuré, quitte à concentrer et à soumettre leur filtrat à la cristallisation spontanée, pour décomposer ensuite ces cristaux, en présence de chloroforme, par de l'ammoniaque. Elle se présente sous la forme d'une poudre cristalline, blanche, fusible à 38°, soluble dans l'eau, l'alcool, le chloroforme, l'éther, dont le chlorhydrate, se présentant sous la forme d'aiguilles incolores, fond à 172°, l'aurate à 126°, le platinate à 208°. Oxydée par du permanganate potassique, elle se transforme en aldéhyde benzylique, en acide benzoïque et en méthylamine ; mais chauffée, en solution alcoolique, avec 10 p. 100 de son poids d'acide chlorhydrique concentré, elle se décompose en pseudoéphédrine, car elle possède, quant à sa formule, la constitution suivante :

$$C^6H^5-CH(OH)-CH-NH$$
$$\quad\quad\quad\quad\quad\quad\quad | \quad\quad |$$
$$\quad\quad\quad\quad\quad\quad CH^3 \quad CH^3$$

L'éphédrine se prescrit parfois, à doses de 0 gr. 1 plusieurs fois par jour, comme diurétique, puis en solutions aqueuses à 10 p. 100, sous la forme d'instillations dans les yeux, comme mydriatique.

LA PSEUDOÉPHÉDRINE se prépare en chauffant à 170°, pendant 5 heures de temps, l'éphédrine avec de l'acide chlorhydrique, puis en évaporant à sec la solution ainsi obtenue, dont le résidu cristallin, repris par de l'acétone bouillante, donne une solution que l'on soumet à la cristallisation spontanée, quitte à dissoudre ensuite les cristaux de chlorhydrate de pseudoéphédrine dans de l'eau dont la solution, traitée par du carbonate de soude, dépose une masse oléagineuse, se prenant au froid en une masse cristalline. Elle se présente sous la forme d'une poudre blanche, cristalline, fusible à 117°, soluble dans l'éther, le chloroforme, l'alcool, dont les solutions possèdent un pouvoir rotatoire, dextrogyre, de + 51°24, au lieu de 49°83′ qui est le pouvoir rotatoire de l'éphédrine ; dont l'iodhydrate fond à 199°, à l'encontre de celui de la pseudoéphédrine qui fond à 206°, son platinate fondant à 205°.

La constitution de sa formule est la suivante :

$$C^6H^5-CH^2-C(OH)-CH^3$$
$$\quad\quad\quad\quad\quad\quad\quad | $$
$$\quad\quad\quad\quad\quad\quad NH-CH^3$$

OLEUM PHYLLOCLADI, ESSENCE DE PHYLLOCLADUS, DE PHYLLOCLADUS RHOMBOIDALIS, Rich.

Originaire de la Tasmanie, cette plante livre au droguier ses feuilles non officinales, qui, soumises à la distillation aux vapeurs d'eau, donnent une essence incolore ou légèrement jaunâtre, d'un poids spécifique de 0,8892, à pouvoir rotatoire, lévogyre, de — 12°3′, constituée par un mélange de pinène et de sesquiterpènes, etc., etc.

HERBA DIPLOTAXIDIS, FAUSSE ROQUETTE, DE DIPLOTAXIS TENUIFOLIA, D. C.

Originaire de l'Europe méridionale, cette plante livre, au droguier, ses parties aériennes, non officinales, riches en essence, qui se prescrivent parfois comme antiscorbutique et comme expectorant dans la médecine populaire, sous la forme de décoctions ou sous celle de sirops.

Il en est de même des parties aériennes de la plante *Diplotaxis erucoides*, originaire elle aussi du midi de l'Europe, qui se prescrivent comme révulsif et comme rubéfiant.

ANGYOSPERMES

I. — MONOCOTYLÉDONES

Iᵉʳ Ordre. — **LILIFLORES**

Cette famille comprend 200 genres, et plus de 2.400 espèces, répandues dans toutes les contrées chaudes et tempérées du globe, particulièrement dans la zone méditerranéenne, en Australie, puis au Cap, etc. Leur tige prend souvent à sa base la forme d'un bulbe écailleux (Lis), mais ordinairement tuniqué (Ail, Jacinthe, Tulipe) ; elle se renfle parfois en un tubercule (Colchique), mais ailleurs elle donne naissance à un rhizome (Muguet, Vératre), qui reste herbacé (Asperge) ou qui devient ligneux (Salsepareille) ; pouvant être volubile à droite ou à gauche, ou bien grimper à l'aide de vrilles, elle porte toujours des feuilles isolées ou verticillées par 3 ou par 4, ordinairement sessiles, à limbe entier, plus ou moins engainant, épais, charnu (Aloès), creux, cylindrique, (Ail, etc). Elles sont parfois pétiolées (Salsepareille) ou réduites à de petites écailles (Asperge). Leurs fleurs, parfois solitaires, terminales (Tulipe, Parisette), sont généralement groupées en épis ou en grappes (Vératre, Aloès, Muscare) ou en ombelles (Salsepareille). Chaque fleur se compose généralement de 5 verticilles ternaires, alternants, réguliers ; mais leur calice et leur corolle peuvent être concolores et pétaloïdes, ou légèrement différents l'un de l'autre ; leurs étamines disposées sur deux rangs, possèdent des anthères introrses ou extrorses (Colchique, Vératre), mais le plus souvent basifixes, à filaments libres (Tulipe, Lis, Vératre, Salsepareille), tantôt concrescentes avec les sépales et les pétales, ou avec l'un d'entre eux. Il y a parfois dioécie, car leurs étamines peuvent avorter dans toutes les fleurs de la même plante, celle-ci ne possédant alors que des fleurs mâles ou des fleurs femelles (Asperge, Salsepareille).

Leur pistil se compose toujours de trois carpelles épisépales, fermés, concrescents en un ovaire triloculaire, surmonté parfois de trois styles libres (Colchique, Vératre) ; mais il est le plus souvent surmonté d'un style composé, se terminant alors par trois stigmates. Le fruit de ces plantes est le plus souvent une capsule, dont la déhiscence est ordinairement loculicide, mais parfois septicide (Colchique, Vératre). Notons que ce fruit peut être une baie chez le Muguet, l'Asperge, la Salsepareille et le Dragonnier. Leur graine, possédant un tégument membraneux ou ligneux, renferme un albumen charnu ou corné, mais toujours volumineux. Cette famille se subdivise, selon la forme de ses fruits, en trois grands groupes, soit en *Liliées* avec capsules loculicides ; *Colchicées* avec capsules septicides, et *Asparaginées* avec baies ; nous n'entrerons pas dans ces détails, en décrivant les drogues officinales, que livre cette famille.

LILIÉES

ALOES, D'ALOE AFRICANA, Mill., ALOE VULGARIS, Lam., ALOE FEROX, L., ALOE PERRYI, Bak., ALOE SOCCOTRINA, Lam. , ALOE SPICATA, L., etc., etc.

Origine botanique. — Ces plantes portent un très grand nombre de feuilles lancéolées, pointues à leur extrémité supérieure, sessiles et engainantes à leur base, où elles sont ordonnées sous la forme de rosette ; leur limbe entier est muni sur ses bords, en forme de scie. d'aiguillons très pointus. Leur inflorescence, disposée en grappes simples, est constituée par des fleurs rouges, à six pétaloïdes triangulaires au sommet, à six étamines aussi longues que les pétaloïdes, celles-ci portant une anthère à deux sacs polliniques et à ovaire triloculaire. Leur fruit est une capsule loculicide, triloculaire, renfermant, dans chacun de ses carpelles, de nombreuses graines albuminées.

Origine géographique. — L'*Aloe vulgaris*, l'*Aloe vera*, l'*Aloe barbadensis*, croissent dans le nord de l'Afrique, à Gibraltar, à Madère, puis sur les côtes de la mer Rouge, aux Indes et aux Antilles, etc. mais ils livrent l'*Aloès des Barbades*, de Curaçao et de l'Inde. L'*Aloe ferox*, l'*Aloe spicata*, l'*Aloe africana*, prospérant au Cap, donnent l'*Aloès du Cap*. L'*Aloe Perryi*, croissant à Soccotra et dans les îles de l'océan Indien, ainsi que dans l'Afrique du Sud, livre l'*Aloès Soccotrin*. Toutes ces plantes y prospèrent à l'état sauvage, mais on les y cultive aussi particulièrement aux Barbades, où on les sème dans des sols bien fumés, pour transporter ensuite leurs jeunes pousses, à distance de 30 à 45 centimètres les unes des autres, dans des champs bien labourés, riches en humus.

Examen microscopique de leurs feuilles

(fig. 19 et 20). — Les feuilles de ces divers aloès, examinées au microscope, sur une coupe transver-

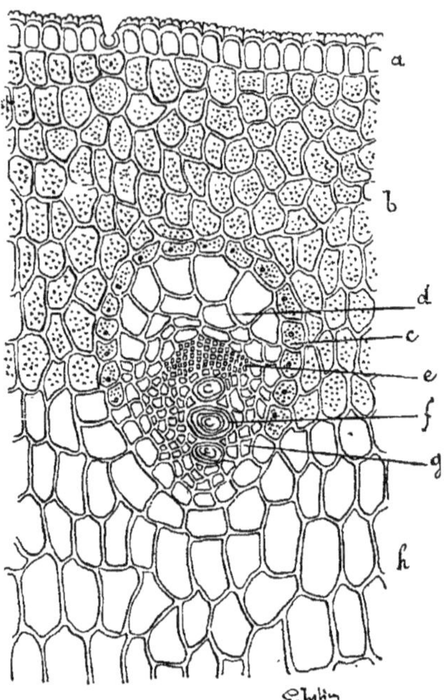

Fig. 19. — Coupe transversale de la feuille d'aloès.

a) épiderme ; b) parenchyme chlorophyllien ; h) tissu cellulaire ; f) trachées ; g) tissu fibreux ; t) gaine endodermique ; d) tissu aloïfère.

sale, sont entourées sur leurs deux faces par des épidermes (e) à cellules arrondies, à parois cutinisées, qui entourent de nombreux stomates (s) ; puis vient leur collenchyme (c) à cellules polygonales, irrégulières, riches en amidon et en raphides ou en cristaux prismatiques d'oxalate de chaux (c). Leur mésophylle est constitué par de grandes cellules parenchymateuses, à parois minces, qui entourent des cellules mucilagineuses et un grand faisceau libéro-ligneux, formé extérieurement par une gaine endodermique (en), à une assise de cellules tangentielles, allongées, riches en tanin, Elles entourent intérieurement, mais en haut, un groupe de grandes cellules anastomosées, irrégulièrement disposées, contenant le suc d'aloès, et en bas, du côté interne, lé bois, représenté par 4 ou 5 trachées, à parois épaissies, entre lesquelles s'interpose un parenchyme ligneux, et du côté externe un amas libérien ou liber, constitué par des cellules très petites.

Récolte et préparation de l'aloès. — La partie officinale de ces plantes nous est livrée par le suc de leurs feuilles, qui s'obtient,

selon les régions, de manières fort différentes :

Les indigènes du Cap, ayant creusé dans la terre un trou assez profond, tapissé sur sos parois internes de peaux de chèvres cousues ensemble, y déposent les feuilles d'aloès, fraîchement récoltées, qu'ils pressent avec les pieds ou de nos jours avec des machines hydrauliques. Le suc, ainsi obtenu, évaporé en partie sur un feu doux et dans des casseroles en cuivre ou en fonte, est alors transporté à dos de mulâtres ou d'ânes sur les factories, où on le concentre encore à l'aide de la chaleur solaire ou en le chauffant dans des chaudrons en cuivre, pour l'exporter, une fois desséché, dans des caisses en bois ou dans des tonneaux sur Londres.

A Curaçao, où les feuilles d'aloès peuvent aussi provenir de plantes cultivées, on les sectionne, pour les disposer par tranches et par leurs bases, dans des auges en bois où on les presse pour recueillir ensuite le suc qui s'en écoule (en suivant le fond incliné de l'auge) dans des récipients *ad hoc*. On le concentre alors, jusqu'à consistance semi-solide, en l'exposant à la chaleur solaire, ou en le chauffant dans des marmites en cuivre, sur un feu doux, pour le verser ensuite dans des caisses en bois ou dans des calebasses évidées, où il se prend en une masse solide, que l'on exporte sur l'Europe.

Les indigènes du Natal, ayant sectionné ces feuilles, les expriment ; ils concentrent ensuite leur suc, qu'ils transvasent encore chaud dans des calebasses évidées ; tandis que ceux de la Jamaïque les déposent entières dans des paniers en fil de fer, pour les chauffer avec de l'eau ; ce liquide, évaporé à consistance sirupeuse dans des chaudrons en cuivre, étant alors versé dans des caisses en bois, où il se solidifie. Un autre procédé, aussi usité, consiste à hacher ces feuilles, puis à les faire macérer dans de l'eau bouillante, qui, concentrée, est versée dans des caisses en bois.

Sortes commerciales. — L'aloès peut, selon la méthode usitée lors de sa préparation. la température employée pour sa concentration, se

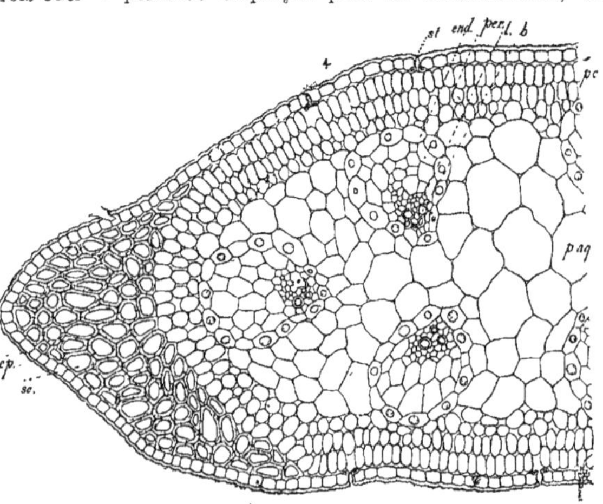

Fig. 20. — Coupe transversale de la feuille d'aloès.

ep) épiderme ; st) stomates ; pc) cellules polygonales chlorophylliennes ; paq) parenchyme incolore ; sc) tissu sclérenchymateux ; l) liber ; b) bois ; per) péricycle à tissu aloïfère.

différencier en plusieurs variétés, soit en *Aloès translucide* ou transparent, en *Aloès hépatique* ou opaque, en *Aloès mixte*, c'est-à-dire transparent, et opaque par places et en *Aloès caballin*, qui renferme beaucoup d'impuretés.

On le différencie aussi selon sa provenance, en *Aloès soccotrin* de Bombay, de Zanzibar et des Indes, quoiqu'il soit presque toujours préparé à Soccotra, d'où les indigènes l'exportent sur Bombay ou sur Zanzibar ; en *Aloès de Moka*, exporté par *Aden* ; en *Aloès du Cap*, moins soluble dans l'eau que celui de Soccotra ; en *Aloès du Natal*, qui s'exporte directement sur l'Angleterre, en *Aloès des Barbades*, qui forme la drogue la plus estimée du commerce européen. Il en est de même de l'*Aloès de Curaçao*, tandis que l'*Aloès hépatique* du Cap n'est plus guère utilisé en Angleterre que dans l'art vétérinaire.

Ces divers aloès peuvent se différencier les uns des autres à l'aide des réactifs ou des réactions suivantes :

1° Triturez 0 gr. 05 d'aloès avec 16 gouttes d'acide sulfurique concentré, puis additionnez cette dissolution de 4 gouttes d'acide nitrique ;

2° Traitez cette dissolution par de l'ammoniaque ;

3° Traitez l'aloès par de la benzine, qui, filtrée, est additionnée d'ammoniaque ;

4° Traitez l'aloès par de l'alcool, puis additionnez sa solution, filtrée, d'acétate de cuivre, vous obtiendrez les réactions suivantes :

ALOÈS	RÉACTIONS	RÉACTIONS II	RÉACTIONS III	RÉACTIONS IV
des Barbades devient	rouge pourpre	rouge bordeaux	rouge bordeaux	rouge foncé
du Natal...........	rouge pourpre	rouge brunâtre	rose	rouge brunâtre
de Curaçao........	rouge pourpre	rouge bordeaux	rose	rouge foncé
du Cap............	rouge orange	rouge bordeaux	—	—
Soccotrin.........	rouge pourpre	rouge bordeaux	rose pâle	rouge pâle
de Zanzibar	rouge pourpre	rouge bordeaux	rose pâle	—

Notons que les Pharmacopées anglaise, française et suisse ordonnent de n'utiliser que l'aloès du Cap, à l'encontre de celle de la Belgique, qui ne spécifie pas le pays, d'où cette drogue doit provenir.

Description de la drogue. — L'aloès se présente généralement sous la forme de morceaux solides, brunâtres, à reflets verdâtres (drogue du Cap), rouge rubis (aloès de Soccotra), saupoudrés d'une poussière jaunâtre, de consistance assez dure, à cassure vitreuse, conchoïdale, opaque et cireuse (aloès hépatique), brillante et translucide (aloès translucide), celui-ci provenant principalement du Cap. Il doit se dissoudre entièrement dans deux parties d'eau bouillante, dont la solution dépose, après un complet refroidissement, une matière résineuse, dénommée *résine d'aloès*. Il se dissout entièrement dans l'alcool, l'ammoniaque, les hydrates alcalins, l'acide acétique glacial, la glycérine, mais il est à peu près insoluble dans l'éther, le chloroforme, le sulfure de carbone, les essences, l'éther de pétrole. Il brûle avec une flamme éclairante, à condition d'être toujours maintenu en dessus de la flamme du bec de Bunsen ; mais il se boursoufle premièrement à la chaleur. Son odeur est spéciale, désagréable, sa saveur très amère, désagréable.

Réactions chimiques. — L'aloès officinal, toujours translucide, devant renfermer environ 60 p. 100 de matières résineuses, 4 p. 100 de cendres, donne des solutions aqueuses qui, filtrées, se colorent en brun verdâtre par addition d'une goutte de perchlorure de fer ; en brun rougeâtre par celle d'alcalins ; en gris verdâtre par celle d'acétate de plomb, en rouge groseille et à chaud en rouge lie de vin, en présence d'une goutte d'eau oxygénée, par addition de sulfate de cuivre. Ses solutions aqueuses, chauffées pendant un certain temps à l'ébullition, se colorent en rouge cerise, par addition de peroxyde de soude ; mais elles se précipitent en un dépôt jaunâtre d'aloïne tribromée, par celle d'eau de brome. Elles prennent une fluorescence verdâtre par addition de borax. L'aloès, chauffé pendant deux heures au bain-marie avec de l'acide nitrique, abandonne un résidu qui, repris par de l'eau, donne une solution se colorant en rouge violacé par addition d'ammoniaque, car sa chrysamine s'est oxydée en acide chrysamique.

$$\text{Chrysamine} \longrightarrow \text{Acide chrysamique}$$

Une solution aqueuse d'aloès, agitée avec du benzène, lui abandonne son émodine ; celui-là additionné d'ammoniaque se colorant alors en rose.

Une solution aqueuse d'aloès officinal (à 1 /1000), additionnée d'une goutte de sulfate de cuivre (à 1 /20), se colore en jaune, mais elle ne doit pas virer, quant à sa couleur, au rouge par addition d'une trace de chlorure sodique et de quelques gouttes d'alcool, cas contraire, aloès des Barbades. Une dissolution d'aloès dans de l'acide sulfurique concentré, additionnée d'une trace d'acide nitrique, ne doit pas virer du jaune au vert, cas contraire aloès du Natal. On parvient à déceler la présence de l'aloès dans un liquide en l'agitant fortement avec du benzône qui, décanté, additionné d'ammoniaque, se colore en rouge violacé, tout en déposant ensuite des cristaux jaunes, qui se dissolvent dans ce réactif (l'émodine provoquant cette réaction).

On peut déceler, dans une solution, les autres dérivés des anthraquinones de l'aloès, en l'évaporant à sec en présence d'acide nitrique, à la chaleur du bain-marie, puis en reprenant son résidu par de l'eau qui, additionnée d'ammoniaque, se colore en rouge violacé de par sa teneur en acide chrysamique. On parvient par comparaison et de par ce procédé à doser exactement la teneur en aloès dans un médicament.

Notons que les dérivés anthraquinoniques naturels ne donnent pas tout à fait les réactions de ceux qui ont été préparés synthétiquement, ceux-ci possédant les caractéristiques que voici :

	ACIDE SULFURIQUE	AMMONIAQUE
2-3-4-dioxyméthyl-métaoxyanthraquinone donne.......	Solution jaune rougeâtre	Insoluble
Anthraquinone ou méthylalizarine donne	Solution rouge cerise	Solution rouge brunâtre
1-2-4-Dioxyméthylanthraquinone ou méthylchinizarine donne............	Solution rouge framboise	Insoluble
Trioxyméthylanthraquinone ou ortho-méthylanthragallol donne...........	Solution rouge cerise avec teinte jaunâtre	Petit à petit solution bleu violacé
Paraméthylanthragallol donne........	Solution rouge brunâtre	Solution gris bleuté tirant sur le violet

Falsifications. — Cette drogue est souvent falsifiée, comme nous l'avons vu, par des aloès provenant du Cap ; puis par de la colophane et par de la poix, en un mot, par des résines, qui sont insolubles dans l'eau ; puis par des mucilages ou par des gommes, insolubles dans l'alcool, etc. ; d'ailleurs ces substances, ne renfermant pas de dérivés anthraquinoniques, ne donnent pas les réactions caractéristiques de l'aloès.

Analyse chimique. — L'aloès renferme des traces d'essence, 0,15 p. 100 d'émodine, de 10 à 12 p. 100 d'aloïne, 12 p. 100 d'aloérésinotannol, des matières résineuses et de l'aloïnose.

L'ALOINOSE se prépare en abandonnant pendant un certain temps la barbaloïne, en présence d'acide sulfurique dilué, au repos, afin de précipiter ses dérivés anthraquinoniques, puis en chauffant cette solution pendant une heure au bain-marie. après l'avoir additionnée de carbonate barytique, quitte à évaporer ensuite son filtrat, que l'on soumet à la cristallisation spontanée. Elle se présente sous la forme d'une masse sirupeuse, semi-cristalline, incolore, inodore, à saveur douceâtre, non amère, soluble dans l'eau,

l'alcool. Elle se dissout avec une coloration violette dans l'acide chlorhydrique additionné d'orcine, mais elle réduit la liqueur de Fehling tout en possédant un pouvoir rotatoire, lévogyre, de — 57°3′.

Son ESSENCE, obtenue en soumettant ce produit, en présence de soude caustique, à la distillation aux vapeurs d'eau, se présente sous la forme d'un liquide jaunâtre, d'odeur et à saveur menthées.

L'ALOINE, dénommée, selon sa provenance, *Socoaloïne*, $C^{34}H^{38}O^{15}+5H^2O$, *Barbaloïne*, $C^{20}H^{18}O^9 + 3H^2O$, *Natalaloïne*, *Capaloïne*, etc., etc., se prépare en extrayant à chaud l'aloès par de l'eau bouillante qui, additionnée d'acide sulfurique, précipite ses corps résineux. Cette solution, filtrée, puis en partie évaporée, est soumise à la cristallisation spontanée. On peut aussi l'obtenir en extrayant à chaud l'aloès par de l'acétone, qui, additionnée d'acide acétique, précipite de l'aloïne impure, que l'on purifie par recristallisation spontanée dans de l'alcool méthylique.

La BARBALOINE se présente sous la forme de cristaux aciculaires, fusibles à 146°, à pouvoir rotatoire, lévogyre, de — 10°4′, très peu solubles dans l'éther, l'acétone, très solubles dans l'eau, l'alcool. Oxydée par de l'acide nitrique, elle se transforme en acides chrysamique, oxalique et picrique, mais hydrolysée, elle se décompose en arabinose, et en aloès émodine, car :

$$C^{20}H^{18}O^9 + H^2O = CH^2(OH)—[CH(OH)]^3—COH$$

Barbaloïne — Arabinose

$$+ C^{14}H^5O^2(OH)^2CH^2OH$$

Aloès émodine

Se colorant, en solution alcoolique, en brun rougeâtre par addition d'ammoniaque, elle prend, en dissolution dans de l'acide sulfurique, une coloration verte ou bleue par addition de vapeurs d'acide nitrique fumant.

L'ALOINE du Cap, $C^{21}H^{20}O^9$, possède, quant à sa formule, la constitution suivante :

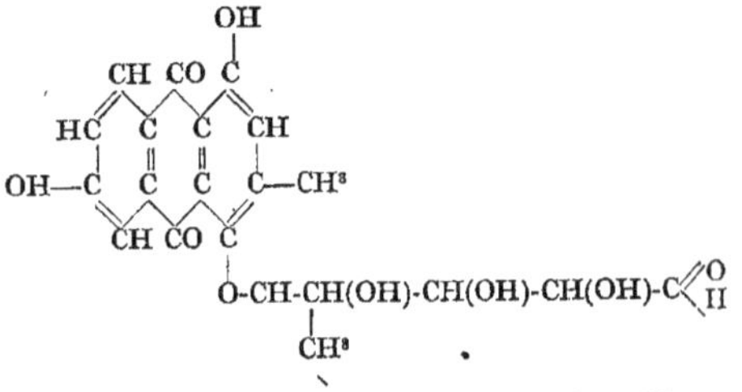

$$
\begin{array}{c}
OH \\
| \\
CH\ CO\ C \\
HC\diagup\quad C\quad C\quad \diagdown CH \\
OH—C\quad C\quad C\quad C—CH^3 \\
CH\ CO\ C \\
| \\
O\text{-}CH\text{-}CH(OH)\text{-}CH(OH)\text{-}CH(OH)\text{-}C\diagup^{O}_{\diagdown\,II} \\
| \\
CH^3
\end{array}
$$

Voir à cet effet, les beaux travaux de Léger (*Journal de Pharmacie et de Chimie*, 1903 et suivants).

Rappelons que l'acide chrysamique, oxydé en présence d'acide sulfurique par du bichromate potassique, se transforme en alloxanthine, qui se dissout avec une coloration rouge dans les alcalins, tandis que le brome ou le chlore transforme cet acide en des dérivés tribromés ou trichlorés.

LA NATALOINE, $C^{23}H^{26}O^7$, provenant de l'aloès du Natal, est obtenue de la même manière. Moins soluble que la précédente dans l'alcool méthylique, elle se présente sous la forme de paillettes jaune pâle, fusibles à 203°, très peu solubles dans l'eau, très solubles dans l'alcool, à pouvoir rotatoire, lévogyre, de — 10°,7, qui se dissolvent avec une coloration verte dans l'acide sulfurique additionné de bichromate potassique, mais avec une coloration violette dans la soude caustique additionnée de persulfate ammonique.

Les solutions d'aloïne se colorent en brun verdâtre, par addition d'une goutte de perchlorure de fer ; en rouge carmin, par celle d'ammoniaque, en ce qui concerne la nataloïne, et en rouge brunâtre quant aux autres aloïnes. Une goutte d'acide nitrique dissout la barbaloïne et la nataloïne avec une coloration rouge cramoisi.

Les RÉSINOTANNOLS, sans action physiologique, sont des éthers de l'acide coumarique dans l'aloès du Cap, et de l'acide cinnamique dans l'aloès des Barbades. On les prépare en traitant les résidus d'aloès, insolubles dans l'eau alcaline, par de l'alcool, qui donne une solution limpide. Celle-ci, versée dans de l'eau additionnée d'acide chlorhydrique, précipite un dépôt blanc qui, purifié, se dissolvant facilement dans l'alcool, les alcalins, est insoluble dans l'éther, le benzène, le chloroforme, l'éther acétique, etc. On leur attribue les formules suivantes :

BARBALOÉRÉSINOTANNOL, $C^{22}H^{26}O^6$, CURAÇORÉSINOTANNOL, $C^{22}H^{26}O^6$, NATALALOÉRÉSINOTANNOL, $C^{22}H^{22}O^8$, etc., etc.

L'EMODINE de l'aloès n'est pas identique, quant à sa composition chimique, à celle découverte dans la bourdaine, la rhubarbe, le séné, etc., car elle possède, quant à sa formule, la constitution suivante :

$$
\begin{array}{c}
H \\
\\
OH \quad O \qquad O \\
\\
C \quad\; C \qquad C \\
\\
HC \quad C \qquad C \quad CH \\
\\
HC \quad C \qquad C \quad C\!-\!CH^2OH \\
\\
CH \quad C \qquad CH \\
\\
O
\end{array}
$$

L'aloéémodine $C^{14}H^7O^4 - CH^2OH$, aiguilles rouge orange fusibles à 223°

$$
\begin{cases}
\text{oxydée livre} \quad C^{14}H^7O^4\!-\!COOH \\
\qquad\longrightarrow \qquad\qquad \text{Rhéine} \\
\text{réduite} \quad\;\; C^{14}H^7OH\!-\!CH^2 \\
\qquad\longrightarrow \quad \text{Acide chrysophanique} \\
\longrightarrow \;\text{oxydé} \longrightarrow \text{rhéine}
\end{cases}
$$

Usage thérapeutique. — L'aloès se prescrit, à doses de 0 gr. 2 à 0 gr. 5 plusieurs fois en un jour ou en une fois, comme purgatif, sous la forme de pilules, de teinture ou de poudres, et à doses de 0 gr. 05 à 0 gr. 1 plusieurs fois par jour, comme stomachique.

Action physiologique. — Il n'agit pas de suite comme purgatif, mais seulement une dizaine d'heures après son absorption, tout en provoquant des évacuations molles, alvines parfois même des coliques douloureuses, que l'on peut éviter en l'associant à 0 gr. 01 ou à 0 gr. 02 de belladone. Il agit, à doses très élevées, comme drastique, en provoquant généralement, même à doses faibles, une forte congestion de l'utérus, raison pour laquelle il peut agir comme abortif ou provoquer le flux mensuel. Il congestionne, en outre, le rectum (veines hémorroïdales) et les organes génito-urinaires.

Pharmacie galénique. — Il sert à préparer la Tinctura Aloe, la Tinctura Aloe composita, les Pilulæ Aloeticæ ferratæ, l'Extractum Aloe, l'Elixir de Garus, les Pilules Ecossaises, de Botins ou de Belloste, etc., etc., voir pour plus de détails mon *Traité de Pharmacie galénique*.

Incompatibilités. — Il ne faut jamais l'ordonner aux femmes, particulièrement pas à celles qui sont en espérance, ni l'associer avec des narcotiques, des acides ou des sels minéraux, des alcalins, de l'iode, des tanins, des dérivés de l'acide salicylique ni avec cet acide, ni avec du menthol, du phénol, du thymol, etc., etc.

Historique. — Le bois de cette plante était très recherché des Anciens, qui l'utilisaient comme encens ;

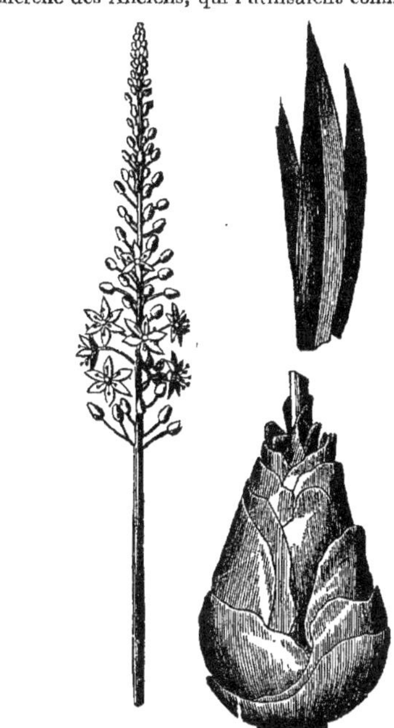

Fig. 21. — Scille maritime.

la tradition nous rapporte qu'Alexandre le Grand chassa les habitants de l'île de Soccotra, afin de s'emparer de leurs plantations d'aloès ; il y fonda une colonie, qui devint florissante. L'aloès était aussi très apprécié des Æsculapes de l'Antiquité, voir Dioscoride et Pline ; celui-ci nous relate qu'Alexandre en rapporta des Indes. L'Ecole de Salerne le prescrivait comme purgatif ; mais sa plante ne fut en réalité cultivée aux Barbades qu'au XIIe siècle, ce qui permit au sultan de ce pays de s'approprier le monopole de la vente de ce produit.

BULBUS SCILLÆ, BULBE DE SCILLE, DE SCILLA MARITIMA, L., seu URGINIA SCILLA, Steinh.

Origine botanique (fig. 21). — Cette plante, à bulbe épigé, écailleux, porte une tige creuse, entourée à sa base par une rosette de feuilles engainantes, sessiles, lancéolées, charnues, pointues à leur extrémité supérieure, à limbe entier, de 50 centimètres de long sur 4 à 5 centimètres de large, toujours parcouru dans toute sa longueur par des nervures parallèles. Son inflorescence, disposée sous la forme d'épis, est constituée par des fleurs à périanthe infère, à lobes entourant 6 étamines concrescentes par leurs bases avec les pétaloïdes, et un ovaire triloculaire, renfermant de 10 à 12 ovules. Son fruit, brun olive, est une capsule papyracée, triloculaire, qui renferme de 10 à 12 graines albuminées, non officinales.

Origine géographique. — Cette plante se rencontre à l'état sauvage, ou sous la forme de cultures, dans toute la région méditerranéenne, particulièrement au sud de l'Espagne, du Portugal, de la France, puis en Algérie, au Maroc, dans les Balkans, la Grèce et à Malte, etc.

Récolte et préparation. — Les bulbes de cette plante, pesant parfois 3 kilogrammes et mesurant de 15 à 20 centimètres de haut, sont récoltés en automne. Ils sont constitués extérieurement par des squames membraneuses, brun rougeâtre, intérieurement par des squames moyennes, épaisses, charnues, qui donnent notre drogue officinale, et par des squames internes, mucilagineuses, charnues, blanches. Celles-là, séparées les unes des autres, desséchées au soleil ou à l'étuve après avoir été au préalable sectionnées sous la forme de lanières, sont exportées sur le marché européen dans des barils. On parvient de nos jours à les conserver à l'état frais, en cultivant ces plantes dans des pots de fleurs, car leurs squames possèdent alors toutes leurs propriétés physiologiques, c'est-à-dire anthelminthiques, propriétés qu'elles perdent de par la des siccation.

Pathologie. — Cette plante est souvent attaquée par des insectes, mais on n'est pas encore parvenu à déterminer quels sont ses principaux parasites.

Description de la drogue. — Perdant, en outre, de par la dessiccation, leur arome, les squames moyennes de ces bulbes se présentent sous la forme de lanières rosées ou jaunâtres, semi-translucides, flexibles ou dures, recroquevillées sur elles-mêmes, d'odeur presque nulle, à saveur amère, désagréable.

Examen microscopique (fig. 22). — Examinées sur une coupe transversale, ces squames sont entourées, sur leurs deux faces, par une cuticule épaisse et par un épiderme, à cellules rectangulaires, entourant de nombreux stomates, et un tissu parenchymateux, à cellules polygonales, à parois minces, qui englobent des cellules à mucilage (*cm*), et de nombreux faisceaux fibrovasculaires, rectilignes. Elles renferment quelques grains d'amidon, outre des raphides (*r*) ou des cristaux prismatiques d'oxalate de chaux.

Ces cellules à mucilage, traitées par de l'alcool, précipitent des dépôts mucilagineux. Les cellules entourant les faisceaux renferment les glucosides de cette drogue, à l'encontre de son colorant rouge (en ce qui concerne la variété rouge), qui, localisé dans quelques cellules du mésophylle et de l'épiderme, se colore en vert noirâtre par addition de perchlorure de fer et en bleu, puis en vert, par celle de potasse caustique.

Examen microscopique de la poudre. — Ces squames, pulvérisées, donnent une poudre blanche, caractérisée, par leurs cellules à raphides ou à cristaux prismatiques d'oxalate de chaux, par leurs cellules mucilagineuses et par leurs vaisseaux spiralés.

Falsifications. — Cette drogue, rarement falsifiée, est parfois mélangée à des squames détériorées, ou à celles d'*Eucomis punctata* l'Her.,

plante originaire du Cap, puis à des bulbes d'*Ornithogalum caudatum*, d'*Ornithogalum altissimum*, qui ne renferment pas les principes actifs de la scille.

Analyse chimique. — Cette drogue renferme beaucoup d'eau, du sucre, du tanin, de la scilline, de la scillipicrine, de la scillitoxine ou scillaïne et de la scinistrine.

La Scillipicrine se présente sous la forme d'une poudre blanche, amorphe, très amère, soluble dans l'eau et dans l'alcool dilué.

La Scillitoxine, dénommée parfois *Scillaïne*, est un glucoside, qui se présente sous la forme d'une poudre blanche, cristalline, inodore, très amère, insoluble dans l'éther, peu soluble dans l'eau, très soluble dans l'alcool dilué. Elle se dis-

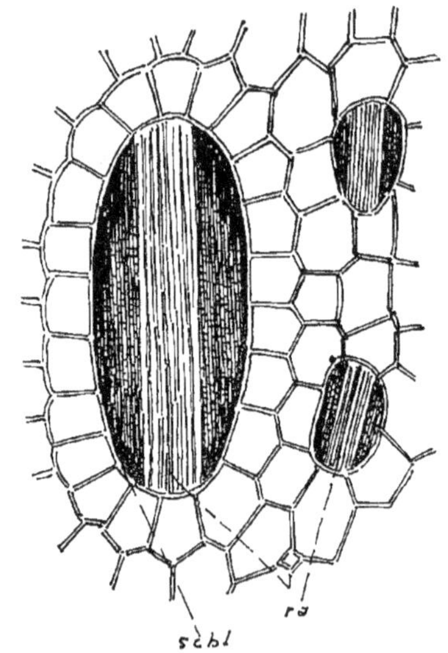

Fig. 22. — Coupe transversale d'une squame de scille.

sout avec une coloration rouge dans l'acide sulfurique, verte dans l'acide nitrique.

Ordonnée parfois, à fortes doses, comme diurétique, elle arrête le cœur en systole, tout en irritant les muqueuses internes de l'organisme.

La Scilline est, selon certains auteurs, un alcaloïde mal défini, tandis que la Scinistrine, $C^6H^{10}O^5$, se présente sous la forme d'une poudre blanche, amorphe, soluble dans l'eau, à laquelle elle communique ses propriétés mucilagineuses. Hydrolysée, elle se décompose en lévulose et en dextrose, mais elle possède, en outre, des propriétés émétocathartiques.

Notons que la scilline, la scillitoxine et la scillipicrine ne sont pas des substances encore bien définies quant à leur composition chimique, car elles n'ont pas été obtenues à l'état pur. Il en est de même de la *scillitine*, qui est un glucoside amorphe, de formule $C^{17}H^{25}O^6$.

Usage thérapeutique. — La scille se prescrit, à doses de 0 gr. 1 à 0 gr. 5 plusieurs fois par jour, soit en poudres, soit en pilules, comme diurétique et comme expectorant.

Action physiologique. — Ordonnée à doses

trop élevées, elle provoque des troubles nerveux, un ralentissement des battements du cœur, tout en augmentant la fréquence des pulsations du pouls, puis de violentes coliques, en irritant les muqueuses intestinales et en enflammant les reins ; elle suscite des néphrites, de l'hématurie, suivie de narcotisme et de mort précédée de périodes de tachycardie et d'arythmie. Notons encore qu'elle est très faiblement résorbée par les voies digestives, pour être ensuite éliminée par les reins, et que ses effets ne s'accumulent pas comme ceux de la digitale.

Ordonnée à faibles doses, elle provoque une augmentation de la pression artérielle, un ralentissement des pulsations du pouls, mais elle suscite une augmentation des sécrétions gastro-intestinales, bronchiques et sudorales.

Pharmacie galénique. — La scille sert à préparer l'Acetum Scillæ, la Tinctura Scillæ, l'Extractum Scillæ, l'Oxymel Scillæ, le Sirupus Scillæ, le Vinum Scillæ, etc., etc.

Incompatibilités. — Il ne faut jamais l'ordonner avec des narcotiques, des opiacés, etc. Notons que l'Oxymel Scillæ ne doit jamais se proscrire avec des carbonates alcalins ; car son acide acétique mettrait en liberté l'anhydride carbonique de ceux-ci.

Historique. — Son nom d'*Urginia* lui fut attribué en souvenir de la tribu arabe des Ben Urgins, tandis que celui de scille signifie : *Je suis celle qui se subdivise.* Les anciens Égyptiens connaissaient cette drogue et la recommandaient contre le typhus, idem Dioscoride, Pline, Pythagore, qui décrivaient la scille maritime comme étant un don des Dieux ; Théophraste prétendait que la scille empêchait les vers de s'attacher aux figuiers, raison pour laquelle les paysans de la Riviera la plantent autour de ces arbres. Charlemagne introduisit dans la thérapeutique allemande la scille, tandis que l'Ecole de Salerne recommandait d'en préparer, tout comme Pline, l'Oxymel Scillæ. ·

BULBUS LILII, BULBE DE LIS, DE LILIUM CANDIDUM, L.

Cette plante, originaire de la région méditerranéenne mais cultivée de nos jours dans toute l'Europe centrale, porte des fleurs campaniformes, à 6 pièces blanches, lancéolées, atténuées en onglet au sommet, glabres et munies d'une glande nectarifère. Elles entourent six étamines, à anthères fixes sur leur face interne, et un ovaire triloculaire, surmonté d'un style court, à stigmates trilobés.

Ne livrant aucune drogue officinale, cette plante fournit, à la médecine populaire, son bulbe qui, récolté en automne, mondé, puis desséché, est constitué par des squames très courtes, se prescrivant comme diurétique, comme expectorant, et extérieurement sous la forme de cataplasmes comme émollient, car elles renferment de la scilline.

Il en est de même des bulbes de l'*Urginia altissima*, Baker, ou *Scille de l'Afrique du Sud*, de l'*Urginia indica*, K. H. des Indes et de la *Drimia cilaris*, Jacq., qui croît au cap de Bonne-Espérance, dont le bulbe se prescrit souvent comme expectorant.

BULBUS ET OLEUM ALLII, BULBE ET ESSENCE D'AIL, D'ALLIUM SATIVUM, L.

Originaire du sud-ouest de la Sibérie, mais cultivée de nos jours dans toute l'Europe, cette plante livre au droguier son bulbe non officinal, qui sert à falsifier le salep.

Il renferme un glucoside qui, hydrolysé, met en liberté du glucose et de l'essence sulfurée ; celle-ci se présente sous la forme d'un liquide incolore, d'odeur spéciale, désagréable pour certaines personnes, d'un poids spécifique de 1,046, à pouvoir rotatoire nul ; elle est constituée par un mélange de sesquiterpène, de sulfure d'allyle et de divers sulfures de formules $C^6H^{10}S^2$, et $C^6H^{10}S^3$.

Ce bulbe frais se prescrit parfois, dans la médecine populaire, comme antiseptique et comme stomachique, puis comme antispasmodique, et comme anthelminthique.

BULBUS ET OLEUM CEPÆ, BULBE ET ESSENCE D'OIGNON, D'ALLIUM CEPA, L.

Cette plante herbacée, originaire de l'Asie méridionale, mais cultivée de nos jours dans toute l'Europe, voire même sur toute la surface de la terre, livre au droguier son bulbe non officinal, qui se prescrit parfois, dans la médecine populaire, comme carminatif, comme stomachique, car il renferme un glucoside qui, hydrolysé, met en liberté de l'essence. Celle-ci se présente sous la forme d'un liquide jaunâtre, d'odeur particulière, désagréable, à saveur spéciale, chaude, d'un poids spécifique de 1,03, à pouvoir rotatoire, lévogyre, de — 3° ; elle est constituée par divers sulfures de formules $C^6H^{12}S^2$ et $(C^6H^3)^2S$.

BULBUS VICTORIALIDIS, D'ALLIUM VICTORIALIS, L.

Originaire des parties montagneuses de l'Asie et de l'Europe, cette plante herbacée, livre au droguier, son bulbe non officinal, qui se prescrit parfois, dans la médecine populaire, comme antirhumastismal, comme stomachique et comme dépuratif. Il en est de même des parties aériennes de rocambolle *Allium Scorodoprasum*, Rich., dont les bulbes sont parfois utilisés comme succédané de ceux de l'*Allium sativum*, idem pour ceux de l'*Allium Porrum*, L. et de l'*Allium æcalonicum*, L. (échalote), etc.

COLCHICÉES

BULBUS COLCHICI, BULBE DE COLCHIQUE, SEMEN COLCHICI, GRAINE DE COLCHIQUE, DE COLCHICUM AUTOMNALE, L.

Origine botanique. — Cette plante bisannuelle, à bulbe profond, porte des feuilles engainantes, sessiles, charnues, lancéolées, à limbe entier, très pointu à son extrémité supérieure, et des fleurs solitaires, à trois pétaloïdes externes, elliptiques, plus grands que les trois internes, qui sont lancéolés. Ce périanthe, campanulé, infundibuliforme, de couleur lilas, entoure six étamines concrescentes par leurs filaments avec ses pétaloïdes et un ovaire supère, triloculaire, renfermant de nombreux ovules : il est surmonté d'un style à trois stigmates. Son fruit est une capsule septicide, brun jaunâtre, triloculaire, qui renferme de nombreuses graines officinales. Notons que les fleurs de cette plante renferment davantage de colchicine que son bulbe, mais elles en contiennent moins que ses graines.

Origine géographique. — Croissant à l'état sauvage dans toute l'Europe centrale, cette plante y fleurit en automne, où elle est parfois cultivée.

A) Bulbes.

Récolte des bulbes. — Le bulbe de cette plante, récolté avant sa floraison, c'est-à-dire au printemps ou au mois d'août, avant la chute de ses feuilles, est mondé de sa tige et de ses racines, puis détaché de son bulbe mère (de l'année précédente) ; il est parfois sectionné dans le sens de la longueur, pour être ensuite desséché à une température modérée ou au soleil, après avoir été encore mondé de ses squames externes, brunâtres. Notons que ce bulbe frais exsude un suc cellulaire abondant.

Description de la drogue. — Ce bulbe se présente sous la forme d'un petit corps ovoïde, marqué de stries longitudinales, convergentes à ses deux extrémités, de 3 à 3 cm. 5 de diamètre, à surface légèrement brunâtre, à base déprimée, à surface plane, creusée en gouttière par l'impression de sa tige. Il porte sur sa face dorsale une petite cicatrice, marque de jonction d'avec son bulbe mère ; on le rencontre parfois aussi dans le droguier sous la forme de petites tranches gris blanchâtre, amylacées, toujours inodores, cassantes, spongieuses, à saveur douceâtre, mucilagineuse, puis amère.

Examen microscopique. — Examiné sur une coupe transversale, ce bulbe est constitué par des cellules polygonales, riches en grains d'amidon, isolés ou réunis par 4, à hile étoilé, à 4 ou à 5 branches qui mesurent de 10 à 15 micro-millimètres. Ces cellules entourent de nombreux faisceaux constitués par des trachées, recouvertes de liber et par un péricycle mou.

Falsifications. — Cette drogue est souvent mélangée à des bulbes de tulipe, non marqués par une gouttière, ou à ceux de gouet, qui ne renferment pas de colchicine.

Analyse chimique. — Ces bulbes renferment du sucre, de l'amidon et de la colchicine dont la teneur varie selon les époques, car ceux récoltés en avril en renferment de 0,1 à 0,13 p. 100, et ceux recueillis en automne de 0,085 à 0,12 p. 100.

B) Graines.

Description de la drogue. — Les graines de colchique, actuellement seules officinales, vu leur teneur plus constante en colchicine, se présentent sous la forme de petits corps subglobuleux, de 2 millimètres de diamètre, de couleur rouge brunâtre, à surface rugueuse, gros sièrement ponctuée, surmontés d'un petit caroncule desséché en forme de crête ; leur consistance est dure, leur saveur âcre, amère, leur odeur nulle.

Examen microscopique (fig. 23). — Leur spermoderme est constitué par plusieurs assises de cellules irrégulières, polygonales, à parois ondulées, sans caractères distinctifs. Il entoure un albumen blanc grisâtre, à cellules polygonales, dont les parois, fortement épaissies, ponctuées, renferment de l'amidon, des corps gras et des albuminoïdes.

Falsifications. — Ces graines sont parfois mélangées à des graines de moutarde noire, qui, plus petites, non albuminées, possèdent une saveur spéciale, très épicée, puis à d'autres graines ne donnant pas les réactions suivantes.

Réactions. — Les graines et les bulbes de colchique, bouillis avec de l'eau, donnent une solution qui, filtrée, évaporée à sec, abandonne un résidu se colorant en jaune par addition d'acide sulfurique et en rouge violacé par celle d'acide nitrique. Leur extrait alcoolique additionné d'ammoniaque, puis agité avec du chloroforme, lui abandonne sa colchicine, qui se colore, en présence d'un petit cristal de bichromate de potasse, en vert, puis en bleu et en violet par addition d'acide sulfurique ; en violet, en brun et en vert, par addition du réactif de Mandelin ; en jaune foncé, par celle de l'acide sulfurique ; mais cette coloration passe au rose violacé, par celle d'une goutte d'acide nitrique.

Dosage de la colchicine. — Ces graines ou ces bulbes, finement pulvérisés, macérés en pré-

sence d'ammoniaque, pendant une heure, dans du chloroforme, en ayant soin d'agiter souvent ce mélange, donnent une solution qui, décantée, filtrée, distillée, abandonne un résidu, que l'on reprend par de l'éther de pétrole, afin de le priver de ses corps gras. Ce résidu, dissous dans du chloroforme, donne une solution qui, distillée, abandonne de la colchicine pure, que l'on tare.

Analyse chimique. — Ces graines renferment du sucre, de l'huile fixe, des matières albuminoïdes et de 0,2 à 0,3 p. 100 de colchicine.

La COLCHICINE, $C^{22}H^{25}NO^6$, étudiée en 1823, par Geiger, se prépare comme suit : les graines pulvérisées du colchique, épuisées par de l'alcool à 90°, donnent un liquide, que l'on soumet jusqu'à consistance d'extrait à la distillation fractionnée. Ce résidu, traité en présence d'acide tartrique par un peu de chloroforme, est ainsi privé de ses corps gras et résineux, solubles dans ce dissolvant, puis par de l'éther de pétrole, auquel il abandonne ses matières colorantes ou son huile fixe. Extrait en présence de carbonate de soude, par du chloroforme, il donne une solution qui, décantée, filtrée, est soumise à la distillation fractionnée ; celle-là abandonnant de la colchicine, que l'on purifie par recristallisations fractionnées.

DESCRIPTION. — Elle se présente sous la forme de petites aiguilles incolores, parfois légè-

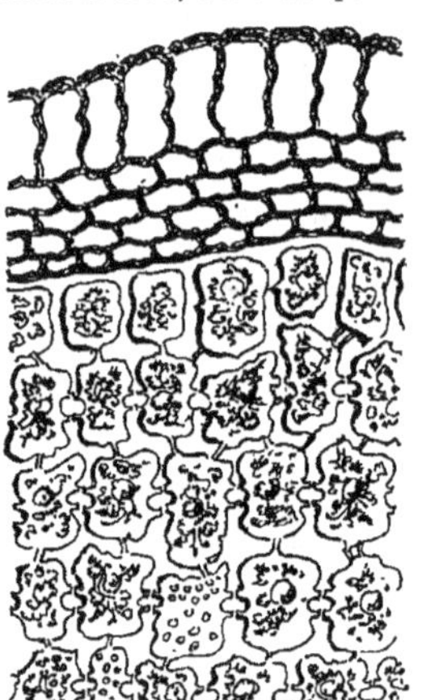

Fig. 23. — Coupe transversale de la graine de colchique.

rement jaunâtres, ou sous celle d'une poudre jaunâtre, amorphe, fusible à 145°, se dissolvant lentement, mais en toutes proportions, dans l'eau, l'alcool, le chloroforme, le benzène. Insoluble dans l'éther, l'éther de pétrole, elle se prend par refroidissement, après avoir été chauffée à une température plus élevée que son point de fusion, en une masse vitreuse, transparente, cassante, d'odeur nulle, à saveur amère, persistante, à réaction légèrement alcaline.

RÉACTIONS. — Elle se dissout avec une coloration jaune dans l'acide sulfurique, cette coloration virant au violet, puis au rouge brunâtre, au vert et au jaune par addition d'une goutte d'acide nitrique. L'acide sulfurique, additionné d'une goutte d'acide nitrique, la dissout avec une coloration jaune verdâtre, passant au vert, au bleu, au violet et au jaune, tandis qu'une solution aqueuse de colchicine se colore à chaud en vert par addition d'une goutte de perchlorure de fer, mais elle se précipite en un dépôt jaune, par celle d'eau de chlore et en un dépôt blanc, par celle d'eau phéniquée. La colchicine se dissout avec une coloration orange dans l'ammoniaque; mais elle est précipitée de ses solutions par addition de tanin, d'acide phospho-molybdique, d'iodure potassique ioduré, d'iodure bismuthico-potassique, à l'encontre des autres réactifs généraux des alcaloïdes, qui ne la précipitent pas, si ses solutions sont diluées. Les acides minéraux dilués transforment la colchicine en alcool méthylique et en colchicéine, ce qui nous permet de présumer que cette base n'est, en réalité, que l'éther méthylique de la colchicéine, car :

$$C^{22}H^{25}NO^6 + H^2O = C^{21}H^{23}NO^6 + CH^3OH$$

Colchicine   Colchicéine   Alcool méthylique

Elle possède, quant à sa formule, la constitution suivante :

$$
\begin{array}{c}
\text{CH} \quad \text{CH}^2 \\
\text{CH}^3\text{O—C} \quad \text{C} \quad \text{C—NH—CO—CH}^3 \\
\text{CH}^3\text{O—C} \quad \text{C} \quad \text{CH} \\
\text{C} \quad \text{C} \quad \text{C———O} \\
\text{CH}^3\text{O} \quad \text{CH} \quad \text{C—OCH}^3 \\
\text{CH} \\
\text{CH}^2————\text{CH}^2 \\
\text{Colchicine}
\end{array}
$$

à l'encontre de la colchicéine qui possède, quant à sa formule, la constitution suivante :

$$
\begin{array}{c}
\text{CH} \quad \text{CH}^2 \\
\text{CH}^3\text{O—C} \quad \text{C} \quad \text{C—NH—CO—CH}^3 \\
\text{CH}^3\text{O—C} \quad \text{C} \quad \text{CH} \\
\text{C} \quad \text{C} \quad \text{C———O} \\
\text{HO} \quad \text{CH} \quad \text{C—OCH}^3 \\
\text{CH} \\
\text{CH}^2————\text{CH}^2
\end{array}
$$

La Colchicéine, $C^{21}H^{23}NO^6 + 1/2H^2O$, se présente sous la forme d'aiguilles incolores, fusibles à 142°, très peu solubles dans l'eau froide, l'éther, le benzène, mais très solubles dans le chloroforme, l'alcool. D'odeur nulle, à saveur moins amère que celle de la colchicine, elle possède les mêmes réactions spécifiques que cette base végétale, car c'est une colchicine déméthylée.

Usage thérapeutique. — La colchicine se prescrit, à doses de 0 gr. 001 à 0 gr. 003 plusieurs fois par jour, sous la forme de pilules et de granules, comme drastique et comme antirhumatismal.

Pharmacie galénique. — Elle sert à préparer le Colchisal ou Salicylate de colchicine, qui possède les mêmes propriétés physiologiques que les graines de colchique (voir notre *Traité de Chimie médico-pharmaceutique et toxicologique*).

Usage thérapeutique des graines de colchique. — Elles se prescrivent rarement comme telles dans la thérapeutique, mais on les ordonne parfois, sous la forme de décoctions ou sous celle de teinture, comme antinévralgique, comme analgésique et comme diurétique, puis comme spécifique contre les rhumatismes, la goutte, l'hydropisie.

Action physiologique. — Ces graines doivent, ainsi que leurs dérivés, se prescrire avec prudence, car à fortes doses, elles provoquent des empoisonnements mortels ; leur colchicine se

transformant dans l'organisme en oxycolchicine, qui provoque des coliques douloureuses, de la diarrhée, de la paralysie des centres nerveux, de la stupeur, l'arrêt des fonctions respiratoires, des sueurs abondantes, des convulsions, et la mort, précédée d'un fort abaissement de la pression artérielle. Le colchique ou la colchicine exagèrent, en outre, à doses thérapeutiques, la sécrétion biliaire, en déterminant des selles bilieuses, plus ou moins abondantes. Elles augmentent, selon certains auteurs, la quantité d'urines ou d'acide urique, mais selon d'autres, elles n'agissent pas comme telles ; en tous cas elles possèdent la propriété de s'accumuler dans l'organisme. La toxicité du colchique s'exerce sur tous les animaux, à l'exception des herbivores, dont le lait est pourtant toxique pour les nouveau-nés et les adultes.

Contre poisons. — Prescrivez, en cas d'empoisonnements par le colchique, du lait chaud, du tanin, de l'iodure potassique, de la magnésie calcinée, des alcooliques, des opiacés, puis provoquez la respiration artificielle.

Pharmacie galénique. — Les graines de colchique servent à préparer la Tinctura Colchici, le Vinum Colchici, l'Acetum Colchici, l'Oxymel Colchici, l'Extractum Colchici, puis la *Poudre de Pistoia*. qui est constituée par un mélange de 1 gramme de poudre de colchique, 1 gramme de bryone, 30 grammes de gentiane, 30 grammes de bétoine et de 30 grammes de camomille.

Incompatibilités. — Ne prescrivez jamais cette drogue ou ses dérivés avec les antivenenas ci-dessus mentionnés.

Historique. — Ses propriétés physiologiques et toxiques étaient déjà connues des Anciens, qui ordonnaient même de prescrire cette drogue avec prudence (voir Dioscoride, Théophraste et Pline, ainsi que les auteurs arabes), Stoerk de Vienne et Williams introduisirent le colchique en 1820 dans la thérapeutique moderne.

BULBUS COLCHICI VARIEGATI, BULBE D'HERMODACTE, DE COLCHICUM VARIEGATUM, L.

Originaire de la Syrie et de l'Egypte, cette plante livre, au droguier, de ces pays son bulbe tubéreux, cordiforme, non officinal, qui, renfermant de la colchicine, se prescrit dans leur thérapeutique comme succédané de notre colchique officinal. Il en est de même aux Indes, où les graines du *Colchicum luteum*, Baker, du *Colchicum speciosum*, Stw., originaires des Indes, se prescrivent dans la thérapeutique hindoue.

RHIZOMA VERATRI, RHIZOME D'HELLEBORE BLANC, DE VERATRUM ALBUM, L.

Origine botanique. — Cette plante herbacée, à rhizome charnu, marqué de nombreuses cicatrices foliaires, mais entouré par les restes des pétioles des années précédentes, porte des feuilles engaînantes, sessiles, minces, à limbe entier, lancéolé ou elliptique, pointu à son extrémité supérieure, mais toujours parcouru, dans toute sa longueur, par des nervures parallèles. Ses fleurs blanches, disposées en épis, sont constituées sur le type habituel de celles des plantes de cette famille.

Origine géographique. — Cette plante, de montagne dans le sud de l'Europe et de plaine dans le nord de ce continent, croît à l'état sauvage dans les Pyrénées, les Cévennes, le Jura, les Alpes, l'Himalaya, la Sibérie, le Japon, la Chine, etc., mais elle fleurit dans nos régions de juillet en août.

Récolte. — Son rhizome, déterré en automne, mondé de ses feuilles et de ses racines, puis desséché à l'ombre ou à une douce température, livre notre drogue officinale.

Description de la drogue. — Il se présente sous la forme de fragments ovoïdes ou coniques, de 1 à 2 centimètres de diamètre sur 4 à 6 centimètres de long, à surface brun noirâtre ou jaunâtre, s'il a été mondé de son écorce, d'odeur nulle, à saveur âcre, amère, persistante.

Examen microscopique (fig. 24). — Examiné sur une coupe transversale, ce rhizome est constitué par un suber à cellules aplaties, brunâtres, disposées en files radiales ; puis par une zone corticale, à cellules polygonales, parfois cristallifères, à cristaux aiguillés d'oxalate de chaux. Elles entourent le liber avec quelques

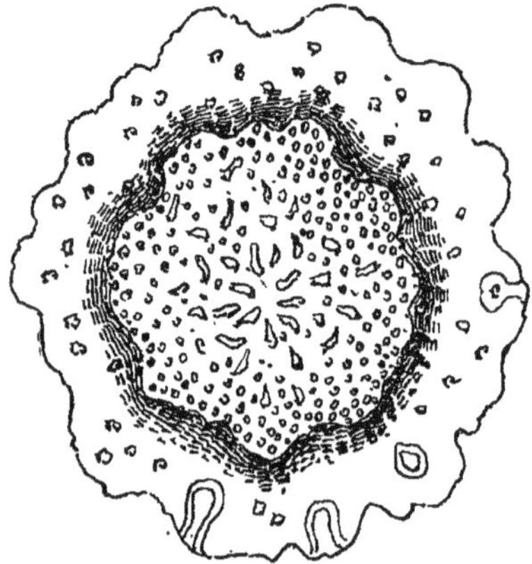

Fig. 24. — Coupe transversale du rhizome d'hellébore blanc.

faisceaux fibro-vasculaires arrondis ou ovales, dépourvus de fibres lignifiées. Il est séparé du cylindre central par l'endoderme, à un ou à deux rangs de cellules toujours épaissies en fer à cheval sur leurs faces internes et latérales ; son meditullium est constitué par des cellules polyédriques, qui entourent de nombreux faisceaux fibro-vasculaires arrondis, obliques, collatéraux. Cette coupe microscopique se colore en jaune orange, puis en rouge, par addition d'acide sulfurique.

Poudre. — Ce rhizome, pulvérisé, donne une poudre qui, ne possédant pas de caractères distinctifs, provoque de violents éternuements, si on la respire ; raison pour laquelle il faut toujours disposer dans les narines de l'opérateur des tampons de ouate. Elle provoque, en outre, des conjonctivites dangereuses.

Falsifications. — Ce rhizome est souvent mélangé à des rhizomes d'*Helleborus niger* qui, ne renfermant pas de jervine, contiennent des glucosides tels que l'helléborine, l'helléboréine ; puis à ceux du *Veratrum viride*, qui renferment de la vératrine. Les rhizomes du *Symplocarpus fœtidus*, d'*Asphodalus speciosus*, servent aussi à falsifier cette drogue, quoiqu'ils ne renferment pás de jervine.

Dosage des alcaloïdes. — Extrayez, en pré-

sence d'ammoniaque, la poudre d'hellébore blanc par de l'éther, puis après une heure de contact, décantez et filtrez celui-ci ; agitez-le avec une solution aqueuse d'acide chlorhydrique, aussi longtemps que quelques gouttes de ce liquide se troublent par addition du réactif de Meyer. Ces solutions aqueuses, acides, additionnées d'ammoniaque, puis agitées avec de l'éther, lui abandonnent leurs alcaloïdes, car filtré, puis distillé, celui-ci dépose un résidu devant peser au minimum un centigramme d'alcaloïdes par gramme de substance.

Analyse chimique. — Ce rhizome renferme de la vératroïdine, 0,13 p. 100 de jervine, de la pseudo-jervine, de la protovératrine, de la rubijervine, qui sont des alcaloïdes, puis un glucoside ou vératramarine et de l'acide jervique, identique à l'acide chélidonique, outre des matières résineuses, du sucre et des albuminoïdes, mais elle renferme principalement, selon de nouvelles analyses, de la vératralbine.

La VÉRATRALBINE, $C^{28}H^{43}NO^5$, se prépare en extrayant ce rhizome par de l'alcool additionné d'acide tartrique qui, concentré, décanté de ses matières résineuses et oléagineuses, est ensuite agité, en présence d'alcalins, avec de l'éther, dont la solution est reprise par de l'eau additionnée d'acide tartrique. Celle-ci, concentrée, puis précipitée par du carbonate de soude, dépose un dépôt, que l'on dessèche. Elle se présente sous la forme d'une poudre blanche, cristalline, insoluble dans l'eau, mais très soluble dans l'alcool, l'éther, le chloroforme.

La JERVINE, $C^{26}H^{37}NO^3$, se présente sous la forme de cristaux incolores, fusibles à 237°, peu solubles dans le chloroforme, l'alcool amylique, le benzène, mais très solubles dans l'alcool éthylique, l'éther. Inodore, à saveur très amère, elle se dissout avec une coloration jaune, puis brune et brun verdâtre, dans l'acide sulfurique (mais cette coloration passe au bleu par addition de sucre de canne), rouge brunâtre en présence d'eau furfurolée dans cet acide, jaune puis brune dans le réactif de Frœhde, jaune puis violette et rouge cerise dans l'acide vanadique, rouge en présence d'acide sélénique dans l'acide sulfurique, rouge puis jaune dans l'acide nitrique, rouge cerise dans l'acide chlorhydrique chaud.

La PSEUDO-JERVINE, $C^{29}H^{43}NO^7$, se présente sous la forme d'une poudre blanche, cristalline, insoluble dans l'eau, l'éther de pétrole, mais très soluble dans l'alcool, l'éther, le chloroforme, le benzène. Elle se dissout, avec une coloration verte, dans l'acide sulfurique.

La VÉRATROÏDINE, $C^{32}H^{51}NO^{11}$ se présente sous la forme de cristaux incolores, brillants, fusibles à 245°, presqu'insolubles dans tous les dissolvants organiques et dans l'eau ; mais elle se dissout avec une coloration bleue, puis violette, dans l'acide sulfurique, rose dans l'acide chlorhydrique.

La PROTOVÉRATRINE, $C^{20}H^{45}NO^8$, se présente sous la forme de paillettes incolores, fusibles à 265°, se dissolvant avec une coloration verte, puis rouge et violette dans l'acide sulfurique.

La RUBIJERVINE, $C^{20}H^{43}NO^2$, se présente sous la forme de prismes incolores, fusibles à 246°, insolubles dans l'eau, très solubles dans l'alcool, qui se dissolvent avec une coloration jaune, puis rouge foncé dans l'acide sulfurique, et violette dans l'acide phosphorique.

Usage thérapeutique. — Le rhizome d'hellébore blanc se prescrit, en poudres ou en pilules, à doses de 0 gr. 2 à 1 gramme. par jour, comme émétocathartique, comme antispasmodique, comme sédatif, principalement comme spécifique contre les pleurésies et contre les rhumatismes, mais on l'ordonne aussi sous la forme de liniments ou de teintures, comme antirhumatismal.

Action physiologique. — Ordonnée à doses trop élevées, cette drogue provoque des empoisonnements souvent mortels, se rapprochant beaucoup de ceux attribués à la vératrine, car ils sont précédés de coliques, de diarrhées, de convulsions et de vertiges, etc.

Pharmacie galénique. — Elle sert à préparer la Tinctura Veratri.

Contrepoisons. — Ordonnez, en cas d'empoisonnements par ce rhizome, de l'ammoniaque, du camphre, des opiacés et du tanin, outre ses incompatibilités.

Incompatibilités. — Ne la prescrivez jamais avec des iodures, des bromures, des chlorures, du tanin, des opiacés, des alcalins, etc.

Historique. — Le nom de Veratrum, attribué à cette plante, signifie faire éternuer. Connue des Anciens, elle fut souvent confondue avec le rhizome d'autres hellébores, voir Fuchs, Cordus, Matthiolus, qui la dénomma *Veratrum*.

RHIZOMA VERATRI AMERICANI, RHIZOME D'HELLÉBORE VERT, DE VERATRUM VIRIDE Ait.

Cette plante, originaire des Etats-Unis, livre au droguier son rhizome non officinal en Europe, qui, déterré, renferme de la vératrine, de la jervine, de la rubijervine. Il se prescrit parfois comme succédané de celui du *Veratrum album*.

SEMEN SABADILLÆ, GRAINE DE CÉVADILLE, DE SCHOENOCAULON OFFICINALE, A. Gray.

Origine botanique. — Cette plante, à oignon dont les squames externes sont rouge brunâtre, les squames internes blanc jaunâtre, porte des feuilles engainantes, linéaires, très longues mais très étroites, à limbe entier, pointu à son extrémité supérieure, parcouru par une nervure médiane, très prononcée et par des nervures secondaires, parallèles. Son inflorescence, disposée sous la forme d'épis, est supportée par une longue tige, non feuillée, simple, droite, d'un mètre de haut. Chacune de ses fleurs est constituée par un périanthe jaune verdâtre, à 6 lobes alternants, légèrement charnus, qui entourent 6 étamines concrescentes par la base de leurs filets avec les pétaloïdes, et un ovaire supère, triloculaire, à 3 carpelles fermés, concrescents, renfermant chacun de 2 à 3 ovules. Son fruit est une capsule papyracée, sèche, grisâtre, reposant sur les lobes desséchés du périanthe. Constitué par 3 carpelles, s'ouvrant par une suture ventrale, partant de la moitié de sa longueur, il renferme dans chacune de ses 3 loges de 2 à 3 graines officinales.

Origine géographique. — Cette plante, dont on ne connaît pas exactement l'époque de sa floraison, croît à l'état sauvage au Mexique, principalement aux environs de Coffre, de Pérote, puis sur le versant du pic Orizaba, au Vénézuéla, et dans le Guatémala et la Guyane ; Vera-Cruz, Alvaredo étant les principaux ports d'exportation de ses graines, dont le marché se tient en Europe à Londres, à Marseille et à Hambourg, etc.

Récolte. — Les fruits mûrs de cette plante, recueillis à la main, puis desséchés au soleil, sont privés de leurs graines, qui sont exportées sur l'Europe, où elles y parviennent parfois entourées de leurs péricarpes.

Description de la drogue. — La graine de sabadille se présente sous la forme d'un petit corps oblong, de 8 à 12 millimètres de long sur 2 à 3 millimètres de diamètre, légèrement mucroné au sommet, qui est un peu réfléchi, à surface brun foncé, luisante, irrégulièrement anguleuse mais striée dans toute sa longueur par des lignes claires. Son odeur est nulle, sa saveur âcre, amère. Elle provoque une violente salivation. Sa poudre, respirée, provoque des éternuements douloureux et de la conjonctivite.

Examen microscopique. — Examinée sur une coupe longitudinale, cette graine est constituée par un spermoderme épais, noirâtre, par un endosperme blanchâtre, corné, à cellules polygonales, dont les parois fortement épaissies, ponctuées, entourent de nombreuses gouttelettes oléagineuses et des grains d'amidon ; à sa base se rencontre un petit embryon, avec le reste du funicule très court.

Examinée sur une coupe transversale, elle est constituée par un épisperme à 3 assises distinctes ; la première à cellules cubiques, dont les parois, peu épaissies sur leurs faces internes et latérales, sont ondulées, la seconde par 4 ou 5 rangs de cellules irrégulières, tangentiellement aplaties, à parois faiblement épaissies, colorées en brun ; la troisième à une assise de cellules rectangulaires, dont les parois sont colorées en jaune verdâtre. Puis vient l'endosperme à cellules irrégulièrement polygonales, à parois épaissies, ponctuées, qui entourent de nombreuses gouttelettes oléagineuses, des grains d'amidon et des substances protéiques.

Falsifications. — Cette drogue, rarement falsifiée, est parfois confondue avec d'autres graines, ne donnant pas les réactions suivantes :

Réactions. — Extraites par de l'alcool, ces graines donnent une teinture, qui prend une fluorescence verdâtre par addition d'acide sulfurique, mais qui se colore à chaud, en rouge carmin, en présence de ce réactif.

Dosage de ses alcaloïdes. — Mélangez, en présence d'un peu d'ammoniaque, 7 grammes de poudre de sabadille et 70 centimètres cubes d'éther, en ayant soin d'agiter souvent le tout et de l'abandonner ensuite, pendant une heure, à la macération. Décantez, après deux heures de repos, 50 centimètres cubes de cet éther, que vous soumettez, après les avoir filtrés, à la distillation fractionnée. Leur résidu, dissous dans 5 centimètres cubes d'alcool, additionné de 3 gouttes d'une solution d'hématoxyline, est titré, en présence de 50 centimètres cubes d'éther, par l'acide chlorhydrique décinormal, jusqu'à ce que sa couche aqueuse prenne une coloration rouge brunâtre. Sa teneur en alcaloïdes doit être au minimum de 3,5 p. 100, car 1 centimètre cube d'acide chlorhydrique, décinormal, neutralise 62 mgr. 2 d'alcaloïdes de la sabadille.

Analyse chimique. — Cette graine renferme de la vératrine ou cévadine, de la sabadilline, de la vératroïdine ou vératrine amorphe, de la cévadine, qui sont des alcaloïdes toujours combinés à l'acide vératrique ou à l'acide cévadique, puis 13 p.100 d'huile fixe, des matières cireuses et résineuses, de l'amidon, des traces d'essence, etc., etc.

PRÉPARATION DE LA VÉRATRINE. — Les graines pulvérisées de la sabadille, chauffées avec de l'alcool bouillant, additionné d'acide tartrique ou d'acide sulfurique dilué, donnent un liquide qui, concentré par la distillation fractionnée, est précipité par addition d'ammoniaque. Le précipité ainsi obtenu, brunâtre, lavé avec de l'eau froide, puis desséché, est repris par de l'éther qui, distillé, abandonne un dépôt de vératrine impure. Celle-ci, dissoute dans de l'acide chlorhydrique très dilué, donne une solution que l'on agite avec de l'éther, et que l'on précipite ensuite par addition d'ammoniaque.

DESCRIPTION DE LA DROGUE. — La vératrine, $C^{32}H^{49}NO^9$, se présente sous la forme d'une poudre blanche, microcristalline, inodore, à saveur brûlante, non amère, à réaction alcaline, qui, respirée, provoque de violents éternuements. Insoluble dans l'eau, si elle est sèche, mais très soluble dans ce dissolvant, si elle a été fraîchement précipitée, elle est très soluble dans l'alcool, le chloroforme, peu soluble dans l'éther, le benzène, l'alcool amylique, mais insoluble dans l'éther de pétrole. Fusible à 150°, elle donne, par refroidissement, une masse résinoïde, cassante.

RÉACTIONS. — Elle se dissout avec une coloration jaune, puis orange et rouge carmin dans l'acide sulfurique, et dans les réactifs de Froehde et d'Erdmann, mais sans coloration dans l'acide chlorhydrique froid. Une petite quantité de vératrine, traitée par de l'acide sulfurique, s'y dissout, en présence de sucre, avec une coloration violette, puis bleue. On obtient aussi cette réaction, en triturant cet alcaloïde avec du sucre, que l'on additionne d'acide sulfurique. Une dissolution fraîchement préparée de vératrine, dans de l'acide sulfurique, se colore en rouge pourpre, par addition d'eau de brome, et en vert, puis en bleu violacé, par celle d'eau furfurolée. Cet alcaloïde, chauffé avec une solution aqueuse d'acide chlorhydrique, se colore en rouge, tandis que la strychnine, la caféine, la quinine ne donnent pas cette réaction, la syringine, traitée de la même manière, se colorant en rouge, mais cette coloration disparaît à la chaleur. Un milligramme de vératrine dissous, en présence d'un acide, dans de l'eau, donne une solution se troublant par addition de bichromate de potasse ou de cyanure potassique, mais elle ne se précipite pas par celle de nitroprussiate de soude.

Notons que la vératrine commerciale est toujours un mélange de vératridine et de cévidine.

USAGE THÉRAPEUTIQUE DE LA VÉRATRINE. — Cet alcaloïde se prescrit, à doses de 0 gr. 001 à 0 gr. 005 plusieurs fois par jour, sous la forme de poudres ou de pilules, comme antipyrétique, comme analgésique et comme sédatif contre les douleurs rhumatismales, les points pleurétiques, les névralgies, etc., puis extérieurement, à doses de 0 gr. 2 à 0 gr. 3 sur 30 grammes de dissolvant ou d'excipient, sous la forme de frictions ou d'onguents, comme vésicant contre l'ischias, les douleurs rhumatismales, intercostales ou névralgiques.

ACTION PHYSIOLOGIQUE. — Facilement résorbée par l'organisme, principalement par les muqueuses, elle en est rapidement éliminée par les reins ; la vératrine, ordonnée à doses trop élevées, provoque souvent des cas d'empoisonnements mortels, précédés d'une salivation abondante, de coliques, de diarrhées, de céphalalgie, de nausées, de vomissements, d'étourdissements, de collaps, de convulsions avec arrêt de la respiration ; la mort survenant par asphyxie, car c'est un poison musculaire par excellence, qui, agissant sur les muscles striés, abaisse la température et paralyse les nerfs moteurs ; elle augmente, pour commencer, le nombre des pulsations du pouls, qu'elle diminue ensuite.

CONTREPOISONS. — Ordonnez, en cas d'empoisonnements par cet alcaloïde, des lavages d'estomac, des émétiques, des stimulants alcooliques, du camphre, du café, du tanin, etc.

La CÉVIDINE ou CÉVINE, $C^{27}H^{49}NO^8$, se présente sous la forme d'une poudre blanche, cristalline, inodore, à saveur brûlante, non amère, fusible à 197°, qui se dissout, en présence de sucre de canne, avec une coloration brunâtre dans l'acide sulfurique. Distillée à sec, elle se décompose en acide méthylcrotonique, en picoline, et un hydrocarbure mal déterminé.

La CÉVADINE ou VÉRATRINE, CRISTALLISÉE, $C^{32}H^{49}NO^9$, se présente sous la forme d'aiguilles incolores, inodores, à saveur chaude, fusibles à 205°, solubles dans l'eau. Chauffée avec des hydrates alcalins, elle se décompose en acide tiglinique et en cévine, car

$$C^{32}H^{49}NO^9 + H^2O = C^5H^8O^2 + C^{27}H^{43}NO^8$$

Vératrine — Acide tiglinique — Cévine

La VÉRATRIDINE ou VÉRATRINE AMORPHE, $C^{32}H^{49}NO^9$, se présente sous la forme d'une poudre blanche, inodore, fusible à 155°, qui, soluble dans l'eau, donne avec ce dissolvant chaud du vératrate de vératroïne.

La CÉVADILLINE ou SABADILLINE, $C^{34}H^{53}NO^8$, insoluble dans l'éther, se prépare en extrayant le précipité ayant servi à la préparation de la vératrine cristallisée (c'est-à-dire, extraite par de l'éther), par de l'eau additionnée d'acide tartrique, dont la solution est ensuite précipitée par addition de carbonate de soude.

Elle se présente sous la forme d'une poudre blanche, aiguillée, insoluble dans l'éther, très peu soluble dans le benzène, l'alcool amylique, mais très soluble dans l'alcool bouillant, l'eau bouillante. Traitée par de la potasse caustique alcoolique elle se décompose comme suit, en cévilline et en acide tiglinique, car :

$$C^{34}H^{53}NO^8 + H^2O = C^{29}H^{47}NO^7 + C^5H^8O^2$$

Sabadilline — Cévilline — Acide tiglinique

Ses solutions aqueuses, acides, ne sont pas précipitées par addition d'eau de brome, de bichromate de potasse, de ferricyanure de potasse, de phosphate de soude, de perchlorure de fer, de chlorure de palladium, ce qui les différencie de suite de celles renfermant de la vératrine. Elle se dissout avec une coloration gris verdâtre, puis bleue, dans l'acide sulfurique ; verte dans le réactif de Froehde ; rouge violacé dans l'acide chlorhydrique (mais cette dissolution est fluorescente), verte, puis violette dans l'acide sulfurique additionné d'eau furfurolée, mais elle ne donne pas de réactions caractéristiques avec le réactif d'Erdmann, ni en présence d'acide vanadique avec l'acide sulfurique.

La SABADININE, $C^{26}H^{45}NO^9$, se présente sous la forme de longues aiguilles incolores, très peu solubles dans l'éther, l'acétone, mais très solubles dans l'eau, l'alcool, le chloroforme. Elle se dissout avec une coloration rouge sang dans l'acide sulfurique. Non irritante pour les muqueuses nasales, cette base n'est pas précipitée, de ses solutions aqueuses et acides, par addition d'ammoniaque.

Usage thérapeutique des graines de sabadille. — Ces graines, se prescrivant rarement dans la thérapeutique interne, y sont parfois ordonnées, à doses de 0 gr. 1 à 0 gr. 15, plusieurs fois par jour, comme émétocathartique et comme sédatif ; mais on les ordonne souvent, sous la forme de teinture et sous celle de frictions, comme rubéfiant et comme parasiticide. Leur teinture peut aussi se prescrire, à doses de 5 gouttes plusieurs fois par jour, comme antinévralgique.

Action physiologique. — Ordonnées à doses trop élevées, elles provoquent souvent des empoisonnements mortels, précédés d'une forte salivation, de coliques, de nausées, de vomissements, d'hématurie, de diarrhées sanguinolentes, de convulsions, de collapsus et d'un arrêt presque complet de la respiration.

Contrepoisons. — Administrez en ce cas des purgatifs, des diurétiques, de l'acétate ammonique, des stimulants, des opiacés, de la caféine, puis ordonnez des injections intraveineuses de camphre.

Pharmacie galénique. — Ces graines servent à préparer la Tinctura Sabadillæ, l'Acetum Sabadillæ, etc., et de nombreux parasiticides spécialisés.

Historique. — Monardès de Séville (1493 à 1578) découvrit la plante livrant la sabadille, dont Hernandes, visitant de 1571 à 1577 la Nouvelle-Espagne, rapporta des graines, qui furent ordonnées au xviiie siècle comme vermifuge et comme parasiticide par les Capucins, raison pour laquelle elles furent dénommées par le peuple graines aux Capucins.

ASPARAGINÉES

RADIX ASPARAGI, RACINE D'ASPERGE, D'ASPARAGUS OFFICINALIS, L.

Le rhizome de cette plante, originaire de l'Europe méridionale mais cultivée dans tous nos jardins potagers, porte de nombreux stolons allongés, brun grisâtre à l'extérieur, blanchâtres à l'intérieur, qui, renfermant de la coniférine, de la mannite, de l'asparagine et des matières résineuses, se prescrivent, à l'état frais, comme diurétique. Ils servent aussi à préparer un sirop se prescrivant comme sédatif contre les affections cardiaques. Notons que les urines des personnes ayant absorbé des stolons d'asperges, prennent un odeur spéciale, peu agréable ; celle-ci devenant, par addition de quelques gouttes d'essence de térébenthine, agréable, aromatique, car elle rappelle alors celle de l'essence de violettes.

Notons que les graines de cette plante sont noires, de 3 à 4 millimètres de diamètre, aussi ressemblent-elles un peu à celles de la jusquiame ou de la stramoine, mais elles sont constituées par un endosperme corné, bien développé, à embryon cylindrique, recourbé. Ne renfermant pas trace d'alcaloïdes, elles contiennent, outre des matières résineuses et pectiques, 15 p. 100 d'huile fixe et de la mannane.

Leur HUILE FIXE se présente sous la forme d'un liquide jaune rougeâtre, siccatif, d'un poids spécifique de 0,928, à indice de réfraction de 1,75, à indice de saponification

de 194, à indice d'iode de 135, à indice d'acétyle de 179, soluble dans l'éther, l'alcool, l'éther de pétrole, le chloroforme, le sulfure de carbone, etc., etc.

Elle est constituée par des triglycérides des acides palmitique et stéarique, précipitables par les sels de plomb ; dont le stéarate et le palmitate plombiques sont insolubles dans l'éther, à l'encontre des sels plombiques des acides oléique et dioxystéarique, qui sont solubles dans ces dissolvants, puis par des glycérides des acides linolique, sativinique et tétraoxystéarique.

La MANNANE est une réserve qui peut être obtenue en extrayant ces graines (déshuilées par de l'éther et par du chloroforme) par de l'acide chlorhydrique à 6 p. 100, dont la solution, additionnée de phénylhydrazine, précipite l'hydrazone de la mannane, que l'on peut purifier en la faisant recristalliser, celle-là fondant à 196°. Traitée par de l'acide chlorhydrique, elle donne un filtrat qui, concentré, puis soumis à la cristallisation spontanée, se dépose sous la forme d'une poudre cristalline blanche de mannose.

RHIZOMA RUSCI, RHIZOME DE PETIT HOUX, DE RUSCUS ACULEATUS L.

Originaire de l'Europe centrale et méridionale, cette plante livrait autrefois, à la thérapeutique, son rhizome qui, sectionné, se présente sous la forme de fragments gris jaunâtre, marqués d'anneaux circulaires et de cicatrices foliaires, arrondies, à saveur douceâtre puis âcre, d'odeur térébinthinée, qui se prescrivaient, sous la forme de décoctions, comme diurétique, de par leur teneur en essence et en nitrate potassique.

HERBA GLORIOSÆ, GLORIEUSE, DE GLORIOSA SUPERBA L.

Cette plante, originaire des Indes et de Ceylan, livre au droguier ses parties aériennes et son tubercule qui, desséchés, se prescrivent parfois dans la thérapeutique de ces pays. Ils y sont aussi utilisées, comme poison efficace, par les gens disposés à se suicider, car ils renferment de la choline, du dextrose, du phytostérol, des glucosides phytostéroliques, outre des acides benzoïque, palmitique, salicylique, de l'acide 5-méthoxy-2-oxybenzoïque et de la colchicine.

HERBA CONVALLARIÆ, MUGUET, DE CONVALLARIA MAJALIS, L.

Origine botanique. — Le rhizome très développé de cette plante porte, la première année, deux feuilles radiales, amplexicaules, lancéolées, parallélinervées, à limbe entier, et la seconde année, une hampe florale, supportant deux feuilles alternantes, engainantes, à limbe entier, elliptique, ovale ou lancéolé, glabre, de 20 centimètres de long sur 4 centimètres de large, parcouru dans toute sa longueur par des nervures parallèles. Son inflorescence, disposée sous la forme d'une grappe unilatérale, est constituée par 8 à 10 fleurs blanches, courtement pédonculées, munies, quant à celles de l'aisselle, de petites bractées linéaires ou lancéolées. Ces fleurs sont formées par un périanthe blanc, campanulé, à 6 lobes urcéolés au sommet, qui entourent 6 étamines disposées sur deux verticilles, mais insérées par la base de leurs filaments sur les pétaloïdes, et un ovaire supère, triloculaire, surmonté d'un style simple, à petit stigmate trigone. Son fruit est une baie.

Origine géographique. — Fleurissant d'avril en mai, cette plante herbacée prospère, à l'état sauvage, dans les sous-bois des deux hémisphères septentrionaux, mais elle ne se rencontre jamais sous les tropiques.

Description de la drogue (fig. 25). — Les parties aériennes de cette plante, déjà décrites, puis desséchées, se rencontrent parfois dans le droguier. Leur odeur est nulle, leur saveur très amère.

Examen microscopique. — Examinées sur une coupe transversale, ces feuilles sont constituées sur leurs deux faces par un épiderme riche en stomates, formé par une seule assise de cellules rectangulaires qui, vues de face, sont polygonales. Elles enserrent un mésophylle homogène, à cellules polygonales, riches en prismes ou en aiguilles d'oxalate de chaux. Ces cellules entourent un large faisceau fibro-vasculaire, elliptique, constitué par des vaisseaux spiralés, eux-mêmes entourés par un péricycle fibreux. Notons que le mésophylle des pétaloïdes des fleurs de muguet est constitué par des cellules polygonales, riches en prismes ou en aiguilles d'oxalate de chaux.

Falsifications. — Les parties aériennes de cette plante sont souvent mélangées à des

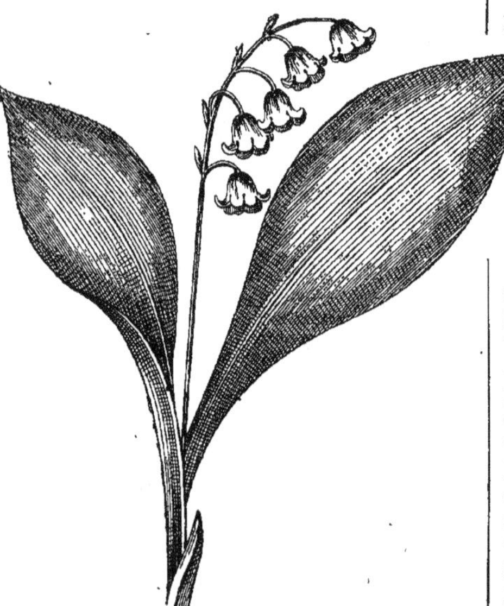

Fig. 25. — Muguet.

feuilles d'autres Monocotylédones, qui ne donnent pas les réactions suivantes :

Réactions. — L'extrait alcoolique de cette plante, repris par de l'eau, donne un liquide se précipitant en un dépôt jaune, par addition d'acétate neutre de plomb ; mais repris par de l'alcool, il donne une solution, qui, évaporée à sec, abandonne un résidu se colorant en jaune par addition d'acide sulfurique ; cette coloration passant au rose, au violet et au bleu par celle de quelques gouttes d'eau.

Analyse chimique. — Cette drogue renferme, outre des traces d'essence, du sucre, du mucilage, une matière colorante jaune, de l'oxalate de chaux, de la convallarine, de la convallamarine, et, selon certains auteurs, un alcaloïde ou majaline.

PRÉPARATION DE LA CONVALLARINE ET DE LA CONVALLAMARINE. — Les racines, les feuilles et les fleurs de cette plante, traitées à chaud par de l'eau, puis par de l'alcool, donnent des solutions qui, concentrées dans le vide et à la chaleur du bain-marie, sont ensuite, quant à la solution alcoolique,

précipitées par addition d'acétate de plomb neutre, puis par celle d'hydrogène sulfuré. La solution alcoolique ainsi obtenue, soumise à la cristallisation spontanée, dépose sa convallarine, qui, se rencontrant en partie dans ses eaux mères, peut ensuite en être extraite en les agitant avec de l'éther. La solution aqueuse ainsi obtenue, précipitée par addition de tanin, donne un dépôt, qui, desséché, est ensuite extrait par de l'alcool, dont la solution est traitée, premièrement par de l'hydrate plombique, puis par de l'hydrogène sulfuré, pour être ensuite évaporée à sec dans le vide ; son résidu étant repris par de l'acétone ou par de l'alcool, afin d'obtenir des solutions qui, soumises à la cristallisation, déposent de la convallamarine cristallisée.

La CONVALLARINE, $C^{34}H^{62}O^{11}$, se présente sous la forme de petits prismes incolores, peu solubles dans l'eau froide, très solubles dans l'alcool, l'acétone. Se dissolvant avec une coloration brune, puis rouge cerise dans l'acide sulfurique, elle se prescrit parfois, à doses de 0 gr. 02 plusieurs fois par jour, comme purgatif drastique, car elle se décompose dans l'organisme, ainsi que par l'hydrolyse, en glucose et en *convallaréine*, $C^{14}H^{26}O^3$; celle-ci se présentant sous la forme d'une poudre cristalline, blanche, insoluble dans l'eau, mais très soluble dans l'alcool, l'éther.

La CONVALLAMARINE, $C^{23}H^{44}O^{12}$, se présente sous la forme d'une poudre cristalline, blanche, inodore, très amère au goût, insoluble dans l'éther, très soluble dans l'eau, l'alcool, qui se dissout avec une coloration jaune, puis brune et violette, dans l'acide sulfurique, jaune dans l'acide nitrique, rouge dans le réactif de Millon ou dans l'acide chlorhydrique chaud. Traitée par de la potasse caustique, elle s'y dissout en partie, en mettant du glucose en liberté ; mais ses solutions aqueuses ne sont pas précipitées par addition de bichlorure de mercure, ni par celle de sulfate de cuivre. Elles se précipitent, par contre, en un dépôt blanc par addition de tanin, grisâtre par celle de nitrate mercureux. Hydrolysée, elle se décompose en glucose et en *convallarétine*, $C^{20}H^{36}O^8$; celle-ci, se présentant sous la forme d'une poudre blanc jaunâtre, cristalline, insoluble dans l'eau, très soluble dans l'alcool, se dissout avec une coloration jaune dans l'acide nitrique, d'où elle est reprécipitée par addition d'eau. La convallamarine se prescrit parfois comme cardiotonique et comme diurétique.

Usage thérapeutique. — Le muguet se prescrit, à doses de 0 gr. 03 à 0 gr. 05 plusieurs fois par jour, sous la forme de poudres ou sous celle de décoctions, comme cardiotonique et comme diurétique, puis comme spécifique contre l'hydropisie, l'arythmie et la goutte.

Action physiologique. — Prescrit à doses trop élevées, il agit comme purgatif drastique, en provoquant souvent des cas d'empoisonnements mortels, avec ralentissement des pulsations du pouls, augmentation de la pression artérielle, le cœur s'arrêtant ensuite en systole.

Cette drogue, ordonnée à doses thérapeutiques, ralentit le pouls, augmente la pression artérielle, facilite les garde-robes, augmente la quantité d'urines et rend les mouvements respiratoires plus amples, plus fréquents, etc.

Pharmacie galénique. — Elle sert à préparer l'Extractum Convallariæ fluidum, le Sirupus Convallariæ, la Tinctura Convallariæ, etc.

RADIX POLYGONATI, SCEAU DE SALOMON, DE POLYGONATUM VULGARE, Desf.

Cette plante herbacée, originaire de toute l'Europe, livre, au droguier, ses racines non officinales, à saveur sucrée, mucilagineuse, qui renferment beaucoup de chlorures, de sulfates, de phosphates, de silicates de chaux, de magnésie, de fer, d'alumine et de manganèse, puis de la saponine, du glucose, du mucilage et du tanin. Elles se prescrivent parfois, dans la médecine populaire, de par leur teneur en saponine, comme expectorant, au même titre que les racines de Séneca, de Quillaya ; mais elles ne peuvent être ordonnées comme succédané de celles de la salseparelle ou de la saponaire, ou du bois de gaïac, comme dépuratif, car leur saponine est de nature fort différente. Ces racines se prescrivent aussi parfois comme vulnéraire et comme expectorant dans la thérapeutique vétérinaire.

PARISETTE, DE PARIS QUADRIFOLIA L.

Les parties aériennes de cette plante herbacée, originaire de l'Europe, se prescrivaient autrefois, de par leur teneur en paridine et en parastyphine, comme diurétique et comme purgatif. Il en était de même des racines de cette plante, qui ne sont plus officinales, mais qui renferment aussi de la paridine.

La PARIDINE, $C^{16}H^{28}O^7$, se présente sous la forme de lames minces, brillantes, solubles dans l'eau, l'alcool dilué, insolubles dans l'éther, le chloroforme. Elle se dissout avec une coloration rouge dans les acides sulfurique ou phosphorique, mais sans coloration dans l'acide chlorhydrique.

Elle agit comme un stimulant des mouvements cardiaques, mais elle diminue le nombre de leurs pulsations et leur intensité ; ordonnée à doses trop élevées, elle provoque des bourdonnements d'oreilles, de l'angoisse, puis de l'engourdissement général et la mort.

RADIX SALSAPARILLÆ, RACINE DE SALSEPAREILLE, DE SMILAX MEDICA, Schlecht, SMILAX OFFICINALIS, Humb., SMILAX SYPHILITICA, Kunth.

Origine botanique. — Ces plantes, volubiles comme la vigne vierge, possèdent un rhizome bien développé, pouvant atteindre 2 mètres de long et un diamètre de l'épaisseur d'un bras ; celui-ci porte de nombreuses racines adventives, des tiges épineuses, volubiles, à feuilles alternantes, pétiolées, à limbe entier, cordiforme à sa base, pointu au sommet, parcouru par une nervure médiane prononcée, par 4 nervures secondaires parallèles avec celle-ci, et par des nervures tertiaires, très fines, anastomosées. Ces tiges, s'enroulant à l'aide de vrilles autour des arbres des forêts vierges, peuvent atteindre de 30 à 40 mètres de long. Elles portent des inflorescences disposées sous la forme d'ombelles, à fleurs jaune verdâtre, dioïques, constituées par un périanthe à 6 lobes lancéolés, libres, ordonnés sur deux cercles, qui entourent 6 étamines et un ovaire triloculaire, surmonté d'un style court, à 3 stigmates presque sessiles. Celui-ci renferme dans

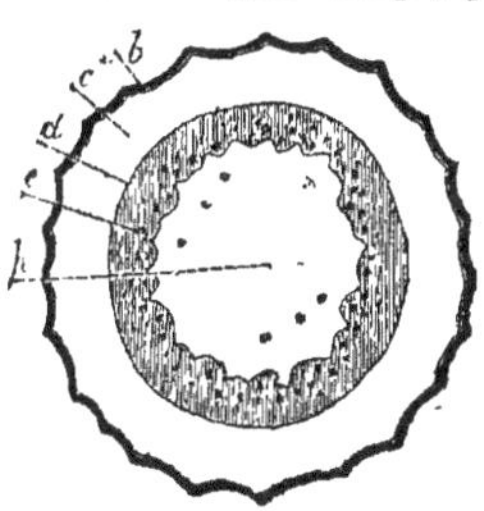

Fig. 26.
Coupe transversale de la racine de salseparelle brésilienne.

chacun de ses carpelles de un à trois ovules. Son fruit est une baie, qui renferme des graines à albumen volumineux. Rappelons que l'on n'est pas encore parvenu, avec certitude, à déterminer la plante qui livre notre drogue officinale.

Origine géographique. — La *Smilax medica* croît à l'état sauvage au Mexique, la *Smilax officinalis* sur les bords de la Magdalena, la *Smilax syphilitica* sur ceux du Rio Negro, la *Smilax papyracea* sur ceux de l'Amazone ; en un mot, ces plantes prospèrent au Mexique, en Colombie, dans le Honduras et dans une partie des Guyanes et du Brésil.

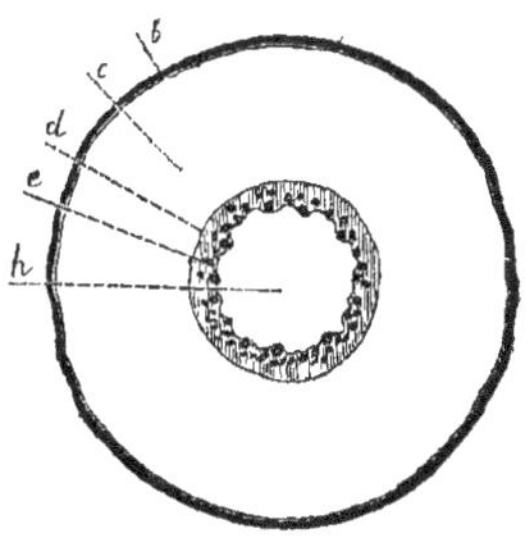

Fig. 27.
Coupe transversale de la racine de salseparelle caraque.

Pathologie. — Elles sont souvent attaquées, ainsi que leurs racines officinales, par la *Cystospora Smilacis*.

Récolte. — Leurs racines sont très difficiles à déterrer, car, enchevêtrées les unes dans les autres, elles ne se rencontrent que dans des marécages à peu près inexplorés. Mises à nu, à l'aide d'un long bâton pointu, elles sont déterrées avec ou sans leurs rhizomes, car les indigènes, qui s'adonnent à cette récolte, préfèrent les y laisser, afin que ces plantes donnent les années suivantes de nouveaux stolons et de nouvelles racines. Notons que ces plantes peuvent, en outre, se multiplier non seulement par leurs fruits, mais par leurs tiges. Les racines ainsi récoltées, transportées dans des camps, y sont généralement desséchées au-dessus d'un feu doux, fumant.

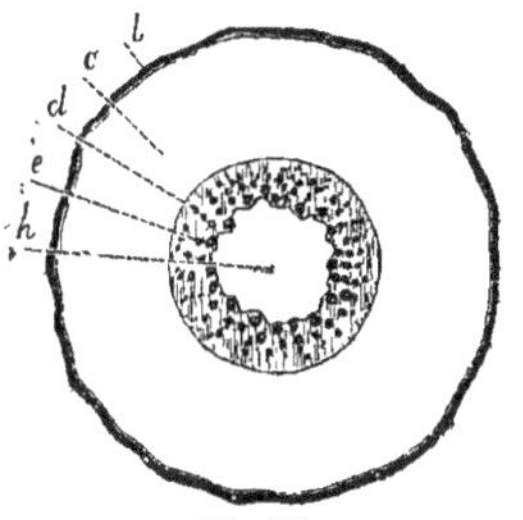

Sortes commerciales. — Classées en plusieurs variétés par les commerçants européens, elles nous parviennent, une fois desséchées, sous des dénominations rappelant celles de leurs ports d'exportation, c'est-à-dire sous les noms de *Racines de Vera-Cruz*, qui les exporte en ballots de 75 kilogrammes, assujettis ensemble par des cordes. De couleur gris jaunâtre, et mesurant en moyenne un mètre et demi de long, elles moisissent facilement,

Fig. 28.
Coupe transversale de la racine de salseparelle du Honduras.

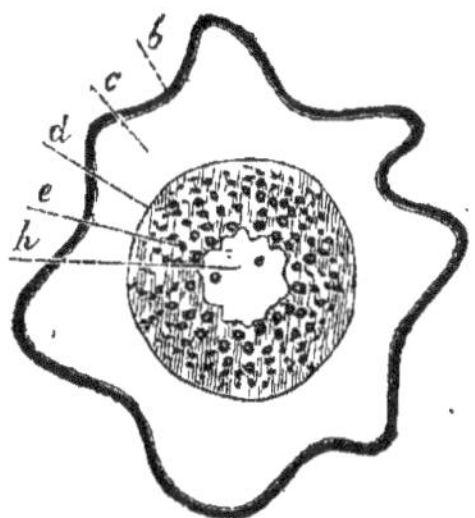

Fig. 29.
Coupe transversale de la racine de salseparelle du Mexique.

ep) épiblema ; *pc)* parenchyme cortical ; *end)* endoderme ; *per)* péricycle ; *l)* vaisseaux.

vu le peu de soins apportés à leur dessiccation.

Racines de Tampico, qui, mises en bottes de 45 à 50 kilogrammes de poids, sont sillonnées sur toute leur surface grisâtre, par des stries longitudinales.

Racines de Manzanilla (Côte orientale du Mexique), qui sont gris brunâtre. On les différencie aussi selon leurs pays d'origine, en racines :

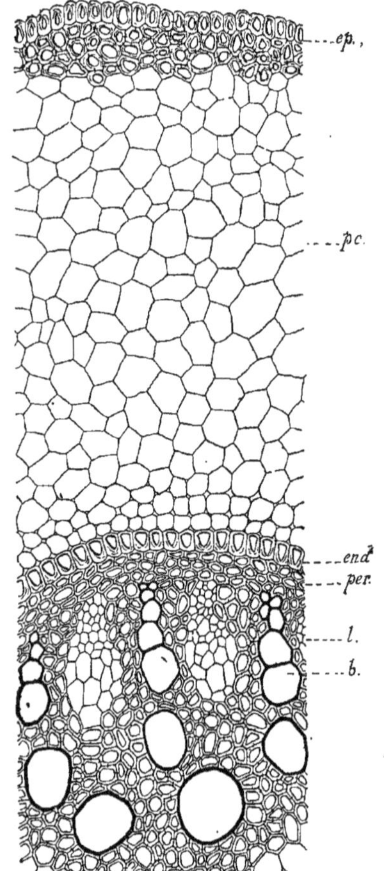

Fig. 30. — Coupe transversale de la salsepareille du Honduras.

ep) épiblema ; *pc)* parenchyme cortical ; *end)* endoderme ; *per)* péricycle ; *l)* liber ; *b)* bois.

de la Jamaïque, de couleur rougeâtre, à surface rougeâtre, striée dans le sens de la longueur, par des raies jaune orange ; du *Honduras*, de couleur gris-brunâtre ; celles-ci mesurent 75 centimètres de long, tandis que les précédentes peuvent atteindre 2 mètres de long ; *du Brésil*, ou *Salsepareille de Para, de Costa-Rica et des Caraïbes*, qui nous parviennent par Lima, *des Caraques*, qui proviennent de la Nouvelle-Grenade et du Vénézuéla, etc., etc.

Toutes ces variétés se subdivisent elles-mêmes, selon leur mode d'emballage ou leur morphologie, en racines avec ou sans rhizomes. Celles, sans rhizomes, peuvent être attachées les unes avec les autres, dans le sens de la longueur, ou bien elles sont enroulées sur elles-mêmes, voire même repliées les unes sur les autres.

Celles, avec rhizomes, peuvent les avoir soit pendantes, soit enroulées sur elles-mêmes, autour de leur axe central, ou bien elles sont attachées les unes avec les autres par leurs extrémités. Les qualités les plus recherchées parmi toutes ces variétés par le commerce européen, sont celles de Vera-Cruz et de Tampico ; puis celles du Honduras, de la Jamaïque, de Para, du Guatémala, de la Nouvelle-Grenade ; celles du Honduras étant les seules officinales en Suisse et en France.

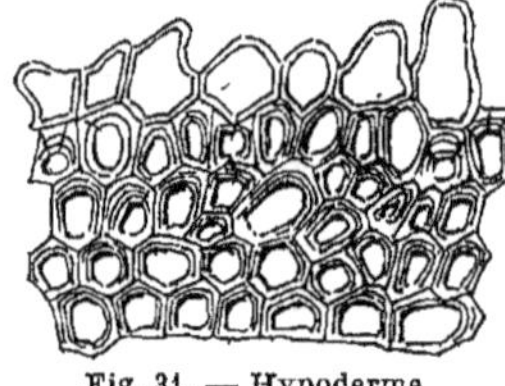

Fig. 31. — Hypoderme de la racine de salsepareille de Vera-Cruz.

Description de la drogue. — Les racines de salsepareille du Honduras, mondées de leurs rhizomes, se présentent sous la forme de petits paquets attachés les uns à côté des autres. Mesurant 3 à 5 millimètres de diamètre, elles sont rarement bifurquées, gris brunâtre, sinueuses, ondulées, à surface externe lisse, finement striée dans le sens de la longueur, mais souvent crevassée de par la dessiccation. De consistance flexible, elles se laissent facilement fendre dans le sens de la longueur, mais non dans celui du diamètre. Elles portent parfois de nombreuses radicelles, d'où leur nom de *Salsepareille barbue*. Leur odeur est nulle sur le sec, mais leur saveur mucilagineuse, amylacée, est âcre.

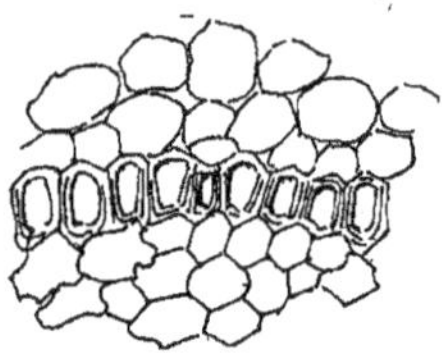

Fig. 32. — Endoderme de la racine de salsepareille de Vera-Cruz.

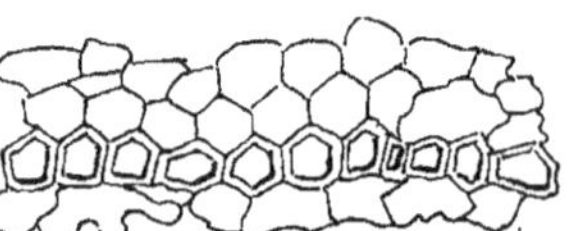

Fig. 33. — Endoderme de la racine de salsepareille du Honduras.

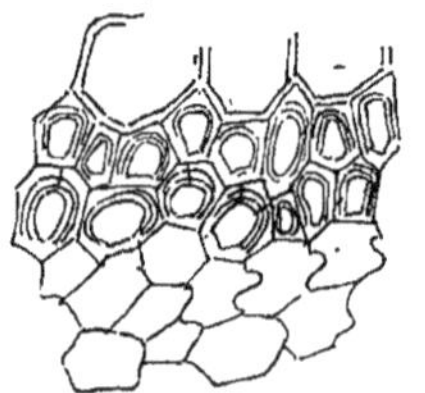

Fig. 34. — Hypoderme de la racine de salsepareille du Honduras.

Examen microscopique. — Examinées sur une coupe transversale, ces racines (fig. 30 et 33) possèdent une région corticale sinueuse, presque étoilée, à 5 ou à 10 branches recouvertes par un épiblema ou zone externe (*ep*), d'un millimètre d'épaisseur, constitué par 3 ou par 4 assises de cellules aplaties, à parois subérisées, dont les externes portent quelques poils tecteurs, unicellulaires ; puis vient le parenchyme cortical (*pc*), à cellules parfois arrondies, généralement polygonales, à parois minces, qui renferment de nombreux grains d'amidon et quelques raphides d'oxalate de chaux. Cette zone entoure l'endoderme (*end*), dont les cellules cubiques, épaissies sur leurs parois internes et latérales, permettent de différencier la salsepareille du Honduras (fig. 32) des autres variétés de cette drogue (fig. 33 et 34). Au centre de l'endoderme se rencontre le péricycle constitué par 3 ou par 4 assises de cellules tangentielles, à parois ponctuées, qui entourent le cylindre central, jaunâtre, à cellules presque cubiques, dont les parois sont également épaissies sur toutes leurs faces. Celui-ci renferme de nombreux faisceaux fibro-vasculaires, constitués par des massifs libériens, par de grands vaisseaux, et par beaucoup de fibres libériennes. Au centre de celui-là se rencontre la moelle (*m*), blanchâtre, amylacée. Notons que celle-ci est très petite chez la salsepareille de Vera-Cruz.

Falsifications. — Cette drogue est souvent mélangée à des racines de salsepareille de la Martinique, de *Smilax medica*, Schl., qui possèdent un endoderme à cellules irrégulières, dont les parois sont épaissies sur leurs quatre faces ; à celles de la Réunion, dont l'endoderme est constitué par deux assises de cellules pentagonales ; à celles du Sénégal dont le parenchyme cortical ne renferme pas d'amidon, puis à des racines d'*Herreria stellata*, R., de *Philodendron acerum*.

La salsepareille officinale ne renferme pas de tanin, à l'encontre de celle livrée par la *Smilax aspera*, la *Smilax prolifera*, le *Smilax excelsa*, le *Smilax rotundifolia*, la *Smilax glauca*, etc., qui en contenant beaucoup, se vendent sous les dénominations de *Salsepareille d'Italie*, *du Portugal*, *d'Espagne*, *de Syrie ou de Macédoine*, etc., etc.

Nous ne pouvons entrer ici dans tous les détails servant à différencier ces diverses salsepareilles ; en tous cas, celles ne donnant pas les réactions de la smilacine sont à rejeter.

Réactions. — L'extrait alcoolique de la salsepareille officinale, mélangé sous la forme d'une pâte à de la chaux vive, donne une masse qui, desséchée, est extraite par de l'acétone. Celle-ci, filtrée, puis distillée, abandonne un résidu se colorant en jaune brunâtre par addition d'acide sulfurique et, à chaud, en rouge violacé par addition de ce réactif.

Analyse chimique. — La racine de salsepareille renferme de 30 à 45 p. 100 d'amidon, de l'oxalate de chaux, de 2 à 3 p. 100 de matières résineuses, amères, des traces d'essence et des glucosides appartenant au groupe des saponines, qui, selon leur origine, ont reçu les noms de smilacine, de sarsaparine, de sarsaponine ; tous donnant une fois hydrolysés du glucose et de la parigénine, $C^{28}H^{46}O^4$, car

$$2C^{22}H^{38}O^{10} + 2H^2O = C^{28}H^{46}O^4 + 2C^6H^{12}O^6 + C^4H^6O^6$$

Tous ces glucosides cristallisent sous la forme d'aiguilles incolores, inodores, à réaction neutre, à saveur amère, fusibles à 177°, insolubles dans l'éther, le chloroforme, le benzène, l'éther de pétrole, peu solubles dans l'eau froide, mais très solubles dans l'alcool, l'acétone, l'eau bouillante.

1a Smilacine, $C^{20}H^{32}O^{10} + 2\ 1/2\ H^2O$, se présente sous la forme de cristaux incolores, fusibles à 210°, très solubles dans l'eau bouillante, l'alcool. Hydrolysée, elle se décompose en glucose et en parigénine, $C^{14}H^{21}O^2$. Il en est de même pour la *parilline* $C^{26}H^{44}O^{10} + 2H^2O$, qui se présente sous la forme d'aiguilles incolores, fusibles à 177°, solubles dans l'acétone et dans l'eau bouillante.

Usage thérapeutique. — Cette drogue se prescrit, ainsi que toutes les drogues à saponine, à doses de 5 à 15 grammes sur 200 grammes d'eau, sous la forme de décoctions ou d'infusions, comme dépuratif du sang, comme antigoutteux et comme antirhumatismal : puis à doses très faibles comme digestif et comme stimulant de l'estomac.

Action physiologique. — Ordonnée à doses trop élevées, elle provoque des accidents cardiaques, précédés de nausées, de vomissements, de diarrhées, mais son action physiologique, au point de vue dépuratif, n'est pas encore bien démontrée.

Pharmacie galénique. — Elle sert à préparer le Decoctum Salsaparillæ compositum, le Sirupus Salsaparillæ compositus, le Vinum Salsaparillæ, l'Extractum fluidum Salsaparillæ.

Incompatibilités. — Il ne faut jamais l'ordonner avec des alcalins, ni avec leurs carbonates.

Historique. — Appréciée par les Indiens, bien avant la découverte du Nouveau Monde, cette drogue fut introduite en Europe, vers le milieu du XVIe siècle, sur les conseils de Pedro de Cieza, pour combattre la syphilis. Monardès nous apprend qu'elle provenait alors du Mexique et du Honduras, où les indigènes de ces pays étaient en guerres perpétuelles avec leurs voisins, qui venaient y faire de nombreuses incursions, afin de se procurer cette racine, dont la plante croissait à deux journées de marche d'Esméralda. Vadianus, du cloître de Saint-Gall (1494 à 1551) et Canadus, etc., la mentionnent aussi.

TUBER CHINÆ, SQUINE, DE SMILAX CHINA, L., SMILAX LANCEAFOLIA, Roxb., DE SMILAX GLABRA, Roxb.

Originaires du Japon, de la Chine, de l'Assam, des Indes, de la Corée, de la Perse et des bords de la mer Caspienne, ces plantes livraient autrefois, à la thérapeutique, leurs rhizomes, qui se présentent encore parfois dans nos droguiers, sous la forme de gros morceaux arrondis ou allongés, brunâtres extérieurement, mais intérieurement rosés, de consistance très dure, d'odeur nulle, à saveur âcre. Renfermant de la saponine, des matières résineuses, de l'amidon, la squine se prescrivait comme dépuratif et comme antisyphilitique, voire même comme aphrodisiaque.

Il en est de même des tubercules de *Smilax pseudochina*, L., de *Smilax tenuifolia* Mich., et de *Smilax brasiliensis*, Sprengel, plantes originaires de l'Amérique du Sud.

OLEUM HYACINTHI, ESSENCE DE JACINTHE, D'HYACINTHUS ORIENTALIS, L.

Cultivée en grand en Hollande, cette plante herbacée livre, au droguier, ses fleurs, qui, soumises à l'extraction benzénique dans des vases en zinc, donnent une essence très appréciée de nos parfumeurs.

Celle-ci se présente sous la forme d'un liquide incolore ou légèrement jaunâtre, d'odeur spéciale, agréable, constituée par un mélange de benzoate de benzyle, d'alcool benzylique libre, d'acide cinnamique libre ou, combiné sous la forme d'éthers, de vanilline, etc., etc.

Notons que les graines de cette plante se prescrivent parfois comme spécifique contre l'ictère et la blennorragie.

IRIDACÉES

Cette famille comprenant 57 genres, avec 870 espèces répandues dans toutes les régions tempérées et tropicales du globe, se rencontre principalement au Cap et dans la région méditerranéenne. La tige aérienne de ces plantes procède généralement d'un rhizome horizontal, rameux chez les Iridées, d'un tubercule chez le safran. Elle porte des feuilles distiques, engainantes, sessiles, à limbe entier, rectinervé, et des fleurs solitaires chez le safran, mais disposées en grappes ou en épis chez l'iris.

Leur calice et leur corolle, identiques l'un à l'autre chez le safran, sont différemment conformés chez l'iris, le glaïeul ; ils n'entourent que trois étamines, les autres ayant avorté ; ces étamines épipétales, superposées aux sépales, possèdent des filets concrescents ou libres (Iride), portant des anthères extrorses, basifixes (Safran, Iride). Leur pistil est constitué par trois carpelles épisépales, fermés et concrescents en un ovaire triloculaire, renfermant dans chaque loge deux rangs d'ovules anatropes, horizontaux, à raphé généralement contigu, mais il est surmonté par trois styles concrescents entre eux par leurs bases, libres au sommet, qui peuvent se dilater sous la forme d'un entonnoir chez le safran, ou s'étaler en une lame pétaloïde chez l'iris. Leur fruit est une capsule loculicide, renfermant des graines à albumen charnu ou corné (Safran).

RHIZOMA IRIDIS, RHIZOME D'IRIS, D'IRIS FLORENTINA, L. (fleur blanche), D'IRIS PALLIDA, Lam. (fleur bleu rosé), D'IRIS GERMANICA, L. (fleur bleu foncé).

Origine botanique. — Ces plantes, à rhizome horizontal, souvent ramifié, portent une tige aérienne, de 60 centimètres de haut, entourée à sa base par une rosette de feuilles longuement lancéolées. Elle est recouverte par des feuilles alternantes, sessiles, engainantes, lancéolées, à limbe entier, parcouru par des nervures parallèles, blanc verdâtre. Leurs fleurs, disposées en épis, sont constituées par un périanthe à 6 lobes onguiculés, de couleurs différentes, blanche chez l'*Iris Florentina*, bleu violacé chez l'*Iris germanica*, blanc bleuté chez l'*Iris pallida* ; dont les lobes externes sont recouverts de papilles. Ils entourent trois étamines et un ovaire infère, triloculaire, qui renferme dans chacun de ses carpelles de nombreux ovules anatropes; leur fruit est une capsule triloculaire, renfermant de nombreuses graines, à endosperme volumineux.

Origine géographique. — Originaires des régions occidentales de la mer Noire, quant à l'*Iris Florentina*, de l'Istrie, quant à l'*Iris pallida*, du Maroc, quant à l'*Iris germanica*, qui se rencontre aussi aux Indes; ces plantes exigent des terrains secs, sablonneux, un climat chaud, tempéré. De par la culture, elles se sont de nos jours acclimatées dans toute l'Asie Mineure, la région méditerranéenne, où on les cultive principalement à Florence, à Vérone, ainsi que dans toute la Provence. Fleurissant de mai en juin, elles se reproduisent soit par leurs rhizomes, soit naturellement à l'aide de leurs graines.

Pathologie. — La *Puccinia Iridis*, la *Leptosphraeia parvula*, l'*Heterosporium gracile*, la *Botrytis parasitica* se rencontrent souvent sur ces plantes, qu'ils font dépérir ; il en est de même de la *Trematosphaeria heterospora*, du *Bacillus omnivorus*, du *Pseudomanas Iridis*.

Culture. — La culture de l'iris est très délicate, si l'on désire obtenir des rhizomes à arome fin, agréable, riches en essence, car cette plante exige des sols pierreux. On la cultive aussi dans la plaine, à condition que la couche inférieure de ses plantations ne soit pas trop dure, sinon sa croissance en souffrirait pendant l'été. Cette plante réussit très bien dans les terrains meubles et sablonneux, mais ses racines sont moins fermes, moins aromatiques ; les terrains jeunes et gras ne lui conviennent absolument pas. Les terres riches en humus, sises près des tas de fumiers, permettent aux plantes d'iris de se développer rapidement, mais leurs racines ne valent rien, car elles renferment très peu d'essence. Il est recommandable de cultiver l'iris dans des sols bien labourés, sur lesquels on a précédemment cultivé des légumineuses ou du maïs.

Récolte. — Le rhizome de cette plante, déterré en automne, lavé, puis mondé de ses feuilles, tiges et racines, est ensuite desséché au soleil, après avoir été parfois en partie ou entièrement décortiqué. Possédant à l'état frais une odeur repoussante, désagréable, il la perd de par la dessiccation, tout en prenant une odeur agréable, suave, rappelant celle des violettes.

On admet généralement que l'Italie récolte annuellement de 1.000 à 1.300 tonnes de ces rhizomes, car elle en exporta en 1909, 760 tonnes ; en 1905, 1.210 ; en 1908, 1.400 tonnes, à l'encontre de l'Amérique, où ces plantes ne croissent pas, mais qui exploite les rhizomes de l'*Iris versicolor*, L.

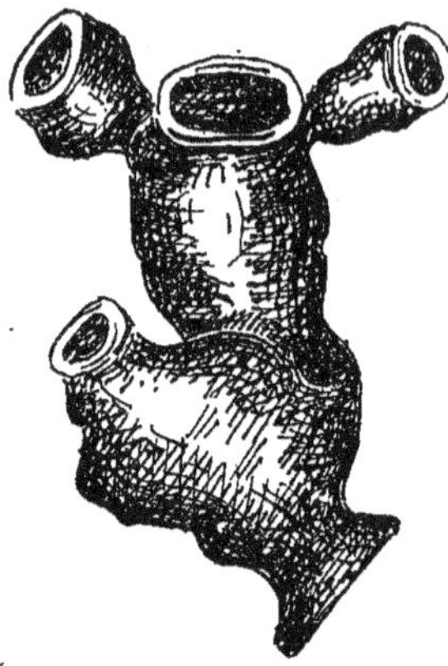

Fig. 35. — Rhizome d'iris mondé.

Sortes commerciales. — Les grossistes de Vérone, où se tient un des principaux marchés des rhizomes d'iris, les différencient en *Radice naturale*, en *Radice dritta*, qui est mondée, en *Radice groppa*, constitué par des morceaux irréguliers, en *Radice pro infantibus*, dont les rhizomes, mondés de leur écorce, puis aplatis à l'aide de la presse hydraulique, sont tournés, polis sur des tours à mains, puis perforés d'un trou à leur extrémité supérieure : en *Radice scarta*, ou déchets, utilisés dans la préparation de l'essence d'iris.

Toutes ces variétés se distinguent, en outre, selon leur lieu d'origine, en *Véronaise*, en *Florentine*, exportée par Livourne, en *Marocaine*, provenant par Mogador, en *Provençale* et en *Chinoise* exportée par Che Foo, Chin Kiang, etc., etc.

Description de la drogue (fig. 35). — Ce rhizome, devant toujours être conservé dans des boîtes en fer-blanc, à l'abri de l'air, de l'humidité et de la lumière, se présente dans le droguier sous la forme de morceaux très durs, mondés de leur écorce, de couleur blanc jaunâtre, à ramifications sympodiales, c'est-à-dire constituées par des articles de 10 centimètres de long sur 1 à 2 centimètres de diamètre, inégalement épaissis, atténués à leur extrémité supérieure, mais aplatis à leur extrémité antérieure, qui est creusée en forme de godet. Leur face infère, marquée de petits points noirâtres (cicatrices des racines), se différencie de leur face supère, annelée, qui est marquée de petits points blanchâtres, irrégulièrement disposés et striés, ceux-là provenant des cicatrices foliaires. Leur cassure est grenue, leur odeur finement aromatique, agréable, leur saveur amylacée, légèrement âcre.

Examen microscopique (fig. 36). — Examiné sur une coupe transversale, ce rhizome présente, lorsqu'il n'a pas été, au préalable, mondé de son écorce, une assise subéreuse, à cellules aplaties, disposées en files radiales, puis un parenchyme cortical, dont les cellules polygonales, à parois épaissies, ponctuées, sont remplies de grains d'amidon, à hile crucial. Elles entourent de nombreuses cellules renfermant soit un cristal prismatique, d'oxalate de chaux, soit du mucila-

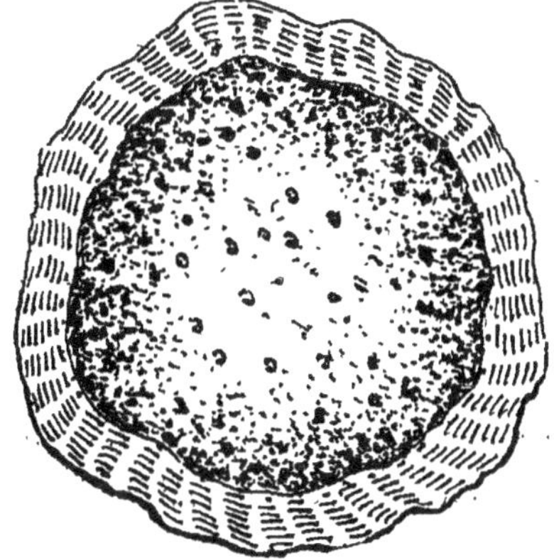

Fig. 36. — Coupe transversale du rhizome d'iris.

ge ; puis vient l'endoderme, à une assise de cellules quadrangulaires, dont les parois internes et latérales sont épaissies. En dessous de celui-ci se rencontre le péricycle à une assise de cellules puis le cylindre central, qui renferme de nombreux faisceaux fibro-vasculaires, concentriques (avec liber central), irrégulièrement ordonnés, particulièrement à sa périphérie. Entourés d'un endoderme particulier, ils se rencontrent aussi, en nombre limité, dans la région corticale.

Poudre. — Pulvérisés, ces rhizomes donnent une poudre blanc jaunâtre, caractérisée par la présence de leurs cellules à cristaux prismatiques, d'oxalate de chaux, par celle de leurs grains d'amidon, ovoïdes ou coniques, tronqués ou crevassés au sommet, à hile excentrique, crucial.

Cette poudre est souvent falsifiée par addition de talc, de diverses fécules, etc., reconnaissables à l'examen microscopique.

Falsifications. — Ce rhizome, entier, est rarement falsifié ; mais on le confond parfois avec celui de l'*Iris Pseudoacorus* qui, brunâtre, n'est pas aromatique. On l'additionne parfois aussi de rhizomes détériorés, qui sont blanchis soit à l'acide sulfureux ou à l'eau de chlore, soit en les badigeonnant avec de la poudre de zinc, du lait de chaux ou du gypse, etc., voire même avec de l'amidon ; ces falsifications se reconnaissent facilement à l'examen microscopique ou à l'analyse chimique.

Analyse chimique. — Le rhizome d'iris renferme un glucoside ou iridine, de 0,1 à 0,8 p. 100 d'essence, de l'amidon, de l'oxalate de chaux, des matières résineuses, 8,3 p. 100 de glucose, 1,2 p. 100 de saccharose, 30 p. 100 de mucilage et des matières inorganiques, etc.

Préparation de l'essence. — Ce rhizome ne devant pas être soumis à la distillation aux vapeurs d'eau, qui décomposeraient son essence, est extrait, une fois pulvérisé, par de l'éther de pétrole ou par du trichlorure d'éthylène, moins inflammable ; ceux-ci, filtrés, puis soumis à la distillation fractionnée, abandonnent l'essence d'iris.

Description de l'essence. — Elle se présente sous la forme d'une masse butyreuse, blanc jaunâtre, fusible à + 38°, d'odeur rappelant celle de la violette, à saveur chaude, insoluble dans l'eau, peu soluble dans l'alcool, très soluble dans l'éther, le chloroforme, le sulfure de carbone.

Analyse chimique de l'essence. — Elle est constituée par un mélange d'aldéhyde oléique, d'acide oléique, d'éthers méthyliques des acides myristique et oléique, de furfurol, d'un terpène, d'aldéhydes décylique et nonylique, de naphtalène, d'une cétone de formule $C^{10}H^{18}O$, d'odeur menthée, d'irone dont l'odeur rappelle celle de la violette.

L'Irone, $C^{13}H^{20}O$, se présente sous la forme de cristaux incolores, d'odeur très agréable, fusibles à 144°, presqu'insolubles dans l'eau, mais très solubles dans l'éther, le chloroforme, l'alcool, le benzène, l'éther de pétrole. La constitution de sa formule est la suivante :

$$\begin{array}{c} CH^3 \quad CH^3 \\ \diagdown \; \diagup \\ C \\ \diagup \quad \diagdown \\ HC \quad\; CH\!-\!CH\!=\!CH\!-\!CO\!-\!CH^3 \\ \| \qquad \diagup H \\ HC \quad C\diagdown CH^3 \\ \diagdown \; \diagup \\ CH^2 \end{array}$$

L'irone se combine avec l'hydroxylamine, en donnant une oxime cristalline, fusible à 121°, mais réduite, en présence de phosphore, par de l'acide iodhydrique, elle se transforme en irène, de formule :

$$\begin{array}{c} CH^3 \quad CH^3 \\ \diagdown \; \diagup \\ C \qquad CH \\ \diagup \quad \diagdown \quad \diagdown \\ HC \quad CH \quad CH \\ \| \qquad | \qquad | \\ HC \quad CH \quad C\!-\!CH^3 \\ \diagdown \; \diagup \diagdown \diagup \\ CH^2 \quad CH \end{array}$$

On prépare synthétiquement l'irone en condensant, en présence d'hydrates alcalins, du citral et de l'acétone, afin d'obtenir de la pseudoionone ; celle-ci, agitée avec une solution aqueuse de bisulfite de soude, se combine ainsi que l'excès de citral avec celui-là, pour passer dans la solution aqueuse, que l'on décante et que l'on évapore à sec. Ces combinaisons bisulfitées, lavées avec de l'éther, puis traitées par de l'acide sulfurique, se transforment en des dérivés sulfonés, que l'on traite ensuite par de l'hydrate de soude ; celui-ci ne régénère pas de suite le citral et la méthylhepténone qui s'y rencontrent aussi, mais il agit sur le dérivé sulfoné de la pseudoionone, qui se dépose alors sous la forme d'un liquide oléagineux, jaune clair, entrant en ébullition entre 143 et 145°, sous une pression de 12 millimètres, car la réaction suivante a eu lieu :

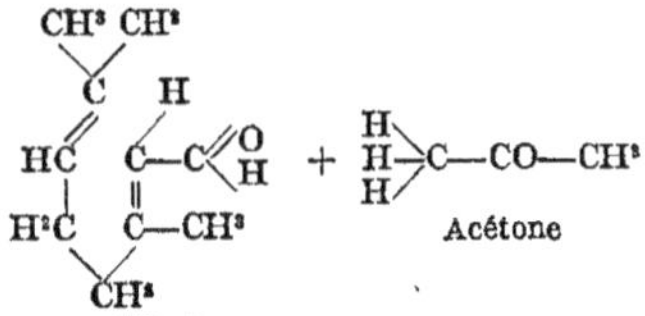

$$CH_3\ CH_3$$
$$\underset{\substack{\big| \\ H_2C}}{\overset{\substack{C \\ \big\|}}{}} \quad C - C \overset{O}{\underset{H}{<}} + \overset{H}{\underset{H}{H}} \Big] C - CO - CH_3$$

Citral + Acétone

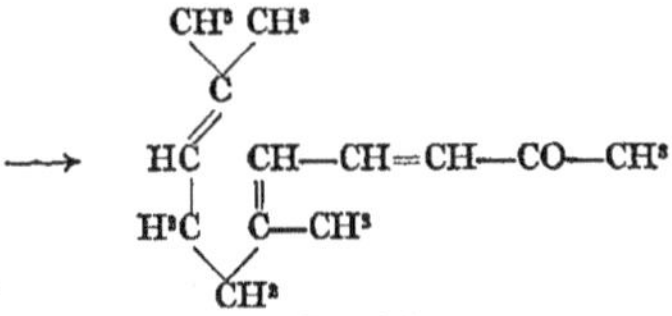

$$\longrightarrow \quad \text{Pseudoionone}$$

$$HC \quad CH - CH = CH - CO - CH_3$$

Cette pseudoionone est une cétone aliphatique, non saturée, qui, chauffée pendant quelques heures en présence d'acide sulfurique avec de l'eau et de la glycérine, se transforme en ionone, que l'on reprend par de l'éther. Celui-ci distillé, abandonne un résidu qui, distillé sous une pression de 12 millimètres, entre en ébullition entre 125 et 126°. On obtient ainsi l'α et la β ionone, que l'on sépare l'une de l'autre par la cristallisation spontanée, à l'aide de leurs sels bisulfités, l'α-ionone cristallisant la première.

L'Ionone se présente sous la forme d'un liquide incolore, d'un poids spécifique de 0,9351, d'odeur rappelant celle de la violette, qui entre en ébullition à 125° sous une pression de 12 millimètres et à 254° sous la pression ordinaire.

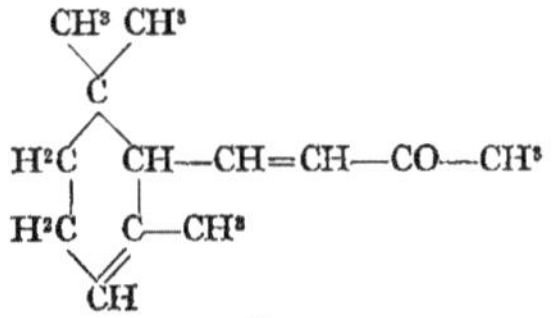

α-Ionone

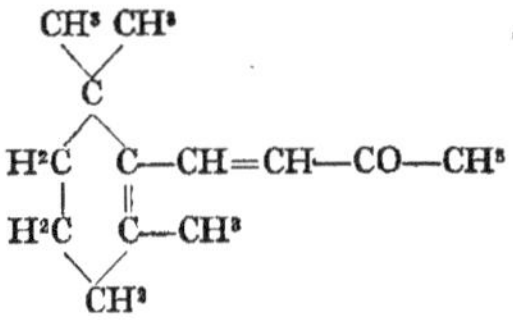

$$H_2C \quad CH - CH = CH - CO - CH_3$$
$$H_2C \quad C - CH_3$$

β-Ionone

$$H_2C \quad C - CH = CH - CO - CH_3$$
$$H_2C \quad C - CH_3$$

L'ionone, réduite, en présence de phosphore rouge, par de l'acide iodhydrique, se transforme en ionène.

L'Acide oléique, $C^{17}H^{33} - COOH$, se prépare en saponifiant l'huile d'amandes par de la litharge et par de l'eau, puis en desséchant l'emplâtre ainsi obtenu, que l'on extrait par de l'éther. Celui-ci dissolvant l'oléate de plomb ainsi formé, abandonne le stéarate et le palmitate de plomb. Cette solution éthérée, additionnée d'acide chlorhydrique, précipite le plomb sous la forme de chlorure plombique, puis soumise à la distillation fractionnée, elle abandonne son acide oléique.

Cet acide se présente sous la forme (à l'état chimiquement pur) d'un liquide incolore, inodore, insipide, qui soumis à l'action du froid (à + 4°) se prend en une masse cristalline, se liquéfiant à + 14°. L'acide impur, d'odeur particulière, à réaction acide, résorbe rapidement l'oxygène de l'air.

Il possède, quant à sa formule, la constitution suivante :

$$CH_3 - (CH_2)^7 - CH = CH - (CH_2)^7 - COOH$$

ou

$$H - C - (CH_2)^7 - CH_3$$
$$H - C - (CH_2)^7 - COOH$$

Cet acide, chauffé en présence de bisulfate sodique avec de l'acide nitreux, se transforme en *acide élaïdique*, qui se présente sous la forme de lamelles cristallines, incolores, très solubles dans l'eau, fusibles entre 44° et 45°. Celles-ci, fondues avec de la potasse caustique, se transforment en acide acétique et en acide palmitique ; cet acide possédant, quant à sa formule, la constitution suivante :

$$CH_3 - (CH_2)^7 - C - H$$
$$H - C - (CH_2)^7 - COOH$$

Acide élaïdique

Chauffé à 200°, en présence de phosphore rouge, avec de l'acide iodhydrique, l'acide oléique se transforme en acide stéarique ; mais oxydé par du permanganate potassique, il donne de l'acide dioxystéarique, de l'acide pélargonique et de l'acide azélaïnique, car :

$$CH_2 - (CH_2)^7 - CH = CH - (CH_2)^7 - COOH$$
Acide oléique

$$\longrightarrow CH_3 - (CH_2)^7 - CH_2 - CH_2 - (CH_2)^7 - COOH$$
Acide stéarique

$$CH_3 - (CH_2)^7 - CH = CH - (CH_2)^7 - COOH$$
Acide oléique

$$\overset{+\ O}{\longrightarrow} CH_3 - (CH_2)^7 - CH(OH) - CH(OH) - (CH_2)^7 - COOH$$
Acide dioxystéarique

$$\overset{+\ O}{\longrightarrow} CH_3 - (CH_2)^7 - COOH \ \text{et} \ HOOC - (CH_2)^7 - COOH$$
Acide pélargonique   Acide azélaïnique

Fondu avec de la potasse caustique, l'acide

oléique se transforme en acide palmitique et en acide acétique, car :

$$CH^3—(CH^2)^7—CH=CH—(CH^2)^7—COOH + 2KOH$$

$$= CH^3COOK + 2H + CH^3(CH^2)^{14}—COOH$$

L'IRIDINE, $C^{24}H^{26}O^{13}$, se présente sous la forme d'aiguilles blanches, jaunissant à l'air, fusibles à 208°, insolubles dans l'eau froide, l'éther, le benzène, le chloroforme, mais très solubles dans l'acétone, l'alcool bouillant. Elle possède, quant à sa formule, la constitution suivante :

$$\begin{matrix} & OCH^3 & & & & & OCH^3 \\ & | & & & & & | \\ & C\ \ CH & & O——C\ \ C & \\ CH^3O—C & & C—CH^2—C—CO—C & & C\text{-}O\text{-}C^6H^{11}O^5 \\ & C\ \ CH & & O——C\ \ CH \\ & | \\ & OH \end{matrix}$$

Chauffée, en solution alcoolique avec de l'acide chlorhydrique dilué, ou soumise à l'action de l'émulsine, l'iridine se transforme en glucose et en irigénine.

Notons que l'iridine se prescrit parfois, à doses de 0 gr. 2, comme spécifique contre l'aménorrhée.

L'IRIGÉNINE, $C^{18}H^{16}O^8$, se présente sous la forme de cristaux rhombiques, incolores, fusibles à 186°, solubles dans l'alcool, l'éther. Elle possède la formule :

$$\begin{matrix} & OCH^3 & & & & & OCH^3 \\ & | & & & & & | \\ & C\ \ CH & & O——C\ \ C \\ CH^3O—C & & C—CH^2—C—CO—C & & C—OH \\ & C\ \ CH & & O——C\ \ CH \\ & | \\ & OH \end{matrix}$$

Chauffée à l'abri de l'air avec une solution concentrée d'hydrate de potasse, l'irigénine se transforme, selon l'équation suivante, en acide iridique et en irétol :

$$\underset{\text{Irigénine}}{C^{18}H^{16}O^8} + 3H^2O = HCOOH + \underset{\substack{\text{Acide} \\ \text{iridique}}}{C^{10}H^{12}O^5} + \underset{\text{Irétol}}{C^7H^8O^4}$$
$$\underset{\substack{\text{Acide} \\ \text{formique}}}{}$$

L'IRÉTOL cristallise sous la forme d'aiguilles blanches, fusibles à 186°, solubles dans l'eau. Traitée en présence d'alcool, par de l'amalgame sodique, elle se transforme, selon l'équation suivante, en alcool méthylique et en phloroglucine :

$$\begin{matrix} OCH^3 & & & & CH \\ | & & & & \\ C & & & & \\ HO—C\ \ C—OH & + 2H = CH^3OH + & HO—C\ \ C—OH \\ HC\ \ CH & & & HC\ \ CH \\ C & & & C \\ | & & & | \\ OH & & & OH \\ \text{Irétol} & & & \text{Phloroglucine} \end{matrix}$$

On le prépare synthétiquement en partant de l'éther méthylique d'acide picrique qui, réduit par de l'étain et de l'acide chlorhydrique, se trans-

forme en éther mono-méthylique du dioxybenzène. Celui-ci, chauffé dans un ballon muni d'un réfrigérant ascendant, pendant 24 heures, avec du chlorure d'étain, se transforme en irétol ou méthoxyphloroglucine :

$$\begin{matrix} OCH^3 & & & & OCH^3 \\ | & & & & | \\ C & & & & C \\ NO^2—C\ \ C—NO^2 & \longrightarrow & NH^2—C\ \ C—NH^2 \\ HC\ \ CH & & & HC\ \ CH \\ C & & & C \\ | & & & | \\ NO^2 & & & OH \end{matrix}$$

Ether méthylique   Ether méthylique
d'acide picrique   du diaminodioxybenzène

$$\longrightarrow \begin{matrix} OCH^3 \\ | \\ C \\ HO—C\ \ C—OH \\ HC\ \ CH \\ C \\ | \\ OH \end{matrix}$$
Irétol

L'ACIDE IRIDIQUE, $C^{10}H^{12}O^5$, se présente sous la forme de prismes incolores, fusibles à 118°, solubles dans l'eau, l'alcool, le chloroforme, l'acétone, le benzène bouillant. Chauffé à 239°, il se décompose en anhydride carbonique et en iridol.

L'IRIDOL $C^9H^{12}O^3$, se présente sous la forme d'un liquide oléagineux qui, soumis au froid, se dépose sous la forme de cristaux blancs, fusibles à 57°. Il possède, quant à sa formule, la constitution suivante :

$$\begin{matrix} CH^3 \\ | \\ C \\ HC\ \ CH \\ CH^3O—C\ \ C—OH \\ C \\ | \\ OCH^3 \end{matrix}$$

Usage thérapeutique. — Le rhizome d'iris se prescrit, à doses de 0 gr. 5 à 1 gramme plusieurs fois par jour, comme expectorant ; mais à doses massives, il agit comme un purgatif drastique et comme un émétocathartique.

Pharmacie galénique. — Il rentre dans la préparation des Species Pectorales, de la Pulvis Infantum Hufflandi, de la Pulvis Magnesiæ compositus, puis dans celle des poudres de toilette ou dentifrices et de la Tinctura Iridis.

Historique. — Servant à préparer des pois de cautère, il était déjà préconisé par les Anciens ; mais il leur provenait de la plante *Iris Pseudoacorus*, cultivée, selon Pline, en Illyrie. Réputé pour la beauté de ses fleurs, il servit de symbole aux ducs de Florence, qui prirent comme armes, avant le XIIIe siècle, la fleur de l'iris blanc, qui fut ensuite changé en un iris rouge.

Il en est de même des rois de France, qui avaient dans leur blason trois fleurs d'iris. Le rhizome d'iris, si apprécié de nos ménagères, pour faciliter la dentition des nouveau-nés, ne fit sa première apparition en Allemagne que vers les années 1170, voir les registres de la ville de Francfort, qui mentionnent aussi le mode de préparation à suivre, pour obtenir l'essence d'iris.

RHIZOMA PSEUDOACORI, RHIZOME D'ACORE BATARD ou FLAMBE DES MARAIS, D'IRIS PSEUDO-ACORUS, L.

Le rhizome rampant de cette plante, originaire de l'Europe méridionale, déterré, puis desséché, se présente parfois, dans nos droguiers, sous la forme de fragments rouge brunâtre, qui renferment de l'irisine, de l'essence, des matières résineuses et oléagineuses.

L'IRISINE, $C^8H^{10}O^5$, se prépare en extrayant ce rhizome par de l'eau, dont la solution, concentrée dans le vide, est ensuite traitée par de l'acétate neutre de plomb, puis par de l'hydrogène sulfuré, pour être ensuite précipitée par de l'alcool.

Cet hydrate de carbone se présente sous la forme d'une poudre blanchâtre, cristalline, fusible à 270°, insoluble dans l'éther, l'alcool absolu, très soluble dans l'eau, l'alcool dilué.

Ses solutions aqueuses, lévogyres, se transforment en fructose, si on les chauffe avec de l'acide sulfurique ; mais l'irisine doit être considérée comme un hydrate de carbone identique à la *phléine* qui se rencontre dans les rhizomes de *Baldingera arundinacea*, Fl., et de *Rheum pratense*, L.

Ce rhizome se prescrit parfois comme émétocathartique et comme purgatif ; il en est de même de ceux de l'*Iris fœtidissima*, de la *Ferraria purgans*, Mart., originaires du Brésil, de la *Libertia ixioides*, Spreng, plante originaire de l'Amérique du Sud.

CROCUS, SAFRAN, DE CROCUS SATIVUS, L.

Origine botanique. — L'oignon de cette plante, de 35 millimètres de diamètre, de couleur rouge brunâtre, porte à sa base de petites racines et des radicelles, puis, à son extrémité supérieure, une tige aérienne, avec l'inflorescence. Après l'époque de sa floraison, ce bulbe forme petit à petit, sur une de ses faces, un petit renflement, qui donne naissance à un oignon fille, où se concentrent ses sucs cellulaires de réserve. Ses feuilles basiales sont sessiles, lancéolées, disposées sous la forme d'une rosette ; ses feuilles supérieures étant longuement linéaires, engainantes, à limbe entier, parcouru par des nervures parallèles. Ses fleurs solitaires sont constituées par un périanthe à 6 lobes, identiques les uns aux autres, mais tous bleu violacé. Ils entourent 6 étamines concrescentes, par la base de leurs filets, avec les pétaloïdes internes, et un ovaire triloculaire, à trois carpelles concrescents, renfermant chacun plusieurs ovules. Son fruit est une capsule loculicide dont les graines possèdent un albumen corné.

Origine géographique. — Fleurissant de septembre en octobre, cette plante, originaire de l'Asie Mineure et de la Perse, se cultive de nos jours en Egypte, en Arabie, en Italie, dans la basse Autriche, aux Balkans, puis en France, dans les départements de la Sarthe, de l'Eure-et-Loir, de la Marne et de la Nièvre, puis en Espagne, particulièrement dans les provinces de Tarragone, de Ségovie et de Carthagène.

Pathologie. — Elle est souvent attaquée par la *Rhizoctonia violacea*, par les divers *Botrytis*, qui se développent sur ses feuilles, à l'encontre de la première, qui se rencontre surtout sur son bulbe ; mais on peut les combattre par des insufflations de sulfure de carbone ou d'aldéhyde formique.

Culture. — Cette plante se cultive dans des terrains légers, sablonneux, riches en humus, ayant subi en hiver trois labourages successifs ;

on plante à cet effet, de mai en juillet, dans leurs sillons, ces bulbes, qui, reformant chaque année de nouveaux bulbes, donnent naissance la première année à une tige et à une fleur, la seconde à deux tiges à 2 ou 4 fleurs et la quatrième année à de nombreuses tiges, à fleurs nombreuses. Il est nécessaire alors d'arracher ces plantations, car ces bulbes se rapprochent chaque année davantage de la surface du sol ; aussi la culture de cette plante nécessite-t-elle beaucoup de peines, de soins et de travail.

Récolte. — Les fleurs du safran, s'ouvrant pendant la nuit, se flétrissent le lendemain matin ; aussi est-il nécessaire de bien les surveiller, si l'on désire obtenir une bonne récolte ; les ouvrières, préposées à cet office, se rendent de bon matin dans les champs de Crocus et détachent avec leurs ongles, fleurs après fleurs, leurs stigmates, qu'elles déposent dans des paniers spéciaux, petits, portatifs, que l'on transporte ensuite au séchoir. Dans d'autres régions, elles sectionnent ces fleurs, qu'elles transportent sur les factories, où on les monde de leurs stigmates. Ceux-ci, étendus en couches minces de 2 à 3 millimètres d'épaisseur, sur des tamis ou sur des toiles, sont alors desséchés, pendant un quart d'heure, sur un feu doux, pour

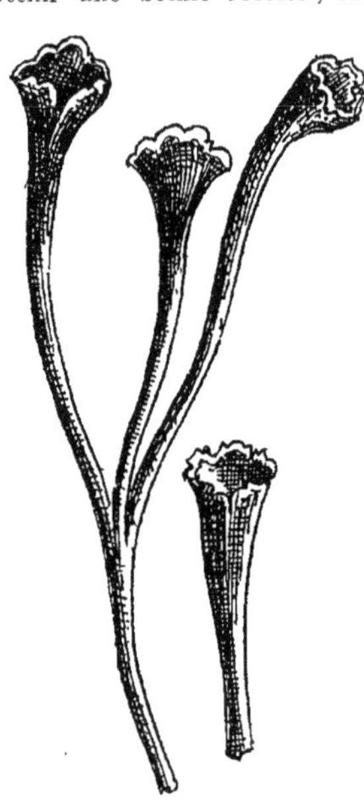

Fig. 37. — Stigmate de *Crocus sativus*.

être ensuite transportés au séchoir. Il est nécessaire de bien surveiller ce feu, car si celui-ci était trop violent, il grillerait ces stigmates, qui noirciraient ; s'il était trop faible, il ne parviendrait pas à les priver de leur eau, qui forme environ le 80 p. 100 de leur poids.

On admet généralement que 77 kilogrammes de fleurs donnent en moyenne 1 kilogramme de safran, l'ouvrier étant payé à raison de 2 fr. 50 à 5 francs par kilogramme de stigmates frais, ce qui explique les hauts prix exigés pour cette drogue. Il ne faut pas oublier, en outre, que les terrains sont très chers et que les soins nécessaires à la culture de cette plante sont très onéreux.

Sortes commerciales. — Le safran se vend, selon sa provenance, sous les dénominations de *Safran d'Orient*, de *Perse*, de *Russie*, qui nous parviennent par Smyrne, de *Safran Égyptien*, d'*Autriche*, de *Hongrie*, de *Barière* et de *France*, dont Angoulême et Orléans sont les principaux marchés.

Description de la drogue (fig. 37 et 38). —

Il se présente, dans le droguier, sous la forme d'une masse lâche, souple, élastique, très hygroscopique, de couleur rouge safrané, d'une pulvérisation difficile, d'odeur agréable, particulière, à saveur légèrement amère, aromatique. Il est constitué par des stigmates enchevêtrés les uns dans les autres, qui, examinés séparément, sont formés par un style mince, jaune vif, se divisant à sa partie supérieure en trois branches divergentes, de couleur rouge vif. Celles-ci, très minces à leurs bases, se renflent, petit à petit, sous la forme d'un cornet, en un petit cône élargi au sommet, finement strié dans toute sa longueur, mais dentelé sur ses bords. Mesurant de 7 à 8 millimètres quant au style et de 3 à 4 millimètres quant aux stigmates, il colore en jaune l'eau, dans laquelle on le fait macérer.

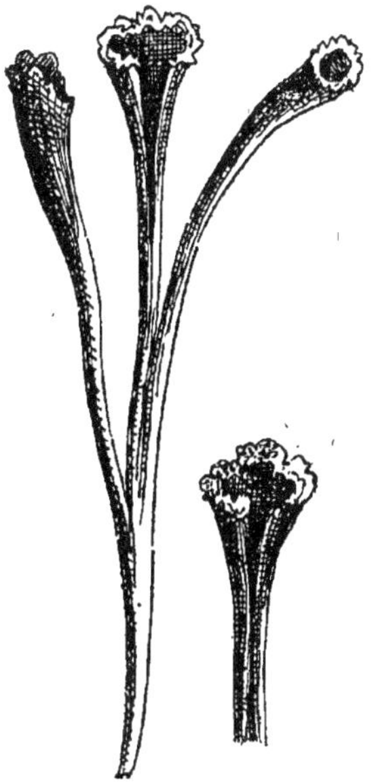

Examen microscopique. — Examiné au microscope, chacun de ces stigmates est constitué, sur ses deux faces, par un épiderme mince, à cellules oblongues, renflées vers le centre et par un mésophylle parenchymateux, à cellules polyédriques, qui entourent un faisceau fibrovasculaire, grêle, à vaisseaux spiralés, étroits, celui-ci se subdivisant au sommet en trois branches distinctes.

On rencontre au sommet de ces stigmates de nombreuses papilles tabulaires, élargies, qui entourent de nombreux grains de pollen arrondis, à exine épaisse, lisse. Les cellules, qui entourent ce faisceau, renferment une matière colorante ou polychroïte, se colorant en rouge, puis en violet, par addition d'acide sulfurique et en brun par celle d'acide nitrique.

Fig. 38. — Stigmate de *Crocus vernus*.

Examen de la poudre. — Très difficiles à pulvériser, ces stigmates donnent une poudre rouge orange, caractérisée par leurs vaisseaux spiralés, par leurs grains de pollen et par leurs cellules mésophylliennes, qui se colorent en jaune par addition d'ammoniaque, en bleu violacé par celle d'acide sulfurique et en brun par celle d'acide nitrique.

Falsifications. — On falsifie souvent cette drogue par addition de pétales desséchés de *Calendula officinalis*, de *Carthamus tinctoria*, d'*Arnica montana*, de *Punica granatum*, reconnaissables à l'examen microscopique; car ils sont conformés tout à fait différemment; puis par du safran épuisé ou imbibé d'eau, qui le fait moisir ou qui lui fait perdre son arome; puis par de l'extrait de campêche, qui donne la réaction de l'hématoxyline. Le safran chargé d'huile est aussi une des falsifications courantes de cette drogue, mais il tache le papier à filtrer, sur lequel on le dépose; il en est de même du safran chargé de miel, qui donne une solution aqueuse, réduisant la liqueur de Fehling. Le sable, les sels de plomb, la craie jaunie, etc., tombant au fond d'un récipient rempli d'eau, servent aussi à l'alourdir.

Le safran, chauffé à 100°, ne doit pas perdre plus de 12 p. 100 de son poids; son extrait ne doit rien céder au benzène, avec lequel on l'agite; cas contraire falsifications par de la craie ou par du gypse colorés en jaune à l'aide d'acide picrique ou d'autres dérivés des hydrocarbures de la houille. Voici un petit tableau servant à différencier, selon Planchon, les falsifications du safran, qui doit colorer en jaune, par 0 gr. 0001 de substance, 300 centimètres cubes d'eau (voir tableau page suivante).

Analyse chimique. — Le safran renferme des matières cireuses et mucilagineuses, 0,5 p. 100 de crocose ou hydrate de carbone, de la crocine, 7,5 p. 100 d'essence, de la picrococine ou principe amer, etc.

Son Essence se présente sous la forme d'un liquide jaune pâle, d'odeur safranée, à saveur brûlante, très soluble dans l'alcool, l'éther, etc. Elle se solidifie en se résinifiant à l'air, car elle renferme un terpène, de formule $C^{10}H^{16}$, provenant de la picrococine, qui, chauffée avec de l'eau, se décompose en ce terpène et en crocose, car :

$$C^{36}H^{66}O^{17} + H^2O = 3C^6H^{12}O^6 + 2C^{10}H^{16}$$

Picrococine — Crocose — Terpène

La Crocine ou Polychroïte, $C^{44}H^{70}O^{28}$, se prépare en extrayant cette drogue par de l'éther, afin de la déshuiler, puis par de l'eau, dont la solution concentrée, décolorée par du noir animal, abandonne un résidu semi-solide, possédant la consistance du miel. Celui-ci, desséché au-dessus d'acide sulfurique, se transforme en une masse cassante, à éclats vitreux, soluble dans l'eau, l'alcool, insoluble dans l'éther, le chloroforme. L'acide sulfurique la dissout avec une coloration bleu indigo, passant au violet; tandis que l'acide nitrique la dissout avec une coloration verte, puis jaune. L'acide sulfurique dilué la décompose en glucose et en crocétine, $C^{32}H^{46}O^9$, car :

$$2C^{44}H^{70}O^{28} + 7H^2O = C^{34}H^{46}O^9 + 9C^6H^{12}O^6$$

Crocine — Crocétine — Glucose

Une solution aqueuse de crocine se précipite en un dépôt jaune par addition d'eau de chaux, rouge par celle d'acétate de plomb, vert par celle de sulfate de cuivre.

La Crocétine, $C^{34}H^{46}O^9$, se rencontrant à l'état naturel à l'état de combinaisons grasses dans le safran, et se colorant en bleu par addition d'acide sulfurique, se prépare en extrayant premièrement cette drogue par de l'éther, afin de la libérer de ses corps gras et de son essence, puis par de l'eau, dont la solution, abandonnant une matière colorante rouge (preuve que la crocine s'est déjà en partie décomposée) est concentrée dans le vide, pour être chauffée, en présence d'acide carbonique, avec de l'acide chlorhydrique, afin de décomposer la crocine en glucose

	ACIDE SULFURIQUE	ACIDE CHLORHYDRIQUE	POTASSE CAUSTIQUE	AMMONIAQUE	EAU
Safran devient...	Bleu foncé, puis violet, et brun verdâtre	Jaune orange, ainsi que l'acide	Liquide jaune safran, brun	Le tout jaune orange	Jaune orange
Carthame devient	Rouge, puis orange brunâtre	Jaune, ainsi que l'acide	Jaune brunâtre, liquide jaune	Alcali jaune	Solution jaunâtre
Fleur de Calendula devient...	Jaune brunâtre, acide devenant carmin, puis incolore	Couleur invariable	Couleur invariable	Invariable	Invariable
Curcuma devient.	Jaune orange, puis rouge, dépôt brunâtre, acide incolore	Jaune brunâtre, acide incolore	Orange, liquide orange	Rouge orange	Invariable
Santal devient ...	Brun orange, dépôt rouge brunâtre	Pas de changement	Alcali incolore, poudre rouge carmin	Poudre un peu rouge carmin	Invariable
Campêche devient	Poudre rouge cerise, puis orange brunâtre	Poudre rouge cerise	Poudre bleue, alcali coloré	Poudre violette, puis rouge	Solution rougeâtre
Fernambouc devient	Rouge cerise, orange, puis brunâtre	Rouge cerise	Rougeâtre, puis violacé, alcali coloré	Rouge cerise	Invariable

et en crocétine, qui se précipite sous la forme d'un dépôt floconneux rouge orange ; celui-ci, dissous dans de la soude caustique, donnant une solution que l'on précipite à nouveau par addition d'acide chlorhydrique.

Elle se présente sous la forme d'une poudre jaune orange, amorphe, soluble dans l'éther, l'alcool, l'acétone, peu soluble dans le chloroforme, l'eau bouillante, très soluble dans les alcalins; elle se dissout avec une coloration bleue, passant au violet et au brun, dans l'acide sulfurique.

Usage thérapeutique. — Le safran se prescrit, à doses de 0 gr. 2 à 0 gr. 5 plusieurs fois par jour, comme stomachique, et à doses de 1 gramme à 1 gr. 5 comme sédatif.

Action physiologique. — Ordonné à doses trop élevées, il augmente le nombre de pulsations du pouls, en provoquant de fortes transpirations, puis une augmentation de la sécrétion urinaire et des hémorragies. Il agit indirectement, à doses massives, comme emménagogue, en contractant les fibres lisses de l'utérus.

Pharmacie galénique. — Il rentre dans la préparation de la Tinctura Opii crocata, de la Tinctura Aloe composita, de la Tinctura Croci, du Sirupus Croci, de l'Emplastrum Oxycroceum et du sirop Delabarre.

Historique. — Dénommée et même confondue avec le curcuma, mais très appréciée des Anciens comme épice, cette drogue était dénommée la Reine des drogues par Théophraste ; Virgile préconisait l'emploi du safran de Smyrne. Sa plante ne fut introduite en Espagne, par les Arabes, que vers le milieu du xe siècle et en France qu'au temps des Croisades. Barcelone était, au xive siècle, le principal marché du safran de l'Europe ; et Vérone établissait à cette date un droit d'octroi de 10.000 ducats par kilogramme de safran importé. Dans de telles conditions, les falsifications du safran étaient courantes ;

de sorte que Nuremberg édicta en 1444 une loi, permettant de poursuivre ses fraudeurs.

Notons que la culture de cette plante était très répandue en Suisse pendant tout le moyen âge, raison pour laquelle de nombreuses abbayes sont dénommées dans ce pays « au safran ».

AMARYLLIDACÉES

Cette famille, étant un sous-ordre de celle des Iridacées, livre à la thérapeutique le

CHANVRE DE MAURICE ou ALOES VERT DE LA RÉUNION, DE FOURCROYA GIGANTEA, Vent.

Originaire de l'île Maurice, mais cultivée aussi à la Réunion, cette plante livre à l'industrie textile les fibres libériennes de ses feuilles, mais celles-ci ne sont pas officinales.

RADIX AGAVE, AGAVE, D'AGAVE HETEROCANTHA Zuc., AGAVE RIGIDA, AGAVE SALMIANA, AGAVE AMERICANA L.

Ressemblant de par leurs formes à nos aloès, ces plantes, portant des touffes de grosses feuilles, à pointes acérées, garnies de dents aiguës sur leurs bords, émettent à l'époque de leur floraison, c'est-à-dire dès l'âge de 6 ou de 10 ans, une hampe florifère, chargée d'un grand nombre de fleurs en clochette ; cette apparition marquant la fin de l'existence de ces végétaux.

Cultivées en grand au Mexique, au Yucatan et au Brésil, puis en Algérie, en Tunisie et en Indochine, elles prospèrent dans les régions quelque peu désertiques à sol rocailleux, pauvre en humus. Se reproduisant à l'aide de leurs bourgeons ou bulbilles se rencontrant sur leurs hampes florifères ou à l'aide de leurs rhizomes, elles ne supportent pas les températures basses. Leurs feuilles, récoltées à la main, à l'aide d'un couperet, puis soumises à l'action du raspador ou machine rotative qui écrase leurs tissus, livrent à l'industrie textile leurs fibres libériennes, contenues dans un tissu aqueux, acide.

Il n'en est pas de même de leurs racines non officinales qui, riches en *agavose*, sucre de formule $C^{12}H^{22}O^{11}$, en saponine, en matières résineuses et pectiques, se prescrivent parfois, dans la thérapeutique indigène de ces pays, comme dépuratif du sang, c'est-à-dire comme succédané des racines de salsepareille. Il en est de même des feuilles de cette plante, qui se prescrivent aussi, sous la forme de décoctions, comme antiscrofuleux et comme antisyphilitique.

ESSENCE DE TUBÉREUSE, DE POLYANTHES TUBEROSA

Cette plante, originaire des Indes, livre au droguier ses parties aériennes, non officinales, qui, soumises à la distillation aux vapeurs d'eau, donnent une essence incolore, d'odeur spéciale, agréable, d'un poids spécifique de 1,007, à pouvoir rotatoire, dextrogyre, de + 30°45, soluble dans l'alcool, l'éther, le chloroforme, l'éther de pétrole qui, non officinale, mais très recherchée par nos parfumeurs, est constituée par un mélange de benzoate de méthyle, d'anthranylate de méthyle, de salicylate de méthyle, de terpène, de dipentène et d'alcool benzylique.

RADIX LYCORIDIS, RACINE DE SEKISANINE, DE LYCORIS RADIATA seu LYCORIS SANGUINEA.

Cette plante, originaire de la Chine et du Japon, livre au droguier ses racines non officinales, qui se prescrivent parfois, dans la thérapeutique indigène de ce pays, comme émétique; mais ordonnées à doses trop élevées, elles provoquent souvent des empoisonnements mortels, précédés de paralysie du système nerveux central, car elles renferment de la lycorine.

La LYCORINE ou SEKISANINE $C^{16}H^{17}NO^4$, se prépare en extrayant les bulbes de cette plante par de l'alcool, puis en soumettant cette solution à la distillation dans le vide, quitte à reprendre son résidu par de l'eau additionnée d'acide chlorhydrique, que l'on filtre et que l'on agite, en présence de carbonate de soude, avec de l'éther; celle-ci étant soumise à la cristallisation spontanée. Elle se présente sous la forme d'une poudre blanche, cristalline, inodore, amère, fusible à 275°, très peu soluble dans le chloroforme, insoluble dans l'eau, peu soluble dans l'éther, l'acétone, très soluble dans l'alcool, les acides dilués, dont le chlorhydrate fusible à 217° se prescrit parfois comme émétique.

BULBUS NARCISSI, BULBE DE NARCISSE, DE NARCISSUS JONQUILLA, L., NARCISSUS TAZETTA, L.

La première de ces plantes, originaire de l'Europe centrale, et la seconde des Indes et du Japon, livrent au droguier leurs bulbes non officinaux, qui se prescrivent parfois, de par leur teneur en narcissine, comme émétique et comme emménagogue.

La NARCISSINE, $C^{16}H^{17}NO^4$, se préparant de la même manière que la lycorine, se présente sous la forme d'une poudre cristalline, blanche, fusible à 267°, soluble dans l'éther, l'alcool, le chloroforme, dont le chlorhydrate, fusible à 198°, se prescrit parfois, à doses très faibles, comme émétique.

DIOSCORÉACÉES

IGNAMA, IGNAME, DE DIOSCOREA ALATA L., DIOSCOREA BULBIFERA L., DIOSCOREA PREHENSILIS L. (à feuilles simples), DIOSCOREA TRIFIDA L. (à feuilles trilobées).

Ces plantes grimpantes, généralement polymorphes, à tiges volubiles, cylindriques ou anguleuses, portent des feuilles alternantes ou subopposées, glabres, à limbe entier, cordiforme ou tri voire même quinquilobé ou subdivisé en 3, 5 ou 7 folioles, puis, à l'aisselle de leurs feuilles inférieures des bourgeons tubéreux (bulbilles) recherchés par l'homme comme aliment, outre des fleurs groupées en grappes ou en épis, qui peuvent être blanches,

verdâtres ou rouge pourpre. Leur fruit est une capsule triquètre, ailée, triloculaire, renfermant dans chaque loge 2 graines membraneuses.

Leur tubercule, très recherché dans l'alimentation, peut être simple ou bilobé, voire même fasciculé ou multiple, puis amer ou doux selon les espèces, dont certaines sont toxiques.

Se rencontrant en Océanie, où elles sont dénommées Ubi ou Igname blanc, et à la Guyane sous le nom d'Igname franc, ces plantes y sont aussi cultivées, ainsi qu'au Brésil, en plantant, à une distance d'un mètre les unes des autres, des parties de leurs tubercules dans des trous creusés dans des terrains fraîchement labourés, à sol meuble, fertile, profond, léger, mais à climat chaud. La récolte de leurs tubercules, pouvant se parfaire douze mois plus tard, livre en moyenne 400 kilogrammes à l'acre. L'igname blanc, à tige violette ou verte, toujours quadrangulaire, à feuilles cordiformes, livre des tubercules simples ou digités qui, pouvant peser 15 kilogrammes, sont utilisés dans l'alimentation, car ils renferment 18 p. 100 d'amidon et 2 p. 100 de substances protéiques, azotées.

Il en est de même des bulbilles de l'Igname bulbifère, qui très toxiques, proviennent de la Réunion, de la Guyane et de l'Afrique, car celles-là de 5 à 10 centimètres de diamètre, perdent de par la cuisson leurs propriétés vénéneuses.

Croissant à l'état sauvage en Guinée et dans toute l'Afrique occidentale, l'Igname à feuilles simples de *Dioscorea prehensilis*, à tiges cylindriques, épineuses, possède un tubercule globuleux, très apprécié par les Achantis et les Dahoméens.

Il en est de même des tubercules de l'Igname à feuilles trilobées, de *Dioscorea trifida*, originaire de l'Amérique tropicale, qui possède des feuilles tri- ou quinquilobées, une tige anguleuse, ailée, sans bulbilles; ses tubercules arrondis ou oblongs, petits, renferment 88 p. 100 d'amidon, 2 p. 100 de matières protéiques et de la dioscoréine (principe amer alcaloïdique), qui, ressemblant à la manihotoxine du manioc amer, peut être décomposée par la cuisson avec de l'eau bouillante.

Ces diverses plantes furent introduites comme succédané de la pomme de terre, lorsque celle-ci subissait les méfaits de la Phytophthora infestans, car leurs tubercules peuvent être utilisés comme succédané de celle-là.

BROMÉLIACÉES

ANANAS, D'ANANAS SATIVA Lindley.

Originaire de l'Amérique tropicale, où elle est dénommée *Nana* par les Brésiliens, cette plante herbacée, vivace, à tige courte, souterraine, porte des touffes de feuilles lancéolées, très longues, étroites, souvent épineuses, disposées en rosette, et une tige florifère, couronnée d'un épi de fleurs bleues, donnant naissance à un fruit composé, succulent, sphérique, de la grosseur d'un poing ou d'une tête humaine, pesant de 2 à 4 kilogrammes, qui renferme généralement des graines avortées. Ses fruits se différencient les uns des autres selon les espèces cultivées, car les unes pouvant être hâtives, les autres tardives, sont classées en ananas de Pernambouc, de Cayenne (à feuilles lisses), de la baronne de Rothschild, du comte de Paris et en Red spanish; celles-ci exigeant un sol en plein soleil, c'est-à-dire des coteaux dénudés, riches en humus, sont cultivées, en grand, en plantant au commencement de la saison des pluies et à une distance de 50 centimètres les uns des autres, les œillons, qui se rencontrent à l'aisselle de leurs feuilles ou sur la couronne feuillée qui se développe au sommet de leurs fruits. Ces cultures, régulièrement irriguées, dès que leurs jeunes pousses commencent à se développer, livrent, huit mois plus tard, les fruits ci-dessus décrits, riches en essence, qui, pour l'exportation, sont cueillis avant leur complète maturité, ce qui leur permet de supporter un voyage d'une quinzaine de jours. On les consomme en outre comme dessert, à raison de 642.033 caisses annuellement, comme conserves, puis à raison de 20.000.000 de fruits de provenance chinoise.

IIᵉ Ordre. — **GYNANDRÉES**

ORCHIDACÉES

Cette famille, comprenant 410 genres et plus de 6.000 espèces répandues dans toutes les régions tempérées et chaudes du globe, est représentée par des plantes herbacées, terrestres ou épidendres, qui, si elles sont terrestres, possèdent un tubercule ou un rhizome entier ou digité.

Les orchidées épidendres croissant dans les forêts tropicales, particulièrement en Amérique, sont, par contre, pourvues de racines aériennes, munies d'un voile et à leur base d'un tubercule.

Leurs feuilles sont engaînantes, à limbe entier, rubané ou ovoïde, quelquefois charnu ou coriace, mais toujours parcouru par des nervures parallèles. Leurs fleurs, parfois solitaires, mais généralement disposées en épis ou en grappes, sont zygomorphes ; elles possèdent un calice à trois sépales égaux ; une corolle à trois pétales inégaux, dont le médian est plus développé que les deux latéraux, ceux-ci ressemblant souvent aux sépales. Leur androcée est disposé sur deux verticilles d'étamines ternaires, alternantes, dont seule l'antérieure, diamétralement opposée au labelle, est fertile, les autres ayant plus ou moins avorté. Quelquefois deux des étamines du verticille interne sont fertiles ou bien toutes celles du cercle interne le sont. Leur pistil se compose de 3 carpelles épisépales, ouverts, concrescents en un ovaire uniloculaire, à trois placentes pariétaux, portant un grand nombre de petits ovules.

Leur fruit est une capsule très allongée, charnue chez la vanille, qui s'ouvre dans le sens de la longueur par six valves, demeurant unies par leur pédicelle, et en haut par leur gynostème persistant. Leurs graines, très nombreuses, mais petites, renferment un petit embryon dépourvu d'albumen.

Bourquelot et Bridel, ayant entrepris l'étude biochimique de nombreuses orchidées, soumirent à cet effet ces plantes fraîches à l'action de l'alcool bouillant, afin de tuer leurs ferments. Ces solutions alcooliques, soumises à la distillation fractionnée dans le vide, abandonnent un résidu qui, repris par de l'eau thymolée, en quantité suffisante pour parfaire le poids de la plante utilisée, est examiné au polarimètre. Additionnée d'invertine, afin d'hydrolyser, comme nous le savons, le sucre de canne, elle est à nouveau examinée au polarimètre, qui généralement laisse apercevoir, dans ce cas, une déviation lévogyre. Cette déviation étant constante, ils chauffent dans un ballon *ad hoc* à 100°, ces solutions aqueuses, afin de détruire les traces d'invertine non utilisée, puis ils l'additionnent d'émulsine, qui hydrolyse les glucosides ; ils l'examinent à nouveau au polarimètre, qui laisse apercevoir en présence de ceux-ci une déviation dextrogyre. Basés sur cette méthode analytique, ils parviennent à démontrer que la plupart des orchidées renferment de 0,48 à 6,0 p. 100 de sucre de canne et de 0,42 à 0,68 p. 100 de glucosides.

TUBER SALEP, SALEP, D'ORCHIS MILITARIS, L., D'ORCHIS MAJOR, D'ORCHIS MASCULA, D'ORCHIS MORIO, L., D'ORCHIS LAXIFLORA, Lam., etc.

Origine botanique. — Ces plantes se reproduisent à l'aide de leurs ovules fécondés, ou par leurs tubercules, qui forment, au temps de leur floraison, de nouveaux tubercules filles, où se concentrent leurs matières de réserves, qui, l'année suivante, donneront naissance à de nouvelles plantes. Celles-ci possèdent une tige droite, herbacée, arrondie, de 35 centimètres de haut, toujours entourée à sa base par une rosette de feuilles engaînantes, sessiles, à limbe entier, spatulé ou lancéolé, verdâtre, parcouru sur toute sa longueur par des nervures parallèles. Leur inflorescence, disposée sous la forme d'épis, est constituée par des fleurs à 3 sépales, par une corolle à 3 pétales, dont seul le médian est généralement coloré, par 6 étamines, dont une seule est fertile, par un pistil à 3 carpelles, épisépales, ouverts, concrescents en un ovaire uniloculaire, à placentes pariétaux, portant un grand nombre d'ovules très petits. Leur fruit est une capsule.

Origine géographique. — Fleurissant de mai en juillet, ces plantes croissent à l'état sauvage dans toute l'Europe centrale, en Macédoine, en Asie Mineure, où on les cultive principalement à Smyrne, à Egin, à Salonique, d'où leurs tubercules sont exportés par Constantinople sur l'Europe, particulièrement au mois de novembre ou d'octobre, à raison de 15.000 kilogrammes annuellement, après avoir été emballés dans des sacs pesant 90 kilogrammes. Buchir exporte, en outre, le salep persan, mais cette drogue peut

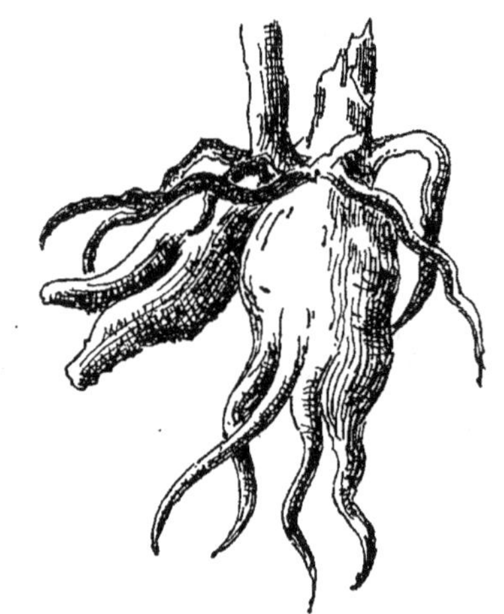

Fig. 39. — Tubercule d'*Orchis maculata.*

aussi parvenir de Ceylan, du Nilagiris, du Bengale, de l'Afghanistan ou du Béloutchistan.

Récolte. — Les pharmaciens de Téhéran, nos principaux fournisseurs en salep, envoient de juillet en août, c'est-à-dire peu après la floraison de ces plantes, leurs ouvriers déterrer dans les campagnes les tubercules de salep, qu'ils trient de suite en deux qualités, c'est-à-dire en *Panjah i Salab*, la meilleure, et en *Abus hahrri*, l'ordinaire. Ces bulbes, ainsi récoltés, lavés, enfilés par leur centre sur des ficelles, sont alors projetés dans des récipients pleins d'eau bouillante, afin de tuer leurs facultés germinatives ; desséchés au soleil ou à l'étuve, ils sont alors emballés dans des sacs pour être exportés.

Description de la drogue (fig. 39). — Le salep se présente dans le droguier sous la forme de petits corps oblongs ou globuleux, ovoïdes ou arrondis, parfois digités ou palmés, de 2 à 3 centimètres de diamètre, de consistance dure, cornée, portant, à leur sommet, les cicatrices de leurs bourgeons foliaires, et sur un de leurs côtés une petite cicatrice, point d'insertion d'avec leur bulbe mère. Leur surface, brun jaunâtre ou grisâtre, est ridée, leur odeur nulle, leur saveur mucilagineuse.

Ces tubercules provenant toujours de ceux qui

n'ont pas encore porté de tiges, c'est-à-dire de tubercules filles, donnent une fois concassés, puis extraits par de l'eau, une solution mucilagineuse, limpide, insipide, ne se colorant pas en bleu par addition d'iode, mais se précipitant en un dépôt blanc, par celle d'acétate de plomb. Leur solution aqueuse se précipite aussi en un dépôt blanc par addition d'alcool, mais ce précipité, oxydé par de l'acide nitrique, ne donne pas d'acide mucique, mais de l'acide oxalique. Ce mucilage, s'épaississant par addition de borax, est insoluble dans une solution ammoniacale d'oxyde de cuivre. Ces solutions aqueuses sont précipitées par addition de sulfate de magnésie, de sulfate sodique ; mais hydrolysées par des acides étendus, elles se décomposent en mannose, en furfurol et en arabinose, preuve évidente ·qu'elles renferment du mannane. Leur mucilage, fortement oxydé, se décompose en acide formique, en anhydride carbonique, en acide saccharique et en acide trioxygluta - rique.

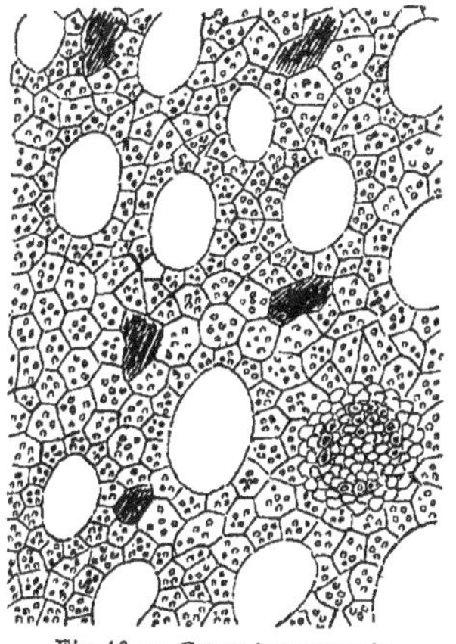

Fig. 40. — Coupe transversale du salep.

Examen microscopique (Fig. 40). — Examiné sur une coupe transversale, le tubercule du salep est constitué par un épiderme mince, à cellules quadrangulaires, portant quelques poils tecteurs, unicellulaires ; par un parenchyme cortical, séparé du cylindre central par l'endoderme, à une seule assise de cellules, dont les parois sont épaissies en fer à cheval sur leurs faces internes et latérales. Leur cylindre central, très volumineux, est constitué par un tissu parenchymateux, à cellules polygonales, à parois minces, qui renferment quelques grains d'amidon et beaucoup d'amidon transformé, de par la cuisson à laquelle ces tubercules ont toujours été soumis. Ce parenchyme entoure de nombreuses cellules à mucilage et des faisceaux fibro-vasculaires, grêles, formés par des trachées, par du liber mou, entouré par un petit endoderme. Leurs cellules mucilagineuses ne se colorent pas en bleu, mais en brun rougeâtre, par addition d'iode, en jaune par celle d'acide sulfurique renfermant de l'iode, en jaune rougeâtre par celle d'éosine, en rose par celle de rouge de Congo, en orange par celle d'aniline, en rouge par celle d'acide rosolique, en rouge orange par celle de soude caustique.

Notons encore que leur amidon et leur mucilage sont résorbés à l'état normal par les jeunes pousses que ces tubercules frais émettent, et que leurs cellules mucilagineuses se rencontrent toujours près de leurs petits faisceaux fibro-vasculaires.

Poudre. — Ces tubercules pulvérisés donnent une poudre blanc jaunâtre, caractérisée par la présence de leurs grains transformés d'amidon, par celle de quelques raphides, d'oxalate de chaux, toujours renfermés dans les cellules entourant les faisceaux fibro-vasculaires.

Falsifications. — Ces tubercules sont quelquefois mélangés, par inadvertance, à des bulbes de colchique qui, vénéneux, se différencient de suite ; car ils possèdent les réactions caractéristiques précédemment décrites. Ne renfermant pas, en outre, de mucilage, ils se reconnaissent facilement à l'examen microscopique.

Analyse chimique. — Le salep renferme 48 p. 100 de mucilage, 27 p. 100 d'amidon transformé, 5 p. 100 de substances protéiques, 5 p. 100 de sucre, et à l'état frais des traces d'essence, qui se transforme, de par la dessiccation, en coumarine.

Usage thérapeutique. — Il se prescrit, de par sa teneur en mucilage, sous la forme de décoctions, à doses de 5 à 10 grammes sur 100 grammes d'eau, comme adoucissant, comme lénitif, contre la diarrhée, les catarrhes chroniques des intestins, puis comme reconstituant chez les enfants rachitiques. On l'ordonne parfois aussi, sous la forme de clystères lénitifs ou sous celle de comprimés additionnés de chocolat, comme astringent intestinal.

Pharmacie galénique. — Il sert à préparer le mucilage de salep.

Incompatibilités. — Il ne faut jamais le prescrire, ainsi que son mucilage, avec des iodures, des tanins, des alcoolats, des sels de plomb, de cuivre, etc., etc.

Historique. — Les Orientaux préparent avec ces tubercules un breuvage rafraîchissant, tandis que les Grecs les font macérer dans du miel, de l'eau et du vin, qu'ils ordonnent à leurs malades comme reconstituant. Théophraste les recommandait aux personnes faibles et anémiques comme un analeptique par excellence, puis comme aphrodisiaque, car, dit-il, ils possèdent une faculté cœundi efficace ; l'absorption des gros tubercules par les hommes facilitant la procréation des enfants mâles, celle des petits tubercules l'enfantement des enfants femelles. Il en est de même en ce qui concerne Dioscoride et Pline, etc., qui les recommandaient, en outre, comme aliment. Pietro di Crescenzi les dénommant de par leurs formes, *Testiculus Vulpi*, les recommandait comme aphrodisiaque.

Notons que les tubercules des plantes *Epidendron pastoris*, *Blottia campanulata* possèdent, ainsi que les racines d'*Asparagus ascendens*, les mêmes propriétés physiologiques.

FRUCTUS VANILLÆ, VANILLE, DE VANILLA PLANIFOLIA, Andrews.

Origine botanique. — Cette plante, attenant au sol par des racines, tire principalement son suc cellulaire des végétaux, sur lesquels elle s'enroule, à l'aide de vrilles et de racines aériennes. Elle possède une tige mince, glabre, charnue, pouvant atteindre 12 mètres de haut. Celle-ci porte des feuilles alternantes, charnues, courtement pétiolées, à limbe entier, longuement ovoïde ou lancéolé, pointu à son extrémité supérieure, arrondi à sa base, parcouru par 5 nervures principales, parallèles. Ses fleurs inodores, disposées en épis, sont constituées par cinq pétaloïdes de même grandeur, le sixième étant plus petit. Ils sont concrescents chez les fleurs femelles avec le pistil, formé de 3 carpelles épisépales, ouverts et concrescents en un ovaire uniloculaire, à trois placentes pariétaux, qui renferment un grand nombre d'ovules. Les étamines chez les fleurs hermaphrodites sont au nombre de 6, dont une seule est fertile, les deux autres étant rudimentaires, les trois autres ayant complètement avorté. Son fruit est une gousse officinale.

Origine géographique. — Fleurissant de mai en juin, cette plante croît à l'état sauvage dans les forêts ombragées et humides de l'Amérique centrale, c'est-à-dire dans des régions possédant une température moyenne de + 20 à + 30° de chaud ; mais elle y est cultivée, ainsi qu'aux îles Maurice, Bourbon, Java, Taïti, puis aux Antilles, aux Mascareignes, à Ceylan, à Madagascar, où d'autres espèces de vanille croissent aussi : telles la *Vanilla sylvestris*, la *Vanilla guyanensis* de Surinam, la *Vanilla Pompona* des Antilles, qui donne des fruits de moins bonne qualité, car ils renferment du vanillon.

Pathologie. — Cette plante est souvent attaquée par la *Calospora Vanillae* qui se développe sur ses feuilles et sur ses fruits, puis par le *Colletotrichum Vanillae*, qui n'est en réalité qu'une forme du champignon précédent. L'*Uredo scabies* et l'*Uromyces Joffrini* s'attaquent aussi à cette plante.

Culture et reproduction. — Les habitants des pays ci-dessus mentionnés cultivent aussi ce végétal dans des plantations spéciales, à climat chaud, humide, à température moyenne de 21°, à l'abri des vents, légèrement ombragées, à terres riches en humus ou bien imprégnées d'engrais artificiels, mais à terrains très humides, c'est-à-dire parcourus par des canaux irrigateurs. Ceux-là doivent être abandonnés en friche, pendant une dizaine d'années, si des cultures de vanille y avaient déjà été plantées. Ils reproduisent ces dernières en plantant des tronçons de tiges de vanille, d'un mètre de long, dans des pépinières bien et régulièrement arrosées, qu'ils entourent autour de tuteurs artificiels quitte à les fumer régulièrement, à l'aide de feuilles mortes. Ils les transplantent ensuite, à moins qu'ils ne les aient plantés directement, puis ils entourent ensuite autour des troncs de la *Jatropha Curcas*, de la *Casuarina equisetifolia*, de la *Pandanus utilis*, de l'*Albizzia Lobeck*, etc., ces jeunes pousses, qui émettent alors des racines terrestres et des racines aériennes, celles-ci s'enfonçant dans l'écorce de ces arbres, ce qui leur permet de se développer et de porter, dès leur troisième année, jusqu'à l'âge de 20 ans, des fruits, à condition qu'on les émarge, cas contraire, elles ne fleuriraient plus.

De par la culture, ces plantes perdent leurs facultés procréatrices ; car elles ne portent alors que des fleurs femelles, les hermaphrodites disparaissant petit à petit ; aussi doit-on avoir dans ce cas recours à la fécondation artificielle d'Edmond Albius, qui consiste à se procurer des fleurs hermaphrodites, provenant de plantes sauvages ou de plantes demi-sauvages, puis à s'emparer de leur pollen à l'aide d'un petit pinceau très fin, que l'on transporte, afin de les féconder, sur les fleurs femelles d'une plantation de vanille, dont la languette stigmatique du gynostème est relevée à l'aide d'un petit bâtonnet. Ce procédé fut appliqué en 1837, à la Réunion, par Morren, de Liége ; celui-ci, étudiant ce procédé au point de vue physiologique, reconnut que les stigmates des fleurs femelles étaient toujours recouverts par une petite lamelle, qui bouche leur orifice capillaire, ce qui rendait leur fructification très

difficile, celle-ci ne pouvant avoir lieu, dans la vanille sauvage, que par l'entremise des insectes, qui, en butinant, perdent les grains de pollen qu'ils transportent ; les plantations de vanille étant très éloignées des arbres sauvages, dont les fleurs sont, en outre, toujours hermaphrodites, et dont l'anthère repose sur la valve du stigmate.

Récolte et préparation. — Les fruits de la vanille, recueillis à la main, au moment où ils commencent à jaunir, c'est-à-dire à craquer sous la pression des doigts, ne renferment pas de vanilline, mais un liquide visqueux, inodore. On les soumet alors à des modes différents de préparation :

1° A la Réunion, ces gousses sont trempées dans de l'eau bouillante, les longues pendant 20 secondes, les courtes pendant une minute, puis on les égoutte sur des nattes ; on les dessèche ensuite au soleil pendant plusieurs jours de suite, sur des couvertures de laine, dans lesquelles on les enroule pendant la nuit. Elles sont alors triées, déposées dans des boîtes étanches, bien fermées, que l'on ouvre de temps à autre, pour les soumettre à une nouvelle dessiccation. Triées à nouveau, on les attache par paquets de 20 à 25 pièces, que l'on exporte sur l'Europe, après les avoir enduites d'huile ou de glycérine.

2° Au Mexique, on les dépose pendant dix-huit heures dans des fours spéciaux, chauffés entre 70° et 105°, afin de les dessécher, après les avoir soumises à une légère fermentation, ce qui leur communique une couleur plus foncée.

3° De nos jours, ces gousses sont soumises à un procédé de dessiccation plus rationnel, qui consiste à les déposer fraîches, dans des boîtes étanches en fer-blanc, que l'on plonge pendant quelques minutes dans de l'eau bouillante. Exposées ensuite pendant 3 ou 4 jours sur des claies au soleil, tout en prenant soin de les envelopper la nuit dans des couvertures de laine, elles sont alors triées, puis emballées sous la forme de petits paquets de 25 à 50 pièces, que l'on exporte dans des caisses étanches sur l'Europe.

4° A la Guyane, ces gousses, à peu près mûres, sont par contre déposées, pendant un certain temps, dans des cendres chaudes, puis humectées d'huile ou de glycérine, elles sont desséchées à l'air et au soleil, tout en prenant soin de les emballer pendant la nuit dans des couvertures en laine. Triées selon leur couleur, leur grandeur, tout comme les précédentes, elles sont alors attachées en petits paquets de 50 pièces, que l'on exporte sur l'Europe ; ce triage se pratiquant toujours selon leur couleur, leur pour cent en vanilline, leur grandeur, leur teneur en pulpe, leur habitus externe et leur odeur.

Sortes commerciales. — On différencie, en Europe, la vanille, selon sa provenance, en *Mexicaine*, en *Bourbonnaise*, en *Javanaise*, en *Guyanaise*, etc., etc. puis en *Corriente* qui provient toujours de plantes cultivées, en *Sylvestre* qui elle-même se subdivise en *Mestriza* et en *Pompona*, etc.

Notre meilleure vanille provient toujours du Mexique, dont voici les principales variétés : *vanille de Ley* ou de *Lec*, livrée par des plantes cultivées, s'exporte par Vera-Cruz ; la *vanille de Cimmarona*, de qualité inférieure, livrée par des plantes demi-sauvages ; la *vanille de la Guyara* et de la *Pompona*, etc., etc. Le Brésil livre aussi une vanille très appréciée, quoiqu'elle soit de moins bonne qualité que celle livrée par la Jamaïque et par Haïti, etc.

Cette drogue est aussi classée selon sa grandeur et sa longueur, car celle du Mexique mesure de 20 à 25 centimètres de long sur 8 à 9 millimètres de diamètre, tout en pesant, de 4 à 7 grammes par pièce ; celle de Bourbon mesure de 18 à 22 centimètres sur 6 à 10 millimètres de diamètre, pesant 4 gr. 5 à 5 grammes par pièce ; celle de Java mesure de 11 à 25 centimètres de long, sur 6 à 8 millimètres de diamètre, pesant de 4 à 7 grammes par pièce ; celle de Madagascar mesure de 16 à 17 centimètres de long sur 7 à 9 millimètres de diamètre, pesant 4 gr. 5 par pièce ; celle de Taïti mesure de 13 à 19 centimètres de long sur 6 à 12 millimètres de diamètre, pesant de 4 à 5 grammes par pièce.

Mexico exportait, en 1876, 24.000 kilogrammes de vanille, contre 567.888 en 1912 ; la Réunion, 12.624 contre 75.000 ; les Seychelles 1.376 contre

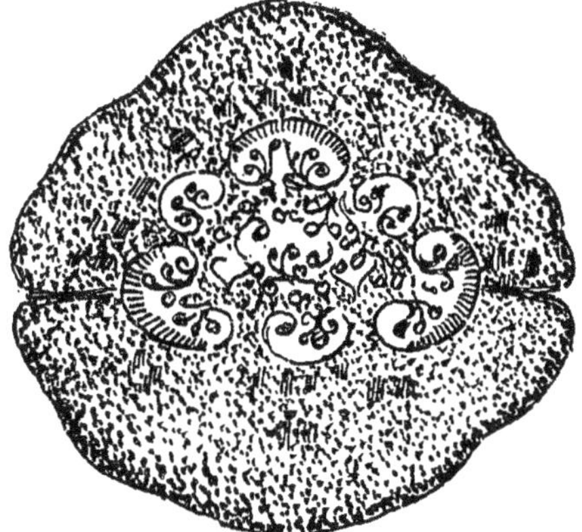

Fig. 41. — Coupe transversale de la vanille.

10.000 kilogrammes ; Ceylan 284, contre 40.000 kilogrammes ; Taïti, 2.726 contre 12.000 kilogrammes ; Java 2.435 contre 129.000 kilogrammes, etc., etc.

Description de la drogue. — La vanille se présente, dans le droguier, sous la forme d'une gousse très allongée, charnue, uniloculaire, atténuée à ses deux extrémités, à surface ridée, mais sillonnée de stries longitudinales. Elle est recouverte de petits cristaux aiguillés de vanilline. Plus ou moins aplatie au centre, elle est recourbée à son extrémité inférieure sous la forme d'une crosse. Sa consistance est souple, sa couleur brun noirâtre, son odeur suave, aromatique, agréable, spéciale, sa saveur aromatique, sucrée, spéciale.

Elle s'ouvre en deux grandes valves de chaque côté des placentes, qui sont toujours réunis au sommet par le gynostème et à leur base par le pédicelle. Elle renferme de nombreuses graines, à embryon homogène, non entouré d'albumen, mais renfermées dans une pulpe charnue, brunâtre, d'odeur balsamique, qui a été en partie sécrétée par des papilles disposées sur ses placentes.

Examen microscopique (fig. 41). — La section transversale de cette gousse, vaguement arrondie ou elliptique, est uniloculaire, avec pulpe sirupeuse, jaune brunâtre, baignant les

six placentes attenant aux trois carpelles, qui portent de nombreuses graines dures.

Cette coupe, examinée au microscope (fig. 42), est constituée par un épicarpe (*ep*) riche en stomates, à cellules irrégulières, rectangulaires, à parois épaissies, contenant des matières granuleuses, brunâtres et un cristal d'oxalate de chaux ; puis vient un tissu sous-adjacent (*p*), formé par des cellules polygonales, à parois minces, sinueuses,

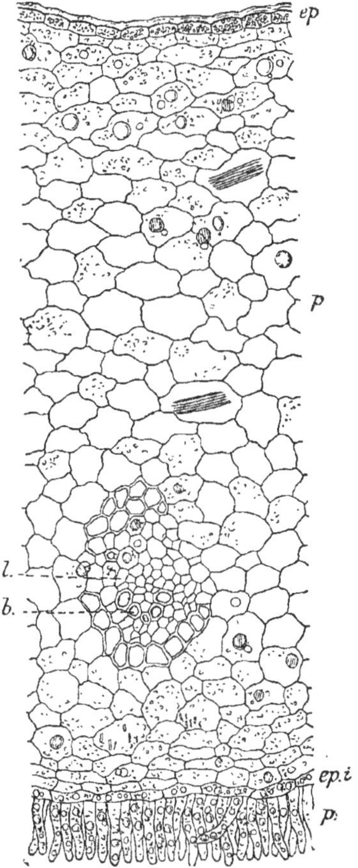

Fig. 42. — Coupe transversale de la vanille.
ep) épiderme ; p) parenchyme ; lb) faisceaux libéro-ligneux
épi) épiderme interne ; p) papilles.

contenant des cristaux d'oxalate de chaux en spicules et des granulations brunâtres, ainsi que des gouttelettes oléagineuses, jaunâtres. Ce tissu est parcouru par des faisceaux fibro-vasculaires ($l + b$), irrégulièrement allongés, constitués intérieurement par une couche de cellules fibreuses, fusiformes, et extérieurement par des vaisseaux et des trachées entourées de cellules ponctuées ; puis vient une zone interne, renfermant dans ses cellules des gouttelettes oléagineuses et des raphides d'oxalate de chaux. L'épiderme (*épi*) interne porte de nombreuses papilles

8

unicellulaires. La pulpe, sans aucun caractère particulier, entoure les placentes, qui portent les graines et de nombreuses papilles ou poils sécréteurs, remplis d'une substance granuleuse, brunâtre. Cette coupe, soumise à l'action de l'acide chlorhydrique additionné de phloroglucine, se colore en rouge, et en rouge carmin par addition d'acide sulfurique contenant de l'orcine, dans toutes les cellules renfermant de la vanilline, qui est localisée dans toutes les cellules de ce fruit desséché.

Poudre. — Le fruit de vanille donne, une fois desséché, une poudre brunâtre, caractérisée par les cellules de son tégument, par celles de son péricarpe, par ses faisceaux et par la présence de ses raphides d'oxalate de chaux, ainsi que par celle de ses gouttelettes oléagineuses.

Falsifications. — Cette drogue est souvent mélangée à des gousses épuisées, ne renfermant plus de vanilline, mais recouvertes de cristaux d'acide salicylique ou d'acide benzoïque reconnaissables à leurs réactions spécifiques. Il faut toujours doser son pour cent en vanilline, selon le principe indiqué lors de la préparation de cette substance. On additionne aussi ces gousses de fruits de vanille de qualité inférieure, ou par ceux de la *Vanilla Pompona* qui, plus petits, contiennent du vanillon, c'est-à-dire un mélange de vanilline et principalement de coumarine, reconnaissable à son odeur et à son analyse chimique.

Analyse chimique. — La vanille renferme de 0,9 à 1,6 p. 100 de vanilline, 17 p. 100 de corps mucilagineux, 2,3 p. 100 de corps résineux, 8,3 p. 100 de sucre, des tartrates, des citrates et des oxalates divers, puis des corps gras, formés par de la stéarine et par de la palmitine.

Notons que la vanille de Bourbon renferme en moyenne de 0,75 à 2,8 p. 100 de vanilline, celle du Mexique de 1,3 à 1,8 p. 100, celle de Java de 1,5 à 2,5 p. 100, parfois même davantage, celle de Taïti de 1,5 à 2,0 p. 100, tandis que le vanillon de la Guyane en renferme 0,129 et celui du Brésil 2,02 p. 100.

Extrait par de l'eau, ce fruit donne une solution mucilagineuse, se colorant en bleu par addition de perchlorure de fer, mais ce réactif colore en vert ses solutions alcooliques.

La VANILLINE ou *Aldéhyde méthyl-pyrocatéchique*, $C^9H^8O^3$ se rencontre aussi dans le Maté, l'Ase fétide, le Baume de Tolu et le Baume du Pérou, dans le Styrax, le Benjoin, et dans les grains de blé. Elle cristallise sous la forme d'aiguilles agglomérées, insolubles dans l'eau froide, peu solubles dans l'eau bouillante, mais très solubles dans l'alcool, l'éther, le sulfure de carbone, le chloroforme, les huiles grasses et essentielles. Elle fond à 80°, pour sublimer à une température plus élevée.

Son odeur est agréable, persistante, son arome chaud, piquant, aromatique. La vanilline se combine, ainsi que les autres aldéhydes, avec les bases, pour donner des sels cristallins. Elle se dissout avec une coloration jaune dans l'acide sulfurique, rouge dans l'acide nitrique ; tandis que ses solutions aqueuses se colorent en bleu par addition de perchlorure de fer, mais elles se précipitent en des dépôts blanc jaunâtre par celle d'acétate de plomb.

Agitée en solution éthérée avec une dissolution aqueuse de bisulfite de soude, la vanilline se combine pour donner une substance cristalline, de formule :

$$C^6H^3{<}^{OH}_{OCH^3}\ {-}\ C{<}^O_H\ +\ NaHSO^3\ =\ C^6H^3{<}^{OH}_{OCH^3}\ {-}\ C{<}^{O-SO^2Na}_{OH}$$

Vanilline

Chauffée avec de l'acide nitrique, elle se décompose en acide picrique et en acide oxalique ; mais chauffée avec de l'acide chlorhydrique, elle se transforme en chlorure de méthyle et en aldéhyde pyrocatéchique ou aldéhyde dioxybenzoïque de formule :

$$\text{(COH—C—HC=CH—HC—C—OH—C—OH)}$$

Réduite par de l'hydrogène naissant, elle se transforme en alcool vanillique, mais oxydée avec prudence, elle donne de l'acide vanillique de formule :

Alcool vanillique (Aiguilles fusibles à 115°) ← **Réduite** ← Vanilline

Oxydée → Acide vanillique

Traitée en présence d'acide chlorhydrique par du pyrogallol, la vanilline se transforme, avec une coloration bleu violacé, en pyrogallol de vanilléine, tandis que l'acide chlorhydrique, additionné de phloroglucine, la transforme en phloroglucine de vanilléine, de couleur rouge.

Une solution aqueuse de vanilline se colore en bleu par addition de perchlorure de fer ; celle-là, chauffée en présence de ce réactif, devient brunâtre, en déposant des cristaux de dihydrodivanilline, de formule :

$$\begin{array}{l}C^6H^2{<}^{OH}_{OCH^3}{-}COH\\ \quad |\\ C^6H^2{<}^{COH}_{OCH^3}{-}OH\end{array}$$

Elle donne, ainsi que toutes les aldéhydes, des combinaisons doubles, cristallines avec les phénols, les bisulfites alcalins, la phénylhydrazine, l'hydroxylamine ; mais réduite par de l'amalgame de soude, elle se décompose en hydrovanilloïne et en alcool vanillique de formules :

$$CH_2OH \cdots \quad CHOH \text{———} CHOH$$

Alcool vanillique — Hydrovanilloïne

PRÉPARATION, — On l'obtient en traitant les gousses pulvérisées de vanille par de l'éther, dont la solution est agitée avec une dissolution aqueuse de bisulfite de soude ; celle-ci, décantée, puis concentrée, étant décomposée par de l'acide sulfurique, puis agitée avec de l'éther, auquel elle abandonne sa vanilline, que l'on soumet à la cristallisation spontanée.

On prépare synthétiquement la vanilline comme suit :

1° En partant de la coniférine ou de l'alcool coniférique, qui, oxydés par de l'acide chromique, se décomposent en donnant de la vanilline, car :

$$CH=CH\text{—}CH_2OH \cdots (\text{Coniférine}) + O_2 + H_2O$$

Coniférine

$$= CH_3COOH + C_6H_{12}O_6 + (\text{Vanilline})$$

Vanilline

2° Ou en oxydant l'acide férulique, car :

$$CH=CH\text{—}COOH \cdots (\text{Acide férulique}) + O \longrightarrow (\text{Vanilline})$$

Acide férulique — Vanilline

3° Ou en oxydant l'acide isoférulique ou acide hespéritique, ou en traitant l'acide opianique par de l'acide chlorhydrique, car :

$$CH=CH\text{—}COOH \cdots \longrightarrow \cdots \longleftarrow \cdots$$

Acide hespéritique — Isovanilline — Acide opianique

5° En oxydant l'eugénol par de l'acide chromique ou par du permanganate potassique ou par de l'oxyde mercurique.

Cette synthèse, la seule utilisée de nos jours dans la technique, à côté de celle partant du gaïacol, se pratique comme suit : Chauffez l'eugénol avec de l'acide acétique glacial, afin d'obtenir l'acétate d'eugénol ; celui-ci, oxydé par une solution diluée de permanganate potassique, donne une solution qui, filtrée, est additionnée de potasse caustique, afin de transformer l'acétate de vanilline en vanillate potassique. Cette solution, additionnée d'acide chlorhydrique, dépose de la vanilline, qui passe dans l'éther, avec lequel on l'agite. Celui-ci, décanté, est soumis à la cristallisation spontanée, car les réactions suivantes ont eu lieu au cours de ces opérations ; il en est de même si l'on part de l'isoeugénol.

$$CH_2\text{—}CH=CH_2 \cdots \longrightarrow \cdots \longleftarrow \cdots CH=CH\text{—}CH_3$$

Eugénol — Vanilline — Isoeugénol

Il se forme en outre, comme nous l'avons dit, de l'acide vanillique et du vanilloyle d'acide carbonique, qui possèdent les formules suivantes :

$$CO\text{—}COOH \qquad COOH$$

Acide vanilloyle-carbonique — Acide vanillique

On les sépare de la vanilline en agitant les solutions éthérées, obtenues précédemment, avec des solutions aqueuses de bisulfite de soude, qui combinent la vanilline et l'acide vanilloyle-carbonique ; l'éther, décanté, renfermant seulement l'acide vanillique, est soumis à la distillation fractionnée, afin d'obtenir cet acide qui, par réduction, se transforme en vanilline.

Les solutions bisulfitées de vanilline et de vanilloyle-carbonique décantées, puis additionnées d'acide chlorhydrique, sont agitées avec de l'éther, que l'on traite par de la magnésie calcinée, qui combine l'acide vanilloyle-carbonique, tandis que la vanilline reste dans l'éther. Celui-ci, décanté, filtré, soumis à la cristallisation spontanée, dépose de la vanilline, que l'on purifie.

La combinaison magnésienne d'acide vanilloyle-carbonique, traitée par un acide, puis chauffée avec de l'eau, se décompose en acide carbonique et en vanilline ; que l'on récupère en la traitant par de l'éther qui, décanté, est soumis à la cristallisation spontanée.

On peut aussi préparer la vanilline en oxydant l'eugénol par des peroxydes métalliques, tels que les peroxydes de sodium, de baryum, de manganèse. On le traite à cet effet, ainsi que l'isoeugénol, par une bouillie d'hydrate de peroxyde de soude et de glace, puis on chauffe, après quelques jours de contact, le tout à 180°, quitte à recueillir ensuite la vanilline ainsi formée. L'ozone peut aussi être utilisé comme oxydant de l'isoeugénol. On fait, à cet effet, passer ce gaz à travers une solution acétique d'isoeugénol. Chauffée au bain-marie, dans un matras muni d'un réfrigérant ascendant (la réaction terminée), on distille cette solution dans le vide, puis on reprend son résidu par de l'éther qui, s'emparant de sa vanilline, est traité par du bisulfite de soude, celui-ci donnant avec cette aldéhyde une combinaison cristallisée que l'on décompose ensuite.

6° On peut aussi obtenir la vanilline, en partant de l'aldéhyde pyrocatéchique qui, chauffée pendant deux heures de temps à 100°, en présence de potasse caustique, avec de l'iodure de méthyle, se transforme en vanilline potassique, celle-ci, décomposée par un acide, puis agitée avec de l'éther, lui abandonnant sa vanilline.

7° Ou en chauffant en présence de potasse caustique le chloroforme avec du gaïacol, car :

$$C^6H^3\!\!<^{OH}_{OCH^3}\!\!>_H + CHCl^3 = HCl + C^6H^3\!\!<^{OH}_{OCH^3}\!\!>_{CHCl^2}$$

Gaïacol

$$\xrightarrow{+ H^2O} 2HCl + C^6H^3\!\!<^{OH}_{OCH^3}\!\!>_{C<^O_H}$$

$$C^6H^4\!\!<^{OH}_{OCH^3} + CHCl^3 + 3NaOH$$

Gaïacol

$$= C^6H^3\!\!<^{ONa}_{OCH^3}\!\!>_{C<^O_H} + 3NaCl + 2H^2O$$

Vanilline sodée

8° Ou en condensant, en présence de soude caustique, le gaïacol et l'aldéhyde formique, afin d'obtenir l'alcool vanillique qui, oxydé, se transforme en vanilline. Supposons donc que l'aldéhyde formique possède la formule du glycolméthylène $CH^2\!\!<^{OH}_{OH}$, les réactions suivantes ont lieu au cours de cette opération :

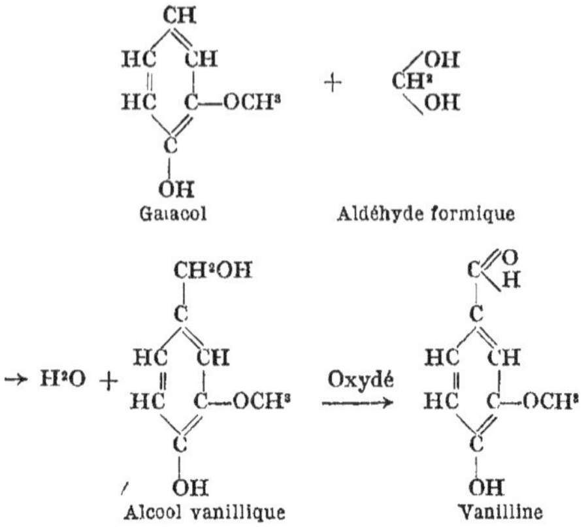

Gaïacol   Aldéhyde formique

→ H²O + Alcool vanillique → (Oxydé) Vanilline

9° On la prépare aussi en faisant réagir, en présence de chlorure d'aluminium ou de chlorure de zinc, l'acide cyanhydrique et l'acide chlorhydrique sur du gaïacol, car l'acide chlorhydrique réagit premièrement comme suit sur l'acide cyanhydrique :

$$HCN + HCl = Cl\!-\!C\!\!<^{NH}_{H}$$

Cette combinaison réagit alors sur le gaïacol en mettant de l'acide chlorhydrique en liberté, car :

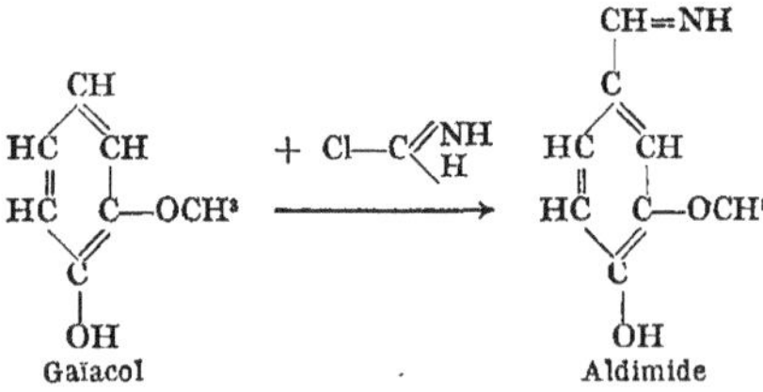

Gaïacol + $Cl\!-\!C\!\!<^{NH}_{H}$ → Aldimide

L'aldimide ainsi formée, chauffée avec des acides, se transforme alors en vanilline :

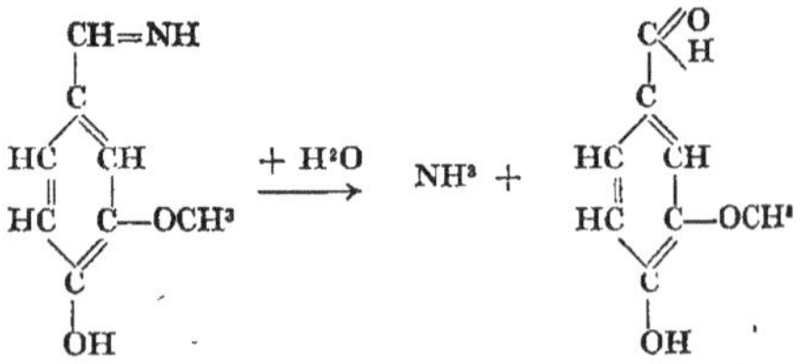

(CH=NH) + H²O → NH³ + Vanilline

 — La vanilline se prescrit à doses de 0 gr. 01 à 0 gr. 03 plusieurs fois par jour, sous la forme de pilules ou de poudres, comme stimulant de l'estomac ; mais elle est surtout utilisée comme aromatique.

On admet généralement, que sa formation, dans les gousses de vanille ou dans les cellules d'une plante, se parfait comme suit : leur amidon se transforme premièrement, sous l'action des ferments hydrolysants, en coniférine, que les oxydases oxydent en vanilline.

L'Acide vanillique, $C^8H^8O^4$, se présente sous la forme d'aiguilles incolores, d'odeur aromatique, fusibles à 207°, très solubles dans l'alcool, peu solubles dans l'éther, insolubles dans l'eau ; ses solutions alcooliques ne sont pas colorées par addition de perchlorure de fer.

Chauffé avec de l'acide chlorhydrique, il se décompose en chlorure de méthyle et en acide pyrocatéchique, car :

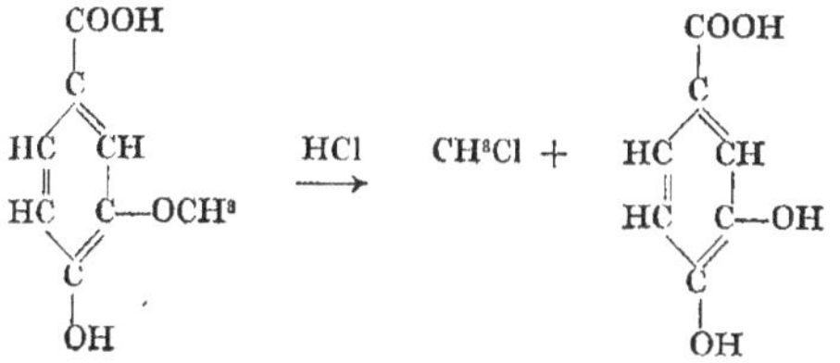

$$
\begin{array}{c}
\text{COOH} \\
| \\
\text{C} \\
\diagup \diagdown \\
\text{HC} \quad \text{CH} \\
\| \quad | \\
\text{HC} \quad \text{C---OCH}^3 \\
\diagdown \diagup \\
\text{C} \\
| \\
\text{OH}
\end{array}
\quad \xrightarrow{\text{HCl}} \quad
\text{CH}^3\text{Cl} +
\begin{array}{c}
\text{COOH} \\
| \\
\text{C} \\
\diagup \diagdown \\
\text{HC} \quad \text{CH} \\
\| \quad | \\
\text{HC} \quad \text{C---OH} \\
\diagdown \diagup \\
\text{C} \\
| \\
\text{OH} \\
\text{Acide} \\
\text{pyrocatéchique}
\end{array}
$$

L'acide vanillique s'obtient aussi en oxydant la coniférine ou l'acétate d'eugénol.

Usage thérapeutique de la vanille. — Elle se prescrit à doses de 0 gr. 2 à 0 gr. 3 plusieurs fois par jour, en poudres, en pilules ou sous la forme de teintures, comme stimulant de l'estomac, comme aromatique, comme antiseptique et comme aphrodisiaque ; car elle agit sur les centres nerveux, qu'elle stimule ; mais à fortes doses, elle irrite le système nerveux, en provoquant des nausées, voire même des convulsions chez les enfants.

Pharmacie galénique. — Elle sert à préparer la Tinctura Vanillæ, la Vanilla saccharata, puis à aromatiser diverses spécialités pharmaceutiques, outre le thé, le cacao, le chocolat, le tabac, etc., etc.

Historique. — Utilisée bien avant la découverte du Nouveau Monde pour aromatiser le chocolade de ses habitants, cette drogue fut premièrement décrite par Hernandès, puis par Clusius, qui nous en transmit une description très complète. Hugo Morgan, pharmacien de la reine Elisabeth, dénomma sa plante *Lobus oblongus*, mais celle-ci, toujours plus recherchée pour ses gousses, fut cultivée à partir de 1760 par les Vainillales, à Papantla, près de Mexico. Humboldt leur apprit, ainsi qu'aux habitants de Vera-Cruz et de Santiago, l'art de féconder, artificiellement ses fleurs. Cette plante fut ensuite implantée en 1819, par Pérottet et Philibert, à Bourbon, à la Réunion, où ils enseignèrent aux indigènes de ces pays à se servir de la fécondation artificielle. Bernard l'implanta aussi en 1836 dans l'Ile de France. Ce végétal fut en outre introduit en 1819 à Java, en 1866 à Ceylan, en 1848 à Taïti, mais on continua à cultiver la *Vanilla Pompona* à la Guadeloupe, à la Martinique, où se rencontrent aussi des cultures de vanille officinale.

Mentionnons encore que de nombreuses plantes dites à *Vanillon*, c'est-à-dire renfermant dans leurs gousses, outre des traces de vanilline, beaucoup de coumarine, sont encore cultivées, telles la *Vanilla Pompona*, Schiede, au Mexique, en Colombie, à Nicaragua, à Sur.-nam, mais ses fruits sont pour ainsi dire inodores, la *Vanilla claviculata* à la Jamaïque, ses fruits étant, ainsi que ceux de la *Vanilla odorata* de l'Equateur, très aromatiques.

Les fruits de la *Vanilla palmarum*, originaire du Brésil et de la Guyane, sont très petits, mais ils renferment 1,03 p. 100 de vanilline ; il en est de même de ceux de la *Vanilla guianensis* de Surinam, qui sont très aromatiques, etc., etc., malheureusement nous ne pouvons entreprendre ici l'étude de ceux-ci, vu qu'ils ne sont pas officinaux.

HERBA ANGRÆCI, FAHAM, THÉ DE L'ILE BOURBON, THÉ DE MADAGASCAR, D'ANGRÆCUM FRAGANS Dup.-Th.

Originaire de l'île Bourbon, de Saint-Maurice et de Madagascar, cette plante livre, au droguier de ces pays, ses feuilles non officinales, qui se prescrivent parfois sous la forme d'infusions, comme sédatif et comme hypnotique, car elles renferment, outre des matières résineuses, de la coumarine, de l'acide coumarique et un principe amer.

Une autre drogue parallèle à celle-ci est livrée par l'*Aceras anthropophora* ou *Ophrys anthropophora*, L., qui croît dans les terrains calcaires et sur les coteaux du Gard, de l'Hérault, de l'Algérie. Ses feuilles, dénommées *Faham d'Algérie*, ou *Pantine*, ou *Ophrys homme*, non officinales, se présentent parfois dans le droguier. Elles possèdent un limbe entier, de 10 à 12 centimètres de long, sur 20 à 25 millimètres de large, arrondi à sa base, légèrement accuminé à son extrémité supérieure, parcouru par des nervures parallèles, d'odeur agréable, douce, aromatique, à saveur mucilagineuse aromatique. Elles se prescrivent parfois, de par leur teneur en coumarine, dans la médecine populaire de ces pays, comme sédatif et comme aromatique.

CORAL, DE CORALLIORHIZA ODONTORHIZA Nutt.

Cette petite orchidée, saprophyte, originaire des Etats-Unis du Sud, livre au droguier son rhizome très odoriférant, à saveur particulièrement aromatique, amère, astringente, qui, non officinal, se prescrit parfois comme diaphorétique.

RHIZOMA CYPRIPEDII, SABOT DE VÉNUS, DE CYPRIPEDIUM PARVIFLORUM, Salisb., CYPRIPEDIUM PUBESCENS, Willd.

Originaires du nord de l'Europe et de l'Amérique du Nord, ces plantes livrent, au droguier, leurs rhizomes, non officinaux, qui s'y présentent parfois sous la forme de petits fragments allongés, marqués sur leur face supérieure par de nombreuses cicatrices foliaires, mais ils portent sur leur face infère de nombreuses racines, d'odeur faiblement aromatique, à saveur douceâtre, puis âcre, à cassure courte et blanchâtre, renfermant des traces d'essence, un acide volatil, non déterminé, de l'acide gallique, du tanin, des matières résineuses mal définies. Ils se prescrivent parfois, dans la médecine populaire, à doses de 0 gr. 5 plusieurs fois par jour, comme antispasmodique et comme stimulant.

IIIe Ordre. — SPADICIFLORES

PALMIERS

Les Palmiers, comprenant 132 genres et plus de 1.100 espèces, sont tous des plantes tropicales, qui prospérant principalement en Amérique, sont rares en Afrique ; il faut en excepter le Chamérope, qui croît spontanément à Nice et dans toute l'Europe méridionale. Ce sont des plantes ligneuses, pouvant parfois atteindre 80 mètres de haut, à tige généralement simple, droite, supportée par un faisceau conique de racines latérales, mais couronnée par un bouquet de grandes feuilles. Elle peut être courte et renflée (Sabal), grêle et grimpante, c'est-à-dire enlacer les arbres qui l'environnent (Calame). Leurs feuilles, à limbe entier dans le bourgeon, possèdent un limbe à segments pennés ou palmés. Leurs fleurs petites, mais réunies en très grand nombre en épis ou en grappes, sont ordinairement unisexuées avec monoécie (Arec, Cocotier), ou unisexuées dioécie (Phénice, Chamédore). Cette inflorescence, généralement entourée par une spathe énorme, est constituée par des fleurs à périanthe à trois sépales et à trois pétales sépaloïdes alternants, qui entourent l'androcée à six étamines disposées sur deux verticilles alternes, à anthères dorsifixes, introrses.

Leur pistil, généralement formé par trois carpelles épisépales, fermés, concrescents en un ovaire à trois loges est toujours surmonté par trois stigmates sessiles. Chaque carpelle renferme un ovule anatrope, ascendant. Lorsque les carpelles sont libres, deux d'entre eux avortent ordinairement pendant la transformation des ovules en fruit (Phénice) ; mais parfois tous les trois se développent (Chamérope). Leur fruit est une drupe ou une baie, renfermant une seule graine, rarement trois (Borasse). Il est entouré extérieurement d'écailles (Calame) ou intérieurement dans la drupe d'une zone externe plus ou moins résistante, fibreuse (Cocotier), ou d'une zone moyenne, oléagineuse (Eléide), tandis que leur zone interne est dure. Ces drupes se soudent parfois entre elles en un fruit composé (Phytéléphant). Leur graine contient un albumen volumineux, charnu (Cocotier), ou corné (Phytéléphant), parfois creusé d'une cavité remplie d'un liquide laiteux (Cocotier), homogène ou ruminé (Calame, Arec.) Leur embryon est dépourvu de radicule, mais à la germination, leur pétiole cotylédonaire s'allonge beaucoup vers sa base, de manière à enterrer profondément sa tigelle, à l'intérieur de laquelle se développe la radicule.

Les Palmiers ou leurs parties végétales sont utilisés de diverses façons, soit comme aliment, graines de cocotier, fruit de phénice et de dattier, bourgeon terminal du chou palmiste. D'autres fournissent, de par leur parenchyme féculent, le sagou, de par leur sève sucrée, du sucre de canne, et indirectement du vin et de l'eau de vie (Arenge saccharifère), de par leur péricarpe, de l'huile, dite de palme (Eléide), de par leur albumen corné de l'ivoire végétal (Phytéléphant), de par leurs feuilles, de la cire (Céroxyle), ou cire de Copernicie cérifère, de par leurs tiges ligneuses, des fibres textiles, du papier puis des bois de construction ; et quand celle-ci est grimpante, des cannes pour meubles.

Cette famille se rapproche beaucoup de celle des *Joncacées.*

IVOIRE VÉGÉTAL, DE PHYTELEPHAS MACROCARPA, R. et P.

Ce palmier, originaire de l'Amérique du Sud, prospère entre le 9ᵉ degré nord et le 8ᵉ degré de latitude sud, particulièrement au Pérou. Atteignant une vingtaine de mètres de haut, il porte des fruits ou syncarpiums, qui sont constitués par 4 ou par 6 drupes uniloculaires, agrégées, renfermant une graine très dure, entourée d'un endocarpe preneux. Son endosperme très dur, remplissant la majeure partie de cette graine, donne l'ivoire végétal, à l'aide duquel on prépare des boutons. Il renferme beaucoup de cellulose, des corps protéiques, du sucre et de la phytéléphantine.

ROTIN, DE CALAMUS DIOICUS (Sourd). CALAMUS TENUIS ET CALAMUS VIMINALIS (Willd.)

Ces plantes grimpantes, à tiges cylindriques, flexibles, mesurant parfois 150 mètres de long, livrent au commerce leurs tiges, qui servent à fabriquer des cannes, des manches de parapluies, sans parler de la vannerie et du cannage des chaises. Celles-ci sont particulièrement exportées par l'Indo-Chine.

RAPHIA, DE RAPHIA PEDUNCULATA Beauv.

Originaire de Madagascar, ce grand palmier de 15 à 18 mètres de haut, à feuilles longuement pétiolées, de 5 mètres de long, livre d'une part les fibres de celles-ci à l'industrie chapelière et d'autre part son bourgeon central, qui est utilisé comme chou palmiste. Les nervures principales de ses feuilles servent à préparer des nasses pour les pêcheurs. Il en est de même des feuilles du *Raphia vinifera* (Pal.) qui livre, lui aussi, grâce à sa moelle, une liqueur très appréciée.

RESINA DRACONIS ou SANGUIS DRACONIS, RÉSINE ou SANG DRAGON, DE CALAMUS DRACO, Willd.

Origine botanique. — Cette plante, à tige mince, flexible, rampante à sa base, mais s'élevant ensuite à l'aide de vrilles, en s'accrochant aux arbres qui l'environnent, peut atteindre une centaine de mètres de longueur. Ses feuilles, minces, sont linéaires ou longuement lancéolées, à limbe entier, très pointu à son extrémité supérieure, mais parcouru dans toute sa longueur par des nervures parallèles. Ses fleurs mâles, de couleur jaunâtre, sont formées par 3 sépaloïdes et par 3 pétaloïdes alternes, qui entourent 6 étamines concrescentes par la base de leurs filets avec les pétaloïdes. Ses fleurs femelles, de même couleur, sont constituées par 6 pétaloïdes, renfermant un pistil, à 3 loges, surmonté de 3 stigmates papilleux, sessiles. Son fruit rouge, de la grosseur d'une noisette, c'est-à-dire de 2 centimètres de diamètre, est constitué par une baie entourée d'une zone externe, dure, à écailles quadrangulaires, qui exsudent un suc rougeâtre, celui-ci, en se résinifiant, donnant notre drogue officinale.

Origine géographique. — Ce palmier, originaire des îles de la Sonde, de Java, de Sumatra, de Bornéo et des Moluques, puis de l'Indo-Chine et de la Malaisie, croît aussi dans les régions marécageuses du pays des Somalis.

Récolte. — Ses fruits, recueillis soit à la main, soit en tremblant les plantes, qui soutiennent ce palmier, sont ensuite agités au-dessus de tamis ou de toiles à mailles assez larges pour laisser passer leurs écailles et leur résine, que l'on sépare les unes des autres en les tamisant à nouveau.

On obtient aussi cette drogue aux Indes, en chauffant ces fruits avec de l'eau, sur laquelle leur résine vient à surnager. Celle-ci, chauffée au soleil ou sur un feu très doux, ou à l'aide des vapeurs d'eau, afin de la ramollir, est ensuite malaxée sous la forme de bâtons ou sous celle de pains, que l'on enroule ensuite dans des feuilles de *Licuala spinosa* ou de *Calamus Draco*, celles-là étant maintenues à l'aide de fibres végétales.

Sortes commerciales. — Cette drogue, exportée en Europe principalement par les ports de Singapour et de Batavia (Bornéo exportant sa principale récolte en Chine), est vendue dans le commerce sous la forme de bâtons de 5 à 6 centimètres de diamètre, de boules de 2 à 4 centimètres de large, de larmes ou de gâteaux, voire même sous celle de masses informes, de qualité inférieure, dénommée sang dragon en galette.

Description de la drogue. — Le sang dragon se présente dans le droguier sous ces différentes formes. C'est une substance résineuse, dure, friable, à cassure facile, rouge carmin, à surface grenue, rouge foncé, inflammable, mais brûlant avec une flamme fuligineuse tout en émettant une odeur balsamique, agréable. Sa saveur douceâtre est un peu âcre, son odeur nulle. Il se dissout facilement dans l'alcool, le chloroforme, la benzine, le sulfure de carbone, en abandonnant environ 20 p. 100 de son poids en débris végétaux et en matières inorganiques ; très peu soluble dans l'éther, les huiles essentielles, l'éther de pétrole, il se dissout facilement dans les alcalins, mais il se ramollit dans l'eau bouillante, pour fondre entre 80 et 120°. Ses solutions alcooliques se précipitent par addition d'éther, à l'encontre de ses solutions alcalines qui sont précipitées par celle d'acides minéraux. Soumis à la distillation sèche, il donne de l'acétone, de l'acide benzoïque, du cinnamène et du toluène ; tandis que soumis à la distillation aux vapeurs d'eau, il donne un distillatum se colorant en bleu par addition de perchlorure de fer, car il renferme des traces de phénols, puis un peu d'acide benzoïque. Son indice d'acidité est compris entre 79,8 et 118,0, son indice de saponification entre 119 et 172°.

Fondu avec de la potasse caustique il donne de l'acide benzoïque, de l'acide paraoxybenzoïque, de l'acide pyrocatéchique et de l'acide oxalique, outre divers acides de la série grasse ; tandis que chauffé avec de l'acide nitrique, il donne de l'acide nitro-benzoïque, de l'acide oxalique et de l'acide picrique.

Falsifications. — Cette drogue est souvent mélangée à des résines provenant d'autres palmiers, telles que celles du *Pterocarpus Draco*, L. de l'Inde, du *Croton Draco* du Mexique, de la *Dalbergia monetaria* de Surinam, du *Croton hibiscifolius* de la Nouvelle-Grenade, puis à celles des palmiers croissant aux îles Madères, Canaries, et à Soccotora ou au pays des Somalis ; ces résines presque identiques au sang dragon ne parviennent pas sur le marché européen. On la falsifie aussi parfois en Europe, en la mélangeant à de la térébenthine, qui se dissout très facilement dans l'éther, celui-ci évaporé, abandonnant un résidu, qui émet à chaud une odeur térébinthinée.

Réactions. — Une solution alcoolique de sang dragon se précipite en un dépôt jaune rougeâtre par addition d'acétate de plomb, blanc jaunâtre par celle d'éther (Résinotannol), tandis qu'une dissolution de cette drogue dans du lait de chaux ou dans du carbonate de soude se précipite en un dépôt résineux, rougeâtre par celle d'acides minéraux ou d'anhydride carbonique.

Analyse chimique. — Le sang dragon renferme 25 p. 100 de Dracoalbane, 13 p. 100 de Dracorésène, du Dracorésinotannol, $C^6H^5—COO—C^8H^9O$, combiné sous la forme d'éthers benzylique, benzoïque ou benzoylacétique, puis des traces d'essence, dénommée *dracyle*.

Le DRACOALBANE, $C^{30}H^{40}O^4$, se présente sous la forme d'une masse amorphe, pulvérulente, fusible à 200°, soluble dans l'éther, l'éther de pétrole, le benzène, le chloroforme, l'acétone. On l'obtient en traitant une solution éthérée de sang dragon par de l'alcool, qui le précipite, car il est insoluble dans ce dissolvant ainsi que dans la potasse caustique.

La DRACORÉSÈNE, $C^{13}H^{22}O$, s'obtient en précipitant une solution alcoolique de sang dragon par de l'eau, puis en reprenant ce précipité par de l'alcool, que l'on précipite plusieurs fois de suite par addition d'eau. Celle-là se présente sous la forme d'une masse pulvérulente, blanche, fusible à 72°, soluble dans tous les dissolvants organiques, insoluble dans la potasse caustique.

Le DRACORÉSINOTANNOL, $C^{16}H^{18}O^4$, s'obtient en soumettant le sang dragon, en présence de potasse caustique, à la distillation aux vapeurs d'eau ; le distillatum ainsi obtenu renferme de l'acide benzoïque, tandis que le résidu du matras, repris par de l'alcool, donne une solution qui, versée dans de l'eau acidulée, précipite un dépôt pulvérulent, brunâtre.

Il se présente sous la forme d'une poudre jaune brunâtre, très soluble dans l'alcool, la potasse caustique, l'acide acétique glacial, peu soluble dans l'éther, insoluble dans l'éther de pétrole, l'éther acétique. Ses solutions alcooliques se précipitent en un dépôt brun noirâtre, par addition de perchlorure de fer, rouge brunâtre par celle de bichromate de potasse, jaune brunâtre par celle d'acétate de plomb, preuve évidente qu'il renferme un tannol, qui se dissout avec une colo-

ration rouge dans l'acide sulfurique. Soumis à la distillation sèche, il donne entre 80 et 100° du benzène ; entre 100 et 120° du toluène, entre 140 et 150°, du styrol puis de l'acétophénone $C^6H^5—CO—CH^3$.

Usage thérapeutique. — Le sang dragon, non officinal en Suisse, se prescrit parfois comme hémostatique, puis comme désinfectant et comme astringent, dans la préparation de certaines poudres dentifrices et dans celles destinées à combattre la transpiration des pieds. Il rentre principalement dans la préparation des vernis.

Historique. — Probablement connu des Anciens, il ne fut introduit avec certitude en Europe qu'au xviie siècle par Kaempfer ; mais son commerce était alors entre les mains des Arabes et des Chinois.

FALIPOT OU RONDIER, DE BORASSUS FLABELLIFER

Originaire des Indes, cet arbre livre à l'industrie les fibres libériennes de ses feuilles très grandes, disposées sous la forme d'éventail, qui servent à préparer des objets de corderie et de sparterie. Il n'en est pas de même de celles de la plante *Livistona sinensis*, originaire du Tonkin, qui rentrent dans la fabrication des chapeaux de paille.

SEMEN ARECÆ, NOIX D'AREC, D'ARECA CATECHU, Willd.

Origine géographique. — Cette plante, dont nous n'entreprendrons pas la description mor-

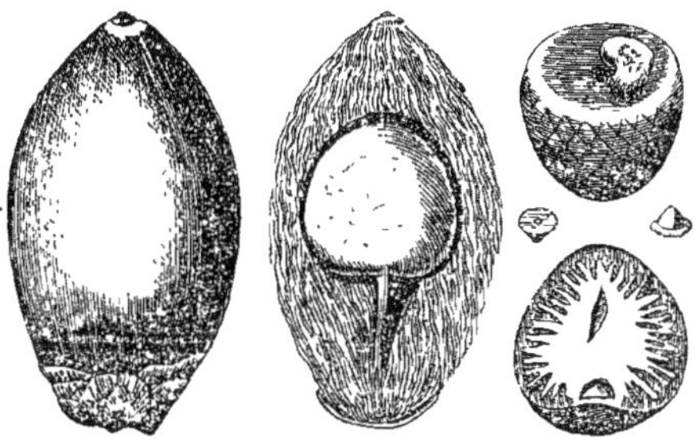

Fig. 43. — Arec.

phologique, croît aux Indes, à Ceylan, puis dans le sud de la Chine, à Formose et dans l'archipel Indien, où elle y est aussi cultivée, mais le marché commercial de ses graines est centralisé à Bombay et à Singapour.

Description de la drogue (fig. 43). — Sa graine, entourée à l'état naturel par un péricarpe dur, qui ne se rencontre jamais dans le droguier, se présente sous la forme d'un corps dur, ovoïde, semi-sphérique, conique ou globuleux, aplati à sa base. De couleur brun cannelle, à surface externe, réticulée, elle est parcourue par un réseau de fines nervures anastomosées, de couleur plus claire, qui partent du hile basal, excentrique, sis sur sa face inférieure. A côté du hile, portant parfois les restes fibreux du péricarpe, se rencontre à l'intérieur l'embryon ou la cavité évidée de celui-ci. Cette noix, émettant à l'état frais une odeur rappelant celle du fromage, est, une fois desséchée, inodore, mais sa saveur est très astringente. Les indigènes du Travancore, de Ceylan, de Mysore, préparent avec ces noix un extrait dénommé, selon son mode de préparation *Kassu*, *Cassou*, ou *Coury* ; car ces noix, extraites par de l'eau, donnent un liquide qui concentré, est dénommé *Kassu*. Celui-ci, évaporé dans des marmites en fer, abandonne une masse friable qui, refroidie, est ensuite malaxée sous la forme de pains arrondis sur leur face supérieure, aplatis sur leur face inférieure, de 5 à 8 centimètres de diamètre et de 2 centimètres d'épaisseur, que l'on entoure de glumes de riz. Cette masse homogène, dénommée *Cassou*, est friable, mais sa saveur est très amère, quoiqu'elle ne renferme pas de catéchine. Le *Coury*, ou cachou en boule, s'obtient en chauffant plusieurs jours de suite ces noix (déjà extraites) avec de l'eau, dont la solution filtrée, évaporée à sec, abandonne un résidu résineux. Celui-ci, malaxé sous la forme de boules irrégulières, de couleur rouge brunâtre, est dur, friable, inodore, à saveur amère, mais très légèrement sucrée. Ces trois variétés d'extraits ne sont pas officinales ; mais elles se rencontrent parfois comme falsifications du cachou.

Examen microscopique (fig. 43). — La noix d'arec, très difficile à scier, renferme un albumen blanc, irrégulièrement crevassé, entourant une cavité creuse ou remplie par son embryon d'où convergent les nombreux plis du teste, de couleur brun cannelle. Ses cellules possèdent des parois minces, brunâtres. Son endosperme est constitué par des cellules polygonales, à parois épaissies, ponctuées, qui renferment de nombreux grains d'aleurone.

Examinée sur une coupe transversale, cette graine est constituée par une zone externe, à 2 ou 3 assises de cellules, à parois faiblement épaissies, puis par un parenchyme lâche, à cellules polygonales, à parois minces, finement striées, qui entourent de nombreux faisceaux fibro-vasculaires, et par une troisième assise de cellules sans caractères particuliers.

Le contenu cellulaire des cellules de son albumen, se colore en brun par addition d'iode, tandis que celui des cellules de son teste se colore en rouge par celle de potasse caustique et en vert, par celle de perchlorure de fer.

Poudre. — Cette drogue pulvérisée donne une poudre rouge brunâtre, caractérisée par la présence des cellules de son albumen et de son teste. Cette poudre, agitée avec de l'eau, donne une solution se colorant en bleu, puis en vert et en jaune brunâtre, par addition de perchlorure de fer.

Dosage des alcaloïdes. — 12 grammes de poudre de noix d'arec, extraits pendant une heure, en présence d'ammoniaque, par de l'éther, donnent un liquide qui, décanté, est filtré ; 100 grammes de cette solution éthérée (sur 120 utilisés), évaporés à sec, abandonnent un résidu qui, dissous dans de l'alcool, est ensuite titré, en présence d'eau et d'hématoxyline comme indicateur, avec de l'acide chlorhydrique déci-normal, jusqu'à coloration rouge brunâtre de sa couche aqueuse.

Il est nécessaire d'utiliser 3 cm³ 3 d'acide chlorhydrique déci-normal, pour une teneur minimale de 0,5 p. 100 d'alcaloïdes, car 1 centimètre cube d'acide chlorhydrique déci-normal correspond à 15 milligrammes d'arécoline.

Analyse chimique. — La noix d'arec renferme de l'arécaïne, de l'arécaïdine, de l'arécoline, de la guvacine, puis de la choline, qui sont

des alcaloïdes, et 55 p. 100 de corps gras, outre 14 à 18 p. 100 de tanin et du rouge d'arec.

Son Huile fixe, obtenue en extrayant cette drogue par de l'éther de pétrole, puis par de l'éther, se présente sous la forme d'une masse semi-solide, rouge brunâtre, d'un poids spécifique de 0,884, fusible à 37°, à indice d'acidité de 91, à indice de saponification de 227, à indice d'iode de 24, quant à celle obtenue en évaporant cette solution éthérée, et jaune brunâtre, fusible à 38°, d'un poids spécifique de 0,973, à indice d'acidité de 97, à indice de saponification de 234, à indice d'iode de 12,3, quant à celle obtenue en évaporant la solution d'éther de pétrole ; toutes deux très solubles dans l'éther, l'éther de pétrole, le chloroforme, le sulfure de carbone, etc., étant constituées par des triglycérides (10 p. 100 de glycérine), des acides palmitique (2 p. 100), myristique (20 p. 100), stéarique (3 p. 100), laurique (43 p. 100), caprinique, capronique, caprylique et oléique (14 p. 100).

Le Rouge d'Arec se présente sous la forme d'une poudre rouge brunâtre, peu soluble dans l'eau et dans l'éther, très soluble dans l'alcool, l'eau bouillante, les alcalins, dont les solutions se précipitent par addition d'acides minéraux. Ses solutions aqueuses se colorent en bleu, puis en vert par addition de perchlorure de fer.

Préparation de ses alcaloïdes. — Les alcaloïdes de cette noix se préparent en l'extrayant par de l'eau additionnée d'acide sulfurique, dont la solution est précipitée par addition d'iodure bismuthico-potassique, puis en décomposant le précipité ainsi obtenu, en présence d'eau, par du carbonate barytique ; cette solution filtrée, puis concentrée, est agitée en présence d'hydrate barytique avec de l'éther. Elle lui abandonne son *arécoline*. Diluée à nouveau, puis neutralisée par de l'acide sulfurique, cette solution est ensuite traitée par du carbonate d'argent, afin de précipiter l'iode, qu'elle peut encore renfermer ; puis concentrée, elle est additionnée d'hydrate de baryum, dont le précipité est dissous dans de l'acide sulfurique dilué. Cete solution acide, filtrée, concentrée, puis précipitée par addition d'hydrate barytique, donne un dépôt qui, desséché, est repris par de l'alcool absolu, celui-ci s'emparant de sa *choline*, à l'encontre de sa *guvacine*, de son *arécaïne* et de son *arécaïdine*, qui sont insolubles dans ce dissolvant. Ces bases mises en suspension dans de l'alcool méthylique, puis traitées par de l'acide chlorhydrique anhydre, se transforment quant à l'arécaïdine en arécoline soluble dans l'alcool méthylique ; à l'encontre des chlorhydrates d'arécaïne et de guvacine insolubles dans ce dissolvant, mais très solubles dans l'eau, dont la solution aqueuse, additionnée de carbonate d'argent, précipite ces alcaloïdes. Ceux-ci, repris par de l'alcool dilué additionné d'acide chlorhydrique, donnent une solution qui, concentrée, est soumise à la cristallisation spontanée ; le chlorhydrate de guvacine cristallisant le premier.

L'Arécaïdine, $C^7H^{11}NO^2 + H^2O$, cristallise sous la forme de tables ou sous celle de paillettes, incolores, fusibles entre 223 et 224°, très solubles dans l'eau, peu solubles dans l'alcool étendu, insolubles dans l'éther, le chloroforme, l'alcool absolu, le benzène et les huiles.

C'est une combinaison non saturée, possédant,

quant à sa formule, la constitution suivante :

$$\begin{array}{c} CH \\ H_2C \quad C-COOH \\ H_2C \quad CH_2 \\ N \\ CH_3 \end{array}$$

Traitée en présence de sodium par de l'alcool amylique, elle se transforme, par réduction, en dihydro-arécaïdine ou méthyl-pipéridine d'acide carbonique, qui se présente sous la forme de cristaux incolores, fusibles à 162°. La constitution de sa formule est la suivante :

$$\begin{array}{c} CH_2 \\ H_2C \quad CH-COOH \\ H_2C \quad CH_2 \\ N \\ CH_3 \end{array}$$

On prépare synthétiquement l'arécaïdine en partant du nicotianate potassique, que l'on soumet à l'action de l'iodure de méthyle, afin de le transformer en éther méthylique de l'iodméthylate d'acide nicotianique. Celui-ci, réduit par de l'étain et de l'acide chlorhydrique, se transforme en arécaïdine et en dihydroarécaïdine, que l'on sépare l'une de l'autre à l'aide d'alcool absolu, car :

$$\begin{array}{c} CH \\ HC \quad C-COOK \\ HC \quad CH \\ N \end{array} + 2CH_3I = \begin{array}{c} CH \\ HC \quad C-COO-CH_3 \\ HC \quad CH \\ N \\ CH_3\ I \end{array}$$

Nicotianate potassique   Ether méthylique du iodméthylate d'acide nicotianique

$$\begin{array}{c} CH \\ HC \quad C-COO-CH_3 \\ HC \quad CH \\ N \\ CH_3\ I \end{array} \xrightarrow[+\ H_2O\ +\ 6H]{+\ H_2O\ +\ 4H} = CH_3OH + HI + \begin{array}{c} CH \\ H_2C \quad C-COOH \\ H_2C \quad CH_2 \\ N \\ CH_3 \end{array}$$

Arécaïdine

$$\begin{array}{c} CH_3 \\ H_2C \quad CH-COOH \\ H_2C \quad CH_2 \\ N \\ CH_3 \end{array} + CH_3OH + HI$$

Dihydroarécaïdine

Une autre synthèse part de l'acroléine, voir *Berichte*, 40 (1907), p. 4712.

L'ARÉCOLINE, $C_8H_{13}NO_2$, contenue à raison de 0,1 p. 100 dans la noix d'arec, dont elle constitue le principe actif, se présente sous la forme d'un liquide oléagineux, incolore, inodore, très alcalin, volatil aux vapeurs d'eau, entrant en ébullition à 209°. Très soluble dans l'eau, l'alcool, l'éther, le chloroforme ; elle donne avec les acides des sels cristallins, dont les propriétés physiologiques rappellent celles de la pilocarpine, de l'ésérine et de la muscarine. C'est un éther méthylique de l'arécaïdine, car chauffée avec de l'acide chlorhydrique, elle se décompose en arécaïdine et en chlorure de méthyle ; la constitution de sa formule étant la suivante :

$$\begin{array}{c} CH \\ H_2C \quad C-COO-CH_3 \\ H_2C \quad CH_2 \\ N \\ CH_3 \end{array}$$

Son bromhydrate fusible à 17° se prescrit comme, anthelminthique et comme myotique : mais il possède en outre une action excitante, puis paralysante, sur la moelle épinière, tout en diminuant l'activité cardiaque.

Le chlorhydrate d'arécoline se prescrit aussi, à doses de 0 gr. 03 parfois, comme anthelminthique, puis en solutions aqueuses dans l'ophthalmie, à doses de 0 gr. 1 sur 10 grammes d'eau, comme succédané de la pilocarpine, dont on instille, 2 ou 3 fois par jour, une à deux gouttes dans l'œil.

La GUVACINE, $C_6H_9NO_2$, se présente sous la forme de petits cristaux incolores, brillants, fusibles à 271°, solubles dans l'eau, les acides et les alcalins, insolubles dans l'alcool, l'éther, le benzène et le chloroforme.

Réduite par de la poudre de zinc, elle se transforme en picoline ; la constitution de sa formule étant la suivante :

$$\begin{array}{c} O \\ \| \\ C \\ O=C \quad CH-CH_3 \\ H_2C \quad CH_2 \\ NH \end{array}$$

L'ARÉCAÏNE, $C_7H_{11}NO_2$, est une guvacine mé-thylée, qui se présente sous la forme de cristaux incolores, fusibles à 213°, solubles dans l'eau, l'alcool étendu, insolubles dans l'éther, le chloroforme, l'alcool absolu et dans le benzène.

C'est une base tertiaire, qui donne avec les acides des sels cristallins.

On l'obtient synthétiquement en méthylant la

guvacine. La constitution de sa formule est la suivante :

$$O=C \quad \overset{\overset{O}{\|}}{\underset{}{C}} \quad CH—CH^3$$
$$H^3C \quad CH^2$$
$$N$$
$$CH^3$$

La CHOLINE, $C^5H^{15}NO^2$, dénommée parfois *bilineurine, amanitine*, etc., est presque toujours un produit de décomposition de la lécithine, de la sinapine, etc. ; elle se présente sous la forme d'un liquide sirupeux, incolore, très hygroscopique, très alcalin, non toxique, possédant, quant à sa formule, la constitution suivante :

$$(CH^3)^3\equiv N\left\langle{{CH^2—CH^2OH}\atop{OH}}\right.$$

Oxydée avec prudence, elle se transforme en bétaïne ; mais oxydée violemment, elle donne de la pseudo-muscarine, qui est très vénéneuse :

$$(CH^3)^3\equiv N\left\langle{{CH^2—CH^2OH}\atop{OH}}\right.$$
Choline

$$\xrightarrow{+\ 2O}\ (CH^3)^3\equiv N\left\langle{{CH^2—COOH}\atop{OH}}\right.$$

$$\xrightarrow{-\ H^2O}\ (CH^3)^3\equiv N\left\langle{{CH^2}\atop{O}}\right\rangle CO$$
Bétaïne

Usage thérapeutique. — Ces noix se prescrivent, à doses de 4 à 6 grammes par jour, sous la forme de poudres ou de pilules, comme anthelminthique énergique, à condition de les ordonner ensuite avec un purgatif, tel que l'huile de ricin.

Historique. — Cette noix, dénommée à faux *Noix d'Areca Catechu,* car on supposait autrefois qu'elle servait à préparer le cachou, est utilisée par les indigènes de l'Inde, pour préparer un masticatoire très en vogue. Ils la mélangent, à cet effet, avec de la chaux, destinée à mettre en liberté ses alcaloïdes, et avec du gambir, afin de communiquer à ce mélange une saveur astringente, quitte à le déposer ensuite dans des feuilles de bétel.

Cette drogue est souvent mentionnée, sous la dénomination de *Guvaca*, dans les écrits sanscrits, mais on la dénomme *Pinlang* dans les écrits chinois.

Le célèbre livre chinois *San Ju Huan Tu pen ts ao* nous apprend que ce végétal fut introduit, en l'an 140 avant J.-C., à Chang-An par l'empereur Wu-ti, comme plante d'ornement dans les jardins impériaux, vu qu'elle croît à l'état sauvage en Malaisie et aux Indes. Ses fruits étaient présentés au IVe siècle sur la table des hôtes de marque.

Mentionnée dans les écrits arabes sous le nom de *Fofal,* cette drogue se prescrit, depuis des siècles aux Indes et en Chine, comme anthelminthique.

DACTYLI, DATTES DE PHŒNIX DACTYLIFERA, L.

Origine botanique. — Cet arbre dioïque, de 15 à 20 mètres de haut, à stipe droit, cylindrique, rarement bifurqué, toujours écailleux, porte à son extrémité supérieure une couronne de feuilles palmées, pennées, de 6 mètres de long, entourées à leur base par une filasse abondante, dénommée *liff* par les Arabes, qui l'utilisent dans la fabrication de leurs cordages. Ces folioles ne se sont pas développées dans les jeunes feuilles qui, entières et dures, sont utilisées comme aiguilles par les Arabes. Emettant dès sa quinzième année des jets à la base de son tronc, cette plante se reproduit soit à l'aide de ces derniers, soit par la fructification des ovaires de ses fleurs femelles qui, tout comme ses fleurs mâles, sont entourées par une spathe coriace. Ses fruits officinaux ou baies charnues sont toujours réunis sous la forme d'un régime, c'est-à-dire sous celle d'une grappe composée.

Culture. — La multiplication des dattiers se parfait soit à l'aide du bouturage de ses jets ou djobards, ce qui ne permet pas de les sélectionner, soit à l'aide de leurs graines, que l'on plante premièrement dans les pépinières, pour transporter ensuite leurs jeunes plants dans les.datteries, où on les plante, à une distance de 7 mètres les uns des autres, dans des terrains riches en humus mais journellement arrosés, jusqu'à ce que ces plantes aient atteint leur complet développement, cet arrosage se parfaisant alors tous les 15 jours, car le dattier exige peu d'eau ou de pluies, une chaleur sèche et régulière. On le cultive en cultures mixtes avec l'orge, le coton ou les divers légumes. Ne fleurissant selon les régions qu'à partir de sa troisième année, voire même à partir de l'âge de 6 ans, il ne porte des fruits alimentaires qu'à l'âge de 10 ou de 12 ans.

Origine géographique. — Ce palmier croît à l'état sauvage dans toute l'Afrique tropicale, particulièrement dans les oasis du Sahara, de la Nubie, de l'Arabie, puis en Egypte, en Tunisie, en Algérie et au Maroc, où on le cultive ainsi que dans les lieux sablonneux, abrités, de l'Espagne et du sud de la France, particulièrement à Nice et à San-Remo.

Fructification des fleurs. — Ces plantes dioïques doivent, si elles sont cultivées, être fructifiées artificiellement, car les dattiers mâles ne prospèrent qu'à l'état sauvage, aussi doit-on transporter leurs inflorescences mâles près des cultures de dattiers, afin de pouvoir en féconder leurs fleurs. Les insectes, butinant alors sur ces fleurs mâles, recouvrent leurs pattes et leurs élytres de pollen, qu'ils transportent ensuite sur les fleurs femelles, qui, fécondées, donnent naissance, après cinq mois, à des fruits non officinaux.

Pathologie. — Appartenant aux Ustilaginées, le *Sterigmatocylis Phœnicis,* que certains botanistes classent dans la famille des Aspergillées, s'attaque aux différentes parties végétales de cette plante, qu'il fait dépérir.

Récolte. — Ses fruits, dénommés dattes, recueillis à la main ou en tremblant ces arbres, sont ensuite desséchés au soleil ou dans des étuves *ad hoc* : triés, ils sont alors emballés dans des boîtes en buchilles ou dans des sacs en toile, que l'on exporte sur l'Europe.

Notons que ces arbres ou dattiers peuvent, selon leurs variétés, livrer des fruits jaunes, jaune doré ou jaune brunâtre, que le commerce européen différencie aussi selon leurs pays d'origine, à l'encontre des Arabes qui les subdivisent en deux grandes catégories, c'est-à-dire en dattes sèches et en dattes molles. Les premières dénommées *Tuaregs*, étant broyées sous la forme d'une farine alimentaire servent aussi à confectionner un narcotique ou Falezbez qui est constitué par cette farine additionnée de graines de la plante Hyoscyamus Falezbez ; les secondes étant principalement exportées comme nous l'avons énoncé ci-dessus, à raison de 30.000 quintaux pour l'Algérie et de 600.000 quintaux pour les autres pays producteurs. Le premier de ces pays compte environ 2.000.000 de dattiers, à l'encontre de la Tunisie qui en possède près de 1.300.000, du golfe Persique, 20.000.000, de l'Egypte, 7.400.000, et de l'Espagne, 60.000.

Description de la drogue. — Atteignant l'épaisseur d'un doigt, la datte se présente sous la forme d'un corps ovoïde, de 1 à 2 centimètres de diamètre sur 2 à 3 centimètres de longueur, de consistance assez molle, à surface chagrinée, souvent recouverte par un enduit sucré, provenant de l'exsudation spontanée du sucre de sa pulpe, qui entoure une graine centrale, elliptique, très dure, présentant sur sa face ventrale un sillon longitudinal. Sa saveur douceâtre, sucrée, est aromatique, son odeur nulle.

Examen microscopique. — L'épicarpe de ce fruit est constitué par une assise de cellules tabulaires, à contenu brunâtre, qui recouvre une petite couche de cellules scléreusés et un mésocarpe pulpeux, constitué par trois assises de cellules, dont l'externe est formée par des cellules arrondies, entourant des faisceaux fibro-vasculaires ; sa zone moyenne, à texture moins serrée, est constituée par des cellules polygonales, se colorant en bleu verdâtre, puis en noir par addition de perchlorure de fer, mais elles renferment, en outre, beaucoup de sucre ; puis vient la zone interne, qui entoure de nombreux faisceaux fibro-vasculaires et l'endocarpe scléreux, constitué par des cellules tangentielles, à parois très épaissies, ponctuées. L'épisperme, ou pellicule argentée de sa graine, à cellules irrégulières allongées, munies de parois ponctuées, recouvre l'endosperme volumineux, qui contient le cotylédon constitué par des cellules polygonales.

Analyse chimique. — Cette drogue, non officinale, renferme de 22 à 26 p. 100 de sucre de canne, 50 p. 100 de glucose, de l'eau, des corps pectiques et albumineux, outre du mucilage.

Usage. — Se prescrivant rarement dans la thérapeutique, les dattes sont un des aliments courants des indigènes et des explorateurs de l'Afrique tropicale, qui en préparent une liqueur alcoolique, très appréciée des Arabes. Celle-ci est obtenue en soumettant ces fruits à la fermentation. Leurs noyaux servent, une fois torréfiés, à préparer un surrogat de café. On en prépare en outre en Afrique, un sirop pectoral, et en Europe un thé dit : Thé des quatre fruits pectoraux.

Historique. — Connus et cultivés dès les temps les plus reculés de notre histoire, les dattiers furent décrits par les Egyptiens sur les parois de leurs tombeaux, tandis que leurs fruits servaient aux Babyloniens à préparer un vin spécial et du vinaigre ; ils leur étaient en outre recommandés comme aliment. Théophraste (I-547) nous fait déjà entrevoir la manière de féconder leurs fleurs, Pline différenciait les dattiers en plusieurs variétés donnant comme de nos jours des fruits dénommés : *dattes royales*, *dattes margaridées*, *dattes sandalinées* et *dattes nicolées*, etc.

Notons que ces arbres incisés livrent, en outre, leur sève utilisée dans la fabrication du vin de palmier ou *lagmi*, puis le bois de leurs stipes, qui est employé dans l'art architectural. Dénommée arbre de la vie par les Chaldéens, cette plante peut provenir du *Phœnix sylvestris* croissant spontanément dans l'Afrique occidentale.

SACCHARUM NIPÆ, SUCRE DE PALMIER.

Le palmier Nipa exsude de son tronc, au voisinage du sol, un suc sucré, renfermant 15 p. 100 de saccharose et des traces de sucre réducteur, mais ce liquide ne renferme ni cire, ni acides, ni pectines, ni impuretés, contient des traces d'invertine. On peut le conserver indéfiniment en l'additionnant d'un peu d'acide sulfureux. On a calculé qu'un de ces arbres peut livrer en six mois 40 livres de sève, et que 1.000 litres de celle-ci donnent 115 kilogrammes de saccharose, pour ainsi dire chimiquement pure. Il faut espérer qu'on le plantera aux Philippines et dans les colonies de la vieille France.

OLEUM ELÆIDIS, HUILE DE PALME, D'ELÆIS GUINEENSIS, Jacq.

Origine botanique. — Cette plante, un des plus beaux ornements des régions tropicales, vu qu'elle atteint parfois 35 mètres de haut, porte à son sommet une couronne de feuilles pennées, de 3 à 7 mètres de long, à pétioles épineux. Son tronc n'est pas lisse comme celui du cocotier, mais il est recouvert d'une écorce rugueuse ; il porte de nombreuses aspérités, provenant des marques de ses feuilles, sur lesquelles se rencontrent de nombreux épiphytes.

Ses fleurs diclomonoïques, mâles, se rencontrent toujours au sommet de son inflorescence, qui porte à sa base des fleurs femelles, mais toutes deux sont construites sur le type habituel de celles des palmiers.

Cet arbre ne porte des fruits ovoïdes, jaunes ou jaune rougeâtre, au nombre de 1.000, réunis par régimes, qu'à partir de sa dixième année jusqu'à l'âge de 60 ans, et ceci à raison d'une moyenne de 50 kilogrammes par an. Ceux-ci, courtement pédonculés, sont constitués par des drupes de la grosseur de nos pruneaux, à noyau central, dur, entouré d'une pulpe charnue, qui mûrissent selon les régions, en 4 ou en 6 mois.

Origine géographique. — Originaire de l'Afrique centrale, cette plante prospère dans les régions marécageuses du Cameroun, du Dahomey et à Lagos, c'est-à-dire dans les pays sis entre deux lignes parallèles, tirées aux environs du cap Vert et du cap Branco : mais on la cultive aussi dans l'Afrique du Sud, dans l'Amérique du Sud, particulièrement dans les régions de l'Amazone, puis à Bahia, à Java, à Sumatra et à Bornéo, à Ceylan et aux Indes.

Préparation de l'huile. — Ces drupes, récoltées au Cameroun et au Dahomey à la main par des nègres, sont soumises, dans des trous creusés dans le sol, à la fermentation ; puis après une douzaine de jours de repos, concassées et chauffées dans de grands récipients ou jarres avec de l'eau, elles donnent leur huile, dénommée huile de palme, qui surnage à la surface de ce liquide.

Les indigènes de la Victoria leur font subir le même traitement, tandis que les Javanais, ayant suspendu ces drupes au-dessus des vapeurs d'eau, les concassent et les pressent entre deux pierres plates, qu'ils font parfois tourner sur elles-mêmes par un procédé des plus primitifs. Cette préparation, des plus défectueuses, quant au rendement et à la bonne qualité de leur huile, se pratique dans les centres européens d'une manière plus rationnelle, c'est-à-dire à l'aide de presses hydrauliques.

Description de l'huile. — L'huile de palme

se présente sous la forme d'une masse semi-liquide, jaune orange, rancissant facilement à l'air, fusible entre 30 et 37°, très soluble dans tous les dissolvants organiques, usuels, à l'exception de l'alcooldilué, d'odeur agréable, rappelant celle de la violette, à saveur oléagineuse, non désagréable, d'un poids spécifique de 0,8701, à indice d'iode de 51,5, à indice d'acidité très faible et à indice de saponification compris entre 196 et 202.

Renfermant du lipochrome, elle se dissout avec une coloration verte dans le chlorure de zinc, bleu verdâtre dans l'acide sulfurique, jaune puis verte dans le nitrate mercurique. On peut la blanchir, en la traitant entre 80 et 90°, en présence d'un catalyseur (tel que les oxydes et les sels de cobalt et de nickel), par un courant d'air que l'on y insuffle. On utilise en moyenne de 0,02 à 0,03 p. 100 de catalyseur, celui-ci agissant en 4 heures de temps.

Analyse chimique. — Cette huile est constituée par un mélange de tripalmitine, de trioléine, et par des acides palmitique et oléique libres, puis par des glycérides des acides myristique, laurique, caprique, caprylïque et capronique.

Historique. — Cette huile, non officinale, fut introduite au XVIᵉ siècle en Europe, où elle est utilisée dans la fabrication des savons de Marseille. Il en est de même de celle obtenue, à l'aide des fruits d'*Elaïs melanococca*, Gaertn., plante originaire de l'Amérique centrale, et de celle provenant des graines d'*Elaïs Guineensis*, L., dénommée *Huile de pépin de palme*, d'un poids spécifique de 0,952, fusible entre 24 et 28°.

Notons que l'huile de palmiste, souvent mélangée à celle de palme, provient des noyaux concassés et exprimés du palmier à huile ; celle-là se présentent sous la forme d'une masse butyreuse, blanche, fusible à + 25°, qui possède les mêmes propriétés physiques que la précédente. L'exportation de ces huiles parfait environ 200.000 tonnes annuellement, en ce qui concerne l'Algérie, 3.200 tonnes pour la Côte d'Ivoire et 33.400.000 kilogrammes pour le Dahomey.

OLEUM COCOS, HUILE DE COCOTIER, DE COCOS NUCIFERA, L.

Origine géographique. — Ce palmier de 40 mètres de haut, surmonté d'une couronne d'environ 30 feuilles géantes, de 4 à 5 mètres de long, et portant toute l'année des fruits ou drupes ovoïdes, de 30 centimètres de diamètre, se rencontre dans tous les pays de la région tropicale, principalement à Java, à Ceylan. à Nouméa, aux Seychelles, en Océanie, à Pondichéry. à Madagascar, à la Nouvelle-Guinée, aux Philippines et à la Guyane, etc.

Pathologie. — Le *Pythium palmitorum*, la *Pestallozzia Palmarum* s'attaquent très volontiers à cette plante, qu'ils font dépérir. Il en est de même du *Rhynchophorus ferrugineus*.

Culture. — Cette plante, exigeant des climats chauds et humides, des terrains perméables, secs, riches en humus, se cultive parfois dans les régions précitées, mais surtout en cultures mixtes avec les bananiers, les pommes de terre, le ricin, particulièrement à Java, dans les parcs dénommés *Klappertuins*. Se reproduisant à l'aide de ses graines, que les Annamites font germer en les déposant sous leurs couchettes, ou selon d'autres pays en les déposant en tas, à l'entrée de la saison des pluies, sous une couche de paille, cette plante livre une plantule de 20 centimètres de long, que l'on transporte dans les palmeraies, où on les plante à une distance de 8 mètres les unes des autres, soit à raison de 144 à l'hectare.

Cette culture, toujours établie dans des terrains riches en humus, débarrassés par le sarclage de leurs mauvaises herbes, peut se parfaire avec celle du coton ou de plantes alimentaires. Ne rapportant qu'à partir de sa septième année, et ceci jusqu'à l'âge de 50 ans, des fruits, cet arbre livre en moyenne 50 noix de coco annuellement, que l'on sectionne à l'aide du sécateur.

Récolte et préparation. — Ses fruits ovoïdes, à péricarpe mince, à mésocarpe fibreux (servant à confectionner des brosses), à graines dures (fig. 44), sont récoltés 4 à 6 fois par an, par des indigènes (ou comme Garcia da Orta nous le rapporte, par des singes dressés à cet effet). Desséchés au soleil, ils sont ouverts et mondés de leurs péricarpes, qu'un ouvrier peut ouvrir à raison

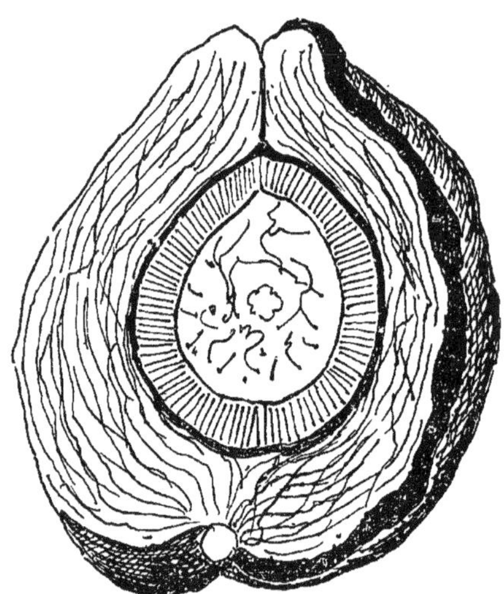

Fig. 44. — Coupe transversale de la noix de coco.

de 800 à 1.000 pièces par jour. Leur endocarpe perforé à sa base de trois trous, très dur à scier ou à casser à l'aide de haches ou de grosses pierres, est ensuite privé, à l'aide d'un couteau recourbé, du *Coprah*, c'est-à-dire de sa matière oléagineuse. Les habitants des îles de la Sonde ne soumettent pas ces fruits à la dessiccation, mais ils les concassent après les avoir fait fermenter en tas pendant plusieurs jours ; ils recueillent ensuite le liquide oléagineux, qui s'en écoule, dans des trous creusés dans le sol, mais recouverts intérieurement de peaux d'animaux. Les Hindous chauffent, par contre, ces graines concassées avec de l'eau, sur laquelle leurs corps gras viennent à surnager.

Les fabriques européennes préparent le coprah, en soumettant à chaud ces graines concassées et mélangées sous la forme d'une pâte, avec de l'eau, à l'action de la presse hydraulique ; les tourteaux ainsi privés de leurs corps gras, étant utilisés comme engrais.

On calcule que Ceylan exporte, en moyenne, 8 milliards de noix de coco fraîches sur l'Europe et Java, 54 millions de kilogrammes, servant à préparer l'huile de cocotier.

Description de la drogue. — Cette huile se présente sous la forme d'une masse blanche, de consistance butyreuse, fusible entre 26° et 30°, d'un poids spécifique de 0,925, soluble dans l'éther, le sulfure de carbone, le chloroforme, les huiles grasses et essentielles, etc., mais elle rancit facilement à l'air. Liquide aux Indes, on l'y utilise comme huile d'éclairage ; son odeur peu agréable devient très rapidement repoussante avec le temps. Sa saveur est agréable sur le frais.

Analyse chimique. — Cette huile est constituée par un mélange de triglycérides des acides palmitique, myristique, laurique, caprylique, capronique, caprique, mais elle renferme, en outre, une phytostérine, non saponifiable, de formule $C^{33}H^{56}O^2$.

Usage thérapeutique. — Cette huile, non officinale, sert à préparer l'acide oléique et des savons de qualité inférieure. On l'utilise aussi comme succédané du beurre dans l'alimentation moderne, sous les dénominations de *Palmine*, de *Végétaline*, de *Copraol*, de *Crémine*, de *Laméol*, de *Nucoline*, de *Bonine*, etc.

Historique. — Notons que le cocotier donne, de par son bois, un matériel de construction apprécié des menuisiers ; de par ses feuilles, des couvertures de toits ; de par ses fibres, des tissus ; de par ses fruits des aliments, etc., ce qui explique l'énorme développement de la culture de cette plante.

Les indigènes préparent avec ses corps gras des liniments thérapeutiques, mais ils les utilisent aussi comme huile à brûler, puis comme savon, après les avoir mélangés à du sel marin.

Les écrits sanscrits parlent déjà 3000 ans avant J.-C. du cocotier, que les Égyptiens ne connaissaient pas encore, mais ses fruits remplacent aux Indes notre monnaie courante.

CERA COPERNICÆ, CIRE DE CARNAUBA ou de CARNAUBEIRA, DE COPERNICA CERIFERA Mart., seu CORYPHA CERIFERA Virey.

La cire de Carnauba, provenant d'un grand palmier originaire des régions septentrionales du Brésil (provinces de Ceara, Maranhao, Piauhy, Rio Grande, Parahyba, Pernambouc), s'obtient comme suit :

Les feuilles du bourgeon terminal de cette plante, commençant à s'écarter les unes des autres, sont coupées à l'aide d'une serpette, à l'exception de quelques-unes d'entre elles et de leur bourgeon central, qui donneront l'année suivante de nouvelles feuilles. Celles-ci, desséchées, puis découpées sous la forme de fragments, sont alors violemment agitées au-dessus d'une toile servant à recueillir la poudre jaunâtre qui s'en détache. Cette dernière, fondue dans des marmites de terre ou en fonte, livre un liquide qui, versé dans des moules, se refroidit sous la forme de pains pesant chacun de 1 à 2 kilogrammes.

On la purifie parfois, pour l'exporter en Europe, où elle n'est pas officinale. Cette cire se présente sous la forme d'un masse jaune verdâtre, cassante, friable, à cassure brillante, qui, fondue, émet une odeur rappelant celle du foin. Son poids spécifique est de 0,995 à 0,99907, son point de fusion étant compris entre 84 et 85°, son indice d'éthers entre 75° et 80°, son indice d'acidité entre 6 et 7, son indice d'iode entre 9 et 10,1. Elle se dissout entièrement dans l'alcool, l'éther chaud, d'où par refroidissement elle se dépose en une masse cristalline, puis dans le chloroforme, les essences, le sulfure de carbone, etc.

Elle contient un hydrocarbure fusible à 59°, un alcool, $C^{26}H^{61}CH^2OH$, entrant en fusion à 76°, de l'alcool myricylique, $C^{30}H^{62}O$, un alcool bivalent, de formule $C^{18}H^{45}(CH^2OH)^2$, fusible à 103°,5, un acide de formule $C^{24}H^{47}COOH$, fusible à 72°,5, un acide isomère à l'acide cérotique, etc.

Cette cire, servant à préparer des bougies et des vernis pour le cuir, est exportée à raison de 56.127 kilogrammes annuellement par Rio de Janeiro ; 63.432 kilogrammes par Bahia ; 756 kilogrammes par Manaos ; 64.973 kilogrammes par Para ; 910.000 kilogrammes par Pernambouc ; 719.100 kilogrammes par Fortaleza ; 235.461 kilogrammes par San-Luiz ; 154 kilogrammes, par Natal ; 219 kilogrammes, par Rio Grande, sur l'Allemagne à raison de 1.563.600 kilogrammes en 1907, puis sur l'Angleterre (550.000 kilogrammes) ; la France (61.000 kilogrammes) ; les Etats-Unis (378.000 kilogrammes) ; l'Argentine (310 kilogrammes) ; et le Portugal (150 kilogrammes).

Notons que les racines de cette plante se prescrivent dans leurs pays d'origine comme dépuratif du sang; son stipe étant utilisé comme bois de construction, sa moelle comme fécule alimentaire, son fruit comme aliment, ses feuilles pour leurs fibres libériennes, ses graines lors de la préparation d'une huile comestible, à l'encontre de son bourgeon terminal, qui sert à préparer du vin de palmier.

SAGOU DE METROXYLON RUMPHII, Mart., METROXYLON LÆVIS, Mart., METROXYLON SAGUS Rottb., etc.

Ces palmiers, originaires des Indes néerlandaises, de Malacca, de Siam, renferment dans leurs stipes, une moelle amylacée, que l'on obtient en les coupant, et en les raclant intérieurement avec des couteaux. Cette moelle, délayée dans de l'eau, puis passée à travers des tamis en toile métallique, dépose son amidon au fond de son récipient. Desséché, il se présente sous la forme d'une poudre blanche, impalpable, insoluble dans l'eau et dans tous les dissolvants organiques ; tamisée à nouveau, elle est utilisée par les indigènes de ses pays d'origine comme succédané de notre farine de céréales. Très hygroscopique, la fécule de sagou doit être moulée sous la forme de granulés, afin de pouvoir être conservée dans nos officines, où on la dénomme *Sagou perlé*. Ces grains mesurant 0,035 centimètres de diamètre, sont constitués par des grains d'amidon, à couches de matières amylacées nombreuses, mais excentriques, à hile arrondi, excentrique, qui mesurent environ 0,35 micromillimètres de diamètre.

On la prescrit comme aliment, car elle se digère très facilement ; mais on la confond parfois avec celle de l'*Arenga saccharifera*, Labill., plante originaire des îles de la Sonde, qui livre, elle aussi, une fécule très nutritive. Celle-ci, soumise à la fermentation, permet aux indigènes de ces îles de préparer une liqueur très appréciée de nos jours en Europe. Il en est de même de celle provenant des plantes *Corypha umbraculifera*, L., *Raphia vinifera*, Beauv., etc., etc.

OLEUM EUTERPE, HUILE DE PINOT, D'EUTERPE OLERACEA, Mart.

Ce palmier à stipe grêle, élancé, annelé, couronné d'un bouquet de frondes terminales, livre au droguier ses fruits non officinaux qui, dans leurs pays d'origine (Guyane, Brésil), sont privés de leurs amandes. Celles-ci, concassées, exprimées, livrent un huile comestible, presqu'incolore, d'odeur spéciale, non désagréable, à saveur douceâtre, oléagineuse, d'un poids spécifique de 0,876, à indice d'acidité de 81,7, à indice de saponification de 162, à indice d'iode de 135, soluble dans l'éther, l'éther de pétrole, le chloroforme, en partie soluble dans l'alcool. Rancissant très facilement, elle est constituée par un mélange de triglycérides des acides oléique, palmitique et linolique, qui se rencontrent parfois à l'état libre dans cette huile utilisée dans la fabrication des savons.

OLEUM ATTALEÆ, BEURRE DE MARIPA, D'ATTALEA MARIPA ET D'ATTALEA EXCELSA.

Originaires de la Guyane, ces palmiers livrent, au droguier, leurs graines non officinales, qui, exprimées, donnent un beurre blanchâtre, aromatique, fusible à 26°, d'un poids spécifique de 0,878, à indice d'acidité de 8, à indice de saponification de 261, à indice d'iode de 8, soluble dans l'éther, le chloroforme, le benzène, peu soluble dans l'alcool. Non officinal, celui-ci sert à préparer des savons.

OLEUM ŒNOCARPI, HUILE DE COMOU, D'ŒNOCARPUS BATUA ET D'ŒNOCARPUS BACABA.

Originaires du Brésil et de la Guyane, ces palmiers à stipe très élevé, lisse, annelé, à frondes terminales, pennées, à spathe ligneuse, à fleurs blanc rosacé, portent des fruits drupacés, uniséminés. Leur chair est utilisée comme aliment, puis pour préparer des boissons alcooliques ; mais leurs graines, exprimées, livrent une huile jaune pâle, limpide, d'odeur nulle, à saveur douceâtre, d'un poids spécifique de 0,853, à indice d'acidité de 8,6, à indice de saponification de 169, à indice d'iode de 96, soluble dans l'éther, le chloroforme, l'éther de pétrole, peu soluble dans l'alcool.

Constituée par des triglycérides des acides oléique, palmitique et linolique, cette huile, peu siccative, est utilisée comme huile de table et dans la fabrication des savons.

ARACÉES OU AROIDÉES

Cette famille comprenant 105 genres et plus de 900 espèces, est représentée par des plantes terrestres à rhizomes tuberculeux (Arum, Serpentaire), ou à rhizomes rameux (Acore), etc. Ceux-ci portent des tiges droites, à entre-nœuds courts, ou des tiges grimpantes, épidendres et ligneuses. Leurs feuilles engainantes, quelquefois rubannées (Acore), sont généralement pétiolées, à limbe entier ou découpé, parcouru par une nervure palmée ou pennée ; elles renferment parfois des cellules oléifères (Acore), ou des lacticifères indépendants (Gouet) ou anastomosés (Calade).

Leurs fleurs, disposées en épis munis d'une spathe diversement conformée, sont constituées selon trois types différents : elles sont nues et unisexuées, mais disposées sur le même épi, les mâles en haut, les femelles en bas (Gouet) ; nues et hermaphrodites (Calle) ; périanthées et hermaphrodites (Acore). Elles sont trimères chez l'Acore, où le périanthe se compose de deux verticilles alternes. Elles entourent l'androcée à deux verticilles alternes d'étamines libres, tandis que leur pistil est formé par un verticille de carpelles concrescents, ouverts (Pistie), ou fermés (Acore), contenant de nombreux ovules.

Leur fruit est une baie renfermant une graine, à albumen charnu. Ces plantes prospérant dans la zone tropicale et parfois dans les régions tempérées des deux continents, sont caractérisées, anatomiquement parlant, par la présence de repides dans leurs cellules, puis par celle de leurs canaux sécréteurs, de leurs vaisseaux lacticifères, à suc oléorésineux. Leurs faisceaux fibro-vasculaires sont concentriques, c'est-à-dire que leurs vaisseaux sont répartis à leur périphérie et leur liber occupe leur partie centrale.

RHIZOMA CALAMI, RHIZOME D'ACORE, D'ACORUS CALAMUS, L.

Origine botanique. — Cette plante possède un rhizome horizontal, rameux, spongieux, de 50 centimètres de long sur 3 centimètres de diamètre, aplati sur ses deux faces, dont l'inférieure porte de nombreuses racines, et la supérieure une tige et les cicatrices des feuilles mortes des années précédentes ; celles-ci sont engainantes, longuement lancéolées, à limbe entier, parcouru par des nervures parallèles.

Ses fleurs, disposées en épis, sont formées par un périanthe jaune verdâtre, à six pétaloïdes entourant 6 étamines libres, à filets épaissis, et un ovaire supère, à 3 carpelles concrescents, fermés. Son fruit est une baie, dont les graines renferment un albumen charnu.

Origine géographique. — Croissant à l'état sauvage dans toutes les régions septentrionales, marécageuses de l'Europe centrale, de l'Asie et de l'Amérique, elle se rencontre particulièrement aux Indes, en Chine et au Japon, mais elle fleurit dans nos régions vers la fin de juillet.

Récolte. — Son rhizome, formant sa partie officinale, déterré en automne, lavé, puis mondé de ses feuilles et de ses racines, est desséché, après avoir été parfois sectionné dans le sens de la longueur.

Description de la drogue (fig. 45). — Parvenant dans le droguier, particulièrement de la Belgique, de la Hollande et de la Pologne, ce rhizome se présente sous la forme d'articles aplatis, de 20 à 30 centimètres de long sur 2 à 3 centimètres de diamètre, qui portent sur leur face supérieure des cicatrices foliaires aiguës, triangulaires, alternantes, et sur leur face inférieure des cicatrices zigzaguées provenant des racines. Leur surface rugueuse est jaune brunâtre, leur cassure poreuse, leur odeur aromatique, leur saveur amère, aromatique.

Examen microscopique (fig. 46). — Ce rhizome, examiné à la loupe, sur une coupe transversale, est constitué par une écorce subérisée, jaune grisâtre, qui entoure un parenchyme cortical,

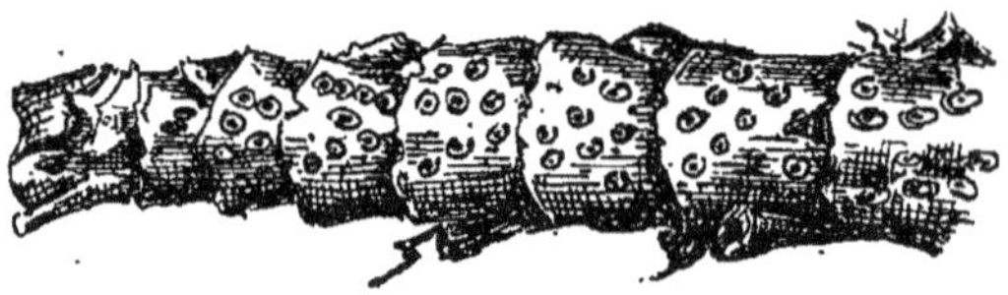

Fig. 45. — Face inférieure du rhizome d'acore.

riche en cellules sécrétrices ; puis vient l'endoderme et le cylindre central, avec des faisceaux fibro-vasculaires, irrégulièrement disposés, mais concentriques, jaunâtres. Examiné au microscope, sur une coupe transversale, il est constitué (fig. 46), par un suber (*cp*), à cellules cubiques, aplaties, recouvrant la zone corticale (*g*), qui est constituée par quelques assises de cellules tabulaires ; puis vient le parenchyme cortical (*pc*), constitué par des cellules polygonales, renfermant beaucoup d'amidon, mais entourant, à leurs points de jonction, de nombreuses cellules sécrétrices (*g*), à contenu parfois résinifié, et quelques vaisseaux fibro-vasculaires, arrondis (*vc*). L'endoderme (*end*), formé par une seule assise de cellules, à parois internes et latérales épaissies, entoure une zone de cellules péricycliques (*per*), et le cylindre central, à parenchyme ligneux, renfermant des cellules sécrétrices, et de nombreux faisceaux fibro-vasculaires (*fv*), rapprochés les uns des autres. Ces faisceaux sont constitués sur le type concentrique.

Notons que les coupes microscopiques de ce rhizome frais ne se colorent pas en noir par addition de sulfate ferreux, tandis que celles du rhizome desséché prennent cette coloration par addition de potasse caustique vanillée, car leurs combinaisons phloro-glucotanniques sont hydrolysées de par la dessiccation.

Poudre. — Ce rhizome, pulvérisé, donne une poudre blanc jaunâtre, caractérisée par ses vaisseaux sclariformes, par ses fibres libériennes, cloisonnées, mais cristallifères, par ses grains d'amidon et par ses cellules sécrétrices, subérisées.

Falsifications. — Ce rhizome, rarement falsifié, est parfois mélangé à des rhizomes d'*Iris Pseudoacorus*, L., qui, examinés sur une coupe transversale, se colorent en vert par addition de perchlorure de fer, mais ils ne renferment pas de grains d'amidon, leur surface externe ne pré-

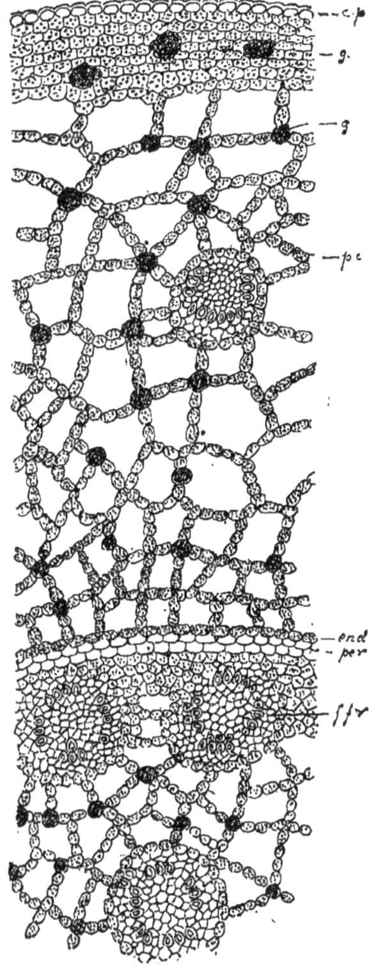

Fig. 46. — Coupe transversale du rhizome d'acore.

ep) Epiderme; *ga*) partie subérifiée ; *pc*) parenchyme cortical ; *g*) glandes sécrétrices ; *end*) endoderme ; *per*) péricycle ; *ffv*) faisceaux fibro-vasculaires.

sentant point les impressions triangulaires de l'acore vrai.

Analyse chimique. — Ce rhizome contient de 1,5 à 3,5 p. 100 d'essence, de la choline, un glucoside dénommé l'acorine, $C^{36}H^{60}O^6$, du mucilage, de l'amidon, du tanin, de la méthylamine ou calamine.

L'ACORINE, $C^{36}H^{60}O^6$, se présente sous la forme d'une poudre jaune doré, à saveur aromatique, amère, d'odeur aromatique, à réaction neutre, qui, hydrolysée, se décompose en glucose et en acorétine, substance éthérée, d'odeur aromatique, soluble dans l'éther.

Son ESSENCE se présente sous la forme d'un liquide jaunâtre ou jaune brunâtre, assez épais, à pouvoir rotatoire, dextrogyre, de + 13° à + 21°, d'un poids spécifique de 0,96 à 1,0254, d'odeur aromatique, à saveur épicée, légèrement piquante, soluble dans l'alcool, l'éther, le chloroforme, etc.

Elle renferme de l'acide heptylique normal $C^7H^{14}O^2$, de l'aldéhyde nonylique, de l'acide palmique, de l'eugénol, de l'éther éthylique d'acide acétique, un sesquiterpène, du calaméone et de l'asarone, que l'on obtient en soumettant cette drogue à la distillation fractionnée.

Notons que l'essence d'acore de Russie renferme du pinène, du camphre, du calamène $C^{15}H^{24}$ et un alcool de formule $C^{15}H^{24}O$ qui, chauffé avec du bisulfate potassique, se transforme en calamène. Il en est de même des racines d'*acore du Japon* qui, grossièrement pulvérisées, puis soumises à la distillation aux vapeurs d'eau, donnent environ 3 p. 100 d'essence.

Celle-ci se présente sous la forme d'un liquide jaunâtre, d'odeur agréable, à saveur amère, d'un poids spécifique de 0,976, à pouvoir rotatoire, dextrogyre, de + 23°, à indice de réfraction de 1,513.

L'ASARONE, $C^{12}H^{16}O^3$, se présente sous la forme de cristaux incolores, fusibles à 61°, peu solubles dans l'eau, très solubles dans l'éther et dans l'alcool. Ses solutions alcooliques se colorent en jaune, puis en rouge sang, lorsqu'on les chauffe très longtemps. Il se dissout avec une coloration violette dans l'acide chlorhydrique. La constitution de sa formule est la suivante :

$$
\begin{array}{c}
\mathrm{CH{=}CH{-}CH^3} \\
| \\
\mathrm{C} \\
\mathrm{CH^3O{-}C} \quad \mathrm{CH} \\
\mathrm{HC} \quad \mathrm{C{-}OCH^3} \\
\mathrm{C} \\
| \\
\mathrm{OCH^3}
\end{array}
$$

Asarone-Asarine
(Propényltriméthoxybenzène)

L'asarone, traité par du brome, se combine en donnant du dibromasarone, mais réduit, en présence d'alcool, par du sodium, il se transforme en dihydroasarone qui, oxydé, se transforme en 1-propyl-4-méthoxy-2-5-quinone, fusible à 110°5.

$$
\begin{array}{cc}
\mathrm{CH{=}CH{-}CH^3} & \mathrm{CH^2{-}CH^2{-}CH^3} \\
| & | \\
\mathrm{C} & \mathrm{C} \\
\mathrm{CH^3O{-}C\ CH} \xrightarrow{\text{Réduit}} & \mathrm{CH^3O{-}C\ CH} \\
\mathrm{HC\ C{-}OCH^3} & \mathrm{HC\ C{-}OCH^3} \\
\mathrm{C} & \mathrm{C} \\
| & | \\
\mathrm{OCH^3} & \mathrm{OCH^3} \\
\text{Asarone} & \text{Dihydroasarone}
\end{array}
$$

CH²—CH²—CH³
Oxydé
⟶
Propylméthoxyquinone

L'asarone, oxydé par du permanganate de potasse, se transforme en aldéhyde asarylique, fusible à 114°, et en acide asaronique, fusible à 144°.

CH=CH—CH³
Asarone
\+ O ⟶
Aldéhyde asarylique

\+ O ⟶
Acide asaronique

On obtient synthétiquement l'asarone, en faisant passer un courant d'acide chlorhydrique gazeux, à travers un mélange d'éther triméthylique d'oxyhydroquinone, de benzène, de chlorure d'aluminium et d'acide cyanhydrique ; afin d'obtenir l'aldéhyde asarylique ; celle-ci se transformant en asarone, lorsqu'on la traite par de l'anhydride propionique et par du propionate de soude (1) :

Ether triméthylique d'oxybydroquinone
⟶
Aldéhyde asarylique

CH²—COONa
CH³
Propionate sodique
\+ ⟶
Acide triméthoxyméthyl-cinnamique

____

(1) B. 32 (1899), p. 289.

⟶
Asarone

La CALAMÉONE, $C^{15}H^{26}O^2$, se présente sous la forme de cristaux rhombiques, brillants, fusibles à 168°, solubles dans l'acide acétique glacial, l'alcool, le chloroforme, peu solubles dans l'éther, le sulfure de carbone, insolubles dans l'éther de pétrole, à pouvoir rotatoire, lévogyre, de — 8°,94.

La constitution de sa formule est la suivante :

Usage thérapeutique. — Le rhizome frais d'acore se prescrit, à doses de 4 grammes par fois, comme émétique, mais desséché, on l'ordonne à doses de 0 gr. 05 à 1 gramme plusieurs fois par jour, sous la forme de poudres, et à doses de 10 à 20 grammes sur 200 grammes d'eau, sous celle de décoctions, comme stimulant de l'estomac, comme expectorant, voire même comme emménagogue.

Pharmacie galénique. — Cette drogue sert à préparer la Tinctura Calami, qui se prescrit, à doses de 20 à 30 gouttes plusieurs fois par jour, comme stomachique ; l'Oleum æthereum Calami, souvent ordonnée extérieurement, sous la forme de frictions antirhumatismales, et intérieurement comme stimulant de l'estomac, puis l'Extractum Calami. Elle rentre dans la préparation des Species Aromaticæ, du Vinum Diureticum, du Spiritus Balsamicus, de la Tinctura Absinthii composita et de certaines poudres dentifrices.

Historique. — Dénommé en sanscrit Vacha, l'Acore fut ordonné dès les temps les plus reculés de notre histoire, voir Pline, qui nous apprend que son rhizome provenait de la mer Noire ; tandis que Dioscoride et Théophraste le dénommaient déjà *Calamus aromaticus.* Cette plante, importée au XIII* siècle, en Pologne, par les Tartares, se répandit au XVI* siècle en Allemagne, grâce aux boutures que l'ambassadeur autrichien, Abgerius von Busbeck, à Constantinople, envoya en 1565 à Clusius et à Matthiolus.

L'Acorus gramineus, Ait., qui croît en Chine et au Japon, possède les mêmes propriétés physiologiques que notre acore indigène.

CHOU CARAIBE, DE XANTHOSOMA SAGITTIFOLIUM Sch.

Se différenciant du Taro par ses feuilles non peltées, mais pétiolées, cette plante, cultivée dans ses pays d'origine, c'est-à-dire dans toute l'Amérique tropicale, puis en Océanie, aux Antilles, livre à l'alimentation son rhizome qui, chauffé avec de l'eau bouillante, afin de décomposer son glucoside à acide·cyanhydrique, est utilisé comme succédané de nos pommes de terre, car il est très amylacé.

Ses jeunes pousses dénommées *Calalon* sont utilisées comme légume.

TARO DE COLOCASIA ANTIQUORUM Schott, COLOCASIA ESCULENTA Schott seu CALADIUM ESCULENTUM Vent.

Ces plantes herbacées, vivaces par leurs parties souterraines, qui sont tubéreuses, prospèrent dans les régions humides de la zone tropicale, c'est-à-dire aux Indes, d'où elles sont originaires, à Madagascar, à la Nouvelle-Calédonie, en Indo-Chine et à Java, où on les cultive pour leurs tubercules alimentaires.

Leurs plantations, s'établissant toujours à la saison des pluies, se parfont dans des terrains humides, bien labourés et irrigués, en enterrant, à 30 centimètres de profondeur, des fragments de leurs tubercules toujours munis de leurs bourgeons, tout en prenant soin de les espacer à une distance de 90 centimètres les uns des autres, quitte huit mois plus tard à les déterrer. On peut les planter en cultures mixtes avec le bananier. Leurs tubercules, se conservant difficilement à moins de les conserver dans du sable, sont arrondis ou cylindriques, riches en amidon et en un glucoside à acide cyanhydrique, que l'on doit décomposer avant de les utiliser comme aliment, en les chauffant à l'ébullition avec beaucoup d'eau.

RHIZOMA seu TUBER ARI, RHIZOME ou TUBERCULE D'ARUM ou DE GOUET ou DE PIED DE VEAU, D'ARUM MACULATUM, L.

Cette plante, très commune à nos régions, ne livre à la thérapeutique aucune drogue officinale, quoique son rhizome se rencontre parfois dans nos droguiers, sous la forme d'une aveline ovoïde, blanchâtre en dedans, jaunâtre en dehors, inodore, mais légèrement amère au goût. Il renferme 71 p. 100 d'amidon, 18 p. 100 de bassorine, 5 p. 100 de mucilage, des corps gras et de l'acide cyanhydrique libre ou combiné à l'aroïne, mais il ne contient pas d'amygdaline. Il se prescrit dans la médecine populaire, à doses de 5 à 10 grammes sur 200 grammes d'eau, sous la forme de décoctions, comme émétocathartique.

On utilise en Amérique, comme succédané de cette drogue, le rhizome du *Symplocarpus fœtidus*, Salisb., qui se prescrit sous la forme de poudres, à doses de 30 centigrammes, trois fois par jour ; puis celui d'*Ariesma triphyllum*, Schott. ; l'*Arum italicum* Mill., originaire de la région méditerranéenne, livre aussi son tubercule, qui sert à falsifier celui de l'*Arum maculatum* ; il en est de même de celui de l'Arum serpentaire (*Dracunculus vulgaris*, Schott).

IVe Ordre. — **GLUMIFLORES**

GRAMINÉES

Les Graminées, comprenant 313 genres et plus de 3.500 espèces répandues sur toute la surface de la terre, sont des plantes généralement herbacées, annuelles comme le blé, ou vivaces à l'aide d'un rhizome comme le chiendent, mais ce rhizome peut devenir ligneux chez les roseaux et les bambous.

Leur tige aérienne, généralement simple, parfois ramifiée, est cylindrique, creuse aux entre-nœuds, pleine aux nœuds ; elle renferme parfois de la moelle, où s'accumulent ses réserves. Leurs feuilles distiques sont formées par une gaine à bords libres et par un limbe étroit, rubané, rectinervé, dont le bord est rendu tranchant de par la silicification de son épiderme ; mais leur gaine peut aussi se prolonger en dessus du limbe, pour former une ligule membraneuse, plus ou moins développée.

Leurs fleurs sont presque toujours groupées en épis ou en épillets, qui eux-mêmes sont disposés en épis (Blé), ou en grappes (Avoine). On rencontre parfois, au-dessous de chaque épillet, une bractée mère, mais elle avorte ordinairement. Chaque épillet commence par deux bractées indépendantes, latérales, bien développées, mais stériles, qui enveloppant, comme un invo-

lucre, la fleur dans son jeune âge, prolongent parfois, sous la forme d'arête, leur nervure médiane (Orge) ; puis viennent, continuant la disposition distique de celles-ci, un certain nombre de bractées plus petites, mais fertiles, au-dessus desquelles se termine le rameau. Une seule de ces bractées porte à son aisselle une fleur bien conformée ; les autres, situées tantôt en dessus, tantôt au-dessous, forment des fleurs incomplètes ou rudimentaires (Millet). Ailleurs, l'épi renferme deux bractées, à fleurs bien conformées, voire même un plus grand nombre de celles-ci (Brome, Paturin).

L'épillet est ordinairement articulé à sa base, tantôt au-dessus des deux bractées stériles (Maïs, Riz, Panic), tantôt au-dessous de celles-ci (Avoine, Blé, Orge, Bambou). Leur ramuscule floral commence par deux bractées latérales, concrescentes en arrière, formant ensemble une pièce unique, bicarénée tout le long et bifide au sommet ; au-dessus de celle-ci se rencontre la fleur proprement dite, formée par un calice, à trois sépales

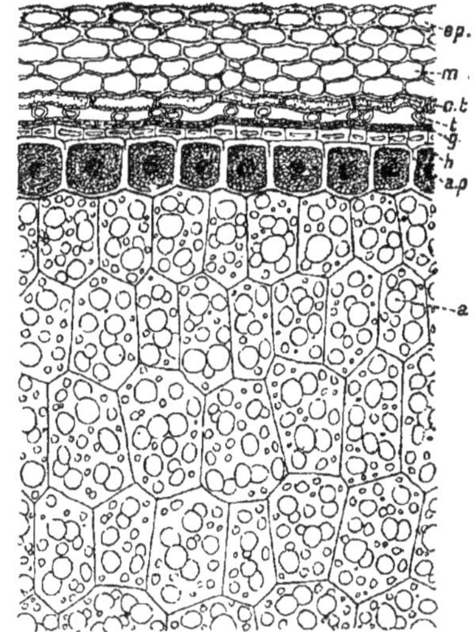

Fig. 47. — Blé. Coupe transversale.

libres, petits, incolores, qui peuvent en partie avorter, ou qui peuvent disparaître ; par l'androcée à trois étamines alternantes avec les sépales, une en avant, deux en arrière, à filets longs, grêles, portant, attachées vers le milieu du connectif, des anthères introrses, à quatre sacs polliniques, qui divergent en forme d'X. Il n'y a que deux étamines chez la Flouve, une chez le Nard, mais six chez le Riz et le Bambou, et un très grand nombre chez la Luziole. Leur pistil est composé d'un seul cardelle fermé, à ovaire globuleux, se terminant par un long style entier (Maïs, Nard), ou se subdivisant au sommet en trois branches stigmatiques. Le style n'existe généralement pas, de sorte que les trois branches du pistil sont soit sessiles, soit complètement avortées.

Le fruit de ces plantes est un achaine dépourvu de graine, dont le péricarpe, ordinairement membraneux, peut être ligneux (Bambou) mais intimement soudé à l'albumen ; il forme un caryopse, à albumen amylacé, avec assise externe, digestive, nettement différenciée. Les fruits des Graminées sont généralement construits sur le type suivant :

Des balles. Entourant les fruits du blé, de l'orge, de l'avoine, ces balles sont constituées par un épiderme à cellules tabulaires, dont les parois épaissies sont garnies extérieurement de poils tecteurs, très courts ; par un hypoderme à trois ou quatre assises de cellules, à parois canaliculées, épaissies ; par un parenchyme à cellules polygonales, à parois minces, qui entourent des faisceaux fibrovasculaires, par un épithélium à cellules polygonales, allongées, dont les parois externes, munies de poils tecteurs, entourent de nombreux stomates.

Des fruits. — Ils sont constitués (fig. 47 et 48) :

a) Par l'épicarpe (*e*) ou membrane à cellules aplaties, qui, vues de face, sont polygonales, allongées, dont les parois épaissies, ponctuées, parfois rectilignes ou ondulées, portent parfois de nombreux poils tecteurs, coniques, unicellulaires ;

b) Par le mésocarpe (*m*) mince, très développé chez le Maïs, à cellules polygonales mais allongées dans le sens tangentiel.

c) Par l'endocarpe (*ct*), à cellules transversales, per-

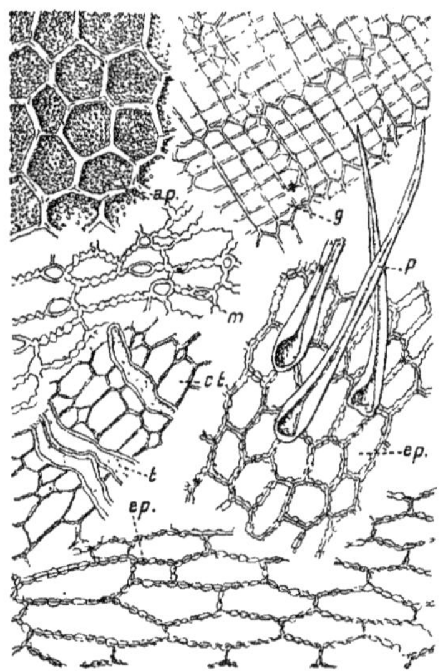

Fig. 48. — Eléments du grain de blé vus de face.

p) poils tecteurs ; *m)* hypoderme ; *et)* cellules transversales ; *t)* cellules en tube ; *ep)* cellules épidermiques ; *g)* cellules de l'enveloppe de la graine ; *h)* cellules de la couche hyaline ; *ap)* cellules protéiques ; *a)* cellules de l'albumen.

pendiculairement allongées dans le sens de l'axe du fruit ; elles portent de-ci, de-là, des cellules spéciales dénommées Schlauchzellen ou cellules à tube (*t*) ;

d) Par l'épisperme (*g*) ou couche brunâtre, qui résulte du développement des couches externes de l'ovule. Il est constitué parfois par une seule assise de cellules régulières, à parois minces, colorées, puis vient :

e) La zone hyaline (*h*) très mince, qui entoure une seconde enveloppe, formée par une autre assise de cellules aplaties, celles-ci, vues de face, étant polygonales, et

f) La couche à gluten ou assise protéique (*ap*) constituée par une ou par plusieurs couches de cellules rectangulaires, à parois épaissies, qui se colorent, quant à leur contenu, en rouge par addition de cochenille.

g) Leur albumen (*a*) est formé par des cellules polygonales, à parois minces, qui contiennent beaucoup d'amidon.

RHIZOMA GRAMINIS, RHIZOMA AGRO-PYRI, RHIZOME DE CHIENDENT, DE TRITICUM REPENS, L., seu AGROPYRUM REPENS, P. Beauvais, et CYNODON DACTYLON, Pers.

Origine géographique. — Ces plantes, dont nous ne donnerons pas la description morphologique, croissent en Europe, en Asie, en Amérique, c'est-à-dire sur toute la surface du globe.

Récolte. — Leurs stolons et leurs rhizomes,

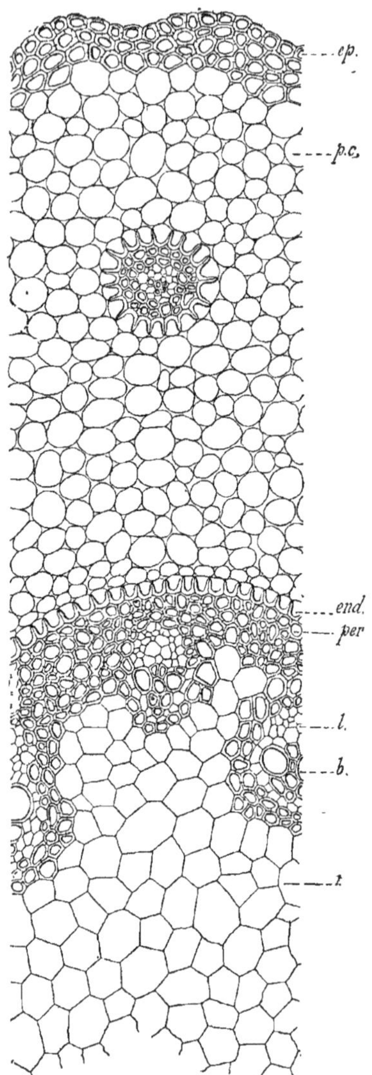

Fig. 49. — Coupe transversale du chiendent.

arrachés au printemps, lavés, mondés de leurs racines grêles, sont fragmentés, puis desséchés à l'étuve ou au soleil.

Description de la drogue. — Les rhizomes, ainsi préparés, se présentent sous la forme de petits fragments anguleux, de 2 centimètres de long, de couleur jaune, à surface lisse, vernissée;

marquée par de petits entre-nœuds creux et par des nœuds pleins. Leur odeur est nulle, leur saveur douceâtre.

Examen microscopique (fig. 49). — Examiné sur une coupe transversale, ce rhizome est constitué par un épiderme à cellules aplaties (*ep*), dont les parois sont sinueuses ; par un hypoderme à cellules petites, cubiques, à parois épaissies, dont le contenu est coloré en jaune ; puis vient le parenchyme cortical (*pc*), dont les cellules arrondies ou polygonales entourent quelques faisceaux fibro-vasculaires. Cette zone est séparée du cylindre central par l'endoderme (*end*), à une assise de cellules, à parois plus épaissies sur leurs faces internes et latérales, et par le péricycle (*per*), assez développé, constitué par deux ou par plusieurs assises de cellules, à parois lignifiées, épaissies. Le meditullium renferme des faisceaux fibro-vasculaires (*l* + *b*), collatéraux, entourés eux-mêmes par un endoderme petit, dont les parois cellulaires sont épaissies.

Ces faisceaux, très rapprochés les uns des autres, paraissant dans leur ensemble disposés sur deux rangs, sont annelés ou ponctués, mais toujours recouverts par une couche de liber mou, qui elle-même est entourée par des fibres libériennes, à parois épaissies. Les cellules de ce parenchyme ne renferment jamais d'amidon.

Falsifications. — Vu son prix modique, cette drogue n'est jamais falsifiée, mais elle est parfois confondue avec celle provenant des rhizomes de *Triticum purgens*, R. et S. qui renferment de l'amidon, outre une substance voisine de l'asparagine, dénommée *Cydonine*, ou de ceux de divers *Carex* qui, renfermant une moelle centrale, sont recouverts par un épiderme brun âtre.

Analyse chimique. — Cette drogue ne contient jamais d'amidon, mais de la triticine, de l'inosite, des sels potassiques et du mucilage.

L'Inosite, $C^6H^{12}O^6$, ou alcool hexavalent, se présente sous la forme d'une poudre cristalline, inodore, à saveur sucrée, agréable, fusible à 225°, soluble dans l'eau, insoluble dans l'éther, l'alcool.

La Triticine ou Graminine, $C^{36}H^{60}O^{30}$, est une réserve non fermentescible, qui se présente sous la forme d'une poudre blanche, cristalline, fusible à 209°, soluble dans l'eau, insoluble dans l'éther, l'alcool ; oxydée, elle se transforme en acide oxalique. Ses solutions aqueuses, examinées au polarimètre, sont lévogyres de − 38°,9, mais elles réduisent les solutions ammoniacales de nitrate d'argent et non la liqueur de Fehling. Ne se colorant pas en bleu sous l'influence de l'iode, la triticine se transforme sous l'action de l'acide sulfurique en lévulose.

Usage thérapeutique. — Cette drogue se prescrit, à doses de 5 à 10 grammes sur 100 grammes d'eau, sous la forme de décoctions, comme diurétique, comme émollient, et comme dépuratif du sang, mais ses effets physiologiques sont pour ainsi dire nuls.

Pharmacie galénique. — Servant à préparer l'Extractum Graminis, elle rentre dans la préparation du thé diurétique de Kneipp.

Historique. — Utilisée dans la thérapeutique, dès les temps les plus reculés de notre histoire, elle n'est guère utilisée de nos jours ; son nom lui fut attribué par les Anciens, qui remarquèrent que les chiens se purgeaient en absorbant des racines de chiendent.

HERBE DE PARA, DE PANICUM MOLLE
Swartz

Originaire de l'Amérique tropicale, cette plante vivace, à tiges couchées, à feuilles tendres, se multipliant par boutures dans des terrains secs, livre chaque mois un excellent fourrage, raison pour laquelle on la cultive en grand dans tous les pays chauds.

HERBE DE GUINÉE, DE PANICUM MAXIMUM
Jacq.

Originaire de l'Afrique tropicale, mais cultivée dans tous les pays chauds, cette plante, à forte souche, à chaumes feuillés, abondants, qui se multiplie par touffes, à la saison des pluies, livre un excellent fourrage.

TEOSINTE, D'EUCHLÆMA MEXICANA
Schrader seu REANA LUXURIANA Durieu.

Originaire du Mexique, du Pérou, du Brésil où on la cultive en grand, cette plante vivace, à feuilles larges, exigeant des terrains fertiles, livre un excellent fourrage, particulièrement, si on la mélange à des tourteaux d'arachides.

RHIZOMA CANNÆ, RHIZOME DE CANNE ou DE GRAND ROSEAU ou CANNE DE PROVENCE, D'ARUNDO DONAX, L.

Cette plante, originaire de la région méditerranéenne, livre au droguier son rhizome non officinal, qui s'y présente sous la forme de fragments de 10 à 12 centimètres de long sur 3 à 5 centimètres de diamètre, jaune brunâtre, inodores, à saveur sucrée.

Renfermant des traces de vanilline, du sucre et du mucilage, on le prescrit, dans la médecine populaire, comme galactagogue.

OLEUM ANDROPOGONIS SCHŒNANTHI, OLEUM PALMAROSÆ, ESSENCE DE GERANIUM, D'ANDROPOGON SCHŒNANTHUS, L.

Cette Graminée, originaire de l'Asie méridionale et de l'Afrique septentrionale, livre au droguier son essence, qui se prépare en soumettant ses racines et ses parties aériennes à la distillation aux vapeurs d'eau. Elle provient particulièrement des environs d'Ellichpur, dans le district d'Amrauti, où se rencontrent de grandes étendues cultivées de *Cymbopogon Martini* ou *Andropogon Schœnanthus*, généralement affermées à de riches mahométans. Les sommités fleuries de ces plantes, récoltées par les indigènes de ces pays, sont mises en gerbes, que l'on transporte dans les distilleries établies aux bords des cours d'eau ; celles-ci se composent de plusieurs fourneaux en pierre, dans lesquels s'adaptent des alambics de cuivre ou de fer, reliés par des tuyaux en bambou à des appareils collecteurs, plongeant dans l'eau froide, c'est-à-dire dans le cours des ruisseaux. Les parties végétales de ces plantes, chauffées avec de l'eau, à raison de 200 gerbes de 300 tiges de fleurs par chaudière, livrent de l'essence, que l'on recueille à l'aide d'une cuillère, mais cette distillation se pratique de nos jours dans des appareils plus perfectionnés.

Cette essence se présente sous la forme d'un liquide incolore ou légèrement jaunâtre, d'odeur agréable, rappelant celle des essences de roses et de géranium, d'un poids spécifique de 0,888 à 0,89, à pouvoir rotatoire, dextrogyre, de + 1°55' à + 1°40'. Elle se dissout facilement et sans se troubler dans l'alcool dilué, ce qui permet de la différencier de ses falsifications (éther de pétrole, huiles insolubles dans ce dissolvant). Elle est constituée par mélange de terpènes et de dipentène, de géraniol et de citronellol libres ou combinés sous la forme d'éthers avec les acides acétique et capronique.

Non officinale et servant à falsifier l'essence de rose, cette essence sert à préparer techniquement le géraniol ; on la chauffe à cet effet au bain-marie, dans un ballon muni d'un réfrigérant ascendant, avec 8 gr. 6 d'anhydride phtalique (pour 10 centimètres cubes d'essence), afin de transformer son géraniol en acide géranylphtalique. Cette essence, agitée en présence de carbonate de soude avec de l'éther, lui abandonne ses terpènes et ses sesquiterpènes, outre son géraniol non combiné, à l'excontre de l'acide géranylphtalique, qui reste en dissolution dans l'eau sous la forme de géranylphtalate de soude. Celui-ci, décomposé, en présence d'éther, par de l'acide sulfurique, lui abandonne son géraniol, que l'on soumet à la distillation fractionnée.

AMYLUM ORYZÆ, AMIDON DE RIZ, RIZ D'ORYZA SATIVA (Riz des Marais), ORYZA MONTANA (Riz Montagnard), ORYZA GLUTINOSA avec les variétés FLUITANS) (flottant) ET PERENNIS (vivace).

L'*Oryza sativa* est une plante herbacée, vivace, à tige d'un mètre de haut, à feuilles lancéolées, très longues, munies d'une ligule bifide, à inflorescence disposée sous la forme d'un long panicule rameux, portant des fleurs, fertiles, entourées d'épillets.

Cette plante est cultivée en grand dans l'Indo-Chine, la Cochinchine, le Brésil, particulièrement dans les municipes de Bahia (riz blanc), de Sao Paolo, de Santa Catharina, de Rio Grande dol Sul, où l'on plante aussi l'*Oryza montana* ou *Riz des montagnes*, dénommé alors *Riz pachola*, à l'encontre des municipes de Rio de Janeiro et de Minas Geraes où l'on préfère, le riz rouge. Le *riz d'Ignape* de la plante *Oryzasa tiva* var. *oblongata* étant cultivé de préférence à Sao Paolo à l'encontre du *Riz de Maranhao*, qui provient de la plante *Oryza sativa* var. *subulata*. On cultive la première de ces plantes, non seulement dans ces pays, mais aussi en Birmanie, en Indo-Chine, en Cochinchine, au Siam, à Java, au Japon, aux Philippines, au Texas, en Italie, etc., etc., en ayant soin d'établir ses rizières dans des terrains meubles, non sablonneux, ni argileux, mais alluvionnaires, c'est-à-dire dans ceux formés par les deltas des fleuves ou par des cryptes montagneuses, à irrigation facile, mais à terrain non perméable, c'est-à-dire, qui ne permette pas l'écoulement rapide de leurs eaux.

Le sol, fraîchement labouré, est alors piqué, à la saison des pluies, de jeunes plantes de riz élevées à l'aide de semis parfaits à la volée dans des pépinières, c'est-à-dire dans des carrés de terre riche en humus, dans lesquels on a semé à une profondeur de 2 centimètres, des graines de riz préalablement macérées pendant 3 ou 4 jours dans de l'eau, afin de leur permettre une meilleure germination en amollissant leurs tissus ; ces graines émettent 30 jours plus tard, des plantules qui, ayant atteint 20 centimètres de haut, sont alors mondées de leurs jeunes feuilles, puis déterrées pour être enterrées par touffes de 4 à 6 unités dans des trous parfaits dans les rizières fraîchement labourées, à une distance de 40 centimètres les unes des autres, tout en prenant soin de bien recouvrir leurs racines à la main par de la terre et de les humecter de beaucoup d'eau. Cette plantation bien irriguée, c'est-à-dire légèrement recouverte d'une nappe d'eau non stagnante, afin de ne ne pas la priver d'oxygène, doit être journellement surveillée, afin que les fleurs et les fruits de cette plante ne soient jamais immergés par l'eau. On assainit ensuite ces terrains en provoquant l'écoulement de leurs eaux, car on constata, que les graines de riz, provenant de plantations sises sur des terrains secs, sont mieux conditionnées et plus riches en amidon. Pliant sous le poids de leurs fruits et commençant à jaunir, les épis de riz sont alors sectionnés à la faucille munie d'un crochet latéral, permettant de réunir sur pied leurs chaumes en une petite javelle, que l'on attache à l'aide d'un brin de paille, pour les transporter ensuite sous la forme de gerbes à la grange où ils sont soumis à la dessiccation.

Notons que la pluie est inopportune à cette époque de leur récolte, car elle provoque une légère fermentation des graines de cette plante, que l'on peut asssi dessécher au soleil, quitte à la faire ensuite piétiner par des bœufs, des chevaux et des buffles (selon les pays) afin de la monder de ses fruits ; ceux-ci pouvant aussi être obtenus à l'aide de batteuses mécaniques.

Généralement plus hâtif, le riz aquatique, se cultive d'une manière différente, car ses semis doivent être terminés en septembre, pour pouvoir 5 mois plus tard récolter ses fruits, dont on peut faire annuellement au Tonkin deux récoltes.

Le rendement d'une telle rizière, dépend d'une part de son irrigation et d'autre part des saisons météorologiques, celles-ci pouvant être combattues par l'irrigation. Ces rizières doivent être établies dans les plaines des deltas, que l'on irrigue à l'aide de canaux, ou dans les cryptes des montagnes, où l'eau est déversée soit par des canaux étagés, soit par des engins élévateurs, qui permettent, à l'aide de digues et de canaux d'écoulement, de régler la quantité de ce liquide, car ce riz doit être toujours recouvert par une nappe d'eau. La reproduction d'une telle rizière peut se parfaire soit à l'aide de boutures, soit par des semis à la volée, que l'on projette directement sur ces terrains bien labourés mais humides. La culture du riz des montagnes, dénommée à tort culture sèche (car elle ne demande pas à être recouverte d'une nappe d'eau), est généralement établie à l'orée des massifs boisés ou au milieu des forêts fraîchement déboisées et défrichées par l'incendie. Exigeant des terrains riches en humus mais bien irrigués, on l'établit à l'aide de semis parfaits, à la volée, dans des champs bien labourés dénommés *Lua ray* par les Annamites, *padi ti* par les Javanais. Le riz ainsi obtenu ne doit pas être gluant, car il ne doit pas prendre par la cuisson une forme gélatineuse.

Les Cochinchinois lui préfèrent le riz flottant, qu'ils cultivent dans des endroits régulièrement soumis aux effets des inondations, car il porte une tige de 6 mètres de haut, possédant la propriété de surnager sur l'eau. On établit une telle culture en semant, à la saison des eaux basses, les fruits de cette plante dans un sol simplement détrempé, qui se recouvre petit à petit d'une nappe d'eau, sur laquelle on circule en pirogue ou en barque pour parfaire sa récolte. Le rendement d'une telle culture est de 3.600 kilogrammes de riz par an et par hectare, à condition toutefois, que les panicules fructifères de cette plante n'aient pas été mouillés, à l'encontre de celui d'une rizière de riz de la plaine, qui peut être de 2 à 3.000 kilogrammes à l'hectare, à condition toutefois que son terrain ait été préalablement enfumé et engraissé à l'aide de tourteaux d'arachide, de coton, d'engrais phosphatés, de déchets de poissons, car cette culture est très épuisante.

Mentionnons parmi les ennemis habituels des rizières, outre l'inondation, les oiseaux, les chenilles, telles que la sankeou en Cochinchine, puis les rats de terre ou des rivières, que l'on prend aux pièges.

Le riz ainsi récolté, puis égrené, que l'on dénomme *paddy* ou riz cortiqué, est alors desséché dans des greniers bien ventilés, afin de le préserver des moisissures. Livré aux grossistes, qui l'achètent à la course, il est décortiqué pour être vendu sous le nom de riz en paille ou en balle, ou *riz nelly* ou de *riz cargo* lorsqu'il n'est entouré que par son tégument. Criblé puis pilonné, il livre le *riz blanc*, que l'on peut glacer et sélectionner, afin d'obtenir le riz glacé et les brisures de riz. Notons que le riz paddy perd, par ces procédés, le 25 p. 100 de son poids ; celui-ci étant tributaire des procédés utilisés pour le décortiquer, car ils peuvent être parfaits soit au pilon à bras ou mécanique, soit à l'aide de machines *ad hoc*.

Le riz se présente dans le commerce alimentaire, sous la forme de petits cubes ou sous celle de petits corps allongés, triangulaires ou quadrangulaires, irréguliers, blancs ou blanc grisâtre, voire même jaunes, de consistance très dure, d'odeur nulle, à saveur amylacée, parfois sucrée, qui, pulvérisés, puis malaxés avec de l'eau, donnent l'amidon de riz ci-dessous décrit, car il renferme 12 p. 100 d'eau, 6,8 p. 100 d'albuminoïdes, 0,7 p. 100 de substances protéiques, 1,4 p. 100 d'huile fixe, 74,6 p. 100 d'amidon, 1,9 p. 100 de sucre de canne et 0,3 p. 100 de cellulose.

On admet que la Birmanie en livre plus de 2.000.000 de tonnes ; le Brésil 1.204.797 tonnes ; l'Indo-Chine 200.000 tonnes ; le Siam 800.000 tonnes, qui sont utilisées soit comme nourriture, soit dans la fabrication de la bière, où le riz peut remplacer l'orge et le malt, voire même dans celle de diverses liqueurs telles que celles des Annamites ou Choum, des Chinois ou Sau sou et des Javanais ou Arak.

Originaire de l'Asie méridionale et de la Chine, le riz y fut cultivé déjà en grand 2.000 ans avant J.-C., mais il ne fut introduit que par les Arabes en Egypte et en 1468 en Italie.

SORGHO, DE SORGHUM VULGARE Pers seu ANDROPOGON SORGHUM, L.

Cette grande plante annuelle, herbacée, dont le port rappelle celui du maïs, porte de longues feuilles alternantes, rubanées, scabres sur leurs bords, et une inflorescence terminale à panicules ramifiés, lâches, dont les ramifications de troisième ordre sont munies de 2 à 3 épillets uniflores, dont l'un est hermaphrodite, l'autre stérile ou mâle. Son fruit ou caryopse, de 4 à 5 millimètres de long sur 3 à 4 millimètres de diamètre, est recouvert de 2 glumules plus ou moins bien développées, de couleur variant selon les espèces cultivées, car leur panicule peut être lâche avec caryopses inclus dans les glumules dans les espèces *Sorghum vulgare* var. *technicum* (Sorgho à balais) et *Sorghum vulgare* var. *saccharatum* (Sorgho sucré), ou à panicule dense, droit, *Sorghum vulgare* var. *commune*, voire même penché, *Sorghum vulgare* var. *Doura*.

Prospérant sous des climats secs et chauds, ces plantes sont particulièrement cultivées au Turkestan et au Soudan, car, résistantes à la sécheresse, elles enfoncent profondément leurs racines dans les terrains meubles, profonds et particulièrement dans ceux provenant d'alluvions ; aussi les sème-t-on à la volée à raison de 25 kilogrammes de graines par hectare, dans tous les pays, où trois à cinq mois plus tard, on les coupe à la faucille, quitte à faire piétiner leurs panicules par des bœufs afin d'obtenir leurs graines.

Le sorghum à balais est une grande plante droite dont les graines sont utilisées comme nourriture des poules, ses rameaux servant à confectionner des balais, il n'en est pas de même du Sorghum à sucre ou des Cafres, dénommé *Imphy*, qui est une grande plante à panicule lâche, diffus, dont les graines arrondies, blanches, lisses, luisantes, livrent une substance alimentaire ; le suc cellulaire de cette plante étant utilisé dans la fabrication du sucre de canne. Les graines ainsi obtenues renferment de 9,8 à 10,2 p. 100 de matières protéiques ; 1,7 à 2,5 p. 100 de cellulose : 67,5 à 71,8 p. 100 d'amidon ; 3,2 à 3,8 p. 100 d'huile fixe ; 1,7 à 2,3 p. 100 de cendres et de 11,1 à 15 p. 100 d'eau ; aussi sont-elles très utiles dans l'art de l'alimentation.

OLEUM CYMBOPOGONI, ESSENCE DE CYMBOPOGON, de CYMBOPOGON FLEXUOSUS D.C.

Cette Graminée, originaire de la Cochinchine, de la presqu'île de Malabar et de Travancore, livre au droguier ses parties aériennes et ses racines qui, soumises à la distillation aux vapeurs d'eau, donnent une essence non officinale. Celle-ci se présente sous la forme d'un liquide jaunâtre, d'odeur très aromatique, d'un poids spécifique de 0,883, à pouvoir rotatoire, légèrement lévogyre, de — 5°40' à — 6°, très peu soluble dans l'alcool, avec lequel elle lui donne une solution opalescente. Elle renferme passablement de citral, de citronnellol et d'aldéhyde décylique, de la méthylnonylcétone, de la méthylheptyl-cétone, du camphène, du dipentène, etc.

OLEUM ANDROPOGONIS CITRATI, ESSENCE DE VERVEINE ou DE LEMONGRASS, D'ANDROPOGON CITRATUS, D. C.

Cette Graminée, originaire des Indes, de Ceylan, de Travancore, mais cultivée à Java et au Mexique, livre au droguier son essence connue sous le nom d'*essence de verveine des Indes*, qui, s'exportant en 1907, à raison de 3.030 caisses sur Londres, se prépare en soumettant les racines et les parties aériennes de cette plante à la distillation aux vapeurs d'eau. Elle se présente sous la forme d'un liquide jaune ou jaune brunâtre, d'odeur citronnée, d'un poids spécifique de 0,899 à 0,9003, à pouvoir rotatoire, dextrogyre, de + 3°,5 à 4°, soluble dans l'éther, le chloroforme, l'alcool, voire même dans l'alcool dilué ; elle est souvent falsifiée par addition d'éther de pétrole ou par celle d'huiles fixes, insolubles dans ce dissolvant. Elle renferme 70 p. 100 de citral, de la méthylhepténone, du géraniol, du dipentène et du limonène. Non officinale, elle n'est guère utilisée qu'en parfumerie.

OLEUM ANDROPOGONIS SQUARROSI, ESSENCE DE VETIVER, D'ANDROPOGON SQUARROSUS, L.

Cette Graminée, originaire des Indes, aujourd'hui cultivée à la Réunion, livre au droguier ses racines et ses parties aériennes, non officinales, qui, soumises à la distillation aux vapeurs d'eau, donnent une essence connue sous le nom d'essence de vétiver.

Celle-ci se présente sous la forme d'un liquide brunâtre, assez épais, d'odeur très pénétrante, mais agréable, d'un poids spécifique de 0,9964, à indice de réfraction de 1,015 à 1,030, à pouvoir rotatoire, dextrogyre, de + 23 à + 36°, très soluble dans l'éther, le chloroforme, l'éther de pétrole, l'alcool. Non officinale, mais surtout utilisée dans l'art de la parfumerie, elle renferme des éthers de l'acide oléique, de l'acide benzoïque, du vétivène, $C^{15}H^{24}$, entrant en ébullition entre 262 et 263°, du vétivénol, $C^{15}H^{24}O$, entrant en ébullition entre 160 et 170°, sous une pression de 15 millimètres, et un acide de formule $C^{13}H^{22}O^{2}$, outre de l'acétate de vétivénol.

OLEUM ANDROPOGONIS NARDI, ESSENCE DE CITRONNELLE, D'ANDROPOGON NARDUS, L.

Cette plante herbacée, originaire de Java et de Ceylan, livre au droguier ses racines non officinales, qui, ainsi que ses parties aériennes, donnent, soumises à la distillation aux vapeurs d'eau, une essence non officinale. Celle-ci se présente sous la forme d'un liquide jaune brunâtre ou jaune verdâtre, d'odeur agréable, aromatique, citronnée, à saveur douceâtre, à pouvoir rotatoire, lévogyre, de — 0°30 à — 21°, d'un poids spécifique de 0,886 à 0,9002. Très soluble dans l'alcool, l'éther, le chloroforme, l'éther de pétrole, les huiles fixes, elle est souvent falsifiée par addition d'éther de pétrole ou d'huiles fixes, insolubles dans l'alcool dilué. Elle est constituée par un mélange de géraniol, de citronnellal, de camphène lévogyre, de citral, de bornéol lévogyre, de méthylnonylcétone, d'aldéhyde cuminique, de méthylheptylcétone, de méthyleugénol, de dipentène, puis par des traces de nérol, d'acide valérianique et d'acide acétique combinés sous la forme d'éthers. Rappelons que le citronnellal possède la formule :

$$\begin{matrix} CH^3 \\ CH^3 \end{matrix} \!\!\bigg\rangle C{=}CH{-}CH^2{-}CH^2{-}CH{-}CH^2{-}COH$$
$$\underset{CH^3}{\big|}$$

La culture de cette plante est très rentable, car on peut la faucher deux fois par an, mais son sol doit être alors argileux, sablonneux, bien drainé et bien fumé.

ALFA, DE STIPA TENACISSIMA L., dénommée ESPARTO par les Anglais.

Cette grande herbe vivace, à rhizome rameux, à feuilles nombreuses, rubanées, longues, aplaties, enroulées souvent sur leurs bords, porte des épis de fleurs. Originaire de l'Algérie, de la Tunisie et du Maroc, particulièrement des hauts plateaux de la province d'Oran où elle est aussi cultivée, cette plante exige des terrains secs, à température chaude. Les feuilles de cette plante, macérées pendant un certain temps dans l'eau de mer, puis desséchées, triées et réunies en paquets, livrent à l'industrie textile leurs fibres, qui servent à la confection d'objets de vannerie et de sparterie, voire même à la fabrication de papier : c'est-à-dire principalement à celle de papier à cigarettes. On évalue en Algérie à cinq millions d'hectares la superficie que cette plante occupe.

PETIT MIL, DE PENNISETUM TYPHOIDUM Rich seu PENICILLARIA SPICATA, Willd.

Cette plante annuelle, de taille moyenne, c'est-à-dire de 2 mètres de haut, à épi cylindrique, droit, terminal, porte des épillets pressés les uns contre les autres, toujours fasciculés, à fleurs supérieures hermaphrodites, à fleurs inférieures mâles, dont les fruits sont des caryopses oblongs ou ovoïdes, blanc jaunâtre, violacés ou rougeâtres selon les variétés cultivées, dénommées Benitché par les Berbères, Dekkelé par les Sénégalais, Kambu par les Hindoustans et Bujra par les Bengalais.

Ses fruits, renfermant 12 p. 100 d'eau, 75 p. 100 d'amidon, 10 p. 100 de matières azotées et 3 p. 100 d'huile sont recherchés comme aliment, puis lors de la fabrication d'une bière dénommée Dolo, ou d'une liqueur dite de couscou.

AMYLUM, AMIDON.

Origine botanique. — L'amidon est une réserve, qui se rencontre dans les tubercules, les rhizomes, les fruits, les graines, les tiges de la plupart des végétaux, à l'exception de certains cryptogames et des rhizomes de chiendent, des racines de gentiane, de saponaire, de sénéga, etc. Représentant un des principaux produits du processus de l'assimilation, il se dépose sous la forme de grains (variables quant à leurs formes, leurs dimensions et leur aspect microscopique) dans les diverses parties des plantes, particulièrement dans leurs graines et leurs rhizomes. Très peu soluble, pour ne pas dire insoluble dans l'eau, il passe dans le suc cellulaire des plantes, en se transformant, sous l'action des diastases, en sucres divers.

Origine géographique. — Les plantes qui le fournissent se rencontrent sur toute la surface de la terre.

Pathologie. — Ces plantes subissent les effets nocifs de divers parasites qui, chez le *Solanum tuberosum* sont la *Phytophtora* ; chez les *Triticum vulgare* et le *Triticum hybernum*, etc., la *Puccinia Tritici*, la *Puccinia Glumarum*, la *Tilletia laevis*, l'*Ustilago Tritici*, la *Mélanospora damnosa*, l'*Ophiobolus Graminis*, chez l'*Oryza sativa*, la *Piricularia Oryzae* ; chez la *Zea Mais*, l'*Ustilago Fischeri*, l'*Ustilago Reiliana*, l'*Ustilago Maidis*.

Préparation de la drogue. — Les diverses parties végétales de ces plantes, riches en amidon, sont débarrassées, dans les fruits des graminées, de leurs glumes et de leurs enveloppes externes, dans les rhizomes de leur écorce, dans les tubercules de leur épiderme et de leur zone corticale. Pulvérisées, elles sont alors traitées par de l'eau, qui s'empare de leurs grains d'amidon. Ceux-ci, passés à travers des tamis *ad hoc*, se déposent, au fond de leurs récipients pleins d'eau, sous la forme de dépôts insolubles, que l'on purifie en les reprenant plusieurs fois de suite par ce dissolvant, que l'on passe à nouveau, à l'aide d'un courant d'eau, à travers des tamis. On obtient ainsi une poudre blanche, dénommée amidon, que l'on dessèche à l'étuve en l'étendant sur des plaques de verre ou de plâtre.

Si les graines de ces plantes sont très dures, telles que celles du maïs ou du riz, il est nécessaire de les soumettre au préalable, afin de les ramollir, à l'action des alcalins aqueux, dilués. Ces solutions, additionnées d'acides minéraux, déposent un amidon, en partie transformé, dénommé *Energine*, que l'on purifie par le même procédé que celui ci-dessus décrit. Voir en outre pour la préparation de l'amidon, les brevets suivants : B. A. 134.301, 137.330, 182.558, 149.588, 168.980, 156,148, 157.896, 166.259, 199.753, 202.229, B. Am. 773.469, 813.647, 951.666, B. F. 383.902, B. A. 179.509, 214.244, 217.336.

Description de la drogue. — L'amidon se présente sous la forme d'une poudre blanche, insipide, inodore, d'un poids spécifique d'environ 1,5, insoluble dans tous les dissolvants usuels. Chauffé pendant un certain temps, à une température de 100°, il donne l'amidon soluble, mais chauffé à 200°, il se transforme en dextrine. L'amidon, chauffé à 60° avec de l'eau, se transforme en une masse gélatineuse amorphe ou *Empois*. Celui-ci, bouilli pendant un certain temps donne un liquide fluide, ou *Amidon soluble* ou *Amylogène*, à pouvoir rotatoire de $+ 195°$, que l'on peut filtrer, mais qui se précipite, par addition d'alcool, en une masse blanche, bleuissant (comme l'amidon) par addition d'iode.

Cet amylogène, chauffé avec des acides étendus ou avec de la glycérine, se transforme ultérieurement en dextrine, en maltose, puis en glucose. L'amidon, abandonné au contact des acides minéraux étendus, se transforme en *Amylodextrine*, qui se présente sous la forme d'une poudre blanche, cristalline, soluble dans l'eau bouillante ; elle se colore, à l'état humide, en violet et en rouge par addition d'iode, mais desséchée, elle prend une coloration jaune par addition de ce réactif ; ses solutions aqueuses ne sont pas précipitées, comme celles de l'empois, par addition de tanin, ni par celle d'acétate de plomb.

L'acide sulfurique concentré, froid, transforme sans le colorer, l'amidon en des combinaisons sulfonées, analogues à celles des éthers, puis en dextrine et en glucose ; mais à chaud, il le fait charbonner.

L'acide nitrique concentré oxyde l'amidon en *Xyloïdine* de formule $C^3H^9(NO^2)O^5$, qui se précipite par addition d'eau, sous la forme d'une substance blanche, granuleuse, insoluble dans l'eau, l'alcool, l'éther, mais qui, chauffée à 180°, détonne comme la nitrocellulose.

L'acide nitrique fumant, mélangé à de l'acide sulfurique, transforme l'amidon en amidon dinitré de formule $C^6H^8(NO^2)^2O^5$, tandis que l'acide nitrique chaud le transforme, en dégageant des vapeurs d'oxyde d'azote, en acide oxalique et en acide saccharique.

Les acides minéraux, dilués, les acides organiques forts et les hydrates alcalins le transforment à l'ébullition en amylogène, en dextrine et en glucose ; tandis que les diastases le transforment en maltose, en isomaltose et en dextrine, tout en donnant, si la température n'atteint pas 65°, des combinaisons intermédiaires, telles que l'amylogène, l'amylodextrine ou amiduline, et l'achroodextrine, mais si celle-là dépasse 65°, elles le transforment en isomaltose et en érythrodextrine. L'amylose et l'amylodextrine se différencient comme suit l'une de l'autre :

	AMYLOSE	AMYLODEXTRINE
Acétate de plomb	Précipite sa solution aqueuse diluée à 0,05 p. 100	Ne donne pas de précipité avec sa solution diluée à 6 p. 100.
Tanin	Précipite sa solution diluée à 0,005 p. 100.	Ne donne pas de précipité avec sa solution à 5 p. 100
Teinture d'iode ..	Colore en bleu sa solution	Colore en rouge sa solution
Réactif de Fehling	Ne donne pas de réactions avec ses solutions.	Réduit ses solutions

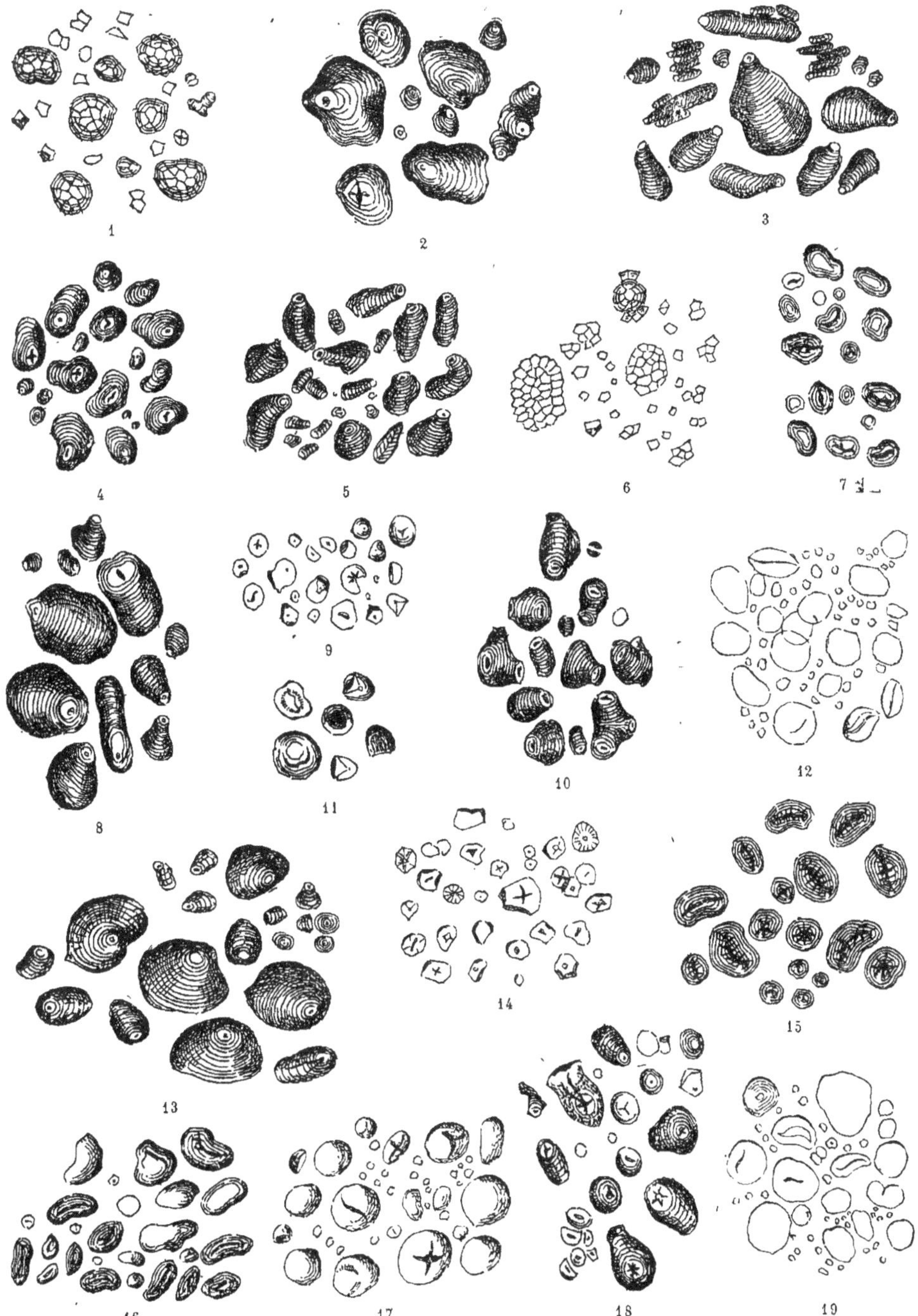

Fig. 50. — Fécules.

1) Fécule d'avoine ; 2) de pomme de terre ; 3) de Curcuma ; 4) de Marantha (ou arrow-root des Antilles) ; 5) de banane 6) de riz ; 7) de lentille ; 8) d'arrow-root de Queensland ; 9) de manioc ; 10) de sagou ; 11) de manioc à moitié gonflée 12) de blé ; 13) de soja ; 14) de maïs ; 15) de haricots ; 16) de pois ; 17) de seigle ; 18) de patate ; 19) d'orge.

Les solutions aqueuses d'amidon se précipitent par addition d'eau de chaux ou d'eau de baryte, d'acétate de plomb ou de tanin. L'amidon, soumis à la distillation sèche, se décompose en anhydride carbonique, en eau et en charbon ; mais abandonné à l'air et à l'humidité, il dégage, tout en s'oxydant, de l'acide carbonique ; le bioxyde de manganèse et l'acide sulfurique le transforment en acide formique.

L'amidon et ses dérivés donnent avec l'iode et l'alcool les réactions suivantes :

1. L'amidon se colore en bleu par addition d'iode, qui est décoloré par celle d'alcool. Il en est de même de l'amidon solubilisé.

2. L'amylodextrine I (à pouvoir rotatoire de $+ 195°$, se colore en violet par addition d'iode, pour être précipieté de ses solutions par addition d'alcool. L'amylodextrine II se colore en rouge par addition d'iode, pour être précipitée de ses solutions par addition d'alcool.

3. L'érythrodextrine à PR de $+ 196°$ se colore en rouge par addition d'iode, mais ses solutions sont précipitées par addition d'alcool.

4. L'achroodextrine reste incolore sous l'influence de l'iode, mais ses solutions aqueuses ne sont pas précipitées par addition d'alcool.

5. La maltodextrine à pouvoir rotatoire de $+ 180°$ reste incolore sous l'action de l'iode, mais ses solutions ne sont pas précipitées par addition d'alcool.

6. Le maltose reste incolore par addition d'iode mais ses solutions aqueuses ne sont pas précipitées par addition d'alcool.

7. Le dextrose reste incolore par addition d'iode, mais ses solutions aqueuses ne sont pas précipitées par addition d'alcool.

Nous ne pouvons entreprendre ici l'étude différentielle de ces différentes substances.

Examen microscopique. — Les divers amidons du commerce, dont nous n'entreprendrons pas ici l'étude différentielle, se distinguent à l'examen microscopique, les uns des autres, par la forme de leurs grains et par la disposition de leur hile. Voici, selon mes recherches personnelles, et selon celles de Planchon, deux tableaux servant à les différencier (tableaux I p. 135 et II p. 136).

GRAINS D'AMIDON	BLÉ TRITICUM VULGARE — Fig. 50	ORGE HORDEUM VULGARE — Fig. 50	SEIGLE SECALE CEREALE — Fig. 50	AVOINE AVENA SATIVA — Fig. 50	RIZ ORYZA SATIVA — Fig. 50
Dimensions...........	Gros grains 40μ ; nombreux, petits grains 3 à 10μ ; peu d'intermédiaires.	Gros grains plus petits 30μ ; nombreux petits grains ; peu d'intermédiaires.	Les grains sont plus gros que ceux du blé, 50μ ; les petits abondants ; intermédiaires peu nombreux.	A peu près égaux, 5 à 6μ ; très petits ; isolés ou réunis.	A peu près égaux, très petits, 4 à 5μ en moyenne.
Forme générale........	Lenticulaires, arrondis de face, fusiformes de profil.	Lenticulaires, arrondis, mais à contour souvent un peu sinueux, bosselé ; profil moins régulier.	Lenticulaires, arrondis de face ; moins réguliers de profil ; les plus petits, irréguliers.	Polygonaux, anguleux, ou avec une face convexe.	Polygonaux, anguleux, comme coupés au couteau ; 4 à 5 côtés.
Rapports.............	Toujours isolés.	Toujours isolés.	Toujours isolés.	Composés, formant des corps arrondis ou ovoïdes d'aspect réticulé ; de 50 à 60μ.	Isolés ou réunis en masses irrégulières, anguleuses ou arrondies.
Contour, bords	Circulaires, facilement fendillés, si on les écrase.	Légèrement ondulés, fendillés par écrasement.	Circulaires, étoile centrale par écrasement.	Droits, polygonaux.	Polygonaux, angles nets, comme coupés au couteau.
Hile	Non visible.	Non visible.	Absent, ou fente en grande étoile, caractéristique.	Peu visible.	Punctiforme, peu ou pas visible.
Zones concentriques.....	Non visibles.	Non visibles.	Non visibles.	Non visibles.	Non visibles.

Les deux sortes d'amidon, qui sont officinales, sont } l'Amylum Oryzæ — Amidon de Riz, l'Amylum Tritici — Amidon de Blé.

Falsifications. — L'amidon est souvent falsifié par addition de craie, de plâtre, de carbonate de chaux insolubles dans l'eau, mais reconnaissables à l'examen chimique ou microscopique. Il en est de même pour les amidons fermentés, qui dégagent, sous l'influence des divers Mucor et Penicillium, des traces d'alcool outre de l'acide formique, de l'acide acétique ou leurs homologues.

Analyse chimique. — L'amidon ($C^6H^{10}O^5$) est un polysaccharide, ou un dérivé de condensation des monosaccharides, dont les propriétés ne peuvent être étudiées plus à fond ici.

Usage thérapeutique. — L'amidon se prescrit intérieurement comme aliment et comme antivenenum, dans les cas d'empoisonnements provoqués par l'absorption de l'iode, puis sous la forme de lavements comme nutritif. On l'ordonne extérieurement comme adoucissant, soit sous la forme de poudres, soit sous celle d'onguents, particulièrement contre l'intertrigo, les inflammations cutanées, les eczémas et les maladies cutanées.

Pharmacie galénique. — Les fécules de pommes de terre, de riz, de froment, d'arrow-root, etc., rentrent dans la préparation des divers onguents et poudres tels que la Pulvis Salicylicus cum Talco, l'Unguentum Glycerini, etc., etc.

Historique. — Connu des Anciens, l'amidon fut décrit par Homère, Théophraste, Dioscoride et Pline, etc., puis par Portius Cato dans son livre *De Re rustica*. Ces auteurs indiquent même son mode de préparation. Il fut étudié microscopiquement en 1716 par Antoine de Leuwenhoek et, quant à sa composition chimique, pa Naegeli.

DEXTRINUM, DEXTRINE

On désigne sous ce nom un produit de transformation de l'amidon, mais la dextrine se rencontre aussi dans le sang des carnivores et des herbivores, ainsi que dans l'urine des diabétiques.

Préparation. — L'amidon, torréfié dans un tambour en tôle, que l'on fait mouvoir continuellement, à une température de 230 à 260°, se transforme en dextrine. Celle-ci se prépare aussi comme suit : 150 grammes d'amidon intimement mélan-

MAÏS ZEA MAÏS Fig. 50	MANIOC MANIHOT UTILISSIMA Fig. 50	SAGOU METROXYLON SAGU Fig. 50	ARROW-ROOT MARANTA ARUNDINACEA Fig. 50	POMMES DE TERRE SOLANUM TUBEROSUM Fig. 50	LÉGUMINEUSES — Fig. 50	SARRASIN
Les uns assez gros, d'autres petits, mais sans extrêmes ; plus gros que le riz et l'avoine, 15 à 25μ.	Assez inégaux, jamais très gros, 5 à 20μ.	Assez gros 75μ; moyens 35 à 60μ; ou un gros grain associé à deux ou trois petits.	Assez inégaux, mais tous assez gros ; peu de petits grains ; plus petits que ceux de la pomme de terre; 20 à 60μ.	Les uns très gros, jusqu'à 150μ; d'autres plus petits. Jamais très petits, ordinairement 30 à 50μ.	Variables, mais généralement assez uniformes pour une espèce donnée. Pas d'extrêmes.	Petits, 2 à 7μ ; en moyenne 4 à 5μ.
Polyédriques souvent hexagonaux ; angles aigus ou mousses.	Arrondis en cloche d'un côté, tronqués de l'autre (une ou deux faces). Parfois déformés par la chaleur (Tapioca).	Ovoïdes, piriformes, allongés, ou plus ou moins courbes, avec une extrémité convexe, et l'autre tronquée (2 à 3 faces).	Ovoïdes, piriformes ou presque triangulaires, à angles mousses.	Ovoïdes ou plus souvent piriformes.	Toujours allongés, ordinairement réniformes.	Polyédriques.
Isolés.	Isolés.	Ordinairement isolés, mais d'abord composés et inégaux.	Ordinairement simples.	Presque toujours isolés, quelques-uns doubles ou triples.	Isolés.	Isolés ou unis en amas irréguliers.
Polygonaux, à angles vifs (extérieur) ou plus mousses (centre de l'albumen).	Arrondis, réguliers sur les trois quarts de la surface, droits sur les troncatures ; irréguliers dans le tapioca.	Réguliers, arrondis à un bout, droits à l'autre (une à deux facettes).	Arrondis, un peu irréguliers quelquefois ; souvent une extrémité prolongée.	Arrondis régulièrement.	Arrondis, non anguleux.	Droits, angles marqués.
Visible, punctiforme, central.	Très visible du côté convexe.	Net, arrondi à l'extrémité convexe.	Varié (point, fente ou étoile), ordinairement excentrique, moins que dans la pomme de terre.	Punctiforme, bien visible, sombre, très excentrique.	Allongé en longue fente parallèle aux bords et ramifié.	Dans les plus gros grains ; petit, étoilé.
Quelquefois visibles.	Non visibles.	Visibles, parallèles, assez courbes, mais non parallèles à bords excentriques.	Très nettes, mais plutôt excentriques que concentriques ; grains très transparents.	Très nettes, serrées autour du hile, de plus en plus espacées, parallèles aux bords; grains assez transparents.	Parfois bien visibles.	Non visibles.

gés à 4 grammes d'acide oxalique, puis chauffés à la vapeur d'eau avec 750 grammes d'eau, dans un vase fermé, jusqu'à ce qu'une prise d'essai ne se colore plus en bleu par addition d'iode, donnent un liquide qui, neutralisé par du carbonate de chaux, précipite son excès d'acide oxalique. Abandonné au repos, puis filtré à nouveau, ce liquide est évaporé au bain-marie, jusqu'à ce qu'il abandonne une masse malaxable qui, étirée sous la forme de filaments, est desséchée à une température modérée.

Description de la drogue. — La dextrine, préparée par torréfaction, se présente sous la forme d'une poudre jaune brunâtre, mais celle préparée en traitant l'amidon par de l'acide oxalique, se présente sous la forme d'une poudre blanche ou blanc jaunâtre, inodore, à saveur fade, très légèrement douceâtre. Elle est soluble dans l'eau, dont les solutions sont dextrogyres, mais elle est insoluble dans l'alcool, l'éther. Examinée au microscope, elle présente la forme des grains d'amidon utilisés à sa préparation, mais ces grains se colorent en violet ou en brun, et non pas en bleu, par addition d'iode.

Les acides étendus la transforment en glucose, tandis que les diastases la transforment en maltose. L'acide nitrique la transforme en acides oxalique, saccharique et tartrique ; mais non en acide mucique, tandis que le mélange d'acide nitrique et d'acide sulfurique la décompose en dinitrodextrine de formule $C^6H^8(NO^2)^2O^5$.

Les solutions aqueuses de dextrine ne réduisent pas à froid, mais à chaud, le réactif de Fehling, car la dextrine s'est alors transformée en glucose. Elle ne réduit jamais, même à chaud, le *réactif de Barford* (solution d'acétate de cuivre additionnée d'une trace d'acide acétique), ce qui la différencie du glucose. Ses solutions aqueuses ne se précipitent pas, en présence d'ammoniaque, par addition d'acétate ou de sous-acétate de plomb, ce qui les différencie des dissolutions de gommes ou de mucilages.

Les solutions d'hydrates barytique ou calcique, de chlorure stanneux, la précipitent de ses solutions, à l'encontre du perchlorure de fer, du tanin et du borax.

Falsifications. — On falsifie rarement cette drogue, qui doit toujours être analysée, quant à sa teneur en glucose ou en matières inorganiques (cendres), quant à sa teneur en amidon, qui bleuit par addition d'iode, ou quant à la présence de mucilage, précipitable par addition d'alcool, quant à celle d'acide oxalique, précipitable, en présence d'acide acétique, par addition de chlorure de chaux ou quant à la présence de métaux divers, qui peuvent provenir des ustensiles ayant été utilisés lors de sa préparation.

Usage. — La dextrine se prescrit sous la forme de poudres, comme adoucissant et comme astringent ; mais elle sert, en outre, à préparer des bandages et des appareils destinés à immobiliser les membres fracturés.

Elle sert dans la technique à coller le papier et à apprêter les étoffes.

Notons, que l'orge germé renferme de l'*hordénine* ; aussi doit-il, pour livrer le malt de la brasserie, en être au préalable séparé à l'aide des tourailles, qui sont de vastes appareils en forme de tours, par lesquels passe un courant d'air chaud.

L'HORDÉNINE, $C^{10}H^{15}NO$, se prépare en extrayant les grains d'orge germé par de l'eau additionnée d'acide chlorhydrique ou d'acide tartrique, dont la solution est précipitée par addition d'alcalis.

Elle se présente sous la forme de prismes incolores, fusibles à 117°, très peu solubles dans l'eau, peu solubles dans le benzène, très solubles dans l'éther, l'alcool, le chloroforme. Réduisant à froid les solutions de permanganate potassique, et à chaud celles de nitrate d'argent, elle se dissout sans coloration dans l'acide sulfurique ; elle possède, quant à sa formule, la constitution suivante :

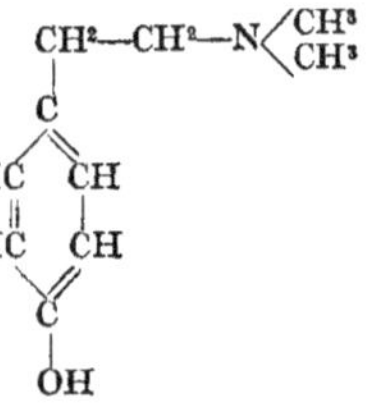

$$CH^2{-}CH^2{-}N\diagup_{CH^3}^{CH^3}$$

Les germes de blé renferment par contre de la SITOSTÉRINE, qui se prépare en les extrayant par de l'éther, dont la solution, soumise à la distillation fractionnée, abandonne un résidu renfermant, outre leur sitostérine, des corps gras, que l'on sépare les uns des autres, en les chauffant avec de la potasse caustique alcoolique, dont le savon est repris par de l'eau. Son résidu, desséché, dissous à nouveau dans l'éther, donne une solution qui, traitée par de l'eau, afin de la libérer de ses traces de glycérine, est soumise à la distillation fractionnée. Elle abandonne un résidu cristallin, se présentant sous la forme de paillettes incolores, brillantes, fusibles à 137°, à PR de —34°20', insolubles dans l'eau, les alcalins, solubles dans l'éther, l'alcool, dont les solutions sont lévogyres.

SACCHARUM ALBUM, SUCRE DE CANNE ou SUCRE DE BETTERAVE, DE SACCHARUM OFFICINARUM, L. (Graminée) ET DE BETA VULGARIS, L. (Chénopodiacée).

Origine botanique de la canne à sucré. — Cette grande plante herbacée, vivace, à rhizome horizontal, à tiges noueuses, cylindriques, de 3 à 5 mètres de haut, toujours munies vers leurs entre-nœuds d'écailles foncées ou de cicatrices des feuilles tombées, porte des feuilles lancéolées, ligulées, très grandes, légèrement dentelées sur leurs bords (celles de sa base se fanant rapidement) et un panache terminal, oblong, de 30 à 90 centimètres de long, qui forme un panicule à fleurs constituées sur le type habituel de celles des plantes de cette famille.

Variétés. — Originaire de la Cochinchine et du Bengale, cette plante, de par la culture, se différencie en plusieurs variétés, c'est-à-dire en cannes à sucre *de Chine*, qui petites, jaune brunâtre, rustiques, résistantes, peu juteuses, sont cultivées aux Indes et en Indo-Chine; *des Chinois ou de Penang* à tiges recouvertes d'un enduit pulvérulent, cireux, à feuilles velues, d'un bon rendement; de *Bourbon* ou d'Otahiti, à tiges plus longues, très riches en sucre ; de *Guingham* à tiges jaunes, très longues, riches en sucre; de *Batavia*, *d'éléphant*, à tiges vertes, peu sucrées; de la *Malaisie*, à tiges rouge foncé très dures ; de la *Jamaïque*, à tiges bleutées, résistantes à la sécheresse et aux parasites, très riches en sucre ; du *Brésil* où cette plante fut introduite en 1435 par les Portugais. On l'y différencie là encore en plusieurs variétés, qui sont dénommées de *Rajava*, livrant de 132 à 430 kilogrammes de sucre par hectare, de *Mapou* rouge (de 111 à 234 kilogrammes), de *Rose* (81 kilogrammes), de *Ravanais* (123 kilogrammes), etc., etc.

Origine géographique. — Ces plantes se cultivent, quant au *Saccharum officinarum*, sous tous les tropiques, à terrains humides, sablonneux, particulièrement dans l'Amérique centrale et ses îles, puis dans l'Afrique centrale, les Indes, la Chine et l'Océanie ; et quant à la *Beta vulgaris* dans tous les terrains humides de l'Europe. Le sucre de canne se rencontre aussi dans la plupart des fruits et dans le miel, dans certaines mannes, puis dans les racines de *Daucus Carotta* et dans les écorces d'*Acer saccharinum*.

Pathologie. — Notons que la canne à sucre est non seulement attaquée par les rats, les crabes, les fourmis, que l'on combat par les mangoustes et par des formicides, mais par les *Leptosphaeria Sacchari*, *Coleroa Sacchari*, *Ustilago Sacchari*, et par le *Colletotrichum falcatum* qui, décomposant son sucre, s'emparent de son glucose ainsi mis en liberté ; puis par la *Trichosphaeria Sacchari*, celle-ci, provoquant l'apparition de taches brunes, ne s'attaque pas aux cannes à sucre de Louzier, dé Manille, de Cheribon et de Fidji. On la combat, ainsi que les maladies précédentes, à l'aide de pulvérisations fongicides, il n'en est pas de même pour les pucerons et nématodes des genres Heterodera et Tylenchus, que l'on combat à l'aide de formicides.

Culture. — Exigeant une température moyenne de 23°, un sol profond, riche en humus, particulièrement en chaux, en argile, en phosphates calciques, cette plante introduite au Brésil, grâce aux efforts de l'infant Dom Henrique et de Martin de Souza, ne prospère pas dans les terrains à réaction acide. Le fumier d'étable ne suffit pas pour que son suc soit riche en sucre, car la chaux augmente énormément ce rendement, aussi faut-il engraisser ce sol à l'aide de tourteaux d'arachide, d'indigotier et de légumineuses, puis de nitrates calcique et potassique. Se reproduisant rarement par semis, mais particulièrement par boutures, on la multiplie en plantant dans des sillons bien labourés et dans des trous faits à la houe, des boutures de tiges longues de 30 centimètres à une distance d'un mètre, les unes des autres, sur des terrains bien desséchés à l'avance. Exigeant de 13 à 18 mois selon les régions, pour arriver à leur complet développement, ces plantes demandent des soins continus, tels que rabattage dans la terre de leurs racines superficielles, dépaillage, c'est-à-dire mondage de leurs feuilles sèches ou de celles de la base de leurs tiges ; irrigations peu renouvelées. Leur récolte doit se parfaire par un temps sec, lorsque leurs feuilles commencent à se faner, car leur suc devient alors gélatineux. Il est aussi de toute nécessité de sectionner à temps, avant leur floraison, leurs panaches de fleurs, puis de replanter tous les vingt ans ces cultures. Notons que la canne à sucre, arrivée à sa maturité, renferme 7,9 p. 100 d'eau, 9,6 p. 100 de saccharose, 7,03 p. 100 de cellulose, 1,09 p. 100 d'amidon, 1,95 p. 100 de

matières grasses, outre 1,3 p. 100 de (sels) cendres, qui sont constituées par une moyenne de 16 p. 100 de potasse, 0,48 p. 100 de sodium, 8,71 p. 100 de chaux, 7,62 p. 100 de magnésie, 5,44 p. 100 de chlorure de soude, 8,47 p. 100 de chlorure potassique, 6,62 p. 100 de sulfates, 6,81 p. 100 de phosphates et de nitrates, preuve que cette culture est très épuisante.

Préparation. — Les cannes à sucre sont coupées dans leurs plantations, lorsqu'elles ont atteint leur complet développement. Sectionnées, elles sont alors broyées dans des moulins spéciaux ou engenhos, puis exprimées à l'aide de presses hydrauliques ; leur suc, traité par du lait de chaux, pour le priver de ses acides organiques, étant ensuite concentré, puis soumis à la cristallisation spontanée, afin d'obtenir la *cassonnade*.

Ce suc végétal, dénommé *vesou*, est parfois soumis au procédé dit de la diffusion, pour le priver de sa saccharose ; car un excès de lait de chaux peut donner des saccharates, que l'on doit ensuite décomposer par un courant d'acide carbonique ou par addition de phosphates alcalins, solubles dans l'eau.

La concentration de ce suc doit toujours être effectuée à la chaleur du bain-marie et dans le vide, puis on le verse, pour le soumettre à la cristallisation spontanée, dans des tonneaux spéciaux, munis à leur base de robinets, permettant aux parties non cristallisables, telles que la mélasse, de s'écouler. Cette séparation se fait actuellement à l'aide de turbines.

La cassonnade ou sucre brut, dissoute dans de l'eau, est alors soumise au raffinage pour la priver de ses sucres intervertis et de ses acides organiques, ainsi que de sa leucine, de sa choline, de sa tyrosine, etc. On traite à cet effet cette solution par de l'albumine de sang défibriné ou par du charbon animal, additionné de phosphates ammoniques ou barytiques, tribasiques, puis on l'évapore en partie pour la soumettre à la cristallisation spontanée.

Cultivées en champs, les betteraves, recueillies en automne, lavées et sectionnées sous la forme de tranches minces, sont soumises au processus de la diffusion. Leur suc aqueux, chauffé avec de la chaux pour le priver de ses combinaisons albuminoïdes ou de ses acides organiques, est filtré, puis traité par un courant d'acide carbonique. Concentré dans le vide relatif, à la chaleur du bain-marie, il est alors soumis à la cristallisation spontanée. Sa cassonnade devant être purifiée selon le procédé ci-dessus mentionné.

Les eaux mères de ces sucres ou mélasses se présentent sous la forme d'un liquide jaune brunâtre, à saveur douceâtre, désagréable, de consistance semi-solide, renfermant de 45 à 48 p. 100 de saccharose, des combinaisons inorganiques et protéiques. Elles sont alors concentrées, puis soumises à la cristallisation spontanée. Leurs eaux mères, décantées, sont traitées soit par le procédé dit de l'osmose, soit par le procédé chimique, afin de les priver de toute leur teneur en saccharose. Ce dernier procédé est basé sur les propriétés chimiques, que possède le sucre de canne, de donner avec certains alcalins terreux des combinaisons insolubles, que l'on décompose ensuite par addition d'anhydride carbonique. Ainsi la baryte donne avec la saccharose un saccharate monobasique de formule $C^{12}H^{22}O^{11}BaO$, mais la préparation de cette combinaison n'est pas rentable vu le prix élevé de la baryte. La strontianite donne à chaud, avec le sucre de canne, un saccharate bibasique, de formule $C^{12}H^{22}O^{11}(SrO)^2$, qui se transforme en saccharate monobasique, lorsqu'on traite cette combinaison chaude par de l'eau, qui donne en outre de l'hydrate de strontium ; le saccharate monobasique de strontium, décomposé par de l'acide carbonique, se transformant en saccharose et en carbonate de strontium.

Le lait de chaux donne avec la saccharose un saccharate tribasique de formule $C^{12}H^{22}O^{11}(CaO)^3$, que l'on filtre et décompose par un acide, avant de soumettre sa solution à la cristallisation spontanée.

Sortes commerciales. — Le sucre se différencie donc en sucre de canne et en sucre de betterave ; mais ceux-ci, selon leur degré de purification. sont classés en *sucre royal* ou *raffinade* ; en *sucre des quatre cassons, en lumps* ou *pains en sucre*, en *sucre bâtard, vergeois*, puis selon leur provenance en *sucre des Indes*, des *Antilles*, du *Mexique*. de *Java*, de *France*, d'*Allemagne* et de *Suisse*, etc.

On admet que le Brésil exportait annuellement en 1907, 5.400 tonnes de sucre par la province de Parahyba (200 moulins et 1 fabrique) 120.000 tonnes par celle de Pernambouc (1000 moulins et 30 fabriques) ; 24.000 tonnes par celle d'Alagoas (600 moulins et 2 fabriques) ; 24.000 tonnes par celle de Sergipe (700 moulins et une fabrique) 18.000 tonnes par celle de Bahia (200 moulins et 12 fabriques ; 27.000 tonnes par celle de Rio de Janeiro (90 moulins et 40 fabriques) ; 12.000 tonnes par celle de Sao Paolo (5 fabriques), c'est-à-dire environ 237.000 tonnes de sucre par an. contre 21.621 exportées par le Guatemala ; 16.706 par San Salvador ; 215 par le Honduras ; 5.328 par le Nicaragua ; 1.192.328 par Cuba ; 52.891 par Haïti ; 33.119 par la Guadeloupe ; 42.115 par la Martinique ; 21.050 par la Jamaïque ; 160.000 par le Pérou ; 1.000.000 par Java ; 135.000 par l'Argentine; 47.000 par l'Indo-Chine ; 151.000 par les Philippines ; 110.369 par Formose ; 58.676 par l'Egypte ; 26.000 par le Natal ; 190.000 par l'île Maurice et 28.788 par la Réunion.

Description de la drogue. — La saccharose officinale, obtenue après avoir été purifiée par la cristallisation spontanée, se présente sous la forme de grands prismes monocliniques, incolores. ou sous celle de pains et de gros cubes, durs, qui, desséchés, fondent à 160°. Très soluble dans l'eau, peu soluble dans l'alcool étendu ou absolu, insoluble dans l'éther, le sulfure de carbone, le chloroforme et dans les huiles ou les corps gras, ce sucre donne des solutions aqueuses, dextrogyres, de + 66,5°, qui maintenues pendant très longtemps à une température de 160°, renferment du glucose et de la lévulose. car il s'est décomposé comme suit par l'hydrolyse :

$$C^{12}H^{22}O^{11} + H^2O = C^6H^{12}O^6 + C^6H^{12}O^6$$

Fondu à 220°, le sucre de canne se transforme en une masse brunâtre, hygroscopique, dénommée caramel, qui, par addition d'eau, se régénère en saccharose. La majeure partie du caramel étant formé par les combinaisons suivantes :

Caramélane. car : $6C^{12}H^{22}O^{11} - 12H^2O = 6\,C^{12}H^{18}O^9$; *Caramélène*, car $6C^{12}H^{22}O^{11} - 18H^2O$

$= C^{36}H^{48}O^{24}$; *Caraméline*, car : $6C^{12}H^{22}O^{11} - 27\,H^2O = 3C^{24}H^{26}O^{13}$;

Selon les travaux de MM. Cunningham et Dorée , le caramélane est un alcool tétravalent. fusible à 136°, qui donne, comme toutes les aldéhydes et cétones, des phénylhydrazones et des semicarbazones ; mais qui, déshydraté par des acides concentrés, non oxydants, se transforme en caraméline ; la caraméline, hydrolysée par des acides dilués, se transformant par contre en dextrose, en méthylfurfurol et en acide humique.

Le caramel sert, en solutions aqueuses, à colorer la bière.

Le sucre, chauffé fortement, se boursoufle, puis il charbonne en dégageant de l'oxyde de carbone, de l'anhydride carbonique, de l'eau, du méthane. de l'acétone et de l'aldéhyde acétique. L'acide sulfurique, brunissant le sucre de canne, le transforme, peu à peu, en dégageant de l'anhydride sulfureux, en une masse charbonneuse, ce qui le différencie du glucose et du sucre de lait. Les acides étendus le transforment lentement en sucre interverti. Il en est de même de la levure de bière. Chauffé longtemps avec de l'acide sulfurique étendu, le sucre de canne dégage, à la surface de ce liquide, une masse floconneuse, brunâtre, ou *Humine*, outre de l'acide formique et de l'*acide lévulique*, $CH^3-CO-CH^2-CH^2-COOH$.

L'ACIDE LÉVULIQUE OU ACIDE ACÉTYLPROPIONIQUE $C^5H^8O^3$, se prépare en chauffant la lévulose avec de l'acide sulfurique, car :

$$C^6H^{12}O^6 = H^2O + H-COOH + C^5H^8O^3$$

ou en chauffant le sucre de canne, plusieurs jours de suite, avec de l'acide chlorhydrique dilué, dont les solutions concentrées sont agitées avec de l'éther. Celui-ci, décanté, soumis à la distillation fractionnée, abandonne un résidu qui, recristallisé, se présente sous la forme d'une poudre blanche, cristalline, inodore, fusible à 239°, soluble dans l'eau, l'alcool, l'éther. Cet acide possède, quant à sa formule, la constitution suivante :

$$CH^3-CO$$
$$|$$
$$CH^2-CH^2-COOH$$

La saccharose soumise, en présence de peroxyde de manganèse et d'acide sulfurique dilué, à la distillation sèche, donne de l'acide formique et du furfurol; tandis que chauffée avec de l'acide nitrique, elle se transforme en acide saccharique $C^6H^{10}O^8$, qui, lui-même, chauffé à une température plus élevée, se décompose en acide tartrique, puis en acide oxalique. L'hydrate potassique ne brunit pas à froid la saccharose; ce qui la différencie du glucose ; mais cet hydrate de carbone peut former, avec les métaux, des saccharates. La saccharose dissout, en présence d'alcalis, de grandes quantités d'hydrate de cuivre, mais elle ne précipite l'oxyde de cuivre qu'après une longue ébullition. Chauffée, puis fondue avec de la potasse caustique, le sucre de canne se transforme en acide formique et en ses acides homologues.

Falsifications. — Le sucre de canne ne doit renfermer ni glucose, qui réduit de suite la liqueur de Fehling, ni sucre de raisin, qui colore le nitrate cobaltique en bleu, et non en violet ; ni des métaux, ni des substances inorganiques, abandonnant beaucoup de cendres.

Usage thérapeutique. — C'est un aliment, qui ne se prescrit presque jamais comme tel dans la thérapeutique, où il y est très utilisé comme édulcorant.

Pharmacie galénique. — La saccharose sert à préparer des sirops, la Decoctum Salsaparillæ compositum, les Eleosacchara, le Ferrum saccharatum carbonicum, le Ferrum oxydatum saccharatum, la Pulvis gummosus, les divers pastillages et tronchi officinaux.

Action physiologique. — La saccharose se transforme dans l'estomac en sucre interverti ; mais elle y fermente parfois, en dégageant divers acides organiques, qui provoquent des coliques et de la diarrhée. Le sucre de canne peut aussi entrer en fermentation dans la bouche et provoquer de ce fait l'odontalgie, c'est-à-dire, la carie des dents, outre de la gengivite, etc. Il ne se transforme pas entièrement en sucre interverti dans l'organisme ; mais il donne en partie du glycogène, qui peut être débité au fur et à mesure des besoins. Une trop grande absorption de sucre de canne provoque des troubles digestifs, de la stomatite, puis de l'obésité, quoiqu'il soit alors en partie évacué par les reins. C'est en outre un antiseptique, qui peut agir comme dyspeptique chez certains individus et comme eupeptique chez d'autres.

Historique. — La canne à sucre, originaire des Indes, se répandit de par la culture aux Etats-Unis, à Porto-Rico, à Hawaï, à Cuba, à la Trinitad, à la Jamaïque, aux Barbades, à la Martinique, à la Guadeloupe, à Saint-Domingue, au Guatémala, au Nicaragua, à Costa-Rica, au Pérou, puis dans les Guyanes, en Argentine, au Siam, aux Philippines, à la Réunion, en Egypte, en Syrie, en Espagne, etc., etc., qui livrent en moyenne 5.161.900 tonnes de sucre de canne par an : mais elle ne fut implantée qu'en l'an 327 av. J.-C. dans la vallée du Gange, 250 ans av. J.-C. au Thibet, 600 ans après J.-C. en Syrie, et 714 ans après J.-C. en Espagne, en l'an 900 au Maroc, 1420 à Madère, 1493 à Saint-Domingue, 1522 au Brésil et au Mexique, 1533 au Pérou, 1630 à la Martinique, 1675 à a Louisiane, 1785 en Pensylvanie, etc., etc. La betterave (*Beta vulgaris* var. *maritima*, var. *altissima*) originaire de la Mésopotamie, des Canaries et des régions de la Méditerranée, fut implantée par Vilmorin en France.

Le sucre était, dès les temps les plus reculés de notre histoire, connu et apprécié des Chinois, mais il n'apparut en Europe qu'après les guerres d'Alexandre le Grand. Théophraste le dénommait *Mel arundibus*, et Pline *Saccharum*. Apprécié des Croisés, il devint rapidement en Europe, une drogue commerciale ; mais les Vénitiens s'emparèrent de son monopole, ce qui nous explique les raisons pour lesquelles il était considéré au xve siècle comme un article de luxe. De nos jours encore, certains gouvernements européens lui font payer des droits d'entrée exorbitants, en prélevant à tort des contributions sur ce produit de toute première nécessité.

Notons que les tiges des cannes à sucre sont recouvertes d'un enduit cireux dénommé cérosine.

La Cérosine, $C^{24}H^{48}O$, se présente sous la forme d'une masse gris verdâtre, fusible à 82°, insoluble dans l'eau, peu soluble dans l'éther, très soluble dans l'alcool bouillant. Constituée par un mélange de cérosyle (alcool cérylique combiné à l'acide cérotinique) et de cérotène, $C^{47}H^{84}$ (qui est un hydrocarbure se préparant en soumettant cette cire à la distillation sèche) ; elle n'est pas utilisée dans la thérapeutique moderne.

FRUCTUS MAIDIS, FRUIT DE MAIS, DE ZEA MAIS, L.

Cette plante annuelle, monoïque, à tige rampante, pouvant atteindre 4 mètres de haut, à nœuds inférieurs, produisant des racines adventives, à feuilles alternantes, longues, larges, rubanées, retombantes, porte ses fleurs mâles en un panicule terminal ; celles-là étant constituées par des épillets à deux étamines. Ses fleurs femelles, groupées en épis, à l'aisselle des feuilles moyennes, sont constituées par des épillets sessiles, pressés les uns contre les autres, qui renferment deux fleurs, l'une stérile, l'autre possédant un ovaire uniloculaire, surmonté de 2 styles très longs, très fins, dénommés stigmates du maïs. Chaque épi est en outre enveloppé par un spathe membraneux qui le recouvre entièrement. Son fruit est un caryopse indéhiscent, qui sert à différencier les diverses variétés de cette plante ; celles-là étant subdivisées en maïs à bec pointu ou *Zea Maïs* var. *rostrata*, à graine jaune, dont la pointe est crochue, c'est la variété la plus commune ; en maïs tendre de *Zea Maïs* var. *Tuscarora*, à graines blanches, aplaties ; en maïs sucré ou doux à graines ridées, blanc ambré, sucrées, non amylacées ; en maïs enveloppé de *Zea Maïs* var. *tunicata*, à graines recouvertes de glumules accrues ; en maïs cuzco, à graines atteignant la grosseur des fèves ; en maïs fulminant, à graines très amylacées, nacrées, puis en maïs violet, amarellao (jaune foncé), cultivé à Sao Paolo, en maïs des poules ou das gallinhas, non comestible, perlé ou perola, cultivé dans les Etats du sud du Brésil, caryana ou cavana cultivé à Para et en Amazonie. Cette plante exigeant de la chaleur, de la lumière, des sols profonds, meubles, fertiles, particulièrement alluvionnaires, se rencontre dans tous les pays chauds du globe, où on la cultive en exposant ses cultures à l'ouest ou au nord-ouest, mais non au sud, ni au sud-est, particulièrement dans des terrains marécageux, non sablonneux, ni argileux.

On la cultive en déposant 5 ou 6 de ses graines dans des trous pratiqués, à une distance de 50 centimètres les uns des autres, dans des champs fraîchement labourés et bien fumés, puis en arrachant quelques semaines plus tard 3 ou 4 des plantules ainsi obtenues. Il est nécessaire de toujours butter ces plantes, c'est-à-dire de ramener à leurs pieds la terre, qui leur est nécessaire, afin de provoquer le développement de leurs racines adventives, puis de les récolter à leur maturité en détachant par la suite leurs épis, que l'on épie à la machine. Les graines, ainsi obtenues, sont alors desséchées au soleil ou soumises à une légère torréfaction, afin de pouvoir les conserver indéfiniment.

Notons que ces plantes sont souvent attaquées par l'*Ustilago maïdis*, puis par la *Puccinia Sorghi* et par la *Puccinia Maïdis* qui provoquent sur leurs feuilles l'apparition de protubérances ou celle de taches elliptiques, brunâtres. On admet généralement que le gros jaune livre en moyenne 45 hectolitres de graines par hectare, le maïs quarantain n'en donnant que de 25 à 30. La récolte mondiale en maïs peut être évaluée à 93.163.000 tonnes, en ce qui concerne l'année 1906, mais celle-ci est inférieure à la réalité. Les Etats de Maranhao en livrent près de 13.138.652 kilogrammes annuellement, celui de Pernambouc 19.651.900, de Spirito Santo 1.789.000 kilogrammes, d'Alagoas 26.410.874 kg. de Sao Paolo 267.703.050 kilogrammes, de Santa-Catarina 4.466.264 kilogrammes, de Minas Geraes 88.320.151 kilogrammes, de Rio Grande dol Sul 523,770 kilogrammes contre 72.055.577 kilogrammes pour la France, où les axes des épis de maïs servent à préparer des allume-feu ou allumettes, les spathes de cette plante du papier à cigarettes, ses graines de l'alcool.

Celles-ci se présentent sous la forme de petits corps cubiques, jaunes, blancs ou jaunâtres très durs, qui sont principalement utilisés comme nourriture des poules et des canards et dans la préparation de l'amidon, car elles renferment, outre de la maïsidine, de 11 à 30 p. 100 d'eau, de 3 à 7 p. 100 de substances protéiques, de 2,25 à 4,6 p. 100 d'huile fixe, de 51,97 à 74,19 p. 100 d'amidon, de 1,66 à 12 p. 100 de sucre et de 1,73 à 5,5 p. 100 de cellulose ; les variétés les plus riches en matières protéiques étant les graines provenant des espèces jaunes, cristallines ou violettes, celles les plus riches en huile étant la violette et la dentelée.

Leur Huile fixe se présente sous la forme d'un liquide épais, jaune doré, d'un poids spécifique de 0,923, à indice de solidification de + 12° qui, se colorant en vert par addition d'acide sulfurique, en orange par celle de cet acide additionné d'acide nitrique, est constituée par un mélange de cholestérine et de triglycérides d'acides gras.

La Maïsidine, $C^{184}H^{300}N^{46}SO^{51}$, se prépare en extrayant la poudre de maïs par du benzène ou par de la benzine, afin de la déshuiler, puis par de l'alcool amylique, dont la solution concentrée est précipitée par addition de benzine. Le précipité ainsi obtenu, desséché dans le vide, se présente sous la forme d'une poudre gris blanchâtre, insoluble dans l'eau, l'éther, le benzène, la benzine, très soluble dans les alcools méthylique, éthylique et amylique et dans l'acétone, dont les solutions sont précipitées par addition d'éther ou de benzine, puis dans les solutions de soude caustique et d'acétate d'amyle bouillant.

Non officinale, cette graine est utilisée, de par sa teneur en amidon, comme aliment.

Le maïs donne en outre, comme drogue non officinale, ses stigmates, ou styles de maïs, qui sont constitués par de longs filaments grêles, jaune brunâtre, terminés par des stigmates ondulés, pubescents.

Renfermant une substance se rapprochant de l'ergotine, puis une matière grasse, soluble dans l'éther, ils se prescrivent parfois comme diurétique, particulièrement comme spécifique contre la gravelle.

JONCACÉES

RESINA XANTHORRHÆÆ, RÉSINE D'ACAROIDE, DE XANTHORRHÆA PENTAPHYLLA. XANTHORRHÆA ARBOREA, R. Br. XANTHORRHÆA AUSTRALIS R. Br.

Ces plantes, originaires de l'Australie et particulièrement de la Nouvelle-Galles du Sud, livrent au droguier leur résine, qui, ressemblant au sang-dragon, se présente parfois, dans le droguier, sous la forme de morceaux irréguliers, non officinaux, d'odeur spéciale, rappelant celle du benjoin, àsaveur aromatique, désagréable, insolubles dans l'eau, le benzène, peu solubles dans l'éther, très solubles dans l'alcool, dont les solutions se colorent en brun par addition d'une goutte de perchlorure de fer. Renfermant de l'acide benzoïque et de l'acide paracoumarique libres ou combinés à l'érythrorésinotannol, outre de l'aldéhyde paraoxybenzylique, puis de la résène, cette résine sert à préparer notre cire à cacheter.

BAMBOUS, DE BAMBUSA ARUNDINACEA (Willd) ET DE BAMBUSA VULGARIS Schrad.

Originaires de l'Extrême-Orient, particulièrement de l'Indochine, ces plantes gigantesques, toujours vertes, dépassant souvent 25 mètres de haut, livrent au commerce leurs tiges creuses, très résistantes, de 10 à 20 centimètres de diamètre, qui sont utilisées soit comme bois de charpente ou de cloisons, soit pour parfaire des tuyaux ou des récipients de toute espèce, voire même du papier.

Leurs tiges les plus étroites servent à fabriquer des cannes ou des manches de parapluie, tandis que leurs jeunes pousses sont utilisées comme légumes.

CYPÉRACÉES

Cette famille, proche parente de celle des Graminées, comprend 65 genres et plus de 3.000 espèces, ordinairement vivaces à l'aide d'un rhizome rameux, végétant en sympode ; mais les branches de celui-ci peuvent se renfler en tubercules renfermant de l'amidon (Souchet). Leurs tiges aériennes, dépourvues de nœuds, sont tantôt prismatiques et triangulaires (Souchet), tantôt cylindriques (Scirpe), à moelle interne, large. Leurs feuilles isolées sont formées par une gaine, à bords concrescents dans toute sa longueur, et par un limbe étroit, rubané, rectinervé. Leurs fleurs, le plus souvent hermaphrodites, quelquefois unisexuées, sont disposées en petits épis, qui eux-mêmes sont groupés en épis ou en grappes ; mais leurs fleurs peuvent être nues ou pourvues d'un périanthe élémentaire, prenant la forme de filaments

soyeux, qui entourent cinq étamines, à anthères basifixes, introrses, munies de quatre sacs polliniques, et un pistil à trois carpelles ouverts, concrescents en un ovaire uniloculaire, surmonté d'un style à trois stigmates. Cet ovaire renferme un ovule anatrope, à deux téguments dressés, à raphé postérieur.

Leur fruit est un achaine, à albumen amylacé, renfermant un petit embryon.

Mentionnons, parmi ces plantes non officinales, le *Scirpus lacustris*, qui sert à confectionner des paillassons, le *Scirpus tuberosus*, dont les tubercules sont utilisés en Chine comme aliment. Il en est de même des rhizomes tubérisés des Souchets, qui furent utilisés comme aliment par les anciens Egyptiens, tels le *Cyperus esculentus*, dont le tubercule ovoïde, jaune brunâtre, est marqué d'anneaux circulaires.

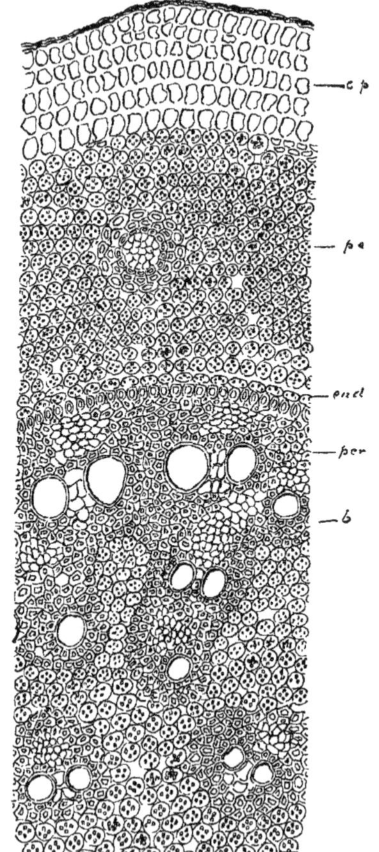

Fig. 51. — Coupe transversale du rhizome de *Carex Arenaria*.

RHIZOMA CARICIS, RHIZOME DE CAREX ou DE SALSEPAREILLE D'ALLEMAGNE, DE CAREX ARENARIA, L.

Cette plante, originaire du nord de la France, de la Hollande, de l'Allemagne, de la Suisse et de la Finlande, où elle croît à l'état sauvage, livre au droguier son rhizome qui, déterré en automne, lavé, mondé de ses racines, est desséché. puis sectionné sous la forme de fragments de 10 à 20 centimètres de long. Ceux-ci portent de petites écailles ou parfois les restes de celles-ci à leurs entre-nœuds. Leur couleur externe est brun rougeâtre, leur couleur interne, blanchâtre, leur odeur nulle, leur saveur douceâtre, désagréable.

Examiné au microscope (fig. 51), sur une coupe transversale, ce rhizome est constitué par un épiblème (*ep*) assez épais, à cellules polygonales, irrégulières, dont les parois épaissies sont colorées en jaune brunâtre, puis vient le parenchyme cortical (*pc*), lacuneux, à cellules arrondies, à parois minces, entourant quelques fibres libériennes et quelques faisceaux fibro-vasculaires. Ce parenchyme entoure l'endoderme (*end*) formé par des cellules cubiques, à parois épaissies sur leurs faces latérales et internes, puis par le péricycle et le meditullium ligneux, à parenchyme lacuneux, renfermant de nombreux faisceaux fibro-vasculaires, constitués par deux grands vaisseaux recouverts d'un liber mou et d'un péricycle fibreux, à cellules épaissies sur leurs parois.

Ce rhizome, rarement confondu ou falsifié, contient de l'amidon, des traces d'huile essentielle et des matières résineuses.

Prescrit autrefois comme dépuratif et comme antisyphilitique, il n'est plus guère utilisé dans la thérapeutique moderne.

TUBER CYPERI, SOUCHET COMESTIBLE, DE CYPERUS ESCULENTUS, L.

Renfermant de l'huile comestible et de l'amidon, on l'utilise comme aliment, à l'encontre du *Cyperus Papyrus*, originaire de la Haute-Egypte, où il acquiert des dimensions considérables, qui, renfermant dans ses tiges une moelle abondante, donnait autrefois le papyrus des Anciens.

Ve Ordre. — SCITAMINÉES

MUSACÉES

Ces plantes herbacées de très grandes dimensions, portent des fleurs de formes irrégulières, constituées par un périanthe à six lobes, entourant six étamines, dont une avortée, et un ovaire triloculaire, donnant comme fruit une baie charnue, à trois loges. Appartenant à l'ordre des Scitaminées, les Musacées ne livrent aucune drogue officinale.

FRUCTUS MÚSÆ, FRUIT DE BANANIER, DE MUSA PARADISIACA, L., MUSA SAPIENTIUM, L.

Dénommées Mouz ou Maunz par les Arabes, Paco par les Brésiliens, ces plantes vivaces à l'aide de leurs rhizomes, mais herbacées, portent de grandes feuilles engainantes, à limbe étalé, très découpé, puis une tige surmontée à son extrémité supérieure d'un épi à bractées nombreuses, membraneuses, rouges, violettes ou brunes, à l'aisselle desquelles se développe une rangée de fleurs sessiles qui, fécondées, livrent des fruits réunis par mains en un régime d'une trentaine, voire même d'une cinquantaine de baies. Cette fructification provoque la mort de cette plante qui, grâce à son rhizome, se reproduit à nouveau.

Elle se différencie en plusieurs variétés, c'est-à-dire en figuier banane ou bananier-figue, à tronc de 2 à 4 mètres de haut, moucheté de taches brunâtres, à fruits petits, presque droits, à peine anguleux ; en bananier commun ou *Musa paradisiaca*, à tronc vert, non moucheté, à fruits plus grands que ceux de l'espèce précédente, mais souvent arqués, anguleux ; ils possèdent une peau épaisse ; en bananier chinois ou *Musa Chinensis Cavendishii*, à courte tige épaissie, à feuilles glauques courtement pétiolées, à fruits oblongs, légèrement arqués, à chair sucrée, aromatique, à peau peu épaisse ; en bananier de Tahiti ; de la Nouvelle-Calédonie ou de la Polynésie, de *Musa Fehi Bertero*, qui, prospérant jusqu'à 1.200 mètres d'altitude, possède une tige de 6 mètres de haut, des feuilles à suc cellulaire violacé, des fruits à chair rouge ; en bananier d'Abyssinie, de *Musa ensete*, qui, cultivée en Europe, comme plante d'ornement, livre des bananes petites ; en bananier textile de *Musa textilis* qui, ne donnant pas de fruits comestibles, est cultivé pour les fibres libériennes de ses feuilles utilisées dans l'industrie textile.

Exigeant une température moyenne de + 18°, ces diverses variétés se reproduisent rarement, pour ne pas dire jamais, à l'aide de leurs graines, mais grâce aux jets de leurs rhizomes, que l'on plante dans des endroits ensoleillés, à l'abri des vents, dans des terrains fertiles, riches en humus, bien labourés, à une distance de 3 mètres les uns des autres, à condition de les fumer souvent ; car ces plantes épuisent rapidement le sol de leurs cultures. Celui-ci, devant être sarclé de ses mauvaises herbes, doit en outre, être régulièrement irrigué pendant la saison sèche. Ces plantes livrent 18 mois après leur plantation des régimes de fruits, que l'on sectionne à la serpe. Les Etats-Unis du Sud, les Antilles, la Jamaïque, Cuba, Nicaragua, la Colombie, le Honduras, Costa-Rica et le Brésil, avec les municipes de Paranagua, de Santos, de Florianopolis, de Sao Paolo et de Parana, sont les principaux pays producteurs des bananes ; il en est de même de la Tunisie et de l'Algérie ; le Brésil exportait en 1907 plus de 1.852.000 régimes annuellement qui étaient expédiés sur l'Angleterre et sur la France, celle-ci les recevant, en outre, des îles Canaries, de la Réunion et de l'île Maurice.

Les bananes se présentent sous la forme de grandes baies cylindriques, charnues, plus ou moins arquées, à épicarpe plus ou moins épais, fibreux, jaune ou jaune verdâtre, à mésocarpe amylacé, riche en essence, mais toujours charnu et blanc ou blanc jaunâtre, à endocarpe peu développé, qui n'entoure jamais de graines.

Ces fruits renferment beaucoup d'amidon (65 p. 100), des traces d'essence incolore, très aromatique, constituée par des éthers des acides valérianique et butyrique, outre de l'acétate d'amyle, puis du sucre et des matières pectiques. Leur amidon est constitué par des grains allongés, aplatis, à hile excentrique, à couches amylacées, concentriques ; celui-là extrait de ces fruits étant utilisé comme farine comestible.

Pouvant être consommés à l'état frais comme légume ou comme dessert, ces fruits desséchés, puis sectionnés sous la forme de rondelles, livrent une variété de pain assez recherché. Utilisés aussi dans la préparation des liqueurs, après les avoir fait fermenter, ils se prescrivent parfois comme analeptique et comme reconstituant.

ABACA, DE MUSA TEXTILIS

Originaire des tropiques, particulièrement des Philippines, ce bananier, à fruit anguleux, prismatique, non comestible, livre à l'industrie ses fibres. Se reproduisant à l'aide de ses jeunes pousses ou rejets, que l'on plante à raison de 2.500 pieds à l'hectare dans des terrains meubles, riches en humus, il livre dès la troisième année les gaines de ses feuilles, qui, soumises au peignage, peuvent donner une moyenne de 800 kilogrammes de fibres à l'hectare, car celles-ci assez longues, fines, sont utilisées dans la fabrication des tissus de luxe ou dans celle des cordages. Aussi les Philippines en exportèrent-elles près de 89.000 tonnes en 1900.

SEMEN RAVENALÆ, GRAINE DE L'ARBRE AU VOYAGEUR, DE RAVENALA MADAGASCARIENSIS, Sonn.

Originaire de Madagascar, cette plante livre au droguier ses graines non officinales, qui, riches en huile fixe et en amidon, sont utilisées par les indigènes de ces régions, comme aliment, après avoir été broyées avec de l'eau.

ZINGIBÉRACÉES

Cette famille comprend 43 genres et 530 espèces presque toutes tropicales, représentées par des plantes herbacées, de grande taille, possédant un rhizome parfois tuberculeux, et une tige aérienne, tantôt courte, mais en apparence prolongée par ses gaines foliaires, emboîtées les unes dans les autres, tantôt s'élevant à 5 ou 6 mètres de haut, qui porte de grandes feuilles engainantes, à limbe entier, sessile ou longuement pétiolé.

Leurs fleurs zygomorphes sont constituées par un calice à 3 sépales égaux, verts ou faiblement colorés, par une corolle à 3 pétales égaux, libres ou concrescents entre eux, ou à 3 pétales inégaux, dont les deux latéraux sont plus développés que le médian. Leur androcée, diversement conformé, possède 6 étamines fertiles chez la Ravénale, 5 fertiles et un staminoïde chez la Strelitzie, ou une seule fertile (la postérieure, les cinq autres ayant avorté) chez les Zingibéracées; leur pistil, toujours concrescent avec les verticilles externes, est constitué par 3 carpelles épisépales, fermés et concrescents en un ovaire triloculaire, surmonté d'un style unique. Il renferme dans chaque loge deux rangs d'ovules anatropes, horizontaux. Leur fruit, parfois une baie chez le Balisier, est le plus souvent une capsule loculicide, à graines munies d'un arille (Gingembre, Maranthe), qui renferme soit un albumen amylacé, abondant, soit un petit albumen charnu, corné et un volumineux périsperme amylacé (Gingembre, Alpinie), soit un périsperme amylacé sans trace d'albumen (Balisier).

Examinées au microscope, ces plantes possèdent comme caractères distinctifs, dans leur parenchyme cortical et dans leur meditullium, séparés l'un de l'autre par l'endoderme et par le péricycle, des cellules sécrétrices, puis un certain nombre de cellules tannifères, généralement localisées autour de leurs faisceaux fibro-vasculaires, qui sont entourés d'une gaine fibreuse, plus ou moins épaissie.

RHIZOMA CURCUMÆ, SAFRAN DES INDES, DE CURCUMA LONGA, L. CURCUMA ROTUNDA, L., seu CURCUMA TINCTORIA, L.

Origine botanique. — Ces plantes vivaces, à rhizome ovoïde ou arrondi, de couleur gris jaunâtre, portant à sa base de nombreuses racines riches en amidon, et à son sommet les cicatrices des feuilles mortes, des années précédentes, possèdent une tige assez longue, à feuilles engainantes, sessiles, à limbe entier, longuement et largement lancéolé, pointu à son extrémité supérieure, pouvant atteindre un mètre de long ; il est parcouru par une nervure médiane, prononcée, et par des nervures secondaires, à 45°. Leurs fleurs, réunies en épis, mais entourées par deux larges bractées jaunâtres, sont constituées par un calice à 3 sépales jaune verdâtre, puis par une corolle à trois pétales inégaux, concrescents entre eux, en forme de cornet à leur base, qui entourent une étamine fertile et 5 staminoïdes, puis un ovaire à 3 carpelles concrescents, fermés, renfermant dans chaque loge de nombreux ovules. Il donne comme fruit une capsule loculicide, triloculaire.

Origine géographique. — Ces plantes, croissant à l'état sauvage dans toute l'Asie méridionale, principalement en Chine, à Formose, à Ceylan, à Java et dans l'île Bourbon, sont aussi cultivées au Cap, aux Antilles et au Brésil.

Récolte. — Leurs rhizomes, fournissant notre drogue officinale, prennent en se développant une forme tubéreuse, ovoïde ou allongée, tandis que leur couche externe se subérise. Récoltés après leur complet développement, c'est-à-dire lorsqu'ils renferment un pour cent très élevé en

matières colorantes, ils sont mondés de leurs racines et de leurs radicelles, puis chauffés pendant deux heures de temps avec de l'eau bouillante, ils sont ensuite desséchés au soleil. Les indigènes de ces pays les additionnent parfois, pendant leur cuisson, de bouses de vaches, afin, disent-ils, de favoriser leur conservation.

Variétés commerciales. — On les différencie dans le commerce, selon leur provenance, en drogue chinoise, javanaise, brésilienne, etc., puis en *Curcuma long*, qui se présente sous la forme de morceaux cylindriques, amincis à leurs deux extrémités, de couleur vert brunâtre, et en *Curcuma rond*, qui se présente sous la forme de tubercules arrondis ou piriformes, tous deux marqués d'anneaux circulaires.

Description de la drogue. — Ces divers rhizomes, parfois fragmentés, soit cylindriques, soit ovoïdes, sont toujours atténués en pointes

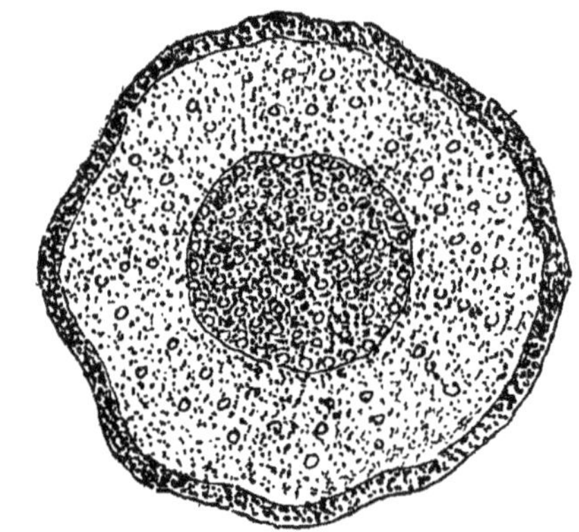

Fig. 52. — *Coupe transversale du rhizome de* Curcuma.

mousses à leurs extrémités. De couleur gris jaunâtre, à surface poussiéreuse, finement chagrinée, ils sont marqués d'impressions circulaires et de stries obliques, plus foncées. Mesurant de 3 à 5 centimètres de long sur 1 à 2 centimètres de diamètre, leur cassure est nette, non fibreuse, mais légèrement granuleuse, de couleur jaunâtre, se colorant en rouge par addition d'alcalins ; leur odeur aromatique est spéciale, leur saveur chaude, aromatique.

Examen microscopique (fig. 52). — Examiné sur une coupe transversale, ce rhizome est constitué par un suber plus ou moins épaissi, puis par un parenchyme cortical, à cellules gorgées d'amidon (en majeure partie transformé), et de matières colorantes, qui entourent quelques faisceaux fibro-vasculaires et de nombreuses glandes sécrétrices à essence. Son endoderme, constitué par une assise de cellules presque cubiques, à parois épaissies sur leurs faces latérales et internes, entoure le péricycle, et le cylindre central, riche en cellules sécrétrices, en faisceaux fibro-vasculaires, qui sont formés par quelques trachées entourées d'un liber mou ; mais ces faisceaux affectent une disposition bicollatérale. Plusieurs cellules de ce parenchyme contiennent des cristaux d'oxalate de chaux, mais toutes renferment beaucoup d'amidon.

Poudre. — Ces rhizomes, pulvérisés, donnent

une poudre jaune vif, caractérisée par la présence de leurs grains transformés d'amidon, de formes particulières, par celle de leurs cellules oléifères et par celle des cellules de leur endoderme.

Falsification. — Ces rhizomes entiers ne sont jamais falsifiés, mais leur poudre est souvent mélangée à de la craie jaunie par de l'ocre, qui, versée dans un récipient plein d'eau, tombe au fond de ce liquide, puis par des poudres végétales ne donnant pas les réactions suivantes :

Réactions. — Une décoction aqueuse de curcuma, de couleur jaunâtre, se colore en rouge par addition d'alcalis, en vert par celle d'indigo, en orange foncé par celle d'eau boriquée ; il en est de même des fils de soie trempés dans ce liquide, mais ceux-ci, additionnés d'alcalins, se colorent à chaud en bleu violacé. Le nitrate d'uranium colore le papier à filtrer, imbibé de teinture de curcuma, en brun, mais cette coloration disparaît par addition d'acides minéraux.

La teinture de curcuma, chauffée avec de l'acide sulfurique et avec l'acide borique, précipite un dépôt vert, cristallin, insoluble dans l'eau et dans l'éther, soluble dans l'alcool, qu'il colore en rouge ; mais cette coloration disparaît par addition d'alcalins.

Analyse chimique. — Ce rhizome contient de l'amidon, du mucilage, 0,5 p. 100 de curcumine ou matière colorante, et de 3 à 4 p. 100 d'essence.

Son ESSENCE se présente sous la forme d'un liquide jaune pâle, légèrement fluorescent, d'un poids spécifique de 0,942, d'odeur pénétrante, spéciale, à saveur chaude, amère, aromatique, soluble dans tous les dissolvants organiques, à l'exception du sulfure de carbone. Elle renferme du carvone, du turmerol, du terpène et du phellandrène.

Le TURMEROL, $C^{19}H^{28}O$, est un alcool, qui se présente sous la forme d'un liquide incolore, entrant en ébullition entre 285° et 290°, d'un poids spécifique de 0,9016, à pouvoir rotatoire, dextrogyre, de + 33°52′. Il se rencontre aussi dans l'essence d'*Eryanoxylon monogyrum*.

La CURCUMINE, $C^{14}H^{14}O^4$, se présente sous la forme de cristaux jaunes, fusibles à 177°, insolubles dans l'eau, le sulfure de carbone ; peu solubles dans le benzène ; très solubles dans l'éther, l'alcool, le chloroforme, dont les solutions jaunes possèdent une fluorescence verte. Cette coloration passe au rouge brunâtre par addition d'alcalis, au brun par celle d'acide borique, et au bleu verdâtre par celle d'alcalis caustiques. L'acide nitrique la transforme en acide oxalique ; l'anhydride chromique en acide téréphtalique ; fondue avec de la potasse caustique, elle se transforme en acide pyrocatéchique, mais oxydée avec précaution, elle donne des traces de vanilline.

La constitution de sa formule est la suivante :

$$OH—C^9H^3—(CH—C^6H^5—COOH)—OCH^3$$
$$(4) \qquad\qquad (1) \qquad\qquad (3)$$

On prépare la curcumine en extrayant la poudre du rhizome de curcuma par du sulfure de carbone, afin de dissoudre ses corps gras ; puis par de l'éther, dont la solution, soumise à la distillation fractionnée, abandonne un résidu, que l'on reprend par de l'alcool ; cette solution alcoolique, soumise à la cristallisation spontanée, déposant des cristaux de curcumine.

On peut aussi l'obtenir, en soumettant la poudre de ces rhizomes à la distillation aux vapeurs d'eau, afin de la priver de son essence ; puis desséchée en l'extrayant par du benzène bouillant ; celui-ci déposant par refroidissement des cristaux, que l'on purifie en les dissolvant à nouveau dans de l'alcool ; cette solution, traitée par de l'acétate neutre de plomb, précipite un dépôt qui, lavé avec de l'eau, est ensuite décomposé par addition d'hydrogène sulfuré, afin de précipiter son plomb et de mettre en liberté sa curcumine ; celle-ci, reprise par de l'alcool bouillant, donne une solution, que l'on soumet à la cristallisation spontanée.

Usage thérapeutique. — Le safran des Indes se prescrit sous la forme de poudres, à doses de 0 gr. 25 à 0 gr. 5 plusieurs fois par jour, ou sous celle de décoctions, à doses de 5 à 10 grammes sur 200 grammes d'eau, comme stomachique, comme carminatif et comme antiscorbutique. Il est principalement utilisé dans la préparation des articles de toilette et de parfumerie.

Pharmacie galénique. — Il sert à préparer la Tinctura Curcumæ.

Historique. — Dénommé par Dioscoride et par Pline *Cypira*, et dans les écrits sanscrits *Kun-Kuma*, puis en persan *Kur-Kum*, il fut introduit premièrement dans la thérapeutique européenne et dans la parfumerie sous la dénomination de *Crocus Indicus*.

RHIZOMA ZEDOARIAE, RHIZOME DE ZEDOAIRE, DE CURCUMA ZEDOARIA Roscœ.

Origine botanique. — Le rhizome jaune grisâtre, de cette plante, porte des racines ramifiées et une tige à feuilles engainantes, lancéolées, glabres, à limbe entier, pointu à son extrémité supérieure, mais parcouru dans toute sa longueur par une nervure médiane, prononcée, par deux nervures parallèles à celle-ci, et par des nervures tertiaires, à 60°.

Ses fleurs, réunies en épis, sont ainsi que ses fruits, constitués sur le type habituel de celles de cette famille.

Origine géographique. — Cette plante, croissant à l'état sauvage en Chine, aux Indes, à Java, à Madagascar, y est aussi cultivée.

Récolte. — Son rhizome, déterré en automne, lavé, mondé de ses racines, est desséché au soleil, après avoir été sectionné sous la forme de rondelles ou sous celle de fragments.

Description de la drogue. — Il se présente dans le droguier sous la forme de morceaux irréguliers, allongés, de 4 centimètres de long, ou sous celle de rondelles de 3 à 5 centimètres de diamètre sur 0,5 à 2 centimètres d'épaisseur, de couleur jaune grisâtre, à surface externe striée, ridée, subérisée, portant de nombreuses cicatrices foliaires ou celles de ses racines, de consistance dure, à saveur amère, aromatique, chaude, d'odeur aromatique, rappelant un peu celle du gingembre.

Examen microscopique (fig. 53). — Examiné sur une coupe transversale, ce rhizome est entouré par un suber à cellules aplaties, disposées en files radiales, portant, quant aux externes, quelques poils tecteurs, roides et courts, uni ou bicellulaires ; puis vient l'hypoderme et le parenchyme cortical, constitué par des cellules polyédriques, à méats intercellulaires nombreux, qui entourent de nombreuses cellules oléifères, petites, à contenu brunâtre, et quelques faisceaux fibro-vasculaires, dépourvus d'arc scléreux. Les cellules de ce parenchyme contiennent beaucoup de grains d'amidon assez gros, ovoïdes ou arrondis, mais irréguliers, présentant vers leur hile des couches concentriques. Les parois de ces cellules sont minces, ce qui les différencie de celles de l'endoderme, qui, formant une ligne saillante, visible à l'œil nu, sont épaissies sur leurs faces latérales et internes. Celui-là entoure le cylindre central, parcouru par des faisceaux fibro-vasculaires, collatéraux, à pourtour irrégulier, toujours

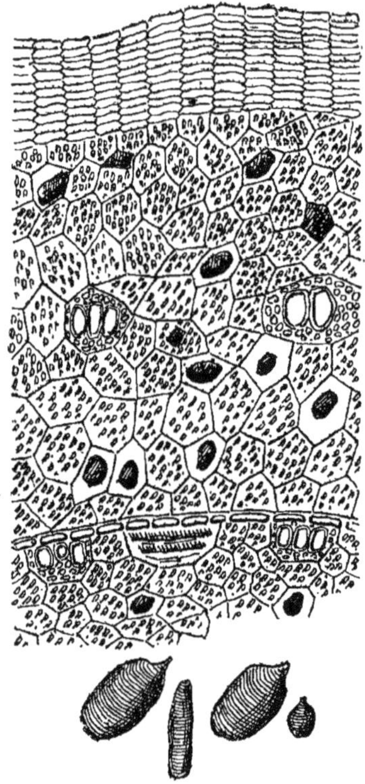

Fig. 53. — Coupe transversale du rhizome de zédoaire + amidon.

accompagnés de fibres libériennes allongées. Son parenchyme est constitué par des cellules polygonales, riches en grains d'amidon, aplatis, ovoïdes, parfois ombiliqués, à hile excentrique, qui entourent, en outre, de nombreuses cellules sécrétrices, assez volumineuses, à contenu brunâtre, de nature schyzogène.

Poudre. — Ce rhizome, pulvérisé, livre une poudre jaune grisâtre, caractérisée par la présence de ses grains d'amidon, puis par celle de ses cellules subérisées et sécrétrices.

Falsifications. — On confond parfois ce rhizome avec celui du *Curcuma aromatica* Salisb., qui est jaunâtre.

Analyse chimique. — Il renferme de 0,8 à 3,5 p. 100 d'essence, 3,6 p. 100 de corps résineux, du mucilage, 9 p. 100 de bassorine et 49 p. 100 d'amidon, etc.

L'ESSENCE DE ZÉDOAIRE se présente sous la forme d'un liquide assez épais, jaune verdâtre, d'un poids spécifique de 0,982, d'odeur et à saveur camphrées ; elle est constituée par un mélange de cinéol, de terpène et d'éthers d'alcools sesquiterpéniques mal définis.

Usage thérapeutique. — Ce rhizome se prescrit en poudres ou en pilules, à doses de 0 gr. 5 à 1 gramme plusieurs fois par jour ou sous la forme de décoctions, à doses de 5 à 10 grammes sur 200 grammes d'eau, comme stimulant de l'estomac et comme aromatique.

Pharmacie galénique. — Il sert à préparer la Tinctura Amara, la Tinctura Aloe composita, l'Acetum aromaticum, le Spiritus Balsamicus, la Tinctura carminativa, etc.

Historique. — Apprécié depuis fort longtemps aux Indes, il ne fut décrit en Europe qu'au vi[e] siècle par le médecin Aetius. On l'utilisa alors dans la préparation de la fameuse thériaque préconisée par Mesüe, par Ibn Baitar et par Avicenne, celle-là se prescrivant comme antidote du mercure et des morsures de serpents.

RHIZOMA ZINGIBERIS, GINGEMBRE, DE ZINGIBER OFFICINALE, Roscoe.

Origine botanique. — Cette plante possède un rhizome charnu, horizontal, à articles légèrement aplatis sur leurs faces infères et supères, qui portent soit de nombreuses racines, soit des cicatrices foliaires, puis des tiges annuelles, à feuilles engainantes, lancéolées, dont le limbe entier, pointu à son extrémité supérieure, est parcouru dans toute sa longueur par une nervure médiane, prononcée, et par des nervures secondaires, parallèles.

Ses fleurs, disposées en épis coniques, sont pédonculées, solitaires dans l'axe de bractées, jaunâtres, ponctuées de taches brunâtres. Elles sont formées par un calice, à 3 sépales verts, et par une corolle à 3 pétales jaunes, de formes différentes qui entourent 6 étamines disposées sur deux cercles, dont 5 sont stériles et une fertile, et un ovaire, à trois carpelles fermés, concrescents, renfermant chacun de nombreux ovules. Son fruit est une capsule loculicide, renfermant dans chaque carpelle de nombreuses graines, à albumen charnu et à périsperme amylacé.

Origine géographique. — Cette plante, croissant à l'état sauvage dans toute l'Asie méridionale, est cultivée au Bengale, en Indo-Chine et dans la Chine méridionale, aux Philippines, aux Antilles, au Mexique, puis sur les côtes occidentales de l'Afrique, particulièrement dans la Sierra Leone, en Australie et au Queensland.

Pathologie. — Elle est souvent attaquée par l'*Allantospora radicicola*.

Culture. — De par la culture, ces plantes se sont différenciées en plusieurs variétés, dont la bleue et la jaune sont plus riches en essence que la sauvage ; mais toutes exigent des climats très chauds, beaucoup de soleil, des terrains sablonneux, riches en humus, mais bien irrigués ; aussi prospèrent-elles très bien en Egypte et en Californie.

Ces plantes se multiplient dans leurs cultures, qui exigent beaucoup de soins, soit à l'aide des rhizomes, que l'on transplante avec leurs bourgeons, dans des trous creusés à une certaine distance les uns des autres, soit par ensemencement, en ayant soin de protéger alors leurs jeunes pousses contre les diverses intempéries.

Récolte. — Les rhizomes de ces plantes, déterrés en automne, lavés, mondés de leurs racines, puis vigoureusement frottés avec des brosses à racines ou en fil de fer, pour les priver de leurs écailles, sont desséchés tels que au soleil, ou après avoir été en partie décortiqués soit à l'aide de machines spéciales en Amérique, soit à l'aide du couteau à la Jamaïque et en Chine. Ces rhizomes sont alors trempés dans du lait de chaux, dénommé *Dakka*, ou dans du chlorure de chaux, afin de leur communiquer une teinte uniforme, plus appétissante, et ceci après les avoir fait macérer pendant un certain temps dans de l'eau chaude, afin de les priver de leur mucilage et de tuer leurs facultés germinatives.

Notons que c'est à tort, qu'on les prive ainsi de leur parenchyme cortical, toujours riche en cellules sécrétrices, et que dans certaines contrées on les fait macérer (après les avoir suspendus sous la forme de chapelets sur des ficelles) dans de l'eau, tout en les battant continuellement, afin de les priver de leurs adhérences écailleuses.

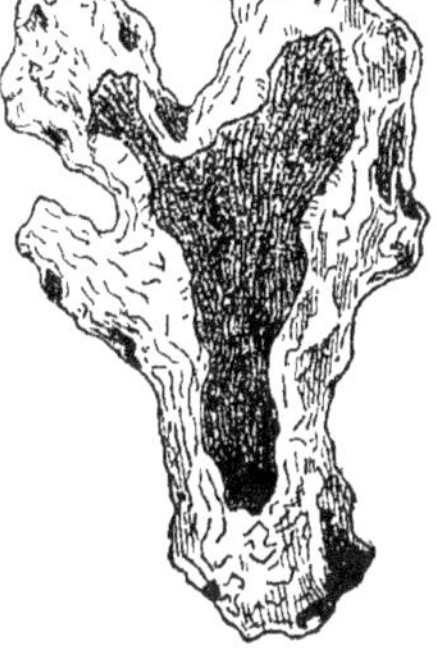

Fig. 54. — Rhizome de gingembre.

Description de la drogue (fig. 54). — Ils se présentent dans le droguier sous la forme de morceaux aplatis, à ramifications irrégulières mais sympodiales, constituées par des articles irréguliers, disposés sur un même plan, mesurant de 3 à 6 centimètres de long sur 1 à 2 centimètres de diamètre. Ceux-là, atténués à leurs extrémités, de couleur brun grisâtre, parfois blanchâtre extérieurement, portent les cicatrices de leurs tiges, de leurs racines ou de leurs feuilles. Leur cassure, courte, mais assez difficile, est grenue ou granuleuse, farineuse, à écorce assez épaisse, riche en cellules oléifériques. Leur consistance est dure, leur densité assez grande, leur odeur aromatique, spéciale, leur saveur chaude, épicée, aromatique.

Sortes commerciales. — Le commerce distingue, outre le gingembre classé selon sa provenance, trois variétés de ces rhizomes, soit le gingembre entier, c'est-à-dire entouré de son écorce, qui provient des Barbades ; le *gingembre blanc* complètement décortiqué, puis passé au lait de chaux, provenant principalement de la Jamaïque et le *gingembre à demi décortiqué*, livré par le Bengale.

Notons que le gingembre blanchi, d'aspect plus appétissant, perd beaucoup de son arome, et par conséquent de ses vertus physiologiques, celui-ci provoquant en outre dans l'estomac, de par son alcalinité ou de par sa teneur en chlorure de chaux, des indispositions passagères.

Examen microscopique (fig. 55). — Examiné sur une coupe transversale, ce rhizome est constitué, lorsqu'il n'est pas décortiqué, par une assise subéreuse, à cellules aplaties, disposées en files radiales ; puis vient un tissu assez dense, corné, formé par des cellules irrégulières, à parois épaisses. Il est caractérisé par la présence d'un très grand nombre de glandes oléo-résineuses, schyzogènes, arrondies ; son parenchyme cortical (*pc*), très dense, est constitué par des cellules polygonales, irrégulières, à parois légèrement épaissies, riches en amidon et parfois en petits cristaux d'oxalate de chaux. Elles entourent quelques faisceaux fibro-vasculaires (*flb*) et de nombreuses cellules à essence (*gl*). En dessous de celui-là se rencontre l'endoderme,

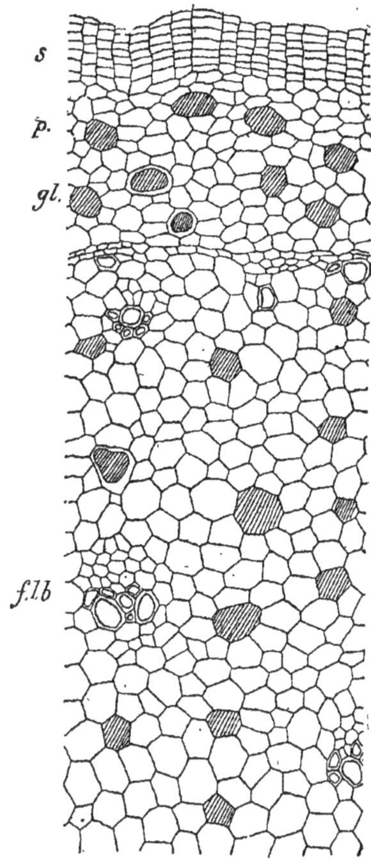

Fig. 55. — Coupe transversale du gingembre.
s) suber ; *p*) parenchyme cortical ; *gl*) glandes sécrétrices ; *flb*) faisceaux fibrovasculaires.

constitué par des cellules à parois épaissies sur leurs faces latérales et internes, qui ne renferment jamais d'amidon, et le péricycle, à une assise de petites cellules rectangulaires. Il entoure le cylindre central, renfermant de nombreux faisceaux fibro-vasculaires, généralement dépourvus de fibres libériennes ou n'en possédant que quelques-unes, à parois peu épaissies mais cloisonnées. Ils sont entourés par un tissu parenchymateux, riche en cellules à amidon, dont les grains ovoïdes, lenticulaires ou arrondis, possèdent un hile excentrique et des couches empilées, peu visibles. Ce parenchyme contient, en outre, de nombreuses cellules sécrétrices, subé-risées, à contenu brunâtre, et des cellules à tanin.

Poudre. — Ces rhizomes, pulvérisés, donnent une poudre blanchâtre (car celle-ci est toujours préparée avec la drogue décortiquée), caractéri-sée par la présence de leurs grains d'amidon, par celle de leurs cellules sécrótrices et de leurs fais-ceaux fibro-vasculaires.

Falsifications. — Cette drogue est rarement falsifiée de nos jours, mais la littérature moyen-âgeuse nous apprend qu'il fallait être sur ses gardes, quant à ses falsifications, voir les édits de Cologne 1412, d'Augsbourg 1548, qui mention-nent les punitions appliquées aux fraudeurs, vendant parfois, comme de nos jours, aux dro-guistes, des rhizomes piqués des vers.

Analyse chimique. — Le gingembre contient de 1 gr. 5 à 3 gr. 5 d'essence, des malates et des oxalates de chaux, de l'amidon, de la bassorine, des corps résineux et mucilagineux, puis du *gingérol*.

Le GINGÉROL, $C^{11}H^{14}O^3$, se prépare en extrayant, à froid, ce rhizome pulvérisé par de l'éther, dont l'extrait est traité par une solution à 2 p. 100 de soude caustique, qui s'empare de cette cétone; car cette solution aqueuse, précipitée, en présence d'éther, par addition d'acide chlorhydrique, lui abandonne une substance, que l'on dessèche sur du sulfate de soude anhydre : celle-là pouvant être purifiée en agitant sa solution éthérée, avec du bisulfite de soude.

Il se présente sous la forme d'un liquide oléa-gineux qui, petit à petit, se prend en une masse cristalline, fusible à 41°, entrant en ébullition à 187°, sous une pression de 14 millimètres, soluble dans l'éther, l'alcool, le chloroforme, peu so-luble dans l'éther de pétrole, insoluble dans l'eau ; la constitution de sa formule étant :

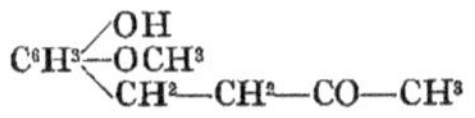

$$C^6H^3{<}^{\displaystyle OH}_{\displaystyle OCH^3}{-}CH^2{-}CH^2{-}CO{-}CH^3$$

On peut le préparer synthétiquement, en con-densant la vanilline avec de l'acétone, puis en réduisant le produit ainsi obtenu, car :

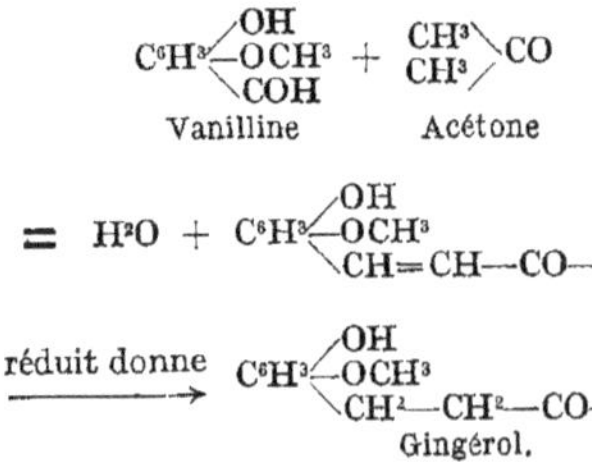

$$C^6H^3{<}^{OH}_{\displaystyle OCH^3}_{\displaystyle COH} + {}^{CH^3}_{CH^3}{>}CO$$

Vanilline   Acétone

$$= H^2O + C^6H^3{<}^{\displaystyle OH}_{\displaystyle OCH^3}{-}CH{=}CH{-}CO{-}CH^3$$

réduit donne $\longrightarrow$ $C^6H^3{<}^{\displaystyle OH}_{\displaystyle OCH^3}{-}CH^2{-}CH^2{-}CO{-}CH^3$

Gingérol.

Ce gingérol synthétique, cristallisé, sert à amorcer la substance oléagineuse ci-dessus dé-crite, qui se prend elle-même en cristaux, d'odeur spéciale, irritante, à saveur piquante, amère.

Ses SUBSTANCES RÉSINEUSES, fondues avec de la potasse caustique, donnent de l'acide pyro-catéchique.

Son ESSENCE se présente sous la forme d'un liquide jaune pâle, à pouvoir rotatoire, lévogyre, de — 25° à — 50°, d'un poids spécifique de 0,875 à 0,886, d'odeur camphrée, particulière, à saveur chaude, aromatique, non brûlante. Elle se dissout facilement dans l'éther, le sulfure de carbone, le chloroforme, les huilos grasses et essentielles, mais en partie dans l'alcool et pas du tout dans l'eau. Mélangée à de l'acide nitrique, elle provoque de petites explosions, mais addi-tionnée d'acide sulfurique, elle se colore en rouge sang.

Cette essence renferme du cymène, du cam-phène dextrogyre, du phellandrène, du zingibé-rène, du cinéol, du géraniol, du citral et du bor-néol.

Le ZINGIBÉRÈNE, $C^{15}H^{24}$, se présente sous la forme d'un liquide incolore, lévogyre, très oxydable, se résinifiant facilement à l'air, qui bout entre 160 et 161°, sous une pression de 32 millimètres. Son poids spécifique est de 0,8731, son pouvoir rotatoire, lévogyre, de — 73°,38; son indice de réfraction de 1,49399 ; il est très soluble dans l'éther, l'alcool, le chloroforme, l'éther de pétrole, le benzène, etc., etc.

Il possède, quant à sa formule, la constitution suivante :

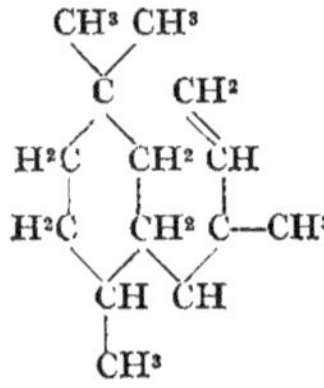

$$
\begin{array}{c}
CH^3 \quad CH^3 \\
\diagdown\ \diagup \\
C \qquad CH^2 \\
\diagup \ \diagdown \quad \| \\
H^2C \quad CH^2 \quad CH \\
|\qquad\quad |\qquad | \\
H^2C \quad CH^2 \quad C{-}CH^3 \\
\diagdown \ \diagup \ \diagdown \diagup \\
CH \quad CH \\
| \\
CH^3
\end{array}
$$

Usage thérapeutique. — Ce rhizome se pres-crit, à doses de 0 gr. 2 à 1 gramme plusieurs fois par jour, sous la forme de poudres ou de pilules, et à doses de 10 à 15 grammes sur 200 grammes d'eau, sous celle de décoctions, comme stimulant de l'es-tomac et comme carminatif, puis comme antiscor-butique et comme astringent intestinal, particu-·lièrement contre les coliques flatuleuses. On l'or-donne aussi, en gargarismes, comme antisep-tique.

Action physiologique. —· Ordonné à doses trop élevées, ce médicament provoque les mêmes phénomènes physiologiques d'intoxication, que l'essence de térébenthine.

Pharmacie galénique. — Servant à prépa-rer la Tinctura Zingiberis et le Sirupus Zingibe-ris, il rentre dans les prescriptions du Spiritus Balsamicus et de la Pulvis aromaticus, etc.

Historique. — Dénommée par les Chinois *Dringavara*, cette drogue était utilisée aux Indes, dès les temps les plus reculés de notre histoire, mais Pline, Celse et Dios-coride, etc., en font aussi mention, se figurant que cet épice leur provenait de l'Arabie. Les ouvrages thérapeu-tiques du XI° siècle mentionnent le gingembre, dont la première description remonte à Marco Polo, qui, lors de ses voyages, récolta cette plante en Chine et aux Indes. Venise fut, pendant tout le moyen âge, le marché prin-cipal de cette drogue, qui se différenciait déjà, selon sa provenance, en plusieurs variétés. Implantée au Mexique par le fils du vice-roi de ce pays, Francisco de Mendosa, cette plante y prospéra rapidement, de sorte qu'en 1547, le Mexique pouvait exporter 22.000 pièces de ces rhi-zomes, servant actuellement à préparer en Angleterre le Ginger Beer et le Ginger Ale. Ces bières sont aussi très appréciées en Amérique et à la Nouvelle-Orléans, mais le gingembre est aussi utilisé pour préparer des vins mousseux, des cordiaux et des articles de confi-serie.

SEMEN CARDAMOMI, GRAINE de CARDAMOME, D'ELETTARIA CARDAMOMUM, Mat.

Origine botanique. — Cette plante vivace, porte une tige de 3 à 5 mètres de haut, à grandes feuilles engainantes, longuement lancéolées, à limbe entier, pointu à son extrémité supérieure, qui renferme de nombreuses cellules sécrétrices. Son inflorescence, courtement pédonculée chez les plantes sauvages, mais longuement pédonculée chez les cultivées, est constituée par des fleurs disposées en épis. Chacune de celles-ci, munie de bractées vertes, est formée par un calice de trois sépales verts, par une corolle à trois pétales de formes différentes, qui entourent une étamine fertile (deux d'entr'elles donnant un labellum, les trois autres ayant avorté sous la forme de staminoïdes) et un ovaire à trois carpelles fermés, concrescents, renfermant chacun de nombreux ovules, à endosperme petit, à périsperme amylacé. Son fruit, officinal, est une capsule loculicide, triloculaire, dont les graines sont officinales.

Origine géographique. — Cette plante, fleurissant en octobre, mais ne portant des fruits que l'année suivante, croît à l'état sauvage dans les forêts marécageuses du sud de l'Inde, à Travancore, à Madhura, en Cochinchine, en Chine, au Tonkin, sur la côte de Malabar, et à Ceylan, où elle y est aussi cultivée.

Culture. — Prospérant dans des terrains humides, riches en humus, sous des climats tropicaux, cette plante se reproduit soit par l'ensemencement, soit à l'aide de boutures, en plantant des parties de son rhizome riche en bourgeons, à distance de 3 à 4 mètres les unes des autres. Les indigènes de Travancore défrichent à cet effet de vastes étendues de terrains, afin de faciliter le développement des cardamomes sauvages, tandis que ceux de Pulnet pratiquent ces cultures à l'ombre d'autres arbres. Ils coupent, à cet effet, les arbustes des forêts sauvages, brûlent toutes les plantes, qui poussent aux pieds de leurs plus grands arbres, et transplantent, dans ce sol dénudé, les petites plantes de cardamomes, qu'ils abandonnent à elles-mêmes pendant cinq ans, avant de pouvoir en récolter les fruits.

Récolte. — Les fruits de cette plante, ne mûrissant pas tous à la même époque. se recueillent à Travancore et dans l'Inde méridionale, sur des cardamomes sauvages, qui croissent sur des terrains fraîchement défrichés, mais protégés des vents et des rayons solaires par de grands arbres, mais à Mysore sur des plantes cultivées, qui croissent à l'ombre de bananiers ou d'aréquiers. Recueillis à la main ou à l'aide d'une hampe terminée par un sécateur, lorsqu'ils commencent à jaunir, ces fruits, détachés de leurs pédoncules, sont desséchés au soleil, sur des nattes, ou au-dessus d'un feu doux, après avoir été chauffés pendant trois heures de temps dans de l'eau bouillante, afin de tuer leurs facultés germinatives. Parfois soufrés, ils sont alors triés et emballés dans de grandes caisses en bois, que l'on exporte sur l'Europe : mais les fruits ouverts ou ceux qui ont été attaqués par les vers donnent des drogues de moindre qualité, servant à la préparation de l'essence de cardamome.

Sortes commerciales. — Le commerce européen distingue deux grandes variétés de carda-

momes, celles qui sont lisses et soufrées, à moitié ouvertes, d'un arome moins agréable, et les jaune blanchâtre ou jaune brunâtre, c'est-à-dire qui sont côtelées ; ces deux grandes variétés se subdivisent elles-mêmes, selon leur provenance, en plusieurs catégories, c'est-à-dire : en *Cardamomes de Malabar*, qui sont officinales, en *Cardamomes de Ceylan*, livrées par la plante *Cardamomum longum*, seu *Elettaria major*, qui, moins riches en essence, sont moins estimées, leurs capsules triangulaires gris brunâtre, mesurent de 27 à 40 millimètres de long sur 7 à 9 millimètres de diamètre ; en *Cardamomes de Siam*, livrées par la plante *Amomum Cardamomum*, originaire de Siam et du Cambodge, dont les fruits, disposés en grappes très serrées, mesurant 12 millimètres de diamètre, possèdent un péricarpe mince, couleur chamois, velu, strié dans le sens longitudinal, qui entoure des graines brunâtres, finement chagrinées, cunéiformes, d'odeur camphrée ; en *Cardamomes de Java*, qui proviennent de l'*Amomum maximum*, dont les

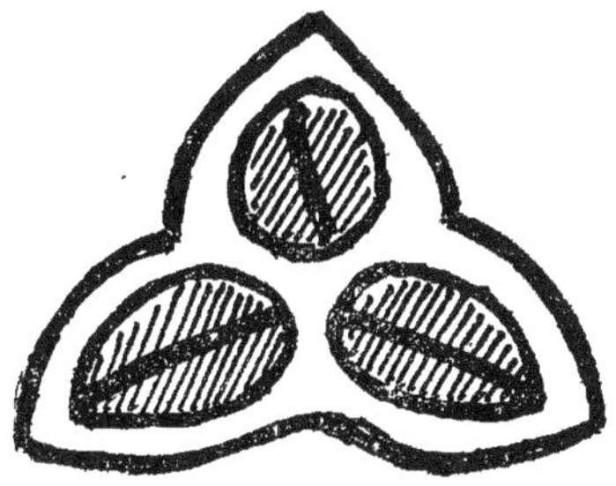

Fig. 56. — Section transversale du fruit de cardamome.

fruits ailés sont ovoïdes ou arrondis, de couleur brunâtre, mais longuement pédonculés ; chacune de ces capsules, couronnée par les restes permanents du calice, est parcourue par des côtes saillantes ; elle entoure des graines grisâtres, finement striées, à saveur térébinthinée, ni âcre, ni brûlante.

Description de la drogue. — Les fruits des cardamomes de Malabar. seuls officinaux, se présentent sous la forme de capsules triloculaires, sèches, arrondies ou faiblement trigones, mesurant de 10 à 20 millimètres de long sur 5 à 10 millimètres de diamètre : de couleur gris jaunâtre, ils renferment dans chaque loge de 5 à 7 graines anguleuses, cunéiformes, de 2 à 5 millimètres de diamètre. à surface grossièrement chagrinée, striée transversalement. Celles-ci, parfois agglutinées entre elles, mais toujours parcourues dans toute leur longueur par un sillon très visible, portent, à leur extrémité supérieure, un petit arille très mince, incolore, membraneux (fig. 56).

Chacune des trois loges pluriséminées de ce fruit est séparée des autres par des cloisons adhérentes à la columelle ; leur péricarpe mince, strié longitudinalement, est très friable. L'odeur de cette drogue, une fois pulvérisée, est très aromatique, sa saveur chaude, aromatique, camphrée.

Examen microscopique (fig. 57). — Examinées sur une coupe transversale, ces graines sont constituées par une assise de cellules cubiques, disposées sur un rang, puis par une assise de cellules rectangulaires, et par une zone de cellules à essence, à couche résinogène, dont les membranes cellulaires, brunâtres, se colorant en rouge par addition de safranine, sont souvent subérisées. Puis vient une assise de cellules radialement allongées, scléreuses, à parois externes minces, à parois internes et latérales fortement épaissies, à lumen réduit, qui renferme une petite masse verruqueuse, silicifiée. On rencontre au-dessous de celle-ci son périsperme, à cellules polygonales, remplies de grains d'amidon très petits et contenant un ou plusieurs cristaux d'oxalate de chaux. Il entoure un petit endosperme non amylacé, et le cotylédon, dont les cellules sont riches en cristalloïdes et en globoïdes.

Notons encore que ces graines, examinées sur une coupe longitudinale (fig. 58), présentent les mêmes éléments, mais elles portent à leur sommet

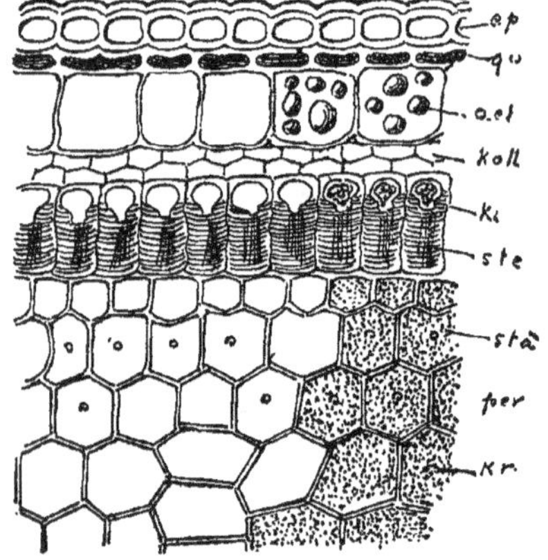

Fig. 57. — Coupe transversale de la graine de cardamome.

ep) épiderme ; *qu)* cellules extensives ; *vcl)* cellules à essence ; *koll)* cellules parenchymateuses ; *stc)* cellules scléreuses ; *ki)* dépôt de silice ; *kt)* cristaux ; *per)* périsperme.

un arille très petit, soutenu par un petit chapiteau, qui ne renferme pas de cellules sécrétrices. Le péricarpe de ces fruits, examiné sur une coupe transversale, est constitué par un épiderme, à cellules rectangulaires, dépourvues de poils tecteurs. Il entoure une assise de cellules polyédriques, riches en cristaux d'oxalate de chaux, puis vient le mésocarpe, renfermant des vaisseaux spiralés et quelques cellules sécrétrices.

Poudre. — Ces graines, pulvérisées, donnent une poudre jaune grisâtre ou jaune rougeâtre, caractérisée par la présence de leurs grains d'amidon, par celle de leurs cellules oléifériques ainsi que par celle de leurs cellules cotylédonaires.

Falsifications. — Ces fruits sont souvent confondus ou falsifiés par addition d'autres cardamomes, que Planchon différencie comme suit (voir Tableau, page 151).

Analyse chimique. — Les graines de cette plante renferment de 3,5 à 4,6 p. 100 d'essence, 10,4 p. 100 de corps gras, de l'amidon et des sels de chaux, outre des matières résineuses et pectiques.

Leur ESSENCE se présente sous la forme d'un liquide jaune pâle, neutre, à pouvoir rotatoire, dextrogyre, de + 22°,2 à + 24°, d'un poids spé-

cifique de 0,92 à 0,94, à indice de saponification de 113. Possédant une odeur aromatique, pénétrante, une saveur camphrée, chaude, aromatique, elle s'oxyde facilement à l'air en se résinifiant, mais additionnée d'iode, elle provoque de petites explosions. Insoluble dans la potasse caustique, dans l'eau, elle est très soluble dans l'alcool, l'éther, le chloroforme, les huiles grasses et essentielles. Elle est constituée par un mélange de cinéol, de terpinène, de limonène, de terpinéol, de dipentène, d'acides acétique et formique, etc.

Usage thérapeutique. — Ces graines se prescrivent, à doses de 0 gr. 3 à 0 gr. 5 plusieurs fois par jour, en poudres ou en pilules et à doses de 5 à 10 grammes sur 200 grammes d'eau, sous la forme de décoctions, comme stimulant de l'estomac et comme carminatif, puis comme adjuvant des cardiotoniques et des purgatifs.

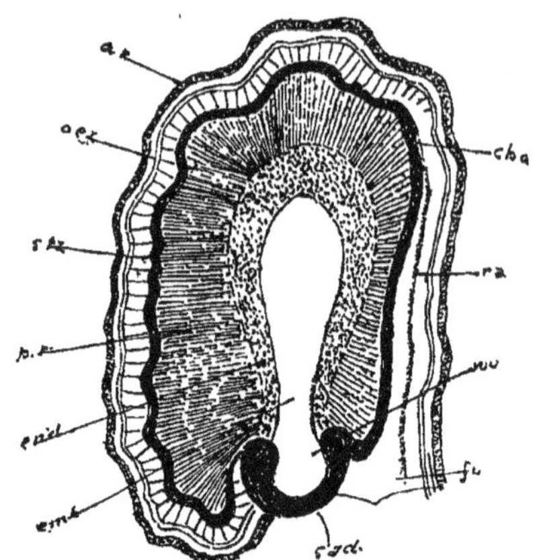

Fig. 58. — Coupe longitudinale de la graine de cardamome.

emb) embryon ; *end)* endosperme ; *per)* périsperme ; *ar)* arille ; *olzy)* couche sécrétrice ; *stz)* cellules scléreuses ; *cha)* chalaze ; *ra)* raphé ; *fo)* funicule.

Pharmacie galénique. — Elles servent à préparer la Tinctura Cardamomi, la Tinctura aromatica, la Tinctura Rhei vinosa, la Pulvis aromaticus, la Tinctura Gentianæ composita, l'Electuarium Theriacæ et le Decoctum Zittmanii mitius.

Historique. — Le monopole de la vente des cardamomes appartient, dans les parties méridionales des Indes, aux princes Hindous, qui les revendent à Bombay ou à Alep, d'où elles sont exportées sur Londres. Utilisées comme épice aux temps des Romains et des Grecs, voir Pline, Celse, Dioscoride et Théophraste, elles payaient à Alexandrie, dans les années 176 de notre ère, un droit de péage, comme en font foi les registres de cette ville. Le livre de cuisine d'Apicius Cælius les recommandait comme épice, mais on ne fut exactement fixé sur leur lieu d'origine, qu'après les voyages de l'explorateur arabe Masudi. Une ordonnance de l'année 1259 prescrivait aux marchands visitant Cologne de ne pas vendre cette drogue à moins de 10 livres à la fois, ceci afin d'éviter ses falsifications. Cette plante fut premièrement décrite sous le nom de *Cardamomum minor.*

SEMEN AMOMI, MANIGUETTE, GRAINE DE PARADIS, D'AMOMUM MELEGUETA Roscoe.

Cette plante, très répandue sur les côtes de l'Afrique tropicale et occidentale, livre des graines arrondies ou

Nom..........	Cardamome de Malabar	Cardamome de Ceylan	Cardamome en grappe	Cardamome velue	Graine du Paradis
Origine botanique.	Elettaria Cardamomum	Elettaria major	Amomum Cardamomum	Amomum Xanthioïde	Amomum Melegueta
Origine géographique..........	Malabar	Ceylan	Siam, Cambodge, Indo-Chine	Siam, Cochinchine, Cambodge	Côte de Guinée
Forme du fruit...	Trigone, extrémités mousses, court pédoncule	Trigone, aminci aux deux extrémités	Arrondi, globuleux	Ovoïde, vaguement trigone	Piriforme, ressemblant à une figue non aplatie
Dimension du fruit	10-20 millimètres de long sur 5-9 millimètres de large	25-50 millimètres de long sur 6-10 millimètres de large	10-15 millimètres de diamètre	10-20 millimètres de long sur 12-15 millimètres de large	4-5 millimètres de long sur 1,5-3 millimètres de large
Couleur du péricarpe........	Gris jaunâtre	Brun grisâtre	Jaunâtre, souvent plus foncé sur un des côtés	Rougeâtre	Brun grisâtre
Surface du péricarpe........	Légèrement bosselée, striée longitudinalement	Bosselée, striée longitudinalement	Un peu velue et légèrement striée et plissée en long	Hérissée de longues pointes	Rugueuse, ridée en tous sens
Nombre des graines..........	5-7 par loge	14-16 par loge	9-12 par loge	12-18 par loge	Nombre indéfini, nombreuses
Forme des graines	Anguleuses, cunéiformes	Irrégulières, très anguleuses	Cunéiformes	Irrégulières, plus ou moins cunéiformes	Subarrondies ou pyramidales
Surface des graines..........	Grossièrement chagrinée	Fortement bosselée	Chagrinée	Rugosités très fines	Légèrement chagrinée
Couleur des graines..........	Brun rougeâtre	Brun pâle	Brune	Gris brunâtre	Brune
Saveur.........	Très aromatique, fine, agréable	Très aromatique, moins fine	Acre, pénétrante, camphrée	Fine, forte, térébinthinée	Piquante, brûlante, moins aromatique

pyramidales, de 4 millimètres de long, à surface brun rougeâtre, légèrement chagrinée, luisante, présentant à leur partie inférieure un hile plus pâle et un petit pinceau de fibres blanches, restes du funicule.

Non officinales, elles renferment, outre des matières résineuses, une essence jaunâtre, d'odeur agréable, à saveur aromatique, raison pour laquelle elles se prescrivaient autrefois comme stimulant de l'estomac. Elles servent actuellement à falsifier le poivre en poudre.

Il en est de même des graines de la plante *Amomum angustifolium*, Sonnerat, croissant à Madagascar, et de celles de *l'Amomum globosum*, Loua, dont l'essence se présente sous la forme d'un liquide jaunâtre, d'un poids spécifique de 0,9455, à pouvoir rotatoire, dextrogyre, de + 43°54′, à indice de réfraction de 1,47141.

RHIZOMA GALANGÆ, RHIZOME DE GALANGA, OU GALANGA DE CHINE, D'ALPINIA OFFICINARUM, Hance.

Origine botanique. — Cette plante vivace, à rhizome allongé, cylindrique ou tubéreux, de 2 centimètres de diamètre, porte de nombreuses tiges droites, à feuilles alternantes, engainantes, longuement lancéolées, à limbe entier, glabre, coriace, pointu à son extrémité supérieure, mais parcouru par une nervure médiane, prononcée, et par des nervures secondaires, parallèles. Ses fleurs, disposées en épis en dessous de petites bractées brunâtres, sont constituées par un calice à 3 lobes blanc verdâtre, velus ; par une corolle à 3 pétales de grandeurs différentes, le médian étant plus développé que les deux autres. Ils entourent une seule étamine, les cinq autres ayant avorté, et un ovaire infère, triloculaire, renfermant dans chaque carpelle de nombreux ovules. Son fruit est une capsule loculicide, papyracée, triloculaire, renfermant de nombreuses graines non officinales.

Origine géographique. — Croissant à l'état sauvage à Hainan, puis dans la région de Canton et dans la presqu'île de Lei Kan, cette plante y est aussi cultivée.

Récolte. — Son rhizome, arraché en automne, mondé de ses racines et de ses tiges, puis desséché, est exporté par la voie maritime par Heithew, Han-Kow, Hong-Kong, Shanghaï et Canton, sur Londres, Amsterdam, Marseille et Hambourg, ou par caravanes et en ballots de 90 à 120 kilogrammes par la Russie et par les Indes sur l'Europe.

Sortes commerciales. — On distingue dans le commerce deux variétés de galanga, le petit qui est officinal, et le grand, dont le rhizome jaune brunâtre provient de la plante *Alpinia Galaga*, Swartz, que l'on cultive à Java, ses morceaux sont plus gros, plus renflés, plus tuberculeux, mais marqués de franges circulaires blanchâtres, leur odeur étant moins aromatique, leur saveur plus âcre.

Description de la drogue (fig. 59). — Son rhizome, à ramifications sympodiales, se présente dans le droguier sous la forme de petits morceaux irréguliers, de 4 à 8 centimètres de long sur 1 à 2 cm. 5 de diamètre. Souvent bifurqués, à extrémités fibreuses, ils sont toujours marqués, sur leur face externe, d'anneaux circulaires, blanc jaunâtre, assez rapprochés les uns des autres ceux-ci provenant des restes de leurs gaines foliaires. Finement striés dans le sens de la longueur, ils possèdent une couleur brun rougeâtre ; leur cassure difficile est fibreuse, leur odeur forte, aromatique, leur saveur chaude, piquante, aromatique.

Examen microscopique (fig. 60). — Le petit galanga, examiné à la loupe, montre une écorce brun cannelle, séparée du meditullium plus foncé par un endoderme visible à l'œil nu ; il en est de même du grand galanga ; tous deux sont marqués

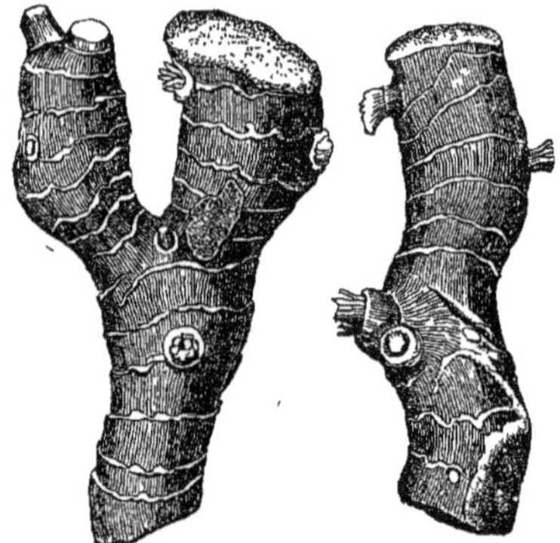

Fig. 59. — Galanga officinal.

de nombreux points brun noirâtre, représentant les canaux sécréteurs.

Ce rhizome, examiné sur une coupe transversale, est constitué par un suber à plusieurs assises de cellules tabulaires, ne portant jamais de poils tecteurs, mais colorées en brun et disposées en files radiales ; puis vient le parenchyme cortical, à cellules polygonales, irrégulières, contenant beaucoup de grains d'amidon aplatis, allongés en col ou claviformes, à hile excentrique et à zones empilées. Elles entourent de nombreuses cellules sécrétrices, remplies d'essence ou d'une masse oléorésineuse, brunâtre, et quelques faisceaux fibro-vasculaires, constitués par 5 ou par 6 vaisseaux recouverts par un liber mou, entouré d'une couche toujours assez épaisse de fibres lignifiées.

Notons que cette oléorésine, insoluble dans l'eau, l'alcool, les acides et les alcalins, se colore, comme les résinotannols, en noir par addition d'une goutte de perchlorure de fer. L'endoderme, constitué par des cellules à parois épaissies, qui ne contiennent jamais d'amidon, entoure le cylindre central, dont les cellules parenchymateuses sont très amylifères. Il renferme de nombreuses cellules oléifères et des faisceaux fibro-vasculaires, collatéraux, plus larges que ceux du parenchyme cortical, mais entourés par une zone scléreuse.

Poudre. — Ce rhizome, pulvérisé, donne une poudre jaune rougeâtre, caractérisée par la présence de ses grains d'amidon, par celle de ses cellules sécrétrices, et par celle de ses cellules endodermiques, ainsi que par celle de ses fibres libériennes.

Falsifications. — On falsifie rarement cette drogue ; mais on l'additionne parfois de rhizomes d'*Alpinia galanga*, Willd., qui sont plus gros, moins aromatiques, d'*Alpinia Japonica*, L., moins aromatiques, d'*Alpinia Zingiberis*, Hook., originaire de Siam.

Analyse chimique. — Cette drogue renferme de 0,5 à 1 p. 100 d'essence, de la galangine. 5 p. 100 de résine, de l'amidon, de 0,6 à 0,8 p. 100 de camphéride, 40 p. 100 de bassorine, 8 p. 100 de mucilage, puis de l'éther méthylique de galangine.

Son Essence se présente sous la forme d'un

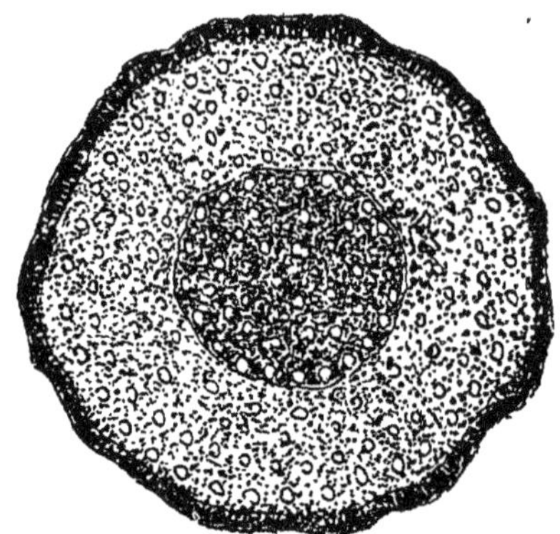

Fig. 60. — Coupe transversale du rhizome de galanga.

liquide légèrement jaunâtre, à pouvoir rotatoire, lévogyre, de — 1°3′, d'un poids spécifique de 0,915 à 0,925, soluble dans tous les dissolvants organiques, d'odeur agréable, aromatique, à saveur chaude, aromatique. Elle est constituée par un mélange de cinéol et de 25 p. 100 d'eugénol, de pinène dextrogyre, d'éther méthylique d'acide cinnamique et de cadinène.

L'Éther méthylique d'acide cinnamique, $C^6H^5—CH=CH—COO—CH^3$, se présente sous la forme d'une poudre cristalline, blanche, d'odeur particulière, pénétrante, fusible à 36°, très soluble dans tous les dissolvants organiques usuels, l'huile d'olives et la paraffine.

La Camphéride $C^{16}H^{12}O^6$ + H^2O, cristallise sous la forme d'aiguilles jaunes, inodores, insipides, fusibles à 221°, insolubles dans l'eau, peu solubles dans le chloroforme, le benzène, très solubles dans l'éther, l'alcool, l'acide acétique glacial, etc.

Elle se dissout avec une coloration jaunâtre dans les alcalins et dans l'acide sulfurique, mais celle-ci passe à chaud, au vert, avec fluorescence bleutée. Une solution alcoolique de camphéride se colore en vert olive, par addition de perchlorure de fer, mais elle se précipite en un dépôt jaune, par celle d'acétate de plomb. La constitution de sa formule est la suivante :

Fondue avec de la potasse caustique, elle donne, selon cette équation, de la phloroglucine, de l'acide anisique et de l'acide glycolique, car :

$$C^{16}H^{18}O^{6} + 3H^{2}O$$
Camphéride

$$= C^{6}H^{3}(OH)^{3} + C^{9}H^{4}(OCH^{3})COOH + CH^{2}OH—COOH$$
Phloroglucine · Acide anisique · Acide glycolique

La GALANGINE ou DIOXYFLAVONOL, $C^{15}H^{10}O^{5} + H^{2}O$, se prépare en extrayant ce rhizome pulvérisé par de l'alcool bouillant, dont la solution, soumise à la distillation fractionnée, abandonne un résidu, que l'on reprend par de l'éther. Celui-ci filtré, soumis à la distillation fractionnée, abandonne un résidu, que l'on additionne d'eau ; il se prend en une masse solide, renfermant de la galangine et de la camphéride. Lavée plusieurs fois de suite avec de l'eau, puis avec de l'alcool dilué, cette masse dissoute, à chaud, dans de l'alcool à 95°, donne une solution qui, soumise au froid, dépose des cristaux de camphéride ; ses eaux mères, additionnées d'un quart de leur volume d'eau bouillante, précipitent l'alpinine, à l'encontre de la galangine, qui reste dans la solution ; celle-ci, évaporée dans le vide, abandonnant un résidu, que l'on soumet à la cristallisation spontanée.

La galangine se présente sous la forme d'aiguilles jaunes, fusibles à 217°, insolubles dans l'eau, peu solubles dans le benzène, le chloroforme, très solubles dans l'éther, l'alcool. Elle se dissout avec une coloration jaune dans les alcalis et dans l'acide sulfurique ; mais cette dissolution est fluorescente en bleu. Ses solutions alcooliques se colorent en vert par addition de perchlorure de fer. La constitution de sa formule est la suivante :

On la prépare synthétiquement (B. 37, p. 2803) en condensant l'éther diméthylique de phloroacétophénone avec de l'aldéhyde benzylique, afin d'obtenir la 2-oxy-4-6-diméthoxychalcone qui, chauffée avec de l'alcool et de l'acide chlorhydrique, se transforme, selon cette équation, en diméthoxyflavanone, car :

Ether diméthylique
de phloroacétophénone

2-oxy-4-6-diméthoxychalcone

chauffée avec de l'alcool et l'acide chlorhydrique

Diméthoxyflavanone

Cette diméthoxyflavanone, nitrosée, puis chauffée avec de l'acide sulfurique, donne du 1-3-diméthoxyflavonol, qui, réduit par de l'acide iodhydrique, se transforme en galangine, car :

nitrosée

Isonitrosodiméthoxyflavanone

chauffée avec $H^{2}SO^{4}$

Diméthoxyflavonol

+ HI

Galangine 1-3-dioxyflavonol

Usage thérapeutique. — Ce rhizome se prescrit en poudres, à doses de 0 gr. 1 à 1 gramme, plusieurs fois par jour, ou sous la forme de décoctions, à doses de 5 à 10 grammes sur 200 grammes d'eau, comme stomachique, comme stimulant de l'estomac, comme carminatif et comme dyspeptique, puis en gargarismes, comme désinfectant et comme antiseptique.

Pharmacie galénique. — Il sert à préparer la Tinctura Galangæ et l'Eau d'Orval, etc.

Historique. — Introduite au VIIIe siècle dans la thérapeutique européenne par les Arabes (voir les manuscrits de Würtzbourg), cette drogue dénommée *Khalanga* provenait, selon le géographe arabe Ibn Khur-dalbah, vivant au IXe siècle, de Sila ou de Hainan, qui exportait aussi le kino, le musc et le camphre. Marco Polo nous décrit cette drogue comme un produit chinois ou javanais, qui parvenait en Europe par les Echelles du Levant. On la dénommait au XVe siècle *Caringal*, et on lui faisait payer, ainsi qu'au poivre, à la cannelle et au girofle, de forts droits d'entrée.

Mentionnons parmi ses drogues parallèles, les rhizomes d'*Alpinia Khulanjan* des Indes, d'*Alpinia calcarata* et d'*Alpinia zingiberina*, qui se prescrivaient, déjà avant notre ère, comme stomachique chez les Chinois, comme en font foi le *Shen-nung* et le *Pen-ts-ao-king*.

MARANTACÉES

ARROW-ROOT, ARROW-ROOT, DE MARANTA ARUNDINACEA, L., MARANTA INDICA, L.

Ces plantes, originaires des régions tropicales de l'Amérique et des Antilles, sont actuellement cultivées dans la Guyane, au Brésil, aux Etats-Unis, au Natal, à la Réunion, au Bengale, à Java, aux Philippines et en Australie, car elles exigent des terrains peu sablonneux, assez humides, riches en humus, des climats tropicaux où on les plante à l'aide de leurs graines ou à l'aide de parties de leurs rhizomes, que l'on pique dans des sols bien labourés à une distance de 80 centimètres les unes des autres ; leur récolte pouvant se parfaire de 10 à 12 mois plus tard.

Parvenues à leur complet développement, elles sont coupées, privées de leurs racines, que l'on arrache avec leurs rhizomes. Ceux-ci, lavés, sectionnés en menus fragments, sont alors broyés au moulin, en les mélangeant avec beaucoup d'eau, pour en extraire leur amidon, qui, tamisé, desséché, se présente dans le droguier sous la forme d'une poudre blanche, inodore, insipide, craquant sous la pression des doigts. Examiné au microscope, il est constitué par des grains simples ou piriformes (fig. 50), de 0,220 à 0,66 micromillimètres de diamètre, à couches superposées, ordonnées excentriquement, à hile excentrique, arrondi ou étoilé.

Cette fécule se prescrit comme succédané de celle de la pomme de terre. Il en est de même des fécules retirées des rhizomes de la *Curcuma Coccinea*, Rosc., de la *Curcuma Achiras*, Gill., de la *Curcuma indica*, L., qui, étant des plantes herbacées de la Nouvelle-Galles du Sud, donnent l'arrow-root de Queensland. Les amidons de *Curcuma leucorrhiza*, Roxb., de *Curcuma angustifolia*, Roxb., qui, croissant à Malabar, donnent l'arrow-root des Indes, à l'encontre des plantes *Tacca pinnatifida* Forst., et *Tacca involucrata*, Schum., dénommées Pin de Polynésie, qui, originaires de l'Australie et de l'Afrique tropicale, où on les cultive aussi, livrent à l'aide de leurs racines l'arrow-root de Tahiti. Les fibres libériennes de ces plantes servent à préparer des chapeaux de paille.

II. — DICOTYLÉDONES

Les plantes appartenant à cette subdivision, possèdent un embryon à deux cotylédons, puis des racines généralement pivotantes, des tiges ramifiées, à feuilles parcourues par des nervures ramifiées, anastomosées en réseau, à fleurs unisexuées ou généralement hermaphrodites, presque toujours constituées par un calice, une corolle, des étamines et un ovaire.

Elles se subdivisent en trois grands groupes :

1° *Monochlamydées* : Plantes caractérisées par leurs fleurs à périanthe simple ;

2° *Gamopétales* : Plantes à fleurs pourvues d'un calice et d'une corolle soudés entre eux ;

3° *Polypétales* : Plantes à fleurs pourvues le plus souvent d'une corolle à pétales libres et d'un calice ; ou bien en *Sympétales* et en *Choripétales*, classification que nous avons suivie au cours de ce travail.

1° SYMPÉTALES

Ier Ordre. — BICORNÉES

ÉRICACÉES

Cette famille comprend 87 genres et plus de 1.350 espèces, se rencontrant sous tous les climats chauds et tempérés du globe. Ce sont rarement des herbes, mais le plus souvent des arbres et des arbustes, à feuilles isolées, parfois opposées (Callune), ou verticillées (Bruyère), simples, non stipulées, mais fréquemment persistantes. Leurs fleurs, rarement zygomorphes, sont généralement actinomorphes, hermaphrodites, le plus souvent pentamères ou tétramères (Bruyère, Callune, Airelle). Elles sont constituées par un calice à sépales libres, parfois concrescents ou pétaloïdes (Callune), ou avortés (Monotrope) ; par une corolle caduque (Rosage), ou persistante (Bruyère), à pétales ordinairement concrescents entre eux sur une longueur plus ou moins grande, ou quelquefois entièrement libres (Airelle, Pirole). Leur androcée, disposé sur deux verticilles, l'un épisépale, l'autre épipétale (le second avortant parfois), possède des étamines à anthères introrses, parfois munies d'appendices (Arbousier), qui ont 4 sacs polliniques, s'ouvrant par des pores terminaux et renfermant des grains polliniques, rarement simples, mais presque toujours tétraédriques. Leur pistil est constitué par des carpelles épipétales, fermés, concrescents en un ovaire pluriloculaire, surmonté d'un style unique : ils renferment un grand nombre d'ovules anatropes, rarement deux (Callune), ou un seul (Arctostaphyle). Leur fruit est une capsule loculicide (Bruyère), septicide (Rosage), rarement une baie (Arbousier, Airelle), ou une drupe (Arctostaphyle). Cette capsule peut parfois être entourée par un calice persistant et charnu, qui communique à ce fruit l'aspect d'une baie (Gaulthérie), dont les graines renferment tou-

jours un albumen charnu, à embryon droit. MM. Bourquelot et Fichtenholz s'adonnant à la recherche de la saccharose et des glucosides dans quelques Ericacées, parviennent à démontrer : 1° Que les feuilles de l'Arbousier (Arbutus Unedo) renferment du sucre de canne et un glucoside hydrolysable par l'émulsine ; 2° Que les feuilles de l'Arbousier (Arbutus Menzierii), renfermant les mêmes principes, contiennent ainsi que celles de la plante précitée de l'invertine et de l'émulsine dans leur organisme ; 3° Que les feuilles d'Azalea mollis renferment du sucre de canne et un glucoside, qui n'est pas de l'arbutine ; 4° Que les feuilles du Vaccinium Myrtillus renferment probablement de l'arbutine, car l'indice de son produit glucosidique est plus grand que ceux déterminés pour toutes les autres Éricacées.

Ces plantes donnent des fruits comestibles ou riches en tanin. Leurs feuilles, examinées au microscope, sont caractérisées par la présence de leurs poils tecteurs, pluricellulaires, coniques ; par celle de leurs poils glanduleux, capités, constitués par une glande pluricellulaire. Leur mésophylle ne renferme jamais de cellules sécrétrices internes, mais des cristaux prismatiques d'oxalate de chaux, tandis que leur système libéro-ligneux est représenté par un cordon ligneux, arqué, recouvert en bas par un liber mou et par un péricycle fibreux, en haut par une moelle et par un péricycle lignifié.

FOLIUM UVÆ URSI, BUSSEROLE OU FEUILLE DE RAISIN D'OURS, D'ARCTOSTAPHYLOS UVA URSI, Spreng.

Origine botanique (fig. 61). — Ce petit arbuste toujours vert, d'un mètre de haut, à tiges ligneuses, porte des feuilles isolées, coriaces, spatulées, qui donnent notre drogue officinale, tandis que ses fleurs, disposées en grappes, sont constituées sur le type habituel de celles des plantes de cette famille. Ses fruits sont des drupes rougeâtres.

Origine géographique. — Fleurissant d'avril en mai, il croît à l'état sauvage dans toute l'Europe septentrionale, puis dans les régions montagneuses de l'Europe centrale et de l'Amérique du Nord.

Description de la drogue (fig. 62). — Ses feuilles, récoltées en autom-

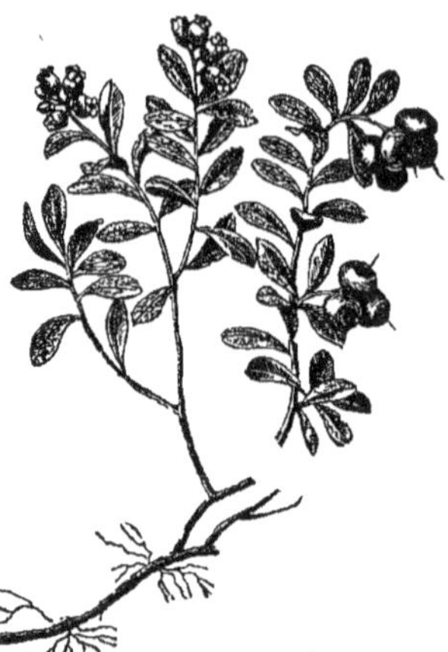

Fig. 61. — Busserole.

ne, puis desséchées, sont ovales, spatulées ou largement lancéolées, dures, coriaces, cassantes, épaisses, à limbe entier de 2 cm. 5 de long sur 1 centimètre de large, atténué en pointe à sa base, mais arrondi au sommet ; sa face supérieure, légèrement réfléchie, étant chagrinée, réticulée, de couleur vert olive, tandis que sa face inférieure est lisse, de couleur vert brunâtre ; ses

nervures, peu saillantes en dessus, sont creusées en dessous. Leur odeur est nulle, leur saveur est âcre, amère.

Examen microscopique (fig. 63). — Examiné sur une coupe transversale, ce limbe est constitué par un épiderme à cellules polygonales, dont les parois externes, recouvertes par une cuticule fort épaissie, portent, chez les jeunes feuilles, des poils tecteurs, bicellulaires, coniques, et des poils glanduleux pluricellulaires ; puis viennent 3 ou 4 assises de cellules en palissade, renfermant des oursins d'oxalate de chaux, et le mésophylle hétérogène, asymétrique, formé par un tissu parenchymateux, lacuneux, entourant des faisceaux libéro-ligneux, recouverts en bas par un liber mou et par un péricycle scléreux, en haut, par un massif de fibres libériennes ; puis en dessous de la nervure centrale, se rencontrent l'hypoderme et l'épiderme

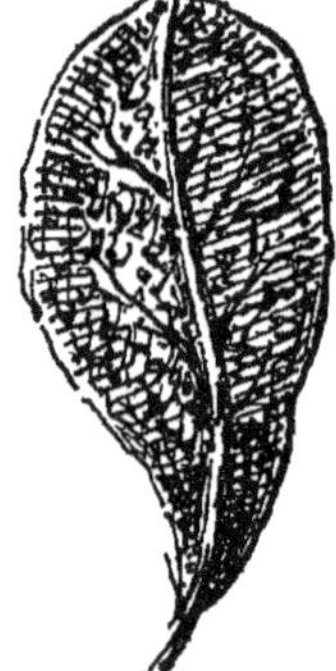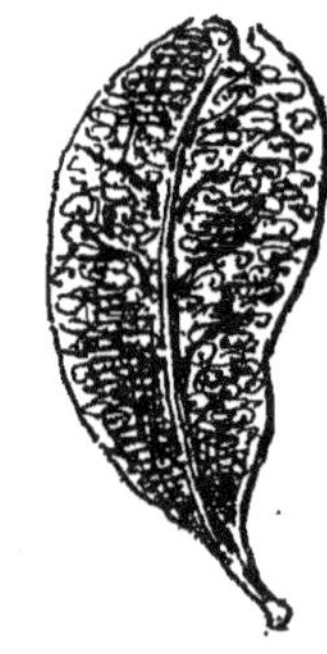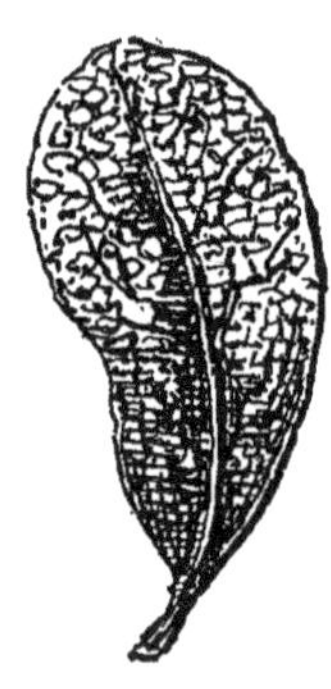

Fig. 62. — Feuilles de raisin d'ours.

inférieur, formé par des cellules arrondies, entourant de nombreux stomates, toujours accompagnés de 5 ou de 6 cellules annexes.

Falsifications. — Ces feuilles, vu leur prix peu élevé, sont rarement falsifiées, mais elles sont parfois confondues avec les feuilles d'airelles ou de buis, qui se différencient comme suit, selon Planchon (voir le tableau A, page suivante).

La feuille de myrtille (de Vaccinium Myrtillus), est longuement ovoïde, à limbe entier, pointu à son extrémité supérieure, à bords découpés en scie.

Notons en passant que la feuille d'airelle *Vaccinium Vitis Idaea* renferme, outre de l'acide benzoïque, de la vaccinine ou glucoside benzoïque de formule $C^6H^{11}O^5 - O - OOC^6H^5$.

Les falsifications de cette drogue (fig. 64), se reconnaissent aussi comme suit à l'examen chimique (voir le tableau B, page suivante).

Analyse chimique. — Ces feuilles renferment 6 p. 100 d'acide gallique, 34 p. 100 de tanin, 3,5 p. 100 d'arbutine, puis de la méthylarbutine, de l'ursone, de l'éricoline, outre du mucilage, des corps résineux et 0,01 p. 100 d'essence.

Fig. 63. — Coupe transversale de la feuille de busserole.
ep) épiderme ; *pap)* cellules en palissade ; *b)* bois ; *l)* liber ; *pf)* péricycle fibreux ; *co)* hypoderme collenchymateux ; *st)* stomates ; *pa)* parenchyme lacuneux.

TABLEAU A

Feuilles de...	Busserole	Airelle	Buis
Forme......	Spatulée	Obovale	Ovale obtuse
Couleur.....	Vert brunâtre en dessus	Vert rougeâtre	Vert jaunâtre
Surface supérieure.....	Chagrinée	Peu ou pas chagrinée	Pas chagrinée
Surface inférieure.....	Pas réticulée, ni chagrinée	Unie, à ponctuations brunes, saillantes	Unie
Nervures secondaires..	Peu visibles	Très visibles	Peu visibles
Bords.......	Très légèrement réfléchis, unis	Très réfléchis, un peu crénelés en haut	Un peu réfléchis, unis
Poils tecteurs	Rares ou nuls, pluri-cellulaires	Rares, assez longs	Très courts, unicellulaires
Oxalate de chaux.....	En prismes	Pas de cristaux	En macles ou en étoiles
Péricycle....	Inférieur	Abondant sur les 2 faces	Circulaire, à peu près continu
Infusion de ces feuilles additionnée de sulfate ferreux....	Précipité bleu violacé, liqueur incolore	Précipité vert, liqueur verte	Rien
Infusion de ces feuilles additionnées d'acétate de plomb.....	Précipité violet	Précipité brun noirâtre	Rien

TABLEAU B

DÉCOCTION DE FEUILLES	+ ACIDE CHLORHYDRIQUE + VANILLINE SE COLORE	+ SULFATE FERREUX SE COLORE
De Raisin d'ours.	En rouge carmin	En bleu noirâtre
De Buis........		
De Myrtille......	Pas colorée	Jaunâtre

L'ARBUTINE, $C^{12}H^{16}O^7 + 1/2\ H^2O$, se prépare techniquement, en traitant une décoction aqueuse de feuilles de busserole par de l'acétate basique de plomb, puis en précipitant l'excès de ce réactif par de l'hydrogène sulfuré ; cette solution, filtrée, évaporée, étant soumise à la cristallisation spontanée. Elle se présente sous la forme d'aiguilles incolores, brillantes, inodores,

à saveur amère, âcre, fusibles à 187°, très hygroscopiques, très solubles dans l'eau bouillante, l'alcool, mais peu solubles dans l'éther, l'eau froide ; ses solutions aqueuses, neutres, se colorent en bleu par addition de perchlorure de fer, mais elles ne réduisent pas la liqueur de Fehling. L'arbutine se décompose, selon l'équation suivante. sous l'influence des ferments ou des acides étendus, en glucose et en hydroquinone : tandis que, chauffée en présence de peroxyde de manganèse avec de l'acide sulfurique, elle se transforme en acide formique et en quinone :

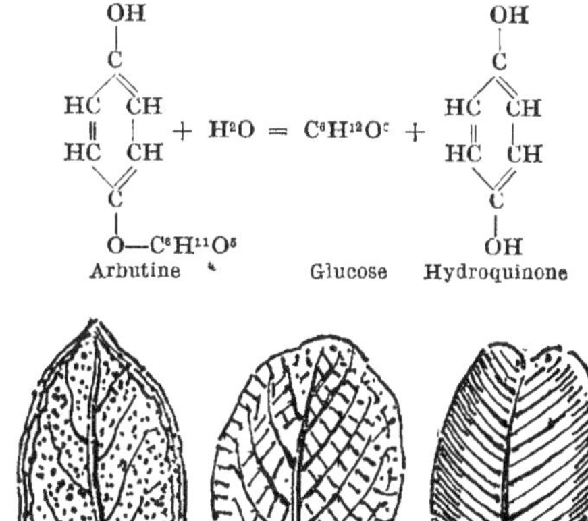

Notons que l'on parvient à séparer la méthyl-arbutine de l'arbutine, en traitant celle-ci par une solution aqueuse d'hexaméthylène - tétramine, que l'on soumet à la cristallisation spontanée, puis en décomposant les cristaux ainsi obtenus, en présence d'alcool, par de la soude caustique, dont la solution concentrée est soumise à la cristallisation spontanée.

Ce glucoside se prescrit, à doses de 0 gr. 15 à 0 gr. 3 plusieurs fois par jour, comme diurétique dans certaines maladies des reins.

Il sert à préparer le *Cellotropinum* ou *Cellotropine* ou *Arbutine monobenzoylée* qui s'obtient en faisant réagir, selon le brevet allemand 151.036, le chlorure de benzoyle sur des solutions neutres d'arbutine.

Elle se présente sous la forme d'une poudre blanche, inodore, insipide, peu soluble dans l'eau froide, mais très soluble dans l'eau bouillante, l'alcool, l'éther. Fusible à 184°, elle se prescrit parfois, à doses de 0 gr. 3 plusieurs fois par jour, comme spécifique contre la tuberculose.

Notons que l'arbutine, ne réduisant pas la liqueur de Fehling, donne en outre une penta-cétylarbutine fusible à 144°, à l'encontre de la tétraacétylméthylarbutine qui fond à 96°.

La MÉTHYL-ARBUTINE, $C^{12}H^{15}(CH^3)O^7$, cristallise sous la forme d'aiguilles brillantes, fusibles à 176°, à pouvoir rotatoire, lévogyre, de — 65°, solubles dans l'eau bouillante, l'alcool dilué. Elle se prépare synthétiquement en partant du sel potassique de la méthylhydroquinone, que l'on additionne, en solution alcoolique, d'une solution alcoolique d'acétochlorhydrose, ou en partant selon cette équation de l'aniline :

Aniline — Phénylhydroxylamine — Paraaminophénol

Quinone — Hydroquinone

méthylée, puis traitée par de la potasse caustique

Sel potassique de la méthylhydroquinone

Acétochlorglucose

Méthylarbutine

$$= KCl + 4CH_3{-}COO{-}C_2H_5 +$$
Acétate d'éthyle

B. 15, p. 1841 et B. 14, p. 2097.

L'URSONE, $C_{30}H_{48}O_3 + H_2O$, cristallise sous la forme d'aiguilles brillantes, fusibles à 265°, insolubles dans l'eau, peu solubles dans l'alcool, l'éther, le chloroforme, mais très solubles dans le toluène et le xylène. Elle se dissout, avec une coloration jaune orange, dans l'acide sulfurique et dans l'acide nitrique; mais ses dissolutions dans l'anhydride acétique se colorent en rouge, par addition de quelques gouttes d'acide sulfurique. L'ursone, distillée en présence de poudre de zinc, se transforme en un sesquiterpène de formule $C_{15}H_{24}$, qui entre en ébullition entre 256 et 267°.

La constitution de la formule de l'ursone est la suivante :

$$C_{15}H_{23}(OH)$$
$$O\diagdown\quad\diagup O$$
$$C_{15}H_{24}$$

L'ERICOLINE, $C_{44}H_{56}O_{21}$? est une poudre jaunâtre, très amère, peu soluble dans l'éther. Hydrolysée elle se transforme en glucose et en éricinol.

L'ERICINOL, $C_{10}H_{16}O$, se présente sous la forme d'un liquide oléagineux, d'odeur agréable, insoluble dans l'eau, peu soluble dans l'éther et dans l'alcool, qui brunit à l'air en se résinifiant.

Usage thérapeutique. — Ces feuilles se prescrivent sous la forme de décoctions ou d'infusions, à raison d'une cuillère à soupe pour une tasse d'eau ou de 10 à 20 grammes sur 200 grammes d'eau, comme diurétique et comme spécifique contre les cystites, les néphrites, les catarrhes chroniques de la vessie, puis comme astringent intestinal.

Notons que la plus grande partie de l'arbutine, ingérée par les malades, s'élimine de suite par les urines.

Incompatibilités. — Il ne faut jamais ordonner ces feuilles ou leurs décoctions avec des sels ferreux ou ferriques, ni avec des alcaloïdes.

Historique. — Les habitants du nord de l'Europe les prescrivaient comme diurétique, dès les temps les plus reculés de notre histoire, et Gallien (113 à 201 ap. J.-C.) les mentionne déjà, tandis que Tragus fut le premier botaniste qui nous transmit une description botanique de cette plante.

FOLIUM EPIGÆAE, D'EPIGÆA REPENS, L.

Ce petit arbuste, toujours vert, croît dans les bois et sur les versants boisés des collines de Terre-Neuve à l'Ouest, jusqu'au Sas Katchewan et la Floride à l'Est. Ses tiges ligneuses sont recouvertes de poils tecteurs, brunâtres, rigides. Ses fleurs, de couleur rosée, disposées en grappes, sont pourvues de 10 étamines et d'un ovaire rudimentaire, ou d'un ovaire normal et d'étamines réduites. Cette plante renferme de l'arbutine, de l'ursone, de l'éricoline, du tanin, de l'acide gallique et de l'acide formique, outre des matières résineuses et pectiques. Les indigènes le dénomment *Mayflower, Ground Laurel*, en raison de l'emploi de ses feuilles dans la médecine populaire, qui l'ordonne comme diurétique, c'est-à-dire, comme spécifique contre la gravelle.

FOLIUM GAULTHERIÆ, FEUILLE DE PALONNIER ou THÉ DU CANADA ou FEUILLE DE GAULTHERIA, OLEUM GAULTHERIÆ, ESSENCE DE WINTERGREEN, DE GAULTHERIA PROCUMBENS, L.

Origine botanique. — Cet arbrisseau, à rhizome rampant, pouvant atteindre de 15 à 40 centimètres de haut, porte des feuilles non officinales, que nous décrirons par la suite, et des fleurs disposées en grappes terminales, entourées d'un involucre rose rougeâtre. Elles sont constituées par un calice à 5 sépales lancéolés, par une corolle à 5 pétales blanc rosé, qui entourent 10 étamines disposées sur deux verticilles, à filets épaissis, papilleux, et un ovaire supère, surmonté d'un style à 5 stigmates. Il est divisé en 5 carpelles fermés et concrescents en un ovaire pluriloculaire, renfermant de nombreux ovules. Son fruit est une capsule globuleuse.

Origine géographique. — Fleurissant de juin en septembre, cette plante croît à l'état sauvage dans tout le nord de l'Amérique, mais principalement au Canada, en Virginie, en Géorgie, au Labrador, où on la cultive aussi.

Description de la drogue. — Ses feuilles, non officinales, sont courtement pétiolées, à limbe entier. elliptique, de 4 centimètres de long sur 2,5 à 3 centimètres de large, dur, coriace, cassant, à bords denticulés, légèrement recourbés en dessous, mais parcouru par une nervure médiane, prononcée, et par des nervures secondaires, à 60°.

Leur couleur verte, sur le frais, devient, de par la dessiccation, brun rougeâtre, leur odeur est fortement vanillée, balsamique ; leur saveur légèrement astringente, aromatique.

Examen microscopique. — Cette feuille, examinée sur une coupe transversale, est constituée par un épiderme supérieur à cellules légèrement sinueuses, dont les parois ponctuées sont recouvertes extérieurement par une cuticule très épaisse, tandis que l'épiderme inférieur porte de nombreux stomates entourés de 4 à 5 cellules annexes.

Son tissu en palissade, se rencontrant en dessous de l'épiderme supérieur, est constitué par 3 à 4 assises de cellules, qui entourent un mésophylle hétérogène, asymétrique, à cellules rameuses, renfermant des cristaux allongés d'oxalate de chaux. Son système libéro-ligneux est représenté par un cordon arqué, ligneux, assez épaissi, recouvert, quant à sa partie supérieure, par un collenchyme assez épais, et quant à sa partie inférieure, par un liber mou, entourés tous deux par un péricycle fibreux. Les cellules de son épiderme supérieur portent de nombreux poils glanduleux, pluricellulaires, renfermant de l'essence.

Analyse chimique. — Ces feuilles contiennent de la gaulthérine, de l'arbutine, de l'éricoline, du sucre, du mucilage, des corps résineux, 5,5 p. 100 de tanin, et de 0,5 à 0,6 p. 100 d'essence.

Usage thérapeutique. — Elles se prescrivent à doses de 10 à 15 grammes sur 200 grammes d'eau. sous la forme de décoctions, comme astringent intestinal, comme stimulant de l'estomac et comme diurétique.

Description de l'essence. — Obtenue en soumettant ces feuilles à la distillation aux vapeurs d'eau, cette essence se présente sous la forme d'un liquide jaunâtre, fluide, limpide, insoluble dans l'eau, soluble dans l'éther, l'alcool, le chloroforme, les huiles grasses et essentielles. etc., d'odeur particulière, forte, pénétrante, à saveur chaude, aromatique, un peu âcre, d'un poids spécifique de 1.175 à 1,185, entrant en ébullition à 218 ou 221°, à pouvoir rotatoire légèrement lévogyre. Elle renferme de l'éther méthylique d'acide salicylique et du gaulthérilène, puis un hydrocarbure cristallin, fusible à 65° ou *triacontane*, $C^{30}H^{62}$, de l'aldéhyde œnanthique, entrant en ébullition entre 160° à 165°, un alcool de formule $C^8H^{16}O$; et un éther mal défini de celui-ci.

Le SALICYLATE DE MÉTHYLE se présente sous la forme d'un liquide limpide, légèrement jaunâtre, entrant en ébullition entre 219 et 221°, d'un poids spécifique de 1.183 à 1,187, très peu soluble dans l'eau, très soluble dans l'éther, l'alcool, les huiles grasses et essentielles. Ses solutions aqueuses se colorent en violet, par addition de perchlorure de fer, et en vert par celle de sulfate de cuivre.

La constitution de sa formule est la suivante :

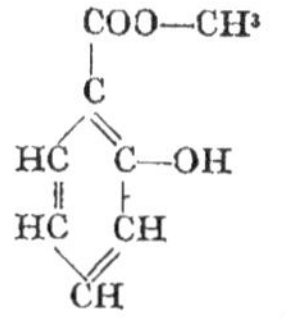

$$\begin{array}{c} COO{-}CH^3 \\ | \\ C \\ HC \quad\quad C{-}OH \\ \| \quad\quad | \\ HC \quad\quad CH \\ CH \end{array}$$

Il est toujours combiné, dans les feuilles de Palonnier, sous la forme d'un glucoside dénommé GAULTHÉRINE, $C^{14}H^{18}O^8 + H^2O$, cristallisant sous la forme d'aiguilles incolores, très amères au goût, insolubles dans l'éther, le chloroforme, l'acétone, le benzène, le sulfure de carbone. mais très solubles dans l'eau, l'alcool. l'acide acétique. Elle donne des solutions aqueuses qui, hydrolysées par des acides dilués, se décomposent en glucose et en salicylate de méthyle. Il en est de même de l'action de la gaulthérase et de l'eau de baryte, qui décomposent la gaulthérine comme suit :

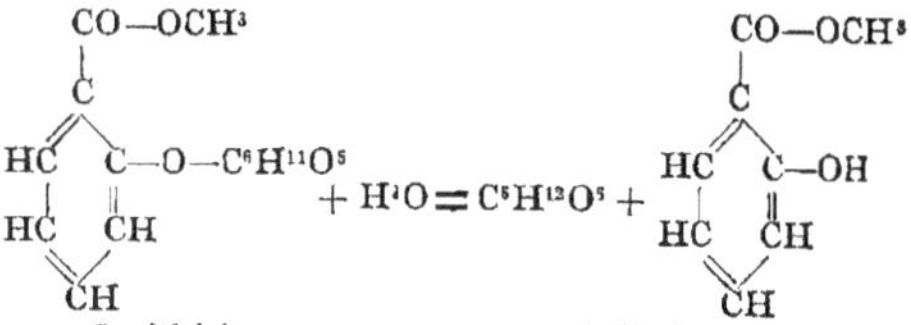

$$\underset{\text{Gaulthérine}}{\begin{array}{c} CO{-}OCH^3 \\ | \\ C \\ HC \quad C{-}O{-}C^6H^{11}O^5 \\ | \quad\quad | \\ HC \quad CH \\ CH \end{array}} + H^2O = C^6H^{12}O^6 + \underset{\text{Salicylate de méthyle}}{\begin{array}{c} CO{-}OCH^3 \\ | \\ C \\ HC \quad C{-}OH \\ | \quad\quad | \\ HC \quad CH \\ CH \end{array}}$$

Le salicylate de méthyle se prépare synthétiquement en chauffant l'acide salicylique dissous dans de l'alcool méthylique, avec de l'acide sulfurique, ou en faisant passer, à travers cette dissolution, un courant d'acide chlorhydrique anhydre, car :

$$\underset{\text{Acide salicylique}}{C^6H^4{<}^{COOH}_{OH}} + \underset{\substack{\text{Alcool} \\ \text{méthylique}}}{CH^3OH} = H^2O + \underset{\text{Salicylate de méthyle}}{C^6H^4{<}^{COO{-}CH^3}_{OH}}$$

Voir pour plus de détails : Dr L. Reutter de Rosemont, *Traité de Chimie médico-pharmaceutique et toxicologique.*

Notons que l'on parvient à préparer synthétiquement la gaulthérine, en faisant réagir le diazométhane sur une solution alcoolique froide, du glucoside de l'acide salicylique, afin de le transformer en son éther méthylique.

Usage thérapeutique. — Le salicylate de méthyle et l'essence de Wintergreen se prescrivent, extérieurement, sous la forme de frictions antirhumatismales, car ils sont directement résorbés par les pores de la peau. On les ordonne aussi intérieurement, à doses de 0,5 à 1 gramme 3 à 4 fois par jour, comme stimulant et comme antiseptique des bronches, puis sous la forme d'inhalations et de fumigations, comme désinfectant.

Action physiologique. — La Pharmacopée helvétique fixe ses doses maximales à 2 grammes par fois et à 6 grammes par jour ; mais ordonné à doses plus élevées, le salicylate de méthyle provoque des vomissements, des coliques, des convulsions, des troubles cardiaques, suivis de paralysie, voire même de mort, car il agit, après s'être décomposé en alcool méthylique et en acide salicylique, de la même manière que cet acide. Notons que très facilement résorbé par l'organisme, il en est très rapidement éliminé par les urines ou par les excréments, soit sous la forme de salicylate potassique, soit sous celle de salicylate de glycocolle.

Historique. — Cette drogue ne fut introduite en Europe, qu'au commencement du XIXe siècle, dans la thérapeutique.

HERBA ET OLEUM LEDI, FEUILLE ET ESSENCE DE LEDON, DE LEDUM PALUSTRE, L.

Cet arbuste, originaire de l'Europe septentrionale, livre, au droguier, ses feuilles non officinales, alternantes, persistantes, subsessiles, linéaires ou lancéolées, de 4 à 5 centimètres de long sur 6 millimètres de large, à limbe entier, vert, glabre sur sa face supérieure. Elles portent, sur leur face inférieure, de nombreux poils tecteurs, unicellulaires, coniques, plurisériés ; puis des poils sécréteurs, à glande ovale multicellulée, supportée par un pédicelle peu allongé. Ces feuilles renferment de l'essence, du tanin, de l'éricoline, du camphre de Ledum.

Leur ESSENCE se présente sous la forme d'un liquide verdâtre, d'odeur et à saveur narcotiques, d'un poids spécifique de 0,93, insoluble dans l'eau, soluble dans l'éther, l'alcool, le chloroforme, etc. Elle est principalement constituée par du *camphre de Ledum*, $C^{15}H^{26}O$, substance cristalline, fusible à 104º, dont une dissolution dans de l'acide sulfurique se colore en violet par addition d'acide nitrique ; mais chauffé à 150º avec de l'anhydride acétique, il se décompose en un sesquiterpène ou lédène $C^{15}H^{24}$, entrant en ébullition à 264º. Cette drogue, récoltée de mai en juin, c'est-à-dire à l'époque de la floraison de cette plante, se prescrit, dans la thérapeutique populaire, comme sédatif contre la coqueluche. Il en est de même des parties aériennes de la plante *Ledum latifolium*, L., récoltées au Labrador, qui se vendent sous la dénomination de *Thé de Labrador*.

FRUCTUS MYRTILLI, FRUIT DE MYRTILLE, DE VACCINIUM MYRTILLUS, L.

Origine botanique. — Ce petit arbrisseau à tiges ligneuses, de 50 centimètres de haut, porte des feuilles dispersées, sessiles, coriaces, à limbe entier, spatulé au sommet, pointu à sa base, mais parcouru par une nervure médiane très prononcée et par des nervures secondaires à 45º ; ses fleurs sont construites sur le type de celles des Éricacées. Ses fruits sont de petites baies bleu noirâtre.

Origine géographique. — Commune à nos régions, cette plante croît à l'état sauvage dans les sous-bois de toute l'Europe centrale et septentrionale, ainsi que dans le nord des États-Unis et du Canada.

Pathologie. — Elle subit les méfaits de la *Sclerotinia baccarum*.

Récolte et commerce. — Ses fruits mûrs, récoltés par des enfants, sont desséchés à l'étuve ou au soleil ; mais ils se différencient dans le droguier, selon leur provenance, en plusieurs variétés, telles les myrtilles allemandes ou de Bavière,

celles de la Bohême et de la Silésie, puis en myrtilles russes, des Vosges, du Jura, de la Suisse, etc.

Description de la drogue. — Ces fruits se présentent sous la forme de petites baies globuleuses, bleu noirâtre, tétra ou pentaloculaires, surmontées d'un petit disque déprimé, constitué par les restes persistants du calice. Ils renferment, à l'intérieur de leur mésocarpe charnu, de petites graines dures, rougeâtres, à surface lisse, mesurant de 5 à 6 millimètres de diamètre. Ces baies, une fois desséchées, possèdent une surface fortement chagrinée, une odeur nulle, une saveur particulière, non acide, celle-ci étant la caractéristique de ces baies fraîches.

Examen microscopique. — Ces baies, examinées sur une coupe transversale, sont constituées par un épicarpe à cellules polygonales, entourant de nombreux stomates accompagnés de deux cellules annexes, mais renfermant un suc cellulaire bleuâtre, se colorant en rouge brunâtre par addition de sels ferriques, en vert par celle d'alcalins, et en rouge par celles d'acides. Leur mésocarpe, entourant de nombreux faisceaux libéro-ligneux et des îlots de scléréides, est constitué par des cellules polygonales, riches en cristaux d'oxalate de chaux, tandis que leur endocarpe est formé par une assise de cellules scléreuses.

Falsifications. — Ces fruits sont parfois confondus avec ceux du *Vaccinium uliginosum*, L., qui sont plus grands, moins acides sur le frais, mais de couleur plus claire, puis avec ceux de la Belladone qui sont vénéneux (voir Belladone).

Analyse chimique. — Ils renferment 76 p. 100 d'eau, 5 p. 100 de sucre de canne, du tanin, de l'acide malique, de l'acide citrique, de l'acide oxalique combinés sous la forme de sels, puis une matière colorante, soluble dans l'eau, l'alcool, insoluble dans l'éther, le benzène, le chloroforme et le sulfure de carbone, etc.

Ce *colorant*, appartenant au groupe des anthocyanes, réduit à chaud le réactif de Fehling ; mais ses solutions aqueuses se précipitent, par addition de lait de chaux, en un dépôt gris verdâtre ; tandis que les sels ferriques les colorent en rouge, et les alcalins en vert.

Usage thérapeutique. — Les myrtilles se prescrivent telles que ou sous la forme de décoctions, à doses d'une cuillerée à thé sur une tasse d'eau bouillante, comme spécifique contre la diarrhée, la dysenterie, puis en gargarismes, de par leur teneur en acides et en tanin, comme astringent et comme spécifique contre la diphtérie.

Pharmacie galénique. — Elles servent à préparer l'Extractum Myrtillorum, le Succus Myrtilli, le Vinum Myrtilli.

Historique. — C'est un des remèdes populaires des plus anciennement connus, mais on leur substitue parfois des baies d'airelles, qui, ponctuées, proviennent du *Vaccinium Vitis Idaea*, L., prospérant dans les montagnes de l'Europe centrale.

Celles-ci renferment de la VACCININE ou glucoside benzoïque de formule $C^6H^5—CO—O—C^6H^{11}O^6$, de l'acide citrique, de l'acide malique, des traces d'acide benzoïque, du sucre de canne, du tanin, de l'éricoline, etc.

FOLIUM ARBUTI, FEUILLE D'ARBOUSIER, D'ARBUTUS UNEDO, L.

Cette plante, originaire de la région méditerranéenne, ne livre à la thérapeutique aucune drogue officinale, quoique ses feuilles courtement pétiolées, glabres, de 5 à 8 centimètres de long sur 3 à 4 centimètres de large, se prescrivent parfois, dans la médecine populaire, comme astringent intestinal et comme antiseptique, sous la forme de décoctions, de par leur teneur en tanin puis en gaulthérine, comme je suis parvenu à le démontrer. Elles renferment en outre de l'*arbusterine*, $C^{26}H^{42}OH + H^2O$, qui se présente sous la forme d'aiguilles blanches, soyeuses, fusibles à 129°, à pouvoir rotatoire, lévogyre, de — 15°35, solubles dans l'alcool, l'éther. Se colorant en solution alcoolique en rouge, puis en violet, par addition d'acide sulfurique, elle donne un dérivé benzoylé se présentant sous la forme de lamelles incolores fusibles à 137°, son dérivé acétylé fondant à 110°.

HERBA ERICÆ, HERBE DE BRUYÈRE, D'ERICA VULGARIS, L. seu CALLUNA VULGARIS Salisb.

Cette plante, à feuilles lancéolées, se rencontre dans les régions marécageuses, c'est-à-dire dans les bruyères de l'Espagne, de la France et de la Suisse. Elle livre au droguier ses parties aériennes, fleuries, qui renferment de l'éricine, de l'éricoline, de l'acide callutannique et une matière colorante jaune.

L'ÉRICINE n'est en réalité que l'*éther méthoxyméthylique d'acide salicylique*, mais on désigne aussi sous cette dénomination la matière colorante jaune que cette plante renferme.

L'ÉRICOLINE, $C^{44}H^{56}O^{21}$, se prépare en extrayant les feuilles de ce végétal par de l'eau chaude, puis en additionnant successivement cette solution d'acétate neutre de plomb et d'hydrogène sulfuré, pour agiter ensuite son filtrat concentré, avec de l'éther qui, décanté, est soumis à la distillation fractionnée. Elle se présente sous la forme d'une poudre jaune brunâtre, amorphe, inodore, amère, soluble dans l'eau, l'éther, l'alcool, qui, hydrolysée, se décompose en glucose et en une essence aromatique ou éricinol.

Cette drogue, non officinale, se prescrit parfois comme dépuratif du sang, comme antirhumatismal et comme spécifique contre les calculs biliaires.

PYROLACÉES

FOLIUM CHIMAPHILÆ, FEUILLE DE PYROLE, DE CHIMAPHILA UMBELLATA, Nutt.

Originaire de l'Amérique du Nord, de la Russie et de la Sibérie, cette plante livre au droguier ses feuilles non officinales, qui, courtement pétiolées, coriaces, sont cunéiformes, légèrement lancéolées, lisses, mais fortement dentelées sur leurs bords ; elles renferment du sucre, du mucilage, du tanin, de l'ursone, de la chimaphyline, outre des matières résineuses et pectiques.

La CHIMAPHYLINE, $C^{44}H^{56}O^{11}$, se présente sous la forme d'une poudre cristalline jaune, inodore, insipide, très peu soluble dans l'eau, mais très soluble dans l'alcool. Hydrolysée, elle se décompose en glucose et une essence entraînable aux vapeurs d'eau.

Elles se prescrivent en Amérique, sous la forme de décoctions, comme diurétique, puis comme astringent intestinal ; il en est de même des feuilles de *Chimaphila maculata* Pursh, de *Pyrola rotundifolia*, L., qui se prescrivent souvent sous la dénomination de *Thé Suisse*, comme vulnéraire, celles-ci renfermant des traces de méthylarbutine et d'arbutine.

IIᵉ Ordre. — **PRIMULINÉES**

PRIMULACÉES

Cette famille, comprenant 29 genres et environ 360 espèces, croissant dans toutes les régions tempérées, boréales et alpines du globe, est représentée ordinairement par des herbes vivaces, à l'aide d'un rhizome, qui peut se renfler en un tubercule (Cyclamen). Leurs feuilles, isolées, parfois opposées, sont simples, non stipulées, à limbe entier, rarement pennifide. Leurs fleurs hermaphrodites, actinomorphes, rarement zygomorphes, sont pentamères ; leur pistil étant constitué par 5 carpelles épisépales, ouverts, concrescents, qui renferment un grand nombre d'ovules hémi-anatropes. Leur fruit est une capsule à déhiscence suturale (Primevère), ou une pixide (Mouron) dont les graines, à embryon droit, possèdent un albumen charnu.

RADIX ET FLOS PRIMULÆ, RACINE ET FLEUR DE PRIMEVÈRE, DE PRIMULA OFFICINALIS, Jacq.

Cette plante, croissant à l'état sauvage dans toute l'Europe tempérée, livre, au droguier, ses fleurs et ses racines non officinales.

Les premières, mondées de leur calice, sont constituées par une corolle tubuleuse, jaune verdâtre, dilatée à la gorge, à 5 pétales soudés ensemble. Leur odeur est légèrement herbacée, leur saveur douceâtre. Non officinales, elles se prescrivent parfois, dans la médecine populaire, comme béchique.

Ses racines, récoltées au printemps et en automne, se présentent, dans le droguier, sous la forme de fragments irréguliers, plus ou moins allongés, attenant à un rhizome, marqué sur sa face supérieure, par les cicatrices des tiges, et sur sa face inférieure par celles des racines. Leur surface externe, brun grisâtre, entoure un bois jaunâtre, d'odeur légèrement aromatique, à saveur anisée.

Celles-là, non officinales, soumises, en présence de carbonate de chaux, à l'action de l'acétone chaude (après avoir été stabilisées à l'état frais, par le procédé Perrot et Goris), donnent des liquides acétoniques, que l'on distille. Leurs résidus repris par de l'eau, que l'on agite avec de l'éther, pour les priver de leurs matières colorantes et grasses, donnent une solution aqueuse, que l'on distille à sec, sous pression réduite. Ce résidu, traité par de l'éther acétique anhydre, additionné d'un peu d'alcool, abandonne à ce dernier ses glucosides, constitués par la *Primevérine* et par la *Primulavérine*.

La PRIMEVÉRINE, $C^{20}H^{28}O^{13}$, se présente sous la forme de cristaux incolores, fusibles à 203°, peu solubles dans l'eau, l'éther acétique, très solubles dans l'alcool, l'acétone, insolubles dans le sulfure de carbone, le chloroforme. Soumise à l'hydrolyse, elle se décompose, selon cette équation, en primevérose et en éther méthylique d'acide méthoxyrésorcilique :

$$C^{20}H^{28}O^{13} + H^2O = C^{11}H^{20}O^{16} + C^9H^{10}O^4$$

$$\text{ou} \quad C^7H^3 \begin{cases} COO{-}CH^3 \ (1) \\ O{-}C^{11}H^{19}O^9 \ (2) \\ OCH^3 \ (4) \end{cases} + H^2O$$

$$= C^{11}H^{20}O^{10} + C^6H^3 \begin{cases} COOCH^3 \\ OH \\ OCH^3 \end{cases}$$

La constitution de la formule de la primevérine est donc la suivante :

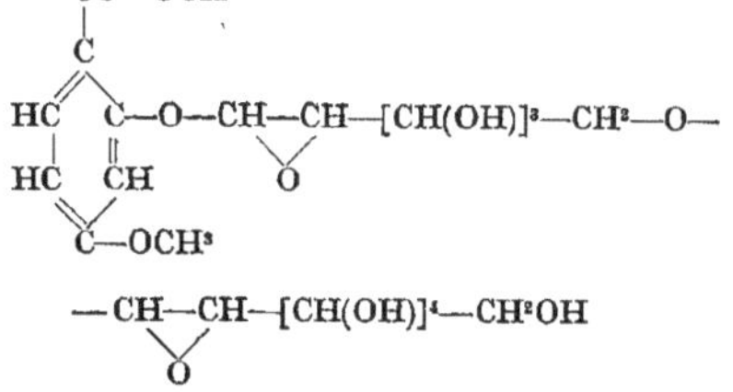

$$\begin{array}{c}
CO{-}OCH^3 \\
|\\
C\\
\end{array}$$

HC C—O—CH—CH—[CH(OH)]³—CH²—O—
HC CH O (ponté)
C—OCH³

—CH—CH—[CH(OH)]⁴—CH²OH

La PRIMEVÉROSE, cristallise sous la forme d'aiguilles incolores, fusibles à 210°, solubles dans l'eau, l'alcool, dont le pouvoir rotatoire est de 3°43′ pour commencer, et de 0°34′ après 24 heures de dissolution dans l'eau. Cette substance, réduisant la liqueur de Fehling, se combine à chaud avec la phénylhydrazine en une osazone cristalline, jaune clair, fusible à 225°, soluble dans l'alcool ; mais traitée à l'ébullition par un acide minéral;

elle se transforme en furfurol, c'est donc une pentose, qui se colore en bleu violacé, si on la chauffe, en présence d'orcine, avec de l'acide chlorhydrique.

Hydrolysée par de l'acide sulfurique à 2 p. 100, elle donne naissance à du glucose et à du xylose, mais oxydée lentement, elle se transforme en un acide bionique, qui se prépare en dissolvant un gramme de cette biose dans de l'eau additionnée de carbonate de chaux et d'un gramme de brome (dont l'odeur disparaît après 48 heures de contact) afin d'obtenir du primeverobionate de chaux cristallin, insoluble dans l'alcool, dont la solution renferme le sucre non attaqué par le brome, celui-là étant du xylose ; aussi peut-on certifier que la fonction aldéhydique libre de cette biose est celle du glucose, ce qui nous permet d'établir comme suit la formule de la primevérose :

$$\text{HOC---[CH(OH)]}^4\text{---CH}^2\text{---O---CH=CH---}$$
$$\text{---[CH(OH)]}^3\text{---CH}^2\text{OH}$$

La Primulavérine cristallise sous la forme de belles houppes incolores, fusibles à 163°, insolubles dans le benzène, le chloroforme, mais très solubles dans l'eau, l'alcool, l'éther acétique et l'acétone.

Hydrolysée, elle se décompose en primevérose et en éther méthylique d'acide métaméthoxysalicylique, car elle possède, quant à sa formule, la constitution suivante :

$$\text{CO---OCH}^3$$
$$\text{HC---C---O---CH---CH---[CH(OH)]}^1\text{---CH}^2\text{---O---}$$
$$\text{CH}^3\text{O---C---CH}$$
$$\text{CH}$$
$$\text{---CH---CH---[CH(OH)]}^4\text{---CH}^2\text{OH}$$

Cette hydrolyse peut aussi être obtenue à l'aide de la primevérase, ferment apparenté à la bétulase.

Ces racines, dénommées *Racines de coucou*, se prescrivent parfois, dans la médecine populaire sous la forme d'infusions comme antispasmodique.

RHIZOME DE CYCLAMEN, DE CYCLAMEN EUROPAEUM, L.

Originaire des régions marécageuses de l'Europe centrale, cette plante herbacée livre, au droguier, son rhizome non officinal, qui s'y présente sous la forme de disques orbiculaires, aplatis, de 4 à 6 centimètres de long sur 15 millimètres d'épaisseur, à surface externe ridée, brunâtre, à surface interne blanchâtre, à saveur âcre, caustique. Il renferme un glucoside ou *Cyclamine*, de la *Cyclamose* (sucre lévogyre), puis de l'amidon.

La Cyclamine, $C^{20}H^{34}O^{10}$, se présente sous la forme d'aiguilles incolores, inodores, fusibles à 253°, très solubles dans l'eau bouillante, la glycérine, l'alcool dilué, mais insolubles dans l'éther, le chloroforme.

Se dissolvant avec une coloration jaune, puis rouge violacé, dans l'acide sulfurique, elle se transforme, traitée par de l'acide nitrique, en acide oxalique ; elle donnerait selon Mutschler les mêmes produits de décomposition que la primavérine.

Ce rhizome se prescrit parfois, dans la médecine populaire, comme vermifuge et comme purgatif.

PLOMBAGACÉES

Comprenant 10 genres et environ 180 espèces, dont plus de 120 Statices, croissant pour la plupart sur les côtes maritimes et les terrains salés de la région méditerranéenne, les plantes de cette famille appartiennent au sous-ordre des Primulacées. Ce sont des herbes vivaces, à feuilles isolées, simples, non stipulées, plus ou moins engainantes, disposées en rosette. Leurs fleurs, actinomorphes, hermaphrodites, pentamères, renferment un pistil ressemblant à celui des Primulacées. Leur fruit sec renferme une graine, à embryon droit, à albumen amylacé. Elles se différencient des plantes appartenant aux Primulacées de par la plurité de leurs styles et de par l'albumen amylacé de leurs graines. Elles ne livrent aucune drogue officinale.

RADIX DENTELARIÆ, RACINE DE DENTELAIRE, DE DENTELARIA EUROPÆA, L., seu PLUMBAGO EUROPÆA.

Cette plante herbacée, commune à nos régions, livre au droguier ses racines non officinales, qui renferment un glucoside mal défini ou *plumbagine*, puis du tanin, de l'amidon. Se prescrivent parfois dans la médecine populaire comme odontalgique, elles sont en outre très vésicantes, raison pour laquelle elles agissent comme un violent émétique, si elles sont ordonnées à doses trop élevées.

Il en est de même des plantes *Plumbago Zeylanica*, L., et *Plumbago rosaea*, L., qui sont originaires des Indes et de Ceylan.

MYRSINACÉES

Comprenant 23 genres et environ 500 espèces, ces plantes sont représentées par des arbres et par des arbustes, à feuilles généralement isolées, simples, non stipulées, à limbe entier, souvent parsemé de poches sécrétrices. Leurs fleurs sont hermaphrodites, actinomorphes, pentamères. Leur fruit est une drupe comestible chez les Ardisies, dont la graine possède un embryon souvent recourbé, à albumen charnu ou corné.

FRUCTUS MOESÆ, FRUIT DE SAORIE, DE MOESA PICTA, Hocht.

Les fruits de cette plante, originaire de l'Abyssinie, se prescrivent parfois, ainsi que ceux de la *Myrsine africaine*, comme tænifuge et comme purgatif dans la médecine populaire de ces pays. Il en est de même des fruits de la *Mœsa lanceolata* Forsk., plante originaire elle aussi de l'Abyssinie.

FRUCTUS EMBELIÆ, FRUIT DE SUSSUTA VAIVARANG, D'EMBELIA RIBES, Burm.

Cette plante, originaire des Indes, livre parfois à la thérapeutique ses fruits charnus, de la grosseur de nos baies de macquereau, qui se prescrivent, de par leur teneur en acide embelique, en essence, en tanin et en un alcaloïde mal défini, comme anthelminthique.

L'acide embelique, $C^9H^{14}O^2$ ou $C^{18}H^{28}O^4$, se prépare en extrayant les fruits de cette plante, en présence d'acides minéraux, par de l'éther, dont la solution concentrée dépose des cristaux qui, purifiés à l'aide d'alcool bouillant et de benzène, se présentent sous la forme d'une poudre cristalline, rouge orange, fusible à 142°, insoluble dans l'eau, très soluble dans les dissolvants organiques bouillants, et dans les alcalins, dont les solutions sont colorées en rouge violacé. Ses solutions alcooliques se précipitent en un dépôt rouge brunâtre, par addition d'une goutte de perchlorure de fer, vert par celle d'acétate de plomb, vert par celle d'acétate de cuivre, gris violacé par celle de chlorure stanneux ; l'embelate d'aniline se présente sous la forme d'aiguilles violettes, fusibles à 186°, qui, insolubles dans l'eau, se dissolvent très facilement dans l'éther, l'alcool, le benzène ; oxydé par du permanganate potassique, cet acide livre de l'acide laurique et de l'acide formique.

On le prescrit parfois, à doses de 0 gr. 1 plusieurs fois par jour, comme anthelminthique et comme purgatif, car il provoque, quatre heures après son ingestion, des coliques parfois douloureuses, vu que possédant les propriétés des quinones, il s'oxyde très facilement tout en colorant en rouge les urines des patients.

CORTEX ÆGICERAS, ÉCORCE D'ÆGICERAS, D'ÆGICERAS MAJUS, G.

Cet arbuste, originaire des côtes de l'Inde et particulièrement des rives du Gange, livre, au droguier, son écorce non officinale, qui sert, aux indigènes de ces pays, à prendre les poissons, en vue d'une pêche miraculeuse, car elle renferme, outre des matières résineuses et pectiques, de la phytostérine, fusible à 84° et une saponine, dénommée ægicérine, non encore bien étudiée.

IIIᵉ Ordre. — **DIOSPYRINÉES**

SAPOTACÉES

Cette famille comprend 32 genres et plus de 400 espèces, toutes tropicales, représentées par des arbres ou par des arbustes munis de cellules lacticifères, disposées en files radiales. Leurs feuilles simples, isolées, non stipulées, possèdent généralement un limbe entier, penninervé. Leurs fleurs, actinomorphes, hermaphrodites, généralement pentamères, peuvent être tétramères (Isonandre), ou hexamères (Sapotier, Palaque) ou octomères (Imbricarie).

Leur calice est dialysépale, leur corolle gamopétale, mais ses verticilles peuvent être en nombre parfois triple de celui des sépales, chacun de ces pétales développant deux stipules pétaloïdes. Leur androcée est constitué par deux verticilles d'étamines, l'un externe, épisépale, l'autre interne, épipétale, à anthères extrorses, à quatre sacs polliniques, s'ouvrant dans le sens de la longueur ; mais les épisépales ou les épipétales peuvent avorter, comme c'est le cas chez le Sapotillier. Leur pistil se compose de carpelles (en même nombre que celui des sépales, auxquels ils sont superposés) clos et concrescents en un ovaire pluriloculaire, surmonté d'un style unique. Il renferme dans chaque loge un ovule anatrope ou campylotrope, pourvu d'un seul tégument. Leur fruit est une baie, de la grosseur parfois de nos pommes (Sapotillier), qui possède des graines à embryon droit, à albumen charnu.

Ces plantes sont caractérisées par leurs feuilles, à poils tecteurs, unicellulaires, à pédicelle fusiforme, à stomates entourés de 3 ou de plusieurs cellules annexes, sans direction, et par leurs cristaux clinorhombiques d'oxalate de chaux, ainsi que par la présence de leurs vaisseaux lacticifères, articulés.

GUTTA-PERCHA, GUTTA-PERCHA, DE PALAQUIUM GUTTA, Burck, DE PALAQUIUM OBLONGIFOLIUM, Burck, PALAQUIUM BORNEENSE Burck, PALAQUIUM TREUBII, Burck seu ISONANDRA GUTTA, Hock.

Origine botanique. — Ces arbres, de 20 mètres de haut, à branches et à tiges ligneuses, droites, recouvertes, lorsqu'elles sont jeunes, de poils tecteurs rouge brunâtre, sont parcourus par de nombreux canaux lacticifères. Ils portent des feuilles longuement lancéolées, à limbe entier, pointu au sommet, vert foncé sur sa face supérieure, jaune verdâtre sur sa face inférieure, parcouru par une nervure médiane, proéminente, et par des nervures secondaires, à 45°. Ses fleurs hexamères possèdent un calice à 6 sépales brunâtres, une corolle à 6 pétales charnus, elliptiques, qui entourent 12 étamines disposées sur deux verticilles, et un ovaire arrondi, velu, à 6 carpelles fermés, concrescents, en un ovaire pluriloculaire, renfermant dans chaque loge un ovule anatrope. Ses fruits sont des baies.

Origine géographique. — Ces plantes croissent à l'état sauvage à Singapour, dans la presqu'île de Malacca, à Bornéo, à Java, à Sumatra, à Banka et à Ceylan, où elles y sont aussi cultivées.

Récolte. — L'écorce, la moelle, les tiges, les feuilles de ces plantes sont parcourues par des canaux lacticifères, articulés, qui renferment un latex donnant notre drogue officinale. On le recueillait autrefois d'une manière peu scientifique, consistant à perforer dans le tronc de ces arbres, des trous ou des cavités, d'où s'écoulait leur latex, ou à sectionner ces plantes, que l'on privait de leur écorce, tout en prenant soin de recueillir sur la terre ou dans des vases le latex qui s'en écoulait ; car les pousses de ces arbres livrent à nouveau 20 ans plus tard de la gutta-percha. On pratique actuellement encore des trous et des incisions sur le tronc ou sur les branches de cette plante, mais on a soin de les recouvrir de chiffons, dans lesquels son latex, en s'écoulant, s'accumule. Ces trous, peu profonds, n'empêchent et ne nuisent pas au développement de cette plante ; aussi les pratique-t-on chaque année sur des parties végétales, non encore incisées. Ces chiffons, chauffés avec de l'eau bouillante, abandonnent, à la surface de celle-ci, leur latex, que l'on peut aussi obtenir en extrayant les feuilles concassées de cette plante avec du benzène, du sulfure de carbone ou du toluène ; celles-ci livrant en moyenne 9 p. 100 de gutta-percha.

Préparation. — Le latex ainsi obtenu, jaune rougeâtre ou rouge brunâtre, malaxé sous la forme de pains, est purifié sur place ou en Europe. Cette purification consiste à bien le laver avec de l'eau froide, puis à le malaxer à l'aide de machines spéciales, dans de l'eau bouillante, additionnée de carbonate de soude, afin de le priver de ses phlobaphènes, qui lui communiquent sa couleur brunâtre. Chauffé à 110°, pour évaporer son eau, ce latex est ensuite laminé, puis malaxé sous la forme de pains ou sous celle de plaques, que l'on vend dans le commerce ; celui-ci les différenciant non seulement quant à leur provenance, mais aussi quant à leur couleur et à leur pour cent en albane.

Description de la drogue. — La gutta-percha se présente, dans le droguier, sous la forme de masses amorphes, jaune brunâtre, opaques, ou sous celle de lamelles minces, à toucher onctueux, de consistance dure au froid, élastique au chaud, d'odeur et à saveur nulles au froid. La gutta-percha dégage à chaud une odeur spéciale, rappelant celle du caoutchouc, mais elle devient gluante à 100°, pour fondre à 125°, tandis qu'à 35°, elle se ramollit et qu'à 60° elle devient élastique, mais on ne peut la laminer qu'à 80°.

Soumise à la distillation sèche, elle donne une huile volatile, très complexe, renfermant de l'isoprène, du hévène et de la caoutchoutine. Elle brûle avec une flamme fuligineuse. Insoluble dans l'eau, peu soluble dans l'éther et dans l'alcool, elle se dissout très facilement dans le chloroforme, le sulfure de carbone, l'éther de pétrole, l'essence de térébenthine, le xylène, le benzène. Les acides et les bases dilués ne l'attaquent pas, tandis que les acides nitrique ou sulfurique concentrés la décomposent. Elle se convertit, par addition de soufre, en des produits analogues à ceux du caoutchouc vulcanisé ; c'est-à-dire en ébonite ; mais oxydée à l'air et à la lumière, elle se transforme en une masse dure, friable, cassante, qui est soluble dans l'alcool et dans la potasse caustique.

Falsifications. — Cette drogue est très souvent falsifiée, par addition de terre, de plomb, de pierres, qui sont insolubles dans tous les dissolvants organiques ; puis par celle de gutta-percha vulcanisée qui, traitée par de l'acide nitrique, donne une solution se précipitant par addition de chlorure de baryum ; puis par celle de résines ou d'autres latex végétaux qui, moins solubles dans le chloroforme, le sulfure de carbone, etc., ne renferment pas d'albane, que l'on peut et doit tarer comme suit :

Dosage de l'albane. — Chauffez au bain-marie la gutta-percha, dans un ballon muni d'un réfrigérant ascendant, avec de l'alcool, qui, filtré, concentré, soumis à la cristallisation spontanée, dépose des cristaux blancs, que l'on tare.

Analyse chimique. — Elle renferme de l'albane, de la fluavile et 75 p. 100 de guttène.

Le Guttène (C = 88,12 ; H = 11,72), se présente sous la forme d'une poudre jaune brunâtre, insoluble dans l'eau, l'alcool, l'éther, très soluble dans l'éther chaud, le benzène, l'aniline, le chloroforme et les essences, etc.

Usage thérapeutique. — La gutta-percha sert à préparer des mastics dentaires, des draps imperméables et des instruments de chirurgie.

Pharmacie galénique. — Elle rentre dans la préparation de la Traumaticine, qui n'est en réalité qu'une dissolution de gutta-percha dans du chloroforme ; celle-ci se prescrivant comme succédané du collodion.

Historique. — Cette drogue, étant un mauvais conducteur de la chaleur et de l'électricité, est utilisée comme isolateur dans la fabrication des appareils électriques ; mais elle ne fut importée en Europe qu'en 1843 par le docteur Montgommerie, où elle devint un produit de première nécessité, raison pour laquelle les Anglais et les Hollandais cultivèrent dès lors cette plante, qu'ils protègent par des lois interdisant d'abattre ces végétaux, sans une ordonnance spéciale.

Notons que la gutta-percha de la *Nouvelle-Guinée* se présente elle aussi sous la forme de masses informes, jaune brunâtre, solubles, à raison de 40 p. 100 dans l'alcool, de 96 p. 100 dans l'éther, de 40 p. 100 dans l'acétone, de 97 p. 100 dans le benzène et dans l'éther de pétrole, de 97 p. 100 dans le toluène et dans le sulfure de carbone. Traitée par de l'alcool bouillant, elle livre dans ses premières portions extractives la fluavile, dont les eaux mères, concentrées, déposent des cristaux d'albane ; la première de ces substances étant précipitable par addition d'eau acidulée.

La Fluavile, $C^{22}H^{36}O$, se présente sous la forme d'une poudre amorphe, jaunâtre, fusible à 83°, très soluble dans l'alcool, l'éther, le chloroforme, le sulfure de carbone, le benzène, qui, chauffée avec de la potasse caustique alcoolique, se décompose en acide cinnamique et en *fluavilrésinol*, $C^{28}H^{48}O^2$, qui cristallise sous la forme d'aiguilles incolores, fusibles à 172°, solubles dans l'alcool, l'éther, l'acétone, etc., etc.

L'Albane, $C^{42}H^{70}O$, se présente sous la forme d'aiguilles incolores, fusibles à 171°, insolubles dans l'eau et dans les alcalins, peu solubles dans l'alcool, très solubles dans l'éther, le chloroforme, le benzène, le toluène ; la constitution de sa formule étant la suivante :

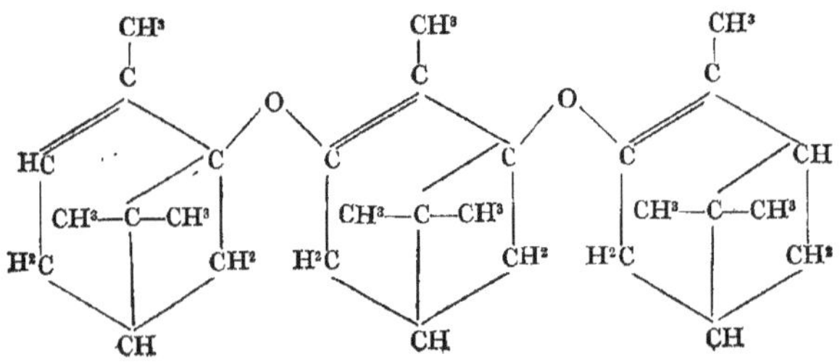

BALATA, BALATA, DE MIMUSOPS BALATA, Gaertn.

Cette plante, originaire du Vénézuela, de Para, des Antilles et des Guyanes, ressemble, quant à sa morphologie botanique, aux précédentes. Elle livre aussi un latex, qui s'écoule par des incisions obliques, pratiquées sur son tronc ou sur ses branches. Celui-là se présente sous la forme de morceaux durs, inodores, insipides, qui, se ramollissant à la chaleur, se dissolvent facilement dans le benzène, le sulfure de carbone, le chloroforme. Non officinale, cette drogue, tendant de plus en plus à remplacer la gutta-percha, renferme de l'α et du β-balaalbane, de la balafluavile, de la balaguttène, etc. Il en est de même de celle livrée par le *Mimusops alata*.

Ces deux sortes de balatas renferment en outre de l'acétate de lupéol.

L'Acétate de Lupéol, $C^{32}H^{52}O^2$, se prépare en extrayant cette drogue, plusieurs fois de suite par de l'alcool, dont la solution décantée, puis concentrée, est soumise à la cristallisation spontanée. Il se présente sous la forme d'aiguilles incolores, fusibles à 209°, solubles dans l'alcool, l'acétone ; celles-ci hydrolysées livrant de l'acide acétique et du lupéol.

OLEUM BASSIÆ, HUILE D'ILLIPÉ, DE BASSIA LONGIFOLIA, Willd.

Cette plante, originaire de Ceylan, de Madras et des Indes, livre au droguier ses graines dures, luisantes, qui, concassées, mettent à nu une amande oléagineuse, blanche, charnue. Ces graines, écrasées avec des pierres ou à l'aide de presses hydrauliques, livrent une huile limpide à + 28°, solide à + 25°, de couleur blanc verdâtre, d'odeur désagréable, à saveur oléagineuse, soluble dans l'éther, le chloroforme, les huiles grasses et essentielles, peu soluble dans l'alcool, insoluble dans l'eau. Elle sert à préparer des savons et des bougies, mais elle est utilisée comme huile alimentaire dans ses pays d'origine. Il en est de même de l'huile de *Mahwa* et de celle de *Ghi* ou de *Ghée*, de la plante *Bassia butyracea*, Roxb., originaire elle aussi des Indes.

Leurs parties aériennes renferment en outre un glucoside mal défini ou movrine, qui, se présentant sous la forme d'une poudre cristalline, blanche, soluble dans l'eau, l'alcool, l'éther acétique, insoluble dans l'éther, se prescrit parfois comme succédané de la digitaline.

OLEUM ILLIPÉ, BEURRE DE MAHWA, DE BASSIA LATIFOLIA, Roxb.

Cet arbre, originaire de l'Asie tropicale, livre au droguier ses fruits non officinaux, qui, exprimés, donnent une substance oléagineuse, jaunâtre (devenant rapidement rance à l'air), soluble dans l'éther, le chloroforme, l'éther de pétrole, insoluble dans l'eau, mais peu soluble dans l'alcool. D'un poids spécifique de 0,917, entrant en fusion à 25°, à indice de saponification de 187, à indice d'acidité de 52, elle renferme des triglycérides des acides palmitique et illipinique ou acide oléique (50 p. 100 environ). Ce beurre comestible est parfois confondu avec celui livré par les graines de *Buchanaria lactifolia*, Roxb., qui, blanc jaunâtre, fondant à + 32°, possède un poids spécifique de 0,8943.

CORTEX LUCUMÆ, ÉCORCE DE MONÉSIE, DE LUCUMA GLYCYPHLOEA, Mart.

Originaire de Brésil, cet arbre livre au droguier son écorce non officinale, qui s'y présente sous la forme de fragments irréguliers, presque inodores, à surface externe grisâtre, striée dans le sens de la longueur, à surface interne brun fauve, à saveur douceâtre, légèrement astringente. Renfermant du tanin, de la monésine (saponine), du mucilage, elle se prescrit, dans la médecine populaire de ce pays, comme astringent intestinal et comme cardiotonique.

Il n'en est pas de même de ses fruits et de ceux de la grande sapote, *Lucuma mammosa* Cand., originaire des Antilles et du Brésil, qui, ovoïdes, à pulpe succulente, à grosse graine vernissée, sont comestibles.

OLEUM BUTYROSPERMI, BEURRE DE KARITÉ, DE BUTYROSPERMUM PARKII, Kotsch.

Originaire de la région soudanaise, cet arbre de 12 à 20 mètres de haut sur 3 mètres de diamètre, porte des feuilles coriaces, glabres, vert foncé, alternantes, à limbe entier, lancéolé, et de nombreuses fleurs pédonculées, disposées en corymbe, à calice à 4 sépales, à androcée à 8 étamines et à ovaire pluriovulé. Ses fruits, atteignant la grosseur de nos pommes, sont constitués par une baie charnue, entourant une ou plusieurs graines, à coque jaune ou jaune brunâtre, marquée d'un hile très élargi.

Ces graines, desséchées au soleil, puis concassées à l'aide de grosses pierres, sont alors chauffées avec de l'eau bouillante, sur laquelle 38 p. 100 de leurs corps gras viennent à surnager ; ceux-ci, décantés, puis refroidis, se solidifiant sous la forme de morceaux oléagineux, blancs, renferment beaucoup de triglycérides des acides oléique et stéarique. Ces corps gras, non officinaux, servent à préparer des savons.

OLEUM ARGANIÆ, HUILE D'ARGANIER, D'ARGANIA SIDEROXYLON, Schomb.

Cet arbre, toujours vert, de 5 mètres de haut, croissant sur la côte occidentale du Maroc, porte des feuilles persistantes et des fruits ovoïdes, charnus, sucrés, riches en glucose (environ 14 p. 100 à leur maturité), qui, comestibles, servent de nourriture au bétail, celui-ci rejetant leurs noyaux, qui sont utilisés dans la fabrication de l'huile d'arganier.

Ces noyaux, concassés, torréfiés, réduits en pâte, puis exprimés ou chauffés avec de l'eau bouillante, livrent environ 58 p. 100 d'huile jaune foncé ou jaune brunâtre, comestible, d'odeur spéciale, non désagréable, à saveur douce, rappelant celle de l'huile de noix, d'un poids spécifique de 0,917, à indice de réfraction de 1,472, à indice de saponification de 190, à indice d'iode de 92, peu soluble dans l'alcool absolu (environ 16 p. 100), insoluble dans l'eau, mais très soluble dans l'éther, le chloroforme, l'éther de pétrole, etc. Elle se colore en rouge cerise, puis en rouge groseille par addition d'acide nitrique, en violet foncé par celle du réactif de Bellier, sa couche acide prenant alors une teinte rouge foncé. Constituée par des triglycérides des acides oléique et stéarique, elle est utilisée dans la fabrication des savons, les tourteaux ainsi obtenus, riches en azote (environ 6,5 p. 100), étant utilisés comme nourriture du bétail, mais ils renferment en outre un glucoside ou *arganine*.

L'ARGANINE se prépare en extrayant ces tourteaux (libérés par expression de leurs corps gras), par de l'alcool bouillant, qui, soumis à la distillation fractionnée, abandonne un résidu brunâtre ; celui-ci, additionné d'éther, se précipite en un dépôt blanc, que l'on reprend, afin de le purifier, par de l'eau bouillante.

Elle se présente sous la forme d'une poudre blanche, amorphe, très hygroscopique, insoluble dans l'éther, la benzine, le chloroforme, la ligroïne, les huiles fixes, peu soluble dans l'alcool absolu, très soluble dans l'alcool dilué et dans l'eau. Possédant une réaction acide, elle se dissout avec une coloration rouge orange dans l'acide sulfurique, bleue dans ce réactif additionné d'une goutte de perchlorure de fer, mais vert bleuté dans l'acide sulfurique, additionné de sulfate ferreux, et rose dans le réactif de Millon. L'eau de baryte et le sous-acétate de plomb précipitent de suite ses solutions, qui, hydrolysées, se décomposent en un sucre mal défini et en une substance gélatineuse, insoluble dans l'eau et dans l'éther, mais très soluble dans l'alcool et dans la lessive de soude.

Notons que l'arganine dissout, en solutions diluées, les globules rouges du sang, car elle possède un pouvoir hémolytique remarquable.

ABIERIO SUCCUS CHRYSOPHYLLI, SUC DE CAIMITIER, DE CHRYSOPHYLLUM CAIMITO seu LUCUMA CAIMITE, L.

Originaire des Antilles, cet arbre, cultivé au Brésil, exsude à la moindre incision un latex non officinal, ressemblant beaucoup à celui de la gutta-percha. Ses fruits, de la grosseur de nos pommes européennes, à pulpe blanche, servent à préparer sous le nom d'Abierio des confitures.

SAPOTILLIER CHICLE, GOMME DE CHICLE ou DE SAPOTILLIER D'ACHRAS SAPOTA, L.

Originaire du Mexique et de l'Amérique tropicale, cet arbre, à bois très dur, de 15 mètres de haut, à feuilles alternantes, entières, coriaces, livre à l'alimentation ses fruits ovoïdes, non officinaux (*Nispers*), à chair succulente, puis à la thérapeutique indigène, son écorce qui, riche en tanin, se prescrit parfois comme astringent intestinal. Il livre en outre, au droguier, son latex officinal, d'odeur aromatique, à saveur douceâtre, qui renferme du phosphate de chaux, du mucilage ou arabine, de l'oxalate de chaux et du sulfate de chaux, outre du sucre et 75 p. 100 de matières résineuses.

Ce latex se prescrit aux États-Unis sous le nom de *Chicle* comme succédané de notre gomme arabique.

Perforé jusqu'au cambium, cet arbre livre en outre une sorte de balata, à condition de fermer son orifice par un bouchon en bois ; celui-là se présente sous la forme d'une masse compacte dans le droguier (où il parvient après qu'on l'ait chauffé sur un feu nu, dans des bassines en terre) qui, ne renfermant pas d'albane libre, contient de la chiclofluavile, de l'acétate d'amyrine, fusible à 217°, du benzoate de lupéol, fusible à 266°, outre du mucilage et des traces d'essence renfermant de l'acide capronique et de l'acide œnanthique ; ceci à l'encontre de ce que Tschirch admet avec ses élèves, qui y décelèrent de la chicloalbane, $C^{24}H^{40}O$, fusible à 219° et de la chiclofluavile, $C^{10}H^{20}O$, fusible à 67°.

ÉBÉNACÉES OU DIOSPYRACÉES

FRUCTUS EMBRYOPTERIS, FRUIT DE DIOSPYROS, DE DIOSPYROS EMBRYOPTERIS, Pers.

Originaire de Ceylan et du Bengale, cet arbre livre au droguier ses fruits non officinaux, courtement pédonculés, ovoïdes, toujours supportés à leur base par leur calice persistant, quadrilobé. Jaunâtres extérieurement, pulpeux intérieurement, ils sont divisés en 6 ou en 10 loges, renfermant chacune une graine solitaire. Riches en tanin, ils se prescrivent souvent, dans la médecine populaire de ces pays, comme astringent intestinal. Il en est de même des fruits ovoïdes du *Diospyros kaki*, arbre de 4 à 5 mètres de haut, originaire du Japon et de la Chine, où on le dénomme Plaqueminier japonais ou abricotier du Japon, ceux-là, à pulpe juteuse, sucrée, servant aussi à préparer des confitures.

ÉCORCE DE DIOSPYROS, DE DIOSPYROS VIRGINIANA, L.

Originaire des États-Unis, cet arbre livre au droguier son écorce non officinale en Europe, qui s'y présente parfois sous la forme de fragments légèrement cintrés, à surface externe brun cannelle, à surface interne brunâtre, finement striée dans le sens de la longueur, à cassure nette, à saveur astringente. On la prescrit de par sa teneur en tanin, sous la forme de décoctions, comme astringent intestinal.

Cette plante livre, ainsi que la plante *Diospyros ebenum*, Retz, originaire de Ceylan, des Indes et des Moluques, son bois très apprécié de nos ébénistes.

STYRACACÉES

Cette famille comprend 7 genres et 223 espèces, toutes tropicales ou sous-tropicales, représentées par des arbres ou par des arbustes, à feuilles isolées, simples, non stipulées, à limbe entier, denté, penninervé.

Leurs fleurs actinomorphes, hermaphrodites, sont pentamères, parfois tétramères, avec deux verticilles d'étamines, dont les épipétales peuvent avorter (Pamphilie) ou se subdiviser en de nombreuses étamines, à anthères s'ouvrant par une fente longitudinale ou transversale. Leur pistil, ne renfermant généralement pas le même nombre de carpelles que les sépales, est ordinairement constitué par trois carpelles concrescents, fermés dans toute leur longueur ou dans une partie de celle-ci. Chacune de ses loges contient un ovule anatrope ou un plus grand nombre d'ovules pendants. Leur pistil, généralement surmonté d'un style unique, donne comme fruit une drupe sèche, ailée, c'est-à-dire surmontée par les restes du calice persistant. Cette famille se subdivise en *Styracées* avec étamines simples et en *Symplocées* avec étamines ramifiées.

BENZOES, BENJOIN, DE STYRAX BENZOIN seu STYRAX BENZOIDES, Dryand.

Origine botanique. — Cet arbre, de 10 à 15 mètres de haut, d'un diamètre atteignant la grosseur du corps humain, à écorce brunâtre, porte des feuilles alternantes, non stipulées mais pétiolées, à limbe entier, pointu à son extrémité supérieure, longuement spatulé, de 11 centimètres de long sur 4 à 4 cm. 5 de large. Dentelé et serreté sur ses bords, il est toujours parcouru par une nervure médiane, prononcée, et par des nervures secondaires, à 45°. Sa face supérieure, vert foncé, est glabre, luisante; sa face inférieure, velue, possède des nervures rosées. Ses fleurs, disposées en grappes, sont constituées par un calice à 5 pétales lancéolés, blanc rosé, qui entourent 10 étamines et un ovaire triloculaire.

Ses fruits sont des drupes brun rougeâtre, arrondies, aplaties sur leurs faces latérales.

Origine géographique. — Cette plante, croissant à l'état sauvage en Extrême-Orient, particulièrement à Java, à Sumatra, à Bornéo, puis en Indo-Chine, à Malacca et au Siam, est parfois cultivée sur les côtes de ces pays, ainsi qu'au Tonkin, qui livre un produit très apprécié, peu répandu de nos jours dans le commerce de la droguerie.

Récolte. — Le benjoin s'obtient en pratiquant, sur le tronc ou sur les branches de cette plante, des incisions en V ou en forme d'arc, atteignant son bois, d'où s'écoule un latex blanchâtre, qui se durcit sous la forme de larmes devenant jaunâtres à l'air. Les indigènes le récoltent aussi en abattant les arbres ayant atteint leur vingtième année, qu'ils ébranchent et privent, par le raclage, de leur exsudat, qui est un produit pathologique.

Celui-ci, trié selon sa forme, en larmes et en masses, est alors exporté par Penang, Bangkok, Singapour, etc., dans des caisses en bois, garnies intérieurement de paillassons, dont il prend parfois la forme. On calcule qu'un arbre livre annuellement 3 livres de benjoin, dont la bienfacture diminue à partir de sa quinzième année.

Sortes commerciales. — Le commerce européen différencie le benjoin, selon sa provenance, en plusieurs variétés, soit en : *Benjoin de Siam*, seul officinal en France et en Suisse, d'odeur vanillée, à masse fondamentale brunâtre, entourant de nombreuses amandes laiteuses, devenant translucides avec le temps ; *Benjoin de Sumatra*, moins cher que le précédent, d'odeur suave, constitué par une masse plus ou moins grisâtre ou brunâtre, qui renferme, elle aussi, dans sa gangue, de nombreuses larmes opaques ou translucides ; *Benjoin de Penang*, d'odeur particulière, très fine, qui ne se rencontre pas dans le commerce européen ; il en est de même du *Benjoin de Palembang*, qui renferme beaucoup d'acide benzoïque, mais pas d'acide cinnamique libre et du *Benjoin de Calcutta*, constitué par des masses résineuses, poreuses. Toutes ces variétés sont elles-mêmes subdivisées en plusieurs catégories, soit en *Benjoin commun*, non officinal, qui renferme beaucoup d'impuretés, en *Benjoin en masses*, utilisé dans les pharmacies, tandis que la qualité précédente sert à préparer l'acide benzoïque ; puis en *Benjoin en larmes*, formé uniquement par des amandes résineuses, qui se vendent très cher aux parfumeurs.

Description de la drogue. — Cette drogue se présente sous la forme de gros morceaux irréguliers, aplatis ou arrondis, durs, très friables, de couleur jaune brunâtre, qui renferment de nombreuses amandes ou larmes laiteuses, résineuses, brunissant à la longue, en devenant opaques à cassure cireuse, d'odeur agréable, forte, suave et vanillée, à saveur faible, aromatique, puis un peu âcre. Ce baume, se ramollissant à la chaleur, dégage alors une odeur plus accentuée. Chauffé avec de l'eau, le benjoin lui abandonne, selon sa provenance, une partie de son acide benzoïque libre (Benjoin de Siam) ou de son acide cinnamique et de son acide benzoïque (Benjoin de Sumatra) ; mais il brûle mal, en dégageant une fumée blanc bleuté, odoriférante, légèrement irritante pour les muqueuses. Soumis à la distillation aux vapeurs d'eau, il livre une essence riche en acide benzoïque et en aldéhyde benzylique ; mais soumis à la distillation sèche, il dégage du cinnamène et de l'acide benzoïque ; soumis à la distillation sèche, en présence de poudre de zinc, il donne du toluène.

Il se dissout facilement dans l'éther, l'alcool, l'acide acétique glacial, le chloroforme, etc., mais toutes ses solutions sont acides.

La Pharmacopée helvétique prescrit de prendre toujours l'indice d'acidité du benjoin, qui doit être compris entre 140 et 170, son indice de saponification étant de 220 à 240, ce qui permet de le différencier de ses falsifications.

Falsifications. — On falsifie parfois cette drogue en l'additionnant de gommes-résines provenant de plantes appartenant à la famille des Ombellifères qui, riches en mucilage, donnent, avec l'eau, des solutions précipitables en un dépôt blanc, par addition d'alcool ; ce dépôt se transformant par l'oxydation en acide mucique ; puis par de la térébenthine, très soluble dans l'éther, dont les solutions, soumises à la distillation fractionnée, abandonnent un résidu d'odeur térébinthinée ; cette odeur devenant très prononcée, si l'on chauffe ce résidu avec de la potasse caustique. On alourdit aussi le benjoin, en l'additionnant de matières minérales, insolubles dans tous les dissolvants organiques, ou de matières végétales, reconnaissables à l'examen microscopique. On le falsifie, en outre, en le mélangeant à du benjoin épuisé par de l'eau ou par de l'eau de chaux, c'est-à-dire privé de son acide benzoïque ; mais on le confond aussi avec le *benjoin de Sumatra*, non officinal en Suisse et en France, qui renferme de l'acide cinnamique libre, que l'on décèle comme suit : Une dissolution éthérée de benjoin, traitée par de l'eau de chaux, donne une solution renfermant du benzoate ou du cinnamate calciques ; tous deux solubles dans l'eau. Celle-ci, traitée par des acides minéraux, précipite des dépôts possédant, ainsi que leurs filtrats, les réactions suivantes :

I. — Leurs solutions aqueuses, mais chaudes, additionnées de permanganate de potasse et d'acide sulfurique, dégagent, en présence d'acide cinnamique, l'odeur caractéristique de l'aldéhyde benzylique, qui se forme selon l'équation suivante :

$$C^9H^8O^2 + O^4 = H^2O + 2CO^2 + C^6H^5COH$$
Acide cinnamique — Aldéhyde benzylique

II. — Ces précipités, additionnés d'une solution concentrée d'acide bromhydrique, déposent, en présence d'acide cinnamique, des aiguilles d'acide bromhydrocinnamique, dont le sel sodique se décompose à chaud en cinnamène, car :

$$C^9H^6CH^2—CHBr—COONa$$
Bromhydrocinnamate de soude

$$= CO^2 + NaBr + C^6H^5—CH—CH^2$$
Cinnamène (Styrol)

On peut aussi constater la présence de l'acide cinnamique en triturant le benjoin avec du bicarbonate de potasse, puis en additionnant sa solution aqueuse d'acide sulfurique, qui dégage, en présence de cet acide organique, l'odeur caractéristique de l'aldéhyde benzylique.

Réactions. — Le benjoin chauffé, dans une éprouvette, dégage des vapeurs blanches, se déposant sur les parois froides du verre, sous la forme d'aiguilles incolores, fusibles à 121°, très solubles dans l'eau bouillante.

L'acide sulfurique dissout le benjoin en se colorant en rouge violacé, mais additionné à sa solution éthérée, cet acide forme, à la ligne de contact des deux liquides, un anneau de même couleur ; cette coloration étant tributaire de la présence des résinotannols, que le benjoin renferme. Une solution alcoolique de benjoin, additionnée d'eau, donne une émulsion laiteuse, à réaction acide, qui dépose, par addition d'acides minéraux, des cristaux d'acide benzoïque. Chauffé avec une solution aqueuse de permanganate de potasse, le benjoin ne doit pas la réduire, ni dégager l'odeur caractéristique des amandes amères. Fondu avec de la potasse caustique, il donne de l'acide paraoxybenzoïque et de l'acide pyrocatéchique.

Analyse chimique. — Le benjoin de Siam renferme de l'acide benzoïque libre, 0,15 p. 100 de vanilline, de l'éther benzorésinolique de l'acide benzoïque, et du siarésinotannol, tandis que le *benjoin de Sumatra* contient de l'acide cinnamique et de l'acide benzoïque libres, 1 p. 100 de vanilline, des traces de benzène et d'aldéhyde benzylique, puis de l'éther phénylpropylcinnamique, de la styracine ou éther cinnamique d'acide cinnamique, du benzorésinol et de l'éther résinotannolique d'acide cinnamique, tous deux renferment en outre du styrol.

On doit analyser le benjoin en le soumettant premièrement à la distillation aux vapeurs d'eau, qui entraînent des traces de styrol, d'acide cinnamique et d'acide benzoïque ; puis en agitant sa solution éthérée avec des solutions aqueuses de carbonate de soude et de bisulfate de soude, qui s'emparent, l'un de l'acide cinnamique et éven-

tuellement de l'acide benzoïque, l'autre de sa vanilline. Cette solution éthérée, soumise à la cristallisation, dépose alors de beaux cristaux de styracine, dont les liqueurs mères, évaporées, donnent un résidu, que l'on saponifie, en présence des vapeurs d'eau, par de la potasse caustique. Cette solution aqueuse, additionnée d'acide sulfurique, précipite du benzorésinol, tandis que les parties de cette résine, insolubles dans la potasse caustique, traitées par de l'alcool, donnent une solution jaune brunâtre, qui, versée dans de l'eau acidulée, précipite du benzorésinotannol.

Le STYROL ou CINNAMÈNE ou PHÉNYLÉTHYLÈNE, C^8H^8, se présente sous la forme d'un liquide incolore, fortement réfringent, d'odeur agréable, entrant en ébullition à 145°. Insoluble dans l'eau, soluble dans l'éther, l'alcool; il se transforme à la chaleur en métastyrol ($C^8H^8)_n$, c'est-à-dire en une masse vitreuse, transparente, que l'on peut régénérer en cinnamène, par la distillation fractionnée. On le prépare synthétiquement en soumettant, pendant 2 ou 3 jours, l'acide cinnamique à l'action de l'acide bromhydrique, afin de le transformer en acide bromhydrocinnamique, dont le sel sodique se décompose à chaud en cinnamène. On le prépare aussi en faisant passer de l'acétylène à travers un tube chauffé au rouge, ou en soumettant l'acide cinnamique à la distillation sèche.

La constitution de sa formule est la suivante :

$$C^6H^5 — CH = CH^2$$

La STYRACINE, $C^{18}H^{16}O^2$, se présente sous la forme de cristaux incolores, fusibles à 44°, solubles dans l'alcool, l'éther. Elle possède, quant à sa formule, la constitution suivante :

$$\begin{array}{c}CH=CH—CO—O—CH^2=CH—CH\\ | \qquad\qquad\qquad\qquad\qquad | \\ C \qquad\qquad\qquad\qquad\qquad\quad C\\ HC\quad CH \qquad\qquad\qquad HC\quad CH\\ HC\quad CH \qquad\qquad\qquad HC\quad CH\\ CH \qquad\qquad\qquad\qquad\quad CH\end{array}$$

Hydrolysée, elle se décompose en acide cinnamique et en alcool cinnamique.

Le BENZORÉSINOL, $C^{16}H^{26}O^2$, se présente sous la forme d'aiguilles incolores, insolubles dans l'eau, très solubles dans le chloroforme, l'acétone, le toluène, qui se colorent en rouge par addition d'acide sulfurique et en rose, puis en bleu et en vert, par celle du réactif de Liebermann.

Le BENZORÉSINOTANNOL, $C^{18}H^{20}O^4$, se présente sous la forme d'une poudre amorphe, brunâtre, peu soluble dans le chloroforme le benzène, le toluène, l'éther, mais très soluble dans l'alcool, dont les solutions se précipitent en un dépôt brunâtre, par addition de perchlorure de fer, ou rouge brunâtre par celle de bichromate de potasse.

L'ACIDE BENZOIQUE, $C^7H^6O^2$, cristallise sous la forme d'aiguilles ou sous celle de paillettes brillantes, inodores, si on les prépare par le procédé dit de la voie humide ; ou légèrement aromatiques, si on les prépare par sublimation, ou d'odeur désagréable, si elles proviennent des urines ; incolore ou légèrement jaunâtre, fusible entre 120° et 121°, mais sublimant à 145°, il est très peu soluble dans l'eau froide, mais très soluble dans l'eau bouillante, l'éther, l'alcool, le chloroforme, le sulfure de carbone, les huiles fixes et dans les essences. Une solution aqueuse, concentrée et chaude d'acide benzoïque, déposc au froid, un liquide jaunâtre, oléagineux, qui se prend, petit à petit, en une masse cristalline. L'acide sulfurique dilué dissout, sans se colorer, l'acide benzoïque ; mais cette dissolution se précipite par addition de beaucoup d'eau ; tandis que l'acide sulfurique concentré, fumant, transforme cet acidc en acide métasulfobenzoïque de formule :

$$C^6H^4 \begin{cases} COOH\ (1) \\ HSO^3\ (3) \end{cases}$$

L'acide nitrique concentré, ou un mélange d'acide sulfurique et de nitrate de potasse, transforme l'acide benzoïque en acides ortho-, méta- ou paranitrobenzoïque. Le chlore transforme cet acide en acide métachlorbenzoïque de formule $C^6H^4Cl(3)COOH(1)$, tandis que l'amalgame de soude le réduit en aldéhyde et en alcool benzyliques, ou en acides tétra- et hexahydrobenzoïque.

L'acétate de plomb et le nitrate d'argent précipitent seulement les solutions saturées d'acide benzoïque ; mais cette précipitation se produit de suite, en présence d'ammoniaque, même dans ses solutions diluées. Une solution aqueuse d'acide benzoïque, neutralisée par de la lessive de soude, se précipite par addition de quelques gouttes de perchlorure de fer en un dépôt jaune rougeâtre. Quelques centigrammes d'acide benzoïque, chauffés avec une dissolution de fuchsine dans de l'aniline, donnent une solution qui, additionnée après son complet refroidissement, d'acide chlorhydrique dilué et de chloroforme, colore celui-ci en bleu. La constitution de sa formule est la suivante :

$$\begin{array}{c} COOH \\ | \\ C \\ HC \diagup \diagdown CH \\ HC \diagdown \diagup CH \\ CH \end{array}$$

Notons que cet acide prend une coloration bleu verdâtre. pour déposer ensuite, en présence d'eau oxygénée, un précipité de même couleur, par addition d'une dissolution d'oxyde ferreux dans de l'acide sulfurique, car :

$$C^6H^5—COOH + 2H^2O^2 + 2FeO$$

$$= C^6H^4—OH—COOH + Fe^2O^3 + 2H^2O$$

Cet acide se prépare :

1° En chauffant entre 150 et 180° le benjoin pulvérisé, mélangé à du sable, dans des vases en fer, recouverts d'un diaphragme de gros papier à filtrer, que l'on entoure d'un autre cône pointu, en carton.

2° Par voie humide, en extrayant le benjoin pulvérisé par de l'eau de chaux, puis en précipitant cette solution aqueuse, mais filtrée, par de l'acide chlorhydrique. L'acide benzoïque, ainsi obtenu, doit être purifié par recristallisations fractionnées.

3° En partant de l'acide hippurique toujours contenu dans l'urine des herbivores. On abandonne, à cet effet, cette dernière à la putréfaction, qui décompose son acide hippurique en acide benzoïque et en glycocolle :

$$C^6H^5CO—NH—CH^2—COOH + H^2O = C^6H^5COOH$$
Acide hippurique   Acide benzoïque

$$+ NH^2—CH^2—COOH$$
Glycocolle

ces urines chaudes, clarifiées par addition de lait de chaux, puis filtrées, étant alors décomposécs par addition d'acides minéraux.

On le prépare synthétiquement en partant de la naphtaline, qui, traitée par de l'acide nitrique, se transforme, comme nous le savons, en acide phtalique. Celui-ci, additionné de lait de chaux, se transforme en phtalate calcique qui, chauffé dans des tubes fermés entre 300° et 350°, se décompose en benzoate et en carbonate de chaux. Ceux-ci, repris par de l'eau, donnent une solution aqueuse qui, additionnée d'acides minéraux, précipite son acide benzoïque, car :

$$2C^6H^4(COO)^2Ca \longrightarrow 2CaCO^3 + (C^6H^5—COO)^2Ca$$

On le prépare aussi en partant du toluène, qui se transforme, sous l'action du chlore, en trichlortoluène ; celui-ci, chauffé en vase clos avec de l'eau, donnant de l'acide chlorhydrique et de l'acide benzoïque, car :

$$C^6H^5—CH^3 + 6Cl = C^6H^4—CCl^3 + 3HCl$$

$$C^6H^5—CCl^3 + 2H^2O = 3HCl + C^6H^4—COOH$$

Usage thérapeutique. — L'acide benzoïque se prescrit, à doses de 0,1 à 2 gr. plusieurs fois par jour, comme antiseptique, et à doses plus fortes comme antirhumatismal ; mais, se combinant aux alcalins des urines. il prévient aussi la formation des calculs phosphatiques secondaires. On peut aussi l'ordonner comme expectorant contre les catarrhes chroniques des bronches. Voir en outre mon *Traité de Chimie médico-pharmaceutique et toxicologique.*

Action physiologique, — Il se transforme dans l'organisme (particulièrement dans les reins) en acide hippurique et en acide succinique ; mais il en est aussi éliminé par la salive et la sueur. Ordonné à fortes doses, il provoque une sensation d'âcreté et de brûlures dans l'estomac et dans le pharynx.

L'Acide cinnamique, $C^9H^8O^2$, cristallise sous la forme d'aiguilles incolores, ou sous celle de prismes rhombiques, fusibles à 133°, peu solubles dans l'eau froide, très solubles dans l'éther, l'alcool et l'eau bouillante. Ses solutions aqueuses se colorent en jaune par addition de perchlorure de fer. Le permanganate de potasse, l'acide nitrique chaud, en un mot tous les oxydants. le transforment en aldéhyde benzylique, tandis que l'acide sulfurique et l'acide nitrique concentrés le transforment en des acides sulfo- ou nitrocinnamiques.

Fondu avec de la potasse caustique, il donne de l'acide benzoïque et de l'acide acétique ; mais chauffé pendant un certain temps à 200°, il se transforme en styrol, car :

$$C^6H^5—CH=CH—COOH + 2KOH$$

$$= C^6H^5—COOK + CH^3—COOK + H^2$$

$$2C^6H^5—CH=CH—COOH = C^6H^5—CH=CH^2 + CO^2$$

Oxydé par du permanganaté de potasse, en solutions diluées, l'acide cinnamique se transforme on acide phényl-glycérique :

$$C^6H^5—CH(OH)—CH(OH)—COOH$$

On le prépare en condensant, en présence d'ammoniaque ou d'aniline, l'acide malonique avec de l'aldéhyde benzylique, car :

$$C^6H^5—C\begin{matrix}O\\\ \\H\end{matrix} + \begin{matrix}COOH\\|\\CH^2\\|\\COOH\end{matrix}$$

Aldéhyde benzylique — Acide malonique

$$\longrightarrow C^6H^5—CH=C\begin{matrix}COOH\\COOH\end{matrix} + H^2O$$

$$C^6H^5—CH=C\begin{matrix}COOH\\COOH\end{matrix}$$

$$\longrightarrow CO^2 + C^6H^5—CH=CH—COOH$$

On peut aussi le préparer synthétiquement, en condensant, en présence d'anhydride acétique, l'aldéhyde benzylique avec de l'acétate de soude anhydre, car :

$$C^6H^5—C\begin{matrix}O\\H\end{matrix} + CH^3COONa$$

$$= C^6H^5—CH—CH^2—COONa$$
$$\quad\quad\quad\quad |$$
$$\quad\quad\quad OH$$

Phényllactate de soude

$$C^6H^5—CH—CH^2—COONa$$
$$\quad\quad\quad\quad |$$
$$\quad\quad\quad OH$$

$$= H^2O + C^6H^5—CH=CH—COONa$$

Voir pour plus de détails et pour son usage thérapeutique, son action physiologique, la préparation de ses sels, etc., mon *Traité de Chimie médico-pharmaceutique et toxicologique*.

Usage thérapeutique du benjoin. — Le benjoin se prescrit, à doses de 0 gr. 25 à 0 gr. 5 plusieurs fois par jour, sous la forme de pilules ou sous celle d'émulsions, comme expectorant et comme aphrodisiaque.

Pharmacie galénique. — Il sert à préparer l'Acidum benzoïcum, la Tinctura Benzoes, la Tinctura composita, la Tinctura Opii benzoïca, l'Adeps Benzoïnatus, l'Emplastrum Opiatum aromaticum, etc., mais il rentre dans la préparation des eaux dentifrices, des eaux de toilette et des onguents servant à combattre les taches de rousseur. Il sert aussi à préparer les Candulæ fumales, que l'on obtient en malaxant, sous la forme d'une pâte, 500 grammes de poudre de char-

bon de tilleul, 200 grammes de gomme adragante, 400 grammes de benjoin, 0 gr. 3 de coumarine avec de l'eau, puis en desséchant ce mélange, après l'avoir versé dans des moules de formes coniques.

Historique. — Ibn Batuta (1304 à 1378) fut le premier explorateur, qui nous transmit une description détaillée de la plante exsudant le benjoin. Cette drogue, offerte en cadeau, en l'année 1461, par le sultan El Mandi au doge de Venise, Pasquale Malipierro, ne devint un produit vraiment commercial qu'après la découverte de la voie des Indes par Vasco de Gama, époque où les Portugais, croyant avoir à faire à une nouvelle espèce de myrrhe, implantèrent cette plante à Sumatra. Son acide benzoïque fut découvert au XVI° siècle, par Nostradamus.

STORAX,
STORAX, DE STORAX OFFICINALIS, L.

Cette plante, croissant dans le midi de la France, puis en Italie et en Asie Mineure, exsude un latex non officinal, qui parvient dans le commerce sous la forme de larmes blanchâtres, agglutinées les unes avec les autres, ou agglomérées dans une gangue informe, de couleur rouge brunâtre. Emettant une odeur suave, vanillée, il possède une saveur agréable, aromatique, car il renferme de l'acide benzoïque, du styrol, de la vanilline et un peu d'essence outre des résino-tannols.

Notons que les fruits de cette plante renferment, ainsi que ceux du *Styrax obassia*, une hexite ou STYRACITE, $C^6H^{12}O^6$, cristallisant sous la forme d'aiguilles incolores, fusibles à 155°, solubles dans l'eau, l'alcool dilué (dont les solutions sont lévogyres, à pouvoir rotatoire de — 56°47'), mais insolubles dans tous les autres dissolvants organiques. Ses solutions aqueuses ne réduisent pas la liqueur de Fehling, mais le nitrate d'argent ammoniacal, qui dépose alors un miroir métallique d'argent. La styracite, oxydée légèrement, se transforme en glucose, mais elle donne avec les aldéhydes additionnées d'acide chlorhydrique des acétals.

CORTEX LOTUR, DE SYMPLOCOS RACEMOSA Roxb.

Originaire du Brésil et de la Chine, cet arbre livre, au droguier, son écorce non officinale, dénommée parfois *China nova*, qui s'y présente sous la forme de fragments cintrés, petits, jaune brunâtre, riches en essence, en loturine, en colloturine et en loturidine, aussi se prescrivent-ils comme stomachique et comme tonique de l'estomac.

Notons que la *loturine* se prépare en extrayant cette écorce par de l'alcool additionné d'acide acétique, dont la solution concentrée est précipitée, en présence d'éther, par du carbonate de soude; la solution éthérée, ainsi obtenue, soumise à la cristallisation spontanée, déposant des prismes incolores, brillants, fusibles à 234°, insolubles dans l'eau, l'ammoniaque, mais très solubles dans l'alcool, l'éther.

IVe ORDRE. — **COTORTÉES**

OLÉACÉES

Cette famille, comprenant 17 genres et 216 espèces répandues dans toutes les contrées chaudes et tempérées du globe, est représentée par des arbres ou par des arbustes, à feuilles opposées, non stipulées, simples (Olivier), ou pennées (Frêne). Leurs fleurs, actinomorphes, tétramères, à androcée et à pistil dimères, sont constituées par un calice gamosépale, par une corolle gamopétale, à pétales presque libres, qui parfois avortent, ainsi que les sépales (Frêne); par deux étamines latérales, à anthères introrses, à 4 sacs s'ouvrant dans le sens de la longueur, et par un pistil à deux carpelles clos, concrescents en un ovaire biloculaire, surmonté d'un style unique, mais contenant dans chaque loge, attachés au sommet de leur cloison, deux ovules pendants, anatropes. Leur fruit est une capsule loculicide Lilas), une samare (Frêne), une baie (Troène), ou une drupe (Olivier) dont les graines, à cotylédons minces, possèdent un albumen oléagineux. Anatomiquement, les feuilles de ces plantes sont caractérisées par la présence de leurs poils tecteurs, unicellulaires, coniques, unisériés ; par celle de leurs poils glanduleux, sessiles et capités, à glande divisée en 8 cellules verticales, mais celle-là, arrondie ou aplatie, est disposée en forme d'écusson circulaire ou déchiqueté. Leurs stomates sont généralement entourés de plusieurs cellules annexes, sans direction, mais rarement de deux cellules parallèles à l'ostiole ; leur mésophylle ne renferme jamais de glandes sécrétrices, internes, ni de lacticifères, mais fréquemment des cystolites peu ramifiés.

OLEUM OLIVARUM, HUILE D'OLIVE, D'OLEA EUROPÆA, L.

Origine botanique. — Cet arbre ou cet arbuste toujours vert, à écorce rugueuse, crevassée, parfois subéreuse, à branches arrondies, très ramifiées, porte des feuilles opposées, courtement pétiolées, à limbe entier, lancéolé, vert, parcouru par une nervure médiane, assez prononcée, et par des nervures secondaires, à 45°. Son inflorescence, disposée sous la forme de grappes, est constituée par des fleurs actinomorphes, hermaphrodites ; leur calice possédant 4 sépales concrescents à leurs bases, pointus au sommet ; leur corolle 4 pétales ovoïdes, blancs, entourant deux étamines, à filets très courts, et un ovaire supère, divisé en deux carpelles clos, concrescents, qui renferment chacun un ovule anatrope, pendant. Leur fruit est une drupe uniloculaire, verdâtre, puis rouge violacé et noirâtre, à albumen oléagineux.

Origine géographique. — Cette plante, fleurissant de mai en juin, croît à l'état sauvage sous le nom d'*Oleastre* (arbrisseau rameux dès sa base, à branches épineuses) dans tout l'Orient, particulièrement en Palestine et en Asie Mineure, d'où elle se répandit, de par la culture, dans toute la région méditerranéenne, principalement en Italie, en Provence, en Espagne, en Algérie, voire même dans l'Amérique centrale, car elle exige un sol profond, léger, argileux, imperméable, riche en humus et une température moyenne de + 11° Réaumur.

Pathologie. — Le *Dacus oleae* (petit diptère), le *Fumago salicina* (champignon), le *Glœosporium olivarum*, la *Macrophoma dalmatica* et le *Cyclogenium oleaginum* l'attaquent et la font dépérir.

Culture. — Fleurissant en Sicile en avril, en France en mai, pour donner des fruits d'août en septembre, cette plante se cultive dans des terrains poreux, calcaires, riches en humus, bien irrigués, mais non dans les terrains humides, où elle donne, il est vrai, des fruits plus gros, mais moins oléagineux.

Ce végétal, planté par hectares, à raison de 140 à 160 pousses (provenant des nœuds des racines, dénommés *Ovoli*, ou à tort des graines de cette plante, car leurs plants doivent être alors greffés), et ceci à distance de 3 mètres les unes des autres, se cultive avec le blé, la vigne, sous la forme de cultures mixtes, à raison de plus de 100.000.000 plantés en Italie, 300.000.000 en Espagne, 200.000.000 en Tunisie, ces cultures étant souvent disposées en terrasses.

Cette plante, ne donnant des fruits qu'à partir de sa troisième année, mais principalement à partir de l'âge de 8 ans, doit être de temps à autre mondée, pour être remplacée tous les vingt ans par d'autres oliviers, qui se différencient en plusieurs variétés, c'est-à-dire en Lucques, Picholine, Verdale, Espagnole, Amelan, Beni-Abbès, Cailletier, Chemlabi et Salon.

Récolte. — Ses fruits, non parvenus à leur entière maturité, sont recueillis de diverses manières dites : *Recolta à mano*, ou récolte à la main, pour les fruits de premier choix ; *Recolta scotitura*, qui se pratique en tremblant ces arbres, sous lesquels on dépose des draps destinés à recueillir les olives, qui tombent ; *Recolta bacchiatura*, qui se pratique à l'aide du gaulage, celui-ci nuisant beaucoup au développement de ces plantes et à leur récolte, vu que ces arbres sont souvent blessés ou que leurs fruits se détériorent en tombant ; *Recolta a terra*, qui consiste à recueillir à terre les fruits qui, tombant d'eux-mêmes, sont souvent attaqués par des vers.

Ces diverses méthodes de récolte sont généralement pratiquées par des femmes ou par des enfants qui, munis de corbeilles, ramassent ces fruits et les transvasent ensuite dans des sacs, que l'on transporte à dos de mulets ou d'ânes au moulin. Ces fruits, lavés avec de l'eau, pour les priver de leur terre et des feuilles mortes qui y adhèrent, sont ensuite triés selon leur degré de maturité. On admet généralement qu'un olivier donne une moyenne de 65 kilogrammes, voire même parfois jusqu'à 320 litres de fruits par an.

Description de la drogue. — Elle se présente sous la forme d'une drupe ovoïde, parfois arrondie, pointue au sommet, à surface lisse, luisante, de couleur verte ou noirâtre (selon son degré de maturité) de 2 à 3 centimètres de long sur 1 à 1 cm. 5 de diamètre, pouvant aussi atteindre la grosseur de nos petites cerises. Sectionnée dans le sens de la longueur, elle est constituée par un épicarpe mince, par un mésocarpe charnu, d'odeur nulle, à saveur désagréable, oléagineuse, sucrée, par un endocarpe scléreux, recouvrant une graine allongée, légèrement aplatie, en forme de massue sur ses faces latérales. Uniloculaire, elle renferme un albumen oléagineux, blanc, avec embryon axile, droit. Cette drupe renferme, à l'état vert, beaucoup de glucose, qui, disparaissant lors de sa maturité, est remplacé par un pour cent plus élevé en corps gras. Inodore, ce fruit possède une saveur oléagineuse, agréable.

Examen microscopique de ces fruits. — Examiné sur une coupe transversale, ce fruit est entouré par un épicarpe mince, constitué par des cellules polygonales, à parois épaissies, contenant un colorant rouge pourpre, qui tire sur le rouge par addition d'acide sulfurique ; puis par un mésocarpe charnu, à cellules polygonales, très oléagineuses, se colorant, quant à leurs parois, en jaune par addition de potasse caustique. Elles entourent quelques astro-sclérites et l'endocarpe constitué par une seule assise de cellules scléreuses, à lumen petit, dentelé. Le tégument de sa graine est constitué par un épisperme à grandes cellules polygonales, par une assise nutritive, à cellules oblitérées, qui entourent quelques faisceaux, puis vient l'endosperme, constitué par des cellules polygonales, à contenu oléagineux, avec quelques grains d'aleurone.

Analyse chimique des fruits. — Ces drupes renferment un ferment ou oléase, un glucoside ou oleuropéine, un pigment rouge, outre des corps protéiques, des substances inorganiques et de 45 à 54 p. 100 de corps gras, qui donnent notre huile d'olive officinale.

Préparation de l'huile d'olive. — Ces fruits, versés dans des sacs, que l'on soumet à l'expression, livrent une partie de leurs corps gras qui, dirigés dans des citernes pleines d'eau (sur laquelle ils surnagent) donnent l'*huile d'olive vierge*. Leurs tourteaux, exprimés à nouveau, à l'aide de presses hydrauliques, donnent l'huile dite de seconde expression ou *huile de table de première qualité* ou *huile surfine*. En Sicile, ces fruits sont, par contre, triés, puis concassés (leurs graines étant ainsi réduites en poudre), et exprimés à l'aide de presses hydrauliques ; ils donnent ainsi une huile de première qualité, tandis que leurs tourteaux, arrosés d'eau bouillante, sont exprimés à nouveau, après quelques heures de macération, afin d'obtenir l'huile de table de seconde qualité, qui est la plus courante dans la vente de l'épicerie. Ces tourteaux sont alors versés dans de grandes chaudières pleines d'eau bouillante, pour être à nouveau exprimés. afin d'obtenir une huile de troisième qualité. dite *huile lampante* ou *huile d'éclairage*, qui est souvent utilisée dans la fabrication des savons. On peut obtenir une huile de quatrième qualité ou *huile d'enfer*, en soumettant ces tourteaux, ainsi exprimés, à une macération de plusieurs jours, dans des citernes pleines d'eau bouillante, où ils fermentent ; leurs corps gras, non exprimés, surnagent alors sur ce liquide. On peut obtenir ces deux dernières qualités d'huiles, en soumettant les tourteaux obtenus précédemment, à l'*extraction par du sulfure de carbone* qui, décanté, puis distillé, abandonne une huile très appréciée de nos fabricants de savons.

L'huile d'olives se vend sous les noms d'huile sélectionnée ou d'huile vierge, d'extra-fine, de surfine et de fine, qui sont comestibles ; puis on la différencie en huile non comestible, dite de première avarie, de résidus, d'enfer, soufrée, altérée et rance, qui ne sont utilisées que dans l'industrie, la technique et dans la fabrication des savons. Toutes ces variétés sont, en outre, classées, selon leur provenance, en huile d'Espagne, des provinces de Catalogne, de Murcie, d'Andalousie, d'Aragon, des îles Baléares et de la vallée de l'Ebre, qui est de qualité inférieure ; de France, provenant du Roussillon, de la Provence, du département du Rhône, etc., qui en exportent plus de 130.000 hectolitres ; de la Grèce, de l'Italie, qui en exporte (à l'exception de la province du Piémont) 6.500.000 litres ; de la Turquie, des îles de la mer Egée, de Chypre, de Samos, de Syrie, (d'où l'olivier est originaire), de la Palestine, de la Tripolitaine, de la Tunisie, de l'Algérie, de l'Australie et de l'Amérique, avec la Californie et le Mexique, où l'olivier fut implanté en 1519, puis du Pérou, où Cortès l'implanta en 1560, etc.

Description de l'huile d'olives. — Elle se présente sous la forme d'un liquide jaune verdâtre (de par les traces de chlorophylle qu'elle renferme), ou jaune doré, plus léger que l'eau, d'un poids spécifique de 0,916 à 0,917, qui, se troublant à + 10° pour se figer en une masse butyreuse à + 4°, rancit difficilement ; elle n'est pas siccative ; son odeur est spéciale, agréable, sa saveur douceâtre, parfois légèrement âcre à l'arrière-goût. Elle est peu soluble dans l'alcool et dans l'éther acétique, mais très soluble dans l'éther, le chloroforme, le benzène, le sulfure de carbone, les huiles fixes, etc.

Réactions. — L'huile d'olive se solidifie en une masse butyreuse blanche, en dégageant des vapeurs nitreuses, par addition de sels mercuriques dissous dans de l'acide nitrique ; mais elle se colore en jaune, puis en vert, par addition d'acide sulfurique : en vert par celle d'acide nitrique. Ses autres réactions seront décrites avec celles concernant les falsifications de cette drogue officinale.

Falsifications. — L'huile d'olive, vu ses prix élevés, est souvent mélangée à des huiles de sésame, de colza, de pavot, de graines de cotonnier, d'arachide, de navet, etc., voire même à de l'huile de paraffine. Ces falsifications, altérant sa couleur, son odeur, son poids spécifique, sa saveur et sa consistance, peuvent être décelées à l'aide des réactions suivantes :

Versez, dans une éprouvette, volumes égaux d'huile d'olive et d'acide nitrique, que vous agitez, après les avoir additionnés de limaille de cuivre, jusqu'à complet dégagement des vapeurs nitreuses ; l'huile d'olives se prend alors dans les 2 à 3 heures qui suivent, en une masse blanche ou blanc jaunâtre, grumeleuse, solide, tandis qu'en présence d'huiles étrangères, elle se colore en rouge, en brun ou en vert, tant en ce qui concerne le liquide, qui surnage sa masse solidifiable, que son précipité ; mais en présence d'huiles siccatives, cette solidification n'est que partielle ; celle-ci devant être attribuée à la transformation de sa trioléine en triélaïdine.

Chauffez dans une écuelle de porcelaine l'huile d'olive suspecte avec de l'acide nitrique fumant, additionné d'eau ; l'huile pure se solidifie en une masse butyreuse, jaune paille, tandis que l'huile falsifiée ne se solidifie qu'en partie, mais elle se colore en rouge, en brun et en vert, voire même en rose (huile d'arachide) en présence d'huiles étrangères.

L'huile d'olive, mélangée à du benzène résorciné, puis additionnée d'acide nitrique, ne doit pas se colorer en rouge. ni en violet : cas contraire huile de cotonnier, qui peut être décelée comme suit : Mélangez parties égales (et ceci successivement) d'acide sulfurique, d'acide nitrique, de sulfure de carbone et d'huile d'olive, que vous agitez et abandonnez ensuite au repos ; la zone de contact de ces liquides ne doit pas être colorée, cas contraire, coloration rouge, huile de sésame, verte ou vert brunâtre, huile de cotonnier.

Une falsification par de l'huile de sésame peut aussi être décelée, en agitant pendant quelques minutes, l'huile d'olive suspecte, en présence de saccharose, avec de l'acide chlorhydrique fumant, la couche aqueuse et la couche oléagineuse de ce mélange se colorent en présence d'huile de sésame en rouge. Celle-ci peut aussi être décelée, en chauffant l'huile à analyser avec de l'acide chlorhydrique additionné de quelques gouttes de furfurol ; elle prend alors, quant à sa couche aqueuse, une teinte rougeâtre en présence d'huile de cotonnier.

L'huile d'olive, chauffée avec un mélange d'alcool amylique et de sulfure de carbone renfermant du soufre, ne doit pas se colorer en rouge, cas contraire, huile de graines. L'huile de colza, rendue inodore et insipide, est très souvent utilisée pour falsifier l'huile d'olive ; mais elle se différencie de celle-ci, de par sa teneur en soufre.

Mélangez, pour reconnaître cette fraude, l'huile suspecte avec de l'alcool absolu, additionné de quelques gouttes de nitrate d'argent, puis chauffez au bain-marie ce mélange additionné d'un peu d'ammoniaque. L'huile d'olive pure abandonne, après un repos de 24 heures, une couche oléagineuse, jaunâtre ; tandis que celle de l'huile de cotonnier ou de colza se colore en jaune ou en rouge brunâtre pour déposer, en présence de beaucoup de soufre, un dépôt noir de sulfure d'argent.

L'huile d'olive blanchie, chauffée avec de l'acide chlorhydrique additionné de phloroglucine, se colore en rouge, mais toutes ces falsifications altèrent son indice d'acidité, qui doit être de 3,1, de saponification compris entre 185 et 196, d'iode compris entre 79 et 88, puis le point de fusion de ses acides gras, qui doit être compris entre 24 et 28°5.

On peut aussi constater le degré de pureté de l'huile d'olive, en versant 20 centimètres cubes de cette huile sur 20 centimètres cubes d'acide sulfurique d'un poids spécifique de 1,842, quitte à prendre ensuite, après les avoir agités ensemble, leur degré de température ; la différence entre la température initiale et celle qui se dégage, ne doit pas être de plus de 51°, cas contraire, si elle atteint 62° huile d'arachide ; 66° huile de sésame ; 69°, huile de colza.

On peut aussi utiliser, à cet effet, l'oléoréfractomètre, car l'huile d'olives y produit une déviation de 1 à 2°, l'huile de coton de 20°, celle de colza, de 10°, celle d'œillette de 29, etc.

Analyse chimique. — L'huile d'olive pure renferme 70 p. 100 de trioléine, 5 p. 100 de trilinoléine et 25 p. 100 de triglycérides des acides palmitique et arachique, qui se rencontrent en teneur plus élevée dans les huiles de qualité inférieure. Les huiles d'olives de Tunisie et d'Algérie renferment en outre des triglycérides de l'acide lignocérique, mais toutes contiennent de la phytostérine et de la cholestérine.

La CHOLESTÉRINE, $C^{27}H^{45}O + H^2O$, se prépare en saponifiant les graisses animales ou végétales, à raison de 5 grammes de substance, par 100 centimètres cubes de potasse ou de soude caustique, alcoolique, à 10 p. 100, puis en lavant le savon ainsi obtenu avec de l'alcool, quitte à le dessécher sur des assiettes poreuses et à le reprendre, en présence de carbonate de soude, par de l'éther de pétrole, dont la solution est soumise à la cristallisation spontanée, il en est de même de la préparation de la phytostérine.

Elle cristallise sous la forme de paillettes incolores, brillantes, inodores, insipides, fusibles à 149°, insolubles dans l'eau, très solubles dans l'alcool bouillant, l'éther. le chloroforme, l'acide acétique glacial. Possédant les caractères des alcools monovalents, elle se dissout avec une coloration rouge dans l'acide sulfurique, bleu verdâtre, puis rouge dans cet acide additionné d'une trace d'iode. Une dissolution chloroformique de cholestérine se colore en rouge vif. avec fluorescence jaune verdâtre par addition d'acide sulfurique, tandis qu'une dissolution de cette substance dans de l'anhydride acétique se colore en rose, puis en bleu foncé, par addition de ce même réactif. Un mélange de cholestérine, d'une trace de chlorure ferrique et d'acide chlorhydrique, évaporé à sec, abandonne un résidu se colorant en violet, puis en bleu et en vert sale, par addition de chloroforme.

Elle possède, quant à sa formule, la constitution suivante :

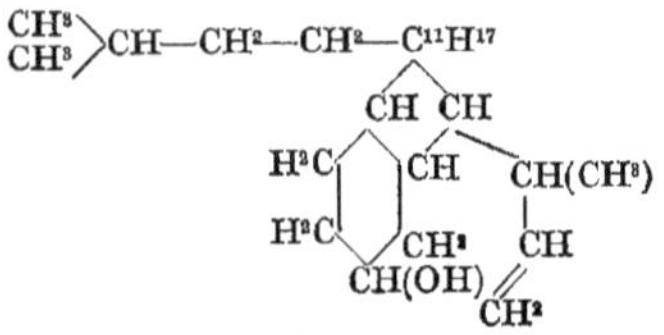

$$\begin{array}{l}CH^3\\CH^3\end{array}\!\!\Big>\!CH\!-\!CH^2\!-\!CH^2\!-\!C^{11}H^{17}$$

avec le noyau :

$$H^2C\diagdown CH\ CH\diagup CH\!-\!CH(CH^3),\quad H^2C,\ CH^2,\ CH(OH),\ CH,\ =\!CH^2$$

Chauffée entre 280 et 300°, avec de l'oxyde de cuivre, elle se transforme en cholestérone, c'est-à-dire en une cétone de formule :

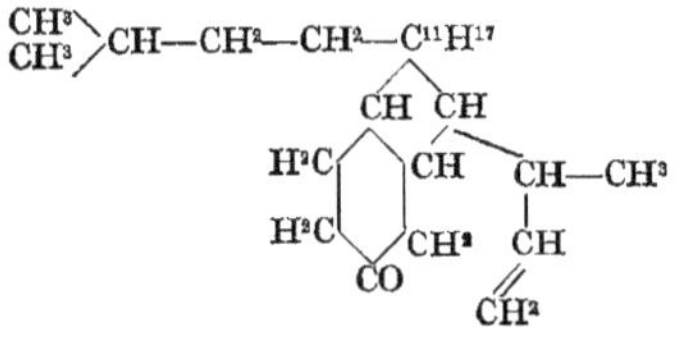

$$\begin{array}{l}CH^3\\CH^3\end{array}\!\!\Big>\!CH\!-\!CH^2\!-\!CH^2\!-\!C^{11}H^{17}$$

avec le noyau :

$$H^2C\diagdown CH\ CH\diagup CH\!-\!CH\!-\!CH^3,\quad H^2C,\ CH^2,\ CO,\ CH,\ =\!CH^2$$

Il en est de même si on la traite par de l'acide chromique. Cette substance et ses éthers protégeant l'épiderme humain, comme la cire le fait pour certains végétaux, possède en outre les propriétés d'empêcher que les globules rouges du sang ne se dissolvent dans le sérum sanguin, additionné de lécithine, de saponine ou de toxine, car elle se rencontre toujours à raison de 15 p. 100 dans le cerveau, de 1.1 p. 100 dans les nerfs, de 5 p. 100 dans la bile, de 0.35 p. 100 dans les corps gras. de 0,23 p. 100 dans les muscles, de 0,0032 p. 100 dans le lait de femme, de 0,44 p. 100 dans le jaune d'œuf, mais oxydée dans l'organisme, elle se transforme en acide cholique décelable dans la bile.

Il ne faut pas la confondre avec l'isocholestérine $C^{27}H^{46}O$ qui, se rencontrant dans le suint de laine, se présente sous la forme d'aiguilles incolores, fusibles à 138°, à pouvoir rotatoire, dextrogyre, de + 60°, peu solubles dans l'alcool froid, très solubles dans l'alcool bouillant, l'éther, l'éther de pétrole. On peut la séparer de la cholestérine, dont le benzoate (préparé en chauffant cet alcool à 200° en tube fermé avec de l'anhydride benzoïque) fond à 150°, à l'encontre de celui de l'isocholestérine qui, pulvérulent, peut être entraîné à l'aide d'éther. Notons parmi les dérivés appartenant à cette classe d'alcools que, la *sitostérine*, $C^{27}H^{46}O$, se rencontrant dans les cotylédons du blé et de l'avoine, se présente aussi sous la forme de paillettes incolores, fusibles à 137°, très solubles dans l'éther, le chloroforme, le benzène, peu solubles dans l'alcool bouillant, insolubles dans l'eau, dont l'acétate fond à 127°,5, le propionate à 108°5, le benzoate à 145°,5 ; leur pouvoir rotatoire, lévogyre, étant de — 26°71.

La *sigmastérine*, $C^{20}H^{48}O$, se rencontrant dans les fèves de Calabar, se présente sous la forme d'aiguilles incolores, fusibles à 170°, à pouvoir rotatoire, lévogyre, de — 46°,01, très solubles dans l'éther, le chloroforme, dont l'acétate fond à 141°, le propionate à 122° et le benzoate à 160°.

La *brassicastérine* $C^{28}H^{46}O + H^2O$, se rencontrant dans l'huile de brassica, se présente sous la forme de paillettes incolores, fusibles à 148°, à pouvoir rotatoire, lévogyre, de — 64°25′, très solubles dans le chloroforme, peu solubles dans l'éther, dont l'acétate fond à 158°, le propionate à 132°, le benzoate à 170° ; il n'en est pas de même de l'acétate d'amyrine qui fond à 221° et du benzoate d'amyrine fusible à 192°. .

La *coprostérine*, $C^{27}H^{48}O$, se rencontrant dans les fèces, est aussi une cholestérine, fusible à 95° qui, se présentant sous la forme d'aiguilles incolores, est très soluble dans l'éther, le chloroforme, l'alcool absolu.

On parvient aussi à séparer la cholestérine des autres alcools se rencontrant dans les corps gras, en les traitant pendant deux heures de temps avec de l'anhydride acétique, afin de les transformer en leurs acétates, que l'on soumet dans de l'alcool à la cristallisation spontanée, car l'acétate de cholestérine, étant très peu soluble dans l'alcool froid, se précipite très rapidement de ce dissolvant bouillant. On peut aussi l'obtenir en la chauffant avec de la digitonine (à raison d'un gramme de ce réactif sur 0,4 gr. de cet alcool), en solution alcoolique qui, concentrée, dépose une combinaison double de digitonine cholestérine, insoluble dans l'eau, l'acétone, l'éther, l'éther acétique, le benzène, peu soluble dans l'alcool, très soluble dans la pyridine.

On parvient à séparer la cholestérine de son homologue, la phytostérine, en dissolvant ce mélange dans l'éther, dont la solution est traitée par une dissolution de 5 grammes de brome sur 100 grammes d'acide acétique glacial, afin d'obtenir d'une part le dérivé dibromé de la cholestérine, fusible à 125° et une solution renfermant le dérivé dibromé de la phytostérine qui est soluble dans ce dissolvant.

La PHYTOSTÉRINE, $C^{26}H^{44}O + H^2O$, se présente sous la forme d'aiguilles incolores, fusibles à 133°, insolubles dans l'eau, très solubles dans l'alcool, l'éther, le chloroforme ; elle donne à peu près les mêmes réactions que la substance ci-dessus décrite.

Usage thérapeutique. — L'huile d'olive se prescrit, à doses d'une à deux cuillerées à soupe par jour, ou sous la forme d'émulsions, comme laxatif et comme émollient, principalement pour faciliter l'évacuation des calculs biliaires.

Pharmacie galénique. — Elle sert à préparer divers liniments et onguents officinaux, mais on la prescrit aussi comme purgatif, à doses d'une à deux cuillerées à soupe sur 1 litre d'eau, sous la forme de clystères.

Historique. — Utilisées dès les temps les plus reculés de notre histoire, comme aliment, et pour leur huile, les olives étaient très appréciées des Égyptiens de la VIIe dynastie, comme le prouvent celles que Maspéro découvrit dans les tombeaux de cette époque. Les Juifs plantaient aussi les oliviers (Montagnes des oliviers) et les Phéniciens utilisaient leur huile, comme huile à brûler, mais les Babyloniens lui préféraient l'huile de sésame. Les Grecs cultivaient déjà l'olivier au temps d'Homère, et les Phéniciens introduisirent la culture de cette plante, en l'an 680 avant J.-C., en Galicie. Le premier de ces peuples avait dédié cette plante à Palas, aussi décorait-il la tête de ses preux avec des rameaux ou avec des feuilles de ce végétal. Les gouvernements de France et d'Italie, etc., subventionnent, de nos jours encore, les cultivateurs d'oliviers. Fischer dit, en parlant de cet arbre, qu'assis à son ombrage, par un beau matin du mois de mai, on voit revivre, en pensées, les faits historiques, décrits dans la Bible, et la mère chérie, qui vous enseignait à les comprendre.

Notons que les feuilles d'oliviers servent actuellement à préparer des teintures ou des extraits préconisés comme aphrodisiaque ou comme fébrifuge, il en est de même des tiges et des fruits de l'Olea europæa, car ils renferment de l'OLEUROPÉINE, qui est un glucoside se présentant sous la forme d'une poudre blanche, cristalline, soluble dans l'eau, l'alcool bouillant, insoluble dans l'éther, le chloroforme, dont les solutions aqueuses, à pouvoir rotatoire, lévogyre, de — 127°, se colorent en jaune par addition d'alcalis, en rouge sang par celle d'acide sulfurique et en vert par celle d'une ou deux gouttes de perchlorure de fer ; elles réduisent en outre la liqueur de Fehling, tout en se précipitant par addition d'acétate de plomb. Ces feuilles renferment, en outre, deux hydrocarbures de formules $C^{31}H^{64}$ et $C^{35}H^{75}$, un alcool ou OLÉOSTÉROL, $C^{20}H^{34}O$, cristallisant sous la forme de houppes incolores, fusibles à 174°, de l'OLÉOSTRANOL, $C^{25}H^{42}O$, de l'HOMOOLÉOSTRANOL, $C^{27}H^{48}O$, poudre cristalline, blanche, fusible à 210°, puis de l'OLÉONOL, $C^{31}H^{48}(OH)^2$, se présentant sous la forme d'une poudre blanche, cristalline, fusible à 303°.

Les olives s'exportent aussi comme aliment, après avoir été macérées dans de l'eau de chaux, pour les priver de leur amertume, ou dans de l'eau de fenouil pour les aromatiser.

Les Chinois utilisent comme aromate du thé, les fleurs d'*Olea fragrans*, Lour., tandis que celles de l'*Olea microcarpa*, Vahl., et de l'*Olea Malabarica*, Kostl., se prescrivent comme astringent intestinal.

FOLIUM CHIONANTHI, DE CHIONANTHUS VIRGINICA L.

Originaire de l'Amérique du Nord, cette plante livre, au droguier, ses feuilles non officinales, qui se prescrivent parfois comme fébrifuge, car elles renferment de la chionanthine, $C^{22}H^{28}O^{10}$, se présentant sous la forme d'une poudre cristalline, blanche, inodore, légèrement amère, soluble dans l'eau et dans l'alcool bouillant, insoluble dans l'éther, le chloroforme. Hydrolysée, elle se décompose en glucose et en une masse résineuse, rouge brunâtre.

MANNA, MANNE, DE FRAXINUS ORNUS, L.

Origine botanique. — Cet arbre ou cet arbuste, de 3 à 5 mètres de haut, à écorce gris brunâtre, lisse, recouverte de nombreuses lenticelles, à tiges arrondies, ramifiées, porte des feuilles opposées, courtement pétiolées, ovoïdes ou spatulées, à limbe entier, pointu à son extrémité supérieure, arrondi à sa base, denticulé sur ses bords, glabre et vert sur sa face supérieure, qui est velue, mais vert pâle sur sa face inférieure. Ses fleurs, très aromatiques, disposées en grappes, sont constituées par un calice à 4 sépales, par une corolle à 4 pétales blanc jaunâtre, lancéolés, libres, qui entourent deux étamines, à filets courts, et un pistil à deux carpelles fermés, concrescents en un ovaire biloculaire, surmonté d'un style très court. Son fruit ailé, uniloculaire, est une samare.

Origine géographique. — Cette plante, fleurissant en mai, portant des fruits en juillet, croît à l'état sauvage dans les pays montagneux de l'Europe méridionale ; on la cultive principalement en Sicile, près de Palerme, à Capaci, Cinisi, Carini, Favarota, etc., puis à Valence, à Smyrne et dans le Liban, le Tyrol méridional, la Croatie et l'Asie Mineure.

Culture. — Ne supportant pas les hivers rigoureux, mais exigeant beaucoup de chaleur et de soleil, puis des terrains fertiles, bien irrigués, cette plante se cultive dans des *Frassinetti*. On plante, à cet effet, ses jeunes pousses, à distance de 1 m. 5 à 2 mètres les unes des autres, puis, lorsqu'elles sont arrivées à un certain développement, c'est-à-dire lorsqu'elles ont atteint deux mètres de haut, on les transplante dans des parcs, après les avoir mondées de leurs branches supérieures ; on les y cultive alors sous la forme de cultures mixtes, avec l'olivier et le châtaignier. Exsudant, à partir de leur huitième année, un suc riche en mannite, ces plantes sont coupées sur pied, dès leur vingtième année, car elles émettent alors, les années suivantes, de nouvelles pousses.

Cinq cents de ces plantes produisent généralement 100 kilogrammes de manne par an.

Récolte. — Les habitants de la Sicile obtiennent ce produit, en incisant leurs troncs transversalement, de juillet en septembre, à l'aide d'un couteau recourbé à son extrémité supérieure. Ces incisions, pratiquées tous les jours pendant l'été, et toujours sur un même côté, doivent être assez profondes, mais distantes de 2 à 3 centimètres les unes des autres ; elles se pratiquent annuellement de la base du tronc au sommet de celui-ci, ainsi que sur les grandes branches de cette plante, qui exsude alors un liquide jaune brunâtre, légèrement fluorescent en bleu, à goût amer. Celui-ci se prend, après 24 heures d'exposition à l'air, en une masse blanche, douceâtre, que l'on recueille soit sur la terre, où il s'est condensé, *Manna in massis* ou *Manne en sorte*, soit sur le tronc même de ces plantes, où il s'est solidifié sous la forme de stalactites : *Manna cannelata* ou *Manne cannelée*, ou sous celle de larmes : *Manna in granis* ou *Manne en grains*. La manne récoltée à terre peut aussi être recueillie sur des feuilles d'Opuntia ou de divers Ficus, ou sur des tuiles et des raquettes, disposées à cet effet au pied de ces arbres, sur lesquels on pratique l'année suivante des incisions identiques aux précédentes, mais sises sur un autre côté de leur tronc.

Les Siciliens font garder jour et nuit ces frassinetti par une escouade d'hommes, munis de sonnettes, ayant pour mission d'avertir tous les hommes valides de la contrée, si le temps devient pluvieux pendant l'époque de la récolte de la manne ; celle-là pouvant être anéantie ou détériorée par la pluie. Notons aussi, qu'une sécheresse trop prolongée nuit à l'exsudation de la manne, qui se recueille tous les 10 jours à l'aide de spatules spéciales. Ce produit, détaché de l'arbre ou ramassé à terre, versé, selon sa provenance, dans des paniers différents, est ensuite transporté à la factorerie, où il est trié pour être ensuite desséché au soleil.

Sortes commerciales. — On différencie la manne selon sa provenance en plusieurs variétés, puis en : *Manna cannelata*, qui, recueillie sur le tronc même de ces arbres, contient généralement 80 p. 100 de mannite ; *Manna in sortis* ou *manne commune*, dont le toucher est plus visqueux que celui de la précédente. Elle se présente sous la forme de morceaux irréguliers, jaune brunâtre, à saveur un peu âcre, qui renferment de 40 à 60 p. 100 de mannite, elle se prescrit en pharmacie, lors de la préparation des sirops ; *Manne grasse* ou *Manna Gerace*, qui est plus molle, plus visqueuse et plus gluante que la précédente, mais brun rougeâtre, d'odeur et d'arome désagréables ; *Manne artificielle*, qui se prépare en Italie, en dissolvant la manne grasse dans de l'eau bouillante, que l'on filtre et traite par du charbon animal. On filtre ensuite cette solution chaude, que l'on évapore en présence d'amidon ou de miel, sous la forme d'extrait, jusqu'à ce que son résidu ait pris une consistance sirupeuse, quitte à le mouler ensuite sous la forme de stalactites ou de pains, qui sont alors desséchés.

Toutes ces diverses variétés de manne, emballées dans des caisses, sont alors vendues aux maisons de droguerie en gros.

Description de la drogue. — La manne officinale se présente sous la forme de morceaux allongés, aplatis, légèrement cintrés sur une de leurs faces, assez durs, blanc jaunâtre, souvent marbrés de lignes plus foncées, d'aspect gras, à toucher onctueux, de consistance assez molle à la chaleur ou à l'humidité, d'odeur particulière, à saveur sucrée, miellée, non amère. Elle se dissout facilement dans l'eau et dans l'alcool bouillant, qui dépose à froid des cristaux de mannite, mais elle est insoluble dans l'éther, le chloroforme, le benzène, les huiles ou les essences, etc. Additionnée de craie ou de vieux fromage, puis soumise à + 40° de chaud, à la fermentation, elle se transforme en acide lactique et en acide acétique, puis en alcool éthylique, tout en dégageant de l'hydrogène et de l'anhydride carbonique.

Examen microscopique. — Ecrasée dans de l'huile, puis examinée au microscope, la manne est constituée par de nombreux cristaux aciculaires, solubles dans l'eau, puis par des fragments parenchymateux du bois et du parenchyme cortical des plantes livrant ce produit, mais elle renferme en outre des sucres divers, de provenance parasitaire.

Falsifications. — Cette drogue est souvent falsifiée par de la manne privée de sa mannite ou par de la manne de qualité inférieure, voire même par de la manne artificielle, qui se présentant sous la forme de morceaux allongés, renferme de l'amidon et de la craie pulvérisée. On la falsifie aussi par de la manne d'origines différentes, telles que la : *Manna laricina* du *Larix decidua*, *Manna cistina* du *Cistus ladaniferus*, qui provient de l'Espagne, *Manna quercina* ou du Kurdistan livrée par divers *Astralagus*, puis par de la *Manne australienne* de l'*Eucalyptus mannifera*, par de la *Manne égyptienne* ou *Manna tamariscina*, dont l'exsudation est provoquée par la piqûre d'un insecte dénommé le *Coccus manniparus*, qui s'accroche aux branches de la *Tamarix gallica*, etc., mais toutes ces variétés renferment peu ou point de mannite.

Dosage de la mannite. — On peut doser celle-ci comme suit : Extrayez la manne à analyser par de l'alcool bouillant, pesez son résidu insoluble dans ce dissolvant, puis évaporez en partie cette solution alcoolique qui, soumise à la cristallisation spontanée, dépose des cristaux de mannite, devant parfaire en poids environ 75 p. 100 de la manne utilisée.

Analyse chimique. — La manne renferme de 60 à 80 p. 100 de mannite, puis de 11 à 17 p. 100 de glucose et de lévulose, des traces d'amidon, de mucilage, de la mannéotétrose, de la mannéotriose, de la fraxine, un peu de tanin et de la dextrine.

La MANNITE, $C^6H^8(OH)^6$, découverte en 1806 par Proust, cristallise sous la forme d'aiguilles blanches, à éclats satinés, ou sous celle de gros prismes transparents, inodores, d'un poids spécifique de 1,489, à saveur douceâtre, fusibles à 168°, solubles dans l'eau, l'alcool, insolubles dans les autres dissolvants organiques. La constitution de sa formule est la suivante :

$$CH^2(OH)–CH(OH)–CH(OH)–CH(OH)–CH(OH)–CH^2(OH)$$

La mannite, abandonnée pendant un certain temps, en présence de divers schyzomycètes ou de craie et de vieux fromage à la fermentation, se décompose en acides lactique, acétique et en alcool éthylique, tout en dégageant de l'hydrogène et de l'anhydride carbonique. Ses solutions aqueuses, optiquement parlant inactives ou légèrement lévogyres, deviennent dextrogyres par addition de borax. Abandonnée un certain temps au contact du noir de platine, la mannite, en solutions aqueuses, se transforme en un liquide sirupeux, fermentescible ou *mannitose*, de formule $C^6H^{12}O^6$, qui, oxydée, donne de l'*acide mannitique*, $C^6H^{12}O^7$. La mannite réduit la solution de Fehling, mais elle se transforme, par un mélange d'acide sulfurique et d'acide nitrique, en *nitromannite*, $C^6H^8(ONO^2)^6$, qui cristallise sous la forme d'aiguilles brillantes, très explosives, solubles dans l'alcool, l'éther, insolubles dans l'eau. Chauffée avec de l'acide iodhydrique, la mannite donne de l'iodure d'alcool hexylique normal, de formule $C^6H^{13}I$, ce qui permet de la considérer comme un dérivé de l'hexane normal. Chauffée à 200° avec de l'acide chlorhydrique concentré, la mannite se transforme, en perdant une molécule d'eau, en *mannitane*, $C^6H^{12}O^5$, tandis que, traitée en solutions alcalines par du permanganate de potasse, elle se transforme en un mélange d'acides formique, oxalique et tartrique. Distillée à sec, en présence de chlorure ammonique, elle donne de la *mannitine*, $C^6H^8N^2$, qui se présente sous la forme d'un liquide incolore, entrant en ébullition à 170°, soluble dans l'eau, l'alcool, l'éther. La mannitine, à saveur amère, est un violent poison du système nerveux et des poumons, mais elle provoque, en outre, un fort abaissement de la température.

Soumise à la distillation sèche, la mannite donne des homologues de l'acide formique, puis de l'acétone et de la métaacétone. Elle donne aussi, comme tous les alcools, des éthers, mais elle peut aussi se combiner aux bases, telles qu'à la chaux, la baryte, la potasse et la soude.

On la prescrit parfois, à doses de 20 à 30 grammes comme purgatif et comme laxatif, mais elle sert aussi à préparer des pastilles, que l'on ordonne comme édulcorant aux diabétiques.

On la rencontre aussi dans les tubercules de l'*Aconitum Napellus*, dans les racines de la *Daucus Carotta*, de l'*Apium graveolens*, du *Meum athamanticum*, de la *Cyclamen europaeum*, de la *Scorzonera hispanica*, du *Triticum repens*, du *Polypodium vulgare*, puis dans l'écorce de la racine de *Punica granatum* et dans le bois du *Larix europaea*, etc., etc.

La DULCITE, $C^6H^8(OH)^6$, cristallise sous la forme de prismes clinorhombiques, incolores, fusibles à 188°, optiquement parlant inactifs, inodores, à saveur douceâtre, peu solubles dans l'eau froide, très solubles dans l'eau bouillante, presque insolubles dans l'alcool. Chauffée à 200°, elle se transforme en *Dulcitane* $C^6H^{12}O^5$. On la prépare synthétiquement en faisant réagir de l'hydrogène naissant sur la lactose.

Usage thérapeutique. — La manne se prescrit sous la forme de solutions et de sirops, ou délayée dans du lait, à doses de 10 à 20 grammes par jour, comme purgatif des enfants, de par sa teneur en mannite et en matières résineuses.

Pharmacie galénique. — Elle sert à préparer le *Sirupus Mannae*, le *Sirupus Mannae compositus* et l'*Infusum Sennae compositum*.

Historique. — Ce produit physiologique se forme, selon les théories de Pétronikof, sous l'influence d'un champignon, mais il serait, selon les théories de Gautier, une réserve chlorophyllienne.

Considérée par les Juifs comme un don du Ciel, la manne israélite provenait de la plante *Tamarix gallica*, tandis que celle d'Hippocrate provenait d'un cèdre. Notre produit officinal ne fut prescrit, dans la thérapeutique européenne, qu'à partir du commencement du XIIIe siècle, c'est-à-dire par le médecin grec Actuarius. On commença à pratiquer des incisions rationnelles sur le *Fraxinus Ornus*, qu'à partir du XVIe siècle. Malgré les descriptions de deux moines franciscains Palca et Bartholomeus qui, dans leur livre *Ab Urbe Veteri*, enseignaient la manière d'obtenir cette drogue, Klappert enseignait encore en 1802, à ses élèves, que ce produit était un don de Dieu. Les premières mentions certaines, se rapportant à ce produit, remontent à d'Acosta (1574), mais les registres de Francfort, de l'an 1582, différencient déjà la manne en *Manna Calabrina* et en *Mannes* de provenances diverses, parmi lesquelles nous mentionnerons :

La *manne de Briançon*, qui, renfermant de la *mélézitose*, provient des feuilles du mélèze, la *Manne de Perse*, qui découle de l'*Alhagi Maurorum* (Légumineuse), la *Manne du Liban* ou des Hébreux, de la plante *Tamarix gallica*, puis la *Manne du Caucase*, qui provient du *Quercus infectoria*, Oliv.; la *Manne d'Australie* étant produite par la piqûre de la mouche *Psila* sur les feuilles d'*Eucalyptus Dumosa* et d'*Eucalyptus mannifera*.

OLEUM JASMINI, ESSENCE DE JASMIN, OU DE SHNEI, DE JASMINUM GRANDIFLORUM, JASMINUM OFFICINALE, L.

Originaires des Indes, mais cultivés dans toutes les régions chaudes du globe, ces arbustes livrent, au droguier, leurs fleurs odoriférantes, non officinales, qui, soumises à l'enfleurage ou à la distillation aux vapeurs d'eau, donnent une essence jaune pâle, très aromatique, d'odeur persistante, d'un poids spécifique de 1,007, à pouvoir rotatoire, dextrogyre, de + 2°5′, soluble dans l'éther, l'alcool, l'éther de pétrole, le chloroforme, etc.

Elle est constituée par un mélange d'acétate de terpényle, 65 p. 100 d'acétate de benzyle, 6 p. 100 d'alcool benzylique, 7,5 p. 100 d'acétate de linalyle, 16 p. 100 de linalol, 2,5 p. 100 d'indol et d'éther méthylique de l'acide anthranilique, outre 3 p. 100 de jasmone et de jasmal.

La JASMONE $C^{11}H^{16}O$ est une cétone, qui se présente sous la forme d'un liquide aromatique, entrant en ébullition entre 257 et 258°, d'un poids spécifique de 0,945, soluble dans l'alcool, l'éther, le chloroforme. Son oxime fond à 45° et sa semi-carbazone à 201°.

LE JASMAL ou ACÉTALMÉTHYLÈNE PHÉNYLGLYCOL, $C^9H^{10}O^2$, se présente sous la forme d'un liquide incolore, entrant en ébullition entre 100° et 101° sous une pression de 10 millimètres, soluble dans l'éther, l'alcool, le chloroforme. Oxydé, il se transforme en aldéhyde benzylique, en acide benzoïque et en alhédyde formique, car il possède, quant à sa formule, la constitution suivante :

$$C^6H^5–CH——CH^2$$
$$O—CH^2—O$$

Non officinale, cette essence, utilisée particulièrement dans l'art de la parfumerie, se prépare aussi synthétiquement en mélangeant 27,5 gr. d'acétate de benzyle, 1 gr. 5 de jasmone, 11 grammes d'acétate de linalyle, 2 gr. 5 de linalol ou 0 gr. 1 d'éther méthylique d'acide anthranilique, 11 gr. 65 d'alcool benzylique et 1 gr. 25 d'indol, les uns avec les autres, mais on peut aussi la préparer selon le B. A. 132.425, en mélangeant 55 grammes d'acétate de benzyle, 15 grammes d'acétate de linalyle, 10 grammes de linalol avec 20 grammes d'alcool benzylique.

Notons que tous les jasmins renferment, en outre, de la mannite.

FOLIUM, OLEUM ET CORTEX FRAXINI, FEUILLE, HUILE ET ÉCORCE DE FRÊNE, DE FRAXINUS EXCELSIOR, L.

Cette plante, commune aux régions humides de l'Europe et de l'Asie septentrionale, livre au droguier son écorce non officinale, qui s'y présente sous la forme de morceaux cintrés, de dimensions variables, à surface externe gris cendré, lisse, marquée de lenticelles et de petites verrues blanches, à surface interne brunâtre, lisse, à cassure nette, à saveur amère, astringente, d'odeur nulle.

Ses feuilles, non officinales, courtement pétiolées, sont opposées sur le rachis, à l'exception de la terminale, qui est solitaire. Elles possèdent un limbe entier, ovale, lancéolé, denté sur ses bords, mais parcouru dans toute sa longueur par une nervure médiane, prononcée et par des nervures secondaires, anastomosées. Leur face supérieure est toujours dépourvue de stomates, qui se rencontrent, ainsi que leurs poils glanduleux, octocellulaires, et leurs poils tecteurs, pluricellulaires, sur sa face inférieure.

Ces deux drogues renferment de la fraxine, de l'acide fraxinotannique, outre des matières résineuses et pectiques.

La Fraxine, $C^{16}H^{16}O^6$, se prépare en chauffant l'écorce fraîche de cette plante avec de l'eau, dont la solution, précipitée par addition d'acétate neutre de plomb, puis décomposée par celle d'hydrogène sulfuré, est concentrée, pour être soumise à la cristallisation spontanée.

Elle se présente sous la forme d'aiguilles incolores, inodores, douceâtres, fusibles à 320°, peu solubles dans l'eau froide, très solubles dans l'eau bouillante, l'alcool, dont les solutions deviennent fluorescentes en bleu par addition d'alcalis ; mais cette fluorescence disparaît par addition d'acides minéraux, la coloration de cette solution passant alors au vert.

Possédant, quant à sa formule, la constitution suivante :

$$C^6H \begin{cases} OC^6H^{11}O^5 \\ OH \\ OCH^3 \\ CH{=}CH{-}CO \end{cases}$$

elle se décompose par l'hydrolyse en glucose et en fraxétine, car

$$C^{16}H^{16}O^6 + H^2O \rightarrow C^6H^{12}O^6 + C^{10}H^8O^5$$
$$\text{Fraxine} \qquad\qquad\qquad \text{Fraxétine}$$

La Fraxétine, $C^{10}H^8O^5$, se présente sous la forme de paillettes incolores, insolubles dans l'eau froide, peu solubles dans l'éther, très solubles dans l'alcool. Fusible à 227°, elle se dissout avec une coloration jaune dans l'acide sulfurique, violette dans l'acide nitrique ; ses solutions alcooliques se colorant en vert bleuté par addition d'une goutte de perchlorure de fer.

L'Acide fraxinotannique, $C^{26}H^{32}O^{14}$, se présente sous la forme d'une poudre jaune brunâtre, amorphe, hygroscopique, soluble dans l'eau, l'alcool, dont les solutions réduisent à chaud la liqueur de Fehling. Traité par de l'acide sulfurique additionné de bioxyde de manganèse, il se transforme en quinone ; mais ses solutions aqueuses se colorent en vert par addition d'une goutte de perchlorure de fer ; cette coloration passant ensuite au rouge par celle du carbonate de soude.

Ces deux drogues se prescrivent parfois, à doses de 5 à 15 grammes sur 200 grammes d'eau, sous la forme de décoctions comme tonique de l'estomac, comme fébrifuge et comme purgatif.

Notons que les feuilles de frêne servent à falsifier par-fois le thé de Chine et que l'écorce de la plante *Fraxinus americana*, L. peut être utilisée comme succédané de celle que nous venons de décrire.

Les fruits de ces plantes, exprimés ainsi que ceux du *Fraxinus sylvatica*, livrent, en outre, une huile comestible, qui se présente sous la forme d'un liquide oléagineux, jaune pâle, d'odeur spéciale, non désagréable, à saveur douceâtre, d'un poids spécifique de 0,920, à indice d'acidité nul, à indice de saponification de 191 à 196, à indice d'iode de 104, soluble dans l'éther, le chloroforme, l'éther de pétrole, peu soluble dans l'alcool.

Constituée par un mélange de triglycérides des acides oléique et palmitique, cette huile est comestible, mais elle est surtout utilisée dans la fabrication des savons.

LIGNUM ET RADIX LIRIOSMÆ, ÉCORCE DE MUIRAPUAMA, DE LIRIOSMA OVATA, Miers.

Cet arbre, originaire des pays limitrophes à l'Amazone, particulièrement du Brésil, livre au droguier l'écorce de ses racines et de son tronc, qui s'y présente parfois sous la forme de petits morceaux irréguliers, très minces, de couleur externe gris brunâtre ou gris verdâtre, mais jaune blanchâtre ou jaune brunâtre intérieurement, d'odeur nulle, à saveur légèrement amère, styptique. Cette drogue renferme des traces d'essence, de la muirapuamine, des corps résineux, riches en acides organiques et du tanin.

On la prescrit au Brésil, à doses de 15 grammes sur 200 grammes d'eau, sous la forme de décoctions, comme aphrodisiaque, ou en teintures, à doses de 15 gouttes plusieurs fois par jour, ou sous celle d'extrait (à 1-1), comme tonique de l'estomac.

OLEUM XIMENIÆ, HUILE DE CITRON DE MER, DE XIMENIA AMERICANA, L.

Dénommé *Ameixero*, cet arbuste brésilien, se rencontrant aussi sur la côte occidentale de l'Afrique, est parfois cultivé en Europe pour ses graines dénommées *Citrons de mer*, qui sont renfermées dans de petites noix pesant en moyenne 1 gr. 92. Ces noix, concassées, donnent des amandes de 18 à 22 millimètres de long, qui, extraites de leurs corps gras, livrent en moyenne 63 p. 100 d'huile fixe, limpide, jaune pâle, visqueuse, d'un poids spécifique de 0,9218, à indice de réfraction de 1,4571, à pouvoir rotatoire nul, à indice de saponification de 170, à indice d'acidité de 0,1, à indice d'iode de 94,5. Ne donnant pas la réaction d'Halphen, mais légèrement celle de Milliau-Becchi, et se colorant en brun par celle dite de l'élaïdine, elle renferme 95 p. 100 d'acides gras et 8,61 p. 100 de glycérine. Ceux-là, précipités partiellement par l'acétate de baryum, livrent un sel titrant 14,79 p. 100 de ce métal. Ces acides, de par leur faible proportion en glycérides, font prévoir qu'ils doivent être représentés par un cérotate de glycéryle, toujours très visqueux, celui-ci sera peut-être mis, un de ces premiers jours, en liberté par M. Pierarts, qui, comme il le dit dans le *Bull. des Sc. pharm.*, du 1er sept. 1917, poursuit ses études concernant la composition chimique de ces noix, utilisées à préparer, paraît-il, d'excellentes conserves.

FOLIUM SYRINGÆ, FEUILLE DE LILAS, DE SYRINGA VULGARIS, L.

Cultivé comme plante d'ornement dans toute l'Europe centrale, cet arbuste, originaire de la région méditerranénne, livre au droguier ses feuilles non officinales, qui se prescrivent, parfois, comme fébrifuge, car elles renferment de la syringine et de la mannite.

La Syringine, $C^{17}H^{24}O^9$, se présente sous la forme de longues aiguilles incolores, neutres, insipides, inodores, fusibles à 213°, insolubles dans l'éther, le chloroforme, mais très solubles dans l'eau, l'alcool dilué. Elle se dissout avec une coloration bleue, puis violette dans l'acide sulfurique, mais sans coloration dans l'acide chlorhydrique, qui, à chaud, précipite des flocons bleus. Possédant, quant à sa formule, la constitution suivante :

$$C^6H^2 \begin{cases} C^2H^4(OH) & (1) \\ O—C^6H^{11}O^5 & (2) \\ OCH^3 & (3) \\ OCH^3 & (5) \end{cases}$$

elle se décompose, par l'hydrolyse, en syringénine et en glucose, car :

$$C^{17}H^{24}O^9 + H^2O = C^{11}H^{14}O^4 + C^6H^{12}O^6$$
Syringine   Syringénine   Glucose

mais oxydée par du permanganate potassique, elle se transforme en acide glucosyringique, qui, hydrolysé, se décompose en glucose et en acide syringique ; celui-ci étant un acide diméthylgallique, dont le sel barytique, soumis à la distillation sèche, livre du diméthylpyrogallol.

FOLIUM PHILLYREÆ, DE PHILLYREA ANGUSTIFOLIA, L.

Originaire de la Chine, cette plante livre au droguier ses feuilles non officinales, qui, servant à falsifier le thé de Chine, renferment de la Phillyrine. Celle-ci se présente sous la forme d'une poudre cristalline, blanche, soluble dans l'eau, l'alcool dilué, insoluble dans l'éther, le chloroforme. Elle se dissout avec une coloration rouge violacé dans l'acide sulfurique, mais hydrolysée, elle se décompose, comme suit, en phillygénine et en un sucre mal défini, pouvant être du glucose.

$$C^{54}H^{34}O^{22} + H^2O \longrightarrow C^{42}H^{24}O^{12} + 2C^6H^{12}O^6$$
Phillyrine   Phillygérine   Glucose

LOGONIACÉES

Cette famille comprend 30 genres avec 360 espèces, la plupart tropicales, représentées par des arbres ou par des arbustes, à feuilles opposées, simples, stipulées, axillaires, à limbe entier. Leurs tiges renferment dans leur bois secondaire des tubes criblés, circummédullaires, et quelquefois des îlots libériens. Leurs fleurs actinomorphes, hermaphrodites, rarement dioïques (Loganie), sont pentamères, parfois tétramères (Buddléc), à calice gamosépale, avec un sépale externe, plus grand, pétaloïde ; à corolle gamopétale, dont les lobes sont parfois inégaux (Loganie, Gelsémine). Leur androcée peut être réduit à une seule étamine (Ustérie), ce qui rend cette fleur zygomorphe, mais leur pistil est formé par deux carpelles fermés, concrescents, qui renferment, dans chaque loge, un grand nombre d'ovules anatropes, ascendants, à raphé interne. Leur fruit est une capsule septicide, mais quelquefois une baie (Strychne), ou une drupe renfermant toujours des graines à albumen charnu ou corné.

Plusieurs de ces plantes sont, de par leur teneur en strychnine et en brucine, très vénéneuses, mais elles possèdent les caractères anatomiques suivants : Le bois de leurs tiges renferme un grand nombre d'îlots blanchâtres, formés par des vaisseaux grillagés et par du parenchyme libérien, tandis que leurs écorces présentent, à une faible distance de leur périphérie, un anneau scléreux, plus ou moins épaissi. Leurs faisceaux libéroligneux sont bicollatéraux, mais leur liber contient de nombreux cristaux prismatiques d'oxalate de chaux.

RHIZOMA GELSEMINII, RHIZOME DE JASMIN JAUNE ou LE JASMIN DE VIRGINIE ou DE GELSEMINE, DE GELSEMIUM, SEMPERVIRENS, Ait.

Origine botanique. — Cette plante, à tiges volubiles, de plusieurs mètres de haut, à écorce luisante, brunâtre, porte des feuilles opposées, pétiolées, à limbe entier, lancéolé, de 5 à 7 centimètres de long sur 1 cm. 5 à 3 centimètres de

large, très pointu à son extrémité supérieure, mais atténué, en un pétiole rosé, à sa base. Il est parcouru par une nervure médiane, prononcée, et par des nervures secondaires, à 35°. Ses fleurs, disposées dans l'axe des feuilles supérieures mais entourées de bractées triangulaires, verdâtres, sont actinomorphes, pentamères, formées par un calice à 5 sépales, par une corolle gamopétale, à 5 pétales blancs, qui entourent 5 étamines et un ovaire biloculaire, à nombreux ovules. Surmonté d'un style court, à deux stigmates, il donne, une fois fécondé, une capsule rouge brunâtre, aplatie sur ses deux faces, qui renferme, dans chacune de ses deux loges, de nombreuses graines ailées.

Origine géographique. — Elle croît à l'état sauvage dans les terrains humides de l'Amérique centrale, principalement sur les rives des fleuves parcourant la Virginie, la Floride, la Géorgie, la Louisiane, la Caroline, le Mexique, le Guatémala, où elle fleurit en février, pour donner, en novembre, des fruits.

Récolte. — Formant notre drogue officinale,

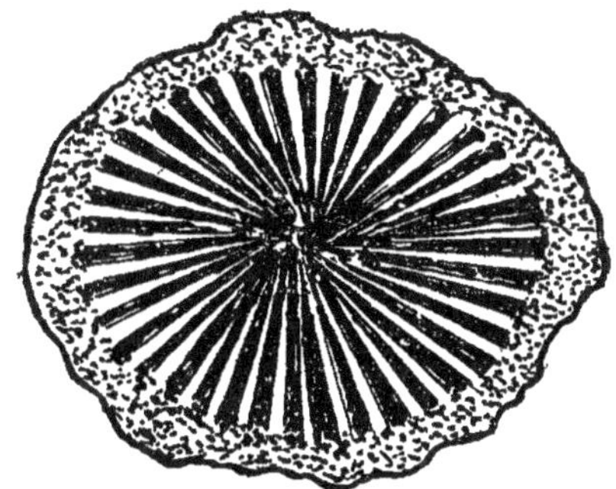

Fig. 65. — Coupe transversale du gelsemium.

son rhizome, déferré en automne, après avoir coupé cette liane, est lavé, mondé de ses racines, puis desséché, pour être vendu dans le commerce, qui est actuellement détenu par les Quakers de New-Labanon.

Description de la drogue. — Il se présente sous la forme de fragments irréguliers, de 10 à 15 centimètres de long sur 1 à 3 centimètres de diamètre, parfois légèrement recourbés sur eux-mêmes ou bifurqués à une de leurs extrémités, mais toujours marqués par les cicatrices des tiges ou des racines, dont certaines subsistent encore, ainsi que quelques-uns de ses stolons. La surface externe de ce rhizome est rugueuse, striée longitudinalement, rarement crevassée, de couleur gris brunâtre ; sa cassure inégale est étagée, de par la présence de ses nombreux rayons médullaires. Son écorce, mince, entoure un bois jaune pâle, qui se différencie, de par la présence de sa moelle centrale, de celui de ses racines. Celles-ci, souvent ramifiées, de consistance dure, à surface irrégulièrement sillonnée par des stries longitudinales, portent les cicatrices de leurs radicelles. Leur odeur, forte sur le frais, est presque nulle sur le sec, mais leur saveur est très amère.

Examen microscopique (fig. 65). — Ce rhizome, examiné sur une coupe transversale, est constitué par un suber, à plusieurs assises de cellules tabulaires, disposées en files radiales, à contenu brunâtre, puis vient le parenchyme cortical, dépourvu de cellules scléreuses et de lactifères, et le liber, à cellules plus petites, tangentiellement allongées, qui entourent des fibres péricycliques, groupées en amas. Le cambium sépare cette zone dè celle du bois, parcouru par de nombreux rayons médullaires, sur 4 ou sur 6 rangs de cellules. Il est constitué par des cellules polygonales, contenant de nombreux cristaux d'oxalate de chaux, mais leurs parois épaissies sont ponctuées. Ces cellules, riches en amidon, entourent de nombreux faisceaux libéro-ligneux, bicollatéraux. Ce rhizome renferme au centre de son bois de la moelle, qui ne se rencontre pas dans les stolons, ni dans les racines de cette plante.

Falsifications. — On confond parfois ce rhizome, qui est rarement falsifié, avec d'autres rhizomes, ne donnant pas, macérés dans de l'alcool, une teinture qui, extraite, en présence d'eau de chaux, par du chloroforme, lui abandonne ses alcaloïdes ; ceux-ci se colorant en rouge carmin par addition du réactif de Mandelin.

Dosage de ses alcaloïdes. — Epuisez, en présence d'ammoniaque, 15 grammes de poudre de ce rhizome par de l'éther, puis filtrez cette solution éthérée, que vous traitez par de l'eau additionnée d'acide chlorhydrique, aussi longtemps qu'elle se précipite ou se trouble par addition du réactif de Meyer.

Ces solutions aqueuses, acides, agitées en présence d'ammoniaque, avec de l'éther et avec du chloroforme, leur abandonnent leurs alcaloïdes, qui, desséchés après complète évaporation de ces dissolvants, sont pesés.

La teneur minimale de ce rhizome, en alcaloïdes, doit être de 0,25 p. 100.

Analyse chimique. — Ce rhizome renferme, ainsi que toute sa plante, de la gelsémine, de la gelséminine, dont le premier de ces alcaloïdes possède une action paralysante et le second une action tétanisante, puis de l'acide gelsémique, de l'acide gelséminique, de l'æsculine et du sempervirène.

La Gelsémine, $C^{40}H^{53}N^5O^{14}$, se prépare en extrayant ces racines pulvérisées par de l'alcool additionné d'acide acétique, puis par de l'eau, dont les solutions, en majeure partie concentrées, puis décantées des matières résineuses qui les surnagent, sont alors traitées par de l'éther, qui s'empare de leur acide gelsémique. Ces solutions aqueuses, additionnées de soude caustique, puis agitées avec de l'éther, lui abandonnent leur gelsémine. Elle se présente sous la forme de cristaux incolores, fusibles à 154°, peu solubles dans l'eau, très solubles dans l'éther, le chloroforme. Elle se dissout avec une coloration jaune verdâtre dans l'acide nitrique ; rouge violacé, puis vert olive dans l'acide sulfurique additionné de bioxydè de manganèse ; rouge dans l'acide sulfurique additionné de sucre (la strychnine restant incolore dans ce réactif) ; jaune dans l'acide sulfurique additionné de chlorate de potasse ; rouge cerise dans l'acide sulfurique additionné d'un petit cristal de bichromate de potasse ; rouge dans cet acide additionné d'acide vanadique. C'est un paralysant moteur, qui se prescrit parfois, à doses de 0 gr. 001 plusieurs fois par jour, comme antinévralgique.

La Gelséminine, $C^{22}H^{26}N^2O^3$, se présente sovs la forme d'une poudre blanche, cristalline, fusible

à 160°, très amère, insoluble dans l'eau, mais très soluble dans l'alcool, l'éther, le chloroforme. Se dissolvant avec une coloration rouge pourpre puis bleue dans l'acide sulfurique additionné de peroxyde de manganèse, elle possède une action tétanisante sur l'organisme, car elle se répand rapidement dans le sang.

L'Acide Gelsémique, $C^9H^5(OCH^3)O^3$, cristallise sous la forme d'aiguilles jaune pâle, fusibles à 202°, qui se transforment sous l'influence de l'acide iodhydrique en æsculétine, car la constitution de sa formule est la suivante :

$$\begin{array}{c}
CH{=}CH{-}CO \\
| \qquad\qquad | \\
C \qquad\qquad \\
HC \quad C{-}O \\
CH^3O{-}C \quad CH \\
C \\
OH
\end{array}$$

Ether méthylique d'æsculétine ou Acide gelsémique

Cette méthylæsculétine ou acide gelsémique donne des solutions aqueuses ou alcooliques, fluorescentes en bleu, dont la fluorescence devient plus caractéristique par addition d'alcalins. Réduisant à chaud la liqueur de Fehling et le nitrate d'argent ammoniacal, l'acide gelsémique se colore en bleu cobalteux, par addition de chlorure d'or, et en vert par celle de perchlorure de fer ; cet acide décolore en vert une solution de permanganate potassique, mais il se dissout, avec une coloration rouge jaunâtre, dans l'acide nitrique ; cette dissolution se colorant en rouge sang par addition d'ammoniaque, à l'encontre de celle de l'æsculétine, qui se colore en vert par addition de perchlorure de fer, en brun verdâtre par celle de permanganate potassique, tout en réduisant le chlorure d'or, la liqueur de Fehling et le nitrate d'argent ammoniacal.

L'Æsculine, $C^{15}H^{16}O^9 + 1/2\,H^2O$, se présente sous la forme d'aiguilles blanches, fusibles à 160°, très amères au goût, peu solubles dans l'eau froide, l'éther, mais très solubles dans l'eau bouillante et dans l'alcool chaud. Ses solutions aqueuses, fluorescentes en bleu, réduisent à chaud la liqueur de Fehling. Les acides étendus la décomposent, selon cette équation, en glucose et en æsculétine :

$$C^{15}H^{16}O^9 + H^2O = C^9H^{12}O^6 + \begin{array}{c}
CH{=}CH{-}CO \\
| \qquad\qquad | \\
C \qquad\qquad \\
HC \quad C{-}O \\
HO{-}C \quad CH \\
C \\
OH
\end{array}$$

Æsculine   Glucose   Æsculétine

L'Æsculétine, $C^9H^6O^4$, dénommée parfois 4-5-dioxycoumarine, se présente sous la forme d'aiguilles incolores, brillantes, fusibles à 270°, se dissolvant avec une coloration rouge, puis bleue, dans l'ammoniaque.

On la prépare synthétiquement (selon les B. 15

(1882), p. 2072 ; B. 16, p. 2106), en partant de l'aldéhyde oxyhydroquinonique sur laquelle on fait agir de l'anhydride acétique et de l'acétate de soude, l'acétate d'æsculétine ainsi obtenu, saponifié, se décomposant en æsculétine et en acétate de soude :

$$CHO \quad\longrightarrow\quad CH{=}CH{-}CO$$

Aldéhyde
oxyhydroquinonique

Acétate d'æsculétine

$$\longrightarrow$$

Æsculétine

Usage thérapeutique. — Ce rhizome se prescrit, à doses de 0 gr. 15 à 0 gr. 25 plusieurs fois par jour, sous la forme de poudres ou de pilules, comme sédatif, comme analgésique, comme antinévralgique, puis comme spécifique contre les douleurs rhumatismales, les troubles nerveux, l'épilepsie, l'hystérie, les convulsions, etc.

Action physiologique. — Agissant comme tétanisant et comme paralysant, de par la présence de ses alcaloïdes, il provoque, prescrit à doses trop élevées, de la céphalalgie, des étourdissements, des troubles visuels, avec dilatation de la pupille, du strabisme, de la cyanose, des convulsions, de la paralysie et la mort par asphyxie, car il atteint comme le curare les plaques motrices.

Contrepoisons. — Ordonnez, en ce cas, des vomitifs, du tanin, des iodures, puis des injections sous-cutanées de morphine, et prescrivez en outre, au malade, la position horizontale et la chaleur du lit.

Incompatibilités. — Ne prescrivez jamais ce rhizome ou ses dérivés avec des stimulants, des alcooliques, de l'opium ou ses dérivés, de la digitale, des sels de brome, de chlore, d'iode, ni avec de l'atropine, toutes ces drogues pouvant être ordonnées comme contrepoisons du Gelsemium.

Pharmacie galénique. — Cette drogue sert à préparer la Tinctura Gelseminii, l'Extractum Gelseminii.

Historique. — Utilisé depuis fort longtemps comme poison sagittaire et comme sédatif, par les indigènes des pays où cette plante prospère, son rhizome fut introduit au XVIIᵉ siècle, grâce à une erreur, dans la thérapeutique européenne. Notons que le *Gelsemium elegans* (Benth) originaire des provinces chinoises de Che Kiang, de Sze Chuen, du Yunnan, livre aussi, au droguier de ces régions, ses racines, qui se prescrivent comme spécifique contre la lèpre, la teigne, car elles renferment les mêmes alcaloïdes que notre drogue officinale.

SEMEN STRYCHNI seu NUX VOMICA, GRAINE DE VOMIQUIER ou NOIX VOMIQUE, DE STRYCHNOS NUX VOMICA, L.

Origine botanique. — Ce petit arbre, à écorce noir brunâtre, porte des feuilles opposées, dont le pétiole, d'un centimètre de long, s'élargit petit à petit en un limbe entier, ovoïde, pointu à son extrémité supérieure, parcouru dans toute sa longueur par une nervure médiane, prononcée, et par des nervures secondaires, anastomosées. Ses

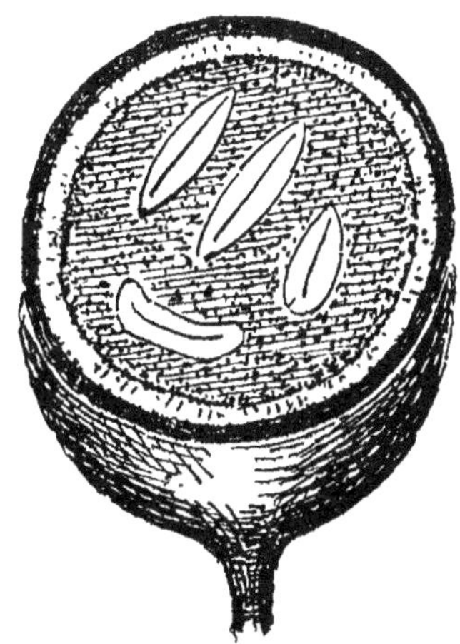

Fig. 66. — Coupe transversale du fruit du vomiquier.

fleurs actinomorphes, pentamètres, à corolle blanc verdâtre ou blanc jaunâtre, possèdent cinq étamines, à filets concrescents par leurs bases avec les pétales, et un ovaire biloculaire renfermant, dans chacun de ses carpelles, plusieurs ovules anatropes. Son fruit est une baie verdâtre, puis rouge, qui, atteignant le diamètre d'une de nos petites oranges, renferme de 3 à 8 graines officinales (fig. 66).

Origine géographique. — Il croît, à l'état sauvage, dans toute l'Asie tropicale, principalement aux Indes, à Ceylan, en Cochinchine, à Java, au Siam, en Malaisie et sur les côtes septentrionales de l'Australie.

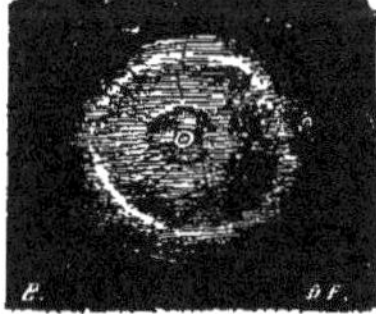

Fig. 67. — Noix vomique.

Récolte. — Ses graines, renfermées dans un fruit arrondi, à péricarpe dur, lisse, rougeâtre, à mésocarpe pulpeux, blanchâtre et visqueux, mises à nu, puis desséchées par les indigènes, sont alors exportées en Europe par Madras, Bombay et Calcutta, qui en sont leurs principaux marchés.

Description de la drogue (fig. 67). — La noix vomique se présente sous la forme d'un corps orbiculaire, discoïde, fortement aplati sur ses faces supérieure et inférieure, qui sont convexes en rapport l'une de l'autre. Une de celles-ci porte une petite protubérance saillante (ou hile), reliée au microphyle par le raphé en crête. Son teste très velu, à poils tecteurs aplatis, prenant la direction du centre à la périphérie, est gris verdâtre ou légèrement jaunâtre, de consistance très dure. Il entoure un albumen corné, blanchâtre, qui renferme deux petits cotylédons cordiformes et la plantule disposée sous le micropyle. L'odeur de cette graine est nulle, sa saveur très amère.

Examen microscopique (fig. 68). — Examinée sur une coupe transversale, cette graine est constituée par un épiderme portant de nombreux poils tecteurs, très allongés, sinueux, enchevêtrés, entrelacés les uns dans les autres, droits au centre, mais recourbés sur les bords. Ils forment un angle à 45° entre leurs pointes moussues et leurs bases renflées, dont les parois épaissies entourent une cavité poreuse, communiquant avec l'exté-

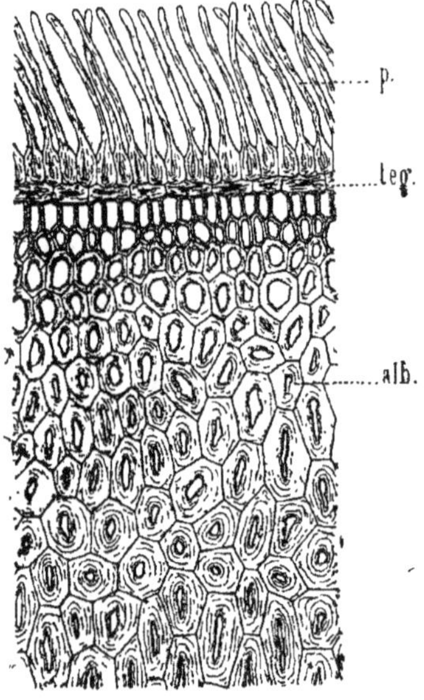

Fig. 68. — Coupe transversale de la noix vomique.
p) poils tecteurs ; teg) tégument ; alb) albumen.

rieur par de petites fentes obliques. Leur pointe mousse est parcourue par des épaississements ou stries filamenteuses, linéaires, qui se cassent transversalement en fragments courts. Le tégument de ces graines est constitué par une assise de cellules rectangulaires et par une zone de cellules aplaties, sinueuses, sclérenchymateuses, à parois épaissies, canaliculées, à lumen rétréci, qui entourent l'albumen corné, à cellules polygonales, dont les parois sont de plus en plus épaissies, à mesure qu'elles se rapprochent du centre. Elles ne renferment jamais d'amidon, mais des gouttelettes oléagineuses, des grains d'aleurone et des alcaloïdes. Ses cellules, se gonflant dans l'eau, possèdent, examinées dans une solution d'iodure potassique ioduré, des membranes épaissies, perforées, communiquant entre elles par de petits canaux anastomosés, très fins.

Falsifications. — Ces graines ne sont jamais falsifiées, mais elles sont souvent privées de leurs alcaloïdes, avant d'être vendues aux droguistes.

Examen de la poudre. — Ces graines, pul-

vérisées, donnent une poudre jaune verdâtre ou grisâtre, caractérisée par la présence de leurs poils tecteurs et par celle de leurs grains d'aleurone (l'amidon y faisant toujours défaut), puis par celle de leurs cellules sclérenchymateuses, ainsi que par celle des cellules de leur albumen, qui, dégraissées à l'aide d'éther de pétrole, se colorent en violet par addition d'acide sulfurique renfermant une trace de vanadate ammonique.

Réactions. — Ces graines, épuisées par de l'alcool, que l'on distille, abandonnent un extrait, que l'on reprend par de l'eau acidulée, dont la solution traitée par de l'acétate neutre de plomb, puis par une solution à 1/10 de phosphate disodique, est ensuite filtrée, puis additionnée d'acide chlorhydrique, d'une goutte de perchlorure de fer, qui la colore en rouge safrané, cette coloration ne disparaissant pas à la chaleur (strychnine). Une autre partie de cet extrait alcoolique, traitée, en présence de carbonate de soude, par du chloroforme, donne une solution qui, évaporée à sec, abandonne un résidu se colorant en violet (brucine) par addition de quelques gouttes d'acide nitrique et de chlorure d'étain, et en bleu violacé (strychnine), par celle du réactif de

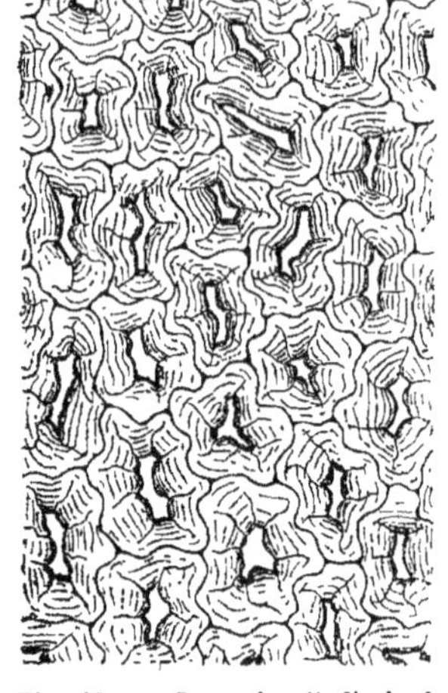

Fig. 69. — Coupe longitudinale des cellules scléreuses de la graine de vomiquier.

Mandelin. Quelques centigrammes de cet extrait, traités par de l'alcool renfermant une trace d'acide sulfurique, donnent un liquide qui, évaporé à sec, abandonne un résidu violacé, dont la coloration disparaît par addition de quelques gouttes d'eau (loganine).

Dosage des alcaloïdes de la noix vomique. — Ces graines, pulvérisées, traitées en présence d'ammoniaque par un mélange d'éther et de chloroforme, donnent une solution qui, évaporée à sec, abandonne un résidu soluble dans l'alcool. Cette dissolution étendue d'eau, titrée en présence d'hématoxyline par de l'acide chlorhydrique décinormal, jusqu'à coloration brun rougeâtre de sa couche aqueuse, exige 34 centimètres cubes de cet acide, pour 10 grammes de solution alcoolique, ce qui correspond à une teneur minimale de 2,5 p. 100 d'alcaloïdes (1 centimètre cube d'acide chlorhydrique décinormal neutralisant 0 gr. 0364 d'alcaloïdes).

On peut séparer la strychnine de la brucine, en neutralisant leurs solutions aqueuses, additionnées d'acide chlorhydrique, par de l'ammoniaque en excès, puis en les agitant avec de l'éther chloroformique qui, évaporé, abandonne un résidu de strychnine, celui-ci pouvant être taré, après avoir été desséché à 100°.

Notons que la strychnine se rencontre principalement dans les couches externes de l'albumen, et la brucine dans ses couches internes, puis dans les cellules de l'embryon. Les poils tecteurs de ces graines ne renferment jamais d'alcaloïdes, mais des matières grasses.

Analyse chimique. — Ces graines renferment un sucre dénommé séminose, puis de la strychnine, de la brucine, toujours combinées à l'acide igasurique, (acide caféotannique), puis de la loganine, 4 p. 100 de corps gras, des albuminoïdes, et parfois de la struxine.

La STRUXINE, $C^{21}H^{30}N^2O^4$, se prépare en traitant la dissolution des alcaloïdes de la noix vomique dans de l'acide sulfurique dilué, par du carbonate de soude, qui y précipite un dépôt purifiable par recristallisations fractionnées dans de l'alcool.

Elle se présente sous la forme de petits cristaux blancs, anhydres, se colorant en jaune à l'air, charbonnant vers 250°, possédant toutes les propriétés générales des alcaloïdes, d'odeur nulle, à saveur légèrement amère. La struxine ne se rencontre que dans les échantillons de noix vomique provenant de la Cochinchine, qui ont été attaqués par les insectes ou qui ont séjourné longtemps à l'humidité.

L'HUILE DE NOIX VOMIQUE se présente sous la forme d'une masse semi-solide, jaunâtre ou jaune brunâtre, à fluorescence légèrement verdâtre, d'odeur spéciale, non désagréable, à saveur amère, d'un poids spécifique de 0.865, fusible à 29°, à indice d'acidité de 18.5, à indice de saponification de 170, à indice d'iode de 73, soluble dans l'éther, le chloroforme, le sulfure de carbone, l'éther de pétrole, peu soluble dans l'alcool. Elle est constituée par un mélange de phytostérine, d'amyrine $C^{35}H^{59}OH$ et de triglycérides des acides stéarique, oléique et linolique.

PRÉPARATION DE LA STRYCHNINE, $C^{21}H^{22}N^2O^2$. — Traitez la noix vomique, finement pulvérisée, par de l'éther, afin de la priver de ses matières grasses, puis reprenez-la par de l'alcool à 45° dont la solution filtrée est soumise à la distillation fractionnée; son résidu étant additionné de sous-acétate de plomb, dont on précipite l'excès par addition du sulfide hydrique. Évaporez en partie son filtrat et précipitez sa strychnine par addition de magnésie calcinée. Recueillez le précipité ainsi obtenu, que vous lavez à l'eau froide pour le reprendre par de l'alcool bouillant à 80 p. 100, que vous soumettez à la cristallisation spontanée. Les cristaux de strychnine, ainsi obtenus, sont purifiés par recristallisations fractionnées, tandis que ceux de la brucine restent dans les eaux mères.

DESCRIPTION DE LA STRYCHNINE. — Découverte en 1818, par Pelletier et Caventou, elle se présente sous la forme de prismes rhombiques, incolores, inodores, à saveur très amère, fusibles à 265°, très peu solubles dans l'eau (froide ou chaude), peu solubles dans l'éther, l'alcool absolu, assez solubles dans le sulfure de carbone, la glycérine, très solubles dans l'alcool bouillant étendu, le chloroforme, l'alcool amylique chaud, le benzène et les huiles, etc.

Cette base, dont la constitution de la formule n'a pas encore pu être définie, possède la formule :

$$(C^{20}H^{22}O)—CO \begin{matrix} N \\ \\ N \end{matrix}$$

RÉACTIONS. — Donnant avec les acides minéraux des sels cristallins, elle se dissout sans coloration dans l'acide sulfurique ; mais elle prend, en présence de cet acide et d'un oxydant (bichromate de potasse, permanganate de potasse), une coloration bleu foncé ou bleu violacé, passant rapidement au rouge et au vert sale. Elle se dissout avec une coloration bleue, puis rouge et violette dans l'acide sulfurique additionné d'acide vanadique. Le chlorure de zinc dissout la strychnine avec une coloration rose rougeâtre, à l'encontre de l'acide chlorhydrique additionné d'une trace d'acide nitrique, qui la dissout, à la chaleur, avec une coloration jaune puis rouge sang. Quelques milligrammes de strychnine, additionnés d'une ou deux gouttes d'un des réactifs suivants : de Mandelin (0 gr. 5 de vanadate ammonique + 100 grammes H^2SO^4 pur), de Wenzell (0,5 gr. de permanganate de potasse + 100 grammes H^2SO^4 pur), de Sonnenschein (0 gr. 1 d'oxyde cérosocérique + 1 centimètre cube H^2O^2 + 50 grammes H^2SO^4 pur), se colorent en bleu, mais cette coloration passe ensuite au rouge cerise. Une autre réaction très sensible de cet alcaloïde consiste à additionner quelques milligrammes de strychnine de deux ou trois gouttes d'acide sulfurique et de 2 à 3 milligrammes de carbonate de manganèse ; elle s'y dissout alors avec une coloration bleue, virant peu à peu au violet, puis au rose.

Une solution de sulfate de strychnine, traitée par une solution d'iodure potassique ioduré, se précipite en un dépôt brun : $C^{21}H^{22}N^2O^2(HI)I^2$, qui, repris par de l'alcool, abandonne, par évaporation de ce dissolvant, des cristaux jouissant de propriétés optiques particulières.

Les halogènes donnent avec cette base des produits de substitution, mais certains oxydants la transforment en *Oxystrychnine* : $C^{21}H^{22}N^2O^3$, tels que le ferricyanure de potasse ; ou en un acide de formule $C^{16}H^{18}N^2O^4$, fusible à 285°, tels que l'acide chromique ; en *Cacostrychnine* tels que l'acide nitrique ; mais elle se décompose en des dérivés de la quinoline sous l'action de l'acide picrique.

Chauffée à 160° avec de l'eau, elle se transforme en *Isostrychnine*, qui cristallise sous la forme d'aiguilles incolores, brillantes, fusibles à 214°, ne possédant pas de vertus physiologiques, spéciales. Chauffée avec de la soude caustique, alcoolique, elle donne du *Strychnol* ou *acide strychnique*, qui, chauffé avec des acides, redonne de la strychnine car :

$$(C^{20}H^{22}O)—CO \begin{matrix} N \\ \\ N \end{matrix} + H^2O \longrightarrow (C^{20}H^{22}O—COOH \begin{matrix} N \\ \\ NH \end{matrix}$$

Strychnine.   Acide strychnique.

Fondue avec de la potasse caustique, la strychnine se transforme en des bases quinoliques et en indol ; cette base, soumise à la distillation sèche avec de la chaux vive, se décompose en ammoniaque, en éthylamine, en éthylène, en picoline, en lutidine, en scatol, en carbazol $(C^6H^4)^2NH$, celui-ci cristallisant sous la forme de paillettes incolores, fusibles à 238°.

La strychnine est une base tertiaire, qui donne avec l'iodure de méthyle des produits d'addition.

Usage thérapeutique. — Elle se prescrit, à doses de 0 gr. 001 à 0 gr. 002 plusieurs fois par jour, sous la forme de pilules ou de solutions, comme antidote des empoisonnements attribués au chloral, au chloroforme ; comme tonique et comme excitant des centres nerveux dans les cas de paralysie, d'incontinence urinaire, puis en ophtalmie, à doses de 0 gr. 01 sur 10 grammes d'eau, sous la forme d'instillations, contre l'atrophie des muscles oculaires. On l'ordonne aussi pour combattre l'asthénie nerveuse de la grippe et l'alcoolisme, particulièrement contre le delirium tremens, etc.

Action physiologique. — Résorbée lentement par les muqueuses et par le tissu cellulaire sous-cutané, elle ne subit pas de décomposition dans l'organisme ; aussi peut-on la déceler comme telle dans le sang et dans la substance grise des centres nerveux, la moelle et les reins ; mais son élimination se parfait en partie par les urines et par la salive. Ingérée à doses trop élevées, elle provoque un instant d'anxiété, une augmentation de la salivation, une exagération de l'acuité des sens, puis des mouvements convulsifs, analogues à ceux du tétanos traumatique, de l'incurvation de la colonne vertébrale, un raidissement des muscles et de la contraction dans les extenseurs, puis l'immobilisation des fonctions respiratoires, un pouls faible, très rapide, et la mort par asphyxie, précédée de collaps. On ne découvre en ce cas, à l'autopsie, aucune lésion interne, mais de la congestion passive des viscères et des poumons. Elle détermine, en outre, une élévation considérable de la pression artérielle, tout en agissant principalement sur le grand sympathique et sur les nerfs périphériques et moteurs.

Contrepoisons. — Ordonnez, en cas d'empoisonnements par cet alcaloïde, de l'alcool, des stimulants, outre la respiration artificielle.

Préparation de la brucine, $C^{23}H^{26}N^2O^4 + 4H^2O$. — Découverte en 1819 par Pelletier et Caventou, elle se prépare en saturant (après en avoir chassé l'alcool) les eaux mères de la préparation de la strychnine par de l'acide oxalique, qui y précipite les restes de strychnine et la brucine sous la forme d'oxalates. Ce précipité, desséché à une température aussi basse que possible, extrait par de l'eau bouillante, donne une solution qui, traitée par du noir animal, puis filtrée, est évaporée à sec, en présence d'oxyde de magnésie. Ce résidu, repris par de l'alcool absolu, qui dissout la brucine, donne une solution que l'on soumet à la cristallisation spontanée.

Description de la brucine. — Elle se présente sous la forme de paillettes monocliniques ou sous celle d'aiguilles brillantes, incolores, inodores, amères au goût, fusibles à 178°, insolubles dans l'éther, peu solubles dans l'eau, très solubles dans le chloroforme, l'alcool

Réactions de la brucine. — Elle se dissout sans coloration dans l'acide sulfurique, mais avec une coloration rouge sang dans cet acide additionné d'une trace d'acide nitrique. Cette coloration, virant au jaune avec le temps, prend une teinte violacée, persistante, par addition de chlorure d'étain ou d'ammoniaque. Une solution aqueuse de brucine se précipite en un dépôt cristallin, par addition de bichromate de potasse, mais ce précipité se dissout avec une coloration brunâtre dans l'acide sulfurique. La brucine se dissout avec une coloration rouge dans l'acide nitrique ; rouge dans l'acide sulfurique additionné d'acide vanadique ; rouge violacé, en présence de chlorure de zinc ou de sulfure ammonique, dans l'acide nitrique ; brune, en présence de bichromate de potasse dans l'acide sulfurique. Une dissolution de brucine dans de l'acide sulfurique dilué, forme, à la ligne de contact des deux liquides, un anneau rouge, par addition d'acide nitrique, mais elle se précipite en un dépôt rouge carmin par celle d'acide nitrique et de nitrate mercureux. Une solution aqueuse de sulfate de brucine, se colore en jaune orange, par addition de permanganate de potasse, tandis que l'acide sulfurique dissout, en présence de chlorate de potasse, cet alcaloïde avec une coloration rouge. Une solution aqueuse de brucine se colore en rouge par addition d'eau de chlore. La brucine traitée par de l'acide nitrique, donne de la *Cacothéline*, $C^{20}H^{22}N^2O^5(NO^2)^2$, du nitrite de méthyle et de l'acide oxalique. Cette solution de cacothéline, traitée par un excès de chlorure stanneux, dépose petit à petit des cristaux violets d'*améthysine*, mais elle précipite, par addition de sulfure ammonique, des aiguilles rouges, et par celle d'acide sulfureux des aiguilles violettes. Chauffée à 100° avec de l'acide chlorhydrique, la brucine dégage du chlorure de méthyle, mais oxydée par du peroxyde de manganèse ou par de l'oxyde mercurique, ou par de l'acide chromique, elle se transforme en alcool méthylique, en acide formique et en anhydride carbonique. Chauffée en solutions alcooliques avec de la soude caustique, elle se transforme en acide brucique, qui peut être régénéré en brucine, si on le chauffe avec des acides minéraux :

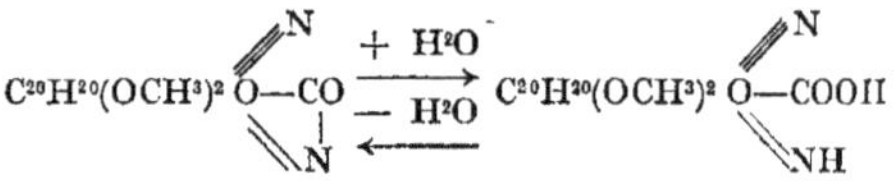

$$C^{20}H^{20}(OCH^3)^2 \, \underset{N}{\overset{N}{O-CO}} \quad \underset{-\,H^2O}{\overset{+\,H^2O}{\longrightarrow}} \quad C^{20}H^{20}(OCH^3)^2 \, \underset{NH}{\overset{N}{O-COOH}}$$

Brucine   Acide brucique

Fondue avec de la potasse caustique, la brucine se transforme en *blulidine* et en *collidine*, mais soumise, en présence de poudre de zinc, à la distillation sèche, elle se transforme en carbazol. Chauffée avec de la chaux, elle se décompose en ammoniaque, en méthylamine, en picoline, en lutidine avec traces de scatol, car elle possède, quant à sa formule, la constitution suivante :

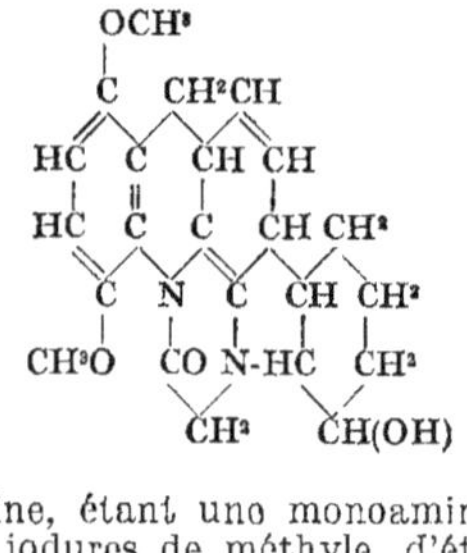

$$
\begin{array}{cccccc}
 & OCH^3 & & & & \\
 & | & & & & \\
 & C & & CH^2CH & & \\
HC & & C & & CH & CH \\
 | & & \| & | & & | \\
HC & & C & & C & CH\ CH^2 \\
 & C & & N & & C\quad CH\ CH^2 \\
 & | & & | & & |\quad |\quad | \\
 & CH^3O & & CO\ N\text{-}HC & & CH^2 \\
 & & CH^2 & & CH(OH) &
\end{array}
$$

La brucine, étant une monoamine tertiaire, s'unit aux iodures de méthyle, d'éthyle ou de benzyle, etc., mais elle donne avec les acides minéraux dilués, des sels cristallins, non officinaux, quoique Fromme l'ait préconisée en 1903 comme antimydriatique. Son action physiologique est moins active, moins persistante, mais à peu près identique à celle de la strychnine.

La Loganine $C^{25}H^{34}O^{14}$ cristallise sous la forme de prismes, incolores, fusibles à 224°, très solubles dans l'eau, l'alcool, insolubles dans l'éther, le chloroforme. Elle ne donne pas les réactions générales aux bases végétales, car c'est un glucoside qui, traité par des acides étendus, se décompose en glucose et en loganétine, celle-ci se dissolvant avec une coloration rouge dans l'acide sulfurique.

Usage thérapeutique. — La noix vomique se prescrit, à doses de 0 gr. 03 à 0 gr. 05 plusieurs fois par jour, sous la forme de poudres ou de pilules, comme stimulant de l'estomac, comme tonique et comme vaso-constricteur, puis comme sédatif tonique contre les maux d'estomac, les digestions difficiles, la neurasthénie, l'influenza, l'œdème pulmonaire, l'incontinence urinaire, etc., mais ses alcaloïdes, très rapidement résorbés par le corps humain, s'éliminent très difficilement.

Incompatibilités. — Ne prescrivez jamais ces graines ou leurs dérivés avec des iodures, des bromures, des tanins, ni avec les contrepoisons ci-dessous décrits.

Action physiologique. — Agissant comme un paralysant et comme un tétanisant, ces graines, prescrites à fortes doses, provoquent de l'angoisse, de l'agitation nerveuse, de la dyspnée, des convulsions tétaniques, dont les accès, durant de 3 à 4 minutes, se répètent tous les quarts d'heure, puis de la paralysie des voies respiratoires et la mort par asphyxie.

Contrepoisons. — Ordonnez, en cas d'empoisonnements par la noix vomique, de l'alcool, des stimulants, des lavages d'estomac, des émétiques, des injections d'apomorphine, puis des iodures, des bromures, des chlorures, des tanins, du chloral, du permanganate de potasse, etc., outre la respiration artificielle.

Pharmacie galénique. — Ces graines servent à préparer la Tinctura Strychni, l'Extractum Strychni, et les sels officinaux de la strychnine, tels que le sulfate, le chlorhydrate et le nitrate de strychnine, etc. (voir notre *Traité de Chimie médico-pharmaceutique et toxicologique.*

Historique. — Les feuilles, les graines et l'écorce de cette plante servent aux indigènes des contrées, où elle prospère, à préparer des poisons sagittaires et des remèdes toniques et stimulants. Ses graines, introduites en Europe, au XV° siècle par les Arabes, se rencontraient au XVI° siècle dans quelques officines à l'état de curiosité, aussi Valerius Cordus nous en transmit-il la description détaillée.

SEMEN IGNATII, FÈVE DE SAINT-IGNACE, DE STRYCHNOS IGNATII, Bergius.

Origine botanique. — Cette liane, volubile, à vrilles nombreuses, opposées, à écorce glabre, brun rougeâtre, légèrement rugueuse, à bois jaunâtre ou jaune grisâtre, porte des feuilles coriaces, opposées, simples, à limbe entier, de 10 à 25 centimètres de long sur 5 à 12 centimètres de large. Longuement elliptiques, elles sont parcourues par une nervure médiane, prononcée, et par 6 nervures secondaires, parallèles à la première, mais reliées entre elles par des ner-

vures tertiaires. Ses fleurs groupées en corymbe et entourées par des bractées très velues, sont formées par un calice à 5 sétales, verts, velus, dont les poils tecteurs, jaunâtres, sont étoilés ; par une corolle blanc verdâtre, à 5 pétales charnus, qui entourent 5 étamines et un ovaire supère, velu, biloculaire, renfermant dans chaque carpelle de nombreux ovules. Son fruit est une baie, à péricarpe lisse, dur, jaune orange, à mésocarpe pulpeux, blanchâtre, qui entoure un endocarpe scléreux renfermant de nombreuses graines autrefois officinales (fig. 70).

Origine géographique. — Fleurissant toute l'année, elle croît à l'état sauvage aux Philippines, à Samar, d'où elle fut implantée en Cochinchine et dans les Indes orientales.

Description de la drogue. — Ses graines, mesurant de 3 à 3 cm. 5 de long sur 2 centimètres

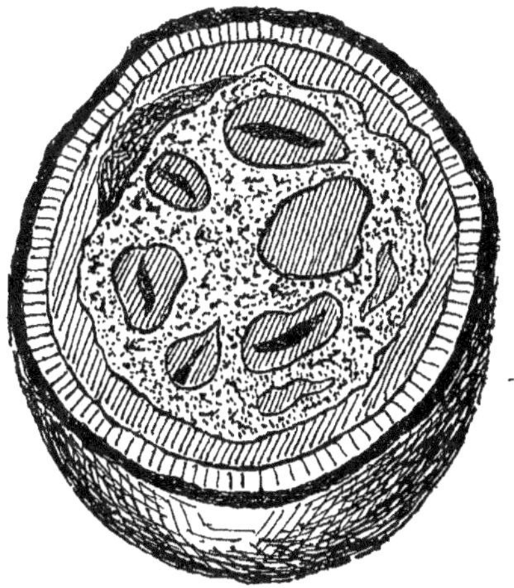

Fig. 70. — Fruit de fève de Saint-Ignace.

de diamètre, se présentent sous la forme d'un corps irrégulièrement ovoïde, déformé par compression latérale, à surface finement granuleuse, gris brunâtre, recouverte de nombreux poils tecteurs, caducs. Elles portent sur une de leurs faces une dépression visible à la loupe, marque du hile. Leur consistance est très dure, pierreuse, leur cassure brunâtre, semi-translucide, leur odeur nulle au froid, désagréable à la chaleur, leur saveur est très amère.

Examen microscopique. — Examinée sur une coupe transversale, cette graine est constituée par un teste, dont l'épiderme, à cellules arrondies et rectangulaires, porte de nombreux poils tecteurs, étalés, ramifiés comme des racines anastomosées à leurs bases, mais ils se terminent, à leur extrémité supérieure, en une pointe mousse ; ils sont constitués par des filaments juxtaposés, qui leur communiquent l'aspect d'une corde à brins non tressés ; puis vient une zone de cellules sclérenchymateuses, et l'albumen corné, constitué par des cellules irrégulières, polygonales, à parois épaissies, principalement vers le centre, qui renferme l'embryon, à deux cotylédons plats, et la radicule occupant, dans l'albumen, une fente visible à l'œil nu.

Falsifications. — Ces graines ne sont jamais falsifiées, mais elles sont parfois mélangées à des graines déjà épuisées.

Examen de la poudre. — Ces graines, pulvérisées, donnent une poudre jaune blanchâtre, caractérisée par la présence de leurs poils tecteurs, longs et dissociés, à base rameuse ; par celle de leurs petites cellules sclérenchymateuses, et par celle des cellules de leur albumen, qui, chauffées avec de la potasse caustique, déposent des aiguilles étoilées à 4 branches.

Réactions chimiques. — Ces graines, extraites par de l'alcool, donnent une solution qui, filtrée et concentrée sous la forme d'extrait, abandonne un résidu se colorant en rouge écarlate par addition d'acide chlorhydrique, mais en brun violacé, à la ligne de contact des deux liquides (acide caféotannique) par celle du double réactif de Kiliani. Leur teinture, additionnnée d'une goutte d'acide sulfurique, que l'on évapore à sec, abandonne un résidu rouge violacé (loganine).

Analyse chimique. — Elles renferment 1,39 p. 100 de strychnine, 0,88 p. 100 de brucine combinées à l'acide igasurique ou acide caféotannique, puis de la loganine et des matières grasses résineuses et albumineuses.

Usage thérapeutique. — Ordonnées rarement dans la thérapeutique, mais à des doses trois fois moins élevées que celles de la noix vomique, elles possèdent les mêmes vertus physiologiques que celles-ci.

Pharmacie galénique. — Elles servent à préparer la Tinctura Ignatii et la strychnine commerciale, puis elles rentrent dans la préparation des gouttes amères de Baumé.

Historique. — Cette plante fut premièrement décrite par Vidal, mais ses graines furent introduites en Europe par le Jésuite *Camell*, qui les dénomma *Fèves de Saint-Ignace*, en souvenir du fondateur de son ordre.

CURARE, CURARE DE STRYCHNOS CASTELNÆANA, Weddel COCCULUS TOXICOFERUS, Benth (pour le curare du Haut-Amazone); **STRYCHNOS GUBLERI, G. Planchon, STRYCHNOS TOXIFERA, Benth.** (pour le curare de l'Orénoque) ; **STRYCHNOS CREVAUXII, G. Planchon** (pour celui des Guyanes).

Origine botanique. — Ces lianes volubiles, à tiges épaisses, à écorce gris noirâtre, munies de nombreuses vrilles, portent des fleurs, des feuilles et des tiges très velues. Leurs feuilles opposées, courtement pétiolées, à limbe entier, lancéolé, de 6 à 8 centimètres de long sur 2 à 2 cm. 5 de large, sont pointues à leur extrémité supérieure, mais parcourues par une nervure médiane, prononcée, et par des nervures secondaires, parallèles à celle-ci. Leurs fleurs sont formées par un calice à 5 sépales, dont 4 grands et un petit médian, atrophié ; par une corolle à 5 pétales, dont un petit et 4 grands, blanc rosé, qui entourent 4 étamines, à filets très courts, la cinquième ayant avorté, et un ovaire biloculaire, renfermant dans chaque carpelle plusieurs ovules anatropes. Leur fruit, de couleur bleu verdâtre, à péricarpe lisse, lignifié, à mésocarpe charnu, pulpeux, à endocarpe scléreux, renferme de nombreuses graines non officinales.

Origine géographique. — Ces plantes, fleurissant toute l'année, se rencontrent dans toute l'Amérique centrale.

Préparation de la drogue. — Les indigènes de ces pays sortent, au dire des explorateurs, une fois l'an, à jour fixe, après s'être soumis, quant aux jeûnes et aux prières, aux prescriptions de leurs sorciers ; et ils s'en vont alors dans les forêts vierges recueillir ces lianes, qu'ils apportent au laboratoire ou cabane de leur sorcier, qui prépare le curare. Ces prêtres sorciers les découpent alors sous la forme de fragments, qu'ils font bouillir avec de l'eau, et qu'ils additionnent de fruits, de feuilles et de graines de diverses Logoniacées et Ménispermacées, voire même de têtes de serpents et de crapauds venimeux, en décomposition. Cette décoction, écumée selon les rites indiens, décantée, puis filtrée, est alors soumise aux essais d'épreuves, qui consistent à tenir, en dessous d'une blessure fraîche, un peu de cet extrait et à observer dans quelle direction le sang, qui s'en écoule, se coagule ; si c'est de bas en haut, cet extrait est reconnu comme efficace, mais si c'est de haut en bas, il est encore soumis à l'évaporation, jusqu'à ce qu'il ait pris une consistance sirupeuse. Ils le versent alors dans des calebasses (calebasso-curare) ou dans des tubes de bambous creux (tubocurare), ou dans des pots en terre, selon la mode des tribus, qui préparent le curare, telles que les *Yamcos* au-dessous de l'embouchure du Tigre, les *Orjones* sur les rives du Napo, les *Yagos*, les *Ticunas* et les *Pebas* sur les bords du Maranon, etc., qui l'utilisent comme poison sagittaire.

Description de la drogue. — Ce suc, desséché pendant trois heures aux rayons du soleil, se présente alors sous la forme d'une masse solide, noirâtre ou brun noirâtre, d'aspect résineux, à cassure brillante, donnant, de par la pulvérisation, une poudre jaunâtre, en majeure partie soluble dans l'eau et dans l'alcool, peu soluble dans l'éther, le sulfure de carbone. Son odeur est empyreumatique, sa saveur très amère.

Examen microscopique. — Examiné au microscope, le curare est constitué par divers fragments végétaux, et par une masse amorphe, renfermant quelques cristaux de quercite.

Falsifications. — Le curare est souvent mélangé à d'autres extraits végétaux, ne renfermant ni strychnine, ni curarine ; ces falsifications sont très difficiles à reconnaître, vu que les pharmacologues ne savent pas encore exactement quels sont les produits servant à préparer cette drogue, ni quels en sont ses constituants chimiques.

Analyse chimique. — Ce produit renferme toujours de la quercite, et selon certains auteurs, de la protocurarine, des ptomaïnes et de la strychnine, selon d'autres, de la curarine et de la curine, puis des glucosides non encore déterminés, mais il ne renferme, selon nos analyses, jamais de brucine.

La PROTOCURARINE, $C^{19}H^{25}NO^2$, se rencontrant dans le curare en pot, qui renferme en outre de la protocurine, cristallisable, fusible à 306°, dont les solutions sont, comme celles de la curine, précipitables par addition d'acide métaphosphorique, se présente sous la forme d'une poudre cristalline, très peu soluble dans l'éther, très soluble dans l'alcool, le chloroforme alcoolique, l'eau, qui se dissout avec une coloration brune dans l'acide sulfurique, violette dans cet acide additionné de bichromate potassique, rouge cerise dans l'acide nitrique, et rouge violacé dans l'acide sulfovanadique (Voir *Arch. der Ph.*, 1897, p. 660).

La Curarine, $C^{19}H^{26}N^2O$ ou $C^{19}H^{21}N^2O^2$, se prépare en chauffant le curare, bien pulvérisé, avec de l'alcool bouillant, dont la solution, soumise à la distillation fractionnée, abandonne un résidu, que l'on précipite par addition de tanin. Le précipité ainsi obtenu, lavé, puis chauffé, en présence d'acide oxalique, avec de l'alcool, donne une solution qui, concentrée, est neutralisée par addition de magnésie calcinée. Filtrée à nouveau, évaporée à sec, cette solution abandonne un résidu, que l'on reprend par de l'alcool, dont la solution concentrée est soumise à la cristallisation spontanée. On peut aussi la préparer en extrayant le curare par de l'eau bouillante, additionnée d'acide sulfurique, dont les solutions sont successivement additionnées d'alcool, afin de précipiter leurs albuminoïdes, et d'ammoniaque, afin de précipiter la curine, soluble dans un excès de ce réactif. Le filtrat ainsi obtenu, encore légèrement acide, précipité par addition de chlorure de platine, donne un dépôt volumineux, que l'on décompose, en présence d'alcool, par de l'hydrogène sulfuré, tout en prenant soin de le neutraliser de temps à autre, par de l'ammoniaque, afin de combiner son acide chlorhydrique ainsi mis en liberté. La solution alcoolique, ainsi obtenue, traitée par de l'éther, précipite la curarine, que l'on fait recristalliser en la dissolvant dans du chloroforme additionné d'alcool. La curarine se présente sous la forme d'une poudre cristalline, rouge grenat, déliquescente, insoluble dans l'éther, le chloroforme, l'éther de pétrole, le benzène, l'acétone, mais très soluble dans l'eau, l'alcool, le chloroforme alcoolique, l'alcool méthylique, qui, chauffée à 150°, dégage de la triméthylamine. Elle se dissout avec une coloration rouge pourpre, puis bleue, dans l'acide nitrique ; violette, puis rouge, verte et rose dans l'acide sulfurique ; brun violacé puis violette dans le réactif d'Erdmann, violette dans l'acide sulfurique additionné d'alcool ; bleue, puis verte, dans l'acide sulfurique additionné d'un petit cristal de bichromate de potasse ; rouge dans le réactif de Frœhde ; bleu violacé dans l'acide sulfurique additionné d'un peu d'acide vanadique.

La Curine, $C^{18}H^{19}NO^3$, recristallisée dans du benzène, se présente sous la forme d'aiguilles incolores, fusibles à 161°, insolubles dans l'eau, très solubles dans l'alcool, le chloroforme, les alcalins, peu solubles dans le benzène, qui se dissolvent sans coloration dans l'acide sulfurique, mais avec une coloration noire, puis bleue et rouge pelure d'oignons, dans l'acide sulfurique additionné d'acide vanadique. Renfermant un groupe méthoxylé elle livre, fondue avec de la potasse caustique, de l'acide pyrocatéchique ; son hydrate fondant à 253°.

Usage thérapeutique. — Non officinale, cette drogue se prescrit parfois, à doses de 0 gr. 01 à 0 gr. 05 trois fois par jour, sous la forme de poudres et de pilules, comme stimulant de l'estomac, comme tonique, puis comme spécifique contre la chorée, la rage, les tics douloureux de la face ; ses effets curatifs ne sont pas certains, vu qu'elle ne possède pas toujours la même composition chimique.

Action physiologique. — Rapidement résorbée par les plaies cutanées et par le tissu cellulaire sous-cutané, le curare est aussi rapidement résorbé par les voies digestives : son élimination se parfaisant généralement assez rapidement par les reins. Injecté par voie intra-veineuse, il provoque une paralysie complète des mouvements volontaires et réflexes, en agissant sur les nerfs moteurs et sur les muscles striés, mais non sur les nerfs sensitifs. Abaissant, en outre, la pression artérielle, il paralyse, à fortes doses, les muscles respiratoires, d'où mort par asphyxie.

Historique. — Servant depuis de nombreux siècles aux Indiens, à empoisonner leurs flèches, le curare ne put être, même au poids de l'or, introduit en Europe comme drogue officinale, car ceux-là ne voulurent jamais livrer aux blancs les secrets de sa préparation. Il fut introduit en 1595 en Europe par Raleigh, où on le différencie, selon sa forme, en *Tubo-curare* ou curare en tubes, en curare en pot ou *Protocurare*, en curare en calebasse ou *Calebasso-curare*, c'est-à-dire, selon son mode d'emballage, qui varie selon les tribus indiennes, qui le préparent. Il est malheureusement impossible de s'en procurer de nos jours, les armes à feu ayant remplacé les flèches des anciens habitants de l'Amérique centrale, sur lesquelles on parvient à y déterminer la présence de la strychnine, du sucre, de la curarine, et de matières résineuses, etc., voir mes analyses concernant les flèches empoisonnées de la Colombie (*Bulletin de la Société d'Anthropologie de France*, 1915).

Notons, que les Logoniacées livrent en outre d'autres drogues non officinales à la thérapeutique, celles-ci étant souvent utilisées, dans leurs pays d'origine, pour préparer des poisons sagittaires, tels sont :

Le Strychnos Colubrina (Bois de couleuvre), cette liane, originaire de Malabar, des Moluques, livre au droguier ses racines qui, déterrées et tournées sous la forme de gobelets, servent à préparer, une fois remplis d'eau, un liquide très amer, qui se prescrit parfois, en Europe, comme stomachique :

L'écorce de Hoang Nan, de *Strychnos Gaultheriana*, originaire de la province de Than Hoa, et particulièrement des districts montagneux de Ngan Ca, de Nghé An, se présente sous la forme de morceaux irréguliers, enroulés sur eux-mêmes, de 4 à 8 centimètres de long sur 1,5 à 3 millimètres d'épaisseur, à surface externe, gris noirâtre, à surface interne, gris fauve, striée dans le sens longitudinal, à cassure nette, à saveur très amère, d'odeur nulle. Renfermant de la strychnine, de la brucine, elle se prescrit chez les indigènes de ces pays comme spécifique contre la rage et contre la lèpre. Ses alcaloïdes seraient, selon Pelletier, localisés dans les parties corticales, externes, de ses tiges.

ÉCORCE DE VOMIQUIER, ou DE FAUSSE ANGUSTURE, DE STRYCHNOS NUX VOMICA, L.

Cette écorce, non officinale, dénommée fausse angusture, se présente sous la forme de fragments irréguliers, légèrement incurvés, de dimensions variables, à surface externe gris jaunâtre, marquée de petites lenticelles blanches, à face interne grisâtre, striée longitudinalement, à cassure droite, nette, inodore, à saveur très amère. Examinée microscopiquement, sur une coupe transversale, elle est constituée : 1° par un suber à cellules aplaties, ordonnées en files radiales ; 2° par un parenchyme cortical, constitué par des cellules allongées, polygonales, disposées en files radiales, mais renfermant de petits cristaux d'oxalate de chaux, 3° par une zone scléreuse, à 4 ou 5 assises de cellules à parois fortement épaissies, canaliculées, puis 4° par un liber à petites cellules polygonales, toujours parcouru par de nombreux rayons médullaires, sinueux, qui entourent de nombreuses cellules scléreuses.

Notons que cette coupe microscopique, additionnée d'acide nitrique, se colore intérieurement en rouge sang, et extérieurement en vert noirâtre.

Cette écorce, renfermant peu de strychnine, mais beaucoup de brucine, puis des corps gras et résineux, se prescrit aux Indes comme fébrifuge.

RADIX SPIGELIÆ, RACINE DE SPIGELIE, DE SPIGELIA MARYLANDICA, L.

Cette plante, originaire de la Pensylvanie, du Wisconsin et du Maryland, livre à la thérapeutique américaine son rhizome et ses racines, qui s'y prescrivent comme anthelminthique, car elles renferment un alcaloïde liquide ou *spigeline*, qui se rapproche beaucoup de la nicotine, puis de la lobéline, du tanin et des matières résineuses. On les confond souvent avec les racines de *Phlox Carolina*. Notons que l'*Herba Spigeliae*, de *Spigelia anthelmia*, L., originaire de l'Amérique équatoriale, particulièrement des Antilles, se prescrit aussi comme anthelminthique, car elle renferme de la spigeline. Elle fut autrefois utilisée par la célèbre empoisonneuse, la Brinvilliers.

CORTEX STRYCHNI, UPAS TIEUTE, DE STRYCHNOS TIEUTE, Lesch.

Cette liane, originaire des îles de la Sonde, livre aux indigènes de ces pays son écorce, qui sert à préparer l'*antion* ou poison sagittaire, très toxique, car elle renferme de la strychnine. Notons que l'écorce de la plante *Lophopetalum toxicum*, Loher (Célastracée), croissant aux îles Philippines, sert aussi aux indigènes de ces contrées à préparer des poisons sagittaires, car elle renferme un alcaloïde ou LOPHOPÉTALINE, qui cristallise sous la forme d'aiguilles inodores, fusibles à 222°.

Il n'en est pas de même des parties aériennes de la plante *Strychnos lanccolaris* Miq., dénommées *Blay Hitam*, qui servant aussi à préparer un poison sagittaire, ou *Ipooh*, réputé à Malacca, renferment de la strychnine et de la brucine.

SEMEN STRYCHNOS VACACOUÆ, GRAINE DE VACACOUA, DE STRYCHNOS VACACOUA Bail. seu STRYCHNOS BAKANKO.

Cette plante, originaire de Madagascar, livre au droguier ses graines non officinales, jaunâtres, à albumen corné, qui, servant à préparer un poison sagittaire, renferment de la bankakosine.

La BANKAKOSINE, $C^{16}H^{23}NO^8$, se présente sous la forme d'une poudre cristalline, blanche, fusible à 157°, soluble dans l'eau, l'alcool, l'éther acétique, qui, hydrolysée, se décompose comme suit en glucose et en bankokisidine :

$$C^{16}H^{23}NO^8 + 2H^2O = C^6H^{12}O^6 + C^{10}H^{15}NO^3$$

La BANKOKISIDINE se présente sous la forme d'une poudre blanche, insoluble dans l'eau, très soluble dans l'alcool, l'éther, le chloroforme, mais encore mal définie, quant à ses propriétés physiologiques.

GENTIANACÉES

Cette famille, comprenant 64 genres et plus de 520 espèces, répandues sur toute la surface du globe, est représentée par des herbes, riches en principes amers (donc fébrifuges), à feuilles opposées, rarement isolées (Ménianthe), simples, non stipulées, à limbe entier, souvent palminervé. Leurs fleurs hermaphrodites sont actinomorphes, pentamères, rarement tétramères ou octomères (Chlor). Leur pistil est formé par deux carpelles médians, ouverts et concrescents en un ovaire uniloculaire, à deux placentes pariétaux, recouverts d'ovules anatropes. Leur fruit est une capsule, à déhiscence suturale, renfermant des graines à albumen charnu et à embryon petit, droit. Les plantes de cette famille se différencient de celles des Convolvulacées de par leurs feuilles opposées et de par leurs carpelles ouverts, multiovulés.

HERBA CENTAURII, PETITE CENTAUREE, HERBE à CHIRON ou à LA FIEVRE, D'ERYTHRAEA CENTAURIUM, Pers. ou L.

Origine botanique. — Cette plante bisannuelle, à tiges quadrangulaires, rameuses, dichotomées au sommet, porte des feuilles opposées, sessiles quant aux caulinaires, disposées en rosette à leur base, à limbe entier, lancéolé ou ovoïde, pointu à son extrémité supérieure, mais parcouru par une nervure médiane, prononcée, par trois ou quatre nervures longitudinales et par des nervures tertiaires, anastomosées. Son inflorescence, disposée en corymbe ou en cyme composée, ombelliforme, est constituée par des fleurs courtement pédonculées, pentamères, formées par un calice gamosépale, à 5 sépales concrescents à leur base, triangulaires au sommet, par une corolle infundibuliforme, rosâtre, tubuleuse à sa base, étalée au sommet, à 5 pétales lancéolés, concrescents entre eux à leur base, mais triangulairement arrondis, au sommet, qui entourent 5 étamines, à filets spiralés, à anthères à déhiscence ventrale, et un pistil formé par un ovaire uniloculaire, à deux carpelles médians, ouverts et concrescents, dont les placentes sont recouverts d'ovules anatropes. Surmonté d'un style à deux stigmates, il donne, une fois fécondé, une capsule cylindrique, renfermant de nombreuses graines noirâtres, à albumen charnu.

Origine géographique. — Fleurissant de juillet en septembre, elle croît à l'état sauvage dans toute l'Europe, le nord de l'Afrique et en Amérique, mais on la cultive aussi en Algérie et en Europe.

Récolte. — Cette plante, fauchée en pleine floraison, puis mondée de ses grosses tiges, est desséchée, pour être vendue soit entière, soit après avoir été sectionnée sous la forme de fragments au droguier.

Description de la drogue. — Elle se présente sous ces deux formes dans le droguier, mais son odeur est herbacée, sa saveur très amère.

Falsifications. — Cette drogue, rarement falsifiée, est souvent confondue avec celle livrée par l'*Erythraea pulchella*, Horn., qui possède les mêmes propriétés physiologiques et thérapeutiques.

Analyse chimique. — Elle renferme 1,20 p. 100 d'erythrocentaurine, de la centaurine et un corps résineux dénommé centaurorésine.

L'ERYTHROCENTAURINE, $C^{27}H^{24}O^5$, se présente sous la forme de cristaux inodores, incolores, très amers, neutres, fusibles à 136°, qui se colorent en rouge à la lumière. Elle est peu soluble dans l'eau froide, très soluble dans l'eau bouillante, l'alcool, insoluble dans le chloroforme, l'éther, le sulfure de carbone, mais, hydrolysée, elle se décompose en érythrocentaurol et en glucose.

Usage thérapeutique. — Délaissée de nos jours par la thérapeutique, elle se prescrit parfois dans la médecine populaire, à doses de 5 à 10 gr. sur 200 grammes d'eau, sous la forme d'infusions, comme dépuratif du sang et comme stomachique.

Action physiologique. — Ordonnée à fortes doses, elle provoque des dérangements gastriques et des vomissements.

Pharmacie galénique. — Servant à préparer l'Extractum Centaurii, la Tinctura Centaurii, elle rentre aussi dans la préparation de la Tinctura Amara, de la Species Amara et du Vinum Amarum, etc.

Historique. — Très appréciée des Anciens, elle s'y prescrivait déjà comme fébrifuge et comme dépuratif dans leur thérapeutique.

Mentionnons parmi ses drogues parallèles, les parties aériennes de l'*Erythraea chilensis*, Pers. (dénommée

Herba Canchalagua), de *Dejanira pubescens*, de *Dejanira nervosa*, de *Lysianthus amplissimus*, plantes prospérant au Brésil, de *Sabattia angularis*, Pursh., prospérant en Amérique, qui renferment aussi de l'érythrocentaurine.

FOLIUM MENYANTHIS seu FOLIUM TRIFOLII FIBRINI, FEUILLE DE TREFLE D'EAU, DE MENYANTHES TRIFOLIATA, L.

Origine botanique. — Cette plante vivace, à rhizome rampant, horizontal, spongieux, à tiges vertes, de 30 centimètres de haut, porte des feuilles isolées, alternantes au sommet, et des feuilles glauques à sa base, à pétiole longuement engainant, formées par trois folioles coriaces, à limbe entier, ovale ou lancéolé, pointu à son extrémité supérieure, arrondi à sa base, parcouru par une nervure médiane déprimée et par des nervures secondaires, à 60°. Ses fleurs, disposées en grappes, sont, ainsi que ses fruits, construits sur le type habituel de ceux des Gentianées.

Origine géographique. — Fleurissant de mai en juin, elle croît à l'état sauvage dans les terrains marécageux et humides (principalement sur le bord des cours d'eau) de toute l'Europe et de 'Amérique du Nord.

Description de la drogue. — Ses feuilles, récoltées, mondées de leurs tiges, puis desséchées, sont trifoliées mais insérées sur un pétiole engainant. Elles sont constituées par trois folioles glabres, elliptiques ou lancéolées, presque toujours sessiles, à limbe entier, faiblement émarginé sur ses bords, parcouru par une nervure médiane, prononcée, et par des nervures secondaires, légèrement recourbées sur les bords. Leur odeur est faiblement herbacée, leur saveur très amère.

Examen microscopique. — Une de ces folioles, examinée sur une coupe transversale, est constituée extérieurement par un épiderme glabre, avec stomates entourés de trois ou de quatre cellules annexes, au-dessous duquel se rencontrent deux ou trois assises de cellules en palissade, puis vient le mésophylle hétérogène, asymétrique, à cellules rameuses ne renfermant jamais de cristaux ou de macles d'oxalate de chaux; celles-là entourant un système libéro-ligneux, représenté par un arc ligneux, recouvert en haut et en bas par du liber et par un péricycle mou, puis vient l'épiderme inférieur dont les cellules, ne portant aucun poil tecteur, ni glanduleux, entourent de nombreux stomates, à trois ou quatre cellules annexes sans direction.

Falsifications. — Cette drogue n'est jamais falsifiée.

Analyse chimique. — Elle renferme de la ményanthine, des matières résineuses et pectiques, de l'invertine, de la saccharose, mais non de la gentianose ou du tanin.

La MÉNYANTHINE, $C^{30}H^{46}O^{14}$, se prépare en traitant ces parties végétales, fraîches par de l'eau, dont la solution filtrée, évaporée à sec, sous pression réduite, abandonne un résidu, que l'on reprend par de l'alcool bouillant; cette solution, traitée par de l'acétate plombique, puis par de l'hydrogène sulfuré, étant ensuite évaporée à sec; son résidu repris premièrement par de l'éther, puis par de l'eau, donne une solution qui est précipitée par addition de tanin; son dépôt desséché, étant repris par de l'alcool, dont la solution

concentrée est soumise à l'évaporation spontanée.

Elle se présente sous la forme d'une poudre jaune, amorphe, amère, neutre, peu soluble dans l'eau froide, très soluble dans l'eau bouillante, l'alcool, le chloroforme. Elle se dissout avec une coloration jaune brunâtre, puis violette dans l'acide sulfurique ; ses solutions aqueuses étant précipitées par addition d'iodure potassique ioduré. Hydrolysée, elle se décompose en ményanthol et en glucose, car :

$$C^{30}H^{46}O^{14} = C^{6}H^{12}O^{5} + 3C^{8}H^{8}O + 5H^{2}O$$

Le MÉNYANTHOL, $C^{8}H^{8}O$, se présente sous la forme d'un liquide oléagineux, incolore, volatil, d'odeur rappelant celle des amandes amères, qui, oxydé, se transforme en un acide cristallin, car il possède les propriétés des phénols et des aldéhydes.

Usage thérapeutique. — Délaissée par la thérapeutique moderne, cette drogue se prescrit dans la médecine populaire, à doses de 5 à 10 grammes sur 200 grammes d'eau, sous la forme d'infusions, comme tonique, comme dépuratif du sang, puis comme spécifique contre l'aménorrhée et parfois comme emménagogue.

Action physiologique. — Sans vertus physiologiques efficaces, elle provoque, ordonnée à fortes doses, des vomissements et des dérangements gastro-intestinaux.

Pharmacie galénique. — Elle sert à préparer l'Extractum Trifolii fibrini, l'Extractum Menyanthis fluidum.

Historique. — Les Anciens, tels que Théophraste et Pline, la recommandaient comme dépuratif du sang et les botanistes du moyen âge déterminèrent sa plante.

RADIX GENTIANÆ, RACINE DE GENTIANE, DE GENTIANA LUTEA, L.

Origine botanique. — Cette plante vivace, d'un mètre de haut, à rhizome très épais, simple, peu ramifié, cylindrique, charnu, de couleur jaune brunâtre, porte une tige arrondie, creuse, glabre, à feuilles amplexicaules, semi-engainantes, opposées, à limbe entier, glabre, elliptique, pointu à son extrémité supérieure, mais parcouru par une nervure médiane, prononcée, par 4 nervures secondaires, à peu près parallèles à la première, et par des nervures tertiaires, anastomosées.

Ses inflorescences axiales ou terminales, étagées sous la forme de cymes, sont entourées de bractées verdâtres ; elles sont constituées par des fleurs à calice charnu, tubulé, à 5 sépales ; à corolle jaune doré, ponctuée de petits points brunâtres, à 5 pétales lancéolés au sommet, mais concrescents entre eux par leurs bases, qui entourent 5 étamines concrescentes par la base de leurs filets avec les pétales, et un ovaire épaissi, uniloculaire, à deux carpelles ouverts, concrescents, portant sur leurs placentes de nombreux ovules anatropes, pendants. Son fruit est une capsule allongée, à déhiscence suturale, s'ouvrant en deux valves. Entouré à sa base par les restes persistants du calice, il renferme de nombreuses graines ovoïdes, à albumen charnu, à embryon droit.

Pathologie. — Elle est souvent attaquée par la *Botrytis cinerea*, qui s'y développe à la fin de juillet.

Origine géographique. — Fleurissant de juillet en août, elle croît à l'état sauvage dans toute l'Europe centrale, montagneuse, principalement dans la Drôme, le Jura, l'Auvergne, les Basses-Alpes, les Vosges, la Forêt Noire, en un mot dans toutes les régions habitées par les sapins, mais on la rencontre aussi en Asie Mineure.

Récolte. — Ses racines, arrachées dès la seconde année, mais déterrées à l'époque où les feuilles de cette plante commencent à se flétrir, sont mondées de leurs tiges et de leurs écailles, puis lavées et sectionnées en tronçons, elles sont desséchées en tas à l'air, où elles fermentent, leur coloration passant du jaune brunâtre au rouge brunâtre.

Description de la drogue. — Elles se présentent dans le droguier sous la forme de morceaux ou sous celle de fragments cylindriques, souvent contournés sur eux-mêmes, de 10 à 20 centimètres de long sur 1 à 3 centimètres de

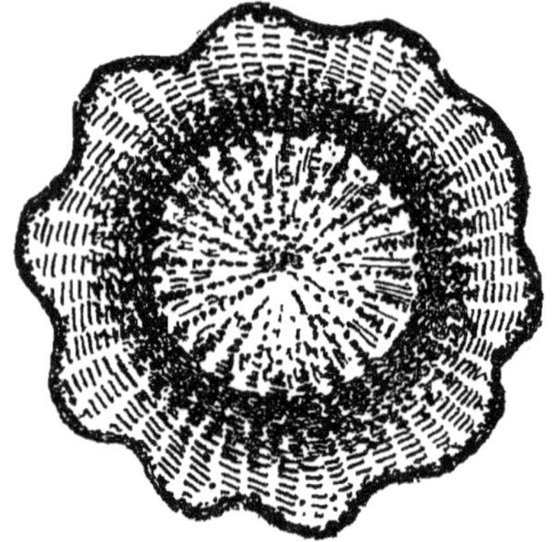

Fig. 71. — Coupe transversale de la racine de gentiane,

diamètre, marqués de sillons circulaires, plus ou moins obliques, de stries longitudinales et parfois au collet, de stries transversales ; leur couleur rouge brunâtre extérieurement est jaune fauve intérieurement, leur consistance spongieuse, cassante, leur cassure unie, courte, non fibreuse ; leur odeur forte sur le frais est presque nulle sur le sec ; leur saveur, premièrement douceâtre, devient très amère. Elles gonflent facilement dans l'eau en devenant résistantes, flexibles.

Examen microscopique (fig. 71). — Examinée sur une coupe transversale, cette racine est recouverte par un suber, à plusieurs assises de cellules aplaties, disposées en files radiales, et par une zone collenchymateuse, à cellules quadrangulaires, dont les parois sont fortement épaissies ; puis vient le parenchyme cortical, lâche, brunâtre, constitué par des cellules irrégulières, tangentiellement allongées, à parois un peu épaissies, qui renferment une substance semi-liquide, oléagineuse, soluble dans l'éther et dans l'alcool. En dessous de celui-là se rencontre le liber, constitué par des cellules quadrilatérales, plus petites, disposées en files radiales ; il est sillonné par des rayons médullaires à direction radiale. La ligne cambiale sépare ce liber du cylindre central, mou, de couleur jaune fauve, formé par un parenchyme lacuneux, parcouru par

de larges rayons médullaires. Il entoure des faisceaux libéro-ligneux, cunéiformes, à vaisseaux rayés et à tubes criblés, qui se rencontrent aussi dans son écorce ; mais il ne renferme pas de moelle, ni d'éléments scléreux. Ses cellules parenchymateuses renferment quelques petits cristaux d'oxalate de chaux, mais jamais d'amidon.

Poudre. — Cette racine, pulvérisée, donne une poudre gris rougeâtre, caractérisée par la présence de ses nombreux tubes criblés et par celle de ses vaisseaux rayés, sclariformes, ainsi que par son absence complète d'amidon.

Falsifications. — On falsifie parfois cette drogue, en la mélangeant à d'autres racines de gentianes, provenant de la *Gentiana punctata*, L., de la *Gentiana pannonica*, Sw., de la *Gentiana purpurea*, L., de la *Gentiana asclepiadea*, L., de la *Gentiana campestris*, L., etc., qui, plus petites, sont moins riches en principes actifs, que celles livrées par la *Gentiana lutea*, L., puis par des racines d'hellébore blanc, qui se différenciant, ainsi que celles d'aunée, à l'examen microscopique, ne donnent pas, en outre, les réactions caractéristiques à la gentiopicrine.

Réactions. — Evaporée à sec, la teinture alcoolique de gentiane abandonne un résidu jaune brunâtre qui, repris par une solution aqueuse d'acide iodhydrique, donne une solution se colorant en violet, et non en bleu, par addition d'amidon.

Analyse chimique. — Cette drogue renferme de la gentiopicrine, de la gentianose, de la gentiamarine, de la gentisine, du tanin, du sucre, de la cire, des matières colorantes et résineuses.

La GENTIOPICRINE, $C^{16}H^{20}O^9$, cristallise sous la forme de prismes orthorhombiques ou sous celle d'aiguilles incolores, solubles dans l'eau et dans l'alcool, insolubles dans l'éther, l'alcool absolu, le sulfure de carbone, etc., fusibles à 191° ; on l'obtient en traitant un extrait alcoolique de racines de gentiane, fraîchement récoltées, par de l'eau saturée d'éther acétique, que l'on soumet à la cristallisation spontanée. Se dissolvant avec une coloration rouge carmin dans l'acide sulfurique, elle se décompose, par addition d'émulsine ou par celle d'acides minéraux dilués, en glucose et en gentiogénine, car :

$$C^{16}H^{20}O^9 + H^2O = C^{10}H^{10}O^4 + C^6H^{12}O^6$$
$$\text{Gentiopicrine} \qquad \text{Gentiogénine} \qquad \text{Glucose}$$

Notons qu'elle possède des vertus physiologiques à peu près identiques à celles de la quinine, et qu'elle est contenue à raison de 2 p. 100 dans les racines de gentiane.

La GENTIOGÉNINE, $C^{10}H^{10}O^4$, cristallise sous la forme d'aiguilles, incolores, fusibles à 185°, peu solubles dans l'eau, l'éther acétique, mais très solubles dans l'alcool, l'éther. Elle se dissout avec une coloration bleue dans l'acide sulfurique, mais cette coloration disparaît par addition d'un excès d'eau.

La GENTIINE, $C^{25}H^{28}O^{14}$, cristallise sous la forme d'aiguilles fusibles à 274°, qui, chauffées avec de l'acide sulfurique à 4 p. 100, se décomposent, selon cette équation, en glucose, en xylose et en gentienine :

$$C^{25}H^{28}O^{14} + 2H^2O = C^6H^{12}O^6 + C^5H^{10}O^5 + C^{14}H^{10}O^5$$
$$\text{Gentiine} \qquad \text{Glucose} \qquad \text{Xylose} \qquad \text{Gentienine}$$

La GENTIENINE cristallise sous la forme d'aguilles jaunes, fusibles à 225°, solubles dans l'éther, insolubles dans l'eau.

La GENTIAMARINE, $C^{18}H^{20}O^{10}$, est un glucoside non préexistant dans les racines fraîches de gentiane ; il se présente sous la forme d'une poudre amorphe, très amère, soluble dans l'eau et dans l'alcool, qui, hydrolysée, se décompose en glucose et en une substance brun châtaigne, amorphe, insoluble dans l'eau.

La GENTIANOSE, $C^{18}H^{32}O^{16}$, se présente sous la forme de paillettes incolores, fusibles à 208°, très solubles dans l'eau, dont les solutions, à pouvoir rotatoire, dextrogyre, de $+ 31°41'$, réduisent la liqueur de Fehling ; elles ne sont pas décomposées par addition de levure de bière. Ce glucoside ne se décompose pas sous l'action de l'émulsine, mais il se transforme, selon cette équation, par addition d'acide sulfurique étendu, en lévulose et en gentiobiose :

$$C^{18}H^{32}O^{16} + 2H^2O = C^{12}H^{22}O^{11} + C^6H^{12}O^6$$

Gentianose — Gentiobose — Lévulose

à P.R. de $+ 9°,8$

tandis que l'acide sulfurique à 3 p. 100 le décompose, selon cette équation, en dextrose et en lévulose :

$$C^{18}H^{32}O^{16} + 2H^2O = 2C^6H^{12}O^6 + C^6H^{12}O^6$$

Gentianose — Dextrose — Lévulose

La GENTIOBIOSE, $C^{12}H^{22}O^{11}$, cristallise sous la forme de prismes très amers, fusibles à 190° ou à 195°, solubles dans l'alcool, l'eau, dont les solutions, légèrement dextrogyres, réduisent la liqueur de Fehling. Elle se décompose, par addition d'acide sulfurique étendu, en deux molécules de glucose.

La GENTISINE ou *Gentianine* ou *Acide gentianique*, $C^{14}H^{10}O^5$, se prépare comme suit : les racines de gentiane, traitées par de l'alcool, donnent un extrait qui, repris par de l'eau, abandonne, après l'avoir évaporée à sec, un résidu, que l'on dissout dans de l'alcool absolu ; cette solution alcoolique, soumise à la distillation fractionnée, abandonne un résidu qui, chauffé, peut être sublimé, car la gentisine ou acide gentianique sublime facilement.

Elle cristallise sous la forme de longues aiguilles jaunâtres, brillantes, inodores, insipides, fusibles à 267°, insolubles dans l'eau, peu solubles dans l'alcool bouillant et dans les alcalis, qui la colorent en jaune doré. Elle se dissout avec une coloration jaune dans l'acide sulfurique, verdâtre dans l'acide nitrique, mais elle possède, quant à sa formule, la constitution suivante :

$$
\begin{array}{c}
CH\ O\quad CH \\
HC\quad C\quad C\quad C{-}OCH^3 \\
HO{-}C\quad C\quad C\quad CH \\
CH\ C\quad C \\
O\quad OH
\end{array}
$$

Fondue avec de l'hydrate de potasse, elle se transforme, selon cette équation, en phloroglucine, en acide gentisique et en acide acétique, car :

$$2C^{14}H^{10}O^5 + 4H^2O + O^2$$

Gentisine

$$= 2C^6H^6O^3 + 2C^7H^6O^4 + C^2H^4O^2$$

Phloroglucine — Acide gentisique — Acide acétique

L'ACIDE GENTISIQUE, $C^6H^3(OH)^2COOH$, se présente sous la forme d'aiguilles incolores, fusibles à 200°, solubles dans l'eau, l'alcool, l'éther, mais insolubles dans le benzène, le sulfure de carbone, le chloroforme. Soumis à la distillation sèche il se décompose en acide carbonique et en hydroquinone, mais ses solutions, réduisant la liqueur de Fehling et le nitrate d'argent, se colorent en brun, à l'air, par addition d'alcalins.

On prépare synthétiquement la gentisine, en faisant bouillir, en présence d'anhydride acétique, un mélange de phloroglucine et d'acide hydroquinocarbonique. La gentiscéine, ainsi obtenue, chauffée avec de l'hydrate potassique et de l'iodure de méthyle en dissolution dans de l'alcool méthylique, se transforme, selon cette équation, en gentisine :

$$
\begin{array}{cc}
CH & CH \\
HC\quad C{-}OH & HO{-}C\quad C{-}OH \\
HO{-}C\quad C{-}COOH + & H{-}C\quad CH \\
CH & C \\
 & OH
\end{array}
$$

Acide hydroquino-carbonique — Phloroglucine

$$
= 2H^2O +
\begin{array}{c}
CHO\quad CH \\
HC\quad C\quad C{-}OH \\
HO{-}C\quad C\quad C\quad CH \\
CH\ C\quad C \\
O\quad OH
\end{array}
$$

Gentiscéine

$$
\xrightarrow{\text{méthylée}}
\begin{array}{c}
CH\ O\quad CH \\
HC\quad C\quad C\quad C{-}OCH^3 \\
HO{-}C\quad C\quad C\quad CH \\
CH\ C\quad C \\
O\quad OH
\end{array}
$$

Notons que la *gentiopicrine* s'obtient comme suit : 400 grammes de racines fraîches de gentiane, traités par de l'alcool bouillant, donnent une solution, que l'on distille ensuite au bain-marie ; son liquide aqueux, résiduel, évaporé à sec sous pression réduite, livre un extrait pesant 40 grammes, qui, traité par de l'éther acétique, lui abandonne, soumis à la cristallisation spontanée, 5 grammes de gentiopicrine.

La gentiopicrine purifiée présente les propriétés suivantes : pouvoir rotatoire, lévogyre, de $- 197°41' (p = 0,1218 ; V = 15 ; l = 2 ; = - 3°12')$; sa solution devenant jaune sous l'action de l'émulsine, dépose de la gentiogénine cristallisée qui donne la coloration bleue, caractéristique, signalée par G. Tanret.

EXTRACTION DE LA GENTIANOSE. — L'extrait sec, ainsi obtenu, insoluble dans l'éther acétique, renferme des hydrates de carbone. Traité à l'ébullition par 250 centimètres cubes d'alcool à 95°, il donne une solution, qui, décantée après son complet refroidissement, est soumise à la distillation fractionnée et à la cristallisation : il abandonne 2 gr. 5 de cristaux formant, une fois purifiés, un produit blanc, fusible au bloc à + 209° et possédant un pouvoir rotatoire dextrogyre de + 31°41′. MM. Hérissey et Bourquelot ont déterminé le point de fusion de la gentianose pure à + 207° ou à 209° et son pouvoir rotatoire à + 31°5.

EXTRACTION DE LA SACCHAROSE. — Les liqueurs alcooliques, dont on avait séparé la gentianose cristallisée, abandonnent une nouvelle quantité de cristaux. qui possèdent un pouvoir rotatoire, dextrogyre, de + 50°39, valeur correspondant sensiblement à celle que donnerait un mélange équimoléculaire de gentianose et de saccharose. Pour la séparer de sa saccharose, on traite ce produit pesant 1 gr. 25, par 40 centimètres cubes d'alcool à 95°, qui ne dissout pour ainsi dire que la gentianose, mais qui dissout facilement, à l'ébullition, la saccharose. On filtre cette solution, que l'on soumet à la cristallisation. Les cristaux ainsi recueillis, purifiés, lavés, desséchés, possèdent un pouvoir rotatoire, dextrogyre, de + 66°14. La rotation polarimétrique de cette solution passe sous l'action de l'inverine de + 1°38′ à — 36′, soit un retour de 20°14′ concordant exactement avec le retour que donne, dans les mêmes conditions, une solution de saccharose.

Usage thérapeutique. — La racine de gentiane se prescrit, à doses de 0 gr. 2 à 1 gramme plusieurs fois par jour, en poudres ou en pilules, puis à doses de 5 à 10 grammes sur 200 grammes d'eau, sous la forme d'infusions ou de décoctions comme tonique de l'estomac, comme stomachique, comme fébrifuge (contre l'hystérie) et comme dépuratif du sang (contre la scrofule).

Action physiologique. — Ordonnée à doses très élevées, elle peut provoquer des nausées, des vomissements accompagnés d'ivresse narcotique.

Pharmacie galénique. — Elle sert à préparer l'Extractum Gentianæ, la Tinctura Gentianæ, le Vinum Gentianæ, mais elle rentre dans la préparation de la Tinctura Amara, de la Tinctura Aloe composita, de la Tinctura Cinchonæ composita, etc.

Historique. — Son nom de gentiane lui fut donné par les Anciens, en souvenir du roi Gentius, mort dans son royaume d'Illyrie, en l'an 167 av. J.-C. Préconisée par lui comme stomachique, elle fut aussi mentionnée par Pline et par Dioscoride. Elle se prescrivait pendant tout le moyen âge comme vermifuge, comme dépuratif du sang puis comme contrepoison des venins des serpents et comme spécifique contre la peste.

STIPITES ET RADIX OPHELIÆ CHIRAYTÆ, D'OPHELIA CHIRAYTA, Griseb.

Cette plante, originaire des Indes, à tiges cylindriques, de 60 à 70 centimètres de haut, porte des feuilles opposées, amplexicaules, acuminées au sommet, cordées à leur base, à limbe entier, lisse, glabre, de 2 centimètres de long sur 0 cm. 5 de large, et des fleurs disposées en panicules ombelliformes, construites sur le type habituel de celles des plantes des Gentianées ; ses parties aériennes renferment de l'acide ophélique, $C^{13}H^{20}O^{10}$, et de la chiraytine.

La CHIRAYTINE, $C^{15}H^{20}O^{16}$, se prépare en chauffant cette drogue avec de l'alcool, dont la solution, soumise à la distillation fractionnée, est ensuite précipitée par addition de carbonate plombique. Ce précipité desséché, dissous à chaud dans de l'alcool bouillant, puis dans de l'eau, donne deux solutions, dont la seconde renferme de

l'*acide ophélique*, que l'on soumet à la cristallisation spontanée, après l'avoir traitée, comme la solution alcoolique, par de l'hydrogène sulfuré. La solution alcoolique, évaporée à sec, abandonne un résidu qui, recristallisé, se présente sous la forme d'une poudre blanche, cristalline, soluble dans l'alcool, le chloroforme, peu soluble dans l'eau, l'éther. D'odeur nulle, à saveur amère, la chiraytine se décompose par l'hydrolyse en acide ophélique et en chiraytogénine.

Ses sommités fleuries ou ses racines, non officinales, se prescrivent comme tonique de l'estomac, comme anthelminthique et comme fébrifuge. Il en est de même des racines des plantes *Ophelia densifolia* Griseb, *Ophelia elegans*, Wight, qui sont, elles aussi, originaires des Indes.

RADIX TACHIÆ, DE TACHIA GUYANENSIS, Aubl.

Les racines de cette plante, originaire de l'Amérique du Sud, ne sont pas officinales, mais elles renferment un principe amer, ou *Tachinine*, puis de la *Caféranine*, qui est une substance mal définie, cristalline. Cette drogue se prescrit parfois, sous la forme d'infusions, comme tonique de l'estomac et comme antipyrétique.

HERBA ERYTHRÆÆ, CHILENSIS, CANCHALAGUA, D'ERYTHRÆA CHILENSIS, Pers.

Cette plante herbacée, originaire du Pérou et du Chili, livre au droguier ses parties aériennes, fleuries, qui renferment de l'érythrocentaurine, des matières cireuses, colorantes et résineuses ; elles se prescrivent, dans leur pays d'origine, comme fébrifuge, comme tonique de l'estomac et comme digestif.

RADIX FRASERÆ, RACINE DE FRASERA, DE FRASERA WALTERI, Mich.

Cette plante, originaire du sud des Etats-Unis, livre au droguier américain ses racines, qui s'y présentent sous la forme de morceaux irréguliers, recouverts d'un suber brun rougeâtre.

Renfermant de la gentiopicrine, de l'acide gentisique, du sucre et des matières résineuses, elles se prescrivent, à doses de 0 gr. 5 à 1 gramme plusieurs fois par jour, comme tonique amer de l'estomac. Fraîches, elles agissent comme émétique ou comme purgatif.

APOCYNACÉES

Cette famille, comprenant 130 genres et plus de 1.000 espèces, la plupart tropicales ou sous-tropicales, est représentée par des arbres, par des arbustes ou par des plantes volubiles (Echite), parfois grimpantes à l'aide de vrilles.

Leurs feuilles sont opposées ou verticillées, simples ou stipulées, à limbe penninervé, entier. Leurs tiges, leurs racines et leurs feuilles sont parcourues par des canaux secréteurs, anastomosés, à latex, et leurs tiges par des tubes criblés, circummédullaires. Leurs fleurs actinomorphes sont hermaphrodites, pentamères, à sépales concrescents, portant fréquemment, sur leur face interne, un ou plusieurs appendices écailleux, qui forment une sorte de calicule interne. Leur corolle porte, à la gorge de son tube, des appendices ligulaires, superposés aux pétales (Nérion, Strophante), ou alternant avec eux (Prestonie). Il y en a tantôt 5 entiers (Apocyne), ou 5 frangés (Nérion), tantôt 10 rapprochés par paires (Strophante), ou concrescents en une manchette continue (Roupellie). Leurs 5 étamines sont concrescentes par leurs filets avec les pétales. Leur pistil se compose de deux carpelles médians, fermés, libres, contenant chacun un grand nombre d'ovules campylotropes ou presque anatropes. Leur fruit, souvent un double follicule, est parfois une capsule à déhiscence dorsale (Allamande), ou une baie (Hancornie), ou une drupe (Cerbère), qui renferme des graines ailées (Aspidosperme), ou à aigrette (Apocyn, Nérion), dont l'embryon droit est entouré d'un endosperme charnu ou corné. Notons que les graines de Cerbère et de

Leuconote ne renferment pas d'albumen. Les plantes de cette famille se différencient, de celles des Logoniacées, par leurs feuilles non stipulées, par la présence de leur appareil sécréteur, qui se rencontre dans leurs tiges, leurs racines et dans leurs feuilles, par la fréquente dépendance de leurs carpelles et par la conformation des styles de leurs pistils, ce qui les différencie aussi des plantes de la famille des Gentianées, car leurs deux styles sont généralement soudés ensemble à leur sommet en un stigmate discoïde, tronqué ou cylindrique. Les plantes de cette famille sont caractérisées par la présence de leurs poils tecteurs, qui sont unisériés et cylindriques, et par celle de leurs stomates, qui sont toujours accompagnés de deux cellules annexes. Leur parenchyme foliaire renferme de nombreux cristaux agglomérés en macles ou des cristaux simples, clinorhombiques, d'oxalate de chaux, puis des lacticifères articulés, localisés dans le voisinage de leurs faisceaux. Leur écorce, riche en cellules sclérenchymateuses, renferme de nombreuses fibres libériennes, isolées ou réunies en amas, à lumen punctiforme, puis de nombreux lacticifères.

CORTEX QUEBRACHO, ECORCE DE QUEBRACHO, D'ASPIDOSPERMA QUEBRACHO, Schl.

Origine botanique. — Cet arbre toujours vert, de 30 mètres de haut et d'un mètre de diamètre, à bois très dur, entouré d'une écorce rugueuse, épaisse, porte des feuilles opposées, coriaces, courtement pétiolées, à limbe entier, lancéolé, de 3 à 5 centimètres de long sur 1 cm. 2 à 1 cm. 5 de large, parcouru par une nervure médiane, prononcée, et par des nervures secondaires, puis sur ses bords par deux lignes jaune orange. Ses fleurs, terminales ou axiales, sont constituées par un calice à 5 sépales, par une corolle à 5 pétales jaunâtres, concrescents entre eux par leurs bases; glabres extérieurement, velus intérieurement, ils entourent 5 étamines concrescentes par leurs filets avec les pétales, et un ovaire supère, petit, velu, constitué par deux carpelles médians, libres, fermés, renfermant un grand nombre d'ovules. Surmonté d'un style allongé, à deux stigmates très courts, il donne, une fois fécondé, un follicule, à graines ailées.

Origine géographique. — Il croît à l'état sauvage dans l'Argentine, principalement à Santiago, à Cordova, puis au Brésil, au Chili et en Bolivie.

Description de la drogue. — Son écorce officinale, récoltée en automne, se présente sous la forme de grands morceaux plats ou cintrés, de 7 à 8 centimètres de long sur 5 à 6 centimètres de large et sur 1 à 3 centimètres d'épaisseur, recouverts extérieurement par un rhithidome jaune brunâtre ou gris rougeâtre, profondément crevassé dans le sens longitudinal et transversal; celui-ci portant, en outre, de nombreuses lenticelles blanches et quelques lichens. Leur face interne, gris rougeâtre, striée longitudinalement, est parsemée de taches noirâtres, leur consistance est dure, leur cassure fibreuse, leur odeur faible, leur saveur très amère.

Examen microscopique. — Cette écorce, examinée sur une coupe transversale, est constituée par un suber assez épais, à cellules rectangulaires, aplaties, puis par un parenchyme cortical, à cellules polygonales, sclérenchymateuses, qui entourent de nombreuses fibres libériennes, isolées ou disposées en amas; puis vient l'écorce secondaire, parcourue par des rayons médullaires à 2 ou à 3 rangs de cellules. Elles est constituée par des cellules sclérenchymateuses, entourant de nombreuses fibres libériennes, courtes, épaissies, fusiformes.

Poudre. — Cette écorce, pulvérisée, livre une poudre gris jaunâtre, caractérisée par la présence de ses nombreux grains d'amidon, par celle de ses fibres libériennes fusiformes, toujours recouvertes par un revêtement de cellules cristallifères.

Falsifications. — Cette drogue est souvent confondue avec l'écorce du *Quebracho colorado*, qui provient de la plante *Loxopterygium Lorentzii*, Gris (Anacardiacée), qui, ne contenant pas d'alcaloïdes mais beaucoup de tanin, ne donne pas la réaction suivante.

Réactions. — L'extrait aqueux de québracho se colore en jaune verdâtre, et non en brun foncé comme celui du Quebracho colorado, par addition d'une goutte de perchlorure de fer. Son extrait fluide, additionné d'eau et d'ammoniaque, puis agité avec du chloroforme, lui abandonne sa québrachine qui se colore en violet, en présence de bichromate de potasse, par addition d'acide sulfurique.

Analyse chimique. — Cette écorce renferme de 0,3 à 1,4 p. 100 d'alcaloïdes, tels que l'aspidospermine, la québrachine, la québrachamine, l'aspidospermatine et l'aspidosamine, puis du sucre ou québrachite $C^6H^{11}(CH^3)O^6$, 3,5 p. 100 de tanin et du *québrachol* ou alcool de formule $C^{20}H^{34}O$.

L'ASPIDOSPERMINE, $C^{22}H^{30}N^2O^2$, s'obtient en extrayant cette écorce par de l'eau additionnée d'acide sulfurique, dont la solution filtrée, traitée par un léger excès d'acétate de plomb, puis par du sulfide hydrique, est en partie évaporée. Cette solution, additionnée de carbonate de soude cristallisé, jusqu'à réaction alcaline, précipite un dépôt qui, lavé, desséché, est repris par de l'alcool bouillant, dont la solution chauffée avec du noir animal, puis filtrée, est en partie soumise à la distillation fractionnée, puis à la cristallisation spontanée. Elle dépose des prismes aigus ou de fines aiguilles incolores, fusibles à 200°, très peu solubles dans l'eau, peu solubles dans l'éther, le chloroforme, le benzène, très solubles dans l'alcool. Leur odeur est nulle, leur saveur très amère, leur réaction neutre. Leurs solutions, lévogyres, se précipitent par addition des réactifs généraux aux alcaloïdes. Quelques centigrammes de cet alcaloïde, chauffés avec une solution d'acide perchlorhydrique, se colorent en rouge pourpre, tandis que la brucine, traitée de la même manière, se colore en jaune orange et la strychnine en rouge jaunâtre. On obtient aussi cette réaction en traitant, en présence d'un petit cristal de chlorate de potasse, l'aspidospermine par de l'acide sulfurique. Une trace d'aspidospermine, triturée en présence de peroxyde de plomb avec de l'acide sulfurique, se colore en brun, puis en rouge cerise; mais cette coloration est violette, lorsque cet alcaloïde n'est pas tout à fait pur. C'est une base très faible, qui ne se combine pas d'une manière stable avec les acides.

Elle se prescrit parfois sous la forme d'injections hypodermiques, à doses de 0 gr. 05 par fois, comme antithermique et comme antiasthmatique.

La QUÉBRACHINE, $C^{21}H^{26}N^2O^2$, cristallise sous la forme d'aiguilles incolores, jaunissant à l'air, peu solubles dans l'éther, l'alcool froid, mais très solubles dans le chloroforme, l'alcool bouillant.

Elle se colore en bleu en présence d'un oxydant, par addition d'acide sulfurique ; en jaune par celle d'acide chlorhydrique ; en bleu par celle du réactif de Frœhde ; en vert, en présence d'une trace d'acide nitrique, par celle d'acide sulfurique. Cet alcaloïde fut reconnu comme étant identique à la yohimbine de la plante *Corynantha Yohimbo* (Rubiacée), car tous deux fondant à 247°, possèdent un pouvoir rotatoire, dextrogyre, de + 56° et donnent des chlorhydrates fusibles à 303° et des sulfates fusibles à 281°.

La QUÉBRACHAMINE cristallise sous la forme d'aiguilles incolores, donnant les mêmes réactions que la québrachine.

L'ASPIDOSPERMATINE, $C^{22}H^{28}N^2O^2$, se présente sous la forme d'une poudre blanc jaunâtre, insoluble dans l'eau, très soluble dans l'alcool, le chloroforme. Elle se dissout avec une coloration rouge dans le réactif de Frœhde, rouge, puis bleue dans l'acide sulfurique additionné de bichromate de potasse.

L'ASPIDOSAMINE, $C^{22}H^{28}N^2O^2$, se présente sous la forme d'un poudre blanchâtre cristalline, devenant jaune, puis rouge à l'air, insoluble dans l'eau, la ligroïne, peu soluble dans l'éther de pétrole, très soluble dans l'éther, l'alcool, le chloroforme. Elle se dissout avec une coloration rouge dans l'acide perchlorhydrique, bleue dans l'acide sulfurique additionné d'une trace de bichromate de potasse.

La PAYTINE, $C^{21}H^{24}N^2O + H^2O$, se présente sous la forme d'une poudre blanche, cristalline, fusible à 156°, très peu soluble dans l'eau, très soluble dans l'éther, l'alcool, le chloroforme, le benzène, dont les solutions sont lévogyres (à pouvoir rotatoire de − 49°5). Elle se dissout sans coloration dans l'acide nitrique, mais cette dissolution se colore en rouge grenat, puis en jaune à l'air. Elle se dissout en outre, avec une coloration rouge dans l'hypochlorite de chaux. Chauffée avec de la chaux sodée, elle se transforme en paytone.

Usage thérapeutique. — Cette écorce se prescrit sous la forme de décoctions, à doses d'une cuillère à thé sur une tasse d'eau bouillante, comme diurétique, comme fébrifuge, puis comme spécifique contre la dyspnée et contre l'asthme.

Action physiologique. — Ordonnée à doses trop élevées, elle provoque des nausées, des vomissements, des vertiges et des convulsions; car elle augmente, à faibles doses, l'excitabilité gravique du nerf phrénique, avec ralentissement des battements du cœur et accroissement de l'amplitude des mouvements respiratoires ; puis elle provoque, à fortes doses, de l'arythmie, avec abaissement de la température, hypersécrétion des reins et des glandes intestinales et salivaires; elle colore en outre, en rouge groseille ou en rose, le sang veineux.

Pharmacie galénique. — Elle sert à préparer la Tinctura Quebracho, qui s'ordonne à raison de 10 à 15 gouttes plusieurs fois par jour, puis l'Extractum Quebracho.

Historique. — Cette écorce s'ordonne, à l'état frais, chez les indigènes des pays où cette plante prospère, comme fébrifuge, pour combattre la malaria, mais elle perd, de par la dessiccation, de ses vertus physiologiques. Elle ne fut introduite dans la thérapeutique européenne qu'en 1878 et l'aspidospermine ne fut découverte qu'en 1881 par Freude.

SEMEN STROPHANTI, GRAINE DE STROPHANTUS, DE STROPHANTUS KOMBE, Olivier, STROPHANTUS HISPIDUS, D. C.

Origine botanique. — Ces plantes, à tiges creuses, minces, volubiles, parcourues par de nombreux canaux lacticifères, portent des feuilles

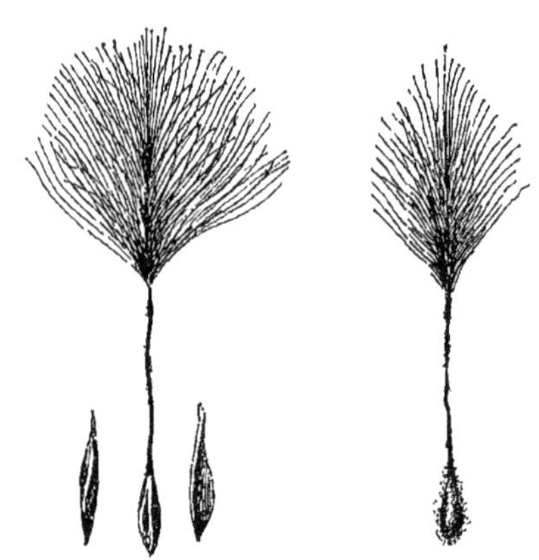

Fig. 72. — Graine de *Strophantus Kombé.*   Fig. 73. — Graine de *Strophantus hispidus.*

opposées, courtement pétiolées, velues, à limbe entier, elliptique, pointu à son extrémité supérieure, arrondi à sa base, mais parcouru par une nervure médiane, prononcée, et par des nervures secondaires, qui rejoignent les supérieures à sa périphérie. Leurs tiges, leurs pétioles, leurs feuilles

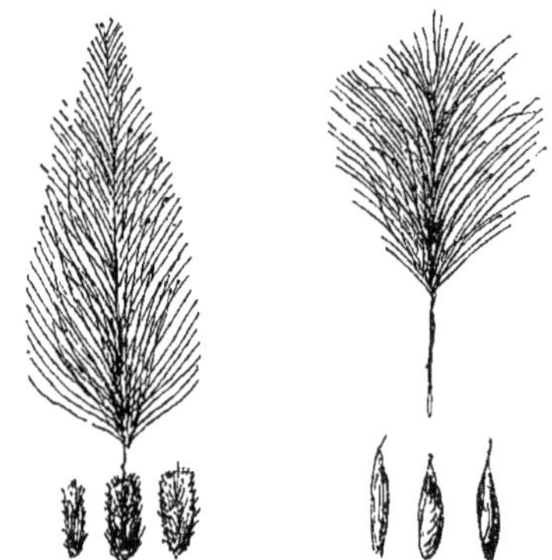

Fig. 74. — Graine de *Strophantus* de Zanzibar.   Fig. 75. — Graine de *Strophantus* du Niger.

et leurs fleurs sont très velus, mais leur inflorescence terminale porte des fleurs disposées en forme d'ombelle, qui sont constituées par un calice à 5 sépales, concrescents entre eux par leurs bases, mais triangulaires au sommet; par une corolle à 5 pétales, très velus, blancs extérieurement, jaunes intérieurement, concrescents entre eux par leurs bases, qui entourent 5 étamines et un pistil à deux carpelles médians, fermés, libres, renfermant de nombreux ovules. Leur fruit est un double follicule brunâtre, en forme de fuseau, qui renferme de nombreuses graines officinales.

Origine géographique. — Elles croissent à l'état sauvage en Sénégambie, en Guinée, dans la Sierra Leone, à Zanzibar, au Zambèse, au Cameroun, c'est-à-dire entre le 16° de latitude nord et le 35° de latitude sud, puis aux Indes et dans les îles de l'Australie.

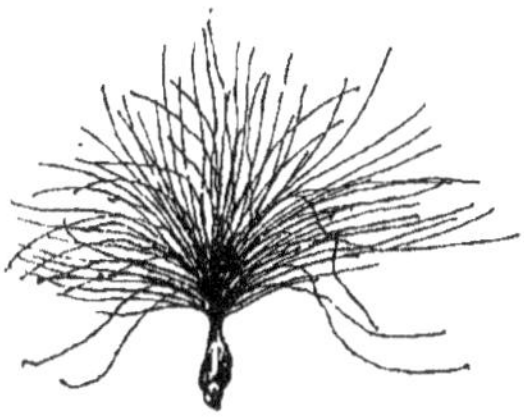

Fig. 76. — Graine de *Strophantus* du Natal.

Description du fruit. — Ce double follicule ligneux, fusiforme, brunâtre, mesurant 50 centimètres de long, est surmonté à son extrémité supérieure par un stigmate étalé. Sa surface externe, fortement ridée, est tachetée de lenticelles pâles, éparses (Strophantus hispidus), ou plus ou moins sériées (Strophantus kombé). Le bord de chacun de ses carpelles est enroulé à l'intérieur, en décrivant une courbe parallèle à la surface même de ce fruit, pour rejoindre son placente, mais à l'état mûr, ce carpelle s'ouvre dans le sens de la longueur, ses bords rentrants s'écartant l'un de l'autre, et ses placentes projettent, en se déroulant, leurs graines, que le vent emporte au loin.

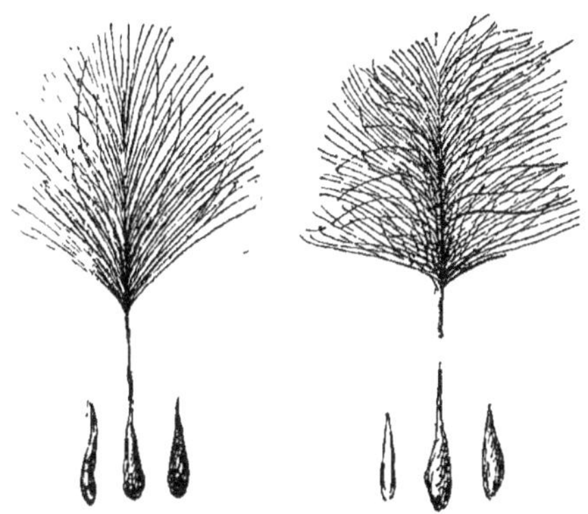

Fig. 77. — Graine de *Strophantus* de Sourabaya.

Fig. 78. — Graine de *Strophantus* du Gabon.

Examiné sur une coupe transversale, ce carpelle est constitué par un péricarpe mince, par un mésocarpe lignifié, riche en lacticifères, et par un endocarpe scléreux.

Récolte. — Ces fruits, récoltés à leur complète maturité, sont alors privés de leurs graines, qui, desséchées à l'air, donnent notre drogue officinale, celles-là pouvant provenir parfois de plantes cultivées, telles que celles du Gabon.

Description de la drogue (fig. 72 et 73). — Ces graines se présentent sous la forme d'un corps lancéolé, ovoïde, de 2 centimètres de long sur

1 à 3 millimètres de diamètre, arrondi à sa base, pointu à son extrémité supérieure ; celle-ci portant une hampe très longue chez les *Strophantus hispidus et Kombé*, dont les aigrettes sont différentes ; car celle du *Strophantus hispidus* est plus mince que celle du *Strophantus Kombé* qui est très large. La hampe du Strophantus du Niger (fig. 75), est très longue, mais son aigrette atteint la moitié de la longueur de sa hampe, tandis que celle de la graine du Strophantus de Zanzibar et du Zambèze (fig. 74) recouvre les trois quarts s de sa hampe, qui est plus courte que celle des Strophantus précédents. La graine du Strophantus du Natal (fig. 76) ne possède pas de hampe, mais une très grande aigrette, presque sessile, tandis que celle du Strophantus de la Sénégambie ou du Gabon (fig. 78) a une hampe moyenne, recouverte sur la moitié de sa longueur par l'aigrette.

Toutes ces graines, de couleur blanc verdâtre ou blanc jaunâtre, recouvertes par un duvet fin, possèdent une face ventrale, déprimée ou aplatie, portant le raphé, qui se termine vers la hampe. Leur odeur est vireuse, leur saveur très amère. Notons que les graines asiatiques des Strophantus sont glabres, il en est de même de celles du Gabon, mais leurs hampes sont grêles, raides, droites, fragiles. Les poils tecteurs de leurs aigrettes sont unicellulaires, soyeux, souples, blancs, parfois légèrement roux. Ils s'étalent en houppes larges, à barbes horizontales, qui ne se retrouvent pas dans la drogue officinale, généralement privée de sa hampe.

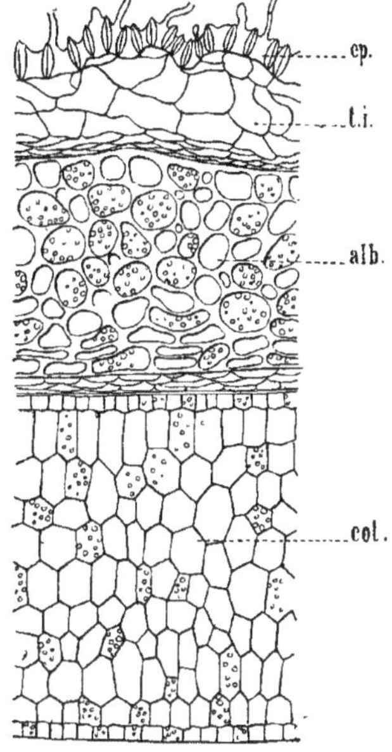

Fig. 79. — Coupe transversale de la graine de *Strophantus*.

ep) Epiderme et poils tecteurs ; *li*) cellules aplaties ; *alb*) albumen ; *cot*) cotylédons.

Examen microscopique (fig. 79). — Ces graines, examinées sur une coupe transversale, sont constituées par un spermoderme mince, formé de deux assises de cellules, dont l'externe, portant des poils tecteurs, unicellulaires, est constituée par des cellules à parois minces extérieurement, mais épaissies, sous la forme de bourrelets, sur leurs faces latérales et internes, ce qui leur communique l'apparence de lentilles biconvexes. Leur assise interne est constituée par des cellules aplaties ou fusiformes, à parois minces, parfois sinueuses, à contenu brunâtre et à cristaux d'oxalate de chaux. Puis vient leur albumen mince, à 4 ou à 5 assises de cellules polygonales, irrégulières, dont les parois épaissies, cellulosiques entourent des grains d'aleurone et des gouttelettes oléagineuses, et l'embryon central, formé par deux cotylédons plans, appliqués l'un contre l'autre, et par une radicule conique, courte. Cette coupe microscopique, humectée d'acide sulfurique, se colore en bleu verdâtre, puis en rouge cerise, quant aux cellules de l'embryon, et en vert, en violet, puis en jaune rougeâtre, quant aux cellules de l'endosperme.

Falsifications. — Ces graines sont souvent mélangées à des drogues épuisées, ou à des graines provenant de différents Strophantus moins riches en strophantine que celles du *Strophantus hispidus* et du *Strophantus Kombé*, seules officinales ; celles-ci se différencient, selon Planchon, comme suit, de celles du Gabon (voir le tableau ci-contre).

On additionne aussi parfois ces graines de celles de la plante *Kicksia Africana*, Benth., qui renferment des cotylédons sinueux, un spermoderme formé par des cellules, à parois non épaissies sur leurs faces latérales, mais de couleur externe, brun chocolat. Celles-ci ne renferment pas de strophantine, que l'on dose comme suit.

Dosage de la Strophantine. — Les graines de Strophantus, pulvérisées, puis chauffées à raison de 7 grammes de substance avec 70 grammes d'alcool (pendant une heure au bain-marie, dans un matras muni d'un réfrigérant ascendant) donnent un liquide, que l'on filtre; 50 grammes de celui-ci, soumis à la distillation fractionnée, abandonnent un résidu, que l'on traite premièrement par de l'éther de pétrole, afin de le priver de ses matières grasses, puis par de l'eau chaude, dont la solution, additionnée d'acétate de plomb, puis d'hydrogène sulfuré, est filtrée ; celle-là, chauffée à l'ébullition, en présence d'un peu d'acide chlorhydrique, puis en partie évaporée, est alors agitée, après son complet refroidissement, avec du chloroforme qui, décanté, distillé, abandonne un résidu que l'on dessèche et tare. Il doit parfaire, en le multipliant par 20, le pour cent en strophantine contenue dans ces graines ; ce glucoside s'étant alors décomposé par l'hydrolyse en strophantidine, en glucose et en alcool méthylique.

Analyse chimique. — Ces graines renferment 25 p. 100 de corps gras, de la strophantine, de la choline, de la trigonelline, du mucilage, des albuminoïdes et des corps résineux.

Huile fixe. — Ces graines, concassées, extraites par de l'éther de pétrole, lui abandonnent une substance grasse, fusible entre 16 et 17°, d'un poids spécifique de 0,9252, à indice de réfraction de 1,4556, à indice d'acidité de 13,6, à indice de saponification de 189, à indice d'iode de 83, soluble dans l'éther, l'éther de pétrole, le chloroforme, qui est constituée par 20 p. 100 d'acides gras saturés (acides stéarique, arachique et palmitique), 71,3 p. 100 d'acides non saturés (acides linolique et oléique) et 7,7 p. 100 de glycérine, outre par de la phytostérine et par des éthers des acides propionique et acétique.

La Strophantine, $C^{40}H^{56}O^{15}$, se prépare en extrayant ces graines pulvérisées par de l'éther ou par du sulfure de carbone, afin de les priver de leurs corps gras (25 p. 100 environ), puis par de l'alcool à 70°, dont la solution, soumise à la dis-

Strophantus	hispidus	Kombé	du Gabon
Pays d'origine........	Du Cayor au Gabon	De Zanzibar au Zambèze	Gabon, Congo
FRUIT — État dans le commerce..	Ordinairement entier, non décortiqué, brun uni avec lenticelles arrondies	Rarement intact, plus ou moins raclé, de couleur fauve, souvent tachetée	Réduit à l'endocarpe, fauve, mat, tacheté
Forme ...	Très longuement fusiforme	Plus court, peu renflé	Largement fusiforme, renflé
Diamètre.	1,5 à 2 centimètres	2 centimètres	3 à 4 centimètres
Extrémité supérieure......	A stigmate cupuliforme	Toujours brisée	Toujours brisée
GRAINE — Forme ...	Lancéolée, base ordinairement pointue	Lancéolée, plus aplatie sur la face ventrale	Lancéolée, base souvent arrondie, tronquée
Couleur ..	Brun doré	Brun verdâtre	Ocre, cannelle, terne, cireuse
Poils.....	Courts, nombreux, chatoyants	Longs, serrés, ordinairement gris verdâtre.	Absents
Raphé. ...	Pas visible	Saillant, long	Très net, renflé en losange au milieu
Partie nue de la hampe .	Un peu plus petite que l'autre, souvent sinueuse	Plus longue que la région velue, sinueuse, jaune	Beaucoup plus courte que la partie velue
Partie velue de la hampe .	Un peu plus longue	Plus courte	Bien plus longue
Poils de l'aigrette	Longs de 5 centimètres, brillants, un peu jaunâtres dans l'ensemble	Blancs, soyeux, de 6 centimètres de long	Très longs, de 7 centimètres, brillants, un peu jaunâtres
Épaississement du tégument externe ..	Biconvexe par accolement	Biconvexe, mais varié suivant les formes	Cordiforme par accolement
Réaction par l'acide sulfurique.	Coloration verte, parfois rapide, très foncée, puis violette ou jaune, plus faible sur l'embryon	Coloration vert intense, puis jaune, bleu intense, enfin rougeâtre ou verdâtre	Coloration jaune, puis rosée, jamais verte

tillation fractionnée, abandonne un résidu, que l'on reprend par de l'eau, dans laquelle on verse une solution d'acide tannique, qui précipite ce glucoside. Celui-ci, mélangé à de l'oxyde de plomb, puis extrait par de l'alcool, donne une solution qui, filtrée, est traitée par de l'hydrogène sulfuré, afin de précipiter son excès de plomb; son filtrat ; additionné d'éther, précipitant sa strophantine. Celle-ci se présente sous la forme d'aiguilles ou sous celle de paillettes incolores, fusibles à 179°, très solubles dans l'eau, l'alcool, l'éther acétique, insolubles dans l'éther, le sulfure de carbone, le chloroforme. Ses solutions aqueuses, neutres, sont dextrogyres. Elle se dissout avec une coloration vert orange, et rouge brunâtre, puis verte à chaud, dans l'acide sulfurique, mais ses solutions aqueuses, additionnées d'une trace de perchlorure de fer et d'acide sulfurique, précipitent un dépôt rouge brunâtre, tout en se colorant en vert. Elle se dissout avec une coloration rouge jaunâtre dans le réactif de Millon, mais lentement avec une coloration rouge et à la chaleur rouge grenat, puis violette dans l'acide nitrique, dans le réactif de Frœhde ou dans l'acide sulfovanadique, mais violette à la chaleur dans l'acide chlorhydrique additionné de phénol. La strophantine réduit à chaud la solution de Fehling, mais hydrolysée, elle se décompose, comme suit, en alcool méthylique, en glucose et en strophantidine.

$$C^{40}H^{56}O^{15} + 4H^2O = C^{27}H^{38}O^7 + C^{12}H^{22}O^{11} + CH^3OH$$

Strophan-   Strophan- Disaccharide Alcool
tine   tidine   méthy-
                                           lique

Un petit cristal de strophantine, humecté d'acide sulfurique, se colore en vert émeraude, mais cette coloration passe ensuite au rouge brunâtre, puis au noir. La strophantine se colore en vert par addition d'acide chlorhydrique, mais elle se dissout avec une coloration rouge violacé dans l'acide sulfurique additionné de quelques gouttes d'eau furfurolée.

Usage thérapeutique. — Les graines de Strophantus ou la strophantine se prescrivent à doses de 0 gr. 2 à 0 gr. 3, respectivement à doses de 0 gr. 0005 à 0 gr. 001, plusieurs fois par jour, sous la forme de pilules ou de poudres, comme diurétique, comme cardiotonique, comme spécifique contre les crises asystoliques graves, et pour ralentir les battements cardiaques, provoqués par le goitre exophtalmique, puis comme sédatif contre la dyspnée ; leur teinture étant plus souvent ordonnée, car ces graines sont très difficilement pulvérisables.

Action physiologique. — La strophantine est un poison cardiaque, qui abaisse le pouvoir excito-moteur du cœur, tout en provoquant une élévation de la pression sanguine et en renforçant les systoles, mais ceci sans rétrécir le diamètre des vaisseaux. Ordonnée à fortes doses, elle provoque, ainsi que les graines de strophantus, de la paralysie cardiaque, puis la mort, précédée de vomissements, de diarrhées, avec pouls strophantique, abondance d'urine, paralysie du train postérieur, respiration ralentie, abaissement de la température, cyanose des muqueuses, mouvements spasmodiques.

Pharmacie galénique. — On prépare avec cette drogue la Tinctura Strophanti, qui se prescrit, à doses de 10 à 20 gouttes plusieurs fois par jour, comme spécifique, contre l'hydropisie et les troubles cardiaques.

Incompatibilités. — Il ne faut jamais ordonner cette drogue ou ses dérivés avec des iodures, des chlorures et des bromures, ni avec du borax, des sels métalliques, du sirop à l'iodure de fer, de l'eau de laurier-cerise, etc. Proscrivez, en cas d'empoisonnement par cette drogue, les mêmes antivénénas que ceux ordonnés comme spécifique contre les empoisonnements attribués à la digitale.

Historique. — Les indigènes des pays, d'où cette plante est originaire, empoisonnent avec l'extrait de ces graines leurs flèches, qu'ils dénomment *Kombi*, tandis que cette drogue fut premièrement dénommée en Europe, poudre à succession. Griffon de Bellay fut le premier Européen qui envoya, en Europe, des graines de Strophantus, dont les principes toxiques furent découverts en 1869 par Frasen, pour n'être expérimentés qu'en 1885 au point de vue physiologique, après qu'on eut confondu, par hasard, cette drogue avec la digitale, dont elle n'est qu'un succédané au point de vue physiologique. Les poisons sagittaires à la strophantine furent analysés en 1865 par Polikan, puis en 1914 par Reutter de Rosemont.

FOLIUM NERII, FEUILLE DE LAURIER-ROSE, LAURELLE ou ROSAGE, DE NERIUM OLEANDER, L.

Origine géographique. — Cet arbuste, dont nous ne donnerons pas la description morphologique, croît à l'état sauvage sur le bord et dans le lit des torrents de l'Algérie et de la Provence, puis aux environs de Toulon, d'Hyères, mais on le cultive aussi parfois dans nos jardins, pour la beauté de ses fleurs.

Description de la drogue. — Ses feuilles non officinales, opposées, dures, coriaces, sont courtement pétiolées, à limbe entier, lancéolé, acuminé au sommet, de 10 à 12 centimètres de long sur 2 à 3 centimètres de large, à surface rude, parcourue par une nervure médiane, prononcée, de couleur blanc jaunâtre, et par de fines nervures secondaires, anastomosées. Leur saveur est âcre, amère, leur odeur nulle.

Examen microscopique (fig. 80). — Examinée sur une coupe transversale, cette feuille est constituée par un épiderme mince (*ep*), à cellules polygonales, petites, recouvertes par une cuticule assez épaisse, puis vient un hypoderme (*ca*), à 2 ou 3 assises de cellules polygonales, à parois épaissies, et 2 ou 3 assises de cellules en palissade, renfermant des oursins d'oxalate de chaux. Son mésophylle (*m*), hétérogène, asymétrique, est constitué par un parenchyme lacuneux (*pl*), qui entoure son système libéro-ligneux, constitué par un cordon arqué, recouvert en haut et en bas par un liber mou, et par le péricycle, dans lequel on distingue quelques fibres libériennes, à parois épaissies, nacrées, et des laticifères. L'épiderme inférieur est caractérisé par la présence de ses poils tecteurs (*o*), unicellulaires, et par celle de ses cryptes stomatifères (*cry*) creusées dans son mésophylle. En dessous de l'épiderme inférieur, se rencontre aussi un hypoderme, à cellules polygonales, à parois épaissies.

Analyse chimique. — Cette feuille renferme soi-disant deux alcaloïdes, la pseudocurarine inerte, et l'oléandrine active, puis deux glucosides : la nériine, et la nérianthine, qui sont, quant à leurs effets physiologiques, identiques à ceux de la strophantine, car, en réalité, ce glucoside se rencontre dans le latex de cette plante.

Usage thérapeutique. — Cette drogue se prescrit sous la forme d'infusions, à doses de 2 à 5 grammes sur 50 à 100 grammes d'eau, comme diurétique, comme cardiotonique, à action plus rapide et plus durable, que celle de la digitale. Elle s'ordonne aussi extérieurement comme parasiticide, puis comme sternutatoire et comme odontalgique.

Action physiologique. — Ordonnée à fortes doses, elle provoque de la gastro-entérite, des troubles respiratoires et cardiaques, puis des vomissements douloureux et la mort par asphyxie. Ses effets physiologiques sont identiques à ceux de la digitale et du strophantus, mais ils sont accompagnés d'une diurèse plus abondante, due à la présence de ses deux alcaloïdes, encore mal définis, au point de vue chimique et clinique.

Notons que les racines de la plante *Nerium odorum* renferment, outre une petite quantité d'essence d'un poids spécifique de 0.866, à pouvoir rotatoire, lévogyre, de — 4°08, de la nériine

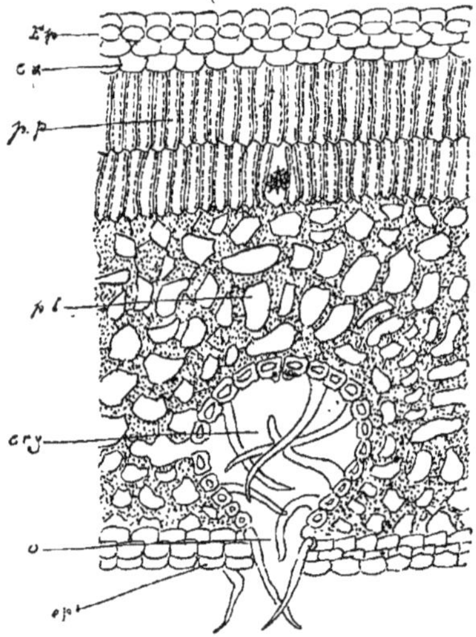

Fig. 80. — Coupe transversale de la feuille du laurier-rose.

ep) Epiderme ; pp) cellules en palissade ; pl) parenchyme lacuneux ; crp) cryptes stomatifères ; ; p) poils tecteurs ; h) hypoderme.

et des matières résineuses riches en acides formique, butyrique, oléique, linolique, palmitique et stéarique en partie combinés à un nouvel alcool ou *Kanérol*, $C^{30}H^{50}O$, qui se présente sous la forme d'une poudre cristalline blanche, fusible à 185°, à pouvoir rotatoire, dextrogyre, de + 80°,1, soluble dans l'alcool.

FOLIUM VINCÆ, FEUILLE DE PERVENCHE, DE VINCA MAJOR, L., VINCA MINOR, L.

Ce sont de petites plantes herbacées, à feuilles opposées, à fleurs axillaires, solitaires, pourvues d'un réceptacle convexe, d'un calice à 5 sépales, d'une corolle gamopétale à 5 pétales hypocratériformes, qui entourent 5 étamines et un ovaire biloculaire.

Croissant dans toute la région méditerranéenne et dans les bois de l'Europe tempérée, elles livrent au droguier leurs feuilles non officinales, courtement pétiolées, à limbe entier, ovale, lancéolé ou elliptique, luisant, parcouru par une nervure médiane, prononcée. Leur saveur est astringente, âcre, leur odeur herbacée. Mal étudiées, quant à leur composition chimique, elles se prescrivent, dans la thérapeutique populaire, comme agalactique.

Il en est de même des feuilles de la *Vinca rosea*, L., originaire de Madagascar.

LIGNUM CARISSÆ, BOIS AMER DE BOURBON, DE CARISSA XYLOPICRON Dup.-Th.

Le bois de cette plante, originaire des Mascareignes, se prescrit comme tonique amer et comme succédané du quinquina, car il possède des propriétés fébrifuges, de par sa teneur en un glucoside mal défini.

Il en est de même des racines de la plante *Carissa Carandas*, L., originaire des Indes, qui, très amères, se prescrivent comme stomachique.

CORTEX ALSTONIÆ, ÉCORCE D'ALSTONIA, D'ALSTONIA SCOLARIS, R. B., ALSTONIA CONSTRICTA, Muell.

Ces plantes, prospérant à Java, à Timor, en Australie et dans l'Afrique tropicale, livrent au droguier leurs écorces non officinales, qui s'y présentent parfois sous la forme de fragments cintrés, à surface externe, rugueuse, gris brunâtre, marquée de lenticelles blanchâtres, à surface interne brun chamois, à cassure grenue, à saveur amère, d'odeur nulle.

Elles renferment de la ditamine, de la ditaïne ou échitamine, un principe amer, des corps résineux ou échitocautchine, $C^{50}H^{40}O^2$, de l'échirétine et de l'*alstonine*.

L'ALSTONINE, $C^{21}H^{20}N^2O^4$, se présente sous la forme d'aiguilles incolores, insolubles dans l'eau froide, l'éther, le chloroforme, le benzène, mais très solubles dans ce dissolvant bouillant et l'alcool. Elle se dissout sans se colorer dans les acides sulfurique, nitrique et chlorhydrique, mais avec une coloration verdâtre, violette et rouge pourpre dans l'acide sulfurique additionné d'un petit cristal de bichromate de potasse, bleue dans cet acide additionné d'une goutte de perchlorure de fer.

La DITAMINE, $C^{16}H^{19}NO^2$, est un alcaloïde qui se présente sous la forme d'une poudre blanche, fusible à 75°, à réaction alcaline, soluble dans l'alcool, l'éther, le chloroforme et le benzène. Elle se dissout à chaud avec une coloration rouge, puis violette, dans l'acide sulfurique; jaune, verte et orange dans l'acide nitrique chaud.

La DITAINE ou ÉCHITAMINE, $C^{22}H^{28}N^2O^4$, se présente sous la forme de cristaux incolores, fusibles à 206°, très solubles dans l'eau, qui, renfermant 4 molécules d'eau de cristallisation, se dissolvent avec une coloration rouge dans l'acide sulfurique, rouge, puis verte, dans l'acide nitrique, rouge dans l'acide sulfovanadique ou dans l'acide sulfurique additionné de bichromate potassique, rouge, après plusieurs heures, dans l'acide chlorhydrique. Cette écorce renfermerait, en outre, selon certains auteurs, de la CHLOROGÉNINE, $C^{21}H^{20}N^2O^4$, qui se présente sous la forme d'une poudre brunâtre, soluble dans l'alcool, le chloroforme, insoluble dans l'éther.

Cette écorce se prescrit, à doses de 0 gr. 2 à 0 gr. 3 plusieurs fois par jour, comme anthelminthique et comme fébrifuge, dans les pays où sa plante prospère. Il en est de même de celle proyenant de la plante *Alstonia spectabilis*, R. Br., originaire de Java.

CORTEX ALYXIÆ, D'ALYXIA STELLATA, Röm.

Originaire de l'hémisphère boréal, cet arbre livre au droguier son écorce gris blanchâtre, non officinale, d'odeur spéciale, aromatique, rappelant un peu celle de la coumarine, qui, renfermant des traces de coumarine, dite camphre d'alyxia, des matières résineuses et un principe amer, se prescrit parfois comme stomachique.

CORTEX GEISSOSPERMI, ÉCORCE DE PAO ou DE PEREIRA, DE GEISSOSPERMUM VELLOSII, Fr. All.

Cette plante, originaire du Brésil, mais principalement des provinces de Bahia, de Minas et d'Espirito Santo, livre au droguier son écorce non officinale, qui renferme, outre des matières résineuses, les alcaloïdes suivants : pereirine, geissospermine et vellosine.

Notons que cette écorce se présente parfois dans le droguier sous la forme de fragments cylindriques, de 5 à 6 centimètres de long sur 2 à 6 millimètres d'épaisseur, à face externe, crevassée, à cassure nette, à face interne, striée longitudinalement, qui sont constitués, à l'examen microscopique, par un suber manquant souvent, à plusieurs assises de cellules aplaties, tabulaires, à périderme constitué par de nombreuses couches de cellules polyédriques, irrégulières, qui n'entourent jamais de cellules scléreuses ; leur liber étant constitué par un parenchyme très bien développé, à cellules polygonales ou rectangulaires, tangentiellement allongées, mais toujours assez régulièrement superposées les unes aux autres, qui entourent de nombreux lacticifères et des faisceaux fibro-libériens, bordés de cellules renfermant un cristal prismatique d'oxalate de chaux ; ce liber étant, en outre, parcouru par de nombreux rayons médullaires, à deux assises de cellules.

La PEREIRINE, $C^{19}H^{24}N^2O$, se présente sous la forme d'une poudre blanche, amorphe, fusible à 124°, soluble dans l'alcool et dans l'éther. Elle se dissout avec une coloration rouge dans l'acide nitrique, rouge puis orange dans l'acide sulfurique additionné d'une goutte d'acide nitrique, mais sans se colorer dans l'acide sulfurique concentré. Ses solutions se précipitent en un dépôt jaune, puis brunâtre, à la chaleur, par addition de chlorure de platine. Elle ne se colore pas en rouge, lorsqu'on la chauffe avec des solutions de nitrate mercurique, ni en bleu lorsqu'on la chauffe, en présence de chlorure d'étain, avec de l'acide nitrique, ce qui la différencie de la brucine.

La GEISSOSPERMINE, $C^{19}H^{24}N^3O^2 + H^2O$, se prépare en chauffant cette écorce avec de l'alcool additionné d'acide tartrique, puis en concentrant cette solution, que l'on agite, en présence de carbonate de soude, avec de l'éther. Cette dissolution éthérée, agitée avec de l'acide acétique dilué, lui abandonne sa *vellosine*, à l'encontre de sa geissospermine, que l'on obtient en évaporant à sec ce dissolvant, quitte à reprendre ce résidu par de l'alcool, que l'on soumet à la cristallisation spontanée.

Elle se présente sous la forme de prismes incolores, fusibles à 160°, solubles dans l'alcool, insolubles dans l'éther de pétrole et dans l'eau. Elle se dissout avec une coloration rouge pourpre, puis orange, dans l'acide nitrique, mais celle-là passe au jaune orange à la chaleur et au bleu par addition d'acide sulfurique. Elle se dissout avec une coloration jaune, bleu foncé, puis rouge et vert sale dans l'acide sulfurique additionné d'un petit cristal de bichromate de potasse ; avec une coloration bleue dans l'acide sulfurique additionné d'une trace de perchlorure de fer, bleue dans le réactif de Froehde.

La VELLOSINE, $C^{23}H^{28}N^2O^4$, se présente sous la forme de cristaux rhombiques, incolores, inodores, fusibles à 189°, solubles dans l'alcool et dans l'éther. Elle se dissout avec une coloration rouge dans l'acide nitrique concentré ou dans l'acide sulfurique additionné d'une goutte d'acide nitrique, brune dans l'acide sulfurique, mais celle-ci passe au violet par addition d'eau.

FOLIUM GUACHAMACÆ, FEUILLE DE GUACHAMACA, DE GUACHAMACA TOXIFERA, Gros., seu MALOUETIA NITIDA, Spruce.

Cet arbuste, originaire du Vénézuéla, livre au droguier ses feuilles et son écorce non officinales, qui renferment un alcaloïde mal défini, ou guachamacine, se prescrivent parfois comme antispasmodique.

Cette écorce se prescrit au Brésil, à doses de 20 à 30 grammes sur 500 grammes d'eau bouillante, comme tonique et comme fébrifuge.

SEMEN TANGHINIÆ, GRAINE DE TANGHIN, DE TANGHINA VENENIFERA, seu CERBERA VENENIFERA, seu CERBERA TANGHIN Poir.

Cette plante, originaire de Madagascar, livre, aux indigènes de cette île, ses graines riches en tanghinine, qui est un glucoside toxique, des plus énergiques, celui-ci ressemblant, quant à ses effets physiologiques, à ceux de la strophantine.

Ces graines ovoïdes, entourées d'un mésocarpe charnu, qui est lui-même entouré d'un péricarpe jaune et mince, renferment, outre 44 p. 100 d'huile fixe, des matières résineuses et pectiques.

La CERBÉRINE ou TANGHININE, $C^{27}H^{40}O^8$ ou $C^{27}H^{44}O^{10}$, se prépare en épuisant premièrement ces graines concassées, par de l'éther de pétrole et par de l'éther, afin de les déshuiler, puis à chaud par de l'alcool dilué, qui

dépose à froid des cristaux, que l'on purifie en les faisant recristalliser. Elle se présente sous la forme d'une poudre cristalline, blanche, inodore, amère, fusible à 192°, insoluble dans l'éther de pétrole, l'éther, très peu soluble dans l'eau, le benzène, le tétrachlorure de carbone, le chloroforme, très soluble dans l'alcool, qui se dissout avec une coloration jaune rougeâtre, puis jaune et bleue dans l'acide sulfurique, rouge puis violette dans cet acide additionné de thymol, rouge puis bleue dans cet acide additionné de furfurol, violette puis bleue dans cet acide additionné d'aldéhyde anisique ou de vanilline, jaune citron dans l'acide nitrique. Hydrolysée, elle se décompose en glucose et en cerbérétine.

La CERBÉRÉTINE, $C^9H^{26}O^4$, se présente sous la forme d'une poudre cristalline, jaune citron, fusible à 85°, insoluble dans l'eau, l'éther de pétrole, très soluble dans l'alcool, l'éther, le chloroforme, qui se dissout avec une coloration rouge brunâtre puis violette dans l'acide sulfurique, tout en donnant les autres réactions colorimétriques de la cerbérine.

Ces graines se prescrivent parfois, sous la forme d'extrait, à doses de 0 gr. 05 plusieurs fois par jour, comme cardiotonique et comme spécifique contre la paralysie ou contre l'incontinence urinaire.

CORTEX ACOKANTHERÆ, ÉCORCE D'OUABAIO, D'ACOKANTHERA QUABAIO.

Cette plante, originaire des côtes orientales de l'Afrique, livre au droguier son écorce et son bois non officinaux, qui renferment de l'ouabaïne ou glucoside servant à préparer des poisons sagittaires.

L'OUABAÏNE, $C^{30}H^{46}O^{12}$, cristallise sous la forme de paillettes rectangulaires, incolores, brillantes, fusibles à 200°, solubles dans l'eau, l'alcool, insolubles dans l'éther, le chloroforme. Elle se décompose par l'hydrolyse, selon cette équation, en rhamnose et en une matière résineuse ou ouabaïétine :

$$C^{30}H^{46}O^{12} + H^2O = C^6H^{12}O^5 + C^{24}H^{36}O^8$$

Ce glucoside, traité par des solutions alcalines, se transforme en acide ouabaïque, $C^{30}H^{48}O^{13}$, fusible à 285°. Il possède les mêmes effets physiologiques que ceux de la strophantine et de la digitoxine, aussi prescrit-on l'ouabaïne, sous la forme d'injections hypodermiques, à doses de 0 gr. 003 sur 1 centimètre cube d'eau, comme cardiotonique.

CORTEX PLUMERIÆ, DE PLUMERIA ACUTIFOLIA, Poir.

Cet arbre, originaire du Mexique, mais cultivé aux Indes, livre au droguier son écorce non officinale, qui renferme un principe amer ou PLUMÉRINE, $C^{57}H^{72}O^{33}$ + $2H^2O$ (celle-ci cristallisant sous la forme d'aiguilles incolores, fusibles à 157°, solubles dans l'eau) ; puis de l'ARGONIADINE, $C^{21}H^{26}O^{12}$, qui cristallise sous la forme d'aiguilles incolores, fusibles à 158°, solubles dans l'eau. Cette drogue, caractérisée par la présence de ses nombreux lichens, plus foncés que son écorce jaune brunâtre, à suber blanchâtre, se prescrit, sous la forme de décoctions, comme spécifique contre la diarrhée et contre la blennorragie. Il en est de même de l'écorce des plantes *Plumeria alba*, L., et *Plumeria rubra*, L.

CORTEX THEVETIÆ, DE CERBERA THEVETIA, L.

Originaire de l'Amérique tropicale, cet arbre livre au droguier son écorce non officinale, qui se prescrit parfois, sous la forme de teinture ou sous celle de décoctions, comme antipériodique, car elle renferme un glucoside ou thévétine.

La THÉVÉTINE, $C^{54}H^{84}O^{24}$, se présente sous la forme de paillettes incolores, fusibles à 172°, insolubles dans l'éther, l'alcool absolu, le chloroforme, très solubles dans l'eau, l'alcool dilué. Elle se dissout avec une coloration rouge brunâtre, puis rouge cerise et violette dans l'acide sulfurique, mais hydrolysée, elle se décompose en glucose et en thévétérésine.

FOLIUM IBOGÆ, FEUILLE D'IBOGA, DE TABERNANTHE IBOGA, Baill.

Originaire des côtes désertiques de l'Afrique tropicale, cet arbrisseau livre au droguier ses feuilles non officinales, dénommées *Bocca*, qui, elliptiques, se prescrivent parfois, ainsi que ses racines, comme anesthésique interne ; car elles renferment de l'ibogaïne, outre des matières résineuses et pectiques.

L'IBOGAÏNE, $C^{35}H^{33}N^2O^2$, se présente sous la forme d'aiguilles incolores, fusibles à 152°, insolubles dans l'eau, très solubles dans l'éther, le chloroforme, l'alcool, dont les solutions sont lévogyres (à pouvoir rotatoire de — 48°). Elle se dissout avec une coloration jaune dans l'acide sulfurique. Notons que ces deux drogues, c'est-à-dire les feuilles et les racines de cette plante, se prescrivent parfois comme fébrifuge dans la thérapeutique des indigènes des pays où elle prospère.

CORTEX CERBERÆ, DE CERBERA THEVE-TOIDES, Kunth.

Originaire du Mexique, cette plante livre au droguier ses graines non officinales, mais très vénéneuses de par leur teneur en cerbérine, $C^{27}H^{40}O^8$, glucoside possédant des vertus physiologiques identiques à celles de la digitaline.

CORTEX et SEMEN HOLARRHENÆ, ÉCORCE ET GRAINE D'HOLLARRHENA ou DE CO-NESSIE, DE WRIGHTIA ANTIDYSENTE-RICA, WRIGHTIA CEYLANICA, R. Br.

Ces plantes, originaires des régions montagneuses et boisées de l'Inde, du Népaul, de Malacca et de Malabar, livrent au droguier leur écorce non officinale, qui s'y présente parfois sous la forme de plaques assez épaisses, spongieuses, mondées de leur suber, à surface rugueuse, portant de nombreux sillons transversaux, à surface interne longitudinalement striée. Inodore, à saveur amère, elle renferme les mêmes principes actifs que les graines de cette plante.

Celles-ci se présentent sous la forme de petits corps elliptiques, de 2 centimètres de long sur 2 à 3 millimètres de diamètre, très velus, étirés à leur base, mais arrondis à leurs deux extrémités, qui portent, sur une de leurs faces, une crête médiane, peu saillante. Leur odeur est nulle, leur saveur rappelle un peu celle de nos noisettes. Elles renferment de la condiscine, ou conessine ou *Wrightine*, outre des matières résineuses, mucilagineuses et pectiques.

La CONESSINE ou WRIGHTINE, $C^{24}H^{40}N^2$, se prépare en extrayant cette drogue pulvérisée, ou l'écorce de cette plante, par de l'éther de pétrole, puis par de l'eau additionnée d'acide chlorhydrique, dont la solution, concentrée sous pression réduite, est neutralisée par de l'ammoniaque, afin de précipiter ses sels de chaux et d'alumine ; puis précipitée par un excès de ce réactif, quitte à reprendre le précipité ainsi obtenu par de l'éther, dont la solution, additionnée d'alcool, est soumise à la cristallisation spontanée. On parvient aussi à purifier ces cristaux, en les dissolvant dans de l'alcool, dont la solution est précipitée par de l'acétate de plomb quitte à décomposer le précipité ainsi obtenu par de l'hydrogène sulfuré et à précipiter son filtrat par de l'ammoniaque.

Elle se présente sous la forme d'une poudre blanche cristalline, fusible à 121°, très peu soluble dans l'eau, mais très soluble dans l'éther, l'alcool, le chloroforme, le benzène. Elle se dissout avec une coloration violette dans l'acide sulfurique, mais cette coloration passe au vert, à la chaleur, par addition d'eau.

Ces deux drogues se prescrivent, dans leurs pays d'origine, sous la forme de décoctions, à doses de 50 à 60 grammes sur 1.000 grammes d'eau, comme antidysentérique.

RHIZOMA APOCYNI, RHIZOME D'APOCY-NUM, D'APOCYNUM CANNABINUM, L.

Cette plante herbacée, originaire de l'Amérique du Nord, ne livre à la thérapeutique aucune drogue officinale, mais son rhizome se présente parfois, dans le droguier, sous la forme de fragments irréguliers, simples ou bifurqués, cylindriques, de couleur brun chocolat, à surface externe, striée dans le sens de la longueur, marquée par des cicatrices foliaires. Inodores, à saveur amère, ils contiennent du tanin et deux glucosides : l'apocyne et l'apocynéine. Ils renferment, par contre, selon de nouvelles analyses, de la cymarine, qui est leur produit physiologique actif, car elle possède les mêmes vertus thérapeutiques que la digitaline.

La CYMARINE, $C^{30}H^{44}O^9$, se présente sous la forme de prismes incolores, fusibles à 138°, très peu solubles dans l'eau, l'éther, mais très solubles dans l'alcool, le chloroforme. Inodore, très amère au goût, à pouvoir rotatoire dextrogyre, la cymarine hydrolysée se décomposant selon l'équation suivante, en cymarose et en cymarigénine.

$$C^{30}H^{44}O^9 + H^2O = (C^{23}H^{30}O^5 + H^2O) + C^7H^{14}O^4$$
$$\text{Cymarine} \qquad\qquad \text{Cymarigénine} \qquad \text{Cymarose}$$

se prescrit parfois comme succédané de la digitaline.

La CYMARIGÉNINE est une lactone qui, chauffée avec de la potasse caustique, se transforme en un oxy-acide, dont la constitution de la formule n'a pas encore été établie.

La cymarine, chauffée avec de la potasse caustique, donne un sel potassique de l'acide cymarinique, $C^{30}H^{48}O^{10}$. Celui-ci se transforme par l'hydrolyse en isocymarigénine et en cymarose. Cette isocymarigénine fut identifiée comme étant de l'apocymarine décrite précédemment comme étant la substance, physiologiquement parlant, active de cette plante.

Comparant les formules de la cymarigénine et de la strophantidine, produit de décomposition de la strophantine, qui, hydrolysée, se transforme, selon certains auteurs, comme suit :

$$C^{40}H^{56}O^{15} + H^2O = C^{27}H^{38}O^7 + C^{13}H^{16}O^7 + 2H^2O$$
$$\text{Strophantine} \qquad\qquad \text{Strophantidine}$$

on remarque qu'il existe une légère différence entre ces deux substances, qui se différencient principalement de par la nature de leur sucre. On constate, en outre, que l'antiarigénine de l'antiarine, de formule $C^{21}H^{28}O^5$, et la digitoxigénine de formule $C^{21}H^{32}O^4$, sont des poisons cardiaques à peu près identiques, l'un à l'autre, quant à leurs effets physiologiques. Elles sont toute deux des oxylactones, de même que la digitaligénine de la digitaline, qui possède la formule $C^{28}H^{30}O^8$, et que la cymarigénine et la strophantidine.

Les indigènes des pays où cette plante prospère prescrivent cette drogue comme émétocathartique et comme diurétique.

OLEUM APOCYNI, D'APOCYNUM ANDROSÆ-MIFOLIUM, L.

Cette plante, originaire de l'Amérique du Nord, livre au droguier son rhizome, qui, soumis à la distillation aux vapeurs d'eau, donne une essence jaune pâle, d'odeur particulière, pénétrante, persistante, d'un poids spécifique de 0,948, à pouvoir rotatoire, dextrogyre, de + 0°50′, soluble dans l'alcool, l'éther, etc. Elle est constituée par un mélange de furfurol, d'acétovanilline, à point d'ébullition de 112 à 114°, de formule CH^3O —$C^6H^3(OH)$—CO—CH^3, mais cette essence, non préexistante dans ce rhizome frais, y est combinée sous la forme d'un glucoside dénommé *Androsine*.

LAO AMAPÆ, LAIT D'AMAPA, D'HANCORNIA SPECIOSA, Gom.

Cet arbre, originaire du Brésil, livre au droguier son suc laiteux, non officinal, qui se prescrit parfois comme spécifique contre les morsures des serpents ; car se présentant sous la forme d'un liquide laiteux, blanc, d'un poids spécifique de 1,034, à réaction acide, se solidifiant à la longue, il renferme, outre des hydrocarbures fusibles à 120°, à 196°, à 201° et à 205°, des acides butyrique, acétique, formique, propionique, etc., combinés à la phytostérine. On l'utilise aussi dans la fabrication du caoutchouc.

ASCLÉPIADACÉES

Cette famille, comprenant 217 genres et 1.300 espèces de plantes, est répandue dans toutes les régions chaudes du globe, sous la forme d'herbes vivaces ou d'arbustes droits (Asclépiade), souvent volubiles à droite. Leurs feuilles sont opposées, simples, non stipulées ; leurs fleurs étant zygomorphes, hermaphrodites, pentamères, avec pistil dimère. Leur calice possède une perfloraison imbriquée ; leur corolle porte souvent, à la gorge de son tube, des appendices de formes variées, alternant avec les pétales ; leurs étamines portant souvent, sous les anthères, un appendice dorsal, de formes diverses, qui peut parfois être pétaloïde. Leurs anthères peuvent souvent être agglutinées entre elles et avec le stigmate. Introrses, elles possèdent deux sacs polliniques, avec grains de pollen unis. Leur pistil est constitué par deux carpelles médians, clos, libres, contenant chacun un grand nombre d'ovules anatropes. Leur fruit est formé par deux follicules renfermant des graines toujours munies d'une aigrette, à poils soyeux, à embryon droit, à albumen charnu.

Ces plantes sont caractérisées par la présence de leurs poils tecteurs, unisériés, à parois irrégulièrement épaissies, ornées de perles cuticulaires ; leurs feuilles possèdent toujours des stomates, accompagnés de deux cellules annexes, parallèles à l'ostiole, puis des lacticifères non articulés et des faisceaux bicollatéraux. Elles renferment, en outre, des cristaux prismatiques simples ou des oursins d'oxalate de chaux.

CORTEX CONDURANGO, ÉCORCE DE CONDURANGO, DE GONOLOBUS CONDURANGO, Triana, seu MARSDENIA CONDURANGO, Reichenbach.

Origine botanique. — Cette plante grimpante, à tige volubile, très velue, dont les poils tecteurs ne sont pas dirigés dans la même direction, possède un bois ligneux, riche en lacticifères. Ses feuilles opposées, de 15 centimètres de long sur 12 centimètres de large, sont elliptiques, pointues à leur extrémité supérieure, cordiformes à leur base, grossièrement velues, à limbe entier, parcouru par une nervure médiane, prononcée, et par des nervures secondaires, à 45°. Ses fleurs, axiales, sont constituées par un calice à 5 sépales, par une corolle jaune verdâtre, parcourue dans le sens longitudinal par des stries verdâtres, à 5 pétales concrescents entre eux par leurs bases, qui entourent 5 étamines et un ovaire biloculaire, à 2 carpelles clos, libres, contenant chacun un grand nombre d'ovules anatropes. Son fruit est un follicule, dont les graines, munies d'une aigrette, renferment un embryon droit, à albumen charnu.

Origine géographique. — Elle croît à l'état sauvage dans la Nouvelle-Grenade, l'Équateur, le Pérou, la Bolivie, la Colombie, le Vénézuéla, particulièrement dans les déserts de Loja Calva et de Paltas, puis dans les Cordillères.

Description de la drogue. — Son écorce parvient dans le commerce sous la forme de tubes ou sous celle de plaques cintrées, de dimensions variant entre 8 et 15 centimètres de long sur 3 à 5 centimètres de large et 2 à 6 millimètres d'épaisseur, recouverts sur leur face externe d'un suber gris brunâtre, rugueux, verruqueux, strié dans le sens de la longueur ; ce dernier pouvant parfois faire défaut, porte souvent des lichens blanchâtres. Leur surface interne, gris brunâtre, est grossièrement striée dans le sens de la longueur. Leur cassure fibreuse est inégale, leur odeur particulière, légèrement aromatique, leur saveur amère, avec arrière-goût un peu désagréable.

Examen microscopique (fig. 81). — Examinée sur une coupe transversale, cette écorce est constituée par un suber (*s*) assez épais, à plusieurs assises de cellules tabulaires, aplaties, à parois minces, disposées en files radiales ; puis par un parenchyme cortical (*pc*), dont les cellules polygonales, renfermant de petits cristaux prismatiques d'oxalate de chaux, entourent quelques lacticifères. Riche en fibres libériennes, incolores, nacrées, très longues, isolées ou réunies par paquets, sa zone libérienne est parcourue par des rayons médullaires sur un ou sur deux rangs de cellules. Elle renferme de grandes cellules scléreuses jaunâtres, à parois épaissies, canaliculées, puis des fibres libériennes et des lacticifères (*l*). Le tissu parenchymateux de cette zone est constitué par des cellules à parois minces, riches en amidon et en macles d'oxalate de chaux.

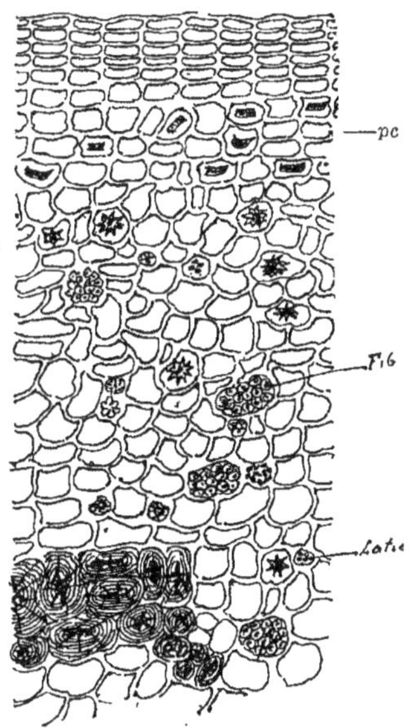

Fig. 81.— Coupe transversale de l'écorce de condurango.

fib) fibres libériennes ; *lact*) lacticifères.

Poudre. — Cette écorce, pulvérisée, livre une poudre brun jaunâtre, caractérisée par la présence de ses grains d'amidon, par celle de ses oursins et de ses prismes d'oxalate de chaux, puis par celle de ses fibres libériennes et de ses cellules scléreuses.

Falsifications. — Cette drogue est parfois mélangée à des écorces de *Macroscepia triana*, plante croissant à la Nouvelle-Grenade, puis à des écorces épuisées de condurango, qui ne donnent pas la réaction suivante, ou qui, examinées au microscope, ne possèdent pas les caractères anatomiques du condurango.

Réactions. — L'écorce de condurango, macérée dans de l'eau, donne un liquide clair qui, se troublant à la chaleur, se précipite en un dépôt floconneux par addition d'acide tannique. Macérée dans de l'alcool, que l'on distille, elle abandonne un extrait brunâtre, aromatique, qui se précipite en un dépôt résineux par addition d'eau. Cet extrait, mélangé sous la forme d'une pâte à de la chaux, que l'on dessèche, puis épuisé par de l'éther, donne une solution qui, distillée, abandonne un résidu se colorant en vert par addition du réactif de Frœhde. Cette écorce, extraite par de l'alcool, donne une solution qui, concentrée sous la forme d'extrait (en ayant soin de chasser tout son alcool) abandonne un résidu, que l'on reprend par de l'eau, dont la solution se précipite en un dépôt brunâtre par addition de chlorure de soude. Celui-là, lavé avec une solution concentrée de sel de cuisine, puis dissous dans du chloroforme, donne une solution qui, additionnée de parties égales d'acide sulfurique et d'alcool, se colore à chaud en vert, cette coloration passant au vert bleuté par addition d'une goutte de perchlorure de fer.

Analyse chimique. — Cette drogue renferme de la condurangine, de la condurastérine, du sucre ou condurite $C^6H^{10}O^4$, des traces d'essence, de l'amidon, de l'acide oxalique, du tanin et des matières résineuses.

La CONDURANGINE, $C^{40}H^{60}O^{16}$, se prépare en extrayant premièrement cette drogue pulvérisée par de l'éther de pétrole, afin de la priver de son essence, puis par de l'alcool bouillant, dont la solution concentrée abandonne 380 grammes de résidu résineux, pour 3 kilogrammes de substance extraite. Celui-là, additionné petit à petit d'acétone, précipite une masse cristalline ou condurite, dont les eaux mères, renfermant en outre du glucose, sont soumises à la distillation fractionnée, quitte à les précipiter par du chloroforme, puis par de l'éther, et à reprendre ces précipités par de l'alcool bouillant, dont la solution est soumise à la cristallisation spontanée.

Elle se présente sous la forme d'une poudre cristalline blanche, inodore, amère, fusible à 181°, insoluble dans l'éther, le chloroforme, le benzène, l'éther de pétrole, très soluble dans l'alcool, l'éther acétique, l'eau, qui, hydrolysée, se décompose comme suit en glucose et en condurangétine, car :

$$C^{40}H^{60}O^{16} + H^2O = C^6H^{12}O^6 + C^{36}H^{50}O^{11}$$

La condurangine se dissout avec une coloration rouge, puis brune, dans l'acide sulfurique, verte dans le réactif de Frœhde, brune puis vert brunâtre dans l'acide sulfo-sélénique additionné d'alcool, rouge brunâtre, puis vert bleuté, dans l'acide sulfurique additionné d'alcool et de perchlorure de fer, verte à chaud dans l'acide chlorhydrique, violette à chaud dans cet acide additionné de phénol, jaune puis rouge violacé à chaud dans l'acide nitrique.

La CONDURANGÉTINE, $C^{36}H^{50}O^{11}$, se présente sous la forme d'une poudre jaune brunâtre, amorphe, soluble dans l'éther, l'alcool, le chloroforme, insoluble dans l'eau, qui, saponifiée par de la potasse caustique alcoolique, livre de l'acide cinnamique.

Elle se dissout tout comme la condurangine avec une coloration verte dans le réactif de Frœhde, bleu verdâtre dans ceux de Lafon ou de Dragendorff ; la première de ces substances se prescrit parfois, à doses de 0 gr. 01 plusieurs fois par jour, comme tonique, comme carminatif et comme digestif.

La CONDURITE, $C^6H^{10}O^4$, se présente sous la forme de prismes incolores, neutres, douceâtres, inodores, fusibles à 143°, solubles dans l'eau, l'alcool dilué, insolubles dans les autres dissolvants organiques, qui, réduisant la liqueur de Fehling et le nitrate d'argent ammoniacal, se colorent en rouge par addition d'acide chlorhydrique dilué, chaud. Cet hydrate de carbone, ressemblant à l'inosite, livre de la pyrocatéchine, si on le chauffe

avec de l'acide chlorhydrique, car la réaction suivante a lieu :

$$C^6H^{10}O^4 = 2H^2O + C^6H^4(OH)^2$$

Additionnant facilement le brome, tout en se transformant en monobrome condurite, fusible à 175°, de formule $C^6H^{10}BrO^5$, elle possède, quant à sa formule, la constitution suivante :

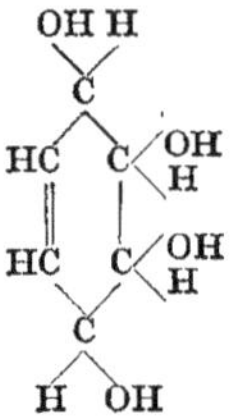

$$\begin{array}{c}
OH\ H \\
\diagdown\diagup \\
C \\
\diagup\ \ \ \diagdown \\
HC\quad\quad C\diagup^{OH}_{H} \\
\|\quad\quad\ | \\
HC\quad\quad C\diagup^{OH}_{H} \\
\diagdown\ \ \ \diagup \\
C \\
\diagup\diagdown \\
H\ \ OH
\end{array}$$

Son ESSENCE se présente sous la forme d'un liquide jaune doré, d'odeur particulière, agréable, aromatique, pénétrante, à saveur légèrement aromatique, d'un poids spécifique de 0,9741, à pouvoir rotatoire, dextrogyre, de + 6°,7, soluble dans tous les dissolvants organiques. usuels, qui n'a pas encore été étudiée, quant à sa composition chimique.

Usage thérapeutique. — Cette écorce se prescrit rarement sous la forme de poudres, mais le plus souvent sous celle de décoctions, à doses de 15 à 20 grammes sur 200 grammes d'eau, puis sous celle d'extrait fluide, à doses de 20 à 30 gouttes, 3 à 4 fois par jour, ou sous celle de vin, comme stomachique amer, comme tonique de l'estomac, puis comme diaphorétique contre les dyspepsies nerveuses, les gastralgies et les douleurs cancéreuses ou ulcéreuses de l'estomac, car elle diminue les réflexes.

Pharmacie galénique. — Cette drogue sert à préparer l'Extractum fluidum Condurango, la Tinctura Condurango, le Vinum Condurango, etc. Notons que le Decoctum Condurango doit toujours être préparé à froid, vu que les principes actifs de cette drogue, solubles dans l'eau froide, s'y précipitent, à chaud, sous la forme d'une masse gélatineuse.

Action physiologique. — Ordonnée à fortes doses, elle peut réagir comme poison nerveux, en provoquant de l'ataxie momentanée, des vomissements, de la diurèse, des convulsions, suivies parfois de mort, par paralysie des voies respiratoires.

Incompatibilités. — Il ne faut jamais ordonner cette drogue ou ses dérivés avec des alcalins, des tanins, de l'antipyrine, de la pepsine, de l'eau de chaux, de la teinture d'absinthe, etc.

Historique. — Elle ne fut introduite dans la thérapeutique européenne qu'en 1871, par les médecins Cæsarès et Equigureu, qui remarquèrent que les indigènes de la province de Loga utilisaient cette écorce comme antisyphilitique, puis pour combattre le venin des serpents. Basé sur ces données, le président de l'Equateur, Garcia Morena, édicta des lois, afin de préserver ces plantes, qui tendaient à disparaître entièrement.

CORTEX CALOTROPIDIS, ÉCORCE DE MUDAR, DE CALOTROPIS GIGANTEA ET DE CALOTROPIS PROCERA, R. Br.

Ces plantes, originaires du Bengale, de l'Inde méridionale et de la Perse, se rencontrent aussi en Egypte et dans toute l'Afrique septentrionale, où elles livrent, au commerce indigène, l'écorce de leurs racines. Celle-ci s'y présente sous la forme de fragments irréguliers, courts, aplatis ou légèrement cintrés, à surface externe subérisée, gris jaunâtre, striée dans le sens longitudinal, à surface interne jaunâtre, finement striée dans le sens de la longueur, à cassure nette, facile, d'odeur nulle, à saveur âcre, amère.

Contenant un alcaloïde ou *Mudarine*, des corps résineux et une substance amère, elles se prescrivent sous la forme de décoctions, dans la thérapeutique indigène de ces pays, comme diaphorétique et comme antisyphilitique.

RADIX HEMIDESMI, RACINE D'HEMIDESMUS, DE HEMIDESMUS INDICUS, R. Br.

Cette plante, originaire de l'Inde, livre à la thérapeutique de ce pays ses racines, qui se présentent parfois, dans le droguier, sous la forme de fragments cylindriques, simples ou tortueux, à surface transversalement crevassée, de couleur noirâtre, à surface interne blanc jaunâtre ; d'odeur nulle sur le sec, à saveur âcre, légèrement sucrée. Elles se prescrivent parfois sous la forme de décoctions, comme tonique de l'estomac et comme diurétique, car elles renferment une substance d'odeur rappelant celle de la coumarine.

RHIZOMA VINCETOXICI, RHIZOME D'ASCLÉPIADE, DE VINCETOXICUM OFFICINALE, Pers.

Originaire des Vosges, du Jura, de l'Auvergne et des Pyrénées, cette plante livre au droguier son rhizome non officinal, qui s'y présente, parfois, sous la forme de fragments irréguliers, cylindriques, légèrement tortueux, de 3 à 5 centimètres de long sur 5 à 8 millimètres d'épaisseur, à surface externe rougeâtre, marquée de nombreuses cicatrices foliaires ou par celles de leurs racines. Leur odeur, agréable sur le frais, est nulle sur le sec, leur saveur douceâtre, légèrement âcre.

Ce rhizome renferme un glucoside ou VINCETOXINE, $C^{10}H^{12}O^6$, qui, selon Tanret, existerait sous deux modifications, l'une soluble dans l'eau, l'autre insoluble dans ce dissolvant ; mais il se présente généralement sous la forme d'une poudre amorphe, blanc jaunâtre, soluble dans l'alcool, le chloroforme. Il renferme, en outre, de l'asclépine, de l'asclépiadine, glucosides qui se dissolvent avec une coloration verte dans l'acide chlorhydrique.

Cette drogue se prescrit, dans la thérapeutique populaire, sous la forme de décoctions, comme dépuratif du sang et comme diurétique, mais elle sert aussi à préparer le vin diurétique, dit de la Charité.

FOLIUM TYLOPHORÆ, FEUILLE DE TYLOPHORE, DE TYLOPHORA ASTHMATICA, Wight.

Originaire des Seychelles et de l'Asie tropicale, cette plante vivace, grimpante, porte des feuilles non officinales, courtement pétiolées, à limbe entier, coriace, ovale ou subarrondi, de 12 à 15 centimètres de long sur 2 à 5 centimètres de large, d'odeur herbacée, à saveur légèrement amère.

Renfermant un alcaloïde mal défini ou *Tylophorine*, elles se prescrivent, dans la thérapeutique indigène de ces pays, sous la forme de décoctions, comme émétique, comme expectorant et comme diaphorétique.

RADIX ASCLAPIADIS, RACINE D'ASCLÉPIADE, D'ASCLEPIAS CURASSAVICA, L.

Cette plante, originaire des Antilles, livre au droguier de ces contrées, son rhizome dit *Ipeca bâtard*, qui se prescrit, à doses d'un à deux grammes en une fois, comme émétique. Il en est de même de celui de l'*Asclepias Cornuti*, plante originaire de l'Amérique du Nord, qui se prescrit aussi, sous la forme de décoctions, comme antiasthmatique.

FOLIUM SOLENOSTEMMÆ, FEUILLE D'ARGHEL, DE SOLENOSTEMMA ARGHEL, Hayn.

Cette plante vivace, herbacée, croissant en Orient, livre au droguier ses feuilles, qui servent à falsifier le séné. Elles sont charnues, légèrement coriaces, à limbe entier, lancéolé, de 4 à 5 centimètres de long sur 1 cm. 5 à 2 centimètres de large, à surface légèrement chagrinée, à bords réfléchis, de couleur gris verdâtre sur sa face inférieure qui, velue, est parcourue par une nervure médiane prononcée, et par des nervures secondaires en réseau. Elles sont inodores, à saveur âcre.

Examinée sur une coupe transversale, cette feuille est constituée par un épiderme, à cellules polygonales, à parois droites, recouvertes par une cuticule striée, entourant de nombreux stomates, à deux cellules annexes ; elles portent des poils tecteurs unisériés, pluricellulaires, à parois épaissies. Deux ou trois assises de cellules en palissade viennent sous cet épiderme supérieur, puis vient le mésophylle hétérogène, symétrique, qui entoure le système libéro-ligneux, représenté par un cordon arqué, ligneux, recouvert par un liber mou et par un péricycle cellulosique. Ces feuilles contiennent un latex jaunâtre, qui leur communique leurs propriétés purgatives, mais elles ne donnent pas les réactions caractéristiques de l'émodine, qu'elles ne renferment pas.

RADIX MORRENIÆ, DE MORRENIA BRACHYSTEPHANA, Griseb.

Croissant à l'état sauvage au Brésil et en Argentine, cette plante livre au droguier ses racines non officinales, qui se prescrivent parfois comme galactagogue, car elles renferment, ainsi que leur suc cellulaire, un alcaloïde dénommé morrénine.

La MORRÉNINE se présente sous la forme d'une poudre brun rougeâtre, amorphe, fusible à 106°, d'odeur nulle, à saveur amère, soluble dans l'eau, l'alcool, le chloroforme, insoluble dans l'éther, l'éther de pétrole et dans le benzène.

CORTEX PERIPLOCÆ, DE PERIPLOCA GRÆCA, L.

Cette plante grimpante, à rhizome profond, pivotant, originaire de l'Europe méridionale, particulièrement de la Grèce et du Caucase, porte des feuilles courtement pétiolées, vert foncé, à limbe entier, longuement ovoïde ; des fleurs en corymbe et des fruits renfermant de nombreuses graines aplaties, surmontées d'une houppe, à poils tecteurs en coma.

Son écorce, non officinale, se présente sous la forme de petits fragments cylindriques, d'odeur aromatique, à face interne, lisse, striée dans le sens de la longueur, à face externe, parfois rugueuse, qui, non officinaux, renferment des matières résineuses et pectiques, outre de la périplocine se dissolvant avec une coloration rouge brunâtre, puis rouge tuile et bleu violacé dans l'acide sulfurique, jaune dans l'acide nitrique, mais cette dissolution se colore en rouge foncé par addition de cyanure potassique.

La PERIPLOCINE, $C^{30}H^{48}O^{12}$, se prépare en extrayant cette écorce pulvérisée par de l'alcool bouillant, dont la solution, concentrée sous pression réduite, abandonne un résidu, que l'on reprend par de l'eau chaude : celle-ci, agitée successivement avec de l'éther de pétrole, puis avec de l'éther, étant précipitée par addition de tanin, puis par celle d'hydrate plombique. Le dépôt ainsi obtenu, repris par de l'eau bouillante, donne une solution qui, concentrée, traitée par l'hydrogène sulfuré, est ensuite soumise à la cristallisation spontanée.

Elle se présente sous la forme d'aiguilles incolores, fusibles à 205°, très peu solubles dans l'éther, le chloroforme, mais très solubles dans l'eau bouillante, l'alcool, qui se dissolvent sans se colorer dans l'acide sulfurique, cette dissolution se colorant, petit à petit, en violet et en rose. Chauffée avec de l'acide sulfurique dilué, la périplocine se décompose, comme suit, en périplogénine et glucose, car :

$$C^{30}H^{48}O^{12} + H^2O = C^6H^{12}O^6 + C^{24}H^{34}O^5 + 2H^2O$$

LA PÉRIPLOGÉNINE, $C^{24}H^{34}O^5$, se présente sous la forme de prismes incolores, monocliniques, fusibles à 185°, très solubles dans l'éther, l'alcool, le chloroforme, très peu solubles dans l'eau, mais insolubles dans le benzène, l'éther de pétrole. Elle se dissout, avec une coloration bleue, dans l'acide sulfurique.

Cette écorce se prescrit parfois, à doses de 0 gr. 1 plusieurs fois par jour, comme cardiotonique : mais il faut l'ordonner avec prudence, car ses effets physiologiques sont à peu près identiques à ceux de la digitale.

FOLIUM GYMNEMÆ, DE GYMNEMA SYLVESTRE, Br.

Cette plante, originaire de l'Afrique occidentale, de l'Asie et de l'Australie, livre au droguier ses feuilles non officinales, qui, elliptiques, de 4 à 6 centimètres de long, renferment de l'acide tartrique, du sucre, un principe amer et de l'acide gymnémique, $C^{32}H^{55}O^{12}$; elles se prescrivent parfois comme vulnéraire contre les morsures des serpents ; il en est de même de celles provenant des plantes *Gymnema montana*, Hook., et *Gymnema hirsuta*, Wall.

Ve ORDRE. — **TUBULIFLORES**

CONVOLVULACÉES

Cette famille, comprenant 43 genres et plus de 800 espèces, répandues sur toute la surface du globe, est représentée par des herbes ou par des arbustes, souvent volubiles, grimpants, parcourus par des lacticifères disposés en files simples. Parfois dépourvues de chlorophylle, ces plantes sont alors parasitaires. Leurs feuilles sont isolées, simples, non stipulées ; leurs fleurs hermaphrodites, actinomorphes, pentamères, parfois tétramères (Cuscute) sont constituées par un calice à 5 sépales libres, rarement concrescents (Nolane), par une corolle gamopétale, à 5 pétales concrescents, entourant 5 étamines à anthères introrses, et un pistil à deux carpelles clos, concrescents en un ovaire biloculaire, surmonté d'un style unique et parfois de deux styles gynobasiques. Ces carpelles renferment, dans chacune de leurs loges, deux ovules anatropes, ascendants, à raphé interne. Il y a parfois 5 carpelles épipétales, multiovulés, qui sont ainsi subdivisés par de fausses cloisons (Nolane, Dolie). Leur fruit est une capsule loculicide (Liseron, Ipomée), ou une baie (Erycibe), ou un diachaine (Dichondre), ou un polyachaine (Nolane), qui renferme des graines à albumen charnu, à embryon recourbé, à larges cotylédons plissés. L'appareil sécréteur de cette famille est constitué par de grandes cellules disposées en files radiales, mais séparées les unes des autres par des parois, celles-ci apparaissant être quadrilatérales sur une coupe longitudinale ; ces canaux sont principalement localisés dans le liber, le parenchyme cortical de leurs tiges et de leurs racines.

TUBER JALAPÆ, TUBERCULE DE JALAP, RESINA JALAPÆ, RÉSINE DE JALAP, D'IPOMOEA PURGA, Hayne.

Origine botanique. — Cette plante, vivace, grimpante à l'aide de vrilles, volubile à droite, possède une tige de 3 mètres de haut, qui n'est jamais lignifiée, mais arrondie, glabre, parcourue par des lacticifères anastomosés. Pouvant s'épaissir à son extrémité inférieure, en donnant naissance à un tubercule de 10 à 15 centimètres de diamètre, cette tige porte des feuilles pétiolées, isolées, vertes sur leur face supérieure, rouge lilas sur leur face inférieure, à limbe entier, pointu à son extrémité supérieure, cordiforme à sa base, de 9 centimètres de long sur 5 centimètres de large, parcouru par une nervure médiane, prononcée, et par des nervures secondaires, anastomosées. Ses fleurs axiales, pédonculées, sont constituées par un calice infère, petit, persistant, à 5 sépales concrescents ; par une corolle rouge lilas, à 5 pétales concrescents en un tube dilaté au sommet, sous la forme d'un entonnoir, par l'androcée à 5 étamines, à anthères introrses, concrescentes par leurs filets avec les pétales, et par un ovaire biloculaire, renfermant dans chaque loge deux ovules anatropes, ascendants. Son fruit est une capsule loculicide.

Origine géographique. — Elle se rencontre à l'état sauvage dans les forêts marécageuses des Andes mexicaines, principalement sur le flanc est du Pic Orizaba, c'est-à-dire à une altitude de 1.200 à 1.500 mètres de haut, car elle exige une température moyenne de + 15° ; on la cultive aussi à Huachinango, à Cordoba, à Huatusco, puis en France et en Allemagne (Cassel et Munich), et ceci selon les données de Hanbury, de Xalaps et de Chicon, qui ont démontré que ce végétal supportait très bien nos climats tempérés.

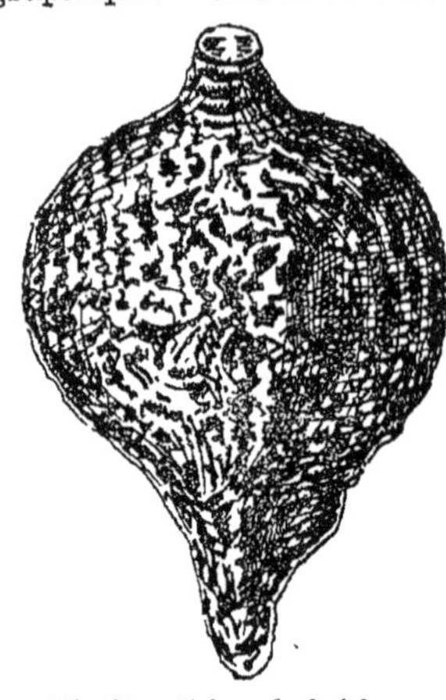

Fig. 82. — Tubercule de Jalap.

Pathologie. — Elle est souvent attaquée par le *Cryphalus Jalapæ*, la *Trogosita Mauritanica*, qui détériorent son tubercule.

Récolte. — Les tubercules de ces plantes,

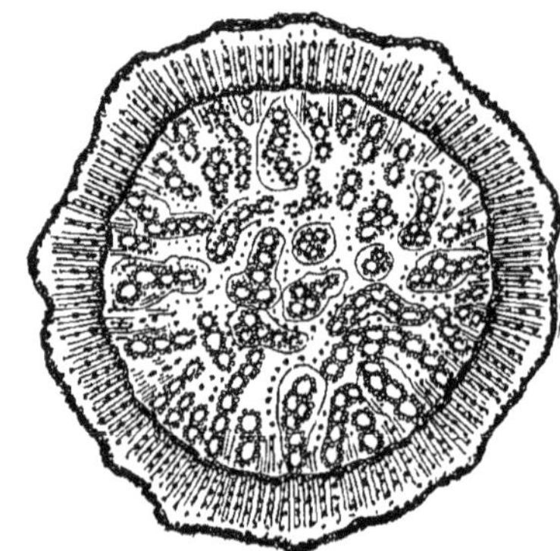

Fig. 83. — Coupe transversale de tubercule de jalap.

déterrés pendant toute l'année, mais principalement au mois de mai, puis mondés de leurs racines (dont on en laisse une partie dans le sol, pour qu'elles puissent reproduire, les années suivantes, d'autres tubercules), sont lavés, puis sectionnés dans le sens de la longueur ou dans celui de la largeur. Entaillés sur leurs faces dorsale et ventrale, ils sont alors desséchés soit au soleil, sur des claies, soit au-dessus d'un feu doux mais fumant, soit en les déposant dans des cendres chaudes.

Description de la drogue (fig. 82). — Ils se présentent dans le droguier sous la forme de corps

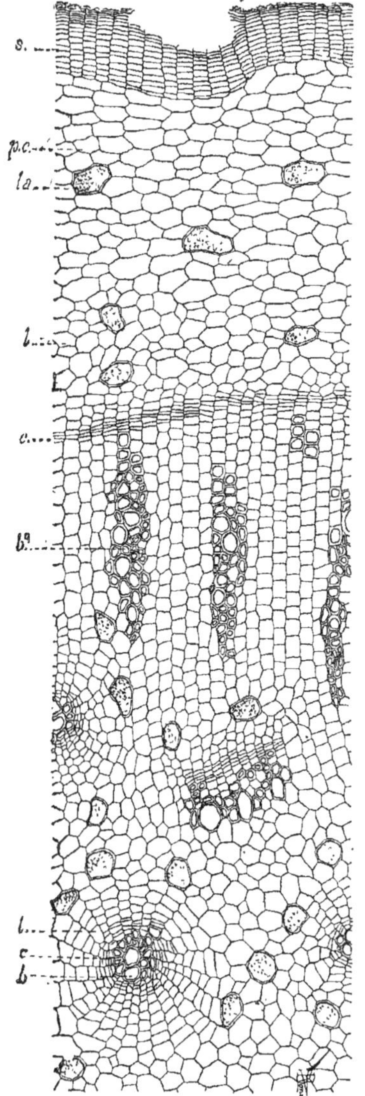

Fig. 84. — Coupe transversale du jalap.

s) Suber ; pc) parenchyme cortical ; la) lacticifères ; l) liber ; c) cambium ; b) bois ; br) bois secondaire.

arrondis ou ovoïdes, sphériques ou piriformes, fusiformes, simples ou composés, à surface gris brunâtre ou brunâtre, fortement ridée, chagrinée, rugueuse, marquée de stries transversales et longitudinales, de consistance très dure, à cassure difficile, cornée, d'une densité de 1,14 ; de

couleur gris mat intérieurement ; ce tubercule est ponctué de points blancs, marques des vaisseaux et des lacticifères, mais son odeur rappelle celle de la fumée, sa saveur étant âcre, amère.

Examen microscopique (fig. 83 et 84). — Examiné à la loupe, sur une coupe transversale, ce tubercule est constitué par un suber assez épais, par un parenchyme cortical et par un liber ponctués de points brillants (marques de ses lacticifères), puis par une ligne cambiale, ondulée, qui entoure son bois ou cylindre central.

Son suber est formé par plusieurs assises de cellules aplaties, gris brunâtre, tandis que son parenchyme cortical est constitué par des cellules polyédriques, entourant de nombreux et volumineux lacticifères, disposés en séries radiales comme ceux du liber, qui est constitué par des cellules plus petites, renfermant aussi des macles d'oxalate de chaux. Puis vient la ligne cambiale mince, à cellules aplaties, entourée par du liber secondaire, qui est parcouru, ainsi que le cylindre central, par de larges rayons médullaires et par des lacticifères. Renfermant de nombreuses fibres libériennes, son bois est constitué par des cellules parenchymateuses, riches en macles d'oxalate de chaux, qui entourent de nombreux faisceaux libéro-ligneux et des lacticifères.

Notons que les cellules parenchymateuses de ce tubercule sont riches en grains d'amidon, petits, inégaux, arrondis ou ovales, réunis deux par deux, ou trois par trois, avec zones et hile excentriques.

Poudre. — Ce tubercule, pulvérisé, livre une poudre blanc jaunâtre, caractérisée par la présence de ses grains d'amidon, par celle de ses macles d'oxalate de chaux, puis par celle de ses lacticifères, qui se colorent en jaune par addition d'iode.

Falsifications. — Cette drogue est souvent mélangée à des racines de bryone de couleur blanchâtre, de patate (Ipomoea Batatas), qui sont jaunes, puis à des racines de faux jalap (Agave Americana, L.), qui, plus légères, spongieuses, ne renferment pas de grains d'amidon, puis à des tubercules d'aconit, dont la coupe microscopique est différente. Toutes ces falsifications ne renferment pas de résine de jalap, que l'on dose comme suit.

Dosage de la résine. — Faites macérer pendant 24 heures (et ceci à une température de 30°), 10 grammes de poudre de jalap avec 100 centimètres cubes d'alcool, dont vous prélevez 50 centimètres cubes, que vous soumettez à la distillation fractionnée ; lavez son résidu avec de l'eau, puis desséchez-le et tarez-le : il doit peser 50 centigrammes, au minimum ; ce qui correspond à une teneur minimale de 10 p. 100 de résine.

Analyse chimique. — Ce tubercule renferme de 10 à 12 p. 100 de résine officinale, du glucose, de l'amidon et du mucilage.

Usage thérapeutique. — Il se prescrit sous la forme de poudres, à doses de 0 gr. 3 à 1 gr. 5 par jour, comme purgatif et comme vermifuge.

Préparation de la résine de Jalap. — Faites ramollir les tubercules concassés de jalap dans de l'eau, afin de les priver de leur sucre, de leur mucilage et de leurs principes amers, puis extrayez-les par de l'alcool qui, filtré, puis distillé, abandonne un résidu brunâtre, visqueux ; celui-ci lavé, étant ensuite desséché au bain-marie, jusqu'à ce qu'il ait pris une consistance ferme, cassante.

Description de la résine de Jalap. — Cette résine se présente sous la forme d'une masse dure, friable, arrondie ou ovoïde, de couleur brun foncé ou brun jaunâtre, à éclats brillants, à saveur âcre, désagréable, d'odeur faible, particulière, soluble dans l'alcool, l'acide acétique, presqu'insoluble dans l'éther, le chloroforme, le sulfure de carbone, le benzène, les essences de térébenthine et de girofle. Elle se dissout entièrement dans les hydrates de potasse et de soude, puis dans l'ammoniaque, dont les solutions sont précipitées par addition d'acides minéraux ou d'acide acétique, etc.

Son indice d'acidité est compris entre 26 et 27, son indice de saponification entre 234 et 244.

Falsifications. — On falsifie parfois cette drogue, en la mélangeant à des résines d'Orizaba, de gaïac et d'aloès, qui ne sont pas entièrement solubles dans la lessive de soude, dont les dissolutions se précipitent en des dépôts floconneux par addition d'eau. La poix, la colophane servent aussi à falsifier cette drogue, mais elles se reconnaissent à l'odeur térébinthinée qu'elles émettent, lorsqu'on les chauffe en présence d'hydrate de potasse, tandis que l'aloès, oxydé par de l'acide nitrique, donne de l'acide picrique et non, comme la résine de jalap, de l'acide oxalique. Cette résine, chauffée avec du chloroforme, ne doit pas lui abandonner plus de 10 p. 100 de son poids en substances solubles, cas contraire : impuretés ; chauffée avec de l'eau, elle ne doit pas donner un filtrat coloré ou rougissant par addition d'ammoniaque, cas contraire : aloès. Il ne doit pas non plus se colorer en bleu par addition de perchlorure de fer, cas contraire : résine de gaïac, celle-ci se dissolvant en majeure partie dans l'éther, qui se colore en bleu par addition de ce réactif.

Analyse chimique. — Cette résine renferme, outre des matières résineuses, de la convolvuline, de la jalapine, qui sont toutes deux des glucosides.

La CONVOLVULINE, $C^{31}H^{50}O^{16}$, s'obtient en traitant cette résine par de l'éther, puis par de l'alcool, dont la solution additionnée d'éther se précipite en un dépôt résineux. incolore, que l'on purifie en le dissolvant à nouveau dans l'alcool. Elle se présente sous la forme d'une poudre blanche, inodore, insipide, très soluble dans l'alcool, mais insoluble dans l'éther, le chloroforme, le benzène, le sulfure de carbone l'éther de pétrole, les essences et les huiles fixes. Se dissolvant avec une coloration rouge dans l'acide sulfurique concentré, elle se décompose en acide oxalique et en acide sébacique : $C^{8}H^{16}(COOH)^{2}$, lorsqu'on la traite par de l'acide nitrique; mais évaporée à sec en présence d'acide chlorhydrique, elle abandonne un résidu grisâtre se colorant en rouge cerise, par addition d'acide sulfurique. L'eau de baryte la décompose en glucose, en acide méthyléthylacétique, en acide purgique, $C^{25}H^{46}O^{12}$, c'est-à-dire en un mélange d'acide méthyloxybutyrique et d'anhydride méthyloxybutyrique et en acide convolvulique $C^{45}H^{80}O^{23}$. Soumise à l'hydrolyse, elle se décompose, selon cette équation, en glucose et en convolvulinol :

$$C^{31}H^{50}O^{16} + 5H^{2}O = C^{18}H^{24}O^{8} + 3C^{6}H^{12}O^{6}$$

Convolvuline   Convolvulinol   Glucose

La convolvuline se prescrit, en injections hypodermiques ou à doses de 0 gr. 05 plusieurs fois par jour, comme purgatif, car elle se combine à la bile. Ordonnée à fortes doses, elle provoque des nausées, des vomissements et des empoisonnements parfois mortels.

Le CONVOLVULINOL, $C^{13}H^{24}O^{3}$, cristallise sous la forme d'aiguilles brillantes, fusibles à 40°, qui, saponifiées par des bases, donnent de l'acide convolvulique, de l'acide purgique, de l'éther méthylique d'acide éthylacétique et du glucose.

Hydrolysée plus à fond, la convolvuline se décompose par contre en rhodéose et en glucose.

$$\text{La RHODÉOSE, } CH^{3}-CH.OH-\overset{\overset{\displaystyle OH}{|}}{\underset{\underset{\displaystyle H}{|}}{C}}-\overset{\overset{\displaystyle OH}{|}}{\underset{\underset{\displaystyle H}{|}}{C}}-\overset{\overset{\displaystyle H}{|}}{\underset{\underset{\displaystyle OH}{|}}{C}}-C\diagdown^{O}_{H}$$

se présente sous la forme d'aiguilles incolores, solubles dans l'eau, dont les solutions sont dextrogyres (à pouvoir rotatoire de $+36°$). Elle donne une osazone fusible à 170°, une phénylhydrazone fusible à 199°, mais elle n'est pas décomposée par la levure de bière.

La JALAPINE, $C^{34}H^{56}O^{16}$, se présente sous la forme d'une poudre blanche, incolore, insipide, peu soluble dans l'eau, le benzène, mais très soluble dans l'éther, le chloroforme, l'alcool ; celle-ci, hydrolysée par des alcalins, se décompose en acide jalapique, qui, hydrolysé par des acides étendus, se transforme en jalapinol et en glucose.

Traitée, en présence de potasse caustique, par les vapeurs d'eau, la jalapine livre, comme tous les glucosides des Convolvulacées, des acides gras non volatils, c'est-à-dire de l'acide tiglinique, de l'acide méthyléthylacétique et de l'acide méthyloxybutyrique. Il en est de même, si on la traite par de l'eau de baryte, qui livre alors du méthoxybutyrate de baryum, cristallisant sous la forme d'aiguilles incolores, solubles dans l'alcool bouillant.

Usage thérapeutique. — Cette résine se prescrit, à doses de 0 gr. 2 à 0 gr. 5 par jour, comme purgatif, particulièrement contre les constipations opiniâtres, puis comme vermifuge contre les vers intestinaux.

Pharmacie galénique. — Elle sert à préparer le Sapo Jalapinus, les Pilulæ Jalapæ, les pilulæ Jalapæ compositæ. la Pulvis Jalapæ compositus, la Tinctura Jalapæ composita, qui se prescrit, sous la forme de frictions, comme irritant local.

Action physiologique. — Le tubercule de jalap et sa résine, insolubles dans le suc gastrique, congestionnent le tube digestif, en provoquant, en milieu alcalin, des évacuations alvines, non suivies de constipations opiniâtres ; ordonnés à doses trop élevées, ils provoquent des nausées, des vomissements douloureux, puis des phénomènes cholériformes, suivis parfois de mort, dus à de la gastro-entérite aiguë.

Notons, que les herbivores ne sont pas incommodés, à l'encontre des carnivores, par cette drogue. qu'il ne faut jamais prescrire aux personnes dont l'intestin est enflammé, cas contraire, son action serait douloureuse.

Historique. — Son nom de Jalap lui fut donné en souvenir de la ville de Xalapa, mais celui d'Ipomœa sert à désigner un ver. Introduit en Europe, en l'an 1565, sous la dénomination de *Ruylarbo*, par Monardès, ce tubercule fut différencié de celui d'Orizaba, etc., par Thierry de Menonville.

Notons que l'*Ipomoea Orizabensis*, Ledanois, originaire des mêmes régions que l'*Ipomoea purga* et que l'*Ipomoea simulans*, Hanb., plante prospérant dans les Cordillères supérieures, livrent aussi au droguier leurs tubercules, qui sont souvent mélangés à notre drogue officinale, car ils renferment de la jalapine et de la convolvuline, la première de celles-ci étant parfois dénommée *Tampicine*.

La TAMPICINE, $C^{34}H^{54}O^{16}$, se présente sous la forme d'une masse résineuse, blanche, très soluble dans l'éther, l'alcool, l'eau, qui, hydrolysée par de l'eau de baryte, se décompose en glucose et en acide tampicique, $C^{34}H^{54}O^{17}$. Traitée par des acides minéraux étendus, elle se transforme en glucose et en acide tampicolique, $C^{61}H^{32}O^{8}$? Notons que la tampicine se dissout avec une coloration rouge dans l'acide sulfurique.

RADIX IPOMOEÆ, RACINE DE TURBETH, ou DE TURBITH VÉGÉTAL, D'IPOMOEA TURPETHUM, R. Brown.

Cette plante, originaire des Indes, de Ceylan, de la Malaisie et de la Polynésie, livre au droguier ses racines non officinales, qui s'y présentent sous la forme de fragments droits ou contournés sur eux-mêmes (ce qui leur donne une plus-value), de 10 à 20 centimètres de long sur 1 à 3 centimètres de diamètre, à surface externe gris cendré ou rougeâtre, sillonnée par des stries longitudinales, à face interne, blanchâtre, à cassure grenue, d'odeur nulle, à saveur nauséeuse. Elles renferment de la TURPÉTHINE, $C^{34}H^{56}O^{16}$, qui est un glucoside insoluble dans l'éther, mais identique à la jalapine et à la scammonine.

On l'obtient, en extrayant ces racines pulvérisées par de l'alcool, dont la dissolution, distillée dans le vide, abandonne un résidu, que l'on reprend par de l'alcool bouillant ; celui-ci, traité par de l'acétate de plomb, puis par de l'hydrogène sulfuré, se précipite, par addition d'eau, en une masse légèrement jaunâtre qui, desséchée, donne une poudre insoluble dans l'éther.

Cette racine, non officinale, se prescrit dans la médecine populaire, comme purgatif drastique, mais elle rentre dans la préparation de l'eau-de-vie allemande ou *Tinctura Jalapæ composita*.

PATATA AMYLUM IPOMOEÆ, PATATE, AMIDON DE PATATE, D'IPOMOEA BATATAS, Lass, seu CONVOLVULUS BATATAS, L.

Originaire de l'Amérique du Sud, cette herbe vivace à tiges rampantes, parfois dressées, porte des feuilles cordiformes, entières ou trilobées, glabres, parfois légèrement velues, des fleurs purpurines, violettes ou blanches, disposées en grappes, qui, constituées sur le type habituel de celles des plantes de cette famille, ressemblent à celles de notre grand liseron.

Cultivée de nos jours dans toutes les régions chaudes ou subtropicales et dans les terrains meubles, frais, riches en humus, cette plante exige passablement d'eau, aussi la cultive-t-on en été en Algérie et en hiver au Brésil. Ces cultures se parfont à l'aide de fragments de ses tiges, que l'on enterre obliquement dans des sillons fraîchement labourés, à une profondeur de 30 centimètres et à une distance de 50 centimètres les uns des autres. Cette plante, s'émancipant rapidement, livre six mois plus tard 20 tonnes de tubercules à l'hectare. Ceux-ci déterrés, devant être rapidement desséchés ou conservés dans des endroits secs, possèdent l'arome de la pomme de terre, aussi sont-ils dénommés Sweet Potato par les Anglais. De couleur blanche, violette ou rouge, et atteignant des dimensions beaucoup plus grandes que celles de la pomme de terre, ce tubercule pesant parfois 3 kilogrammes renferme de 25 à 45 p. 100 d'amidon ; aussi peut-il être consommé bouilli, comme légume, ou donner, soumis à la fermentation, une boisson alcoolique très estimée par les Brésiliens. Extrait par de l'eau, il livre une fécule dite amidon de patate, qui se présente sous la forme d'une poudre blanche, inodore, insipide, constituée par des grains coniques, à bords aplatis ou anguleux, à hile excentrique ou étoilé. Cette plante, parfois cultivée en France, donne un tubercule qui, utilisé dans l'alimentation, peut être comparé, quant à ses propriétés nutritives, à celui de la pomme de terre.

RESINA IPOMOEÆ, D'IPOMOEA PANDURATA, Meyer.

Cette plante, cultivée en Cochinchine, livre au droguier son tubercule, qui renferme des matières résineuses, riches en *Opomocine*, $C^{78}H^{132}O^{36}$? ce glucoside se décomposant par l'hydrolyse en acide ipomocique et en acide ipomocolique. Cette résine se prescrit aux Etats-Unis pour combattre la gravelle.

RESINA CONVOLVULI, RÉSINE DE LISERON, DE CONVOLVULUS ARVENSIS. L., CONVOLVULUS ALTHÆOIDES, L.

Ces plantes, communes à l'Europe centrale et méridionale, livrent au droguier leur suc cellulaire, non officinal, qui, desséché, se présente sous la forme de morceaux résineux, brunâtres. Il se prescrit parfois, dans la médecine populaire, à doses de 10 à 20 grains, comme purgatif.

OLEUM CONVOLVULI, ESSENCE DE BOIS DE ROSE, DE CONVOLVULUS SCOPARIUS, L.

Originaire de la région méditerranéenne, particulièrement des environs de Ténériffe, cet arbuste livre au droguier ses fleurs très aromatiques et ses racines odoriférantes, qui, soumises à la distillation aux vapeurs d'eau, donnent une essence très recherchée par nos parfumeurs. Celle-ci se présente sous la forme d'un liquide jaune doré, d'odeur spéciale, très agréable, d'un poids spécifique de 0,951, à pouvoir rotatoire, dextrogyre, de 1°30′, soluble dans l'éther, l'éther de pétrole, le chloroforme, les huiles fixes, mais peu soluble dans l'alcool. Elle sert à falsifier l'essence de roses.

Notons que les fleurs de cette plante sont souvent mélangées à celles de la *Genista virgata* qui sont jaunes, à l'encontre de celles du *Convolvulus Scoparius*, qui sont blanches.

RADIX BATATÆ, PATATE, DE PINGA DE PIPTOSTEGIA PISONIS, Mart.

Cette plante, originaire du Brésil, livre au droguier ses racines non officinales, qui s'y présentent sous la forme de rondelles de 4 à 5 centimètres de diamètre, à écorce noirâtre, à surface blanchâtre, à saveur mucilagineuse, puis âcre.

Renfermant une matière résineuse presque identique à celle du jalap, elles se prescrivent parfois, sous la forme de décoctions, comme laxatif.

SEMEN KALADANÆ, GRAINE DE KALADANA, D'IPOMOEA NIL, Roth.

Cette plante, originaire des Indes, livre au droguier ses graines non officinales, triangulaires, convexes sur leur face dorsale, noirâtres, inodores, à saveur rappelant celle des noisettes ; celle-là devient petit à petit âcre, persistante, désagréable. De couleur noirâtre, sauf au niveau de l'ombilic, ces graines, déposées dans de l'eau, se fendillent, en mettant à nu leurs cotylédons foliacés, épais, charnus et leur albumen plissé.

Elles renferment des corps gras, du mucilage, de l'acide tannique, de la pharbitose et des matières résineuses ou *pharbitisine*. Celle-ci se présente sous la forme d'une masse jaunâtre, friable, fusible à 160°, soluble dans l'alcool, l'acétone, l'éther acétique, insoluble dans l'éther, le benzène, le chloroforme, etc.

Cette substance, communiquant à ces graines leurs propriétés drastiques et évacuantes, se dissout avec une coloration jaune dans l'acide sulfurique ; celle-là passant au rouge par addition d'une goutte de brome ou d'acide nitrique. Hydrolysée, elle se décompose en acide tiglinique, en acide tétraoxydécylique et en glucose ; c'est-à-dire premièrement en glucose et en acide convolvulique.

La PHARBITOSE, $C^{12}H^{22}O^{11}$, se présente sous la forme d'une poudre cristalline, blanche, soluble dans l'eau, l'alcool, insoluble dans l'éther, le chloroforme, qui, réduisant la liqueur de Fehling, se colore en rouge à la chaleur par addition d'acide chlorhydrique renfermant de la phloroglucine ; en violet par celle du réactif de Millon ; mais soumise à la distillation sèche, en présence d'acide chlorhydrique, elle dégage du furfurol.

L'HUILE FIXE se présente sous la forme d'un liquide jaune pâle, inodore, insipide, à indice d'acidité de 187, à indice de saponification de 213, à indice d'iode de 94, insoluble dans l'eau, très soluble dans tous les dissolvants organiques usuels, qui est constituée par un mélange de triglycérides des acides oléique, stéarique et palmitique.

Ces graines, mélangées à du sucre, livrent l'*Habbul Nil* du Turkestan, qui se prescrit comme anthelminthique, mais elles sont dénommées *Kalamanah* à Calcutta et *Kengiuskia* au Japon. Elles se prescrivent aussi, dans leurs pays d'origine, à doses de 2 à 3 grammes en une fois, comme purgatif et comme anthelminthique, mais elles sont souvent mélangées à celles de la *Pharbitis triloba*, originaire des Indes, qui renferment une matière résineuse, provoquant, à doses de 0 gr. 5 à 0 gr. 7, des garde-robes abondantes.

RADIX SCAMMONIÆ, RACINE DE SCAMMONÉE, RESINA SCAMMONIÆ, RÉSINE DE SCAMMONÉE, DE CONVOLVULUS SCAMMONIA, L.

Origine botanique. — Cette plante grimpante, vivace, ressemblant à notre liseron, à racine pivotante, charnue, à tige volubile, porte des feuilles isolées. à limbe entier, pointu à son extrémité supérieure. mais découpé en deux lobes triangulaires à sa base; il est parcouru par une nervure médiane. prononcée, et par des nervures secondaires, à 45°. Ses fleurs pédonculées, disposées par trois sur une inflorescence terminale, sont constituées par un calice à 5 sépales inégaux, concrescents entre eux, dont les trois postérieurs sont plus grands que les deux antérieurs ; par une corolle jaune blanchâtre, à 5 pétales concrescents entre eux en un tube évasé au sommet, sous la forme d'un entonnoir mais parcourus par des stries rougeâtres ; par l'androcée à 5 étamines concrescentes avec les pétales par la base de leurs filets et par un ovaire biloculaire, surmonté d'un style à deux stigmates papilleux. Celui-ci renferme dans chacune de ses loges deux ovules anatropes, son fruit étant une capsule biloculaire, jaune paille, entourée à sa base par les restes persistants, cupuliformes, du calice.

Origine géographique. — Fleurissant de juin en août, elle croît à l'état sauvage en Crimée, au Caucase, en Syrie, en Mésopotamie, puis aux Indes, où on l'y cultive parfois, ainsi que dans l'archipel grec.

Récolte. — Ses racines, déchaussées, puis déterrées au printemps, sont lavées et mondées de leurs radicelles, pour être ensuite desséchées au soleil.

Description de la drogue. — Elles se présentent sous la forme de fragments ou sous celle de tubercules entiers, mesurant de 40 à 90 centimètres de long sur 10 à 15 centimètres de diamètre, à surface externe gris blanchâtre, sillonnée par des stries longitudinales, obliques, à cassure grossièrement fibreuse, de couleur brun clair, marbrée. Leur odeur est spéciale, leur saveur âcre, amère, mais elles ne sont pas officinales.

Examen microscopique. — Examinée sur une coupe transversale. cette racine est constituée par un suber petit, puis par un parenchyme cortical, recouvert par une assise de cellules sclérenchymateuses, mais parcouru par de nombreux lacticifères riches en gomme-résine. Son cambium onduleux sépare le liber du cylindre central, fortement crevassé, qui entoure de nombreux faisceaux oblitérés et beaucoup de lacticifères. Leurs cellules parenchymateuses sont remplies de grains d'amidon petits, et parfois de cristaux d'oxalate de chaux.

Falsifications. — Les racines des cammonée sont parfois mélangées à celles d'*Ipomoea orizabensis*, Ledanois, Convolvulacée originaire du Mexique, qui livre les racines dites *Radices Orizabae seu Purge mache*, de couleur externe plus claire que celle de scammonée ; mais elles renferment. dans de nombreux canaux sécréteurs, une matière résineuse, identique à celle contenue dans les racines de Scammonium, c'est-à-dire de l'*ipuranol*, $C^{23}H^{38}O(OH)^2$, de l'acide méthylbutyrique, de l'acide tiglinique, outre de la sapoléine, de l'acide dihydroxycinnamique, du phytostérol et de l'hentriacontane.

Il en est de même de la scammonée de Montpellier, qui n'est pas officinale.

Analyse chimique. — Ces racines renferment, quant à celles de Smyrne, 30 p. 100 et quant à celles d'Alep, 70 p. 100 de résine, outre du sucre, de l'amidon et des albuminoïdes.

Préparation de la résine. — Cette drogue se prépare, selon ses lieux d'origine, de diverses manières : 1° Les racines de scammonée, en partie déterrées au printemps, pour mettre leur collet à nu, puis sectionnées par tranches transversales, obliques, exsudent un latex. que l'on recueille dans des coquillages ou dans des vases disposés à la base de ces coupes. C'est la scammonée de première goutte ou *caille-lait*, qui ne parvient pas dans le commerce européen ; 2° Ces racines déterrées, sectionnées sous la forme de fragments, exsudent un latex qui, recueilli, malaxé sous la forme de pains, est desséché au soleil, ceux-ci parviennent dans le commerce européen ; 3° les indigènes, ayant obtenu ces deux variétés de scammonée, expriment ensuite ces racines pour préparer l'exsudat, dit de seconde goutte. ou *Kainir* ; 4° toutes ces racines sont ensuite chauffées avec de l'eau bouillante, sur laquelle leurs matières résineuses viennent à surnager ; celles-ci, recueillies, donnant notre drogue officinale, qui est alors malaxée sous la forme de pains ; 5° on la prépare en Europe en extrayant ces racines concassées par de l'alcool bouillant, dont la solution filtrée, soumise à la distillation fractionnée, abandonne un résidu résineux, que l'on malaxe dans l'eau ; ses parties insolubles dans ce dissolvant livrant la résine de scammonée.

Notons que ces deux dernières méthodes d'extraction ne donnent pas la gomme-résine de scammonée, mais la drogue dite résine de scammonée, car l'eau du premier procédé dissout son mucilage et l'alcool du second est sans action sur celui-ci.

Description de la résine. — La gomme-résine de scammonée se présente sous la forme de pains ou sous celle de morceaux résineux, opaques, de formes variables, de couleur gris cendré ou verdâtre, légers, friables, à cassure brillante, parfois caverneuse. Parfois efflorescente, elle brûle sans couler, mais en charbonnant dans la flamme, tout en dégageant alors une odeur de brioche ou de beurre fondu. Elle est très soluble dans l'éther, l'alcool, le chloroforme, le benzène, l'acétone, les alcalis, peu soluble dans l'eau et les essences, mais insoluble dans le sulfure de carbonc. Traitée par de l'eau, elle donne avec ce dissolvant une émulsion. Sa saveur est âcre, son odeur spéciale, peu marquée. Oxydée par de l'acide nitrique, elle se transforme en acide sébacique, en acide valérianique, en acide oxalique, en anhydride carbonique et en acide butyrique.

Falsifications. — On l'alourdit en l'additionnant parfois de terre, de pierres ou de sable, insolubles dans tous les dissolvants usuels, ainsi que d'amidon qui se reconnaît à l'examen microscopique ; mais on la mélange aussi parfois à de la résine de gaïac, dont la solution éthérée bleuit par addition d'oxydants ; à de la poix et à de la colophane, qui dégagent, à chaud, une odeur térébinthinée, puis à diverses résines. solubles dans le sulfure de carbone ou dans les alcalis, dont les solutions, additionnées d'acides, précipitent des dépôts d'acides résineux, que ne donne pas la scammonée. La résine de scammonium se différencie très facilement de celle du jalap, car elle se dissout à raison de 75 à 85 p. 100 dans l'éther, tandis que la seconde ne s'y dissout qu'à raison de 5 à 8 p. 100.

Analyse chimique. — Cette résine renferme de 15 à 25 p. 100 de mucilage, de la scammonine aussi dénommée par certains auteurs jalapine.

La SCAMMONINE, $C^{34}H^{56}O^{16}$, se présente sous la forme d'une poudre blanche, devenant jaunâtre à l'air, insipide, inodore, soluble dans l'alcool, l'éther acétique, insoluble dans l'éther de pétrole, le sulfure de carbone. Hydrolysée, elle se décompose, selon cette équation, en glucose et en scammonol :

$$C^{34}H^{56}O^{16} + 5H^2O = C^{16}H^{30}O^3 + 3C^6H^{12}O^6$$

Scammonine — Scammonol — Glucose

La scammonine se dissout avec une coloration rouge dans l'acide sulfurique, mais oxydée par l'acide nitrique. elle donne de l'acide oxalique et de l'acide sébacique, $C^3H^{16}(COOH)^2$. Oxydée plus fortement, elle donne de l'acide oxalique, de l'acide butyrique, de l'anhydride carbonique et de l'acide valérianique, tandis que, traitée par de l'eau de baryte, elle se décompose en acides méthylcrotonique, méthyléthylacétique et en acide scammonique.

Usage thérapeutique. — Les racines de scammonée se prescrivent, ainsi que leur gommerésine, sous la forme de poudres et sous celle d'émulsions, comme purgatif drastique, comme hydragogue et comme vermifuge.

Action physiologique. — Elles n'agissent comme telles qu'en milieu alcalin, mais elles traversent l'estomac (à réaction acide) sans se décomposer.

Pharmacie galénique. — La racine de scammonée sert à préparer la Tinctura Scammoniæ, les Pilules Scammoniæ compositæ, etc.

Historique. — Cette drogue, appréciée depuis de nombreux siècles, fut décrite par Pline et par Dioscoride, mais elle fut, à nouveau, importée en Europe par les Arabes, qui la vendaient au temps du moyen âge à Venise. Belon nous transmit une des premières descriptions morphologiques de cette plante.

BORRAGACÉES

Cette famille, comprenant 85 genres et plus de 1.200 espèces, répandues sur toute la surface de la terre, est représentée par des herbes, par des arbustes ou par des arbres, ordinairement recouverts de poils tecteurs, à feuilles isolées, simples, non stipulées, à limbe entier, rarement lobé. Leurs fleurs hermaphrodites, actinomorphes, rarement zygomorphes, pentamères, sont disposées en cymes bipares, qui se réduisent, après la première dichotomie, à des cymes unipares, scorpoides, fortement enroulées. Leur calice est gamosépale, leur corolle gamopétale, mais leurs pétales se prolongent parfois en un éperon (Bourrache), ou bien un de leurs pétales est quelquefois plus petit (Vipérine), ou plus grand que les autres (Lycopse). Leur androcée est constitué par 5 étamines concrescentes par leurs filets avec la corolle, mais l'une d'entre elles est plus petite, chez la Vipérine, ou plus grande que les autres chez la Lycopse. Toutes portent des anthères introrses, parfois munies d'un appendice dorsal (Bourrache). Leur pistil se compose de deux carpelles médians, clos et concrescents en un ovaire biloculaire, terminé par un style unique ; il contient dans chacune de ses loges deux ovules anatropes, à raphé dorsal. Il se forme de bonne heure, entre les deux ovules de ces loges, une fausse cloison, aussi leur fruit est-il une drupe à noyau quadriloculaire (Cordie), ou à quatre noyaux (Tournefertie) ; leurs graines possèdent un embryon non albuminé. Les feuilles des plantes de cette famille sont caractérisées par leurs poils tecteurs, unicellulaires, coniques, souvent aigus à leur pointe, tuberculeux à leur base, qui renferment des cystolytes de carbonate de chaux, puis par leurs poils sécréteurs capités, à pédicelle unisérié, supportant une glande ovoïde. Leurs stomates sont entourés de trois cellules annexes, et leur système libéro-ligneux est représenté par un cordon arqué, dépourvu de fibres libériennes. Ces plantes ne renfermant jamais de lacticifères, ni glandes sécrétrices internes, se rencontrent principalement dans les contrées tropicales et tempérées du globe. Elles renferment du mucilage, des principes amers, du tanin, qui leur communique leurs propriétés astringentes.

RADIX ALCANNÆ, ORCANETTE, D'ALCANNA TINCTORIA, L.

Cette plante, prospérant dans les terrains sablonneux de l'Europe méridionale, possède une racine pivotante, allongée, recouverte d'une écorce ridée, rouge violacé. Elle renferme une matière colorante, non officinale, très utilisée autrefois dans l'industrie textile. Celle-ci se prépare en épuisant ces racines concassées par de l'éther de pétrole, que l'on filtre et que l'on soumet à la distillation fractionnée. Son résidu, repris par une solution aqueuse de potasse caustique, donne une liqueur bleue, qui agitée avec de l'éther, pour la débarrasser de sa matière colorante rouge pelure d'oignon, est ensuite traitée par de l'anhydride carbonique ; celui-ci précipitant l'anchusine, que l'on purifie en la dissolvant à nouveau dans de l'hydrate potassique, dont la solution est reprécipitée par de l'anhydride carbonique.

L'ANCHUSINE ou ALCANNINE, $C^{15}H^{14}O^4$, se présente sous la forme d'une masse pulvérulente, rouge foncé, à éclats métalliques, insoluble dans l'eau, mais très soluble dans les huiles fixes, le chloroforme, l'acide acétique et dans les alcalis. Sa solution alcoolique se précipite en un dépôt gris bleuté, par addition d'acétate de plomb ; bleu par celle d'une solution ammoniacale de chlorure barytique, rouge cramoisi par celle de chlorure stanneux, rose chair, par celle de chlorure mercurique. Elle se dissout avec une coloration violette dans l'acide sulfurique, bleue dans les alcalis, mais elle se transforme sous l'action de l'acide nitrique en acide oxalique et en acide succinique. Chauffée avec de la poudre de zinc, elle donne du méthyl-anthracène, mais dissoute dans de l'alcool, que l'on chauffe pendant un certain temps, elle précipite une matière verte, soluble dans l'éther et dans l'alcool, dénommée *vert d'anchusine*. Ces matières colorantes, non officinales, étaient utilisées dans l'industrie textile.

HERBA BORRAGINIS, HERBE DE BOURRACHE, DE BORRAGO OFFICINALIS, L.

Origine botanique. — Cette plante, à tige arrondie, creuse, ramifiée, très velue, parcourue dans toute sa longueur par des stries longitudinales, de 50 centimètres de haut, porte des feuilles isolées, rudes au toucher ; les caulinaires étant sessiles. les autres courtement pétiolées, à limbe entier, oblong, elliptique, à bords légèrement ondulés, de couleur verte sur sa face supérieure, blanchâtre sur sa face inférieure, qui, ridée, bulbeuse, porte de nombreux poils tecteurs, unisériés. Ses fleurs bleu violacé, très velues, sont constituées par un calice à 5 sépales, par une corolle à 5 pétales concrescents entre eux par leurs bases en un tube, mais libres au sommet, qui entourent 5 étamines concrescentes avec les pétales par leurs filets. Celles-là portent un long appendice dorsal, parallèle à l'anthère introrse. Leur ovaire biloculaire, divisé en 4 loges par des cloisons transversales, est quadriloculaire ; il renferme 4 ovules anatropes, à raphé dorsal. Son fruit est un tétrachaine, renfermant dans chaque loge une petite graine non albuminée, à cotylédons épaissis.

Origine géographique. — Originaire de l'Orient, mais croissant à l'état sauvage dans toute l'Europe, cette plante est souvent cultivée dans nos jardins potagers.

Description de la drogue. — Récoltées au temps de leur floraison, mais mondées de leurs grosses tiges et de leurs feuilles caulinaires, les parties aériennes de cette plante, desséchées à l'ombre, donnent notre drogue officinale, d'odeur herbacée, à saveur amère.

Falsifications. — Elle est rarement falsifiée, mais on la confond parfois avec la buglosse ou avec la vipérine, dont la substitution, au point de vue thérapeutique, est sans importance; celles-ci se différenciant, selon Planchon, les unes des autres comme suit :

Fleurs......	Bourrache de Borrago officinalis	Buglosse d'Anchusa officinalis	Vipérine d'Echium vulgare
Symétrie florale.......	Actinomorphe	Presque actinomorphe	Zygomorphe
Corolle......	Bleue	Bleue	Bleu violacé
Tube de la corolle......	Très court, droit	Long, droit	Long, courbe
Limbe......	Rotacé, large	Plus petit, oblique, moins étalé	Oblique, tubuleux
Appendices de la gorge...	Echancrés	Ecailleux	Absents
Etamines....	Saillantes, conniventes, appendices	Incluses, non conniventes, pas d'appendices	Saillantes, inégales, non conniventes, pas d'appendices

Examen microscopique. — La coupe microscopique des feuilles et des fleurs de bourrache est sans importance au point de vue morphologique.

Analyse chimique. — Les feuilles, les fleurs et les tiges de cette plante renferment du mucilage, des matières résineuses, un principe amer et du nitrate de potasse.

Usage thérapeutique. — Elles se prescrivent dans la médecine populaire, à doses de 5 à 10 grammes sur 100 grammes d'eau, sous la forme de décoctions, comme sudorifique et comme diurétique.

Historique. — Cette drogue, provenant premièrement de l'Orient, se prescrivait dès les temps les plus reculés de notre histoire, en Europe, mais la culture de cette plante n'y fut en honneur que depuis le règne de Charlemagne

FOLIUM PULMONARIÆ, FEUILLE DE PULMONAIRE, DE PULMONARIA OFFICINALIS, L.

Cette plante bisannuelle, croissant à l'état sauvage ou cultivé dans les lieux ombragés et les jardins de toute l'Europe, porte des feuilles radiales, longuement pétiolées, à limbe entier, ovale, cordiforme, recouvert de poils tecteurs, très rudes. Seules, celles de sa première année se prescrivent dans la thérapeutique populaire, à doses de 5 à 10 grammes sur 200 grammes d'eau, sous la forme de décoctions, comme émollient et comme expectorant, car elles renferment, outre du nitrate de potasse, passablement de mucilage.

RADIX SYMPHYTI seu RADIX CONSOLIDÆ, RACINE DE GRANDE CONSOUDE, DE SYMPHYTUM OFFICINALE, L.

Cette plante, croissant à l'état sauvage dans les prairies marécageuses et sur le bord des ruisseaux de toute l'Europe tempérée, livre au droguier ses racines non officinales, qui s'y présentent sous la forme de fragments gris noirâtre, de 5 à 7 centimètres de long, à surface externe, ridée, sillonnée par des stries longitudinales inodores, à saveur amère. Elles renferment du mucilage, de l'allantoïne, de l'asparagine, de l'amidon, de l'acide gallique et des matières résineuses.

L'ALLANTOINE, $C^4H^6N^4O^3$, se rencontrant aussi dans les pousses du *Platanus orientalis*, se prépare en extrayant les racines de cette plante par de l'alcool, dont la solution concentrée, traitée par de l'acétate de plomb, puis par de l'hydrogène sulfuré, est soumise à la cristallisation spontanée.

Elle se présente sous la forme d'une poudre cristalline, blanche, fusible à 227°, soluble dans l'eau, l'alcool, qui, possédant, quant à sa formule, la constitution suivante :

$$NH^2\!-\!CO\!-\!NH\!-\!\underset{\underset{CO-NH}{|}}{CH}\!-\!NH\!\!\diagdown\!\!\diagup\!CO$$

se prescrit, en solution à 0,3 p. 100, comme spécifique contre le cancer d'estomac.

FLOS ANCHUSÆ, FLEUR DE BUGLOSSE, D'ANCHUSA OFFICINALIS, L.

Cette plante herbacée, originaire de l'Europe centrale, livre au droguier ses parties aériennes, fleuries, à fleurs bleues, disposées en grappes unilatérales. Elles se prescrivent, à doses de 5 à 10 grammes sur 200 grammes d'eau, sous la forme de décoctions comme sudorifique, car elles renferment, outre des traces d'essence, passablement de nitrates et de mucilage.

FLOS ECHII, FLEUR DE VIPÉRINE, D'ECHIUM VULGARE, L.

Caractérisée par les taches rouge brunâtre de ses tiges, cette plante herbacée, originaire de l'Europe centrale, livre au droguier ses parties aériennes, non officinales, qui, fleuries, se prescrivent, dans la médecine populaire de nos régions, comme sudorifique, car elles renferment passablement de nitrates et de mucilage.

RADIX CYNOGLOSSI, RACINE DE CYNOGLOSSE, DE CYNOGLOSSUM OFFICINALE, L.

Cette petite plante, commune aux lieux stériles de l'Europe centrale, livre au droguier ses racines non officinales, qui présentent parfois sous la forme de fragments cylindriques, de 3 centimètres de long, à face externe, gris brunâtre, striée ongitudinalement, à suber épais, à section interne blanchâtre, séparée de la partie corticale par le cambium ; celle-là étant toujours striée transversalement.

Elles renferment de la choline, de l'acide tannique, de l'oxalate de chaux et de potasse, des matières résineuses et pectiques, outre de la cynoglossine et un principe odoriférant, visqueux.

La CYNOGLOSSINE se prépare en extrayant cette drogue pulvérisée par de l'alcool, dont la solution, concentrée, abandonne un résidu résineux, que l'on reprend par de l'eau additionnée d'acide chlorhydrique ; cette solution, traitée successivement par de l'acétate de plomb, puis par de l'hydrogène sulfuré, livrant un filtrat qui, évaporé à sec, abandonne un résidu, que l'on reprend par de l'alcool bouillant, dont la solution précipitée par addition de chlorure de platine, puis par celle d'hydrogène sulfuré, est soumise à la cristallisation spontanée.

Elle se présente sous la forme d'une poudre cristalline, blanche, insoluble dans l'eau, très soluble dans l'alcool, l'éther, le chloroforme, qui se dissout avec une coloration brune dans l'acide sulfurique et dans l'acide sulfovanadique, violette dans l'acide sulfurique additionné de permanganate potassique, mais sans se colorer dans l'acide nitrique ou dans le réactif d'Erdmann. Les solutions aqueuses de son chlorhydrate se précipitent sous la forme d'un dépôt bleu verdâtre, par addition d'acide phosphowolframique ou par celle d'acide phosphomolybdique, jaune par celle d'iodure mercuripotassique, brun rougeâtre par celle d'iodure bismuticopotassique, brun par celle de tanin, jaune orange par celle de chlorure d'or.

La *Cynoglossine*, injectée à un animal, ne réagit pas sur son système musculaire, tout en paralysant, pendant un certain temps, ses extrémités antérieures, à l'encontre de la consolidine qui, réagissant sur le système nerveux central, provoque l'excitabilité de celui-ci, tout en le paralysant ensuite et en provoquant l'arrêt des fonctions cardiaques.

La CONSOLIDINE, se rencontrant aussi dans l'*Echium vulgare*, le *Symphytum officinale*, l'*Anchusa officinalis*, se présente sous la forme d'une poudre cristalline, blanche, très soluble dans l'eau, l'alcool dilué, insoluble dans l'éther, le chloroforme, car c'est un glucoalcaloïde mal défini, qui, réduisant à chaud la liqueur de Fehling, le réactif de Nylander, le nitrate d'argent ammoniacal, se précipite, de ses solutions aqueuses, sous la forme d'un dépôt vert jaunâtre, par addition d'acide phosphomolybdique, blanc par celle d'acide phosphowolframique ou par celle de bichlorure de mercure, jaune par celle d'iodure bismuticopotassique, rouge jaunâtre par celle d'iodure potassique ioduré.

Ces racines se prescrivent parfois, dans la médecine populaire de nos régions, sous la forme de décoctions comme astringent intestinal, puis comme spécifique contre la toux, les hémorragies et comme sédatif contre les catarrhes pulmonaires.

HYDROPHYLLACÉES

HERBA ERIODICTYONIS, YERBA SANTA, D'ERIODICTYON TOMENTOSUM Benth, ERIODICTYON ANGUSTIFOLIUM Nutt., seu WIGARDIA CALIFORNICA.

Ces plantes, originaires de la Californie, livrent au droguier leurs feuilles courtement pétiolées, coriaces, à limbe entier, dentelé sur ses bords. Non officinales, elles renferment de l'acide ériodictyonique, un principe amer ou ériodictyonine, des matières résineuses et pectiques, outre des traces d'essence, du tanin, du mucilage et du chrysoeriol.

Le CHRYSOERIOL se prépare en extrayant cette drogue pulvérisée par de l'alcool, pour reprendre son extrait, privé par la distillation aux vapeurs d'eau de son essence, par de l'éther de pétrole, afin de le libérer de ses matières résineuses et oléagineuses, quitte à le traiter par de l'éther, dont la solution est agitée successivement avec du carbonate ammonique et avec du carbonate de soude,

dont les solutions aqueuses, décantées, sont précipitées par addition d'acide chlorhydrique, afin d'obtenir d'une part le xanthoeridol, d'autre part le chrysoeriol et l'ériodyctol. Reprenant ce travail, Oesterle (*Arch. der. Ph.*, 1918, p. 121) prépare cette substance en extrayant cette drogue par de l'alcool, dont l'extrait, privé par la distillation aux vapeurs d'eau de son essence, est repris premièrement par du carbonate ammonique, puis par du carbonate de soude, dont la solution, précipitée par addition d'acide chlorhydrique, livre un dépôt, que l'on reprend par de l'alcool additionné de chloroforme ; cette solution étant soumise à la cristallisation spontanée.

Il se présente sous la forme d'une poudre cristalline, blanche, fusible à 324°, soluble dans l'alcool, le chloroforme, les alcalins, insoluble dans l'eau, dont les solutions alcooliques se colorent en brun par addition d'une goutte de perchlorure de fer ; son acétate fondant à 215°. Il possède, quant à sa formule, la constitution suivante :

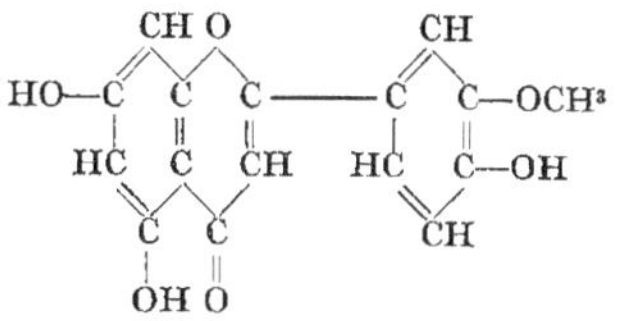

$$\begin{array}{c}
\text{CH} \quad \text{O} \qquad\qquad\qquad \text{CH} \\
\text{HO—C} \quad \text{C} \quad \text{C}\text{———}\text{C} \quad \text{C—OCH}^3 \\
\text{HC} \quad \text{C} \quad \text{CH} \qquad \text{HC} \quad \text{C—OH} \\
\text{C} \quad \text{C} \qquad\qquad\qquad \text{CH} \\
\text{OH} \quad \text{O}
\end{array}$$

C'est donc une 1-3-4-trioxy-3-méthoxyflavone ou l'éther méthylique de la lutéoline, ce qui le différencie de l'homoeriodictyol, qui est une 2-4-6-tétraoxy-3-méthoxychalcone de formule :

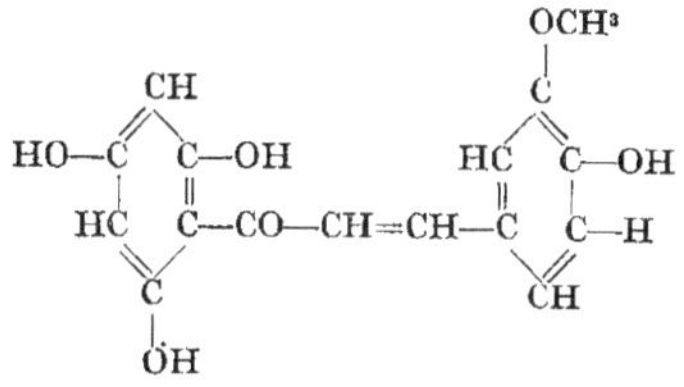

$$\begin{array}{c}
\text{CH} \qquad\qquad\qquad\qquad \text{OCH}^3 \\
\text{C} \\
\text{HO—C} \quad \text{C—OH} \qquad \text{HC} \quad \text{C—OH} \\
\text{HC} \quad \text{C—CO—CH}=\text{CH—C} \quad \text{C—H} \\
\text{C} \qquad\qquad\qquad\qquad\qquad \text{CH} \\
\text{OH}
\end{array}$$

L'ACIDE ERIODICTYONIQUE se présente sous la forme d'une poudre cristalline, blanche, très peu soluble dans l'eau, l'éther, le chloroforme, mais très soluble dans l'alcool, les alcalis.

L'ERIODICTYOL. $C^{16}H^{14}O^6$, se présente sous la forme d'une poudre cristalline blanche, fusible à 225°, très peu soluble dans l'eau, mais très soluble dans l'alcool, qui fut reconnue comme étant de l'hespérétine, provenant d'un glucoside mal défini, dénommé HESPERIDINE ou ÉRIODINE.

Cette drogue, inodore, à saveur très amère, se prescrit parfois, dans ses pays d'origine, comme fébrifuge et comme expectorant.

SOLANACÉES

Cette famille, comprenant 68 genres et plus de 1.250 espèces, dont 700 du genre Solanum, est représentée par des herbes ou par des arbustes, croissant dans toutes les régions chaudes du globe. Leurs feuilles sont isolées, à limbe entier, simple, parfois découpé en lobes divers ; elles sont souvent rapprochées deux à deux vers le sommet de la tige. La région supérieure du péridesme des méristèles de ces feuilles renferme des faisceaux de tubes criblés. Leurs fleurs hermaphrodites, actinomorphes, rarement zygomorphes dans la corolle (Jusquiame), sont constituées par un calice gamosépale, persistant, à 5 sépales, concrescents par une corolle à 5 pétales ; par un androcée à 5 étamines épisépales, mais l'une d'entre elles peut avorter, ou quelquefois elles peuvent aussi être toutes inégales entre elles

(Jusquiame). Leur pistil dimère est formé par deux carpelles clos, concrescents en un ovaire biloculaire, surmonté d'un style unique, qui renferme dans chaque loge de nombreux ovules anatropes, disposés sur un gros placente, saillant. Ses loges peuvent parfois être subdivisées en deux, par des fausses cloisons. Leur fruit est une baie (Morelle), ou une capsule (Nicotiane), ou une pyxide (Jusquiame), qui renferme de nombreuses graines, à albumen charnu, à embryon enroulé, à cotylédons étroits. Les capsules de ces plantes se différencient en : capsules à déhiscence transversale ou pyxide, genre *Hyoscyamus*, à déhiscence septicide, genre *Nicotiana*, ou en capsules, dont les carpelles sont subdivisés en deux par des fausses parois, genre *Datura*.

Ces plantes, renfermant divers alcaloïdes, sont très recherchées par la thérapeutique, mais leurs bases végétales se subdivisent en trois grands groupes dits de l'atropine, de la scopolamine et de la nicotine. Parmi les plantes appartenant à cette famille, certaines d'entre elles donnent des fruits ou des tubercules comestibles ; elles sont toutes caractérisées par leurs feuilles, qui, ne renfermant jamais de canaux sécréteurs internes, portent des poils tecteurs allongés, pluricellulaires, unisériés, et des poils glanduleux, constitués soit par une glande sécrétrice, sessile, ovale, ovoïde ou tronquée, soit par une glande subdivisée par des cloisons transversales ou par des cloisons verticales, en plusieurs compartiments, ceux-là renfermant souvent un principe oléorésineux, vireux. Les cellules du mésophylle de ces feuilles, contiennent toutes des cristaux pulvérulents (Belladone, Tabac), prismatiques (Jusquiame), ou étoilés (Datura) d'oxalate de chaux. Cette famille est subdivisée en 4 grands groupes, soit en : 1° *Solanées*, avec les genres Atropa, Solanum, Capsicum ; 2° *Hyoscyamées*, avec le genre Hyoscyamus ; 3° *Daturées*, avec le genre Datura ; 4° *Nicotianées*, avec le genre Nicotiana.

FOLIUM BELLADONÆ, FEUILLE DE BELLADONE, RADIX BELLADONÆ, RACINE DE BELLADONE, D'ATROPA BELLADONA, L.

Origine botanique. — Cette plante, à tige d'un mètre de haut, porte des feuilles géminées, isolées ou rapprochées deux par deux, velues, de couleur verte, plus foncée sur leur face supérieure que sur leur face inférieure, à limbe entier, elliptique, acuminé au sommet, atténué à sa base en un pétiole semi-cylindrique. Mesurant de 15 à 20 centimètres de long sur 6 à 10 centimètres de large, ce limbe, ondulé sur ses bords, est parcouru par une nervure médiane, prononcée. Ses fleurs terminales, solitaires, disposées à l'aisselle des feuilles supérieures, sont largement pédonculées ; de couleur lilas sale ; elles sont constituées par un calice cupuliforme à 5 sépales concrescents entre eux par leurs bases, mais libres au sommet ; par une corolle gamopétale à 5 pétales concrescents entre eux ; par un androcée à 5 étamines inégales, mais concrescentes, par la base de leurs filets, avec les pétales, et par un ovaire biloculaire, contenant de nombreux ovules anatropes, surmonté d'un style très long, recourbé, à un stigmate arrondi. Son fruit, ou baie noirâtre lorsqu'il est mûr, mesure deux centimètres de diamètre ; il est supporté par un petit pédoncule et par les restes persistants du calice, à 5 lobes étalés ; il est constitué par deux carpelles partant d'un gros placente central, charnu, qui supporte de nombreuses graines noirâtres, réniformes, à surface réticulée. Sa saveur est douceâtre, puis âcre, son odeur peu marquée.

Notons que M. Sievers, ayant étudié la germination des graines de belladone, peut émettre

la théorie que voici : celle-là est accélérée par la gelée, mais il n'y a pas de relation apparente entre la grosseur de ces graines et leur pouvoir germinatif, les pesantes germant beaucoup mieux que les légères ; leur couleur n'a aucune influence sur leur pouvoir germinatif, qui augmente par le traitement à l'eau oxygénée ou par celui à l'acide sulfurique. Cette germination dépend, en outre, du moment où l'on récolte ces graines, car celles recueillies sur la plante vivante, germent plus rapidement et avec de meilleurs rendements que celles qui ont été récoltées sur des plantes desséchées, tuées par la gelée.

Origine géographique. — Elle croît à l'état sauvage dans les clairières et les décombres des forêts de toute l'Europe centrale et méridionale, voire même en Asie, où elle y est parfois cultivée.

Récolte des feuilles. — Ses feuilles, récoltées en juin, c'est-à-dire avant l'époque de la floraison de cette plante, puis mondées de leurs grosses

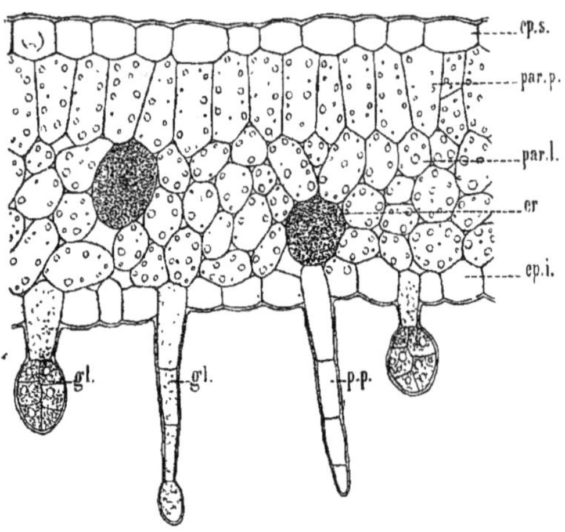

Fig. 85. — Coupe transversale de la feuille de belladone.

spe) Epiderme supérieur ; *par)* cellules en palissade ; *parl)* mesophylle ; *cr)* cristaux ; *epi)* épiderme inférieur ; *pp)* poils tecteurs ; *gl)* poils glanduleux.

tiges et desséchées à l'air et à l'ombre, doivent être conservées au sec, à l'abri de l'air, dans des boîtes en fer-blanc.

Description de la drogue. — Cette feuille, chiffonnée, recroquevillée sur elle-même, de couleur brun verdâtre, mesurant de 15 à 20 centimètres de long sur 6 à 10 centimètres de large, possède un limbe entier, ovoïde, lancéolé, acuminé au sommet, qui est pointu, atténué à sa base en un pétiole court, semi-cylindrique. Velu, quant à sa face infère, sur sa nervure médiane, saillante, et sur ses nervures secondaires, il possède une odeur vireuse, une saveur âcre, amère, vireuse, qui s'atténue de par la dessiccation ou de par la conservation.

Examen microscopique (fig. 85). — Cette feuille, examinée sur une coupe transversale, est constituée par un épiderme à cellules sinueuses, recouvertes d'une cuticule striée, qui entourent des stomates arrondis, toujours accompagnés de quatre ou de cinq cellules annexes, sans direction particulière. Ceux-ci se retrouvent aussi, mais en un plus grand nombre, sur l'épiderme inférieur, qui porte de nombreux poils tecteurs, coniques, pluricellulaires, unisériés, ponctués, et des poils glanduleux, constitués par une glande arrondie, unicellulaire, ou par une glande pédicellée, pluri- ou unicellulaire. Une seule assise en palissade se rencontre sous son épiderme supérieur, puis vient son mésophylle lacuneux, formé par des cellules polygonales, renfermant des cristaux pulvérulents d'oxalate de chaux. Il entoure le système libéro-ligneux, représenté par un cordon ligneux, arqué, recouvert en haut et en bas par une couche de liber mou, et par un péricycle, dont les parois cellulaires sont faiblement épaissies. Cette coupe, humectée d'iodure potassique ioduré, précipite des dépôts cristallins, étoilés, brunâtres, dans les cellules parenchymateuses qui entourent le liber, et dans celles formant ses premières assises sous-épidermiques.

Poudre. — Cette feuille, pulvérisée, livre une poudre vert brunâtre, caractérisée par la présence des cellules sinueuses de ses épidermes, par celle de ses poils tecteurs et par celle de ses cellules à cristaux pulvérulents d'oxalate de chaux.

Falsifications. — Cette drogue est souvent mélangée à des feuilles de *Solanum nigrum*, à limbe entier, plus petit, dentelé sur ses bords ; à celles de *Scopolia Carniolica*, dont l'épiderme supérieur ne porte pas de stomates ; à celles de *Phytolacca decandra*, ou *Belladone d'Italie*, qui sont glabres, à cellules épidermiques, non sinueuses ; les cellules de leur mésophylle renfermant des raphides d'oxalate de chaux ; toutes ces feuilles ne donnent pas, en outre, les réactions caractéristiques à l'atropine.

Réactions. — L'extrait de belladone, additionné de potasse caustique, puis traité par de l'éther, donne une solution qui, décantée, évaporée à sec, abandonne un résidu en majeure partie soluble dans l'eau additionnée d'acide chlorhydrique ; celle-ci se précipitant par addition d'une solution aqueuse de tanin ou par celle d'iodure mercuri-potassique.

Analyse chimique. — Ces feuilles renferment les mêmes principes chimiques, que la racine de belladone, soit de 0,3 à 0,4 p. 100 d'atropine et d'hyoscyamine, combinées à l'acide malique, puis de l'asparagine, des matières résineuses et pectiques.

Racines.

Récolte des racines. — Les racines de belladone, récoltées à l'époque de la floraison de cette plante ou en automne, sont sectionnées dans le sens de la longueur ou sous la forme de fragments, que l'on dessèche à l'air ou à une température modérée, dans des greniers bien ventilés.

Description de la drogue. — Elles se présentent dans le droguier sous la forme de fragments assez volumineux, de 10 à 15 centimètres de long sur 2 cm. à 4 cm. 5 de diamètre, simples ou bifurqués, de couleur brun grisâtre extérieurement, blanchâtre intérieurement, à surface ridée, striée dans le sens de la longueur mais marquée par des cicatrices foliaires ou par celle des radicelles, à cassure facile, nette, courte. Pulvérisées, elles dégagent une poussière blanche, irritante pour les muqueuses nasales, celle-là étant constituée par des cristaux pulvérulents d'oxalate de

chaux et par des grains d'amidon. Leur odeur est terreuse, leur saveur premièrement faible, douceâtre, devient ensuite amère, brûlante.

Examen microscopique (fig. 86). — Examinée sur une coupe transversale, cette racine est constituée par un suber (*s*) assez épais, à cellules tabulaires, ordonnées en files radiales, à parois minces, jaunâtres, puis par un parenchyme cortical (*pc*) lacuneux, à cellules irrégulières, renfermant des grains d'amidon ou des cristaux pulvérulents (*cr*) d'oxalate de chaux. Son liber (*l*), constitué par des cellules plus petites, disposées en files radiales, est séparé du cylindre central par le cambium, mais il ne renferme jamais de fibres libériennes à l'exception de celui des vieilles racines. Son bois, parcouru ainsi que son liber par des rayons médullaires, entoure des vaisseaux rayés, disposés en couches concentriques, qui alternent avec un tissu fibreux ; mais il n'entoure jamais de moelle, ce qui le différencie de celui des rhizomes de cette plante, qui en contiennent toujours.

Falsifications. — Cette drogue est souvent falsifiée par addition de racines d'aunée (dont l'odeur

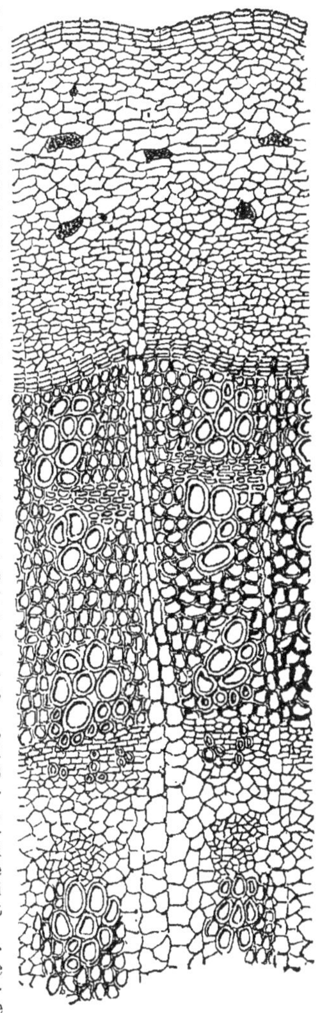

Fig. 86. — Coupe transversale de la racine de belladone.

rappelle celle de la violette), de bardane et de gentiane, qui sont facilement reconnaissables à l'examen microscopique, puis elle est parfois mélangée à des racines de *Phytolacca decandra*, qui renferment un bois et un liber mou et des cellules parenchymateuses, contenant des cristaux d'oxalate de chaux en raphides.

Dosage des alcaloïdes. — Il est toujours nécessaire de doser les feuilles et les racines de belladone, quant à leur teneur en alcaloïdes. Mélangez à cet effet, dans un matras, 12 grammes de ces drogues bien pulvérisées, en présence d'ammoniaque, avec 120 grammes d'éther, que vous abandonnez au repos pendant une demi-heure ; décantez cette solution éthérée, que vous filtrez. Prélevez-en une certaine quantité, puis évaporez-la, quitte à reprendre ensuite son résidu par de l'alcool et par de l'éther, dont la solution est titrée, en présence d'hématoxyline avec de l'acide chlorhydrique centi-normal, jusqu'à coloration jaune brunâtre de sa couche aqueuse, 1 centimètre cube d'acide chlorhydrique centi-normal neutralisant 2 mgr. 89 d'alcaloïdes.

Dosage de l'atropine à l'aide d'acide silico-tungstique. — Les feuilles de belladone, additionnées d'ammoniaque, puis épuisées par de l'éther, donnent une solution qui, concentrée, abandonne un résidu, que l'on aditionne d'acide chlorhydrique, dont la solution se précipite par addition d'acide silico-tungstique en un dépôt, que l'on recueille après huit heures de repos ; lavé par de l'acide chlorhydrique à 1 p. 100, puis calciné, il abandonne un résidu que l'on tare ; le poids de ce résidu, multiplié par 0,4067, nous indiquant le poids de l'atropine précipitée, auquel on ajoute 0 gr. 0054 par 100 centimètres cubes de solution précipitée.

Analyse chimique. — Les racines, les tiges, les feuilles, etc., de belladone renferment de l'atropine, de l'hyoscyamine, de la belladonine, de l'asparagine, de l'acide chrysatropique, de l'acide atropique, outre des matières résineuses et pectiques, de l'oxalate de chaux et de l'amidon, tandis que les fruits de cette plante contiennent, en outre, une matière colorante ou *atroscine*. On admet généralement que les racines de la belladone sauvage renferment 0,35 p. 100 d'atropine, à l'encontre de celles des plantes cultivées, qui en contiennent 0,45 p. 100, les feuilles provenant de plantes sauvages en contenant de 0,3 à 0,4 p. 100 contre 0,41 à 0,58 p. 100 chez celles provenant de plantes cultivées.

L'Atropine, $C^{17}H^{23}NO^{3}$, fut découverte en 1831, par Geiger et Hesse.

Préparation. — On la prépare, selon le procédé de Procter, en extrayant dans un appareil à déplacement, en présence d'hydrate de chaux, les racines pulvérisées de belladone, ou les graines concassées de stramoine ou de jusquiame, par de l'alcool, dont la solution, abandonnée au repos, puis additionnée d'acide sulfurique, est filtrée ; celle-ci soumise, à la distillation fractionnée, abandonne un liquide qui, décanté des matières grasses et résineuses, qui le surnagent, est ensuite additionné d'eau pour être agité avec du chloroforme, qui s'empare de ses matières grasses. Cette solution aqueuse, décantée, puis agitée en présence de lessive de soude avec une nouvelle portion de chloroforme, lui abandonne son atropine, que l'on purifie, en la dissolvant à nouveau dans du chloroforme, que l'on soumet à la distillation fractionnée, quitte à reprendre son résidu par de l'eau additionnée d'acide sulfurique, dont la solution est reprécipitée, en présence de chloroforme, par de la soude caustique.

On peut aussi l'obtenir selon le procédé de Schmidt, c'est-à-dire en extrayant ces parties végétales par de l'alcool additionné d'acide tartrique dont la solution, concentrée, est agitée avec de l'éther, afin de la priver de ses corps gras.

Cette solution semi-aqueuse, additionnée de carbonate de soude, précipite alors de l'atropine qui, lavée avec de l'eau, est ensuite dissoute dans de l'alcool, que l'on soumet à la cristallisation spontanée.

Si cette atropine renferme, par hasard, de l'hyoscyamine, reconnaissable à son pouvoir rotatoire lévogyre, on peut l'en libérer, en la dissolvant dans de l'alcool additionné de 1 p. 100 de soude caustique, puis en abandonnant cette solution pendant deux heures de temps au repos, car l'hyoscyamine se transforme alors (sous l'action de cet alcalin) en atropine.

Description de l'atropine — Cette drogue se présente sous la forme de petites aiguilles incolores, translucides, inodores, à saveur amère, fusibles à 115°, peu solubles dans l'eau, presqu'insolubles dans l'éther de pétrole, mais très solubles dans l'alcool éthylique, l'alcool amylique, le chloroforme, le benzène, l'éther. Ses solutions neutres sont, optiquement parlant, inactives.

Réactions. — L'atropine se dissout sans se colorer dans l'acide sulfurique, mais cette dissolution, prenant à la chaleur une teinte brunâtre, émet, par addition d'eau, l'odeur caractéristique de la reine des prés, c'est-à-dire de *Spiraca Ulmaria*. Cette réaction est encore plus nette, si l'on chauffe l'atropine à sec, jusqu'à ce qu'elle dégage des vapeurs blanches, et qu'on l'additionne ensuite d'acide sulfurique chaud et d'eau ; ce liquide chaud, additionné d'un petit cristal de bichromate de potasse, émet alors une odeur spéciale, rappelant celle des amandes amères. L'atropine, additionnée d'acide nitrique fumant, puis évaporée à sec, abandonne un résidu se colorant en violet, par addition de quelques gouttes de potasse caustique, alcoolique, c'est la réaction de Vidal. Une solution aqueuse d'un sel d'atropine se trouble par addition de lessive de soude, mais non par celle d'ammoniaque, cas contraire, belladonine. Les solutions aqueuses, mais acides, d'atropine ne doivent pas se précipiter par addition de chlorure d'or, cas contraire, hyoscyamine. Traitées, en présence de nitrate de potasse, par de l'acide sulfurique, que l'on évaporo, ces bases abandonnent des résidus se colorant en rouge violacé par addition de potasse caustique alcoolique. L'atropine, traitée par une solution alcoolique de sublimé à 1 /5, se colore en noir, pour déposer ensuite à la chaleur un dépôt rouge ; mais chauffée avec une goutte du dissolvant suivant (2 grammes d'alhéhyde paradiméthylamino-benzylique, dissous dans 6 grammes d'acide sulfurique et 0 gr. 4 d'eau), elle se colore, ainsi que l'hyoscyamine et la scopolamine, en rouge, puis en violet, à l'encontre de la cocaïne, de la tropacocaïne et de la novatropine, qui ne donnent pas cette réaction. Traitée par de l'acide sulfurique concentré, l'atropine perd une molécule d'eau, pour se transformer en apoatropine ; il en est de même, si on la traite par de l'acide nitrique ou par de l'anhydride acétique ; ces réactifs transformant de même l'hyoscyamine ou la scopolamine.

L'atropine possède, quant à sa formule, la constitution suivante :

$$\begin{array}{llll}
CH^{2}\!\!-\!\!CH\!\!-\!\!\!-\!\!\!-\!\!CH^{2} & & & C^{6}H^{5} \\
\;\;|\qquad\quad| \qquad\quad\; | & & & \;\;| \\
\;\;|\quad N\!\!-\!\!CH^{3}\;\; CH\!\!-\!\!O\!\!-\!\!OC\!\!-\!\!CH \\
\;\;|\qquad\quad| \qquad\quad\; | & & & \;\;| \\
CH^{2}\!\!-\!\!CH\!\!-\!\!\!-\!\!\!-\!\!CH^{2} & & & CH^{2}\!\!-\!\!OH
\end{array}$$

Chauffée avec des alcalins ou avec des acides minéraux, dilués, elle se décompose en tropine et en acide tropique.

L'ACIDE TROPIQUE, $C^9H^{10}O^3$, cristallise sous la forme de prismes incolores, inodores, fusibles à 117°, qui ne possèdent aucune action physiologique. La constitution de sa formule est la suivante :

$$CH^2OH$$
$$|$$
$$C^6H^5\text{---}CH$$
$$|$$
$$COOH$$

Cet acide, chauffé avec de l'eau de baryte, se transforme, en perdant une molécule d'eau, en acide atropique, tandis que chauffé à sec, il donne de la tropide :

Tropide ← Acide tropique

→ Acide atropique fusible à 106°

L'acide tropique se prépare synthétiquement comme suit :

(B. XIII (1880), p. 373, B. XIV, p. 235, B. XIV, p. 330).

Acétophénone → Dichloréthylbenzène + KCN en solution alcoolique →

saponifié → Acide éthylatrolactique + HCl → Acide atropique

+ HOCl → Acide chlorotropique, Réduit par de la poussière de zinc et de la soude caustique → Acide tropique

La TROPINE OU TROPANOL, $C^8H^{15}NO$ (voir B.A. 79.870), cristallise sous la forme d'aiguilles incolores, brillantes, inodores, à saveur légèrement amère, fusibles à 63°, distillant à 230°, solubles dans l'eau, l'alcool, l'éther ; ses solutions sont alcalines, optiquement parlant inactives. Ne possédant pas les propriétés mydriatiques de l'atro-

pine, la tropine possède, quant à sa formule, la constitution suivante :

$$CH^2\text{---}CH\text{------}CH^2$$
$$|\qquad N\text{---}CH^3\quad CH\text{---}OH$$
$$CH^2\text{---}CH\text{------}CH^2$$

Oxydée fortement par le mélange chromique, elle se transforme en tropinone, en acide tropinique, en acide ecgonique, puis en méthylsuccinimide, c'est-à-dire, comme suit :

Tropine → Tropinone

→ Acide tropinique → Acide ecgonique

→ Méthylsuccinimide

La tropine, traitée par de l'acide acétique glacial et par de l'acide chlorhydrique, se transforme en tropidine qui, réduite, donne de l'hydrotropidine, dont le chlorhydrate, chauffé avec de l'acide chlorhydrique anhydre, se décompose en norhydrotropidine.

Tropine → Tropidine

Réduite → Hydrotropidine + HCl → Norhydrotropidine

distillé à sec avec Zn → Ethylpyridine

On prépare synthétiquement la tropine en partant de la glycérine, afin d'obtenir la subérone, que l'on traite selon les procédés de Willstätter (A. 317 (1901), p. 204 et 307).

Acide subérique — sel de chaux distillé → Subérone — Réduite en sol. éthérée par Na → Alcool subérylique

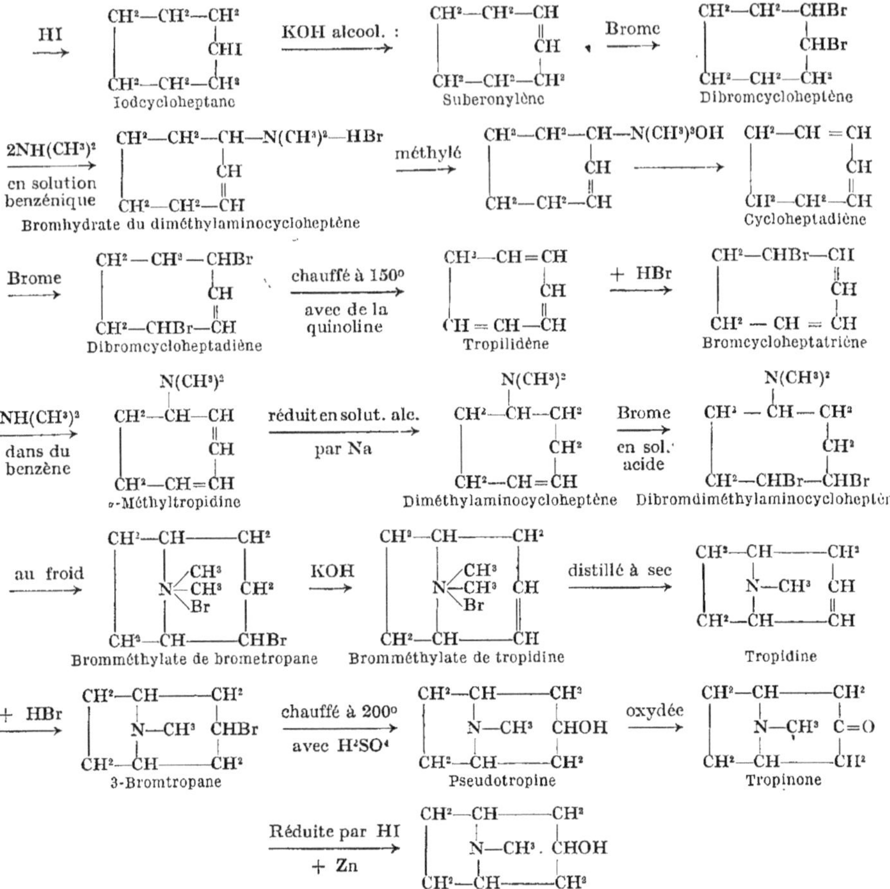

On prépare synthétiquement l'atropine en chauffant, pendant 30 minutes, l'acide acétylchlorotropique avec le chlorhydrate de tropine, afin d'obtenir l'acétate d'atropine qui, saponifié, se transforme en acétate potassique et en atropine, car (B. 41, p. 72) :

$$CH^2\text{—}CH\text{———}CH^2 \quad\quad CH^3O\text{—}OC\text{—}CH^3$$
$$| \quad N\text{—}CH^3 \quad CHOH + ClOC\text{—}CH$$
$$CH^2\text{—}CH\text{———}CH^2 \quad\quad C^6H^5$$

Tropine — Acide acétylchlorotropique

$$CH^2\text{—}CH\text{———}CH^2 \quad\quad CH^2O\text{—}OC\text{—}CH^3$$
$$HCl + | \quad N\text{—}CH^3 \quad CHO\text{—}OC\text{—}CH$$
$$CH^2\text{—}CH\text{———}CH^2 \quad\quad C^6H^5$$

$$CH^2\text{—}CH\text{———}CH^2 \quad\quad CH^2OH$$
saponifié
$$| \quad N\text{—}CH^3 \quad CH\text{—}O\text{—}OC\text{—}CH$$
$$CH^2\text{—}CH\text{———}CH^2 \quad\quad C^6H^5$$

Atropine

USAGE THÉRAPEUTIQUE DE L'ATROPINE. — L'atropine se prescrit sous la forme de ses sels (sulfate, chlorhydrate, nitrate, acétate (voir Dr I. Reutter de Rosemont, *Traité de Chimie médico-pharmaceutique et toxicologique*, Paris), à doses de 0 gr. 0001 plusieurs fois par jour, en pilules, en poudres ou en potions comme antinévralgique, comme sédatif et comme mydriatique, puis extérieurement dans l'ophtalmie, à doses de 0 gr. 01 à 0 gr. 1 sur 10 grammes d'eau (dont à instiller 2 ou 3 fois par jour une ou deux gouttes), comme spécifique contre l'iritis et la kératitis. Elle n'est pas toxique, à doses de 0 gr. 1 à 1 gramme par jour pour les herbivores, mais leur lait est vénéneux.

ACTION PHYSIOLOGIQUE. — Facilement résorbée par les muqueuses et par le tissu cellulaire, elle en est éliminée, dans les 24 heures qui suivent, par les urines ; mais à doses trop élevées, elle provoque premièrement de l'excitation, puis de la dépression cérébrale et musculaire, de la céphalalgie, du délire, des hallucinations, des troubles visuels, avec forte dilatation de la pupille, sorte d'ivresse, de la somnolence, et le coma. Elle agit, selon certains auteurs, sur la moelle épinière, en excitant ses fibres lisses, pour les paralyser ensuite ; à fortes doses, elle élève premièrement la température, pour l'abaisser ensuite. Elle diminue la sécrétion urinaire et salivaire, sudorale et lactée, mais elle provoque, à fortes doses, des érections fréquentes.

CONTREPOISONS. — Ordonnez, en cas d'empoisonnements par cet alcaloïde, les mêmes antivenenas que ceux prescrits comme antidotes de la belladone.

La BELLADONINE, $C^{17}H^{21}NO^2$, se présente sous la forme d'une poudre blanche ou blanc jaunâtre, amorphe, inodore, très amère au goût, peu soluble dans l'eau, très soluble dans l'alcool, l'éther, le benzène, le chloroforme. On l'obtient en chauffant l'atropine à 130° ou en abandonnant, pendant un certain temps au repos, un mélange d'atropine et d'acide sulfurique concentré. Hydrolysée, elle se décompose en tropine et en acide atropique, car :

$$C^{17}H^{21}NO^2 + H^2O = C^8H^{15}NO + C^9H^8O^2$$

Belladonine — Tropine — Acide atropique

Elle possède, quant à sa formule, la constitution suivante :

$$CH^2\!-\!CH\!-\!-\!-\!-\!CH^2 \qquad CH^2$$
$$N\!-\!CH^3 \quad CH\!-\!O\!-\!OC\!-\!C$$
$$CH^2\!-\!CH\!-\!-\!-\!-\!CH^2 \qquad C^6H^5$$

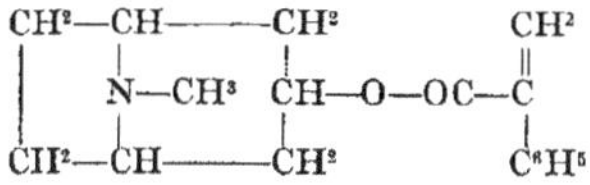

L'ACIDE ATROPIQUE, $C^9H^8O^2$, qui est un isomère de l'acide cinnamique, se présente sous la forme de cristaux tabulaires, incolores, fusibles à 106°5, très peu solubles dans l'eau, très solubles dans le sulfure de carbone, l'alcool, l'éther. Chauffé avec de l'acide chromique, il se transforme en acide benzoïque; mais fondu avec de la potasse caustique, il se décompose en acide formique et en acide phénylacétique. Il possède, quant à sa formule, la constitution suivante :

$$C^6H^5\!-\!C\!\!\diagdown\!\!\begin{array}{l}CH^2\\COOH\end{array}$$

On le prépare synthétiquement en partant de l'acétophénone, voir Ladenbourg, puis en chauffant l'acide tropique ainsi obtenu avec de l'eau de baryte, car l'acide tropique possède, comme nous l'avons vu, la formule :

$$C^6H^5\!-\!CH\!\!\diagup\!\!\begin{array}{l}CH^2OH\\COOH\end{array}$$

L'ACIDE CHRYSATROPIQUE ou acide 4-oxy-5-méthoxycoumarique, $C^9H^5(CH^3)O^4$, se présente sous la forme d'aiguilles légèrement jaunâtres, fusibles à 203°, peu solubles dans l'eau, l'éther, mais très solubles dans l'alcool bouillant, le chloroforme. Ses solutions aqueuses ou alcooliques, additionnées d'alcalins, prennent une belle fluorescence bleue, mais elles se colorent en vert par addition de permanganate potassique, cette coloration passant ensuite au bleu indigo par celle d'acide sulfurique. Il possède, quant à sa formule, la constitution suivante :

$$CH\!=\!CH\!-\!CO$$
$$C$$
$$HC \quad C\!-\!-\!-\!-\!O$$
$$CH^3O\!-\!C \quad CH$$
$$C$$
$$OH$$

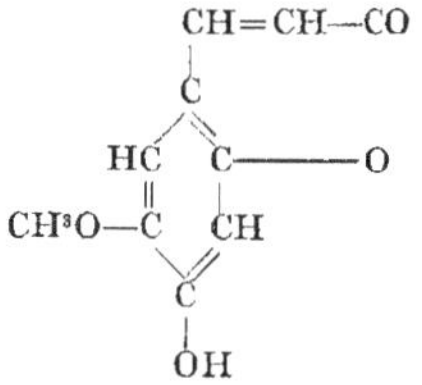

Usage thérapeutique des feuilles et des racines de belladone. — Ces drogues se prescrivent, à doses de 0 gr. 03 à 0 gr. 1 plusieurs fois par jour, en poudres et en décoctions comme antispasmodique, comme mydriatique, comme sédatif et comme antinévralgique. puis comme spécifique contre l'incontinence urinaire et contre les constipations opiniâtres, douloureuses, vu que l'atropine paralyse les fibres lisses des intestins.

Action physiologique. — Ordonnées à doses trop élevées, ces drogues ou leurs dérivés provoquent souvent des empoisonnements mortels, précédés d'une grande sécheresse de la bouche, de constriction de la gorge, de dilatation des pupilles, de vertiges, de nausées, de troubles visuels, de pulsations plus rapides et plus accentuées du pouls, de délire gai et bruyant, de perte de la mémoire, de troubles cardiaques, très prononcés et douloureux, de spasmes cloniques des muscles de la face, puis de dépression, avec évacuation involontaire des urines et des matières fécales, perte de la sensibilité et de la connaissance, respiration accélérée, courte, précipitée, haletante, avec pouls d'abord ralenti, puis lent, irrégulier, et mort dans le coma.

On ne reconnaît à l'autopsie, en cas d'empoisonnements par ces drogues, aucune lésion caractéristique, mais une hyperémie considérable des méninges céphalorachidiennes et de la substance corticale du cerveau, congestion des organes parenchymateux et des muqueuses, sécheresse de la gorge, et quelques taches sphacéliques de l'estomac. Il en est de même dans les empoisonnements attribués à l'atropine.

Incompatibilités. — N'ordonnez jamais ces drogues avec les contrepoisons ci-dessous mentionnés, ni avec de la noix vomique, des substances renfermant des dérivés de l'acide cyanhydrique ; il faut donc éviter de prescrire l'atropine avec l'eau de laurier-cerise.

Contrepoisons. — Ordonnez, en cas d'empoisonnements par ces drogues, des émétiques, du tanin, des iodures. des opiacés, des stimulants alcooliques, des injections hypodermiques de morphine à 0,2 p. 100, de pilocarpine. de physostigmine, puis la respiration artificielle.

Pharmacie galénique. — Elles servent à préparer, outre l'atropine, la Tinctura Belladonæ, (qui se prescrit à doses de 0 gr. 5 à 2 gr. 5 par jour), l'Extractum Belladonæ simplex, l'Extractum Belladonæ duplex, l'Extractum Belladonæ fluidum, puis l'Emplastrum Belladonæ.

Historique. — Le nom d'Atropa fut donné à cette plante, en souvenir d'une des trois Parques qui détenaient le fil de l'existence humaine, et celui de Belladona en considération de la beauté de ses fleurs. Matthiolus décrivait déjà en 1558 cette plante, qui fut dénommée *Solanum furiale* par Saladin dans son *Compendium Aromatoriorum*, tandis que Léonard Fuchs la décrivit en 1542, sous le nom de *Solanum somniferum*.

FOLIUM ET SEMEN HYOSCYAMI, FEUILLE ET GRAINE DE JUSQUIAME, D'HYOSCYAMUS NIGER, L.

Origine botanique. — Cette plante annuelle ou bisannuelle, à tige cylindrique, simple ou ramifiée, de 50 centimètres de haut, porte des feuilles isolées, semi-amplexicaules ou courtement pétiolées quant aux supérieures, mais sessiles quant aux inférieures. Elles sont, ainsi que ses fleurs et ses tiges, recouvertes de poils glanduleux et de poils tecteurs, coniques, pluricellulaires, mais unisériés. Ses feuilles, découpées en lobes triangulaires, pointus à leur extrémité supérieure, mesurent de 15 à 20 centimètres de long. Ses fleurs terminales, jaunâtres, disposées sous la forme de cymes scorpoïdes, sont constituées par

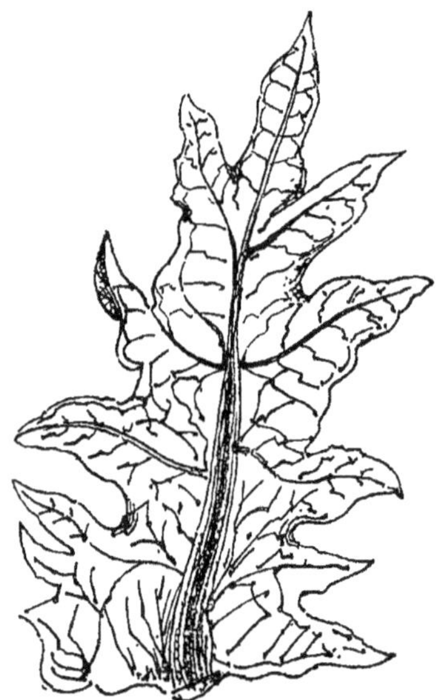

Fig. 87. — Feuille de jusquiame.

un calice urcéolé, velu, à 5 sépales concrescents entre eux par leurs bases, mais libres au sommet ; par une corolle infundibuliforme, de couleur jaune sale, parcourue par un réseau de veines rouge violacé, à 5 pétales concrescents entre eux par leurs bases, mais libres au sommet, qui est triangulaire ; par l'androcée à 5 étamines concrescentes par la base de leurs filets avec les pétales, et par un pistil à 2 carpelles clos et concrescents en un ovaire biloculaire, surmonté d'un style unique. Il renferme dans chaque loge de nombreux ovules anatropes. Son fruit, entouré à sa base par les restes persistants du calice accrescent, à 5 lobes, renferme, dans chacune de ses loges, de nombreuses graines officinales, disposées sur un gros placente central.

Origine géographique. — Croissant à l'état sauvage dans toute l'Europe centrale et méridionale, cette plante y est parfois cultivée, ainsi qu'en Asie et dans l'Amérique du Nord, à condition que son sol soit additionné de l'engrais suivant : carbonate de chaux 500 grammes, phosphate de chaux 400 grammes, sulfate de potasse

200 grammes, nitrate de soude 200 grammes et sulfate de magnésie 30 grammes, pour que son pour cent en alcaloïdes soit élevé.

a) **Des feuilles. Récolte des feuilles.** — Recueillies à l'époque de la floraison de cette plante, ses feuilles, desséchées à l'ombre, doivent être conservées dans des boîtes en fer-blanc.

Description de la drogue (fig. 87). — De couleur gris verdâtre, ces feuilles possèdent un limbe de 15 à 20 centimètres de long, elliptique, découpé en lobes triangulaires, aigus à leur sommet ; mais elles sont semi-amplexicaules ou courtement pétiolées à la base de leur tige, avec pétiole parfois largement ailé. Très velues, vis-

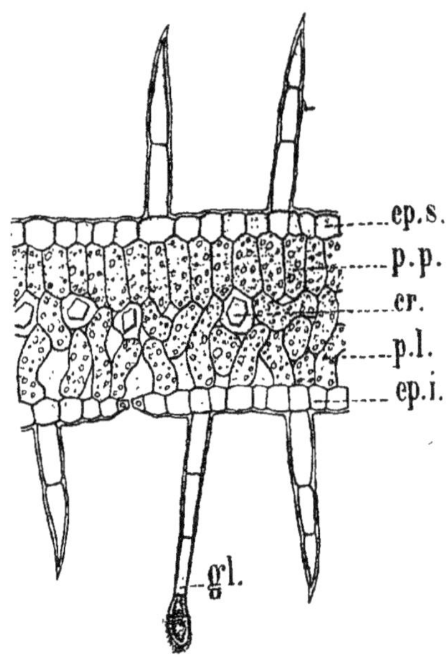

Fig. 88. — Coupe transversale de la feuille de jusquiame.

eps) Epiderme supérieur ; *pp)* tissu en palissade ; *cr)* cristaux ; *pl)* mésophylle ; *epi)* épiderme inférieur ; *gl)* poils glanduleux.

queuses au toucher, elles sont parcourues par des nervures médianes et secondaires, particulièrement saillantes sur leur face infère. Leur odeur est vireuse, leur saveur âcre, brûlante, désagréable.

Examen microscopique (fig. 88). — Examinée sur une coupe transversale, cette feuille est constituée par deux épidermes, dont les cellules aplaties entourent de nombreux stomates, toujours accompagnés de 3 ou 4 cellules annexes. Leur épiderme inférieur porte de nombreux poils tecteurs, pluricellulaires, unisériés, allongés et coniques, voire même parfois articulés, et de nombreux poils glanduleux, constitués par une glande pluricellulaire, pédicellée, ou par une glande unicellulaire, basale. La structure de cette feuille est bifaciale ; son mésophylle lacuneux est recouvert sur sa face supérieure par une assise de cellules en palissade, tangentiellement allongées ; mais il renferme des faisceaux libéro-ligneux, bicollatéraux ; ses cellules contenant des cristaux prismatiques ou géminés d'oxalate de chaux.

Poudre. — Ces feuilles, pulvérisées, livrent une poudre vert grisâtre, caractérisée par la présence de leurs poils tecteurs et glanduleux, par celle de leurs cellules à cristaux généralement prismatiques.

Falsifications. — On falsifie parfois cette drogue, en la mélangeant à des feuilles de jusquiame blanche, qui, pétiolées, à lobes obtus, renferment les mêmes principes actifs que celles de la jusquiame noire.

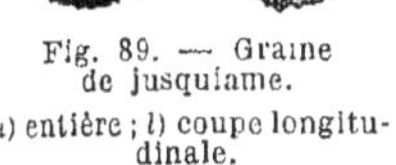

Fig. 89. — Graine de jusquiame.

a) entière ; b) coupe longitudinale.

Analyse chimique. — Cette drogue renferme les mêmes principes actifs que les graines de cette plante, outre des traces d'éther éthylique d'acide butyrique et de l'oxalate de chaux.

b) Des graines. Description des graines (fig. 89). — Le fruit de la jusquiame est une pyxide ventrue, entourant de nombreuses graines subovoïdes, aplaties, légèrement réniformes, d'un millimètre de diamètre, à surface réticulée, chagrinée, gris brunâtre, qui renferment, dans un albumen charnu, oléagineux, un embryon recourbé en forme de 9. Une fois pulvérisées, leur odeur est vireuse, leur saveur oléagineuse, amère, désagréable.

Examen microscopique (fig. 90). — Examinée sur une coupe transversale, cette graine est constituée par un spermoderme à 3 tuniques distinctes ; c'est-àdire par une assise de cellules externes (*te*), dont les parois extérieures sont légèrement déprimées, et les parois latérales et internes épaissies en fer à cheval, puis vient une seconde assise (*me*) de cellules tangentielles, irrégulières, et une troisième zone (*li*) à cellules polygonales, co-

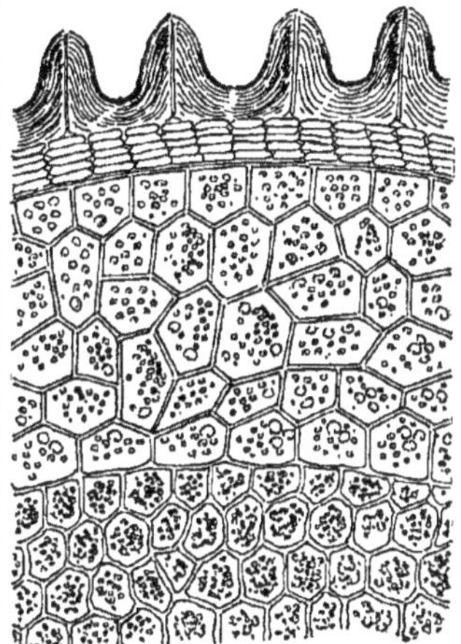

Fig. 90. — Coupe transversale de la graine de jusquiame.

lorées en brun quant à leurs parois. Son albumen (*a*) est constitué par des cellules polygonales, renfermant de nombreuses gouttelettes oléagineuses et des albuminoïdes, outre des grains d'aleurone, avec un cristalloïde et deux globoïdes. Ses alcaloïdes se rencontrent principalement dans les cellules externes du spermoderme.

Dosage des alcaloïdes. — Ces graines pulvérisées, macérées pendant une demi-heure dans de l'alcool dilué, donnent, ainsi que les feuilles de jusquiame, une teinture qui, filtrée, en partie évaporée, abandonne un résidu, que l'on reprend

par de l'eau additionnée d'acide chlorhydrique. Cette solution, agitée avec de l'éther, afin de la libérer de ses matières résineuses ou grasses, est traitée, en présence de carbonate de soude ou d'ammoniaque, par de l'éther, que l'on décante et filtre. Cette solution éthérée, soumise à la distillation fractionnée, abandonne un résidu, qui, repris par de l'alcool et par de l'éther, donne une solution, que l'on titre, en présence d'hématoxyline, avec de l'acide chlorhydrique centinormal, jusqu'à coloration brun rougeâtre de sa couche aqueuse. Il est nécessaire d'utiliser par 2 gr. 4 de feuilles de jusquiame 3 cmc. 5 d'acide chlorhydrique centi-normal, ce qui correspond à une teneur minimale de 0,1 p. 100 d'alcaloïdes, car 1 centimètre cube de cet acide centinormal neutralise 2 mmgr. 89 d'alcaloïdes de la jusquiame. Notons que les feuilles de cette plante, provenant de la première année, renferment en moyenne de 0,0701 p. 100 d'alcaloïdes, à l'encontre de celles de la seconde année, qui en contiennent 0,059 p. 100 ; les racines de cette plante en renferment 0,158 p. 100 et ses sommités fleuries 0,150 p. 100 comme le prouvent les travaux de Nescome, qui fit cultiver la jusquiame dans les jardins du collège de l'Université de Minnesota.

Analyse chimique. — Les graines de jusquiame renferment, ainsi que les feuilles de cette plante, de l'hyoscyamine, de l'hyoscine ou scopolamine, de la pseudo-atropine (ces bases végétales, étant combinées aux acides oxalique, atropique, etc.), outre des matières résineuses ou oléagineuses et du tétraméthyldiaminobutane.

Le TÉTRAMÉTHYLDIAMINOBUTANE, $C^8H^{20}N^2$, se présente sous la forme d'un liquide incolore, inactif quant à son pouvoir rotatoire, d'un poids spécifique de 0,7941, d'odeur forte, piquante, à saveur narcotique, amère, soluble dans l'éther, l'alcool, le chloroforme. Entrant en ébullition à 169° et ne réduisant pas la liqueur de Fehling, ni le permanganate potassique, cette base, peu active au point de vue physiologique, fixe très facilement l'iodure de méthyle.

L'HYOSCYAMINE, $C^{17}H^{23}NO^3$, se prépare en traitant les graines pulvérisées de cette plante, en présence d'acide tartrique. par de l'alcool, puis en soumettant cette solution filtrée. à la distillation fractionnée dans le vide ; son résidu, légèrement additionné d'eau, étant décanté des matières grasses et résineuses, qui le surnagent. On l'agite ensuite, en présence de carbonate de soude ou d'ammoniaque, avec de l'éther qui, distillé, abandonne un résidu, que l'on soumet à la cristallisation spontanée, afin d'obtenir l'hyoscyamine ; ses eaux mères, précipitées par addition de soude caustique, déposant l'hyoscine ou scopolamine.

DESCRIPTION DE L'HYOSCYAMINE. — Elle se présente sous la forme d'aiguilles incolores, brillantes, inodores, amères au goût, fusibles à 108°.5, très peu solubles dans l'eau, très solubles dans l'alcool, l'éther, le chloroforme. dont les solutions sont alcalines, lévogyres (à pouvoir rotatoire de — 25°,07). Elle possède les mêmes réactions spécifiques et les mêmes vertus physiologiques que l'atropine, dont elle s'en différencie pourtant à l'aide des réactions suivantes.

RÉACTIONS. — Traitée par de l'acide nitrique, que l'on évapore, elle abandonne un résidu se colorant en rouge cerise par addition de potasse caustique. Mélangée à une solution à 5 p. 100

de bichlorure de mercure, elle se précipite en un dépôt rouge, à l'encontre de l'atropine, qui ne donne pas cette réaction ; une solution aqueuse d'hyoscyamine se trouble par addition d'ammoniaque ; mais cette solution, additionnée d'acide chlorhydrique, se précipite en un dépôt cristallin par addition de chlorure d'or ; l'atropine, traitée de la même manière, ne se précipitant pas. Traitée par de l'eau de baryte, l'hyoscyamine se décompose en acide tropique et en tropine ; mais ces deux dérivés, chauffés avec de l'acide chlorhydrique, ne se combinent plus pour donner de l'hyoscyamine, mais de l'atropine.

Cette base se transforme facilement en atropine, si on la traite par une solution alcoolique de soude caustique ; cette transformation étant tributaire de la racémisation de l'acide tropique, qui rend, optiquement parlant, l'atropine inactive. Elle donne des sels cristallins avec les acides sulfurique, chlorhydrique, etc., mais traitée par des alcalins, elle donne de la tropine, qui se transforme en phénylglycolate de tropine, si on la traite en solution aqueuse par de l'acide phénylglycolique. Cette combinaison, additionnée, en présence de chloroforme, de carbonate potassique, se transforme en homatropine soluble dans ce dissolvant organique, car :

$$C^8H^{16}NO—C^8H^8O^3 \ = \ H^2O \ + \ C^{16}H^{21}NO^3$$
Phénylglycolate de tropine   Homatropine

L'Homatropine se présente sous la forme de petits cristaux incolores, rhombiques, fusibles à 211°, peu solubles dans l'eau froide, mais très solubles dans l'eau bouillante. Elle possède, quant à sa formule, la constitution suivante :

$$\begin{array}{l} CH^2—CH———CH^2 \qquad\qquad C^6H^5 \\ \qquad|\qquad\;\; N—CH^3 \;\; CH—O—OC—CHOH \\ CH^2—CH———CH^2 \end{array}$$

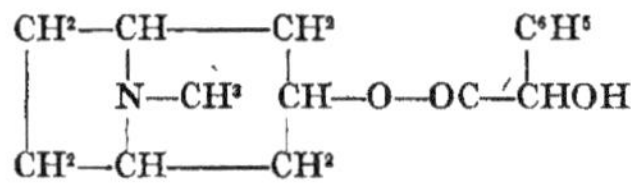

L'Atropamine, $C^{17}H^{21}NO^2$, existe dans les eaux mères de la préparation de l'atropine et de l'hyoscyamine, car elle se forme toujours aux dépens de ces bases par déshydratation. Ce produit secondaire cristallise sous la forme de prismes incolores, fusibles à 62°, très peu solubles dans l'eau, très solubles dans l'éther, le chloroforme, l'alcool. A saveur amère, elle ne possède aucune propriété mydriatique. L'eau de baryte et l'acide chlorhydrique la décomposent en tropine et en acide atropique, car elle possède, quant à sa formule, la constitution suivante :

$$\begin{array}{l} CH^2—CH———CH^2 \qquad\qquad CH^2 \\ \qquad|\qquad\;\; N—CH^3 \;\; CH—O—OC—C \\ CH^2—CH———CH^2 \qquad\qquad C^6H^5 \end{array}$$

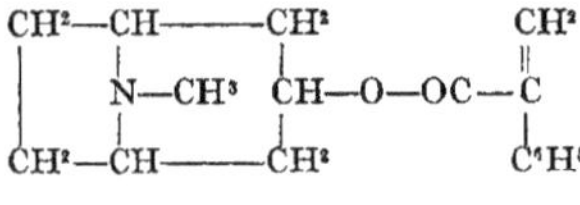

La Scopolamine ou Hyoscine, $C^{17}H^{21}NO^4$, préexistante dans les feuilles, les racines et les graines de jusquiame, mais aussi dans celles de *Duboisia*, de *Scopolia*, d'*Atropa Belladona*, se rencontre dans les eaux mères ayant servi à la préparation de l'atropine et de l'hyoscyamine.

On la prépare en traitant ces eaux mères, en majeure partie évaporées, soit par de l'acide iodhydrique, afin de précipiter cette base sous la forme d'une masse cristalline, soit en les additionnant, en présence d'acide chlorhydrique, de chlorure d'or, qui précipite un dépôt cristallin, constitué par des prismes jaunes, fusibles à 210°, très peu solubles dans l'eau, à l'encontre des chloroaurates d'atropine et d'hyoscyamine qui sont solubles dans ce dissolvant. Le précipité ainsi obtenu, décomposé à l'aide d'hydrogène sulfuré, donne une solution qui, agitée en présence de carbonate de soude avec du chloroforme, lui abandonne sa scopolamine, que l'on soumet à la cristallisation spontanée. Elle se présente sous la forme d'une poudre blanche, cristalline, fusible à 59°, très peu soluble dans l'eau, très soluble dans l'alcool, l'éther, le chloroforme, dont les solutions sont lévogyres. Traitée par de l'eau de baryte, elle se transforme, selon l'équation suivante, en acide tropique et en scopoline, car :

$$C^{17}H^{21}NO^4 \ + \ H^2O$$
Scopolamine

$$= \ C^6H^5—C(CH^2)COOH \ + \ C^8H^{13}NO^2$$
Acide tropique   Scopoline

Non officinale, cette base sert à préparer le chlorhydrate de scopolamine, puis l'acétate de scopolamine, dénommé parfois acétylscopoléine, qui se présente sous la forme d'aiguilles incolores, fusibles à 53° ; le salicylate de scopoléine ou de scopolamine se présentant sous la forme d'aiguilles incolores, fusibles à 105°.

Notons que l'on parvient facilement à faire cristalliser la scopolamine, en la transformant en son bromhydrate, soluble dans l'eau, dont la solution, agitée en présence de carbonate potassique, avec du chloroforme, lui abandonne cette base végétale, que l'on reprend par de l'éther, dont la solution, additionnée de quelques gouttes d'eau, est soumise à la cristallisation spontanée

La Scopoline, $C^8H^{13}NO^2$, se prépare en chauffant, comme nous l'avons dit, pendant 10 heures de temps 100 grammes de bromhydrate de scopolamine avec 100 grammes d'hydrate barytique dissous dans 200 grammes d'eau, puis en agitant cette solution refroidie avec du chloroforme qui, en partie évaporé, est soumis, en présence d'éther et d'alcool, à la cristallisation spontanée ; celle-ci méthylée livrant de la méthylscopoline fusible à 244°.

La scopoline se présente sous la forme d'aiguilles incolores, fusibles à 110°, solubles dans l'eau, l'alcool, très peu solubles dans l'éther, dont les solutions aqueuses, optiquement parlant inactives, possèdent des propriétés mydriatiques. Donnant, elle aussi, avec les acides minéraux ou organiques des sels cristallins, elle se transforme sous l'action du permanganate potassique en *scopoligénine*, $C^7H^{11}NO^2$, se présentant sous la forme de cristaux incolores, fusibles à 205°, insolubles dans l'eau, très solubles dans l'alcool, le chloroforme, l'éther, dont l'aurate fond à 236°.

Notons que la scopoline, traitée par de l'acide sulfurique, additionné d'acide acétique glacial, ne livre pas, comme la tropine, de la tropidine en perdant une molécule d'eau.

Usage thérapeutique. — Les feuilles et les graines de jusquiame se prescrivent, à doses de 0 gr. 05 à 0 gr. 3 par jour, sous la forme de poudres, ou à doses de 1 à 4 grammes sur 200 grammes d'eau sous celle de décoctions, comme narcotique, comme hypnotique, comme antispasmodique et comme sédatif contre la coqueluche.

Action physiologique. — Ordonnée à faibles doses, la jusquiame prédispose au sommeil, sans produire d'accélération du pouls, sans diminuer les sécrétions salivaires, lactées ou urinaires, et sans provoquer de constipations opiniâtres, mais à fortes doses, elle agit comme la belladone.

On l'ordonne aussi comme mydriatique, puis sous la forme de cigarettes, en fumigations sèches, comme antiasthmatique, ou sous celle de cataplasmes après l'avoir mélangée à de la farine de lin, comme lénitif.

Ces drogues, ordonnées à des doses trop élevées, provoquent des empoisonnements souvent mortels, possédant les mêmes caractères spécifiques que ceux attribués à la belladone. L'hyoscyamine est résorbée par les muqueuses, puis éliminée beaucoup plus lentement que l'atropine par les reins. Elle provoque, à faibles doses, une stimulation du système nerveux ; et à fortes doses, une période d'excitation, puis de dépression, suivie de paralysie. Elle ne possède pas d'action hypnotique, mais elle agit, petit à petit, comme narcotique.

Contrepoisons. — Il faut prescrire, en cas d'empoisonnements par ces drogues, les mêmes contrepoisons que ceux ordonnés pour la belladone.

Incompatibilités. — Il ne faut jamais les ordonner avec des opiacés, des iodures, des tanins, etc., en un mot, voir les incompatibilités indiquées pour la belladone.

Pharmacie galénique. — Ces drogues servent à préparer les divers Extracta Hyoscyami, la Tinctura Hyoscyami, l'Oleum Hyoscyami compositum, etc.

Historique. — La jusquiame, appréciée des Anciens fut décrite par Dioscoride, par Théophraste et par Pline ; celui-ci la différenciant en deux variétés : la noire et la blanche. Trallianus, vivant au VIe siècle, prescrivait d'ordonner ses parties végétales avec prudence, et Stoerch résuma dans une publication, datant de 1762, toutes les données thérapeutiques se rapportant à l'emploi de cette drogue.

Notons que l'*Hyoscyamus albus*, L., originaire de l'Europe méridionale, l'*Hyoscyamus insanus*, Stoks, croissant au Beloutchistan, livrent aussi des drogues non officinales, très toxiques, car elles renferment les mêmes alcaloïdes que l'*Hyoscyamus niger*.

FOLIUM ET SEMEN STRAMONII, FEUILLE ET GRAINE DE STRAMOINE, DE DATURA STRAMONIUM, L.

Origine botanique. — Cette plante herbacée, dénommée parfois *herbe aux sorciers*, *pomme épineuse*, possède une tige dichotomée, d'un mètre de haut, portant des feuilles isolées, pétiolées, à limbe imparilobé, sinueux, profondément dentelé sur ses bords, de 10 à 20 centimètres de long sur 6 à 8 centimètres de large. Acuminé au sommet, il est parcouru par une nervure médiane, très prononcée. Ses fleurs blanches, pentamères, infundibuliformes, construites sur le type habituel de celles des Solanées, donnent, une fois fécondées, des capsules hérissées de pointes, qui, s'ouvrant par quatre valves, découvrent quatre loges, renfermant de nombreuses graines officinales (fig. 93).

Notons que la stramoine renferme 0,1 p. 100

d'alcaloïdes dans ses racines primaires, 0,25 p. 100 dans ses racines secondaires, 0,3 p. 100 dans ses feuilles, 0,48 p. 100 dans ses pétales, 0,3 p. 100 dans ses sépales et 0,48 p. 100 dans ses graines ; celles-ci les renfermant dans leurs parties oblitérées, mais non dans leur endosperme ou dans leur embryon.

Origine géographique. — Fleurissant de juin en juillet, elle croît, à l'état sauvage, dans les terrains incultes et sur le bord des chemins de toute l'Europe et de l'Asie ; mais elle est originaire de la mer Caspienne, d'où elle se répandit aussi en Amérique, où on la cultive parfois.

Culture. — Cette plante exigeant, tout comme la jusquiame et la belladone, des terrains meubles, bien labourés, riches en engrais, pour y prospérer (car elle absorbe beaucoup de nitrates et particulièrement d'azote), se cultive de nos jours dans des champs bien labourés, à 35 centimètres de profondeur, mais additionnés par hec-

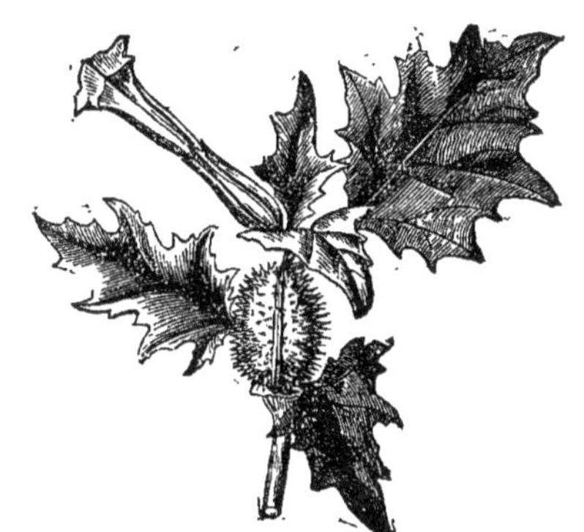

Fig. 91. — Stramoine.

tare du mélange suivant : 300 kilogrammes de superphosphate et 150 kilogrammes de nitrate de soude, outre 30.000 kilogrammes de fumier, qu'on y a déposé précédemment. On plante ses graines vers le milieu de mai ou au commencement d'avril, à raison de 8 semences humectées d'eau par trou, ceux-ci étant distants de 80 à 100 centimètres les uns des autres. Les jeunes pousses, qu'elles produisent, doivent être dépressées vers la fin de juin, en ne laissant que 3 plantules, quitte à recommencer cette opération vers le mois de juillet, date à laquelle on ne laisse qu'une seule plante se développer entièrement : celle-ci étant soumise à trois effeuillages différents et successifs, en commençant par la base de ce végétal, dont 100 kilogrammes de feuilles desséchées étaient cotées pour l'année 1920 à 500 francs, contre 200 francs attribués à 100 kilogrammes de graines de cette plante.

Récolte des feuilles. — Ses feuilles, récoltées à l'époque de la floraison de cette plante, mondées de leurs pétioles, desséchées à l'air et à l'ombre, doivent être conservées dans des boîtes en fer-blanc.

Description de la drogue (fig. 91). — De forme ovale dans son ensemble, cette feuille possède un limbe imparilobé, sinueux, à bords dentelés, à sommet acuminé, à base cunéiforme, de 10 à 20 centimètres de long sur 6 à 8 centimètres de large, ses lobes étant parfois sublobés.

De couleur vert foncé sur sa face supérieure, vert pâle sur sa face inférieure, cette feuille est parcourue, dans toute sa longueur, par une nervure médiane, prononcée, et par des nervures secondaires, plus saillantes sur sa face inférieure. Son odeur vireuse, désagréable, quant elle est fraîche, disparaît de par la dessiccation, sa saveur est âcre, nauséeuse.

Examen microscopique (fig. 92). — Examinée sur une coupe transversale, cette feuille possède une structure bifaciale, c'est-à-dire deux épidermes recouverts d'une cuticule lisse, portant des poils tecteurs, pluricellulaires, coniques, unisériés et des poils glanduleux, courts, pluricellulaires, se terminant en une glande en forme de cône tronqué. Son épiderme inférieur entoure de nombreux stomates, accompagnés de 4 ou de 5 cellules annexes, tandis que son tissu en palissade se rencontre en dessous de son épiderme

un macle d'oxalate de chaux ; notons que les cellules, disposées en dessous de sa couche palissadique, ne renferment que peu de macles d'oxalate de chaux, à l'encontre de celles de la stramoine, qui en contiennent beaucoup.

Réactions. — L'extrait de stramoine, additionné de soude caustique, puis agité avec du chloroforme, que l'on décante et soumet à la distillation fractionnée, lui abandonne ses alcaloïdes, qui se colorent en violet, puis en rouge, en présence d'acide nitrique fumant, après complète évaporation de cette solution, par addition de soude caustique alcoolique.

Analyse chimique. — Cette drogue renferme 0,3 p. 100 des mêmes principes actifs que les graines de cette plante.

Description des graines. — Les graines de cette plante, renfermées dans une capsule hérissée de dards, fig. 93 (subdivisée en deux carpelles, qui sont eux-mêmes séparés en deux loges par une fausse paroi), sont réniformes, aplaties sur leurs faces latérales, mais arrondies à leurs deux extrémités, à surface verruqueuse, finement ponctuée, de 1 millimètre à 1 mm. 5 de diamètre sur 3 à 5 millimètres de long, de couleur noir violacé, d'odeur nulle, si elles ne sont pas concassées, à saveur oléagineuse, nauséeuse, désagréable.

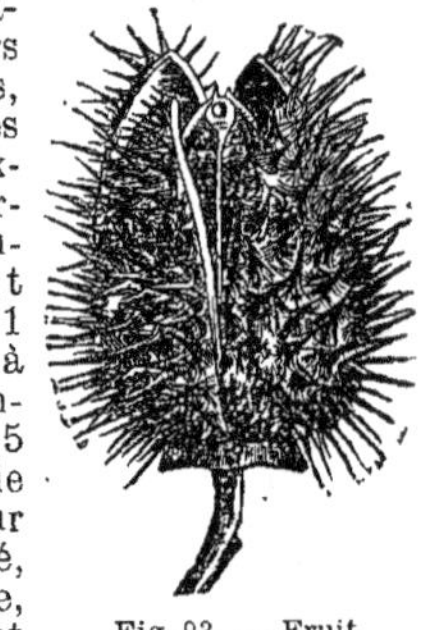

Fig. 93. — Fruit de stramoine.

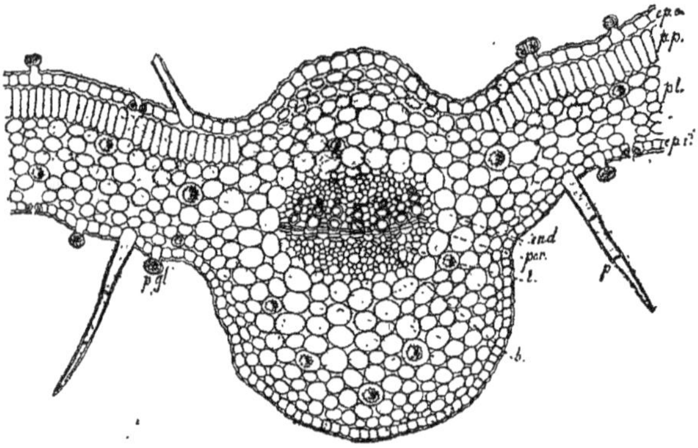

Fig. 92. — Coupe transversale de la feuille de stramoine.

eps) Epiderme supérieur ; *pp*) tissu en palissade ; *pl*) mésophylle ; *epi*) épiderme inférieur ; *p*) poils tecteurs ; *pgl*) poils glanduleux ; *b*) bois ; *l*) liber ; *end*) endoderme ; *per*) péricycle.

supérieur. Son mésophylle est constitué par un tissu parenchymateux, à cellules riches en oursins étoilés ou en cristaux pulvérulents d'oxalate de chaux.

Poudre. — Cette feuille, pulvérisée, livre une poudre gris verdâtre, caractérisée par la présence de ses oursins et de ses cristaux pulvérulents d'oxalate de chaux, puis par celle de ses poils tecteurs, verruqueux, articulés, et de ses poils glanduleux.

Falsifications. — Cette drogue est souvent mélangée à des feuilles de *Solanum nigrum*, L., qui sont plus petites, de *Chenopodium hybridum*, L., qui, plus petites, étant cordées à leur base, renferment des macles d'oxalate de chaux, mais non les alcaloïdes de la stramoine. Les feuilles de cette plante peuvent, en outre, être falsifiées par celles du *Kanthium macrocarpum*, D.C., originaire des Etats-Unis. Celles-ci, longuement pétiolées, rudes au toucher, possèdent un limbe triangulaire, ovoïde, lobé, irrégulièrement denté, recouvert de nombreux poils tecteurs, mais parcouru par 3 nervures principales. Examinée au microscope, cette feuille laisse apercevoir de nombreux poils tecteurs, pluricellulaires, unisériés : puis des poils glanduleux, à pédicelle très court, disposés dans les anfractuosités de son limbe, dont les cellules sécrétrices, disposées sur deux rangs, renferment

Examen microscopique. — Examinée sur une coupe transversale, cette graine est constituée par un spermoderme, à 3 assises de cellules, dont l'externe est formée par une zone de cellules rectangulaires, à parois épaissies sur toutes leurs faces, l'externe étant bosselée ; l'assise médiane possédant des cellules tangentiellement allongées, à parois minces, et l'interne, des cellules rectangulaires, colorées en noir violacé ; elles entourent un albumen blanc grisâtre, à cellules parenchymateuses, riches en grains d'aleurone et en gouttelettes oléagineuses. Les alcaloïdes de cette graine se rencontrent dans l'assise des cellules entourant son albumen, mais ils se répandent, de par la dessiccation, dans tous ses tissus externes.

Dosage des alcaloïdes. — Mélangez 12 grammes de graines concassées de stramoine ou de feuilles de cette plante, en présence d'ammoniaque avec 120 grammes d'éther, que vous décantez après une ou deux heures de contact. Prélevez-en une certaine quantité, que vous soumettez à la distillation fractionnée, afin d'obtenir un résidu, que vous reprenez par de l'alcool et de l'éther et que vous titrez, en présence d'hématoxyline, par de l'acide chlorhydrique centinormal, jusqu'à coloration jaune brunâtre de sa couche aqueuse. Ces drogues doivent renfermer au minimum 0,29 p. 100 d'alcaloïdes ; 1 centimètre cube d'acide chlorhydrique centi-normal neutralisant 2 mgr. 89 de leurs alcaloïdes.

Analyse chimique. — Les graines de stramoine renferment, ainsi que les feuilles de cette plante, de l'atropine, de l'hyoscyamine, de la daturine ou hyoscine, combinées à l'acide malique, à l'acide atropique, puis de l'huile fixe. Les feuilles de stramoine renferment en moyenne 0,308 p. 100 et les graines 0,285 p. 100 de ces alcaloïdes.

Notons que le chlorhydrate de scopolamine, dissous dans un peu d'eau, donne une solution qui, agitée en présence de carbonate de soude avec de l'éther chloroformique, lui abandonne sa base végétale, sous la forme d'un dépôt oléagineux, que l'on abandonne, en présence d'une trace d'eau, au froid, quitte à reprendre les cristaux ainsi obtenus par de l'alcool, afin de les purifier, ceux-là étant constitués par de l'atroscine, fusible à 37°, dont l'aurate fond à 208°. Ils ne se différencient de ceux de la scopolamine que par leur inactivité polarimétrique.

Usage thérapeutique. — Ces drogues se prescrivent sous la forme de poudres, à doses de 0 gr. 02 à 0 gr. 06 plusieurs fois par jour, ou sous celle de décoctions, à doses de 0 gr. 5 à 1 gramme sur 200 grammes d'eau, comme antispasmodique, comme sédatif, puis extérieurement dans la préparation des fumigations sèches et des cigarettes antiasthmatiques, dans lesquelles rentrent aussi de la jusquiame ou de la belladone.

Action physiologique. — Ordonnées à doses trop élevées, elles provoquent souvent des empoisonnements mortels, avec sécheresse de la bouche et de la gorge, dilatation des pupilles, accélération de la circulation sanguine et de la respiration, élévation de la température et de la pression artérielle, affaiblissement de la sensibilité, soulagement des douleurs, puis nausées, soif ardente, céphalalgie, vertiges, délire gai, hallucinations, abaissement de la pression artérielle, éruptions cutanées, délire, stupeur, convulsions, paralysie, hypothermie et mort par asphyxie. Leur action physiologique se différencie de celle de la belladone, de par l'intensité du délire et des hallucinations, puis de par la persistance de la mydriase qu'elles provoquent ; ce sont donc des stupéfiants et non des hypnotiques.

Contrepoisons. — Ordonnez, en cas d'empoisonnement par ces drogues, les mêmes antivenenas que ceux prescrits lors des empoisonnements attribués à la belladone. Il en est de même de leurs incompatibilités.

Pharmacie galénique. — Les parties aériennes de la stramoine, particulièrement ses feuilles, servent à préparer la Tinctura Stramonii, l'Extractum Stramonii et des cigarettes antiasthmatiques.

Historique. — Le nom de Datura, attribué à cette plante, lui provient de l'arabe *Tatorah*, ou du persan *Tabula* ; car elle est originaire de ces pays. Théophraste, Dioscoride et Pline la mentionnent déjà parmi les plantes vénéneuses, connues à cette époque ; quoique Sprengel suppose qu'il doit y avoir erreur, admettant que la plante décrite par les Anciens doit se rapporter à notre belladone. Elle fut en tous cas introduite en Suisse et en Allemagne vers le milieu du moyen âge, mais elle ne fut décrite morphologiquement qu'en l'année 1584, par Camerarius de Nuremberg ; ses parties végétales n'ayant été utilisées, sur les conseils de Stœrck, qu'en 1762, dans la thérapeutique.

Notons que la *Datura alba*, Nees, originaire des Indes, la *Datura mateloides*, D. C. et la *Datura arborea*, L., prospérant au Brésil, la *Datura Metel*, L., des Indes renferment, ainsi que la *Datura Tatula* et la *Datura quercifolia*, L., du Pérou, de la scopolamine et de l'hyoscyamine, la première donnant un aurate fusible à 202°, la seconde un sel d'or fusible à 163°.

FOLIUM CESTRI, FEUILLE DE PARQUI, DE CESTRUM PARQUI, Lhér.

Originaire du Chili et du Pérou, cet arbrisseau livre, au droguier de ces pays, ses feuilles non officinales, qui s'y prescrivent parfois, sous le nom de *Parqui*, comme antipyrétique et comme sudorifique. Glabres, courtement pétiolées lancéolées, de 5 à 12 centimètres de long, elles émettent, une fois triturées dans les mains, une odeur spéciale, désagréable.

Cette feuille, examinée sur une coupe transversale, est constituée par un épiderme supérieur, glabre, à cellules polygonales, dont les parois supérieures, ondulées, recouvertes par une cuticule assez épaissie, lisse, n'entourent aucun stomate et ne portent aucun poil glanduleux. Son épiderme inférieur est constitué par des cellules plus larges, à parois supérieures, sinueuses, recouvertes par une cuticule finement striée ; elles entourent des stomates toujours accompagnés de deux cellules annexes, assez inégales, mais parallèles à l'ostiole. Son mésophylle asymétrique, hétérogène, est représenté dans sa partie supérieure, par une assise de cellules en palissade et par un parenchyme, à cellules polygonales, irrégulières, séparées entre elles par de larges méats. Elles entourent le système libéro-ligneux, en forme de croissant, recouvert, sur ses deux faces, par une couche de liber d'épaisseur variable.

Ces feuilles renferment, outre des matières résineuses, un glucoside mal défini qui, hydrolysé, se décompose en glucose et en une substance insoluble dans l'eau, apparentée au phytostérol, puis de la parquine.

La Parquine, $C^{21}H^{39}NO^6$, se prépare en épuisant, en présence de chaux éteinte, ces feuilles pulvérisées, par de l'alcool à 95°, qui, filtré, soumis à la distillation fractionnée, abandonne un résidu, que l'on reprend par de l'eau additionnée d'acide chlorhydrique, dont la solution est agitée avec de l'éther, puis en présence de carbonate de soude avec du chloroforme ; celui-ci, décanté, soumis à la distillation fractionnée, abandonnant un résidu jaunâtre, que l'on fait cristalliser dans de l'éther additionné de chloroforme.

Elle se présente sous la forme d'une poudre blanche, cristalline, fusible à 181°, inodore, à saveur très amère, insoluble dans l'eau, l'éther de pétrole, peu soluble dans l'éther, mais très soluble dans l'alcool, le chloroforme. Ses solutions se précipitent en un dépôt blanc par addition du réactif de Meyer, rouge brique par celle du réactif de Bouchardat ; jaune doré par celle du réactif de Dragendorff ; jaune verdâtre par celle du réactif de Frœhde, blanc par celle de tanin. Elle se dissout avec une coloration violette dans l'acide sulfurique.

La parquine est un poison musculaire des centres nerveux, qui agit sur les extrémités sensitives à la manière de l'atropine, mais elle provoque aussi, à petites doses, de l'analgésie locale.

Ces feuilles se prescrivent parfois de nos jours comme antipyrétique.

FRUCTUS CAPSICI, POIVRE D'ESPAGNE ou DE GUINÉE, DE CAPSICUM ANNUUM, L.

Origine botanique. — Cette plante herbacée, à racines pivotantes, à tige glabre, de 30 à 60 centimètres de haut, porte des feuilles isolées, longuement pétiolées, à limbe entier, elliptique ou lancéolé, pointu à son extrémité supérieure, arrondi ou ovale à sa base, glabre, parcouru par une nervure médiane, prononcée, et par des nervures secondaires, à 60°. Ses fleurs, blanches, sont construites sur le type habituel de celles des plantes de cette famille. Son fruit est officinal.

Origine géographique. — Croissant à l'état sauvage au Brésil, aux Indes, d'où elle est originaire, cette plante est de nos jours cultivée dans les jardins des régions tropicales et subtropicales des deux hémisphères, voire même en France, en Algérie et au Maroc, où on la différencie en deux grandes espèces, l'une dite annuum c'est-à-dire annuelle, l'autre frutescens, c'est-à-dire vivace, toutes deux provenant de la même plante, mais variant quant à leur habitus, selon les régions où on les cultive.

Variétés. — De par leurs provenances, les fruits de cette plante sont classés dans le commerce européen en plusieurs variétés, soit en drogue de Cayenne, de Zanzibar, des Indes, de Chine, etc., etc. d'où on les exporte sur Londres, où se tient leur principal marché.

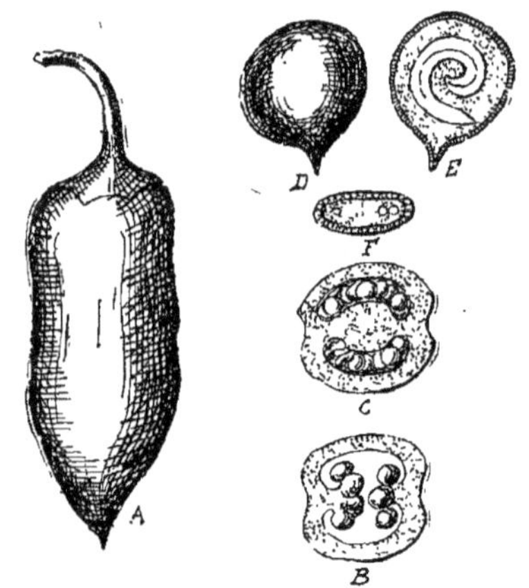

Fig. 94. — Fruit et graine de Capsicum : a) fruit de Capsicum ; b) coupe longitudinale de ce fruit ; c) coupe transversale de ce fruit ; d) graine ; e) coupe longitudinale de cette graine ; f) coupe transversale de cette graine.

On les confond parfois avec les fruits de *Capsicum oblongum*, qui, plus allongés, sont rouges ou blancs ; de *Capsicum rugosum*, qui sont des baies rougeâtres ; de *Capsicum acuminatum*, qui, acuminés au sommet, sont rouge jaunâtre ; du *Capsicum fastigiatum*, Blume, dénommés *piment de Cayenne*, qui, plus petits, de 2 à 3 centimètres de long sur 4 millimètres de diamètre, renferment des graines plus dures.

Description de la drogue (fig. 94). — Recueillis avant leur complète maturité, ces fruits ou baies charnues, de 12 à 14 centimètres de long sur 3 à 5 centimètres de large, sont desséchés au soleil, puis expédiés dans des tonneaux sur l'Europe. De couleur brun rougeâtre, ils possèdent à leurs bases les restes caliculaires, persistants, à 5 lobes, insérés sur un pédoncule grêle, droit. Allongés en forme de cône, à surfaces latérales, aplaties et bosselées par places, ils sont lisses, mais toujours marqués de stries transversales. Creux à leur extrémité supérieure, ces fruits sont divisés en deux grandes loges qui, elles-mêmes, sont subdivisées en deux par de fausses parois attenant à la columelle centrale, jaunâtre, maculée de taches plus foncées, dites glandes à capsicine. Ils renferment de nombreuses graines arrondies, discoïdes ou ovoïdes, jaunâtres, aplaties sur leurs faces latérales, de 5 millimètres de diamètre, à surface granuleuse. D'odeur presque nulle, ces fruits ont une saveur brûlante, tenace, âcre.

Examen microscopique (fig. 95). — Examiné sur une coupe transversale, ce fruit est constitué par un épicarpe à cellules quadrilatérales, à parois jaunâtres, épaissies en dehors. Il est doublé par un collenchyme subérisé, constitué par 3 ou par 4 assises de cellules tangentielles, renfermant beaucoup de chromatophores rouges, solubles dans la potasse caustique alcoolique, mais bleuissant par addition d'acide sulfurique. Puis vient le mésocarpe, constitué par un parenchyme mou, avec méats nombreux et cellules polygonales, à parois minces, qui, contenant une matière granuleuse rosée, entourent de nombreux faisceaux libéro-ligneux. L'endocarpe est séparé du mésocarpe par un espace évidé ; mais ils sont réunis entre eux par de petites lamelles cellulosiques, qui limitent d'énormes cavités dénommées cellules en dôme ; celles-ci provoquant les bosselures remarquées sur l'épicarpe. L'endocarpe est constitué par une seule assise de cellules scléreuses, à parois sinueuses, épaissies, ponctuées, qui renferment un contenu granuleux.

Examinées sur une coupe transversale, les graines

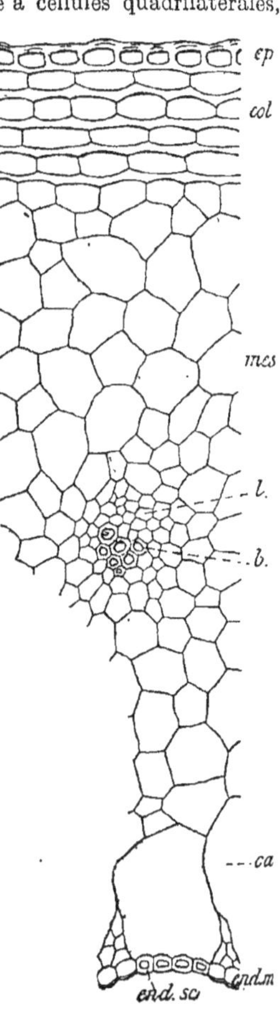

Fig. 95. — Coupe transversale du péricarpe du Capsicum.

ep) épiderme; col) Tissu collenchymateux ; mes) mésocarpe ; l) latex ; b) bois ; ca) cavités.

de ce fruit sont constituées par un volumineux albumen, qui entoure des cotylédons recourbés. Leur spermoderme possède 3 assises de cellules, dont l'externe est constituée par des cellules fortement épaissies en fer à cheval, sur leurs faces internes et latérales, mais minces sur leur face externe ; puis viennent deux zones de cellules sans caractères distinctifs.

Poudre. — Ces fruits pulvérisés livrent une poudre jaune rougeâtre ou rouge, très irritante pour les muqueuses nasales, caractérisée par la présence de leurs nombreuses gouttelettes oléagineuses, jaune orange, qui remplissent les cellules parenchymateuses de leur épicarpe et de leur columelle, puis par celle des fragments jaunâtres de leur endocarpe, à cellules scléreuses.

Falsifications. — Ces fruits entiers ne sont jamais falsifiés, mais on les confond parfois avec ceux d'autres variétés (ci-dessus mentionnées) de Capsicum ; leur poudre étant par contre souvent additionnée d'amidons divers, de poudre de curcuma ou de poivre, reconnaissables à l'examen microscopique.

Analyse chimique. — Le poivre d'Espagne renferme de la capsaïcine, de la capsicine, 1,8 p. 100 de capsicol ou essence, 14 p. 100 d'huile fixe, renfermée dans ses graines, outre une matière colorante et des substances protéiques et résineuses.

La CAPSAICINE, $C^{18}H^{27}NO^3$, se prépare en extrayant la poudre de ces fruits par de l'éther qui, filtré, soumis à la distillation fractionnée, abandonne un résidu, que l'on reprend par une solution bouillante de potasse caustique alcoolique. Cette solution diluée, additionnée de chlorure barytique, précipite un dépôt, que l'on dessèche et que l'on épuise par de l'éther, dont la solution filtrée, soumise à la distillation fractionnée, abandonne un résidu oléagineux ou capsicol. On reprend alors ce résidu par une solution diluée de potasse caustique, dont la solution précipite de la capsaïcine, par addition de chlorure ammonique.

Celle-ci cristallise sous la forme d'aiguilles incolores, très volatiles à la chaleur, fusibles à 64°,5, insolubles dans l'eau froide, peu solubles dans l'eau bouillante, mais très solubles dans l'alcool et dans les alcalis caustiques. Ses dissolutions alcalines, additionnées de chlorures barytique ou ammonique, précipitent des dépôts solubles dans l'éther. La capsaïcine, oxydée, se transforme en acide oxalique et en acide succinique.

Méthylée, puis oxydée, elle livre de l'acide vératrique. Traitée en présence d'alcool méthylique par de l'acide chlorhydrique, elle se transforme en chlorhydrate de 4-oxy-3-méthoxybenzylamine, qui cristallise sous la forme de prismes monocliniques. On peut donc lui attribuer, quant à sa formule, la constitution suivante car ce serait un produit de condensation entre la vanillylamine et l'acide décénoïque ?

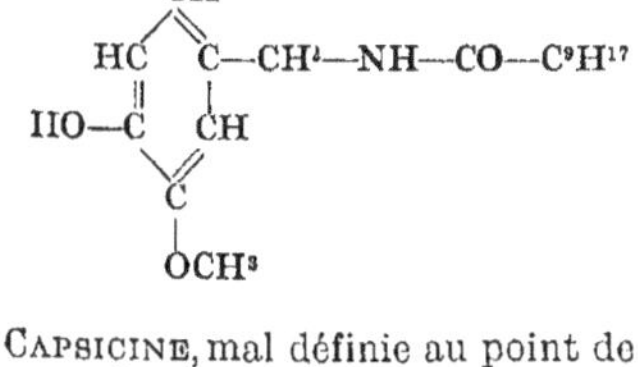

$$\begin{array}{c}
\text{CH} \\
\text{HC} \diagup \diagdown \text{C---CH}^2\text{---NH---CO---C}^9\text{H}^{17} \\
\text{HO---C} \qquad \text{CH} \\
\diagdown \diagup \\
\text{C} \\
\text{OCH}^3
\end{array}$$

La CAPSICINE, mal définie au point de vue chimique, serait selon certains auteurs un alcaloïde, localisé dans les cellules parenchymateuses du placente de ce fruit. Elle se présente sous la forme de petits cristaux incolores, fusibles à 58°, sublimables à 115° ; très solubles dans l'éther, l'alcool, le chloroforme, le benzène ; elle se dissout sans se colorer dans l'acide chlorhydrique, mais avec une coloration rouge dans l'acide nitrique (qui la décompose), et avec une coloration rouge puis rouge pourpre dans l'acide sulfurique.

Elle se prépare en traitant l'extrait éthéré du poivre d'Espagne par de la lessive de soude, puis en soumettant cette solution au froid. Elle dépose alors un liquide oléagineux, qui précipite, en présence d'un courant d'anhydride carbonique, une masse cristalline, que l'on reprend par de l'éther.

Le CAPSICOL se présente sous la forme d'un liquide oléagineux, rouge brunâtre, irritant pour les muqueuses ; mais mal défini quant à sa composition chimique, il renfermerait un stéaroptène.

Usage thérapeutique. — Cette drogue se prescrit, à doses de 0 gr. 05 à 0 gr. 3, plusieurs fois par jour, sous la forme de pilules ou sous celle de poudres, et à doses de 5 à 10 grammes sur 200 grammes d'eau, sous celle de décoctions, comme stimulant de l'estomac, comme antiphlogistique, puis comme spécifique contre le mal de mer, l'incontinence urinaire, les hémorrhoïdes. On l'ordonne aussi sous la forme de frictions antirhumatismales, car elle réagit comme un rubéfiant et comme un révulsif.

Pharmacie galénique. — Elle sert à préparer la Tinctura Capsici, l'Emplastrum Capsici, et divers liniments antirhumatismaux, tels que le Pain Expeller.

Historique. — Inconnue des Anciens, cette drogue ne fit son apparition en Europe, qu'après la découverte de l'Amérique, où sa plante était déjà cultivée au Mexique et au Brésil. Le Dr Chanca, de Séville, qui accompagna Colomb, lors de son second voyage, nous rapporte que les indigènes de ces pays cultivaient déjà le poivre d'Espagne pour ses fruits, qui étaient un épice très apprécié. Fernandès Cortès dénommait cette plante *Agies* et son fruit *Axi*. Fuchs dénomma cette plante *Piper hispanicum*. Sa culture se répandit si rapidement, que cette plante était déjà cultivée en Castille en 1586. Son fruit est mentionné dans les taxes pharmaceutiques de Worms, sous la dénomination de *Fructus Piperis Indici* ou *Semen Siliquastri*.

FOLIUM DUBOISIÆ, FEUILLE DE DUBOISINE, DE DUBOISIA MYOPOROIDES, R. Br. (F. Muell).

Cet arbuste, de 5 mètres de haut, à écorce gris brunâtre, porte des feuilles isolées, simples, courtement pétiolées, à limbe entier, lancéolé, de 10 à 13 centimètres de long sur 2 à 3 centimètres de large, de couleur vert foncé sur sa face supérieure, vert pâle sur sa face inférieure, parcouru par une nervure médiane, prononcée, et par des nervures secondaires, anastomosées, communiquant entre elles par des nervures tertiaires. Ses fleurs hermaphrodites, blanches, disposées dans les axes secondaires de ses rameaux foliaires, sous la forme de cymes, sont formées sur le type habituel de celles des plantes de cette famille. Son fruit ou baie allongée, brunâtre, quadriloculaire, renfermant de nombreuses graines, est supporté par un pédoncule petit, grêle, et par les restes persistants du calice à 5 lobes.

Fleurissant toute l'année, il croît à l'état sauvage dans toute la Nouvelle-Calédonie, la Nouvelle-Guinée, en un mot dans toute l'Australie, où on le cultive aux environs de Sydney. Ses feuilles non officinales, inodores, à saveur amère, renferment de l'hyoscyamine, de la scopolamine ou duboisine.

La DUBOISINE ou SCOPOLAMINE, $C^{17}H^{21}NO^4$, se présente sous la forme d'aiguilles incolores, inodores, à saveur âcre, brûlante, fusibles à 59°, peu solubles dans l'éther, l'eau, mais très solubles dans l'alcool, le chloroforme. Hydrolysée, elle se décompose en tropine et en acide tropique, tout comme l'atropine, mais ses solutions sont lévogyres.

Cette base, identique à l'hyoscine ou scopolamine, se prescrit parfois, à doses 5 fois moins élevées que l'atropine comme mydriatique, et ses feuilles comme succédané de celles de la belladone. Elles servent à préparer l'Emplastrum Duboisiæ, l'Extractum fluidum seu siccum Duboisiæ, qui, non officinal, se prescrit parfois, à doses de 0 gr. 01 à 0 gr. 05 par jour, comme spécifique, contre les transpirations nocturnes. Il n'en est pas de même des parties aériennes de la plante *Duboisia Hopwodii* Mueller, originaire elle aussi de l'Australie, qui renferment un alcaloïde ou PITURINE, C^9H^8N ; celle-ci se présentant sous la forme d'un liquide incolore, oléagineux, entrant en ébullition à + 243°, soluble dans l'eau, l'alcool. Il serait, selon certains auteurs, identique à la nicotine.

RADIX FRANCISCEÆ seu MANACÆ, RACINE DE MANACA, DE FRANCISCEA UNIFLORA, Pohl., seu BRUNFELSIA UNIFLORA Don.

Originaire de l'Amérique tropicale, cette plante herbacée livre, au droguier, ses racines non officinales, qui s'y présentent parfois sous la forme de fragments cylindriques, assez minces, à écorce rouge brunâtre, riches en cellules scléreuses, et en cristaux étoilés d'oxalate de chaux. Elles renferment de la *manacine*, $C^{22}H^{33}N^2O^{10}$, et de la *Manacéine*, $C^{15}H^{33}N O^{15}$, outre des matières résineuses et pectiques.

Elles se prescrivent parfois, dans leurs pays d'origine, comme antisyphilitique et comme diurétique sous la dénomination de *Mercure végétal*, mais il faut les ordonner avec prudence, car leur manacine est un alcaloïde qui, à fortes doses, provoque la paralysie des fonctions respiratoires, tout en arrêtant la sécrétion glandulaire.

BACCÆ ALKEKENGI, BAIES DE COQUERET, DE PHYSALIS ALKEKENGI, L.

Originaire de l'Europe et de l'Asie méridionale, cette plante livre, au droguier, ses fruits non officinaux, qui, ressemblant à nos petites cerises, renferment de nombreuses graines ; ses baies contiennent de la physaline, des matières résineuses et pectiques.

La PHYSALINE, $C^{14}H^{16}O^5$, se présente sous la forme d'une poudre amorphe, jaune, inodore, à saveur amère, fusible à 190°, très peu soluble dans l'eau, mais très soluble dans l'alcool, le chloroforme, l'ammoniaque.

Elles se prescrivent parfois, sous la forme d'extrait ou sous celle de décoctions, comme antirhumatismal, puis comme diurétique. Il en est de même des fruits de la *Physalis Peruviana*, L., plante originaire de la Provence.

STIPITES DULCAMARÆ, DOUCE-AMÈRE, DE SOLANUM DULCAMARA, L.

Origine géographique. — Cette plante herbacée, dont nous ne donnerons pas la description morphologique, croît à l'état sauvage le long des haies et sur le bord des ruisseaux de toute l'Europe centrale, de l'Asie Mineure et de l'Afrique du Nord.

Récolte. — Ses tiges, recueillies en été ou en automne, mondées de leurs feuilles, puis sectionnées sous la forme de fragments cylindriques, sont desséchées à l'air et à l'ombre.

Description de la drogue. — Ces fragments, de 3 à 4 centimètres de long sur 0 cm. 5 à 1 centimètre de diamètre, de forme cylindrique, à surface externe, vert brunâtre, écailleuse, parfois légèrement subérifiée, sont toujours marqués de stries longitudinales et par des cicatrices foliaires. Leur surface interne est blanchâtre, leur odeur, désagréable sur le frais, est nulle sur le sec, leur saveur douceâtre, puis amère.

Examen microscopique (fig. 96). — Examinée sur une coupe transversale, cette tige est constituée par un suber (*s*) très petit, à cellules tabulaires, disposées en files radiales, portant de-ci, de-là, quelques poils tecteurs, unicellulaires ; par un tissu collenchymateux et par un paren-

chyme cortical, à cellules allongées, polygonales, riches en amidon, mais n'entourant jamais de sclérites. Puis vient l'endoderme (*end*), constitué

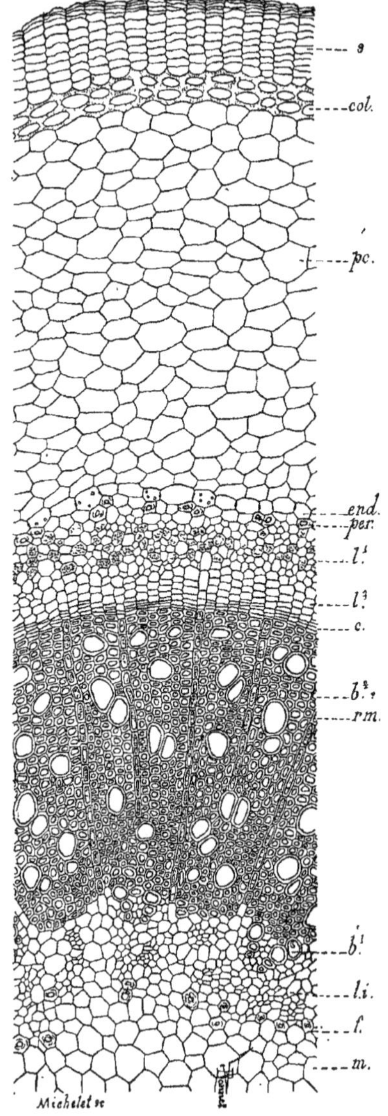

Fig. 96. — Coupe transversale de la douce-amère.

s) suber ; *col*) tissu collenchymateux ; *pc*) parenchyme cortical ; *end*) endoderme ; *per*) péricycle ; l^1 et l^2) liber ; *c*) cambium ; *li*) liber périmédullaire ; *f*) fibres cristalligènes ; b^2 et b^1) bois ; *rm*) rayons médullaires.

par une seule assise de cellules, à parois plissées, épaissies sur leurs faces internes et latérales ; il entoure le péricycle (*per*), représenté par des cellules fibreuses, isolées ou disposées en amas. En dessous de celui-ci se rencontre le liber secondaire (*li*), dense, à cellules polygonales, riches en cristaux pulvérulents d'oxalate de chaux, puis le cambium (*c*), qui entoure le cylindre central, parcouru par des rayons médullaires (*rm*), à un rang de cellules. Il est constitué par des faisceaux libéro-ligneux, disposés en files radiales, séparés les uns des autres par un tissu fibreux (*f*), lignifié. Leur liber interne, riche en cellules cristalligènes, est limité, sur ses bords externes, par des trachées et, sur ses faces internes, par des fibres (*f*) identiques à celles du péricycle.

Falsifications. — Cette drogue, rarement falsifiée, est parfois mélangée à des tiges desséchées de diverses *Loniceras*, ou à celles de l'*Humulus Lupulus*, qui ne donnent pas la réaction suivante ; ces falsifications se reconnaissant, en outre, à l'examen microscopique, car elles ne renferment pas de cristaux pulvérulents d'oxalate de chaux.

Réactions. — Cette drogue, traitée par l'alcool, donne un extrait, qui se dissout avec une fluorescence verdâtre dans l'alcool amylique chaud, réaction de l'oxycoumarine.

Analyse chimique. — Elle renferme, outre de l'oxalate de chaux, des matières résineuses et pectiques, de la solanine, de la dulcamarine, de la phloroglucine, et un principe amer.

La DULCAMARINE, $C^{22}H^{34}O^{10}$, se présente sous la forme d'une poudre blanche, amorphe, soluble dans l'eau, l'alcool dilué, qui se décompose, sous l'action des acides minéraux étendus, en glucose et en dulcamarétine $C^{16}H^{26}O^6$, car :

$$C^{22}H^{34}O^{10} + 2H^2O = C^6H^{12}O^6 + C^{16}H^{26}O^6$$

Usage thérapeutique. — Cette drogue se prescrit parfois, à doses de 0 gr. 5 à 1 gramme plusieurs fois par jour, sous la forme de poudres et de pilules, ou sous celle de décoctions, comme narcotique léger, comme analgésique, comme expectorant et comme anaphrodisiaque.

Action physiologique. — Ordonnée à doses trop élevées, elle provoque des troubles visuels, des nausées, des vertiges, des vomissements, de l'hypersécrétion rénale et intestinale, puis la mort, avec les mêmes phénomènes d'intoxication que ceux constatés lors de l'absorption, en trop grandes quantités, de belladone.

Historique. — L'*Ampelos*, de Dioscorde, et la *Dulcis amara*, de Tragus, doivent se rapporter à notre drogue, qui fut introduite par Boerhaave dans la thérapeutique.

FOLIUM SOLANI, FEUILLE DE MORELLE NOIRE, DE SOLANUM NIGRUM, L.

Cette plante, croissant à l'état sauvage sur le bord des fossés et dans les chemins incultes de toute l'Europe, puis aux Indes et au Brésil, porte une tige de 30 centimètres de haut, avec feuilles alternantes à sa base, géminées au sommet, pétiolées, à limbe entier, ovale, trapézoïde, légèrement aigu, mais irrégulièrement dentelé sur ses bords. Non officinales, d'odeur vireuse, à saveur amère, désagréable, elles sont caractérisées, sur leur coupe transversale, par leurs poils tecteurs, coniques, à 3 ou à 4 cellules unisériées, dont les parois cellulaires sont épaissies, et par les cellules cristalligènes de leur mésophylle.

Extraites par de l'alcool bouillant, elles donnent un liquide qui, distillé sous pression réduite, abandonne un résidu visqueux, vert foncé, en partie soluble, en partie insoluble dans l'eau. Sa partie soluble dans l'eau renferme de la *rutine*, $C^{27}H^{30}O^{16}$, isolée pour la première fois dans les parties aériennes de la *Ruta graveolens*, puis de l'asparagine, de la SOLANGUSTINE, $C^{35}H^{58}NO^7 + H^2O$, qui se présente sous la forme de croûtes jaune pâle, fusibles vers 235°, peu solubles dans l'eau, très solubles dans l'alcool, l'éther. Hydrolysée, elle se décompose, selon l'équation suivante, en glucose et en SOLANGUSTIDINE, car :

$$C^{33}H^{53}NO^7 + H^2O = C^{27}H^{42}NO^3 + C^6H^{12}O^6$$

Sa partie insoluble dans l'eau renferme de la chlorophylle, du triacontane, $C^{30}H^{63}$, du phytostérol, $C^{27}H^{46}O$, de la phytostéroline, $C^{33}H^{56}O^6$, et des acides palmitique, stéarique, cérotique, linolique et linoléique.

Ces feuilles, se prescrivant parfois en France, dans la médecine populaire de ce pays, comme narcotique, servent à préparer le baume tranquille du Codex.

AMYLUM SOLANI, AMIDON DE POMME DE TERRE, DE SOLANUM TUBEROSUM, L.

Introduite en France au XVIe siècle par Parmentier, mais cultivée de nos jours dans tous les terrains sablonneux de l'Europe, de l'Amérique, de l'Asie et de l'Océanie, cette plante herbacée est souvent attaquée par la *Phytophthora infectans* et par la *Chrysophlyctis endobiotica*.

Elle livre à l'alimentation ses tubercules très amylifères, qui sectionnés en tranches minces, sont extraits dans de grandes citernes par de l'eau, afin d'obtenir leur fécule. Celle-ci se présente sous la forme d'une poudre blanche, impalpable, inodore, à saveur nulle, constituée par de petits grains d'amidon arrondis ou elliptiques, conchoïdaux, qui présentent, sur une de leurs faces, un hile excentrique, avec couches concentriques. Insoluble dans l'eau, cet amidon, possédant toutes les propriétés des fécules, se prescrit parfois, sous la forme de cataplasmes, comme émollient, ou sous celle d'applications comme sédatif contre l'intertrigo, les eczémas, etc. Il sert à préparer en Europe l'alcool éthylique.

Il est vraisemblable que la culture de ce tubercule devait autrefois être localisée aux confins du Chili et de l'Araucanie, d'où elle se répandit en Bolivie et dans la Nouvelle-Grenade. Les Conquistadores ayant découvert la pomme de terre dans tout le Nouveau Monde, Pierre Cieza en fit le premier mention, en 1500, dans sa *Chronique du Pérou*. Les Espagnols importèrent au XVIIe siècle la pomme de terre en Europe, comme le prouvent les rapports de Clusius, de Gérarde, apothicaire à Londres, qui la cultiva dans ses jardins. De par la culture, ce végétal donna naissance à plusieurs variétés, qui doivent toutes remonter aux espèces *Solanum tuberosum*, Bak., originaire du Chili, du Pérou et de l'Equateur, *Solanum tuberosum Maglia*, Schlecht, provenant des côtes occidentales de l'Amérique du Sud, et *Solanum tuberosum Commersonii*, Don., prospérant dans l'Uruguay et la République Argentine. Ces trois espèces différentes, qui se rencontrent encore dans ces pays à l'état sauvage, perdent de par la culture leurs caractères distinctifs : mais elles donnèrent naissance à notre pomme de terre comestible.

La SOLANINE, $C^{52}H^{91}O^{18}N$, se prépare comme suit : Extrayez les germes de ce végétal, en présence d'acide tartrique, par de l'eau, dont la solution concentrée se précipite en un dépôt blanc par addition d'ammoniaque. Celui-ci, recristallisé, se présente sous la forme d'une poudre blanche, aiguillée, peu soluble dans l'eau, très soluble dans l'alcool, l'éther, le chloroforme. Elle se dissout avec une coloration orange, puis rouge brunâtre dans l'acide sulfurique, jaune, puis vert brunâtre dans le réactif d'Erdmann.

Traitée pendant un certain temps par de l'acide chlorhydrique dilué, elle se transforme en solanidine, en glucose, en galactose et en rhamnose, car :

$$C^{52}H^{91}NO^{18} + H^2O$$
Solanine

$$= C^{34}H^{57}NO^2 + C^6H^{12}O^6 + C^6H^{12}O^5 + C^6H^{12}O^6$$
Solanidine   Glucose   Rhamnose   Galactose

Elle se prescrit parfois, à doses de 0 gr. 01 plusieurs fois par jour, comme analgésique et comme sédatif.

La SOLANIDINE, $C^{34}H^{57}NO^2$, se présente sous la forme d'aiguilles incolores, fusibles à 191°, insolubles dans l'eau, très solubles dans l'alcool, l'éther, le chloroforme.

Notons que la solanine se rencontre à raison de 0,0119 p. 100 dans les pommes de terre saines, de 0,184 p. 100 dans ce tubercule décortiqué, de 0,029 p. 100 dans son enveloppe et de 0,017 p. 100 dans ce tubercule en germination, pour disparaître dans la plantule ; il est juste d'ajouter, que cette base végétale varie, quant à son pour cent, selon les espèces de pommes de terre cultivées, puis selon la nature du sol où on les a plantées, les bactéries de celles-ci n'ayant aucune influence sur son pour cent. Elle se rencontre en outre dans les plantes *Psychiaena orientalis, Scopolia japonica, Solanum angustifolium, Solanum auriculatum, Solanum Dulcamara, Solanum nigrum, Solanum verbascifolium,* etc., etc.

TOMATE EN ARBRE, DE SOLANUM BETACEUM Car., seu CYPHOMANDRA BETACEA Send.

Originaire de l'Amérique tropicale, où on le cultive aussi, cet arbrisseau, de 3 à 5 mètres de haut, livre à l'alimentation ses fruits ovoïdes, jaunes ou rouges, à pulpe acidulée, qui servent, à l'état frais, à préparer des légumes et des confitures.

FOLIUM NICOTIANÆ, FEUILLE DE TABAC, DE NICOTIANA TABACUM, L.

Origine botanique. — Cette plante herbacée, de 2 mètres de haut, à racine pivotante, à tige glutineuse, très velue, peu ramifiée, porte des feuilles isolées ou alternantes, sessiles ou amplexicaules, longuement lancéolées, épaisses, de 60 à 75 centimètres de long sur 15 à 20 centimètres de large, à limbe entier, pointu à ses deux extrémités, velu sur ses deux faces, qui sont glutineuses, mais parcouru par une nervure médiane, très prononcée, de couleur plus pâle que celle du limbe. Ses fleurs hermaphrodites, disposées en grappes, sont constituées par un calice à 5 sépales souvent inégaux, mais concrescents entre eux par leurs bases ; par une corolle trois fois plus grande que le calice, à 5 pétales rose rougeâtre, concrescents entre eux en un tube évasé au sommet, qui entourent cinq étamines concrescentes par la base de leurs filets avec les pétales, et un pistil à 2 carpelles fermés, concrescents en un ovaire biloculaire, contenant dans chaque loge de nombreux ovules. Surmonté d'un style à deux stigmates, il donne, une fois fécondé, un fruit, qui est une capsule bivalvée, biloculaire, à déhiscence septicide, renfermant de nombreuses graines réniformes, à albumen charnu (fig. 97).

Cette plante se différencie de la *Nicotiana rustica* L. (fig. 98), qui, renfermant les mêmes alcaloïdes, possède des feuilles à pétiole assez allongé, grêle, à limbe entier, plus petit, ovale au sommet, mais arrondi à sa base, et des fleurs jaunes, construites sur le même type que celles de la plante précédente.

Ces plantes se subdivisent de par la culture en plusieurs variétés, parmi lesquelles nous mentionnerons la *Nicotiana Tabacum,* var. *macrophylla,* et la *Nicotiana Tabacum,* var. *latissima,* etc., etc.

Origine géographique. — Originaire du Pérou, de la Bolivie et de l'Amérique centrale, la *Nicotiana Tabacum,* fleurissant dans nos régions de juillet en septembre, est cultivée, de nos jours, dans toutes les régions chaudes et tempérées du globe, mais elle croît encore, à l'état sauvage, dans ses pays d'origine.

Culture. — Cette plante exigeant un sol frais, léger, riche en humus, particulièrement en potasse, en chaux, en nitrates et en phosphates,

mais non en chlorure de soude (car cette culture est épuisante), se reproduit à l'aide de ses graines mélangées à du sable, que l'on sème dans des pépinières, dont la terre est simplement apla-

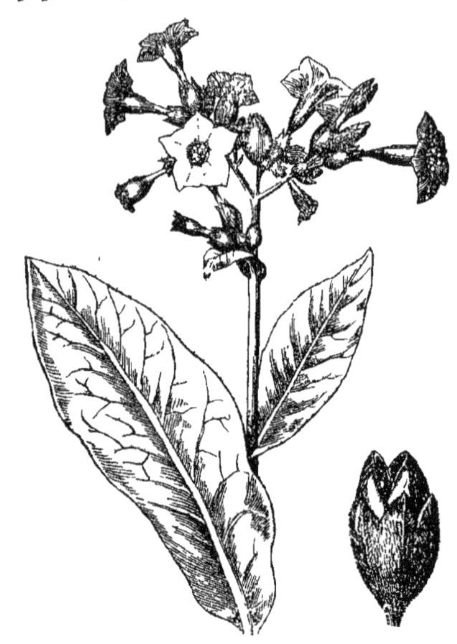

Fig. 97. — Plante de *Nicotiana Tabacum.*

tie à l'aide d'une latte. Cette plante, levant 15 à 20 jours plus tard, doit être repiquée dans des terrains bien labourés, lorsqu'elle a atteint l'âge de trois mois, c'est-à-dire lorsqu'elle porte de quatre à six feuilles, et ceci à l'abri du vent et à une distance de 70 centimètres les unes des autres. Craignant les vents trop violents, les excès de chaleur, cette jeune plante exige beaucoup de soins, c'est-à-dire : sarclage, binage, buttage et arrosages réguliers, puis elle doit être écimée à l'époque de sa floraison, c'est-à-dire environ six ou sept semai-

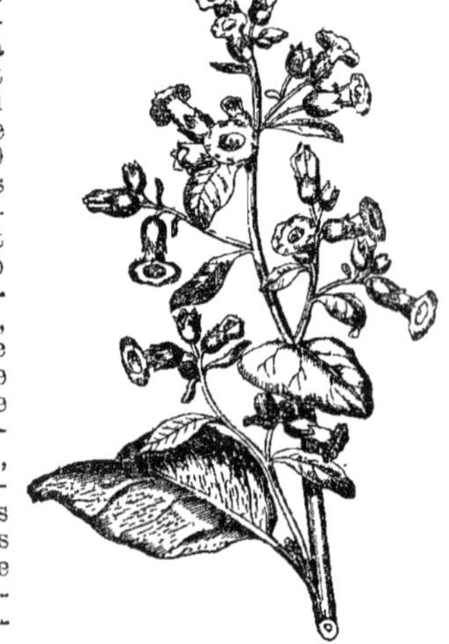

Fig. 98. — Plante de *Nicotiana rustica.*

nes après son repiquage ; celui-là se pratique en sectionnant, à l'aide des ongles, les parties supérieures de cette plante, que l'on doit ainsi toujours monder de ses bourgeons latéraux, afin de la forcer à ne porter qu'une dizaine de feuilles, celles de la base renfermant généralement 3,3 p. 100 de nicotine, les moyennes 4 p. 100 et les supérieures 5,3 p. 100 de cet alcaloïde, leurs bords en renfermant 4 p. 100 contre 2,7 p. 100 dans leur parenchyme central. Cultivée à raison de 30.000 pieds à l'hectare, cette plante doit alors être empamprée, c'est-à-dire mondée de ses feuilles inférieures pour être ensuite sectionnée, lorsque ses feuilles moyennes commencent à se faner. Cette récolte pouvant aussi se parfaire successivement, en ne récoltant, que petit à petit, les feuilles paraissant avoir atteint leur complète maturité.

Notons que ces cultures peuvent subsister plusieurs années, à condition de toujours bien fumer leurs terres ; elles se pratiquent d'une manière différente à Cuba et à Sumatra, où on les établit sous abri, c'est-à-dire sous chessecloth, en tendant, à l'aide de perches plantées en terre, des toiles claires au-dessus de leurs plants, afin de tamiser la lumière solaire, mais ces toiles ne doivent pas être établies à moins de 2 m. 50 du sol ; l'ombrage. ainsi parfait, pouvant aussi être obtenu à l'aide de bananiers, comme cela se pratique à la Havane. Les feuilles, ainsi récoltées en une fois sous les tropiques, et successivement dans les régions tempérées, sont alors réunies par petits paquets de 20 à 25 unités, que l'on abandonne pendant quelques heures à elles-mêmes sur le sol, quitte ensuite à les transporter sur les factories, où on les soumet à la dessiccation, soit dans des séchoirs bien ventilés, soit dans des endroits secs, munis de calorifères.

Notons que les feuilles de tabac renferment, plus elles sont épaisses, davantage de nicotine, car selon mes recherches, celles de 0 cm. 05 d'épaisseur en renferment 1,9 p. 100 ; celles de 0 cm. 07, 2,9 p. 100 ; celles de 0 cm. 09 4,4 p. 100 ; celles de 1 millimètre, 4,4 p. 100 et celles de 0 cm. 11 à 0 cm. 13, 5,3 p. 100 ; cette teneur pouvant aussi varier quant à l'espèce cultivée, car la *Nicotiana Tabacum* et ses variétés sont particulièrement cultivées dans le Maryland, la Havane, le Kentucky, la Chine, la Turquie, la Virginie, le Brésil, la France, puis à Java, Sumatra, Formose, à l'encontre de la *Nicotiana rustica*, qui se rencontre particulièrement en Allemagne, en Hongrie, en Suisse et aux Indes. Nous distinguons entre ces deux espèces de tabac, celles provenant des plantes *Nicotiana glauca* et *Nicotiana verdiariensis*, qui n'en sont que des hybrides. La teneur en nicotine des feuilles de ces plantes est aussi tributaire du sol, qui nourrit leurs végétaux, car celles provenant de la Meuse en renferment 1 p. 100, celles du Lot 7 p. 100, celles du Kentucky 4,6 p. 100, celles de Sumatra 4,9 p. 100 et celles dites de Souffi 16 p. 100.

Récolte. — Recueillies d'août en septembre, puis triées selon leur grandeur, leur couleur, leur aspect externe, ces feuilles sont desséchées dans des greniers bien ventilés, où elles fermentent, tout en dégageant de la chaleur, de l'anhydride carbonique. Triées à nouveau, elles doivent être conservées, pour l'usage pharmaceutique, dans des boîtes en fer-blanc, les autres, subissant diverses manutentions, pour être ensuite imprégnées de salpêtre, afin de pouvoir être fumées.

Description de la drogue. — Cette feuille, non officinale, ovale ou lancéolée, à limbe entier, atténué en pointe mousse au sommet, est épaisse, courtement pétiolée ou amplexicaule. Brunâtre, à surface rugueuse, coriace, elle est parcourue, dans toute sa longueur, par une nervure médiane, très prononcée, et par des nervures secondaires, à 45°. Portant de nombreux poils tecteurs, unisériés, mais pluricellulaires, elle possède une odeur désagréable, vireuse, nauséeuse, une saveur spéciale, vireuse, désagréable.

Examen microscopique (fig. 99). — Examinée sur une coupe transversale, cette feuille est constituée, sur ses deux faces, par des épidermes

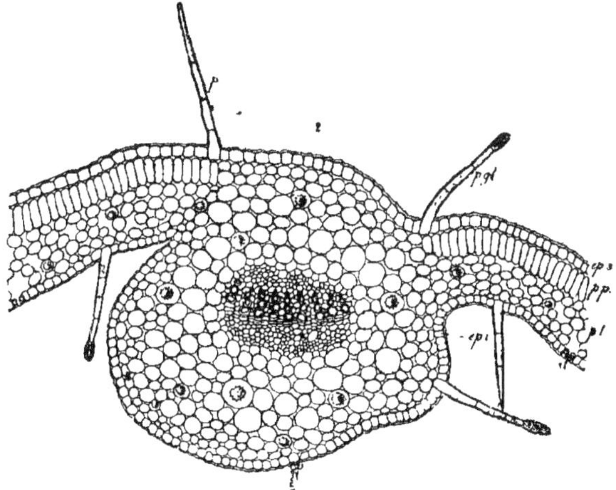

Fig. 99. — Coupe transversale de la feuille de tabac.
p) poils tecteurs ; pg) poils glanduleux ; eps) épiderme supérieur ; pp) tissu en palissade ; pl) mésophylle ; épi) épiderme inférieur.

portant de nombreux poils tecteurs, pluricellulaires, coniques, très allongés, unisériés, et des poils glanduleux, ovoïdes, unicellulaires ou pluricellulaires, qui se terminent en une glande ovoïde, pluricellulaire, recouverte par une cuticule striée dans le sens longitudinal. Son épiderme inférieur entouré de nombreux stomates, toujours accompagnés de deux cellules annexes, parallèles à l'ostiole. On rencontre, en dessous de l'épiderme supérieur, le tissu en palissade et le mésophylle asymétrique, dont les cellules polygonales renferment des oursins ou des cristaux pulvérulents d'oxalate de chaux.

Falsifications. — Ces feuilles sont souvent mélangées à celles d'autres végétaux, mais celles-ci ne renferment pas les alcaloïdes du tabac.

Dosage des alcaloïdes. — Ces feuilles pulvérisées, extraites en présence d'hydrate calcique, par de l'éther, donnent une solution qui, filtrée, puis soumise à la distillation fractionnée, abandonne un résidu sirupeux. Celui-ci, soumis en présence de potasse caustique à la distillation aux vapeurs d'eau, donne un distillatum, que l'on titre, en présence d'hématoxyline, avec de l'acide sulfurique décinormal ; 1 centimètre cube de cet acide neutralisant 0 gr. 0324 de nicotine.

Analyse chimique. — Cette drogue renferme 1,92 p. 100 de nicotine, de la nicotiamine, de la nicotéine, de la nicotimine, de la méthylpyrolidine, de la nicotelline, de la pyrilidine, etc., ces alcaloïdes étant toujours combinés aux acides malique, nicotianique, citrique, qui se rencontrent aussi dans ces feuilles ; celles-ci renferment, en outre, des matières résineuses et pectiques, du mucilage, du tanin, de l'amidon, de l'oxalate de chaux et 0,57 p. 100 d'ammoniaque.

La NICOTINE, $C^{10}H^{14}N^2$, se prépare en soumettant, en présence de soude caustique, ces feuilles à l'extraction par de l'éther, qui, soumis à la distillation fractionnée, abandonne un résidu, que l'on soumet, sous pression réduite, à la distillation aux vapeurs d'eau. Son distillatum, en partie évaporé en présence d'acide chlorhydrique, est ensuite additionné de soude caustique, pour être ensuite agité avec de l'éther, qui s'empare de sa nicotine ; cette solution éthérée, soumise à la distillation fractionnée, abandonnant un résidu, que l'on soumet, sous pression réduite, à la distillation fractionnée.

On peut aussi obtenir techniquement la nicotine, en traitant les eaux de lavage du tabac par de l'acide sulfurique dilué, que l'on évapore en partie, quitte à le concentrer sous pression réduite ; son résidu, soumis, en présence de lait de chaux, à la distillation aux vapeurs d'eau, livrant la nicotine commerciale.

DESCRIPTION DE LA DROGUE. — Elle se présente sous la forme d'un liquide incolore, brunissant rapidement à l'air, d'odeur particulière, à saveur amère, d'un poids spécifique de 1,01 à 1,03, à pouvoir rotatoire, lévogyre, de − 161°,5, entrant en ébullition à 265°, soluble dans l'eau, l'éther, l'alcool, le chloroforme, l'éther de pétrole, les huiles grasses et essentielles, dont les solutions sont toutes alcalines.

RÉACTIONS. — Elle se dissout sans se colorer dans l'acide sulfurique et dans l'acide nitrique, mais ses solutions aqueuses ne se troublent pas par addition d'eau de brome ou d'eau de chlore. Ses solutions éthérées, additionnées d'une dissolution éthérée d'iode, déposent de petits cristaux rouge rubis, à reflets bleutés, dénommés *cristaux de Roussin*, de formule $C^{10}H^{14}N^2I^2HI$. Ses solutions aqueuses se précipitent en des dépôts bruns, par addition d'iodure potassique ioduré, et rouges par celle d'iodure bismutico-potassique. La nicotine se dissout sans se colorer dans les réactifs de Froehde ou d'Erdmann ou dans l'acide sulfurique additionné d'acide vanadique ; mais chauffée avec de l'épichlorhydrine, elle se colore en rouge ; chauffée avec de l'acide chlorhydrique, elle prend une coloration rouge brunâtre, devenant violette par addition d'acide nitrique.

Elle possède, quant à sa formule, la constitution suivante :

$$\begin{array}{c}\text{CH} \quad\quad \text{H}^2\text{C}-\text{CH}^1 \\ \text{HC}\quad\text{C}-\text{C}\quad\text{CH}^2 \\ \text{HC}\quad\text{CH}\quad\text{N} \\ \text{N}\quad\quad\text{CH}^3\end{array}$$

Oxydée par de l'acide chromique, elle se transforme en acide nicotianique, de formule :

$$\begin{array}{c}\text{CH} \\ \text{HC}\quad\text{C}-\text{COOH} \\ \text{HC}\quad\text{CH} \\ \text{N}\end{array}$$

Cette réaction permet de déterminer que la nicotine est un dérivé pyridique. Traitée en solution aqueuse, par de l'eau de brome, elle donne de la dibromnicotine, se présentant sous la forme de prismes fusibles à 125° ; oxydée avec prudence, en présence d'alcalins, par du ferricyanure potassique, elle se transforme en nicotyrine, de formule :

$$\begin{array}{c}\text{CH}\quad\quad\text{HC}-\text{CH} \\ \text{HC}\quad\text{C}-\text{C}\quad\text{CH} \\ \text{HC}\quad\text{CH}\quad\text{N} \\ \text{N}\quad\quad\text{CH}^3\end{array}$$

Traitée par de l'eau oxygénée elle se transforme en oxynicotine de formule :

$$\begin{array}{c}\text{CH} \\ \text{HC}\quad\text{C}-\text{CH}-\text{CH}^2-\text{CH}^2 \\ \text{HC}\quad\text{CH}\quad\text{NH}\quad\text{C}-\text{OH} \\ \text{N}\quad\quad\text{CH}^3\end{array}$$

La NICOTYRINE se présente sous la forme d'un liquide oléagineux, incolore, entrant en ébullition à 280°, optiquement parlant inactif, soluble dans l'alcool, l'éther.

On prépare synthétiquement selon Pictet (B. 27, p. 1225 et B. 28, p. 1905, B. 31, p. 2018), la nicotine en partant de l'acide nicotianique, qui se transforme de par la réaction d'Hoffmann, en amino-pyridine, car :

$$\begin{array}{ccc}\text{CH} & \text{CH} & \text{CH} \\ \text{HC}\,\text{C}-\text{COOH} & \text{HC}\,\text{C}-\text{CONH}^2 & \text{HC}\,\text{C}-\text{NH}^2 \\ \text{HC}\,\text{CH} & \text{HC}\,\text{CH} & \text{HC}\,\text{CH} \\ \text{N} & \text{N} & \text{N}\end{array}$$

Acide nicotianique — Acide amino-nicotianique — β-Amino-pyridine

Cette amino-pyridine, chauffée à haute température avec de l'acide mucique, se transforme, selon les équations suivantes, en α, puis en β-pyridylpyrol, car :

$$\begin{array}{cc}\text{CH} & \text{COOH} \\ \text{HC}\,\text{C}-\text{NH}^2 & \text{CH}-\text{OH} \\ \text{HC}\,\text{CH}\quad + & \text{CH}-\text{OH} \\ \text{N} & \text{CH}-\text{OH} \\ & \text{CH}-\text{OH} \\ & \text{COOH}\end{array}$$

β-Aminopyridine — Acide mucique

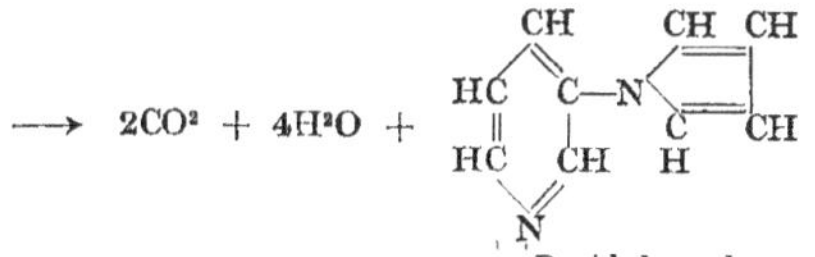

$$\longrightarrow 2CO^2 + 4H^2O +$$

Pyridylpyrol

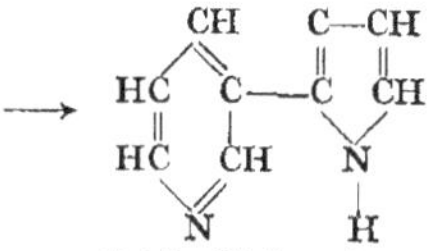

α et β-Pyridylpyrol

Les sels potassiques de l'α et du β-pyridylpyrol, traités par de l'iodure de méthyle, donnent de l'iodméthylate de nicotyrine, que l'on décompose en nicotyrine, en les soumettant, en présence de chaux, à la distillation sèche, car :

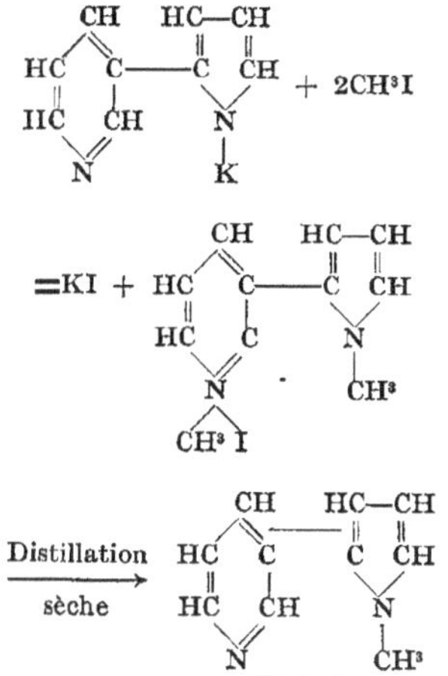

$$+ 2CH^3I$$

$$= KI +$$

Distillation sèche

Nicotyrine

La nicotyrine ainsi obtenue, transformée par addition d'iode et de potasse caustique, en monoiodnicotyrine, puis réduite en présence d'étain par de l'acide chlorhydrique, se transforme en dihydronicotyrine :

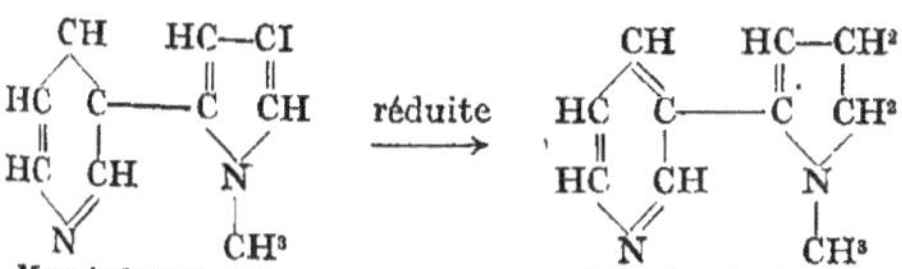

Monoiodnicotyrine   réduite   Dihydronicotyrine

Cette dihydronicotyrine, additionnée de brome, se transforme en son perbromure, qui, réduit en présence d'étain par de l'acide chlorhydrique, donne de la tétrahydronicotyrine, qui n'est en réalité qu'une nicotine inactive ; celle-ci étant constituée par de la nicotine lévogyre et par de la nicotine dextrogyre. Cette tétrahydronicotyrine, additionnée d'acide tartrique, se transforme en tartrate de tétrahydronicotyrine, qui, soumis à la cristallisation spontanée, dépose du tar-

trate de nicotine lévogyre, que l'on saponifie, pour mettre sa nicotine active en liberté.

Usage thérapeutique. — Elle se prescrit parfois, à doses de 0 gr. 001 à 0 gr. 003 plusieurs fois par jour, comme sédatif contre les troubles cardiaques, puis extérieurement comme vésicant, contre les dermatoses chroniques.

Action physiologique. — Ordonnée à doses trop élevées, elle provoque une sensation de chaleur épigastrique, de l'excitation cérébrale, de la céphalalgie, des vertiges, de la somnolence, puis une faiblesse extrême, des nausées, des vomissements, de la diarrhée, des convulsions cloniques, une respiration saccadée, angoissée, et la mort par asphyxie.

La Nicotéine, $C^{10}H^{12}N^2$, se présente sous la forme d'un liquide incolore, oléagineux, très alcalin, d'odeur rappelant celle du persil, d'un poids spécifique de 1,07, à pouvoir rotatoire, lévogyre, de — 46°, entrant en ébullition à + 266°, soluble dans l'eau, l'alcool, l'éther. Elle possède, quant à sa formule, la constitution suivante :

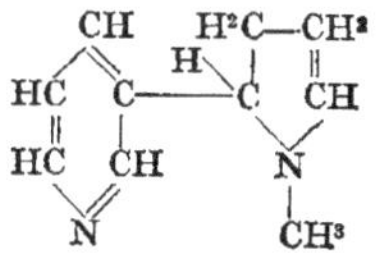

La Nicotimine, $C^{10}H^{14}N^2$, possède les mêmes propriétés physiques et optïques que la nicotine, mais la constitution de sa formule est la suivante :

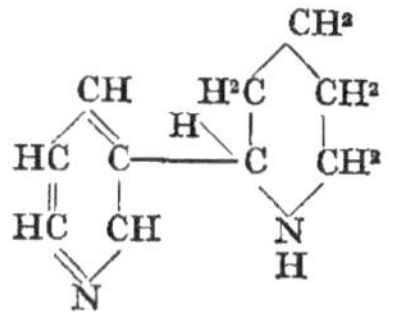

tandis que la Nicotelline, $C^{10}H^8N^2$, se présente sous la forme d'aiguilles prismatiques, blanches, fusibles à 147°, peu solubles dans l'eau, l'éther, très solubles dans l'alcool, dont les solutions sont neutres.

La Pyrolidine, C^4H^9N, se présente sous la forme d'un liquide incolore, très alcalin, d'odeur spéciale, peu agréable, à saveur désagréable, entrant en ébullition à 87°, soluble dans l'eau, l'éther, le chloroforme, l'alcool. Son sel de platine fond à + 199°. Elle possède, quant à sa formule, la constitution suivante :

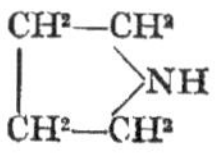

On la prépare synthétiquement comme suit : (B. 32, p. 3191) :

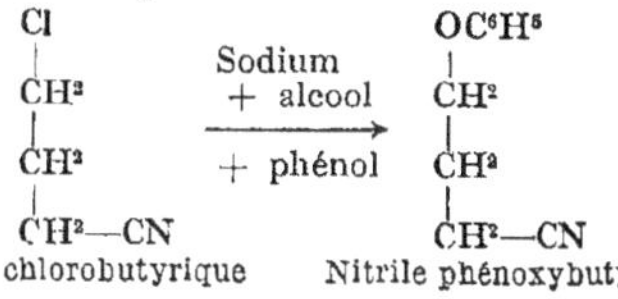

Sodium + alcool + phénol

Nitrile chlorobutyrique   Nitrile phénoxybutyrique

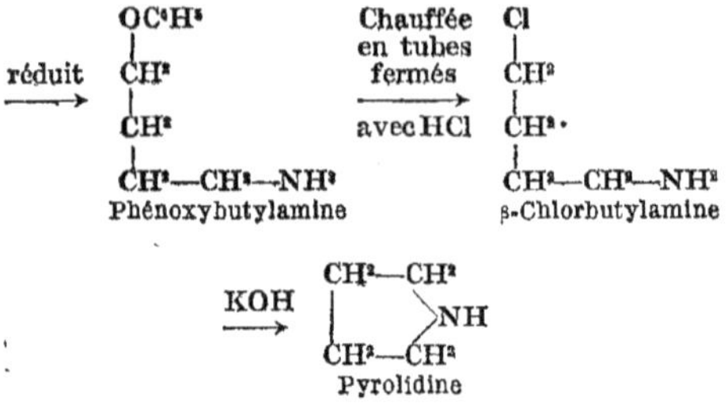

réduit →

$$OC^6H^5-CH^2-CH^2-CH^2-CH^3-NH^2$$

Phénoxybutylamine

Chauffée en tubes fermés avec HCl →

$$Cl-CH^2-CH^2-CH^2-CH^3-NH^2$$

β-Chlorbutylamine

KOH →

$$\begin{array}{c} CH^2-CH^2 \\ | \qquad \rangle NH \\ CH^2-CH^2 \end{array}$$

Pyrolidine

La Méthylpyroline, C^5H^9N, se présente sous la forme d'un liquide incolore, très alcalin, soluble dans l'eau, entrant en ébullition à + 80°. Elle possède, quant à sa formule, la constitution suivante :

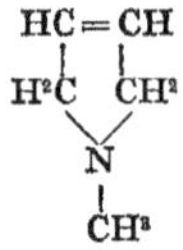

$$\begin{array}{c} HC = CH \\ | \qquad | \\ H^2C \quad CH^2 \\ \backslash \quad / \\ N \\ | \\ CH^3 \end{array}$$

On la prépare synthétiquement en réduisant le méthylpyrol, en présence d'étain, par de l'acide chlorhydrique, car :

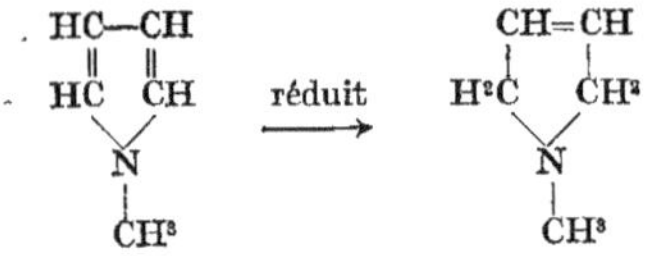

$$\begin{array}{c} HC-CH \\ \| \quad \| \\ HC \quad CH \\ \backslash \; / \\ N \\ | \\ CH^3 \end{array} \quad \text{réduit} \longrightarrow \quad \begin{array}{c} CH = CH \\ | \qquad | \\ H^2C \quad CH^2 \\ \backslash \; / \\ N \\ | \\ CH^3 \end{array}$$

La Nicotiamine ou Camphre de tabac, se prépare en soumettant directement les feuilles desséchées de Nicotiana Tabacum à la distillation aux vapeurs d'eau. Elle se présente sous la forme de paillettes blanches, neutres, d'odeur spéciale, rappelant celle du tabac, à saveur amère, très peu solubles dans l'eau, mais très solubles dans l'éther, l'alcool. Soumise, en présence de soude caustique, à la distillation aux vapeurs d'eau, elle se décompose en nicotine.

Usage thérapeutique des feuilles de tabac. — Ces feuilles, non officinales, se prescrivent parfois, à doses de 0 gr. 5 sur 200 grammes d'eau, sous la forme de décoctions, comme sédatif local ou comme spécifique contre les constipations opiniâtres, l'incontinence urinaire, les palpitations cardiaques, nerveuses, les crampes d'estomac ; mais on les ordonne aussi, sous la forme de lavements, comme antiparasiticide contre les oxyures, ou sous celle d'applications externes contre les poux, les puces, les morpions.

Incompatibilités. — Il ne faut jamais les ordonner, ainsi que leurs dérivés, avec des iodures, du tanin, des opiacés, des alcalins et des alcaloïdes ne provenant pas de la plante Nicotiana.

Action physiologique. — Ordonnées à doses trop élevées, elles provoquent de l'anémie, des sueurs froides, des vertiges, des tremblements nerveux, un ralentissement des pulsations du pouls, qui devient irrégulier, des nausées, des vomissements, de la diarrhée, des coliques, de la respiration saccadée, irrégulière, des troubles visuels, des convulsions cloniques et la mort par asphyxie.

Notons que les herbivores les absorbent sans inconvénient, mais leur lait est toxique. Les feuilles de tabac fermentées renferment de 75 à 90 p. 100 de leur nicotine combinée sous la forme de sels, et environ de 6 à 25 p. 100 à l'état libre ; ce qui nous permet de comprendre les empoisonnements constatés chez les ouvriers travaillant cette drogue, car cette base végétale est très volatile.

Contrepoisons. — Ordonnez en cas d'empoisonnements par de la nicotine ou par cette drogue, des stimulants alcooliques, des infusions de digitale, de belladone, puis de l'ammoniaque, du tanin, des iodures, outre des lavages d'estomac et des purgatifs.

Historique. — Le nom de tabac, donné à cette drogue, lui fut attribué, en souvenir de l'île Tobago, sise dans les petites Antilles, selon d'autres auteurs du mot Tabako, qui servait, comme nous l'apprend Monardès, à désigner les petits cylindres en feuilles desséchées de tabac, que les indigènes de l'Amérique centrale fumaient lors de l'arrivée des Européens. Le nom de Nicotiana, attribué à cette plante, lui fut donné en souvenir de Jean Nicot, qui l'implanta, selon Hernandès, en Europe. Cet auteur nous transmit une description morphologique très nette de cette plante, dans son *Historia generales de las Indias*, celle-là ayant été décrite, grâce aux jeunes pousses qu'il avait obtenues, en plantant les graines de tabac que lui avait remises le moine Romano Pane, un des compagnons de Colomb. Le moine franciscain André Thévet envoya, lui aussi, en Europe, des feuilles de la *Nicotiana Tabacum*, qu'il dénommait en 1555 *Petum*, ajoutant que les indigènes les fumaient, après les avoir desséchées puis roulées sous la forme de tubes.

Ces plantes, cultivées dès les années 1558 au Portugal, se répandirent ensuite dans toute l'Europe méridionale, grâce au préavis de Nicot, qui préconisait l'emploi de leurs feuilles comme un antinévralgique par excellence. Il en fit même parvenir au roi de France François II ; Catherine de Médicis, guérie de ses migraines grâce à des décoctions préparées à l'aide de ces feuilles, ordonna, sur le conseil des Guises, de propager la culture de cette plante merveilleuse, pour ses effets physiologiques, aussi le peuple dénomma-t-il la poudre de ses feuilles, herbe à la Reine ou Cathérinaire. Walther Raleigh envoya des graines de cette plante en Angleterre, où elles y furent plantées au XVIe siècle.

Les feuilles de cette plante furent premièrement utilisées en Europe sous la dénomination d'*Herba Petum*, voir les récits de Jacques Geory, de Charles Estienne et de Jean Libault (*Maison Rustique*, Paris, 1570), puis sous le nom de *Poudre du Grand Prieur*, comme poudre à priser. Dracke ayant rapporté de ses voyages l'habitude de fumer des pipes indiennes, introduisit cette coutume dans la société anglaise, voire même en France, où Jean Bart ne se rendait jamais à la cour sans sa pipe ; mais il ne nous est pas possible de refaire ici l'histoire si intéressante du tabac, des pipes et des cigares. Qu'il nous suffise de savoir que l'introduction du tabac, comme article pour fumeurs, fut combattue par les papes, qui interdirent (sauf en Espagne) aux prêtres de fumer pendant les offices, par les gouvernements, qui craignaient que cette coutume n'incitât le peuple à des révolutions ; car on fumait plus volontiers dans les lieux de réunion que chez soi. Ceux-ci y voyant toutefois un nouvel impôt à réaliser, autorisèrent pour finir l'usage du tabac, mais ils prélevèrent sur celui-ci de forts droits d'entrée ou de régie.

Notons que les feuilles de tabac, destinées pour la pipe ou à la fabrication des cigares et des cigarettes, doivent en outre subir certaines manipulations, qui se parfont soit dans leurs pays d'origine, soit en Europe.

Brunies, ridées, elles sont premièrement triées selon leur grandeur, leur couleur, leur moucheture, leur finesse, puis réunies au nombre de 20 à 30 en paquets dénommés *Manoques* ou *Matoubs* à Cuba, elles sont réunies en tas rectangulaires, en prenant soin de tourner leurs extrémités supérieures vers l'intérieur. Dénommés masses ou pilons à Cuba, bancs en France, ces tas, de 1 à 3 mètres de haut,· doivent toujours être munis de bambous creux, disposés à quelques mètres les uns des autres, afin de pouvoir, à l'aide de thermomètres, contrôler leur température intérieure, celle-ci ne devant jamais dépasser 35° ou 40°, car ces feuilles, ainsi abandonnées à elles-mêmes, commencent à fermenter ; cette fermentation lente a pour but de les priver d'une partie de leur nicotine et de leur communiquer d'une part une couleur homogène et d'autre part un arome plus fin. Si la température ci-dessus mentionnée est dépassée, il est nécessaire de démolir de suite ces bancs, quitte à les reconstruire après, cas contraire, leurs feuilles seraient brûlées et perdraient d'une part leur arome et d'autre part leur couleur.

Soumises pendant 6 semaines à la fermentation, ces feuilles doivent être corsées, c'est-à-dire que triées, elle sont alors soumises, quant aux épaisses, à une nouvelle fermentation, puis réunies en paquets, elles sont alors soumises au sauçage ou bétunement, qui consiste à les traiter par de l'eau additionnée de sucre, de miel ou de mélasse, afin de leur communiquer un arome douceâtre, comme les fumeurs de tabacs anglais ou américains l'exigent.

Triées à nouveau selon leur texture, leur grandeur et leur couleur, elles donnent diverses qualités de tabac dénommées à Cuba Vuelta diabago, qui, étant les meilleures, ne renferment que 4 p. 100 de nicotine, Terao des villas, Partido, Semi vuelta, Remedios Majari, car les tabacs clairs doivent toujours posséder un parenchyme foliaire, mince, à nervures fines, à cendres gris blanchâtre ; ils proviennent généralement de plantes cultivées sur des terrains sablonneux, peu ensoleillés, disposés à l'ouest, à l'encontre des feuilles de tabac foncées ou brunes qui proviennent de plantes prospérant sur des sols argilo-calcaires, exposés à l'est, celles-ci possèdent un parenchyme épaissi, à nervures grosses, à cendres gris foncé.

Triées à nouveau, ces feuilles, imprégnées d'eau renfermant du salpêtre, sont alors desséchées dans des séchoirs bien ventilés, pour être confectionnées sous la forme de cigares ; leurs déchets hachés servant à la préparation des cigarettes et du tabac de pipe, tandis que leurs nervures et leur poussière servent à préparer le tabac à priser.

Notons que les cigares et les cigarettes, (selon les espèces que nous avons analysées) renferment de 0,801 à 2,887 p. 100 de nicotine, à l'encontre du tabac à pipe, qui n'en contient que de 0,518 à 0,817 p. 100, ainsi les cigares de Manille en renferment 1,81 p. 100, ceux de Mexico 2,025 p. 100, ceux du Brésil 2,08 p. 100, ceux de Sumatra 1,09 p. 100, ceux de Virginie 1,25 p. 100, ceux de l'Autriche, dits de Virginie, 3,118 p. 100, ceux de Manuel Garcia 1,63 p. 100, ceux de Basma 3, 14 p. 100 ceux d'Alexandrie 1,64 p. 100, ceux de Laferme 1,614 p. 100 et ceux de Domingo 2,3 p. 100. Notons que le Brésil exportait en 1907 plus de 401.000 balles de 70 kilogrammes de tabac (soit environ. 100.745.754 kilogrammes de feuilles de tabac, 106.281 kilogrammes de tabac à priser, 1.206.300 kilogrammes de cigares et 83.482 kilogrammes de cigarettes) livré principalement par les municipes de Minas Gerâes avec Conanjola, Pomba Barbacena, Rio Novo, de Sao Paolo, avec Casa Branca, Parahybana, Desclavado, Bahia, de Pernambouc, avec Arcia Bom, Baixa Cachocria, Santa Anna et Amagosa.

La fumée de tabac renferme de l'oxyde de carbone, de l'hydrogène sulfuré, des traces d'acide cyanhydrique, des bases pyridiques, outre de la nicotine. Elle réagit non seulement, selon les données de Dunkan, comme antiseptique recommandé contre la diphtérie, la carie des dents, la tuberculose, mais surtout comme un excitant cérébral ; absorbée à trop hautes doses, la fumée de tabac provoque des empoisonnements lents, précédés de pharyngite chronique, de dyspepsie, de gastralgie avec amaigrissement rapide, de vertiges, de céphalalgie, avec perte de la mémoire, de tremblements nerveux, de palpitations cardiaques avec arythmie, dyspnée ; car elle excite les fibres lisses, accélère puis diminue la respira-

tion, ralentit, puis accélère la circulation sanguine, tout en diminuant sa pression et en agissant comme vasoconstricteur. Elle excite en outre les mouvements péristaltiques des intestins, tout en augmentant la quantité émise du suc gastrique, mais en diminuant son acidité.

On a lancé, depuis dix ans, dans le commerce, des tabacs dits dénicotinisés, c'est-à-dire en partie privés de leur nicotine. Ceux-ci se préparent en soumettant les feuilles de tabac à la macération dans de l'eau additionnée de lait de chaux, afin de mettre en liberté une partie de leur nicotine, qui passe dans l'eau. On les dénicotinise aussi, en les chauffant, sous pression réduite, dans des appareils ad hoc, entre 150 et 160°, à l'abri de l'air ; leur nicotine se volatilisant alors.

HERBA FABIANÆ ou PICHI, PITCHI, HERBE DE FABIANE, DE FABIANA IMBRICATA, Br.

Cette plante, originaire, ainsi que la *Fabiana corolla*, du Chili, du Pérou et de l'Argentine, se présente sous la forme d'un arbuste rappelant, quant à son habitus, les thuyas de nos contrées ou certaines de nos bruyères. Sa tige droite, à écorce rouge brunâtre, porte des feuilles très petites, ovales, sessiles, épaisses, charnues, toujours imbriquées en spirale, des fleurs constituées sur le type habituel de celles des plantes de cette famille, à corolle blanche, infundibuliforme, et des fruits à capsule oblongue, ovoïde, crustacée, brun clair, qui renferment de nombreuses graines ovoïdes, brillantes et brunâtres. Elle ne livre au droguier aucune drogue officinale, mais ses parties aériennes se prescrivent parfois, dans la thérapeutique de ces pays, comme diurétique, car elles renferment de la choline, de la fabiarésène, des traces d'essence ou fabianol, du fabiaglucotannoïde, de l'acide chrysatropique, de l'acide formique et du phosphate de chaux. On les ordonne aussi comme spécifique contre les inflammations vésicales ou catarrhales des voies urinaires.

Le FABIANOL, $C^{54}H^{90}O^4$, se présente sous la forme d'un liquide jaune doré, d'odeur camphrée et menthée, à saveur chaude, à indice de réfraction de 1,504, d'un poids spécifique de 0,921, entrant en ébullition à 275°, soluble dans tous les dissolvants organiques usuels, qui se précipite, de ses solutions aqueuses, sous la forme d'un dépôt oléagineux, par addition d'ammoniaque, tout en prenant, en solution chloroformique, une fluorescence bleue, par celle d'acide sulfurique.

La FABIARÉSÈNE, $C^{54}H^{90}O^8$ se présente sous la forme d'une poudre blanche, amorphe, fusible à 280°, soluble dans l'alcool bouillant, l'éther, le chloroforme, qui se dissout avec une coloration jaune, puis rouge tuile, dans l'acide sulfurique, mais chauffée avec cet acide, elle dégage l'odeur caractéristique du cuminol.

RHIZOMA SCOPOLIÆ, DE SCOPOLIA CARNIOLICA, Jacq.

Originaire des Carpathes et des Alpes occidentales, cette plante herbacée livre, au droguier, son rhizome officinal aux Etats-Unis, où il s'exporte par Trieste. Dénommé parfois à faux *racine de Mandragore*, il se présente sous la forme de fragments cylindriques, de 4 à 10 centimètres de long sur 0 cm. 8 à 1 cm. 3 de diamètre, à surface fendillée, chagrinée, de couleur brun foncé, à cassure facile, courte, à écorce jaune blanchâtre, à saveur amère, brûlante, d'odeur narcotique, vireuse. Renfermant de 0,45 à 0,55 p. 100 d'atropine, d'hyoscyamine, d'hyoscine ou scopolamine, il se prescrit parfois comme succédané de la racine de belladone, mais il sert en outre à préparer l'atropine.

Il en est de même du rhizome de la *Scopolia Japonica*, Maxim., originaire du Japon, qui sert à préparer (dans ce pays) des teintures, des extraits et des emplâtres officinaux, remplaçant ainsi ceux livrés par la belladone. Il renferme en outre de la scopoléine ou méthylæsculétine ou acide gelsémique de formule ;

$$C^6H^2 \begin{cases} CH\!=\!CH\!-\!CO & (1) \\ O & (2) \\ OH & (3) \\ OCH^3 & (4) \end{cases}$$

qui doit y être combinée sous la forme d'un glucoside, celle-là se présentant sous la forme d'aiguilles incolores, inodores, très peu solubles dans l'eau, très solubles dans l'alcool.

FRUCTUS WITHANIÆ, FRUIT DE COQUERET SOMNIFÈRE, DE WITHANIA SOMNIFERA, Dun.

Cette plante ligneuse, à feuilles alternantes, entières, à fleurs petites, blanches, est originaire du midi et de l'ouest de la France, d'où elle se répandit dans toute l'Europe; elle livre au droguier ses fruits non officinaux, d'un centimètre de diamètre, de couleur rouge minium, qui se prescrivent parfois, dans la médecine populaire, comme hypnotique, comme fébrifuge et comme vermifuge. Il en est de même des racines de cette plante; celles-ci renfermant du *somnitol* de formule $C^{33}H^{44}O^5(OH)^2$, du *somnirol*, $C^{32}H^{43}O^6(OH)$ et du *witianol* $C^{35}H^{33}O^4(OH)$.

VIᵉ Ordre. — **LABIATIFLORES**

LABIÉES

Cette famille, comprenant 157 genres et environ 2.600 espèces, dispersées sur toute la surface du globe, est représentée par des herbes, rarement par des arbustes (Thym, Romarin) à tiges ordinairement quadrangulaires, portant des feuilles opposées, simples, riches en essence. Leurs fleurs hermaphrodites, zygomorphes, pentamères, à pistil dimère, sont disposées sous la forme de petites cymes bipares. Leur calice gamopétale persistant est actinomorphe (Menthe, Lavande), ou bilabié (Mélisse), mais parfois renflé en écusson (Scutellaire), ou muni de deux dents (Marrube). Leur corolle est toujours bilabiée, mais leurs pétales postérieurs peuvent être concrescents, ce qui communique à la corolle des fleurs de Menthe un aspect tétramère, ou bien ils sont libres, ne formant que deux dents, ce qui fait paraître unilabiée la corolle des fleurs de la Bugle et de la Germandrée.

Leurs étamines, au nombre de 5, peuvent aussi subir diverses modifications, l'une avortant et les quatre autres restant de même grandeur (Menthe), elles sont parfois didynames, les deux plus grandes étant ordinairement dirigées en arrière (Népète), ou en avant (Lamier), ou deux d'entre elles pouvant aussi avorter (Lycope, Romarin, Sauge, etc.). Leur pistil possède deux carpelles médians, fermés et concrescents en un ovaire biloculaire, contenant dans chaque loge deux ovules anatropes, ascendants, à raphé interne; mais une fausse cloison partage chacune de ces loges en deux, de sorte que cet ovaire possède alors 4 logettes uniovulées. Leur fruit est toujours un tétraachaine, parfois drupacé, à calice persistant, qui renferme des graines à embryon droit, rarement recourbé (Scutellaire), mais sans albumen. Les plantes de cette famille se différencient donc principalement par la forme de leur corolle, qui peut être constituée : par 4 dents presque égales (Menthe); bilabiée, à lèvre supérieure trilabiée, à lèvre inférieure concrescente en un seul lobe (Basilic); à lèvre supérieure bifide; à 2 étamines (Sauge, Romarin); à 2 étamines didynames, droites (Origan, Thym, Hysope), arquées (Sarriette, Calament), parallèles (Mélisse, Marrube), déclinées (Lavande); ou à lèvre inférieure unique (Bugle, Germandrée). Les feuilles des plantes de cette famille sont caractérisées par leurs poils tecteurs, pluricellulaires, unisériés, simples, coniques (Menthe), cylindriques (Bétoine), labelliformes (Sauge), coudés (Origan), rameux (Lavande, Romarin), mais ordinairement garnis de perles cuticulaires. Elles sont toujours dépourvues de cristaux, de lacticifères, et de glandes sécrétrices internes, mais elles portent des poils sécréteurs externes, sessiles ou stipités, à glande unicellulaire ou octocellulaire.

Ce sont des plantes très aromatiques, qui ne prospèrent pas entre le 40 et le 50º de latitude nord, mais qui croissent abondamment dans la région méditerranéenne.

FOLIUM ET OLEUM ROSMARINI, FEUILLE ET ESSENCE DE ROMARIN, DE ROSMARINUS OFFICINALIS, L.

Origine botanique. — Cet arbuste, toujours vert, de 60 centimètres à 2 mètres de haut, à ramifications ligneuses, tétragones, pubescentes, à écorce brunâtre, porte des feuilles courtement pétiolées, coriaces, linéaires, à limbe entier, parcouru par une nervure médiane, très prononcée; puis des fleurs bleu pâle, disposées en cymes bipares. Celles-ci sont constituées par un calice à 5 sépales, dont un très petit, les 4 autres formant deux lèvres ou dents caliculaires; par une corolle inférieurement tubuleuse, à 5 pétales, dont deux forment la lèvre supérieure, courte, bifide, émarginée, et dont les trois autres donnent la lèvre inférieure, concave. Leur androcée est formé par 4 étamines, dont les deux latérales sont, ainsi que la cinquième, rudimentairement avortées, tandis que leur pistil possède deux carpelles médians, clos, concrescents en un ovaire biloculaire, qui se subdivise par une fausse paroi en 4 logettes uniovulées. Son fruit est un tétraachaine, à calice persistant, qui contient 4 graines petites, sans albumen, à embryon droit.

Origine géographique. — Fleurissant de mars en mai, il exige des terrains sablonneux, secs, riches en humus, ensoleillés, et des climats chauds; aussi ne prospère-t-il pas dans le nord de l'Europe, mais principalement dans toute l'Europe tempérée et méditerranéenne, où il croît à l'état sauvage. On l'y cultive aussi principalement dans la région méditerranéenne, en Provence, au Languedoc, en Italie, en Grèce, en Asie Mineure, puis aux Canaries et à Madère.

Description de la drogue. — Ses feuilles, récoltées en été, puis rapidement desséchées à l'ombre, sont courtement pétiolées, mais longuement linéaires, de 2 à 3 cm. 5 de long sur 1,5 à 4 millimètres de large, à limbe entier, glabre, acuminé au sommet, à bords révolutés en dessous. Coriace, épais, ce limbe est tomenteux, cassant, vert sur sa face supérieure, gris verdâtre sur sa face inférieure, mais toujours parcouru par une nervure médiane, très prononcée. Leur odeur spéciale est aromatique, leur saveur chaude, spéciale, aromatique, légèrement amère.

Examen microscopique (fig. 100). — Examinée sur une coupe transversale, cette feuille est constituée par un épiderme supérieur, glabre, à cellules polygonales, aplaties, sans stomates, qui recouvrent un tissu en palissade ou l'hypoderme, puis vient le mésophylle, à cellules polygonales, entourant des faisceaux libéro-ligneux représentés par un cordon ligneux, arqué, recouvert inférieurement par un liber mou et par un péricycle fibreux. L'épiderme inférieur, à cellules sinueuses, est caractérisé par la présence de ses stomates, toujours accompagnés de deux cellules annexes, par celle de ses poils tecteurs, pluricellulaires, ramifiés, et par celle de ses poils glanduleux, octocellulaires.

Falsifications. — Cette drogue est souvent mélangée à des feuilles de *Ledum palustre*, L., ou *Romarin sauvage* (Ericacée), d'*Andromeda poliifolia*, L. (autre Ericacée), qui ne renfermant pas d'essence, se différencient facilement les unes des autres à l'examen microscopique ou à l'examen morphologique.

Analyse chimique. — Cette feuille renferme 1 p. 100 de tanin, 1,5 p. 100 d'essence, un principe amer, outre des matières résineuses et pectiques.

Description de l'essence. — Ces feuilles, soumises à la distillation aux vapeurs d'eau, donnent une essence limpide, neutre, incolore ou légèrement jaune verdâtre, d'un poids spécifique de 0,900 à + 15°, à pouvoir rotatoire, dextrogyre, variant selon sa provenance entre + 0°45 et + 15°, d'odeur camphrée, spéciale, aromatique, à saveur chaude, rafraîchissante, amère, aromatique.

Falsifications et réactions de l'essence. — Cette essence, soluble dans l'éther, l'alcool, etc., ainsi qu'à raison de 1 sur 1 dans le sulfure de carbone, ne se trouble pas par addition d'une plus grande quantité de ce dissolvant. Elle ne doit pas

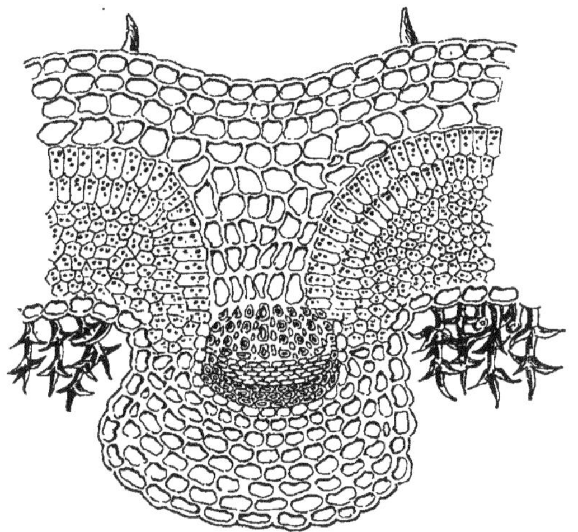

Fig. 100. — Coupe transversale de la feuille de romarin.

fulminer par addition d'iode, cas contraire, falsification par de l'essence de térébenthine. L'essence de romarin est souvent falsifiée par addition d'essence provenant de la distillation du camphre, dont l'odeur est différente, camphrée, son pouvoir rotatoire étant fortement dextrogyre.

Analyse de l'essence. — Elle renferme du pinène, du camphène, du bornéol, de l'acétate de bornyle, du valérianate de bornyle, du cinéol et du camphre ordinaire, raison pour laquelle elle se prescrit, à doses de 2 à 3 gouttes plusieurs fois par jour, comme stimulant et comme excitant ; mais à doses plus élevées, elle peut provoquer des néphrites et indirectement la mort.

Le Bornéol, $C^{10}H^{18}O$, se rencontrant dans les essences de *Dryobalanops Camphora*, de *Blumea balsamifera*, puis dans celles de lavande, de muscade, de coriandre, de citronnelle, de valériane, etc., cristallise sous la forme de petits cristaux hexagonaux, ou sous celle de paillettes brillantes, d'odeur menthée, camphrée, fusibles à 203°, solubles dans tous les dissolvants organiques usuels, et dans les huiles grasses et essentielles. Il possède, quant à sa formule, la constitution suivante :

Il se présente sous deux modifications différentes, l'une à pouvoir rotatoire, dextrogyre, de + 37°,4, l'autre, lévogyre, de — 37°,7. Les halogènes l'oxydent en partie, en donnant des combinaisons peu stables. Les acides halogénés donnent, avec le bornéol, des dérivés cristallins, tel le chlorure de bornyle ou chlorhydrate de pinène, de formule :

Le bornéol donne, avec le chloral ou avec le bromal, des produits d'addition de formules :

$$CCl^3—CH \Big\langle {}^{OC^{10}H^{17}}_{OH}$$
Bornéol-chloral fusible à 55°

$$CBr^3—CH \Big\langle {}^{OC^{10}H^{17}}_{OH}$$
Bornéol-bromal fusible à 107°

Il en est de même avec le phényl-uréthane, dont le bornéol-phényluréthane, fondant à 138°, possède la formule :

$$CO \Big\langle {}^{NH—C^6H^5}_{O—C^{10}H^{17}}$$

On prépare techniquement le bornéol, en chauffant dans un ballon, muni d'un réfrigérant ascendant, le camphre avec de l'alcool, que l'on additionne petit à petit de sodium. Le résultat de cette opération, versé dans de l'eau, est repris par de l'éther de pétrole, que l'on soumet à la cristallisation spontanée. Mais ce produit renferme, en outre, de l'isobornéol, que l'on transforme ensuite en acétate de bornyle, puis par saponification en bornéol.

On obtient aussi le bornéol en chauffant des oxyacides aromatiques, tels que l'acide salicylique, avec du pinène et du camphène, voire même avec de l'essence de térébenthine, dont les éthers sont saponifiés. Un de ces produits d'addition, le salicylate de bornyle, se trouve dans la thérapeutique sous le nom de Salite (1).

(1) Voir Dr L. Reutter de Rosemont, *Traité de Chimie médico-pharmaceutique et toxicologique*, Doin, édit., Paris, place de l'Odéon.

On peut aussi le préparer synthétiquement comme suit, en partant de l'oxyde mésitylique (B. 32, p. 1421, 36, p. 4332), celui-ci s'obtenant en chauffant le phorone, en présence d'un déshydratant, avec de l'acétone, car :

$$\begin{array}{c}CH^3\\CH^3\end{array}\!\!>\!C=CH-CO=C\!\!<\!\!\begin{array}{c}CH^3\\CH^3\end{array}\quad\xrightarrow{\text{Acétone}}\quad\begin{array}{c}CH^3\\CH^3\end{array}\!\!>\!C=CH-CO-CH^3\quad\xrightarrow{\text{ROOC—CH}^2\text{—COOR}}\quad\begin{array}{c}CH^3\\CH^3\end{array}\!\!>\!C\!\!<\!\!\begin{array}{c}CH^2-CO\\CH-CO\end{array}\!\!>\!CH^2$$

Phorone — Oxyde mésitylique — Ether malonique — COOR

$$\xrightarrow{\text{saponifié}}\quad\begin{array}{c}CH^3\\CH^3\end{array}\!\!>\!C\!\!<\!\!\begin{array}{c}CH^2-CO\\CH^2-CO\end{array}\!\!>\!CH^2$$

Diméthylhydrorésorcine

$$\xrightarrow[\text{l'hypobromite de soude}]{\text{chauffé très peu de temps, en solution alcaline, avec de}}\quad\begin{array}{c}CH^3\\CH^3\end{array}\!\!>\!C\!\!<\!\!\begin{array}{c}CH^2-COOH\\CH^2-COOH\end{array}$$

Acide diméthylglutarique

$$\xrightarrow{\text{Alcoolat de soude}}\quad\begin{array}{c}CH^3\\CH^3\end{array}\!\!>\!C\!\!<\!\!\begin{array}{c}CH^2-COONa\\CH^2-COONa\end{array}\ +\ \text{Ether oxalique}\xrightarrow{\text{puis condensé}}$$

Ether oxalique :
CO——CH——COOR
| CH³—C—CH³ |
CO——CH——COOR

$$\xrightarrow[\text{présence de sodium}]{\text{Méthylé en solution alcoolique en}}$$

Ether dicétocamphorique :
CO——CH——COOR
| CH³—C—CH³ |
CO——C——COOR
CH³

$$\xrightarrow[\substack{\text{d'acide carbonique}\\\text{par du sodium}}]{\text{Réduit en présence de carbonate de soude et}}$$

Acide dioxycamphorique :
HO—CH——CH——COOH
| CH³—C—CH³ |
HO—CH——C——COOH
CH³

$$\xrightarrow[\text{de l'acide iodhydrique}]{\text{Réduit, en présence de phosphore rouge, par}}$$

CH——CH——COOH
‖ CH³—C—CH³ |
CH——C——COOH
CH³

$$\xrightarrow[\text{l'acide bromhydrique}]{\text{Chauffé à 120° en présence d'acide acétique avec de}}$$

CHBr—CH——COOH
| CH³—C—CH³ |
CH²——C——COOH
CH³

$$\xrightarrow[\substack{\text{et de l'acide acéti-}\\\text{que}}]{\text{Réduit par du zinc}}$$

Acide camphorique :
CH²——CH—COOH
| CH³—C—CH³ |
CH²——C——COOH
CH³

$$\xrightarrow[\text{acétique}]{\text{Chauffé avec de l'anhydride}}$$

Anhydride camphorique :
CH²——CH——CO
| CH³—C—CH³ >O
CH²——C——CO
CH³

$$\xrightarrow[\text{lique acide}]{\text{Réduit par de l'amalgame de soude en solution alcoo-}}$$

Campholide :
CH²——CH——CH³
| CH³—C—CH³ >O
CH²——C——CO
CH³

$$\xrightarrow{\text{KCN}}$$

Nitrile d'acide homocamphorique :
CH²——CH—CH²CN
| CH³—C—CH³ |
CH²——C——COOH
CH³

$$\xrightarrow{\text{saponifié}}$$

Acide homocamphorique :
CH²—CH—CH²—COOH
| CH³—C—CH³ |
CH²——C—COOH
CH³

$$\xrightarrow{\text{Ca(OH)}^2}$$

Homocamphorate de chaux :
CH²—CH—CH²—COO
| CH³—C—CH³ >Ca
CH²——C——COO
CH³

$$\xrightarrow{\text{distillé à sec}}$$

Camphre :
CH²——CH——CH²
| CH³—C—CH³ |
CH²——C——CO
CH³

$$\xrightarrow{\text{Réduit}}$$

Bornéol :
CH²——CH——CH²
| CH³—C—CH³ |
CH²——C——CHOH
CH³

L'Acétate de Bornyle, $C^{12}H^{20}O^2$, cristallise sous la forme de longues aiguilles, d'odeur térébinthinée, fusibles à 29°, qui entrent en ébullition à 106° sous une pression de 15 millimètres. Il possède, quant à sa formule, la constitution suivante :

$$CH^3\text{---}CH\text{---}CH^3$$
$$CH^3\text{---}C\text{---}CH^3$$
$$CH^2\text{---}C\text{---}CH\text{---}O\text{---}OC\text{---}CH^3$$
$$CH^3$$

On le prépare en chauffant le bornéol avec de l'anhydride acétique.

Le Valérianate de Bornyle, C^4H^9CO $-OC^{10}H^{17}$, se présente sous la forme d'un liquide incolore, aromatique, d'odeur rappelant celle du camphre et de la valériane. Entrant en ébullition entre 255 et 260°, à pouvoir rotatoire, lévogyre, de $-34°25'$ à $-35°35'$, il se rencontre aussi dans l'essence de valériane.

Usage thérapeutique. — Les feuilles de romarin se prescrivent, à doses de 10 à 20 grammes sur 200 grammes d'eau, sous la forme de décoctions, comme carminatif, mais le peuple les utilise souvent comme abortif.

Action physiologique. — Ordonnées à fortes doses, elles provoquent, ainsi que leur essence, de la gastro-entérite et des néphrites.

Pharmacie galénique. — Elles rentrent, ainsi que leur essence, dans la préparation de l'Acetum aromaticum, du Linimentum Saponatum, de l'Unguentum Rosmarini, du Vinum aromaticum, de l'Aqua vulneraria, du Spiritus Coloniensis, etc., etc.

Historique. — Connue des Egyptiens, des Grecs et des Romains, cette drogue fut préconisée par les Arabes, qui cultivaient sa plante ; celle-ci fut soumise en 1330 à la distillation par Villeneuve, qui obtint ainsi l'essence de romarin, utilisée à partir du XVIIᵉ siècle dans la préparation de l'eau de Cologne.

HERBA MARRUBII, HERBE DE MARRUBE, DE MARRUBIUM VULGARE, L.

Origine botanique. — Cette plante herbacée, à tiges droites, de 30 à 60 centimètres de haut, porte des feuilles pétiolées, opposées, à limbe entier, ovoïde, à bords crénelés, à surface supérieure légèrement chagrinée, vert foncé, à surface inférieure très velue, portant de nombreux stomates et des glandes sécrétrices. Ses fleurs blanches possèdent un calice tubuleux, se terminant par 10 dents aiguës, une corolle bilabiée, possédant une lèvre supérieure bifide, et une lèvre inférieure trifide, qui entourent quatre étamines didynames, concrescentes par la base de leurs filets avec les pétales, et un ovaire biloculaire, renfermant dans chaque carpelle deux ovules anatropes, ascendants, à raphé interne.

Son fruit est un tétraachaine, à graines non albuminées.

Origine géographique. — Fleurissant de juin en septembre, elle croît à l'état sauvage sur le bord des routes et dans les décombres de toute l'Europe centrale, où elle y est aussi cultivée.

Récolte. — Cette plante, fauchée en été, mondée de ses grosses tiges, puis desséchée à l'air et à l'ombre, livre notre drogue officinale.

Description de la drogue. — Ses feuilles, ci-dessus décrites, possèdent une saveur aromatique, chaude, une odeur aromatique, agréable, mais on les additionne parfois de feuilles des plantes Ballota nigra, L., Nepeta Cataria, L., qui sont cordiformes.

Examen microscopique. — Examinée sur une coupe transversale, cette feuille est caractérisée par son épiderme inférieur, qui porte de nombreux poils tecteurs, à 5 ou à 8 cellules unisériées, à parois minces, lisses, puis des poils filiformes, étoilés, et des poils glanduleux, constitués par une petite glande unicellulaire, à pédicelle court, ou par une glande quadricellulaire, sessile.

Analyse chimique. — Elles renferment de l'essence, un principe amer ou marrubine, du tanin et des corps gras, résineux et mucilagineux.

La Marrubine, $C^{30}H^{43}O^6$, se présente sous la forme d'aiguilles incolores, inodores, amères au goût, fusibles à 154°, insolubles dans l'eau, très solubles dans l'éther, l'alcool, mais ses solutions sont précipitées par addition de sels métalliques ou par celle de tanin. Elle se dissout avec une coloration jaune brunâtre dans l'acide sulfurique.

Usage thérapeutique. — Ces feuilles, non officinales, se prescrivent dans la médecine populaire, à doses de 10 à 20 grammes sur 200 grammes d'eau, sous la forme d'infusions ou sous celle de décoctions, comme dépuratif du sang, puis comme stimulant, tonique de l'estomac.

Historique. — Théophraste et Dioscoride préconisaient l'emploi de ces feuilles comme expectorant, particulièrement contre les fluxions de poitrine, tandis que Celse en extrayait un suc, qu'il mélangeait à du miel. Pline en préparait un vin. La culture de cette plante prit une grande extension sous le règne de Charlemagne. Notons que le *Marrubium paniculatum*, L., et le *Marrubium Creticum*, Mill., livrent aussi leurs feuilles utilisées, comme celles de la plante précédente, dans la thérapeutique populaire, mais elles renferment toutes deux, ainsi que les parties aériennes de l'hysope, de la marjolaine de la népète, du marrube, etc., un alcaloïde peu toxique dénommé stachydrine.

FOLIUM ET OLEUM SALVIÆ, FEUILLE ET ESSENCE DE SAUGE, DE SALVIA, OFFICINALIS, L.

Origine botanique. — Cette plante, à tiges fibreuses, d'un mètre de haut, à racines brun rougeâtre, porte des feuilles opposées, pétiolées, à limbe entier, de 8 à 10 centimètres de long sur 3 à 4 centimètres de large, qui sont officinales, puis des fleurs bleu violacé, formées sur le type habituel de celles des Labiées, qui ne renferment que deux étamines fertiles, à filets très longs, concrescents par leurs bases avec les pétales, une seule des loges de l'anthère étant fertile. Son fruit est un tétraachaine à graines non albuminées.

Origine géographique. — Fleurissant de juin en juillet, elle est originaire de l'Europe méridionale, d'où elle se répandit, de par la culture, dans toute l'Europe centrale, où elle croît aussi à l'état sauvage.

Culture. — Exigeant des climats chauds ou tempérés, des terrains ensoleillés, mais sablonneux, riches en humus, elle est cultivée en champs dans tout le nord de l'Espagne et la Provence, mais cette sauge possède alors des feuilles plus petites, plus tomenteuses, plus étroites que la sauge du nord et du centre de la France. On la cultive aussi dans le Piémont, la Corse, la Dalmatie, la Syrie, puis dans l'Afrique septentrionale, ainsi qu'en grand en Allemagne, principalement à Colleda et en Hongrie, voire même en Norvège et en Suisse.

Pathologie. — Les diverses variétés de *Dibolia*, de *Plusia* s'attaquent volontiers à ses cultures.

Récolte. — Cette plante, fauchée de mai en juin, mondée de ses grosses tiges, livre au droguier ses feuilles, que l'on dessèche à l'air et à l'ombre, celles-ci devant toujours être conservées, à l'abri de l'air et de l'humidité, dans des boîtes en fer-blanc.

Description de la drogue. — Les feuilles basales de cette plante sont pétiolées, ses feuilles supérieures, sessiles. mais, toutes sont oblongues, lancéolées, à limbe entier, rugueux, crénelé sur ses bords, de 6 à 10 centimètres de long sur 3 à 4 centimètres de large, pointu au sommet, légèrement cordiforme à sa base, à surface inférieure gris verdâtre, pubescente, tomenteuse ; à surface supérieure verdâtre. Ce limbe est parcouru par une nervure médiane, prononcée, par des nervures secondaires, à 45°, et par des nervures tertiaires, assez proéminentes, disposées en réseau, particulièrement sur sa face inférieure, ce qui lui communique un aspect gaufré. Leur odeur est agréable, spéciale, aromatique, leur saveur chaude, amère, aromatique.

Examen microscopique (fig. 101). — Examinée sur une coupe transversale, cette feuille est caractérisée par les poils tecteurs de ses deux épidermes, qui, ténus, effilés, sont constitués par trois cellules unisériées, à parois épaissies, celles-ci se terminant en une pointe effilée; puis par de nombreux poils glanduleux, sessiles, à grande glande octocellulaire ou à glande pédicellée, unicellulaire. Son tissu en palissade se rencontre sous l'épiderme supérieur, qui est constitué par des cellules sinueuses, entourant, quant à celles de l'épiderme inférieur, de nombreux stomates, toujours accompagnés de deux cellules annexes, puis vient le mésophylle sans caractères distinctifs, qui entoure des faisceaux libéro-ligneux.

Analyse chimique. — Cette drogue renferme de 0,6 à 1,4 p. 100 d'essence, du tanin, de l'acide malique, des matières résineuses et pectiques, 5 p. 100 d'amidon et un principe amer.

Description de l'essence. — En soumettant ces feuilles à la distillation aux vapeurs d'eau, on obtient un liquide volatil, vert jaunâtre, neutre, soluble dans l'alcool, l'éther, les huiles fixes et les essences, à pouvoir rotatoire, dextrogyre, de + 12° à + 25°, d'un poids spécifique de 0,915 à 0,93. Cette essence, exposée au froid, dépose une masse cristalline, d'arome rafraîchissant, d'odeur camphrée. Elle se différencie selon sa provenance, en essence de Palestine, qui renferme plus d'éthers que celle d'Allemagne, puis en anglaise, en espagnole, qui est lévogyre et en française (Grasse, etc.).

Réactions. — Toutes ces variétés se colorent en rouge brunâtre par addition d'acide sulfu-

rique, mais elles donnent une réaction tumultueuse, non accompagnée de petites explosions, par addition d'iode. Elles sont parfois falsifiées par d'autres essences de moindre valeur, qui leur font perdre leurs caractères physiques.

Analyse chimique. — Notons que l'essence de Sauge musquée, de *Salvia sclarea*, L., est lévogyre, mais elle renferme du pinène, du salvène, du cinéol, du bornéol et de l'acétate de linalyle, à l'encontre de celle de la *Salvia officinalis*, qui renferme du pinène, du salvène, du cinéol, de la thuyone. de l'acétate de bornyle, du bornéol.

Le SALVÈNE ou DIHYDROTANACÉTÈNE, $C^{10}H^{18}$, se présente sous la forme d'un liquide incolore, soluble dans l'éther, l'alcool, le chloroforme,

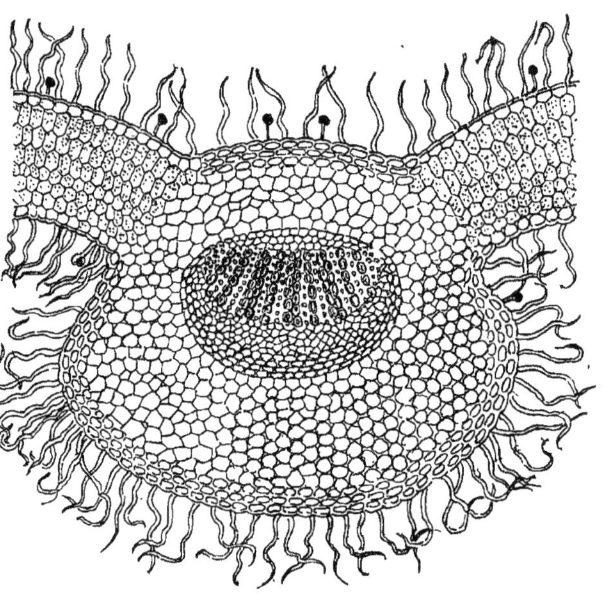

Fig. 101. — Coupe transversale de la feuille de sauge.

à pouvoir rotatoire. dextrogyre, d'un poids spécifique de 0,800, entrant en ébullition entre 142° et 145°. Il possède, quant à sa formule, la constitution suivante, mais oxydé par du permanganate de potasse, il se transforme en acide β-tanacétocétonique, de formule :

Salvène   oxydé →   Acide β-tanacétocétonique

La THUYONE ou SALVIOL ou TANACÉTONE, $C^{10}H^{16}O$, se présente sous la forme d'un liquide incolore, légèrement oléagineux, d'odeur agréable, d'un poids spécifique de 0,9126, entrant en ébullition à 200°. Elle possède, quant à sa formule, la constitution suivante :

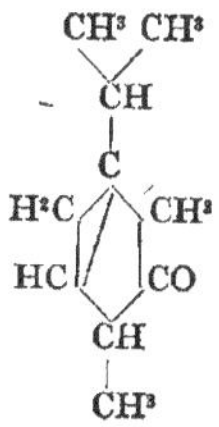

$$CH^3\ CH^3$$

Chauffée en tubes fermés, à 280°, elle se transforme en carvotanacétone; mais traitée par de l'acide sulfurique, la thuyone se transforme en isothuyone :

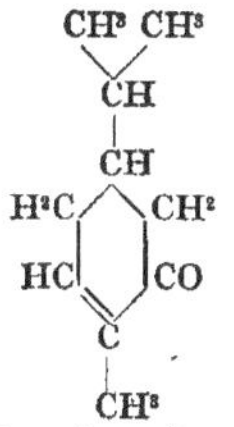

Carvotanacétone 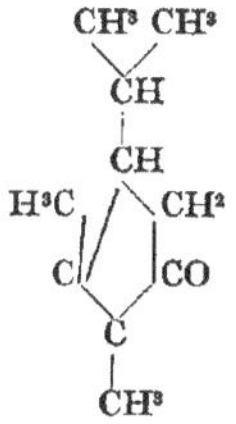   Isothuyone

Elle donne des produits d'addition ou de condensation avec le bisulfite de soude, l'aldéhyde benzylique, l'aldéhyde anisique, le pipéronal, etc., etc.; la benzylidènethuyone, possédant la formule :

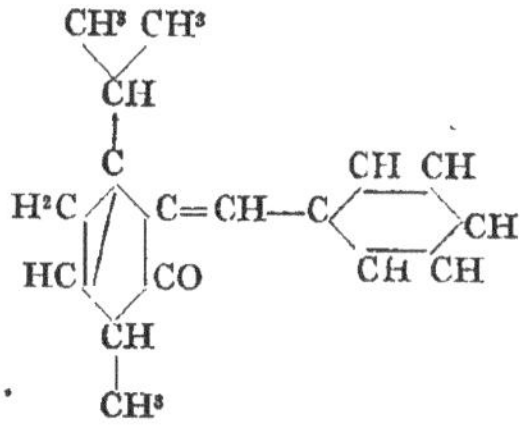

Le brome la transforme en tribrom-thuyone, fusible à 121°, de formule :

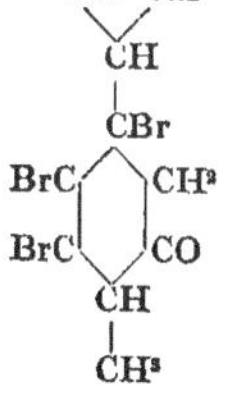

Oxydée par du permanganate de potasse, la thuyone donne de la thuyacétone, car :

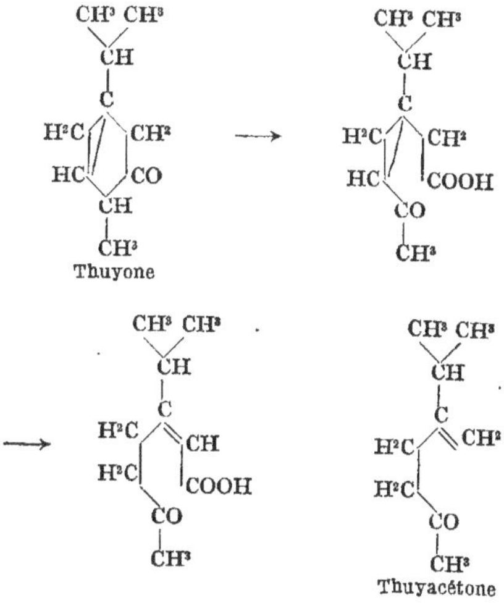

Thuyone

Thuyacétone

Usage thérapeutique de l'essence de sauge. — Cette essence se prescrit, à doses de 2 à 3 gouttes plusieurs fois par jour, comme carminatif, comme stimulant de l'estomac et comme tonique, mais il faut l'ordonner avec prudence, car elle peut provoquer, à fortes doses, de la gastro-entérite et de la néphrite.

Usage thérapeutique des feuilles de sauge. — Ces feuilles se prescrivent sous la forme d'infusions ou sous celle de décoctions, à doses de 10 à 15 grammes sur 200 grammes d'eau (dont à prendre toutes les deux heures une cuillerée à soupe) comme tonique de l'estomac, comme carminatif et comme astringent contre les catarrhes chroniques, la diarrhée, etc, puis sous celle de gargarismes comme antiseptique contre les angines, les aphtes, surtout si elles ont été additionnées d'alun ou de borax. Ordonnées à doses très élevées, ces feuilles provoquent des attaques convulsives très violentes et de la gastro-entérite.

Pharmacie galénique. — Elles servent à préparer l'Aqua Salviæ, l'Aqua aromatica, l'Aqua Vulneraria spirituosa, l'Acetum aromaticum, etc.

Historique. — Cette plante, préconisée par les druides, fut chantée par les Anciens, qui lui donnèrent son nom de Salvia, provenant du latin Salvere : être en santé, ou Salvare : sauver. Charlemagne prescrivait de la planter dans les jardins potagers, aussi le cloître de Saint-Gall était-il réputé pour ses cultures de sauge ; c'était alors la plante miraculeuse, à laquelle se rapporte le vieux dicton : Cur moritur homo, cui crescit Salvia in hortis ? Elle se trouve mentionnée dans les œuvres de Platearius, mais les premières mentions, se rapportant à son essence, se rencontrent dans les taxes de recepture de Worms.

SEMEN SALVIÆ, GRAINE DE CHIA, DE SALVIA HISPANICA, L.

Cette plante herbacée, originaire de l'Amérique, livre au droguier ses graines non officinales, qui, très petites, de 2 millimètres de diamètre, à saveur mucilagineuse, à surface externe, lisse, vernissée, se prescrivent parfois, de par leur teneur en mucilage, comme émollient, puis pour préparer des boissons rafraîchissantes, très recherchées des Mexicains. Il en est de même des graines de *Salvia columbaria*, Benth, de *Salvia urticaefolia* L., plantes originaires elles aussi de l'Amérique.

FOLIUM et OLEUM MELISSÆ, FEUILLE ET ESSENCE DE MELISSE OU DE CITRONNELLE, DE MELISSA OFFICINALIS, L.

Origine botanique. — Cette plante, atteignant parfois un mètre de haut, à tiges ramifiées, quadrangulaires, porte des feuilles longuement pétiolées, à limbe entier, membraneux, de 5 à 8 centimètres de long sur 5 centimètres de large, dentelé sur ses bords, ovoïde, cordé à sa base ; à face supérieure vert foncé, gaufrée, à face inférieure gris verdâtre, pubescente ; il est parcouru par une nervure médiane, prononcée, et par des nervures secondaires en saillie sur sa face inférieure. Ses fleurs sont constituées, ainsi que ses fruits ou tétraachaines, sur le type habituel de ceux de cette famille.

Origine géographique. — Fleurissant de juin en juillet, voire même selon les contrées en septembre, elle croît à l'état sauvage dans toute l'Europe méridionale et centrale, jusqu'en Norvège et en Asie Mineure, d'où elle est originaire, puis en Crimée, en Perse, au Turkestan et dans l'Afrique septentrionale.

Pathologie. — La *Puccinia Menthae* et les larves de divers *Cassidors* la détériorent.

Culture. — Cultivée dans toute l'Europe méridionale et en Allemagne, à Cölleda, cette plante exige des terrains ensoleillés, riches en humus, des climats chauds. Elle se reproduit soit par ensemencement, soit à l'aide de ses racines, dans des champs, qui doivent être régulièrement sarclés.

Récolte. — Fauchée, puis mondée de ses grosses tiges, elle livre au droguier ses feuilles, qui doivent être desséchées à l'air et à l'ombre.

Description de la drogue. — Ces feuilles, grandes, ovales, ordinairement cordées à leurs bases, à sommet obtus, possèdent un limbe entier, grossièrement denté, et crénelé sur ses bords, à surface gaufrée, un peu pubescente en dessous, d'odeur spéciale, aromatique, citronnée, à saveur chaude, aromatique, légèrement amère.

Examen microscopique. — Examinée sur une coupe transversale, cette feuille est constituée par un épiderme à cellules sinueuses, portant, quant à celles de l'épiderme inférieur, de nombreux stomates accompagnés de deux cellules annexes ; des poils glanduleux et des poils tecteurs, unicellulaires, sur le limbe, mais pluricellulaires sur ses nervures ; son tissu en palissade se rencontre en dessus de son mésophylle, qui n'a rien de particulier au point de vue anatomique.

Analyse chimique. — Ces feuilles renferment un principe amer, du tanin, des matières résineuses et pectiques, outre de 0,3 à 0,4 p. 100 d'essence.

Description de l'essence de mélisse. — Cette essence se présente sous la forme d'un liquide jaune pâle ou incolore, d'odeur citronnée, à saveur rafraîchissante, citronnée, agréable, d'un poids spécifique de 0,894 à 0,924, à pouvoir rotatoire, dextrogyre, de + 0°3′ à + 1°3′, soluble dans l'alcool, l'éther, le chloroforme, les huiles grasses et essentielles. Elle se colore en violet, puis en bleu et en vert, par addition d'acide chlorhydrique renfermant une trace de vanilline. On la falsifie parfois en l'additionnant d'essence d'*Andropogon Schœnanthus*.

Analyse chimique. — Elle est constituée par un mélange de citral, de citronellal, de pinène et de dipentène.

Usage thérapeutique. — La mélisse se prescrit, à doses de 10 à 15 grammes sur 200 grammes d'eau, sous la forme de décoctions ou sous celle d'infusions, comme carminatif, comme stomachique et comme stimulant de l'estomac, puis comme sédatif, et extérieurement comme vulnéraire, dans la préparation des bains aromatiques.

Pharmacie galénique. — Elle sert à préparer l'*Aqua Melissae*, le *Spiritus Melissae compositus*, etc.

Action physiologique. — Ordonnée à doses trop élevées, elle provoque, ainsi que son essence, une exagération de la sensibilité, puis une période d'hypnose, pendant laquelle tout le corps est violemment agité, outre de la néphrite et des convulsions.

Historique. — Son nom de mélisse lui provient du mot miel, tandis que les Romains la dénommaient *Apiastrum*. Très appréciée des Anciens, cette plante est mentionnée dans le calendrier d'Harib, puis en 1521, dans les registres pharmaceutiques de Braunschweig, et en 1570 dans le *Dispensatorium Viennensis*, qui fait aussi mention de l'eau de Mélisse.

Elle servait à préparer l'absinthe commerciale, prohibée actuellement par tous les gouvernements soucieux de l'hygiène publique.

HERBA ET OLEUM THYMI, HERBE ET ESSENCE DE THYM, DE THYMUS VULGARIS, L.

Origine botanique. — Cette plante, à racines minces, profondes, à tiges ligneuses, ramifiées, porte de nombreuses feuilles opposées, décussées, sessiles ou courtement pétiolées, à limbe entier, petit, lancéolé, d'un à deux centimètres de long sur 0 cm. 2 à 0 cm. 3 de large, à bords révolutés en dessous, à face inférieure, tomenteuse, qui porte de nombreux poils tecteurs, verruqueux, articulés, uni, bi, tricellulaires et de nombreuses glandes sécrétrices. Ses fleurs, disposées en cymes bipares, à l'aisselle de bractées, formant de faux verticilles, sont constituées sur le type habituel de celles des Labiées. Son fruit est un tétraachaine, entouré à sa base par les restes persistants du calice.

Origine géographique. — Fleurissant de mai en juin, elle croît à l'état sauvage dans toute l'Europe centrale et méridionale, en Asie et dans l'Amérique du Nord, mais on la cultive en Espagne, au Portugal, en Provence, en Italie, en Grèce, en Suisse, en Allemagne, en Angleterre et dans le Caucase, soit en champs, soit dans les jardins potagers, car elle exige des climats tempérés et des sols sablonneux, secs.

Récolte. — Fauchée à l'époque de sa floraison, mondée de ses grosses tiges, cette plante, desséchée à l'air et à l'ombre, est ensuite sectionnée sous la forme de menus fragments, qui doivent être conservés dans des boîtes en fer-blanc, à l'abri de l'air et de l'humidité.

Description de la drogue. — Cette plante entière, ci-dessus décrite, possède une odeur spéciale, aromatique, une saveur chaude, aromatique, légèrement âcre.

Examen microscopique. — Sa feuille, examinée sur une coupe transversale, ne possède pas de caractères distinctifs très apparents, à l'exception de ses glandes sécrétrices, tantôt unicellulaires, sessiles, tantôt pédicellées et octocellulaires, qui sont logées dans les dépressions de son limbe, puis des poils tecteurs uni, bi, tri-cellulaires verruqueux et articulés. Notons que son système libéro-ligneux est représenté par un cordon arqué, recouvert inférieurement par un liber mou et par un péricycle, dont les cellules possèdent des parois épaissies, cellulosiques.

Analyse chimique. — Cette drogue renferme un principe amer, du thymol, de 0,4 à 2,5 p. 100 d'essence, du tanin, outre des matières résineuses et pectiques.

Description de l'essence. — Provenant principalement du sud de la France et de l'Espagne, cette essence se présente sous la forme d'un liquide incolore, limpide, neutre, devenant légèrement jaunâtre et acide à l'air, à pouvoir rotatoire, faiblement lévogyre, d'un poids spécifique de 0,905 à 0,93, d'odeur aromatique, agréable, spéciale, à saveur aromatique, chaude, camphrée. Elle est très soluble dans l'éther, l'alcool, l'acide acétique, les huiles grasses et essentielles, mais à peu près insoluble dans l'eau.

Falsifications de cette essence. — Souvent falsifiée, elle doit répondre aux exigences suivantes : 0 cmc. 4 d'essence additionnés d'un mélange de 3 cmc. 5 d'alcool et de 0 cmc. 5 d'eau, doivent rester limpides, cas contraire, falsifications par addition d'essence de térébenthine, celle-ci provoquant, par addition d'iode, de petites explosions, que ne donne pas l'essence de thym. Agitée avec de l'eau, cette essence doit donner un filtrat ne se colorant pas en bleu par addition de perchlorure de fer, cas contraire falsifications par addition de phénols ou d'acide salicylique ; agitée avec un mélange de soude caustique et d'eau, elle ne doit pas lui abandonner plus d'un cinquième de son volume en substances solubles dans ce dissolvant, cas contraire, alcool.

Analyse chimique. — Elle est constituée par un mélange de 20 à 26 p. 100 de thymol, de carvacrol, de bornéol, de linalol, de cymol, de cymène, de pinène, de dipentène et d'acétate de bornyle.

Le THYMOL, $C^{10}H^{14}O$, se prépare en agitant, à une douce température, parties égales d'essence de thym et de soude caustique, que l'on additionne de 2 à 3 volumes d'eau bouillante, afin de précipiter les hydrocarbures, qui accompagnent toujours le thymolate de soude ainsi formé. On sépare celui-ci par décantation, puis on le décompose, en présence d'éther, par addition d'acide chlorhydrique. Cette solution éthérée, décantée, soumise à la distillation fractionnée, abandonne son thymol, que l'on purifie en le soumettant à la cristallisation spontanée.

On peut aussi le préparer de la même manière à l'aide de l'essence de *Monarda punctata* (Horsemint), plante sauvage croissant dans les lieux incultes des Etats-Unis, qui renferme 70 p. 100 de thymol dans son essence, puis en partant des essences d'*Origanum hirtum*, plante prospérant en Crète et sur les côtes de la Dalmatie (dont l'essence renferme 65 p. 100 de thymol) ; de *Mosla japonica*, plante japonaise, qui en renferme autant que celle d'Ajowan.

DESCRIPTION DU THYMOL. — Il se présente sous la forme de gros cristaux hexagonaux, incolores, d'un poids spécifique de 1,028, entrant en fusion à 50° et en ébullition à 230°, qui se volatilisent déjà vers 100°. Facilement entraînable aux vapeurs d'eau, il est très peu soluble dans l'eau, mais très soluble dans l'éther, l'alcool, le chloroforme, le sulfure de carbone, l'essence de pétrole, les huiles fixes, la lessive de soude. Son odeur aromatique rappelle celle du thym. sa saveur chaude est aromatique, brûlante.

RÉACTIONS. — Une solution alcoolique de thymol, à réaction neutre, ne doit pas se colorer par addition de perchlorure de fer, cas contraire, phénol, mais elle doit se troubler, puis se précipiter, en un dépôt cristallin, blanc, par addition d'eau de brome, (tribromthymol). Un petit cristal de thymol, dissous dans de l'acide acétique, donne une solution qui, additionnée d'acide sulfurique, forme, à la ligne de contact des deux liquides, un anneau bleu verdâtre, mais, agité, ce liquide prend cette même coloration. Un petit fragment de thymol, chauffé avec quelques gouttes de chloroforme et de potasse caustique, se colore en rouge carmin. tandis que, projeté dans un récipient rempli d'eau, il tombe premièrement au fond de son vase, pour remonter ensuite à la surface de ce liquide. Le thymol se dissout avec une coloration jaune dans l'acide sulfurique froid ; jaune orange dans ce réactif chaud, car il se transforme alors en acide thymolosulfonique. Se liquéfiant, lorsqu'on le mélange à du camphre, à du menthol, à du chloral, etc., le thymol donne une solution rouge violacé, lorsqu'on le chauffe, en présence d'un peu de glucose, avec de l'acide sulfurique.

La constitution de sa formule est la suivante :

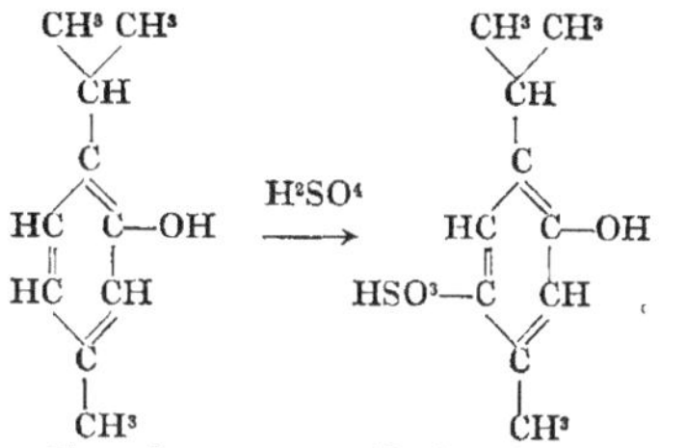

$$
\text{Thymol} \quad \xrightarrow{H^2SO^4} \quad \text{Acide thymolosulfonique}
$$

```
      CH³ CH³                          CH³ CH³
        \ /                              \ /
         CH                               CH
         |                                |
         C                                C
        // \                             // \
   HC    C—OH                    HC       C—OH
   ||    |                       ||       |
   HC    CH                 HSO³—C        CH
        \ //                     \       //
         C                        C
         |                        |
        CH³                      CH³
      Thymol              Acide thymolosulfonique
```

Le thymol, réduit par du pentasulfure de phosphore, se transforme en cymol. mais réduit, en présence de nickel, par de l'hydrogène à l'état naissant, il donne de l'hexahydrothymol. Les halogènes donnent, avec le thymol, des produits d'addition tels que l'aristol (voir notre *Traité de Chimie médico-pharmaceutique et toxicologique*, Doin, éd., Paris. 1917), qui possède, quant à sa formule, la constitution suivante :

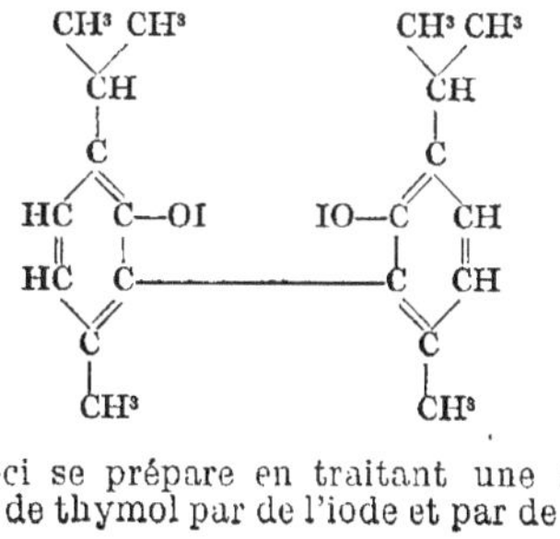

```
      CH³ CH³                      CH³ CH³
        \ /                          \ /
         CH                           CH
         |                            |
         C                            C
        // \                         / \\
   HC    C—OI              IO—C       CH
   ||    |                    |       ||
   HC    C————————————————————C       CH
        \ //                        \ //
         C                           C
         |                           |
        CH³                         CH³
```

Celui-ci se prépare en traitant une solution alcaline de thymol par de l'iode et par de l'iodure potassique. Traité par de l'acide sulfurique froid, le thymol donne l'acide thymolosulfonique, fusible à 91°, qui, oxydé, se transforme en thymoquinone, qui peut être réduite par l'acide sulfureux en thymohydroquinone, de formule :

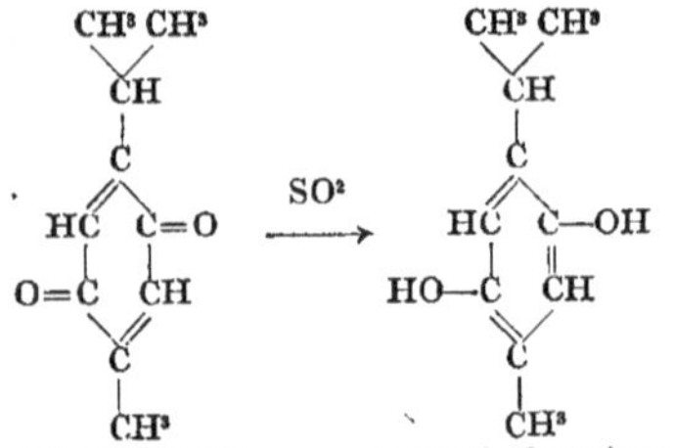

$$SO_2$$

Thymoquinone ⟶ Thymohydroquinone

Le thymol, traité sous pression réduite, en présence d'hydrate sodique, par du tétrachlorure de carbone, se transforme en acide para-thymotique, fusible à 157°, mais traité en présence de sodium, par de l'acide carbonique, il se transforme en acide ortho-thymotique, fusible à 123° de formules :

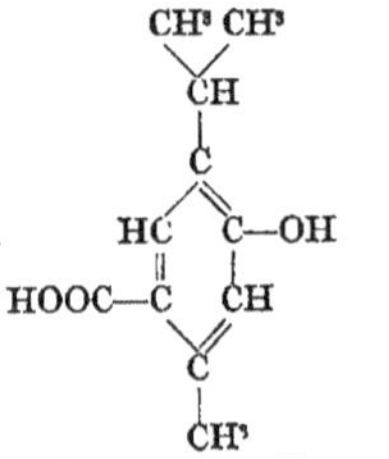

Acide para-thymotique

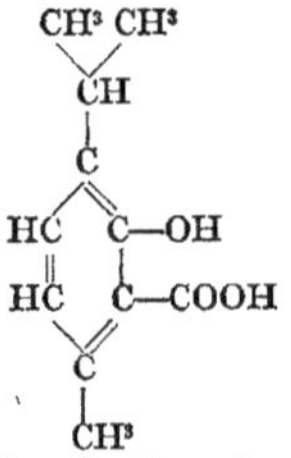

Acide ortho-thymotique

On le prépare synthétiquement comme suit (B. 15, p. 166) :

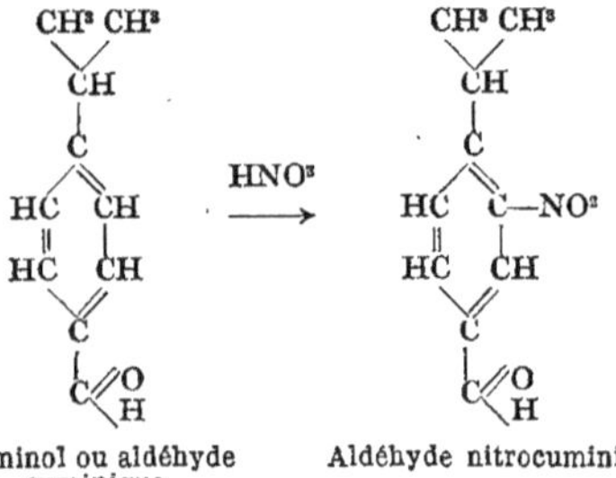

$$HNO_3$$

Cuminol ou aldéhyde cuminique ⟶ Aldéhyde nitrocuminique

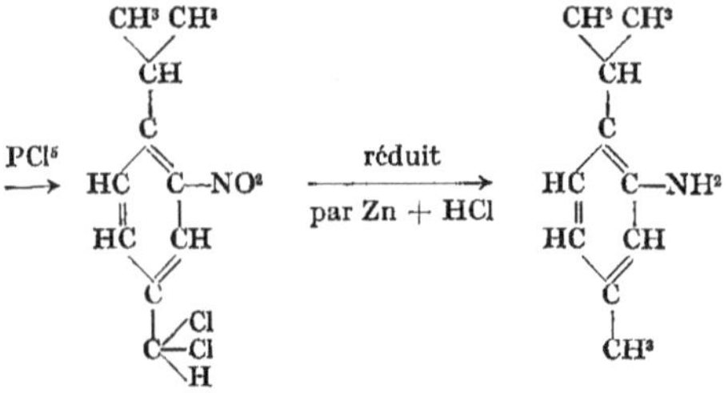

$$PCl_5 \quad\longrightarrow\quad \text{réduit par } Zn + HCl \longrightarrow$$

Chlorure d'Isopropylnitro-benzylique

Cymidine

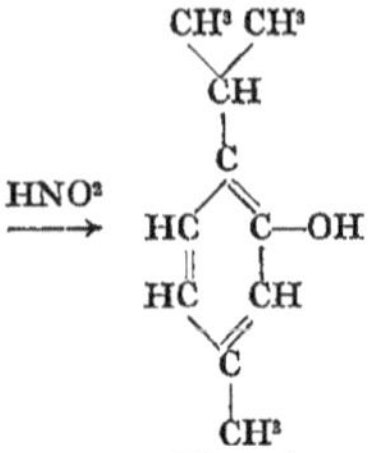

$$HNO_3$$

Thymol

On le prépare aussi synthétiquement (B. A., 125.097), dans la technique, en partant du 2-bromcymol. Celui-ci se transforme en acide 2-brom-3-ou 5-sulfo-cymolique par addition d'acide sulfurique fumant ; mais cet acide sulfoné, chauffé en présence de poudre de zinc avec de l'ammoniaque, donne des zincates et de l'acide sulfocymolique, qui, fondu avec de la potasse, se transforme, selon cette équation, en thymol.

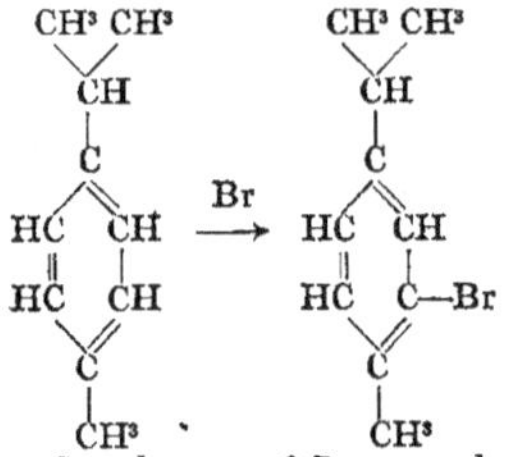

$$Br$$

Cymol ⟶ 2-Bromcymol

$$H_2SO_4 \quad\longrightarrow\quad \text{chauffé avec } Zn + NH_3 \longrightarrow$$

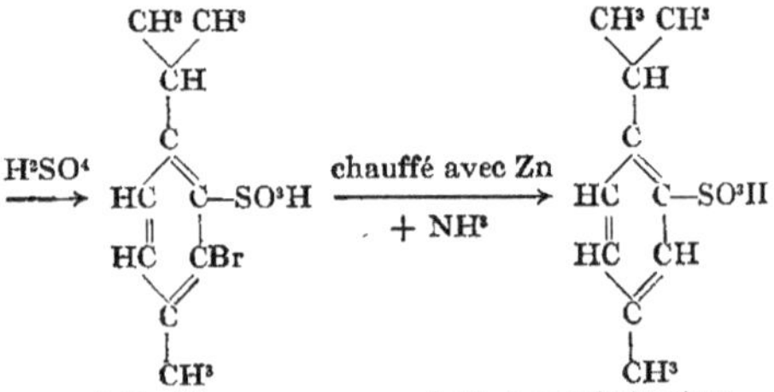

Acide 2-brom-3-cymolsulfonique

Acide 3-cymolsulfonique

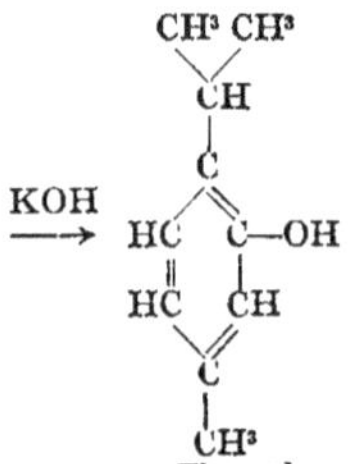

$$KOH$$

Thymol

Usage thérapeutique du thymol. — Le thymol se prescrit, à doses de 0 gr. 2 à 0 gr. 5 plusieurs fois par jour, sous la forme de poudres, de solutions ou d'émulsions comme antiseptique interne, et comme spécifique contre les pleurésies, les catarrhes chroniques des bronches, puis extérieurement sous celle d'inhalations ou de fumigations, voire même de pommades, comme désinfectant.

PHARMACIE GALÉNIQUE DU THYMOL. — Il rentre dans la préparation des eaux dentifrices, des eaux de toilette, puis dans celle de l'aristol, etc., dérivés décrits dans notre *Traité de Chimie médico-pharmaceutique et toxicologique*.

ACTION PHYSIOLOGIQUE. — Facilement résorbé par l'organisme, il en est éliminé par les reins et par les voies respiratoires, dans le premier cas, sous la forme d'acide thymologlucuronique ou sous celle de sulfate de thymolhydroquinone. Ordonné à doses trop élevées, il agit comme un irritant, voire même comme un caustique sur les muqueuses, en provoquant de la gastralgie, des nausées, de la diarrhée, puis des bourdonnements d'oreilles, une respiration ralentie, un pouls accéléré, puis ralenti, avec abaissement de la température et de la circulation sanguine, puis le coma. En ce cas, il y a forte congestion pulmonaire et rénale, hépatisation pulmonaire, dégénérescence graisseuse du foie et albuminurie.

Le CYMOL CYMÈNE, $C^{10}H^{14}$, se présente sous la forme d'un liquide incolore, d'odeur très agréable, d'un poids spécifique de 0,860. à indice de réfraction de 1,48456, entrant en ébullition à 175°, très soluble dans l'alcool, l'éther, le chloroforme, les huiles grasses et essentielles. Il possède, quant à sa formule, la constitution suivante :

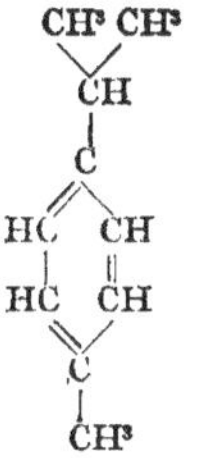

Les halogènes se combinent facilement au cymol tandis que l'acide sulfurique le transforme en acide sulfo-cymolique, qui lui-même donne de l'acide téréphtalique, si on l'oxyde par de l'acide chromique; le cymol se transformant dans l'organisme, par oxydation, en acide cuminique :

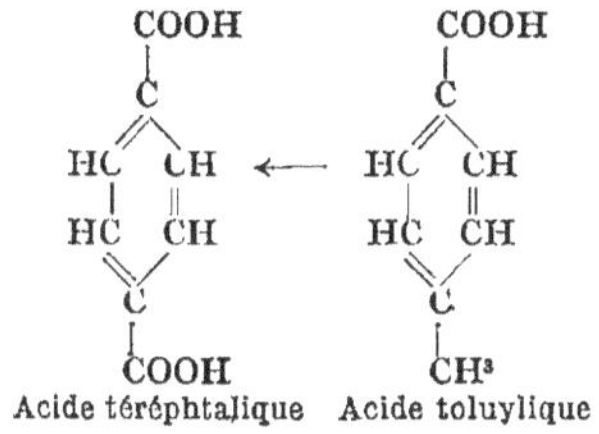

Acide téréphtalique   Acide toluylique

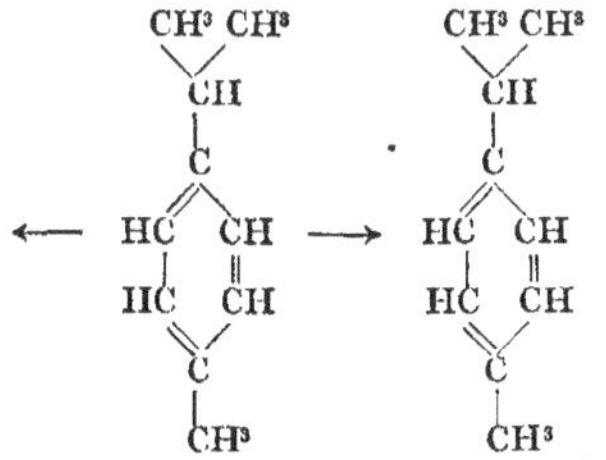

Cymol   Acide cuminique

On le prépare synthétiquement (B. 28, p. 2134) en partant du citral ou en partant du camphre, car :

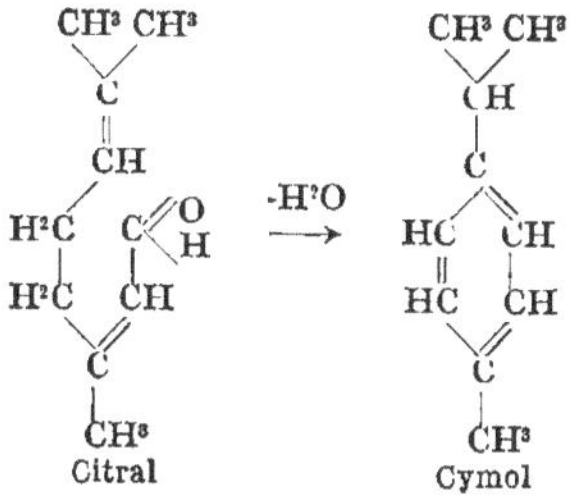

Citral   Cymol

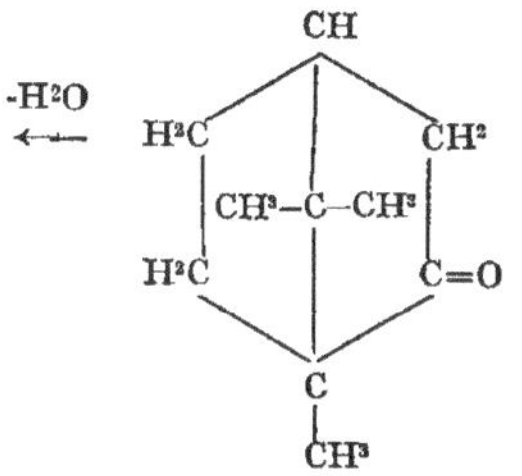

Camphre

Usage thérapeutique du thym et de son essence. — Le thym se prescrit, à doses de 5 à 10 grammes sur 200 grammes d'eau, sous la forme de décoctions ou sous celle d'infusions, voire même, à doses de 0 gr. 5 à 1 gramme, plusieurs fois par jour, sous celle de poudres, comme stomachique, comme diaphorétique et comme antispasmodique, particulièrement comme spécifique contre la coqueluche.

Son essence se prescrit, à doses de 2 à 3 gouttes plusieurs fois par jour, comme édulcorant, comme désinfectant du canal intestinal, puis comme antispasmodique, mais elle possède, à des doses beaucoup plus élevées, les mêmes propriétés physiologiques que le thymol.

Pharmacie galénique. — Le thym rentre dans la préparation des Species Aromaticæ, des bains aromatiques, tandis que son essence sert à préparer la Mixtura Oleosa balsamica, le Linimentum Saponatum camphoratum, etc.

Historique. — Dioscoride, Théophraste, Pline, Columelle, etc., prescrivaient déjà le thym, qu'ils différenciaient du serpollet ; Apicius Cælius ordonnait l'emploi de cette drogue comme condiment culinaire. La médecine populaire la fait rentrer dans le groupe des drogues dites abortives. Elle était aussi très en vogue chez les anciens Carthaginois, dans l'art de l'embaumement, comme je suis parvenu à le démontrer (Dr L. Reutter de Rosemont, *Comment nos Pères se soignaient, se parfumaient et conservaient leurs corps*, Georg, Genève, Doin, Paris, éd., vendu sous le haut patronage de M. Poincaré et sous les auspices de la Croix-Rouge de France, en faveur de nos Héros, les grands blessés) ; mais on le prescrivait aussi sous le nom d'*O Aam* dans la thérapeutique des anciens Egyptiens, voir le papyrus d'Ebber. Il est, par contre, curieux de constater que les livres scientifiques du moyen âge et les Capitulaires de Charlemagne n'en fassent pas mention. Son essence fut découverte en 1725 par Neumann.

16

HERBA ET OLEUM SERPYLLI, HERBE ET ESSENCE DE SERPOLET, DE THYMUS SERPYLLUM, L.

Origine botanique. — Cette plante, à tiges ramifiées, quadrangulaires, velues, porte de petites feuilles opposées, décussées, courtement pétiolées, à limbe entier, lancéolé, longuement ovoïde, d'un centimètre de long, cilié à sa base, mais parcouru, dans toute sa longueur, par une nervure médiane, prononcée, et par des nervures secondaires, à 45°.

Ses fleurs blanches, purpurines, disposées en cymes spiciformes, toujours verticillées par deux, sont constituées sur le type habituel de celles des Labiées, mais ses grandes fleurs sont, comme celles du thym, toujours hermaphrodites, à l'encontre des petites, qui sont femelles. Son fruit est un tétraachaine.

Origine géographique. — Fleurissant de juin en septembre, elle croît à l'état sauvage dans les lieux sablonneux et secs de toute l'Europe centrale et méridionale, puis dans le sud de l'Amérique du Nord, le nord de l'Afrique ; on la cultive principalement dans la région méditerranéenne.

Pathologie. — La *Peronospora Lamii* et la *Puccinia stipae*, etc., se développent sur ses tiges ainsi que sur celles du thym.

Récolte. — Cette plante, fauchée à l'époque de sa floraison, desséchée à l'air et à l'ombre, mondée de ses grosses tiges, est livrée soit entière, soit sous la forme de fragments, au droguier.

Description de la drogue. — Les parties aériennes de cette plante, à l'exception de ses grosses tiges, se rencontrent dans notre droguier ; elles possèdent une odeur spéciale, aromatique, légèrement camphrée, une saveur aromatique, chaude, un peu âcre.

Examen microscopique. — Examinée sur une coupe transversale, sa feuille porte sur ses deux épidermes des poils tecteurs, articulés ou verruqueux, plus longs que ceux des feuilles du thym ; puis des poils glanduleux, uni- ou pluricellulaires, sessiles ou pédicellés, renfermant de l'essence. En dessous de l'épiderme supérieur, se rencontrent le tissu en palissade et le mésophylle sans caractères distinctifs importants.

Analyse chimique. — Cette drogue renferme un principe amer, du tanin, de 0,15 à 0,6 p. 100 d'essence, outre des matières résineuses et pectiques.

Essence de Serpolet. — Celle-ci se présente sous la forme d'un liquide oléagineux, mobile, incolore ou légèrement jaunâtre, lévogyre, entrant en ébullition entre 180° et 350°, d'un poids spécifique de 0,905 à 0,92, d'odeur aromatique, camphrée, à saveur aromatique, chaude, rafraîchissante, soluble dans l'alcool, l'éther, le sulfure de carbone, les huiles, les essences, etc.

Elle renferme du thymol, du cymol, du carvacrol, du pinène, du dipentène et des traces de terpène.

Le Carvacrol ou Oxycymol, ou Cymophénol, $C^{10}H^{14}O$, se présente sous la forme d'un liquide oléagineux, incolore, se solidifiant à — 20°, mais entrant en ébullition entre 236° et 238°, d'un poids spécifique de 0,981, soluble dans l'alcool, l'éther, le chloroforme, etc. Il possède, quant à sa formule, la constitution suivante :

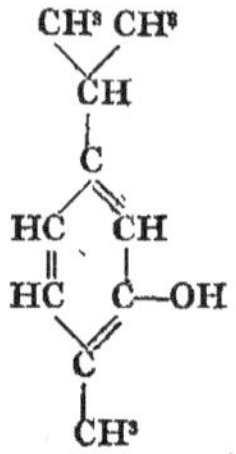

$$\text{Carvacrol : } C^{10}H^{14}O$$

Les halogènes donnent avec le carvacrol des produits d'addition, tandis que, réduit par du pentasulfure de phosphore, il se transforme en cymol ; traité, en présence de nickel, par de l'hydrogène naissant, il se transforme en hexahydrocarvacrol. Oxydé par de l'acide chromique, le carvacrol donne de la thymoquinone, mais, chauffé avec de la potasse caustique, il se transforme en acide isooxycuminique :

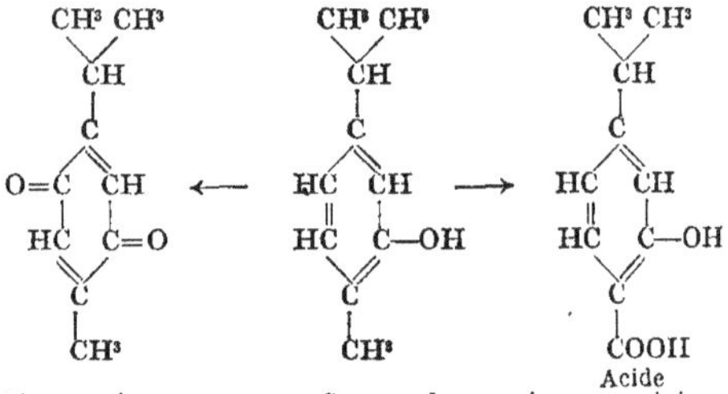

Thymoquinone — Carvacrol — Acide isooxycuminique

On le prépare synthétiquement en chauffant le carvol avec la dixième partie de son poids d'acide phosphorique, ou en chauffant pendant un certain temps cinq parties de camphre avec une partie d'iode, car :

$$C^{10}H^{16}O + I^2 = C^{10}H^{14}O + 2HI$$

Usage thérapeutique. — Le serpolet se prescrit, à doses de 5 à 10 grammes sur 200 grammes d'eau, sous la forme de décoctions ou sous celle d'infusions, comme stomachique et comme antispasmodique ; son essence étant parfois ordonnée en lieu et place de celle du thym.

Pharmacie galénique. — Cette drogue sert à préparer les Species Aromaticæ, le Spiritus Serpylli et des bains aromatiques.

Historique. — Le nom de thym signifie, force, vigueur et celui de Serpillus, celui qui rampe. Théophraste nous apprend que le serpolet croissait à l'état sauvage en Thrace et sur le Mont Hymète, aussi le différenciait-on déjà du thym.

HERBA DRACOCEPHALI, MÉLISSE DE MOLDAVIE, DE DRACOCEPHALUM MOLDAVICUM, L.

Les parties aériennes de cette plante herbacée, originaire de la Silésie et de la Moldavie, possèdent une odeur agréable, aromatique, rappelant celle de la mélisse. Elles se prescrivent parfois, quoique non officinales, comme vulnéraire dans la médecine populaire.

FLOS ET OLEUM MONARDÆ, FLEUR DE MONARDE, DE MONARDA PUNCTATA, L.

Originaire de l'Europe méridionale, mais fréquemment cultivée dans l'Amérique du Nord, cette plante livre au droguier ses fleurs, à corolle bilabiée, réunies en faux verticilles solitaires ou terminaux, qui sont toujours accompagnés de grandes bractées colorées en rouge ou en jaune. Non officinales, elles se prescrivent parfois sous la forme d'infusions, comme spécifique contre les rhumatismes, la goutte, la diarrhée ; mais soumises à la distillation aux vapeurs d'eau, elles livrent une essence, qui se présente sous la forme d'un liquide incolore, d'odeur aromatique, d'un poids spécifique de 0,943, soluble dans l'éther, l'éther de pétrole, l'alcool, le chloroforme, les huile grasses et essentielles.

Elle est constituée par un mélange de carvacrol, d'hydrothymoquinone, de citral, de cymène, etc. Il en est de même de l'essence provenant de la plante *Monarda didyma*, qui livre aux paysans du canton de Berne la *Goldmelisse*, celle-ci renfermant 0,003 p. 100 d'essence, qui ne contient ni thymol, ni carvacrol.

OLEUM MONARDÆ FISTULOSÆ, ESSENCE DE WILD BERGAMOT, DE MONARDA FISTULOSA. L.

Originaire de l'Amérique du Nord, cette petite plante herbacée livre au droguier ses parties aériennes, fleuries, non officinales, qui, soumises à la distillation aux vapeurs d'eau, donnent une essence incolore, d'odeur spéciale, d'un poids spécifique de 0,916, à pouvoir rotatoire lévogyre, soluble dans l'éther, le chloroforme, l'alcool, etc.

Elle est constituée par un mélange de thymoquinone, de thymohydroquinone, de carvacrol et de thymol, à l'encontre de l'essence de *Monarda citriodora*, qui renferme du thymol, du carvacrol, de la thymohydroquinone, du cymol et des traces de citral.

La THYMOQUINONE, $C^{10}H^{12}O^2$, se rencontrant aussi dans l'essence de la plante *Callitris quadrivalvis*, se présente sous la forme de paillettes jaunes, prismatiques, fusibles à 48°, entrant en ébullition à 232°, très peu solubles dans l'eau, mais très solubles dans l'alcool, l'éther. Elle possède, quant à sa formule, la constitution suivante :

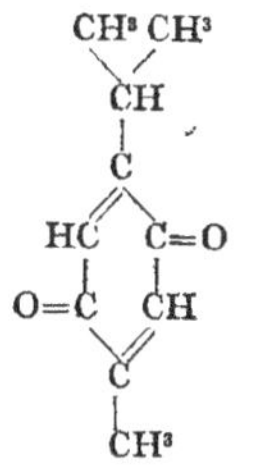

OLEUM PERILLÆ, DE PERILLA NANKINENSIS, D. C., seu OCIMUM CRISPUM, Thumb.

Originaire du Japon, cette plante herbacée livre à l'alimentation ses feuilles, qui y sont utilisées comme légume et comme épice, car, soumises à la distillation aux vapeurs d'eau, elles donnent, ainsi que les fleurs de cette plante, une essence jaune pâle ou jaune verdâtre, d'un poids spécifique de 0,9265, à pouvoir rotatoire, lévogyre, de — 90°, soluble dans l'alcool, l'éther, le chloroforme, les huiles grasses et essentielles.

Elle renferme de l'ALDÉHYDE DIHYDROCUMINIQUE, $C^{10}H^{14}O$, entrant en ébullition à 104°, sous une pression de 10 millimètres, de l'ALDÉHYDE PÉRILLIQUE, qui, réduit, se transforme en alcool périllique, dont l'odeur rappelle celle des roses ; cette aldéhyde possède, quant à sa formule, la constitution suivante :

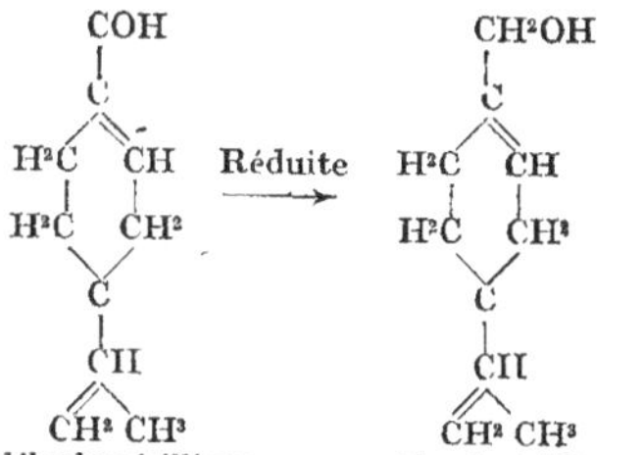

Aldéhyde périllique → Réduite → Alcool périllique

Isolée par du bisulfite de soude, cette aldéhyde se présente sous la forme d'un liquide incolore, d'un poids spécifique de 0,965, à pouvoir rotatoire, lévogyre, de —135° à —146°, entrant en ébullition à 237° ou entre 99° et 104°, sous une pression de 9 millimètres, soluble dans tous les dissolvants organiques usuels, son oxime fondant à 142°, sa phénylhydrazone à 107°.

L'ALCOOL PÉRILLIQUE, $C^{10}H^{16}O$, se présente sous la forme d'un liquide incolore, d'odeur spéciale, agréable, d'un poids spécifique de 0,964, à indice de réfraction de 1,499, à pouvoir rotatoire, lévogyre, de — 68°, entrant en ébullition à 119° sous une pression de 11 millimètres, soluble dans l'alcool, l'éther, le chloroforme, l'acétone, l'éther de pétrole, le sulfure de carbone, le benzène, le toluène, etc., qui, oxydé, livre de l'aldéhyde périllique.

Le PÉRILLÈNE, $C^{10}H^{16}$, se présente sous la forme d'un liquide incolore d'un poids spécifique de 0,9017, à pouvoir rotatoire nul, à indice de réfraction de 1,47058, entrant en ébullition à 183°, soluble dans tous les dissolvants organiques usuels, qui se colore, en solution acétique, en rouge par addition d'acide sulfurique.

Cette substance renferme en outre du MYRTÉNAL, qui se combinant facilement au sulfite neutre de soude, entre en ébullition, sous une pression de 11 millimètres, entre 89 et 92° ; il possède, quant à sa formule, la constitution suivante :

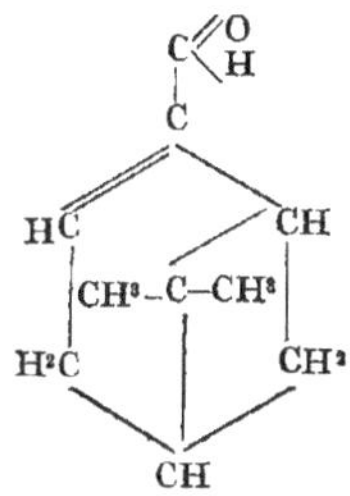

Myrténal

FOLIUM ET OLEUM MENTHÆ, FEUILLE ET ESSENCE DE MENTHE, DE MENTHA PIPERITA, L.

Origine botanique. — Cette plante vivace, à racines épaisses, à stolons traçants, porte une tige quadrangulaire, atteignant un mètre de haut, et des feuilles opposées, pétiolées, de 4 à 7 centimètres de long sur 2 à 3 centimètres de large, à limbe entier, lancéolé ou longuement ovoïde, pointu au sommet, inégalement dentelé et serreté en scie sur ses bords, à surface supérieure verte, plus foncée sur sa face inférieure, qui porte de nombreux stomates accompagnés de deux cellules annexes. Ses fleurs, de couleur lilas, disposées en faux verticilles de glomérules, possèdent un calice campanulé ou tubuleux, à 4 sépales, une corolle tubuleuse, à 4 pétales plus larges quant aux deux supérieurs, un androcée à 4 étamines égales, à filaments droits, glabres, et un ovaire biloculaire, subdivisé en 4 loges uni-ovulées, par de fausses cloisons. Son fruit est un tétraachaine, dont les graines non albuminées possèdent un embryon droit.

Origine géographique. — Fleurissant de mai en juillet, elle croît à l'état sauvage dans toute l'Europe centrale et méridionale, puis dans le nord de l'Afrique, mais on la cultive aussi dans nos pays, principalement en France, dans l'Yonne (à Genevilliers), en Suisse, en Allemagne (à Colleda et à Erfurt), puis en Angleterre, dans les comtés de Surrey, d'Histchin et du Mitcham, puis au Japon et dans l'Amérique du Nord, dans le Michigan, l'Ohio et à l'ouest de New-York.

Pathologie. — La *Phyllosticta decidua* nuit beaucoup à la culture de cette plante, que l'on protège en injectant ses plantations de solutions de sulfure de chaux, mais les larves des diverses *Chyrsomélidées* s'attaquent aussi à ses feuilles, qui subissent, en outre, les atteintes de la *Puccinia Menthae*.

Culture. — Cette plante se reproduit en repiquant en mars ses champs, à l'aide de boutures ou à l'aide de stolons, que l'on plante dans des terrains humides non marécageux, à terre légère, riche en humus, qu'on a profondément labourés, puis nivelés avec le rouleau. Atteignant son complet développement en 3 ou en 4 mois, elle exige des soins continuels, qui consistent à sarcler tous les 20 jours ses plantations, à arracher leurs mauvaises herbes, telles que l'*Erigeron canadense*, en Amérique, la *Mentha arvensis*, L., et l'*Erechtes hieracifolia*, Ra., en Angleterre, qui communiqueraient, à l'essence de menthe, une odeur particulière. Il est, en outre, nécessaire de les replanter tous les 4 ans, car ayant atteint un certain âge, ces végétaux perdent de leur pourcent en essence, puis il faut les monder de leurs inflorescences, afin de les rendre plus vivaces. Notons que trois variétés de menthe poivrée peuvent être ensemencées, ce sont l'*American Mint* ou *State Mint* de la plante de *Mentha piperita*, L., *var. alba* L., la *White Mint* de la *Mentha piperita var. officinalis*, Sale, et la *Black Mint* de la *Mentha piperita, var. vulgaris*, Sale.

Notons, que les plantations de menthe sises dans des terrains marécageux, bien irrigués, c'est-à-dire privés de leurs eaux stagnantes, peuvent être cultivées pendant 7 ans, à l'encontre de celles sises dans des terrains secs, qui doivent être retournés tous les deux ans.

Récolte. — Ces plantes, coupées de juillet en septembre, à l'aide de faucilles, puis desséchées pendant 5 à 6 jours au soleil et à l'air, fermentent : triées et mondées de leurs grosses tiges, elles sont alors vendues aux droguistes, qui doivent les conserver dans des boîtes en fer-blanc, à l'abri de l'air et de l'humidité ; leurs grosses tiges et leurs feuilles détériorées étant, par contre, soumises à la distillation aux vapeurs d'eau, afin d'obtenir leur essence.

Description de la drogue. — Les feuilles de menthe, ci-dessus décrites, de 6 centimètres de long, possèdent un limbe entier, ovale ou lancéolé, acuminé au sommet, qui est pointu, à bords inégalement dentelés en scie, mais toujours inséré sur un pétiole d'un centimètre de long. Leur odeur est aromatique, spéciale, leur saveur chaude, rafraîchissante, forte, particulière.

Examen microscopique (fig. 102). — Exa-minée sur une coupe transversale, cette feuille porte, sur ses deux épidermes, des poils glanduleux, tantôt unicellulaires, ovales et pédicellés, tantôt octocellulaires et sessiles, puis sur son épiderme inférieur, des stomates toujours accompagnés de deux cellules annexes. Ce dernier porte en outre, de nombreux poils tecteurs, coniques, articulés, à 4 ou 5 cellules superposées, unisériées, disposées en files radiales, et sur ses bords des poils tecteurs cétacés. On rencontre, en dessous de son épiderme supérieur, une assise de cellules en palissade, puis le mésophylle, qui entoure des faisceaux libéro-ligneux. Notons que les poils glanduleux de cette plante renferment des cristaux de menthol, se colorant en jaune par addition d'acide sulfurique ; ce qui les différencie des poils glanduleux des autres Labiées, qui ne contiennent pas ce produit.

Falsifications. — On confond parfois ces feuilles avec celles de la menthe crépue (*Mentha crispa*, L.) dont le limbe entier, très courtement pétiolé, est pointu à son extrémité supérieure, à

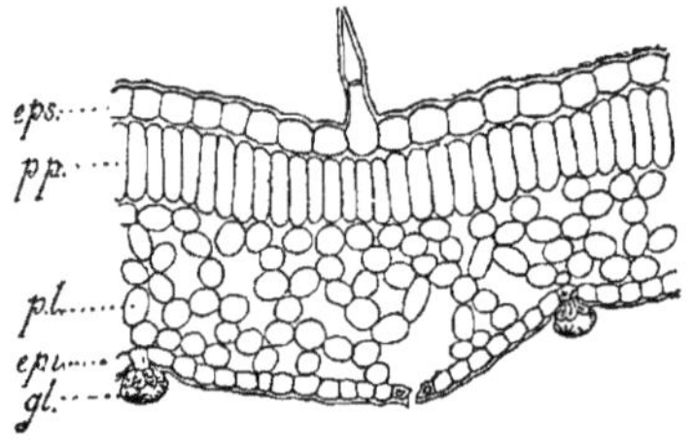

Fig. 102. — Coupe transversale d'une feuille de menthe.

bords irrégulièrement dentelés en scie. Leurs deux épidermes portent des poils glanduleux, renfermant moins de menthol, l'inférieur seul portant des poils tecteurs. Leur odeur est moins aromatique, non poivrée, leur saveur moins chaude, moins rafraîchissante. On additionne parfois aussi la menthe poivrée de feuilles de *Mentha viridis*, L., qui sont courtement pétiolées, de *Mentha silvestris*, L., qui sont sessiles et de *Mentha aquatica*, L., qui sont ovoïdes.

Analyse chimique. — Les feuilles de menthe poivrée renferment de 0,5 à 1,5 p. 100 d'essence, du sucre, du tanin, des matières résineuses, pectiques et cellulosiques, etc.

Préparation de l'essence. — Ces feuilles, soumises dans des alambics perfectionnés (dont le récipient collecteur est entouré d'une grille en fer) à la distillation aux vapeurs d'eau, livrent une essence (que l'on rectifie) et de l'eau de menthe officinale. (Ces alambics peuvent parfois contenir jusqu'à 1.000 kilogrammes de parties végétales.) Notons que la menthe âgée de deux ans est la plus riche en essence, et qu'on calcule que 400 acres de terrains, cultivés avec ce végétal, livrent en moyenne de 10.000 à 12.000 livres d'essence. Elle est particulièrement cultivée en Amérique, aux environs de Muskegon, de Moorland, de Fennville, de Pearl, de Decatur, de Mishawaka, d'Osceola et de New-York. Les cultivateurs de ces contrées fauchant ces plantes, les transportent sur les factories, où des distilleries sont établies.

Sortes commerciales. — Le commerce européen différencie l'essence de menthe, selon sa provenance, en plusieurs variétés, soit en essence de menthe : du Mitcham qui, seule officinale, sera décrite ci-dessous; d'Amérique et du Japon, livrées par des plantes sauvages, dont l'odeur et la saveur sont moins fines ; de France, provenant principalement de Grasse, dont l'arome est fort différent de l'officinale, car de par sa constitution chimique, elle se différencie aussi de celle du Mitcham, ces essences étant toutes tributaires des variations climatériques et de la conformation du sol. Ces essences se différencient les unes des autres comme suit :

ESSENCE........	MENTHOL TOTAL	MENTHOL LIBRE	MENTHÈNE	POIDS SPÉCIFIQUE	POUVOIR ROTATOIRE
Anglaise........	55 à 68 p. 100	50 à 60 p. 100	9 à 12 p. 100	0,90 à 0,91	— 22 à — 35º
Américaine	48 à 60 p. 100	40 à 55 p. 100	12 p. 100	0,90 à 0,92	— 25 à — 33º
Japonaise	70 à 91 p. 100	65 à 85 p. 100	12,6 p. 100	0,89 à 0,91	— 30 à — 41º
Chinoise	64 p. 100		12,6 p. 100	0,918	— 25 à — 35º
Française	41 à 69 p. 100	35,7 à 39 p. 100	8,9 p. 100	0,91 à 0,927	— 5 à — 35º

Notons que l'essence de menthe du Japon provient de la plante *Mentha arvensis* var. *piperascens*, Holmes, qui peut donner, selon le terrain et le climat, jusqu'à trois récoltes de feuilles de menthe par an. Cette essence du Japon renferme une cétone, dénommée MENTHÉNONE, que l'on obtient en agitant cette huile volatile avec une solution aqueuse de bisulfite sodique; celle-ci décantée, agitée plusieurs fois de suite avec de l'éther, lui abandonne ses constituants non combinés au bisulfite de soude, cette cétone étant ensuite mise en liberté, en agitant sa solution aqueuse, en présence d'éther, avec de l'acide sulfurique.

LA MENTHÉNONE, $C^{10}H^{16}O$, se présente sous la forme d'un liquide incolore, d'odeur agréable, d'un poids spécifique de 0,9343, à indice de réfraction de 1,48675, à pouvoir rotatoire, dextrogyre, entrant en ébullition entre 235º et 237º sous une pression de 752 millimètres, soluble dans l'alcool, l'éther, le chloroforme, l'éther de pétrole, les huiles grasses et essentielles. Elle donne une oxime fusible entre 107 et 109º.

Description de l'essence de menthe poivrée. — Elle se présente sous la forme d'un liquide incolore ou légèrement jaune verdâtre, d'odeur particulière, rappelant celle de la menthe, à saveur camphrée, chaude, rafraîchissante, soluble dans l'alcool, l'éther, le chloroforme, les huiles grasses et essentielles. Elle se trouble par addition d'une trop grande quantité de sulfure de carbone ou d'alcool dilué.

Réactions. — D'un poids spécifique de 0,900 à 0,91, à pouvoir rotatoire, lévogyre, de — 22 à 33º, elle dissout sans fulminer l'iode (cas contraire, addition d'essence de térébenthine), mais elle se colore en rouge violacé par addition d'acide sulfurique ou d'acide chlorhydrique, contenant de l'hydrate de chloral. Quelques gouttes d'eau de brome colorent cette essence, ainsi que ses solutions alcooliques, en violet; mais chauffée en présence de sucre, avec de l'acide chlorhydrique, cette essence se colore en bleu foncé, puis en violet. Agitée avec de l'acide nitrique, elle se colore en bleu verdâtre, mais cette coloration paraît rouge cuivre à la lumière réfléchie.

Falsifications. — On la falsifie souvent, en l'additionnant d'essences de menthe de qualités inférieures, qui ne devenant pas épaisses, ni opalescentes par addition de chlorure de soude, ne se prennent pas au froid (par addition de quelques cristaux de menthol) en une masse cristalline, de menthol.

On la falsifie aussi par addition d'alcool, que l'on peut déceler en agitant cette essence, dans un tube gradué, avec de l'eau ; le volume de celle-ci ne devant pas être augmenté. Notons encore, que l'essence de menthe du Mitcham se colore en bleu pâle, si on l'agite avec de l'acide acétique glacial, à l'encontre de l'américaine, qui, traitée de la même manière, se colore en bleu foncé, avec fluorescence rougeâtre ; la japonaise, ne se colorant ainsi qu'à la chaleur, à l'encontre de la française, qui se colore alors en vert émeraude, avec fluorescence verdâtre.

Dosage du menthol. — Il est nécessaire de toujours doser comme suit cette essence, quant à sa teneur en menthol. Chauffez à cet effet, dans un ballon muni d'un réfrigérant ascendant, 20 centimètres cubes d'essence avec 30 centimètres cubes de potasse caustique alcoolique (normale), afin de saponifier ses éthers, puis titrez-la en retour, en présence de phénolphtaléine, avec de l'acide chlorhydrique décinormal. Chaque centimètre cube de potasse caustique, ainsi utilisée, correspond à 0 gr. 156 de menthol combiné sous la forme d'éther. Lavez ensuite cette essence à grande eau, et introduisez-la dans un ballon muni d'un réfrigérant ascendant, que vous additionnez d'un volume égal d'anhydride acétique et de 2 grammes d'acétate de soude anhydre. Faites bouillir le tout pendant une heure, puis abandonnez-le au froid. Il se dépose alors une masse cristalline qui, lavée avec une solution de carbonate de soude, puis desséchée sur du chlorure calcique, est pesée. Saponifiez ensuite l'acétate de menthyle, ainsi obtenu, avec 50 centimètres cubes d'hydrate potassique, et titrez celui-ci en retour, en présence de phénolphtaléine, avec de l'acide chlorhydrique ; la différence, existant entre les centimètres cubes d'hydrate potassique utilisés pour saponifier l'acétate de menthyle, et ceux titrés en retour, nous indiquant le pour cent exact d'acide acétique combiné.

Analyse chimique de l'essence de menthe.
— L'essence de menthe *française* est constituée par un mélange de 45 p. 100 de menthol, de menthone, d'acétate de menthyle, de terpène, de pinène, de phellandrène et d'éthers des acides acétique. valérianique, etc. L'essence de menthe *américaine* renferme par contre des aldéhydes acétique et isovalérianique, du pinène, du phellandrène, de l'alcool amylique, de l'acide isovalérianique, du limonène, du cinéol, du menthol, du menthène, de l'acétate et de l'isovalérianate de menthyle, du cadinène et une lactone de formule $C^{10}H^{16}O^2$, tandis que l'essence de menthe *russe* contient du menthol, du menthène, du limonène, du pinène et du phellandrène.

L'essence de menthe anglaise se présente sous la forme d'un liquide incolore, d'odeur agréable, menthée, d'un poids spécifique de 0,910, à pouvoir rotatoire lévogyre de — 33°, qui renferme 50 p. 100 de menthol, 10 p. 100 de menthone, 14 p. 100 d'éthers acétique et isovalérianique de menthyle, du phellandrène, à l'encontre de l'essence de menthe *japonaise*, d'un poids spécifique de 0,895, à pouvoir rotatoire, lévogyre, de — 42°, qui renferme de 65 à 85 p. 100 de menthol.

L'essence de menthe *allemande*, d'un poids spécifique de 0,900, à pouvoir rotatoire, lévogyre, de — 25°, renferme 40 p. 100 de menthol, 15 p. 100 de menthone et 5 p. 100 d'éthers menthyliques, à l'encontre de l'essence de menthe *hongroise*, qui, se présentant sous la forme d'un liquide incolore, d'odeur menthée, à saveur chaude, rafraîchissante, à pouvoir rotatoire, lévogyre, de — 26°, d'un poids spécifique de 0,85, renferme 59 p. 100 de menthol, dont, environ, le 42 p. 100 n'est pas combiné.

Le MENTHOL, $C^{10}H^{20}O$, se présente sous la forme de cristaux incolores, prismatiques, d'odeur fortement menthée, à saveur rafraîchissante, menthée, fusibles à 43°, entrant en ébullition à 212°, d'un poids spécifique de 0,8911, très peu solubles dans l'eau, mais très solubles dans l'alcool, l'éther, le chloroforme, le sulfure de carbone, l'éther de pétrole, l'acide acétique et l'acide chlorhydrique concentré.

RÉACTIONS. — Il se dissout avec une coloration brunâtre dans l'acide sulfurique concentré ; rouge dans l'acide nitrique, mais il se volatilise complètement, lorsqu'on le chauffe. Ses solutions lévogyres se colorent en rouge par addition de brome, tout en dégageant de l'acide bromhydrique. Le menthol se liquéfie, tout en dégageant de la chaleur, lorsqu'on le mélange à du camphre, du chloral ou à du thymol, etc. Il possède, quant à sa formule, la constitution suivante :

L'autooxydation le transforme selon cette équation en un acide de formule :

Réduit par de l'acide iodhydrique, il donne de l'hexahydrocymol, mais traité par des déshydratants, il se transforme en tétrahydrocymol, de formules :

Hexahydrocymol (menthane)   Tétrahydrocymol (menthène)

Chauffé à 250° avec du sulfate de cuivre anhydre, il donne du paracymol ; mais traité par de l'acide chlorhydrique, ou par du pentachlorure de phosphore, il se transforme en chlorures de menthyle de formules :

Chauffé avec de l'acide iodhydrique concentré, le menthol se transforme en iodure de menthyle, qui, traité avec du sodium métallique, donne du dimenthyle de formule :

Dimenthyle

Oxydé avec prudence par le mélange d'acide chromique, il se transforme en menthone, qui, oxydée par du permanganate de potasse, donne de l'acide oxymenthylique et de l'acide méthyladipinique, outre des acides formique, propionique et butyrique :

$$CH^3\ CH^3 - CH - CH - H^2C\ CHOH - H^2C\ CH^2 - CH - CH^3$$

$$\xrightarrow{+\ O}$$

$$CH^3\ CH^3 - CH - CH - H^2C\ C=O - H^2C\ CH^2 - CH - CH^3$$

Menthol — Menthone

$$CH^3\ CH^3 - CH - CO - H^2C\ COOH - H^2C\ CH^2 - CH - CH^3$$

$$\xrightarrow{}$$

$$COOH - H^2C\ COOH - H^2C\ CH^2 - CH - CH^3$$

Acide oxymenthylique — Acide méthyladipinique

On le prépare synthétiquement en réduisant, en présence d'éther, la menthone par du sodium, B. A. 42458.

Usage thérapeutique du menthol. — Le menthol se prescrit, à doses de 0 gr. 1 à 0 gr. 5 sous la forme de poudres, de potions ou de pilules, comme antiseptique et comme stimulant de l'estomac, puis extérieurement, sous la forme de crayons antinévralgiques, comme analgésique, et en fumigations ou en inhalations comme antiseptique et comme décongestionnant.

Action physiologique. — C'est un antiseptique et un analgésique par excellence, qui, à faibles doses, possède une action dépressive sur le système nerveux ; mais à fortes doses, il agit comme un paralysant des mouvements volontaires, de la sensibilité et des réflexes. Il augmente en outre la pression sanguine et l'énergie du cœur, tout en provoquant des nausées, des vomissements, de la gastralgie, etc.

Pharmacie galénique. — Il rentre dans la préparation des eaux de toilette, des eaux dentifrices, des pommades antiseptiques et antinévralgiques, puis dans celle du validol, etc., etc., voir, pour ses dérivés thérapeutiques, mon *Traité de Chimie médico-pharmaceutique et toxicologique*.

L'Acétate de Menthyle, $C^{12}H^{22}O^2$, se présente sous la forme d'un liquide incolore, d'odeur menthée, soluble dans l'éther, l'alcool, le chloroforme, qui entre en ébullition à 227°. Il possède, quant à sa formule, la constitution suivante :

$$CH^3\ CH^3 - CH - CH - H^2C\ CH-O-OC-CH^3 - H^2C\ CH^2 - CH - CH^3$$

On le prépare synthétiquement en chauffant, en présence d'acétate de soude, le menthol avec de l'anhydride acétique.

La Menthone, $C^{10}H^{18}O$, formant la partie non solidifiable de l'essence de menthe soumise au froid, se présente sous la forme d'un liquide incolore, d'odeur menthée, d'un poids spécifique de 0,896, entrant en ébullition entre 206 et 208°, soluble dans l'éther, l'alcool, le chloroforme, l'éther de pétrole, les huiles grasses et essentielles. Elle possède, quant à sa formule, la constitution suivante :

$$CH^3\ CH^3 - CH - CH - H^2C\ C=O - H^2C\ CH^2 - CH - CH^3$$

Elle donne avec l'hydroxylamine une oxime fusible à 58°, mais traitée en solutions chloroformiques par du brome, elle se transforme en dibrommenthone, qui, chauffée avec de la quinoléine, se transforme en thymol :

$$CH^3\ CH^3 - CH - CH - H^2C\ C=O - H^2C\ CH^2 - CH - CH^3$$

Menthone

$$\xrightarrow{}$$

$$CH^3\ CH^3 - CH - CBr - H^2C\ C=O - H^2C\ CH^2 - C-Br - CH^3$$

Dibrommenthone

$$\xrightarrow{}$$

$$CH^3\ CH^3 - CH - C - HC\ C-OH - HC\ CH - C - CH^3$$

Thymol

La menthone, réduite, donne du menthane ou hexahydroparacymol de formule :

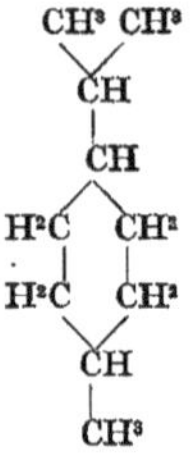

$$\begin{array}{c}
CH^3 \; CH^3 \\
CH \\
CH \\
H^2C \quad CH^2 \\
H^2C \quad CH^2 \\
CH \\
CH^3
\end{array}$$

mais oxydée par du permanganate de potasse, elle se transforme en acide menthyladipinique :

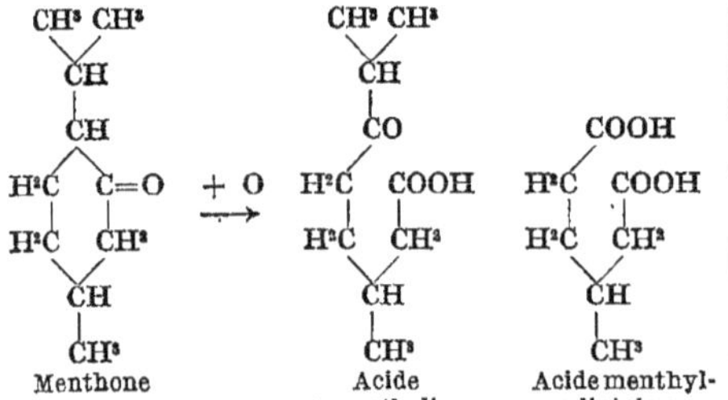

$$\begin{array}{ccc}
CH^3\,CH^3 & & CH^3\,CH^3 \\
CH & & CH \\
CH & & CO \\
H^2C \;\; C{=}O & H^2C \;\; COOH & COOH \\
H^2C \;\; CH^2 & H^2C \;\; CH^2 & H^2C \;\; COOH \\
CH & CH & H^2C \;\; CH^2 \\
CH^3 & CH^3 & CH \\
& & CH^3
\end{array}$$

Menthone + O → Acide oxymenthylique — Acide menthyladipinique

On la prépare en oxydant le menthol ou le citronnellal, dénommé parfois rhodinal (A. 289, p. 362 ; A. 250, p. 322).

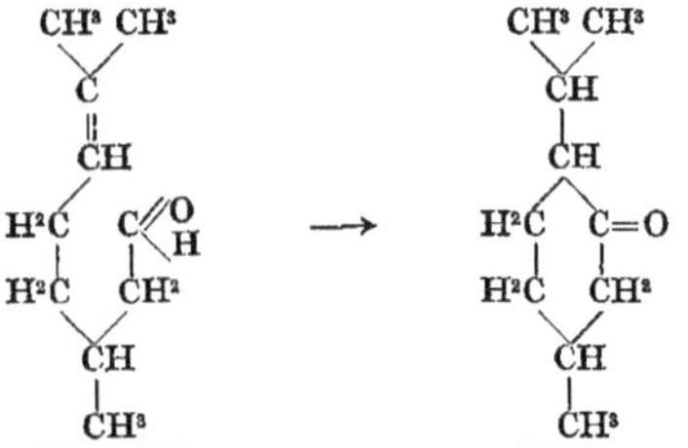

$$\begin{array}{cc}
CH^3\,CH^3 & CH^3\,CH^3 \\
C & CH \\
CH & CH \\
H^2C \;\; C{\ll}^O_H & H^2C \;\; C{=}O \\
H^2C \;\; CH^2 & H^2C \;\; CH^2 \\
CH & CH \\
CH^3 & CH^3
\end{array}$$

Citronellal Rhodinal → Menthone

On l'obtient aussi, en partant de l'acide métacrésotinique, qui, bromé, en solution dans de l'acide acétique, donne de l'acide dibrom-crésotinique. Celui-ci, réduit en présence d'alcool amylique par du sodium, se transforme, selon cette équation, en acide méthylpimélique :

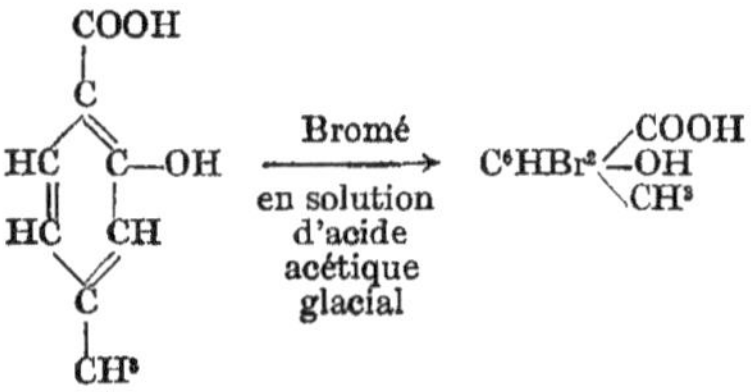

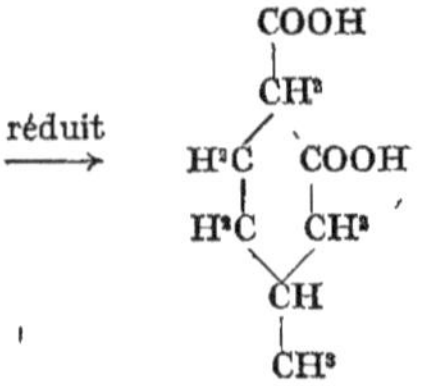

$$\begin{array}{c}
COOH \\
C \\
HC \;\; C{-}OH \\
HC \;\; CH \\
C \\
CH^3
\end{array}
\xrightarrow[\substack{\text{en solution} \\ \text{d'acide} \\ \text{acétique} \\ \text{glacial}}]{\text{Bromé}}
C^6HBr^2\!\!\begin{array}{c} \diagup COOH \\ {-}OH \\ \diagdown CH^3 \end{array}$$

$$\xrightarrow{\text{réduit}}
\begin{array}{c}
COOH \\
CH^2 \\
H^2C \;\; COOH \\
H^2C \;\; CH^2 \\
CH \\
CH^3
\end{array}$$

Acide méthylpimélique

L'acide méthylpimélique (B. 34, p. 3793), réduit en présence d'alcool par du sodium, donne l'éther méthylique d'acide cétohexaméthylène carbonique, qui, traité par de l'iodure d'isopropyle et de l'éthylate de sodium, puis saponifié, se transforme en menthone :

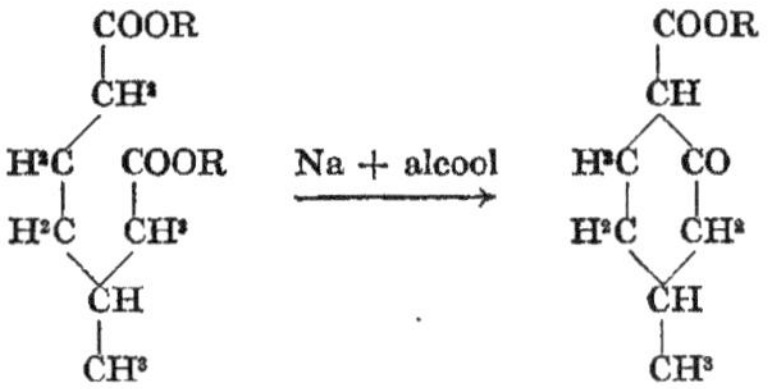

$$\begin{array}{c}
COOR \\
CH^2 \\
H^2C \;\; COOR \\
H^2C \;\; CH^2 \\
CH \\
CH^3
\end{array}
\xrightarrow{\text{Na + alcool}}
\begin{array}{c}
COOR \\
CH \\
H^2C \;\; CO \\
H^2C \;\; CH^2 \\
CH \\
CH^3
\end{array}$$

Ether d'acide pimélique

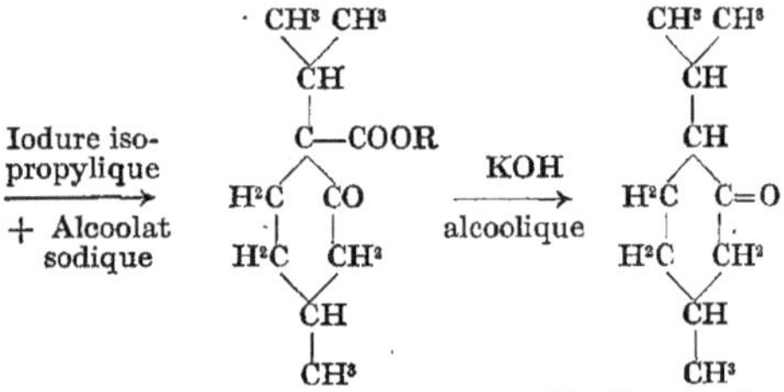

$$\xrightarrow[\substack{\text{+ Alcoolat} \\ \text{sodique}}]{\substack{\text{Iodure iso-} \\ \text{propylique}}}
\begin{array}{c}
CH^3\,CH^3 \\
CH \\
C{-}COOR \\
H^2C \;\; CO \\
H^2C \;\; CH^2 \\
CH \\
CH^3
\end{array}
\xrightarrow[\text{alcoolique}]{\text{KOH}}
\begin{array}{c}
CH^3\,CH^3 \\
CH \\
CH \\
H^2C \;\; C{=}O \\
H^2C \;\; CH^2 \\
CH \\
CH^3
\end{array}$$

Menthone inactive

On peut aussi la préparer, voir les *Comptes Rendus*, nº 140, p. 130, en partant de la β-méthylcyclohexanone, que l'on obtient comme suit en partant du métacrésol (B. 137, p. 1025, 138, p. 1257) :

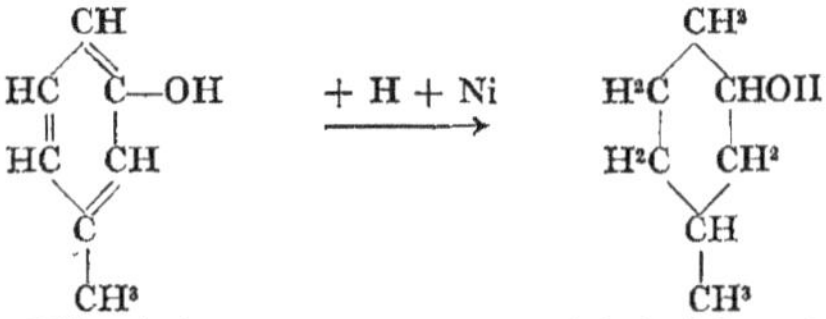

$$\begin{array}{c}
CH \\
HC \;\; C{-}OH \\
HC \;\; CH \\
C \\
CH^3
\end{array}
\xrightarrow{\text{+ H + Ni}}
\begin{array}{c}
CH^2 \\
H^2C \;\; CHOH \\
H^2C \;\; CH^2 \\
CH \\
CH^3
\end{array}$$

Métacrésol — 1,3 Cyclohexano

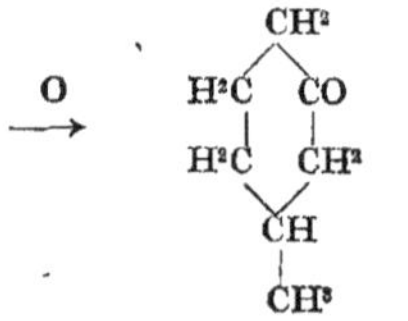

$$\xrightarrow{O}
\begin{array}{c}
CH^2 \\
H^2C \;\; CO \\
H^2C \;\; CH^2 \\
CH \\
CH^3
\end{array}$$

β-Méthylcyclohexanone

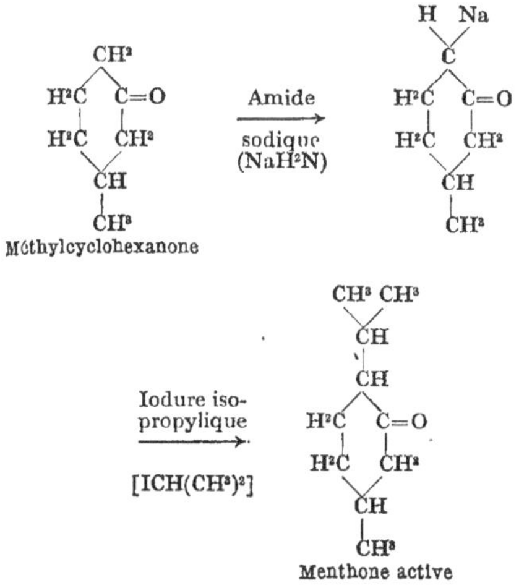

$$CH_2$$
$$H_2C \quad C=O$$
$$H_2C \quad CH_2$$
$$CH$$
$$CH_3$$

Méthylcyclohexanone

$\xrightarrow[\text{(NaH}_2\text{N)}]{\text{Amide sodique}}$

$$H \quad Na$$
$$C$$
$$H_2C \quad C=O$$
$$H_2C \quad CH_2$$
$$CH$$
$$CH_3$$

$\xrightarrow[\text{[ICH(CH}_3)_2]}{\text{Iodure iso-propylique}}$

$$CH_3 \quad CH_3$$
$$CH$$
$$CH$$
$$H_2C \quad C=O$$
$$H_2C \quad CH_2$$
$$CH$$
$$CH_3$$

Menthone active

Notons qu'on peut facilement isoler le menthol de la menthone, en traitant leurs solutions alcooliques par du chlorhydrate d'hydroxylamine et par du bicarbonate de soude, puis en chauffant légèrement ce mélange, qui, abandonné pendant un certain temps au repos, est traité par de l'acide sulfurique dilué ; celui-ci dissolvant la menthonoxime ainsi formée, tout en abandonnant le menthol non attaqué.

Usage thérapeutique de l'essence de menthe. — L'essence de menthe se prescrit, à doses d'une à trois gouttes, plusieurs fois par jour, comme carminatif, comme stimulant de l'estomac, puis comme antiseptique et comme spécifique contre les coliques, la diarrhée et les crampes d'estomac.

Pharmacie galénique. — Ordonnée à doses trop élevées, elle agit comme le menthol, mais elle rentre dans la préparation des Rotulæ Menthæ, du Spiritus Menthæ, des eaux dentifrices, des eaux de toilette, des parfums et des fumigations.

Usage thérapeutique des feuilles de menthe. — Elles se prescrivent sous la forme de décoctions ou d'infusions, à doses de 10 à 20 grammes sur 200 grammes d'eau, comme carminatif, comme stimulant de l'estomac, comme antispasmodique.

Pharmacie galénique. — Elles servent à préparer l'Aqua Menthæ, le Sirupus Menthæ, l'Aqua Vulnerariæ spirituosa, les Species Aromaticæ, etc.

Historique. — Les Anciens mentionnaient déjà dans leurs écrits, qu'ils différenciaient en *Mentastrum* ou Menthe sauvage et en Menthe cultivée, à saveur plus douce et plus fine. Charlemagne ordonne dans ses Capitulaires de cultiver cette plante, que les anciens Carthaginois utilisaient, comme nous sommes parvenus à le démontrer, dans la préparation de leurs masses résineuses, servant à l'embaumement des corps de leurs prêtres (voir Dʳ L. Reutter de Rosemont, *De l'embaumement avant et après Jésus-Christ*, Vigot Frères, éd., Paris, 1912). Ces feuilles se prescrivaient au viiiᵉ siècle comme fébrifuge, mais Raius en fit en 1696 la première description morphologique, les différenciant déjà de celles de la menthe crépue, bien délaissée par la thérapeutique moderne.

Notons que le menthol se rencontre aussi dans l'essence de la *Micromeria japonica*, Labiée originaire du Japon.

HERBA ET OLEUM PULEGII, POULIOT ET ESSENCE DE POULIOT, DE MENTHA PULEGIUM, L.

Les parties aériennes de cette plante herbacée, originaire de l'Europe méridionale, se prescrivent parfois dans la médecine populaire, comme emménagogue, car elles renferment passablement d'essence.

Celle-ci se présente sous la forme d'un liquide rouge jaunâtre, d'odeur particulière, très forte, d'un poids spécifique de 0,93, à pouvoir rotatoire dextrogyre, de $+ 17^\circ$ à $+ 25^\circ$, soluble dans l'éther, l'alcool, le chloroforme, les huiles grasses et essentielles. Elle est constituée par un mélange de PULÉGONE de formule $C^{10}H^{16}O$, entrant en ébullition à 221°, de menthol, de menthone, de limonène lévogyre, de dipentène, etc. La *pulégone* possède la formule :

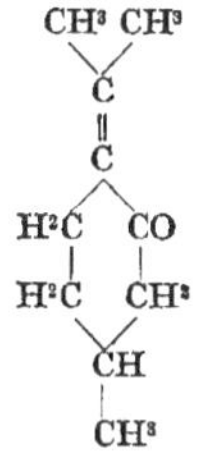

$$CH_3 \quad CH_3$$
$$C$$
$$C$$
$$H_2C \quad CO$$
$$H_2C \quad CH_2$$
$$CH$$
$$CH_3$$

Non officinale, cette essence se prescrit parfois comme stomachique dans la médecine populaire.

OLEUM MENTHÆ CRISPÆ, ESSENCE DE MENTHE CRÉPUE, DE MENTHA CRISPA, L.

Cette plante, originaire de l'Europe méridionale, cultivée parfois dans nos jardins, livre au droguier ses feuilles non officinales, très dentelées, qui renferment beaucoup d'essence.

Celle-ci se présente sous la forme d'un liquide incolore ou légèrement jaunâtre, d'odeur menthée, particulière, à saveur chaude, rafraîchissante, d'un poids spécifique de 0,920 à 0,940, à pouvoir rotatoire, lévogyre, de $- 36^\circ$ à $- 49^\circ$, soluble dans l'alcool, l'éther, l'éther de pétrole, le chloroforme, les huiles grasses et essentielles.

Elle est constituée par un mélange de 50 à 60 p. 100 de linalol, de cinéol, de 20 p. 100 de limonène, de pinène lévogyre, de phellandrène, d'alcool dihydrocuminique combiné aux acides acétique et valérianique, de carvène lévogyre, de traces de menthol, etc.

Elle se prescrit à tort comme succédané de l'essence de menthe officinale.

OLEUM ORIGANI, ESSENCE D'ORIGAN DE CRÈTE, D'ORIGANUM DUBIUM, ORIGANUM MAJORANA, L.

Ces plantes, originaires de Chypre, de Crète, livrent au droguier leurs parties aériennes, fleuries, qui, soumises à la distillation aux vapeurs d'eau, donnent une essence jaune doré, d'odeur agréable, rappelant un peu celle du thym, à saveur brûlante, d'un poids spécifique de 0,967, à pouvoir rotatoire, dextrogyre, de 0°12, soluble dans l'éther, l'éther de pétrole, le chloroforme, l'alcool, les huiles grasses et essentielles. Elle est constituée par un mélange de carvacrol et par des traces d'acide isobutyrique, par un phénol de formule $C^{11}H^{16}O^2$, et par de l'ORIGANÈNE, qui se présente sous la forme d'un liquide incolore, d'odeur spéciale, entrant en ébullition entre 160 et 164°, soluble dans l'éther, l'alcool, le chloroforme. L'*origanène* possède, quant à sa formule, la constitution suivante :

$$
\begin{array}{c}
CH^3 \quad CH^3 \\
\diagdown \diagup \\
CH \\
| \\
C \\
\diagup \diagdown \\
H^2C \qquad CH \\
| \qquad\quad | \\
H^2C \qquad CH \\
\diagdown \diagup \\
C \\
| \\
CH^3
\end{array}
$$

ESSENCE D'ORIGAN DE CRÈTE, DE MAJORANA ONITES, Benth, seu ORIGANUM ONITES, L

Cette plante, originaire de Smyrne et de la Crète, livre au droguier ses parties aériennes qui, soumises à la distillation aux vapeurs d'eau, donnent 2 p. 100 d'essence brunâtre, d'un poids spécifique de 0,9572, à pouvoir rotatoire, lévogyre, de — 2°10′, soluble dans l'éther, l'alcool, l'éther de pétrole, le chloroforme, les huiles grasses et essentielles ; celle-ci renferme du pinène, du linalol, du paracymène et du camphre dextrogyre.

Il n'en est pas de même de l'essence de l'*Origanum hirtum*, L., qui possède un poids spécifique de 0,9624, un pouvoir rotatoire, dextrogyre, de + 0°22′, car elle renferme 79 p. 100 de thymol, du thymène, du cymène, et parfois du carvacrol, tandis que celle de *Syrie*, d'un poids spécifique de 0,936, à pouvoir rotatoire dextrogyre, de + 1°35′, renferme principalement du carvacrol.

OLEUM THYMBRÆ, ESSENCE DE THYMBRA, DE THYMBRA SPICATA, L.

Originaire de la Grèce, cet arbuste livre au droguier ses feuilles, qui, soumises à la distillation aux vapeurs d'eau, donnent une essence jaunâtre, d'odeur agréable, rappelant celle du thym et de l'origan, d'un poids spécifique de 0,9460, à pouvoir rotatoire nul. Elle renferme principalement du carvacrol.

OLEUM RAMONÆ, DE RAMONA STACHYOIDES, Briquet.

Ce buisson, originaire du sud de la Californie, porte des feuilles et des fleurs riches en essence, qui, soumises à la distillation aux vapeurs d'eau, donnent 0,75 p. 100 d'huile essentielle, d'un poids spécifique de 0,9144, à pouvoir rotatoire, dextrogyre, de + 50°2′. Déposant au froid du camphre dextrogyre, elle renferme en outre du cinéol, de la thuyone, du bornéol combiné sous la forme d'éthers aux acides formique et acétique.

FLOS ET OLEUM LAVANDULÆ, FLEUR ET ESSENCE DE LAVANDE, DE LAVANDULA OFFICINALIS Chaix, seu LAVANDULA VERA, D. C.

Origine botanique. — Cette plante de 30 à 60 centimètres de haut, à tiges quadrangulaires, ramifiées, porte des feuilles opposées, très courtement pétiolées, longuement lancéolées, à limbe entier, velu, recouvert de nombreux poils tecteurs et glanduleux, mais parcouru par une nervure médiane, prononcée, et par des nervures secondaires, anastomosées. Ses fleurs, disposées sous la forme de cymes bipares, courtement pédonculées, sont constituées par un calice tubuleux, gris bleuté, se terminant par 4 dents très courtes et par une cinquième dent formant un lobe petit, arrondi ; par une corolle bleue, bilabiée, à lèvre supérieure bifide et à lèvre inférieure trilobée ; toutes deux portent de nombreux poils tecteurs et de nombreux poils glanduleux. Elles entourent 4 étamines didynames, surmontées d'anthères ovoïdes, s'ouvrant par des fentes spicales, et un ovaire biloculaire, divisé par une fausse cloison en quatre loges uniovulées. Son fruit est un tétraachaine.

Origine géographique. — Fleurissant de juillet en août, elle croît à l'état sauvage dans la région méditerranéenne, mais on la cultive principalement en Angleterre, dans le Mitcham, en France dans les provinces du sud, en Espagne et en Italie, puis jusqu'en Norvège, dans les jardins entourant les fermes de ce pays.

Culture. — Exigeant des terrains légers, secs, argileux, siliceux, riches en humus, elle prospère de préférence entre 400 et 1.200 mètres d'altitude, quoique ses cultures soient généralement établies dans des pays de plaine ; l'essence des premières étant plus riche et plus fine que celle provenant de plantes cultivées dans la plaine. On laboure à cet effet, en automne, les terres destinées à être plantées par de la lavande, puis on les ensemence ou on y dépose des parties bourgeonnantes de ses racines, tout en prenant soin de laisser, entre chacune d'elles, 60 centimètres d'intervalle sur un mètre d'écartement. Ces plantations, fauchées en automne, doivent être enfumées à l'aide du mélange suivant : 20 p. 100 de nitrate sodique, 20 p. 100 de chlorure potassique et 60 p 100 de superphosphates, ou à l'aide de fumier, qui permettent d'augmenter la teneur en essence de ces plantes ; les jeunes étant toujours plus riches en éthers de linalyle que celles d'un certain âge. Cet engrais doit être réparti de mars en avril, à raison de 500 kilogrammes par hectare, ce qui permet d'obtenir des fleurs livrant en moyenne 28 kilogrammes d'essence par hectare contre 12 kilogrammes généralement obtenus avec des plantes non enfumées.

La lavande se cultive particulièrement en Angleterre, dans les terrains calcaires du Mitcham, du Hitchin, du Dorset et de Canterbury, ou dans les landes sablonneuses de Bournemouth, à condition que ces cultures, sises particulièrement sur les coteaux exposés au sud, à sol sec, bien drainé, soient abritées contre les vents du Nord. On peut aussi planter, entre les sillons de lavande, des chênes truffiers, ou des amandiers, mais il faut prendre soin que la cuscute ou d'autres mauvaises herbes n'envahissent pas ces cultures. Il est recommandable de récolter une partie des plantes de lavande au commencement du mois d'août, c'est-à-dire au moment où ses graines sont pour ainsi dire mûres, car le kilogramme de celles-ci se vend jusqu'à 15 et 20 francs ; les fleurs de lavande se vendant à raison de 100 à 150 francs les 100 kilogrammes et, une fois distillées, à raison de 5 francs les 100 kilogrammes.

Récolte. — Les fleurs de lavande, recueillies à l'époque de leur floraison, mondées de leurs pédoncules, mais toujours supportées par leurs pédicelles très courts, doivent être rapidement desséchées à l'air et à l'ombre, ou à une douce température dans des séchoirs spécialement aménagés à cet effet, pour être ensuite vendues aux droguistes, qui doivent les conserver dans des boîtes en fer-blanc, à l'abri de l'air et de l'humidité.

Description de la drogue. — Ces fleurs se présentent dans le droguier, sous la forme de petits cônes ovoïdes, gris bleuté, de 5 à 7 millimètres de long sur 2 à 3 millimètres de diamètre, constitués par les sépales, les pétales, les étamines et l'ovaire ci-dessus décrits. Leur odeur est agréablement aromatique, spéciale, leur saveur amère, âcre, aromatique.

Examen microscopique (fig. 103). — Examinés sur une coupe transversale, leurs calices et leurs corolles portent des poils glanduleux, formés sur le type habituel de ceux des plantes de cette famille, et des poils tecteurs, bifurqués, à un ou à plusieurs étages, qui se terminent en pointes arrondies, puis des poils allongés, à parois gibeuses, portant une glande unicellulaire, à cuticule mince et à paroi rugueuse ; ceux-ci renferment un suc cellulaire bleuté, se colorant en rouge par addition de chloral. Leurs poils glanduleux peuvent contenir jusqu'à 3 p. 100 d'essence, tandis que les cellules des tissus des

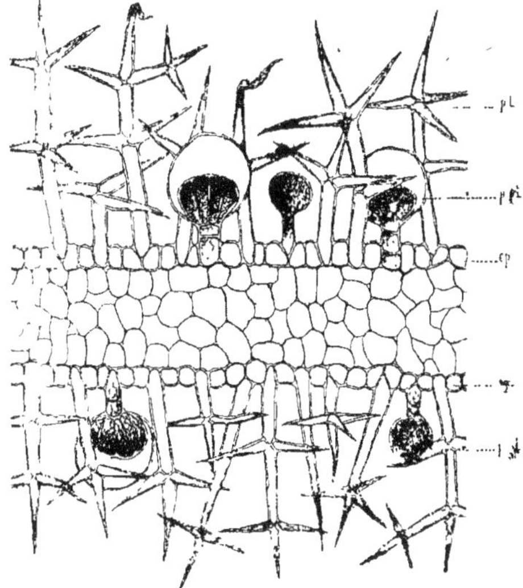

Fig. 103. — Coupe transversale du calice de la fleur de lavande.

pt) poils tecteurs ; *pgl*) poils glanduleux ; *ep*) épiderme.

pétales et des sépales, sis entre leurs deux épidermes, contiennent de nombreux cristaux d'oxalate de chaux.

Falsifications. — On falsifie parfois cette drogue en l'additionnant de fleurs de *Lavandula Stœchas*, L. qui, fraîches, sont rouge pourpre, mais qui deviennent brunâtres de par la dessiccation, de *Lavandula Spica*, L., qui croît dans les mêmes régions que la *Lavandula vera*, celles-là nous donnant, par contre, une essence de moindre qualité, mais ces falsifications sont sans importance au point de vue thérapeutique.

Analyse chimique. — La lavande renferme du tanin, des matières résineuses et pectiques, puis de 1,5 à 3 p. 100 d'essence, elle aussi officinale.

Préparation de l'essence. — Celle-ci se prépare sur place dans le sud de la France, au moyen d'alambics transportables à dos de mulets, dans lesquels on soumet, sur un feu vif, les fleurs, les feuilles et les pétioles de lavande à la distillation aux vapeurs d'eau, mais ce procédé

n'est pas rentable, car l'essence ainsi obtenue est en partie décomposée ; aussi transporte-t-on actuellement ces parties végétales aux distilleries, où on les soumet à la distillation aux vapeurs d'eau, dans des alambics spéciaux, munis d'un double fond, permettant aux vapeurs d'eau seules de s'imprégner de leur essence. Il est à noter que plus la distillation est rapide, meilleur est son rendement en essence.

Celui-ci est d'environ 0,8 p. 100 pour les fleurs fraîches et de 1,5 p. 100 pour les fleurs desséchées, mais il ne faut pas oublier que ces fleurs perdent, de par la dessiccation, de 35 à 45 p. 100 de leur poids.

L'essence, obtenue en partant de fleurs desséchées, est en outre plus lourde et plus riche en éthers que celle des fleurs fraîches, car ces parties végétales perdent, de par la dessiccation, une partie de leurs terpènes, qui s'évaporent.

Sortes commerciales. — Le commerce européen différencie l'essence de lavande selon sa provenance, en essence française, allemande, anglaise, espagnole, puis selon les départements où elle a été préparée, en plusieurs variétés telles que les essences de Provence, des Alpes Maritimes, des Basses et des Hautes-Pyrénées, de la Drôme, de l'Hérault et du Gard, etc.

Description de l'essence. — Elle se présente sous la forme d'un liquide incolore ou légèrement jaunâtre, à pouvoir rotatoire, lévogyre, de — 5° à — 9°, d'un poids spécifique de 0,885 à 0,895, à réaction neutre, d'odeur agréable, aromatique, à saveur épicée, aromatique, amère, soluble en toutes proportions dans l'alcool, l'acide acétique, l'éther, le chloroforme, les huiles grasses et essentielles, mais insoluble dans l'eau.

Falsifications. — Mélangée à de l'iode, elle fulmine, mais on la falsifie souvent en la mélangeant à de l'*essence d'aspic*, qui se présente sous la forme d'un liquide incolore, d'un poids spécifique de 0,905 à 0,915, à pouvoir rotatoire, dextrogyre, de 0° à + 3°, d'odeur camphrée, térébinthinée, beaucoup moins agréable que celle de l'officinale, soluble dans l'alcool, l'éther, le chloroforme, l'éther de pétrole, les huiles fixes, etc. Elle est constituée par un mélange de camphène, de pinène, de cinéol, de linalol, de camphre, de bornéol et peut-être par du géraniol et du terpinéol. Elle est, en outre, souvent falsifiée par de l'*essence de lavande*, provenant de la plante *Lavandula fragans*, Chatenier, qui croît principalement en Provence, en Drôme, en Vaucluse et dans les Basses-Alpes. Cette essence se vendant, selon Schimmel, à raison de 12.000 kilogrammes par an (d'une quantité inférieure à l'officinale), ne renferme en moyenne que 25 p. 100 d'acétate de linalyle. On la falsifie aussi, en l'additionnant parfois de 5 p. 100, voire même davantage, de triéthylcitrate, qui est un éther incolore (servant à relever le pour cent en éthers de l'essence de lavande) possédant un poids spécifique de 1,446, un indice de réfraction de 1,44, un pouvoir rotatoire nul ; il n'entre en ébullition qu'entre 285 et 295°. L'essence de lavande, falsifiée par ce produit, soumise, sous pression réduite, à la distillation fractionnée, donne un distillatum qui, saponifié, est soumis à nouveau, à une température assez élevée, à la distillation fractionnée, celui-là abandonnant de l'acide citrique.

Cette essence est aussi falsifiée par addition

d'éthers éthyliques des acides succinique, salicylique, acétique ou benzoïque, qui, saponifiés, mettent en liberté ces acides. On falsifie aussi l'essence de lavande en la mélangeant à de l'essence de térébenthine, qui n'est pas entièrement soluble dans l'alcool, puis à d'autres huiles essentielles ne renfermant pas de linalol.

Dosage du Linalol. — On dose ce dernier comme suit : Chauffez au bain-marie, pendant 2 heures de temps, jusqu'à légère ébullition, 2 grammes d'essence à analyser avec 20 centimètres cubes de potasse caustique, alcoolique, décinormale, puis laissez refroidir ce mélange, que vous titrez en retour avec de l'acide chlorhydrique décinormal, jusqu'à coloration rouge de la phénolphtaléine utilisée comme indicateur. Le minimum d'acétate de linalyle prescrit doit être de 35 p. 100, car 1 centimètre cube de potasse caustique décinormale correspond, selon cette équation, à 0,098 d'acétate de linalyle :

$$C^{10}H^{17}—OOC—CH^3 + KOH$$
Acétate de linalyle

$$= CH^3COOK + C^{10}H^{17}OH$$
Acétate de potasse   Linalol

Dosage du cinéol. — On parfait ce dosage en soumettant cette essence à la distillation fractionnée, pour ne recueillir que les parties devant renfermer le cinéol ; celles-ci, traitées à froid par de l'acide bromhydrique anhydre, déposent des cristaux de bromhydrate de cinéol, que l'on tare.

Analyse chimique de l'essence. — L'essence de lavande renferme du linalol, de l'acétate de linalyle, du propionate de linalyle, du cinéol, du bornéol, du géraniol, de l'acétate de géranyle, du furfurol, de l'alcool amylique, du pinène, du limonène, etc., puis des traces de coumarine.

Le LINALOL, $C^{10}H^{18}O$, possédant, quant à sa formule, la constitution suivante, sera décrit lors de l'étude du *Fructus Coriandri* :

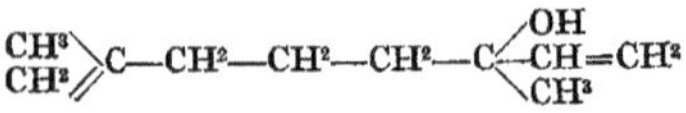

$$\begin{matrix} CH^3 \\ CH^2 \end{matrix} \!\!\diagdown\!\! C—CH^2—CH^2—CH^2—C \!\!\diagdown\!\! \begin{matrix} OH \\ CH=CH^2 \\ CH^3 \end{matrix}$$

L'ACÉTATE DE LINALYLE, $C^{12}H^{20}O^2$, se présente sous la forme d'un liquide incolore, entrant en ébullition à 220°, qui se décompose, très rapidement, en présence d'eau chaude. D'odeur bergamotée, il possède, quant à sa formule, la constitution suivante :

$$\begin{matrix} CH^3 \\ CH^2 \end{matrix} \!\!\diagdown\!\! C—CH^2—CH^2—CH^2—C \!\!\diagdown\!\! \begin{matrix} O—OC—CH^3 \\ CH=CH^2 \\ CH^3 \end{matrix}$$

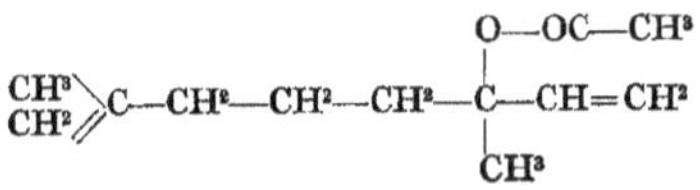

Soumis à la distillation aux vapeurs d'eau, il se décompose en acide acétique et en linalol, mais on peut le préparer synthétiquement en faisant réagir, en présence d'acétate sodique, l'anhydride acétique sur du linalol chimiquement pur.

Le PROPIONATE DE LINALYLE, $C^{13}H^{22}O^2$, se présente sous la forme d'un liquide incolore, entrant en ébullition à 114°, sous une pression de 11 millimètres. Il possède, quant à sa formule, la constitution suivante :

$$\begin{matrix} CH^3 \\ CH^2 \end{matrix} \!\!\diagdown\!\! C—CH^2—CH^2—CH^2—C \!\!\diagdown\!\! \begin{matrix} O—OC—CH^2—CH^3 \\ CH=CH^2 \\ CH^3 \end{matrix}$$

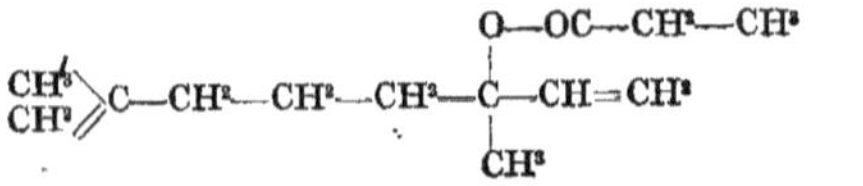

Le GÉRANIOL, $C^{10}H^{18}O$, est un alcool primaire, voisin du linalol, dont il ne se différencie que par son pouvoir rotatoire et par son point d'ébullition plus élevé. Il se rencontre dans les essences de rose, d'aspic, de citronnelle, de néroli, d'ylang-ylang et de lémon-grass.

On le prépare en soumettant ces essences à la distillation fractionnée, après avoir décomposé au besoin, à l'aide de potasse caustique, leurs éthers. Le distillatum, passant entre 210 et 230°, étant additionné de chlorure calcique, puis abandonné pendant 12 heures de temps au repos, à une température de — 5°, dépose, quant à celui renfermant du géraniol, des sels cristallins qui, lavés à l'aide d'éther, sont ensuite décomposés par addition d'eau ; le géraniol donnant avec le chlorure calcique une combinaison cristalline.

Le géraniol se présente sous la forme d'un liquide incolore, légèrement oléagineux, optiquement parlant inactif, d'odeur rappelant celle de la rose, d'un poids spécifique de 0,880, à indice de réfraction de 1,477, entrant en ébullition entre 228 et 230°, soluble dans l'éther, l'alcool, l'éther de pétrole, le chloroforme, les huiles grasses et essentielles ; il possède, quant à sa formule, la constitution suivante :

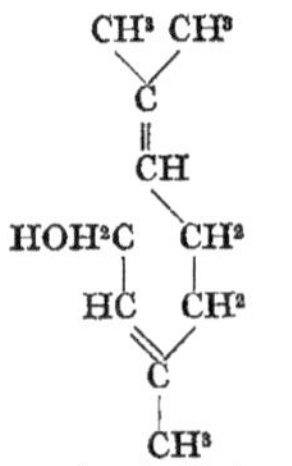

$$\begin{matrix} CH^3\;CH^3 \\ \diagdown\diagup \\ C \\ \| \\ CH \\ | \\ HOH^2C\quad CH^2 \\ \diagdown\quad\diagup \\ HC\quad CH^2 \\ \diagup\quad\diagdown \\ C \\ | \\ CH^3 \end{matrix}$$
forme terpinolénique

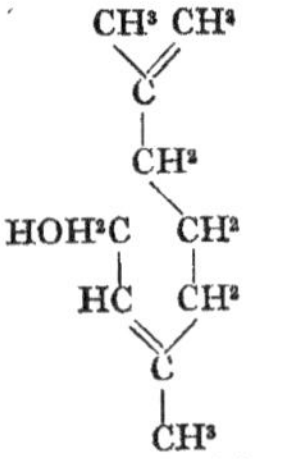

$$\begin{matrix} CH^3\;CH^3 \\ \diagdown\diagup \\ C \\ | \\ CH^2 \\ | \\ HOH^2C\quad CH^2 \\ \diagdown\quad\diagup \\ HC\quad CH^2 \\ \diagup\quad\diagdown \\ C \\ | \\ CH^3 \end{matrix}$$
forme limonénique

Chauffé sous pression réduite avec de l'eau, à une température de 200°, il se transforme en linalol, car il perd, selon cette équation, une molécule d'eau :

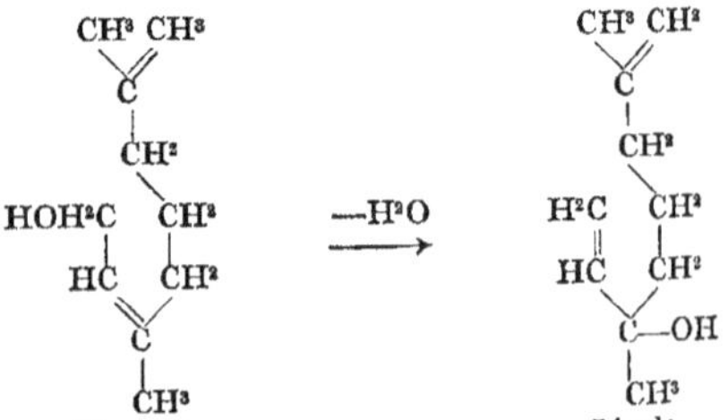

$$\begin{matrix} CH^3\;CH^3 \\ \diagdown\diagup \\ C \\ | \\ CH^2 \\ | \\ HOH^2C\quad CH^2 \\ \diagdown\quad\diagup \\ HC\quad CH^2 \\ \diagup\quad\diagdown \\ C \\ | \\ CH^3 \end{matrix}$$
Géraniol

$$—H^2O \longrightarrow$$

$$\begin{matrix} CH^3\;CH^2 \\ \diagdown\diagup \\ C \\ | \\ CH^2 \\ | \\ H^2C\quad CH^2 \\ \|\quad\diagup \\ HC\quad CH^2 \\ \diagup\quad\diagdown \\ C—OH \\ | \\ CH^3 \end{matrix}$$
Linalo

Traité par de l'acide sulfurique dilué, il se transforme en hydrate de terpine, mais soumis à l'action de l'acide sulfurique concentré, il donne du cyclo-géraniol. Il donne avec le chlorure calcique, avec le chlorure de magnésium et avec leurs nitrates, des combinaisons doubles, cristallines ; il se combine comme suit avec le bisulfite de soude :

$$\begin{matrix}CH^3 \\ CH^3\end{matrix}\rangle C—CH^2—CH^2—CH^2—\underset{\underset{CH^3}{|}}{\overset{\overset{SO^3Na}{|}}{C}}—CH^2—CH^2OH$$

$$SO^3Na$$

Les halogènes, ne donnent pas de dérivés stables avec le géraniol ; mais oxydé à chaud par le mélange chromique, cet alcool se transforme en citral dénommé parfois géranial, qui, oxydé par de l'oxyde d'argent, donne de l'acide géranique, car :

$$\text{Géraniol} \quad\xrightarrow{+\,O}\quad \text{Citral géraniol} \quad \text{Acide géranique}$$

Oxydé par contre à froid, par le mélange d'acide chromique, il se transforme en méthylheptenone, de formule :

$$\begin{matrix}CH^3 \\ CH^3\end{matrix}\rangle C=CH—CH^2—CH^2—CO—CH^3$$

tandis qu'oxydé par du permanganate potassique, puis par le mélange chromique, il se transforme en acétone, en acide lévulique et en acide oxalique, mais le géraniol oxydé donne aussi du citral, qui, oxydé plus à fond, avec prudence, par de l'acide chromique, se transforme en :

$$\begin{matrix}CH^3 \\ CH^3\end{matrix}\rangle CO + COOH—CH^2—CH^2—CO—CH^3 + \underset{\underset{COOH}{|}}{COOH}$$

Acétone   Acide lévulique   Acide oxalique

Les déshydratants le transforment en terpène, en terpinène et en polyterpène. Le linalol se différencie très facilement du géraniol, car il donne en présence d'hydrogène, à l'état naissant (que l'on obtient en faisant réagir du sodium sur de l'alcool, ou en chauffant le linalol dans des tubes fermés avec de la poudre de zinc) du linalolène :

$$\begin{matrix}CH^3 \\ CH^2\end{matrix}\rangle C—CH^2—CH^2—CH^2—\underset{\underset{CH^3}{|}}{\overset{\overset{OH}{|}}{C}}—CH=CH^2 + H$$

Linalol

$$= \begin{matrix}CH^3 \\ CH^2\end{matrix}\rangle C—CH^2—CH^2—CH^2—\underset{\underset{CH^3}{|}}{C}=CH—CH^2$$

Linalolène

Ce linalolène fixant 4 atomes de brome, donne du tétrabromure de linalolène cristallin, fusible à 88°.

L'ACÉTATE DE GÉRANYLE, $C^{12}H^{20}O^2$, se rencontre dans quelques essences, mais on le prépare synthétiquement en chauffant le géraniol, en présence d'acétate de soude, avec de l'anhydride acétique. Il se présente sous la forme d'un liquide incolore, entrant en ébullition à 128° sous une pression de 14 millimètres, d'un poids spécifique de 0,9174, d'odeur spéciale, agréable, soluble dans l'alcool, l'éther, l'éther de pétrole, le chloroforme, les huiles grasses et essentielles. Il possède, quant à sa formule, la constitution suivante :

$$\begin{matrix}CH^3 \\ CH^2\end{matrix}\rangle\!\rangle C—CH^2—CH^2—CH^2—\underset{\underset{CH^3}{|}}{C}=CH—CH^2O—OC—CH^3$$

Le PROPIONATE DE GÉRANYLE, $C^{16}H^{28}O^2$, possède, quant à sa formule, la constitution suivante :

$$\begin{matrix}CH^3 \\ CH^2\end{matrix}\rangle C—CH^2—CH^3—CH^2—\underset{\underset{CH^3}{|}}{C}—CH$$

$$=CH^2O—OC—(CH^2)—CH^3$$

L'ÉTHYLAMYL-CÉTONE, $C^8H^{16}O$, se présente sous la forme d'un liquide incolore, entrant en ébullition à 169°, d'odeur rappelant celle des éthers de fruits, soluble dans l'alcool, l'éther, le chloroforme, etc.; elle possède, quant à sa formule, la constitution suivante :

$$CH^3—CH^2—CO—CH^2—CH^2—CH^2—CH^2—CH^3$$

Ne donnant pas de combinaisons doubles avec le bisulfite de soude, elle se transforme par oxydation en acide capronique, car :

$$CH^3—CH^2—CO—(CH^2)^4CH^3$$

$$\xrightarrow{+\,O}\quad CH^3—(CH^2)^4—COOH$$

Pharmacie galénique. — Ne se prescrivant pas dans la thérapeutique interne, l'essence de lavande sert à préparer l'Acetum aromaticum, la Mixtura oleosa balsamica, le Spiritus Lavandulæ, etc. Ce produit technique, utilisé en peinture et en parfumerie, rentre en outre dans la préparation des eaux de toilette, des eaux dentifrices et de l'eau de Cologne, etc.

Usage thérapeutique de la drogue. — Les fleurs de lavande se prescrivent, dans la médecine populaire du sud de la France, comme vermifuge, mais elles ne sont jamais ordonnées comme telles par nos Esculapes modernes.

Pharmacie galénique. — Elles rentrent dans la préparation des Species Aromaticæ.

Historique. — Dioscoride et Pline connaissaient la *Lavandula Stœchas*, dont ils n'appréciaient pas l'arome; mais ils préconisaient d'en préparer un pot-pourri, en faisant macérer ses fleurs, mélangées à des pétales de roses, dans de l'huile additionnée de sel marin ; ils les utilisaient aussi pour confectionner des coussins odoriférants, des bains aromatiques et des mélanges résineux. L'abbesse Hildegard préconisait d'utiliser l'eau de lavande pour combattre l'inflammation des paupières, puis les fleurs de cette plante pour aromatiser le linge, et pour le préserver des mites.

Les fleurs officinales de lavande sont souvent mentionnées dans les ouvrages du moyen âge, car on cultivait cette plante en 1871, en Bourgogne ; on prépara à partir du XVIe siècle son essence, en soumettant ses fleurs à la distillation aux vapeurs d'eau.

OLEUM SPICÆ, ESSENCE D'ASPIC, DE LAVANDULA LATIFOLIA, Ehr., seu LAVANDULA SPICA Chaix.

Les fleurs de cette plante, originaire des parties montagneuses de la France, livrent, après avoir été soumises à la distillation aux vapeurs d'eau, une essence non officinale, très utilisée dans la peinture ; celle-là se présente sous la forme d'un liquide incolore, d'odeur spéciale, rappelant celle de la lavande et du romarin, à pouvoir rotatoire, dextrogyre, de $+ 3^o$ à $+ 9^o$, d'un poids spécifique de 0,905 à 0,920, soluble dans l'éther de pétrole, les huiles grasses et essentielles, l'éther, le chloroforme et dans 2 a 3 parties d'alcool.

Elle est constituée par un mélange de camphène dextrogyre, de cinéol, de linalol lévogyre, de bornéol dextrogyre, de sesquiterpènes, et probablement de terpinéol. Non officinale, elle est souvent utilisée pour falsifier notre essence de lavande.

FOLIUM ET OLEUM PATCHOULI, FEUILLE ET ESSENCE DE PATCHOULI, DE POGOSTEMON PATCHOULY, Pell.

Cette plante, originaire du sud de la Chine, est cultivée actuellement à Java, aux îles de la Réunion, de Saint-Maurice, puis à Penang et en Australie.

Ses feuilles, non officinales, très velues, à limbe entier, dentelé sur ses bords, lancéolé, pointu à son extrémité supérieure, parcouru par une nervure médiane très prononcée, portent, dans leurs sinuosités, de nombreux poils glanduleux, formés par une grande cellule basale, renfermant beaucoup d'essence. Soumises à la distillation aux vapeurs d'eau, elles livrent, ainsi que les fleurs de cette plante, une essence non officinale, qui se présente sous la forme d'un liquide jaune verdâtre ou brunâtre, assez épais, d'un poids spécifique de 0,970, à pouvoir rotatoire, lévogyre, de $— 50^o$ à $— 60^o$, soluble dans l'alcool, le chloroforme, les huiles fixes, etc., d'odeur pénétrante, musquée, à saveur chaude, persistante, musquée. Abandonnée pendant un certain temps au repos, celle-ci dépose des cristaux hexagonaux, incolores, fusibles à 56°, de formule $C^{15}H^{26}O$, ou *camphre de patchouli*, mais elle renferme, en outre, du cadinène, de l'alcool patchoulique, $C^{15}H^{26}O$, un sesquiterpène ou patchoulène, puis des traces d'aldéhyde benzylique, d'aldéhyde cinnamique, d'eugénol et d'un alcool très aromatique, possédant l'odeur de l'essence de roses, outre une cétone non encore obtenue à l'état chimiquement pur.

L'ALCOOL PATCHOULIQUE, $C^{15}H^{25}OH$, se décomposant très facilement par l'eau, se présente sous la forme d'une poudre cristalline, blanche, fusible à 56°, à pouvoir rotatoire, lévogyre, de $— 118^o$, entrant en ébullition entre 260° et 271°, soluble dans l'éther, l'alcool, l'éther de pétrole, le chloroforme, le sulfure de carbone, qui, traitée par du pentachlorure de phosphore, livre le patchoulène.

Le PATCHOULÈNE, $C^{15}H^{24}$, se présente sous la forme d'un liquide incolore, d'odeur spéciale, aromatique, entrant en ébullition entre 111° et 115°, sous une pression de 12 millimètres, soluble dans tous les dissolvants organiques usuels.

Non officinale, cette essence est utilisée en parfumerie, mais les feuilles de cette plante servent parfois à préparer des bains aromatiques. Leur emploi le plus fréquent est du ressort de la parfumerie.

HERBA SCUTELLARIÆ, DE SCUTELLARIA LATERIFLORA, L.

Cette plante herbacée, originaire du Canada et de la Caroline, livre au droguier ses parties aériennes, non officinales en Europe, qui, desséchées, renferment un peu d'essence, des matières pectiques et résineuses, puis un glucoside ou scutellarine.

La SCUTELLARINE, $C^{21}O^{20}H^{12} + 2 1/2 H^2O$, se prépare en extrayant ces parties végétales par de l'eau bouillante, dont la solution traitée par de l'acétate de plomb, puis par de l'hydrogène sulfuré et par de l'acide chlorhydrique, précipite un dépôt, que l'on purifie par recristallisations fractionnées.

Elle se présente sous la forme d'aiguilles jaunes, fusibles à 300°, peu solubles dans les dissolvants organiques usuels, très solubles dans l'eau ; traitée par de l'acide acétique bouillant, elle se décompose en *scutelláréine*, $C^{15}H^{10}O^6$ et en glucose, dont les solutions se colorent en vert par addition d'eau de baryte ; la scutelláréine possédant, quant à sa formule, la constitution suivante :

$$
\begin{array}{c}
\text{structure développée de la scutelláréine}
\end{array}
$$

```
              OH                              CH
              |                              //
              C    O                    C———C
            //  \                      //     \
  HO—C     C     C——————————————C       C—OH
      |    ||    ||                     |
      HC    C    CH              HC     CH
        \  //  \                   \\  /
         C    C                     CH
         |    ||
         OH   O
```

se présente sous la forme d'une poudre cristalline, blanche, très peu soluble dans l'eau, très soluble dans l'alcool, l'éther. Ces parties aériennes se prescrivent comme sédatif, contre les crampes d'estomac.

OLEUM NEPETÆ, DE NEPETA NEPETELLA, L.

Originaire des Alpes-Maritimes, particulièrement de Saint-Auban, cette plante livre au droguier ses parties aériennes fleuries, qui, soumises à la distillation aux vapeurs d'eau, donnent une essence d'odeur menthée, d'un poids spécifique de 1,03984, à pouvoir rotatoire, dextrogyre, de $+ 15^o12'$, soluble dans l'éther, l'alcool, le chloroforme, etc. ; elle renferme du pulégone et de la menthone.

HERBA SATUREIÆ, SARIETTE DES JARDINS, ESSENCE DE SARIETTE, DE SATUREIA HORTENSIS, L.

Cette plante, originaire de la région méditerranéenne, porte de longues feuilles velues, à limbe entier, lancéolé, riche en poils glanduleux, renfermant de l'essence ; des fleurs à calice tubuleux, à 5 dents libres, mais parcouru par 10 nervures longitudinales ; à corolle rouge pourpre, à lèvre supérieure bifide, faiblement échancrée, à lèvre inférieure trifide, dont le lobe médian est obtus, émarginé ; à androcée à 4 étamines didynames, et à ovaire biloculaire, renfermant, dans chaque carpelle, deux ovules anatropes.

Ses parties aériennes, recueillies à l'époque de leur floraison, desséchées à l'air et à l'ombre, ne sont pas officinales. D'odeur aromatique, légèrement thymolée, et à saveur aromatique, rafraîchissante, elles se prescrivent parfois, dans la thérapeutique populaire, sous la forme de décoctions ou d'infusions, à doses de 10 à 20 grammes sur 500 grammes d'eau, comme stomachique et comme digestif, car elles renferment de 1,2 à 1,5 p. 100 d'essence.

Celle-ci se présente sous la forme d'un liquide jaunâtre, d'odeur légèrement thymolée, d'un poids spécifique de 0,895 à 0,913, soluble dans l'éther, l'alcool, le chloroforme, l'éther de pétrole, les huiles grasses et essentielles. Elle est constituée par un mélange de 20 p. 100 de cymol, 30 p. 100 de carvacrol, 5 p. 100 de thymol, outre du cymène, du pinène, etc., etc.; il n'en est pas de même de celle de la *Satureia montana*, L., qui, originaire de l'Europe centrale, livre au droguier ses parties aériennes ; celles-ci, soumises à la distillation aux vapeurs d'eau, donnent une essence renfermant 40 p. 100 de carvacrol, du pinène, du dipentène, du cymène et de l'acétate de bornyle, mais elle n'est pas officinale.

HERBA ET OLEUM ORIGANI, HERBE ET ESSSENCE D'ORIGAN, D'ORIGANUM VULGARE, L.

Cette plante, originaire de la région méditerranéenne, croît à l'état sauvage en Crète, où on la cultive aussi.

Ses tiges, de 25 à 30 centimètres de haut, très velues, portent des feuilles courtement pétiolées, à limbe entier, ovoïde, recouvert d'un duvet blanc, et des inflorescences disposées sous la forme de glomérules lâches, courtement pédonculés, dont les fleurs sont construites sur le type habituel de celles des plantes de cette famille. Ses parties aériennes, récoltées à l'époque de leur floraison, puis desséchées à l'air et à l'ombre, ne sont pas officinales, mais elles se prescrivent parfois, dans la médecine populaire, comme vulnéraire et comme stomachique, car elles renferment de l'essence et un principe amer.

Leur essence se présente sous la forme d'un liquide jaune rougeâtre, lévogyre, peu mobile, d'odeur épicée, d'un poids spécifique de 0,94 à 0,98, à pouvoir rotatoire lévogyre, de — 3° à — 13°, soluble dans l'éther, l'éther de pétrole, l'alcool, le chloroforme, les huiles grasses et essentielles. Elle est constituée par un mélange de cymène, de carvacrol, de linalol lévogyre, de cymol et de terpène. Cette drogue servait à préparer l'électuaire au safran, préconisé par les Anciens.

OLEUM ORIGANI HIRTI, ESSENCE D'ORIGAN DE CRÈTE, D'ORIGANUM HIRTUM.

Originaire de la région méditerranéenne, cette plante livre au droguier ses parties aériennes qui, soumises à la distillation aux vapeurs d'eau donnent une essence jaune doré (devenant jaune brunâtre à l'air), d'odeur thymiacée, à saveur chaude, rafraîchissante, d'un poids spécifique de 0,92, à pouvoir rotatoire, lévogyre, soluble dans trois parties d'alcool, puis dans l'éther, le chloroforme, l'éther de pétrole, les huiles grasses et essentielles.

Elle est constituée par un mélange de 60 à 80 p. 100 de carvacrol, de cymol et de terpènes. à l'encontre de l'essence de l'Origan de Smyrne, qui, se présentant sous la forme d'un liquide jaune doré, d'odeur douceâtre, rappelant un peu celle du linalol, d'un poids spécifique de 0,915, à pouvoir rotatoire, lévogyre, de — 3° à — 13°, renferme de 25 à 50 p. 100 de carvacrol, du cymol, du terpinéol et du linalol.

OLEUM CALAMINTHÆ, DE MELISSA CALAMINTHA L., seu SATUREIA CALAMINTHA, Schele.

Les parties aériennes de cette plante, originaire de l'Europe méridionale, livrent, après avoir été soumises à la distillation aux vapeurs d'eau, une essence jaune ou jaune verdâtre, d'odeur très agréable, rappelant un peu celle de la mélisse, d'un poids spécifique de 0,875, à pouvoir rotatoire, lévogyre, de — 16° à 22°, — soluble dans l'éther, l'éther de pétrole, le chloroforme, les huiles fixes et dans quatre fois son volume d'alcool à 90 p. 100.

Non officinale, elle sert à falsifier l'essence de mélisse.

FOLIUM ORTHOSIPHONIS STAMINEI, FEUILLE D'ORTHOSIPHON, D'ORTHOSIPHON STAMINEUS, Benth.

Cette plante herbacée, originaire de Java et de l'Australie, livre à la thérapeutique des Indes Néerlandaises ses parties aériennes, dénommées Java Thee, qui renferment un glucoside ou orthosiphonine, puis des traces d'essence et beaucoup de sels potassiques. Cette drogue se prescrit, sous la forme de décoctions ou sous celle d'infusions, comme diurétique contre la goutte.

HERBA ET OLEUM MAJORANÆ, HERBE ET ESSENCE de MARJOLAINE, de MAJORANA HORTENSIS, Mönch.

Les parties aériennes fleuries de cette plante herbacée, originaire du nord de l'Afrique et de toute la région méditerranéenne, se prescrivent parfois, dans la médecine populaire, comme stomachique et comme expectorant, car elles renferment du tanin et beaucoup d'essence. Celle-ci se présente sous la forme d'un liquide jaunâtre, d'odeur aromatique, à saveur chaude, d'un poids spécifique de 0,80 à 0,91, à pouvoir rotatoire, dextrogyre, de + 5 à + 18°, soluble dans l'éther, l'alcool, le chloroforme, les huiles grasses et essentielles. Elle est constituée par un mélange de terpinène, de terpinéol, mais elle est souvent falsifiée par addition d'essence provenant de la plante *Calamintha Nepeta*, qui possède une odeur menthée, d'un poids spécifique de 0,925.

OLEUM ELSHOLTZIÆ, D'ELSHOLTZIA CRISTATA, Willd., seu HYSSOPUS OCIMIFOLIUS.

Cette plante livrait autrefois aux Japonais ses parties aériennes, qui se prescrivaient comme antipyrétique et comme diurétique, mais elle donne de nos jours, en la soumettant à la distillation aux vapeurs d'eau. une essence très recherchée pour nos parfumeurs modernes ; celle-ci se présente sous la forme d'un liquide jaunâtre, mobile, d'odeur particulière, aromatique, à saveur agréable, chaude, à pouvoir rotatoire, légèrement lévogyre, d'un poids spécifique de 0,816, entrant en ébullition entre 210° et 215°, soluble dans l'alcool, l'éther, l'éther de pétrole, le chloroforme, l'acétone, qui est constitué par un mélange d'elsholtziacétone, d'acide elsholtzianique, d'acide isovalérianique, de furane, de furylmethylcétone, de furylpropylcétone, de furylbutylcétone, de pinène, de terpène, etc., etc.

L'ACIDE ELSHOLTZIANIQUE, $C^{10}H^{11}O^3$, se présente sous la forme d'une poudre cristalline, blanche, d'odeur agréable, fusible à 134°, soluble dans tous les dissolvants organiques usuels, qui, oxydée, se transforme en acide isovalérianique ; pouvant facilement sublimer, elle dégage à la chaleur des vapeurs se colorant en rouge, par addition d'acide sulfurique.

L'ELSHOLTZIACÉTONE, $C^{10}H^{14}O^2$, se présente sous la forme d'un liquide incolore, d'odeur aromatique, d'un poids spécifique de 0,981, entrant en ébullition à 210° sous une pression de 764 millimètres, insoluble dans l'éther de pétrole, l'éther, l'alcool, le chloroforme, qui oxydé, se transforme en acide isovalérianique, car elle possède, quant à sa formule, la constitution suivante :

$$C^4H^2O\diagdown\genfrac{}{}{0pt}{}{CH^3}{CO-CH^2-CH\diagup\genfrac{}{}{0pt}{}{CH^3}{CH^3}}$$

La FURYLMÉTHYLCÉTONE, $C^4H^3O-CO-CH^3$, se présente sous la forme d'un liquide volatil, incolore, entrant en ébullition à 161°, d'un poids spécifique de 1,09, à indice de réfraction de 1,50167, soluble dans l'alcool, l'éther, l'éther de pétrole, le chloroforme, etc., qui, soumis au froid, se prend en une masse cristalline blanche, fusible à 30°.

La FURYLÉTHYLCÉTONE, $C^4H^3O-CO-CH^2-CH^3$, se présente sous la forme d'un liquide incolore, devenant brunâtre à l'air, d'un poids spécifique de 1,06, à indice de réfraction de 1,49837, soluble dans tous les dissolvants organiques usuels, qui, traité en présence de sodium par du nitrite d'amyle, se transforme en acide pyromucique.

La FURYLPROPYLCÉTONE, $C^4H^3O-CO-CH^2-CH^2-CH^3$, se présente sous la forme d'un liquide incolore, devenant rapidement brunâtre à l'air, d'un poids spécifique de 1,048, à indice de réfraction de 1,49165, entrant en ébullition à 192°, soluble dans tous les dissolvants organiques usuels, dont la semicarbazone fond à 190°.

La FURYLISOBUTYLCÉTONE, $C^4H^3O-CO-CH^2-CH\diagdown\genfrac{}{}{0pt}{}{CH^3}{CH^3}$ se présente sous la forme d'un liquide incolore, d'un poids spécifique de 1,011, à indice de réfraction de 1,48905, entrant en ébullition à 207°, soluble dans tous les dissolvants organiques usuels, dont la semicarbazone fond à 174°.

La FURYLISOAMYLCÉTONE, $C^4H^3O-CO-CH^2-CH^2-CH\diagdown\genfrac{}{}{0pt}{}{CH^3}{CH^3}$, se présente sous la forme d'un liquide incolore, brunissant rapidement à l'air, d'un poids spécifique de 0,990, à indice de réfraction de 1,48385, entrant en ébullition à 221°, soluble dans l'éther, l'éther de pétrole, l'alcool, le chloroforme, dont la semicarbazone fond à 101°.

HERBA ET OLEUM HYSSOPI, HERBE ET ESSENCE D'HYSOPE, D'HYSSOPUS OFFICINALIS, L.

Cette plante, originaire de la région méditerranéenne, croît à l'état sauvage en Asie Mineure, au Tessin et dans la Russie méridionale ; ses tiges, de 40 centimètres de haut, portent des feuilles opposées, sessiles, oblongues, lancéolées, à limbe entier, glabre, finement cilié sur ses bords ; des fleurs disposées en glomérules axillaires, qui sont constituées sur le type habituel de celles des Labiées. Recueillies à l'époque de leur floraison, ses parties aériennes, desséchées à l'ombre et à l'air, mais non officinales, se prescrivent, de par leur teneur en essence et en principe amer, sous la forme de décoctions ou sous celle d'infusions, dans la médecine populaire, comme stimulant de l'estomac et comme dépuratif.

Leur essence se présente sous la forme d'un liquide incolore, d'un poids spécifique de 0,925, à pouvoir rotatoire, lévogyre, de — 17° à — 25°, soluble dans 7 parties d'alcool, dans l'éther, le chloroforme, les huiles grasses et essentielles. Elle est constituée par un mélange de PINOCAMPHONE $C^{10}H^{18}O$, entrant en ébullition à 211°, de pinène lévogyre et de nopinène.

On les prescrit parfois, sous la forme d'applications externes, comme spécifique contre les maladies cutanées.

HERBA ET OLEUM OCIMI, FEUILLE ET ESSENCE DE BASILIC, D'OCIMUM BASILICUM, L.

Cette plante herbacée, originaire des Indes, mais cultivée de nos jours dans toute la région méditerranéenne, livre, au droguier, ses parties aériennes, fleuries, qui se prescrivent parfois, dans la médecine populaire, comme vulnéraire et comme épice, car elles renferment 5,5 p. 100 d'essence.

Celle-ci se présente sous la forme d'un liquide jaune verdâtre, d'odeur spéciale, rappelant celle de l'estragol, d'un poids spécifique de 0,905, à pouvoir rotatoire, lévogyre de — 6°, à l'encontre de celle de la Réunion, qui est dextrogyre de + 70°. Elle est constituée par un mélange de *camphre de basilic* ou hydrate de terpine, de formule $C^{10}H^{26}O^2 + H^2O$, par du linalol, des traces de cinéol, et principalement par du méthylchavicol.

HERBA BETONICÆ, BETOINE, DE BETONICA OFFICINALIS, L.

Les parties aériennes de cette plante, originaire de l'Europe centrale, se prescrivent parfois, dans la médecine populaire, comme stomachique amer et comme tonique ; car elles renferment, outre des matières résineuses et mucilagineuses, des traces d'essence, un principe amer et de la bétaïne, celle-ci se décomposant en deux isomères optiquement parlant différents, l'un lévogyre, auquel on a donné le nom de *Bétonicine*, l'autre dextrogyre, dénommé *Turicine*. Pour isoler ces deux nouvelles bétaïnes, peu solubles dans l'alcool absolu, on a recours à la cristallisation fractionnée. La *Turicine* fond à 249°, son pouvoir rotatoire est dextrogyre, de + 36°,26 ; la *Bétonicine* fond à 243°, son pouvoir rotatoire est lévogyre de 36°,6. Ces deux bases donnent des chlorhydrates cristallisés. Kung parvient à les préparer synthétiquement en traitant l'acide oxypyrolidine α carbonique par de l'iodure de méthyle et de l'alcool méthylique, car :

$$HO-C-CH^2 \quad\quad\quad\quad HO-C-CH^2$$

$HO-C-CH^2$	$2CH^3I$	$HO-C-CH^2$
$H^2C \quad C\!\!<\!\!{}^{H}_{COOH}$	$\longrightarrow$	$H^2C \quad C\!\!<\!\!{}^{H}_{CO}$
NH		$N-O$
		$CH^3 \; CH^3$
Acide oxypyrolidine carbonique		Bétonicine Turicine

HERBA BALLOTÆ, BALLOTTE, DE BALLOTA NIGRA, L.

Originaire de l'Europe centrale, cette plante livrait autrefois au droguier ses parties aériennes, qui se prescrivaient comme tonique et comme stomachique, puis comme dépuratif du sang chez les Anciens.

HERBA SALVIÆ SCLAREÆ, TOUTE BONNE, DE SALVIA SCLAREA, L.

Originaire de l'Europe méridionale, cette plante herbacée renfermant une essence, rappelant celle de la sauge officinale, ne livre aucune drogue officinale, mais ses parties aériennes, desséchées, se prescrivent parfois dans la thérapeutique populaire, comme stimulant aromatique et comme stomachique amer, car elles renferment une essence musquée. Il en est de même des parties aériennes de la *Salvia pratensis*, L.

OLEUM OCIMI, ESSENCE D'OCIMUM, D'OCIMUM VIRIDE, L.

Cette plante, dénommée *plante à moustiques*, originaire de la Sierra Leone, livre au droguier ses feuilles, qui, soumises à la distillation aux vapeurs d'eau, donnent une essence jaune orange, d'odeur rappelant celle de thym, à saveur épicée, brûlante, d'un poids spécifique de 0,9115, à pouvoir rotatoire, dextrogyre, de + 1°30', soluble dans l'alcool, l'éther, le chloroforme, etc. Elle renferme de 32 à 50 p. 100 de thymol, des terpènes et du citral.

OLEUM HEDEOMÆ, D'HEDEOMA PULEGIOIDES, Pers.

Originaire du Canada et des Etats-Unis, cette petite plante herbacée se prescrit, de par sa teneur en essence et en tanin, comme stomachique et comme astringent intestinal. Son essence se présente sous la forme d'un liquide jaune doré, d'odeur menthée, douceâtre, à saveur aromatique, chaude, d'un poids spécifique de 0,925, à pouvoir rotatoire, dextrogyre, de + 18° à + 22°, soluble dans deux parties d'alcool, dans l'éther, le chloroforme, les huiles grasses et essentielles.

Elle est constituée par un mélange de pulégone, d'une cétone ou HÉDÉOMOL $C^{10}H^{18}O$, fusible à 170°, et par des éthers des acides formique et isoheptylique.

HERBA LINARIÆ, DE LINARIA VULGARIS, Wettst.

Originaire de l'Europe et de l'Amérique du Nord, cette plante herbacée livre au droguier ses parties aériennes, fleuries, non officinales, qui renferment une paraffine fusible à 57°, soluble dans l'éther de pétrole, du phytostérol, de la mannite, de l'acide linarique, dénommé parfois *linarine* $C^{14}H^{18}O^7$, de nature glucosidique, fusible à 265°. Elles se prescrivent parfois, dans la médecine populaire de nos régions, comme sédatif et comme anti-hémorroïdal.

OLEUM MOSLÆ, ESSENCE DE MOSLA, DE MOSLA PUNCTATA.

Renfermant de la thuyone et un sesquiterpène, cette essence se présente sous la forme d'un liquide jaune, d'odeur agréable, d'un poids spécifique de 0,8944, à pouvoir rotatoire, lévogyre, de — 9,06°, à indice d'acétyle de 36,4, soluble dans l'éther de pétrole, l'éther, l'alcool, le chloroforme.

VERBÉNACÉES

Cette famille, comprenant 67 genres et environ 700 espèces, répandues dans toutes les contrées chaudes du globe, est représentée par des herbes (Verveine), par des arbustes (Gattilier), ou par de grands arbres (Teck), à feuilles opposées, simples, non stipulées. Leurs fleurs hermaphrodites, zygomorphes, rarement actinomorphes, sont pentamères, à calice gamosépale, parfois bilabié, à corolle gamopétale, ordinairement bilabiée, qui entoure un androcée représenté par 5 étamines (Teck), ou par 4 étamines didynames et un pistil, à deux carpelles fermés et concrescents en un ovaire biloculaire, surmonté d'un style unique. Chacun de ces carpelles renferme deux ovules ascendants, souvent campylotropes, qui sont parfois séparés les uns des autres par une fausse cloison. Leur fruit est une drupe (Lantane, Teck), un diachaine (Lippie), un tétraachaine (Verveine), qui renferme des graines non albuminées, à embryon droit.

Ces plantes se différencient de celles des Labiées, de par la présence de leur style terminal et de par leurs fruits drupacés.

HERBA VERBENÆ, HERBE DE VERVEINE, DE VERBENA OFFICINALIS, L.

Cette plante commune à nos régions, croît à l'état sauvage dans les prairies et les champs de l'Europe centrale et méridionale. Ses tiges anguleuses, à rameaux divariqués, portent des feuilles opposées, pétiolées, à limbe entier, lancéolé, crénelé sur ses bords, et des fleurs constituées sur le type habituel de celles des plantes de cette famille.

Récoltées à l'époque de leur floraison, ses petites tiges, ses feuilles et ses fleurs donnent, une fois desséchées à l'air et à l'ombre, une drogue non officinale, à saveur amère, âcre, aromatique, d'odeur aromatique, qui se prescrit parfois, dans la médecine populaire, à doses de 10 à 20 grammes sur 200 grammes d'eau, sous la forme de décoctions ou sous celle d'infusions, comme stomachique ; car elle renferme, outre un glucoside ou verbénaline, un principe amer et de l'essence contenant du citral, du géraniol, du limonène et une cétone ou *verbénone*.

La Verbénone se prépare synthétiquement en traitant la térébenthine de Pinus Halepensis par un courant de vapeurs d'eau, dont les parties, à point d'ébullition très élevé, renferment un produit à fonctions cétoniques, qui, soumis à la distillation fractionnée, livre une huile de formule $C^{10}H^{14}O$. Cette huile donne par hydrogénation à l'aide de sodium un alcool secondaire, ou *dihydroverbénol*, et par oxydation de l'acide pinonique ; mais soumise à l'hydrolyse, elle donne, tout comme la verbénone, de l'acétone et de la méthylcyclohexanone. La verbénone se présente sous la forme d'un liquide oléagineux, entrant en ébullition à 228°, d'un poids spécifique de 0,981, à pouvoir rotatoire, dextrogyre, de + 249°, à indice de réfraction de 1,49928, soluble dans l'éther, l'alcool, le chloroforme, les huiles grasses et essentielles qui possède, quant à sa formule la constitution suivante :

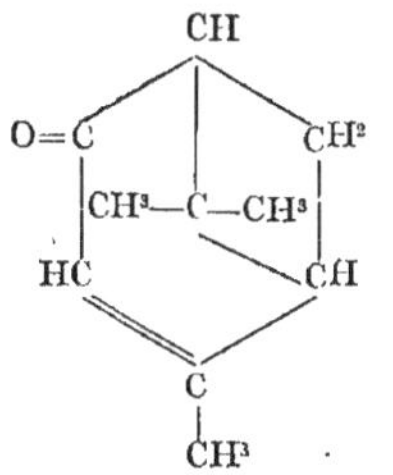

$$O=C \overset{CH}{\underset{HC}{\bigcirc}} \begin{matrix} CH^2 \\ CH^3-C-CH^3 \\ CH \end{matrix} \quad C-CH^3$$

Le Dihydroverbénol, $C^{10}H^{16}O$, cristallise sous la forme d'aiguilles soyeuses, d'odeur rappelant celle du céleri, fusibles à + 58°, à pouvoir rotatoire dextrogyre, de + 1°30'. Cet alcool secondaire, oxydé, donne une nouvelle cétone, ou Dihydroverbénone, $C^{10}H^{14}O$, que l'on peut aussi obtenir par hydrogénation de la verbénone à l'aide de palladium. Notons que la verbénone obtenue, en partant de l'essence de térébenthine française, est lévogyre.

La Verbénaline, $C^{17}H^{25}O^{17}$ se rencontrant aussi dans les parties aériennes des plantes *Verbena bracteosa*, *Verbena multifida*, *Verbena crinoïdes*, Lam., *Verbena phlogiflora*, Cham., *Verbena teucrioïdes*, Hook, se prépare en extrayant cette drogue fraîche, en présence de carbonate de chaux, par de l'alcool bouillant, dont la solution, concentrée, abandonne un résidu, que l'on

reprend par de l'éther acétique, celui-ci étant soumis à la cristallisation spontanée.

Elle se présente sous la forme d'une poudre cristalline, blanche, inodore, amère, fusible à 181°, soluble dans l'eau, l'alcool, l'éther acétique, insoluble dans l'éther, l'éther de pétrole, le chloroforme, qui, réduisant le Fehling, se décompose, par l'hydrolyse en glucose et en verbénalidine, car $C^{17}H^{25}O^{10} + H^2O = C^6H^{12}O^6 + C^{11}H^{15}O^5$

La Verbénalidine, $C^{11}H^{15}O^5$, se présente sous la forme d'une poudre blanc jaunâtre, amorphe, inodore, soluble dans l'alcool, l'éther, le chloroforme.

Notons encore que l'essence décrite par les marchands espagnols, sous le nom d'essence de « verveine », se prépare avec une plante dont l'identité fut mise en doute pendant longtemps. Ayant soumis un échantillon de cette plante à un examen botanique, on est parvenu à reconnaître que, bien qu'elle fournisse de l'essence de verveine, elle n'appartenait pas à la famille des Verbénacées, mais bien à celle des Labiées, car elle se rapproche beaucoup du Thym-citron, cultivé dans les jardins de l'Espagne. Elle en diffère cependant sous plusieurs points de vue. Cette plante semble avoir été connue de Tournefort et dénommée par lui *Thymbra frutescens foliis odore citri*. D'après J. Lang, cette plante est un sous-arbrisseau d'une hauteur de 0 m. 15 à 0 m. 30 ; c'est le *Thymus hyemalis* J. Lange, dont l'espèce est rapportée au *Thymus hirsutus*, W. et au *Thymus vulgaris*, L. Boissier la classe sous cel e de *Thymus sparsifolius*, var., *hyemalis*, à l'encontre de J. Lang qui la regarde comme une espèce distincte.

FOLIUM ET OLEUM LIPPIÆ, FEUILLE ET ESSENCE DE VERVEINE, DE LIPPIA CITRIODORA, K. seu VERBENA TRIPHYLLA, Lher.

Originaire de l'Amérique du Sud cet arbrisseau dénommé Ben Kess Boss livre au droguier ses feuilles non officinales, très aromatiques, qui renferment beaucoup d'essence. Celle-ci se présente sous la forme d'un liquide incolore, d'un poids spécifique de 0,89, à pouvoir rotatoire, lévogyre, de — 12°39', soluble dans l'alcool, l'éther, le chloroforme, les huiles grasses et essentielles.

Elle est souvent mélangée à celle d'*Andropogon citratus*, qui sert à la falsifier. Ces feuilles se prescrivent parfois, sous la forme de décoctions, comme expectorant et comme antiasthmatique.

Il n'en est pas de même de celles de la *Lippia scaberrima*, Sonder, originaire de l'Orange, celle-ci renferme un glucoside mal déterminé, de l'essence et du tanin, aussi prescrit-on parfois les parties aériennes de cette plante comme hémostatique dans la thérapeutique de ce pays.

Son Essence se présente sous la forme d'un liquide jaune brunâtre, d'odeur particulière, agréable, camphrée, à saveur chaude, aromatique, d'un poids spécifique de 0,95, à pouvoir rotatoire, dextrogyre, de + 7°36', soluble dans l'éther de pétrole, l'éther, le chloroforme, l'alcool, dont les solutions se colorent en brun par addition d'une goutte de perchlorure de fer. Elle est constituée par un mélange d'éthers des acides formique et butyrique, puis par de la paraffine, de l'hentriacontane et par du lippianol.

Le Lippianol, $C^{25}H^{38}O^4$, possédant toutes les caractéristiques des alcools, se présente sous la forme d'une poudre cristalline, blanche, fusible à plus de 300°, soluble dans l'éther de pétrole, l'alcool, l'éther, le chloroforme, qui, donnant des dérivés acétylés, se laisse méthyler.

LIGNUM AVICENNIÆ, BOIS D'AVICENNE, D'AVICENNIA TOMENTOSA, seu TECOMA TOMENTOSA.

Cet arbre, originaire des Indes et de l'Afrique occidentale, livre au droguier son bois non officinal, qui est riche en lapachol, c'est-à-dire en acide lapachique.

Le Lapachol ou Acide lapachique, $C^{15}H^{14}O^3$, se prépare en extrayant ce bois, en présence de carbonate de soude, par de l'eau bouillante, dont la solution, refroidie puis concentrée, est précipitée par addition d'acide chlorhydrique, quitte à reprendre le précipité ainsi obtenu, mais desséché, par de l'éther, dont la solution est soumise, en présence d'alcool, à la cristallisation spontanée. Il se présente sous la forme d'une poudre cristalline, jaune, fusible à 140°, insoluble dans l'eau, très soluble dans l'alcool, l'éther, le chloroforme, le benzène, qui, se rencontrant aussi dans le bois de la plante *Nectandra tecomachrysotricha*, où il est dénommé *Tecominé* possède, quant à sa formule, la constitution suivante :

$$CH\ CO$$
$$HC\diagup\!\!=\!\!C\diagdown\ C\!-\!CH^2\!-\!CH\!=\!C\diagup^{CH^3}_{CH^3}$$
$$HC\diagdown\ C\ OH$$
$$CH\ CO$$

Soumis à la distillation sèche, en présence de poudre de zinc, il se transforme en naphtaline et en isobutylène, mais il se dissout avec une coloration rouge dans les alcalins.

OLEUM LANTANÆ, ESSENCE DE LANTANE, DE LANTANA CAMARA, L. seu LANTANA SPINOSA :

Cette plante, originaire du Brésil, des Philippines, puis implantée en Australie et aux Indes, livre au droguier ses feuilles qui, soumises à la distillation aux vapeurs d'eau, donnent une essence jaune pâle, d'un poids spécifique de 0,9132, à pouvoir rotatoire, dextrogyre, de + 11°5 à + 23°, à indice de réfraction de 1,4913, d'odeur particulière, rappelant un peu celle de la sauge, qu'elle sert aussi à falsifier, à indice de saponification de 10, soluble dans tous les dissolvants organiques usuels, qui entre en ébullition entre 126 et 140° sous une pression de 11 millimètres.

Les parties aériennes de cette plante se prescrivent parfois, sous la forme de bains, comme antirhumatismal.

GLOBULARIÉES

HERBA GLOBULARIÆ, GLOBULAIRE, DE GLOBULARIA ALYPUM, L.

Originaire de la France méridionale, de l'Espagne et de l'Italie, cette plante livre au droguier, ses parties fleuries, qui renferment un glucoside ou globularine, des traces d'essence, de l'acide cinnamique, de l'acide tannique, des matières résineuses et mucilagineuses.

La GLOBULARINE, $C^{15}H^{26}O^8$, se présente sous la forme d'une poudre blanche, cristalline, insoluble dans l'éther, le chloroforme, mais très soluble dans l'eau, l'alcool dilué. Celle-ci, hydrolysée, se décompose en glucose et en *globularétine* C^2H^6O.

Ces parties aériennes renferment en outre de l'acide globularique, de la picroglobularine, de la globulariacitrine.

L'ACIDE GLOBULARIQUE, $C^{16}H^{32}O^7$, se présente sous la forme d'aiguilles incolores, fusibles à 228°, solubles dans l'éther acétique, l'alcool, l'acétone, mais peu solubles dans l'éther, le chloroforme, insolubles dans l'eau.

La PICROGLOBULARINE, $C^{24}H^{30}O^7$, se présente sous la forme d'une poudre jaune blanchâtre, cristalline, fusible à 101°, très peu soluble dans l'eau, peu soluble dans le benzène, mais très soluble dans l'alcool, l'acétone, le chloroforme, l'éther.

La GLOBULARIACITRINE $C^{27}H^{30}O^{16}$, contenue dans les parties résineuses de ce végétal, se prépare en extrayant cette drogue fraîche, en présence de carbonate de chaux, par de l'alcool bouillant, dont la solution, concentrée, abandonne un résidu, que l'on reprend par de l'eau bouillante ; cette solution filtrée, puis concentrée, étant soumise à la cristallisation spontanée. Il n'en est pas de même de la préparation de la *picroglobularine*, que l'on obtient en extrayant cette drogue, en présence de magnésie calcinée, par de l'alcool, dont la solution concentrée est précipitée par addition d'acide sulfurique, quitte à reprendre ce précipité par du chloroforme, que l'on soumet à la cristallisation spontanée. Elle se présente sous la forme d'une substance colorante, jaune, cristalline, soluble dans l'eau et dans l'alcool, mais insoluble dans la benzine, le chloroforme, l'éther. Se colorant en rouge sang par addition d'acide nitrique, en vert par celle de sulfate de cuivre, elle se décompose, comme suit, par l'hydrolyse:

$$C^{27}H^{30}O^{16}\ +\ 2H^2O$$
Globulariacitrine

$$=\ C^6H^{12}O^6\ +\ C^6H^{12}O^5\ +\ C^{15}H^{10}O^7$$
Glucose   Rhamnose   Quercétine

Les parties aériennes de cette plante se prescrivent parfois, à doses de 10 à 30 grammes sur 200 grammes d'eau, sous la forme de décoctions, comme purgatif, puis comme spécifique contre l'incontinence urinaire ; car la globularine agit avec efficacité contre cette maladie. Il en est de même des parties aériennes de la *Globularia vulgaris*, L., plante originaire de l'Europe centrale.

Cette drogue se prescrit aussi parfois sous la forme d'infusions comme sudorifique, puis comme stomachique et comme purgatif.

PLANTAGACÉES

Cette famille, comprenant 3 genres et plus de 220 espèces, répandues sur toute la surface du globe, est représentée par des herbes, à feuilles simples, non stipulées, opposées ou isolées, parfois disposées en rosette à leurs bases. Leurs fleurs hermaphrodites (Plantain), ou unisexuées, monoïques (Littorelle), sont pentamères, zygomorphes, à pistil dimère, ou simulant des fleurs tétramères, elles sont actinomorphes. Leur fruit est une pyxide (Plantain), ou un achaine (Littorelle) dont la graine, à embryon droit, possède un albumen charnu.

HERBA ET SEMEN PLANTAGINIS, HERBE ET GRAINE DE PLANTAIN, DE PLANTAGO MAJOR, L., PLANTAGO MEDIA, L., PLANTAGO LANCEOLATA, L.

Ces plantes, communes à toute l'Europe, mais prospérant principalement sur le bord des chemins, possèdent des feuilles réunies en rosette à la base de leurs tiges, qui portent les inflorescences. Mesurant de 7 à 8 centimètres de long sur 4 à 5 cm. de large, ces feuilles à limbe ovoïde entier, glabre, légèrement dentelé, sinueux sur ses bords, sont pointues à leurs extrémités supérieures mais toujours supportées par un pétiole dilaté.

Elles se prescrivent parfois, de par leur teneur en sucre, en acide citrique et en acide oxalique, sous la forme de décoctions, comme dépuratif du sang, mais elles ne sont pas officinales.

Il en est de même de leurs graines qui, petites, lisses, luisantes, sont oblongues, à face dorsale convexe, de couleur brun noirâtre, d'odeur nulle, à saveur mucilagineuse.

Celles-ci se prescrivent dans la médecine populaire, de par leur teneur en mucilage, comme émollient, puis comme purgatif, soit à l'état naturel, soit sous la forme de décoctions, qui doivent se préparer à froid.

Notons, que les parties aériennes, mais fraîches de ces plantes, renferment, ainsi que celles de l'*Aucuba japonica*, L., de l'émulsine et de l'invertine, puis un glucoside ou *Aucubine*.

L'AUCUBINE, $C^{13}H^{19}O^8$, se prépare en extrayant cette drogue fraîche, en présence d'une trace de carbonate de chaux, par de l'alcool bouillant, qui, concentré, abandonne un résidu sirupeux, oléagineux, que l'on reprend par de l'eau bouillante, additionnée de carbonate de chaux, dont la solution, concentrée sous pression réduite, abandonne un résidu, que l'on traite par de l'éther acétique, celui-ci étant soumis à la cristallisation spontanée. Elle se présente sous la forme d'une poudre cristalline, blanche, fusible à 186°, inodore, à saveur douceâtre, légèrement nauséeuse insoluble dans l'éther, le chloroforme, le benzène, soluble dans l'eau, l'alcool, dont les solutions possèdent un pouvoir rotatoire, lévogyre, de --- 164°,9' ; ce glucoside se décompose comme suit, par l'hydrolyse, en glucose et en aucubigénine :

$$C^{15}H^{10}O^8 + H^2O = C^6H^{12}O^6 + C^7H^9O^3$$
Aucubigénine

SEMEN PSYLLII, GRAINE AUX PUCES, DE PLANTAGO PSYLLIUM.

Originaire de la région méditerranéenne, cette plante herbacée livre, au droguier ses graines non officinales, de la dimension et de la grosseur d'une puce. Renfermant beaucoup de mucilage, elles se prescrivent parfois, dans la médecine populaire, à raison d'une cuillerée à soupe, le matin à jeun, comme un évacuant lénitif et comme un adoucissant.

SEMEN ISPAGHULÆ, DE PSYLLIUM ISPAGHULA, Roxb.

Originaire des îles Canaries, cette plante herbacée livre, au droguier, ses graines non officinales, de forme carénée, de 2 mm. de long sur 1 mm. de diamètre, qui se prescrivent parfois, de par leur teneur en mucilage, dans la thérapeutique populaire, comme évacuant et comme lénitif contre la diarrhée.

ACANTHACÉES

Cette famille, se rattachant intimement à celle des Scrofulariacées, ne livre, à la thérapeutique, aucune drogue officinale. Mentionnons toutefois la :

RADIX RHINACANTHI, RACINE DE RHINACANTHUS, DE RHINACANTHUS COMMUNIS, Nees.

Originaire des tropiques, cette plante livre, au droguier, ses racines non officinales, qui, renfermant 2 p. 100 de *rhinacanthine*, $C^{14}H^{18}O^4$, substance rougeâtre, résineuse, inodore, rentrant dans la catégorie des glucosides à acide chrysophanique, se prescrivent parfois, dans la médecine populaire, comme aphrodisiaque, tandis que ses parties aériennes sont un remède recherché des Hindous et des Chinois, qui les prescrivent extérieurement comme spécifique contre l'intertrigo et les maladies cutanées.

FOLIUM ANDROGRAPHIDIS, D'ANDROGRAPHIS PANICULATA, Nees.

Originaire des Indes, de Ceylan et de la Cochinchine, cette plante, de 30 à 40 centimètres de haut, livre au droguier ses feuilles non officinales, qui, courtement pétiolées, sont opposées, lancéolées, de 5 à 8 centimètres de long.

Renfermant un principe amer, un glucoside de formule $C^{19}H^{22}O^5$, outre du mucilage, elles se prescrivent parfois, dans la médecine populaire de ces pays, sous la forme de décoctions, comme stomachique et comme tonique de l'estomac.

HERBA ET RADIX BLEPHARIDIS, DE BLEPHARIS CAPENSIS, Pers.

Originaire de l'Afrique du Sud, cette plante livre, au droguier, ses parties aériennes et ses racines non officinales, qui se prescrivent parfois, sous la forme de décoctions, comme antiseptique et comme antidote des empoisonnements attribués à l'absorption de viande gâtée.

HERBA HYGROPHILÆ, D'HYGROPHILA SPINOSA, Tend., seu ASTERACANTA LONGIFOLIA, Ness.

Originaire de Ceylan, cette plante herbacée livre, au droguier, ses parties aériennes, non officinales, qui se prescrivent parfois comme diurétique.

FOLIUM GENDARUSSÆ, DE GENDARUSSA VULGARIS, Nees.

Originaire de l'Archipel Malais, cet arbuste livre au droguier ses feuilles non officinales, opposées, courtement pétiolées, lancéolées, obtuses à l'extrémité supérieure de leur limbe, d'odeur spéciale, forte, non désagréable, si on les froisse, à saveur particulière, amère, qui se prescrivent parfois comme fébrifuge et comme antirhumatismal, voire même comme sédatif contre la toux, à l'encontre de l'écorce de cette plante, qui est parfois ordonnée comme émétique.

SEMEN HYGROPHILÆ, GRAINE D'HYGROPHILE OU DE TELOR KODOK, D'HYGROPHILA OBOVATA, HYGROPHILA ANGUSTIFOLIA, R.B., HYGROPHILA SALICIFOLIA, Nees.

Ces plantes, originaires de Java, livrent au droguier leurs graines non officinales, petites, discoïdes, rondes ou ovales, réniformes, d'un millimètre de diamètre, qui sont toujours recouvertes par une multitude de poils tecteurs, riches en mucilage. Elles sont constituées par une zone de cellules tangentiellement allongées, à parois épaissies, puis extérieurement par une assise de cellules, à parois minces, portant des poils tecteurs, allongés, pointus, revêtus d'une couche de cutine, mais renforcés par des anneaux internes, caractéristiques. Ces graines, à gros cotylédons réniformes, dont les cellules polyédriques, régulières, sont riches en amidon et en substances oléagineuses, se prescrivent particulièrement dans la thérapeutique hindoue, comme émollient, car elles rentrent dans la préparation du *Panchavija*, qui est constitué par un mélange de feuilles de *Celastrus*, de fenugrec, de fruits de cumin et d'ajowan, celui-là se prescrivant souvent comme antiblennorragique.

Ces graines renferment, outre 25 p. 100 d'huile fixe, des traces d'alcaloïdes, des cendres (phosphates de chaux et chlorure de potasse), puis une matière amère, aussi les prescrit-on, de par leur teneur en mucilage, comme rafraîchissant et comme fortifiant.

SCROFULARIACÉES

Comprenant 177 genres et plus de 900 espèces, répandues dans les contrées tempérées et montagneuses du globe, cette famille est représentée par des herbes ou par des arbrisseaux, à feuilles opposées ou isolées (Molène), simples, non stipulées, à limbe entier ou diversement découpé. Quelques-unes d'entre ces plantes, dépourvues de chlorophylle, sont parasites ; mais toutes portent des fleurs hermaphrodites, zygomorphes, pentamères, avec pistil dimère. Leur calice gamosépale peut être actinomorphe ou zygomorphe, dans ce dernier cas, un de ses sépales, le postérieur, se réduit en une petite dent (Véronique), ou bien il avorte complètement (Euphraise, Rhinanthe). Leur corolle, rarement actinomorphe (Molène), est presque toujours zygomorphe, bilabiée, à lèvre supérieure à 2 pétales, qui sont concrescents en un seul, plus grand que les trois autres, ce qui lui communique l'aspect d'une fleur à corolle tétramère (Véronique). Leurs 5 étamines alternes sont concrescentes par leurs filets avec les pétales ; mais elles sont rarement toutes fertiles et égales (Molène), la postérieure étant plus petite et les deux antérieures plus grandes que les autres (Thaspe). Le plus souvent leur étamine postérieure est stérile ou rudimentaire, les autres étant toutes fertiles, mais deux d'entre elles, les antérieures, sont parfois plus développées que les deux latérales (Digitale, Linaire) ; quelquefois l'avortement frappe aussi les deux étamines antérieures (Gratiole), ou bien elles disparaissent sans laisser de traces (Véronique). Leur pistil est constitué par deux carpelles médians, fermés et concrescents en un ovaire biloculaire, surmonté d'un style unique. Il renferme dans chaque loge un grand nombre d'ovules anatropes. Leur fruit est une capsule loculicide (Véronique), septicide, loculicide (Molène), ou un poricide (Linaire), dont les graines possèdent un albumen charnu, à embryon droit.

Les plantes de cette famille se rapprochent beaucoup de celles des Solanées, dont elles ne s'en différencient que par la didynamie de leur androcée, et de par la forme de leur corolle. Elles possèdent, en outre, les caractères anatomiques suivants : leurs feuilles portent des poils tecteurs unisériés, simples (Véronique) qui sont parfois ornés de saillies cuticulaires (Digitale), ou ramifiés (Verbascum), et des poils glanduleux, à glande uni- ou pluricellulaire, sessile ou disposée en écusson. Leurs stomates sont toujours accompagnés de 3 à 4 cellules annexes, et leur mésophylle ne renferme ni cristaux, ni lacticifères, ni glandes sécrétrices, internes.

FOLIUM DIGITALIS, FEUILLE DE DIGITALE, DE DIGITALIS PURPUREA, L.

Origine botanique. — Cette plante bisannuelle, à racine pivotante, porte la première année des feuilles basales, disposées en rosette, et la seconde année une tige d'un mètre de haut, entourée à sa base par une rosette de feuilles courtement pétiolées, qui sont ainsi différentes des caulinaires, sessiles, isolées ou adhérentes à la tige par un pétiole ailé, très court. Leur limbe entier, de 20 centimètres de long sur 5 centimètres de large, lancéolé ou ovoïde, est parcouru par une nervure médiane, prononcée, et par des nervures secondaires et tertiaires, disposées sous la forme de réseau. Ses fleurs, disposées en grappes unisériées, possèdent un calice à 5 sépales, une corolle rouge pourpre, marquée de taches arrondies, plus foncées, toujours entourées d'un cercle blanchâtre. Elle est constituée par 5 pétales concrescents entre eux, en un tube évasé au sommet, qui entourent 4 étamines de couleur rouge orange, dont les deux antérieures sont plus longues que les deux latérales, mais toutes quatre sont concrescentes par la base de leurs filets avec les pétales. Leur pistil est formé de deux carpelles médians, fermés et concrescents en un ovaire biloculaire, à ovules nombreux, anatropes, mais il est surmonté d'un style unique. Son fruit est une capsule septicide, renfermant de nombreuses graines, à embryon droit, à albumen charnu.

Origine géographique. — Fleurissant de juillet en août, elle croît à l'état sauvage sur les terrains siliceux et montagneux, non calcaires, de toute l'Europe, principalement dans le Harz, la Forêt Noire, le Jura, les Vosges. On la cultive parfois pour la beauté de ses fleurs dans nos jardins.

Pathologie. — Elle est souvent attaquée par les *Fungi imperfecti*, l'*Ascochyta Molleriana*, la *Ramularia variabilis*, le *Gleosporium Digitalis*, la *Phyllostica Digitalis*.

Récolte. — Seules ses feuilles inférieures, de la seconde année, disposées en rosette, doivent être recueillies par un temps sec, à l'époque de la floraison de cette plante. Desséchées à l'ombre, et à une douce température, ceci aussi rapidement que possible, afin d'éviter qu'elles ne fermentent, elles doivent être conservées dans des boîtes en fer blanc, à l'abri de l'air et de l'humidité, pour être renouvelées chaque année dans le droguier, à moins qu'elles n'aient été stabilisées, c'est-à-dire qu'elles n'aient été soumises, sous pression réduite, à l'action des vapeurs d'éther ou d'alcool, afin de tuer leurs ferments ; celles-là peuvent alors être conservées indéfiniment.

Notons que les diverses pharmacopées prescrivent à tort de ne pas utiliser les feuilles de la première année, plus riches en mucilage, qui renferment aussi de la digitaline.

Description de la drogue (fig. 104). — Ces feuilles, de 20 à 30 centimètres de long, sur 5 à 11 centimètres de large, sessiles ou courtement pétiolées, possèdent un limbe entier, crénelé, ou irrégulièrement dentelé sur ses bords, lancéolé ou longuement ovoïde, pointu à son extrémité supérieure, atténué à sa base, en un petit pétiole trigone, ailé. Celui-ci, concave en-dessous, convexe en dessus, à arêtes mousses, de couleur rose ou rouge pourpre, se continue dans le limbe par la nervure médiane, saillante, parfois rosée, qui est anastomosée avec ses nervures secondaires. Celles-ci se rejoignent à la périphérie du limbe, pour former une ligne parallèle, mais, reliées entre elles par un réseau de nervures tertiaires, elles communiquent à ce limbe, particulièrement sur sa face infère, un aspect bosselé, bulbeux. Sa face supérieure, pubescente, particulièrement chez les jeunes feuilles, est verte, mais sa face infère, vert blanchâtre, tomenteuse, gaufrée, est très velue.

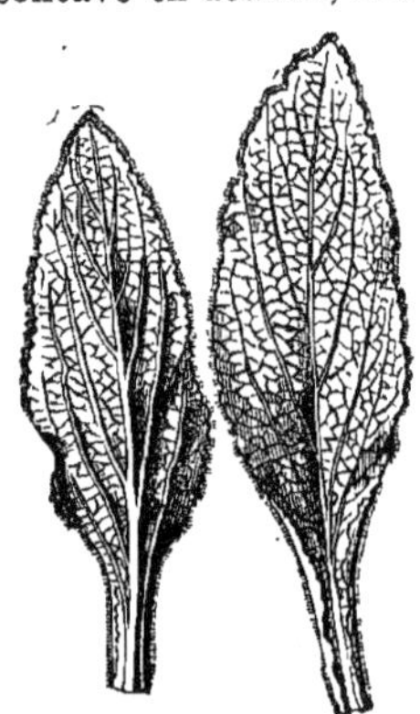

Fig. 104.
Feuilles de digitale.

L'odeur de cette drogue, herbacée sur le frais, est agréable sur le sec, sa saveur est âcre, amère.

Examen microscopique. — Examinée sur une coupe transversale, cette feuille est constituée par un épiderme inférieur, à cellules sinueuses, entourant de nombreux stomates toujours accompagnés de trois ou de quatre cellules annexes, et portant de nombreux poils tecteurs, simples, tordus sur eux-mêmes, mais pluricellulaires, unisériés, et ornés de saillies cuticulaires, qui se terminent en une pointe mousse. Cet épiderme porte, en outre, de nombreux poils glanduleux, à capitule uni ou pluricellulaire ; il se différencie de l'épiderme supérieur qui, glabre, est constitué par des cellules polygonales, à parois très onduleuses. Celui-ci recouvre une assise de cellules en palissade et le mésophylle hétérogène, asymétrique, qui ne renferme jamais de cristaux d'oxalate de chaux, ni lacticifères, ni glandes sécrétrices ; mais il entoure un faisceau libéroligneux, représenté par un ou par plusieurs cordons ligneux, arqués, concaves dans leur partie supérieure, convexes dans leur partie inférieure, toujours recouverts par un liber mou et par un péricycle à éléments faiblement épaissis.

Poudre. — Mondée de ses nervures primaires,

puis pulvérisée, cette feuille livre une poudre vert mat, caractérisée par la présence de ses poils tecteurs, simples ou articulés, toujours pluricellulaires et unisériés : par celle de ses poils glanduleux, à capitule uni ou pluricellulaire, et par les cellules de son épiderme inférieur, qui sont sinueuses. Il est nécessaire de pulvériser soi-même cette drogue, afin d'éviter ses falsifications.

Falsifications. — Cette drogue est parfois confondue ou mélangée à des feuilles de bourrache, de grande consoude, qui sont rudes au toucher ; de bouillon blanc, qui portent des poils tecteurs, étoilés ou ramifiés, puis à des feuilles de matico, caractérisées par un réseau de nervures plus prononcées, qui renferment, dans leur mésophylle, des glandes sécrétrices. Les feuilles de sauge sont aussi souvent additionnées à cette drogue ; mais elles possèdent un pétiole légèrement cordé à sa base, et une odeur très aromatique.

Toutes ces falsifications, ou celles résultant d'un mélange de feuilles diverses : telles que celles du *Teucrium Chamaedris, Inula Conyza,* D. C., *Symphytum officinale,* L., *Inula Helenium,* L., *Solanum nigrum,* etc., se reconnaissent non seulement à l'examen microscopique, mais à leur arome et aux réactions suivantes, qui caractérisent les feuilles de digitale.

Réactions. — L'extrait aqueux des feuilles de digitale, agité avec du chloroforme, que l'on décante et soumet à la distillation fractionnée, abandonne un résidu qui, repris par de l'acide acétique additionné d'une goutte de perchlorure de fer, forme à la ligne de contact des deux liquides un anneau brun rougeâtre, surmonté d'une zone vert brunâtre (Digitoxine) par addition d'acide sulfurique, tandis que sa couche acide se colore en rose (Digitaléine), et sa couche acétique en bleu, passant ensuite au vert (Digitaline). Cette réaction est dénommée réaction de Kiliani, de même que le réactif ci-dessus utilisé. Une partie de cet extrait, dissous dans de l'eau, que l'on agite avec de l'éther, le colore en vert émeraude, mais additionné d'acétate de plomb, il se précipite en un dépôt jaune grisâtre. Son filtrat additionné d'ammoniaque, puis agité avec de l'éther, que l'on décante et évapore, lui abandonne une substance se colorant en vert, puis en rose violacé, par addition d'une goutte de brome et de 10 gouttes d'acide sulfurique.

Dosage de la digitoxine. — Ces feuilles doivent toujours être dosées comme suit, quant à leur pour cent en digitoxine. Traitez 28 grammes de ces feuilles pulvérisées, par 280 grammes d'alcool dilué, qu'on abandonne pendant quatre heures de temps au repos. Filtrez ce liquide et prélevez-en 207 grammes, que vous soumettez à la distillation fractionnée, de manière à obtenir 25 grammes de résidu. Additionnez-les de 222 grammes d'eau, puis d'acétate neutre de plomb, et filtrez. Additionnez son filtrat de 28 grammes de sulfate sodique. afin de précipiter son excès de plomb, puis filtrez 130 grammes de cette solution qui, additionnée de 2 grammes d'ammoniaque, est agitée avec 150 grammes de chloroforme. Celui-ci, décanté, filtré, puis soumis à la distillation fractionnée, abandonne un résidu qui, traité par de l'éther de pétrole, est pesé.

Analyse chimique. — Cette drogue renferme de 0,13 à 0,225 p. 100 de digitaline, de la digitonine, de la digitoxine, outre de la digitoflavone, de l'inosite, des matières résineuses et pectiques, de l'acide malique, de l'acide digitalique.

Notons que, selon l'époque de sa récolte. elle peut renfermer de 0,253 à 0,364 p. 100 de glucosides, si on la récolte à l'époque de la floraison de cette plante, et de 0,146 à 0,25 p. 100 si on la récolte à la fin d'août. Cette drogue renfermerait en outre, selon les analyses de Krafft, de la gitaline, qui ne serait, selon Kiliani, qu'un mélange de digitaline et de digitoxine.

La Digitoxine, $C^{34}H^{54}O^{11}$, se prépare en traitant la poudre de ces feuilles par de l'eau froide, puis par de l'alcool à 50° ; ces diverses solutions réunies, puis additionnées d'acétate neutre de plomb, étant filtrées, puis additionnées d'ammoniaque, afin de précipiter leur excès de plomb. Filtrées à nouveau, et soumises dans le vide à la distillation fractionnée, elles abandonnent un résidu qui, décanté des matières résineuses et pectiques qui le surnagent, est évaporé à sec, sous pression réduite. On obtient ainsi un résidu, qui, repris par du chloroforme, lui abandonne sa digitoxine, que l'on fait recristalliser dans de l'alcool.

Elle se présente sous la forme d'aiguilles incolores, inodores, fusibles à 245°, à saveur amère, à éclat nacré, peu solubles dans l'eau, dans l'éther, mais très solubles dans l'alcool dilué, le chloroforme. La digitoxine, dissoute dans de l'acide acétique, renfermant une trace de perchlorure de fer, donne une solution qui, versée sur de l'acide sulfurique concentré, forme, à la ligne de contact des deux liquides, un anneau bleu. qui s'étend ensuite à toute sa couche acétique. Une solution alcoolique à 1 p. 100 d'acide picrique, additionnée de son volume d'une solution à 10 p. 100 de soude caustique (exempte de potasse), donne un réactif très sensible pour déterminer la présence des glucosides à fonctions lactoniques, car quelques gouttes de ce réactif se colorent en rouge ou en orange par addition de digitoxine, de gitaline et de strophantine, mais elles ne se colorent pas du tout, par celle de digitonine, d'arbutine, d'amygdaline, de condurangine, comme le démontra M. Baljet. Ce glucoside se dissout sans se colorer dans l'acide chlorhydrique, mais cette dissolution prend, à chaud, une belle coloration verte ; tandis que l'acide sulfurique le dissout avec une belle coloration rouge sale. Hydrolysée, la digitoxine se décompose en digitoxigénine, et en digitoxose, qui est une aldose de formule $C^6H^{12}O^4$, dont l'oxime fond à 102°, car :

$$C^{34}H^{54}O^{11} + H^2O = C^{22}H^{32}O^4 + 2C^6H^{12}O^4$$
$$\text{Digitoxine} \qquad \text{Digitoxigénine} \quad \text{Digitoxose}$$

Elle se prescrit parfois, à doses d'un demi-milligramme plusieurs fois par jour, comme cardiotonique. particulièrement contre le myocarde.

La Digitoxigénine, $C^{22}H^{32}O^4$, se présente sous la forme d'aiguilles incolores. se dissolvant avec une coloration verte dans l'acide sulfurique, rouge dans cet acide additionné d'une trace de sulfate ferrique, mais elle ne donne pas la réaction de Kiliani. Traitée par de l'acide chlorhydrique, elle livre de l'anhydrodigitoxigénine, $C^{22}H^{30}O^3$, fusible à 215°.

La Digitonine, $C^{27}H^{48}O^{14} + H^2O$. cristallise sous la forme d'aiguilles incolores, fusibles à 225°, peu solubles dans l'eau, le chloroforme, mais très solubles dans l'alcool. L'acide sulfurique la dissout avec une coloration rouge, mais celle-ci devient plus nette par addition d'eau de brome ; l'acide chlorhydrique la dissout avec une coloration jaune, passant à chaud au rouge grenat ; tandis que l'acide sulfurique, additionné d'une trace de sulfate ferrique, la dissout sans se colorer. Ce glucoside, hydrolysé, se décompose en glucose, en galactose et en digitogénine, car :

$$C^{27}H^{46}O^{14} + H^2O$$
Digitonine

$$= C^{15}H^{24}O^3 + C^6H^{12}O^6 + C^6H^{12}O^6$$
Digitogénine Dextrose Galactose

La DIGITOGÉNINE, $C^{15}H^{24}O^3$, cristallise sous la forme d'aiguilles incolores, fusibles à 250°, insolubles dans l'eau, très solubles dans l'alcool bouillant, le chloroforme. Oxydée, elle se transforme en acide digitogénique.

Notons que la digitonine, reprise par de l'alcool bouillant, que l'on soumet à la cristallisation spontanée, dépose des aiguilles devenant amorphes avec le temps ; celles-ci, dénommées GITONINE, sont solubles dans l'acétone, l'éther, peu solubles dans l'alcool ; mais elles se dissolvent avec une coloration rose dans l'acide sulfurique. Elles possèdent un pouvoir rotatoire lévogyre, et la formule $C^{49}H^{80}O^{23}$. Hydrolysée, la gitonine se décompose en glucose et en gitogénine.

La DIGITINE OU DIGITALINE AMORPHE, IMPURE, se présente sous la forme d'une poudre amorphe, insoluble dans l'éther, le chloroforme, mais très soluble dans l'eau, l'alcool. Elle se dissout avec une coloration rouge dans l'acide sulfurique.

La DIGITALINE, $C^{35}H^{56}O^{14}$, se prépare, selon le procédé de Nativelle, en extrayant les feuilles pulvérisées de digitale par de l'eau, puis par de l'alcool dilué, dont les solutions, déféquées à l'aide d'acétate neutre de plomb, sont concentrées, sous pression réduite, en présence de bicarbonate de soude, par la distillation fractionnée. Abandonnées pendant quelques jours au repos, elles sont alors filtrées, puis additionnées de sulfate de soude, pour être soumises, sous pression réduite, à la distillation fractionnée. Leur résidu à peu près sec, repris par du chloroforme, donne une solution, qui s'empare de leur digitoxine, repris ensuite par de l'alcool, il donne une solution qui, soumise à la distillation fractionnée, abandonne des cristaux de digitaline.

Celle-ci se présente sous la forme d'aiguilles blanches, brillantes, agglomérées en forme de houppes, à réaction neutre, fusibles à 217°, presqu'insolubles dans l'éther, le benzène, peu solubles dans l'eau, mais très solubles dans l'alcool et dans le chloroforme bouillant. La digitaline se dissout avec une coloration verte dans l'acide sulfurique (mais celle-ci passe au rouge par addition d'eau de brome), jaune verdâtre, puis verte dans l'acide chlorhydrique, et sans se colorer dans l'acide nitrique.

Cette digitaline, la seule officinale en France, se transforme par l'hydrolyse en digitaligénine, en digitalose et en dextrose, car :

$$C^{35}H^{56}O^{14} + H^2O$$
Digitaline

$$= C^{22}H^{30}O^3 + C^7H^{14}O^5 + C^6H^{12}O^6$$
Digitaligénine Digitalose Glucose

La DIGITALINE HOMELLE se prépare en extrayant les feuilles pulvérisées de digitale par de l'eau et par de l'alcool, dont les solutions, filtrées, sont traitées successivement par de l'acétate de plomb, par du carbonate de soude cristallisé, puis par du phosphate ammoniaco-sodique. Ces solutions filtrées, puis additionnées de tanin, précipitent un dépôt, qui, lavé, recueilli, mélangé à de la litharge et à du charbon animal, est ensuite extrait par du chloroforme ; celui-ci, soumis à la distillation fractionnée, abandonnant un résidu, que l'on purifie par recristallisations fractionnées dans de l'alcool.

Cette digitaline se présente sous la forme d'une poudre blanche, neutre, peu soluble dans l'eau, l'éther, le benzène, mais très soluble dans l'alcool, le chloroforme, l'acide acétique glacial. Elle se dissout avec une coloration jaune verdâtre dans l'acide chlorhydrique, qui dissout la digitaléine avec une coloration jaune pâle, la digitonine avec une coloration rouge violacé, et la digitoxine avec une coloration jaune pâle. Elle se dissout avec une coloration jaune, puis rouge sang, dans l'acide sulfurique, qui dissout la digitaléine avec une coloration rouge, la digitoxine avec une coloration verte, et la digitonine avec une coloration brun rougeâtre. La digitaline et la digitaléine se dissolvent avec une coloration rouge, puis violette, dans l'acide sulfurique renfermant du brome, mais cette coloration passe au vert par addition d'eau. La digitaline se dissout, en présence d'une goutte de perchlorure de fer, avec une coloration rouge bleuté dans l'acide sulfurique. Il est nécessaire d'étudier physiologiquement ces divers glucosides, avant d'énoncer un préavis quant à leur présence ou quant à celle de la digitale. Cette digitaline est constituée par un mélange de digitoxine et de digitaline pure.

La DIGITALINE ALLEMANDE, se préparant de la même manière que la précédente, se présente sous la forme d'une poudre blanc jaunâtre, neutre, très soluble dans l'eau, l'alcool, peu soluble dans l'éther, le chloroforme. Elle se dissout avec une coloration brune, puis rouge, dans l'acide sulfurique ; rouge vif dans ce réactif additionné d'eau de brome, vert jaunâtre dans l'acide chlorhydrique, rouge grenat dans ce réactif chaud, et rouge carmin dans l'acide sulfurique additionné d'une trace de sulfate ferrique. Hydrolysée, cette digitaline se décompose, comme nous l'avons vu, en dextrose, en digitalose et en digitaligénine.

Usage thérapeutique. — Les feuilles de digitale se prescrivent en poudres ou en pilules, à doses de 0 gr. 01 à 0 gr. 03 plusieurs fois par jour, ou sous la forme d'infusions, à doses de 0 gr. 5 à 1 gramme sur 200 grammes d'eau, comme diurétique, comme sédatif, comme spécifique contre l'asthme, la phtisie, puis comme cardiotonique ; il ne faut pas les ordonner intempestivement, car elles possèdent des effets d'accumulation, en provoquant alors des troubles émétocathartiques et de la dégénérescence graisseuse.

On les ordonne avec de bons résultats dans les affections valvulaires, puis dans l'endocardite et la péricardite aiguë, l'angine de poitrine, le goitre exophtalmique, la pneumonie.

Action physiologique. — Ne devant jamais être ordonnées aux artérioscléreux, ni aux personnes souffrant de dégénérescence graisseuse du cœur, les glucosides de la digitale sont facilement résorbés par les voies digestives ; mais ils ne s'éliminent que très lentement par les reins, d'où accumulation. Ils exercent une action locale, irritante, sur les muqueuses, puis de l'inflammation, qui peut aller jusqu'à l'ulcération.

Ordonnées à doses trop élevées, les feuilles de digitale, voire même leurs glucosides, provoquent des coliques, des phénomènes nerveux, des nausées, des vomissements, de la céphalalgie, des bourdonnements d'oreille, des troubles visuels, des vertiges, des convulsions, avec ralentissement très prononcé des pulsations du pouls, et dans les derniers moments, précédant la mort, un pouls rapide, irrégulier.

Notons qu'à doses physiologiques, elles régularisent le pouls des arythmiques, tout en augmentant la force de leurs pulsations et la tension sanguine de leurs artères ; mais elles diminuent la vitesse du sang, en resserrant les tubes capillaires, en ralentissant les battements du cœur et en augmentant son énergie ventriculaire. Elles excitent, en outre, le grand sympathique et la puissance du myocarde. Absorbée par les animaux, cette drogue provoque rarement des empoisonnements mortels, car ils ne broutent jamais les feuilles de digitale.

Incompatibilités. — Ne prescrivez jamais cette drogue ou ses dérivés, avec des astringents, des sels métalliques, du tanin, des racines de ratanhia, de l'écorce de quinquina, ni avec de l'antipyrine, de la belladone, de l'opium, de la nitroglycérine, des iodures, etc., ni avec ses contrepoisons.

Contrepoisons. — Ordonnez, en cas d'empoisonnements par cette drogue, des émétiques, des infusions de lobélie ou d'aconit, puis de la morphine, de l'antipyrine, de la belladone, des iodures, de la trinitrine, du tanin, outre des stimulants alcooliques, des injections hypodermiques d'aconitine ou d'atropine ; appliquez en outre extérieurement des vésicants, des rubéfiants, particulièrement des graines pulvérisées de sinapisme. Si les vomissements sont très violents, spontanés, ordonnez de suite des opiacés et des applications de glace ; mais prescrivez toujours à votre malade de rester étendu, de crainte d'une syncope.

Pharmacie galénique. — Cette drogue sert à préparer la Tinctura Digitalis, qui est souvent ordonnée en même temps que celle de Strophantus, puis la Tinctura Digitalis ætherea, l'Extractum fluidum Digitalis, l'Acetum Digitalis, l'Infusum Digitalis, l'Extractum siccum Digitalis.

Notons qu'une infusion de digitale perd, après 24 heures de repos, ses propriétés physiologiques, si on n'a pas pris soin de neutraliser ses acides organiques, qui peuvent, ainsi que les ferments de cette drogue, hydrolyser ses glucosides ; il est donc recommandable de préparer cos infusions, soit à l'aide de feuilles stabilisées de digi-

tale, soit en les additionnant d'une trace de bicarbonate de soude. Elle peut aussi se gélatiniser par la présence du *Micrococcus gelatinogenes*, qui se rencontre très souvent dans les feuilles de digitale.

Historique. — Connue des Anciens, qui dénommaient la digitale *Campanula silvestris*, cette drogue fût préconisée dans la thérapeutique par Murrey, par Witthering et par Thileius.

Les feuilles de *Digitalis lutea*, L., de *Digitalis laevigata*, Wald., de *Digitalis grandiflora*, de *Digitalis ferruginea*, L., plantes elles aussi originaires de l'Europe centrale, nioins actives que celles de la *Digitalis purpurea*, renferment les mêmes principes chimiques que celle-ci.

FLOS VERBASCI, FLEURS DE BONHOMME, DE MOLÈNE, ou DE BOUILLON BLANC, DE VERBASCUM PHLOMOIDES, L., VERBASCUM THAPSUS, L., VERBASCUM THAPSIFORME, Schrad.

Origine botanique. — Ces plantes bisannuelles, portent la première année une rosette de feuilles, et la seconde une tige très velue, peu

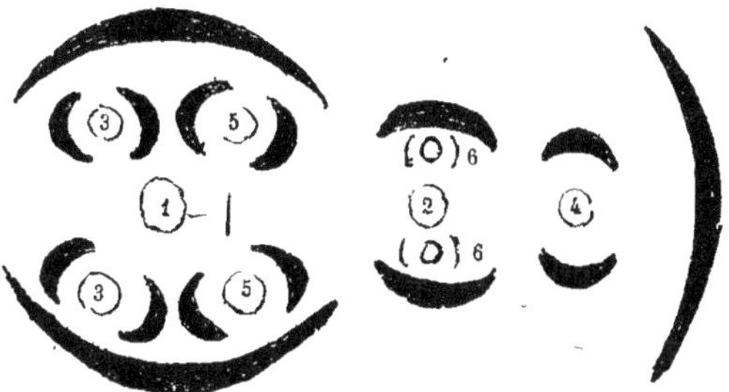

Fig. 105.

ramifiée, entourée à sa base par une rosette de feuilles très velues. Celle-là porte, en outre, des feuilles caulinaires, amplexicaules ou sessiles, isolées, jaune verdâtre, à limbe entier, ovale ou lancéolé, légèrement ondulé sur ses bords. qui sont réfléchis, et parcouru par une nervure médiane, très prononcée, et par des nervures secondaires et tertiaires anastomosées, lui communiquant son aspect gaufré. Elles sont aussi très velues et portent des poils tecteurs étoilés. Leurs fleurs, disposées sous la forme d'épis, de 60 centimètres de long, sont verticillées par trois, par cinq ou par sept, sur un axe réceptaculaire. portant à sa base des bractées lancéolées. Les fleurs du même axe ne s'ouvrent pas toutes en même temps. car elles fleurissent les unes après les autres. c'est-à-dire successivement selon le schéma 1, 2, 3, 4, 5, 6 (fig. 105).

Elles sont plus grandes chez les *Verbascum Thapsus*, mais toujours hermaphrodites, pentamères, actinomorphes, jaunes. Elles sont constituées par un calice gamosépale, par une corolle actinomorphe, jaune doré, à cinq pétales étalés, concrescents entre eux par leurs bases, mais libres au sommet, qui est cordiforme ; par un androcée à cinq étamines alternantes, fertiles, dont les deux antérieures, glabres, sont plus grandes que les trois postérieures. qui portent des poils tecteurs étoilés ou étalés en massue, mais toujours verruqueux. Leur pistil est constitué par deux carpelles médians, fermés, concrescents en un ovaire biloculaire, surmonté d'un style unique, qui renferme dans chaque loge de nombreux ovules anatropes. Leur fruit est une capsule loculicide, septicide, qui entoure de nombreuses graines, à embryon droit, à albumen charnu. Notons que les anthères des étamines de ces fleurs, sont rougeâtres, très velues, toujours insérées obliquement sur un filet, qui est concrescent par sa base avec ses pétales.

Origine géographique. — Fleurissant de juillet en août, elles croissent à l'état sauvage sur le flanc des collines de toute l'Europe centrale et méridionale, particulièrement dans les lieux incultes ; mais on les cultive aussi en Suisse, au Würtemberg, en Hongrie, dans le Harz et en France, particulièrement en Alsace.

Récolte. — Récoltées de juillet en août, par un temps sec, puis mondées de leurs calices, ces fleurs desséchées à la chaleur artificielle, entre 25° et 30°, ou au soleil, après avoir été disposées sur des draps, doivent être conservées, à l'abri de l'air et de l'humidité, dans des boîtes en fer-blanc.

Description de la drogue. — Les fleurs, ci-dessus décrites, prennent une teinte brun jaunâtre de par la dessiccation, grâce à la présence de leurs oxydases, qui transforment leurs principes glucosidiques et colorants. Leur odeur est très faible, leur saveur mucilagineuse. D'après de récentes expériences chimiques, on parvient à tuer ces ferments, en soumettant ces fleurs, sous une pression de 10 millimètres, dans un autoclave chauffé à 100°, à l'action des vapeurs d'eau ou d'éther, puis en les desséchant rapidement ; elles conservent alors leur belle couleur jaune doré.

Examen microscopique. — Examinée sur une coupe transversale, leur corolle est constituée par un épiderme supérieur, à cellules polygonales, toujours recouvertes par une cuticule lisse, ondulée ; puis vient le mésophylle, à cellules polygonales, riches en chromatophores et en grains d'amidon, et l'épiderme inférieur, dont les cellules renferment, comme celles de l'épiderme supérieur, un suc cellulaire se colorant en bleu par addition d'acide sulfurique, cet acide colorant leurs chromatophores en rouge. Recouvert d'une cuticule peu épaissie, il porte de nombreux poils tecteurs, étoilés et étagés, outre des poils tecteurs en massue, puis quelques poils glanduleux. Les grains de pollen de ces fleurs sont constitués par une exine et par une intine, renfermant des gouttelettes oléagineuses, rougeâtres, qui communiquent à leurs anthères leur coloration rouge orange. La matière colorante de ces fleurs, soluble dans l'eau et dans l'alcool, se dépose sous la forme de cristaux aiguillés, par addition de potasse caustique.

Analyse chimique. — Cette drogue renferme des traces d'essence, du mucilage, de la verbascum-saponine, de l'acide malique, 11 p. 100 de sucre de canne et 3 p. 100 de glucose.

La VERBASCUM-SAPONINE, $C^{17}H^{28}O^{10}$, se rencontrant aussi dans les fruits de la plante *Verbascum sinuatum*, utilisés selon Aristotelès dès les temps les plus reculés de notre histoire, comme attrape-poissons, se prépare en extrayant ces drogues déshuilées, par de l'alcool bouillant, dont le filtrat, traité par de l'acétate de plomb, puis par de l'hydrogène sulfuré, est concentré, puis précipité par addition d'éther, quitte à reprendre le précipité ainsi obtenu, par de l'éther acétique, que l'on soumet à la cristallisation spontanée. Elle se présente sous la forme d'une poudre cristalline, blanche, inodore, amère, soluble dans l'eau, l'alcool, l'alcool méthylique, l'éther acétique, insoluble dans l'éther, l'éther de pétrole, le chloroforme, le sulfure de carbone, qui se dissout avec une coloration rouge jaunâtre, puis violette dans l'acide sulfurique, bleu verdâtre dans cet acide additionné de permanganate potassique ; pouvant être acétylée, elle se décompose par l'hydrolyse en glucose et en sapogénine.

Usage thérapeutique. — Non officinale, elle se prescrit dans la médecine populaire, à doses de 5 à 15 grammes sur 200 grammes d'eau, sous la forme d'infusions, comme lénitif et comme émollient.

Pharmacie galénique. — Elle entre dans la préparation des Species Pectorales.

Historique. — Hippocrate mentionne déjà le bouillon blanc, qui fut aussi décrit par Dioscoride et par Pline, etc.; on le vendait déjà dans les officines des apothicaires du moyen âge et du temps de la Renaissance, comme en font foi les registres de la pharmacie de Worms.

Les fleurs du *Verbascum densiflorum*, originaire du Portugal, et celles du *Verbascum macranthum*, prospérant en Espagne, se vendent, dans ces pays, comme succédanés de notre drogue officinale.

HERBA GRATIOLÆ, HERBE DU PAUVRE HOMME ou DE GRATIOLE, DE GRATIOLA OFFICINALIS, L.

Cette plante herbacée, commune à l'Europe centrale, à la Sibérie, au Canada, livre au droguier ses parties aériennes, fleuries, mais non officinales, qui, desséchées, renferment, outre des matières résineuses et pectiques, de la gratiolone et de la gratioline.

La GRATIOLINE, $C^{43}H^{70}O^{15}$, se prépare en extrayant cette drogue par de l'alcool à 50°, puis de l'eau chaude, dont les solutions filtrées sont précipitées par addition d'hydrate plombique. Ce précipité desséché, repris par de l'alcool, donne une solution qui, traitée par de l'hydrogène sulfuré, est concentrée dans le vide, pour être ensuite soumise à la cristallisation spontanée.

Elle se présente sous la forme d'une poudre blanche, cristalline, inodore, à saveur amère, fusible à 236°, très peu soluble dans l'eau froide, très soluble dans ce dissolvant bouillant, l'alcool, insoluble dans l'éther, le chloroforme, le benzène. Elle se dissout avec une coloration jaune, puis rouge cerise, dans l'acide sulfurique ; jaune puis rouge dans l'acide nitrique; orange, puis verte, dans le réactif de Frœhde ; vert brunâtre dans l'acide sulfurique additionné d'eau de brome. Hydrolysée, elle se décompose en glucose et en gratioligénine, car :

$$C^{43}H^{70}O^{15} + H^2O = C^{37}H^{60}O^{10} + C^6H^{12}O^6$$
$$\text{Gratioline} \qquad \text{Gratioligénine} \quad \text{Glucose}$$

mais cette gratioligénine hydrolysée plus à fond, se décompose elle-même en glucose et en gratiogénine, car :

$$C^{37}H^{60}O^{10} + H^2O = C^{81}H^{50}O^5 + C^6H^{12}O^6$$
$$\text{Gratioligénine} \qquad \text{Gratiogénine} \quad \text{Glucose}$$

ou :

$$C^{43}H^{70}O^{15} + 2H^2O = 2C^6H^{12}O^6 + C^{31}H^{50}O^5$$
$$\text{Gratioline} \qquad \text{Glucose} \quad \text{Gratiogénine}$$

La GRATIOLIGÉNINE, $C^{37}H^{60}O^{10}$, se présente sous la forme d'aiguilles incolores, fusibles à 285°, inodores, insipides, insolubles dans l'eau et dans l'éther, très solubles dans l'alcool, qui se dissolvent, comme la gratioline, avec une coloration jaune dans l'acide sulfurique.

La Gratiogénine, $C^{31}H^{50}O^5$, se présente sous la forme de paillettes incolores, inodores, insolubles dans l'eau, peu solubles dans l'alcool, très solubles dans l'éther, le chloroforme.

La Gratiolone $(C^{10}H^{16}O)^n$, se prépare en reprenant l'extrait éthéré de cette drogue par de l'alcool, dont la solution concentrée dépose une masse gélatineuse, que l'on purifie, en la faisant recristalliser dans de l'éther alcoolique. Insoluble dans l'éther de pétrole, très soluble dans les autres dissolvants organiques, usuels, elle se présente sous la forme d'une poudre cristalline, blanche, inodore, insipide, qui, insoluble dans l'eau et dans les alcalins, appartient au groupe des alcools terpéniques, mal définis.

Cette drogue se prescrit à doses de 5 à 10 grammes sur 200 grammes d'eau, sous la forme d'infusions et de décoctions, comme dépuratif du sang, comme émétique et comme cardiotonique ; mais ordonnée à doses trop élevées, elle provoque parfois des empoisonnements légers, car elle agit alors comme un émétocathartique.

RADIX LEPTANDRÆ, seu VERONICÆ, RACINE DE LEPTANDRE ou DE VÉRONIQUE DE LA VIRGINIE, DE LEPTANDRA VIRGINICA, Nutt., seu VERONICA VIRGINICA, L.

Cette plante herbacée, vivace, à rhizome pourvu d'écailles, possède une tige droite, à fleurs disposées en épis, qui sont constituées par un calice à 5 sépales, par une corolle tubulaire, blanche, à 5 pétales. Originaire des sous-bois de l'Etat de New-York et de la Virginie, elle livre au droguier son rhizome et ses racines, qui, desséchés, se vendent sous le nom de *Culver's root*. Non officinales en Europe, ces racines, à saveur amère, d'odeur faiblement aromatique, renferment des traces d'essence, des matières résineuses et pectiques et de la leptandrine, qui est un glucoside encore mal défini. Elles se prescrivent, à l'état frais, comme purgatif drastique, mais une fois desséchées comme émétique ou comme purgatif, sous la forme de décoctions.

HERBA SCROPHULARIÆ, HERBE DE SCROFULAIRE, DE SCROPHULARIA NODOSA, L.

Prospérant dans les lieux humides de toute l'Europe, cette plante herbacée livre, au droguier, ses parties aériennes, non officinales, qui, desséchées, se prescrivent parfois, dans la médecine populaire de ce continent, sous la dénomination de *Carpenters square* ou de *scrofularine*, comme émétique, comme purgatif et comme vulnéraire. Il en est de même de son rhizome, et de ceux provenant de la *Scrophularia aquatica*, L., et de la *Scrophularia frigida*, Bois, plantes originaires, elles aussi, de l'Europe, qui renferment comme la précédente de la choline, de l'acide palmitique, de l'acide oléique, de l'acide phosphorique, de l'acide cinnamique, de l'acide butyrique, de l'acide caféotannique, des matières résineuses, riches en acide cinnamique, dénommées à tort scrophularine.

HERBA VERONICÆ, HERBE DE VÉRONIQUE, DE VERONICA OFFICINALIS, L.

Cette plante, à tige radicante, porte des feuilles opposées, courtement pétiolées, à limbe entier, velu, longuement ovoïde, dentelé sur ses bords ; et des fleurs axillaires, bleu pâle ou bleu violacé, courtement pédonculées, disposées sous la forme de petites grappes spiciformes.

Croissant à l'état sauvage dans les bois et les prairies de toute l'Europe, cette plante livre au droguier ses parties aériennes, qui, récoltées à l'époque de leur floraison, sont rapidement desséchées à l'ombre et à l'air. Celles-ci, non officinales, se prescrivent parfois, dans la médecine populaire, sous la forme de décoctions, comme stomachique, car elles renferment des traces d'essence, un principe amer, et un glucoside mal défini dénommé véronicine.

RADIX ESCOBEDIÆ, D'ESCOBEDIA SCABRIFOLIA ou ASAFRAM.

Originaire des parties montagneuses de l'Amérique centrale, cette plante herbacée livre, au droguier ses racines non officinales, qui, renfermant une matière colorante, un glucoside ou *escobedine*, outre des principes résineux et pectiques, se prescrivent parfois, dans la médecine populaire de ces régions, comme purgatif ou comme émétique.

SEMEN ALECTOROLOPHI, seu MELAMPYRI, D'ALECTOROLOPHUS MAJOR, Rich., ALECTOROLOPHUS HIRSUTUS, Abl. seu MELAMPYRUM ARVENSE, L., MELAMPYRUM CRISTATUM.

Croissant à l'état sauvage dans les champs de céréales, ces plantes livrent au droguier leurs graines, non officinales, ovoïdes, de 2 à 5 millimètres de diamètre, à face externe, brun noirâtre ou brun verdâtre, qui, toxiques, sont parfois mélangées à tort aux graines des céréales ; car elles renferment de la *rhinanthine*.

La Rhinanthine ou Melampyrine, $C^{39}H^{52}O^{20}$ ou $C^{32}H^{56}O^{20}$, se présente sous la forme de prismes incolores, inodores, amers, insolubles dans l'éther, le chloroforme, mais très solubles dans l'alcool, l'eau ; chauffée avec de l'acide chlorhydrique dilué, elle donne une solution bleue, car la mélampyrine se décompose lentement, par l'hydrolyse en glucose et en *rhinanthogénine*, $C^{12}H^{20}O^4$, qui se présente sous la forme d'une substance brunâtre, amorphe, insoluble dans l'eau. Notons que la rhinanthine communique au pain ou à la farine une teinte bleutée, et qu'on peut la différencier, en les extrayant par de l'alcool, dont la solution, additionnée d'acide chlorhydrique, prend une teinte verdâtre.

GESNÉRIACÉES

Cette famille, comprenant 115 genres et plus de 1.000 espèces, la plupart tropicales ou subtropicales, est représentée par des herbes munies parfois d'un rhizome tuberculeux (qui sont parfois dépourvues de chlorophylle) ou par des arbustes (Colomnée), ou par des arbres (Cyrtandre), à feuilles opposées, simples, non stipulées. Leurs fleurs hermaphrodites, zygomorphes, rarement actinomorphes, sont pentamères, à pistil dimère. Elles possèdent une étamine postérieure, réduite à un staminoïde, les quatre autres étant didynames, et un pistil constitué par deux carpelles ouverts, concrescents en un ovaire uniloculaire, à deux placentes pariétaux, recouverts d'ovules anatropes ; ils sont parfois fermés et biovulés (Pédale). Leur fruit est une capsule, à déhiscence dorsale (Sésame), à déhiscence rarement suturale (Ramondie), parfois une baie (Colomnée), ou un tétraachaine (Pédale), dont les graines, à embryon droit, ne renferment pas d'albumen, exception faite pour la Gesnérie qui en renferme. Cette famille se subdivise, de ce fait, en trois grands groupes, dont les *Pédaliées* sont les seules intéressantes au point de vue pharmacognostique.

SEMEN ET OLEUM SESAMI, GRAINE ET HUILE DE SÉSAME, DE SESAMUM INDICUM, L., SESAMUM ORIENTALE, D. C.

Origine botanique. — Ces plantes annuelles, d'un mètre de haut, à tiges légèrement quadrangulaires, velues dans leur partie supérieure, mais glabres dans leur partie inférieure, portent des feuilles opposées, pétiolées, quant à celles de leur base, isolées ou courtement pétiolées quant aux caulinaires, à limbe entier, lancéolé, dentelé sur ses bords, velu sur sa face inférieure, mais parcouru par une nervure médiane, prononcée, et par des nervures secondaires, à 60°. Leurs fleurs hermaphrodites, pentamères, disposées dans l'axe de leurs feuilles supérieures, sont constituées par un calice à cinq sépales très velus extérieurement, par une corolle zygomorphe, blanche ou rouge, à cinq pétales concrescents entre eux par leurs bases, mais étalés en forme d'entonnoir à leur sommet ; deux d'entre eux formant la lèvre inférieure plus longue que la lèvre supérieure ; par l'androcée, à quatre étamines didynames, concrescentes par leurs filets avec les pétales, mais celles-ci portent à la base de leur connectif une petite glande nectarifère. Leur pistil est constitué par deux carpelles fermés, à deux ovules anatropes. Leur fruit est une capsule à déhiscence dorsale, qui renferme, dans chaque loge, une ou deux graines officinales, à embryon droit, non entouré d'albumen.

Celles-ci se différencient, selon leur provenance, en plusieurs variétés, qui sont classées selon leur couleur, variant du jaune au bleu noirâtre.

Origine géographique. — Originaires des pays subtropicaux, ces plantes sont cultivées de nos jours aux Indes, en Perse, en Arabie, dans l'Afghanistan, au Siam, à Java, à Bornéo, au Japon, en Chine, en Palestine, à Zanzibar, au Mozambique, à Madagascar, au Sénégal et dans toute l'Afrique tropicale, puis en Egypte, en Algérie, en Grèce, à Malte, au Maroc et en Espagne.

Pathologie. — Le *Bacillus Sesami*, la *Pseudomonas Sesami* s'attaquent volontiers aux tiges et aux feuilles de ces végétaux, qui subissent aussi les méfaits de la *Néocosmospora vasinfecta*, qui la fait dépérir.

Culture. — Exigeant des climats chauds, voire même tropicaux, des terrains sablonneux, riches en humus, frais, irrigables, une température régulière, ces plantes sont ensemencées deux fois par an aux Indes, c'est-à-dire en mars, pour recueillir leurs fruits, quant à la variété noire, en mai, et en juin quant à la variété jaune, pour récolter ses fruits en août. Il est nécessaire, lors de leurs semailles, de laisser un intervalle de 50 centimètres entre chacune de ces graines, qui doivent être déposées dans des terrains fraîchement labourés, bien irrigués.

Récolte. — Leurs fruits, parvenus à leur entière maturité, mondés de leurs pédoncules, puis ouverts à l'aide d'un battage préalable, livrent leurs graines, qui, non officinales, donnent notre huile de sésame.

Description des graines. — De dimensions variables, mais généralement de 4 à 5 centimètres de long sur 1,5 à 2 centimètres de large, ces graines ovales, légèrement aplaties sur leurs faces latérales, convexes sur leurs faces dorsales, sont vaguement marquées sur leurs faces ventrales par une arête longitudinale. Leur surface externe, lisse, est brun violacé ou brun jaunâtre, leur saveur douceâtre, oléagineuse, leur odeur nulle.

Examen microscopique. — Examinée sur une coupe transversale, cette graine est constituée par un spermoderme, à une assise de cellules externes, à parois minces, disposées en palissade, qui renferment un petit cristal prismatique d'oxalate de chaux ; puis vient l'albumen très petit, à une ou deux assises de cellules sans caractères distinctifs, qui entourent deux grands cotylédons, à cellules polygonales, remplies de grains d'aleurone et de corpuscules oléagineux.

Analyse chimique. — Ces graines renferment de 5 à 6 p. 100 d'eau, 20 p. 100 de matières protéiques et de 45 à 77 p. 100 d'huile officinale.

Préparation de l'huile de sésame. — Ces graines, exprimées à froid, donnent l'huile de sésame de première qualité ; puis exprimées à chaud, en présence d'eau bouillante, elles livrent une huile de seconde et de troisième qualités ; leurs tourteaux étant utilisés comme engrais ou comme aliment des animaux.

Description de l'huile. — Celle-ci se présente sous la forme d'un liquide jaune pâle ou jaune doré, presque inodore, à saveur douceâtre, d'un poids spécifique de 0,921, qui se solidifie, à — 5°, en une masse butyreuse. Rancissant difficilement, elle se dissout très facilement dans l'éther, le chloroforme, l'éther de pétrole, mais en partie seulement dans l'alcool.

Réactions. — Agitée avec de l'acide chlorhydrique renfermant du furfurol, elle se colore en rouge ; mais additionnée d'un mélange de benzène résorciné et d'acide nitrique, elle se colore en rouge, puis en bleu violacé. Agitée avec de l'acide chlorhydrique, renfermant du pyrogallol, elle donne une solution aqueuse qui, décantée, se colore en rouge pourpre à la chaleur.

Falsifications. — Elle est souvent falsifiée par addition d'huiles rances ou gâtées, qui, agitées avec une solution éthérée de phloroglucine, se colorent, en présence d'acide chlorhydrique, en rouge intense ; puis par celle d'huile de cotonnier, qui se colore en rouge, si on la chauffe avec deux fois son volume du réactif d'Halphen. Traitée par une solution alcoolique d'hydrate potassique, l'huile de sésame ne doit pas déposer un dépôt cristallin d'acides gras, cas contraire huile d'arachide.

Il est nécessaire de toujours l'examiner quant à son indice d'acidité, qui ne doit pas exister, son indice de saponification étant de 189 à 193, son indice d'iode de 105 à 110.

Analyse chimique. — Elle est constituée par un mélange de triglycérides des acides palmitique, oléique, linolique, et par des traces d'acide myristique, de phytostérol et de sésamine.

La TRISTÉARINE OU STÉARINE, $C^{57}H^{110}O^6$, se rencontrant principalement dans le suint de porc, se présente sous la forme d'une masse cristalline, blanche, fusible à 72°,1, d'un poids spécifique de 0,8621, à indice de réfraction de 1,43987, très peu soluble dans l'alcool bouillant, l'éther froid, très soluble dans ce dissolvant bouillant et dans le chloroforme, qui, saponifiée, livre de l'acide stéarique et de la glycérine.

La TRIOLÉINE OU OLÉINE, $C^{57}H^{104}O^6$, se rencontrant non seulement dans l'huile d'olive, mais dans la plupart des corps gras, se présente sous la forme d'une masse cristalline, blanche, fusible à — 4°, ou sous celle d'un liquide oléagineux, d'un poids spécifique de 0,900, insoluble dans l'alcool dilué, très soluble dans l'éther, le chloroforme, qui, traité par de l'acide nitrique, livre de la triélaïdine. Saponifiée, elle livre de l'acide oléique et de la glycérine.

La SÉSAMINE, $C^{18}H^{18}O^5$, cristallise sous la forme d'aiguilles se dissolvant avec une coloration verte, puis rouge dans l'acide sulfurique additionné de quelques gouttes d'acide nitrique.

Usage thérapeutique. — Cette huile se prescrit comme purgatif, en lieu et place de l'huile d'olives, puis sous la forme de frictions, comme lénitif ou comme excipient.

Pharmacie galénique. — Elle sert à préparer des liniments antirhumatismaux, des onguents, des frictions, c'est-à-dire qu'elle est utilisée comme succédané de l'huile d'olives.

Historique. — Mentionnons parmi les diverses variétés de plantes livrant de l'huile de sésame : le *Sesamum indicum* var. *radiatum*, le *Sesamum indicum* var. *occidentale*, le *Sesamum indicum* var. *fœtidum*, etc. On admet que les îles de Java et de la Sonde sont les lieux d'origine de cette plante, dont les graines étaient déjà utilisées, 3.000 ans avant Jésus-Christ, par les Hindous ; celles-là furent introduites 1.000 ans avant Jésus-Christ en Egypte, comme le prouvent les dessins retrouvés sur les pyramides, les murs des chambres funéraires de ces peuples, ainsi que le papyrus d'Ebber, qui fait mention de leur huile. La sésame représentait, selon les traditions hindoues, le principe vital, le symbole de l'éternité ; car elle fut, selon eux, procréée par le dieu de la mort *Yama*, raison pour laquelle on retrouve dans les tombeaux de ce peuple, outre du riz et du miel, des graines de sésame. Hippocrate préconisait ces graines comme expectorant, tandis que Dioscoride et Pline décrivent la culture de cette plante.

BIGNONIACÉES

FOLIUM CAROBÆ, DE BIGNONIA NODOSA, BIGNONIA QUINQUEFOLIA.

Les feuilles, non officinales, de ces plantes, originaires de l'Amérique du Sud, renferment un alcaloïde ou *carobine*, outre des matières résineuses et pectiques. Elles se prescrivent, dans la médecine populaire de ce continent, comme diurétique et comme sudorifique.

FOLIUM JACARANDRÆ, FEUILLE DE JACARANDRA, DE JACARANDRA PROCERA, Spr.

Originaire du Brésil, cette plante livre au droguier ses feuilles alternantes, simples, lancéolées, asymétriques, qui, une fois desséchées, sont inodores, amères, astringentes, car elles renferment, outre des matières résineuses et pectiques, un glucoside et passablement de tanin. Elles se prescrivent parfois, à doses de 5 à 10 grammes sur 200 grammes d'eau, sous la forme de décoctions ou sous celle d'extraits fluides, comme antisyphilitique et comme diurétique.

VIIᵉ Ordre. — RUBIALÉES

RUBIACÉES

Cette famille, comprenant 40 genres et plus de 4.100 espèces, la plupart tropicales ou subtropicales, est représentée par des arbres parfois volubiles ou par des arbustes, dont l'écorce renferme de grandes cellules à latex résineux, ou par des herbes vivaces ou annuelles. Leurs feuilles opposées ou verticillées possèdent un limbe entier, muni de stipules latérales ou axillaires, libres ou concrescentes avec le pétiole. Leurs fleurs hermaphrodites, pentamères ou tétramères, sont actinomorphes, à pistil dimère ; mais leurs sépales peuvent être réduits à de petites dents presque invisibles (Gaillet) ou être gamosépales (Quinquina) voire même pétaloïdes (Polyprème). Leur corolle, toujours gamopétale, actinomorphe, entoure 3 ou 5 étamines alternantes, concrescentes par leurs filets avec le tube de la corolle. Elles portent des anthères introrses, à 4 sacs polliniques s'ouvrant par des fentes longitudinales. Leur pistil, toujours concrescent avec les verticilles externes, est infère ; il est constitué par deux carpelles fermés, concrescents en un ovaire biloculaire, surmonté d'un ou de deux styles (Gail-

let). Il renferme, dans chaque loge, un (Caféier, Gaillet), deux (Guettarde), ou de nombreux ovules anatropes ou campylotropes (Quinquina). Leur fruit est une capsule septicide (Quinquina, Cascarille), loculicide (Landenbergie), une baie (Garance), une drupe (Caféier, Céphélide), ou un diachaine (Gaillet, Aspérule) ; dont les graines, à albumen charnu ou corné, parfois munies d'un sillon (Caféier), possèdent toujours un embryon droit ou recourbé.

Ces plantes se subdivisent en trois grands groupes, soit en *Cinchonées*, à carpelles multiovulés, en *Coffées* à carpelles uniovulés, et en *Rubiées* à carpelles uniovulés et à stipules non membraneuses, mais foliacées.

Ces plantes sont caractérisées par les poils tecteurs de leurs feuilles, qui sont simples, unisériés, uni ou pluricellulaires, minces ou épaissis, et parfois même recourbés en crochet ; par leur limbe, qui ne porte jamais de poils glanduleux, mais dont les cellules épidermiques entourent des stomates toujours accompagnés de deux cellules annexes, latérales, réniformes, parallèles à l'ostiole. Les cellules de leur mésophylle renferment des cristaux simples ou agglomérés d'oxalate de chaux chez

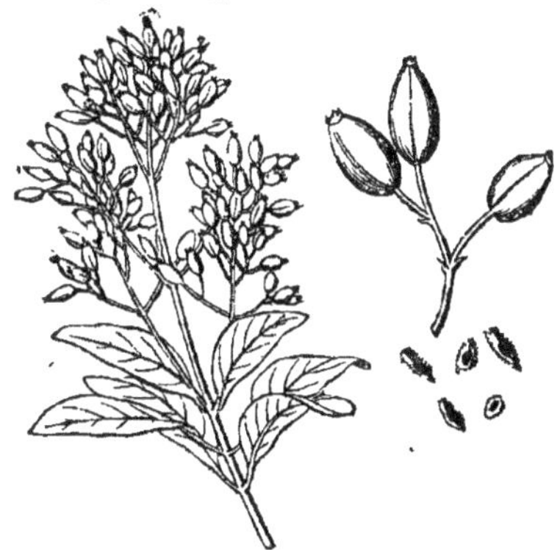

Fig. 106. — *Cinchona Calysaya.*

le Gallium, en raphides ou en aiguilles chez la Psychotria, et pulvérulents chez les Quinquinas et le Caféier.

L'écorce des tiges de ces plantes est toujours entourée par un suber, à cellules minces (Cinchona), épaissies (Remijia) ; mais leur parenchyme cortical renferme, à l'exception de celui des Exostemmas, des cellules scléreuses. Leur liber, toujours fibreux, renferme en outre des cristaux pulvérulents (Cinchona), ou des aiguilles d'oxalate de chaux (Exostemma), des fibres lignifiées, isolées ou réunies par groupes.

CORTEX CINCHONÆ, ÉCORCE DE QUINQUINA, DE CINCHONA SUCCIRUBRA, Pav., (Equateur), CINCHONA CALYSAYA, Weed., (Bolivie) ; CINCHONA OFFICINALIS, L. (Andes du Pérou).

Origine botanique du Cinchona Calysaya. — Cet arbre, de 20 mètres de haut, porte des feuilles opposées, pétiolées, dont le limbe entier (fig. 106), pointu à ses deux extrémités, est parcouru par une nervure médiane, rosée, et par quatre nervures secondaires, parallèles à celle-ci ; mais il est toujours pourvu de stipules interpétiolaires, caduques, munies de glandes basilaires. Ses fleurs blanc rougeâtre, pentamères, disposées en ombelles simples, sont construites sur le type habituel de celles des plantes de cette famille ; fécondées, elles donnent, comme fruit, une capsule septicide, biloculaire, multiovulée (fig. 106).

Origine géographique. — Fleurissant d'avril

en mai, il croît à l'état sauvage dans les provinces boliviennes d'Enquisivi, de Vuagas, de Larecaja, puis dans celles du Pérou, particulièrement à Carabaya.

Description de son écorce, dite de Calysaya. — Dénommée *quinquina royal*, cette écorce se présente, dans le droguier, sous la forme de plaques de 25 à 30 centimètres de long sur 10 à 21 centimètres de large et de 8 à 12 millimètres d'épaisseur, à face externe jaune fauve ou jaune brunâtre, marquée de lenticelles plus foncées, si elle n'a pas été desquamée. Elle est caractérisée par des crêtes saillantes et par de courts sillons longitudinaux, assez larges. Sa face interne, jaune fauve ou jaune orange, est finement striée dans le sens de la longueur, mais ses bords sont en saillie. Sa cassure, courtement fibreuse, n'est jamais frangée. Elle parvient aussi dans le commerce sous la forme de tubes, de 2 à 3 centimètres d'épaisseur, dont les bords sont enroulés sur eux-mêmes, à face externe gris brunâtre, à périderme épais, fissuré dans le sens transversal et dans celui de la longueur, mais toujours crevassé dans le sens transversal. Il est marqué de grandes taches blanches, argentées, et de petites taches rougeâtres, provenant d'un lichen ou *Hypochnus rubrocyanthus*. Sa cassure est courte, fibreuse, son odeur légèrement tannée, sa saveur amère, astringente.

Origine botanique du Cinchona succirubra. — Cet arbre de 25 mètres de haut, à couronne très feuillée, à écorce rouge brunâtre, fortement crevassée, porte des feuilles opposées, longuement ovoïdes, à limbe entier, pointu à son extrémité supérieure, mais atténué à sa base en un pétiole rosé, qui se prolonge en une nervure médiane, prononcée. Ses fleurs rouge pourpre sont constituées sur le type de celles des plantes de cette famille (fig. 107).

Origine géographique. — Fleurissant de juillet en août, il croît à l'état sauvage jusqu'à une altitude de 1.500 mètres, sur les pentes occidentales du Chimborazo, et dans les parties méridionales et septentrionales du Pérou, d'où il fut implanté à Ceylan, à Java, puis à la Jamaïque.

Description de son écorce. — Elle se présente sous la forme de plaques, ou sous celle de tubes de grandeurs différentes, à périderme épais, plus ou moins rugueux, rougeâtre, crevassé, marqué de points plus pâles, dus à la présence d'un lichen ; à surface interne rouge brunâtre, lustrée, finement striée dans le sens de la longueur ; à cassure fibreuse intérieurement, mais nette extérieurement, d'odeur parfois spéciale, aromatique, à saveur amère, astringente.

Origine botanique du Cinchona officinalis. — Cet arbre, plus petit que les précédents, à écorce grisâtre, porte des feuilles opposées, lancéolées, pointues à leurs deux extrémités, à limbe entier, glabre, à l'exception de ses jeunes feuilles, qui sont velues ; elles sont toujours parcourues par une nervure médiane, prononcée, et par des nervures secondaires, qui, recourbées à leur périphérie, rejoignent leurs nervures supérieures. Ses fleurs, de couleur rouge carmin, sont cons-

truites sur le type habituel de celles des plantes de cette famille ; fécondées, elles donnent comme fruits des capsules septicides, multiséminées.

Origine géographique. — Originaire du Pérou et de l'Equateur, cette plante se rencontre sous la forme de cultures à Java et à Ceylan, etc.

Description de son écorce. — Elle se présente sous la forme de tubes enroulés sur eux-mêmes ou sous celle de plaques, à surface externe gris brunâtre, crevassée, fissurée, toujours mar-

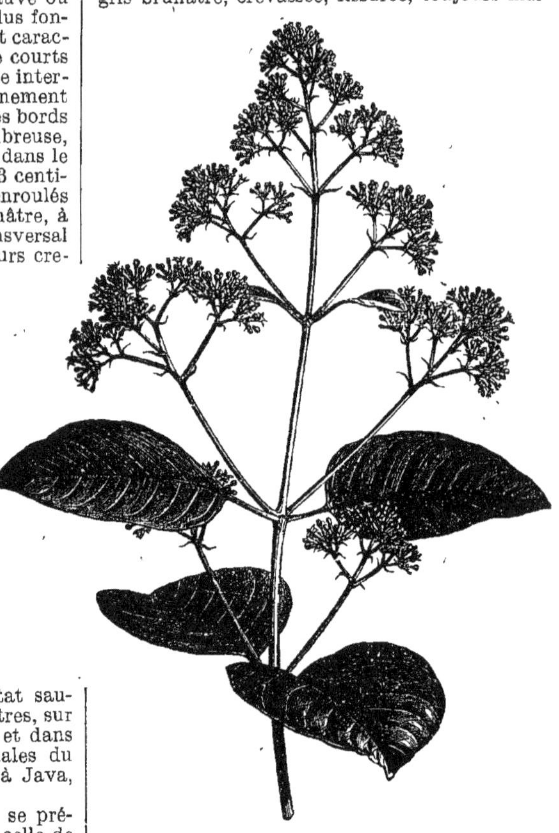

Fig. 107. — *Cinchona succirubra.*

quée de taches blanchâtres, dues à la présence de lichens, à surface interne jaunâtre, à cassure fibreuse, résineuse, à saveur amère, astringente, d'odeur nulle.

Origine botanique et géographique des autres quinquinas. — Sans vouloir entreprendre cette étude, qui exigerait des volumes, mentionnons parmi les autres plantes livrant des écorces de quinquina : la *Cinchona micrantha*, R. et P., originaire de la Bolivie, particulièrement de Carabaya ; la *Cinchona Peruviana*, How., qui croît à l'état sauvage à Huanuco et dans les Andes ; la *Cinchona nitida*, R. et P. à Cuechero ; la *Cinchona uristusinga*, How., la *Cinchona Condaminea*, How., et la *Cinchona lancifolia*, Mut. qui prospèrent à l'état sauvage, jusqu'à une altitude de 2.000 mètres en Colombie, dans l'Equateur et la Nouvelle-Grenade. Notons que Candolle enseignait qu'il existait plus de 18 espèces différentes de quinquinas, et Howard en différenciait déjà 38 espèces, répandues entre le dixième degré de latitude nord et le dix-neuvième degré de latitude sud ; mais toutes sont réparties en 4 bandes distinctes ; l'une comprenant la Nouvelle-Grenade et Santa-Fé-de-Bogota, outre le Vénézuéla ; l'autre Pitayo et l'Equateur, la troisième Lima et la quatrième le Pérou et la Bolivie. Toutes ces plantes sont, selon Konzten, des variétés différentes les unes des autres, car celles de la plaine possèdent des feuilles plus larges et plus épaisses que celles de la montagne, dont les fruits s'ouvrent de bas en haut ; tandis que ceux des plantes de la plaine s'ouvrent de haut en bas. Toutes ces variétés livrent au commerce leurs écorces, qui s'exportent par Guayaquil et par Lima sur l'Europe, où elles y parviennent soit sous la forme de plaques, soit sous celle de tubes, à face externe grisâtre, crevassée dans le sens transversal ; rouge cannelle sous le suber qui est toujours recouvert par de nombreux lichens et par des taches verruqueuses, subérisées ; elles possèdent une face interne brun jaunâtre, finement striée dans le sens de la longueur. Leur cassure est nette, parfois un peu fibreuse dans leurs couches internes, leur odeur agréable, spéciale, leur saveur amère, astringente ; toutes ces écorces possèdent en outre un épiderme mince, un parenchyme cortical, pauvre en fibres libériennes.

Culture. — Ces plantes se reproduisent à l'état sauvage par leurs graines, mais il est nécessaire d'y pourvoir à l'état cultivé, à l'aide de boutures ou de semis, tout en tâchant de les bonifier par le greffage. On sélectionne à cet effet leurs graines, en ne prenant que celles provenant de plantes livrant des écorces riches en quinine, telles celles de la *Cinchona Ledgeriana*, Moens, ou de la *Cinchona succirubra*, qui se cultivent aux Indes, particulièrement dans le Nilgharries et sur la côte occidentale de ce pays, puis à Java, où 1179 hectares sont spécialement affectés à cet effet. Il en est de même à la Réunion, à Saint-Thomé, à la Jamaïque, au Cameroun et aux Antilles ; mais il faut avoir soin de planter ces arbres à distance de plusieurs mètres les uns des autres, à moins qu'on ne les fasse repousser sur pieds.

Récolte. — Les Indiens du Pérou, de la Bolivie et de la Nouvelle-Grenade, dénommés *Cascarilleros practicos*, parcourant, à la saison des pluies, les forêts vierges, où se rencontrent des bosquets de plantes de quinquinas, dénommés *Tachas*, les débarrassent de leurs plantes parasitaires ; ils amollissent ensuite leur écorce par un battage préalable, à l'aide de marteaux, de haches ou de pierres plates ; leurs troncs sectionnés au ras du sol étant alors ébranchés, puis, décortiqués à l'aide d'incisions longitudinales et transversales, qui permettent de les libérer de leur écorce. Les bandes ainsi obtenues, transportées au campement, sont alors desséchées, quant aux petites au soleil, et quant aux autres à l'air, en les disposant sous la forme de tas, tout en prenant soin de les ordonner régulièrement de plat, pour les recouvrir de grosses pierres plates. On les dessèche aussi parfois, en les exposant à la chaleur d'un feu doux, fumant, pour les enrouler ensuite dans des étoffes en laine ou dans des peaux d'animaux, qu'on transporte ensuite sur les factories, où ces écorces, triées, sont à nouveau desséchées et emballées dans des caisses, ou dans des peaux d'animaux, voire même attachées en fagots, que l'on transporte à dos d'hommes ou d'animaux sur Valparaiso, Carthagène, Arica, Buenos-Aires, qui en sont leurs principaux ports d'exportation.

Cette méthode barbare d'exploiter ainsi ces végétaux et leurs tachas, provoque petit à petit la disparition presque complète de ces plantes, qui exigent, pour repousser sur pied, qu'elles aient été coupées avec soin, un peu au-dessus du sol. Notons, comme Pasteur le démontra, que la dessiccation par le feu, à laquelle on soumet parfois ces écorces, est nuisible à leur teneur en alcaloïdes, puis que les Indiens récoltent aussi l'écorce des racines de ces plantes, qu'ils mélangent à celles des troncs. Les gouvernements de ces provinces, émus à juste titre, obligent actuellement ces cascarilleros à couper ces plantes d'une manière plus rationnelle, afin qu'elles puissent repousser sur pied.

Le procédé, dit le *Moesing process* de Mac Ivar, consiste à pratiquer, sur les plantes de quinquina, âgées d'au moins 7 ou 8 ans, et ceci à une distance de 5 centimètres les unes des autres, des incisions transversales, puis longitudinales, qui se parfont à l'aide de couteaux, dont la lame doit être en cuivre, et non en fer, ce métal pouvant attaquer leurs principes tanniques. On détache alors ces bandelettes, puis on recouvre de mousse les parties végétales, ainsi mises à nu, sous laquelle la plante reforme une nouvelle écorce, que l'on récoltera les années suivantes ; ces nouvelles écorces étant plus riches en principes actifs que celles qui sont naturelles ; on peut donc les différencier : en écorce naturelle provenant de la plante fraîchement entaillée, et en écorce renouvelée. Il faut aussi veiller à ce que les fourmis ou autres petits animaux, qui pullulent dans ces régions, ne s'attaquent pas à ces plantes, et qu'ils n'y déposent pas leurs œufs ; il est en outre nécessaire de veiller, à ce que la récolte de ces écorces ait lieu à la saison des pluies et non par un temps sec.

Un procédé à peu près identique à celui-ci, dénommé *procédé de Moens*, consiste à ne pas entailler les troncs de ces arbres aussi profondément que par le système précédent, mais de laisser une mince zone libérienne en dessus du cambium, qui doit remplacer la mousse utilisée ; ce procédé, pas très rentable, est fort délaissé de nos jours, car les écorces, ainsi obtenues, sont moins riches en principes actifs, qui moins bien protégés, se décomposent ; les plantes ainsi entaillées étant en outre moins vivaces.

Il est préférable de recourir au procédé dit du *Coeppicing system*, qui consiste à couper, à une certaine hauteur du sol, les troncs de ces plantes, qui, protégées par d'autres végétaux contre l'ardeur des rayons solaires, repousseront sur pied. On obtient de cette manière des écorces très riches en alcaloïdes, qui sont alors mondées à l'aide de couteaux en cuivre, c'est-à-dire en entaillant les branches et les troncs de ces plantes, préalablement battus, à l'aide d'incisions transversales et longitudinales. Ce système, très courant en Bolivie et à Madras, empêche de recourir aux pépinières et de créer de nouvelles plantations, car ces tiges donnent, à partir de la dixième année, des plantes vivaces, plus fortes que leurs plantes mères.

Une autre méthode, très usitée de nos jours, consiste aussi à abattre et à déraciner tous les quinquinas d'une plantation, qu'on prive de leur écorce, et de les replanter ensuite, à l'aide de semis ou de boutures. Ce procédé dit de l'*abatage*, donne donc 4 sortes d'écorces, soit celle des racines, celle des troncs, celle des branches et celle des tiges, d'où récolte plus abondante, quoique d'un pour cent moins élevé en alcaloïdes.

Les écorces, ainsi obtenues varient donc, forcément, quant à leur pour cent en principes actifs, quant à leur couleur et à leur saveur, puis quant à leur composition chimique : mais cette dernière est aussi tributaire de la variété à laquelle la plante exploitée appartenait, et de la manière dont a été entreprise leur dessiccation. Notons, enfin, que la nature du terrain joue un grand rôle sur le pour cent en alcaloïdes renfermés dans ces écorces ; celui ci augmentant en raison directe de la teneur en azote des plantations, sur lesquelles ces plantes prospèrent. Cette teneur est aussi tributaire de la température et de l'humidité moyennes de l'année, qui doivent être très régulières, puis de la durée de la saison des pluies et de l'altitude à laquelle ces plantations sont établies. On admet généralement que le pour cent en quinine de l'écorce de quinquina de *Calisaya* est de 5,6 p. 100 dans ses racines, de 5 p. 100 dans ses troncs et de 2 p. 100 dans ses tiges ; le pour cent de l'écorce de *Succirubra* étant de 2,6 p. 100 pour l'écorce de ses tiges, de 1,5 p. 100 pour celle de ses racines, et de 2.2 p. 100 pour celle de ses branches ; la teneur en quinine de l'écorce de *Cinchona officinalis* étant de 4.2 p. 100 pour celle de ses racines, de 3,8 p. 100 pour celle de son tronc, et de 0,7 p. 100 pour celle de ses branches.

Sortes commerciales. — Le commerce européen différencie donc l'écorce de quinquina, selon la partie végétale qui la fournit, puis selon sa couleur et son pays d'origine, c'est-à-dire en :

Quinquinas gris	sauvages (Equateur, Pérou) cultivés (Indes, Java)	de Huanuco de *Cinchona officinalis*. de Loxa de *Cinchona officinalis* et de *Cinchona crispa*.
Quinquinas rouges	sauvages (Quito, Guérande) cultivés (Indes, Java)	*Cinchona succirubra*.
Quinquinas jaunes	sauvages (Bolivie, Pérou, Equateur) cultivés (Java, Indes)	jaune royal de *Cinchona Calisaya*, de *Cinchona Ledgeriana*, de *Cinchona Javanica*, à Java, de *Cinchona lancifolia*, etc., etc.

On les différencie en outre, en quinquinas en plaques, en tuyaux et en fragments, leurs principaux ports d'exportation étant pour le Chili, Iquique et Arica ; pour le Pérou, Lima, Callao, Payta ; pour l'Equateur, Guyaquil ; pour la Colombie, Buonaventura et Carthagène ; pour le Vénézuéla, Maracaïbo, Puerto Caballo ; mais elles s'exportent aussi des Indes, de Ceylan et de Java, particulièrement sur Londres, Amster-

dam, le Havre, Marseille et Hambourg, etc., où on les trie, pour les vendre, selon leur couleur et leur pour cent en quinine. Ceylan en exportait en 1876, 56.659 kilogrammes et en 1886, 15.364.913 kilogrammes ; Java en 1886, 1.771.420 kilogrammes, preuve que cette écorce provient actuellement, en majeure partie, de plantes cultivées et non plus, comme autrefois, de plantes sauvages.

Les acheteurs de quinquina prélèvent eux-mêmes, dans les docks d'Amsterdam, qui supplantèrent avant 1914 ceux de Londres, leurs échantillons, dans les caisses ou balles qui y sont déposées. Ils les envoient, en partie, à leurs chimistes experts, pour les analyser ; l'autre partie restant dans la salle, dite des échantillons. Ces lots dénommés *Kaveling* sont toujours fournis, quant à leurs écorces, dites de fabrique, par le *Cinchona Ledgeriana*. et quant à celles dites de pharmacie, par le *Cinchona succirubra*.

Description de la drogue. — L'écorce de *Cinchona succirubra*, seule officinale en France, se présente, dans le droguier, sous la forme de

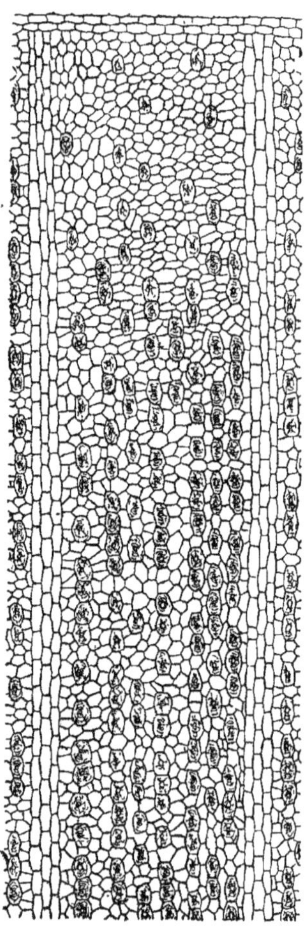

Fig. 108.
Coupe transversale de *Cinchona Calisaya*.

plaques ou sous celle de tubes cintrés, de 3 à 5 millimètres d'épaisseur, à rhitidôme brun grisâtre, à surface externe, finement crevassée dans le sens transversal, et parcourue par des stries longitudinales, à surface interne brun rougeâtre, légèrement striée dans le sens de la longueur, à cassure courte, fibreuse en dedans, mais subéreuse en dehors, d'odeur particulière aromatique, à saveur amère, astringente. Rappelons que l'écorce de *Cinchona Calisaya* est extérieurement caduque, de par la chute de ses plaques péridermiques.

Examen microscopique (fig. 108). — Examinée sur une coupe transversale, cette écorce est constituée ; 1° par un suber, parfois mondé, à plusieurs assises de cellules aplaties, à parois minces, renforcées, de ci, de là, par des îlots de cellules provenant de l'écorce primaire, qui provoquent les crevasses dénommées *Conchas* par les *Cascarilleros* ; ces jeunes couches de liège renferment, parfois, une substance résineuse, rouge brunâtre ; 2° par le parenchyme cortical, à cellules polyédriques ou polygonales, aplaties, à parois minces, qui entourent de grands lacticifères allongés, non anastomosés, renfermant un suc résineux, riche en tanin, et des cellules à cristaux pulvérulents d'oxalate de chaux, puis parfois quelques sclérites, à lumen large, servant de point d'appui à ce parenchyme, qui entoure, en outre, des cellules à mucilage. Notons que les cellules à tanin manquent toujours dans les écorces provenant des racines ; 3° par le liber, à petites cellules polygonales, qui, parcouru par des rayons médullaires, à deux ou à trois assises de cellules, renferme de nombreuses fibres libériennes, simples, plus ou moins allongées,

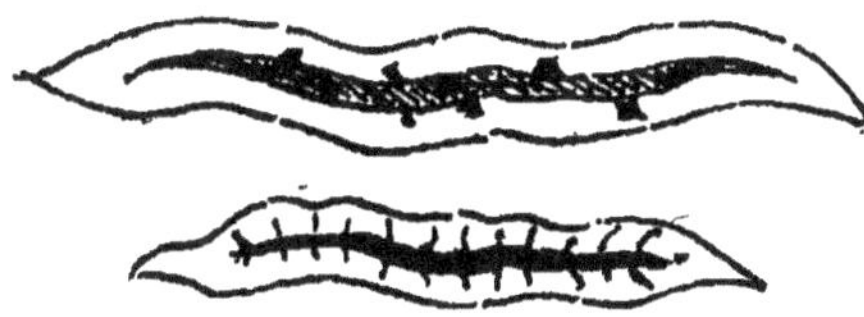

Fig. 109. — Fibres libériennes de quinquina.

selon les espèces de quinquinas, fusiformes, isolées ou disposées en amas ; celles-ci, examinées sur une coupe longitudinale, paraissent être sinueuses, à lumen étroit, à parois canaliculées, zonées, épaissies ; elles mesurent de 15 à 75 micromillimètres de large sur 500 et 1350 micromillimètres de long. Toutes ces cellules parenchymateuses renferment en outre de nombreux grains d'amidon.

Poudre. — Cette écorce, pulvérisée, livre une poudre jaune rougeâtre ou rouge brunâtre, caractérisée par la présence de ses cellules subérifiées, par son manque complet de sclérites, par la présence de ses fibres libériennes (fig. 109) et de ses grains d'amidon, ainsi que par celle de ses laticifères, qui se rencontrent en nombre minime dans l'écorce du *Cinchona Succirubra.*

Réactions. — La poudre de quinquina, chauffée à sec, dégage des vapeurs rouges (tout comme la quinine, la cinchonine, la quinidine, etc.), qui se déposent sur les parois froides du verre, sous la forme d'une masse goudronneuse, rouge brunâtre.

Falsifications. — Il ne faut pas confondre cette drogue avec celle fournie par le *Cinchona Cupraea,* qui parvient, dans le commerce, sous la forme de morceaux aplatis, jaunâtres, à cassure grenue, car cette écorce renferme de la Cupréine $C^{19}H^{22}N^2O^2$. Celle-ci se présente sous la forme de prismes incolores, fusibles à 120°, solubles dans l'éther, les alcalins, l'alcool, insolubles dans l'eau. Ses sels donnent aussi la réaction de la thalleioquinine, mais ils se différencient de ceux de la quinine, cette base étant soluble, à l'encontre de la quinine, dans les alca-

lins. On mélange aussi l'écorce de quinquina avec celle provenant de la *Remijia pedunculata,* qui ne renferme que de 1 à 2 p. 100 de quinine, 0,3 p. 100 de quinidine, 0,45 p. 100 de cinchonine, outre de la chairamine, de la conchairamine et de la conchairamidine.

La **Chairamine**, $C^{22}H^{26}N^2O^4$, se présente sous la forme d'aiguilles incolores, fusibles à 140°, très solubles dans l'éther, le chloroforme, peu solubles dans l'alcool, insolubles dans l'eau. Elle se dissout avec une coloration verte dans l'acide sulfurique.

La **Conchairámine**, $C^{22}H^{26}N^2O^4$, se présente sous la forme de prismes brillants, fusibles à 120°, solubles dans l'alcool, l'éther, le chloroforme, qui se dissolvent avec une coloration brune, puis verte, dans l'acide sulfurique.

La **Chairamidine**, $C^{22}H^{26}N^2O^4$, se présente sous la forme d'une poudre blanche, amorphe, fusible à 126°, insoluble dans l'eau, très soluble dans l'alcool, l'éther, le chloroforme. Elle se dissout avec une coloration jaune, puis verte, dans l'acide sulfurique.

La **Conchairamidine**, $C^{22}H^{26}N^2O^4$, se présente sous la forme d'aiguilles incolores, fusibles à 114°, très solubles dans l'éther, l'acétone, le chloroforme, l'alcool.

Notons que les fibres libériennes de cette écorce ne sont pas aussi nombreuses, ni aussi épaisses que celles du quinquina officinal, mais elles possèdent un lumen très développé.

L'écorce de *Stenostomum aculatum* D. C. donne le *quinquina bicolore,* qui ne renferme pas de quinine, aussi ne donne-t-elle pas la réaction *dite de Grahe,* c'est-à-dire que chauffée, à sec, dans un tube à réactif, elle ne dégage pas des vapeurs rouge brunâtre, se déposant à froid sous la forme d'un liquide oléagineux, rougeâtre. Les *écorces de Cascarille et d'Exostemma,* ne renfermant pas de quinine, servent aussi à falsifier celles du quinquina, mais on les différencie microscopiquement, ainsi que les précédentes, car elles laissent alors apercevoir : *a)* des canaux sécréteurs, à suc cellulaire brunâtre : *Cinchona cupraea* ; *b)* pas de canaux sécréteurs, mais 1) des fibres libériennes : *Croton speciosum, Anthirrhoea anisata* : 2) de longs prismes d'oxalate de chaux : *Esenbeckia* ; 3) des prismes courts d'oxalate de chaux : *Ecorce de quinquina de Colombie* : 4) des rosettes d'oxalate de chaux : *Picrásma javanica,* Bl., etc. Ces diverses écorces sont décrites lors de leur étude spécifique au cours de ce travail, mais elles ne donnent pas les réactions spécifiques que voici :

Réactions. — L'extrait de quinquina, repris en présence de quelques gouttes d'acide chlorhydrique par de l'éther acétique, donne une solution qui, versée sur de l'acide sulfurique, forme, à la ligne de contact des deux liquides, un anneau lilas, surmonté d'une zone brunâtre (tanin du quinquina). Cet extrait, épuisé en présence de chaux éteinte, par du chloroforme, donne un liquide qui, soumis à la distillation fractionnée, abandonne un résidu jaunâtre, cireux. Celui-ci, repris par de l'eau acidulée, que l'on filtre, donne une solution qui, additionnée d'ammoniaque, prend une fluorescence verte, disparaissant par addition d'hypochlorite de soude. mais réapparaissant par celle d'ammoniaque (réaction de la thalléioquinine). Une autre partie de cet extrait, repris en présence d'acide chlorhydrique et de sulfate sodique, par de l'alcool, donne un liquide qui, filtré, puis additionné du double réactif de Kiliani, se colore en rouge carmin, quant à sa couche supérieure, réaction du tanin de quinquina.

Dosage des alcaloïdes du quinquina. — Mélangez dans un flacon, en présence d'ammoniaque, 12 grammes d'écorce de quinquina pulvérisée, avec 180 grammes de chloroforme, puis additionnez cette solution de gomme adragante ; filtrez-la, et prélevez-en 170 grammes, que vous soumettez à la distillation fractionnée, afin d'obtenir un résidu, que vous titrez, comme celui obtenu par la méthode préconisée par la pharmacopée helvétique, à l'aide d'acide chlorhydrique décinormal. Cette méthode prescrit ce qui suit : Chauffez, au bain-marie, 2 gr. 5 de quinquina avec de l'acide chlorhydrique dilué, puis additionnez ce liquide refroidi, en présence de 4 grammes de lessive de soude, de 50 grammes d'éther et de 25 grammes de chloroforme, tout en prenant soin d'agiter vigoureusement ce mélange. Additionnez-le ensuite de 2 grammes de gomme adragante et abandonnez-le pendant un certain temps au repos ; décantez 60 grammes de cette solution éthéro-chloroformique, que vous filtrez et soumettez à la distillation fractionnée. Reprenez son résidu par de l'alcool et par de l'éther additionnés de 3 gouttes d'hématoxyline ; titrez cette solution à l'aide d'acide chlorhydrique décinormal, jusqu'à coloration brun rougeâtre de sa couche aqueuse ; 1 centimètre cube de cet acide décinormal neutralisant 30 mgr. 4 d'alcaloïdes du quinquina, celui-ci devant renfermer au minimum 5,0 p. 100 de quinine, etc., etc.

On parvient aussi à doser le pour cent en alcaloïdes contenus dans cette drogue, en la traitant par de l'acide benzénothiosulfonique à 5 p. 100, qui donne avec la quinine un sel cristallin, très peu soluble dans l'eau froide, de formule $C^{20}H^{24}N^2O^2 - C^6H^5SO^2SH$, avec la quinidine une substance oléagineuse, pouvant être cristallisée à l'aide d'alcool, de même avec la cinchonine et la cinchonidine, dont les précipités peuvent être titrés à l'aide d'une solution décinormale d'iode.

Analyse chimique. — Cette drogue renferme 5,5 p. 100 de quinine, de quinidine, de cinchonine, de cinchonidine, d'homocinchonidine, de cinchotine, de cinchonamine, de chinamine, etc., combinées aux acides quinique, quinotannique, chlorhydrique, sulfurique, etc., outre de la quinovine, du quinovite, du rouge de quinquina, du cinchol, qui est une cholestérine, des matières résineuses et pectiques. Ses principaux alcaloïdes se différencient comme suit les uns des autres :

Leur pouvoir rotatoire est lévogyre et leurs tartrates
peu solubles dans l'eau.

Leurs solutions prennent par addition d'acides oxygénés une belle fluorescence bleue, mais leurs solutions, additionnées d'eau de chlore et d'ammoniaque, se colorent en vert ; leurs sels perdent facilement leur eau de cristallisation. Ces bases cristallisant avec de l'eau, s'effleurissent rapidement à l'air.	*Quinine* $C^{20}H^{24}N^2O^2$ très soluble dans l'éther. Ses sels, peu solubles dans l'eau, donnent la réaction de l'hérapathite.	*Cinchonidine* $C^{19}H^{22}N^2O$ très peu soluble dans l'éther, elle donne un chlorhydrate formant de beaux cristaux incolores.	Leurs solutions, additionnées d'acides oxygénés, ne sont pas fluorescentes ; elles ne prennent pas, par addition d'eau de chlore et d'ammoniaque, une coloration verte. Ces bases cristallisent sans eau de cristallisation.
	Quinidine $C^{20}H^{24}N^2O^2$ peu soluble dans l'éther, son iodhydrate est peu soluble dans l'eau et dans l'alcool.	*Cinchonine* $C^{19}H^{22}N^2O$ très peu soluble dans l'éther, elle ne se précipite pas, en solution aqueuse, par addition d'iodure potassique. Son iodhydrate est très soluble dans l'alcool.	

Leur pouvoir rotatoire est dextrogyre, leurs tartrates
sont très solubles dans l'alcool.

LA QUININE, $C^{20}H^{24}N^2O^2 + H^2O$, fut découverte en 1811 par le chimiste portugais Gomez, puis en 1820, à l'état chimiquement pur, par Pelletier et Caventou, les deux grands savants français.

PRÉPARATION. — Traitez la poudre de quinquina par de l'eau, additionnée d'acide chlorhydrique (et ceci aussi longtemps que son filtrat se précipite par addition du réactif de Meyer), puis neutralisez ces solutions aqueuses par de l'eau de chaux, qui précipite tous les alcaloïdes de cette drogue, ainsi que ses acides quinique et quinotannique. Reprenez ce précipité desséché par de l'alcool bouillant, qui, soumis à la distillation fractionnée, abandonne de la quinine brute. Celle-ci, dissoute dans de l'eau additionnée d'acide chlorhydrique, donne une solution, que l'on précipite, en présence d'éther, par de l'ammoniaque, celui-là, soumis à la distillation fractionnée, abandonnant sa quinine, que l'on soumet à la cristallisation spontanée.

On peut aussi la préparer en traitant la poudre de quinquina, en présence de lait de chaux et d'huile de paraffine, par de l'alcool ou par de l'alcool amylique, que l'on agite ensuite avec de l'eau additionnée d'acide sulfurique (quitte à évaporer à sec le premier de ces dissolvants, après l'avoir additionné d'acide sulfurique et à reprendre son résidu par de l'eau). La solution aqueuse, mais acide ainsi obtenue, neutralisée par du bicarbonate de soude, précipite sa quinine brute, que l'on reprend par de l'éther, après l'avoir purifiée par des précipitations fractionnées à l'aide d'acide chlorhydrique et d'ammoniaque.

DESCRIPTION DE LA QUININE. — Elle se présente sous la forme d'une poudre blanche, cristalline, s'effleurissant à l'air chaud, tout en perdant une partie de son eau de cristallisation ; soumise à la cristallisation dans de l'alcool, elle se présente sous la forme de longues aiguilles fines, satinées, fusibles à 174°6, qui, chauffées à 57°, perdent une partie de leur eau de cristallisation. Très peu soluble dans l'eau, le benzène, l'éther de pétrole, elle est très soluble dans le chloroforme, l'alcool, l'éther, le sulfure de carbone ; mais ses solutions, exposées à la lumière, précipitent petit à petit de petits flocons bruns ou rouge brunâtre, insolubles dans l'éther, ceux-là étant dénommés *quinéréline*.

Les dissolutions de quinine dans des acides oxygénés, minéraux ou organiques, tels qu'acides sulfurique, phosphorique, nitrique, acétique, tartrique, citrique, benzoïque, salicylique, sont fluorescentes en bleu ; mais cette fluorescence disparaît par addition d'eau de chlore ou par celle d'acides halogénés. Les solutions de quinine sont toujours lévogyres, mais cette base donne, avec les acides, des sels possédant une réaction neutre ou acide ; leur pour cent en quinine variant selon la nature de ces sels, ainsi le sulfate neutre de quinine en renferme 59 p. 100, le chlorhydrate neutre 73 p. 100, le chlorhydrate basique 81 p. 100, le salicylate 68 p. 100.

RÉACTIONS. — La quinine, en suspension dans de l'eau, se colore en rouge carmin, puis en violet, pour déposer ensuite une masse mucilagineuse, rougeâtre, par addition d'eau de chlore ; mais dissoute dans de l'acide chlorhydrique dilué, elle donne une solution se colorant en vert émeraude, par addition d'eau de chlore et d'ammoniaque ; c'est-à-dire qu'elle donne la réaction de la thalléioquinine ; cette coloration passant au bleu, si on neutralise cette solution par un acide, et au rouge, si on l'additionne d'un excès de ce réactif. Notons que la thalléioquinine possède la formule :

$$O \quad C^6H^{12}N(OH)-CH(OH)-CH^2Cl$$

Une solution de quinine additionnée de ferrocyanure potassique, puis d'eau de chlore et d'ammoniaque, se colore en rouge foncé ; mais elle se colore en vert bleuté, si on l'additionne d'eau de brome et de quelques gouttes d'ammoniaque. Une solution très diluée de quinine, additionnée successivement d'eau de brome, de cyanure mercurique et d'un peu de carbonate de chaux, se colore en rouge. Cette base se dissout avec une fluorescence bleue dans l'acide sulfurique, l'acide nitrique, l'acide phosphorique, l'acide acétique, mais ses dissolutions perdent leur fluorescence par addition d'acides halogénés. Une solution de quinine se précipite en un dépôt rouge, par addition de sulfure de potasse ; mais elle se colore en rouge par celle de cyanure de potasse. Une dissolution de quinine, dans de l'acide sulfurique très dilué, se précipite en un dépôt cristallin, verdâtre, d'hérapatite, par addition de teinture d'iode. Fondue avec de la potasse caustique, la quinine donne une fusion verte, tandis que la cocaïne, traitée de la même manière, donne une fusion jaune verdâtre ; la cinchonine une fusion bleu

verdâtre, et la thébaïne une fusion verte. Elle possède, quant à sa formule, la constitution suivante, à l'encontre de la cinchonine qui possède la formule suivante :

Quinine

Cinchonine

Cette base biacide, bitertiaire, chauffée en présence d'acide sulfurique en solution alcoolique, avec de l'iode, dépose des cristaux verts d'hérapatite ou de sulfate d'iodoquinine. Ce dérivé méthoxylé de la cinchonine, qui renferme son groupe méthoxylé dans le noyau quinolique, se transforme en chinotoxine, si on le chauffe à 180° avec de la glycérine. Oxydée par de l'acide chromique, elle se transforme en acide cincholoïpinique et en acide quininique, car :

$$C^{20}H^{24}N^2O^2 + O$$

Acide cincholoïpinique — Acide quininique

Oxydée plus énergiquement, elle donne de l'acide cinchomoronique et de l'acide cinchoméronicarbonique ; mais réduite par du zinc et de l'acide chlorhydrique ou sulfurique, elle se transforme en dihydroquinine et en tétrahy-

18

droquinine, si on la réduit, en présence d'alcool, par de l'amalgame sodique. Fondue avec de la potasse caustique, elle se transforme en β-lutidine, en quinolidine, en méthoxyquinoline et en méthoxylépidine :

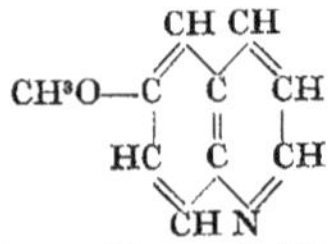

$$CH^3O—\overset{\overset{\textstyle CH\ \ CH}{|\ \ \ \ \ |}}{\underset{\underset{\textstyle CH\ \ N}{|\ \ \ \ \ |}}{\overset{C\ \ \ \ C}{\underset{HC\ \ \ C}{\ }}}}CH$$

Para-méthoxyquinoline
chinolidine

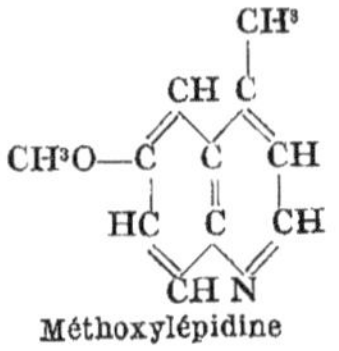

Méthoxylépidine

USAGE THÉRAPEUTIQUE. — La quinine se prescrit, à doses de 0 gr. 05 à 1 gramme plusieurs fois par jour en poudres ou en pilules, ou sous la forme de solutions aqueuses, comme fébrifuge, comme antipyrétique et comme antiphlogistique, voire même comme antipériodique. De par ses propriétés antiparasitaires, on l'ordonne comme spécifique contre la malaria, la fièvre typhoïde, l'influenza, les infections purulentes, la dépression nerveuse, les rhumatismes articulaires aigus, les accouchements difficiles, le cancer, les hémorragies. On peut aussi l'ordonner sous la forme d'injections hypodermiques, que l'on additionne parfois d'antipyrine, celle-ci augmentant sa solubilité.

ACTION PHYSIOLOGIQUE. — La quinine, très facilement résorbée par les muqueuses, le tissu sous-cutané et les plaies, se solubilise dans l'estomac, en donnant, en présence des acides gastriques, des sels basiques ; aussi ne doit-on jamais l'ordonner sous la forme de lavements, les intestins possédant toujours une réaction alcaline. Elle est en majeure partie éliminée de l'organisme sous sa forme naturelle, par les urines, voire même sous celle de quidinine, de dihydrooxyquinidine ; mais cette élimination ne se fait que très lentement chez les fébricants, c'est-à-dire entre la septième heure et le septième jour après son absorption.

C'est un irritant des muqueuses stomacales, intestinales et rectales, qui, de par son amertume, détermine de l'hypersécrétion, ce qui facilite les digestions ralenties par les matières albuminoïdes. Elle agit en outre comme laxatif, voire même, à fortes doses, comme astringent intestinal, tout en augmentant la sécrétion biliaire. Elle augmente la proportion de la fibrine sanguine, mais elle diminue le nombre des globules rouges du sang. Elle provoque chez l'homme, en santé, une légère augmentation des pulsations du pouls, une élévation de la pression artérielle ; mais à fortes doses elle agit en sens inverse ; chez les fébricants ; elle exerce en outre une action modératrice, sédative sur la circulation sanguine. Elle n'influence pas la respiration à doses normales ; mais à fortes doses elle la ralentit. Elle fait par contre diminuer la quantité d'urée et d'azote émise par les urines, car elle possède la propriété d'absorber beaucoup d'oxygène. Elle excite, à doses normales, le système nerveux, qu'elle anesthésie à fortes doses. Ordonnée à doses trop élevées, elle provoque des nausées, des vomissements, des bourdonnements d'oreilles, des troubles cérébraux, des convulsions, de l'ivresse quinique, de l'hématurie, et la mort par asphyxie.

INCOMPATIBILITÉS. — Il ne faut jamais l'ordonner avec des tanins, des iodures, des opiacés, de la digitale, de la belladone, etc., ni aux femmes au moment de leurs époques.

CONTREPOISONS. — Ordonnez, en cas d'empoisonnements par cet alcaloïde, les mêmes contrepoisons que ceux décrits comme incompatibilités de l'écorce de quinquina, puis des émétiques, de l'atropine et des iodures.

PHARMACIE GALÉNIQUE. — Elle sert à préparer des sels, parmi lesquels les sulfates, les chlorhydrates, le valérianate, le tannate de quinine sont les plus importants. Il en est de même de l'éthylsulfate de quinine, de l'éthylcarbonate de quinine, dénommé parfois Euchinine, du benzoate et du salicylate de quinine, etc., mais tous ces sels ont été décrits dans notre *Traité de Chimie médico-pharmaceutique et toxicologique*, Doin, éd., Paris.

La QUININDINE ou CONCHININE ou CONQUININE, $C^{20}H^{24}N^2O^2$, obtenue en 1833, par Henry et Delondre, se prépare en extrayant l'écorce de quinquina par de l'eau additionnée d'acide chlorhydrique, puis en la précipitant, en présence d'éther, par de l'ammoniaque ; cette solution éthérée, filtrée, soumise à la distillation fractionnée, abandonne alors un résidu, que l'on reprend par de l'acide sulfurique dilué, dont la solution, neutralisée par de l'ammoniaque, précipite du *tartrate de quinine et de cinchonidine*, par addition de tartrate sodicopotassique, tout en donnant un filtrat, que l'on précipite par addition d'iodure potassique. Le dépôt ainsi obtenu, constitué par de l'iodhydrate de quinidine, traité, en suspension dans de l'eau, par de l'ammoniaque, met en liberté sa quinidine qui, dissoute dans de l'acide acétique dilué, donne une solution, que l'on précipite par addition d'alcalins ; ce précipité, repris par de l'alcool, donne une solution, que l'on soumet, après l'avoir concentrée, à la cristallisation spontanée.

Elle se présente sous la forme de prismes monocliniques, incolores, brillants, fusibles à 171°, peu solubles dans l'eau, mais très solubles dans l'éther, l'alcool bouillant, le chloroforme. Ses solutions acides, devenant fluorescentes par addition d'acides oxygénés, donnent, en outre, la réaction de la thalléioquinine. Cette base tertiaire, chauffée à 180° avec de la glycérine, se transforme en quinicine. Ses tartrates sont très solubles dans l'eau. Elle possède, quant à sa formule, la constitution suivante :

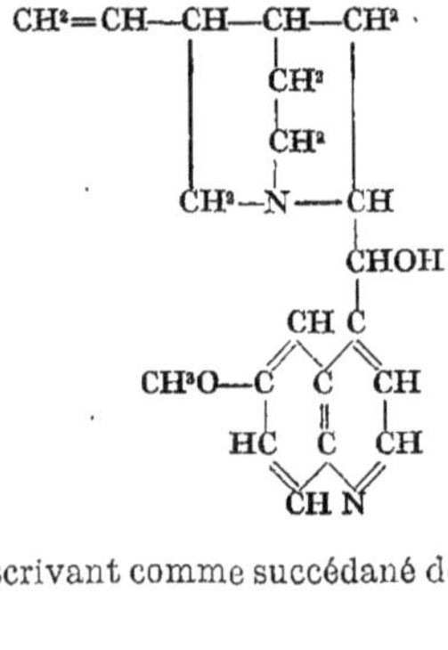

$$CH^2{=}CH—CH—CH—CH^2$$

Se prescrivant comme succédané de la quinine,

elle provoque, ordonnée à doses trop élevées, des attaques épileptiformes, outre les mêmes symptômes d'empoisonnements que ceux attribués à la quinine.

La CINCHONINE, $C^{19}H^{22}N^2O$, se prépare en traitant les solutions aqueuses, mais acides, de l'extraction de la poudre de quinquina par du tartrate sodico-potassique, qui ne précipite pas la cinchonine, mais la quinine et la cinchonidine. Cette solution filtrée, additionnée d'hydrate potassique, précipite une masse résineuse qui, lavée avec de l'eau, puis extraite par de l'alcool bouillant, donne une solution qui, soumise à la distillation fractionnée, dépose, à froid, des cristaux de cinchonine ; la quinidine restant dans la solution aqueuse, que l'on précipite ensuite, comme nous l'avons vu, par addition d'iodure potassique.

La cinchonine se présente sous la forme de prismes incolores ou sous celle d'aiguilles transparentes, fusibles à 250°, à réaction très alcaline. à saveur très amère, d'odeur nulle, très peu solubles dans l'eau, l'éther, très solubles dans l'alcool, le chloroforme, mais insolubles dans l'éther de pétrole, les hydrates alcalins, l'ammoniaque. Ses dissolutions dans les acides oxygénés ne sont pas fluorescentes, mais cette base, possédant quant à sa formule la constitution suivante, donne la réaction de la thalléioquinine :

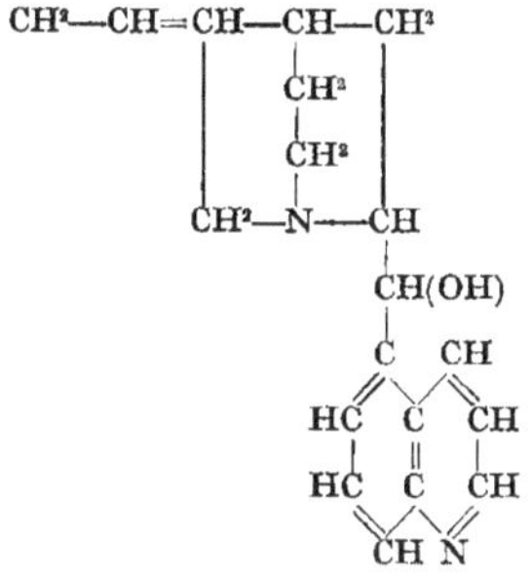

Chauffée à 180°, avec de la glycérine, elle se transforme en cinchotoxine de formule :

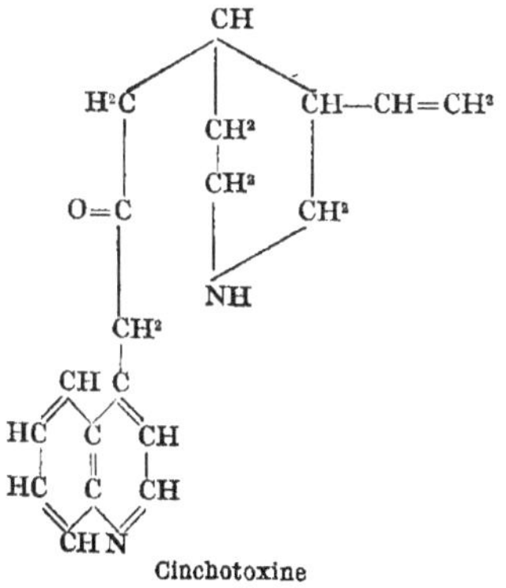

Cinchotoxine

à l'encontre de la quinine qui donne alors du quinène ou cinchène de formule :

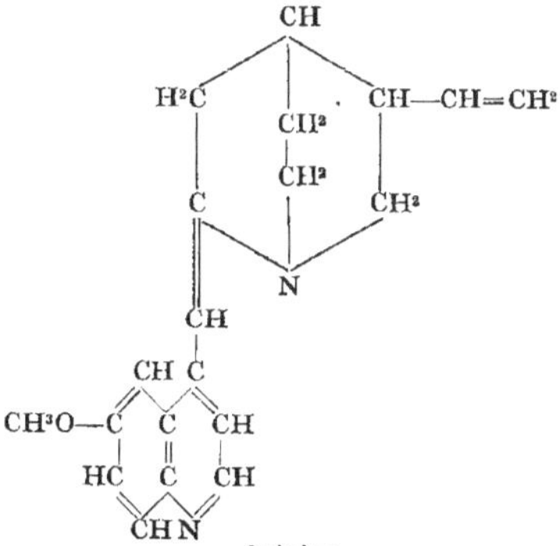

Quinène

Chauffée pendant 15 heures de temps, à l'ébullition, avec de l'hydrate potassique, elle se transforme en cinchonidine ; mais distillée à sec, en présence de potasse caustique, elle se décompose en quinoline, en lépidine, en lutidine, en pyrol et autres bases pyridiques de formules :

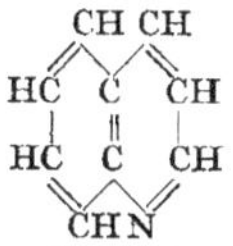

Quinoline

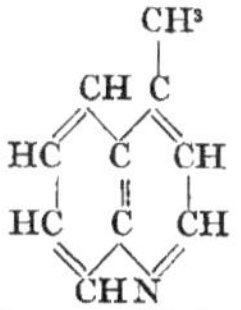

Lépidine ou méthylquinoline

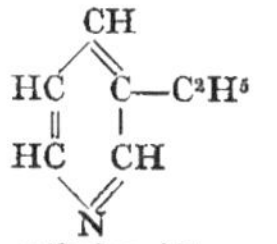

Ethylpyridine

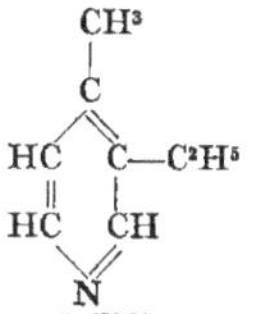

Collidine

Elle se prescrit, à doses de 0 gr. 1 à 0 gr. 2 plusieurs fois par jour, comme spécifique contre la fièvre intermittente ; mais ordonnée à doses trop élevées, elle provoque des convulsions épileptiformes, avec affaiblissement musculaire, ralentissement du pouls pouvant aller jusqu'à la syncope.

La CINCHONIDINE, $C^{19}H^{22}N^2O$, se prépare en précipitant les solutions aqueuses, mais acides, de l'extraction de la poudre de quinquina par du tartrate sodico-potassique, dont le tartrate brut, traité par de l'acide chlorhydrique, donne une solution, que l'on précipite par addition d'ammoniaque. Ce précipité, lavé, desséché, puis extrait par de l'éther (et ceci aussi longtemps qu'il donne la réaction de la thalléioquinine), donne une solution, que l'on extrait par de l'acide chlorhydrique anhydre, dont le chlorhydrate est purifié par recristallisations fractionnées. On le décompose ensuite, en présence de chloroforme, par de l'ammoniaque, quitte à soumettre cette solution chloroformique à la distillation fractionnée, car elle abandonne de la cinchonidine, que l'on soumet, en solutions alcooliques, à la recristallisation spontanée.

Elle se présente sous la forme de prismes incolores, brillants, inodores, à saveur amère, fusibles à 207°, très peu solubles dans l'eau, l'éther, mais très solubles dans l'alcool, le chloroforme. Ses solutions, additionnées d'acides oxygénés, ne prennent pas une belle fluorescence bleue. Chauffée à 180° avec la glycérine, cette base se transforme en cinchonicine ; mais, oxydée, elle se décompose en acide formique et en cinchoténidine, car elle possède, quant à sa formule, la constitution suivante :

$$CH^2{-}CH{-}CH{-}CH{-}CH^2$$

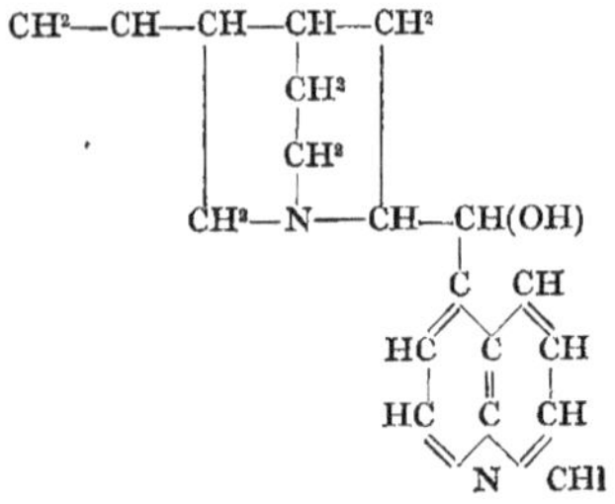

Elle se prescrit parfois, dans la thérapeutique, à doses de 0 gr. 2 à 0 gr. 3 plusieurs fois par jour, comme succédané de la quinine, dont elle possède toutes les vertus physiologiques et les mêmes phénomènes d'intoxication.

La Quinamine, $C^{19}H^{24}N^2O^2$, la Cosquinamine, $C^{19}H^{24}N^2O^2$, l'Hydroquinine, $C^{20}H^{26}N^2O^4$, etc., sont des bases qui se rencontrent aussi en de très faibles proportions dans les écorces de quinquina, mais nous ne pouvons en entreprendre ici l'étude différentielle. Il en est de même de la Quinoïdine, qui se présente sous la forme d'une masse résinoïde, amorphe, cassante, brunâtre, insoluble dans l'eau, mais très soluble dans l'alcool, le chloroforme.

L'Acide quinique, $C^7H^{12}O^6 + H^2O$, se préparé en traitant la poudre de quinquina par de l'eau additionnée d'acide chlorhydrique, puis en additionnant cette solution d'eau de chaux, qui précipite ses alcaloïdes. Cette solution filtrée, puis concentrée dans le vide, est soumise à la cristallisation spontanée où elle dépose du quinate de chaux, que l'on décompose par addition d'acide chlorhydrique.

Il se présente sous la forme de prismes incolores, inodores, à saveur légèrement amère, fusibles à 162°, très solubles dans l'eau, peu solubles dans l'alcool, insolubles dans l'éther, le chloroforme, le benzène. Soumis à la distillation sèche, cet acide se décompose en hydroquinone, en aldéhyde salicylique et en acide benzoïque, car il possède, quant à sa formule, la constitution suivante :

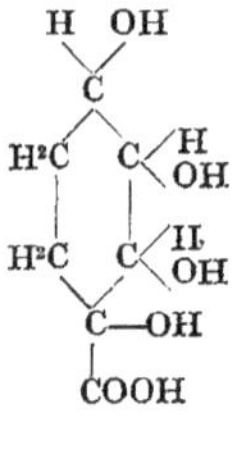

Inactif au point de vue physiologique, il se transforme dans l'organisme (lorsqu'il y parvient sous la forme de décoctions de quinquina) en acide hippurique.

L'Acide quinotannique, $C^{14}H^{16}O^9$, se présente sous la forme d'une poudre inodore, jaune pâle, à saveur amère, âcre, soluble dans l'eau, l'alcool, l'éther ; ses solutions se colorent en rouge à l'air, mais elles se précipitent, en des dépôts verts, par addition de sels ferriques et rouges par celles d'alcalins.

Cet acide réagit sur l'organisme comme un astringent intestinal, mais ses solutions se décomposent à l'air, en donnant de l'acide cinchonique, de l'eau et de l'anhydride carbonique.

Le Rouge de quinquina se présente sous la forme d'une poudre brun rougeâtre, amorphe, inodore, insipide, à peine soluble dans l'eau, mais très soluble dans l'alcool, les alcalins.

La Quinovine, $C^{30}H^{48}O^8$, se présente sous la forme d'une poudre amorphe, blanche, très amère, inodore, insoluble dans l'eau, mais très soluble dans l'éther, l'alcool. Hydrolysée, en solutions alcooliques, par de l'acide chlorhydrique gazeux, elle se décompose en acide quinovique et en quinovose.

La Quinovose, $C^6H^{12}O^5$, isomère à la rhamnose, se présente sous la forme d'un sirop jaunâtre, soluble dans l'eau, l'alcool dilué, dont les solutions réduisent à chaud la liqueur de Fehling. Celle-là donne une osazone cristalline, fusible à 194°.

L'Acide quinovique, $C^{32}H^{48}O^6$, se rencontrant aussi dans les racines de *Potentilla tormentilla*, se présente sous la forme d'une poudre blanche, cristalline, insoluble dans l'eau, le chloroforme, peu soluble dans l'alcool froid, l'éther, mais très soluble dans l'ammoniaque, les alcalins. Traité par de l'acide sulfurique, il s'y dissout en dégageant de l'acide carbonique, tout en se transformant en acide novique ; il se dissout avec une coloration rouge dans l'anhydride acétique additionné d'acide sulfurique.

Usage thérapeutique de l'écorce de quinquina. — L'écorce de quinquina se prescrit, à doses de 0 gr. 5 à 1 gramme plusieurs fois par jour, en poudres et en pilules et à doses de 10 à 20 grammes sur 200 grammes d'eau, sous la forme de décoctions, comme tonique et comme stimulant de l'estomac, puis comme fébrifuge.

Action physiologique. — Ordonnée à doses normales, elle abaisse le pour cent des matériaux solides de l'urine, particulièrement celui de l'acide urique et des chlorures ; mais elle augmente leur pour cent en phosphates ; elle agit comme astringent intestinal, de par sa teneur en acide quinotannique ; comme fébrifuge, de par son pour cent en quinine, et comme stomachique de par son amertume due d'une part à la présence de la quinine, d'autre part à celle de son acide quinique. Ordonné à doses trop élevées, le quinquina provoque des nausées, des vomissements, de la sécheresse de la bouche et de la gorge, de la constipation suivie de gastro-entérite.

Pharmacie galénique. — L'écorce de quinquina sert à préparer la Tinctura Cinchonæ, la Tinctura Cinchonæ composita, le Vinum Cinchonæ, l'Extractum Cinchonæ fluidum, l'Extractum Cinchonæ siccum, le Sirupus Cinchonæ, etc., mais elle rentre en outre dans la préparation de nombreuses lotions capillaires ou dans celle des poudres dentifrices, etc., etc. Voir mon *Traité de Pharmacie galénique*.

Incompatibilités. — Il ne faut jamais l'ordonner, ainsi que ses dérivés, avec des alcalins, des bromures, des iodures, des phosphates alcalins, de l'acétate ammonique, de l'eau de laurier-cerise, de l'eau de cannelle, du benzoate de soude, de la caféine, du tanin, du sirop à l'iodure de fer, des sels ferreux ou ferriques ni avec de la teinture d'absinthe, du pyramidon, de l'antipyrine, du salicylate de soude ou les dérivés de l'acide salicylique, etc., etc. On parvient à masquer son amertume en l'additionnant de poudre de réglisse ou d'anis.

Historique. — Le nom de quinquina, attribué à cette drogue, lui fut donné en souvenir de la princesse Cinchonde, femme du vice-roi du Pérou, qui fut guérie en 1638, de la fièvre intermittente, par une décoction d'écorce de quinquina ; sa dénomination de *kina* signifiant en langue indienne écorce, celle de calisaya provenant du mot *Colli*, rouge, et *saya* qui signifie formé ; tandis que le nom de succirubra attribué à cette plante signifie l'écorce au suc rouge.

Les Incas utilisaient ,bien avant la découverte du Nouveau Monde, l'écorce de quinquina comme fébrifuge, raison pour laquelle ils ne voulurent jamais dévoiler aux Européens envahisseurs la plante qui la livrait. Les premières mentions thérapeutiques se rapportant à ce produit remontent au père jésuite Juan Lopez, qui, ayant été guéri de la fièvre intermittente par cette drogue, envoya de la poudre de quinquina en Europe, où le peuple lui donna le nom de *Poudre aux Jésuites*, dont les disciples de Loyola gardèrent longtemps le secret de fabrication. Juan Lopez de Canizarès ordonna aussi, en 1638, à la femme du vice-roi du Pérou, c'est-à-dire à la princesse Cinchonde, cette poudre, afin de la guérir de sa fièvre intermittente ; ce que voyant, le médecin privé de cette princesse, le Dr Juan de Vega, l'introduisit dans la thérapeutique sous le nom de la *Polva della Condessa* ; le cardinal J. de Lugo en ayant fait distribuer aux pauvres de son diocèse, ses patients la dénommèrent par contre *Pulvis eminentissimi cardinalis* ; Michel Bolag l'introduisit à peu près à la même époque à Anvers ; à l'encontre du médecin privé de l'archiduc d'Autriche, le Dr Chifflet, qui publia une satire intitulée *Pulvis febrifugus Orbis Americani ventilatus*, dans laquelle il demandait de trouver un contrepoison à ce nouveau produit. Cette drogue, déjà mentionnée en 1669 dans les taxes pharmaceutiques de Francfort, était aussi utilisée en Angleterre, grâce à Robert Talbot de Cambridge, qui, comme pharmacien-épicier du roi, l'ordonna au roi Charles II, tout en l'introduisant dans la thérapeutique. Ce médecin publia diverses brochures, dans lesquelles il relate les guérisons obtenues en traitant Colbert et Condé, voire même le dauphin, avec ce médicament. Louis XIV lui ayant acheté pour 20.000 louis d'or son secret de fabrication, ordonna par décret royal que cette poudre miraculeuse serait dès lors vendue dans toutes les officines pharmaceutiques. Ne connaissant pas la plante qui livrait cette écorce, et afin de se libérer des indigènes menteurs, qui vendaient d'autres produits en lieu et place du quinquina, Charles de la Condamine et Jussieu entreprirent, par ordre du roi, leur voyage en Amérique, où le premier de ces explorateurs détermina en outre le méridien de Quito. Ils rapportèrent de leur voyage une bouture de quinquina, que Jussieu décrivit sous le nom d'*Anchona pubescens* ; Mutis en envoya par contre deux autres exemplaires à Linné, qui réussit à les cultiver.

Le commerce de cette drogue augmentant de jour en jour, le gouverneur de Payta, d'où elle était exportée, édicta des lois très sévères, tant pour réprimer ses fraudes, que pour interdire l'envoi, en Europe, de boutures ou de graines de cet arbre. Plus heureux que Jussieu et que la Condamine, le Hollandais Hasskarl transporta d'Amérique des graines de cette plante, qui prospérèrent à Batavia ; Marckam les implanta au Neilgharries et aux Indes ; mais ces tentatives de cultures ne donnèrent pas les résultats qu'on en attendait ; celles-la ne se développèrent réellement qu'après que Ledger parvint, avec le concours de son serviteur Manuel Icamanahi, à obtenir des graines sélectionnées de quinquina, plante de nos jours cultivée comme nous l'avons vu en Asie et dans les îles de la Sonde, de Java, de Bornéo, etc., etc.

GAMBIR, GAMBIR D'UNCARIA GAMBIR, Roxb.

Origine botanique. — Cette plante grimpante, à écorce rugueuse, porte des feuilles courtement pétiolées, à limbe entier, lancéolé, pointu à son extrémité supérieure, arrondi à sa base, parcouru par une nervure médiane, prononcée, et par des nervures secondaires, à 45°. Ses fleurs, constituées sur le type habituel de celles des plantes de cette famille, donnent, une fois fécondées, des capsules ressemblant à celles du quinquina.

Origine géographique. — Croissant à l'état sauvage dans les îles hollandaises de Sumatra et de Bornéo, puis dans la presqu'île de Malacca, elle y est aussi cultivée, ainsi qu'à Liagga.

Culture. — Arrachées tous les cinq ans, ces plantes se reproduisent à l'aide de jeunes pousses, que l'on repique aux pieds de divers arbres.

Préparation et description de la drogue. — Leurs jeunes feuilles, récoltées trois ou quatre fois par an, puis chauffées avec de l'eau bouillante, dans de grandes chaudières en cuivre, donnent, une fois exprimées, un liquide qui, en partie évaporé sous la forme de sirop, est versé dans des caisses ou dans des bambous évidés, où, se durcissant au froid, il se prend en une masse solide ; cet extrait étant parfois découpé sous la forme de petits cubes de 3 à 5 centimètres de haut, de large et de long, de couleur brun chocolat, d'aspect terreux, poreux, de couleur interne, jaune brunâtre, à cassure facile, à saveur astringente, légèrement douceâtre pour commencer, puis amère, d'odeur nulle.

A peu près insoluble dans l'eau froide, le gambir se dissout en partie dans l'alcool, l'éther et dans l'eau bouillante, dont les solutions aqueuses précipitent, à froid, de petits dépôts brunâtres, amorphes. Ses solutions se colorant en vert par addition de perchlorure de fer, se précipitent en un dépôt rouge par celle de sulfate de cuivre additionné de potasse caustique, jaune brunâtre par celle d'acétate de plomb, etc.

Poudre. — Pulvérisé, il donne une poudre jaune brunâtre, riche en cristaux aiguillés de catéchine.

Falsifications. — Il est souvent falsifié par addition d'autres extraits végétaux ou par celle de pierres, qui servent à l'alourdir ; mais à l'exception de celles-ci, ses falsifications sont très difficiles à déterminer.

On le confond, comme nous le verrons, avec le cachou.

Analyse chimique. — Il renferme de 7 à 20 p. 100 de catéchine, de la quercétine, 30 p. 100 d'acide cachou-tannique, du rouge de cachou, de l'acide catéchique et de l'acide pyrocatéchique.

La CATÉCHINE OU ACIDE CATÉCHIQUE, $C^{15}H^{14}O^6$ + $4H^2O$, se prépare en faisant cristalliser plusieurs fois de suite, dans de l'alcool bouillant ou dans de l'éther acétique, les parties du cachou insolubles dans l'eau, tout en prenant soin de les décolorer, au préalable, par du charbon animal.

Elle se présente sous la forme d'aiguilles incolores, satinées, inodores, astringentes, fusibles entre 175° et 177°, insolubles dans l'eau froide, très solubles dans l'alcool, l'éther. Ses solutions se colorent en rouge à l'air ou par addition d'alcalins, en vert par celle de perchlorure de fer, mais elles ne sont pas précipitées par addition de gélatine, ni par celle d'alcaloïdes. Réduisant les solutions des sels des métaux nobles, la catéchine possède, quant à sa formule, la constitution suivante :

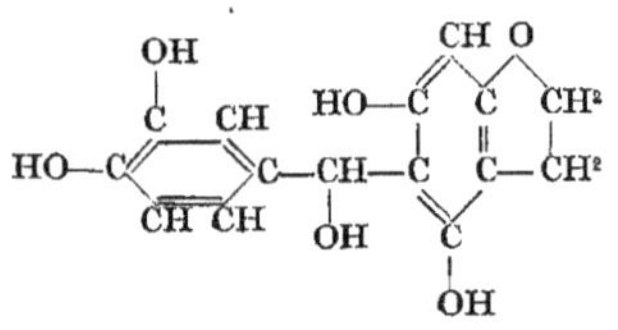

C'est donc un dérivé du coumarone et du coumarane ou dihydrocoumarone, de formules :

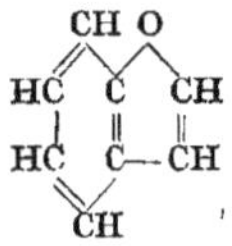

Coumarone

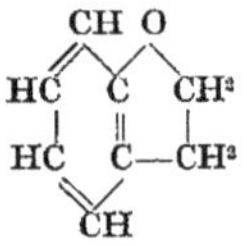

Coumarane

La catéchine, méthylée, donne des éthers tétra- et pentaméthyliques de catéchine, qui, oxydés par de l'acide chromique, se transforment en éthers triméthyl- et tétraméthyliques de catéchone ; car :

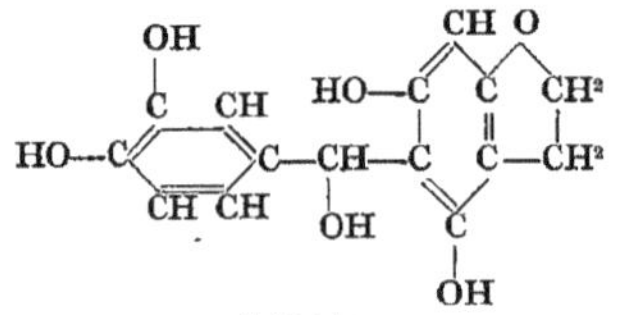

Catéchine

méthylée

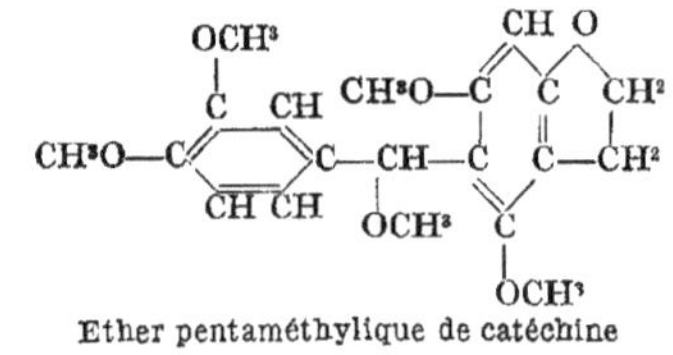

Ether pentaméthylique de catéchine

oxydé

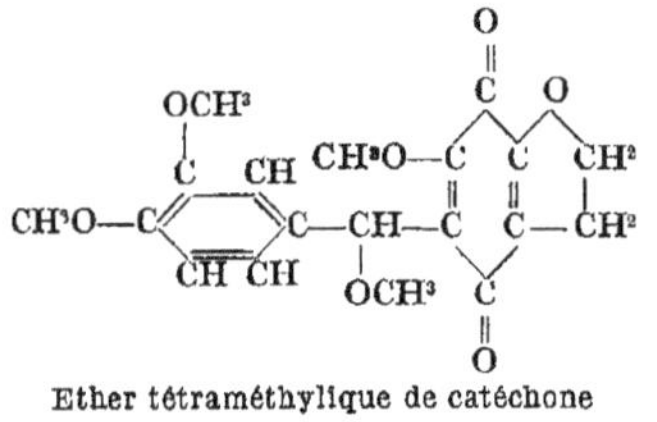

Ether tétraméthylique de catéchone

L'ACIDE CACHOU-TANNIQUE, formant les parties du gambir et du cachou solubles dans l'eau,

se prépare en évaporant celle-ci à sec ; elle abandonne alors une masse amorphe. rougeâtre, astringente, soluble dans l'alcool, l'éther. Cet acide, hydrolysé, se décompose en glucose, tout en précipitant une substance amorphe, brunâtre ; tandis que ses solutions aqueuses sont précipitées par addition de gélatine, d'alcaloïdes ou de chlorure ferrique.

La QUERCÉTINE, $C^{15}H^{10}O^7$, cristallise sous la forme d'aiguilles brillantes, jaune citron, fusibles à 313°, peu solubles dans l'éther, l'eau bouillante, mais très solubles dans l'alcool et dans les alcalins, qui la dissolvent avec une coloration jaune doré. La constitution de sa formule est la suivante :

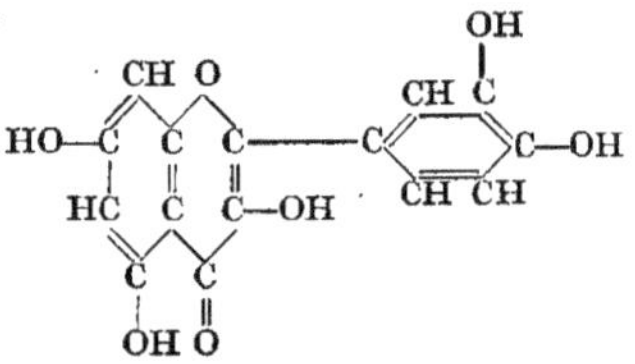

Elle se décompose à chaud, par addition d'alcalins et par la fusion, en phloroglucine et en acide glycolique, car :

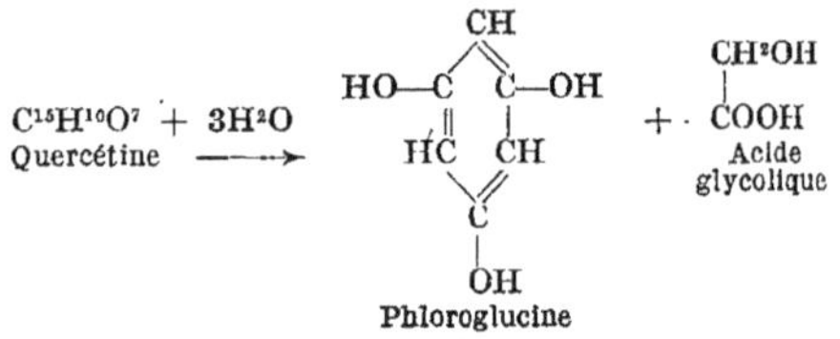

$$C^{15}H^{10}O^7 + 3H^2O \longrightarrow$$
Quercétine

Phloroglucine

Acide glycolique

Usage thérapeutique. — Le gambir, non officinal, se prescrit parfois comme un astringent intestinal, car il possède les mêmes propriétés physiologiques que celles du cachou qui, lui, est officinal.

Historique. — Apprécié comme masticatoire en Asie, le gambir fut introduit en Europe au XVIᵉ siècle par les Portugais, mais sa plante ne fut déterminée que vers le milieu du XVIIᵉ siècle par Rumphius, qui la nomma *Funis uncatus*, puis par Hunter en 1807. Son principal marché se rencontre à Singapour.

RADIX IPECACUANHÆ, RACINE D'IPECACUANHA, D'URAROGA IPECACUANHA, Baill., seu CEPHÆLIS IPECACUANHA, A. Rich.

Origine botanique. — Cette plante à rhizome rampant, grêle, bosselé, à racines longues, adventives, porte une tige à feuilles opposées, courtement pétiolées, dont le limbe entier, lancéolé, de 6 à 8 centimètres de long sur 2 à 4 centimètres de large, ondulé sur ses bords, est parcouru par une nervure médiane, prononcée et par des nervures secondaires, rejoignant à sa périphérie ses nervures supérieures. Ses fleurs, disposées en ombelles, sont constituées par un calice très petit, à 5 sépales concrescents entre eux par leurs bases, mais libres au sommet, qui est triangulaire ; par une corolle à 5 pétales blancs, concrescents entre eux en un tube, qui s'élargit au sommet sous la forme d'un entonnoir. Ils entourent 5 étamines et un ovaire biloculaire, surmonté d'un style unique, à deux stigmates. Son fruit est une drupe, à albumen charnu.

Origine géographique. — Fleurissant en janvier, elle croît à l'état sauvage dans les forêts vierges de l'Amérique du Sud, principalement entre le 8ᵉ degré de latitude nord et le 22ᵉ degré de latitude sud c'est-à-dire dans les provinces de Para, de Maranhao, de Pernambuco, de Bahia, d'Espirito Santo, de Matto Grosso, de Rio de Janeiro, de Sao Paolo et de Chiquita.

Récolte. — Les Poyaeros, préposés à la récolte de ses racines, les déterrent à la saison des pluies, à l'aide d'un long bâton effilé à son extrémité inférieure, toujours munie d'une pointe en fer ; ils appuyent de toutes leurs forces sur celui-ci, en prenant soin de ne pas détacher ainsi leur rhizome, qui, l'année suivante, donnera de nouveaux stolons. Cette récolte est rendue très difficile, voire même dangereuse, non seulement par l'eau stagnante de ces marais, mais aussi par les miasmes qui s'en dégagent, par les moustiques et par les animaux sauvages, qui se rencontrent dans ces parages. Les racines, ainsi obtenues, sectionnées, lavées à grandes eaux, sont ensuite mondées de leurs radicelles, puis desséchées pendant plusieurs jours au soleil, tout en prenant soin de ne pas les laisser exposer la nuit à l'humidité et aux intempéries.

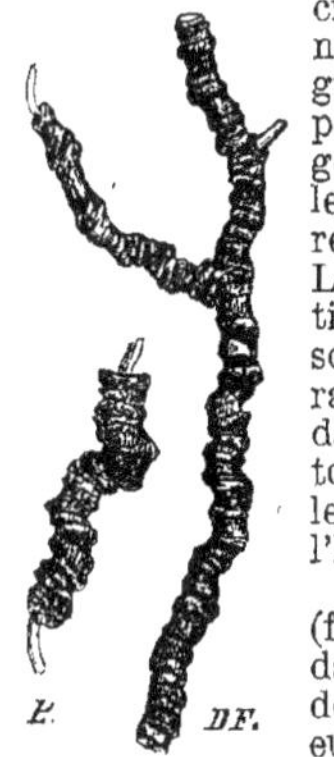

Fig. 110. — Racine d'Ipecacuanha.

Description de la drogue (fig. 110). — Elles se présentent dans le droguier sous la forme de fragments contournés sur eux-mêmes, de 6 à 12 centimètres de long sur 2 à 3 centimètres de diamètre, à surface externe bosselée, marquée d'anneaux circulaires, assez rapprochés, mais toujours séparés les uns des autres par des dépressions étroites, laissant apercevoir, par places, leur bois nu. Leur couleur externe est gris rougeâtre, leur couleur interne jaune blanchâtre, leur cassure nette, amylacée. Elles possèdent une écorce grisâtre, peu adhérente, un meditullium jaune blanchâtre, finement strié dans le sens transversal, qui n'entoure jamais de moelle. Leur odeur spéciale est nauséeuse, leur saveur légèrement âcre, amère, est amylacée.

Examen microscopique (fig. 111). — Examinée sur une coupe transversale, cette racine est constituée par un suber très étroit, à cellules aplaties, rectangulaires, disposées en files radiales ; par un parenchyme cortical, à cellules irrégulières, assez grandes, très amylacées, qui renferment des raphides d'oxalate de chaux. Puis vient un liber sinueux, à cellules plus petites, amylifères, qui entourent de nombreux tubes criblés. Il est séparé du cylindre central par le cambium, mais celui-là est constitué par des cellules parenchymateuses, ordonnées en files radiales, qui séparent les trachéides, à parois perforées, et quelques éléments libéro-ligneux. Notons que le rhizome de cette plante, examiné lui aussi sur une coupe transversale, est constitué de la même manière, mais il renferme dans son

parenchyme cortical quelques sclérites, et au centre de son meditullium, une moelle très amylacée.

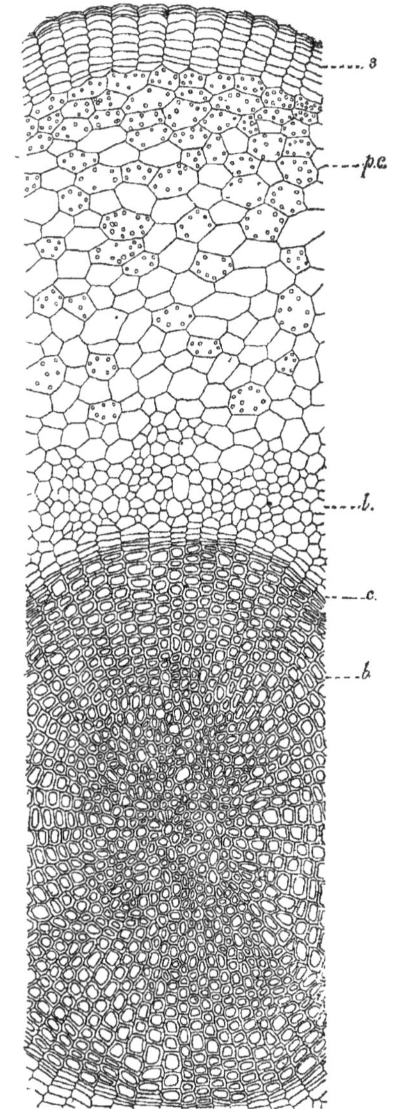

Fig. 111. — Coupe transversale de la racine d'Ipecacuanha.

s) suber ; pc) parenchyme cortical ; l) liber ; c) cambium ; b) bois.

Poudre. — Ces racines pulvérisées livrent une poudre jaune grisâtre, caractérisée par la présence de leurs tubes criblés, et par celle de leurs cellules à raphides, par celle de leurs grains d'amidon très simples, tronqués sur une de leurs faces, mais arrondis, isolés ou groupés en paquets de quatre.

Falsifications. — Cette drogue est souvent falsifiée par des racines d'Ipécacuanha annelé ou majeur, dénommé *Ipécacuanha de Carthagène*, provenant de la plante *Cephaelis granatensis*, qui, plus grandes, à écorce plus dure, plus épaisse, voire même cornée, renferment moins d'émétine (fig. 112), car :

	ÉMÉTINE	CÉPHAELINE	PSYCHOTRINE
Les racines d'Ipécacuanha officinal renferment.....	1,45 p. 100	0,52 p. 100	0,04 p. 100
Celles de Grenade......	0,89 p. 100	1,25 p. 100	0,06 p. 100

On falsifie aussi cette drogue en l'additionnant de racines d'*Ipécacuanha ondulé*, de *Richardso-*

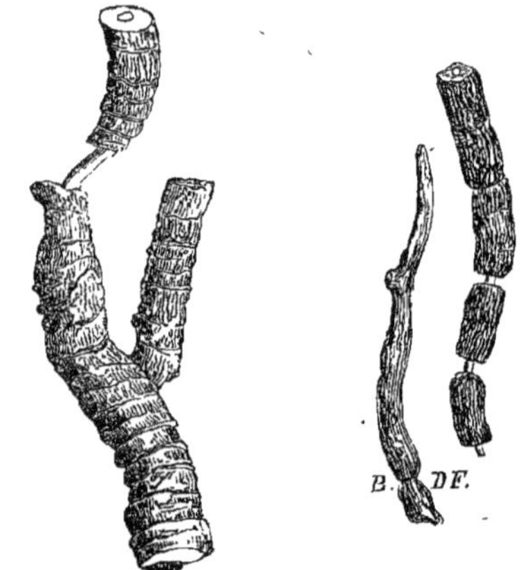

Fig. 112.   Fig. 113.
Racine d'ipéca de Carthagène.   Racine d'ipéca strié violet.

nia scabra, Saint-Hil., qui prospère au Mexique, et dont la surface externe, jaunâtre, ondulée, est marquée de sillons inégalement espacés, alternants, à cassure facile, très amylacée, à meditullium jaunâtre, à écorce épaisse, à saveur amylacée, d'odeur rappelant un peu celle du moisi. Examinée sur une coupe transversale, cette racine possède un liber toujours parcouru par des rayons médullaires, qui ne se rencontrent jamais dans les racines constituant notre drogue officinale. Celle-ci peut aussi être additionnée de racines d'*Ipéca strié* de couleur brun violacé, à écorce très adhérente au bois, à cassure amylacée, marbrée de lignes sinueuses.

Cette drogue peut aussi être falsifiée par des racines d'*Ipecacuanha de Goa*, de la plante *Naregamia alata*, appartenant à la famille des Méliacées. C'est une petite plante herbacée, à racine très aromatique, à saveur amère, sub-âcre, de couleur jaune rougeâtre, qui porte des feuilles constituées par un pétiole à trois petites folioles oblongues, arrondies. Elle se rencontre dans les forêts de Travancore et dans les environs de Goa. Ses parties aériennes, exprimées, livrent un suc cellulaire qui, mélangé à de l'huile de noix des Indes, se prescrit, dans la médecine populaire de ce pays, comme parasiticide et comme spécifique contre la galle ; mais additionné d'eau, il se prescrit parfois comme sédatif contre les crises épileptiques. Ses racines, servant parfois à falsifier l'Ipécacuanha officinal, se différencient facilement de celles-ci ; car elles renferment dans certaines parties de leur liber et de leur écorce des cellules sécrétrices, riches en oléorésine. Elles contiennent, en outre, un alcaloïde ou *Naregamine*, qui peut être administré, avec succès, comme expectorant, car il ne provoque aucun phénomène d'intoxication.

Les racines d'*Ionidium Ipeca*, St.-Hil., de couleur jaune pâle, mais non annelées, celles de *Psychotria emetica*, Mutis., ainsi que celles des faux Ipécas, sont souvent mélangées à notre drogue officinale ; mais ces dernières se différencient facilement à l'examen microscopique, car elles proviennent de plantes monocotylédonées. Ne donnant pas, en outre, les réactions suivantes, Planchon les différencie comme suit (voir le tableau ci-contre page 281).

Réactions. — L'extrait d'ipéca officinal, additionné d'acide chlorhydrique, se colore en jaune orange, puis en rouge orange, par addition de chlorure de chaux ou de chlorate de potasse.

Titration. — Il est nécessaire de toujours doser le pour cent en alcaloïdes de ces racines. Mélangez à cet effet, en présence d'un peu d'ammoniaque, 6 grammes de poudre d'ipéca avec 120 grammes d'éther ; puis décantez, après une heure de contact, 100 grammes de cette solution éthérée qui, filtrée, est soumise à la distillation fractionnée. Reprenez son résidu par de l'alcool et par de l'éther, additionnés de quelques gouttes d'hématoxyline ; titrez cette solution avec de l'acide chlorhydrique déci-normal, jusqu'à coloration jaune brunâtre de sa couche aqueuse ; 1 centimètre cube d'acide chlorhydrique déci-normal neutralisant 24 mgr. 1 d'alcaloïdes d'ipéca, celui-ci devant en renfermer au minimum 2 p. 100.

Analyse chimique. — Ces racines renferment de l'émétine, de la céphaéline, de la psychotrine, de l'ipécamine, de l'hydroipécamine, combinées à l'acide ipécacuanhique, puis de l'amidon, du mucilage, du sucre de canne, des matières résineuses, pectiques, etc., etc.

Préparation de leurs alcaloïdes. — Ces racines, finement pulvérisées, extraites en présence de soude caustique, par un mélange de benzène et de benzine, donnent une solution, que l'on agite avec de l'acide sulfurique dilué. Celui-ci décanté, chauffé, est ensuite agité, en présence d'ammoniaque, avec de l'éther qui, décanté, filtré, donne une solution, que l'on agite avec une solution aqueuse de soude caustique au cinquième normale, celle-ci s'emparant de ses alcaloïdes phénoliques, c'est-à-dire de la *céphaéline* et de la *psychotrine* ; ses autres bases végétales restant en solution dans l'éther. Cette solution alcaline, additionnée d'acide chlorhydrique jusqu'à réaction acide, traitée par de l'ammoniaque, précipite ces deux alcaloïdes, qui, repris par de l'éther, lui abandonnent leur céphaéline, que l'on

Ipéca.........	Annelé mineur	Annelé majeur	Ondulé	Strié majeur	Racines d'Ionidium
de..........	Cephælis Ipecacuanha	Cephaelis granatensis	Richardsonia scabra	Psychotria emetica	Ionidium Ipeca microphyllum
Diamètre.......	2 1/2 à 3 1/2 mm.	4 à 6 mm.	Variable	5 à 7 mm.	6 à 7 mm., variable
Couleur	Gris brunâtre	Gris brunâtre	Gris jaunâtre	Gris rougeâtre	Gris jaunâtre
Surface	Anneaux sériés	Anneaux moins sériés, saillants.	Ondulée, plissée demi-circulairement	Striée longitudinalement	Ridée, fissurée
Consistance......	Dure, cornée	Dure, cornée	Friable	Dure	Cassante, dure, non cornée
Section de l'écorce	Épaisse, grisâtre	Très épaisse, gris foncé.	Blanchâtre à points brillants	Gris violacé, épaisse	Très mince. à sclérites
Section du bois ..	Non poreuse, petite	Non poreuse petite	Poreuse, petite	Non poreuse, étroite	Très poreuse volumineuse
Saveur.........	Acre	Acre	Amylacée	Peu marquée	Nulle
Amidon.........	Abondant	Abondant	Abondant	A peu près nul	Absent
Vaisseaux	Non visibles	Non visibles	Très visibles	Non visibles	Très visibles
Rayons médullaires	Non visibles	Non visibles	Visibles	Non visibles	Visibles
Raphides........	Oui	Rares	Nombreux	Abondants	Pas de raphides, mais macles

fait cristalliser ; on reprend ensuite la partie de ce précipité, insoluble dans ce dissolvant, par de l'alcool, afin d'obtenir la *psychotrine*, que l'on soumet alors à la cristallisation spontanée. La solution éthérée, précédemment obtenue, additionnée d'acide oxalique, précipite les oxalates d'*éméline*, d'*ipécamine* et d'*hydroipécamine*. Ce précipité, traité par de l'eau bouillante, donne une solution qui, additionnée de bromure sodique, jusqu'à ce qu'elle se trouble, précipite l'*éméline* et l'*hydroipécamine*, tandis que l'*ipécamine* reste en solution. Ce précipité, repris par de l'alcool, donne une solution, qui, soumise à la cristallisation spontanée, dépose des cristaux de bromhydrate d'émétine, le bromhydrate d'hydroipécamine cristallisant plus difficilement.

L'ÉMÉTINE, $C^{29}H^{40}N^2O^4$, découverte en 1817 par Pelletier, peut aussi se préparer comme suit. Épuisez la poudre d'Ipecacuanha par de l'éther, afin de la priver de ses corps gras, cireux, et de ses matières colorantes ; puis desséchez-la et traitez-la, en présence d'acide sulfurique ou d'acide tartrique, par de l'alcool, dont la solution filtrée, soumise à la distillation fractionnée, abandonne un résidu, que l'on dessèche ; celui-ci, additionné de carbonate de soude, puis traité par de l'éther de pétrole, donne une solution qui, soumise à la distillation fractionnée, abandonne un résidu, que l'on purifie en le soumettant à la cristallisation spontanée dans de l'alcool.

Elle se présente sous la forme d'une poudre blanche, cristalline, constituée par des paillettes incolores, peu solubles dans l'eau, le benzène, mais très solubles dans l'éther, l'éther de pétrole, l'acide acétique, l'alcool, le chlorcforme, les huiles fixes. Fusible à 74°, elle se dissout sans coloration dans l'acide sulfurique ; mais cette dissolution se colore en brun, par addition de quelques gouttes d'une solution fraîchement préparée de phosphomolybdate de soude ; cette coloration passant, par contre, au bleu indigo, par celle d'une goutte d'acide chlorhydrique. Elle se dissout sans coloration dans l'acide chlorhydrique ; mais cette dissolution se colore en jaune foncé par addition de chlorure de chaux. Ses solutions acides se précipitent, comme nous l'avons vu, dans l'introduction de ce travail, par addition des réactifs généraux aux alcaloïdes. Elle se prescrit, à doses de 0 gr. 001 plusieurs fois par jour, comme expectorant ; mais à doses de 0 gr. 015 elle agit comme un émétique.

La CÉPHAÉLINE, $C^{28}H^{39}N^2O^4$, cristallise sous la forme d'aiguilles incolores, inodores, fusibles à 115°, solubles dans le chloroforme, l'acétone, peu solubles dans l'éther, mais très solubles dans le benzène, l'alcool. Ses solutions sont, ainsi que celles de l'émétine, lévogyres. Elle se dissout sans coloration dans l'acide chlorhydrique ; mais cette dissolution se colore en jaune foncé par addition de chlorure de chaux. Dissoute dans de l'acide sulfurique, elle donne une solution incolore, qui prend une teinte rouge brunâtre, puis vert pâle, par addition de molybdate ammonique.

On parvient à différencier comme suit l'émétine de la céphaéline (voir tableau page suivante).

La PSYCHOTRINE, $C^{28}H^{36}N^2O^4$, cristallise sous la forme de prismes jaunâtres, fusibles à 124°, peu solubles dans l'eau, le benzène, l'éther, mais très solubles dans l'alcool, l'acétone, le chloroforme. Elle se colore, comme l'émétine, en violet par addition du réactif de Frœhde.

L'IPÉCAMINE, $C^{28}H^{36}N^2O^4$, se présente sous la forme d'une poudre blanche, cristalline, fusible

RÉACTIFS	ÉMÉTINE	CÉPHAÉLINE
+ H^2SO^4 froid		A la longue jaune pâle
+ H^2SO^4 chaud		Bruné puis fluorescente en bleu
+ H^2SO^3 et HNO^3, une goutte	Jaune	Jaune orange
+ HNO^3 concentré......	Jaune orange	Jaune orange
+ Réactif d'Erdmann...		
+ Acide sulfomolybdique	Vert amarante	Rouge violacé puis brune et verte
+ Acide molybdique additionné d'une goutte de HCl..............	Verte, puis jaune	Bleu verdâtre
+ Acide sulfovanadique.	Vert olive, puis verte	Vert olive
+ Acide acétique glacial et trace d'hypochlorite de chaux...........	Jaune	Jaune rougeâtre
+ Aldéhyde formique et H^2SO^4	Verte, puis jaune	Jaune
+ H^2SO^4 et une goutte de $FeCl^3$	Petit à petit jaune verdâtre	Jaune, puis verte
+ Réactif de Millon....	Petit à petit jaune	Violette puis à chaud brune
+ Acétate mercurique...	Jaune à chaud	Violette à chaud, puis gris brunâtre

à 89°, à peine soluble dans l'eau, mais très soluble dans le chloroforme, l'acétone, l'alcool, dont les solutions sont lévogyres.

L'HYDROIPÉCAMINE, $C^{28}H^{38}N^2O^4$, se présente sous la forme d'une poudre blanche, fusible à 91°, très soluble dans l'alcool, l'éther, le chloroforme, l'acétone ; dont les solutions sont aussi lévogyres.

L'ACIDE IPÉCACUANHIQUE, $C^{14}H^{18}O^7$? se présente sous la forme d'une poudre jaune brunâtre, très soluble dans l'eau, l'alcool, insoluble dans l'éther, l'éther de pétrole, le chloroforme. Hydrolysé, il se décompose en glucose et en un acide à réactions rappelant celles du tanin. Ses solutions aqueuses se colorent en vert, puis en brun noirâtre, par addition de sels ferriques, mais elles réduisent les sels d'argent et de mercure.

Usage thérapeutique. — Les racines d'ipécacuanha se prescrivent, à doses de 0 gr. 05 à 0 gr. 1, plusieurs fois par jour, en poudres ou en pilules, et à doses de 0 gr. 5 à 1 gramme sur 200 grammes d'eau, sous la forme de décoctions, comme expectorant, comme sudorifique et comme antidysentérique de par leur teneur en émétine ou en acide ipécacuanhique. Notons que leur poudre, appliquée sur les muqueuses ou sur des plaies, les irritent ; mais que projetée dans les yeux, elle y détermine une violente inflammation pouvant même provoquer la perforation de la cornée. Inhalée, elle provoque des éternuements douloureux, de la dyspnéo et de la suffocation. Il est nécessaire de toujours pulvériser cette drogue dans des moulins spéciaux, bien fermés, afin d'éviter que sa poudre ne provoque des conjonctivites.

Action physiologique. — Ordonnée à doses trop élevées, la racine d'ipécacuanha provoque des vomissements, des coliques, des troubles respiratoires et cardiaques, puis la mort, précédée de collaps ; car elle agit comme un émétique en provoquant de l'hypersécrétion salivaire et stomacale, voire même intestinale, d'où gastro-entérite et diarrhée. Elle agit sur la sécrétion des bronches, en favorisant leur expectoration ; mais elle agit aussi comme sédatif, en ralentissant les pulsations du cœur, en abaissant la pression sanguine, tout en possédant une action paralysante sur le système nerveux ou musculaire.

Il ne faut jamais l'ordonner, ainsi que ses alcaloïdes, aux vieillards, ni aux cardiaques ; car elle peut provoquer la rupture des vaisseaux sanguins, de par les efforts attribués à ses effets émétiques ; on ne doit jamais la prescrire comme expectorant, à doses répétées, car elle agit alors comme émétique.

Incompatibilités. — Il ne faut jamais l'ordonner, ainsi que ses dérivés, avec des sels de plomb, de mercure, ni avec des iodures, du tanin, ni avec les contrepoisons ci-dessous indiqués.

Contrepoisons. — Administrez, en cas d'empoisonnements par cette drogue, des tanins, du bismuth, des stimulants alcooliques ou de la digitale, des infusions de thé, puis des aromatiques.

Pharmacie galénique. — Elle sert à préparer la Pulvis Ipecacuanhæ opiatus, le Vinum Ipecacuanhæ, la Tinctura Ipecacuanhæ, l'Extractum fluidum Ipecacuanhæ, outre des pastilles expectorantes.

Historique. — Son nom d'Ipecacuanha, lui provenant du portugais, i signifie : ce qui est petit, pe : ce qui croît sur le bord des chemins, caa : une plante, geone : qui fait rendre, ou des mots Ipe : écorce, caa : plante, cua : qui sent bon, nha : étoilé.

Les Incas du Brésil utilisaient, bien avant la découverte du Nouveau Monde, les racines de cette plante comme expectorant, mais ils les ordonnaient aussi pour combattre les hémorroïdes, comme le moine Tristan nous le rapporte, en décrivant cette plante sous le nom de Pigaya ou d'Ipecaya. Les premières descriptions morphologiques, se rapportant à ce végétal, remontent à Piso et à Markgraf, ces deux naturalistes ayant accompagné le comte Maurice de Nassau, lors de son voyage au Brésil.

On fut longtemps dans l'incertitude, quant à l'origine botanique de ce végétal qui, selon Rajus, devait être une Lonicera, et qui selon Linné était une Viola ; mais il ne fut déterminé sous le nom de Psychotria, que par le médecin Gomès. Introduites en 1672 dans la thérapeutique parisienne, par le médecin Legras, ces racines se vendirent premièrement sous la dénomination de Reconquille, ou de Racines d'Or ; mais Helvétius, ayant découvert leurs propriétés physiologiques, les pulvérisa pour vendre leur poudre, sous la dénomination de Radix Brasiliensis, sous la forme de spécialités pharmaceutiques. Il vendit ensuite son secret à Louis XIV, qui le lui acheta pour 1.000 louis d'or par l'entremise du Père Lachaise, mais à condition de pouvoir continuer, sa vie durant, à vendre ce produit. Cette plante se cultive aussi de nos jours dans le Neilgherries, où les Anglais l'introduisirent, mais on n'est pas encore parvenu jusqu'ici, à la faire prospérer dans les colonies françaises, quoique le Brésil en exporta en 1907 plus de 6.000 kilogrammes de racines en Allemagne, 1.684 kilogrammes en Angleterre, 1.425 kilogrammes en France, 8.864 kilogrammes aux Etats-Unis, 2.700 kilogrammes en Angleterre, 8.000 kilogrammes en Uruguay et 379 kilogrammes en Belgique.

CORTEX CORYNANTHE, DE CORYNANTHE YOHIMBE, K. Schum.

Cet arbre, originaire du Cameroun et de l'Afrique occidentale, livre au droguier son écorce non officinale, qui s'y présente, parfois, sous la forme de tubes enroulés sur eux-mêmes, de 4 à 10 millimètres d'épaisseur, à surface externe, subéreuse, gris brunâtre, parsemée de taches jaune blanchâtre, dues à la présence de lichens, et marquée de stries et de fissures assez profondes, à saveur amère, d'odeur nulle. Non officinale, elle renferme de la yohimbine, des matières colorantes, résineuses et divers acides organiques, encore mal déterminés.

La YOHIMBINE, $C^{12}H^{28}N^2O^3$, se prépare en traitant la poudre de ces écorces, en présence d'éther et de chloroforme, par de l'ammoniaque ; ceux-là, décantés, puis agités avec une solution aqueuse d'acide chlorhydrique, lui abandonnent leurs alcaloïdes, que l'on précipite par addition d'ammoniaque, afin d'obtenir de la yohimbine brute. Celle-ci, purifiée à l'aide de recristallisations fractionnées, se présente sous la forme d'une poudre blanche, cristalline, fusible à 235°, presque insoluble dans l'eau, peu soluble dans le benzène, mais très soluble dans l'alcool éthylique, l'alcool méthylique, le chloroforme, l'éther ; ses solutions alcooliques, dextrogyres, se colorant en jaune à l'air et à la lumière.

Cette base tertiaire, dont la nature rappelle celle des aldéhydes, réduit les solutions ammoniacales de nitrate d'argent ; renfermant un groupe méthoxylé, elle se transforme en acide yohimbique, fusible à 260°, si on l'oxyde, en solutions alcalines, par du permanganate de potasse. Les solutions aqueuses des sels de yohimbine se précipitent en des dépôts blancs, par addition du réactif de Meyer ou par celle d'acide phosphowolframique ; mais jaunes par celle d'acide picrique. Cet alcaloïde se dissout sans se colorer dans l'acide nitrique, mais cette dissolution se colore petit à petit en jaune, pour passer au rouge orange, si on la chauffe avec de la soude caustique. Le réactif d'Erdmann dissout la yohimbine avec une coloration bleu noirâtre, passant ensuite au vert et au jaune brunâtre ; l'acide sulfurique la dissout sans se colorer ; mais cette dissolution se colore en bleu violacé, puis en vert sale, par addition d'un petit cristal de bichromate de potasse. Le réactif de Frœhde la dissout avec une coloration gris bleuté, passant au jaune verdâtre et au vert ; celui de Mandelin la dissout avec une coloration bleue, puis bleu violacé.

Cet alcaloïde, possédant les mêmes points de fusion, les mêmes réactions spécifiques et donnant les mêmes sels que ceux de la *québrachine*, doit être considéré comme identique à cette base végétale, dont il possède en outre les propriétés physiologiques. Le chlorhydrate de yohimbine se prescrit, à doses de 0 gr. 001 à 0 gr. 01 plusieurs fois par jour, comme aphrodisiaque. Il en est de même de l'écorce de cette plante. Ordonné à doses trop élevées, cet alcaloïde (ou l'écorce de corynanthe); provoque souvent des empoisonnements mortels, en paralysant le système nerveux, en affaiblissant les fonctions cardiaques, en abaissant la pression sanguine et en paralysant la respiration, d'où mort par asphyxie. Il produit, à doses normales, de l'hypérémie accompagnée d'érections, car il congestionne les organes génitaux, à moins que leurs réflexes ne soient abolis comme le cas se présente dans le tabès.

SEMEN COFFEÆ, GRAINE DE CAFÉ, DE COFFEA ARABICA, L., ET COFFEA LIBERICA, Bull.

Origine botanique (fig. 114). — Le premier de ces arbrisseaux toujours verts, de 6 à 8 mètres de haut, porte des feuilles opposées, courtement pétiolées, lancéolées ou elliptiques, à limbe entier, luisant, coriace, ondulé sur ses bords, vert foncé sur sa face supérieure, vert clair sur sa face inférieure, pointu à ses deux extrémités, dont l'inférieure s'atténue en un pétiole petit. Elles sont parcourues par une nervure médiane, prononcée, et par des nervures secondaires, qui rejoignent à la périphérie de leur limbe leurs nervures supérieures, en formant une ligne parallèle à celle-là. Ces feuilles sont utilisées en Abyssinie, sous la

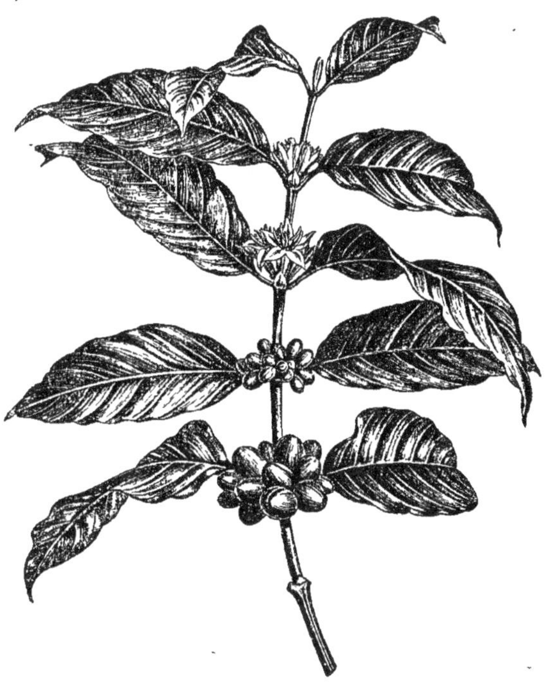

Fig. 114. — Caféier d'Arabie.

forme de décoctions aromatiques et stimulantes, comme succédané du thé, car elles renferment 1,26 p. 100 de caféine. Ses fleurs hermaphrodites, pentamères, disposées en choquets dans l'axe des feuilles supérieures, sont constituées par un calice vert, à 5 sépales concrescents entre eux en un tube (par leurs bases), évasé au sommet; par une corolle blanche, à 5 pétales concrescents entre eux par leurs bases, mais libres au sommet, qui entourent 5 étamines et un ovaire biloculaire, biovulé. Son fruit est une drupe ovoïde, verdâtre, puis rouge noirâtre, constituée par un péricarpe dur, par un mésocarpe parenchymateux, et par un endocarpe friable, qui entoure deux graines incluses dans leur spermoderme (fig. 115).

Le *Coffea Liberica* se différencie de celui dit arabica par sa grandeur, car c'est un petit arbre de 10 mètres de haut, à feuilles plus grandes, plus dures, longuement pétiolées, à limbe entier, pointu à son extrémité supérieure, à fleurs possédant de 6 à 8 subdivisions au lieu de 5, à baies plus ovoïdes, plus grosses, dont les graines, plus volumineuses, sont entourées par une pulpe sucrée et astringente, mieux développée. Cette plante, plus productive, plus vivace, rapporte en moyenne un kilogramme de graines annuellement, mais celles-ci donnent une infusion moins aromatique. Préférant les altitudes basses, une température tropicale, une humidité ambiante, régulière, il exige des terrains volcaniques, riches en humus et de l'ombre due aux porte-ombrages *Albizzia, Inga, Cæsalpinia, Cassia, Acacia, Pithocolombium, Cedrela; Erythrina* et *Aleurites* divers, voire même *Melia Azadirachta* (Lilas du Japon) au Japon.

Origine géographique. — Le premier de ces arbres, originaire de l'Arabie et de l'Abyssinie, est cultivé non seulement dans ces pays mais dans tous ceux à sol sablonneux, riche en humus, sis à une altitude de 2 à 600 mètres, il n'en est pas de même du second qui, originaire de la République de Libéria et du Mozambique se cultive particulièrement au Brésil et dans tous les pays tropicaux, dont nous ferons l'énumération, en décrivant les ports exportant le café.

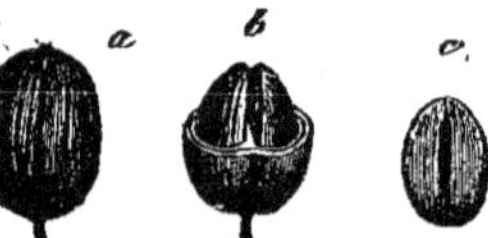

Fig. 115. — Café.

a) fruit du caféier ; b) fruit du caféier privé de la partie supérieure de son péricarpe ; c) graine isolée.

Culture. — Exigeant une température moyenne de + 20° à 27°, des sols profonds, à terrains perméables, riches en humus, particulièrement en carbonate de potasse, en fer et en phosphates, ces plantes prospèrent particulièrement sur la terra roxa ou sur la massapé brésilienne, provenant de la décomposition des gneiss. On les multiplie à l'aide de semis, parfaits en sélectionnant pour commencer leurs gros fruits, dont les graines, desséchées à l'ombre, sont plantées dans des clairières de forêts bien arrosées et sarclées, ou dans des pépinières *ad hoc*, c'est-à-dire sur planches bien fumées, que l'on recouvre de feuilles de palmier ou de paille. Leurs jeunes plants, transportés dans les plantations, y sont plantés dans des sillons bien labourés et dans des trous de 40 à 50 centimètres de profondeur, distants de 2 à 4 mètres les uns des autres, c'est-à-dire à raison de 6 au pied des arbres ci-dessus mentionnés et de 1.000 à 2.500 pieds à l'hectare. Ces cultures devant être régulièrement arrosées et sarclées par des ouvriers dénommés zenderros au Brésil, en exigent 25 par jour, pour un alquerio, c'est-à-dire pour 48.400 mètres carrés de caféiers. Ceux-ci, toujours plantés à l'abri des porte-ombrages ci-dessus mentionnés, craignent les vents, aussi doit-on entourer leurs cultures de coupe-vents parfaits, en plantant la Gravillea robusta. Fleurissant dès leur troisième année et portant des fruits huit mois après leur floraison, les caféiers, exigeant de ce fait de grands frais d'entretien (irrigation, sarclage, plantation d'arbres-abris et de coupe-vents), ne sont d'un rapport lucratif qu'à partir de leur huitième année jusqu'à l'âge de 20 à 30 ans, époque où il faut les remplacer par d'autres plantes.

Ils exigent en outre des soins continus d'écimage, afin de ne pas leur permettre d'atteindre en hauteur leur plein développement, de marcottage, afin de les bonifier ; leur rapport annuel devant être tablé sur une production moyenne de 450 grammes de café, car ils ne livrent que tous les trois ans une récolte abondante, celle-ci étant toujours suivie de deux années maigres, ce qui permet d'admettre qu'un hectare de caféiers rapporte en moyenne 1.750 francs de bénéfices annuellement ; ceux-ci étant en outre diminués par les frais continus de taille ou poda qui consistent à sectionner régulièrement les jeunes pousses ou les rejetons inutiles.

Pathologie. — Ces plantes sont souvent attaquées par les champignons *Hemileia vastatrix* (taches blanches et rouges constatées sur leurs feuilles), *Pellicularia Kolcogra* (Candillilo), *Sphaerella coffeicola, Stilbum flavidum, Cercospora coffeicola*, que l'on combat en incinérant leurs feuilles mortes, et en injectant les vivantes de bouillie bordelaise, puis par les vers ou nématodes tels que le coléoptère *Xylotrechus quadrupes* et par les papillons tels que l'*Elagista coffeolla*, qui dévore les jeunes pousses du caféier ; aussi doit-on le combattre à l'aide de la fumée développée par de grands feux de bois vert. La *Meloidogyne exigua* et l'*Heterodera radicula* devant, ainsi que le *Diplogaster suspectus*, être détruits à l'aide de formicides, c'est-à-dire de sulfure de carbone.

Variétés. — Outre les deux grandes espèces de caféiers ci-dessus décrits, les botanistes connaissent encore le *Coffea stenophylla*, qui livre le café de Rio Nunez, provenant de Fouta Djalon, le *Coffea robusta*, très résistant à l'Hemileia, qui, très floribond, se rencontre au Congo, le *Coffea congensis* de Madagascar, le *Coffea Humboldtiana* de Comores et le *Coffea Perrieri* de Madagascar, mais on différencie aussi ces espèces, selon la couleur de leurs cerises, en plusieurs variétés, c'est-à-dire en amarello (jaune) du Brésil, en leucocarpa (blanche) de la Sierra Leone, en Leroy, à branches courtes de l'Annam, et en Maragogype du Brésil (Bahia), puis en Bourbon, Javanais, Bolucatu (cerise jaune), Goyaz.

Ces plantes exigent à :

	CHAUX	Mg	H^3PO^4	K	N
	gr.	gr.	gr.	gr.	gr.
Un an	0,057	0,01	0,013	0,01	0,215
Trois ans....	3,343	1,15	0,653	6,29	0,34
Six ans......	12,42	3,91	2,39	21,65	18,1
Dix ans	11,268	3,61	1,77	16,01	18,5

comme engrais naturels ou artificiels, pour se développer normalement, car elles pèsent :

		DONT POUR CENT			
		Racines	Tronc	Branches	Feuilles
	gr.				
A un an	14	20,2	25		54,2
trois ans	827	24	20	23	33
cinq ans......	8.114	14,2	37,2	20,4	28,4
dix ans.......	20.168	14,9	56	19,4	9,7
vingt ans.....	29.390	16,7	50	27	5,7

Ces parties végétales renferment :

OENDRES	Tronc	Racines	Branches	Feuilles	Graines
Potasse	41,63	29,24	49,63	56,4	65,2
Soude............	2,5	3,16	0,57	1,43	—
Chaux	34,9	36,2	39,0	21,6	6,1
Magnésie.........	12,1	9,5	7,6	6,3	11,0
Oxyde de fer.....	2,3	11,9	2,01	0,9	0,5
H^3PO^4..........	3,75	3,7	4,5	6,07	12,3
H^2SO^4	2,2	4,2	1,9	3,5	4
Chlorures........	0,23	1,4	0,6	0,5	0,55

Récolte. — Ces plantes, toujours émargées, de manière à ce qu'elles ne dépassent pas 2 à 3 mètres de haut, portent toute l'année des fruits, que l'on recueille de plusieurs manières différentes, mais toujours par des temps secs et chauds, particulièrement en avril au Brésil, l'humidité influençant sur leur arome, qui est plus fin chez ceux provenant de jeunes plantes, que chez ceux mûrissant sur des végétaux âgés (la pluie étant aussi néfaste à la floraison de ces plantes).

Les Mexicains utilisent à cet effet le gaulage, tandis que les Arabes les tremblent ; mais il est préférable de les recueillir à la main, l'un après l'autre, afin qu'ils ne se détériorent pas en tombant à terre et que leurs plantes ne subissent de ce fait aucune avarie.

Préparation des fruits. — Ces fruits, pouvant parvenir dans le commerce européen sous leur forme entière, sont alors dénommés *café en cerise* ; mais ils subissent généralement le processus de la décortication, qui se pratique de deux manières différentes : l'une dite *humide*, consistant à les faire passer, à l'aide d'un courant d'eau, à travers des cylindres *ad hoc*, qui broyent leurs péricarpes ; entraînés par l'eau, ceux-ci surnagent à la surface de ce liquide, où on les y laisse séjourner quelque temps. Leurs graines commencent à fermenter, et de ce fait devenant moins aromatiques, sont alors desséchées soit au soleil, en les déposant sur des claies ou sur des draps, soit dans des séchoirs spéciaux (Terreiros), maintenus à une température de + 60°. Elles sont ensuite polies en les frottant à l'aide des mains ou de machines spéciales, afin de les priver de leur mésocarpe ou de leur endocarpe qui peuvent encore y adhérer. Triées à nouveau à l'aide du separandor, elles sont emballées dans des sacs en toile ou dans des caisses, pour être alors exportées sur l'Europe. L'autre manière de les décortiquer, dite de la *méthode sèche*, consiste à dessécher ces fruits au soleil, puis à les faire passer à travers des cylindres spéciaux, afin de les priver de leurs péricarpes, qui, plus légers, sont vannés. On recueille alors leurs graines dans des corbeilles disposées à la sortie de ces machines, puis on les dessèche au soleil ou dans des séchoirs spéciaux, pour les exporter ensuite sur l'Europe, en prenant soin de les dénommer, en ce qui concerne le café brésilien, d'un nom spécial, servant à les différencier selon leur grandeur, c'est-à-dire en Moka granulé (grand Moka), Moka muido (petit Moka) Chato medio et escolha (léger).

Sortes commerciales. — Ces graines se différencient, selon leur provenance, en plusieurs variétés dites : *Café abyssin* ou *libérien*, de qualité extra ; *levantin* ou *arabe*, dénommé parfois *Mokka*,

qui se vend principalement à Constantinople ; café *hollandais*, qui se subdivise en café de Java, de Bornéo, de Sumatra, des Célèbes et de Taïti ; café *espagnol*, qui provient des Philippines ; *café français*, provenant principalement de l'île Bourbon, de l'île Maurice, de Madagascar ; café *anglais* de Ceylan, de Madras ; café *américain* de Cuba, de Santa-Lucia, de la Trinitad ; café *mexicain*, du Mexique, du Nicaragua, de Costa-Rica, de Porto Rico, de la Martinique et de la Guadeloupe, etc., etc., puis café *brésilien*, *vénézuélien*, *bolivien* et de *Cayenne*. Ces différentes variétés se subdivisent elles-mêmes, selon leur aspect, leur arome, en café *en parche*, dont les graines sont encore entourées par leur endocarpe jaunâtre, friable ; en *café pelliculé*, dont les graines sont entourées par leur spermoderme ou pellicule argentée ; en *café bonifié* qui est constitué par des graines lisses, provenant toujours des Antilles. Notons que le café en cerise est, comme nous l'avons dit, constitué par des fruits entiers, desséchés ; tandis que le *café perlé* est constitué par une grosse graine arrondie, entière, c'est-à-dire provenant d'ovaires, dans lesquels un de leurs ovules a avorté. On admet que les colonies françaises exportèrent en 1910 plus de 1.078.121 kilogrammes de café, soit 34.686 kilogrammes pour la Côte d'Or, 48.538 kilogrammes pour le Congo, 110.697 pour Madagascar, 117.170 pour la Réunion, 518.927 pour la Calédonie, 230.869 pour la Nouvelle-Calédonie et pour l'Indochine.

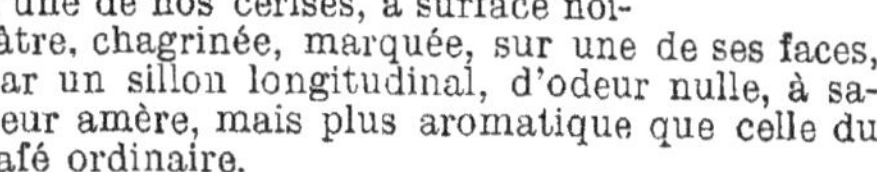

Fig. 116. Coupe transversale du café.

Description du café en cerise. — Il se présente sous la forme d'un petit corps arrondi, de la grosseur d'une de nos cerises, à surface noirâtre, chagrinée, marquée, sur une de ses faces, par un sillon longitudinal, d'odeur nulle, à saveur amère, mais plus aromatique que celle du café ordinaire.

Examiné sur une coupe transversale, ce fruit est constitué par un épicarpe, à cellules polygonales, dont les parois droites sont extérieurement recouvertes par une cuticule épaissie ; par un mésocarpe volumineux, à cellules polyédriques, dont les parois épaissies sont colorées en brun, mais plusieurs d'entre elles renferment un petit cristal prismatique d'oxalate de chaux. Il est formé dans sa partie inférieure par de petites cellules aplaties, à parois plus épaissies, qui entourent de nombreux faisceaux libéro-ligneux ; puis vient l'endocarpe, constitué par des cellules sclérenchymateuses, en palissade, à parois très épaissies, et par plusieurs assises de cellules scléreuses, à parois fortement épaissies, canaliculées.

Description de la drogue (fig. 116). — Les graines de café se présentent dans le commerce, sous la forme de petits corps très durs, à face dorsale concave, à face ventrale plane, marquée dans toute sa longueur par un sillon longitudinal en forme de point interrogatif. Ces graines sont disposées dans les fruits du caféier, de telle manière que leurs sillons ne sont pas situés l'un vis-à-vis de l'autre, mais l'un à droite et l'autre à gauche, ceux-ci renfermant les cotylédons et la radicule. Ce sillon, représentant le hile et le raphé, est toujours tapissé, intérieurement, par les restes du spermoderme et par ceux de la pellicule argentée ou tégument interne. Mesurant de 6 à 15 millimètres de long sur 6 à 8 millimètres de large, ces graines, de couleur jaune verdâtre ou verdâtre, sont très dures, de consistance cornée, d'odeur spéciale, herbacée, à saveur légèrement douceâtre, âcre.

Examen microscopique (fig. 117). — Examinée sur une coupe transversale, cette graine est parfois recouverte par une pellicule argentée, qui se rencontre toujours dans son sillon cotylédonnaire ; ce tégument interne étant constitué par des cellules aplaties, parfois recouvertes de cellules scléreuses, provenant du spermoderme de la graine, dont les cellules sont fusiformes, à parois épaissies, mais plus minces et moins canaliculées que celles de l'endocarpe. En dessous de cette pellicule argentée, se rencontre l'albumen, constitué par des cellules polygonales, renfermant une masse granuleuse, soluble dans l'eau, outre des gouttelettes oléagineuses et des grains

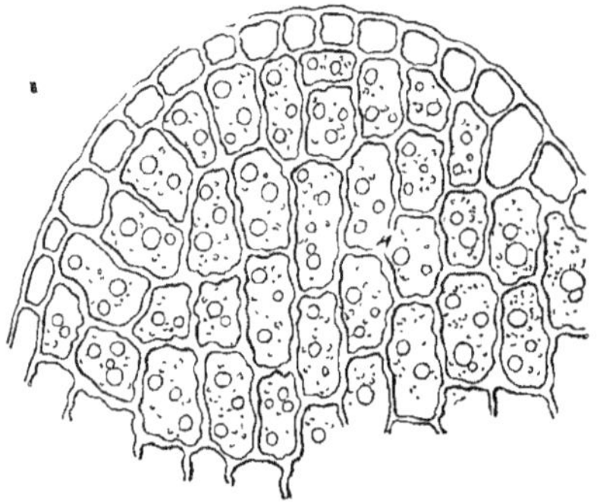

Fig. 117. — Coupe transversale de l'albumen du café.

d'amidon, qui se rencontrent particulièrement chez les graines provenant de jeunes plantes. Leurs parois cellulosiques, nacrées, amincies par endroits, mais épaissies et arrondies à d'autres, ne se colorent pas en rouge rosé, ni en rouge brunâtre, par addition d'acide sulfurique ; ce qui les différencie de leur contenu cellulaire, insoluble dans la potasse caustique, qui se colore en vert olive par addition d'une goutte de perchlorure de fer.

Poudre. — Ces graines, pulvérisées, livrent une poudre jaune verdâtre, caractérisée par la présence de leurs cellules épaissies ou amincies par places, provenant de leur endosperme, par celles de leur spermoderme, etc., mais elles ne doivent renfermer ni sclérites, ni cristaux d'oxalate de chaux, ni fibres libériennes, ni lacticifères, qui décèleraient la présence d'autres parties végétales, ayant servi à la falsifier.

Falsifications. — Cette drogue est souvent alourdie par addition de pierres et de sable, tombant au fond d'un récipient rempli d'eau, mais on la falsifie parfois en l'additionnant de graines artificielles, qui se désagrègent rapidement dans l'eau, ou de graines détériorées de café, qui surnagent sur ce liquide ; voire même de graines décaféinisées, c'est-à-dire déjà extraites de leur caféine par une solution aqueuse d'acide chlorhydrique, celles-ci absorbant une plus grande quantité d'eau, si on les projette dans ce

dissolvant. Afin de rendre le café plus appétissant, plus brillant, on l'enduit parfois de beurre et de graisses végétales, qui se dissolvent facilement dans l'éther, ou de mélasse soluble dans l'eau.

Dosage des alcaloïdes du café. — Il est donc toujours nécessaire de doser cette drogue, quant à sa teneur en alcaloïdes, celle-ci ne devant pas être inférieure à 2,2 p. 100 de caféine, puis, quant à sa teneur en cendres, qui ne doit pas être de plus de 7 p. 100. On pratique la première de ces recherches en extrayant cette drogue pulvérisée par 20 fois son poids d'eau additionnée d'acide chlorhydrique, c'est-à-dire jusqu'à ce que ce liquide incolore ne se précipite plus par addition du réactif de Meyer. Cette solution aqueuse, précipitée successivement par addition d'acétate neutre de plomb et par celle d'hydrogène sulfuré, donne un liquide qui, évaporé dans le vide, en présence de magnésie calcinée, abandonne un résidu, que l'on reprend par de l'alcool bouillant, dont la solution, soumise à la distillation fractionnée, abandonne de la caféine chimiquement pure, que l'on peut tarer. Celle-ci peut aussi être dosée en traitant, en présence de chaux éteinte, ces graines pulvérisées, par du chloroforme bouillant, qui, filtré, puis soumis à la distillation fractionnée, abandonne un résidu, que l'on purifie et tare, mais on parvient aussi à la doser en extrayant cette drogue pulvérisée, par de l'alcool bouillant, dont la solution concentrée, additionnée de magnésie lourde, est évaporée à sec, quitte à reprendre son résidu par de l'eau bouillante, dont la solution, chauffée avec de l'acide sulfurique à 10 p. 100, est agitée, en présence d'ammoniaque, avec du chloroforme, qui, soumis à la distillation fractionnée, abandonne un résidu, que l'on peut tarer.

Analyse chimique. — Le café renferme de 0,6 à 2,8 p. 100 de caféine ou triméthyldioxypurine, combinée à l'acide caféo-tannique, à l'acide cafalique et à l'acide chlorogénique, outre 12 p. 100 de matières grasses, du glucose, des sels inorganiques, des traces d'essence ou caféone. Notons que le café frais renferme 34 p. 100 de cellulose, 12 p. 100 d'eau, 13 p. 100 d'huile, 15,5 p. 100 de glucose, 10 p. 100 de légumine, 5 p. 100 de chlorogénate de potasse et de caféine, 0,82 p. 100 de caféine libre, 0,12 p. 100 d'azote, 0,003 p. 100 d'essence et 6,69 p. 100 de cendres.

La CAFÉINE, $C^8H^{10}N^4O^2 + H^2O$, se prépare généralement en épuisant les graines détériorées de café ou les feuilles du thé pulvérisées, par de l'eau bouillante, dont la solution est additionnée de litharge, afin de précipiter leur tanin. Ce liquide filtré, traité par de l'hydrogène sulfuré (afin de précipiter ses traces de plomb) puis filtré à nouveau, étant soumis, sous pression réduite, à la distillation fractionnée; il abandonne un résidu qui, soumis à la cristallisation spontanée, dépose des cristaux de caféine, que l'on purifie par recristallisations spontanées.

On peut aussi traiter à cet effet la poudre de café ou de thé, en présence d'hydrate de chaux, par de l'alcool bouillant, dont la solution, soumise à la distillation fractionnée, abandonne un résidu, que l'on reprend par de l'eau bouillante ; celle-ci ne dissolvant pas ses principes résineux, mais sa caféine ; cette solution aqueuse, additionnée de litharge et d'hydrogène sulfuré, puis concentrée dans le vide, abandonne alors un résidu qui, repris par de l'alcool, est soumis à la cristallisation spontanée.

DESCRIPTION DE LA DROGUE. — Découverte en 1820 par Robiquet, Pelletier et Caventou, la caféine se présente sous la forme d'une poudre blanche, cristalline, à aiguilles incolores, inodores, très amères au goût, fusibles à 234°5, insolubles dans l'éther de pétrole, peu solubles dans l'éther, l'alcool absolu, le benzène, le sulfure de carbone, mais très solubles dans l'eau bouillante, le chloroforme, l'alcool dilué.

RÉACTIONS. — Elle se dissout sans se colorer dans les acides sulfurique et nitrique, mais chauffée en présence d'eau de chlore et de quelques gouttes d'acide nitrique, que l'on évapore à sec, elle abandonne un résidu, se colorant en rouge pourpre par addition d'ammoniaque ; cette coloration étant tributaire de la décomposition de la caféine en acide amalique ou tétraméthylalloxanthine, de formule :

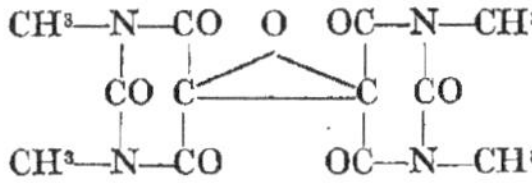

$$CH^3-N-CO \quad O \quad OC-N-CH^3$$
$$CO \quad C \diagup\diagdown C \quad CO$$
$$CH^3-N-CO \quad OC-N-CH^3$$

Ses solutions alcooliques se précipitent, en outre, en des dépôts blancs, cristallins, par addition de nitrate d'argent ; blancs par celle de bichlorure de mercure, bruns par celle de cyanure potassique, etc.

La caféine, dont nous n'entreprendrons pas la description de ses réactions, déjà mentionnées lors de l'introduction de ce travail, possède, quant à sa formule, la constitution suivante :

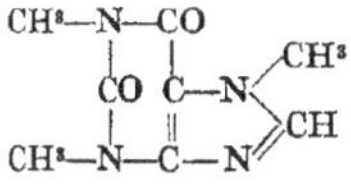

$$CH^3-N-CO \qquad\qquad\qquad O$$
$$CO\ C-N{\diagup}^{CH^3} \quad ou \qquad CH^3-N\ C-N{\diagup}^{CH^3}$$
$$CH^3-N-C-N{\diagdown}^{CH} \qquad O=C\ C-N{\diagdown}^{CH}$$
$$N$$
$$CH^3$$

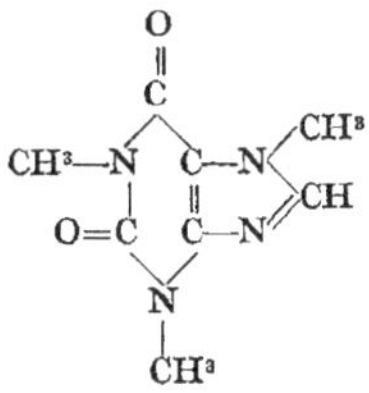

Chauffée pendant un certain temps avec de l'acide nitrique, elle dépose des cristaux brillants, fusibles à 145°, de cholestrophane ou acide diméthylparabanique, de formule :

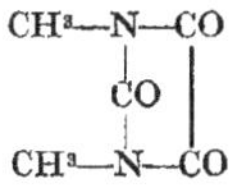

$$CH^3-N-CO$$
$$CO$$
$$CH^3-N-CO$$

On obtient aussi cet acide, en oxydant la caféine par de l'acide sulfurique additionné de bichromate de potasse, car la réaction suivante a lieu :

$$C^8H^{10}N^4O^2 + 3O + 2H^2O$$
Caféine

$$= C^3(CH^3)^2N^2O^3 + 2CO^2 + NH^3 + NH^2CH^3$$
Cholestrophane \qquad Méthylamine

On peut aussi la préparer en traitant le café entier par les vapeurs d'eau, puis par du benzène

qui, décanté, soumis à la distillation fractionnée, abandonne un résidu constitué par de la caféine et par des corps gras, ceux-ci passant dans l'éther de pétrole avec lequel on les traite.

La caféine, chauffée en présence de chlorate de potasse avec de l'acide chlorhydrique, se décompose en diméthylalloxane et en monométhylurée, car :

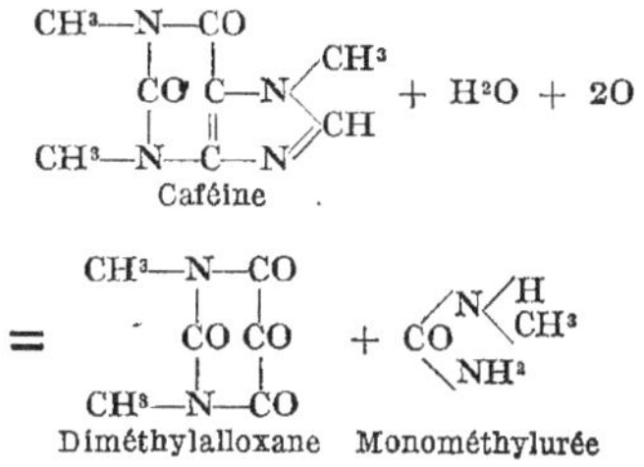

$$CH^3-N-CO$$
$$CO\ C-N{\diagup}^{CH^3} + H^2O + 2O$$
$$CH^3-N-C-N{\diagdown}^{CH}$$
Caféine

$$= CH^3-N-CO$$
$$CO\ CO + CO{\diagup}^{N{\diagup}^{H}_{CH^3}}$$
$$CH^3-N-CO \qquad {\diagdown}^{NH^2}$$
Diméthylalloxane \qquad Monométhylurée

Le chlore transforme la caféine en chlorocaféine ; qui, traitée par de l'alcoolat de soude, se transforme en éthoxycaféine ; celle-ci, chauffée avec de l'acide chlorhydrique, se décomposant, selon cette équation, en acide triméthylurique ou hydroxycaféine :

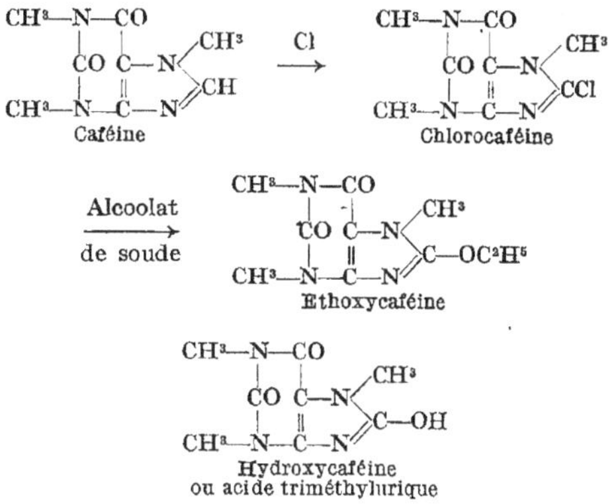

$$CH^3-N-CO \qquad\qquad CH^3-N-CO$$
$$CO\ C-N{\diagup}^{CH^3} \xrightarrow{Cl} CO\ C-N{\diagup}^{CH^3}$$
$$CH^3-N-C-N{\diagdown}^{CH} \qquad CH^3-N-C-N{\diagdown}^{CCl}$$
Caféine \qquad\qquad Chlorocaféine

$$\xrightarrow[\text{de soude}]{\text{Alcoolat}}$$
$$CH^3-N-CO$$
$$CO\ C-N{\diagup}^{CH^3}$$
$$CH^3-N-C-N{\diagdown}^{C-OC^2H^5}$$
Ethoxycaféine

$$CH^3-N-CO$$
$$CO\ C-N{\diagup}^{CH^3}$$
$$CH^3-N-C-N{\diagdown}^{C-OH}$$
Hydroxycaféine
ou acide triméthylurique

La caféine se prépare de nos jours par voie synthétique, en partant de l'urée, que l'on condense avec l'éther éthylique d'acide acétylacétique (1) ; car :

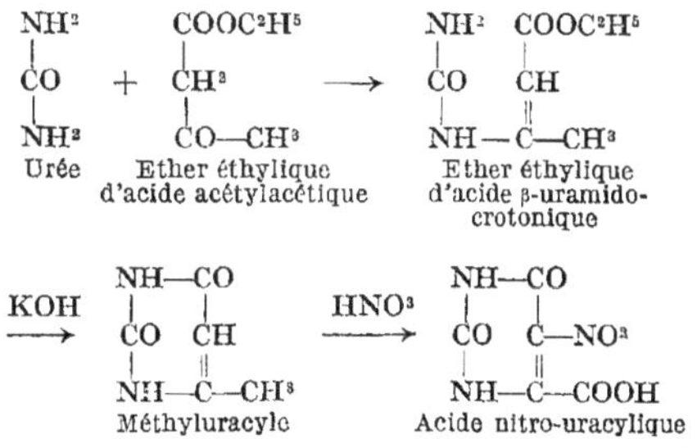

$$NH^2 \qquad COOC^2H^5 \qquad\qquad NH^2 \quad COOC^2H^5$$
$$CO + CH^3 \longrightarrow CO\ CH$$
$$NH^2 \qquad CO-CH^3 \qquad\qquad NH-C-CH^3$$
Urée \quad Ether éthylique \qquad Ether éthylique
d'acide acétylacétique \qquad d'acide β-uramido-crotonique

$$\xrightarrow{KOH} \begin{matrix}NH-CO\\ CO\ CH\\ NH-C-CH^3\end{matrix} \xrightarrow{HNO^3} \begin{matrix}NH-CO\\ CO\ C-NO^2\\ NH-C-COOH\end{matrix}$$
Méthyluracyle \qquad Acide nitro-uracylique

-----

(1) A. 251, p. 235 ; A. 309, p. 254.

Son sel potassique → **chauffé avec de l'eau**

$$NH{-}CO,\ CO\ C{-}NO_2,\ NH{-}CH \quad \text{(Nitro-uracyle)}$$

réduit par de l'étain et de l'acide chlorhydrique →

$$NH{-}CO,\ CO\ C{-}NH_2,\ NH{-}CH \quad \text{(Amino-uracyle)}$$

$$+ \quad NH{-}CO,\ CO\ C{-}OH,\ NH{-}CH \quad \text{(Oxyuracyle)}$$

Eau de brome →

$$NH{-}CO,\ CO\ CO,\ NH{-}CH{-}OH \quad \text{(Acide isodialurique)}$$

Acide sulfurique + Urée →

$$NH{-}CO,\ CO\ C{-}NH,\ NH{-}C{-}NH{>}CO \quad \text{(Acide urique)}$$

Cet acide urique, traité en solutions aqueuses, alcalines, par de l'iodure de méthyle, se transforme en acide tétraméthylurique, qui donne, selon cette équation, par addition d'oxychlorure de phosphore, de la chlorocaféine ; celle-là, réduite par de l'acide iodhydrique, donnant selon cette équation, de la caféine :

$$CH_3{-}N{-}CO,\ CO\ C{-}N{<}CH_3{/}CO,\ CH_3{-}N{-}C{-}N{<}CH_3 \quad \text{(Acide tétraméthylurique)}$$

POCl₃ →

$$CH_3{-}N{-}CO,\ CO\ C{-}N{<}CH_3,\ CH_3{-}N{-}C{-}N{>}CCl \quad \text{(Chlorocaféine)}$$

HI →

$$CH_3{-}N{-}CO,\ CO\ C{-}N{<}CH_3,\ CH_3{-}N{-}C{-}N{>}CH \quad \text{(Caféine)}$$

On parvient aussi à la préparer synthétiquement, selon le B. A. 121.224, en chauffant sous pression réduite l'acide urique avec de l'anhydride acétique, afin de le transformer en 8-méthylxanthine, car la réaction suivante a lieu :

$$HN{-}CO,\ CO\ C{-}NH,\ HN{-}C{-}NH{>}CO \quad \text{(Acide urique)}$$

$$+ \quad CH_3{-}CO{>}O,\ CH_3{-}CO \quad \text{(Anhydride acétique)}$$

$$= CH_3COOH + CO_2 + \left[HN{-}CO,\ CO\ C{-}NH,\ HN{-}C{-}N{>}C{-}CH_3 \right] \quad \text{(8-Méthylxanthine)}$$

celle-ci, méthylée selon le B. A. 128.212, se transformant en méthylcaféine de formule :

$$CH_3{-}N{-}CO,\ CO\ C{-}N{<}CH_3,\ CH_3{-}N{-}C{-}N{>}C{-}CH_2 \quad \text{(8-Méthylcaféine)}$$

Traitée selon le B. A. 146.714 par du chlore, la 8-méthylcaféine livre de la trichlorméthylcaféine de formule :

$$CH_3{-}N{-}CO,\ CO\ C{-}N{<}CH_3,\ CH_3{-}N{-}C{-}N{>}C{-}CCl_3 \quad \text{(Trichlorméthylcaféine)}$$

qui, chauffée selon le B. A. 151.133 avec de l'eau, se transforme comme suit en caféine

$$CH_3{-}N{-}CO,\ CO\ C{-}N{<}CH_3,\ CH_3{-}N{-}C{-}N{>}C{-}CCl_3 + 2H_2O$$

$$= CO_2 + 3HCl + \left[CH_3{-}N{-}CO,\ CO\ C{-}N{<}CH_3,\ CH_3{-}N{-}C{-}N{>}CH \right] \quad \text{(Caféine)}$$

Notons que le benzène et le chloroforme s'emparent de la caféine en solutions acides et que cet alcaloïde se rencontre aussi à raison de 1,22 à 2,22 p. 100 dans le thé, de 1,28 p. 100 dans le maté, de 4,24 p. 100 dans le guarana, de 2,25 p. 100 dans la kola' et le cacao. Il sera décrit, quant à ses autres synthèses, en même temps que les diverses drogues ci-dessus mentionnées.

USAGE THÉRAPEUTIQUE DE LA CAFÉINE. — La caféine se prescrit, à doses de 0 gr. 05 à 0 gr. 3 plusieurs fois par jour, en poudres, en pilules ou sous la forme de potions, comme stimulant du système nerveux, comme antinévralgique et comme cardiotonique. On la prescrit aussi avec succès contre l'embryocardie, afin de relever la force contractile du cœur et des vaisseaux chez les vieillards, puis comme spécifique contre la pneumonie et comme diurétique. On admet généralement qu'une tasse de café noir renferme 0,1 p. 100 de caféine.

ACTION PHYSIOLOGIQUE. — Ordonnée à doses trop élevées, elle provoque souvent des cas d'empoisonnements mortels, précédés d'insomnie, de délire, de paralysie des fonctions cérébrales, respiratoires et cardiaques, d'où mort par asphyxie. Notons qu'elle est très facilement résorbée par les muqueuses des voies digestives, ainsi que par la voie hypodermique, pour être ensuite éliminée de l'organisme, sans y avoir subi de grandes modifications, par les urines ou par la bile. Elle diminue, à doses normales, le nombre des battements du cœur, qu'elle régularise et fortifie, tout en augmentant la pression artérielle et en amplifiant les pulsations du pouls. C'est aussi un excitant respiratoire, qui empêche l'essoufflement, mais qui augmente, pour commencer, l'activité du système nerveux, que cet alcaloïde déprime ensuite. Elle possède une efficacité très grande sur la diurèse, car elle énerve les reins.

INCOMPATIBILITÉS. — Ne prescrivez jamais cet alcaloïde ou ses dérivés avec des iodures, du tanin, de l'extrait de quinquina, ni avec des alcalins, de l'eau de laurier-cerise, du borax, de la morphine, du salicylate ou du benzoate de soude, en un mot avec des dérivés phénoliques ou salicyliques qui deviennent déliquescents avec la caféine.

CONTREPOISONS. — Ordonnez, en cas d'empoisonnements par cet alcaloïde, ses incompatibilités, puis la respiration artificielle et des injections hypodermiques de morphine.

PHARMACIE GALÉNIQUE. — Elle sert à préparer le chlorhydrate et le sulfate de caféine, outre le benzoate de soude et de caféine, le citrate de caféine, le salicylate de soude et de caféine (voir pour plus de détails notre *Traité de Chimie médico-pharmaceutique et toxicologique*, Doin, éd., Paris).

L'ACIDE CAFÉO-TANNIQUE, $C^{15}H^{18}O^8$, se présente sous la forme d'une poudre amorphe, jaune blanchâtre, soluble dans l'eau, l'alcool, insoluble dans l'éther, le chloroforme. Ses solutions aqueuses se colorent en vert par addition de perchlorure de fer. Cet acide se dissout avec une coloration jaune rougeâtre dans l'ammoniaque, rouge dans l'acide sulfurique, mais chauffé, en présence de peroxyde de manganèse, avec de l'acide sulfurique, il se décompose en quinone et en acide formique. Hydrolysé, cet acide se transforme en glucose et en un phlobaphène mal défini. Chauffé avec de la potasse caustique, il se transforme en acide caféique $C^9H^3O^4$, en glucose, et en une substance mal définie ; mais fondu avec de la potasse caustique, il donne de l'acide pyrocatéchique.

La COFFÉARINE, $C^{14}H^{16}N^2O^4$, se rencontrant dans les eaux mères ayant servi à préparer la caféine, se présente sous la forme d'une masse blanche, hygroscopique, fusible à 140°, très soluble dans l'eau, l'alcool dilué, qui ne se colore pas en rouge pourpre par addition d'eau de chlore et d'ammoniaque.

L'ACIDE CAFÉIQUE, $C^9H^8O^4$, cristallise sous la forme de paillettes jaunâtres, brillantes, inodores, à saveur âcre, fusibles à 213°, peu solubles dans l'eau froide, très solubles dans l'alcool et dans l'eau bouillante, dont les solutions se colorent en vert herbe par addition de perchlorure de fer, et en bleu violacé par celle de soude caustique. Chauffé avec de l'acide nitrique, cet acide se transforme en acide oxalique ; mais fondu avec de la potasse caustique, il donne de l'acide acétique et de l'acide pyrocatéchique. Il se prépare en chauffant, en présence de lait de chaux, le café pulvérisé, avec de l'eau bouillante qui, filtrée, puis concentrée, est décomposée par de l'acide chlorhydrique. L'acide caféique possède, quant à sa formule, la constitution suivante :

$$CH=CH-COOH$$

Acide caféique

C'est en conséquence un acide dioxycinnamique.

Méthylé il se transforme en acide férulique et en acide isoférulique de formules :

$$\text{Acide férulique} \qquad \text{Acide isoférulique}$$

On le prépare synthétiquement en chauffant, en présence d'anhydride acétique, l'aldéhyde pyrocatéchique avec de l'acétate de soude, car :

$$\text{Aldéhyde pyrocatéchique} + \begin{matrix}CH^3CO\\CH^3CO\end{matrix}\!\!>\!O + CH^3COOH$$

$$= 2H^2O + \text{Acide diacétylcaféique}$$

$$KOH \longrightarrow \text{Acide caféique} + 2CH^3COOK$$

L'ACIDE CAFALIQUE, $C^{34}H^{54}O^{15}$, cristallise sous la forme de prismes incolores, douceâtres, inodores, fusibles à 255°, peu solubles dans l'eau, l'alcool dilué, très solubles dans l'acétone, l'alcool méthylique bouillant, insolubles dans l'éther, le chloroforme, le benzène. Chauffé avec des acides minéraux dilués, cet acide donne de l'acide isovalérianique.

L'ACIDE CHLOROGÉNIQUE ou ACIDE IGASURIQUE ou ACIDE HÉLIANTHIQUE, $C^{32}H^{38}O^{19}$, cristallise sous la forme d'aiguilles blanches, inodores, à saveur astringente, fusibles à 206°, très solubles dans l'alcool, l'acétone, l'eau, insolubles dans l'éther, le chloroforme, le benzène, le sulfure de carbone. Ses solutions, à pouvoir rotatoire, lévogyre, de — 33°, se colorent en vert herbe par addition de perchlorure de fer, en bleu, puis en rouge violacé, par celle de carbonate de soude. Hydrolysé par des acides minéraux dilués, ou par des bases, cet acide se décompose en acide caféique et en acide quinique, car :

$$C^{32}H^{38}O^{19} + H^2O = 2C^9H^8O^4 + 2C^7H^{12}O^8$$

Acide chlorogénique — Acide caféique — Acide quinique

Il possède, quant à sa formule, la constitution suivante :

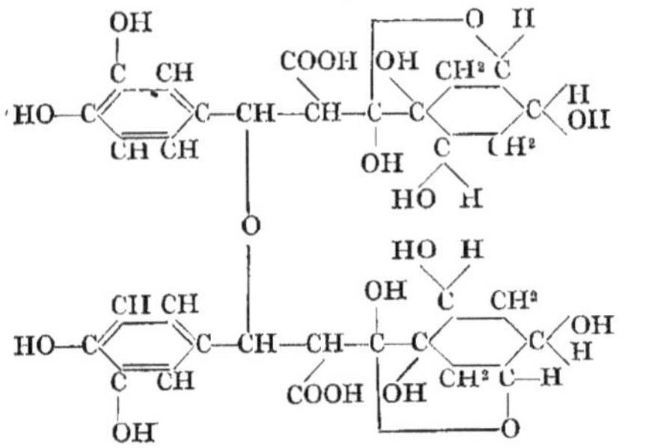

ou

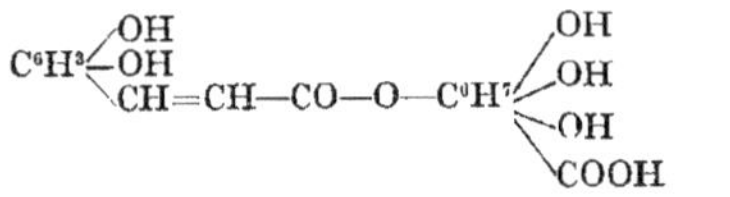

$$C^6H^3\genfrac{}{}{0pt}{}{}{\substack{OH \\ OH}}CH=CH-CO-O-C^9H^7\genfrac{}{}{0pt}{}{}{\substack{OH \\ OH \\ OH \\ COOH}}$$

C'est donc un acide caféique combiné à un oxydryle de l'acide quinique, car il se décompose en ces deux acides sous l'influence de la tannase.

Cet acide se rencontre en outre dans les plantes ou dans les drogues provenant des végétaux ci-dessous mentionnés: *Aspidium melanocaulon* Bl., *Asplenium nidus*, L., *Podocarpus macrophylla*, Don., *Araucaria divers*, *Pandanus amaryllidifolius*, Roxb., *Gnetum ovalifolium*, *Saccharum officinarum*, L., *Oriza sativa*, L., *Philodendron erubescens*, Koch, *Canna indica* L., *Ulmus Keaki*, S., *Beta vulgaris*, L., *Illicium religiosum*, Sieb., *Anona montana*, *Hydrangea mutabilis*, Stend., *Crataegus pyracantha*, *Cassia divers*, *Sophora tomentosa*, L., *Erythroxylon Coca* Lam., *Citrus decumana*, Mun., *Xanthophyllum excelsum*, *Ilex salicifolia*, Jacq., *Camellia Thea*, Link ; *Hypericum coriaceum*, Bl., *Lawsonia alba*, Lam., *Eucalyptus robusta*, Sm., *Aralia maculata*, *Daucus Carota*, L., *Gaultheria punctata*, Bl., *Rhododendron ledifolium*, Don ; *Vaccinium Teysmannii*, Bl., *Strychnos Nux vomica* L., *Cinchona Succirubra*, Pav., *Gardenia resinifera*, *Uncaria ovalifolia*, Roxb., *Viburnum sundaicum*, Miq., *Veronica divers*, etc., etc, c'est-à-dire comme nous le constatons dans une foule de végétaux.

Usage thérapeutique du café. — Cette drogue ne se prescrit jamais comme telle dans la thérapeutique, mais on l'ordonne parfois, après l'avoir torréfiée, sous la forme de décoctions, à doses d'une à deux cuillerées à café sur une tasse d'eau bouillante, comme cardiotonique, comme stimulant stomacal et comme antidote des empoisonnements attribués aux alcaloïdes, puis comme antinévralgique et comme diurétique.

Notons que cette torréfaction doit varier selon les espèces de café ; ainsi ceux de Moka et de Java doivent être torréfiés jusqu'au rouge brunâtre, celui de Madagascar jusqu'au brun noirâtre ; mais, de par ce procédé, ce produit perd une partie de son pour cent en caféine, en eau, tout en devenant friable ; sa caféine se transformant alors en majeure partie en méthyl, en diméthyl et triméthylamine, puis en caféone ou liquide oléagineux, d'odeur aromatique, peu soluble dans l'eau, qui est constitué par des traces d'acides acétique et valérianique, de furfurol, d'alcool furfurylique, outre de la pyridine et des bases pyridiques.

Action physiologique. — De par sa torréfaction, le café, contenant les principes chimiques ci-dessus décrits, réagit comme un stimulant du système nerveux ; car il élève la pression sanguine, tout en diminuant le nombre des pulsations du pouls, mais il active en outre la diurèse, aussi peut-on le recommander aux hypopeptiques, mais non aux dyspeptiques, puis aux personnes souffrant d'hernies étranglées ou d'adynamie. On le prescrit aussi, avec succès, aux personnes atteintes de la fièvre typhoïde ou de pneumonies, etc. On recommande de le prescrire aussi comme véhicule de l'huile de ricin, des iodures et de la quinine ; mais ordonné à doses trop élevées, il provoque de l'excitation factice, de la céphalalgie, de l'insomnie, des constipations opiniâtres, des palpitations cardiaques, de la gastralgie, de la dyspepsie, des troubles nerveux, accompagnés parfois de délire, avec dépression bien marquée des pulsations du pouls, outre des urines abondantes, claires, des faces bouffies et de l'amaigrissement ; car, de par son essence ou *caféone*, il possède une action réductrice sur l'hémoglobine, une action hypotensive sur l'appareil circulatoire, une action dépressive sur le système nerveux central, tout en provoquant de l'arythmie cardiaque et de la dyspnée. Il ne faut jamais l'ordonner aux enfants ni aux névropathes, ni à des sujets atteints de lésions valvulaires, d'hypertrophie du cœur, d'épitaxie et de congestions cérébrales.

Succédanés. — La chicorée rôtie, les diverses graines alimentaires, les glands de chêne torréfiés, se mélangent parfois au café, afin de lui communiquer de l'amertume, mais ils servent souvent à le falsifier, quoiqu'ils ne possèdent pas ses vertus physiologiques.

Historique.— Les Arabes préparent, depuis les temps les plus reculés de leur histoire, une boisson alcoolique, en soumettant les péricarpes des fruits du caféier à l'extraction aqueuse, puis en additionnant cette solution de sucre de canne, qu'ils soumettent à la fermentation. Ils utilisent aussi ces fruits pour préparer une boisson rafraîchissante, dénommée *Sakka* ; leurs populations pauvres ayant recours à cet effet aux feuilles de cette plante, qui, macérées dans de l'eau bouillante, donnent un excellent thé.

Le nom de café attribué à cette drogue lui provient du mot abyssin *Kaffa*, dénomination servant à désigner un des nombreux plateaux de ce pays. Cette drogue fut premièrement introduite en Turquie, par Gemal Eddin, qui, de retour de son voyage en Perse, ordonna à ses derviches d'en préparer une décoction, afin de pouvoir lutter contre le sommeil, pendant les heures consacrées à la prière. Cette coutume se répandit très rapidement dans le peuple, particulièrement à La Mecque, où le sultan, sur le conseil des frères médecins arabes, Hakiman, décréta, en 1511, que cette drogue était interdite par le Coran, et que ceux qui en utiliseraient, seraient pendus, qu'ils auraient, en outre, après leur mort, des figures aussi noires que la drogue qui servait à préparer cette boisson prohibée. On ferma dès lors les locaux où celle-ci se vendait ; mais ils furent à nouveau ouverts en 1532, sous les auspices du sultan Soliman, qui était un grand amateur de cette boisson rafraîchissante. Le café fut introduit en 1675 en Europe, sur les conseils des médecins Léonard Rauwulf et Prosper Alpin de Padoue celui-ci décrivait en outre les méthodes usuelles, turques, d'en obtenir une boisson rafraîchissante. Les Vénitiens, peuple commerçant par excellence, l'introduisirent dans le commerce, de sorte qu'en 1652, le grec Pasqua pouvait ouvrir à Londres le premier débit de café, Paris suivit cet exemple en 1672, Marseille en 1671, Hambourg en 1687, Stuttgart en 1712, Berlin en 1721 ; mais le grand Frédéric monopolisa la vente de ce produit, au profit de sa cassette personnelle. Le roi Charles II d'Angleterre fit toutefois fermer en 1675 les restaurants débitant du café, sous prétexte qu'ils étaient des lieux de perdition, de débauche, où se rencontraient les révolutionnaires et les hommes sans foi ni loi ; mais ses successeurs autorisèrent leur réouverture, de sorte que cette drogue fut à nouveau très recherchée : une livre de ce produit coûtant en 1670 plus de 140 francs de notre monnaie en France. Ces raisons incitèrent les Hollandais à tenter la culture de ce végétal dans leurs colonies, où ils l'introduisirent à Batavia, à Surinam et à Ceylan. Louis XIV ordonna aussi d'essayer de cultiver cette plante à Marly, ce qui permit ensuite à Jussieu de donner des graines de café au capitaine Désclieux, qui les transplanta, sous la dénomination de *Jasminum arabicum*, à la Martinique. On planta par la suite des caféiers en 1725 à Cayenne, en 1730 à la Guadeloupe et à la Jamaïque, en 1762 à la Trinidad, en 1832 à Costa-Rica, etc., etc., où ces plantations prospérèrent et donnèrent les cultures qui font la richesse de ces pays.

Notons que le café payait, par 100 kilogrammes, en 1907, les droits d'importation suivants : 136 francs en France, 130 francs en Italie, 105 francs en Espagne, 50 francs en Allemagne, 41 francs en Norvège, 35 francs au Danemark, 34 francs en Angleterre, 16 francs en Suède et 3 fr. 30 en Suisse. Sa production mondiale atteignait alors plus de 942.000 tonnes annuellement, dont 261.461.242 kilogrammes provenaient du Brésil ; celui-ci le livrant à raison de 68.827.000 kilogrammes par Sao Paolo, 14.300.000 par Minas Geraes, 5.855.300 kilogrammes par Rio de Janeiro, 3.400.000 kilogrammes par Espirito Santo, 1.365.800 kilogrammes par Pernambouc, 100.000 kilogrammes par Santa-Catharina, 441.000 kilogrammes par Parana, qui le livraient à raison de 42.000 kilogrammes en Algérie, 1.966.000 en Allemagne, 833.000 kilogrammes en Autriche, 1.536.000 kilogrammes en Belgique, 2.807.000 en France, 395.000 kilogrammes en Angleterre, 1.000.432 kilogrammes en Hollande, 143.636 kilogrammes en Italie, 80.000 kilogrammes en Turquie ; le plus grand producteur de café étant Sao Paolo, qui comptait en 1907 plus de 688.000.000 de plantes de caféiers dans ses municipes.

RADIX RUBIÆ, RACINE DE GARANCE, DE RUBIA TINCTORIA, L.

Origine botanique. — Cette plante, à racine cylindrique, de l'épaisseur d'un doigt, pourvue de nombreux stolons, porte une tige quadrangulaire, d'un mètre de haut, à feuilles opposées, lancéolées, dont le limbe entier est dentelé sur ses bords. Ses fleurs, disposées en ombelles, dans l'axe des feuilles supérieures, sont constituées par un calice à 5 sépales, par une corolle jaune, à 5 pétales concrescents entre eux en un tube évasé au sommet, par un androcée à 5 étamines, à filets jaunâtres ; par un pistil à deux carpelles fermés, concrescents en un ovaire biloculaire, renfermant, dans chaque loge, un ovule anatrope. Son fruit est une baie charnue, rouge noirâtre.

Origine géographique. — Fleurissant en été, mais originaire de l'Orient, on la cultive de nos jours en France, en Allemagne et en Hollande.

Récolte. — Ses parties aériennes, ayant été fauchées et données comme nourriture aux animaux, cette plante est alors privée de ses racines, qui, déterrées, sont desséchées à l'ombre et à l'air.

Description de la drogue. — Parvenant rarement dans le droguier, vu qu'elles ne sont pas officinales, ces racines se présentent, dans le commerce, sous la forme de fragments cylindriques, légèrement ondulés, de 10 à 15 centimètres de long sur 0 cm. 5 à 2 centimètres de diamètre, à surface externe, ridée, striée dans le sens de la longueur, à cassure courte, non fibreuse. à écorce rouge brunâtre, se détachant facilement de leur meditullium, qui est jaunâtre.

Elles se différencient alors, selon leur provenance, en racines hollandaises, françaises, alsaciennes, allemandes, saxonnes ou hindoues, car cette plante est aussi cultivée aux Indes.

Analyse chimique. — Cette racine renferme de la rubiadine, de la purpurine, de la purpuroxanthine, de la pseudopurpurine, de l'acide rubérythrique, des matières résineuses et pectiques et du sucre, etc.

L'ACIDE RUBÉRYTHRIQUE, $C^{26}H^{28}O^{14}$, cristallise sous la forme d'aiguilles jaunes, très peu solubles dans l'eau froide, l'éther. le benzène, mais très solubles dans l'eau bouillante, l'alcool, l'éther acétique. Fusible à 260°, cet acide se dissout avec une coloration rouge pourpre, dans l'acide sulfurique et dans les alcalins, mais traité par des acides dilués, il se décompose, comme sous l'action des ferments végétaux, en glucose et en alizarine, car :

$$C^{26}H^{28}O^{14} + 2H^2O = C^{14}H^8O^4 + 2C^6H^{12}O^6$$
$$\text{Alizarine} \qquad \text{Glucose}$$

Il possède, quant à sa formule, la constitution suivante :

$$C^{14}H^6O^2 \underset{OH}{\overset{O-C^{12}H^{21}O^{10}}{<}}$$

L'ALIZARINE, $C^{14}H^8O^4$, découverte en 1826 par Colin et Robiquet, existe à l'état libre dans les racines desséchées de garance. d'où on peut l'obtenir en les traitant par de l'alcool bouillant, mais elle se rencontre toujours sous la forme de combinaisons glucosidiques dans ces racines fraîches.

On la prépare, en extrayant à chaud ces racines pulvérisées par de l'eau additionnée d'acide sulfurique, dont la solution, concentrée dans le vide, abandonne un liquide, que l'on additionne à celui obtenu en soumettant ensuite ces racines à l'extraction alcoolique. Ces résidus, dénommés *garancine*, repris par de la soude caustique diluée ou par des solutions de carbonate sodique, donnent des solutions qui, additionnées d'acide chlorhydrique, précipitent des dépôts floconneux jaunâtres ; ceux-ci recueillis, lavés avec de l'eau, étant ensuite desséchés, puis purifiés à l'aide de la sublimation.

Elle cristallise sous la forme de longues aiguilles brillantes, jaune rougeâtre, inodores, fusibles à 289°, qui peuvent sublimer, si on les chauffe à une température plus élevée. Insoluble dans l'eau, l'alizarine se dissout très facilement dans l'alcool, le chloroforme, l'éther, l'acide acétique glacial bouillant, le sulfure de carbone, la glycérine, les alcalins. Elle possède une réaction légèrement acide ; mais ses solutions alcalines sont précipitées par addition d'acides minéraux ; notons que celles-ci sont toujours colorées en rouge pourpre. Ses solutions alcalines sont aussi précipitées en des dépôts bleus, par addition d'alcalins terreux, et en des dépôts rouges par celle d'alun ou de chlorure d'étain. Elle possède, quant à sa formule, la constitution suivante :

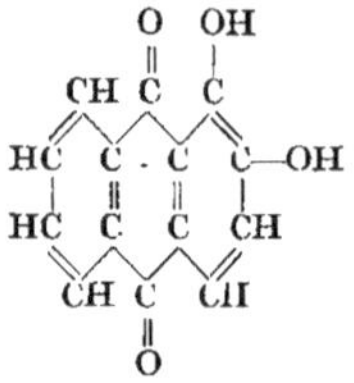

Soumise, en présence de poudre de zinc, à la distillation sèche, l'alizarine se décompose en anthracène ; mais oxydée par de l'acide nitrique, elle se transforme en acides oxalique et phtalique. Elle donne, en dissolution dans de l'acide acétique glacial, de lá nitro-alizarine, par addition d'acide nitrique concentré. Fondue avec de la potasse caustique, elle se transforme, selon cette équation, en acides benzoïque et pyrocatéchique :

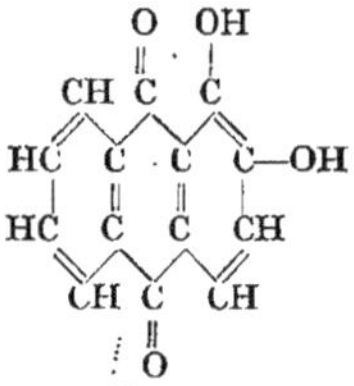

Alizarine

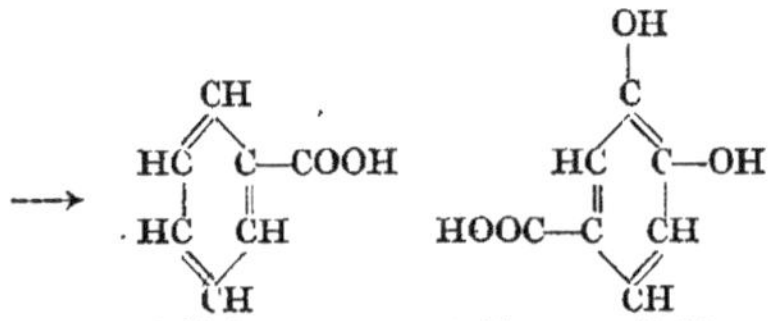

Acide benzoïque

Acide pyrocatéchique

On la prépare synthétiquement, en chauffant la dibromanthraquinone ou la dichloranthraquinone avec de la potasse caustique, ou en chauffant à 140°, en présence d'anhydride phtalique, la pyrocatéchine avec de l'acide sulfurique ; on l'obtient aussi en fondant, en présence de chlorate de potasse, l'anthraquinone mono-sulfonée avec de la potasse caustique (B. 1, p. 49 ; B. 2, p. 14, 505, etc.), car :

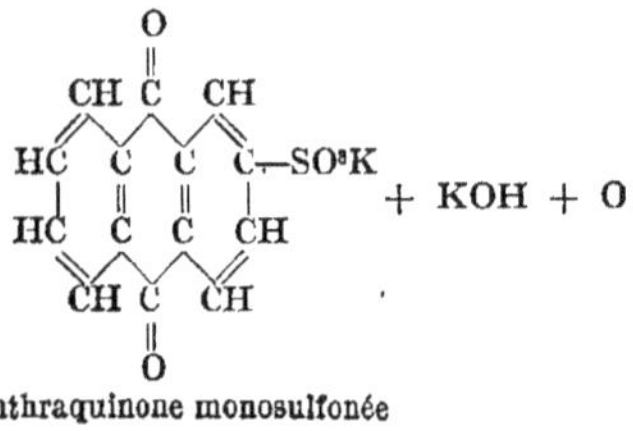

$+ KOH + O$

Anthraquinone monosulfonée

$= K^2SO^3 +$

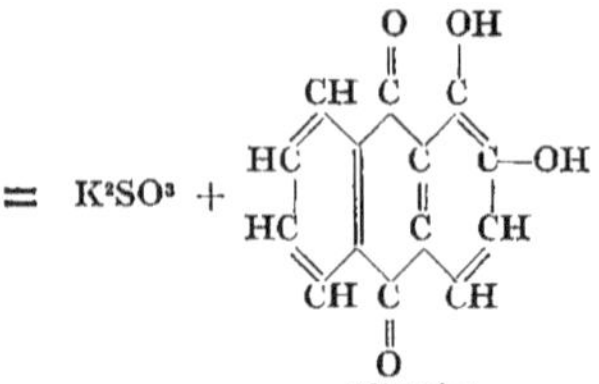

Alizarine

Le GLUCOSIDE DE LA RUBIADINE, $C^{21}H^{20}O^9$, cristallise sous la forme d'aiguilles jaunes, fusibles à 270°, peu solubles dans l'eau froide, mais très solubles dans l'alcool dilué, l'éther acétique, l'éther. Chauffé avec des acides dilués, il se décompose en glucose et en rubiadine ; car il possède, quant à sa formule, la constitution suivante :

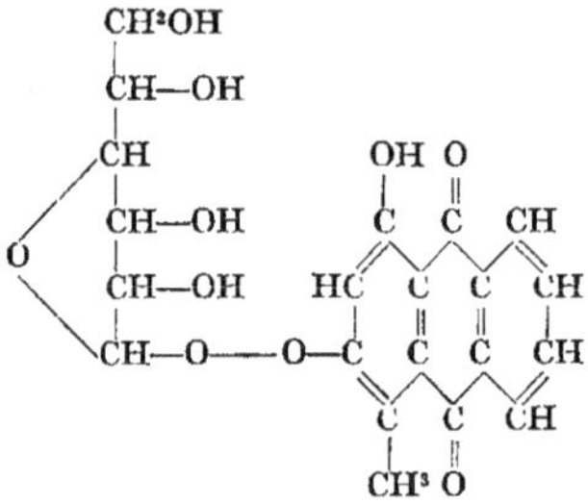

La RUBIADINE, $C^{15}H^{10}O^4$, cristallise sous la forme d'aiguilles jaunes, brillantes, inodores, fusibles à 290°, insolubles dans l'eau, le sulfure de carbone et dans l'eau de chaux, mais très solubles dans l'alcool, l'éther, le benzène. Elle possède, quant à sa formule, la constitution suivante :

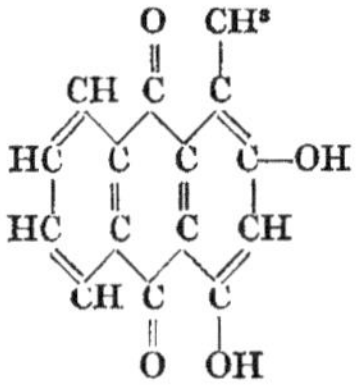

Le GLUCOSIDE DE LA PURPURINE n'a pas encore été obtenu à l'état chimiquement pur, car il se décompose facilement en glucose et en purpurine.

La PURPURINE, $C^{14}H^8O^5$ (*An. Ch. Phy.*, 34, p. 225), cristallise sous la forme d'aiguilles jaune orange, fusibles à 256°, solubles dans l'alcool, l'éther acétique, l'acide acétique glacial et dans les alcalis. Ses dissolutions alcalines sont rouges, mais rouge pourpre dans l'eau de baryte ou dans l'eau de chaux. Elle possède, quant à sa formule, la constitution suivante :

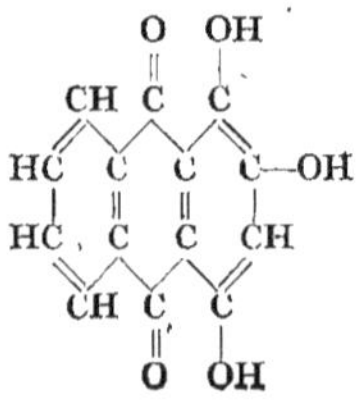

On la prépare synthétiquement en oxydant, en présence d'acide sulfurique, l'alizarine par du bioxyde de manganèse, ou en oxydant de la même manière la chinizarine, car :

$$
\begin{array}{c}
\text{O \quad OH}\\
\text{CH—C—C}\\
\text{HC—C—C—C—OH}\\
\text{HC—C—C—CH}\\
\text{CH—C—CH}\\
\text{O}
\end{array}
$$

Alizarine

$$
\begin{array}{c}
\text{O \quad OH}\\
\text{CH—C—C}\\
\text{HC—C—C—C—OH}\\
\text{HC—C—C—CH}\\
\text{CH—C—C}\\
\text{O \quad OH}
\end{array}
$$

Purpurine

$$
\begin{array}{c}
\text{O \quad OH}\\
\text{CH—C—C}\\
\text{HC—C—C—CH}\\
\text{HC—C—C—CH}\\
\text{CH—C—C}\\
\text{O \quad OH}
\end{array}
$$

Chinizarine

Elle peut aussi être obtenue, en chauffant, à l'abri de l'air, la purpuroxanthine ou en fondant de l'alizarine-purpurosulfonée avec de la potasse caustique .

La PURPUROXANTHINE, $C^{14}H^8O^4$, cristallise sous la forme d'aiguilles brillantes, jaunes, fusibles à 262°, insolubles dans l'eau, mais très solubles dans l'alcool, le benzène, l'acide acétique glacial, l'eau de baryte et les solutions aqueuses mais bouillantes d'alun. Elle se dissout avec une coloration rouge dans les alcalis, qui la décomposent à chaud en purpurine. Oxydée par de l'acide nitrique, elle donne de l'acide phtalique. On l'obtient synthétiquement en chauffant, selon cette équation, en présence d'acide sulfurique, l'acide dioxybenzoïque avec de l'acide benzoïque (B. 19, p. 332 ; A. 240, p. 265), car :

$$
\begin{array}{c}
\text{CH}\\
\text{HC—C—COOH}\\
\text{HC—CH}\\
\text{CH}
\end{array}
\quad + \quad
\begin{array}{c}
\text{OH}\\
\text{C}\\
\text{HC—CH}\\
\text{HOOC—C—C—OH}\\
\text{CH}
\end{array}
$$

Acide benzoïque \qquad Acide 3-5-dioxybenzoïque

$$
\longrightarrow
\begin{array}{c}
\text{O \quad OH}\\
\text{CH—C—C}\\
\text{HC—C—C—CH}\\
\text{HC—C—C—C—OH}\\
\text{CH—CH}\\
\text{O}
\end{array}
$$

Purpuroxanthine

Toutes ces différentes substances sont sans importance au point de vue thérapeutique ; mais d'une grande utilité au point de vue technique.

Usage thérapeutique. — Les racines de garance se prescrivent parfois dans la médecine populaire, comme purgatif, mais elles servent surtout à teindre les étoffes, que l'on doit premièrement tremper dans un bain d'huile de coton ou de soude caustique, puis dans une solution aqueuse de garance. Desséchées, ces étoffes sont alors plongées dans un bain de savon, puis dans une solution d'alun ou de chlorure d'étain, pour être ensuite exposées à l'air, où elles se colorent en rouge pourpre.

Historique. — Appréciées des Anciens, ces racines ne furent utilisées en France qu'à partir de 1747 ; mais l'alizarine ne fut découverte qu'en 1870. Mentionnons, parmi les autres racines tinctoriales, celles provenant de la *Rubia peregrina*, L., et de la *Rubia cordata*, L., plantes originaires des Indes et du Bengale, de la *Rubia angustissima* Wall., originaire de Chine, de la *Rubia cordifolia*, qui renferme en outre de l'acide purpuro-xanthicarbonique ou munjistine.

La MUNJISTINE, $C^{14}H^5O^2(OH)^2COOH$, se prépare en traitant ces racines pulvérisées par de l'eau bouillante, additionnée de sulfate aluminique, puis en précipitant cette solution concentrée dans le vide, par addition d'acide chlorhydrique. Ce précipité desséché, repris par du sulfure de carbone (qui, dissout la purpurine et la *munjistine*), donne une solution qui, soumise à la distillation fractionnée, abandonne un résidu, que l'on traite par de l'eau bouillante, additionnée d'acide acétique. Soluble dans ce dissolvant, elle se présente, une fois recristallisée, sous la forme de cristaux jaune doré, fusibles à 231°, qui se dissolvent facilement dans l'eau bouillante, l'alcool, l'éther, le chloroforme, l'acide acétique, la potasse caustique, celle-ci la dissolvant avec une coloration rouge pourpre. Elle possède, quant à sa formule, la constitution suivante :

$$
\begin{array}{c}
\text{O \quad COOH}\\
\text{CH—C—C}\\
\text{HC—C—C—C—OH}\\
\text{HC—C—C—CH}\\
\text{CH—C—C}\\
\text{O \quad OH}
\end{array}
$$

CORTEX MUSSAENDÆ, DE MUSSAENDA LANDIA, Lam., MUSSAENDA FRONDOSA, L.

Ces plantes, originaires de la Chine et de la Polynésie, livrent au droguier leurs écorces non officinales, dites de Belahé, qui se prescrivent parfois comme diurétique et comme expectorant.

OLEUM et RESINA GARDENIÆ, ESSENCE et RÉSINE DE GARDENIA, DE GARDENIA GUMMIFERA, L. et DE GARDENIA LUCIDA, Roxb.

Originaires des Indes, ces plantes exsudent un latex oléorésineux, qui, non officinal, se présente parfois dans le droguier, sous le nom de *Dikamali*, sous la forme de morceaux vert olivâtre, d'odeur valérianée, à saveur camphrée, renfermant de la gardénine, des traces d'essence et des matières pectiques et résineuses.

La GARDÉNINE, $C^{14}H^{12}O^6$, se présente sous la forme d'aiguilles jaunes, brillantes, fusibles à 168°, d'odeur nulle, à saveur très amère, insolubles dans l'eau, mais très solubles dans l'alcool, l'éther.

Leur ESSENCE se présente sous la forme d'un liquide jaune pâle, d'odeur particulière, d'un poids spécifique de 1,009, à pouvoir rotatoire, dextrogyre, de + 1°,47, entrant en ébullition entre 84° et 150°, sous une pression de 15 millimètres, soluble dans l'alcool, l'éther, l'éther de pétrole. Elle est constituée par un mélange de linalol, d'acétate de linalyle, de terpinéol, d'éther méthyl-anthranylique, d'acétate de benzyle et d'ACÉTATE DE STYROLYLE, C^6H^5—CH(OOC—CH^3)—CH^3. Cette drogue se prescrit parfois dans la médecine populaire de ces pays comme spécifique contre la dyspepsie, puis pour éloigner les mouches, ou pour combattre les morsures des serpents. Il en est de même de celle livrée par les plantes *Gardenia Brasiliensis* Spreng., *Gardenia sulcata*, Gaernt., originaires, par contre, de la Nouvelle-Calédonie et du Brésil.

Les fruits de ces plantes, ainsi que ceux de la *Randia dumetorum* Lam., seu *Gardenia dumetorum*, dénommés en français *Gardène*, en turc *asfah*, en arabe *afs*, en persan *madshu*, en hindou *madshufol*, etc., qui proviennent de la Cochinchine, des Indes et de la Malaisie, sont ovoïdes, rouge brunâtre, de 3 à 5 centimètres de long sur 2 à 3 centimètres de diamètre. Entourant de nombreuses graines ovoïdes, mais non officinaux, ils se prescrivent parfois, dans leurs pays d'origine, comme astringent intestinal, comme spécifique contre la dysenterie, comme émollient contre les abcès, comme sédatif contre la toux, puis, additionnés de bdellium, comme spécifique contre l'inflammation des paupières ; mais ils y sont surtout utilisés comme attrape-poissons ; car ils renferment, outre des matières résineuses, du rouge de randia, du mucilage, de la saponine qui, hydrolysée, se décompose en radiasapogénine et en acide randique, c'est-à-dire en acide quillaïque.

Leurs graines renferment en outre de l'*huile fixe*, qui se présente sous la forme d'une masse oléagineuse, onctueuse, jaune verdâtre, fusible à 29°, d'un poids spécifique de 0,9175, à indice d'acidité de 13,9, à indice de saponification de 160, à indice d'iode de 43,24, soluble dans tous les dissolvants organiques usuels, qui est constituée par des triglycérides des acides stéarique, dioxystéarique, palmitique et oléique.

FRUCTUS BASANACANTHÆ, FRUIT DE BASANACANTHA, DE BASANACANTHA SPINOSA, Sch.

Cette plante, dénommée *Jasmia do mato* ou *Jasmin sauvage* dans ses pays d'origine, particulièrement au Brésil, livre au droguier ses fruits non officinaux, arrondis, de 3 centimètres de diamètre, à pulpe douceâtre, entourant de nombreuses graines ovoïdes, qui, desséchés, se prescrivent comme spécifique contre les fièvres intermittentes, puis comme tonique de l'estomac, car ils renferment passablement de tanin, de la saponine, outre des matières résineuses et pectiques, de la mannite et du sucre de canne.

FOLIUM OLDENLANDIÆ, D'OLDENLANDIA UMBELLATA, L.

Les feuilles de cette plante, originaire des Indes, se prescrivent dans la médecine populaire de ce pays, quoique non officinales, comme expectorant et comme fébrifuge ; mais soumises à la fermentation, elles livrent une matière colorante rouge, dite rouge de Chaya.

FOLIUM OPHIORHIZÆ, D'OPHIORHIZA MUNGOS, L.

Originaire de Ceylan, de Sumatra, de Java et de Bornéo, cette plante livre, ainsi que l'*Ophiorhiza japonica*, Bl., originaire du Japon, des feuilles non officinales, qui se prescrivent, dans la médecine populaire de ces pays, comme fébrifuge, comme tonique de l'estomac, puis sous la forme d'applications externes, pour cautériser les morsures des serpents.

CORTEX HYMENODICTYONIS, D'HYMENODICTYON EXCELSUM, Wall.

Originaire des forêts vierges de Madras, cet arbre livre au droguier de ce pays son écorce non officinale, qui, renfermant du tanin, un principe amer, de l'hymenodictyonine, $C^{28}H^{40}N^2$, et de la berbérine, se prescrit par-

fois comme fébrifuge et comme tonique de l'estomac, voire même comme astringent intestinal.

RADIX IXORÆ, D'IXORA PAVETTA, Roxb.

Originaire des Indes et de la presqu'île de Malabar, cette plante livre, au droguier de ces pays, ses racines non officinales, qui, aromatiques, très amères, se prescrivent comme laxatif. Les feuilles de cette plante, ordonnées en fomentations, se prescrivent comme spécifique contre les douleurs hémorroïdales.

FRUCTUS MORINDÆ, DE MORINDA CITRIFOLIA, L.

Originaire des Indes et de l'Amérique tropicale, cette plante livre, au droguier de ces pays, ses fruits non officinaux, qui se prescrivent parfois comme emménagogue, tandis que ses feuilles sont parfois ordonnées comme fébrifuge et comme purgatif ; car ces drogues renferment un glucoside ou *morindine*, outre de l'éther méthylique, de la trioxyméthylanthraquinone, du morindadiol, du soranjidiol, des matières résineuses et pectiques, qui peuvent être séparées les unes des autres en traitant l'extrait alcoolique de cette drogue par de l'eau, qui s'empare de la morindine, du soranjidiol puis par du chloroforme, qui dissout ses dérivés anthraquinoniques et par de l'éther.

L'ÉTHER MÉTHYLIQUE DE LA TRIOXYMÉTHYLANTHRAQUINONE, $C^{18}H^{12}O^5$, se présente sous la forme d'une poudre cristalline, blanche, fusible à 172°, soluble dans l'alcool, l'éther, le chloroforme, l'éther acétique, l'éther de pétrole, l'alcool méthylique bouillant, insoluble dans l'eau, qui, saponifiée, livre de la trioxyméthylanthraquinone et de l'alcool méthylique.

La DIOXYMÉTHYLANTHRAQUINONE, $C^{14}H^5O^2(OH)^2CH^3$, se présente sous la forme d'une poudre cristalline, jaune, fusible à 244°, insoluble dans l'éther, le chloroforme, le benzène, l'eau, peu soluble dans l'éther acétique, le toluène, très soluble dans l'alcool, l'acide acétique glacial.

Le SORANJIDIOL, $C^{15}H^{10}O^4$, se présente sous la forme d'aiguilles rouge jaunâtre, fusibles à 276°, sublimables, très solubles dans l'alcool, l'éther, le chloroforme, l'éther acétique, le benzène, le toluène, l'eau, car c'est une diméthyloxyanthraquinone ; il en est de même du dérivé suivant du MORINDADIOL, $C^{15}H^{10}O^4$, qui se présente sous la forme d'aiguilles jaunes, fusibles à 244°, solubles dans l'eau, l'alcool, l'éther, etc.

La MORINDINE, $C^{27}H^{30}O^{15}$, se prépare en extrayant cette drogue pulvérisée, en présence d'une trace de carbonate de chaux, par de l'alcool bouillant, dont la solution, concentrée, dépose un résidu semi-cristallin, que l'on reprend par de l'alcool à 50°, dont la solution est soumise à la cristallisation spontanée.

Elle se présente sous la forme d'une poudre cristalline, blanche, fusible à 245°, insoluble dans l'éther, le benzène, l'éther de pétrole, le chloroforme, très soluble dans l'alcool, l'eau, l'acétone, l'éther acétique, la pyridine, le xylène, dont les solutions aqueuses sont précipitées par addition d'alcalins terreux ou par celle de sels aluminiques.

Non hydrolysée par l'émulsine, ni par la levure de bière, elle se décompose en présence d'acide sulfurique dilué, mais chaud, en glucose et en morindone, car elle possède, quant à sa formule, la constitution suivante :

$$C^{15}H^7O^2 \diagdown \begin{array}{l} O—C^6H^7O(OH)^4 \\ OC^6H^7O(OH)^4 \\ OH \end{array} \quad ?$$

La MORINDONE se présente sous la forme d'une poudre cristalline, rouge brunâtre, fusible à 272°, insoluble dans l'eau, l'éther de pétrole, très soluble dans l'alcool, l'éther acétique, le xylène, le benzène, le cymène, la pyridine, puis dans les alcalis et dans l'acide sulfurique, qui la dissolvent avec une coloration bleu violacé. C'est une trioxyméthylanthraquinone, qui possède des propriétés tinctoriales très recherchées, car elle colore en jaune la laine et la soie, en violet ces substances additionnées d'alcalis, en bleu violacé ces substances additionnées de sels de chrome.

FOLIUM GUETTARDÆ, DE GUETTARDA SPECIOSA, L.

Originaire de la Guyane, cette plante livre, au droguier de ce pays, ses feuilles non officinales, riches en tanin, qui se prescrivent parfois comme astringent intestinal, ses fleurs très aromatiques étant ordonnées comme digestif.

HERBA GALII, HERBE DE GAILLET ou DE CAILLE, DE GALIUM VERUM, L., GALIUM LUTEUM, L., GALIUM MOLLAGO, L.

Les parties aériennes fleuries de ces plantes, communes à nos régions, se prescrivent parfois, dans la médecine populaire, sous la forme d'infusions, comme anti-hystérique et comme antiépileptique ; car elles renferment un glucoside ou *acide rubichlorique*.

HERBA ASPERULÆ, REINE DES BOIS, D'ASPERULA ODORATA, L.

Les parties aériennes, de cette plante, commune à nos sous-bois, se prescrivent parfois, dans la médecine populaire, sous la forme d'infusions, comme stimulant de l'estomac, comme diurétique et comme vulnéraire.

Renfermant de la coumarine, de l'acide aspertannique, $C^7H^8O^4$, elles provoquent, ordonnées à doses trop élevées, des nausées, des vomissements, de la céphalalgie et des vertiges.

CORTEX SARCOCEPHALI, ECORCE DE DUNDAKE, DE SARCOCEPHALUS ESCULENTUS, Afzel.

Originaire de l'Afrique occidentale, cet arbre livre au droguier son écorce non officinale, qui se prescrit parfois, sous la dénomination de *Quinquina d'Afrique*, comme tonique de l'estomac et non comme fébrifuge.

RADIX CHIOCOCCÆ seu SERPENTARIÆ BRASILIENSIS, RACINE DE CAINCA ou DE SERPENTAIRE BRÉSILIENNE, DE CHIOCOCCA RACEMOSA, Jacq.

Cette plante, originaire du Brésil et de la Guyane, livre au droguier ses racines non officinales, d'odeur et à saveur valérianées, qui se prescrivent, dans la médecine indigène de ce pays, comme spécifique contre les morsures de serpents et comme diurétique, car elles renferment de l'émétine, de la caincine, qui, hydrolysée, se décompose en glucose et en caincétine; mais elles renferment en outre des matières résineuses ou oléagineuses, d'odeur agréable.

L'ACIDE CAINCIQUE ou CAINCINE, $C^{40}H^{64}O^{18}$, se présente sous la forme d'une poudre blanche, cristalline, inodore, à saveur amère, très peu soluble dans l'eau, mais très soluble dans l'alcool, qui, hydrolysée, se décompose en glucose et en acide chiococcacique, car :

$$C^{40}H^{64}O^{18} + H^2O = C^{28}H^{42}O^7 + 2C^6H^{12}O^6$$

l'acide chiococcacique se dédoublant ensuite en glucose et en caincétine, $C^{22}H^{34}O^3$.

CORTEX CEPHALANTHI, de CEPHALANTHUS OCCIDENTALIS, L.

Originaire de la Floride, cet arbre livre au droguier son écorce non officinale, qui renferme de la céphalanthine.

La CÉPHALANTHINE, $C^{22}H^{34}O^6$, se prépare en extrayant la poudre de cette drogue, en présence de lait de chaux, par de l'eau, puis en traitant cette solution concentrée par de l'acide carbonique, dont le filtrat, additionné d'acide chlorhydrique, précipite ce glucoside.

Elle se présente sous la forme d'une poudre blanche, amorphe, inodore, à saveur amère, très peu soluble dans l'eau, mais très soluble dans l'alcool, les alcalis. Hydrolysée, elle se décompose en glucose et en *céphalanthéine*, $C^{16}H^{18}O^2$, mais elle se dissout avec une coloration violette dans l'acide chlorhydrique évaporé à sec.

Cette écorce se prescrit parfois comme fébrifuge et comme tonique de l'estomac.

CAPRIFOLIACÉES

Cette famille, comprenant 10 genres et plus de 200 espèces croissant pour la plupart dans les *régions* tempérées et boréales du globe, est représentée par des arbustes parfois volubiles à gauche (Chèvrefeuille), ou par de petits arbres (Sureau) à feuilles opposées, simples ou composées, pennées. Leurs fleurs hermaphrodites, actinomorphes (Sureau, Viorne), ou zygomorphes (Chèvrefeuille), sont pentamères, à sépales égaux, à corolle tantôt actinomorphe (Sureau, Symphorine), tantôt bilabiée (Linnée). Celle-là entoure 5 étamines alternant avec les pétales, dont la postérieure peut avorter (Linnée), et un pistil infère, concrescent avec les verticilles externes, formé de 3 (Leycestérie), ou de 8 carpelles fermés, concrescents en un ovaire pluriloculaire, surmonté d'un style unique, renfermant, dans chaque loge, un ovule pendant (Sureau, Viorne), ou plusieurs ovules anatropes (Chèvrefeuille). Leur fruit est une baie (Chèvrefeuille), une drupe (Sureau, Viorne), une capsule ou un achaine, dont les graines, à embryon droit, renferment un albumen charnu. Ces plantes sont caractérisées par les poils glanduleux et tecteurs de leurs feuilles, les premiers étant coniques, unicellulaires ; les seconds pédicellés, à glande unicellulaire. Leurs stomates sont toujours accompagnés de 3 ou de 4 cellules annexes, sans direction fixe ; tandis que leur mésophylle possède des cellules contenant des cristaux pulvérulents ou des oursins d'oxalate de chaux.

FLOS ET FRUCTUS SAMBUCI, FLEUR ET FRUIT DE SUREAU, DE SAMBUCUS NIGER, L.

Origine botanique. — Cet arbre, de 3 à 9 mètres de haut, à branches riches en moelle et à bois mince, porte des feuilles opposées, pétiolées, composées et pennées, mais non stipulées, dont les folioles, à limbe entier, longuement lancéolé, sont glabres, vert foncé sur leur face supérieure, velues et vert pâle sur leur face inférieure, mais toujours parcourues par une nervure médiane, prononcée. Ses fleurs, disposées en corymbe, de 15 centimètres de diamètre, sont supportées par de petits pédoncules, qui, eux-mêmes, proviennent de 3 rameaux attenant chacun à 5 ramifications rattachées à un pédoncule mère, très développé. Elles sont constituées par un calice subglobuleux, à 5 petits sépales ; par une corolle rotacée, à 5 pétales blanc jaunâtre, lancéolés, libres, qui entourent 5 étamines extrorses, alternant avec eux, mais concrescentes par leurs filets avec ces pétales. Leur pistil, concrescent avec ces verticilles externes, est constitué par 3 carpelles uniovulés, fermés, concrescents en un ovaire triloculaire, surmonté d'un style court, divisé en 3 stigmates papilleux. Son fruit est une drupe officinale.

Origine géographique. — Fleurissant de juin en juillet, il croît à l'état sauvage dans toute l'Europe méridionale et tempérée, principalement sur le bord des cours d'eau et des rivières, puis en Asie Mineure et dans le sud de la Sibérie.

Récolte. — Ses fleurs, récoltées de juin en juillet, mondées de leurs pédoncules mères, puis desséchées à l'air et à l'ombre, dans des séchoirs bien ventilés, sont ensuite tamisées pour être triées et vendues dans le droguier.

Description de la drogue. — Courtement pédonculées, de couleur jaune blanchâtre ou légèrement jaune brunâtre, si elles sont vieilles, de 5 millimètres de diamètre, ces fleurs sont constituées comme nous l'avons décrit ci-dessus ; leur odeur, désagréable sur le frais, est spéciale, aromatique sur le sec, leur saveur, spéciale, étant aromatique. Elles doivent être conservées dans des boîtes en fer-blanc, à l'abri de l'humidité et de l'air.

Falsifications. — Cette drogue est souvent mélangée à des fleurs de *Spiraea Ulmaria* L., à étamines nombreuses, de *Sambucus Ebulus* L., à anthères rouge pourpre, de *Sambucus canadensis*, L., plante originaire du Canada, puis à celles d'*Achillea Millefolium*, L., qui sont des fleurs composées.

Analyse chimique. — Elles renferment des traces d'essence jaunâtre, d'odeur aromatique, du mucilage, du tanin, des matières résineuses, de l'acide valérianique, outre un glucoside, qui se rencontre aussi dans les fruits de cette plante ; celui-ci, dénommé Sambunigrine, $C^{14}H^{17}NO^6$, cristallisant sous la forme d'aiguilles incolores, fusibles à 151°, insolubles dans l'éther, peu sosubles dans l'alcool, très solubles dans l'eau, l'éther acétique, dont les solutions possèdent un pouvoir rotatoire, lévogyre, de — 76°. Hydrolysée, elles se décompose en glucose et en acide phénylglycolique.

Usage thérapeutique. — Ces fleurs se prescrivent, à doses de 10 à 15 grammes sur 200 grammes d'eau, sous la forme de décoctions ou sous celle d'infusions, comme sudorifique, puis extérieurement sous celle de cataplasmes comme résolutif.

Pharmacie galénique. — Elles servent à préparer l'Aqua Sambuci et les Species Pectorales.

Description des fruits. — Les fruits de cette plante, récoltés en septembre, c'est-à-dire à leur maturité, puis desséchés au soleil ou dans des séchoirs spéciaux, sont triés et vendus au droguier.

Ils se présentent sous la forme de petits corps ovoïdes, de 6 millimètres de diamètre, à surface externe, noire, chagrinée. Supportés par les restes persistants du calice, à 5 lobes, et par un petit pédoncule, ils sont toujours surmontés par les restes persistants des stigmates. Renfermant, au milieu d'une pulpe charnue, 3 graines anatropes, ils perdent, de par la dessiccation, 25 p. 100 de leur poids en eau ; leur odeur est spéciale, faible, leur saveur douceâtre, légèrement amère.

Examen microscopique. — Examiné sur une coupe transversale, ce fruit est constitué par un épicarpe mince, ridé, constitué par de grandes cellules isodiamétriquement allongées, renfermant une matière colorante, brun violacé ; puis vient son mésocarpe à cellules plus ou moins épaissies sur leurs parois internes et latérales, qui renferment une substance mucilagineuse, due à une métamorphose intracellulaire. Parcouru par de nombreux faisceaux libéro-ligneux, très minces, il recouvre l'endocarpe scléreux, à cellules épaissies sur leurs parois latérales et internes. Ses graines, entourées par un spermoderme dur, à 3 assises de cellules, renferment un albumen charnu, dont les cellules sont riches en corpuscules oléagineux et en grains d'aleurone, avec globoïdes et cristalloïdes.

Analyse chimique. — Vu leur prix très modéré, ils ne sont jamais mélangés à d'autres drogues ; mais ils renferment de la sambunigrine, de l'acide malique, de l'acide acétique, de l'acide tartrique, de l'acide tannique, combinés à la potasse, à la chaux et à la soude, etc., outre diverses matières résineuses, mucilagineuses, pectiques et un colorant, puis de la sorbite et de l'acide sorbique.

Notons que les graines de cette plante renferment *une huile fixe*, jaune, inodore, insipide, brunissant à l'air, d'un poids spécifique de 0,9125, à point de solidification de — 13°, à indice de réfraction de 1,471, à indice d'acidité de 3,11, à indice de saponification de 192, à indice d'iode de 110, soluble dans tous les dissolvants organiques usuels, qui est constituée par des triglycérides des acides palmitique, linolique, oléique, hexa-oxy-, dioxy- et tétraoxystéarique, etc., car elle donne la réaction de l'élaïdine.

L'Acide sorbique, $CH^3—CH=CH—CH=CH—COOH$, se rencontrant aussi dans le suc cellulaire des baies de sorbier, se présente sous la forme d'aiguilles incolores, fusibles à 134°, solubles dans l'alcool, qui, soumises à l'oxydation, se décomposent en acide saccharique et en aldéhyde acétique.

La Sorbite, $CH^2OH—CH(OH)—CH(OH)—CH(OH)—CH(OH)—CH^2OH$, se rencontrant aussi dans le suc des fruits de sorbier, de cerisier, de pommier, de poirier, etc., se présente sous la forme de fines aiguilles, incolores, fusibles à 111°, solubles dans l'eau, l'alcool dilué, dont les solutions possèdent un pouvoir rotatoire, lévogyre, de — 1°,73. On peut la préparer synthétiquement en réduisant le sucre de raisins, mais il ne faut pas la confondre avec la *sorbose*, qui est aussi un hydrate de carbone, de formule :

$$CH^2OH—CH(OH)—CH(OH)—CH(OH){\Large\rangle}CO \atop \qquad\qquad\qquad\qquad CH^2OH$$

qui, réduite, se transforme en sorbite.

Usage thérapeutique. — Ils se prescrivent parfois, sous la forme de décoctions, à doses de 5 à 10 grammes sur 200 grammes d'eau, comme laxatif des enfants et comme sudorifique.

Pharmacie galénique. — Ils servent à préparer l'Electuarium lenitivum, le Rob Sambuci, qui se prescrit comme purgatif très apprécié et facilement supporté par les enfants.

Historique. — Les Grecs et les Romains préconisaient déjà les fleurs de sureau comme sudorifique, ses feuilles comme diurétique pour combattre l'hydropisie, ses fruits comme laxatif ; les Lacustres appréciaient déjà les fruits de cette plante, comme le prouvent ceux que l'on retrouve dans leurs coffrets.

Notons que les fruits du *Sambucus Ebulus*, L., originaire de l'Europe centrale, se prescrivent aussi comme purgatif ; tandis que les fleurs du *Sambucus canadensis*, L., prospérant au Canada et aux Etats-Unis, se prescrivent dans ces pays comme hydragogue ; mais la moelle de tous ces végétaux est d'un usage très courant dans la micrographie et la microscopie.

RADIX TRIOSTEI, DE TRIOSTEUM PERFOLIATUM, L.

Originaire des Etats-Unis, cette plante ne livre, à la thérapeutique européenne, aucune drogue officinale, mais ses racines cylindriques, sectionnées sous la forme de fragments, de 8 à 10 centimètres de long, sur 6 à 10 millimètres de diamètre, à surface externe, très ridée, brun rougeâtre, se prescrivent parfois, en Amérique, sous la forme de décoctions, à doses de 10 à 15 grammes sur 200 grammes d'eau, ou sous celle de poudres, à doses de 0 gr. 5 à 1 gramme, plusieurs fois par jour, comme émétique et comme purgatif.

CORTEX VIBURNI, BLACK HAW, DE VIBURNUM PRUNIFOLIUM, L.

Cette plante, originaire du Connecticut, de la Floride, etc., livre à la thérapeutique son écorce, qui se présente dans le droguier sous la forme de fragments irréguliers, plats ou enroulés sur eux-mêmes, minces, souvent mondés de leur suber, à surface externe brun rougeâtre, à face interne jaune brunâtre, striée dans le sens de la longueur, à cassure nette, courte, grenue, à saveur légèrement astringente, d'odeur nulle.

Examinée sur une coupe transversale, cette écorce est constituée par un suber, à cellules aplaties, disposées en files radiales ; par un parenchyme cortical, à cellules polygonales, riches en cristaux étoilés, d'oxalate de chaux, qui entourent quelques amas de cellules scléreuses ; par son liber, à cellules polygonales, plus petites, régulières, disposées en files radiales, qui entourent des amas de cellules scléreuses, mais il est parcouru par des rayons médullaires à un ou à deux rangs de cellules.

Cette écorce renferme, outre des matières résineuses et pectiques, de la viburnine ou glucoside se décomposant par l'hydrolyse en glucose et en une substance amère, mal définie, d'odeur valérianée ; puis des acides valérianique, citrique, malique, tannique.

Elle se prescrit, à doses de 10 à 15 grammes sur 200 grammes d'eau, sous la forme de décoctions, comme sédatif contre les maladies nerveuses, les douleurs de la grossesse, les hémorroïdes, etc., puis comme antidysentérique. Elle sert à préparer l'*Elixir tonique du Père Kœnig*, qui renferme 30 grammes de bromure potassique, 30 grammes de bromure sodique, 10 grammes de bromure ammonique, 10 grammes d'extrait de Viburnum, 180 grammes de teinture de valériane composée, 30 grammes de glycérine, et 430 grammes d'eau ; puis l'*Extractum Viburni*.

Il en est de même de l'écorce de la plante *Viburnum Opulus*, L., originaire du Canada.

OLEUM ADOXÆ, MUSC VÉGÉTAL, D'ADOXA MOSCHATELLINA, L.

Originaire de l'Europe centrale, particulièrement de la France, où elle croît dans les sous-bois et sur le bord des ruisseaux, cette plante livre au droguier ses feuilles non officinales, d'odeur aromatique, musquée, qui, soumises à la distillation aux vapeurs d'eau, donnent une essence mal définie, d'odeur musquée, aromatique. Celle-ci se prescrit parfois, à doses de 3 à 4 gouttes plusieurs fois par jour, comme antispasmodique, puis comme spécifique contre les crises d'hystérie.

FLOS LONICERÆ, FLEUR DE CHÈVRE-FEUILLE, DE LONICERA CAPRIFOLIUM, L.

Originaire de la région méditerranéenne, mais cultivé de nos jours dans toute l'Europe centrale, cet arbrisseau livre, au droguier, ses fleurs non officinales, qui se prescrivent parfois, dans la médecine populaire, sous la forme de décoctions, comme diurétique et comme sudorifique. Il en est de même de l'écorce de cette plante et des fleurs ou de l'écorce de la plante *Lonicera Periclymenum*, L., originaire elle aussi de l'Europe.

VIIIᵉ Ordre.— AGGRÉGATACÉES

VALÉRIANACÉES

Cette famille, comprenant 9 genres et plus de 300 espèces, prospérant pour la plupart dans les régions tempérées et boréales du globe, est représentée par des herbes annuelles ou vivaces, à feuilles opposées, simples ou pennées, mais non stipulées. Leurs fleurs hermaphrodites, zygomorphes, pentamères, possèdent un calice se renflant, à sa partie supérieure, en un petit bourrelet denté sur ses bords ; une corolle gamopétale, dilatée à sa base (Valériane), éperonnée en avant (Centhrante), mais souvent bilabiée (Valériane). Leur étamine postérieure avorte toujours, mais d'autres peuvent en faire de même, ainsi ne rencontrons-nous que 4 étamines chez la Patrinie, 3 chez la Valériane et la Valérianelle, 2 ou une seule chez la Centranthe. Leur pistil, concrescent avec les verticilles externes, comprend 3 carpelles fermés, concrescents entre eux en un ovaire triloculaire, à

un ovule anatrope, pendant, à raphé interne. Comme un seul de ces carpelles se développe, son fruit est un achaine couronné par le calice persistant, qui n'est pas modifié chez la Valérianelle, mais qui est devenu plumeux chez la Valériane, à graine non albuminée, renfermant un petit embryon droit.

Ces plantes sont caractérisées par la présence d'essences diverses dans leurs racines ; leurs feuilles portent des poils tecteurs, coniques, unicellulaires, et des poils glanduleux, pédicellés, dont la glande ovoïde possède 3 à 4 cellules. Leurs stomates sont toujours accompagnés de 3 à 4 cellules annexes. Leur mésophylle ne renferme jamais de cristaux, ni de lacticifères. Le liber de leurs tiges et de leurs racines ne possède jamais de fibres libériennes ; tandis que leur appareil sécréteur est constitué par des glandes unicellulaires, localisées dans leur endoderme et dans leur assise épidermique. La plupart de ces plantes habitent l'Europe centrale et la région méditerranéenne.

RADIX NARDOSTACHYDIS, RACINE DE NARD INDIEN, DE NARDOSTACHYS JATAMANSI, D.C.

Originaire des montagnes de Népaul, cette plante herbacée livre, à la thérapeutique, ses racines non officinales, qui se présentent parfois dans le droguier, sous la forme de petits fragments brunâtres, ou sous celle de paquets constitués par un rhizome très court, entouré de fibres brunâtres, oblongues. D'odeur agréable, rappelant un peu celle de la valériane et du patchouli, à saveur amère, aromatique, elles renferment de l'essence qui se prescrit, ainsi que ses racines, comme sédatif contre les crises d'hystérie ou d'épilepsie, puis comme spécifique contre les convulsions, car elle est à peu près identique à celle de la valériane.

RADIX VALERIANÆ, RACINE DE VALÉRIANE, DE VALERIANA OFFICINALIS, L.

Origine botanique.—Cette plante vivace, à rhizome de 4 à 6 centimètres de long sur 1 centimètre de diamètre, porte des feuilles pétiolées, à folioles imparipennées, non stipulées, parcourues par une nervure médiane, prononcée. Ses fleurs hermaphrodites, zygomorphes, pentamères, sont disposées sous la forme d'ombelles involucrées. Elles possèdent un calice à 5 sépales concrescents entre eux par leurs bases, mais réunis au sommet en un petit bourrelet dentelé sur ses bords, qui se transforme, à la maturité des fruits de cette plante, en un pappus papilleux ; une corolle bilabiée, rouge sang ou blanche, à 5 pétales inégaux, qui portent à leurs bases une petite glande nectarifère. Leurs étamines, au nombre de 3, sont concrescentes, par la base de leurs filets, avec les pétales, mais leur pistil, concrescent avec ces verticilles externes, est formé par 3 carpelles fermés, concrescents en un ovaire triloculaire. Une seule de ces loges uniovulées donne, une fois fécondée, un achaine surmonté d'une aigrette papilleuse.

Origine géographique. — Fleurissant de juin en juillet, elle croît à l'état sauvage dans les prairies humides de toute l'Europe, à l'exception du Portugal, de l'Espagne, de l'Italie, de la France méridionale, de la Grèce et de l'Asie Mineure, mais on la cultive aussi parfois en Allemagne, en France et en Autriche.

Pathologie. — L'*Erysiphe Cichoracearum*, l'*Uromyces Valerianae* s'attaquent volontiers à ce végétal, dont les racines sont plus aromatiques, lorsqu'elles proviennent de plantes de montagne que de la plaine.

Culture. — Ces plantes, se reproduisant à l'aide de leurs rhizomes ou de leurs graines, sont parfois cultivées en Saxe (à Schweinfurt), en

France, à Houdan, en Belgique, à Hennegau, en Suède et en Angleterre, sous la forme de cultures mixtes. On les obtient en plantant leurs boutures, provenant de semis ou de stolons, à distance de 30 à 50 centimètres les unes des autres. On a aussi essayé de les cultiver en Suisse, puis dans les Ardennes et dans les Vosges ; mais leurs racines proviennent, dans ces régions, généralement de plantes sauvages.

Récolte. — Déterrées de septembre en octobre, les rhizomes de ces plantes sont mondés de leurs tiges et de leurs feuilles, puis lavés et sectionnés dans le sens de la longueur, ils sont rapidement desséchés dans des séchoirs bien aérés, maintenus à une température modérée.

Notons que les ouvriers chargés de cette récolte doivent toujours laisser, dans la terre les stolons de ces rhizomes ainsi déterrés ; ceux-là donnant l'année suivante de nouvelles plantes et de nouveaux rhizomes. Notons que les rhizomes provenant de plantes croissant dans les terrains pierreux ou montagneux sont plus riches en essence, que ceux provenant de plantes cultivées dans des terrains marécageux ou de la plaine ; mais ils ne développent leur odeur spéciale qu'après avoir été soumis à la dessiccation, donc à une légère fermentation involontaire, qui doit décomposer leurs glucosides à essence.

Description de la drogue. — Le rhizome de valériane se présente dans le droguier sous la forme d'une petite souche centrale, ovoïde, flatuleuse, de 4 à 5 centimètres de long sur 0 cm. 6 à 1 centimètre de diamètre, qui, entourée dans sa partie supérieure par une fine collerette tubéreuse, porte dans sa partie inférieure des racines grêles, plus ou moins horizontales, de 2 à 3 millimètres de diamètre. Sa surface externe est brun clair, ridée dans toute sa longueur, sa saveur faible, puis âcre, aromatique, un peu désagréable, son odeur spéciale, forte, rappelle celle du camphre, de la térébenthine et de l'acide valérianique.

Examen microscopique (fig. 118). — Examiné sur une coupe transversale, ce rhizome est constitué par un épiblema (*ep*), à cellules légèrement subérifiées, portant de-ci, de-là, des poils tecteurs, coniques, unicellulaires ; puis vient une zone de cellules subérisées, polygonales (*as*), qui entourent quelques nodules sécréteurs, riches en essence, et des cellules à tanin. En dessous de cette zone se rencontrent le parenchyme cortical (*pce*) collenchymateux, amylacé, à cellules lâches, polygonales, et l'hypoderme constitué par une seule assise de cellules tangentiellement allongées, à parois un peu épaissies, qui renferment des gouttelettes d'essence. Son liber, ne possédant jamais de fibres libériennes, est séparé de son péricycle (*per*), par l'endoderme (*em*) et par le cambium (*c*). Parcouru par des rayons médullaires (*rm*) assez développés, ce bois renferme de petits faisceaux libéro-ligneux, disposés en cercle brisé autour de sa moelle centrale (*m*), ceux de son bois secondaire étant ponctués.

Examinée dans de l'alcool, cette coupe microscopique, additionnée d'acide sulfurique, se colore en rouge cerise, puis en violet et en bleu, quant à ses cellules sécrétrices. Notons que les cellules parenchymateuses de ce rhizome renferment de nombreux grains d'amidon, à hile excentrique, étoilé, qui, arrondis, sont isolés ou réunis ensemble. Les racines de cette plante, examinées, elles

aussi, sur une coupe transversale, sont constituées par une assise externe papilleuse, à poils tecteurs,

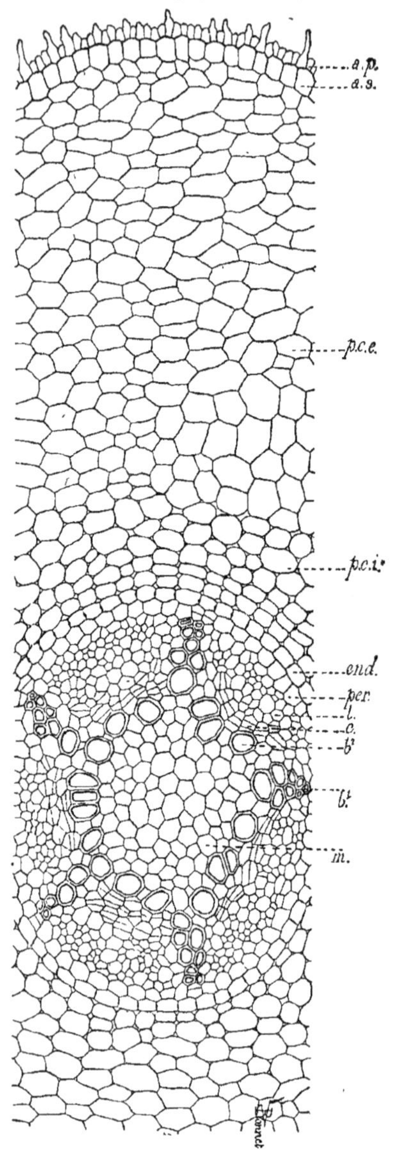

Fig. 118.
Coupe transversale d'une racine de valériane.

ap) assise pilifère ; *as*) zone subérifiée ; *pce-pci*) parenchyme cortical ; *end*) endoderme ; *per*) péricycle ; *l*) liber ; *b'*) bois primaire ; *c*) Assise génératrice ; *b'*) bois secondaire ; *m*) moelle.

coniques, unicellulaires, par un hypoderme avec cellules à essence, et par deux ou trois assises de cellules collenchymateuses ; puis viennent le parenchyme cortical, lâche, amylacé, l'endoderme riche en cellules à essence, le péricycle à un rang de cellules, qui entourent le bois, avec cinq faisceaux libéro-ligneux, disposés comme chez le rhizome, sur un cercle ; mais il ne renferme jamais de moelle.

Poudre. — Ce rhizome ou ses racines, pulvérisés, donnent une poudre brun grisâtre, caractérisée par la présence de leurs grains d'amidon, par celle de leurs cellules sécrétrices et de leurs poils tecteurs, coniques, unicellulaires.

Falsifications. — Cette drogue d'odeur, particulière, rarement falsifiée, est parfois mélangée à des racines de serpentaire de Virginie, d'odeur et à saveur camphrées ; d'asclépiade, qui, inodores, sont plus dures, de spigélie, qui, inodores, ne donnent pas les réactions micro chimiques de la racine de valériane.

Réactions. — L'extrait de valériane, traité par de l'eau, donne un liquide trouble, se précipitant en un dépôt jaune grisâtre par addition d'acétate neutre de plomb ; mais son filtrat se précipite en un dépôt jaunâtre par addition d'une à deux gouttes d'iodure mercuri-potassique (Chatinine).

Analyse chimique. — Cette drogue renferme de l'eau, de l'amidon, des matières résineuses et pectiques, du sucre, des acides valérianique, propionique, malique, tannique, acétique, formique, citrique et tartrique, outre de 0,8 à 0,9 p. 100 d'essence, et deux alcaloïdes, c'est-à-dire la chatinine et la valérine.

Son ESSENCE, obtenue en soumettant ces racines ou leur rhizome pulvérisés, à la distillation aux vapeurs d'eau, se présente sous la forme d'un liquide incolore, brunissant à l'air, neutre pour commencer, puis acide, d'odeur non désagréable, devenant à la longue spéciale, forte, de par l'autooxydation à l'air, à pouvoir rotatoire, lévogyre, de — 8° à 13°, d'un poids spécifique de 0,93, très soluble dans l'éther, l'alcool les huiles fixes, le chloroforme, le sulfure de carbone, l'éther de pétrole, mais peu soluble dans l'alcool dilué, et pour ainsi dire insoluble dans l'eau.

Elle est constituée par une mélange de bornéol lévogyre, ou VALÉROL, $C^{10}H^{18}O$, et de ses éthers formique, acétique, propionique, valérianique, butyrique, etc., outre par du camphène, du limonène dénommé parfois VALÉRÈNE, $C^{10}H^{16}$, et par des traces d'azulène, qui lui communique sa fluorescence bleue.

Cette essence, dissoute dans du sulfure de carbone, se colore en rouge par addition d'acide sulfurique ; cette coloration étant violette, si l'on fait réagir ce réactif sur de l'essence pure, non diluée. Elle n'est pas préexistante comme telle dans les racines fraîches de valériane, dont les éthers ne se décomposent que sous l'influence des ferments et de la dessiccation.

LA CHATININE et la VALÉRINE sont des alcaloïdes encore mal définis au point de vue chimique ; mais leurs solutions aqueuses, acides, se précipitent par addition des réactifs généraux aux alcaloïdes.

L'ACIDE VALÉRIANIQUE, $C^5H^{10}O^2$, découvert en 1817, par Chevreul, qui le décrivit sous la dénomination d'ACIDE DELPHINIQUE, se rencontre aussi dans le règne végétal, sous la forme d'éthers ou de triglycérides, particulièrement dans l'huile de croton, les racines de valériane et d'angélique, les baies et l'écorce de Viburnum, les fleurs de camomille romaine, de houblon, puis dans les fruits du *Gingko triloba*.

PRÉPARATION DE L'ACIDE VALÉRIANIQUE DU COMMERCE. — Les racines de valériane, sectionnées en menus fragments, puis additionnées d'acide phosphorique, que l'on soumet, deux ou trois fois de suite, à la distillation aux vapeurs d'eau, donnent un distillatum se séparant en deux couches, l'une, l'inférieure, que l'on utilise pour les extraire à nouveau, l'autre, la supérieure, que l'on additionne de carbonate sodique et que l'on évapore à sec au bain-marie, pour dessécher ensuite à 90° son valérianate sodique. Celui-ci, traité dans une cornue tubulée par de l'acide sulfurique dilué, puis soumis, à la température du bain de sable, à la distillation fractionnée, dégage des gouttelettes oléagineuses d'acide valérianique, qui, au contact de l'eau, forme un monohydrate d'acide valérianique, que l'on décante et dessèche sur du chlorure calcique, quitte à le soumettre ensuite à la distillation fractionnée, en ne recueillant que les parties distillant entre 174° et 176°. Les liquides aqueux recouvrant cet acide valérianique peuvent eux aussi être évaporés à sec, après avoir été mélangés à du carbonate de soude, car ils renferment encore passablement d'acide valérianique, qui se rencontre dans leurs résidus sous la forme de valérianate de soude. Celui-ci, traité comme le sel précédent, donne, lui aussi, de l'acide valérianique monohydraté ou anhydre.

On peut aussi le préparer en partant de l'alcool isoamylique, obtenu lors de la fermentation alcoolique des sucres ou des amidons. Cet alcool, mélangé à froid avec de l'acide sulfurique concentré, puis versé dans une cornue munie d'un réfrigérant ascendant, est additionné par petites portions de bichromate de potasse finement pulvérisé et d'eau. Il se produit de suite une réaction très vive, qui cesse d'elle-même au bout d'un certain temps. On chauffe alors ce mélange à l'ébullition, aussi longtemps qu'il s'en dégage des vapeurs suffocantes d'aldéhyde isoamylique, que l'on peut recueillir pour les oxyder ensuite. On soumet alors ce mélange à la distillation fractionnée, tout en prenant soin de décanter ensuite l'acide valérianique commercial, qui surnage sur ce distillatum. Celui-ci, additionné de carbonate de soude, est ensuite évaporé à sec, pour être soumis, en présence d'acide sulfurique dilué, à la distillation fractionnée, afin de décomposer son valérianate sodique, et mettre ainsi en liberté son acide valérianique.

DESCRIPTION DE LA DROGUE. — L'acide valérianique commercial se présente sous la forme d'un liquide oléagineux, incolore, d'odeur caractéristique, désagréable, à saveur brûlante, âcre, à réaction très acide, d'un poids spécifique de 0,936, entrant en ébullition entre 174° et 176°.

Notons que l'acide obtenu en oxydant l'alcool isoamylique renferme moins d'acide méthylacétique, que celui obtenu à l'aide des racines de valériane ; car celui-ci se décompose très facilement pendant l'oxydation, en perdant de l'anhydride carbonique. Soluble dans 30 parties d'eau il se dissout très facilement dans l'éther, l'alcool, le chloroforme ; mais il s'enflamme facilement en brûlant avec une flamme éclairante. Il possède, quant à sa formule, la constitution suivante :

$$CH^3\ CH^3$$
$$CH$$
$$CH^3$$
$$COOH$$

ESSAIS. — L'acide valérianique ne doit pas se dissoudre dans moins de 25 fois son poids d'eau, cas contraire, il renferme de l'alcool amylique ou éthylique, de l'acide acétique, de l'acide propionique, qui augmentent sa solubilité, à l'encontre de l'aldéhyde isoamylique, de l'acide capronique, qui la diminuent. Incinéré, il ne doit pas abandonner un résidu appréciable, cas contraire, sels non volatils, insolubles dans l'alcool, l'éther, etc. Neutralisé par de l'ammoniaque, il doit rester limpide, cas contraire, alcool isoamylique, aldéhyde isoamylique, éther isoamylique d'acide isovalérianique.

TITRATION. — L'acide valérianique doit exiger, par gramme de substance, de 9,7 à 9,8 centimètres cubes de soude caustique, normale, pour être neutralisé, ce qui correspond à une teneur minimale de 99 p. 100 en poids de cet acide.

USAGE THÉRAPEUTIQUE. — On ne le prescrit jamais comme tel dans la thérapeutique, mais il sert à préparer de nombreux sels officinaux, décrits dans notre *Traité de Chimie médico-pharmaceutique et toxicologique*, Paris, 1917, Doin, édit., 8, place de l'Odéon.

Usage thérapeutique des racines de valériane. — Ces racines se prescrivent, à doses de 0 gr.3 à 1 gramme, plusieurs fois par jour, sous la forme de poudres ou de pilules, et à doses de 10 à 15 grammes sur 200 grammes d'eau, sous celle de décoctions, comme antinévralgique, comme sédatif contre la névrose, l'asthme, les insomnies, puis extérieurement comme vulnéraire.

Action physiologique. — Ordonnées à doses trop élevées, elles provoquent de la céphalalgie, des étourdissements, des vertiges, des nausées, des sueurs froides, mais jamais de diarrhée, ni de vomissements ; car elles agissent sur les centres nerveux de la moelle épinière et du cerveau. Elles possèdent en outre, selon certains auteurs, des propriétés sédatives, permettant de combattre les convulsions attribuées à l'absorption de la strychnine.

Pharmacie galénique. — Elles servent à préparer la Tinctura Valerianæ, l'Aqua Valerianæ, l'Extractum Valerianæ, l'Oleum æthereum Valerianæ, outre, comme nous l'avons décrit ci-dessus, l'acide valérianique et ses nombreux sels officinaux.

Historique. — Les Germains avaient dédié la valériane à leur déesse Hertha, car elle devait les préserver des maléfices ; aussi, le jour de leurs noces, les jeunes époux portaient-ils, comme de nos jours encore, un rameau feuillé de valériane en lieu et place de la couronne d'oranger.

Les racines de la grande valériane ou *Valeriana Phu*, L., originaire elle aussi de l'Europe, de la *Valeriana mexicana*, C. et D., de la *Valeriana Toluccana*, croissant au Mexique, de la *Valeriana Celtica*, L., provenant des Basses-Alpes, livrent elles aussi, à la thérapeutique, des drogues très appréciées, qui se prescrivent parfois comme fébrifuge et comme antinervique.

RADIX VALÉRIANÆ JAPONICÆ, RACINE DE VALÉRIANE DU JAPON, DE PATRINIA SCABIOSÆFOLIA, Link.

Les racines, non officinales, de cette plante, cultivée au Japon, se prescrivent parfois dans ce pays, de par leur teneur en essence, comme sédatif et comme antispasmodique, c'est-à-dire comme succédané de nos racines officinales de valériane. Il en est de même de celles de la *Valerianella olitoria*, Moench et de la *Valerianella auriculata*, D. C., etc.

Les racines de la *Valeriana japonica* livrent une essence jaunâtre, d'odeur valérianée, d'un poids spécifique de 0,990, à pouvoir rotatoire lévogyre, soluble dans l'alcool, l'éther, le chloroforme. Elle renferme des éthers des acides acétique et valérianique, de l'aldéhyde valérianique, du pinène, du camphène, du dipentène, du bornéol et du terpinéol, puis de l'ACÉTATE DE KESSYLE, $C^{14}H^{23}O^2$—OC—CH^3, passant entre 178° et 179°, sous une pression de 14 millimètres.

Notons que l'ALCOOL KESSYLIQUE, $C^{14}H^{24}O^2$, se présente sous la forme de prismes rhombiques, incolores, fusibles à 85°, insolubles dans l'eau, mais très solubles dans l'alcool, l'éther, le chloroforme.

DIPSACACÉES

Comprenant 10 genres et 120 espèces, prospérant principalement dans la région méditerranéenne, cette famille ne livre, à la thérapeutique, aucune drogue officinale, mentionnons toutefois l' :

HERBA SCABIOSÆ, SCABIEUSE, DE SCABIOSA SUCCISA, L.

Originaire de l'Europe, cette plante herbacée livre, au droguier, ses parties aériennes, fleuries, qui, non officinales, se prescrivent parfois, dans la médecine populaire, comme antisyphilitique ; il en est de même de celles livrées par la *Scabiosa pratensis*, Moench.

IXe ORDRE.— CAMPANULALES

CUCURBITACÉES

Cette famille, comprenant 87 genres et plus de 650 espèces répandues dans les régions chaudes et tempérées du globe, est représentée par des herbes rampantes ou grimpantes, à l'aide de vrilles foliaires, rameuses (Courge), simples (Bryone), à feuilles isolées, non stipulées. Leurs fleurs unisexuées, avec monoécie, sont rarement dioïques (Févillée), ou hermaphrodites (Schizopépon), pentamères, à pistil trimère. Notons qu'unisexuées, les fleurs mâles sont généralement zygomorphes et leurs fleurs femelles, actinomorphes. Leurs pétales tantôt concrescents en une corolle gamopétale (Concombre, Citrouille), tantôt libres (Bryone) entourent chez les fleurs mâles 5 étamines indépendantes, à anthères extrorses, munies de deux sacs polliniques, s'ouvrant dans le sens de la longueur. Elles sont parfois libres et épisépales, mais le plus souvent concrescentes entre elles par paires, de manière à ne former que deux étamines épisépales, à 4 sacs polliniques, la cinquième restant épisépale. Leurs fleurs femelles possèdent un pistil concrescent, dans toute la longueur de son ovaire, avec les verticilles externes ; Celui-là, infère, est surmonté d'un style unique, à 3 stigmates épais, bilobés. Il se compose de 3 carpelles fermés, concrescents en un ovaire triloculaire, renfermant dans chaque loge deux ou un seul, mais le plus souvent un grand nombre d'ovules anatropes. Leur fruit est une baie, dans laquelle la couche externe du péricarpe est dure, parfois lignifiée, tandis que les cloisons de ses bords placentaires se résolvent en une pulpe liquide. Leurs graines, non albuminées, renferment de larges cotylédons plans, accombants au raphé, mais riches en huile fixe.

Ces plantes sont caractérisées par les poils tecteurs

de leurs feuilles qui, pluricellulaires, sont unisériés, par leur épiderme riche en cystolithes, et par leurs stomates toujours accompagnés de 4 ou de 5 cellules annexes, par leur mésophylle, qui ne renferme jamais de glandes sécrétrices.

RADIX BRYONIÆ, RACINE DE BRYONE, DE BRYONIA DIOICA, Jacq.

Cette plante herbacée, commune à nos régions, croît à l'état sauvage le long des haies de toute l'Europe. Elle livre au droguier ses racines non officinales, qui, déterrées au printemps ou en automne, puis lavées, sont sectionnées sous la forme de rondelles minces, que l'on dessèche au soleil. Elles se présentent sous la forme de rondelles légères, de 4 à 7 centimètres de diamètre, sur 3 à 8 millimètre d'épaisseur, à surface externe, rugueuse, jaunâtre, à face interne, blanchâtre, marquée de zones concentriques, très nettes, et de lignes rayonnantes, mamelonnées, d'odeur nulle, à saveur amylacée, âcre, amère.

Examinée sur une coupe transversale, cette racine est constituée par un suber mince, à cellules aplaties, disposées en files radiales ; par un parenchyme cortical, renfermant de grands lacticifères et quelques cellules scléreuses ; puis vient le liber, à vaisseaux criblés, et le cambium, qui le sépare du bois contenant des faisceaux bicollatéraux, à liber externe. Toutes ses cellules parenchymateuses contiennent des grains d'amidon arrondis, isolés ou réunis ensemble. Cette racine renferme de l'amidon, des matières résineuses et pectiques, de la gomme résine ou bryorésine, $C^{37}H^{68}O^{18}$, et un glucoside ou bryonine.

La BRYONINE, $C^{48}H^{80}O^{19}$, se prépare en extrayant cette drogue par de l'alcool, puis en reprenant l'extrait ainsi obtenu par de l'eau, dont la solution, traitée par de l'acétate de plomb, puis par de l'hydrogène sulfuré, est évaporée à sec, après avoir été additionnée de tanin ; son résidu, repris par de l'alcool, donnant une solution, que l'on soumet à la cristallisation spontanée.

Elle se présente sous la forme d'une poudre blanc jaunâtre, cristalline, inodore, amère, insoluble dans l'éther, le benzène, le chloroforme, très soluble dans l'eau, l'alcool ; hydrolysée, elle se décompose en glucose, en *bryorétine* et en hydrobryorétine, car :

$$C^{48}H^{80}O^{19} + 2H^2O = C^6H^{12}O^6 + C^{21}H^{35}O^7 + C^{21}H^{37}O^8$$

Bryonine   Glucose   Bryorétine   Hydro-bryorétine

Notons que la BRYORÉTINE, insoluble dans l'eau, se dissout facilement dans l'éther, l'alcool, à l'encontre de l'*hydrobryorétine* qui est insoluble dans l'éther et dans l'eau, etc.

Ce glucoside se prescrit parfois, à doses de 0 gr. 001, plusieurs fois par jour comme purgatif.

Cette racine se prescrit, à doses de 0 gr. 3 à 0 gr. 5, plusieurs fois par jour, en poudres ou en pilules, et à doses de 5 à 15 grammes sur 200 grammes d'eau, sous la forme de décoctions, comme antirhumatismal, comme dépuratif du sang et comme spécifique contre les crises épileptiques, puis extérieurement sous la forme de frictions révulsives, comme vésicant contre les rhumatismes.

Ordonnée à doses trop élevées, elle provoque des nausées, des vomissements, des coliques, de la diarrhée, des convulsions, de la stupeur, voire même la mort par asphyxie.

Ordonnez, en cas d'empoisonnements par cette drogue, des émétiques, des stimulants, des lavages d'estomac et du tanin. Il en est de même après une absorption trop exagérée de racines de *Bryonia alba*, L. (plante originaire de l'Europe), qui renferment les mêmes principes actifs que la bryone officinale, idem pour la *Bryonia filifolia*, Lam., originaire du Brésil.

FRUCTUS COLOCYNTHIDIS, FRUIT DE COLOQUINTE, DE CITRULLUS COLOCYNTHIS, Schrad.

Origine botanique. — Cette plante vivace, à racines pivotantes, charnues, porte une tige grimpante, volubile à gauche, mais ramifiée, d'un mètre de haut, qui s'attache aux arbres ou à ses tuteurs, à l'aide de vrilles foliaires. Ses feuilles dispersées, simples, non stipulées, à limbe échancré, ondulé sur ses bords, sont parcourues, dans toute leur longueur, par une nervure médiane, prononcée, qui s'atténue, à leur base, en un pétiole très velu. Ses fleurs, à involucre infère, velu, sont constituées par un calice à 5 sépales extérieurement velus ; par une corolle à 5 pétales jaunes, concrescents entre eux en un tube, qui s'élargit au sommet sous la forme d'un entonnoir. Elles entourent, chez les fleurs femelles, un pistil à ovaire infère, triloculaire, renfermant dans chaque loge de nombreux ovules anatropes ; mais il est toujours surmonté d'un style unique, à 3 stigmates. Son fruit est une baie officinale.

Origine géographique. — Originaire des contrées désertiques, sablonneuses et arides du nord de l'Afrique, principalement du Maroc et de l'Egypte, elle est cultivée dans toute la région

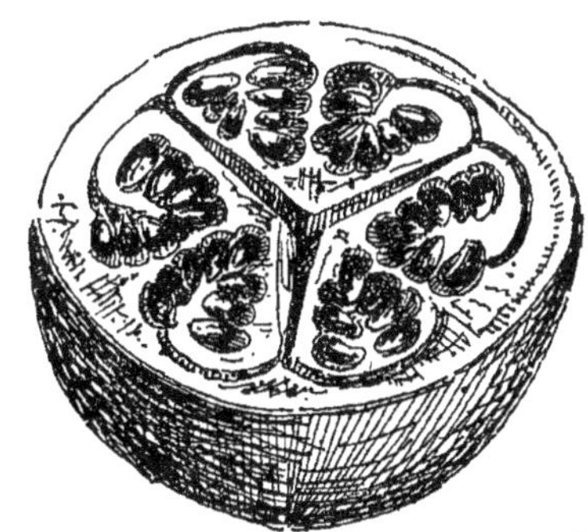

Fig. 119. — Coupe transversale du fruit de coloquinte.

méditerranéenne, particulièrement en Tunisie, en Algérie, en Egypte, au Maroc, en Espagne, à Chypre, puis en Syrie, en Mésopotamie, à Ceylan, en Sénégambie, etc., etc., aussi son fruit se différencie-t-il, selon sa provenance, dans le *commerce européen*, en drogue syrienne, espagnole, marocaine, algérienne, etc., etc.

Description du fruit (fig. 119). — Le fruit de cette plante, recueilli en automne, mondé au couteau de son épicarpe dur, jaunâtre, à surface lisse, légèrement marbrée, se présente dans le droguier sous la forme d'un corps globuleux, léger, blanchâtre, spongieux, à surface rugueuse, portant de ci, de là, des traces de son épicarpe. Sectionné en deux, il renferme une fente étoilée, à 3 branches subdivisées elles-mêmes en deux placentes, dont les parois lisses, repliées sur elles-mêmes à leurs extrémités, portent de nombreuses graines ovoïdes, dures, lisses, brunâtres, de 6 à 8 millimètres de long sur 3 à 4 millimètres de diamètre. Notons qu'elles ne sont par surmontées, comme celles de la courge, par un bourrelet marginal.

Ces graines, non utilisées dans la thérapeutique, devraient toujours être éliminées de notre drogue officinale ; car inodores, à saveur oléagineuse, douceâtre, elles ne renferment aucun principe actif. L'odeur de la coloquinte est nulle, sa saveur mucilagineuse, amère.

Examen microscopique. — Examiné sur une coupe transversale, ce fruit est constitué par un mésocarpe à cellules polygonales, qui entourent de nombreux vaisseaux spiralés et des éléments idioblastes, se colorant en rouge par addition du réactif de Frœhde ; ses cellules parenchymateuses étant séparées les unes des autres par de larges méats remplis d'air (fig. 120).

Poudre. — Ce fruit pulvérisé livre une poudre blanchâtre ne renfermant jamais de sclérites, ni de grains d'aleurone ou de fibres libériennes.

Falsifications. — Cette drogue, rarement falsifiée, est parfois mélangée à des fruits de *Cucumis trigonus*, Roxb., de *Cucumis Hardwickii*, Boyle,

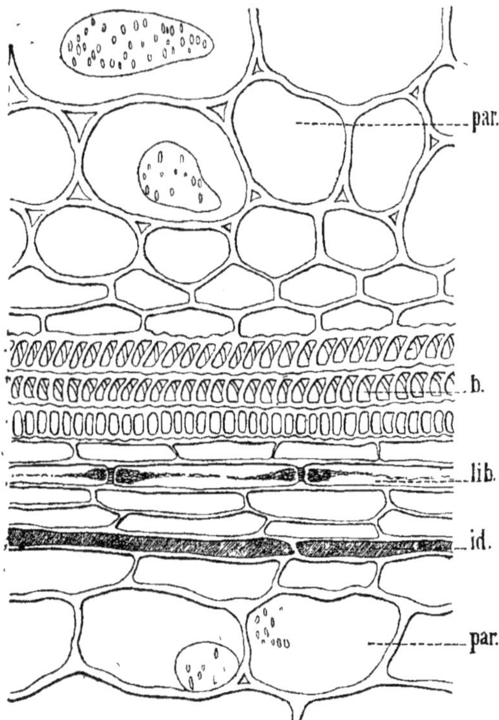

Fig. 120. — Coupe transversale du mésocarpe de coloquinte.
par) cellules parenchymateuses ; *lib*) liber ; *id*) idioblastes.

de *Luffa purgans* Mart., etc., qui, se différenciant à première vue de ceux de la coloquinte, ne donnent pas les réactions caractéristiques de cette drogue.

Réactions. — L'extrait alcoolique de coloquinte, repris par de l'eau, donne une solution se colorant en rouge orange, par addition d'acide sulfurique.

Analyse chimique. — La coloquinte renferme du mucilage, des matières résineuses, insolubles dans l'eau, mais très solubles dans l'éther et dans l'alcool, 1,4 p. 100 de colocynthine ; analysée par Power et Moore, elle renferme outre de la colocynthine, un alcaloïde et du citrullol, $C^{22}H^{36}O^2(OH)^2$, puis du sucre, des traces d'essence, du phytostérol, de l'élatérine, substance résineuse, de l'hentriacontane et des acides palmitique, stéarique, acétique, malique et citrique.

La COLOCYNTHINE, $C^{56}H^{84}O^{23}$, se présente sous la forme d'aiguilles jaune pâle, inodores, très amères au goût, neutres, solubles dans l'eau, l'alcool, mais insolubles dans l'éther, le chloroforme, le benzène, le sulfure de carbone, l'éther de pétrole ; ses solutions alcooliques se précipitent en des dépôts jaunes, par addition d'éther. Ce glucoside se dissout avec une coloration rouge intense dans l'acide sulfurique ; rouge cerise dans le réactif de Frœhde ; rouge vif dans l'acide nitrique ; jaune dans la potasse caustique. Ses solutions aqueuses ne sont pas précipitées par addition d'acétate de plomb, ni par celle de perchlorure de fer ou de nitrate d'argent, ni par celle de bichlorure de mercure, mais elles se précipitent en un dépôt blanc par addition de tanin. L'acide sulfovanadique dissout la colocynthine avec une coloration rouge, puis violette, et la colocynthéine avec une coloration bleue, puis rouge. Hydrolysée par des acides étendus, la colocynthine se décompose en glucose et en colocynthéine, $C^{44}H^{64}O^{13}$, car :

$$C^{56}H^{84}O^{23} + 2H^3O = 2C^5H^{12}O^6 + C^{44}H^{44}O^{13}$$

On la prescrit parfois, à doses de 0 gr. 05 plusieurs fois par jour, comme stomachique amer et comme purgatif.

Usage thérapeutique. — La coloquinte se prescrit, à doses de 0 gr. 05 à 0 gr. 1 plusieurs fois par jour, en poudres ou en pilules, et à doses de 3 à 5 grammes sur 200 grammes d'eau, sous la forme de décoctions, comme purgatif drastique et comme diurétique. On l'ordonne aussi avec succès comme spécifique contre l'hydropisie, les constipations opiniâtres là où l'aloès a échoué, puis comme dérivatif contre les congestions pulmonaires et cérébrales.

Action physiologique. — Ordonnée à doses trop élevées, elle provoque souvent des empoisonnements mortels, avec nausées, vomissements, coliques sanguinolentes, diarrhées douloureuses, rétention d'urine, crampes, convulsions.

Notons que cette drogue, ordonnée à doses de 0 gr. 05 par jour, détermine déjà, en supprimant la diurèse, d'abondantes selles aqueuses, puis de la gastro-entérite, avec selles sanguinolentes. Sa poudre, insufflée dans le nez ou dans les voies respiratoires, agit aussi comme purgatif ; mais elle n'excite que médiocrement la sécrétion biliaire, à l'encontre de ce que l'on admettait jusqu'ici.

Contrepoisons. — Ordonnez, en cas d'empoisonnements par cette drogue, des stimulants alcooliques, des opiacés, du tanin, des substances riches en mucilage, des émétiques, des lavements amylacés, outre des lavages d'estomac.

Pharmacie galénique. — Elle sert à préparer l'Extractum Colocynthidis simplex, l'Extractum Colocynthidis compositum, la Tinctura Colocynthidis, qui est souvent utilisée comme parasiticide ou pour combattre les gerces.

Historique. — Appréciée des Anciens, la coloquinte se prescrivait déjà, sous la forme de décoctions, comme purgatif drastique ; mais elle servait aussi à préparer, selon Hippocrate et Andromaque (médecin privé de Néron, 50 ans avant J.-C.) un vin purgatif. Elle était en outre préconisée par les médecins arabes, comme un antidote contre les morsures des serpents.

Les graines de cette plante, exprimées ou extraites par du tétrachlorure de carbone, livrent une huile fixe, jaune rougeâtre, fluorescente, d'odeur faible, mais spéciale, à saveur amère, d'un poids spécifique de 0,928, à indice de réfraction de 78, à indice d'acidité de 2,7, à indice de saponification de 191, à indice d'iode de 120, très peu soluble dans l'alcool, mais très soluble dans l'éther, l'éther de pétrole, le chloroforme.

SEMEN LAGENARIÆ, DE LAGENARIA VULGARIS, Ser., seu CUCURBITA LAGENARIA, L.

Originaire de l'Europe méridionale, cette plante livre, au droguier, ses graines non officinales, qui, longuement elliptiques, renferment passablement de corps gras, raison pour laquelle elles se prescrivent parfois, dans la médecine populaire, sous la forme d'émulsions, comme diurétique.

SUCCUS ECBALLII, SUC D'ELATERIUM, D'ECBALLIUM ELATERIUM, A. Rich.

Cette plante herbacée, prospérant dans les décombres de toute l'Europe méridionale et de l'Orient, livre, au droguier, ses fruits non officinaux, ovoïdes, mamelonnés, jaune verdâtre velus, qui, exprimés à l'état frais, exsudent un latex verdâtre. Celui-ci, desséché, se rencontre parfois dans les officines pharmaceutiques, car il renferme un glucoside cristallin ou ELATÉRINE, $C^{20}H^{28}O^5$, qui se présente sous la forme de cristaux incolores, amers, solubles dans l'eau et dans l'alcool dilué, mais insolubles dans l'éther, le chloroforme, le sulfure de carbone. On l'ordonne parfois, à doses de 0 gr. 006 par fois, comme purgatif drastique.

Ce suc se prescrit parfois, dans la médecine populaire, comme purgatif drastique, en lieu et place de la coloquinte, mais il faut l'ordonner avec prudence ; car, à fortes doses, il provoque de la gastro-entérite, des selles sanguinolentes, des vertiges, une faiblesse extrême, des convulsions suivies de mort.

OLEUM CITRULLI, HUILE DE COCORICO OU DE CITROUILLE, DE CITRULLUS VULGARIS, L.

Cette plante, cultivée au Congo belge, car elle se développe très rapidement (sa culture étant facile, tout en empêchant les mauvaises herbes d'envahir les plantations), livre au droguier ses graines non officinales, dénommées *Maboké*, qui, exprimées, donnent une huile fixe, trouble, jaune doré, à saveur douceâtre, agréable, d'un poids spécifique de 0,9241, à indice de réfraction de 1,471, à indice d'acidité de 3, à indice de saponification de 196, à indice d'iode de 113, soluble dans l'éther, le chloroforme, etc.

Donnant la réaction de l'élaïdine, en précipitant une masse butyreuse, jaune orange, mais non les réactions d'Halphen et de Baudoin, elle renferme des triglycérides des acides gras ; oléique et linolique. Notons que ses tourteaux, riches en matières azotées, sont recommandés comme aliment du bétail.

OLEUM TELFAIRIÆ, HUILE DE TELFAIRIA, DE TELFAIRIA PEDATA, Hook.

Cette plante grimpante, originaire de l'Urguha et de l'Afrique occidentale, livre, aux indigènes de ce continent, ses graines non officinales, qui, rôties, y sont utilisées comme surrogat du café, mais qui, exprimées, livrent une huile comestible, à peu près identique à celle de l'huile d'olive. Celle-ci se présente sous la forme d'un liquide jaune doré, inodore, d'un poids spécifique de 0,9178, à indice d'acidité de 0,34, à indice d'éthers de 174, à indice de saponification de 174,6, à indice d'iode de 86,2, qui se prend au froid en une masse solide, jaunâtre, fusible à + 7°, soluble dans tous les dissolvants organiques usuels. Peu siccative, elle est constituée par des triglycérides des acides stéarique, palmitique et telfairique.

L'ACIDE TELFAIRIQUE, $C^{18}H^{32}O^2$, appartenant au groupe des acides dérivant de l'acide linolique, se présente sous la forme d'aiguilles incolores, inodores, fusibles à + 5°, solubles dans tous les dissolvants organiques usuels, qui, bromées, additionnent 4 atomes de brome par molécule de cet acide, en livrant un acide tétrabromtelfairique. Cet acide organique, oxydé, se décompose en acide tétraoxystéarique ou acide *sativique*, fusible à 173°.

FRUCTUS LUFFÆ, ÉPONGE VÉGÉTALE, DE LUFFA CYLINDRICA, L.

Cette plante herbacée, originaire de l'Arabie et de l'Egypte, livre au droguier le péricarpe spongieux de ses fruits qui, non officinal, se prescrit parfois, dans la médecine populaire, comme déshydratant.

SEMEN FEVILLEAE, GRAINE de NHANDIROBA, DE FEVILLEA TRILOBATA, L.

Originaire de l'Amérique du Nord, cette plante herbacée, livre au droguier ses graines non officinales, qui se prescrivent parfois, dans la médecine populaire, comme alexitère et comme antirhumatismal. Dénommées à tort *graines de Saint-Ignace*, elles sont aplaties sur leurs faces latérales, mais recouvertes d'un spermoderme brunâtre, marqué de taches irrégulières, plus claires.

SEMEN MOMORDICÆ, MUH PICH TSZO, DE MOMORDICA COCHINCHINENSIS, Spr.

Cette plante, originaire de la Chine méridionale, où elle est très répandue, livre, à la thérapeutique de ce pays, ses graines très oléagineuses, utilisées dans le traitement des plaies et des hémorroïdes, car elles renferment de l'huile fixe et de la tréhalose, outre des matières résineuses et pectiques.

Leur huile fixe se présente sous la forme d'un liquide épais, jaunâtre, très siccatif, d'un poids spécifique de 0,9191, à indice d'acidité de 4,82, à indice de saponification de 180, à indice d'iode de 117, soluble dans l'éther, l'éther de pétrole, le chloroforme, qui est constituée par un mélange de triglycérides des acides stéarique, palmitique, oléique, linoléique et ricinolique.

SEMEN CUCUMIS, GRAINE DE CONCOMBRE, DE CUCUMIS SATIVUS, L.

Originaire de l'Orient, mais cultivée de nos jours dans toute l'Europe méridionale et centrale, cette plante livre, au droguier, les graines de ses fruits, utilisés dans l'alimentation, qui se prescrivaient autrefois dans la préparation du thé aux 4 fruits.

SEMEN ET OLEUM CUCURBITÆ, GRAINE ET HUILE DE COURGE, DE CUCURBITA PEPO, L., CUCURBITA MAXIMA, Duch.

Ces plantes, cultivées dans toute l'Europe centrale et méridionale, livrent au droguier leurs graines, non officinales, qui s'y présentent sous la forme de petits corps ovoïdes, aplatis sur leurs faces latérales, convexes sur leurs deux autres faces. Recouvertes par une pellicule mince, non adhérente au spermoderme, elles portent, sur une de leurs faces latérales, un sillon circulaire ou raphé. Mesurant de 15 à 20 millimètres de long sur 10 à 12 millimètres de large, elles sont blanches ou blanc jaunâtre, inodores, à saveur oléagineuse.

Examinée sur une coupe transversale, cette graine est constituée par deux grands cotylédons renfermant, dans leurs cellules polygonales, de nombreuses gouttelettes oléagineuses, et par un spermoderme à 3 assises de cellules, dont l'externe est constituée par une couche de cellules en palissade, à parois minces, puis vient une seconde zone, formée par 3 ou par 4 rangs de cellules tangentiellement allongées, à parois réticulées, munies d'épaississements, puis une couche scléreuse, à une assise de cellules, dont les parois sont épaissies sur toutes leurs faces. En dessous de celles-ci se rencontrent, en outre, une assise de petites cellules aplaties et une couche de petites cellules parenchymateuses, très aplaties.

Ces graines renferment de l'huile fixe, du sucre, du mucilage, de la vernine, de l'acide citrullique, de la leucine, de la tyrosine, et un glucoside ou péponine.

La VERNINE, $C^9H^{10}N^4O^4$, se présente sous la forme

d'une poudre blanche, cristalline, très peu soluble dans l'eau froide, très soluble dans l'eau bouillante, l'alcool, l'éther. Chauffée avec des acides minéraux concentrés, elle se transforme en guanine, mais on la rencontre aussi dans le seigle et dans le malt de brasserie.

Leur huile fixe se présente sous la forme d'un liquide jaunâtre, limpide, d'un poids spécifique de 0,9179, à indice de réfraction de 1,4714, à indice d'acidité de 26, à indice de saponification de 188, soluble dans l'éther, le sulfure de carbone, etc., que l'on utilise comme huile alimentaire car elle renferme des triglycérides des acides palmitique, stéarique, arachique, oléique et linoléique.

Elles se prescrivent parfois à doses de 20 à 75 grammes par jour, dans la médecine populaire, comme tænifuge. Fort délaissées par la thérapeutique moyenâgeuse, ces graines furent à nouveau préconisées en 1820, par Mongéry, qui ordonnait de les utiliser comme tænifuge.

PAILLE DE CHRISTOPHINE, CHAYOTE, CHOUCHOU DE SECHIUM EDULE, Sir.

Originaire des Antilles et de la Réunion, cette plante, très abondante, envahissant même les cultures environnantes, mais exigeant des terrains frais et humides et des climats chauds, livre, à l'industrie, les fibres de ses jeunes tiges, que l'on sectionne dans le sens de la longueur et que l'on trie ensuite. Celles-ci, macérées pendant un certain temps dans l'eau de savon, puis desséchées, se présentent sous la forme de rubans très fins, brillants, blancs ou blanc jaunâtre, qui, exportés à raison de 75 tonnes par la Réunion, servent à fabriquer des chapeaux de luxe. Il n'en est pas de même des courges provenant des différents Luffa, qui, macérées dans de l'eau, livrent un tissu fibro-spongieux, utilisé comme éponge végétale.

BENINCASA DE BENINCASA CERIFERA.

Originaire de l'Asie orientale, cette plante annuelle livre, à l'alimentation, son fruit cylindrique de 30 millimètres de long sur 25 millimètres de diamètre, de couleur verdâtre, à exsudation cireuse, à chair blanche, qui, renfermant de nombreuses graines, petites, est utilisé comme succédané du concombre.

CHAYOTE CHRISTOPHINE, CHOUCHOUTE DE SECHIUM LONGIFOLIUM.

Originaire du Mexique, cette plante grimpante cultivée sous les tropiques sur des treillages, livre d'une part, à l'industrie textile, les fibres de ses tiges dénommées paille de chuchu, et d'autre part, à l'alimentation, ses fruits oblongs, de 15 centimètres de long, parcourus par des côtes irrégulières, qui renferment des graines assez oléagineuses, entourées d'une pulpe blanche, aussi les utilise-t-on comme légume.

LOBÉLIACÉES

Cette famille, comprenant 60 genres et plus de 1.000 espèces répandues dans toutes les contrées chaudes et tempérées du globe, est représentée par des herbes annuelles ou vivaces, parfois volubiles (Leptocode), rarement par des arbustes (Rollandie), à latex contenu dans des files de cellules anastomosées. Leurs feuilles opposées, rarement isolées, sont simples, non stipulées. Leurs fleurs hermaphrodites, tantôt actinomorphes, tantôt zygomorphes (Lobélie), sont pentamères, à calice persistant, gamosépale ou bilabié ; à corolle gamopétale, actinomorphe (Campanule), bilabiée (Lobélie). Elle entoure 5 étamines indépendantes, alternantes avec les pétales, dont les anthères, voire même leurs filets, sont soudés ensemble en un tube entourant le style et les stigmates (Lobélie). Leur pistil infère, concrescent avec ses verticilles externes, est formé par un ovaire pluriloculaire, surmonté d'un style unique, contenant dans chaque loge un grand nombre d'ovules anatropes. Leur fruit est une capsule (Lobélie), mais souvent une pixide (Campanule). Les plantes de cette famille sont caractérisées par les poils tecteurs, unicellulaires, de leurs feuilles, qui renferment des cystolithes, puis par leur mésophylle qui, ne contenant jamais de glandes sécrétrices, entoure des lacticifères disposés à la périphérie du limbe.

HERBA LOBELIÆ, LOBÉLIE, DE LOBELIA INFLATA, L.

Origine botanique. — Cette plante annuelle, de 60 centimètres de haut, à tige droite, très velue, parcourue par de nombreux canaux lacticifères, porte des feuilles isolées, épaisses, presque sessiles quant aux caulinaires, courtement pétiolées, quant aux autres, à limbe entier, courtement lancéolé, dont les bords sont dentelés. Ses fleurs, disposées en grappes à l'aisselle des feuilles supérieures, sont constituées par un calice à 5 sépales linéaires ; par une corolle bilabiée, bleu pâle, dont la lèvre supérieure est bifide, à 5 pétales inégaux, qui entourent 5 étamines à anthères et à filets soudés ensemble (en un tube), dont les deux internes sont plus courtes que les trois externes, qui sont velues. Leur pistil infère, concrescent avec les verticilles externes, est formé par deux carpelles fermés, multiovulés, surmontés d'un style unique. Son fruit, toujours surmonté par ses lobes caliculaires, est une capsule biloculaire, qui renferme de nombreuses graines oblongues, à surface réticulée, creusée de fossettes, à embryon droit, à albumen charnu.

Origine géographique. — Fleurissant de juillet en août, elle croît à l'état sauvage dans les terrains marécageux de l'Amérique du Nord, particulièrement à New-Lebanon, où on la cultive parfois, de même qu'en Europe, comme plante d'ornement.

Récolte. — Fauchée à l'époque de sa floraison, cette plante livre au droguier ses parties aériennes, qui, mondées de leurs grosses tiges, sont en partie desséchées à l'air et au soleil, puis sectionnées et comprimées sous la forme de petits paquets rectangulaires, que l'on entoure de papier d'étain, afin de les exporter de New-Lebanon, près de New-York, sur l'Europe.

Description de la drogue. — Elle est constituée par des fragments de tiges velues, hispides, anguleuses, aplaties, striées dans le sens de la longueur ; par de nombreuses feuilles jaune verdâtre, entières ou concassées, assez épaisses, ovales ou lancéolées, mais inégalement serretées sur leurs bords, à limbe entier, de 3 à 7 centimètres de long sur 2 à 4 centimètres de large, parcouru par une nervure médiane, prononcée ; par des fleurs construites sur le type habituel de celles des plantes de cette famille, et parfois par des fruits ou par leurs graines. La couleur de cette drogue est vert grisâtre, son odeur herbacée, sa saveur âcre, vireuse.

Examen microscopique. — Examinées sur une coupe transversale, ces feuilles sont constituées par un épiderme supérieur, à cellules sinueuses, munies de papilles proéminentes ; par un mésophylle hétérogène, asymétrique, qui entoure un système libéro-ligneux, représenté par un cordon arqué, recouvert sur ses deux faces par un liber mou, riche en lacticifères, et par un péricycle plus ou moins lignifié, puis vient l'épiderme inférieur, à cuticule striée, portant de nombreux poils tecteurs, coniques, unicellulaires ; il entoure de nombreux stomates accompagnés de 3 ou de 4 cellules annexes.

Falsifications. — Cette drogue est souvent

falsifiée par addition de parties végétales provenant d'autres plantes, qui ne possèdent pas les caractères morphologiques ou microscopiques de celles de la lobélie, dont elles ne donnent pas en outre les réactions que voici :

Réactions. — Macérée dans de l'alcool, cette drogue livre une teinture qui, concentrée sous la forme d'extrait, abandonne un résidu, que l'on reprend par de l'eau. Cette solution, agitée avec de l'éther, afin de la priver de ses matières résineuses et grasses et de sa chlorophylle, puis agitée en présence de soude caustique avec de l'éther acétique, donne une solution qui, décantée, filtrée, est soumise à la distillation fractionnée où elle abandonne un résidu se colorant en violet par addition du réactif de Frœhde.

Analyse chimique. — Elle renferme de la lobéline, de la lobélacrine, de l'inflatine, des traces d'essence, outre 30 p. 100 de matières résineuses et oléagineuses.

La LOBÉLINE, $C^{18}H^{23}NO^2$, découverte en 1838 par Procter, se prépare en extrayant les parties végétales, pulvérisées, de cette plante, par de l'eau additionnée d'acide sulfurique, qui, filtrée, en partie évaporée, puis décantée de ses matières résineuses, est ensuite agitée avec de l'éther. Celle-là, décantée, agitée en présence de soude caustique, avec de l'éther, lui abandonne sa lobéline, que l'on soumet à la distillation fractionnée dans le vide.

Elle se présente sous la forme d'un liquide volatil, incolore ou légèrement jaunâtre, d'odeur vireuse, à saveur âcre, irritante, rappelant un peu celle du tabac. Peu soluble dans l'eau, mais très soluble dans l'éther, l'alcool, le chloroforme, elle donne avec les acides minéraux des sels cristallins. Elle se dissout avec une coloration violette, puis brune et jaune dans le réactif de Frœhde, rouge brunâtre dans l'acide sulfurique additionné d'un petit cristal de bichromate de potasse, mais sans coloration dans l'acide sulfurique ou dans l'acide nitrique. Traitée, en présence de soude caustique, par du permanganate potassique, elle se décompose en acide benzoïque.

Elle se prescrit, à doses de 0 gr. 005 plusieurs fois par jour, comme sédatif, comme antispasmodique et comme émétisant ; car son action physiologique est pour ainsi dire identique à celle de la drogue qui la renferme.

La LOBÉLACRINE est un glucoside qui se présente sous la forme de cristaux jaune brunâtre, très amers, inodores, qui, sous l'action d'acides étendus ou de ferments, se décomposent en glucose et en acide lobélique.

L'INFLATINE se présente sous la forme de gros cristaux incolores, insolubles dans l'eau, mais très solubles dans l'éther, l'alcool.

Usage thérapeutique. — Cette drogue, non officinale, se prescrit, à doses de 10 à 15 grammes sur 1.000 grammes d'eau, sous la forme de décoctions, et à doses de 0 gr. 05 à 0 gr. 1 plusieurs fois par jour sous celle de poudres ou de pilules, comme expectorant, comme sédatif, comme antispasmodique, particulièrement comme spécifique contre la coqueluche et contre l'asthme.

Action physiologique. — Ordonnée à doses trop élevées, elle provoque des sueurs froides, en favorisant l'excrétion des liquides bronchiques ; puis elle agit comme émétique ; mais ordonnée à doses massives, elle provoque souvent des empoisonnements mortels, avec nausées, vomissements, coliques, convulsions, paralysie du cœur qui s'arrête en systole.

Contrepoisons. — Administrez, en cas d'empoisonnements, par cette drogue, des émétiques, du tanin, des stimulants alcooliques et des cardiotoniques, tels que la digitale, la belladone, le thé et le café.

Incompatibilités. — Il ne faut jamais l'ordonner, ainsi que ses dérivés, avec du tanin, des matières tannantes, des iodures, de l'eau de laurier-cerise, du borax, des bromures, du sirop à l'iodure de fer, etc., etc.

Pharmacie galénique. — Elle sert à préparer la Tinctura Lobeliæ, l'Acetum Lobeliæ, l'Extractum Lobeliæ.

Historique. — Son nom de lobélie lui fut donné en souvenir du célèbre botaniste Lobel, né à Ryssel, en 1538 ; mais cette drogue ne fut introduite dans la thérapeutique qu'en 1787.

Notons que la *Lobelia syphilitica*, L., originaire de l'Amérique du Nord, la *Lobelia urens*, L., prospérant en France, possèdent des propriétés physiologiques à peu près identiques à la plante qui livre notre drogue officinale ; il en est de même de la *Lobelia nicotianœfolia*, Hayne, originaire de l'Asie occidentale, de la *Lobelia Delessea*, prospérant au Mexique et de la *Lobelia Mollery*, Henry, qui se rencontre à Saint-Thomé.

CAMPANULACÉES

Les plantes de cette famille se différencient de celles de la précédente par leurs fleurs, à corolle actinomorphe, à anthères lisses, mais elles ne livrent à la thérapeutique aucune drogue officinale.

HERBA CAMPANULÆ, DE CAMPANULA TRACHELIUM, L., CAMPANULA CERVICARIA, L.

Originaires de l'Europe, ces plantes livrent, au droguier, leurs parties aériennes, non officinales, qui, renfermant beaucoup de matières résineuses et colorantes, se prescrivent parfois, dans la médecine populaire de nos régions, sous la forme de gargarismes, comme spécifique contre les angines et les inflammations de la gorge.

COMPOSÉES

Cette famille, comprenant 806 genres et plus de 10.000 espèces, répandues sur toute la surface du globe, particulièrement sous les climats tropicaux, tempérés et sous-tropicaux, est représentée par des herbes, par des arbustes (Astre) et par des arbres (Dendrosère), à port divers, parfois volubiles (Mikanie) ou grimpants, à l'aide de vrilles foliaires (Mutisie). Leurs feuilles, isolées ou opposées, sont simples ou composées, mais jamais stipulées, à limbe entier ou diversement découpé. Leurs tiges, feuilles et racines sont parcourues par de longues cellules sécrétrices, anastomosées, qui renferment un suc résineux, opaque (Chardon) ou par des cellules fusionnées en réseau, qui produisent du latex (Laitue) ; mais elles renferment aussi parfois des canaux sécréteurs, oléifères (Hélianthe). Leurs fleurs, toujours disposées sous la forme de capitules, peuvent parfois être solitaires (Echinope, Chardon), ou disposées en grappes (Armoise), ou en corymbes (Tanaisie), ou en épis (Chicorée) ou en capitules et en cymes bipares (Eupatoire). Ces capitules floraux sont parfois munis de bractées stériles, disposées sur un ou sur plusieurs rangs, mais leurs fleurs sont toujours hermaphrodites, unisexuées ou neutres par avortement. Leur calice forme un bourrelet circulaire entier (Chrysanthème, Tanaisie), ou bien il porte un plumet de soies lisses ou plumeuses (Chardon, Laitue), mais il peut aussi se réduire à de petites écailles membraneuses (Hélianthe, Matricaire).

Leur corolle est parfois constituée par 5 pétales con-crescents entre eux en un tube, avec ou sans nervure médiane. Elle peut être actinomorphe et tubuleuse (Chardon), zygomorphe, et ceci de trois manières diffé-rentes : 1° ses pétales sont tous égaux et étalés en une languette, donc corolle ligulée (Chicorée) ; 2° inégaux, ils forment une corolle bilabiée, à lèvre plus grande que la lèvre supérieure (Nassauvie) ; 3° leur corolle peut être bilabiée, mais seule la lèvre inférieure sub-siste, en formant une languette à 3 dents (Hélianthe).

Nous distinguons en conséquence trois formes de co-rolles, soit une tubuleuse, une ligulée à 5 dents, et une bilabiée ou ligulée à 3 dents.

Le capitule floral peut ne renfermer que des fleurs tubuleuses (Chardon), que des fleurs ligulées à 5 dents (Chicorée), que des fleurs bilabiées (Nassauvie), ou des fleurs tubuleuses au centre et des fleurs bilabiées à 3 dents à sa périphérie (Hélianthe, Astre), ou bilabiées (Barnadésie) ; leurs fleurs périphériques pouvant en outre être colorées d'une manière tout à fait diffé-rente que celles du centre. Elles renferment 5 étamines alternantes avec les pétales, mais concrescentes par leurs filets avec le tube de la corolle. Toutes ferti-les et égales, à filets libres, à anthères souvent agglutinés bords à bords, elles entourent un pistil concrescent, dans toute la longueur de son ovaire, avec ses verticilles externes. Infère, leur pistil est constitué par deux carpelles ouverts, concrescents en un ovaire uniloculaire, surmonté d'un style unique, se terminant par deux stigmates recourbés en dehors. Il renferme un seul ovule anatrope, droit. Leur fruit est un achaine à sommet nu (Chrysanthème, Chi-corée) ou couronné par une aigrette provenant du développement du calice (Chardon, Laitue) ; cette ai-grette pouvant être supportée par un long bec rigide (Laitue). Leurs graines renferment un embryon à coty-lédons plans, sans albumen. Ces plantes se divisent en *Liguliflores* : fleurs d'une seule sorte, toutes ligulées, à 5 dents (Chicorée, Pissenlit, Laitue) ; *Tubuliflores* : fleurs d'une seule sorte, toutes tubuleuses (Eupatoire, Echi-nope, Chardon, Centaurée, Carthame); *Radiées* : fleurs de deux sortes, les unes tubuleuses au centre, les autres ligulées, à 5 dents, à la périphérie (Filago, Gnaphale, Inule, Hélianthe, Achille, Chrysanthème, Matricaire, Tanaisie, Armoise, Arnica, Seneçon) ; *Labiatiflores*, fleurs toutes bilabiées (Nassauvie). D'autres possèdent des fleurs tu-buleuses au centre (Barnadésie) et des fleurs ligulées, à 5 dents à leur périphérie (Mutisie). Les liguliflores sont soit narcotiques et toxiques, de par leur latex, telles la laitue vireuse, soit amères, telles la chicorée; les radiées sont aromatiques et stimulantes de par leur teneur en essence, mais toutes les plantes appartenant à cette famille ne renferment jamais d'amidon, mais de l'inu-line, soluble dans le suc cellulaire, celle-là se précipitant en un dépôt blanc, cristallin, constitué par des aiguilles sphériques, par addition d'alcool. Cette réserve végé-tale, contenue dans les racines de ces végétaux, se trans-forme au printemps en lévulose, pour se déverser en-suite dans toutes les parties aériennes de ces plantes. Chauffée avec de l'acide chlorhydrique dilué, l'inuline se transforme en lévulose. Elle est renfermée à raison de 9,66 p. 100 dans les racines d'Artemisia, 46 p. 100 dans celles de bardane, 17 p. 100 dans celles de chi-corée, 26 p. 100 dans celles d'Helenium, 39 p. 100 dans celles de pissenlit, 5 p. 100 dans celles d'Arnica, etc., etc. M. Wolff constata, en outre, qu'il existe dans les tu-bercules du Dahlia, et dans les racines de chicorée ou des plantes appartenant à cette famille, une subs-tance possédant les propriétés de coaguler les sucs ex-traits de ces végétaux ou de précipiter l'inuline pure de leurs solutions colloïdales. Cette substance se rap-proche beaucoup, de par ses propriétés essentielles, des diastases ; raison pour laquelle elle fut dénommée *inu-locoagulase*. Elle doit pourvoir à la transformation de l'inuline en des produits plus solubles, lors du pro-cessus de la végétation, mais cet agent coagulant est précipité de ses solutions par addition d'alcool. Elle ne possède aucune vertu sur l'amidon, le lait, la pectine.

Ces plantes sont caractérisées par les épidermes de leurs feuilles, dont les cellules, à parois sinueuses, recou-vertes par une cuticule mince, entourent, sur les deux faces de leur limbe, des stomates toujours accompagnés de cellules annexes. Elles portent, en outre, des poils tecteurs, unisériés ou plurisériés, pluricellulaires et arti-culés, et des poils glanduleux, bisériés, logés dans les dé-pressions de leur limbe. Ils sont constitués par des cel-lules pédicellées, allongées dans le sens de la longueur, à deux ou à trois assises de cellules superposées, qui sup-portent des cellules sécrétrices, dont la cuticule externe renferme de l'essence. Leur mésophylle hétérogène, asy-métrique, est toujours dépourvu de cristaux et de glandes sécrétrices internes. Leurs racines possèdent un liber secondaire, dépourvu, ainsi que leur bois, de fibres libériennes ; mais elles renferment toujours des canaux sécréteurs ou des laticifères anastomosés *Liguliflores*, voire même des laticifères isolés, *Tubuliflores*, toutes leurs cellules parenchymateuses étant dépourvues de cristaux. Les tubuliflores se rencontrent particulière-ment sous les tropiques, les labiatiflores en Amérique et les liguliflores dans les régions tempérées de l'hémis-phère boréal.

RADIX INULÆ, RACINE D'AUNÉE, D'INULA HELENIUM, L.

Origine géographique. — Cette plante, dont nous ne donnerons pas la description morpho-

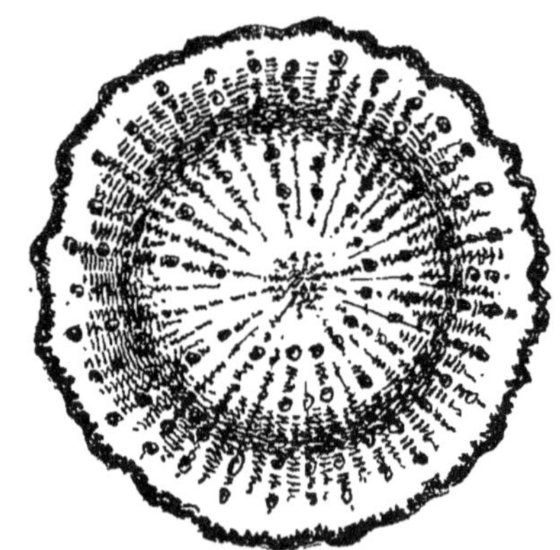

Fig. 121. — Coupe transversale de la racine d'aunée.

logique, croît à l'état sauvage, dans les milieux marécageux et humides de toute l'Europe cen-trale, de l'Asie septentrionale, où elle y est aussi cultivée, particulièrement en Croatie, en Bosnie, en Norvège, en Angleterre, en Allemagne (Cölle-da), en France (Languedoc), en Belgique, puis au Japon et dans l'Amérique du Nord.

Pathologie. — Elle est souvent détériorée par des chenilles et par des scarabées.

Récolte. — Ses racines, âgées de 2 à 3 ans, récoltées en automne ou au printemps, lavées et mondées de leurs radicelles et de leurs tiges, sont ensuite desséchées à l'air et au soleil, après avoir été souvent sectionnées dans le sens de la lon-gueur.

Description de la drogue. — Elles se pré-sentent, dans le droguier, sous la forme de frag-ments irréguliers, à surface externe très ridée, jaune brunâtre, à cassure cornée, nette, de con-sistance assez dure, d'odeur camphrée sur le frais, mais rappelant celle de la violette sur le sec, à saveur aromatique, amère.

Examen microscopique (fig. 121). — Exa-minée sur une coupe transversale, cette racine est constituée par un suber mince ; par un parenchyme cortical, peu épaissi, strié, qui entoure de nombreux canaux sécréteurs secondaires, puis vient le liber, à cellules polygonales, plus petites, séparées par la ligne cambiale du bois blanchâtre. Ces deux zones sont parcourues par des rayons médullaires assez développés ; mais toutes leurs cellules parenchymateuses renferment de l'inuline ; celles du bois entourant en outre de nombreux faisceaux libéro-ligneux coniques, avec vaisseaux ·rayés et des canaux sécréteurs.

Analyse chimique. — Ces racines renferment de l'inuline, de l'hélénine, de l'essence, outre des matières résineuses et pectiques.

Leur ESSENCE se présente sous la forme d'un liquide incolore, d'odeur spéciale, à pouvoir rotatoire, dextrogyre, de $+ 12°3'$, à indice d'acidité de 6,4 ; à indice de saponification de 180 ; d'un poids spécifique de 1,03 ; soluble dans l'éther, le chloroforme, le sulfure de carbone, l'alcool absolu, mais elle dépose à froid des cristaux d'alantol.

Elle est constituée par un mélange d'alantol, d'*Alantolactone*, de formule :

$$C^{14}H^{20}\begin{matrix}O\\ |\\ CO\end{matrix}$$

fusible à 76°, d'*Isoalantolactol*, $C^{15}H^{20}O^2$, fusible à 115°, d'ACIDE ALANTIQUE, de formule $C^{14}H^{20}\begin{matrix}OH\\ COOH\end{matrix}$, qui cristallise sous la forme d'aiguilles incolores, fusibles à 94°.

L'ISOALANTOLACTONE $(C^6H^8O)^n$, se présente sous la forme d'une poudre cristalline, blanche, fusible à 115°, peu soluble dans la ligroïne, l'alcool dilué, très soluble dans l'alcool absolu, l'éther, le chloroforme, insoluble dans l'eau, l'acide chlorhydrique et dans l'ammoniaque, qui se dissout avec une coloration rouge dans l'acide sulfurique, brune dans l'acide nitrique. Neutre, elle est soluble dans l'ammoniaque bouillante et dans le carbonate de soude, d'où elle est représipitée par addition d'acide chlorhydrique, car elle se transforme alors en des sels de l'*acide isoalantolique* de formule $C^{14}H^{30}\begin{matrix}COOH\\ OH\end{matrix}$, dont le sel d'argent fond à 158°, le sel de baryum à 227°. Soumise à la distillation fractionnée, en présence de poudre de zinc, elle livre de la naphtaline.

L'ALANTOL, $C^{10}H^{16}O$, se prépare, en exprimant le résidu cristallin de la distillation aux vapeurs d'eau des racines d'aunée, entre deux feuilles de papier à filtrer, et en le reprenant par de l'alcool dilué, qui ne dissout pas l'alantolactol. Il se présente sous la forme de cristaux jaunes, d'odeur et à saveur rappelant un peu celles de l'essence de menthe et d'aunée, fusibles à 70°, solubles dans l'alcool, l'éther, le chloroforme. On le prescrit parfois, à doses de 0 gr. 1 plusieurs fois par jour, comme antiseptique des voies respiratoires.

L'HÉLÉNINE, $C^{21}H^{28}O^3$, se présente sous la forme de prismes incolores, inodores, fusibles à 115°, insolubles dans l'eau, mais très solubles dans l'alcool, l'éther, le chloroforme, les huiles fixes et les essences. Sublimant sans se décomposer, elle donne, soumise, en présence d'anhydride phosphorique, à la distillation sèche, de l'hélénène ou cymène.

L'INULINE, $(C^6H^{10}O^5)^6$, rentrant dans le groupe des lévulanes, fut découverte en 1804 par Rosen. Elle se prépare en soumettant les racines pulvérisées des plantes appartenant à la famille des Composées, en présence d'un peu de carbonate sodique, à l'extraction aqueuse, ceci afin d'éviter que leurs ferments ou leurs acides ne décomposent cet hydrate de carbone. Ces solutions chaudes, additionnées d'acétate plombique, puis de sulfide hydrique, sont alors évaporées en présence d'un peu d'ammoniaque, dans le vide, puis additionnées d'alcool, elles précipitent de l'inuline, que l'on purifie en la dissolvant à nouveau dans de l'eau, dont les solutions concentrées sont précipitées par addition d'alcool.

Elle se présente sous la forme d'une poudre blanche, cristalline, constituée par des sphérocristaux inodores, insipides, solubles dans l'eau bouillante, peu solubles dans l'alcool dilué, insolubles dans l'éther, l'alcool absolu, le chloroforme, le sulfure de carbone. Ses solutions aqueuses, lévogyres $(\alpha = -40°)$, ne réduisent pas le réactif de Fehling, mais bien le nitrate d'argent ammoniacal. Elles se colorent en jaune par addition d'iode. L'inuline, hydrolysée, se transforme en lévulose ; mais chauffée longtemps avec de l'acide oxalique, elle se transforme en acide lévulique. Oxydée par de l'acide nitrique, elle se transforme en acide oxalique et en acide formique, mais elle n'est pas décomposée par les diastases ordinaires.

Usage thérapeutique. — Ces racines se prescrivent, à doses de 1 à 2 grammes plusieurs fois par jour, en poudres ou en pilules, et à doses de 5 à 15 grammes sur 200 grammes d'eau, sous la forme de décoctions, comme expectorant, comme stimulant de l'estomac, comme diurétique et comme diaphorétique. On les ordonne aussi sous la forme de décoctions, en injections urétrales, comme antiblennorragique, et sous celle d'applications externes, comme spécifique contre les dartres.

Pharmacie galénique. — Elles servent à préparer la Tinctura Helenii, l'Extractum Inulæ, le Vinum Helenii.

Historique. — Cette plante ayant vu le jour, selon les traditions des Anciens, à l'endroit où Hélène pleura, était connue et appréciée d'Hippocrate, de Dioscoride et de Pline ; ses racines étaient aussi recommandées par les médecins arabes, tel Ibn Baithar, qui préconisait, tout comme Charlemagne dans ses Capitulaires, la culture de ce végétal.

FLOS GNAPHALII, FLEUR DE GNAPHALE, DE GNAPHALIUM DIOICUM, L.

Originaire de la Chine mais commune à nos régions, cette plante herbacée, dénommée parfois *Pied de chat*, livre au droguier ses feuilles non officinales, qui, renfermant des traces d'essence, du mucilage, du tanin et des matières résineuses, se prescrivent parfois, dans la médecine populaire, comme stimulant de l'estomac et comme béchique. On les additionne souvent au thé pectoral.

RADIX COSTI, RACINE DE COSTUS, D'APLOTAXIS AURICULATA, D. C.

Originaire des Indes, cette plante livre au droguier ses racines non officinales, d'odeur spéciale, rappelant un peu celle du musc, du bouc et de l'iris. Renfermant une essence riche en cinéol, à pouvoir rotatoire, dextrogyre de $+ 15°26'$, elles servent à préparer des articles de parfumerie. Elles se prescrivent parfois aux Indes comme antidote des morsures des serpents, puis, sous la forme de fumigations, comme expectorant et comme antiasthmatique.

ANTHODIUM ET OLEUM CHAMOMILLÆ ROMANÆ, FLEUR ET ESSENCE DE CAMOMILLE ROMAINE, D'ANTHEMIS NOBILIS, L.

Origine botanique. — Cette plante vivace, à racine pivotante, à tiges nombreuses de 20 à 35 centimètres de haut, porte des feuilles pétiolées, isolées, velues, à limbe pennatiséqué, découpé en lobes courts et droits. Ses fleurs terminales, disposées sous la forme de capitules blancs, sont officinales ; mais fécondées, elles livrent des achaines.

Origine géographique. — Fleurissant de juillet en août, elle croît à l'état sauvage au Portugal, en Espagne et dans la France méridionale, où elle est aussi cultivée, ainsi que dans l'Amérique du Nord et en Allemagne. Cultivée en champs ou dans les jardins potagers, elle exige des terrains sablonneux, secs, et une température moyenne, chaude.

Description de la drogue. — Les capitules blancs ou légèrement rosés de cette plante, recueillis à la main, à l'époque de leur floraison, sont alors rapidement desséchés à l'ombre. Ils sont constitués par un involucre plurisérié, à bractées membraneuses, velues, inégales, imbriquées, scarieuses, dentelées sur leurs bords ; par un réceptacle conique, plein, c'est-à-dire garni d'écailles ou de paillettes scarieuses, lancéolées, mais irrégulièrement dentelées sur leurs bords. Leurs fleurs blanches, ligulées, disposées à leur périphérie, sont de beaucoup plus nombreuses que celles du centre, qui. jaunes, sont tubuleuses ; celles-ci tendant à disparaître entièrement de par la culture. Les premières sont constituées par un calice très petit, à 5 sépales concrescents entre eux ; par une corolle. ligulée, blanche, tridentée, parcourue par 4 nervures parallèles ; ces fleurs toujours femelles possèdent un pistil à 2 carpelles ouverts et concrescents en un ovaire uniloculaire, infère, surmonté de deux stigmates. Les fleurs du disque sont hermaphrodites, pentamères, tubuleuses, constituées par un petit calice à 5 sépales concrescents entre eux, qui, comme ceux des fleurs précédentes, se terminent à leur sommet en un petit bourrelet ; par une corolle jaune, à 5 pétales concrescents entre eux en un tube évasé au sommet, sous la forme d'un entonnoir ; ils entourent 5 étamines à filets libres, à anthères agglutinées entre elles, et un ovaire uniloculaire, uniovulé, surmonté d'un style à deux stigmates papilleux. Leur odeur est spéciale, balsamique, agréable, leur saveur amère, chaude, aromatique.

Examen microscopique. — Examinées au microscope, ces fleurs portent de nombreux poils glanduleux, riches en essence, qui communiquent à cette drogue son odeur balsamique.

Falsifications. — Cette drogue est souvent additionnée de fleurs de *Chrysanthemum Parthenium* ou de *Matricaria Parthenoïdes*, dont les capitules plus petits, globuleux, sont glabres, à réceptacle creux, à pétales plus allongés, d'odeur moins aromatique. On la mélange aussi parfois à des fleurs d'*Anthemis arvensis*, d'*Achillea Millefolium*, qui sont de beaucoup plus petites.

Analyse chimique. — Elle renferme 0,7 p. 100 d'essence, un principe amer de nature glucosidique, du tanin, des matières résineuses, de la phytostérine, et peut être un alcaloïde ou anthelmidine, etc.

Son **Essence**, obtenue en soumettant ces fleurs à la distillation aux vapeurs d'eau, se présente sous la forme d'un liquide bleuté, puis rouge brunâtre, d'odeur agréable, spéciale, à saveur chaude, spéciale, aromatique, d'un poids spécifique de 0,905, à pouvoir rotatoire, dextrogyre, de + 3°, soluble dans l'éther, l'éther de pétrole, l'alcool absolu, le chloroforme, le sulfure de carbone, les huiles grasses et essentielles.

Elle est constituée par un mélange d'acide isobutyrique, distillant à 148°, d'*angélate isobutyrique* entrant en ébullition à 177°, d'*angélate isoamylique* distillant à 200°, d'*éther isoamylique* d'*acide méthylcrotonique*, distillant entre 204 et 216°, de formule $C^5H^7 - O - OC - C^5H^{11}$ (il est un isomère à l'angélate isoamylique), puis d'azulène, d'*anthémol*, $C^{16}H^{36}$, fusible à 188°, *d'anthéstérine*, $C^{38}H^{48}O$, d'*anthéstérol*, $C^{31}H^{52}O + 3H^2O$, outre une paraffine.

Usage thérapeutique. — Cette drogue se prescrit, à doses de 0 gr. 5 plusieurs fois par jour, en poudres et en pilules, puis à doses de 5 à 20 grammes sur 200 grammes d'eau, sous la forme de décoctions, comme stomachique ; mais à doses de 8 à 10 gr. par jour, elle agit comme fébrifuge, et à doses de 20 grammes en une fois, comme émétique. Elle se prescrit aussi comme spécifique contre les coliques venteuses, les crises spasmodiques et contre la dysenterie. On l'ordonne aussi, en fomentations chaudes, comme spécifique contre l'inflammation des yeux.

Incompatibilités. — Il ne faut jamais l'ordonner avec de la gélatine, du quinquina, du tanin, du nitrate d'argent, des sels de plomb et de mercure, etc.

Pharmacie galénique. — Elle sert à préparer l'Oleum Chamomillæ citratum, l'Oleum Chamomillæ coctum, l'Oleum Chamomillæ æthereum.

Historique. — La camomille romaine était déjà appréciée des Anciens, qui la différenciaient en plusieurs variétés ; mais cette drogue ne fut introduite en Allemagne, comme Tragus nous l'apprend, que vers les années 1552.

ANTHODIUM seu FLOS ET OLEUM CHAMOMILLÆ, FLEUR ET ESSENCE DE CAMOMILLE, DE MATRICARIA CHAMOMILLA, L.

Origine botanique. — Cette plante, à racine pivotante, mince, porte une tige ramifiée, de 30 centimètres de haut, à feuilles isolées, petites, courtement pétiolées, dont le limbe pennatiséqué est découpé en lobes étroits, qui sont eux-mêmes pennés. Son inflorescence terminale est constituée par de nombreux capitules officinaux, dont les fleurs, fécondées, donnent des achaines brunâtres, uniloculaires, uniséminés, à deux cotylédons plan-convexes.

Origine géographique. — Fleurissant selon les régions de mai en août, elle croît à l'état sauvage dans toute l'Europe centrale, l'Asie Mineure ; mais elle est aussi cultivée en Suisse, en Hongrie, en Saxe, en Hollande (à Noordwyk), puis en Australie et dans l'Amérique du Nord, où elle fut implantée.

Pathologie. — La *Peronospora leptosperma* s'attaque à ses parties aériennes, la *Peronospora Radii* à ses capitules floraux, la *Puccinia anaceli* à ses racines, qui subissent aussi les méfaits des diverses Trypetas, celles-ci s'attaquant aussi à ses capitules floraux.

Récolte. — Ses capitules floraux, recueillis à la main, mondés de leurs pédoncules, sont rapidement desséchés à l'air et à l'ombre, ou dans des séchoirs spéciaux ; puis triés et tamisés, ils sont alors expédiés aux droguistes, dans des caisses en bois de 50 à 100 kilogrammes de poids.

Description de la drogue. — Constitués par un involucre, à 3 assises de bractées lancéolées, scarieuses, obtuses au sommet, blanchâtres sur leurs bords, verdâtres au centre, ces capitules floraux portent sur un réceptacle hémisphérique, pointu à son sommet, dépourvu de paillettes scarieuses. des fleurs marginales et des fleurs médianes de deux sortes. Les marginales, toujours femelles, blanches (fig. 122), au nombre de 12 à 18, sont constituées par un calice à 5 sépales concrescents entre eux par leurs bases, mais se terminant, à leur sommet, en un bourrelet épaissi, par une corolle blanche, ligulée, à 3 dents, parcourue par 4 nervures parallèles. Elle entoure un ovaire uniloculaire, infère, surmonté d'un style court, à 2 stigmates très petits, recourbés en dehors. Les fleurs jaunes de leur disque sont hermaphrodites (fig. 122), c'est-à-dire constituées par un calice très petit, à 5 sépales concrescents entre eux, se terminant, au sommet, en un petit bourrelet ; par une corolle jaune, tubulée, à 5 pétales concrescents entre eux en un tube évasé, au sommet, sous la forme d'un entonnoir ; elle entoure 5 étamines, à filets libres, à anthères agglutinées entre elles, et un ovaire uniloculaire, uniovulé, surmonté d'un style à 2 stigmates papilleux. Leur odeur est agréable, aromatique, leur saveur aromatique, amère.

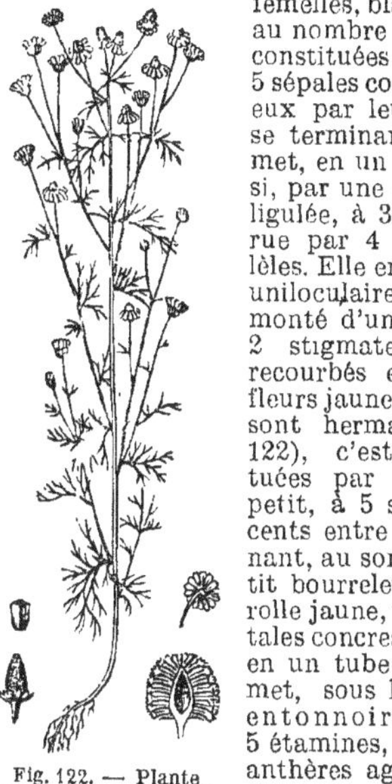

Fig. 122. — Plante et fleur de camomille commune.

Examen microscopique. — Examinés sur une coupe transversale, leurs sépales renferment, comme les fleurs de la camomille romaine, en dessous de chaque faisceau libéro-ligneux, un petit canal sécréteur, schyzogène, recouvert de deux assises de petites cellules isodiamétriques, très papilleuses, qu'entoure un mésophylle lacuneux, parcouru par 4 vaisseaux spiralés. Les cellules du mésophylle des fleurs centrales renferment, en outre, de petits cristaux étoilés d'oxalate de chaux, entourent 5 petits vaisseaux spiralés.

Falsifications. — Cette drogue est souvent falsifiée par addition de capitules floraux provenant des plantes *Anthemis arvensis*, L., *Anthemis cotula*, L., dont les réceptacles très coniques sont pleins, c'est-à-dire remplis de paillettes scarieuses. Elle est souvent mélangée à des fleurs de *Chrysanthemum Leucanthemum*, L., dont les fleurs sont trois fois plus grandes que celles de la camomille ordinaire.

Analyse chimique. — Elle renferme 0,53 p. 100 d'essence, du tanin, un principe amer ou *Acide anthémique*, $C^{38}H^{38}O^5$, outre de l'acide dihydrocinnamique, puis un glucoside ou APIGÉNINE, $C^{21}H^{20}O^{10} + H^2O$, celle-ci cristallisant sous la forme d'aiguilles jaunes, fusibles à 292°, qui, hydrolysées, se décomposent en apigétine et en glucose ; elle renferme en outre de la choline, de l'inosite, du triacontane, du taraxastérol $C^{29}H^{47}OH$, de la phytostérine, des matières résineuses et pectiques et des traces d'acides stéarique, cérotique, palmitique, oléique et linolique, etc.

Son **Essence,** obtenue en soumettant ces capitules floraux, à la distillation aux vapeurs d'eau, se présente sous la forme d'un liquide jaune bleuté, d'odeur spéciale, agréable, aromatique, à saveur chaude, amère, épicée, d'un poids spécifique de 0,93 à 0,94, soluble dans l'alcool, l'éther, le chloroforme, le sulfure de carbone, les huiles grasses et essentielles. Exposée à l'air, elle se résinifie en se colorant en vert et en brun. Légèrement acide et dextrogyre, elle est caractérisée, à l'examen spectroscopique, par 3 lignes d'absorption dans le rouge et l'orange. Soumise à l'action du froid, elle dépose alors une masse cristalline, dénommée *paraffine de camomille*, qui, traitée par de l'éther de pétrole, lui abandonne une partie de son *anthémène* $C^{18}H^{36}$.

Cette essence, soumise à la distillation fractionnée, donne entre 150 et 165° une combinaison oxygénée $C^{10}H^{16}O$, à 250° un sesquiterpène, bleu, épais, de formule $C^{15}H^{24}$ et entre 250 et 300° un liquide épais, oléagineux, puis au delà de 300° de l'azulène, de la paraffine, etc., outre des traces d'éthers capronique et valérianique, etc.

L'AZULÈNE $(C^{10}H^{16}O)x$, se rencontre aussi dans les essences de Meum, de valériane, d'absinthe, etc., etc., puis dans le distillatum de l'ase fétide, du galbanum ou du sagapène, etc., soumis à la distillation sèche.

Cette essence se prescrit parfois, à doses d'une ou deux gouttes plusieurs fois par jour, comme stomachique.

Usage thérapeutique. — Cette drogue se prescrit, à doses de 10 à 20 grammes sur 200 grammes d'eau, sous la forme d'infusions, et à doses de 1 à 2 grammes plusieurs fois par jour, sous celle de poudres, comme stomachique, comme antispasmodique, comme sudorifique, puis comme spécifique contre la diarrhée des enfants, et extérieurement sous la forme de lavements comme lénitif et comme émollient.

Pharmacie galénique. — Elle sert à préparer l'Oleum æthereum Chamomillæ, l'Oleum Chamomillæ coctum, le Spiritus Chamomillæ, l'Aqua Chamomillæ, l'Extractum Chamomillæ, les Species Emollientes.

Incompatibilités. — Ne la prescrivez jamais avec des tanins, du quinquina, de la gélatine, du nitrate d'argent, etc.

Historique. — Appréciée des Anciens, cette drogue est déjà mentionnée dans les écrits d'Hippocrate, de Dioscoride et de Pline, etc., etc., ainsi que dans ceux des médecins arabes du x⁰ siècle ; Camerarius préparait son essence, qu'il dénommait *Chamaméolum*, tandis que les registres de la pharmacie de Nordlingen font mention de l'Aqua Chamomillæ, qui se prescrivait comme spécifique contre les coliques venteuses.

RADIX PYRETHRI, RACINE DE PYRÈTHRE, D'ANACYCLUS PYRETHRUM, D. C.

Origine géographique. — Cette plante, croissant à l'état sauvage en Egypte, en Algérie, en

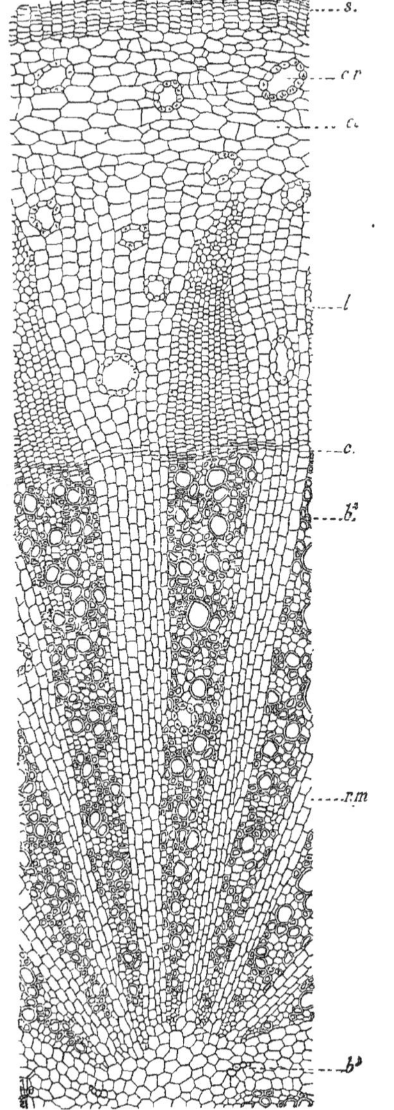

Fig. 123. — Coupe transversale de la racine de pyrèthre.

s) suber ; cr) canaux sécréteurs ; l) liber ; c) cambium ; rm) rayons médullaires ; b') bois primaire ; b') bois secondaire.

Tunisie, en Turquie, en Syrie et aux Indes, livre au droguier ses racines, qui, déterrées, desséchées et mondées de leurs radicelles, sont exportées par Alger et par Tunis sur Marseille.

Description de la drogue. — Elles se présentent sous la forme de fragments cylindriques ou coniques, de 6 à 15 centimètres de long, sur 1 à 2 centimètres de diamètre, à surface brun rougeâtre, ridée, sillonnée par de petites stries longitudinales, très longues. Rugueuses au toucher, elles portent, à leur extrémité supérieure, des cicatrices foliaires et quelques petites touffes de poils tecteurs, laineux, mais leur cassure est nette, facile, blanc jaunâtre, leur odeur peu agréable, spéciale, faible, leur saveur piquante, âcre, persistante, sialalogue.

Examen microscopique (fig. 123). — Examinée sur une coupe transversale, cette racine est constituée par un suber à cellules aplaties, ordonnées en files radiales ; par un parenchyme cortical, très mince, renfermant de nombreux canaux sécréteurs, puis vient le liber, à cellules polygonales, à parois minces, séparé du bois par un cambium sinueux. Celui-là est parcouru par de nombreux rayons médullaires, assez larges, qui se rencontrent aussi dans son liber ; son bois, riche en faisceaux cunéiformes, entoure de nombreux canaux sécréteurs, et au centre, une moelle assez développée.

Falsifications. — Cette drogue est souvent confondue avec celle livrée par l'*Anacyclus officinarum*, Hayne, qui croît en Allemagne, où on la cultive près de Magdebourg, en Saxe et en Bohême. Elle livre au droguier ses racines, qui se différencient comme suit des précédentes :

Pyrèthre	d'Afrique	d'Allemagne
	d'Anacyclus Pyrethrum	d'Anacyclus officinarum
Dimensions	Plus épaisses, plus courtes de 1 cm. de diam.	Plus grêles, plus longues, de 3 à 7 millim. de diamètre
Extrémité supérieure	Poils tecteurs soyeux	Poils tecteurs, filamenteux, jaunâtres
Surface	Brun rougeâtre	Gris brunâtre
Ecorce	Brunâtre, épaisseur moyenne	Blanche, très épaisse
Canaux sécréteurs	Nombreux	Disposés sur un seul cercle dans le parenchyme cortical

On peut aussi confondre cette drogue avec celle livrée par les racines de la plante *Corrigiola telephiifolia*, Pourret., qui ne renferment ni canaux sécréteurs, ni inuline, à l'encontre des deux précédentes, qui en contiennent beaucoup.

Notons encore que les racines du pyrèthre d'Allemagne ne sont pas, proprement parlant, une falsification de notre drogue officinale, car elles renferment les mêmes principes actifs.

Analyse chimique. — Cette drogue renferme de l'inuline, des matières résineuses, pectiques et colorantes, du tanin, de la pyréthrine, de l'essence, et peut être un alcaloïde ou PIPÉRO-VATINE.

La PYRÉTHRINE cristallise sous la forme d'aiguilles incolores, solubles dans l'alcool, l'éther, le chloroforme, l'acétone, insolubles dans l'eau. Elle se dissout avec une coloration rouge sang dans l'acide sulfurique ; mais elle serait, selon certains auteurs, identique à l'acide chrysanthémique.

Usage thérapeutique. — Elle se prescrit, à doses de 0 gr. 2 à 0 gr. 3 plusieurs fois par jour, sous la forme de poudres ou de pilules, et à doses de 5 à 10 grammes sur 200 grammes d'eau, sous celle de décoctions, comme stimulant de l'estomac, comme sialalogue contre les paralysies de la langue et du pharynx, puis comme anthirumatismal et comme antinévralgique.

Pharmacie galénique. — Elle sert à préparer la Tinctura Pyrethri, qui se prescrit intérieurement, à doses de 5 à 10 gouttes plusieurs fois par jour, comme stimulant de l'estomac, puis extérieurement comme vésicant, comme odontalgique et comme antirhumatismal, car elle insensibilise les extrémités externes des nerfs.

Historique. — Originaire de la région méditerranéenne, cette plante ne livrait, aux Anciens, aucune drogue officinale, car elle ne fut mentionnée et préconisée que par les médecins arabes, voir Ibn Baithar, qui la dénommait *Sandasab*. Elle ne fut cultivée qu'à partir du XVIe siècle en Allemagne, où elle donna probablement naissance au pyrèthre allemand.

HERBA ET OLEUM MILLEFOLII, HERBE ET ESSENCE DE SAINT-JEAN OU DE MILLEFEUILLES, D'ACHILLEA MILLEFOLIUM, L.

Origine botanique. — Cette plante annuelle, à tige glabre, creuse, rarement ramifiée, de 10 à 30 centimètres de long, porte soit des feuilles inférieures, pennatiséquées, à segments bi-, tri-, quadri- ou quinquifides, linéaires, se terminant par un petit mucron blanc, soit des feuilles caulinaires, sessiles, construites de la même manière, mais ses feuilles supérieures, lancéolées, portent des poils tecteurs pluricellulaires, et des poils glanduleux, se terminant en une grande glande sécrétrice, à essence. Son inflorescence, disposée en corymbe terminal, est constituée par des capitules floraux, de 5 millimètres de diamètre, entourés, à leur base, par un involucre ovoïde, à bractées imbriquées, linéaires, scarieuses sur leurs bords, mais dentelées au sommet. Leur réceptacle creux, nu, porte des fleurs marginales femelles et des fleurs centrales, hermaphrodites. Les premières, peu nombreuses, blanc rougeâtre, sont constituées par un calice à 5 sépales concrescents entre eux par leurs bases, par une corolle ligulée, à sommet tridenté, qui entoure un pistil, à ovaire uniloculaire, surmonté d'un style court, à 2 stigmates. Les fleurs blanches du disque, hermaphrodites, pentamères, tubulées, sont constituées par un calice à 5 sépales concrescents entre eux, qui se terminent au sommet en un bourrelet, par une corolle à 5 pétales concrescents entre eux, en un tube évasé sous la forme d'un entonnoir au sommet ; elles entourent 5 étamines à filets libres, à anthères agglutinées entre elles, et un ovaire uniloculaire, uniovulé, surmonté d'un style court, à 2 stigmates papilleux. Ces deux verticilles internes, étant plus longs que les externes, communiquent, à ces fleurs, un aspect jaunâtre. Son fruit est un achaine uniloculaire.

Origine géographique. — Fleurissant de septembre à octobre, elle croît à l'état sauvage dans les champs et dans les prairies de toute l'Europe centrale et de l'Asie, mais on la cultive aussi à Cölleda, en France et en Hollande.

Pathologie. — Elle est souvent attaquée par la *Tuberculina microstigma*, le *Synchytrium globosum* et la *Peronospora leptosperma*, ainsi que par diverses larves, etc.

Description de la drogue. — Récoltées à l'époque de leur floraison, ses parties aériennes, fauchées, puis desséchées au soleil, sont alors mondées de leurs grosses tiges. Elles parviennent ainsi dans le droguier ou sous la forme de fragments, d'odeur aromatique, spéciale, à saveur amère, aromatique.

Examen microscopique. — Examinées sur une coupe transversale, ces feuilles sont constituées par un épiderme, à cellules aplaties, recouvertes d'une cuticule crêtée, portant de nombreux poils tecteurs, coniques, pluricellulaires, se terminant par une cellule effilée, et de nombreux poils glanduleux, sessiles, bicellulaires. Leur mésophylle hétérogène, asymétrique, entoure un système libéro-ligneux, à cordon ligneux, possédant, à chacune de ses extrémités, un canal sécréteur, schyzogène.

Falsifications. — Trop commune à nos régions, cette drogue n'est pour ainsi dire jamais falsifiée.

Analyse chimique. — Elle renferme de l'inuline, du tanin, des principes mucilagineux et résineux, outre de l'achilléine, et de 0,13 à 0,25 p. 100 d'essence.

L'ACHILLÉINE, $C^{20}H^{23}O^{15}N^2$, se préparant en extrayant cette plante par de l'eau, puis en reprenant l'extrait ainsi obtenu par de l'alcool, dont la solution est ensuite traitée par de l'hydrate plombique, puis par de l'hydrogène sulfuré, pour être soumise, une fois concentrée, à la distillation dans le vide, se présente sous la forme d'une poudre jaune brunâtre, à saveur amère, d'odeur spéciale, peu soluble dans l'éther, l'alcool, mais très soluble dans l'eau, dont les solutions sont colorées en jaune rougeâtre. Soumise à l'hydrolyse, elle se décompose en glucose et en achilletine.

L'ACIDE ACHILLÉIQUE, $C^6H^6O^6$, se présente sous la forme de cristaux incolores, insolubles dans l'eau, très solubles dans l'alcool, les alcalins, il possède, quant à sa formule, la constitution suivante :

$$COOH—CH^2—CH=CH—COOH$$
$$|$$
$$COOH$$

Son **Essence** se présente sous la forme d'un liquide bleu verdâtre, d'odeur agréable, spéciale, à saveur chaude, aromatique, d'un poids spécifique de 0,905, soluble dans l'éther, l'alcool, le chloroforme, le sulfure de carbone. Elle est constituée par un mélange de cinéol, de divers éthers de l'acide acétique, d'une aldéhyde de formule $C^{10}H^{20}O$, outre des traces de pinène et de dipentène.

Usage thérapeutique. — Cette drogue se prescrit, à doses de 5 à 15 grammes sur 200 grammes d'eau, sous la forme de décoctions, comme stimulant de l'estomac, puis pour combattre l'incontinence urinaire et les calculs biliaires. On la prescrit aussi, sous la forme d'applications externes, comme vulnéraire, ou sous celle d'injections urétrales comme sédatif et comme antiseptique contre la blennorragie.

Historique. — D'un usage courant chez les Anciens, cette drogue mentionnée par plusieurs d'entre eux, y était déjà recommandée comme vulnéraire. Elle est aussi inscrite dans le *Codex Constantinopolitanus* et dans le *Corpus Glossarum,* où elle est confondue avec l'armoise. Elle sert à préparer diverses bières amères en Suède ; il en est de même des parties aériennes des plantes *Achillea moschata*, Wulfen., *Achillea nobilis*, L.

Notons que les parties aériennes, fleuries, de l'*Achillea moschata*, L., livrent, après avoir été soumises à la distillation aux vapeurs d'eau, une essence vert bleuté, d'odeur spéciale, très aromatique, à saveur chaude, aromatique, d'un poids spécifique de 0,932, soluble dans l'éther, l'éther de pétrole, le chloroforme, les huiles grasses et essentielles.

Celle-ci est constituée par un mélange de terpènes, de cinéol et d'IVAOL $C^{24}H^{40}O^2$, entrant en ébullition entre 170 et 210°. Ces parties aériennes renferment, en outre, de l'IVAINE, $C^{24}H^{42}O^3$, qui est un dérivé terpénique, mais résineux, ne passant pas aux vapeurs d'eau.

FLOS CHRYSANTHEMI, seu PULVIS INSECTORUM, seu FLOS PYRETHRI, FLEUR DE PYRÈTHRE, POUDRE INSECTICIDE, POUDRE PERSANE, DE CHRYSANTHEMUM ROSEUM, Web. et Mohr (en Perse) ; CHRYSANTHEMUM MARCHIALLII, Archers (en Arménie) ; CHRYSANTHEMUM CINERARIÆFOLIUM, Bocc. (en Herzégovine, au Monténégro et en Dalmatie).

Origine botanique. — Ces plantes, à rhizome pivotant, portent des feuilles isolées, pétiolées, à limbe pennatiséqué, dont les segments bi-, tri-, quadri- ou quinquifides sont dentelés sur leurs bords. Leurs inflorescences, disposées en forme de capitules terminaux, sont entourées, à leur base, par un involucre à bractées jaune rougeâtre, parfois verdâtres, imbriquées, scarieuses. Elles sont constituées par 20 à 25 fleurs marginales, rouge blanchâtre chez la *Chrysanthemum cinerariaefolium*, rouge carmin chez la *Chrysanthemum Marchiallii* et roses chez la *Chrysanthemum roseum* ; mais toutes ces fleurs femelles sont constituées par un calice à 5 sépales concrescents, entre eux, en un bourrelet terminal ; par une corolle-ligulée, lancéolée, tridentée, et par un pistil à deux carpelles médians, concrescents en un ovaire uniloculaire, infère, uniovulé, surmonté d'un style unique, à 2 stigmates. Leurs fleurs du disque, hermaphrodites, pentamères, tubuleuses, sont constituées par un calice à 5 sépales concrescents entre eux en un bourrelet dentelé à sa partie supérieure ; par une corolle à 5 pétales jaunes. concrescents entre eux en un tube évasé, au sommet, sous la forme d'un entonnoir. Celle-là entoure 5 étamines à filets libres, mais à anthères agglutinées entre elles, et un ovaire infère, uniloculaire, uniovulé, surmonté d'un style unique, à 2 stigmates papilleux. Elles donnent, une fois fécondées, des achaines.

Origine géographique. — Fleurissant de mai en juin, elles croissent, à l'état sauvage, dans les régions montagneuses et rocailleuses de l'Arménie, du Caucase, de la Perse, de la Dalmatie, de l'Herzégovine, de la Bosnie, du Monténégro, où elles y sont aussi cultivées ; mais elles perdent alors les fleurs centrales de leur disque.

Récolte. — Les boutons floraux du *Chrysanthemum cinerariaefolium*, qui seuls devraien têtre cucillis, sont récoltés à la main, puis mondés de leurs pédoncules ; desséchés dans des séchoirs spéciaux ou sur des plaques métalliques, chauffées à 38°, ils sont ensuite pulvérisés pour livrer notre drogue officinale, qui doit toujours être conservée dans des boîtes en fer-blanc, à l'abri de l'air et de l'humidité.

Description de la drogue. — Cette poudre se présente sous la forme d'une masse jaune verdâtre, d'odeur spéciale, irritante pour les muqueuses, à saveur âcre, amère.

Examen microscopique. — Examinée au microscope, elle est caractérisée par des grains de pollen échinulés, se terminant, à leur partie supérieure, en forme de T ou de navet ; par des poils glanduleux, constitués sur le type habituel de ceux des plantes de cette famille ; par quelques trachées et par les cellules épidermiques des sépales et des pétales de ces fleurs, qui entourent en outre des macles d'oxalate de chaux. Elle renferme parfois quelques sclérites, provenant des pédoncules floraux de ces végétaux, mais elle ne doit jamais contenir de vaisseaux spiralés, qui démontreraient la présence de feuilles ou de tiges pulvérisées.

Falsifications. — Les capitules de ces plantes sont rarement falsifiés ; il n'en est pas de même de leur poudre, que l'on additionne de fécules diverses, de craie pulvérisée, colorée en jaune à l'aide de curcuma ; de grains de pollen de divers conifères ou de lycopode, puis d'autre parties végétales, pulvérisées, sans action physiologique, qui ne donnent pas, en outre, les réactions spécifiques suivantes :

Réactions. — Cette poudre, macérée dans de l'eau, donne un liquide jaunâtre, se colorant en vert foncé, par addition d'une goutte de perchlorure de fer, mais se précipitant en un dépôt blanc, par celle de nitrate d'argent ; sa meilleure réaction est basée sur ses propriétés physiologiques, car elle doit immobiliser instantanément les insectes, que l'on enferme dans un flacon contenant cette poudre. Elle doit en outre renfermer au minimum de 1.000 à 2.000 grains de pollen de chrysanthème par gramme de poudre et extraite par la méthode de Stas Otto, elle doit livrer un alcaloïde se dissolvant, avec une coloration jaune, puis rouge cerise, dans l'acide sulfurique.

Dosage. — 7 grammes de cette poudre macérés pendant plusieurs heures dans 70 grammes d'éther, donnent une solution qui, filtrée, puis soumise à la distillation fractionnée, abandonne un résidu, que l'on pèse. Son poids, multiplié par 20, nous indiquant le pour cent en alcaloïdes qu'elle renferme.

Analyse chimique. — Cette drogue renferme des traces d'essence, de la triméthylamine et de la chrysanthémine combinées, toutes deux, à l'acide chrysanthémique, outre selon certains auteurs, un glucoside ou persicine et des matières résineuses et oléagineuses.

La CHRYSANTHÉMINE, $C^{14}H^{28}N^2O^3$, se présente sous la forme de cristaux déliquescents, solubles dans l'alcool, le chloroforme, l'éther, qui, chauffés avec de la potasse caustique, se décomposent en triméthylamine, Elle se dissout avec une coloration jaune, puis rouge cerise, dans l'acide sulfurique.

Usage thérapeutique. — Cette poudre ne se prescrit jamais comme telle dans la thérapeutique ; mais elle est souvent utilisée dans la médecine populaire, sous la forme d'insufflations, comme insecticide.

Action physiologique. — Insufflée sur des insectes, notamment sur les Diptères et les Hyménoptères, elle les paralyse, puis elle les tue ; mais elle est sans action sur l'homme et sur les animaux supérieurs.

Historique. — Matthiolus la connaissait déjà ; mais ses fleurs ne furent décrites qu'en 1728 par Buxbaum. Introduite dans le commerce pharmaceutique, dès 1846, par Zarcherl de Vienne, sous la forme d'une spécialité, elle fut pendant très longtemps délaissée, vu ses nombreuses falsifications ; Trieste en est son principal port d'exportation.

Les fleurs du *Chrysanthemum sincense*, originaire du Japon, renferment une essence jaune brunâtre, qui, déposant à froid un camphre cristallin, inactif, fusible à 176°, contient en outre du camphène.

ANTHODIUM seu FLOS CINÆ, seu SEMEN CONTRA, SEMEN SANCTUM, BARBOTINE, SEMENCINE, D'ARTEMISIA CINA, seu ARTEMISIA MARITIMA, L.

Origine botanique (fig. 124). — Cette plante très ramifiée, de 50 centimètres de haut, porte des feuilles isolées, assez rapprochées les unes des autres, sessiles et glabres quant aux caulinaires, courtement pétiolées, mais très velues quant à celles de sa base, à limbe bi, tri-, quadri- ou quinquifide, voire même légèrement lancéolé, qui tombent à l'époque de sa floraison. Ses fleurs, disposées sous la forme de capitules réunis en épis, donnent, une fois fécondées, des achaines uniséminés.

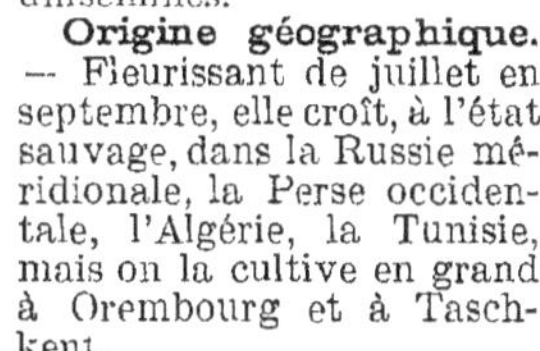

Fig. 124.
Artemisia Cina.

Origine géographique. — Fleurissant de juillet en septembre, elle croît, à l'état sauvage, dans la Russie méridionale, la Perse occidentale, l'Algérie, la Tunisie, mais on la cultive en grand à Orembourg et à Taschkent.

Récolte. — Ses capitules floraux, récoltés à la main (et non plus à l'aide du vannage, comme cela se pratiquait autrefois), avant qu'ils ne se soient entr'ouverts, doivent être mondés de leurs pédoncules, puis rapidement desséchés dans des séchoirs spéciaux, bien ventilés.

Sortes commerciales. — Ils parviennent dans le commerce, principalement par Nijni-Nowgorod et par Moscou, quant à la drogue dite russe ou de Sarepta, par Alexandrie quant à l'égyptienne et par Alger quant à la marocaine et à l'algérienne, mais leurs principaux marchés européens sont Marseille, Londres, Trieste, Hambourg.

Description de la drogue (125). — Le semen contra se présente, dans le droguier, sous la forme de petits cônes de 2.5 à 4 millimètres de long sur 1 à 1 mm. 5 de diamètre, de formes ovoïdes ou prismatiques, de couleur jaune verdâtre ou jaune brunâtre, d'odeur spéciale, aromatique, à saveur amère, camprée, mais désagréablement amère.

Examen microscopique (fig. 125). — Un de ces capitules, examiné, après l'avoir sectionné dans le sens de la longueur, est constitué par 15 à 20 bractées imbriquées les unes dans les autres, sessiles, largement elliptiques ou lancéolées, obtuses au sommet, scarieuses sur leurs bords, mais parcourues, dans toute leur longueur, par une nervure médiane, prononcée, et par une bandelette membraneuse, épaissie sur leurs bords. Elles entourent au sommet de 3 à 5 fleurs pentamères, tubuleuses, hermaphrodites, fermées, constituées par un calice à 5 sépales très petits, concrescents entre eux, mais épaissis, sous la forme d'un bourrelet, à leur extrémité supérieure, par une corolle à 5 pétales concrescents entre eux en un tube évasé au sommet. Celle-là entoure 5 étamines libres par leurs filets, mais agglutinées entre elles par leurs anthères, et un ovaire uniloculaire, uniovulé, surmonté d'un style très court, à 2 stigmates.

Ses bractées, examinées sur une coupe transversale, se différencient les unes des autres, car les externes, servant à assimiler, portent sur leurs épidermes, outre de nombreux stomates,

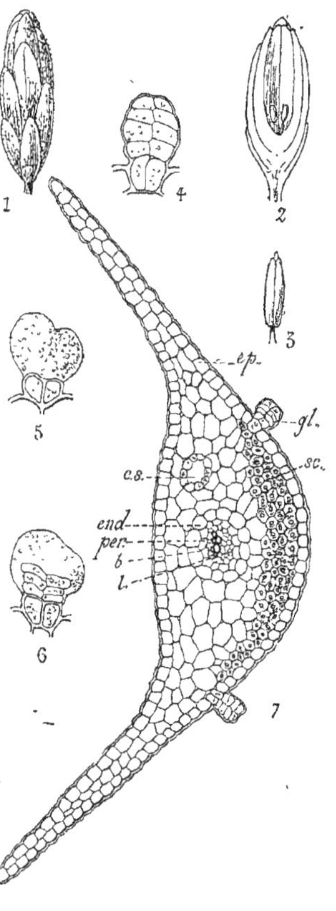

Fig. 125. — Eléments du *Semen Contra*.

1) capitule floral grossi ; 2) section longitudinale à travers ce capitule ; 3) bouton floral ; 4, 5 et 6) poils glanduleux des bractées ; 7) coupe transversale d'une bractée.

des poils tecteurs, coniques, très petits et de nombreux poils glanduleux, à glande uni- ou bicellulaire ; elles possèdent en outre un mésophylle hétérogène, asymétrique, qui entoure un faisceau libéro-ligneux, recouvert d'un endoderme et d'un péricycle sclérifié.

Les médianes sont constitués de la même manière, mais ne renferment pas de chlorophylle ; elles possèdent de nombreuses fibres libériennes, et un faisceau libéro-ligneux, entouré d'un endoderme et d'un péricycle non sclérifié, toujours accompagné d'un petit canal sécréteur, schyzogène.

Les internes possèdent un faisceau libéro-ligneux, mal conformé, et un canal sécréteur riche en essence ; mais elles ne renferment pas de fibres libériennes. Notons que les poils glanduleux, ci-dessus décrits, se retrouvent aussi sur les pétales et les sépales de ces fleurs.

Poudre. — Ces capitules floraux, pulvérisés, livrent une poudre jaune verdâtre. caractérisée par la présence de leurs grains de pollen tétraédriques ; par celle de leurs poils tecteurs et glanduleux et par celle des cellules de leurs bractées, riches en chlorophylle et en cristaux d'oxalate de chaux ; puis par celle de la santonine ; celle-ci se colorant en jaune par addition de potasse caustique ou par celle de chloroiodure de zinc, se transforme rapidement à la chaleur en gouttelettes oléagineuses, qui peuvent être ensuite sublimées.

Falsifications. — Cette drogue est souvent falsifiée par addition de fleurs non épanouies de diverses *Artemisias*, telles que l'*Artemisia fragans*, Willd., de couleur plus foncée. à capitules floraux plus petits, recouverts d'un duvet blanc, l'*Artemisia alba*, Ass.. ou drogue de Barbarie, de couleur gris brunâtre. On la falsifie aussi en la mélangeant à des fleurs d'*Artemisia gallica*, ou d'*Artemisia canpestris* qui ne renferment pas de santonine. Toutes ces falsifications, examinées au microscope, laissent apercevoir des poils glanduleux qui, ne renfermant pas de cristaux de santonine, ne se colorent pas en jaune orange par addition de potasse caustique ; elles ne donnent pas en outre les réactions suivantes :

Réactions. — Épuisée, en présence de chaux vive, par de l'alcool, cette drogue donne une solution qui, soumise à la distillation fractionnée, abandonne un résidu, que l'on reprend, en présence d'acide chlorhydrique, par du chloroforme. Celui-ci, décanté, soumis à la distillation fractionnée, abandonne un résidu se colorant en jaune, puis à chaud en violet. par addition d'acide sulfurique et d'eau renfermant une trace de perchlorure de fer ; en jaune rougeâtre passant au rouge carmin, par celle de potasse caustique chaude.

Dosage de la santonine. — 10 grammes de cette poudre, épuisée par de l'éther, donnent une solution qui, soumise à la distillation fractionnée, abandonne un résidu résineux, verdâtre. Celui-ci, chauffé dans un matras, muni d'un réfrigérant ascendant, avec 5 grammes d'hydrate barytique et 100 grammes d'eau, donne, après une demi-heure d'ébullition, un liquide qui, saturé d'anhydride carbonique, puis filtré à chaud et chauffé avec de l'acide chlorhydrique, dépose, après son complet refroidissement, des cristaux de santonine, que l'on reprend par du chloroforme ; cette solution, soumise à la distillation fractionnée, abandonnant un résidu, que l'on tare, car il nous indique exactement le pour cent en santonine renfermé dans 10 grammes de cette drogue.

Analyse chimique. — Celle-ci renferme 0 gr. 3 p. 100 de cérine, de la bétaïne, de la choline, de 1,5 à 2 p. 100 de santonine, 4,45 p. 100 de matières résineuses, de l'oxyhydrosantonine, de 0,37 à 0,4 p. 100 d'essence et de l'artémisine.

Son Essence, obtenue en soumettant cette drogue à la distillation aux vapeurs d'eau, se présente sous la forme d'un liquide incolore ou légèrement jaunâtre, lévogyre, d'odeur aromatique, spéciale, désagréable, à saveur chaude, camphrée, légèrement menthée, d'un poids spécifique de 0,915 à 0.940, très soluble dans l'éther, l'alcool amylique, l'alcool, le chloroforme, les huiles grasses et essentielles, mais insoluble dans l'eau et en partie soluble dans l'éther de pétrole.

Constituée par un mélange de cinéol, de cymène, de terpinéol, de dipentène, de sesquiterpène, elle ne se prescrit jamais comme telle dans la thérapeutique, car elle ne possède, selon certains auteurs, aucune action physiologique sur les oxyures.

La Santonine, $C^{15}H^{18}O^3$, découverte en 1810 par Kahler de Dusseldorf, se prépare comme suit :

PRÉPARATION. — Faites bouillir, en présence de lait de chaux, la poudre de Semen contra avec de l'alcool, puis soumettez ce liquide filtré à la distillation fractionnée. Additionnez, goutte à goutte, son résidu d'acide acétique, afin de précipiter ses corps résineux, que vous décantez ; traitez-le ensuite par un excès de cet acide, tout en ayant soin d'abandonner le tout, pendant plusieurs jours, au repos, afin de précipiter sa santonine qui, reprise par de l'alcool bouillant, donne une solution que l'on additionne de charbon animal. pour la filtrer ensuite et la soumettre à la cristallisation spontanée.

On peut, à cet effet, aussi traiter la poudre de Semen contra par de l'eau de chaux, afin d'obtenir du santoninate de chaux, soluble dans l'eau, dont la solution est agitée avec de l'éther, afin de la débarrasser de ses corps gras et résineux, ainsi que de son essence, puis additionnée d'acide chlorhydrique, qui précipite sa santonine impure : celle-ci, reprise par de l'eau alcaline, donnant une solution, que l'on précipite à nouveau par addition d'acide chlorhydrique.

DESCRIPTION DE LA SANTONINE. — Elle se présente sous la forme d'une poudre blanche, cristalline, constituée par des paillettes rhombiques, nacrées, ou par des prismes rhombiques, incolores, inodores, très amers au goût, jaunissant à l'air, tout en dégageant, selon Sestini, de l'acide formique et en se transformant alors en acide photosantonique. Ces cristaux, fusibles à 170°, donnent, chauffés à cette température, un liquide qui se prend au froid en une masse cristalline. Peu soluble dans l'eau (et ceci à raison de 1 /3.000), la santonine se dissout très facilement dans l'alcool, le chloroforme, les huiles grasses et essentielles, les hydrates alcalins, l'eau bouillante, mais elle est peu soluble dans l'éther, et tout à fait insoluble dans l'éther de pétrole. Les hydrates alcalins la dissolvent, ainsi que leurs carbonates, en la transformant en santoninates solubles dans l'eau. dont les solutions additionnées d'acide chlorhydrique précipitent de l'acide santonique, soluble dans l'éther, avec lequel on les agite ; mais cet acide, abandonné à l'air ou au contact des acides minéraux, se transforme de lui-même en santonine, en perdant une molécule d'eau.

RÉACTIONS. — L'acide sulfurique dissout la santonine sans se colorer, mais cette dissolution se colore à la longue en jaune, puis en rouge ; l'acide nitrique la dissout aussi sans se colorer, mais il la transforme à chaud en acide oxalique et en acide succinique. Une paillette de santonine, projetée sur un fragment de potasse caustique, imbibée d'alcool, se colore en rouge ; tandis que sa solution alcoolique abandonne, une fois évaporée à sec, un résidu se colorant, à la chaleur du bain-marie, en jaune par addition d'acide sulfurique. Cette dissolution, additionnée d'eau furfurolée, se colore en violet, mais cette coloration passe au bleu par addition d'eau distillée (Jorissen). Une dissolution de santonine dans de l'acide sulfurique dilué se colore à chaud en violet par addition d'une goutte de perchlorure de fer, mais la santonine, dissoute dans de la potasse caustique alcoolique, se colore à chaud en rose. Elle possède, quant à sa formule, la constitution suivante :

$$
\begin{array}{c}
CH^3 \\
| \\
C \quad CH^2 \ H \ CH^3 \\
| \\
O=C \quad C \quad C\text{----}CH\text{---}CO \\
H^2C \quad C \quad C \qquad O \\
C \quad CH^2 \ H \\
| \\
CH^3
\end{array}
$$

La santonine est l'anhydride de l'acide santonique, car, chauffée avec des hydrates alcalins, elle donne des santoninates, qui, décomposés par addition d'acides minéraux, précipitent des cristaux solubles dans l'éther, possédant la formule :

$$
\begin{array}{c}
CH^3 \\
| \\
C \quad CH^2 \ H \ CH^3 \\
| \\
O=C \quad C \quad C\text{----}CH\text{---}COOH \\
H^2C \quad C \quad C\text{---}OH \\
C \quad CH^2 \ H \\
| \\
CH^3
\end{array}
$$

Acide santonique

mais cet acide se transforme en son isomère, ou acide santoninique, sous l'action des alcalins ; celui-ci se présentant sous la forme de cristaux rhombiques, fusibles à 161°, de formule :

$$
\begin{array}{c}
CH^3 \\
| \\
C \quad CH^2 \ CH^3 \\
| \\
O=C \quad CH \quad C\text{---}CH\text{---}COOH \\
H^2C \quad CH \quad C\text{---}OH \\
C \quad CH^2 \\
| \\
CH^3
\end{array}
$$

La santonine, soumise en présence de poudre de zinc à la distillation sèche, se décompose en diméthylnaphtaline, en β-diméthylnaphtol et en propylène.

Elle donne avec la phénylhydrazine une hydrazone fusible à 220°, et avec l'hydroxylamine une oxime fusible à 217°, de formule :

$$
\begin{array}{c}
CH^3 \\
| \\
C \quad CH^2 \ H \ CH^3 \\
| \\
HON=C \quad C \quad C\text{----}CH\text{---}CO \\
H^2C \quad C \quad C \qquad O \\
C \quad CH^2 \ H \\
| \\
CH^3
\end{array}
$$

Exposée longtemps à l'action des rayons solaires, la santonine se transforme en chromosantonine, très soluble dans l'alcool, celle-ci possédant la formule :

$$
\begin{array}{c}
CH^3 \\
| \\
C \quad CH^2 \ H \ CH^3 \\
| \\
O=C \quad C \quad C\text{----}CH\text{---}CO \\
HC \quad C \quad C \qquad O \\
C \quad CH^2 \ H \\
| \\
CH^3
\end{array}
$$

Sa dissolution dans de l'acide acétique dilué, exposée à l'action des rayons solaires, donne de *l'acide photosantonique*, qui cristallise sous la forme de prismes incolores, fusibles à 153°, très solubles dans l'alcool, l'éther. Cet acide possède la formule :

$$
\begin{array}{c}
CH^2 \\
| \\
CH \ CH \ H \ CH^3 \\
| \\
HOOC \quad C \quad C\text{----}CH\text{---}COOH \\
H^3C \quad C \quad C\text{---}OH \\
CH \ CH^2 \ H \\
| \\
CH^3
\end{array}
$$

Chauffée pendant un certain temps, en présence de phosphore rouge, avec de l'acide iodhydrique, la santonine se transforme en acide santogénique, cristallisant sous la forme d'aiguilles fusibles à 178° ; celui-ci chauffé à 360° avec de l'hydrate barytique se transforme en diméthyl-β-naphtol et en acide propionique :

$$
\begin{array}{c}
CH^3 \\
| \\
C \quad CH^2 \ H \ CH^3 \\
| \\
O=C \quad C \quad C\text{----}CH\text{---}CO \\
H^2C \quad C \quad C \qquad O \\
C \quad CH^2 \ H \\
| \\
CH^3
\end{array}
$$

Santonine

$$
\begin{array}{c}
CH^3 \\
| \\
C \quad CH^2 \quad CH^3 \\
| \\
HO\text{---}C \quad C \quad CH\text{---}CH\text{---}COOH \\
HC \quad C \quad CH^2 \\
C \quad CH^2 \\
| \\
CH^3
\end{array}
\qquad
\begin{array}{c}
CH^3 \\
| \\
C \quad CH \\
| \\
HO\text{---}C \quad C \quad CH \\
HC \quad C \quad CH \\
C \quad CH \\
| \\
CH^3
\end{array}
$$

Acide santogénique   Diméthyl-β-naphtol

La santonine réduite, en présence de palladium colloïdal, par de l'hydrogène, se transforme en santonone, de formule $C^{15}H^{22}O^3$.

USAGE THÉRAPEUTIQUE DE LA SANTONINE. — Elle se prescrit, à doses de 0 gr. 01 à 0 gr. 1 le matin à jeun, en poudres ou en pilules, ou sous la forme de pastilles au sucre et au chocolat, comme vermifuge ou comme anthelminthique, mais il faut toujours l'ordonner avec des purgatifs, tels que l'huile de ricin, le calomel. On peut aussi la prescrire sous la forme de lavements, contre les oxyures vermiculaires.

ACTION PHYSIOLOGIQUE. — Ordonnée à doses trop élevées, la santonine provoque des troubles visuels, des vertiges, des hallucinations, de la diarrhée, voire même des convulsions, de l'hématurie, suivie de prostration et de mort par paralysie des fonctions respiratoires.

Notons, qu'une petite quantité de la santonine ingérée se transforme, dans le tube gastro-intestinal, en santoninates alcalins, raison pour laquelle on la retrouve dans les urines sous la forme de xanthopsine ou santonine oxydée ; mais son élimination n'est complète qu'après deux ou trois jours. Elle provoque, à faibles doses, une augmentation de l'appétit et des troubles visuels, très singuliers (xanthopsie), mais mal définis, qui font que les patients voient les objets mal éclairés, avec une teinte bleutée ; ceux, en pleine lumière, leur paraissant teintés en jaune ; mais à fortes doses, elle empêche le malade de distinguer une couleur. Elle diminue en outre les mouvements respiratoires, pour les paralyser ensuite à fortes doses, mais elle n'a aucune action sur la circulation sanguine. L'urine des personnes, ayant absorbé de la santonine est lévogyre de couleur jaune safrané ; mais elle devient verdâtre par addition d'acides minéraux, et rouge carmin par celle d'alcalins.

CONTREPOISONS. — Ordonnez, en cas d'empoisonnements par cette drogue, des émétiques, des purgatifs, de l'hydrate de chloral.

PHARMACIE GALÉNIQUE. — Elle sert à préparer des pastilles au chocolat ou au sucre.

L'ARTÉMISINE ou OXYSANTONINE, $C^{15}H^{18}O^4$, se rencontrant dans les eaux mères ayant servi à préparer la santonine, se présente sous la forme de cristaux incolores, inodores, à saveur amère, fusibles à 200°, solubles dans l'eau bouillante, l'alcool, dont les solutions sont lévogyres. Possédant, comme la santonine, un groupe cétonique, elle donne avec les alcalins des sels de l'acide artémisique ($C^{14}H^{19}O^3COOK$).

Elle se colore aussi en jaune, si on l'expose à l'action des rayons solaires, et en rouge, si on l'additionne de soude caustique. Chauffée avec une solution concentrée de carbonate de soude, elle se colore en rouge carmin, ce qui la différencie de la santonine ; mais elle se dissout sans se colorer dans l'acide sulfurique dilué, froid, cette dissolution prenant une coloration jaune brunâtre par addition d'une goutte de perchlorure de fer, ce qui la différencie aussi de la santonine ; celle-ci, traitée de la même manière, se colorant en violet.

On la prescrit parfois comme stomachique, mais elle rentre dans la préparation des dragées au fer de Briss.

Usage thérapeutique de la barbotine. — Cette drogue se prescrit, à doses de 0 gr. 5 à 2 grammes chez les enfants, et à doses de 2 à 10 grammes chez les grandes personnes, le matin à jeun, comme vermifuge, c'est-à-dire pour combattre les oxyures et les ascarides lombricoïdes, mais il faut toujours l'ordonner avec des purgatifs.

Action physiologique. — Ordonnée à doses trop élevées, elle provoque des empoisonnements caractérisés par les mêmes phénomènes d'intoxication que ceux attribués à la santonine ; mais elle serait, selon Kobert, de beaucoup plus active que celle-ci, car elle renferme en outre de l'essence, dont plusieurs auteurs ont contesté l'efficacité.

Pharmacie galénique. — Elle sert à préparer les Flores Cinæ conditæ, l'Extractum Cinæ.

Contrepoisons. — Ordonnez, en cas d'empoisonnement par cette drogue, les mêmes antidotes que ceux prescrits lors des empoisonnements attribués à la santonine.

Historique. — Connue des Anciens, qui la décrivaient sous le nom de *Santonion*, cette plante croissait, selon Dioscoride, à Santonge, mais cet auteur la dénommait *Seryphium marinum*. Il en est de même de Pline, qui différenciait déjà l'absinthe marine ou *Seriphon*, de celle-ci, dont Trajan nous apprend que les parties aériennes se prescrivaient, sous la forme d'infusions, comme vermifuge, Sérapion l'Ancien préconisait déjà d'utiliser, à cet effet, les graines de *Sandonica*, qui leur étaient supérieures. Notre semencine fut introduite dans la thérapeutique européenne par les Arabes, qui, comme Ibn Baithar, préconisaient de ne prescrire que les graines de la plante *Artemisia Cina*, de Talamone. Charles le Téméraire autorisa la vente de ce produit aux marchands épiciers de Bruges : Paul Hermann de Leyden reconnut, à la fin du XVIIe siècle, que ces soi-disantes graines n'étaient en réalité que des capitules floraux, dénommés à faux *Semenzina* par les Italiens, ce qui n'empêcha pas la plupart de nos pharmacologues modernes d'inscrire parfois cette drogue, dans leurs livres sous la dénomination de Semen Contra.

FRUCTUS XANTHII, DE XANTHIUM SPINOSUM, L.

Originaire de l'Europe, cette plante livre au droguier ses fruits non officinaux, toxiques pour le bétail, qui se prescrivent parfois, dans la thérapeutique russe, comme dépuratif du sang et à tort comme antidote contre les morsures des chiens enragés. Il en est de même des feuilles de la plante *Xanthium strumarium*, L. (Herbe aux écrouelles), plante originaire de la France centrale.

RACINE DE TRIXIS, DE TRIXIS FRUCTICOSA, Schulz.

Originaire des parties montagneuses du Mexique oriental, cette plante livre, au droguier, ses racines non officinales, qui renferment, dans leur meditullium, une résine jaune rougeâtre, aussi se prescrivent-elles parfois aux Etats-Unis comme purgatif drastique. Notons que leur teinture alcoolique se précipite en un dépôt jaune d'*acide pipitzahoïque*, par addition d'eau. Cet acide se présente sous la forme de cristaux jaunes, très solubles dans l'éther, l'alcool, insolubles dans l'eau, qui possèdent une action purgative très prononcée.

HERBA ET OLEUM ABSINTHII, HERBE ET ESSENCE D'ABSINTHE, D'ARTEMISIA ABSINTHIUM, L.

Origine botanique. — Cette plante, à racine pivotante, très ramifiée, à tiges nombreuses, anguleuses, velues, d'un mètre de haut, parcourues, dans toute leur longueur, par des stries vert bleuté, porte des feuilles différentes ; les inférieures étant pétiolées, bi-, tri- ou quadripennatiséquées, à segments lancéolés ; les moyennes courtement pétiolées, à segments lancéolés mais à limbe trilobé ; les supérieures simples, sessiles, à limbe entier, lancéolé, parcouru par une nervure médiane, prononcée. Son inflorescence est représentée par des capitules unilatéraux, petits, hémisphériques, disposés à l'aisselle de bractées lancéolées ou spatulées, toujours scarieuses. Chacun de ces capitules est constitué par un réceptacle velu, convexe, qui porte quelques fleurs marginales, femelles, à corolle ligulée, tridentée, et de nombreuses fleurs centrales, hermaphrodites, pentamères, tubulées, qui, fructifiées, donnent naissance à des achaines.

Origine géographique. — Fleurissant, selon les régions, de juillet en septembre, elle croît à l'état sauvage dans les terrains incultes de l'Europe méridionale ; mais on la cultive en France, particulièrement dans le département du Doubs, puis à Etréchy, à Houdan et à Grasse ; en Suisse dans le Val de Travers (dont on a malheureusement arraché une partie de ses plantations), en Saxe, puis en Espagne (à Grenade), en Italie, dans le Piémont, et en Amérique. dans le Michigan et l'Indiana.

Pathologie. — Elle est souvent attaquée par le *Puccinia Absinthii* et par la *Cercospora ferruginea*.

Culture. — N'exigeant pas de très grands soins, cette plante se cultive en champs, à l'aide de semis, dans des terrains relativement pauvres en humus, mais bien irrigués, à terre sablonneuse.

Récolte. — Fauchée à l'époque de sa floraison, cette plante, mondée de ses grosses tiges, est ensuite desséchée dans des séchoirs spéciaux, bien ventilés, maintenus à une douce température. On admet que 5 kilogrammes de cette plante fraîche donnent 1 kilogramme de notre drogue officinale.

Description de la drogue. — Ses parties aériennes, ci-dessus décrites, émettant une odeur spéciale, agréable, aromatique, possèdent une saveur spéciale âcre, aromatique, amère.

Examen microscopique (fig. 126). — Examinée sur une coupe transversale, la feuille de cette plante est constituée par deux épidermes, à cellules sinueuses, portant des poils glanduleux, pédicellés ou sessiles, souvent enfoncés dans le tissu épidermique, mais à glande uni- ou pluricellulaire ; puis des poils tecteurs, pluricellulaires, unisériés, disposés en forme de T, et des stomates toujours accompagnés de 4 ou de 5 cellules annexes. En dessous de son épiderme supérieur, se rencontrent le tissu en palissade et le mésophylle hétérogène, à tissu parenchymateux, lacuneux, qui entoure un petit faisceau libéroligneux, enveloppé d'un endoderme mince, mais toujours accompagné d'un petit canal sécréteur, schizogène. Notons qu'on rencontre, en dessous de sa nervure médiane, biconvexe, une faible couche de tissu collenchymateux.

Poudre. — Cette drogue, pulvérisée, livre une poudre jaune verdâtre, caractérisée par la présence de ses poils tecteurs et glanduleux.

Falsifications. — Elle est souvent falsifiée par addition de feuilles et de fleurs d'*Artemisia*

vulgaris, L., qui sont glabres, puis par celle d'*Artemisia frigida* Willd., d'*Artemisia Mutellina*, Willd., d'*Artemisia campestris*, L., qui ne renferment pas autant d'essence que celles de l'*Artemisia Absinthium*.

Réactions. — L'extrait alcoolique de cette drogue, additionné de chaux éteinte, puis desséché, donne, par addition d'éther, une solution vert clair, qui, soumise à la distillation fractionnée, abandonne un résidu se colorant en rouge brunâtre, puis en violet, par addition d'acide sulfurique ; cette coloration passant au bleu violacé par addition d'eau (Absinthine).

Analyse chimique. — Cette drogue renferme un principe amer ou absinthine, de 0,2 à 0,5 p. 100 d'essence, des matières résineuses, mucilagineuses et pectiques.

Son ESSENCE se présente sous la forme d'un

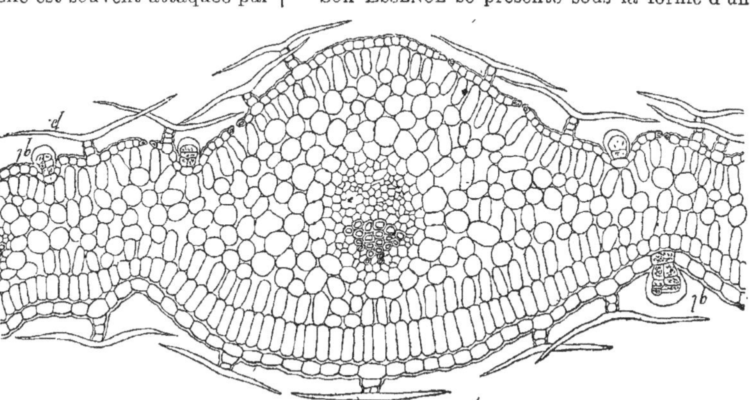

Fig. 126. — Coupe transversale de la feuille d'absinthe.

liquide verdâtre ou bleu verdâtre, d'odeur aromatique, spéciale, agréable, à saveur chaude, spéciale, aromatique, qui, exposé à l'air, se résinifie en prenant une teinte brunâtre. D'un poids spécifique de 0,925 à 0,955, à pouvoir rotatoire dextrogyre, elle est très soluble dans l'alcool absolu, l'éther, le chloroforme, l'éther de pétrole, les huiles grasses et essentielles.

Elle est constituée par un mélange de thujone (1), de 24 p. 100 de thujol ou alcool thujonique combiné avec les acides valérianique et palmitique, outre de l'absinthol, du phellandrène, du cadinène et de l'azulène. Notons que la THUJONE (1) se combine naturellement avec le bisulfite sodique, l'aldéhyde benzylique, l'hydroxylamine, etc., en des dérivés possédant les formules suivantes :

$$
\begin{array}{cc}
\text{CH}^3\ \text{CH}^3 & \text{CH}^3\ \text{CH}^3 \\
\diagdown\!/ & \diagdown\!/ \\
\text{CH} & \text{CH} \\
| & | \\
\text{C} & \text{C} \\
\text{H}^2\text{C}\diagup\!\diagdown\text{CH}^2 & \text{H}^2\text{C}\diagup\!\diagdown\text{CH}^2 \\
\text{HC}\diagdown\!\diagup\text{C}{=}\text{O} & \text{HC}\diagdown\!\diagup\text{C}\!\diagup^{\text{OH}}_{\text{SO}^3\text{Na}} \\
\text{CH} & \text{CH} \\
| & | \\
\text{CH}^3 & \text{CH}^3 \\
\text{Thujone} &
\end{array}
$$

(1) Voir essence de Sauge.

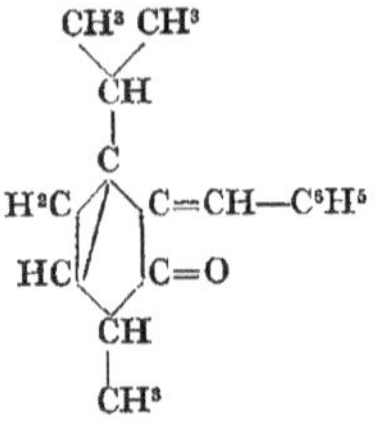

Benzylidenthujone

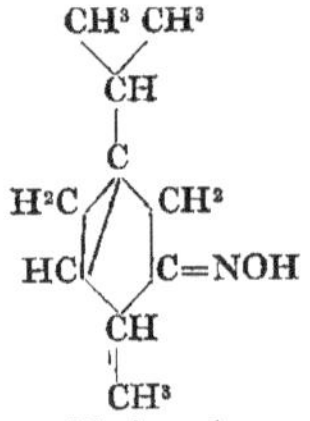

Thujonoxine

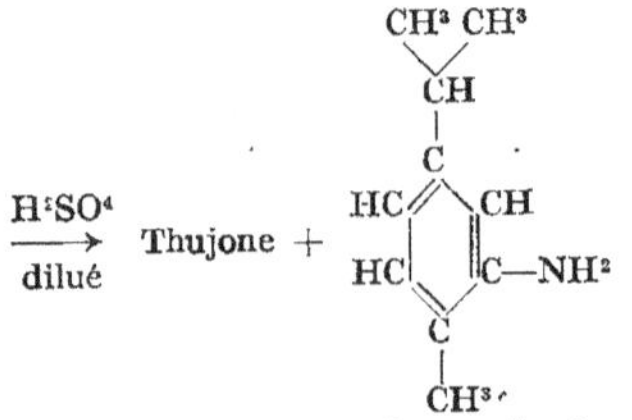

H^2SO^4 dilué $\longrightarrow$ Thujone + Carvacrylamine ou Cymidine

La thujone, réduite, se transforme en alcool thujonique, mais oxydée par du permanganate potassique, elle donne de l'acide thujacétocarbonique, puis de la thujacétone.

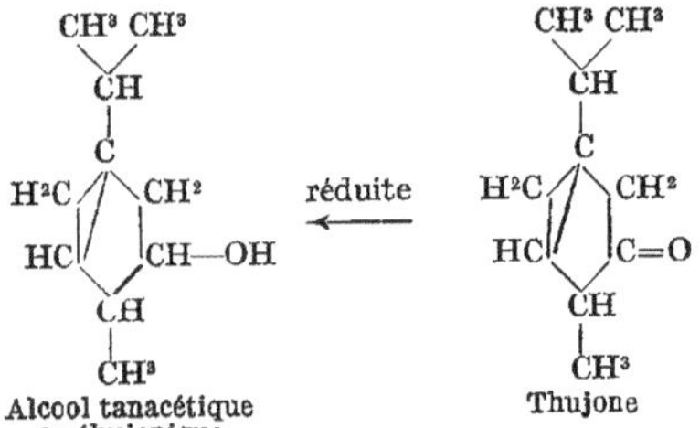

réduite

Alcool tanacétique ou thujonique

Thujone

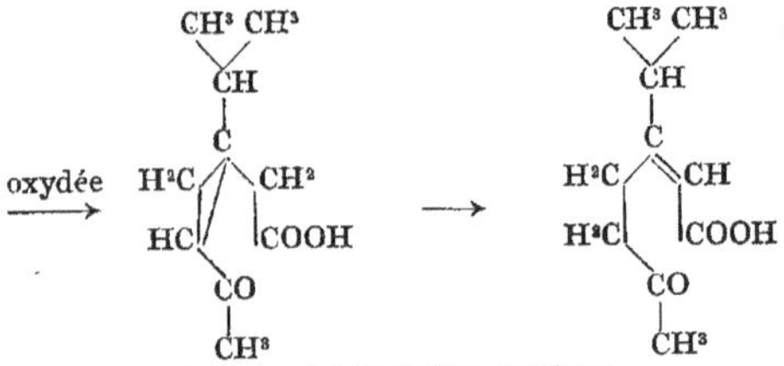

oxydée

Acides α et β-thujacétocarbonique

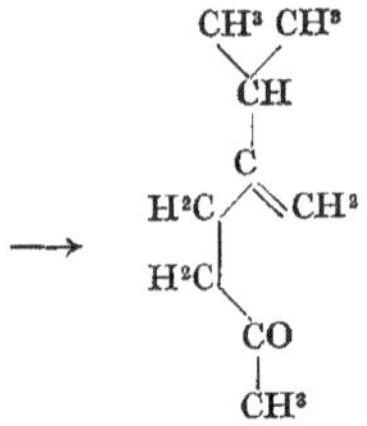

Thujacétone

Notons qu'on peut reconnaître la présence de la thujone dans une essence libérée de son citral (qui possède les mêmes réactions spécifiques), en la traitant, à raison de 0 gr. 5 par 5 centimètres cubes d'alcool à 60°, renfermant 1/10 de sulfate zincique et du nitroprussiate sodique, puis en l'agitant avec une solution de lessive de soude à 5 p. 100 (exempte de carbonate de soude), qui précipite un dépôt rouge groseille en présence de la thujone, même si celle-ci s'y rencontre en des dilutions de 1 : 5.000.

L'ABSINTHINE, $C^{15}H^{20}O^4$, se prépare en traitant une solution hydroalcoolique d'absinthe par du tanin, puis en décomposant le précipité, ainsi obtenu, par de l'acétate de plomb, quitte à l'extraire ensuite par de l'alcool, que l'on soumet à la cristallisation spontanée.

Elle se présente sous la forme de prismes incolores, fusibles à 68°, neutres, d'odeur rappelant celle de l'absinthe, à saveur très amère, très peu solubles dans l'eau, mais très solubles dans l'éther, l'alcool. Elle se dissout avec une coloration brune, puis verte, dans l'acide sulfurique ; mais celle-ci passe au bleu foncé par addition d'un peu d'eau. Fondue avec de la potasse caustique, elle se transforme en phloroglucine. Elle se prescrit parfois, à doses de 0 gr. 5 plusieurs fois par jour, comme stomachique et comme tonique.

Usage thérapeutique. — Cette drogue se prescrit, à doses d'un à deux grammes plusieurs fois par jour, sous la forme de poudres ou de pilules, et à doses de 5 à 10 grammes sur 200 grammes d'eau, sous celle d'infusions ou de décoctions, comme fébrifuge, comme stimulant de l'estomac, puis comme vermifuge, mais il faut l'ordonner dans ce cas avec des purgatifs. Notons que son essence se prescrit parfois, à doses d'une à trois gouttes plusieurs fois par jour, comme succédané de cette drogue.

Action physiologique. — Ordonnée à doses trop élevées, elle provoque des fausses couches chez les femmes en espérance ; car elle agit sur tout le système nerveux, en provoquant des troubles spasmodiques, des nausées, des convulsions, de l'aliénation mentale, due à la présence de sa thujone.

Pharmacie galénique. — Elle sert à préparer la Tinctura Absinthii, la Tinctura Absinthii composita, l'Extractum Absinthii, l'Elixir Aurantii compositum, les Species Amaræ, le Vinum aromaticum, l'Oleum Absinthii coctum.

Historique. — Le nom allemand de Vermouth, attribué à cette drogue, lui provient non du latin Vermis, mais du mot Wurm, qui signifie vers ; car les Germains utilisaient déjà cette drogue comme vermifuge. Les prêtres égyptiens portaient, au jour de leurs processions, des rameaux fleuris d'absinthe, voir le papyrus d'Ebber ; Dioscoride nous enseigne que les parties aériennes de cette plante servaient à préparer de l'encre, du vin absinthé, et une teinture utilisée pour éloigner les souris. Pline nous rapporte que le vin d'absinthe se préparait en faisant macérer dans du moût les parties aériennes de cette plante, que Gallien recommandait de prescrire comme stomachique et comme diurétique. Cette drogue se prescrivit pendant tout le moyen âge comme vermifuge, comme fébrifuge et comme dépuratif ; mais elle servit, jusqu'en 1914, à préparer l'extrait d'absinthe ou crème d'absinthe, qui n'est, en réalité, qu'une macération alcoolique de feuilles et de fleurs d'absinthe, additionnées de celles d'*Artemisia pontica*, d'*Hyssopus officinalis*, de *Melissa officinalis* et de fruits d'anis étoilé, de fenouil, de coriandre et d'anis, dont la solution était ensuite soumise à la distillation fractionnée.

Notons que l'*Artemisia pontica*, L., originaire de la Grèce et de la Roumanie, l'*Artemisia maritima*, L., croissant sur les plages de l'océan Atlantique, de l'Espagne, jusqu'en Angleterre, livrent aussi au droguier leurs parties aériennes, fleuries, qui se prescrivent, parfois, comme stomachique. Il en est de même des parties aériennes de la plante *Artemisia annua*, dont l'essence renferme de l'ARTEMISIACÉTONE, $C^{10}H^{16}O$, qui se présente sous la forme d'un liquide incolore, inactif à la lumière polarisée, à indice de réfraction de 1,8, d'un poids spécifique de 1,4695, soluble dans l'alcool, l'éther, le chloroforme. Elle donne une semi-carbazone fusible à 96°.

FOLIUM ET FLOS FARFARÆ, FEUILLE ET FLEUR DE TUSSILAGE, DE TUSSILAGO FARFARA, L. (fig. 127).

Cette plante herbacée, à rhizome permanent, horizontal, ne porte pas de feuilles à l'époque de sa floraison ; celles-ci, ne croissant qu'en été, sont longuement pétiolées, à limbe entier, cordiforme à sa base, pointu au sommet, échancré sur ses bords, qui sont sinueux, de 8 à 15 centimètres de long sur 6 à 10 centimètres de large, glabre sur sa face supérieure, qui est vert foncé, vert pâle sur sa face inférieure, qui est très velue, mais parcouru par une nervure médiane, prononcée, et par des nervures secondaires, partant toutes de la base de sa nervure médiane. Leurs poils tecteurs, très nombreux, sont flagelliformes, entremêlés, pluricellulaires ; tandis que leurs stomates sont toujours accompagnés de 4 ou de 6 cellules annexes. Son inflorescence, toujours terminale,

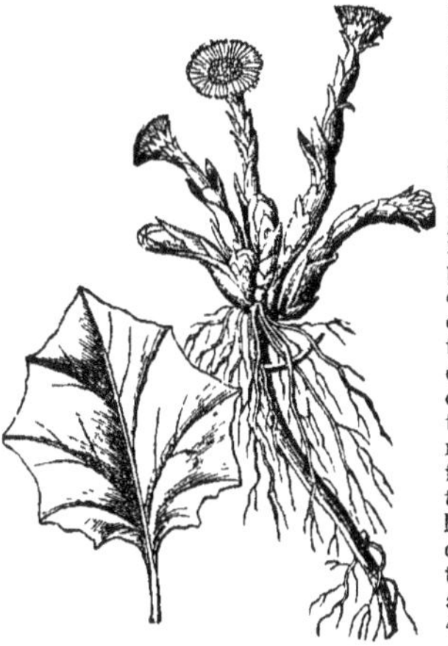
Fig. 127. — Tussilage.

supportée par un long pédoncule très velu, écailleux, à bractées nombreuses, scarieuses, brunâtres, est constituée par un réceptacle convexe, nu à l'intérieur, mais entouré de nombreuses bractées imbriquées, lancéolées, rouge brunâtre, scarieuses sur leurs bords ; celles-ci se terminant en deux pointes aiguës. Il porte des fleurs marginales jaunes qui, toujours femelles, sont formées par un calice à 5 sépales concrescents entre eux ; par une corolle ligulée, à 3 dents, et par un ovaire uniloculaire, infère, uniovulé, mais surmonté d'un style à 2 stigmates recourbés. Ses fleurs centrales, nombreuses, pentamères, hermaphrodites, tubuleuses, sont constituées par un calice à 5 sépales concrescents entre eux, par une corolle à 5 pétales jaunes, concrescents entre eux en un tube évasé au sommet, sous la forme d'un entonnoir, qui entoure 5 étamines à filets libres, à anthères agglutinées ensemble et un pistil à deux carpelles médians, ouverts et concrescents en un ovaire uniloculaire, infère, uniovulé. Fécondées, ces fleurs donnent naissance à des achaines.

Fleurissant selon les régions de février en mai, cette plante croît à l'état sauvage dans les prairies humides de toute l'Europe centrale et septentrionale, où elle y est parfois cultivée. Elle est souvent attaquée par la *Septoria Fuckelii*, la *Septoria Farfarac*, la *Septoria Tussilaginis*, le *Coleosporium Tussilaginis*, et la *Puccinia Poarum*.

Ses feuilles, récoltées en automne, puis rapidement desséchées à l'air et à l'ombre, se prescrivent, ainsi que ses fleurs, récoltées de février en mai (après avoir été mondées de leurs pédoncules), à doses de 5 à 15 grammes sur 200 grammes d'eau, sous la forme d'infusions ou sous celle de décoctions, comme béchique et comme sédatif, car elles renferment toutes deux du mucilage, des traces d'essence, du tanin, de l'inuline, et un principe amer ou tussilagine.

Le nom de Tussilage, attribué à cette drogue, lui provient du mot latin toux ; car Dioscoride et Pline recommandaient toujours de l'ordonner sous la forme d'infusions contre les bronchites ; Hippocrate l'ordonnait comme lénitif. Il en est de même des feuilles et des fleurs du *Tussilage Petasites*, L.

FOLIUM ET OLEUM TANACETI, FEUILLE ET ESSENCE DE TANAISIE, DE TANACETUM VULGARE, L.

Originaire des lieux incultes de toute l'Europe, cette plante croît à l'état sauvage sur le bord des routes et des haies. Elle ne livre, à la thérapeutique, aucune drogue officinale; mais ses feuilles isolées, de 15 à 20 centimètres de long sur 10 centimètres de large, sont pétiolées à la base de sa tige, sessiles quant aux caulinaires, à limbe entier, lancéolé ou pennatipartite, vert foncé. Elles se rencontrent parfois dans le droguier ; il en est de même de ses fleurs, qui sont disposées sous la forme de capitules hémisphériques, disposés en corymbes ramifiés.

Ces deux drogues renferment de la tanacétine, des traces d'essence, du tanin, des matières résineuses et de l'inuline.

La TANACÉTINE, $C^{11}H^{16}O^4$, se présente sous la forme d'une poudre amorphe, jaunâtre ou jaune brunâtre, très amère au goût, inodore, peu soluble dans l'eau, très soluble dans l'éther, l'alcool, l'acide sulfurique ; celui-ci la dissolvant avec une belle coloration rouge.

Leur ESSENCE se présente sous la forme d'un liquide jaunâtre, mobile, d'odeur particulière, repoussante, un peu camphrée, à saveur amère, brûlante, d'un poids spécifique de 0,925, à pouvoir rotatoire, dextrogyre, de + 30° à + 40°, soluble dans l'éther, l'alcool, le chloroforme, etc. Elle est constituée par un mélange de tanacétone ou thujone, de bornéol, de camphre lévogyre, de pinène et de terpène.

Les fleurs et les feuilles de tanaisie se prescrivent parfois, dans la médecine populaire, à doses de 10 à 20 grammes sur 200 grammes d'eau, sous la forme de décoctions, comme vermifuge ; mais ordonnées à doses trop élevées, elles peuvent provoquer des empoisonnements mortels, avec troubles respiratoires, affaiblissement progressif des fonctions cardiaques et mort par asphyxie. Il en est de même de leur essence, qui, à fortes doses, provoque des convulsions cloniques.On prescrit aussi ces drogues, sous la forme d'injections intra-veineuses, c'est-à-dire d'injections hypodermiques ,pour combattre les effets des morsures attribuées aux chiens enragés, de là le nom de rage tanacétique.

FLOS CALENDULÆ, SOUCI DES JARDINS, DE CALENDULA OFFICINALIS, L.

Originaire de toute l'Europe centrale et méridionale, cette plante herbacée ne livre, à la thérapeutique, aucune drogue officinale ; mais ses fleurs servent parfois à falsifier le safran ou à préparer des thés pectoraux. Ligulées à 3 dents, toujours femelles, quant à celles de la périphérie de leur réceptacle, elles sont pentamères, hermaphrodites, tubuleuses, quant à celles du disque, d'odeur forte, désagréable sur le frais, à saveur aromatique, amère. Recouvertes de nombreux poils tecteurs, elles se prescrivent parfois, dans la médecine populaire, comme dépuratif du sang, comme anti-ictérique, car elles renferment 0,02 p. 100 d'essence, des principes résineux et amers, ceux-ci étant dénommés *calenduline*.

HERBA BALSAMITÆ, MENTHE COQ, DE BALSAMITA SUAVEOLENS, Pers.

Originaire de l'Europe méridionale, cette plante herbacée ne livre, à la thérapeutique, aucune drogue officinale ; mais ses parties aériennes, desséchées, se prescrivent parfois, dans la médecine populaire, à doses de 10 à 15 grammes sur 200 grammes d'eau, sous la forme de décoctions, comme stimulant de l'estomac, comme antispasmodique, car elles renferment un principe amer, des traces d'essence, d'odeur menthée de par sa teneur en menthol.

FLOS CARTHAMI, FLEUR DE CARTHAME OU SAFRAN BATARD, DE CARTHAMUS TINCTORIUS, L.

Cultivée en Espagne, en Italie, en France, en Hongrie, en Egypte, puis dans le Caucase et aux Indes, cette plante herbacée ne livre, à la thérapeutique, aucune drogue officinale ; ses fleurs servent parfois à falsifier le safran. Celles-ci, examinées au microscope, sont caractérisées par leurs cellules épidermiques, allongées, polygonales, à parois minces, supportant de nombreuses papilles, qui sont toujours dépourvues de poils tecteurs, tandis que leur mésophylle entoure de nombreux canaux sécréteurs, disposés en dessus des faisceaux libéroligneux. Leur corolle renferme deux principes colorants, l'un soluble dans l'eau alcaline, dénommé carthamine ou acide carthamique, $C^{14}H^{16}O^7$, l'autre insoluble dans ce dissolvant.

La CARTHAMINE, $C^{14}H^{16}O^7$, se prépare en extrayant premièrement ces fleurs par de l'eau, afin de dissoudre le jaune de saflor, puis par des solutions concentrées de carbonate de soude, qui sont ensuite précipitées par addition d'acide acétique. Le précipité ainsi obtenu, repris par de l'alcool, donne une solution qui, soumise à la distillation fractionnée dans le vide, abandonne une masse noir verdâtre, à éclats métalliques, très peu soluble dans l'eau, l'éther, mais très soluble dans l'alcool. Celle-ci, chauffée avec de l'eau ou avec de l'alcool, donne des solutions rouges ou jaunes, mais elle se dissout très facilement dans les alcalins ou dans les carbonates alcalins, dont les solutions se décomposent très facilement à l'air. Elle se dissout avec une coloration rouge dans l'acide sulfurique, mais sa dissolution, dans de l'eau ammoniacale, se précipite en un dépôt rouge, par addition de chlorure mercurique, brun rougeâtre par celle du chlorure d'étain. Fondue avec de la potasse caustique, elle se décompose en acide oxalique et en acide paraoxybenzoïque.

Notons que les fruits de cette plante, dénommés à faux *graines de perroquet*, livrent, une fois exprimés, une huile amère, à action purgative, qui se prescrit parfois, dans la médecine populaire, comme laxatif évacuant, ou sous la forme de frictions, comme révulsif contre les rhumatismes.

FLOS OLEUM ET RHIZOMA ARNICÆ, FLEUR, ESSENCE ET RHIZOME D'ARNICA, D'ARNICA MONTANA, L.

Origine botanique. — Cette plante herbacée, à rhizome de 10 centimètres de long (constituant un sympodium pourvu sur sa face inférieure de nombreuses radicelles et sur sa face supérieure d'écailles foliaires), porte une tige élancée, de 45 centimètres de haut, entourée à sa base par une rosette de feuilles sessiles, obovées ou lancéolées, à limbe entier, de 8 centimètres de long sur 3 centimètres de large, cilié sur ses bords, légèrement velu sur sa face inférieure, mais parcouru par une nervure médiane, prononcée, et par 4 nervures secondaires, parallèles à celle-ci, outre par des nervures tertiaires, anastomosées. Ses feuilles supérieures sont amplexicaules, lancéolées, presque opposées les unes aux autres. Ses fleurs, officinales, donnent naissance après avoir été fécondées, à des achaines.

Pathologie. — Elle est souvent attaquée par la *Trypeta arnicivora*.

Origine botanique. — Fleurissant, selon les régions, de juin en juillet, elle se rencontre à l'état sauvage dans toute l'Europe centrale et montagneuse, particulièrement dans les Basses-Alpes, les Ardennes, etc.

Récolte des fleurs. — Ses capitules floraux, recueillis à l'époque de leur floraison, souvent mondés de leurs réceptacles coniques et de leurs calices, doivent être conservés, après avoir été rapidement desséchés à l'air et, à l'ombre ou dans des séchoirs spéciaux, maintenus à + 30°, dans des boîtes en fer-blanc, à l'abri de l'air et de l'humidité.

Description de la drogue. — Mesurant de 4 à 5 centimètres de diamètre, ces capitules floraux sont constitués (car ils parviennent aussi sous cette forme dans le droguier) par un réceptacle convexe, nu à l'intérieur, mais entouré de nombreuses bractées imbriquées, pilifères, lancéolées, brunâtres, munies à leurs bases d'une glande à suc visqueux. Ces réceptacles, renfermant souvent des larves de la *Trypeta arnicivora*, portent 18 à 20 fleurs marginales, femelles, constituées par un calice à pappus, par une corolle jaune orange, ligulée, tridentée, parcourue par 8 ou par 12 nervures parallèles. Elle entoure un ovaire uniloculaire, uniovulé, infère, surmonté d'un style court, à 2 stigmates recourbés en dehors. Ces réceptacles portent en outre des fleurs centrales, pentamères, tubulées, hermaphrodites, constituées par un calice à pappus, c'est-à-dire à aigrette, dont les poils tecteurs blanc grisâtre, barbelés, raides, sont disposés sur un rang ; par une corolle jaune orange, à 5 pétales concrescents entre eux par leurs bases, en un tube évasé au sommet sous la forme d'un entonnoir, à extrémités libres, triangulaires ; par 5 étamines, à filets libres, mais à anthères agglutinées, obtuses à leurs bases, et par un pistil à deux carpelles médians, ouverts et concrescents en un ovaire infère, uniloculaire, pentagonal, uniovulé, recouvert de nombreux poils glanduleux et tecteurs, mais surmonté d'un style assez long, se terminant par deux stigmates recourbés en dehors. La corolle et l'ovaire de ces fleurs marginales devraient seuls se rencontrer dans notre drogue officinale, qui desséchée, émet une odeur agréable, faiblement aromatique, mais qui, à l'humidité, dégage l'odeur de moisi, ou celle rappelant l'odeur du tabac et de l'ammoniaque ; sa saveur est âcre, amère.

Examen microscopique. — Examinés au microscope, les poils tecteurs de son pappus sont cétiformes, pluricellulaires, unisériés, à parois externes se prolongeant en appendices piliformes ; tandis que les poils tecteurs de leur corolle sont construits sur le type habituel de ceux des plantes de cette famille, ceux-là se rencontrant aussi sur les parois externes de ses ovaires.

Falsifications. — Cette drogue est souvent mélangée à des fleurs d'*Anthemis tinctoria*, L., qui ne possèdent pas un calice à pappus, puis à des fleurs de *Doronicum* et d'*Inula*, dont les corolles ligulées, tridentées, ne sont pas parcourues par 8 ou par 10 nervures parallèles. Elles ne donnent pas en outre les réactions suivantes.

Réactions. — Extraite par de l'alcool, cette drogue donne une teinture se précipitant en un dépôt jaune doré, par addition de quelques gouttes de lessive de soude, mais se colorant en brun verdâtre par celle d'ammoniaque diluée.

Analyse chimique. — Ces fleurs renferment de 0,04 à 0,07 p. 100 d'essence, un principe amer ou arnicine, du tanin, du glucose, des traces d'acide malique, de la phytostérine ou *arnidol*, de l'*arnistérine*, $C^{28}H^{44}(OH)^2$, puis, selon certains auteurs, un alcaloïde ou *arnicaïne*, qui ne serait en réalité, selon d'autres savants, qu'un produit de décomposition des principes actifs de cette drogue.

Leur Essence se présente sous la forme d'un liquide jaune verdâtre, légèrement fluorescent en bleu, à pouvoir rotatoire, lévogyre, de — 1°, d'un poids spécifique de 0,995, soluble dans l'éther, l'alcool, le chloroforme, les huiles grasses et essentielles.

Elle est constituée par un mélange d'éthers méthyliques des acides butyrique, valérianique, laurique et palmitique ; mais elle dépose au froid de la paraffine ; elle renferme, en outre, de l'éther diméthylique de la thymohydroquinone.

L'Arnicine, $C^{20}H^{30}O^4$, se présente sous la forme d'une poudre cristalline, incolore, inodore, à saveur très amère, peu soluble dans l'eau, mais très soluble dans l'alcool, l'éther. Hydrolysée, elle se décompose en glucose et en une substance encore mal définie.

Le Glucose ou Dextrose, $C^6H^{12}O^6$, se rencontrant aussi dans le suc des raisins, des figues, des prunes, des cerises, puis dans la manne, le miel, se produit toujours lors de l'hydrolyse de la saccharose.

On peut aussi l'obtenir en chauffant à 50° l'amidon avec de l'acide sulfurique dilué ; celui-là se transformant en dextrine, puis en glucose. Cette solution, neutralisée par du carbonate calcique, puis filtrée, chauffée avec du charbon animal pour la décolorer, est alors concentrée dans le vide, pour être soumise à la cristallisation spontanée.

Le glucose se présente sous la forme d'une poudre blanche, cristalline, grumeleuse, inodore, à saveur sucrée, à réaction neutre, soluble dans l'eau, l'alcool dilué, peu soluble dans l'alcool à 90°, mais insoluble dans l'éther, le chloroforme. Ses solutions aqueuses possèdent un pouvoir rotatoire, dextrogyre, de + 52°,5. Il entre en fusion à 86°, mais une fois déshydraté, son point de fusion est à 146°. Chauffé pendant un certain temps à 170°, il se transforme en glucosane, $C^6H^{10}O^5$, car il perd une molécule d'eau ; mais celui-ci peut être régénéré en glucose par addition d'eau ; chauffé à une température plus élevée, le glucosane donne du caramel. Mélangé à de l'acide sulfurique, le glucose noircit, en donnant de l'acide glucososulfonique, tandis que l'acide nitrique le transforme en acide saccharique et en acide oxalique. Le chlore, le brome, donnent avec le glucose de l'acide gluconique, $C^6H^{12}O^7$. L'hydrogène naissant transforme le glucose en sorbite dextrogyre (ou alcool hexavalent), mais, traité par de l'ammoniaque, le glucose se transforme en glucosoamine ou aminodextrose, $C^6H^{11}O^5NH^2$. Le glucose réduit les solutions des métaux nobles, et, en présence d'alcalis, celles du sulfate de cuivre ou du nitrate bismuthique. Il précipite, en solutions alcalines, le cyanure mercurique. Les saccharomycètes, la levure de bière oxydent le glucose en alcool éthylique et en anhydride carbonique ; tandis que le *Bacterium Lactis* le transforme, en présence de sels métalliques et de l'air, en acide lactique.

Notons qu'une solution aqueuse de safranine est décolorée, en présence de carbonate sodique, par le glucose ; mais une solution diluée de cette substance, additionnée d'une goutte d'une dissolution alcoolique à 10 p. 100 de β naphtol, forme à la ligne de contact des deux liquides un anneau

rouge violacé, par addition d'acide sulfurique. Il possède, quant à sa formule, la constitution suivante :

$$\begin{array}{c}
C\!\!\underset{\displaystyle \|}{\overset{\displaystyle \diagup O}{}} \\
| \\
H{-}C{-}OH \\
| \\
HO{-}C{-}H \\
| \\
H{-}C{-}OH \\
| \\
H{-}C{-}OH \\
| \\
CH^2{-}OH
\end{array}$$

On peut le doser quant à sa teneur dans un liquide, à l'aide du polarimètre, puis en établissant l'équation suivante :

$$P = \frac{AV}{(\alpha)dl}$$

où P = le poids du sucre contenu dans un volume déterminé d'eau ; (α) le pouvoir rotatoire de la substance ; l = longueur du tube ; d = + 53° pour le glucose ; V = volume d'eau. Si par contre, on utilise un saccharimètre, il est nécessaire de multiplier le nombre des degrés saccharimétriques par 2,239 pour le glucose hydraté et par 2,059 pour le glucose anhydre.

Usage thérapeutique des fleurs d'arnica. — Cette drogue se prescrit, à doses de 0 gr. 2 à 0 gr. 5 plusieurs fois par jour, sous la forme de poudres ou de pilules, et à doses de 6 à 10 grammes sur 200 grammes d'eau, sous celle de décoctions, comme sudorifique, comme stimulant de l'estomac et du système nerveux, puis comme spécifique contre la malaria, le typhus, etc., etc.

Action physiologique. — Ordonnée à doses trop élevées, elle provoque des nausées, de la gastralgie, des vomissements, de l'oppression, des vertiges, de la diarrhée, des hémorragies et la mort par asphyxie, car elle irrite toutes les fonctions des muqueuses de l'organisme.

Contrepoisons. — Administrez, en cas d'empoisonnements par cette drogue, des émétiques, du tanin, des opiacés, des stimulants alcooliques.

Pharmacie galénique. — Elle sert à préparer la Tinctura Arnicæ, qui se prescrit principalement, après avoir été mélangée à de l'eau, sous la forme d'applications externes, comme vulnéraire. Notons que cette teinture, peu diluée, peut provoquer des inflammations eczémateuses, des démangeaisons douloureuses et de la cuisson cutanée, très désagréable.

Description du rhizome d'arnica. — Le rhizome de cette plante, déterré en automne, mondé de ses radicelles, puis lavé et desséché, se présente, dans le droguier, sous la forme d'un sympodium rouge brunâtre, légèrement subéreux, à surface supérieure, marquée de nombreuses cicatrices foliaires, à face inférieure portant de nombreuses racines minces, flexibles. De consistance dure, il possède une odeur légèrement aromatique, une saveur âcre, aromatique, amère.

Examen microscopique. — Examiné sur une coupe transversale, il est constitué par un suber (s) à 2 ou à 3 assises de cellules aplaties, colorées en brun, mais disposées en files radiales ; puis par un parenchyme cortical (pc) à cellules arrondies ou polygonales, ne renfermant jamais de grains d'amidon, ni cristaux d'oxalate de chaux, ni inuline ; par un endoderme (*end*) à cellules épaissies sur leurs parois latérales et internes, qui recouvrent, extérieurement, le parenchyme cortical interne, à cellules polygonales, renfermant à sa base de nombreuses cellules sécrétrices (*cs*), disposées sur un rang, et intérieurement le péricycle mou (*per*) et le bois représenté par des faisceaux libéro-ligneux, aplatis dans leur partie externe, mais arrondis intérieurement. Ces faisceaux sont constitués par des fibres ligneuses, à parois épaissies, lignifiées, et sur leurs parties latérales et externes par des vaisseaux accompagnés de fibres libériennes, épaissies. Ils sont recouverts intérieurement par du liber secondaire (*1,*) et par un péricycle mou (*red*).

Falsifications. — Rarement falsifiée, cette drogue est parfois mélangée à des racines ne possédant pas, à l'extérieur de leur endoderme, des canaux sécréteurs, schyzogènes.

Analyse chimique. — Elle renferme des matières résineuses, du tanin, de l'arnicine, des acides organiques, tels qu'acides butyrique, acétique, malique, puis 9,7 p. 100 d'inuline et de 0,5 à 1 p. 100 d'essence.

Son Essence se présente sous la forme d'un liquide légèrement jaunâtre, d'odeur particulière, aromatique, à saveur chaude, peu agréable, légèrement aromatique, à pouvoir rotatoire, lévogyre, de — 1°38,′ d'un poids spécifique de 0,99, soluble dans l'éther, le chloroforme, les huiles grasses et essentielles, l'alcool, le sulfure de carbone. Elle est constituée par un mélange de phlorol, d'éther phlorométhylique et d'éther méthylique de la thymohydroquinone de formule :

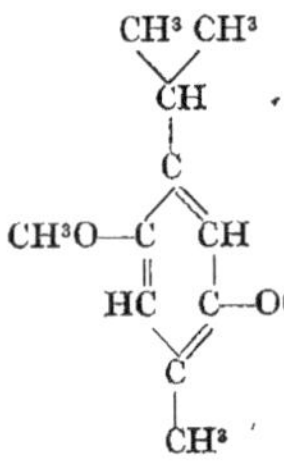

$$CH_3 \quad CH_3$$
$$\diagdown\diagup$$
$$CH$$
$$|$$
$$C$$
$$\diagdown$$
$$CH_3O-C \quad CH$$
$$\| \qquad |$$
$$HC \quad C-OCH_3$$
$$\diagup$$
$$C$$
$$|$$
$$CH_3$$

Notons que cette racine, soumise à la distillation aux vapeurs d'eau, donne une solution renfermant en outre des acides butyrique, formique, acétique, angélique et valérianique.

Usage thérapeutique. — Cette drogue, bien délaissée par la thérapeutique moderne, se prescrit parfois, dans la médecine populaire, comme stimulant de l'estomac.

Historique. — La littérature antique ne fait pas mention de ces drogues, ni de leur plante, dont la première description remonte à Matthiolus, qui vivait dans les années 1501 à 1577. Préconisées au XVIIe siècle comme fébrifuge par Hildegard, elles se prescrivaient aussi comme aphrodisiaque; on les ordonne parfois encore, dans la médecine populaire allemande, comme abortif, comme nous le rapporte la *Pharmazeutische Centralhalle* de 1875.

HERBA ARTEMISIÆ, HERBE D'ARMOISE, D'ARTEMISIA VULGARIS, L.

Origine botanique. — Cette plante herbacée, à rhizome horizontal, de 20 centimètres de long

sur 5 millimètres de diamètre, porte une tige glabre, d'un mètre de haut, sillonnée dans toute sa longueur par des stries longitudinales, plus foncées, rougeâtres. Ses feuilles inférieures sont bipennatifides, les moyennes pennatifides, à segments lancéolés, serretés sur leurs bords, les supérieures étant simples, lancéolées, mais toutes sont glabres sur leur face supérieure qui est verte, mais velues sur leur face inférieure, qui est vert pâle, tomenteuse, recouverte de nombreux poils tecteurs, disposés en forme de T. Son inflorescence, sise sous la forme de panicules pyramidaux, est constituée par des capitules oblongs, droits, de couleur lilas, constitués par un réceptacle conique, creux, glabre intérieurement, mais entouré extérieurement de nombreuses bractées imbriquées, lancéolées, scarieuses. Il porte des fleurs marginales femelles, à corolle ligulée, tridentée, et de nombreuses fleurs centrales, hermaphrodites, pentamères, tubulées, à 5 pétales concrescents entre eux en un tube évasé en forme d'entonnoir au sommet. Ils entourent 5 étamines, à filets libres, à anthères agglutinées entre elles, et un ovaire uniloculaire, uniovulé, son fruit étant un achaine.

Origine géographique. — Fleurissant selon les régions de juin en octobre, elle croît, à l'état sauvage, sur le bord des fossés, des routes et des chemins de toute l'Europe, de l'Asie centrale et de l'Afrique du Nord.

Description de la drogue. — Récoltées à l'époque de leur floraison, ses parties aériennes, mondées de leurs grosses tiges, puis desséchées à l'air et au soleil, livrent à la thérapeutique notre drogue, d'odeur faiblement aromatique, à saveur amère, aromatique.

Analyse chimique. — Elle renferme un principe amer ou artémisine, du tanin, des matières résineuses et pectiques, outre de 0,5 à 1,7 p. 100 d'Essence.

Celle-ci se présente sous la forme d'un liquide jaune pâle, d'odeur spéciale, aromatique, non agréable, à saveur chaude, aromatique, d'un poids spécifique de 0,907, soluble dans l'éther, l'alcool, le chloroforme, les huiles grasses et essentielles. Elle est constituée par un mélange de cinéol et de terpènes divers, etc.

Usage thérapeutique. — Cette drogue se prescrit, à doses de 5 à 10 grammes sur 200 grammes d'eau, sous la forme de décoctions, dans la médecine populaire de nos régions, comme fébrifuge, comme antispasmodique, voire même comme emménagogue, quoiqu'elle ne possède aucune action sur les fibres lisses de l'utérus.

Historique. — Dédiée à la déesse Artemisia, protectrice des vierges, cette plante fut déjà décrite par Dioscoride, puis par Pline, qui ordonnaient d'utiliser ses parties aériennes, desséchées, comme fébrifuge.

Notons que le rhizome desséché de cette plante, se rencontrant parfois dans le droguier, se prescrit aussi comme fébrifuge, de par sa teneur en essence, en matières résineuses et en principes amers. Il en est de même des parties aériennes et du rhizome de la plante *Artemisia campestris*, L.

FOLIUM ARTEMISIÆ ABROTANI, FEUILLE D'AURONE MALE, D'ARTEMISIA ABROTANUM, L.

Originaire du midi de la France, cette plante livre au droguier ses feuilles non officinales, qui, renfermant, ainsi que l'écorce de ses racines, de l'*abrotanine*, alcaloïde mal défini, se prescrivent, dans la médecine populaire, comme anthelminthique et comme vermifuge.

FLOS CYANI, FLEUR DE BLUET, DE CENTAUREA CYANUS, L.

Cette plante herbacée livre au droguier ses fleurs non officinales, qui se prescrivent parfois, dans la médecine populaire de l'Europe, d'où elle est originaire, comme béchique, puis dans la préparation des thés pectoraux, afin de leur communiquer un aspect plus appétissant. Elles renferment un anthocyane, dont la cyanine se décompose en glucose et en cyanidine, car :

$$C^{28}H^{32}O^{17} + 2H^2O = 2C^6H^{12}O^6 + C^{15}H^{12}O^7$$

OLEUM ARTEMISIÆ DRACUNCULI, ESSENCE D'ESTRAGON, D'ARTEMISIA DRACUNCULUS, L.

Originaire de l'Europe centrale et méridionale, cette plante herbacée livre, au droguier, ses parties aériennes, fleuries, qui, soumises à la distillation aux vapeurs d'eau, donnent une essence incolore, d'odeur aromatique, spéciale, à saveur chaude, aromatique, d'un poids spécifique de 0,949, à pouvoir rotatoire, dextrogyre, de + 7°, à indice de réfraction de 1,51695, soluble dans l'éther, le chloroforme, l'alcool absolu, l'éther de pétrole, les huiles grasses et essentielles.

Elle est constituée par un mélange de méthylchavicol ou estragol, de phellandrène, d'aldéhyde para-méthyloxycinnamique et d'acétate de linalyle.

Notons que l'essence d'*Artemisia frigida* possède un poids spécifique de 0,927, un pouvoir rotatoire, lévogyre, de — 24°48′, celle d'*Artemisia Leudoviciana*, un poids spécifique de 0,93, un pouvoir rotatoire, lévogyre, de — 13°32′ ; celle d'*Artemisia caudata* un poids spécifique de 0,887, un pouvoir rotatoire, lévogyre, de — 12°30′.

OLEUM PARTHENII, DE PARTHENIUM ARGENTATUM, Gray.

Originaire du Mexique, cette plante herbacée livre, au droguier, ses parties aériennes qui, soumises à la distillation aux vapeurs d'eau, donnent une essence jaune verdâtre, d'un poids spécifique de 0,8816, à pouvoir rotatoire, légèrement lévogyre. Elle est constituée par un mélange de pinène, de sesquiterpène et d'une substance non encore étudiée, d'odeur spéciale, poivrée.

RADIX BARDANÆ, RACINE DE BARDANE, D'ARCTIUM TOMENTOSUM, L., D'ARCTIUM LAPPA, L.

Ces plantes bisannuelles, à rhizome profond, originaires de l'Europe centrale, ne livrent, à la thérapeutique, aucune drogue officinale ; mais leurs racines se présentent parfois, dans le droguier, sous la forme de rondelles de 2 à 3 centimètres de long, sur 2 centimètres de diamètre, ou sous celle de fragments irréguliers, à cassure nette, à surface externe gris brunâtre, à face interne jaune blanchâtre, d'odeur nulle sur le sec, mais narcotique sur le frais, à saveur fade, mucilagineuse.

Examinées sur une coupe transversale, ces racines sont constituées par un suber à plusieurs assises de cellules tabulaires, colorées en brun, mais disposées en files radiales ; par un parenchyme cortical, à cellules polygonales, allongées, dans le sens tangentiel ; par un endoderme, recouvert de nombreux canaux sécréteurs, schyzogènes. Leur liber est représenté par des fibres libériennes et par de petites cellules polygonales, disposées en files radiales ; mais il est séparé du bois par le cambium, celui-là renfermant des faisceaux libéroligneux, cunéiformes, isolés ou disposés par groupes.

Elles renferment un principe amer ou lappatine, du sucre, de l'inuline, du mucilage, des traces d'essence, des matières résineuses, outre du carbonate et du nitrate de chaux. Elles se prescrivent parfois, dans la médecine populaire, à doses de 5 à 15 grammes sur 200 grammes d'eau, sous la forme de décoctions, comme dépuratif du sang, comme spécifique contre la syphilis, les accès de goutte, puis sous celle de lotions ou de frictions de la tête pour combattre la calvitie.

HERBA ET OLEUM SANTOLINÆ, HERBE ET ESSENCE DE SANTOLINE, DE SANTOLINA CHAMÆCYPARISSUS, L.

Originaire de la région méditerranéenne, cette plante livre, au droguier, ses parties aériennes, qui renferment des traces d'essence, du tanin, des matières résineuses et du glucose.

Leur essence se présente sous la forme d'un liquide incolore, d'odeur spéciale, à saveur chaude, soluble dans l'alcool, l'éther, le chloroforme. Elle est constituée par des terpènes, par de l'éther phénolique et par une cétone ou *santolinone*, de formule.

$$
\begin{array}{c}
CH^3 \; CH^3 \\
\diagdown \diagup \\
CH \\
| \\
CH \\
\diagup \diagdown \\
H^2C \quad CH^2 \\
| \qquad | \\
H^2C \quad C{=}O \\
\diagdown \diagup \\
C \\
\| \\
CH^2
\end{array}
$$

Elles se prescrivent parfois, dans la médecine populaire, comme sédatif contre les crampes d'estomac, puis comme vermifuge.

HERBA CARDUI BENEDICTI, CHARDON BENIT, DE CNICUS BENEDICTUS, L., seu CARDONIA BENEDICTA, Benth.

Cette plante herbacée, à rhizome pivotant, charnu, à tige droite, ramifiée, de 20 à 40 centimètres de haut, porte des feuilles inférieures, lancéolées, allongées, à limbe découpé sous la forme de lobes pennatifides, mais atténué, à sa base, en un pétiole ailé ; puis des feuilles supérieures, sessiles, décurrentes, à limbe entier, sinueux, denté sur ses bords. Pubescentes, mucronnées, visqueuses, elles sont recouvertes, sur leur face inférieure, par de nombreux poils tecteurs, articulés, à cellules collabées, et par de nombreux poils glanduleux, construits sur le type habituel de ceux des plantes de cette famille. Son inflorescence terminale forme un capitule ovoïde, entouré à sa base par de nombreuses bractées imbriquées, scarieuses, se terminant par un petit mucron blanc, quant à celles de l'intérieur, et en des pointes aranéeuses quant à celles de l'extérieur. Son réceptacle creux porte des fleurs marginales, femelles, à corolle tridentée, et des fleurs centrales, hermaphrodites, pentamères, tubulées.

Fleurissant de juillet en août, cette plante croît, à l'état sauvage, dans toute l'Europe centrale et méridionale, la Perse, la Syrie et l'Afrique septentrionale. Ses parties aériennes, fleuries, desséchées après avoir été mondées de leurs grosses tiges, donnent notre drogue officinale, d'odeur nulle, à saveur amère, légèrement aromatique, car elles renferment outre des sels de potasse, de magnésie et de chaux, des traces d'essence, et un principe amer dénommé *Cnicine*.

La CNICINE ou CENTAURINE, $C^{42}H^{56}O^{15}$, se présente sous la forme d'aiguilles incolores, inodores, brillantes, à saveur amère, peu solubles dans l'eau, mais très solubles dans l'alcool, l'éther, les alcalins. L'acide sulfurique la dissout avec une coloration rouge, passant au violet par addition d'eau, et au jaune par celle d'ammoniaque. Elle se dissout avec une coloration verte dans l'acide chlorhydrique. La cnicine possède des propriétés physiologiques supérieures, comme fébrifuge, à celles de la salicine.

Le chardon bénit se prescrit, à doses de 5 à 15 grammes sur 200 grammes d'eau, sous la forme de décoctions ou sous celle d'infusions, comme stimulant de l'estomac, comme fébrifuge, comme diurétique et comme vermifuge.

Il sert à préparer l'Extractum Cardui benedicti. Sa plante, dénommée par les Anciens Akarna, fut décrite par Dioscoride, par Théophraste et par Pline ; mais ses parties aériennes se prescrivirent, pendant tout le moyen âge, sous la dénomination d'Herbe aux Bénédictins ; elles servaient, en outre, à préparer l'Aqua Cardui benedicti.

FOLIUM CYNARÆ, FEUILLE D'ARTICHAUT, DE CYNARA SCOLYMUS, L.

Originaire de l'Europe méridionale, cette plante herbacée livre, au droguier, ses feuilles fraîches qui, de par leur teneur en cynarine, se prescrivent parfois, dans la médecine populaire, comme fébrifuge.

RADIX CARLINÆ, RACINE DE CARLINE, DE CARLINA ACAULIS, L.

Originaire de l'Europe centrale et montagneuse, cette plante livre au droguier ses racines non officinales, qui se prescrivent parfois, dans la médecine populaire, de par leur teneur en essence, en tanin, en matières résineuses, à doses de 10 à 20 grammes sur 200 grammes d'eau, sous la forme de décoctions, comme fébrifuge.

Son ESSENCE se présente sous la forme d'un liquide jaune pâle, d'odeur spéciale, à saveur chaude, aromatique, d'un poids spécifique de 1,042, à pouvoir rotatoire, lévogyre, de — 3°,5, entrant en ébullition entre 170° et 260°, soluble dans tous les dissolvants organiques usuels, qui renferme un sesquiterpène, un alcool sesquiterpénique cristallin, se colorant en rouge par addition de perchlorure de fer, outre de l'oxyde de carline.

L'OXYDE DE CARLINE ou PHÉNYL-α-FURYLALLÈNE, $C^{13}H^{10}O$, se présente sous la forme d'un liquide incolore, d'odeur spéciale, d'un poids spécifique de 0,919, à indice de réfraction de 1,552, entrant en ébullition à 146°, soluble dans l'alcool, l'éther, l'éther de pétrole, le chloroforme, qui possède, quant à sa formule, la constitution suivante :

$$\begin{array}{c}
\text{CH}\\
\text{HC}\quad\text{C—CH}{=}\text{O}{=}\text{CH—C}\quad\text{C}\\
\text{HC}\quad\text{CH}\qquad\text{O}\\
\text{CH}\qquad(\text{HC—CH})
\end{array}$$

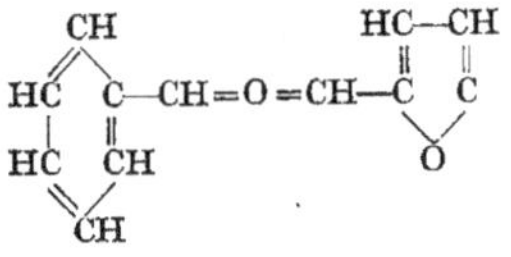

RADIX CARLINÆ GUMMIFERÆ, RACINE DE CHAMAÉLÉON BLANC, DE CARLINA GUMMIFERA, Less.

Originaire de la Crète, de l'Algérie, cette plante livre, au droguier, ses racines non officinales, qui renferment de l'atractyline, de l'atractylate potassique et des traces d'essence. Elles se prescrivent, dans la médecine populaire de ces régions, sous la forme de décoctions, comme narcotique ; il en est de même des parties aériennes de cette plante et de celles de la *Cardopathium corymbosum*, D. C., plante originaire de la Macédoine et de la Tunisie.

HERBA ET OLEUM EUPATORII, THÉ ET ESSENCE DE L'ILE MAURICE, D'EUPATORIUM AYA PANA, Vent.

Originaire de l'Amérique tropicale, mais cultivée aux Mascareignes, cette plante livre, au droguier, ses feuilles lancéolées, non officinales, qui renferment de l'essence. Celle-ci se présente sous la forme d'un liquide incolore, d'odeur spéciale, voire même aromatique, d'un poids spécifique de 0,9808, à pouvoir rotatoire, dextrogyre, de de + 3°10', qui est constitué par un mélange de terpène, d'éther diméthylique de la thymohydroquinone, d'éther méthylique d'acide valérianique, de coumarine et d'ayapanol, etc. Ses feuilles renfermant en outre des matières résineuses, de la coumarine et un glucoside ou *Ayapanine*, se prescrivent parfois, dans la médecine populaire de ces pays, comme astringent intestinal, aromatique.

HERBA EUPATORII PERFOLIATI, D'EUPATORIUM PERFOLIATUM, L.

Cette plante herbacée, prospérant à l'état sauvage dans les marécages de la Floride et de la Nouvelle-

Écosse, livre, au droguier, ses parties aériennes, non officinales, qui renfermant de l'eupatorine, se prescrivent, dans la médecine populaire de ces pays, comme émétique et comme fébrifuge.

Notons que les feuilles de l'*Eupatorium crenatum*, originaire du Brésil, se prescrivent comme vulnéraire, contre les morsures des serpents. Il en est de même de celles de l'*Eupatorium cannabinum*, L., qui renferment aussi de l'EUPATORINE, glucoside cristallin, insoluble dans l'éther, l'éther de pétrole, mais très soluble dans l'eau, l'alcool. Il en est de même de celles de l'*Eupatorium capillifolium*, Small., dont l'essence, à pouvoir rotatoire dextrogyre, de + 18°, d'un poids spécifique de 0,920, renferme beaucoup de phellandrène, de sesquiterpène et d'ayapanol.

L'AYAPANOL, $C^{12}H^{18}O^2$, se présente sous la forme d'un liquide incolore d'odeur spéciale, aromatique, entrant en ébullition à 118°, soluble dans tous les dissolvants organiques, usuels, qui possède, quant à sa formule, la constitution suivante :

$$\begin{array}{c}
\text{CH}^3\ \text{CH}^3\\
\text{CH}\\
\text{C}\\
\text{CH}^3\text{O—C}\quad\text{CH}\\
\text{HC}\quad\text{C—OCH}^3\\
\text{C}\\
\text{CH}^3
\end{array}$$

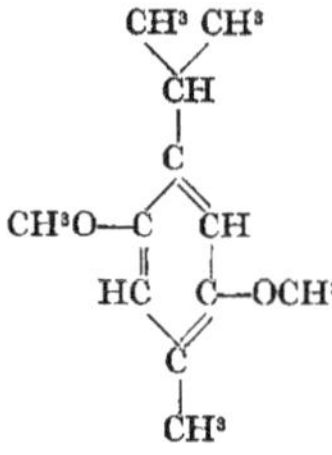

HERBA LIATRIDIS, DE LIATRIS ODORATISSIMA, Willd.

Les feuilles et les tiges de cette plante, originaire des Etats-Unis, renferment, une fois desséchées, passablement de coumarine ; raison pour laquelle elles se prescrivent comme diurétique et comme décongestionnant de la vessie ; il en est de même de celles provenant de la plante *Liatris spicata*, Willd., originaire elle aussi de l'Amérique du Nord.

HERBA SENECIONIS, DE SENECIO JACOBAEA, L.

Originaire de l'Europe centrale, cette plante herbacée livre, au droguier, ses parties aériennes, fleuries, non officinales, qui renferment un glucoside ou *senecine* $(C^4H^6O^4)_n$, de l'oxalate de chaux, du phosphate de chaux, des matières résineuses, etc. Elles se prescrivent parfois, dans la médecine populaire, sous la forme d'infusions, comme spécifique contre les coliques et contre les règles douloureuses. Leur extrait, injecté à petites doses, provoque une élévation de la pression artérielle et une diminution des contractions du cœur. Il en est de même des parties aériennes, livrées par la *Senecio vulgaris*, L., plante elle aussi originaire de l'Europe.

Notons que cette plante renferme en outre de l'acide sénécique, qui se rencontre aussi dans les parties végétales du Senecio Kaempferi. *L'acide sénécique*, $C^5H^8O^2$, se présente sous la forme d'une poudre cristalline, blanche, fusible à 70°, insoluble dans l'eau, très soluble dans l'alcool, qui possède, quant à sa formule, la constitution suivante :

$$\begin{array}{c}
\text{CH}^3\\
{>}\text{C}{=}\text{CH—COOH}\\
\text{CH}^3
\end{array}$$

Il ne faut donc pas le confondre avec l'acide angélique, fusible à 45°, de formule :

$$\text{CH}^3\text{—CH}{=}\text{C—COOH}$$
$$|$$
$$\text{CH}^3$$

ni avec l'acide tiglinique fusible à 64°,5, de formule

identique à celle du précédent, ni avec l'acide allylacétique fusible à 187º, de formule :

$$CH^2=CH—CH^2—CH^2—COOH$$

ni avec l'acide éthylacrylique, fusible à 45º, de formule :

$$CII^2=C—C^2H^5—COOH$$

HERBA BRACHYCLADI, DE BRACHYCLADUS STUCKERI, Sp.

Originaire de l'Argentine, cette plante livre au droguier ses feuilles linéaires et ses fleurs construites sur le type habituel de celles des plantes de cette famille, qui, non officinales, se prescrivent, de par leur teneur en un glucoside mal défini, en matières résineuses et en essence, sous la forme de fumigations ou de cigarettes, comme antiasthmatique.

RADIX ECHINACEÆ, D'ECHINACEA ANGUSTIFOLIA, D. C.

Cette plante herbacée, originaire du Kansas et de la Nébraska, livre, au droguier américain ses racines non officinales qui se prescrivent sous le nom de *Black Sampson*, chez les Sioux, de par leur teneur en essence, en matières résineuses et en un glucoside mal défini, comme antidote des morsures des serpents ; mais on les ordonne aussi de nos jours, sous la forme de décoctions, comme fébrifuge et comme dépuratif du sang.

HERBA GRINDELIÆ, DE GRINDELIA ROBUSTA, Nutt.

Cette plante herbacée, commune aux régions marécageuses de la Californie, livre au droguier ses parties aériennes, fleuries, non officinales, qui renferment une essence à saveur chaude, brûlante, des matières résineuses, une saponine et un glucoside ou *grindéline*. Elles se prescrivent parfois, sous la forme de fumigations ou sous celle de cigarettes, comme antiasthmatique ; voire même sous celle de décoctions, comme antispasmodique et comme expectorant.

Il en est de même des parties aériennes, livrées par la *Grindelia squarrosa*, Dunal plante originaire du Mexique.

HERBA CENTAUREÆ, CHAUSSE-TRAPE, DE CENTAUREA CALCITRAPA, L., CENTAUREA JACEA, L.

Originaires de l'Europe centrale, ces plantes herbacées livrent, au droguier, leurs parties aériennes, fleuries, non officinales, qui se prescrivent parfois, dans la médecine populaire, comme fébrifuge et comme stomachique amer, car elles renferment de la *centaurine*.

HERBA ET OLEUM ERIGERONIS, HERBE ET ESSENCE DE VERGERETTE, D'ERIGERON CANADENSE, L.,

Les sommités fleuries de cette plante herbacée, originaire de l'Amérique du Nord, mais cultivée en France, renferment beaucoup d'essence. Celle-ci se présente sous la forme d'un liquide jaune pâle, d'odeur particulière, rappelant celle du cumin, d'un poids spécifique de 0,8614, à pouvoir rotatoire, dextrogyre de + 52º, à indice d'acidité nul. Elle renferme beaucoup de citronellol, du limonène, du terpinéol, et peut-être même du menthène.

Ses parties aériennes, renferment, en outre, des matières résineuses, d'odeur rappelant un peu celle de la menthe, se prescrivent parfois, dans la médecine populaire, sous la forme d'infusions, comme stimulant de l'estomac et comme antirhumatismal.

RADIX CICHORII, RACINE DE CHICOREE, DE CICHORIUM INTYBUS, L.

Origine botanique. — Cette plante herbacée, de 15 à 25 centimètres de haut, porte des feuilles sessiles, ou courtement pétiolées, disposées en rosette, à la base de sa tige, et des feuilles pétiolées ou amplexicaules, à limbe entier, lancéolé, dentelé sur ses bords, de 15 à 20 centimètres de long sur 3 à 5 centimètres de large, parcouru par une nervure médiane, prononcée, et par des nervures secondaires, à 45º. Ses fleurs et ses fruits sont constitués sur le type habituel de ceux des plantes de cette famille.

Origine géographique. — Elle croît à l'état sauvage dans les terrains incultes de toute l'Europe, mais on la cultive parfois en Hollande, en France et en Allemagne.

Pathologie. — La *Puccinia Cichorii*, l'*Erysiphe Cichoracearum*, la *Phoma albicans*, l'attaquent souvent et la font dépérir.

Récolte. — Ses racines, déterrées en automne ou au commencement du printemps, mondées de leurs radicelles, puis desséchées à une douce température, perdent, de par la dessiccation, une grande partie de leur eau, ce qui les rend cassantes.

Description de la drogue. — Elles se présentent, dans le droguier, sous la forme de fragments cylindriques, parfois sectionnés dans le sens de la longueur, d'un à trois centimètres de long, sur 0,5 à 1 centimètre de diamètre, à surface externe gris brunâtre, ridée, striée dans le sens de la longueur, à cassure blanchâtre, veinée de lignes brunâtres, à saveur amère, d'odeur nulle.

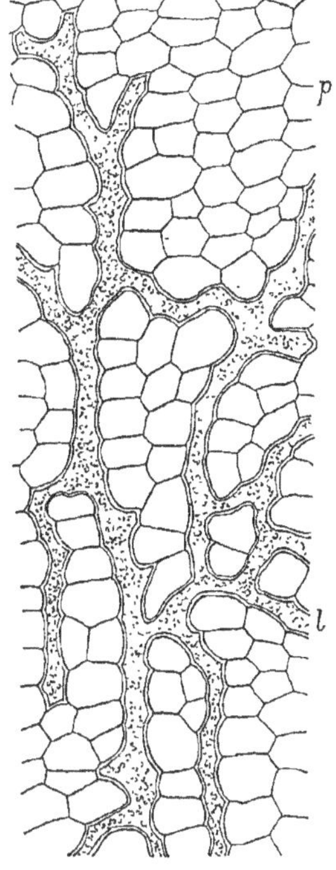

Fig. 128. — Coupe longitudinale de la racine de chicorée.

Examen microscopique (fig. 128). — Examinée sur une coupe transversale, cette racine est constituée par un suber (*s*) à cellules tabulaires, disposées en files radiales ; par un parenchyme cortical (*pc*), à cellules polygonales, petites, serrées les unes contre les autres, qui entourent de nombreux lacticifères (*vl*). Son liber (*l*). parcouru, ainsi que son bois (*b*), par de nombreux rayons médullaires, est représenté par un parenchyme lâche, à cellules polygonales. Il est séparé de son bois par la ligne cambiale (*c*). mais celui-là, à parenchyme lignifié, entoure de nombreux faisceaux cunéiformes et de nombreux lacticifères disposés en files radiales, concentriques, qui, pouvant être dispersés au milieu de vaisseaux grillagés, renferment un latex brunâtre, rendu plus visible par addition de soude caustique; d'ailleurs sa coupe longitudinale (fig. 128) nous donne un aperçu de la disposition de ses canaux lactifères,

Falsifications. — Cette drogue est souvent mélangée à des racines de dent de lion, de bardane, qui se différencient comme suit de celles de la chicorée, ou à d'autres racines reconnaissables à l'examen microscopique, celles-ci ne renfermant pas de lactifères.

Racines.....	de Chicorée	de Dent de lion	de Bardane
Couleur externe.....	Gris brunâtre	Brunâtre	Gris brunâtre foncé
Écorce......	Moitié du diamètre chez la cultivée mince chez la sauvage	Très épaisse	D'un tiers du diamètre
Centre......	Blanchâtre, veiné de lignes brunâtres	Étroit, jaunâtre	Large
Lactifères..	Par groupes dans le liber	Disposés en cercles concentriques	Absents
Saveur	Amère	Amère	Douceâtre

Analyse chimique. — Cette drogue renferme de l'inuline, des matières résineuses et pectiques, du mucilage, du tanin, des traces d'essence et un glucoside ou CICHORINE, $C^{64}H^{31}O^{18}$. Celle-ci se présente sous la forme d'aiguilles ou sous celle d'aigrettes incolores, inodores. fusibles à 217°, insolubles dans l'éther, mais très solubles dans l'eau, à saveur amère, qui se décomposent par l'hydrolyse en glucose et en cichorigétine.

Usage thérapeutique. — Elle se prescrit, à doses de 10 à 20 grammes sur 200 grammes d'eau, sous la forme de décoctions, comme laxatif des enfants, comme dépuratif du sang, mais elle est surtout utilisée, après avoir été torréfiée, comme succédané du café.

Historique. — Connue des Anciens, cette plante livrait aux Égyptiens ses parties aériennes, qui, comme chez nous, étaient utilisées dans l'alimentation. Les Arabes les exprimaient, afin d'obtenir un suc, qui se prescrivait comme antidote du venin des serpents. Ses fruits rentraient autrefois dans la préparation des thés au *Semina frigida minora*, tandis que ses fleurs possèdent, aux dire des paysans, des vertus aphrodisiaques.

RADIX TARAXACI, RACINE DE DENT DE LION, DE TARAXACUM OFFICINALE, Wiggers., seu LEONTODON TARAXACUM, L.

Origine botanique. — Cette plante, à racine courte, ramifiée, porte à la base de sa tige une rosette de feuilles radiales, à limbe entier, lancéolé, très denté sur ses bords, pointu au sommet. parcouru par une nervure médiane, prononcée, qui se confond à sa base avec son pétiole élargi, triangulaire, mais glabre, celles-là étant utilisées dans l'alimentation comme salade et comme légumes. Son pédoncule floral, rempli d'un latex jaunâtre, porte un capitule terminal. entouré de nombreuses bractées imbriquées, lancéolées, scarieuses, jaune brunâtre. Son récep-

tacle, légèrement conique, plein, porte de nombreuses fleurs hermaphrodites, ligulées, à 5 dents, constituées par un calice à pappus, dont les poils tecteurs sont raides, grisâtres ; par une corolle ligulée, parcourue par 5 nervures parallèles, se terminant en 5 dents aiguës ; par l'androcée, à 5 étamines, à filets libres, à anthères agglutinées entre elles ; et par un pistil à deux carpelles médians, concrescents entre eux en un ovaire uniloculaire, infère, uniovulé, surmonté d'un style assez long, à 2 stigmates recourbés en dehors. Son fruit est un achaine couronné par un pappus.

Origine géographique. — Fleurissant de mai en novembre, elle croît à l'état sauvage dans toute l'Europe, la Perse. l'Inde, la Chine, l'Amérique du Nord et dans l'Afrique septentrionale.

Pathologie. — Elle est souvent attaquée par la *Puccinia variabilis*, le *Synchytrium Taraxaci*, l'*Olpidium simulans*, la *Sphaerotheca Humuli*. la *Puccinia Taraxaci*, ainsi que par les larves de

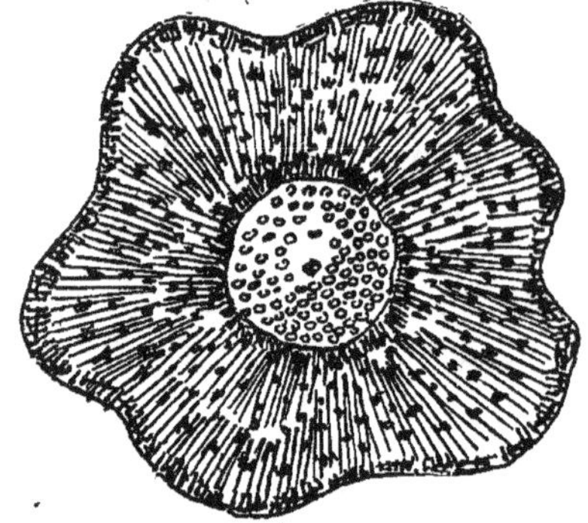

Fig. 129. — Coupe transversale de la racine de dent de lion

divers insectes, telles celles de l'*Anobium paniceum* et de la *Tinea Zeae*.

Récolte. — Déterrée en automne ou au printemps, la racine de cette plante, mondée de sa tige et de ses radicelles, puis lavée, est parfois sectionnée dans le sens de la longueur, pour être ensuite desséchée, aussi rapidement que possible, à une douce température.

Description de la drogue. — Elle se présente, dans le droguier, sous la forme de fragments de 30 à 40 centimètres de long sur 2 à 3 centimètres de diamètre, à surface externe, brunâtre, subéreuse, très ridée dans le sens de la longueur, à cassure nette, marquée de stries concentriques, brunâtres, à saveur âcre, amère, d'odeur nulle.

Examen microscopique (fig. 129). — Examinée sur une coupe transversale, cette racine est constituée par un suber, à plusieurs assises de cellules tabulaires, brunâtres, disposées en files radiales : par un parenchyme cortical, jaune brunâtre, à cellules polygonales, irrégulières, qui entourent de nombreux lactifères visibles à l'œil nu ; puis vient le liber très développé, à cellules polygonales, petites, disposées en files radiales, qui entourent aussi de nombreux lactifères, ordonnés en cercles concentriques, et des vaisseaux grillagés. Cette zone est séparée de son bois par le cambium, mais elle est, ainsi que celui-ci, parcourue par de nombreux rayons médullaires, celui-là entourant de nombreux vaisseaux rayés, plus ou moins larges, disséminés dans un tissu riche en fibres libériennes, à parois peu épaissies.

Falsifications. — Elle est souvent confondue avec les racines de chicorée, qui renferment des lacticifères disposés en groupes et non en cercle, comme ceux du Taraxacum, puis un liber blanchâtre et non jaunâtre.

Analyse chimique. — Elle renferme un principe amer ou taraxacine, et selon certains auteurs un alcaloïde ou *taxine*, puis du sucre, de l'inuline, des matières résineuses, du mucilage, des sels de chaux, etc., etc.

La Taraxacine se présente sous la forme d'une poudre cristalline, soluble dans l'éther, l'alcool, non encore bien définie au point de vue chimique.

Usage thérapeutique. — Cette drogue se prescrit, à doses de 5 à 10 grammes sur 200 grammes d'eau, sous la forme de décoctions, comme stomachique, comme diurétique, et comme dépuratif du sang, mais à fortes doses elle agit comme laxatif.

Pharmacie galénique. — Elle sert à préparer l'Extractum Taraxaci, qui se prescrit comme succédané de celui de la gentiane, dans la préparation des pilules.

Historique. — Dénommée *Aphaké*, cette plante, connue des Anciens, livrait selon Dioscoride un suc très recommandé pour combattre les taches de rousseur. Ses racines, délaissées pendant de nombreux siècles, furent réintroduites dans la thérapeutique par Avicenne (980 à 1037), et par Serapion, qui dénomma cette plante Taraxacum.

HERBA ARTEMISIÆ GENIPI, D'ARTEMISIA MUTELLINA, seu ARTEMISIA GLACIALIS, L.

Cette plante herbacée, originaire des parties montagneuses de l'Europe centrale, livre au droguier ses parties aériennes, fleuries, non officinales, qui se prescrivent parfois, dans la médecine populaire, comme stimulant de l'estomac et comme antiscorbutique.

ESSENCE ET FLEUR DE CRESSON DE PARA, DE SPILANTHES OLERACEA, JACQ.

Originaire du Brésil, cette plante livre, au droguier, ses parties aériennes, fleuries, non officinales, qui se prescrivent parfois, dans la médecine populaire de ce pays, de par leur teneur en essence, en spilanthol, en tanin, en spilanthine, qui est un alcaloïde mal défini et en matières résineuses, comme antiscorbutique et comme odontalgique.

Son Essence se présente sous la forme d'un liquide incolore, d'odeur spéciale, aromatique, à saveur chaude, aromatique, d'un poids spécifique de 0,841, à pouvoir rotatoire, dextrogyre, de $+ 1°,85$, insoluble dans l'eau, très soluble dans l'éther, l'alcool, le chloroforme, qui est constitué par un mélange de *spilanthène* ou sesquiterpène entrant en ébullition entre 220 et 225°.

Le Spilanthène, $C^{15}H^{30}$, se présente sous la forme d'un liquide incolore, d'odeur spéciale, d'un poids spécifique de 0,845, entrant en ébullition entre 220° et 225°, soluble dans l'éther, l'éther de pétrole, l'alcool, le chloroforme, etc., qui, traité par du brome, après avoir été additionné de chloroforme, se colore en bleu, puis en violet, car il livre alors du spilanthène bromé, de formule $C^{15}H^{30}Br^2$.

Le Spilanthol, $C^{37}H^{64}N^3O^2$, se prépare en extrayant l'extrait éthéré de cette drogue par de l'alcool, afin de le libérer de sa phytostérine, puis en soumettant la solution alcoolique, ainsi obtenue, à la distillation fractionnée, afin d'obtenir un résidu oléagineux, rouge brunâtre, d'odeur spéciale, faible, à saveur poivrée, soluble dans l'alcool, l'éther, l'acétone, l'alcool amylique, le benzène,

le toluène, le chloroforme, le sulfure de carbone, la ligroïne, insoluble dans l'eau, les acides dilués, les alcalins. Non volatil aux vapeurs d'eau, il donne des solutions alcooliques ne se colorant pas par addition de perchlorure de fer et ne se précipitant pas par celle d'acide picrique ou d'acétate de plomb. S'oxydant violemment sous l'action de l'acide nitrique, il donne une solution chloroformique se colorant en vert, puis en brun, par addition de brome. Chauffé avec de la potasse caustique alcoolique, puis traité par un peu d'acide chlorhydrique, il donne une solution renfermant du chlorhydrate d'isobutylamine, fusible à 163°, son platinate fondant à 232°.

OLEUM HELIANTHI, HUILE DE TOURNESOL OU D'HELIANTHE, D'HELIANTHUS ANNUUS, L.

Originaire du Mexique mais cultivée dans toutes les régions tempérées du globe, cette plante livre au droguier ses graines non officinales qui, exprimées, donnent une huile jaune pâle, d'odeur agréable, à saveur oléagineuse, douceâtre, d'un poids spécifique de 0,724, à indice d'iode de 124, à indice d'acidité de 2, à indice de saponification de 194, soluble dans l'éther, le chloroforme, le sulfure de carbone, l'éther de pétrole, en partie soluble dans l'alcool.

Constituée par des triglycérides des acides palmitique, arachique, linolique et oléique, elle est utilisée comme huile de table.

SEMEN SILYBII, GRAINE DE CHARDON MARIE, DE SILYBIUM MARIANUM, Gaertn.

Originaire de l'Europe, cette plante livre au droguier ses graines non officinales, qui se prescrivent parfois, dans la médecine populaire, comme décongestionnant et comme spécifique contre les hémorroïdes et contre la jaunisse.

SUCCUS SONCHI, SUC DE LAITERON, DE SONCHUS OLERACEUS, L.

Originaire de l'Europe centrale, cette plante herbacée livre au droguier, par épuisement à l'aide de sulfure de carbone bouillant, un suc brunâtre, qui se prescrit parfois, dans la médecine populaire, quoique non officinal, comme sédatif, comme cholagogue et comme cathartique.

RADIX VERNONIÆ, RACINE DE BATIATOR, DE VERNONIA NIGRITIANA, Ol. et Hirn.

Originaire du Sénégal, de la Sénégambie et du Congo, cette plante livre au droguier ses racines non officinales, qui s'y présentent sous la forme de fragments cylindriques, riches en *Vernonine*, $C^{10}H^{24}O^7$, glucoside dont les effets physiologiques sont à peu près identiques à ceux de la digitaline.

La Vernonine, $C^{10}H^{24}O^7$, se présente sous la forme d'une poudre blanche, cristalline, inodore, très soluble dans l'eau bouillante, l'alcool dilué, mais presqu'insoluble dans l'éther, le chloroforme. Hydrolysée, elle se décompose comme suit :

$$C^{10}H^{24}O^7 + 2H^2O = C^4H^{16}O^3 + C^6H^{12}O^8$$

Ces racines se prescrivent parfois, dans la médecine populaire de ces pays, comme fébrifuge, comme émétique et comme antidysentérique.

ESSENCE DE SOLIDAGO, DE SOLIDAGO ODORA, Ait.

Originaire des Etats-Unis, cette plante livre, au droguier, ses parties aériennes, qui, soumises à la distillation aux vapeurs d'eau, donnent une essence d'odeur anisée, à saveur chaude, aromatique, d'un poids spécifique de 0,9130, à pouvoir rotatoire, dextrogyre de $+ 13°72$, à indice de saponification de 7,9. Elle est constituée par un mélange de méthylchavicol, de terpène, de bornéol, d'acétate de bornyle et d'éthers de l'acide acétique : mais elle ne renferme ni aldéhydes, ni cétones. Elle se prescrit parfois, en Amérique, comme stomachique.

LACTUCARIUM, LACTUCAIRE,
de LACTUCA VIROSA, L.

Origine botanique. — Cette plante, à tiges glabres, vert bleuté, marquées de petites taches rougeâtres, mais remplies d'un latex jaunâtre, porte des feuilles amplexicaules, glabres, à limbe entier, spatulé, très dentelé sur ses bords et parcouru par une nervure médiane, prononcée. Ses capitules floraux, jaune pâle, entourés de bractées oblongues, imbriquées sur 3 ou 4 rangs, sont constitués par un réceptacle plein, à fleurs hermaphrodites, ligulées, à 5 dents. formées par un calice à pappus, dont les poils tecteurs, bicellulaires, sont longs, raides ; par une corolle ligulée. à 5 dents, parcourue par 5 nervures parallèles. Celle-là entoure 5 étamines, à filets libres, à anthères agglutinées entre elles, et un pistil à deux carpelles médians, ouverts et concrescents entre eux en un ovaire uniloculaire, infère, uniovulé, surmonté d'un style à 2 stigmates recourbés en dehors. Son fruit est un achaine à aigrette.

Origine géographique. — Fleurissant de juillet en août, elle croît à l'état sauvage à la lisière des bois et sur le bord des routes de toute l'Europe centrale et méridionale, où elle y est parfois cultivée, particulièrement en Hollande et à Clermont-Ferrand, etc.

Récolte. — Toutes les parties végétales de cette plante, étant parcourues par de nombreux lacticifères anastomosés, disposés sur deux cercles dans le parenchyme cortical de ses tiges et dans le péricycle de ses faisceaux, laissent s'écouler, à la moindre incision, un latex blanc jaunâtre, que l'on recueille à l'époque de la floraison de ce végétal. Les femmes, désignées à cette récolte, effectuent sur ces tiges des incisions transversales tout en prenant soin de déposer, à leurs bases, de petits récipients, dans lesquels leur latex se rassemble. En Hollande, elles incisent ces tiges, puis elles recueillent leur latex à l'aide des doigts, pour le déposer ensuite dans de petites terrines portatives, où il se durcit. En Ecosse, on le recueille dans de petits vases en étain, puis on le malaxe, comme en .France, sous la forme de boulettes, que l'on dessèche à l'air, en les exposant sur des claies à l'action des rayons solaires. On admet généralement qu'une femme parvient à recueillir en moyenne de 400 à 900 grammes de latex par jour, mais celui-ci devient brun rougeâtre de par la dessiccation. Un autre procédé, très usité autrefois, consistait à faucher ces plantes et à les exprimer avec les doigts, sur lesquels leur latex était recueilli.

Sortes commerciales. — Le lactucarium se présente dans le droguier, sous la forme de larmes recueillies sur la plante même, où sous celle de masses irrégulières, jaune brunâtre, à cassure blanc jaunâtre, à saveur amère, vireuse, d'odeur narcotique, vireuse, rappelant un peu celle de l'opium. Recouvert extérieurement d'une couche blanchâtre, due à l'exsudation spontanée de sa mannite, le lactucarium n'est pas entièrement soluble dans l'eau, l'éther, l'alcool ; mais il se ramollit à la chaleur sans entrer en fusion. Presqu'insoluble dans l'éther de pétrole, le chloroforme, le sulfure de carbone, il se dissout avec une coloration rose dans les alcalis.

Falsifications. — Chauffé avec de l'eau, il ne doit pas donner une solution se colorant en bleu par addition d'iode, cas contraire amidon ; celle-là ne doit pas être précipitée, ni se colorer en bleu, par addition de perchlorure de fer, cas contraire tanins. Cette solution aqueuse, additionnée d'ammoniaque, puis de sulfate calcique, se précipite en un dépôt blanc d'oxalate de chaux, preuve d'identité de l'acide oxalique toujours renfermé dans cette drogue. Non officinal, il est souvent falsifié par des résines, entièrement insolubles dans l'eau, mais très solubles dans l'éther, l'alcool, dont les solutions, saponifiées, renferment des acides résineux : ses solutions aqueuses, toujours louches, ne doivent pas être éclaircies par addition d'alcool.

Analyse chimique. — Il renferme 1 p. 100 d'acide oxalique libre, 2 p. 100 de mannite, de la lactucine, de la lactucérine ou lactucone, de l'acide lactucique, outre un principe amer ou lactupicrine, et des matières résineuses et mucilagineuses.

La LACTUCINE, $C^{22}H^{18}O^7$, se prépare en extrayant à chaud le lactucarium par de l'eau, dont la solution, traitée successivement par de l'acétate plombique, puis par de l'hydrogène sulfuré, donne un filtrat, que l'on soumet à la cristallisation spontanée, pour reprendre ensuite ses cristaux par de l'alcool bouillant, puis de l'éther.

Elle se présente sous la forme de paillettes incolores, inodores, à saveur amère, à réaction neutre, insolubles dans l'éther, le chloroforme, peu solubles dans l'eau froide, très solubles dans l'alcool, l'eau bouillante. Elle se dissout sans se colorer dans l'acide sulfurique froid, celui-ci se colorant en rouge à la chaleur. Ses dissolutions se colorent en rouge, par addition d'alcalins, mais elles réduisent en outre le nitrate d'argent ammoniacal.

Elle se prescrit parfois, à doses de 0 gr. 2 à 0 gr. 5 plusieurs fois par jour, comme sédatif et comme hypnotique.

La LACTUCONE OU LACTUCÉRINE, $C^{22}H^{44}O^2$. se prépare en extrayant le lactucarium par de l'éther de pétrole, dont la solution, soumise à la distillation fractionnée, abandonne une masse, que l'on reprend par de l'alcool, afin de soumettre cette solution à la cristallisation spontanée ; on peut aussi la préparer en chauffant premièrement le lactucarium avec de l'eau, qui s'empare de sa lactucine, de sa lactupicrine et de son acide lactucique, puis avec de l'alcool bouillant, qui dépose à froid sa lactucone.

Elle se présente sous la forme d'une poudre blanche, cristalline, inodore, insipide, neutre, insoluble dans l'eau, très soluble dans l'éther, l'éther de pétrole, l'alcool. Fusible à 181°, elle se transforme en acide acétique et en acide lactucérylique, $C^{13}H^{20}O^2$, si on la fond avec de la potasse caustique ; hydrolysée, elle se décompose en acide acétique et en LACTUCOL qui se présente sous la forme d'aiguilles incolores, inodores, fusibles à 154°.

La LACTUPICRINE, $C^{44}H^{32}O^4$, se présente sous la forme d'une substance amorphe, encore mal définie au point de vue chimique, à saveur très amère, d'odeur nulle, à réaction neutre, très soluble dans l'eau, l'alcool.

Usage thérapeutique. — Le lactucarium se prescrit de 0 gr. 3 à 1 gramme par jour, sous la forme de poudres ou de pilules, voire même sous celle de potions, comme sédatif contre les bronchites, comme antispasmodique et comme hypnotique, c'est-à-dire comme succédané de l'opium.

Action physiologique. — Ordonné à doses trop élevées, il provoque des bourdonnements d'oreilles, des nausées, des vertiges, des vomissements, des constipations opiniâtres, des sueurs froides, puis la paralysie des fonctions cardiaques suivie de mort.

Incompatibilités. — Il ne faut jamais l'ordoner avec des stimulants, ni avec des alcalins.

Historique. — Confondue souvent par les Anciens avec l'opium, cette drogue provenait selon Valerius Cordus de la plante *Lactuca agrestis*. Proche parente de celle-ci, la *Lactuca sativa*, L., est utilisée dans l'art culinaire comme légume.

RADIX PEREZIÆ, DE PEREZIA OXYLEPTIS, Gray.

Originaire du Mexique, cette plante livre au droguier de ce pays, ses racines non officinales, riches en essence et en PÉRÉZONE, $C^{15}H^{20}O^3$. Celui-ci se présente sous la forme de paillettes jaune doré, fusibles à 104°, sublimant à 110°, solubles dans l'alcool, dont les solutions jaune doré se colorent en rouge pourpre par addition d'alcalins. On l'utilise parfois comme indicateur en titrimétrie. Ces racines se prescrivent parfois comme sédatif contre les hémorroïdes et leur perezone ou perezol ou Acidum pipitzahoinique, $C^{30}H^{20}O^8$, à doses de 0 gr. 02, comme drastique.

HERBA BACCHARIS, DE BACCHARIS CORDIFOLIA, Lam.

Originaire de l'Argentine, de l'Uruguay, cette plante livre au droguier ses parties aériennes, non officinales, qui renfermant, outre de l'essence et des matières résineuses, un alcaloïde toxique ou *baccharine*, se prescrivent parfois dans ses pays d'origine comme sudorifique.

La BACCHARINE se présente sous la forme d'aiguilles étoilées, peu solubles dans l'eau, mais très solubles dans l'éther, l'eau bouillante, l'alcool.

Son essence jaune verdâtre, très toxique, se présente sous la forme d'un liquide épais, oléagineux, à indice d'acidité de 7,19, à indice de saponification de 60,9, qui renfermant 2,5 p. 100 de substances volatiles, un alcool mal défini de formule $C^{20}H^{40}OH$, fusible à 80°, abandonne, à la soude caustique, un phéno non toxique, mais mal défini.

RADIX CARLINÆ GUMMIFERÆ, D'ATRACTYLIS OVATA.

Prospérant en Algérie, en Tunisie et au Maroc, cette plante livre, au droguier, ses racines très développées, mais très toxiques, qui, non officinales, renferment, outre de l'inuline, du caoutchouc, du tanin, un principe amer, de l'anthranilate potassique et 7 p. 100 d'atractylol, que l'on obtient en soumettant cette drogue à la distillation aux vapeurs d'eau, puis en soumettant le distillatum ainsi obtenu, au froid, afin de le séparer de son atractylène.

L'ATRACTYLOL, $C^{10}H^{18}O$, se présente sous la forme d'une poudre cristalline, blanche, fusible à 56°, à pouvoir rotatoire nul (ce qui le différencie de l'alcool patchoulique qui, fondant aussi à 56°, possède la même composition chimique, celui-là étant lévogyre), d'odeur spéciale, à saveur amère, soluble dans l'éther, l'alcool, le chloroforme, le sulfure de carbone, qui, fondue avec de l'isocyanate de phényle, livre une diphénylurée d'atractyrol, mais qui, traitée par de l'acide chlorhydrique fumant, se transforme en un dérivé dichloré. L'acide nitrique fumant l'oxyde, tout en le nitrant, mais chauffé pendant une heure de temps, à 180°, avec du sulfate de potasse, cet alcool se transforme en atractylène.

L'ATRACTYLÈNE, $C^{15}H^{24}$, se présente sous la forme d'un liquide incolore, entrant en ébullition entre 125° et 126°, soluble dans tous les dissolvants organiques usuels.

2°. — CHORIPÉTALES

Iᵉʳ Ordre. — **AMENTACÉES**

JUGLANDACÉES

(apparentée aux Corylacées)

Cette famille, comprenant 6 genres et 32 espèces, est représentée par des arbres, à feuilles isolées, composées, pennées, non stipulées, répandus dans toutes les régions tempérées de l'hémisphère boréal.

Leurs fleurs, disposées en épis solitaires à l'aisselle des bractées mères, munies chacune de deux bractées latérales, sont unisexuées avec monœcie ; leurs fleurs mâles possèdent un calice à quatre sépales, qui entourent de 8 à 40 étamines, à anthères basifixes, avec 4 sacs polliniques, s'ouvrant dans le sens de la longueur. Leurs fleurs femelles, à 4 sépales concrescents, possèdent un pistil à ovaire infère, formé de deux carpelles médians, ouverts, concrescents, contenant chacun un ovule orthotrope, unitegminé, mais surmonté d'un style court, à 2 lames stigmatiques frangées. Leur fruit est une drupe parfois ailée, par l'accrescence de ses deux bractées latérales (Platycarier), ou muni d'un involucre trilobé par l'accrescence simultanée de ses deux bractées latérales et de la bractée mère.

Sa loge se subdivise, pendant son développement, en deux parties, par deux cloisons longitudinales, qui correspondent au bord des carpelles. Leur graine, divisée en 2 ou 4 lobes, peut, en outre, être subdivisée en deux, par une fausse paroi. Toujours dépourvue d'albumen, elle renferme un embryon épais, oléagineux, dont le plan médian correspond avec celui des carpelles.

FOLIUM ET OLEUM JUGLANDIS, FEUILLE ET HUILE DE NOYER, DE JUGLANS REGIA L.

Origine botanique. — Cet arbre, de 20 à 30 mètres de haut, à écorce gris brunâtre, porte des feuilles isolées, pétiolées, non stipulées, composées, à folioles imparipennées, lancéolées, parcourues par une nervure médiane, prononcée, et par des nervures secondaires, à 45°. Ses fleurs et ses fruits sont construits sur le type habituel de ceux des plantes de cette famille.

Origine géographique. — Fleurissant de mai en juin, il croît à l'état sauvage dans toute l'Asie Mineure, en Grèce, au Caucase, d'où il est originaire, mais il est cultivé dans toute l'Europe centrale et méridionale, ainsi que dans toute la région méditerranéenne et dans l'Amérique tempérée.

Récolte. — Ses feuilles printanières ou estivales, recueillies à la main, mondées de leur rachis, puis desséchées à l'ombre et à la chaleur, aussi rapidement que possible, doivent être conservées dans des boîtes en fer-blanc, à l'abri de l'air et de l'humidité, car elles perdent, en brunissant, leur action physiologique.

Description de la drogue. — Ces feuilles composées, non stipulées, imparipennées, parviennent parfois dans le droguier, avec leur rachis allongé, à base renflée, mais creusée en dessous, en forme de gouttière. Il porte de 7 à 9 folioles, à peu près sessiles, de 6 à 15 centimètres de long sur 3 à 5 centimètres de large, à limbe entier ovale ou lancéolé, pointu au sommet, qui est légèrement acuminé, arrondi à sa base, légèrement sinueux sur ses bords et toujours parcouru par une nervure médiane, très prononcée. Coriaces et glabres, elles émettent une odeur spéciale sur le frais, nulle sur le sec, leur saveur est âcre, amère, as-tringente.

Examen microscopique (fig. 130). — Examinée sur une coupe transversale, cette foliole est constituée par deux épidermes à poils glanduleux, sessiles et unicellulaires, ou pédicellés et pluricellullaires, et à poils tecteurs, unicellulaires, coniques, à parois épaissies. Son épiderme inférieur, plus riche en poils tecteurs, est constitué par des cellules polygonales, à parois droites, qui entourent de nombreux stomates toujours accompagnés de 6 à 7 cellules annexes. En des-

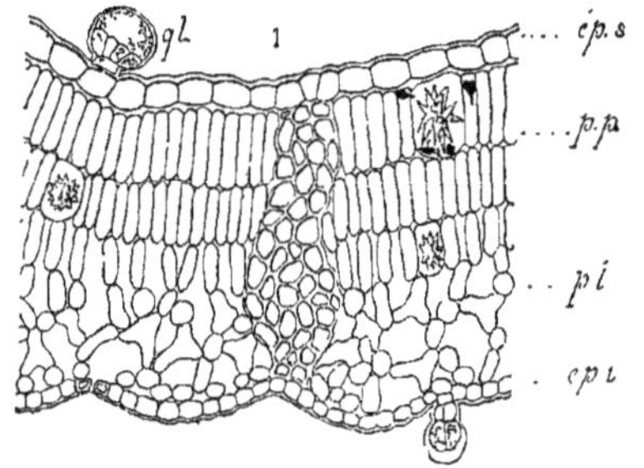

Fig. 130. — Coupe transversale de la feuille de noyer.

eps) épiderme supérieur ; pp) cellules en palissade ; pl) parenchyme lacuneux ; épi) épiderme inférieur ; ql) poil glanduleux.

sous de son épiderme supérieur, se rencontrent deux assises de cellules en palissade, riches en oursins d'oxalate de chaux, puis le mésophylle hétérogène, asymétrique, à tissu parenchymateux, lacuneux, qui entoure un faisceau libéro-ligneux, constitué par un péricycle fibreux, par deux libers opposés, mous, et par deux arcs ligneux avec moelle centrale.

Falsifications. — Cette drogue, d'un prix très bas, n'est pour ainsi dire jamais falsifiée, mais elle est parfois confondue avec les feuilles de *Pilocarpus Jaborandi*.

Réactions. — Son extrait alcoolique, agité avec de l'éther et de l'ammoniaque, se colore en rose, car il renferme de la juglone.

Analyse chimique. — Cette drogue renferme de l'oxalate de chaux, 0,03 p. 100 d'essence, 0,37 p. 100 d'inosite, de l'hydrojuglone, de la juglone, de l'acide nucitannique et de la juglandine, qui est une substance amère, outre des matières résineuses et pectiques.

La JUGLONE ou NUCINE ou RÉCIANINE, $C^{10}H^6O^3$, se présente sous la forme d'aiguilles rouge grenat, fusibles à 123°, insolubles dans l'eau, peu solubles dans l'éther, très solubles dans l'eau, le chloroforme, le benzène, la soude caustique diluée et l'ammoniaque, qui la dissolvent avec une coloration rouge pourpre, passant petit à petit au brun. L'acide sulfurique la dissout avec une coloration rouge pourpre, la potasse caustique alcoolique avec une colora-

tion rouge. Ses solutions alcooliques se colorent en rouge par addition d'acétate de cuivre. Elle possède, quant à sa formule, la constitution suivante :

$$\text{(formule développée de la juglone)}$$

Elle donne des dérivés acétylés, fusibles à 154°, une oxime fusible à 187°, mais, distillée en présence de poudre de zinc, elle se transforme en naphtaline. Exposée à l'air, elle se transforme en oxyjuglone ou dioxynaphtoquinone ; mais, oxydée par de l'eau oxygénée, elle donne de l'acide oxyphtalique. L'acide nitrique la transforme en acide dinitrooxyphtalique, ou acide juglonique.

La juglone se prépare, synthétiquement, en oxydant la dioxynaphtaline par le mélange chromique, car :

$$\text{(α et β-Dioxynaphtaline)} \xrightarrow{O} \text{(Juglone)}$$

α et β-Dioxynaphtaline   Juglone

L'HYDROJUGLONE, $C^{10}H^8O^3$, cristallise sous la forme de paillettes incolores, fusibles entre 168° et 170°, insolubles dans le chloroforme, l'eau, très solubles dans l'éther, l'alcool. Oxydée par du perchlorure de fer ou par de l'eau de brome, elle se transforme en juglone, car elle possède, quant à sa formule, la constitution suivante :

$$\text{(formule développée de l'hydrojuglone)}$$

L'INOSITE ou NUCITE, $C^6H^{12}O^6$, se rencontrant aussi dans les fèves du haricot, *Phaseolus vulgaris*, et les pois, *Pisum sativum*, non parvenus à leur entière maturité, puis dans les stolons d'asperge, se présente sous la forme d'aiguilles incolores, inodores, à saveur sucrée, fusibles à 225°, solubles dans l'eau, l'alcool dilué, mais insolubles dans l'éther, l'alcool absolu, le chloroforme, le benzène, les huiles fixes. Ses solutions, non décomposées par la levure de bière et ne réduisant pas la liqueur de Fehling, sont précipitées par addition de nitrate d'argent ammoniacal. L'inosite distille sans se décomposer à 319°, sous une pression de 13 millimètres, mais elle ne se combine pas avec la phénylhydrazine, ni avec l'hydroxylamine. Elle possède, quant à sa formule, la constitution suivante :

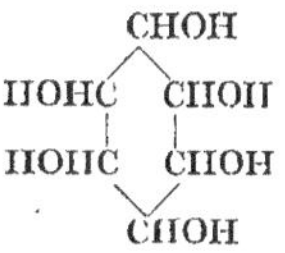

$$CHOH$$
$$HOHC \quad CHOH$$
$$HOHC \quad CHOH$$
$$CHOH$$

Chauffée à 170° avec de l'acide iodhydrique, elle se transforme en phénol, en diiodphénol et en benzène ; mais, oxydée par de l'acide nitrique, elle donne de la tétraoxyquinone et de l'acide rhodizonique.

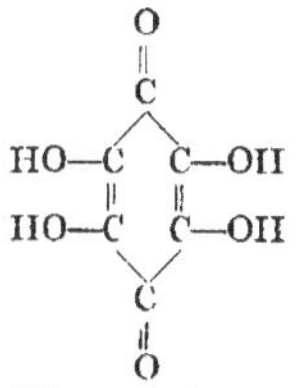

Tétraoxyquinone 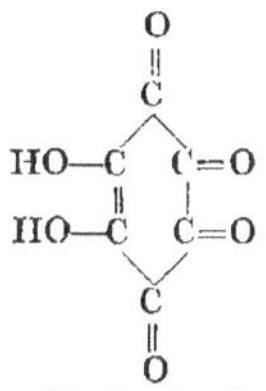   Acide rhodizonique

Usage thérapeutique. — Cette drogue se prescrit, à doses de 10 à 15 grammes sur 200 grammes d'eau sous la forme de décoctions, comme dépuratif du sang ; comme antisyphilitique, puis en injections vaginales comme astringent.

Incompatibilités. — Il ne faut jamais l'ordonner avec des sels de fer, ni avec de la gélatine.

Pharmacie galénique. — Elle sert à préparer l'Extractum Foliorum Juglandis, le Sirupus Juglandis.

Historique. — Dédiée chez les Anciens à Jupiter ; les feuilles et les rameaux de cette plante étaient jetés sur le passage des jeunes mariés, afin de leur souhaiter une nombreuse progéniture et les préserver des maléfices. Dioscoride et Pline la décrivent aussi, en mentionnant l'Asie Mineure comme étant son lieu d'origine. Ils ordonnaient ses feuilles comme astringent intestinal et comme dépuratif. Cette plante se répandit en Europe sous le règne de Charlemagne, qui en préconisa la culture.

Notons, que les fruits non officinaux de cet arbre servent à préparer le brou de noix, que l'on obtient en chauffant leurs péricarpes avec de l'eau, dont la solution concentrée se présente sous la forme d'un liquide brunâtre, très appréciée dans l'ébénisterie, car ces péricarpes renferment des acides citrique et malique, du tanin, de la juglandine et de la nucine.

Les graines de cette plante, exprimées à froid, puis à chaud, fournissent au droguier une *huile comestible*, très siccative, qui se présente sous la forme d'un liquide jaune clair, légèrement verdâtre, d'odeur agréable, à saveur douceâtre, spéciale, d'un poids spécifique de 0,925 à 0,927, qui se solidifie en partie à 4°, puis entièrement à — 18°. Elle se colore en rouge cerise par addition de nitrate mercurique, dissous dans de l'acide nitrique ; elle possède les mêmes propriétés siccatives que l'huile de lin.

Elle est constituée par un mélange de triglycérides des acides linolique, oléique, myristique et laurique.

Notons que le *Juglans cinerea*, plante originaire du Canada, fournit au droguier ses feuilles, l'huile de ses graines, puis son écorce qui, renfermant des matières résineuses, un acide volatil, ou tanin, se prescrit comme astringent non débilitant de l'estomac. On rencontre aussi parfois, dans le droguier, les feuilles des arbres *Juglans baccata*, L., *Juglans nigra* L., *Juglans fraxinifolia* Lam., qui possèdent les mêmes propriétés physiologiques que celles livrant notre drogue officinale.

CASTANÉACÉES

Cette famille comprend 5 genres et plus de 350 espèces répandues pour la plupart dans les régions tempérées de l'hémisphère boréal. Elle est représentée par de grands arbres, à feuilles isolées, simples, munies de stipules libres et caduques, à limbe dentelé sur ses bords, mais plus ou moins profondément lobé. Leurs fleurs unisexuées avec monœcie, rarement avec diœcie (Nothofage). Sont généralement disposées en épis ou en cymes biparés contractés à l'aisselle des feuilles (Hêtre, Nothofage). Leurs fleurs mâles, disposées en longs épis pendants (Chêne) ou dressés (Châtaignier), ou groupées en cymes biparés (Pasanie), sont constituées par un calice à 4 ou 7 sépales verdâtres, concrescents entre eux par leurs bases en une coupe ou en une cloche, qui entoure l'androcée avec autant d'étamines épisépales (qu'il y a de sépales) à filets libres, à anthères munies de 4 sacs polliniques, s'ouvrant dans le sens de la longueur.

Leurs fleurs femelles, disposées en forme d'épis allongés, pauciflores, globuleux, se rencontrent parfois en épis mixtes (Châtaignier), ou isolés (Chêne). Elles sont groupées par 3 à l'aisselle des bractées mères (Châtaignier) ou par deux (Hêtre), ou par 3 à l'aisselle des feuilles (Nothofage). Ces fleurs sont constituées par un calice à 6 sépales concrescents dans toute leur longueur avec l'ovaire infère, qui renferme généralement 3, ou parfois 6 carpelles (Châtaignier), fermés et concrescents. Chacun de ces carpelles renferme 2 ovules anatropes pendants, à raphé interne, mais toujours munis de deux téguments. Un seul d'entre eux se développe, l'autre avortant, ainsi que ceux des autres loges de cet ovaire. Il donne un achaine couronné par les restes persistants du calice et par les styles du pistil, mais son pédicelle floral, se développant en même temps que l'ovule devient graine, forme autour de celle-ci une cupule souvent recouverte d'émergences. Cette cupule n'entourant qu'un seul fruit chez les Chênes et les Pasanies, 2 chez les Hêtres, 3 chez les Châtaigniers, se ferme en un sac clos, qui, recouvert d'émergences épineuses, s'ouvre par 4 valves, à sa maturité.

Leur graine, toujours dépourvue d'albumen, possède deux cotylédons plan-convexes, amylacés (Chêne, Châtaignier), parfois plissés, oléagineux (Hêtre), qui, à la germination, sont dans le premier cas hypogés, et dans le second épigés. Cette famille se subdivise en *Fagées* et en *Castanées*.

SUBER, LIÈGE DE QUERCUS SUBER L.

Origine botanique. — Cet arbre, de 20 à 30 mètres de haut et d'un mètre à un mètre et demi de diamètre, à écorce brunâtre, porte des feuilles isolées, longuement pétiolées, à stipules libres, caduques, à limbe entier, ovale, lancéolé, brunâtre à l'état jeune, dentelé sur ses bords, qui sont parfois lobés, mais toujours parcouru par une nervure médiane, prononcée, et par des nervures secondaires, à 45°. Ses fleurs et ses fruits sont construits sur le type habituel de ceux des plantes de cette famille.

Origine géographique. — Fleurissant en mai, il croît à l'état sauvage et cultivé dans toute la région méditerranéenne, c'est-à-dire au Maroc, en Algérie, en Tunisie, aux Baléares, en Corse, en Sicile, en Sardaigne, en Italie, en Dalmatie, en Grèce et particulièrement en Espagne, dans les provinces de Catalogne, de Gibraltar, puis en

France, dans les départements du Var, des Alpes-Maritimes, du Lot, de la Garonne et des Pyrénées-Orientales, puis au Portugal, où l'industrie du liège est florissante ; on le rencontre aussi en Angleterre, en Suisse et en Allemagne, où on le cultive, mais il ne livre dans ces pays aucun produit officinal.

Formation du liège. — Le cambium de chaque tige, produisant deux assises génératrices, l'une externe, l'autre interne, donne naissance à des anneaux de mérystème qui, par subdivisions successives et transversales, s'accroissent en repoussant vers l'extérieur et vers l'intérieur les tissus parenchymateux, qui les entourent. Les cellules externes, se subérisant de dehors en dedans, donnent notre liège, tandis que celles disposées en dessous de celui-ci renferment encore des grains d'amidon et de la chlorophylle, car avant de se subériser, elles renferment naturellement du plasma, qui disparaît petit à petit.

Récolte. — Le premier liège ou liège naturel ou mâle, ou *Corcho bornio*, est constitué par plusieurs assises de cellules rectangulaires, disposées en files radiales, concentriques, qui entourent de nombreuses sclérites. On détache ce liège à l'aide d'incisions transversales et longitudinales, sous la forme de bandelettes qui, mettant à nu les premières assises du parenchyme cortical, sont utilisées dans la technique, lors de la fabrication des *lièges* dits *des baigneurs* ou pour recouvrir nos meubles et planchers.

Ayant ainsi mis à nu, par le procédé dénommé *deschorchos* ou *desmaclage*, le parenchyme cortical de ces plantes, on le recouvre alors de mousse ou de chiffons, qui, protégeant ces arbres, leur permettent de produire de nouvelles assises de liège ne renfermant, alors, jamais de sclérites.

Celles-là, après 15 ans, ayant atteint de 15 à 25 millimètres d'épaisseur, sont récoltées de mai en juin, en les entaillant transversalement et longitudinalement, puis en les détachant sous la forme de bandelettes, à l'aide d'une petite hache ou *desmacleur*. Les ouvriers appelés *Rusquiers*, qui se vouent à cette récolte, ont toujours soin de laisser, entre chacune de ces bandes, un espace de 25 à 40 centimètres de large, qui, l'année suivante, sera, lui aussi, entaillé, afin d'obtenir un liège utilisé dans la fabrication des bouchons de pharmacie, que l'on dénomme *liège femelle*, qui est envoyé dans les fabriques sous la dénomination de *liège en planches ou en canons*. On recouvre ensuite les parties de cette plante, ainsi mises à nu, de mousse et de chiffons, afin de les protéger contre les intempéries, puis pour leur permettre de reformer à nouveau du liège, dont la récolte doit être suspendue à la saison des pluies ou des grandes chaleurs. Il est à remarquer que les plantes, prospérant dans les montagnes, livrent moins de liège que celles de la plaine, mais qu'il est d'une qualité supérieure, en particulier s'il provient de plantes ayant déjà été incisées deux ou trois fois ; car la formation du liège est tributaire de la température ambiante, qui doit être chaude, non sèche, puis de la nature du sol, qui doit être sec, pauvre en humus.

Préparation du liège. — Ces canons ou planches de liège, ainsi obtenus, expédiés aux factories, sont alors mondés de leurs aspérités, puis mis en tas, ils sont en partie desséchés, tout en étant soigneusement comprimés à l'aide de grosses pierres ou de presses hydrauliques. Découpé ensuite sous la forme de lanières, ce liège est alors projeté pendant 5 minutes dans de l'eau bouillante, afin de le priver de ses matières tannantes, amères, et afin de lui communiquer une plus grande élasticité. Soumis à une nouvelle compression, ce liège, en plaques de 2 à 5 centimètres d'épaisseur, est alors raclé à l'aide de rabots, afin de le dépouiller de ses protubérances, puis il est entaillé à l'emporte-pièce, afin d'obtenir nos bouchons pharmaceutiques.

Production mondiale. — Il est généralement admis qu'un arbre peut, en moyenne, livrer dès sa quinzième jusqu'à sa cent cinquantième année, du liège, et que le Portugal en exporte annuellement en moyenne 500 millions de kilogrammes, l'Espagne, 300 millions de kilogrammes, l'Algérie, 11 millions de kilogrammes, etc., qui, parvenant dans les fabriques européennes, sont plus particulièrement travaillés en France, c'est-à-dire à Marseille.

Description de la drogue. — Le liège se présente sous la forme d'un corps élastique, imperméable, plus léger que l'eau, sur laquelle il surnage. Inodore, insipide, il ne se prescrit jamais dans la thérapeutique, mais il y est utilisé sous la forme de bouchons, pour la fermeture des bouteilles renfermant nos potions pharmaceutiques. Ce mode de fermeture remontant au commencement du XVIIIᵉ siècle, fut mis en pratique par le Père caviste don Périgon, de l'Abbaye de Haut-Villiers, qui découvrit les procédés permettant de rendre le liège plus élastique et de le façonner sous la forme de bouchons.

Examen microscopique. — Examiné sur une coupe transversale, le liège est constitué par un tissu parenchymateux, à cellules quadrangulaires, à parois minces, ordonnées en files radiales, régulières, concentriques. La membrane de ces cellules est toujours constituée par une assise médiane, c'est-à-dire par une lamelle subérisée, et par deux lamelles cellulosiques, la première se colorant, à chaud, en rouge par addition de potasse caustique additionnée de fuchsine, l'autre se colorant en violet par celle de potasse caustique, de chloroiodure de zinc et d'acide sulfurique. Ces cellules renferment parfois de petits cristaux prismatiques de cérine, soluble dans le chloroforme, et quelques cristaux d'oxalate de chaux.

Analyse chimique. — Le liège renferme des traces d'essence, des corps tanniques, qui ne se rencontrent pas toujours dans nos bouchons, de l'acide subérique, de l'acide stéarique et de l'acide phellonique combinés, sous la forme d'éthers, à la glycérine, puis de la cérine, de la cellulose ; mais il ne contient jamais de sucre.

L'ACIDE SUBÉRIQUE, $C^8H^{14}O^4$, cristallise sous la forme de fines aiguilles incolores, fusibles à 141°, très peu solubles dans l'eau, l'éther, très solubles dans l'alcool. Soumis, en présence de chaux, à la distillation sèche, il donne du subérone. On le prépare synthétiquement, en partant de la glycérine, car :

$$
\begin{array}{ccccc}
\mathrm{CH^2OH} & & \mathrm{CH^2Br} & & \mathrm{CH^2Br} \\
| & & | & & | \\
\mathrm{CHOH} & +\ \mathrm{Br} & \mathrm{CH} & +\ \mathrm{HBr} & \mathrm{CH^2} \\
| & \longrightarrow & \| & \longrightarrow & | \\
\mathrm{CH^2OH} & & \mathrm{CH^2} & & \mathrm{CH^2Br} \\
\text{Glycérine} & & \text{Bromure d'allyle} & & \text{Bromure de triméthylène}
\end{array}
$$

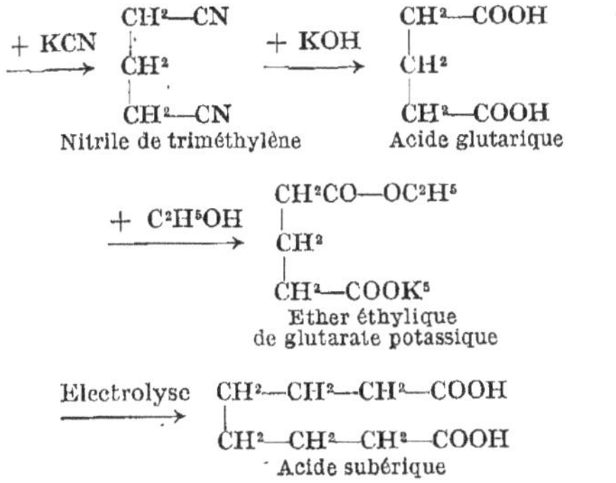

$$+ \; KCN \longrightarrow \quad \begin{array}{l} CH^2\!-\!CN \\ | \\ CH^2 \\ | \\ CH^2\!-\!CN \end{array} \quad + \; KOH \longrightarrow \quad \begin{array}{l} CH^2\!-\!COOH \\ | \\ CH^2 \\ | \\ CH^2\!-\!COOH \end{array}$$

Nitrile de triméthylène — Acide glutarique

$$+ \; C^2H^5OH \longrightarrow \quad \begin{array}{l} CH^2CO\!-\!OC^2H^5 \\ | \\ CH^2 \\ | \\ CH^2\!-\!COOK^5 \end{array}$$

Ether éthylique
de glutarate potassique

$$\text{Electrolyse} \longrightarrow \quad \begin{array}{l} CH^2\!-\!CH^2\!-\!CH^2\!-\!COOH \\ | \\ CH^2\!-\!CH^2\!-\!CH^2\!-\!COOH \end{array}$$

Acide subérique

L'acide phellonique possédant, quant à sa formule, la constitution suivante :

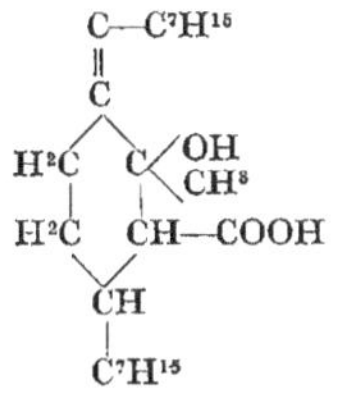

$$\begin{array}{c} C\!-\!C^7H^{15} \\ \| \\ C \\ \diagup \; \diagdown \\ H^2C \qquad C\diagup{OH} \\ | \qquad \quad \diagdown{CH^8} \\ H^2C \qquad CH\!-\!COOH \\ \diagdown \; \diagup \\ CH \\ | \\ C^7H^{15} \end{array}$$

se présente sous la forme d'une poudre amorphe, insoluble dans l'eau, très soluble dans l'alcool, l'éther.

Historique. — Cette plante, déjà connue de Théophraste et de Pline, renouvelait tous les trois ans, selon cet auteur, son écorce très utile aux jeunes gens désirant apprendre à nager, que Columelle et Varus recommandaient d'utiliser comme isolateur de la chaleur et dans la fabrication des pantoufles. Les Anciens bouchaient leurs flacons et leurs tonneaux avec des bouchons en bois, ou, comme nous l'apprend Columelle, avec des bouchons de cire. Ceux-ci, analysés par moi-même, sont constitués par un mélange de cire d'abeilles et de colophane, additionnées, pour les conserver, de styrax (1). Ayant découvert l'utilité du liège comme bouchon, on cultiva dès lors cette plante à Gerona et en Catalogne. Notons que les bouchons déjà utilisés peuvent être nettoyés, en les chauffant avec de l'eau bouillante, renfermant du permanganate potassique, puis en les traitant par une solution chaude de bisulfite de soude, tout en ayant soin de les laver ensuite à l'eau courante.

On prépare aussi, de nos jours, un liège synthétique, en faisant réagir, selon le B. A. 167.780, l'acétylène sur du cuivre, afin d'obtenir le cuprène, qui se présente sous la forme d'une masse molle, élastique, se laissant facilement comprimer ou couper en fragments, mais on peut aussi le préparer, selon le B. F. 370.637, en faisant réagir l'hydrate de chaux sur la caséine, afin d'obtenir du caséinate calcique, qui, additionné d'acide borique et de déchets de liège, peut être comprimé à une température de 120° et sous pression réduite, en une masse élastique, solide.

Un autre procédé (voir le B. A. 185.714), ordonne de mélanger des déchets de liège à de l'albumine, puis de dessécher et de comprimer ce mélange, à l'encontre du B. A. 903.865, qui prescrit de préparer le liège synthétique, en malaxant de la poudre de liège avec de la gomme arabique et de l'eau, puis en chauffant et en comprimant ce mélange, que l'on peut rendre plus élastique

(1) Dʳ L. REUTTER DE ROSEMONT, *Comptes-rendus de l'Académie des Sciences, 1915* et *Des Parfums gallo-romains*.

(voir le B. A. 203.971), en l'additionnant de glycérine et de silicate de soude.

CORTEX ET FRUCTUS QUERCI, ÉCORCE ET FRUIT DE CHÊNE, DE QUERCUS ROBUR L., QUERCUS PEDŪNCULATA, Ehr et de QUERCUS SESSIFLORA, Sm.

Origine géographique. — Ces arbres, dont nous ne donnerons pas la description morphologique, croissent à l'état sauvage et cultivé en Asie Mineure, d'où ils sont originaires, puis au Caucase et dans toute l'Europe méridionale et centrale, où ils forment de grandes forêts, ne prospérant pas à une altitude supérieure à 600 mètres.

Récolte. — L'écorce de leurs branches, de deux ans au plus, forme la partie officinale de ces plantes, qui sont, à cet effet, incisées au printemps, à l'époque où leur sève est ascendante ; détachée sous la forme de bandelettes, puis desséchée à l'air et au soleil, elle est alors vendue aux droguistes.

Description de la drogue. — Elle se présente dans le droguier sous la forme de fragments ou de morceaux de 10 à 15 centimètres de long sur 0 cm. 5 à 1 centimètre d'épaisseur, à surface externe, lisse, luisante, rarement crevassée, de couleur plus ou moins grisâtre, recouverte parfois de lichens ou par des traces de périderme, à surface interne, jaune rougeâtre ou brun rougeâtre, marquée de stries longitudinales, parfois saillantes, à cassure feuilletée, courte, grisâtre en dehors, brunâtre, avec zones blanchâtres, en dedans, à saveur fortement astringente, amère, d'odeur rappelant celle de la tannée, surtout si on l'a, au préalable, humectée d'eau.

Examen microscopique (fig. 131). — Examinée sur une coupe transversale, cette écorce est constituée par un suber (*s*) peu épais, normal, à 6 ou 10 assises de cellules rectangulaires, aplaties, colorées en brun, disposées en files radiales, puis par un parenchyme cortical (*pc*) à cellules polygonales, riches en cristaux étoilés d'oxalate de chaux, qui entourent quelques sclérites (*sc*). Puis vient une zone continue de cellules scléreuses, avec fibres libériennes et le liber secondaire (*l'*), parcouru par des rayons médullaires (*rm*), disposés sur un ou deux rangs de cellules. Entre ceux-ci, se rencontrent des bandes tangentielles de fibres libériennes (*f*) et de sclérites alternant (*esc*) avec des bandes de tissu parenchymateux. Les cellules, entourant ces sclérites, renferment chacune un cristal prismatique (*cr*) d'oxalate de chaux. Si cette écorce provient des branches ou de tiges très développées, elle possède un suber à cellules aplaties, subérifiées, disposées en files radiales, obliques, qui préparent leur exfoliation.

Cette coupe microscopique se colore en bleu noirâtre par addition de perchlorure de fer, et en rouge par celle de bichromate potassique.

Falsifications. — Cette drogue, rarement falsifiée, est parfois additionnée d'écorces provenant de chênes divers, plus âgés, qui doivent être rejetées.

Analyse chimique. — Elle renferme du sucre ou quercite, de l'acide quercitannique, de l'acide malique, un principe amer ou quercine, du mucilage, des matières pectiques et résineuses, de l'oxalate de chaux et du rouge de chêne, etc.

L'Acide quercitannique, $C^{17}H^{16}O^9$? se présente sous la forme d'une poudre rouge brunâtre, amorphe, inodore, à saveur amère, soluble dans

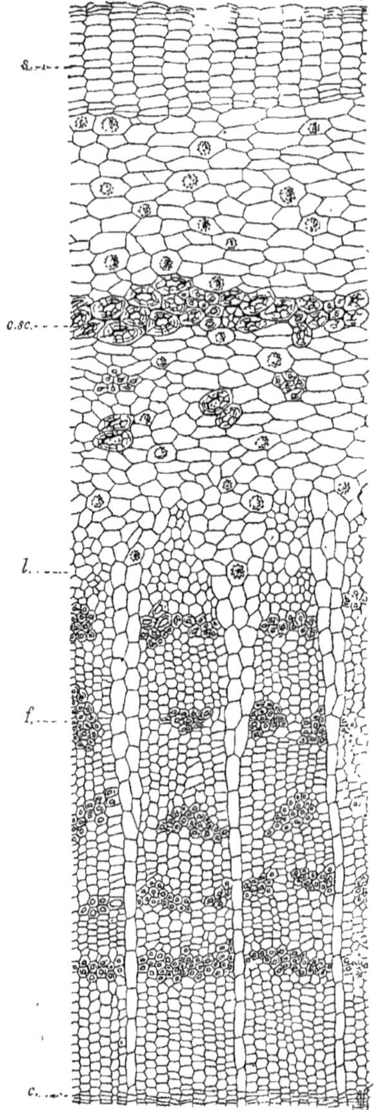

Fig. 131. — Coupe transversale de l'écorce de chêne.
s) suber ; *ecs*) assise scléreuse ; *l*) liber ; *c*) cambium ; *f*) couches fibreuses.

l'eau, l'alcool. Hydrolysée, elle se décompose en glucose, en rouge de chêne ou phlobaphène. Ses solutions aqueuses se précipitent, en de petits dépôts bleu noirâtre, par addition d'une goutte de perchlorure de fer, blancs par celle de tartre

stibié, de gélatine, ou d'alcaloïdes en solutions acides.

Fondu avec la potasse caustique, cet acide se décompose en phloroglucine et en acide pyrocatéchique.

Le Rouge de Chêne se présente sous la forme d'une masse rouge brunâtre, insoluble dans l'eau, l'alcool, l'éther, les acides étendus, mais en partie soluble dans les alcalins.

La Quercite, $C^6H^{12}O^5$, se prépare en chauffant l'écorce pulvérisée de chêne avec de l'eau bouillante, dont les solutions, filtrées, précipitent par addition d'eau de chaux leur tanin. Ces solutions, filtrées, puis additionnées de levure de bière, afin de décomposer la saccharose qu'elles pourraient éventuellement renfermer, sont ensuite en partie évaporées, sous pression réduite, pour être soumises à la cristallisation spontanée. On obtient ainsi des cristaux qui, purifiés à l'aide de cristallisations fractionnées, se présentent sous la forme de prismes incolores, inodores, à saveur douceâtre, fusibles à 234°, à pouvoir rotatoire de $+ 24°,24$, solubles dans l'eau, l'alcool dilué, mais insolubles dans l'éther absolu, le chloroforme.

Elle possède, quant à sa formule, la constitution suivante :

$$
\begin{array}{c}
OH\ H \\
C \\
H^2C \quad C{<}^{H}_{OH} \\
H{>}C \quad C{<}^{H}_{OH} \\
HO \\
C \\
H \quad OH
\end{array}
$$

La Quercitrine, $C^{21}H^{20}O^{11} + 2H^2O$, se présente sous la forme d'aiguilles ou sous celle de paillettes jaunâtres, fusibles à 168°, peu solubles dans l'éther, mais très solubles dans l'alcool, les alcalins, dont les solutions se colorent, à l'air, en brun. Chauffée avec des acides étendus, elle se décompose, selon l'équation suivante, en rhamnose et en quercetine, car :

$$C^{21}H^{20}O^{11} + H^2O = C^6H^{12}O^5 + \underset{\text{Quercetine}}{C^{15}H^{10}O^7}$$

La Quercetine, $C^{15}H^{10}O^7 + 2H^2O$, cristallise sous la forme d'aiguilles jaunes, brillantes, fusibles à 313°, peu solubles dans l'éther, l'eau bouillante, mais très solubles dans l'alcool bouillant, les alcalins, dont les solutions sont colorées en jaune doré. Elle possède, quant à sa formule, la constitution suivante :

$$
\begin{array}{c}
CH\ O \qquad\qquad OH \\
HO-C\ \ C\ \ C\!-\!C \quad CH\ C \\
HC\ \ C\ \ C\!-\!OH \quad C\!-\!OH \\
\qquad\qquad CH\ CH \\
C\ \ C \\
OH\ O
\end{array}
$$

Fondue avec de la potasse caustique, elle se

transforme en acide pyrocatéchique, en phloro-glucine et en acide glucolique, car :

$$C^{16}H^{10}O^7 + 2H^2O = C^6H^3{<}^{OH}_{COOH}$$

Acide pyrocatéchique

Phloroglucine   Acide glucolique

Acétylée, la quercetine livre du triacétate de quercetine, fusible à 193°, mais traitée, en présence de potasse caustique, par du chlorure de benzoyle, elle donne de la quercetine ben-zoylée, cristallisant sous la forme d'aiguilles in-colores, fusibles à 230°. Méthylée, elle livre de la triméthylquercetine, fusible à 154°, de for-mule.

On la prépare synthétiquement comme suit : (B. XXXVII, p. 1402).

Ether diméthylique de phloroacétophénone

Acide vératrique

2-oxy, 4-6-3-4-Tétraméthoxychalcone

Chauffé avec HCl + C²H⁵OH

Tétraméthoxyflavanone

+ Nitrite d'amyle additionné de HCl en solution alcoo-lique

Chauffé avec H²SO⁴ dilué en solution acétique

1-3-3-4-Tétraméthoxyflavonol

Chauffé avec HI

Quercetine

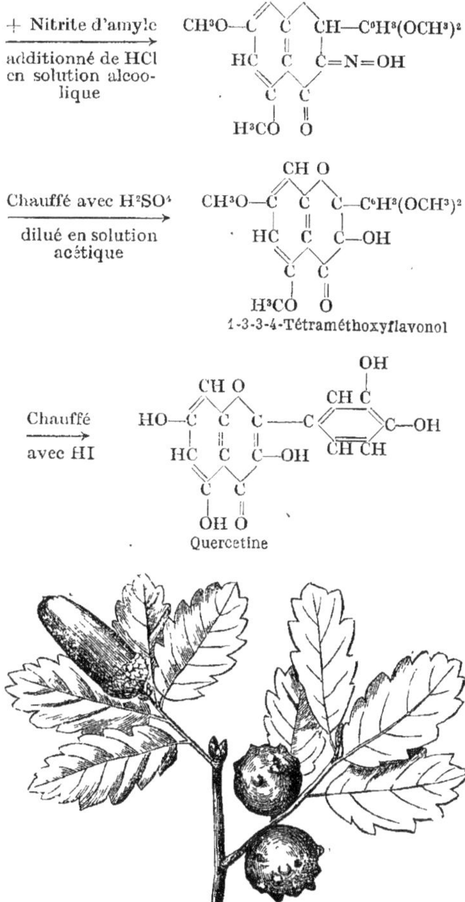

Fig. 132. — Feuilles, fruit et noix de galle du *Quercus Robur*.

Usage thérapeutique. — Cette drogue se prescrit, à doses de 10 à 15 grammes sur 200 grammes d'eau, sous la forme de décoctions, ou à doses de 0 gr. 5 plusieurs fois par jour, sous celle de poudres ou de pilules, comme styptique, comme astringent intestinal, puis extérieure-ment, en gargarismes comme spécifique contre les angines, ou en injections vaginales contre les flueurs blanches.

On peut aussi l'ordonner comme contrepoison des empoisonnements attribués aux alcaloïdes, au plomb, au cuivre, etc.

Pharmacie galénique. — Elle sert à préparer des poudres antisudores et dentifrices, mais son principal emploi se rencontre dans la tannerie.

Incompatibilités. — Il ne faut jamais l'or-donner avec des alcaloïdes, des sels métalliques, de l'albumine, de la gélatine, des émétiques, de l'eau de chaux, de l'amidon, de l'aloès, du chlo-ral, de la pepsine, du collodion, etc.

Description du fruit (fig. 132). — Le fruit du chêne, non officinal, est constitué par une cupule recouverte d'émergences écailleuses, qui entoure un achaine oblong, dur, de 2 à 2 cm. 5 de long, sur 1 centimètre de diamètre, à péricarpe dur, coriace, ombiliqué au sommet. Celui-ci entoure une graine brunâtre, à téguments minces, à deux gros cotylédons charnus, plan-convexes, appliqués l'un contre l'autre, qui recouvrent la radicule.

Ce fruit inodore, à saveur amère, astringente, renferme du tanin, des corps gras, du mucilage, de la quercite ; aussi se prescrit-il souvent dans la médecine populaire, à doses de 10 à 20 grammes sur 200 grammes d'eau, sous la forme de décoctions, comme astringent intestinal ; ces fruits, une fois torréfiés, étant utilisés comme succédané de la chicorée ou pour préparer le café, appelé café de glands de chênes.

Historique. — Dédié à Jupiter chez les Romains, et à Zeus, chez les Grecs, cet arbre était aussi en grande vénération chez les druides, qui le nommaient *Derw* ; car les peuples du nord de l'Europe prétendaient que le dieu du tonnerre, Thor, résidait dans son feuillage. La tradition grecque nous apprend que le chêne de Dodona, ville sise au nord de la Grèce, fut planté au lieu même où se tenait leur plus ancien oracle. Dioscoride, Pline et Théophraste recommandaient déjà, à leurs patients, des décoctions d'écorce de chêne, comme astringent intestinal, en particulier contre la diarrhée, les coliques douloureuses, etc. Cette plante, cultivée chez nous pour son feuillage et pour son bois, fournit aussi à l'industrie ses feuilles, dont sont faites les couronnes destinées à orner le chef de nos vainqueurs ou de nos preux.

Notons que les : *Quercus alba* L., originaire de l'Amérique du Nord, le *Quercus Ilex* L., prospérant dans toute la région méditerranéenne, le *Quercus Vallonea* Kotschy du Levant, livrent, eux aussi, leur écorce à la thérapeutique ou à la tannerie.

GALLÆ seu GALLÆ HALEPENSIS, NOIX DE GALLE OU GALLE D'ALEP, DE QUERCUS LUSITANICA var. INFECTORIA Oliv.

Origine géographique. — Ce petit arbre, originaire de l'Asie Mineure, de Chypre, de la Mésopotamie et de la Syrie, porte des feuilles lancéolées, à limbe entier, denté et lobé sur ses bords ; celles-ci, non officinales, livrant indirectement au droguier notre produit officinal.

Formation de la noix de galle. — La guêpe femelle de la *Cynips Gallae tinctoriae* Hart (Hyménoptère, du genre des Cynipidées), dépose au printemps, dans les jeunes pousses de cette plante, ses œufs, après y avoir perforé un petit orifice, qui se ferme petit à petit, en exsudant un latex blanchâtre. Ces pousses, se développant normalement, ainsi que les œufs de cette guêpe, forment, quelques jours après, une excroissance ; car leurs tissus foliaires sont repoussés à l'extérieur, afin de ne pas gêner au développement de leurs hôtes. Ces excroissances forment, par hypertrophie, un goitre externe, lignifié, qui contient, 5 ou 6 mois plus tard, des larves (donnant ensuite naissance à de nouvelles guêpes) qui pourront, après leur entier développement, se libérer de leur prison naturelle, en y perforant un trou ; mais si, par hasard, elles venaient à mourir, ces excroissances cesseraient, elles aussi, de se développer.

Récolte. — Ces excroissances, recueillies avant que les larves qu'elles renferment se soient entièrement développées, c'est-à-dire d'août en septembre, fournissent notre drogue officinale qui, projetée dans de l'eau, doit tomber au fond de son récipient, car, perforées, elles surnageraient sur ce liquide. Triées de cette manière, elles sont alors desséchées au soleil, puis déposées dans des sacs en crin de cheval, pour être exportées sur l'Europe, par Alexandrette et Alep quant à celles de l'Asie Mineure, et par Bagdad et Abushir, quant à celles du Kurdistan.

Sortes commerciales. — On les différencie, dans le commerce européen, en plusieurs variétés, outre celles déjà mentionnées ci-dessus, c'est-à-dire en : noix de galle françaises, qui sont recueillies sur le *Quercus Ilex* L., dont les jeunes pousses foliaires ont été perforées par la *Cynips Calycis* ; en hongroises, qui sont récoltées sur le *Quercus Robur*, L., dont les feuilles ont subi les

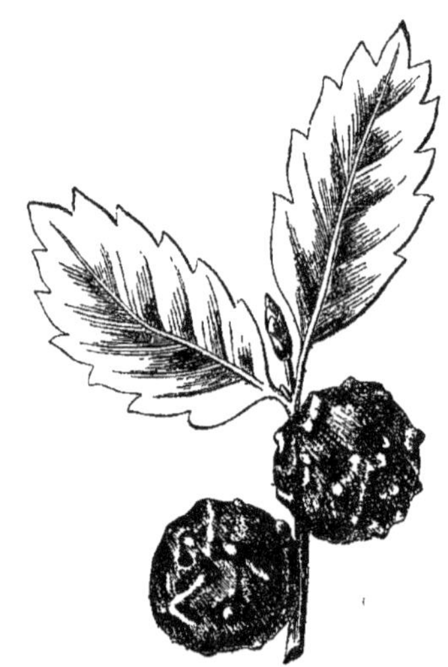

Fig. 133. — Galle de Smyrne avec ses feuilles.

méfaits de la *Cynips hungarica*, en grecques, provenant du *Quercus Cerris*, en italiennes, du *Quercus lusitanica*, mais celles-ci, non officinales, renferment, elles aussi, passablement de tanin ; on les rencontre, cependant, parfois dans le droguier.

Description de la drogue (fig. 133). — La noix de galle se présente sous la forme d'un petit corps globuleux, parfois piriforme, très dur, gris brunâtre ou gris verdâtre, de 20 à 25 centimètres de diamètre, à surface externe, rugueuse, munie de nombreuses protubérances, à surface interne, lisse, qui entoure une grande cavité parfois occupée par des larves ou par les restes de l'insecte mort. Quelques-unes d'entre elles portent parfois, sur une de leurs faces, un petit orifice arrondi, de 2 à 3 millimètres de diamètre, par lequel leur guêpe s'est envolée. L'odeur de cette drogue est nulle, sa saveur astringente, amère.

Examen microscopique (fig. 134). — Examinée sur une coupe transversale, cette noix est constituée par un épiderme mince, à cellules aplaties, qui entourent parfois des stomates, puis par 1 ou par 2 assises de cellules en palissade, au-dessous desquelles se rencontre un tissu parenchymateux, à cellules polygonales, à parois minces, renfermant beaucoup de tanin et quelques cristaux d'oxalate de chaux. Ce tissu, parcouru par des faisceaux libéro-ligneux, est supporté par une assise de cellules scléreuses, allongées tangentiellement, à parois épaissies, puis vient une zone dite nourricière, à cellules polygonales, dont les parois, non épaissies, entourent

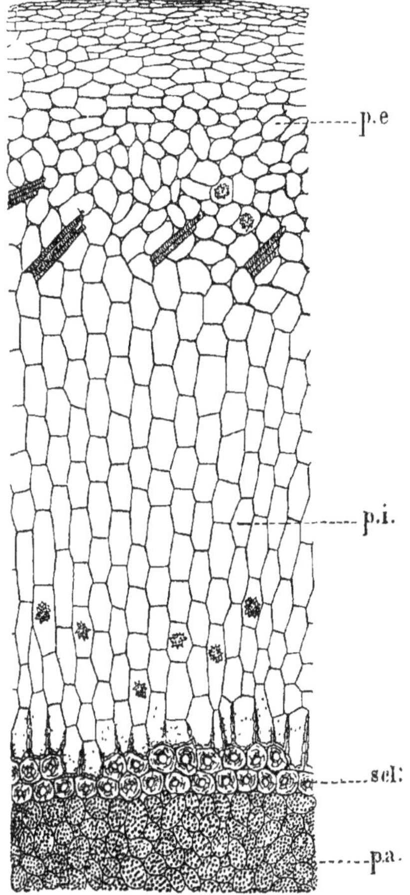

Fig. 134. — Coupe transversale de la noix de galle.
pe) parenchyme externe ; pi) parenchyme interne ; scl) cellules sclérenchymateuses ; pa) parenchyme amylifère.

un plasma riche en grains d'amidon et en tanin ; celui-ci se colorant en rouge par addition d'acide chlorhydrique renfermant de la phloroglucine.

Poudre. — Cette drogue, pulvérisée, livre une poudre jaune grisâtre, caractérisée par la présence de ses sclérites, par celle de ses grains d'amidon, et par celle de ses cellules à tanin.

Falsifications. — Elle est souvent falsifiée, par addition d'autres noix de galle, d'origine européenne, qui, moins riches en tanin, proviennent, comme nous l'avons décrit ci-dessus, d'autres espèces de chêne.

Celles-ci, provoquées par la piqûre de la guêpe *Neuroterus lenticularis* sur les feuilles de nos chênes, renferment 63 p. 100 de tanin, 2 p. 100 d'acide gallique, 15 p. 100 d'amidon, 4 p. 100 d'acide ellagique, 2,5 p. 100 de mucilage, 17 p.100 d'eau, 33 p. 100 de cellulose outre de la gallocérine.

La GALLOCÉRINE, $C^{19}H^{34}O^2$, se présente sous la forme d'une poudre blanche, cornée, résineuse, insoluble dans l'eau, très soluble dans l'alcool, l'éther, l'éther de pétrole, l'acétone, la ligroïne, le chloroforme, etc.

Titration. — On parvient, selon Loewenthal, à titrer comme suit cette drogue, quant à sa teneur en tanin. Préparez à cet effet les solutions suivantes :

a) de permanganate potassique, en dissolvant 10 grammes de cette substance dans 6 litres d'eau distillée ;

b) d'indigo, en dissolvant 30 grammes d'indigosulfonate de soude dans 3 litres d'eau additionnée de 3 litres d'acide sulfurique dilué à 1 /5.

Pesez alors 2 grammes de tanin, que vous dissolvez dans un litre d'eau, puis prélevez 10 centimètres cubes de cette solution, que vous additionnez de 500 grammes d'eau. Titrez cette solution, à raison de 50 centimètres cubes de liquide additionné de 5 ou de 20 centimètres cubes de solution d'indigo avec la solution de permanganate potassique, jusqu'à décoloration jaune doré, persistante, de celle-ci, car un centimètre cube de permanganate potassique correspond à 0 gr. 0016 d'acide tannique, et 20 centimètres cubes de la solution indigotale peuvent être oxydés par 21 cm³ 4 de la solution permanganique ci-dessus mentionnée.

Réactions. — Extraite par de l'alcool, cette drogue donne une teinture qui, additionnée d'eau (à raison de 990 grammes pour 10 grammes de teinture), doit se colorer en bleu par addition d'une goutte de perchlorure de fer.

Analyse chimique. — Elle renferme 70 p. 100 de tanin, de l'acide glucogallique, de l'acide ellagique, de l'acide cyclogallipharique, outre du glucose, de l'amidon et des traces d'oxalate calcique.

Le TANIN OU ACIDE GALLOTANNIQUE OU ACIDE DIGALLIQUE se prépare en épuisant la poudre de noix de galle, par un mélange de 30 volumes d'éther, 2 volumes d'alcool et de 5 volumes d'eau ; dont la solution se sépare en deux couches, dont l'inférieure, décantée, puis soumise à la distillation fractionnée, abandonne du tanin pour ainsi dire pur. On peut aussi épuiser cette poudre par un mélange de parties égales d'éther et d'alcool, dont la solution filtrée, puis additionnée de beaucoup d'eau, est décantée de sa couche éthérée. Cette solution, soumise à la distillation fractionnée, sous pression réduite, abandonne un résidu, que l'on purifie en le reprenant encore par de l'éther, afin de le libérer de son acide gallique, de ses matières résineuses et colorantes.

L'acide tannique se présente sous la forme d'une poudre amorphe, blanche ou blanc jaunâtre, inodore, à saveur astringente, non amère, soluble dans l'eau, l'alcool, insoluble dans l'éther, le chloroforme, le sulfure de carbone, le benzène, les huiles grasses et essentielles. Ses solutions, légèrement acides, se colorent en brun à l'air, tout en se décomposant en partie en acide gallique et en acide ellagique.

22

Les acides minéraux, les sels alcalins, les oxydes métalliques, les alcaloïdes, la plupart des glucosides précipitent les solutions de tanin, qui sont aussi précipitées par addition d'albumine, de gomme arabique, de pyrogallol ; mais ces précipités se dissolvent à nouveau dans les alcalis ou dans les solutions de pepsine ou de peptones non additionnées d'acides minéraux.

Ces solutions aqueuses se colorent en brun sous l'influence des ferments végétaux, ou par addition d'alcalis ou d'acides minéraux dilués, car leur tanin se transforme alors en acide gallique. Elles se colorent en bleu noirâtre, par addition d'une goutte de perchlorure de fer, qui les précipite, en solutions concentrées, sous la forme de dépôts de même couleur. Elles se précipitent en des dépôts blancs, par addition d'eau de chaux, à condition que celle-ci ne s'y rencontre pas en excès, car elles se colorent alors en brun rougeâtre. Les sels ferreux, chimiquement purs, ne colorent pas immédiatement les solutions aqueuses de tanin, mais celles-ci prennent petit à petit une coloration violette, pour précipiter ensuite des dépôts bleu noirâtre de tannate ferrique ; mais si ces solutions sont très diluées, elles se colorent, par contre, progressivement en bleu et en vert, pour précipiter ensuite un dépôt verdâtre de tannate ferreux, par addition de sulfate de fer. Les solutions aqueuses de tanin réduisent la liqueur de Fehling, ainsi que les sels d'or ou d'argent.

Le tanin possède, quant à sa formule, la constitution suivante :

$$\begin{array}{ccc} OH & & OH\ OH \\ C\ CH & & C\ C \\ HO-C\quad C-CO-O-C\quad CH & & \\ C\ CH & & CH\ C \\ OH & & COOH \end{array}$$

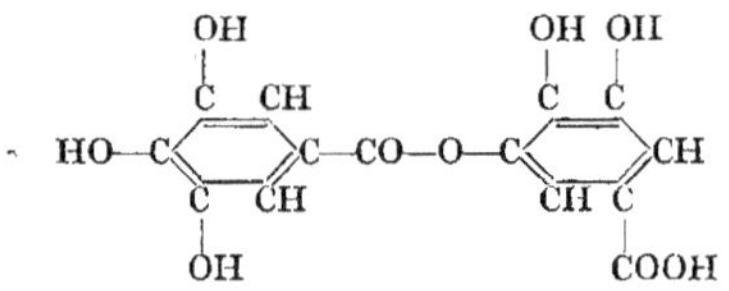

Chauffé entre 210° et 215°, il se transforme en pyrogallol, tout en dégageant de l'anhydride carbonique ; mais chauffé à une température plus élevée, son pyrogallol sublime, en abandonnant un résidu, non volatil, d'acide mélanogallique $C^6H^4O^2$.

Oxydé, le tanin se transforme en acide ellagique.

USAGES THÉRAPEUTIQUES DU TANIN. — Cet acide se prescrit intérieurement, à doses de 0 gr. 03 à 0 gr. 5 plusieurs fois par jour, en poudres ou en pilules, voire même, sous la forme de potions, comme astringent intestinal, comme tonique, comme antiseptique et comme hémostatique. On l'ordonne aussi extérieurement, sous la forme de gargarismes, comme spécifique contre les angines, ou sous celle d'injections vaginales comme antiseptique contre la leucorrhée.

ACTION PHYSIOLOGIQUE. — Résorbé par les intestins, où il se transforme en tannates alcalins et d'albumine, il subit dans le sang une autre transformation, en donnant de l'acide gallique, qui s'élimine par les urines. Appliqué topiquement, il décolore et flétrit les tissus, mais son action prolongée irait jusqu'à l'escarrification. Il s'unit à la gélatine et à l'albumine, pour donner des tannates insolubles, qui se dissolvent, toutefois, dans un excès d'albumine ou de gélatine. A fortes doses, il provoque des digestions ralenties, puis à doses trop élevées, des éructations, des nausées, de la constipation opiniâtre, de violentes douleurs gastriques, des vomissements et une diminution des sécrétions intestinales.

Il précipite les peptones in vitro, mais cette précipitation n'a pas lieu dans l'organisme, grâce à la présence de l'acide chlorhydrique de l'estomac ; il diminue par contre l'excrétion urinaire. On le prescrit aussi comme antidote des empoisonnements provoqués par les alcaloïdes ou par les sels métalliques.

INCOMPATIBILITÉS. — Ne le prescrivez jamais avec des alcaloïdes, des opiacés, des alcalins, de l'hydrate de chloral, des sels métalliques, de l'amidon, des albuminoïdes, de l'eau de chaux, des émulsions, des émétiques, des alcoolats, de l'aloès, du collodion, de la pepsine, de la gélatine, ni avec les dérivés de ces diverses drogues.

PHARMACIE GALÉNIQUE. — Il sert à préparer le tannate aluminique, le cutal ou borotannate aluminique, le tannate zincique, le tannate plombique, le tannoforme, le tannigène, le tannone, etc., etc. (Voir notre *Traité de Chimie médico-pharmaceutique et toxicologique*).

L'ACIDE GALLIQUE, $C^7H^6O^5 + H^2O$, préparé en 1785 par Scheele, se rencontre non seulement dans l'écorce de chêne, mais aussi dans les feuilles de thé, les racines de grenadier, de veratrum, d'hellébore, les bulbes de colchique, les fleurs d'arnica, etc., etc. On le prépare en faisant bouillir le tanin ou les noix de galle bien pulvérisées, avec de l'eau additionnée d'acide sulfurique, dont la solution filtrée, puis concentrée dans le vide, est soumise à la cristallisation spontanée.

Il se présente sous la forme d'aiguilles incolores, inodores, à éclat satiné, à saveur astringente, acide, fusibles à 200°, peu solubles dans l'eau froide, mais très solubles dans l'eau bouillante, l'alcool, l'éther. Ses solutions aqueuses, réduisant les solutions de sels d'or ou d'argent, se précipitent en des dépôts bleu noirâtre par addition de sels ferriques. Ne réduisant pas la liqueur de Fehling, elles ne se précipitent pas par addition de gélatine, d'albumine, d'alcaloïdes. Une solution aqueuse de cet acide se colore en rouge, puis en vert, par addition d'acide picrique et d'ammoniaque, en rouge, par celle de cyanure potassique ; mais cette coloration disparaît, à la longue, pourré apparaître si on l'agite à l'air.

Possédant, quant à sa formule, la constitution suivante, il se transforme à 225° (selon l'équation ci-dessous) en anhydride carbonique et en pyrogallol :

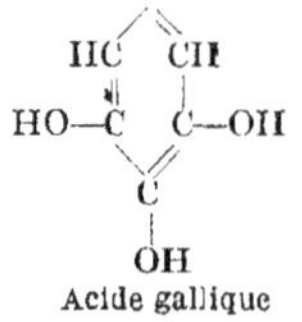

$$\begin{array}{c} COOH \\ C \\ HC\quad CH \\ HO-C\quad C-OH \\ C \\ OH \end{array}$$

Acide gallique

Chauffé à 225°
$\longrightarrow$ CO_2 + [structure]

Pyrogallol

Réduit en solutions alcalines par de la poudre de zinc, cet acide se transforme en acide benzoïque, mais, chauffé avec de l'acide sulfurique il donne, selon cette équation, de l'acide ruffigallique, car :

[structure] + [structure]

Acide gallique

$-2H_2O$ $\longrightarrow$ [structure]

Acide ruffigallique

Oxydé par de l'acide arsénique, par de l'iode, ou par de l'acide sulfurique additionné de persulfate potassique, il se transforme en acide ellagique. Oxydé, par contre, en solutions alcalines par de l'air, il donne de la galloflavine. L'acide nitrique l'oxyde en acide oxalique, tandis que le brome donne avec l'acide gallique des acides mono- et dibromogalliques.

On le prépare synthétiquement en fondant l'acide bromo-3-5-dioxybenzoïque avec de la potasse caustique.

Il sert à préparer le gallal ou gallate basique d'aluminium, le dermatol ou gallate basique de bismuth, l'airol ou iodogallate basique de bismuth, l'éther méthylique d'acide gallique, etc. (voir pour plus de détails notre *Traité de Chimie médico-pharmaceutique et toxicologique*, Doin, édit., Paris, 1917).

L'ACIDE GLUCOGALLIQUE, $C^{13}H^{11}O^9$, se présente sous la forme d'aiguilles jaunâtres, fusibles (en se décomposant en partie) à 233°, solubles dans l'acétone, l'eau, dont les solutions dextrogyres ($\alpha = +10°,6$) se précipitent de la même manière que celles du tanin ; cet acide hydrolysé se décompose en glucose et en acide gallique, car il possède, quant à sa formule, la constitution suivante :

[structure]

L'ACIDE ELLAGIQUE, $C^{14}H^8O^8 + H_2O$, découvert dans les racines de grenadier, est parfois dénommé *acide bézoardique*, car il se rencontre aussi dans les concrétions intestinales, autrefois officinales, de l'antilope bézoard. On l'obtient toutes les fois qu'on abandonne à l'air des solutions aqueuses d'acide tannique ou d'acide gallique, mais il se présente sous forme d'une poudre cristalline, jaune, inodore, insipide, très peu soluble dans l'eau, l'alcool, mais très soluble dans les alcalis. Ses solutions se colorent en bleu foncé par addition de perchlorure de fer. Cet acide se dissout avec une coloration jaune dans les alcalins, dont les solutions, exposées pendant un certain temps à l'air, se colorent en rouge sang, il en est de même si on les additionne d'acide nitrique fumant. Il possède, quant à sa formule, la constitution suivante, car on le prépare synthétiquement en oxydant le tanin, ou deux molécules d'acide gallique.

[structure] + [structure]

Acide gallique

$\longrightarrow$ [structure]

Acide ellagique

Distillé à sec avec de la poudre de zinc, cet acide se transforme en fluorène, de formule :

[structure]

L'ACIDE CYCLOGALLIPHARIQUE, $C^{21}H^{36}O^3$, se prépare en soumettant l'éther, ayant servi à préparer l'acide gallique, à la distillation fractionnée, puis en reprenant son résidu par des alcalins dilués, dont les solutions sont précipitées, sous la forme de dépôts floconneux, par addition d'acides minéraux, quitte à reprendre ces précipités par de l'acide acétique glacial, dont la solution est soumise à la cristallisation spontanée,

Il se présente sous la forme de cristaux blancs, inodores, à saveur légèrement amère, fusibles à 89°, insolubles dans l'eau, l'alcool dilué, mais très solubles dans l'éther, l'alcool absolu, le chloroforme, le benzène, l'éther acétique, l'acide acétique glacial. Ses solutions se colorent en bleu violacé, par addition de perchlorure de fer, mais elles se précipitent sous la forme de dépôts floconneux, blancs, par celle d'eau. Dissous dans des alcalins, l'acide cyclogallipharique donne des solutions moussant très fortement, lorsqu'on les agite ; celles-ci se précipitent sous la forme d'un dépôt bleu par addition de perchlorure de fer, celui-là se dissolvant avec une coloration bleue dans l'alcool. Traité en présence d'alcool absolu par de la potasse caustique et par de l'iodure d'éthyle, il se transforme en éther éthylique d'acide cyclogallipharique, fusible à 37°, de formule

$$C^{20}H^{34} \!\!<^{\displaystyle OH}_{\displaystyle CO-OC^2H^5}$$

Pouvant additionner 2 atomes d'iode, il se transforme, sous l'action de l'acide nitrique, en acide oxalique et en acide butyrique, outre en deux dérivés nitrés, mal définis ; mais soumis à 200°, à la distillation sèche, il livre du *cyclo gallipharol*, de formule $C^{20}H^{35}OH$.

Oxydé par du permanganate potassique, il se transforme en acide gallipharique et en acide oxalique, mais soumis, en présence de poudre de zinc, à la distillation sèche, il livre de la naphtaline et du métaxylène.

Usage thérapeutique de la noix de galle. — Cette drogue se prescrit, à doses de 0 gr. 5 à 1 gramme plusieurs fois par jour, en poudres ou en pilules, et à doses de 10 à 15 grammes sur 200 grammes d'eau, sous la forme de décoctions, comme tonique de l'estomac, comme astringent intestinal et comme hémostatique.

Pharmacie galénique. — Elle sert à préparer la Tinctura Gallarum.

Incompatibilités. — Il ne faut jamais l'ordonner avec les incompatibilités mentionnées lors de la description du tanin, dont elle possède toutes les propriétés physiologiques.

Historique. — Cette drogue, connue des Anciens, qui l'utilisaient pour préparer leur encre, servait à différencier, selon Pline, les solutions de sulfate ferreux de celles du sulfate de cuivre, puis à préparer, selon Trallianus, des lotions capillaires. Elle est, de nos jours, utilisée dans la préparation de l'acide tannique et dans la fabrication des encres au sulfate de fer, qui se décolorent par addition d'acide chlorhydrique.

Notons que les noix de galle de la plante *Quercus cervis*, produites par la piqûre de la *Cynips gallicis*, ne livrent pas un tanin identique à celui utilisé dans la pharmacie, car épuisées par du chloroforme, afin de les dégraisser, puis par de l'acétone bouillant, elles donnent une solution précipitable par addition d'éther de pétrole. Le précipité ainsi obtenu, purifié en le dissolvant dans de l'acétone, se présente sous la forme d'une poudre gris blanchâtre, soluble dans l'alcool, l'acétone, l'éther acétique, l'eau, insoluble dans le benzène, l'éther de pétrole, le chloroforme, qui, hygroscopique, à pouvoir rotatoire, dextrogyre, de + 31°,8, peut être hydrolysée en glucose et en acide ellagique.

Méthylé par le diazométhane, puis hydrolysé, ce tanin livre le penta-méthoxylutéolate de méthyle, preuve qu'il renferme aussi de l'acide lutéolique de formule : '

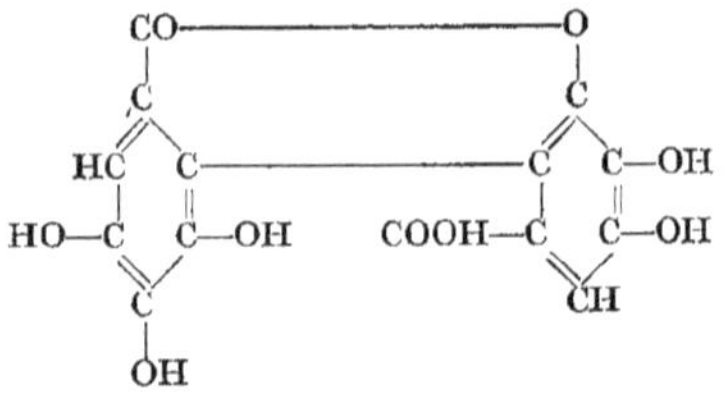

$$
\begin{array}{ccccc}
CO\!\!-\!\!\!-\!\!\!-\!\!\!-\!\!\!-\!\!O & & & & \\
| & & & | & \\
C & & & C & \\
HC \;\; C & \!\!-\!\!\!-\!\!\!- & C & C\!\!-\!\!OH & \\
HO\!\!-\!\!C \;\; C\!\!-\!\!OH & & COOH\!\!-\!\!C & C\!\!-\!\!OH & \\
C & & & CH & \\
| & & & & \\
OH & & & &
\end{array}
$$

FRUCTUS CASTANEÆ, FRUIT DE CHATAIGNIER, DE CASTANEA VESCA Gaertn.

Cet arbre, originaire de l'Asie Mineure, mais cultivé dans toute l'Europe méridionale, fournit au droguier ses fruits, dont les graines torréfiées servent à préparer un succédané du café, car elles renferment 30 p. 100 d'amidon, 17 p. 100 de corps gras ; aussi peut-on les utiliser comme aliment. Les feuilles de cette plante, extraites par de l'alcool, livrent un extrait fluide ou castanine, qui se prescrit, à doses de quelques gouttes, plusieurs fois par jour, comme sédatif de la toux et comme spécifique contre la coqueluche.

OLEUM CORYLI, HUILE DE NOISETTE, DE CORYLUS AVELLANA, L.

Originaire de l'Europe centrale, cet arbrisseau, prospérant dans les forêts de hêtres, livre au droguier ses fruits non officinaux, qui, concassés, donnent une graine très appréciée comme aliment par nos populations.

Ces graines, exprimées, fournissent une huile jaune pâle, d'odeur nulle, à saveur douceâtre, d'un poids spécifique de 0,915, qui, soumise à l'action du froid, se prend, à — 20°, en une masse solide, butyreuse, jaune blanchâtre. Elle est constituée par des triglycérides des acides oléique, palmitique et stéarique. Elle est souvent utilisée, dans l'alimentation, comme succédané de l'huile d'olive.

OLEUM FAGI, HUILE DE HÊTRE, DE FAGUS SYLVATICA, L.

Originaire de l'Europe méridionale, particulièrement de la région méditerranéenne, cet arbre, cultivé dans toute l'Europe centrale (à température chaude) livre au droguier ses fruits non officinaux, qui, exprimés, donnent une huile comestible, jaune pâle, inodore, à saveur douceâtre, oléagineuse, d'un poids spécifique de 0,92, insoluble dans l'eau, peu soluble dans l'alcool, très soluble dans l'éther, l'éther de pétrole, le chloroforme, le sulfure de carbone, etc., etc. Constituée par un mélange de triglycérides des acides oléique et palmitique, elle est parfois utilisée comme succédané de l'huile d'olive.

Le hêtre livre en outre, à la thérapeutique, son bois, qui soumis à l'abri de l'air, à la distillation sèche, donne la créosote déjà décrite dans notre *Traité de Chimie médico-pharmaceutique et toxicologique.*

CORTEX QUERCI COCCIFERÆ, ÉCORCE DE CHÊNE KERMÈS, KERMÈS VÉGÉTAL, DE QUERCUS COCCIFERA.

Se rencontrant sous la forme de broussailles très touffues dans l'Afrique du Nord, cet arbrisseau livre, au droguier, l'écorce de ses racines, qui s'y présente sous la forme de fragments irréguliers, brun rougeâtre, à cassure fibreuse, à face interne sillonnée par des lignes longitudinales. Renfermant 0,73 p. 100 de matières grasses, 0,3 p. 100 d'acide gallique, 35 p. 100 de tanin, outre des matières résineuses et pectiques, cette écorce se prescrit, dans ses pays d'origine sous le nom de *Dbaiaî*, comme astringent intestinal et comme succédané des racines de ratanhia.

MYRICACÉES

CORTEX ET CERA MYRICÆ, ÉCORCE ET CIRE DE MYRICE, DE MYRICA CERIFERA, L.

Croissant à l'état sauvage aux Indes et aux Etats-Unis, cet arbre de 2 à 3 mètres de haut ne livre, à la thérapeutique, aucune drogue officinale, mais son écorce se présente parfois dans le droguier, sous la forme de fragments ou sous celle de tuyaux, à surface externe gris brunâtre, à face interne jaune brunâtre, striée dans le sens de la longueur, à cassure nette extérieurement, fibreuse intérieurement, d'odeur nulle, à saveur amère.

Renfermant du mucilage, des matières colorantes et résineuses, de l'acide tannique, de l'acide gallique, elle se prescrit parfois, à doses de 10 à 15 grammes sur 200 grammes d'eau, sous la forme de décoctions, comme astringent intestinal et comme hémostatique.

Ses fruits sphériques, de la grosseur de nos grains de poivre, à surface externe, recouverte de petites écailles noirâtres, exsudent un latex blanchâtre, brillant, qui se détache facilement à la chaleur des vapeurs d'eau. Celui-là parvient parfois, dans le droguier, sous la forme de masses jaunâtres, translucides, fusibles à 47°, d'un poids spécifique de 1 à 1,05, à indice d'acidité de 3, à indice de saponification de 211, solubles dans l'éther, le chloroforme, en partie solubles dans l'alcool, insolubles dans l'eau. Cette cire est constituée par un mélange de 70 p. 100 de palmitine, 8 p. 100 de myristicine et de 5 p. 100 de laurine. Non officinale, elle se prescrit parfois, en Europe, dans la préparation de divers onguents ou lors de la fabrication des bougies.

CORTEX MYRICÆ NAGI, DE MYRICA NAGI Thumb.

Originaire du Japon et de la Chine, cet arbre livre, au droguier de ces pays, son écorce qui, riche en tanin, s'y prescrit, parfois, sous la forme de décoctions, comme astringent intestinal et comme hémostatique. Il en est de même de l'écorce de la plante *Myrica sapida* Wall., originaire de Bornéo. Notons que les feuilles de ces plantes renferment, ainsi que celles de la *Myrica Gale*, L., passablement d'essence, jaune brunâtre, d'odeur particulière, agréable, d'un poids spécifique de 0,875, servent parfois à aromatiser le thé de Chine.

BÉTULACÉES

Les Aulnes et les Bouleaux, constituant cette famille, sont des arbres ou des arbustes à feuilles isolées, à stipules caduques, qui se rencontrent pour la plupart dans les régions subtropicales de l'hémisphère boréal.

Ils livrent à la thérapeutique la :

FOLIUM BETULÆ, FEUILLE DE BOULEAU, DE BETULA PUBESCENS ET DE BETULA VERRUCOSA.

Originaires de l'Asie tropicale, mais cultivés de nos jours dans toute l'Europe méridionale et tempérée, ces arbres livrent au droguier leurs feuilles non officinales, qui renferment de la bétuline, $C^{36}H^{60}O^3$, du tanin, et, selon certains auteurs, un glucoside mal déterminé, outre de l'acide bétulorétique.

Elles se prescrivent dans la médecine populaire, sous la forme de décoctions, comme dépuratif du sang, ou sous celle d'applications externes, comme désinfectant des maladies cutanées.

Notons que l'écorce et le bois de ces arbres, soumis à la distillation sèche, livrent le goudron de bouleau et le charbon de bois, déjà décrits précédemment.

SALICACÉES

Cette famille, comprenant 2 genres et 180 espèces, répandues dans les régions froides et tempérées du globe, est représentée par des arbres ou par des arbustes, à feuilles isolées, stipulées, à fleurs dépourvues de périanthe, toujours disposées sous la forme de longs épis cylindriques, unisexués, avec diœcie. Leurs fleurs mâles sont représentées par 2 ou par plusieurs étamines, à anthères extrorses, à 4 sacs polliniques, tandis que leurs fleurs femelles possèdent un pistil à 2 carpelles ouverts, concrescents entre eux en un ovaire uniloculaire, à 2 placentes pariétaux, qui supportent un grand nombre d'ovules anatropes, ascendants. Leur fruit est une capsule (s'ouvrant en deux valves), qui renferme de petites graines velues, non albuminées, à embryon droit.

GEMMÆ ET OLEUM POPULI, BOURGEON ET ESSENCE DE PEUPLIER, DE POPULUS NIGRA, L.

Commun à l'Europe centrale et méridionale, cet arbre porte des bourgeons ovoïdes, aigus, recourbés sur eux-mêmes, qui, desséchés, parviennent parfois dans le droguier, où ils ne sont pas officinaux. Constitués par un axe central très court, portant un jeune chaton entouré de 4 à 8 bractées ovales, aiguës, imbriquées, mais toujours adhérentes les unes aux autres de par leur exsudation résineuse, ils sont jaune brunâtre, à saveur aromatique, amère, d'odeur spéciale, balsamique.

Ils renferment de la salicine, de la populine, de la chrysine, de la tectochrysine, puis des traces d'essence, des matières résineuses et du tanin.

Leur ESSENCE, se préparant en les soumettant à la distillation aux vapeurs d'eau, se présente sous la forme d'un liquide jaune pâle, d'odeur balsamique, rappelant un peu celle de l'essence de camomille, à saveur chaude, aromatique, d'un poids spécifique de 0,905, à pouvoir rotatoire, dextrogyre, de $+ 1°54'$, insoluble dans l'eau, très peu soluble dans l'alcool à 75°, mais très soluble dans l'alcool absolu, l'éther, l'éther de pétrole, le chloroforme, le sulfure de carbone.

Elle est constituée par un mélange de terpène entrant en ébullition entre 260° et 261°, de sesquiterpène, $C^{15}H^{24}$, d'humulène, de paraffine fusible à 58° et par des traces d'un alcool mal défini.

La CHRYSINE, $C^{15}H^{10}O^4$, se présente sous la forme d'aiguilles jaune pâle, brillantes, fusibles à 275°, insolubles dans l'eau, le chloroforme, le benzène, l'éther, le sulfure de carbone, très solubles dans l'alcool bouillant.

Chauffée avec des alcalis, elle se décompose, selon l'équation suivante, en phloroglucine, en acide benzoïque et en acide acétique, car :

$$C^{15}H^{10}O^4 + 3H^2O$$
Chrysine

$$= C^6H^3(OH)^3 + C^6H^5COOH + CH^3COOH$$
Phloroglucine, Acide benzoïque, Acide acétique

Il se forme, en outre, lors de cette décomposition, de l'acétophénone, comme produit secondaire. Elle possède, quant à sa formule, la constitution suivante :

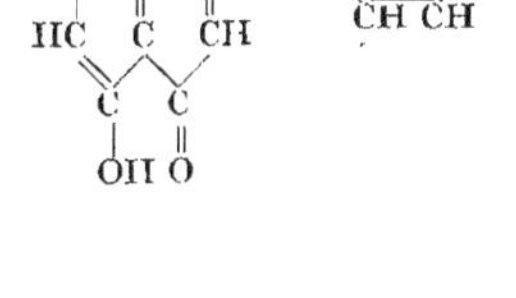

CH O   CH CH
HO—C   C   C——C   CH
HC   C   CH   CH CH
C   C
OH O

On peut la préparer synthétiquement comme suit :
(B. 32, p. 2448.)

Ether triméthylique
de phloroglucine

$+$ ClOC—CH³
Chlorure d'acétyle

$+ \xrightarrow[\text{dans du } CS^2]{FeCl^3 \text{ en dissolution}}$

Ether triméthylique
de phloroacétophénone

$+ HCl$

$= C^2H^5OH +$

Triméthoxybenzoyacétophénone

$\xrightarrow{+ HI} 3CH^3I + H^2O +$

Chrysine

La TECTOCHRYSINE, $C^{16}H^{12}O^4$, se présente sous la forme de longues aiguilles jaunes, fusibles à 163°, très solubles dans le benzène. Elle possède, quant à sa formule, la constitution suivante :

La POPULINE, $C^{20}H^{22}O^8 + 2H^2O$, est un glucoside de formule :

Elle se prépare en extrayant les feuilles et l'écorce de cette plante, par de l'eau bouillante, dont la solution, traitée par de l'acétate de plomb, par de l'hydrogène sulfuré, puis concentrée, est soumise à la cristallisation spontanée, elle dépose premièrement des cristaux de salicine, puis ceux de populine.

Celle-ci se présente sous la forme d'aiguilles incolores, inodores, fusibles à 180°, très peu solubles dans l'eau froide, mais très solubles dans l'eau bouillante, l'alcool bouillant, l'acide acétique glacial, insolubles dans l'éther, le chloroforme.

Traitée à chaud par de l'eau de baryte, elle se décompose en salicine et en acide benzoïque ; mais, hydrolysée par des acides minéraux étendus, elle donne de la saligénine, du glucose et de l'acide benzoïque. Non attaquée par l'émulsine, elle se transforme, une fois oxydée par de l'acide nitrique concentré, en acide oxalique et en acide nitrobenzoïque.

Les bourgeons de peuplier se prescrivent parfois, dans la médecine populaire, comme expectorant, mais ils servent à préparer l'Unguentum Populi.

CORTEX SALICIS, ÉCORCE DE SAULE, DE SALIX ALBA, L.

Cet arbre, croissant sur le bord des cours d'eau de toute l'Europe centrale, puis dans les parties marécageuses de ce continent et de l'Amérique du Nord, livre au droguier son écorce non officinale, qui s'y présente sous la forme de fragments irréguliers, allongés, d'un millimètre d'épaisseur, à surface externe, brun cendré, marquée d'impressions circulaires, elliptiques, mais toujours striée dans le sens de la longueur ; à face interne lisse, brun cannelle, finement striée dans le sens de la longueur, à cassure nette, à saveur amère, particulière, d'odeur nulle sur le sec.

Examinée sur une coupe transversale (fig. 135), cette écorce est constituée par un suber à cellules aplaties, disposées en files radiales, par un parenchyme cortical, à cellules polygonales, riches en cristaux étoilés d'oxalate de chaux, qui entourent quelques fibres libériennes, nacrées, à parois épaissies, renfermant elles aussi des cristaux étoilés d'oxalate de chaux. Puis vient le liber, très épais, constitué par des tranches de cellules polygonales, renfermant les unes du tanin, les autres des cristaux étoilés d'oxalate de chaux. Disposées en files radiales, elles alternent avec des couches de fibres libériennes, ce liber étant toujours parcouru par de petits rayons médullaires à un rang de cellules.

Cette écorce renferme de 6 à 7 p. 100 de salicine, 15 p. 100 de tanin, de l'oxalate calcique, des matières résineuses, etc., etc.

La SALICINE, $C^{13}H^{18}O^7$, se prépare en chauffant par trois fois la poudre de cette écorce avec de l'eau bouillante, puis en soumettant, sous pression réduite, les solutions ainsi obtenues à la distillation fractionnée. Leur résidu, digéré avec de la litharge, repris par un peu d'eau, donne une solution qui, traitée par du sulfide hydrique, puis filtrée, est soumise à la distillation fractionnée, quitte à reprendre son résidu par de l'éther acétique, que l'on soumet à la cristallisation spontanée.

Elle se présente sous la forme de paillettes ou sous celle de prismes incolores, fusibles à 201°, solubles dans l'eau, l'alcool dilué, insolubles dans l'éther, le chloroforme, le benzène, dont les

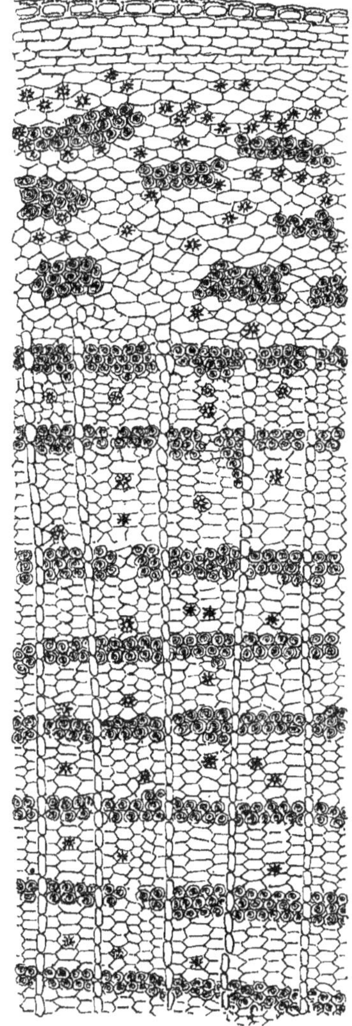

Fig. 135. — Coupe transversale de l'écorce de saule.

solutions aqueuses, neutres, lévogyres, ne réduisent pas la liqueur de Fehling. Elle se dissout avec une coloration rouge dans l'acide sulfurique, mais cette solution précipite de la rutiline par addition d'eau.

L'émulsine, les acides dilués et la salive la décomposent, selon l'équation suivante, en glucose et en saligénine. car :

$$CH^2OH - C - HC - C - O - C^6H^{11}O^5 + H^2O$$

Salicine

$$= C^6H^{12}O^6 + CH^2OH - C - HC - C - OH$$

Glucose

Saligénine
ou alcool salicylique

Les acides minéraux dilués, mais chauds, la décomposent, ainsi que l'eau bouillante, en salirétine et en glucose, car :

$$2C^{13}H^{18}O^7 + H^2O = 2C^6H^{12}O^6 + C^{14}H^{14}O^3$$

Salicine — Glucose — Salirétine

Notons que la salicine peut être transformée en monochlorsalicine fusible à 154°, en monobromsalicine fusible à 170°, en monoiodsalicine fusible à 199°; celles-ci, oxydées, livrant respectivement de l'aldéhyde monochlorsalicylique, fusible à 99°, de l'aldéhyde monobromsalicylique fusible à 104° et de l'aldéhyde monoiodsalicylique fusible à 102°, ou de l'acide monochlorsalicylique fusible à 167°, de l'acide monobromsalicylique fusible à 164°, et de l'acide monoiodsalicylique fusible à 196°.

La salicine se prescrit parfois, à doses de 0 gr. 3 plusieurs fois par jour, comme fébrifuge.

La SALIRÉTINE, chauffée à 100° avec de la glycérine, se transforme en salirétone, qui se présente sous la forme d'aiguilles incolores, fusibles à 121°. de formule :

$$C^6H^4 \diagdown \genfrac{}{}{0pt}{}{CH^2OH}{O - C^6H^4 - CH^2OH}$$

La salicine. oxydée avec prudence par de l'acide nitrique. se décompose en hélicine. de formule :

$$C \diagup O H - C - HC - C - O - C^6H^{11}O^5 + HC - CH$$

Celle-ci se prépare synthétiquement, en mélangeant, en présence de potasse caustique alcoolique, l'aldéhyde salicylique à l'acétochlorhydrose. Oxydée très fortement, la salicine se transforme en anhydride carbonique, en acide formique et en aldéhyde salicylique.

La SALIGÉNINE. $C^7H^8O^2$, se présente sous la forme de paillettes brillantes, inodores, fusibles à 82°, insolubles dans l'eau, mais très solubles dans l'alcool, l'éther. Pouvant sublimer à 100°, elle possède, quant à sa formule, la constitution suivante :

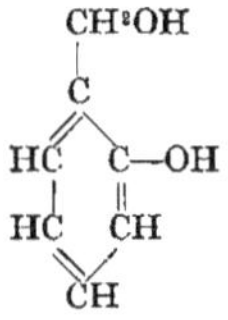

$$\begin{array}{c} CH^2OH \\ | \\ C \\ HC \quad C\!-\!OH \\ | \quad\quad || \\ HC \quad CH \\ CH \end{array}$$

On la prépare synthétiquement en réduisant l'aldéhyde salicylique par de l'hydrogène naissant, ou en faisant réagir, en solutions alcalines, l'aldéhyde formique ou le méthylèneglycol sur du phénol, car :

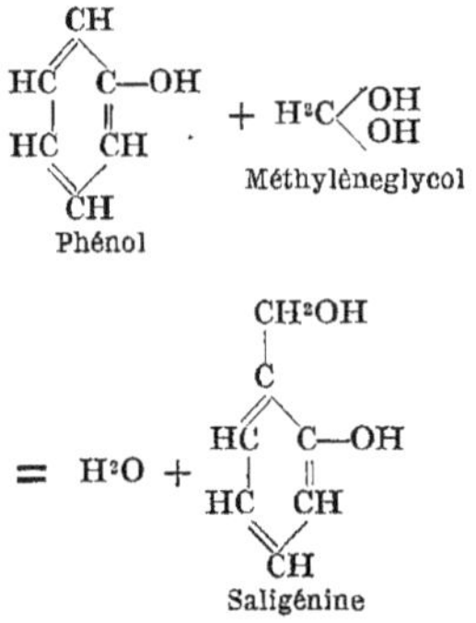

$$\begin{array}{c} CH \\ HC \quad C\!-\!OH \\ | \quad\quad || \qquad + H^2C\!\!\big\langle{}^{OH}_{OH} \\ HC \quad CH \\ CH \\ \text{Phénol} \qquad\quad \text{Méthylèneglycol} \end{array}$$

$$= H^2O + \begin{array}{c} CH^2OH \\ | \\ C \\ HC \quad C\!-\!OH \\ | \quad\quad || \\ HC \quad CH \\ CH \\ \text{Saligénine} \end{array}$$

L'écorce de saule se prescrit, à doses de 5 à 15 grammes sur 200 grammes d'eau, sous la forme de décoctions, comme antirhumatismal, comme antiseptique et comme spécifique contre les fièvres intermittentes, l'influenza, et, parfois, de par sa teneur en tanin, comme astringent intestinal et comme hémostatique. On l'ordonne aussi, dans la médecine populaire, comme spécifique contre les calculs biliaires. Connue des Anciens, cette drogue, bien délaissée par la thérapeutique moderne, peut aussi provenir des plantes *Salix cuprea*, L., *Salix fragilis*, L. ; mais elles sont toutes attaquées par les parasites *Cryptomyces maximus Scleroderia fuliginosa*, et par diverses *Melampsoras*, ainsi que par l'*Uncinula Salicis*, etc.

IIe Ordre. — URTICINÉES

URTICACÉES

Cette famille, comprenant 109 genres et plus de 1500 espèces, dont 600 figuiers, est représentée par des arbres ou par des arbustes (Figuier, Orme, Mûrier), par des herbes droites (Chanvre, Ortie), ou par des plantes vivaces, à tiges volubiles à gauche (Houblon). Leurs feuilles, toujours pétiolées, stipulées, ordinairement isolées en spirales, peuvent être distiques (Orme, Mûrier), ou opposées (Ortie, Houblon, Chanvre), mais elles possèdent un limbe entier ou découpé en lobes palminerves ou penninerves. Leurs stipules sont persistantes chez le houblon, le chanvre ou caduques chez l'orme, le figuier, elles peuvent être tantôt latérales et distinctes (Orme, Mûrier, Chanvre, Ortie), tantôt concrescentes avec la même feuille (Figuier), ou d'une feuille à l'autre (Houblon). Plusieurs de ces plantes sont parcourues, dans leurs tiges, par des lacticifères rameux, allongés, mais elles développent, en outre, dans l'épiderme de leurs feuilles, des incrustations calcaires, dénommées cystolithes.

Leurs fleurs, ordinairement unisexuées, monoïques, sont séparées les unes des autres sur des inflorescences distinctes (Mûrier), mais elles peuvent être réunies sur la même inflorescence ; les femelles au centre, les mâles à la périphérie ; ou bien il y a diœcie (Houblon, Chanvre). Elles sont parfois hermaphrodites (Orme, Figuier). Ces inflorescences peuvent former des cymes bipares, disposées en grappes (fleurs mâles du Chanvre, Houblon), ou en épis (Mûrier), ou en un capitule renflé en un cône (Artocarpe), dilaté en plateau (Dorsténie), ou évidé en coupe (Olmédie), ou creusé en bouteille, à col étroit (Figuier).

Le calice de ces fleurs est généralement constitué par 4 (Ortie, Mûrier, Pariétaire), ou par 5 sépales (Orme et fleurs mâles du Chanvre), mais il peut parfois avorter. Leurs étamines, en nombre égal à celui des sépales auxquels elles sont superposées, peuvent parfois être réduites à un seul représentant (Artocarpe), mais leurs anthères sont généralement introrses, à filets droits dans le bouton (Orme, Figuier, Chanvre), ou recourbés en dedans (Mûrier, Ortie). Leur pistil comprend 2 carpelles médians, fermés et concrescents, mais leur carpelle postérieur peut être réduit à un stigmate (Mûrier, Figuier, Chanvre, Houblon), ou avorter complètement (Ortie, Artocarpe). Leur fruit est tantôt un achaine (Ortie, Chanvre, Artocarpe), tantôt une samare (Orme), tantôt une drupe (Mûrier, Figuier), mais, dans le mûrier, toutes ses drupes sont entourées par les restes persistants, charnus du calice, tandis que, chez le figuier, elles sont renfermées dans une bouteille charnue, qui constitue la figue. Leur graine renferme un embryon droit (Ortie, Pariétaire, Orme), ou recourbé (Mûrier, Chanvre), avec albumen charnu, qui peut parfois manquer chez celles de l'orme, de l'artocarpe.

Les plantes de cette famille, classées en plusieurs grands groupes, c'est-à-dire, en *Urticées, Morées, Ulmées, Cannabinées*, sont caractérisées par leurs feuilles, qui, renfermant, des cystolithes ou dépôts de carbonate de chaux, portent de nombreux poils tecteurs, unicellulaires, droits ou coniques, profondément enchâssés dans leur tissu épidermique. Elles portent, en outre, de nombreux poils glanduleux, à glande pluricellulaire, toujours subdivisée par des cloisons verticales, mais supportée par un petit pédicelle court, unisérié, pluricellulaire.

CARICÆ, FIGUE, DE FICUS CARICA, L.

Origine botanique. — Cet arbre, de 3 à 9 mètres de haut, porte de grandes feuilles isolées, pétiolées, stipulées, rudes au toucher, à limbe entier, lobé ; leurs stipules, caduques, enveloppent, comme dans un étui, leur pétiole. Ses fleurs, unisexuées, sont réunies dans la même inflorescence, à réceptacle creusé en bouteille, à col étroit, qui porte, à son extrémité supérieure, un petit orifice ou ostiole. Chacune de ses fleurs mâles est constituée par un calice à 5 sépales, qui entourent 5 étamines à filets droits, tandis que chacune de ses fleurs femelles renferme, dans un calice à 5 sépales, un pistil à deux carpelles fermés et concrescents, dont l'un est réduit au stigmate, l'antérieur renfermant un ovule bitegminé. Son fruit est une drupe, enfermée dans une bouteille charnue, constituant la figue.

Origine géographique. — Originaire de l'Arabie méridionale, cette plante croît à l'état sauvage dans l'Afrique du Nord, la Syrie, l'Egypte, d'où elle se répandit en Calabre, au Portugal, en un mot, dans toute la région méditerranéenne.

puis en Chine, aux Indes, en Californie, au Mexique, au Chili ; mais ses meilleures cultures se rencontrent principalement en Asie Mineure, particulièrement dans le district d'Aidine.

Pathologie. — L'*Ustilago Ficorum* s'attaque volontiers à ses fruits et la *Cercospora Bolleana* à ses feuilles.

Culture. — Exigeant des terrains secs, calcaires, des climats chauds, à température moyenne de + 20°, cette plante se cultive dans des parcs, à l'aide de semis ou du marcottage, afin de l'anoblir. De par la culture, ses fleurs femelles envahissent tout le réceptacle floral, ses fleurs mâles tendant à disparaître complètement, d'où grand inconvénient pour sa reproduction.

C'est la raison qui oblige les cultivateurs à recourir à la caprification artificielle ; celle-ci pouvant se pratiquer de deux manières différentes ; l'une, consistant à transporter, dans le voisinage de ses cultures, des inflorescences de figuiers sauvages, riches en fleurs mâles, que la *Blastophaga* et d'autres insectes visitent, ceux-ci, transportant alors le pollen, qui s'attache à leurs élythres, sur les inflorescences des figuiers cultivés, fécondent leurs fleurs femelles. L'autre procédé consiste à tremper un pinceau très mince, dans l'ostiole des inflorescences des figuiers sauvages, puis de le transporter dans celles des figuiers cultivés. On parvient, par le greffage, à anoblir ces plantes, qui peuvent se reproduire, non seulement par leurs achaines, mais aussi à l'aide de boutures. Il arrive que divers insectes, contribuant à la fécondation des fleurs femelles d'une inflorescence, y déposent aussi parfois leurs œufs, d'où les diverses déformations constatées, à maintes reprises, chez les figues.

Récolte. — Se développant toujours dans l'axe des feuilles tombées des années précédentes et mûrissant, selon les régions, d'août en novembre, les figues, c'est-à-dire les réceptacles charnus des figuiers, recueillis à la main, sont alors desséchés au soleil ou dans des séchoirs spéciaux, après avoir été parfois transpercés à l'aide de ficelles ou de pailles, que l'on suspend par leurs deux extrémités. On les trempe aussi, parfois, selon Semmler, dans des solutions aqueuses de potasse caustique à 1 /14, afin de les ramollir avant de les soumettre à la dessiccation.

Sortes commerciales. — Ces réceptacles, desséchés puis triés, sont alors exportés sur les ports européens, après avoir été emballés de diverses manières, ainsi les figues du Taunus, de Carie et de l'Asie Mineure, livrées principalement par les districts d'Aidine, de Nasalt et d'Innovasi, sont transportées à dos de chameaux sur Smyrne où, une fois desséchées, elles sont empilées dans des sacs ou comprimées dans des boîtes en bûchilles, quant à celles d'une qualité supérieure. Les figues de provenance grecque, moins douces, à épiderme plus épais que celles ci-dessus mentionnées, s'exportent, une fois desséchées, dans des tonneaux ou dans des boîtes en bûchilles, mais aussi parfois sous la forme de couronnes, après avoir été enfilées au nombre de 50 sur des brins de paille (*Caricae in coronis*). Celles-ci s'exportent principalement par Athènes, Andros, Syros, etc. Les figues d'Italie, provenant de la Sicile et de la Calabre, par Naples ou par Gênes, sont plus petites, plus tendres que les figues grecques ou orientales ; elles sont exportées sous la forme de couronnes (après avoir été

transpercées l'une après l'autre à l'aide d'une paille) ou dans des tonneaux ; quant à celles d'une qualité extra, elles ont toujours été emballées dans des boîtes en bûchilles. Les figues du Tyrol sont exportées par Trieste, dans des caisses, après qu'on en ait séparées les unes des autres, par des feuilles de laurier ou de romarin. Ce port exporte aussi les figues provenant de la Dalmatie, qui sont toujours expédiées dans des tonneaux. L'Espagne, le Portugal, l'Algérie, la Tunisie, le sud de la France, exportent aussi ce produit sur les ports de Marseille, du Havre, de Hambourg, de Londres et d'Amsterdam, etc., etc.

Description de la drogue (fig. 136). — Elles se présentent dans le droguier sous la forme de

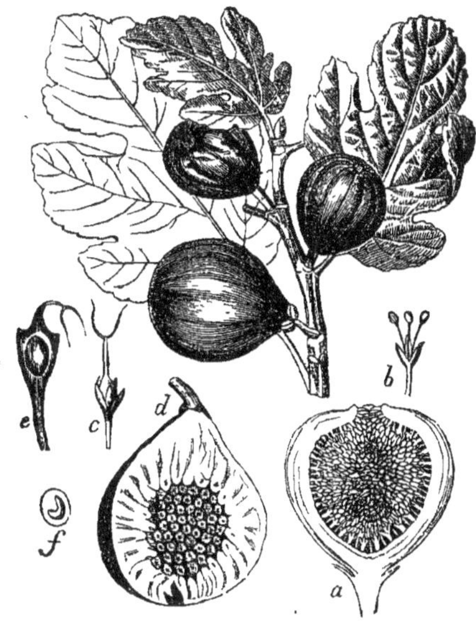

Fig. 136. — Rameau de figuier.
b) fleur mâle ; *c)* fleur femelle ; *a + d)* section longitudinale de la figue ; *e + f)* fruit et graine.

petits corps piriformes, jaune brunâtre, à surface chagrinée, recouverte souvent d'une exsudation cristalline, sucrée, mais elles peuvent aussi se présenter sous la forme de petits corps orbiculaires, gris jaunâtre, si elles ont été, au préalable, comprimées dans des boîtes ou pressées ensemble, après avoir été enfilées sur des brins de paille. On rencontre, à leur base, un petit pédoncule court, entouré de deux bractées rudimentaires, et à leur sommet, l'ostiole, formé par de petites excroissances dirigées de haut en bas vers le centre. Sectionnée en deux, la figue, évidée à l'intérieur, renferme de nombreux fruits, parfois bien développés, jaune brunâtre, très durs, entourés d'une pulpe douceâtre, inodore. L'odeur de cette drogue est nulle, sa saveur sucrée, spéciale.

Examen microscopique. — Examinée sur une coupe transversale, elle est constituée par un épiderme à cellules polygonales, recouvertes d'une cuticule assez épaisse, portant de nombreux poils tecteurs, petits, coniques, unicellulaires, à parois épaissies, puis vient un tissu parenchymateux, à cellules polygonales, qui renferment des cristaux d'oxalate de chaux. En dessous de celui-ci se rencontre la zone des lacticifères, anastomosés en forme de V. En dessous de cette zone se rencontre un tissu parenchymateux, riche en vaisseaux spiralés, dont les cellules polygonales renferment un cristal étoilé d'oxalate de chaux. Il en est de même sur une coupe longitudinale (voir fig. 137). Notons que les fleurs ou les fruits de ce réceptacle sont toujours séparés les uns des autres, par de nombreux poils papilleux, qui exsudent du sucre ou pulpe.

Ses fruits, examinés sur une coupe transversale, sont constitués par un épicarpe à cellules quadrangulaires, puis par un mésocarpe à cellules polygonales, riches en pectine, provenant d'une transformation de leur mucilage ; en dessous de cette zone, se rencontre l'endocarpe, à

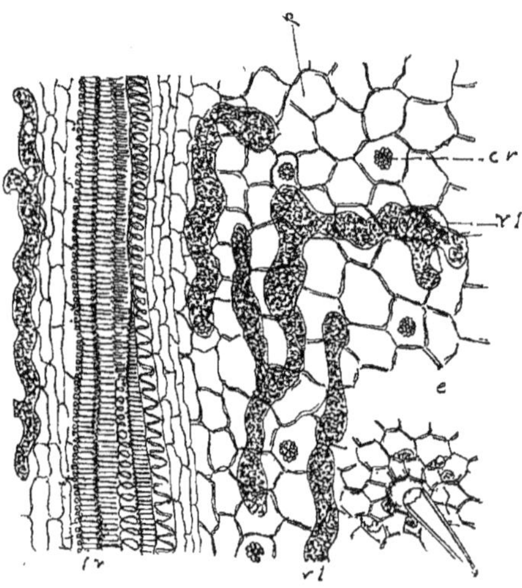

Fig. 137. — Coupe longitudinale de la figue.

vl) lacticifères ; *fv)* faisceaux fibro-vasculaires ; *cr)* cristaux ; *p)* parenchyme du mésocarpe ; *e)* épiderme avec poil tecteur.

cellules scléreuses, à parois très épaissies sur toutes leurs faces. L'épisperme de leur graine est constitué par deux assises de cellules, les unes oblitérées, les autres brunâtres, qui entourent l'albumen, constitué par des cellules polygonales, renfermant une matière granuleuse, azotée.

Analyse chimique. — Cette drogue renferme de 30 à 40 p. 100 de sucre de canne, de l'eau, des matières résineuses et pectiques, mais ses achaines contiennent 1,44 p. 100 d'huile fixe et des traces d'acide borique.

Usage thérapeutique. — Elle se prescrit, quoique non officinale, sous la forme de décoctions ou sous celle de sirops, comme purgatif léger des enfants.

Pharmacie galénique. — Elle sert à préparer de nombreuses spécialités pharmaceutiques, non officinales.

Historique. — Très appréciées comme aliment par les Egyptiens de la VIIe dynastie, comme en font foi leurs monuments, les figues furent aussi décrites par Dioscoride et par Pline, qui vantaient leurs propriétés purgatives. Cette plante était dédiée à Osiris en Egypte et à Junon, à Rome.

Notons, que d'autres espèces de figuiers livrent aussi parfois leurs fruits au commerce européen, ce sont les *Ficus Indica* L, croissant à Malabar, le *Ficus racemosa* L. et le *Ficus septica* Forst., originaires de Java et le *Ficus Doliaria* Mart., du Brésil.

HERBA CANNABIS, CHANVRE INDIEN, DE CANNABIS INDICA, Lam.

Origine botanique. — Cette plante herbacée, à racine pivotante, à tige très ramifiée, d'un à trois mètres de haut, porte des feuilles opposées, pétiolées, à stipules latérales, persistantes, à limbe lancéolé ou découpé en 7 ou 9 lobes pointus, à bords très dentelés. Ses fleurs dioïques, disposées en grappes, sont constituées, quant aux mâles, par un calice à 5 sépales, entourant 5 étamines à filets droits, quant aux femelles, par un calice à 4 sépales, qui entourent un pistil à 2 carpelles médians, fermés et concrescents, dont le postérieur, avortant, est réduit à un stigmate, à l'encontre de l'antérieur, qui renferme un ovule campylotrope. Son fruit est un achaine, à embryon recourbé.

Origine géographique. — Originaire des steppes asiatiques de la Sibérie et de celles comprises entre le lac Baïkal et la mer Caspienne, mais cultivée en Perse et aux Indes, elle se

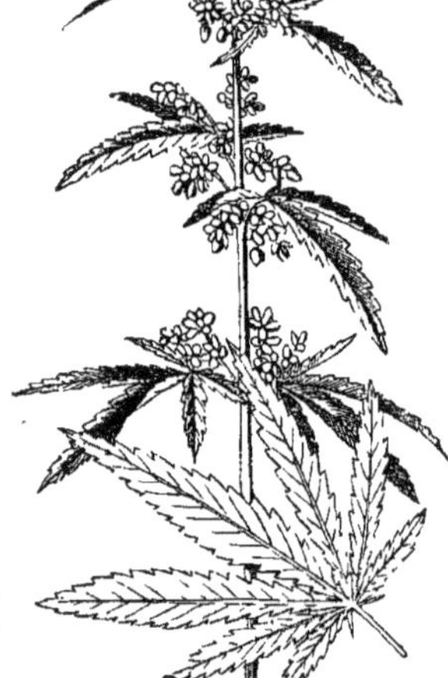

Fig. 138. — Chanvre indien.

rencontre aussi dans toute l'Afrique septentrionale, particulièrement en Tunisie, en Algérie et au Maroc.

Pathologie. — Elle est souvent attaquée, ainsi que la *Cannabis sativa*, par la *Peronospora Cannabina*, la *Septoria Cannabis*, la *Cuscula Europaea*.

Récolte. — Les inflorescences femelles de cette plante, fauchées à l'époque de leur floraison, mondées de leurs grosses tiges, puis en partie desséchées, sont comprimées sous la forme de petits paquets, qui s'exportent en Europe, particulièrement des Indes et de l'Algérie.

Description de la drogue (fig. 138). — Cette drogue se présente sous la forme de petits paquets glutineux, constitués par des pétioles foliaires, portant de nombreuses petites bractées persistantes, par des feuilles à limbe lancéolé, hispide, dentelé, serreté sur ses bords, qui mesure de 2 cm. 25 à 3 centimètres de long sur 3 à 5 millimètres de large. Il peut parfois être aussi découpé sous la forme de lobes très pointus, serretés sur leurs bords. Leur toucher est rude, glutineux, principalement sur leur face infère, qui porte de nombreux poils tecteurs, unicellulaires, coniques. Cette drogue renferme en outre, des fleurs femelles, disposées à l'aisselle de bractées ; celles-là sont constituées par un calice cupuliforme, entourant un pistil uniloculaire, surmonté de deux longs stigmates. Elle peut, en outre renfermer de nombreux achaines, qui sont à peu près identiques à ceux de la *Cannabis sativa*,

Examen microscopique (fig. 139). — Une de ces feuilles, examinée sur une coupe transversale, est constituée par un épiderme supérieur, à cellules quadrangulaires, aplaties, portant quelques poils tecteurs, courts, unicellulaires, coniques, enfoncés dans le tissu épidermique, mais renfermant toujours, à leur base, qui est évasée, une masse cystolithique de carbonate de chaux. On rencontre, en dessous de cet épiderme, une assise

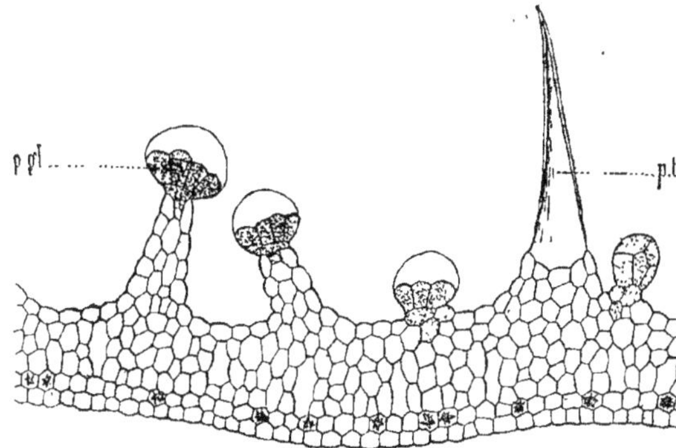

Fig. 139. — Coupe transversale d'une bractée de fleur femelle de chanvre indien.

de cellules en palissade, puis un mésophylle hétérogène, asymétrique, dont les cellules parenchymateuses, renfermant des cristaux d'oxalate de chaux, entourent de nombreux lacticifères, outre un faisceau libéro-ligneux. Puis, vient l'épiderme inférieur, supportant de nombreux poils tecteurs, très longs, unicellulaires, pointus au sommet, renflés à leur base, qui est toujours incrustée de cristaux de carbonate de chaux. Il porte, en outre, de nombreux poils glanduleux, sessiles, logés dans ses dépressions, ou pédicellés, uni- ou bicellulaires, qui supportent une glande, dont la base est constituée par 4 cellules parallèles, cette glande renfermant de l'essence, qui soulève sa cuticule sous la forme d'un disque. Ses bractées, examinées au microscope, portent, elles aussi, de nombreux poils tecteurs et glanduleux, constitués de la même manière que ceux des feuilles de cette plante.

Falsifications. — Cette drogue est souvent falsifiée par addition des sommités fleuries, mâles, de cette plante, puis par celles d'autres espèces de Cannabis.

Analyse chimique. — Elle renferme des traces d'essence, du cannabinol, de la cannabine, de la cannabinine, de la tetanocannabine, de l'oxycannabine, puis, selon certains chimistes, de la choline, outre des matières résineuses, qui lui communiquent, prétend-on, son action physiologique.

La CANNABINE DE MERCK se prépare en extrayant cette plante, soumise à la distillation aux vapeurs d'eau, par de l'eau, dont la solution concentrée est additionnée d'acétate plombique, qui précipite un dépôt brunâtre. Celui-ci, desséché, mis en suspension dans de l'eau, puis décomposé par de l'hydrogène sulfuré, donne une solution qui, additionnée d'acide tannique, précipite du tannate de cannabine. Celui-ci se présente sous la forme d'une poudre jaune, d'odeur spéciale, rappelant celle du chanvre indien, à saveur astringente, spéciale, très peu soluble dans l'eau, mais très soluble dans les acides dilués. Malaxé avec de l'oxyde de zinc, ce tannate de cannabine donne une poudre qui, extraite par de l'alcool bouillant, livre une solution qui, concentrée, puis évaporée à sec, abandonne un résidu, que l'on soumet à la cristallisation spontanée.

Cette cannabine se présente sous la forme d'une poudre microcristalline, brunâtre, soluble dans l'alcool, le chloroforme, l'éther.

On désigne aussi sous le nom de *cannabine*, une substance résineuse, verte ou vert brunâtre, d'odeur particulière, à saveur spéciale, âcre, poivrée, insoluble dans l'eau, mais très soluble dans l'éther, l'alcool, le sulfure de carbone, les huiles fixes.

Elle s'obtient en faisant macérer le chanvre indien, pulvérisé, dans de l'eau tiède, afin de le priver de son essence, puis dans de l'eau alcaline et dans de l'alcool, dont la solution filtrée, additionnée d'eau de chaux, précipite un dépôt résineux, que l'on dissout à nouveau dans de l'alcool additionné d'acide sulfurique. Cette solution filtrée, puis soumise à la distillation fractionnée, abandonnant un résidu qui, malaxé dans de l'eau, forme la cannabine commerciale.

Son ESSENCE, obtenue en soumettant cette drogue à la distillation aux vapeurs d'eau, se présente sous la forme d'une masse butyreuse, fusible à 215°, soluble dans l'éther, l'éther de pétrole, le chloroforme, l'alcool absolu. Elle est constituée par un mélange de cannabène, $C^{18}H^{20}$, entrant en ébullition à 235°, d'hydrate de cannabène $C^{18}H^{24}O$ et par un sesquiterpène, $C^{15}H^{24}$, à pouvoir rotatoire, lévogyre, de — 10°,81.

Le CANNABINOL, $C^{21}H^{30}O^2$, se présente sous la forme d'un liquide oléagineux, très oxydable à l'air, qui passe dans le distillatum, si l'on soumet cette drogue, en présence d'alcalins, à la distillation aux vapeurs d'eau.

Usage thérapeutique. — Cette drogue se prescrit, à doses de 0 gr. 2 à 0 gr. 5, plusieurs fois par jour, en poudres ou en pilules, et à doses de 5 à 10 grammes sur 200 grammes d'eau, sous la forme d'infusions (mais celles-ci perdent de leurs propriétés physiologiques) comme sédatif contre les crampes d'estomac, les coliques et les dyspepsies douloureuses, accompagnées d'ulcères, puis comme sédatif contre les migraines, le cancer, la coqueluche et les rhumatismes.

Incompatibilités. — Il ne faut jamais l'ordonner avec des alcalis, ni avec des acides, des sels acides, ni avec de la strychnine.

Action physiologique. — Ordonnée à doses trop élevées, elle provoque de l'excitation cérébrale, des tremblements nerveux, puis de l'incohérence dans les idées, des hallucinations, un sommeil profond et la mort, par paralysie des fonctions respiratoires. Il ne faut jamais l'ordonner aux femmes en espérance, car ses effets physiologiques sur l'utérus sont identiques à ceux du seigle ergoté. Notons que le haschisch provoque, ordonné à petites doses, une sensation générale de bien-être, un besoin d'activité, puis de la lucidité d'esprit ; mais, à doses trop élevées, il exalte la tendance aux idées favorites de chacun.

Contrepoisons. — Ordonnez, en cas d'empoisonnement par cette drogue, des injections hypodermiques de strychnine, la respiration artificielle, outre du jus de citron.

Pharmacie galénique. — Elle sert à préparer la Tinctura Cannabis Indicæ, qui se prescrit comme sédatif, sous la forme de gouttes, puis l'Extractum Cannabis Indicæ.

Historique. — Cette drogue sert à préparer aux Indes un hypnotique très apprécié des Persans, qui l'achètent sous la dénomination de *Charras* ou *Charrus*. Il se prépare de la manière suivante : Des hommes, revêtus de tabliers ou de vêtements en cuir, parcourent à l'époque de la floraison de cette plante ses champs, en les traversant de long en large. Leur latex, s'attachant à leurs vêtements, est ensuite recueilli, puis malaxé sous la forme de boulettes, qui se vendent après avoir été desséchées au soleil. Une autre méthode de préparation de ce produit consiste à malaxer les sommités femelles fleuries, de cette plante entre les mains, car elles exsudent alors une oléorésine qui, raclée à l'aide d'une spatule très primitive, est malaxée sous la forme de boulettes, que l'on dessèche. Les Turcs et les Egyptiens préfèrent préparer avec ces sommités fleuries le *haschisch*, qu'ils obtiennent en faisant bouillir ces sommités fleuries, pulvérisées, avec du beurre.

Les Algériens en préparent un hypnotique très réputé, ou *Medjoum*, qu'ils obtiennent en chauffant, en présence de beurre, avec ces sommités fleuries avec de l'eau bouillante, dans laquelle ils versent ensuite de la vanille, de la muscade, de la cannelle bien pulvérisées ; cette solution, filtrée, évaporée sous la forme d'extrait, abandonne un résidu qui, desséché, est malaxé sous la forme de boulettes, que l'on mélange à du miel. Un autre produit, très apprécié, lui aussi des Algériens, est l'*Esrar*, qui s'obtient en tamisant, au-dessus d'un tamis très fin, les sommités fleuries de cette plante, quitte à malaxer ensuite leurs glandes avec du miel.

FRUCTUS ET OLEUM CANNABIS, FRUIT ET HUILE DE CHANVRE OU DE CHÈNEVIS, DE CANNABIS SATIVA, L.

Origine géographique. — Constituée sur le même type, au point de vue morphologique, que la plante précédente, la *Cannabis sativa*, originaire, elle aussi, des environs de la mer Caspienne, se cultive de nos jours pour ses fruits et pour ses fibres dans toute l'Europe tempérée, particulièrement en Hollande, en Hongrie, en Allemagne, car elle exige des terrains humides, riches en humus, avec climats chauds.

Description du fruit. — Le fruit de cette plante est un nucule, qui se présente sous la forme d'un petit corps ovoïde, de 5 millimètres de long sur 2 millimètres de diamètre, de couleur vert grisâtre, à face dorsale légèrement comprimée, à face ventrale carénée, principalement à la commissure de ses carpelles. Uniloculaire, uniséminé, il possède un péricarpe parcouru, sur sa face externe, par de nombreuses stries plus claires, partant toutes de sa base, pour diverger à son sommet. Il renferme un embryon recourbé, baigné dans un albumen charnu, oléagineux, d'odeur nulle, à saveur oléagineuse, douceâtre.

Examen microscopique. — Examiné sur une coupe transversale, ce fruit est constitué par un épicarpe à cellules rectangulaires, irrégulières, à contenu brunâtre, mais toujours recouvert par une cuticule épaissie ; puis vient le mésocarpe, parcouru par de nombreux faisceaux libéro-ligneux, à vaisseaux spiralés, qui est constitué par des cellules polygonales, à contenu plus clair. En dessous de celui-ci se rencontre l'endocarpe, constitué par une assise de cellules scléreuses, à parois épaissies, qui entourent le spermoderme, formé par deux assises de cellules, l'externe possédant des cellules rectangulaires, à contenu verdâtre, l'interne des cellules oblitérées. Son albumen est constitué par des cellules polygonales, riches en gouttelettes oléagineuses et en grains d'aleurone, avec globoïdes et cristalloïdes.

Falsifications. — Cette drogue est parfois confondue avec les fruits d'*Eupatorium Cannabinum* qui, examinés au microscope, sont différemment conformés.

Analyse chimique. — Elle renferme 24 p. 100 d'albuminoïdes, 1,6 p. 100 de sucre, 1,1 p. 100 de matières résineuses, puis de la choline, de la trigonelline, de la lécithine, de l'émulsine et de 35 à 44 p. 100 d'huile fixe.

Usage thérapeutique. — Elle ne se prescrit jamais comme telle dans la thérapeutique, mais son huile livre des émulsions, qui se prescrivent parfois comme diurétique.

Préparation de l'huile. — Ces fruits, exprimés à froid, puis à chaud, livrent une huile non officinale, leurs tourteaux étant donnés comme nourriture au bétail, à condition de ne pas en exagérer la dose, cas contraire, ils peuvent provoquer de la gastro-entérite. Ils sont aussi utilisés comme engrais chimiques.

Description de l'huile de chanvre. — Elle se présente sous la forme d'un liquide jaune verdâtre ou jaune pâle, très siccatif, s'oxydant rapidement à l'air, qui la brunit, d'odeur nulle, à saveur désagréable, douceâtre, d'un poids spécifique de 0,927 à 0,93, à indice de saponification de 192, à indice d'iode de 141, à indice d'acétyle de 7,5. Ne se solidifiant pas à 15°, elle est très soluble dans l'éther, le chloroforme, le sulfure de carbone, mais en partie soluble dans l'alcool (1/30).

Analyse chimique. — Elle est constituée par un mélange de triglycérides des acides palmitique, stéarique, linolique et linoléique.

Usage thérapeutique. — Non officinale, elle se prescrit parfois, à doses de 1 à 2 grammes, plusieurs fois par jour, sous la forme d'émulsions, comme irritant de la vessie, particulièrement contre les rétentions d'urines, puis dans l'art vétérinaire, pour combattre une exsudation lactée, trop abondante. Elle sert, en outre, à préparer des savons et l'huile d'éclairage.

Historique. — Cette plante, connue des Chinois (1000 ans av. J.-C.), était confondue par Hérodote avec le chanvre indien, car il nous rapporte que ses sommités fleuries, jetées dans des brasiers ardents, émettaient des vapeurs très appréciées des Scythes, habitant les rives de la mer Caspienne : celles-là les rendaient fous de joie. Les Grecs cultivaient, ainsi que les Egyptiens et les Romains, cette plante pour ses fibres, qui de nos jours sont encore utilisées dans la fabrication des paillassons.

STROBULI ET GLANDULÆ LUPULI, CONES DE HOUBLON ET LUPULINE, D'HUMULUS LUPULUS, L.

Origine botanique (fig. 140). — Cette plante vivace, volubile à gauche, porte des feuilles opposées, pétiolées, stipulées, à limbe entier, ovoïde, tri- ou quinquilobé, dont les bords sont très dentelés et les extrémités pointues. Ses fleurs, disposées

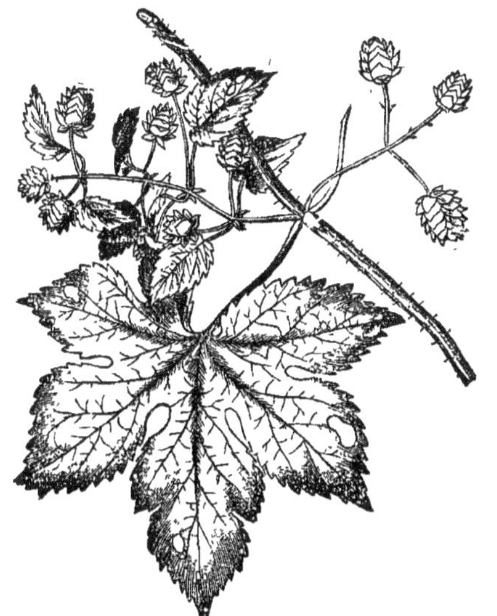

Fig. 140. — Houblon commun.

en cymes bipares, sont constituées, quant aux mâles, par un calice blanc verdâtre, cupuliforme, à 5 sépales entourant 5 étamines, et, quant aux femelles, disposées sous la forme de cônes, par un calice cupuliforme, à 4 sépales qui entourent un pistil à 2 carpelles médians, fermés et concrescents, dont le postérieur, avortant, est réduit à un stigmate ; l'antérieur renfermant un ovaire uniloculaire, uniovulé. Son fruit est un achaine entouré de deux bractées de différentes grandeurs.

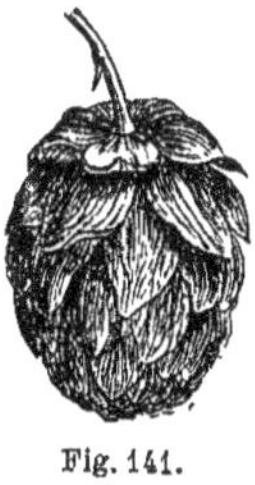

Origine géographique. — Fleurissant de juillet en septembre, elle croît à l'état cultivé et sauvage dans toute l'Europe tempérée, principalement en Alsace et dans les départements de l'Est français, en Belgique, au Wurtemberg, en Bohême, en Angleterre (comtés de Kent, de Sussex), puis dans les parties méridionales des États-Unis du Nord et du Canada.

Récolte. — Sectionnés dans les houblonnières, les cônes de houblon, rapidement desséchés à l'air et au soleil, ou dans des fours spéciaux, nous livrent, non seulement la lupuline, mais aussi les Strobuli Lupuli.

Description des cônes de houblon (fig. 141). — Ils se présentent, dans le droguier, sous la forme de bractées papyracées, jaune brunâtre ou

Fig. 141. Cône de houblon.

jaunes, qui, sessiles, sont disposées, plusieurs ensemble, en zigzag, sur un axe central, de 2 centimètres de long. Ces bractées minces, parfois libres, sont ovoïdes, amincies à leurs bases, arrondies à leur sommet, de 12 millimètres de long sur 7 à 8 millimètres de large. Elles sont parcourues par un réseau de fines nervures partant de leur base, qui divergent au sommet, sous la forme d'éventail, mais elles se colorent en brun avec le temps, tout en émettant une odeur spéciale, rappelant celle de l'acide valérianique, ce qui fait qu'on doit alors les rejeter. Leur base est tantôt symétrique, tantôt repliée sur elle-même, mais elle entoure un achaine parfois avorté, d'autres fois bien développé, qui se présente sous la forme d'un petit corps lenticulaire, légèrement aplati sur sa face ventrale, caréné sur sa face dorsale, à surface lisse, mais toujours surmonté par les restes persistants des stigmates. Il est supporté, à sa base, par ceux du calice cupuliforme. Son péricarpe mince entoure une graine à albumen charnu, à embryon enroulé.

L'odeur de cette drogue est aromatique, spéciale, sa saveur amère, chaude.

Falsifications. — Elle est souvent mélangée à des cônes de houblon privés, par un battage préalable, de leurs glandes à lupuline, qui se rencontrent sur ses bractées, mais on l'alourdit parfois, en l'additionnant de soufre ou de craie. Notons que cette drogue doit être renouvelée chaque année.

Analyse chimique. — Elle renferme de la choline, de l'asparagine, du tanin, du nitrate potassique, du sucre donnant du glucosazone, puis, selon de nouvelles recherches (partie soluble dans l'alcool), de l'alcool cérylique, du phytostérol, de l'hentriacontane et des corps gras, outre des acides acétique, formique, valérianique, butyrique et de l'$humulol$, $C^{17}H^{18}O^4$, substance cristalline, fusible à 196°, à fonction phénolique, de couleur jaune pâle, qui, hydrolysée, se décompose en un acide de formule $C^{15}H^{14}O^5$, et en aldéhyde paraoxybenzylique. Notons que ces cônes renferment, en outre, du xanthohumol, $C^{13}H^{14}O^3$, outre les principes actifs décrits sous la lupuline.

Usage thérapeutique. — Les cônes de houblon se prescrivent, à doses de 0 gr. 1 à 0 gr. 2, plusieurs fois par jour, en poudres ou en pilules, comme diurétique et comme stomachique.

Action physiologique. — Ordonnés à doses trop élevées, ils provoquent des nausées, des hallucinations, des troubles intestinaux, de l'épigastrie, des troubles cardiaques, car ils excitent le système nerveux.

Pharmacie galénique. — Ils servent à préparer la lupuline, ci-dessous décrite, l'Extractum Lupuli, non officinal en Suisse.

La Lupuline.

Préparation et description. — Les cônes de houblon, tamisés au-dessus d'un drap, livrent une poudre jaune ou jaune brunâtre, à saveur amère, agréable, d'odeur spéciale, aromatique, ne devant pas rappeler celle de l'acide valérianique. Impalpable, elle doit être conservée dans des flacons bruns, à l'abri de l'air et de l'humidité. Elle ne doit pas se mouiller, ni se dissoudre dans l'eau, mais elle doit brûler avec une flamme éclairante. Très soluble dans l'éther, l'alcool, elle se transforme, une fois broyée au mortier, en une masse résineuse, visqueuse, ses cellules sécrétrices ayant mis leur essence en liberté.

Examen microscopique (fig. 142). — Examinée au microscope, la lupuline est constituée par de nombreux poils glanduleux, petits, arrondis, possédant la forme d'un petit champignon à pied élargi. Leur assise cupuliforme est formée par des cellules étroites, recouvertes au sommet par une cuticule assez épaisse, entre lesquelles se rencontre une essence semi-liquide, visqueuse. Vues de face, ces glandes paraissent être constituées par une rosette de cellules épaissies en massue au sommet, amincies à leurs bases, qui convergent toutes vers un point central. Trécul explique qu'elles ont dû se former morphologiquement comme suit (fig. 142) : Une cellule épidermique, s'allongeant dans le sens de la longueur, se sépare ensuite par une cloison transversale de sa cellule mère, puis celles-là se subdivisent à leur tour en de nombreuses cellules filles, en consti-

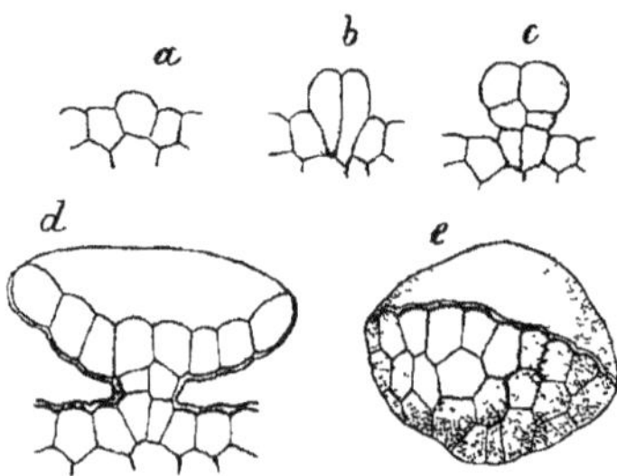

Fig. 142. — Formation des glandes des cônes de houblon et glande à lupuline.

a) cellules épidermiques ; b) subdivision en deux parties d'une de ces cellules épidermiques ; c) subdivisions tangentielles de ces deux cellules ; d) subdivision et formation de ces cellules en une coupe recouverte par la cuticule ; e) glande à lupuline.

tuant des cloisons tangentielles, de sorte qu'elles forment une sorte de plateau, recouvert par la cuticule, qui se soulève ensuite sous la pression qu'exerce l'essence exsudée par ces cellules.

Falsifications. — Cette drogue est souvent falsifiée par addition de divers pollens, reconnaissables à l'examen microscopique, ou par celle de matières inorganiques, plus lourdes que l'eau, qui tombent au fond d'un récipient rempli de ce liquide.

Analyse chimique. — Cette drogue renferme 10 p. 100 d'un principe amer ou lupulite, 55 p. 100 de matières résineuses, jaunâtres, noircissant à l'air, 5 p. 100 de tanin, des corps cireux, outre des traces d'essence, de la choline et parfois de la triméthylamine.

Son Essence, obtenue en soumettant ces cônes à la distillation aux vapeurs d'eau, se présente sous la forme d'un liquide jaunâtre, à saveur amère, d'odeur particulière, spéciale, rappelant un peu celle de cette drogue, d'un poids spécifique de 0,88, à pouvoir rotatoire, faiblement dextrogyre. Additionnée d'acide nitrique, elle dégage de l'acide valérianique, car elle est constituée par un mélange d'humulène ou caryophyllène inactif, $C^{15}H^{24}$, de myrcène, d'éther valérianique ou valérol, et de deux hydrocarbures de formules, $C^{10}H^{16}$ et $C^{10}H^{18}$.

L'HUMULÈNE. $C^{15}H^{24}$, est un sesquiterpène, qui se présente sous la forme d'un liquide incolore, d'un poids spécifique de 0,9001, entrant en ébullition entre 263° et 266°, soluble dans l'éther, l'alcool, le chloroforme.

La LUPULITE, $C^{20}H^{46}O^{10}$, se prépare en mélangeant la lupuline à du sable, puis en l'extrayant par de l'eau froide, dont la solution, filtrée en présence de charbon animal, soumise à la distillation fractionnée sous pression réduite, abandonne un résidu, que l'on reprend par de l'alcool ; cette solution alcoolique, soumise à la distillation fractionnée, abandonne un résidu qui, repris par de l'éther, donne une solution qui, évaporée à sec, abandonne sa lupulite.

La lupulite se présente sous la forme d'une poudre amorphe, inodore, très amère au goût, de couleur jaune pâle, soluble dans l'eau, l'éther, l'alcool, le benzène, le sulfure de carbone. Ses solutions aqueuses se colorent en jaune doré, par addition d'alcalis, mais elles ne sont pas précipitées par celle d'acétate neutre de plomb, ni par celle d'acide tannique. Hydrolysée, elle se décompose en lupulirétine, $C^{10}H^{16}O^4$ et en acide lupulique, $C^{20}H^{36}O^4$.

Usage thérapeutique. — La lupuline se prescrit, à doses de 0 gr. 1 à 0 gr. 2, plusieurs fois par jour, comme stimulant de l'estomac, puis, mélangée à de la belladone et à du camphre, comme sédatif contre les érections nocturnes, voire même comme antiblennorragique.

Action physiologique. — Elle ne doit pas être ordonnée à doses trop élevées, cas contraire elle agit de la même manière que les cônes de houblon.

Historique. — Pline connaissait cette plante, qu'il dénommait *Lupus salictarius*, ses cônes étant utilisés depuis fort longtemps en Allemagne dans la fabrication de la bière, voir les capitulaires de Pépin le Bref, qui nous apprennent que l'on cultivait le houblon dans des houblonnières, pour lesquelles Guillaume le Conquérant fit distribuer des terres à ses vassaux.

CORTEX ULMI, ÉCORCE D'ORME, D'ULMUS CAMPESTRIS, L.

Cette plante, se rencontrant dans l'Afrique et dans toute l'Europe, puis en Chine et au Japon, livre au droguier son écorce non officinale, qui, récoltée au printemps, s'y présente sous la forme de fines lanières, d'un millimètre d'épaisseur, toujours mondées de leur suber mais parcourues sur leurs deux faces par des stries longitudinales. Leur cassure est très fibreuse, leur odeur nulle sur le sec, leur saveur mucilagineuse, âcre, amère.

Cette écorce, renfermant beaucoup de tanin et de mucilage, se prescrit parfois, dans la médecine populaire, sous la forme de décoctions, comme lénitif et comme astringent intestinal.

FRUCTUS ET HERBA URTICÆ, FRUIT ET HERBE D'ORTIE, D'URTICA URENS L. ET D'URTICA DIOICA, L.

Ces plantes, à tiges droites, quadrangulaires, portent des feuilles opposées, pubescentes, pétiolées, à limbe entier, très dentelé sur ses bords, et des fleurs monoïques, disposées en glomérules, sous la forme de grappes rameuses, axillaires, mais toujours construites sur le type habituel de celles des plantes de cette famille. Leur fruit est un achaine uniséminé, qui se présente sous la forme d'un petit corps globuleux, d'un millimètre de diamètre.

Croissant à l'état sauvage dans toute l'Europe centrale et septentrionale, ces plantes ne livrent, à la thérapeutique, aucune drogue officinale, mais leurs feuilles et leurs fruits renferment du nitrate potassique, de l'acide gallique, du tanin et de l'acide formique, outre diverses matières résineuses et pectiques.

L'ACIDE FORMIQUE, HCOOH, découvert au XVIᵉ siècle dans les nids de fourmis, se rencontre aussi dans les chenilles rouges, processionnaires, *Gastropacha processionea*, dans les poils tecteurs des diverses Urticas, les fruits du *Sapindus Saponaria*, les feuilles du *Sempervivum tectorum*, les jeunes pousses des pins et des sapins, et dans les fruits de tamarin. On le prépare en soumettant des fourmis rouges à la distillation aux vapeurs d'eau, ou en chauffant à 100° l'hydrate potassique avec de l'oxyde de carbone, ou en faisant réagir l'hydrate potassique sur du chloroforme, car :

$$CHCl_3 + 4KOH = 3KCl + HCOOK + 2H_2O$$

On le prépare, de nos jours, en soumettant le sucre de canne, l'amidon ou la cellulose, en présence d'acide sulfurique et de peroxyde de manganèse, à la distillation fractionnée, car ceux-là, en se décomposant, puis en s'oxydant, dégagent de l'acide formique.

Cet acide peut aussi se préparer, en soumettant l'acide oxalique et de la glycérine à la distillation sèche, les réactions suivantes ayant lieu :

$$\begin{array}{l} COOH \\ | \\ COOH \end{array} + \begin{array}{l} CH_2OH \\ | \\ CHOH \\ | \\ CH_2OH \end{array} = H_2O + \begin{array}{l} CH_2-OH \\ | \\ CH-OH \\ | \\ CH_2-O-OCH \end{array} + CO_2$$

Acide oxalique Glycérine Monoformiate de glycérine

$$\begin{array}{l} CH_2-OH \\ | \\ CH-OH \\ | \\ CH_2-O-OCH \end{array} + H_2O = HCOOH + \begin{array}{l} CH_2-OH \\ | \\ CH-OH \\ | \\ CH_2-OH \end{array}$$

Acide formique Glycérine

Il se présente sous la forme d'un liquide incolore, fumant légèrement à l'air, d'odeur piquante, irritante pour les muqueuses nasales et lacrymales, à saveur acide, spéciale, d'un poids spécifique de 1,059 à 1,061. Très caustique, car il provoque sur la peau la formation d'ampoules, il entre en ébullition entre 99° et 100°, mais il se prend au froid (— 10°) en une masse solide, cristalline, blanche, fusible à + 8,5°. Miscible à l'eau, avec laquelle il forme un hydrate, de formule $HCOOH + H_2O$, il se laisse facilement mélanger à l'alcool, mais il est insoluble dans l'éther, le chloroforme, le sulfure de carbone, le benzène.

Le chlore, l'ozone, en un mot tous les oxydants, le décomposent, ainsi que les oxydes métalliques nobles, en anhydride carbonique et en eau, car :

$$HCOOH + HgO = CO_2 + H_2O + Hg$$

$$HCOOH + 2Cl = CO_2 + 2HCl$$

Chauffé avec de l'hydrate potassique ou avec de l'hydrate barytique, cet acide se décompose, selon l'équation suivante, en acide oxalique et en eau, tout en dégageant de l'hydrogène, car :

$$2HCOOH + 2KOH = 2H + (COOK)_2 + H_2O$$

Chauffé avec de l'acide sulfurique concentré, l'acide formique se décompose rapidement en eau et en oxyde de carbone, car :

$$HCOOH = H_2O + CO$$

Cet acide se précipite en un dépôt blanc de formiate plombique, par addition d'acétate de plomb ; mais, chauffé en présence de bichlorure de mercure, il le transforme, selon cette équation, en calomel, car :

$$2HgCl_2 + HCOOH = 2HCl + Hg_2Cl_2 + CO_2$$

Chauffé avec du nitrate d'argent, il le réduit selon l'équation suivante :

$$2AgNO_3 + HCOOH = 2HNO_3 + CO_2 + Ag_2$$

Soumis en présence de chaux à la distillation sèche, cet acide se décompose comme suit :

$$2(HCOO)_2Ca = 2CaCO_3 + 2HCOH$$

Cette réaction permet de le différencier de l'acide acétique, car l'acétate calcique, traité de la même manière, donne de l'acétone :

$$2(CH_3COO)_2Ca = CaCO_3 + 2(CH_3)_2CO$$

Cet acide se prescrit parfois, à doses très faibles, comme antirhumatismal, comme désinfectant et comme stimulant de l'estomac, cas contraire il est toxique (voir en outre notre *Traité de Chimie médico-pharmaceutique et toxicologique*, Doin, à Paris, 1917, place de l'Odéon, 8).

Il sert, en outre, à préparer de nombreuses frictions antirhumatismales et le Spiritus Formicarum.

Les feuilles et les fruits d'ortie se prescrivent parfois, dans la médecine populaire, comme stimulant de l'estomac, comme dépuratif du sang et comme styptique.

FRUCTUS MORI, FRUIT DE MURIER, DE MORUS NIGRA, L.

Originaire de l'Asie Mineure, cette plante, croissant à l'état cultivé dans toute l'Europe tempérée et chaude, livre au droguier ses fruits, qui, non officinaux, renferment du sucre, de l'acide malique, de la cellulose, etc. Se prescrivant parfois, dans la médecine populaire, comme édulcorant et comme laxatif, ils servent à préparer le Sirupus Mori, qui se prescrit parfois, sous la forme de gargarismes, comme astringent, comme désinfectant contre les angines.

Il en est de même de ceux de la plante *Morus alba*, L., originaire des Indes et de la Chine, qui est cultivée en Italie pour l'élevage des vers à soie, mais elle ne donne aucune drogue officinale.

Cet arbre, de la grosseur de nos ormes européens, originaire de la Perse, de l'Inde et de l'Asie Mineure, porte des feuilles ovales cordiformes ou trilobées, toujours velues et des fruits comestibles ou fausses baies recouvertes de nombreux poils tecteurs, à chair juteuse, succulente, sucrée, légèrement acide. Très vite acclimaté, ce mûrier se reproduit par semis et par boutures, tout comme ses deux variétés Morus alba var. indica et Morus alba var. multicaulis, utilisées en sériculture dans tout l'Extrême-Orient.

Exigeant des terrains riches en humus, particulièrement ceux à terre alluvionnaire, des climats chauds mais ne craignant pas les inondations périodiques, le mûrier se cultive dans les *muraies*, c'est-à-dire dans des champs fraîchement labourés, à sillons distants de 50 centimètres les uns des autres, dans lesquels on couche les boutures de cette plante. Poussant presque immédiatement des bourgeons, ces plants livrent, deux mois après, des pousses portant des feuilles, que l'on récolte régulièrement pour les donner aux vers à soie; ces plantations, se parfaisant généralement en février au Tonkin, sont recouvertes d'août en septembre par l'eau des fleuves, qui, les inondant, ne doit recouvrir que les pieds de ces arbustes, que l'on taille régulièrement de manière à ce qu'ils ne dépassent pas deux mètres de haut. On peut aussi parfaire ces plantations en déposant des boutures de mûrier dans des sillons distants de 1 m. 50 les uns des autres, quitte à cultiver du maïs entre les plantes ainsi obtenues, que l'on doit toujours butter de temps à autre, comme cela se pratique en Italie, c'est-à-dire sur la berge des fleuves ou dans les jardins; dans ce pays la cueillette des feuilles de cette plante se parfait en 7 fois, c'est-à-dire de février en septembre, et particulièrement de juillet en août, mais en prenant soin de sectionner tous les ans ces plantes à 80 centimètres du sol et tous les 4 ans de rajeunir ces cultures, en sectionnant leurs plantes au ras de terre, car le commerce des feuilles de mûrier rapporte de jolis bénéfices à leurs cultivateurs.

CORTEX ULMI FULVÆ, ÉCORCE D'ORME ROUGE, D'ULMUS FULVA, Michs.

Originaire du Canada et des Etats-Unis, cet arbre livre au droguier son écorce non officinale, qui s'y présente sous la forme de fragments aplatis, de 50 à 60 centimètres de long sur un millimètre d'épaisseur, à face externe, blanc rougeâtre, car elle a toujours été mondée de son suber, à face interne, brunâtre, marquée de lignes longitudinales, à cassure fibreuse, d'odeur rappelant un peu celle du fenugrec, à saveur mucilagineuse, astringente.

Renfermant du tanin, du mucilage, cette écorce se prescrit, sous la forme de décoctions, comme lénitif, comme astringent intestinal, puis sous celle de cataplasmes, comme émollient.

HERBA PARIETARIÆ, HERBE DE PARIÉTAIRE OU DE PERCE-MURAILLE, DE PARIETARIA OFFICINALIS, L.

Cette plante vivace, à tiges cylindriques, rameuses, porte des feuilles stipulées, alternantes, lancéolées ou ovales, triplinervées, velues; des fleurs axillaires très petites, disposées en glomérules, qui sont constituées sur le type habituel de celles des plantes de cette famille. Ses parties aériennes, fleuries, desséchées, mais non officinales, se prescrivent parfois dans la médecine populaire, à doses de 10 à 15 grammes sur 200 grammes d'eau, sous la forme de décoctions, comme diurétique, vu qu'elles renferment beaucoup de nitrate potassique.

FOLIUM CECROPIÆ, DE CECROPIA OBTUSA.

Originaire de Cuba et du Brésil, cet arbre, se rencontrant aussi à la Guyane et au Pérou, livre au droguier ses feuilles non officinales qui renferment du tanin, des matières résineuses et pectiques, de l'essence, une substance colorante et du mucilage, outre un alcaloïde ? dénommé *cecropine*. Celui-ci, peu soluble dans l'eau, l'éther, très soluble dans l'alcool, le chloroforme, se dissout avec une coloration rouge dans l'acide sulfurique.

Elles se prescrivent aux Etats-Unis comme succédané des feuilles de digitale, c'est-à-dire comme diurétique ou comme cardiotonique.

SUCCUS ANTIARIS, SUC D'ANTIAR, D'ANTIARIS TOXICARIA, Lesch.

Les feuilles et les tiges de cet arbre, exprimées ou chauffées avec de l'eau bouillante, livrent aux Malais un suc très réputé comme poison sagittaire, car il renferme de l'antiarine, qui est un glucoside.

L'ANTIARINE $C^{27}H^{40}O^{10}$, cristallise sous la forme de lamelles nacrées, fusibles à 225°, solubles dans l'eau bouillante, l'alcool, mais insolubles dans l'éther, le chloroforme. Inodore, elle possède une saveur amère, mais elle se décompose, sous l'action des ferments ou sous celle des acides dilués, en antiarose et en antiarigénine $C^{21}H^{30}O^{5}$, car :

$$C^{27}H^{40}O^{10} = C^{21}H^{30}O^{5} + C^{6}H^{10}O^{5}$$

L'ANTIARIGÉNINE, $C^{21}H^{30}O^{5}$, se présente sous la forme d'une poudre cristalline, blanche, fusible à 180°, insoluble dans l'eau, très soluble dans l'alcool, l'éther, l'alcool méthylique, etc.

L'ANTIAROSE, $C^{6}H^{10}O^{5}$, se présente sous la forme d'une poudre cristalline, blanche, fusible à 168°, soluble dans l'eau, l'alcool, insoluble dans l'éther, le chloroforme, à pouvoir rotatoire, lévogyre, de — 30°, qui, isomère à la rhamnose, est une lactone de l'acide antiaronique, dont le sel de chaux est amorphe.

Notons que ce glucoside réagit de la même manière que la digitaline; le latex de cette plante se prescrit parfois, dans la médecine populaire de ces régions, comme évacuant, car il renferme de l'acide stéarique, outre de l'éther cinnamique, de l'amyrine et de l'ANTIAROL, $C^{9}H^{12}O^{4}$.

L'ANTIAROL OU 1-oxy-, 3, 4, 5- TRIMÉTHOXYBENZÈNE, de formule

$$C^{6}H^{2}\begin{cases} OH & (1) \\ OCH^{3} & (3) \\ OCH^{3} & (4) \\ OCH^{3} & (5) \end{cases}$$

se prépare en extrayant le suc de cette plante par de l'éther, dont la solution concentrée abandonne un résidu, que l'on reprend par de l'alcool à 50° ; la solution ainsi obtenue, étant soumise à la cristallisation spontanée. Il se présente sous la forme d'une poudre cristalline, blanche, fusible à 146°, peu soluble dans l'eau froide, l'éther, très soluble dans l'eau bouillante, l'alcool, dont les solutions aqueuses se colorent en vert par addition d'une goutte de perchlorure de fer.

On le prépare synthétiquement en réduisant l'acide mononitrotriméthylgallique par du chlorure zincique, quitte à diazoter l'amine ainsi obtenue, pour la transformer ensuite en son phénol dénommé antiarol.

Le CINNAMATE D'AMYRINE se prépare en extrayant cette résine par de l'éther de pétrole, dont la solution concentrée est précipitée par addition d'alcool. Il se présente sous la forme d'une poudre cristalline, blanche, fusible à 175°, insoluble dans l'eau, très peu soluble dans l'alcool, très soluble dans l'éther de pétrole, l'éther, qui, hydrolysée, se décompose, comme suit, en amyrine et en acide cinnamique.

$$C^{39}H^{56}O^{2} + H^{2}O = C^{30}H^{50}O + C^{9}H^{8}O^{2}$$

L'ACÉTATE D'AMYRINE cristallise sous la forme de paillettes blanches, fusibles à 221°, solubles dans l'alcool, l'éther, le benzène.

Le BENZOATE D'AMYRINE se présente sous la forme d'aiguilles incolores, fusibles à 192°, solubles dans l'éther, l'alcool, insolubles dans l'eau.

SUCCUS PIRATINERÆ, SUC DE L'ARBRE A VACHE, DE PIRATINERA UTILIS, H. Br.

Originaire des Cordillères, particulièrement de Peciquito, cet arbre, incisé, laisse écouler un latex, ou suc végétal, dénommé *lait végétal*, d'odeur nulle, à saveur sucrée, puis désagréable, qui renferme 3 p. 100 d'albuminoïdes, 30 p. 100 de galactose, etc. Il se prescrit parfois, dans la médecine populaire de ces régions, comme reconstituant.

Il en est de même de celui obtenu en exprimant les graines de la plante Piratinera Alicastrum H. Br., originaire des Antilles.

OLEUM ET FRUCTUS ARTOCARPI AONARA D'ARTOCARPUS VULGARE, Mart.

Originaire de la Guyane et du Brésil, cet arbre livre à l'alimentation l'huile de ses graines oléagineuses, à spermoderme dur, épais, qui se présente sous la forme d'un liquide jaune doré, épais à saveur douceâtre, solidifiable à 25°. utilisé comme succédané du beurre. Il en est de même de celle provenant des graines d'*Artocarpus integrifolia*, Jacq., qui est un grand arbre à feuilles segmentées, à fruits volumineux, ovoïdes, de 70 centimètres de long sur 40 centimètres de diamètre ; ceux-ci, pesant parfois 15 kilogrammes, renferment de grosses graines à amandes comestibles, entourées d'une pulpe blanche, crémeuse, à saveur agréable. Cet arbre est originaire, tout comme l'*Artocarpus incisa*, L., ou *Arbre à pain*, du Brésil et de l'Asie tropicale. Celui-ci, de 10 à 12 mètres de haut, à tronc parcouru par de grands canaux lacticifères, anastomosés, riches en caoutchouc, porte de grandes feuilles d'un mètre de long, très segmentées, et des inflorescences mâles, disposées en massue, à l'encontre de ses inflorescences femelles, qui sont globuleuses, à fleurs nombreuses construites sur le type habituel de celles des plantes de cette famille.

Ses fruits composés, hérissés de pointes courtes, acérées, renfermant de 60 à 80 graines, doivent être récoltés à leur maturité, d'octobre en juin, c'est-à-dire au moment où ils sont le plus riche en amidon : aussi les sectionne-t-on en tranches plus ou moins épaisses, qui, rôties, sont utilisées comme aliment. Les graines de cette plante livrent aussi une huile comestible, que l'on utilise comme succédané du beurre.

MORINE ET MACLURINE, DE MACLURA TINCTORIA seu MORUS TINCTORIA.

Cette urticée de l'Amérique du Sud renferme dans ses parties végétales, particulièrement dans ses racines, deux matières colorantes, qui se préparent en les extrayant par de l'eau bouillante, additionnée de chaux vive, dont la solution dépose, à froid, un précipité, que l'on traite par de l'eau additionnée d'acide chlorhydrique ; celle-ci dissolvant la maclurine, que l'on fait cristalliser, après avoir en majeure partie évaporé cette solution, qui ne dissout pas la morine.

La MORINE, $C^{15}H^{10}O^7$, se présente sous la forme de longues aiguilles incolores, fusibles à 290°, insolubles dans l'eau, peu solubles dans l'éther, très solubles dans l'alcool, les alcalis et les alcalins, dont les solutions sont colorées en jaune ; à l'encontre de celles provenant de l'extraction alcoolique, qui se colorent en vert olive par addition d'une goutte de perchlorure de fer. Elle réduit à chaud le nitrate d'argent ammoniacal, mais fondue avec de la potasse caustique, elle se décompose en phloroglucine et en acide oxalique, car elle possède, quant à sa formule, la constitution suivante :

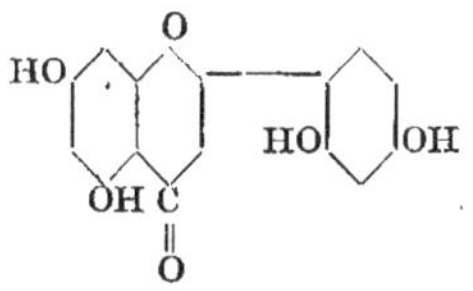

On la prépare synthétiquement comme suit, B. 36, p. 3508 :

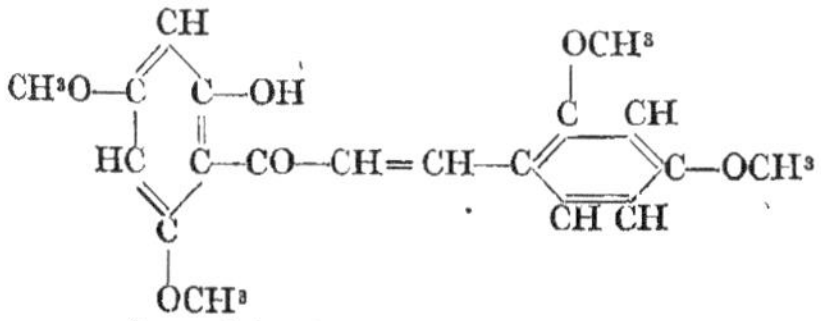

2-oxy-4-6-2-4-tétraméthoxychalcone

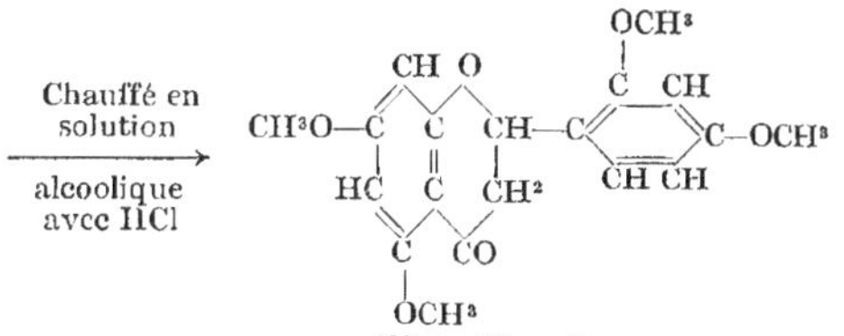

Chauffé en solution alcoolique avec HCl →

Tétraméthoxyflavanone

Nitrite d'amyle + HCl →

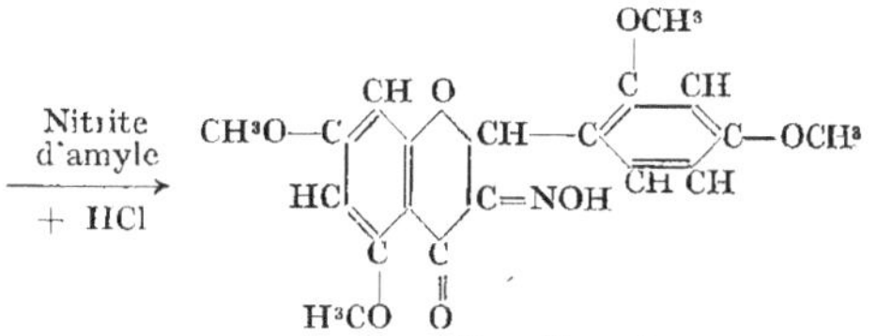

Isonitrosotétraméthoxyflavanone

Chauffée en présence d'acide acétique avec H^2SO^4 →

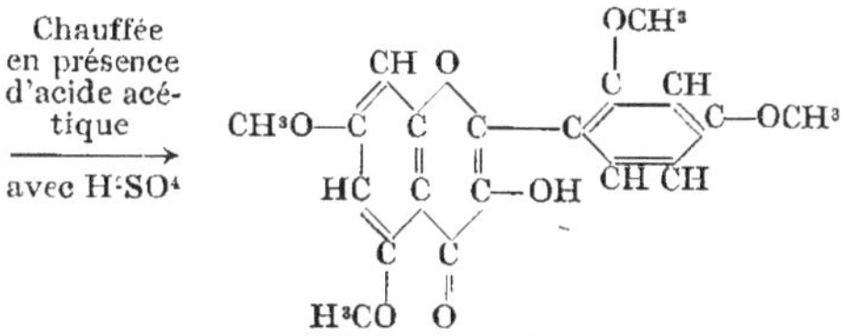

1-3-2-4-tétraméthoxyflavonol

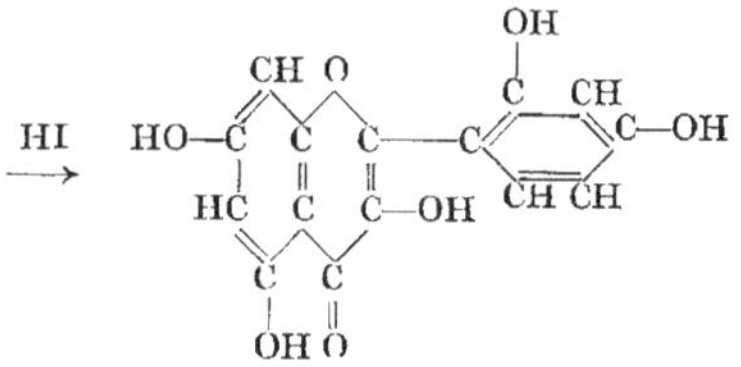

HI →

Morine ou 1-3-2-4-tétraoxyflavonol

La MACLURINE, $C^{13}H^{10}O^6$, se présente sous la forme d'une poudre cristalline, jaune pâle, fusible à 200°, très peu soluble dans l'eau, très soluble dans les alcalins, l'éther, l'alcool, dont les solutions sont précipitées en un dépôt noir verdâtre par addition d'une goutte de perchlorure de fer ; rouge jaunâtre par celle de chlorure d'étain. Soumise à la distillation sèche, elle se décompose en pyrocatéchine et en phénol. car elle possède, quant à sa formule, la constitution suivante :

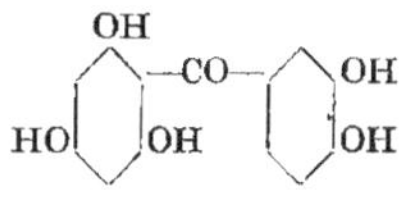

Cette urticacée, non officinale, est utilisée dans ses pays d'origine comme matière colorante, soit pour teindre les laines en jaune, soit comme fard par les indigènes de ces contrées.

RAMIE DE BOEHMERIA CAUDATA, BOEHMERIA TENACISSIMA.

Originaires de l'Egypte, de l'Amérique du Nord et du Sud, ces plantes, exigeant des climats tropicaux ou chauds, portent des feuilles cordiformes, ovales ou oblongues, dentelées sur leurs bords, mais elles sont toujours recouvertes d'un duvet blanc. Vivaces, possédant des fleurs axillaires et exigeant des terrains meubles, riches en humus ou en cendres de bois, elles se reproduisent par les éclats de leurs rhizomes qui, plantés en ligne dans des champs bien labourés, au début de la saison des pluies, et à une distance de 25 centimètres les uns des autres, se développent 3 à 5 mois plus tard; sectionnées vers la fin de leur floraison, c'est-à-dire lorsqu'elles commencent à se faner, ces plantes, mondées de leurs feuilles, livrent leurs tiges aux indigènes des pays où on les cultive.

Celles-là, décortiquées à l'aide d'un couteau obtus, donnent la chinagrass ou ramie en vert ; mais ce décorticage se parfait actuellement à l'aide de machines spéciales, dénommées dégommeuses, qui les privent en même temps de leur gaine mucilagineuse de pectose ; Ces tiges, macérées dans des bains d'acide chlorhydrique ou de soude, livrent à l'industrie leurs fibres libériennes qui, peignées, sont blanchies. On admet que ces plantes, pouvant être cultivées pendant 15 ou 20 ans, livrent en moyenne de 1.600 à 2.000 kilogrammes de ramie à l'hectare ; celle-là, plus longue que les fibres de chanvre et de lin, est souple, résistante, soyeuse, brillante, aussi est-elle utilisée dans la fabrication des batistes, des dentelles et de la soie de Canton (grass cloth), à raison de 674 tonnes par an, en France ; son importation européenne dépassant plus de 4.000 tonnes par an.

IIIᵉ Ordre. — **POLYGONINÉES**

PIPÉRACÉES

Cette famille, comprenant 17 genres et plus de 900 espèces presque toutes tropicales ou subtropicales, est représentée par des herbes parfois lignifiées, grimpant à l'aide de racines aériennes, à feuilles isolées et stipulées, dont le limbe entier, penninervé, est souvent charnu. Leurs fleurs hermaphrodites, nues, sont disposées en épis, mais elles sont parfois munies d'un involucre coloré (Houttuynie) ; leur androcée comprend normalement 6 étamines disposées sur deux verticilles alternes (Saurure), mais il peut être réduit à 4 (Ottonie et dans certains poivriers), à 3 (Poivrier), et à 2 (Pépéromie). Leur pistil se compose tantôt de carpelles libres, fermés, contenant chacun plusieurs ovules orthotropes, tantôt d'un seul carpelle ne contenant qu'un seul ovule (Pépéromie), tantôt de 3 carpelles ouverts et concrescents en un ovaire uniloculaire, renfermant soit un ovule orthotrope, sur un placente basilaire (Poivrier), soit plusieurs ovules sur trois placentes pariétaux (Houttuynie). Leur fruit est une baie (Poivrier), ou un fruit composé de follicules (Saurure), ou une capsule à déhiscence suturale au sommet (Houttuynie), dont les graines, à embryon droit, renferment un albumen charnu, peu abondant, et un périsperme amylacé, très développé.

Ce sont presque toujours des plantes tropicales, dont plusieurs sont recherchées pour leurs propriétés aromatiques et stimulantes.

Leurs tiges et leurs feuilles sont caractérisées par la présence de leurs poils tecteurs, coniques, pluricellulaires, unis- ou plurisériés, par celle de leurs faisceaux libéro-ligneux, isolés et disposés sur un ou sur plusieurs cercles dans la tige, mais sur un seul rang dans le pétiole, puis par celle de leurs glandes sécrétrices, unicellulaires, et par l'absence complète de cellules à cristaux.

PIPER ALBUM ET PIPER NIGRUM. POIVRE BLANC ET NOIR, DE PIPER NIGRUM, L.

Origine botanique (fig. 143). — Cette plante herbacée, grimpante à l'aide de vrilles et de racines aériennes, à tige lignifiée, ramifiée, porte des feuilles isolées, stipulées, longuement pétiolées, à limbe entier, ovoïde, charnu, pointu à son extrémité supérieure, arrondi à sa base, de couleur blanc verdâtre sur sa face inférieure, vert foncé sur sa face supérieure, toujours parcouru par une nervure médiane, prononcée, et par 4 nervures ascendantes, qui, recourbées, se rejoignent à sa périphérie. Ses fleurs, disposées en épis, sont constituées par un involucre vert, à une bractée, par trois étamines fertiles et par deux staminoïdes, puis par un pistil à 3 carpelles ouverts et concrescents en un ovaire uniloculaire, renfermant un seul ovule orthotrope, droit, sur un placente basilaire. Son fruit est une baie officinale.

Origine géographique. — Fleurissant de mai en juin, elle croît à l'état sauvage à Travancore, à Malabar, où on la cultive ainsi qu'aux Indes, aux Philippines, au Siam, en Cochinchine, à Malacca, à Sumatra, à Java, aux Mascareignes et aux Antilles.

Culture. — Exigeant des terrains riches en humus, sans eau stagnante, abrités des vents, cette plante, craignant les fortes pluies et les longues sécheresses, se cultive dans les poivrières, où l'on plante par semis le poivre, dont les plants, transportés dans les plantages, sont repiqués à 30 centimètres de profondeur et à une distance d'un mètre cinquante les uns des autres, autour

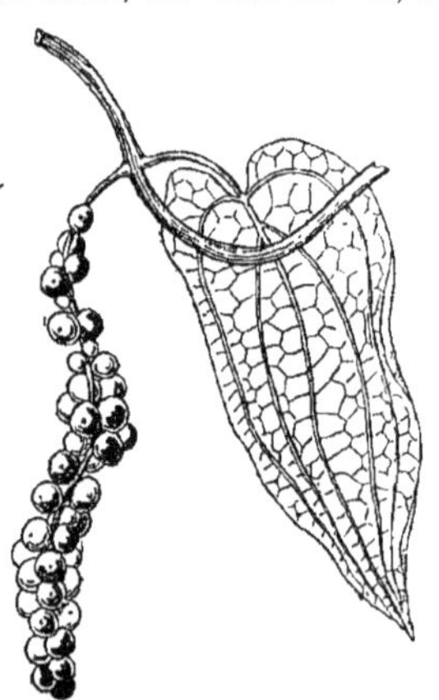

Fig. 143. — Rameau fructifère du poivrier.

et à l'ombre de diverses *Erythrinas* et d'*Artocarpus*, de *Caféiers*, d'*Uncaria Gambir* et de *Mangifera Indica*, tout en prenant soin de les soutenir, pour commencer, par des tuteurs, pour les enrouler ensuite autour des troncs de ces différentes plantes. Il est nécessaire tous les ans d'élaguer leurs bases et de labourer régulièrement leurs terrains, qui tous les 20 ans doivent être abandonnés en friche, car les poivriers ne donnent, à partir de cet âge, qu'un mauvais rendement, leur meilleur engrais étant les déchets de poissons.

Récolte. — Les fruits de cette plante, mûrissant au commencement de l'année qui suit sa floraison, sont récoltés à la main, dès qu'ils commencent à rougir, ou lorsqu'ils sont parvenus à leur complète maturité. Ils donnent, suivant leur mode de préparation, deux drogues officinales : le poivre noir et le poivre blanc.

Préparation. — Egrenés, puis desséchés au soleil, en les disposant sur des nattes ou sur des claies (Cochinchine), ou à l'aide de la chaleur artificielle, en les étalant sur des dalles, que l'on chauffe modérément (Chine), ces fruits deviennent noirâtres, chagrinés, de par la dessiccation, (poivre noir). Macérés pendant quelques jours dans de l'eau, puis privés à l'aide d'un frottement mécanique de leur péricarpe externe, et soumis à la dessiccation, ils donnent par contre le poivre blanc, à condition qu'ils aient été récoltés à leur complète maturité.

Sortes commerciales. — Le commerce européen les recevant dans des sacs pesant 60 kilogrammes, les différencie en poivre blanc et en poivre noir de Malabar, qui en est la qualité la plus estimée et la plus lourde, de Singapour et de Saïgon, ou poivre demi-lourd, de Penang et de Java, ou poivre léger, qui, projeté sur l'eau, surnage sur ce liquide, etc., puis, selon leurs pays d'origine, en poivre d'Alep, de Malabar, de Tellichery, de Sumatra, de Saïgon, de Java, de Ceylan, etc., etc.

On admet généralement que Sumatra exporte annuellement 14 millions de kilogrammes de poivre, Malacca, 1.800.000, etc., qui parviennent en Europe, soit par Londres et Amsterdam, soit par Marseille, le Havre, Hambourg et Gênes.

Description de la drogue officinale. — Le *poivre noir* se présente sous la forme d'une petite baie sphérique, de 4 à 5 millimètres de dia-

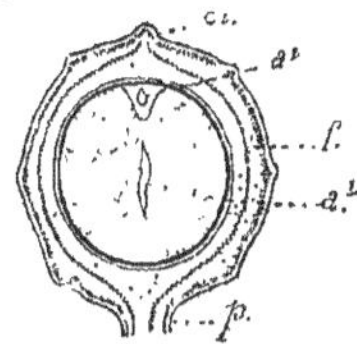

Fig. 144. — Coupe longitudinale du poivre noir.

f) péricarpe avec faisceaux libéro-ligneux ; *p)* pédoncule ; *a²)* albumen ; *a¹)* périsperme.

mètre, à surface chagrinée, ridée, de couleur brun noirâtre ou rouge brunâtre, portant à sa base la cicatrice de son pédoncule, et à son sommet les restes peu visibles de ses lobes stigmatiques. Son épicarpe mince se détache facilement sous la pression du doigt, mais il n'existe pas chez le *poivre blanc*, qui se présente sous la forme d'un corps sphérique, dur, à surface lisse, de couleur blanc jaunâtre ou grisâtre. Il porte à sa base un petit point blanchâtre, trace d'insertion de son pédoncule, mais toutes ses faces sont parcourues par de petites veines longitudinales, marques de ses faisceaux libéro-ligneux. Il provient principalement de Tellichéry ou de Malabar. Sectionné en deux (fig. 144), le poivre noir est constitué par un péricarpe brun rougeâtre, entourant un spermoderme mince, un périsperme gris verdâtre, corné, qui renferme un albumen très réduit et un embryon peu développé, du fait que ce fruit est recueilli avant sa complète maturité. La saveur de ces deux drogues est piquante, chaude, aromatique, leur odeur spéciale, aromatique, irritante pour les muqueuses du nez.

Examen microscopique (fig. 145). — Examiné sur une coupe transversale, le poivre noir est constitué par un épicarpe (*ep*) à une assise de cellules quadrilatérales, un peu allongées dans le sens tangentiel, dont les parois, colorées en jaune, renferment un suc cellulaire, résineux, brunâtre ; puis vient une zone presque continue de cellules scléreuses (*csc*), disposées sur un ou sur trois rangs, qui, quadrilatérales ou rectangulaires, de formes variables, inégales, possèdent des parois épaissies, sclérifiées, canaliculées, leur cavité linéaire renfermant une matière résineuse, brunâtre ; puis vient le parenchyme mésocarpique (*mcs*), divisé en deux parties, l'une, constituée par des cellules amylifères, incolores, à parois minces, qui, allongées dans le sens tangentiel, entourent de nombreuses cellules sécrétrices, à essence (*gl*) ; celles-ci renfermant des goutte-

lettes oléagineuses ; l'autre zone renfermant des faisceaux libéro-ligneux (*flb*), à trachées recouvertes d'un liber mou et de fibres libériennes, péricycliques. En dessous du mésocarpe, en partie reconnaissable dans le poivre blanc, se rencontre l'endocarpe (*end*) constitué par une seule assise de cellules épaissies sur leurs faces internes et latérales, à contenu incolore, à lumen plus large et à parois plus épaissies que celles des sclérites précédentes. Puis, vient le spermoderme ou épisperme, constitué par deux assises de cel-

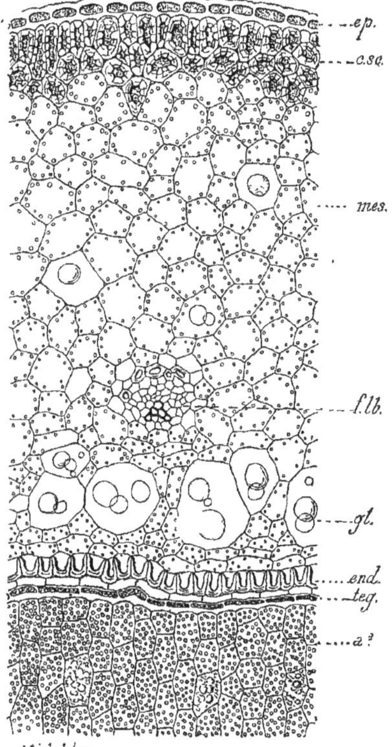

Fig. 145. — Coupe transversale du fruit du poivre.

ep) épicarpe ; *csc)* cellules scléreuses ; *mes)* mésocarpe ; *fib)* faisceaux libéro-ligneux ; *gl)* glandes sécrétrices ; *end)* endocarpe ; *teg)* tégument ; *al)* albumen.

lules (à parois minces, dont l'externe (*teg*) est formée par de petites cellules très aplaties, et l'interne par des cellules polygonales, allongées dans le sens tangentiel, toujours colorées en brun.

Celui-ci entoure le périsperme (*p*), à cellules polygonales, irrégulières, dont les parois minces, plus ou moins ponctuées renferment de petits grains polygonaux, d'amidon, ce qui leur communique un aspect granuleux. Dispersées dans ce tissu, se rencontrent des cellules sécrétrices, arrondies, à contenu oléorésineux, et des cellules se colorant en rouge par addition d'acide sulfurique et en jaune par celle d'hydrate de chloral ; ce sont les cellules à pipérine, qui cristallise sous la forme de longues aiguilles, lorsqu'on fait macérer ces coupes microscopiques, pendant quelques jours, dans de la glycérine. Au centre du périsperme, se rencontrent l'albumen et l'embryon, assez mal constitués, sans importance au point de vue anatomique.

Notons que le périsperme du poivre blanc est plus dur que celui du poivre noir, mais qu'à l'exception des parties externes de l'épicarpe et du mésocarpe, c'est-à-dire, jusqu'à la ligne des faisceaux, ce fruit est constitué de la même manière que le précédent.

Poudre. — Ce fruit, pulvérisé, livre une poudre blanc jaunâtre pour le poivre blanc, rouge brunâtre pour le poivre noir, qui est caractérisée par la présence des sclérites internes de son endocarpe, par celle de ses cellules sécrétrices et par celle des cellules polygonales de son périsperme, celles-ci étant toujours gorgées de grains d'amidon polygonaux, isolés, dont quelques-uns sont parfois réunis en groupes. Il en est de même pour la poudre de poivre blanc, qui ne renferme pas les sclérites externes du péricarpe, colorées en brun, mais bien les faisceaux libéroligneux du mésocarpe et les cellules scléreuses de l'endocarpe.

Falsifications. — Cette drogue est souvent falsifiée par addition de fruits étrangers, baies de Nerprun, qui, pourvues d'un pédoncule, renferment sur leur section transversale 4 nucules, de *Myrsya africana*, d'*Embelia Ribes* et de *Juniperus communis*, etc., dont les réactions sont tout à fait différentes de celles du poivre ; puis, par des poivres chargés, c'est-à-dire ayant été trempés dans de l'eau ou dans du lait de chaux ; toutes ces falsifications sont facilement décelables à l'examen microscopique ou chimique.

Il n'en est pas de même pour la poudre de ces fruits, que l'on doit toujours examiner au microscope ; car elle peut renfermer des feuilles de poivrier, avec fibres libériennes, ligneuses, et fibres péricycliques, celles-ci pouvant aussi provenir des pédoncules de ces fruits ; on la falsifie aussi, par addition de poudre des fruits de *Capsicum annuum*, reconnaissables à la présence des cellules scléreuses, incolores, de leur endocarpe, puis à celle de leurs gouttelettes oléagineuses. Les graines de moutarde noire, les feuilles de laurier, les tourteaux des graines de lin, de chènevis et de colza, etc., servent aussi à falsifier cette drogue, ainsi que les divers amidons, le gypse, la craie, etc., mais toutes ces falsifications ne renferment pas de pipérine.

Dosage de la pipérine. — 10 grammes de poivre finement pulvérisé, extraits par de l'alcool à 95°, donnent une solution qui, évaporée, abandonne un résidu résineux. Celui-ci, repris par une dissolution aqueuse de carbonate de soude, donne, après 24 heures de macération, une solution, qui abandonne sur le filtre des cristaux de pipérine, insolubles dans le carbonate de soude. Ceux-ci, lavés avec de l'eau, aussi longtemps que leur filtrat est alcalin, puis desséchés, sont repris par de l'alcool bouillant, dont la solution, distillée, abandonne des cristaux de pipérine, que l'on tare.

Analyse chimique. — Le poivre renferme de 5 à 7 p. 100 de pipérine, de 0,95 à 1,34 p. 100 d'essence, de 0,3 à 0,7 p. 100 de pipéridine, de la chavicine, outre des matières résineuses, pectiques, mucilagineuses, etc.

Son ESSENCE se présente sous la forme d'un liquide jaunâtre, à pouvoir rotatoire, lévogyre, de — 5°, d'odeur spéciale, aromatique, mais irritante pour les muqueuses, à saveur chaude, aromatique, brûlante, soluble dans l'éther, le chloroforme, l'alcool, les huiles fixes, insoluble dans l'eau. Sa dissolution, dans du sulfure de carbone, se colore en vert, puis en bleu, par addition d'une goutte d'acide sulfurique et d'acide nitrique. Elle est constituée par un mélange de phellandrène, de caryophyllène, $C^{15}H^{24}$ et d'autres terpènes encore mal définis.

La PIPÉRINE, $C^{17}H^{19}NO^3$, se prépare en épuisant le poivre blanc (ou noir), finement pulvérisé, par de l'alcool, qui, soumis à la distillation fractionnée, abandonne un résidu résineux, jaunâtre. Celui-ci, traité par une solution aqueuse de potasse caustique, afin de le débarrasser de ses matières résineuses, puis pour décomposer ses sels de pipérine, est ensuite lavé avec de l'eau. Dissous dans de l'alcool bouillant, additionné de charbon animal, il donne une solution qui, filtrée, soumise à la distillation fractionnée, abandonne un résidu, que l'on soumet à la cristallisation spontanée.

Elle se présente sous la forme d'une poudre cristalline, blanche, constituée par des prismes monocliniques, incolores, brillants, fusibles à 128°, insolubles dans l'eau froide, très solubles dans l'éther, le chloroforme, le benzène, l'alcool bouillant. Ses solutions, faiblement alcalines, mais inodores, optiquement parlant inactives, possèdent une saveur vireuse. Donnant, avec les acides, des sels peu stables, elle se dissout avec une coloration jaune, puis brune et brun verdâtre dans l'acide sulfurique, rouge sang dans le réactif de Froehde, orange, puis jaune verdâtre dans l'acide nitrique, et rouge dans la potasse caustique. Ses solutions, précipitées par addition de chlorure de platine, de chlorure d'or, se troublent par celle d'eau de brome.

Chauffée, pendant deux heures, dans un ballon muni d'un réfrigérant ascendant, avec une solution alcoolique de potasse caustique, elle se décompose en acide pipérique et en pipéridine, car elle possède, quant à sa formule, la constitution suivante :

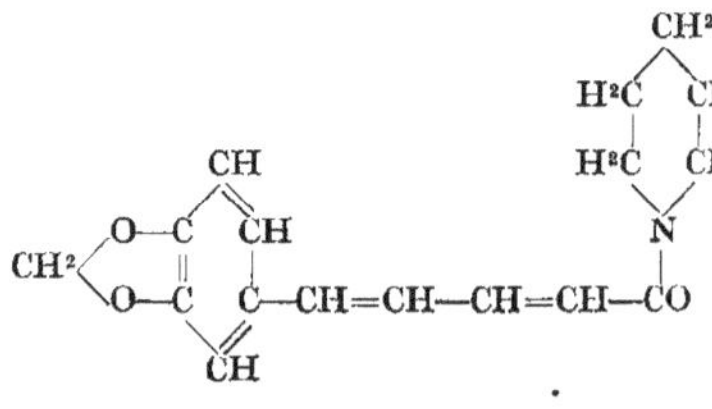

$$CH^2\diagdown\!\!\!\begin{array}{c}O-C\\[1ex]O-C\end{array}\!\!\!\diagup\begin{array}{c}CH\\[1ex]CH\end{array}\!\!\!\diagdown C-CH=CH-CH=CH-CO-N\diagdown\!\!\!\begin{array}{cc}H^2C & CH^2\\ H^2C & CH^2\end{array}\!\!\!\diagup CH^2$$

On la prépare synthétiquement en faisant réagir, en présence de chlorure zincique, l'acide pipérique sur de la pipéridine.

Cette base se prescrit parfois, à doses de 0 gr. 1 à 0 gr. 3, plusieurs fois par jour, comme succédané de la quinine.

L'ACIDE PIPÉRIQUE, $C^{12}H^{10}O^4$, cristallise sous la forme d'aiguilles incolores, inodores, fusibles à 216°, insolubles dans l'eau, très solubles dans l'éther, l'alcool. C'est un acide non saturé, qui, oxydé, se transforme en pipéronal, car il possède,

quant à sa formule, la constitution suivante :

$$CH{=}CH{-}CH{=}CH{-}COOH$$

Acide pipérique — Pipéronal

On obtient, lors de cette réaction, non seulement du pipéronal, mais de l'acide pipéronylique de formule :

$$COOH$$

L'acide pipérique se prépare synthétiquement en condensant, en présence d'une solution diluée de soude caustique, du pipéronal avec de l'aldéhyde acétique, afin d'obtenir l'acroléine pipéronylique, qui, chauffée en présence d'acétate de soude avec de l'anhydride acétique, donne, selon cette équation, de l'acide pipérique (B. A. 27, p. 2958).

Pipéronal

$$= H_2O +$$

Acroléine pipéronylique

+ Anhydride acétique

et acétate de soude

Acide pipérique

On peut aussi le préparer en condensant l'acroléine pipéronylique avec de l'acide malonique, afin d'obtenir le pipéronylène d'acide malonique, qui, chauffé, se transforme, en perdant de l'anhydride carbonique, en acide pipérique (B. A. 28, p. 1187), car :

Acroléine pipéronylique — Acide malonique

Pypéronylène d'acide malonique

Chauffé

Acide pipérique

La PIPÉRIDINE, $C^5H^{11}N$, se présente sous la forme d'un liquide incolore, alcalin, d'un poids spécifique de 0,88, entrant en ébullition à 106°, qui, se solidifiant à — 17°, est soluble dans l'éther, l'alcool, le chloroforme, en partie soluble dans l'eau ; elle possède, quant à sa formule, la constitution suivante :

$$CH_2$$
$$H_2C \quad CH_2$$
$$H_2C \quad CH_2$$
$$NH$$

Traitée par des acides, elle livre des sels cristallins (voir notre *Traité de Chimie médico-pharmaceutique et toxicologique*), mais chauffée avec de l'acide sulfurique, ou à 250° avec de l'acide arsénieux, ou à 180° avec de l'acétate d'argent elle se transforme en pyridine qui, réduite en présence d'étain par de l'acide chlorhydrique, se transforme à nouveau en pipéridine.

Oxydée par de l'eau oxygénée, la pipéridine se transforme en acide glutarique et en aldéhyde aminovalérianique de formules :

Aldéhyde aminovalérianique — Acide glutarique

La pipéridine méthylée se transforme en méthylpipéridine, puis en diméthylpipéridine, en méthylhydrate de diméthylpipéridine et pipérylène.

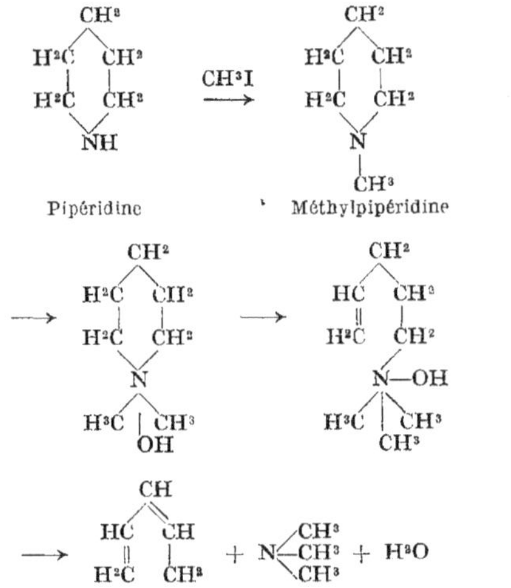

$$CH_2(H_2C)(CH_2)(H_2C)(CH_2)NH \quad \text{(Pipéridine)} \xrightarrow{CH_3I} CH_2(H_2C)(CH_2)(H_2C)(CH_2)N\text{—}CH_3 \quad \text{(Méthylpipéridine)}$$

Pipéridine

Méthylpipéridine

On la prépare synthétiquement en partant de l'alcool allylique (B. 18, p. 2956), car :

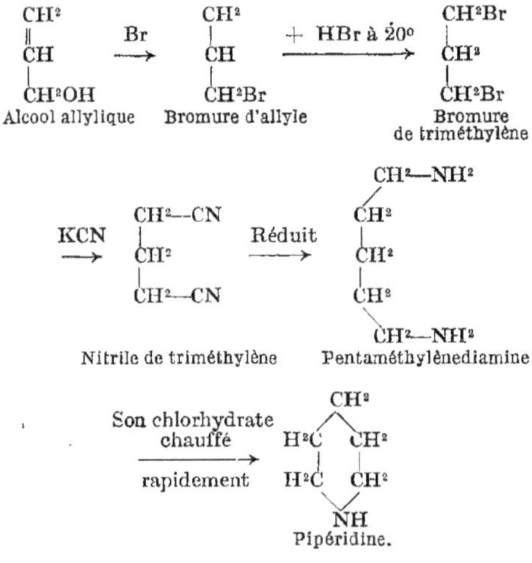

$$CH_2\text{=}CH\text{—}CH_2OH \quad \text{(Alcool allylique)} \xrightarrow{Br} CH_2\text{—}CH\text{—}CH_2Br \quad \text{(Bromure d'allyle)} \xrightarrow{+\,HBr\ \grave{a}\ 20^{\circ}} CH_2Br\text{—}CH_2\text{—}CH_2Br \quad \text{(Bromure de triméthylène)}$$

Alcool allylique

Bromure d'allyle

Bromure de triméthylène

$$\xrightarrow{KCN} CH_2\text{—}CN,\ CH_2,\ CH_2\text{—}CN \quad \text{(Nitrile de triméthylène)} \xrightarrow{\text{Réduit}} CH_2\text{—}NH_2,\ CH_2,\ CH_2,\ CH_2\text{—}NH_2 \quad \text{(Pentaméthylènediamine)}$$

Nitrile de triméthylène

Pentaméthylènediamine

Son chlorhydrate chauffé rapidement ⟶

$$CH_2(H_2C)(CH_2)(H_2C)(CH_2)NH \quad \text{(Pipéridine)}$$

Pipéridine.

La pipéridine se prescrit parfois, à doses de 0 gr. 2 à 0 gr. 6 par jour, sous la forme de pilules ou de potions, comme fébrifuge et comme stomachique, quoiqu'elle soit bien délaissée de nos jours, par la thérapeutique moderne.

Usage thérapeutique du poivre. — Cette drogue se prescrit, à doses de 0 gr. 1 à 0 gr. 5 plusieurs fois par jour, en poudres ou en pilules, comme stimulant de l'estomac, comme stomachique, puis comme spécifique contre l'incontinence urinaire. On l'ordonne, aussi, parfois, comme masticatoire, contre la paralysie des nerfs faciaux, ou sous la forme d'onguents comme rubéfiant et comme vésicant, contre certaines maladies cutanées.

Action physiologique. — Ordonnée à doses trop élevées, elle provoque de la gastralgie, de l'hématurie, de l'irritation urétrogénitale, car elle irrite toutes les muqueuses.

Pharmacie galénique. — Elle sert à préparer diverses spécialités pharmaceutiques, non officinales.

Historique. — Introduit en Europe au IVe siècle avant J.-C., c'est-à-dire, après les expéditions d'Alexandre le Grand sur l'Indus, où les indigènes le préconisaient comme stomachique, le poivre fut décrit par Théophraste, qui le différenciait déjà du poivre long. Dioscoride et Pline le recommandaient aussi comme épice, mais ils désignaient les côtes de l'Asie comme étant son lieu d'origine. Alexandrie prélevait, en **l'an 176** ap. J.-C., de forts droits d'entrée et de transit sur cet épice, qui fut livré, après la prise de Rome par Alaric, à ce chef, parmi les produits qu'il rançonna dans la ville éternelle. Décrit au VIe siècle de notre ère par Kosmas, le poivrier était connu d'Alexandre Trallianus, mais il ne fut réellement étudié, quant à son aspect morphologique, qu'après les découvertes de Marco Polo. Compris parmi les objets de luxe, le poivre payait de très forts droits d'entrée à Venise, où il était offert comme présent, en l'an 1111, à l'empereur Henri. Les Portugais s'étant emparés, après leurs conquêtes d'Orient, du monopole de la vente du poivre, Lisbonne en devint le principal marché mondial, pour être, par la suite, supplantée par Marseille, Amsterdam et Londres, voire jusqu'en 1914 par Hambourg et par Brême.

Notons que Poivre, né en 1719, parcourut deux fois l'Orient, après avoir parfait ses études ès sciences naturelles. Fait prisonnier en 1745 par les Anglais, après la bataille de Batavia, il put par la suite se procurer des boutures de poivrier et des fruits frais de cette plante, qu'il transporta dans l'île de France, dont il fut gouverneur de 1767 à 1773. Aussi cette île lui conserve-t-elle un pieux souvenir, car elle lui doit ses richesses naturelles.

PIPER LONGUM, POIVRE LONG, DE PIPER OFFICINARUM, D. C.

Cette plante, grimpante à l'aide de vrilles et de racines aériennes, croît à l'état sauvage dans tout l'archipel Indien, où elle y est aussi cultivée, particulièrement à Sumatra, à Timor et aux Célèbes. On la cultive sous la forme de plantages mixtes avec la canne à sucre et avec diverses Erythrinas, au pied desquelles on plante ses jeunes pousses; mais il faut l'arracher tous les 4 ans, car elle ne donne, à partir de cette année, que des fruits moins aromatiques et moins abondants. Les racines de cette plante livrent, une fois desséchées, aux Hindous, le piplimul, qui est un stomachique très apprécié.

Les fruits non officinaux de cette plante, récoltés en janvier, c'est-à-dire avant leur complète maturité, se rencontrent parfois dans le droguier, où ils se présentent sous la forme de longs cônes, de 4 à 6 centimètres de long sur 6 à 7 millimètres de diamètre, arrondis à leurs deux extrémités, dont l'une, l'inférieure, porte les traces d'un petit pédoncule pouvant aussi se rencontrer dans notre drogue. Bosselés sur toutes leurs faces, ils sont constitués par un axe central, portant de nombreuses baies, petites, agglutinées les unes avec les autres, de couleur brun clair, qui renferment une graine uniséminée, à téguments blanc grisâtre. Leur saveur est âcre, aromatique, spéciale, chaude, brûlante, leur odeur nulle, mais celle-ci devient très aromatique, spéciale et chaude, si on les pulvérise.

Ils renferment 10 p. 100 d'eau, 0,9 p. 100 d'essence, à peu près identique à celle du poivre noir, 0,19 p. 100 de pipérine, 8,8 p. 100 de matières albuminoïdes, 6,7 p. 100 de corps gras, 38 p. 100 d'amidon et de 9 à 10 p. 100 de cellulose, outre 6 p. 100 de matières azotées. Non officinaux, ils se prescrivent parfois comme stomachique ou comme épice, il en est de même des fruits du *Piper Siriboa*, L., plante originaire de la Nouvelle-Zélande, du *Piper plantagineum*, Lam., originaire du Mexique, du *Piper dilatum*, Rich., qui croît à Cayenne, du *Piper ani-*

satum Kunth. et Humb., et du *Piper umbellatum*, qui prospèrent au Brésil et du *Piper trifolium*, L., de la Guyane.

Notons que les fruits de la plante *Piper Lowong*, Bl., se prescrivant aussi parfois comme épice, ne renferment pas de cubébine mais 12 p. 100 d'essence, 4 p. 100 d'huile fixe, 1,5 p. 100 de pipérine et 0,71 p. 100 de pseudocubébine.

Leur Essence se présente sous la forme d'un liquide jaunâtre, d'odeur spéciale, à saveur chaude, aromatique, d'un poids spécifique de 0,924, soluble dans tous les dissolvants organiques usuels, qui est constituée par un mélange d'hydrate de cadinène, $C^{10}H^{16}$ $2H^2O$, de dipentène et d'autres dérivés non encore bien définis.

La Pseudocubébine, $C^{20}H^{20}O^6$, se présente sous la forme d'une poudre cristalline, blanche, inodore, insipide, fusible à 122°, très soluble dans l'alcool bouillant, le benzène, le chloroforme, très peu soluble dans l'éther, l'éther de pétrole, qui se dissout avec une coloration jaune dans l'acide nitrique et rouge violacé dans le chlorure zincique. Fondue avec de la potasse caustique, elle ne livre pas comme la cubébine de l'acide pyrocatéchique et de l'acide acétique, mais de l'oxyde de carbone et des substances volatiles, d'odeur anisée.

FEUILLE DE BÉTEL, DE PIPER BETEL, L.

Originaire des Indes, cette plante croît à l'état sauvage à Java, à Bornéo et aux Philippines, où elle est cultivée, ainsi que dans toute l'Asie et l'Amérique tropicales. Ses feuilles, non officinales, ovales, lancéolées, à limbe entier, cordé à sa base, acuminé au sommet en une pointe mousse, de 7 à 8 centimètres de long sur 4 à 5 centimètres de large, portent sur leurs deux faces de nombreuses ponctuations transparentes, dues à la présence de cellules sécrétrices, sises dans leur mésophylle.

Elles renferment de la pipérine, outre une essence jaune pâle, d'un poids spécifique de 0,958, constituée par un mélange de cadinène, de bétel phénol, de paraeugénol, d'allyl-pyrocatéchine $C^6H^3{\diagdown}^{C^3H^5}_{OH}$, de méthyleugénol $C^6H^3{\diagdown}^{C^3H^5}_{OCH^3}$ et de caryophyllène $C^{15}H^{24}$.

Elles se prescrivent aux Indes comme un masticatoire, que l'on prépare en déposant, dans ces feuilles, du gambir ou du cachou, de la poudre de noix d'arec et des traces de chaux vive. Ces feuilles, mastiquées, mettent en liberté, de par la présence de la chaux, leur pipérine, ainsi que les alcaloïdes de la noix d'arec, qui agissent sur la langue comme anesthésiant, les feuilles de bétel agissant, de par leur teneur en essence, comme aromatique et comme irritant, et le gambir comme astringent. Ce masticatoire se prescrit parfois, dans ces pays, pour combattre les rages de dents, puis comme désinfectant de la gorge.

RADIX KAWÆ-KAWÆ, RACINE D'ARVE, DE PIPER METHYSTICUM Forst.

Croissant à l'état sauvage à Hawaï et aux îles Marquises, cette plante livre, au droguier, ses racines non officinales, qui, arrachées, lavées et desséchées, se présentent sous la forme de fragments arrondis ou cylindriques, irréguliers, plus ou moins tortueux, repliés parfois sur eux-mêmes, à surface légèrement rugueuse, brun grisâtre, à saveur âcre, astringente, aromatique, spéciale, d'odeur particulière, agréable, aromatique, rappelant un peu celle de la reine des prés.

Elles renferment de la méthysticine, de la kawaïne et 5,3 p. 100 de matières résineuses jaune verdâtre, auxquelles on attribue les effets physiologiques de cette drogue.

On les prépare en extrayant ces racines par du benzène bouillant, afin d'obtenir la résine α, puis par de l'alcool bouillant, dont la solution fluorescente, filtrée puis concentrée, abandonne un résidu semi-cristallin, constitué par de la yangonine, que l'on purifie en la traitant par de l'éther, qui ne dissout que la résine β ; celle-ci étant utilisée lors de la préparation du gonosane. L'extrait alcoolique ainsi traité, repris par de l'eau, donne une solution renfermant la kawaïne, puis par de l'eau additionnée de carbonate de soude, il abandonne alors un résidu qui, repris par de l'acétone bouillant, donne une solution déposant à froid des cristaux de yangonine, dont les eaux mères concentrées abandonnent un résidu cristallin, que l'on fait recristalliser dans de l'alcool méthylique, afin d'obtenir la méthysticine.

La Méthysticine, $C^{15}H^{14}O^5$, se présente sous la forme de longues aiguilles incolores. inodores, insipides, fusibles à 134°, insolubles dans l'eau, peu solubles dans l'éther, mais très solubles dans l'alcool bouillant. Elle possède, quant à sa formule, la constitution suivante :

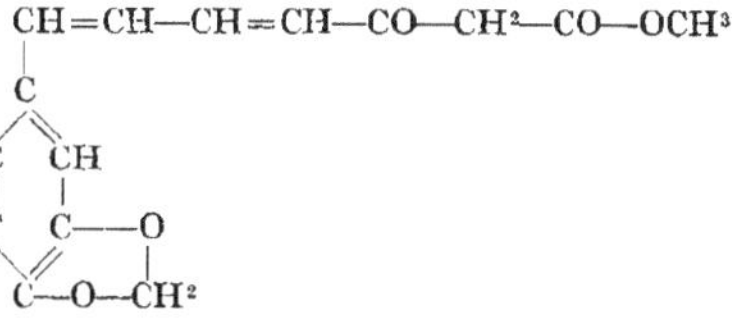

$$CH{=}CH{-}CH{=}CH{-}CO{-}CH^2{-}CO{-}OCH^3$$

Chauffée avec de la potasse caustique, elle se transforme en acide méthystycique, fusible à 180°, qui, chauffé avec des acides étendus, donne du méthystycol, fusible à 94°, de formule :

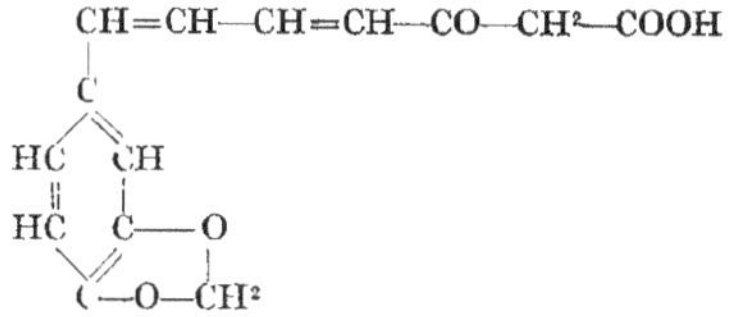

$$CH{=}CH{-}CH{=}CH{-}CO{-}CH^2{-}COOH$$

Acide méthystycique

$$CH{=}CH{-}CH{=}CH{-}CO{-}CH^3$$

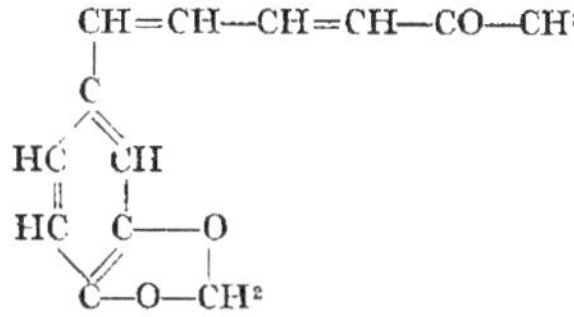

Méthystycol

Notons que la phénylhydrazone du méthystycol fond à 152°, à l'encontre de sa semi-carbazide, qui fond à 199°. Chauffé à 60° à raison de 21 grammes de substance, en présence de 5 centimètres cubes de potasse caustique, avec 12 grammes d'aldéhyde benzylique et 25 grammes d'alcool, il livre le *benzalméthystycol*, qui se présente sous la forme d'aiguilles incolores, fusibles à 110°.

La Kawaine se présente sous la forme de belles aiguilles incolores, fusibles à 188°, insolubles dans l'éther, très solubles dans l'eau, l'alcool, dont les solutions aqueuses, ne réduisant pas la liqueur de Fehling, sont précipitées par addition d'acide sulfurique; elle possède

quant à sa formule, la constitution suivante :

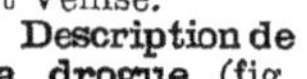

Cette substance, chauffée avec de la lessive de soude, se transforme en acide para-méthoxy-cinnamique, en aldéhyde anisique et en acétone.

La yangonine, $C^{15}H^{14}O^4$, se prépare en saponifiant premièrement la méthystycine à l'aide de potasse caustique, alcoolique, afin d'obtenir le sel potassique de l'acide méthystycique, soluble dans l'eau, qui ne dissout pas la yangonine. Celle-ci, reprise par de l'acide acétique, que l'on soumet à la cristallisation spontanée, se présente sous la forme d'une poudre jaune, cristalline, fusible à 156°, soluble dans l'éther, l'alcool, le chloroforme, dont les solutions jaunes sont fluorescentes en vert.

La yangonine, chauffée avec de la potasse caustique, se transforme, en perdant un groupe méthoxylé, en acide yangonique, qui peut être acétylé, car elle possède, quant à sa formule, la constitution suivante :

C'est donc une lactone qui, chauffée avec de la potasse caustique alcoolique, livre de l'*acide yangonique*, celui-ci, se présentant sous la forme de paillettes brillantes, fusibles à 126°, insolubles dans l'eau, peu solubles dans l'éther, très solubles dans l'alcool, l'éther acétique, l'acétone.

Ces racines se prescrivent, dans leurs pays d'origine, sous la forme de décoctions, comme stupéfiant, mais elles servent à préparer, en Europe, un extrait alcoolique, de consistance résineuse, qui, additionné d'essence de santal, puis mis en capsules, se vend comme anti-blennorragique sous le nom de gonosane.

Ces capsules, macérées dans de l'eau additionnée de sel marin, puis soumises à la distillation aux vapeurs d'eau, permettent de constater qu'elles renferment, en outre, de 70 à 80 p. 100 d'essence de santal.

Notons que les racines de *Piper Novae Hollandiae* Miq., plante originaire de l'Australie, livrent, elles aussi, un extrait alcoolique, qui se prescrit parfois comme anti-blennorragique, car elles renferment les mêmes principes actifs que les racines de kawa-kawa.

CUBEBA, CUBÈBE, DE PIPER OFFICINALIS, Miq. seu PIPER CUBEBA, L.

Origine botanique. — Cette plante, grimpant à l'aide de racines aériennes et de vrilles, à tige ramifiée, velue, lorsqu'elle est jeune, porte des feuilles isolées, pétiolées, à limbe entier, elliptique, lancéolé, pointu à son extrémité supérieure, mais atténué à sa base en un pétiole petit. Ses fleurs, au nombre de 20 à 30, disposées en épis, sur un pédoncule commun, sont constituées sur le type habituel de celles des plantes de cette famille, mais une fois fécondées, elles donnent des fruits officinaux.

Origine géographique. — Originaire de Java et de Sumatra, où cette plante est aussi cultivée, elle se rencontre, de nos jours, dans toute l'Asie tropicale, particulièrement aux Indes, aux îles de la Sonde, aux Philippines, au Siam, à Malabar, en Cochinchine, aux Mascareignes, puis aux Antilles.

Culture. — On la cultive dans des plantages mixtes avec des caféiers, autour de grands arbres sur lesquels elle s'enroule, mais il faut prendre soin de ne la planter qu'à distance de 5 pieds les unes des autres, afin de lui permettre de se développer. Seuls, les cubébiers cultivés donnent des fruits officinaux, ceux des plantes sauvages étant moins aromatiques.

Récolte. — Recueillis à la main, avant leur complète maturité, ou parfois en tremblant les arbres sur lesquels ces plantes s'attachent, ses fruits sont desséchés soit au soleil en les disposant sur des claies ou sur des dalles en pierre, soit dans des séchoirs spéciaux. Ils sont alors exportés, après avoir été triés à la main, par Batavia et par Singapoor, sur Hambourg, Londres, Marseille, le Havre et Venise.

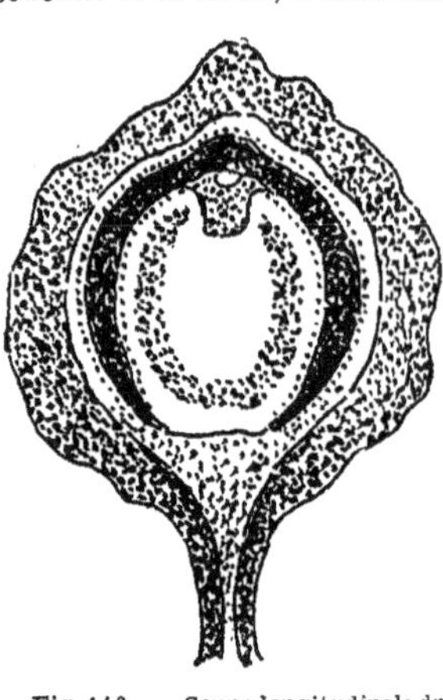

Fig. 146. — Coupe longitudinale du fruit de cubèbe.

Description de la drogue (fig. 146). — Ce fruit, ainsi desséché, se présente dans le droguier sous la forme d'un petit corps globuleux, de 3 à 5 millimètres de diamètre, à surface chagrinée, parcourue par un réseau saillant, irrégulier, de lignes polygonales. De couleur brun noirâtre ou brun grisâtre, il est supporté par un faux pédoncule, petit, grêle, non articulé, de 4 à 10 millimètres de long sur 1 millimètre de diamètre.

Sectionné en deux, ce fruit est constitué par un péricarpe brunâtre, n'entourant pas une graine bien développée qui n'y existe souvent qu'à l'état embryonnaire. Celle-ci, entourée par un spermoderme mince, est constituée par un périsperme bien développé, par un albumen mince et par des cotylédons mal conformés. Ce fruit possède une odeur aromatique, forte, spéciale, une saveur âcre, aromatique, chaude, spéciale.

Examen microscopique (fig. 147). — Examiné sur une coupe transversale, ce fruit est constitué par un épicarpe (*ep*) mince, à cellules rectangulaires, aplaties, dont les parois, faiblement épaissies, sont colorées en brun, puis vient une assise non continue de cellules scléreuses (*esc*), (disposées sur un ou sur deux rangs), à parois fortement épaissies, canaliculées, qui entourent une masse résineuse, brun jaunâtre. Son mésocarpe (*més*) divisé en deux zones par la région des faisceaux, est constitué, quant à l'externe (*me*), par un parenchyme à cellules polygonales, riches en grains d'amidon, qui entourent de nombreuses glandes sécrétrices (*gl*), à oléorésine et à parois subérifiées, riches en cristaux aiguillés de cubébine, et quant à la zone interne (*mi*), par des cellules parenchymateuses, plus petites, polygonales, entourant de nombreux faisceaux libéro-ligneux (*flb*) ; puis vient l'endocarpe (*end*) constitué par une ou par deux ou par trois assises de cellules

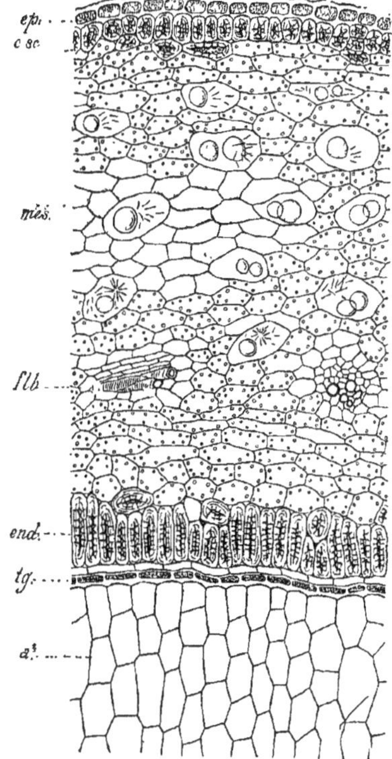

Fig. 147. — Coupe transversale du cubèbe.

ep) épicarpe ; *csc*) cellules scléreuses ; *mes*) mésocarpe ; *flb*) faisceaux libéro-ligneux ; *end*) endocarpe ; *tg*) tégument ; *a*) albumen.

scléreuses (*scl*), à parois canaliculées, jaunâtres, épaissies sur toutes leurs faces, à lumen assez développé, jaune brunâtre. Le spermoderme de sa graine est constitué par deux assises de cellules, dont l'externe (*l*), est formée par des cellules aplaties, incolores, à parois non épaissies, et l'interne (*t'*) par des cellules rectangulaires, à parois épaissies, colorées en brun. Son périsperme (*pe*), est constitué par un tissu parenchymateux, à cellules polygonales, gorgées de petits grains d'amidon, inégaux, polyédriques ; elles entourent de nombreuses glandes sécrétrices à oléorésine et des cellules riches en cristaux aiguillés de cubébine.

Poudre. — Ce fruit, pulvérisé, livre une poudre jaune brunâtre, caractérisée par la présence de ses cellules scléreuses, à contenu brunâtre, par

celle de ses grains d'amidon, et par celle de ses cellules sécrétrices, à cubébine, celles-ci se colorant en rouge par addition d'acide sulfurique.

Falsifications. — Cette drogue est souvent mélangée à des fruits de cubébier sauvage, qui, moins aromatiques, sont plus gros, puis à ceux de *Rhamnus cathartica*, de *Pimenta officinalis*, de *Vepris lanceolata*, qui ne donnent pas les réactions caractéristiques à la cubébine, mais on peut aussi les différencier par leurs caractères anatomiques. On falsifie aussi, parfois, cette drogue en l'additionnant des fruits de *Cubeba canina* Miq., plante originaire de Java, de Penang, de Sumatra, celle-ci livrant au droguier des fruits non officinaux, rouges, à surface non ridée, pourvus d'un faux pédoncule très allongé, tandis que ceux de la *Cubeba crassipes*, Miq., croissant dans les parties montagneuses de Sumatra, sont plus volumineux que ceux de la *Cubeba officinalis*, mais toujours pourvus d'un faux pédoncule, très allongé. Les fruits de la *Cubeba Clusii*, Miq., ne mesurant que 3 à 5 millimètres de diamètre, mais possédant une surface rugueuse, grisâtre, parcourue par des lignes polygonales, anastomosées, renferment non de la cubébine. mais de la pipérine.

Notons encore que la poudre de cubèbe est parfois falsifiée par celle du poivre noir, dont les fruits se différencient comme suit de ceux du cubèbe :

	Poivre noir	Cubèbe
Sclérites sous-épidermiques.....	Carrées ou inégalement allongées et inégales	Cubiques, plus petites
Cellules à oléorésine...........	Grandes, peu nombreuses en dehors des faisceaux, nombreuses en dedans	Très nombreuses en dehors des faisceaux, nulles à l'intérieur
Endocarpe......	Une assise à un rang de cellules épaissies en fer à cheval	Deux ou trois assises de sclérites

Réactions. — L'extrait alcoolique de cubèbe se colore en rouge par addition d'acide sulfurique.

Analyse chimique. — Le cubèbe renferme de 10 à 18 p. 100 d'essence, 1,7 p. 100 d'acide cubébique, 2,5 p. 100 de cubébine, des matières résineuses et mucilagineuses, outre de l'amidon et des substances protéiques.

La CUBÉBINE, $C^{10}H^{10}O^3$, découverte par Souberan et Capitaine, se prépare en extrayant ces fruits pulvérisés (mais ayant été soumis à la distillation aux vapeurs d'eau), par de l'alcool, dont la solution, évaporée à sec, abandonne un résidu, que l'on traite par de la potasse caustique diluée, afin de le libérer de ses matières grasses et résineuses et de son acide cubébique, puis par de l'alcool, qui, concentré, est soumis à la cristallisation spontanée.

Elle se présente sous la forme d'aiguilles incolores, inodores, à saveur amère, brillantes, neutres, fusibles à 125°, insolubles dans l'eau froide, peu solubles dans l'alcool dilué, mais très solubles dans le chloroforme, l'alcool absolu, l'éther.

Se dissolvant avec une coloration rouge sang dans l'acide sulfurique, elle se décompose en acide oxalique et en acide picrique, si on la traite à chaud par de l'acide nitrique. Fondue avec des alcalins, elle se transforme en acides carbonique, pyrocatéchique et acétique, car elle possède, quant à sa formule, la constitution suivante :

$$CH=CH-CH^2OH$$
$$|$$
$$C$$
$$HC\quad CH$$
$$\|$$
$$HC\quad C-O$$
$$|$$
$$C-O-CH^2$$

On peut aussi la préparer, en extrayant la poudre de cubèbe par de l'alcool bouillant, qui, soumis à la distillation fractionnée, abandonne un résidu, que l'on traite par du lait de chaux. La partie de ce résidu, insoluble dans ce dissolvant, reprise par de l'alcool bouillant, donne une solution, qui, concentrée, est soumise, en présence de chloroforme, à la cristallisation spontanée.

L'ESSENCE DE CUBÈBE, se préparant en soumettant ces fruits pulvérisés à la distillation aux vapeurs d'eau, se présente sous la forme d'un liquide incolore ou légèrement jaune verdâtre, d'odeur aromatique, spéciale, à saveur chaude, camphrée, non amère, d'un poids spécifique de 0,91, à pouvoir rotatoire, lévogyre, de — 26° à —40°, insoluble dans l'eau, soluble dans l'éther, l'alcool absolu, le chloroforme, le benzène, le sulfure de carbone, les huiles grasses et essentielles. Exposée au froid, elle dépose une masse cristalline, incolore ou *camphre de cubèbe*. Cette essence se dissout avec une coloration rouge carmin dans l'acide sulfurique, mais cette dissolution se colore en rouge cerise, pour devenir ensuite incolore, par addition d'eau.

. Elle est constituée par un mélange de camphre de cubèbe, de dipentène, de cadinène, de sesquiterpène et d'alcools encore mal déterminés.

Le CAMPHRE DE CUBÈBE, $C^{15}H^{26}O$, se présente sous la forme d'une masse cristalline incolore, fusible à 104°, soluble dans l'alcool, l'éther, le chloroforme, les huiles grasses et essentielles ; chauffé à 200°, il se décompose en eau et en un sesquiterpène.

L'ACIDE CUBÉBIQUE, $C^{17}H^{14}O^4$, se prépare en extrayant la poudre de cubèbe, ayant été soumise à la distillation aux vapeurs d'eau, par de l'alcool, dont la solution, soumise à la distillation fractionnée, abandonne un résidu résineux, verdâtre ; celui-ci, digéré avec de la potasse caustique, donne une solution qui, filtrée, se précipite en un dépôt cristallin, blanc, par addition d'acide chlorhydrique.

Cet acide se présente sous la forme d'une poudre cristalline, blanche, inodore, à saveur légèrement acide, à réaction faiblement acide, fusible à 56°, insoluble dans l'eau, mais très soluble dans l'alcool, le chloroforme, l'éther, les alcalins.

Il se dissout avec une coloration rouge violacé dans l'acide sulfurique concentré, mais cette coloration disparaît par addition de beaucoup d'eau. Il possède, quant à sa formule, la constitution suivante :

$$CH=CH-COOH$$
$$|$$
$$C$$
$$HC\quad CH$$
$$\|$$
$$HC\quad C-O$$
$$|$$
$$C-O-CH^2$$

Usage thérapeutique. — Le cubèbe se prescrit, à doses de 0 gr. 5 à 1 gramme, plusieurs fois par jour, en poudres ou en pilules, et à doses de 10 à 15 grammes sur 200 grammes d'eau, sous la forme de décoctions, comme stimulant de l'estomac, comme sialalogue, puis comme antiseptique des voies urinaires. On ordonne aussi parfois son essence, à doses d'une à deux gouttes plusieurs fois par jour, comme antiblennorragique, mais celle-ci provoque souvent de la diurèse.

Action physiologique. — Ordonné à doses trop élevées, il provoque des troubles gastriques, intestinaux, des éruptions cutanées, de la diarrhée, de l'irritation des voies urinaires, de la gastro-entérite, de l'hématurie, car c'est un rubéfiant, qui peut se prescrire, sous la forme d'onguents, comme révulsif.

Pharmacie galénique. — Il sert à préparer l'Extractum Cubebæ, la Tinctura Cubebæ, les Species aromaticæ, etc.

Historique. — Son nom de cubèbe lui provient du mot *Kababah*, car ses fruits se prescrivaient déjà chez les Arabes, au IV° siècle, comme désinfectant des voies urinaires ou comme spécifique contre les catarrhes chroniques de la vessie (voir Edrisi). Les médecins de l'Ecole de Salerne (tel Mariano, Samude) ne les prescrivaient que rarement, car leur prix était par trop élevé pour la bourse de leurs patients. Cette drogue fut particulièrement utilisée, comme épice, après les découvertes de Marco Polo, mais sa plante fut déterminée par Linné, qui la décrivit sous le nom de *Piper Cubeba*. Les fruits de cubèbe ne se prescrivirent dans la thérapeutique européenne, qu'à partir du XIX° siècle, grâce aux travaux de Crawford ; ils devinrent, ces dernières années, presque un objet de luxe, les indigènes de Java ayant détruit toutes leurs cultures, afin de les remplacer par celles du caféier.

FOLIUM MATICO, FEUILLE DE MATICO, DE PIPER ANGUSTIFOLIUM, Ruiz et Pavon.

Origine botanique. — Cette plante, à tige ligneuse, ramifiée, de 3 à 5 millimètres de diamètre, porte des feuilles isolées, lancéolées, courtement pétiolées, à limbe entier, pointu à son extrémité supérieure, atténué à sa base en un petit pétiole court, parcouru par une nervure médiane, prononcée, et par des nervures secondaires qui, recourbées, rejoignent, à sa périphérie, ses nervures supérieures. Ses fleurs, disposées en épis, ne possèdent ni corolle, ni calice, mais 2 ou 4 étamines et un ovaire uniloculaire, entouré d'un involucre verdâtre. Fécondées, elles livrent, comme fruit, une baie ressemblant à celle du poivrier.

Origine géographique. — Croissant à l'état sauvage dans le nord de l'Amérique du Sud, principalement en Bolivie, au Vénézuéla, à Panama, au Brésil, et dans les parties méridionales du Pérou, puis à Cuba, où on la cultive parfois, elle livre, au droguier, ses feuilles officinales.

Récolte. — Celles-ci mondées à la main, puis comprimées à l'état frais, sont ensuite desséchées, voire même parfois grillées au-dessus d'un feu doux, comme cela se pratique au Pérou, pour être ensuite exportées, par Panama, sur l'Europe, où elles nous parviennent dans des sacs en toile ou dans des peaux d'animaux.

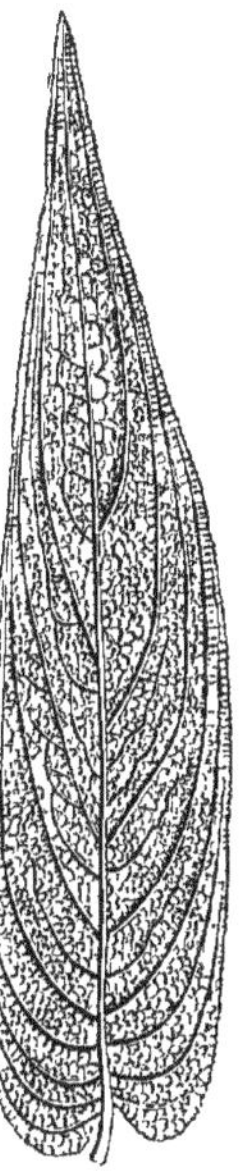

Description de la drogue (fig. 148). — Ces feuilles se présentent, dans le droguier, sous la forme de petits paquets irréguliers, constitués par des fragments d'icelles ou par des feuilles entières, rudes au toucher, à limbe entier, lancéolé, cordé à sa base, qui porte un pétiole très court, pointu au sommet, dentelé sur ses bords, à surface fortement réticulée sur ses deux faces. Il est parcouru par une nervure médiane, prononcée, et par des nervures secondaires et tertiaires en réseau, à mailles quadrangulaires, qui lui communiquent son aspect gaufré, celui-ci étant très prononcé sur sa face infère, mais moins visible sur sa face supérieure. De couleur vert foncé ou vert brunâtre en dessus, blanc verdâtre en dessous, ces feuilles possèdent une odeur aromatique, spéciale, rappelant un peu celle de la menthe, du camphre et du cubèbe ; une saveur aromatique, chaude, non désagréable. mais astringente.

Fig. 148.

Feuille de matico.

Examen microscopique (fig. 149). — Examinée sur une coupe transversale, cette feuille porte, sur ses deux faces, des poils tecteurs coniques, qui sont plus longs et plus nombreux sur sa face infère, dont l'épiderme entoure de nombreux stomates. En dessous de son épiderme supérieur, se rencontrent l'hypoderme et un tissu en palissade, à 2 rangs de cellules allongées, puis vient le mésophylle hétérogène, asymétrique, qui renferme de nombreuses glandes sécrétrices, schyzogènes, à oléorésine, puis quelques sclérites, particulièrement près des 3 ou 12 faisceaux libéro-ligneux. trigones, disposés en demi-cercle. Ils sont entourés par une calotte de fibres péricycliques, mais leur liber renferme aussi de nombreuses glandes sécrétrices, tandis que les cellules parenchymateuses, du mésophylle, contiennent parfois des cristaux aiguillés d'oxalate de chaux.

Falsifications. — Cette drogue est souvent falsifiée par addition de feuilles d'*Arantha adunca*, Miq., plante originaire des mêmes régions que le matico, de *Piper acutifolium*, dont les nervures sont ascendantes et le limbe glabre. Les feuilles d'*Eupatorium glutinosum*, à limbe visqueux, celles de *Salvia sclarea* et de *Digitalis purpurea* peuvent aussi être confondues avec celles de matico, mais tout à fait différentes, quant à leur structure anatomique, elles

ne possèdent ni l'arome, ni la saveur de celles-là.

Analyse chimique. — Cette drogue renferme 2,7 p. 100 d'essence, de la maticine, de l'acide maticique, du tanin, du mucilage, mais elle ne renferme jamais de cubébine, ni de pipérine.

La MATICINE se présente sous la forme d'une poudre jaunâtre, amorphe, très amère, soluble dans l'eau, insoluble dans l'éther, le chloroforme.

Son ESSENCE, se préparant en soumettant ces feuilles à la distillation aux vapeurs d'eau, se présente sous la forme d'un liquide incolore ou légèrement jaune verdâtre, d'odeur spéciale, particulière, non désagréable, à saveur chaude, aromatique, d'un poids spécifique de 1,06 à 1,13, soluble dans l'éther, l'alcool, le chloroforme, l'éther de pétrole, etc. Exposée au froid, elle dépose une masse cristalline, blanche, fusible à 94°, dénommée *camphre de matico*, de formule $C^{15}H^{26}O$. Elle est en outre constituée par un mélange de dillapiol, d'asarone, d'apiol, tandis que celle, provenant de plantes cultivées, renferme du cinéol, de l'apiol, des terpènes, du camphre, du bornéol, et non du dillapiol.

Le DILLAPIOL, $C^{12}H^{14}O^4$, se présente sous la forme d'une poudre cristalline, blanche, fusible à 44°, inodore, entrant en ébullition à 285°, ou à 164° sous une pression de 10 millimètres, soluble dans l'éther, l'alcool, le chloroforme, les huiles grasses et essentielles. Il possède, quant à sa formule, la constitution suivante :

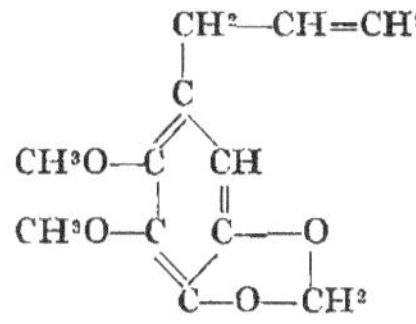

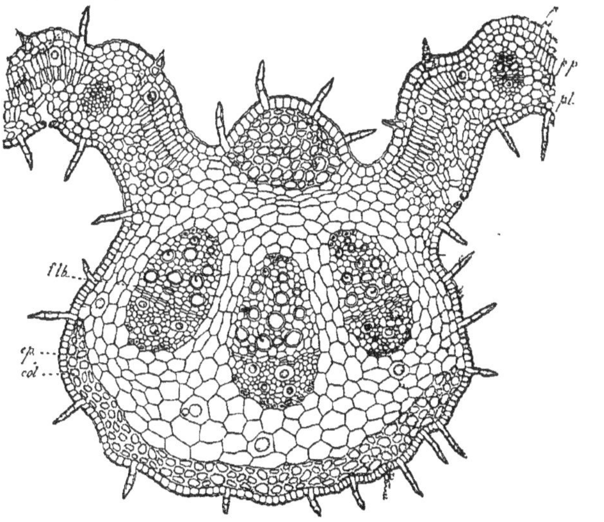

$$\begin{array}{c} CH^2\text{---}CH=CH^2 \\ | \\ C \\ CH^3O\text{---}C \quad\quad CH \\ CH^3O\text{---}C \quad\quad C\text{---}O \\ C\text{---}O\text{---}CH^2 \end{array}$$

Fig. 149. — Coupe transversale de la feuille de matico.

Chauffé avec de la potasse caustique, alcoolique, il se transforme en dillisoapiol, qui, oxydé, en solution alcaline, par du permanganate potassique, donne de l'acide dillapiolcétonique, de l'aldéhyde et de l'acide dillapioliques car :

$$CH^2\!-\!CH\!=\!CH^2$$

Dillapiol

KOH →

Acide dillapiolcétonique
(fusible à 175°)

Aldéhyde dillapiolique

+ O →

Acide dillapiolique

L'ALDÉHYDE DILLAPIOLIQUE, $C^{10}H^{10}O^5$, se présente sous la forme d'aiguilles incolores, fusibles à 75°, insolubles dans l'eau, très solubles dans l'alcool, l'éther, etc., qu'on a parfois dénommées *aldéhyde maticoïque*, qui se présentant sous la forme d'aiguilles incolores, fusibles à 88°, est constituée par un mélange de cette aldéhyde et par de l'aldéhyde apiolique.

L'ALDÉHYDE APIOLIQUE se présente sous la forme d'aiguilles blanches, inodores, fusibles à 102°, insolubles dans l'eau, très solubles dans l'alcool, le chloroforme, etc.

L'ACIDE DILLAPIOLIQUE, $C^{10}H^{10}O^6$, se rencontrant aussi dans cette essence, se présente sous la forme d'une poudre cristalline, blanche, fusible à 151°, soluble dans l'éther, l'alcool, le chloroforme, le sulfure de carbone, qui, entrant en ébullition entre 150° et 154° sous une pression de 9 millimètres, possède, quant à sa formule, la constitution suivante :

Cet acide, fondu avec de la potasse caustique, se transforme en acide dilldiméthylapionolcarbonique, qui, distillé à sec, se décompose en anhydride carbonique et en dilldiméthylapionol, de formule :

$-CO^2$ →

Acide
dilldiméthylapionolcarbonique

Dilldiméthylapionol

Usage thérapeutique. — Cette drogue se prescrit, à doses de 0 gr. 3 à 0 gr. 5, plusieurs fois par jour, sous la forme de poudres ou de pilules, ou à doses de 3 à 6 grammes sur 200 grammes d'eau, sous celle d'infusions, comme hémostatique, comme astringent, comme antiblennorragique et comme stimulant de l'estomac ; mais son essence se prescrit aussi parfois, dans le même but, à doses d'une à trois gouttes, plusieurs fois par jour.

Action physiologique. — Ordonnée à doses trop élevées, cette drogue provoque des troubles gastriques, de l'irritation cutanée, de l'hématurie, car elle irrite violemment toutes les muqueuses.

Historique. — Ayant découvert les propriétés hémostatiques de cette drogue, Mateo, soldat péruvien, la fit connaître à ses concitoyens, qui la dénommèrent en souvenir de lui *Yerba del soldato.*

Notons que les feuilles du *Piper aduncum*, L., de *Piper lanceafolium* H. B. K., plantes originaires des mêmes régions, sont souvent mélangées à celles de matico, dont elles possèdent les principes actifs et les vertus physiologiques.

POLYGONACÉES

Cette famille, comprenant 30 genres et plus de 600 espèces, est représentée par des herbes annuelles ou vivaces, répandues sur toute la surface de la terre (de préférence dans les régions tempérées et montagneuses), ou par des arbustes et de grands arbres (Coccolobe), qui croissent en Amérique. Leur tige droite est parfois volubile à gauche (Renouée), ou grimpante à l'aide de vrilles raméales (Antigone). Leurs feuilles isolées possédant un pétiole plus ou moins amplexicaule, sont munies, du côté opposé au pétiole, d'une ligule formant un étui, entourant la base de l'entre-nœud supérieur de leur tige. Leurs fleurs hermaphrodites sont disposées en cymes uni- ou bipares, hélicoïdes, groupées elles-mêmes en grappes, en épis ou en ombelles. Leur calice est formé par 6 sépales, dont deux médians (chez la Rumice ou la Rhubarbe), mais il peut être sépaloïde (Rumice), ou pétaloïde (Renouée), etc. Il entoure soit un seul verticille d'étamines alternisépales (Rumice), ou deux verticilles d'étamines ternaires, ce qui porte leur nombre à 9 (Rhubarbe), ou à 8 (Coccolobe), mais celles de ce second verticille portent des anthères extrorses et non introrses comme les précédentes. Leur pistil est généralement formé par 3 carpelles (dont un postérieur), ouverts et concrescents en un ovaire uniloculaire, surmonté de 3 styles, renfermant un seul ovule orthotrope, droit. Leur fruit est un achaine diversement enveloppé par le calice persistant et accrescent, qui renferme une graine riche en albumen amylacé, parfois ruminé (Coccolobe), et un embryon axile, droit (Rhubarbe), ou arqué (Renouée, Rumice). Ces plantes, fournissant soit des aliments (graines de sarrasin et feuilles d'oseille), soit des produits thérapeutiques (Rhubarbe), ou des matières colorantes (Renouée), sont caractérisées par les stomates de leurs feuilles toujours accompagnés de 3 ou de 4 cellules annexes, puis par la présence de leurs poils tecteurs, coniques, unicellulaires, et par celle de leurs poils glanduleux, sessiles, quadricellulaires. Leur mésophylle renferme toujours de nombreux cristaux d'oxalate de chaux.

RHIZOMA RHEI, RHIZOME DE RHUBARBE, DE RHEUM OFFICINALE, Bail. (sud du Thibet), **RHEUM PALMATUM L.** (nord-ouest de la Chine).

Origine botanique. — Ces plantes, à rhizome très développé, recouvert à sa partie supérieure par les restes des tiges et des pétioles foliaires, des années précédentes, portent de très grandes feuilles palmées, à limbe entier, quinquilobé à sa partie supérieure, toujours parcouru par une nervure palminervée. Ses fleurs hermaphrodites, disposées en cymes hélicoïdes, groupées elles-mêmes en épis, sont constituées par un calice à 6 sépales, dont les deux médians, mieux développés, entourent 9 étamines disposées sur deux verticilles et un pistil, à 3 stigmates papilleux, constitué par 3 carpelles ouverts, concrescents en un ovaire uniloculaire, uniovulé. Son fruit est un achaine uniséminé, à embryon droit, à albumen charnu.

Origine géographique. — Pendant de très nombreux siècles, on ne put déterminer avec certitude quelle était la plante livrant, à la thérapeutique, la rhubarbe officinale, depuis si longtemps utilisée en Europe ; mais grâce à un envoi de graines, effectué par le consul français Dabry, on parvint à désigner le *Rheum officinale* comme étant ce végétal. Il croît à l'état sauvage aux environs du lac Kuku-Nor et du fleuve Hwag, c'est-à-dire dans les provinces du Schanzi, de Hu-Nan, de Sze Tschuem. puis dans le sud du Thibet, où il y est parfois cultivé. Les plantes de rhubarbe, croissant sur les contreforts des Alpes du Thibet, livrent, selon les relations du missionnaire Biet, la meilleure drogue, dont Si-ning dans le Schanzi, Si-Ning-Fu dans le Kan-Sou, sont les places marchandes. Les négociants de ces villes les revendent alors aux marchands de Han-Kow, de Tientsin, de Shanghaï, qui les exportent directement sur Canton, ou par les grossistes européens, sur l'Europe.

Routes commerciales. — Cette drogue était exportée sur l'Europe, avant la découverte du cap de Bonne-Espérance, par trois voies différentes, l'une passant par le Turkestan et la mer Caspienne, de là le nom de rhubarbe russe, attribué à ce produit ; l'autre passant par la Perse et la Syrie, d'où son nom de rhubarbe syrienne ou persane. Une troisième route passait par l'Indus, le golfe Persique et la mer Rouge, pour aboutir à Alexandrie, d'où le nom de rhubarbe turque ou égyptienne, qui sert parfois à désigner cette drogue. La Russie, ayant obtenu, dès les années 1653, à entrer en relations commerciales avec la Chine, cette drogue fut alors exportée par des marchands boukhariens, qui, traversant le désert de Gobi et la Sibérie, se rendaient à Tobolsk et à Moscou, de là le nom de rhubarbe moscovite, attribué à cette drogue, qui est toujours perforée, au centre, d'un trou, permettant de s'assurer de sa bonne qualité. On la soumit, en outre à Kiachta, à un contrôle très sévère, qui continua, jusqu'en 1918, d'être un de nos principaux marchés de la rhubarbe, quoique depuis que la Chine ait ouvert plusieurs de ses ports, au commerce européen, cette drogue s'exporte en grand par Shanzi (dont les morceaux sont aplatis et arrondis), par Canton, par Shanghaï, etc., etc.

Récolte. — Les habitants des parties montagneuses du Tangut ou *Tangutes*, arrachent, en automne, les racines des plantes sauvages de rhubarbe, qui commencent à se faner ; puis ils les mondent de leurs radicelles, les lavent et les privent de leur parenchyme cortical, en utilisant, à cet effet, des couteaux ou d'autres instruments primitifs. Ils les sectionnent ensuite dans le sens de la longueur, pour les soumettre à la dessiccation, qui se pratique de plusieurs manières différentes, soit en les suspendant, attachées à des fils au-dessus d'un feu doux, soit en les déposant dans des cendres de bois encore chaudes, soit en les exposant sur la terre ou sur des claies, à l'action des rayons solaires, ou à la dessiccation dans des séchoirs bien ventilés mais chauds. Ces rhizomes et leurs racines, livrés aux marchands en gros, sont toujours exportés, quant à ceux qui sont expédiés par la voie maritime, dans des caisses en bois, doublées intérieurement de plaques de zinc.

Pathologie. — Notons que ces plantes sont souvent attaquées, ainsi que leurs racines desséchées, par des fourmis et par des chenilles, puis par la *Sitodrepa panicea*, l'*Epestia elutella* et par la *Peronospora jaapiana*.

Description de la drogue (fig. 150). — Ces rhizomes se présentent, dans le droguier, sous la forme de gros morceaux cylindriques, plan-convexes, légèrement aplatis sur leurs faces inféres et supères, mais bombés sur leurs faces latérales, puis sous celle de morceaux irréguliers, difformes, toujours saupoudrés d'une poussière jaunâtre.

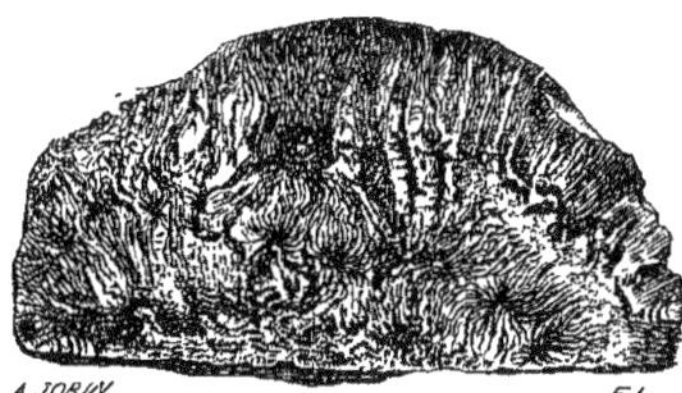

Fig. 150. — Fragment de rhubarbe de Chine.

Perforés parfois à leur centre d'un trou, ils sont plus ou moins caractérisés par des taches noirâtres, marques des restes de leur suber, celles-ci ressortant sur leur fond jaune ou jaune rougeâtre, ou par des stries jaunâtres en quinconces. Leur cassure est difficile, grenue, à surface jaune orange ou jaunâtre, marquée de stries étoilées, qui se rencontrent principalement à leur périphérie. Mastiqués, ils craquent sous la dent, tout en colorant alors la salive en jaune ; leur saveur est amère, astringente, spéciale, leur odeur particulière, agréable, spéciale.

Examen microscopique (fig. 151). — Examiné sur une coupe transversale, ce rhizome est constitué de ci, de là, par un suber, à cellules petites, aplaties, disposées en files radiales, par un parenchyme cortical, qui manque régulièrement dans notre drogue officinale, puis par le liber, parcouru par de nombreux rayons médullaires, radiés et striés. La ligne cambiale, ondulée, brun foncé, le sépare de la région centrale, plus claire, marquée de lignes blanc jaunâtre, provenant des branches des étoiles, celles-ci étant constituées par un petit cercle interne, d'où partent de nombreux rayons divergents, ondulés.

Examinée au microscope, cette coupe laisse apercevoir un tissu parenchymateux, à cellules polygonales, riches en macles d'oxalate de chaux et en amidon ; celui-là entoure un liber parcouru par des rayons médullaires, disposés sur deux ou trois rangs de cellules, mais il ne renferme jamais de fibres libériennes. Son bois, séparé de celui-ci par le cambium, est constitué d'abord par une zone externe, assez mince, à faisceaux peu nombreux, rayés, scalariformes, irréguliers, entourés d'un parenchyme amylifère et cristallifère : il est parcouru par de nombreux rayons médullaires, disposés sur 2 ou sur 3 rangs de cellules, traversant le liber, pour se perdre dans le parenchyme cortical. Puis vient la zone dite des étoiles, celles-ci, disposées en cercles concentriques, sont moins nombreuses au centre qu'à la périphérie, mais elles sont formées par des systèmes libéro-ligneux, distincts, anormaux, constitués extérieurement par du bois et intérieurement par du liber ; tous deux, séparés l'un de l'autre par un cambium spécial, sont parcourus par des

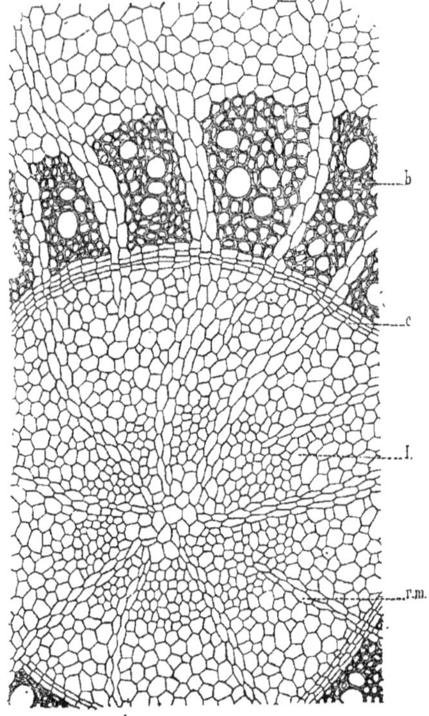

Fig. 151. — Coupe transversale d'un système étoilé de la rhubarbe de Chine.

b) bois ; c) cambium ; l) liber ; rm) rayons médullaires.

rayons médullaires, onduleux, colorés en jaune, formant les nombreuses branches étoilées, qui rejoignent généralement celles des étoiles voisines. Leur liber, lui-même de formation très complexe, est constitué au centre par une région axile, à cellules arrondies, et par une zone externe ou liber mou, à cellules parenchymateuses, tandis que leur bois renferme de nombreuses fibres libériennes ou des vaisseaux rayés.

Cette formation anormale est tributaire, selon certains auteurs, d'une invagination du cercle libéro-ligneux, normal, pénétrant en doigt de gant dans la région médullaire ; le liber refoulant devant lui le bois, se trouve, en conséquence, au centre de la nouvelle formation ; mais de Lanessan y voit plutôt, et, croyons-nous, avec raison, la présence de faisceaux foliaires, qui se

sont davantage développés que ceux de la racine.

Poudre. — Ce rhizome, pulvérisé, livre une poudre jaune orange, caractérisée par la présence de ses macles d'oxalate de chaux, par celle de ses grains d'amidon, de dimensions variables, petits, isolés ou réunis plusieurs ensemble, avec hile étoilé, puis par celle de ses vaisseaux scalariformes, rayés, et de ses fibres libériennes, ainsi que par celle de ses vésicules jaunâtres, qui se colorent en rouge par addition d'alcalis.

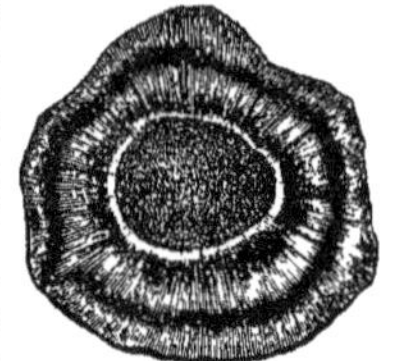

Fig. 152.

Section transversale de rhubarbe de France.

Falsifications. — On différencie cette drogue dans le commerce européen en *rhubarbe chinoise*, provenant de Shen Si ou Chanzi, qui est la meilleure, de Canton, d'odeur rappelant un peu celle de la fumée, et de Shanghaï, etc. Celle-ci est souvent confondue ou mélangée avec celle que nous livre le *Rheum Rhaponticum*, L., (fig. 152 et 153), plante originaire de France, dont le rhizome se présente sous la forme de fragments

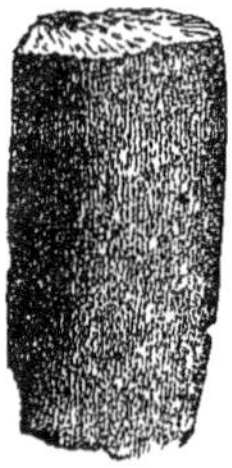

Fig. 153. — Fragment de rhubarbe de France vu de face.

cylindriques, moins gros que ceux de notre drogue officinale, à surface externe, jaune rougeâtre, souvent mondée de son écorce ; ils sont marqués de lignes courtes, fines, assez régulières, parallèles, dues à la présence de leurs rayons médullaires, qui partent tous d'un point central. Elles ne renferment pas d'étoiles, mais une moelle centrale, spongieuse.

Une seconde drogue, servant à falsifier la rhubarbe chinoise, nous provient du *Rheum Rhaponticum*, L., du *Rheum palmatum*, L., et du *Rheum officinale*, Baill., cultivés en Angleterre, qui livrent, au droguier, leurs racines. Celles-ci, déterrées en automne, puis mondées de leur parenchyme cortical, après avoir été lavées, sont desséchées dans des séchoirs spéciaux, chauds. Elles se présentent dans le droguier (fig. 154) sous la forme de morceaux volumineux, recouverts eux aussi d'une poussière jaunâtre. Sectionnée en deux, cette racine est constituée par un cambium ondulé, très net, en dessous duquel se rencontrent des faisceaux libéro-ligneux, étoilés, anormaux, à rayons médullaires peu

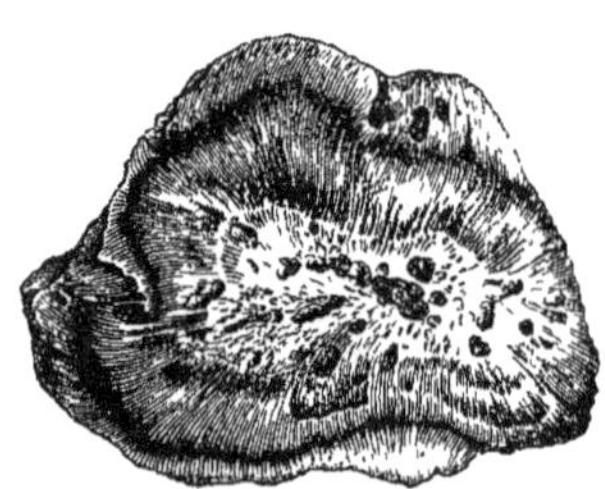

Fig. 154. — Section transversale de la rhubarbe anglaise.

nombreux, et pour ainsi dire droits, qui sont entourés, à leur extrémité supérieure, par une auréole blanchâtre. Son bois ou cylindre central, plus épais que celui de la rhubarbe chinoise, est parcouru, lui aussi, par de nombreux rayons médullaires, très larges, disposés sur 3 ou 6 assises de cellules. Les cellules parenchymateuses de cette drogue, renferment moins de macles d'oxalate de chaux, mais davantage de grains d'amidon, à hile excentrique, que celles de la rhubarbe chinoise.

Celles-ci se différencient comme suit les unes des autres :

Rhubarbe....	de Chine	de France	d'Angleterre
Forme commerciale...	Plate	Cylindrique	Plate
Surface externe	Lignes blanchâtres formant vaguement un réseau losangique	Lignes jaunes, fines, parallèles,	Grosses lignes jaunes, parallèles, écartées
Zone sous-cambiale	Très mince	Très épaisse	Plus épaisse que dans celle de Chine
Région corticale.......	Marbrée avec étoiles	Homogène, non striée	Homogène, non striée, mais étoilée
Étoiles	Abondantes avec nombreux rayons médullaires contournés	Absentes	Rares, à rayons médullaires droits
Oxalate de chaux.....	Très abondant	Beaucoup moins	Beaucoup moins
Rayons médullaires...	Sur 2 à 3 rangs de cellules	Sur 3 rangs de cellules	Épais, sur 3 à 6 rangs de cellules
Saveur......	Astringente, spéciale, amère	Amère, mucilagineuse	Faible, spéciale
Sous la dent..	Craque fortement	Ne craque pas	Craque légèrement
Principes actifs	Très riche	Un peu	Beaucoup moins

Les racines du Rheum rhaponticum renferment de la rhaponticine, de l'émodine, de la rhéine, de l'acide chrysophanique, du chrysophanate de méthyle, de la tétrahydrométhoxyanthraquinone, ou tétrahydrométhoxychrysophénol, etc., outre des matières résineuses et pectiques.

La RHAPONTICINE, $C^{21}H^{24}O^9$, se prépare en extrayant ces racines par de l'alcool, dont le résidu, soumis à l'extraction éthérée, puis alcoolique, donne une solution, que l'on fait cristalliser. Elle se présente sous la forme d'une poudre cristalline, blanche, fusible à 231°, insoluble dans l'éther, le benzène, le chloroforme, le sulfure de carbone, l'éther de pétrole, très soluble dans l'eau, l'alcool, qui, hydrolysée, se décompose en glucose et en rhapontigénine.

La RHAPONTIGÉNINE, $C^{17}H^{22}O^3$, se présente sous la forme d'une poudre cristalline, blanche, fusible à 180°, insoluble dans le benzène, l'éther de pétrole, très peu soluble dans l'eau bouillante,

très soluble dans l'alcool, l'éther, l'acétone, l'éther acétique, la pyridine, dont les solutions alcooliques se colorent en vert par addition d'une goutte de perchlorure de fer. Se dissolvant avec une coloration jaune orange dans l'acide sulfurique dilué, elle donne une solution qui, additionnée d'eau, se précipite sous la forme d'un dépôt jaune par addition du réactif de Millon ; l'acide chlorhydrique la dissolvant avec une coloration rose, l'acide nitrique brune.

Le TÉTRAHYDROMÉTHOXYCHRYSOPHÉNOL, $C^{16}H^{16}O^5$, se prépare en traitant la solution éthérée, provenant de la purification de la rhaponticine, par du carbonate de soude, qui, ne dissolvant pas la rhéine, ni l'émodine, s'empare de cette substance, dont la solution alcaline est précipitée par addition d'acide chlorhydrique ; ce dépôt, repris par du toluène bouillant, donne une dissolution, que l'on soumet à la cristallisation spontanée, quitte à purifier ces cristaux par de l'éther de pétrole, qui s'empare de l'acide chrysophanique.

Il se présente sous la forme d'une poudre cristalline, jaune orange, fusible à 216°, soluble dans le toluène, l'alcool, l'éther, qui, possédant, quant à sa formule, la constitution suivante :

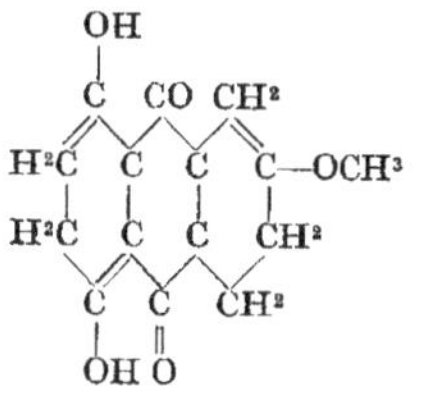

$$
\begin{array}{c}
\text{OH} \\
|\\
\text{C} \quad \text{CO} \quad \text{CH}^2 \\
\text{H}^2\text{C} \quad \text{C} \quad \text{C} \quad \text{C}\!-\!\text{OCH}^3 \\
\text{H}^2\text{C} \quad \text{C} \quad \text{C} \quad \text{CH}^2 \\
\text{C} \quad \text{C} \quad \text{CH}^2 \\
|\quad \|\\
\text{OH} \quad \text{O}
\end{array}
$$

se dissout avec une coloration rouge dans l'ammoniaque, rouge sang dans l'acide sulfurique et jaune dans l'acide nitrique.

La rhubarbe chinoise est aussi parfois falsifiée par addition de racines avariées ou moisies qui, au préalable, ont été saupoudrées de poudre de rhubarbe ou de curcuma, après qu'on eût pris soin de boucher leurs trous de vers, par un mélange pâteux d'ocre et de poudre de rhubarbe.

La poudre de rhubarbe, qui devrait toujours, à notre avis, être préparée dans les officines pharmaceutiques, est très souvent falsifiée, car on l'additionne d'amidons divers, d'ocre, de poudre de curcuma, etc., qui se différencient facilement à l'examen microscopique, ou qui tombent au fond d'un récipient rempli d'eau. Certaines de ces falsifications se colorent en brun par addition d'acide borique (curcuma).

Réactions. — La poudre de rhubarbe, chauffée avec de l'eau renfermant de la soude caustique, donne un filtrat qui, agité, en présence d'acide chlorhydrique, avec de l'éther, se colore en rouge par addition d'ammoniaque (émodine) ; l'éther restant coloré en jaune de par la présence de l'acide chrysophanique, qu'il renferme alors. Les poudres de rhubarbe ci-dessus mentionnées se différencient en outre les unes des autres de par les réactions suivantes, car, traitées par de l'alcool bouillant à 70°, elles donnent une solution qui, filtrée, concentrée, est ensuite agitée avec de l'éther, dont la solution décantée reste jaune, même après 24 heures de repos (rhubarbe de Chine) ; mais, soumise à la distillation fractionnée, elle abandonne un dépôt cristallin qui, lavé, se dissout avec une coloration rouge pourpre dans l'acide sulfurique (rhaponticine), provenant de la rhubarbe française ou anglaise. Notons que l'on peut toujours rechercher, dans un extrait ou dans une teinture, leurs principes anthraquinoniques, en les évaporant à sec, puis en reprenant leur résidu par de l'éther qui, décanté, se colore en rouge cerise, en présence d'émodine, par addition d'ammoniaque, mais cette coloration disparaît par celle de phénolphtaléine. Si celle-ci se rencontrait, par hasard, dans une des teintures ou dans un des extraits à analyser, il faut alors les évaporer à sec, puis épuiser successivement leurs résidus, en présence d'acide chlorhydrique, par de l'éther, de l'acétone et du chloroforme, dont les solutions filtrées, soumises à la distillation fractionnée, abandonnent des résidus, que l'on reprend par une solution diluée de soude caustique ; celle-ci additionnée d'un excès d'eau iodée, puis d'acide chlorhydrique, précipitant en ce cas de la phénolphtaléine tétraiodée, insoluble dans l'eau acidulée, à l'encontre de son filtrat, qui, agité premièrement avec du bisulfite de soude, lui abandonne son iode, puis avec du chloroforme, donne une solution qui, soumise à la distillation sèche, abandonne un résidu se dissolvant avec une coloration rouge dans la lessive de soude diluée, preuve de la présence des dérivés anthraquinoniques. On parvient aussi à doser les dérivés oxyanthraquinoniques dans cette drogue ou dans celles qui lui sont parallèles, en traitant leurs solutions alcalines par du para-nitrodiazobenzène, quitte à tarer les précipités ainsi obtenus, car :

$$C^6H^4(NO^2)N{=}NCl + C^{15}H^8O^2(OH)^2 + 2NaOH + HCl$$

$$= C^6H^4(NO^2)N{=}N{-}C^{15}H^7O^2(OH)^2 + 2NaCl + 2H^2O$$

$$C^6H^4(NO^2)N{=}NCl + C^{15}H^7O^2(OH)^3 + 3NaOH + 2HCl$$

$$= C^6H^4(NO^2)N{=}N{-}C^{15}H^6O^2(OH)^3 + 3NaCl + 3H^2O$$

Analyse chimique. — La rhubarbe chinoise renferme 0,49 p. 100 d'acide chrysophanique, de la chrysophanéine, 0,22 p. 100 de rhéochrysidine, de l'acide gallique, de la glucogalline, de la tétrarine, puis de la rhéine, 0,16 p. 100 d'émodine, de la rhéosmine, de l'isoémodine, de la catéchine, de l'éther méthylique d'acide chrysophanique, du sucre, du glucose, de la phytostérine, des acides stéarique, palmitique et linolique, outre 3 p. 100 d'acide oxalique et un ferment végétal.

On peut obtenir les dérivés anthraquinoniques de la rhubarbe, dont une partie s'y rencontre à l'état libre, l'autre à l'état de glucosides, en traitant cette drogue par du chloroforme, qui dissout tous ceux qui n'y sont pas combinés sous une forme glucosidique. Cette drogue, traitée ensuite à chaud par de l'acide sulfurique dilué, puis extraite par du chloroforme, donne une solution, qui s'empare alors de ses dérivés anthraquinoniques, ainsi mis en liberté ; car ses solutions chloroformiques, soumises à la distillation fractionnée, abandonnent des dépôts, que l'on peut tarer.

La Chrysophanéine, $C^{21}H^{20}O^9$, se présente sous la forme d'aiguilles jaunes, inodores, insipides, fusibles entre 242° et 249°, insolubles dans l'eau froide, l'éther, le chloroforme, le benzène,

le toluène, peu solubles dans l'eau bouillante, l'acide acétique glacial, l'alcool, mais très solubles dans la pyridine, la soude caustique, qui la dissout avec une coloration rouge brunâtre.

Elle se dissout avec une coloration brune dans l'acide sulfurique, dont la dissolution, additionnée d'eau, se précipite alors en un volumineux dépôt verdâtre. Hydrolysée, elle se décompose, selon cette équation, en acide chrysophanique et en glucose, car :

$$\underset{\text{Chrysophanéine}}{C^{21}H^{20}O^9} + H^2O = \underset{\substack{\text{Acide} \\ \text{chrysophanique}}}{C^{15}H^{10}O^4} + \underset{\text{Glucose}}{C^6H^{12}O^6}$$

L'Acide chrysophanique, $C^{15}H^{10}O^4$, dénommé parfois aussi *chrysophanol*, se présente sous la forme de paillettes brillantes, jaune brunâtre, fusibles à 196°, insolubles dans l'eau, peu solubles dans l'alcool, très solubles dans le benzène, le chloroforme. Se dissolvant avec une coloration rouge foncé dans les alcalis ou dans l'acide sulfurique concentré, il possède, quant à sa formule, la constitution suivante :

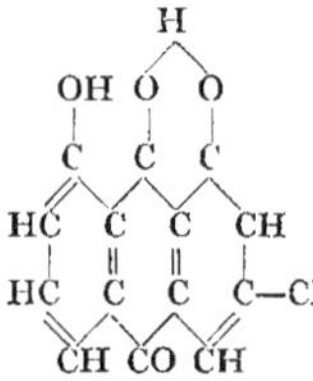

H
OH O O
C C C
HC C C CH
HC C C—CH³
CH CO CH

Acide chrysophanique

La Rhéochrysine, $C^{22}H^{22}O^{10}$, cristallise sous la forme d'aiguilles jaunes, inodores, insipides, fusibles à 204°, insolubles dans l'eau froide, peu solubles dans l'eau bouillante, très solubles dans l'alcool, l'éther. Elle se dissout en partie dans la lessive de soude, qui se colore alors en rouge ; mais hydrolysée, elle se décompose en glucose et en rhéochrysidine, car :

$$\underset{\text{Rhéochrysine}}{C^{22}H^{22}O^{10}} + H^2O = \underset{\text{Rhéochrysidine}}{C^{16}H^{12}O^5} + \underset{\text{Glucose}}{C^6H^{12}O^6}$$

La Rhéochrysidine, $C^{16}H^{12}O^5$, recristallisée dans du benzène, se présente sous la forme de petites aiguilles jaune pâle, brillantes, inodores, insipides, fusibles à 206°, insolubles dans l'eau, l'alcool éthylique, l'alcool méthylique, peu solubles dans l'éther, le chloroforme, le benzène, l'éther acétique, mais très solubles dans la pyridine. On parvient à l'aide d'acide iodhydrique à déterminer qu'elle renferme, dans sa formule, un groupe méthoxylé.

La Glucogalline, $C^{13}H^{16}O^{10}$, recristallisée dans de l'alcool méthylique, se présente sous la forme de petits cristaux blancs, fusibles à 202°, très solubles dans l'eau, l'alcool dilué, peu solubles dans l'éther acétique, l'acétone, mais insolubles dans le chloroforme, le benzène, l'éther de pétrole. Elle se dissout avec une coloration rouge brunâtre dans les alcalins, jaune brunâtre dans la soude caustique, rouge dans l'ammoniaque. Ses solutions se colorent en bleu noirâtre par addition d'une ou deux gouttes de perchlorure de fer. Hydrolysée, la glucogalline se décompose selon cette équation, en glucose et en acide gallique, car :

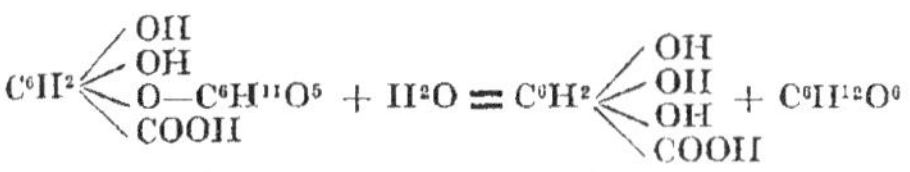

$$C^6H^2 \begin{cases} OH \\ OH \\ O\!-\!C^6H^{11}O^5 \\ COOH \end{cases} + H^2O = C^6H^2 \begin{cases} OH \\ OH \\ OH \\ COOH \end{cases} + C^6H^{12}O^6$$

Glucogalline   Acide gallique   Glucose

La TÉTRARINE, $C^{32}H^{32}O^{12}$, se présente sous la forme d'une poudre cristalline, blanche, fusible à 204°, très soluble dans l'alcool méthylique, l'acétone, l'ammoniaque, la soude caustique, mais peu soluble dans l'éther acétique, l'alcool absolu, insoluble dans l'éther, le benzène, l'eau, le chloroforme, l'éther de pétrole.

Hydrolysée par des acides minéraux dilués, elle se décompose en glucose, en acide cinnamique, en acide gallique et en rhéosmine, car :

$$C^{32}H^{32}O^{12} + 3H^2O$$
Tétrarine

$$= C^7H^6O^5 + C^9H^8O^2 + C^{10}H^{12}O^3 + C^6H^{12}O^6$$
Acide gallique   Acide cinnamique   Rhéosmine   Glucose

La RHÉOSMINE, $C^{10}H^{12}O^2$, cristallise sous la forme d'aiguilles blanches, brillantes, soyeuses, fusibles à 70°, très solubles dans l'éther, l'alcool, l'acétone, peu solubles dans le benzène, insolubles dans les carbonates alcalins, l'éther de pétrole. Réduisant les solutions ammoniacales de nitrate d'argent, elle donne avec la phénylhydrazine, l'hydroxylamine et le bisulfite de soude, etc., des combinaisons cristallines, doubles, car elle possède une fonction aldéhydique.

L'ISOÉMODINE, $C^{15}H^{10}O^5$, se présente sous la forme de paillettes jaunes, fusibles à 212°, très solubles dans l'éther, l'alcool, le benzène, le toluène, le chloroforme, l'acide acétique glacial, les alcalis caustiques et les carbonates alcalins, dont les solutions se colorent en rouge foncé par addition de perchlorure de fer. Elle se différencie de l'émodine de par sa grande solubilité dans le toluène.

L'ÉMODINE, $C^{15}H^{10}O^5$, cristallise sous la forme d'aiguilles jaune orange, fusibles à 254°, très solubles dans l'alcool, le benzène, le chloroforme, l'acide acétique glacial, peu solubles dans le toluène, l'éther, mais insolubles dans l'éther de pétrole et dans l'eau. L'acide sulfurique la dissout, ainsi que les alcalis caustiques, avec une belle coloration rouge.

Chauffée avec de l'anhydride acétique, elle donne des dérivés mono-, bi- ou triacétylés, mais, soumise à la distillation sèche, sur de la poudre de zinc, elle se décompose en méthylanthracène. Méthylée, elle donne de la triméthylémodine. Elle possède, quant à sa formule, la constitution suivante :

$$
\begin{array}{c}
H \\
OH \quad O \quad O \\
C \quad C \quad C \\
HC \quad C \quad C \quad CH \\
HO\!-\!C \quad C \quad C \quad C\!-\!CH^3 \\
CH \quad C \quad CH \\
O
\end{array}
$$

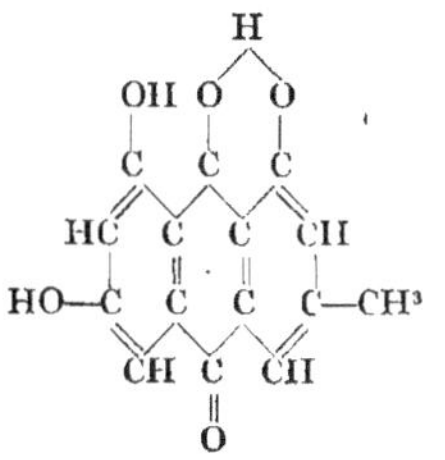

La RHÉINE, $C^{15}H^{10}O^6$? recristallisée à l'aide de pyridine, se présente sous la forme d'aiguilles jaunes, brillantes, fusibles à 318°, très peu solubles dans les dissolvants organiques usuels ; elle se dissout avec une coloration rouge foncé dans l'acide sulfurique, dans les alcalis caustiques et dans les solutions de carbonates alcalins.

Elle possède, quant à sa formule, la constitution suivante :

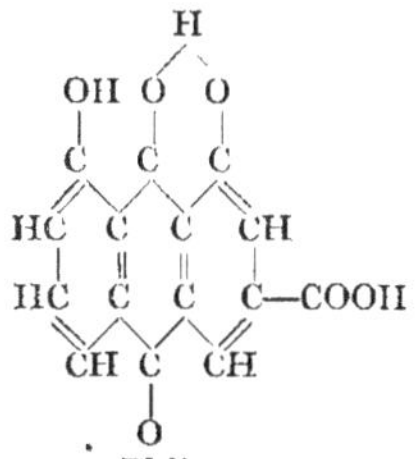

$$
\begin{array}{c}
H \\
OH \quad O \quad O \\
C \quad C \quad C \\
HC \quad C \quad C \quad CH \\
HC \quad C \quad C \quad C\!-\!COOH \\
CH \quad C \quad CH \\
O
\end{array}
$$
Rhéine

L'ACIDE RHÉOTANNIQUE, $C^{26}H^{26}O^{14}$, se présente sous la forme d'une poudre jaune brunâtre, inodore, très amère, insoluble dans l'éther, le chloroforme, très soluble dans l'eau, l'alcool, dont les solutions sont précipitées en des dépôts noir verdâtre par addition de sels ferreux, blanc jaunâtre par celle d'albumine, mais elles réduisent, en outre, les solutions de nitrate d'argent. Hydrolysé, cet acide se décompose en acide tannique, en acide rhéique et en glucose.

Usage thérapeutique. — Cette drogue se prescrit, à doses de 0 gr. 05 à 0 gr. 2 plusieurs fois par jour, en poudres ou en pilules, comme stomachique, et à doses de 0 gr. 5 à 4 grammes en une fois comme laxatif : mais on peut aussi l'ordonner, à doses de 5 à 20 grammes sur 200 grammes d'eau, sous la forme de décoctions, comme stomachique et comme laxatif, provoquant des évacuations alvines.

Action physiologique. — De par sa teneur en tannoglucosides, cette drogue agit comme astringent et comme stomachique, mais de par la présence de ses anthraquinones, elle possède des propriétés laxatives. Ordonnée à doses trop élevées, elle provoque de fortes et douloureuses coliques, de la diarrhée, des nausées, des vomissements ; mais à faibles doses, elle diminue les fermentations anormales de l'estomac, augmente l'appétit, facilite la digestion et l'évacuation des excréments, qui, colorés en jaune, sont mous. Notons que les rhubarbes française et anglaise provoquent plus facilement des coliques que notre drogue officinale, mais elles sont suivies de constipations opiniâtres, de par la présence de leur pour cent très élevé en acide rhéotannique, qui agit ensuite comme astringent intestinal.

Il ne faut jamais ordonner de la rhubarbe aux nourrices, cas contraire, leur lait posséderait des propriétés laxatives pour les nouveau-nés, ni aux personnes souffrant d'hémorroïdes, vu que cette drogue congestionne les vaisseaux périphériques, ni aux patients souffrant habituellement de constipations opiniâtres, cas contraire, celles-ci deviendraient chroniques ; ni aux malades atteints de gravelle, car cette drogue augmente, de par sa teneur en acide oxalique, les dépôts d'acide urique.

Notons que les urines et les excréments, des

personnes ayant absorbé de la rhubarbe, sont toujours colorés en jaune.

Incompatibilités. — Il ne faut jamais la prescrire avec de l'eau de chaux, des émétiques, des astringents, des sels ferreux, des acides minéraux ou organiques, du sulfate de zinc, du bichlorure de mercure, etc., etc.

Pharmacie galénique. — Elle sert à préparer l'Extractum Rhei siccum, l'Extractum Rhei compositum, le Sirupus Rhei, la Tinctura Rhei aquosa, la Tinctura Rhei vinosa, la Pulvis Magnesiæ cum Rheo, la Pulvis aromaticus cum Rheo, l'Elixir ad longam vitam, les Pilulæ Laxantes, les Pilulæ Rhei compositæ, l'Infusum Rhei, etc. (voir, plus pour de détails, notre *Traité de Pharmacie galénique*).

Notons, que les teintures de rhubarbe (vineuse ou aqueuse, déposent souvent des précipités jaunâtres de chrysophanéine, qui peuvent être évités, si on additionne ces médicaments de glycérine. Il ne faut jamais les prescrire avec de l'antipyrine, qui y provoque des précipités insolubles.

Historique. — Le nom de Rheum, attribué à cette plante, lui provient du mot Rha, qui est la dénomination russe du Volga, où l'on présumait autrefois que cette plante se rencontrait. Utilisée dès les années 2700 av. J.-C., par les Chinois, comme en font foi le *Pen King Tsao* de l'empereur Shen Nung, où elle y est mentionnée sous la dénomination de *Huang Liang*, c'est-à-dire celle qui jaunit, cette drogue était déjà mentionnée par Dioscoride et par Pline, etc., qui nous transmirent la description de la racine jaune de *Rhacoma*, celle-ci leur provenant du Bosphore. Les écrivains arabes Avicenne et Mésué, etc.,mentionnent la Chine comme étant le lieu d'origine de cette drogue ; Marco Polo **fut** le premier européen qui eut l'heur de voir, dans la province de Kan Su, la plante qui la livrait. Le moine franciscain Oderico rapporta aussi de son voyage en Chine (qui eut lieu vers le milieu du XIVᵉ siècle) divers documents ayant trait à la culture de cette plante, dont le rhizome provenait alors en Europe, comme nous l'avons dit précédemment, par trois voies différentes. Les Russes, ayant envahi la Sibérie et s'étant emparés du monopole de la vente des racines de rhubarbe, installèrent à Kiachta des laboratoires d'analyse, où cette drogue était contrôlée par un pharmacien assermenté,qui en autorisait, une fois par an, l'exportation pour la Russie, à l'aide de traîneaux, Moscou ou Pétrograd en étaient les principaux marchés. La détermination botanique de sa plante fut très difficile, car du temps de Catherine II et de Pierre le Grand, de fortes primes étaient déjà assurées aux explorateurs qui rapporteraient, de leurs voyages, des graines de rhubarbe. Prosper Alpin nous apprend que l'on cultivait, en 1535, le *Rheum Rhaponticum* à Padoue ; Linné détermina sa plante comme étant un *Rheum palmatum*, à l'encontre de Soubeiran qui la dénomme *Rheum officinale*, en se basant sur des échantillons provenant de graines, qui lui avaient été envoyées en 1868 par M. Dabry, alors consul de France, au Thibet. Cette manière de voir fut confirmée par les travaux de Prejwalsi, qui ayant obtenu des graines de rhubarbe provenant des environs du lac Kuku Nor, les planta aux environs de Pétrograd, où elles prospèrent.

RADIX PATIENTIÆ, RACINE DE PATIENCE, DE RUMEX OBTUSIFOLIUS, L.

Originaire de l'Europe et de l'Asie septentrionale, cette plante livre, au droguier, ses racines non officinales, qui s'y présentent sous la forme de gros fragments cylindriques, de 5 à 7 centimètres de long, sur 1 à 2 centimètres de diamètre, à surface externe, gris noirâtre, striée longitudinalement et marquée d'anneaux circulaires. D'odeur nulle, à saveur amère, spéciale, cette racine renferme du tanin à noyau pyrocatéchique, beaucoup d'oxalate de chaux, des anthraquinones, particu-

lièrement de l'acide chrysophanique, dénommé *rumicine* ou *lapathine*. Elle se prescrit parfois, dans la médecine populaire de nos régions, sous la forme de décoctions, comme laxatif et comme dépuratif du **sang**.

RADIX RUMICIS, RACINE D'OSEILLE, DE RUMEX ACETOSA, L.

Commune à nos régions, cette plante, à tiges droites, simples, de 30 à 60 centimètres de haut, porte des feuilles isolées, épaisses, à limbe obovale, profondément sagitté, et des fleurs hermaphrodites, construites sur le type habituel de celles des plantes de cette famille. Elle ne livre, à la thérapeutique aucune drogue officinale, mais ses racines se rencontrent parfois dans le droguier, sous la forme de fragments cylindriques, de 15 à 20 centimètres de long sur 20 à 25 millimètres de diamètre, à surface externe, subérifiée, brun rougeâtre, striée dans le sens de la longueur, d'odeur nulle, à saveur astringente, légèrement amère. Ces racines se prescrivent, ainsi que celles du *Rumex crispus*, L., plante originaire de l'Europe, dans la médecine populaire de nos régions, comme laxatif et comme purgatif, mais elles sont surtout recherchées par les tanneurs, car elles renferment, comme celles de la plante *Rumex obtusifolius*, passablement de matières résineuses et pectiques, des traces d'essence, de l'oxyméthylanthraquinone, de la frangulaémodine, de l'acide chrysophanique, du sucre, du glucose, des traces de fer et passablement de tanin.

RHIZOMA POLYGONI, RHIZOME DE BISTORTE, DE POLYGONUM BISTORTA, L.

Répandue dans les prairies de toute l'Europe, cette plante livre, à la médecine populaire, son rhizome, qui se présente parfois, dans le droguier, sous la forme de morceaux aplatis, tortueux, de 3 à 8 centimètres de long, sur 1 à 1 cm. 5 de diamètre, à face externe, brun rougeâtre, marquée de stries longitudinales et d'anneaux circulaires, d'odeur nulle, à saveur astringente, un peu amère. Renfermant beaucoup de tanin, d'acide gallique, de l'oxalate de chaux, il se prescrit parfois, sous la forme de décoctions, comme astringent intestinal et comme spécifique contre la diarrhée ; il en est de même des racines de *Polygonum cuspidatum* Sieb., qui renferment de la Cuspidatine ou Polygonine, $C^{21}H^{20}O^{10}$, celle-ci se présentant sous la forme d'aiguilles jaunes, brillantes, fusibles à 208°, très peu solubles dans l'eau, mais très solubles dans l'alcool dilué, se décompose, par l'hydrolyse, en glucose et en émodine, car :

$$C^{21}H^{20}O^{10} + H^2O = C^6H^{12}O^6 + C^{15}H^{10}O^5$$

Polygonine   Glucose   Emodine

HERBA POLYGONI, DE POLYGONUM AVICULARE, L.

Originaire de l'Europe centrale, cette plante herbacée livre, ainsi que les précédentes, ses parties aériennes, fleuries, à la médecine populaire, car elles renferment des traces d'essence, du glucose, des matières résineuses et pectiques, outre de la polygonine. Leur essence est constituée par un mélange d'acides gras, volatils, et de camphre de Polygonum, dénommé *Persicariol*.

Elles se prescrivent parfois dans la médecine populaire de nos régions, sous la forme de décoctions ou d'infusions, comme dépuratif du sang, comme antiblennorragique et comme purgatif. Il en est de même des parties aériennes du *Polygonum dumetorum*.

FRUCTUS POLYGONI, BLÉ SARRASIN, DE POLYGONUM FAGOPYRUM, L,

Originaire de l'Europe centrale et de l'Amérique du Nord, cette plante y est parfois cultivée, car elle livre, à l'alimentation, des graines riches en amidon, celui-ci servant parfois à préparer du pain.

Notons que les parties aériennes de cette plante renferment de la fagopyrumrutine.

La Fagopyrumrutine, $C^{27}H^{30}O^{16}$, se prépare en extrayant ces parties végétales, fraîches, en présence d'une trace de carbonate de chaux, par de l'alcool bouillant, dont la solution, concentrée sous pression réduite, abandonne un résidu, que l'on reprend par de l'éther acétique, afin de le soumettre à la cristallisation spontanée. Elle se présente sous la forme d'une poudre cristalline, blanc jaunâtre, fusible à 189° (la rutine fondant à 191°), soluble dans l'eau, l'alcool, insoluble dans l'éther, le chloroforme, l'éther de pétrole, qui, hydrolysée, se décompose en rhamnose, en glucose et en quercétine.

IVe Ordre. — CENTROSPERMÉES

CHÉNOPODIACÉES

Cette famille, comprenant 113 genres et plus de 1.000 espèces, répandues sur toute la surface du globe, est représentée par des herbes annuelles ou vivaces, et par de petits arbustes, à feuilles isolées ou opposées, dépourvues de stipules, à limbe entier parfois lobé. Leurs fleurs hermaphrodites, quelquefois unisexuées (Épinard), sont généralement groupées en épis et en grappes, ou en cymes bipares. Leur calice sépaloïde (ou pétaloïde), à 5 sépales, dont un postérieur, entoure 5 étamines superposées aux sépales, et un pistil à 3 carpelles médians, ouverts et concrescents entre eux, en un ovaire uniloculaire, qui, surmonté de 2 ou 3 styles, renferme un ovule campylotrope et parfois plusieurs ovules, ceux-ci, une fois fécondés, donnant naissance à des achaines ou parfois à des baies ou à des pyxides.

Les plantes de cette famille fournissent à l'homme des aliments très recherchés, tels que les épinards, le suc de betterave, la salicorne, mais elles livrent rarement des drogues officinales à la thérapeutique.

HERBA ET OLEUM CHENOPODII, THÉ ET ESSENCE D'AMBROISIE ou DU MEXIQUE, DE CHENOPODIUM AMBROSOIDES, L.

Les tiges de cette plante, de 40 à 60 centimètres de haut, portent des feuilles isolées, courtement pétiolées, à limbe entier, atténué à sa base, denté sur ses bords, de 1 cm. 5 de long sur 0 cm. 5 de large, recouvert de nombreux poils tecteurs et glanduleux ; les premiers, pluricellulaires, sont unisériés ; les seconds étant constitués par une glande sessile, unicellulaire, ou par un pédicelle, supportant une grande glande sécrétrice. Ses fleurs, construites sur le type habituel de celles des plantes de cette famille, donnent, une fois fécondées, de petits achaines entourant une graine brun noirâtre.

Prospérant de nos jours dans toute la région méditerranéenne, puis au Mexique et aux Etats-Unis, d'où elle est originaire, elle livre au droguier ses parties aériennes, fleuries, qui, desséchées, se prescrivent parfois, dans la thérapeutique, comme vermifuge ou comme stomachique, car elles renferment passablement d'essence, de la chenopodine, des matières résineuses et pectiques.

La Chenopodine, $C^4H^{13}NO^4$, se prépare en traitant les parties aériennes de cette plante par de l'alcool bouillant, qui, filtré, puis soumis à la distillation fractionnée, abandonne un résidu, que l'on reprend par de l'eau additionnée d'acide sulfurique. Cette solution filtrée, puis concentrée, se précipite par addition de soude caustique en un dépôt qui, repris par de l'éther, donne une solution, que l'on soumet à la cristallisation spontanée. Elle se présente sous la forme d'une poudre blanche, cristalline, fusible à 225°, très peu soluble dans l'eau froide, mais très soluble dans l'éther, l'alcool.

Son Essence, se préparant en soumettant ses parties aériennes à la distillation aux vapeurs d'eau, se présente sous la forme d'un liquide jaunâtre, d'odeur particulière, désagréable, à saveur chaude, légèrement camphrée, d'un poids spécifique de 0,973, à pouvoir rotatoire, lévogyre, de — 5° 11', à indice de réfraction de 1,4785, soluble dans l'éther, le chloroforme, le benzène, en partie soluble dans l'alcool. Elle est constituée par un mélange de sylvestrène, de camphre de chenopodium ou ascaridol, de carvone et de safrol.

L'Ascaridol, $C^{10}H^{16}O^2$, se présente sous la forme d'un liquide incolore, d'odeur particulière, désagréable, d'un poids spécifique de 1,007, non entraînable aux vapeurs d'eau, à indice de réfraction de 1,4743, entrant en ébullition entre 80 et 84°, insoluble dans l'eau, peu soluble dans l'éther, mais très soluble dans l'alcool, l'éther acétique, le chloroforme. Traité par une solution saturée de sulfate ferreux, il se décompose, en dégageant de la chaleur, en alcool isopropylique, car il possède, quant à sa formule, la constitution suivante :

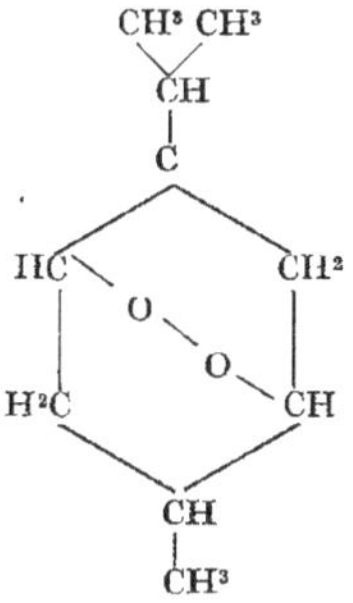

$$\text{CH}^3\ \text{CH}^3$$
$$|$$
$$\text{CH}$$
$$|$$
$$\text{C}$$

Cette essence se prescrit, à doses de 0 gr. 2 à 0 gr. 3, en présence d'huile de ricin, comme vermifuge.

Il en est de même de celle obtenue en soumettant les parties aériennes du *Chenopodium vulgare*, L. et du *Chenopodium album*, L., qui renferment, en outre, de la triméthylamine.

HERBA CAMPHOROSMÆ, CAMPHRÉE DE MONTPELLIER, DE CAMPHOROSMA MONSPELIACA, L.

Originaire de l'Europe méridionale, cette plante livre, au droguier, ses parties aériennes, fleuries, d'odeur légèrement camphrée, qui se prescrivent parfois, dans la médecine populaire, à doses de 10 à 15 grammes sur 200 grammes d'eau, sous la forme d'infusions, comme diurétique, contre les catarrhes de la vessie.

BOTRYS OU THÉ DU MEXIQUE, DE CHENOPODIUM BOTRYS, L.

Originaire de la région méditerranéenne, cette plante herbacée livre, au droguier, ses parties aériennes, toujours mondées de leurs grosses tiges, dont les feuilles, longuement pétiolées, sont subpennatiséquées, à lobes obtus, pubescents, glanduleux. Elles se prescrivent, de par leur teneur en essence, dans la médecine populaire de nos régions, sous la forme d'infusions, comme expectorant.

FOLIUM SALSOLÆ, FEUILLE DE SOUDE ÉPINEUSE, DE SALSOLA SODA (L), SALSOLA TRAGUS, D. C.

Originaires de la région méditerranéenne, ces plantes herbacées livrent, au droguier, leurs feuilles non officinales, qui, renfermant du citrate, de l'oxalate et de l'acétate de soude, se prescrivent parfois, dans la médecine populaire de nos régions, sous la forme d'infusions, comme diurétique et comme spécifique contre la gravelle.

FOLIUM SPINACIÆ, FEUILLE D'ÉPINARD, DE SPINACIA OLERACEA, L.

Cultivée dans nos jardins potagers, cette plante livre, au droguier, ses feuilles non officinales, qui, exprimées à l'état frais, donnent un suc se prescrivant, dans la médecine populaire, comme dépuratif du sang. Notons qu'utilisées comme légume, elles ne sont pas nutritives, car elles renferment 85 p. 100 d'eau, 3,4 p. 100 de substances azotées, 0,1 p. 100 de sucre, 0,58 p. 100 de corps gras et 0,94 p. 100 de fibres libériennes, outre des traces de fer.

NYCTAGACÉES

Comprenant 23 genres et 215 espèces, cette famille ne livre, à la thérapeutique moderne, aucune drogue officinale.

HERBA MIRABILIS, BELLE DE NUIT, DE MIRABILIS JALAPA, L.

Originaire de l'Amérique centrale, cette plante herbacée livre, au droguier, ses parties aériennes, fleuries, non officinales, à saveur douceâtre, puis amère, qui se prescrivent parfois, dans la médecine populaire, sous la forme d'infusions, comme diurétique et comme spécifique contre l'hydropisie puis comme laxatif.

HERBA PETIVERIÆ, DE PETIVERIA ALLIACEA, L.

Originaire de l'Amérique centrale, cette plante herbacée livre, à la médecine indigène de ces pays, ses parties aériennes, riches en essence, qui s'y prescrivent sous la forme d'infusions, comme diurétique, comme emménagogue, comme antispasmodique et comme diaphorétique. Ses parties aériennes, soumises à la distillation aux vapeurs d'eau, livrent une essence alliacée, non encore bien définie, quant à sa composition chimique.

PHYTOLACCACÉES

RADIX PHYTOLACCÆ, RACINE D'ÉPINARD DOUX, DE PHYTOLACCA DECANDRA, L.

Originaire de l'Amérique du Nord, particulièrement du Canada, cette plante livre, au droguier, ses racines non officinales, qui, renfermant un glucoside ou *phytolaccine* (qui est une saponine), des matières résineuses et pectiques, se prescrivent parfois, dans la médecine populaire, comme émétique et comme succédané de celles de l'ipécacuanha.

Notons que les fruits et les graines de cette plante, ainsi que ceux de la *Phytolacca abyssinica*, extraits par de l'éther de pétrole, livrent, outre des matières résineuses, une huile fixe, jaune brunâtre, semi-solide, liquéfiable vers + 37°, à indice d'acidité de 29,8, à indice de saponification de 91,19, d'un poids spécifique de 0,9378, qui, saponifiée, donne de la glycérine, des hydrocarbures et des acides gras, volatils, mais mal definis. Ces fruits extraits ensuite par de l'éther, livrent de la phytostérine, mais traités par de l'alcool bouillant, ils lui abandonnent leur *saponine*. La *phytolaccine* se présente sous la forme d'une poudre blanche, amorphe, soluble dans l'eau, l'alcool, peu soluble dans l'alcool amylique, insoluble dans l'éther, l'acétone, le chloroforme, le sulfure de carbone, qui, réduisant légèrement la liqueur de Fehling et passablement le ferricyanure potassique additionné de perchlorure de fer, ainsi que le permanganate potassique, se décompose, par l'hydrolyse, en sapogénine, en lévulose, en galactose et en dextrose, que l'on sépare les uns des autres par la fermentation. Ces fruits renferment, en outre, du mucilage et du tanin solubles dans l'eau.

CARYOPHYLLACÉES

Comprenant 70 genres et plus de 2.000 espèces, cette famille est représentée par des herbes, à rameaux souvent renflés entre leurs nœuds, à feuilles opposées, simples, entières, non stipulées, ordinairement uninervées. Leurs fleurs hermaphrodites, actinomorphes, disposées en cymes bipares, sont pentamères, rarement tétramères, à calice gamosépale (Silène), ou dialysépale (Alsine), à corolle séparée parfois du calice par un long entre-nœud, dont les pétales libres sont souvent onguiculés ou échancrés, parfois munis d'appendices ligulés. Leur androcée est constitué par deux verticilles d'étamines libres, dont les épipétales avortent parfois (Herniaire), tandis que leur pistil se compose de 5 (Lychnide, Agrostemme), de 3 (Scillaire) ou de 2 (Saponaire ; Œillet) carpelles

clos, concrescents en un ovaire bi ou pluriloculaire, surmonté d'autant de styles libres.

Il renferme, dans l'angle interne de chacune de ses loges deux rangs d'ovules campylotropes. Leur fruit est une capsule, qui, s'ouvrant dans sa partie supérieure, renferme de nombreuses graines, à albumen amylacé, à embryon recourbé en anneau, à l'exception de celui de l'œillet, qui est droit.

HERBA HERNIARIÆ, HERBE D'HERNIAIRE, D'HERNIARIA GLABRA, L.

Originaire de l'Europe centrale, cette plante herbacée livre, au droguier, ses parties aériennes, fleuries, non officinales, qui renferment un glucoside cristallin, ou *Herniarine*, $C^{34}H^{50}O^{19}$, soluble dans l'eau, l'alcool dilué, l'éther acétique ; hydrolysée, elle se décompose en glucose et en éther méthylique d'ombelliférone.

Ces feuilles, renfermant, en outre, une saponine de formule $C^{19}H^{30}O^{10}$, des matières résineuses et pectiques, se prescrivent dans la médecine populaire, sous la forme d'infusions, comme diurétique et comme spécifique contre les néphrites. Il en est de même des parties aériennes de l'*Herniaria hirsuta*, L.

RADIX SAPONARIÆ, RACINE DE SAPONAIRE, DE SAPONARIA OFFICINALIS, L.

Origine botanique. — Cette plante herbacée, vivace, de 40 à 70 centimètres de haut, porte des feuilles opposées, courtement pétiolées, à limbe entier, lancéolé, pointu à son extrémité supérieure, et des fleurs blanc rosé, disposées, sous la forme de panicules, à l'aisselle de ses feuilles supérieures. Elles sont constituées par un calice à 5 sépales, par une corolle à 5 pétales onguiculés, par un androcée à 10 étamines et par un ovaire biloculaire, renfermant de nombreux ovules. Son fruit est une capsule, dont les graines, à embryon recourbé, possèdent un albumen amylacé.

Origine géographique. — Elle croît à l'état sauvage, dans les terrains sablonneux, humides, puis sur le bord des cours d'eau de toute l'Europe centrale.

Description de la drogue. — Ses racines, arrachées au printemps ou en automne, lavées, puis mondées de leurs radicelles, sont alors desséchées au soleil, puis parfois décortiquées. Elles se présentent dans le droguier, sous la forme de fragments cylindriques, à surface externe rougeâtre, à cassure difficile, jaune blanchâtre ; à bois dur, non strié, à saveur douceâtre, mucilagineuse, puis âcre, d'odeur nulle, irritante pour les muqueuses nasales.

Examen microscopique (fig. 155). — Examinée sur une coupe transversale, cette racine est parfois constituée par un suber (*s*) à cellules aplaties, disposées en files radiales, par un parenchyme cortical (*pc*), à cellules polygonales, riches en macles d'oxalate de chaux, mais toujours dépourvues de grains d'amidon ; puis vient le liber (*l*), à petites cellules polygonales, disposées en files radiales, qui est séparé du bois par le cambium (*c*) ; celui-là, renfermant de nombreux faisceaux libéro-ligneux (*vb²*), est parcouru, ainsi que le liber, par de nombreux rayons médullaires, (*rm*) très minces, invisibles à l'œil nu ou à la loupe. Certaines des cellules parenchymateuses, de cette racine, se colorent en jaune, puis en rouge et en bleu, par addition d'acide sulfurique, ce sont les cellules à saponine, particulièrement localisées dans les tissus sous-épidermiques et dans les cellules parenchymateuses entourant les faisceaux libéro-ligneux de ces racines.

Analyse chimique. — Cette drogue, rarement falsifiée, vu ses prix modérés, renferme

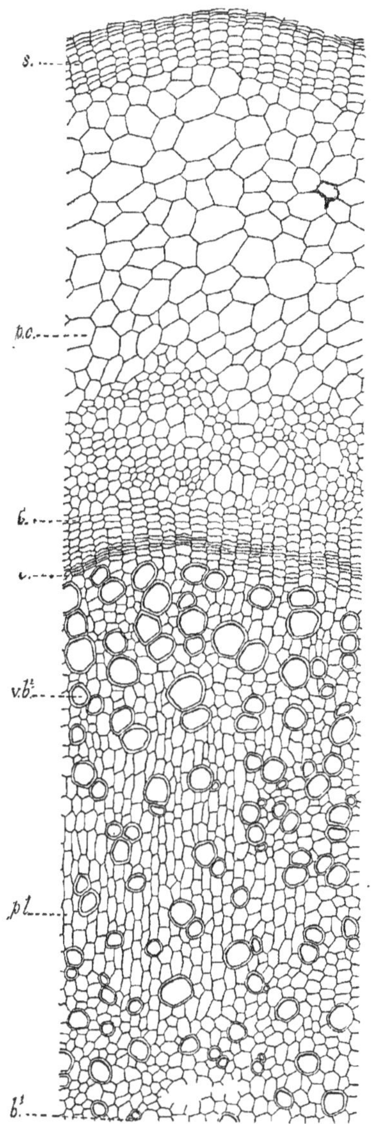

Fig. 155. — Coupe transversale de la racine de saponaire.

s) suber; pc) parenchyme cortical; l) liber; c) cambium; vb¹) vaisseaux; b¹) bois primaire; pl) parenchyme ligneux.

2,5 p. 100 de saponine, de la lactosine, du mucilage, des matières résineuses et pectiques, outre de l'oxalate de chaux et de la saporubine $(C^{18}H^{28}O^{10})^4$.

La SAPONINE, $C^{18}H^{28}O^{10}$, se prépare en extrayant ces racines par de l'alcool bouillant, dont la solution, filtrée à chaud, dépose un précipité qui, repris par de l'eau bouillante, donne une solution, que l'on traite par de l'hydrate barytique, puis par de l'anhydride carbonique; son filtrat précipitant un dépôt blanc de saponine, par addition d'alcool. Elle se présente sous la forme d'une poudre blanche, amorphe, fusible à 231°, inodore, insipide pour commencer, puis âcre, soluble dans l'eau, l'alcool dilué, mais insoluble dans l'éther, le chloroforme. Hydrolysée, elle se décompose en glucose et en sapogénine, $C^{14}H^{22}O^2$. Elle se dissout avec une coloration jaune, puis rouge et bleue, dans l'acide sulfurique, mais ses solutions aqueuses, dextrogyres, moussent très fortement, lorsqu'on les agite.

La LACTOSINE, $C^{18}H^{32}O^{16}$, se rencontrant, non seulement dans les racines de saponaire, mais dans toutes les plantes appartenant à la famille des Caryophyllacées, se prépare en les extrayant par de l'eau, dont la solution est précipitée, par addition d'alcool, en un dépôt, que l'on reprend par de l'eau. Cette solution, traitée par de l'acétate neutre de plomb, puis par de l'hydrogène sulfuré, donne un liquide qui, concentré, puis additionné d'alcool, se précipite en un dépôt blanc, amorphe, fusible à 110°, insoluble dans l'éther, le chloroforme, mais très soluble dans l'alcool dilué, l'eau, dont les solutions, à pouvoir rotatoire, dextrogyre, de + 211°,7, réduisent petit à petit, à chaud, la liqueur de Fehling; la lactosine hydrolysée se décompose en galactose et en une substance mal définie, quant à sa composition chimique.

Usage thérapeutique. — Cette racine se prescrit, à doses de 0 gr. 1 à 0 gr. 3 plusieurs fois par jour, en poudres ou en pilules, et à doses de 20 à 30 grammes sur 1.000 grammes d'eau, sous la forme de décoctions, comme expectorant et comme dépuratif du sang, mais elle est ordonnée, à doses plus élevées, comme anti-goutteux.

Action physiologique. — Ordonnée à doses trop élevées, elle agit comme un émétocathartique, car cet irritant local des muqueuses provoque parfois de l'hématurie et des accidents souvent mortels, en abolissant l'excitabilité musculaire, puis en agissant sur la substance grise de la moelle épinière, dont elle paralyse les réflexes. Elle paraît, en outre, dissoudre les hématies.

Historique. — Rarement ordonnée comme dépuratif du sang, dans la médecine populaire, cette drogue est surtout utilisée, dans l'industrie textile, pour dégraisser les étoffes ou pour préparer des émulsions oléagineuses: il en est de même des racines de *Gypsophila Struthium*, L. qui croît en Egypte.

RADIX SAPONARIÆ, RACINE DE SAPONAIRE D'EGYPTE, DE GYPSOPHILA STRUTHIUM, GYPSOPHILA PANICULATA, L.

Originaires de l'Egypte et de l'Asie Mineure, ces plantes livrent au droguier, leurs racines qui, sectionnées, se présentent sous la forme de gros morceaux cylindriques, à surface externe jaune fauve, profondément ridée, recouverte de taches plus foncées, provenant du suber peu épais, à face interne blanche, à saveur amère, âcre, d'odeur faible, mais sternutatoire.

Examinée sur une coupe transversale, cette racine est constituée par un suber, à cellules tabulaires, par un parenchyme cortical, à cellules polygonales, tangentiellement allongées, riches en cristaux étoilés d'oxalate de chaux, celles-là recouvrent le liber, à cellules plus denses, qui entourent des vaisseaux grillagés, à faisceaux cunéiformes, puis vient le cambium, qui recouvre le bois parcouru de nombreux rayons médullaires, riches en cristaux étoilés, d'oxalate de chaux.

Renfermant beaucoup de saponine, des traces de sucre, des matières résineuses et pectiques, cette racine est utilisée comme succédané de la drogue précédente.

SEMEN AGROSTEMMÆ, GRAINE DE NIELLE, D'AGROSTEMMA GITHAGO, L., sen LYCHNIS GITHAGO.

Croissant à l'état sauvage dans les champs de blé de toute l'Europe, cette plante herbacée livre, au droguier, ses graines non officinales, qui très toxiques, de par leur teneur en saponine ou agrostémine, provoquent souvent des empoisonnements mortels, si elles se rencontrent dans notre farine alimentaire.

Notons que l'*Agrostémine* se présente sous la forme d'aiguilles jaune pâle, se dissolvant avec une coloration rouge dans l'acide sulfurique, qui, dégageant de l'ammoniaque, si on les chauffe avec de la potasse caustique, se décomposent par l'hydrolyse en glucose et en agrostemasapogénine.

Ve ORDRE. — POLYCARPIACÉES

MONIMIACÉES

Cette famille, comprenant 25 genres avec 150 espèces répandues, pour la plupart, dans les contrées chaudes de l'Amérique et de l'Asie, est représentée par des arbustes ou par des arbres, à feuilles opposées, simples, non stipulées, renfermant de nombreuses cellules sécrétrices à essence. Leurs fleurs hermaphrodites ou unisexuées, dioïques, possèdent un périanthe (dont les verticilles externes sont sépaloïdes et les internes pétaloïdes) constitué par un nombre indéterminé de feuilles spiralées et concrescentes en une coupe ou en un tube. Leur androcée est constitué par un grand nombre d'étamines concrescentes par leurs filets avec le périanthe, dont elles continuent la spirale. Leur pistil se compose, lui aussi, d'un grand nombre de carpelles libres, qui, insérés au fond de leur coupe, renferment un ou deux ovules anatropes. Leur fruit est une drupe (Monimie), ou un achaine (Calycanthe), dont la graine peut être munie ou dépourvue d'albumen.

FOLIUM BOLDI, FEUILLE DE BOLDO, DE PEUMUS BOLDUS, Mol.

Originaire du Chili, principalement des parties montagneuses de ce pays, cet arbuste, de 7 à 8 mètres de haut, porte de nombreuses feuilles non officinales qui, récoltées en automne, puis desséchées, sont courtement pétiolées, elliptiques ou ovales, de 5 à 6 centimètres de long sur 3 à 4 centimètres de large, à limbe entier, coriace, cassant, rude au toucher, obtus à ses deux extrémités, toujours parcouru par une nervure médiane, prononcée, et par des nervures secondaires, recourbées en arc à sa périrphéie. Leur odeur est aromatique, agréa-

ble, leur saveur aromatique, légèrement âcre.

Examinée sur une coupe transversale (fig. 156), cette feuille est constituée par un épiderme supérieur, riche en poils tecteurs, simples ou disposés en rosette, mais toujours unicellulaires, enfoncés dans le tissu épidermique. En dessous de celui-ci, se rencontrent deux assises de cellules en palissade et l'hypoderme, qui entourent le mésophylle hétérogène, asymétrique, avec nervure médiane, saillante en dessous, constituée par un faisceau libéro-ligneux arqué, avec péricycle fibreux. Il est baigné dans un tissu parenchymateux, riche en cellules sécrétrices, unicellulaires, qui renferment de l'essence; puis vient l'épiderme inférieur, portant, outre de nombreux poils tecteurs, identiques à ceux ci-dessus décrits, des stomates.

Cette drogue renferme de la boldine, du mucilage, de l'essence, de l'acide citrique et de la boldoglucine, des matières résineuses et pectiques.

Son ESSENCE (contenue à raison de 0,2 p. 100 dans ces feuilles), se présente sous la forme d'un liquide jaune pâle, parfois légèrement verdâtre, d'un poids spécifique de 0,876, à pouvoir rotatoire, faiblement lévogyre, d'odeur particulière, agréable, menthée, à saveur chaude, oléagineuse, soluble dans l'éther, l'alcool, le chloroforme.

Se colorant en vert par addition d'une goutte

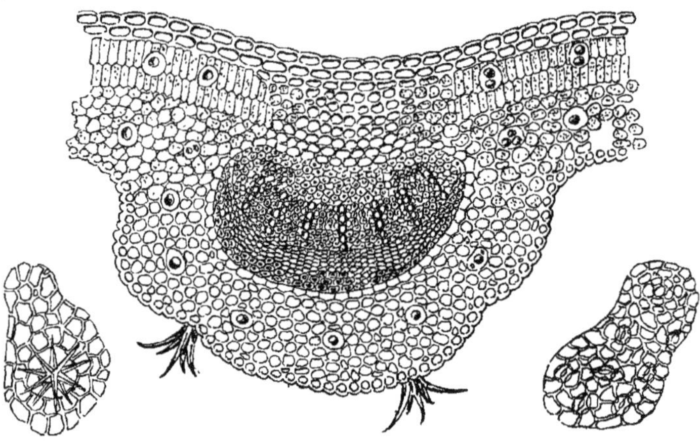

Fig. 156. — Coupe transversale de la feuille de boldo.
a) épiderme supérieur ; b) épiderme inférieur.

de perchlorure de fer, elle est constituée par deux hydrocarbures terpéniques, par un sesquiterpène, par de l'aldéhyde cuminique, du terpinéol, de l'eugénol, de l'éther acétique et par des traces de menthène.

Elle se prescrit parfois, à doses de 0 gr. 02 plusieurs fois par jour, comme tonique de l'estomac, puis comme succédané de la feuille de boldo ; mais, à doses de 0 gr. 4 en une fois, elle provoque des vomissements et de la diarrhée.

La BOLDINE se prépare en épuisant les feuilles pulvérisées de boldo, par de l'eau additionnée d'acide acétique, puis en concentrant, au bain-marie, les solutions ainsi obtenues. Leur résidu, traité par de l'éther, afin de dissoudre ses matières grasses et résineuses, puis agité en présence de bicarbonate de soude avec de l'éther, donne une solution qui, soumise à la distillation fractionnée, abandonne sa boldine. Celle-ci, purifiée par recristallisations successives, se présente sous la forme d'une poudre blanche, cristalline, très soluble dans l'éther, l'alcool absolu, le chloroforme, mais très peu soluble dans l'eau.

La BOLDOGLUCINE, $C^{30}H^{32}O^8$, se présente sous la forme de petites aiguilles incolores, très solubles dans l'eau, l'alcool dilué, mais insolubles dans l'éther, le chloroforme. Hydrolysée, elle se décompose en chlorure de méthyle, en glucose et en une substance mal définie, de formule $C^{19}H^{18}O^3$. Ces feuilles se prescrivent, à doses de 5 à 10 grammes sur 200 grammes d'eau, sous la forme d'infusions, comme stomachique, comme tonique de l'estomac, comme eupeptique, comme diaphorétique et comme diurétique. Elles se prescrivent aussi comme antiblennorragique et comme spécifique contre l'ictère, mais leurs propriétés thérapeutiques ne sont pas encore bien établies.

L'écorce de cette plante se prescrit aussi au Chili, ainsi que ses feuilles, comme spécifique contre la lithiase biliaire et comme décongestionnant du foie.

Le boldo, ordonné à doses trop élevées, exerce une action hypnotique sur tout le système nerveux central, celle-là étant accompagnée, à un certain degré, d'anesthésie locale, mais il provoque, en outre, des vomissements, de la diarrhée, avec ralentissement des fonctions cardiaques et respiratoires, dont il régularise pourtant les mouvements, si on l'ordonne à doses thérapeutiques.

CORTEX ET OLEUM ÆTHEROSPERMÆ, D'ÆTHEROSPERMA MOSCHATA, Labill.

Originaire de l'Australie, cet arbre livre, au droguier, son écorce non officinale, qui, très aromatique, se prescrit parfois, dans ses pays d'origine, comme antiscorbutique et comme tonique de l'estomac.

Notons que ses feuilles, soumises à la distillation aux vapeurs d'eau, livrent, ainsi que cette écorce, une essence jaunâtre, d'odeur spéciale, rappelant un peu celle du bois de sassafras, d'un poids spécifique de 1,027, à pouvoir rotatoire, dextrogyre, de + 7°, soluble dans l'éther, l'alcool, le chloroforme, les huiles grasses et essentielles. Elle est constituée par un mélange de pinène, de camphre, de 50 à 60 p. 100 de méthyleugénol et de 5 à 10 p. 100 de safrol.

LAURACÉES

Cette famille, comprenant 30 genres et environ 900 espèces toutes tropicales, est représentée par des arbustes ou par des arbres, à feuilles isolées, rarement opposées (Cannelier), simples, non stipulées, ordinairement persistantes, coriaces, à limbe entier. Leurs fleurs hermaphrodites, quelquefois unisexuées, dioïques (Sassafras), sont actinomorphes, trimères, rarement dimères (Laurier). Elles sont constituées par un calice et par une corolle sépaloïdes ou pétaloïdes, identiques l'un à l'autre, dont les verticilles sont concrescents entre eux en un tube. Leur androcée comprend 4 verticilles d'étamines concrescentes avec le tube du périanthe, mais l'interne est réduit à 3 staminoïdes. Elles portent des anthères à 2 (Laurier) ou à 4 sacs polliniques superposés deux par deux (Cannelier), qui s'ouvrent par autant de clapets. Elles sont introrses dans les deux verticilles externes et extrorses chez le sassafras et le laurier. Leur pistil est formé d'un seul carpelle médian, postérieur, à style court, contenant un ovule anatrope, pendant, à raphé externe.

Leur fruit est une baie, rarement un achaine, entouré par le périanthe charnu, qui renferme une graine à embryon droit, à cotylédons charnus, non entourés d'albumen.

Les plantes de cette famille, renfermant dans tous leurs organes des cellules sécrétrices, schyzogènes, sont caractérisées par la présence d'un anneau de cellules scléreuses, continu ou hétérogène, sis dans leurs tiges et par celle de poils tecteurs, unicellulaires, coniques, sur leurs feuilles, qui possèdent des stomates toujours accompagnés de 4 ou de 5 cellules annexes. Notons, que les cellules sécrétrices des plantes de cette famille, peuvent être localisées dans leur liber, leur écorce et leur moelle, puis dans leur liber secondaire, les rayons médullaires du parenchyme ligneux de leurs écorces, puis dans le parenchyme en palissade de leurs feuilles.

FOLIUM, FRUCTUS ET OLEUM LAURI, FEUILLE, FRUIT ET HUILE DE LAURIER, DE LAURUS NOBILIS, L.

Origine botanique. — Cet arbuste toujours vert, de 3 à 6 mètres de haut, porte des feuilles isolées, persistantes, de 6 à 12 centimètres de long sur 3 à 5 centimètres de large, courtement pétiolées, à limbe entier, brillant sur sa face supérieure, qui est glabre, mais vert foncé, mat et de couleur vert pâle sur sa face inférieure. Toujours ondulé sur ses bords, il est parcouru par une nervure médiane, prononcée, et par des nervures secondaires, qui rejoignent à sa périphérie ses nervures supérieures. Ses fleurs, disposées dans l'axe des feuilles supérieures, sont constituées par un périanthe à 4 lobes sépaloïdes ou pétaloïdes, blanc verdâtre, qui entourent chez les fleurs mâles 4 verticilles d'étamines, dont l'interne est représenté par 2 ou par 3 staminoïdes et les 3 externes par 8 ou par 10 étamines, à filets concrescents avec le tube du périanthe, qui portent 2 glandes oléifériques et des anthères à 2 sacs polliniques, s'ouvrant par 2 clapets. Leurs fleurs femelles entourent 8 ou 12 staminoïdes et un ovaire uniloculaire, formé par un seul carpelle médian, postérieur, surmonté d'un style court, contenant un ovule anatrope, pendant, à raphé externe. Son fruit est une baie charnue, renfermant une graine non albuminée, à embryon droit, à cotylédons charnus.

Origine géographique. — Fleurissant de mars en mai, elle croît à l'état sauvage et cultivé dans toute la région méditerranéenne, dans l'Asie Mineure, voire même dans toute l'Europe tempérée, où le froid la fait parfois dépérir. Cette plante se reproduit par ses graines ou à l'aide de boutures, mais elle peut aussi repousser sur pied.

Description des feuilles. — Lancéolées, de 4 à 12 centimètres de long, à bords légèrement ondulés, ces feuilles courtement pétiolées, raides, coriaces, émettant une odeur aromatique, si on les froisse, possèdent une saveur spéciale, un peu âcre, légèrement amère, mais très aromatique.

Examen microscopique (fig. 157). — Examinée sur une coupe transversale, cette feuille est constituée par un épiderme supérieur, glabre, à cellules polygonales, aplaties, à parois minces, puis par deux assises de cellules en palissade et par le mésophylle hétérogène, asymétrique, qui renferme de nombreuses glandes sécrétrices, unicellulaires, arrondies ou ovales, contenant de l'essence ou du mucilage. On rencontre, au centre de celui-ci, un faisceau libéro-ligneux, arqué, avec péricycle fibreux et zone fibreuse en dessous du bois ; puis vient l'épiderme inférieur, qui entoure de nombreux stomates, toujours accompagnés de 4 ou de 5 cellules annexes.

Analyse chimique. — Cette drogue renferme de l'essence, du tanin, du mucilage, un principe amer, outre des matières résineuses et pectiques.

Son ESSENCE se présente sous la forme d'un liquide incolore ou jaune pâle, d'odeur aromatique, à saveur chaude, épicée, d'un poids spéci-

peut aussi se rencontrer dans notre drogue. Sectionné en deux, ce fruit renferme une graine non albuminée, à embryon droit, dont les deux cotylédons, plan-convexes, charnus, sont très riches en huile fixe. L'odeur de cette drogue est aromatique, sa saveur oléagineuse, aromatique, spéciale.

Examen microscopique. — Examiné sur une coupe transversale, ce fruit est cons-

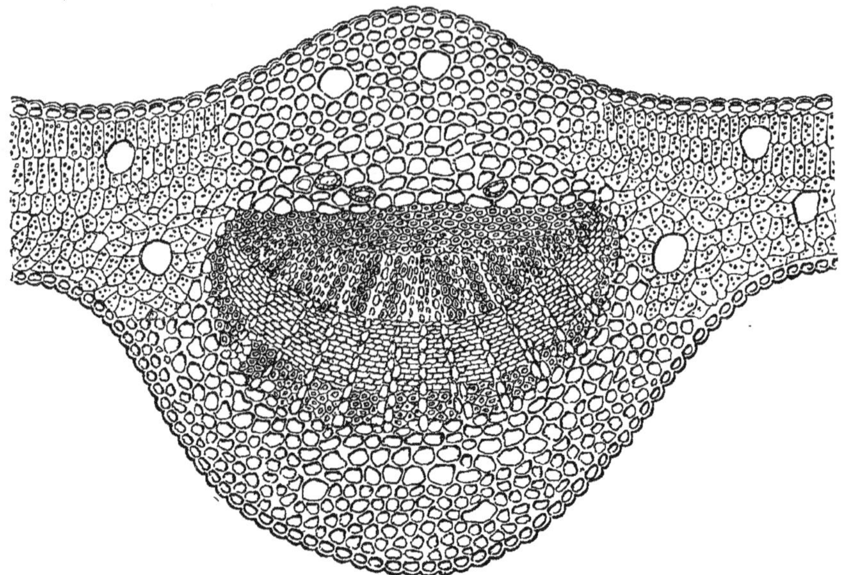

Fig. 157. — Coupe transversale de la feuille de laurier.

fique de 0,92, à pouvoir rotatoire, lévogyre, de — 15° à — 18°, soluble dans l'éther, l'alcool, le chloroforme, le sulfure de carbone. Elle est constituée par un mélange de 45 p. 100 de cinéol, de méthylchavicol, de pinène, d'eugénol, libre ou combiné, de géraniol, de linalol, d'éthers des acides acétique, isobutyrique et valérianique, qui peuvent aussi être libres. Non officinale, elle se rencontre très rarement dans le droguier.

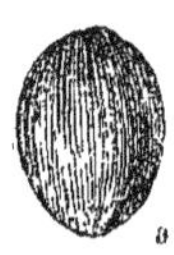

Fig. 158. — Fruit de laurier.

Usage thérapeutique. — Ces feuilles se prescrivent, à doses de 10 à 20 grammes sur 200 grammes d'eau, sous la forme de décoctions, comme sudorifique, comme stomachique et comme aromatique, mais elles servent principalement à préparer des bains aromatiques, tout en étant très appréciées, comme épice, par nos ménagères.

Description du fruit (fig. 158). — Les fruits de cette plante, recueillis à leur complète maturité, puis desséchés. se présentent, dans le droguier, sous la forme de petits corps ovoïdes, globuleux, de 15 millimètres de diamètre, à surface externe noir violacé, chagrinée, marquée à une de leurs extrémités d'une petite pointe mousse et, à l'autre, par la cicatrice de leur pédoncule, qui

titué par un épicarpe mince, à cellules tabulaires, ponctuées, qui renferment une matière colorante, noir violacé; puis vient le mésocarpe, à cellules parenchymateuses, dont les parois cellulaires entourent une masse granuleuse, brun rougeâtre, et des grains d'amidon. Ce tissu entoure de nombreuses cellules oléifériques, à parois subérisées et à contenu oléagineux ou résineux, puis des cellules à mucilage et des vaisseaux spiralés. En dessous du mésocarpe se rencontre l'endocarpe, constitué par une assise de cellules scléreuses, à parois fortement épaissies en forme de V, dont la cavité, vue de face, représente une étoile irrégulière. Son épisperme mince, sans caractères distinctifs, entoure des cotylédons charnus, à cellules parenchymateuses, gorgées de grains d'aleurone avec cristalloïdes et globoïdes (qui se colorent en rouge par addition de cochenille), outre de nombreuses gouttelettes oléagineuses.

Analyse chimique. — Ces fruits renferment 23 p. 100 d'amidon, 0,85 p. 100 de principes amers, 2 p. 100 de sucre, 30 p. 100 de corps gras, 0,8 p. 100 d'essence, outre du mucilage, de la bassorine, etc.

Leur ESSENCE se présente sous la forme d'un liquide incolore, d'odeur aromatique, agréable, à saveur chaude, aromatique, d'un poids spécifique de 0,915 à 0,935, à pouvoir rotatoire, lévogyre, soluble dans l'éther, l'alcool, le chloroforme, l'éther de pétrole, les huiles grasses et essentielles. Elle est constituée par un mélange de pinène ou laurène, de terpène, de cinéol, de méthylchavicol, d'eugénol et de sesquiterpène.

Usage thérapeutique. — Ils ne sont jamais ordonnés comme tels dans la thérapeutique, mais on les prescrit parfois, dans la médecine populaire, à doses de 10 à 20 grammes sur 200 grammes d'eau, sous la forme de décoctions, comme spécifique contre l'intermittence urinaire, puis comme diurétique et comme antirhumatismal.

Pharmacie galénique. — Ils servent à préparer le baume de Fioraventi et l'Oleum Lauri.

Préparation de l'huile de laurier. — Ces fruits, exprimés à froid, puis à chaud, en présence d'eau, livrent à la thérapeutique leur huile fixe, qui, filtrée à chaud, se prend, par le refroidissement, en une masse onctueuse.

Description de l'huile. — Elle se présente dans le droguier sous la forme d'une masse onctueuse, oléagineuse, grumeleuse, verdâtre, d'odeur particulière, spéciale, aromatique, à saveur oléagineuse, balsamique, amère. d'un poids spécifique de 0,93317, fusible à + 40°, en donnant un liquide oléagineux, verdâtre, soluble dans l'alcool absolu, l'éther, le chloroforme, le sulfure de carbone, le benzène, l'éther de pétrole, en partie soluble dans l'alcool à 95°, mais insoluble dans l'eau. L'alcool bouillant à 95° la dissout en partie, en la privant de sa laurostéarine, qui se prend alors, au froid, en une masse cristalline, constituée par des cristaux aciculaires. Elle renferme, en outre, de nombreux corpuscules de chlorophylle, qui la verdissent.

Falsifications. — Elle est souvent falsifiée par de l'axonge ou par de l'huile de vaseline, dont les solutions alcooliques ne sont pas limpides. Mélangée à de l'alcool amylique, elle doit donner une solution limpide, cas contraire, huile de vaseline ou axonge, dont la première ne se prend pas en une masse solide, par l'évaporation de ce dissolvant.

Cette solution alcoolique, filtrée, puis additionnée d'ammoniaque, ne doit pas se colorer en rouge, cas contraire, curcuma, provenant d'une falsification de cette drogue par de l'axonge coloré à l'aide de curcuma. Sa solution éthérée ne doit pas se colorer en bleu par addition de ce réactif, cas contraire, cuivre ou sels de cuivre, ayant servi à colorer l'huile de laurier. Celle-ci ne doit pas être décolorée par addition d'acide chlorhydrique, cas contraire, axonge colorée par de l'indigo. Son indice d'acidité doit être de 18, celui de saponification de 197, et celui d'iode de 68 à 80.

Analyse chimique. — Elle est constituée par un mélange de laurostéarine ou laurine, d'essence, de triglycérides des acides oléique et myristique, par de la chlorophylle, de la phytostérine, du laurane et par de l'alcool mélissique.

L'ALCOOL MÉLISSIQUE, $C^{30}H^{62}O$, se prépare en dissolvant cette huile, saponifiée à l'aide de potasse caustique, dans de l'éther, puis en soumettant cette solution à la distillation fractionnée, qui abandonne un résidu, que l'on reprend par de l'alcool bouillant, dont la solution, refroidie, est précipitée par addition d'eau, quitte à reprendre ce précipité floconneux par de l'alcool, que l'on soumet à la cristallisation spontanée.

Non saponifiable par la potasse caustique, il se présente sous la forme d'aiguilles incolores, fusibles à + 88°, presque insolubles dans l'éther de pétrole froid et dans l'alcool dilué, mais très solubles dans l'éther, le benzène, le chloroforme, l'alcool bouillant, qui, se combinant à l'acide acétique, donne un acétate mélissique fusible à 75°.

L'ACIDE MÉLISSIQUE, $C^{30}H^{60}O^2$, se présente sous la forme de paillettes blanches, fusibles à 91°, très peu solubles dans l'alcool, le benzène froid, peu solubles dans l'éther, mais très solubles dans l'alcool chaud, le benzène bouillant et dans le chloroforme.

Le LAURANE, très soluble dans l'éther de pétrole froid, se présente sous la forme d'aiguilles incolores, fusibles à 69°, insolubles dans l'eau, très solubles dans l'éther, l'alcool, le chloroforme, qui additionnent facilement le brome.

Son ESSENCE se présente sous la forme d'un liquide incolore, identique à celui ci-dessus décrit, lors de l'étude des fruits de laurier.

L'ACIDE LAURIQUE, $C^{12}H^{24}O^2$, se présente sous la forme d'une masse cristalline, blanche, constituée par des aiguilles brillantes, incolores, inodores, insipides, fusibles à 43°,5, insolubles dans l'eau, mais très solubles dans l'éther, l'alcool. Cet acide n'est pas volatil sous la pression ordinaire, mais il passe dans le distillatum, si on le soumet à la distillation aux vapeurs d'eau, car il entre en ébullition à 225°, sous une pression de 100 millimètres.

La TRILAURINE ou Laurine ou Laurostéarine, $C^{39}H^{74}O^6$, se rencontrant non seulement dans le beurre de laurier mais aussi dans celui de coco, se présente sous la forme d'aiguilles incolores, fusibles à 46°4, d'un poids spécifique de 0,8944, à indice de réfraction de 1,44039, solubles dans l'alcool bouillant, l'éther, le chloroforme, qui, saponifiées, livrent de la glycérine et de l'acide laurique.

Notons que la TRIACÉTINE, $C^9H^{14}O^6$, se rencontrant dans certaines essences, se présente sous la forme d'un liquide incolore, entrant en ébullition entre 258 et 259°, sous une pression de 40 millimètres.

La TRICAPRINE ou CAPRINE, $C^{33}H^{62}O^6$, se rencontrant dans le beurre de coco ou de palmiste, se présente sous la forme de cristaux incolores, fusibles à 31°, d'un poids spécifique de 0,9205, à indice de réfraction de 1,4461, très peu solubles dans l'alcool, très solubles dans ce dissolvant bouillant, l'éther, le chloroforme, le sulfure de carbone.

La TRIMYRISTINE ou MYRISTINE, $C^{45}H^{86}O^6$, se rencontrant non seulement dans le beurre de muscade. mais aussi dans celui de la plante Virola Venezuelensis, se présente sous la forme d'une masse cristalline, fusible à 55°, d'un poids spécifique de 0,8848, à indice de réfraction de 1,44285, très soluble dans l'alcool bouillant, l'éther, le chloroforme, qui, saponifiée, livre de la glycérine et de l'acide myristique.

La TRIARACHIDINE ou ARACHIDINE, $C^{69}H^{122}O^6$, se rencontrant non seulement dans l'huile d'arachide, mais aussi dans certaines huiles fixes, se présente sous la forme de paillettes incolores, fusibles à 77°, très peu solubles dans l'alcool absolu, froid, très solubles dans ce dissolvant bouillant, l'éther, le chloroforme, qui, saponifiées, livrent de la glycérine et de l'acide arachique.

La Tripalmitine ou Palmitine, $C^{51}H^{98}O^6$, se rencontrant dans toutes les huiles fixes et particulièrement dans celle de palmiste, se présente sous la forme d'une masse cristalline, blanche, fusible à 62°, d'un poids spécifique de 0,8657, à indice de réfraction de 1,43807, très peu soluble dans l'alcool bouillant, l'éther froid, mais très soluble dans ce dissolvant bouillant et dans le chloroforme, qui, saponifiée, livre de l'acide palmitique et de la glycérine.

Usage thérapeutique. — Cette drogue se prescrit parfois, sous la forme d'onguents ou de liniments, comme antirhumatismal et comme parasiticide.

Historique. — Le laurier, originaire de l'Asie Mineure, se répandit, de par la culture, dans toute l'Europe centrale. Vénéré des Grecs, il était dédié à Apollon, ses feuilles servant à couronner la tête de leurs preux, comme cela se pratique encore de nos jours, lors de nos fêtes nationales de tir ou de gymnastique. Charlemagne recommandait, dans ses Capitulaires, de cultiver cette plante, qui, selon saint Hildegard, livrait, à la thérapeutique, ses feuilles et son écorce, que l'on ordonnait déjà comme stomachique. Les taxes pharmaceutiques de Worms mentionnent déjà, en 1582, les fruits de laurier parmi leurs produits officinaux.

CAMPHORA, CAMPHRE, DE CINNAMOMUM CAMPHORA, Nees.

Origine botanique. — Cet arbre, de 20 à 40 mètres de haut, à écorce gris brunâtre, à bois rougeâtre, porte des feuilles isolées, lancéolées, longuement pétiolées, non stipulées, à limbe entier, de 10 à 13 centimètres de long sur 4 à 5 centimètres de large, pointu à ses deux extrémités, parcouru par une nervure médiane, prononcée et par des nervures secondaires, rejoignant en arc, à sa périphérie, ses nervures supérieures, qui sont plus visibles sur sa face infère que sur sa face supérieure ; celle-ci étant glabre, brillante, à l'encontre de l'autre qui, vert mat, est velue. Ses fleurs, disposées en cymes pauciflores sur un axe grêle, sont constituées par un périanthe très velu, blanc verdâtre, à 4 ou 6 lobes pétaloïdes ou sépaloïdes, qui entourent 9 étamines fertiles, disposées sur 3 cercles, mais concrescentes par la base de leurs filets avec le tube du périanthe. Elles portent deux glandes sécrétrices, disposées en dessous des anthères, qui sont constituées par 4 sacs polliniques, s'ouvrant par 4 clapets. Ce périanthe entoure, en outre, 3 staminoïdes et un pistil à un carpelle médian, postérieur, surmonté d'un style court, qui renferme un ovule anatrope, pendant, à raphé externe. Son fruit, entouré du périanthe persistant, cupuliforme, est une baie noir ébène, à graine non albuminée, à cotylédons charnus.

Origine géographique. — Fleurissant en Europe en mai, car on le cultive parfois dans la région méditerranéenne, il croît à l'état sauvage ou cultivé dans les provinces orientales et centrales du sud de la Chine, particulièrement à Tsché Kiang, à Fu Kian, à Kiang Si, à Kius Hiu, puis au Japon, à Formose, aux îles Liukiu, à Hainam, d'où sa drogue est exportée en Europe. On le cultive aussi à Portici, près de Naples, à Rome, à Pise, puis à la Riviera, en Provence, à Ceylan, où cette culture prend tous les jours, de plus en plus d'importance, grâce au gouvernement anglais, qui l'implanta, ainsi qu'aux Indes dans l'Ootacamund.

Pathologie. — Les escargots, les scarabées et divers parasites, tels que le *Loranthus Yaceriki*, qui ressemble au *Merulius*, puis le froid, nuisent beaucoup à son développement.

Culture. — Les camphriers se cultivent au Japon et à Formose dans des parcs, à l'aide de boutures ou de semis, que l'on y transplante à partir de leur troisième année, car des prescriptions sévères prévoient que chaque arbre abattu doit être remplacé par cinq plantes nouvelles. Exigeant des terrains humides, riches en humus, des climats tropicaux, à température toujours égale, puis beaucoup d'ombre, ces végétaux sont généralement cultivés au bord de la mer et des rivières, à l'abri d'autres arbres riches en ombrage ou dans des forêts vierges en partie défrichées.

On les introduisit aussi aux Indes et en Algérie, où on n'y planta que des arbres ou des semis sélectionnés, raison pour laquelle leurs cultures donnent de très bons rendements en camphre. Le camphrier fut planté, il y a une centaine d'années, au Piémont et en Vénétie, particulièrement sur les rives du lac de Garde, puis en 1683, à Java, en 1802 à Calcutta, en 1898 au Cameroun, en 1891, en Floride, en Californie et au Mexique. On l'introduisit aussi au Texas, particulièrement dans les forêts vierges de Wharton et de Floresville, où on le cultive sous la forme de plantages mixtes avec l'avoine. Les camphriers, ayant atteint leur troisième année, c'est-à-dire une hauteur de trois pieds, sont alors sectionnés au ras du sol, pour soumettre leurs parties aériennes, dans des appareils spéciaux et perfectionnés, à la distillation aux vapeurs d'eau, car croissant rapidement sur pied, ils peuvent, en moyenne, rapporter 450 livres de camphre par acre. On les cultive aussi à Amani, dans l'Afrique orientale, sous la forme de haies, que l'on monde annuellement de leurs jeunes pousses, qui, soumises à la distillation aux vapeurs d'eau, livrent en moyenne 1,2 p. 100 de camphre et d'essence de camphrier.

Formation du camphre. — Toutes les parties de ces végétaux renferment de nombreuses cellules mucilagineuses et sécrétrices (*gl*) (fig. 159), riches en essence, qui sont construites sur le type habituel de celles des plantes de cette famille ; celles-ci apparaissent premièrement dans les feuilles de camphrier, puis dans ses tiges et dans son tronc, particulièrement dans son liber secondaire. Les cellules sécrétrices de celui-ci renfermant, au milieu d'une assise résinogène, passablement d'essence, l'exsudent petit à petit pendant l'été, car celle-ci se volatilise sous l'influence de la chaleur, pour se condenser ensuite dans toutes les parties ligneuses du tronc de cet arbre, où, s'oxydant en partie, elle se solidifie en donnant notre camphre officinal. On distingue donc au cours de la formation de ce produit deux processus différents, l'un tributaire de la formation physiologique de l'essence, l'autre de sa volatilisation accompagnée d'autooxydation.

Récolte et préparation du camphre. — Les camphriers, croissant à Formose, au milieu des forêts vierges, sous la forme de taches ou de bosquets, sont exploités d'une manière peu rationnelle par les indigènes de ce pays, qui, à demi sauvages, toujours en guerre les uns avec les autres, coupent, sur pied, tous les camphriers qu'ils rencontrent en prenant soin de déterrer même leurs racines ; sectionnant toutes ces parties végétales sous la forme de copeaux, ils les

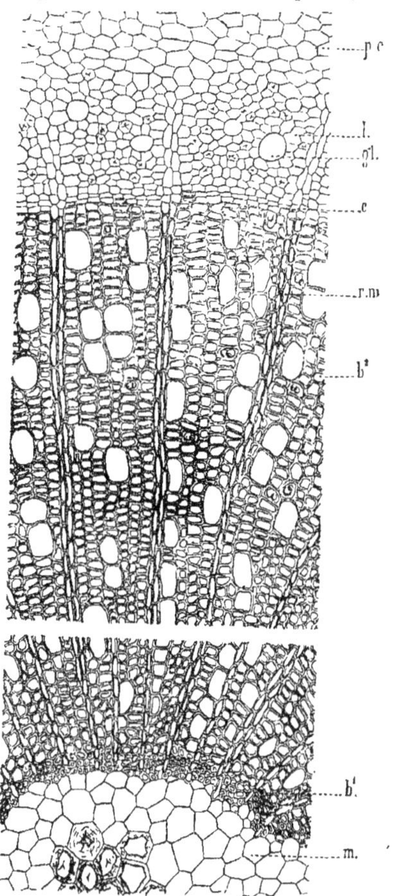

Fig. 159. — Coupe transversale de la tige de camphrier.

pc) parenchyme cortical ; l) liber ; gl) cellules sécrétrices ; rm) rayons médullaires ; b) bois primaire ; m) moelle.

privent alors, par un raclage préalable, de leurs exsudations cristallines, qui se rencontrent toujours dans les fissures du bois de ces plantes, puis ils les soumettent, dans des appareils primitifs et portatifs, à la distillation aux vapeurs d'eau, et ceci, dans leurs campements, toujours établis au bord des cours d'eau. Ces appareils sont constitués par un fourneau en briques et par une auge lutée, recouverte d'un couvercle en bois qui, perforé au centre d'un trou, supporte un tuyau creux de bambou, communiquant à travers une caisse en bois remplie d'eau, à des flacons

dans lesquels le camphre, ainsi distillé, se condense. Ce tuyau peut aussi communiquer à des bouteilles ou à des vases renversés, qui se remplissent ainsi petit à petit d'essence, celle-ci surnageant au-dessus du camphre et de l'eau, que l'on décante. On relie, d'autres fois, cette auge lutée, par un bambou creux, à une caisse en bois, recouverte, dans sa partie supérieure, de paille, mais, perforée à sa base d'un trou permettant à l'eau et à l'essence de camphrier de s'écouler dans des flacons retournés ; le camphre, ainsi obtenu, se solidifie par la condensation en une masse cristalline, adhérente à cette paille.

Ce camphre brut est alors expédié, dans des caisses en bois, doublées intérieurement de plaques de zinc, sur Hong-Kong, pour y être vendu aux Européens, qui y sont établis ; mais la plus grande partie de ce produit est exportée sur le Japon, qui prélève, de nos jours, des droits d'exportation très élevés sur le camphre. Les indigènes du sud de la Chine exploitent, de la même manière, leurs camphriers, mais il exportent la majeure partie de leur camphre sur les Indes, après l'avoir déposé dans des caisses remplies d'eau, qui sont alors transportées à dos d'hommes ou d'animaux, à travers le désert de Gobi ; les hommes chargés de ce transport devant prendre soin de renouveler chaque jour l'eau de ces caisses ; ce camphre, ne parvenant pas sur le marché européen, est, en majeure partie, utilisé sur place par les Hindous, qui s'en servent pour embaumer leurs cadavres ou comme encens, destiné à être brûlé, lors de leurs incinérations.

Les coupes de camphriers se pratiquent de nos jours d'une manière plus rationnelle au Japon et à Formose, c'est-à-dire qu'il est interdit de couper ceux qui n'ont pas atteint leur cinquantième année d'existence, ceux-ci devant être immédiatement remplacés, sous le contrôle de fonctionnaires spéciaux, délégués par l'État japonais, par de jeunes plantes, à raison de 5 camphriers pour un de coupé. Les arbres, ainsi abattus, sont ensuite sectionnés sous la forme de menus fragments et de copeaux, que l'on dépose soit dans des appareils perfectionnés, soit dans des alambics primitifs, pour être soumis à la distillation aux vapeurs d'eau ; ces appareils primitifs étant constitués par de grandes chaudières en fer, remplies d'eau, disposées sur des fourneaux en briques, qui sont toujours surmontés d'un chapiteau en terre, garni à l'intérieur de paille de riz, sur laquelle le camphre, distillé, se condense, tandis que son essence s'écoule à nouveau à l'intérieur de cet alambic en fer. Roquès, décrivant en 1875, un de ces appareils, dont la forme peut varier selon les régions, nous apprend qu'ils sont parfois constitués par un fourneau en briques, avec chaudière en fer, fermée par un couvercle perforé, au centre, d'un trou, qui communique par un bambou creux passant à travers une caisse en bois ou à travers un tonneau rempli d'eau, à des bouteilles, dans lesquelles le camphre et son essence se condensent.

On utilise aussi de nos jours, comme nous l'avons vu, les jeunes tiges et les feuilles de ces arbres, lors de la préparation du camphre, car celles-ci, soumises à la distillation aux vapeurs d'eau, donnent en moyenne par 100 kilogrammes de parties végétales 1 kilogramme de camphre ;

les arbres entiers n'en livrant, selon les procédés ci-dessus décrits, que 2 kgr. 4 par 120 kilogrammes de copeaux.

Notons encore, que les feuilles de camphrier livrent en moyenne 1 p. 100 de camphre, ses jeunes tiges 0,216 p. 100, ses grosses tiges 0,662 p. 100 et ses racines ou son bois 1,2 p. 100 de ce produit.

Description de l'essence de camphrier. — En soumettant ces feuilles, ou le bois de ces plantes, à la distillation aux vapeurs d'eau, on obtient, comme nous l'avons décrit ci-dessus, non seulement du camphre, mais passablement d'essence. Rejetée autrefois par les indigènes, comme étant un produit de peu de valeur, celle-ci, soumise de nos jours à l'air et à l'action du froid, se prend en partie en une masse solide, que l'on recueille en décantant l'essence, qui la surnage.

Cette essence, non officinale, se présente sous la forme d'un liquide incolore, d'odeur spéciale, camphrée, térébinthinée, à saveur chaude, aromatique, spéciale, rafraîchissante, d'un poids spécifique de 0,86 à 0,95, à pouvoir rotatoire dextrogyre, soluble dans l'éther, l'alcool absolu, le chloroforme, le sulfure de carbone, l'éther de pétrole, les huiles grasses et essentielles. Elle est constituée par un mélange de camphène, de pinène, de phellandrène, de dipentène, d'aldéhyde acétique, de fenchène, de cadinène, de cinéol, de safrol, de bornéol, de terpinéol, de citronellol, d'eugénol, de carvacrol, d'alcool cuminique, d'acide caprylique et d'azulène.

Soumise à la distillation fractionnée, cette essence donne deux variétés de produits, l'un dénommé essence de camphre lourde, l'autre constituant l'essence de camphre légère. Celle-ci se présente sous la forme d'un liquide incolore, d'odeur spéciale, térébinthinée, légèrement camphrée, à saveur chaude, aromatique, spéciale, d'un poids spécifique de 0,895, entrant en ébullition entre 170° et 180°, soluble dans l'éther, l'éther de pétrole, le chloroforme, le sulfure de carbone, les huiles grasses et essentielles, mais peu soluble dans l'alcool à 90°. Constituée par un mélange de pinène, de camphène, de dipentène, de phellandrène, elle est utilisée comme succédané de l'essence de térébenthine.

Le CAMPHÈNE, $C^{10}H^{16}$, se présente sous la forme d'une poudre blanche, cristalline, fusible à 48°, entrant en ébullition à 160°, d'un poids spécifique de 0,850, soluble dans l'éther, l'alcool, le chloroforme, le sulfure de carbone, l'éther de pétrole. Il possède, quant à sa formule, la constitution suivante :

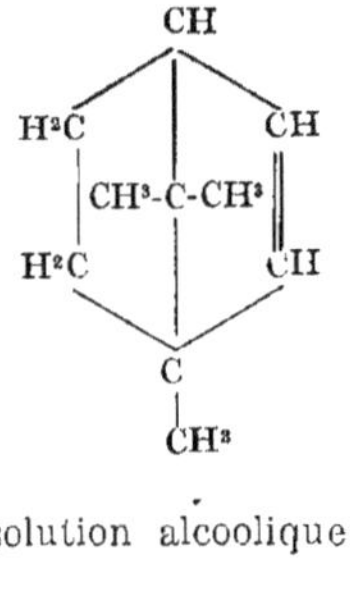

Traité en solution alcoolique par de l'acide chlorhydrique anhydre, il se transforme en chlorhydrate de camphène, de formule $C^{10}H^{16}HCl$, mais, oxydé par de l'acide chromique, il donne du camphre. Oxydé par de l'acide nitrique, il livre, comme suit, de l'acide carboxylapocamphérique.

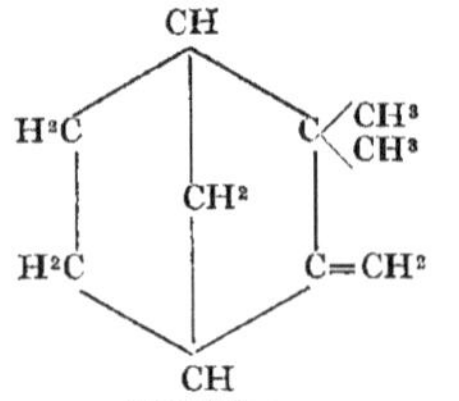

Camphène

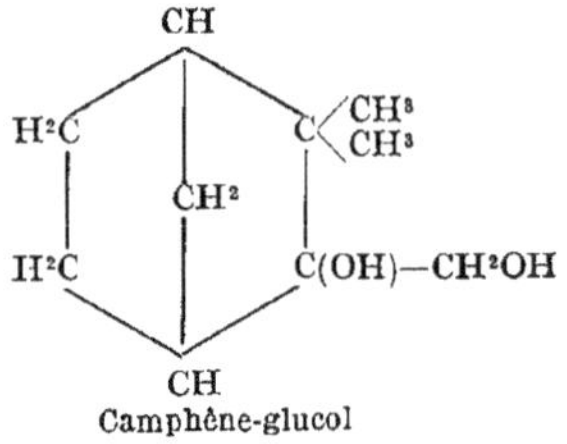

Camphène-glucol

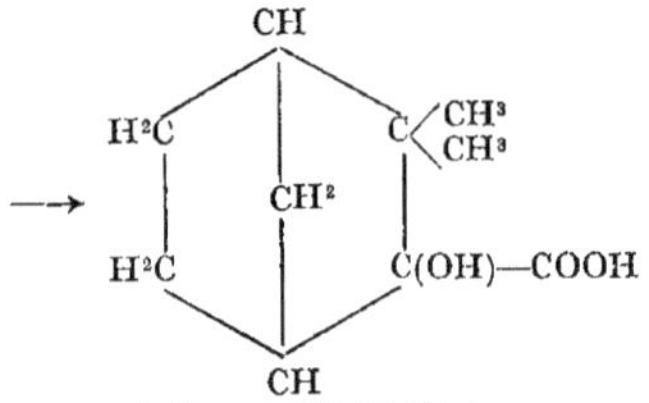

Acide camphénilanique

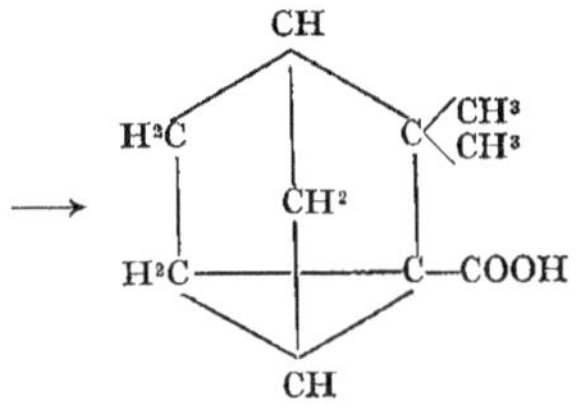

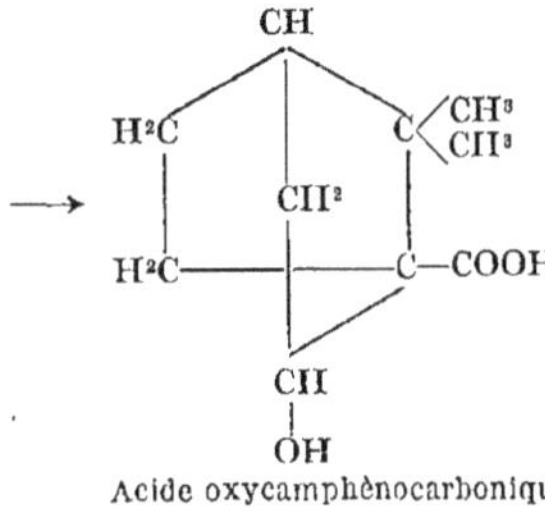

Acide oxycamphénocarbonique

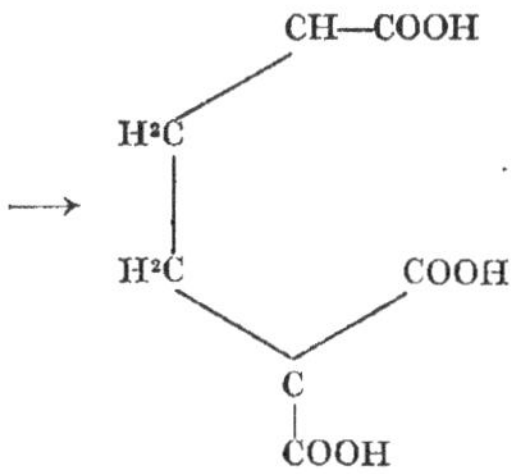

$$CH\text{—}COOH$$
$$H^2C$$
$$H^2C \quad COOH$$
$$C$$
$$COOH$$

Acide carboxylcamphénique

Chauffé pendant trois heures de temps, avec de l'acide acétique glacial, puis additionné d'une trace d'acide sulfurique, il se colore alors en rouge. On le prépare synthétiquement, en chauffant à 200° le chlorhydrate de pinène avec de l'acétate de soude anhydre et de l'acide acétique glacial.

L'essence de camphre lourde se présente sous la forme d'un liquide incolore, d'un poids spécifique de 0,960 à 0,970, entrant en ébullition entre 240° et 300°, soluble dans l'éther, l'éther de pétrole, l'alcool, le chloroforme, les huiles grasses et essentielles. Constituée par un mélange de sesquiterpène, de safrol, d'eugénol, de cinéol, de fenchone, de terpinéol, elle est particulièrement utilisée dans l'art de la parfumerie.

Notons que l'essence de shiu, dite de camphre fétide, provenant aussi du Japon, où elle est livrée par un *Cinnamomum* mal défini, renferme par contre 65 p. 100 de linalol libre, 20 p., 100 de linalol combiné, puis du pinène, de l'eugénol, du safrol, du camphène et du camphre à l'encontre de l'essence de Shogyu, provenant de Formose, qui renferme du terpinéol, du géraniol, du citronellol du safrol et de l'eugénol.

Purification du camphre. — Le camphre brut, ainsi obtenu, pouvant renfermer des débris de paille, de copeaux ligneux et de poussière, etc., doit être purifié à l'aide de la sublimation ; celle-ci se pratiquant de nos jours au Japon ou en Europe, particulièrement à Paris, Londres et Hambourg, dans des fabriques dites raffineries de camphre.

Cette purification se pratique de la manière suivante : on dépose le camphre brut, pulvérisé, mais mélangé à de la chaux vive, à du charbon de bois et à du sable, dans de grands matras en verre, entourés à leur base d'un bain de sable, mais toujours surmontés, à leur partie supérieure, d'un chapiteau en verre, fermant hermétiquement. Celui-ci, entouré d'un autre récipient rempli d'eau courante, sert de condensateur au camphre, qui sublime, lorsqu'on soumet ce mélange à la distillation sèche, c'est-à-dire lorsqu'on le chauffe premièrement entre 120° et 150°, puis à 204°.

On additionne ce camphre brut de charbon et de chaux vive, afin d'éviter que des vapeurs empyreumatiques ne distillent aussi, celles pouvant se former étant retenues par le charbon ou en partie détruites par la chaux, qui les absorbe aussi en partie.

Le camphre, ainsi sublimé, se dépose alors sous la forme d'une masse cristalline, prenant la forme du chapiteau bombé, sur lequel il se condense ; ces pains étant alors emballés dans des caisses en bois, doublées parfois de zinc, après avoir été enveloppés de paille ou de papier parcheminé. On purifie aussi le camphre brut, en le dissolvant dans du benzène ou dans de l'éther de pétrole, dont les solutions, filtrées, puis soumises à la distillation fractionnée, abandonnent du camphre chimiquement pur.

Sortes commerciales. — Les Japonais désignent, sous le nom de *Yama shono*, le camphre brut qui leur provient des parties montagneuses de Formose ou du Japon, sous celui de *Keas Teora*, l'essence de camphre, et sous celui de *Sisai shono*, le camphre brut, soumis à une première purification. On le différenciait autrefois, en Europe, selon ses pays importateurs, en camphre hollandais, français, anglais ou allemand, mais de nos jours, on le différencie en camphre français, anglais, hollandais ou japonais, etc., etc., c'est-à-dire selon les pays où se parfait la sublimation de ce produit. Notons que Formose exportait plus de :

3.597.273 livres en 1913 et en 1914 ;		3.477.959	livres de camphre		aux Etats-Unis
598.847	—	—	2.482.740	—	au Japon
1.048.295	—	—	1.464.506	—	en Allemagne
1.229.617	—	—	503.697	—	en France

Le monopole, établi par le Japon sur le camphre livré par Formose, lui rapporte annuellement plus de 519.517 yens pour l'essence de camphre et plus de 329.788 yens pour le camphre cristallisé, son exportation a pris, de ce fait, une extension très grande, car le Japon n'exportait :

en 1900 que 4.851.915 kins, d'une valeur de		4,456.345 yens
1905 — 4.527.794	—	....	4.609.166 —
1907 — 5.322.457	—	....	7.647.001 —
1909 — 7.257.482	—	....	6.312.245 —

En 1909, Fou-Tchéou en exportait 23.231 cwts, représentant la jolie somme de 271.433 livres sterling, Hankow plus de 1.300 piculs, en 1908, valant plus de 78.300 HT.

Description de la drogue. — Le camphre se présente, dans le droguier, sous la forme de pains orbiculaires, de 24 centimètres de diamètre, perforés au centre d'un trou, marque du goulot du matras supérieur, sur lequel il s'est condensé. Pesant généralement une livre anglaise, ces pains possèdent une surface craquelée, fendillée, blanc grisâtre, à cassure facile, grenue, dont les morceaux sont transparents. D'un poids spécifique de 0,908 à 0,980, d'odeur spéciale, camphrée, aromatique, pénétrante, à saveur spéciale, chaude, rafraîchissante, piquante, à pouvoir rotatoire, dextrogyre, de + 45°,22, à indice de réfraction de 74,43, il est insoluble dans l'eau, à laquelle il communique pourtant (en dilutions de 0 gr. 0000005 sur 1 gramme d'eau) son odeur spéciale. Neutre, friable, élastique, il doit facilement se laisser pulvériser, opération rendue plus facile si on le triture, au préalable, avec de l'éther ou avec de l'alcool. Fusible à 175°, mais entrant en ébullition à 204°, il surnage sur l'eau, dans laquelle on le projette tout en y provoquant des mouvements giratoires, tributaires des aspérités de sa surface et de ses vapeurs de condensation ; mais ces mouvements peuvent être arrêtés par addition de quelques gouttes d'huile. Brûlant avec une flamme éclairante fuligineuse, il ne doit abandonner aucun résidu. Entièrement soluble dans l'éther, l'alcool, le chloroforme, l'acétone, les huiles grasses et essentielles, l'acide acétique, le benzène, le toluène, l'éther de pétrole, il est, pour ainsi dire, insoluble dans l'eau. Il se liquéfie par addition de différentes résines, telles que la résine de jalap, la gomme-gutte, puis, par celle des baumes du Pérou, de Tolu, de benjoin, ou par celle de phénol, de menthol, de salol, de chloral, de β-naphtol, de thymol, etc., etc., d'acide salicylique, de résorcine, de pyrogallol, etc., etc.

Chauffé avec de l'acide sulfurique, il se transforme en camphorone et en paracymène, tout en dégageant de l'anhydride sulfureux, mais il s'y dissout, à froid, sans subir aucune transformation.

Notons que le camphorone possède la formule :

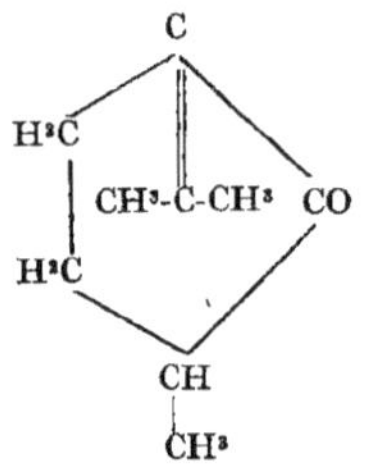

$$C_{10}H_{16}O$$

L'acide nitrique le dissout en le transformant en une substance liquide, de formule $(C_{10}H_{16}O)^2N^2O^5$, qui, additionnée d'eau, se décompose en camphre et en acide nitrique.

Falsifications. — Cette drogue est souvent mélangée ou falsifiée, par addition de camphre synthétique ou par celle de chlorure ammonique ; ces falsifications se reconnaissent aux réactions suivantes : chauffé avec de la soude caustique, le camphre ne doit pas dégager d'odeur ammoniacale, cas contraire, sels ammoniques ; traité par de l'acide chlorhydrique additionné d'un peu de vanilline, il doit s'y dissoudre avec une coloration rouge rosé, mais non jaunâtre, cas contraire camphre synthétique ; celui-ci, incinéré dans une capsule en porcelaine recouverte d'un entonnoir, à filtre humecté d'eau, dégage des vapeurs, qui se condensent sur son filtre ; celui-ci, additionné d'eau, donnant alors un liquide qui se trouble ou se précipite en un dépôt blanc de chlorure d'argent, par addition de quelques gouttes de nitrate d'argent, les solutions aqueuses de camphre naturel, obtenues par le même procédé, devant, par contre, être neutres et ne pas renfermer de chlorures, ni d'acide chlorhydrique, précipitables par addition de nitrate d'argent.

Le camphre, trituré avec de l'acide sulfurique renfermant 1 p. 100 de vanilline, doit donner une solution jaune, passant petit à petit au rouge, au violet et au bleu, de par la présence des phloroglucotannoïdes qu'il renferme, cas contraire, camphre artificiel, qui ne contient pas ces tan-

noïdes végétaux. Le camphre naturel ne doit pas tacher le papier à filtrer, sur lequel on le dépose, cas contraire falsifications par addition d'huiles fixes. On le falsifie aussi parfois, en l'additionnant de camphre de Bornéo, qui provient de la plante *Dryobalanops Camphora* ; celui-ci, moins volatil, fusible à 198°, se transforme à chaud, en présence de pentachlorure de phosphore, en chlorure de camphre et en un sesquiterpène, réaction que ne donne pas le camphre de Formose. Dissous dans de l'alcool, le camphre de Bornéo donne, en outre, des solutions à pouvoir rotatoire lévogyre et non dextrogyre, comme celles du camphre chinois qui, seul, est officinal.

Analyse chimique. — Le camphre, $C_{10}H_{16}O$, est une cétone qui se rencontre aussi dans les essences de sassafras, de cannelle, d'Amomum, de cardamomes, de *Lavandula Stœchas*, de romarin, de sauge et de *Tanacetum vulgare*. Il possède, quant à sa formule, la constitution suivante :

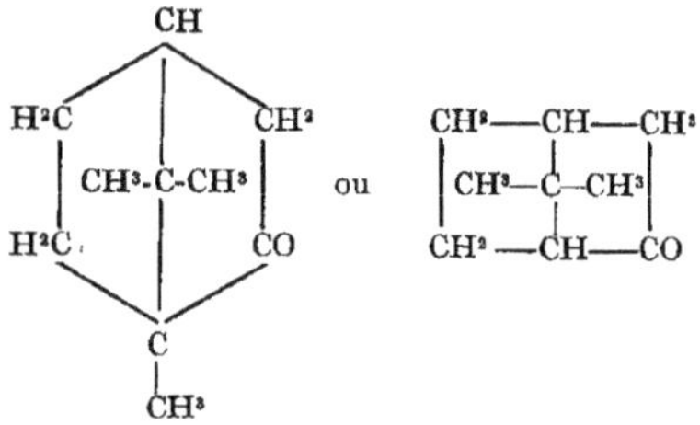

$$CH_3\text{-}C\text{-}CH_3 \quad ou \quad CH_3\text{-}C\text{-}CH_3$$

C'est donc une triméthyl-1-7-7-bicyclo-2-2-heptenone. Réduit par du sodium et par de l'alcool, le camphre se transforme en bornéol et en isobornéol, qui possèdent, quant à leurs formules, les constitutions suivantes, mais réduit plus à fond, le camphre se transforme en camphane, de formule :

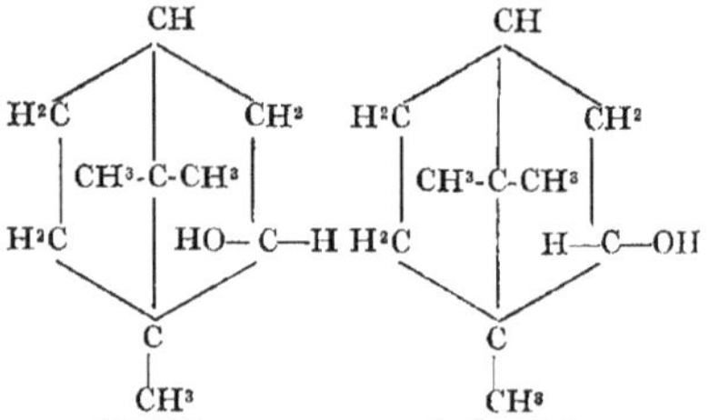

Bornéol

Isobornéol

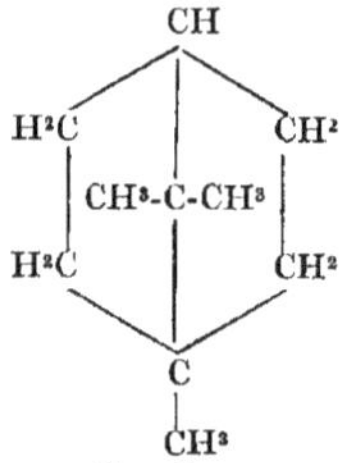

Camphane

Soumis à la distillation fractionnée, en présence

de pentasulfure de phosphore, le camphre se transforme en cymol ; mais, chauffé avec de l'iode, il donne du carvacrol, dont voici la formule :

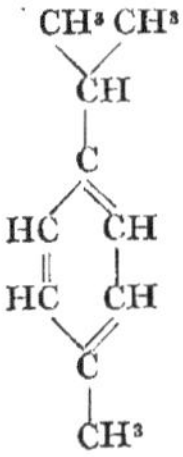

Cymol

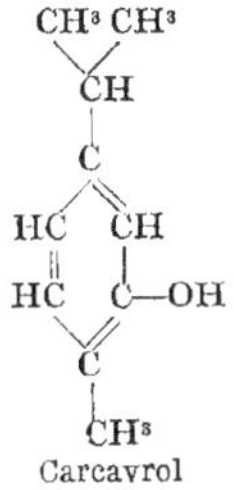

Carcavrol

Oxydé par de l'acide nitrique bouillant, il se transforme en quinone de camphre, en acide camphorique, en acide oxycamphorique et en acide camphoronique, car :

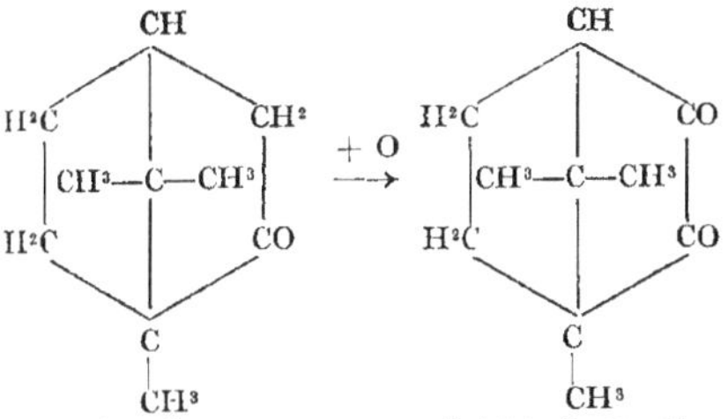

Camphre

Quinone de camphre

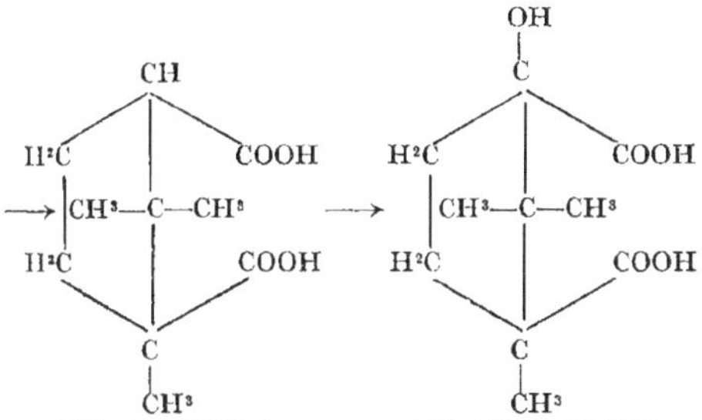

Acide camphorique

Acide oxycamphorique

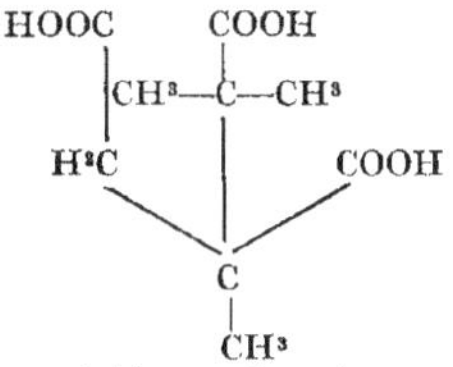

Acide camphoronique

Notons que l'ACIDE CAMPHORIQUE cristallise sous la forme de paillettes incolores, inodores, fusibles à $186°,5$, solubles dans l'alcool, l'éther, peu solubles dans l'eau. Ses solutions sont toujours dextrogyres à pouvoir rotatoire de $+ 47°,35$. Soumis à la distillation sèche sous la forme de camphorate de chaux, il donne du camphorone.

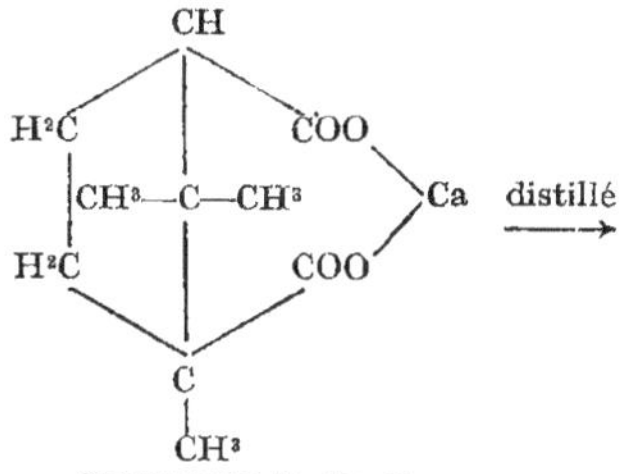

Camphorate de chaux

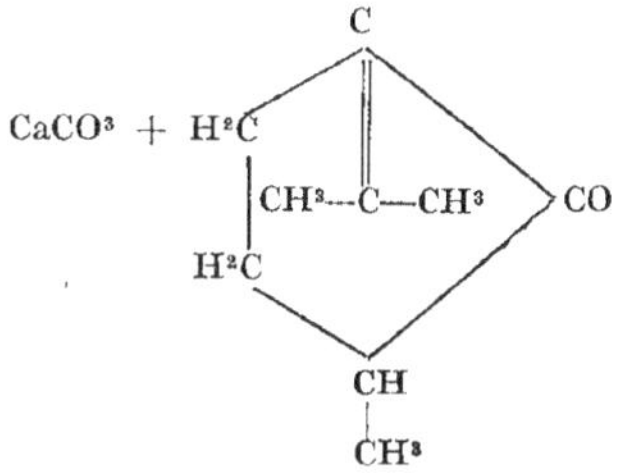

$$CaCO^3 + H^2C$$

Chauffé en présence d'un petit fragment de zinc, l'acide camphorique se transforme en anhydride camphorique, de formule :

$$C^8H^{14}\!<\!{CO \atop CO}\!>\!O$$

L'acide camphorique, fondu avec de l'hydrate potassique, se transforme en acides gras volatils et en acide pimélique.

L'acide camphorique sert à préparer de nombreux sels officinaux, tels le camphorate de chaux, qui se prescrit comme spécifique contre les transpirations nocturnes des phtisiques, puis comme antiseptique contre les lésions pulmonaires. (Voir, pour plus de détails, mon *Traité de Chimie médico-pharmaceutique et toxicologique.*) Notons que le CAMPHORONE se présente sous la forme d'un liquide incolore, entrant en ébullition à $200°$, d'odeur spéciale, menthée, soluble dans l'éther, l'alcool, le chloroforme, l'éther de pétrole, les huiles grasses et essentielles.

Le camphre, soumis, en présence de chlorure de zinc, à la distillation fractionnée, se transforme en cymène et en eau, car :

$$C^{10}H^{16}O = H^2O + C^{10}H^{14}$$

Il se forme, en outre, lors de cette réaction, du toluène, du xylène, du mésitylène, mais on le décompose encore plus rapidement, si on le soumet, en présence de pentasulfure de phosphore, à la distillation fractionnée, car :

$$5C^{10}H^{16}O + P^2S^5 = 5C^{10}H^{14} + P^2O^5 + 5H^2S$$

Le chlore a peu d'action sur le camphre, mais le brome le transforme en camphre dibromé de formule $C^{10}H^{16}OBr^2$, qui lui-même se transforme en monobromhydrate de camphre, par addition d'eau, car il met alors, en liberté, de l'acide bromhydrique.

Le camphre, traité en solution toluénique, par

du sodium, se transforme en camphorate de soude et en bornylate de soude qui, chauffés, en présence d'anhydride carbonique, donnent du camphocarbonate et du bornéocarbonate de soude. On peut le préparer synthétiquement à l'aide de l'acide camphorique, ou en partant de l'oxyde mésitylique, voir B. 32, p. 1421, B. 34, p. 2472, B. 36, p. 4332, B. 34, p. 1930, etc.

On le prépare techniquement, en partant de l'essence de térébenthine, qui, anhydre, est traitée à froid par un courant d'acide chlorhydrique gazeux, celui-ci la transformant en chlorhydrate de pinène. Celui-ci, chauffé avec de l'acétate de potasse ou avec de l'acétate de zinc, se transforme en acétate de bornyle et en acétate d'isobornyle qui, oxydés, donnent du camphre. Voir *Ch. Ind.*, 1906, p. 241.

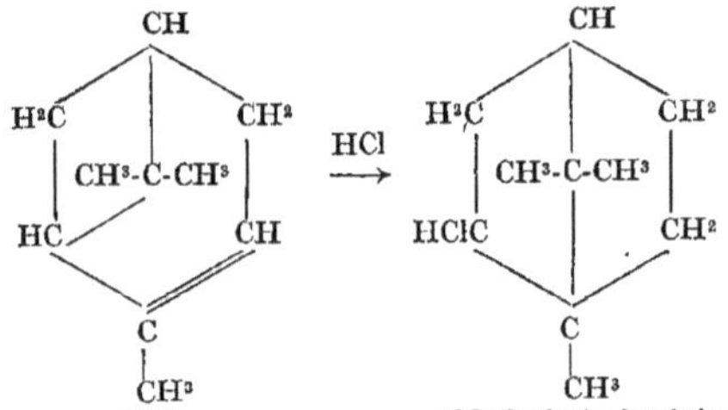

Pinène

Chlorhydrate de pinène

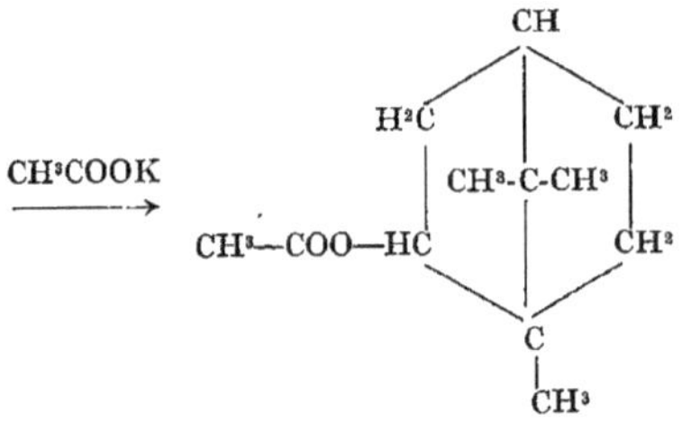

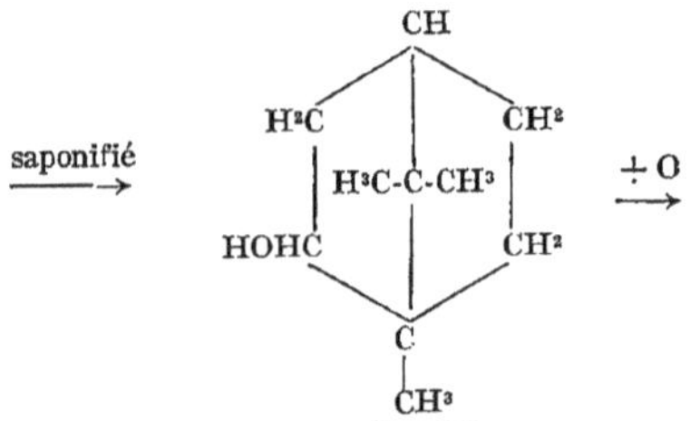

Bornéol

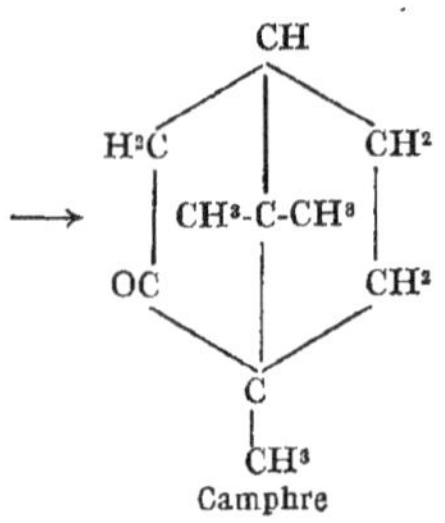

Camphre

Ce camphre synthétique renferme toujours des traces de chlore, que l'on peut rechercher, comme nous l'avons décrit ci-dessus, lors de l'étude des falsifications du camphre naturel. Il est, en outre, moins hygroscopique, mais, incinéré, il abandonne toujours 0,18 p. 100 de matières non volatiles. Examiné en solution alcoolique, au polarimètre, il reste optiquement parlant inactif. On le prépare aussi synthétiquement, selon le B. Am. 698.761, en faisant réagir, à 150°, l'acide oxalique anhydre sur de l'essence de térébenthine, puis en traitant ce mélange par de la chaux vive, quitte à soumettre le produit ainsi obtenu à la distillation fractionnée, afin de séparer le bornéol ainsi formé, du camphre, qui a été obtenu comme suit :

$$C^{10}H^{16} + COOH{-}COOH = C^{10}H^{17}{-}O{-}CO{-}COOH$$
Pinène   Acide oxalique   Ether oxalique acide de pinène

$$C^{10}H^{17}{-}OOC{-}COOH = H^2O + 2CO^2 + C^{10}H^{16}O$$
Camphre

mais sous l'action, de la chaleur, l'acide oxalique peut aussi se transformer en acide formique :

$$COOH{-}COOH = CO^2 + HCOOH$$

$$C^{10}H^{16} + HCOOH = C^{10}H^{17}{-}COOH$$
Formiate de bornéol ou de bornyle

$$C^{10}H^{17}{-}COOH = C^{10}H^{17}OH + CO$$
Bornéol

Notons que le camphre, traité par de l'hydroxylamine, donne une oxime fusible à 118° ; mais celle-ci, réduite en présence d'alcool par du sodium, se transforme en bornylamine. Le camphre peut être séparé, comme suit, du bornéol, dans une essence ou dans un mélange, en le chauffant, pendant 48 heures, à 140°, dans un matras muni d'un réfrigérant ascendant, avec de l'acide succinique, qui se combine alors avec le bornéol sous la forme de succinate de bornyle. La masse cristalline, ainsi obtenue, traitée par de l'éther, lui abandonne son camphre et son succinate de bornyle, solubles dans ce dissolvant, dont la solution filtrée, puis agitée avec une solution aqueuse de carbonate de soude, se décompose en partie, en donnant, d'une part une solution aqueuse de succinate neutre de bornyle et de soude, et, d'autre part, une solution éthérée de camphre, qui, décantée, est soumise à la distillation fractionnée.

Usage thérapeutique. — Le camphre se prescrit, à doses de 0 gr. 03 à 0 gr. 1, plusieurs fois par jour, sous la forme de poudres, de pilules ou de cachets, et à doses de 1 à 3 grammes, sur 200 grammes d'eau, sous celle d'émulsions, comme antispasmodique, comme stimulant des fonctions cardiaques, comme antiseptique, puis comme spécifique et comme sédatif contre les crises d'hystérie, les érections nocturnes ; on peut aussi l'ordonner, sous la forme d'injections hypodermiques, comme stimulant du cœur contre le collaps et comme sédatif contre les catarrhes chroniques des bronches, puis, sous celle d'onguents et de liniments, comme antirhumatismal et comme odontalgique.

Action physiologique. — Ordonné à doses trop élevées, il provoque des troubles gastriques, des vomissements, des coliques, des convulsions, de l'hématurie, de la paralysie cardiaque, du délire, des syncopes, suivies parfois de mort ; mais ces empoisonnements sont rares. Il est très facilement résorbé par la peau et par les muqueuses, pour être ensuite en partie éliminé par les poumons, en partie par les urines, après s'y être oxydé en acide camphoglucuronique et en un acide mal défini, mais azoté. Il exerce, en outre, une action irritante sur toutes les muqueuses, et ceci, sans désorganiser les tissus, tout en provoquant une sensation de cuisson et de l'hypérémie locale. Il provoque, ordonné à petites doses, une augmentation, mais à hautes doses, une diminution du nombre des pulsations du pouls, avec anaphrodisie et prostration intellectuelle, précédées d'exaltation psychique. Le camphre provoque, pendant la période d'excitation, une accélération des mouvements respiratoires, qui deviennent pour ainsi dire nuls, si on le prescrit à très fortes doses. Il abaisse, en outre, la température chez les fébricitants et les individus en santé, mais il augmente, en même temps, le nombre des globules blancs du sang, ainsi que la quantité d'urines et celle des sueurs exsudées, il en est de même pour les sécrétions bronchiques.

Pharmacie galénique. — Il sert à préparer l'Oleum Camphoratum, le Spiritus Camphoratus, le Spiritus Angelicæ compositus, le Vinum Camphoratum, le Linimentum Camphoratum, l'Unguentum Camphoricum, l'Emplastrum Saponatum, l'Emplastrum Camphoratum fuscum, l'Acidum Camphoricum, le Camphora monobromata, qui, officinal, se prescrit à doses de 0 gr. 3 plusieurs fois par jour, comme désinfectant. Notons que le Spiritus Camphoratus doit toujours être dosé comme suit, quant à sa teneur en camphre : on l'additionne de beaucoup d'eau, puis on recueille son précipité qui, dissous dans de l'éther, donne une solution, que l'on soumet à la distillation fractionnée, pour peser ensuite son résidu. On peut aussi doser la teneur en camphre dans un onguent, en le traitant par de l'alcool absolu, bouillant, puis en abandonnant le tout au repos. Cette solution alcoolique, filtrée, puis soumise à la distillation fractionnée, abandonne alors un résidu, que l'on tare.

Incompatibilités. — Il ne faut jamais ordonner le camphre avec des dérivés de l'acide salicylique ou du phénol, ni avec ces substances, ni avec du menthol, du salol, du thymol, de la résorcine, du pyrogallol, de l'antipyrine, etc., etc., qui donnent avec cette drogue des mélanges déliquescents, se prescrivant, sous la forme d'onguents ou sous celle de frictions, comme antirhumatismal.

Historique. — Les Anciens ne connaissaient pas le camphre, dont la première mention remonte vers le milieu du VIe siècle, voir les poésies d'Imru I Kais, qui le recommandait comme diaphorétique ; puis les écrits d'Aetius, médecin arabe, vivant à Amida en Mésopotamie ; celui-ci le prescrivait comme antirhumatismal, voir son livre *Acopon viride*. Il l'ordonnait aussi, sous la forme d'huile, sous la dénomination d'*Oleum Salca*, comme antirhumatismal, mais elle possédait, en outre, les propriétés de rendre l'ouïe aux sourds.

Marco Polo nous apprend que cette drogue valait, à cette époque, son pesant d'or, et qu'il aperçut, lors de son voyage en Chine, les premiers camphriers, qu'il différenciait déjà de ceux croissant à Sumatra, ceux-ci livrant le camphre de Bornéo. Utilisé de très bonne heure par les esculapes arabes, dans la préparation des Troschisci de Mésué (médecin arabe vivant au Xe siècle

ap. J.-C.), le camphre servait à préparer, selon les prescriptions du médecin grec Actuarius, des pastilles, qui se prescrivaient comme spécifique contre le diabète. Cette drogue provenait, au dire d'Amatus Lusitanus (1511-1562) par l'Espagne, où on la dénommait *Alcamphora*, mais on la différenciait déjà de celle importée par les Portugais, qui la retiraient de Bornéo ; Kaempfer parvint, en 1690, à déterminer exactement l'origine des végétaux qui fournissaient ces produits, provenant l'un d'un *Cinnamomum*, l'autre du *Dryobalanops Camphora*.

En ce qui concerne les procédés utilisés par les Chinois, pour extraire le camphre, les pharmacologues ne peuvent affirmer, avec certitude, si ceux-ci l'apprirent des Japonais, ou si ceux-là leur enseignèrent leurs méthodes de préparation ; en tous cas, les Japonais s'emparèrent au XIXe siècle du commerce du camphre, jusque-là détenu par les Hollandais, puis ils le monopolisèrent en 1895. Notons qu'Avicenne et Pomet connaissaient déjà la méthode de purifier le camphre, par sublimation.

CORTEX ET OLEUM CINNAMOMI CHINENSIS, ECORCE ET ESSENCE DE CANNELLE CHINOISE, DE CINNAMOMUM CASSIA Blume.

Origine botanique. — Cet arbre, très feuillé, d'une douzaine de mètres de haut, sur un mètre de diamètre, à écorce brun grisâtre, porte des feuilles opposées, pétiolées, de 10 à 15 centimètres de long sur 4 à 6 centimètres de large, à limbe entier, glabre, luisant, lancéolé, pointu à ses deux extrémités, mais parcouru par trois grandes nervures prononcées et par des nervures tertiaires, anastomosées. Examiné à la loupe, ce limbe porte de nombreuses ponctuations translucides, provenant de la présence de ses cellules sécrétrices internes, riches en essence. Ses fleurs, disposées en panicules latéraux, longuement pédonculés, sont hermaphrodites et constituées par un périanthe à 6 lobes jaune verdâtre, concrescents entre eux par leurs bases, en un tube évasé au sommet, qui entoure 3 verticilles, chacun à 3 étamines fertiles, et trois staminoïdes, outre un ovaire uniloculaire, à carpelle médian, postérieur, surmonté d'un style court, à stigmate arrondi, mais renfermant un ovule anatrope, pendant, à raphé externe. Ces étamines sont concrescentes par la base de leurs filets avec les verticilles externes du périanthe, mais leurs filaments portent des anthères, s'ouvrant par 4 clapets superposés, deux par deux, les uns aux autres et deux glandes sécrétrices, sises en-dessous de celles-ci. Son fruit est une baie noir violacé, charnue, entourée par les restes persistants du périanthe, qui renferme une graine non albuminée, à embryon droit.

Origine géographique. — Fleurissant de mai en juin, il croît à l'état sauvage ou cultivé dans les parties méridionales de la Chine, principalement dans les provinces de Kwang Toung, de Loei Tsheou et de Kwang Si, puis en Cochinchine et dans l'Annam, au Japon, à Java, à Sumatra, pays où prospère aussi le *Cinnamomum Burmanni*, qui livre au droguier une écorce moins aromatique, servant à falsifier notre drogue officinale.

Culture. — Ces arbres, généralement cultivés dans des parcs ou sur des terrasses, d'un mètre de haut sur 50 centimètres de large, a terrains secs, riches en humus, mais bien labourés et ceci à une altitude de 100 à 300 mètres au-dessus du niveau de la mer, y sont transplantés à l'âge d'une année. Déterrées en avril, ces jeunes plantes se reproduisent à l'aide de boutures ou à l'aide de semis, que l'on parfait en mars, dans des endroits chauds, bien abrités des vents.

Récolte. — Les branches de ces plantes, ayant atteint leur sixième année, sont alors sectionnées au mois de mars. Mondées de leurs feuilles, elles sont transportées dans les factories ou dans des huttes construites, à cet effet, près de ces plantations, où les Chinois pratiquent alors sur celles-ci des incisions transversales, à distance de 40 centimètres les unes des autres, et une incision longitudinale, afin de les priver de leur écorce, qui, au préalable, a été mondée à l'aide d'un ra-

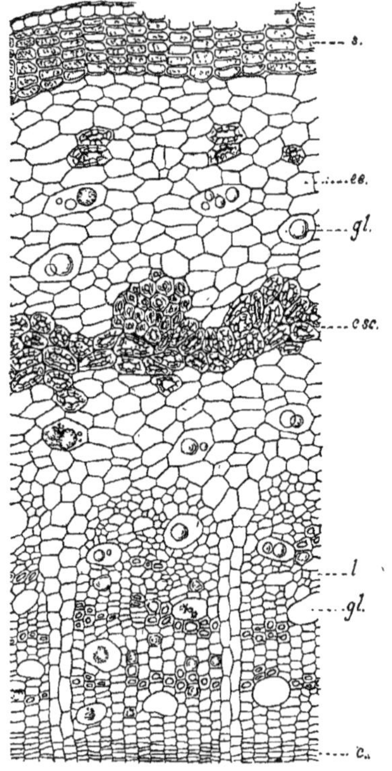

Fig. 160. — Coupe transversale de l'écorce de cannelle de Chine.

s) suber ; *gl*) glandes sécrétrices ; *lc*) parenchyme cortical ; *csc*) assise scléreuse ; *l*) liber ; *c*) cambium.

bot, de son suber et de ses aspérités externes. Ces écorces, en partie desséchées au soleil ou dans des greniers bien ventilés, sont alors disposées les unes dans les autres, puis desséchées à nouveau, elles sont attachées, sous la forme de petits paquets, qui, vendus à des marchands chinois, sont transportés sur Taiwu, pour la province de Kouang-Si, ou sur Lukpo et sur Loting, pour la province de Kang Toung, d'où ceux-ci sont alors réexpédiés par Canton, sur Londres, qui en importa plus de 48.000 kilogrammes en 1880.

Description de la drogue. — Cette écorce se présente dans le droguier sous la forme de tubes enroulés en gouttière sur eux-mêmes, à surface externe, lisse, parfois en partie recouverte de son

suber, de couleur gris brunâtre, tachetée de petites cicatrices foliaires, à surface interne jaune fauve, non striée dans le sens de la longueur, à cassure facile, nette, courte, grenue, parfois légèrement fibreuse, à saveur légèrement sucrée, mucilagineuse, aromatique, chaude, piquante, d'odeur spéciale, aromatique, pourtant moins fine que celle des écorces de cannelle de Ceylan.

Examen microscopique (fig. 160). — Examinée sur une coupe transversale, cette écorce est constituée par des traces de suber (*s*), à cellules aplaties, disposées en files radiales, dont les parois minces sont colorées en brun, puis vient le parenchyme cortical (*pc*), à cellules polygonales, aplaties, qui, renfermant de nombreux grains d'amidon, entourent des paquets de fibres libériennes parfois isolées, outre des sclérites isolées ou groupées plusieurs ensemble en paquets (*cc*), dont les parois sont épaissies en fer à cheval. Elles entourent, en outre, des cellules sécrétrices (*gl*) schyzogènes à essence et des cellules mucilagineuses. En dessous de cette zone, se rencontrent deux ou trois assises de cellules scléreuses (*csc*), à parois épaissies, canaliculées, qui, groupées par paquets, alternent parfois avec des amas de fibres libériennes, bien développées. Le tissu sous-adjacent et le liber, qui se rencontrent en dessous de celles-ci, sont parcourus par des rayons médullaires, minces, disposés sur 2 ou sur 4 rangs de cellules renfermant des aiguilles d'oxalate de chaux. Les cellules parenchymateuses du liber, riches en grains d'amidon, entourent des cellules sécrétrices, à essence parfois résinifiée, des cellules à mucilage, quelques sclérites éparses et des fibres libériennes fusiformes, à extrémités coniques, de 15 à 20 micromillimètres de large sur 400 à 500 micromillimètres de long.

Poudre. — Cette écorce, pulvérisée, livre une poudre jaune brunâtre, caractérisée par la présence de ses grains d'amidon, qui sont petits, simples, isolés ou disposés par groupes, à hile étoilé, excentrique ; par celle de ses sclérites et de ses fibres libériennes, ainsi que par celle de ses cellules sécrétrices, à essence et à mucilage.

Falsifications. — Elle est souvent falsifiée par des écorces de canneliers sauvages qui, moins aromatiques, sont plus riches en fibres libériennes et en sclérites, particulièrement par celles provenant des plantes *Cinnamomum Burmanni* Bl. *Cinnamomum Tamale* Nees et *Cinnamomum iners* Reinw. Sa poudre est souvent falsifiée par diverses fécules reconnaissables à l'examen microscopique, ainsi que par des coques pulvérisées d'amandes ou de noix, qui renferment des sclérites jaunâtres, quant à leur contenu, et non brunâtres, comme celles de la cannelle chinoise ; elles ne donnent pas, en outre, les réactions caractéristiques de celle-ci.

Réactions. — Chauffée avec de l'eau, l'écorce de cannelle chinoise donne un liquide se colorant en bleu noirâtre, par addition de perchlorure de fer, et en bleu par celle de teinture d'iode.

Analyse chimique. — Elle renferme de 1,5 à 2,29 p. 100 d'essence, de l'amidon, du mucilage, 2,8 p. 100 de tanin, des matières résineuses en partie solubles dans l'éther, en partie insolubles dans ce dissolvant, mais très solubles dans l'alcool, outre des matières pectiques du phlobaphène, qui, fondu avec de la potasse caustique, donne de l'acide pyrocatéchique.

Préparation de son essence. — Cette écorce,

soumise (ainsi que les feuilles et les fleurs de cette plante), à la distillation aux vapeurs d'eau, et ceci dans des appareils très primitifs en Chine, donne une essence jaune brunâtre, officinale. Ces appareils sont constitués par un fourneau en briques, sur lequel repose une grande chaudière en fer, recouverte d'un couvercle en bois, doublé intérieurement d'une plaque de tôle, mais tous deux sont perforés, vers leur centre, d'un trou dans lequel s'adapte un tuyau de bambou creux, qui communique, à travers des bassines en terre, remplies d'eau, à un récipient en verre, dans lequel l'essence, ainsi distillée, se condense ; cette distillation se parfaisant en Europe, dans des alambics perfectionnés.

Description de l'essence. — Elle se présente sous la forme d'un liquide jaunâtre, brunissant à l'air, qui, exposé au froid, dépose une masse cristalline ou *camphre de cannelle*. Insoluble dans l'eau, elle tombe au fond de ce liquide, auquel elle communique en partie son odeur et son arome. Cette solution aqueuse dépose, par addition d'iodure potassique, des cristaux verts, à éclats métalliques, qui, desséchés en dessus d'acide sulfurique, possèdent la formule $6C^9H^8O + KI$.

D'un poids spécifique de 1,05 à 1,07, à pouvoir rotatoire, de $+ 1$ à $+ 6^o$, cette essence, très soluble dans l'éther, l'alcool, le sulfure de carbone, le chloroforme, les huiles grasses et essentielles, est très peu soluble dans l'eau. Additionnée, à froid, de quelques gouttes d'acide nitrique fumant, elle précipite une masse cristalline ou acide nitrosocinnamique, mais, traitée par de l'arsénite de soude, elle se colore en jaune verdâtre ; celle de Ceylan restant incolore, si on la traite de la même manière.

Son odeur est aromatique, persistante, moins fine que celle de l'essence de cannelle de Ceylan, son arome est aromatique, chaud, rafraîchissant, agréable, persistant.

Falsifications et réactions. — Sa solution alcoolique, additionnée de quelques gouttes de perchlorure de fer, doit se colorer en brun, et non en violet, cas contraire, essence de girofle, c'est-à-dire eugénol ; mais, agitée avec de la potasse caustique, elle ne doit pas se précipiter en un dépôt cristallin, cas contraire, essence de girofle, qui précipite alors de l'eugénate potassique, insoluble dans l'alcool. Une solution aqueuse d'aniline, traitée par de l'hypochlorite de soude jusqu'à coloration fixe, donne par addition de quelques gouttes d'essence de cannelle un filtrat violet, celui-ci étant coloré en vert foncé en présence d'essence de clous de girofle.

On falsifie aussi parfois l'essence de cannelle, en l'additionnant de matières résineuses, que l'on peut différencier, en la soumettant à la distillation fractionnée, car elle abandonne alors un résidu résineux, dur, cassant, preuve de la présence de résines ; mais cette essence, ainsi falsifiée, se précipite, en un dépôt blanc, par addition d'acétate neutre de plomb. Le volume de l'essence de cannelle ne doit pas être diminué, si on l'agite avec de l'éther de pétrole, cas contraire, essence de térébenthine, ou si on la traite par de l'eau, cas contraire, falsifications par de l'alcool.

Titration. — Elle doit toujours être dosée, quant à sa teneur en aldéhyde cinnamique, en la traitant, en solutions éthérées, par des dissolutions aqueuses de bisulfite de soude, et ceci, aussi longtemps que celles-ci y forment un précipité.

Celui-ci, recueilli (ainsi que le résidu obtenu en décantant ses solutions aqueuses, que l'on évapore à sec), lavé à l'aide d'éther, puis taré, ne doit pas peser moins de 2 gr. 5 pour 10 grammes d'essence, ce qui correspond à une teneur minimale de 75 p. 100 d'aldéhyde cinnamique. On peut aussi doser celle-ci, en traitant cette essence par une solution aqueuse de semi-carbazide.

Analyse chimique. — Elle est constituée par un mélange d'acétate cinnamylique, de traces d'eugénol, d'environ 75 p. 100 d'aldéhyde cinnamique, d'acétate propylphénylique, d'acide cinnamique, d'aldéhyde orthométhyl coumarique, et par du phellandrène, du stéaroptène.

L'ÉTHER ACÉTIQUE D'ALCOOL CINNAMIQUE OU ACÉTATE DE CINNAMYLE, $C^{11}H^{12}O^2$, se présente sous la forme d'un liquide incolore, d'odeur agréable. particulière, aromatique, à saveur chaude, rafraîchissante, soluble dans l'éther, l'alcool. Entrant en ébullition entre 135° et 145°, sous une pression de 11 millimètres, il possède, quant à sa formule, la constitution suivante :

$$CH{=}CH{-}CH^2O{-}OC{-}CH^3$$

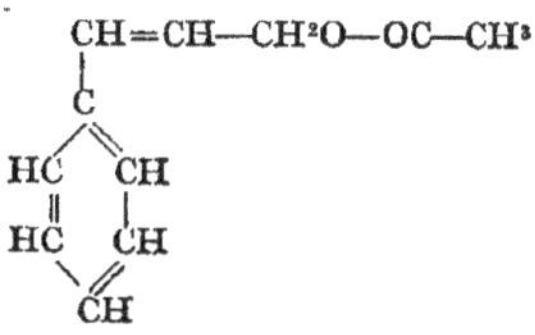

L'ACÉTATE PHÉNYLPROPYLIQUE, $C^{11}H^{14}O^2$, se présente sous la forme d'un liquide incolore, inodore, entrant en ébullition à 244°, soluble dans l'éther, l'alcool, le chloroforme, les huiles grasses et essentielles. Il possède, quant à sa formule, la constitution suivante :

$$HC{-}C{-}CH^2{-}CH^2{-}CH^2O{-}OC{-}CH^3$$

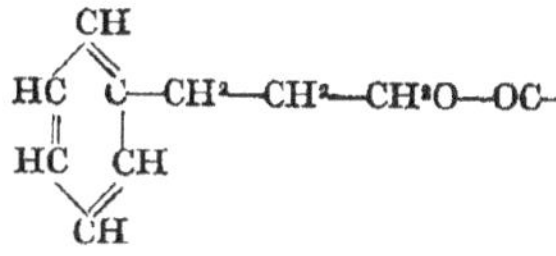

On le prépare synthétiqement en condensant l'alcool phénylpropylique avec de l'anhydride acétique.

L'ALDÉHYDE ORTHO MÉTHYLCOUMARIQUE, $C^{10}H^{10}O^2$, se présente sous la forme de cristaux jaunes, fusibles à 45°, solubles dans l'alcool, l'éther, le chloroforme. Il possède, quant à sa formule, la constitution suivante :

$$CH{=}CH{-}C{\stackrel{O}{H}}$$

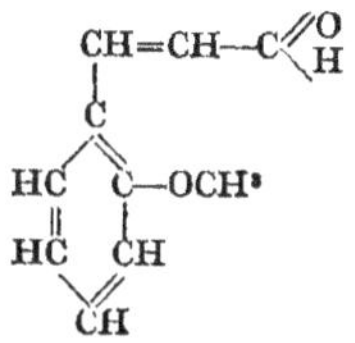

Cette aldéhyde se combine, avec le bisulfite de soude, en une masse cristaline, soluble dans l'eau, avec l'hydroxylamine en une oxime fusible à 125°, avec la phénylhydrazine en une hydrazone fusible à 116°, de formule :

$$C^6H^4(OCH^3)CH{=}CH{-}N{=}NH{-}C^6H^5$$

Oxydée par de l'oxyde d'argent, cette aldéhyde se transforme en acide méthylcoumarique, mais oxydée par du permanganate potassique, elle donne de l'acide méthylsalicylique, car :

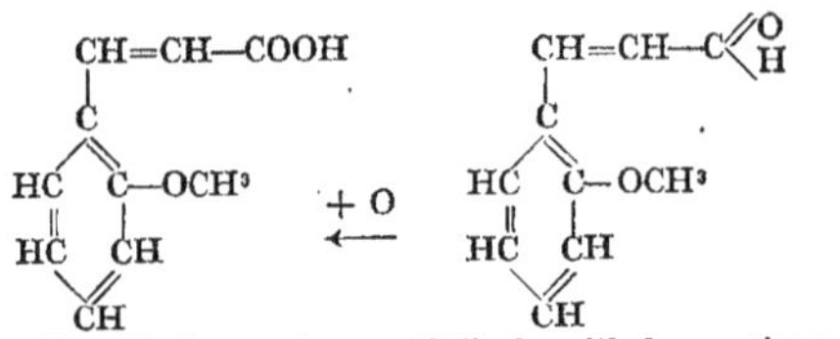

$$CH{=}CH{-}COOH \qquad CH{=}CH{-}C{\scriptstyle<}^{O}_{H}$$

Acide méthylcoumarique   Aldéhyde méthylcoumarique

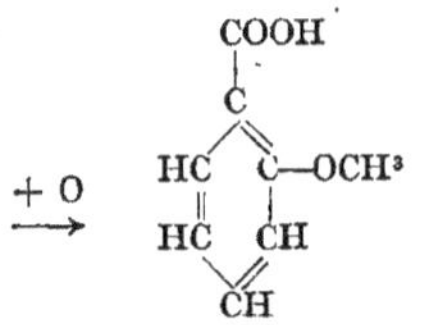

$$+\ O \longrightarrow \qquad COOH$$

Acide méthylsalicylique

On prépare synthétiquement l'aldéhyde ortho-méthylcoumarique, en condensant l'aldéhyde méthylsalicylique avec de l'aldéhyde acétique.

L'essence de cannelle se prescrit parfois, à doses de 2 à 4 gouttes plusieurs fois par jour, comme stomachique et comme édulcorant, mais il faut l'ordonner avec prudence, cas contraire, elle provoque souvent de l'hématurie et des troubles gastriques. Cette essence est surtout utilisée dans l'art de la parfumerie.

Usage thérapeutique de l'écorce de cannelle. — Cette écorce se prescrit, à doses de 0 gr. 05 à 0 gr. 3 plusieurs fois par jour, sous la forme de poudres ou de pilules et à doses de 10 à 15 grammes sur 200 grammes d'eau, sous celle d'infusions ou de décoctions, comme antiseptique de l'influenza, comme stomachique et comme aromatique, puis additionnée de seigle ergoté comme styptique et comme spécifique contre la prostration génitale et les syncopes.

Pharmacie galénique. — Elle sert à préparer la Tinctura Cinnamomi, l'Aqua Cinnamomi, la Pulvis Aromaticus, le Sirupus Cinnamomi, la Tinctura Aromatica, la Tinctura Ferri pomata, la Tinctura Opii crocata, la Tinctura Rhei aquosa, la Tinctura Absinthii composita, la Tinctura amara, le Sirupus Rhei compositus, etc., etc.

Incompatibilités. — Il ne faut jamais l'ordonner, ainsi que ses dérivés, avec de l'acide salicylique, de l'antipyrine, du chloral, de l'eau de chaux, de l'iode ou des iodures, du menthol, du thymol, de l'absinthe, de la digitale, des sels ferreux ou ferriques, etc., etc., qui précipiteraient la teinture de cannelle.

Historique. — Connue des Phéniciens et des Hébreux, sous la dénomination de *Kinnamon*, c'est-à-dire *Kacyn* ou bois, *nama* ou doux, cette drogue était déjà en vogue, 2700 ans avant notre ère, chez les Chinois, comme en fait foi le livre de cuisine de l'empereur Shen Nung. Elle était aussi utilisée par les Egyptiens (1600 ans av. J.-C.), qui la prescrivaient comme stomachique, comme aromate, lors de leurs rites religieux, comme nous le prouvent les inscriptions découvertes sur les murs du temple d'Edfu. Les Grecs et les Romains connaissaient aussi cette drogue, sans pouvoir préciser sa provenance. Elle fut premièrement utilisée dans les rites religieux, comme aromate, puis vers le milieu du VIe siècle, comme médicament, comme en fait foi Trallianus. Ses prix de vente, ayant énormément baissé au Xe siècle, elle fut utilisée par les moines du couvent de Saint-Gall comme attrape-poissons. Marco Polo ne fait nulle part mention de la cannelle chinoise, qui fut décrite par les Hollandais, car ceux-ci découvrirent en l'an 1518, dans leurs colonies, des canneliers sauvages. Ceux-ci, cultivés à partir des années 1770, donnèrent la cannelle de Ceylan. Valerius Cordus découvrit le premier l'essence de cannelle, dans laquelle il détermina la présence de cristaux (aldéhyde cinnamique).

CORTEX CINNAMOMI TONKINENSIS, ÉCORCE DE CANNELLE TONKINOISE, DE CINNAMOMUM LOUREIRII.

Originaire de l'Indochine et du Tonkin, cet arbre livre, au droguier, son écorce qui, mondée de son suber, puis desséchée, est souvent mélangée à notre cannelle chinoise, car elle renferme 3,69 p. 100 d'essence constituée à peu près de la même manière, que celle de notre drogue officinale. Notons que le *Cinnamonum obtusifolium* Nees, le *Cinnamomum pauciflorum* Nees, le *Cinnamomum Burmanni* livrent aussi, au commerce, leurs écorces non officinales, qui renferment une essence riche en cinéol, en linalol, mais en teneur moyenne en aldéhyde cinnamique, en eugénol et en camphène.

Toutes ces plantes livrent, en outre, les fleurs de cannelier.

FLOS CINNAMOMI, FLEUR DE CANNELIER, DE CINNAMOMUM CASSIA Blume, CINNAMOMUM LOUREIRII.

Les fleurs de ces arbres, récoltées avant leur complet développement, puis desséchées au soleil, se rencontrent aussi parfois dans le droguier, quoiqu'elles ne soient pas officinales. Elles sont constituées par un tube calicinal, rétréci à sa partie inférieure, mais évasé sous la forme d'une coupe à son sommet, qui est divisé en 6 lobes échancrés, réfléchis en dedans. D'odeur spéciale, aromatique, à saveur chaude, aromatique, elles sont surtout utilisées lors de la préparation des liqueurs.

OLEUM CINNAMOMI GLANDULIFERI, DE CINNAMOMUM GLANDULIFERUM.

Originaire de l'Assam, cet arbre livre, au droguier, ses feuilles, ses fleurs et son écorce, qui, soumises à la distillation aux vapeurs d'eau, donnent une essence jaune pâle, d'odeur sufranée, à saveur chaude, aromatique, d'un poids spécifique de 1,1022, à pouvoir rotatoire, lévogyre, de — 4°, à indice de saponification de 2,8, soluble dans l'alcool, l'éther, le chloroforme, l'éther de pétrole, les huiles grasses et essentielles. Ne renfermant pas de terpènes, elle est constituée par un mélange de safrol, de myristicine et d'élémicine, outre par du cinéol, du linalol et des éthers cinnamiques et par de l'aldéhyde cinnamique. Non officinale, elle est parfois utilisée dans l'art de la parfumerie.

CORTEX ET OLEUM CINNAMOMI CEYLANICUS, ECORCE ET ESSENCE DE CANNELLE DE CEYLAN, DE CINNAMOMUM CEYLANICUM, Breyn.

Origine botanique. — Cet arbre toujours vert, de 10 à 20 mètres de haut à l'état demi-sauvage, mais de 3 à 5 mètres à l'état cultivé, à tiges quadrangulaires, verdâtres, à branches cylindriques, brun grisâtre, porte des feuilles opposées, non stipulées, coriaces, courtement pétiolées, à limbe entier, ovoïde, de 8 à 10 centimètres de long sur 4 à 6 centimètres de large, vert foncé sur sa face supérieure, vert pâle sur sa face inférieure, toujours parcouru par 3 ou par 5 nervures parallèles, très prononcées, et par des nervures tertiaires, anastomosées en réseau. Examinées à la loupe, ces feuilles, translucides par places, renferment, dans leur mésophylle, de nombreuses glandes sécrétrices, à essence, qui leur communiquent leur odeur et leur saveur agréables, aromatiques. Ses fleurs hermaphrodites, disposées en cymes bipares ou en grappes, sont constituées par un périanthe jaune verdâtre, à 6 lobes très velus, concrescents entre eux par leurs bases en un tube évasé au sommet, qui entoure 9 étamines fertiles et 3 staminoïdes, puis un ovaire médian, uniloculaire, uniovulé, surmonté d'un style très court, à un stigmate arrondi. Leurs étamines, concrescentes par la base de leurs filets avec les verticilles externes, portent, en dessous de leurs anthères, deux glandes sécrétrices et une anthère à 4 sacs polliniques, s'ouvrant par 4 clapets disposés deux par deux, les uns au-dessus des autres. Son fruit est une baie noir violacé, entourée à sa base par les restes persistants du périanthe cupuliforme ; celle-là renfermant une graine non albuminée, à embryon droit.

Cette plante se différencie en plusieurs variétés, telles que le *Cinnamomum Ceylanicum var. communis*, *Cinnamomum Ceylanicum var. inodorum*, *Cinnamomum Ceylanicum var. subcordatum*, dont nous ne pouvons entreprendre ici l'étude différentielle.

Origine géographique. — Croissant à l'état sauvage, dans les parties montagneuses de Ceylan, où elle est principalement cultivée, elle se rencontre aussi à la Réunion, à la Guadeloupe, à la Guyane, etc., car son essence est plus fine, plus aromatique, que celle de la cannelle chinoise.

Culture. — Exigeant des terrains sablonneux mais humides, une température humide tropicale mais égale, elle prospère particulièrement à une altitude de 200 à 600 mètres, dans des parcs, que l'on replante de temps à autre, tout en prenant soin alors d'abandonner pendant deux ans leurs terrains en friche. Elle se reproduit à l'aide de semis ou de boutures, que l'on cultive dans des endroits bien abrités, pour les transporter, à partir de leur troisième année, dans ces parcs, où elle peut aussi se multiplier sur pieds, à l'aide de jets.

Récolte. — Les canneliers, sectionnés tous les ans, sur pieds, de mai en juin, ou de novembre à décembre, c'est-à-dire à la saison des pluies, émettent de nouveaux jets qui, trois ans plus tard, seront à nouveau sectionnés. Leurs tiges, transportées sur les factories, sont alors privées, à l'aide d'un petit rabot ou d'un couteau, de leur suber et de leurs aspérités, puis on pratique sur celles-ci deux incisions transve sales, distantes de 50 à 70 centimètres les unes des autres, et une incision longitudinale, peu profonde, afin de les monder de leur écorce. On les emboîte alors au nombre de 8 à 10, les unes dans les autres, à l'état frais pour les abandonner pendant 3 ou 4 jours à la fermentation, afin de leur communiquer leur aspect jaune brunâtre. On les soumet ensuite à un second raclage, afin de les monder des restes de leur suber et d'une partie de leur tissu collenchymateux, qui serviront à préparer l'essence de can elle de Ceylan ; puis on les emboîte à nouveau les unes dans les autres, pour les dessécher à l'ombre, puis au soleil, en les déposant sur des claies, que l'on recouvre de couvertures pendant la nuit. On les trie, puis on remplit leurs vides par des fragments d'écorce, quitte à les exporter ensuite sur Londres, dans des caisses en bois, doublées intérieurement de plaques de tôle, mais on peut aussi les exporter sous la forme de surons, entourés d'étoffes, après les avoir attachées plusieurs ensemble par paquets. On admet que Ceylan exportait, en moyenne, en 1914, plus de 1.500.000 livres d'écorce de cannelle, représentant une valeur annuelle de 70.000 livres sterling.

Description de la drogue. — Ces écorces se présentent, dans le droguier, sous la forme de petites baguettes de 50 à 70 centimètres de long sur 2 à 3 centimètres de diamètre, emboîtées au nombre de 8 à 10 les unes dans les autres, à surface externe, jaune fauve, marquée de lenticelles foliaires, arrondies, peu visibles à l'œil nu, et de stries sinueuses, longitudinales, anastomosées,

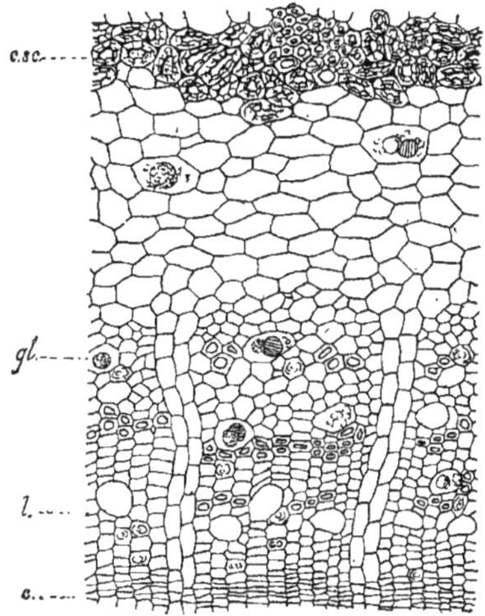

Fig. 161. — Coupe transversale de l'écorce de cannelle de Ceylan.

csc) cellules scléreuses ; *gl*) glandes sécrétrices ; *l*) liber ; *c*) cambium.

blanchâtres, dues à la présence de leurs faisceaux libériens, primaires, à surface interne, jaune brunâtre, à cassure facile, écailleuse, à saveur mucilagineuse, aromatique, spéciale, chaude, mais non astringente, d'odeur spéciale, aromatique, fine, agréable.

Examen microscopique (fig. 161). — Examinée sur une coupe transversale, cette écorce ne possédant jamais de suber, ni de collenchyme, est constituée par une zone continue de cellules scléreuses (*csc*), incolores ou légèrement jaunâtres, à parois épaissies, canaliculées, qui alternent avec des amas de fibres libériennes, fines, mais longues ; puis vient un tissu sous-jacent de cellules polygonales, riches en amidon, qui sont colorées en jaune En dessous de celui-ci se rencontre le liber primaire (*l*), parcouru par de nombreux rayons médullaires (*rm*), à deux rangs de cellules, qui renferment des aiguilles d'oxalate de chaux, mais il est constitué par des cellules parenchymateuses, riches en grains d'amidon ; celles-là entourant de nombreuses cellules sécrétrices, à essence ou à mucilage, et des amas de fibres libériennes, qui peuvent aussi être isolées, outre quelques sclérites et vaisseaux grillagés.

Poudre. — Cette écorce, pulvérisée, livre une poudre brun chamois, caractérisée par la présence de ses grains d'amidon, petits, isolés ou réunis plusieurs ensemble, à hile excentrique, par celle de ses cellules scléreuses et de ses fibres libériennes, ainsi que par celle de ses cellules sécrétrices, à essence et à mucilage, puis par celle de ses cellules à cristaux d'oxalate de chaux, qui proviennent toujours de ses rayons médullaires.

Falsifications. — Cette drogue est souvent confondue avec les écorces de cannelle de Java, de Malabar, dont l'essence est moins fine, puis avec celles de la cannelle chinoise, qui se différencient, selon Planchon, comme suit les unes des autres :

	Cannelle de Ceylan	Cannelle de Chine
Forme.........	Écorces emboîtées	Écorces isolées
Epaisseur.......	Très minces de 1/4 à 1/3 mm.	1 mm. au moins
Couleur.........	Jaune fauve, lignes blanches longitudinales, anastomosées	Jaune foncé, quelques plaques gris noirâtre
Saveur.........	Fine, délicate, aromatique	Forte, accentuée, plus mucilagineuse
Süber:.........	Mondé par le raclage	En grande partie mondé
Anneau scléreux .	Continu	Discontinu
Fibres libériennes	Alignées, à lumen petit	Dispersées, à lumen plus grand
Cellules mucilagineuses.......	Nombreuses	Très nombreuses
Amidon.........	Abondant, grains petits	Très abondant, grains plus grands
Traces foliaires d'insertion....	Arrondies, opposées	Elliptiques, isolées

Réactions. — Une décoction aqueuse de cette écorce se colore en bleu grisâtre, puis elle se précipite en un dépôt brunâtre, par addition d'iode.

Analyse chimique. — Cette drogue renferme de 2,5 à 3,6 p. 100 d'essence, 2 p. 100 de tanin, 3,0 p. 100 d'amidon, 4 p. 100 de mucilage, outre des matières résineuses en partie insolubles dans l'alcool, mais très solubles dans l'éther.

Préparation de l'essence. — Les déchets provenant du raclage de cette écorce, soumis à la distillation aux vapeurs d'eau, dans des appareils perfectionnés, livrent soit à Ceylan, soit en Europe, une essence officinale.

Description de l'essence. — Elle se présente sous la forme d'un liquide mobile, jaunâtre, brunissant à l'air, qui la résinifie, d'odeur agréable, fine, mais spéciale, très aromatique, à saveur chaude, douceâtre, aromatique, à réaction faiblement acide, d'un poids spécifique de 1,025 à 1,035, à pouvoir rotatoire, lévogyre, de — de 1° à — 3°. Très peu soluble dans l'eau, à laquelle elle communique son arome, elle donne alors une solution se précipitant en un petit dépôt cristallin, à éclats métalliques, de formule $KI + 6C^9H^8O$, par addition d'iodure potassique.

Elle se dissout très facilement dans l'éther, le sulfure de carbone, le chloroforme, l'alcool à 80°, les huiles grasses et essentielles, et dans son volume de salicylate de soude en solution aqueuse à 1/4, mais elle se sépare en deux couches par addition de 4 fois son volume de cette solution.

Falsifications et réactions. — Elle est souvent falsifiée par addition d'alcool, qui se dissout dans l'eau avec laquelle on l'agite, puis par celle d'essence de térébenthine, qui fait diminuer le volume de cette essence, si on l'agite avec de l'éther de pétrole. On l'additionne aussi parfois de résines, que l'on différencie en soumettant cette essence à la distillation fractionnée, car elle abandonne alors un résidu résineux, dur, friable; on la falsifie aussi par de l'essence de clous de girofle, qui se colore en violet par addition d'une goutte de perchlorure de fer.

Cette essence est parfois falsifiée par celle de l'écorce de la plante *Cinnamomum Culilawan* ou essence de *Culilawa*, qui se présente sous la forme d'un liquide jaunâtre, d'odeur rappelant fortement celle de l'eugénol, d'un poids spécifique de 1,050, à pouvoir rotatoire non déterminé, soluble dans tous les dissolvants organiques usuels, qui est constitué par un mélange 70 p. 100 d'eugénol, de méthyleugénol, de terpène, de pinène et par des traces d'aldéhyde cinnamique.

Analyse chimique. — Cette essence est constituée par un mélange de 75 p. 100 d'aldéhyde cinnamique, de 4 p. 100 d'eugénol, puis par des traces de phellandrène et de méthylacétone, de pinène, de cymol, de furfurol, d'aldéhyde benzylique, d'aldéhyde nonylique, de linalol, de caryophyllène, d'isobutyrate de linalyle, d'aldéhyde hydrocinnamique, d'aldéhyde cuminique, etc., etc.

L'ALDÉHYDE CINNAMIQUE ou PHÉNYLACROLÉINE, C^9H^8O, se prépare en agitant cette essence avec une solution aqueuse de bisulfite de soude, qui précipite une masse cristalline, jaunâtre. Celle-ci, lavée avec de l'éther et avec de l'eau, puis décomposée, en présence d'éther, par de l'acide sulfurique, met en liberté cette aldéhyde. Elle se présente sous la forme d'un liquide oléagineux, incolore, d'odeur particulière, rappelant celle de l'écorce de cannelle, à saveur chaude, aromatique, brûlante, d'un poids spécifique de 1,05. Entrant en ébullition entre 245° et 247°, elle se volatilise rapidement à l'air à + 15° ; mais elle s'oxyde rapidement, en se transformant en acide cinnamique. Très soluble dans l'éther, le chloroforme, l'alcool, le sulfure de carbone, elle est insoluble dans l'eau. Elle possède, quant à sa formule, la constitution suivante :

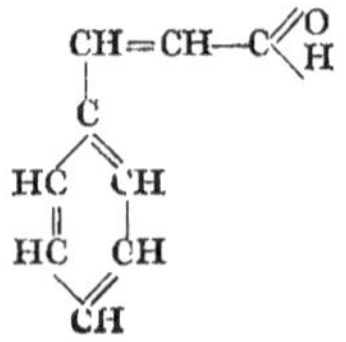

$$CH\!=\!CH\!-\!C\big\langle^{O}_{H}$$
$$\begin{array}{c}
| \\
C \\
HC \quad CH \\
HC \quad CH \\
CH
\end{array}$$

Elle se combine avec le bisulfite de soude en une masse cristalline de formule :

$$C^6H^5—CH=CH—\underset{\underset{SO^3Na}{|}}{\overset{\overset{OH}{|}}{CH}}$$

Deux molécules de cette combinaison, chauffées avec de l'eau, se décomposent comme suit en aldéhyde cinnamique et en sel sodique de l'aldéhyde sulfo-cinnamique :

$$2C^6H^5—CH=CH—\underset{\underset{SO^3Na}{|}}{\overset{\overset{OH}{|}}{CH}} + H^2O = C^6H^5—CH=CH—COH$$

$$+ C^6H^5—CH^2—\underset{SO^3Na}{\overset{}{CH}}—\underset{\underset{SO^3Na}{|}}{\overset{\overset{OH}{|}}{CH}}$$

L'hydroxylamine se combine, avec l'aldéhyde cinnamique, en une oxime cristalline, fusible à 65°, de formule :

$$C^6H^5—CH=CH—\underset{\underset{NOH}{\|}}{CH}$$

Il en est de même avec la phénylhydrazine, qui donne une hydrazone cristalline, fusible à 168°, et avec le semi-carbazide, qui donne une semi-carbazone fusible à 208°.

L'aldéhyde cinnamique, réduite, se transforme en alcool cinnamique, mais réduite plus violemment, elle donne selon les équations ci-dessous décrites de l'alcool phénylpropylique et de l'allylbenzène :

$$C^6H^5—CH=CH—C{\overset{O}{\underset{H}{\Big\langle}}} \xrightarrow{\text{Réduite}}$$
Aldéhyde cinnamique

$$C^6H^5—CH=CH—CH^2OH \longrightarrow$$
Alcool cinnamique

$$C^6H^5—CH^2—CH^2—CH^2OH \longrightarrow C^6H^5—CH^2—CH=CH^2$$
Alcool phénylpropylique — Allylbenzène

L'aldéhyde cinnamique, oxydée, se transforme en acide cinnamique, puis en aldéhyde benzylique et en acide benzoïque, car :

Aldéhyde cinnamique $\xrightarrow{\text{oxydée}}$ Acide cinnamique $\longrightarrow$

On la prépare synthétiquement, en condensant, en présence de soude caustique, l'aldéhyde benzylique avec de l'aldéhyde acétique, car :

$$C^6H^5—C{\overset{O}{\underset{H}{\Big\langle}}} + CH^3—C{\overset{O}{\underset{H}{\Big\langle}}}$$
Aldéhyde benzylique — Aldéhyde acétique

$$= H^2O + C^6H^5—CH=CH—C{\overset{O}{\underset{H}{\Big\langle}}}$$
Aldédyde cinnamique

L'ALDÉHYDE HYDROCINNAMIQUE, $C^9H^{10}O$, se présente sous la forme d'un liquide oléagineux, incolore, entrant en ébullition entre 221° et 224°, d'odeur rappelant celle du jasmin ; elle est très soluble dans l'alcool, l'éther, le chloroforme, etc., mais insoluble dans l'eau. Donnant une oxime fusible à 93°, elle possède, quant à sa formule, la constitution suivante :

On la prépare synthétiquement, en soumettant, à la distillation sèche, un mélange de parties moléculaires égales de formiate calcique et d'hydrocinnamate de chaux, ou en réduisant, en présence d'alcool, par du sodium, l'aldéhyde diméthylacétal cinnamique, celle-ci se transformant en aldéhyde diméthylacétal hydrocinnamique, qui, traitée par de l'acide sulfurique dilué, se transforme, selon les équations suivantes, en aldéhyde hydrocinnamique.

$$C^6H^5—CH=CH—C{\overset{O}{\underset{H}{\Big\langle}}} + 2CH^3OH$$
Aldéhyde cinnamique

$$= H^2O + C^6H^5—CH=CH—\underset{\underset{OCH^3}{|}}{\overset{\overset{OCH^3}{|}}{CH}}$$
Aldéhyde diméthylacétalcinnamique

$$C^6H^5—CH=CH—\underset{\underset{OCH^3}{|}}{\overset{\overset{OCH^3}{|}}{CH}}$$

$$\xrightarrow{\text{réduite}} \quad C^6H^5-CH^2-CH^2-CH\begin{smallmatrix}OCH^3\\\\OCH^3\end{smallmatrix}$$

Aldéhyde diméthylacétalhydrocinnamique

$$\xrightarrow{\text{saponifié}} \quad C^6H^5-CH^2-CH^2-C{\Big\langle}{}^O_H$$

Aldéhyde hydrocinnamique

L'ALDÉHYDE BENZYLIQUE, C^7H^6O, découverte en 1837 par Liebig et Wohler, se rencontre aussi dans les essences d'amandes amères, de noyaux de prunes, de cerises, etc., puis dans les fleurs de *Prunus Padus*, les feuilles de *Prunus Laurocerasus*. Elle se prépare, en traitant l'essence d'amandes amères, en présence d'une solution aqueuse de chlorure ferreux, par du lait de chaux, afin de la libérer de son acide cyanhydrique, qui se précipite sous la forme de ferrocyanure ferrique. Cette essence décantée, traitée par une solution aqueuse de bisulfite de soude, précipite alors son aldéhyde benzylique, sous la forme d'une masse cristalline, soluble dans l'eau. Cette solution aqueuse, évaporée à sec, abandonne un résidu qui, lavé à l'aide d'alcool, puis avec une solution de carbonate sodique, est décomposé en présence d'éther par de l'acide sulfurique ; cette solution éthérée, décantée, puis soumise à la distillation fractionnée, abandonnant un résidu constitué par de l'aldéhyde benzylique.

Celle-ci se présente sous la forme d'un liquide incolore, réfringent, d'odeur particulière, rappelant celle des amandes amères, à saveur aromatique, brûlante, d'un poids spécifique de 1,05. Entrant en ébullition à 180°, elle est très soluble dans l'éther, l'alcool, le chloroforme, les huiles grasses et essentielles, mais pour ainsi dire insoluble dans l'eau, à laquelle elle communique toutefois son arome. Elle réduit naturellement les solutions ammoniacales de nitrate d'argent, mais elle possède, quant à sa formule, la constitution suivante :

Elle donne avec le bisulfite de soude une combinaison double, cristalline, ainsi qu'avec la phénylhydrazine et l'hydroxylamine. Agitée en solution éthérée avec une solution aqueuse d'ammoniaque, elle donne de l'hydrobenzamide qui, chauffée avec de l'eau, se décompose en aldéhyde benzylique et en ammoniaque, car :

$$C^6H^5-C{\Big\langle}{}^O_H \;+\; {}^O_H{\Big\rangle}C-C^6H^5 \;+\; N{\Big\langle}{}^{H}_{H}{}^{H}$$

Aldéhyde benzylique

$$= 3H^2O + {C^6H^5-CH=N \choose C^6H^5-CH=N}CH-C^6H^5$$

Hydrobenzamide

Cette hydrobenzamide se transforme, à la chaleur, en amarine et en lophine :

$${C^6H^5-CH=N \choose C^6H^5-CH=N}CH-C^6H^5 \rightarrow {C^6H^5-C-NH \choose C^6H^5-C-NH}CH-C^6H^5$$

Hydrobenzamide — Amarine

$$\longrightarrow {C^6H^5-C-NH \choose C^6H^5-C-N}C-C^6H^5$$

Lophine

L'aldéhyde benzylique, chauffée avec de l'aniline, donne du benzylidène d'aniline, de formule $C^6H^5-CH-N = C^6H^5$.

Elle se combine aussi avec l'acide cyanhydrique, en donnant un nitrile qui, chauffé à 170°, se décompose en aldéhyde benzylique et en acide cyanhydrique, car :

$$C^6H^5-C{\Big\langle}{}^O_H \;\underset{\longleftarrow}{\overset{+\ HCN}{\longrightarrow}}\; C^6H^5-CH{\Big\langle}{}^{OH}_{CN}$$

L'aldéhyde benzylique réduite se transforme en alcool benzylique, mais, oxydée, elle donne de l'acide benzoïque, car :

Aldéhyde benzylique

Acide benzoïque

On la prépare synthétiquement, en condensant le formiate de chaux avec du benzoate calcique, ou en faisant réagir, en présence de chlorure de cuivre ou d'aluminium, l'oxyde de carbone et l'acide chlorhydrique gazeux sur du benzène, car :

$$C^6H^6H + Cl-C{\Big\langle}{}^O_H \;=\; HCl + C^6H^5-C{\Big\langle}{}^O_H$$

On peut aussi l'obtenir, en oxydant le toluène par du phosgène, ou en chauffant, en présence de carbonate calcique, le chlorure de benzyle avec de l'eau, car :

$$C^6H^5-CHCl^2 + H^2O \;=\; C^6H^5-C{\Big\langle}{}^O_H + 2HCl$$

puis en oxydant l'alcool benzylique ou l'acide cinnamique.

L'ALDÉHYDE CUMINIQUE OU CUMINOL, $C^{10}H^{12}O$, se rencontrant aussi dans l'essence de *Cuminum Cyminum*, puis dans les fruits de *Cicuta virosa*, se présente sous la forme d'un liquide incolore, aromatique, entrant en ébullition à 235°, soluble dans l'éther, l'alcool, le chloroforme, les huiles grasses et essentielles. Elle possède un poids spécifique de 0,9898 et, quant à sa formule, la constitution suivante :

$$
\begin{array}{c}
CH^3\ CH^3 \\
\diagdown\diagup \\
CH \\
| \\
C \\
\diagup\diagdown \\
HC\quad\ CH \\
\|\qquad\quad | \\
HC\quad\ CH \\
\diagdown\diagup \\
C \\
\diagdown \\
C\diagup O \\
H
\end{array}
$$

On la prépare synthétiquement en faisant réagir, en présence de chlorure aluminique ou de chlorure de cuivre, l'oxyde de carbone, et de l'acide chlorhydrique sur l'isopropylbenzène.

Usage thérapeutique de l'essence de cannelle. — L'essence de cannelle se prescrit, à doses de 2 à 5 gouttes plusieurs fois par jour, comme stomachique et comme tonique de l'estomac ; mais il faut l'ordonner avec prudence, car, à fortes doses, elle provoque de la gastro-entérite et de l'hématurie, en irritant violemment les muqueuses.

Usage thérapeutique. — La cannelle de Ceylan se prescrit dans les mêmes conditions et pour les mêmes usages que celle de Chine.

Historique. — Connue des Anciens, cette drogue devait provenir, au dire du moine Johanno Monte Corvino, d'un laurier, croissant dans les îles sises près de la presqu'île de Malabar, et, selon les récits de Jean Huyghens van Linschotten, d'arbres sauvages. Sassetti nous rapporte toutefois, que cette drogue provenait en 1584 d'arbres cultivés, dont on coupait tous les trois ans les tiges et les branches, car ils se reproduisaient sur pieds, à l'aide de jets ou de boutures. Il ajoutait, en outre, que l'écorce de cette plante était plus aromatique que celle du tronc de ce végétal. Ceylan, ayant été conquise par les Hollandais, son gouverneur Falk ordonna d'y planter des graines de cannelier, qui, en se développant, donnèrent naissance à nos cultures modernes de canneliers, mais celles-ci leur permirent déjà, quelques années plus tard, d'exporter plus de 40.000 livres d'écorce de cannelle en Europe. Les Anglais s'étant emparés de cette colonie, prélevèrent de si forts droits sur cette drogue, qu'elle fut pendant un certain nombre d'années remplacée, à nouveau, par celle provenant de la Chine.

Notons que les feuilles de cette plante, soumises à la distillation aux vapeurs d'eau, livrent une essence jaune pâle, d'odeur particulière, rappelant celle de la cannelle et des clous de girofles, d'un poids spécifique de 1,044, à pouvoir rotatoire, parfois lévogyre, de — 0°5, parfois dextrogyre, de + 1°18', soluble dans trois parties d'alcool, l'éther, le chloroforme. Elle est constituée par un mélange d'eugénol, d'aldéhyde cinnamique, de linalol, de safrol et de terpène, il n'en est pas de même de celle obtenue à l'aide de l'écorce du *Cinnamomum pedativerum*, qui renferme, outre de l'aldéhyde cinnamique, du safrol, de l'eugénol, du terpène et du linalol.

FOLIUM MALABATHRI, FEUILLE DE MALABATHRUM, DE CINNAMOMUM MALABATHRUM., Batk.

Originaire du Mysore, cet arbre porte des feuilles lancéolées, atténuées en pointes à leurs deux extrémités, à limbe entier, mince, de 10 à 20 centimètres de long sur 3 à 6 centimètres de large, parcouru par trois nervures parallèles. Inodores, à saveur rappelant un peu celle de la cannelle, elles ne sont pas officinales, mais, soumises à la distillation aux vapeurs d'eau, elles donnent une essence servant à falsifier l'essence de cannelle de Ceylan.

NUX ET OLEUM RAVENSARÆ, NOIX ET ESSENCE DE RAVENSARA, DE RAVENSARA AROMATICA, Sonner.

Croissant à l'état sauvage à Madagascar, cet arbre, ne livrant à la thérapeutique aucune drogue officinale, porte des fruits globuleux, qui se prescrivent parfois, dans leur pays d'origine, comme stimulant de l'estomac et comme condiment, car ils renferment, ainsi que les feuilles de cette plante, une essence aromatique, rappelant un peu, quant à son odeur, celle de l'eucalyptus et du girofle.

Elle se présente sous la forme d'un liquide incolore ou légèrement jaunâtre, limpide, d'odeur aromatique, à saveur chaude, entrant en ébullition entre 170° et 175°. Elle se colore en rouge orange par addition d'acide sulfurique, mais elle se résinifie, en dégageant de la chaleur, par addition d'acide nitrique. Additionnée d'iode elle fulmine en dégageant des vapeurs violettes, tout en abandonnant un résidu brunâtre, oléagineux. Elle se dissout en toutes proportions dans l'alcool, l'éther, le chloroforme, mais, agitée avec du bisulfite de soude, elle ne lui abandonne que des traces d'aldéhyde cinnamique, vu qu'elle est en majeure partie constituée par des terpènes.

CORTEX NECTANDRÆ, ÉCORCE DE BEBEERU, DE NECTANDRA RODIAEI, Hook.

Prospérant dans les terrains rocailleux de la Guyane anglaise, cette plante livre, au droguier, son écorce non officinale, qui s'y présente sous la forme de fragments aplatis ou légèrement cintrés, à surface externe, gris brunâtre, striée dans le sens de la longueur, à face interne, brunâtre, marquée de stries longitudinales, à cassure grenue, difficile, fibreuse dans sa partie interne, à saveur amère, d'odeur nulle.

Elle renferme de la *buxine*, dénommée parfois *bébéerine*, outre des matières résineuses et mucilagineuses, des traces de tanin et de la GROENHARTINE, $C^{30}H^{26}O^6$. Cette matière colorante se présente sous la forme de gros cristaux jaune doré, très peu solubles dans l'eau froide, peu solubles dans ce dissolvant bouillant, mais très solubles dans l'alcool, l'éther, le chloroforme, dont les solutions se colorent en rouge sang par addition d'une goutte de perchlorure de fer.

La BÉBÉERINE, $C^{18}H^{21}NO^3$, se prépare en extrayant cette écorce pulvérisée par de l'eau additionnée d'acide sulfurique, dont la solution, concentrée, est agitée avec de l'éther, puis précipitée, en présence de ce dissolvant, par addition d'ammoniaque ; sa solution éthérée, décantée, filtrée, puis soumise à la distillation fractionnée, abandonnant un résidu, que l'on reprend par de l'acide sulfurique très dilué, dont la solution est précipitée à nouveau par addition d'ammoniaque. Ce précipité, repris par de l'alcool méthylique, donne une solution que l'on soumet à la cristallisation spontanée. La bébéerine, $C^{18}H^{21}NO^3$, se présente sous la forme d'aiguilles incolores, inodores, à saveur amère, fusibles à 214°; insolubles dans l'eau, mais très solubles dans l'éther, l'alcool, le chloroforme.

Éthylée, elle livre de l'éthylbébéerine, fusible à 148°, mais benzoylée, elle se transforme en benzoylbébéerine, fusible à 140°. Renfermant un groupe méthylé et un groupe méthoxylé, elle dégage de la méthylamine lorsqu'on la soumet, en présence de poudre de zinc, à la distillation sèche. Oxydée, elle se transforme en un acide de formule $C^{18}H^{17}NO^7$, fusible à 270°. Elle ne se différencie de la buxine que par son pouvoir de cristalliser dans l'alcool méthylique, seul dissolvant convenable pour l'obtenir à l'état cristallin.

La bébéerine se prescrit, parfois, sous la forme de pilules, comme fébrifuge. Il en est de même de l'écorce de cette plante, que l'on ordonne, dans ses pays d'origine, sous la forme de poudres ou sous celle de décoctions.

OLEUM MASSOYÆ, DE MASSOYA AROMATICA, seu CINNAMOMUM KIAMIS, Nees, seu SASSAFRAS GŒSIANUM.

Originaire de la Nouvelle-Guinée, cet arbuste livre, au droguier, ses feuilles, qui, soumises à la distillation aux vapeurs d'eau, donnent une essence aromatique, incolore, d'un poids spécifique de 1,04, d'odeur spéciale, rappelant celle de la muscade et des clous de girofles, insoluble dans l'eau, mais très soluble dans l'alcool, l'éther, le chloroforme, le sulfure de carbone, l'éther de pétrole.

Elle est constituée par un mélange de 75 p. 100 de safrol et par des traces d'eugénol, de pinène, de limonène, de dipentène, aussi se prescrit-elle, à doses de 2 à 10 gouttes plusieurs fois par jour, dans ses pays d'origine, comme stomachique.

FRUCTUS NECTANDRÆ, FÈVE DE PICHURIN, DE NECTANDRA PICHURY, Nees.

Originaire de l'Extrême-Orient, cette plante livre, au droguier, ses fruits non officinaux, qui renferment des graines à cotylédons elliptiques, oblongs, plan-convexes sur leur face dorsale, aplatis sur leur face ventrale, de couleur brun noirâtre, à saveur rappelant un peu celle de la muscade et du bois de sassafras. Celles-ci se prescrivent parfois, dans la médecine populaire de ces pays, comme stomachique.

OLEUM UMBELLULARIÆ, ESSENCE DE MOUNTAIN LAUREL, D'UMBELLULARIA CALIFORNICA, Nuttall.

Très répandu dans les vallées de l'Orégon et de la Californie, cet arbre livre, au droguier, ses feuilles qui, soumises à la distillation aux vapeurs d'eau, donnent une essence incolore, d'odeur piquante (provoquant même le larmoiement), d'un poids spécifique de 0,9483, à pouvoir rotatoire de — 22º, entièrement soluble dans tous les dissolvants organiques usuels. Ne renfermant ni azote, ni combinaisons sulfurées, elle est constituée par un mélange d'acide formique, de 1,5 à 2 p. 100 d'eugénol, de pinène lévogyre, de 20 p. 100 de cinéol, de 10 p. 100 de méthyleugénol et par de petites quantités de safrol, puis par une cétone ou UMBELLULONE, $C^{10}H^{14}O$, qui, entrant en ébullition à 218º, d'un poids spécifique de 0,9614, à pouvoir rotatoire, lévogyre, de — 36º33', forme environ le 60 p. 100 de cette essence ; cette cétone se combine naturellement à la semicarbazide et à l'hydroxylamine. La constitution de sa formule est la suivante, mais, oxydée, cette cétone se transforme en acide umbellulonique.

$$\begin{array}{c} O \\ \| \\ C \quad CH \\ CH^3 \\ CH^3 \end{array} CH\!-\!C\!\!<\!\!\begin{array}{c} \\ \end{array}\!\!>C\!-\!CH^3 \\ CH^4\ CH$$

$$\begin{array}{c} COOH \\ CH^3 \\ CH^3 \end{array} CH\!-\!C\!\!<\!\!\begin{array}{c} \\ \end{array}\!\!CO\!-\!CH^3 \\ CH^2\ CH^2$$

Acide umbellulonique

Ces feuilles se prescrivent parfois, à doses de 0 gr. 5 plusieurs fois par jour, comme spécifique contre la diarrhée, comme stomachique, puis comme antirhumatismal.

CORTEX ET OLEUM COTONIS, ÉCORCE ET ESSENCE DE COTO, DE CRYPTOCARYA MOSCHATA, Mart., CRYPTOCARYA AUSTRALIS, Benth.

Ces arbres, originaires de la Bolivie, du Brésil, de l'Australie, livrent au droguier leur écorce non officinale, qui s'y présente sous la forme de fragments irréguliers, aplatis ou cintrés, à surface externe gris brunâtre, presque lisse, marquée de ci, de là, de plaques blanches, irrégulières, subéreuses ; à face interne brunâtre, striée dans le sens de la longueur ; à cassure grenue dans ses couches externes, fibreuse intérieurement, d'odeur aromatique, à saveur piquante, aromatique, faiblement amère. Renfermant de 1,0 à 1,5 p. 100 d'essence, de la cotoïne, $C^{14}H^{12}O^4$, de la dicotoïne $C^{28}H^{20}O^6$, de la phénylcoumarine $C^{11}H^8O^2$ et du tanin, elle se prescrit parfois, dans la médecine populaire de ces régions, comme astringent intestinal, comme stomachique, et, à fortes doses, comme émétique.

Son ESSENCE se présente sous la forme d'un liquide incolore, d'odeur et à saveur particulières, aromatiques, d'un poids spécifique de 0,9275, à pouvoir rotatoire, lévogyre, de — 2º12', soluble dans l'éther, l'alcool, le chloroforme. Elle est constituée par un mélange de cadinène, de méthyleugénol, de terpène, de pinène et de dipentène.

Il ne faut pas confondre cette écorce avec celle dénommée *paracoto*, qui renferme, outre des traces d'essence, de l'hydrocotoïne $C^{16}H^{16}O^4$, de la paracotoïne $C^{12}H^8O^4$, de la leucotine $C^{17}H^{16}O^5$, de la protocotoïne $C^{17}H^{16}O^6$.

Ces écorces, encore mal définies, quant à leur composition chimique, servent à préparer l'Extractum fluidum Coto.

La COTOINE $(OCH^3)C^6H^2\!-\!(OH)^2\!-\!CO\!-\!C^6H^5$, se prépare en extrayant l'écorce de coto par de l'éther qui, soumis à la distillation fractionnée, abandonne un résidu résineux ; celui-ci, repris par de la ligroïne, abandonnant un dépôt, que l'on soumet, en solution alcoolique, à la cristallisation spontanée.

La cotoïne se présente sous la forme de prismes jaunâtres, fusibles à 130º, peu solubles dans l'eau froide, mais très solubles dans le chloroforme, l'éther, l'alcool, insolubles dans la ligroïne. Se dissolvant avec une coloration verte, puis brune, dans l'acide nitrique fumant, vert jaunâtre dans l'acide nitrique, jaune citron dans l'acide sulfurique, rouge dans cet acide additionné d'une trace de perchlorure de fer, jaune dans l'acide sulfo-vanadique, elle possède, quant à sa formule, la constitution suivante :

Cotoïne

$$\begin{array}{c} OCH^3 \\ | \\ C \\ HC\quad CH \\ HO\!-\!C\quad C\!-\!OH \\ C \\ | \\ C\!=\!O \\ | \\ C \\ HC\quad CH \\ HC\quad CH \\ CH \end{array}$$

Méthyltrioxybenzophénone

Hydrocotoïne

$$\begin{array}{c} OCH^3 \\ | \\ C \\ HC\quad CH \\ HO\!-\!C\quad C\!-\!OCH^3 \\ C \\ | \\ CO \\ | \\ C \\ HC\quad CH \\ HC\quad CH \\ CH \end{array}$$

qui saponifié donne de l'

On la prescrit parfois, à doses de 0 gr. 005, plusieurs fois par jour, comme spécifique contre la diarrhée.

FRUCTUS DAPHNIDII, DE DAPHNIDIUM CUBEBA, Nees, seu LITSÆA CUBEBA, Pers.

Originaire de l'Asie tropicale ou subtropicale, cette

plante livre, au droguier, ses fruits non officinaux, qui servent à falsifier notre cubèbe officinal. De la grosseur d'un petit pois, à surface externe brunâtre, chagrinée, d'odeur agréable, aromatique, à saveur aromatique, amère, ils renferment, outre de l'huile fixe et pour certains auteurs deux alcaloïdes mal définis, de l'essence, à peu près identique à celle livrée par la plante suivante.

OLEUM LITSÆÆ, DE LITSÆA ODORIFERA, Valoton.

Originaire de Java, cette plante livre au droguier ses feuilles non officinales qui, soumises à la distillation aux vapeurs d'eau, donnent une essence aromatique, d'un poids spécifique de 0,836, à pouvoir rotatoire, lévogyre, de —7°, soluble dans l'éther, l'alcool, le chloroforme, les huiles grasses et essentielles. Elle est constituée par un mélange de méthylnonylcarbinol, d'undécène, de nonylène, de méthylcétone et de beaucoup de cinéol. Notons que l'écorce de cette plante renferme, ainsi que celle de la *Litsaea citrata*, Bl., ou *Tetranthera citrata*, Nees, *Litsaea sebifera* ou *Tetranthera laurifolia* ou *Sebifera glutinosa*, plantes originaires de Ceylan et des Indes, de la laurotétanine.

La LAUROTÉTANINE, $C^{19}H^{22}NO^5$, se prépare en extrayant cette drogue pulvérisée, plusieurs fois de suite, avec de l'alcool additionné d'acide sulfurique ou d'acide acétique, dont la solution, concentrée, est précipitée successivement par de l'acétate de plomb, puis par de l'hydrogène sulfuré et par du carbonate de soude ; ce dernier précipité étant repris par de l'éther, puis par du chloroforme, que l'on soumet à la cristallisation spontanée ; ces deux dissolvants abandonnant 50 grammes de cet alcaloïde sur 20 kilogrammes de drogue ainsi traitée. Elle se présente sous la forme d'une poudre cristalline, blanche, fusible à 134°, inodore, à saveur amère, insoluble dans l'eau, peu soluble dans l'éther, l'éther de pétrole, le benzène, très soluble dans l'alcool, le chloroforme, l'acétone, l'éther acétique, qui se dissout avec une coloration bleu violacé, à la chaleur, dans l'acide sulfurique, rouge brunâtre dans l'acide nitrique, verte dans l'acide sulfurique additionné de bichromate potassique, bleu indigo puis brune et jaune dans le réactif de Froehde, bleu indigo puis brune et jaune, dans l'acide sulfo-vanadique, brune puis jaune dans le réactif d'Erdmann, tout en réduisant la liqueur de Fehling ou le nitrate d'argent ammoniacal. Les solutions aqueuses de ses sels se précipitent sous la forme d'un dépôt jaune citron par addition de chlorure de platine, jaune brunâtre par celle de chlorure d'or, brun, cristallin, par celle d'iodure potassique ioduré, blanc par celle d'iodure de cadmium ou d'iodure mercuripotassique, mais non par celle de bichlorure de mercure ou de tanin. Son chlorhydrate fond à 230°, son picrate à 150°, mais traitée par de l'iodure de méthyle, elle livre de la *méthyllaurotétanine*, fusible à 154°. Possédant une fonction aldéhydique ou cétonique, 3 groupes méthoxylés et deux groupes hydroxylés, elle provoque des crampes épileptiformes, en réagissant sur le système nerveux central, mais non sur le système musculaire. Ordonnée à doses trop élevées, elle n'agit pas comme un émétique, mais elle provoque souvent des empoisonnements mortels, précédés de paralysie des organes respiratoires et de crampes, le cœur s'arrêtant en systole.

Les feuilles et l'écorce de ces plantes, riches en tanin, se prescrivent parfois comme digestif, comme astringent intestinal, mais il faut les ordonner avec prudence de par leur teneur en laurotétanine.

Les graines de ces plantes renferment une *huile fixe* qui, se préparant en les exprimant à chaud ou en les extrayant par de l'éther de pétrole, se présente sous la forme d'une masse onctueuse, jaune blanchâtre, inodore, insipide, fusible à 46°, d'un poids spécifique de 0,8734, à indice d'acidité de 3,3, à indice de saponification de 268, à indice d'iode de 22,2, très soluble dans l'éther, l'éther de pétrole, le chloroforme, l'acétone, l'alcool absolu, elle est constituée par des triglycérides des acides laurique, oléique, palmitique, par de la phytostérine et par de l'alcool mélissique. Il en est de même de l'huile fixe, provenant des graines et des fruits de la plante *Lipidadiena Wightiana*, Nees, seu *Tetranthera calophylla*, seu *Cylicodaphne sebifera*, Bl.

FOLIUM LINDERÆ, DE LINDERA BENZOIN, L., LINDERA TRILOBA, Bl.

Originaires de l'Amérique du Nord et du Japon, ces plantes livrent, au droguier, leurs feuilles non officinales, qui, soumises à la distillation aux vapeurs d'eau, donnent une essence aromatique, à saveur chaude, soluble dans l'alcool, l'éther, le chloroforme, l'éther de pétrole, les huiles grasses et essentielles. Elle est constituée par un mélange de terpène, de terpinéol et de carvol, etc.

Elles se prescrivent parfois, dans la médecine populaire de ces pays, comme carminatif et comme stomachique, sous la forme d'infusions.

CORTEX DICYPELLII, ÉCORCE DE CANNELLE GIROFLEE, DE DICYPELLIUM CARYOPHYLLATUM, Nees.

Originaire du Brésil, cet arbre livre, au droguier, son écorce non officinale, qui se présente sous la forme de morceaux brun chocolat, presque mous, à surface externe fongueuse, à face interne brun rougeâtre, à cassure nette. Riche en essence, en mucilage, en tanin et en matières résineuses, elle se prescrit parfois, dans la médecine populaire de ce pays, comme stomachique et comme épice. Elle fut utilisée par les Incas dans l'art d'embaumer leurs morts, comme je suis parvenu à le démontrer, en décelant, dans leurs masses résineuses, de l'aldéhyde cinnamique et du safrol, qui sont les principaux constituants de son essence.

LIGNUM ET OLEUM SASSAFRAS, BOIS ET ESSENCE DE SASSAFRAS OFFICINALE, Nees.

Origine botanique. — Cet arbre, de 20 à 30 mètres de haut, à racines très ramifiées, spongieuses, à écorce gris brunâtre, porte des feuilles isolées, simples. non stipulées, courtement pétiolées, à limbe entier, de 10 à 14 centimètres de long sur 5 à 8 centimètres de large, pointu à ses deux extrémités, mais parcouru par une nervure médiane, prononcée, et par des nervures secondaires, recourbées à sa périphérie. Ses fleurs unisexuées, dioïques, réunies en cymes bipares et en grappes, sont constituées par un périanthe à 6 lobes concrescents entre eux en un tube évasé au sommet, qui entoure : *a)* chez les fleurs mâles 9 étamines fertiles et 3 staminoïdes, dont les filets des étamines fertiles portent deux glandes sécrétrices, en dessous des anthères, celles-ci s'ouvrant par 4 clapets, réunis deux par deux, et *b)* chez les fleurs femelles, un ovaire uniloculaire, uniovulé, constitué par un seul carpelle médian, postérieur, surmonté d'un style court, qui renferme un ovule anatrope, pendant, à raphé externe. Son fruit est une baie noir brunâtre, de la grosseur de nos pois.

Origine géographique. — Fleurissant en avril, il croît à l'état sauvage dans toute l'Amérique du Nord, à l'exception des parties septentrionales de ce continent et de l'ouest des États-Unis. Il se rencontre principalement dans les États de Missouri, de la Caroline, de la Virginie, de la Floride. de la Pensylvanie, puis dans les régions méridionales du Canada, où on le cultive parfois.

Récolte. — Abattu en automne, cet arbre livre au droguier ses racines qui, déterrées, lavées et sectionnées sous la forme de copeaux, après avoir été décortiquées, sont expédiées sur Baltimore, pour être de là exportées sur l'Europe.

Description de la drogue. — Ces racines se présentent, dans le droguier, sous la forme de morceaux arrondis ou elliptiques, irréguliers, parfois bifurqués à leur extrémité supérieure, ou sous celle de copeaux irréguliers, courts, fibreux, mais toujours entourés par un rhytidome rugueux, gris brunâtre. Leur bois, brun clair ou brun rougeâtre, à cassure fibreuse, est marqué de couches concentriques et de stries à peine visibles à la loupe. Leur odeur forte est aromatique, anisée, spéciale, leur saveur aromatique, spéciale, rappelle un peu celle de l'anis et du fenouil.

Examen microscopique (fig. 162). — Examinée sur une coupe transversale, cette racine est constituée par un suber pouvant manquer

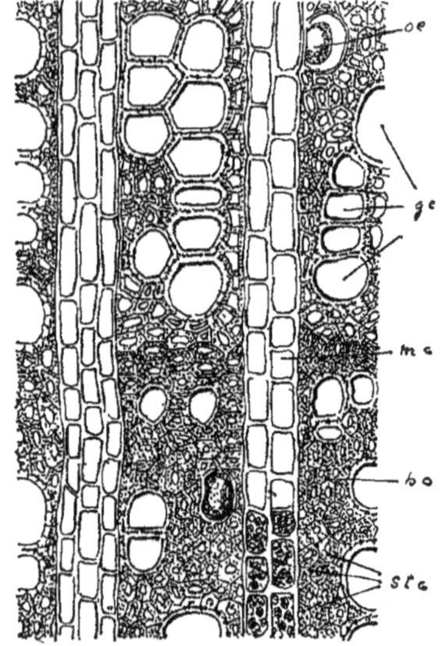

Fig. 162. — Coupe transversale du bois de sassafras.

ac) cellules sécrétrices ; gl) vaisseaux ; mc) rayons médullaires ; pa) fibres libériennes ; sic) grains d'amidon.

dans notre drogue officinale, celui-là étant formé par des cellules aplaties, disposées en files radiales, puis par le parenchyme cortical, à cellules polygonales, entourant de nombreuses glandes sécrétrices, à essence, et des fibres libériennes, isolées ou en amas. En dessous de celui-ci vient le liber, parcouru par de nombreux rayons médullaires, disposés sur deux ou trois rangs de cellules, qui subdivisent aussi son bois en tranches régulières. Celui-là entoure quelques vaisseaux grillagés, de nombreuses fibres libériennes et des glandes sécrétrices, à essence et à mucilage. Le tissu parenchymateux du bois, à cellules polygonales, renfermant beaucoup de grains d'amidon, est subdivisé en tranches égales par des paquets de fibres libériennes, peu épaissies, à parois finement ponctuées, et par des vaisseaux à ponctuations étroites, aréolées ; il renferme, en outre, de nombreuses glandes sécrétrices à essence, à contenu parfois oléorésineux.

Falsifications. — Cette drogue est souvent falsifiée par des copeaux de bois de sassafras provenant du tronc de ces arbres, mais celui-ci renferme une moelle centrale, puis des cellules scléreuses et des rayons médullaires beaucoup plus larges ; il est en outre moins aromatique que celui des racines.

Analyse chimique. — Cette drogue renferme de 3 à 8 p. 100 d'essence, de la sassafride, du mucilage, des matières résineuses et de l'amidon.

La Sassafride ou Tanin de Sassafras se présente sous la forme d'une poudre rouge brunâtre, très peu soluble dans l'eau, l'alcool, mais très soluble dans les alcalins. Il se rapproche beaucoup du rouge de ratanhia, car ses solutions aqueuses se précipitent en des dépôts bleus, par addition de sels ferriques.

Préparation de l'essence de sassafras. — Elle se prépare en soumettant cette drogue à la distillation aux vapeurs d'eau, dans des appareils perfectionnés ou dans des alambics primitifs, constitués par une chaudière en fer, surmontée d'un tonneau en bois, dont la base est perforée d'une quantité de petits trous, et le sommet recouvert d'un couvercle, à orifice central, communiquant par un tuyau en fer recourbé à un vase ou récipient collecteur.

Origine. — Elle est exportée de nos jours par New-Jersey et New-York, pour celle provenant de l'Ohio et de l'Indiana, et par Baltimore et Richmond, pour celle préparée dans la Virginie.

Description de l'essence. — Elle se présente sous la forme d'un liquide incolore, devenant rapidement jaune ou rouge jaunâtre à l'air, car elle s'oxyde très rapidement, en se résinifiant. Neutre, à pouvoir rotatoire, dextrogyre, de + 2° à + 4°, d'un poids spécifique de 1,07 à 1,089, d'odeur aromatique, fenouillée, à saveur aromatique, chaude, ressemblant à celle de l'essence de fenouil, elle se dissout très facilement dans l éther, le chloroforme, le sulfure de carbone, les huiles grasses et essentielles, mais à raison d'un volume sur 4 dans l'alcool. Entièrement insoluble dans l'eau, elle se dissout seulement, en partie, dans l'éther de pétrole.

Analyse chimique de l'essence. — Elle est constituée par un mélange de 90 p. 100 de safrol, de pinène, de phellandrène, de sesquiterpène, d'eugénol, de camphre dextrogyre, mais elle est souvent falsifiée par addition d'essence de sassafras, provenant de la distillation des feuilles de cet arbre ; celle-ci est constituée par un mélange de citral, de linalol, de géraniol combinés parfois à l'acide acétique ou à l'acide valérianique, de pinène, de phellandrène et de myrcène. Il en est de même de l'essence de sassafras du Japon, dénommée Essence de Rhyuno, qui renferme 75 p. 100 de safrol.

Le Safrol, $C^{10}H^{10}O^2$, se rencontrant aussi dans les essences de badiane et de cannelle, se précipite en un dépôt cristallin, si on expose l'essence de sassafras au froid.

Il se présente sous la forme d'un liquide incolore ou légèrement jaunâtre, d'odeur particulière, rappelant celle du fenouil, à saveur chaude, aromatique, d'un poids spécifique de 1,108, soluble dans l'éther, le chloroforme, les huiles grasses et essentielles, l'alcool. Entrant en ébullition à 233°, il dépose, soumis à — 10° de froid, une masse cristalline, incolore, fusible à + 11°.

Son pouvoir rotatoire est nul, son indice de réfraction de 1,536.

On le prépare généralement, en soumettant au froid cette essence ou celle du camphrier, qui, comme nous l'avons vu, renferme passablement de safrol. Il possède, quant à sa formule, la constitution suivante :

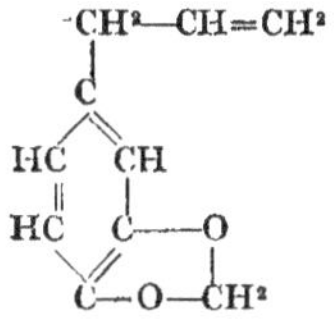

$$CH_2—CH=CH_2$$

Oxydé par du permanganate potassique, il se transforme en méthylène paramétadioxybenzylglycol, mais celui-ci, oxydé plus fortement, donne, selon cette équation, de l'acide homopipéronylique.

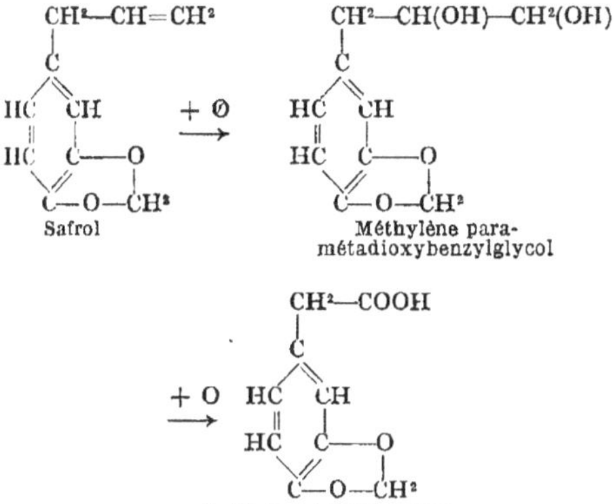

Safrol $+ \varnothing \longrightarrow$ Méthylène para-métadioxybenzylglycol

$+ O \longrightarrow$ Acide homopipéronylique

Oxydé très fortement, le safrol se transforme en pipéronal, puis en acide pipéronylique, car :

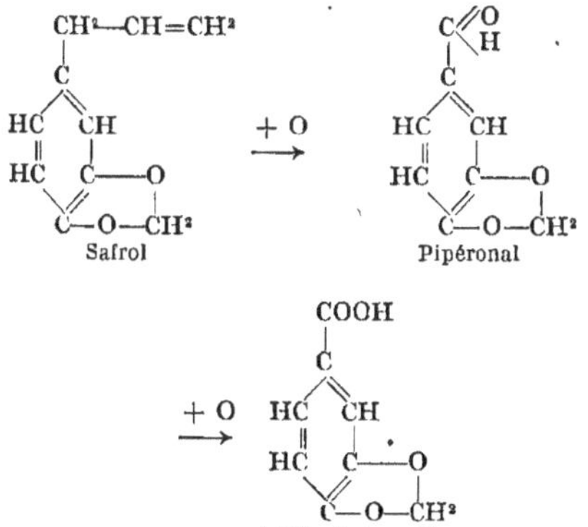

Safrol $+ O \longrightarrow$ Pipéronal

$+ O \longrightarrow$ Acide pipéronylique

Chauffé en solution alcoolique avec de la po-

tasse caustique, il se transforme en isosafrol, de formule :

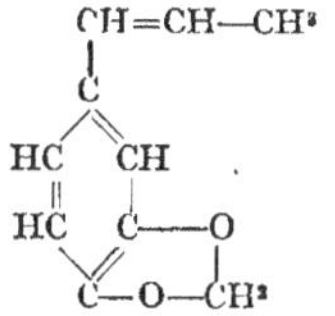

On obtient synthétiquement l'isosafrol (B. 23, p. 862, C. R., 124, p. 40) en chauffant le pipéronal, en présence de propionate sodique, avec de l'anhydride propionique, car :

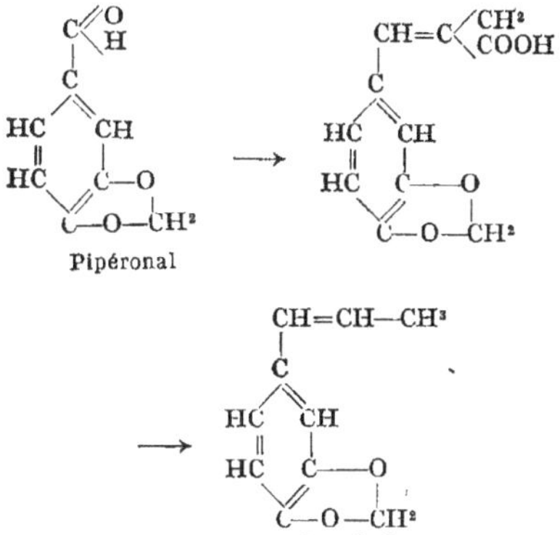

Pipéronal $\longrightarrow$

$\longrightarrow$ Isosafrol

On l'obtient aussi en faisant réagir l'iodure éthylmagnésique sur du pipéronal, car :

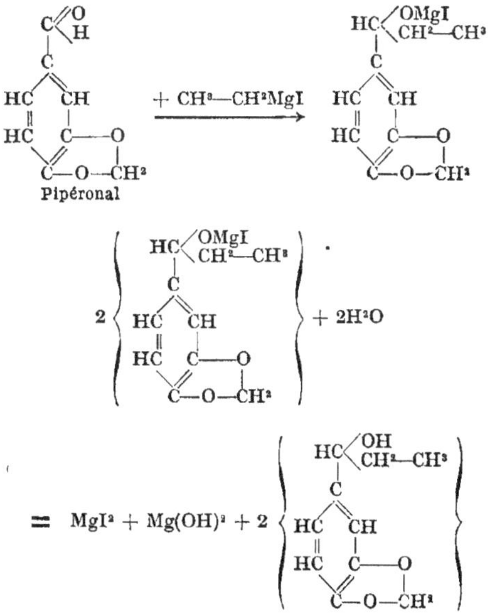

Pipéronal $+ CH_3—CH_2MgI \longrightarrow$

$2 \left\{ \ldots \right\} + 2H_2O$

$= MgI_2 + Mg(OH)_2 + 2 \left\{ \ldots \right\}$

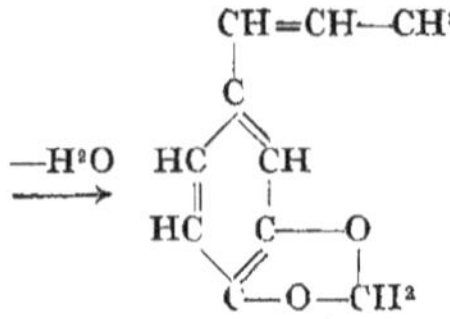

$$\xrightarrow{-H^2O}\quad
\begin{array}{c}
CH{=}CH{-}CH^3 \\
| \\
C \\
HC \quad\quad CH \\
HC \quad\quad C{-}O \\
C{-}O{-}CH^2
\end{array}$$

Isosafrol

Usage thérapeutique de l'essence. — Notons.que cette essence, utilisée depuis très longtemps par les Indiens comme antidote des morsures de serpents, se prescrit de nos jours, à doses d'une à trois gouttes plusieurs fois par jour, comme sudorifique et comme stomachique ; mais, ordonnée à doses trop élevées, elle provoque de la gastralgie, des spasmes tétaniques, de l'hématurie, des convulsions, et, chez les femmes enceintes, des avortements souvent suivis d'hémorragies.

On la prescrit aussi, sous la forme de frictions ou sous celle de liniments, comme antirhumatismal, puis dans la préparation de certaines boissons rafraîchissantes.

Usage thérapeutique du bois de Sassafras. — Ce bois se prescrit, à doses de 0 gr. 05 à 1 gramme, plusieurs fois par jour, sous la forme de poudres ou de pilules, et à doses de 10 à 30 grammes, sur 1.000 grammes d'eau, sous celle de décoctions, comme sudorifique, comme stomachique et comme dépuratif, puis comme antidote des empoisonnements attribués à la jusquiame, à la belladone, au tabac, à la stramoine, etc., etc.

Action physiologique. — Ordonnée à doses trop élevées, cette drogue provoque souvent des empoisonnements non mortels, précédés de vomissements, de gastralgie, d'hématurie, de spasmes tétaniformes, etc., etc.

Pharmacie galénique. — Ce bois rentre dans la préparation des Species Lignorum et du Sirupus Salsaparillæ compositus.

Historique. — Le nom de Sassafras, attribué à cette drogue, lui provient du mot espagnol Saxifraga, mais ses racines étaient dénommées *Pavame*, par les Indiens, qui les prescrivaient aussi, bien avant la conquête de leur continent par les Européens, comme dépuratif du sang. Elles servent aussi à préparer, dans ce continent, une bière spéciale, puis une teinture brune pour étoffes. Ayant remarqué que les Indiens se guérissaient de la fièvre intermittente à l'aide de décoctions de bois de sassafras, les capitaines Ribault et de la Landonnière introduisirent ce produit en Europe, où il est déjà mentionné, au xvie siècle, sous la dénomination de *Lignum Floridum*, dans les taxes pharmaceutiques allemandes. Introduit en Angleterre, en l'an 1590, cet arbre y prospéra, son bois fut analysé en 1730 par John Maud, mais Saint-Evre décela, en 1844, le safrol dans son essence.

ESSENCE DE SASSAFRAS D'AUSTRALIE, D'AETHEROSPERMA MOSCHATA, Labill.

Originaire de l'Australie, particulièrement de l'Etat de Victoria, cet arbre livre au droguier ses feuilles non officinales qui, soumises à la distillation aux vapeurs d'eau, donnent une essence jaune pâle, d'odeur spéciale, camphrée, à saveur chaude, d'un poids spécifique de 1,021, à pouvoir rotatoire, dextrogyre, de + 7°5′, soluble dans l'éther, l'alcool, le chloroforme, l'éther de pétrole. Elle est constituée par un mélange de 50 p. 100 de méthyleugénol, 15 p. 100 de pinène, 15 p. 100 de camphre et de 5 p. 100 de safrol. Non officinale, elle se prescrit parfois, sous la forme de frictions, comme antirhumatismal.

OLEUM PERSEÆ, ESSENCE D'AVOCATIER, DE PERSEA GRATISSIMA Gaertn.

Originaire de la Californie, mais cultivé de nos jours dans le midi de la France et au Brésil, cet arbre de 6 à 8 mètres de haut, à feuilles coriaces persistantes, vertes, lancéolées, à fleurs vertes, petites, constituées sur le type habituel de celles des plantes de cette famille, porte des fruits piriformes, violacés, ou ovoïdes et verts, à pulpe charnue, succulente, rappelant, quant à son arome, celui des noisettes. Cette drupe, à noyau unique, dénommée *ahuacatl* ou *prescoco* ou *abacato*, est utilisée dans l'art de l'alimentation comme conserve, puis comme hors d'œuvre, si on l'additionne de sel, voire même comme dessert, après l'avoir fait macérer dans du vin de Madère additionné de sucre ; ces fruits devant être récoltés d'août en novembre au Brésil.

Son bois et ses feuilles, soumis à la distillation aux vapeurs d'eau, donnent une essence jaune verdâtre, limpide, d'odeur particulière, aromatique, rappelant un peu celle de l'anis, à saveur chaude, aromatique, légèrement amère, d'un poids spécifique de 0,956, à pouvoir rotatoirc, dextrogyre, de + 2°22′, à indice de réfraction de 1,5189, soluble dans l'éther, l'alcool, le chloroforme, l'éther de pétrole, le sulfure de carbone, les huiles grasses et essentielles.

Non officinale, elle est constituée par un mélange de méthylchavicol, de pinène dextrogyre, de cinéol, de camphre dextrogyre, puis par des traces d'acide œnanthique, par des éthers des acides butyrique et valérianique et par de la paraffine.

Elle est surtout utilisée dans l'art de la parfumerie.

Les fruits de cette plante, dénommés *Noix d'avocatier*, renferment un nouveau sucre, qui se prépare comme suit : La pulpe de ces fruits, épuisée par de l'eau, donne une solution qui, concentrée, puis additionnée de 4 p. 100 d'alcool, est filtrée. Cette solution, soumise à la distillation fractionnée dans le vide, abandonne un résidu qui, soumis à la recristallisation, dépose des prismes hexagonaux, incolores, fusibles à 152°, à pouvoir rotatoire, dextrogyre, de + 29°37′, non fermentescibles par addition de levure de bière. Ce sucre, de formule

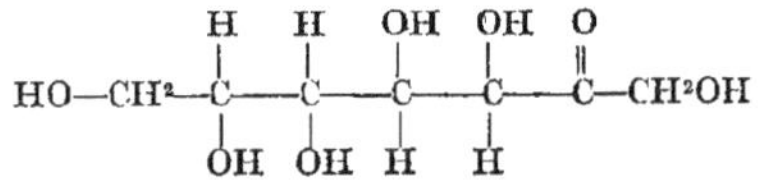

$$HO{-}CH^2{-}\overset{\displaystyle H}{\underset{\displaystyle OH}{C}}{-}\overset{\displaystyle H}{\underset{\displaystyle OH}{C}}{-}\overset{\displaystyle OH}{\underset{\displaystyle H}{C}}{-}\overset{\displaystyle OH}{\underset{\displaystyle H}{C}}{-}\overset{\displaystyle O}{C}{-}CH^2OH$$

est une mannocétoheptose, qui donne une phénylosazone fusible à 200°, mais qui, par réduction, se transforme en *perséite* ou *alcool heptoatomique* déjà identifié dans la pulpe de ces fruits.

OLEUM LINDERÆ, ESSENCE DE KURO MOJI DE LINDERA SERICEA.

Cette plante, originaire de Formose et du Japon, livre au droguier ses feuilles, ses fleurs et son écorce non officinales qui, soumises à la distillation aux vapeurs d'eau, donnent une essence très aromatique, d'un poids spécifique de 0,891, à pouvoir rotatoire légèrement dextrogyre, à indice de réfraction de 1,4735, soluble dans tous les dissolvants organiques usuels. Elle est constituée par un mélange de 12 p. 100 de linalol et de 7,5 p. 100 de géraniol, puis par de l'acétate de linalyle, du terpinéol, du dipentène et du limonène.

OLEUM OCOTEA, D'OCOTEA PRECIOSA, Nees.

Originaire du Brésil, cet arbre livre, au droguier, ses feuilles non officinales, qui, soumises à la distillation aux vapeurs d'eau, donnent une essence jaunâtre, d'odeur aromatique, rappelant un peu celle du linalol, d'un poids spécifique de 0,8912, à pouvoir rotatoirc, dextrogyre, de + 7° 20′, soluble dans l'éther, le chloroforme, l'éther de pétrole, le sulfure de carbone, l'alcool.

Constituée principalement par du linalol, elle ne se

prescrit pas dans la thérapeutique, mais elle est souvent utilisée dans l'art de la parfumerie.

LIGNUM LICARIÆ, BOIS DE ROSE FEMELLE, DE LICARIA GUYANENSIS, Aubl.

Originaire du Brésil et de la Guyane, cet arbre livre à l'ébénisterie son bois jaune pâle, à grain serré, d'odeur rappelant celle de la rose, qui sert à préparer des meubles de luxe, et une essence pouvant obtenir un fort débouché dans la parfumerie.

BERBÉRIDACÉES

Cette famille, comprenant 15 genres et plus de 150 espèces, répandues dans toutes les contrées tempérées du globe, est représentée par des herbes ou par des arbustes, parfois volubiles à gauche, à feuilles isolées, simples (Berbéride), mais le plus souvent composées, avec ou sans stipule, pouvant être épineuses (Berbéride). Leurs fleurs hermaphrodites (Berbéride) ou unisexuées avec monœcie (Akébie), sont actinomorphes, trimères, à calice pétaloïde, pouvant être composé par 3 (Mahonie), par 5 (Epimède), ou par 8 (Nandine) verticilles, mais il peut aussi être réduit à un seul (Akébie). Leur corolle, à pétales petits, peut aussi être réduite à des écailles nectarifères (Léontice), ou avorter entièrement (Akébie). Elle entoure l'androcée, à anthères introrses (Berbéride), ou extrorses (Epimède), s'ouvrant, soit de bas en haut par deux clapets, soit par des fentes longitudinales, (Podophylle, Akébie). Leur pistil se compose, soit d'un (Berbéride), soit de 3 (Lardizabale) carpelles fermés, libres, surmontés d'un style court, à stigmate discoïde. Il renferme, sur sa suture renflée, plusieurs rangs d'ovules anatropes, qui se développent parfois sur toute la surface interne de l'ovaire. Leur fruit est une baie, souvent comestible (Berbéride, Podophylle), rarement une capsule (Epimède), dont les graines, à albumen charnu, possèdent un petit embryon, à cotylédons courts.

Les feuilles des plantes de cette famille sont caractérisées par leurs poils tecteurs, unisériés, simples, à parois épaissies, par leurs stomates localisés sur leur épiderme inférieur, mais toujours entourés de 2 ou de 4 à 5 cellules annexes, tandis que leur mésophylle renferme de nombreux cristaux clinorhombiques d'oxalate de chaux.

RADIX BERBERIDIS, RACINE D'ÉPINE VINETTE, DE BERBÉRIS VULGARIS, L.

Cette plante, croissant à l'état sauvage dans les haies et sur la lisière des bois de toute l'Europe centrale, ne livre, à la thérapeutique, aucune drogue officinale, mais ses racines se rencontrent parfois dans le droguier, sous la forme de fragments cylindriques, irréguliers, recouverts extérieurement de protubérances, correspondant aux points d'insertion de leurs radicelles, à saveur amère, d'odeur nulle.

Examinée sur une coupe transversale, cette racine est constituée par un suber mince, par un parenchyme cortical, peu épaissi, et par un liber mince, séparé du bois central par la ligne cambiale ; celui-là, plus foncé, est marqué de stries concentriques, radiales.

Ces racines renferment de la berbérine, de l'oxycanthine, des matières résineuses et mucilagineuses.

L'Oxycanthine, $C^{19}H^{11}NO^3$, se prépare en extrayant ces racines ou celles de la plante *Berberis aquifolium*, en présence d'acide acétique, par de l'eau, dont la solution, concentrée, dépose de l'*acétate de berbérine* cristallisé, outre des matières résineuses, très solubles dans l'éther, qui sert à purifier ce sel. Les eaux mères de l'acétate de berbérine, traitées successivement par de l'acétate de plomb, puis par de l'hydrogène sulfuré et par du carbonate de soude, précipitent alors un dépôt qui, repris par de l'eau acidulée, donne une solution, que l'on traite à chaud par du sulfate de soude, celui-ci précipitant du sulfate d'oxycanthine. Repris par de l'eau additionnée d'acide chlorhydrique, celui-ci donne une solution qui, agitée, en présence de carbonate de soude, avec de l'éther, lui abandonne cet alcaloïde, que l'on soumet à la cristallisation spontanée ; le filtrat de l'*oxycanthine*, décanté de l'éther renfermant cette base végétale, puis additionné d'acide chlorhydrique, donne une solution, que l'on précipite par addition de chlorure de platine, afin d'obtenir le *chloroplatinate*, la *berbamine*, que l'on décompose, en présence d'alcool, par de l'hydrogène sulfuré ; la berbamine, ainsi obtenue, étant recristallisée plusieurs fois de suite dans de l'alcool additionné d'éther.

L'Oxycanthine se présente sous la forme d'une poudre cristalline, blanche, fusible à 209°, très soluble dans l'alcool, l'éther, le chloroforme, la ligroïne, insoluble dans l'éther de pétrole, qui se dissout avec une coloration jaune, puis rouge brunâtre dans l'acide sulfurique additionné d'une goutte d'acide nitrique, jaune brunâtre, puis jaune, dans l'acide nitrique, violette, puis verte et jaune, dans le réactif de Frœhde, violette puis rouge dans l'acide sulfovanadique, bleue dans l'acide sulfurique additionné d'une goutte de perchlorure de fer ou de ferricyanure potassique. Renfermant un groupe méthoxylé et réduisant le nitrate bismuthique, elle possède un pouvoir rotatoire, dextrogyre, de $+ 174°$, c'est en outre une base tertiaire, qui additionne l'iodure de méthyle.

Ces racines se prescrivent parfois, dans la médecine populaire, sous la forme de décoctions, comme tonique de l'estomac, puis à doses plus élevées, comme purgatif.

Elle sont aussi utilisées comme matière colorante pour teindre les étoffes, le coton, la laine. Il en est de même de celles provenant des plantes : *Berberis aquifolium* Pursh., originaire des Montagnes Rocheuses, dont les racines sont dénommées, dans la thérapeutique américaine, *Orégon Grape*, puis des racines de *Berberis asiatica* Roxb., plante originaire de l'Himalaya, du Népaul, de l'Afghanistan, où leur écorce se prescrit aussi, sous la forme de décoctions, comme tonique de l'estomac et comme stomachique.

Notons que les racines de ces plantes renferment, outre des matières tannantes, pectiques et résineuses, de la *berbamine*.

La Berbamine, $C^{18}H^{19}NO^3 + 2H^2O$, se prépare en extrayant ces racines par de l'eau additionnée d'acide chlorhydrique, dont la solution, privée de sa berbérine, est ensuite traitée par du sulfate de soude, afin de précipiter son oxycanthine, puis par du nitrate de soude et par de l'ammoniaque, afin d'obtenir un précipité que l'on fait recristalliser dans de l'alcool.

Elle se présente sous la forme de paillettes incolores, brillantes, fusibles à 150°, solubles dans l'éther, l'alcool, insolubles dans l'eau.

RHIZOMA PODOPHYLLI, RHIZOME DE PODOPHYLLE, DE PODOPHYLLUM PELTATUM, L.

Origine botanique. — Le rhizome horizontal, cylindrique, de cette plante, mesurant deux mètres de long, porte une tige de 50 centimètres de haut et deux feuilles isolées, pétiolées, dont le limbe est constitué par 5 ou par 7 lobes, concrescents entre eux par leurs bases mais trilobés et dentelés à leurs extrémités supérieures. Sa fleur terminale est constituée par un calicule à 3 bractées vertes, par un calice à 6 sépales inégaux, par une corolle à 6 pétales blancs, lancéolés, par un androcée à 12 ou à 18 étamines, à filets courts, à anthères introrses, s'ouvrant par des fentes longitudinales, par un pistil à un carpelle uniloculaire, multiovulé, à ovules anatropes, qui est toujours surmonté d'un style court, à un stigmate discoïde. Son fruit est une baie comestible, renfermant 12 graines albuminées, à cotylédons courts.

Origine géographique. — Fleurissant en mai, elle croît à l'état sauvage dans toutes les parties marécageuses et boisées des Etats-Unis, particulièrement dans celles de la baie d'Hudson, en

Floride, au Canada, puis au Japon, où on la cultive aussi.

Récolte. — Déterré à tort en août, son rhizome, qui devrait être récolté en automne ou en mars, époque, où il est le plus riche en principes actifs, est lavé, mondé de ses radicelles, puis desséché à l'air et au soleil.

Description de la drogue (Fig. 163). — Il se présente sous la forme de fragments cylindriques, aplatis, de 3 à 25 centimètres de long sur 5 à 8 millimètres de diamètre, portant sur sa face supère des nodosités aplaties ou des cicatrices circulaires, en cratère, provenant de ses tiges, et, sur sa face infère, les cicatrices de ses racines. Sa surface externe, de couleur brun chocolat, est lisse, parfois un peu ridée, sa cassure courte, nette, facile, blanc jaunâtre, d'aspect farineux; son odeur très faible est nauséeuse, sa saveur, douceâtre pour commencer, devient ensuite âcre, amère.

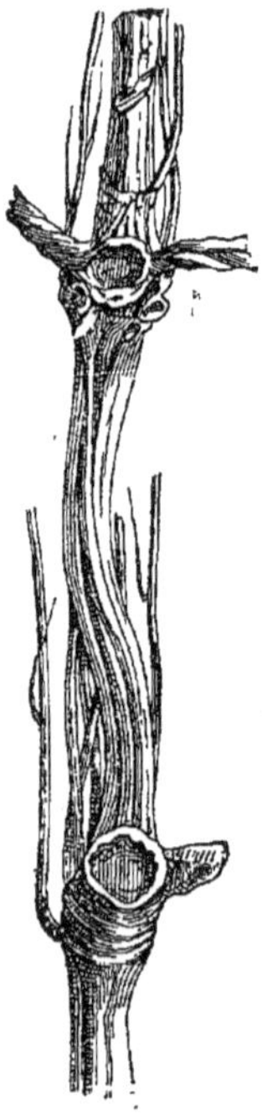

Examen microscopique. — Examiné sur une coupe transversale, ce rhizome est constitué par un suber épais, à cellules aplaties, disposées en files radiales; par un parenchyme cortical, à cellules arrondies, légèrement polygonales, renfermant de nombreux grains d'amidon et des cristaux étoilés d'oxalate de chaux. Puis vient le liber et le bois, avec ses faisceaux libéroligneux, ovales, constitués par de nombreux vaisseaux spiralés, recouverts par un liber mou, et bordés par un péricycle collenchymateux. Ces vaisseaux sont séparés, les uns des autres, par des bandes parenchymateuses, établissant les communications entre sa moelle centrale et son parenchyme cortical.

Fig. 163. — Rhizome de podophylle.

Falsifications. — Cette drogue est souvent mélangée à des racines ou à des stolons de cette plante, qui, possédant les mêmes principes actifs que son rhizome, ne renferment pas de moelle centrale.

Analyse chimique. — Elle renferme des traces d'essence, 33 p. 100 de podophylline, de l'oxalate de chaux, des matières résineuses et mucilagineuses, outre de la berbérine et de la saponine.

Notons, que les racines fraîches de cette plante ne renferment pas de matières résineuses, celles-ci ne se formant qu'au cours de la dessiccation, à laquelle on les soumet, pour les conserver.

La PODOPHYLLINE se prépare en épuisant ces racines (ou leur rhizome), bien pulvérisées, par de l'alcool qui, soumis à la distillation fractionnée, abandonne un extrait, que l'on verse dans 10 fois son poids d'eau additionnée d'acide chlorhydrique. Il se précipite alors un fort dépôt jaunâtre qui, desséché à une température de + 30°, donne notre podophylline officinale. Elle se pré-

sente sous la forme d'une poudre amorphe, jaunâtre ou jaune grisâtre, d'odeur particulière, rappelant un peu celle de la racine de réglisse, à saveur amère, spéciale, presque insoluble dans l'eau, à laquelle elle communique son amertume. Cette solution aqueuse, incolore, se précipite en un dépôt brunâtre par addition d'une goutte de perchlorure de fer, en un dépôt jaune par celle d'acétate de plomb, mais ce dernier réactif précipite, lorsqu'il s'y rencontre en excès, un dépôt floconneux, rouge jaunâtre. Elle est en partie soluble dans l'éther, le chloroforme, le sulfure de carbone, l'éther acétique, mais elle se dissout entièrement dans l'alcool, les solutions chaudes d'hydrates potassique et sodique. L'ammoniaque la dissout, à raison de 90 p. 100, en donnant des solutions brunâtres, qui se précipitent en des dépôts floconneux, brunâtres, par addition d'acides minéraux.

FALSIFICATIONS DE LA PODOPHYLLINE. — Elle est souvent falsifiée par addition de la résine rougeâtre du *Podophyllum Emodi*, Wall., qui, insoluble dans l'ammoniaque, se gélatinise à la chaleur.

RÉACTIONS DE LA PODOPHYLLINE. — Chauffée avec de l'ammoniaque, celle-ci ne doit pas abandonner un résidu pesant plus de 15 p. 100 de la drogue utilisée.

ANALYSE CHIMIQUE. — Elle est constituée par un mélange de podophyllotoxine, de picropodophylline, de podophylloquercetine, d'acide picropodophyllique, etc., etc.

La PICROPODOPHYLLINE $C^{15}H^{16}O^6$ se prépare en traitant à chaud, en présence de lait de chaux, la podophylline commerciale par de l'alcool, dont la solution filtrée, puis soumise à la distillation fractionnée, abandonne un résidu, que l'on reprend par du chloroforme; cette solution, soumise à la distillation fractionnée, abandonnant un résidu, que l'on soumet à la cristallisation spontanée.

Elle se présente sous la forme d'aiguilles incolores, brillantes, très solubles dans le chloroforme, l'alcool, l'éther, mais insolubles dans l'eau, le benzène, l'éther de pétrole. Elle possède, quant à sa formule, la constitution suivante :

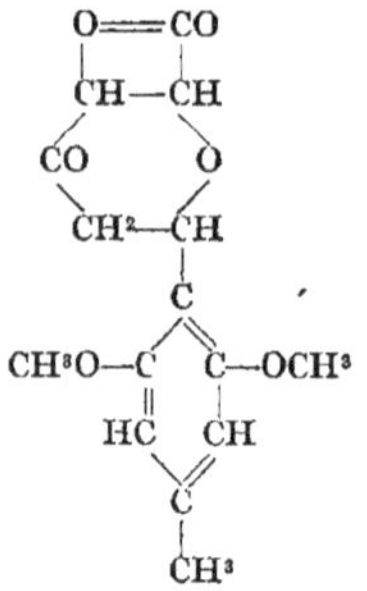

$$O = CO$$
$$CH - CH$$
$$CO \qquad O$$
$$CH^2 - CH$$
$$|$$
$$C$$
$$CH^3O - C \qquad C - OCH^3$$
$$HC \qquad CH$$
$$C$$
$$|$$
$$CH^3$$

La PODOPHYLLOTOXINE, $C^{20}H^{15}O^6 (OCH^3)^3 + 2 H^2O$, se prépare en extrayant la podophylline commerciale, par de l'éther, qui, soumis, à la distillation fractionnée, abandonne un résidu, que l'on soumet à la recristallisation dans de l'alcool. Elle se présente sous la forme d'une poudre blanche, cristalline, fusible à 117°, soluble dans le chloroforme, l'alcool, l'éther, l'eau bouillante. Elle se dissout avec une coloration rouge cerise, puis bleu verdâtre et violette, dans l'acide sulfurique. Hydrolysée par de l'eau de baryte, elle se décompose en picropodophylline et en acide picropodophyllique. Formant, selon certains physiologistes, le principe actif de la podophylline commerciale, on la prescrit, à doses 10 fois moins fortes que celle-ci, sous la forme de pilules, comme succédané de cette drogue.

L'ACIDE PICROPODOPHYLLIQUE, $C^{15}H^{18}O^7$, cristallise sous la forme de paillettes incolores, fusibles à 227°, insolubles dans l'eau froide, mais très solubles dans l'alcool, le chloroforme, l'eau bouillante, peu solubles dans l'éther de pétrole. Il possède, quant à sa formule, la constitution suivante :

$$\begin{array}{ccc}
OH & & COOH \\
| & & | \\
CH & & CH \\
& & \\
CO & & O \\
& & \\
CH^2 & - & CH \\
& | & \\
& C & \\
CH^3O-C & & C-OCH^3 \\
\| & & | \\
HC & & CH \\
& C & \\
& | & \\
& CH^3 &
\end{array}$$

La PODOPHYLLOQUERCETINE, $C^{23}H^{16}O^{10}$, cristallise sous la forme d'aiguilles jaunes, brillantes, fusibles à 249°, solubles dans l'alcool, l'éther, peu solubles dans le chloroforme, insolubles dans l'eau. Elle se dissout très facilement dans les hydrates alcalins et dans l'ammoniaque, en donnant des solutions jaunâtres, devenant verdâtres à l'air.

Usage thérapeutique. — La podophylle se prescrit, à doses de 0 gr. 05 plusieurs fois par jour, comme purgatif, comme décongestionnant, comme dépuratif du sang, puis comme anthelminthique.

Action physiologique. — Ordonnée à doses trop élevées, elle provoque souvent l'inflammation des muqueuses, d'où vomissements, diarrhée, garde-robes, dépression musculaire et mort par superpurgation.

Pharmacie galénique. — Elle sert à préparer, comme nous l'avons vu, la podophylline chimiquement pure, puis l'Extractum Podophylli.

Historique. — Utilisée bien avant la conquête de l'Amérique, comme anthelminthique et comme émétocathartique par les Indiens, cette drogue obtint, en l'an 1820, droit de cité dans la pharmacopée américaine, où on la dénomma alors *calomel végétal*. Sa plante fut cultivée, à partir des années 1664, en Angleterre, dans les jardins botaniques de Londres. Notons que le *Podophyllum pleianthum* Hance, originaire de Formose, livre aussi de la podophylline.

SUCCUS BERBERIDIS, LYCIUM DES ANCIENS, DE DIVERS BERBERIS DES INDES.

Les parties aériennes de ces plantes, originaires des Indes, chauffées avec de l'eau, livraient, à la thérapeutique, une solution qui, concentrée sous la forme d'extrait, se prescrivait, chez les Anciens, comme anthelminthique et comme fébrifuge.

RHIZOMA CAULOPHYLLI, DE CAULOPHYLLUM THALICTROIDES, Michx.

Originaire des Etats-Unis, cette plante herbacée livre, au droguier, ses racines non officinales, qui renferment un alcaloïde cristallin, de formule $C^{12}H^{16}N^2O$ ou méthylcytisine, un glucoside ou caulosaponine, $C^{34}H^{55}O^{57} + 4\ H^2O$, qui, hydrolysé, se décompose en deux molécules de glucose et en une molécule de caulosapogénine, $C^{42}H^{66}O^6$, du phytostérol, $C^{27}H^{46}O$, outre un mélange d'acides palmitique, stéarique, cérotique, oléique, linolique, etc.

Cette drogue se prescrit parfois, dans la médecine populaire de ce pays, comme emménagogue, comme antispasmodique et comme antirhumatismal.

RADIX ALGERITÆ, RACINE D'ALGERITA, DE BERBERIS TRIFOLIATA.

Ces racines, provenant de l'*Odostemon trifoliatus*, seu *Berberis trifoliata*, plante originaire du Mexique et du Texas, renferment 1,49 p. 100 de berbérine, mais non de l'hydrastine, raison pour laquelle elles se prescrivent communément, dans la médecine populaire de ces pays, comme purgatif. Il en est de même des racines de la *Berberis vulgaris*, qui renferment 1,8 p. 100 de berbérine.

RHIZOMA JEFFERSONIÆ, RHIZOME DE KO WOREN, DE JEFFERSONIA DUBIA, Benth.

Le rhizome de cette plante, ne devant pas être confondu avec la drogue chinoise, dénommée elle aussi *Ko Woren*, qui est livrée par la *Picrorrhiza Kurrooa* Royl. (Scrofulariacée chinoise), provient de l'Amérique du Nord ; à peu près identique à celui de l'*Hydrastis Canadensis*, il mesure de 10 à 20 centimètres de long sur 7 millimètres de diamètre ; il porte des racines adventives, très fines, à surface ridée, à cassure inégale, dont la coupe transversale est quinquilobée, à écorce brun clair, mince, à moelle brunâtre, à bois jaunâtre, de forme lobée, irrégulièrement étoilée. Epuisé par de l'acide acétique dilué, ce rhizome donne un extrait, qui renferme une substance alcaloïdique, amorphe, fusible à 210°, qui n'est pas constituée par de la *berbérine*.

NYMPHÉACÉES

Comprenant 5 genres et 46 espèces, cette famille est représentée par des herbes aquatiques, dont le rhizome, très profondément enraciné dans la vase, porte de grandes feuilles simples, longuement pétiolées, à limbe entier, pelté, surnageant sur l'eau. Leurs fleurs solitaires, axiales, actinomorphes, sont hermaphrodites, mais très développées ; leur calice est constitué par 4 sépales, leur corolle par de nombreux pétales, qui entourent de très nombreuses étamines et un pistil comprenant un grand nombre de carpelles fermés, concrescents entre eux en un ovaire pluriloculaire, surmonté d'un large plateau stigmatique.

Leur fruit est une baie, à graines munies d'un arille, celles-là renfermant un albumen oléagineux, très mince.

RADIX NYMPHÆÆ, RHIZOME DE NÉNUPHAR, DE NYMPHÆA ALBA Presl.

Originaire de l'Europe centrale et méridionale, cette plante aquatique livre, au droguier, son rhizome non officinal, qui, frais, se prescrit parfois, dans la thérapeutique populaire, comme aphrodisiaque, car il renferme, outre des matières résineuses, un alcaloïde ou NUPHARINE, $C^{18}H^{24}N^2O^2$, qui se présente sous la forme d'une masse blanche, cristalline, insoluble dans l'éther de pétrole et dans l'eau, mais très soluble dans l'éther, l'alcool, le chloroforme. Chauffée avec de l'acide sulfurique, elle s'y dissout avec une coloration brune, passant ensuite au vert.

Il en est de même du rhizome de la plante *Nufar luteum*, originaire elle aussi de l'Europe et de l'Afrique septentrionale.

RADIX NOLUMBII, RACINE DE LOTUS SACRÉ, DE NOLUMBIUM SPECIOSUM W.

Originaire de l'Europe méridionale et de l'Egypte, cette plante livre, au droguier, ses racines non officinales, qui se prescrivent parfois, dans la médecine populaire, sous la forme de décoctions, comme sédatif contre les douleurs intestinales.

HERBA SARRACENIÆ, PITCHER PLANT INDIAN CUP, DE SARRACENIA PURPUREA, L.

Originaire des Etats-Unis, cette plante livre, au droguier, ses parties aériennes, fleuries, non officinales, qui se prescrivent parfois, dans la médecine populaire de ce pays, comme antisyphilitique et comme dépuratif du sang. Il n'en est pas de même des racines de la plante *Sarracenia flava*, originaire de la Caroline, qui se prescrivent, de par leur teneur en tanin, comme astringent intestinal.

MÉNISPERMACÉES

Cette famille, comprenant 57 genres et plus de 300 espèces, la plupart tropicales, principalement répandues en Asie et en Amérique, est représentée par des plantes ligneuses, à tige volubile à droite. Leurs feuilles isolées, simples, sont formées par un limbe palminervé, entier ou lobé. Leurs fleurs petites, unisexuées, dioïques par avortement, sont constituées sur le type $3 S + 3S' + 3C + 3C' + 3E + 3E' + 3C$; à calice souvent pétaloïde (Coque, Ménisperme), à corolle gamopétale (Cissampèle), mais elle peut aussi avorter dans l'Abute. Leur androcée possède des étamines à filets libres (Coque, Ménisperme) ou concrescents entre eux en une colonne (Anamirte, Sarcopétale), à anthères s'ouvrant soit par des fentes longitudinales (Coque) ou transversales (Anamirte), soit par des pores (Chasmanthère). Leur pistil, à carpelles libres, renferme, vers le sommet de l'ovaire, un ovule anatrope, pendant, à raphé interne, mais il peut y avoir six carpelles dans la Sychnosépale, ou un seul, dans la Cissampèle. Leur fruit se compose de drupes droites (Triclisie) ou recourbées en fer à cheval (Coque, Ménisperme) qui contiennent une graine à cotylédons ordinairement appliqués l'un contre l'autre, toujours accompagnés d'un albumen plus ou moins charnu, celui-ci pouvant manquer dans celles du Pachygone.

Leurs feuilles sont caractérisées par la présence de leurs poils tecteurs, uni ou bicellulaires, par l'absence complète de poils glanduleux. Elles renferment dans leur mésophylle de petits cristaux aiguillés, prismatiques ou maclés d'oxalate de chaux. Les faisceaux libéro-ligneux de leurs tiges et de leurs racines, sont toujours isolés mais protégés à leur périphérie par un péricycle arqué, fibreux ou scléreux.

RADIX COLUMBÆ, RACINE DE COLOMBO, DE JATEORHIZA PALMATA, Miers.

Origine botanique. — Le rhizome charnu, épais, mais irrégulièrement constitué de cette plante, porte une tige volubile à droite, d'un centimètre de diamètre, à feuilles isolées, non stipulées, dout le limbe palminervé est généralement divisé, à son sommet, en 5 lobes cordiformes. Ses fleurs dioïques, petites, très velues, sont constituées par un calice à 6 sépales libres, lancéolés ; par une corolle à 6 pétales vert pâle, ungui-culés au sommet, qui entourent chez les fleurs mâles 6 étamines, à filets libres, blanc jaunâtre, à anthères s'ouvrant par une fente longitudinale, et chez les fleurs femelles, 3 ovaires libres, uni-ovulés, fermés, surmontés d'un style très court, aigu, replié sur lui-même. Son fruit est une drupe recourbée en fer à cheval, qui renferme une graine albuminée, à cotylédons appliqués l'un contre l'autre.

Origine géographique. — Originaire de la côte orientale de l'Afrique, particulièrement du Mozambique, elle fut introduite aux Mascareignes, à Madagascar, aux Seychelles, puis aux Indes, où on la cultive, ainsi qu'à l'île Maurice.

Récolte. — Ses racines, déterrées en mars, lavées et mondées de leurs radicelles, sont ensuite sectionnées sous la forme de rondelles, que l'on dessèche à l'ombre et à l'air, pour les exporter ensuite sur Londres, Hambourg, Marseille, qui en sont leurs principales places marchandes en Europe.

Description de la drogue (fig. 164). — Elles se présentent sous la forme de rondelles circulaires ou elliptiques, de 3 à 6 centimètres de diamètre sur 1 à 1 cm. 5 d'épaisseur, à surface externe ridée, gris brunâtre, à face centrale, jaune grisâtre, divisée en deux zones distinctes, par un bourrelet brunâtre, que forme leur ligne cambiale. Leur cassure est facile, grenue, leur saveur mucilagineuse, désagréable, persistante, leur odeur rappelle un peu celle du moisi. Macérées dans la bouche, elles colorent en jaune la salive.

Examen microscopique (fig. 165). — Examinée sur une coupe transversale, cette racine est constituée par un suber mince (s) à cellules aplaties, disposées en files radiales, par un

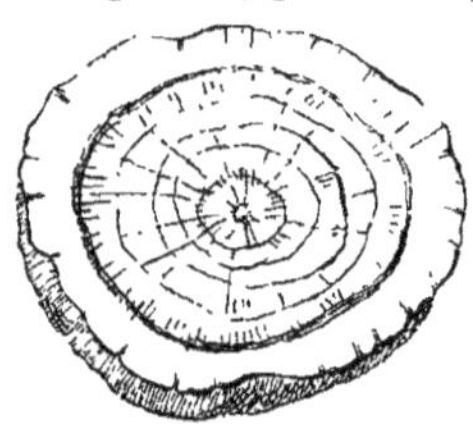

Fig. 164.
Rouelle de Colombo.

parenchyme cortical (p), à cellules polygonales. régulières, riches en grains d'amidon et en une substance colorante jaune. Il est séparé du liber (l) par une zone non continue de cellules collenchymateuses et de sclérites (csc), à parois inégalement épaissies, qui renferment un ou plusieurs cristaux prismatiques d'oxalate de chaux. Puis vient le liber mou (l), avec faisceaux cunéiformes (fc), effilés, sinueux, et le cambium (c), à cellules colorées en brun. Celui-ci entoure le bois (b), parcouru par de larges rayons médullaires ; il renferme des faisceaux libéro-ligneux, à vaisseaux scalariformes, irréguliers, disposés en files radiales, contenant de la berbérine. Toutes les cellules parenchymateuses, de cette racine renferment des grains d'amidon ovoïdes, inégaux, à hile excentrique, fissuré, à zones concentriques, visibles.

Poudre. — Cette racine pulvérisée livre, au droguier, une poudre gris jaunâtre, caractérisée par la présence de ses sclérites, à cristaux d'oxalate de chaux, puis par celle de ses cellules parenchymateuses, riches en grains d'amidon.

Falsifications. — Cette drogue est souvent confondue avec les racines des plantes *Frasera Carolinensis* Wallt., qui ne renferment pas de grains d'amidon dans leurs cellules parenchymateuses, puis avec celles de la bryone qui ne bleuissant pas par addition d'iode, ne colorent pas en jaune leur eau d'extraction, ni en jaune verdâtre l'alcool servant à les extraire.

Réactions. — Les racines de Colombo donnent un extrait alcoolique qui, repris, en présence d'eau de chlore et d'acide chlorhydrique, par du chloroforme, colore sa couche aqueuse en rouge (berbérine). La teinture de ces racines colore en vert l'acide nitrique, sur lequel on la verse ; mais ce mélange prend ensuite une teinte jaune rougeâtre. Cette teinture, évaporée à sec, abandonne un résidu qui, repris par de l'eau, donne une solution se colorant en rouge, par addition de

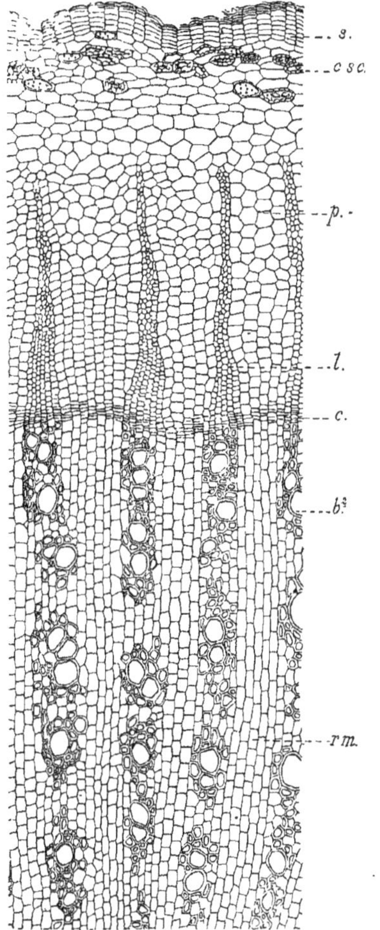

Fig. 165. — Coupe transversale de la racine de Colombo.

s) suber ; csc) cellules scléreuses ; p) parenchyme cortical ; c) cambium ; rm) rayons médullaires ; b²) bois secondaire ; b¹) bois primaire.

quelques gouttes d'acide chlorhydrique et d'eau de chlore.

Dosage de la berbérine. — On parvient à doser le pour cent en berbérine contenu dans cette drogue (ainsi que dans celle livrée par les plantes *Berberis vulgaris, Hydrastis Canadensis, Xanthorrhiza aquifolia, Coptis trifolia, Cocculus palmatus, Pareira brava, Menispermum Canadense, Jeffersonia diphylla,* etc., etc.) en l'ex-

trayant par de l'alcool bouillant, dont la solution concentrée abandonne un résidu, que l'on reprend par de l'eau ; cette solution additionnée d'iodure potassique à 20 p. 100 précipitant un dépôt brunâtre, qui, lavé, puis repris en présence de soude caustique par de l'acétone bouillant, donne une solution, que l'on soumet à la cristallisation spontanée, quitte à tarer les cristaux ainsi obtenus.

Analyse chimique. — Elles renferment 0,8 p. 100 d'un principe amer ou colombine, de l'acide colombique combiné à la berbérine, à la palmatine, à la jateorhizine, à la columbamine, puis de l'amidon, des matières résineuses et mucilagineuses, outre de la saponine.

La COLOMBINE, $C^{21}H^{22}O^7$, se prépare en extrayant ces racines par de l'alcool bouillant, qui, concentré, est évaporé à sec, son résidu étant repris par de l'eau, que l'on agite avec de l'éther ; celui-ci décanté, évaporé, étant soumis à la cristallisation spontanée. Elle se présente sous la forme d'aiguilles blanches, transparentes, inodores, à saveur très amère, à réaction neutre, fusibles à 182°, très peu solubles dans l'eau, très solubles dans l'alcool bouillant, l'éther chaud, les alcalins, l'acide acétique. Elle se dissout avec une coloration rouge foncé dans l'acide sulfurique. On la prescrit parfois, à doses de 0 gr. 03 plusieurs fois par jour, comme tonique de l'estomac.

La COLUMBAMINE, $C^{20}H^{21}NO^3$, se prépare en extrayant cette drogue pulvérisée par de l'alcool, dont l'extrait alcoolique, repris par de l'eau acidulée, donne une solution qui, concentrée, est agitée avec de l'éther de pétrole, puis avec de l'éther, afin de la libérer de sa colombine et de ses matières résineuses ou oléagineuses. La solution aqueuse, ainsi décantée, traitée par une solution à 25 p. 100 d'iodure potassique, précipite un dépôt jaune brunâtre, que l'on décompose ensuite, après l'avoir desséché, par de l'acide sulfurique dil é, mais chaud, dont la solution, précipitée par addition de carbonate de soude, livre la *Columbamine*, à l'encontre de la palmatine qui, insoluble dans l'eau additionnée d'acide sulfurique dilué, est reprise par de l'acide acétique glacial, que l'on soumet à la cristallisation spontanée,

La columbamine se présente sous la forme d'une poudre cristalline, blanche, fusible à 221°, soluble dans l'alcool bouillant, le chloroforme, le benzène, l'éther, qui, inodore, à saveur amère, donne, par réduction, de la tétrahydrocolumbamine, fusible à 137°. Notons que son chlorhydrate fond à 198°, à l'encontre de son iodhydrate qui fond à 228° et de son sulfate fusible à 222°.

La PALMATINE, $C^{21}H^{22}NO^6$, se présente sous la forme d'une poudre cristalline, jaune, fusible à 239°, soluble dans tous les dissolvants organiques usuels, dont le nitrate fond à 239°.

L'ACIDE COLOMBIQUE, $C^{21}H^{22}O^6 + 1\ 1/2H^2O$, se prépare en agitant l'extrait de colombo avec de l'eau de chaux, puis en décomposant cette solution par de l'acide chlorhydrique ; il se présente sous la forme d'une poudre amorphe, jaunâtre, à réaction acide, à saveur très amère, insoluble dans l'eau, mais très soluble dans l'éther, l'alcool.

La BERBÉRINE, JAMAICINE OU XANTHOPICRINE, $C^{20}H^{19}NO^5$, découverte en 1826 par Chevalier et Pelletan, se rencontre aussi dans les racines de

Berberis vulgaris, d'*Hydrastis Canadensis*, de *Podophyllum peltatum* et dans les écorces des divers *Geoffroya*, particulièrement dans celle de *Geoffroya Jamaicensis*.

PRÉPARATION DE LA BERBÉRINE. — Elle se prépare en traitant ces drogues pulvérisées par de l'eau additionnée d'acide acétique, dont la solution filtrée, puis soumise à la distillation fractionnée dans le vide, abandonne un résidu se précipitant sous la forme de cristaux jaunes, par addition d'acide sulfurique. Ceux-ci, lavés avec de l'éther, puis dissous dans de l'eau bouillante, donnent une solution se précipitant en un dépôt jaune par addition d'alcool. On le reprend par de l'alcool, dans lequel on le fait recristalliser, quitte à dissoudre ces cristaux dans de l'eau, dont la solution, traitée par de l'eau de baryte, met en liberté sa berbérine ; celle-ci, reprise par de l'eau bouillante, donnant une solution qui, filtrée à chaud, puis additionnée d'anhydride carbonique, est soumise à la cristallisation spontanée.

On parvient à purifier la berbérine brute, en la traitant par de l'acide sulfurique dont la solution aqueuse doit être additionnée d'un excès d'iodure potassique, aussi longtemps que son filtrat n'est pas incolore, car cette base se combine avec ce réactif.

Il suffit alors de décomposer l'iodure de berbérine ainsi obtenu par de la potasse caustique (quitte même à le titrer en présence de phénolphtaléine) et à agiter le tout avec du chloroforme, que l'on soumet à la cristallisation spontanée.

DESCRIPTION DE LA BERBÉRINE. — Elle se présente sous la forme d'aiguilles jaunes, inodores, à saveur très amère, à réaction légèrement alcaline, fusibles à 144°, insolubles dans l'éther, l'éther de pétrole, le sulfure de carbone, peu solubles dans l'eau froide, mais très solubles dans l'eau bouillante, l'alcool.

RÉACTIONS. — Elle se dissout avec une coloration verte, passant au brun rougeâtre, dans l'acide nitrique ; vert olive dans l'acide sulfurique ; verdâtre, puis violette et brune, dans le réactif de Frœhde ; bleu violacé puis brun noirâtre, en présence d'acide vanadique, dans l'acide sulfurique ; violette, en présence d'un petit cristal de bichromate de potasse, dans l'acide sulfurique ; jaune, puis violette, en présence d'acide sélénique, dans l'acide sulfurique. Une solution aqueuse de berbérine se colore en rouge, puis elle se précipite en un dépôt brunâtre, par addition de chlore. Elle possède, quant à sa formule, la constitution suivante :

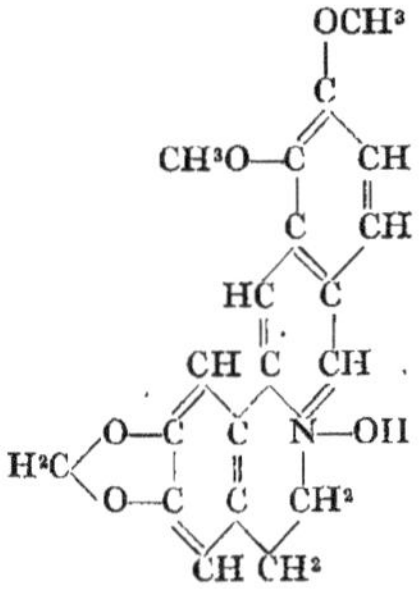

ou :

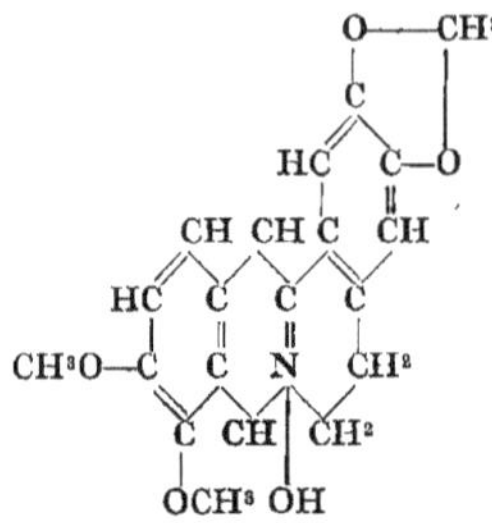

Les alcalis la transforment en oxyberbérine, mais l'acide nitrique concentré et chaud l'oxyde en acide berbéronique, tandis que le permanganate de potasse la décompose en acide hémipinique et en acide hydrastique, de formules :

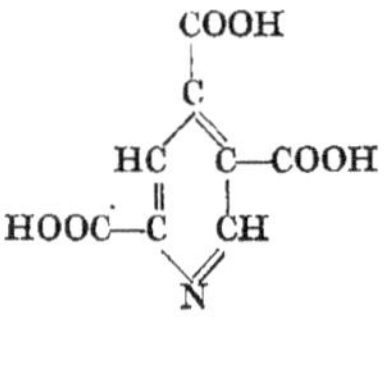

Acide berbéronique

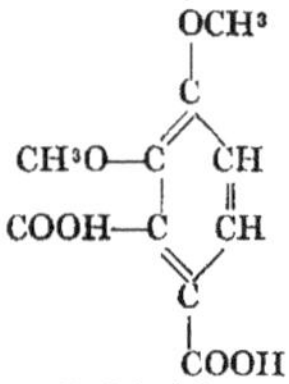

Acide hémipinique

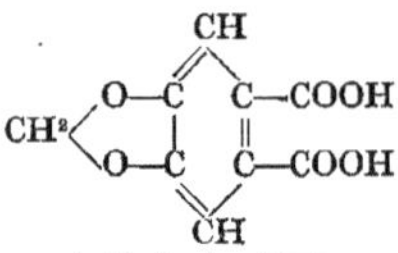

Acide hydrastique

Cette base, réduite par du zinc et de l'acide sulfurique, se transforme en hydroberbérine. Une solution aqueuse, mais acide de berbérine, traitée par de l'hydrate barytique, se colore en brun foncé, car elle renferme alors de l'hydrate de berbérine qui, desséché, se transforme en berbérinal, de formule :

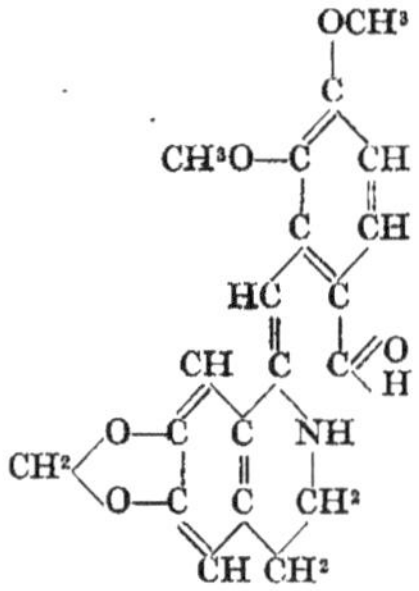

Berbérinal

On prépare synthétiquement la berbérine comme suit (voir Pick, B. A. 44, p. 2480, 1911) :

$+ CH^2O$

Méthylal

Homopipéronylamine

$= CH^2$

Norhydrohydrastinine (fusible à 255°)

condensée avec
du chlorure
d'acide vératrique

c'est-à-dire avec
$C^9H^3 \begin{cases} (OCH^3)^2 \\ COCl \end{cases}$

Homovératroyl homopipéronylamine

+ Pentaoxyde
de phosphore

en solution
xylénique

Réduit par Fe
$+ HCl$

Veratroylnorhydrohydrastinine

Méthylal CH^2 — Oxydée — Berbérine

Tétrahydroberbérine

Usage thérapeutique de la Berbérine. —
Elle se prescrit, à doses de 0 gr. 03, plusieurs fois
par jour, sous la forme de pilules ou sous celle de
gouttes, comme antipériodique, comme tonique
de l'estomac, puis comme spécifique contre la
malaria.

Usage thérapeutique de la racine. — Cette
racine se prescrit, à doses de 0 gr. 5 à 1 gramme
plusieurs fois par jour, sous la forme de poudres
ou de pilules, et à doses de 5 à 15 grammes sur
200 grammes d'eau, sous celle de décoctions,
comme stimulant de l'estomac, comme tonique,
puis comme dépuratif, et à fortes doses comme
antipériodique.

Action physiologique. — Ordonnée à doses
trop élevées, elle provoque de la dégénérescence
graisseuse, accompagnée de lésions graves du foie,
mais précédée de nausées, de vomissements, de
coliques, de dyspnée, parfois suivie de paralysie
des fonctions digestives, voire même de mort.

Incompatibilités. — Il ne faut jamais l'ordonner, ainsi que ses dérivés, avec de l'acétate
de plomb, de l'eau de chaux ou de baryte, de la
teinture de cannelle, de kola ou de quinquina,
qui précipiteraient sa colombine.

Pharmacie galénique. — Elle sert à préparer
la Tinctura Columbæ, l'Extractum Columbæ, le
Vinum Columbæ.

Historique. — Utilisée comme stomachique par les
nègres, sous la dénomination de *Kalumb*, cette drogue
fut premièrement mentionnée par Francisco Redi, qui
recommandait de la prescrire dans la thérapeutique.
Il en fut de même du médecin anglais Percival, qui
l'ordonna à partir des années 1773. Cette plante fut
déterminée par Philibert Commerson, qui la cultiva
dans les jardins de l'île Maurice.

RADIX PAREIRÆ, DE CHONDODENDRON TOMENTOSUM Ruiz et Pavon.

Originaire du Pérou, de la Bolivie, du Brésil et de la
Guyane, cette plante livre, au droguier, ses racines non
officinales, qui s'y présentent parfois sous la forme de
fragments irréguliers, cylindriques, ramifiés, tortueux,
à surface externe, exfoliée, brun noirâtre, marquée de
stries transversales, de crevasses et de sillons longitudinaux, à cassure grossièrement fibreuse, à saveur âcre,
amère, spéciale, d'odeur spéciale, non aromatique, renfermant de l'oxyberbérine, de la berbérine, de la buxine
ou bébéerine, des matières résineuses et mucilagineuses.

La Chondrodine ou Oxyberbérine, $C^{18}H^{21}NO^4$, se
prépare en extrayant ces racines pulvérisées par de l'eau
acidulée, dont la solution concentrée, agitée avec de
l'éther, afin de la libérer de ses matières grasses et résineuses, est précipitée par addition de carbonate de
soude. Le précipité ainsi obtenu, repris par de l'éther,
lui abandonne sa colombine, puis par du chloroforme
donne une solution renfermant sa berbérine ; car la

chondrodine, insoluble dans ces dissolvants, reste à l'état de résidu, que l'on purifie en la dissolvant dans de l'alcool additionné de soude caustique, dont la solution concentrée est précipitée par addition d'acide chlorhydrique. Elle se présente sous la forme d'une poudre cristalline, jaune, fusible à 219°, insoluble dans l'éther, l'acétone, l'éther de pétrole, le chloroforme, peu soluble dans l'alcool, mais très soluble dans la soude caustique, dont la solution est précipitée par addition de chlorure ammonique ; son chlorhydrate fond à 274°, à l'encontre de son iodhydrate fusible à 273°.

Elles se prescrivent, dans la médecine populaire de ces pays, sous la forme de décoctions, comme fébrifuge et comme emménagogue.

Il en est de même des racines d'*Abuta rufescens*, plante originaire de la Guyane.

FOLIUM TINOSPORÆ, FEUILLE DE GU-LANCHA, DE TINOSPORA CORDIFOLIA, Miers.

Originaire de l'Assam et des Indes, cette plante livre, au droguier de ces pays, ses racines et ses feuilles non officinales, qui, riches en berbérine, en un principe amer et en matières résineuses, s'y prescrivent parfois, sous la forme de décoctions, comme fébrifuge et comme tonique de l'estomac. Il en est de même des feuilles et des racines de la plante *Tinospora crispa* Miers, originaire de Java et de Sumatra.

RADIX MENISPERMI, SALSEPAREILLE DU TEXAS, DE MENISPERMUM CANADENSE L.

Originaire des Etats-Unis et du Canada, cette plante livre, au droguier, ses racines non officinales qui, riches en berbérine, en menispermine, en un principe amer et en matières résineuses et mucilagineuses, se prescrivent parfois, dans la médecine populaire de ces pays, comme dépuratif du sang, comme fébrifuge et comme antisyphilitique.

RADIX CHASMANTHERÆ, RACINE DE BAKIS, DE CHASMANTHERA BAKIS, H. Br.

Les racines de cette plante, originaire du Sénégal, ne sont pas officinales, mais elles se prescrivent dans la médecine populaire de ce pays, de par leur teneur en berbérine, sous la forme de décoctions, comme fébrifuge et comme tonique de l'estomac.

FRUCTUS COCCULI, COQUE DU LE-VANT, D'ANAMIRTA PANICULATA seu ANAMIRTA COCCULUS, Wight et Arn.

Origine botanique. — Cette plante grimpante, volubile à droite, à racines ligneuses, jaune brunâtre, à écorce grisâtre, souvent subéreuse, porte des feuilles longuement pétiolées, isolées, non stipulées, à limbe entier, légèrement cordiforme à sa base, pointu au sommet, mais parcouru par une nervure médiane, prononcée, et par des nervures secondaires, très ramifiées. Ses fleurs, petites, jaunes, réunies en épis, sont dioïques, les mâles étant constituées par un calice à 6 lobes, entourant de nombreuses étamines concrescentes entre elles, en un tube, par leurs filets, mais portant des anthères globuleuses, s'ouvrant par des fentes longitudinales ; ses fleurs femelles constituées, quant aux verticilles externes, par 6 lobes blanc verdâtre, comprennent de 5 à 6 carpelles uniloculaires, uniovulés, libres, fermés, surmontés chacun d'un style court, à un stigmate arrondi. Son fruit est une drupe charnue, rouge pourpre, supportée par un petit pédoncule, qui renferme une graine albuminée.

Origine géographique. — Elle croît à l'état sauvage aux Indes, à Ceylan, dans les îles de la Malaisie et sur les côtes de la presqu'île de Malacca.

Récolte. — Ses fruits, récoltés à leur complète maturité, puis mondés de leurs pédoncules et desséchés au soleil, sont exportés par Madras et par Bombay, sur Londres et Alexandrie, où se tiennent leurs principaux marchés.

Description de la drogue. — Ce fruit se présente, dans le droguier, sous la forme d'un petit corps ovoïde, légèrement aplati, subréniforme, à surface gris noirâtre, très peu ridée de par la dessiccation. Il porte, à sa base, la cicatrice de son pédoncule mondé, et, au sommet, les traces persistantes du style. Mesurant de 0 cm. 8 à 1 centimètre de long sur 6 à 7 cm. 5 de diamètre, il renferme dans un brou noir brunâtre, une amande blanc jaunâtre, à albumen charnu, à deux cotylédons foliacés, ouverts en forceps. Son odeur est nulle, sa saveur oléagineuse, amère.

Examen microscopique. — Examiné sur une coupe transversale, ce fruit est constitué par un épicarpe mince, par un mésocarpe mou, parcouru par de nombreux faisceaux libéro-ligneux, par un endocarpe scléreux, qui entoure le spermoderme renfermant un albumen volumineux, oléagineux, et deux cotylédons divariqués, dont le plan médian coïncide avec celui des carpelles.

Falsifications. — Il est souvent confondu avec les fruits de laurier, qui, aromatiques, sont constitués d'une manière fort différente. Ils se différencient, selon Planchon, comme suit les uns des autres :

	Coque du Levant	Laurier
Forme..........	Légèrement réniforme	Ovoïde
Surface.........	Mate, ridée	Luisante, lisse
Albumen........	Abondant	Nul
Embryon	Recourbé, cotylédons minces, écartés	Droit, cotylédons épais
Odeur..........	Nulle	Aromatique
Saveur	Amère	Aromatique
Coupe transversale	Pas de glandes sécrétrices	Glandes sécrétrices nombreuses, unicellulaires

Analyse chimique. — La coque du Levant renferme de 1 à 1,5 p. 100 de picrotoxine, de la cocculine, de la menispermine, de la paraménispermine, 50 p. 100 de matières oléagineuses, puis des corps résineux, mucilagineux et pectiques.

La Picrotoxine, $C^{30}H^{34}O^{13}$.

Préparation. — Ces fruits pulvérisés, exprimés à chaud, afin de les débarrasser de leurs corps gras, sont ensuite chauffés avec de l'eau bouillante, dont les solutions, traitées par de l'acétate de plomb et par du sulfide hydrique, sont filtrées puis en majeure partie évaporées, pour être ensuite soumises à la cristallisation spontanée. Les cristaux ainsi obtenus, lavés à l'eau froide, puis dissous dans de l'alcool (leur cocculine n'étant pas soluble dans ce dissolvant) donnent une solution qui, soumise à la cristallisation spontanée, dépose des cristaux, que l'on extrait ensuite par du benzène, afin de les libérer de leur picrotine, et que l'on soumet à nouveau à la recristallisation dans de l'alcool.

DESCRIPTION DE LA PICROTOXINE. — Elle se présente sous la forme d'aiguilles incolores, neutres, inodores, à saveur âcre, amère, fusibles à 200°, peu solubles dans l'eau froide, l'éther, mais très solubles dans le chloroforme, l'eau bouillante, l'alcool, les alcalis. Ses solutions aqueuses, lévogyres, à pouvoir rotatoire de — 30°, moussant très fortement, si on les agite, réduisent à chaud le nitrate d'argent et le réactif de Fehling. Neutres ou acides, elles abandonnent la majeure partie de leur picrotoxine au chloroforme, avec lequel on les agite. Hydrolysée, elle se décompose comme suit, en picrotoxinine et en picrotine, car :

$$C^{30}H^{34}O^{13} = C^{15}H^{16}O^6 + C^{15}H^{18}O^7$$

Picrotoxine — Picrotoxinine — Picrotine

RÉACTIONS. — La picrotoxine se dissout avec une coloration rouge safrané dans le réactif de Frœhde, orange dans l'acide sulfurique, mais cette coloration passe au violet par addition d'un petit cristal de bichromate potassique et au brun par celle de plusieurs cristaux de ce sel. Mélangée sous la forme d'une pâte à 3 fois son poids de nitrate potassique et d'acide sulfurique, elle se colore en rouge intense par addition de lessive de soude. Fondue avec de la potasse caustique, elle se transforme en phénol, en acides formique, acétique et oxalique ; mais chauffée avec de la chaux sodée, elle donne de l'acétone.

Le brome donne avec la picrotoxine des dérivés bromés, qui se précipitent même dans une solution aqueuse de cette drogue, cette monobrome-picrotoxine possédant la formule : $C^{15}H^{15}BrO^6$.

On décèle la picrotoxine dans la bière, qu'elle sert souvent à rendre plus amère, en évaporant ce liquide sous la forme d'extrait qui, mélangé à de l'oxyde de magnésie, est repris par de l'alcool bouillant. Cette solution, évaporée à sec, abandonne un résidu, que l'on reprend par de l'eau bouillante, dont la solution, filtrée à chaud, puis refroidie, est additionnée d'acide sulfurique. On l'agite alors avec de l'éther auquel elle abandonne sa picrotoxine ; cette solution éthérée, soumise à la distillation fractionnée, abandonnant un résidu donnant toutes les réactions caractéristiques à cette substance.

USAGE THÉRAPEUTIQUE DE LA PICROTOXINE. — Cette drogue se prescrit, à doses de 0 gr. 0001 à 0 gr. 006 plusieurs fois par jour, comme antidote des empoisonnements attribués à l'opium ou à ses dérivés, et comme stimulant contre l'anesthésie prolongée, attribuée au chloroforme.

ACTION PHYSIOLOGIQUE. — Résorbée très lentement par l'organisme, la picrotoxine est un poison moteur, qui provoque, à fortes doses, une salivation abondante, des nausées, des vomissements, des convulsions violentes, avec opisthotonos, des mouvements rétrogrades, une respiration affaiblie, ralentie, difficile, puis la mort, avec violents accès de crises tétaniformes.

CONTREPOISONS. — Ordonnez, en cas d'empoisonnements par cette drogue, du chloral (la morphine ne calmant pas les douleurs), puis des émétiques et la respiration artificielle.

La PICROTOXININE, $C^{15}H^{16}O^6$, cristallise sous la forme d'aiguilles incolores, inodores, très amères, se dissolvant avec une coloration rouge orange dans l'acide sulfurique.

La PICROTINE, $C^{15}H^{18}O^7$, insoluble dans le benzène, mais très soluble dans l'alcool, l'eau bouillante, se dissout avec une coloration rouge orange dans l'acide sulfurique. Elle cristallise sous la forme d'aiguilles incolores, fusibles à 199°.

La MÉNISPERMINE cristallise sous la forme de prismes quadrangulaires, incolores, inodores, insipides, insolubles dans l'eau, mais très solubles dans l'alcool, l'éther, les acides dilués, elle ne possède aucune vertu physiologique. Il en est de même de la *paraménispermine*.

La PODOPHYLOTOXINE, se présente sous la forme d'aiguilles inodores, fusibles à 117°, très peu solubles dans l'eau, l'éther, très solubles dans l'alcool, le chloroforme, qui, chauffées avec des alcalins, livrent de l'acide podophyllique fusible à 227°.

Usage thérapeutique de la Coque du Levant. — Cette drogue se prescrit, à doses de 0 gr. 02 à 0 gr. 05, plusieurs fois par jour, comme anthelminthique, comme tonique de l'estomac, puis comme spécifique contre les crises d'épilepsie et comme excito-moteur contre la paralysie.

Action physiologique. — Ordonnée à doses trop élevées, elle provoque souvent des empoisonnements mortels, précédés de nausées, de vomissements, de convulsions épileptiformes et tétaniformes, puis de paralysie des fonctions respiratoires.

Contrepoisons. — Ordonnez, en ce cas, des injections hypodermiques de chloral, et prescrivez du permanganate potassique, ou les incompatibilités de cette drogue, outre la respiration artificielle.

Incompatibilités. — Il ne faut jamais l'ordonner avec du chloral. des iodures, des bromures, des chlorures, du permanganate potassique, de l'éther ou des opiacés. etc.

Pharmacie galénique. — Elle sert à préparer l'Extractum Cocculi et la picrotoxine.

Historique. — Souvent utilisée pour tuer les poissons, qu'il faut vider de suite après leur pêche, ceci afin d'éviter que leur chair ne soit intoxiquée, cette drogue est de nos jours prohibée par tous les gouvernements européens. Elle fut introduite en Europe, par les Arabes, comme nous le rapporte Avicenne, qui décrivit en outre une écorce utilisée alors comme attrape-poissons ; l'usage de celle-là était déjà interdit au temps de Frédéric II. Elle était, à cette époque, un article commercial très apprécié sous la dénomination de *Coccolo di Levanto*, car elle parvenait en Europe par Venise, voir les taxes pharmaceutiques de Worms et les registres de la pharmacie de Braunschweig, datant des années 1528, où elle est dénommée *Gallae Orientalis* ou *Grana Coccula*. Valérius Cordus décrivait ce fruit comme provenant d'une solanée égyptienne, mais Condrocchus les dénommait *Baccae orientalis*. Bauhin recommandait déjà cette drogue, comme un excellent remède pour combattre la goutte et la podagre.

RADIX CYCLEÆ, RACINE DE CYCLE, DE CYCLEA BURMANNI, Hook.

Originaire de Malabar, cette plante livre, au droguier, ses racines non officinales qui renferment de la cycléine.

La CYCLÉINE, $C^{27}H^{31}N^2O^4$, se présente sous la forme d'aiguilles incolores, soyeuses, fusibles à 145°, solubles dans l'éther, l'alcool, l'acétone, insolubles dans l'eau, qui se dissolvent avec une coloration jaune, puis rouge vineuse dans l'acide sulfurique chaud ; mais cette coloration passe ensuite au rouge orange par addition d'acide nitrique.

Ces racines se prescrivent parfois comme spécifique contre les hémorroïdes, à l'encontre des feuilles de cette plante qui, renfermant de la cycloïne, substance glucosidique mal définie, se prescrivent comme sédatif et comme spécifique contre l'intermittence urinaire.

MYRISTICACÉES

Cette famille, comprenant 80 espèces de muscadiers, est représentée par des arbres, à feuilles isolées, distiques, simples, non stipulées, à limbe penninervé, entier, renfermant de nombreuses cellules sécrétrices, à essence. Leurs fleurs unisexuées, avec diœcie, sont constituées par un calice à 3 sépales concrescents entre eux en un tube évasé au sommet ; par une corolle toujours avortée ; par un androcée à 12 ou 18 étamines, à filets concrescents, à anthères extrorses, et par un ovaire avorté chez les fleurs mâles, ce qui les différencie des fleurs femelles, qui renferment un ovaire uniovulé, à un carpelle, contenant un ovule anatrope, droit, à raphé interne. Leur fruit charnu, s'ouvrant en deux valves à la façon d'un légume, renferme une graine entourée d'un arille rouge ou orange, irrégulièrement déchiqueté.

Ces plantes, se différenciant de celles appartenant à la famille des *Anonacées*, de par leurs fleurs toujours dépourvues de corolle, sont caractérisées par la présence des nombreuses cellules sécrétrices, à essence, qui se rencontrent dans leurs feuilles, leurs tiges, leurs troncs et leurs racines ; leur bois n'en renfermant pas. Leurs feuilles toujours glabres, en conséquence dépourvues de poils tecteurs ou glanduleux, portent des stomates toujours accompagnés de 4 à 5 cellules annexes. Leur écorce renferme dans son parenchyme cortical de nombreuses cellules à tanin, disposées en files radiales, mais non des cellules à cristaux d'oxalate de chaux ou de carbonate calcique. Ces plantes prospèrent dans toutes les régions tropicales de l'Amérique, de l'Asie, de l'Océanie, particulièrement à Madagascar et aux Moluques.

SEMEN ET OLEUM MYRISTICÆ, MACIS ET OLEUM ÆTHEREUM MYRISTICÆ, GRAINE ET BEURRE DE MUSCADE, MACIS ET ESSENCE DE MUSCADE, DE MYRISTICA FRAGRANS, Houttuyn.

Origine botanique (fig. 166). — Cet arbre, toujours vert, de 10 à 15 mètres de haut, à écorce rugueuse, rougeâtre, pouvant atteindre l'âge respectable de 100 ans, porte des feuilles isolées, non stipulées, coriaces, glabres, courtement pétiolées, à limbe entier, elliptique ou ovoïde, de 8 à 12 centimètres de long sur 2 à 4 centimètres de large, pointu à son extrémité supérieure, mais parcouru par une nervure médiane, prononcée, et par des nervures secondaires, plus saillantes sur sa face infère. Examiné à la loupe, ce limbe renferme de nombreuses glandes sécrétrices, à essence, qui le rendent translucide par places. Ses fleurs mâles sont constituées par un calice à 3 sépales lancéolés, blanc jaunâtre, mais concrescents entre eux en un tube, qui entoure de 9 à 12 étamines, à anthères extrorses, à filets concrescents entre eux en un tube. Ses fleurs femelles, à calice blanc jaunâtre, à 3 sépales concrescents entre eux en un tube, entourent un ovaire uniloculaire, supère, uniovulé, surmonté d'un style très court, à stigmate arrondi. Ses fleurs, toujours fécondées

à l'aide d'insectes, livrent au droguier leurs fruits ou drupes, uniloculaires, qui, s'ouvrant par déhiscence suturale, laissent apercevoir, au centre, un arille rouge orange, qui entoure une graine albuminée, officinale.

Origine géographique. — Fleurissant et portant des fruits toute l'année, mais seulement à partir de l'âge de 6 ans, cet arbre croît, à l'état sauvage, aux îles Banda, aux Antilles, où on le cultive, ainsi qu'à Amboïna, Céram, Batjan, Tornato et dans la Nouvelle-Guinée ; il en est de même à Sumatra, Bornéo, Malacca, puis au Bengale, à Singapour, à Penang, au Brésil et aux Indes, mais les îles Banda restent son pays producteur par excellence au point de vue de ses fruits.

Culture. — Exigeant des climats tropicaux, des terrains humides, riches en humus, une saison sèche pas trop longue, ces plantes sont généralement cultivées dans des parcs, dénommés *perks*, à terrain profond, mou, à sous-sol perméable, où elles se reproduisent à l'aide de jeunes pousses

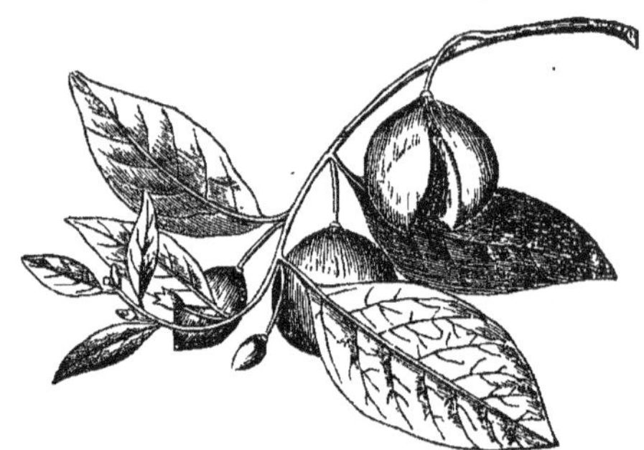

Fig. 166. — Muscadier.

ou de boutures. Les premières sont obtenues à l'aide de semis établis dans des endroits protégés des vents et des rayons solaires, dont les pousses sont transportées, à l'âge de 3 ou de 4 ans, dans des parcs plantés et entourés d'arbres donnant beaucoup d'ombrage, tel que le *Canarium commune*, l'*Aleurites Moluccana*, le *Calophyllum Arengum*. Ces parcs furent établis, en l'an 1749 par Poivre dans l'île Maurice, en 1772 par des Français à l'île Bourbon, en 1870 à Madagascar, aux Seychelles, puis à Zanzibar et à Cayenne ; en 1782, par des Anglais, à Saint-Vincent, à la Trinidad, à la Jamaïque et aux Antilles.

Pathologie. — De nombreux oiseaux voraces, tels que la *Carpophaga aerea*, *Carpophaga perspicillata*, attirés par la belle couleur rouge de l'arille de leurs fruits, les avalaient pour les rendre ensuite avec leurs excréments, raison pour laquelle nous rencontrons parfois ces plantes dans des régions où elles n'avaient jamais été cultivées ; mais elles sont aussi souvent attaquées par des parasites mal définis, par des escargots et par des chenilles, qui les font dépérir.

Récolte des fruits — Les fruits de ces plantes, non encore parvenus à leur complète maturité, c'est-à-dire avant qu'ils ne commencent à s'ouvrir, sont récoltés à l'aide du Gay-Gay, par les indigènes préposés à cet office. Celui-là est constitué par une longue perche, supportant un panier en osier à mailles très larges dans le haut, mais très serrées dans le bas. On les récolte aussi en tremblant ces arbres ou à l'aide de singes ou à la main, comme cela se pratique aux Antilles.

Les fruits, ainsi récoltés, à raison de 1.000 à 1.500 par ouvrier et par jour et de 1 kgr. 5 à 2 kilogrammes par plante, sont alors exportés directement sur Londres et sur Amsterdam, ou indirectement en passant par Singapoor. D'autres fois, on les soumet auparavant à la dessiccation, en les exposant au soleil, pour les trier ensuite, dans les factories, qui les différencient en plusieurs qualités, dont la meilleure provient généralement des fruits recueillis aux Indes de juillet en août, car on les récolte, soit de novembre en décembre, de janvier en mars ou de juillet en août.

Préparation de ces fruits. — Ces fruits, atteignant la grosseur de nos pêches, c'est-à-dire de 5 à 6 centimètres de diamètre, sont en partie desséchés au soleil ou au-dessus d'un feux doux ; puis concassés, à l'aide d'une grosse pierre plate, ou de machines spéciales, ils sont alors privés de leur péricarpe, qui est utilisé comme engrais et comme bois de chauffage.

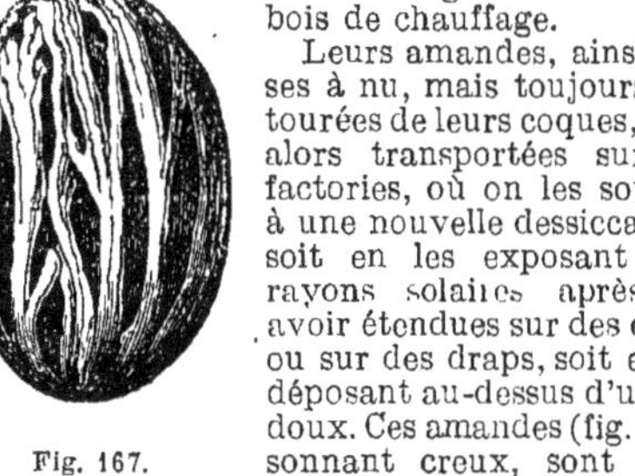

Leurs amandes, ainsi mises à nu, mais toujours entourées de leurs coques, sont alors transportées sur les factories, où on les soumet à une nouvelle dessiccation, soit en les exposant aux rayons solaires après les avoir étendues sur des claies ou sur des draps, soit en les déposant au-dessus d'un feu doux. Ces amandes (fig. 167), sonnant creux, sont alors privées, à l'aide d'un couteau ou à la main, de leur arille, pour être ensuite desséchées au soleil ou dans des séchoirs spéciaux, tout en prenant soin de ne jamais les abandonner à la pluie, ni à l'humidité.

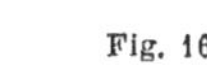

Ces graines, triées à nouveau, quant à leur poids, quant à leur couleur et quant à leur diamètre, sont séparées de celles qui ont été attaquées par les vers ou qui sont en partie moisies ; celles-ci servant à la préparation du beurre de muscade. Elles sont alors trempées dans du lait de chaux, puis desséchées à nouveau, elles sont exportées sur Londres, Hambourg, Marseille, le Havre et Amsterdam. On les trempe dans du lait de chaux, soit pour leur communiquer un aspect plus appétissant, soit, au dire des indigènes, afin de détruire leurs facultés germinatives, ce qui au point de vue biologique n'est pas exact, mais ce procédé est surtout utilisé pour boucher leurs trous de vers.

Ce trempage dans du lait de chaux peut se pratiquer selon les pays de deux manières différentes, soit en les trempant dans une bouillie préparée à l'aide de coraux et de mollusques calcinés et pulvérisés, que l'on additionne d'eau de mer ; soit en les badigeonnant à l'aide d'un pinceau avec cette bouillie, qui peut être préparée avec de la chaux éteinte. Les indigènes des Moluques font encore parfois subir à ces graines, avant de les imprégner de lait de chaux, le procédé dit de la transpiration. Notons que les noix de muscades avariées sont en partie extraites sur place quant à leur beurre, ou en partie expor-

tées sur Londres et sur Amsterdam, dans de grands pots en grès, ou on les soumet à l'expression à l'aide de machines spéciales, afin de les libérer de leurs substances oléagineuses.

Sortes commerciales. — Ces noix de muscades, ainsi triées, sont exportées dans des caisses hermétiquement fermées, qui renferment parfo s quelques poignées de chlore, de clous de girofle ou des grains de poivre, afin de les préserver des insectes parasites. Parvenant dans les ports européens, elles sont à nouveau triées en muscades *gave*, c'est-à-dire les meilleures, en muscades *vette* ou *middlebare*, les moyennes, en muscades petites ou maigres et en muscades gâtées, impropres à la vente ; mais on les différencie, en outre, quant à leur provenance, en muscades de Banda, qui sont les plus recherchées, de Java, de

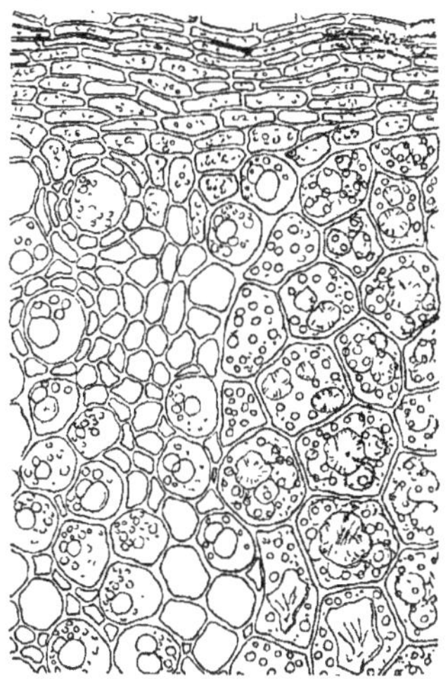

Fig. 168. — Coupe transversale de la muscade.

Bourbon, de l'île Maurice, etc., etc., et de Menado, qui ne sont pas du tout appréciées.

Description des graines de muscade. — Elles se présentent sous la forme de petits corps brièvement ovoïdes ou subarrondis, de 2 cm. 5 à 3 cm. 5 de long sur 1 cm. 5 à 2 centimètres de diamètre, à surface sillonnée dans toute leur longueur, par des stries peu profondes, étroites, sinueuses, ramifiées, qui proviennent des impressions laissées par leur macis. Ces sillons partent de leur base, qui est caractérisée par une petite dépression large, verruqueuse, plus claire, représentant le hile, qui communique au microphyle par le raphé ; celui-ci formant dans toute leur longueur une dépression longitudinale, visible à l'œil nu. Leur consistance est dure; leur couleur externe, blanchâtre dans les sillons, mais gris rougeâtre dans leurs parties saillantes, prend, par addition d'acide acétique, une couleur uniforme, gris rougeâtre ou brun chamois, tout en dégageant, de par la décomposition du carbonate de chaux, de l'acide carbonique.

Sectionnée en deux, cette noix est constituée extérieurement par une ligne brunâtre, sinueuse, qui pénètre profondément dans son albumen grisâtre, marbré de lignes brunâtres. Cette amande possède, à sa base, une petite cavité renfermant ses cotylédons évasés, plissés sur leurs bords, et une radicule très courte. L'odeur de cette noix est fortement aromatique, épicée, spéciale, mais elle ne doit pas sentir le rance, sa saveur oléagineuse, épicée, est aromatique, chaude, piquante, légèrement amère.

Examen microscopique (fig. 168). — Examinée sur une coupe transversale, cette noix est constituée par un tégument mince, à cellules tabulaires, aplaties, légèrement lignifiées en dehors, mais toujours colorées en brun ; elles renferment, dans leur plasma, de petits cristaux prismatiques de matières grasses. puis vient l'albumen, à cellules polygonales, irrégulières, à parois minces, qui renferment beaucoup de grains d'aleurone. avec globoïdes et cristalloïdes, outre des gouttelettes oléagineuses et, parfois. des grains d'amidon isolés ou réunis plusieurs ensemble, à hile excentrique.

Parcouru par de nombreux petits faisceaux libéro-ligneux, à vaisseaux spiralés, cet albumen renferme de nombreuses ramifications sinueuses, provenant du tégument interne, à cellules polygonales, riches en phlobaphène. Elles entourent de nombreuses cellules sécrétrices, unicellulaires, schyzogènes, très grandes, à essence parfois résinifiée, à couche externe résinogène, à parois brunâtres. résistantes à l'action de l'acide sulfurique. Notons que pour discerner facilement leurs grains d'amidon, il est nécessaire de traiter au préalable, ces coupes microscopiques par de l'alcool bouillant, qui dissout leurs corps gras, ceux-ci se colorant en rouge par addition de cochenille ou d'orcanette.

Falsifications. — Cette drogue est souvent mélangée à des noix de muscade de moindre qualité, provenant de plantes sauvages, telles que la *Myristica Bicuhyba* Warb.. originaire de Cayenne, la *Myristica argentea* Warburg., originaire de la Nouvelle-Guinée, dont les noix sont plus longues, mais moins aromatiques que celles de la *Myristica fragrans*. Les noix de muscade piquées des vers peuvent aussi se rencontrer dans notre drogue officinale, mais celles-là, projetées dans de l'eau bouillante, laissent surnager à la surface de ce liquide du beurre de muscade, celui-ci ayant été utilisé pour boucher leurs trous. On falsifie aussi cette drogue en l'additionnant de noix de muscade artificielles, constituées par un mélange pâteux d'argile, de poudre de muscade et de beurre de cette drogue, qui se désagrègent dans l'eau bouillante, et qui, examinées au microscope, possèdent une section homogène.

Poudre. — Ces noix, pulvérisées, livrent une poudre jaune rougeâtre, caractérisée par la présence de leurs grains d'amidon et d'aleurone, avec globoïdes et cristalloïdes ; par celle de leurs cellules sécrétrices, ainsi que par celle des cellules de leur tégument. Cette poudre, chauffée avec de l'hydrate de chloral, donne une solution qui dépose, à froid, de nombreuses gouttelettes oléagineuses, se prenant, petit à petit, en une masse cristalline.

Cette poudre est souvent falsifiée par addition de diverses fécules, reconnaissables à l'examen microscopique, puis par celle de poudre provenant des péricarpes des fruits de ces noix, qui sont riches en faisceaux libéro-ligneux, beaucoup mieux développés.

Analyse chimique. — Ces noix renferment 3,6 p. 100 d'essence, de 25 à 33 p. 100 d'huile fixe, blanche, de 15 à 18 p. 100 de beurre de muscade, solide, rougeâtre, outre des matières résineuses et pectiques, de l'amidon, de l'aleurone, etc., etc.

Description de l'essence de muscade. — Ces noix, particulièrement celles qui sont avariées, soumises à la distillation aux vapeurs d'eau, donnent de l'essence et du beurre de muscade.

Leur essence se présente sous la forme d'un liquide incolore ou légèrement jaunâtre, mobile, d'odeur spéciale, aromatique, épicée, à saveur chaude, aromatique, brûlante, d'un poids spécifique de 0,90 à 0,92, à pouvoir rotatoire, dextrogyre, de $+ 14^\circ$ à $+ 30^\circ$, soluble dans l'éther, le chloroforme, l'alcool, le sulfure de carbone, mais insoluble dans l'eau, à laquelle elle communique toutefois son arome.

Elle est constituée par un mélange de limonène, de cymène, de pinène, de myristicol, de myristicine, entrant en ébullition entre 212 et 218°, de traces de linalol, de bornéol, de terpinéol, de géraniol, d'eugénol, d'isoeugénol, de safrol et d'une aldéhyde pouvant être du citral, outre un corps résineux, non volatil à 300°, et d'acide myristique, qui se sépare à la longue, si cette essence est exposée, pendant un certain temps, à l'air.

Usage thérapeutique de la noix de muscade et de son essence. — La noix de muscade se prescrit, à doses d'un gramme plusieurs fois par jour. sous la forme de poudres ou de pilules, et, à doses de 10 à 20 grammes sur 200 grammes d'eau, sous celle de décoctions, comme stomachique. comme carminatif et comme édulcorant. Il en est de même de son essence, qui se prescrit, à doses d'une à deux gouttes plusieurs fois par jour, mais celle-ci peut aussi être ordonnée comme spécifique contre la dyspepsie et comme antiseptique.

Action physiologique. — Ordonnées à doses trop élevées, ces deux drogues, irritant les muqueuses stomacales et intestinales, provoquent de la soif et de l'incontinence urinaire, de la dyspnée, de l'ivresse, des tremblements nerveux, du délire et de l'hématurie, suivie parfois de mort.

Pharmacie galénique. — L'essence de cette drogue sert à préparer le Balsamum Nucistæ, le Spiritus Melissæ compositus, l'Unguentum Rosmarini compositum, mais la noix de muscade rentre dans la préparation de nombreuses eaux dentifrices, de lotions capillaires.

Préparation du beurre de muscade. — Les tourteaux obtenus, en soumettant les noix de muscade avariées à la distillation aux vapeurs d'eau, extraits directement par de l'eau bouillante, puis exprimés, livrent un liquide oléagineux qui, filtré à chaud, se prend au froid en une masse solide, ou beurre de muscade ; celui-ci renferme généralement passablement d'essence, car on l'obtient souvent en extrayant de la même manière les noix de muscade détériorées, non privées par la distillation aux vapeurs d'eau, de leur essence.

Ce beurre de muscade, malaxé sous la forme de pains de 250 à 1.000 grammes de poids, que l'on enveloppe dans du papier parcheminé, quant à celui qui se prépare en Europe, ou dans des feuilles de divers palmiers, quant à celui fabriqué aux colonies, peut aussi être obtenu en extrayant ces noix détériorées, mais concassées, par de l'éther ou par du chloroforme, dont les solutions filtrées, puis soumises à la distillation fractionnée, abandonnent un résidu oléagineux, que l'on verse dans des moules *ad hoc*, où, par refroidissement, il se prend en une masse solide.

Description du beurre de Muscade. — Il se présente sous la forme d'une masse onctueuse, orangée ou rouge brunâtre, marbrée de lignes jaunes ou rouges. Fusible entre 45° et 50°, d'un poids spécifique de 0,995, il est entièrement soluble dans l'éther, le sulfure de carbone, le benzène, les huiles grasses et essentielles ; en partie soluble dans l'éther de pétrole, dont la solution est louche, dans l'alcool, qui dissout ses matières colorantes et résineuses et une partie de ses corps gras ; mais il est insoluble dans l'eau, qui prend toutefois une odeur aromatique. Son odeur et sa saveur sont identiques à celles de la noix de muscade, mais naturellement oléagineuse quant à son arome.

Examen microscopique. — Examiné au microscope, il renferme de nombreux cristaux d'acides gras, entourés d'une gangue oléagineuse.

Falsifications. — On le falsifie souvent, en le mélangeant à des graisses animales ou végétales, inodores, incolores, qui ont été au préalable aromatisées par quelques gouttes d'essence de muscade, et colorées en rouge jaunâtre, par addition de curcuma ; mais ces corps gras, repris par du sulfure de carbone ou par de l'éther, ne s'y dissolvent pas entièrement. Il en est de même si on les traite par de l'alcool, dont les solutions ne doivent pas se colorer en bleu par addition d'ammoniaque, cas contraire sels de cuivre, ni en rouge, par celle de ce même réactif, cas contraire, curcuma, ni en noir ou en brun noirâtre, par celle de perchlorure de fer, cas contraire, matières colorantes, étrangères à la muscade ; celles-ci provenant principalement de bois tinctoriaux.

L'indice d'acidité du beurre de muscade doit être compris entre 40 et 60, son indice d'éthers entre 153 et 159, son indice d'iode entre 40 et 52, son indice de saponification entre 154 et 191.

Analyse chimique. — Il renferme 12 p. 100 d'essence, identique à celle de la muscade, 3 p. 100 d'oléine, 0,5 p. 100 de glycérides de l'acide linolique, des traces d'acides formique, acétique, cérotique, puis 8 p. 100 de corps gras non saponifiables, 2 p. 100 de matières résineuses, outre du phytostérol et des éthers glycériques des acides palmitique, stéarique et 73 p. 100 de trimyristine.

L'ACIDE PALMITIQUE, $C^{16}H^{32}O^2$, se rencontrant dans presque toutes les huiles végétales et dans tous les corps gras, constitue la majeure partie de la cire du Japon, où il y est combiné sous la forme d'éthers cétyliques, on le rencontre aussi dans le miel, sous la forme de glycérides de l'alcool mélissique.

Cet acide, recristallisé à l'aide d'alcool, se présente sous la forme d'aiguilles incolores, très fines, fusibles à 62°, insolubles dans l'eau, mais très solubles dans l'éther, le chloroforme, l'alcool bouillant, d'où, par refroidissement, il se dépose, en majeure partie, sous la forme d'un précipité cristallin. Ses sels alcalins, solubles dans l'eau, se différencient de ses sels métalliques, insolubles

dans ce dissolvant. Il possède, quant à sa formule, la constitution suivante :

$$CH^3—(CH^2)^{14}—COOH$$

Le palmitate de chaux, soumis à la distillation sèche, donne du palmitone. On le prépare synthétiquement en chauffant l'alcool cétylique ou æthal avec de la chaux sodée, car :

$$CH^3—(CH^2)^{14}—CH^2OH + KOH$$
Alcool cétylique

$$= CH^3(CH^2)^{14}—COOK + 2H^2$$
Palmitate potassique

ou en fondant, selon cette équation, l'acide oléique avec de la potasse caustique, car :

$$CH^3—(CH^2)^7—CH=CH—(CH^2)^7—COOH + 2KOH$$

$$= CH^3COOK + 2H + CH^3(CH^2)^{11}—COOK$$

L'ACIDE STÉARIQUE, $C^{18}H^{36}O^2$, se rencontre à l'état libre dans les coques du Levant, puis dans la plupart des corps gras, d'origine animale ou végétale, où il y est combiné sous la forme de triglycérides.

Il se prépare en saponifiant le suif ou les corps gras, d'origine animale, par du lait de chaux, puis en traitant les solutions, ainsi obtenues, par de l'acide sulfurique. Exprimés à une température de 35°, ces divers acides, ainsi mis en liberté, laissent s'écouler leur acide oléique, puis, additionnés d'alcool, ils donnent une solution, que l'on additionne d'acétate barytique, afin d'obtenir du stéarate barytique. qui. recueilli, est décomposé par addition d'acide sulfurique.

L'acide stéarique se présente sous la forme d'une masse blanche, cristalline, écailleuse, inodore, à saveur légèrement oléagineuse, fusible à 69°,2, entrant en ébullition à 287° sous une pression de 10 millimètres. Insoluble dans l'eau, peu soluble dans l'alcool froid, il se dissout, par contre, très facilement dans l'éther, le chloroforme, le sulfure de carbone, l'alcool bouillant. Ses sels alcalins se dissolvent facilement dans l'eau et dans l'alcool, à l'encontre de ses sels métalliques, qui sont insolubles dans ces deux dissolvants. Il possède, quant à sa formule, la constitution suivante :

$$CH^3—(CH^2)^7—CH^2—CH^2—(CH^2)^7—COOH$$

Le stéarate de chaux, soumis à la distillation sèche, donne du stéarone, qui cristallise sous la forme de paillettes incolores.

Préparation du macis. — L'arille de cette noix, séparé, comme nous l'avons vu, à la main ou au couteau des noix de muscade, puis trempé dans des solutions aqueuses de sel de cuisine, est ensuite desséché au soleil ou dans des fours spéciaux, afin d'éviter qu'il ne soit attaqué par les parasites. Renfermant alors de 2 à 3 p. 100 de glucose, il est exporté dans des barils, ou dans des caisses doublées intérieurement de plaques de tôle, par les mêmes ports que la noix de muscade.

Description de la drogue. — Le macis se présente, dans le droguier, sous la forme de fragments jaune rougeâtre ou rouge orange, translucides, lustrés, d'un à deux millimètres d'épaisseur, mais plus épais à leurs bases qu'au sommet, car il entoure de bas en haut la noix de muscade pour se subdiviser ensuite en quatre grandes lanières sinueuses, qui elles-mêmes se ramifient en des lobes secondaires et tertiaires, sinueux, irréguliers. Le macis frais est souple, mais une fois desséché, il devient cassant, friable, d'odeur particulière, aromatique, agréable, épicée, sa saveur étant agréable, piquante, aromatique, épicée, mais légèrement âcre.

Examen microscopique (fig. 169). — Examiné sur une coupe transversale, il est constitué par deux épidermes minces, à cellules parallèlement allongées dans l'axe transversal, puis par un tissu parenchymateux, à cellules polygonales, à parois minces, à plasma oléagineux, riche en amylo-dextrine, qui se colore en rouge brunâtre par addition d'iode, ou qui se dilate par celle de

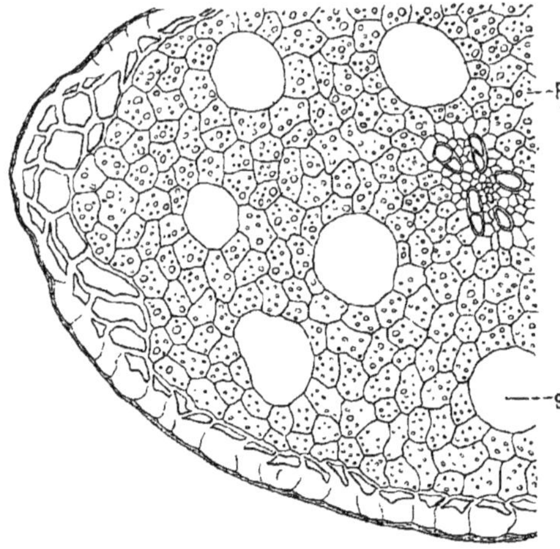

Fig. 169. — Coupe transversale du macis.

soude caustique, dans laquelle elle se dissout avec une coloration rouge, mais elle ne se colore pas en rouge par addition de cochenille. Ces cellules renferment, en outre, des chromatophores rouges, qui, de par la dessiccation, se déposent, dans notre drogue, sous la forme d'aiguilles ou sous celle de paillettes, se colorant en bleu ou en vert bleuté par addition d'iode. Ces chromatophores se rencontrent en de plus grandes proportions dans le macis provenant de fruits non parvenus à leur entière maturité. On rencontre, en outre, dans ce tissu parenchymateux, de nombreuses cellules sécrétrices, éparses, schyzogènes, unicellulaires, à couche résinogène, qui se colorent en brun par addition d'alcalis ; celles-là entourent une essence souvent résinifiée. Ce tissu parenchymateux renferme, en outre, de petits faisceaux libéro-ligneux, à vaisseaux spiralés, parfois fortement oblitérés.

Poudre. — Le macis, pulvérisé, livre une poudre jaune rougeâtre caractérisée par la présence de ses cellules sécrétrices, à essence, par celle de ses grains d'amylodextrine, par celle de ses vaisseaux spiralés, puis par celle de ses cellules épidermiques, à parois toujours plus épaissies sur leurs faces inter-

nes et latérales, que sur leurs faces externes.

Falsifications. — Le macis est souvent additionné de macis épuisé, c'est-à-dire, privé, de par la distillation aux vapeurs d'eau, de son essence ; puis par du macis de Bombay qui, moins aromatique, se reconnaît comme suit : macéré dans une solution diluée d'hydrate barytique, il donne une solution qui, évaporée à sec, abandonne un résidu oléagineux, résineux ; celui-ci, repris par de l'alcool, donnant une solution qui, évaporée à sec, abandonne un résidu rougeâtre et non jaunâtre comme celui du macis officinal. Le macis, chauffé avec de la soude caustique à 1 p. 100, donne une solution jaune, à l'encontre de celui de Bombay, dont la solution est colorée en rouge.

Ce macis colore, en outre, en rouge framboise, le réactif de Nessler dilué à 1 p. 100, à l'encontre du macis officinal, qui donne alors une solution incolore. Une dissolution de macis dans de la soude caustique à 1 p. 100 ne possède pas de ligne d'absorption, si on l'examine au spectroscope, celle du macis de Bombay laissant apercevoir une ligne d'absorption dans le D.

On falsifie aussi cette drogue, en l'additionnant de macis déjà épuisé de son essence, puis en la rendant plus appétissante, par addition de matières colorantes; celles-ci, traitées à chaud par une solution alcoolique de salicylate de soude, donnent un liquide qui, évaporé à sec, abandonne un résidu jaune ou jaune brunâtre, dont la solution aqueuse permet de colorer de même les laines qu'on y plonge.

Analyse chimique. — Le macis renferme de 6 à 7 p. 100 d'essence officinale, outre des matières résineuses, pectiques et mucilagineuses.

L'ACIDE MACILENIQUE, $C^{28}H^{52}O^4$, se préparant en extrayant cette drogue par de l'éther de pétrole, puis en reprenant celui-ci par de l'eau alcaline, que l'on précipite, se présente sous la forme d'une poudre cristalline, blanche, fusible à 70°, peu soluble dans l'alcool bouillant, très soluble dans l'éther, le chloroforme, le benzène, l'éther de pétrole.

Description de son essence. — Soumis à la distillation aux vapeurs d'eau, le macis livre une essence limpide, incolore ou légèrement jaunâtre, d'odeur particulière, agréable, aromatique, à saveur chaude, spéciale, aromatique, d'un poids spécifique de 0,91 à 0,93, à pouvoir rotatoire, dextrogyre, de + 10° à + 20°, soluble dans l'éther, le chloroforme, les huiles grasses et essentielles ; en partie soluble dans le sulfure de carbone et dans l'alcool, à moins que ces dissolvants ne soient utilisés, à raison de 1/5 ou de 1/1, car dans ce cas, ils la dissolvent entièrement.

Analyse chimique de l'essence. — Elle est constituée par un mélange de pinène dextrogyre ou macène, de dipentène, puis par des traces de pinène lévogyre, de myristicine, de myristicol et d'acide myristicique.

Le MYRISTICOL, $C^{10}H^{16}O$, se présente sous la forme d'un liquide oléagineux, d'un poids spécifique de 0,946, d'odeur spéciale, agréable, à saveur chaude, entrant en ébullition entre 212° et 218°, soluble dans l'éther, le chloroforme, l'alcool absolu. Il possède, quant à sa formule, la constitution suivante :

Soumis à l'action d'un déshydratant, il se transforme en cymol, mais il donne, avec le pentachlorure de phosphore, une combinaison de formule $C^{10}H^{15}Cl$, qui, additionnée d'eau, se transforme en cymol et en acide chlorhydrique.

La MYRISTICINE, $C^{11}H^{12}O^3$, se présente sous la forme d'un liquide jaunâtre, d'odeur spéciale, très aromatique, à saveur chaude, spéciale, aromatique, d'un poids spécifique de 1,143, soluble dans l'éther, le chloroforme, le sulfure de carbone, l'alcool. Entrant en ébullition à 149°, sous une pression de 15 millimètres, elle possède, quant à sa formule, la constitution suivante :

Traitée par de la potasse caustique alcoolique, la myristicine se transforme en isomyristicine, fusible à 45°, celle-ci, oxydée par du permanganate potassique, donne de l'aldéhyde myristicique fusible à 130°, puis de l'acide myristicique fusible à 210°, car :

Myristicine → Isomyristicine

Aldéhyde myristicique → Acide myristicique

Notons, que la myristicine, chauffée avec une solution alcoolique de potasse caustique, se transforme en isomyristicine et en un phénol de formule :

L'ISO-MYRISTICINE, traitée par de l'alcoolat de soude, se transforme en dihydromyristicine et en propylméthoxyphénol, de formules :

Dihydromyristicine — Propylméthoxyphénol

L'ACIDE MYRISTIQUE, $C^{14}H^{28}O^2$, se rencontrant aussi à l'état libre ou sous la forme de combinaisons dans l'essence de macis, se présente sous la forme d'aiguilles incolores, brillantes, fusibles à 54°, solubles dans l'éther, l'alcool, le chloroforme. Il possède, quant à sa formule, la constitution suivante :

$$CH^3—(CH^2)^{12}—COOH$$

Le myristinate calcique, soumis à la distillation sèche, se transforme en une masse cristalline ou myristone, fusible à 75°, qui possède la formule :

$$\left.\begin{array}{l}C^{13}H^{27}\\C^{13}H^{27}\end{array}\right\rangle CO$$

Notons encore que l'éther triméthylique de myristicine n'est, en réalité, que de l'élémicine, de formule :

Celle-ci se rencontre, comme nous le verrons, dans les divers élémis officinaux.

Usage thérapeutique du macis et de son essence. — Le macis se prescrit, à doses de 0 gr. 1 à 0 gr. 5, plusieurs fois par jour, sous la forme de pilules et de poudres (son essence, étant ordonnée à doses d'une à trois gouttes plusieurs fois par jour), comme stomachique, comme tonique de l'estomac et comme aromatique, mais son essence se prescrit aussi, sous la forme d'onguents ou sous celle de liniments, comme révulsif contre les rhumatismes, la goutte, etc.

Pharmacie galénique. — Son essence sert à préparer la Mixtura Oleoso balsamica.

Action physiologique. — Le macis, ou son essence, ordonnés à doses trop élevées, provoquent des nausées, des troubles gastriques, des vomissements, des spasmes, des convulsions, de l'incohérence dans les idées, du délire et de l'hématurie, voire même la mort.

Historique. — La *Myristica fragrans*, n'étant rentable qu'à partir de sa quinzième année, livre alors des fruits qui, selon Martius, devaient être connus des Anciens, car le macis fut déjà décrit dans les comédies de Plaute, 280-188 av. J.-C. La description de cette drogue doit se rapporter à notre macis officinal, quoique Fluckiger suppose que cette dénomination ait servi à désigner l'écorce d'un arbre. Les Arabes introduisirent, en tous cas, le macis en Europe vers le milieu du moyen âge, comme nous le démontre le récit d'une représentation donnée en 1214 à Trévise. Hildegard en 1150, et Albertus Magnus, en 1193, décrivent, eux aussi, une plante ressemblant beaucoup à nos lauriers, qui croissait aux Indes ; cette description peut très bien se rapporter à notre muscadier. Marco Polo, ayant découvert les îles Banda et de Java, les Portugais s'emparèrent ainsi de la vente des fruits de cette plante, mais ils y firent périr tous les muscadiers, à l'exception de ceux de Banda et d'Amboina, dont les plantations furent surveillées par des soldats et par des employés bien rétribués ayant l'ordre d'interdire que l'on emportât une seule bouture de ces arbres, ceci, afin d'éviter qu'on ne les plantât ailleurs. Ces employés devaient, en outre, veiller à ce que toute la récolte de ces fruits fut livrée intégralement à la Compagnie des Indes Néerlandaises, seule propriétaire, par la suite, de ces cultures. Les Français parvinrent toutefois à s'emparer, en 1769, de quelques pieds de muscadiers, qu'ils transportèrent, sur les conseils de Poivre, dans l'île de France, tandis que les Anglais se mettaient à cultiver ce végétal à Penang et à Singapoor. Mentionnons parmi les autres muscadiers, ne donnant pas de drogues officinales, mais livrant au commerce européen des fruits moins appréciés, il est vrai, que ceux de la *Myristica fragrans*, la *Myristica argentea* Warb, qui, croissant à l'état sauvage et cultivé à la Nouvelle-Guinée, donne des fruits ovoïdes, de 8 centimètres de long, à arille rouge, devenant, de par la dessiccation, grisâtre. La *Myristica fatua* de Banda, la *Myristica speciosa* de Batjam, la *Myristica Malabarica* Lam., de Malabar, livrent, elles aussi, des noix de muscade, qui se rencontrent parfois, quoique moins aromatiques, dans le commerce européen. Il en est de même des fruits de la *Myristica microcephala* Bl., plante originaire de l'Afrique occidentale, de la *Myristica peruviana*, D.C., qui se rencontre dans l'Amérique centrale, de la *Myristica sebifera*, Sw., plante, elle aussi, originaire de l'Amérique centrale, de la *Myristica Surinamensis*, Roxb., qui prospère à Surinam, etc., etc., dont nous ne pouvons pas entreprendre, ici, l'étude différentielle.

OLEUM OSTEOPHLŒMI, HUILE D'OSTEOPHLŒM, D'OSTEOPHLŒMUM PLATYSPERMUM, Warb.

Originaire de l'Amérique du Sud, cet arbre livre, au droguier, ses graines non officinales qui, exprimées à froid, puis à chaud, donnent une huile blanche, fusible à + 48°, d'odeur légèrement aromatique, à saveur oléagineuse, aromatique, soluble dans l'éther de pétrole, l'éther, le chloroforme, les huiles grasses et essentielles, à indice de saponification de 240, à indice d'acidité de 5,3, à indice d'iode de 6,3. Non officinale, cette huile, dénommée parfois *beurre d'Osteophlœm*, est utilisée, de nos jours, dans la fabrication des savons.

MAGNOLIACÉES

Cette famille, comprenant 12 genres et plus de 80 espèces, la plupart tropicales, c'est-à-dire répandues principalement en Asie et en Amérique, est représentée par des arbres ou par des arbustes, à feuilles isolées, simples, stipulées (Magnolier) ou non stipulées (Badiane). Leurs fleurs actinomorphes, hermaphrodites, rarement unisexuées, sont constituées sur le type $3S + 3P + 3P' + XE + XC$, mais leurs anthères peuvent être introrses (Badiane, Magnolier) ou extrorses (Liriodendre) ; leur pistil se compose de nombreux carpelles spiralés, libres, renfermant chacun un ovule (Badiane), deux ovules (Magnolier, Liriodendre), ou deux rangs d'ovules anatropes. Leur fruit est constitué par des capsules s'ouvrant par une fente dorsale (Magnolier) ou ventrale (Badiane), mais il peut aussi être un samare (Liriodendre) ou une baie (Drimyde). Leurs graines, à embryon petit, sont remplies d'un albumen oléagineux, non ruminé.

Les plantes de cette famille sont caractérisées par leurs feuilles, qui ne possèdent aucun poil tecteur ou glanduleux, mais elles portent des stomates toujours accompagnés de 2 cellules annexes, parallèles à l'ostiole. Leur mésophylle renferme de nombreux cristaux d'oxalate de chaux, simples ou réunis sous la forme d'oursins, outre de nombreuses glandes unicellulaires, sécrétrices, à essence, qui se rencontrent aussi dans le liber et dans le parenchyme cortical du tronc de ces arbres.

FRUCTUS ET OLEUM ANISI STELLATI, FRUIT ET ESSENCE D'ANIS ÉTOILÉ OU DE BADIANE, D'ILLICIUM ANISATUM, Lour.

Origine botanique. — Cet arbre très ramifié, de 8 à 15 mètres de haut, porte des feuilles isolées coriaces, pétiolées, non stipulées, à limbe entier, lancéolé, de 5 à 8 centimètres de long sur 2 à 3 centimètres de large, pointu à ses extrémités, mais toujours parcouru par une nervure médiane, prononcée, et par des nervures secondaires, plus visibles sur sa face infère. Ce limbe, examiné à la lumière,

Fig. 170. — Badiane.

est translucide par places, de par la présence de ses cellules sécrétrices.

Ses fleurs actinomorphes, hermaphrodites, grandes, solitaires, sont constituées par un réceptacle plein, conique, portant un calice infère à 3 sépales ovoïdes, une corolle à 6 pétales blanc jaunâtre extérieurement, mais rouges intérieurement. Ils entourent 12 étamines, à anthères introrses, à filets charnus, épais, et un pistil, à 8 ou à 12 carpelles fermés, libres, uniovulés, concrescents par leurs bases avec le réceptacle externe. Son fruit est une drupe, s'ouvrant par une fente ventrale, qui renferme des graines riches en albumen.

Origine géographique. — Originaire de la Cochinchine et de la Chine, principalement du Yunnam et de Canton, mais cultivé aux Philippines, au Tonkin, à Java et au Japon, cet arbre est souvent confondu avec l'*Illicium religiosum*, dont le fruits, non officinaux, sont, comme nous le verrons, toxiques.

Culture. — Ses graines, déposées dans des pépinières, donnent, 30 jours après, des plantules, qui, 3 ans plus tard, sont transplantées, à distance de 8 mètres les unes des autres, dans des parcs à terrain fraîchement défriché, riche en humus. Etablis principalement en Chine et au Tonkin, sur les rives du fleuve Song-Ki-Kong, ces terrains appartiennent aux communes, qui les ont fait défricher. Fleurissant à partir de leur huitième année, ces arbres donnent, à toutes les saisons, des fruits qui, généralement, ne sont récoltés que sur des plantes âgées d'au moins 12 ans, et ceci particulièrement dans les mois de juillet à août.

Récolte. — Ces fruits, à carpelles verticaux pour commencer, mais horizontaux à leur maturité, sont recueillis à la main ou à l'aide du gaulage ; triés et desséchés au soleil, ils sont alors

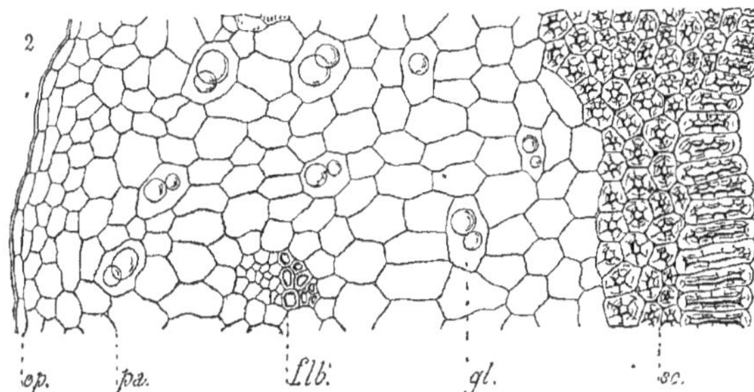

Fig. 171. — Coupe transversale du péricarpe d'un follicule de badiane.

ep) épicarpe ; pa) parenchyme ; flb) faisceaux libéro-ligneux ; gl) cellules sécrétrices ; sc) cellules scléreuses.

vendus, en Chine, à des marchands, qui les expédient sur Shanghaï, Hong-Kong et Haï-Phong, où se tiennent leurs principaux marchés. Triés à nouveau, puis emballés dans des caisses rectangulaires en bois, recouvertes intérieurement de nattes en fibres végétales, ces fruits sont alors exportés sur l'Europe, soit par la Sibérie, soit par la voie maritime, particulièrement sur Londres, Marseille, Le Havre, Amsterdam et d'autres fois sur Hambourg, où se tiennent leurs principaux marchés. Il en est de même des fruits provenant d'arbres cultivés, dans les colonies françaises ou anglaises.

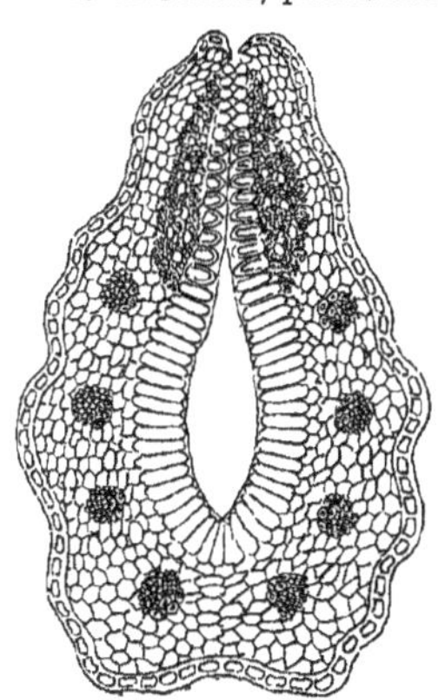

Fig. 172. — Coupe longitudinale de la badiane de Chine.

Description de la drogue (fig. 170). — Ce fruit se présente, dans le droguier, sous la forme de drupes toujours réunies ensemble au nombre de 8 à 12 et disposées sous la forme d'étoiles, sur une columelle centrale. Cette columelle, à axe central, court, est tronquée à la hauteur de ses fruits, sous la forme d'un plateau ; mais elle se prolonge, à son extrémité inférieure, en un petit pédoncule recourbé, pouvant souvent manquer dans notre drogue officinale. Ces fruits, carénés, de couleur brunâtre, sont latéralement comprimés les uns contre les autres. Mesurant de 8 à 17 millimètres de long sur 4 à 5 millimètres de large, ils possèdent une face ventrale, légèrement sinueuse, fendue en

deux lèvres, qui laissent apercevoir, à leur intérieur, une graine lisse, jaune brunâtre, à moins que l'ovule n'ait avorté avant son entier développement. Carénés sur leur face dorsale, ces fruits sont tronqués à leur point d'insertion avec la columelle, mais ils possèdent deux faces latérales, rugueuses, plissées dans les régions n'adhérant pas aux autres carpelles ; ils possèdent au point de jonction de leurs faces dorsale et latérales une pointe mousse, courte, légèrement relevée à l'extérieur. Leur face interne, jaune brunâtre, lisse, luisante, mais légèrement vernissée, entoure une graine unique, ovale, jaune brunâtre, à albumen oléagineux, qui renferme deux petits cotylédons. L'odeur de cette drogue est anisée, aromatique, spéciale, épicée, sa saveur chaude, piquante, aromatique, anisée.

Examen microscopique (fig. 171 et 172). — Ce fruit, examiné sur une coupe transversale, est constitué par un épicarpe mince, à une assise de cellules aplaties, rectangulaires, recouvertes par une cuticule épaissie, puis un mésocarpe, à cellules irrégulièrement polygonales, allongées dans le sens tangentiel, qui entourent de nombreuses cellules sécrétrices, schyzogènes, à parois subérisées, renfermant de l'essence ; celle-ci étant parfois résinifiée au milieu d'une couche résinogène. Ce tissu parenchymateux, entourant en outre des astroscléréides et des faisceaux libéro-ligneux, arrondis, est limité dans sa partie inférieure par l'endocarpe, à cellules plus petites, qui sont renforcées par une assise de cellules scléreuses, à parois épaissies, allongées dans le sens de la longueur.

En dessous de celui-ci, se rencontre la graine, constituée par un spermoderme, à deux assises de cellules, dont l'externe est sclérenchymateuse, à cellules polygonales, dont les parois épaissies, canaliculées, renferment une substance brunâtre, l'interne étant représentée par plusieurs assises de cellules parenchymateuses, contenant de nombreux cristaux aciculaires d'oxalate de chaux ; puis vient l'albumen très oléagineux, à cellules polygonales, riches en grains d'aleurone, à contours sinueux, ondulés, hérissés de tubérosités.

Notons que là columelle de ce fruit renferme de nombreuses sclérites ramifiées, et de grands faisceaux libéro-ligneux.

Poudre. — Ce fruit, pulvérisé, livre une poudre rouge brunâtre, caractérisée par la présence de ses cellules scléreuses, par celle de ses cellules sécrétrices, à essence parfois résinifiée, puis par celle de ses grains d'aleurone avec cristalloïdes et globoïdes.

Falsifications. — Cette drogue est souvent mélangée ou confondue avec celle que livre l'*Illicium religiosum*, dont l'axe central, des fruits, se termine toujours en une pointe effilée, qui dépasse la hauteur des carpelles ; ceux-ci, toujours légèrement verticaux, étant fortement bombés. Leur odeur rappelle celle du cubèbe et des cardamomes, leur saveur est âcre, spéciale, non anisée. Ces fruits se différencient comme suit (tableau page suivante) de ceux de l'anis étoilé.

	Badiane de Chine	Fausse Badiane
Follicules.......	Gros, réguliers, ordinairement au nombre de 8	Plus petits, parfois avortés
Bord supérieur ..	Presque horizontal un peu sinueux	Légèrement vertical, plus sinueux
Pointe de la columelle.........	Aplatie, sous forme de plateau	Aiguë, dépassant le bord des carpelles
Surface de contact	Semi-ellipsoïde	Plus ou moins triangulaire
Pédoncule.......	Renferme d'énormes sclérites	Petites sclérites
Odeur et saveur .	Aromatiques, anisées, fenouillées	Peu aromatiques rappelant celles du cubèbe
Extrait alcoolique	Se trouble par addition d'eau	Ne se trouble pas par addition d'eau; car il ne renferme pas d'anéthol

Examinés sur une coupe transversale, les fruits de la fausse badiane possèdent un endocarpe sclérenchymateux, mais non scléreux. Leurs graines sont constituées par un spermoderme à une assise de cellules scléreuses et par un tégument interne, à cellules parenchymateuses. Ces fruits renferment, selon les données d'Eyckmann, un alcaloïde ou SKIMIANINE, $C^{32}H^{29}N^3O^9$, qui se présente sous la forme de paillettes incolores, transparentes, inodores, à saveur amère, très peu solubles dans l'eau, mais très solubles dans l'alcool, l'éther, le chloroforme.

Injectée par voie hypodermique à un chien (et ceci, à raison de 0 gr. 012), cette base végétale le tue par asphyxie, avec violentes convulsions. Cet alcaloïde ne se rencontre pas à l'état libre dans ces fruits, mais toujours sous la forme de combinaisons avec l'ACIDE SHIKIMIQUE, $C^7H^{10}O^5$, Celui-ci cristallise sous la forme d'aiguilles très fines, inodores, incolores, insipides, fusibles à 184°, très solubles dans l'eau, l'alcool, mais insolubles dans l'éther, le chloroforme, le benzène. Ses solutions aqueuses sont lévogyres. Cet acide possède, quant à sa formule, la constitution suivante :

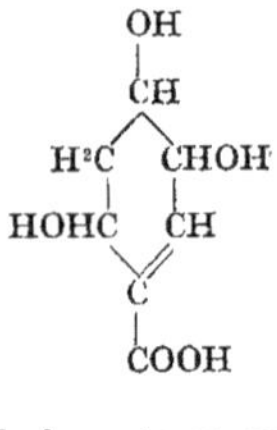

$$OH$$
$$CH$$
$$H^2C \quad CHOH$$
$$HOHC \quad CH$$
$$C$$
$$COOH$$

Fondu avec de la potasse caustique, cet acide se transforme en acide oxybenzoïque, mais, traité par du brome, il donne de l'acide bromoshikimique, qui, chauffé, se transforme en une lactone ; celle-ci, traitée par de l'eau de baryte, donnant de l'acide dioxyhydroshikimique, car :

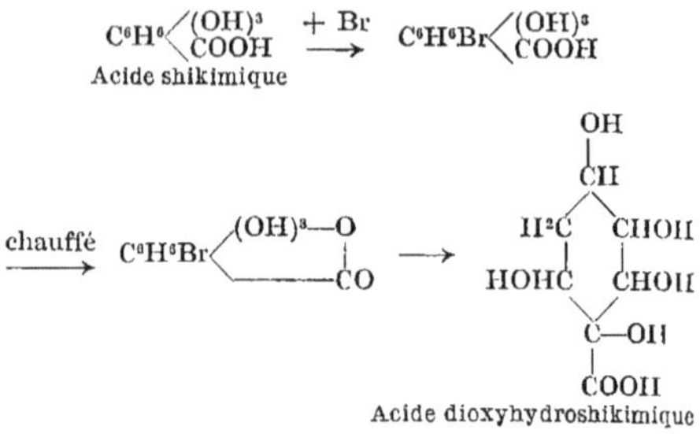

$$C^6H^6\big\langle{}^{(OH)^3}_{COOH} \quad \xrightarrow{+ Br} \quad C^6H^6Br\big\langle{}^{(OH)^3}_{COOH}$$
Acide shikimique

$$\xrightarrow{chauffé} \quad C^6H^6Br\big\langle{}^{(OH)^3—O}_{\quad\quad CO} \quad \longrightarrow$$

$$OH$$
$$CH$$
$$H^2C \quad CHOH$$
$$HOHC \quad CHOH$$
$$C—OH$$
$$COOH$$
Acide dioxyhydroshikimique

L'acide shikimique, traité en présence d'acide chlorhydrique par de l'amalgame de soude, se transforme en acide dihydroshikimique, qui, chauffé avec de l'acide chlorhydrique, donne de l'acide benzoïque, car :

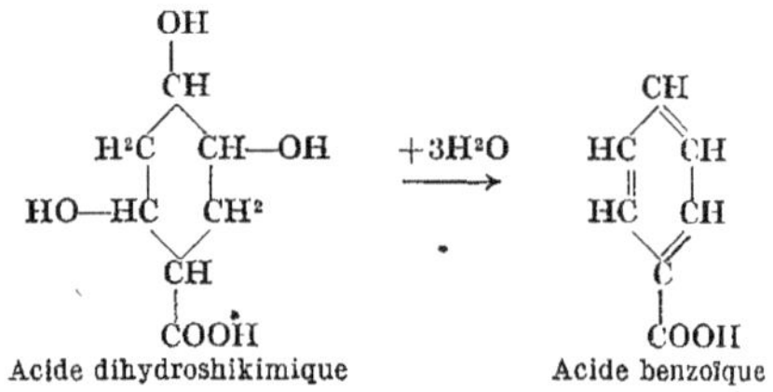

$$OH$$
$$CH$$
$$H^2C \quad CH—OH$$
$$HO—HC \quad CH^2 \quad +3H^2O \quad \longrightarrow$$
$$CH$$
$$COOH$$
Acide dihydroshikimique

$$CH$$
$$HC \quad CH$$
$$HC \quad CH$$
$$C$$
$$COOH$$
Acide benzoïque

Les fruits de la fausse badiane renferment, en outre, une ESSENCE plus lourde que l'eau, d'un poids spécifique de 1,006, d'odeur rappelant un peu celle du cubèbe, du camphre, du laurier et de la muscade, à saveur épicée, âcre, chaude, brûlante, mais non anisée, soluble dans l'éther, l'alcool, le chloroforme, le sulfure de carbone, etc. Elle est constituée par un mélange de terpène ou shikimène (d'un poids spécifique de 0,856, entrant en ébullition à 170°, mais se colorant en rouge par addition d'acide sulfurique), d'eugénol, de safrol, dénommé parfois shikimol et d'acide shikimique.

Réaction de l'anis étoilé. — Cette drogue, extraite par de l'alcool, donne une teinture qui, évaporée à sec, abandonne un résidu, que l'on reprend par de l'éther de pétrole. Celui-ci, filtré, soumis à la distillation fractionnée, abandonne un résidu se colorant en solution acétique en brun, à la ligne de contact des deux liquides, par addition d'acide sulfurique renfermant une trace de perchlorure de fer. Notons que la teinture des fruits de l'*Illicium religiosum* ne donne pas cette réaction.

Analyse chimique de fruits d'anis étoilé. — Cette drogue renferme du glucose, des matières résineuses et mucilagineuses, du tanin, 1,5 p. 100 d'huile fixe dans ses péricarpes, et 22 p. 100 dans ses graines, outre de 4 à 5 p. 100 d'essence, elle est aussi officinale.

Préparation de l'essence d'anis étoilé. — Ces fruits, soumis sur place à la distillation aux vapeurs d'eau, particulièrement dans les environs de Dong-Dang, de Langson, de Vinh-Rat au Tonkin, puis à Ping-Siang, à Lung-Tshou en

Chine, livrent une essence, qui, décantée, est exportée sur l'Europe, dans des récipients en plomb d'un poids de 7 kgr. 5, quant à leur contenu. Ces appareils, parfois très primitifs, sont constitués par un fourneau en briques (que l'on chauffe avec des copeaux de bois), sur lequel on dépose une chaudière en terre cuite, dans laquelle on verse ces fruits concassés. Ces chaudières, perforées dans leur partie supérieure, communiquent, par des tubes de bambous creux, à des réfrigérants ou caisses remplies d'eau, et à des récipients collecteurs, généralement en fer-blanc. Appartenant, selon les contrées, aux communes, ils permettent d'obtenir environ 700 grammes d'essence par 40 kilogrammes de fruits. Celle-là est principalement exportée par Pakhoï, Makao, Hong-Kong, Wutchou, sur Londres, Marseille, Hambourg, et ceci, à raison de 150.000 kilogrammes chaque année.

Description de l'essence. — Elle se présente sous la forme d'un liquide incolore, ou légèrement jaunâtre, d'odeur agréable, aromatique, spéciale, anisée, fenouillée, à saveur chaude, aromatique, anisée, rappelant un peu celle de l'essence d'anis, d'un poids spécifique de 0,94 à 0,98. Se solidifiant en majeure partie à + 14°, elle est très soluble dans l'éther, l'alcool, le chloroforme, le sulfure de carbone, mais elle est insoluble dans l'eau, à laquelle elle communique toutefois son arome.

Falsifications. — Cette essence est souvent falsifiée par addition d'essences d'anis ou de fenouil, par celle d'alcool ou de chloroforme, etc., reconnaissables aux réactions indiquées dans l'introduction de cet ouvrage, lors de la description des essences, puis à l'aide du point de solidification de l'essence d'anis étoilé, celui-ci devant être pris comme suit :

Introduisez 200 grammes d'essence à analyser dans un flacon muni d'un thermomètre, et plongez ce flacon dans un mélange de sel et de glace, aussi longtemps que son thermomètre ne marque pas + 5° ; cette essence dépose alors une masse cristalline, qui se solidifie entièrement à + 14°, mais selon Schimmel à + 16°.

Analyse chimique de l'essence d'anis étoilé. — Elle est constituée par un mélange de 80 p. 100 d'anéthol, d'estragol ou méthylchavicol, de safrol, d'aldéhyde anisique, d'acide anisique, d'éther éthylique d'hydroquinone, d'éther éthylique d'acide pyrocatéchique, de cymène, de cinéol, de pinène dextrogyre, de terpinéol, de phellandrène dextrogyre, de dipentène, et d'anis cétone, de formule $C^6H^4(OCH^3)CH^2—CO—CH^3$. (Paillettes incolores fusibles à 64°).

L'ANÉTHOL, $C^{10}H^{12}O$, se prépare, en soumettant cette essence (ou celle d'anis) à une température de 0°, où elle se solidifie en partie, en donnant un dépôt cristallin qui, repris par de l'alcool absolu, donne une solution qui, filtrée, est concentrée. Il se présente sous la forme de paillettes blanches, brillantes, d'odeur spéciale, rappelant celle de l'anis, à saveur chaude, aromatique, d'un poids spécifique de 0,985. Insoluble dans l'eau, il se dissout très facilement dans l'éther, l'alcool, le chloroforme, le sulfure de carbone, mais il se liquéfie très lentement à l'air, en se transformant en une substance ne se prenant pas en une masse cristalline à 0°. Entrant en ébullition à + 233°, il se dissout dans un peu d'ac de sulfurique, avec une coloration rouge,

cette coloration disparaissant par addition d'eau, tout en séparant ensuite une masse résinoïde, difficilement cristallisable, peu soluble dans l'alcool, qui est dénommée anisoïne. C'est une modification de l'anéthol, de formule $(C^{10}H^{12}O)^x$.

L'anéthol, traité par 3 à 4 fois son poids d'acide sulfurique concentré, donne, ainsi que l'essence d'anis étoilé, une dissolution rouge, qui précipite en partie de l'anéthol par addition d'eau ; sa solution aqueuse, colorée en rouge, renfermant par contre de l'anéthol sulfoné $C^{10}H^{11}O—SO^3H$. Il possède, quant à sa formule, la constitution suivante :

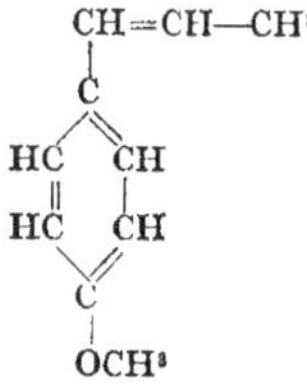

$$CH{=}CH—CH^3$$

Abandonné pendant un certain temps à l'action des rayons solaires, l'anéthol se transforme en *Photoanéthol* $(C^{10}H^{12}O)^x$, qui se présente sous la forme d'une masse cristalline, blanche, fusible à 207°. Le chlorure de zinc le transforme en *méthanéthol* ou *dianéthol*, fusible à 132°.

L'acide nitreux le transforme en nitrite d'anéthol, qui cristallise sous la forme d'aiguilles jaunâtres, fusibles à 121°, celui-là possédant la formule :

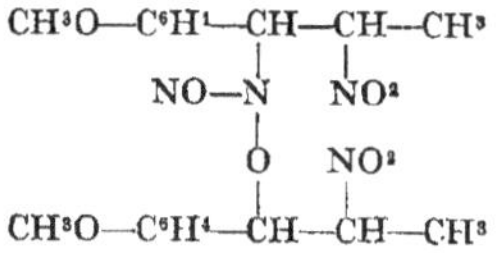

$$CH^3O—C^6H^4—CH—CH—CH^3$$

L'anéthol se transforme, par addition de nitrite d'amyle et d'acide chlorhydrique, en nitrosochlorure d'anéthol, fusible à 127°, de formule :

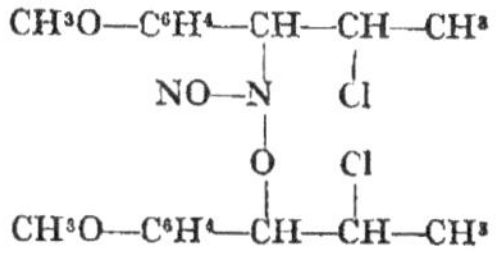

$$CH^3O—C^6H^4—CH—CH—CH^3$$

Chauffé à 210° avec de la potasse caustique, l'anéthol se transforme en *anol*, de formule :

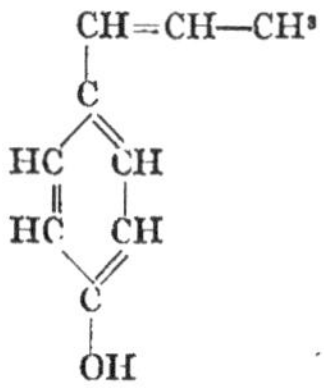

$$CH{=}CH—CH^3$$

Oxydé par du permanganate potassique, l'anéthol se transforme en acide méthoxyphénylglyoxylique et en acide anisique, mais, oxydé par de l'acide nitrique dilué, il se transforme, par contre, en acide acétique et en acide anisique :

Acide méthoxyphényl-glyoxylique — **Aldéhyde anisique** — **Acide anisique**

On le prépare synthétiquement en chauffant l'acide paraméthoxyphénylcrotonique, car :

$$C^6H^4 \big\langle \begin{array}{l} OCH^3 \\ CH=CH-CH^2-COOH \end{array}$$

$$\longrightarrow CO^2 + C^6H^4 \big\langle \begin{array}{l} OCH^3 \\ CH=CH-CH^3 \end{array}$$
Anéthol

ou en chauffant l'éther méthylique de chavicol avec de la potasse caustique alcoolique, car :

$$C^6H^4 \big\langle \begin{array}{l} CH^2-CH=CH^2 \\ OCH^3 \end{array} \longrightarrow C^6H^4 \big\langle \begin{array}{l} CH=CH-CH^3 \\ OCH^3 \end{array}$$

On peut aussi le préparer en partant de l'anisol (B. 35, p. 2262), car :

Anisol $+ CH^3-CH^2-COCl$ **Chlorure propionylique**

$+$ **Chlorure aluminique** dans de l'éther de pétrole $\longrightarrow$ **Anisol propionylique** ($CO-CH^2-CH^3$)

réduit par du sodium en présence d'alcool $\longrightarrow$ **Méthoxyphényléthylcarbinol** ($CHOH-CH^2-CH^3$)

Chauffé en solution de pyridine avec de l'acétate de soude $\longrightarrow$ **Anéthol** ($CH=CH-CH^3$)

On peut aussi le préparer (*Arch.*, 357, p. 75), en partant de l'aldéhyde anisique qui, traité en solution benzénique, en présence de zinc granulé, par de l'éther éthylique d'acide brompropionique, se transforme en un oxy-éther, de formule :

Aldéhyde anisique $+ Zn + \big(\begin{array}{l} CH^3 \\ CH \\ Br \\ COOC^2H^5 \end{array}$

$$= \quad \text{(oxy-éther)} \quad \begin{array}{l} HC\langle OZnBr \\ HC\langle \begin{array}{l} COOC^2H^5 \\ CH^3 \end{array} \end{array}$$

$$2H^2O + \longrightarrow Zn(OH)^2 + HBr + \text{(oxy-éther)} \begin{array}{l} HC\langle OH \\ HC\langle \begin{array}{l} COOC^2H^2 \\ CH^2 \end{array} \end{array}$$

Cet oxy-éther, chauffé avec du bisulfate potassique, puis saponifié, se transforme alors en acide anisylméthylacrylique fusible à 157°.

$$CH=C\big\langle \begin{array}{l} COOC^2H^5 \\ CH^3 \end{array} \quad \xrightarrow{\text{saponifié}} \quad CH=C\big\langle \begin{array}{l} COOH \\ CH^3 \end{array}$$
Acide anisyl-méthylacrylique

Cet acide, soumis à la distillation sèche, se

décompose alors en anhydride carbonique et en anéthol, car :

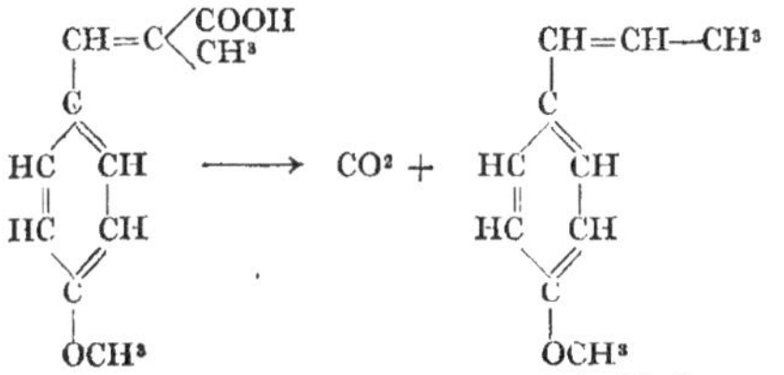

$$CH{=}C{<}^{COOH}_{CH^3} \longrightarrow CO^2 + CH{=}CH{-}CH^3$$

(anéthol)

L'Éther éthylique d'Hydroquinone, $C^8H^{10}O^2$, se présente sous la forme de paillettes brillantes, fusibles à 64°, entrant en ébullition à 246°, solubles dans l'éther, l'alcool, le chloroforme, mais insolubles dans l'eau. Il possède, quant à sa formule, la constitution suivante :

$$OC^2H^5 \cdots OH$$

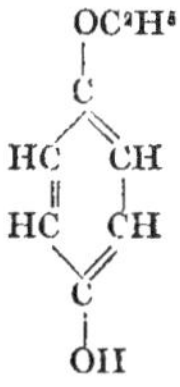

L'Acide pyrocatéchique ou Acide dioxybenzoïque, $C^7H^6O^4$, se prépare en fondant la myrrhe, le kino, la résine de gaïac, l'ase fétide, le benjoin ou le sang-dragon, avec de la potasse caustique, ou en fondant la vanilline, la catéchine, l'eugénol ou l'acide quinique avec ce réactif.

Il se présente sous la forme d'aiguilles jaunâtres, inodores, à saveur légèrement acide, fusibles à 199°, très solubles dans l'eau bouillante, l'alcool, dont les solutions se colorent en bleu verdâtre par addition de perchlorure de fer, mais cette coloration passe au bleu, puis au rouge, par celle de carbonate de soude. Possédant, quant à sa formule, la constitution suivante, il se transforme, à la chaleur, en pyrocatéchine.

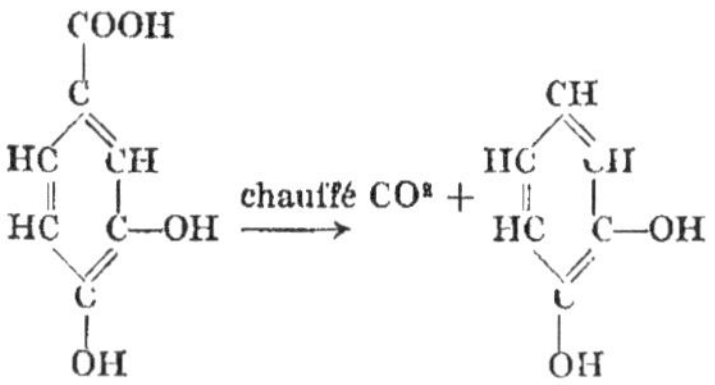

$$COOH \xrightarrow{\text{chauffé}} CO^2 + \text{Pyrocatéchine}$$

On le prépare synthétiquement en chauffant à 140° la pyrocatéchine avec une solution aqueuse de carbonate ammonique, car :

$$C^6H^4{<}^{OH}_{OH} + NH^4O{-}COOH$$

$$= C^6H^4{<}^{OH}_{COONH^4} + H^2O$$

$$C^6H^4{<}^{OH}_{COONH^4} + HCl$$

$$= C^6H^4{<}^{OH}_{COOH} + NH^4Cl$$

Usage thérapeutique. — La badiane se prescrit, à doses de 0 gr. 5 à 1 gramme sur 200 grammes d'eau, sous la forme de décoctions, comme stomachique, comme aromatique, comme expectorant et comme carminatif. Il en est de même de son essence, qui s'ordonne, à raison de 2 à 3 gouttes plusieurs fois par jour, avant les repas.

Action physiologique. — Ordonnée à doses trop élevées, elle provoque souvent des empoisonnements mortels, accompagnés d'hypersécrétion des muqueuses, de nausées, de vomissements, d'irritation des muqueuses stomacales ou intestinales, de nervosité, de perte de l'intelligence, d'hématurie, parfois même suivie de mort.

Il en est de même de son essence, si on la prescrit à doses trop élevées.

Pharmacie galénique. — Elle sert à préparer la Tinctura Anisi stellati, la Tinctura Odontalgica, son essence rentrant dans la préparation de nombreuses eaux dentifrices et de toilette, ainsi que dans celle des gouttes odontalgiques.

Historique. — Très appréciée des Chinois, qui la prescrivent comme masticatoire et qui la brûlent devant leurs pagodes, cette drogue était déjà réputée en Chine (1127 av. J.-C.), sous la dynastie des Sung (970-1127 av. J.-C.) où on cultivait sa plante dans des parcs spéciaux. Cette drogue fut introduite en Europe en 1588 par Thomas Cavendish, qui l'importa premièrement en Angleterre. Clusius, ayant reçu, par l'entremise d'Hugo Morgan et de James Great, droguistes à Londres, des échantillons de ces fruits, dénomma leur plante *Anisum Philippinarum* (voir son livre *Rariorum Plantarum Historia*). Bauhin la dénomma par contre *Anisium peregrinum* et Pomet *Anis de Chine*, à l'encontre de Paul Amann, qui l'appelait *Anisum Sibericum*, seu *Fœniculum Moscoviticum*. Exportée au xviie siècle par la Sibérie, sous la dénomination d'Anis de Chine ou de Sibérie, cette drogue ne fut introduite, en Allemagne, qu'au xviiie siècle, quoique la plante, qui la livrait, fût déjà décrite en 1690 par Kaempfer, sous la dénomination de *Fanna Skimi*, que Linné transforma en *Illicium anisatum*.

FRUCTUS ILLICII, FAUX ANIS ÉTOILÉ, D'ILLICIUM GRIFFITHII, Hook.

Originaire du Bengale, cet arbre livre, au droguier, ses fruits non officinaux, qui sont constitués par 13 carpelles se terminant, à leurs extrémités supérieures, en un bec recourbé, à saveur âcre, amère, aromatique, rappelant celle du cubèbe, du camphre et du laurier, d'odeur agréable, aromatique, camphrée. Ils se prescrivent parfois, dans la médecine populaire de ce pays, comme carminatif et comme stomachique. Il en est de même des fruits de l'*Illicium parviflorum* Michx, plante originaire de la Géorgie, qui sont toxiques, de l'*Illicium floridanum* Ellis, plante originaire de la Floride, qui sont, ainsi que les feuilles de ce végétal, toxiques, son écorce étant utilisée comme surrogat de celle de Cascarille. Les fruits d'*Illicium major* possèdent, par contre, une saveur rappelant celle du macis, aussi se prescrivent-ils comme stomachique et comme carminatif dans leur pays d'origine c'est-à-dire à Tennasserini.

ÉCORCE DE TULIPIER, DE LIRIODENDRON TULIPIFERA, L.

Originaire des Etats-Unis mais cultivée de nos jours, pour la beauté de ses fleurs, dans nos jardins d'agrément, cette plante livre, au droguier, son écorce non officinale, qui s'y présente sous la forme de fragments irréguliers, aplatis ou légèrement cintrés, à surface externe, rugueuse, jaune brunâtre, parcourue dans toute sa longueur par des stries longitudinales (car elle a toujours

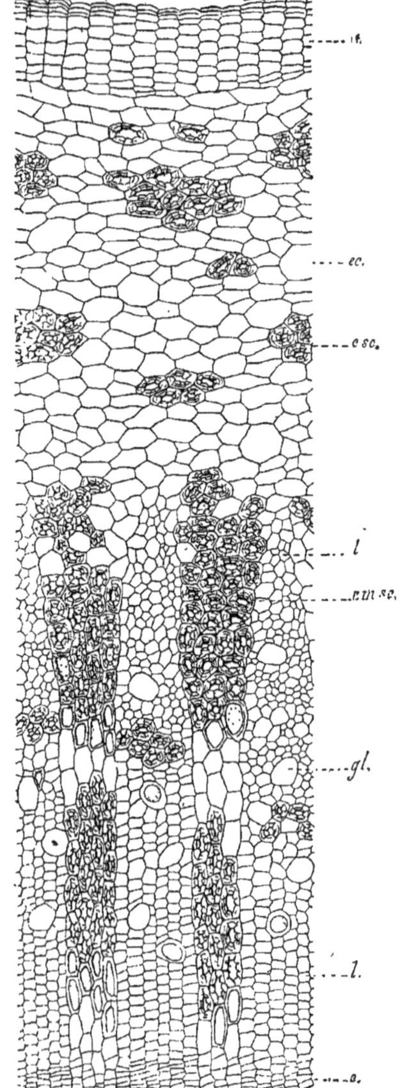

Fig. 173. — Coupe transversale de l'écorce de Drymis.

s) suber ; *csc)* sclérites ; *ec)* parenchyme cortical ; *l)* liber ; *gl)* glandes sécrétrices ; *c)* cambium ; *rm)* rayons médullaires.

été, au préalable, mondée de son suber), à face interne, blanchâtre, à cassure fibreuse, à saveur amère, astringente, d'odeur nulle.

Examinée sur une coupe transversale, cette écorce renferme de nombreuses fibres libériennes, réunies en

paquets, et des cellules sécrétrices, schyzogènes, à essence, qui sont localisées dans ses rayons médullaires disposés sur 4 ou 5 rangs de cellules, tandis que ses sclérites, à parois épaissies et caniculées, se rencontrent dans son parenchyme cortical.

Renfermant un alcaloïde mal défini, ou liriodendrine, ou *tulipiférine*, des matières résineuses et colorantes, cette écorce se prescrit parfois, dans la médecine populaire américaine, sous la forme de décoctions, ou sous celle de poudres, comme vermifuge.

CORTEX DRYMYS, ÉCORCE DE WINTER, DE DRYMIS WINTERI, Forst.

Originaire de la Patagonie, cette plante livre au droguier, son écorce non officinale, qui, renfermant de l'essence, du tanin, se prescrit dans la médecine populaire de ce pays, comme stimulant de l'estomac, comme antiscorbutique et comme tonique. Il en est de même de l'écorce de la plante *Drymis Granatensis*, originaire de la Nouvelle Grenade.

Celle-là se présente sous la forme de fragments cintrés, de 2 à 5 centimètres de long et de 3 à 4 millimètres d'épaisseur, à face externe cendrée, ou dépourvue de suber, à face interne brunâtre, ridée, crevassée, à cassure grenue, légèrement fibreuse, qui possèdent une odeur térébinthinée aromatique, une saveur âcre, piquante. Examinée sur une coupe transversale, cette écorce (fig. 173) laisse apercevoir un suber moyen (*s*), un parenchyme cortical (*ec*) riche en sclérites (*csc*) et en cellules sécrétrices (*gl*) qui entoure un liber (*l*) renfermant des faisceaux cunéiformes et de nombreuses glandes à essence ; celui-là étant toujours parcouru par de nombreux rayons médullaires à 4 ou 5 rangs de cellules. Cette écorce, se prescrivant parfois comme stimulant de l'estomac et comme tonique, renferme, outre passablement d'essence, du tanin, des matières résineuses et pectiques, de la DRIMINE, $C^{13}H^{14}O^4$, substance cristalline légèrement brunâtre, fusible à 256°, insoluble dans l'eau, l'éther, mais très soluble dans l'alcool bouillant, le chloroforme. Les feuilles de cette plante, extraites par de l'éther, donnent le DRIMOL, $C^{28}H^{55}O^2$, qui se présente sous la forme d'aiguilles incolores, fusibles à 74°, insolubles dans l'eau, mais très solubles dans le chloroforme, l'éther, l'alcool bouillant.

CORTEX ET OLEUM MAGNOLIÆ, ÉCORCE ET ESSENCE DE MAGNOLIA, DE MAGNOLIA GLAUCA, L.

Originaire de la Virginie, mais cultivé dans toute l'Europe méridionale et tempérée, cet arbre livre au droguier son écorce non officinale, qui s'y présente parfois sous la forme de fragments irréguliers, brunâtres, riches en essence et en tanin, raison pour laquelle elle se prescrit parfois, sous la forme de décoctions, comme fébrifuge et comme stomachique. Il en est de même de l'écorce des plantes *Magnolia tripetala* L., *Magnolia acuminata* L., originaires de la Géorgie. Leur essence se présente sous la forme d'un liquide incolore ou jaune pâle, d'odeur agréable, à saveur chaude, aromatique, d'un poids spécifique de 0,9240, à pouvoir rotatoire, dextrogyre, de 3°36′, soluble dans l'éther, l'alcool, le chloroforme, les huiles grasses et essentielles. Elle est constituée par un mélange de terpènes et d'alcools non encore bien définis.

ANONACÉES

Comprenant 46 genres et plus de 400 espèces presque toutes tropicales, cette famille est représentée par des arbres ou par des arbustes, souvent grimpants à l'aide de vrilles, à feuilles isolées, simples, non stipulées. Elle ne livre, à la thérapeutique, aucune drogue officinale.

OLEUM MONODORÆ, ESSENCE DE MUSCADE DE CALABASH, DE MONODORA MYRISTICA, Benth.

Originaire du Gabon et des Antilles, où elle est parfois cultivée, cette plante livre, au droguier, ses graines non officinales, qui, soumises à la distillation aux vapeurs d'eau, donnent une essence jaune pâle, d'odeur spéciale, aromatique, à saveur chaude, aromatique, d'un poids spécifique de 0,8574, à pouvoir rotatoire, lévogyre, de — 46°15', soluble dans l'éther, l'alcool, le chloroforme, les huiles grasses et essentielles. Elle est constituée par un mélange de limonène, de phellandrène lévogyre, de paracymène, de camphène, de carvacrol, de sesquiterpène, mais elle ne renferme pas d'éthers phénoliques. Il en est de même de l'essence provenant des graines de la plante *Monodora grandiflora* Saint-Hil., toutes deux se prescrivant parfois comme stomachique. Il en est de même de leurs graines, mais ces essences sont surtout utilisées dans l'art de la parfumerie.

FRUCTUS XYLOPIÆ, POIVRE D'ÉTHIOPIE, DE XYLOPIA ÆTHIOPICA, A. Rich., seu UNONA ÆTHIOPICA.

Originaire de l'Abyssinie, de l'Ethiopie, voire même du Brésil, où on la cultive, cette plante livre au droguier ses fruits non officinaux, qui, de par leur teneur en essence, se prescrivent parfois, dans la médecine populaire de ces pays, comme stimulant de l'estomac.

SEMEN ASIMINÆ, GRAINE D'ASIMINIER, D'ASIMINA TRILOBA, Dun., UNONA TRILOBA., L.

Originaire des Etats-Unis, cette plante livre, au droguier, ses graines non officinales, qui, riches en essence et peut-être en un alcaloïde mal déterminé, ou Asimine, se prescrivent parfois, dans la médecine populaire de ce pays, sous la forme de teintures, comme parasiticide.

OLEUM UNONÆ, ESSENCE D'YLANG-YLANG, DE CANANGA ODORATA, Hook., seu UNONA ODORATA, Dun.

Originaire de l'Asie occidentale et tropicale, mais cultivée de nos jours sous tous les tropiques, cette plante livre, au droguier, ses fleurs qui, fraîches, sont soumises à la distillation aux vapeurs d'eau, dans des appareils perfectionnés, à l'encontre de ceux des indigènes, qui sont constitués par une chaudière en cuivre, surmontée d'un tube en bambou creux, communiquant, à travers un tonneau en bois, à une bouteille, dans laquelle leur essence se condense. Celle-ci, dénommée essence d'Ylang-Ylang, se présente dans le droguier, sous la forme d'un liquide incolore ou légèrement jaunâtre, d'odeur spéciale, aromatique, persistante, à saveur chaude, aromatique, d'un poids spécifique de 0,930, à pouvoir rotatoire, dextrogyre, de + 29° à + 38°, à — 45°, soluble dans l'éther, le chloroforme, les huiles grasses et essentielles, le sulfure de carbone et dans deux fois son poids d'alcool. Ses solutions alcooliques se colorent en violet par addition d'une goutte de perchlorure de fer. Elle est constituée par un mélange de pinène, de linalol, de géraniol, de cadinène, d'éther méthylique, de paracrésol, d'éthers benzyliques des acides salicylique et benzoïque, puis par des traces de phénol.

Ne se prescrivant jamais dans la thérapeutique, cette essence est surtout utilisée dans l'art de la parfumerie.

On l'obtient synthétiquement comme suit, selon le B. A. 142.859, en mélangeant ensemble 250 grammes de linalol, 130 grammes de géraniol, 50 grammes de cadinène, 2 grammes d'eugénol, 10 grammes d'éther méthylique de paracrésol, 60 grammes d'éther méthylique d'acide benzoïque, 150 grammes d'alcool benzylique, 100 grammes d'acétate de linalyle ou de benzyle, 67 grammes d'éther benzylique d'acide benzoïque ou de benzoate d'éthyle, 20 grammes d'isoeugénol, 1 gramme de créosol purifié, 40 grammes d'éther méthylique d'isoeugénol, 100 grammes d'éther méthylique d'eugénol, 20 grammes d'éther méthylique d'acide salicylique et 0 gr. 5 d'éther méthylique d'acide anthranylique.

OLEUM POPOWIÆ, ESSENCE DE POPOWIA, DE POPOWIA CAPEA, E. G. et A.

Originaire de la Côte d'Ivoire, cet arbuste livre, au droguier, ses feuilles non officinales, qui, soumises à la distillation aux vapeurs d'eau, donnent par 24 kilogrammes de drogue, environ 246 grammes d'essence, d'odeur aromatique, à saveur chaude, aromatique, d'un poids

spécifique de 1,0042, à pouvoir rotatoire, dextrogyre, de + 76°56', soluble dans l'éther, le chloroforme, l'alcool, le sulfure de carbone, les huiles grasses et essentielles.

Non encore étudiée, quant à sa composition chimique, cette essence est surtout utilisée dans l'art de la parfumerie.

OLEUM CHAMPACÆ, DE MICHELIA CHAMPACA, L.

Originaire de Manille et de Java, cette plante livre, au droguier, ses fleurs et son écorce, qui, soumises à la distillation aux vapeurs d'eau, donnent une essence jaune brunâtre, d'odeur très aromatique, d'un poids spécifique de 0,9043, à pouvoir rotatoire, lévogyre, de — 11°10', soluble dans l'éther, le chloroforme, l'alcool, dont les solutions sont fluorescentes. Abandonnée pendant un certain temps à l'air, elle se résinifie, en déposant du camphre de Champaca qui se présente sous la forme de cristaux incolores, fusibles à 165°, solubles dans le chloroforme ou dans le benzène bouillants, insolubles dans l'éther, l'acétone. Cette essence renferme, en outre, de l'isoeugénol, du linalol, du géraniol, de l'anthranylate de méthyle, de l'aldéhyde benzylique, du cinéol, de l'alcool benzylique, de l'acide benzoïque et des traces de divers phénols, puis une cétone mal définie au point de vue chimique.

Notons que l'écorce de cette plante, elle aussi très aromatique, se prescrit, ainsi que ses graines, comme antiblennorragique.

FRUCTUS ANONÆ, POMME CANNELLE, D'ANONA SQUAMOSA L.

Originaire de l'Amérique tropicale et particulièrement des Antilles et du Brésil, cet arbre de 3 à 4 mètres de haut, à feuilles alternantes, lancéolées ou ovales, à fleurs solitaires, possédant 3 sépales et 6 pétales, livre à l'alimentation ses fruits sphériques ou piriformes dénommés *Fraota de Conde* ou Pinka. Ceux-ci, de la grosseur de nos oranges, sont toujours recouverts d'écailles ou de mamelons, raison pour laquelle on les dénomme aussi parfois *Pomme de pin pigeon*. Leur pulpe aromatique, sucrée, renfermant de nombreuses graines noirâtres, est utilisée dans la préparation des confitures et des gelées. Il en est de même de celle des fruits de la plante *Anona Clerimolia*, Aubl., elle aussi originaire du Pérou et du Brésil, où on la cultive ainsi que le végétal ci-dessus mentionné. Cet arbre dénommé *Chérimolier* livre aussi au droguier ses fruits ou *Fructa de condessa*, qui, renfermant dans une pulpe sucrée aromatique de nombreuses graines, servent à préparer des sirops pectoraux.

Il en est de même des fruits de l'*Anona reticulata* L. ou Cachiman ou *cœur de bœuf*, qui dénommés coracão possèdent un péricarpe brun rougeâtre à aéroles anguleuses.

Le *corossol* ou *Cachiman épineux*, d'*Anona muricata*, L. plante originaire elle aussi du Brésil, où on la cultive tout comme les précédentes, livre aussi à l'alimentation ses fruits, qui étant des baies vertes, hérissées de pointes molles, à pulpe charnue, abondante, blanche, crémeuse, aromatique, servent non seulement à préparer des confitures, mais une liqueur très appréciée des habitants de ce pays.

RENONCULACÉES

Cette famille, comprenant 30 genres avec 1.200 espèces, répandues pour la plupart dans toutes les contrées tempérées du globe, est représentée par des herbes annuelles ou vivaces, rarement par des végétaux à tiges lignifiées (Pivoine), ou par des arbustes grimpant à l'aide de vrilles foliaires (Clématite, Naravélie). Leurs feuilles isolées, rarement opposées (Clématite), sont parfois stipulées, à pétiole parfois engainant. Elles possèdent un limbe entier ou diversement découpé. Leurs fleurs hermaphrodites, ordinairement actinomorphes, parfois zygomorphes (Aconit, Dauphinelle), sont souvent terminales et solitaires (Renoncule, Pivoine), mais parfois disposées en grappes simples (Aconit), ou composées (Clématite) ; dans quelques genres, leurs pédicelles portent, en outre, un involucre (Anémone, Éranthe). Elles sont généralement formées par un calice à 5, à 3 (Ficaire), à 4 (Clématite), ou à 6 (Éranthe) sépales libres, caducs, rarement persistants (Hellébore), mais ils peuvent aussi être pétaloïdes, le sépale postérieur se développant davantage que les autres, sous la forme d'un casque (Aconit) ou d'un éperon (Dauphinelle). Leur corolle, généralement formée par des pétales libres, parfois éperonnés (Ancolie), ou creusés à leur base d'une pochette nectarifère (Renoncule), est le plus souvent isomère et alternante avec le calice. Généralement pentamère, elle peut être constituée par 8 (Aconit), par 13 ou par 21 (Hellébore) pétales qui peuvent être réduits à de petits appendices (Aconit) ou s'enrouler sur eux-mêmes, sous la forme d'un cornet (Hellébore). Des pétales de l'Aconit et de la Dauphinelle, les deux postérieurs, se développant davantage que les autres, peuvent même s'unir en un seul, qui est éperonné. Leur androcée est constitué par un grand nombre d'étamines libres, à anthères latérales ou extrorses, disposées parfois en verticilles pentamères (Ancolie), mais ordinairement en une spirale continue ; ces deux derniers verticilles pouvant être réduits, dans l'Ancolie, à des staminoïdes. Leur pistil généralement constitué par un grand nombre de petits carpelles disposés en spirale continuant la spirale des étamines, renferme, dans chacun de ceux-ci, un ovule anatrope (Renoncule, Anémone, Clématite). Il peut aussi être représenté par un petit nombre de carpelles libres, à 2 rangs d'ovules anatropes, et, parfois par 5 carpelles (Ancolie, Pivoine, Nigelle), par 3 (Hellébore, Éranthe, Aconit), par 2 (Nigelle), ou par un (Actée, Dauphinelle). Si les carpelles sont nombreux et uniovulés, ils donnent, une fois fécondés, des achaines ; s'ils sont multiovulés, ils forment des follicules. Le fruit des Nigelles est une capsule à 5 loges, celui des Actées, une baie, dont les graines renferment un petit embryon, avec albumen abondant, charnu ou corné.

Ces plantes sont caractérisées par leurs feuilles, qui portent des poils tecteurs, unicellulaires, à parois minces ou épaissies, lisses ou perlées, mais elles ne renferment jamais de canaux sécréteurs, ni de lacticifères. Leurs stomates sont toujours entourés de 4 ou de 5 cellules annexes, et leur système libéro-ligneux est représenté par plusieurs faisceaux distincts, dont la partie ligneuse, légèrement concave sur sa face supérieure, est recouverte par un liber et par un péricycle mous.

RHIZOMA HYDRASTIS, RHIZOME D'HYDRASTIS, D'HYDRASTIS CANADENSIS, L.

Origine botanique. — Cette petite plante vivace, à rhizome irrégulier, noueux, portant sur sa face supérieure des cicatrices foliaires et sur sa face infère, de nombreuses racines ou leurs cicatrices, possède une tige cylindrique, de 30 à 40 centimètres de haut, à deux feuilles, dont l'inférieure est longuement pétiolée, la supérieure étant presque sessile, mais toutes deux sont découpées en 5 ou en 7 lobes velus, très dentelés sur leurs bords, pointus à leurs extrémités supérieures, et toujours parcourus par une nervure médiane, prononcée, et par des nervures secondaires, anastomosées. Sa petite fleur, terminale, est constituée par un calice pétaloïde, à 3 sépales égaux, blanc verdâtre, par de nombreuses étamines libres et par un pistil à 12 ovaires libres, charnus, fermés, qui renferment chacun deux ovules anatropes ; ils sont surmontés par des styles très courts, à un stigmate arrondi. Son fruit est un follicule rouge charnu, couronné par les restes persistants du stigmate, dont les graines possèdent un albumen charnu et un petit embryon.

Origine géographique. — Fleurissant en juillet, elle croît à l'état sauvage dans les forêts de la Pensylvanie, de la Géorgie, de la Caroline et du Canada, mais on la cultive de nos jours en Europe, particulièrement, à Zofingue, en Suisse.

Récolte. — Déterré en automne, puis lavé et mondé de ses radicelles, ce rhizome est ensuite desséché, puis fragmenté sous la forme de petits tronçons, que l'on exporte par New-York sur l'Europe.

Description de la drogue. — Ce rhizome se présente, dans le droguier, sous la forme de petits morceaux irréguliers, de 2 à 5 centimètres de long sur 4 à 7 millimètres de diamètre, à surface externe gris brunâtre, marquée de stries longitudinales, à face interne jaune verdâtre, entourée d'une zone corticale plus foncée. Leur extrémité supérieure est droite, l'inférieure étant recourbée en dedans ; leur face supérieure est caractérisée par la présence de cicatrices foliaires, tandis que leur face infère porte soit les cicatrices de ses racines, soit des racines enroulées sur ce rhizome. La cassure de ce rhizome est dif-

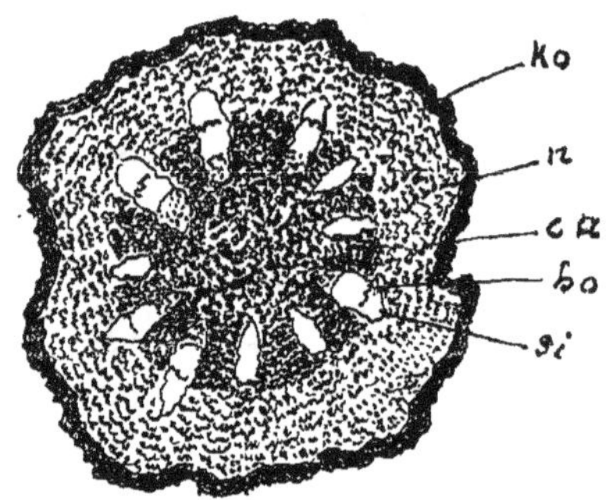

Fig. 174. — Coupe transversale du rhizome d'hydrastis.
ko) suber ; *p*) parenchyme cortical ; *ca*) cambium + péricycle ; *ho*) liber ; *si*) faisceaux libéro-ligneux.

ficile, jaune verdâtre, cireuse, sa saveur fortement amère, son odeur aromatique, assez désagréable ; mastiqué dans la bouche, il colore la salive en jaune.

Examen microscopique (fig. 174). — Examiné sur une coupe transversale, ce rhizome est constitué par un suber étroit, mou ; par un parenchyme cortical, à cellules polygonales, riches en grains d'amidon ; par un liber épais, dépourvu de fibres libériennes, et par un péricycle mou, puis vient le bois, renfermant de 12 à 20 faisceaux libéro-ligneux, radialement étirés, à parcours oblique. disposés en un cercle, qui entourent, au centre, une moelle amylifère, volumineuse. Ces faisceaux, séparés les uns des autres par de larges rayons médullaires, sont riches en fibres libériennes et en trachées ponctuées, renfermant des matières résineuses.

Poudre. — Ce rhizome, pulvérisé, livre une poudre jaune grisâtre, caractérisée par ses grains d'amidon, libres ou réunis, mais arrondis, par ses cellules subérifiées, puis par ses vaisseaux ponctués et par ses fibres libériennes.

Falsifications. — Cette drogue est parfois mélangée ou confondue avec les racines de serpentaire, qui sont très aromatiques, à saveur camphrée, nauséeuse, leur cassure est blanchâtre, leurs faisceaux libéro-ligneux sont sinueux, leur moelle petite, excentrique. On la falsifie aussi en l'additionnant de racines de *Jeffersonia diphylla*

Pers., qui ne renferment pas de berbérine, ou de celles du *Cypripedium parviflorum*, plante appartenant à la famille des Orchidées, dont les racines possèdent un endoderme continu. Les racines de *Stylophorum diphyllum* Nuttal (Papavéracée), de *Leontice thalictroides*, L. (Berbéridacée), de *Trillum speciosum* (Liliacée) et d'*Aristolochia serpentaria* L., servent aussi à falsifier cette drogue, mais elles ne donnent pas, pour la plupart d'entre elles, les réactions caractéristiques à l'hydrastine ou à la berbérine.

Réactions. — Le rhizome d'hydrastis, macéré dans de l'eau additionnée d'acide sulfurique, donne une solution, qui, filtrée, se colore en rouge par addition d'eau de chlore. Son extrait alcoolique, repris par de l'éther, donne une solution qui, évaporée à sec, abandonne un résidu se colorant en jaune, puis en rouge, par addition d'acide sulfurique renfermant une trace de bioxyde de manganèse (hydrastine).

Cet extrait alcoolique, repris par de l'alcool dilué, puis agité avec de l'éther, afin de le débarrasser de son hydrastine, donne une solution, qui abandonne au chloroforme, avec lequel on l'agite, sa berbérine, car ce chloroforme décanté, puis additionné goutte à goutte d'eau de chlore et d'une goutte d'acide chlorhydrique, se colore en rouge.

L'extrait d'hydrastis, repris par de l'alcool, donne une solution qui dépose des cristaux jaunes de sulfate de berbérine, par addition d'acide sulfurique, mais, repris par de l'éther, il donne une solution qui, filtrée, puis évaporée à sec, abandonne un résidu se colorant en vert jaunâtre par addition du réactif de Frœhde (hydrastine). Le rhizome d'hydrastis, épuisé par du chloroforme, donne une solution qui, évaporée à sec, abandonne un résidu se colorant en rouge par addition d'acide sulfurique renfermant un petit cristal de bichromate potassique, et en vert sale, par celle de cet acide renfermant un petit cristal de molybdate ammonique (hydrastine). Cet extrait, épuisé par de l'eau, donne une solution qui, évaporée à sec, abandonne un résidu se colorant en jaune rougeâtre par addition d'acide nitrique, et en rouge sang, par celle d'acide sulfurique additionné d'eau de brome (berbérine).

Dosage des alcaloïdes. — Epuisez, en présence d'ammoniaque, la poudre d'hydrastis par de l'éther, puis décantez celui-ci. Filtrez-le et agitez-le premièrement avec une solution au cinquième normal d'acide chlorhydrique, aussi longtemps que celui-ci se trouble par addition du réactif de Meyer. Réunissez ces solutions aqueuses mais filtrées, puis agitez-les, en présence d'ammoniaque, avec l'éther, aussi longtemps que celui-ci, évaporé à sec, abandonne un résidu, se précipitant en solution acide par addition du réactif de Meyer. Ces solutions éthérées, filtrées, réunies, puis soumises à la distillation fractionnée, abandonnent un résidu qui, taré, doit peser au minimum 0 gr. 01 par demi-gramme de racine d'hydrastis utilisée, ce qui correspond à une teneur minimale de 2 p. 100 d'alcaloïdes, ceux-ci s'y rencontrant souvent à raison de 3 p. 100.

Analyse chimique. — Ce rhizome renferme des traces d'essence, de l'amidon, des matières résineuses et pectiques, du glucose, du mucilage, outre de la berbérine, de la tétrahydroberbérine, de la canadine et de 2,25 à 3 p. 100 d'hydrastine, puis de la phytostérine et de la xanthopicrine.

PRÉPARATION DE L'HYDRASTINE. — L'hydras-tine, $C^{21}H^{21}NO^6$, se prépare en épuisant la poudre d'hydrastis par de l'eau additionnée d'acide acétique, dont la solution est concentrée sous la forme d'extrait par la distillation fractionnée dans le vide. Celui-là, additionné de 4 fois son volume d'acide sulfurique dilué, dépose des cristaux de sulfate de berbérine, qui, recueillis, sont lavés avec de l'eau ; leurs eaux mères, traitées par de l'ammoniaque, précipitent de l'hydrastine, que l'on fait recristalliser dans de l'alcool ou dans de l'éther acétique.

DESCRIPTION DE L'HYDRASTINE. — Elle se présente sous la forme de prismes incolores, brillants, fusibles à 132°, insolubles dans l'eau, mais très solubles dans l'alcool, le benzène, le chloroforme, dont les solutions sont toujours lévogyres ; celles du chlorhydrate d'hydrastine étant dextrogyres.

RÉACTIONS. — Incolore, à saveur amère, l'hydrastine se dissout sans se colorer dans l'acide sulfurique, qui se colore, par contre, à chaud en violet. Elle se dissout avec une coloration verte, puis brunâtre, dans le réactif de Frœhde ; rouge, passant à l'orange, dans l'acide sulfurique renfermant une trace d'acide vanadique ; rougeâtre avec fluorescence bleutée, dans l'acide sulfurique dilué, additionné d'une trace de permanganate potassique, jaune verdâtre, puis verte, dans l'acide sulfurique additionné de salpêtre ; jaune, puis brune et verte, dans l'acide sulfurique additionné d'un petit cristal de bichromate de potasse ; jaune, puis jaune brunâtre dans l'acide nitrique, mais cette dissolution, additionnée de potasse caustique, puis évaporée à sec, abandonne un résidu se colorant en violet par addition d'acide sulfurique.

Une dissolution d'hydrastine dans de l'acide sulfurique prend, par addition de permanganate de potasse, une fluorescence bleue, intense, mais elle se précipite par addition d'eau de brome en un dépôt jaune, qui se dissout avec une coloration rouge dans de l'eau de brome ; cette dissolution se précipitant en un dépôt brunâtre par addition de nitrate bismuthique.

Fondue avec de la potasse caustique, l'hydrastine donne une fusion rouge, qui, dissoute, en présence d'acide chlorhydrique, dans de l'eau, que l'on agite avec du chloroforme, lui abandonne de la pyrocatéchine, car cette solution chloroformique, évaporée à sec, abandonne un résidu se colorant en bleu par addition d'une goutte de perchlorure de fer. Elle possède, quant à sa formule, la constitution suivante :

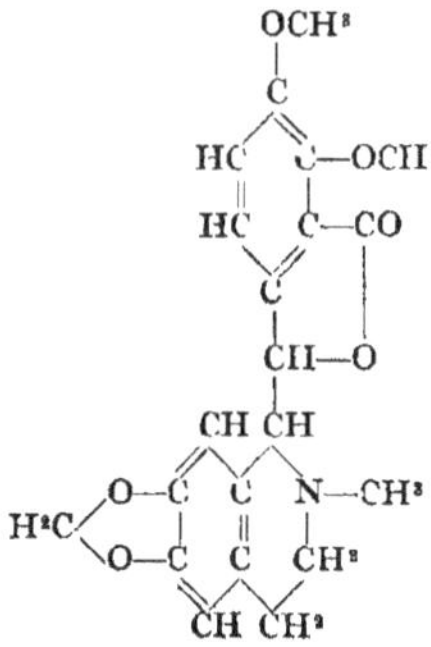

$$
\begin{array}{c}
OCH^3 \\
| \\
C \\
HC\diagup \diagdown C - OCH^3 \\
HC\diagdown \diagup C - CO \\
C \\
| \quad\quad | \\
CH - O \\
CH\ CH \\
O - C\ \ C\ \ N - CH^3 \\
H^2C \\
O - C\ \ C\ \ CH^2 \\
CH\ CH^2
\end{array}
$$

Méthylée à fond, elle se transforme en acide hydrasténique, qui, oxydé par du permanganate potassique, donne de l'acide hémipinique et de l'acide hydrastique, de formules :

Acide hydrasténique

Acide hémipinique

Acide hydrastique

L'hydrastine, oxydée, en solutions acides, par du permanganate potassique, se transforme, ainsi que sous l'influence de l'acide chromique ou de l'acide nitrique dilué, en hydrastinine et en acide opianique de formules :

Acide opianique

Hydrastinine

Notons que le chlorure de platine précipite l'hydrastine de ses solutions acides en des dépôts rougeâtres, le chlorure d'or en des dépôts jaune rougeâtre, l'iodure potassique ioduré en des dépôts bruns.

L'HYDRASTININE, $C^{11}H^{13}NO^3$, se présente sous la forme d'aiguilles incolores, peu solubles dans l'eau bouillante, l'éther de pétrole, mais très solubles dans l'alcool, l'éther, le chloroforme. Fusible à 116°, elle possède, quant à sa formule, la constitution suivante :

Oxydée par de l'acide nitrique dilué, elle se transforme en acide apophyllénique, mais, oxydée, en solutions alcalines, par du permanganate potassique, elle donne de l'oxyhydrastinine et de l'acide hydrastinique, de formules :

Acide apophyllénique

Oxyhydrastinine

Acide hydrastinique

Cet acide hydrastinique, oxydé plus fortement, c'est-à-dire en le chauffant avec de l'acide nitrique, se transforme en méthylimide d'acide hydrastinique, qui, saponifiée, donne de l'acide hydrastique :

Méthylimide d'acide hydrastinique

Acide hydrastique

L'hydrastinine, chauffée avec de la potasse caustique, donne de l'hydrohydrastinine et de l'oxyhydrastinine, de formules :

Hydrohydrastinine

Oxyhydrastinine

On prépare synthétiquement l'hydrastinine, en condensant l'aminoacétal avec du pipéronal, afin d'ob enir, selon les équations suivantes, du pipéronal d'acétalamine (voir A. 286, p. 18). Notons en passant que l'aminoacétal se prépare comme suit :

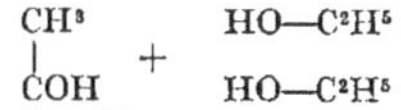

$$CH_3 - COH \quad + \quad HO-C_2H_5 \quad HO-C_2H_5$$

Aldéhyde acétique

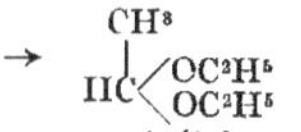

$$\rightarrow \quad HC \begin{cases} CH_3 \\ OC_2H_5 \\ OC_2H_5 \end{cases}$$

Acétal

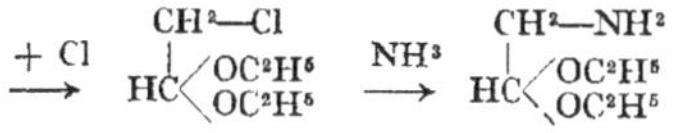

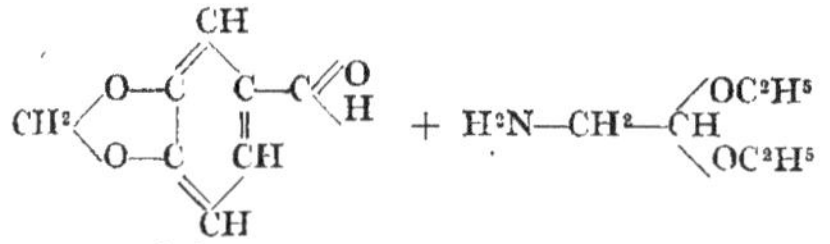

$$+ Cl \rightarrow HC \begin{cases} CH_2-Cl \\ OC_2H_5 \\ OC_2H_5 \end{cases} \xrightarrow{NH_3} HC \begin{cases} CH_2-NH_2 \\ OC_2H_5 \\ OC_2H_5 \end{cases}$$

Pipéronal. + H_2N—CH_2—CH(OC_2H_5)(OC_2H_5) Amino acétal

$$= H_2O + CH_2 \cdots CH=N-CH_2-CH(OC_2H_5)(OC_2H_5)$$

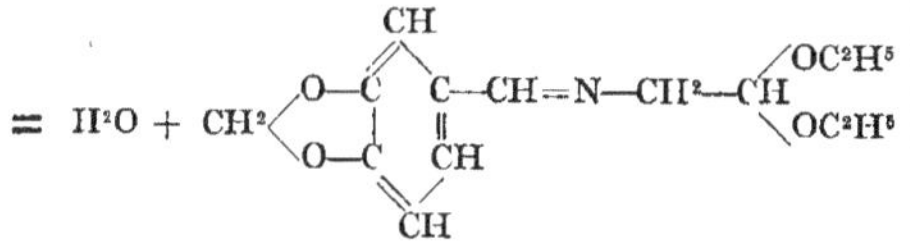

Cette acétalamine, traitée par six fois son poids d'acide sulfurique, se transforme en méthylène dioxyisoquinoline de formule :

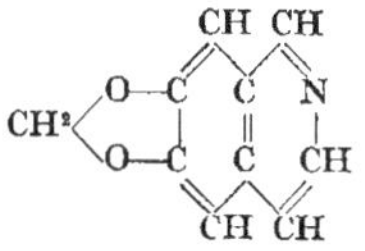

Celle-ci soumise, en présence de soude caustique, à la distillation aux vapeurs d'eau, donne un distillatum qui, traité par de l'iodure de méthyle, se transforme en iodméthylate de méthylènedioxyisoquinoline, de formule :

Réduite par
$$\xrightarrow{} $$
Sn + HCl

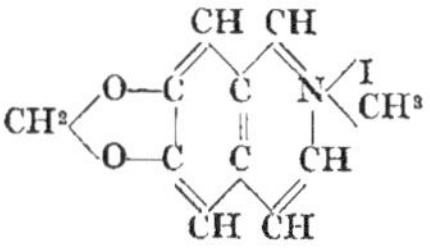

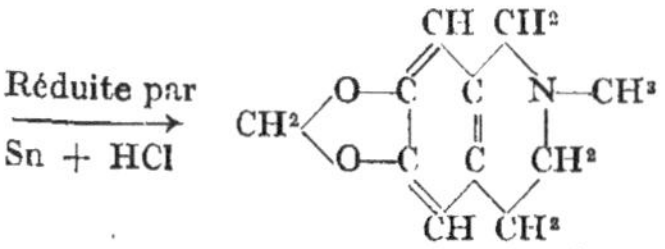

Hydrohydrastinine

L'hydrohydrastinine, oxydée avec précaution par du bichromate potassique et de l'acide sulfurique, se transforme en hydrastinine :

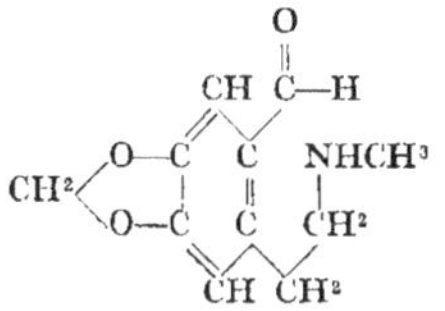

Le chlorhydrate d'hydrastinine se prescrit parfois, à doses de 0 gr. 005 à 0 gr. 02 plusieurs fois par jour, comme hémostatique, contre les hémorragies vaginales ou urétrales (voir pour plus de détails mon *Traité de Chimie médico-pharmaceutique et toxicologique*).

La CANADINE, $C_{20}H_{21}NO_4$, se présente sous la forme d'aiguilles incolores, jaunissant à la lumière, fusibles à 132°, insolubles dans l'eau, mais très solubles dans l'éther, l'alcool, le chloroforme, le benzène. L'iode, en solutions alcooliques, la transforme en berbérine qui, traitée, en présence de zinc, par de l'acide chlorhydrique, ne peut être régénérée en canadine. car elle se transforme alors en hydroberbérine. Elle possède, quant à sa formule, la constitution suivante :

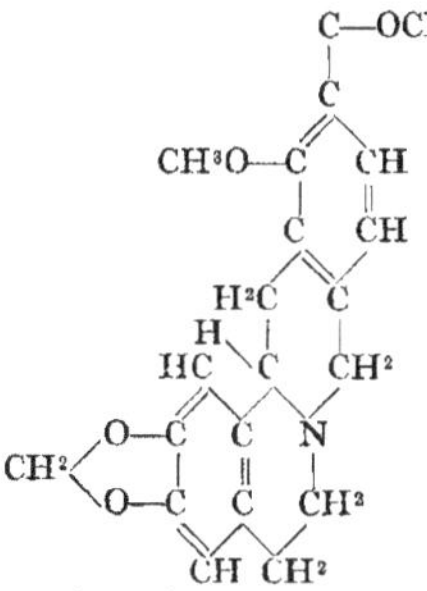

Canadine (Tétrahydroberbérine)

Usage thérapeutique. — Le rhizome d'hydrastis se prescrit, à doses de 0 gr. 05 à 1 gramme plusieurs fois par jour, sous la forme de poudres ou de pilules, et à doses de 5 à 10 grammes sur 200 grammes d'eau, sous celle de décoctions, comme vaso-constricteur contre les hémorragies et les hémorroïdes, puis comme expectorant, comme tonique régulateur du cœur, comme antipériodique, car il calme l'inflammation du vagin et de son tissu conjonctif.

Action physiologique. — Ordonné à doses trop élevées, il provoque souvent, ainsi que l'hydrastinine, des nausées, des vomissements, des coliques, voire même des convulsions et la mort par asphyxie et par abaissement de la tension intravasculaire. Notons, que cette drogue, ordonnée à doses normales, provoque un abaissement puis, à doses plus élevées, une élévation de la pression sanguine, un ralentissement des pulsations du pouls ; mais, à fortes doses, de l'irrégularité de celui-ci et de l'arythmie, avec diminution des mouvements respiratoires et des contractions de l'utérus. Elle augmente en outre l'excitabilité réflexe de la moelle épinière, mais elle provoque de l'anesthésie du système nerveux, outre une salivation abondante, une sécrétion abondante des muqueuses stomacales et intestinales, puis une forte évacuation de la bile.

Contrepoisons. — Ordonnez, en cas d'empoisonnements par cette drogue ou par ses dérivés, de l'hydrate de chloral, du tanin, des iodures.

Incompatibilités. — Il ne faut jamais l'ordonner avec de l'hydrate de chloral, des iodures, des bromures, du tanin, de l'acide chlorhydrique, ni avec de l'extrait fluide d'hamamélis, etc.

Pharmacie galénique. — Elle sert à préparer l'Extractum fluidum Hydrastis, l'Hydrastininum hydrochloricum, la Tinctura Hydrastis.

Historique. — Utilisée par les Indiens, bien avant la découverte de l'Amérique, car elle leur servait à teindre leurs laines ou leurs vêtements, cette drogue fut préconisée par les Américains comme un antipériodique par excellence et comme un antiphlogistique de premier ordre. Elle ne fut introduite, en Angleterre, qu'en 1759, par Miller, mais elle fut déterminée par Richard Warner, de Woodford, comme provenant d'une *Warneria*. L'incurie qui préside dans la récolte de ses racines risque bien de faire disparaître entièrement cette plante, aussi essaye-t-on de la cultiver de nos jours en Europe.

RHIZOMA HELLEBORI, RHIZOME D'HELLEBORE NOIR, D'HELLEBORUS NIGER, L.

Originaire des parties montagneuses de la Suisse, du Dauphiné, de la Savoie, des Cévennes et des Vosges, cette plante livre, au droguier, son rhizome non officinal, qui, déterré en mai, puis desséché après avoir été lavé et mondé de ses racines ou de ses radicelles, s'y présente sous la forme de fragments irréguliers, de 3 à 8 centimètres de long sur 4 à 6 millimètres de diamètre, à surface externe brun noirâtre, portant des tubérosités et des cicatrices foliaires. Son odeur est nulle sur le sec, sa saveur âcre, amère, légèrement aromatique, mais nauséeuse.

Examiné sur une coupe transversale, il est constitué par un suber, à plusieurs assises de cellules aplaties, disposées en files radiales ; par un parenchyme cortical, à cellules arrondies ; par un liber parcouru par des rayons médullaires. Son bois entoure de nombreux faisceaux libéro-ligneux, constitués par une zone lignifiée dans leur partie interne, mais parenchymateuse dans leur partie externe, qui est recouverte par un liber mou, au sommet duquel se rencontre un petit arc fibreux, représentant le péricycle. Ce rhizome renferme de l'essence, du glucose, du phosphate calcique, de l'acide aconitique et deux glucosides, l'un l'helléborine, l'autre l'helléboréine.

L'HELLÉBORÉINE, $C^{37}H^{56}O^{18}$, se prépare en extrayant ces racines pulvérisées par de l'eau bouillante, dont la solution, traitée par de l'acétate plombique, puis du sulfate de soude, donne un filtrat, que l'on précipite par addition d'acide tannique. Ce précipité desséché, repris par de l'alcool bouillant, donne une solution qui, concentrée, est ensuite précipitée par addition d'éther.

Elle se présente sous la forme de cristaux aiguilles, incolores, inodores, à saveur douceâtre pour commencer, puis âcre, à réaction faiblement acide, très solubles dans l'eau, l'alcool dilué, mais insolubles dans l'éther, le chloroforme.

Se dissolvant avec une coloration brun rougeâtre, puis violette, dans l'acide sulfurique, elle se décompose par l'hydrolyse en glucose et en HELLÉBORÉTINE, $C^{19}H^{30}O^{5}$, qui se dépose de ses solutions, sous la forme de flocons bleus, solubles dans l'alcool, dont la solution est violette. Cette hydrolyse aurait lieu, selon certains auteurs, selon l'équation suivante:

$$C^{37}H^{56}O^{18} + 5H^{2}O = 2C^{6}H^{12}O^{6} + 3C^{2}H^{4}O^{2} + C^{19}H^{30}O^{5}$$

| Helleboréine | Glucose | Acide acétique | Helleborétine |

Notons que l'helléboréine se dissout avec une coloration jaune, puis brune et violette dans l'acide sulfurique ou dans le réactif de Frœhde, rouge orange dans le réactif d'Erdmann ou dans l'acide sulfovanadique additionné d'une goutte de brome, rose pâle dans l'acide sulfurique additionné d'une goutte d'alcool, bleu foncé dans l'acide chlorhydrique alcoolique chaud, rougeâtre, à la longue dans l'acide chlorhydrique dilué, brun jaunâtre dans l'acide nitrique.

L'HELLÉBORÉTINE, $C^{19}H^{30}O^{5}$, se présente sous la forme d'une poudre cristalline, blanche, insoluble dans l'eau, peu soluble dans l'alcool, très soluble dans l'éther, le chloroforme, l'acétone, qui, fondue avec de la potasse caustique, livre de l'acide formique, outre une substance mal définie ; oxydée par du bichromate potassique additionné d'acide sulfurique, elle se décompose en acides formique, acétique, butyrique et valérianique, tout en se dissolvant avec une coloration violette dans l'acide nitrique.

L'HELLÉBORINE, $C^{36}H^{42}O^{6}$, se prépare en traitant l'extrait éthéro-alcoolique de cette drogue, par de l'éther de pétrole, afin de le libérer de ses matières résineuses ou oléagineuses, puis par de l'acétone afin de le priver de ses matières colorantes, quitte à reprendre son résidu par de l'alcool bouillant, que l'on soumet, sous pression réduite, à la concentration puis à la cristallisation spontanée.

Elle se présente sous la forme d'aiguilles incolores, brillantes, neutres, insolubles dans l'eau froide, l'éther, le chloroforme, mais très solubles dans l'eau bouillante, l'alcool dilué, l'éther acétique. Elle se dissout avec une coloration rouge brunâtre dans le réactif de Frœhde, brunâtre en présence d'une goutte de perchlorure de fer dans l'acide sulfurique. Hydrolysée, elle se décompose en glucose et en helléborésine, car :

$$C^{36}H^{42}O^{6} + 4H^{2}O = C^{30}H^{38}O^{4} + C^{6}H^{12}O^{6}$$

| Hélléborine | | Helléborésine | Glucose |

L'HELLÉBORÉSINE, $C^{30}H^{38}O^{4}$, se présente sous la forme d'une poudre gris blanchâtre, fusible entre 140° et 150°, soluble dans l'alcool, l'éther.

Ce rhizome se prescrit parfois, dans la médecine populaire de nos régions, sous la forme de décoctions, comme stimulant de l'estomac, comme cardiotonique, c'est-à-dire comme succédané de la digitale, mais ordonné à doses trop élevées, il provoque souvent des empoisonnements mortels, précédés de vomissements, de diarrhée, de paralysie des fonctions cardiaques et respiratoires.

Il sert à préparer l'Extractum Hellebori. Il en est de même des rhizomes de l'*Helleborus viridis*, L., et de l'*Helleborus fœtidus*, L., celui-ci se prescrivant aussi, à doses de 0 gr. 3, plusieurs fois par jour, comme anthelminthique.

FOLIUM ET TUBER ACONITI, FEUILLE ET TUBERCULE D'ACONIT, D'ACONITUM NAPELLUS, L.

Origine botanique. — Le tubercule mère de cette plante, donnant naissance, après son complet développement, à un tubercule fille, porte de nombreuses racines, de 4 à 8 centimètres de long, et une tige arrondie, glabre, à feuilles isolées, pétiolées, à limbe pennatipartite, divisé en segments libres jusqu'au pétiole, ceux-là étant eux-mêmes subdivisés en lanières aiguës, pointues à leurs extrémités supérieures. Ses fleurs, disposées sous la forme de grappes simples, sont constituées par un calice à 5 sépales pétaloïdes, velus, bleu violacé, tachetés de points plus clairs, dont le postérieur se développe sous la forme d'un casque, les deux latéraux étant ovoïdes et les deux inférieurs lancéolés. On rencontre à l'intérieur de ce casque deux petits pétales disposés sous la forme d'éperon aplati, les 6 autres étant très petits par atavisme. Ces fleurs renferment de nombreuses étamines, à filets velus à leurs bases, et un pistil à carpelles nombreux, libres, surmontés chacun d'un style court, à un stigmate arrondi, qui renferment de 3 à 5 ovules anatropes. Son fruit est un follicule à 5 graines, renfermant, dans un albumen volumineux, un petit embryon droit.

Origine géographique. — Fleurissant, selon les pays, de juillet en septembre, elle croît à l'état sauvage dans toutes les parties montagneuses et ombragées de l'Europe, particulièrement dans les Alpes, le Jura, les Vosges, les Cévennes, les Pyrénées, le Caucase, les Carpathes, puis dans l'Himalaya, les Andes, mais on la cultive de nos jours, non seulement comme plante d'ornement dans nos jardins, mais aussi comme plante médicinale.

Description des feuilles. — Récoltées peu de temps avant que cette plante ne fleurisse, ses feuilles, mondées de leurs grosses tiges, puis desséchées rapidement à l'ombre, sont toujours constituées par 3 ou par 7 segments très profondément découpés, qui eux-mêmes sont subdivisés en lanières aiguës, de 2 à 3 millimètres de large, parcourues par une nervure médiane, très prononcée, concave sur leur face supérieure, qui est jaune verdâtre sur le sec, mais vert foncé sur le frais. Parfois sectionnée sous la forme de menus fragments, cette drogue possède une odeur herbacée, une saveur chaude, amère.

Examen microscopique. — Examinée sur une coupe transversale, cette feuille est constituée par des épidermes glabres, dont l'inférieur seul est muni de stomates toujours accompagnés de 3 ou de 4 cellules annexes. Ils recouvrent un mésophylle hétérogène, asymétrique, à une assise de cellules en palissade sur sa face supère, et par des cellules rameuses. collenchymateuses en dessous de sa nervure médiane. Celle-ci, concave sur sa face supérieure, convexe sur sa face infère, renferme un système libéro-ligneux, représenté par 3 ou par 5 faisceaux libéro-ligneux arrondis, constitués par un arc ligneux, recouvert par du liber et par un péricycle mous.

Analyse chimique. — Ne devant pas être conservées plus d'une année, ces feuilles renferment de 0,18 à 0,21 p. 100 d'alcaloïdes, identiques à ceux des racines de cette plante, mais elles servent à préparer la Tinctura Aconiti e Foliis.

Récolte des tubercules. — Les tubercules filles de cette plante, récoltés en automne ou au commencement du printemps, mondés de leurs tubercules mères, de leurs racines, puis desséchés à l'ombre, parviennent aussi dans le droguier, où ils forment la seule drogue officinale, livrée de nos jours par cette plante. Il est nécessaire de les récolter aux époques ci-dessus mentionnées, car ils renferment alors tous les sucs cellulaires et de réserve accumulés par ce végétal, ceux-là devant au printemps se répartir pour donner naissance à un tubercule fille et à une nouvelle plante.

Pathologie. — Souvent attaqués par la *Tinea Zea*, il est nécessaire de verser, dans les flacons renfermant ces tubercules, de l'éther ou du chloroforme, afin de tuer leurs parasites, puis de dessécher cette drogue, avant de l'utiliser, afin d'en chasser toutes traces de ces dissolvants.

Description de la drogue (fig. 175). — Ils se présentent dans le droguier sous la forme de petits corps ovoïdes ou piriformes, brun noirâtre, à surface chagrinée, marquée de taches blanchâtres, disposées en files longitudinales, ou de cicatrices provenant de leurs racines. Ils portent, à leur sommet, les cicatrices excentriques de leurs bourgeons foliaires et, sur une de leurs faces, une cicatrice mieux développée, qui représente la marque de leur point d'insertion d'avec le tubercule mère. Se terminant, à leur extrémité inférieure, en une pointe mousse, ils mesurent de 4 à 8 centimètres de long sur 2 à 3 centimètres de large. A cassure blanchâtre, amylacée, non cornée, ils doivent être rejetés lorsque leur consistance devient dure. Leur saveur, douceâtre pour commencer, est âcre, chaude, piquante, avec légère anesthésie de la langue, leur odeur, très faible, est spéciale, ni désagréable, ni aromatique.

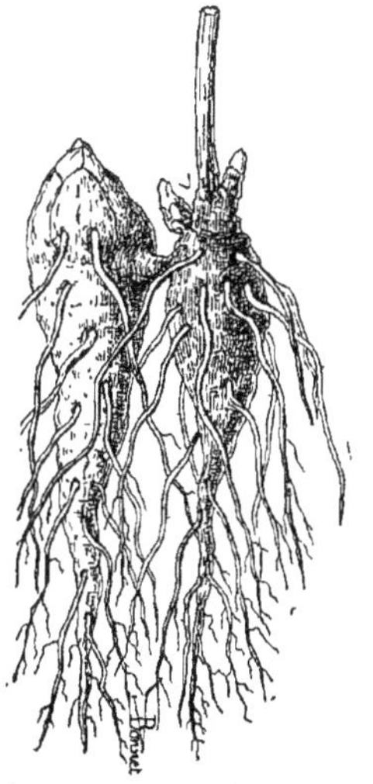

Examen microscopique (fig. 176). — Examiné sur une coupe transversale, ce tubercule est constitué par un suber mince, à cellules aplaties, colorées en brun, mais disposées en files radiales; par un parenchyme cortical, souvent sclérenchymateux, à cellules polygonales, qui entourent quelques sclérites, à parois légèrement épaissies. Puis vient l'endoderme, à une assise de cellules régulières, scléreuses. à parois faiblement épaissies, et le péricycle, qui entoure le liber, à cellules polygonales, ordonnées en files radiales. Il entoure des zones de tissu criblé, à vaisseaux grillagés, puis vient le cambium étoilé, sinueux, à 4 ou à 5 branches divergentes. Celui-ci entoure le bois. qui renferme, dans les angles saillants de cette étoile, des faisceaux disposés en forme de V ouvert, avec trachées primaires à leurs pointes. On rencontre en outre, entre les branches de cette étoile, quelques faisceaux libéro-ligneux, puis, au centre du bois, une moelle bien développée. Toutes les cellules parenchymateuses de ce tubercule renferment en outre de nombreux grains d'amidon arrondis ou anguleux, inégaux, à hile excentrique.

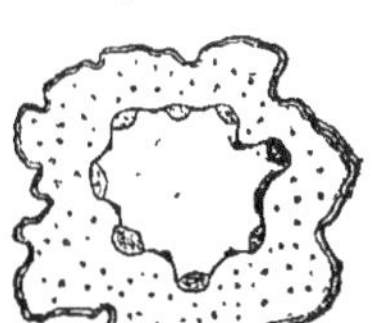

Poudre. — Ce tubercule, pulvérisé, livre une poudre blanc grisâtre, caractérisée par la présence de ses grains d'amidon, isolés ou réunis, par celle de ses cellules sclérenchymateuses et de ses vaisseaux grillagés, ainsi que par celle des cellules scléreuses, qui proviennent de son endoderme.

Falsifications. — Rarement falsifiée, cette drogue est souvent additionnée d'autres tubercules d'aconit, qui renferment moins d'alcaloïdes que ceux livrant notre produit officinal, tels ceux d'*Aconitum Lycoctonum* et de l'*Aconitum*

Fig. 175. — Tubercule d'aconit avec ses racines et son tubercule fille.

Fig. 176. — Coupe transversale de la racine d'aconit.

anthora, dont les racines sont plus épaisses ; on l'additionne aussi de racines desséchées de raifort, d'odeur et à saveur piquantes, spéciales, ou d'impératoire, qui renferment de longs canaux sécréteurs, schyzogènes, mais toutes ces falsifications ne donnent pas les réactions suivantes :

Réactions. — Son extrait alcoolique, repris, en présence d'acide chlorhydrique, par de l'eau, donne une solution qui, agitée en présence de bicarbonate de soude avec de l'éther, lui abandonne ses alcaloïdes ; car cet éther décanté, puis soumis à la distillation fractionnée, abandonne un résidu, qui, repris par de l'eau additionnée d'acide chlorhydrique, donne une solution précipitable par addition des réactifs généraux aux alcaloïdes ; évaporée à sec, elle abandonne alors un résidu se colorant en jaune dans l'acide sulfurique, qui, à chaud, le dissout, en présence d'une trace de résorcine, avec une coloration rouge orange, passant ensuite au violet.

Titration de ses alcaloïdes. — Mélangez dans un flacon, en présence d'un peu d'ammoniaque, 12 grammes de feuilles ou de tubercules d'aconit pulvérisés avec 10 grammes d'éther, qui, après 2 ou 3 heures de contact, est décanté. Filtré, puis soumis à la distillation fractionnée, celui-ci abandonne un résidu qui, repris par de l'alcool et de l'éther, donne une solution, que l'on titre, en présence d'hématoxyline, avec de l'acide chlorhydrique centi-normal, c'est-à-dire jusqu'à coloration jaune brunâtre de sa couche aqueuse. Il faut utiliser, pour chaque 10 grammes de la solution éthérée, ainsi décantée, 1 cmc. 2 d'acide chlorhydrique centi-normal, ce qui correspond à une teneur minimale de 0,8 p. 100 d'alcaloïdes, car chaque centimètre cube d'acide chlorhydrique centi-normal neutralise 0 mgr. 45 d'aconitine. Notons, que ces alcaloïdes se rencontrent, en majeure partie, dans le suc cellulaire des cellules parenchymateuses, qui entourent les faisceaux libéro-ligneux et dans celles du parenchyme cortical de ce tubercule.

Analyse chimique. — Cette drogue renferme de l'aconitine, de l'isoaconitine, de la napelline, qui sont des alcaloïdes toujours combinés avec des acides, tels que l'acide aconitique, outre de l'amidon, des matières résineuses et pectiques.

L'Aconitine, $C^{34}H^{47}NO^{11}$, découverte en 1883, par Geiger et Hesse, et, précédemment, par Duquesnel, par Wrigth et Luff, se prépare comme suit :

Préparation. — Ces tubercules pulvérisés, extraits par de l'éther de pétrole rectifié, sont ensuite traités par de l'eau additionnée d'acide sulfurique, dont les solutions filtrées sont agitées, en présence d'ammoniaque, avec de l'éther, auquel elles abandonnent leur aconitine, que l'on purifie en la dissolvant à nouveau dans de l'eau additionnée d'acide sulfurique, cette solution étant précipitée par addition d'ammoniaque.

On peut aussi la préparer, en extrayant à 60° de chaud, ces tubercules pulvérisés, par de l'alcool additionné d'acide sulfurique, dont les solutions filtrées, puis soumises à la distillation fractionnée, abandonnent un résidu, que l'on agite ensuite avec de l'éther, puis avec du benzène, afin de les priver de leurs corps gras et résineux. Ces solutions, additionnées de bicarbonate de soude, précipitent alors leurs alcaloïdes, que l'on reprend par de l'éther. Celui-ci, filtré, puis soumis à la distillation fractionnée, abandonne un résidu,

que l'on purifie en le reprenant par de l'eau additionnée d'acide sulfurique, dont la solution filtrée est précipitée par addition d'ammoniaque, ce précipité étant alors soumis à la cristallisation spontanée dans de l'alcool.

Description de l'aconitine amorphe. — L'aconitine allemande, préparée de cette manière, se présente sous la forme d'une poudre amorphe, blanchâtre, inodore, donnant les réactions suivantes :

Elle se dissout avec une coloration jaune dans l'acide sulfurique, mais celle-ci passe ensuite au brun, puis au rouge violacé. Traitée par de l'acide phosphorique, que l'on évapore à sec, cette aconitine abandonne un résidu violet.

On prépare de la même manière l'*aconitine française*, dite *amorphe*, dont les solutions acides se précipitent aussi, en des dépôts blancs, par addition d'acide phosphomolybdique, d'iodure mercuri-potassique, d'iodure de potasse ioduré ou d'acide tannique, mais jaunes, par celle de chlorure platineux ou d'acide picrique.

Préparation de l'aconitine cristallisée, dite française. — Elle se prépare en extrayant, en présence d'acide tartrique, ces tubercules pulvérisés, par de l'alcool, qui, filtré, soumis sous pression réduite à la distillation fractionnée, abandonne un résidu qui, repris par de l'eau, donne une solution, que l'on décante de ses matières résineuses et oléagineuses ; on l'agite ensuite avec de l'éther, afin de le débarrasser encore de celles-là. Décantée à nouveau, cette solution aqueuse, traitée par du bicarbonate sodique, précipite de l'aconitine impure, que l'on reprend par de l'éther, dont la solution est agitée avec des solutions aqueuses d'acide tartrique, qui, décantées, sont soumises à la cristallisation spontanée. Les cristaux, ainsi recueillis, dissous dans de l'eau, donnent une solution qui, additionnée d'ammoniaque, précipite son aconitine, que l'on soumet, dans de l'alcool, à la cristallisation spontanée. On peut aussi la purifier en la dissolvant à nouveau dans de l'eau additionnée d'acide chlorhydrique, dont la solution est précipitée par addition d'ammoniaque. On parvient encore à la purifier en la transformant en son bromhydrate, c'est-à-dire en la dissolvant dans de l'acide bromhydrique dilué, dont la solution concentrée dépose des aiguilles incolores, fusibles à 206°, solubles dans l'eau, que l'on décompose ensuite par addition d'ammoniaque ; le chlorhydrate de cette base végétale fondant à 136°,5.

Description de l'aconitine cristallisée. — Elle se présente sous la forme de cristaux tabulaires, incolores, inodores, à saveur âcre, fusibles à 197°, très peu solubles dans l'eau (1 /4400), mais très solubles dans l'alcool, l'éther, le benzène, le chloroforme. Presqu'insoluble dans l'éther de pétrole, l'aconitine donne des solutions alcalines, à saveur âcre, persistante, non amère.

Réactions. — Elle se dissout sans se colorer dans les acides sulfurique, nitrique et phosphorique, avec lesquels elle donne des sels cristallins. Sa dissolution dans de l'acide phosphorique, évaporée à sec, abandonne un résidu se colorant en violet par addition de potasse caustique.

Une dissolution d'aconitine dans de l'acide sulfurique additionné |d'acide vanadique, se colore en rouge violacé à la chaleur. L'aconitine, mélangée sous la forme d'une pâte avec un peu d'eau et de potasse caustique, se transforme par la fusion en acide pyrocatéchique, qui, dissous dans de l'eau additionnée d'acide chlorhydrique, se colore en bleu verdâtre par addition d'une goutte de perchlorure de fer ; mais cette coloration passe ensuite au bleu, puis au rouge, par celle de carbonate de soude.

Cette base tertiaire, renfermant 3 groupes hydroxylés et 4 groupes méthoxylés, se décompose en acide acétique et en benzoylaconine ou *picroaconitine*, si on la chauffe entre 120° et 130° avec de l'eau, ou si on la traite par de la potasse caustique alcoolique ; mais, traitée à chaud par des acides, elle se décompose en acide acétique, en acide benzoïque et en aconine, car :

$$C^{34}H^{47}NO^{11} + 2H^2O = C^2H^4O^2 + C^{25}H^{41}NO^9 + C^7H^6O^2$$

Aconitine   Acide acétique   Aconine   Acide benzoïque

La Benzoylaconine ou picroaconitine, $C^{32}H^{45}NO^{10}$, se présente sous la forme d'une poudre amorphe, amère, non toxique, fusible à 125°, qui donne avec les acides des sels cristallins, tels que le chlorhydrate, le bromhydrate, le sulfate ou le picrate de picroaconitine, qui servent à la déterminer.

L'Aconine, $C^{25}H^{41}NO^9$, se présente sous la forme d'une poudre amorphe, fusible à 132°, soluble dans l'eau, l'alcool, le chloroforme, mais insoluble dans l'éther, l'éther de pétrole. Son chlorhydrate, cristallin, donne des solutions aqueuses, réduisant la liqueur de Fehling, ainsi que les solutions aqueuses des sels d'or ou d'argent, son oxime fond à 175°.

Usage thérapeutique de l'aconitine. — Cet alcaloïde se prescrit, à doses d'un dixième de milligramme plusieurs fois par jour, sous la forme de pilules ou de poudres, comme analgésique, car il agit sur le nerf trijumeau, puis comme antinévralgique, comme diurétique, comme antigoutteux, comme antirhumatismal et, parfois, comme sédatif contre les congestions pulmonaires.

Action physiologique. — Ordonnée à fortes doses, l'aconitine provoque souvent des empoisonnements mortels, qui, selon Gubler, peuvent produire, selon les doses ingérées, trois phases différentes d'intoxication : à faibles doses et au début, elle provoque une sensation de picotement de la langue avec fourmillement, puis un rétrécissement de la peau du visage, de la céphalalgie, de la respiration ralentie, de la diurèse accrue, puis de la faiblesse générale avec répulsion des aliments ; à doses plus élevées, de l'engourdissement des lèvres et du nez, avec une sensation de resserrement de la peau, comme on en éprouve sous l'action du froid, puis de l'alourdissement et de la torpeur musculaire, des bourdonnements d'oreilles, des étourdissements, des vertiges, du sommeil. A doses toxiques, elle provoque de la chaleur au creux de l'estomac, du picotement des lèvres, du nez et de la langue, avec engourdissement et constriction de la gorge, des nausées, des vomissements, de la prostration, de l'anesthésie, de la dilatation des pupilles, un pouls irrégulier, presqu'imperceptible, une respiration ralentie puis très faible, avec dyspnée, cyanose et asphyxie.

Notons que l'aconitine agit principalement sur le système locomoteur, d'où incoordination dans les idées, ataxie, puis, sur la circulation sanguine, en troublant le rythme et en accélé-

rant les mouvements cardiaques, au point de produire de l'ataxie. Elle possède, en outre, une action vaso-constrictive, mais elle abaisse la température, en provoquant une respiration irrégulière dans le rythme, ce qui entraîne des symptômes de suffocation. Elle agit aussi sur les sécrétions biliaires, salivaires et gastro-intestinales, tout en augmentant l'exsudation des sueurs et des urines, etc., etc.

Contrepoisons. — Ordonnez de suite, en cas d'empoisonnements par cet alcaloïde, des émétiques, des lavages d'estomac, de l'éther, des sels ammoniacaux, des boissons chaudes et stimulantes, puis la respiration artificielle ; prescrivez en outre 0 mgr. 5 d'atropine ou de digitaline, voire même des injections hypodermiques d'atropine ou des lavements renfermant 20 gouttes de teinture de belladone.

Usage thérapeutique des tubercules et des feuilles d'aconit. — Ces drogues se prescrivent, à doses de 0 gr. 01 à 0 gr. 05 plusieurs fois par jour, sous la forme de poudres ou de pilules, et à doses de 0 gr. 5 à 1 gramme sur 200 grammes d'eau, sous celle d'infusions, comme sédatif contre la goutte, le rhumatisme, comme antinévralgique, comme spécifique contre la grippe infectieuse et comme sédatif contre les tics douloureux ; mais on les ordonne aussi, souvent, en les associant à de la cocaïne, à de la quinine, à de l'antipyrine, à de l'exalgine ou à de la belladone, etc., comme calmant.

Incompatibilités. — Il ne faut jamais les ordonner, ainsi que l'aconitine, avec des sels ammoniques, de la digitale, de l'éther, des stimulants, de l'opium, du tanin, des iodures, des bromures, du bichlorure de mercure, des sels de plomb, d'or, de cuivre ou d'argent, ni avec de l'acide picrique ou de l'acide borique, etc., etc., etc.

Action physiologique. — Ordonnées à doses trop élevées, ces drogues provoquent souvent des empoisonnements mortels, précédés de nausées, de dyspnée, de picotements de la langue, du nez et des lèvres, de mydriase, d'irrégularités et d'arrêt des fonctions respiratoires et cardiaques, d'où mort par asphyxie, en un mot elles provoquent les mêmes symptômes d'intoxication que l'aconitine.

Contrepoisons. — Prescrivez, en ce cas, du tanin, des iodures, des stimulants, de l'éther, de la digitale, des injections hypodermiques d'ammoniaque ou d'atropine, outre des émétiques, des purgatifs et la respiration artificielle.

Pharmacie galénique. — Elles servent à préparer la Tinctura Aconiti ex foliis, la Tinctura Aconiti ex tuberis, l'Extractum Aconiti simplex et duplex, l'Extractum Aconiti fluidum, qui se prescrivent souvent, sous la forme de liniments avec du chloroforme, comme antirhumatismal.

Notons que la *Neuraline* n'est, en réalité, qu'un mélange de teinture d'aconit, de teinture d'opium et de chloroforme, additionné de traces d'essence de menthe (voir, pour plus de détails, mon *Traité de Chimie médico-pharmaceutique et toxicologique* et celui de *Pharmacie galénique*).

Historique. — Dénommée par Théophraste Aconit, en souvenir de la ville d'Akonis, cette plante était déjà estimée par des anciens médecins hindous, qui dénommaient son tubercule *Visha* ou poison : celui-ci étant alors prescrit aux condamnés à mort. Les empoisonneuses célèbres de l'antiquité, du moyen âge et du temps de la Renaissance, utilisaient souvent l'extrait de cette plante pour commettre leurs méfaits, telles Hécate et Médée. Les feuilles d'aconit ne furent introduites, dans la thérapeutique moderne, qu'au XVIIᵉ siècle, comme le prouvent les taxes pharmaceutiques de Strasbourg, de l'année 1644, mais délaissées à nouveau, elles furent ensuite utilisées à partir de la publication des travaux de Stoerk.

Notons que d'autres aconits livrent aussi leurs feuilles ou leurs tubercules à la thérapeutique, ce sont :

L'*Aconitum ferox* Wallich, qui prospère aux Indes, dont le tubercule, extrait, donne le *Bish*, servant aux Hindous à empoisonner leurs flèches, car celui-ci renferme de la *pseudoaconitine*, $C^{36}H^{49}NO^{12}$, qui, se préparant de la même manière que notre aconitine officinale, se présente sous la forme d'aiguilles incolores, fusibles à 211°, inodores, à saveur âcre, persistante, très peu solubles dans l'eau, mais très solubles dans l'éther, l'alcool. Chauffée entre 140° et 150°, avec de l'acide chlorhydrique dilué, elle se décompose, selon l'équation suivante, en acide acétique et en picropseudoaconitine :

$$C^{36}H^{49}NO^{12} + H^2O = CH^3COOH + C^{34}H^{47}NO^{11}$$

Elle diffère de l'aconitine officinale, qui est une benzoylacétyleaconine, de par sa teneur en acide vératrique, car, en réalité, c'est une vératroylacétylaconine, qui, chauffée avec de la potasse caustique, se décompose en acide acétique, en acide vératrique et en aconine, car :

$$C^{36}H^{49}NO^{12} + 2H^2O$$
Pseudo-aconitine

$$= (OCH^3)^2—C^6H^3 — COOH + CH^3COOH + C^{25}H^{39}NO^3$$
Acide vératrique   Acide acétique   pseudo-aconine

Cette *pseudo-aconitine* ou *acétylvératroylpseudoaconine*, évaporée à sec, en présence d'acide nitrique fumant, abandonne un résidu jaunâtre, qui se colore en rouge pourpre par addition de potasse caustique alcoolique. Elle se colore en rouge violacé, si on la traite par de l'acide sulfurique renfermant une trace d'acide vanadique.

L'*Aconitum Fischeri*, originaire du Japon, renferme dans ses tubercules et dans ses feuilles un alcaloïde ou JAPACONITINE, $C^{34}H^{49}NO^{11}$, qui cristallise sous la forme d'aiguilles incolores, inodores, âcres au goût, fusibles entre 202° et 203°, insolubles dans l'eau, mais très solubles dans l'éther, l'alcool, l'acétone, le chloroforme.

L'*Aconit heterophyllum* Wall., originaire de l'Himalaya, renferme dans toutes ses parties végétales un alcaloïde, ou *atésine*, qui, selon de récentes recherches, ne serait, en réalité, que de la benzoylacétylaconine.

L'*Aconitum Lycoctonum* renferme, par contre, de la *lycaconitine* et de la *mycoctonine*.

La lycaconitine se prépare en extrayant les racines pulvérisées de cette plante par de l'alcool additionné d'acide tartrique, dont la solution concentrée dépose à froid, de la saccharose. Filtrée puis agitée avec de l'éther, elle lui abandonne ses matières résineuses et oléagineuses, puis agitée en présence d'alcalins ou d'ammoniaque avec de l'éther, elle donne une solution qui, concentrée, dépose de la *lycaconitine* brute. Celle-ci, reprise par du chloroforme, donne une solution qui, concentrée, abandonne un résidu sirupeux, qui mélangé à du sable très fin, puis repris successivement par de l'éther, puis par du chloroforme, abandonne au premier de ces dissolvants sa lycaconitine, au second sa mycoctonine, dont les sels cristallins, repris par de l'eau additionnée d'acide chlorhydrique, donnent une solution, que l'on précipite par addition d'une solution à 3 p. 100 de rhodanate potassique ; le filtrat alcalinisé, ainsi obtenu, étant agité avec du chloroforme, afin d'obtenir la mycoctonine chimiquement pure à l'encontre de la lycaconitine, qui se rencontre dans le précipité ci-dessus mentionné.

La *Lycaconitine*, $C^{36}H^{46}N^2O^{10}$, se présente sous la forme d'une poudre cristalline, blanche, soluble dans l'éther, l'alcool, le chloroforme, très peu soluble dans le benzène, insoluble dans l'eau, qui, hydrolysée par de l'acide chlorhydrique, se décompose comme suit en lycoctonine et en acide lycoctonique, car :

$$C^{36}H^{46}N^2O^{10} + 2H^2O = C^{25}H^{39}NO^7 + C^{11}H^{11}NO^5$$
Lycaconitine   Lycoctonine   Acide lycoctonique

Chauffée avec de l'acide chlorhydrique, elle se décompose en anthranyllycoctonine, en glucose et en acide succinique.

La LYCOCTONINE, $C^{25}H^{39}NO^7$, se rencontrant aussi dans le précipité de la lycaconitine par le rhodanate potassique, peut être préparée en chauffant ce précipité, au bain-marie, avec de la soude caustique à 10 p. 100, dont la solution refroidie est agitée avec du chloroforme, qui, repris par de l'acide chlorhydrique, lui abandonne cet alcaloïde, que l'on peut précipiter par addition de carbonate de soude, quitte à faire cristalliser le précipité ainsi obtenu dans de l'éther. Elle se présente sous la forme d'une poudre blanche, fusible à 132°, insoluble dans l'éther de pétrole, l'eau, très peu soluble dans l'éther, très soluble dans l'alcool, le chloroforme, qui, hydrolysée, se décompose en glucose et en acide lycoctonique.

La MYCOCTONINE, $C^{36}H^{46}N^2O^{10}$, se présente sous la forme d'une poudre cristalline, blanche, insoluble dans l'eau, très peu soluble dans l'éther, le benzène, très soluble dans l'alcool, le chloroforme, dont les solutions possèdent un pouvoir rotatoire, lévogyre, de — 44°7′. Hydrolysée, elle se décompose en anthranylcoctonine, en glucose et en acide succinique.

L'ANTHRANYLCOCTONINE, $C^{32}H^{44}N^2O^8$, se présente sous la forme d'une poudre cristalline, blanc jaunâtre, fusible à 155°, insoluble dans l'eau, l'éther de pétrole, très peu soluble dans l'alcool, l'éther, le benzène, mais très soluble dans le chloroforme.

L'ACIDE LYCOCTONIQUE, $C^{11}H^{11}NO^5$, se présente sous la forme de petites aiguilles incolores, fusibles à 179°, solubles dans l'eau, l'alcool, peu solubles dans l'éther, insolubles dans le chloroforme. Chauffé avec de l'acide chlorhydrique, il se décompose, selon cette équation, en acide anthranylique et en acide succinique :

$$C^{11}H^{11}NO^5 + H^2O$$

$$= C^6H^4\!\!\begin{cases} NH^2 \\ COOH \end{cases} + \begin{array}{l} CH^2—COOH \\ | \\ CH^2—COOH \end{array}$$

Nous ne pouvons entreprendre ici l'étude de ces divers aconits, qui sont tous très toxiques, car ils renferment tous des alcaloïdes à peu près identiques, quant à leur action physiologique, à notre aconitine officinale.

OLEUM WARBURGIÆ, ESSENCE DE WARBURGIA, DE WARBURGIA STUHLMANNI, Engl.

L'écorce de cette plante, dénommée *Carambousier*, soumise à la distillation aux vapeurs d'eau, livre une essence épaisse, brun jaunâtre ou rouge jaunâtre, d'odeur spéciale, à saveur chaude, d'un poids spécifique de 0,9864, à pouvoir rotatoire, lévogyre, de — 41°2, soluble dans l'éther, l'alcool, le chloroforme, les huiles grasses et essentielles. Non officinale, elle se rencontre parfois dans le droguier sous le nom d'essence de *Santal d'Afrique*, mais elle sert particulièrement à falsifier celle des Indes, qui, seule, est officinale.

SEMEN NIGELLÆ, GRAINE DE NIGELLE, DE NIGELLA SATIVA, L.

Originaire de l'Orient, mais cultivée de nos jours dans toute l'Europe méridionale et tempérée, cette plante herbacée livre, au droguier, ses graines non officinales, triquètres, à bords saillants, à spermoderme finement chagriné. Renfermant de l'huile grasse, de l'essence et un alcaloïde dénommé damascénine, puis de la mélanthine, elles se prescrivent parfois, dans la médecine populaire de nos régions, de par leur teneur en essence, comme carminatif, de par leur pour cent en alcaloïde, comme emménagogue et comme anthelminthique, puis comme diurétique. Il en est de même des graines livrées par la *Nigella Damascena* L., et par la *Nigella arvensis* L., qui se rencontrent parfois dans le droguier sous la dénomination de *Poivrette*.

Leur essence, se préparant en soumettant ces graines pulvérisées à la distillation aux vapeurs d'eau, se présente sous la forme d'un liquide jaune pâle, d'odeur particulière, désagréable, à saveur spéciale, chaude, d'un poids spécifique de 0,875, à pouvoir rotatoire, dextrogyre, de $+ 1°25$, à point d'ébullition compris entre 170 et 200°, soluble dans l'alcool, l'éther, le chloroforme, etc.

La MÉLANTHINE, $C^{20}H^{32}O^7$, se présente sous la forme d'une poudre cristalline blanche, soluble dans l'alcool bouillant, mais insoluble dans l'éther, le chloroforme, le benzène, l'éther de pétrole et dans l'eau. Elle se dissout avec une coloration rose rougeâtre dans l'acide sulfurique, mais, hydrolysée, elle se décompose en glucose et en mélanthigénine, car :

$$C^{20}H^{32}O^7 + H^2O = C^{14}H^{22}O^2 + C^6H^{12}O^6$$

La DAMASCÉNINE, $[C^9H^{11}NO^3$, se présente sous la forme de petits prismes incolores, d'odeur narcotique, à saveur spéciale, amère, fusibles à 26°, insolubles dans l'eau, mais très solubles dans l'éther, l'alcool, l'éther de pétrole, le chloroforme, le benzène, dont les solutions sont fluorescentes en bleu. Elle possède, quant à sa formule, la constitution suivante :

Traitée par des alcalins, elle se décompose en acide damascénique, qui se rencontre, ainsi que la *méthyldamascénine*, dans ces graines et dans celles de la *Nigella cristata*. Ces substances possèdent, quant à leurs formules, la constitution suivante :

Acide damascénique
fusible à 141°

Méthyldamascénine

Traitée par de l'acide iodhydrique, la damascénine se décompose en acide oxyanthranylique, en aminophénol et en orthométhylanisidine, qui possèdent les formules :

Acide
oxyanthranylique

Orthoaminophénol

Orthométhylanisidine

Notons que le platinate de damascénine fond à 202°, son chlorhydrate à 196°, son bromhydrate à 115°, son nitrate à 94°, son picrate à 189°.

L'acide damascénique se prépare synthétiquement, selon Edwins, comme suit, en partant de l'acide méta-oxybenzoïque, car :

HERBA ADONIDIS, HERBE D'ADONIS, D'ADONIS VERNALIS, L.

Originaire des parties montagneuses de l'Europe, particulièrement des Alpes, du Jura, des Cévennes, du Harz et des Vosges, cette petite plante herbacée ne livre à la thérapeutique aucune drogue officinale, mais ses parties aériennes, fleuries, desséchées, se rencontrent parfois dans le droguier, où elles se présentent sous la forme de petits paquets comprimés, constitués par des feuilles pétiolées, isolées, glabres, tri ou pluripennatiséquées, à segments linéaires, découpés en lobes pointus à leur extrémité supérieure, par des tiges glabres à leur base, mais velues au sommet, par des fleurs jaunes, solitaires, constituées par un involucre à bractées très fines, par un calice à 5 sépales, caducs, ovoïdes, dentelés au sommet, mais recouverts de nombreux poils tecteurs, blanchâtres, très courts ; par une corolle à 10 ou à 20 pétales jaunes, glabres, lancéolés, acuminés au sommet, qui entourent un grand nombre d'étamines, à filets épaissis, et de nombreux ovaires uniloculaires, renfermant de 3 à 5 ovules anatropes, mais ils sont toujours surmontés d'un style très court à un stigmate. Cette drogue renferme, en outre, de petits achaines, uniséminés, dont la graine est riche en albumen. Son odeur, faiblement aromatique, est spéciale, herbacée, son arome âcre, amer.

Notons, que ses feuilles portent, sur leurs épidermes, des poils tecteurs, collabés, rubanés, unicellulaires.

Cette drogue est rarement falsifiée, mais elle donne la réaction suivante : Macérée dans de l'alcool, elle donne une teinture qui, concentrée, abandonne un résidu jaune brunâtre; celui-ci, repris par de l'eau, donne une solution, qui se précipite par addition de tanin.

Elle renferme de l'adonidine, de l'adonite, de l'acide aconitique, des matières résineuses et mucilagineuses, outre de l'adonitol, sucre identique au ribose, puis de la choline, du phytostérol, de la phytostéroline, de la pentriacontane, de l'alcool myricique, des acides linolique et palmitique.

L'ACIDE ACONITIQUE, $C^3H^3(COOH)^3$, se présente sous la forme de cristaux incolores, inodores, à saveur légèrement acide, fusibles à 191°, solubles dans l'eau, l'alcool dilué, mais insolubles dans l'éther, le chloroforme, le benzène.

Il possède, quant à sa formule, la constitution suivante :

$$CH\!\!-\!\!COOH$$
$$C\!\!-\!\!COOH$$
$$CH^2\!\!-\!\!COOH$$

On le prépare synthétiquement en chauffant l'acide citrique en dessus de son point de fusion.

L'Adonite, $C^5H^7(OH)^5$, cristallise sous la forme de prismes incolores, inodores, à saveur sucrée, fusibles à 102°, solubles dans l'eau, l'alcool dilué, mais insolubles dans l'éther, l'acétone, le chloroforme, le benzène.

Oxydée par de l'hypobromite de soude, elle se transforme en ribose $C^5H^{10}O^5$, qui, par réduction, donne à nouveau de l'adonite.

L'Adonidine, $C^{24}H^{40}O^9$, se prépare, en extrayant cette drogue par de l'alcool à 50 p. 100, dont la solution, additionnée d'acétate neutre de plomb, puis traitée par du sulfide hydrique, donne un filtrat, que l'on soumet, sous pression réduite, à la distillation fractionnée. Son résidu, traité en présence d'ammoniaque par du tanin, précipite un dépôt qui, mélangé à de l'oxyde de zinc, puis repris par de l'alcool bouillant, donne une solution qui, filtrée, concentrée sous pression réduite, est soumise à la cristallisation spontanée.

Elle se présente sous la forme d'une poudre blanc jaunâtre, inodore, à saveur amère, très hygroscopique, insoluble dans l'éther, le chloroforme, le benzène, l'éther de pétrole, mais très soluble dans l'alcool dilué, l'eau bouillante. Elle se dissout avec une coloration brune, dans l'acide sulfurique, celle-là passant au vert par addition d'eau, violette, puis rouge violacé, en présence d'alcool dans l'acide sulfurique; mais ses solutions se précipitent en des dépôts blancs par addition d'acide tannique ou d'acide phosphowolframique. Elle se prescrit parfois comme succédané de la digitaline.

Se dissolvant en outre avec une coloration bleu verdâtre dans l'acide sulfurique additionné de perchlorure de fer, rose, puis verte à la chaleur, dans l'acide chlorhydrique, verte dans l'acide nitrique, bleue dans l'acide sulfosélénique additionné d'alcool, elle se décompose par l'hydrolyse en glucose et en adonine.

L'Adonine se présente sous la forme d'une poudre amorphe, jaune blanchâtre, insoluble dans l'eau, très soluble dans l'alcool, l'éther, qui se dissout avec une coloration brune dans le réactif de Frœhde, rouge violacé dans celui de Liebermann, brune dans l'acide sulfovanadique, bleue, puis brune, dans l'acide sulfurique additionné d'une goutte de perchlorure de fer et rouge dans l'acide nitrique.

Cette drogue se prescrit parfois, à doses de 0 gr. 5 plusieurs fois par jour, sous la forme de pilules, ou à doses de 2 à 4 grammes sur 200 grammes d'eau, sous celle d'infusions, comme succédané des feuilles de digitale, c'est-à-dire comme cardiotonique ; car elle renforce les pulsations cardiaques, qu'elle régularise, tout en augmentant la pression sanguine et en favorisant la diurèse.

Prescrite à doses trop élevées, elle provoque souvent des empoisonnements mortels, précédés de coliques, de vomissements, de diarrhée, de troubles cardiaques, de diurèse, de convulsions, de dyspnée. Il ne faut jamais l'ordonner aux artérioscléreux, ni aux cardiopathes, vu qu'elle élève la pression sanguine et l'énergie des contractions du cœur, tout en diminuant la fréquence des pulsations du pouls. Ordonnez, en cas d'empoisonnement par cette drogue, les mêmes contrepoisons que pour la digitale.

Cette plante, bien délaissée par notre thérapeutique moderne, ne doit pas être donnée en nourriture aux animaux, qui ne la recherchent pas, car leur lait est alors toxique, particulièrement pour les nouveau-nés.

SEMEN DELPHINII, GRAINE DE STAPHISAIGRE, DE DELPHINIUM STAPHISAGRIA, L.

Originaire de la région méditérranéenne, mais cultivée de nos jours dans les jardins de toute l'Europe centrale, cette petite plante herbacée livre au droguier ses graines non officinales, qui, renfermées au nombre de 4 ou de 5 dans chaque fruit, se présentent sous la forme de petits corps ovoïdes, vaguement tétraédriques, de 4 à 5 millimètres de long sur 3 à 4 millimètres de diamètre, à surface brun noirâtre ou brun terreux, à spermoderme saillant en dehors, parcouru par de larges mailles en saillie, à saveur amère, désagréable, piquante, d'odeur nulle, mais désagréable, si ces graines concassées ont été mélangées avec de l'eau.

Examinée sur une coupe transversale (fig. 177), la graine de staphisaigre est constituée par un spermoderme à trois assises, dont l'externe possède des cellules radialement allongées, à parois épaissies, bosselées, hérissées de saillies, la moyenne étant constituée par des cellules polygonales, à parois minces, disposées sur 6 ou sur 8 rangs de cellules, l'interne à cellules cubiques, possédant des parois épaissies sur toutes leurs faces. En dessous de cette zone, se rencontre l'albumen, à cellules polygonales renfermant de nombreux grains d'aleurone, avec cristalloïdes et globoïdes, outre des gouttelettes oléagineuses. Cette drogue renferme 1 p. 100

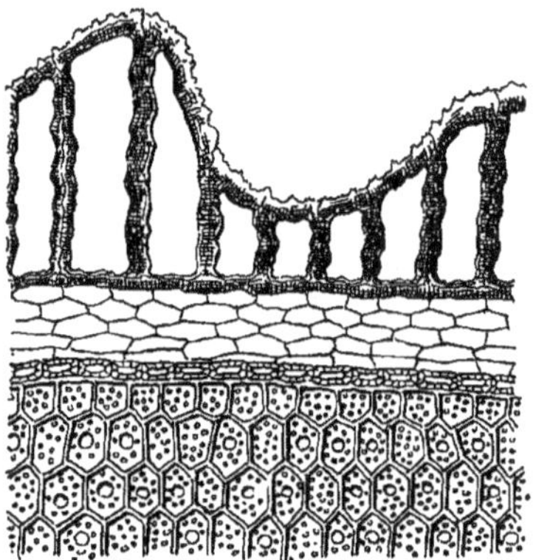

Fig. 177. — Coupe transversale de la graine de staphisaigre,

d'alcaloïdes, c'est-à-dire de la delphinine, de la delphinoïdine, de la delphisine et de la staphisagrine, outre de l'huile fixe, de l'amidon et des matières résineuses.

Préparation des alcaloïdes de cette drogue. — On les prépare en extrayant ses graines concassées par de l'alcool additionné d'acide tartrique, dont la solution, évaporée à sec, abandonne un résidu, que l'on reprend par de l'eau. Celle-ci, décantée de ses matières résineuses et oléagineuses, puis additionnée d'une trace d'alcool, afin de précipiter son mucilage, est agitée, en présence de carbonate de soude, avec de l'éther, qui s'empare de sa delphinine et de sa delphisine, car celui-ci, décanté, soumis à la distillation fractionnée, abandonne un résidu, que l'on reprend par de l'alcool, dont la solution est soumise à la cristallisation fractionnée. Cette solution aqueuse, reprise, en présence de soude caustique, par de l'éther, lui abandonne sa delphinoïdine, puis, par du chloroforme, sa staphisagrine, ces deux substances étant soumises à la cristallisation spontanée, après que leurs dissolvants aient été soumis à la distillation fractionnée.

La Delphinine, $C^{31}H^{49}NO^7$, se présente sous la forme de cristaux rhombiques, fusibles à 192°, presqu'insolubles dans l'eau, l'éther de pétrole, mais très solubles dans l'éther, l'alcool, le chloroforme, dont les solutions produisent sur la langue une sensation de froid, avec légère anesthésie ; ses solutions aqueuses, mais acides, étant précipitées par addition d'eau de brome, d'iodure potassique ioduré, d'acide phosphomolybdique, d'iodure mercuri-potassique ou de chlorure d'or.

Elle se dissout avec une coloration brunâtre, passant

au rouge et au violet dans l'acide sulfurique, brune, passant au rouge sang et au rouge cerise, dans le réactif de Frœhde ; violette, puis rouge cerise, en présence d'eau de brome, dans l'acide sulfurique ; brune, puis verte, en présence d'une trace de sucre, dans l'acide sulfurique.

On l'ordonne parfois à tort, dans la thérapeutique, car déjà, à doses de 0 gr. 005, elle provoque des nausées, des vomissements, de l'hypersécrétion salivaire, un ralentissement des fonctions cardiaques, mais, à fortes doses, elle provoque souvent des empoisonnements mortels, avec paresse musculaire, vomissements, diarrhée, mouvements convulsifs et mort par asphyxie, le cœur s'arrêtant en diastole.

La DELPHINOÏDINE, $C^{42}H^{68}N^2O^7$, se présente sous la forme d'une poudre blanche, amorphe, très peu soluble dans l'eau, mais très soluble dans l'éther, l'alcool, le chloroforme.

Elle se dissout avec une coloration brune, puis rouge sang et rouge cerise dans le réactif de Frœhde ; violette, puis rouge cerise dans l'acide sulfurique additionné d'une goutte d'eau de brome ; brunâtre, puis vert foncé dans l'acide sulfurique additionné d'une trace de sirop de sucre.

La DELPHISINE, $C^{30}H^{49}NO^7$, se présente sous la forme d'amas verruqueux, cristallins, insolubles dans l'eau, très peu solubles dans l'éther, le chloroforme, le benzène, l'alcool.

La STAPHISAGRINE, $C^{22}H^{33}NO^5$, se présente sous la forme d'une poudre amorphe, blanche, fusible à 276°, soluble dans l'éther, l'alcool, le chloroforme, insoluble dans l'eau, l'éther de pétrole. Elle se dissout avec une coloration brune dans l'acide sulfurique additionné de sucre ; rouge jaunâtre dans l'acide nitrique ; vert jaunâtre dans l'acide chlorhydrique.

Ces graines se prescrivent parfois, dans la médecine populaire, à doses de 0 gr. 5 plusieurs fois par jour, comme antinévralgique ; mais à doses plus élevées, elles provoquent souvent des empoisonnements mortels, précédés de vomissements, d'irritation des muqueuses buccales, stomacales et intestinales, de diarrhée et d'asphyxie, par arrêt du cœur qui s'arrête en diastole. Elles servent à préparer une teinture, qui se prescrit comme antiparasiticide, pour combattre les poux et la galle chez nos animaux domestiques.

Notons, que les graines de *Delphinium Ajacis*, L., se prescrivent comme anesthésique et que celles du *Delphinium denudatum*, Wall, et du *Delphinium Zabil*, Aitch et Hemel, renferment les mêmes alcaloïdes que la staphisaigre.

SEMEN DELPHINII, GRAINE DE CONSOUDE ROYALE, DE DELPHINIUM CONSOLIDA, L.

Cette plante, originaire de l'Europe méridionale et de l'Asie occidentale, livre, au droguier, ses graines non officinales, qui se prescrivent parfois, dans la médecine populaire, comme succédané de celles de la staphisaigre. Il n'en est pas de même de celles du *Delphinium peregrinum*, car elles renferment les mêmes principes actifs que les graines de la plante *Delphinium Ajacis* ; celles-là contenant, outre des matières résineuses et pectiques, de l'ajacine et de l'ajaconine.

L'AJACINE, $C^{15}H^{11}NO^4$, se présente sous la forme d'une poudre cristalline, blanche, fusible à 142°, pour ainsi dire insoluble dans l'eau, peu soluble dans l'éther, l'éther acétique, très soluble dans l'alcool, le chloroforme, le benzène, l'acétone, la ligroïne, qui se dissout sans se colorer dans l'acide sulfurique, l'acide nitrique, l'acide sulfovanadique, mais avec une coloration jaune dans l'acide sulfurique additionné d'acide nitrique, brun rougeâtre, puis verte, dans l'acide sulfurique additionné de phenol.

L'AJACONINE, $C^{17}H^{29}NO^2$, se présente sous la forme de prismes incolores, fusibles à 162°, insolubles dans l'eau, solubles dans tous les dissolvants organiques usuels, qui se dissolvent avec une coloration jaune doré dans l'acide sulfurique, rouge brunâtre, puis verte, dans cet acide additionné d'une goutte d'acide nitrique, rouge dans l'acide phosphomolybdique, mais sans se colo-

rer dans l'acide nitrique, dans le réactif d'Erdmann ou dans l'acide sulfovanadique.

RADIX COPTIDIS, DE COPTIS ANEMONÆFOLIA, Sieb et Zwec.

Originaire du Japon, cette plante livre, au droguier, ses racines non officinales, qui s'y présentent sous la forme de fragments cylindriques, de 4 centimètres de long sur 1 à 7 millimètres de diamètre, à surface externe gris jaunâtre, sillonnée de stries longitudinales, à saveur amère, d'odeur nulle. Renfermant des matières résineuses et de la berbérine, elles se prescrivent parfois, dans la médecine populaire de ce pays, comme fébrifuge.

HERBA CLEMATIDIS, CLEMATITE, DE CLEMATIS ERECTA, D. C., CLEMATIS CALTHA, CLEMATIS VITALBA, L.

Originaires de l'Europe, de l'Asie et de l'Amérique, ces diverses plantes herbacées livrent parfois, à la médecine populaire de ces continents, leurs parties aériennes, fleuries, non officinales, qui renferment de l'acide 8-4-dihydrocinnamique, des matières résineuses et pectiques, une saponine, $C^{44}H^{69}O^{16}$ (celle-ci se décomposant par l'hydrolyse en caulosapogénine et en deux molécules de glucose), des alcools myricique et cérylique, un hentriacontane, $C^{31}H^{64}$, du phytostérol, outre des acides mélissique, cérotique, palmitique, linolique, etc. Elles se prescrivent, à l'état frais, comme vésicant, mais de par la dessiccation, elles perdent leurs propriétés thérapeutiques.

RADIX ANEMONIS, RACINE D'ANEMONE, D'ANEMONE PULSATILLA, ANEMONE PRATENSIS, L., ANEMONE NEMOROSA, L.

Communes à l'Europe centrale et montagneuse, ces plantes herbacées livrent au droguier leurs rhizomes, non officinaux, qui, récoltés en automne, puis mondés de leurs racines et desséchés, s'y présentent sous la forme de fragments irréguliers, brun noirâtre, inodores, à saveur amère, aromatique, brûlante. Ils renferment, ainsi que les fleurs de ces plantes, une essence jaunâtre, neutre, à saveur brûlante, dont les vapeurs attaquent fortement les muqueuses nasales et oculaires. Soumise à l'action du froid, elle dépose des cristaux d'anémonine ou camphre d'anémone, mais elle renferme, en outre, de l'acide anémonique.

L'ANÉMONINE, $C^{10}H^8O^4$, se présente sous la forme de prismes incolores, inodores, brillants, à saveur peu prononcée pour commencer, puis chaude, brûlante, fusibles à 152°, très solubles dans l'éther, l'alcool, le chloroforme, le benzène, mais insolubles dans l'eau. Elle se volatilise à la chaleur, en émettant des vapeurs piquantes, irritantes pour les muqueuses, mais elle se dissout sans se colorer dans l'acide sulfurique ; l'acide nitrique l'oxyde en la transformant en acide oxalique. Elle possède, quant à sa formule, la constitution suivante :

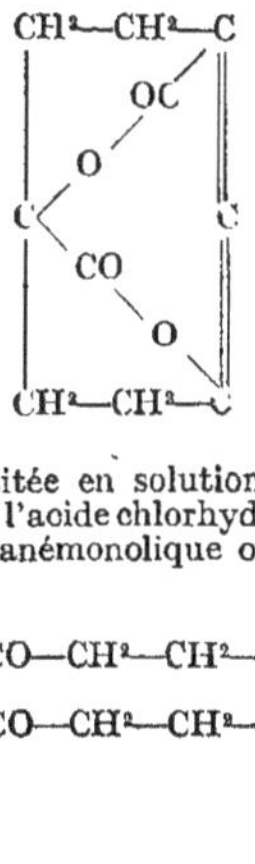

$$CH^2\text{---}CH^2\text{---}C$$

L'anémonine, traitée en solution alcoolique, en présence de zinc, par de l'acide chlorhydrique, se transforme d'une part en acide anémonolique ou acide dilévulique, de formule

$$CH^2\text{---}CO\text{---}CH^2\text{---}CH^2\text{---}COOH$$
$$CH^2\text{---}CO\text{---}CH^2\text{---}CH^2\text{---}COOH$$

et d'autre part en tétrahydroanémonine, qui, reprise par de l'éthylate de soude, en solution alcoolique, donne un sel très soluble dans l'eau, de formule brute $C^{10}H^{14}O^{6}Na^{2}$, ne possédant plus les fonctions cétoniques de l'anémonine. Ce sel, traité par de l'acide chlorhydrique, met en liberté la tétrahydro-anémonine, qui, neutre, est une dilactone de formule :

$$\begin{array}{c} O\text{---}CO \\ CH^{2}\text{---}C\text{---}CH^{2}\text{---}CH^{2} \\ CH^{2}\text{---}C\text{---}CH^{2}\text{---}CH^{2} \\ O\text{---}CO \end{array}$$

provenant de l'acide instable de formule :

$$\begin{array}{c} OH \\ CH^{2}\text{---}C\text{---}CH^{2}\text{---}CH^{2}\text{---}COOH \\ CH^{2}\text{---}C\text{---}CH^{2}\text{---}CH^{2}\text{---}COOH \\ OH \end{array}$$

car celui-ci, oxydé en solution neutre, donne naissance à l'acide anémonolique ci-dessus mentionné.

L'ACIDE ANÉMONIQUE, $C^{15}H^{14}O^{7}$, se présente sous la forme d'une poudre blanche, cristalline, inodore, insipide, à réaction acide, insoluble dans l'eau, l'éther, mais très soluble dans les alcalins, avec lesquels elle donne des sels cristallins.

Ces racines, ou leurs rhizomes, se prescrivent parfois dans la médecine populaire, sous la forme de décoctions, comme dépuratif du sang, comme antiasthmatique, comme sédatif contre la coqueluche et comme antisyphilitique, mais il faut les ordonner avec prudence, car elles provoquent souvent des empoisonnements mortels, identiques à ceux attribués à la staphisaigre et à l'adonis.

RHIZOMA THALICTRI, RHUBARBE DES PAUVRES, DE THALICTRUM FLAVUM, L.

Cette plante vivace, prospérant dans les prés humides et les marécages de toute l'Europe, livre, au droguier, son rhizome non officinal, qui, renfermant de la *thalictrine* ou berbérine, se prescrit parfois, dans la médecine populaire, comme fébrifuge et comme laxatif.

HERBA HEPATICÆ, D'ANEMONE HEPATICA, L.

Cette plante, originaire de l'Europe, livre, au droguier, ses parties aériennes, fleuries, qui, non officinales, se prescrivent parfois, dans la médecine populaire, comme astringent et comme décongestionnant contre les calculs biliaires, car elles renferment les mêmes principes actifs que l'anémone des champs.

RHIZOMA XANTHORRHIZÆ, DE XANTHORRHIZA VITALBA, R. Br.

Originaire de l'Amérique du Nord, cette plante herbacée livre, au droguier, son rhizome non officinal, qui se prescrit parfois, dans la médecine populaire de ce continent, sous la forme de décoctions, comme tonique amer de l'estomac, car il renferme de la berbérine.

RADIX PÆONIÆ, RACINE DE PIVOINE, DE PÆONIA OFFICINALIS, L., PÆONIA MOUTAN, Sims.

Originaires de l'Amérique, de l'Europe et de la Chine, ces plantes livrent, au droguier, leurs racines, non officinales, qui se prescrivent, de par leur teneur en tanin, en PÆONOL, et peut-être en un glucoside à acide cyanhydrique, sous la forme de décoctions, dans la médecine populaire, comme astringent intestinal, comme antispasmodique, comme antiépileptique.

Le PÆONOL, $C^{9}H^{3}\begin{smallmatrix} OH \\ OCH^{3} \\ CO\text{---}CH^{3} \end{smallmatrix}$, se présente sous la forme d'une poudre cristalline, blanche, fusible à 49°, d'odeur très aromatique, spéciale, agréable, soluble dans l'alcool, l'éther, le chloroforme, qui est renfermée dans l'essence mal définie, mais très agréable de ces plantes.

RHIZOMA CIMICIFUGÆ, DE CIMICIFUGA RACEMOSA, Barton.

Originaire du Canada et de la Floride, cette petite plante herbacée livre, au droguier, ses racines et son rhizome non officinaux, qui, renfermant des matières résineuses, de l'acide isoférulique, de l'acide 3-hydrooxy-4-méthoxycinnamique, des traces de tanin et de la *cimicifugine*, se prescrivent parfois, dans la médecine populaire de ces pays, comme antipyrétique et comme cardiotonique.

SEMEN AQUILEGIÆ, GRAINE D'ANCOLIE, D'AQUILEGIA VULGARIS, L.

Originaire de l'Europe méridionale, cette plante livre, au droguier, ses fleurs et ses graines non officinales, qui se prescrivent parfois, dans la médecine populaire de nos régions, comme sédatif et comme diurétique, mais il faut les ordonner avec prudence, car elles renferment un glucoside mal déterminé, toxique.

RADIX ANTHORÆ, RACINE D'ANTHORA, D'ANTHORA ANTHORA, L.

Originaire de la Sibérie, mais s'étant répandue de là dans toute l'Europe septentrionale, cette plante herbacée livre, au droguier, ses racines non officinales, qui se prescrivent parfois, dans la médecine populaire, comme succédané des tubercules d'aconit, car quoique loin d'être aussi toxiques que ceux-ci, elles renferment aussi de l'aconitine et des matières résineuses et pectiques.

RADIX ACTÆÆ, RACINE D'ACTÉE, D'ACTÆA SPICATA, L.

Cette plante, originaire des forêts ombragées de l'Europe septentrionale et de la Russie montagneuse, livre, au droguier, ses racines non officinales, brunâtres, d'odeur spéciale à l'état frais, mais inodores une fois desséchées, à saveur amère et chaude, qui se prescrivent parfois comme succédané des racines d'hellébore, car elles renferment un glucoside mal défini.

VIe ORDRE. — RHOEADINÉES

PAPAVÉRACÉES

Cette famille, comprenant 28 genres et 220 espèces, répandues pour la plupart dans les contrées tempérées et subtropicales de l'hémisphère boréal, est représentée par des herbes annuelles ou vivaces, grimpant parfois à l'aide de feuilles (Fumeterre). Elles sont parfois munies d'un rhizome tuberculeux et d'une tige lignifiée (Bocconie), à feuilles isolées, non stipulées, simples ou composées, mais fréquemment parcourues par des lacticifères isolés (Sanguinaire), ou fusionnés (Chélidoine), ou anastomosés (Pavot), à latex blanc (Pavot) ou jaune (Chélidoine).

Leurs fleurs hermaphrodites, actinomorphes (Chélidoine, Pavot) ou zygomorphes (Fumeterre), sont constituées par un calice à 2 sépales médians, libres et caducs, par une corolle, à 4 pétales libres, disposés sur deux verticilles tantôt identiques les uns aux autres (Chélidoine, Pavot), tantôt différents (Fumeterre). Ils entourent tantôt un grand nombre d'étamines simples, libres (Chélidoine, Pavot), tantôt deux étamines subdivisées en trois branches, dont la médiane, seule, porte une anthère à deux sacs polliniques. Leur pistil est constitué par deux carpelles latéraux, ouverts, concrescents en un ovaire uniloculaire, à deux placentes pariétaux, chargés d'ovules anatropes (Chélidoine), mais il peut parfois être uniovulé (Fumeterre) ou être constitué par 10, par 12 ou par 15 carpelles pariétaux, proéminents, recouverts d'ovules anatropes (Pavot).

Leur fruit est une silice chez la Chélidoine, une capsule à déhiscence suturale chez l'Eschholtzie, un poricide chez le Pavot, et, une drupe chez la Fumeterre, dont les graines, à embryon petit, renferment un albumen oléagineux.

Les feuilles des plantes de cette famille sont caractérisées par la présence de leurs nombreux poils tecteurs, pluricellulaires, uni ou plurisériés ; par leur mésophylle, qui ne renfermant jamais de cristaux, est parcouru par des lacticifères disposés en arc dans le liber de leurs faisceaux libéro-ligneux.

CAPITES PAPAVERIS, SEMEN PAPAVERIS, OLEUM PAPAVERIS, OPIUM, FRUIT, GRAINES ET HUILE DE PAVOT, OPIUM DE PAPAVER SOMNIFERUM, L.

Origine botanique. — Cette plante annuelle, à tige simple, arrondie, d'un mètre à un mètre et demi de haut, porte des feuilles isolées, non stipulées, amplexicaules, à limbe entier, lancéolé, très découpé sur ses bords, qui sont irrégulièrement dentelés, de couleur vert pâle, glabre sur sa face infère, mais vert foncé sur sa face supérieure, toujours parcourue par une nervure médiane, prononcée, et par des nervures secondaires en réseau. Sa fleur terminale, supportée par un long pédoncule, est constituée par un calice à 2 sépales ovoïdes, petits, glabres, vert bleuté, par une corolle à 4 pétales, ovoïdes, larges, disposés sur deux verticilles, mais blancs et légèrement violacés à leurs bases, *Papaver somniferum var. album*, rouge pourpre et légèrement violacés à leurs bases, *Papaver somniferum var. nigrum*. Ils entourent de nombreuses étamines, à filets très fins, légèrement épaissis en dessus du connectif, et un ovaire supère, à 10 ou à 15 carpelles pariétaux, ouverts, concrescents, à placentes recouverts d'ovules anatropes ; il est surmonté d'un disque stigmatifère à 10 ou à 15 stigmates recourbés en dessous. Son fruit officinal est une capsule poricide, qui renferme de nombreuses graines albuminées, elles aussi officinales.

Cette plante se différencie, de par la culture, en plusieurs grandes variétés telles que le *Papaver somniferum nigrum* et le *Papaver somniferum glabrum*, cultivées en Egypte et en Asie Mineure, à l'encontre du *Papaver somniferum album*, qui se rencontre en Perse.

Pathologie. — Elle est souvent attaquée par la *Peronospora arborescens*, qui se développe sur ses feuilles, par l'*Alternaria Brassica* et la *Spharella Morphaea*, qui se rencontrent sur ses fruits.

Origine géographique. — Exigeant des climats chauds, des terrains riches en humus, mais bien labourés, cette plante, fleurissant de juin en août, est originaire de l'Asie Mineure ; on la cultive aussi aux îles d'Hyères, de Corse, en Egypte, puis en Perse, aux Indes, particulièrement sur les rives du Gange et sur le plateau de Malwa.

Culture. — Elle se reproduit, soit à l'aide de semis, qui ont lieu en décembre aux Indes, en septembre et en avril en Asie Mineure, en mars en Europe, où elle ne fleurit que de juin en août, mais elle porte des fruits, qui doivent être incisés en mai aux Indes, et en juin en Asie Mineure.

Les cultures de cette plante sont généralement disséminées ; il en existe seulement quelques groupements compacts en Asie Mineure, principalement à Afion, Kara-Hissar. Une seule exploitation, appartenant à des étrangers, existe près de Gratzko en Macédoine, où un Allemand possédait une ferme produisant annuellement 1.500 kilogrammes d'opium. Les cultures de plaine sont préférables en Turquie ; en Asie Mineure, c'est l'inverse, de par ses conditions climatériques, mais dans la région de Kara-Hissar, le produit des hauts plateaux est considéré comme étant le meilleur ; il reçoit alors le nom de *Dagh mali* : « produit des montagnes ».

Leur terrain doit être perméable, un peu humide, mais le climat exigé est celui, qui convient au blé et à l'orge; on sait que les essais, tentés dans nos pays, ont donné, au point de vue de la qualité du produit, de bons résultats, et que seules les questions de main-d'œuvre ont arrêté les tentatives d'exploitation de l'opium. La culture par les Turcs est excessivement primitive ; l'usage des engrais artificiels n'ayant pas encore pénétré et comme le pavot épuise vite son sol, il faut alterner sa culture avec celle du maïs, du tabac ou des plantes maraîchères. La jeune plante, toutefois,

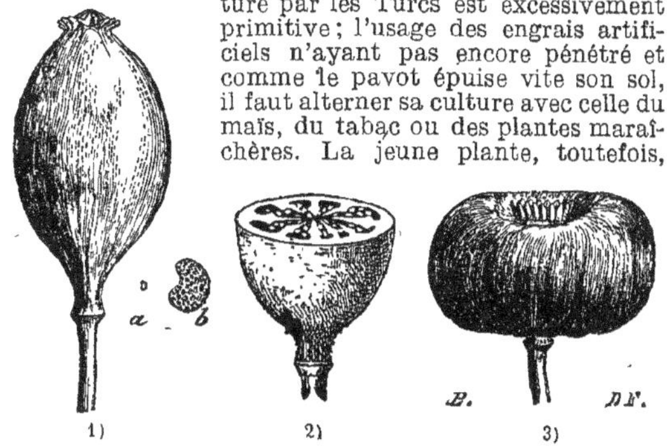

Fig. 178. — Pavot.
1) capsule de pavot ; *b*) graine de pavot. — 2) coupe transversale du pavot. — 3) capsule déprimée de pavot.

très sensible à la gelée, meurt, si le froid dépasse — de 2º à 3º, sans que la neige ait apparu pour la recouvrir de son manteau protecteur. Le manque d'eau au printemps est également désastreux et dans la Turquie d'Europe, où les Romains avaient jadis installé de merveilleux aqueducs, fertilisant de vastes plaines, la terre desséchée, brûlante, crevassée, est inapte à produire. Un régime de pluies, mauvais, une saison trop froide ou trop sèche, des vents trop violents à certaines époques, sont autant de facteurs de non réussite.

On sème à l'automne et au printemps, c'est-à-dire, suivant les régions, du commencement de septembre au milieu d'octobre, ou de février à avril et parfois aussi du 1er janvier au 15 février. Les ensemencements du printemps ne se font, en général, que si ceux d'automne n'ont pas réussi, car les pavots d'hiver produisent un opium bien plus estimé.

La pluie est nécessaire pour assurer une bonne germination, et la plantation, dès que la jeune plante atteint de 6 à 8 centimètres de haut, doit subir un premier sarclage, qui sera renouvelé deux ou trois fois par semaine ; on dépresse ensuite les pieds, autour desquels on ménage un espace de 30 à 50 centimètres carrés; on procède en mai au binage et au buttage dans les terrains, où celui-ci est utile.

Description du fruit (fig. 178). — Son fruit se présente, dans le droguier, sous la forme d'une capsule poricide, globuleuse, qui, arrivée à son entière maturité, est desséchée au soleil, mais elle est, parfois, marquée de tâches noirâtres. Mesurant de 3 à 8 centimètres de long, sur 5 à 12 centimètres de diamètre, de couleur jaune grisâtre, elle est parcourue par des côtes mousses, plus ou moins saillantes ou arrondies. Ce fruit

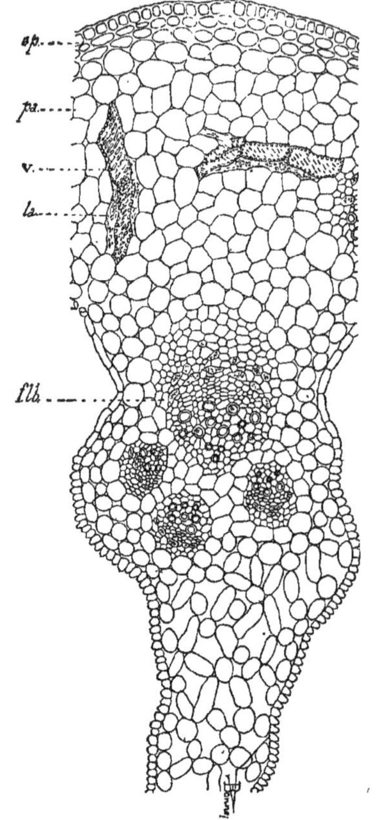

Fig. 179. — Coupe transversale de la capsule de pavot.

ep) épiderme ; *pa*) parenchyme ; *v*) faisceaux primaires ; *la*) lactifères ; *flb*) faisceaux libéro-ligneux.

porte à son extrémité inférieure un petit pédoncule souvent renflé vers le centre, et au sommet un disque, ou plateau stigmatifère, sessile, circulaire, à 10 ou à 15 lobes, avec autant de crêtes rayonnantes, relevées à leurs extrémités supérieures. Ces lobes, droits pour commencer, mais recourbés à la maturité de ces fruits, correspondent aux placentes internes, rayonnants, spongieux, jaunâtres, fragiles et rugueux, qui portent de nombreuses graines, elles aussi officinales. L'odeur de ce fruit est nulle, sa saveur mucilagineuse, narcotique.

Examen microscopique (fig. 179). — Exa-

miné sur une coupe transversale, le péricarpe du pavot est constitué par un épicarpe à cellules tabulaires, entourant quelques stomates, et par un tissu collenchymateux, à 2 ou à 3 assises de cellules polygonales ; puis vient le mésocarpe, à tissu parenchymateux, qui entoure de nombreux faisceaux libéro-ligneux, très petits, toujours accompagnés de nombreux lacticifères anastomosés, remplis d'un latex brunâtre chez les fruits desséchés, mais blanc chez les fruits frais. En dessous de chaque lame stigmatifère, et en dessus de chaque placente, se rencontre, dans le mésocarpe, un grand faisceau libéro-ligneux, ovale, formé par un cordon ligneux, arqué, recouvert d'un liber mou, qui renferme 3 lacticifères anastomosés, le tout entouré par un péricycle mou. Puis vient l'endocarpe, à une assise de cellules sclérenchymateuses ou sclérifiées, à parois épaissies sur toutes leurs faces.

Falsifications. — Cette drogue, rarement falsifiée, est parfois mélangée à des fruits de pavot provenant d'Europe, qui renferment les mêmes principes actifs. Les fruits du pavot se différencient, quant à leur degré de maturité, de par la réaction suivante ; car 2 grammes de poudre de ces fruits traités par 3 grammes d'alcool et 7 grammes d'eau, donnent une solution qui, additionnée de ferrocyanure potassique, d'une goutte de perchlorure de fer et d'acide chlorhydrique, se colore en bleu, en présence de beaucoup de morphine, mais ceux qui sont entièrement mûrs ne donnent pas cette réaction.

On peut aussi les doser, quant à leur pour cent en alcaloïdes, en les faisant macérer, pendant 3 heures, dans de l'acide chlorhydrique centinormal, que l'on titre, en retour, avec le réactif de Meyer.

Analyse chimique. — Ces fruits renferment les alcaloïdes qui seront décrits lors de l'étude de l'opium, puis de l'acide tartrique, de l'acide citrique, du mucilage, des matières résineuses et pectiques, du glucose, etc., etc.

Notons que ces fruits, parvenus à leur entière maturité, renferment de 0,016 à 0,02 p. 100 de morphine, 0,028 p. 100 de narcotine et de codéine, contre 0,022 à 0,03 p. 100 de morphine et 0,113 à 0,116 de codéine et de narcotine, dans les fruits non entièrement mûrs, ainsi donc leur pour cent, en alcaloïdes, diminue avec leur maturité.

Usage thérapeutique. — Ces fruits se prescrivent, à doses de 5 à 10 grammes sur 200 grammes d'eau, sous la forme de décoctions, comme hypnotique des enfants, comme sédatif des douleurs intestinales, puis sous la forme de cataplasmes, comme lénitif, après les avoir additionnés de farine de graines de lin.

Pharmacie galénique. — Ils servent à préparer le Sirupus Papaveris, l'Extractum Papaveris et des thés pectoraux ou odontalgiques. Ils rentrent aussi dans la préparation de certains gargarismes, qui se prescrivent comme spécifique contre les maux de dent et les angines.

Action physiologique. — Il est nécessaire de les ordonner avec prudence, car ils renferment, comme nous l'avons vu, des traces des alcaloïdes de l'opium, raison pour laquelle ils peuvent, à doses trop élevées, particulièrement chez les enfants, agir comme toxique et comme narcotique.

Récolte de l'opium. — On obtient cette drogue, selon les pays, de différentes manières ; ainsi, les paysans de l'Asie Mineure utilisent un simple couteau, emmanché sur une lame de forme ovale, aiguë et dentelée en scie sur sa face inférieure, avec laquelle ils pratiquent, de mai en juillet, (c'est-à-dire quelques jours après la chute des pétales de ces plantes et au moment où leur ovaire commence à jaunir), une ou plusieurs incisions transversales ou obliques ; ces incisions rarement verticales, souvent circulaires, parcourent en moyenne les 2/3 de la capsule, mais elles ne doivent pas être profondes, de manière à ne pas attaquer l'endocarpe de ce fruit ; ce qui permettrait au latex de s'écouler à l'intérieur de celui-ci. Elles doivent, en outre, se pratiquer au coucher du soleil par des temps secs, car on doit récolter, le lendemain matin, le suc ainsi exsudé, en utilisant soit un petit couteau, soit un instrument spécial, sorte d'écuelle de bois, dont trois des côtés sont entourés par des lames de bois, le quatrième portant une simple lame métallique, avec laquelle on racle les pavots ainsi incisés. Le latex, ainsi recueilli, déposé dans des terrines ou dans de petits récipients en terre, est alors soumis à une première fermentation due à une légère dessiccation au soleil. Il ne faut pas recueillir ce latex par des temps humides ou pluvieux, cas contraire, sa récolte serait compromise.

Ces incisions se pratiquent, en Perse, à l'aide d'un couteau, muni de plusieurs lames pointues, libres à leurs extrémités inférieures, mais entourées sur tout leur parcours de fibres de chanvre. On pratique, avec ceux-ci, sur les pavots non arrivés à leur entier développement, des incisions perpendiculaires les unes aux autres, mais peu profondes. Il en est parfois de même en Asie Mineure ; mais aux Indes, et ceci, particulièrement à Malwa, ces incisions ayant lieu d'avril en juin, se pratiquent à l'aide de plusieurs lames de couteau, emmanchées sur un même porte-objet, mais séparées les unes des autres par des fibres de chanvre, qui les entourent entièrement, à l'exception de leurs extrémités inférieures très pointues. Ces divers instruments doivent toujours être imbibés de salive ou d'huiles végétales, avant qu'on ne les utilise ; le latex, ainsi exsudé, devant toujours être recueilli de bonne heure le lendemain matin, par un temps sec, pour être ensuite malaxé sous la forme de boulettes, que l'on transporte sur les factories.

Préparation de l'opium. — Ce latex, ne renfermant pas, selon certains auteurs, de morphine, est à nouveau malaxé, dans les factories, sous la forme de pains orbiculaires, que l'on soumet à la dessiccation et à une légère fermentation, et ceci dans des coffres ou sortes de corbeilles en osier, doublées intérieurement d'étoffes ou de feuilles de divers Rumex, que l'on dépose dans des caves ou dans des endroits secs, bien aérés, voire même dans des grottes. Ces pains, quelques jours ou quelques semaines plus tard, sont alors triés, pour être livrés directement au commerce, ou être soumis, selon les pays, à la visite, comme cela se pratique à Smyrne, puis on les emballe dans des caisses en bois, fermant hermétiquement, mais doublées intérieurement de plaques de tôle, que l'on expédie sur les marchés de Constantinople, de Salonique ou de Smyrne, où la vente se fait maintenant non plus au choix mais *tel que*, en bloc. Une de ces caisses contient généralement 40 à 60 p. 100 d'opium de bonne qualité, 30 à 40 p. 100 d'opium moyen et 3 à 10 p. 100 d'opium

médiocre et de rebut (tchikinti). Ces pains, ayant été triés selon divers principes bien établis et en usage depuis de nombreux siècles, dans les régions ci-dessus décrites, c'est-à-dire, quant à leur couleur, leur arome, leur aspect externe et, parfois, quant à leur teneur en alcaloïdes, ne doivent pas être recouverts de moisissures, raison pour laquelle les Turcs les entourent toujours de feuilles de Rumex.

Dans certains pays, on les dose quant à leur pour cent en alcaloïdes, à l'aide de la titration, dans d'autres, selon le bon plaisir des experts, qui, à Smyrne, appartiennent, depuis plus de 300 ans, à la même famille de Gabul, dont les membres, assermentés, très experts en la matière, jugent l'opium selon sa couleur, son arome, son odeur, son poids, sa consistance ; ils parviennent ainsi, à déterminer, à peu de choses près, le pour cent en alcaloïdes que cette drogue peut renfermer ; celle-ci étant généralement classée en Europe d'après son pour cent en morphine et non pas quant à sa teneur en codéine ou en narcotine.

Sortes commerciales. — Cette drogue se différencie, selon sa provenance, en plusieurs grandes catégories dites : *Opium de Smyrne* ou d'*Asie Mineure*, qui parvient, dans le commerce européen, sous la forme de pains entourés de feuilles de Rumex, que l'on exporte par Smyrne et par Constantinople, par Trébizonde et par Izmid sur l'Europe. Cet opium se différencie lui-même en plusieurs variétés, dites *Opium de Yerli*, qui est récolté à Smyrne et ses environs, il parvient principalement en France, en Suisse et en Belgique. L'*Opium de Bogaditz*, récolté au nord de Smyrne, se vend principalement en Amérique à l'encontre de l'*Opium de Karahissar*, récolté au centre de la Turquie, qui parvient principalement sur le marché anglais, l'*Opium Gheive*, provenant principalement des bords de la mer Noire, se vend en Allemagne, à l'encontre de l'*Opium de Salonique*, qui est livré en grande partie à la Grèce.

On admet que l'ancienne Turquie (d'avant 1914), exportait annuellement 475.000 kilogrammes de cette drogue, dont la qualité inférieure, dénommée *Chinquilis*, est exportée sur la Chine.

L'opium peut aussi nous provenir de la Perse, mais les habitants de ce pays l'utilisent en partie, tout en l'exportant parfois sur Smyrne, sous la forme de petits magdaléons, qui sont souvent mélangés à notre drogue d'Asie Mineure. Une grande partie de la production de cet opium est par contre exportée sur la Chine, celle-ci provient généralement des districts de Dizful et de Shuster, à l'est du bas Tigre, de Sari et de Balfarus, où elle se vend sous la dénomination de *Teriake Arabistani*.

La Chine reçoit, en outre, une grande partie de l'opium des Indes, particulièrement celui de Malwa et du Bengale, qui sont exportés sous la forme de boulettes molles, souvent recouvertes de feuilles de pavot ou de pétales des fleurs de cette plante, il possède une odeur vireuse, narcotique, une couleur brunâtre.

L'Egypte, l'Algérie, voire même la Chine, livrent aussi de l'opium, qui se différencie comme suit, selon les analyses de Guibourt, de celui de Constantinople, celui-ci renferme de 12 à 14 p. 100 de morphine et celui de Smyrne en contient de 12,35 à 14,75 p. 100, à l'encontre de l'opium d'Egypte qui en renferme de 8,2 à 10 p. 100, de Perse de 10 à 11 p. 100, des Indes de 8,5 à 9 p. 100, d'Algérie de 10 à 12 p. 100 ; l'Europe peut aussi livrer de l'opium ; celui-ci étant subdivisé, selon sa provenance, en opium français, anglais, grec, allemand, suédois ou italien, mais la main-d'œuvre étant tellement chère dans ces pays, ils n'en produisent presque plus, car ils ne peuvent concurrencer, de par leurs prix, l'opium livré par l'Asie Mineure, où les terrains ne coûtent, en outre, pas grand chose.

Description de la drogue. — L'opium se présente, dans le droguier, sous la forme de pains, de dimensions, de poids et de formes variables, qui sont toujours entourés de feuilles de Rumex ou de celles de pavot. A surface brunâtre ou brun rougeâtre, fissurée par place, de consistance molle ou dure, selon son degré de dessiccation, à cassure inégale, non homogène, parfois grumeleuse, de couleur brun clair intérieurement, devenant brunâtre à l'air, l'opium renferme souvent des larmes agglutinées entre elles ou des parties végétales, provenant de l'épicarpe du fruit du pavot. Frotté sur du papier blanc, il provoque une marque jaunâtre ; incinéré, il brûle en abandonnant un léger résidu charbonneux. Difficile à pulvériser, s'il n'est pas entièrement sec, il ne doit pas perdre plus de 8 p. 100 de son poids, si on le soumet à la dessiccation.

Il se dissout à raison de 50 à 65 p. 100 dans l'eau, mais plus facilement dans l'alcool dilué. Il est peu soluble dans l'éther, le chloroforme et tout à fait insoluble dans l'éther de pétrole. Ses solutions aqueuses, brunâtres, additionnées d'acides minéraux, se précipitent naturellement par addition des réactifs généraux aux alcaloïdes. Sa densité doit être de 1,35, son odeur forte, spéciale, vireuse, mais non désagréable, sa saveur, amère, est âcre, vireuse.

Examen microscopique. — Délayé dans de la benzine, puis examiné au microscope, après avoir été chauffé avec une solution concentrée d'hydrate de chloral, il renferme soit quelques petits cristaux de formes variables et des débris végétaux, provenant soit de feuilles de Rumex et de pavot, qui servent à l'envelopper, soit des parties de l'épicarpe du fruit du pavot, qui est constitué par des cellules polygonales, à parois droites, mais épaissies, en dedans, sous la forme d'étoiles ; elles entourent en outre quelques stomates ; ce latex lui-même étant constitué par des granulations brunâtres ou par de petites masses informes, irrégulières.

Falsifications. — Il est souvent falsifié par addition de matières inorganiques (telles que pierres, sable, métaux, etc.) qui, devant le rendre plus lourd, sont insolubles dans l'eau, au fond de laquelle elles tombent. On peut les différencier tout de suite, sans avoir même besoin de pulvériser cette drogue, en la soumettant à l'examen aux rayons X. Il renferme, parfois, diverses fécules, reconnaissables à l'examen microscopique, puis de la térébenthine et de la colophane, insolubles dans l'eau, qui émettent, si on les chauffe avec de la potasse caustique, l'odeur caractéristique de la térébenthine. Cette drogue est aussi parfois additionnée de miel, de glucose, de figues, de cachou et de pulpes diverses, qui, en partie insolubles dans l'eau, donnent des solutions dextrogyres. L'opium peut aussi être falsifié par addition d'huiles fixes, qui graissent le papier sur lequel on le dépose.

En un mot, un bon opium ne doit pas renfermer d'amidon, de tanin précipitable de ses solutions aqueuses par addition de sels ferriques ou ferreux, de sucre, dont la dissolution réduit la liqueur de Fehling ou se précipite par addition d'hydroxylamine. Il ne doit pas renfermer de gomme, dont les solutions sont précipitées par addition d'alcool, ces précipités, oxydés, donnant de l'acide mucique, ni de caoutchouc, tout à fait insoluble dans l'eau. Extrait par de l'eau, l'opium doit s'y dissoudre à raison de 55 à 65 p. 100 de son poids, mais, incinéré, il ne doit pas abandonner de résidu pesant plus de 8 p. 100 de cendres. Desséché, il ne doit pas perdre plus de 8 p. 100 de son poids.

Dosage de la morphine. — Cette drogue doit toujours être titrée, comme suit, quant à son pour cent en morphine. Triturez, à cet effet, 6 grammes d'opium bien pulvérisé avec de l'eau, sous la forme d'une bouillie homogène, puis additionnez-la d'eau, jusqu'à poids constant de 54 grammes. Filtrez 38 grammes de cette solution, que vous additionnez de 2 grammes d'un mélange de 17 grammes d'ammoniaque sur 83 grammes d'eau. Filtrez de suite la solution ainsi obtenue, l'ammoniaque, ainsi utilisée, ne devant servir qu'à neutraliser les acides libres de l'opium et à précipiter sa narcotine, qui est une base faible, mais elle ne doit pas mettre en liberté ses autres bases végétales. Traitez 36 grammes de ce liquide (renfermant en réalité 4 grammes d'opium) par 4 grammes d'ammoniaque, que vous additionnez encore d'éther, tout en prenant soin d'agiter vigoureusement ce mélange. Décantez sa couche éthérée, qui, filtrée, abandonne des cristaux de morphine (alcaloïde insoluble dans ce dissolvant), puis filtrez ce liquide aqueux, dont les cristaux, lavés avec de l'eau saturée d'éther, sont desséchés et tarés. Dissous dans 25 centimètres cubes d'acide chlorhydrique déci-normal, ils donnent une solution, que l'on peut titrer en retour, en présence d'hématoxyline ou d'iodéosine et d'éther (après l'avoir encore diluée à 100 centimètres cubes), par de la soude caustique déci-normale, jusqu'à coloration rouge pâle de sa couche aqueuse ; cette solution devant exiger au minimum 4 centimètres cubes et, au maximum, 5 cmc. 5 de soude caustique déci-normale, si l'opium, ainsi analysé, renferme, selon les prescriptions du Codex, de 10 à 12 p. 100 de morphine, car 1 centimètre cube d'acide chlorhydrique déci-normal neutralise exactement 28 mgr. 5 de morphine.

L'opium, ainsi titré, doit, s'il est trop riche en morphine, être trituré avec du sucre de lait, de manière à ce que son pour cent ne soit pas inférieur, ni supérieur, à 10 p. 100 ; l'opium, moins riche en cet alcaloïde, devant par contre être trituré avec un opium très riche en cette base végétale.

Dosage de sa narcotine. — On la dose comme suit : 3 grammes d'opium finement pulvérisés, agités pendant 3 heures de temps, en présence de 10 centimètres cubes de lessive de soude déci-normale, avec 90 centimètres cubes d'éther, donnent une solution éthérée, qui, décantée, puis filtrée, est agitée (et ceci, à raison de 75 centimètres cubes de ce liquide) avec une solution aqueuse, déci-normale, d'acide chlorhydrique (notons que 75 centimètres cubes de cette solution éthérée correspondent à 2 gr. 5 d'opium et qu'il faut parfaire très rapidement cette opération, de peur que sa narcotine ne s'oxyde et ne devienne rougeâtre) dont la solution, décantée, est agitée, en présence de soude caustique déci-normale, avec de l éther ; celui-ci, décanté, déshydraté, puis, soumis à la distillation fractionnée, abandonne alors des cristaux de narcotine, qui, lavés à l'aide d'eau éthérée, sont tarés, après avoir été desséchés ; le poids ainsi obtenu, multiplié par 40, nous donnant exactement le pour cent en narcotine renfermé dans l'opium.

Réactions. — La teinture d'opium, additionnée de 2 gouttes d'acide chlorhydrique, mais agitée, après 24 heures de repos, avec de l'éther, donne une solution aqueuse qui, décantée, puis additionnée de quelques gouttes de perchlorure de fer, doit se colorer en rouge brunâtre (acide méconique). L'extrait d'opium, dissous dans de l'eau, donne une solution qui, filtrée, est agitée en présence de carbonate ammonique avec de l'éther acétique ; celui-ci, décanté, soumis à la distillation fractionnée, abandonne alors un résidu se colorant en violet fugace, puis en vert, par addition de quelques gouttes du réactif de Frœhde.

Analyse chimique. — Cette drogue renferme des acides méconique, thébolactique, sulfurique, chlorhydrique, nitrique et acétique, qui sont combinés, sous la forme de sels solubles dans le suc cellulaire du pavot, aux alcaloïdes suivants, que l'on subdivise en trois grands groupes :

1º *Groupe de la morphine*, avec morphine et thébaïne ; 2º *groupe de la papavérine*, avec papavérine, codamine, laudanine, méconine et laudanosine ; 3º *groupe de la narcotine* avec narcotine, narcéine et oxynarcéine ; mais ces alcaloïdes peuvent être subdivisés en trois grands groupes, quant à leurs effets physiologiques, soit en : *alcaloïdes narcotiques*, avec morphine, codéine, papavérine, narcotine, *alcaloïdes convulsivants*, avec thébaïne, laudanosine, papavérine, narcotine, codéine et morphine ; en *alcaloïdes toxiques*, avec morphine, codéine, thébaïne, laudanosine, papavérine et narcotine, etc., etc. Ces divers alcaloïdes sont contenus, à raison de 10 à 14 p. 100, quant à la morphine, 4,8 p. 100 quant à la narcotine, de 0,5 à 1 p. 100 quant à la papavérine, 0,1 p. 100 quant à la méconine dans l'opium. L'opium français renferme, selon nos recherches personnelles, de 9 à 11 p. 100 de morphine, de 0,19 à 1 p. 100 de narcotine, de 2 à 2,5 p. 100 de codéine, contre 10 à 13 p. 100 de morphine, de 1,25 à 1,95 p. 100 de narcotine, de 0,2 à 0,3 p. 100 de codéine dans l'opium norvégien et suisse.

Cette drogue renferme, en outre, des matières résineuses et pectiques, du mucilage, de la bassorine, etc., etc.

Préparation des alcaloïdes de l'opium (voir en outre le B. Am. 1.243.725). — L'opium pulvérisé, extrait par de l'eau chaude, donne une solution qui, filtrée, puis additionnée de chlorure calcique, précipite du *méconate calcique*.

Cette solution, filtrée, évaporée sous pression réduite, sous la forme d'un extrait sirupeux, puis, abandonnée au repos et au froid, dépose une masse cristalline de chlorures calciques de morphine et de codéine.

A) *Ces cristaux*, recueillis, purifiés à l'aide de recristallisations fractionnées dans de l'eau, donnent des solutions aqueuses qui, décolorées par du charbon animal, sont précipitées par addition d'ammoniaque, afin de les libérer de leur *morphine*.

1º Celle-ci, reprise par de l'alcool, donne une solution, que l'on soumet à la cristallisation spontanée.

2º Cette solution ammoniacale, c'est-à-dire les eaux mères de la morphine, évaporées sous pression réduite, sous la forme d'un extrait sirupeux, déposent, à froid, des cristaux de chlorure calcique de codéine et de chlorure ammonique, outre des traces de chlorure calcique de morphine. Ces cristaux, dissous dans de l'eau, donnent des solutions qui, soumises une fois concentrées à la cristallisation spontanée, déposent du chlorure calcique de morphine, dont les eaux mères, traitées par de la soude caustique, précipitent leur codéine, que l'on reprend par de l'éther alcoolique, dans lequel on la soumet à la cristallisation spontanée.

B) *Les eaux mères*, ainsi obtenues (ayant renfermé les chlorures calciques de morphine et de codéine), ne contiennent que des traces de narcotine, celle-ci étant, en majeure partie, restée dans les parties de l'opium insolubles dans l'eau. Filtrées, afin de les débarrasser des matières pectiques et résineuses, qui s'y rencontrent, puis additionnées d'ammoniaque, elles précipitent de la thébaïne. de la narcotine, puis une partie de leur papavérine. On obtient ainsi un filtrat et un précipité.

I) *Le précipité* ainsi obtenu, mélangé sous la forme d'une pâte molle à de la soude caustique aqueuse, est ensuite essoré à la trompe, pour être lavé avec de l'eau, dont la solution filtrée, puis évaporée à sec, abandonne un dépôt insoluble de *narcotine*, que l'on reprend par de l'alcool bouillant, dans lequel on la fait cristalliser.

Le filtrat alcalin, ainsi obtenu, neutralisé par de l'acide acétique, puis traité par de l'acétate neutre de plomb, précipite de la *papavérine* et des traces de narcotine, mais non la thébaïne.

a) *Ce précipité*, chauffé à l'ébullition avec de l'alcool, donne une solution qui, concentrée sous pression réduite, abandonne un résidu, que l'on traite par une solution d'acide oxalique, afin de précipiter l'*oxalate de papavérine*, très peu soluble dans l'eau, que l'on purifie par recristallisations spontanées, puis que l'on additionne d'acide sulfurique, dont la solution, additionnée de chlorure calcique, précipite son excès d'acide sulfurique, le chlorure calcique donnant avec la papavérine une combinaison double, soluble dans l'eau ; celle-ci, additionnée d'ammoniaque, précipite sa *papavérine*, que l'on purifie en la dissolvant dans de l'alcool bouillant, dont les solutions concentrées sont soumises à la cristallisation spontanée.

b) *Son filtrat*, renfermant de la *thébaïne*, non précipitable par addition d'acétate plombique, est ensuite additionné d'acide sulfurique, qui précipite son excès de plomb ; on obtient ainsi une solution qui, additionnée d'ammoniaque, précipite de la *thébaïne*. Celle-ci, reprise par de l'eau additionnée d'acide tartrique, donne une solution qui, concentrée, est soumise à la cristallisation spontanée; elle dépose de beaux cristaux de tartrate de thébaïne, qui, dissous dans de l'eau, donnent une solution, que l'on précipite par addition d'ammoniaque ; on purifie cet alcaloïde en le dissolvant dans de l'alcool, dont la solution est soumise à la cristallisation spontanée.

Notons que la narcotine, qui se rencontre dans ces eaux mères, n'est pas précipitée par addition d'ammoniaque, aussi peut-on la purifier de suite.

II) *Le filtrat* obtenu en traitant les solutions de papavérine, de thébaïne et de narcotine par de l'ammoniaque (afin de précipiter ces bases), est ensuite additionné d'acétate de plomb, qui précipite de l'hydrate plombique, dont le filtrat est additionné d'acide sulfurique, afin de précipiter ses traces de plomb ; on obtient ainsi une solution renfermant des sulfates de méconine, de papavérine et de narcéine. Cette solution, évaporée à consistance sirupeuse, puis soumise à la cristallisation spontanée, dépose des cristaux de sulfate de *narcéine*, que l'on purifie à l'aide de la cristallisation fractionnée.

Les eaux mères de cet alcaloïde, traitées, en présence d'ammoniaque, par de l'éther, lui abandonnent leurs alcaloïdes *méconine et papavérine* ; cette solution éthérée, décantée, puis soumise à la distillation fractionnée, abandonnant un résidu qui, repris par de l'acide chlorhydrique, donne une solution de chlorhydrate de papavérine, que l'on purifie, en la soumettant à la cristallisation spontanée.

La *méconine*, insoluble dans ce dissolvant, est alors traitée par de l'alcool, dont la solution est soumise à la cristallisation spontanée.

On parvient aussi à séparer les diverses bases de l'opium les unes des autres, en triturant cette drogue avec du sable, puis en l'extrayant, en présence de 5 grammes d'ammoniaque sur 10 grammes de substance, par du chloroforme alcoolique, dont la solution centrifugée est agitée, plusieurs fois de suite, avec de l'eau additionnée d'acide chlorhydrique. Celle-ci, décantée, puis agitée avec du chloroforme, lui abandonne sa *narcotine* précipitable par addition d'acétate de soude, sa *papavérine* précipitable par celle d'iodure de cadmium, sa *narcéine* et sa *thébaïne*. Alcalinisée, puis agitée avec du chloroforme, cette solution lui abandonne sa *codéine*, que l'on peut précipiter à l'aide d'iodure double de cadmium et de cæsium, à l'encontre de sa *morphine*, qui ne passe dans le chloroforme ou dans le benzène, qu'après qu'on ait additionné cette solution aqueuse d'ammoniaque. Ces divers alcaloïdes, se rencontrant comme je suis parvenu à le démontrer dans toutes les parties végétales du pavot fleuri ou de celui portant des fruits, peuvent être décelés dans ses ovaires, 10 jours après la floraison de cette plante, mais non dans ses graines ; ceux-là ne s'y rencontrant que 14 jours après leur germination, leur pour cent augmentant dès lors régulièrement. Ce ne sont donc pas des produits d'élimination mais de synthèse qui peuvent être transformés par la suite en albuminoïdes (voir *Arch. der Ph.*, 1914, p. 192).

La Morphine, $C^{17}H^{19}NO^3 + H^2O$, entrevue au xviie siècle par Boyle, qui la dénomma *Magisterium Opii*, mais découverte en 1803 par Seguin, Derosne et Sertuerner, fut obtenue par ce savant en 1816, à l'état cristallin.

Description. — Elle se présente sous la forme d'aiguilles ou sous celle de prismes brillants, inco-lores, inodores, à saveur amère, renfermant une molécule d'eau de cristallisation, qu'elle perd, si on la chauffe à 110°. Entrant en fusion à 230°, elle se décompose à une température plus élevée. Insoluble dans l'éther, le benzène, très peu soluble dans l'eau, elle se dissout très facilement dans le chloroforme, l'alcool bouillant, les hydrates alcalins. Ses solutions, aqueuses, mais acides, se colorent en brun à l'air, car cette base se décompose alors en pseudomorphine ou oxydimorphine.

Réactions. — Elle se dissout sans se colorer dans l'acide sulfurique, mais cette dissolution se colore, après 24 heures de repos, en rouge sang par addition de nitrate ou de chlorate potassique. Une dissolution de morphine, dans de l'acide sulfurique, se colore petit à petit en rouge intense, puis en bleu violacé, en bleu verdâtre et en jaune, par addition de sucre de canne. Les sels de morphine donnent des solutions aqueuses, se colorant en bleu par addition d'une goutte de perchlorure de fer, mais elles mettent en liberté de l'iode, si on les traite par de l'acide sulfurique et par de l'iodure potassique ou par de l'iodate potassique ou par de l'acide iodhydrique ; l'iode, ainsi mis en liberté, colorant en violet le chloroforme avec lequel on les agite. Une dissolution de morphine, dans de l'acide sulfurique concentré, se colore en brun foncé par addition de nitrate bismuthique ; mais cet alcaloïde se dissout avec une coloration violette, puis bleue, vert sale et jaune, dans le réactif de Frœhde. Chauffée au bain-marie avec de l'acide sulfurique concentré, la morphine donne une solution se colorant en vert par addition d'une goutte du réactif de Frœhde, cette réaction étant tributaire des propriétés réductrices de cet alcaloïde.

Traitée, en suspension dans de l'eau de chlore, par du cyanure potassique, elle donne une solution rouge ; mais triturée avec 8 gouttes d'acide sulfurique et de l'arséniate potassique, que l'on chauffe jusqu'à ce que des vapeurs acides commencent à s'en dégager, elle donne une solution bleu violacé, cette coloration passant ensuite au rouge ; mais cette dissolution prend une coloration verte par addition d'eau ; agitée ensuite avec du chloroforme, elle le colore alors en violet. La morphine, chauffée avec quelques gouttes d'acide sulfurique, se colore en brun verdâtre, mais cette coloration passe ensuite au bleu, si on additionne ce mélange d'eau distillée ; cette solution, agitée avec du chloroforme, lui communiquant une teinte bleutée, mais, agitée avec de l'éther, elle le colore en rouge (Jorissen). Chauffée au bain-marie avec de l'acide sulfurique renfermant un petit cristal de sulfate ferreux, la morphine donne une dissolution violette, qui, versée goutte à goutte sur un peu d'ammoniaque, forme à la ligne de contact des deux liquides, un anneau rouge, passant sur ses bords au bleu, mais ce mélange, agité, se colore en bleu.

L'acide nitrique dissout la morphine avec une coloration rouge sang, puis jaune, mais cette coloration passe au violet, par addition de chlorure stanneux ou de sulfhydrate ammonique ; cette réaction permet de différencier de suite la morphine de la brucine, qui, se dissolvant aussi avec une coloration rouge dans cet acide, ne se colore pas en violet par addition de ces deux réactifs. Une solution de morphine se précipite en un dépôt bleu, par addition d'une goutte de perchlorure de fer, d'acide chlorhydrique et d'une solution de ferricyanure potassique. Les solutions des sels de morphine ne sont pas précipitées par addition de tanin, de bichromate potassique, mais cette base, dissoute dans de l'acide sulfurique concentré, donne une solution se colorant en rouge violacé, puis en rouge sang, par addition d'acide nitrique. Elle se dissout avec une coloration violette, puis brun violacé et vert sale, pour devenir ensuite incolore, dans l'acide sulfurique additionné d'un petit cristal de molybdate sodique.

Les sels de cette base réduisent, en solutions aqueuses, le nitrate d'argent, dont le filtrat se colore en rouge par addition d'acide nitrique ; mais elles se colorent en vert à la chaleur, par addition de sulfate de cuivre. Une dissolution de morphine, dans de l'eau de chlore, prend petit à petit une coloration jaune verdâtre, qui passe ensuite au brun, par addition d'ammoniaque. Une solution de morphine, additionnée de nitrite de soude et de sublimé corrosif, abandonne un résidu bleu, puis brun. Une solution de morphine ne doit pas être précipitée par addition d'eau de brome. Une dissolution de morphine, dans de l'acide sulfurique, se colore en rouge sang, puis en violet et en vert, par addition de sulfure de soude. Cette base possède, quant à sa formule, la constitution suivante :

$$
\begin{array}{c}
CH \\
HO-C \quad\quad CH \\
C \quad\quad C \\
C \quad CH^2 \\
O \\
C \quad CH \\
HC \quad C \quad N-CH^3 \\
H\diagdown C \quad CH \quad CH^2 \\
HO\diagup \\
CH^3 \quad CH^3
\end{array}
$$

Oxydée avec précaution par de l'acide nitrique, la morphine se transforme en oxydimorphine, qui est identique à la pseudomorphine de l'opium, mais celle-là se forme toujours lors des réactions ci-dessus mentionnées, c'est-à-dire lorsqu'on utilise des oxydants.

Fondue avec de la potasse caustique, la morphine se décompose en acide pyrocatéchique ; mais chauffée à sec, avec 10 fois son poids de poudre de zinc, elle se décompose en ammoniaque, en triméthylamine, en pyrol, en phénanthrène et en pyridine.

Traitée en présence de palladium colloïdal par de l'hydrogène naissant, la morphine se transforme en hydromorphine (B. A. 44, p. 1829) ; il en est de même, si on la traite en présence de chlorure de palladium par de l'acide sulfurique dilué (ce procédé nous permettant de préparer de même l'hydrocinchonidine, etc., etc.) L'hydromorphine, saponifiée à chaud par de l'acide bromhydrique, perd sa fonction éther pour livrer l'hydrocupréine décrite dans notre *Traité de Chimie médico-pharmaceutique et toxicologique,* Doin, à Paris, 8, place de l'Odéon.

Chauffée avec de l'iodure de méthyle, en solution alcoolique, elle se transforme en un produit d'addition, qui, oxydé par de l'oxyde d'argent humide, donne l'*hydrate de méthylmorphine,* de formule :

$$C^{17}H^{19}NO^3-CH^3-OH$$

Chauffée en solution alcoolique (à raison d'une molécule de chaque) avec de l'iodure de méthyle et de l'hydrate potassique, la morphine se transforme en codéine, mais, chauffée avec de l'acide sulfurique, de l'acide oxalique ou avec de l'acide chlorhydrique, elle se transforme en apomorphine, que nous étudierons par la suite.

Cette base ne renferme pas de groupe méthoxylé, car, chauffée avec de l'acide chlorhydrique, elle ne dégage pas du chlorure de méthyle ; mais elle se combine facilement aux acides, pour donner des sels cristallins. dont plusieurs sont officinaux (voir notre *Traité de Chimie médico-pharmaceutique et toxicologique*).

Usage thérapeutique de la morphine. — Cette base végétale se prescrit, à doses de 0,0005 à 0,001 comme stimulant, à doses de 0 gr. 01 à 0 gr. 02 comme hypnotique et comme sédatif, sous la forme de pilules, de poudres ou de potions, voire même sous celle d'injections hypodermiques.

Action physiologique. — Ordonnée à doses trop élevées, elle provoque souvent des empoisonnements mortels, précédés d'excitation mentale, de nausées, de vomissements, de constipations opiniâtres, d'hallucinations, de convulsions avec arrêt complet des fonctions respiratoires et cardiaques.

La morphine est lentement résorbée par les muqueuses, mais très rapidement par le tissu cellulaire (raison pour laquelle elle agit plus rapidement en injections intraveineuses). Elle est en partie éliminée de l'organisme (et ceci, très lentement, après une douzaine d'heures), par les urines, sous la forme d'oxydimorphine, ou par les vomissements, mais on parvient toutefois à la déceler dans le cerveau, le foie, les reins des personnes intoxiquées par cette base végétale.

C'est un irritant des muqueuses, qui provoque sur la peau, dépouillée de son épiderme, une sensation désagréable de picotements, puis de l'engourdissement. Elle excite premièrement le système nerveux, en provoquant une sensation très agréable de bien-être, puis de la somnolence et un sommeil profond ; ce qui n'empêche pas le patient de ressentir, à son réveil, de douloureux maux de tête. Elle agit comme un analgésique, en déterminant de l'hyperémie cérébrale, puis la paralysie de la moelle épinière, mais elle abaisse la pression sanguine, en dilatant les vaisseaux périphériques. Elle ne modifie pas, à faibles doses, la respiration, qui est considérablement ralentie, si on la prescrit à fortes doses. Elle provoque, en outre, à doses faibles, une augmentation de la sécrétion salivaire, qui est entièrement arrêtée, si on l'ordonne à fortes doses ; mais elle provoque, en outre, de la sécheresse buccale. Elle ralentit le processus de la digestion, tout en provoquant des constipations opiniâtres et en exerçant son action sur les nerfs moteurs et sur les mouvements péristaltiques ; elle n'influence pas la température, à moins qu'elle ne soit ingérée à doses toxiques, celle-là étant alors fortement diminuée. Ordonnée pendant un certain temps à des malades, ceux-ci ne peuvent s'en passer, car ils subissent, de ce fait, une période d'excitation très agréable, puis, petit à petit, une dépression plus ou moins grande, mais, à ce qu'ils prétendent délicieuse, c'est le morphinisme dans toute sa beauté, qui est caractérisé par une grande faiblesse du cœur, par des troubles visuels, digestifs et urinaires, par de l'insomnie, par une faiblesse extrême, par des troubles nerveux, par des hallucinations prolongées, avec perte de la mémoire et folie.

On parvient, toutefois, à déshabituer ces malades de l'usage de la morphine, en leur prescrivant, chaque semaine, des doses moins fortes de cet alcaloïde, puis en leur interdisant tout excitant tel que : café, vin, liqueurs, thé et en leur ordonnant des laitages, des soupes, du chocolat au lait, un peu de bière, puis des poudres préparées à l'aide d'un mélange de quinine et de noix vomique, etc., etc.

INCOMPATIBILITÉS DE LA MORPHINE. — Il ne faut jamais l'ordonner avec de l'eau de laurier-cerise, qui précipite, avec le temps, du cyanure de morphine, toxique ; ni avec des mucilagineux, qui la transforment en oxydimorphine, dont les effets physiologiques sont tout à fait différents, car celle-ci possède des propriétés émétiques ; ni avec des iodures, des sels ferreux, des alcalins, de l'eau de chaux, des sels ammoniacaux, du tanin, des sels d'arsenic, d'argent, de cuivre, de plomb, etc., etc.

CONTREPOISONS. — Ordonnez, en cas d'empoisonnement par cet alcaloïde, de faibles doses d'atropine, de caféine, du chloroforme, des stimulants, des excitants, outre les incompatibilités ci-dessus décrites.

PHARMACIE GALÉNIQUE. — Elle sert à préparer de nombreux dérivés, qui sont, ainsi que ses sels, décrits dans notre *Traité de Chimie médico-pharmaceutique et toxicologique*. Il en est de même pour ceux dérivant de l'apomorphine, de la codéine, de la papavérine, etc., etc.

L'APOMORPHINE, $C^{17}H^{17}NO^2$, découverte en 1869, par Matthiessen et par Wright, se prépare en chauffant pendant 2 ou 3 heures à 145°, dans des tubes fermés, 10 grammes de morphine avec 100 grammes d'acide chlorhydrique à 25 p. 100, puis en agitant le contenu de ces tubes, en présence de bicarbonate de soude, avec de l'éther ou avec du chloroforme, tout en évitant, alors, l'action de l'air. Ces solutions éthérées ou chloroformiques, soumises à la distillation fractionnée, abandonnent des résidus que l'on soumet à la cristallisation spontanée, car la morphine s'est alors transformée, selon l'équation suivante, en apomorphine :

$$C^{17}H^{19}NO^3 = H^2O + C^{17}H^{17}NO^2$$
Morphine   Apomorphine

La codéine, traitée de la même manière, se transforme aussi en apomorphine ou apocodéine, car :

$$C^{18}H^{21}NO^3 + HCl = H^2O + CH^3Cl + C^{17}H^{17}NO^2$$
Codéine   Apomorphine

L'apomorphine, fraîchement préparée, se présente sous la forme d'une poudre blanche, amorphe, peu soluble dans l'eau, mais très soluble dans l'éther, l'alcool, le chloroforme. Elle se colore, ainsi que ses solutions, en vert, à l'air, mais ses solutions colorent en rouge l'éther et en violet

le chloroforme avec lesquels on les agite. Ses solutions aqueuses ou alcooliques se colorent en rose rougeâtre, puis en violet et en noir, par addition de perchlorure de fer, en rouge sang, par celle d'acide nitrique. Elles réduisent, à chaud, les solutions des sels des métaux nobles, mais elles se précipitent en un dépôt rouge pourpre, par addition de chlorure d'or et en un dépôt jaune, par celle d'acide picrique. Une solution aqueuse, mais acide, d'apomorphine, se colore en noir par addition de soude caustique ; mais elle se précipite en un dépôt blanc, devenant verdâtre, par celle de bicarbonate de soude. Elle se dissout avec une coloration rouge sang, dans l'acide nitrique ; verte dans le réactif de Frœhde ; jaune orange, puis brune et noire, en présence d'un petit cristal de bichromate de potasse, dans l'acide sulfurique. Ses solutions aqueuses ou alcooliques se colorent en violet par addition d'une goutte de perchlorure de fer, mais cette coloration passe ensuite au violet et au noir ; elles se colorent en violet par addition d'ammoniaque.

L'*Apomorphine* donne en outre (selon Grimbert et Leclère), en dissolution dans de l'eau additionnée successivement de 5 gouttes d'une solution saturée de bi-iodure de mercure, de 5 gouttes d'une solution d'acétate de soude à 10 p. 100, que l'on porte à ébullition, une matière colorante bleue, plus ou moins foncée, que l'on peut dissoudre après son complet refroidissement dans de l'alcool méthylique. Cette réaction, d'une sensibilité extraordinaire, permet de déceler 1 partie d'apomorphine dans 500 grammes d'eau, soit 0 gr. 002 de cette substance par litre.

M. Palet, professeur à Buenos-Aires, utilisant le réactif arsénotungstique (qui se prépare en dissolvant 25 grammes de tungstate de soude dans 200 grammes d'eau additionnée de 20 grammes d'acide arsénique, que l'on évapore, à sec, pour reprendre son résidu par 250 grammes d'eau distillée), constate que quelques gouttes de ce réactif, agitées pendant quelques minutes avec une trace de chlorhydrate d'apomorphine, se colorent en bleu indigo, par addition de carbonate de soude, le liquide ainsi obtenu, traité par de l'alcool amylique, se colorant en bleu intense, le benzène le faisant virer au violet évêque, le chloroforme au bleu violacé, le xylène, l'éther, l'éther acétique, le toluène, le tétrachlorure de carbone au violet intense.

Elle possède, quant à sa formule, la constitution suivante :

CH
HO—C   CH
HO—C   C
C CH^2
C   CH
HC   C   N—CH^3
HC   C CH^2
CH CH^2

Cette base se prescrit sous la forme de sels, à doses de 0 gr. 0005 à 0 gr. 003 plusieurs fois par jour, en poudres, en pilules, ou en solutions aqueuses (que l'on doit déposer dans des flacons bruns ou noirs, toujours maintenus à l'abri de l'air) comme sédatif et comme calmant, particulièrement contre la coqueluche, les accès de toux chroniques, les fluxions de poitrine, puis, à doses plus élevées, comme émétique. Ordonnée à doses trop élevées, l'apomorphine provoque souvent des empoisonnements mortels, avec accélération et irrégularité du pouls, accélération des mouvements nerveux, sommeil, syncope, convulsions, collaps.

L'Oxydimorphine ou Pseudomorphine, $C^{34}H^{36}N^2O^6$, se présente sous la forme de paillettes incolores, inodores, insolubles dans l'eau, l'éther, le chloroforme, l'alcool, mais très solubles dans les alcalis. Fusible à une température encore mal déterminée, cette base tertiaire renferme 4 groupes hydroxylés ; aussi la considère-t-on comme étant constituée par deux molécules de morphine ayant perdu deux atomes d'hydrogène. On peut la déterminer, en présence de morphine, en transformant ces bases en leurs chlorhydrates, dont les solutions aqueuses, neutres, sont additionnées de quelques gouttes d'une solution à 1 p. 100 de ferricyanure potassique et d'acétate de soude à 10 p. 100. L'absence de tout louche indiquera que ces solutions ne renferment pas d'oxydimorphine, ou qu'elles en renferment moins de 1/20000. Le précipité, ainsi obtenu, centrifugé, lavé avec un peu d'eau, puis dissous dans de l'eau additionnée d'acide chlorhydrique, donne une solution, qui se précipite en un dépôt blanc jaunâtre par addition de bicarbonate sodique. Ce dépôt, dissous dans de l'acide chlorhydrique, donne une solution se colorant en violet, en présence de morphine, par addition d'acide sulfurique formolé (une goutte de formol dans 5 centimètres cubes d'acide sulfurique), mais elle se colore en vert par addition de ce réactif et d'une trace de ferricyanure potassique en présence d'oxydimorphine.

La Codéine, $C^{18}H^{21}NO^3$, se prépare synthétiquement, comme nous l'avons vu, en traitant la morphine, en présence d'iodure de méthyle, par de la soude caustique, car la réaction suivante a lieu :

$$C^{17}H^{19}NO^3 + NaOH + CH^3I$$
Morphine

$$= NaI + H^2O + C^{17}H^{18}(CH^3)NO^3$$
Codéine

On peut aussi la préparer selon le B. A. 39887, en chauffant, en présence de soude ou de potasse caustique, la morphine avec le sulfate de diméthyle, car :

$$C^{17}H^{17}O(OH)^2N + KOH + SO^2{<}{OCH^3 \atop OCH^3}$$
Morphine

$$= SO^2{<}{OCH^3 \atop OK} + H^2O + C^{17}H^{17}NO{<}{OH \atop OCH^3}$$
Codéine

voir en outre les B. A. 92.789, 95.644, 96.145, ceux-ci prescrivant de traiter la morphine par du diazométhane ou par du nitrosométhylméthane, puis les B. A. 107.225, 108.075, 214.783, 131.980, qui préconisent de faire réagir le benzoylsulfonate de méthyle, à la température ordinaire, sur la morphine additionnée de soude caustique, car :

$$C^{17}H^{17}NO{<}{OH \atop ONa} + C^6H^5SO^4{-}CH^3$$
Morphine

$$= C^6H^5SO^3Na + C^{17}H^{17}NO{<}{OH \atop OCH^3}$$
Codéine

Elle se présente sous la forme d'octaèdres rhombiques, incolores, inodores, à saveur légèrement amère, cristallisant avec une molécule d'eau, fusibles à 155°, peu solubles dans l'eau, dont les solutions sont lévogyres, alcalines. Elle est par contre très soluble dans l'éther, l'alcool, le chloroforme, le sulfure de carbone, l'ammoniaque, mais elle est très peu soluble dans l'éther de pétrole et tout à fait insoluble dans les alcalis caustiques.

Réactions. — Elle se dissout sans se colorer dans l'acide sulfurique, mais cette dissolution se colore en bleu à la chaleur. Une dissolution fraîchement préparée de codéine dans de l'acide sulfurique, chauffée à 150°, puis refroidie, se colore en rouge sang, par addition d'une goutte d'acide nitrique. Une dissolution de codéine, dans de l'acide sulfurique, se colore en bleu par addition d'une goutte de perchlorure de fer, mais cette base végétale se dissout avec une coloration jaune, puis vert foncé et bleue dans le réactif de Frœhde. Une dissolution de codéine, dans de l'acide sulfurique, se colore à chaud en rouge pourpre et non en bleu par addition de saccharose. Les solutions aqueuses des sels de cette base se précipitent par addition des sels des métaux nobles ; mais la codéine se dissout avec une coloration verte, puis bleue, dans l'acide sulfurique additionné d'acide sélénique. L'acide nitrique dissout cette base végétale avec une coloration brune, mais cet acide dilué la transforme en nitrocodéine ; l'acide sulfurique dilué la transformant à chaud en *pseudocodéine*, qui est une base cristalline, blanche, fusible à 180°, dont les solutions sont lévogyres. L'eau de chlore dissout sans se colorer la codéine, mais cette dissolution prend une coloration rouge brunâtre par addition d'ammoniaque. Elle se dissout avec une coloration bleue dans l'acide sulfurique additionné d'arséniate de soude ; verte dans cet acide additionné de sélénate ammonique, bleu ciel dans cet acide additionné de sélénate ammonique, bleu ciel dans cet acide additionné d'hypochlorite de soude.

Une solution alcoolique de codéine se colore en bleu par addition de cyanogène. Cette base possède, quant à sa formule, la constitution suivante :

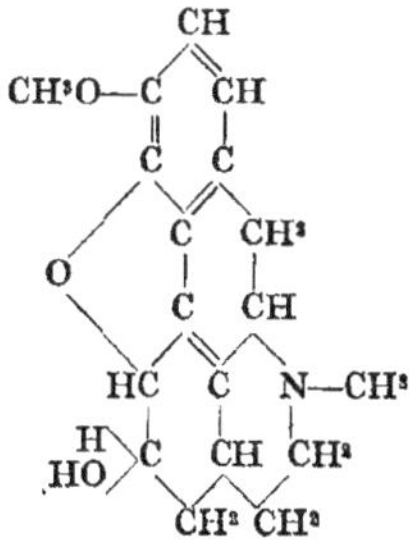

C'est donc une morphine méthylée, car cette formule comparée à celle de la morphine se différencie comme suit de celle-ci :

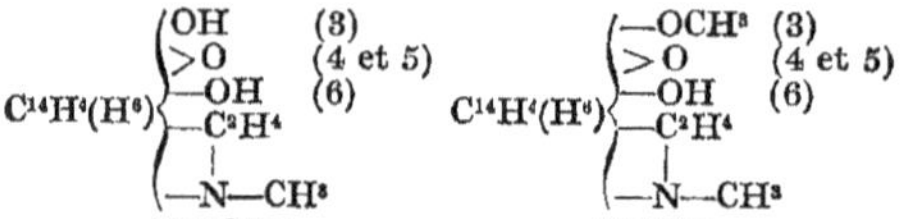

$$C^{14}H^4(H^6) \begin{cases} OH & (3) \\ >O & (4\ et\ 5) \\ OH & (6) \\ C^2H^4 & \\ N-CH^3 & \end{cases}$$
Morphine

$$C^{14}H^4(H^6) \begin{cases} -OCH^3 & (3) \\ >O & (4\ et\ 5) \\ OH & (6) \\ C^2H^4 & \\ -N-CH^3 & \end{cases}$$
Codéine

Traitée par de l'iodure de méthyle, elle se transforme en des produits d'addition qui, traités par de l'oxyde d'argent humide, donnent alors de l'*hydrate de méthylcodéine*. La codéine oxydée, en présence d'acétone, par du permanganate potassique ou par de l'acide chromique, se transforme en *codéinone*, de formule :

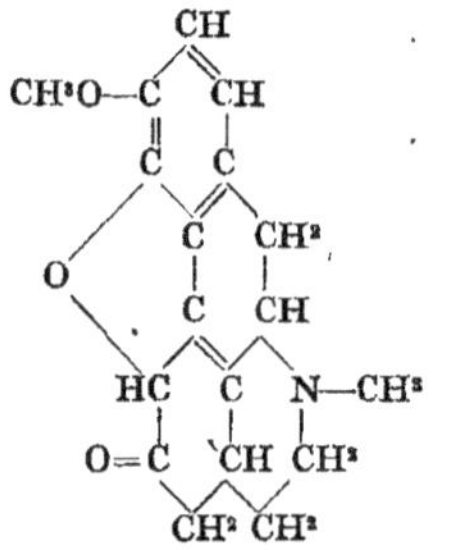

La codéinone, réduite, se régénérant en codéine.

USAGE THÉRAPEUTIQUE. — La codéine se prescrit, à doses de 0 gr. 01 à 0 gr. 03, plusieurs fois par jour, en poudres ou en pilules, et, à doses de 0 gr. 01 à 0 gr. 2 sur 200 grammes d'eau, sous la forme de solutions, comme sédatif contre la toux et comme analgésique puis comme spécifique contre les accès de coqueluche, etc.

ACTION PHYSIOLOGIQUE. — Ordonnée à doses trop élevées, elle provoque souvent des empoisonnements mortels, possédant, à peu près, les mêmes phénomènes caractéristiques que ceux attribués à la morphine, mais, ordonnée à doses normales, elle provoque une certaine fatigue musculaire, accompagnée de démangeaisons, puis une forte contraction des pupilles et de la somnolence, avec engourdissement des fonctions cérébrales. Elle agit en outre comme un soporifique qui ne possède qu'une faible action analgésique. Elle ne paraît pas modifier la diurèse.

INCOMPATIBILITÉS: — Se prescrivant généralement sous la forme de phosphate de codéine, elle ne doit pas être ordonnée avec du tanin, des iodures, etc., voir les incompatibilités décrites pour l'opium.

La THÉBAINE, $C^{19}H^{21}NO^3$, découverte en 1835 par Thiboumery, se présente sous la forme d'aiguilles ou sous celle de lamelles incolores, insipides, inodores, fusibles à 193°, à réaction alcaline, solubles dans l'alcool, le chloroforme, le benzène, peu solubles dans l'éther, insolubles dans l'eau, l'ammoniaque, les hydrates alcalins, qui la précipitent de ses solutions aqueuses, mais acides, sous la forme de dépôts blancs.

RÉACTIONS. — Elle se dissout avec une coloration rouge foncé dans l'acide sulfurique con-

centré et dans les réactifs de Frœhde et d'Erdmann, mais avec une coloration jaune dans l'acide nitrique. Ses dissolutions aqueuses, mais acides, se précipitent en des dépôts de couleur variable par addition d'acide phosphomolybdique, d'iodure potassique ioduré, d'iodure bismuthico-potassique, ou d'iodure mercuri-potassique. Chauffée avec de l'eau de chlore, elle se colore en rouge brunâtre par addition d'ammoniaque. Une solution de ferricyanure potassique, renfermant une trace de perchlorure de fer, ne se colore pas en bleu par addition de thébaïne ; celle-ci possédant, quant à sa formule, la constitution suivante.

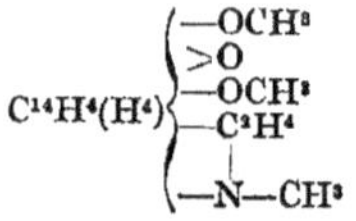

$$C^{14}H^4(H^4) \begin{cases} -OCH^3 & \\ >O & \\ -OCH^3 & \\ C^2H^4 & \\ -N-CH^3 & \end{cases}$$

Traitée par de l'acide chlorhydrique concentré, chaud, elle se transforme en *thébaïnone* et en *morphothébaïne*, qui sont deux combinaisons isomères. Soumise à la réaction d'Hoffmann, elle se transforme en hydrate de thébaïne ou thébénol, de formule. :

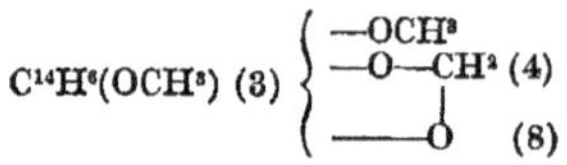

$$C^{14}H^6(OCH^3)\ (3) \begin{cases} -OCH^3 & \\ -O-CH^3 & (4) \\ -O & (8) \end{cases}$$

Oxydée en présence d'acide chlorhydrique par de l'eau oxygénée, elle se transforme en chlorhydrate d'oxyde de thébaïne ; il en est de même de la morphine et respectivement de la codéine qui, traitées de la même manière, livrent de l'oxyde de morphine ou de codéine.

USAGE THÉRAPEUTIQUE. — Elle se prescrit parfois, à doses de 0 gr. 015 à 0 gr. 05 plusieurs fois par jour, comme anesthésique et comme sédatif.

ACTION PHYSIOLOGIQUE. — Elle se rapproche beaucoup, quant à ses effets physiologiques, de ceux de la strychnine, car elle agit aussi comme un convulsivant, mais elle ne possède aucune vertu soporifique.

La PAPAVÉRINE, $C^{20}H^{21}NO^4$, cristallise sous la forme de prismes incolores, inodores, insipides, neutres, fusibles à 147°, insolubles dans l'eau, l'éther de pétrole, peu solubles dans l'éther, l'alcool froid, le benzène, mais très solubles dans l'acétone, le chloroforme.

RÉACTIONS. — Elle se dissout sans se colorer dans l'acide sulfurique froid, mais avec une coloration bleue, puis violette, dans ce réactif chaud ; avec une coloration bleu violacé, puis rouge cerise, dans le réactif de Froehde ; rouge foncé dans l'acide nitrique ; violette puis verte et jaune dans le réactif de Marquis (acide sulfurique renfermant des traces de furfurol) ; bleu foncé, en présence d'acide vanadique, dans l'acide sulfurique ; violette, puis rouge, en présence de potasse caustique alcoolique, dans l'acide sulfurique ; rouge puis violette, en présence de nitrite de soude, dans l'acide sulfurique chaud, mais cette coloration passe ensuite à l'orange, par addition d'eau ou de potasse caustique ; verte dans l'acide sulfurique additionné d'acide sélénique, ce qui la différencie de la sanguinarine, qui se dissout avec une coloration rouge violacé dans ce réactif, et violette, puis verte, dans celui de Marquis.

Dissolvez 2 grammes d'aldéhyde paradiméthylaminobenzylique dans 6 grammes d'acide sulfurique et 0 gr. 4 d'eau, chauffez une goutte de ce réactif avec l'alcaloïde à analyser : ceux des solanées, tels que l'atropine, l'hyoscyamine, la scopolamine se colorent alors en rouge violacé ; la codéine, la morphine en rouge clair ; la quinine en rouge brunâtre, la physostigmine, la vératrine en vert ; la narcotine et la papavérine en orange.

Chauffée avec de l'acide nitrique d'un poids spécifique de 1,06, la papavérine se transforme en nitrate de nitropapavérine ; mais l'eau de chlore dissout cette base végétale avec une coloration verte, devenant rouge brunâtre par addition d'ammoniaque.

Cette base tertiaire possède, quant à sa formule, la constitution suivante :

$$CH^3O—C \quad C \quad CH \quad / \quad CH^3O—C \quad C \quad N \quad | \quad CH^3 \quad | \quad C \quad HC \quad CH \quad HC \quad C—OCH^3 \quad C \quad OCH^3$$

Chauffée avec de l'acide iodhydrique, elle se décompose, tout en perdant quatre molécules d'iodure de méthyle, en *papavéroline*, $C^{16}H^{13}NO^4$, qui possède la formule :

$$HO—C \quad C \quad CH \quad OH \quad HO—C \quad C \quad N \quad CH \quad C \quad CH \quad C—CH^2—C \quad C—OH \quad CH \quad CH$$

mais, traitée à 130° par de l'acide chlorhydrique, elle se décompose en homopyrocatéchine et en chlorure de méthyle.

Fondue avec de la potasse caustique, la papavérine se transforme en diméthyloxyisoquinoline et en diméthylhomopyrocatéchine, puis en acide métahémipinique, et en acide cinchroméronique, mais oxydée par du permanganate

potassique, en solutions acides, elle se décompose en papavéraldine et en acide papavérique.

Oxydée en solutions alcalines par du permanganate potassique, elle se transforme en papavéraldine et en solutions neutres en acide papavérique, de formule :

$$COOH—C \quad CH \quad CH \quad OCH^3 \quad COOH—C \quad N \quad CH \; C \quad C—OCH^3 \quad C—CO—C \quad CH \; CH$$

On la prépare synthétiquement, selon Pictet (B. A. 42, p. 2943, B. A. 42, p. 828) en partant d'une part du vératrol et d'autre part du chlorure d'homovératroyle, celui-ci étant obtenu en méthylant la vanilline, puis en traitant son dérivé méthylé par de l'acide cyanhydrique afin de le transformer en *nitrile d'acide diméthoxymandelique*, de formule :

$$CH^3O— \bigcirc —CH(OH)CN \quad CH^3O—$$

qui, se réduisant de lui-même, livre l'acide homopyrocatéchique tout en perdant ses deux groupes méthoxylés, la formule de cet acide étant la suivante.

$$HO— \bigcirc —CH^2—COOH \quad HO—$$

Cet acide méthylé livre l'acide homovératrique, de formule :

$$CH^3O— \bigcirc —CH^2—COOH \quad CH^3O—$$

dont le chlorure est utilisé au cours de cette synthèse.

Le vératrol, traité en présence de chlorure aluminique, par du chlorure d'acétyle, livre l'acétovératrone, de formule :

$$CH^3O— \bigcirc —CO—CH^3 \quad CH^3O—$$

Celle-ci, traitée en présence de soude caustique par du nitrite d'amyle, livre le dérivé isonitré de l'acétone vératrone, de formule :

$$CH^3O— \bigcirc —CO—CH—NO^2 \quad + \; SnCl^2 + HCl \quad \longrightarrow \quad CH^3O— \bigcirc CO—CH^2—NH^2Cl \quad CH^3O— \qquad\qquad CH^3O—$$

Acétone vératrone — Chlorhydrate de la métaamidoacétovératrone

$$+ \; \text{Chlorure d'homovératroyle} \quad \longrightarrow \quad CH^3O— \bigcirc —CO—CH^2—NH—CO—CH^2— \bigcirc —OCH^3 \quad CH^3O— \qquad\qquad —OCH^3$$

Homovératroylmétaamidoacétovératrone

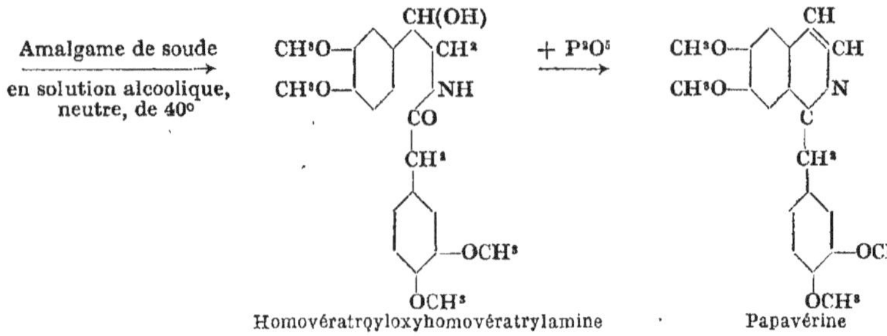

Amalgame de soude

en solution alcoolique, neutre, de 40°

$+ P^2O^5 \longrightarrow$

Homovératroyloxyhomovératrylamine

Papavérine

USAGE THÉRAPEUTIQUE. — Elle se prescrit rarement dans la thérapeutique, à doses de 0 gr. 05 à 0 gr. 1, plusieurs fois par jour, comme analgésique, mais elle ne possède aucune action soporifique.

M. Macht préconise de prescrire, en lieu et place de la morphine, comme spécifique contre les coliques néphrétiques, des injections souscutanées de papavérine ou de narcotine, car dit-il, les alcaloïdes du groupe pyridine-phénanthrène stimulent les contractions de l'urètre, tout en augmentant leur fermeté, à l'encontre de ceux appartenant au groupe benzylisoquinolique (papavérine), qui produïsent un ralentissement, pour ne pas dire une suppression, des contractions urétrales.

ACTION PHYSIOLOGIQUE. — Ordonnée à doses trop élevées, elle provoque souvent des empoisonnements mortels, avec nausées, vomissements, convulsions et spasmes, puis mort avec arrêt des fonctions respiratoires et cardiaques; car elle agit un peu comme la strychnine, mais elle ne possède pas, comme l'opium, des propriétés astringentes.

La NARCÉINE, $C^{23}H^{27}NO^8 + 3H^2O$, découverte en 1832 par Pelletier, se présente sous la forme d'aiguilles allongées ou sous celle de prismes incolores, inodores, à saveur légèrement amère, puis styptique, à réaction neutre au papier de tournesol, fusibles à 145°, insolubles dans l'éther, l'éther de pétrole, le benzène, peu solubles dans l'eau, l'alcool, le chloroforme, l'alcool amylique ; elle se dissout très facilement dans les hydrates alcalins, mais chauffée à plus de 145°, elle se décompose en dégageant de la triméthylamine.

RÉACTIONS. — Elle se dissout avec une coloration brunâtre, puis rouge sang, dans l'acide sulfurique chaud ; mais cette coloration se perçoit encore, après 24 heures de repos, si on la dissout dans cet acide froid. Chauffée avec de l'acide sulfurique dilué, la narcéine s'y dissout avec une coloration rouge violacé, puis rouge cerise ; mais cette coloration passe au bleu violacé par addition d'une goutte d'acide nitrique. Elle se dissout avec une coloration bleu verdâtre, puis verte et rouge sang, dans le réactif de Frœhde ; jaune dans celui d'Erdmann ou dans l'acide nitrique ; rouge dans l'acide sulfurique additionné d'eau phéniquée. Humectée d'eau de chlore, puis traitée par de l'ammoniaque, la narcéine s'y dissout avec une coloration rouge foncé, qui devient ensuite incolore par addition d'un excès d'ammoniaque. Les sels de narcéine dissous dans de l'eau donnent une solution, qui se colore en bleu intense par addition d'eau iodée ; mais elle se précipite en des cristaux capilliformes, incolores, bleuissant avec le temps, par addition d'iodure de zinc et d'iodure potassique. Chauffée jusqu'à cessation des vapeurs de triméthylamine, la narcéine abandonne un résidu se colorant en bleu, par addition d'une goutte de perchlorure de fer.

Cette base faible, donnant avec les acides des sels cristallins, possédant quant à sa formule la constitution suivante, peut être obtenue à l'aide de la narcotine que l'on méthyle. (*Arch.*, 247, p. 167.)

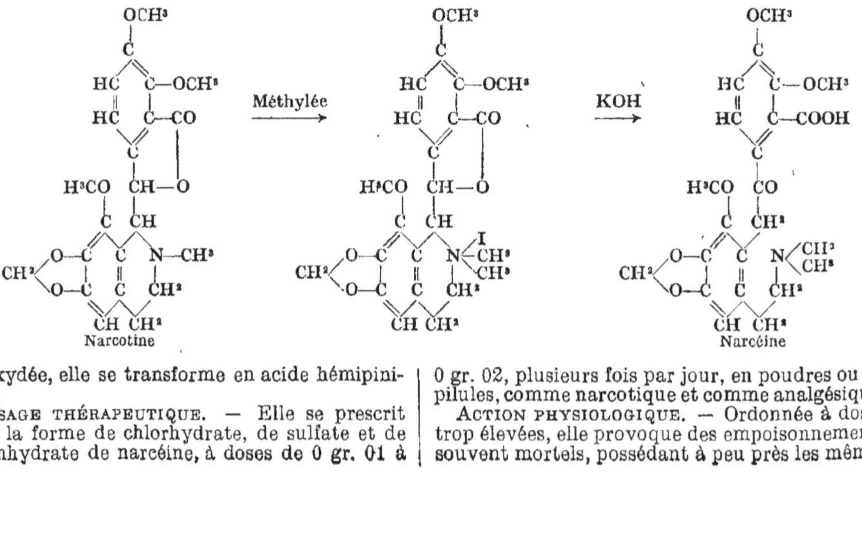

Narcotine

Méthylée $\longrightarrow$

KOH $\longrightarrow$

Narcéine

Oxydée, elle se transforme en acide hémipinique.

USAGE THÉRAPEUTIQUE. — Elle se prescrit sous la forme de chlorhydrate, de sulfate et de bromhydrate de narcéine, à doses de 0 gr. 01 à 0 gr. 02, plusieurs fois par jour, en poudres ou en pilules, comme narcotique et comme analgésique.

ACTION PHYSIOLOGIQUE. — Ordonnée à doses trop élevées, elle provoque des empoisonnements souvent mortels, possédant à peu près les mêmes caractères spécifiques que ceux attribués à la morphine ; mais elle possède des propriétés analgésiques très marquées, tout en diminuant les sécrétions des muqueuses buccales et pituitaires. Elle augmente, en outre, la sécheresse de la bouche, en provoquant une soif ardente, puis celle des intestins, en provoquant des constipations opiniâtres.

PHARMACIE GALÉNIQUE. — Elle sert à préparer l'ANTISPASMINE, qui n'est, en réalité, qu'un salicylate de narcéine. (Voir pour plus de détails, mon *Traité de Chimie médico-pharmaceutique et toxicologique*.)

La NARCOTINE, $C^{22}H^{23}NO^7$, découverte en 1803 par Derosne, se prépare en traitant le résidu de l'opium, insoluble dans l'eau, par de l'acide chlorhydrique dilué, puis en additionnant ces solutions filtrées d'un excès de carbonate de soude, qui les précipite en un dépôt, que l'on reprend par de l'alcool, dont la solution est soumise à la cristallisation spontanée.

DESCRIPTION. — Elle se présente sous la forme de prismes incolores, inodores, insipides, à réaction neutre, fusibles à 176°, insolubles dans l'eau, peu solubles dans l'éther, l'alcool froid, mais très solubles dans ce dissolvant chaud, le chloroforme, le benzène, l'éther acétique.

RÉACTIONS. — Elle se dissout avec une coloration jaune verdâtre, puis jaune rougeâtre et rouge cerise, dans l'acide sulfurique ; mais cette dissolution est caractérisée, à chaud, par la présence de stries bleutées. Elle se dissout avec une coloration rouge dans le réactif d'Erdmann ; verte dans celui de Frœhde ; mais, sans se colorer dans l'acide chlorhydrique, dont la dissolution se colore, une fois neutralisée par du carbonate de soude, en rouge par addition d'eau de brome. Une dissolution de narcotine, dans de l'acide sulfurique, se colore en rouge par addition d'une goutte d'acide nitrique, mais cette coloration passe au rouge orange par celle de soude caustique. Elle se dissout avec une coloration verte, puis rouge cerise dans l'acide sulfurique renfermant une trace de molybdate sodique ; jaune, dans l'eau de chlore, mais cette coloration passe ensuite au rouge brunâtre par addition d'ammoniaque. Ses solutions aqueuses sont précipitées par addition d'iodure potassique ioduré, d'iodure mercuri-potassique ou d'acide phosphomolybdique. Elle possède, quant à sa formule, la constitution suivante, ce qui permet de constater qu'elle est presque identique à l'hydrastine, dont la formule est la suivante :

Narcotine

Hydrastine

Traitée par des acides chlorhydrique ou iodhydrique, la narcotine leur abandonne ses groupes méthylés ; mais fondue avec de la potasse caustique, elle se transforme en méthyl-, en diméthyl- et en triméthylamine. La narcotine, chauffée à 140° avec de l'eau ou traitée par de l'acide sulfurique, ou par de l'eau de baryte, se transforme en acide opianique et en hydrocotarnine, car :

$$C^{22}H^{23}NO^7 + H^2O = C^{10}H^{10}O^5 + C^{12}H^{15}NO^3$$
Narcotine · Acide opianique · Hydrocotarnine

mais les agents réducteurs la décomposent en hydrocotarnine et en méconine, qui possèdent les formules :

Acide opianique

Hydrocotarnine

Méconine

Oxydée, elle se transforme en cotarnine et en acide opianique.

USAGE THÉRAPEUTIQUE. — Elle se prescrit, à doses de 10 centigrammes plusieurs fois par jour, comme préventif contre les hémorragies, et comme spécifique contre les métrorragies.

ACTION PHYSIOLOGIQUE. — Etant la base la moins toxique de l'opium, elle provoque toutefois, ordonnée à doses trop élevées, des empoisonnements parfois mortels, précédés de vomissements, de convulsions, de perte de la mémoire, de troubles cardiaques, respiratoires et d'arrêt de ces fonctions, mais elle ne possède aucune vertu analgésique ou soporifique.

PHARMACIE GALÉNIQUE. — Elle sert à préparer la COTARNINE, $C^{12}H^{15}NO^4$, dénommée parfois aussi *Stypticine*, livrant le *Cotarninum hydrochloricum*. Celle-là se prépare en traitant 10 grammes de narcotine par 28 grammes d'acide nitrique, d'un poids spécifique de 1,4, que l'on chauffe à 40°, aussi longtemps qu'il se précipite encore des dépôts floconneux, car :

$$C^{22}H^{23}NO^7 + O + H^2O = C^{10}H^{10}O^5 + C^{11}H^{15}NO^4$$
Narcotine · Acide opianique · Cotarnine

Cette solution, filtrée, puis additionnée de potasse caustique, dépose un précipité, que l'on fait recristalliser dans de l'alcool ou dans du benzène, pour les traiter ensuite par de l'acide chlorhydrique, afin d'obtenir le chlorhydrate de cotarnine. Celui-ci se présente sous la forme d'une poudre cristalline, incolore, fusible à 191°, soluble dans l'eau, l'alcool. Il se prescrit, à doses de 0 gr. 025 plusieurs fois par jour, comme succédané de l'hydrastinine, c'est-à-dire comme styptique.

La Cotarnine se présente sous la forme de cristaux aciculaires, incolores, fusibles à 132°, insolubles dans l'eau, mais très solubles dans l'alcool, l'éther, le benzène, le chloroforme.

Chauffée avec de l'acide chlorhydrique, elle perd un groupe méthylé, mais, oxydée par de l'acide nitrique, elle se transforme en acide apophyllénique et par du permanganate potassique, en acide cotarnique. Traitée par de l'iodure de méthyle, elle donne une combinaison qui, additionnée d'hydrate potassique, se transforme en triméthylamine et en cotarnone. Elle possède, quant à sa formule, la constitution suivante :

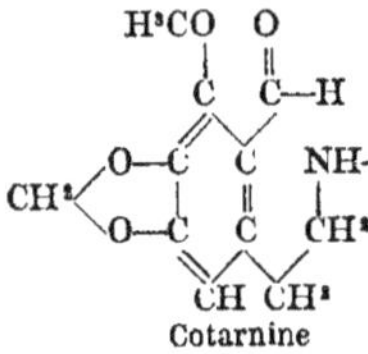

Cotarnine

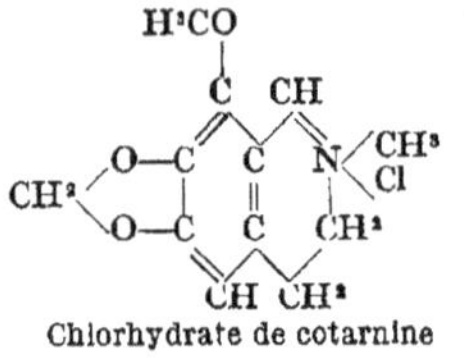

Chlorhydrate de cotarnine

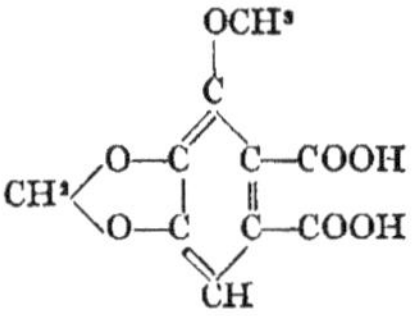

Acide cotarnique

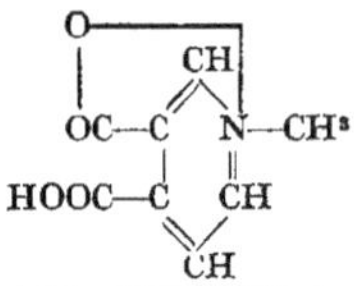

Acide apophyllénique

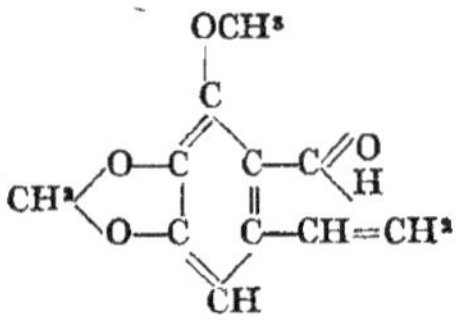

Cotarnone

On la prépare synthétiquement selon les *Annales*, 395, p. 328, en partant de la myristicine :

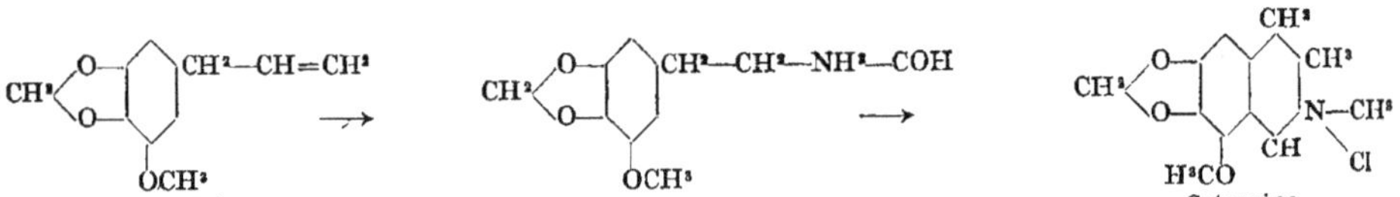

Myristicine

Cotarnine

La Laudanine, $C^{20}H^{25}NO^4$, découverte en 1870, par Hesse, se prépare en précipitant une solution aqueuse d'opium par de l'eau de chaux ou par du bicarbonate de soude, puis en reprenant cette solution par de l'éther, qui, décanté, soumis à la distillation fractionnée, abandonne un résidu, que l'on reprend par de l'eau additionnée d'acide chlorhydrique ou d'acide acétique ; ceux-ci s'emparant de sa *laudanine*, de sa *codamine* et de sa *méconidine*. Cette solution aqueuse, mais acide, additionnée de potasse caustique, se précipite, en partie, tout en donnant un filtrat qui, additionné d'acide chlorhydrique, est agité, en présence d'ammoniaque, avec du chloroforme. Celui-ci, décanté, puis additionné d'acide acétique dilué, lui abandonne des traces de *codéine*, de la *laudanine*, de la *méconidine* et de la *codamine*, à l'encontre de la *lanthopine*, qui reste dans ce liquide chloroformique, que l'on décante et soumet à la distillation fractionnée. Cette solution aqueuse, agitée en présence de soude caustique avec de l'éther, lui abandonne sa *codéine*, mais elle précipite par addition d'ammoniaque les autres alcaloïdes ci-dessus mentionnés, que l'on reprend par de l'éther. Celui-ci, décanté, soumis à la distillation fractionnée, abandonne un résidu cristallin de *laudanine*, que l'on recristallise.

Elle se présente sous la forme de prismes incolores, inodores, fusibles à 26°, peu solubles dans l'alcool, l'éther, mais très solubles dans le chloroforme, le benzène. Ses solutions, optiquement parlant inactives, se colorent en vert olive par addition d'une goutte de perchlorure de fer.

Elle se dissout sans se colorer dans l'acide sulfurique, mais, avec une coloration rosée dans cet acide additionné d'une trace de peroxyde de manganèse, cette coloration passant à la chaleur au violet. Elle possède, quant à sa formule, la constitution suivante :

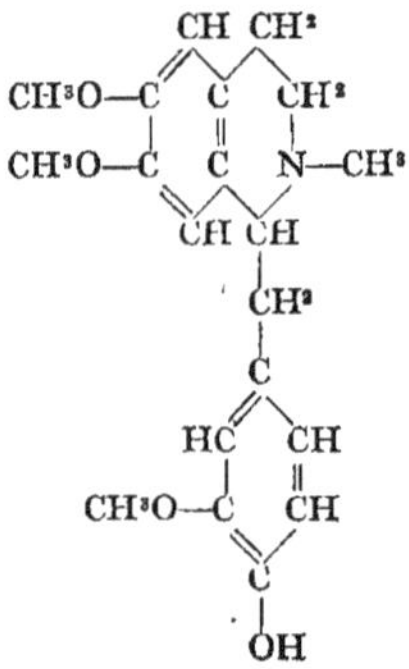

La Laudanidine, $C^{20}H^{25}NO^4$, n'est probablement qu'une modification de la laudanine, qui cristallise sous la forme de prismes incolores, fusibles à 177°, dont les solutions sont lévogyres.

La Laudanosine, $C^{21}H^{27}NO^4$, cristallise sous la forme d'aiguilles incolores, jaunissant à l'air, fusibles à 89°, insolubles dans l'eau, mais très solubles dans le chloroforme, l'alcool, l'éther, qui donnent des solutions à pouvoir rotatoire, dextrogyre. Elle se dissout avec une coloration rouge brunâtre dans l'acide sulfurique, renfermant une trace d'oxyde de fer, mais cette coloration passe ensuite au vert, puis au violet.

Elle possède, quant à sa formule, la constitution suivante :

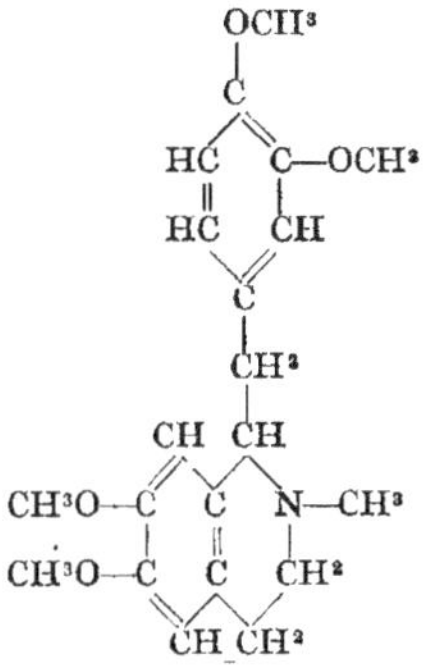

On parvient à préparer synthétiquement la laudanosine, en réduisant le chlorméthylate de papavérine par de l'étain et par de l'acide chlorhydrique. (Voir A. Pictet, B. 23, p. 2346.)

La Gnoscopine, $C^{34}H^{36}N^2O^{11}$ ou $C^{22}H^{23}NO^7$, se rencontrant dans les eaux mères de la narcotine, se présente sous la forme de longues aiguilles, incolores, insolubles dans l'eau, les alcalins, peu solubles dans l'alcool, mais très solubles dans le benzène, le sulfure de carbone, le chloroforme. Elle se dissout avec une coloration jaune dans l'acide sulfurique, dont la solution se colore en rouge carmin, par addition de quelques gouttes d'acide nitrique.

La Codamine, $C^{20}H^{25}NO^4$, restant dans les solutions aqueuses de l'opium, précipitées par addition de lait de chaux ou par celle d'alcalins, passe dans l'éther avec lequel on les agite. Celui-ci décanté, puis agité avec de l'eau additionnée d'acide acétique, donne une solution aqueuse qui, concentrée, puis neutralisée par de l'ammoniaque, précipite de la *lanthopine;* la *codamine* n'étant précipitée que par un excès de ce réactif. Reprise par de l'éther, que l'on soumet à la cristallisation spontanée, elle se présente sous la forme de prismes hexagonaux, incolores, insolubles dans l'eau, très solubles dans les dissolvants organiques ; mais elle se dissout avec une coloration vert foncé dans l'acide nitrique ; vert bleuté dans l'acide sulfurique additionné d'une trace de perchlorure de fer.

La Cryptopine, $C^{21}H^{23}NO^5$, se prépare en neutralisant, à chaud, le filtrat du tartrate de thébaïne brute, par de l'ammoniaque, puis en le traitant par du bicarbonate de soude et en le précipitant après 8 jours de repos par un excès d'ammoniaque. Ce précipité, repris par du benzène bouillant, donne une solution, que l'on soumet à la distillation fractionnée, puis à la cristallisation spontanée.

Elle se présente sous la forme de prismes incolores, hexagonaux, fusibles à 217°, très peu solubles dans l'alcool bouillant, le benzène, mais très solubles dans le chloroforme. Elle se dissout avec une belle coloration violette, puis verte, dans l'acide sulfurique additionné d'une trace de perchlorure de fer.

La Lanthopine, $C^{23}H^{25}NO^4$, se présente sous la forme d'une poudre blanche, cristalline, fusible à 200°, très peu soluble dans l'alcool, le benzène, insoluble dans l'eau, l'éther de pétrole, peu soluble dans l'alcool amylique, très soluble dans le chloroforme. Elle se dissout avec une coloration violette dans l'acide sulfurique froid ; brunâtre dans cet acide chaud et rouge, puis rouge orange, dans l'acide nitrique.

La Xanthaline, $C^{37}H^{36}N^2O^9$, se présente sous la forme d'une poudre blanche, cristalline, fusible à 206°, insoluble dans l'eau, les alcalins, très soluble dans l'alcool, le chloroforme, qui se transforme en hydroxanthaline sous l'action de l'hydrogène naissant.

L'Hydroxanthaline, $C^{37}H^{36}N^2O^8$, se présente sous la forme d'une poudre blanche, cristalline, aiguillée, fusible à 137°, qui se dissout avec une coloration violette dans l'acide sulfurique.

La Porphyroxine se prépare en épuisant l'opium pulvérisé, additionné de chaux éteinte, par de l'eau, dont la solution concentrée est agitée avec de l'éther qui, soumis à la distillation fractionnée, abandonne un résidu, que l'on reprend par de l'acide chlorhydrique dilué : cette solution concentrée étant précipitée par addition de bicarbonate de soude. Elle se présente, une fois recristallisée, sous la forme d'une poudre cristalline, blanche, soluble dans l'eau, l'alcool, le tétrachlorure de carbone, l'éther, le toluène, qui se dissout avec une coloration, rouge dans les alcalins ou dans l'acide sulfurique, jaune dans l'acide nitrique, verte dans l'acide sulfurique additionné de bichromate de potasse.

La Méconine, $C^{10}H^{10}O^4$, se présente sous la forme de cristaux incolores, inodores, très amers au goût, sublimant à 101°, très peu solubles dans l'eau, mais très solubles dans l'éther, l'alcool, le chloroforme, les alcalis, avec lesquels elle donne des sels de l'acide méconique, $C^{10}H^{12}O^5$, mais cet acide se régénère en méconine, par décomposition de ces sels. Elle possède, quant à sa formule, la constitution suivante :

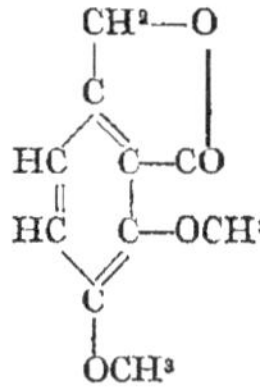

On la prépare synthétiquement en réduisant l'acide opianique (*A.,* 301, p. 359), car :

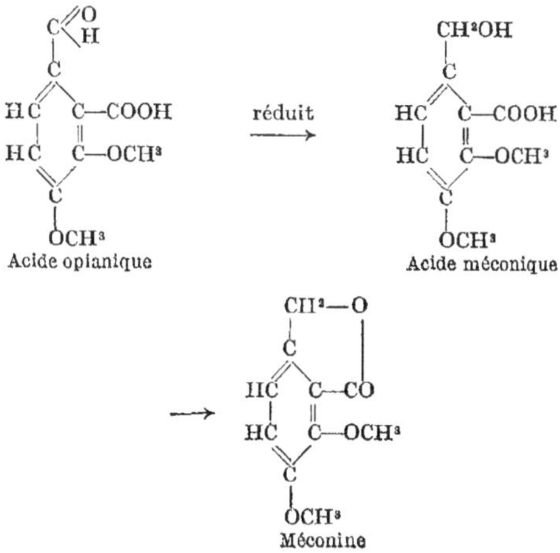

Acide opianique

réduit

Acide méconique

Méconine

On peut aussi la préparer (*A.*, 301, p. 359), en condensant l'éther méthylique d'acide diméthoxybenzoïque avec l'hydrate de chloral, dont le produit de condensation, traité par de la soude caustique, se décompose comme suit en eau, en anhydride carbonique et en méconine.

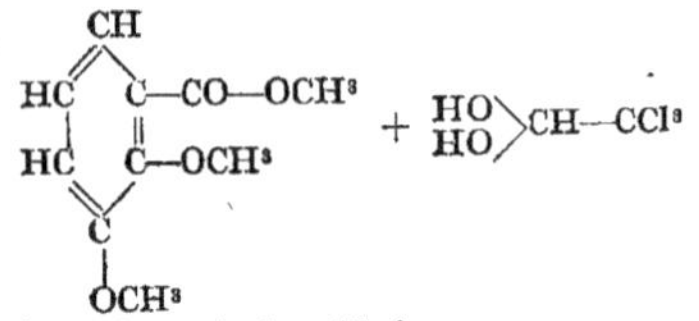

Diméthoxybenzoate de méthyle

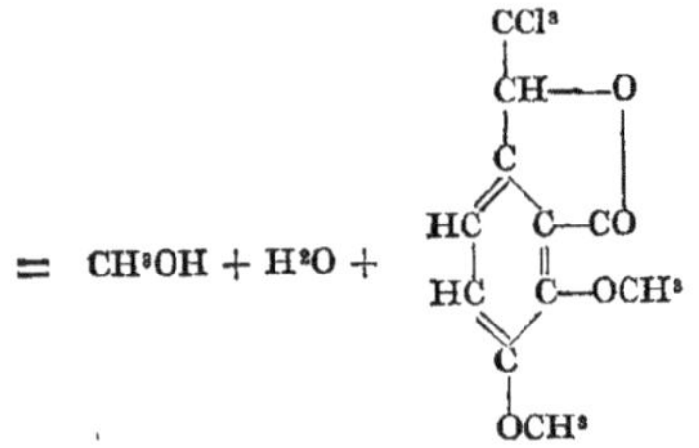

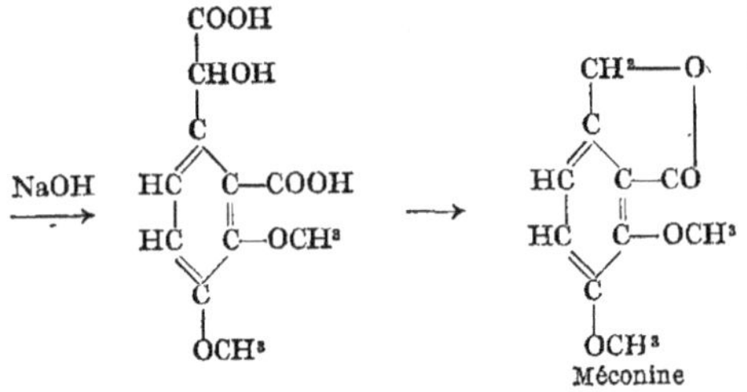

Méconine

RÉACTIONS. — Elle se dissout sans se colorer dans l'acide sulfurique; cette dissolution se colorant ensuite en rouge pourpre et en brun à la chaleur, mais additionnée d'eau, elle se précipite alors en un dépôt brunâtre, soluble dans les alcalis, qui se colorent alors en rouge.

L'ACIDE MÉCONIQUE, $C^7H^4O^7 + 3H^2O$, se prépare en décomposant le méconate calcique, obtenu comme produit secondaire, lors de la préparation de la morphine, par de l'acide chlorhydrique.

Il se présente sous la forme de lamelles incolores, inodores, fusibles à 150°, insolubles dans le chloroforme, peu solubles dans l'éther, mais très solubles dans l'alcool, l'eau bouillante.

Cet acide bibasique, dont seuls ses sels alcalins sont solubles dans l'eau, donne des solutions aqueuses se colorant en rouge sang par addition d'une goutte de perchlorure de fer, mais cette coloration ne disparaît pas par addition d'acide chlorhydrique, ce qui permet de le différencier de l'acide acétique, dont l'acétate de fer rouge se décolore par addition d'acide chlorhydrique; mais cette coloration disparaît, par contre, sous l'action du chlorure stanneux, pour réapparaître par addition de nitrite potassique. Ses solutions aqueuses se précipitent en des dépôts blancs, par addition d'acétate de plomb, blancs,

devenant jaunâtres à la chaleur, par celle de nitrate d'argent; jaunes par celle de nitrate mercurique.

Il possède, quant à sa formule, la constitution suivante :

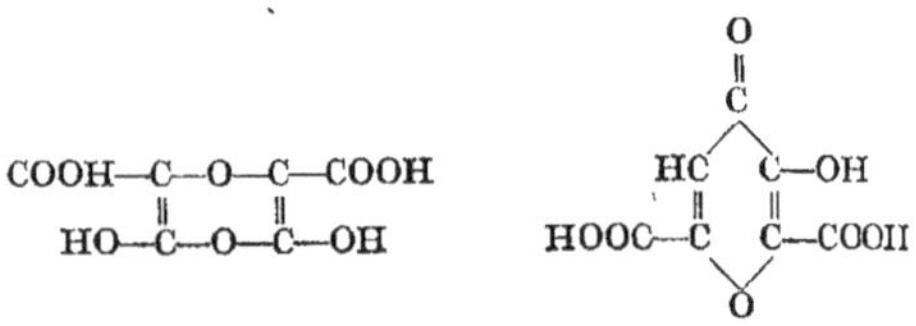

Chauffé à l'ébullition avec de l'eau, cet acide se décompose en anhydride carbonique, en acide pyrocoménique et en acide coménique, de formules :

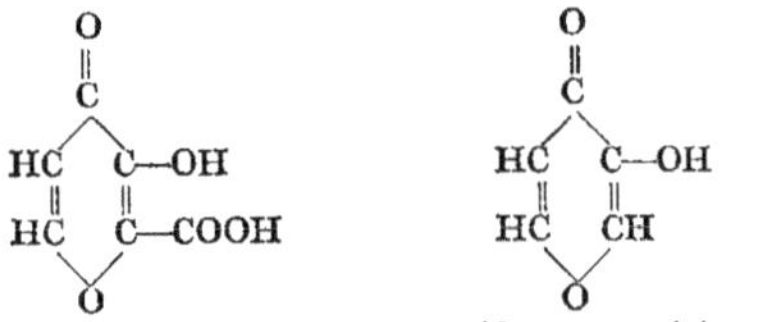

Acide coménique

Acide pyrocoménique

La MÉCONIDINE, $C^{21}H^{23}NO^4$, se prépare en traitant les solutions aqueuses de l'opium par du carbonate sodique, puis en les agitant avec de l'éther qui, décanté, en partie évaporé, est ensuite agité avec de l'eau additionnée d'acide acétique; celle-là, additionnée de soude caustique, se précipite en partie, tout en donnant un filtrat, qui, additionné d'acide chlorhydrique, est agité en présence d'ammoniaque avec du chloroforme, dont la solution, décantée, est reprise par de l'eau additionnée d'acide acétique. Cette solution aqueuse, mais acide, neutralisée par de l'ammoniaque, précipite de la *lanthopine* puis, agitée en présence de soude caustique avec de l'éther, elle lui abandonne sa *codéine*, sa *méconidine*, sa *codamine* et sa *laudanine*. Cette solution éthérée, soumise, après l'avoir décantée, à la distillation fractionnée, puis à la recristallisation spontanée, dépose une masse cristalline, constituée par de la *laudanine*; les autres bases ci-dessus décrites restant en solution dans ses eaux mères. Celles-ci, additionnées de bicarbonate de soude, précipitent la *codamine*, à l'encontre de la *méconidine*, qui est alors précipitée par addition de sel de cuisine et d'acide chlorhydrique. Le chlorhydrate ainsi obtenu, soumis, en solutions aqueuses, à la cristallisation spontanée, se présente sous la forme de cristaux incolores, que l'on décompose ensuite par addition d'ammoniaque ou par celle de carbonate de soude.

Elle se présente sous la forme d'une poudre blanche, cristalline, fusible à 58°, à réaction très alcaline, très soluble dans l'alcool, l'éther, le benzène, l'acétone, le chloroforme, qui se colore à l'air en rose orange et en rouge dans l'acide nitrique.

L'ACIDE OPIANIQUE, $C^{10}H^{10}O^5$, se prépare en extrayant l'opium, dans lequel il se rencontre, ou en oxydant la narcotine par de l'iode, car la réaction suivante a lieu :

$$C^{22}H^{23}NO^7 + 4I + H^2O$$
Narcotine

$$= C^{10}H^{10}O^5 + C^{11}H^9NO^2\text{—}CH^3I + 3HI$$
Acide opianique   Méthyliodure
de narcotine

puis en filtrant cette solution refroidie, qui dépose des cristaux de superiodure de narcotine. Celle-là, additionnée de soude caustique, afin de dissoudre l'acide opianique, qui s'est aussi précipité, donne une solution qui, traitée par du bioxyde de soufre, afin de précipiter son excès d'iodure et d'iode, est filtrée à chaud, pour être agitée avec de l'éther qui, décanté, est soumis à la distillation spontanée. Il cristallise sous la forme de prismes incolores, inodores, fusibles à 144°, insolubles dans l'alcool.

Renfermant deux groupes méthoxylés, il possède, quant à sa formule, la constitution suivante :

$$
\begin{array}{c}
C\!\!<^O_H \\
| \\
C \\
HC\quad C\text{—}COOH \\
HC\quad C\text{—}OCH^3 \\
| \\
C \\
| \\
OCH^3
\end{array}
$$

L'ACIDE THÉBOLACTIQUE ou ACIDE LACTIQUE, $C^3H^6O^3$, découvert en 1780, par Scheele, se rencontre dans le suc gastrique, puis dans le lait aigre, la choucroute, les fruits, les extraits de plantes, car il paraît être un produit de décomposition du sucre et de l'amidon.

PRÉPARATION. — Il se prépare synthétiquement en oxydant le propylèneglycol par de l'acide nitrique, car :

$$CH^3\text{—}CH(OH)\text{—}CH^2OH + 2O$$

$$= H^2O + CH^3\text{—}CH(OH)\text{—}COOH$$

ou en traitant l'acide α-bromopropionique par de la potasse caustique alcoolique, car :

$$CH^3\text{—}CHBr\text{—}COOH + KOH$$

$$= KBr + CH^3\text{—}CH(OH)\text{—}COOH$$

ou en traitant l'acide aminopropionique ou alanine par de l'acide nitreux, car :

$$CH^3\text{—}CH(NH^2)\text{—}COOH + HNO^2$$

$$= N + H^2O + CH^3\text{—}CH(OH)\text{—}COOH$$

ou en traitant l'aldéhyde acétique par du cyanure potassique, car :

$$CH^3\text{—}COH + KCN = CH^3\text{—}CH(OH)\text{—}CN$$
Aldéhyde acétique   Nitrile d'aldéhyde acétique

puis en saponifiant ce nitrile :

$$CH^3\text{—}CH(OH)\text{—}CN + 2H^2O$$

$$= NH^3 + CH^3\text{—}CH(OH)\text{—}COOH$$

PRÉPARATION TECHNIQUE. — Dissolvez 30 kilogrammes de sucre de canne dans 17 litres d'eau bouillante, additionnée de 150 grammes d'acide tartrique, que vous abandonnez pendant une huitaine de jours au repos, afin de transformer ce sucre en glucose ; additionnez ensuite cette solution de 100 grammes de vieux fromage moisi ou de viande putréfiée et d'un kilogramme d'oxyde de zinc mélangé à 4 litres de lait aigre. Abandonnez le tout pendant quinze jours, dans des bocaux ouverts, à la fermentation (le manque d'air l'empêchant de fermenter), puis recueillez le lactate de zinc ainsi formé, qui renferme des traces de mannite. Dissolvez-le dans de l'eau bouillante ; filtrez cette solution, que vous concentrez, pour la soumettre à la cristallisation spontanée. Dissolvez ces cristaux dans de l'eau bouillante, puis traitez la solution ainsi obtenue par de l'hydrogène sulfuré, afin de précipiter son zinc. Filtrez, puis évaporez cette solution à consistance sirupeuse et agitez-la avec de l'éther, qui dissout l'acide lactique, tout en abandonnant la mannite, insoluble dans ce dissolvant.

Notons que cette fermentation est à peu près identique, à celle qui donne l'alcool, mais celui-ci se forme lorsque ces solutions sucrées sont exposées, en l'absence de bases, à l'action des Saccharomyces cerevisiæ, ou à celle du *Bacillus acidi lactici*, mais sitôt que cette fermentation a lieu en présence d'une base, pouvant combiner les acides ainsi mis en liberté, on obtient de l'acide lactique, qui tue les ferments oxydants de cet acide.

DESCRIPTION DE LA DROGUE. — L'acide lactique, rarement anhydre, se présente sous la forme d'un liquide sirupeux, incolore, inodore, à saveur fortement acide, d'un poids spécifique de 1,21 à 1,248, ne se solidifiant qu'à — 24°. Ne pouvant pas être distillé, vu qu'il se décompose, il se dissout très facilement dans l'eau, l'éther, l'alcool, mais il est insoluble dans l'éther de pétrole, le chloroforme, le sulfure de carbone. Il se volatilise en partie, lors de sa distillation aux vapeurs d'eau ; mais, chauffé à 140°, il perd une molécule d'eau, pour se transformer en acide dilactique :

$$2C^3H^6O^3 = H^2O + C^6H^{10}O^5$$

ou

$$
\begin{array}{ccccc}
CH^3\text{—}C\!\!<^H_{COOH}\!\!\,_{OH} & & & & CH^3\text{—}\overset{H}{\underset{O}{C}}\text{—}COOH \\
 & = & H^2O & + & \\
CH^3\text{—}C\!\!<^H_{COOH}\!\!\,_{OH} & & & & CH^3\text{—}\overset{|}{\underset{H}{C}}\text{—}COOH
\end{array}
$$

Acide lactique   Acide dilactique

Cette combinaison se parfait aussi, lorsqu'on soumet, dans une cloche, l'acide lactique du commerce à la déshydratation par de l'acide sulfurique, l'ACIDE DILACTIQUE se présente sous la forme d'une masse jaunâtre, amorphe, très peu soluble dans l'eau, très soluble dans l'éther, l'alcool, qui se ramollit à la chaleur.

Chauffé au delà de 150°, l'acide lactique perd encore de l'eau et se transforme en *lactide*, qui cristallise sous la forme de tables rhombiques, insolubles dans l'eau, fusibles à 124°, car :

$$2C^3H^6O^3 = 2H^2O + C^6H^8O^4$$

Chauffé sur une lame de platine, l'acide lactique brûle avec une flamme pâle, tout en abandonnant, pour commencer, un léger résidu charbonneux, qui brûle ensuite. Examiné au polarimètre, cet acide est inactif ; mais, traité par des bases, il donne deux sortes de sels, les uns cristallins, les autres plus difficilement cristallisables, qui, décomposés, permettent de constater qu'il est constitué par deux acides, l'un dextrogyre, l'autre inactif. L'acide sulfurique semi-concentré ne le décompose pas, il en est de même de l'acide sulfurique concentré, mais celui-ci le transforme, à 120°, en acide formique et en aldéhyde acétique, car :

$$CH_3—CH(OH)—COOH = CH_3COH + HCOOH$$

L'acide nitrique concentré le transforme en acide nitrolactique de formule :

$$CH_3—CHO(NO_2)—COOH$$

Les oxydants donnent, avec l'acide lactique, de l'aldéhyde acétique et de l'acide formique, tandis que l'acide chromique le transforme en acide acétique, en anhydride carbonique et en eau.

RÉACTIONS. — Une dissolution très étendue d'acide lactique, additionnée d'acide sulfurique, puis chauffée à la chaleur du bain-marie, prend par addition de quelques gouttes d'une solution alcoolique (à 1/20) de gaïacol, une teinte rouge fuchsine, ou une teinte rouge dichromate, si on remplace le gaïacol par de la codéine.

ESSAIS. — L'acide lactique, chauffé avec une solution de permanganate de potasse, se décompose en aldéhyde acétique, en eau et en anhydride carbonique, car :

$$CH_3—CH(OH)COOH + O$$

$$= H_2O + CO_2 + CH_3COH$$

Une solution aqueuse d'acide lactique, recouverte d'acide sulfurique, ne doit pas former, à la ligne de contact des deux liquides, un anneau jaune ou jaune brunâtre, cas contraire sucres ou matières mucilagineuses. Une solution aqueuse d'acide lactique ne doit pas se troubler, ni être précipitée par addition de nitrate de baryum, cas contraire acide sulfurique ou sulfates ; ni par celle de nitrate d'argent, cas contraire chlorures ou acides halogénés ; ni, à chaud, par celle d'ammoniaque et de nitrate d'argent, cas contraire aldéhydes ; ni par celle d'oxalate ammonique, cas contraire sels de chaux, ni par celle de sulfide hydrique, cas contraire métaux ; ni par celle d'eau de chaux (même à chaud), cas contraire acide oxalique, car :

$$\begin{matrix} COOH \\ | \\ COOH \end{matrix} + Ca(OH)_2 = 2H_2O + \begin{matrix} COO \\ COO \end{matrix}\!\!\Big\rangle Ca$$

ou acides tartrique, citrique ou phosphorique, ni par celle d'extrait de Saturne, cas contraire acide sulfurique.

Une solution neutre d'acide lactique ne doit pas réduire, à chaud, la liqueur de Fehling, cas contraire glucose ; ni former avec ce réactif un coagulum bleu, cas contraire mucilage. L'acide lactique, agité avec de l'éther, ne doit pas abandonner de résidu insoluble dans ce dissolvant,

cas contraire mannite ou sels d'acide lactique. Évaporé à sec, en présence d'oxyde de zinc, l'acide lactique abandonne un résidu qui, repris par de l'alcool absolu, ne doit pas donner un filtrat abandonnant, après sa complète évaporation, un résidu d'arome douceâtre, celui-ci, chauffé, ne devant pas émettre, en présence d'acide sulfurique, des vapeurs d'acroléine, cas contraire glycérine.

L'acide lactique, traité en présence de bleu de méthylène, par de la levure de bière, se transforme, tout en dégageant de l'acide carbonique, en aldéhyde acétique ; le bleu de méthylène servant premièrement à fixer l'hydrogène, ainsi mis en liberté, car les réactions suivantes ont lieu :

$$CH_3—CH(OH)—COOH + \text{bleu de méthylène}$$
Acide lactique

$$= CH_3—CO—COH + \text{bleu de méthylène} + H_2$$
Acide pyruvique

$$CH_3—CO—COOH + H_2 = CO_2 + CH_3COH$$
Acide pyruvique — Aldéhyde acétique

Mais l'aldéhyde acétique, produite à l'état naissant, peut, elle aussi, servir de réducteur, et remplacer le bleu de méthylène, car les réactions suivantes peuvent avoir lieu comme suit :

$$CH_3—CH(OH)—COOH + CH_3—COH$$

$$= CH_3—CO—COOH + CH_3CH_2OH$$

$$CH_3—CO—COOH = CO_2 + CH_3COH$$

Théoriquement, l'acide carbonique et l'alcool devraient être proportionnellement mis équimoléculairement en liberté, mais en réalité la quantité du premier de ces corps est de beaucoup plus conséquente, ainsi donc l'alcool n'est pas la résultante d'une décomposition, mais le produit d'une réduction, en est-il de même dans les végétaux ?

TITRATION. — L'acide lactique doit exiger pour 2 grammes de substance au minimum 16 cmc. 7 *de soude caustique normale*, ce qui correspond à une teneur d'au moins 75,2 p. 100 d'acide lactique anhydre, car :

$$CH_3—CH(OH)—COOH + NaOH$$

$$= H_2O + CH_3—CH(OH)—COONa$$

1 centimètre cube N/NaOH neutralisant 0 cmc. 09 d'acide lactique et 16 cmc. 7 N/NaOH neutralisant 1 cmc. 503 d'acide lactique anhydre, soit 75,2 en p. 100 dans deux grammes.

USAGE THÉRAPEUTIQUE. — On le prescrit en solutions aqueuses, à doses de V à X gouttes plusieurs fois par jour comme digestif, car il dissout les mucilages et les fausses membranes, mais il sert surtout à préparer des lactates, dont plusieurs sont officinaux (voir mon *Traité de Chimie médico-pharmaceutique et toxicologique*).

ACTION PHYSIOLOGIQUE. — Il empêche le développement des bacilles du choléra, mais à faibles doses il favorise l'infection du charbon symptomatique chez certains animaux. Absorbé, il se combine aux alcalis du sang, où il est très probablement brûlé sous la forme de carbonates alcalins ; mais il en est en partie éliminé par les urines chez les malades atteints de diarrhée. Il transforme les fongosités de la peau en les brûlant, mais son application est très douloureuse. Il exerce, à faibles doses, une action favorable sur la digestion, mais, à hautes doses, il provoque des éructations, des troubles gastriques, des vomissements, de la diarrhée, puis la mort, par paralysie du cœur et des muscles.

Usage thérapeutique de l'opium. — L'opium se prescrit, sous la forme de poudres et de pilules, ou sous celle de teintures ou d'extraits, à doses de 0 gr. 01 à 0 gr. 02 plusieurs fois par jour, comme purgatif léger ; à doses de 0 gr. 04 à 0 gr. 06, comme hypnotique, comme analgésique et comme sédatif contre les bronchites, la pneumonie, puis comme astringent intestinal contre le choléra. Il sert, en outre, à combattre l'anémie cérébrale, en soulageant la dyspnée, mais il est surtout ordonné pour combattre les crises douloureuses, attribuées au cancer de l'estomac ou à l'appendicite. Il modère en outre les sécrétions bronchiques, calme la toux, diminue la quantité des urines émises journellement, et de ce fait, il fait diminuer la glucosurie.

Action physiologique. — Agissant premièrement sur la substance grise du cerveau, qu'il excite, il provoque de ce fait une sensation de lucidité, mais il ne tarde pas à agir sur celle-ci comme un sédatif, comme un dépressif et comme un narcotique, raison pour laquelle, ordonné à fortes doses, il provoque souvent des empoisonnements mortels, précédés d'une période plus ou moins longue d'excitation fébrile mais factice, puis de nausées, de vomissements, de mouvements convulsifs, de dépression, de constipations opiniâtres, de gastroentérite, d'hallucinations, de sommeil, puis de coma suivi de mort, par paralysie des fonctions cardiaques. C'est un antiseptique, qui contrarie le développement des bacilles du choléra, de la diarrhée verte des enfants : ordonné à faibles doses, il favorise l'infection du charbon symptomatique chez certains animaux. Ingéré, il se combine dans l'organisme, particulièrement aux alcalins, pour se transformer, petit à petit, en carbonates alcalins, qui sont ensuite en partie éliminés par les urines.

Incompatibilités. — Il ne faut jamais l'ordonner, ainsi que ses dérivés, avec du tanin, des alcalis, des sels de fer, de plomb, de zinc, d'arsenic, d'argent, d'or, de cuivre, etc., ni avec du chlore, de l'iode, du brome, ou leurs dérivés, ni avec des stimulants, de la digitale, du cyanure potassique ; ni avec des cyanures, ni avec de l'eau de laurier cerise, de l'eau de chaux, du permanganate potassique, ni avec de la belladone, de la jusquiame ou de la stramoine, etc.

Contrepoisons. — Ordonnez, en cas d'empoisonnement par cette drogue, des lavages d'estomac ; provoquez ensuite des vomissements, en chatouillant le palais du malade. Prescrivez-lui, en outre, du café et des stimulants, du tanin, de la cocaïne, de l'atropine, de la digitaline ou de la digitale, des alcalis, en un mot, les incompatibilités ci-dessus mentionnées. Ne prescrivez jamais de l'opium aux enfants n'ayant pas atteint leur troisième année et ne l'ordonnez jamais avant et pendant les repas, car il contrarie la digestion.

Pharmacie galénique. — L'opium sert à préparer, outre les alcaloïdes ci-dessus mentionnés ou leurs dérivés, décrits dans notre *Traité de Chimie Médico-pharmaceutique et toxicologique,* la Tinctura Opii simplex, la Tinctura Opii crocata, la Tinctura Opii benzoïca, le Sirupus Opii, la Pulvis Ipecacuanhæ Opiatus et diverses pastilles.

On parvient à doser la morphine dans ces diverses préparations, en les évaporant à sec, et en les traitant par de l'eau de chaux, puis par de l'eau additionnée d'acide chlorhydrique, dont la solution, concentrée, est ensuite précipitée, en présence d'éther et de chloroforme, par de l'ammoniaque ; ces solutions éthérées ou chloroformiques, décantées, puis soumises à la distillation fractionnée, abandonnent des résidus qui, tarés, nous indiquent leur pour cent en morphine, en codéine et en papavérine.

Récolte des graines de pavot. — Les fruits mûrs de cette plante, déjà ou non extraits de leur opium, récoltés à leur complète maturité, puis ouverts, après avoir été desséchés, livrent au droguier leurs graines qui, desséchées, sont vendues dans le commerce européen, sous la dénomination de graines blanches, provenant du *Papaver somniferum var. album*, ou sous celle de graines noires, provenant du *Papaver somniferum var. nigrum.* Tamisées et emballées dans des sacs, elles se différencient encore, selon leurs pays d'origine,

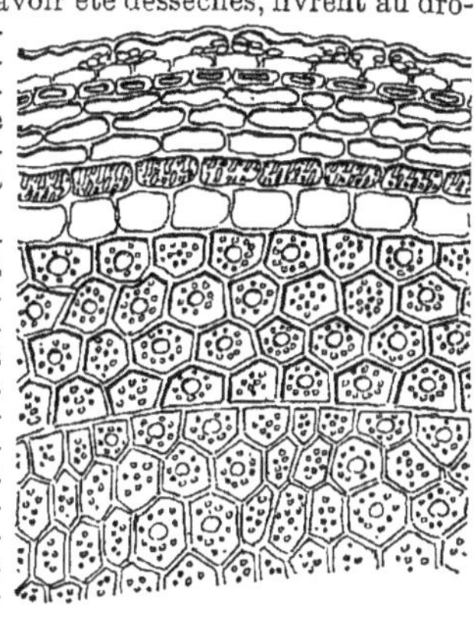

Fig. 180. — Coupe transversale de la graine de pavot.

en graines de pavot françaises, allemandes, belges, turques, hollandaises, etc., etc.

Description des graines. — Mesurant 0 mm. 88 de diamètre chez la variété noire, de 1 mm. 17 à 1 mm. 29 chez la variété blanche, et de 0 mm. 66 à 0 mm. 9 chez la variété setigerum, elles pèsent, en moyenne, de 0 gr. 25 à 0 gr. 29. Elles se présentent sous la forme de petits corps ovoïdes ou réniformes, à surface externe blanc grisâtre ou noire, voire même brunâtre ou jaune brunâtre, de consistance dure, d'odeur nulle, à saveur oléagineuse, douceâtre. Chacune de ces graines porte, à sa base, un petit renfoncement ou cavité bien apparente, marque du hile, relié au microphyle par le raphé, en dessous duquel se rencontre un petit faisceau libéro-ligneux.

Examen microscopique (fig. 180). — Examinée sur une coupe transversale, cette graine est constituée par un spermoderme à 6 zones différentes rendues plus visibles par addition de potasse caustique. Recouverte par une cuticule assez épaissie, la première de ces zones est constituée par une assise de cellules rectangulaires, à parois légèrement épaissies, puis vient une seconde zone, à une assise de cellules aplaties, qui recouvrent une troisième assise de cellules fibreuses, tangentiellement allongées, à parois épaissies et ponctuées. En dessous de cette zone se rencontre une quatrième assise de cellules, tangentiellement allongées, à parois minces, à plasma granuleux, qui renferment des gouttelettes oléagineuses, sa cinquième assise étant constituée par des cellules tabulaires, colorées en brun ou en jaune pâle, selon les espèces, à parois épaissies, ponctuées, qui entourent de nombreux méats. Celle-là entoure une sixième assise de cellules ou tégument interne, constitué par une assise de cellules aplaties, à parois minces, puis vient l'albumen volumineux, à cellules polygonales, riches en grains d'aleurone, avec globoïdes et cristalloïdes, et en gouttelettes oléagineuses.

Falsifications. — Cette drogue, rarement falsifiée, peut être confondue avec les graines de Sinapis, qui, concassées, puis additionnées d'eau, émettent l'odeur caractéristique rappelant celle de la moutarde.

Analyse chimique. — Elle renferme de 47 à 55 p. 100 d'huile fixe, du mucilage, de 5 à 6 p. 100 de cellulose, de l'eau, des pectoses, un ferment ou émulsine, outre de la lipase.

Usage thérapeutique. — Ces graines se prescrivent parfois, à doses de 5 à 10 grammes, sur 200 grammes d'eau, sous la forme d'émulsions, comme émollient, comme sédatif et comme spécifique contre les catarrhes de la vessie ou contre les constipations opiniâtres.

Pharmacie galénique. — Elles servent à préparer, outre des émulsions lénitives, l'huile d'œillette.

Préparation de l'huile d'œillette ou de pavot. — Exprimées à froid, puis à chaud avec de l'eau, ces graines, concassées, livrent de 45 à 55 p. 100 d'huile fixe ; leurs tourteaux étant utilisés comme aliment du bétail ou comme engrais chimiques. Cette huile nous provient principalement, en France, d'Arras, de Douai et de Cambrai, puis de Belgique, de l'Allemagne, de l'Asie Mineure et des Indes.

Description de l'huile de pavot. — Elle se présente sous la forme d'un liquide jaune pâle, limpide, très siccatif, d'odeur faible, particulièrement agréable, à saveur oléagineuse, douceâtre, fadasse, d'un poids spécifique de 0,925, insoluble dans l'eau, en partie soluble dans l'alcool, mais très soluble dans l'éther, le chloroforme, le benzène.

Réactions. — Se solidifiant déjà à — 18°, et ne donnant pas la réaction de l'élaïdine, elle se colore en rouge par addition d'acide nitrique renfermant une trace d'acide nitreux ; en jaune puis en brun par celle d'acide sulfurique. Traitée par un mélange d'acide nitrique et d'acide sulfurique, elle donne une émulsion rougeâtre. Son indice d'acidité doit être de 4,5, celui de saponification de 197 et celui d'iode de 133 à 143.

Falsifications. — Cette huile, très rarement falsifiée, sert souvent à falsifier les huiles d'amande douce ou d'olive.

Analyse chimique. — Elle est constituée par un mélange de triglycérides des acides palmitique, linolique et oléique, puis par des traces de phytostérine.

Usage thérapeutique. — Non officinale, cette huile se prescrit parfois, à doses de 5 à 15 grammes sur 200 grammes d'eau, sous la forme d'émulsions comme émollient et comme lénitif.

Pharmacie galénique. — Elle sert à préparer des liniments et l'huile camphrée, mais elle rentre aussi dans la fabrication de certains savons.

Historique. — Cette plante, connue des Anciens, leur livrait déjà : ses fruits, qui sont mentionnés dans l'Iliade ; ses graines, qui leur donnaient une huile comestible ; son suc, dont les effets narcotiques leur avaient soi-disant été dévoilés par Hermès, qui leur apprit aussi à le préparer (voir les récits de Dioklès, Karistios, 350 av. J.-C., de Théophraste, etc.). Dioscoride, Scribonius Largus, Pline, Celse décrivaient aussi cette plante, ainsi que la manière d'obtenir l'opium, mentionnant même qu'on le falsifiait déjà avec du lactucarium. Ils différenciaient celui-ci ou *Lacrime* du *meconium*, qui se préparait en soumettant toutes les parties végétales de cette plante à l'extraction aqueuse, dont la solution était en partie évaporée. Alexandre Trallianus mentionnait aussi le meconium, qui, selon lui, était identique à notre opium. Cette plante, cultivée au temps de Dioscoride, dans toute l'Asie Mineure et en Egypte, fut implantée en Europe et aux Indes par les Arabes, qui nous transmirent l'art de préparer la thériaque si célèbre du moyen âge. Le commerce de l'opium ne prit une réelle extension qu'à partir du XVIᵉ siècle, époque où cette drogue fut introduite en Chine, non pas comme de nos jours pour y être fumée, mais dans un but humanitaire, c'est-à-dire comme médicament : car cette coutume néfaste de respirer et d'absorber les fumées de l'opium ne doit remonter que vers le milieu du XVIIᵉ siècle. Celle-ci provoqua même une guerre entre la Chine et l'Angleterre, qui avait établi sur ce produit un droit d'exportation, monopole qui lui rapportait de très jolis deniers. Cette guerre de longue haleine ne se termina qu'en 1842, par le traité de Nankin, qui décréta que la vente de l'opium devait être libre sur toute l'étendue du céleste empire.

Les Egyptiens connaissaient déjà les vertus curatives du sirop d'opium. Notons que cette drogue ne peut pas être utilisée comme telle dans les fumeries d'opium, aussi doit-on la préparer comme suit : On l'extrait premièrement avec de l'eau, dont les solutions concentrées abandonnent des résidus, qu'on malaxe ensuite sous la forme de petites boulettes ; celles-ci, desséchées, approchées, à l'aide d'une longue aiguille, d'une petite flamme, sont alors déposées dans un récipient communiquant à un tuyau, par lequel les vapeurs blanches, qui s'en dégagent, sont aspirées. Celles-ci provoquent chez les fumeurs d'opium une grande excitation cérébrale, un bien-être très apprécié, puis de la somnolence et un sommeil profond ; petit à petit, elles agissent alors sur le cerveau (affaiblissant l'intelligence) en y provoquant des troubles nerveux, presque toujours suivis de dépression et de mort.

En soumettant ainsi l'extrait d'opium à la torréfaction, sa morphine n'est pas entièrement décomposée, à l'encontre de sa narcotine et de sa papavérine, etc., qui se sont en partie transformées en des bases pyridiques, en acétone, en anhydride carbonique, etc ; celles-ci produisant les effets narcotiques, constatés chez tous les fumeurs d'opium. Il est donc très regrettable que le gouvernement chinois, tant impérial que républicain, ne soit pas parvenu à interdire complètement, malgré tous ses édits, l'usage de cette drogue, il en est de même de cette coutume néfaste, qui tend à se répandre chez nous, particulièrement dans nos ports maritimes, où le morphinisme faisait déjà de si cruels ravages, particulièrement dans nos classes intellectuelles (médecins et pharmaciens, etc.)

Notons encore, que les graines du pavot sont déjà mentionnées par Dioscoride, qui les différenciait en plusieurs catégories, mais elles étaient aussi utilisées par les Lacustres, comme le prouvent celles qui furent découvertes dans leurs coffrets.

RHIZOMA BOCCONIÆ, DE BOCCONIA CORDATA, Willd.

Cette plante, originaire du Japon, mais cultivée dans toute l'Amérique du Nord, livre, au droguier, son rhizome non officinal, qui, renfermant de nombreux alcaloïdes, particulièrement de la protopine, de l'homochélidonine, de la chélérythrine et de la sanguinarine, se prescrit parfois, sous la forme de décoctions ou sous celle d'extrait, comme sédatif et comme vermifuge. Il en est de même du suc extrait de la plante *Bocconia frutescens*, L., originaire des Antilles et du Mexique, qui renferme aussi des alcaloïdes, tels que la chélérythrine, la fumarine et la sanguinarine.

SEMEN AGREMONIS, D'AGREMONE MEXICANA, L.

Originaire des Etats-Unis, du Brésil, des Indes et de Java, cette plante livre au droguier ses graines non officinales, qui, riches en huile fixe, servent à préparer des savons ou des liniments. Cette huile se prescrit parfois comme succédané de celle de ricin.

Les feuilles de cette plante, renfermant des traces de morphine, dénommée *agremonine*, se prescrivent parfois, dans la médecine populaire de ces pays, comme narcotique et comme sédatif.

HERBA ET OLEUM ESCHSCHOLTZIÆ, D'ESCHSCHOLTZIA CALIFORNICA Chamisso.

Originaire de la Californie et du Mexique, cette plante herbacée livre, au droguier, ses parties aériennes, fleuries, non officinales, qui renferment, ainsi que ses racines, de la *protopine*, de la chélérythrine, de la sanguinarine et de l'homochélidonine, se préparant de la même manière que celles de la sanguinaire, etc. Elles se prescrivent, de par leur teneur en ces alcaloïdes, sous la forme d'infusions et de décoctions, dans la médecine populaire de ces pays, comme sédatif, comme hypnotique et comme narcotique. Ses parties aériennes, soumises à la distillation aux vapeurs d'eau, livrent, en outre, ainsi que celles provenant de la plante *Eschscholtzia cristata* Will., une essence jaunâtre, d'un poids spécifique de 0,970, entrant en ébullition entre 210° et 215°, soluble dans l'éther, le chloroforme, les huiles grasses et essentielles. Celle-ci renferme une cétone, ou ESCHSCHOLTZIONE, $C^{19}H^{14}O$, d'odeur aromatique, à saveur chaude, qui, oxydée par du permanganate potassique, se transforme en acide isovalérianique.

FLOS RHOEADOS, FLEUR DE COQUELICOT, DE PAPAVER RHOEAS, L.

Origine botanique. — Cette plante annuelle, à racine pivotante, à tige droite, velue, porte de nombreuses feuilles isolées, engainantes, à limbe découpé en lobes pennatiséqués, dentelés, velus, mais pointus à leurs extrémités supérieures. Sa fleur hermaphrodite, terminale, actinomorphe, est constituée par un calice à 2 sépales médians, libres, caducs ; par une corolle à 4 pétales libres, disposées sur deux verticilles, qui entourent un grand nombre d'étamines libres et un pistil formé de 12 à 15 carpelles ouverts, concrescents en un ovaire multiovulé, surmonté d'autant de stigmates, qu'il y a de carpelles. Son fruit est une capsule poricide, renfermant de nombreuses graines riches en albumen oléagineux.

Origine géographique. — Fleurissant de juin à juillet, mais originaire de l'Orient, cette plante croît à l'état sauvage et cultivé dans toute l'Europe centrale et méridionale, particulièrement dans les champs de blé.

Récolte. — Récoltées au moment de leur floraison, les fleurs de cette plante, mondées de leurs pédoncules, livrent, au droguier, leurs pétales qui doivent être rapidement desséchés dans des endroits chauds, bien ventilés, afin qu'ils ne noircissent pas.

Description de la drogue. — Mesurant 6 centimètres de long sur 5 centimètres de large, ces pétales, rouge violacé à l'état frais, mais rouge lie de vin une fois desséchés, sont large-ment ovoïdes, à bords entiers, à texture délicate, d'odeur nulle, à saveur douceâtre, un peu amère.

Examen microscopique. — Examiné sur une coupe transversale, un de ces pétales est constitué par un épiderme, à cellules radialement allongées, à parois sinueuses, souvent saupoudrées extérieurement de grains de pollen globuleux, mais très adhérents ; puis vient un mésophylle lacuneux, à cellules polygonales, qui entourent de petits vaisseaux spiralés, et l'épiderme inférieur, à cellules rectangulaires, qui entourent quelques stomates arrondis, petits.

Falsifications. — Cette drogue est rarement falsifiée, car son prix de revient est très bon marché.

Analyse chimique. — Elle renferme du glucose, de l'acide rhœadique, du mucilage, un glucoside ou rhœadine, qui se rencontre aussi dans les sélales du pavot, outre, selon certains auteurs, des traces de morphine et d'acide méconique.

La RHŒADINE se présente sous la forme de petits cristaux incolores, inodores, à saveur douceâtre, puis amère, fusibles à 239°, solubles dans l'eau, l'alcool dilué, mais insolubles dans le chloroforme, l'éther. Elle se dissout avec une coloration rouge dans l'acide sulfurique et dans l'acide chlorhydrique. Ses solutions aqueuses, traitées par des acides minéraux, se décomposent en glucose et en rhœagénine, insoluble dans l'eau.

Certains auteurs ont, en outre, découvert dans les fleurs de coquelicot un alcaloïde de formule $C^{12}H^{21}NO^{12}$, cristallisant sous la forme d'aiguilles ou sous celle de petits prismes incolores, fusibles à 232°, insolubles dans l'eau, mais très solubles dans l'éther, l'alcool. Cet alcaloïde se dissout, avec une coloration verte, dans l'acide sulfurique, jaune dans l'acide nitrique.

L'ACIDE RHŒADIQUE se présente sous la forme d'une poudre amorphe, soluble dans l'eau, l'alcool, insoluble dans le benzène, l'éther, le chloroforme. Ses solutions aqueuses se colorent en violet par addition d'alcalis, en noir par celle de perchlorure de fer, mais elles se précipitent en des dépôts noirs, par celle d'alun ou de perchlorure de fer.

Usage thérapeutique. — Cette drogue se prescrit, à doses de 5 à 10 grammes sur 200 grammes d'eau, sous la forme d'infusions, comme béchique et comme sédatif.

Action physiologique. — Ordonnée à doses trop élevées, elle provoque des nausées, des vomissements, puis une excitation fébrile peu prononcée.

Pharmacie galénique. — Elle sert à préparer le Sirupus Rhœados et à colorer les eaux dentifrices et l'eau de Rabel.

BULBUS ET HERBA CORYDALIDIS, BULBE ET HERBE DE CORYDALE, DE CORYDALIS BULBOSA D. C. ET CORYDALIS CAVA Schw.

Ces plantes, originaires de la région méditerranéenne, livrent au droguier d'une part leurs parties aériennes, non officinales, et d'autre part leurs bulbes qui, non prescrits officiellement dans la thérapeutique, se présentent sous la forme de petits corps ovoïdes, de 6 à 12 millimètres de diamètre, de couleur gris noirâtre, à saveur amère, portant à leur partie supérieure les traces d'une cicatrice correspondant au [point d'insertion de leur tige et à leur base quelques radicelles. Ces deux drogues se prescrivent parfois, dans la médecine populaire, sous la forme de décoctions ou sous celle d'infusions, comme sédatif et comme narcotique, car elles renferment, outre des matières résineuses et pectiques, de la corydaline, de la corycavine, de la bulbocapnine, de l'isocorybulbine, de la corycavamine, etc., etc., combinées à l'acide fumarique, aussi doit-on les prescrire avec prudence car, ordonnées à doses trop élevées, elles provoquent souvent des empoisonnements mortels, précédés de vomissements et de paralysie des fonctions cardiaques et respiratoires.

Ces divers alcaloïdes se préparent en extrayant ces drogues pulvérisées, en présence d'acide acétique, par de l'alcool, dont la solution concentrée, puis agitée avec de l'éther, afin de la priver de ses matières résineuses et pectiques, est précipitée par addition d'ammoniaque. Nous obtenons donc une solution ammoniacale, aqueuse, qui, agitée avec du chloroforme, lui abandonne sa *corytubérine*, et d'autre part un précipité résineux, qui, repris par de l'éther, ne lui abandonne pas sa *bulbocapnine*, insoluble dans ce dissolvant. La solution éthérée, ainsi obtenue, soumise à la distillation fractionnée, abandonne un résidu sirupeux, qui dépose, petit à petit, des cristaux de *corydaline*, à l'encontre des eaux mères, qui, traitées par de l'acide bromhydrique, déposent des cristaux de bromhydrate de *bulbocapnine*, dont les eaux mères précipitées par de l'ammoniaque déposent un précipité renfermant de la *corycavine*, de la *corybulbine* et de la *corydine*. Ces différentes bases végétales peuvent être divisées en trois groupes, l'un dit des bases faibles, avec la corydaline et la corybulbine, l'autre dit des bases moyennes avec la corycavine et la corycavamine, et le troisième celui des bases fortes avec la corydine et la bulbocapnine ; le premier de ces groupes livrant des dérivés de la berbérine, lorsqu'on les oxyde par de l'iode, le second possédant des substances résistant à ce réactif.

La CORYDALINE, $C^{22}H^{27}NO^4$, se présente sous la forme de prismes incolores, inodores, amers, fusibles à 134°, insolubles dans l'eau, peu solubles dans l'alcool, très solubles dans l'éther, le chloroforme, qui se dissolvent avec une coloration jaune puis rouge dans l'acide sulfurique, la fumarine se dissolvant avec une coloration violette dans ce réactif. Elle possède quant à sa formule, la constitution suivante :

$$OCH^3$$
$$CH^3O-C \quad CH$$
$$HC \quad CH$$
$$H^2C \quad C$$
$$HC \, HC \quad CH-CH^3$$
$$CH^3O-C \quad C \quad N$$
$$CH^3O-C \quad C \quad CH^2$$
$$CH \, CH^2$$

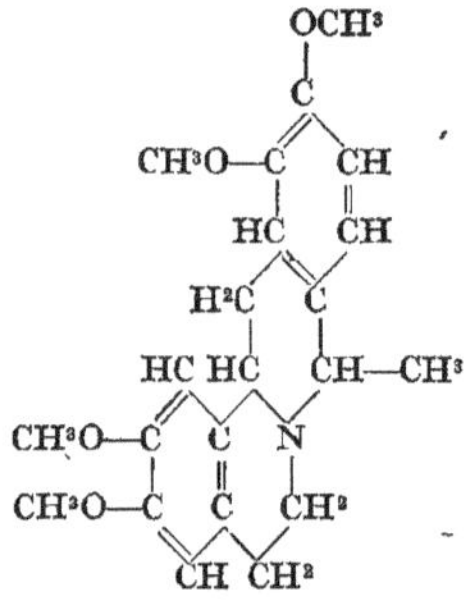

Elle se transforme, sous l'action de l'acide nitrique, en acide corydalique, en acide oxalique et en acide méthylpyridine tricarbonique, mais, traitée par une solution d'iode alcoolique, elle livre de la dihydrocorydaline inactive, à l'encontre de la corydaline qui, possédant un pouvoir rotatoire dextrogyre, donne un dérivé sulfoné, fusible à 280°, un chlorhydrate fusible à 206°, un aurate fusible à 207°, un platinate fusible à 227° et un nitrate fusible à 198°.

Notons que la corydaline réagit comme un narcotique avec des effets physiologiques à peu près identiques à ceux de la morphine, tout en ayant une action nocive sur les muscles moteurs et cardiaques. Il en est de même pour ceux de la corybulbine et de la corycavamine, celle-ci provoquant en outre, si on l'ordonne à doses trop élevées, des crampes épileptiformes, sans augmenter les

réflexes cardiaques. Il en est de même pour la bulbocapnine, qui provoque en outre l'excrétion des glandes lacrymales et salivaires, tout en ralentissant les fonctions respiratoires, mais ces alcaloïdes ne sont pas encore bien étudiés, quant à leur action physiologique, et nous ne pouvons assurer que la corydaline synthétique de Pictet possède les mêmes vertus thérapeutiques que celle provenant de cette drogue.

La CORYCAVINE, $C^{21}H^{23}NO^4$, se présente sous la forme d'une poudre cristalline, blanche, fusible à 215°, insoluble dans l'eau, peu soluble dans l'alcool, très soluble dans l'éther et dans le chloroforme bouillant, qui se dissout avec une coloration vert brunâtre, puis rouge violacé, dans l'acide sulfurique, vert jaunâtre, puis orange dans l'acide nitrique, jaune, puis vert olive, dans le réactif d'Erdmann, verte dans celui de Frœhde, etc., son sel d'or fondant à 179° et son chlorhydrate à 219°.

La BULBOCAPNINE, $C^{19}H^{19}NO^4$, se présente sous la forme d'une poudre cristalline, blanche, fusible à 206°, peu soluble dans l'éther, l'alcool, très soluble dans le chloroforme, la potasse caustique, qui se dissout avec une coloration rouge orange, puis violette, dans l'acide sulfurique, rouge brunâtre dans l'acide nitrique, bleue dans l'acide sulfovanadique, bleue puis bleu violacé dans le réactif d'Erdmann, bleue dans celui de Frœhde, et bleu ciel dans celui de Mandelin. Elle possède, quant à sa formule, la constitution suivante :

$$CH$$
$$HC \quad C-OCH^3$$
$$C \quad C-OH$$
$$H^2C \quad CH$$
$$HC \quad C$$
$$CH^3-N \quad C \quad C-O$$
$$H^2C \quad C \quad C-O \quad CH^2$$
$$CH \, CH$$

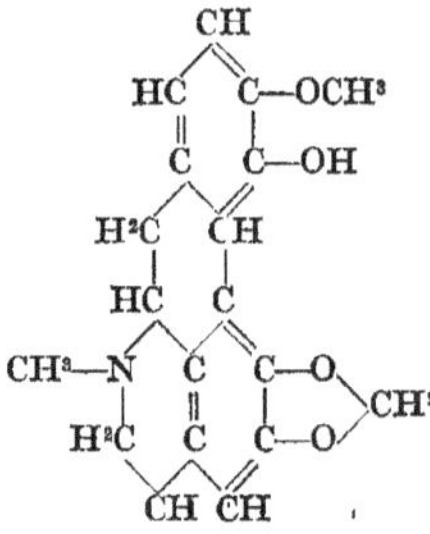

La CORYBULBINE, $C^{21}H^{25}NO^4$, recristallisée à l'aide de chloroforme et d'alcool, se présente sous la forme d'une poudre cristalline, jaune, fusible à 238°, peu soluble dans l'éther, insoluble dans l'eau, très soluble dans l'alcool, le chloroforme, qui se dissout sans se colorer dans l'acide sulfurique, mais avec une coloration jaune dans l'acide nitrique, verte dans le réactif de Mandelin, jaune doré dans celui d'Erdmann, rouge violacé, puis brun violacé dans celui de Frœhde. Son pouvoir rotatoire étant dextrogyre de + 8,5 ; elle livre sous l'action de l'iode de la dihydrocorybulbine, fusible à 225°, le chlorhydrate de la corybulbine fondant à 248°.

L'ISOCORYBULBINE, $C^{21}H^{25}NO^4$, se présente sous la forme d'une poudre cristalline, blanc jaunâtre, fusible à 181°, insoluble dans l'eau, très peu soluble dans l'alcool, très soluble dans l'éther, le chloroforme, qui, renfermant trois groupes méthoxylés, se dissout sans se colorer dans l'acide sulfurique, mais avec une coloration jaune dans l'acide nitrique, vert pâle dans le réactif d'Erdmann, rouge violacé, puis jaune verdâtre, dans celui de Frœhde, et verte dans celui de Mandelin.

La CORYCAVAMINE, $C^{21}H^{21}NO^5$, se présente sous la forme d'une poudre cristalline, blanche, fusible à 147°, soluble dans l'alcool, l'éther, l'éther acétique, le chloroforme, à pouvoir rotatoire, dextrogyre, de + 166°, qui, ne renfermant pas de groupe méthoxylé, se dissout avec une coloration jaune brunâtre, puis violette, dans l'acide sulfurique, verte dans cet acide chaud, jaune puis rouge orange dans l'acide nitrique, jaune, puis verte, dans le réactif d'Erdmann, vert olive dans celui de Frœhde, verte puis brune dans celui de Mandelin.

La CORYTUBÉRINE, $C^{19}H^{24}NO^4$, se présente sous la forme d'une poudre cristalline, blanche, soluble dans l'alcool, le chloroforme, l'éther, qui possède, quant à sa formule, la constitution suivante ; celle-ci, méthylée, livrant de la corydine de formule :

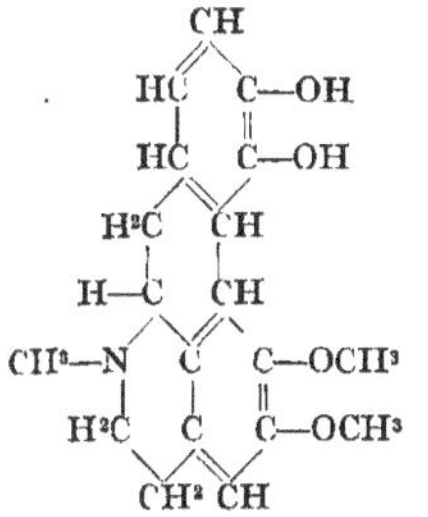

$$
\begin{array}{cc}
\text{Corytubérine} & \text{Corydine fusible à 124°}
\end{array}
$$

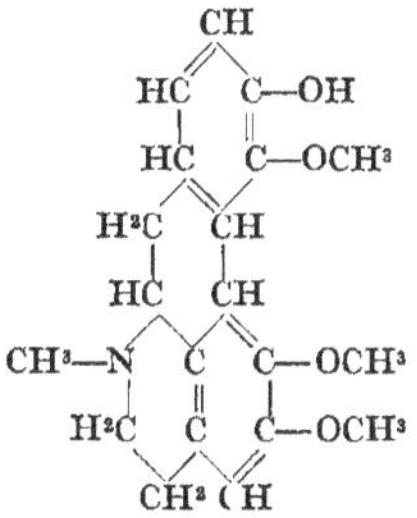

Il en est de même des bulbes de la plante *Dicentra eximia*, D. C., seu *Corydalis formosa*, Pursh., originaire des Etats-Unis, qui se prescrivent parfois comme diurétique.

LATEX CHELIDONII, SUC DE CHÉLIDOINE, DE CHELIDONIUM MAJUS, L.

Origine botanique. — Cette plante annuelle, à tige ramifiée, d'un mètre de haut, parcourue par de nombreux laticifères disposés en files anastomosées, à latex jaunâtre, porte des feuilles isolées, non stipulées, simples, vertes, à limbe découpé en 5 ou en 11 lobes pennatiséqués, arrondis, crénelés sur leurs bords. Ses fleurs actinomorphes, hermaphrodites, sont constituées par un calice à 2 sépales médians, libres, caducs ; par une corolle jaune, à 4 pétales libres, disposés sur deux verticilles, qui entourent de nombreuses étamines simples, libres, et un pistil allongé, uniloculaire, à deux placentes chargés d'ovules anatropes, mais il est toujours surmonté de deux stigmates sessiles. Son fruit est une silique, renfermant de nombreuses graines, à albumen charnu.

Origine géographique. — Fleurissant en automne, elle croît à l'état sauvage dans les terrains incultes de toute l'Europe, de l'Asie septentrionale et de l'Amérique du Nord.

Récolte et préparation. — Les parties aériennes de ces plantes, récoltées à la fin de l'été, puis sectionnées sous la forme de fragments, sont exprimées, soit avec les mains, soit à l'aide de petites presses, afin d'obtenir leur latex jaunâtre, qui, desséché à l'abri de l'humidité, parvient parfois dans le droguier, où il n'est plus officinal.

Description de la drogue. — Ce latex desséché se présente sous la forme de masses brunâtres ou brun jaunâtre, assez dures, d'odeur spéciale, vireuse, à saveur douceâtre, âcre, amère, vireuse, en partie solubles dans l'eau, l'alcool, l'éther, le chloroforme, le benzène.

Falsifications. — Non officinal et ne se proscrivant plus dans la thérapeutique moderne, il n'est pas falsifié.

Analyse chimique. — Il renferme un colorant ou chélidoxanthine, de l'acide chélidonique, de la chélidonine, de la chelérythrine, des matières mucilagineuses, résineuses et pectiques, outre de la protopine et de l'homochélidonine $C^{21}H^{21}NO^5$.

L'ACIDE CHÉLIDONIQUE, $C^7H^4O^6$, se présente sous la forme de cristaux incolores, inodores, insipides, fusibles à 262°, solubles dans l'alcool.

Il possède, quant à sa formule, la constitution suivante :

$$
\begin{array}{c}
\text{O} \\
\parallel \\
\text{C} \\
\diagup \quad \diagdown \\
\text{HC} \qquad \text{CH} \\
\parallel \qquad \parallel \\
\text{HOOC—C} \qquad \text{C—COOH} \\
\diagdown \quad \diagup \\
\text{O}
\end{array}
$$

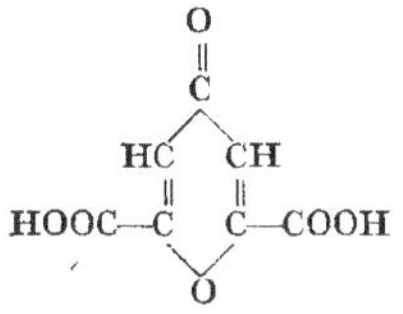

On le prépare synthétiquement en condensant, en présence de sodium et d'alcool, l'acétone avec l'éther éthylique d'acide oxalique, puis en réduisant le produit ainsi obtenu, qui, saponifié, se transforme en acide chélidonique, car :

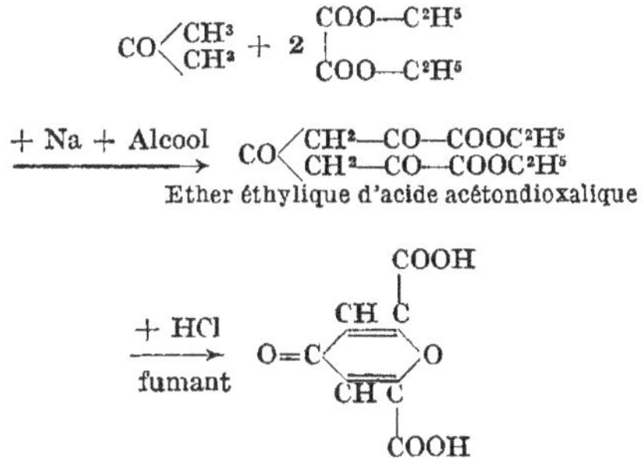

$$
\text{CO}\!\!<^{\text{CH}^3}_{\text{CH}^2} + 2\ ^{\text{COO—C}^2\text{H}^5}_{\text{COO—C}^2\text{H}^5}
$$

$$
\xrightarrow{+\ \text{Na} + \text{Alcool}} \text{CO}\!\!<^{\text{CH}^2\text{—CO—COOC}^2\text{H}^5}_{\text{CH}^2\text{—CO—COOC}^2\text{H}^5}
$$

Ether éthylique d'acide acétondioxalique

$$
\xrightarrow[\text{fumant}]{+\ \text{HCl}}
\begin{array}{c}
\text{COOH} \\
\mid \\
\text{CH C} \\
\diagup \quad \diagdown \\
\text{O=C} \qquad \text{O} \\
\diagdown \quad \diagup \\
\text{CH C} \\
\mid \\
\text{COOH}
\end{array}
$$

Chauffé à 240°, cet acide se décompose en pyrone, en anhydride carbonique ; mais chauffé avec de l'ammoniaque, il se transforme en un acide de formule $C^7H^4O^5$ (NH).

La CHÉLIDONINE, $C^{20}H^{19}NO^5 + H^2O$, cristallise sous la forme d'aiguilles ou sous celle de paillettes fusibles à 136°, à pouvoir rotatoire, dextrogyre, de $+ 148°$, insolubles dans l'eau, peu solubles dans l'éther, l'alcool, très solubles dans le chloroforme, les huiles fixes, mais ses sels sont incolores, amers, peu toxiques. Elle se dissout avec une coloration jaune, verte, puis brun rougeâtre et violette dans l'acide sulfurique ; verte dans cet acide additionné d'une goutte d'acide nitrique, jaune, puis verte et bleu verdâtre, dans le réactif de Frœhde, bleue dans l'acide sulfurique additionné d'une trace de bichromate de potasse, rose violacé, en présence d'eau furfurolée, dans l'acide sulfurique.

Oxydée par du permanganate potassique, elle se transforme en acide oxalique et en méthylamine, mais acétylée, elle donne de l'acétylchélidonine fusible à 159°, et bromée elle livre de la monobromchélidonine, fusible à 222°.

L'HOMOCHÉLIDONINE, $C^{19}H^{15}(OCH^3)^2NO^3$, se présente sous 3 modifications différentes, mais toutes trois cristallisant sous la forme d'aiguilles incolores, à points de fusion différents, car la β fond à 150°, l'α à 152° et la γ à 169°. Celles-ci se différencient, comme suit, les unes des autres.

	CHELIDONINE	α-HOMOCHELIDONINE	β-HOMOCHELIDONINE
L'acide sulfurique la dissout avec une coloration..	Jaune, brune, puis rouge cerise et violette	Sans coloration	Violette
Le réactif d'Erdmann..	Verte	Rouge jaunâtre	Jaune, puis violette
Le réactif de Froehde....	Jaune, verte, puis bleu verdâtre	Brun verdâtre	Jaune, violette, verte
L'acide sulfovanadique..	Verte puis bleu verdâtre	Rouge jaunâtre	Jaune violette, verte

La CHELÉRYTHRINE, $C^{21}H^{17}NO^4$, se présente sous la forme d'aiguilles incolores, fusibles à 203°, très peu solubles dans tous les dissolvants organiques, à l'exception du chloroforme, dont les solutions sont fluorescentes en vert, mais elle se rencontre aussi dans les racines de la *Sanguinaria Canadensis*. Elle se dissout avec une coloration verte, puis jaune, dans l'acide sulfurique ; jaune, puis jaune brunâtre dans l'acide nitrique ; jaune, puis vert olive et verte dans le réactif de Frœhde ; rouge violacé, puis rouge bordeaux, dans l'acide sulfovanadique. Renfermant 2 groupes méthoxylés, elle donne un aurate fusible à 233°.

La PROTOPINE ou MACLÉVINE, $C^{20}H^{19}NO^5$, se rencontrant aussi dans les racines de *Macleva cordata*, se prépare en extrayant ces racines par de l'alcool additionné d'acide acétique, puis en additionnant cette solution concentrée d'ammoniaque, pour l'agiter ensuite avec du chloroforme ; celui-ci, décanté, soumis à la distillation fractionnée, abandonne un résidu qui, repris par de l'alcool additionné d'acide chlorhydrique, donne une solution, dans laquelle les chlorhydrates de *protopine et de chélidonine* sont insolubles. Ceux-ci, dissous dans de l'eau, donnent une solution, qui, additionnée d'ammoniaque, puis agitée avec de l'éther, lui abandonne sa chélidonine, sa protopine ne passant pas dans ce dissolvant.

Elle se présente sous la forme d'une poudre blanche, cristalline, fusible à 205°, insoluble dans l'eau, peu soluble dans l'alcool, l'éther, mais très soluble dans le chloroforme, l'ammoniaque. Elle se dissout avec une belle coloration bleue dans le réactif de Frœhde, rouge violacé, puis bleue, dans le réactif sulfovanadique.

Usage thérapeutique. — Cette drogue se prescrit, dans la médecine populaire, à doses de 0 gr. 1 à 0 gr. 2, plusieurs fois par jour, comme sédatif et comme narcotique ; mais fraîche, elle est parfois ordonnée, sous la forme d'applications externes, comme spécifique contre les verrues.

Action physiologique. — Ordonnée à doses trop élevées, elle provoque parfois des empoisonnements mortels, en irritant les muqueuses stomacales, buccales et intestinales, puis en déterminant des vomissements et de la gastro-entérite.

Contrepoisons. — Ordonnez, en cas d'em-poisonnement par cette drogue, du café noir, des stimulants, des alcalins, du tanin, des iodures, puis des injections hypodermiques d'éther ou d'atropine, etc.

Pharmacie galénique. — Elle ne sert, de nos jours, à préparer aucun médicament officinal, mais elle rentre parfois dans la préparation de diverses spécialités.

Historique. — Connue des Anciens, cette drogue se prescrivait, selon Dioscoride et Pline, pour combattre la jaunisse, les maux de dents, puis, selon Scribonius Largus, comme spécifique contre la rage. Notons que les bestiaux ne broutent jamais sa plante. Il en est de même de la plante *Chelidonium minor*, seu *Ranunculus Ficaria*, L., qui se rencontre aussi dans toute l'Europe centrale.

RHIZOMA SANGUINARIÆ, RHIZOME DE SANGUINAIRE, DE SANGUINARIA CANADENSIS, L.

Originaire de l'Amérique du Nord, cette plante herbacée livre, au droguier, son rhizome non officinal, qui s'y présente parfois sous la forme de fragments cylindriques, contournés sur eux-mêmes, amincis à leurs extrémités supérieures, de 2 à 3 centimètres de long sur 1 à 1 cm. 5 de diamètre, à surface externe brun noirâtre, transversalement annelée, très ridée, à cassure spongieuse, brun rougeâtre, à saveur âcre, amère, astringente, persistante, d'odeur narcotique.

Il renferme des matières résineuses, mucilagineuses, du tanin, de l'huile fixe, de la protopine, de la sanguinarine, de la chelérythrine, de l'acide chélidonique et de l'homochélidonine, aussi se prescrit-il aux Etats-Unis, où il est officinal, à doses de 0 gr. 05 plusieurs fois par jour, sous la forme de poudres, de pilules ou sous celle de décoctions, comme astringent intestinal, comme sédatif, comme émétique et comme expectorant.

La SANGUINARINE, $C^{17}H^{15}NO^4 + H^2O$ se prépare en extrayant cette drogue pulvérisée, en présence d'acide acétique, par de l'eau, dont la solution concentrée est précipitée par addition d'acétate de plomb ; le précipité ainsi obtenu, mis en suspension dans de l'alcool, étant décomposé par de l'hydrogène sulfuré ; mais on parvient à de meilleurs résultats extractifs, en épuisant cette drogue, en présence d'acide acétique, par de l'alcool, dont la solution concentrée abandonne un résidu que l'on reprend par de l'eau chaude ; cette solution, agitée plusieurs fois de suite avec de l'éther, afin de la libérer de ses matières résineuses et oléagineuses, étant précipitée par de l'ammoniaque. Nous obtenons ainsi d'une part un précipité et d'autre part un filtrat qui, agité avec du chloroforme, lui abandonne ses *chélidonines*, car cette solution chloroformique, évaporée, abandonne un résidu résineux qui, repris par de l'eau acidulée, donne une solution précipitable par addition d'ammoniaque. Ce précipité, traité par de l'éther acétique bouillant, donne une solution, que l'on soumet à la cristallisation spontanée, afin d'obtenir la β-chélidonine, cristallisable, à l'encontre de ses eaux mères qui, concentrées, déposent la γ-*chélidonine*, le résidu, insoluble dans ce dissolvant organique, étant constitué par de la *chélidonine*, que l'on dissout dans de l'eau additionnée d'acide chlorhydrique, dont la solution est précipitée par addition d'ammoniaque, puis reprise par du chloroforme, afin de le soumettre à la cristallisation spontanée.

Le précipité ci-dessus mentionné, de couleur jaune brunâtre, repris par de l'éther bouillant, donne une solution qui, soumise à la distillation fractionnée, abandonne un résidu semi-cristallin, que l'on reprend par de l'acétone bouillante, celle-ci dissolvant la *protopine*, mais non l'homochélidonine.

La partie de ce précipité, insoluble dans l'éther bouillant, reprise par de l'alcool, donne une solution qui, concentrée, abandonne un résidu, que l'on reprend par de l'eau additionnée d'acide chlorhydrique, dont la solution, additionnée d'ammoniaque, est agitée avec de l'éther, auquel elle abandonne sa *sanguinarine*, que l'on fait recristalliser, à l'encontre de l'*homochélidonine* qui, ne passant pas dans cet éther, est précipitée par du carbonate de soude, après avoir traité cette solution ammoniacale par de l'acide chlorhydrique.

Notons, en outre, que l'on peut séparer la sanguinarine de la protopine, en les faisant cristalliser dans de l'acétone, quitte à reprendre leurs cristaux impurs par de l'éther acétique, qui ne dissout pas la protopine.

La Sanguinarine se présente sous la forme d'une poudre cristalline, blanche, fusible à 213°, inodore, à saveur amère, insoluble dans l'eau, très soluble dans l'alcool, l'éther, le chloroforme, l'acétone, pour ainsi dire insoluble dans l'éther acétique, qui, renfermant un groupe méthoxylé, se dissout avec une coloration rouge, puis violette, dans l'acide sulfurique, jaune brunâtre dans l'acide nitrique, violette dans l'acide sélénosulfurique, violette puis verte dans le réactif de Marquis, rouge orange, puis rouge, dans celui d'Erdmann, rouge carmin, puis brune, dans celui de Frœhde, verte, violette et rouge bordeaux dans l'acide sulfovanadique. Ses sels, toujours colorés en rouge, se dissolvent avec une fluorescence violette dans l'eau, mais ils se prescrivent parfois, à doses de 0 gr. 003 plusieurs fois par jour, comme expectorant et comme sédatif ; à doses de 0 gr. 03, parfois ils sont ordonnés comme émétique.

FRUCTUS PAPAVERIS ORIENTALIS, FRUIT DU PAVOT ORIENTAL, DE PAPAVER ORIENTALIS.

Cette plante, originaire de l'Arménie, du Caucase et de la Perse, mais cultivée dans nos régions comme plante d'ornement, porte des fleurs bleu violacé, qui, une fois fructifiées, livrent des capsules à peu près identiques à celles de notre pavot officinal. Fleurissant en mai, elle dépérit peu de temps après que ses graines aient atteint leur complet développement, mais ses capsules incisées livrent, elles aussi, un suc résineux, non officinal, renfermant à peu près les mêmes principes actifs que les racines de ce végétal; celles-ci, non officinales, déterrées en automne, se prescrivent parfois, dans la thérapeutique indigène de ces pays, comme sédatif et comme hypnotique, car elles renferment de l'isothébaïne, de la morphothébaïne, de l'éther méthylique de morphothébaïne, de la protopine, de la glaucine, etc., outre des matières résineuses et pectiques, que l'on sépare comme suit les unes des autres.

Les racines de cette plante, de couleur blanc jaunâtre, extraites, après avoir été pulvérisées, par de l'alcool additionné d'acide acétique, donnent une solution qui, concentrée, est décantée de ses matières résineuses et oléagineuses, que l'on peut aussi extraire en agitant cette solution avec de l'éther de pétrole, puis avec de l'éther ; celle-là en partie évaporée abandonne une solution, que l'on précipite par addition de carbonate de soude. Ce précipité, traité : 1° par de l'éther, lui abandonne une partie de ses alcaloïdes, que l'on reprend par de l'eau additionnée d'acide acétique, dont la solution est précipitée par de la soude caustique et par du bicarbonate de soude; 2° par du chloroforme, qui s'empare des autres alcaloïdes de cette drogue, non solubles dans l'éther.

L'Isothébaïne, $C^{19}H^{21}NO^3$, se présente sous la forme d'une poudre cristalline, blanche, fusible à 203°, insoluble dans l'eau, très soluble dans l'alcool, l'éther, le chloroforme, qui se dissout sans se colorer dans l'acide sulfurique, mais avec une coloration jaune pâle dans le réactif d'Erdmann, bleue, puis verte, dans celui de Frœhde, violette dans l'acide nitrique et vert olive dans le réactif de Mandelin. Son sulfate fond à 120°, elle possède, quant à sa formule, la constitution suivante :

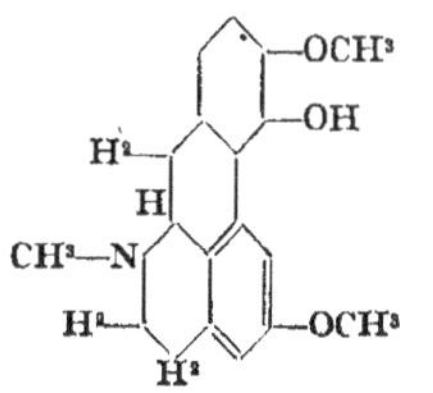

La Morphothébaïne, $C^{17}H^{14}N(OCH^3)(OH)^2$, se préparant en chauffant dans un tube fermé, au bain-marie, pendant trois heures de temps, 10 grammes de thébaïne avec 50 centimètres cubes d'acide chlorhydrique à 30 p. 100, puis en précipitant la solution ainsi obtenue par de l'ammoniaque, se rencontre aussi dans cette drogue. Elle se présente sous la forme d'une poudre cristalline, blanche, fusible à 193°, très soluble dans l'éther, l'alcool, le chloroforme, qui se dissout sans se colorer dans l'acide sulfurique, mais avec une coloration jaune, puis rouge, dans le réactif d'Erdmann, bleue dans celui de Frœhde, violette dans celui de Mandelin, rouge sang, puis jaune brunâtre, dans l'acide nitrique. Elle possède, quant à sa formule, la constitution suivante :

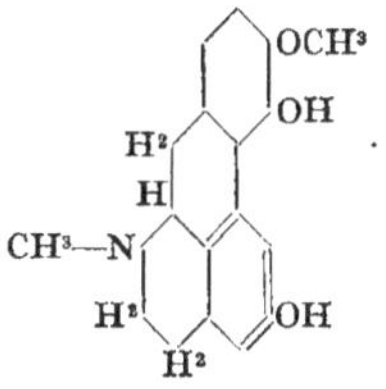

(Voir *Arch. der Ph.*, 1914, p. 124.)

L'Ether méthylique de Morphothébaïne, $C^{17}H^{14}N(OCH^3)^2$, se présente sous la forme d'une poudre cristalline, blanche, soluble dans l'alcool, l'éther, le chloroforme, qui se dissout sans se colorer dans l'acide sulfurique, mais avec une coloration brune dans l'acide nitrique, jaune dans le réactif d'Erdmann, jaune dans celui de Frœhde, et violette dans celui de Mandelin.

L'Ether méthylique d'Isothébaïne, $C^{17}H^{14}N(OCH^3)^2$, n'a pas encore été obtenu à l'état chimiquement pur.

HERBA DICENTRÆ, DE DICENTRA PUSILLA Sieb. (Japon) OU DE DICENTRA FORMOSA (Amérique).

Ces plantes, originaires l'une du Japon, l'autre de l'Amérique du Nord, livrent au droguier leurs parties aériennes, fleuries, non officinales, qui se prescrivent comme sédatif, comme expectorant, voire même comme une panacée universelle au Japon, particulièrement aux pèlerins de la montagne sacrée d'Ou Take ; car elles renferment de la protopine, de la dicentrine, de la monométhylquercétine, de la chélidonine, outre des matières résineuses et pectiques.

Celles-là se préparent en extrayant ces drogues pulvérisées par de l'alcool additionné d'acide acétique, dont la solution concentrée, décantée de ses matières résineuses et oléagineuses, est agitée avec de l'éther, afin de la libérer de ces dernières. Cette solution, précipitée par addition d'ammoniaque, donne un dépôt, que l'on reprend successivement par de l'éther, puis par du chloroforme, dont les solutions concentrées sont traitées par de l'acide bromhydrique, celui-ci y précipitant les bromhydrates de ces bases végétales, dont celui de la dicentrine très peu soluble dans l'eau, l'alcool, se présente sous la forme d'aiguilles incolores, fusibles à 186°, solubles dans l'eau et dans l'alcool bouillants.

La Dicentrine, $C^{20}H^{21}NO^4$, qui possède, quant à sa formule, la constitution suivante :

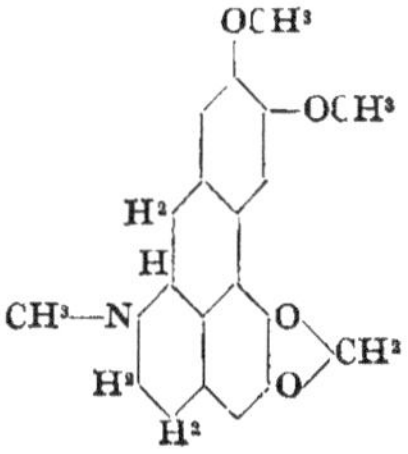

se présente sous la forme de prismes incolores, inodores, amers, fusibles à 169°, très solubles dans l'alcool, l'éther, le chloroforme, qui se dissolvent avec une coloration rouge violacé dans l'acide sulfurique, bleu verdâtre, puis brune dans l'acide nitrique, bleue puis brune dans le réactif d'Erdmann, bleue puis verte dans celui de Frœhde ou dans celui de Mandelin.

La PROTOPINE, $C^{20}H^{19}NO^5$, se présente sous la forme d'une poudre cristalline, blanche, fusible à 205°, peu soluble dans l'éther, très soluble dans l'alcool, le chloroforme, insoluble, dans l'eau, l'éther acétique, qui, possédant les propriétés des phénols, se dissout avec une coloration jaune, verte et violette, puis bleue dans l'acide sulfurique, jaune, violette, jaune verdâtre et verte dans le réactif d'Erdmann, violette, bleu verdâtre et bleue dans celui de Frœhde, violette, bleu verdâtre et bleue dans celui de Mandelin, jaune, puis bleue, dans l'acide nitrique, bleu violacé dans l'acide sulfurique additionné de sulfate ferrique.

Elle possède, quant à sa formule, la constitution suivante :

HERBA GLAUCII, HERBE DE PAVOT CORNU, DE GLAUCIUM CORNICULATUM.

Originaire de l'Europe méridionale, cette plante herbacée livre, au droguier, ses parties aériennes, fleuries, non officinales, qui renferment de la *glaucine*, de la chélérythrine, de la protopine et de la sanguinarine, outre des matières résineuses et pectiques et un principe amer ou glucopicrine.

La GLAUCINE, $C^{21}H^{25}NO^4$, se prépare en extrayant, à chaud, les parties aériennes de cette plante par de l'eau additionnée d'acide acétique, puis en précipitant cette solution concentrée (après avoir été agitée avec de l'éther) par du carbonate de soude et par de l'ammoniaque. Le précipité ainsi formé, repris par de l'eau additionnée d'acide acétique, donne une solution qui, évaporée dans le vide, abandonne un résidu, que l'on agite, en présence d'ammoniaque, avec de l'éther, puis avec du chloroforme : celui-ci dissolvant la protopine et la sanguinarine.

Elle se présente sous la forme de paillettes incolores, fusibles à 120°, insolubles dans l'eau, très peu solubles dans le benzène, le toluène, peu solubles dans l'éther, mais très solubles dans le chloroforme, l'éther acétique, l'acétone. Elle se dissout avec une coloration jaune puis, à chaud, violette dans l'acide sulfurique, mais cette dissolution précipite un dépôt bleu par addition d'ammoniaque et d'eau.

Se dissolvant avec une coloration vert bleuté, puis violette dans le réactif de Frœhde, verte puis brune dans l'acide sulfurique additionné d'une trace de bichromate potassique, verte, puis rouge brunâtre, dans l'acide nitrique, bleue dans celui de Mandelin, bleue dans celui d'Erdmann, à pouvoir rotatoire, dextrogyre, de + 111,8, elle donne des sels cristallins, dont le chlorhydrate fond à 220°, le bromhydrate à 255°, leurs solutions aqueuses se précipitant en un dépôt blanc par addition de bichlorure de mercure, rouge par celle de chlorure d'or ou de platine. Elle possède, quant à sa formule, la constitution suivante :

La GLAUCIDINE se présente sous la forme d'aiguilles incolores, fusibles à 209°, solubles dans l'alcool, l'éther, le chloroforme, qui se dissolvent avec une coloration rouge violacé dans l'acide sulfurique, celle-ci devenant incolore, puis verte à la longue ; bleu sale, puis verte, dans le réactif de Frœhde, verte, puis bleue et rouge brunâtre, dans celui d'Erdmann, brune dans l'acide nitrique.

Ses parties aériennes se prescrivent parfois, dans la médecine populaire, sous la forme d'infusions ou sous celle de décoctions, comme narcotique des enfants, comme sédatif, puis comme spécifique contre le diabète.

Exprimées à l'état frais, elles livrent, ainsi que les parties aériennes du *Glaucium flavum* Cranz, plante originaire de la région méditerranéenne, un suc non officinal, jaunâtre, caustique, qui se prescrit parfois, dans la thérapeutique vétérinaire, sous la forme d'applications externes, comme spécifique contre les ulcères.

HERBA FUMARIÆ, FUMETERRE, DE FUMARIA OFFICINALIS, L.

Originaire de l'Europe centrale, cette plante herbacée livre, au droguier, ses parties aériennes, fleuries, qui, non officinales, renferment de la fumarine, des matières résineuses, de la protopine, de la chélérythrine et de l'acide fumarique.

L'ACIDE FUMARIQUE, $\begin{matrix} CH-COOH \\ | \\ CH-COOH \end{matrix}$, se présente sous la forme d'aiguilles incolores, sublimant à 200°, d'odeur nulle, à saveur acide, très peu solubles dans l'eau froide, mais très solubles dans l'alcool, l'éther, l'eau bouillante. On le prépare synthétiquement en bromant l'acide succinique, puis en chauffant à sec l'acide monobromosuccinique ainsi obtenu, que l'on décompose par addition d'eau bouillante.

La FUMARINE, $C^{21}H^{19}NO^2$, se présente sous la forme de prismes incolores, inodores, à saveur amère, fusibles à 199°, insolubles dans l'eau, mais très solubles dans l'alcool, l'éther, le benzène. Elle se dissout avec une coloration violette puis brun verdâtre dans l'acide sulfurique, jaune, verte, puis violette dans le réactif d'Erdmann, violette, puis vert foncé dans celui de Frœhde.

Cette drogue se prescrit parfois, dans la médecine populaire, sous la forme d'infusions, comme sédatif et comme hypnotique.

CRUCIFÈRES

Cette famille, comprenant 208 genres et plus de 1850 espèces, répandues sur toute la surface du globe, est représentée par des plantes herbacées, rarement lignifiées (Ibéride, Matthiole), à feuilles isolées, simples, non stipulées, entières ou découpées sous la forme de lobes arrondis. Leurs racines, leurs tiges et leurs feuilles entourent de nombreuses cellules sécrétrices, renfermant soit de la myrosine, qui est un ferment, soit du myronate potassique ou un autre glucoside. Leurs fleurs hermaphrodites, actinomorphes, disposées en grappes simples, à l'aisselle de bractées ordinairement avortées, sont constituées par un calice à 4 sépales libres, toujours disposés par deux, sur deux verticilles : par une corolle à 4 pétales et par l'androcée à 2 étamines latérales, plus petites que les 4 autres, qui, antéropostérieures, proviennent du dédoublement de leurs deux étamines médianes, ce dédoublement pouvant être poussé plus à fond, en donnant naissance à 16 étamines (Mégacarpée) ou ne pas avoir lieu (Passerage).

Leur pistil se compose de 2 carpelles latéraux, ouverts, concrescents en un ovaire uniloculaire, à 2 placentes pariétaux, couverts de deux rangs d'ovules campylotropes. Il se développe toutefois, et ceci de très bonne heure, entre ces deux rangs d'ovules, une fausse cloison. Leur style unique, court, se termine par 2 stigmates superposés. Leur fruit est une capsule qui, s'ouvrant de chaque côté des placentes par 4 fentes, est dénommée silice ou silique, mais si elle est beaucoup moins longue que large, elle est dénommée *silicule*. Leurs graines, dépourvues d'albumen, renferment un embryon oléagineux, recourbé, à 2 cotylédons *accombants*, si la radicule se recourbe de manière à venir se placer sur le bord des cotylédons (O=).

Ils sont *incumbants*, si la radicule se place contre une des faces des cotylédons, c'est-à-dire si la radicule se trouve être appliquée sur le dos d'un des cotylédons (O ‖) ceux-ci sont alors dénommés *notorrhizés*. Leurs cotylédons peuvent être repliés sur leur nervure médiane et former ainsi une gouttière, dans laquelle se rencontre la radicule, ce sont alors des cotylédons *condupliqués* dénommés *Orthoplocés* O ». Ces cotylédons peuvent être parfois enroulés en crosse ou en spirale autour de la radicule O ‖ ‖, ils sont alors dénommés *spirolobés*. Enfin ils peuvent être repliés deux fois sur eux-mêmes, ils sont alors dénommés *Diplocolobés* O ‖ ‖ ‖.

Les feuilles des plantes de cette famille portent toujours des poils tecteurs, simples, unicellulaires, disposés parfois sous la forme de navette, mais leurs stomates sont toujours accompagnés de 3 cellules annexes, dont l'une est plus petite que les deux autres, qui sont parallèles à l'ostiole. Leur mésophylle ne renferme jamais de lacticifères, ni de cristaux, mais des cellules à essence, c'est-à-dire renfermant des glucosides, qui sont hydrolysés en glucose et en essences diverses sous l'action de la myrosine contenue elle aussi dans des cellules spéciales. Les graines de ces plantes sont caractérisées par la présence d'une assise de cellules à mucilage, disposée sur la couche externe de leur spermoderme. Elles sont tributaires, quant à leurs propriétés physiologiques, de la présence de leur essence sulfurée, non préexistante, qui résulte de l'action exercée sur leurs glucosides par un ferment dénommé myrosine, celui-là étant toujours localisé dans des cellules spéciales, qui ne se rencontrent jamais dans le péricycle des faisceaux foliaires ou cotylédonaires. Ces cellules, ne renfermant jamais de chlorophylle, ni grains d'aleurone, ni huile fixe, se colorent en violet au contact de l'acide chlorhydrique.

SEMEN SINAPIS NIGRA, GRAINE DE MOUTARDE NOIRE OU DE SENEVÉ, DE BRASSICA NIGRA, Koch.

Origine botanique. — Cette plante herbacée, annuelle, à racine mince, pivotante, porte une tige-velue, d'un mètre à un mètre trente-cinq de haut, à feuilles isolées, non stipulées, courtement pétiolées, glabres, à limbe lancéolé, découpé, quant aux inférieures, en plusieurs lobes arrondis, dentelés, mais entier quant aux feuilles supérieures, qui sont linéaires et parcourues par une nervure médiane, prononcée. Ses fleurs, disposées en grappes à l'aisselle de bractées, sont constituées par un calice à 4 sépales libres, lancéolés, verdâtres ; par une corolle jaune doré, à 4 pétales libres, ovoïdes, onguiculés au sommet, qui entourent l'androcée, à 4 étamines, dont deux sont beaucoup plus courtes que les autres, qui sont didynames, et un pistil à 2 carpelles latéraux, ouverts, concrescents en un ovaire uniloculaire, à 2 placentes pariétaux, portant deux rangs d'ovules campylotropes, pendants. Son fruit est un silice, renfermant de 4 à 6 graines non albuminées.

Pathologie. — Elle est souvent attaquée par la *Pseudomonas campestris*, l'*Asterocystis radicis* et par la *Peronospora parasitica*, etc., mais la farine de ses fruits subit les atteintes du *Tyroglyphus Siro*.

Origine géographique. — Fleurissant de juin à juillet, elle croît à l'état sauvage dans toute l'Europe centrale et méridionale, où elle y est aussi cultivée, particulièrement en Angleterre, dans le Yorkshire, en Alsace, en Flandre, en Belgique, en Picardie, en Hongrie, en Allemagne, en Algérie, en Russie, au Caucase, en Chine, aux Indes, ainsi que dans l'Amérique du Nord. .

Récolte. — Les fruits de cette plante, récoltés à leur complète maturité, puis desséchés au soleil, sont ouverts et privés, à l'aide du vannage, de leurs graines, qui, desséchées au soleil, sont triées, pour être expédiées, dans des sacs de 50 ou de 100 kilogrammes, sur les maisons de gros.

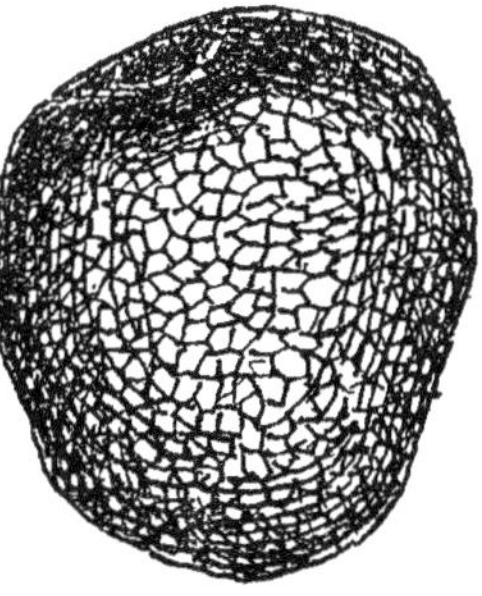

Fig. 181. — Graine de moutarde noire.

Description des graines (fig. 181 et 182). — Elles se présentent sous la forme de petits corps, ovoïdes, ombiliqués, de 1 à 1 mm. 5 de diamètre, à surface rouge foncé ou brun noirâtre, fortement réticulée, chagrinée, marquée d'un réseau polygonal, qui, imbibée d'eau, s'entoure d'une couche mucilagineuse. Une de leurs faces porte une petite empreinte, marque du hile, tandis que leur teste est parfois pelliculé de par la chute de petits lambeaux de son épiderme, il est, en outre, creusé de fossettes visibles à la loupe. Il entoure un embryon jaunâtre, à 2 cotylédons recourbés en gouttière autour de la radicule, donc cotylédons incumbants. Ces graines, concassées puis macérées dans de l'éther ou dans de l'alcool absolu, ne dégagent aucune odeur ; mais additionnées d'eau, elles émettent une odeur pénétrante, spéciale, irritante pour les muqueuses nasales

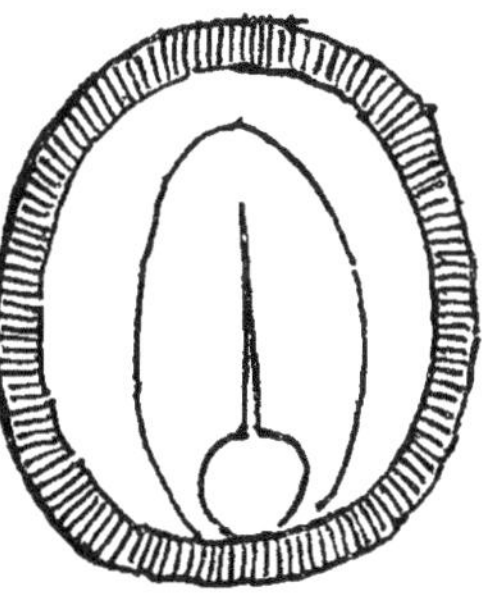

Fig. 182. — Coupe longitudinale de la graine de moutarde noire.

et buccales. Leur odeur est nulle sur le sec, leur saveur mucilagineuse, puis brûlante, est épicée, spéciale, âcre, amère.

Examen microscopique (fig. 183). — Examinée sur une coupe transversale, cette graine est constituée par une assise de cellules allongées dans le sens de la périphérie, à parois minces, stratifiées, qui, additionnées d'eau, donnent du mucilage (*am*), puis vient une zone de cellules hémisphériques (*b*), à parois supérieures, minces, à parois latérales et inférieures, épaissies. En dessous de cette assise se rencontre une zone de cellules scléreuses (*sc*), jaune brunâtre, à parois fortement épaissies en fer à cheval, qui, à distance régulière les unes des autres, s'allongent radialement vers l'extérieur, pour atteindre la paroi inférieure des cellules disjointes.

En dessous de cette assise se rencontrent une couche pigmentée (*ct*) à 3 ou à 4 rangs de cellules aplaties, et une couche de cellules à protéine (*cp*), qui, rectangulaires, possèdent des parois minces ; puis vient une lame nacrée (*alb*), à cellules aplaties et les cotylédons (*co*), constitués par des cellules polygonales, riches en gouttelettes oléagineuses, en grains d'aleurone avec globoïdes et cristalloïdes. Elles entourent, outre des faisceaux libéro-ligneux, quelques cellules à myrosine, se colorant en rouge par addition de quelques gouttes du réactif de Millon.

Sa coupe microscopique, longitudinale, présente premièrement un dessin polygonal, constitué par ses cellules épidermiques, puis un des-

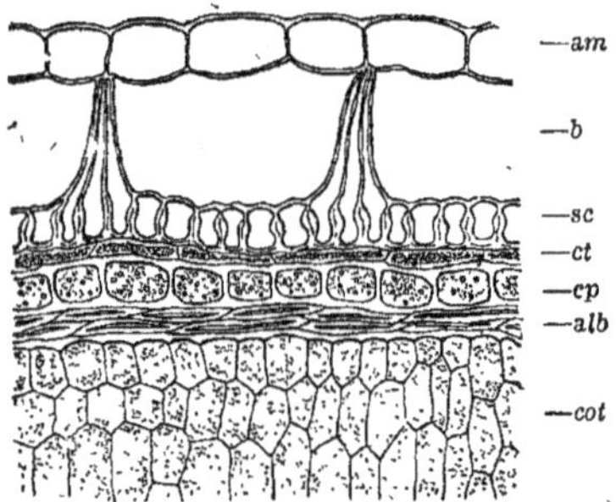

Fig. 183. — Coupe transversale de la graine de moutarde noire.

am) assise mucilagineuse ; *b*) cellules semi-ellipsoïdales ; *sct*) cellules scléreuses en fer à cheval ; *ct*) tégument interne pigmenté ; *cp*) couche protéique ; *alb*) albumen ; *co*) cotylédons.

sin de plus grandes cellules polygonales, provenant de ses cellules disjointes, et un petit réseau de petites cellules polygonales, colorées en jaune, à parois épaisses, qui représentent les cellules scléreuses de son spermoderme. On détermine microchimiquement les cellules à sinigrine de cette graine, en traitant ses coupes microscopiques par de l'acide tartrique, puis en les déshuilant à l'aide d'éther, quitte à les additionner ensuite de quelques gouttes de teinture d'alcanna.

Poudre. — Cette drogue, pulvérisée, livre une poudre gris jaunâtre, caractérisée par la présence de ses cellules scléreuses, à parois épaisses ; par celle de ses cellules à mucilage et par celle de ses cellules à myrosine, qui se colorent en violet par addition d'acide chlorhydrique renfermant un peu d'orcine. Cette poudre, devant être conservée dans des boîtes en fer-blanc, à l'abri de l'air et de l'humidité, est parfois déshuilée, avant d'être livrée à la droguerie.

Falsifications. — Rarement falsifiée à l'état normal, cette drogue est parfois confondue avec les graines d'autres espèces de crucifères, qui se différencient comme suit les unes des autres, à l'examen microscopique :

A) *Cellules épidermiques bien développées très visibles.* 1° Zone des grosses cellules plurisériées,

avec épaississement collenchymateux ; *a*) sclérites incolores, égales en hauteur, couche pigmentée, incolore, *Brassica alba* Hook ; *b*) sclérites brunâtres, couche pigmentée, colorée en jaune, *Brassica dissecta.*

2° Grandes cellules disposées sur deux rangs, mais non épaissies par places, couche pigmentée, unisériée : *a*) sclérites très épaissies de 15 à 20 micromillimètres de haut, *Brassica Eruca* ; *b*) sclérites de 34 à 40 micromillimètres de haut sur 4 à 12 de large, avec luminas, se colorant en rouge par addition d'hydrate de chloral, *Brassica arvensis* ; *c*) sclérites de 25 à 30 micromillimètres de haut, à luminas non colorés, *Sinapis dichotoma.*

3° Assise de grosses cellules unisériées, couche pigmentée de même : *a*) sclérites de 15 à 40 micromillimètres de haut avec luminas colorés en brun, *Brassica nigra* ; *b*) sclérites de 15 à 40 micromillimètres de haut, mais grandes cellules non visibles, *Brassica juncea.*

B) *Epiderme devenant mucilagineux :* 1° Spermoderme luisant, jaune brunâtre, sclérites de 18 à 22 micromillimètres de haut, *Sinapis glauca.*

2) Spermoderme foncé, sclérites de 20 à 30 micromillimètres de haut, *Brassica Napus.*

Il n'en est pas de même de la poudre de moutarde noire, qui est, par contre, très souvent falsifiée par addition de poudre de curcuma, de diverses fécules ou de matières inorganiques, reconnaissables à l'examen chimique ou microscopique ; on l'additionne aussi parfois de poudre des graines de *Sinapis arvensis*, qui, chauffée avec une solution d'hydrate de chloral, se colore en rouge quant à ses cellules scléreuses, réaction que ne donne pas la poudre de moutarde noire.

Dosage de l'essence de moutarde noire. — Il est nécessaire de toujours doser cette drogue, quant à son pour cent en essence. On la fait, à cet effet, macérer, une fois pulvérisée, pendant une heure de temps, dans de l'eau tiède, pour la soumettre ensuite, en présence d'alcool, à la distillation aux vapeurs d'eau, dont le distillatum, additionné d'ammoniaque et de nitrate d'argent, précipite du sulfure d'argent, car :

$$CSN-C^3H^5 + NH^3 = CS\langle{}^{NH-C^3H^5}_{NH^2}$$

$$CS\langle{}^{NH-C^3H^5}_{NH^2} + AgNO^3 + 2NH^3$$

$$= Ag^2S + 2NH^4NO^3 + NC-NH-C^3H^5$$

Ce précipité, lavé, desséché, puis pesé, nous indique le pour cent en essence renfermée dans cette drogue, car un centigramme de sulfure d'argent correspond exactement à 4 mgr. 29 d'essence.

Un autre procédé consiste à chauffer à 50°, en présence d'alcool, la poudre de moutarde avec de l'ammoniaque, puis à évaporer à sec le liquide ainsi obtenu, qui renferme de la thiosinamine, fusible à 78°. Celle-ci doit peser au minimum de 3 gr. 25 à 3 gr. 50 par 3 grammes d'essence, car la réaction suivante a eu lieu :

$$CNSC^3H^5 + NH^3 = CS\langle{}^{NHC^3H^5}_{NH^2}$$

La thiosinamine peut encore être titrée, en présence d'ammoniaque, par du nitrate d'argent, car la réaction suivante a lieu :

$$CS\Big\langle{}^{NH-C^3H^5}_{NH^2} + 2AgNO^3 + NH^3$$

$$= 2NH^4NO^3 + CN-NH-C^3H^5 + Ag^2S$$

En se basant sur cette réaction, on peut calculer le pour cent en soufre de cette essence, car nous savons qu'un atome de soufre correspond exactement à une molécule d'essence, d'où :

$$\frac{A-24,7875}{B} = \text{p. 100 en soufre}$$

où A = le nombre de centimètres cubes de nitrate d'argent décinormal utilisé, B = le nombre de centimètres cubes d'essence titrée.

Notons que pour doser cette essence, il ne faut jamais utiliser des appareils en cuivre, ce métal décomposant cette essence, selon l'équation suivante, en sulfure de cuivre et en cyanure d'allyle, car :

$$CNSC^3H^5 + Cu = CuS + C^3H^5CN$$

Analyse chimique. — Cette drogue renferme de 20 à 24 p. 100 de mucilage, de 25 à 35 p. 100 d'huile fixe, de 1,3 à 1,4 p. 100 d'essence, de la sinapine, de la myrosine et si elle n'a pas été exposée à l'humidité, de la sinigrine ou myronate potassique.

La Myrosine se prépare en extrayant cette drogue pulvérisée, déshuilée, pendant plusieurs heures de temps avec de l'eau, dont la solution, filtrée, puis additionnée d'acide acétique, précipite ses albuminoïdes ; filtrée à nouveau, puis additionnée d'alcool, elle précipite alors sa myrosine.

Elle se présente sous la forme d'une poudre blanche, amorphe, insoluble dans l'éther, l'alcool, en partie soluble dans l'eau, dont les solutions décomposent celles de sinigrine, comme nous le verrons, en glucose et en essence de moutarde.

La Sinigrine ou Myronate potassique, $C^{10}H^{16}NS^2KO^9 + H^2O$, se prépare en traitant ces graines pulvérisées par de l'éther bouillant, qui tue leur myrosine et qui s'empare de leurs corps gras, puis, en soumettant leurs tourteaux desséchés à l'extraction aqueuse, dont la solution filtrée, additionnée d'un peu de carbonate barytique, est évaporée à la chaleur du bain-marie, jusqu'à consistance sirupeuse, ; elle abandonne alors un résidu qui, repris par de l'alcool dilué, bouillant, donne une solution, que l'on soumet à la distillation fractionnée, puis à la cristallisation spontanée. Elle se présente sous la forme d'aiguilles incolores, brillantes, inodores, à saveur amère, à réaction neutre, fusibles à 126°, très solubles dans l'eau, l'alcool bouillant, peu solubles dans l'alcool froid, insolubles dans l'éther, le chloroforme, le benzène, le sulfure de carbone, l'alcool absolu, les huiles fixes et dans les essences.

Traitée par de l'acide chlorhydrique, elle se décompose en acide sulfurique, en ammoniaque, en glucose et en sulfide hydrique, car elle possède, quant à sa formule, la constitution suivante :

$$C\Big\langle{}^{O-SO^2-OK}_{N-CH^2-CH=CH^2}_{S-C^6H^{11}O^5}$$

Une solution aqueuse de sinigrine se précipite en un dépôt blanc, par addition de nitrate d'argent, car la réaction suivante a lieu :

$$\underset{\text{Sinigrine}}{C^{10}H^{16}NS^2KO^9} + 2AgNO^3 + H^2O$$

$$= KNO^3 + HNO^3 + \underset{\text{Glucose}}{C^6H^{12}O^6} + \underset{\text{Sinigrate d'argent}}{C\Big\langle{}^{OSO^2OAg}_{N-CH^2-CH-CH^2}_{SAg}}$$

Le chlorure de baryum ne précipite pas à froid ses solutions aqueuses, mais il les décompose à chaud, en sulfate barytique, en glucose, en cyanure d'allyle et en acide crotonique, car :

$$\underset{\text{Sinigrine}}{C^{10}H^{16}NS^2O^9K} + BaCl^2 + H^2O$$

$$= BaSO^4 + S + KCl + \underset{\text{Cyanure d'allyle}}{C^3H^5CN} + \underset{\text{Glucose}}{C^6H^{12}O^6} + HCl$$

$$C^3H^5CN + HCl + 2H^2O = C^3H^5COOH + NH^4Cl$$

Le myronate potassique se décompose, sous l'action de la myrosine ou sous celle des acides dilués, en essence de moutarde, en glucose et en sulfate acide de potasse, car :

$$C\Big\langle{}^{OSO^2OK}_{N-CH^2-CH=CH^2}_{S-C^6H^{11}O^5} + {}^{H}_{H}\Big\rangle O$$
Sinigrine

$$= \underset{\text{Essence de moutarde}}{{}^{C=S}_{|}_{N-CH^2-CH=CH^2}} + \underset{\text{Glucose}}{C^6H^{12}O^6} + \underset{\substack{\text{Sulfate acide}\\ \text{de potasse}}}{KHSO^4}$$

La Sinapine, $C^{16}H^{24}NO^5HSO^4$, se rencontrant aussi dans les graines de moutarde blanche, se prépare en extrayant ces graines pulvérisées par de l'alcool à 85°, dont la solution concentrée, agitée avec du benzène pour la dégraisser, puis additionnée d'eau, précipite ses matières grasses ou résineuses, dont le filtrat, additionné de rhodanate potassique, précipite du rhodanate de sinapine cristallisable ; celui-ci, chauffé avec de l'eau de baryte, livrant la sinapine ou sulfate acide de sinapine.

Elle se présente sous la forme d'une poudre cristalline, blanc jaunâtre, fusible à 178°, insoluble dans l'éther, le chloroforme, très soluble dans l'eau, l'alcool, qui, pouvant être neutralisée par de l'eau de baryte, livre du sulfate neutre de sinapine, cristallisant sous la forme d'une poudre blanche, fusible à 193°, insoluble dans l'eau, l'éther, très soluble dans l'alcool, de formule :

$$(C^{16}H^{24}NO^5)^2SO^4 + 5H^2O$$

Traitée par des alcalins chauds, elle se décompose de suite en acide sinapique et en choline, car elle possède, quant à sa formule, la constitution suivante :

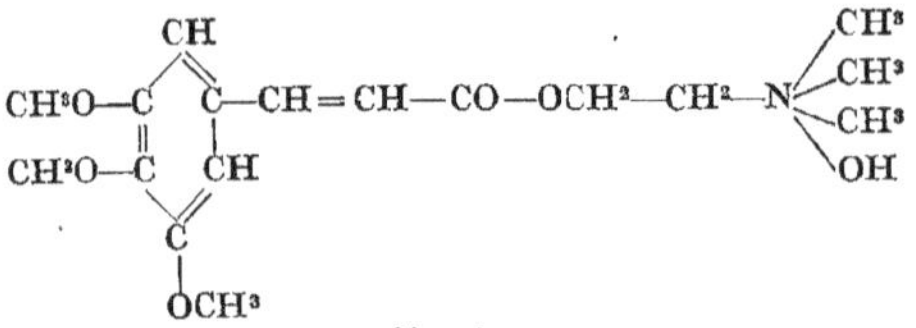

$$CH^3O—C\overset{CH}{\underset{C}{\underset{||}{\,}}}\,C\overset{}{\underset{CH}{\,}}—CH=CH—CO—OCH^2—CH^2—N\begin{cases}CH^3\\CH^3\\CH^3\\OH\end{cases}$$

$$\underset{OCH^3}{C}$$

Sinapine

son iodhydrate fondant à 178°, son bromhydrate à 115°. Notons toutefois que l'on parvient à préparer la sinapine en chauffant, selon l'équation ci-dessous mentionnée, parties moléculaires égales de choline et d'acide sinapique ensemble, quitte à traiter le produit de cette réaction par de l'acide sulfurique.

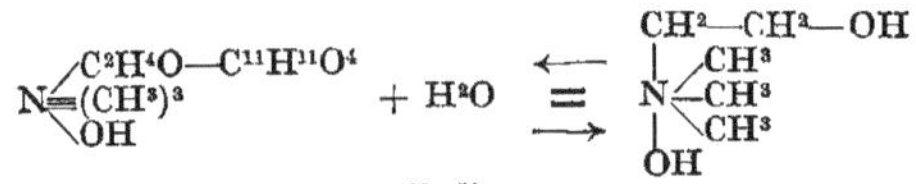

$$N\begin{cases}C^2H^4O—C^{11}H^{11}O^4\\(CH^3)^3\\OH\end{cases} + H^2O \rightleftarrows N\begin{cases}CH^2—CH^2—OH\\CH^3\\CH^3\\CH^3\\OH\end{cases}$$

Choline

$$+ \ C^{11}H^{12}O^5$$

Acide sinapique

Usage thérapeutique. — Les graines de moutarde se prescrivent, à doses de 0 gr. 05 à 0 gr. 1 plusieurs fois par jour, comme stomachique. mais on les ordonne principalement, sous la forme de bains de pieds, à doses de 25 à 50 grammes sur 5 litres d'eau, ou sous celle de bains entiers, à doses de 50 à 200 grammes sur 200 litres d'eau chaude, comme rubéfiant et comme révulsif. Il est nécessaire de préparer ces bains avec de l'eau tiède, et non pas avec de l'eau froide, ni avec de l'eau bouillante, cas contraire, le myronate potassique se décomposerait trop lentement et ne pourrait agir d'une manière efficace, ou bien il se décomposerait trop rapidement et son essence distillerait au fur et à mesure qu'elle se forme. Il ne faut pas les additionner de vinaigre, comme cela se pratique parfois. cas contraire, celui-ci contrecarrerait les effets de la myrosine sur le glucoside de l'essence de moutarde.

Action physiologique. — Ordonnées à doses trop élevées, elles provoquent souvent des empoisonnements mortels, précédés d'une forte irritation des muqueuses stomacales et intestinales, de gastro-entérite, de lésions internes, de diarrhée, de convulsions et de collaps. Il ne faut jamais ordonner des bains de moutarde aux personnes anémiées, mais toujours conseiller aux patients de ne rester que 10 minutes dans ces bains ; il faut en outre ne pas appliquer des sinapismes pendant plus de 10 minutes, cas contraire, cette drogue provoquerait une grande irritation cutanée, voire même des phlyctènes et de la gangrène.

Pharmacie galénique. — Servant à préparer la Charta Sinapisata, le Spiritus Sinapis, cette drogue doit toujours être conservée dans des endroits secs, de peur que sa myrosine n'attaque sa sinigrine. Il faut aussi éviter de la conserver dans des locaux surchauffés, de peur que sa myrosine ne se coagule. Notons que les feuilles de sinapisme se préparent à l'aide de feuilles de papier à filtrer enduites, sur une de leurs faces, d'une dissolution de 4 ou 5 parties de caoutchouc

sur 50 grammes d'éther de pétrole et 50 grammes de sulfure de carbone, sur lesquelles on verse de la poudre tamisée de moutarde noire.

Préparation de l'essence de moutarde. C^3H^5NCS. — La poudre des graines de moutarde noire, préalablement déshuilée à l'aide d'éther ou de sulfure de carbone, macérée dans de l'eau, puis soumise à la distillation aux vapeurs d'eau, livre son essence qui, recueillie, est déshydratée, en l'exposant pendant quelques jours au-dessus de chlorure calcique. On la soumet ensuite entre 147° et 149° à la distillation fractionnée.

Description de l'essence de moutarde noire. — Elle se présente sous la forme d'un liquide incolore ou jaune pâle, d'odeur persistante, spéciale, piquante, irritante, brûlante, d'un poids spécifique de 1,018 à 1,025.

Appliquée sur la peau, elle y provoque la formation de pustules très douloureuses, mais elle entre en ébullition entre 147° et 148°. Très peu soluble dans l'eau, elle se dissout très facilement dans l'éther, le chloroforme, l'alcool, le sulfure de carbone, les huiles grasses et essentielles. Exposée à l'air, elle s'oxyde en devenant rougeâtre ou rouge brunâtre, tout en déposant des flocons jaunâtres. Elle possède, quant à sa formule, la constitution suivante :

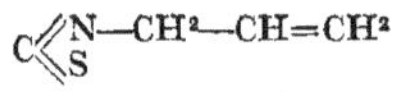

$$C\begin{cases}N—CH^2—CH=CH^2\\S\end{cases}$$

Traitée par de l'ammoniaque. cette essence se transforme en thiosinamine, fusible à 78°, car :

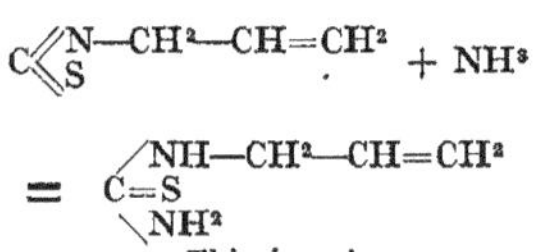

$$C\begin{cases}N—CH^2—CH=CH^2\\S\end{cases} + NH^3$$

$$= C\begin{cases}NH—CH^2—CH=CH^2\\=S\\NH^2\end{cases}$$

Thiosinamine

On peut considérer la thiosinamine comme étant une thio-urée, dans laquelle un atome d'hydrogène a été remplacé par un radical allylé, car la thio-urée possède la formule :

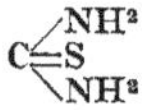

$$C\begin{cases}NH^2\\=S\\NH^2\end{cases}$$

Thio-urée

La thiosinamine se présente sous la forme de prismes rhombiques, incolores, fusibles à 78°, d'odeur alliacée, à saveur chaude. amère, solubles dans l'eau, l'alcool, l'éther. Elle se décompose en sinamine, sous l'action de l'hydrate zincique, car :

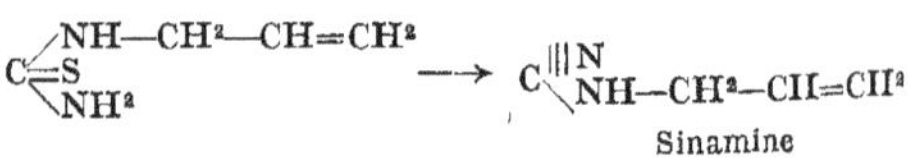

$$C\begin{cases}NH—CH^2—CH=CH^2\\=S\\NH^2\end{cases} \longrightarrow C\begin{cases}N\\NH—CH^2—CH=CH^2\end{cases}$$

Sinamine

Chauffée, en présence d'eau, avec de l'hydrate de plomb, l'essence de moutarde se décompose en sinapoline car :

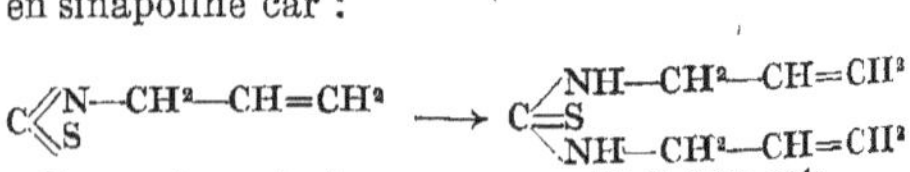

$$C\begin{cases}N—CH^2—CH=CH^2\\S\end{cases} \longrightarrow C\begin{cases}NH—CH^2—CH=CH^2\\=S\\NH—CH^2—CH=CH^2\end{cases}$$

Essence de moutarde   Diallylthio-urée

$$\longrightarrow \; C{\stackrel{\displaystyle /NH-CH^2-CH=CH^2}{\stackrel{\displaystyle \|}{\displaystyle \backslash NH-CH^2-CH=CH^2}}}O$$

Sinapoline diallylurée

Chauffée à 100°, avec de l'acide chlorhydrique, l'essence de moutarde se décompose selon cette équation, en allylamine, en anhydride carbonique et en hydrogène sulfuré, car :

$$C^3H^5NCS + 2H^2O \;=\; C^3H^5NH^2 + CO^2 + H^2S$$

Traitée par de l'hydrogène à l'état naissant, l'essence de moutarde se transforme en allylamine et en aldéhyde thioformique, car :

$$C{\stackrel{\displaystyle /\!\!/ N-CH^2-CH=CH^2}{\displaystyle \backslash\!\backslash S}} + 4H$$

Essence de moutarde

$$=\; N{\stackrel{\displaystyle /CH^2-CH=CH^2}{\stackrel{\displaystyle -H}{\displaystyle \backslash H}}} + HC{\stackrel{\displaystyle /\!\!/ S}{\displaystyle \backslash H}}$$

Allylamine — Aldéhyde thioformique

Chauffée avec de l'alcool éthylique, elle se transforme en éther éthylique du thiocarbamate d'allyle, car :

$$C{\stackrel{\displaystyle /\!\!/ N-CH^2-CH=CH^2}{\displaystyle \backslash\!\backslash S}} + C^2H^5OH$$

Essence de moutarde

$$=\; C{\stackrel{\displaystyle /NH-CH^2-CH=CH^2}{\stackrel{\displaystyle \leqq S}{\displaystyle \backslash O-C^2H^5}}}$$

On la prépare synthétiquement, en chauffant dans un ballon, muni d'un réfrigérant ascendant, 10 grammes de rhodanate potassique avec 10 grammes d'alcool et 17 grammes d'iodure d'allyle, car :

$$C^3H^5I + N{\equiv}C{-}SK \;=\; SCN{-}C^3H^5 + KI$$

Iodure d'allyle — Rhodanate potassique — Essence de moutarde

On peut aussi l'obtenir en soumettant, en présence d'anhydride phosphorique, la diallyl-thiourée à la distillation fractionnée, car :

$$C{\stackrel{\displaystyle /NH-CH^2-CH=CH^2}{\stackrel{\displaystyle \leqq S}{\displaystyle \backslash NH-CH^2-CH=CH^2}}} \;=\; C^3H^5NH^2 + SCN{-}C^3H^5$$

Allylamine — Essence de moutarde

Falsifications. — Cette essence est souvent falsifiée par addition de sulfure de carbone, de chloroforme, d'alcool ou de cyanure d'allyle, qui distillent à des températures fort différentes de celle de l'essence de moutarde. Mais on la mélange aussi à des essences altérées qui, additionnées de 5 fois leur volume d'alcool, se colorent en rouge par addition de perchlorure de fer, en donnant du sulfocyanure de fer. On l'additionne parfois aussi de divers phénols qui, en solutions alcooliques, se colorent en bleu par addition d'une ou deux gouttes de perchlorure de fer. L'essence de moutarde, agitée avec 2 fois son volume d'acide sulfurique, doit donner un mélange limpide, à peine coloré en jaune ; si celui-ci est rouge, il y a falsification par addition d'essences altérées.

On l'additionne aussi d'huiles fixes, qui déposent, en présence d'acide sulfurique, des gouttelettes oléagineuses, il en est de même en présence de sulfure de carbone ou de chloroforme. Un mélange d'acide sulfurique et d'essence de moutarde se prend, petit à petit, en une masse cristalline, en donnant de l'allylamine.

Il est nécessaire de toujours doser cette essence, comme nous l'avons indiqué ci-dessus, quant à son pour cent en soufre.

Usage thérapeutique. — Cette essence se prescrit, à doses très faibles, d'une à deux gouttes par fois (mais après avoir été diluée avec de l'alcool) comme stimulant de l'estomac, puis extérieurement, en solutions alcooliques, comme rubéfiant.

Action physiologique. — Ordonnée à doses trop élevées, elle provoque souvent des empoisonnements mortels, en irritant les muqueuses buccales, stomacales et intestinales, puis en enflammant les tissus internes, tout en provoquant des vomissements, de l'irritation interne, de la diarrhée, de la gastro-entérite, de l'hématurie et des convulsions.

Pharmacie galénique. — Elle sert à préparer le Spiritus Sinapis.

Préparation de l'huile de moutarde. — Les graines de moutarde, pulvérisées, extraites par du sulfure de carbone ou par de l'éther, leur abandonnent leurs corps gras.

Description de l'huile de moutarde. — Celle-ci se présente sous la forme d'un liquide jaune pâle, assez épais, inodore, à saveur oléagineuse, d'un poids spécifique de 0,915 à 0,917, soluble dans l'éther, l'alcool absolu, le chloroforme, les huiles grasses et essentielles.

Analyse chimique. — Se prenant à $-10°$, en une masse jaune blanchâtre, elle est constituée par un mélange de triglycérides des acides arachique et érucique, puis par des traces de trioléine et de tripalmitine.

L'ACIDE ÉRUCIQUE, $C^{21}H^{41}COOH$, se présente sous la forme d'aiguilles incolores, fines, inodores, insipides, fusibles à $+33°$, solubles dans l'éther, l'alcool. Il possède, quant à sa formule, la constitution suivante :

$$CH^3{-}(CH^2)^7{-}CH$$
$$\|$$
$$CH{-}(CH^2)^{11}{-}COOH$$

Oxydé par de l'acide nitreux, il se transforme en *acide brassidique*, fusible à 65°.

La TRIÉRUCINE OU ERUCINE, $C^{69}H^{128}O^6$, se rencontrant particulièrement dans les huiles fixes des Crucifères, se présente sous la forme d'une masse cristalline, blanche, fusible à 31°, presque insoluble dans l'alcool absolu, froid, très soluble dans ce dissolvant bouillant, l'éther, le chloroforme, qui, traitée par de l'acide nitreux, livre de la Tribrassidine fusible à 54°. Saponifiée, elle donne de l'acide érucique et de la glycérine. Notons que la glycérine peut aussi se rencontrer dans les huiles fixes sous la forme de glycérides mélangés tels que la :

α-STEARODIPALMITINE, $C^{53}H^{102}O^6$. — Paillettes rhombiques, fusibles à 60°, solubles dans l'alcool, l'éther, le chloroforme ;

β-STEARODIPALMITINE, $C^{53}H^{102}O^6$. — Paillettes incolores, fusibles à 58° ;

α-PALMITODISTÉARINE, $C^{55}H^{106}O^6$. — Masse

cristalline, blanche, fusible à 68°, très peu soluble dans l'alcool bouillant, très soluble dans l'éther, il en est de même de la :

β-PALMITODISTÉARINE, $C^{55}H^{106}O^6$, fusible à 63°3 ;

OLEODISTÉARINE, $C^{57}H^{108}O^6$. Se rencontrant dans le beurre de cacao, elle se présente sous la forme de petits cristaux incolores, fusibles à 46°, très peu solubles dans l'alcool, très solubles dans l'éther ;

MYRISTOPALMITOOLÉINE, $C^{51}H^{96}O^6$. Se rencontrant particulièrement dans le beurre de cacao, elle se présente sous la forme d'une masse cristalline jaune blanchâtre, fusible à 26°, peu soluble dans l'alcool, très soluble dans l'éther ;

OLEOPALMITOSTÉARINE, $C^{55}H^{104}O^6$. — Masse cristalline, blanche, fusible à 42°, très soluble dans le chloroforme.

Usage thérapeutique. — Non officinale, cette huile se prescrit parfois dans la préparation de certains liniments.

Pharmacie galénique. — Elle sert à préparer des onguents vétérinaires, outre des savons.

Historique. — Pline nous apprend que les Anciens différenciaient déjà trois variétés de graines de moutarde, qui se prescrivant alors comme stimulant de l'estomac, servaient à préparer des huiles rubéfiantes et révulsives. Charlemagne recommandait de cultiver cette plante, dont l'essence fut découverte en 1608 par Porto (voir son livre *De Distillatione*).

FOLIUM BRASSICÆ OLERACEÆ, FEUILLE DE CHOU ROUGE, DE BRASSICA OLERACEA L,. VAR. CAPITATA.

Originaire de l'Europe centrale, cette plante doit être mentionnée, car elle livre, à la médecine populaire, ses feuilles qui, fraîches, donnent, une fois exprimées, un suc se prescrivant, sous la forme de sirop, comme sédatif de la toux.

HERBA SYSYMBRII, HERBE D'ALLIAIRE, DE SYSYMBRIUM ALLIARIA, Scop.

Cette plante herbacée, à tige ramifiée, de 60 centimètres de haut, à feuilles pétiolées, cordiformes, glabres, crénelées sur leurs bords, croît dans les haies de toute l'Europe centrale. Elle livre au droguier ses parties aériennes, fleuries, non officinales, qui, fraîches, se prescrivent parfois, dans la médecine populaire, sous la forme de sirops, comme antiscorbutique et comme vermifuge.

HERBA ERUCÆ, HERBE DE ROQUETTE, D'ERUCA SATIVA, Ham.

Originaire de la Suisse, du Tyrol, cette plante herbacée livre, au droguier, ses parties aériennes, non officinales, qui, fraîches, se prescrivent parfois, dans la médecine populaire, comme émétique et comme rubéfiant.

HERBA SISYMBRII, HERBE AUX CHANTRES, TORTELLE, DE SISYMBRIUM OFFICINALE, Scop.

Originaire de toute l'Europe cette plante herbacée livre, au droguier, ses parties aériennes, fleuries, non officinales, qui se prescrivent parfois, à l'état frais, dans la médecine populaire, comme expectorant et comme astringent.

HERBA COCHLEARIÆ, HERBE AUX CUILLERS, DE COCHLEARIA OFFICINALIS, L.

Cette petite plante bisannuelle, de 30 centimètres de haut, porte, la première année, des feuilles en rosette longuement pétiolées, à limbe entier, cordiforme à sa base, faiblement émarginé au sommet, mais la seconde année une tige glabre, peu feuillée, ramifiée, à feuilles isolées, simples, non stipulées, glabres, charnues, amplexicaules au sommet. Son inflorescence, disposée sous la forme de grappes, est constituée par des fleurs hermaphrodites, actinomorphes, blanches, avec calice à 4 sépales ovoïdes, verts, avec corolle à 4 pétales onguiculés au sommet, qui entourent 2 étamines plus courtes que les 4 autres, qui sont didynames, et un pistil à 2 carpelles latéraux, ouverts, concrescents en un ovaire uniloculaire, à 2 placentas pariétaux, portant 2 rangs d'ovules campylotropes, pendants. Son fruit est une silicule, à graines orthotropes.

Fleurissant de mai en juin, elle croît, à l'état sauvage, dans les terrains humides et ombragés de toute l'Europe centrale et septentrionale. Ses parties aériennes, fleuries, récoltées, puis exprimées à l'état frais, livrent au droguier leur suc, qui sert à préparer le Spiritus Cochleariæ, car elles renferment, ainsi que les racines de cette plante, outre des matières résineuses et pectiques, du sénévol d'alcool butylique, toujours combiné, dans ces végétaux, sous a forme d'un glucoside.

Hydrolysé, ce glucoside se décompose facilement en glucose et en sénévol butylique de formule :

$$S{=}C{=}N{-}\underset{\displaystyle H}{\overset{\displaystyle CH^3}{C}}{-}C^2H^5$$

L'*Essence de cochléaire* se présente sous la forme d'un liquide incolore, d'odeur spéciale, irritante, à saveur chaude, piquante, d'un poids spécifique de 0,94179, à pouvoir rotatoire, dextrogyre, de + 55,27, à indice de réfraction de 1,4932, entrant en ébullition entre 150° et 162°, soluble dans l'éther, le chloroforme, les huiles grasses et essentielles.

Cette essence peut être dosée en la titrant à raison de 50 centimètres cubes d'alcoolat de cochléaria, en présence d'ammoniaque, par du nitrate d'argent décinormal, dont un centimètre cube de cette solution précipite 0 gr. 00575 de butylsénévol ; car la réaction suivante a lieu :

$$C^4H^9NCS + 3NH^3 + 2AgNO^3$$
$$= Ag^2S + N{=}C{-}NH{-}C^4H^9 + 2NH^4NO^3$$

Traitée par de l'ammoniaque, elle livre de la butylthiourée secondaire, fusible à 134°, à l'encontre de l'essence synthétique de cochléaire qui livre de l'isobutylthiourée, fusible à 93°. Cette essence, chauffée à 200° dans un tube fermé avec de l'acide sulfurique additionné d'eau, dépose une masse cristalline jaunâtre, tout en dégageant de l'acide carbonique et de l'hydrogène sulfuré ; celle-là, traitée par de l'acide chlorhydrique, dépose du soufre, tout en dégageant de l'hydrogène sulfuré et en donnant une solution, qui, filtrée, puis évaporée à sec, abandonne des cristaux peu solubles dans l'eau, de chlorhydrate de butylamine, outre une masse cristalline, insoluble dans ce dissolvant inorganique, de dibutylthiourée de formule (voir *Arch. der Ph.*, 1899, p. 100) :

$$C^9H^{10}N^2S \quad \text{ou} \quad \underset{\displaystyle NH{-}C^4H^9}{\overset{\displaystyle NH{-}C^4H^9}{C{=}S}}$$

Le glucoside de cette plante se décomposant très facilement, de par la dessiccation, on ne peut utiliser cette drogue à l'état sec, pour la préparation de l'alcoolat de cochléaire.

Ces parties aériennes fraîches se prescrivent parfois, dans la médecine populaire, sous la forme d'infusions, comme antiscorbutique. Il en est de même de celles de la plante *Cochlearia Armoracia* L., celles-ci renfermant, outre de la sinigrine, les mêmes principes actifs que ceux ci-dessus mentionnés.

SEMEN ERYSIMI, D'ERYSIMUM AUREUM Sieb.

Cette plante, herbacée, livre au droguier ses graines non officinales qui renferment, outre de l'essence, un glucoside ou érysimine.

L'ÉRYSIMINE, $C^{19}H^7O^2$, se présente sous la forme d'aiguilles incolores, fusibles à 190°, insolubles dans l'éther, le chloroforme, le sulfure de carbone, mais très solubles dans l'alcool dilué, l'eau. Elle possède les mêmes vertus physiologiques que la digitaline.

Leur ESSENCE se présente sous la forme d'un liquide jaune pâle qui, soumis à l'action du froid, dépose de petits prismes incolores, fusibles à 60°, dénommés *érisoline*, $C^6H^9O^2NS^2$.

Il en est de même de l'essence provenant des graines d'*Erysimum Perofokianume* Fisch, tandis que celles d'*Erysimum arkansanum* renferment une essence riche en sénévol, de formule :

$$CH^3—SO^2—CH^2—CH^2—N=C=S$$

Celui-ci cristallise sous la forme de prismes incolores fusibles à 47°, solubles dans l'éther, l'alcool, mais insolubles dans l'eau. Hydrolysé, ce sénévol se décompose en hydrogène sulfuré, en anhydride carbonique et en une sulfopropylméthylamine fusible à 44°.

OLEUM CHEIRANTHI, ESSENCE DE GIROFLÉE, DE CHEIRANTHUS CHEIRI L.

Les parties aériennes de cette plante herbacée, extraites par de l'éther de pétrole ou soumises à la distillation aux vapeurs d'eau, livrent au droguier leur essence incolore, d'odeur rappelant la giroflée, à saveur chaude, spéciale, d'un poids spécifique de 1,001, soluble dans l'éther, l'alcool, le chloroforme, le sulfure de carbone.

Elle est constituée par un mélange de nérol, de géraniol, de linalol, d'indol, d'aldéhyde benzylique, d'éthers méthyliques des acides salicylique et anthranylique, outre par de l'acétate de linalyle, du paracrésol et de l'acétone.

Cette essence, non officinale, sert à préparer le parfum dénommé giroflée.

Notons que les parties aériennes de ce végétal renferment en outre de la chéiroline.

LA CHÉIROLINE, $C^9H^{16}O^7N^2S^2$, se présente sous la forme d'une poudre blanche, cristalline, fusible à 47°, insoluble dans l'eau froide, l'éther de pétrole, très soluble dans l'eau bouillante, l'alcool, l'éther acétique. Hydrolysée, elle se décompose en glucose et en un sénévol, de formule :

$$CH^3—SO^2—CH^2—CH^2—CH^2—NCS$$

ou

$$CH^3—CH—CH^2—CH^2—N=C=S$$
$$\mid$$
$$SO^2CH^3$$

Ce sénévol, non entraînable aux vapeurs d'eau, peut se préparer synthétiquement, comme suit : Faites réagir le méthylmercaptan sur de la bromopropylphtalimide, afin d'obtenir la combinaison suivante :

$$CH^2—S—CH^2—CH^2—CH^2—N\big\langle{{CO}\atop{CO}}\big\rangle C^6H^4$$

qui, traitée par des acides dilués, met en liberté la combinaison que voici : $CH^3—S—CH^2—CH^2—CH^2NH^2$. Celle-ci, oxydée, donne une sulfone amine de formule $CH^3—SO^2—CH^2—CH^2—CH^2—NH^2$, qui soumise à la réaction d'Hoffmann, c'est-à-dire, traitée en solution alcoolique par du sulfure de carbone, se transforme en :

$$CH^3—SO^2—CH^2—CH^2—CH^2—NH\big\rangle CS$$
$$CH^3—SO^2—CH^2—CH^2—CH^2—NH^3S\big/$$

Ce dérivé, additionné de sublimé, donne une substance insoluble de formule :

$$CH^3—SO^2—CH^2—CH^2—CH^2—NH—CS—S—HgCl$$

qui, chauffée avec de l'eau, se décompose en sulfure mercurique, en acide chlorhydrique et en sénévol

$$CH^3—SO^2—CH^2—CH^2—CH^2=NCS$$

L'essence des graines de cette plante se présente sous la forme d'un liquide incolore, d'odeur spéciale, d'un poids spécifique de 0,9034, soluble dans l'éther, l'alcool, le chloroforme, etc., qui dépose à froid une masse cristalline blanche, ou sénévol de Cheiranthus.

Leur HUILE FIXE se présente sous la forme d'un liquide jaune pâle, d'un poids spécifique de 0,9240, à indice de réfraction de 1,45, à indice d'acidité de 11,5, à indice de saponification de 181, à indice d'iode de 124, très soluble dans l'éther, l'éther de pétrole, l'alcool absolu, le chloroforme, qui, renfermant de la phytostérine, est constituée par des triglycérides des acides linoléique, linolique, palmitique, oléique et cheiranthique.

L'ACIDE CHEIRANTHIQUE, $C^{18}H^{34}O^2$, se présente sous la forme d'une poudre cristalline, blanche, fusible à 30°, soluble dans tous les dissolvants organiques usuels, qui est un isomère de l'acide oléique.

SEMEN SINAPIS ALBÆ, SEMEN ERUCÆ, GRAINE DE MOUTARDE BLANCHE, DE SINAPIS ALBA, L., seu ERUCA ALBA, seu BRASSICA ALBA, Hook.

Origine botanique. — Cette plante annuelle, herbacée, à racine pivotante, à tige charnue, droite, velue, porte des feuilles isolées, non stipulées, mais pétiolées, à limbe entier, découpé en lobes arrondis, assez profonds, dentelés sur leurs bords. Ses fleurs, disposées sous la forme de grappes, sont constituées par un calice à 4 sépales lancéolés, libres, verts; par une corolle, à 4 pétales jaunes, disposés sur 2 verticilles, qui entourent 2 étamines petites et 4 étamines didynames et un pistil à 2 carpelles ouverts, concrescents en un ovaire uniloculaire, à 2 placentes pariétaux, portant chacun deux rangs d'ovules campylotropes, pendants. Son fruit est une silique bosselée en dessus de ses 2 ou 4 graines, mais hérissée de dards aigus. Elle est surmontée d'un rostre très long, aplati, recourbé, ce qui la différencie, à première vue, du fruit de la *Brassica nigra*, qui porte un rostre court, droit.

Pathologie. — La *Plamodiophora Brassicae*, l'*Albugo candida*, la *Peronospora parasitica*, la *Sphacelia Brassicolia*, etc., etc., s'attaquent très volontiers à cette plante, qu'ils font dépérir, ainsi que la plupart des Crucifères.

Origine géographique. — Fleurissant de mai en juin, elle croît à l'état sauvage et cultivé dans toute l'Europe centrale et méridionale, puis en Angleterre, en Algérie, au Maroc, en Chine et aux Indes, etc.

Récolte. — Les fruits de cette plante, recueillis à leur complète maturité, puis desséchés et concassés, livrent leurs graines officinales au droguier, qui les reçoit dans des sacs de 50 à 100 kilogrammes de poids, après qu'elles aient été desséchées au soleil et triées.

Description de la drogue. — Cette graine se présente sous la forme d'un petit corps ovoïde, arrondi ou elliptique, de 2 millimètres de diamètre, à surface cireuse, jaune blanchâtre ou jaune rougeâtre, marquée, à sa partie inférieure, d'une dépression ou ombilic visible à la loupe, à spermoderme finement ponctué, qui s'entoure, en présence d'eau, d'une couche mucilagineuse. Sa consistance est dure, son odeur nulle sur le sec, est piquante, persistante et irritante pour les muqueuses, si on l'additionne d'eau, sa saveur, légèrement piquante, est âcre, brûlante, spéciale.

Examen microscopique (fig. 184). — Examinée sur une coupe transversale, cette graine est constituée par une assise de grandes cellules quadrangulaires, à parois externes, gélifiées, riches en mucilage (*cm*), puis par 2 assises de cellules collenchymateuses (*ap*), irrégulières, à parois minces. En dessous de celles-ci se rencontre une assise de cellules scléreuses (*ci*), épaissies en fer à cheval sur la moitié de leur hauteur, mais toujours colorées en jaune. Puis vient une assise membraniforme (*ti*), à 5 rangs de cellules aplaties, représentant le tégument interne, et une zone protéique (*apr*), non pigmentée, représentée par une assise de cellules quadrangulaires, à protéine, qui entourent quelques cellules aplaties, provenant de l'albumen (*alb*). En dessous de celles-ci, se rencontrent les cotylédons (*co*), à tissu parenchyma-

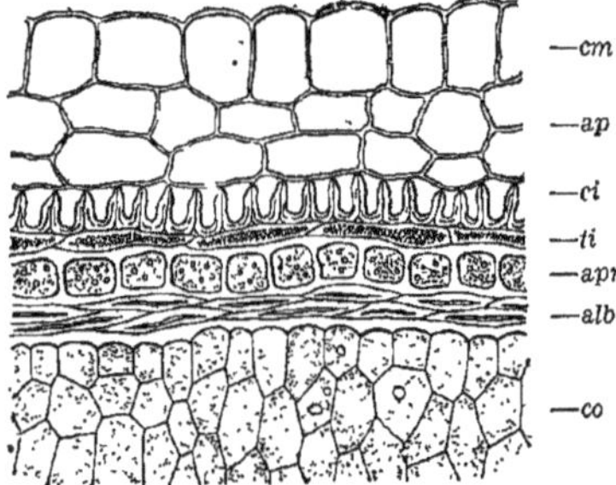

Fig. 184. — Coupe transversale de la graine de moutarde blanche.

cm) cellules à mucilage ; *ap*) cellules polyédriques ; *ci*) cellules scléreuses ; *ti*) téguments interne ; *apr*) assise protéique ; *alb*) albumen ; *co*) cotylédons.

teux, dont les cellules polygonales renferment, outre de nombreuses gouttelettes oléagineuses, des grains d'aleurone, avec globoïdes et cristalloïdes. Elles entourent quelques cellules à myrosine, se colorant en rouge par addition du réactif de Millon, et en violet par celle d'acide chlorhydrique renfermant une trace d'orcine.

Poudre. — Ces graines, pulvérisées, livrent une poudre blanc jaunâtre, inodore, à saveur piquante, caractérisée par la présence de leurs cellules à mucilage et par celle de leurs grains d'aleurone, avec cristalloïdes et globoïdes.

Falsifications. — Cette drogue est rarement falsifiée, mais on la mélange parfois à des graines d'autres espèces de Crucifères, reconnaissables à l'examen microscopique ; la poudre de cette drogue étant souvent additionnée de fécules diverses reconnaissables à l'examen microscopique.

Analyse chimique. — Elle renferme de 25 à 30 p. 100 de mucilage, de 30 à 40 p. 100 d'huile fixe, de la sinalbine, de la myrosine et peut-être de la sinapine.

La SINALBINE, $C^{30}H^{42}N^2O^{15}S^2 + 5H^2O$, se présente sous la forme de petites aiguilles jaunes, fusibles à 83°, très solubles dans l'eau bouillante, l'alcool chaud, peu solubles dans l'alcool froid, l'eau froide, insolubles dans l'éther, le chloroforme, l'alcool absolu, le benzène. Ses solutions

aqueuses, neutres, sont lévogyres, à pouvoir rotatoire de — 8°23′, mais très amères au goût. Elle possède, quant à sa formule, la constitution suivante :

$$C \Biggl\langle \begin{array}{l} O-SO^2-O-C^{16}H^{21}NO^5 \\ N-CH^2-C^6H^4-OH \\ S-C^6H^{11}O^5 \end{array}$$

Elle se décompose, par addition de myrosine ou d'acides minéraux dilués, en glucose, en sulfate acide de sinapine et en essence de moutarde blanche, car :

$$C^{30}H^{42}N^2O^{15}S^2 + H^2O$$
Sinalbine

$$= C^6H^{12}O^5 + S-C-N-CH^2-C^6H^4-OH$$
Glucose · Essence de moutarde

$$+ C^{16}H^{24}NO^5HSO^4$$
Sulfate acide de sinapine

Elle se dissout avec une coloration jaune dans les alcalis, rouge dans l'acide nitrique, mais, chauffée avec du chlorure barytique, elle se décompose en précipitant du sulfate barytique.

L'ACIDE SINAPIQUE, $C^{11}H^{12}O^5$, se présente sous la forme d'aiguilles légèrement jaunâtres, inodores, fusibles à 191°, très peu solubles dans l'eau, l'éther, mais très solubles dans l'alcool. Ses solutions se colorent en rouge framboise par addition de perchlorure de fer.

Oxydé, après avoir été méthylé, il se transforme en acide triméthylgallique, car il possède, quant à sa formule, la constitution suivante :

$$\begin{array}{ccc}
\begin{array}{c} OH \\ | \\ C \\ CH^3O-C\quad C-OCH^3 \\ HC\quad CH \\ C \\ CH=CH-COOH \end{array}
& \begin{array}{c} \text{méthylé} \\ \longrightarrow \\ \text{puis oxydé} \end{array}
& \begin{array}{c} OCH^3 \\ | \\ C \\ CH^3O-C\quad C-OCH^3 \\ HC\quad CH \\ C \\ COOH \end{array} \\
\text{Acide sinapique} & & \text{Acide triméthylgallique}
\end{array}$$

Fondu avec de la potasse caustique, il livre du pyrogallol, mais éthylé il se transforme en éther éthylique d'acide sinapique, fusible à 80°. Acétylé, il donne l'acide acétylsinapique, fusible à 181°, mais traité à raison de 3 grammes de substance, en présence de 0 gr. 6 de sodium métallique et d'alcool, par 6 grammes d'iodure de méthyle, il se transforme en éther méthylique d'acide méthylsinapique, fusible à 91°. Oxydé, il livre de l'acide syringique, mais il peut, en présence d'acide sulfurique, se transformer en sinapine, si on le combine à la choline, car la réaction suivante a lieu :

$$\begin{array}{l} C^2H^4(OH) \\ | \\ N\equiv(CH^3)^3 \\ | \\ OH \end{array} + C^{11}H^{12}O^5 = H^2O + \begin{array}{l} C^2H^4O-C^{11}H^{11}O^4 \\ | \\ N\equiv(CH^3)^3 \\ | \\ OH \end{array}$$

On le prépare synthétiquement, comme suit : (B. 36, p. 1031) :

$$CH^3O{-}C{\underset{HC}{\overset{\overset{\overset{OH}{|}}{C}}{|}}}{\overset{C}{\underset{CH}{||}}}C{-}OCH^3 \quad \xrightarrow[\text{caustique}]{\substack{\text{Chloroforme}\\ +\ \text{soude}}} \quad CH^3O{-}C\ C{-}OCH^3$$

Ether diméthylique de pyrogallol

Aldéhyde syringique

$$\xrightarrow[+\ \text{acétate de soude}]{\text{Anhydride acétique}} \quad CH^3O{-}C\ C{-}OCH^3$$

$$CH{=}CH{-}COOH$$

Acide sinapique

Cet acide est toujours combiné à la choline, sous la forme d'un sulfate acide de potasse, de formule :

$$\begin{array}{l}CH^3\\ CH^3{-}N\\ CH^3\end{array}\Big\langle\begin{array}{l}CH^2{-}CH^2{-}O{-}OC{-}CH{=}CH\\ OH\end{array}$$

$$CH^3O{-}C\ C{-}OCH^3$$

$$OSO^3K$$

Usage thérapeutique des graines de moutarde blanche. — Cette drogue se prescrit parfois, à doses de 2 à 5 grammes en une fois, de par sa teneur en mucilage, comme purgatif, mais, pulvérisée, elle est surtout utilisée comme épice, dans l'art culinaire.

Description de son essence, $SCN-C^7H^7O.$ — Pulvérisées, puis macérées dans l'eau, ces graines, soumises à la distillation aux vapeurs d'eau, livrent une essence, qui se présente sous la forme d'un liquide jaune pâle, d'odeur spéciale, à saveur chaude, irritante, spéciale, soluble dans l'alcool, le chloroforme, les huiles grasses et essentielles. Elle possède, quant à sa formule, la constitution suivante :

$$S{=}C{=}N{-}CH^2{-}C\underset{CH\ CH}{\overset{CH\ CH}{\Big\langle\Big\rangle}}C{-}OH$$

On la prépare synthétiquement comme suit (B. 20, p. 2224) :

$$C^6H^4\Big\langle{\overset{CO}{\underset{CO}{}}}\Big\rangle NK + CH^2Cl{-}C^6H^4{-}NO^2$$

Phtalimide potassique — Chlorparanitrobenzyle

$$=\ C^6H^4\Big\langle{\overset{CO}{\underset{CO}{}}}\Big\rangle N{-}CH^2{-}C^6H^4{-}NO^2 + HCl$$

Paranitrobenzylphtalimide

$$C^6H^4\Big\langle{\overset{CO}{\underset{CO}{}}}\Big\rangle N{-}CH^2{-}C^6H^4{-}NO^2 + 2H^2O$$

$$=\ C^6H^4\Big\langle{\overset{COOH}{\underset{COOH}{}}} + H^2N{-}CH^2{-}C^6H^4{-}NO^2$$

Acide phtalique — Paranitrobenzylamine

$$NH^2{-}CH^2{-}C^6H^4{-}NO^2$$

$$\xrightarrow[\text{par HCl}\ +\ \text{Zn}]{\text{Réduite}}\quad NH^2{-}CH^2{-}C^6H^4{-}NH^2$$

Paraaminobenzylamine

$$\xrightarrow{HNO^2}\quad NH^2{-}CH^2{-}C^6H^4{-}OH$$

Paraoxybenzylamine

$$\xrightarrow[\substack{\text{alcoolique avec du}\\ \text{sulfure de carbone}}]{\text{Chauffée en solution}}\quad CS\Big\langle{\overset{NH{-}CH^2{-}C^6H^4{-}OH}{\underset{SH{-}NH^2{-}CH^2{-}C^6H^4{-}OH}{}}}$$

$$\xrightarrow[\text{chlorure mercurique}]{\text{Décomposé par du}}\quad SCN{-}CH^2{-}C^6H^4{-}OH$$

Essence de moutarde blanche

Notons que les graines de moutarde, ainsi extraites de leur essence, puis exprimées à chaud, livrent, au droguier, leur huile fixe, identique à celle obtenue à l'aide des graines de moutarde noire, d'un poids spécifique de 0,9142, à point de solidification de $-16°$, à point de fusion de $+16°$, à indice d'iode de 96°.

HERBA NASTURTII, CRESSON DE FONTAINE, DE NASTURTIUM OFFICINALE, R. Br.

Cette plante, croissant dans toute l'Europe, particulièrement sur le bord des ruisseaux, livre, au droguier, ses parties aériennes, qui, fraîches, mais non officinales, se prescrivent parfois, dans la médecine populaire, sous la forme d'infusions, comme antiscorbutique et comme diurétique. Il en est de même de celles de la plante *Nasturtium sylvestre*, R. Br., car elles renferment toutes deux un glucoside hydrolysable en sucre en sulfate acide de potasse et en une essence, de formule $SCN-CH^2-CH^2-C^6H^5$, qui se rencontre aussi dans les essences de *Reseda odorata* et de *Barbarea praecox* ou cresson américain. Cette essence, non préexistante, provient d'un glucoside cristallin, fusible à 162°, de formule,

$$O{-}SO^2{-}OK$$
$$C{-}S{-}C^6H^{11}O^5$$
$$N{-}CH^2{-}CH^2{-}C^6H^5$$

qui se présente sous la forme d'une poudre blanche, insoluble dans l'éther, l'alcool absolu, le chloroforme, mais très soluble dans l'eau chaude, l'alcool dilué, bouillant. Hydrolysé, il se décompose en sulfate acide de potasse, en glucose et en sénévol. Cette essence se présente sous la forme d'un liquide incolore ou jaunâtre, d'odeur spéciale, piquante, irritante, à saveur chaude, irritante, d'un poids spécifique de 0,879, soluble dans l'éther, l'alcool, le chloroforme, l'éther de pétrole, les huiles grasses et essentielles.

On parvient à doser ce glucoside dans l'alcoolat de ces végétaux, en le traitant, en présence d'acide nitrique dilué, par du nitrate d'argent et par de l'ammoniaque, dont la solution, filtrée de son sulfure d'argent ainsi précipité, est traitée par un excès d'acide nitrique afin d'obtenir un dépôt volumineux, cristallin, fusible à 120°, insoluble dans l'eau, l'alcool, le chloroforme, qui possède la formule suivante :

$$O\!-\!SO^2\!-\!OAg$$
$$|$$
$$C\!-\!SAg$$
$$\|$$
$$N\!-\!CH^2\!-\!CH^2\!-\!C^6H^5$$

Il n'en est pas de même de l'essence de cette plante qui peut être dosée par de l'ammoniaque, celle-ci transformant son sénévol en phényléthylènethio-urée, qui se présente sous la forme d'une poudre cristalline, blanche, fusible à 187°, preuve qu'elle est constituée par le phényléthylènesénévol de formule :

$$C^6H^5\!-\!CH^2\!-\!CH^2\!-\!NCS$$

HERBA CARDAMINIS, CRESSON AMER DE CARDAMINE PRATENSIS, L.

Originaire de toute l'Europe, cette plante herbacée livre, au droguier, ses parties aériennes, fleuries, non officinales, qui se prescrivent, de par leur teneur en essence, dans la médecine populaire, à l'état frais, comme antigoutteux et comme dépuratif du sang.

HERBA CAPSELLÆ, BOURSE A PASTEUR, DE CAPSELLA BURSA PASTORIS, L.

Originaire de toute l'Europe, cette plante herbacée livre, au droguier, ses parties aériennes, fraîches, non officinales, qui, riches en tanin, en essence et en un alcaloïde mal déterminé, se prescrivent parfois, dans la médecine populaire, comme antiblennorragique.

Elles renferment, en outre, de l'acide bursacique.

L'ACIDE BURSACIQUE, se préparant en traitant une décoction aqueuse, de cette plante fraîche, par de l'acétate plombique et par de l'ammoniaque, puis en décomposant le précipité ainsi formé par de l'hydrogène sulfuré, pour évaporer ensuite, sous pression réduite, la soution ainsi obtenue et filtrée, se présente sous la forme d'une poudre hygroscopique, blanche, inodore, à saveur astringente, soluble dans l'eau, l'alcool dilué, qui, hydrolysée, se décompose en glucose et en une substance mal définie au point de vue chimique.

RADIX RAPHANI, RADIS ROSE, DE RAPHANUS SATIVUS L.

Cultivée dans toute l'Europe, cette plante livre, au droguier, sa racine non officinale, qui se prescrit dans la médecine populaire, de par sa teneur en essence sulfurée, comme condiment et comme stimulant de l'estomac. Il en est de même de la racine du *Raphanus niger* Mer (Radis noir), qui, elle aussi, doit toujours être prescrite comme telle, à l'état frais.

HERBA RAPHANI, RAIFORT SAUVAGE, DE RAPHANUS RAPHANISTRUS.

Commune à l'Europe, cette plante herbacée livre au droguier ses parties aériennes, fraîches, qui, non officinales, se prescrivent parfois, dans la médecine populaire, comme stimulant de l'estomac ; il en est de même de la racine de cette plante, qui est un condiment usuel de nos populations, car elle renferme, elle aussi, de l'essence de moutarde. Notons que les graines de cette plante livrent, une fois exprimées, une huile fixe, dénommée **huile de raphanistre**, d'odeur spéciale, non désagréable, à saveur chaude, piquante, d'un poids spécifique de 0,917, à indice de saponification de 174, à indice d'iode de 105, soluble dans l'éther, le choroforme, le sulfure de carbone, l'alcool. Saponifiée par de la potasse caustique, elle donne un savon et un filtrat se colorant en vert par addition d'un excès d'acide chlorhydrique. Cette huile, non officinale, sert à préparer des savons.

OLEUM CAMELINÆ, HUILE DE CAMELINE OU DE SÉSAME D'ALLEMAGNE, DE CAMELINA SATIVA, Cr.

Originaire de l'Europe centrale, cette plante herbacée livre, au droguier, ses graines non officinales, qui, exprimées, donnent une huile fixe, se présentant sous la forme d'un liquide jaune doré, d'odeur et à saveur particulières, d'un poids spécifique de 0,9228, à indice de saponification de 188, à indice d'iode de 135. Se solidifiant à —17° en une masse jaunâtre ; elle est très soluble dans l'éther, le chloroforme, le sulfure de carbone. Peu siccative, elle est constituée par des triglycérides des acides linolique, oléique, palmitique et érucique, aussi n'est-elle pas officinale ; on l'utilise toutefois dans la fabrication des savons.

SUCCUS ISATIS, SUC DE PASTEL, D'ISATIS TINCTORIA, L.

Originaire de toute l'Europe, cette plante herbacée livrait autrefois, au droguier, ses parties aériennes, qui, macérées et fermentées dans de l'eau, donnaient, avant la découverte synthétique de l'indigo, de l'isatine utilisée comme colorant.

HERBA ANASTATICÆ, ROSE DE JÉRICHO, D'ANASTATICA HIEROCHUNTICA, L.

Originaire de l'Orient, cette plante livrait autrefois, à la thérapeutique, ses parties aériennes, fleuries, qui, macérées dans de l'eau, donnaient un extrait, se prescrivant comme emménagogue.

SEMEN RAPÆ ET OLEUM RAPÆ, GRAINE ET HUILE DE COLZA, DE BRASSICA CAMPESTRIS, L., seu BRASSICA NAPUS.

Cette plante herbacée, exigeant pour prospérer des terrains humides, des climats tempérés, croît à l'état sauvage et cultivé dans toute l'Europe centrale et méridionale, particulièrement en Belgique, en France, en Angleterre, en Russie, en Hongrie, etc., etc.

Ses graines ovoïdes, de 1 à 1 mm. 5 de diamètre, possèdent une surface externe, brun rougeâtre ou brun noirâtre, finement chagrinée en réseau, marquée à sa base d'un petit ombilic. Leur odeur est nulle sur le sec, leur saveur légèrement mucilagineuse, oléagineuse, douceâtre, puis âcre, amère.

Examinée sur une coupe transversale, cette graine est constituée par un spermoderme presque identique à celui des graines de la *Brassica nigra*, à l'exception, toutefois, de son assise mucilagineuse, qui est constituée par des cellules épaissies sur toutes leurs faces.

Cette drogue renferme du plantose, du mucilage et de 35 à 45 p. 100 d'huile fixe, que l'on obtient en exprimant à chaud ces graines concassées, additionnées d'eau bouillante. Cette huile se présente sous la forme d'un liquide jaune doré ou jaune brunâtre, assez épais, d'odeur particulière, à saveur oléagineuse, désagréable, d'un poids spécifique de 0,910 à 0,917, qui se solidifie à $+12^{\circ},2$ en une masse butyreuse, jaune blanchâtre.

On peut la purifier en la chauffant avec son poids d'acide sulfurique additionné d'eau, puis, en la décantant et en la traitant par des solutions aqueuses de carbonate de soude.

Traitée par son volume de bisulfate de rosaniline, elle se colore en rose, ce qui la différencie des autres huiles fixes, qui ne donnent pas cette réaction ; elle est très soluble dans l'éther, le chloroforme, l'éther de pétrole, les essences, mais peu soluble dans l'alcool à 90°.

Elle est constituée par un mélange de triglycérides des acides érucique, $C^{22}H^{42}O^2$, rapique, $C^{18}H^{34}O^3$, arachique, $C^{20}H^{40}O^2$ et par des traces de phytostérine.

Non officinale, elle se prescrit, comme succédané de l'huile d'arachide, dans la préparation des liniments pour animaux ou dans la fabrication des savons.

La PLANTOSE se prépare en traitant les tourteaux de colza, extraits de leur huile fixe, par de l'eau qui, chauffée, se coagule ; elle se présente sous la forme d'une poudre blanche, peu soluble dans l'eau, constituée par de l'albumine, qui se prescrit comme reconstituant.

Voici, selon Planchon, un petit tableau servant à différencier les principales graines livrées par les plantes appartenant à la famille des Crucifères.

	NOMS	DIMENSIONS	FORME	COULEUR	SURFACE	SAVEUR	EMBRYON
Moutarde noire......	Brassica nigra	1 mm.	Ovoïde ou sphérique	Brun rougeâtre	Chagrinée	Acre, piquante	Jaune vif
Moutarde blanche ...	Sinapis alba	1 mm. 1/2 à 2 mm.	Irrégulièrement sphérique	Jaune cireux	A peu près lisse	Piquante	Jaunâtre
Moutarde sauvage ..	Sinapis arvensis	1 à 1 mm. 1/4	A peu près sphérique	Brun noirâtre	Finement ponctuée	Pas piquante	Jaune pâle
Colza.......	Brassica napus	2 mm.	Irrégulièrement sphérique	Noirâtre ou noir grisâtre	Non chagrinée	Non piquante	Jaunâtre
Navette.....	Brassica rapa	1 mm. 1/2	Légèrement oblongue	Brun rougeâtre	Finement chagrinée	Non piquante	Jaune pâle

HERBA LEPIDII, CRESSON ALÉNOIS, DE LEPIDIUM SATIVUM, L.

Originaire du Levant, cette plante herbacée livre, à la thérapeutique turque, ses parties aériennes, non officinales, qui, fraîches, se prescrivent ainsi que ses racines et celles du *Lepidium latifolium* (Passerage), dans la médecine populaire, comme antiscorbutique et comme dépuratif du sang, car elles renferment de la lépidine, qui est un glucoside très rapidement décomposable.

La Lépidine, $C^{14}H^{18}NS^2O^9K$, se prépare en extrayant cette drogue par de l'éther, puis par de l'alcool bouillant, dont la solution, concentrée sous la forme d'un sirop, est précipitée par de l'acétate neutre de plomb, puis par de l'hydrogène sulfuré et par de l'éther, quitte à reprendre ce précipité par de l'éther acétique, dont la solution, traitée par de la levure de bière, puis concentrée, est soumise à la cristallisation spontanée ; cette méthode de préparation permettant de préparer tous les glucosides ci-dessus mentionnés.

Elle se présente sous la forme d'une poudre cristalline, blanche, fusible à 162°, insoluble dans l'éther, l'éther de pétrole, le chloroforme, très soluble dans l'alcool, l'eau, l'éther acétique, qui, possédant la formule suivante :

$$O—SO^2—OK$$
$$|$$
$$C—S—C^6H^{11}O^5$$
$$||$$
$$N—CH^2—CH^2—C^6H^5$$

se décompose, en présence d'ammoniaque, par l'hydrolyse, en glucose, en sulfate acide de potasse et en benzylthio-urée.

La Benzylthio-urée, $C^8H^{10}N^2S$, se présente sous la forme d'une poudre cristalline, blanche, fusible à 162°, soluble dans l'éther, l'alcool, le chloroforme, insoluble dans l'eau.

Hydrolysée par de l'acide sulfurique ce glucoside se décompose en glucose, en sulfate acide de potasse et nitrile d'acide phénylacétique.

Le Nitrile d'acide phénylacétique $C^6H^5—CH^2—CN$, se présente sous la forme d'une poudre cristalline, blanche, fusible à 76°, entrant en ébullition à 262°, soluble dans l'alcool, l'éther, etc. Son essence étant à peu près identique à celle de la plante suivante.

HERBA TRAPÆOLI, HERBE DE CAPUCINE, DE TRAPÆOLUM MAJOR, L., (Géraniacée).

Originaire de l'Amérique du Sud, mais cultivé de nos jours (pour la beauté de ses fleurs) comme plante d'ornement dans toute l'Europe, ce végétal livre, au droguier, ses parties aériennes, fleuries, non officinales, qui s'y prescrivent parfois, à l'état frais, de par leur teneur en essence et en acide oxalique, comme antiscorbutique et comme dépuratif du sang. Ses fleurs et ses graines, soumises à la distillation aux vapeurs d'eau, donnent une essence d'arome particulier, d'un poids spécifique de 0,879, entrant en ébullition entre 160° et 300°, soluble dans le chloroforme, l'éther, les huiles fixes, en partie soluble dans l'alcool, insoluble dans l'eau.

Elle est constituée par un mélange de nitrile d'acide phénylacétique, de nitrile de benzyle, de Benzylsénévol, $C^6H^5—CH^2—NCS$, entrant en ébullition à 243°, de Benzylthio-urée, $C^6H^5—CH^2—NH—CS—NH^2$, entrant en ébullition à 162°.

Le benzylsénévol n'est pas préexistant dans cette plante, car il ne se forme que lors de l'hydrolyse de son glucoside de formule

$$O—SO^2—OK$$
$$|$$
$$C—S—C^6H^{11}O^5$$
$$||$$
$$N—CH^2—CH^2—C^6H^5$$

Celui-ci se présente sous la forme de rosettes incolores, fusibles à 162°, solubles dans l'eau, l'alcool, l'acétone, mais insolubles dans l'éther, le chloroforme, le sulfure de carbone.

Ces graines renferment en outre de l'huile fixe qui se présente sous la forme d'un liquide jaune pâle, inodore, d'un poids spécifique de 0,891, à indice d'iode de 73°, soluble dans tous les dissolvants organiques usuels, qui, soumis au froid, dépose une masse cristalline, blanche, de triérucine.

La Triérucine, $(C^{22}H^{41}O^2)^3C^3H^5$, se présente sous la forme d'une masse cristalline, blanche, inodore, fusible à 31°, soluble dans l'alcool absolu, l'éther, le chloroforme, le sulfure de carbone, qui, saponifiée, livre de la glycérine et de l'acide érucique. Traitée en présence de nitrite potassique par de l'acide nitrique, la triérucine abandonne un résidu qui, lavé avec de l'eau, puis recristallisé, se présente sous la forme d'une poudre cristalline blanche, fusible à 55°, celle-ci étant constituée par de la tribrassidine.

L'Acide brassidique, $C^{22}H^{42}O^2$, se présente sous la forme d'une poudre cristalline, blanche, fusible à 65°, soluble dans l'éther, l'alcool, le chloroforme, le sulfure de carbone, les alcalins.

CAPPARIDACÉES

Comprenant 35 genres et 380 espèces, cette famille se rattache à celle des Crucifères.

CORTEX CAPPARIDIS, ÉCORCE DE CAPRIER, DE CAPARIS SPINOSA, L.

Originaire de l'Asie, cette plante, cultivée de nos jours en Europe, particulièrement dans la région méditerranéenne, livre au droguier son écorce non officinale, qui s'y présente parfois sous la forme de fragments irréguliers, à surface externe gris cendré, striée transversalement, à face interne gris blanchâtre, à cassure grenue, à saveur amère, d'odeur nulle.

Renfermant un glucoside ou capparirutine, elle se prescrit parfois, dans la médecine populaire, sous la forme de décoctions, comme diurétique, particulièrement contre l'hydropisie.

La CAPPARIRUTINE, $C^{27}H^{30}O^{15}$ se présente sous la forme d'une poudre cristalline, jaune pâle, fusible à 189°, insoluble dans l'éther, l'éther de pétrole, le chloroforme, très soluble dans l'eau, l'alcool, l'éther acétique, qui, hydrolysée, se décompose en glucose, en rhamnose et en quercétine, car :

$$C^{27}H^{30}O^{15} + 3H^2O = C^{15}H^{12}O^7 + C^6H^{12}O^5 + C^6H^{12}O^6$$
Capparirutine   Quercétine   Rhamnose   Glucose

Notons que ses boutons floraux, non entièrement éclos, se vendent dans le commerce de l'épicerie, sous le nom de câpres, à condition qu'ils aient été récoltés par un temps sec, de bon matin, et conservés dans du vinaigre.

OLEUM MORINGÆ, HUILE DE BEN, DE MORINGA ARABICA, Pers.

Originaire des Indes Orientales, cette plante porte des fruits allongés, renfermant des graines trigones, ovoïdes, de 15 à 20 millimètres de long sur 9 à 10 millimètres de diamètre, à surface externe grisâtre, d'odeur nulle, à saveur oléagineuse. Toujours surmontées, à leur partie supérieure, d'un petit arille subéreux, elles renferment deux cotylédons qui, exprimés, livrent, au droguier, l'huile de ben.

Celle-ci se présente sous la forme d'un liquide oléagineux, incolore, inodore, à saveur oléagineuse, douceâtre, d'un poids spécifique de 0,912. Soumise au froid, elle se dépose en partie en une masse butyreuse, utilisée dans la fabrication des savons, sa partie liquide, ne rancissant pas, étant utilisée comme huile à graisser les roues, le mécanisme des montres et pour enfleurer les essences.

Il en est de même de l'huile obtenue en exprimant les graines de la *Moringa oleifera*, plante originaire des Indes orientales, car toutes deux sont constituées par des triglycérides des acides oléique, palmitique et béhénique, $C^{22}H^{44}O^2$.

Notons que l'huile des graines de la *Moringa pterygosperma*, plante originaire des mêmes régions que celles ci-dessus décrites, se présente sous la forme d'un liquide jaune pâle, inodore, à saveur nulle, oléagineuse, d'un poids spécifique de 0,912, à indice d'acidité de 13,5, à indice de saponification de 187, à indice d'iode de 72,4, soluble dans l'éther, l'alcool absolu, le chloroforme, l'éther de pétrole, etc., qui est constitué par de la phytostérine fusible à 135° et par des triglycérides des acides oléique, stéarique et palmitique.

VIIe ORDRE. — **CISTIFLORES**

VIOLACÉES

Cette famille, comprenant 15 genres et plus de 300 espèces, répandues dans toutes les contrées tempérées du globe, est représentée par des herbes ou par des plantes parfois lignifiées, se rencontrant particulièrement sous les tropiques, à feuilles isolées, simples, avec stipules persistantes et foliacées dans les herbes, caduques et écailleuses chez les arbustes. Leurs fleurs hermaphrodites pentamères, sont actinomorphes chez la Rinorée, ou zygomorphes, par suite du développement prédominant de leur pétale médian, qui se prolonge sous la forme d'un éperon (Violette). Leur androcée se compose de cinq étamines épisépales, à filets courts, mais deux d'entre elles, les antérieures, plus longues, peuvent être munies d'appendices nectarifères. Elles sont alors enfoncées dans l'éperon du pétale antérieur (Violette). Leur pistil est constitué par 3 carpelles ouverts, concrescents en un ovaire uniloculaire, à placentes pariétaux, chargés d'ovules anatropes. Il est surmonté d'un style unique à un stigmate (Violette). Leur fruit est une capsule à déhiscence dorsale (Violette), qui renferme des graines à embryon droit, à albumen charnu.

Les feuilles des plantes de cette famille sont caractérisées par la présence de leurs poils tecteurs, unicellulaires, simples ; par celle de leurs stomates toujours accompagnés de 3 cellules annexes, dont une petite, les deux autres étant toujours disposées en croissant autour de l'ostiole ; puis par celle de leurs cellules mésophylliennes, à cristaux clinorhombiques d'oxalate de chaux, à arêtes droites, qui sont parfois disposés sous la forme de macles.

HERBA VIOLÆ, seu HERBA JACEÆ, PENSÉE SAUVAGE, DE VIOLA TRICOLOR, L.

Cette plante croît, à l'état sauvage, dans les champs et sur le bord des cours d'eau de toute l'Europe, puis dans le nord de l'Afrique, en Asie Mineure, en Sibérie et dans l'Amérique du Nord, où elle y est parfois aussi cultivée. Elle livre au droguier ses parties aériennes, constituées par ses feuilles isolées, stipulées, longuement pétiolées, à limbe entier, lancéolé, pointu, quant aux supérieures ; ovale et cordiforme. quant aux inférieures, mais toujours crénelé sur ses bords ; par ses tiges creuses, anguleuses ; par ses fleurs hermaphrodites, pentamères, zygomorphes, à calice formé par 5 sépales courts, verts ; à corolle jaune ou bleu violacé (de couleur variant de par la culture) constituée par 5 pétales, dont le médian s'est développé sous la forme d'un éperon, qui entoure deux étamines antérieures, avec appendices nectarifères ; les autres épisépales étant munies de filets courts. Leur pistil est constitué par 3 carpelles ouverts, concrescents en un ovaire uniloculaire, à placentes pariétaux, chargés d'ovules anatropes. Il est surmonté d'un style court, à stigmate recourbé.

Ces parties aériennes, récoltées à l'époque de la floraison de cette plante, puis rapidement desséchées à l'air, possèdent une odeur agréable, une saveur douceâtre, mucilagineuse, un peu âcre.

On falsifie parfois cette drogue en l'additionnant d'autres espèces de violettes, qui renferment les mêmes principes chimiques, telles que la *Viola tricolor arvensis* L., la *Viola odorata* L., et la *Viola vulgaris*.

Cette drogue renferme de la violine, une matière colorante bleue ou *anthocyanine*, du mucilage, des traces de salicylate de méthyle, de la violaquercitrine, du sucre et des matières résineuses et pectiques.

L'ANTHOCYANINE est une matière colorante, bleue, soluble dans l'eau, dont la solution, rougissant par addition d'acides, bleuit par celle d'alcalis.

La VIOLINE, découverte en 1822 par Boullay, se présente sous la forme d'une poudre jaune pâle, amère, soluble dans l'eau, l'alcool, insoluble dans l'éther, qui possède les propriétés de l'émétine, dont elle se rapproche beaucoup, quant à sa composition chimique.

La VIOLAQUERCITRINE ou VIOLARUTINE, $C^{27}H^{30}O^{16}$, se présente sous la forme d'aiguilles fines, jaunes, fusibles à 189°, solubles dans l'eau, l'éther acétique, l'alcool dilué, mais insolubles dans l'éther, le chloroforme, le benzène. Hydrolysée par des acides minéraux dilués, ou par des ferments végétaux, elle se décompose, selon l'équation suivante, en glucose, en rhamnose et en quercétine, car :

$$C^{27}H^{30}O^{16} + 2H^2O = C^6H^{12}O^5 + C^6H^{12}O^5 + C^{15}H^{10}O^7$$
Rhamnose   Glucose   Quercétine

Cette drogue, non officinale, se prescrit, à doses de 5 à 10 grammes sur 200 grammes d'eau, sous la forme d'infusions, comme dépuratif du sang, particulièrement contre les eczémas, puis comme expectorant.

Ses fleurs, mondées de leurs pédoncules et de leurs calices, se rencontrent parfois aussi dans le droguier ; elles se prescrivent parfois, dans la médecine populaire, sous la forme d'infusions, comme béchique et comme sédatif.

Très répandue, de nos jours, dans nos jardins de luxe, cette plante était déjà cultivée chez les Romains. Il en est de même des parties aériennes de la *Viola odorata*, L., qui se rencontrent aussi parfois dans le droguier.

RADIX IONIDII, RACINE D'IONIDIUM, D'IONIDIUN IPECACUANHA A. S. H.

Originaire des régions tropicales des deux hémisphères, cette plante herbacée livre, au droguier, ses racines non officinales, qui s'y présentent sous la forme de fragments cylindriques, tortueux, gris jaunâtre, à cassure nette dans leur région corticale, fibreuse dans leur partie ligneuse, qui renferment de l'inuline, des matières résineuses et pectiques et, peut-être, un alcaloïde mal défini. Servant à falsifier la racine d'Ipecacuanha véritable, elles se prescrivent parfois, dans la médecine populaire de leur pays d'origine, comme émétique et comme expectorant. Il en est de même des racines des plantes *Ionidium Gaoya* A. S. H., d'*Ionidium microphyllum* H. B. K, originaires du Pérou et du Chili.

RADIX ANCHIETEÆ, MERCURE VÉGÉTAL, D'ANCHIETEA SALUTARIS, A. S. H.

Originaire du Brésil, cette plante livre, au droguier, ses racines non officinales, qui renferment des matières résineuses et pectiques, puis un glucoside ou ANCHIÉTINE. Celle-ci se présente sous la forme d'aiguilles jaunes, inodores, à saveur désagréable, très solubles dans l'alcool, insolubles dans l'éther, peu solubles dans l'eau ; ces racines se prescrivent parfois, dans la médecine populaire de ce pays, sous la forme de décoctions, comme purgatif et comme antisyphilitique.

HERBA SAUVAGESIÆ, DE SAUVAGESIA ERECTA, L.

Originaire de la Guyane et des Antilles, cette plante livre, aux Caraïbes, ses parties aériennes, qui se prescrivent, dans leur médecine populaire, comme diurétique.

THÉACÉES
OU TERNSTROEMIACIÉES

Cette famille, comprenant 32 genres et environ 260 espèces presque toutes tropicales, est représentée par des arbres ou par des arbustes, rarement épiphytes ou grimpants (Marcgravie), à feuilles isolées, simples, non stipulées, dont le limbe penninervé est entier ou dentelé sur ses bords, mais souvent coriace ; il renferme, ainsi que les tiges et l'écorce de ces plantes, un grand nombre d'astrosclérites. Leurs fleurs hermaphrodites, actinomorphes, sont pentamères, à androcée composé parfois de deux verticilles alternes d'étamines simples, qui, le plus souvent, sont épipétales et ramifiées en un grand nombre d'étamines libres, disposées en 5 groupes ou réparties uniformément autour du pistil (Camellie, Visnée). Celui-ci comprend : 5 (Gordonie et Stachyure), 3 (Camellie et Visnée), ou 2 carpelles fermés, concrescents en un ovaire pluriloculaire, surmonté d'autant de styles libres (Camellie) ou réunis ensemble (Gordonie). Il renferme dans chaque loge un plus ou moins grand nombre d'ovules anatropes. Leur fruit est tantôt une capsule loculicide (Gordonie) ou septicide (Bonnétie), tantôt une drupe, (Caryocar), dont les graines, renfermant un embryon droit (Camellie) ou recourbé (Caryocar) ne sont pas albuminées (Camellie, Gordonie) ou renferment un albumen peu abondant (Taonabe).

Les plantes de cette famille, se rattachant à celles des Malvacées et des Tiliacées, sont caractérisées par la présence de stomates localisés sous l'épiderme inférieur de leurs feuilles, qui sont toujours entourés de 3 petites cellules annexes ; par celle de cristaux d'oxalate de chaux, en macles ou en étoiles; les cellules de leur mésophylle renfermant, en outre, de volumineuses astrosclérites ramifiées et quelques glandes sécrétrices internes.

FOLIUM THEÆ, FEUILLE DE THÉ, DE CAMELLIA THEA Link.

Origine botanique. — Cet arbrisseau, toujours vert (fig. 185), à écorce légère, poreuse, porte des feuilles isolées, non stipulées, simples, à limbe entier, ovale ou lancéolé, penninervé, dentelé sur ses bords, parcouru par une nervure médiane, prononcée, biconvexe, et par des nervures secondaires, qui rejoignent, à sa périphérie, ses nervures supérieures. Ses fleurs, hermaphrodites, actinomorphes, disposées dans l'axe des feuilles supérieures, sont constituées par un calice à 5 sépales ; par une corolle blanche, à 5 pétales ovoïdes, étalés ; par un androcée à étamines nombreuses, libres, mais disposées sur plusieurs

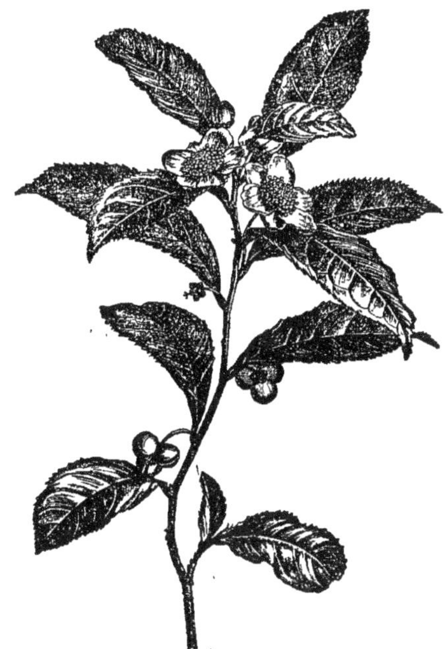

Fig. 185. — Thé de Chine.

verticilles, et par un pistil à 3 carpelles fermés, concrescents en un ovaire triloculaire, surmonté de 3 styles libres. Il renferme, dans chacune de ses loges, de 4 à 5 ovules anatropes. Son fruit, riche en saponine, de formule : $C^{16}H^{24}O^{10}$, est une capsule loculicide, à graines non albuminées, à embryon droit, riche en huile fixe.

Origine géographique. — Originaire du Haut Assam et du Bengale, cette plante, exigeant des terrains riches en humus et humides, donc bien irrigués, des climats chauds, s'est répandue, de par la culture, en Chine, au Japon, aux Indes, à Ceylan, au Brésil, puis au Natal.

Culture. — La pauvreté du sol, étant compensée par des engrais chimiques ou naturels, provenant souvent de tourteaux, le manque d'humidité par des canaux irrigateurs, cette plante est cultivée, de nos jours, dans des plantages, souvent disposés sur les pentes ensoleillées des collines ou sous la forme de terrasses, où on y transplante, à partir de leur troisième année, les jeunes végétaux, qui se sont développés, à l'aide de boutures ou de semis, dans des serres ou dans des parcs spécialement aménagés à cet effet. Disposés au nombre de 4 ou de 6, autour d'arbres très peu feuillés, ils sont, soit élagués, de peur qu'ils n'atteignent de trop hautes dimensions, soit sectionnés, tous les dix ans, sur pied, afin de leur communiquer plus de force.

Redoutant les sols calcaires et les grands vents, il est nécessaire de les protéger de ceux-ci par des haies, mais leurs terrains, de préférence, doivent être profonds, meubles, non marécageux.

Récolte. — Les jeunes pousses foliaires ou les jeunes feuilles de ces plantes, récoltées trois fois par an, et ceci, sur des végétaux âgés d'au moins 3 ans, donnent, selon leurs dimensions, différentes variétés de thé ; telles le *thé impérial*, constitué par de toutes jeunes pousses foliaires, qui sont récoltées au mois de février, mais cette qualité ne parvenant pas dans le commerce européen, est réservée à l'usage de la famille impériale ou des hauts dignitaires du gouvernement chinois (il coûte plus de 300 francs la livre), le *Peko Peko*, constitué par de très jeunes feuilles duveteuses, est récolté en mars, à la main, le *thé ordinaire*, formé de feuilles peu développées, est recueilli en mai, à l'encontre du thé de deuxième qualité, dont les feuilles sont récoltées en juin, celles-ci possédant un limbe entier, irrégulièrement dentelé en scie sur ses bords.

Préparation du thé. — Ces feuilles, ainsi récoltées, peuvent être soumises à 3 procédés différents de dessiccation, de là, trois variétés de thés, soit : 1° le THÉ VERT. Celui-ci se prépare en déposant sur des plaques métalliques, ou dans des casseroles spéciales, les feuilles fraîches du théier, que l'on soumet à une température de 45° à la torréfaction, tout en prenant soin de les agiter continuellement, de peur qu'elles ne brunissent ou ne rôtissent. Roulées ensuite, à la main, sur des tables très primitives, elles sont alors déposées sur des nattes, pour être en partie desséchées au soleil. Soumises à une seconde, voire même à une troisième torréfaction, elles sont alors desséchées, puis tamisées et triées, pour être ensuite emballées dans des caisses de zinc ou de bois, doublées intérieurement de plaques de tôle. Ce thé, de couleur vert bleuté, est souvent additionné de sulfate de cuivre, d'indigo ou de curcuma, afin de lui communiquer un aspect plus appétissant.

On le différencie dans le commerce européen en *Thé aljofar*, constitué par de toutes jeunes pousses foliaires, enroulées sur elles-mêmes, sous la forme de petits corps ovoïdes ou lenticulaires, en *Thé Bing*, formé de pousses foliaires, un peu mieux développées, enroulées sur elles-mêmes, sous la forme de petits cylindres d'un centimètre de long, en *thé Songlo* ou *Singloe*, dont les jeunes feuilles sont enroulées sous la forme de petits cylindres de 2 à 3 centimètres de long ; en *the Shoulang*, qui, ressemblant au *Bing*, est constitué par de jeunes feuilles mieux développées.

Ces diverses variétés de thé, provenant principalement des provinces chinoises de Nyang Hway, de Che Kiang, de Kiang Si, sont souvent additionnées de feuilles d'*Olea fragrans*, Thunb, de *Chloranthus inconspicuus* Sw, de *Gardenia florida* L., de *Jasminum Sambac* Ait, qui servent à les aromatiser.

2° THÉ NOIR. — Les feuilles du théier, ainsi récoltées à la main ou à l'aide de machines spéciales aux Indes, puis transportées sur les factories, sont alors soumises à une légère fermentation, après les avoir déposées en tas sur des tables ou après avoir été enveloppées dans des linges humides. Quelques jours plus tard, on les soumet à la dessiccation, en les chauffant, comme cela se pratique en Chine, dans des casseroles en cuivre, que l'on tient en dessus d'un feu doux, tout en prenant soin d'agiter continuellement leur contenu, ou en les déposant, comme cela se pratique aux Indes, dans des appareils perfectionnés, munis d'aspirateurs, que l'on chauffe, afin de les débarrasser de leur humidité ; cette dessiccation pouvant aussi se parfaire en déposant les feuilles de thé sur des plaques métalliques, ne devant pas être chauffées, ainsi que les appareils ci-dessus décrits, à plus de 45°. Humectées d'eau, elles sont alors enroulées à la main ou à l'aide de machines spéciales, puis desséchées à nouveau, elles sont triées, tamisées et emballées dans des caisses en bois, doublées intérieurement de plaques de tôle, mais toujours recouvertes extérieurement d'hiéroglyphes ou de dessins primitifs

Elles perdent ainsi, non seulement leur couleur verte, mais aussi une grande partie de leur eau, tout en devenant noirâtres ou vert noirâtre, elles prennent, en outre, un arome plus agréable, plus fin, plus suave, leur consistance devenant plus ferme. On les aromatise souvent en les mélangeant, avant de les emballer, à des feuilles desséchées de *Jasminum Sambac*, de *Chloranthus inconspicuus*, d'*Olea fragrans*, etc., etc.

Provenant, dans le commerce européen, de la Chine ou de la Cochinchine, des Indes ou de Ceylan, ce thé noir se différencie en plusieurs grandes variétés, telles que le thé *Peko Pelko*, qui est constitué par de toutes jeunes pousses foliaires, très velues, enroulées naturellement sur elles-mêmes, le *thé Souchong*, formé de jeunes pousses foliaires, velues, enroulées sur elles-mêmes à l'aide de la main ; le thé de *Scaou Ching*, à feuilles jeunes, puis en *fleurs de Peko*, qui sont constituées par la poussière de ces divers thés, ayant été tamisés, celle-là étant riche en poils tecteurs, libres. Le thé noir nous provient principalement des Indes et de Ceylan, mais aussi de la Chine, particulièrement des provinces de Ngan Hwai, de Hupeh Hunam, de Kwang Tung, de Yun Nam et de Kiang Si, qui s'adonnent à sa préparation.

3° THÉ EN TUILES. — Celui-ci se prépare d'une manière fort différente, en comprimant les feuilles fraîches du théier, sous la forme de paquets rectangulaires, de 4 pieds de long, tout en utilisant, à cet effet, des pilons et des cuves, ou des presses hydrauliques et des vapeurs d'eau. Clauss dément, par contre, l'insinuation malveillante, que les Chinois l'additionnent de sang d'animaux, afin de lui communiquer une couleur plus foncée. Ce thé, non officinal, constitué généralement par des débris de thés verts ou noirs, puis par des feuilles de thé bien développées, ne parvient pas dans le commerce européen, car on l'utilise en Chine même ou en Sibérie, voire même en Russie, dans les classes pauvres de ce pays.

Sortes commerciales. — Ces différentes sortes de thé, toujours emballées dans des caisses en bois, doublées intérieurement de plaques de tôle et recouvertes extérieurement, sur leurs parois, d'hiéroglyphes ou de dessins variables, sont exportées sur l'Europe par la Sibérie et la Russie ou par la voie maritime. On admet que la Chine exporte annuellement 100.477.000 kilogrammes de thé noir, 1.146.800 kilogrammes de thé vert, 860.000 kilogrammes de thé en fleurs et 1.410.000 kilogrammes de thé en tuile, provenant particulièrement par les ports de Canton, de Fo Kien, de Shang-Haï et de Hankow; le Japon en exportait en 1890 plus de 500.000 kilogrammes, principalement sur l'Amérique. Ceylan, Java, Sumatra, le Natal en exportent aussi ainsi que la Cochinchine, de très grandes quantités.

Description de la drogue ou du thé noir. — Le thé se présente dans le droguier sous la forme de petits cylindres oblongs ou ovoïdes, de 0 cm. 5 à 2 centimètres de long sur 1 à 3 millimètres de diamètre, acuminés à leurs deux extrémités. Il est constitué, soit par de très jeunes pousses foliaires, soit par de très jeunes feuilles, à limbe entier, ovale, elliptique ou lancéolé, pointu au sommet, mais plus ou moins dentelé sur ses bords. Chacune de ses dents porte, chez les feuilles les mieux développées, un petit bourrelet surmonté d'une petite griffe noirâtre, aiguë, recourbée en dedans à son extrémité supérieure. Ces feuilles sont recouvertes, quant aux toutes jeunes, par un duvet blanchâtre, fin, soyeux; leur consistance est coriace, chez les feuilles mieux développées, tendre chez les jeunes pousses, mais toutes sont parcourues par une nervure médiane, biconvexe, saillante en dessus, et par des nervures secondaires, rejoignant, aux deux tiers de leur longueur (à la périphérie du limbe) les nervures supérieures. La saveur de cette drogue est amère, astringente, très aromatique, son odeur spéciale, aromatique.

On différencie facilement le thé vert du thé noir par les réactions suivantes :

	Saveur	Infusion	+ $AgNO^3$	+ $HgNO^8$	+ $FeSO^4$
Thé noir.........	Aromatique, moins amère, moins âcre	Jaune brunâtre	N'est pas réduite	N'est pas réduite, léger précipité	Précipité brun clair
Thé vert.........	Aromatique, âcre, astringente, un peu amère	Jaune doré	Réduite	Réduite et précipitée	Précipité brun foncé

Examen microscopique (fig. 186). — Examinée sur une coupe transversale, la feuille de thé est constituée par un épiderme supérieur, glabre, à cellules polygonales, petites, dont les parois sont faiblement ondulées, puis vient le tissu en palissade, à 2 assises de cellules, et le mésophylle hétérogène, asymétrique, à cellules polygonales, qui entourent quelques cellules scléreuses, irrégulièrement rameuses (dénommées astrosclérites) à cavité étoilée, à parois canaliculées épaissies, allant d'un épiderme à l'autre. Ses cellules mésophylliennes, riches en cristaux étoilés ou en macles d'oxalate de chaux, entourent en outre le système libéro-ligneux, représenté par un cordon ligneux, arqué, recouvert par un péricycle nacré, fibreux, circulaire, avec liber épais. En dessous du mésophylle se rencontre l'épiderme inférieur, à cellules irrégulières, allongées dans le sens transversal, qui entourent de nombreux stomates, à 3 cellules péristomatiques, étroites, mais elles sont recouvertes d'une cuticule épaissie. Elles portent de nombreux poils tecteurs, unicellulaires, coniques, minces, ondulés, à parois épaissies, se terminant en une longue pointe mousse. Ces poils tecteurs sont toujours insérés sur une cellule épidermique, plus grande, qui est entourée par d'autres cellules convergeant autour d'elles, sous la forme d'une étoile, ce qui permet de reconnaître, même si ce poil tecteur est tombé, l'endroit où il était inséré. Notons que les griffes de chat ou prolongement du limbe de cette feuille, sont constitués par des amas de cellules, à parois épaissies, renfermant un contenu brunâtre.

Falsifications. — Cette drogue est souvent

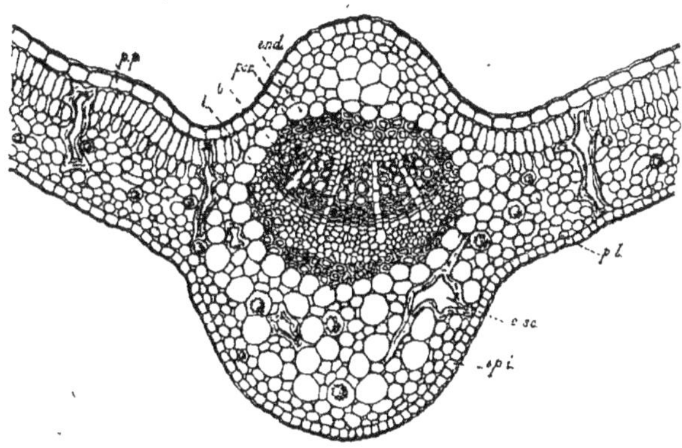

Fig. 186. — Coupe transversale de la feuille de thé de Chine.
eps) épiderme supérieur ; pp) cellules en palissade ; l) liber ; b bois ; per) péricycle ; end) endoderme ; epi) épiderme inférieur ; csc) cellules scléreuses ; pl) parenchyme lacuneux.

falsifiée par addition de matières inorganiques, tombant au fond d'un récipient rempli d'eau, puis par des feuilles épuisées de thé, qui ne renferment plus de théine, mais qui ont été à nouveau enroulées et desséchées; celles-ci donnent des infusions ne se précipitant plus, en présence d'acide chlorhydrique, par addition des réactifs généraux à la caféine. On la falsifie aussi à l'aide de divers colorants, curcuma, indigo, bichromate de potasse, etc., qui sont reconnaissables à leurs réactions spécifiques, puis à l'aide de feuilles ne renfermant pas de théine, telles que celles d'*Olea fragrans*, de *Camellia japonica*, de *Populus tremula*, L., de *Rosa canina*, L., de *Fraxinus excelsior*, L., de divers *Chloranthus*, de *Salix cupraea*, d'*Epilobium angustifolium*, etc., etc., reconnaissables à l'examen microscopique et à leurs réactions spécifiques, car elles ne renferment pas de théine.

Dosage des alcaloïdes du thé. — Il est toujours nécessaire de doser cette drogue par un des deux procédés ci-dessous mentionnés, quant à sa teneur en alcaloïdes.

Epuisez, à cet effet, 5 ou 10 grammes de feuilles de thé pulvérisées, par 20 fois leur poids d'eau, c'est-à-dire aussi longtemps, que le liquide extractif se précipite, en présence d'acide chlorhydrique, par addition des réactifs de la caféine ; filtrez puis concentrez les solutions ainsi obtenues qui, additionnées d'acétate neutre de plomb, précipitent leur tanin et leur mucilage. Filtrez-les à nouveau et lavez leur précipité avec de l'eau, pour évaporer à sec leur filtrat additionné de magnésie calcinée. Reprenez leur résidu desséché et taré dans un appareil de Soxhlet, par du chloroforme bouillant, dont les solutions, filtrées, sont soumises à la distillation fractionnée. Reprenez leur résidu par de l'eau bouillante, qui, décantée, évaporée à sec, abandonne un résidu, qui, desséché, est taré.

On peut aussi doser leur pour cent en alcaloïdes, en extrayant 6 grammes de feuilles pulvérisées de thé, en présence d'ammoniaque, par du chloroforme chaud, qui, décanté après 10 heures de macération, est filtré, puis soumis à la distillation fractionnée. Son résidu, traité par 20 centimètres cubes d'eau bouillante et par 3 centimètres cubes d'alcool, donne une solution qui, décantée de ses matières résineuses et de sa chlorophylle, est évaporée à sec, à la chaleur du bain-marie. Son résidu desséché, puis taré, nous indique, si on le multiplie par 20, le pour cent en caféine renfermée dans ces feuilles, à condition de n'avoir utilisé que 100 centimètres cubes de chloroforme, sur les 120 prescrits pour parfaire cette extraction.

Analyse chimique. — Cette drogue renferme de 3,5 à 3,8 p. 100 de théine ou caféine, outre de la théophylline, de l'adénine, et, peut-être des traces de xanthine, de 10 à 17 p. 100 de tanin, 6,8 p. 100 de mucilage, des matières oléagineuses, résineuses et pectiques, 0,68 p. 100 d'essence, dont la majeure partie a disparu lors de la torréfaction, à laquelle on a soumis cette drogue pour la dessécher.

Son ESSENCE se présente sous la forme d'un liquide jaune pâle, d'odeur spéciale, aromatique, herbacée, à saveur aromatique, se résinifiant rapidement à l'air (en devenant épais), d'un poids spécifique de 0,866, à pouvoir rotatoire lévogyre, soluble dans l'alcool, l'éther, le chloroforme, le benzène, les huiles grasses et essentielles.

Elle est constituée par un mélange d'alcool méthylique, de salicylate de méthyle, et d'un alcool mal défini, de formule $C^6H^{12}O$.

La CAFÉINE ou THÉINE, déjà décrite, lors de l'étude des graines de café, peut se préparer comme nous l'avons dit, par voie synthétique, de différentes manières, nous nous contenterons ici de mentionner une de ses synthèses, en partant de l'alloxane (B. 30, p. 1339).

$$\underset{\text{Alloxane}}{\begin{array}{c} HN-CO \\ | \quad\ | \\ CO\ CO \\ | \quad\ | \\ HN-CO \end{array}} \xrightarrow[\text{de méthylamine}]{\text{Sulfite imide}} \underset{\text{Acide méthylthio-urique}}{\begin{array}{c} HN-CO \\ | \qquad\quad NH-CH^3 \\ CO\ C \\ | \qquad\quad SO^3H \\ HN-CO \end{array}}$$

$$\xrightarrow{HCl} \begin{array}{c} HN-CO \\ | \qquad | \\ CO\ CH-NHCH^3 \\ | \qquad | \\ HN-CO \end{array}$$

$$\xrightarrow{HCNO} \underset{\text{Méthyluramide}}{\begin{array}{c} HN-CO \\ | \qquad | \\ CO\ CH-N-CO-NH^2 \\ | \qquad | \\ HN-CO\ \ CH^3 \end{array}}$$

$$\xrightarrow{HCl} \underset{\text{Acide méthylurique}}{\begin{array}{c} HN-CO \\ | \qquad\quad CH^3 \\ CO\ C-N \\ | \quad\ ||\qquad CO \\ HN-C-NH \end{array}}$$

$$\underset{\text{sel plombique}}{\overset{\text{Méthylez son}}{\longrightarrow}} \underset{\text{Acide 3-7-diméthylurique}}{\begin{array}{c} HN-CO \\ | \qquad\quad CH^3 \\ CO\ C-N \\ | \quad\ ||\qquad CO \\ CH^3-N-C-NH \end{array}}$$

$$\xrightarrow{POCl^3} \underset{\text{Chlorthéobromine}}{\begin{array}{c} HN-CO \\ | \qquad\quad CH^3 \\ CO\ C-N \\ | \quad\ ||\qquad CCl \\ CH^3-N-C-N \end{array}}$$

$$\xrightarrow{HI} \underset{\text{Théobromine}}{\begin{array}{c} HN-CO \\ | \qquad\quad CH^3 \\ CO\ C-N \\ | \quad\ ||\qquad CH \\ CH^3-N-C-N \end{array}}$$

$$\overset{\text{Méthylée}}{\longrightarrow} \underset{\text{Théine ou caféine}}{\begin{array}{c} CH^3-N-CO \\ | \qquad\quad CH^3 \\ CO\ C-N \\ | \quad\ ||\qquad CH \\ CH^3-N-C-N \end{array}}$$

La THÉOPHYLLINE ou 1-3-DIMÉTHYL 2-6-DIOXYPURINE, $C^7H^8N^4O^2$, se prépare en extrayant les feuilles de thé par de l'alcool, dont l'extrait sirupeux, repris par de l'eau additionnée d'acide sulfurique, donne une solution qui, filtrée, est traitée, à chaud, par du carbonate barytique. Son filtrat, précipité jusqu'à cessation de tout précipité, par du chlorure mercurique en solution à 1/20, livre un dépôt qui, mis en suspension dans de l'eau additionnée d'acide chlorhydrique, est décomposé par de l'hydrogène sulfuré, dont le filtrat, concentré, est soumis à la cristallisation spontanée, ceci afin d'obtenir le chlorhydrate d'*adénine*. Les eaux mères de celui-ci, traitées par de l'ammoniaque, puis par du nitrate d'argent, précipitent alors du théophyllinate d'argent qui, lavé, puis décomposé par de l'acide nitrique, donne une solution qui, concentrée, dépose du nitrate de xanthine, dont les eaux mères, traitées par de l'hydrogène sulfuré précipitent du sulfure d'argent, tout en donnant un filtrat, que l'on agite avec du chloroforme ; celui-ci, soumis à la distillation fractionnée, abandonnant un dépôt blanc de *théophylline*. Notons que la majeure partie de cette base végétale se rencontre en outre dans le filtrat provoqué par le bichlorure de mercure utilisé auparavant, car cette solution, traitée par du carbonate de soude, donne un précipité qui, mis en suspension dans de l'eau, puis décomposé par de l'hydrogène sulfuré, livre un filtrat qui, en partie évaporé, puis agité avec du chloroforme, lui abandonne sa théophylline pour ainsi dire chimiquement pure. Isomère, quant à sa formule, à la théobromine, elle se présente sous la forme de tables monocliniques, incolores, inodores, à saveur légèrement amère, fusibles à 264°, très solubles dans l'eau bouillante, le chloroforme, peu solubles dans l'alcool, insolubles dans l'éther, l'éther de pétrole. Chauffée en présence d'eau de chlore, puis évaporée à sec, sa solution abandonne un résidu écarlate, qui se colore en violet par addition d'ammoniaque.

Son sel d'argent, chauffé avec de l'iodure de méthyle, se décompose en donnant naissance à de la caféine, car elle possède, quant à sa formule, la constitution suivante :

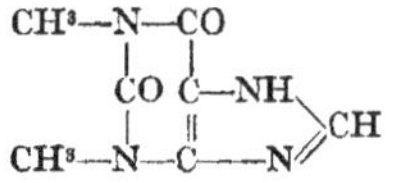

$$\begin{array}{c}CH_3-N-CO\\ \quad |\qquad |\\ \quad CO\ \ C-NH\!\diagdown\\ \quad |\qquad \|\qquad\ CH\\ CH_3-N-C-N\!\diagup\end{array}$$

On la prépare synthétiquement, en partant de la diméthylurée, que l'on chauffe avec de l'acide malonique (B. 28, p. 3135) :

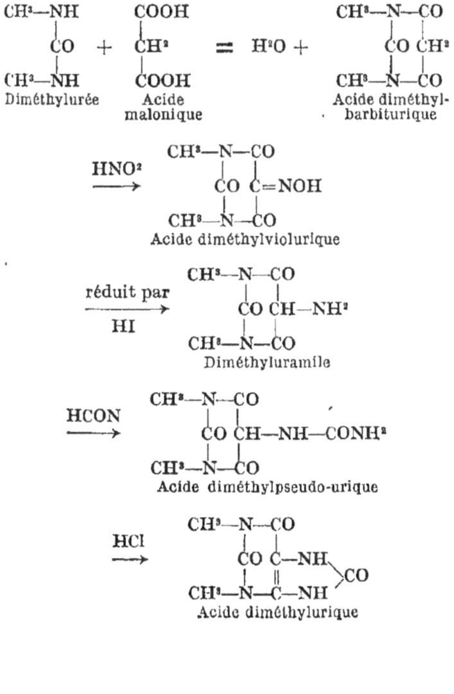

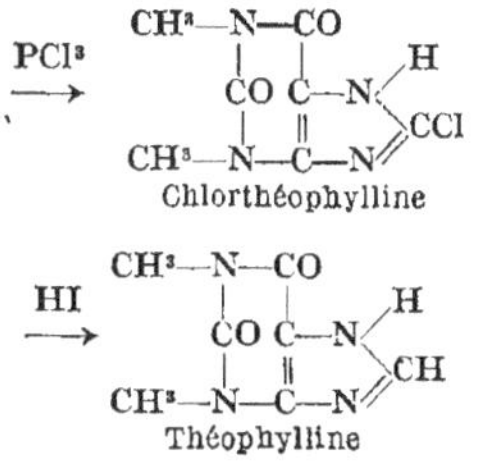

$$\begin{array}{ccc}CH_3-NH & COOH & CH_3-N-CO\\ |\qquad\quad & |\qquad & |\qquad | \\ CO & + \ CH_2 & = H_2O + \quad CO\ CH_2\\ |\qquad\quad & |\qquad & |\qquad |\\ CH_3-NH & COOH & CH_3-N-CO\end{array}$$

Diméthylurée — Acide malonique — Acide diméthylbarbiturique

$$\xrightarrow{\ HNO_2\ }\ \begin{array}{c}CH_3-N-CO\\ |\qquad\ |\\ CO\ \ C=NOH\\ |\qquad\ |\\ CH_3-N-CO\end{array}$$

Acide diméthylviolurique

$$\xrightarrow[\ HI\ ]{\text{réduit par}}\ \begin{array}{c}CH_3-N-CO\\ |\qquad\ |\\ CO\ CH-NH_2\\ |\qquad\ |\\ CH_3-N-CO\end{array}$$

Diméthyluramile

$$\xrightarrow{\ HCON\ }\ \begin{array}{c}CH_3-N-CO\\ |\qquad\ |\\ CO\ CH-NH-CONH_2\\ |\qquad\ |\\ CH_3-N-CO\end{array}$$

Acide diméthylpseudo-urique

$$\xrightarrow{\ HCl\ }\ \begin{array}{c}CH_3-N-CO\\ |\qquad\ |\\ CO\ \ C-NH\!\diagdown\\ |\qquad \|\qquad\ CO\\ CH_3-N-C-NH\!\diagup\end{array}$$

Acide diméthylurique

$$\xrightarrow{\ PCl_3\ }\ \begin{array}{c}CH_3-N-CO\\ |\qquad\ |\\ CO\ \ C-N\!\diagdown^{\ H}\\ |\qquad \|\qquad\ CCl\\ CH_3-N-C-N\!\diagup\end{array}$$

Chlorthéophylline

$$\xrightarrow{\ HI\ }\ \begin{array}{c}CH_3-N-CO\\ |\qquad\ |\\ CO\ \ C-N\!\diagdown^{\ H}\\ |\qquad \|\qquad\ CH\\ CH_3-N-C-N\!\diagup\end{array}$$

Théophylline

On peut aussi la préparer (A. 28, p. 3135, B. 33, p. 3035) en partant de la diméthyl-4-5-diamino-2-6-dioxypyrimidine, que l'on transforme en son dérivé formylé, celui-ci, chauffé à 250°, donnant de la théophylline :

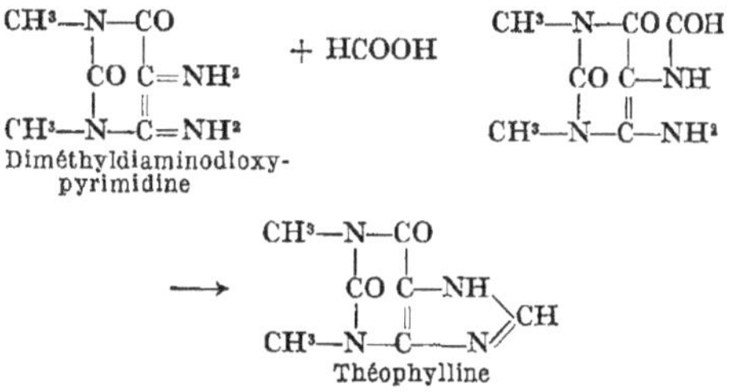

$$\begin{array}{c}CH_3-N-CO\\ |\qquad\ |\\ CO\ \ C=NH_2\\ |\qquad\ |\\ CH_3-N-C=NH_2\end{array}\ +\ HCOOH\quad\begin{array}{c}CH_3-N-CO\ COH\\ |\qquad\ |\\ CO\ \ C-NH\\ |\qquad\ |\\ CH_3-N-C-NH_2\end{array}$$

Diméthyldiaminodioxypyrimidine

$$\longrightarrow\ \begin{array}{c}CH_3-N-CO\\ |\qquad\ |\\ CO\ \ C-NH\!\diagdown\\ |\qquad \|\qquad\ CH\\ CH_3-N-C-N\!\diagup\end{array}$$

Théophylline

La Xanthine ou 2-6-dioxypurine, $C_5H_4N_4O_2$, se rencontrant dans l'urine normale des carnivores, les feuilles de thé, le suc de betteraves, les graines de lupin et d'orge, se présente sous la forme d'une poudre blanche, amorphe, très peu soluble dans l'eau, mais très soluble dans l'alcool, les alcalis, d'où le nitrate d'argent la précipite sous la forme d'un dépôt blanc, car :

$$C_5H_4N_4O_2 + 2AgNO_3 = H_2O + C_5H_2N_4Ag_2O_2$$

Ne donnant pas la réaction de la murexide, elle abandonne, chauffée à sec, avec de l'eau de chlore, un résidu jaune, qui se colore en rouge par addition d'hydrate potassique. Le chlore la décompose en alloxane et en urée. Mélangée à du chlorure de chaux et à de l'hydrate potassique, la xanthine se colore en brun, mais cette coloration disparaît petit à petit avec le temps. Traitée, en présence d'eau de chlore, par une ou deux gouttes d'acide nitrique, la xanthine donne une solution qui, évaporée à sec, abandonne un résidu se colorant en rose, par addition d'ammoniaque. Elle possède, quant à sa formule, la constitution suivante :

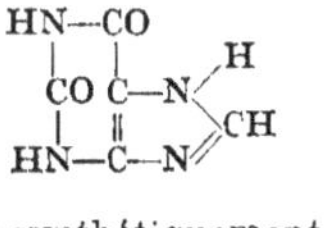

$$\begin{array}{c}HN-CO\\ |\qquad\ |\\ CO\ \ C-N\!\diagdown^{\ H}\\ |\qquad \|\qquad\ CH\\ HN-C-N\!\diagup\end{array}$$

On la prépare synthétiquement selon ces équations, en partant de l'acide urique (B. 8, p. 395) :

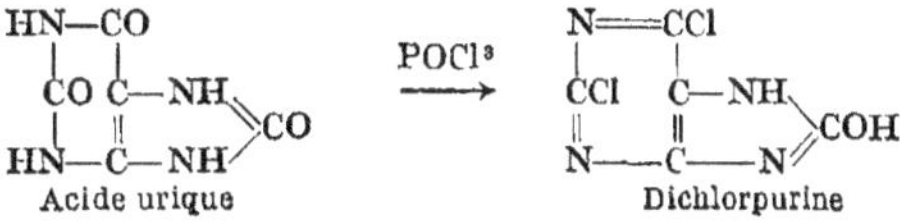

$$\begin{array}{c}HN-CO\\ |\qquad\ |\\ CO\ \ C-NH\!\diagdown\\ |\qquad \|\qquad\ CO\\ HN-C-NH\!\diagup\end{array}\ \xrightarrow{\ POCl_3\ }\ \begin{array}{c}N=CCl\\ |\qquad\ |\\ CCl\ \ C-NH\!\diagdown\\ \|\qquad \|\qquad\ COH\\ N-C-N\!\diagup\end{array}$$

Acide urique — Dichlorpurine

Trichlorpurine

$\xrightarrow{\text{Éthylate de soude}}$ Diéthoxychlorpurine

$\xrightarrow{\text{HI}}$ Xanthine

ou, en traitant l'urée par de l'acide cyanacétique, car :

Urée + Acide cyanacétique $\xrightarrow{POCl_3}$

$\xrightarrow{\text{NaOH}}$ $\xrightarrow{HNO_2}$

$\xrightarrow[\text{du sulfure ammonique}]{\text{Réduit par}}$ 1-5-diamino-uracyle

$\xrightarrow[\text{de l'acide formique}]{\text{Chauffé avec}}$ Xanthine

On peut aussi la préparer en partant de la guanidine, qui se rencontre dans la plupart des guanos (B. 33, p. 1371), notons, en passant, que celle-ci se différencie de l'urée, de par la présence du groupe (NH), à la place de l'oxygène de l'urée, car :

Urée — Thio-urée — Guanidine

Guanidine + Ether éthylique d'acide cyanacétique $\longrightarrow$ Nitrile d'acétyle guanidine

$\xrightarrow{\text{Alcalins}}$ Iminomalonyl-guanidine $\longrightarrow$ 2-4-diaminooxy-pyrimidine

$\xrightarrow{HNO_2}$

$\xrightarrow[\text{du sulfure ammonique}]{\text{Réduit par}}$ Triaminooxypyrimidine

$\xrightarrow{\text{HCOOH}}$ Guanine

$\xrightarrow{HNO_2}$ Xanthine

L'ADÉNINE, $C_5H_5N_5 + 3H_2O$, préparée premièrement à l'aide du pancréas de bœuf, se rencontre aussi dans les feuilles de thé et dans le suc de betteraves, car elle se forme toujours lors de la décomposition de la nucléine, même si on traite celle-ci par de l'acide sulfurique.

Elle se présente sous la forme d'aiguilles incolores, fusibles à 365°, très solubles dans l'eau bouillante mais peu solubles dans l'eau froide, l'éther, l'alcool, insolubles dans le chloroforme. Traitée par de l'acide nitreux, elle se transforme en hypoxanthine, car elle possède, quant à sa formule, la constitution suivante :

Adénine $\xrightarrow{HNO_2}$ Hypoxanthine

Son dérivé bromé, traité par de l'acide chlorhydrique, se décompose en urée, en alloxane et en acide oxalique.

On la prépare synthétiquement en partant de la trichlorpurine, car :

Trichlorpurine $\xrightarrow{NH_3}$ 6-amino-2-8-dichlorpurine

$\xrightarrow{\text{HI}}$ Adénine

Une autre de ses synthèses part de la thio-urée (A. 331, p. 69), car :

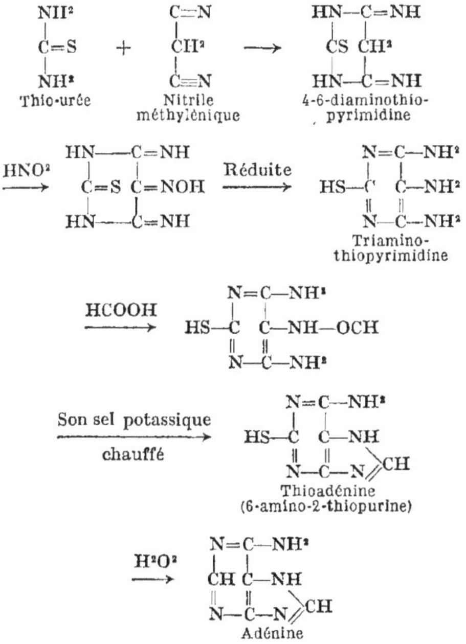

$$NH_2{-}C{=}S{-}NH_2 \quad \text{(Thio-urée)} \quad + \quad C{\equiv}N{-}CH_2{-}C{\equiv}N \quad \text{(Nitrile méthylénique)} \quad \longrightarrow \quad \text{4-6-diaminothio-pyrimidine}$$

$$\xrightarrow{HNO_2} \quad \text{(dérivé isonitrosé)} \quad \xrightarrow{\text{Réduite}} \quad \text{Triamino-thiopyrimidine}$$

$$\xrightarrow{HCOOH} \quad HS{-}C{\cdots}C{-}NH{-}OCH \quad \cdots$$

$$\xrightarrow[\text{chauffé}]{\text{Son sel potassique}} \quad \text{Thioadénine (6-amino-2-thiopurine)}$$

$$\xrightarrow{H_2O_2} \quad \text{Adénine}$$

Usage thérapeutique du thé. — Le thé se prescrit parfois, à doses d'un à quatre grammes sur 200 grammes d'eau, sous la forme de décoctions, comme stimulant et comme stomachique, c'est-à-dire comme succédané du café, mais on l'ordonne aussi, sous la forme d'infusions en injections urétrales, comme spécifique contre la blennorragie.

Action physiologique. — Cette drogue possède, selon certains auteurs, les mêmes effets physiologiques que ceux mentionnés lors de l'étude du café, mais Rabuteau fait remarquer que son absorption diminue le pour cent d'acide urique des urines, tout en accélérant les pulsations du pouls et en augmentant les facultés digestives et intellectuelles. Ordonnée à fortes doses, cette drogue provoque des maux de tête, de la céphalalgie, de la névrose, de la fièvre, des hallucinations, de la dyspepsie, des constipations opiniâtres, etc., aussi doit-on l'ordonner avec prudence.

Pharmacie galénique. — Quoiqu'elle ne soit pas utilisée dans la pharmacie galénique, il est nécessaire d'observer que les infusions de thé doivent toujours être préparées en versant de l'eau bouillante sur les feuilles de cette plante, qu'on abandonne ensuite à la macération, pendant 10 minutes, quitte à la filtrer ensuite.

Historique. — La dénomination de thé, attribuée à cette drogue, lui provient des mots chinois Tsha, Tshai, ou Tshan, qui servent à désigner une province du Céleste Empire, mais son nom de Camellia lui fut attribué en souvenir du célèbre naturaliste Georges Joseph Kamell ou Camellianus, pharmacien des missions jésuites à Manille, qui découvrit le théier en 1639, aux Philippines.

Cette plante vit le jour, selon la tradition japonaise, à l'endroit même où Bouddha, de crainte de s'endormir, au cours de ses prières, jeta ses yeux. L'emploi de ses feuilles remonte en Chine en l'an 150 av. J.-C., époque où le domestique impérial Shiba Shojo les fit macérer dans de l'eau bouillante. Les premiers documents, se rapportant à cette drogue, remontent aux Arabes, qui, explorant, au IXe siècle, la Chine, remarquèrent que les habitants de ce pays préparaient, avec des feuilles de Sacka, une infusion médicinale, possédant des propriétés excitantes. Notons que ni Marco Polo, ni les autres explorateurs de cette époque, ne font mention du thé dans leurs écrits, mais Ludovicus Almeida et Maffius nous apprennent que l'on préparait, en l'an 1653, une infusion de thé en Europe, à l'aide de feuilles de théier, vendues par un Persan. L'ambassadeur russe près des Kans de Gobdo, ayant appris à apprécier les infusions de thé comme boisson rafraîchissante, envoya en l'an 1638 des feuilles de cette plante au tsar, qui ne les apprécia pas ; peu de temps après, cette drogue se répandit toutefois en Europe, où Mazarin absorbait déjà de grandes quantités de cette boisson, à la mode de nos jours. Les premiers restaurants, ou cafés, tolérés en Europe, se mirent aussi à vendre cette boisson, qui reçut droit de cité, grâce aux efforts de Séguier. Notons que les premières descriptions, se rapportant aux théiers, remontent à Philibert Morissot et à Jean Mauvellain, mais leurs feuilles ne furent mentionnées officiellement, sous la dénomination d'*Herba Theae*, dans les taxes pharmaceutiques, qu'à partir de l'année 1657.

Notons que la Chine, avec ses deux principaux marchés Kin Kiang et Han King, exporte près de 317.000 tonnes de thé provenant particulièrement des provinces de Kiang Nan, Kiang Si, Che Kiang, Houpé, à l'encontre des Indes qui en exportaient en 1907 plus de 118.000 tonnes, de Ceylan 88.000 tonnes, du Japon 29.000 tonnes, de Java 16.000 tonnes, de Formose 11.000 tonnes, du Natal 918 tonnes et de l'Indochine 454 tonnes.

HYPÉRICACÉES

HERBA HYPERICI, HERBE DE SAINT-JEAN OU DE MILLEPERTUIS, D'HYPERICUM PERFORATUM, L.

Originaire de l'Europe centrale, cette plante herbacée porte des feuilles opposées, sessiles, petites, lancéolées, ponctuées de glandes sécrétrices, à essence ; des fleurs jaunes, disposées en corymbes, mais construites sur le type habituel de celles des plantes de cette famille.

Non officinales, ses parties aériennes fleuries, d'odeur balsamique, agréable, à saveur amère, astringente, se prescrivent parfois (après avoir été desséchées) sous la forme d'infusions, dans la médecine populaire de nos pays, comme diurétique, car elles renferment du sucre, des matières résineuses et de l'hypéricine.

HYPÉRICINE, $C_{16}H_{10}O_5$, appartenant au groupe de la flavone, se présente sous la forme d'une poudre cristalline, soluble dans l'alcool, l'éther, l'éther acétique, dont les solutions sont colorées en rouge sang : mais elle se dissout aussi dans les solutions d'acétate de soude, qui sont alors fluorescentes.

DROSÉRACÉES

Cette famille, comprenant 6 genres et plus de 110 espèces, est représentée par des herbes vivaces, croissant pour la plupart dans les terrains marécageux de l'Europe et de l'Amérique du Nord. Leurs feuilles, disposées en rosette, sont souvent hérissées de lobes filiformes, excitables (Rossolis), ou de poils tecteurs irritables (Dionée), qui sécrètent un suc riche en pepsine, donc capable de digérer la viande et la fibrine. Leurs fleurs pentamères, donnent, une fois fécondées, des fruits ou capsules, à déhiscence dorsale.

FOLIUM DROSERÆ, FEUILLE DE ROSSOLIS, DE DROSERA ROTUNDIFOLIA, L.

Originaire des tourbières et des pays marécageux de toute l'Europe, cette plante herbacée, vivace, livre au droguier ses feuilles pétiolées, disposées en rosette, à limbe entier, lancéolé, recouvert de tentacules pédicellés, qui portent une glande en tête d'épingle, sécrétant un suc peptonisant. Non officinales, elles renferment des traces d'essence, des matières résineuses et pectiques, outre un colorant jaune.

Elles se prescrivent parfois, sous la forme d'extrait fluide, à doses de 5 à 10 gouttes plusieurs fois par jour, comme sédatif contre la coqueluche et comme diurétique. Il en est de même de l'extrait fluide, préparé à l'aide des feuilles de la *Drosera longifolia*, L.

DIPTÉROCARPACÉES

Cette famille, comprenant 7 genres et plus de 300 espèces toutes tropicales, est représentée par de grands arbres, à feuilles isolées, simples, munies de stipules caduques, à limbe entier, penninervé. Leurs fleurs hermaphrodites, actinomorphes, pentamères, renferment un grand nombre d'étamines et un pistil à 3 carpelles fermés, concrescents, contenant dans chaque loge deux ovules anatropes, pendants. Leur fruit est un achaine, rarement une capsule septicide, enveloppée par les restes persistants du calice, qui s'accroît en 5 (Dryobalanope) ou en 2 grandes ailes (Dipterocarpe). Il renferme des graines non albuminées, à cotylédons épais.

Les feuilles de ces plantes sont caractérisées par la présence de leurs nombreux poils tecteurs, disposés en rosette ou en étoile, par celle de leurs stomates entourés par 4 ou par 5 cellules annexes, mais elles renferment de nombreux cristaux étoilés ou maclés d'oxalate de chaux dans leur mésophylle.

CAMPHORA SUMATRÆ, OLEUM CAMPHORÆ, CAMPHRE DE SUMATRA OU DE BORNÉO, ESSENCE DE CAMPHRE DE BORNÉO, DE DRYOBALANOPS AROMATICA, Gærtn.

Originaire de Sumatra, de Bornéo et de l'archipel Malais, cet arbre, de grande dimension, renferme, à la périphérie de sa moelle et dans ses rayons médullaires, de longs canaux sécréteurs, schyzogènes, à essence, qui parfois, de par le procédé de la distillation spontanée et de la sublimation, se répand dans toutes ses cavités.

Le camphre de Bornéo se prépare en incisant cet arbre, qui exsude une essence ou huile de camphre, celle-ci, passée à travers des linges, est abandonnée pendant un certain temps au repos, où elle dépose des cristaux aiguillés, incolores, que l'on recueille et que l'on plonge dans de l'eau (après les avoir enveloppés dans un linge), afin de les purifier.

On peut aussi l'obtenir, comme cela se pratique d'ailleurs aussi à Bornéo, en sectionnant ces arbres, qui, segmentés sous la forme de copeaux, sont soumis, ainsi que leurs feuilles et leurs tiges, à la distillation aux vapeurs d'eau, et ceci, à l'aide d'appareils parfois très primitifs. L'essence, qui surnage sur ce distillatum, décantée ou prélevée à l'aide de noix évidées de coco, est ensuite versée dans des tubes creux de bambou ou dans des bouteilles, où, après quelque temps de repos, elle dépose des cristaux, qui donnent le camphre de Bornéo. Celui-ci, se présentant rarement dans le droguier européen, est constitué par de petites aiguilles incolores, transparentes, d'odeur aromatique, spéciale, rappelant un peu celle du poivre et du

camphre du Japon, à saveur chaude, rafraîchissante, aromatique, très peu solubles dans l'eau, mais très solubles dans l'éther, l'alcool, le chloroforme, les huiles grasses et essentielles. Fusible entre 203° et 204°, ce camphre peut sublimer sans se décomposer, mais ses solutions, examinées au polarimètre, sont dextrogyres, à pouvoir rotatoire de + 38°. Il possède, quant à sa formule, la constitution suivante :

$$
\begin{array}{c}
CH \\
H^2C \qquad CH^2 \\
CH^3-C-CH^3 \\
H^3C \qquad CHOH \\
C \\
CH^3 \\
\text{Bornéol}
\end{array}
$$

On le prépare synthétiquement, comme nous l'avons décrit précédemment, en partant du camphre du Japon (et sous Folium Rosmarini) ou en soumettant le camphène à l'action de l'acide acétique anhydre, additionné de chlorure zincique, afin de le transformer en acétate d'isobornyle ; celui-ci, méthylé et oxydé, donnant le camphre de Bornéo. Notons que l'ACÉTATE D'ISOBORNYLE lévogyre se présente sous la forme d'un liquide incolore, d'un poids spécifique de 0,991, à pouvoir rotatoire, lévogyre, de — 3°93. Cet acétate d'isobornyle, traité par de la potasse caustique, se transforme ensuite en isobornéol, fusible à 214°, à pouvoir rotatoire nul.

Cette drogue, non officinale en Europe, se prescrit parfois, dans la médecine populaire des pays, d'où elle est originaire, comme stomachique, comme aphrodisiaque, puis sous la forme de liniments, comme spécifique contre les rhumatismes. Elle est particulièrement utilisée dans l'art de l'embaumement chez les Chinois, qui préparent leurs aromates à l'aide de ce camphre, de camphre du Japon, de noix d'arec, de chaux calcinée, de bois de santal et d'aloès, que l'on additionne ensuite de musc, etc., à l'encontre des princes hindous, qui ordonnaient d'utiliser, à cet effet, du camphre de Bornéo, de l'essence de cèdre, du curcuma, du galanga et du bois de santal. On obtient à côté de ce camphre, comme nous l'avons vu (en soumettant ainsi le bois et les feuilles de cet arbre, à la distillation aux vapeurs d'eau), une essence, qui surnage sur les cristaux ci-dessus décrits.

Celle-ci se présente sous la forme d'un liquide jaune ou jaune brunâtre, d'odeur camphrée, poivrée, aromatique, à saveur chaude, spéciale, rafraîchissante, d'un poids spécifique de 0,95, à pouvoir rotatoire, lévogyre, de — 12°30', à indice de réfraction de 1,48151, à indice d'acidité de 23, soluble dans l'éther, l'alcool, le chloroforme, les huiles grasses et essentielles. Elle est constituée par un mélange de dipentène, de camphène, de terpinéol, de sesquiterpène, de pinène lévogyre, de bornéol, de cinéol, d'un alcool sesquiterpénique, de diméthylphloracétophénone, de formule :

$$
\begin{array}{c}
CH \\
CH^3O-C \quad C-OH \\
HC \quad C-CO-CH^3 \\
C \\
OCH^3
\end{array}
$$

Ne se prescrivant pas dans la thérapeutique moderne, elle est souvent utilisée dans la préparation des parfums.

Une autre variété de camphre, inconnue elle aussi en Europe, est obtenue en soumettant à la distillation aux vapeurs d'eau, le bois et les feuilles de la plante *Blumea balsamifera*, originaire de l'Assam et de la Cochinchine. Ce camphre a été identifié comme étant identique à celui de Bornéo ou à celui de Sumatra.

BALSAMUM DIPTEROCARPI, BALSAMUM GURJUNICUM, BAUME DE GURJUN, DE DIPTEROCARPUS ALATUS, Roxb.

Originaire de Ceylan, de la Cochinchine, du Bengale et des Philippines, cet arbre, parcouru dans toutes ses parties aériennes par de longs canaux sécréteurs, schyzogènes, laisse écouler, à la moindre incision, un latex assez épais, que l'on recueille dans des cavités pratiquées à cet effet dans son tronc, ou dans des tubes creux de bambou. On peut augmenter cette exsudation en introduisant, dans ces cavités, des charbons incandescents. Le baume ainsi obtenu, abandonné au repos, se sépare alors en deux couches, dont l'une, la supérieure, semi-liquide, livre notre drogue non officinale, l'autre, l'inférieure, épaisse, grumeleuse, est dénommée *Guad.* Cette couche supérieure, décantée, se présente parfois, dans le droguier, sous la forme d'un liquide épais, visqueux, brun rougeâtre, en partie soluble dans l'éther, l'éther de pétrole, l'alcool, entièrement soluble dans le chloroforme, le benzène, le sulfure de carbone, les huiles grasses et essentielles, mais tout à fait insoluble dans l'eau. Ses solutions sont fluorescentes en vert. D'un poids spécifique de 0,964, à saveur spéciale, rappelant, ainsi que son odeur, celle du baume de Copahu, le baume de Gurjun, agité avec de l'eau, donne une émulsion épaisse, qui s'éclaircit à la chaleur ; mais, agité avec de l'éther de pétrole, il donne une solution louche, qui dépose ensuite un fort résidu insoluble dans ce dissolvant. Soumis à la distillation fractionnée, il donne un distillatum se colorant, en dissolution dans du sulfure de carbone, en rouge puis en violet, par addition d'un mélange refroidi d'acide sulfurique et d'acide nitrique. 3 gouttes de ce baume, traitées par 15 grammes d'acide acétique glacial, donnent une solution se colorant en violet par addition d'acide nitrique ou par celle d'un petit cristal de nitrite potassique et de quelques gouttes d'acide sulfurique. Il est constitué par un mélange de 50 à 80 p. 100 d'essence, par de l'acide gurjorésinolique, $C^{16}H^{26}O^4$, fusible à 254°, du gurjorésinol, $C^{10}H^{26}O$, fusible à 132°, et de la gurjorésène, $C^{17}H^{28}O^2$, fusible à 42°.

Son ESSENCE se présente sous la forme d'un liquide jaune pâle, d'odeur balsamique, aromatique, spéciale, à saveur chaude, aromatique, peu agréable, d'un poids spécifique de 0,912, à pouvoir rotatoire, légèrement dextrogyre, à réaction neutre, soluble dans l'éther, l'éther de pétrole, le chloroforme, le benzène, dont les solutions se troublent par addition d'alcool. Elle se colore en bleu, par addition d'acide chlorhydrique.

Cette essence est en majeure partie constituée par du GURJUNÈNE, ou sesquiterpène entrant en ébullition entre 255° et 256°, de formule $C^{15}H^{24}$. Ce baume se prescrit parfois, sous la dénomination de *baume de Copahu des Indes*, comme succédané de celui d'Amérique, qu'il sert d'ailleurs à falsifier.

Il en est de même des baumes, provenant des plantes *Dipterocarpus angustifolius* Wight, *Dipterocarpus gracilis* Blume, *Dipterocarpus hispidus* Thwaittes, *Diptero-*

carpus retusus Blume, *Dipterocarpus turbinatus* Gaertn., arbres prospérant dans les mêmes pays que celui donnant le baume de Gurjun.

OLEUM VATERIÆ, SUIF DE PINEY, DE VATERIA INDICA, L.

Originaire de Malabar, cet arbre livre, au droguier, ses graines qui, exprimées, donnent un beurre jaune verdâtre, d'un poids spécifique de 0,915, fusible à 85°, entièrement soluble dans l'éther, le chloroforme, en partie soluble dans l'alcool. Constitué par des triglycérides des acides stéarique, oléique et palmitique, mais non officinal, il est utilisé dans la préparation des savons.

Il en est de même du suif de Bornéo, dénommé *Huile de Tengkawangum*, livrée par les fruits des plantes *Tengkawang Toenkoel* et *Tengkawang Madjan* Tr., originaires de Bornéo, celle-là se présente sous la forme d'une masse onctueuse, jaune verdâtre, d'ôdeur agréable, à saveur légèrement amère, d'un poids spécifique de 0,8920, fusible à + 37°, à indice d'acidité de 12, à indice de saponification de 192°, à indice d'iode de 30, soluble dans tous les dissolvants organiques usuels, qui, non officinale en Europe, parvient parfois sous le nom de beurre d'Illipé par Saranak et Pontianak dans le commerce, afin d'y être utilisée dans la fabrication des savons et des bougies.

CANNELLACÉES

RESINA VATICÆ, DAMMAR SELAN, DE VATICA SELANICA Wight, seu SHOREA SELANICA, Blume.

Originaire de la Malaisie, cette plante livre, au droguier, son oléorésine, non officinale, qui est parfois utilisée comme succédané de celle de Dammar. Il en est de même de celle de la plante *Shorea robusta* Blume, originaire elle aussi de la Malaisie.

CORTEX ET OLEUM CANNELLÆ, ÉCORCE ET ESSENCE DE CANNELLE BLANCHE, DE CANNELLA ALBA Mur seu WINTERANA CANNELLA, L.

Originaire des Antilles, de la Floride et des îles Bahama, cet arbre livre, au droguier, son écorce non officinale, qui s'y présente sous la forme de morceaux cylindriques, irréguliers, de 5 à 20 centimètres de long sur 3 à 5 centimètres de large, à surface externe brun chamois, marquée de taches jaune fauve, séuls vestiges de sa couche subéreuse, à surface interne blanchâtre, finement striée dans le sens de la longueur, à saveur amère, piquante, aromatique, d'odeur agréable, aromatique.

Examinée sur une coupe transversale, cette écorce est parfois constituée par un suber peu épais, à cellules aplaties, disposées en files radiales, par une zone sclérenchymateuse, à plusieurs assises de cellules scléreuses, dont les parois sont épaissies, canaliculées et leur lumen excentrique. En dessous de cette zone, se rencontre le parenchyme cortical, à cellules polygonales, renfermant des cristaux étoilés d'oxalate de chaux et des grains d'amidon. Elles entourent de nombreuses cellules schyzogènes, à essence parfois résinifiée, puis vient le liber, constitué par un tissu corné, parcouru par de nombreux rayons médullaires avec vaisseaux grillagés et glandes oléifères.

Cette écorce renferme de l'essence, des matières résineuses et mucilagineuses, un principe amer, de la mannite, etc.

Son ESSENCE se présente sous la forme d'un liquide incolore, d'odeur agréable, aromatique, à saveur chaude, aromatique, d'un poids spécifique de 0,920 à 0,935, à pouvoir rotatoire dextrogyre, soluble dans l'éther, le chloroforme, l'alcool, le benzène, les huiles grasses et essentielles. Elle est constituée par un mélange d'eugénol, de cinéol, de pinène, de dipentène et de caryophyllène.

Cette drogue se prescrit parfois, à doses de 0 gr. 5 à 1 gramme plusieurs fois par jour, en poudres ou en pilules, et, à doses de 5 à 10 grammes sur 200 grammes d'eau, sous la forme de décoctions, comme stimulant de l'estomac et comme tonique.

OLEUM COSTI DE SAUSSURA LAPPA
(Composée)

Originaire des parties septentrionales de l'Hymalaya, mais cultivée, de nos jours, dans toute la région méditerranéenne, cette plante livre, au droguier, ses racines et ses parties aériennes fleuries, qui, soumises à la distillation aux vapeurs d'eau, donnent une essence incolore, d'odeur spéciale, aromatique, à saveur chaude, aromatique, à pouvoir rotatoire, dextrogyre, de + 15°29′, d'un poids spécifique de 0,982, entrant en ébullition entre 275° et 315°, soluble dans l'éther, le chloroforme, l'alcool, le benzène, le sulfure de carbone, les huiles grasses et essentielles. Elle est constituée par un mélange de COSTULACTONE, $C^{12}H^{20}O^2$, entrant en ébullition entre 205° et 211°, ou COSTOL ou alcool bicyclique, de formule $C^{15}H^{24}O$, de COSTÈNE, $C^{15}H^{24}$, de camphène, $C^{10}H^{16}$, de phellandrène. Non officinale, elle n'est guère utilisée que dans la parfumerie.

CORTEX ET OLEUM CINNAMODENDRONIS, ÉCORCE ET ESSENCE DE PARACOTO, DE CINNAMODENDRON CORTICOSUM, Miers.

Dénommée à faux *écorce de Winter*, cette drogue se présente sous la forme de gros tuyaux de 30 à 60 centimètres de long sur 4 à 6 millimètres d'épaisseur, à surface externe gris fauve, marquée de nombreuses stries transversales, à surface interne rougeâtre, striée dans le sens de la longueur, à cassure nette, d'odeur aromatique, agréable, à saveur chaude, amère, âcre et piquante. Examinée sur une coupe transversale, elle est constituée par un suber peu développé ; par une zone scléreuse continue, dont les cellules, fortement épaissies, renferment un lumen petit ; puis par un parenchyme cortical, à cellules polygonales, renfermant des grains d'amidon et de nombreux cristaux étoilés d'oxalate de chaux. Ces cellules entourent de nombreuses glandes sécrétrices et quelques faisceaux grillagés. Cette écorce renferme de la paracotoïne, du tanin, de l'essence, de l'amidon et du mucilage, outre des matières résineuses et pectiques, mais sa décoction se colore en noir par addition de sels ferriques, à l'encontre de celle de la cannelle blanche, qui se colore alors en rouge.

Son ESSENCE, obtenue en soumettant cette écorce à la distillation aux vapeurs d'eau, se présente sous la forme d'un liquide incolore, d'odeur agréable, d'un poids spécifique de 0,927, à saveur chaude, aromatique, à pouvoir rotatoire, lévogyre, de — 2°12′, soluble dans l'éther, l'alcool, le chloroforme, les huiles grasses, l'éther de pétrole.

Elle est constituée par un mélange de cadinène, d'α-PARACOTÈNE, $C^{12}H^{18}$, entrant en ébullition à 160°, dont le pouvoir rotatoire, dextrogyre, est de + 9°34′, de β-PARACOTÈNE, $C^{11}H^{16}$, entrant en ébullition entre 170° et 172°, à pouvoir rotatoire, lévogyre, de — 0°63′, d'α-PARACOTOL $C^{15}H^{24}O$, et de β-PARACOTOL $C^{28}H^{40}O^2$.

La PARACOTOINE, $C^{12}H^8O^4$, se présente sous la forme de paillettes jaune pâle, fusibles à 152°, insolubles dans l'eau froide, très peu solubles dans l'eau bouillante, mais très solubles dans l'éther, l'alcool bouillant, l'acétone, le chloroforme, peu solubles dans le benzène, l'alcool froid, l'acide acétique.

Chauffée à 140°, avec de l'acide chlorhydrique, elle se transforme en acide pyrocatéchique ; mais, chauffée avec de la potasse caustique, elle donne (car elle possède, quant à sa formule, la constitution suivante) :

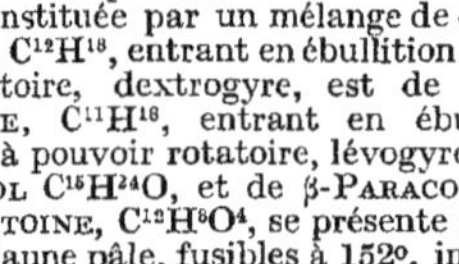

$$\underset{\displaystyle O}{\underset{\displaystyle \|}{O=C}} \quad \begin{array}{c} CH \\ HC \quad CH \\ \end{array} \quad C-C^6H^4\underset{O}{\overset{O}{<}}CH^2$$

de l'ACIDE PARACOTOIQUE, $C^{12}H^{16}O^6$, qui se présente

sous la forme d'une poudre cristalline, jaune, fusible à 180°, très soluble dans les alcalins, l'alcool.

Cette écorce se prescrit parfois comme stomachique, puis comme astringent intestinal.

CISTACÉES

LADANUM, AMBRE VÉGÉTAL, LADANUM DE CRÈTE, DE CISTUS CRETICUS, L.

Originaire de la Crète, cette plante porte des sommités fleuries, riches en glandes oléifères, qui livrent, au droguier, leur oléorésine ; celle-ci se récolte en parcourant les champs de cette plante, avec des lanières de cuir, sur lesquelles elle se dépose.

Celle-ci, recueillie, puis malaxée sous la forme de boulettes, n'est plus officinale ; mais elle se prescrivait autrefois comme balsamique et comme révulsif. Il en était de même de celle provenant de la plante *Cistus Ladaniferus* ; ces deux drogues renfermant, outre des matières résineuses, une *essence* jaune brunâtre, d'odeur camphrée, d'un poids spécifique de 0,928, à indice de saponification de 1,5118, soluble dans tous les dissolvants organiques usuels, cette drogue renferme du ladène qui entre en ébullition à 225°, puis du *ladaniol*, $C^{17}H^{30}O$, qui se présente sous la forme d'une poudre cristalline, blanche, fusible à 89°, soluble dans l'éther, l'alcool, le chloroforme, l'acétone, insoluble dans l'eau ; outre de la gomme-résine et un principe amer.

RÉSÉDACÉES

HERBA ET OLEUM RESEDÆ, ESSENCE DE RÉSÉDA, DE RESEDA LUTEOLA, L.

Originaire de la France méridionale, cette plante herbacée livre, au droguier, ses parties aériennes, fleuries, qui, non officinales, se prescrivent parfois, dans la médecine populaire, comme stomachique ; soumises à la distillation aux vapeurs d'eau, elles donnent une essence très recherchée par nos parfumeurs, qui (non préexistante, mais provenant de la décomposition d'un glucoside identique à celui décelé dans les capucines) se présente sous la forme d'un liquide jaune brunâtre, d'odeur particulière, agréable, à saveur chaude, à pouvoir rotatoire, dextrogyre, de + 1°30′, d'un poids spécifique de 1,01, soluble dans l'éther, l'éther de pétrole, le chloroforme, les huiles grasses et essentielles.

Elle est constituée par un mélange de phényléthylamine et de phényléthylurée, avec traces de pinène, de camphène, de farnésol et de sulfocyanate de phényléthyle, de formule : $C^6H^5-CH^2-CH^2-CNS$.

BIXACÉES

Comprenant 60 genres et environ 240 espèces, cette famille est représentée par des arbres ou par des arbustes, à feuilles isolées, simples, à limbe entier, dentelé sur ses bords, à fleurs actinomorphes, hermaphrodites, souvent polygames ou dioïques par avortement.

SEMEN ET OLEUM GYNOCARDIÆ, GRAINE ET BEURRE DE CHAULMOOGRA, DE GYNOCARDIA ODORATA, R. Br.

Originaire de la Malaisie et des Indes, cette plante livre, au droguier, ses graines non officinales, volumineuses, de 3 à 5 centimètres de long sur 1 à 1 cm. 5 de diamètre, irrégulières, anguleuses, dures, à tégument dur, scléreux, à albumen volumineux, oléagineux. Elles renferment passablement d'huile fixe, de la gynocardine, de l'acide gynocardique, des matières résineuses et pectiques.

La GYNOCARDINE, $C^{13}H^{19}NO^9$, se présente sous la

forme d'aiguilles prismatiques, incolores, fusibles à 118°, solubles dans l'eau, l'alcool, qui, hydrolysées, se décomposent en glucose et en acide cyanhydrique, car :

$$C^{13}H^{19}NO^9 + H^2O = C^6H^{13}O^6 + HCN + C^9H^8O^4$$

Leur HUILE, se préparant en exprimant premièrement ces graines à froid, puis à chaud, se présente sous la forme d'une masse solide, jaune verdâtre, d'odeur spéciale, d'un poids spécifique de 0,951, fusible à + 33°, soluble dans l'éther, l'éther de pétrole, le chloroforme, les huiles fixes, le sulfure de carbone, peu soluble dans l'alcool. Elle est constituée par des triglycérides des acides palmitique, coccinique, gynocardique et stéarique.

L'ACIDE GYNOCARDIQUE, $C^{14}H^{24}O^2$, se présente sous la forme d'une masse solide, oléagineuse, blanche, fusible à + 29°, soluble dans l'éther, l'alcool, le chloroforme, les huiles grasses et essentielles.

Il se prescrit parfois, à doses de 0 gr. 03, plusieurs fois par jour, comme antisyphilitique et comme antirhumatismal.

Ces graines, non officinales, ne se prescrivent jamais comme telles dans la thérapeutique, mais leur huile y est parfois ordonnée, sous la forme de frictions ou sous celle d'applications externes, comme spécifique contre la sciatique, les rhumatismes, c'est-à-dire comme vésicant, puis intérieurement, à doses de 0 gr. 01 plusieurs fois par jour, comme émétique.

<h3 style="text-align:center">SEMEN BIXÆ,
GRAINE DE ROCOU, DE BIXA ORELLANA, L.</h3>

Cet arbuste, de 4 à 5 mètres de haut, porte des fruits ou capsules rouges, hérissées d'épines acérées, qui, s'ouvrant en deux valves, renferment de nombreuses graines entourées d'une pulpe charnue, jaune orange.

Originaire de l'Amérique tropicale, cet arbre livre au droguier son fruit qui, exprimé et chauffé avec de l'eau bouillante, donne un extrait ou rocou, riche en matières colorantes, c'est-à-dire en bixine.

Le rocou se prépare généralement en brassant ces fruits concassés avec de l'eau bouillante, dont la pulpe tamisée donne un liquide qui, décanté, abandonne un résidu, que l'on dessèche, pour le malaxer ensuite sous la forme de gâteaux, de boudins ou de vermicelles. Cette matière colorante, résistante au savon, livre non seulement la bixine, mais aussi d'excellents vernis et laques.

La BIXINE, $C^{28}H^{34}O^5$, se prépare en extrayant cette drogue, en présence de carbonate de soude, par de l'alcool bouillant, dont la solution, dégageant de l'acide carbonique, est en partie évaporée jusqu'à consistance sirupeuse, pour reprendre son résidu par de l'alcool, que l'on précipite par de l'eau. Le précipité ainsi obtenu, recristallisé dans de l'alcool, donne une solution, que l'on traite par de l'acide chlorhydrique, afin de décomposer la bixine sodée ainsi obtenue, quitte à la faire recristalliser dans du chloroforme.

On parvient aussi à la préparer en extrayant cette drogue desséchée par du chloroforme, dont l'extrait, repris par de la ligroïne, afin de le déshuiler, puis par de l'alcool, donne une solution, que l'on soumet à la cristallisation spontanée.

Elle se présente sous la forme d'une poudre cristalline rouge, fusible à 189°, insoluble dans l'eau, très peu soluble dans l'éther, la ligroïne, très soluble dans l'alcool, le chloroforme, le benzène, le sulfure de carbone, les alcalins, qui renferme un groupe méthoxylé et de l'isocyanate de phényle.

Cette drogue est parfois utilisée comme matière colorante, pour teindre la laine et les étoffes ; mais les graines et les feuilles de cette plante ne sont jamais ordonnées, comme telles, dans la thérapeutique.

CLUSIACÉES OU GUTTIFÈRES

Cette famille, comprenant 35 genres et plus de 440 espèces toutes tropicales, est représentée par des arbres ou par des arbustes, à feuilles opposées, simples, non stipulées, à limbe entier, parcouru, ainsi que les tiges et les racines de ces plantes, par des canaux sécréteurs à

oléorésine. Leurs fleurs, actinomorphes, pentamères (Clusie) ou tétramères (Garcinie, Havétie) possèdent un androcée composé parfois de deux verticilles alternants d'étamines simples (Havétie) mais le plus souvent d'étamines nombreuses, épipétales, ramifiées vers le milieu du sommet (Platonie) ou depuis la base de leurs filets (Clusie, Garcinie). Leur pistil se compose de 5 ou de 4 carpelles fermés, concrescents en un ovaire pluriloculaire, renfermant dans chaque loge deux rangs d'ovules anatropes, ou un rang (Platonie) ou deux ovules (Havétie), voire même un seul ovule (Calophylle). Leur fruit est une baie (Garcinie), une drupe (Calophylle) ou une capsule septicide (Clusie, Havétie) dout les graines, souvent munies d'un arille (Clusie), mais toujours dépourvues d'albumen, renferment un embryon à tigelle très développée ou à cotylédons très développés et à tigelle très petite (Calophylle).

<h3>GUTTI, GOMME-GUTTE, DE GARCINIA MORELLA, Ders., seu GARCINIA HANBURYI, Hook.</h3>

Origine botanique. — Cet arbre, de 10 à 18 mètres de haut, à écorce brunâtre, épaisse, porte des feuilles opposées, courtement pétiolées, à limbe entier, lancéolé, pointu à ses deux extrémités, glabre, coriace, luisant, vert foncé sur sa face supérieure, parcouru par une nervure médiane, prononcée, et par des nervures secondaires à 45°. Ses fleurs mâles, disposées au nombre de 3 ou de 5 sur un pédoncule commun, sont constituées par un involucre à 4 bractées coriaces, par un calice à 4 sépales, dont les deux médians sont plus petits que les deux autres, par une corolle à 4 pétales jaune pâle, épais, charnus, glabres, qui entourent un androcée à 30 ou à 40 étamines. Ses fleurs femelles, constituées sur le même type, renferment un pistil à 4 carpelles, fermés, concrescents en un ovaire quadriloculaire, renfermant dans chacune de ses loges un ovule anatrope. Son fruit, entouré à sa base par les restes persistants du calice, est une baie charnue surmontée par les restes persistants des stigmates.

Origine géographique. — Fleurissant de février en mars, il croît à l'état sauvage dans les forêts marécageuses de l'Inde, de Ceylan, du Cambodge et de la Cochinchine française, mais les ports d'exportation de sa drogue sont naturellement Singapoor, Calcutta, Saïgon. On le cultive aussi dans ces pays, ainsi qu'à Java, Sumatra et aux environs de Singapoor.

Préparation. — Contenu dans de nombreux canaux sécréteurs, anastomosés, disposés dans le liber, la moelle, voire même dans le bois du tronc de cet arbre, son latex s'écoule à la moindre incision. On le récolte de février en avril, à l'aide d'incisions profondes, obliques ou semi-circulaires, pratiquées sur le tronc et sur les branches de ce végétal, tout en le recueillant dans des bambous creux, disposés à la base de ces entailles. Ceux-là, remplis de latex, sont ensuite soumis à la dessiccation au-dessus d'un feu doux, pour être alors transportés sur les factories.

Un autre procédé d'extraction consiste à recueillir, à l'aide du grattage, le latex durci, qui s'est accumulé dans les fissures de cet arbre, ou d'extraire ses feuilles et ses jeunes tiges concassées, à l'aide d'éther, qui, soumis à la distillation fractionnée, abandonne un résidu, que l'on dessèche. On admet généralement qu'un de ces arbres peut remplir annuellement de 3 à 4 entre-nœuds de bambou de 50 centimètres de long sur 4 à 5 centimètres de diamètre.

Description de la drogue. — La gomme-gutte se présente dans le droguier sous la forme de magdaléons ou sous celle de masses irrégulières, voire même sous celle de pains orbiculaires. Ces magdaléons, de 25 à 45 centimètres de long sur 3 à 5 centimètres de diamètre, striés dans le sens de la longueur, à surface lisse, parfois un peu fendillée, de couleur rouge jaunâtre ou jaune rougeâtre, sont recouverts d'une poussière jaunâtre. Souvent évidés à l'intérieur, ils possèdent une cassure facile, conchoïdale, jaune orange, cireuse, mais leurs éclats sont vitreux, opaques. Les gâteaux ou pains de gomme-gutte, de 1 à 2 kilogrammes de poids, de couleur plus foncée, à cassure moins homogène mais grenue, donnent une poudre jaune orange, plus foncée que celle des magdaléons ci-dessus décrits.

Triturée avec de l'eau, cette drogue donne une émulsion jaunâtre ou jaune orange, à saveur amère, celle-ci brunissant par addition d'iode, mais rougissant par celle d'alcalis. La gomme-gutte, presque insoluble dans l'éther de pétrole, se dissout très difficilement dans l'eau, le sulfure de carbone, le chloroforme, l'alcool, mais elle est très soluble dans l'éther, qui ne dissout pas son mucilage ; celui-ci, soluble dans l'eau, donne des solutions, qui ne sont pas précipitées par addition de borax ou d'acétate neutre de plomb, ni par celle de perchlorure de fer, ce qui les différencie de suite de celles de la gomme arabique.

Cette drogue, ne fondant pas à la chaleur, s'y décompose, en émettant une odeur particulière, mais elle brûle avec une flamme fuligineuse. Son odeur est nulle sur le sec, sa saveur, insipide pour commencer, devient rapidement âcre, brûlante, amère.

Réactions. — Triturée avec de l'eau, elle donne une émulsion jaune, dont le filtrat, incolore, se colore en rouge par addition d'ammoniaque, mais il se précipite en un dépôt jaunâtre par celle d'acide chlorhydrique. Ses solutions alcooliques se colorent en jaune orange, par addition de lessive de soude, en brun noirâtre par celle de perchlorure de fer ; elles abandonnent alors un résidu insoluble dans ce dissolvant organique, mais très soluble dans l'éther. Une solution alcoolique de gomme-gutte filtrée, puis additionnée d'une solution aqueuse d'acétate de nickel, se colore en rouge. Fondue avec de la potasse caustique, la gomme-gutte se décompose en acide pyrocatéchique, en acide uvique, en phloroglucine, en acide acétique et en ses homologues.

Falsifications. — Cette drogue est souvent falsifiée (particulièrement si elle se présente dans le droguier sous la forme de pains) par addition de sable, de débris végétaux, de benjoin, ou par celle d'autres substances résineuses ne renfermant pas de mucilage ; on l'additionne aussi souvent de résines provenant des plantes *Garcinia heterandra*, Wall, et de *Garcinia pictoria*, dont les effets physiologiques sont différents.

Examen microscopique. — Examinée microscopiquement, elle renferme de nombreux cristaux aiguillés, incolores.

Analyse chimique. — Elle renferme 20 p. 100 de mucilage, de 70 à 80 p. 100 de matières résineuses, des traces d'essence, des débris végétaux et minéraux.

Sa RÉSINE, obtenue en faisant macérer cette drogue dans de l'éther, puis en soumettant cette solution à la distillation fractionnée, se présente sous la forme d'une masse amorphe, rouge orange, insoluble dans l'eau, en partie soluble dans l'alcool, le chloroforme, mais très soluble dans l'éther. Elle est constituée par un mélange d'acide garcilique, $C^{25}H^{32}O^6$ et d'acides α et β-garcinoliques, $C^{23}H^{28}O^6$.

Usage thérapeutique. — Cette drogue se prescrit parfois, à doses de 0 gr. 1 à 0 gr. 3, plusieurs fois par jour, comme purgatif, mais à doses plus élevées, elle agit comme un drastique énergique, voire même dangereux. On la recommande aussi dans le traitement de l'hydropisie et comme vermifuge.

Action physiologique. — N'agissant qu'en présence de corps gras ou d'alcalins, elle provoque souvent, si on l'ordonne à doses trop élevées, des empoisonnements mortels, précédés de vomissements, de gastro-entérite, de diarrhée, de coliques douloureuses, de convulsions et de selles sanguinolentes. C'est donc un purgatif des plus énergiques, que l'on peut associer, à faibles doses, avec du calomel ; mais elle provoque souvent, même à doses thérapeutiques, de la congestion du petit bassin, le flux mensuel et des hémorroïdes, aussi ne doit-on jamais la prescrire aux femmes en espérance.

Incompatibilités. — Il ne faut jamais l'ordonner avec des mucilagineux, des narcotiques, des iodures, des bromures, etc.

Pharmacie galénique. — Elle sert à préparer les Pilulæ Cantharidis compositæ, mais on l'utilise, en général, comme colorant naturel.

Historique. — Connue au xe siècle des Chinois, cette drogue fut décrite dans leur Pen Tsao, comme provenant d'une plante, que l'on incisait, dite curcuma. Elle ne fit sa première apparition en Europe qu'au xvie siècle, époque où elle fut ordonnée par Michel Reuden, sous la dénomination de gomme du Pérou.

Notons, que les graines de cette plante livrent, une fois exprimées, une huile solide, utilisée dans la fabrication des savons et des bougies, il en est de même de celle provenant des plantes *Garcinia Tonkinensis* Vesq. originaire du Tonkin et *Stillingia sebifera* Rich. seu *Sapium sebiferum*, ou arbre à suif, originaire de l'Annam.

ABRICOTIER D'AMÉRIQUE OU DE SAINT-DOMINGUE, DE MAMMEA AMERICANA, L.

Originaire des Antilles, mais cultivé sous tous les tropiques, cet arbre livre, à l'alimentation, ses fruits arrondis, gris jaunâtre, à saveur aromatique, qui servent à préparer des liqueurs, des gelées ou des confitures.

FRUCTUS GARCINIÆ, FRUIT DE MANGOUSTANIER, DE GARCINIA MANGOSTANA, L.

Cet arbre, de 10 à 15 mètres de haut, à grandes feuilles opposées, elliptiques, lancéolées, coriaces, vert foncé, porte des fruits comestibles, disposés en grappes qui, de la grosseur de nos oranges, de couleur violette à leur maturité, sont toujours surmontés par les restes persistants des stigmates. Ces fruits, possédant un péricarpe épais, rugueux, riche en gomme-gutte et en tanin, entourent dans chacune de leurs subdivisions une graine dure, oléagineuse, disposée dans une pulpe juteuse, succulente, aromatique, que l'on utilise dans la préparation des gelées et des confitures. Cultivé en Chine, à Java et au Brésil, c'est-à-dire sous tous les tropiques, cet arbre, exigeant des terrains profonds, riches en humus, se reproduit soit par les graines de ses fruits, soit par le bouturage, mais il n'est d'un rapport avantageux qu'à partir de sa quinzième année.

Originaire des Moluques, mais cultivé aux Antilles, cet arbre livre, au droguier, ses fruits non officinaux, dont la pulpe se prescrit parfois comme anti-bilieux et comme rafraîchissant, car elle renferme du sucre et de la mangostine.

La Mangostine, $C^{20}H^{22}O^5$, se prépare en extrayant le péricarpe de ces fruits, premièrement par de l'eau froide, puis par de l'eau bouillante, dont la solution concentrée, puis évaporée à sec, abandonne un résidu qu'on lave avec de l'eau et qu'on dissout dans de l'alcool; cette solution concentrée, additionnée d'eau et d'acide acétique, puis abandonnée pendant un certain temps à elle-même, déposant une masse cristalline, que l'on essore.

Elle se présente sous la forme d'une poudre cristalline, jaune, fusible à 175°, insoluble dans l'eau, peu soluble dans le benzène, mais très soluble dans l'alcool, l'éther, le sulfure de carbone, les alcalins, dont les solutions fluorescentes en vert se précipitent par addition d'acides.

BALSAMUM CALOPHYLLI, BAUME VERT DE BOURBON, DE CALOPHYLLUM TACAMAHACA, Willd.

Originaire des Mascareignes, cet arbre exsude, à la moindre incision, un baume riche en coumarine, qui, dissous dans de l'éther, donne des solutions fluorescentes en vert. Non officinal, il se prescrit parfois, dans la médecine indigène de ces régions, comme vulnéraire ; il en est de même du *Balsamum Calabae*, provenant de la plante *Calophyllum Mariae* Pl., originaire des Antilles.

BALSAMUM INOPHYLLI, BAUME VERT DES INDES, DE CALOPHYLLUM INOPHYLLUM L.

Originaire des Indes, cet arbre livre au droguier de ces pays son baume, que l'on obtient en incisant son tronc puis en recueillant le latex qui s'en écoule. Celui-ci se prescrit comme vulnéraire, après avoir été desséché dans des calebasses. Il n'en est pas de même du baume de *Tamanoiu*, qui, provenant de la plante *Calophyllum Calabae* L., se prescrit parfois, dans la médecine populaire de ce pays, comme émétique.

OLEUM GARCINIÆ, BEURRE DE GARCINIA OU DE KOKUM, DE GARCINIA INDICA, Chois.

Originaire de la presqu'île de Malacca, cet arbre livre, au droguier, ses graines non officinales, riches en matières oléagineuses, qui, concassées, puis chauffées avec de l'eau, donnent une huile dénommée *Huile ou beurre de Kokum ;* celle-ci se présente sous la forme d'une masse butyreuse, blanche, cristalline, fusible à 42°, d'odeur et à saveur rappelant un peu celles du beurre de cacao. Insoluble dans l'eau, mais très soluble dans l'éther, le chloroforme, en partie soluble dans l'alcool, elle est constituée par un mélange de triglycérides des acides myristique, stéarique, oléique et laurique. Non officinale, elle se prescrit dans ce pays, sous la forme d'onguents, comme excipient, mais elle est souvent utilisée en Europe pour falsifier notre beurre de cacao officinal.

OLEUM PENTADESMÆ, BEURRE DE KANYA, DE PENTADESMA BUTYRACEA G. Don

Originaire des côtes occidentales de l'Afrique, cet arbre porte des fruits dont les graines, exprimées en présence d'eau bouillante, livrent au droguier leurs principes oléagineux ; ceux-ci s'y présentent parfois sous la forme de masses onctueuses, brunâtres extérieurement, blanchâtres intérieurement, d'odeur spéciale, empyreumatique, à saveur oléagineuse, solubles dans l'éther, le chloroforme, en partie solubles dans l'alcool, l'éther de pétrole. Fusible entre 36° et 42°, ce beurre de *Kanya* est constitué par un mélange de triglycérides des acides stéarique, oléique et laurique. Non officinal, il sert à préparer des savons et des bougies. Il en est de même du beurre de *Pentadesma Kerstingii* Engl., celui-ci se présentant sous la forme d'une masse jaune pâle, d'odeur faiblement aromatique, d'un poids spécifique de 0,851, entrant en fusion à + 32°, soluble dans l'éther, l'éther de pétrole, le chloroforme, les huiles grasses et essentielles.

RESINA ET OLEUM SYMPHONIÆ, HUILE ET RÉSINE DE SYMPHONIA, DE SYMPHONIA FASCICULATA, Bail.

Originaire de Madagascar, cet arbre exsude à la moindre incision un latex jaunâtre, visqueux, qui se prend à l'air en une masse solide, résineuse, non officinale, servant à calfeutrer les planchers des navires. Il en est de même de la résine, provenant de la plante *Symphonia globulifera* L., puis de celle livrée par les diverses *Symphonias américaines*. Les fruits des plantes africaines concassés, puis mondés de leurs graines, que l'on exprime, livrent aux Malgaches une huile comestible, qui se présente sous la forme d'une masse butyreuse, jaunâtre, fusible à 28°, soluble dans l'éther, le chloroforme, les huiles fixes, l'éther de pétrole, très peu soluble dans l'alcool. Renfermant 27 p. 100 d'acide oléique, 16 p. 100 d'acide stéarique, 8 p. 100 d'acide palmitique, toujours combinés sous la forme de triglycérides ; on la prescrit parfois, comme excipient, dans la préparation des onguents destinés à combattre la gale ou les ulcères.

FLOS OCHROCARPI, D'OCHROCARPUS LONGIFOLIUS Benth et Hook.

Originaire des Indes, cet arbre livre au droguier ses boutons floraux, non officinaux, qui se prescrivent, parfois, dans la médecine populaire de ce pays, de par leur teneur en tanin, comme astringent intestinal, mais les fruits de cette plante sont, par contre, très recherchés comme aliment.

VIIIᵉ Ordre. — COLUMNIFÈRES

MALVACÉES

Cette famille comprenant 148 genres et plus de 1400 espèces, répandues sur toute la surface du globe, mais principalement dans les régions tempérées, chaudes et tropicales de la terre, est représentée par des herbes annuelles ou vivaces, par des arbres ou par des arbustes, à feuilles isolées, à stipules caduques, à limbe entier ou diversement découpé, voire même parfois palmé (Adansonie). Le liber secondaire des tiges de ces plantes est stratifié mais il renferme, ainsi que les feuilles de ces végétaux, de nombreuses cellules à mucilage, parfois isolées, mais généralement anastomosées, disposées sous la forme de longs canaux sécréteurs (Sterculie). Leurs fleurs hermaphrodites, actinomorphes, disposées en grappes ou en grappes de cymes, sont ordinairement pentamères, rarement tétramères (Sparmannie) ou trimères (Prockie) mais chez le Tilleul, leur pédicelle est concrescent sur une très grande longueur avec sa bractée mère, tandis que chez les Mauves, il porte un involucre en dessous de chaque fleur. Leurs sépales parfois libres (Tilleul) sont le plus souvent concrescents entre eux (Mauve, Sterculie), ou bien ils sont pétaloïdes (Sterculie), Il en est de même des pétales qui, le plus souvent, sont libres mais qui peuvent parfois être concrescents entre eux par leurs bases ou avorter complètement (Sterculie). Leur androcée comprend normalement 10 étamines, disposées sur 2 verticilles alternes, mais elles peuvent demeurer simples (Buttnérie) ou se ramifier en autant de phalanges d'étamines partielles, à filets libres ou plus ou moins concrescents ; ces dix phalanges d'étamines peuvent toutes être fertiles (Mollie) ou avorter en partie, telles les épisépales chez les Mauves, le Tilleul, le Théobrome, telles les épipétales chez la Sparmannie ; les 5 phalanges d'étamines épipétales fertiles de la Mauve et de la Guimauve sont concrescentes entre elles par leurs filets, autour du pistil. Ceux issus de ces ramifications peuvent être simples, et porter une anthère extrorse, à 4 sacs polliniques (Tilleul), ou se bifurquer eux-mêmes, pour se terminer, à l'extrémité de chacune de leurs branches, par une anthère extrorse, à 2 sacs polliniques, s'ouvrant par une seule fente longitudinale (Mauve, Guimauve), mais chez la Sparmannie, les branches des étamines externes sont réduites aux filets. Leur pistil comprend typiquement 5 carpelles épipétales (Théobrome) ou épisépales (Tilleul), fermés, concrescents en un ovaire quinquiloculaire, renfermant soit deux rangées d'ovules anatropes, (Théobrome), deux ovules (Tilleul) ou un seul ovule (Urène). Il se termine par un style entier (Tilleul) ou divisé en 5 branches (Ketmie). Leurs carpelles sont quelquefois libres (Sterculie), mais leur nombre est réduit à 3 chez le Cotonnier, à 2 chez la Mollie, et à 1 chez la Walthérie. Il peut, au contraire, augmenter par un dédoublement pareil à celui qui frappe l'androcée, leur pistil comprenant alors de 20 à 30 petits carpelles uniovulés (Mauve).

Leur fruit est une follicule, quand les carpelles sont libres (Sterculie) ou un achaine (Tarriétie), mais lorsqu'ils sont concrescents, leur fruit est une capsule loculicide (Bombace) ou septicide (Sparmannie) ou un polyachaine (Mauve), rarement une baie (Théobrome), ou une drupe (Éléocarpe), ou, par avortement, un simple achaine (Tilleul). Leurs graines, revêtues parfois de poils tecteurs (Cotonnier) ou munies d'une aile (Ptérosperme), ou d'un arille (Lasiopétale), renferment un embryon droit ou recourbé, à cotylédons ordinairement larges, entourés d'un albumen charnu. Elles en sont parfois privées, comme c'est le cas pour les graines de la Théobrome et de la Mauve. Cette famille se subdivise en trois grandes tribus, formant autant de familles distinctes, qui sont :

Les *Tiliées*, à étamines libres, avec anthères munies de 4 sacs polliniques, les *Sterculiées*, à étamines concrescentes en un tube, avec anthères à 4 sacs polliniques ; les *Malvées*, à étamines concrescentes en un tube, avec anthères munies de 2 sacs polliniques.

Les plantes de cette famille sont caractérisées par leurs feuilles, avec poils tecteurs simples ou disposés en rosette, avec mésophylle hétérogène, asymétrique, qui renferme de nombreux cristaux isolés ou disposés en macles d'oxalate de chaux, outre de nombreuses glandes à mucilage, localisées particulièrement dans le parenchyme, qui entoure le système libéro-ligneux et dans la périphérie de la moelle des troncs et des tiges des plantes de cette famille. Notons encore, que leurs feuilles portent, en outre, de nombreux poils glanduleux, à une glande unicellulaire, pédicellée.

TILIÉES

FLOS TILIÆ, FLEUR DE TILLEUL, DE TILIA ULMIFOLIA Scop., TILIA PLATYPHYLLA, Scop.

Origine botanique. — Ces arbres de 25 mètres de haut, à racines profondes, à couronne horizontale, très feuillée, à écorce et à bois riches en cellules mucilagineuses, portent des feuilles isolées, cordiformes à leur base, pointues au sommet, à limbe entier, glabre, longuement pétiolé, parcouru par une nervure médiane, prononcée, et par des nervures secondaires et tertiaires, anastomosées. Leurs fleurs, disposées au nombre de 5 à 11 chez le *Tilia ulmifolia* et de 2 à 5 chez le *Tilia platyphylla*, sous la forme de cymes corymbiques, sont supportées par un pédicelle concrescent sur la moitié de sa longueur avec la bractée mère ; celle-ci se présentant sous la forme d'une languette membraneuse, coriace, glabre, lancéolée, de 5 à 6 centimètres de long sur 1,5 à 2 centimètres de large. Papyracée, jaune verdâtre, riche en mucilage, mais ne renfermant jamais de glandes sécrétrices à essence, elle est parcourue par une nervure médiane, saillante, et par un réseau de fines nervures secondaires, anastomosées. Cette languette (fig. 187), ne portant jamais de poils tecteurs, à l'exception de celle des fleurs de *Tilia tomentosa*, part toujours de l'axe d'un pétiole foliaire ; son pédicelle, porte à sa base une petite écaille ou bractée inférieure, dernier vestige d'une feuille avortée.

Leurs fleurs sont constituées par un calice, à 5 sépales gris verdâtre, velus, ovales, oblongs, caducs, mais libres et carénés dans la préfloraison, par une corolle à 5 pétales spatulés, jaunâtres, glabres ; par un androcée à 30 ou à 40 étamines, à anthères extrorses, à 4 sacs polliniques, à filets grêles, filiformes ; par un pistil à 5 carpelles épisépales, fermés, concrescents en un ovaire quinquiloculaire, renfermant dans chaque loge deux ovules anatropes. Il est surmonté d'un style unique. Leur fruit est un achaine, à graine albuminée. Notons que les étamines de la *Tilia tomentosa* sont polyadelphes.

Origine géographique. — Fleurissant de juin à juillet, ces plantes calcifuges, originaires de l'Asie Mineure, du Caucase et de l'Oural, forment dans ces pays, ainsi qu'en Espagne, en Italie et en Provence, de grandes forêts. Elles se sont répandues, de par la culture, dans toute l'Europe centrale et tempérée, particulièrement dans la France septentrionale, la Suisse, l'Alsace, l'Autriche, la Hongrie, la Russie méridionale, etc., voire même en Amérique.

Pathologie. — Ces plantes sont souvent attaquées par le *Glœosporium Tiliae*, puis par le hanneton *Pogonocherus hispidus*, dont les larves se développent dans leur bois.

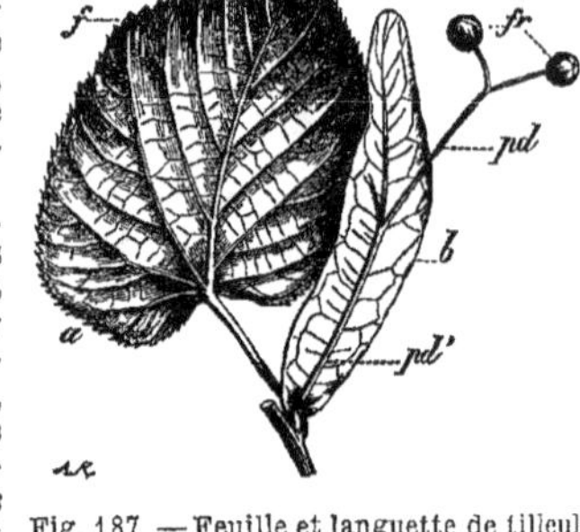

Fig. 187. — Feuille et languette de tilleul.

Description de la drogue. — Les fleurs ci-dessus décrites, récoltées, puis desséchées avec ou sans leurs bractées, émettent une odeur aromatique, agréable, plus forte sur le sec que dans la drogue fraîche, mais leur saveur mucilagineuse est aromatique, légèrement astringente. Elles donnent en moyenne 1 kilogramme de fleurs desséchées par 4 kilogrammes de fleurs fraîches.

Examen microscopique (fig. 188). — Examinés sur une coupe transversale, leurs sépales sont constitués par un épiderme supérieur, à cellules rectangulaires, aplaties, portant de nombreux poils tecteurs, unicellulaires, droits ou fasciculés, à pointe recourbée ; par un mésophylle à cellules polygonales, renfermant de nombreuses macles d'oxalate de chaux et de nombreuses cellules à mucilage, isolées ou disposées par groupe ; par un épiderme inférieur, à cellules aplaties, petites, ne portant jamais de poils tecteurs. Examinée sur une coupe transversale, leur bractée est constituée par deux épidermes minces, à cellules très petites, aplaties, recouvertes d'une cuticule plissée ; par un mésophylle à 4 ou à 5 assises de cellules polygonales, riches en macles d'oxalate de chaux, qui entourent de nombreuses cellules à mucilage.

Falsifications. — Cette drogue est souvent confondue ou falsifiée par addition de fleurs de *Tilia tomentosa*, dont les bractées portent, sur leur face inférieure, de nombreux poils tecteurs, mais leurs étamines sont polyadelphes ; par des fleurs de *Tilia argentaea*, Des., dont les feuilles sont très velues sur leur face infère, qui est blanche, et dont les fleurs renferment de nombreux staminoïdes, puis par des fleurs de *Tilia pubescens* Ait., etc., ces falsifications étant sans grande importance au point de vue thérapeutique.

Analyse chimique. — Elle renferme du glucose, du mucilage, du tanin, de 0,038 à 0,04 p. 100 d'essence et de la tiliacine.

Son ESSENCE se présente sous la forme d'un liquide incolore, d'odeur spéciale, agréable, à saveur aromatique, rafraîchissante, mais elle se résinifie rapidement à l'air. Non encore bien définie, quant à sa composition chimique, elle renferme en tous cas du farnésol.

Le FARNÉSOL, $C^{15}H^{26}O$, se rencontre aussi dans l'essence des fleurs de muguet ou d'acacia puis dans celle des graines d'*Hibiscus Abel moschus*.

Le Farnésol,

$$\begin{matrix} CH^3 \\ CH^3 \end{matrix} \Big\rangle C=CH-CH^2-CH^2-C-CH$$
$$| \quad CH^3$$

$$-CH^2-CH^2-C-CH-CH^2OH$$
$$| \quad CH^3$$

se prépare en extrayant les fleurs de tilleul, de réséda, d'acacia, de muguet, etc., etc., ou les graines d'*Hibiscus Abel moschus* par de l'éther, dont la solution, soumise à la distillation fractionnée, abandonne un résidu qui, traité par des alcalins, afin de le libérer de ses acides gras, puis par de l'éther, donne une solution, que l'on soumet à la distillation fractionnée. Il se présente sous la forme d'un liquide incolore, très volatil, d'odeur très agréable, à saveur chaude, d'un poids spécifique de 0,885, entrant en ébullition à 160°, à pouvoir rotatoire nul, à indice de réfraction de 1,488, soluble dans l'alcool, l'éther, le chloroforme, etc., qui, pour ainsi dire indifférent vis-à-vis des acides dilués ou des alcalins, additionne facilement le brome, tout en réduisant le permanganate potassique.

Cet alcool sesquiterpénique se transforme à 162° (en perdant une molécule d'eau), en *farnésène*, $C^{15}H^{24}$; mais oxydé, il donne du *farnésal* qui est une aldéhyde de formule $C^{15}H^{24}O$.

Son MUCILAGE se prépare en extrayant ces fleurs par de l'eau, dont les solutions, ne bleuissant pas par addition de chloroiodure zincique, réduisent, à chaud, la liqueur de Fehling.

La TILIACINE est un glucoside qui, hydrolysé, se décompose en glucose et en tiliarétine, celle-ci, oxydée, se transformant en acide anisique, voir pour plus de détails les travaux de Latschinow.

Usage thérapeutique. — Ces fleurs se prescrivent, à doses de 5 à 10 grammes sur 200 grammes d'eau, sous la forme d'infusions comme sédatif, comme antispasmodique et comme diaphorétique ; mais on les additionne souvent dans ce cas de fleurs d'oranger.

Pharmacie galénique. — Rentrant dans la préparation de divers thés pectoraux, elles servent à préparer l'Aqua Tiliæ, les Species Laxantes ou le thé de Saint-Germain.

Historique. — Dédié, chez les Germains, à Frigga, la Vénus du Nord, cet arbre se cultive de nos jours encore dans leurs jardins, afin de préserver leurs habitations de la foudre, Théophraste et Pline, etc., décrivent, ainsi que Dioscoride, les fleurs de tilleul, qui, disent-ils, servent, une fois infusées dans de l'eau, à combattre les taches de rousseur, à fortifier la vue, à prévenir la chute des cheveux et à calmer les nerveux. Tragus différenciait déjà ces plantes en tilleuls cultivés et en tilleuls sauvages : il mentionne même la *Tilia silvestris*, la *Tilia argentaea*, et la *Tilia europaea*, celle-ci étant une plante sauvage.

Dès les temps les plus reculés de notre histoire, nos pères préparaient, à l'aide de ces plantes, le CARBO TILIÆ, qui est aussi officinal.

On le prépare en soumettant des copeaux de bois de tilleul, dans des vases clos, à la distillation sèche, jusqu'à ce qu'ils ne dégagent plus de gaz. Cette drogue se présente sous la forme d'une poudre noire, insipide, inodore, ne devant colorer ni l'eau, ni les dissolvants organiques.

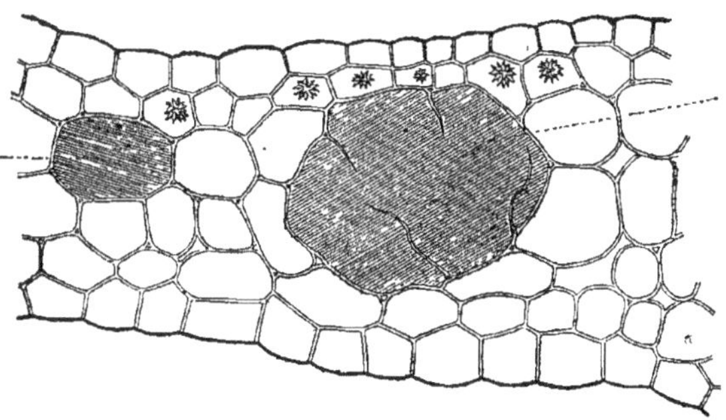

Fig. 188. — Coupe transversale d'une bractée de tilleul.

On la prescrit comme désinfectant des intestins, comme résorbant des gaz fétides de la bouche, des intestins et de l'anus, mais on l'additionne souvent, à cet effet, de salol ou de β-naphtol, etc., etc. On la prescrit aussi comme antidote des empoisonnements attribués aux alcaloïdes, aux sels de plomb, de cuivre, de mercure ou d'arsenic ; mais il ne faut jamais l'ordonner avec ces substances, ni avec du chlorate potassique, ni avec du nitrate de potasse, car elle provoque alors des explosions dangereuses.

Notons que l'écorce de tilleul renferme de la vanilline et de la TILIADINE, $C^{21}H^{32}O^2$. Celle-ci se prépare en extrayant cette écorce, mondée de ses algues puis pulvérisée, par de l'éther, qui, soumis à la distillation fractionnée, abandonne un résidu, que l'on traite par de l'alcool dilué, celui-ci dissolvant la vanilline et ses matières résineuses. Cette masse, extraite par de l'éther bouillant, donne une solution qui, concentrée, se prend à froid, sous la forme de lamelles brillantes, légères, incolores, insipides, fusibles à 228°, insolubles dans l'eau, les acides chlorhydrique et nitrique, mais très solubles dans l'éther, l'éther acétique, l'alcool absolu, la benzine, la ligroïne.

La tiliadine, se dissolvant avec une coloration rouge dans l'acide sulfurique, n'est, en réalité, qu'une cholestérine végétale.

CORTEX CORCHORI, ÉCORCE DE JUTE, DE CORCHORUS CAPSULARIS, L. ET DE CORCHORUS OLITORIUS.

Ces plantes annuelles, herbacées, de 4 mètres de haut, à tiges simples à leur base, ramifiées au sommet, à feuilles alternantes, ovales, lancéolées, dentelées sur leurs bords, portent des fruits ou capsules sèches qui, contenant un grand nombre de graines mucilagineuses, se différencient les uns des autres, selon les espèces qui les livrent, ainsi les fruits du *Corchorus olitorius* sont-ils cylindriques et longs, ceux du *Corchorus capsularis* étant globuleux. Exigeant des terrains frais, argileux ou sablonneux, mais régulièrement inondés à époques déterminées, ces plantes craignent par contre les fortes pluies. On les cultive à l'aide de leurs graines, que l'on jette à la volée, après les avoir mélangées à du sable, dans des sillons fraîchement labourés, quitte à éclaircir par la suite leurs plants, qui donneront 4 mois plus tard des plantes, que l'on sectionne au moment de leur floraison à l'aide de la faucille. Leurs tiges, mises en javelles, puis abandonnées pendant quelques jours à elles-mêmes, sont alors portées à la factorie, où on les soumet au rouissage, c'est-à-dire qu'on les soumet pendant quelque temps à la fermentation dans de l'eau stagnante. Bottelées ou réunies ensuite en faisceaux, elles sont alors décortiquées, c'est-à-dire mondées de leur écorce fibreuse qui, desséchée, est vendue à l'industrie textile sous le nom de chanvre du Bengale ou de jute, celle-là servant à préparer des tapis, des toiles cirées et des moquettes. On admet que l'Inde exporte annuellement plus de 180.000 tonnes de jute en France, ce qui représente près de 50.000.000 de francs. Originaires des Andes, mais cultivées au Brésil, en Egypte, en Italie, ces plantes livrent aussi leur jute à la pharmacie, qui l'utilise parfois comme succédané du coton hydrophile.

CORTEX ARISTOTELIÆ, D'ARISTOTELIA MAQUI, Lher.

Originaire du Chili et de la Chine, cet arbre livre, au droguier, son écorce qui, de par sa teneur en tanin, se prescrit, dans la thérapeutique de ces pays, comme astringent intestinal, ses fruits étant ordonnés comme fébrifuge.

MALVÉES

FOLIUM ET FLOS MALVÆ, FEUILLE ET FLEUR DE MAUVE, DE MALVA SYLVESTRIS, L., MALVA GLABRA, L., MALVA ROTUNDIFOLIA, L.

Origine botanique. — Ces plantes annuelles, à racines pivotantes, pourvues de nombreuses radicelles, à tiges droites, creuses, arrondies, velues, portent des feuilles isolées, pétiolées, stipulées, à limbe entier quinquilobé, cordiforme à sa base, à bords arrondis, déchiquetés et dentelés : ce limbe étant en outre parcouru par 5 à 7 nervures convergentes dès sa base et par des nervures secondaires et tertiaires, anastomosées.

Leurs fleurs, disposées dans l'axe des feuilles supérieures, à pédoncules très courts, sont constituées par un calicule à 3 bractées spatulées, velues ; par un calice gamosépale, à 5 sépales libres au sommet, mais concrescents entre eux par leurs bases, qui portent toujours sur leurs bords et sur leurs faces externes de nombreux poils tecteurs, simples ou fasciculés, et à leurs bases de nombreux poils tecteurs, unicellulaires, très petits ; par une corolle rouge pourpre ou rouge bleuté, à 5 pétales cunéiformes, obovales à leurs bases, émarginés et arrondis au sommet ; par un androcée à étamines épisépales, nombreuses, mais stériles, à étamines épipétales fertiles, dont les anthères extrorses sont constituées par deux sacs polliniques, s'ouvrant par une fente longitudinale, et par des filets concrescents

entre eux par leurs bases en un tube, qui entoure le pistil, formé de 20 à 30 carpelles fermés, concrescents en un ovaire pluriloculaire, renfermant dans chaque loge un ovule anatrope ; ils sont surmontés par de nombreux stigmates. Son fruit est un polyachaine, ressemblant à de petits fromages, qui renferment une graine non albuminée.

Origine géographique. — Fleurissant selon les régions de juillet en septembre, mais croissant à l'état sauvage dans les terrains incultes de toute l'Europe centrale et septentrionale, elles y sont aussi cultivées, particulièrement à Schweinfurth en Saxe, en France, en Alsace et en Picardie, puis dans les jardins potagers de nos paysans.

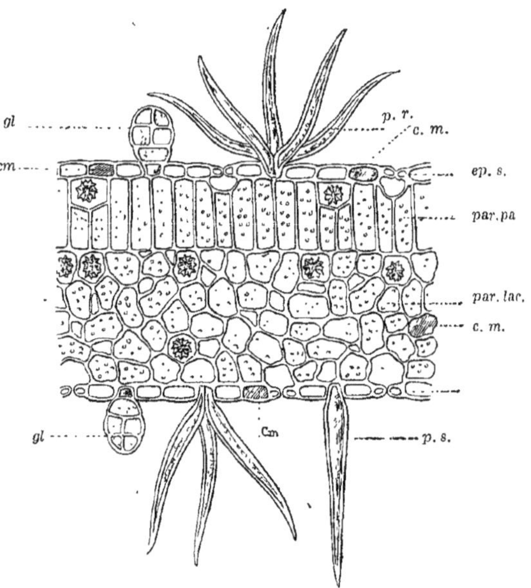

Fig. 189. — Coupe transversale de la feuille de mauve.

pt) poils tecteurs ; *pg)* poils glanduleux ; *ep)* épidermes ; *st)* stomates ; *cr)* mèches d'oxalate de chaux ; *t)* tissu en palissade ; *m)* mésophylle ; *pr)* poils étoilés ; *ps)* poils simples ; *gl)* poils ganduleux pluricellulaires ; *par. pat.)* le parenchyme comprend une rangée de cellules en palissades et un tissu lacuneux un peu plus épais, avec ça et là, des macles d'oxolate de chaux (*par. lac.*) ; *cm)* dans les deux épidermes, on rencontre des cellules à mucilage.

Notons que la mauve se rencontre jusqu'aux confins septentrionaux de la Sibérie et que les *Malva neglecta* et *Malva acuta* ne sont, en réalité, que des variétés de celles qui livrent notre drogue officinale.

Pathologie. — La *Puccinia Malvarum* s'attaque volontiers à ces végétaux.

Description des feuilles. — Récoltées de juin à juillet, puis desséchées à l'ombre et à l'air, les feuilles de ces plantes sont plus ou moins pétiolées, stipulées, molles, tendres au toucher ; elles possèdent un limbe entier, découpé en 5 ou en 7 lobes profonds, *Malva sylvestris*, en 5 lobes aigus, peu profonds, mais dentelés sur leurs bords, *Malva rotundifolia*, en 5 lobes bien marqués, obtus et dentelés sur leurs bords, *Malva glabra*, qui, la plupart du temps, est la seule qui soit cultivée dans nos jardins. Leur limbe, légèrement velu, porte de longs poils tecteurs, droits, raides, unicellulaires, *Malva sylvestris*, mais il est très velu, à poils tecteurs plus courts, mous et disposés au nombre de trois en une touffe, *Malva rotundifolia*, ces poils tecteurs étant fasciculés chez la *Malva neglecta*, dont les feuilles arrondies ou réniformes sont insérées en forme de cœur sur un long pétiole. Ces diverses variétés de feuilles de mauves, se rencontrant toutes dans le droguier, possèdent une odeur herbacée sur le sec, une saveur mucilagineuse, légèrement âcre.

Examen microscopique (fig. 189). — Examinée sur une coupe transversale, cette feuille est constituée, en ce qui concerne celle de la *Malva sylvestris*, par un épiderme supérieur, à cellules aplaties, à parois ondulées, qui portent, ainsi que les cellules, à parois sinueuses, de l'épiderme inférieur, de nombreux poils tecteurs, fasciculés et étoilés, outre des poils tecteurs, simples, unicellulaires. Les cellules de son épiderme inférieur entourent de nombreux stomates, toujours accompagnés de 3 ou de 4 cellules annexes. En dessous de l'épiderme supérieur, se rencontrent le tissu en palissade, à une assise de cellules, et le mésophylle hétérogène, asymétrique, riche en cellules à mucilage et en oursins d'oxalate de chaux.

Analyse chimique. — Cette drogue, rarement falsifiée, renferme du glucose, du mucilage, de l'oxalate de chaux, des matières résineuses et pectiques,

Usage thérapeutique. — Ces feuilles se prescrivent, à doses de 10 à 20 grammes sur 200 grammes d'eau, sous la forme d'infusions ou sous celle de décoctions, comme émollient, comme lénitif, particulièrement en gargarismes, contre l'inflammation de la gorge, du larynx, ou en injections contre l'irritation du canal de l'urètre. On les ordonne aussi, sous la forme de cataplasmes, comme émollient.

Pharmacie galénique. — Elles servent à préparer les Species Emollientes et les Species Pectorales.

Description des fleurs. — Récoltées avant leur complet épanouissement, c'est-à-dire de juin en juillet, puis desséchées rapidement à l'ombre et à l'air, ou mieux encore en les déposant dans des séchoirs *ad hoc*, ces fleurs se présentent sous la forme de petits corps oblongs, rouge bleuté, évasés au sommet, qui sont constitués par un calicule à 3 bractées étroitement spatulées, velues ; par un calice quinquifide, à 5 sépales vert clair de 8 millimètres de long, portant sur leurs bords de petits poils tecteurs, fasciculés, simples ; par une corolle, à 5 pétales cunéiformes ou obovales, émarginés au sommet, velus à leur base, de couleur bleu violacé. Elle entoure de nombreuses étamines épipétales, concrescentes par leurs filets en un tube, et un pistil à stigmates filiformes et à carpelles nombreux, fermés, concrescents en un ovaire pluriloculaire.

Devant toujours être conservées dans des endroits secs et dans des boîtes en fer-blanc, à l'abri de l'air et de l'humidité, elles sont inodores ou très légèrement aromatiques, à saveur mucilagineuse, légèrement amère.

Falsifications. — Cette drogue, rarement falsifiée, est souvent additionnée d'autres fleurs de mauves, qui possèdent d'ailleurs les mêmes principes actifs ; mais elles se différencient les unes des autres comme suit. :

Plante.......	Malva sylvestris	Malva rotundifolia	Malva glabra
Lieux d'origine.........	Sauvage	Sauvage, petite, tiges courtes	Cultivée, tiges droites et grandes
Corolle	Grande, de 3 à 4 fois plus longue que le calice	Petite, 2 fois plus longue que le calice	Très grande, 4 fois plus grande que le calice
Calicule......	A bractées étroites, spatulées	A bractées linéaires	à bractées lancéolées
Valeur.......	Appréciée	Peu appréciée	Très recherchée

Réactions. — Extraite par de l'eau, leur matière colorante prend une coloration verte par addition d'alcalis, rouge par celle d'acides.

Analyse chimique. — Elles renferment du mucilage, des traces d'essence, une matière colorante ou *anthocyane*, de l'oxalate de chaux, des matières résineuses et pectiques.

Usage thérapeutique. — Elles se prescrivent, à doses de 10 à 15 grammes sur 200 grammes d'eau, sous la forme d'infusions ou sous celle de décoctions, comme sédatif et comme émollient, particulièrement contre les catarrhes chroniques des intestins, puis sous celle de gargarismes, comme spécifique contre les angines.

Pharmacie galénique. — Elles servent à préparer les Species Emollientes et les Species Pectorales.

Historique. — Connue des Anciens, sous la dénomination de *Malva*, cette plante, décrite par Dioscoride et par Pline, leur livrait non seulement ses fleurs, mais aussi ses feuilles, qui se prescrivaient déjà, sous la forme de décoctions, comme émollient, particulièrement pour combattre les constipations opiniâtres; ils utilisaient aussi ses feuilles comme légumes, mais ils différenciaient déjà celles de la *Malva sylvestris* de celles de la *Malva sativa*.

RADIX, FOLIUM ET FLOS ALTHÆÆ, RACINE, FEUILLE ET FLEUR DE GUIMAUVE, D'ALTHÆA OFFICINALIS, L.

Origine botanique. — Cette plante herbacée, vivace, à rhizome pivotant, à racines nombreuses, à tige droite, d'un mètre et demi de haut, porte de nombreuses feuilles isolées, qui seront décrites, ainsi que les racines de cette plante, lors de la description de chacune de ces drogues, mais son fruit est un polyachaine, à graines non albuminées.

Origine géographique. — Fleurissant de juin à juillet, elle croît à l'état sauvage dans toute l'Europe centrale et méridionale, où elle y est aussi cultivée, particulièrement en Allemagne, à Nuremberg et à Bamberg, en France, dans la Picardie, le Languedoc et l'Alsace, puis en Belgique.

Exigeant des terrains humides, elle se rencontre aussi en Macédoine, en Grèce, en Asie Mineure, en Syrie, en Perse, puis dans la Sibérie du Sud et le centre de l'Asie, ainsi qu'en Amérique, dans les Etats de New-York, du Massachusetts, de la Pensylvanie, où on la cultive aussi.

Pathologie. — La *Puccinia Malvacearum* s'attaque à ses feuilles, l'*Haltica rufipes* et l'*Haltica Malva*, etc., à ses racines, qui, dans le droguier, sont détériorées par l'*Aphis Cardui* ; aussi est-il toujours nécessaire de verser, dans les bocaux qui les renferment, quelques gouttes de chloroforme, celui-ci les tuant, ainsi que les larves de la *Sitodrepa punicea*.

Culture. — Ces plantes, cultivées en champs, se reproduisent par leurs stolons ou à l'aide de semis ; mais il est nécessaire de les cultiver dans des terrains légers, bien irrigués, riches en humus.

Récolte des racines. — Fauchées en été ou au commencement de l'automne pour leurs feuilles et leurs fleurs, les plantes de la seconde année livrent aussi, au droguier, leurs racines, qui, déterrées en automne, sont lavées et mondées de leurs radicelles, pour être ensuite desséchées, ainsi que leurs rhizomes, dans des séchoirs bien ventilés et chauds, voire même au soleil. On les sectionne parfois dans le sens de la longueur, après les avoir presque toujours mondées de leur suber.

Description de la drogue. — Ces racines se présentent, dans le droguier, sous la forme de fragments de 20 à 30 centimètres de long sur 1 à 1 cm. 5 de diamètre, à surface externe, blanc jaunâtre, recouverte d'une poussière blanchâtre ou jaune grisâtre (constituée par des grains d'amidon ou par de petits cristaux d'oxalate de chaux), mais marquée, dans toute sa longueur, par des stries longitudinales et par les cicatrices brunâtres de leurs radicelles qui ont été mondées. Leur consistance est flexible, même sur le sec, leur cassure facile, à centre fibreux, leur odeur nulle, leur saveur mucilagineuse, douceâtre.

Examen microscopique (fig. 190). — Examinée sur une coupe transversale, cette racine est constituée par quelques cellules subérifiées (*s*), puis par un parenchyme cortical (*pc*), à cellules polygonales, arrondies, riches en macles d'oxalate de chaux, qui entourent de nombreuses cellules à mucilage (*cm*). En dessous de celui-ci, se rencontre le liber (*l*), parcouru par des rayons médullaires à un rang de cellules ; il est constitué par de petites cellules polygonales, entourant de nombreuses fibres libériennes, isolées ou groupées en amas concentriques, tangentiels ; puis vient le cambium (*c*), formant une ligne brunâtre, visible à l'œil nu, qui est constitué par plusieurs assises de cellules aplaties, et le bois (*b*), avec faisceaux entourés de fibres libériennes, lignifiées. Son parenchyme, à cellules polygonales, parcouru par de nombreux rayons médullaires, entoure, en outre, de nombreuses glandes à mucilage, mais il renferme toujours dans ses cellules de petits grains d'amidon arrondis, à hile excentrique, et des macles d'oxalate de chaux.

Une solution de safranine colore en rouge ses fibres libériennes et ses faisceaux libéro-ligneux, tandis que l'iodochlorure zincique colore en bleu les parois internes de ses cellules à mucilage, celles-ci étant rendues plus claires par addition d'alcool. Ses cellules parenchymateuses renferment, en outre, de l'asparagine, précipitable, sous la forme de sphérocristaux, par addition d'alcool.

Poudre. — Cette racine, pulvérisée, livre une poudre blanche ou blanc jaunâtre, caractérisée par la présence de ses grains d'amidon, petits,

arrondis ou longuement ovoïdes, voire même réniformes, à hile excentrique, à couches fissurées ; puis par celle de ses fibres libériennes, incolores, peu épaisses, à extrémités fourchues ; par celle de ses cellules à mucilage et par celle de ses vais-

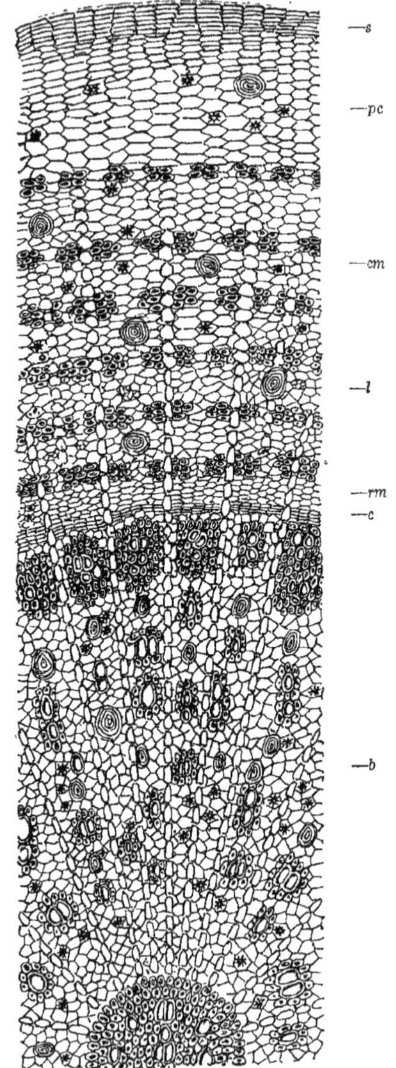

Fig. 190. — Coupe transversale de la racine de guimauve.

s) suber ; *pc*) parenchyme cortical ; *cm*) cellules à mucilage ; *l*) liber.

seaux scalariformes, puis par celle de ses cellules parenchymateuses, riches en macles d'oxalate de chaux.

Falsifications. — Rarement falsifiée, elle est souvent mélangée à des racines détériorées qui, sentant le rance, ont été, au préalable, blanchies à l'aide de chlorure de chaux ou d'acide sulfureux.

Analyse chimique. — Cette drogue renferme 2 p. 100 d'asparagine, de la bétaïne, du mucilage, de l'amidon, du glucose, des matières résineuses et pectiques.

Son MUCILAGE se prépare en extrayant ces racines par de l'eau, dont les solutions incolores, insipides, inodores, neutres, se colorent en jaune par addition de lessive de soude : mais elles se précipitent en un dépôt blanc, par celle d'alcool, celui-là, oxydé, donnant de l'acide mucique.

L'ASPARAGINE, $C^4H^8N^2O^3$, se rencontrant dans

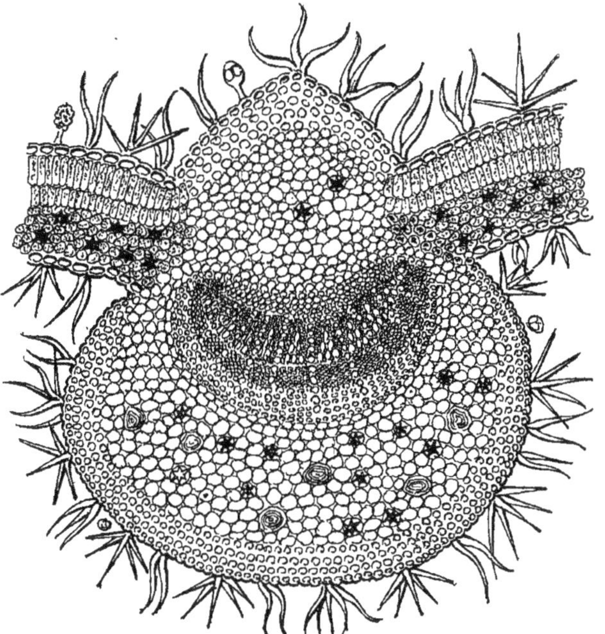

Fig. 191. — Coupe transversale de la feuille de guimauve.

tous les organes végétaux qui se sont développés à l'ombre ou à l'obscurité, se prépare en extrayant ces racines par de l'eau froide, dont les solutions filtrées, puis concentrées, sont soumises, en présence d'alcool, à la cristallisation spontanée. Purifiée par recristallisations fractionnées, elle se présente sous la forme de prismes rhombiques, incolores, inodores, insipides, neutres, insolubles dans l'alcool absolu, l'éther, mais très solubles dans l'eau. Elle se combine aux acides et aux bases pour donner des sels, qui sont tous solubles dans l'eau. Fusible à 235°, elle possède, quant à sa formule, la constitution suivante :

$$NH^2—CH—COOH$$
$$CH^2—CONH^2$$

L'asparagine, chauffée avec des acides dilués, se transforme en acide asparagique ou acide aminosuccinique, car :

$$NH^2—CH—COOH$$
$$CH^2—CONH^2 \quad + H^2O$$
Asparagine}

$$= NH^3 + \quad NH^2—CH—COOH$$
$$CH^2—COOH$$
Acide aminosuccinique

Oxydée par de l'acide nitreux, elle se transforme en acide malique lévogyre, de formule :

$$CH(OH)—COOH$$
$$CH^2—COOH$$

Elle sert à préparer l'asparaginate de mercure (1), qui se prescrit, en solutions aqueuses à 2 p. 100, comme antisyphilitique.

Usage thérapeutique. — Ces racines se prescrivent, à doses de 10 à 20 grammes sur 200 grammes d'eau, sous la forme de décoctions, et, à doses de 0 gr. 5 à 1 gramme plusieurs fois par jour, sous celle de poudres, comme émollient et comme sédatif contre les bronchites ; mais on les ordonne aussi, sous la forme de cataplasmes, comme émollient.

Pharmacie galénique. — Elles rentrent dans la préparation des Species Pectorales, du Sirupus Althææ, puis dans celle des masses pilulaires et de la décoction d'Althaea, qui doit toujours être préparée à froid, celle-ci n'étant donc, en réalité, qu'une macération aqueuse de ces racines dans de l'eau.

Description des feuilles. — Isolées, stipulées, les feuilles de cette plante, récoltées de juin à juillet, puis desséchées à l'air et à l'ombre, possèdent un limbe entier, gris verdâtre, tomenteux, de 7 à 8 centimètres de long, de forme ovoïde ou largement ovale, découpé en 3 ou en 5 lobes profonds, mais dentelés sur leurs bords. Notons, que les feuilles supérieures de cette plante sont linéaires, tandis que les médianes sont trilobées, mais toujours cordiformes à leurs bases. Leur odeur est légèrement herbacée, leur saveur fade, mucilagineuse, légèrement âcre.

Examen microscopique (fig. 191). — Examinée sur une coupe transversale, cette feuille est constituée par deux épidermes, portant de nombreux stomates, toujours accompagnés de 3 ou de 4 cellules annexes, et de nombreux poils tecteurs simples, unicellulaires ou fasciculés, pluricellulaires ; parfois même étoilés, outre quelques poils glanduleux ; en dessous de son épiderme supérieur se rencontre le tissu en palissade, à deux assises de cellules, puis le mésophylle hétérogène, asymétrique, riche en cel-

---

(1) Voir, pour plus de détails, notre *Traité de Chimie médico-pharmaceutique et toxicologique*, Paris, 1917, Doin, édit., 8, Place de l'Odéon.

lules à macles d'oxalate de chaux et à grains d'amidon. Il entoure de nombreuses cellules à mucilage, qui se rencontrent aussi dans ses tissus épidermiques et sous-épidermiques.

Falsifications. — Cette drogue est parfois mélangée à des feuilles d'*Althaea Narbonensis*, qui, plus vertes, à lobes plus profonds, plus étroits, renferment les mêmes principes actifs.

Analyse chimique. — Elle renferme du mucilage, de l'asparagine, de l'oxalate de chaux, de l'amidon, des matières résineuses et pectiques.

Usage thérapeutique. — Elle se prescrit, sous la forme de décoctions, à doses de 5 à 20 grammes sur 200 grammes d'eau, soit en gargarismes, soit en lavements, soit intérieurement, comme émollient, comme lénitif et comme adoucissant, contre les bronchites et les inflammations des intestins ou de l'urètre.

Pharmacie galénique. — Elle sert à préparer les Species Pectorales.

Historique. — Très appréciée des Anciens, la guimauve, dénommée par eux *Mauve sauvage*, fut décrite par Dioscoride, par Pline, par Virgile et par Trallianus, qui la préconisaient, sous la forme de décoctions, comme émollient et comme adoucissant. Charlemagne recommandait aussi dans ses Capitulaires de la cultiver.

FLOS MALVÆ ARBOREÆ, ROSE TRÉMIÈRE, PASSE ROSE, D'ALTHÆA ROSEA seu ALCEA ROSEA, L.

Cette plante bisannuelle, à racines ramifiées, à tige droite, d'un mètre à deux mètres et demi de haut, porte des feuilles isolées, stipulées, pétiolées, à limbe crénelé, dentelé sur ses bords, qui sont découpés en 5 ou en 7 lobes peu profonds, triangulaires et pointus au sommet. Ses fleurs, non officinales, sont constituées par un calicule à 5 ou à 7 bractées jaune verdâtre, par un calice à 5 sépales jaune verdâtre, très velus sur leurs bords ; par une corolle à 5 pétales émarginés au sommet, qui entourent de nombreuses étamines épisépales, stériles, et épipétales, fertiles, à anthères extrorses, à deux sacs polliniques s'ouvrant par une fente longitudinale, et un pistil à nombreux carpelles fermés et concrescents en un ovaire pluriloculaire, à loges uniovulées, surmontées de stigmates filiformes. Son fruit est un polyachaine.

Croissant à l'état sauvage en Asie Mineure, mais cultivée de nos jours, comme plante d'ornement, dans toute l'Europe méridionale et tempérée, elle fleurit tout l'été, mais elle ne livre, à la thérapeutique, aucune drogue officinale.

Ses fleurs, récoltées avant leur complet épanouissement, puis mondées parfois de leur calicule, se présentent dans le droguier sous la forme de corps ovoïdes, gris verdâtre à leurs bases, mais rouge violacé au sommet, qui est évasé. Leur odeur est faiblement aromatique, leur saveur mucilagineuse.

Elles renferment du mucilage, du tanin de nature glucosidique, des traces d'essence, des matières colorantes, résineuses et pectiques. Extraites par de l'alcool, elles donnent une teinture rouge violacé, se précipitant en un dépôt verdâtre par addition d'alcalis ; mais celle-là se colore en violet par addition d'alun, en bleu par celle de carbonate calcique, en violet par celle de tartre stibié, en rouge par celle d'acide chlorhydrique ou d'acide nitrique, en brun rougeâtre par celle de perchlorure de fer, en violet par celle de chlorure de zinc.

Ce colorant est constitué par deux principes différents, l'un soluble dans l'eau, l'autre insoluble dans ce dissolvant, mais très soluble dans l'alcool. Ces fleurs se prescrivent parfois dans la médecine populaire, à doses de 10 à 20 grammes sur 200 grammes d'eau, sous la forme de décoctions, comme émollient et comme lénitif, particulièrement contre les angines.

Cette plante fut décrite par Dioscoride et par Pline, etc., etc., qui nous apprennent qu'elle était déjà cultivée dans la région méditerranéenne.

RADIX HIBISCI, D'HIBISCUS JAPONICUS Miq.

Originaire du Japon, cette plante livre au droguier ses racines, non officinales, qui, desséchées, mondées de leur suber, se prescrivent dans la médecine populaire de ce pays, de par leur teneur en mucilage, sous la forme de décoctions, comme succédané de nos racines de guimauve.

SEMEN ET OLEUM HIBISCI, GRAINE ET ESSENCE D'AMBRETTE, D'HIBISCUS ABELMOSCHUS, L.

Originaire des Indes, cette plante herbacée, d'un mètre de haut, à tiges et à feuilles velues, quinquilobées, à grandes fleurs jaunes, avec centre pourpré, à fruits, capsulaires quinquiloculaires, livre au droguier ses graines non officinales, riches en essence musquée, qui se prescrivent parfois, dans la médecine hindoue, sous la forme de décoctions, comme stimulant de l'estomac et comme antispasmodique. Leur essence est parfois utilisée dans l'art de la parfumerie, car elle se présente sous la forme d'une masse blanche, d'odeur musquée, d'un poids spécifique de 0,90, fusible à 30°, à indice de saponification de 180 à 200, à pouvoir rotatoire, légèrement dextrogyre, de $+$ 1°, soluble dans l'éther, l'alcool, le chloroforme, l'éther de pétrole, les huiles grasses et essentielles. Elle n'est pas encore bien définie, au point de vue chimique.

Notons que l'huile fixe des graines de cette plante (renfermée à raison de 15 p. 100 dans celles-ci) se présente sous la forme d'un liquide jaune verdâtre, d'odeur particulière, d'un poids spécifique de 0,916, à indice de réfraction de 1,4692, à indice d'iode de 93,2, à indice d'acidité de 1,32, à indice de saponification de 195,2, soluble dans l'éther, l'alcool, le chloroforme, qui est constitué par 27 p. 100 de palmitine, 2,7 p. 100 de stéarine, 0,05 p. 100 d'arachidine, 43,7 p. 100 d'oléine et de 26 p. 100 de linoléine.

DURIAN, DE DURIO ZIBETHINUS, Mun.

Originaire de la Malaisie, cette plante livre à l'alimentation ses fruits sphériques, de 20 centimètres de diamètre, qui, hérissés de pointes coniques, s'ouvrent en 5 valves, renfermant de 3 à 5 graines entourées d'une pulpe blanche, abondante, crémeuse, sucrée, mucilagineuse, d'odeur légèrement alliacée, que les indigènes recherchent comme délicatesse.

CHANVRE DU DECCAN, D'HIBISCUS CANNABINUS ET HIBISCUS PERNAMBUCCENSIS.

Originaires, quant à la première, de la côte occidentale de l'Afrique, et quant à la seconde du Brésil, c'est-à-dire des municipes de Pernambouc, ces plantes livrent à l'industrie textile les fibres libériennes de leurs tiges, il en est de même des végétaux *Urena lobata* (Guaxima), *Triumphata semitriloba*, Urena sinuata, Hibiscus tiliacea, Hibiscus abutilon, etc., etc., originaires du Brésil ou de la Nouvelle-Calédonie.

GOMBO RADIX BAMIÆ, RACINE DE BAMIA, D'HIBISCUS ESCULENTUS, L.

Dénommée *Bamyah* par les Arabes, cette plante annuelle, originaire de l'Afrique, mais cultivée en grand dans la basse Egypte, porte une tige droite, simple, de 1 m. 50 de haut, à feuilles cordiformes quinquilobées, dentelées sur leurs bords, à fleurs jaunes, à centre pourpré. Ses fruits ou capsules pyramidales quinquiloculaires, à graines sphériques, nombreuses, livrent une fois desséchés, après avoir été récoltés avant que leurs graines ne se soient développées, une substance mucilagineuse, comestible, à saveur fade, utilisée par les classes pauvres de l'Afrique comme aliment. Les fibres de cette plante sont utilisées dans l'art textile, dans la fabrication des tapis, à l'encontre de ses racines qui, riches en mucilage, se prescrivent, dans la médecine populaire de ce continent, sous la forme de décoctions, comme émollient et comme lénitif, c'est-à-dire comme succédané de nos racines de guimauve.

CORTEX ADANSONIÆ, ÉCORCE DE BAOBAB, D'ADANSONIA DIGITATA, L.

Cet arbre, originaire de l'Afrique, livre, au droguier, son écorce non officinale qui, riche en mucilage, se prescrit parfois, dans la médecine populaire de ce continent, comme [émollient; mais ses fruits, riches en une pulpe rafraîchissante, contenant, outre du tanin, de l'acide citrique et de l'acide malique, s'y prescrivent comme antidysentérique. Notons que ses racines renferment, outre du tanin, des matières résineuses et pectiques et de l'ADANSONINE, $C^{31}H^{38}O^3$, qui se présente sous la forme d'aiguilles blanc jaunâtre, solubles dans l'éther, l'alcool, dont les solutions sont colorées en jaune.

OLEUM ERIODENDRONIS, HUILE D'ERIODENDRON, KAPOK, D'ERIODENDRON ANFRACTUOSUM D. C., seu BOMBAX PENTANDRUM, L., GOSSAMPINUS ALBUS, Ham.

Cet arbre, originaire du Mexique, mais cultivé aux Antilles, au Brésil et aux Indes, de 30 mètres de haut, porte des fruits quinquiloculaires, de 8 à 12 centimètres de long sur 3 centimètres de diamètre, à graines aplaties, ovoïdes, recouvertes de poils tecteurs très allongés, qui livrent, par l'expression. de l'huile fixe. Celle-ci se présente sous la forme d'un liquide jaune pâle, d'odeur nulle, à saveur agréable, d'un poids spécifique de 0,9218, à indice de réfraction de 1,463, à indice d'acidité de 21,6, à indice de saponification de 193, soluble dans l'éther, l'éther de pétrole, l'alcool absolu, le chloroforme. Elle se dissout avec une coloration rouge dans le réactif d'Halphen, bleu verdâtre dans celui de Welmann. Constituée· par de la phytostérine et par des triglycérides des acides palmitique. oléique. linoléique et tétraoxystéarique, elle est utilisée comme huile comestible, c'est-à-dire comme succédané de l'huile d'olive.

Notons que cet arbre vivace, à branches horizontales, est souvent utilisé comme tuteur du poivrier, car il se reproduit facilement par bouturage, dans les terrains les plus divers.

Les poils tecteurs de ses graines desséchées sont utilisés comme succédané de la ouate hydrophile, ils se présentent sous la forme de corpuscules filamenteux, courts, contournés sur eux-mêmes, soyeux, très recherchés dans la fabrication des matelas et des coussins ; il en est de même du kapok de l'Inde ou soie végétale, qui provient aussi des poils tecteurs des graines de *Bombax Malabaricum* (de Candolle) et *Bombax ceiba* Bur ; malvacées hindoues à feuilles caduques, à fleurs rouges, qui sont particulièrement cultivées aux Indes et à Ceylan.

GUMMI COCHLOSPERMI, DE COCHLOS PERMUM GOSSYPIUM, D. C. seu BOMBAX GOSSYPIUM.

Originaire de Travancore et de la côte de Coromandel, cet arbre livre au droguier, non seulement ses graines riches en poils tecteurs (qui donnent une sorte de ouate hydrophile), mais incisé, une gomme dénommée *gomme de Kutera ou de Kutira*. Celle-ci se présente sous la forme de larmes parfois translucides, parfois opaques, inodores, à saveur mucilagineuse, à cassure dure, terne, en partie solubles dans l'eau, dont la solution est dextrogyre (de + 77°52′) en partie solubles dans l'alcool. Renfermant outre des matières inorganiques, du galactane et du pentosane, elle ·est parfois utilisée comme succé-

dané de notre gomme arabique, qu'elle sert à falsifier.

PILII, OLEUM ET RADIX GOSSYPII, COTON HYDROPHILE, RACINE ET HUILE DE COTONNIER, DE GOSSYPIUM ARBOREUM, L., GOSSYPIUM BARBADENSE L., GOSSYPIUM HERBACEUM, L., GOSSYPIUM RELIGIOSUM, L., etc., etc.

Origine botanique. — Ces plantes, pouvant être herbacées ou lignifiées, portent toutes des feuilles isolées, pétiolées, ponctuées de taches noirâtres, à limbe entier, découpé en 3 ou en 5 lobes profonds, pointus au sommet. Leurs fleurs pédonculées, disposées dans l'axe de leurs feuilles supérieures, sont constituées par un calicule à 3 grandes bractées spatulées, très dentelées sur leurs bords, par un calice à 5 sépales rudimentaires, ponctués de petits points noirs ; par une corolle jaune soufré, à 5 pétales ponctués de petits points rouges, mais émarginés au sommet. Ils entourent de nombreuses étamines concrescentes entre elles, en un tube, par la base de leurs filets, qui entourent un pistil à 3 carpelles fermés, concrescents en un ovaire triloculaire, renfermant dans chaque loge un ovule anatrope. Leur fruit est une capsule de 3 à 4 centimètres de long sur 2 à 3 centimètres de diamètre, qui renferme de nombreuses graines irrégulières, recouvertes d'un spermoderme brunâtre, épais, portant, selon les espèces, de nombreux poils tecteurs, blancs. simples, soyeux, de grandeurs différentes ; ainsi les graines de *Gossypium peruvianum* sont recouvertes de poils tecteurs très longs, celles de *Gossypium barbadense* les ont en partie très longs, en partie très courts, celles de *Gossypium hirsutum* les ont courts ; mais tous ces poils tecteurs, contournés sur eux-mêmes, peuvent, en se détendant, projeter au loin leurs graines.

Ces différentes espèces de cotonniers, avec près de 50 variétés, peuvent être, différenciées les unes des autres par leurs fleurs, qui sont généralement blanches, à duvet très fourni dans le *Gossypium hirsutum*, L., jaunes dans le *Gossypium barbadense* L., dont les graines ne sont pas accolées les unes aux autres, jaunes dans le *Gossypium peruvianum* Car. dont les graines sont agglomérées ; jaunes, à duvet verdâtre, dans le *Gossypium herbaceum* L., et rouges dans le *Gossypium arboreum* L.: celui-ci est une plante ligneuse de 4 à 6 mètres de haut, dont les cultures sont peu développées ; il n'en est pas de même des autres qui, herbacées et vivaces. sont, quant au Gossypium herbaceum et au Gossypium hirsutum, originaires des Indes.

Origine géographique. — Notons que le *Gossypium barbadense* croit à l'état cultivé et sauvage aux Antilles, aux Bardades et à la Nouvelle-Orléans ; le *Gossypium hirsutum* au Mexique ; le *Gossypium peruvianum* au Brésil et au Pérou ; le *Gossypium arboreum* en Guinée, aux Indes et dans l'Afrique ; mais toutes ces variétés se rencontrent à l'état cultivé dans la Géorgie, la Louisiane, la Caroline, la Virginie, le Tennessee, l'Arkansas, le Texas, la Floride, la Californie, puis, au Japon, en Chine, aux Indes et dans toutes les colonies européennes de l'Afrique, particulièrement au Congo, en Egypte. en Algérie, au Maroc, au Natal, au Cap, voire même en Italie, en Grèce, dans l'Espagne méridionale, puis, au Paraguay, à La Plata, dans l'Uruguay et le nord de l'Australie, etc., etc.

Pathologie. — Ces plantes sont souvent attaquées, quant à leurs parties aériennes, par la *Neocosmospora vasinfecta*, la *Phyllosticta gossypina*, l'*Alternaria macrospora*, etc., etc. ; la *Torula inconcerata* ne s'attaquant qu'à leurs graines, à l'encontre de la chenille *Aletia xylina*, qui dévore leurs feuilles.

Culture. — Exigeant des terrains d'alluvions siliceux, riches en humus, mais non en argile, une température moyenne de + 20°, ces plantes prospèrent particulièrement entre le 36e degré nord et le 30e degré sud de latitude, mais plus leur sol est meuble, plus leur récolte est abondante, particulièrement s'il a été engraissé par des cultures préalables de légumineuses, puis additionné de tourteaux de cotonnier ou d'arachide, c'est-à-dire par des engrais riches en potasse, en azote, en phosphates et en chaux.

Ces plantes se reproduisent, quant aux herbacées, en déposant dans des trous distants de 40 à 60 centimètres les uns des autres, creusés dans des sillons fraîchement labourés, des graines de cotonnier, que l'on peut aussi semer à la volée, à condition de les avoir sélectionnées. Celles-ci, émettant huit jours plus tard leurs cotylédons hors de terre, ne doivent être semées qu'à l'époque prévue, afin que la récolte du coton puisse toujours se parfaire à la saison sèche. Leurs cultures exigent des soins incessants de sarclage, de binage et d'éclaircissage en lignes, c'est-à-dire qu'il faut déraciner tous les 30 centimètres les jeunes pieds les moins robustes. Trois mois après son développement, le cotonnier doit alors être écimé, afin de l'empêcher de pousser en hauteur et le forcer à se développer latéralement, quitte à sectionner ses tiges latérales, lorsqu'elles ont atteint 40 centimètres de long, mais il faut toujours, après chacune de ces opérations, butter la terre recouvrant son pied, puis l'arroser régulièrement. La récolte de ces cultures peut se parfaire dans les 3 à 6 mois qui suivent leurs semailles : un bon ouvrier pouvant journellement récolter de 25 à 50 kilogrammes de graines, qui sont en moyenne livrées à raison de 2 à 1400 kilogrammes à l'hectare. On peut parfaire 2 récoltes annuellement, selon les pays producteurs, particulièrement dans ceux établis en plaines, qui sont plus productifs.

Récolte. — Les fruits de cette plante, parvenus à leur entière maturité, mais ne s'ouvrant pas tous à la même époque, sont recueillis les uns après les autres, à la main, par des temps secs, l'humidité étant néfaste aux poils tecteurs de leurs graines. Ainsi recueillis dans des paniers portatifs, puis transportés sur les factories, ces fruits y sont ouverts et privés de leurs graines, tout en prenant soin de ne pas arracher, en même temps, des parties de leur épicarpe ou des lambeaux de leurs bractées. Leurs graines, ainsi mises à nu, sont ensuite triées, puis desséchées à l'ombre ou dans des séchoirs *ad hoc*, bien ventilés, pour être ensuite mondées, soit à la main, soit à l'aide de machines spéciales, de leurs poils tecteurs.

Celles-là, très primitives, sont dénommées chourka au Brésil et mangunella en Italie, voire même roller par les Anglais ; car elles sont constituées par deux cylindres ou rouleaux horizontaux en bois, qui, tournant sur eux-mêmes à l'aide d'une manivelle, arrachent les poils tecteurs du coton, dont les graines tombent à terre. On les remplace actuellement par des machines modernes, telles que la *sawgin*, qui a l'inconvénient de déchirer les poils tecteurs du cotonnier, ou l'égreneuse de *Mac Carthy gin* qui, se composant d'un cylindre horizontal, recouvert de cuir et d'une plaque métallique ou docteur, égrène rapidement ces graines.

Exprimées, elles donnent ensuite une huile fixe, leurs tourteaux étant utilisés comme engrais et comme nourriture du bétail, voire même comme combustible. On admet généralement qu'un hectare de cotonniers livre, en moyenne, de 190 à 220 livres anglaises de ces graines, qui, égrénées, peuvent livrer, par jour, et par ouvrier, 25 kilogrammes de coton.

Préparation. — Leurs poils tecteurs, triés selon leur longueur, leur diamètre et leur couleur, sont en partie dégraissés à l'aide de soude caustique ou de carbonate de soude, avant d'être exportés sur l'Europe, dans des ballots de 100 à 200 kilogrammes de poids, entourés de serpillières ou de toiles écrues, mais solidement comprimés à l'aide de cercles en fer ; ceux-là s'exportent particulièrement par les ports de Mobile, de Carlston, de Bombay, de Calcutta, d'Alexandrie, de New-York, de Canton et de Smyrne, etc., etc., leurs principaux ports d'importation étant Liverpool, Londres, Le Havre, Marseille, Amsterdam, Rotterdam, Hambourg, Brême, Gênes, Trieste et Barcelone, etc., etc. Ce coton, vendu aux fabricants, après avoir encore été pour la plupart du temps trié, est alors déshuilé à l'aide de solutions aqueuses de carbonate de soude, ou à l'aide de dissolvants organiques, tels que benzène, éther, sulfure de carbone, etc., etc. Lavé ensuite avec de l'eau additionnée d'acide sulfurique dilué, il est alors cardé à l'aide de machines, pour être vendu, à l'exception de celui qui a été traité par du sulfure de carbone, par de l'éther ou par du benzène, aux fabricants de ouate hydrophile ; ceux-ci exigeant généralement des cotons à poils tecteurs très longs.

Description de la drogue. — Mesurant de 3 à 3 cm. 5 de long, ces poils tecteurs, ainsi dégraissés, se présentent dans le droguier sous la forme de paquets, de dimensions variables, de poids différents, constituant une masse homogène, blanche, neutre, inodore, insipide, très légère, souple, à fils soyeux, minces.

Examen microscopique. — Examinés au microscope, ils possèdent un aspect rubané, contourné, spatuliforme à leurs deux extrémités, à lumen petit, limité sur ses faces externes par un petit bourrelet ou membrane cellulosique, à peu près pure. Examinés sur une coupe transversale, ces poils tecteurs possèdent une face circulairement arrondie ou réniforme aux endroits rétrécis.

Réactions. — Macérée dans de l'eau froide ou dans de l'eau bouillante, cette drogue doit donner des solutions neutres ne se précipitant pas par addition de nitrate d'argent, cas contraire chlorures ou dérivés halogénés, ni par celle de nitrate barytique, cas contraire acide sulfurique, ni par celle d'oxalate ammonique, cas contraire sels calciques, etc., etc.

Projetée sur l'eau, elle doit s'imbiber de suite de ce liquide et tomber au fond de son récipient, cas contraire coton mal, dégraissé. Elle se colore en bleu par addition d'iode, mais elle se gonfle dans une solution fraîchement préparée d'hydrate potassique. Chauffée avec ce réactif, puis lavée et additionnée de chloroiodure zincique, elle se colore aussi en bleu par addition d'iodure potassique ioduré et par celle d'acide sulfurique dilué.

Falsifications. — Elle est souvent mélangée à des poils tecteurs de qualité inférieure ou à des fibres libériennes, cardées, qui, examinées au microscope, se différencient facilement du coton hydrophile, ainsi, les fibres de lin se colorent en rose, par addition d'une solution alcoolique de fuchsine et d'ammoniaque; les fibres de chanvre, traitées de la même manière, se colorant en jaune; les poils tecteurs des graines de cotonnier restent, par contre, incolores, si on les traite par ce réactif. Les fibres de chanvre, traitées par de l'iode et par de l'acide sulfurique, se colorent, quant à leur lumen, en jaune brunâtre et quant à leurs parois cellulaires, en vert bleuté. Il en est de même de celles du lin, mais celles-ci se colorent en vert bleuté par addition d'oxyde de cuivre et d'ammoniaque ; les poils tecteurs de cotonnier se gonflent, puis se dissolvent dans ce réactif, en formant des anneaux caractéristiques.

Analyse chimique. — Cette drogue est constituée par de la cellulose absolument pure ; mais non déshuilée, elle renferme, en outre, de l'huile fixe, puis des matières résineuses et colorantes.

La CELLULOSE $(C^6H^{10}O^5)^n$, se présente sous la forme d'une poudre blanche, amorphe, translucide, inodore, insipide, insoluble dans l'eau, l'alcool, l'éther, le chloroforme, le benzène, l'éther de pétrole, etc., etc., les acides dilués et dans les alcalis, mais elle est très soluble dans l'hydrate de cuivre additionné d'ammoniaque, dont la dissolution est précipitée par addition d'acides minéraux ou d'alcalins, ou par celle d'eau. Chauffée à sec, la cellulose devient brunâtre, tout en dégageant de l'alcool méthylique, de l'alcool allylique et des acides acétique et formique, puis du furfurol, des phénols, de la créosote, divers hydrocarbures, pour abandonner ensuite un résidu charbonneux.

Traitée à froid par de l'acide sulfurique concentré, elle se gonfle pour se transformer en *amyloïde* ou *hydrocellulose*, qui, versée dans un récipient rempli d'eau, se précipite sous la forme de flocons incolores, bleuissant par addition d'iode. La cellulose, abandonnée pendant un certain temps au contact de cet acide, s'y dissout lentement, tout en se transformant en un acide sulfoné, puis en lignodextrine. L'acide nitrique la transforme en nitrocellulose, avec un ou plusieurs groupes de NO^2, celle-là se transforme, à chaud ou macérée très longtemps dans cet acide, en acide oxalique. Cette nitrocellulose sert à préparer la dynamite, la pyroxyline, le collodion et le celluloïd.

La CELLIOBIOSE ou CELLOSE, isomère au gentiobiose et au maltose, fut découverte dans l'hydratation du papier, elle se présente sous la forme d'une poudre cristalline, blanche, soluble dans l'eau, l'alcool dilué, à pouvoir rotatoire, dextrogyre, de $+ 33°,5$, qui, réduisant la liqueur de Fehling (1 mgr. 38 de Cu par un milligramme de substance) peut être hydrolysée par la cellobiase et par l'émulsine. Cette hexobiose peut être obtenue synthétiquement, en soumettant

60 grammes de glucose et 10 grammes de glycol dissous dans 100 grammes d'eau, à l'action de l'émulsine, puis en reprenant le résidu concentré de cette solution par de l'alcool, afin d'obtenir la gentiobiose sous la forme d'une masse cristalline. Les eaux mères de celle-ci, dissoutes dans de l'eau, puis additionnées d'alcool absolu, précipitent alors un dépôt volumineux qui, repris par de l'alcool à 90°, donne une solution, que l'on soumet à la cristallisation spontanée.

Usage thérapeutique. — Le coton hydrophile se prescrit comme succédané de la charpie, dans le traitement des plaies, car il laisse passer l'air, tout en empêchant la poussière et les bactéries de s'y introduire, surtout s'il a été préalablement imprégné d'iodoforme ou d'autres antiseptiques. On l'utilise, en outre, pour laver les plaies, à condition de le plonger, au préalable, dans des solutions diluées de sublimé corrosif, de lysoforme ou d'un autre désinfectant.

Pharmacie galénique. — Il sert à préparer la ouate boriquée, la ouate au perchlorure de fer, à l'iodoforme, au sublimé, au vioforme, à l'acide phénique, à l'acide salicylique, à l'airol, au dermatol, etc.. etc., voir pour plus de détails, mon *Traité de Pharmacie galénique.*

Préparation de l'huile de coton. — Ces graines, ainsi mondées de leurs poils tecteurs, puis concassées et exprimées à froid, puis à chaud, en présence d'eau bouillante, livrent, au droguier, leur huile fixe ; car elles renferment, en moyenne, de 18 à 30 p. 100 de corps gras, outre des pentosanes, de l'amidon, de la mélitriose, du mucilage, de la bétaïne, de la nucléine, de la choline et de la dextrine.

La MÉLITRIOSE ou RAFFINOSE ou GOSSYPOSE, $C^{18}H^{32}O^{16}$, se prépare en extrayant les tourteaux de ces fruits par de l'alcool à 80 p. 100, qui, concentré, est agité avec de l'éther, afin de le priver de ses corps gras. Cette solution hydroalcoolique, précipitée par de l'acétate de plomb, puis par de l'hydrogène sulfuré, donne un filtrat inodore que l'on concentre et soumet à la cristallisation spontanée. Elle se présente sous la forme d'une poudre blanche, cristalline, douceâtre, inodore, fusible à 188°, soluble dans l'alcool éthylique, l'alcool méthylique, dont les solutions possèdent un pouvoir rotatoire, dextrogyre, de $+ 105°$. Elle ne réduit pas la liqueur de Fehling, mais, hydrolysée, elle donne du mélibiose, $C^{12}H^{22}O^{11}$. Chauffée avec de l'acide nitrique dilué, elle se transforme en acide mucique mais, traitée par de la levure de bière, elle se transforme en encaïne (se décomposant ensuite en galactose et en glucose).

Purification de l'huile de coton. — L'huile, ainsi obtenue, se présentant sous la forme d'un liquide rouge brunâtre, est ensuite traitée par une solution de carbonate de soude, afin de précipiter ses matières colorantes et mucilagineuses ; filtrée puis lavée aux vapeurs d'eau, elle est alors vendue aux droguistes.

Description de l'huile de coton. — Elle se présente sous la forme d'un liquide jaune pâle ou jaune foncé, d'un poids spécifique de 0,906 à 0,930, d'odeur nulle, à saveur douceâtre, oléagineuse, à indice de réfraction de 1,4644, à indice de saponification de 203, à indice d'iode de 108, insoluble dans l'eau, peu soluble dans l'alcool, mais très soluble dans l'éther, le chloroforme, le sulfure de carbone, les huiles grasses et essentielles.

Réactions. — Elle se colore en rouge brunâtre par addition d'acide sulfurique, en rouge par celle du réactif d'Halphen ; en vert olive par celle d'acide sulfurique additionné d'une trace d'acide nitrique.

Soumise à l'action du froid, elle dépose des cristaux incolores, fusibles à 34°, mais elle doit posséder un indice d'acidité de 0, un indice de saponification de 203 à 208, un indice d'iode de 110 à 112.

Falsifications. — Jamais falsifiée, elle est, par contre, utilisée comme succédané de l'huile d'olive à bon marché.

Analyse chimique. — Elle est constituée par un mélange de 0,3 p. 100 de myristine, 20 p. 100 de palmitine, 2 p. 100 de stéarine, 0,6 p. 100 d'arachidine, 35,2 p. 100 d'oléine et 41,7 p. 100 de linoline.

Usage thérapeutique. — Non officinale, cette huile ne se prescrit jamais dans la thérapeutique, mais on l'ordonne parfois, dans la médecine vétérinaire, lors de la préparation des liniments ou des onguents. Elle sert principalement à préparer des savons, des vernis et des bougies, etc.

Historique. — Le nom de Gossypium, attribué à cette plante, provient du mot gossum ou goitre ; elle était connue des Anciens, car les Chinois confectionnaient déjà 2.500 av. J.-C. des vêtements avec les poils tecteurs de ses graines, et les indigènes de l'Amérique du Sud possédaient, bien avant la découverte de ce continent, des étoffes préparées à l'aide de coton. Les vieux ouvrages sanscrits nous parlent aussi d'étoffes très fines ou mousselines, confectionnées avec des poils tecteurs, qui étaient cardés, du temps d'Alexandre le Grand, dans la vallée du Gange. Cette industrie s'implanta aussi en Grèce et en Egypte ; car on retrouve dans les tombeaux des Pharaons des vêtements en coton, à côté d'autres, qui ont été confectionnés avec des fibres de lin, comme je l'ai démontré dans mon livre de l'*Embaumement avant et après Jésus-Christ*. Venise était, au moyen âge, la place marchande, par excellence, du coton, qui lui parvenait particulièrement des Indes ; mais l'industrie textile ne prit en Europe, une réelle importance, qu'à partir du XVIᵉ siècle, où la première toile fut tissée en 1672 en Angleterre. Il en fut de même en France sous le règne de Henri IV (voir les actes de la corporation des drapiers de Rouen). Les premières machines à tisser provenant d'Angleterre, où elles furent inventées par Roland de la Platière, ne furent introduites qu'en 1784 en Normandie, qui recevait son coton du Levant, de la Macédoine et de la Martinique, mais non des Etats-Unis, qui n'en exportèrent qu'à partir de la guerre de sécession, c'est-à-dire dès l'an 1840.

Le commerce européen différencie de nos jours le coton, non seulement selon ses pays producteurs, mais selon les plantes qui le fournissent, c'est-à-dire en *Sea Island* avec le géorgien, l'égyptien et le brésilien, qui provient de la plante *Gossypium barbadense*, ce dernier coton pouvant aussi être livré par le *Gossypium peruvianum*, qui livre des poils tecteurs de 48 centimètres de long à Maranhao, Ceara, 45 centimètres à Pernambouc, 35 centimètres à Parahyba, 16 centimètres aux Indes, où on le cultive aussi, celui-ci donnant le coton *Kidny*, à l'encontre des Gossypium hirsutum et herbaceum, qui livrent le coton *Upland*, provenant des Indes, de la Louisiane, de la Nouvelle-Orléans et de Nankin.

On peut recommander de cultiver le cotonnier au Brésil avec le caféier, car ce pays exportait en 1907, environ 165.000 balles de coton pesant chacune 500 livres ; celui-ci étant livré à raison de 26.944 kilogrammes par Para, 2.874.816 kilogrammes par Maranhao, 2.263.000 kilogrammes par Cajueiro, 4.210.460 kilogrammes par Fortaleza, 820.000 kilogrammes par Natal, 3.431.476 kilogrammes par Maceio et 61.270 kilogrammes par Bahia, dont 19.972.760 kilogrammes étaient exportés en Angleterre, 169.963 kilogrammes en Italie, 397.500 kilogram-

mes au Portugal, 2.973.050 en Allemagne, 24.960 kilogrammes en Belgique, 728.510 kilogrammes en France et 2.000 kilogrammes en Suisse ; la production mondiale de coton se chiffrant, en 1907, à raison de 13.438.000 balles de 500 livres pour les Etats-Unis, 2.337.000 balles pour les Indes, 1.316.282 balles pour l'Egypte, 1.192.000 balles pour la Chine, 111.000 balles pour le Mexique, 36.000 balles pour la Perse, 46.000 balles pour le Pérou, 4.600 balles pour les Philippines et 4.565 balles pour l'Afrique anglaise.

Notons encore, que les fleurs de cette plante se prescrivent, aux Indes et en Amérique, comme succédané de nos fleurs de guimauve ou de mauve, c'est-à-dire comme émollient et comme lénitif.

Les racines de cette plante se présentent aussi parfois, dans le droguier, sous la forme de fragments irréguliers, entrelacés les uns avec les autres, à surface externe brun rougeâtre, plus ou moins exfoliée, mais marquée de stries longitudinales, à cassure difficile, fibreuse, à saveur astringente, d'odeur désagréable, faible.

Elles renferment des traces d'essence, de l'acide salicylique, de l'acide 2-8-dihydroxybenzoïque, fusible à 204°, une substance phénolique, de formule $C^9H^{10}O^3$, fusible à 258°, soluble dans les liqueurs alcalines, de la bétaïne ; un alcool gras de formule $C^{20}H^{42}O$ (fusible à 77°), de l'alcool cérylique, du phytostérol, puis un mélange d'acides gras de la série aliphatique, outre des matières résineuses, pectiques et colorantes, etc., etc. Ces racines se prescrivent, en Amérique, sous la forme d'extrait fluide ou sous celle de décoctions, comme succédané du seigle ergoté.

Notons encore que les poils tecteurs des graines de cette plante, renferment une matière colorante ou GOSSYPINE, celle-ci se présentant sous la forme d'une poudre amorphe, brunâtre, insoluble dans l'eau, les acides minéraux dilués, mais très soluble dans l'alcool, les carbonates alcalins et les alcalis.

STERCULIÉES

SEMEN ET OLÆUM CACAO, GRAINE ET BEURRE DE CACAO, DE THEOBROMA CACAO L., var. ANGUSTIFOLIUM (Mexique), OVARIFOLIUM ET MARIA (Para), GUYANENSIS (Colombie), BICOLORUM (Equateur), PENTAGONUM (Guatémala, Nicaragua).

Origine botanique (fig. 192). — Cet arbre, de 4 à 12 mètres de haut, à tronc de 25 centimètres de diamètre, porte des feuilles isolées, longuement pétiolées, munies de stipules caduques, à limbe entier, lancéolé, glabre, pointu à ses deux extrémités, de 20 à 30 centimètres de long sur 7 à 10 centimètres de large, ondulé sur ses bords, mais toujours parcouru par une nervure médiane, prononcée, et par des nervures secondaires rejoignant, à sa périphérie, ses nervures supérieures. Ses fleurs hermaphrodites, actinomorphes, isolées ou groupées plusieurs ensemble sur un pédoncule commun, très velu, possèdent de nombreuses bractées. Elles sont constituées par un calice à 5 sépales horizontaux, libres au sommet, mais concrescents entre eux par leurs bases ; par une corolle rose rougeâtre, à 5 pétales plus longs que les sépales ; ceux-là entourant 5 phalanges de staminoïdes et 5 phalanges d'étamines fertiles, épipétales, concrescentes entre elles en un tube par leurs filets ; elles portent chacune une anthère à 4 sacs polliniques. Leur pistil comprend 5 carpelles épipétales, fermés, concrescents en un ovaire quinquiloculaire, renfermant dans chaque loge deux assises d'ovules anatropes. Il est surmonté par un style assez allongé, à un stigmate arrondi. Son fruit est une baie ovoïde, de 14 à 18 centimètres de long sur 5 à 6 centimètres de large, parcourue dans toute sa longueur par 10 côtes longitudinales, légèrement convexes.

Il se différencie, tant par sa couleur que par ses sillons longitudinaux, en plusieurs variétés, parmi lesquelles nous mentionnerons le *creolio* (créole) ou *caraque*, à fruits jaunes ou rouges, avec ses variétés *amarillo*, jaune et *colorado*, qui, à graines amandées très peu amères, proviennent principalement de San-Thomé, de la Trinidad ; le *Forestero*, avec ses variétés jaune et rouge, dont les graines amères exigent une fermentation plus prolongée, le *Calabacillo*, ou fruit en forme de calebasse ovoïde, à graines aplaties, très amères, avec ses variétés jaune et orange, mais tous ces fruits sont eux-mêmes subdivisés en deux grands groupes, en fruits lisses et en cabosses verruqueuses, celles-ci renfermant généralement davantage de graines que les lisses, qui sont arrondies à leurs deux extrémités. Notons, que les feuilles desséchées du cacao renferment de 0,29 à 0,55 p. 100 de théobromine, outre des traces de caféine. Mais les coques de cacao, renfermant 0,294 p. 100 d'acides, 10,78 p. 100 d'eau, 8,16 p. 100 de cendres, 1,08 p. 100 de phosphates, 8,86 p. 100 de matières grasses, 13,81 p. 100 de matières protéiques, 2,21 p. 100 d'azote, 20,46 p. 100 de matières hydrocarburées et 37,93 p. 100 de cellulose et de matières ligneuses (résultats confirmés par MM. Leprince et Lecoq, qui découvrirent que 100 grammes de cette substance émettaient 220 calories) peuvent être utilisées comme succédané des fourrages, sans qu'elles puissent pour cela remplacer entièrement l'avoine.

Notons que les racines de ces plantes renferment à l'état jeune 6,53 p. 100 de cendres, 4,26 p. 100 d'alcalins, 1,36 p. 100 d'acide phosphorique, 7 p. 100 de substances grasses, 0,44 p. 100 de dextrose, 2,1 p. 100 de saccharose, 1,8 p. 100 de théobromine, 0,21 p. 100 de caféine, 23 p. 100 de parties solubles dans l'eau.

Origine géographique. — Fleurissant toute l'année et portant 4 mois plus tard des fruits, cet arbre, originaire de l'Amérique centrale, particulièrement des côtes mexicaines et des rives des fleuves Amazone, Orénoque, Mississipi et Magdalena, etc., est représenté comme nous l'avons dit, par plusieurs variétés, qui croissent, en ce qui concerne le *Theobroma Cacao var. pentagonum*, au Nicaragua et au Guatémala, le *Theobroma Cacoa var. alligator* à San-Thomé, au Mexique et au Brésil, le *Theobroma Cacao var. angustifolium* en Colombie et dans l'Equateur, etc., etc. ; mais toutes ces variétés sont cultivées, non seulement dans ces pays, mais aussi aux Antilles, au Chili, à Manille, à la Guadeloupe, à l'île Maurice, à la Jamaïque, aux Indes, à l'île Bourbon, aux Canaries, au Sénégal, au Congo, en un mot, dans toute l'Afrique et dans toute l'Amérique équatoriales, etc., etc. ; car les fruits des plantes sauvages sont plus petits, plus amers et plus riches en alcaloïdes, que ceux qui proviennent de végétaux cultivés.

Notons que les cacaoyers sauvages sont de petits arbres de 8 à 10 mètres de haut, qu'il ne faut pas confondre avec ceux livrant le *cacao d'Ilhéos*,

de Para et de Maranhao, dont la plante exigeant des terrains riches en humus, provenant particulièrement de forêts nouvellement défrichées, est parfois cultivée à Para et à Maranhao avec le manioc, à l'ombre duquel on plante ses graines. Ses fruits longs, blanc jaunâtre, très gros, livrent à partir de leur 5e année, des graines elles aussi comestibles mais très amères.

Pathologie. — Ces arbres sont souvent attaqués par des chenilles ou par des insectes hémiptères tels que l'Helopeltis Antonii, qui, s'atta-

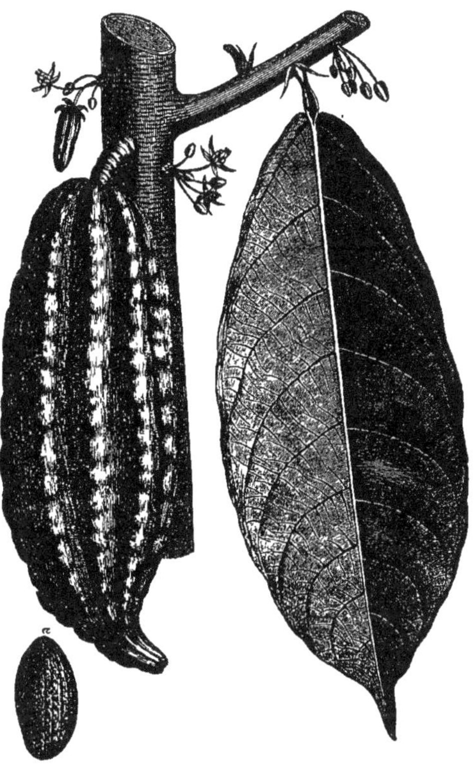

Fig. 192. — Feuille, fleur, fruit et graine de cacaoyer.

quant à leurs rameaux, est combattu à l'aide de savon noir, de pétrole et de décoctions de tabac.

Culture. — Leurs plantations, établies dans des terrains bien irrigués, alluvionnaires, riches en humus, protégés des vents par de grands arbres, tels que les Erythrines, Albizzias, Maniocs, qui leur servent de porte-ombrage, ou par des collines, sont toujours établies sous des climats tropicaux ou subtropicaux, à température moyenne de + 24° à + 26°. Leurs arbres se reproduisent à l'aide de boutures, de semis, établis à l'aide de graines distantes de 25 centimètres les unes des autres dans des pépinières, que l'on déterre après deux ans de culture et de soins, pour les transporter dans des parcs, où on les plante au nombre de 4 à 6 à l'ombre de bananiers, de divers Elaïs, d'Hévéas ou d'Erythrinas, c'est-à-dire de plantes donnant beaucoup d'ombrage.

Les cacaoyers fleurissant à partir de leur 3ᵉ année, et rapportant des fruits dès leur 6ᵉ année, vu qu'on les monde jusque-là de leurs fleurs, sont tributaires, quant à leur rendement, de l'humidité de leur sol et de sa richesse en nitrates et en phosphates, de la température moyenne de l'année, de la durée de la saison des pluies, de l'ombre que leurs porte-ombrage émettent, de l'aération de leurs plantations ; tous ces facteurs permettant, en outre, à leurs parasites de se développer plus ou moins bien. Notons que les cacaoyers ayant atteint leur huitième année et pouvant, de ce fait, émettre eux-mêmes suffisamment d'ombrage, pour protéger les jeunes plantes que l'on repique à leurs pieds, sont alors privés de leurs arbres protecteurs, qui proviennent, pour la plupart du temps, de plantes sauvages, croissant dans des terrains fraîchement défrichés. Il en est de même de la *Cedrela odorata*, de la *Chlorophora excelsa* et des divers Hévéas, qui bordent ces plantations. Il est nécessaire de toujours élaguer chaque année ces plantations, afin de ne pas permettre aux cacaoyers d'atteindre de trop grandes hauteurs, ce qui leur ferait perdre de leur force nutritive et vitale, puis il faut en arracher plusieurs fois par an les mauvaises herbes et les mousses, qui se répandent non seulement dans des plantations, mais aussi sur le troncs de ces arbres ; on utilise à cet effet des brosses spéciales, très dures, avec lesquelles on arrache les lichens qui s'y sont développés.

On admet généralement qu'un cacaoyer peut donner une moyenne de 30 à 50 cabosses et de deux à trois kilogrammes de graines annuellement. Sa production mondiale atteint chaque année 425.000.000 de kilogrammes, dont 1.075.000 kilogrammes s'exportaient avant 1914 sur l'Angleterre, 8.000.000 de kilogrammes sur l'Allemagne, 10.000.000 de kilogrammes sur la France, etc., etc., mais la Gold Coast vient de nos jours se placer en tête de ces pays producteurs.

Récolte. — Les fruits mûrs de ces plantes sont récoltés deux fois par an, particulièrement de mai en juin et de novembre en janvier, soit à la main, ou à l'aide de serpes montées sur de longs bâtons, soit par le gaulage. Les cabosses ainsi recueillies, puis mises en tas (le plus souvent, à l'abri de l'humidité, dans des hangars) sont alors ouvertes à l'aide d'incisions longitudiales ou en les concassant avec de grosses pierres plates, pour les priver de leurs graines, qui subissent, selon leurs pays producteurs, deux méthodes différentes de préparation, raison pour laquelle on les différencie en graines de cacao terrées et non terrées.

Préparation des graines. — *a) Graines de cacao terrées.* — Les graines de ces plantes, ainsi mises à nu, sont alors déposées, soit dans des trous creusés dans le sol, dont les parois intérieures sont toujours recouvertes de peaux d'animaux, soit dans des caisses en bois, dont le fond est recouvert de sable. On les y abandonne pendant 4 à 6 jours à la fermentation, qui les prive de leur amertume et qui tue leurs facultés germinatives, tout en mettant en liberté leurs amandes. Elle prennent de ce fait une légère odeur de moisi, tout en perdant approximativement la moitié de leur poids. Desséchées ensuite au soleil, en les déposant sur des claies, ou à l'aide de la chaleur artificielle, elles sont alors tamisées, puis triées et exportées sur l'Europe, dans des sacs ou dans des caisses en bois.

On les différencie, selon leurs pays d'origine en *cacao mexicain*, dont les graines convexes, d'arome très fin, possèdent une saveur douceâtre, Tabacco étant leur principal marché ; en *cacao d'Elmaraldas*, c'est-à-dire de l'Equateur, dont les graines sont plus foncées ; en *cacao de Guatémala* à cotylédons plus convexes que ceux des graines précédentes ; en *cacao de Caracas* ou du *Vénézuéla*, qui, préparé avec peu de soin, est constitué par des graines souvent recouvertes de moisissures et de terre, mais celles-là possèdent toutefois une odeur plus aromatique, une saveur plus douce que celles précédemment décrites, aussi sont-elles recherchées par le commerce européen ; en *cacao de Guayaquil* et de *Surinam*, etc., etc.

b) Graines de cacao non terrées. — Les graines de cacao, ainsi mondées de leurs péricarpes, sont alors déposées dans des auges en bois ou en ciment, pour être soumises à l'air, à la fermentation, entre 30° et 50° de chaud au maximum. Celle-ci se produit toujours, grâce aux divers saccharomycètes qui s'attaquent à leur pulpe, qu'ils liquéfient, tout en lui communiquant une réaction acide ; celle-là, s'écoulant par les trous pratiqués sur les côtés ou à la base de ces auges, dont le fond est toujours incliné. Ces graines sont alors retirées (le quatrième ou le sixième jour) de ces auges, pour être ensuite desséchées au soleil sur des claies, ou dans des séchoirs spéciaux, quitte à être ensuite soumises au polissage, qui les prive des traces de pulpe pouvant encore y adhérer. Elles perdent de par ce procédé, non seulement leur couleur primitive, mais une partie de leur poids, de leur amertume ; car elles possèdent alors une saveur plus douceâtre, une coloration brunâtre et une surface lisse.

Ces différentes variétés de graines sont exportées en Europe dans des sacs en toile, à tissus écrus, ou dans des tonneaux ou des barriques, que l'on dépose dans la cale des navires. On différencie ce cacao non terré, selon ses pays d'origine, en *cacao brésilien*, de Para et de Bahia, à graines convexes, brunâtres, très amères ; en *cacao de Cayenne*, de couleur brun grisâtre, en *cacao des Antilles*, en *cacao de la Côte d'Ivoire*, en *cacao du Congo*, etc., etc. Les graines de cacao non terré se différencient de celles du cacao terré, comme l'indique le tableau de la page suivante.

Sortes commerciales. — Le commerce différencie le cacao, comme nous l'avons dit, selon ses pays d'origine, en cacao de Caraques, c'est-à-dire du Guatémala, de Porto-Cabello, de Maracaïbo, de la Trinidad ; en cacao du Brésil, avec ceux de Para et de Bahia, de Surinam, de Cayenne ; en cacao des Iles, avec ceux de la Martinique, de la Guadeloupe, de la Jamaïque, de Bourbon, de Taïti ; puis en cacao africain, avec ceux de la Côte d'Or, de la Côte d'Ivoire, du Congo, de Madagascar ; puis en cacao des Indes et des îles hollandaises.

Description des graines de cacao. — Les graines de cacao se présentent dans le droguier sous la forme d'un petit corps ovoïde, de 2 à 3 centimètres de long sur 1 à 1 cm. 5 de diamètre, pointu à son extrémité supérieure, arrondi à sa base, qui est marquée d'une petite tache plus claire, arrondie, marque du hile, relié au microphylle par le raphé ; à teste jaunâtre à l'état

Cacao	Non terré	Terré
Surface	Nette, lisse	Grumeleuse, maculée de restes de terre
Couleur de l'amande	Brun violacé	Rouge brunâtre
Densité	Plus grande	Plus petite
Arome	Acre, amer, moins aromatique	Moins âcre, moins amer, plus aromatique
Adhérence à la coque	Très grande	Non adhérente
Demandé	Pour la préparation du beurre de cacao	Pour la préparation du chocolat
Origine	Brésil, Jamaïque, Saint-Domingue	Caraques, Trinité, Colombie, Guatémala, Cayenne

frais, jaune brunâtre sur le sec. Celui-ci lisse ou rugueux, selon le procédé de fermentation utilisé, est parcouru par de nombreux faisceaux libéro-ligneux, ramifiés, visibles à la loupe. Il entoure deux grands cotylédons plan-convexes, plissés, oléagineux, durs et brunâtres, mais violacés sur le frais, qui renferment, dans leurs anfractuosités, les restes de l'albumen, celui-ci y formant des stries marbrées, blanchâtres. Macérés dans de l'eau, ces cotylédons se séparent l'un de l'autre et de leur membrane ou pellicule argentée, très mince, qui provient des restes de leur périsperme. L'odeur de cette drogue est nulle sur le sec, mais légèrement aromatique sur le frais, sa saveur est aromatique, âcre, amère, douceâtre, sur le sec, mais astringente sur le frais.

Examen microscopique (fig. 193). — Examinée sur une coupe transversale, cette graine est constituée par un spermoderme à 3 assises de cellules ; la première, recouverte d'une cuticule assez épaisse, portant de-ci, de-là, les restes de la pulpe, est constituée par des cellules polygonales (*ep*), aplaties, rectangulairement allongées ; la seconde (*tm*) est formée par plusieurs assises de grandes cellules polygonales, entourant de nombreuses cellules à mucilage (*cm*), à parois minces, et des faisceaux libéro-ligneux. renfermés dans un parenchyme, à cellules aplaties, colorées en brun ; puis vient sa troisième assise (*scl*), à cellules sclérenchymateuses, qui possèdent des parois épaissies en fer à cheval, celles-ci vues de face paraissant polygonales.

Entourés par une pellicule argentée, à 5 ou 8 assises de cellules tangentiellement aplaties, qui, vues de face, forment les corpuscules de Mitcherlich ou agglomérations ayant la forme de gros poils pluricellulaires, uni ou plurisériés, se rencontrent l'albumen (*alb*) et les cotylédons. Ceux-ci sont constitués par de grandes cellules polygonales, à parois minces, qui renferment de nombreuses gouttelettes oléagineuses, des grains d'aleurone, avec cristalloïdes et globoïdes, et du brun de cacao, celui-ci n'existant pas à l'état frais, comme je suis parvenu à le démontrer, car leur glucotannoïde se décompose en glucose, en théobromine et en brun de cacao.

Poudre. — Ces graines desséchées, puis pulvérisées, livrent une poudre jaune brunâtre, caractérisée par la présence de leurs grains d'aleurone, avec globoïdes et cristalloïdes ; par celle des restes de leur pulpe, ainsi que par celle des cellules sclérenchymateuses de leur spermoderme, etc., etc.

Falsifications. — Rarement falsifiée à l'état frais, si ce n'est par des graines déjà extraites de leur théobromine, cette **drogue** est souvent additionnée de pierres et de sable ; on la falsifie, une fois pulvérisée, par addition de diverses fécules et de dextrine reconnaissables à l'examen microscopique.

Dosage de la théobromine. — Ces graines, pulvérisées, puis extraites par de l'éther, afin de les déshuiler, sont alors traitées, en présence d'hydrate calcique (dans un ballon muni d'un réfrigérant ascendant) par de l'alcool bouillant auquel elles abandonnent leur théobromine ; la

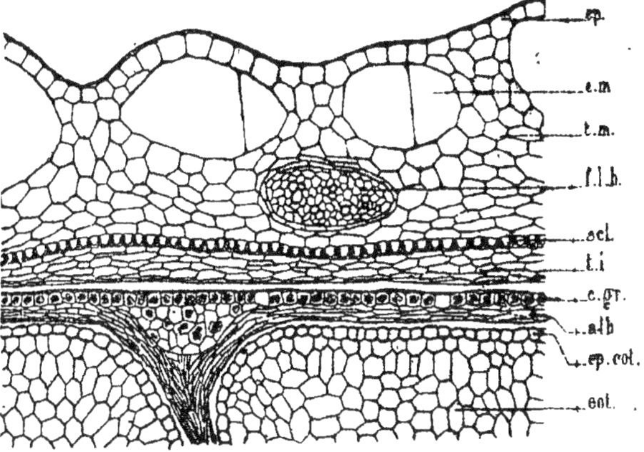

Fig. 193. — Coupe transversale de la graine de cacao.

ep) enveloppe externe ; tm) couche moyenne ; cm) cellules à mucilage ; flb) faisceaux libéro-ligneux ; scl) couche scléreuse ; té) tégument interne ; alb) albumen ; cg) cristaux gras ; ep) épiderme cotylédonaire.

solution, ainsi obtenue, filtrée à chaud, déposant, après avoir été concentrée, des cristaux qui, purifiés par recristallisations fractionnées, sont tarés. On peut aussi parfaire ce dosage comme suit : Triturez 100 grammes de cacao avec 40 centimètres cubes d'eau, puis extrayez-les, dans un matras muni d'un réfrigérant ascendant, en présence de phénol, par du chloroforme, que vous chauffez. Filtrez et répétez cette opération. Soumettez ces solutions chloroformiques à la distillation fractionnée, puis, additionnez leur résidu d'éther, qui précipite leur théobromine, tout en s'emparant du phénol. Chauffez la théobromine, ainsi obtenue, avec de l'eau additionnée d'acide sulfurique, dont la solution filtrée est additionnée d'ammoniaque. Précipitez cette solution ammoniacale par addition de nitrate d'argent, afin d'obtenir du théobrominate argentique, que vous lavez plusieurs fois de suite avec de l'eau, afin de dissoudre le nitrate ammonique ainsi formé. Décomposez ce théobrominate argentique par de l'hydrogène sulfuré, et reprenez son alcaloïde par de l'alcool amylique bouillant, qui, filtré à chaud, dépose, à froid, des cristaux de théobromine : celle-ci, lavée à l'éther pour la priver de toute trace d'alcool amylique, étant ensuite desséchée, puis tarée.

MM. Emury et Spencer préconisent de doser comme suit cet alcaloïde : Mélangez-le à son poids d'acétate de soude puis prélevez-en 0 gr. 1, que vous dissolvez dans 2 centimètres cubes d'acide acétique glacial, dont la solution est additionnée de 5 centimètres cubes d'eau chaude et de 50 centimètres cubes d'une solution demi-normale d'iode, puis de 20 centimètres cubes d'une solution saturée de sel de cuisine et de 2 centimètres cubes d'acide chlorhydrique concentré, quitte à l'abandonner pendant 18 heures au repos, pour tarer ensuite le periodure de théobromine ainsi formé et pour titrer, en retour, l'iode non utilisé.

Analyse chimique. — Elles renferment de 1,3 à 1,6 p. 100 de théobromine, et, dans leur spermoderme, des traces de caféine, comme je suis parvenu à le démontrer, outre de 55 à 58 p. 100 de beurre de cacao, du brun de cacao, des traces minimes d'essence, de l'aleurone, du tânin, du phlobaphène et des matières cellulosiques et inorganiques.

La Théobromine ou Diméthylxanthine ou 3-7-diméthyl-1-2-6-dioxypurine, $C^7H^8N^4O^2$, découverte en 1842 par Woskresensky, puis étudiée par Glasson et Schmidt, se prépare comme suit :

Préparation de la Théobromine. — Traitez la poudre de cacao par de l'eau bouillante, puis, précipitez cette solution filtrée à chaud, par de l'acétate de plomb, et par de l'hydrogène sulfuré. Cette solution chaude, filtrée à nouveau, puis évaporée à sec, en présence de magnésie calcinée, abandonne un résidu, qui, repris par de l'alcool bouillant, donne une solution qui, concentrée, est soumise à la cristallisation spontanée.

Description de la Théobromine — Elle se présente sous la forme d'une poudre blanche, cristalline, à aiguilles fines, incolores, inodores, amères au goût, sublimables à 290°, insolubles dans l'éther, très peu solubles dans l'alcool absolu froid, l'eau froide, mais très solubles dans le chloroforme, l'alcool bouillant, l'eau bouillante, ainsi que dans la lessive de soude, dans laquelle la caféine est insoluble.

Réactions. — Donnant avec les acides et avec les bases des sels incolores, elle se dissout sans se colorer dans l'acide nitrique ou dans l'acide sulfurique ; mais, traitée par de l'eau de chlore, que l'on évapore à sec, elle abandonne un résidu jaune rougeâtre, se colorant en rouge violacé par addition d'ammoniaque. Ses solutions aqueuses ou alcooliques ne sont pas précipitées par addition d'iode.

Chauffée en présence de peroxyde de manganèse, la théobromine donne un liquide qui, filtré, se colore en bleu par addition d'oxyde de magnésie ; mais ses solutions aqueuses se précipitent à chaud en présence d'ammoniaque en des dépôts blancs par addition de nitrate d'argent ou par celle de sublimé. Elle possède, quant à sa formule, la constitution suivante :

$$\begin{array}{l}
\text{HN---CO}\\
\ \ |\qquad |\qquad\qquad\quad \text{CH}^3\\
\ \text{CO}\ \ \text{C---N}\!\!<\\
\ \ |\qquad ||\qquad\qquad\ \ \text{CH}\\
\text{CH}^3\text{---N---C---N}\!\!
\end{array}$$

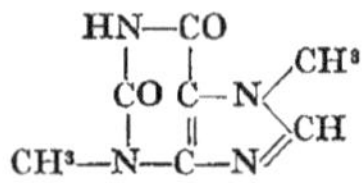

Chauffée avec de l'acide nitrique, elle se transforme en méthylamine et en *acide monométhylparabanique*, $C^3H(CH^3)N^2O^3$, mais traitée, en présence de peroxyde de manganèse ou de peroxyde de plomb, par de l'acide sulfurique dilué, elle se transforme en anhydride carbonique et en acide amalique ou *tétraméthylalloxanthine*, de formule :

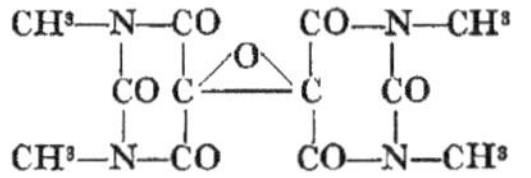

$$\begin{array}{l}
\text{CH}^3\text{---N---CO}\qquad\quad\text{CO---N---CH}^3\\
\ \ \ \ \ \ |\qquad\ |\ \ \diagup\!\!\text{O}\!\!\diagdown\ \ |\qquad\ |\\
\ \ \ \ \text{CO}\ \ \text{C}\text{------}\text{C}\qquad\text{CO}\\
\ \ \ \ \ \ |\qquad\ |\qquad\qquad\ \ |\qquad\ |\\
\text{CH}^3\text{---N---CO}\qquad\quad\text{CO---N---CH}^3
\end{array}$$

L'acide chlorhydrique fumant, chauffé à 250°, pendant 6 heures de temps, avec de la théobromine, la décompose en anhydride carbonique, en acide formique, en méthylamine et en sarcosine, $C^3H^7N^0O^2$. La même décomposition se produit, lorsqu'on fait bouillir cet alcaloïde avec une solution aqueuse d'hydrate barytique.

Traitée par de l'acide chlorhydrique et par du chlorate potassique, elle se transforme en monométhylurée et en méthylalloxane, de formules :

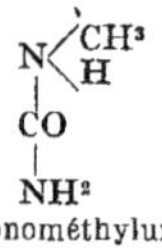

$$\begin{array}{ll}
\ \ \ \ \ \ \diagup\text{CH}^3 & \text{HN---CO}\\
\text{N}\!\!<\qquad\quad & \ \ |\qquad\ |\\
\ \ \ \ \ \ \diagdown\text{H} & \text{CO}\ \text{CO}\\
\ \ |\ & \ \ |\qquad\ |\\
\text{CO} & \text{CH}^3\text{---N---CO}\\
\ \ |\ \\
\text{NH}^2\\
\text{Monométhylurée}\qquad\ \ \text{Méthylalloxane}
\end{array}$$

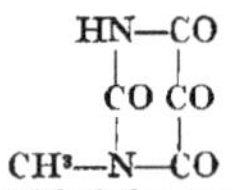

Le brome la transforme en monobromthéobromine qui, traitée par de l'hydrate potassique, donne de l'acide 3-7-diméthylurique ; mais cette base se combine avec de l'argent sous la forme de théobrominate d'argent, qui, chauffé à 100° en tubes fermés, en présence d'hydrate potassique et d'iodure de méthyle, se transforme en caféine, car :

$$C^7H^8N^4O^2 + CH^3I + KOH = C^8H^{10}N^4O^2 + KI + H^2O$$
$$\text{Théobromine}\qquad\qquad\qquad\qquad\qquad\text{Caféine}$$

Traitée en suspension dans du chloroforme par du chlore, la théobromine se transforme en *acide théobrominique* et non pas en un dérivé chloré, cet acide possédant, quant à sa formule, la constitution suivante :

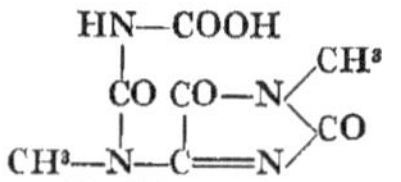

$$\begin{array}{l}
\text{HN---COOH}\\
\ \ |\qquad\ |\qquad\qquad\ \ \text{CH}^3\\
\ \text{CO}\ \ \text{CO---N}\!\!<\\
\ \ |\qquad\ |\qquad\qquad\ \ \text{CO}\\
\text{CH}^3\text{---N---C===N}\!\!\diagup\\
\ \ \ \ \ \ \text{Acide théobrominique}
\end{array}$$

On la prépare synthétiquement comme suit en partant de l'alloxane (B. 30, p. 1839).

HN—CO   CO CO   HN—CO
Alloxane

→ *Sulfite de méthylamine* →

HN—CO   H
CO C—N—CH³ / SO³H
HN—CO
Acide méthylthio-urique

HCl →

HN—CO
CO CH—N⟨H / CH³
HN—CO
Méthyluramile

HOCN →

HN—CO
CO CH—N⟨CH³ / CONH²
HN—CO
Acide monométhylpseudo-urique

HCl →

HN—CO
CO C—N⟨CH³ / CO
HN—C—NH
Acide méthylurique

Sel plombique méthylé →

HN—CO
CO C—N⟨CH³ / CO
CH³—N—C—NH
Acide 3-7-diméthylurique

POCl³ →

HN—CO
CO C—N⟨CH³ / CCl
CH³—N—C—N
Chlorthéobromine

HI →

HN—CO
CO C—N⟨CH³ / CH
CH³—N—C—N
Théobromine

USAGE THÉRAPEUTIQUE DE LA THÉOBROMINE. — Elle se prescrit, à doses de 0 gr. 3 à 0 gr. 5 plusieurs fois par jour, en poudres et en pilules, comme diurétique, à effets physiologiques moins dangereux que ceux de la caféine.

ACTION PHYSIOLOGIQUE. — Se transformant en partie en méthylxanthine dans l'organisme, la théobromine se rencontre aussi dans les urines des patients traités avec ce médicament. Très peu toxique pour l'homme, elle est sans action sur sa digestion ; mais, à fortes doses, elle détermine néanmoins des nausées et des vomissements. Elle n'élève pas la pression artérielle, car elle n'exerce, selon certains auteurs, aucune action sur le cœur, mais Huchard constate, par contre, que la théobromine, ordonnée à fortes doses, provoque de l'impulsion cardiaque. C'est un diurétique puissant, qui agit en excitant l'épithélium rénal, tout en augmentant, selon certains auteurs, la pression sanguine. Inoffensive pour les reins, elle ne s'accumule jamais dans l'organisme, aussi n'y a-t-il pas accoutumance.

PHARMACIE GALÉNIQUE. — Elle sert à préparer la diurétine ou salicylate de soude et de théobromine, ainsi que d'autres dérivés, décrits dans notre *Traité de Chimie médico-pharmaceutique et toxicologique*.

Usage thérapeutique des graines de cacao. — Cette drogue, ne se prescrivant jamais comme telle dans la médecine, y est parfois ordonnée, de par sa teneur en matières protéiques, sous la forme de chocolat comme analeptique.

Pharmacie galénique. — Elle sert à préparer la Phosphatine Falières, l'Ovomaltine, le vin Bugeaud, le Racahout des Arabes, etc., etc. (voir pour plus de détails notre *Traité de Pharmacie galénique*).

Préparation du beurre de cacao. — Les graines détériorées de cacao, ou celles devant servir à la préparation du chocolat, sont soit extraites par de l'éther, soit exprimées entre deux plaques en fer chauffées entre 40° et 50°, afin de les priver de leurs corps gras, qui, refroidis, se déposent sous la forme d'une masse onctueuse, solide.

Description du beurre de cacao. — Il se présente sous la forme de plaques ou sous celle de pains blanc jaunâtre, solides, de consistance dure au froid, mais molle à la chaleur, d'odeur spéciale, rappelant un peu celle du cacao, à saveur douceâtre, oléagineuse, légèrement aromatique, d'un poids spécifique de 0,992 à 0,993. Fusible entre 21° et 30°, il se dissout très facilement dans l'éther, l'alcool absolu, le chloroforme, le benzène, l'éther de pétrole, l'essence de térébenthine. Non entièrement soluble dans l'alcool dilué, il est tout à fait insoluble dans l'eau. Son indice d'acidité doit être compris entre 1 et 2 ; son indice de saponification entre 193 et 194.

Falsifications. — Il est souvent falsifié par addition de corps gras, ne se dissolvant pas entièrement dans l'alcool absolu, le chloroforme, le benzène, l'éther ; puis par du suif, dont les solutions éthérées, louches, déposent à froid un résidu blanchâtre, il en est de même en présence de paraffine. Une mèche de coton hydrophile, imbibée d'une solution éthérée de beurre de cacao, ne doit pas dégager d'odeur désagréable, si on la brûle, cas contraire, suif. Il est aussi souvent falsifié par addition d'huile d'arachide, de sésame ou d'amande, etc., qui élèvent son indice d'iode, celui-ci devant être compris entre 32 et 40.

Analyse chimique. — Il est constitué par un mélange de triglycérides des acides stéarique, oléique, laurique, palmitique et arachique ; mais il ne renferme jamais de trigycérides des acides gras volatils, raison pour laquelle il rancit très difficilement.

Usage thérapeutique. — On le prescrit sous la forme de suppositoires ou sous celle de bougies, comme lénitif, comme adoucissant, puis, dans la préparation de nombreux onguents comme adoucissant de la peau.

Pharmacie galénique. — Il rentre aussi dans la préparation de certains onguents et des pommades pour les lèvres. Il sert, dans la technique, à préparer la *cacaoline* et la *cocoline*, qui sont des graisses alimentaires, constituées par un mélange de beurre de cacao, de beurre de coco et de stéarine.

Historique. — Le nom de Théobroma, ou nourriture des dieux, lui fut donné par les indigènes des pays d'où cette plante est originaire, mais son nom de cacao lui provient du mot mexicain *cacahoaquahuite*, voir les récits de Monardès et de Fernandès Cortez ; celui-ci nous apprend que les Mexicains utilisaient en l'an 1519 les graines de cet arbre comme aliment ; leurs péricarpes étant employés comme combustible. Les Tolkètes utilisaient aussi les graines de cette plante comme aliment, ceci, bien avant leur soumission aux Aztèques datant de 1325, raison pour laquelle ils la cultivaient déjà dans leurs jardins sous la dénomination de *cocaguate*. Ayant privé ces graines de leur pulpe et de leurs péricarpes, ils les concassaient pour en préparer, en les additionnant de vanille et d'eau, une pâte dénommée *Chocolade*, celle-ci fut, en outre, envoyée aux rois d'Espagne, par les explorateurs du Nouveau-Monde. Les indigènes du Brésil ne connaissaient pas cet arbre avant la venue des Européens, à l'encontre des habitants des rives de l'Orénoque, qui n'utilisaient que la pulpe de ses fruits, considérant leurs graines comme un produit de peu de valeur. Les premiers Européens, qui visitèrent l'Amérique Centrale, nous apprennent, en outre, que les indigènes de ces contrées absorbaient des graines fraîches de cacaoyer pour se donner des forces, ceci, particulièrement avant de se mettre en guerre ou en route pour des expéditions lointaines. Ils en préparaient aussi une boisson rafraîchissante, dont Hilronymus Benzonus, parcourant en 1544 le Mexique, nous dit, qu'il ne put se résoudre à l'absorber. Les premières relations, se rapportant à cet arbre, remontent à Fernandès Cortez, qui envoya en Europe, outre la pâte ci-dessus mentionnée, des graines servant à préparer le chocolade, dont Clusius fait fi, disant qu'il faut les donner comme aliment aux pourceaux. On n'apprit à connaître en France cette préparation qu'en 1615, époque où la femme de Louis XIII l'introduisit à la Cour.

Les premières graines de cette plante, utilisées aussi comme monnaie dans leurs pays d'origine, ne parvinrent à Hambourg qu'en 1695.

On admet que le Brésil produisait, en 1907, plus de 149.020.695 kilogrammes de graines de cacao, dont 20.847.189 kilogrammes provenaient de Bahia, 26.224.110 kilogrammes de Para, 8.800.000 kilogrammes de l'Amazonie, 12.455.000 kilogrammes de Pernambouc, 3.746.000 kilogrammes de Ceara, 5.160.000 kilogrammes de Maranhao, particulièrement vendues à raison de 2.019.522 kilogrammes en Angleterre, 7.189.000 kilogrammes en Allemagne, 5.283.000 kilogrammes en France, 8.894.000 kilogrammes aux Etats-Unis, 3.190.000 kilogrammes en Belgique et 4.230.000 kilogrammes en Italie ; ces pays en recevaient en tout, en 1907, près de 37.657 tonnes pour les Etats-Unis, 35.261 tonnes pour l'Allemagne, 23.400 tonnes pour la France, 20.150 tonnes pour l'Angleterre, 11.200 tonnes pour la Hollande, 8.400 tonnes pour la Suisse, 5.600 tonnes pour l'Espagne, 3.860 tonnes pour la Belgique, 2.600 tonnes pour la Russie, 1.385 tonnes pour l'Italie, 1.300 tonnes pour le Danemark, 1.000 tonnes pour la Suède, 580 tonnes pour la Norvège, d'autres pays, c'est-à-dire à raison de 24.620 tonnes de l'Equateur, 24.000 tonnes de Saint-Thomas, 13.163 tonnes de la Trinidad, 12.000 tonnes du Vénézuéla, 2.700 tonnes de Ceylan, 2.400 tonnes de la Jamaïque, 2.700 tonnes de Cuba, 2.100 tonnes de Haïti, 1.400 tonnes de Surinam, 9.600 tonnes de l'Afrique anglaise et 1.262 tonnes des possessions françaises.

Notons que, selon nos analyses, les graines fraîches de cacao renferment, dans leur plasma, du rouge de cacao, de couleur rouge violacé, soluble dans le suc cellulaire et dans l'eau. Celui-ci est un glucoside constitué par de la théobromine, par du glucose et par un tanin mal défini. Ce glucoside se décompose, sous l'action des ferments ou sous celle d'acides dilués, en glucose, en théobromine et en brun de cacao, raison pour laquelle les propriétés stimulantes des graines de cacao desséchées, après avoir été soumises à la fermentation, disparaissent. Elles renferment, en outre, selon mes analyses, des traces d'essence, qui est constituée par un mélange d'éthers des acides valérianique, caprique et capronique, outre de l'acétate d'amyle, du propionate et du butyrate d'amyle, avec traces de linalol.

KOMOUL, D'ABROMA ANGUSTA, L.

Originaire des Indes et des Philippines où il est aussi cultivé, cet arbre livre à l'industrie textile les fibres libériennes de son tronc et de ses tiges, utilisées comme filasse.

SEMEN HERITIERÆ, D'HERITIERA LITTORALIS, Ait.

Originaire de Java, cet arbre porte des fruits à graines très oléagineuses, riches en mucilage et en heritierine ou heritine, qui est identique à la caféine, aussi se prescrivent-elles, dans leurs pays d'origine, comme sédatif contre les crises d'hystérie.

SEMEN STERCULIÆ, OLIVE DE JAVA, DE STERCULIA FŒTIDA, L.

Prospérant à Java et dans les îles environnantes, cet arbre livre, au droguier, ses graines, à spermoderme dur et à deux grands colytédons riches en matières oléagineuses. Exprimées, elles donnent un beurre presque identique à celui provenant des graines de cacao, qu'il sert d'ailleurs à falsifier. Il en est de même des graines de la plante *Sterculia scaphigera* Wall., originaire des Indes. Ces graines, riches en mucilage, se prescrivent aussi parfois comme lénitif, comme adoucissant dans la médecine populaire de ces pays, puis aussi comme reconstituant et comme excitant, car elles renferment aussi des traces de théobromine et de caféine. Il en est de même des graines de la plante *Sterculia urens* Roxb., originaire des parties montagneuses de l'Hindoustan. Cet arbre, incisé, laisse, en outre, exsuder un latex blanchâtre, mucilagineux, insipide, incolore, qui se prescrit comme succédané de notre gomme adragante. Il en est de même du mucilage obtenu, en incisant le tronc de la *Sterculia Tragacantha* Lindl., originaire de l'Afrique tropicale.

CORTEX GUAZUMÆ, ÉCORCE DE LA GUADELOUPE, DE GUAZUMA ULMIFOLIA, Lam.

Originaire du Brésil et des Antilles, cet arbre livre, au droguier, son écorce non officinale, qui, riche en mucilage, se prescrit parfois comme astringent intestinal.

SEMEN COLÆ, NUX COLÆ, GRAINE DE KOLA, NOIX DU SOUDAN, DE COLA ACUMINATA R. Br.

Origine botanique. — Cet arbre, atteignant la hauteur de nos châtaigniers, porte des feuilles isolées, pétiolées, à stipules caduques, à limbe entier, lancéolé ou ovoïde, ondulé sur ses bords, pointu à son extrémité supérieure, arrondi à sa base, mais toujours parcouru par une nervure médiane, prononcée, et par des nervures secondaires, rejoignant à sa périphérie ses nervures supérieures. Ses fleurs hermaphrodites, actinomorphes, disposées en grappes de cymes, dans l'axe des feuilles supérieures des années précédentes, sont constituées par un calice pétaloïde, à 5 sépales, velus, jaunâtres sur leurs bords, rougeâtres au centre, qui entourent 20 étamines à filets concrescents entre eux en un tube, mais disposés sur 4 rangs et un pistil à 5 carpelles fermés, renfermant dans chaque loge de 4 à 8 ovules anatropes. Son fruit est une follicule brunâtre (fig. 194), épaisse, bosselée ; qui renferme (fig. 194) de 4 à 8 graines à cotylédons charnus, qui, chez la *Cola Ballayi Cornu*, se subdivisent en 4 segments. Notons que les feuilles de ces plantes renferment, une fois desséchées, 0,149 p. 100 de théobromine et 0,049 p. 100 de caféine.

Origine géographique. — Fleurissant et portant toute l'année des fruits, il croît à l'état sauvage dans les contrées sises entre la Sierra Leone et le Congo, c'est-à-dire entre le 10e degré de latitude septentrionale et le 5e degré de latitude méridionale, ceci, même à une altitude de 5 à 800 mètres. On le cultive aussi dans des terrains riches en humus, à l'aide de semis protégés des ardeurs du soleil à Ceylan, en Cochinchine, à Cayenne, à la Guadeloupe, à Java, à la Jamaïque, au Brésil, en Australie et en Afrique, ceci, particullièrement à Madagascar, sur la Côte d'Ivoire, à Alger et au Natal, etc., etc.

Récolte (fig. 194). — Ses fruits, recueillis toute l'année en Afrique, mais de mai en juin et de novembre en décembre dans les plantations, soit à la main, soit à l'aide du gaulage, sont alors concassés à l'aide d'une hache ou d'instruments spéciaux, afin de les priver de leurs graines qui, triées,

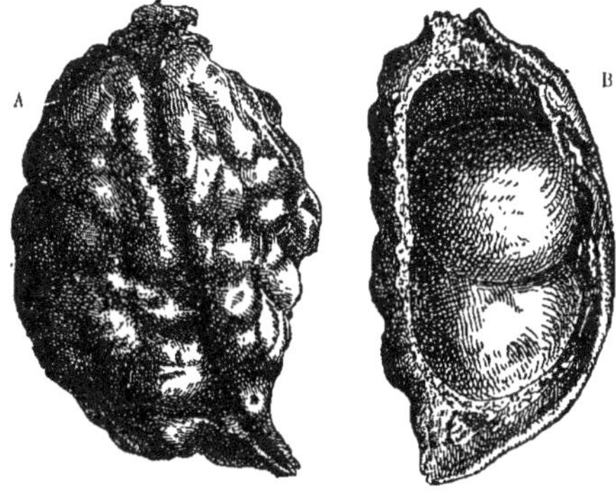

Fig. 194. — Fruit entier et sectionné en deux de kola.

sont rapidement desséchées au soleil ou déposées, pendant quelque temps, dans du sable humide, puis dans des pots en grès, afin de les conserver, autant que faire se peut, à l'état frais ; on les entoure alors de feuilles de *Sterculia cordifolia*, pour les exporter, dans des paniers en osier, sur l'Europe.

Commerce. — Le commerce européen diffé-

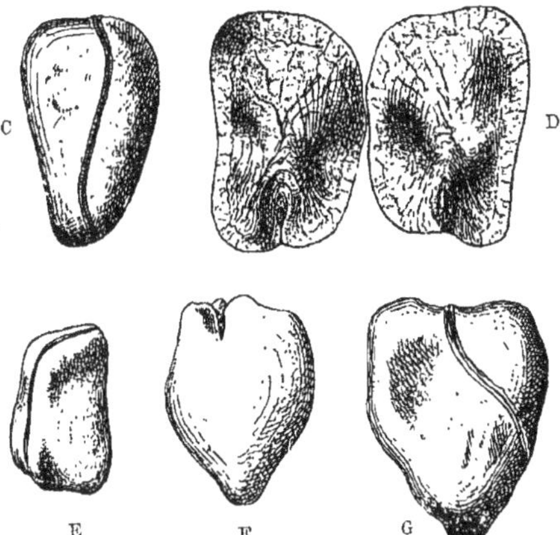

Fig. 195. — Graines de kola vues de différentes manières.

rencie cette drogue en graines fraîches et en graines sèches ; les premières, toujours entourées de feuilles de *Sterculia* ou de papier d'étain, nous parviennent par Marseille, afin de les utiliser telles que, lors de la préparation des intraits physiologiques ; les secondes, triées à nouveau dans les ports de Marseille, du Havre, d'Hambourg, d'Amsterdam et de Londres, sont classées comme les précédentes, selon leurs pays d'origine, en

Kola de Gandja, qui, rouges, et blanches, sont très grosses, en *Kola de Porto Novo*, en *Kola de la Côte d'Ivoire* et en *Kola du Congo*, etc.

Ces graines, lavées en Europe avec de l'eau additionnée d'acide chlorhydrique, et parfois aromatisée d'essence de clous de girofle, sont alors triées, quant à leur poids, quant à leur couleur et quant à leur aspect interne, pour être vendues aux droguistes. Il n'en est pas de même en Afrique, où plus on s'éloigne des rives du Niger, plus leur valeur marchande augmente ; car elles y remplacent notre monnaie courante ; ainsi, chacune de celles-ci représente 50 centimes à Gorée, mais elle peut valoir plus au sud le prix d'un esclave, c'est-à-dire environ 5 francs.

Description de la drogue (fig. 195). — Ces graines se présentent dans le droguier sous la forme de petits corps subtétragonaux (par compression réciproque), avec un côté bombé, de grandeur variable, mais de couleur rouge violacé, si elles ont été stérilisées, brun chamois ou rouge brunâtre, si elles ont été desséchées. Mesurant habituellement de 2,5 à 3,5 centimètres de long sur 2 à 2,5 centimètres de diamètre, elles sont lisses, quant à leur surface externe, qui est marquée, dans toute sa longueur, par une

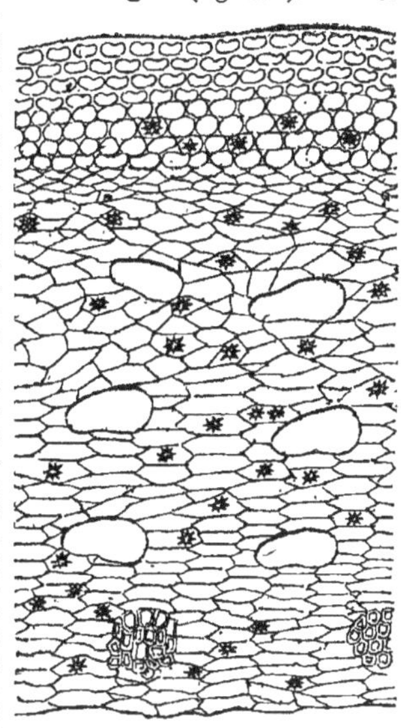

Fig. 196. — Coupe transversale du spermoderme de la graine de kola.

dépression ondulée, et à sa base, par une petite tache plus claire, marque du hile. Réunis parfois ensemble, leurs cotylédons sont généralement séparés les uns des autres en leurs lobes allongés, arqués sur leur face dorsale, aplatis, sur leur face ventrale, à arêtes irrégulières, aiguës. Leur consistance est assez dure, leur saveur douceâtre, légèrement amère, leur odeur presque nulle, à l'encontre de la kola fraîche ou stabilisée, dont l'odeur est légèrement aromatique, la saveur amère, astringente, spéciale.

Examen microscopique (fig. 196). — Examinée sur une coupe transversale, cette noix est constituée par un spermoderme à trois tuniques différemment construites, l'externe étant formée par 3 ou 5 assises de cellules aplaties, tangentiellement allongées, la seconde par des cellules arrondies, riches en macles d'oxalate de chaux, la troisième, parcourue par des faisceaux libéroligneux, est constituée par des cellules polygonales riches en macles d'oxalate de chaux qui entourent des poches secrétrices, à mucilage ; ses cotylédons sont constitués par un parenchyme à cellules polygonales, riches en grains d'amidon, parfois arrondis ou claviformes, avec couches excentriques visibles, à hile excentrique, crevassé ou étoilé, puis en une matière tannante, qui se colore en vert intense, puis en noir, par addition d'une goutte de perchlorure de fer, ; on y rencontre en outre de la caféine, qui se précipite, en présence d'une goutte d'acide chlorhydrique, sous la forme de petites aiguilles jaunes, par addition de chlorure d'or. Il n'en est pas de même des noix fraîches de kola, qui ne renferment pas de caféine libre, ni de tanin.

Falsifications. — Rarement falsifiée, cette drogue est parfois mélangée à des noix de *Kola Duparquetania*, de *Cola digitata* Masters, qui ne renferment pas de caféine, de *Garcinia Kola* Heckel, dont les graines sont tout à fait différentes, car cette plante est une Clusiacée. On la mélange aussi à des graines d'Heritiera littoralis, qui sont toujours entourées d'un spermoderme brun marron.

Réactions. — L'extrait alcoolique de la noix de kola se précipite en un dépôt jaune rougeâtre par addition d'eau, tout en donnant un filtrat, qui se précipite en un dépôt brun, par addition d'acide tannique. Cet extrait, additionné de quelques gouttes du double réactif de Killiani, se colore en rouge pourpre, à la ligne de contact des deux liquides, mais il se colore en rouge violacé par addition du réactif de Brissemoret. Cet extrait, additionné d'eau et de magnésie calcinée, abandonne au chloroforme, avec lequel on l'agite, sa caféine ; car celui-ci, décanté, évaporé à sec, abandonne un résidu qui, repris par de l'eau de chlore, donne une solution incolore, celle-ci, évaporée, abandonnant un résidu, qui se colore en violet par addition d'ammoniaque (réaction de la murexide).

Dosage de ses alcaloïdes. — Traitez, en présence d'ammoniaque, 7 grammes de poudre de kola par 70 grammes de chloroforme, que vous décantez après 2 heures de contact ; filtrez-le pour le soumettre ensuite à la distillation fractionnée, quitte à reprendre son résidu par de l'eau bouillante, dont la solution chaude, évaporée à sec, abandonne un résidu, que vous tarez ; celui-ci étant constitué par de la caféine chimiquement pure. On peut aussi extraire cette poudre, mélangée à du sable et à de la magnésie calcinée, par du chloroforme bouillant, dont la solution filtrée, soumise à la distillation fractionnée, abandonne un résidu que l'on reprend par de l'eau bouillante ; celle-ci, évaporée à sec, en présence d'acide chlorhydrique, abandonne un résidu qui, extrait en présence de magnésie calcinée, par du chloroforme bouillant, lui abandonne sa caféine, que l'on tare, après avoir soumis ce dissolvant à la distillation fractionnée.

Analyse chimique. — Cette drogue contient de 2,6 à 3,5 p. 100 de caféine, de 0,023 à 0,03 p. 100 de théobromine, qui sont toujours combinées sous la forme de glucosides dans les noix de kola fraîches, mais qui sont libres dans celles ayant été desséchées ; elle renferme, en outre, du glucose, des matières grasses, de l'amidon, du brun de kola et des traces de tanin.

La CAFÉINE, déjà décrite lors de l'étude du café, puis mentionnée lors de la description du thé, peut aussi se préparer synthétiquement, en partant de l'urée (B. 28, p. 2473), car :

$$\underset{\text{Urée}}{\begin{matrix} NH^2 \\ | \\ CO \\ | \\ NH^2 \end{matrix}} \quad + \quad \underset{\text{Acide malonique}}{\begin{matrix} COOH \\ | \\ CH^2 \\ | \\ COOH \end{matrix}} \quad \xrightarrow{POCl^3} \quad \underset{\text{Acide barbiturique}}{\begin{matrix} NH-CO \\ |\qquad| \\ CO\quad CH^2 \\ |\qquad| \\ NH-CO \end{matrix}}$$

$$\xrightarrow{HNO^2} \quad \underset{\text{Acide violurique}}{\begin{matrix} NH-CO \\ |\qquad| \\ CO\quad C{=}NOH \\ |\qquad| \\ NH-CO \end{matrix}} \quad \xrightarrow{\text{réduit}} \quad \underset{\text{Uramile}}{\begin{matrix} NH-CO \\ |\qquad| \\ CO\quad CH-NH^2 \\ |\qquad| \\ NH-CO \end{matrix}}$$

$$\xrightarrow{KCNO} \quad \underset{\text{Acide pseudo-urique}}{\begin{matrix} NH-CO \\ |\qquad| \\ CO\quad CH-NH-CO-NH^2 \\ |\qquad| \\ NH-CO \end{matrix}}$$

$$\xrightarrow[\text{l'acide oxalique}]{\overset{\text{Chauffé avec HCl}}{\text{ou fondu avec de}}} \quad \underset{\text{Acide urique}}{\begin{matrix} NH-CO \\ |\qquad| \\ CO\quad C-NH\!\!\diagdown \\ |\qquad\|\qquad\;\;CO \\ NH-C-NH\!\!\diagup \end{matrix}}$$

$$\xrightarrow{CH^3I} \quad \underset{\text{Acide tétraméthylurique}}{\begin{matrix} CH^3-N-CO \\ |\qquad| \\ CO\;\;C-N\!\!\diagdown CH^3 \\ |\qquad\|\qquad\quad CO \\ CH^3-N-C-N\!\!\diagup CH^3 \end{matrix}}$$

$$\xrightarrow{POCl^3} \quad \underset{\text{Chlorcaféine}}{\begin{matrix} CH^3-N-CO \\ |\qquad| \\ CO\;\;C-N\!\!\diagdown CH^3 \\ |\qquad\|\qquad\quad CCl \\ CH^3-N-C-N\!\!\diagup \end{matrix}}$$

$$\xrightarrow{HI} \quad \underset{\text{Caféine}}{\begin{matrix} CH^3-N-CO \\ |\qquad| \\ CO\;\;C-N\!\!\diagdown CH^3 \\ |\qquad\|\qquad\quad CH \\ CH^3-N-C-N\!\!\diagup \end{matrix}}$$

On peut aussi la préparer comme suit :

$$\underset{\text{Urée}}{\begin{matrix} NH^2 \\ | \\ CO \\ | \\ NH^2 \end{matrix}} \quad + \quad \underset{\text{Acide cyanacétique}}{\begin{matrix} COOH \\ | \\ CH^2 \\ | \\ CN \end{matrix}} \quad \xrightarrow{POCl^3} \quad \begin{matrix} NH-CO \\ |\qquad| \\ CO\quad CH^2 \\ |\qquad| \\ NH^2\;\;CN \end{matrix}$$

$$\xrightarrow{NaOH} \quad \underset{\text{4-amino-uracyle}}{\begin{matrix} NH-CO \\ |\qquad| \\ CO\quad CH \\ |\qquad\| \\ NH-C-NH^2 \end{matrix}} \quad \xrightarrow{HNO^2} \quad \begin{matrix} NH-CO \\ |\qquad| \\ CO\quad C-NO \\ |\qquad\| \\ NH-C-NH^2 \end{matrix}$$

$$\xrightarrow[(NH^4)^2S]{\text{Réduit par}} \quad \underset{\text{4-5-diamino-uracyle}}{\begin{matrix} NH-CO \\ |\qquad| \\ CO\quad C-NH^2 \\ |\qquad\| \\ NH-C-NH^2 \end{matrix}}$$

$$\xrightarrow[\substack{+\text{ carbonate}\\\text{d'éthyle}}]{+\ KOH} \quad \underset{\text{Uréthane de diamino-uracyle}}{\begin{matrix} NH-CO \\ |\qquad| \\ CO\quad C-NH-COO-C^2H^5 \\ |\qquad\| \\ NH-C-NH^2 \end{matrix}}$$

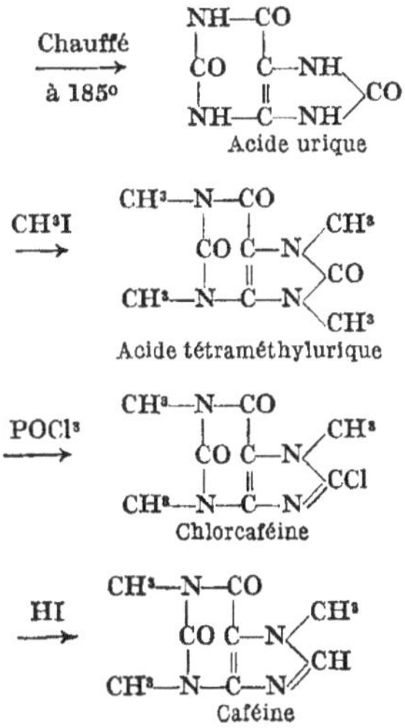

$\xrightarrow[\text{à 185°}]{\text{Chauffé}}$

Acide urique

$\xrightarrow{\text{CH}^3\text{I}}$

Acide tétraméthylurique

$\xrightarrow{\text{POCl}^3}$

Chlorcaféine

$\xrightarrow{\text{HI}}$

Caféine

Usage thérapeutique de la noix de Kola. — Cette drogue se prescrit, à doses d'un à deux grammes plusieurs fois par jour, sous la forme de poudres ou de pilules, comme stimulant de l'estomac et comme tonique, de par sa teneur en caféine, comme analeptique, de par la présence de ses corps gras et comme astringent intestinal, de par sa teneur en tanin.

Action physiologique. — Ordonnée à doses trop élevées, elle provoque parfois de l'excitation mentale et du système nerveux central, des vomissements, de la diurèse, des constipations opiniâtres, des convulsions, voire même de la paralysie.

Pharmacie galénique. — Ordonnée généralement sous la forme d'extrait fluide, elle sert, en outre, à préparer la Tinctura Colæ, le Kola granulé, qui n'est en réalité que du sucre additionné d'extrait fluide de kola, que l'on a desséché.

Contrepoisons. — Prescrivez, en cas d'empoisonnements par cette drogue, les mêmes contrepoisons que pour le café.

Historique. — Utilisée depuis de nombreux siècles par les indigènes des pays, où sa plante prospère, cette noix se prescrivait dans leur médecine, à l'état frais, comme excitant de l'estomac, comme analeptique et comme reconstituant; car, de par son absorption, prétendent-ils, ils peuvent travailler plus longtemps ou parfaire de longues marches, sans ressentir la moindre fatigue. Nous pouvons admettre ce point de vue, car comme Goris le démontra, leur kolanine est un glucoside à base de caféine, de rouge de kola et de glucose, qui réagit comme un excitant moteur et stomacal. Ils utilisent, en outre, cette drogue pour purifier leur eau potable, puis pour transmettre des nouvelles à leurs proches; ainsi, une noix de kola rouge est une réponse affirmative à une demande faite à l'aide de l'envoi d'une noix de kola blanche; ces noix étaient donc utilisées chez eux, en lieu et place de nos billets d'amour, de même en ce qui concernait leurs déclarations de guerre ou d'alliance. Introduite depuis peu de temps dans la thérapeutique européenne, cette drogue y a pris largement droit de cité. Notons qu'il ne faut pas la confondre avec les graines de la *Cola cordifolia*, dénommées *Nitaba du Soudan*, qui ne renferment pas de théobromine, ni de caféine; ses feuilles étant parfois utilisées pour envelopper les graines officinales de Kola.

IXᵉ Ordre. — GRUINALÉES

LINACÉES

Cette famille, comprenant 11 genres et 210 espèces, est représentée par des herbes, la plupart tropicales, ou se rencontrant dans les régions tempérées du globe, à feuilles isolées, simples, non stipulées, entières (Lin), ou munies de stipules (Erythroxyle). Leurs fleurs hermaphrodites, actinomorphes, pentamères, rarement tétramères (Radiole) possèdent 5 ou 10 étamines fertiles (Erythroxyle), les épisépales étant réduites à des staminoïdes (Lin). Leur pistil comprend 5 (Lin), 4 (Radiole), ou 3 (Erythroxyle) carpelles épipétales, fermés, concrescents, biovulés, surmontés de styles libres. Souvent séparé en deux par de fausses cloisons, cet ovaire renferme des ovules anatropes, pendants, à raphé interne.

Leur fruit est une capsule septicide (Lin), une drupe (Erythroxyle) à une graine, ou à plusieurs graines (Hugonie), un achaine (Anisadénie) dont les graines renferment un albumen charnu ou oléagineux, à embryon droit et à cotylédons plans. Cette famille se subdivise en deux tribus, c'est-à-dire en *Linées* et en *Erythroxylées*.

LINÉES

SEMEN LINI CATHARTICI, GRAINE DE LIN PURGATIF, DE LINUM CATHARTICUM, L.

Originaire de l'Europe, cette plante herbacée livre, au droguier, ses graines non officinales, qui renferment de la linine, se prescrivent, dans la médecine populaire de ce continent, comme diurétique et comme anthelminthique.

La LININE, $C^{23}H^{24}O^9$, se présente sous la forme d'aiguilles incolores, fusibles à 203°, peu solubles dans l'eau froide, très solubles dans l'eau bouillante, l'alcool chaud. Hydrolysée, elle se décompose en glucose et en une substance mal définie au point de vue chimique. Elle se dissout avec une coloration rouge dans l'acide sulfurique, mais, oxydée par du permanganate potassique, elle se transforme en acide oxalique.

FRUCTUS LINI LINARIÆ, DE LINARIA VULGARIS, Trag. seu LINUM LINARIA, L.

Originaire de l'Europe méridionale, cette plante herbacée livre au droguier ses fruits non officinaux, qui renferment, ainsi que ses parties végétales, de l'acide linarique ou linarine.

La LINARINE, $C^{14}H^{16}O^7$, se présente sous la forme d'une poudre blanche, cristalline, fusible à 265°, insoluble dans l'eau, peu soluble dans l'alcool, très soluble dans l'acide acétique, la potasse caustique, mais insoluble dans la soude caustique et dans l'ammoniaque. Oxydée, elle se transforme en LINARODINE, $C^9H^{10}O^2$, qui se présente sous la forme d'une poudre cristalline, blanche, fusible à 36°, insoluble dans l'eau, mais très soluble dans tous les dissolvants organiques usuels.

SEMEN ET OLEUM LINI, GRAINE ET HUILE DE LIN, DE LINUM USITATISSIMUM, L.

Origine botanique. — Cette plante, à tige droite, arrondie, fibreuse, glabre, creuse, mais ramifiée, porte des feuilles isolées, non stipulées, lancéolées ou linéaires, à limbe entier, pointu à son extrémité supérieure, mais toujours parcouru par une nervure médiane, prononcée. Ses fleurs hermaphrodites, actinomorphes, disposées sous la forme de corymbes, sont constituées par un calice à 5 sépales lancéolés, libres et verts; par une corolle bleu ciel, à 5 pétales cordiformes, dentelés à leur sommet, mais parcourus par des

nervures très fines, bleu foncé. Ils entourent
5 staminoïdes et 5 étamines, à anthères colorées
en bleu, et un pistil à 5 carpelles fermés, concrescents en un ovaire quinquiloculaire, qui se subdivise, par de fausses cloisons, en 10 loges uniovulées, à ovules anatropes, pendants. Il est surmonté
par 5 stigmates filiformes, bleus. Son fruit est une
capsule septicide, arrondie, divisée en 10 loges
uniséminées, renfermant dans chacune de celles-ci
une graine à albumen charnu, oléagineux, à cotylédons plans, à embryon droit.

Origine géographique. — Fleurissant un
matin, et, selon les contrées, de juin en juillet,
cette plante, originaire du Caucase, se rencontre,
de par la culture, en Belgique, en France (départements du Nord), en Angleterre, en un mot, dans
toute l'Europe tempérée, puis en Egypte, en Algérie, au Maroc, au Brésil, en Argentine, aux Etats-
Unis, au Canada, en Australie et aux Indes, etc.

Culture. — Exigeant des climats chauds et des
terrains riches en humus, mais humides, cette
plante se reproduit à l'aide de ses graines, que l'on
sème dans des champs bien labourés.

Pathologie. — Elle subit souvent les atteintes
de la *Cuscuta Epilinum*, du *Fusarium Lini*, de
l'*Asterocystis radicis*, ainsi que celles des scarabées
et des hannetons, etc., etc.

Récolte. — Ces plantes, fauchées peu de
temps avant la complète maturité de leurs fruits,
puis, desséchées au soleil, sont mises en javelles,
pour être ensuite transportées dans les fermes où
elles sont battues, avec des machines spéciales,
afin de les priver de leurs graines. Celles-ci, vannées, puis desséchées dans des séchoirs spéciaux
ou au soleil, sont alors triées, pour être vendues
aux droguistes, tandis que les tiges de ces
plantes sont desséchées pour être expédiées au
routoir.

Sortes commerciales. — Ces graines sont
classées par le commerce européen, selon leurs
pays d'origine, en plusieurs grandes variétés,
c'est-à-dire en graines de lin russes, marocaines,
belges, françaises, hollandaises, allemandes, américaines, etc., etc., puis selon leur grandeur, en
graines grosses, demi-grosses et petites.

Description des graines. — Elles se présentent, dans le droguier, sous la forme de petits
corps ovoïdes ou lancéolés, aplatis sur leurs faces
latérales, à bords tranchants, mais arrondis à
leur extrémité inférieure, qui porte une marque
plus claire, trace du hile, correspondant, par le
raphé, à la chalaze, celle-ci se rencontrant toujours à l'extrémité supérieure, pointue et mousse
de cette graine. Mesurant de 4 à 5 millimètres de
long sur 1 à 1 mm. 5 de diamètre, ces graines
possèdent une surface externe brunâtre ou rouge
brunâtre, vernissée, marquée de petits points plus
clairs, visibles à la loupe. Projetées dans de l'eau,
ces graines s'entourent d'une couche mucilagineuse, en prenant une forme sphérique. Pétillant
au feu, elles doivent germer dans les 24 heures.
Sectionnées en deux, elles sont constituées par un
spermoderme assez épais et par deux cotylédons,
qui sont baignés dans un albumen charnu, oléagineux. Leur odeur est nulle, leur saveur douceâtre, oléagineuse.

Examen microscopique (fig. 197). — Examinée sur une coupe transversale, cette graine
est constituée par un spermoderme, à 4 assises de
cellules dont l'externe possède des cellules qua-

drangulaires (*cm*) à parois externes, renforcées,
stratifiées, à parois internes et latérales minces.
Cette assise, dite zone à mucilage, se différencie
de la seconde zone (*cp*), qui est formée par deux
rangs de cellules polygonales, provenant du dédoublement de la seconde assise du tégument
externe de l'ovule.

En dessous de celle-ci, se rencontre une assise
de cellules scléreuses, cubiques (*sc*), à parois épaissies, canaliculées, à cavité linéaire, puis une
couche hyaline (*al*), à 3 assises de cellules aplaties.
Une couche brunâtre ou pigmentée, à cellules rectangulaires (*cla*), aplaties, colorées en brun, mais
très petites, la sépare de l'albumen (*a*), à cellules
polygonales, très grandes, riches en grains d'aleurone, avec cristalloïdes et globoïdes, et en gouttelettes oléagineuses. Il en est de même des cellules constituant les cotylédons (*em*) de cette
graine.

Notons que les parois externes, de la première

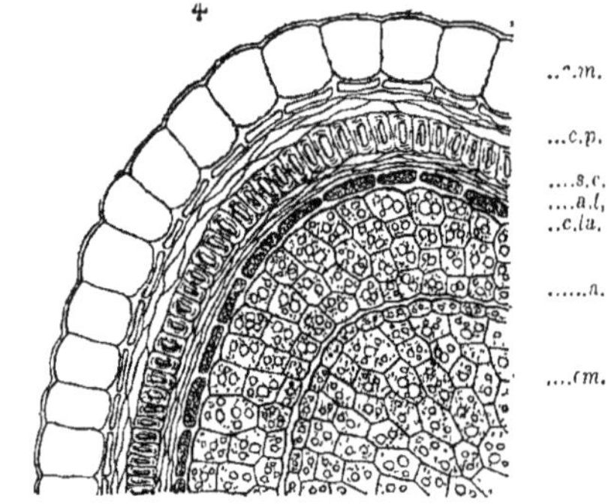

Fig. 197. — Coupe transversale de la graine de lin.

cm) zone à mucilage ; cp) cellules aplaties ; sc) cellules scléreuses ; al) couche hyaline ; cla) couche pigmentée ; a) albumen ; em) cotylédons.

assise des cellules de son spermoderme, sont constituées par deux couches, dont l'externe se colore
en jaune par addition d'acide phosphorique
iodé, l'autre, l'interne, se colorant en bleu, par
celle de ce réactif.

Falsifications. — Cette drogue, rarement falsifiée, est parfois mélangée à des graines de
Centaurea Cyanus L, de *Lolium temulentum*, qui
sont construites, au point de vue anatomique, tout
à fait différemment, celles-ci livrant, en outre,
une huile fixe, toxique.

Poudre. — Ces graines, pulvérisées, livrent
une poudre grossière, gris jaunâtre, à toucher
onctueux, d'odeur spéciale, à saveur oléagineuse,
sucrée ; celle-là est caractérisée par la présence
de leurs cellules pigmentées, par celle de leurs
cellules à mucilage ou assise externe de leur spermoderme, puis par celle de leurs cellules polygonales, riches en grains d'aleurone et en gouttelettes oléagineuses.

Cette poudre officinale doit toujours être conservée, à l'abri de l'air et de l'humidité, dans des
boîtes en fer-blanc, de peur qu'elle ne fermente,
tout en dégageant de l'ammoniaque, qui mettrait
en liberté les acides gras de ses triglycérides ; ceux-
ci, non saturés, s'oxydant en dégageant une odeur
spéciale, désagréable, de moisi. Cette poudre,

parfois livrée au droguier, après avoir été déshuilée à l'aide de sulfure de carbone, ne peut être utilisée en pharmacie, car, ne renfermant plus d'huile fixe, elle perd de ce fait ses propriétés émollientes.

Falsifications de la farine de graines de lin. — Cette poudre est souvent falsifiée par addition de farine de graines de lin déjà extraites, comme nous l'avons vu, de leur huile fixe, puis par celle de sciure de bois ou par celle de diverses fécules ou de graines pulvérisées d'orge et d'avoine, qui ne renferment pas de mucilage ; ces falsifications se reconnaissent soit à l'examen microscopique, soit en les dosant, quant à leur pour cent en huile fixe, voire même en les projetant dans de l'eau, sur laquelle la sciure de bois surnage. Une autre falsification de cette poudre consiste à l'additionner de tourteaux pulvérisés de colza, ceux-ci se reconnaissant comme suit : Faites bouillir la farine à analyser avec 50 grammes d'eau renfermant 0 gr. 30 d'acide chlorhydrique et 10 grammes de sel marin ; filtrez, puis exprimez à chaud cette solution qui, refroidie, saturée de carbonate de soude, se colore en rouge, en brun ou en violet, en présence de farine de colza par addition de quelques gouttes de ferricyanure potassique, à l'encontre de la solution provenant de la farine de lin pure, qui, traitée de la même manière, reste incolore.

Analyse chimique. — Ces graines renferment de l'eau, 5 à 10 p. 100 de mucilage, 25 à 35 p. 100 d'huile fixe, de la linamarine, des substances protéiques, des albuminoïdes, outre de la lécithine, de la globuline, etc., etc.

Leur Mucilage se prépare en traitant ces graines par de l'eau tiède, dont la solution se précipite en un dépôt blanc par addition d'alcool. Il se présente sous la forme d'une poudre blanche, insipide, inodore, neutre, soluble dans l'eau, mais insoluble dans l'alcool, l'éther, le chloroforme, etc. Ses solutions aqueuses sont précipitées par addition d'alcool, d'acétate de plomb, de sels de cuivre ou de sulfate ammonique.

Hydrolysé, il se décompose en glucose, en galactose, en xylose et en arabinose ; mais, oxydé par de l'acide nitrique, il se transforme en acide mucique.

La Linamarine, $C^{10}H^{17}NO^6$, se prépare en extrayant ces graines, déshuilées à l'aide d'éther, par de l'eau, dont les solutions aqueuses, concentrées dans le vide, sont précipitées par addition d'acétate neutre de plomb et de sulfide hydrique. Ces solutions, filtrées à nouveau, puis concentrées sous pression réduite à l'aide de la distillation fractionnée, abandonnent un résidu, que l'on reprend, en présence d'un peu de carbonate de chaux, par de l'alcool bouillant ou par de l'éther acétique. Ces solutions alcooliques, concentrées, puis soumises, en présence d'éther, à la cristallisation spontanée, déposent des cristaux, que l'on purifie par recristallisations fractionnées. Elle se présente sous la forme d'une poudre blanche, cristalline, à aiguilles incolores, inodores, insipides pour commencer, mais à saveur spéciale, ensuite, rappelant celle de l'acide cyanhydrique. Insoluble dans l'éther, le chloroforme, le benzène, le sulfure de carbone, elle est très soluble dans l'eau, l'alcool. Fusible à 141°, la linamarine se dissout sans se colorer dans l'acide sulfurique concentré, mais ses solutions aqueuses réduisent, à chaud, la liqueur de Fehling. La linamarine, traitée par de la linase ou ferment hydrolysant de la graine de lin, ou par des acides minéraux dilués, se décompose en acide cyanhydrique, en glucose et en acétone, car :

$$C^{10}H^{17}NO^6 + H^2O = C^6H^{12}O^6 + HCN + (CH^3)^2CO$$

raison pour laquelle la poudre de lin, chauffée pendant un certain temps avec de l'eau, puis soumise à la distillation aux vapeurs d'eau, donne un distillatum renfermant de l'acide cyanhydrique et de l'acétone. Cette hydrolyse se parfait aussi lors de la fermentation de cette farine.

La Linamarine. qui est le glucoside de l'acétone cyanhydrine, de formule :

$$C^6H^{11}O^5 - O - C(CH^3)^2 - CN$$

peut être obtenue synthétiquement en agitant un mélange d'acétobromglucose et d'isobutyrate d'éthyle avec de l'oxyde d'argent, afin d'obtenir le tétraacétylglucose-α-iodoisobutyrate d'éthyle, fusible à 115°, à pouvoir rotatoire, lévogyre, de — 11°,17, soluble dans l'acétone, l'alcool. Celui-ci, traité par de l'ammoniaque, se transforme en l'α-oxybutyrateamide, glucoside de formule :

$$C^6H^5O^5 - O - C(CH^3)^2CO - NH^2$$

qui cristallise sous la forme d'aiguilles incolores, fusibles à 166°, solubles dans l'eau et dans l'alcool, à pouvoir rotatoire, lévogyre, de — 24°,35. Celui-ci, hydrolysé par de l'émulsine, ne livre pas directement un produit cristallin, aussi doit-on le triacétyler, en présence de pyridine, par de l'anhydride acétique, afin d'obtenir des cristaux fusibles à 153°, à pouvoir rotatoire, lévogyre, de — 21°,07, qui, déshydratés par de l'oxychlorure de phosphore, livrent la tétraacétylelinamarine, fusible à 141°, à pouvoir rotatoire, lévogyre, de — 10°,81, qui, traitée à froid en dissolution dans de l'alcool méthylique par de l'ammoniaque, est transformée en linamarine se présentant sous la forme d'aiguilles incolores fusibles à 143°, à pouvoir rotatoire, lévogyre, de — 29°,10 ; celles-ci correspondent donc à la β-linamarine, qui peut être hydrolysée par l'émulsine et plus facilement par la phaséolunatase du *Phaseolus lunatus*.

Usage thérapeutique des graines de lin. — Cette drogue se prescrit, à doses de 10 à 20 grammes sur 200 grammes d'eau, sous la forme de macérations, de par sa teneur en mucilage, comme adoucissant interne, contre les irritations intestinales, puis comme laxatif contre les constipations opiniâtres et la dyspepsie. Il n'en est pas de même de sa farine, qui sert à préparer des cataplasmes émollients.

Pharmacie galénique. — Elle sert à préparer la Farina Lini ou farine de graines de lin, ci-dessus décrite, puis l'Oleum Lini crudum et l'Oleum Lini coctum, qui sont officinales.

Préparation de l'huile de lin. — Ces graines, concassées, exprimées dans des moulins spéciaux, premièrement à froid, puis à chaud, en présence d'eau bouillante, livrent au droguier leur huile fixe, qui peut aussi être obtenue en les traitant par de l'éther ou par du sulfure de carbone, que l'on soumet à la distillation fractionnée. Notons que les tourteaux de lin, ainsi privés de leurs matières oléagineuses, puis desséchés, renferment encore, par ce dernier procédé, leur mucilage, à l'encontre de ceux qui ont été traités par de l'eau bouillante, aussi peut-on les utiliser comme nourriture du bétail ou comme engrais chimique.

Description de l'huile de lin. — Elle se présente sous la forme d'un liquide oléagineux, jaune clair, à saveur douceâtre, d'odeur très faible, spéciale, rappelant un peu celle de la farine de graines de lin, mais sa saveur et son odeur sont plus prononcées, si cette huile a été exprimée à chaud, sa couleur étant alors jaune brunâtre ou brun clair. D'un poids spécifique de 0,93 à 0,94, cette huile, soumise à l'action du froid, c'est-à-dire à — 20°, ne doit pas se solidifier, mais elle est, par contre, très soluble dans l'éther, le sulfure de carbone, l'éther de pétrole, en partie soluble dans l'alcool, insoluble dans l'eau.

Exposée en couches minces à l'air, elle se dessèche, tout en abandonnant un résidu transparent, résinoïde, élastique, non liquéfiable à la chaleur, insoluble dans l'éther, le sulfure de carbone, l'éther de pétrole. Cette substance, dénommée *linoxine*, possède la formule :

$$(CH^3-(CH^2)^4-CH-CH-CH^2-CH-CH-(CH^2)^7-CO)^2=O$$

On l'obtient encore plus rapidement, si on mélange l'huile de lin avec de l'oxyde de plomb, ou si on la chauffe avec cet oxyde ou avec du peroxyde de manganèse, mais celle-ci, non officinale, est utilisée dans la préparation des vernis.

Chauffée pendant un certain temps à l'ébullition et à l'air, l'huile de lin se décompose en partie, en dégageant des gaz inflammables, tout en abandonnant une masse visqueuse, épaisse, très siccative, dénommée *glu*, qui est utilisée à la chasse aux oiseaux ou pour préparer l'encre d'imprimerie, si on l'additionne de noir de fumée. Chauffée avec du soufre, qu'elle dissout à raison de 25 p. 100, l'huile de lin se transforme en une masse élastique, brun rougeâtre, soluble dans les essences, qui est utilisée comme enduit pour les pneumatiques; mais, chauffée à l'ébullition, puis additionnée d'acide nitrique, cette huile se transforme en une masse élastique, dénommée *caoutchouc de lin*.

On parvient à séparer l'acide linolique et l'acide linoléique des autres acides gras d'une huile ou d'une graisse, en les traitant, à raison de 27 grammes dissous dans 240 grammes d'acide acétique glacial et dans 40 grammes d'éther, par du brome dissous dans de l'acide acétique glacial, que l'on verse goutte à goutte dans cette solution maintenue à une température de 0°, jusqu'à coloration jaune pâle de ce mélange. Le précipité ainsi obtenu, lavé à l'alcool et à l'éther, donne d'une part une solution qui, concentrée, puis chauffée avec de l'eau, est agitée avec de l'éther de pétrole, que l'on soumet à la cristallisation spontanée, afin d'obtenir l'acide tétrabromlinolique, fusible à 114°, et d'autre part un résidu que l'on fait recristalliser dans du benzène bouillant, afin d'obtenir l'acide linoléique hexabromé, fusible à 181°.

L'ACIDE LINOLIQUE, $C^{17}H^{21}COOH$, se présente sous la forme d'un liquide oléagineux, fusible à — 20°, entrant en ébullition entre 229 et 231° sous une pression de 16 millimètres, d'un poids spécifique de 0,9206, très soluble dans l'alcool, l'éther, qui, réduit par du phosphore et par de l'acide iodhydrique, se transforme en acide stéarique.

Falsifications et réactions. — Cette huile vu ses prix bas, en temps normaux, est rarement falsifiée, mais on la mélange parfois à d'autres huiles fixes, qui ne donnent pas les réactions suivantes : Chauffée au bain-marie avec de la lessive de potasse alcoolique, l'huile de lin pure doit donner un savon entièrement soluble dans l'eau, cas contraire falsifications par des huiles minérales. Additionnée d'acide nitrique, cette huile colore le benzène résorciné en rouge, puis en bleu fugace. Agitée avec de l'acide chlorhydrique résorciné, elle ne doit pas se colorer en rouge intense, cas contraire, falsifications par des huiles rances ou blanchies. 20 centimètres cubes d'huile de lin, additionnés d'éther, ne doivent pas réduire une solution alcoolique de nitrate d'argent, ni précipiter ce réactif en un dépôt noir de sulfure d'argent, cas contraire huile de moutarde ou de navette. Additionnée d'acide acétique anhydre, renfermant une trace d'acide sulfurique concentré, cette huile ne doit pas se colorer en rouge, cas contraire huile de résine.

Son indice d'acidité doit être compris entre 2,5 et 3, son indice de saponification entre 191 et 195, son indice d'iode entre 171 et 201.

Analyse chimique. — Très siccative, cette huile est constituée par un mélange d'environ 80 p. 100 de triglycérides d'acide linoléique, puis par des triglycérides des acides stéarique, oléique, myristique et linolique.

L'ACIDE LINOLÉIQUE, $C^{16}H^{26}O^2$, se présente sous la forme d'un liquide oléagineux, jaune pâle, soluble dans l'éther, l'éther de pétrole, le chloroforme, le benzène, le sulfure de carbone, mais insoluble dans l'alcool dilué. D'un poids spécifique de 0,9206, il ne se solidifie pas à une température de — 20°, mais exposé à l'air, il en résorbe rapidement l'oxygène, tout en se transformant en linoxine.

Les acides nitreux et hyponitrique ont peu d'action sur cet acide, qui renfermerait généralement, selon certains auteurs, des traces d'acide linolique. L'acide linoléique se prépare en saponifiant l'huile de lin par de la lessive de soude, dont le savon, insoluble dans l'éther, est lavé avec ce dissolvant, puis dissous dans beaucoup d'eau, dont la solution, additionnée de chlorure calcique, précipite du linoléate de chaux. Celui-ci, décomposé par de l'acide chlorhydrique, met en liberté son acide linoléique, qui, repris par de l'éther, donne une solution, que l'on soumet à la distillation fractionnée, pour déshydrater ensuite son résidu.

Usage thérapeutique de l'huile de lin. — Cette huile se prescrit parfois, sous la forme de liniments ou sous celle d'onguents, comme adoucissant et comme lénitif, mais particulièrement comme spécifique contre les brûlures, car elle est très siccative.

Pharmacie galénique. — Elle sert à préparer le Liniment oléo-calcaire, l'huile de lin cuite, des savons et des vernis.

Historique. — Cette plante, cultivée par nos Pères, leur livrait aussi ses fibres libériennes, à l'aide desquelles ils préparaient déjà des vêtements, car ces fibres, macérées pendant plusieurs jours dans de l'eau stagnante, puis desséchées et blanchies, peuvent être cardées et tissées.

Ses graines, recommandées par Hippocrate, comme spécifique contre les empoisonnements attribués aux cantharides, se prescrivaient déjà, une fois concassées sous la forme de cataplasmes, comme émollient. Elles servaient en outre à préparer, comme de nos jours, une huile comestible. On les rencontre dans les tombeaux des anciens Égyptiens, des Lacustres et des Germains, qui avaient dédié cette plante à leur déesse Frigga, épouse d'Odin, la protectrice de leurs morts. Théophraste, Pline et Dioscoride font aussi mention des graines de cette plante, qu'ils ordonnaient comme lénitif, contre les catarrhes intestinaux ou vésicaux ; ces auteurs nous indiquent aussi la manière d'utiliser les fibres libériennes des tiges de cette plante, dans la confection des vêtements.

ÉRYTHROXYLÉES

FOLIUM COCÆ, FEUILLE DE COCA, D'ERYTHROXYLON COCA, Lam.

Origine botanique. — Cet arbuste, d'un à trois mètres de haut, à écorce rouge brunâtre, rugueuse, porte des feuilles isolées, simples, stipulées, courtement pétiolées, à limbe entier, glabre, lancéolé ou ovoïde, émarginé ou aigu au sommet, qui est souvent surmonté d'un petit mucron.

Ses fleurs, disposées au nombre de deux ou de trois dans l'axe des feuilles supérieures, sont hermaphrodites, actinomorphes et pentamères. Elles sont constituées par un calice à 5 sépales jaune verdâtre, libres au sommet, mais concrescents entre eux par leurs bases ; par une corolle jaune pâle, à 5 pétales unguiculés, libres, qui entourent 10 étamines fertiles, disposées sur deux verticilles, à filets blanc verdâtre, et un pistil, à 3 carpelles épipétales, fermés, concrescents, biovulés, surmontés de 3 styles courts, libres. Leurs ovules anatropes, pendants, à raphé interne, donnent, une fois fécondés, des graines, à albumen charnu, à embryon droit, à cotylédons plans, renfermées dans une drupe.

Origine géographique. — Originaire du Pérou, il se rencontre aussi à l'état sauvage au Chili, en Bolivie, à la Nouvelle-Grenade, en Argentine, au Brésil, aux Antilles, où il y est aussi cultivé, ainsi qu'aux Indes Néerlandaises et à Madras, etc., etc.

Culture. — Exigeant des climats chauds et humides, des terrains riches en humus, sis entre 300 et 1000 mètres d'altitude, il se reproduit à l'aide de semis ou de boutures, que l'on cultive en couches dans des pépinières. On transporte ensuite ces plants dans les plantages de coca, où l'on cultive aussi, la première année, du maïs, mais cette culture se pratique généralement dans le Rio Chicama, sur le versant occidental des Andes, où la température est naturellement plus élevée, l'air très pur, sec ; les pluies ne tombant en abondance que dans les mois de janvier, février et mars ; on subvient pendant le reste de l'année à l'humidité nécessaire à ces cultures par l'irrigation artificielle. La température hivernale tombant parfois à + 12°, provoque alors le gel des végétaux cultivés dans les hautes régions de la Cordillère, à sol pauvre en matières organiques et minérales assimilables. La région de Huanaco est tout autre, car c'est la région dite de la Montana, avec un climat voisin de celui de la zone amazonienne, c'est-à-dire à climat tropical, à chaleurs constantes, élevées ; celles-ci correspondant à une forte humidité, qui protège la végétation exubérante de tout refroidissement local.

Il pleut d'une manière excessive dans ces régions, qui sont formées de terres d'alluvions, sises à une altitude peu élevée, riches en matières minérales et en éléments organiques, azotés. On comprend, en comparant ces deux facteurs, que la coca de Huanaco est plus riche en principes actifs (près d'un quart, quelquefois d'un tiers), que celle du Rio Chicama, que ses plants de coca plus vigoureux atteignent parfois une hauteur de 5 à 6 mètres, tandis que ceux de la Chicama ne parviennent qu'à 2 à 3 mètres de haut. La différence existant entre les feuilles de ces plants, quant à leur pour cent en cocaïne, est de 8 à 10 grammes par kilogramme, pour celles de Huanaco et de 5 à 7 grammes pour celles de Trujillo.

La production synthétique de cet alcaloïde chez la plante suit la courbe des variations de la température, qui est en moyenne de 23° à 24° en janvier et février pour Huanaco, son maximum étant rarement de 30°, et son minimum de 16° au mois d'août. Or, c'est en mars que la plante renferme son plus grand pour cent en alcaloïdes, celui-ci étant, aux mois d'août et de septembre (mois correspondant à l'époque des froids), à son minimum.

C'est aussi en mars que le maximum d'humidité est atteint, car la saison des pluies fait défaut, de fin avril à décembre. Il est notoire que l'humidité, jointe à une élévation de température diurne et nocturne, active la végé-

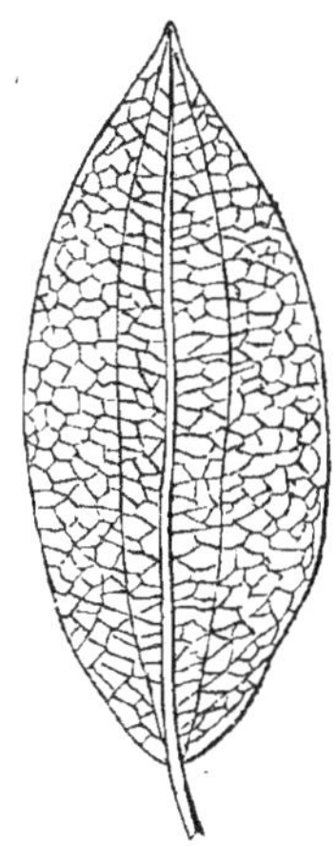

Fig. 198. — Feuille de coca.

tation et le travail synthétique de cette plante. Il est aussi notoire que le nombre de ses feuilles augmente pendant cette saison pour le moins d'un quart, tandis que dans la vallée de Chicama, sise près de la Cordillère et de l'Océan, le contraire a lieu. De là, diminution de la taille des plants, diminution de la dimension des feuilles et de leur nombre et diminution de leur teneur en alcaloïdes.

La culture du coca se parfait généralement à l'ombre de grands arbres ou à une exposition directe aux rayons solaires, mais l'expérience démontre que la richesse en alcaloïdes de ces plantes est notablement plus faible chez celles cultivées au soleil plutôt qu'à l'ombre ; celles-là possédant des feuilles jaunâtres plus petites, plus épaisses que les autres qui sont vertes.

L'usage d'abris provient de ce que la culture de la coca est plus facile à l'ombre, qu'elle exige moins d'eau, que la production totale de ses feuilles est plus grande, ce qui permet des économies et une exploitation plus grande au détriment de son pour cent en alcaloïdes.

Pozzi préconise en outre de pratiquer la taille sur ces arbustes, qui renferment non seulement des alcaloïdes dans leurs feuilles, mais aussi dans leurs tiges.

Récolte. — Les feuilles de cette plante, récoltées 2 à 4 fois par an, par des temps secs et chauds, sont alors desséchées au soleil sur des claies, puis emballées dans des sacs de toile écrue, elles sont exportées sur l'Europe.

Description de la drogue (fig. 198). — Ces feuilles, courtement pétiolées, possèdent un limbe entier, ovoïde ou lancéolé, membraneux, glabre, de 8 à 10 centimètres de long sur 3 à 4 centimètres de large, à sommet parfois aigu ou obtus, émarginé ou mucroné, mais toujours parcouru par une nervure médiane, prononcée, droite, et par deux lignes concaves en dedans mais parallèles à sa périphérie, cette nervure médiane portant de nombreuses nervures secondaires, reliées entre elles par des nervures tertiaires. De couleur brun clair, sur le sec, cette drogue inodore, à saveur chaude, légèrement âcre, astringente,

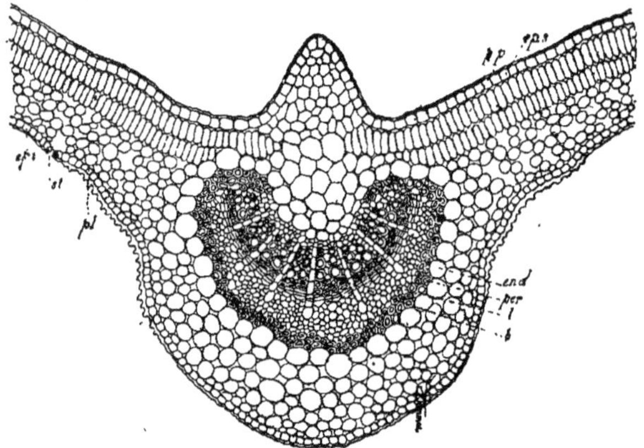

Fig. 199. — Coupe transversale de la feuille de coca.

eps) épiderme supérieur ; *pp*) cellules en palissade ; *epi*) épiderme inférieur ; *st*) stomates ; *pl*) parenchyme lacuneux ; *b*) bois ; *l*) liber ; *per*) péricycle ; *end*) endoderme.

amère, possède sur le frais une odeur aromatique.

Examen microscopique (fig. 199). — Examinée sur une coupe transversale, cette feuille est constituée par un épiderme supérieur, à cellules polygonales, petites, aplaties, qui, ne supportant jamais de poils tecteurs, n'entourent aucun stomate ; par un tissu en palissade, à deux rangs de cellules, renfermant des cristaux étoilés d'oxalate de chaux ; ceux-ci se rencontrent aussi dans les cellules parenchymateuses, qui entourent son faisceau libéro-ligneux, central, arqué avec moelle centrale, avec liber mou et péricycle fibreux, plus épais sur le bord du faisceau, qui est enveloppé par un mésophylle asymétrique, hétérogène, lacuneux, celui-ci étant constitué par des cellules rameuses ; son épiderme inférieur est formé par des cellules polygonales, qui renfermant de nombreux cristaux d'oxalate de chaux, entourent des stomates toujours accompagnés de 2 cellules péristomatiques, parallèles à l'ostiole.

Falsifications. — Cette drogue, rarement falsifiée, est parfois mélangée à des feuilles de coca déjà extraites de leur cocaïne, puis à celles de *Dodonca viscosa* (Sapindacée), qui, lancéolées, velues, possèdent un mésophylle renfermant

des cristaux prismatiques d'oxalate de chaux.

Réactions. — L'extrait alcoolique de ces feuilles, additionné de bicarbonate de soude, puis agité avec de l'éther, que l'on décante, donne une solution qui, évaporée, abandonne un résidu dégageant, par addition d'acide nitrique fumant, l'odeur caractéristique de l'aldéhyde benzylique. Ce résidu, repris par de l'eau, donne un filtrat qui, additionné d'eau de chlore et de quelques gouttes de chlorure de palladium, se précipite en un dépôt rouge de palladinate de cocaïne.

Dosage des alcaloïdes de cette drogue. — Traitez, en présence d'ammoniaque, 12 grammes de feuilles pulvérisées de coca par 120 centimètres cubes d'éther, que vous décantez, après une heure de contact. Prélevez 80 centimètres cubes de cette solution filtrée, puis agitez-les avec de l'acide chlorhydrique dilué à 0,5 p. 100, dont les solutions aqueuses, décantées, sont filtrées et réunies, pour être agitées, en présence d'ammoniaque, avec de l'éther, et, ceci aussi longtemps que cette solution éthérée, évaporée à sec, abandonne un résidu (celui-ci, repris par de l'eau, donnant une solution, qui se précipite en présence d'acide chlorhydrique par addition du réactif de Meyer). Ces solutions éthérées, filtrées, puis soumises à la distillation fractionnée, abandonnent un résidu cristallin qui, taré, doit peser au minimum 56 milligrammes d'alcaloïdes par 8 grammes de feuilles ou pour 80 grammes de cette solution éthérée, ce qui correspond à une teneur minimale de 0,7 p. 100 de cocaïne dans cette drogue.

Analyse chimique. — Cette drogue renferme de 0,7 à 0,9 p. 100 d'alcaloïdes tels que cocaïne, cinnamylcocaïne, truxiline, α et β benzoylecgonine, tropacocaïne, hygrine, outre du tanin, des traces d'essence, des matières résineuses, 0,13 p. 100 de salicylate de méthyle, de l'acide cocatannique, $C^{17}H^{22}O^{10} + 2H^2O$, de la cocacitrine, de la cerotinine $C^{53}H^{106}O^5$, etc., etc.

La COCAINE ou MÉTHYLBENZOYLECGONINE, $C^{17}H^{21}NO^4$, se prépare en traitant, selon le procédé de Bigon, les feuilles pulvérisées de coca par de l'eau additionnée d'acide sulfurique ou d'acide chlorhydrique, ou par de l'alcool additionné d'un de ces acides ou d'acide tartrique ; les solutions ainsi obtenues, filtrées, puis concentrées, étant décantées des matières résineuses qui les surnagent. Ces solutions, concentrées, agitées en présence de carbonate de soude avec de l'éther, lui abandonnent leurs alcaloïdes. Décantée, puis soumise à la distillation fractionnée, cette solution éthérée abandonne un résidu qui, repris par de l'eau additionnée d'acide sulfurique, donne une solution qui précipite de l'hygrine par addition d'un peu de carbonate de soude, puis de la cocaïne par celle de soude caustique.

Un autre procédé consiste à traiter ces feuilles pulvérisées par de l'eau bouillante, additionnée d'une trace d'acide sulfurique, puis à précipiter ces solutions concentrées par de l'acétate de plomb, afin de les libérer de leurs matières résineuses et pectiques. Traitées ensuite par du sulfide hydrique, afin de précipiter leurs traces de plomb, puis par du carbonate de soude, elles précipitent un dépôt, que l'on reprend par de l'éther ; celui-ci ne dissolvant pas l'hygrine, à l'encontre de la cocaïne, qui est très soluble dans ce dissolvant ; cette solution éthérée, soumise à la distillation fractionnée, abandonne un résidu, que l'on reprend par de l'eau additionnée d'acide chlorhydrique, dont la solution, concentrée, est soumise à la cristallisation spontanée, afin d'obtenir des cristaux de chlorhydrate de cocaïne. Ceux-ci, décomposés ensuite en solutions aqueuses, par du carbonate de soude, précipitent leur cocaïne, que l'on purifie en la dissolvant dans de l'éther bouillant, dont les solutions, concentrées, sont soumises à la cristallisation fractionnée.

On peut aussi la préparer en traitant, en présence d'une solution concentrée de carbonate de soude, ces feuilles pulvérisées par du benzène ou par de l'éther de pétrole, dont les solutions décantées, puis filtrées, sont agitées avec des solutions aqueuses d'acide chlorhydrique. Celles-ci, concentrées, puis additionnées de carbonate de soude, précipitent non seulement leur cocaïne, mais aussi l'isatropylcocaïne et la cinnamylcocaïne avec traces d'hygrine, celle-ci restant, en majeure partie, dans les solutions aqueuses mais alcalines précédemment utilisées. Le précipité ainsi obtenu est alors soumis à la recristallisation fractionnée dans de l'alcool.

DESCRIPTION DE LA COCAINE — Elle se présente sous la forme de prismes monocliniques, incolores, inodores, à saveur amère, astringente, à réaction très alcaline, fusibles à 98°, très peu solubles dans l'eau, mais très solubles dans l'éther, l'alcool, l'éther de pétrole, le chloroforme, l'alcool amylique chaud.

RÉACTIONS. — Traité par de l'eau de chlore et par une trace de chlorure de palladium, le chlorhydrate de cocaïne se précipite en un dépôt rouge de palladinate de cocaïne, qui se décompose très lentement dans l'eau. Chauffée pendant 5 minutes avec de l'acide sulfurique concentré, la cocaïne donne une solution qui, additionnée d'eau, dégage l'odeur caractéristique de l'éther méthylique d'acide benzoïque.

Une solution aqueuse de cocaïne, additionnée de perchlorate de soude, se précipite en un dépôt cristallin, aiguillé. La cocaïne, traitée par de l'acide nitrique, donne une solution qui, évaporée à sec, abandonne un résidu se colorant en rouge, puis en violet, si on le chauffe avec une solution alcoolique de potasse caustique ; mais il dégage alors une odeur caractéristique rappelant celle de la menthe. Chauffée avec quelques gouttes d'acide sulfurique, renfermant une trace de formol, la cocaïne se colore en rouge vineux ; mais cette coloration disparaît à une température trop élevée. La papavérine, seule, parmi tous les alcaloïdes, donne aussi cette réaction, mais sa coloration passe au rouge, puis au jaune, au brun et à l'orange, si l'on chauffe cette solution.

Une dissolution de cocaïne dans de l'acide sulfurique se colore en vert, puis en bleu, en violet et en rouge brunâtre par addition d'iodure de potasse. Une dissolution de cocaïne dans de l'acide chlorhydrique dilué, se colore en jaune par addition d'une goutte de perchlorure de fer, mais cette coloration passe au rouge à la chaleur en donnant du benzoate de fer. L'acide sulfurique dissout à chaud la cocaïne avec une coloration verte, par addition de bichromate de potasse. Triturée avec du calomel, la cocaïne se colore en noir.

Une solution aqueuse d'un sel de cocaïne se précipite en un dépôt cristallin, violet, par addition d'une trace de permanganate potassique ; en un dépôt jaune, cristallin, par celle d'acide picrique ; jaune par celle de chlorure d'or ou de platine ; brun par celle d'iodure potassique ioduré ; blanc par celle de chlorure mercurique ; jaune orange par celle de chromate potassique.

Elle possède, quant à sa formule, la constitution suivante :

$$\text{CH}^2\text{—CH———CH—CO—O—CH}^3$$
$$\text{N—CH}^3 \quad \text{CH—O—OC——C}\!\!<\!\!\overset{\text{CH—CH}}{\underset{\text{CH—CH}}{}}\!\!>\!\!\text{CH}$$
$$\text{CH}^2\text{—CH————CH}^2$$

Chauffée en tubes fermés, avec de l'acide chlorhydrique, elle se décompose en acide benzoïque, en alcool méthylique et en ecgonine, car :

$$C^{17}H^{21}NO^4 + 2H^2O$$
Cocaïne

$$= C^9H^{15}NO^3 + C^7H^6O^2 + CH^3OH$$
Ecgonine   Acide   Alcool
benzoïque méthylique

Chauffée pendant un certain temps avec de l'eau bouillante, la cocaïne se décompose en alcool méthylique et en benzoylecgonine. On la prépare synthétiquement en faisant réagir de l'alcool méthylique, puis de l'acide benzoïque, en présence d'un déshydratant sur de l'ecgonine, voir les B. A. 47.713, 47.602 et 77.483, celui-ci ordonnant de traiter la cocaïne brute, en solution chlorhydrique, par du rhodanate potassique et par du sulfate zincique, ceux-ci précipitant tous les dérivés de l'ecgonine (donc exception faite de l'hygrine) sous la forme d'un dépôt très peu soluble dans l'eau, que l'on reprend par des acides minéraux dilués, dont la solution est traitée par du carbonate de soude, celui-ci précipitant de l'hydrate zincique et les bases dérivant de l'ecgonine, que l'on reprend par du benzène et par de l'éther, ces solutions étant soumises à la cristallisation spontanée. Le B. A. 88. 436 préconise, par contre, de traiter les solutions aqueuses de cocaïne brute par le citrate aluminique, qui dissout la cocaïne, dont la solution filtrée, concentrée sous pression réduite, est évaporée à sec ; son résidu, repris par de l'alcool, lui abandonne du citrate de cocaïne et d'aluminium, que l'on décompose par addition d'ammoniaque, afin de précipiter l'hydrate aluminique et la cocaïne ; celle-ci, desséchée, reprise par de l'alcool, donnant une solution, que l'on soumet à la cristallisation spontanée.

Le B. A. 55.338 ordonne par contre de préparer cet alcaloïde, en chauffant 100 grammes de cocaïne brute avec de la chaux additionnée d'eau, puis de traiter cette solution par de l'acide chlorhydrique, qui précipite l'acide benzoïque mis en liberté et de l'agiter avec de l'éther, afin de la libérer de ses matières résineuses ; cette solution filtrée, puis concentrée, précipitant de l'ecgonine par addition d'ammoniaque, celle-là pouvant être ensuite méthylée et benzoylée, afin de la transformer en cocaïne.

On la prépare synthétiquement, comme suit, en partant du tropinone, déjà décrit :

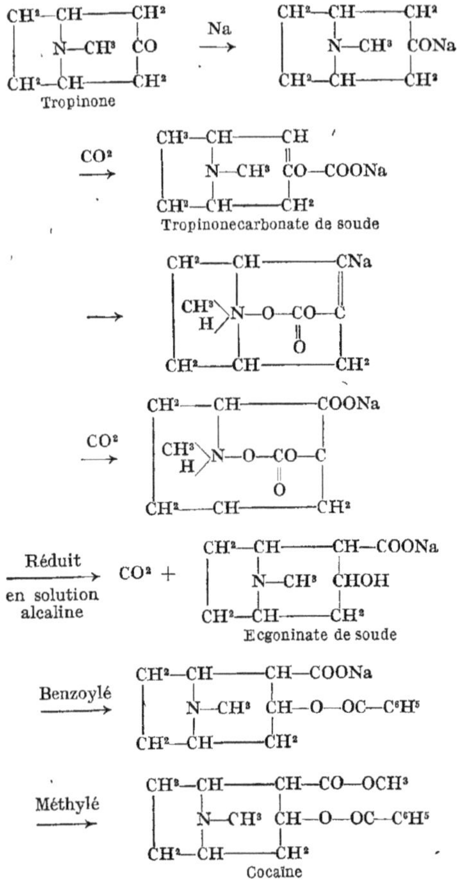

$$CH^2-CH-CH^2 \;|\; N-CH^3 \; CO \;|\; CH^2-CH-CH^2 \quad \xrightarrow{Na} \quad CH^2-CH-CH^2 \;|\; N-CH^3 \; CONa \;|\; CH^2-CH-CH^2$$

Tropinone

$$\xrightarrow{CO^2} \quad CH^3-CH-CH \;|\; N-CH^3 \; CO-COONa \;|\; CH^3-CH-CH^2$$

Tropinonecarbonate de soude

$$\longrightarrow \quad CH^2-CH-CNa \;|\; CH^3{>}N-O-CO-C \; H \;|\; O \;|\; CH^2-CH-CH^2$$

$$\xrightarrow{CO^2} \quad CH^2-CH-COONa \;|\; CH^3{>}N-O-CO-C \; H \;|\; O \;|\; CH^2-CH-CH^2$$

$$\xrightarrow[\text{en solution alcaline}]{\text{Réduit}} \quad CO^2 + \quad CH^2-CH-CH-COONa \;|\; N-CH^3 \; CHOH \;|\; CH^2-CH-CH^2$$

Ecgoninate de soude

$$\xrightarrow{\text{Benzoylé}} \quad CH^2-CH-CH-COONa \;|\; N-CH^3 \; CH-O-OC-C^6H^5 \;|\; CH^2-CH-CH^2$$

$$\xrightarrow{\text{Méthylé}} \quad CH^3-CH-CH-CO-OCH^3 \;|\; N-CH^3 \; CH-O-OC-C^6H^5 \;|\; CH^2-CH-CH^2$$

Cocaïne

Usage thérapeutique de la cocaïne. — Cette drogue, donnant avec les acides des sels, dont le chlorhydrate est le plus couramment utilisé, se prescrit, à doses de 0 gr. 01 à 0 gr. 05, plusieurs fois par jour, en poudres, en pilules ou en solutions aqueuses, comme sédatif contre les vomissements incoercibles de la grossesse, contre la coqueluche ou contre le mal de mer, puis comme cardiotonique contre les empoisonnements attribués à la strychnine. Elle est surtout ordonnée, sous la forme d'injections hypodermiques, comme anesthésiant local ; mais celles-là doivent toujours être pratiquées sur des personnes couchées, non pas nécessairement à jeun ; le pouvoir anesthésiant de cet alcaloïde ne s'étendant pas au delà de deux centimètres de diamètre de l'endroit injecté ; il ne faut jamais les parfaire sur des névropathes ou sur des enfants n'ayant pas atteint leur dixième année.

Action physiologique. — Ordonnée à doses trop élevées, la cocaïne provoque souvent des empoisonnements mortels, précédés d'une forte accélération des pulsations du pouls, de sueurs froides, de frissons, de vomissements, de bourdonnements d'oreilles, de dilatation des pupilles, de dyspnée, de convulsions, de paralysie du cœur et des fonctions respiratoires. La résorption et l'élimination de cet alcaloïde sont très rapides, aussi le retrouve-t-on toujours sous la forme d'ecgonine ou de cocaïne dans les urines des patients traités par cet alcaloïde, qui ne produit aucune anesthésie, si on l'applique, comme tel, sur une peau saine. Introduit dans les yeux, il les insensibilise, tout en dilatant les pupilles et en anesthésiant l'iris et les muscles avec ischémie des vaisseaux. Ingérée dans l'organisme, la cocaïne excite premièrement l'état psychique et intellectuel de l'individu, ainsi que ses centres bulbo-médullaires, qu'elle paralyse à fortes doses. Elle produit, en outre, une élévation de la température, mais elle ne réagit pas, à faibles doses, sur la circulation sanguine, qui est accélérée, puis ralentie par l'absorption de fortes doses de cet alcaloïde. Notons qu'il ne faut jamais injecter consécutivement plus de 2 centigrammes de cette base végétale, par jour, cas contraire, il y aurait accoutumance.

Incompatibilités. — Il ne faut jamais l'ordonner aux vieillards, ni aux enfants, ni aux personnes nerveuses, anémiées ou cardiaques. Il ne faut jamais l'associer au calomel, à des sels de mercure ou d'argent, à du nitrate de potasse, à des iodures ou des bromures, ni à de l'adrénaline, de la digitaline, de l'éther, des infusions de digitale, de belladone, de l'eau de laurier-cerise, etc., etc. Notons que les solutions de cocaïne se troublent et se précipitent par addition de borate de soude.

Contrepoisons. — Ordonnez, en cas d'empoisonnements par cet alcaloïde, du café, des émétiques, de la digitale, des injections hypodermiques de morphine, des stimulants, outre les incompatibilités ci-dessus mentionnées.

Pharmacie galénique. — Elle sert à préparer le Cocaïnum hydrochloricum, le Cocaïnum sulfuricum, le Cocaïnum benzoïcum, le Cocaïnum citricum, le Cocaïnum nitricum, le Cocaïnum salicylicum, dont plusieurs de ces sels sont officinaux. Voir en outre notre *Traité de Chimie médico-pharmaceutique et toxicologique*.

L'Ecgonine, $C^9H^{15}NO^3 + H^2O$, se présente sous la forme de prismes incolores, inodores, à saveur amère, fusibles à 198°, insolubles dans l'éther, peu solubles dans l'alcool, mais très solubles dans l'eau, dont les solutions sont lévogyres ; ses solutions, chauffées pendant un certain temps avec de l'hydrate potassique, deviennent alors dextrogyres, car leur ecgonine s'est transformée en un isomère, fusible à 254°.

Cet alcool monovalent, à réaction acide, donne des sels avec les acides et avec les bases, car il possède, quant à sa formule, la constitution suivante :

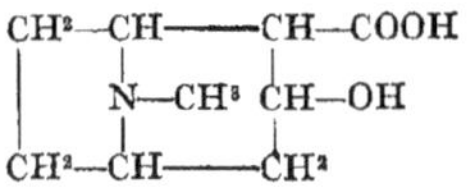

$$CH^2-CH-CH-COOH \;|\; N-CH^3 \; CH-OH \;|\; CH^2-CH-CH^2$$

Chauffée avec du pentachlorure de phosphore, l'ecgonine perd une molécule d'eau, en se transformant en Anhydroecgonine, qui cristallise sous la forme d'aiguilles incolores, fusibles à

235°, solubles dans l'éther. Celle-ci possède, quant à sa formule, la constitution suivante :

$$CH^2{-}CH{-}{-}CH{-}COOH$$
$$N{-}CH^3 \quad CH$$
$$CH^2{-}CH{-}{-}CH$$

Oxydée par de l'acide chromique, elle se transforme comme la tropine en acide tropique; mais, oxydée par du permanganate potassique, l'ecgonine donne de la *norecgonine*, fusible à 235°.

$$CH^2{-}CH{-}{-}CH^2$$
$$N{-}CH^3 \quad COOH$$
$$CH^2{-}CH{-}{-}COOH$$

Acide tropique

Chauffée à 275°, pendant 8 heures de temps, avec de l'acide chlorhydrique fumant, l'ecgonine se transforme en tropidine, de formule :

$$CH^2{-}CH{-}{-}CH^2$$
$$N{-}CH^3 \quad CH$$
$$CH^2{-}CH{-}{-}CH$$

On la prépare synthétiquement selon Willstætter, en partant de la tropinone sodée, que l'on traite par de l'acide carbonique et que l'on réduit, en suspension dans de l'éther, par de l'amalgame de soude, afin d'obtenir l'acide tropinone carbonique, qui se transforme en ecgonine, si on le chauffe à 250° (A. 326, p. 2), car :

$$CH^2{-}CH{-}{-}CHNa$$
$$N{-}CH^3 \quad CO$$
$$CH^2{-}CH{-}{-}CH^2$$

Tropinone sodée

$CO^2 \longrightarrow$

$$CH^2{-}CH{-}{-}CH{-}COOH$$
$$N{-}CH^3 \quad CO$$
$$CH^2{-}CH{-}{-}CH^2$$

Acide tropinone carbonique

$\longrightarrow$

$$CH^2{-}CH{-}{-}CH{-}COOH$$
$$N{-}CH^3 \quad CH{-}OH$$
$$CH^2{-}CH{-}{-}CH^2$$

Ecgonine

Elle se prépare aussi, selon une autre synthèse, en partant comme suit du tropinone, B. 25, p. 2261.

$$CH^2{-}CH{-}{-}CH^2$$
$$N{-}CH^3 \quad CO$$
$$CH^2{-}CH{-}{-}CH^2$$

Tropinone

$HCN \longrightarrow$

$$CH^2{-}CH{-}{-}CH^2$$
$$N{-}CH^3 \quad C{<}^{OH}_{CN}$$
$$CH^2{-}CH{-}{-}CH^2$$

Nitrile de tropinone

$KOH \longrightarrow$

$$CH^2{-}CH{-}{-}CH^2$$
$$N{-}CH^3 \quad C{<}^{OH}_{COOH}$$
$$CH^2{-}CH{-}{-}CH^2$$

Ecgonine synthétique

Cette ecgonine synthétique peut être rendue optiquement parlant active, en la chauffant pendant 24 heures avec de la potasse caustique diluée, dont la solution, additionnée d'un léger excès d'acide chlorhydrique, est évaporée à sec, son résidu étant traité en présence d'éther par de la soude caustique, dont la solution éthérée est soumise à la cristallisation spontanée.

La CINNAMYLCOCAINE, $C^{19}H^{23}NO^4$, ne se rencontrant pas dans toutes les variétés de feuilles de coca, mais particulièrement dans celles provenant de Java, se présente sous la forme d'aiguilles incolores, inodores, fusibles à 121°, peu solubles dans l'eau froide, l'éther, mais très solubles dans l'eau bouillante, l'alcool, l'éther de pétrole. Elle possède, quant à sa formule, la constitution suivante :

$$CH^2{-}CH{-}{-}CH{-}CO{-}OCH^3$$
$$N{-}CH^3 \quad CH{-}O{-}OC{-}CH{=}CH{-}C\langle C_6H_4 \rangle$$
$$CH^2{-}CH{-}{-}CH^2$$

On la prépare synthétiquement en faisant réagir, en présence d'un déshydratant, l'alcool méthylique et l'acide cinnamique anhydre sur de l'ecgonine. Elle se dissout avec une coloration rose, prononcée, dans l'acide sulfurique.

La BENZOYLECGONINE, $C^{16}H^{19}NO^4$, se préparant en chauffant, à l'ébullition, la cocaïne avec de l'eau, se présente sous la forme de prismes incolores, inodores, fusibles à 195°, très peu solubles dans l'eau froide, mais très solubles dans l'eau bouillante, l'alcool, dont les solutions deviennent acides. Elle possède, quant à sa formule, la constitution suivante :

$$CH^2{-}CH{-}{-}CH{-}COOH$$
$$N{-}CH^3 \quad CH{-}O{-}OC{-}C\langle C_6H_4 \rangle$$
$$CH^2{-}CH{-}{-}CH^2$$

On la prépare synthétiquement, en chauffant, en présence d'un déshydratant, l'ecgonine avec de l'acide benzoïque anhydre, mais le produit de cette réaction, traité en présence d'acide chlorhydrique par de l'alcool méthylique, se transforme en cocaïne.

La TROPOCOCAÏNE OU BENZOYLPSEUDOTROPÉINE, $C^{15}H^{19}NO^3$, se présente sous la forme d'une poudre blanche, cristalline, inodore, optiquement parlant inactive, fusible à 49°, insoluble dans l'eau, mais très soluble dans l'alcool, l'éther. Chauffée avec de l'acide chlorhydrique, elle se décompose en acide benzoïque et en pseudotropine. Oxydée, elle donne de l'acide tropique et du tropinone, car elle possède, quant à sa formule, la constitution suivante :

$$CH^2{-}CH{-}{-}CH^2$$
$$N{-}CH^3 \quad CH{-}O{-}OC{-}C\langle C_6H_4 \rangle$$
$$CH^2{-}CH{-}{-}CH^2$$

L'Hygrine, $C^8H^{15}NO$, se présente sous la forme d'un liquide verdâtre, volatil, oléagineux, devenant jaunâtre à l'air, entrant en ébullition entre 193° et 195°, mais pouvant être entraîné aux vapeurs d'eau. Elle donne des sels cristallins, dont les solutions sont fluorescentes. Cette base tertiaire, soluble dans l'eau, l'alcool, le chloroforme, possède, quant à sa formule, la constitution suivante :

$$\begin{array}{c} CH^3 \\ | \\ N \\ / \ \backslash \\ H^2C \quad CH\!-\!CH^2\!-\!COCH^3 \\ | \quad\quad | \\ H^2C\!-\!CH^2 \end{array}$$

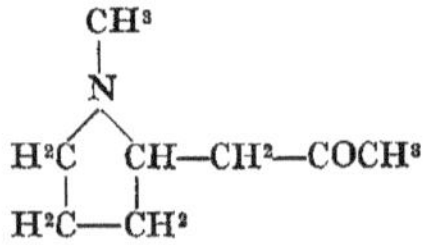

On la prépare synthétiquement en partant de la méthylpyrolidine. Oxydée par de l'acide chromique, l'hygrine se transforme en Acide hygrinique, fusible à 169°, de formule :

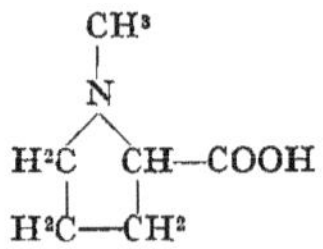

$$\begin{array}{c} CH^3 \\ | \\ N \\ / \ \backslash \\ H^2C \quad CH\!-\!COOH \\ | \quad\quad | \\ H^2C\!-\!CH^2 \end{array}$$

Cet acide, soumis à la distillation sèche, se transforme en méthylpyrolidine et en acide carbonique. Insoluble dans l'éther, mais très soluble dans l'eau, l'alcool, cet acide peut se préparer synthétiquement, comme suit (A. 326, p. 91) :

$$CH^2Br\!-\!CH^2\!-\!CH^2Br + NaHC\!\!<_{COOC^2H^5}^{COOC^2H^5}$$

Bromure de triméthylène · Ether éthylique de malonate sodé

$$= NaBr + CH^2Br\!-\!CH^2\!-\!CH^2\!-\!CH\!\!<_{COOC^2H^5}^{COOC^2H^5}$$

Ether éthylique d'acide brompropylmalonique

Traité par du brome
———————————→
en solution chloroformique

$$CH^2Br\!-\!CH^2\!-\!CBr\!\!<_{COOC^2H^5}^{COOC^2H^5}$$

Ether diéthylique d'acide dibrompropylmalonique

Chauffé à 140° en solution d'alcool méthylique
———————————→
avec de la méthylamine

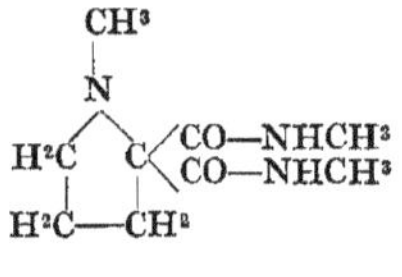

$$\begin{array}{c} CH^3 \\ | \\ N \\ / \ \backslash \\ H^2C \quad C\!\!<_{CO-NHCH^3}^{CO-NHCH^3} \\ | \quad\quad | \\ H^2C\!-\!CH^2 \end{array}$$

Chauffé en tubes fermés à 125°
———————————→
avec de l'acide chlorhydrique

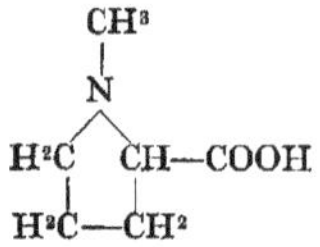

$$\begin{array}{c} CH^3 \\ | \\ N \\ / \ \backslash \\ H^2C \quad CH\!-\!COOH \\ | \quad\quad | \\ H^2C\!-\!CH^2 \end{array}$$

Acide hygrinique

La Truxiline ou Isotropylcocaine, $C^{19}H^{23}NO^4$, se présente sous la forme d'une poudre amorphe, insoluble dans l'eau, mais très soluble dans l'éther, l'alcool, le benzène, le chloroforme, fusible à 80°, quant à sa modification α, à 45° quant à sa modification β.

Saponifiées par de l'eau de baryte, ces deux variétés de truxiline se décomposent, selon l'équation suivante, en ecgonine, en acide truxilique et en alcool méthylique, car :

$$2C^{19}H^{23}NO^4 + 4H^2O$$
Truxiline

$$= 2C^9H^{15}NO^3 + C^{18}H^{16}O^4 + 2CH^3OH$$
Ecgonine   Acide truxilique   Alcool méthylique

La Cocacitrine, $C^{28}H^{32}O^{17} + 3H^2O$, se prépare en extrayant premièrement les feuilles de coca par de l'éther de pétrole, puis par de l'alcool, dont la solution soumise à la distillation fractionnée, puis évaporée à sec, abandonne un résidu, que l'on reprend par de l'eau acidulée, afin de la libérer de tous ses alcaloïdes. Ce résidu, extrait par de l'éther, lui abandonne ses matières résineuses et sa *cocaflavine*, mais non sa *cocacitrine*. Celle-ci, reprise par de l'eau de baryte, donne une solution, que l'on précipite par addition d'acide chlorhydrique. Elle se présente sous la forme d'une poudre cristalline, jaune, fusible à 185°, très soluble dans l'eau bouillante, l'acide acétique. Hydrolysée, elle se décompose en cocaose et en cocacétine, car :

$$C^{28}H^{32}O^{17} + 2H^2O \ = \ 2C^6H^{12}O^6 + C^{16}H^{12}O^7$$
Cocacitrine   Cocaose   Cocacétine

La Cocaose, $C^6H^{12}O^6$, se présente sous la forme d'octaèdres incolores, fusibles à 89°, solubles dans l'eau, l'alcool très dilué, dont les solutions incolores possèdent un pouvoir rotatoire, dextrogyre, de + 188° et dont l'osazone fond à 180°.

La Cocacétine, $C^{16}H^{12}O^7 + 3H^2O$, se présente sous la forme d'aiguilles jaunâtres, fusibles à 262°, insolubles dans l'eau, solubles dans l'alcool, l'éther. Fondue avec de la potasse caustique, elle se décompose en phloroglucine et en pyrocatéchine.

La Cocaflavine, $C^{34}H^{38}O^{19} + 4H^2O$, se présente sous la forme d'aiguilles jaunes, fusibles à 163°, solubles dans l'alcool ; hydrolysée, elle se décompose en glucose, en galactose et en cocaflavétine, car :

$$C^{34}H^{38}O^{19} + 2H^2O \ = \ C^6H^{12}O^6 + C^6H^{12}O^6 + C^{22}H^{18}O^9$$
Cocaflavine   Glucose   Galactose   Cocaflavétine

La Cocaflavétine, $C^{22}H^{18}O^9$, se présente sous la forme d'aiguilles jaunes, fusibles à 230°, très peu solubles dans l'eau, mais très solubles dans l'alcool, l'éther acétique.

L'Acide cocatannique n'est en réalité qu'un mélange de cocaflavine et de cocacitrine ; la *quercitrine*, découverte dans cette drogue, n'étant que de la cocatrine.

Notons que l'on rencontre aussi dans ces feuilles de la *cuskhygrine*, $C^{13}H^{24}N^2O$, qui se présente sous la forme d'un liquide oléagineux, incolore, entrant en ébullition à 185° sous une pression de 32 millimètres, très soluble dans l'eau, l'alcool, l'éther, dont le nitrate est cristallin, ce qui permet de la séparer de l'hygrine. Oxydée, elle se transforme aussi en acide hygrinique, car elle possède, quant à sa formule, la constitution suivante :

$$CH_3 \quad\quad\quad\quad\quad\quad CH_3$$
$$|\quad\quad\quad\quad\quad\quad\quad\quad |$$
$$N \quad\quad\quad\quad\quad\quad\quad N$$
$$H_2C \quad CH{-}CH_2{-}CO{-}CH_2{-}HC \quad CH_2$$
$$H_2C{-}CH_2 \quad\quad\quad\quad\quad H_2C{-}CH_2$$

Usage thérapeutique. — Les feuilles de coca se prescrivent, à doses de 5 à 10 grammes sur 200 grammes d'eau, sous la forme d'infusions, comme analgésique, comme stomachique, comme sédatif, contre les gastralgies, les vomissements incoercibles de la grossesse, les maux de tête, les douleurs rhumatismales, puis comme stimulant de l'estomac, car elles augmentent la sécrétion salivaire, tout en excitant le système nerveux et en favorisant la sécrétion urinaire.

Action physiologique. — Ordonnées à doses trop élevées, ces feuilles provoquent souvent des empoisonnements parfois mortels, précédés d'une grande excitation nerveuse, de vomissements, d'un état d'ivresse hilarante, de convulsions, de dilatation de la pupille, de céphalalgie. de bourdonnements d'oreilles et de paralysie des fonctions respiratoires et cardiaques.

Incompatibilités. — Il ne faut jamais les ordonner, ainsi que leurs dérivés, avec du tanin, des iodures, des bromures, de l'eau de chaux, des alcalins, des alcalino-terreux, de l'eau de laurier-cerise, etc.

Pharmacie galénique. — Elles servent à préparer la Tinctura Cocæ, l'Extractum fluidum Cocæ.

Historique. — Un mal qui tendait à envahir toute l'Europe, avant l'horrible guerre déclarée à la civilisation et, particulièrement à la noble France par l'Allemagne, était le cocaïnisme, qui, plus dangereux que le morphinisme, s'était répandu dans les classes aisées de tout le continent ; espérons qu'enfin enrayé par les nouvelles lois votées, il disparaîtra entièrement, car les personnes s'adonnant à ce nouvel anesthésiant maigrissent, perdent le peu d'intelligence qu'elles ont (car il faut déjà être stupide pour s'adonner, le sachant et le voulant, à cette manie dangereuse), puis elles souffrent d'insomnies et d'impuissance virile, la folie et la mort viennent enfin les libérer de leurs malheureuses vies, les éruptions cutanées étant aussi leur apanage.

On est à peu près désarmé pour lutter avec efficacité contre ce mal, car cette intoxication est lente, persistante ; le nitrite d'amyle, préconisé comme contrepoison, étant pour ainsi dire sans effet, il en est de même du chloral et de l'atropine. En tout cas, il est nécessaire de proscrire en ce cas, et ceci radicalement, toute prise de cocaïne par voie hypodermique ou par insufflations, ainsi que tous les stimulants.

Les feuilles de coca étaient utilisées, bien avant la découverte du Nouveau-Monde, par les indigènes de ce continent, qui les prescrivaient comme masticatoire, après les avoir mélangés à des cendres végétales et à des feuilles de tabac (voir Monardès).

GÉRANIACÉES

Cette famille, comprenant 19 genres et plus de 600 espèces répandues dans toutes les contrées tempérées et subtropicales du globe, est représentée, soit par des herbes annuelles ou vivaces, grimpant parfois à l'aide de vrilles ou de feuilles (Capucine), à rhizome parfois tuberculeux, soit par des arbustes, à feuilles isolées ou opposées, simples (Géranie), ou composées (Surelle), souvent stipulées, à limbe fréquemment palminervé ou diversement découpé. Leurs fleurs hermaphrodites, ordinairement actinomorphes, parfois zygomorphes (Pelargone), sont pentamères avec deux verticilles d'étamines simples. Leur fruit est un achaine (Capucine), une capsule loculicide (Surelle) à 5 valves, qui renferment des graines à embryon droit, à cotylédons plans (Capucine) ou recourbés et plissés (Géranie). Les plantes de cette famille ne livrent à la thérapeutique aucune drogue officinale.

HERBA OXALIDIS,
SURELLE, D'OXALIS ACETOSELLA, L.,
OXALIS CORNICULATA, L.

Originaires de l'Europe, ces plantes herbacées livrent au droguier leurs parties aériennes, non officinales, riches en oxalate de chaux, qui se prescrivent parfois, dans la médecine populaire, sous la forme de potions, comme dépuratif du sang et comme purgatif.

RHIZOMA GERANII,
RHIZOME DE GERANIUM MACULATUM, L.

Originaire du sud de l'Amérique du Nord, cette plante livre, au droguier, son rhizome non officinal, qui se prescrit, de par sa teneur en tanin, dans la médecine populaire, comme astringent intestinal et comme spécifique contre la diarrhée, il en est de même de celui du *Geranium Robertianum* L., originaire de l'Europe centrale etc., etc.

OLEUM GERANII seu OLEUM PELARGONII,
ESSENCE DE GÉRANIUM, DE PELARGONIUM CAPITATUM, Ait.

Cette plante frutescente, originaire de l'Afrique tropicale et australe, mais cultivée de nos jours, ainsi que les *Pelargonium roseum* et *Pelargonium odoratissimum* Ait. en Algérie, en Provence et aux Indes, livre au droguier ses fleurs et ses parties aériennes, riches en essence. Celles-là, soumises à la distillation aux vapeurs d'eau, dans des alambics parfois très primitifs, livrent en moyenne 1,98 p. 100 d'essence ; mais on peut pratiquer trois fois par an cette opération, c'est-à-dire en mai, en août et en septembre, à condition, toutefois que la récolte de ces plantes ait lieu par un temps sec, et que leurs cultures ne soient pas négligées comme en Corse. Il est en outre nécessaire de bien labourer ces champs, de les sarcler régulièrement, puis de les irriguer fréquemment.

L'essence, ainsi obtenue, se présente sous la forme d'un liquide incolore, d'odeur particulière, agréable, persistante, forte, à saveur chaude, mais non rafraîchissante, d'un poids spécifique de 0,892 à 0,904, à pouvoir rotatoire, lévogyre, de — 0°32″ à — 12°, à indice d'acidité de 3 à 12, à indice d'éther de 50 à 78, soluble dans l'alcool, l'éther, le chloroforme, le benzène, le sulfure de carbone, les huiles grasses et essentielles.

Cette essence est souvent falsifiée par addition d'alcool, d'essence de térébenthine ou d'essence de cèdre, qui sont insolubles dans l'alcool. Elle est constituée par un mélange de 50 à 78 p. 100 de géraniol et de citronnellol, puis par des traces de pinène, de phellandrène, d'alcool amylique, de linalol, de menthone et d'éthers de l'acide tiglinique.

Non officinale, cette essence est parfois utilisée en pharmacie comme succédané de celle de roses ; car elle est de beaucoup meilleur marché ; mais elle est très recherchée par nos parfumeurs modernes, qui l'utilisent aussi, en lieu et place de l'essence de roses, ou lors de la préparation du géraniol.

Xe ORDRE. — ÆSCULINÉES

SAPINDACÉES

Cette famille, comprenant 240 genres et plus de 1.000 espèces, toutes tropicales, est représentée par des arbres ou par des arbustes grimpant parfois à l'aide de vrilles raméales (Paullinie), à feuilles isolées, rarement opposées (Marronnier d'Inde, Erable, Staphylier), non stipulées, mais munies chez celles de la Paullinie de stipules caduques, à limbe entier, simple (Erable), penninervé ou composé et palmé (Marronnier d'Inde).

Leurs fleurs hermaphrodites, parfois actinomorphes (Erable), sont le plus souvent zygomorphes, pentamères, à pétales égaux (Erable, Marronnier), ou inégaux, celui du milieu avortant souvent (Mélianthe, Marronnier), mais ils avortent tous chez la Négonde. Leur androcée est constitué par 10 étamines fertiles (Savonnier, Erable), par 7 ou par 8 (Marronnier d'Inde, Paullinie), par 5 (Staphyllier) ou par 4 étamines (Mélianthe), tandis que leur pistil est généralement constitué par 3, rarement par 2 (Erable) ou par 4 (Mélianthe) carpelles fermés, concrescents en un ovaire bi-, tri- ou quadriloculaire, renfermant dans chaque loge un (Savonnier), deux (Marronnier, Erable) ou plusieurs ovules anatropes ou campylotropes, pendants ou droits. Leur fruit est tantôt une capsule loculicide (Marronnier), septicide (Paullinie) ou apicide (Mélianthe), tantôt un polyachaine (Savonnier) souvent ailé en devenant une trisamare (Serjanie), ou une disamare (Erable), qui renferme des graines à embryon droit (Staphyllier) ou recourbé, avec albumen charnu (Mélianthe), ou sans albumen, etc., etc.

Cette famille se subdivise en 5 tribus possédant des plantes caractérisées par les poils tecteurs de leurs feuilles, ceux-là étant unicellulaires, coniques, à parois épaissies par la présence de leurs poils glanduleux, à pédicelle court, à glande pluricellulaire, et par leur mésophylle hétérogène, qui renferme dans ses cellules parenchymateuses des cristaux prismatiques (Marronnier), des macles (Cardiospermum) d'oxalate de chaux et des glandes sécrétrices, internes, unicellulaires.

GUARANA, GUARANA, DE PAULLINIA CUPANA Kunth, seu PAULLINIA SORBILLIS, L.

Origine botanique. — Cette plante, grimpant à l'aide de vrilles raméales, porte des feuilles isolées, composées, à stipules caduques, à folioles imparipennées, pointues au sommet, coriaces, dont le limbe entier, ondulé sur ses bords, est toujours parcouru par une nervure médiane, prononcée. Ses fleurs hermaphrodites, zygomorphes, pentamères, sont constituées par un calice à 5 sépales velus, dont les deux externes sont plus grands que les 3 internes ; par une corolle à 4 pétales, lancéolés, le cinquième ayant avorté. Ils entourent 8 étamines de différentes longueurs, à filets velus, et un pistil à 3 carpelles fermés, concrescents en un ovaire triloculaire, renfermant dans chaque loge un ovule anatrope. Leur fruit est une capsule septicide, à graines non albuminées, à embryon recourbé. Celles-ci, atteignant la grosseur de nos noisettes, sont recouvertes par un spermoderme lisse, brun noirâtre, et par un arille petit, cupuliforme.

Origine géographique. — Originaire du Vénézuéla et des provinces de Para, de Tapajos, de l'Amazone et d'Alto, cette plante y est parfois cultivée, particulièrement à Rio de Janeiro et à Bella Villa.

Préparation de la drogue. — Ses fruits mûrs, récoltés à la main ou à l'aide du gaulage, puis concassés, sont privés de leurs graines, qui, elles-mêmes concassées et chauffées avec de l'eau bouillante, donnent une solution que l'on filtre à travers des tamis en poils de bête. Celle-là, évaporée, sous la forme d'extrait, puis additionnée de diverses fécules et de poudre de cacao, de manière à obtenir une masse molle, est alors malaxée sous la forme de magdaléons de 5 centimètres de diamètre, ou sous celle de pains orbiculaires, pour être desséchée sur un feu doux ou au soleil. On l'exporte par Santarem sur l'Europe, mais elle est généralement utilisée en Amérique, dans la préparation de l'*Aqua Bianca*

liqueur très appréciée des indigènes de ce continent, voire même des blancs.

Description de la drogue. — Non officinale, elle se présente sous la forme de magdaléons ou sous celle de pains arrondis, rougeâtres, inodores, à cassure inégale, amylacée, rouge clair, à saveur astringente, amère.

Examen microscopique. — Le guarana, examiné au microscope, renferme de nombreux grains d'amidon arrondis ou allongés, de fins cristaux aiguillés d'acides gras, des trachées et des vaisseaux des cotylédons des graines ayant servi à sa préparation, outre des cellules sclérenchymateuses, provenant de leur spermoderme. Traité par de l'eau, il donne une solution, qui se précipite, par addition d'une goutte de chlorure d'or, en un dépôt cristallin (caféine).

Falsifications. — Cette drogue est souvent falsifiée par addition d'extraits végétaux, ne renfermant pas de caféine et ne donnant pas les réactions caractéristiques au guarana.

Réactions. — Celle-là, triturée avec de l'éther acétique, donne une solution qui, additionnée du réactif double de Kiliani, forme, à la ligne de contact des deux liquides, un anneau rouge pourpre (guaranatanin), sa couche sulfurique se colorant alors en brun.

Analyse chimique. — Cette drogue, titrée de la même manière que le café, renferme de 2 à 5,5 p. 100 de caféine, 2,38 p. 100 de matières grasses, de l'amidon, 8,5 p. 100 de tanin, outre une saponine, des matières résineuses et pectiques.

Usage thérapeutique. — Elle se prescrit parfois, à doses de 0 gr. 5 à 1 gramme plusieurs fois par jour, en poudres et en pilules, comme tonique de l'estomac, comme astringent intestinal et comme antinévralgique.

Action physiologique. — Ordonnée à doses trop élevées, elle provoque souvent des empoisonnements ressemblant naturellement à ceux du café et du thé, dont cette drogue possède les propriétés physiologiques.

Pharmacie galénique. — Non officinale, elle sert à préparer des spécialités non encore mentionnées dans le Codex.

Incompatibilités. — Il ne faut jamais l'ordonner avec des iodures, des bromures, des sels de plomb, d'argent, de cuivre, de mercure, ni avec du tanin, etc., c'est-à-dire, en un mot, avec les incompatibilités de la caféine.

Historique. — Introduite en 1817, en Europe, par l'ambassadeur de France à Rio de Janeiro, elle fut étudiée par Cadet, qui y décela la *guaranine*, reconnue en 1840 comme étant identique à la caféine.

NUX SAPINDI, NOIX DE SAVONNIER, DE SAPINDUS SAPONARIA, L.

Originaire de l'Amérique du Sud et des Antilles, mais cultivé de nos jours en Algérie et sous tous les tropiques, cet arbre livre, au droguier, ses fruits à endocarpe parcheminé, à exocarpe mince et à mésocarpe charnu, riche en saponine et en matières résineuses, à saveur douceâtre, puis amère, d'odeur nulle. Renfermant deux graines arrondies, noirâtres, non officinales, ils se prescrivent parfois, dans la médecine populaire, comme dépuratif du sang ; mais ils servent en outre à préparer la saponine, très recherchée par l'industrie textile ; il en est de même des fruits du *Sapindus Barak*, D. C., plante originaire de l'Asie méridionale et des fruits du *Sapindus mukurosi*, Gaert. Leur SAPONINE, $C^{19}H^{64}O^{19}$, se prépare en extrayant l'épicarpe de ces fruits par de l'alcool chaud, dont la solution, déféquée par addition d'oxyde de magnésie ou par celle d'acétate de plomb, puis par celle de sulfide hydrique, est additionnée d'eau distillée. Cette solution précipite alors un dépôt floconneux blanc, qui, purifié par la dialyse, se présente sous la forme d'une poudre blanche, amorphe, qui, ne réduisant pas la liqueur de Fehling, se dissout avec une coloration jaune rougeâtre, puis rouge violacé dans l'acide sulfurique ; insoluble dans le chloroforme, l'éther de pétrole, l'éther, l'acétone, elle est très soluble dans l'alcool éthylique ou dans l'alcool méthylique. Hydrolysée, elle se décompose en sapogénine et en arabinose dextrogyre, car :

$$C^{41}H^{64}O^{13} + 2H^2O = C^{31}H^{48}O^5 + 2C^5H^{10}O^5$$
$$\text{Saponine} \qquad\qquad \text{Sapogénine} \quad \text{Arabinose}$$

La Sapogénine, $C^{31}H^{48}O^5$, ainsi obtenue, se présente sous la forme de petites tablettes incolores, inodores, insipides, fusibles à 310°, insolubles dans l'eau, l'éther, le chloroforme, l'éther de pétrole, l'acétone, peu solubles dans les alcools éthylique ou méthylique, très solubles dans la potasse caustique alcoolique.

L'huile fixe des graines de cette plante se présente sous la forme d'un liquide jaune doré, non siccatif, inodore, à saveur agréable, d'un poids spécifique de 0,911, à indice d'acidité de 5,3, à indice de saponification de 171, à indice d'iode de 65,08, soluble dans l'éther, l'éther de pétrole, l'alcool, le chloroforme, qui est constituée par des triglycérides des acides oléique (80 p. 100), palmitique (15,6 p. 100), et stéarique (3,9 p. 100).

CORTEX SERJANIAE, ÉCORCE DE TIMBO, DE SERJANIA CURASSAVICA Radk, seu PAULLINIA CURASSAVICA.

Originaire de l'Amérique centrale, cet arbre livre, au droguier, son écorce non officinale, qui se prescrit parfois dans la médecine populaire de ces pays, de par sa teneur en Timboine, comme décongestionnant et comme sédatif, contre les calculs biliaires.

FRUCTUS EUPHORIÆ, FRUIT DE LITCHI, D'EUPHORIA LITCHI.

Originaire de l'Asie méridionale, mais cultivé de nos jours sous tous les tropiques, ce grand arbre, parfois dénommé *Nephelium Litchi*, Camb., possède des feuilles composées, pennées, de petites fleurs vertes disposées en grappes, et des fruits globuleux ou ovoïdes de la grosseur de nos noix qui, à péricarpe rouge brunâtre, crustacé, rugueux, renferment une pulpe charnue, juteuse, que l'on utilise dans la préparation de boissons rafraîchissantes ; leurs graines à arille mucilagineux sont parfois utilisées comme épice. Il en est de même des fruits du *Litchi chevelu* ou *Ramboutan* de *Nephelium lappaceum*, L., originaire de l'Extrême-Orient, dont la pulpe est aussi utilisée dans la préparation des marmelades.

Le *longanier* ou *œil de dragon*, de *Nephelium longanum* Camb., originaire, lui aussi, de l'Extrême-Orient, livre à l'alimentation ses fruits sphériques de la grosseur de nos noisettes, à péricarpe lisse, rose, jaune ou rouge, à pulpe charnue, juteuse, qui est utilisée, de par son arome agréable, dans la préparation des confitures.

ÆSCULACÉES

CORTEX HIPPOCASTANI, ÉCORCE DE MARRONNIER D'INDE, D'ÆSCULUS HIPPOCASTANUM, L.

Cette plante, originaire de la Perse et des Indes, mais cultivée de nos jours dans toute l'Europe méridionale et tempérée, livre au droguier son écorce non officinale, qui s'y présente sous la forme de fragments aplatis ou légèrement cintrés, de 10 à 15 centimètres de long sur 3 à 4 centimètres de large, et 30 millimètres d'épaisseur, à surface externe gris brunâtre, recouverte de verrues subéreuses et de lichens blanc jaunâtre, à face interne blanc rosé sur le frais, mais rouge brunâtre sur le sec, toujours striée dans le sens de la longueur, à cassure fibreuse, feuilletée, à saveur astringente, légèrement amère, d'odeur nulle. Examinée sur une coupe transversale, elle est constituée par un suber épais, à cellules tabulaires, brunâtres, disposées en files radiales ; par un parenchyme cortical, à cellules polygonales tangentiellement allongées, qui entourent quelques sclérites à parois épaissies, canaliculées ; puis vient le liber, à cellules polygonales plus petites, qui entourent de nombreuses fibres libériennes en amas et des cellules scléreuses, à parois épaissies canaliculées, renfermant des cristaux étoilés d'oxalate de chaux et du tanin (fig. 200).

Renfermant du tanin, de l'æsculine, de la fraxine, 2 p. 100 d'acide æsculétanique, des matières résineuses et pectiques, cette écorce se prescrit, à doses de 1 gramme plusieurs fois par jour, sous la forme de poudres, et à doses de 10 à 20 grammes sur 200 grammes d'eau, sous

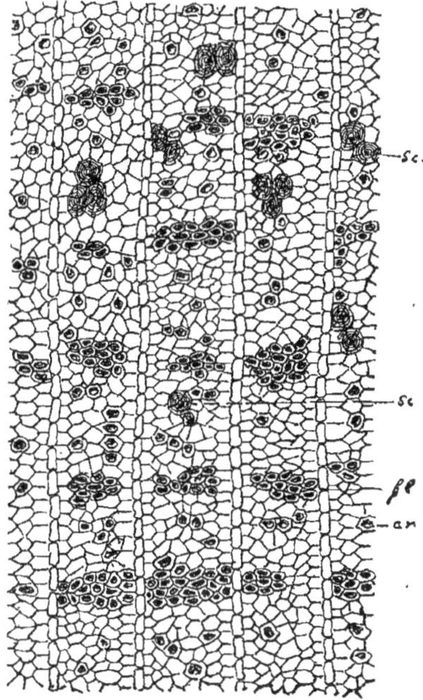

Fig. 200. — Coupe transversale de l'écorce de marronnier d'Inde.

sc) sclérites ; *fl*) fibres libériennes ; *cr*) cristaux étoilés.

celle de décoctions, comme fébrifuge et comme spécifique contre les hémorroïdes.

Notons que les feuilles de cette plante, riches en fraxine, se prescrivent aussi, dans la médecine populaire, comme sédatif contre la coqueluche, mais ses graines renferment en outre de la saponine et un glucoside, dénommé *argyraescine*.

L'Argyraescine, $C^{27}H^{42}O^2$; se présentant sous la forme de tables hexagonales, à saveur amère, d'odeur nulle, très peu solubles dans l'eau mais très solubles dans l'alcool, l'acide acétique glacial et les alcalins, se décompose de par l'hydrolyse en glucose et en une substance amorphe, très soluble dans l'eau, ou Argyraescétine, $C^{21}H^8O^{66}$.

Ne pouvant de ce fait a-t-on cru jusqu'ici, être utilisées dans l'alimentation, elles servent à préparer un extrait fluide, qui se prescrit parfois comme spécifique contre les hémorragies.

Les graines de cette plante, épuisées par de l'éther, afin de les priver de leurs corps gras, puis par de l'alcool, donnent une solution qui, évaporée dans le vide, abandonne un résidu sirupeux, que l'on reprend par de l'eau.

Celle-ci jaune pâle, traitée premièrement par de l'acétate neutre de plomb, précipite une matière colorante, jaunâtre, puis par de l'acétate basique de plomb, un volumineux dépôt gélatineux, que l'on dessèche sur des assiettes poreuses, on obtient en même temps une solution pour ainsi dire incolore non précipitable par ces réactifs.

a) Ce PRÉCIPITÉ, repris par de l'alcool, donne une solution renfermant de l'acide æsculinique, tout en abandonnant un dépôt insoluble dans ce dissolvant constitué par de l'acide aesculique.

L'ACIDE AESCULIQUE, combiné au plomb, se présente donc sous la forme d'un précipité blanc, insoluble dans l'alcool, qui, mis en suspension dans ce dissolvant, est décomposé par addition d'hydrogène sulfuré; la solution ainsi obtenue, soumise à la cristallisation spontanée, abandonne une poudre blanche, cristalline, fusible à 214°, insoluble dans l'éther, l'eau, l'éther acétique, mais très soluble dans l'acétone, les alcools méthylique et éthylique. Cet acide, se dissolvant avec une coloration rouge dans l'acide sulfurique, donne un tannate insoluble dans l'eau, mais très soluble dans l'alcool, et des aesculates alcalins, jaunâtres, solubles dans l'eau, à l'encontre des aesculates de baryum, de chaux, de magnésie et de plomb, qui sont insolubles dans l'eau et dans l'alcool. Hydrolysé, il se décompose en ACIDE AESCULIGÉNIQUE, se présentant sous la forme d'aiguilles ou sous celle de paillettes jaunes, fusibles à 184°, solubles dans l'alcool, l'acétone, l'acide acétique glacial, insolubles dans l'eau, l'éther acétique, et en un sucre réducteur mal défini, dont l'osazone se présente sous la forme d'aiguilles incolores, fusibles à 132°.

L'ACIDE AESCULINIQUE (dont l'esculinate de plomb soluble dans l'alcool donne une solution qui, décomposée par de l'hydrogène sulfuré, est ensuite soumise à la cristallisation spontanée) se présente sous la forme de paillettes jaune doré ou sous celle de lamelles rectangulaires, à pouvoir rotatoire, lévogyre, de — 14°. Ses aesculinates alcalins sont solubles dans l'eau, à l'encontre des aesculinates de plomb, de cuivre, qui ne se dissolvent que dans l'alcool. Hydrolysé, il se décompose en un acide mal déterminé, et en un sucre réducteur, dont l'osazone fond à 189°.

b) La SOLUTION, ainsi obtenue, renfermant des sucres réducteurs, traitée par de l'acétate de plomb ammoniacal, se précipite en un dépôt qui, mis en suspension dans de l'alcool, est décomposé par addition d'hydrogène sulfuré. On obtient ainsi une solution incolore (réduisant à chaud la liqueur de Fehling et la solution de nitrate d'argent ammoniacal), à pouvoir rotatoire, dextrogyre, de + 14°, dont l'hydrazone purifiée fond à 198°, tout en se présentant sous la forme d'aiguilles incolores. Notons que les téguments de ces graines, renferment un tanin à noyau d'acide gallique, à l'encontre de leurs cotylédons, qui renferment de l'acide aesculique et de l'acide aesculinique, outre le sucre réducteur ci-dessus mentionné et beaucoup d'amidon, hélas, non encore utilisé.

ACÉRACÉES

SUC D'ÉRABLE, D'ACER SACCHARINUM, L.

Originaire des Etats-Unis, cet arbre, à feuilles opposées, pennées, à fleurs régulières, exsude, à la moindre incision ou par des trous pratiqués sur son tronc, un suc blanchâtre qui, concentré, se prescrit parfois, dans ses pays d'origine, comme succédané de celui de la canne à sucre, car il est constitué par de la saccharose, pour ainsi dire, chimiquement pure. Il en est de même de celui provenant de l'*Acer rubrum*, L. ou de l'*Acer platanoïdes*, L., etc., etc., plantes elles aussi originaires de l'Amérique centrale.

POLYGALACÉES

Cette famille, comprenant 10 genres et 650 espèces, répandues sur toute la surface du globe, est représentée par des herbes ou par des arbustes grimpants (Socaridacée) à feuilles isolées, rarement opposées (Polygale du Cap), non stipulées, simples, à limbe entier. Leurs fleurs hermaphrodites, zygomorphes, pentamères, possèdent un pistil dimère; leurs deux sépales latéraux étant ordinairement très développés, grands et pétaloïdes, les deux latéraux étant petits, rudimentaires, mais l'inférieur se développant beaucoup plus que les autres, se ploie sous la forme d'une carène. Leurs deux étamines médianes avortent, à l'encontre des 8 autres, qui demeurent libres (Xanthophylle), peuvent s'unir en un tube fendu en arrière, lui-même concrescent avec la corolle. Leurs anthères, à deux sacs polliniques, s'ouvrent au sommet par une fente en croissant. Leur pistil est formé par deux carpelles médians, fermés, concrescents en un ovaire biloculaire, renfermant dans chaque loge un ovule anatrope, pendant, à raphé interne (Polygale), mais ces carpelles, ouverts dans la Xanthophylle, renferment de nombreux ovules anatropes. Leur fruit généralement est une capsule loculicide (Polygale), ou un achaine (Monnine), ou une baie (Xanthophylle), qui renferme aussi une ou plusieurs graines, munies parfois d'une aigrette (Comosperme) ou d'un arille (Polygale) ; elles renferment toujours un gros albumen (Polygale) ou un embryon non albuminé (Xanthophylle). Les plantes de cette famille sont caractérisées par leurs feuilles, qui portent de petits poils tecteurs, cylindriques, unicellulaires, et des stomates toujours accompagnés de plusieurs cellules annexes. Elles renferment en outre, dans les cellules de leur mésophylle, des cristaux clinorhombiques d'oxalate de chaux, mais jamais de glandes sécrétrices.

OLEUM POLYGALÆ BUTYRACEÆ, HUILE D'ANKALAKI, DE POLYGALA BUTYRACEA, Heckel.

Originaire de la Guinée septentrionale, cette plante livre, au droguier, ses graines recouvertes d'un spermoderme brillant, crustacé, noirâtre, renfermant un albumen oléagineux, épais et deux cotylédons volumineux. Celles-là, exprimées à chaud en présence d'eau bouillante, donnent une huile épaisse, solide, d'aspect butyreux, d'odeur nulle, à saveur rappelant un peu celle de la noisette, de couleur jaunâtre, d'un poids spécifique de 0,5 à 0,85, soluble dans l'éther, le chloroforme, le sulfure de carbone, l'alcool absolu. Elle est constituée par un mélange de palmitine, d'oléine, de myristine, et par des traces d'acide palmitique libre. Non officinale, cette huile, parfois dénommée *beurre africain*, se prescrit sous la forme d'onguents comme lénitif, mais elle est surtout utilisée, dans ses pays d'origine, comme huile alimentaire.

HERBA POLYGALÆ AMARAE, POLYGALE AMÈRE, DE POLYGALA AMARA, L.

Cette petite plante herbacée, commune à l'Europe centrale, livre au droguier ses parties aériennes, fleuries, qui, desséchées, mais non officinales, renferment de l'éther méthylique d'acide salicylique, de la polygalamarine, outre de l'acide polygalique, de la coumarine, des matières résineuses et pectiques. Elles se prescrivent parfois, ainsi que les parties aériennes de la *Polygala vulgaris*, L., dans la médecine populaire, comme stomachique et comme tonique de l'estomac.

RADIX SENEGÆ, RACINE DE SENEGA, DE POLYGALA SENEGA, L.

Origine botanique. — Cette petite plante herbacée, à racines simples ou ramifiées, porte des feuilles isolées, courtement pétiolées, non stipulées, à limbe entier, ovale ou lancéolé, légèrement dentelé sur ses bords, mais parcouru par une nervure médiane, prononcée. Ses fleurs, réunies en groupes de cymes terminales, sont hermaphrodites, pentamères et zygomorphes. Elles sont constituées par un calice à 5 sépales, dont les deux latéraux sont très petits, rudimentaires, les deux postérieurs grands, bien développés, et l'antérieur très grand formant la carène, par une corolle très petite, à 5 pétales blancs, qui entourent 8 étamines fertiles et concrescentes entre elles par leurs filets en un tube, qui lui-même est concrescent par sa base avec la carène, et un pistil, à 2 carpelles médians, fermés, concrescents en un ovaire biloculaire, renfermant, dans chaque loge, un ovule anatrope, à raphé ventral. Son fruit est une capsule loculicide à graines munies d'un petit arille, qui renferment un petit embryon entouré d'un albumen volumineux.

Origine géographique. — Fleurissant en mai, elle croît à l'état sauvage dans les parties montagneuses mais sèches du Texas, du Tennessee, de l'Ohio, de la Virginie, du Kentucky, de l'Indiana, de la Nouvelle-Caroline, du Missouri et de l'Illinois, etc., puis dans les Montagnes Rocheuses, ainsi qu'en Europe, où on cherche de par la culture à l'implanter.

Récolte. — Déterrées en automne, ses racines, lavées et mondées de leurs radicelles et de leurs parties aériennes, sont desséchées au soleil, pour être exportées dans des caisses ou sous la forme de surons, sur l'Europe.

Description de la drogue. — Elle se présente dans le droguier, sous la forme de petits corps tortueux, noueux ou spiralés, toujours lignifiés, portant de ci, de là, quelques radicelles ou les cicatrices de celles-ci, puis au sommet un petit broussin de 2 à 3 centimètres de diamètre, provenant des restes de leurs tiges et de leurs bourgeons foliaires. Mesurant de 7 à 10 centimètres de long, sur 0 cm.5 à 1 cm.3 de diamètre, cette racine est marquée, dans toute sa longueur, sur une de ses faces, par une bride ou crête saillante, suivant la concavité de ses courbes, tandis que sa face convexe est ordinairement marquée d'anneaux et de stries très profondes. Sa cassure est nette, à écorce brunâtre, se détachant facilement de son bois blanc jaunâtre, radialement strié, mais entouré par un liber hypertrophié sur un point, qui est situé en dessous de la crête susmentionnée. Sa saveur est nauséeuse, âcre, mucilagineuse, son odeur rappelle un peu celle du moisi.

Examen microscopique. — Examinée sur une coupe transversale, cette racine est constituée par un suber, à cellules aplaties, disposées en files radiales, par un parenchyme cortical, riche en huile fixe; par un liber hypertrophié par places, mais très développé autour du niveau de la crête. Son cambium le sépare du cylindre central, riche en faisceaux libéro-ligneux. Ne renfermant jamais de moelle, ni d'amidon, ni cristaux d'oxalate de chaux, il est parcouru par des rayons médullaires peu marqués.

Falsifications. — Cette drogue est souvent confondue ou parfois mélangée par inadvertance avec des racines de *Panax quinquefolium*, Willd, de *Cypripedium parviflorum*, L. (riches en amidon), de *Gillenia trifoliata*, puis avec celles de *Polygala alba* et de *Polygala Boykini*, qui sont moins actives au point de vue physiologique que celles de la *Polygala Senega*, dont elles renferment les mêmes principes actifs, aussi sont-elles dénommées racines de *Polygala du Sud*. Notons que le collet de ces racines est plus dilaté, leurs faisceaux libéro-ligneux plus réguliers, leur parenchyme cortical plus lacuneux. Cette drogue est, en outre, souvent mélangée à des tiges de *Polygala Senega* qui, desséchées, jaunâtres,

arrondies et creuses, mesurent 2 millimètres environ de diamètre ; mais celles-ci sont caractérisées par la présence de leurs fibres libériennes, qui manquent dans les racines officinales. On les additionne aussi d'autres racines, telles que celles d'*Asclepias Vincetoxicum*, L., ou de *Triosteum perfoliatum*, L., qui sont riches en amidon, etc., etc.

Réactions. — Cette drogue, épuisée, en présence d'acide chlorhydrique, par de l'éther, donne un liquide qui, soumis à la distillation fractionnée, abandonne un résidu résineux, se colorant en rouge violacé par addition de perchlorure de fer, mais ce résidu, repris par du chloroforme, donne un liquide qui, additionné d'acide sulfurique, forme, à la ligne de contact des deux liquides, un anneau brunâtre, sa couche acide se colorant alors en brun, avec fluorescence verdâtre. Extraite par de l'alcool, cette drogue donne une teinture, qui se précipite en un dépôt jaune brunâtre par addition d'eau ; mais son filtrat, additionné d'acide chlorhydrique, puis agité avec de l'éther, lui abandonne une substance se colorant en violet par addition de perchlorure de fer (à condition que toute trace de ce dissolvant organique ait été chassée).

Analyse chimique. — Elle renferme de la sénégine, de l'acide polygalique, de la polygaline, du mucilage, de l'huile fixe, des traces d'Essence (renfermant particulièrement de l'éther méthylique d'acide salicylique et de l'éther méthylique d'acide valérianique), outre des matières résineuses et pectiques.

La Sénégine, $C^{32}H^{52}O^{17}$, est un glucoside cristallin, soluble dans l'eau, l'alcool, insoluble dans l'éther, le chloroforme, qui se dissout avec une coloration bleue dans le réactif de Frœhde, mais cette coloration passe au rouge par celle d'eau. Hydrolysée, elle se décompose, comme suit, en sénégénine et en glucose, car :

$$C^{32}H^{52}O^{17} + 2H^2O = C^{20}H^{32}O^7 + 2C^6H^{12}O^6$$

Les solutions aqueuses de ce glucoside moussant très fortement, lorsqu'on les agite, se précipitent en des dépôts blancs par addition d'alcalins. Il serait, selon certains auteurs, une saponine non encore bien définie, qui, hydrolysée à fond, donnerait de la sapogénine de formule : $C^{14}H^{22}O^2$.

L'Acide polygalique, $C^{22}H^{36}O^{10}$ ou $C^{19}H^{30}O^{10}$, se rapprochant beaucoup de l'acide quillaïque, donne des solutions se précipitant par addition d'acétate neutre de plomb, mais il se dissout avec une coloration violette dans le réactif de Frœhde.

Son huile fixe se présente sous la forme d'un liquide épais, brunâtre, d'odeur spéciale, désagréable, à saveur douceâtre, d'un poids spécifique de 0,9616, à indice d'acidité de 37,9, à indice de saponification de 193, à indice d'iode de 82, très soluble dans l'éther, l'éther de pétrole, le benzène, le chloroforme, le sulfure de carbone, peu soluble dans l'alcool, le xylène, qui renferme, outre 8,3 p. 100 de glycérine combinée aux acides palmitique, oléique et stéarique, de la phytostérine et des traces d'acides libres, parmi lesquels nous mentionnerons l'acide acétique, l'acide valérianique.

Usage thérapeutique. — Les racines de Senega se prescrivent, à doses de 5 à 10 grammes sur 200 grammes d'eau, sous la forme de décoctions, comme expectorant, comme diurétique et comme antiasthmatique.

Action physiologique. — Ordonnées à doses trop élevées, elles provoquent des brûlures d'estomac, avec salivation abondante, des nausées, des vomissements, puis des coliques, des évacuations alvines, outre de la diurèse, des sueurs abondantes, des sécrétions bronchiques, profuses.

Pharmacie galénique. — Elles servent à préparer le Sirupus Senegæ, l'Extractum fluidum Senegæ, l'Infusum Senegæ.

Historique. — Son nom de Senega lui provient du mot indien *Snake*, qui sert à désigner les serpents, ou de celui d'une tribu indienne, dénommée *Seneka*. Cette plante fut, pour la première fois, étudiée en 1705 par Ray, mais sa drogue ne fut introduite dans la thérapeutique que par Tennent de Philadelphie.

XIᵉ Ordre. — FRANGULINÉES

AQUIFOLIACÉES SEU ILICINÉES

Cette famille, comprenant 5 genres et 170 espèces presque toutes tropicales, est représentée par des arbres ou par des arbustes, à feuilles isolées, simples, non stipulées, à limbe entier, coriace, persistant. Leurs fleurs hermaphrodites, actinomorphes, tétramères, possèdent un calice petit, une corolle à pétales concrescents entre eux par leurs bases, un androcée à étamines épisépales et un pistil à carpelles fermés et concrescents en un ovaire quadriloculaire, renfermant dans chaque loge un ou deux ovules anatropes, pendants, à raphé externe, à embryon petit. Leur fruit est une drupe à graine albuminée. Les plantes de cette famille sont caractérisées par leurs feuilles, qui ne portent jamais de poils tecteurs ou glanduleux, mais des stomates toujours accompagnés de 4 ou de 5 cellules annexes, par leur épiderme cristalligène, protégé par une cuticule épaisse, par leur mésophylle asymétrique, hétérogène, constitué par des cellules renfermant des cristaux d'oxalate de chaux, qui n'entourent jamais de laticifères.

HERBA MATE, MATÉ, THÉ DES JÉSUITES, D'ILEX PARAGUAYENSIS, St.-Hil.

Origine botanique. — Cet arbuste, de 6 à 8 mètres de haut, à écorce gris brunâtre, à périderme verdâtre, porte des feuilles isolées, pétiolées, non stipulées, à limbe entier glabre, coriace, ovoïde ou lancéolé, ondulé sur ses bords mais parcouru par une nervure médiane, prononcée, saillante en dessous, et par des nervures secondaires, à 45°. Ses fleurs pédonculées, disposées sous la forme de choquets à l'aisselle des feuilles supérieures, sont hermaphrodites, actinomorphes, tétramères. Elles possèdent un calice à 4 sépales vert pâle, une corolle blanche, à 4 pétales lancéolés, concrescents entre eux par leurs bases, qui entourent 4 étamines à filets aussi longs que les pétales et un ovaire à 4 carpelles fermés et concrescents mais uniovulés. Son fruit est une drupe quadriloculaire, surmontée par les restes persistants des stigmates : il renferme 4 graines albuminées, entourées d'un endocarpe scléreux. Notons que ces graines renferment 0,18 p. 100 de caféine, 18 p. 100 de matières grasses et 7 p. 100 d'eau.

Origine géographique. — Originaire des parties montagneuses du Paraguay, de l'Argentine et des Campos brésiliens, c'est-à-dire des provinces de Minas Gerâes, de Sao Paolo, de Santa Catharina et de Rio Grande, cet arbuste est aussi cultivé sur les rives du Rio de la Plata, ainsi qu'au Cap de Bonne-Espérance, en Espagne, au Portugal, grâce aux cultures établies autrefois dans ces pays par les Jésuites.

Récolte. — Ses feuilles, récoltées d'août en septembre (c'est-à-dire à la maturité des fruits de cette plante), à la main ou en sectionnant leurs rameaux, sont alors desséchées par les *Yerbatèros* de trois manières différentes, c'est-à-dire en passant à travers un feu doux ces rameaux feuillés, puis en les dépouillant de leurs feuilles, qui sont desséchées sur des claies au soleil ou au-dessus d'un feu doux ; on peut aussi pratiquer cette dessiccation en déposant ces rameaux feuillés dans des trous pratiqués dans des troncs d'arbres, en dessous desquels on allume un feu doux, leurs feuilles étant ensuite mondées, puis desséchées au soleil pour être triées et emballées dans des sacs, que l'on exporte sur l'Europe. Un autre procédé consiste à les détacher à la main et à les déposer dans des casseroles en fer, que l'on chauffe en dessus d'un feu doux ; mais on les concasse parfois auparavant à l'aide d'un pilon ou d'une pierre plate pour les emballer ensuite dans des peaux d'animaux, que l'on exporte sur l'Europe.

Description de la drogue (fig. 201). — Ces feuilles pouvant donc parvenir dans le droguier, sous leur forme entière ou sous celle de fragments, possèdent, à l'état naturel, un limbe entier, glabre, lisse, coriace, ovale ou lancéolé, atténué à sa base en un petit pétiole, pointu au sommet, qui se termine parfois en une pointe mousse, ondulé sur ses bords, mais toujours parcouru dans toute sa longueur par une nervure médiane, prononcée, saillante en dessous, et par des nervures secondaires en réseau. Mesurant de 7 à 10 centimètres de long sur 5 à 6 centimètres de large, ces feuilles possèdent une saveur aromatique, amère, une odeur parfois légèrement herbacée.

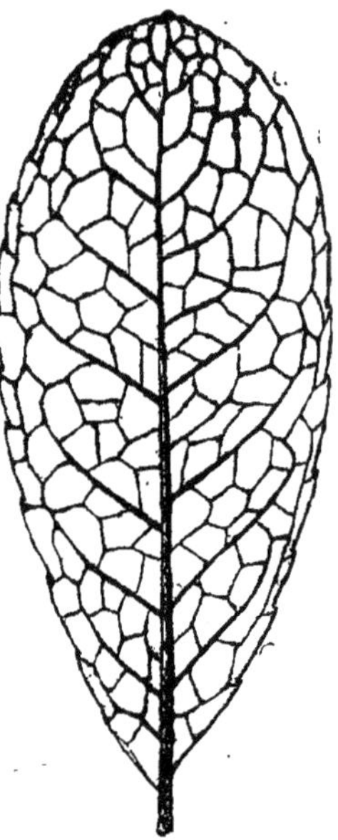

Fig. 201. — Feuille de maté.

Examen microscopique (fig. 202). — Examinée sur une coupe transversale, cette feuille est constituée par un épiderme supérieur, glabre, sans stomates, à cellules polygonales, recouvertes d'une cuticule épaissie, munie de crêtes saillantes : par un tissu en palissade, à 2 rangs de cellules, et par un mésophylle hétérogène, asymétrique, à cellules polygonales, riches en oursins d'oxalate de chaux. Elles entourent un faisceau libéro-ligneux, à bois arqué, à liber et à

péricycle circulaires, celui-ci étant en outre lignifié ; puis vient l'épiderme inférieur, surmonté par
les 2 ou par les 3 assises de cellules de l'hypoderme (se rencontrant aussi en dessous de l'épiderme supérieur), celui-là étant constitué par
des cellules polygonales, aplaties, qui entourent
de nombreux stomates toujours accompagnés
de 4 cellules annexes.

Poudre. — Ces feuilles, pulvérisées, livrent une
poudre gris verdâtre, caractérisée par la présence
de leurs macles d'oxalate de chaux, par celle
de leurs stomates et de leurs cellules riches
en caféine précipitable, en présence d'acide
chlorhydrique dilué, par addition de chlorure
d'or.

Falsifications. — Cette drogue, souvent falsifiée par addi-
tion de diverses
feuilles ne ren-
fermant pas de
caféine, doit
toujours être
dosée quant à
sa teneur en al-
caloïde.

**Dosage de
la caféine.** —
10 grammes de
ces feuilles pul-
vérisées, ex-
traits par de
l'eau bouillante,
donnent une so-
lution qui, fil-
trée à chaud,
est successive-
ment traitée
par de l'acétate
neutre de plomb
et par du sul-
fide hydrique ;
filtrée à nou-
veau à chaud,
puis concentrée,
elle est ensuite
agitée, en pré-
sence de ma-
gnésie calcinée,
avec du chlo-
roforme qui,
décanté, filtré, puis soumis à la cristallisation
fractionnée, abandonne un résidu, que l'on dessèche et que l'on tare, celui-ci devant peser au
minimum 1,5 p. 100 de la drogue utilisée.

Analyse chimique. — Cette drogue renferme de 0,85 à 2,7 p. 100 de caféine, de 5 à 12
p. 100 d'acide matétannique, 20,6 p. 100 de
matières résineuses et pectiques, 0,01 p. 100
d'essence, 18 p. 100 de cellulose, de l'oxalate
de chaux, du sulfate de soude, du carbonate de
lithium et de chaux.

L'ACIDE MATÉTANNIQUE se présente sous la
forme d'une poudre blanc jaunâtre, soluble dans
l'eau, qui, par l'hydrolyse, se décompose en glucose et en acide oxycinnamique ; celui-ci, traité
par de l'acide nitreux, donne la réaction suivante
en livrant de l'acide prussique, de l'acide oxalique et de la pyrocatéchine.

$$C^6H^3{<}{{OH}\atop{CH=CH-COOH}} + HNO^2$$

$$= HCN + {{COOH}\atop{COOH}} + C^6H^4{<}{{OH}\atop{OH}}$$

La CAFÉINE, si souvent décrite jusqu'ici, ne
peut être étudiée à nouveau, il nous paraît pourtant utile de mentionner ici, afin de les comparer les unes avec les autres, les formules des
divers dérivés de la purine, qui se rencontrent
dans le règne végétal.

Purine

Guanine

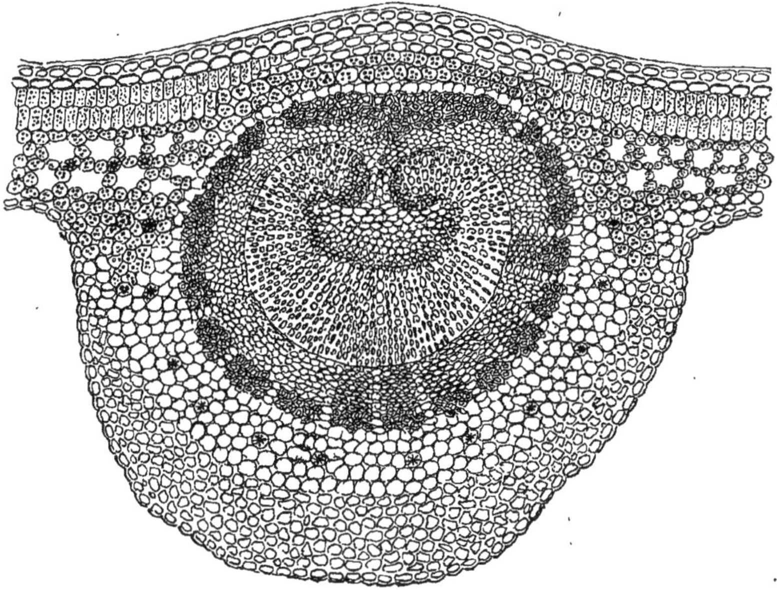

Fig. 202. — Coupe transversale de la feuille de Maté.

Xanthine

Hypoxanthine

Adénine

Théophylline

Théobromine

Caféine

Usage thérapeutique. — Les feuilles de
maté se prescrivent, à doses de 0 gr. 5 à 1 gramme

plusieurs fois par jour, en poudres ou en pilules, et à doses de 5 à 15 grammes sur 200 grammes d'eau, sous la forme de décoctions, comme stimulant de l'estomac et du cerveau, comme diurétique et comme antinévralgique.

Action physiologique. — Ordonnées à doses trop élevées, elles peuvent provoquer des empoisonnements identiques à ceux attribués au café ou au thé.

Historique. — Cette drogue, appréciée bien avant la découverte du Nouveau-Monde, par les indigènes de l'Amérique du Sud, leur servait à préparer une boisson rafraîchissante et stimulante, qu'ils confectionnaient en versant sur les feuilles concassées de maté, de l'eau bouillante, dont ils absorbaient l'infusion, à l'aide d'un petit tuyau en bambou ou en métal, portant à son extrémité inférieure une sorte de passoire de construction très primitive.

Notons que le Brésil produit dans les municipes et provinces de Parana, Santa Catherina, Matto-Grosso, Rio Grande do Sul, Sao Paolo et Minas Geráes, près de 67.442.610 kilogrammes de maté par an, dont 53 kilogrammes furent exportés en 1907 en Allemagne, 265 kilogrammes en France, 300 kilogrammes aux Etats-Unis, 43.108.000 kilogrammes en Argentine, 17.885.000 kilogrammes dans l'Uruguay, 227 kilogrammes au Portugal, 393 kilogrammes en Belgique, 24.000 kilogrammes en Italie, 120.000 kilogrammes dans le Paraguay et 1.800.000 kilogrammes au Chili.

FOLIUM AQUIFOLII, D'ILEX AQUIFOLIUM, L.

Originaire de l'Europe centrale, où il est parfois cultivé, cet arbuste livre au droguier ses feuilles non officinales, qui, elliptiques, à limbe entier, découpé en lobes très pointus, munis d'aiguillons fins, renferment de l'acide ilicique, de l'ilicine ou glucoside mal déterminé, du glucose et du tanin, outre de l'ILIXANTHINE, $C^{17}H^{32}O^{11}$, ou matière colorante qui cristallise sous la forme de petites aiguilles jaunes, fusibles à 198°, solubles dans l'eau, l'alcool. Elles se prescrivent parfois, dans la médecine populaire, sous la forme de décoctions, comme fébrifuge et comme sédatif contre les coliques. Il n'en est pas de même des feuilles d'*Ilex Opaca*, plante originaire de l'Amérique du Nord, qui, renfermant un glucoside mal défini, se prescrivent, dans la médecine populaire de ce continent, sous la forme de décoctions, comme stimulant de l'estomac, à l'encontre de celles de l'*Ilex Cassine*, plante originaire du Mexique, qui, renfermant de la caféine, sont utilisées comme succédané de celles du maté.

ÉCORCE DE PRINOS, DE PRINOS VERTICILLATUS, L.

Originaire des Etats-Unis et du Canada, cet arbrisseau prospérant principalement dans les endroits humides et sur le bord des cours d'eau de ce continent, livre, au droguier, son écorce non officinale, qui s'y présente parfois sous la forme de fragments irréguliers, aplatis ou cintrés, à surface externe gris noirâtre, à face interne brunâtre, à cassure nette, à saveur astringente, amère, d'odeur nulle. Renfermant du tanin, des matières résineuses, outre un principe glucosidique amer, cette écorce se prescrit parfois aux Etats-Unis, sous la forme de décoctions ou sous celle d'extrait fluide, comme fébrifuge et comme tonique de l'estomac.

PITTOSPORACÉES

Comprenant 9 genres et 104 espèces, cette famille est représentée par des arbustes parfois épineux, à feuilles isolées, simples, non stipulées, à fleurs actinomorphes, hermaphrodites, pentamères.

OLEUM PITTOSPORI, DE PITTOSPORUM RESINIFERUM, Holms.

Originaire des Philippines, cet arbuste livre, au droguier, ses fruits non officinaux, qui renferment beaucoup d'heptane. Ceux-ci, soumis à la distillation aux vapeurs d'eau, donnent une essence épaisse, d'un poids spécifique de 0,883, à indice de réfraction de 1,4757, soluble dans l'éther, l'alcool, le chloroforme. Se résinifiant très rapidement à l'air, elle est constituée par un mélange de terpènes, d'hydroterpènes, d'heptane. Elle est en conséquence différente de celle obtenue en soumettant à la distillation aux vapeurs d'eau les parties aériennes, fleuries, de la plante *Pittosporum undulatum* Vent., originaire de l'Australie, car celle-là se présente sous la forme d'un liquide jaune verdâtre, d'odeur agréable, spéciale, à saveur chaude, aromatique, d'un poids spécifique de 0,8165, à pouvoir rotatoire, dextrogyre, de + 4°, soluble dans l'éther, l'alcool, le chloroforme, le benzène, le sulfure de carbone, les huiles grasses et essentielles ; celle-là étant constituée par un mélange de pinène, de limonène, de sesquiterpène $C^{15}H^{24}$, outre par un alcool qui, oxydé, donne une cétone de formule $C^9H^{14}O$, et par un phénol rappelant, quant à son odeur, celle de l'eugénol, tous deux combinés sous la forme d'éthers, avec des acides valérianique, acétique, formique et palmitique. Non officinale, elle n'est guère utilisée que dans la parfumerie.

VITACÉES-AMPELIDÉES

Cette famille, comprenant 11 genres et plus de 480 espèces, répandues dans toutes les contrées chaudes et tempérées du globe, est représentée par des arbustes grimpant à l'aide de vrilles. Ces plantes, proches parentes de celles appartenant à la famille des Célastracées, s'en différencient de par la présence de leurs vrilles foliaires, et par celle de la superposition de leurs étamines aux pétales.

PASSULÆ, RAISIN, DE VITIS VINIFERA, L.

Cultivée dans toute l'Europe tempérée et méridionale, puis dans toute la région méditerranéenne, la Californie, l'Australie, etc., etc., cette plante livre, au droguier, ses baies molles, à pulpe abondante, qui, desséchées, renferment 4 graines piriformes, recouvertes d'un spermoderme dur, coriace, à embryon albuminé. Cette drogue, riche en sucre de raisins, en acide malique, se différencie, de par sa provenance, en raisins de Malaga, de Corinthe, de Damas, d'Asie Mineure, etc., etc., mais non officinale, elle sert parfois à préparer des sirops pectoraux et les Species Pectorales.

Il en est de même au Brésil, où la vigne, introduite par les Portugais, se rencontre particulièrement dans les provinces de Maránhao, de Para, de Rio de Janeiro, qui cultivent particulièrement le muscat blanc, le doigt de dame et le Labrusca.

L'**Huile fixe** obtenue, en exprimant à froid, puis à chaud, les graines de raisin, se présente sous la forme d'un liquide jaune verdâtre, inodore, à saveur oléagineuse, d'un poids spécifique de 0,9226, soluble à froid dans l'alcool absolu, l'éther, le chloroforme, à indice de saponification de 78,8, à indice d'iode de 140, à indice d'acétyle de 178, qui, traité en solution chloroformique par du nitrate d'urane, livre une émulsion jaunâtre, à l'encontre de celle obtenue en soumettant les huiles d'olive, de colza, d'arachide ou de sésame à l'action de ce réactif, celle-là étant blanche. Chauffée à 102° en solution éthérée, avec du nitrate d'urane, cette huile se colore en jaune doré, à l'encontre de celle de soja qui, traitée de la même manière, se colore en jaune, en vert olive, puis en rouge. Cette huile est constituée par des triglycérides des acides oléique, palmitique, linoléique, stéarique et arachique, outre par de la phytostérine.

CÉLASTRACÉES

Comprenant 43 genres et 540 espèces répandues dans toutes les régions tropicales, cette famille est représentée par des arbustes parfois épineux (Glossopétale) ou par des arbres à feuilles isolées (Celastre) ou opposées (Fusain), à stipules caduques, à limbe entier ; leurs fleurs hermaphrodites, actinomorphes, pentamères, sont rarement tétramères (Fusain) avec un seul verticille d'étamines. Leur fruit est une capsule loculicide (Fusain, Célastre), ou un triachaine (Stackhousie) ou une trisamare (Hippocratée) ou une drupe (Cassine) à graine souvent arillée (Fusain).

CORTEX EVONYMI, ÉCORCE DE WAHOO, D'EVONYMUS ATROPURPUREUS, Jacq.

Originaire des États-Unis et de la Floride, cet arbuste livre, au droguier, son écorce non officinale, qui s'y présente parfois sous la forme de fragments irréguliers, aplatis ou cintrés, à suber fongueux, gris blanchâtre, à cassure facile, courte, fibreuse, à saveur mucilagineuse, amère, d'odeur faible, mais spéciale. Examinée sur une coupe transversale, elle est constituée par un suber épais, par un parenchyme cortical, riche en cristaux d'oxalate de chaux, en résine et en mucilage, par un liber parcouru par de nombreux rayons médullaires, étroits. Elle renferme beaucoup d'amidon, un glucoside ou Evonymine, de l'asparagine, des matières résineuses, du glucose et de l'acide évonique. Cette écorce se prescrit parfois, sous la forme de décoctions ou sous celle d'extrait fluide, comme laxatif, et plus particulièrement comme spécifique contre les calculs biliaires, car elle provoque une forte hypersécrétion des glandes du foie. Il en est de même de l'écorce du fusain, de la plante *Evonymus Europaeus* L., originaire de l'Europe, qui s'y prescrit dans la médecine populaire comme laxatif.

SEMEN CELASTRI, DE CELASTRUS PANICULATUS, W.

Originaire du Mysore et des Indes, cet arbrisseau livre, au droguier, ses graines non officinales, qui, de par leur teneur en *celastrine* (qui est un glucoside mal défini), se prescrivent dans la médecine populaire comme antigoutteux et comme antirhumatismal : il en est de même des graines de *Celastrus obscurus*, Rich., plante originaire de l'Abyssinie.

FOLIUM MAYTENI, DE MAYTENUS VITIS IDÆA, Griesb.

Originaire du Pérou et de l'Argentine, cet arbrisseau livre, au droguier, ses feuilles non officinales, qui se prescrivent dans la médecine populaire de ces pays, sous la forme de cataplasmes, comme spécifique contre l'inflammation des yeux, ou sous celle de décoctions comme expectorant, car elles renferment des traces d'essence et un glucoside mal défini ou *Maytenine*.

FOLIUM CATHÆ, THÉ DES ABYSSINS, THÉ DE CATHE, DE CATHA EDULIS Wahl seu CELASTRUS TSAAD Fer., TRIGONOTHECA SERRATA Hochst, etc., etc.

Originaire du Yemen et particulièrement des districts montagneux de Saber et de Shoa, où elle est dénommée, *Cat Tschat* ou *Tast* ; cette plante se cultive en outre dans toute l'Arabie Heureuse où on la plante par boutures dans un sol bien sarclé et bien enfumé, que l'on arrose tous les jours pour l'abandonner pendant trois ans à son complet développement. On la dépouille alors de toutes ses feuilles, en n'y laissant que quelques bourgeons, qui donneront les années suivantes de nouvelles pousses. Ces feuilles desséchées, mises en bottes, sont alors vendues sous la dénomination de *cat moubarreh*, à l'encontre de celles provenant des années suivantes qui, dénommées *Cat methani*, sont plus estimées, quoiqu'elles soient parfois mélangées à des tiges et à des pétioles de ces plantes, qu'on abandonne à nouveau pendant trois ans à elles-mêmes, avant de les retailler ; ces deux variétés de feuilles transportées à dos d'âne ou de chameau sur la Côte des Somalis, sous la forme de petits paquets entourés de lanières d'écorce de ce végétal, nous parviennent en Europe par le port d'Aden.

Opposées au sommet de leurs rameaux, mais alternantes à leurs bases, ces feuilles courtement pétiolées sont petites, ovoïdes, à limbe entier, vert foncé, de 6 à 11 centimètres de long, sur 4 à 5 centimètres de large, qui très finement dentelé sur ses bords, est parcouru par une ner-

vure médiane, très prononcée, et par des nervures secondaires, anastomosées, c'est-à-dire reliées entre elles par un réseau de nervures tertiaires, disposées sous la forme de mailles assez serrées. Examinée sur une coupe transversale, cette feuille est constituée par un épiderme à cellules sinueuses, dépourvues de poils tecteurs, mais à cuticule lisse, son épiderme inférieur portant des stomates, à trois cellules annexes, certaines d'entre elles renfermant des cristaux étoilés d'oxalate de chaux. Son mésophylle hétérogène, asymétrique, est surmonté de deux assises de cellules en palissade, mais, ne renfermant jamais de glandes sécrétrices, il est constitué par des cellules polygonales, renfermant souvent des cristaux d'oxalate de chaux, particulièrement en ce qui concerne les cellules sises sous l'assise palissadique. Il entoure un système libéro-ligneux, bien développé, représenté par un cordon ligneux, arqué, dont les deux extrémités sont très rapprochées les unes des autres ; celui-ci renferme des vaisseaux, des trachées et des fibres libériennes disposées en files radiales ; mais elles sont toujours recouvertes par un liber non cristalligène et par un péricycle fibreux ; ce cordon principal étant en outre bordé sur chacun de ses côtés par un petit faisceau libéro-ligneux.

Les tiges, accompagnant souvent cette drogue, sont constituées par un épiderme à une rangée de cellules épaissies sur leurs faces externes, par un parenchyme cortical, à 4 ou à 5 assises de cellules polygonales, allongées dans le sens tangentiel, puis par des cellules cristalligènes.

Leur endoderme et leur péricycle, à fibres nacrées épaissies, entourent un liber épais, cristalligène, dont les cellules, disposées en files radiales, sont séparées par le cambium du bois central ; celui-ci est constitué à l'intérieur par des trachées et par des vaisseaux disséminés dans un tissu de fibres libériennes, à parois épaissies.

Cette drogue renferme, outre des matières résineuses et pectiques, de l'essence, de la cathine, du tanin et de la mannite.

La CATHINE, $C^{10}H^{18}N^2O$, se prépare en extrayant cette drogue, en présence d'ammoniaque diluée, par du chloroforme, dont la solution concentrée est agitée avec de l'eau additionnée d'acide chlorhydrique ; celle-ci, précipitée par addition d'ammoniaque, donnant naissance à un dépôt, que l'on fait recristalliser dans de l'alcool additionné de chloroforme.

Elle se présente sous la forme d'une poudre cristalline, blanche, très hygroscopique, soluble dans tous les dissolvants organiques usuels, qui se dissout avec une coloration violette dans l'acide sulfurique additionné d'une trace de bichromate potassique.

Son ESSENCE se présente sous la forme d'un liquide jaune pâle, d'odeur spéciale, rappelant un peu celle du goudron de houille, à saveur chaude, d'un poids spécifique de 0,863, soluble dans l'éther, l'alcool, le chloroforme, l'éther de pétrole, etc., qui, brunissant à l'air, dépose, au froid, des cristaux odoriférants, rappelant un peu l'odeur du méthyleugénol.

Cette drogue, utilisée dans ses pays d'origine comme stimulant et comme cardiotonique, se prescrit parfois sous la forme d'infusions, comme excitant du système nerveux et comme boisson rafraîchissante, c'est-à-dire comme succédané du thé de Chine dans nos pays.

RHAMNACÉES

Cette famille, comprenant 46 genres et plus de 480 espèces, répandues dans toutes les contrées tempérées et chaudes du globe, est représentée par des arbres ou par des arbustes souvent épineux (Jujubier), grimpant parfois à l'aide de vrille raméales (Gouanie), à feuilles isolées ou opposées, généralement pourvues de stipules parfois épineuses. Leurs fleurs actinomorphes, hermaphrodites, sont habituellement pentamères, avec corolle et calice concrescents avec le tube de leurs étamines épipétales. Leur pistil, ordinairement constitué par 3 carpelles fermés, concrescents en un ovaire triloculaire, renferme, dans chacune de ses loges, un ovule anatrope, ascendant, à raphé externe, hyponaste. Il se termine par 3 styles libres (Jujubier) ou par un style unique (Nerprun), celui-là étant tantôt indépendant du tube externe

(Nerprun), tantôt plus ou moins concrescent avec lui (Jujubier). Leur fruit est une drupe, à noyau triloculaire (Jujubier) ou à 4 noyaux (Nerprun), parfois un achaine ailé (Paliure) qui renferme une ou plusieurs graines, à embryon droit, à albumen charnu. Les plantes de cette famille, riches en anthraquinones, sont caractérisées par leurs feuilles, qui portent des stomates toujours accompagnés de 4 ou de 5 cellules annexes et des poils tecteurs, coniques unicellulaires. Elles renferment, dans leur mésophylle, des cristaux prismatiques d'oxalate de chaux, outre de nombreux canaux sécréteurs, localisés dans leur système libéro-ligneux, ceux-là étant disposés dans les tiges en dehors de leur péricycle et à la périphérie de leur moelle, où ils forment de larges poches uni- ou pluricellulaires.

CORTEX FRANGULÆ, ÉCORCE DE BOURDAINE, DE RHAMNUS FRANGULA, L.

Origine botanique. — Cet arbuste, de 2 à 3 mètres de haut, à branches et à tiges dépourvues d'épines, porte des feuilles isolées, parfois opposées, à limbe entier, glabre, à l'exception de celles qui sont jeunes. Ovoïde ou lancéolé, ce limbe, pointu à son extrémité supérieure, vert foncé sur sa face supérieure, vert pâle sur sa face infère, est parcouru par une nervure médiane, prononcée, et par des nervures secondaires et tertiaires, anastomosées. Ses fleurs, actinomorphes, hermaphrodites, pentamères, sont constituées par un calice à 5 sépales concrescents entre eux par leurs bases sous la forme d'une cloche évasée au sommet, par une corolle blanche, à 5 pétales plus longs que les étamines, avec les filets desquelles ils sont concrescents. Ils entourent un pistil à 3 carpelles, fermés, concrescents en un ovaire triloculaire, qui renferme, dans chaque loge, un ovule anatrope, ascendant, à raphé interne. Son fruit est une drupe charnue, noirâtre.

Pathologie. — Cette plante est souvent attaquée par les *Cucurbitaria Rhamni*, *Cucurbitaria Nextria* ou par la *Puccinia coronata*, ainsi que par les escargots et les chenilles. .

Origine géographique. — Fleurissant en juin, elle croît à l'état sauvage, dans les sous-bois de toute l'Europe méridionale et centrale, puis en Asie Mineure et dans l'Afrique septentrionale.

Récolte. — Ses tiges et ses branches, incisées transversalement et longitudinalement de mai en juin, sont mondées de leur écorce, tout en prenant soin de laisser entre chacune de ces bandelettes des espaces non décortiqués, qui le seront l'année suivante. Ces écorces, desséchées à l'air et à l'ombre, s'enroulent d'elles-mêmes les unes sur les autres, sous la forme de tuyaux, qui sont vendus aux droguistes.

Description de la drogue. — Cette écorce se présente sous la forme de tubes enroulés sur eux-mêmes, par leurs bords latéraux, de 10 centimètres de long sur 4 à 5 centimètres de large et 10 à 20 millimètres d'épaisseur, à surface externe mate, brunâtre, marquée de nombreuses lenticelles verruqueuses, saillantes, gris blanchâtre, mais transversalement étirées ; à face interne brun chamois, striée dans le sens de la longueur, à cassure courte, grenue, légèrement fibreuse, d'odeur nulle, à saveur amère, peu agréable.

Examen microscopique (fig. 203). — Examinée sur une coupe transversale, cette écorce est constituée par un suber (*s*) à cellules tabulaires, disposées en files radiales, qui renferment un suc cellulaire, brunâtre ; par un parenchyme cortical (*pc*), à cellules polygonales, riches en oursins d'oxalate de chaux (*cr*) qui entourent de nombreuses cellules à mucilage (*cm*), mais jamais de sclérites. Son liber est constitué par des cellules polygonales, plus petites, disposées en files radiales, entourant des amas de fibres libériennes (*fl*), à parois épaissies, accompagnées de cellules cloisonnées, celles-là renfermant des cristaux d'oxalate de chaux, mais il

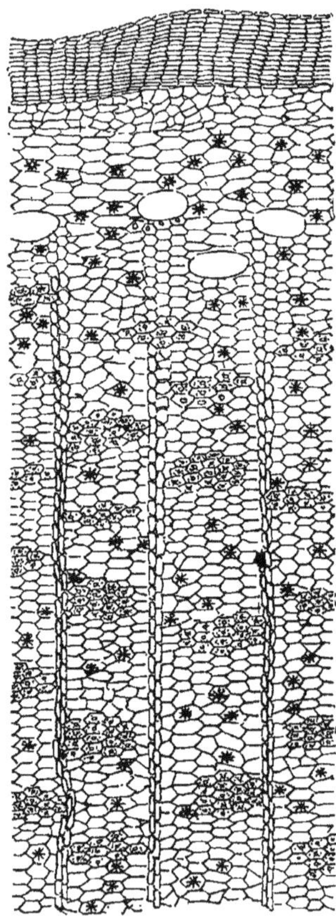

Fig. 203. — Coupe transversale de l'écorce de bourdaine.

est parcouru par des rayons médullaires, disposés sur 2 rangs de cellules.

Falsifications. — Cette drogue, rarement falsifiée, est parfois mélangée à des écorces de *Prunus Padus*, L. qui, extérieurement, sont lisses, gris brunâtre, à surface interne brunâtre, celles-ci renferment de l'amygdaline. On l'additionne aussi parfois d'écorces de *Rhamnus carnolica* A. Kern, qui, toujours recouvertes d'un suber gris argenté, renferment de nombreuses cellules scléreuses, puis d'écorces d'*Alnus incana* D. C., d'*Alnus glutinosa* Gaertn., à surface externe brunâtre, lisse, qui donnent une décoction se colorant en noir par addition de perchlorure de fer.

Réactions. — Macérée dans de l'eau de chaux, cette écorce donne une solution jaunâtre, se colorant en rouge cerise par addition d'ammoniaque; mais macérée dans de l'alcool, elle donne une teinture qui, évaporée à sec, abandonne un résidu se colorant, en solution éthérée, en rouge cerise par addition d'ammoniaque.

Notons que cette écorce fraîche ne donne pas de réactions avec l'eau de chaux, à l'encontre de l'écorce récoltée en hiver, qui les donne plus rapidement que celle ayant été recueillie en été.

Analyse chimique. — Elle renferme de la franguline, de l'émodine, du glucose, du mucilage, des traces d'essence, de l'acide malique, de la rhamnoxanthine, de l'acide frangulique et de l'acide chrysophanique, outre des matières résineuses, mucilagineuses et pectiques.

La FRANGULINE, $C^{21}H^{20}O^9$, se présente sous la forme d'aiguilles jaune pâle, brillantes, inodores. à saveur douceâtre, puis amère, fusibles à 228°, insolubles dans l'eau, l'éther, mais très solubles dans l'alcool, l'éther acétique. Chauffée avec des acides dilués, elle se décompose en rhamnose et en acide frangulique, car :

$$C^{21}H^{20}O^9 + H^2O = C^{15}H^{10}O^5 + C^6H^{12}O^5$$

Franguline   Acide   Rhamnose
frangulique

L'ACIDE FRANGULIQUE, $C^{15}H^{10}O^5$, se présente sous la forme d'aiguilles jaunes, inodores, insipides, insolubles dans l'eau, mais très solubles dans l'éther, l'alcool, qui furent reconnues comme identiques à l'émodine.

L'ÉMODINE, $C^{15}H^{10}O^5$, cristallise sous la forme d'aiguilles jaune orange, brillantes, inodores, fusibles à 254°, insolubles dans l'éther de pétrole, l'eau, peu solubles dans l'éther, mais très solubles dans l'alcool, le benzène, le chloroforme, l'acide acétique glacial. Se dissolvant avec une coloration rouge foncé dans l'acide sulfurique ou dans la soude caustique ; elle possède, quant à sa formule, la constitution suivante :

$$\begin{array}{c}
\text{H} \\
\text{OH} \quad \text{O} \quad \text{O} \\
| \qquad | \qquad | \\
\text{C} \quad\; \text{C} \quad\; \text{C} \\
\text{HC} \quad \text{C} \quad \text{C} \quad \text{CH} \\
\text{HO—C} \quad \text{C} \quad \text{C} \quad \text{C—CH}^3 \\
\text{CH} \quad \text{CO} \quad \text{CH}
\end{array}$$

Usage thérapeutique. — L'écorce de bourdaine se prescrit, à doses de 0 gr. 5 à 1 gramme plusieurs fois par jour, en poudres ou en pilules, et à doses de 10 à 20 grammes sur 200 grammes d'eau, sous la forme de décoctions, comme laxatif et comme purgatif, mais à très faibles doses, elle est ordonnée comme tonique de l'estomac.

Action physiologique. — Il ne faut jamais l'ordonner à l'état frais, cas contraire, elle agit comme un émétique ; mais elle possède les mêmes vertus physiologiques que l'écorce de Cascara.

Pharmacie galénique. — Elle sert à préparer le Vinum Frangulæ, l'Extractum Frangulæ fluidum, le Sirupus Frangularum, etc., etc.

Historique. — Théophraste, Pline, en un mot, tous les auteurs de l'Antiquité, ne mentionnent pas cette drogue, qui ne fut introduite dans la thérapeutique qu'en 1805, époque où elle fut ordonnée, pour la première fois,

par Pietro di Crescenzi. Elle fut dénommée, pendant de nombreux siècles, *Cortex Rhabarbarum Plebeforum*, car elle se prescrivait comme succédané de la racine de rhubarbe : délaissée ensuite pendant de nombreuses décades, elle ne fut réintroduite, dans l'arsenal pharmaceutique, qu'en 1843, par Grumpecht, qui la recommandait à ses patients.

CORTEX RHAMNI PURSHIANAE, ÉCORCE DE CASCARA SAGRADA, DE RHAMNUS PURSHIANA, D. C.

Origine botanique. — Cet arbre, de 4 à 6 mètres de haut, à écorce brunâtre, à tiges non épineuses, porte des feuilles isolées, pétiolées, simples, à limbe entier, de 7 à 12 centimètres de long sur 3 à 5 centimètres de large, elliptique ou ovoïde, arrondi à sa base, qui se prolonge en un pétiole assez prononcé, pointu à son sommet, ondulé sur ses bords, mais parcouru par une nervure médiane, prononcée, et par des nervures secondaires à 45°. Ses fleurs petites, actinomorphes, hermaphrodites et pentamères, sont constituées par un calice à 5 sépales concrescents entre eux par leurs bases, par une corolle blanche, à 5 pétales lancéolés, concrescents avec les filets de leurs 5 étamines épipétales. Ils entourent un pistil à 3 carpelles fermés, concrescents en un ovaire triloculaire, renfermant dans chaque loge un ovule anatrope, ascendant, à raphé externe. Son fruit est une drupe, dont la graine à embryon droit entouré d'un albumen charnu.

Origine géographique. — Fleurissant de mai en juin, il croît à l'état sauvage en Colombie, au Mexique, en Californie et dans les Etats-Unis où on le cultive parfois.

Récolte. — On pratique, sur les branches et sur les tiges de cette plante, des incisions transversales et longitudinales. afin de les monder ensuite de leur écorce, qui, desséchée à l'air et au soleil, est vendue, sous la forme de tubes ou sous celle de plaques, dans le commerce européen. Notons que cette méthode de dessiccation est néfaste, car cette drogue devrait être desséchée, aussi rapidement que possible, dans des séchoirs chauds et bien ventilés.

Description de la drogue. — Cette écorce se présente, dans le droguier, sous la forme de plaques ou sous celle de tubes enroulés sur eux-mêmes, par leurs faces latérales, à surface externe gris rougeâtre ou gris jaunâtre, légèrement rugueuse. marquée de lenticelles elliptiques et de lichens blancs ; à face interne lisse, brun jaunâtre, striée dans le sens de la longueur. à cassure facile, courte, fibreuse en dedans, nette en dehors, à saveur amère, désagréable, persistante, d'odeur nulle, parfois légèrement aromatique, suivant le mode de dessiccation utilisé.

Examen microscopique (fig. 204). — Examinée sur une coupe transversale, cette écorce est constituée par un suber assez épais, à cellules aplaties, disposées en files radiales, qui renferment une substance tannoïde, brunâtre ; par un parenchyme cortical collenchymateux en dehors, à cellules polygonales, à parois épaissies, qui renferment des macles d'oxalate de chaux et des grains d'amidon petits, arrondis, à hile excentrique. Il entoure de nombreuses sclérites, à parois épaissies, canaliculées, disposées au milieu de cellules renfermant des prismes rhombiques d'oxalate de chaux. Son liber parcouru par des rayons médullaires, disposés sur deux ou sur trois rangs de cellules, est constitué par des cellules polygonales, petites, riches en amidon et en macles d'oxalate de chaux ; il entoure des bandes tangentielles de fibres libériennes, allongées, qui,

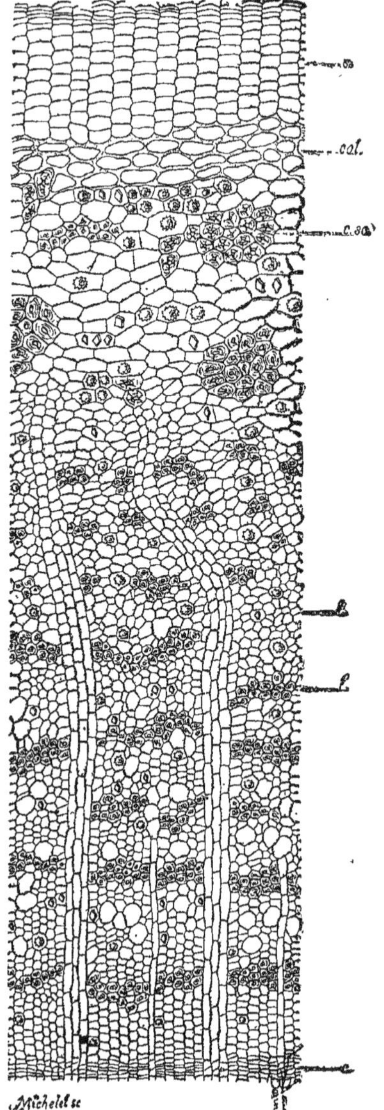

Fig. 204. — Coupe transversale de l'écorce de *Cascara Sagrada*.

s) suber ; *col*) tissu collenchymateux ; *csc*) cellules scléreuses ; *f*) fibres libériennes ; *c*) cambium ; *l*) liber.

elles aussi, sont entourées par des cellules renfermant un petit cristal prismatique d'oxalate de chaux ; celui-ci étant recouvert d'une fine membrane cellulosique.

Poudre. — Cette drogue, pulvérisée, livre une poudre caractérisée par la présence de ses macles et de ses prismes d'oxalate de chaux, puis par celle de ses fibres libériennes, cloisonnées, et de ses sclérites. Notons que les cellules de ses rayons médullaires se colorent, ainsi que celles de son liber et de son cambium, en rouge, par addition de potasse caustique, car elles renferment toutes de l'émodine.

Falsifications. — Cette drogue, souvent confondue avec celle de la bourdaine, s'en différencie, selon Planchon, comme suit :

CARACTÈRES	CASCARA	BOURDAINE
Surface externe...	Gris rougeâtre, marquée de lenticelles	Brunâtre ou gris noirâtre, marquée de mouchetures blanches
Couleur interne...	Violacée ou brun jaunâtre	Rouge brunâtre, foncée
Epaisseur........	Assez grande	Faible
Cassure..........	Courtement fibreuse en dedans	Très fibreuse en dedans
Saveur	Très amère, persistante	Moins amère
Odeur...........	Spéciale, faiblement nauséeuse	Nulle
Parenchyme cortical............	Sclérites, cellules à mucilage	Pas de sclérites, cellules à mucilage
Humectée d'alcalis	Coloration rouge brunâtre	Coloration rouge cerise

On falsifie aussi parfois cette drogue, en l'additionnant d'écorces de *Rhamnus Californica* Esch. et de *Rhamnus croceus* Nutt., qui renferment toutefois les mêmes principes actifs que celles de Cascara.

Réactions. — Traitée par de l'alcool, cette écorce donne un extrait qui, agité avec de l'éther, que l'on décante, lui abandonne une substance se colorant en rouge cerise par addition d'ammoniaque (dérivés anthraquinoniques).

Dosage de ses principes oxyméthyl-anthraquinoniques. — Les dérivés de l'anthraquinone, se rencontrant, dans les végétaux à l'état libre ou sous la forme de glucosides, peuvent être dosés comme suit : Extraites par du chloroforme, ces parties végétales lui abandonnent leurs dérivés anthraquinoniques non combinés ; puis, chauffées avec de l'acide chlorhydrique dilué, et reprises par ce même dissolvant, elles lui abandonnent leurs anthraquinones glucosidiques, qui ont été décomposés par l'hydrolyse. Ces solutions chloroformiques, filtrées, puis soumises à la distillation fractionnée, abandonnent des résidus qui, traités par des solutions diluées de soude caustique, donnent des liquides alcalins ; ceux-ci, additionnés jusqu'à réaction acide d'acide chlorhydrique, puis agités avec du chloroforme, lui abandonnent leurs méthoxyanthraquinones, que l'on peut tarer, après avoir décanté puis évaporé ce chloroforme. On peut aussi les doser, en extrayant 0 gr. 5 de ces parties végétales, pulvérisées, par de l'eau additionnée d'acide sulfurique, dont la solution, chauffée pendant un quart d'heure (dans un matras muni d'un réfrigérant ascendant), est ensuite agitée, après son complet refroidissement et sans avoir été filtrée, avec de l'éther (et ceci aussi longtemps que celui-ci se colore en rouge par addition de soude ou de potasse caustique), dont les solutions décantées, soumises en partie à la distillation fractionnée, sont alors agitées, après avoir été additionnées de 500 centimètres cubes d'eau, avec des solutions aqueuses à 5 p. 100 de potasse caustique, ce qui permet de les titrer.

Analyse chimique — Cette drogue renferme de l'émodine, de l'acide chrysophanique, tous deux solubles dans le benzène, de la pseudo-franguline, de la rhamnétine solubles dans l'alcool, puis du tanin, de l'acide malique, des traces d'essence très volatile, outre de l'huile fixe, des matières résineuses et pectiques, du glucose et de l'amidon, voire même, selon Leprince de Paris, de la péristaltine ou cascarine.

La Péristaltine, $C^{14}H^{18}O^8$, se présente sous la forme d'une poudre cristalline, blanche, soluble dans l'eau et dans l'alcool dilué, mais insoluble dans l'éther, le chloroforme. Réduisant à chaud la liqueur de Fehling, elle ne se colore pas en rouge par addition d'ammoniaque. Elle se prescrit parfois, à doses de 0 gr. 1 plusieurs fois par jour, comme purgatif non irritant des muqueuses intestinales.

L'Acide malique, $C^4H^6O^5$, préparé en 1785 par Scheele, puis étudié en 1833 par Liebig, se rencontre, à l'état libre ou sous la forme de sels potassiques, calciques, magnésiques ou alcaloïdiques, voire même sous celle d'éthers, dans tout le règne végétal, mais on le décèle principalement à l'état libre, dans les pommes, les prunes, les fraises, les groseilles, les mûres, etc., etc. On le prépare en exprimant ces fruits, dont le suc cellulaire, neutralisé par addition de lait de chaux, précipite à l'ébullition du malate neutre de chaux ; celui-ci, recueilli, lavé avec un peu d'eau, étant ensuite décomposé à la chaleur par addition d'acide nitrique dilué, dont les solutions filtrées à chaud, puis concentrées dans le vide, sont soumises à la cristallisation spontanée. Les cristaux ainsi obtenus, dissous dans de l'eau bouillante, donnent des solutions, qui, additionnées d'acétate neutre de plomb, précipitent du malate plombique qui, lavé avec beaucoup d'eau, est décomposé par du sulfide hydrique, afin d'obtenir une solution qui, filtrée, est concentrée, pour être ensuite soumise à la cristallisation spontanée.

L'acide malique se présente sous la forme de petits cristaux incolores, inodores, à saveur saline, très solubles dans l'eau, l'alcool, peu solubles dans l'éther, mais insolubles dans le chloroforme, le benzène, le sulfure de carbone, l'éther de pétrole. Ses solutions aqueuses, diluées, sont lévogyres, mais ses solutions concentrées sont dextrogyres. Chauffé à 150°, il se transforme, selon cette équation, en acide fumarique, car il possède, quant à sa formule, la constitution suivante :

$$\underset{\text{Acide malique}}{CH^2{-}COOH \atop CH{\big<}{OH \atop COOH}} = H^2O + \underset{\text{Acide fumarique}}{CH{-}COOH \atop CH{-}COOH}$$

Notons que les solutions d'hydrate et de sulfate calciques ne précipitent pas les solutions aqueuses d'acide malique, à l'encontre de celles d'acétate de plomb, qui y forment des précipités blancs, amorphes, devenant cristallins, si on les fait bouillir pendant un certain temps avec les liquides qui les surnagent. Cet acide, non officinal, sert à préparer le malate de fer, mais on le prépare synthétiquement, en faisant réagir l'acide nitreux sur de l'asparagine, ou l'acide iodhydrique sur de l'acide tartrique. Voir, pour plus de détails, notre *Traité de Chimie médico-pharmaceutique et toxicologique*, Paris, 1917, Doin, édit., 8, place de l'Odéon.

Usage thérapeutique — Cette écorce se prescrit, à doses de 0 gr. 5 à 1 gramme plusieurs fois par jour, en poudres ou en pilules, et à doses de 5 à 15 grammes sur 200 grammes d'eau, sous la forme de décoctions, comme purgatif, comme laxatif et comme évacuant.

Action physiologique. — Ordonnée à l'état frais, elle agit comme un émétique assez violent, raison pour laquelle il est nécessaire de n'utiliser que des écorces desséchées depuis au moins un an. Prescrite à doses trop élevées, elle provoque des nausées, des vomissements, des évacuations alvines, de la diarrhée parfois sanguinolente. Ce purgatif possède, à doses normales, l'avantage de ne pas être accompagné de diarrhée, ni de coliques, et de ne pas déterminer de troubles gastriques, car il stimule la contractilité des fibres lisses de l'intestin, il agit comme cholagogue, tout en augmentant les sécrétions intestinales.

Incompatibilités. — Il ne faut jamais l'ordonner, ainsi que l'écorce de bourdaine, avec des opiacés, des astringents, des alcalis ou des alcalins.

Pharmacie galénique. — Elle sert à préparer l'Extractum Rhamni Purshianæ, le Vinum Cascaræ Sagradæ, le Tinctura Rhamni. Notons que son extrait peut être rendu moins amer, si on le prépare en présence de magnésie calcinée.

Historique. — Cet arbre, découvert en 1794, par Frédéric Pursh, ne livre à la thérapeutique son écorce que depuis 1881, année où elle fut étudiée, au point de vue chimique et physiologique, par Le Prince, de Paris.

CORTEX RHAMNI WIGHTII, ECORCE DE RHAMNUS WIGHTII, DE RHAMNUS WIGHTII, W. et Arn.

Originaire de Madras, de Bombay et de Ceylan, cet arbuste livre, au droguier, son écorce non officinale, qui se prescrit, dans la médecine populaire de ces pays, comme purgatif et comme laxatif, car elle renferme les mêmes principes actifs que la drogue précitée.

FRUCTUS ET ROBB RHAMNI CATHARTICI, FRUIT ET SUC DE NERPRUN, DE RHAMNUS CATHARTICA, L.

Origine botanique. — Cet arbuste épineux, de 1 m. 50 à 2 mètres de haut, à écorce gris brunâtre, porte des feuilles opposées, plus ou moins longuement pétiolées, à limbe entier, lancéolé, glabre, parcouru par une nervure médiane, prononcée, et par des nervures secondaires, anastomosées. Ses fleurs jaune verdâtre, petites, hermaphrodites, pentamères, sont constituées sur le type habituel de celles des plantes de cette famille, mais, une fois fécondées, elles donnent comme fruits des drupes, autrefois officinales.

Origine géographique. — Fleurissant de mai en juin, il croît, à l'état sauvage, dans toute l'Europe centrale et méridionale, ainsi que dans l'Afrique septentrionale.

Récolte. — Ses fruits, parvenus à leur entière maturité, puis récoltés à la main de septembre à octobre, sont desséchés au soleil et à l'air, pour être vendus aux droguistes.

Description de la drogue. — Ils se présentent sous la forme de petits corps globuleux, d'un centimètre de diamètre, à surface lisse et verte sur le frais, mais vert brunâtre ou brun foncé et chagriné sur le sec. Toujours surmontés par les restes persistants de leurs styles, ils sont marqués, à leur base, par la cicatrice de leur pédoncule mondé. Ils entourent, dans une pulpe sucrée, acide, 4 graines à endocarpe scléreux. Leur odeur est nulle, leur saveur acide, douceâtre, légèrement amère.

Examen microscopique. — Examiné sur une coupe transversale, ce fruit est constitué par un épicarpe, à cellules tabulaires, dont le contenu cellulaire est violacé, par un mésocarpe, à cellules externes, tangentiellement allongées, qui renferment de la chlorophylle, et à cellules internes, polygonales, petites, qui entourent de nombreuses vésicules à contenu rouge violacé, outre de petits faisceaux libéro-ligneux ; leur endocarpe étant constitué par des cellules sclérenchymateuses, à parois épaissies.

Falsifications. — Cette drogue n'est pour ainsi dire jamais falsifiée, mais elle est parfois confondue avec le cubèbe.

Analyse chimique. — Elle renferme des traces d'émodine, de l'acide acétique, de l'acide tartrique, de l'acide malique, du sucre de canne ou du glucose, de la quercitrine, de la xanthorhamnine, de la rhamnétine, etc., etc., outre des matières résineuses et pectiques.

Usage thérapeutique. — Ces fruits se prescrivent, à doses de 2 à 5 grammes plusieurs fois par jour, et à doses de 10 à 20 grammes sur 200 grammes d'eau, sous la forme de décoctions, comme purgatif des enfants et comme cathartique.

Pharmacie galénique. — Ils servent à préparer le Robb Rhamni et le Succus Rhamni, autrefois officinal.

Préparation du suc de Nerprun. — Ces fruits, soumis pendant 2 à 3 jours à une légère fermentation, puis concassés à l'état frais, livrent, une fois exprimés à froid, puis à chaud, leur suc cellulaire qui, filtré, est soumis, pour sa conservation, au procédé d'Appert.

Description du suc. — Il se présente sous la forme d'un liquide vert brunâtre, d'odeur peu agréable, à saveur acide, douceâtre, se colorant en jaune par addition d'alcalis, en rouge par celle d'acides minéraux et en vert par celle de perchlorure de fer. Traité par du lait de chaux ou par des albuminoïdes, il se précipite en des dépôts verdâtres, dénommés *vert de vessie*, celui-ci étant très recherché par nos peintres.

Analyse chimique. — Il renferme du sucre, du glucose, de l'acide tartrique, de l'acide malique, de l'acide acétique, des matières résineuses et mucilagineuses, outre de la xanthorhamnine, de l'émodine, de l'acide frangulique et des matières colorantes, telles que rhamnochrysine, rhamnacine, rhamnolutine, etc., etc. que l'on parvient à séparer les uns des autres, en extrayant ces fruits par de l'eau, dont la solution concentrée, chauffée avec de l'acide sulfurique, est précipitée, quitte à reprendre le dépôt ainsi obtenu par de l'éther, qui s'empare de sa *rhamnocitrine* et par de l'alcool qui dissout sa *rhamnolutine*, puis par de l'eau pour dissoudre ses sucres ; cette drogue devant ensuite être extraite, en présence d'ammoniaque, par de l'eau, qui s'empare de sa *rhamnoémodine*, puis par de l'alcool qui dissout sa *rhamnonigrine*, substance non encore bien définie.

La Xanthorhamnine, $C^{34}H^{42}O^{20}$, se présente sous la forme d'aiguilles jaunes, inodores, fusibles entre 120 et 130°, très solubles dans l'alcool et dans l'eau, mais presque insolubles dans l'éther, le chloroforme, le benzène, le sulfure de carbone. Ses solutions réduisent le nitrate d'argent et la liqueur de Fehling ; mais, chauffées à plus de 50°, elles déposent des précipités jaunes, cristallins, insolubles dans l'eau. Chauffée avec des acides minéraux dilués, la xanthorhamnine se décompose en rhamnétine et en rhamninose, qui elle-même se transforme en galactose et en rhamnose, car :

$$C^{34}H^{42}O^{20} + H^2O = C^{16}H^{12}O^7 + C^{18}H^{32}O^{14}$$

Xanthorhamnine — Rhamnétine — Rhamninose

$$C^{18}H^{32}O^{14} + 2H^2O = 2C^6H^{12}O^5 + C^6H^{12}O^6$$

Rhamninose — Rhamnose — Galactose

Le Galactose, $C^6H^{12}O^6$, sera décrit lors de l'étude du sucre de lait.

La Rhamninose, $C^{18}H^{32}O^{14}$, est un sucre lévogyre qui, ne se décomposant pas sous l'action de la levure de bière, donne une hydrazone insoluble, permettant de le caractériser. Réduite par de l'amalgame sodique, elle se transforme en rhamninite qui, hydrolysée par de l'acide sulfurique dilué, se décompose en rhamnose et en dulcite.

La Rhamnétine, $C^{16}H^{12}O^7$, se présente sous la forme de cristaux jaunes, peu solubles dans l'eau, mais très solubles dans l'alcool, l'éther. Fondue avec de la potasse caustique, elle se décompose en acide pyrocatéchique et en phloroglucine, car elle possède, quant à sa formule, la constitution suivante :

```
                                      OH
        CH  O              CH  C
HO—C   C   C————C        C—OH
   HC  C   C—OCH³   CH CH
        C   C
       OH   O
```

La Rhamnazine, $C^{17}H^{14}O^7$, combinée, elle aussi, sous la forme de glucosides non encore obtenus à l'état chimiquement pur, se présente sous la forme d'une poudre cristalline, jaune, fusible à 214°, peu soluble dans l'alcool, très soluble dans le toluène bouillant, qui possède, quant à sa formule, la constitution suivante :

$$CH^3O—C \quad C \quad C————C \quad C—OH \;\; (OCH^3, CH, CH, CH, CH)$$

Fondue avec de la potasse caustique, elle se transforme en phloroglucine et en acide pyrocatéchique ; mais chauffée en solution alcoolique, avec de la potasse caustique, elle se décompose en acide vanillique, en vanilline et en un dérivé de la phloroglucine.

Usage thérapeutique. — Ce suc se prescrit parfois, dans la médecine populaire, à doses d'une à deux cuillerées à soupe, le matin à jeun, comme purgatif et comme laxatif.

Historique. — Bien délaissé par la thérapeutique moderne, le nerprun était très apprécié des Anglo-Saxons du xi⁰ siècle. Valerius Cordus l'ordonnait, sous la forme de décoctions additionnées d'alun, comme spécifique contre les angines. Notons que les fruits du *Rhamnus infectoria*, plante originaire de l'Europe méridionale, se prescrivent aussi de la même manière que ceux du nerprun.

FRUCTUS JUJUBÆ, FRUIT DE JUJUBIER, DE ZYZIPHUS VULGARIS, Lam, ZYZIPHUS LOTOS, Lam.

Originaires de l'Europe méridionale et de l'Afrique du Nord, ces plantes livrent au droguier leurs fruits non officinaux, qui, récoltés de juillet en août, s'y présentent parfois sous la forme de petits corps ovoïdes ou oblongs, de 1 cm. 8 à 2 cm. 3 de long sur 0 cm. 8 à 1 cm. 3 de diamètre, à surface chagrinée, rouge brunâtre, d'odeur nulle, à saveur douceâtre, légèrement acide. Renfermant du glucose, du sucre de canne, des matières résineuses et mucilagineuses, outre beaucoup de malates et de tartrates potassiques et magnésiques, ils se prescrivent parfois, comme expectorant, dans la préparation des thés pectoraux et des loochs. Il en est de même de ceux du *Rhamnus Jujuba*, L., plante originaire des Indes.

CORTEX CEANOTHI, ECORCE DE PALO MABI, DE CEANOTHUS RECLINATUS, Lhérit.

Originaire des Antilles, cet arbuste livre, au droguier, son écorce non officinale, qui, renfermant des glucosides mal définis, outre des matières tannantes, résineuses et mucilagineuses, se prescrit, dans la médecine populaire de ces îles, sous le nom de *Palo amargo*, comme astringent intestinal et comme fébrifuge.

FOLIUM PALIURI, DE PALIURUS ACULEATUS, Roem.

Originaire de l'Europe méridionale, cette plante livre au droguier ses feuilles et ses fruits non officinaux, qui se prescrivent parfois, dans la médecine populaire, comme irritant des plaies et comme vésicant, puis intérieurement comme astringent intestinal et comme diurétique.

LOKAO, VERT DE CHINE, DE RHAMNUS CATHARTICUS, DE RHAMNUS UTILIS ET DE RHAMNUS CHLOROPHORA, dénommé PUBI LO SA ou HOMBI LO SA en Chine.

Ces plantes, cultivées en Chine, voire même en Europe, livrent au droguier leurs fruits, leurs feuilles, leurs tiges et leurs racines, qui, extraits dans des casseroles primitives, par de l'eau bouillante, livrent un liquide que l'on additionne de craie ou de lait de chaux, voire même de carbonate de soude, provenant de plantes inci-

nérées, afin d'y tremper les vêtements à teindre, ceux-ci étant ensuite desséchés au soleil. Cette solution, évaporée à sec, livre en outre le vert de Chine, qui parvenait autrefois dans le commerce sous la forme de lamelles bleues, à reflets violets ou verts, sublimables, insolubles dans l'alcool, l'éther, l'alcool méthylique, le sulfure de carbone, peu solubles dans l'eau, l'alcool dilué, mais très solubles dans l'eau alcaline, car elles renferment de l'acide locaonique, libre ou combiné sous la forme de glucosides rhamnosiques ; cet acide se rencontrant en outre dans les graines d'Avignon ou de Perse, qui renferment aussi, comme nous l'avons vu, des glucosides anthraquinoniques.

L'ACIDE LOCAONIQUE, $C^{42}H^{48}O^{27}$, se prépare en extrayant le lakao, en présence de carbonate ammonique, par de l'eau, dont la solution filtrée, bleutée, est versée dans de l'alcool additionné d'acide chlorhydrique, qui la précipite sous la forme d'un dépôt bleu noirâtre, que l'on purifie en le dissolvant à nouveau dans de l'eau additionnée de carbonate ammonique ; cette solution étant reprécipitée par addition d'alcool acidulé.

Il se présente sous la forme d'une poudre bleu noirâtre, inodore, insipide, insoluble dans l'eau et dans les dissolvants organiques usuels, très soluble dans les alcalins, qui, hydrolysée, se décompose en rhamnose et en acide locanique, car :

$$C^{42}H^{48}O^{27} + H^2O = C^6H^{12}O^5 + C^{36}H^{38}O^{23}$$

Chauffé avec de la potasse caustique concentrée, cet acide se décompose en phloroglucine et en acide delocanique.

L'ACIDE DELOCANIQUE, $C^{15}H^8O^6$, se présente sous la forme d'une poudre rouge brunâtre, insoluble dans l'éther, le chloroforme, très soluble dans l'alcool bouillant, les alcalins, qui la dissolvent avec une coloration rouge cerise.

L'ACIDE LOCANIQUE, $C^{36}H^{38}O^{23}$, se présente sous la forme d'une poudre rouge brunâtre, insoluble dans l'eau, l'éther, très soluble dans l'alcool, les alcalins, qui la dissolvent avec une coloration rouge brunâtre.

Non officinal, le vert de Chine doit être à nouveau analysé quant à ses principes chimiques, que nous n'avons étudié que comme travail historique, il est encore utilisé dans ses pays d'origine comme matière colorante, servant à teindre en vert, la laine, le coton, ou la soie à condition de plonger auparavant ces diverses substances dans une solution alcaline, chaude.

XII⁰ ORDRE. — TRICOCCÉES

EUPHORBIACÉES

Cette famille, comprenant 210 genres et plus de 3.500 espèces, est représentée par des herbes annuelles ou vivaces, et par des arbres de port divers, à feuilles isolées, simples, souvent stipulées, parfois rudimentaires, disposées sur une tige charnue, ce qui communique à ces plantes l'aspect d'une Cactacée (Euphorbe). Elles sont souvent parcourues par des lactifères rameux et anastomosés qui se retrouvent aussi dans les tiges de ces plantes ; celles-là renfermant à la périphérie de leur moelle des vaisseaux criblés. Leurs fleurs actinomorphes, unisexuées, avec monoécie (Ricin, Euphorbe) ; ou avec dioécie (Mercuriale), sont généralement constituées par un calice à 3 (Mercuriale) ou à 5 (Ricin, Siphonie, Croton), sépales libres (Ricin, Mercuriale) ou concrescents (Manihot) ou complètement avortés (Euphorbe), par une corolle à 5 (Croton, Jatrope) ou à 3 pétales libres (Phyllanthe) qui peuvent avorter chez le Ricin et la Mercuriale, ou qui font entièrement défaut chez l'Euphorbe.

Leur androcée est parfois représenté par 2 verticilles d'étamines simples, isomères, avec le calice et avec la corolle (Manihot), ou concrescentes entre elles en une colonne (Jatrope), mais elles peuvent être réduites à un seul verticille d'étamines (Siphonie), qui, lui-même, est réduit chez l'Euphorbe à une seule étamine. Leurs fleurs sont, dans ce cas particulier, monandres, nues, mais disposées sous la forme de cymes contractées, autour d'une fleur femelle, centrale, dépourvue, elle aussi, de périanthe ; ce qui nous permet de comprendre les raisons pour lesquelles ces capitules floraux ressemblent beaucoup à des fleurs hermaphrodites, entourées d'un involucre, à 5 bractées mères, concrescentes entre elles en un tube, qui porte entre leurs dents autant de pièces parfois pétaloïdes, charnues. Les étamines des plantes de cette famille subissent souvent des modifications diverses, en se ramifiant en un plus ou moins grand nombre d'étamines partielles, tantôt libres (Mercuriale, Croton), tantôt unies par leurs filets, en une colonne axile (Ricionocarpe), ou à gros filets libres (Ricin). Leur pistil se compose généralement de 3 carpelles fermés et concrescents en un ovaire triloculaire, renfermant dans chaque loge un ovule anatrope, à raphé interne, ou quelquefois deux ovules (Bridelie), mais cet ovaire est surmonté d'un style court, à 3 branches simples (Mercuriale) ou ramifiées (Ricin, Croton, Euphorbe) ; le nombre de ces carpelles peut, lui aussi, être diminué à 2 (Mercuriale) ou être augmenté à 6 ou à 9 (Hippomane). Leur fruit est une capsule, à la fois loculicide et septicide, s'ouvrant avec élasticité, parfois même avec fracas (Hure), en laissant subsister toutefois une colonne, à aquelle ses graines restent attachées ; celles-ci renferment un embryon avec albumen oléagineux et avec cotylédons foliacés, mais non albuminés chez l'Hévéa et le Cleistanthe. Ces plantes sont caractérisées par la présence de leurs lacticifères, indéfiniment rameux, à parois molles, brillantes, qui sont constituées par de la cellulose pure ; mais ils renferment un latex tantôt opalin ou presque incolore, tantôt opaque, laiteux, formant une émulsion riche en corpuscules solides.

CERA CANDELLINÆ, CIRE CANDELLINE, D'EUPHORBIA ANTISYPHILITICA et PEDILANTHUS PAVONIS, Boiss.

Ces plantes cactiformes, de 1 m. 50 à 2 mètres de haut, se rencontrent dans les régions arides du Mexique et du sud des Etats-Unis, où elles recouvrent de vastes étendues. Parcourues par des canaux sécréteurs, très anastomosés, à latex, elles exsudent d'elles-mêmes une cire, qui les recouvre entièrement, d'un enduit. Celle-ci se prépare en chauffant ces parties végétales avec de l'eau bouillante, sur laquelle elle vient à surnager. Chauffée à nouveau, afin de la liquéfier, puis filtrée, elle peut parfois être blanchie, soit à l'aide d'acide sulfureux ou d'eau de chlore, soit en l'exposant à l'action des rayons solaires. Elle se présente, dans le commerce, sous la forme d'une poudre jaune clair ou sous celle de gros morceaux assez durs, brun clair, cassants, fusibles à 64°, d'odeur légèrement aromatique, à saveur oléagineuse, d'un poids spécifique de 0,89 à 0,99, à indice d'iode de 20, solubles dans l'éther, l'alcool absolu, le chloroforme, mais insolubles dans l'eau. Non officinale, car elle est d'un prix assez élevé (environ 375 à 400 francs les 100 kilogrammes), elle se prescrit parfois, mélangée à de la vaseline ou à de la lanoline, sous la forme d'onguents, comme excipient, mais elle sert principalement, dans ses pays d'origine, à confectionner des cierges.

EUPHORBIUM, EUPHORBE D'EUPHORBIA RÉSINIFERA, Berg.

Origine botanique (fig. 205). — Cette plante vivace, cactiforme, d'un à deux mètres de haut, à tige ligneuse dans sa partie inférieure, mais herbacée dans sa partie supérieure, peu ramifiée mais toujours quadrangulaire, à angles saillants, arrondis, porte des feuilles rudimentaires, isolées, triangulaires, munies de deux grandes et de deux petites épines très pointues à leurs extrémités supérieures. Ses fleurs unisexuées avec monoécie, sont disposées dans un involucre tubuleux, muni entre ses dents de petites pièces charnues, bien développées mais pétaloïdes, de couleur jaune

orange, riches en glandes sécrétrices à oléorésine. Il entoure 5 petites fleurs mâles, nues, à une seule étamine, puis au centre une petite fleur femelle, nue, dont le pistil est constitué par 3 carpelles fermés et concrescents en un ovaire triloculaire, renfermant dans chaque loge un ovule anatrope, à raphé interne. Il est surmonté d'un style court, à 3 stigmates ramifiés. Le fruit de cette plante est une capsule triloculaire, déprimée, lisse, légèrement lignifiée, qui renferme, dans chacune de ses trois loges, une graine à cotylédons foliacés, à albumen charnu, oléagineux.

Origine géographique. — Originaire des parties montagneuses du sud-est et du sud-ouest marocain, cette plante croît principalement, à l'état sauvage, dans les provinces de Diminch, mais sa résine s'exporte par Mogador, sur Marseille et sur Londres.

Examen microscopique des tiges de cette plante (fig. 206). — Examinée sur une coupe transversale, cette tige est constituée à sa partie inférieure par un suber parfois un peu épaissi, par un parenchyme cortical, à cellules polygonales, riches en chlorophylle dans sa partie supérieure, mais toujours parcouru par de nombreux canaux sécréteurs, anastomosés, ovales ou arrondis, qui renferment un suc résineux ; puis vient le liber et le bois, qui, séparés l'un de l'autre par le cambium, sont toujours parcourus par des rayons médullaires, étroits. Son bois entoure une moelle centrale.

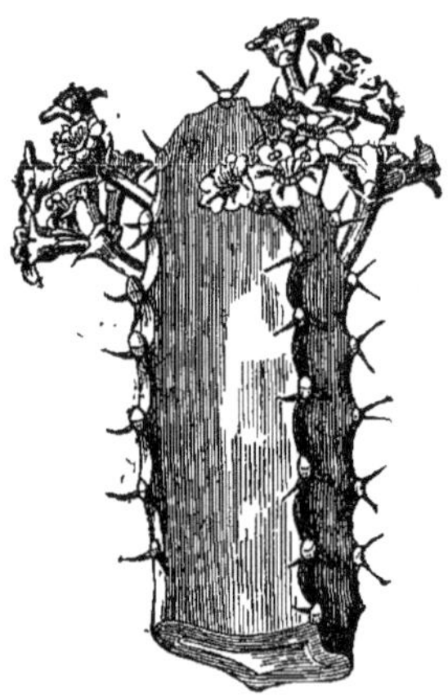

Fig. 205. — Euphorbe résinifère.

Récolte. — Les lacticifères, ci-dessus décrits, laissent écouler, à la moindre incision, un latex blanchâtre, corrosif, visqueux, que les Marocains recueillent, en pratiquant parfois sur ces tiges des incisions transversales. Se solidifiant à l'air, sous la forme de larmes ou sous celle de masses, que l'on récolte soit sur les tiges mêmes de ces végétaux, soit à terre, où il s'est accumulé, on le dessèche ensuite au soleil, pour le vendre à Mogador, d'où on l'exporte sur l'Europe dans des caisses hermétiquement fermées.

Notons, que les personnes, désignées à cette récolte ou au triage de cette drogue, doivent toujours recouvrir leur visage de linges humides, tout en prenant soin de fermer leur bouche et leurs narines par des tampons d'ouate, car elle émet une poussière très irritante pour les muqueuses buccales, nasales, etc., etc.

Description de la drogue. — L'euphorbe se présente dans le droguier, sous la forme de petites larmes irrégulières, de 1 à 3 centimètres de long sur 0 cm. 7 à 2 centimètres de diamètre, amincies sous la forme de petits cônes à leurs bases. Creuses en dedans mais friables, elles renferment souvent des traces de pédoncules floraux, ou de petites aiguilles épineuses, voire même des fruits de cette plante. De couleur jaune clair ou jaune brunâtre, ces larmes, pulvérisées, donnent une poudre jaunâtre, très irritante pour les muqueuses nasales, oculaires et buccales, raison pour laquelle elle provoque de violents éternuements, lorsqu'on la respire. Inodores à l'état sec,

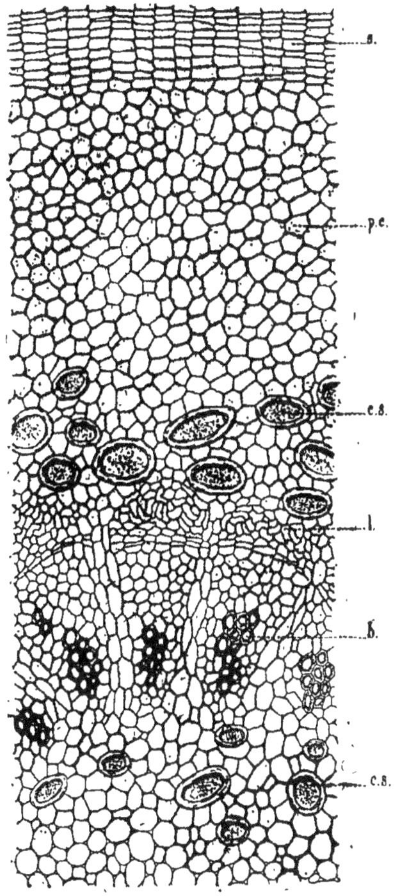

Fig. 206. — Coupe transversale d'une tige d'euphorbe.

s) suber ; pc) parenchyme cortical ; cs) canaux sécréteurs ; l) liber ; b) bois.

ces larmes possèdent une saveur âcre, brûlante, corrosive, persistante. En partie soluble dans l'alcool, l'éther, le chloroforme, l'éther de pétrole, l'euphorbe se dissout aussi en partie dans l'eau, avec laquelle il donne une solution limpide, non émulsionnée, se précipitant en des dépôts blancs par addition d'alcool ou d'acétate neutre de plomb, mais le précipité obtenu, en précipitant cette solution par de l'alcool, se transforme, sous l'action de l'acide nitrique, en acide mucique, preuve que l'eau ne dissout que le mucilage de cette drogue, qui est, par contre, entièrement

soluble dans l'éther acétique. Elle dégage à la chaleur une odeur spéciale, rappelant un peu celle de l'encens, mais soumise à la distillation sèche, elle ne donne pas d'ombelliférone. Notons que l'hydrate potassique ne la décompose que très peu.

Examen microscopique. — Examinée au microscope, cette drogue renferme, dans une gangue amorphe, des grains d'amidon, renflés sous la forme de tibias, et parfois des pédoncules floraux ou des parties végétales, provenant de l'épiderme de ces plantes.

Falsifications. — Possédant un indice d'acidité compris entre 18 et 25, un indice de saponification de 70 à 83, un indice d'éthers de 49 à 68, cette drogue est rarement falsifiée ; mais on l'additionne parfois de diverses résines ne donnant pas la réaction suivante.

Réactions. — Épuisée par de l'éther de pétrole, elle donne une solution qui, par addition d'acide sulfurique additionné d'une ou deux gouttes d'acide nitrique, forme, à la ligne de contact des deux liquides, un anneau rouge.

Analyse chimique. — Cette drogue renferme de 25 à 34 p. 100 d'euphorbone soluble dans l'éther de pétrole, de 17 à 20 p. 100 de mucilage soluble dans l'eau, de 38 à 42 p. 100 d'euphorboréséne, $C^{33}H^{48}O^4$, fusible à 75°, de l'acide malique libre ou combiné sous la forme de sels sodiques, potassiques et calciques, des traces de tanin, de caoutchouc, mais elle ne renferme jamais d'essence.

L'EUPHORBONE, $C^{30}H^{48}O$, se préparant en extrayant la résine d'euphorbe par de l'éther de pétrole, que l'on soumet, une fois concentré, à la cristallisation spontanée, se présente sous la forme d'aiguilles incolores, brillantes, inodores, insipides, fusibles à 67°, insolubles dans l'eau, l'alcool froid, mais très solubles dans l'éther de pétrole, l'éther, le chloroforme, le benzène, l'acétone. Ses solutions alcooliques, additionnées d'acide sulfurique renfermant une trace d'acide nitrique, forment, à la ligne de contact des deux liquides, un anneau rouge. Il se dissout avec une coloration jaune puis rougeâtre et rouge avec fluorescence verte dans l'anhydride acétique additionné de quelques gouttes d'acide sulfurique, mais il donne avec le brome des produits d'addition.

L'euphorbone, oxydé, se transforme en acide oxalique ; mais dissous dans de l'acide sulfurique, il se colore en violet, par addition d'une trace de bichromate de soude. Ses solutions alcooliques, évaporées à sec, abandonnent un résidu, se colorant en violet par addition d'acide sulfurique renfermant une trace d'acide nitrique.

Notons que l'euphorbium, ainsi traité par de l'éther de pétrole, peut en outre être extrait par de l'alcool méthylique, dont la solution presque incolore, soumise à la cristallisation spontanée, dépose une masse blanche dénommée alcool euphorbone méthylique.

L'ALCOOL EUPHORBONE MÉTHYLIQUE, $C^{30}H^{48}O$, se présente sous la forme d'une poudre cristalline blanche, fusible à 116°, qui selon Ottow (*Arch. der Ph.*, 1903), n'est en réalité qu'un isomère de l'euphorbone ; celui-ci pouvant être transformé en alcool euphorbone-méthylique, si on le chauffe avec de l'alcool, car entrant aussi en fusion à 116°, il possède alors comme cette dernière un pouvoir rotatoire dextrogyre de + 16° et un poids moléculaire identique.

Usage thérapeutique. — Cette drogue se prescrit, à doses de 0 gr. 01 à 0 gr. 05 plusieurs fois par jour, en poudres et en pilules, comme purgatif drastique, comme antiasthmatique, puis sous la forme d'onguents, comme rubéfiant et comme vésicant.

Action physiologique. — Ordonnée à doses trop élevées, elle provoque de la gastro-entérite, des inflammations douloureuses du tube digestif, de l'hématurie, suivie de mort, due à l'inflammation de tous les organes et à l'asphyxie.

Contrepoisons. — Ordonnez, en cas d'empoisonnements par ce médicament, des opiacés, des mucilagineux, des émulsions.

Pharmacie galénique. — Elle sert à préparer la Tinctura Euphorbii, l'Emplastrum Euphorbii, l'Emplastrum Cantharidum perpetuum, l'Emplastrum Cantharidum compositum.

Historique. — Le nom d'Euphorbe, attribué à cette plante, lui fut donné en souvenir d'Euphorbed, médecin privé du roi Juba de Mauritanie, mort en l'an 18 après J.-C. Pline, Dioscoride, connaissaient aussi cette drogue, que Cælius Aurelianus prescrivait d'ordonner comme spécifique contre l'hydropisie. Trallianus la recommandait sous la forme de lotions contre la chute des cheveux. Scribonius Magnus la prescrivait, par contre, sous la forme d'applications externes, comme antirhumatismal.

Notons que l'*Euphorbia officinarum*, L., l'*Euphorbia canariensis*, L., ne livrent pas de résine d'euphorbe, comme on l'admettait jusqu'ici.

CORTEX ET OLEUM CASCARILLÆ, ÉCORCE ET ESSENCE DE CASCARILLE, DE CROTON ELUTERIA, Bennett.

Origine botanique. — Cet arbre, de 5 à 7 mètres de haut, à écorce gris brunâtre, rugueuse, porte des feuilles isolées, longuement pétiolées, coriaces, à limbe entier, lancéolé, ondulé sur ses bords, pointu à son extrémité supérieure, arrondi à sa base, mais toujours parcouru par une nervure médiane, prononcée, et par des nervures secondaires, à 45°. Ses fleurs actinomorphes, disposées sous la forme de cymes, sont constituées par un calice à 5 sépales concrescents entre eux par leurs bases, mais libres au sommet, qui est triangulaire : par une corolle blanche, à 5 pétales lancéolés, libres, qui entourent, chez les fleurs mâles, de 20 à 25 étamines libres et chez les fleurs femelles, sises au sommet de l'inflorescence, un pistil à 3 carpelles, fermés, concrescents en un ovaire triloculaire, renfermant dans chaque loge un ovule anatrope, pendant, à raphé interne. Surmonté d'un style court, à 3 stigmates ramifiés, il donne, une fois fécondé, une capsule loculicide, septicide, qui renferme, dans chaque loge, une graine luisante, orange, à cotylédons foliacés, à albumen oléagineux.

Origine géographique. — Fleurissant de mars en avril, il croît à l'état sauvage aux Antilles, à Cuba, à la Jamaïque, à Vera Cruz, puis dans les îles de Bahama, dont le principal port est Nassau.

Récolte. — Ces arbres, incisés longitudinalement et transversalement, puis mondés de leur écorce, sont alors recouverts de mousses et de chiffons. Leur écorce, desséchée au soleil ou, selon les nouvelles méthodes, dans des séchoirs spé-

ciaux, mais chauds, est alors exportée dans des sacs sur l'Europe.

Description de la drogue. — Cette écorce se présente sous la forme de plaques ou sous celle de tubes enroulés sur eux-mêmes, par leurs faces latérales, de 5 à 15 centimètres de

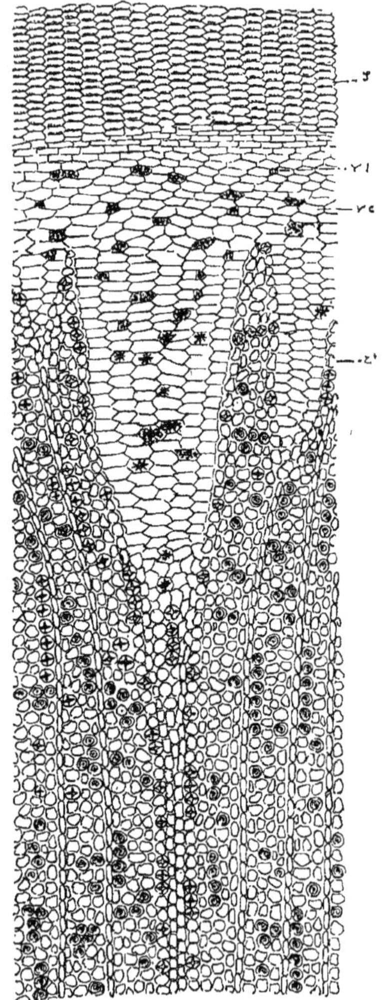

Fig. 207. — Coupe transversale de l'écorce de cascarille.
s) suber ; cl) cristaux étoilés ; pc) parenchyme cortical ; l) lacticifères ; fl) fibres libériennes.

long sur 1 à 2 cm. 5. de large et 2 à 3 millimètres d'épaisseur, à surface externe, gris brunâtre, marquée de fines mouchetures noirâtres (qui, selon certains auteurs, seraient dues à la présence de lichens, *Verrucaria albissima*, et, selon d'autres, à celle de myriades de petits cristaux d'oxalate de chaux), à face interne jaune fauve, striée dans le sens de la longueur, à cassure facile, nette, courte, compacte, résineuse extérieurement, légèrement fibreuse intérieurement, à saveur aromatique, amère, âcre, d'odeur spéciale, plus forte à la chaleur.

Examen microscopique (fig. 207). — Examinée sur une coupe transversale, cette écorce est constituée par un suber à cellules aplaties, tabulaires, disposées en files radiales, par un parenchyme cortical, à cellules polygonales, riches en grains d'amidon et en cristaux d'oxalate de chaux. Celles-ci entourent de nombreux lacticifères arrondis, anastomosés, à contenu résineux, brunâtre, et des cellules à essence ; puis vient le liber, parcouru par des rayons médullaires, disposés sur un ou sur deux rangs de cellules, renfermant un macle d'oxalate de chaux. Constitué par des cellules parenchymateuses, riches en amidon et en cristaux étoilés d'oxalate de chaux, il entoure quelques lacticifères et des fibres libériennes, isolées ou groupées en amas, outre des cellules sécrétrices, à essence parfois résinifiée.

Poudre. — Cette drogue, pulvérisée, livre une poudre brunâtre, caractérisée par la présence de ses grains d'amidon, par celle de ses lacticifères et de ses fibres libériennes, ainsi que par celle de ses macles et de ses cristaux étoilés d'oxalate de chaux.

Falsifications. — Elle est souvent mélangée à des écorces de *Croton lucidus* L., de *Croton balsamiferus* et de *Croton niveus*, qui, moins odorantes, renferment des sclérites ; on l'additionne aussi d'écorces de quinquina gris, dont l'odeur rappelle celle du tanné, leur saveur étant astringente, non aromatique, celles-ci ne donnant pas en outre les réactions suivantes.

Réactions. — Extraite par de l'alcool, cette écorce donne une teinture ou un extrait se colorant en rouge sang par addition d'acide sulfurique, en rouge violacé par celle d'acide chlorhydrique ; mais elle se précipite en un dépôt jaune brunâtre par celle d'acétate neutre de plomb.

Analyse chimique. — Elle renferme de la cascarilline, du tanin, de 1,5 à 3 p. 100 d'essence, des matières résineuses et pectiques, de l'oxalate de chaux, outre des matières colorantes.

La CASCARILLINE, $C^{12}H^{18}O^4$, se prépare en extrayant cette drogue par de l'eau bouillante, que l'on précipite par de l'acétate de plomb et par de l'hydrogène sulfuré, puis en soumettant son filtrat concentré à la cristallisation ; elle se présente sous la forme d'aiguilles incolores, inodores, insipides, fusibles à 205°, très peu solubles dans l'eau froide, mais très solubles dans l'alcool, l'éther. Elle se dissout avec une coloration rouge sang dans l'acide sulfurique ; rouge violacé dans l'acide chlorhydrique.

Son essence, parfois résinifiée dans les vieilles écorces de cascarille, se présente sous la forme d'un liquide incolore ou légèrement jaunâtre, d'odeur spéciale, agréable, à saveur chaude, aromatique, d'un poids spécifique de 0,89 à 0,93, à pouvoir rotatoire, dextrogyre, de + 5°, soluble dans l'éther, le chloroforme, l'alcool, les huiles grasses et essentielles. Elle est constituée par un mélange d'eugénol, de cymène, de terpène, de cymol, puis par des traces de vanilline, de sesquiterpène, et d'acides gras non volatils, tels que les acides palmitique, stéarique et cascarillique.

L'ACIDE CASCARILLIQUE, $C^{11}H^{20}O^2$, étant un isomère de l'acide undécylique, se prépare en extrayant cette essence, dissoute dans de l'éther, par une solution aqueuse de carbonate de soude, dont la solution décantée, puis additionnée d'acide chlorhydrique, dépose une masse oléagineuse, qui se prend au froid en une masse cristalline ; celle-ci, desséchée en dessus d'acide sulfurique, puis soumise à la distillation fractionnée entre 268 et 270°, livre un distillatum, que l'on soumet, en présence d'alcool, à la cristallisation spontanée.

Il se présente sous la forme d'une poudre cristalline, blanche, inodore, insipide, fusible à + 15°, ou sous celle d'un liquide incolore, d'un poids spécifique de 0,9324, insoluble dans l'eau, très soluble dans l'alcool, l'éther, le chloroforme, qui entre en ébullition à 270°. Repris par de la potasse caustique, il livre un savon soluble dans l'eau, dont la solution est précipitée par addition d'acétate de plomb. Le précipité ainsi obtenu, repris par de l'éther, lui abandonne le cascarillate plombique ainsi formé, mais non le palmitate ou le stéarate plombique, qui peuvent s'y rencontrer.

Cet acide, traité par du brome, ne livre pas, comme l'acide undécylique, une substance cristalline, fusible à 38°, mais traité par de l'acide nitrique fumant ou par du permanganate potassique, il se décompose en des acides aliphatiques, non encore étudiés, à l'encontre de son isomère, qui, traité de la même manière, livre de l'acide sébacique, de l'acide dioxyundécylique et de l'acide cétooxyundécylique, car l'acide undécylique possède, quant à sa formule, la constitution suivante :

$$2\begin{cases} CH^2 \\ | \\ CH \\ | \\ (CH^2)^8 \\ | \\ COOH \end{cases} + O \quad \longrightarrow \quad O^2 + \begin{array}{c} COOH \\ | \\ (CH^2)^8 \\ | \\ COOH \end{array} + H^2O + \begin{array}{c} CH^2(OH) \\ | \\ CH(OH) \\ | \\ (CH^2)^8 \\ | \\ COOH \end{array}$$

Acide undécylique   Acide sébacique fusible à 132°   Acide dioxy-undécylique fusible à 76°

L'acide sébacique peut être séparé de l'acide dioxyundécylique, en les dissolvant dans du benzène, qui s'empare du dernier de ces acides, celui-ci pouvant en outre être acétylé en livrant des cristaux incolores, fusibles à 111°.

Usage thérapeutique. — Cette drogue se prescrit, à doses de 0 gr. 5 à 1 gramme plusieurs fois par jour, en poudres ou en pilules, et à doses de 5 à 15 grammes sur 200 grammes d'eau, sous la forme de décoctions, comme stimulant de l'estomac, comme astringent intestinal, comme spécifique contre la diarrhée, puis comme sédatif contre les pollutions nocturnes. On la prescrit aussi parfois, sous la forme de poudres, comme sternutatoire.

Action physiologique. — Ordonnée à doses trop élevées, elle provoque souvent de la gastro-entérite, des vomissements, de la céphalalgie, de l'insomnie, mais à doses normales, elle agit comme un eupeptique et comme un stimulant de l'estomac.

Pharmacie galénique. — Elle sert à préparer l'Extractum Cascarillæ, la Tinctura Cascarillæ, l'Infusum Cascarillæ, l'Elixir Aurantii compositum, etc.

Historique. — Le nom de cascarille, attribué à cette

drogue, doit signifier petite écorce, et son nom d'Elutteria lui provient du nom de l'île Eleutera, appartenant au groupe des îles Bahama, où sa plante fut découverte en 1492. Cette drogue, autrefois confondue avec l'écorce de quinquina, fut pendant très longtemps dénommée *Cortex Peruviani griseus*. Stœsser, de l'Université d'Helmstadt, fut le premier botaniste qui la différencia du quinquina, et qui la dénomme *Cortex Eleuterii*. Notons que cette drogue est utilisée en Angleterre pour aromatiser le tabac.

SEMEN ET OLEUM TIGLII seu OLEUM CROTONIS, GRAINE ET HUILE DE CROTON, DE CROTON TIGLIUM, L.

Origine botanique (fig. 208). — Cet arbre, toujours vert, de 5 à 6 mètres de haut, à écorce gris brunâtre, porte des feuilles isolées, ovoïdes

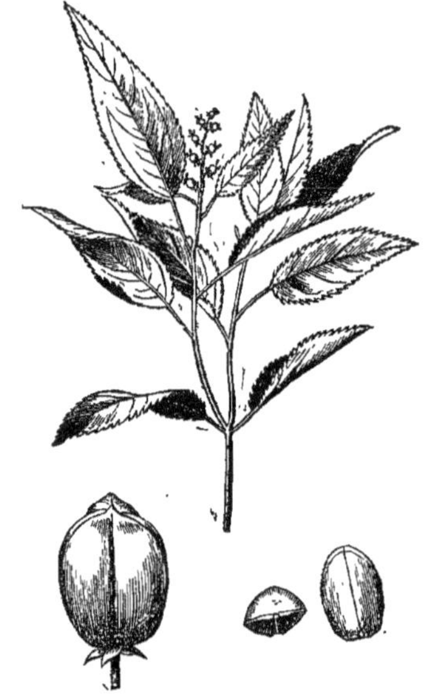

Fig. 208. — *Croton Tiglium.*
a) rameau ; b) fruit ; c) graine.

ou lancéolées, de 9 à 16 centimètres de long sur 4 à 7 centimètres de large, à limbe entier, dentelé en scie sur ses bords, pointu à son extrémité supérieure, arrondi à sa base. Recouvert chez les jeunes exemplaires de poils tecteurs, coniques, unicellulaires, mais glabre chez les feuilles développées, il est parcouru par une nervure médiane, prononcée, et par deux nervures secondaires, parallèles à sa périphérie, ainsi que par des nervures tertiaires, anastomosées. Ses fleurs mâles, disposées à la base de son inflorescence, qui porte au sommet des fleurs femelles, sont constituées par un calice à 5 sépales verts, concrescents entre eux par leurs bases, en un tube évasé au sommet, velu sur ses parois externes, mais glabre à l'intérieur ; par une corolle, à 5 pétales lancéolés, blancs, qui très velus extérieurement, entourent de 15 à 25 étamines à filets glabres et libres ; mais ils entourent chez les fleurs femelles un pistil, à 3 carpelles fermés, concrescents en un ovaire triloculaire, surmonté d'un style court, à

3 stigmates ramifiés ; il renferme dans chacune de ses loges un ovule anatrope, pendant, à raphé externe. Son fruit est une capsule loculicide, septicide, mais triloculaire, qui renferme, dans chacune de ses loges, une graine, à cotylédons foliacés, entourés d'un albumen oléagineux.

Origine géographique. — Croissant à l'état sauvage à Malabar, au Bengale, à Ceylan et aux Indes, où il y est aussi cultivé, on le rencontre en outre aux Philippines, à Java, en Chine, en Cochinchine, aux îles de la Sonde, à Bornéo, en un mot dans tout l'Extrême-Orient et dans l'Amérique tropicale.

Culture. — Exigeant des terrains riches en humus, bien irrigués, des climats chauds, il est souvent cultivé comme arbre porte-ombrage avec les caféiers, les cacaoyers, les vanilliers, où il se reproduit à l'aide de semis, dont on transplante les plantules dans ces différents parcs.

Récolte. — Ses fruits, récoltés à la main ou par le gaulage, et ceci à leur entière maturité, sont ensuite concassés, afin de les priver de leurs graines, qui, desséchées au soleil, sont exportées sur l'Europe ou exprimées sur place, afin d'obtenir leur huile ; les péricarpes de ces fruits et les tourteaux de ces graines y étant utilisés comme engrais chimiques.

Description de la drogue. — Ces graines, se rencontrant rarement dans le droguier, se présentent sous la forme de petits corps ovoïdes, légèrement aplatis sur leurs faces latérales, de 10 à 14 millimètres de long, sur 7 à 9 millimètres de large, à face ventrale marquée d'une arête assez prononcée (marque du raphé), à face dorsale, convexe, anguleuse, de couleur jaune sale, terreuse, mate, souvent noirâtre par places, par la chute d'une partie de leur enveloppe externe. Elles portent parfois, à leur extrémité supérieure, un petit arille ou caroncule, et à leur base une petite cicatrice, marque du fœnicule ; mais elles entourent, dans leur coque dure et noirâtre, un albumen oléagineux, volumineux, à cotylédons foliacés. Leur odeur est nulle, leur saveur oléagineuse, douceâtre pour commencer, puis âcre, brûlante, persistante.

Examen microscopique. — Examinée sur une coupe transversale, cette graine est constituée par un spermoderme à 3 assises de cellules, dont l'externe est formée par un rang de cellules polygonales, recouvertes d'une cuticule striée jaunâtre, puis vient une tunique à plusieurs rangs de cellules polygonales, à parois minces, tangentiellement allongées, qui entourant de petits faisceaux libéro-ligneux, recouvrent une troisième assise de cellules sclérenchymateuses, à parois épaissies, canaliculées, mais à lumen élargi. En dessous de celles-ci, se rencontre la pellicule argentée, parcourue par de nombreuses trachées, et l'albumen à cellules polygonales, riches en grains d'aleurone, avec globoïdes et cristalloïdes et en matières grasses.

Falsifications. — Cette drogue est parfois confondue ou mélangée intentionnellement, avec des graines de *Jatropha Curcas*, dont les propriétés purgatives sont moins énergiques ; celles-ci provenant généralement de l'Amérique tropicale, puis avec celles de *Croton oblongifolium* Roxb. et de *Croton polyandrum* Roxb. qui possèdent, à peu près, les mêmes propriétés physiologiques que celles du croton.

Analyse chimique. — Ces graines renferment

de 5 à 7 p. 100 d'eau, de 16 à 20 p. 100 de matières protéiques, de 35 à 55 p. 100 d'huile fixe, puis de la lipase, ferment hydrolysant, de la crotine, qui provient de la croton globuline, de l'arginine, de l'histidine, de la lysine, de la glutamine, de la leucine et de la phénylalanine, qui sont des produits de décomposition de leurs albuminoïdes.

La *crotine* serait, selon certains auteurs, identique à la ricine, que nous étudierons par la suite.

Préparation de l'huile de croton. — Ces graines, concassées, exprimées soit sur place, soit pour la plupart du temps en Europe, particulièrement en Angleterre, livrent au droguier leur huile fixe, que l'on peut aussi obtenir en les traitant par de l'éther ou par du sulfure de carbone, dont les solutions, soumises à la distillation fractionnée, abandonnent un résidu oléagineux ou huile de croton.

Notons qu'il faut se méfier de leurs tourteaux, qui ne doivent jamais être ordonnés comme nourriture au bétail ; car ils sont toxiques, ainsi que les filtres ayant servi à clarifier cette huile ; aussi est-il recommandable de les brûler, et de n'utiliser ceux-là que comme engrais chimiques, à condition essentielle de ne pas les toucher avec les mains.

Description de l'huile. — Elle se présente sous la forme d'un liquide épais, jaunâtre, d'odeur particulière, spéciale, à saveur âcre, brûlante, provoquant souvent des inflammations cutanées, très douloureuses, d'un poids spécifique de 0,955, mais très siccative, elle se transforme, exposée en couches minces à l'air, en une masse élastique, épaisse; qui ne devient solide, qu'après avoir été traitée par des acides nitrique, nitreux ou hyponitrique. Elle est entièrement soluble dans l'éther, le chloroforme, le sulfure de carbone, les huiles grasses et essentielles, l'éther de pétrole ; ce qui la différencie de l'huile de ricin, pour ainsi dire insoluble dans ce dissolvant. Elle est soluble à raison de 40 à 60 p. 100 de son poids dans l'alcool qui s'empare de son crotonol, mais elle est insoluble dans l'eau.

Réactions. — Une goutte d'huile de croton, versée sur de l'eau, s'y étale brusquement, tout en y provoquant la formation de cercles concentriques ; mais traitée par de l'hydrogène, à l'état naissant, cette huile se décompose en dégageant de l'acide butyrique. Additionnée d'acide nitrique, elle ne provoque pas la formation d'un anneau caractéristique, à la ligne de contact de ces deux liquides, mais elle se colore en jaune foncé par addition d'acide sulfurique, pour se précipiter ensuite en un dépôt oléagineux, rouge brunâtre.

Falsifications. — Elle est souvent confondue avec l'huile de ricin qui, agitée avec de l'alcool dilué, s'y dissout entièrement, à l'encontre des autres huiles, qui peuvent servir à falsifier l'huile de croton, 3 centimètres cubes de cette huile additionnées de 3 centimètres cubes d'acide nitrique et de rognures de cuivre, ne doivent pas se solidifier, ni changer de couleur ; cas contraire, huile de ricin ou huiles étrangères, donnant la réaction de l'élaïdine. Cette huile, mélangée à son poids de soude caustique, que l'on chauffe petit à petit, dans une capsule en porcelaine, jusqu'à la fusion, abandonne un résidu qui, repris par de l'eau bouillante, donne une solution ne devant pas se précipiter sous la forme d'une

masse cristalline (acide sébacique) par addition d'acide chlorhydrique ; cas contraire, huile de ricin. Additionnée d'acide sulfurique, cette huile ne doit pas virer fortement quant à sa couleur, cas contraire, huiles fixes étrangères ; mais elle doit posséder un indice d'iode de 103, un indice d'acidité de 50, un indice de saponification de 207.

Analyse chimique. — Cette huile est constituée par un mélange de triglycérides des acides stéarique, palmitique, oléique, myristique, crotonolique, laurique, valérianique, isobutyrique, acétique, formique et tiglinique, ou acide méthylcrotonique, outre par des traces de ces divers acides libres et de cholestérine.

Les matières résineuses, renfermées dans l'huile de croton, à laquelle elles communiquent son pouvoir rotatoire, peuvent en être extraites à l'aide d'alcool méthylique. Elles se présentent sous la forme d'une poudre blanche, légère, se liquéfiant entre 80 et 90°, très peu soluble dans l'eau, peu soluble dans les pétroles légers, très soluble dans tous les dissolvants organiques, à indice d'iode de 76,98, à pouvoir rotatoire, dextrogyre, de + 49°,96, qui possède la formule brute $C^{36}H^{54}O^9$.

L'ACIDE CROTONIQUE, $C^4H^6O^2$, ne serait, selon certains auteurs, pas préexistant dans cette huile. Il se présente, sous la forme de fines aiguilles incolores, d'odeur rappelant un peu celle de l'acide butyrique, fusibles à 72°, solubles dans l'éther, l'alcool, le chloroforme. Cet acide possédant, quant à sa formule, la constitution suivante, se transforme par la fusion avec de l'hydrate potassique en acide acétique.

$$CH^2—CH$$
$$||$$
$$CH—COOH$$

L'ACIDE CROTONOLIQUE, $C^{18}H^{34}O^3$, se prépare en extrayant l'huile de croton par de l'alcool, dont la solution, traitée par de l'eau de baryte, donne un savon qui, lavé avec de l'eau distillée, afin de le débarrasser de ses matières colorantes, de son acétate barytique et de son butyrate de baryum, est chauffé avec de l'éther ; celui-ci s'emparant de son crotonolate et de son oléate barytique, le stéarate et le palmitate de baryum étant insolubles dans ce dissolvant. Cette solution éthérée, soumise à la distillation fractionnée, abandonne un résidu qui, repris par de l'alcool, donne une solution, que l'on évapore à sec, elle abandonne un résidu que l'on décompose par addition d'acide sulfurique et que l'on soumet à la cristallisation spontanée. Cet acide analysé fut reconnu comme identique à l'acide ricinolique.

Le CROTONOL, $C^9H^{14}O^2$, se présente sous la forme d'un liquide oléagineux, visqueux, incolore, vésicant, irritant pour les muqueuses, que l'on obtient en saponifiant, en présence d'éther, l'huile de croton par de la potasse caustique.

Usage thérapeutique. — Ne se prescrivant jamais telles que, les graines de croton livrent à la thérapeutique leur huile, qui se prescrit, à doses d'une à deux gouttes le matin à jeun, comme purgatif drastique, puis extérieurement comme vésicant et comme irritant de la peau, particulièrement comme spécifique contre les sciatiques, les rhumatismes intercostaux, les pneumonies, mais il faut, en ce cas, préserver l'ombilic par un carré de sparadrap.

Action physiologique. — Ordonnée à doses trop élevées, elle provoque souvent des empoisonnements mortels, précédés d'évacuations des plus énergiques, parfois sanguinolentes, de vomissements, d'accidents cholériformes, de cyanose, de sueurs froides, de collaps, de paralysie des pulsations du pouls et du cœur. Prescrite à doses normales, elle provoque une violente sensation de brûlure dans la bouche et le pharynx, de la chaleur épigastrique, outre des selles d'abord solides, puis aqueuses, accompagnées de coliques plus ou moins violentes, de gargouillements et de cuisson anale.

Contrepoisons. — Ordonnez, en cas d'empoisonnements par ce médicament, des émollients, des mucilagineux, des opiacés, des bains chauds, des compresses chaudes, outre du lait et des émulsions.

Historique. — Utilisée depuis fort longtemps aux Indes, cette drogue était connue de Sérapion ; mais la description botanique de cette plante ne remonte qu'à Christoval d'Acosta (1578) puis à Rumphius (1743). Ses graines ne furent utilisées qu'à partir du XVIIe siècle dans la thérapeutique, mais elles furent délaissées à nouveau jusqu'en 1812, époque où des médecins anglais les introduisirent à nouveau dans l'arsenal pharmaceutique. Notons que l'écorce de la plante *Croton Gubonga* renferme aussi un principe amer, irritant, qui est constitué par de l'*acide 4-oxyhygrique*, qui, se présentant sous la forme d'aiguilles incolores, fusibles à 242°, à pouvoir rotatoire de + 85°,4, solubles dans l'eau, l'alcool, possède, quant à sa formule, la constitution suivante :

$$HO-CH-CH^2$$
$$CH^2\ CH-COOH$$
$$N$$
$$CH^3$$

Cet acide méthylé permet de préparer la betonicine et la turicine, qui ne sont, en conséquence, que des dérivés méthylés de cet acide.

SEMEN RICINI, OLEUM RICINI seu OLEUM PALMAE CHRISTI, GRAINE ET HUILE DE RICIN, DE RICINUS COMMUNIS, L.

Origine botanique. — Cet arbre, de 10 à 15 mètres de haut, à écorce rouge brunâtre, teintée de lignes bleutées, porte des feuilles isolées, très grandes, palmées, à segments profondément découpés, très velus, très dentelés sur leurs bords, qui sont pointus au sommet. Son inflorescence, disposée dans l'axe des feuilles supérieures (fig. 209), porte de nombreuses fleurs actinomorphes, pentamères, unisexuées, constituées par un calice à 5 sépales très velus extérieurement, par une corolle à 5 pétales blancs, libres, qui entourent, chez les fleurs mâles (sises à la base de l'inflorescence), de nombreuses étamines, à filets libres, subdivisés eux-mêmes en plusieurs filets, portant des anthères fertiles ; et, chez les fleurs femelles (disposées au sommet de l'inflorescence), un pistil, à 3 carpelles fermés, concrescents en un ovaire triloculaire, renfermant dans chacune de ses loges un ovule anatrope, pendant, à raphé externe ; il est surmonté d'un style court, à 3 stigmates ramifiés. Son fruit, étant une capsule loculicide, septicide, recouverte extérieurement de nombreux dards

épineux, à pointes très acérées, renferme, dans chacune de ses loges, une graine officinale, à cotylédons foliacés, entourés d'un albumen oléagineux.

Origine géographique. — Originaire des Indes, où cet arbre représente le symbole de la fécondation, il se rencontre aussi à l'état sauvage et cultivé en Abyssinie, en Egypte, au Sennar, en Algérie, en Perse, en Syrie, en un mot dans toute la région méditerranéenne, particulièrement dans la France méridionale, l'Espagne, le Portugal, la Grèce, voire même en Angleterre, où on le cultive aussi avec le maïs.

Culture. — Exigeant des terrains meubles, légers, alluvionnaires, riches en humus, particulièrement en phosphates et en carbonates de chaux, des climats chauds et humides, puis des

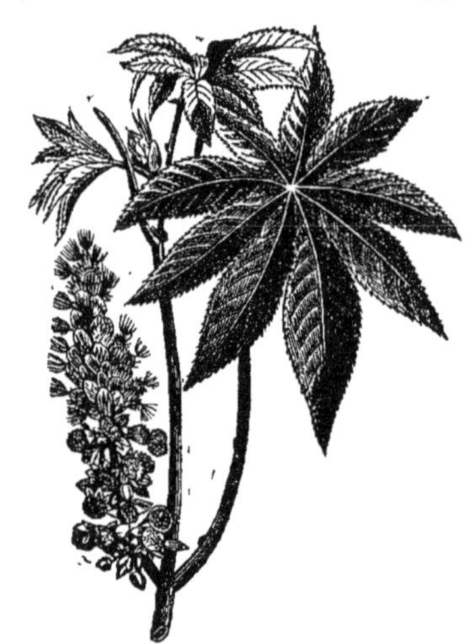

Fig. 209. — Ricin commun.
l) branche fleurie.

endroits protégés des vents, il se reproduit à l'aide de ses graines plantées à distance de 2 mètres les unes des autres à la saison des pluies à raison de 5.000 kilogrammes par hectare, ou à l'aide de boutures, que l'on transplante dans les parcs. On le différencie en plusieurs variétés, telles que le *Ricinus communis var. megalospermus*, le *Ricinus communis var. purpureus* R. C., le *Ricinus communis var. lividus* R. C., le *Ricinus communis var. bengalensis* R. C., voire même en variétés *inermis, minor, sanguineus, viridis, zanzibarensis*, etc., etc. Notons que cette plante prospère mieux sous tous les tropiques qu'en Europe, où elle n'atteint pas son complet développement, c'est-à-dire plus de 3 mètres de haut, car elle y souffre non seulement du froid et de la gelée, mais aussi de la sécheresse. Cette plante prospère sous toutes les latitudes, aussi la cultive-t-on actuellement au Maroc et particulièrement dans les parties basses de ce pays, soumises à un climat marin. Cette plante exigeant des sols riches en humus et bien engraissés, pouvant être fumés à l'aide de fumier et du mélange suivant : sulfate ammonique, 200 kilogrammes ; superphosphate de chaux,

500 kilogrammes et sulfate de potasse, 20 kilogrammes par hectare, doit être ensemencée tous les 7 ans, à la saison des pluies ; mais fleurissant en mai et en septembre au Maroc, elle y livre pour ainsi dire toute l'année des fruits, dont les graines doivent être plantées dans des trous distants de 90 à 100 centimètres les uns des autres, le rendement de ces plantations étant de 2.000 kilogrammes de graines à l'hectare.

Sortes commerciales. — Le commerce européen différencie les graines de ricin, et par conséquent leur huile, selon leurs pays d'origine, qui peuvent être Java, les Indes, la Chine, le Congo, la Sénégambie, la Sierra Leone, Zanzibar, le Cameroum, l'Egypte, l'Asie Mineure, les Etats de l'Amérique du Sud, puis ceux de l'Amérique du Nord, particulièrement le Kansas, la Californie, le Mexique, puis l'Espagne, la Grèce, la France méridionale, l'Italie, le Maroc, l'Algérie, etc., etc.

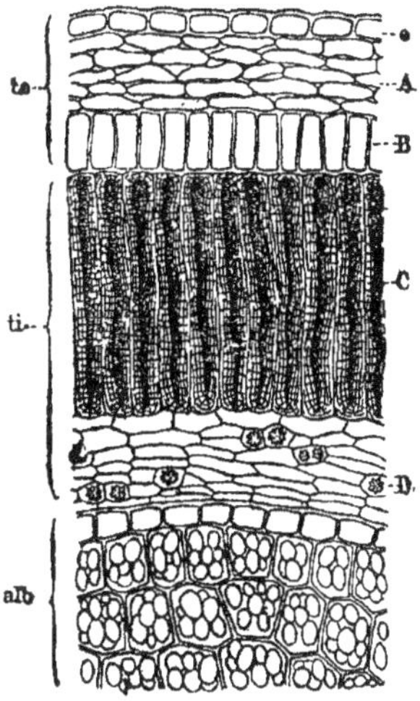

Récolte. — Les fruits de cette plante, récoltés à leur entière maturité à la main, ou à l'aide du gaulage, sont alors ouverts puis privés de leurs graines, que l'on exporte en partie sur l'Europe, ou que l'on soumet, en partie, sur place, à l'expression, en vue d'obtenir leur huile ; leurs tourteaux étant utilisés comme engrais chimiques.

Fig. 210. — Coupe transversale de la graine de ricin.

te) tégument externe ; *ti)* tégument interne ; *alb)* albumen ; *e)* épiderme externe ; *a)* enveloppe lacuneuse ; *b)* cellules en palissade ; *c)* cellules scléreuses ; *p)* pellicule argentée.

Description des graines. — Elles se présentent sous la forme de petits corps ovoïdes, de 0 cm. 5 à 1 cm. 2 de long, sur 5 à 9 millimètres de diamètre, convexes sur leur face dorsale, marqués d'une arête peu saillante sur leur face ventrale, à extrémité supérieure, arrondie, portant un petit caroncule légèrement bilobé, oblique. Leur surface lisse, luisante, vernissée, mais gris jaspé, est marbrée de taches brunâtres ou noir brunâtre. Portant au-dessous du microphyle une petite tache noire, cette graine, sectionnée en deux, est constituée par un spermoderme assez dur, cassant, qui entoure une pellicule argentée, brillante, et une amande blanche, à albumen volumineux et à cotylédons foliacés. L'odeur de ces graines est nulle, leur saveur oléagineuse, légèrement âcre.

Examen microscopique (fig. 210). — Examinée sur une coupe transversale, cette graine est constituée par un spermoderme à 3 tuniques de cellules, dont l'externe (*e*), recouverte d'une cuticule striée, assez épaissie, possède des cellules tabulaires, à parois ponctuées, à contenu brunâtre ; puis viennent deux ou trois rangs de cellules rectangulaires (A), à parois minces, incolores, qui entourent de nombreux méats et des faisceaux libéro-ligneux, puis (B) une assise de cellules perpendiculaires. En dessous de cette zone se rencontre une assise de cellules scléreuses (*c*) à parois épaissies, transversalement plissées, à lumen petit, brun noirâtre. Elles recouvrent la pellicule argentée, dont les cellules, aplaties, possédant des parois minces, renferment de petits cristaux d'oxalate de chaux ; celles-ci entourent quelques trachées spiralées, et l'albumen, à cellules polygonales, à parois minces, à plasma oléagineux, qui renferme des grains d'aleurone avec globoïdes et cristalloïdes ; ceux-ci insolubles dans l'eau et dans les solutions à 1 p. 100 de chlorure sodique, de sulfate de magnésie, ou de sulfate ammonique, se dissolvent très facilement dans ces solutions à 10 p. 100, voire même dans les acides étendus, à l'encontre des globoïdes, qui se dissolvent déjà dans les solutions à 1 p. 100 de ces divers sels,

Falsifications. — Cette drogue, rarement falsifiée à l'état frais, est parfois confondue avec les graines de croton et de curcas qui, selon Planchon, se différencient comme suit les unes des autres :

Graines de …	Ricin	Croton	Curcas
Dimensions...	Variables	Plus petites	Plus grandes
Forme de la section	Ovale, légèrement anguleuse sur une face	Vaguement tétragone	Ovale, à peine anguleuse sur sa face ventrale
Bord	Arrondi	A deux nervures fines	Arrondi
Caroncule....	Développé	Presque toujours tombé	Peu visible
Surface......	Lisse, brillante, marbrée de brun, pellicule adhérente	Mate, jaunâtre, avec taches noires, pellicule fragile	Noirâtre, craquelée, parcourue par des lignes jaunâtres

Notons qu'on les additionne aussi de graines de *Ricinus spectabilis*, qui ne sont pas, comme on l'admettait jusqu'ici, toxiques, quoiqu'elles renferment de la ricine, alcaloïde pouvant être détruit, si on le soumet à la chaleur des vapeurs d'eau.

Analyse chimique. — Ces graines renferment de 5 à 7 p. 100 d'eau, des matières protéiques, de 50 à 55 p. 100 d'huile fixe, 18 p. 100 de matières inorganiques, outre de la globuline, puis un ferment hydrolysant ou ricinase, de la glycoprotéine, de la ricinine, de la ricinoléine, de l'acide ricinique. La GLOBULINE est un albuminoïde insoluble dans l'eau et dans les acides dilués, mais très soluble dans les solutions diluées ou concentrées, mais neutres, des sels alcalins, avec lesquelles elle donne des solutions se précipitant par addition de sulfate ammonique.

Hydrolysée, elle se décompose en partie en glycocolle.

La RICININE, $C^8H^8N^2O^2$, se présente sous la forme de paillettes incolores, inodores, brillantes, fusibles à 201°, solubles dans l'eau, l'alcool, l'éther, le chloroforme. Ses solutions ne sont pas précipitées par addition d'iodure potassique ioduré, ni par celle de chlorure mercurique ; l'acide sulfurique la dissout sans se colorer, mais cette dissolution prend, à la chaleur, une belle coloration rouge lie de vin. Elle possède, quant à sa formule, la constitution suivante :

$$
\begin{array}{c}
\text{C---NH} \\
\text{HC} \quad \text{C} \\
\text{CH}^3\text{---C} \quad \text{C---COOCH}^3 \\
\text{N}
\end{array}
$$

Saponifiée, elle se décompose en acide ricinique qui, chauffé avec de l'acide chlorhydrique, se transforme en méthyloxypyridone.

$$
\underset{\text{Ricinine}}{
\begin{array}{c}
\text{C---NH} \\
\text{HC} \quad \text{C} \\
\text{CH}^3\text{---C} \quad \text{C---COOCH}^3 \\
\text{N}
\end{array}}
\xrightarrow{\text{saponifiée}}
\underset{\text{Acide ricinique}}{
\begin{array}{c}
\text{C---NH} \\
\text{HC} \quad \text{C} \\
\text{CH}^3\text{---C} \quad \text{C---COOH} \\
\text{N}
\end{array}}
$$

$$
\xrightarrow[\text{fumant à 150°}]{\text{HCl}}
\underset{\text{Méthyloxypyridone}}{
\begin{array}{c}
\text{O} \\
\text{C} \\
\text{HC} \quad \text{C---OH} \\
\text{CH}^3\text{---C} \quad \text{CH} \\
\text{N}
\end{array}}
$$

Chauffée avec du permanganate potassique, la ricinine se décompose en ammoniaque, en acide prussique, en acide oxalique et en acide succinique, etc., mais soumise, en présence de poudre de zinc, à la distillation sèche, elle livre de la pyridine. Chauffée à 140° avec de l'acide chlorhydrique, elle se décompose en chlorure ammonique et en acide ricinique, voire même en une base de formule $C^7H^9NO^2$, il en est de même si on la chauffe avec de l'acide sulfurique, car :

$$C^8H^8N^2O^2 + 2H^2O = NH^3 + CO^2 + C^7H^9NO^2$$

Ricine. — Cette substance, se rapprochant beaucoup, quant à ses propriétés chimiques et physiques, de l'abrine, se prépare en extrayant les graines de ricin par de l'eau tiède, dont la solutin est précipitée par addition d'alcool.

Ce précipité, dissous à nouveau dans de l'eau, donne une solution que l'on précipite par addition de sulfate ammonique ; le dépôt ainsi formé étant ensuite soumis à la dialyse. Difficilement dialysable, mais très putrescible, elle se dissout facilement dans l'eau, l'alcool dilué, la glycérine, mais non dans l'éther, le chloroforme. Ses solutions sont précipitées par addition d'alcool, d'acides minéraux dilués, d'acide acétique, de ferrocyanure potassique. Conservée pendant un cer-

tain temps à l'état sec, elle perd peu à peu de ses propriétés physiologiques, car injectée à doses de 3 centièmes de milligramme, elle provoque la mort d'un lapin. On rencontre des toxines à peu près identiques à celle-ci dans l'écorce de l'acacia, du lupin et de beaucoup d'autres légumineuses. Notons qu'identique à la crotine des graines de Croton, à la curcine des graines de Curcas, elle possède la propriété d'agglutiner le sang des vertébrés, et de tuer, à doses de 0 gr. 006, ou, selon d'autres physiologistes, à doses de 0 mgr. 04, un chien, si on la lui injecte en solutions hypodermiques.

La RICINOLÉINE, $C^3H^5—(O—C^{18}H^{33}O^2)^3$ est un triglycéride, qui, saponifié, se décompose en glycérine et en acide ricinolique, mais elle se transforme à la chaleur en acroléine et en acide œnanthique. Elle se différencie des autres glycérides de par sa grande solubilité dans l'alcool, mais soumise à la distillation sèche, elle donne de l'acide caprylique.

L'ACIDE RICINIQUE, $C^7H^6O^2N^2$, se présente sous la forme d'une masse cristalline, incolore, fusible à 320°, insoluble dans l'eau, peu soluble dans l'alcool, très soluble dans l'éther. Il possède, quant à sa formule, la constitution suivante :

$$
\begin{array}{c}
\text{C---NH} \\
\text{HC} \quad \text{C} \\
\text{CH}^3\text{---C} \quad \text{C---COOH} \\
\text{N}
\end{array}
$$

Chauffé avec de la potasse caustique, il se décompose en acide ricinolique et en alcool caprylique.

Préparation de l'huile de ricin. — Ces graines, desséchées au soleil, puis soumises à l'expression à l'aide de la presse hydraulique, ou chauffées avec de l'eau bouillante, donnent l'huile de ricin de première qualité ; chauffées encore avec de l'eau bouillante, puis exprimées à l'aide de la presse hydraulique, elles donnent l'huile de ricin de seconde, voire même de troisième qualité. Notons que les Européens soumettent premièrement ces graines à une légère torréfaction, dans des fours spéciaux, avant de les monder de leur spermoderme; ils les concassent ensuite pour les additionner d'eau tiède, quitte à les exprimer à l'aide de la presse hydraulique : l'huile ainsi obtenue, blanchie en l'exposant à l'action des rayons solaires, étant ensuite traitée par de l'alcool absolu, afin de précipiter ses albuminoïdes, puis par beaucoup d'eau, afin de la purifier et de la priver de ses traces d'alcool. On peut aussi extraire ces graines concassées par du sulfure de carbone, qui, soumis à la distillation fractionnée, abandonne une huile de ricin non officinale, car elle renferme passablement de ricine soluble dans ce dissolvant organique. Les Hindous préparent cette huile en rôtissant premièrement ces graines dans des pots en fer, que l'on chauffe sur un feu libre, puis en les soumettant, une fois mondées de leur spermoderme, à l'expression entre deux plaques de fer chauffées à 50°, voire même à une température plus élevée, s'ils désirent préparer une huile de ricin de seconde qualité : on utilise à Madras le même procédé, mais on y soumet aussi ces graines concassées, en présence d'eau bouillante, à l'expression. On admet généralement que 100 kilogrammes de graines de ricin livrent en moyenne de 25 à 30 kilogrammes d'huile de première qualité, puis 10 kilogrammes d'huile de deuxième qualité, et 8 kilogrammes d'huile de troisième qualité ; le sulfure de carbone parvenant encore à dissoudre plus de 10 kilogrammes de celle-ci, qui, dite lampante, est utilisée comme huile d'éclairage ou à graisser. Les tourteaux, ainsi obtenus, sont parfois donnés à tort comme nourriture aux animaux, mais il est prudent de les mélanger auparavant avec beaucoup de son et de ne pas en abuser, car ils sont toujours toxiques, de par leur teneur en ricinine et en ricine ; aussi les utilise-t-on de préférence comme engrais chimiques, vu qu'ils renferment beaucoup de nitrates et de phosphates de chaux et de potasse.

Sortes commerciales. — Cette huile se différencie naturellement, selon ses pays d'exportation et de production, en huile de ricin des Indes, du Mexique, des Etats-Unis, d'Europe, d'Algérie, du Maroc, etc., etc ; mais toutes doivent, avant de parvenir dans le commerce de la droguerie, être au préalable chauffées avec de l'eau, afin de coaguler leurs albuminoïdes ; filtrées après un certain temps de repos, elles sont alors expédiées dans des bidons en fer-blanc, hermétiquement fermés, de 5 à 20 kilogrammes de poids. Les Chinois parviennent à la rendre comestible, en la chauffant avec de l'eau additionnée d'alun et de sucre, quitte à la décanter après son complet refroidissement.

Description de la drogue. — Elle se présente sous la forme d'un liquide incolore ou légèrement jaunâtre, inodore, à saveur oléagineuse, douceâtre, parfois légèrement âcre, d'un poids spécifique de 0,95 à 0,97. Exposée au froid, elle dépose premièrement des petits cristaux aciculaires, puis à — 18°, une masse blanche, onctueuse, ressemblant beaucoup à notre beurre comestible. Peu siccative, elle se prend, exposée en couches minces à l'air, en une masse résinoïde, d'odeur désagréable, car elle rancit assez facilement. Se dissolvant à raison d'un 1/3 dans l'alcool à 70 p. 100, mais en toutes proportions dans l'alcool absolu, l'éther, le chloroforme, l'éther acétique glacial, le sulfure de carbone, elle est très peu soluble dans l'éther de pétrole, et tout à fait insoluble dans l'eau.

Soumise à la distillation sèche, elle se décompose en œnanthol, $C^7H^{14}O$, en acide œnanthique, $C^7H^{14}O^2$, en acroléine, en eau, en acides acétique, formique et butyrique, etc., etc., tout en abandonnant un résidu solide, résineux. Notons que l'ŒNANTHOL ou ALDÉHYDE ŒNANTHIQUE, $CH^3(CH^2)^5C\diagup_H^O$, se présente sous la forme d'un liquide incolore, oléagineux, d'un poids spécifique de 0,849, entrant en ébullition entre 155 et 157°, soluble dans l'éther, l'alcool, le chloroforme, les huiles.

Saponifiée par de la potasse caustique, l'huile de ricin se transforme en un savon qui, desséché, puis soumis en présence d'hydrate potassique à la distillation sèche, se transforme petit à petit, à une température ne dépassant pas 250°, en œnanthol, en alcool heptylique, en alcool octylique secondaire, en méthylhexylcétone, et en beaucoup d'hydrogène, tout en abandonnant un

résidu constitué par le sel potassique de l'acide sébacique, car :

$$C^{18}H^{33}KO^3 + KOH + H^2O$$
Ricinolate
potassique

$$= C^8H^{17}OH + C^{10}H^{16}K^2O^4 + 2H$$
Alcool   Sébaçinate
octylique   potassique

$$C^{18}H^{33}KO^3 + KOH + H^2O.$$
Ricinolate
potassique

$$= C^8H^{16}O + C^{10}H^{16}K^2O^4 + 4H$$
Méthyl-   Sébaçinate
hexylcétone   potassique

Notons que l'ACIDE SÉBACIQUE, $C^{10}H^{18}O^4$, se présente sous la forme d'une poudre blanche, cristalline, fusible à 36°, très peu soluble dans l'eau froide, très soluble dans l'eau bouillante, l'alcool, l'éther. Il est souvent utilisé dans la fabrication des bougies et des savons.

Falsifications. — Cette drogue est souvent falsifiée par addition d'huiles de sésame, de coton ou d'olive, etc., insolubles dans l'alcool absolu ; celles-ci additionnées de sulfure de carbone et d'acide sulfurique, se colorant en brun noirâtre, réaction que ne donne pas l'huile de ricin. Soumise à l'action de l'hydrogène naissant, cette huile doit rester inodore, cas contraire huile de coton, qui émet alors une odeur spéciale, rappelant celle de l'ananas. Traitée par de l'alcool renfermant de la soude caustique, cette huile ne doit pas dégager à chaud l'odeur de l'éther butylique, d'acide butyrique, cas contraire, falsifications par de l'huile de coco. Son indice d'acidité doit être de 1,5 au maximum, celui de saponification de 180 à 184, et celui d'iode de 82 à 84.

Analyse chimique. — Elle est constituée par un mélange d'un peu de tristéarine et de tripalmitine, outre par beaucoup de triglycérides de l'acide ricinolique (ou ricinoléine), de l'acide isoricinolique, de l'acide isoricinisolique, avec traces d'acide caprylique, de ricine, mais elle ne doit jamais renfermer d'oléine.

L'ACIDE RICINOLIQUE, $C^{18}H^{34}O^3$, se prépare en traitant l'huile de ricin par de la soude caustique, afin d'obtenir un savon ou ricinolate de soude, qui, exprimé, lavé avec de l'éther, est ensuite transformé en son sel calcique, en le traitant par une solution aqueuse de chlorure calcique. Celui-là, soumis dans de l'alcool à la cristallisation spontanée, dépose des cristaux, que l'on décompose ensuite, en présence d'éther, par addition d'acide chlorhydrique. Celui-là, décanté, soumis à la distillation fractionnée, abandonne un résidu constitué par cet acide.

L'acide ricinolique se présente sous la forme d'un liquide oléagineux, épais, jaune pâle, d'un poids spécifique de 0,94, à réaction acide, d'odeur nulle, à saveur acide, oléagineuse, qui, exposé au froid, se prend en une masse cristalline, fusible à + 4°, à pouvoir rotatoire de + 6°25, soluble dans l'éther, l'alcool, le chloroforme, le sulfure de carbone, mais insoluble dans l'eau. Cet acide, traité par de l'acide nitrique, se transforme en ACIDE RICINÉLAIDIQUE, qui cristallise sous la forme d'aiguilles incolores, fusibles à + 50°. Traité par de l'eau, cet acide donne une émulsion qui, chauffée, en présence d'iode et de phosphore au bain-marie, se transforme en acide stéarique ; car il possède, quant à sa formule, la constitution suivante :

$$CH^3—(CH^2)^5—CH(OH)—CH=CH—(CH^2)^8—COOH$$

Soumis, sous pression réduite, à la distillation sèche, cet acide se décompose en œnanthol et en acide undécylique, car :

$$C^{18}H^{34}O^3 = C^{11}H^{20}O^2 + C^6H^{14}O$$
$$\text{Acide ricinolique} \quad \text{Acide undécylique} \quad \text{Œnanthol}$$

mais il reste dans le matras une substance résineuse, insoluble dans tous les dissolvants organiques, qui, saponifiée, livre de la glycérine et de l'acide triundécylénique ; cette masse chauffée petit à petit dégageant de l'acroléine, de l'eau, tout en livrant l'anhydride triundécylénique, de formule $(C^{10}H^{20}O^2)^3$.

Usage thérapeutique. — L'huile de ricin se prescrit, à doses de 5 à 15 grammes le matin à jeun, telle que sous la forme d'émulsions, ou sous celle de capsules, etc., comme purgatif, évacuant, particulièrement contre les constipations opiniâtres et contre les coliques attribuées aux empoisonnements de plomb ; on peut faciliter son absorption en l'ordonnant avec du café noir, aromatisé par quelques gouttes d'essence de menthe.

Action physiologique. — Ordonnée à doses trop élevées, elle provoque des dérangements gastro-intestinaux, désagréables, des coliques douloureuses, des vomissements, particulièrement si elle a été préparée par expression à froid, ou à l'aide de dissolvants organiques, et qu'elle n'ait pas été ensuite chauffée avec de l'eau bouillante ; car elle renferme alors de la ricine et de la ricinine qui provoquent, à doses élevées, des empoisonnements, parfois mortels, précédés de violentes douleurs épigastriques, de vomissements, de diarrhées douloureuses et sanguinolentes, d hypothermie et de prostration.

Pharmacie galénique. — Elle sert à préparer les Pilules Hydrargyri, le Linimentum Sinapis compositum, l'Emulsion Ricini, *l'huile turque*, qui s'obtient en traitant l'huile de ricin par de l'acide sulfurique chaud, puis en additionnant ce mélange refroidi d'ammoniaque (en quantité suffisante pour neutraliser cet acide). Elle sert en outre à préparer des capsules et des perles d'huile de ricin, outre une *huile de ricin*, dite *sèche*, qui possède les mêmes propriétés physiologiques que notre drogue officinale. Celle-ci se prépare en émulsionnant l'huile de ricin avec de la magnésie, pour condenser ensuite le tout, sous pression réduite, à la chaleur du bain-marie, sous la forme d'une pâte, que l'on dessèche. On peut aussi la préparer, en traitant cette huile (80 grammes environ) par un mélange de 80 grammes de caséine, de 40 grammes d'acide lactique et de 5 centimètres cubes de soude caustique, à 10 p. 100, afin de l'émulsionner, puis en soumettant le tout, sous pression réduite, à la chaleur du bain-marie, à la distillation fractionnée ; la pâte, ainsi obtenue, desséchée puis pulvérisée, se vendant sous le nom d'huile de ricin sèche ou sous celui d'autres dénominations spécialisées.

Historique. — Les Hindous ont apprécié de tout temps cette huile, qui était dénommée pendant tout le moyen âge *Oleum Christi*, en Europe ; car la tradition enseignait que l'arbre livrant les fruits du ricin avait poussé instantanément, à l'endroit où le prophète Jonas s'était endormi, c'est-à-dire près de Ninive. Les anciens Egyptiens connaissaient aussi cette plante, qu'ils cultivaient, au dire d'Herodote, à l'aide de semis, voir en outre les dessins retrouvés sur leurs monuments, et les graines décelées dans leurs sarcophages. Pline nous enseigne, ainsi que Théophraste et Dioscoride, la manière la plus avantageuse de préparer une bonne huile de ricin, qui, dit-il, doit être obtenue en chauffant les graines concassées de ricin avec de l'eau bouillante ; Dioscoride ajoute que cette huile est un purgatif lénitif, très apprécié. Les feuilles et les tiges de cette plante se prescrivent de nos jours encore, chez les Hindous, sous la forme de décoctions, comme antirhumatismal ou comme antigoutteux, puis sous celle d'applications externes sur les paupières, comme spécifique contre l'inflammation des yeux. Notons que cet arbre fut implanté en 1709 à la Jamaïque, d'où il se répandit dans tout le Nouveau Monde ; mais l'huile fournie par ses graines, délaissée pendant une grande partie du temps de la Renaissance, fut introduite à nouveau, à partir du XVIIIᵉ siècle, dans la thérapeutique européenne. Rappelons encore que l'on désigne, sous le nom d'*huile durcie*, des matières grasses, telles que diverses huiles servant à falsifier le saindoux, le suif ou les graisses dans la préparation des savons, des lubrifiants, voire même dans l'alimentation. On la prépare comme suit : Agitez l'huile, destinée à être durcie, dans un autoclave à faisceaux tubulaires, en contre-sens d'un courant d'hydrogène et additionnez-la d'un catalyseur, tel que nickel réduit, très finement pulvérisé, qui transforme ses acides oléique, palmitique et ricinolique, en acide stéarique. Les graisses ainsi obtenues (particulièrement si l'on est parti d'huiles de sésame, de coco, de coton ou d'arachide) sont inodores, à saveur douceâtre, fusibles entre 25º et 60º, que même des chimistes experts les confondent avec le saindoux et le suif, tant leur composition chimique a subi de modifications. On admet que les frais d'exploitation de l'huile durcie se montent de 10 à 15 francs le quintal, raison pour laquelle cette huile se rencontre très souvent dans le commerce moderne. Elle rancit en outre très difficilement, quoiqu'il soit facile de reconnaître, comme suit, une huile rance. Disposez dans un ballon 10 grammes d'huiles ou de graisses à analyser, puis additionnez leur fusion de 5 à 6 gouttes d'une solution aqueuse de sang, et de 10 gouttes de teinture de gaïac, tout en prenant soin d'agiter le tout, pendant 10 minutes, à la chaleur du bain-marie. On obtient ainsi une émulsion colorée en bleu, si l'huile à analyser est rance, mais cette coloration est rendue plus nette, si on l'additionne d'alcool, qui dissout le produit de cette autooxydation ; car les huiles rances renferment toujours de l'oxygène, ayant été déplacé par les peroxydases, ceux-ci se fixant ensuite sur l'acide gaïaconique. Notons que l'huile de ricin peut encore être solidifiée selon les B. A. 150.554, 152.596 et 156.999, en l'additionnant de carbonate de magnésie ou en l'émulsionnant à l'aide de petit-lait.

On admet que le Brésil exportait en 1907 près de 14.000 kilogrammes de graines de ricin par Bahia, 15.000 kilogrammes par Para, 2.000.000 de kilogrammes par Pernambouc, 163.000 kilogrammes par St-Luiz, 7.000 kilogrammes par Portaleza, 2.550.000 kilogrammes par Maccio, 105.000 par Caledillo, 2.400 kilogrammes par Natal dont 65.752 kilogrammes étaient importés en Allemagne, 777.846 kilogrammes en Angleterre, 1.260.000 kilogrammes aux Etats-Unis, 980.000 kilogrammes au Portugal, 31.263 kilogrammes en Belgique et 9.500 kilogrammes en Italie.

CORTEX CHALUFOURNIÆ, DE CHALUFOURNIA RACEMOSA.

Originaire de la Guadeloupe, cet arbre livre, au droguier, son écorce non officinale, qui s'y présente sous la forme de fragments cintrés ou plats, brunâtres quant à leur surface externe, qui est rugueuse, blanc jaunâtre quant à leur face interne, qui est légèrement striée dans le sens de la longueur. Renfermant de l'essence, des matières résineuses et mucilagineuses, elle se prescrit sous la forme de décoctions, dans la médecine populaire de ce pays, comme aphrodisiaque et comme antisyphilitique.

GRAINE ET HUILE DE CURCAS, DE CURCAS PURGANS, Endl. seu JATROPHA CURCAS, L.

Croissant à l'état sauvage et cultivé dans toute l'Amérique du Sud, d'où elle est originaire, puis aux Indes et sur les côtes occidentales de l'Afrique, cette plante livre, au droguier, ses graines non officinales, qui s'y présentent sous la forme de petits corps ovoïdes, de 15 à 18 millimètres de long sur 8 à 11 millimètres de diamètre, à face dorsale convexe, à face ventrale, légèrement anguleuse, à surface externe, noirâtre, légèrement rugueuse, marquée de taches blanches. Toujours surmontées, à leur partie supérieure, par un petit caroncule bilobé, rougeâtre, ces graines possèdent une odeur nulle, une saveur oléagineuse, douceâtre.

Examinée sur une coupe transversale, cette graine est constituée par un spermoderme à 3 assises de cellules, dont l'externe, recouverte par une cuticule peu épaissie, possède des cellules polygonales, à parois légèrement épaissies, puis vient une seconde assise, à 3 ou à 4 rangs de cellules polygonales, à parois minces, qui entourent des lacticifères et des faisceaux libéro-ligneux, petits, avec trachées, et l'assise interne, à un rang de cellules scléreuses, quadrangulaires, à parois épaissies, canaliculées. En dessous de celle-là se rencontre la pellicule argentée, à cellules aplaties, renfermant toujours des petits cristaux d'oxalate de chaux. Elle entoure l'albumen, à grandes cellules polygonales, remplies de grains d'aleurone, avec globoïdes et cristalloïdes et des gouttelettes oléagineuses.

Cette drogue renferme des matières protéiques, environ 40 à 55 p. 100 d'huile fixe, de la curcine, des matières résineuses et des albuminoïdes.

Son huile se présente sous la forme d'un liquide jaune pâle, d'odeur nulle, à saveur douceâtre, d'un poids spécifique de 0,876, insoluble dans l'eau, mais très soluble dans l'éther, l'éther acétique glacial, l'alcool absolu, le sulfure de carbone, le chloroforme, les huiles grasses et essentielles.

Elle est constituée par des triglycérides de l'acide stéarique, qui se précipitent, si l'on soumet cette huile au froid, c'est-à-dire à + 9°, outre par des triglycérides des acides ricinolique, palmitique, caprylique, etc., etc. Cette huile, traitée à chaud par de la potasse caustique, donne un savon qui, desséché, puis soumis à la distillation sèche, se décompose en acide sébacique et en alcool caprylique.

Cette huile se prescrit, à doses de 10 à 12 gouttes le matin à jeun, comme purgatif, en lieu et place de l'huile de croton ou de celle de ricin ; car elle agit de la même manière que celles-ci ; il faut l'ordonner, quoique non officinale, avec prudence, vu qu'elle est de beaucoup plus active que l'Oleum Christi.

RESINA ELASTICA, CAOUTCHOUC D'HEVEA ELASTICA, D'HEVEA BRASILIENSIS, Mull. (Amazone), D'HEVEA GUIANENSIS, Aubl. (Guyane), de MANNIHOT GLAZIOVII Mull. (Brésil), plantes appartenant à la famille des Euphorbiacées ; de FICUS ELASTICA Roxb. (Amérique du Sud), de CASTILLOA ELASTICA Cervant (Amérique centrale), de CASTILLOA MARKHAMIANA, Collin (Amérique centrale), plantes appartenant à la famille des Urticacées, de LANDOLPHIA COMORENSIS H. Sch. (Afrique occidentale), de LANDOLPHIA OWARIENSIS, Beauv. (Afrique orientale), de LANDOLPHIA KIRKII, Thist. (Afrique), de LANDOLPHIA PETERSIANA, Thist. (Afrique), D'URCEOLA MILLONGHBYA (Indes), plantes appartenant à la famille des Apocynées, etc., etc.

A) CAOUTCHOUC SERINGA, D'HEVEA BRASILIENSIS, D'HEVEA GUIANENSIS.

Origine botanique. — Dénommés Hévis par les Indiens, ces grands arbres de 30 mètres de haut, à tronc cylindrique gris clair, à feuilles constituées par 3 folioles longuement pétiolées, caduques, à fleurs monoïques, portent des fruits ou capsules à 3 coques renfermant des graines blanches, oléagineuses, comestibles.

Origine géographique. — Se rencontrant à l'état sauvage dans le bassin de l'Amazone, ils y forment des taches ou seringals, que l'on délimite à raison de 120 à 200 plantes par des chemins bien battus, qui sont reliés entre eux par des sentiers en zigzags, aboutissant tous à la case des seringuerios, flanquée du défumador, c'est-à-dire d'une baraque contenant une chaudière et un foyer, où le latex ou caoutchouc sera enfumé.

Culture. — Ces plantes, exigeant des terrains alluvionnaires, profonds, riches en humus, à sol profond temporairement inondé, une température moyenne de 27°, ne tombant jamais en dessous de + 18°, avec forte humidité atmosphérique et saison sèche courte, sont en outre cultivées à Java, à Bornéo, en Indochine, dans la Malaisie et l'Annam. Craignant les grands vents, des terrains trop longtemps inondés, ils doivent être cultivés dans des endroits protégés des vents, à l'aide de brise-vents, et sur des terrains bien irrigués, ce qui ne se parfait pas encore au Brésil, où l'on commence à vouloir les planter.

Les semis de ces plantes se parfont en pépinières sur des terrains riches en humus ou sur planches, en déposant leurs graines à environ 3 centimètres de profondeur, dans un sol fraîchement labouré, que l'on protége à l'aide de dais et de couvertures. Levant un mois plus tard, elles donnent des plants qui, ayant atteint un mètre de haut, sont transplantés dans des terrains *ad hoc* préparés, à cet effet, à l'avance par le déboisement à la hache et au feu, dans lesquels on les enterre à 80 centimètres de profondeur et à une distance de 5 à 6 mètres les uns des autres, c'est-à-dire à raison de 400 pieds à l'hectare. Ne pouvant être exploitées qu'à partir de leur sixième année, c'est-à-dire lorsque leurs plantes ont atteint une hauteur de 6 à 8 mètres, ces cultures doivent toujours être bien fumées à l'aide d'engrais.

Récolte. — Ne pouvant être exploitées rationnellement qu'à partir de leur dixième année, ces plantes, parcourues dans leur écorce par des canaux lacticifères, anastomosés, à latex blanchâtre, très adhérent, laissent écouler goutte à goutte, à la moindre incision, leur suc, que l'on recueille pour préparer le caoutchouc. Les collecteurs des rives de l'Amazone, dénommés seringuerios, pratiquent sans soins ces incisions aussi haut que possible, à l'aide d'une hachette ou machadina, qu'ils parfont sous la forme d'un V, à la base duquel ils déposent un godet en fer-blanc, dans lequel le latex ainsi exsudé s'écoule. Ces incisions en forme de V, parfaites à une dis-

qui, communiquant par leur base au godet collecteur, permettent une grande économie en ustensiles et en manipulations diverses, car ces godets vidés dans un seau doivent toujours être remis en place pendant les 5 mois que durent ces extractions, que l'on ravive tous les huit jours, en incisant en dessus de ces incisions de nouvelles parties de l'écorce de ces plantes mais en prenant toujours soin de ne pas atteindre leur aubier.

Ces godets ou tigelinas, peuvent être remplacés par des bambous creux ou par des vases en terre qui, remplis de latex, sont versés dans des peaux d'animaux cousues ensemble, ou comme nous l'avons dit ci-dessus, dans des seaux, que l'on transporte au défumador, dans lequel on fume le caoutchouc à l'aide d'un feu établi sur le boiao ou fourneau en tenant le latex ainsi obtenu et enroulé sur une spatule au-dessus de la fumée ainsi émise, de manière à obtenir des pains de 2 à 4 kilogrammes de poids, dénommés belachas.

Notons qu'il serait préférable de parfaire ces incisions à l'aide de l'inciseur Pricker à poignée Kindt, c'est-à-dire à roulette et à gorge interchangeables, comme cela se pratique aux Indes et à Ceylan, puis de poursuivre cette opération tous les deux jours, en prenant soin de ne pas laisser les insectes y péné-

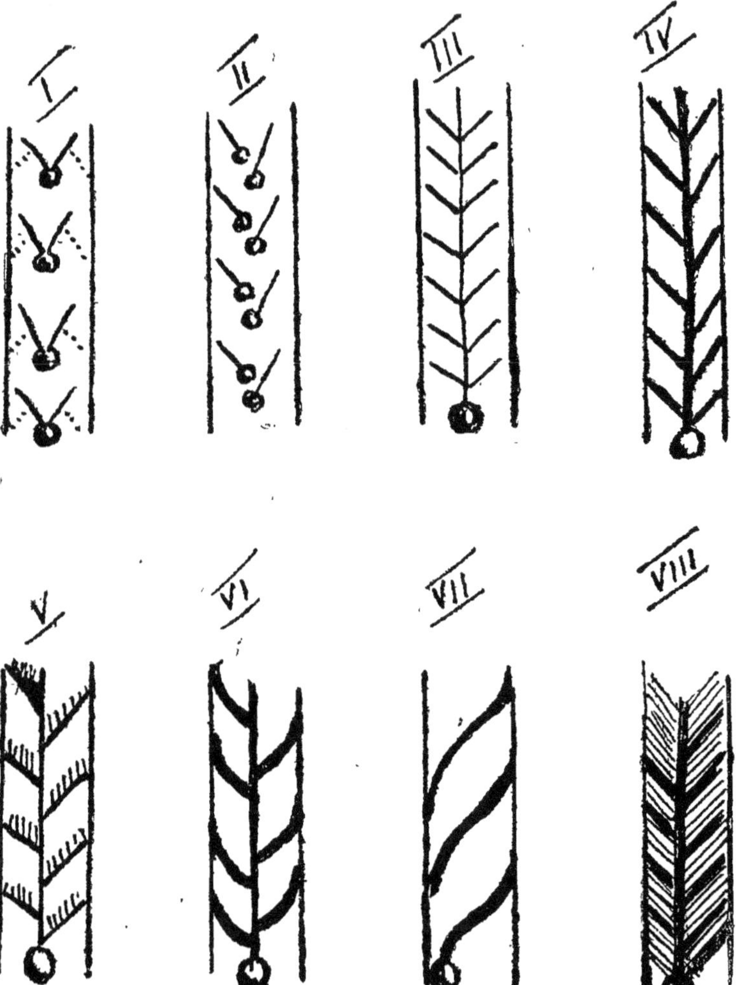

Fig. 211. — Caoutchouc.

1) incisions en V ; 2) incisions en lignes obliques ; 3) incisions en arêtes de poissons opposées ou 4) alternantes ; 5) incisions en arêtes de poissons ramifiées ; 6) incisions en demi-spirales ; 7) incisions en spirales ; 8) incisions en arêtes de poissons renforcées d'autres incisions.

tance de 15 à 20 centimètres les unes des autres (fig. 211), peuvent aussi être remplacées par des incisions obliques ou par des entailles à arêtes opposées ou alternantes, communiquant à un canal collecteur médian, à la base duquel se trouve le godet collecteur Tigelina. Ces entailles peuvent aussi être parfaites sous la forme de demi-spirales ou sous celles de spirales continues,

trer, ce que le seringuerio obtient en les entourant d'une couche de terre glaise ; l'arbre ainsi entaillé, doit être abandonné pendant quatre années consécutives à lui-même afin de lui permettre de se refaire, on peut alors l'exploiter à nouveau en parfaisant ces incisions sur une autre de ses faces. Notons qu'un arbre peut donner tous les 4 ans un kilogramme de caoutchouc sec.

Un autre procédé, moins rentable, il est vrai, mais permettant de conserver à ces plantes toute leur force vitale, consiste à extraire leurs feuilles et leurs tiges à l'aide de dissolvants organiques, ou de couper les lianes à caoutchouc, qui les entourent, que l'on fait macérer dans de l'acide sulfurique concentré, celui-ci détruisant toutes leurs matières cellulosiques, mais n'attaquant pas le caoutchouc. Celui-ci, aggloméré à l'aide d'un laminoir, afin de le priver de la boue formée par la décomposition des matières organiques, en partie solubles dans ce réactif, puis lavé avec beaucoup d'eau, est lui aussi transporté sur les factories ; ce procédé permet d'extraire non seulement le latex renfermé dans les parties végétales vivantes, mais aussi, celui contenu dans ces lianes ou dans les branches mortes de ces arbres.

Préparation du latex. — Le latex ainsi obtenu, n'étant en réalité qu'une émulsion très stable de corpuscules amorphes avec de l'eau, doit être aggluliné ou coagulé, à l'aide d'agents chimiques ou physiques, afin de le transformer en une masse solide ; cette transformation peut aussi se parfaire à l'air, comme cela se pratique à Mozambique, où les indigènes de ce pays, préposés à la récolte du caoutchouc, l'étirent, à l'aide de perches, sous la forme de longs fils, qu'ils enroulent autour de leurs corps ou de divers porte-objets. Un autre procédé très usité, dit de la coagulation à la fumée, se pratique comme suit : l'ouvrier plonge dans ce latex une pelle en bois, qu'il retire pour l'exposer ensuite à la chaleur en dessus d'un feu doux, fumant, où il se prend en une masse dure, que l'on recouvre ensuite de la même manière, de plusieurs autres couches de caoutchouc durci. Celui-ci fendu dans le sens de la longueur, est alors vendu au commerce, qui le différencie selon sa couleur, son poids, son élasticité, en plusieurs variétés, c'est-à-dire en para fin, en para demi-fin, etc. Ce procédé est tributaire de la quantité de crésols, de créosote, d'acide acétique, d'acide formique, contenus dans la fumée, au-dessus de laquelle on expose ce latex, puis de la chaleur émise par ce feu. Un autre procédé ordonne, comme cela se pratique dans l'Amérique centrale, de verser ce latex, fraîchement recueilli, dans de grandes chaudières pleines d'eau disposées au-dessus d'un feu doux, afin de faciliter sa coagulation, puis de le malaxer sous la forme de pains ; on peut aussi recourir à cet effet à des agents chimiques, tels que l'alcool amylique ou les acides acétique (très bon coagulant), nitrique, sulfurique ou citrique, comme cela se pratique en Afrique et à Baobab. L'alun, le sel de cuisine, l'eau bouillante, le bichlorure de mercure, à l'encontre de l'ammoniaque, sont aussi des agents de coagulation très recherchés ; les produits, ainsi obtenus, varient naturellement quant à leur couleur et à leur consistance, selon la méthode utilisée pour les coaguler. Exportés en Europe, ces caoutchoucs subissent alors le procédé dit de la régénération, qui consiste à les ramollir, en les chauffant à 50° avec de l'eau, puis à les découper, à les déchiqueter, à l'aide d'appareils spéciaux, sous une pluie d'eau, sous la forme de menus fragments. Ceux-ci, pétris à nouveau à l'aide de machines perfectionnées, sont alors façonnés sous la forme de plaques homogènes ou sous celle de blocs, qu'on lamine à nouveau et que l'on étire sous la forme

de filets, pour les soumettre ensuite à la chaleur et à la compression à l'aide de presses hydrauliques. On admet que le monde entier livre, de nos jours, 65 à 70.000 tonnes de ce produit, dont 20.000 provenaient de l'Afrique et 35.000.000 de kilogrammes du Brésil en 1906, c'est-à-dire particulièrement de Para, de Manaos, de Corumba et de l'Amazonie, donc des rives de la Madeira, de la Juina, du Tanarana et du Teffe, où les Heveas sont principalement exploités, ceux-ci livrant la *borracha fina* ou caoutchouc fin, provenant d'un latex pur, bien fumé, la *borracha enter fina* ou caoutchouc demi-fin, provenant d'un latex ayant subi un commencement de fermentation avant d'être fumé, la *borracha grossa* provenant d'un latex écoulé sur la terre et le *sernamby*, provenant soit d'un latex coagulé sur les incisions parfaites sur les Heveas, soit de cet exsudat recueilli sur les bords des récipients ayant servi à le transporter ; ces diverses variétés de caoutchouc ayant été exportées en 1907, à raison de 11.000.000 de kilogrammes en Angleterre, de 15.000.000 de kilogrammes aux Etats-Unis, 20.000.000 de kilogrammes en France, 1.888.000 kilogrammes en Allemagne, 313.000 kilogrammes en Uruguay, 10.200 kilogrammes en Belgique et 11.190 kilogrammes en Argentine.

Notons que les graines de la plante Hevea brasiliensis renferment une huile fixe qui, exprimée, se présente sous la forme d'un masse onctueuse jaune pâle, inodore, à saveur oléagineuse, fusible à 21°, d'un poids spécifique de 0,923, à indice d'acidité de 57, à indice de saponification de 117, très soluble dans l'éther, l'alcool absolu, le chloroforme, le xylène, le benzène, l'éther de pétrole, le sulfure de carbone, celle-là renfermant 9,49 p. 100 de glycérine est constituée par des triglycérides des acides palmitique et stéarique, voire même de l'acide oléique et dioxystéarique.

B) **CEARA, CAOUTCHOUC DE MANICOBA DE LA PLANTE MANIHOT GLAZIOWII (Euphorbiacée).**

Ce grand arbre, de 12 à 15 mètres de haut, à tronc droit, lisse, grisâtre, à feuilles palmatilobées caduques, longuement pétiolées, se rencontre aussi au Brésil, car il exige une température moyenne de + 26 à + 28°, et des terrains sablonneux, arides, rocailleux, sis à une altitude de 2 à 300 mètres, aussi l'exploite-t-on particulièrement à Ceara, Piauhy, Bahia, Maranhao, Cagueiro et Pernambouc, vu qu'il s'accommode très bien aux longues sécheresses.

On le multiplie à l'aide de boutures ou de semis, ceux-ci se parfaisant en laissant macérer pendant quelques jours les graines de cette plante dans de l'eau, afin de ramollir leur spermoderme, puis en les déposant dans des pépinières. Leurs jeunes pousses, transportées dans les plantations, à raison de 400 unités par hectare, sont alors plantées à une distance de 6 à 10 mètres les unes des autres. Leurs arbres, croissant très rapidement, mais ne pouvant être exploités qu'une quinzaine d'années, livrent, à l'aide d'incisions pratiquées de la même manière que celles servant à extraire le caoutchouc des Heveas, un latex très abondant, qui n'a pas besoin d'être enfumé, car il se coagule très facilement de lui-même à l'air.

Le caoutchouc, ainsi obtenu, fut exporté en 1907, à raison de 714.000 kilogrammes par Ceara, de 1.409.000 kilogrammes par Bahia, 6.640 kilogrammes par Maranhao, 500.000 kilogrammes par Caqueiro et de 30.000 kilogrammes par Pernambouc.

C) CAOUTCHOUC CAUCHO, DE CASTILLOA ELASTICA (Artocarpée).

Dénommé *caucho* ou *hulé* au Brésil, ce grand arbre, originaire aussi du Mexique, du Guatémala et du Nicaragua, c'est-à-dire de l'Amérique centrale, se rencontre particulièrement près de Jurna, de Madeira, de Tapajos, de Xingu et de Acaguaya.

Atteignant de 15 à 20 mètres de haut et un diamètre de 50 à 80 centimètres, il porte des feuilles caduques, composées, multifoliolées, des fleurs monoïques recouvertes, ainsi que ses feuilles, de nombreux poils tecteurs, blancs et rudes.

Prospérant dans les basses altitudes, à sol humide, riche en humus, mais à climat tropical, il est clairsemé dans les forêts vierges des pays ci-dessus mentionnés. Parcouru dans son écorce et dans son aubier par un grand nombre de canaux sécréteurs, anastomosés, il livre à la moindre incision un latex abondant, que l'on recueille comme suit. Le cauchero, ayant nettoyé pour commencer le pied de cet arbre, qu'il prive aussi des mousses adhérentes à son tronc, creuse dans le sol un trou, dans lequel il dépose un petit récipient ou gobelet généralement en fer-blanc. Ayant amolli son écorce, il parfait sur son tronc plusieurs incisions en forme de V, qu'il relie par de petits chenaux au godet collecteur disposé au pied de cette plante; celle-ci, ayant exsudé tout son latex, étant coupée à un mètre du sol, afin de la saigner à nouveau, ce qui est un procédé des plus déplorables, car on anéantit de cette manière ces plantes, qui, il est vrai, émettent, de nouveaux jets.

Le latex ainsi exsudé, versé dans des cuvettes en fer-blanc dénommées *Tassas*, est transporté sur la factorie, où on le coagule à l'aide de savon potassique ou d'un coagulant chimique, utilisé comme nous l'avons vu pour faire coaguler le latex de l'Hevea.

On obtient ainsi des plaques de caoutchouc dénommées Pranchas, qui, noires extérieurement, jaunes intérieurement, émettent une odeur désagréable, tout en possédant une consistance très élastique. Cette coagulation peut aussi se parfaire en enroulant le latex, qui s'écoule de ces arbres, sur des spatules en bois sous la forme de rubans.

On admet que ces arbres peuvent exsuder de 50 à 60 litres de latex par an, ce qui donne une moyenne de 18 à 20 kilogrammes de caoutchouc sec, mais, afin de les préserver d'une extermination déplorable, on les cultive de nos jours en les reproduisant à l'aide de semis, dont les plants âgés d'une année sont transplantés, à une distance de 6 à 8 mètres les uns des autres, dans des plantations à terrain riche en humus, mais bien labouré.

Ces plantes, pouvant être exploitées dès leur sixième année, livrent un latex qui, ne devant jamais être enfumé, peut aussi être coagulé par la centrifugation ou à l'aide de sel de cuisine, de bicarbonate de soude, de sulfate de magnésie ou de suc provenant du liseron.

C) SPOMOEA BONANOX.

Ce latex, exporté à raison de 2.000.000 de kilogrammes de caoutchouc par Para et de 6.000.000 de kilogrammes pour l'Amazonie, est souvent dénommé caoutchouc de Guyaquil ou de la Nouvelle-Grenade.

D) CAOUTCHOUC DE MANGABEIRA, D'HANCORNIA SPECIOSA, Gom. (Apocynée).

Cet arbuste de 3 à 4 mètres de haut, à branches tortueuses, à feuillage peu abondant, à fruits comestibles, aromatiques, sucrés, exige des terrains arides, rocailleux, et des climats chauds. Incisé de la même manière que l'*Hevea brasiliensis*, il exsude un latex identique à celui de cette plante, qui, très rémunérateur, est récolté de juin en août. On le récolte particulièrement dans l'Amazonie et dans l'Etat de Sao Paolo, mais on utilise pour le coaguler une solution de 300 grammes de sel de cuisine sur un litre d'eau pour chaque kilogramme de latex.

E) CAOUTCHOUC DE GUAYUL, DE PARTHENIUM ARGENTATUM (Composée).

Cette grande herbe, originaire du Brésil, où on la cultive parfois en champs, livre par l'expression ou par l'acide sulfurique, un latex élastique, utilisé comme succédané du caoutchouc.

F) CAOUTCHOUC FIGUIER, DE FICUS ELASTICA, FICUS INDICA, FICUS RELIGIOSA (Artocarpées).

Ces grands arbres, à feuilles entières, luisantes, parcheminées, dont les pétioles sont verts ou rouges, sont originaires des Indes, de la Malaisie, etc., où ils prospèrent dans les forêts humides, à une altitude atteignant même 800 mètres. Exigeant des terrains frais, non marécageux, riches en humus, ils peuvent très bien s'accommoder aux régions tropicales du Tonkin et de l'Afrique, voire même à celles de la zone méditerranéenne, Algérie.

Leur multiplication se parfait, soit à l'aide de semis, en ayant soin de mélanger leurs graines très petites à du sable, soit par bouturage, mais le plus souvent par marcottage, c'est-à-dire en pratiquant sur les branches de ces plantes une incision circulaire, qui est recouverte d'une boule de terre pétrie, que l'on fait tenir à l'aide de bouse de vache et d'un morceau d'étoffe ou de crin. Convenablement et régulièrement arrosées, ces boules de terre permettent à ces plantes d'émettre des racines adventives, qui, ayant perforé cet obstacle, donnent naissance à une tige, que l'on sectionne pour la transplanter ensuite à 8 ou 10 mètres les unes des autres, dans des terrains riches en humus et fraîchement labourés. Ayant atteint, dès leur huitième année, leur complet développement, ces arbres, incisés à l'aide d'entailles à arêtes de poisson, avec canal collecteur central, exsudent un latex, que l'on recueille dans des godets en fer-blanc ou sur des feuilles déposées au pied de ces végétaux.

Leur latex, se coagulant très rapidement à l'air, livre des rubans, que l'on enroule sous la forme de pelottes dénommées sermamby ou sernamby, qui sont dénommées, en outre, caoutchouc des Indes, d'Assam, de Java ou de l'Indochine, c'est-à-dire selon ses pays producteurs.

Notons que ces plantes peuvent être saignées indéfiniment, mais il est préférable de les abandonner tous les deux ans à elles-mêmes, afin qu'elles puissent reprendre leur première vigueur.

G) CAOUTCHOUC AFRICAIN, DE LANDOLPHIA OWARIENSIS (Haute-Guinée), LANDOLPHIA KLAINEI (Bas-Congo), LANDOLPHIA KIRKII, LANDOLPHIA SENEGALENSIS, etc., etc., LANDOLPHIA HUMBOLDTII.

Ces lianes, originaires de l'Afrique tropicale, où elles croissent dans les forêts vierges de ce continent, atteignent 50 à 80 mètres de haut. Elles portent des feuilles petites, velues quant à la Landolphia Humboldtii, des feuilles plus grandes, glabres, quant à la Landolphia Owariensis, qui possèdent des fleurs blanches ou jaunes disposées en grappes et des fruits globuleux, parfois cómestibles, à pulpe charnue.

Se contentant d'un sol rocailleux, ces lianes, à long rhizome épais, livrent une fois incisées à l'aide d'entailles parfaites à une distance de 10 à 15 centimètres les unes des autres, un latex abondant, coagulable soit par addition de jus de citron ou de pulpe de tamarin, soit par l'ébullition. Celui-là, étalé en minces galettes sur des claies, peut être desséché au soleil, il n'en est pas de même de celui recueilli à l'aide de spatules sur la plante même, que l'on forme en boules pour les dessécher ensuite en dessus de la fumée d'un feu de bois vert. On parfait aussi l'exploitation de ce latex en sectionnant au ras du sol ces lianes pour les faire macérer ensuite dans de l'acide sulfurique, mais celle-là n'est pas rationnelle, aussi cherche-t-on, de par la culture, à les préserver d'une destruction néfaste et ridicule.

On les multiplie à l'aide de leurs graines, qui, déposées au nombre de 3 ou de 4 dans des trous de 20 centimètres de profondeur, distants de 4 à 5 mètres les uns des autres, émettent, quelques semaines plus tard, de jeunes pousses, que l'on fait grimper autour de tuteurs morts ou naturels.

Livrant à partir de leur dixième année des plantes assez fortes pour être incisées, elles donnent annuellement de 150 à 350 grammes de latex en trois saignées ; leurs rhizomes déterrés pouvant aussi être exploités dans la préparation du caoutchouc.

H) CAOUTCHOUC INTISY, D'EUPHORBIA INTISY, Drake (Euphorbiacée).

Ce petit arbrisseau, de 4 à 6 mètres de haut, à rameaux cylindriques, grêles, charnus à feuilles petites, se rencontre dans la brousse à Intisy de Madagascar. Il livre, une fois incisé, un latex abondant, se coagulant spontanément à l'air et encore plus rapidement, si on l'additionne de jus de citron.

De très bonne qualité, ce latex devient rare sur le marché européen, car les plantes qui le livrent, lentes à se développer, tendent à disparaître. Il en est de même du *caoutchouc Tapuru*, qui, d'excellente qualité, provient des plantes *Micandra syphonoïdes*, *Sapium aucuparium*, *Excaecaria biglandulosa*, Euphorbiacées originaires de l'Amazonie, à l'encontre de la *Funtanica elastica* St., ou *Kichsia elastica*, qui, appartenant à la famille des

Apocynées, est originaire du Congo, du Cameroun et du Gold Coast ; cette plante, incisée, livrant aussi un excellent caoutchouc.

Dosage du caoutchouc. — Il est nécessaire, avant d'effectuer en gros l'achat d'un lot de ce produit, de toujours le doser quant à son pour cent en caoutchouc. On dissout, à cet effet, un gramme de ce produit dans 100 centimètres cubes de benzène, dont la solution est additionnée de 2 grammes d'acide arsénieux et d'acide nitrique concentré, puis d'un gramme d'amidon. Abandonné ensuite au repos, il s'en dégage de l'acide nitreux, qui agit sur le caoutchouc, en le transformant en un nitrosite solide. Celui-ci, recueilli, desséché, puis taré, nous indique, selon l'équation suivante, le pour cent en caoutchouc renfermé dans ce produit.

$$C^{10}H^{15}N^3O^7 : C^{10}H^{16}$$
$$\text{Nitrosite} \quad \text{Caoutchouc}$$

$$= \text{nombre de grammes de nitrosite} : X$$

Description de la drogue. — Le caoutchouc se présente parfois dans le droguier, mais surtout dans le commerce en gros, sous la forme de pains ou sous celle de boules, voire même sous celle de petits cubes, de lanières ou de plaques, de couleur blanchâtre ou jaune blanchâtre, de consistance assez molle, très élastique à $+ 20°$, devenant dure et cassante à $+ 10°$. Il se transforme, si on le chauffe à $+ 45°$, en une masse gluante; fusible à $180°$, il donne alors un liquide visqueux, noirâtre. Le caoutchouc brûle avec une flamme blanche, fuligineuse, parfois légèrement aromatique, mais toujours désagréable. Soumis à la distillation sèche, il donne un liquide dénommé *huile de caoutchouc*, qui, fluide, légère, est constituée par divers hydrocarbures, tels que le butylène, C^4H^8, dénommé parfois *eupione ou caoutchène*, l'*isoprène*, C^5H^8, entrant en ébullition à $+ 38°$, le *diisoprène ou caoutchine*, entrant en ébullition à $176°$, qui n'est en réalité que du dipentène ou hévène. Insoluble dans l'eau et dans l'alcool, le caoutchouc se dissout en partie dans l'éther, le chloroforme, l'éther de pétrole, le benzène, qui abandonnent un résidu élastique, insoluble dans ces dissolvants, mais il est par contre entièrement soluble dans le toluène et dans le sulfure de carbone. Les acides dilués, les alcalis sont sans action sur cette substance, il en est de même des acides concentrés, qui ne l'attaquent que très lentement. Mauvais conducteur de la chaleur et de l'électricité, il absorbe, à l'air, de grandes quantités d'oxygène, tout en perdant de son élasticité et en devenant cassant : l'humidité de l'air le rendant par contre visqueux.

Décomposé par de l'acide sulfurique ou par de l'acide nitrique concentrés, il se transforme en un tétrabromure cristallin, fusible à $60°$, soluble dans le benzène, le chloroforme, sous l'action du brome, mais traité en solution chloroformique par de l'ozone, il livre un ozonide de formule $(C^{10}H^{16}O^6)^2$.

Sortes commerciales. — On différencie le caoutchouc, non seulement selon ses pays d'origine, mais aussi selon sa forme, en caoutchouc en boule, en pain, en bloc, en boudin, en pelote, en galette, en lamelle et en plaquette, puis en *Twists*, ou grosses boules rouge noirâtre, d'odeur rappelant celle de la fumée, qui sont constituées par de longues bandelettes de latex enroulées les unes sur les autres, en *Niggers* ou boules bosse-lées, constituées de la même manière que les pré-cédentes, en *cakes* ou petits gâteaux noirs en forme de tronc de cône irrégulier, en *lumps* ou masses de 20 à 30 kilogrammes souvent addition-nées de substances étrangères.

On admet que la production mondiale de ce produit fut de 69.000 tonnes en 1906, dont 41.500 provenaient du Brésil, 2.600 du Congo, 1.400 de la Guinée, 1.200 de la Côte d'Ivoire, 1.100 du Sénégal, 1.000 de Madagascar, 400 de l'Indochine et le reste des Indes, où les lois pro-tègent les indigènes, qui exploitent les plantes le livrant, à l'encontre de ce qui se passait au Brésil, où les planteurs de nouvelles cultures devaient payer de forts droits ou impôts à leur gouvernement.

Vulcanisation du caoutchouc. — Afin de lui conserver et d'augmenter son élasticité, il est né-cessaire de le vulcaniser pour l'usage thérapeu-tique, c'est-à-dire qu'on doit le ramollir à l'aide d'eau bouillante, pour le découper ensuite, avec des machines spéciales, sous la forme de lanières ou sous celle de fragments qui, lavés avec des solutions aqueuses de carbonate de soude, sont traités à froid par une dissolution de chlorure de soufre dans du sulfure de carbone, ou à chaud, par du pentasulfure potassique. De par ce pro-cédé, le caoutchouc prend une plus grande élasti-cité, à condition qu'on le traite ensuite, soit par du sulfure de carbone ou par de l'essence de téré-benthine, soit par des solutions aqueuses de soude ou de potasse caustiques, afin de le libérer de son excès de soufre, qui lui communiquerait une teinte grisâtre. Si nous le mélangeons à 50 p. 100 de son poids de soufre. tout en ayant soin de le chauffer et de le malaxer à 150°, il se transforme en *ébonite*, ou *vulcanite*, celle-ci se pré-sentant sous la forme d'une masse dure, non élastique. Traité en dissolution dans du chlo-roforme, par du chlore ou par de l'ammoniaque anhydre, puis additionné de sulfure barytique, d'oxyde de magnésie ou de phosphate sodique, le caoutchouc se transforme en une substance très dure, cassante, dénommée *ivoire artificiel*.

Description du caoutchouc vulcanisé. — Il se présente, dans le droguier, sous la forme de plaques ou sous celle de tétines très élastiques, qui conservent cette propriété, même si on les expose au froid; mais il a perdu, de par la vulcanisation, ses propriétés de pouvoir se souder à lui-même et de se dissoudre dans les dissolvants ci-dessus mentionnés. Ce caoutchouc devient dur et cas-sant, si on l'abandonne longtemps à l'air ou à la sécheresse; car il dégage alors, de par le pro-cessus de l'autooxydation, du soufre et de l'anhy-dride sulfureux. Cette drogue est souvent co-lorée en blanc par addition d'oxyde de zinc, en rouge par celle de sulfure d'antimoine, en noir par celle de nigramine, mais une addition d'oxyde de zinc lui fait perdre de son élasticité; aussi les emplâtres, préparés avec cette drogue, devien-nent-ils à la longue durs, cassants. On parvient en outre à désodoriser le caoutchouc vulcanisé en le chauffant à 50°, pendant 3 ou 4 heures de temps, avec du noir animal.

Analyse chimique. — Le caoutchouc est constitué par des hydrocarbures polyterpéniques, parfois polymérisés entre eux, tels que l'isoprène, l'hévène et le butylène, etc., etc.

Préparation synthétique. — On le prépare de nos jours synthétiquement, selon les réactions suivantes (voir B. 20, p. 1654, B. 30, p. 1989) :

$$CH^3-CHBr \quad \xrightarrow{KCN} \quad CH^3-CH-CN$$
$$CH^2Br \qquad\qquad\qquad CH^2-CN$$

Bromure de propylène

$$\xrightarrow[\text{et du sodium}]{\text{Réduit par de l'alcool}} \quad CH^3-CH-CH^2-NH^2$$
$$CH^2-CH^2-NH^2$$

Méthyltétraméthylènediamine

$$\xrightarrow[\text{distillé}]{\text{Son chlorhydrate}} \quad CH^3-CH-CH^2$$
$$CH^2-CH^2 \Big\rangle NH$$

Méthylpyrolidine

$$CH^3I \xrightarrow{\quad} \quad CH^3-CH-CH^2 \qquad N\Big\langle{}^{I}_{CH^3}_{CH^3}$$
$$CH^2-CH^2$$

$$\xrightarrow{KOH} \quad CH^3-C=CH^2$$
$$CH^2-CH^2-N\Big\langle{}^{CH^3}_{CH^3}$$

Diméthyl-3-méthylpyrolidine

$$CH^3I \xrightarrow{\quad} \quad CH^3-C=CH^2 \qquad N\Big\langle{}^{CH^3}_{CH^3}_{CH^3}_{I}$$
$$CH^2-CH^2$$

$$\xrightarrow{KOH} \quad CH^3-C=CH^2$$
$$CH=CH^2$$

Isoprène

$$\xrightarrow[\text{glacial}]{\text{Chauffé en tubes fermés}\atop\text{avec de l'acide acétique}}$$

Caoutchouc

Hames démontre qu'en polymérisant l'iso-prène en présence d'acide acétique, on obtient un caoutchouc identique, quant à sa formule chi-mique, à celui de Para : ces deux variétés de caoutchouc, traitées par de l'ozone, puis par de l'eau bouillante, se transforment en aldéhyde et acide lévuliques : notons toutefois que la syn-thèse de ce produit n'a pas forcément toujours lieu d'une manière symétrique.

$$CH^2=C(CH^3)CH=CH^2 \quad\rightleftharpoons\quad CH^2-C(CH^3)=CH-CH^2$$
$$CH^2=CH-C(CH^3)=CH^2 \qquad\qquad CH^2-CH=C(CH^3)-CH^2$$

celles-ci peuvent être asymétriques :

$$CH^2=C(CH^3)-CH=CH^2 \quad\rightleftharpoons\quad CH^2-C(CH^3)=CH-CH^2$$
$$CH^2=C(CH^3)-CH=CH^2 \qquad\qquad CH^2-C(CH^3)=CH-CH^2$$

On parvient aussi à préparer le caoutchouc synthétiquememt en chauffant entre 110° et 120° le butadiène avec de l'acide acétique glacial, dont le produit de cette réaction livre en outre un terpène, C^8H^{12}, entrant en ébullition à 36°, sous une pression de 23 millimètres.

Voir en outre les B. A. 235.423, 235.686, B. F. 217.170, 417.768, 419.316, 425.885 ; B. An. 27.397, 27.398, 29.777, 29.566, 5.931, 9.219, 14.040, 14.041, 14.281, 15.254, 27.555, 975, 4.572, 4.620, puis les B. A. 188.981, 201.121, 195.230, 231.239 ; B. Am., 890.216, 890.217, qui servent à le purifier, à l'encontre des B. An. 7.795, B. A., 219.525, qui servent à le vulcaniser, à l'encontre des B. An., 4.803, B. N., 14.138, B. A., 154.542, 135.054, B. D., 6.648, B. N., 18.979 ; B. A., 166.639, 171.037, 174.797, 181.150, 188.574, 193.295, 200.465, 202.850, 221.066 ; B. An. 22.222, 23.110, 29.864 ; B. F., 370.619, 370.871, 375.547, 375,709 ; B. Am. 951.974, qui servent à le dévulcaniser.

Cette dévulcanisation pouvant se parfaire selon le B. Am. 1.235.850 en chauffant ce caoutchouc à 175° avec du sodium dissous dans de l'aniline, dont la solution filtrée, soumise à la distillation fractionnée, abandonne du caoutchouc naturel.

Pharmacie galénique. — Le caoutchouc livre à la thérapeutique non seulement des draps, des manches d'appareils à chirurgie, mais, comme nous l'avons dit, des tétines, que l'on peut diviser en deux grands groupes : c'est-à-dire en tétines en feuilles et en tétines au trempé. On soumet, pour les premières, le caoutchouc, après déchiquetage, au malaxage, puis à l'action de la presse hydraulique dans des moules cylindriques. Le caoutchouc, se soudant de lui-même, constitue un bloc, que l'on débite, et que l'on scie sous la forme de feuilles, dans lesquelles on découpe des séries de demi-tétines, que l'on soude entre elles par simple pression, puis on façonne au moyen d'une sertisseuse le bourrelet de sa base et finalement on le vulcanise. Les secondes se préparent, en immergeant, à plusieurs reprises, des moules en bois dans une dissolution au quart de caoutchouc dans de la benzine, puis en égalisant cette couche à la surface des moules par une rotation lente, pour la dessécher ensuite et la vulcaniser. Ces tétines transparentes, fabriquées avec du caoutchouc pur, sont dénommées tétines cristal. Pour les colorer en rouge, on utilise le cinabre ou vermillon, qui est un sulfure de mercure insoluble dans tous les réactifs neutres, tandis que pour les colorer en noir, les fabricants utilisent le noir de fumée additionné de bitume ou d'asphalte. Notons que leur vulcanisation peut se pratiquer par un des deux procédés ci-dessous indiqués, soit : a) en les immergeant pendant une heure, dans du soufre fondu entre 120° et 130°, puis en les projetant dans de l'eau froide, quitte à enlever leur excès de soufre par une ébullition prolongée dans de la lessive alcaline. b) La vulcanisation à froid, au chlorure de soufre, consiste à immerger le caoutchouc dans une solution de chlorure de soufre, dissous dans un dissolvant volatil, entrant en ébullition à basse température, tels que le sulfure de carbone ou la benzine. On maintient le contact une demi-minute pour les tétines, après quoi on les dessèche à l'étuve, à une température de 25° à 30°, puis on élimine l'excès de

chlorure de soufre par un lavage répété à l'aide d'une solution alcaline. Seuls, les objets fabriqués avec du caoutchouc pur, peuvent être vulcanisés au bain de soufre chaud. Constatons en outre que : 1° les tétines vulcanisées à froid retiennent une certaine quantité de chlorure de soufre toxique ; 2° en soumettant ces tétines à la stérilisation ou à l'action prolongée de l'eau bouillante ou de l'eau froide, leur chlorure de soufre se décompose en mettant en liberté de l'acide chlorhydrique ; 3° les tétines vulcanisées au bain de soufre sont plus résistantes et n'abandonnent pas de chlore à la stérilisation ; 4° le dosage du soufre libre, avant et après la stérilisation, prouve que la vulcanisation au chlorure de soufre est imparfaite ; 5° au cours de la stérilisation des tétines vulcanisées au chlorure de soufre, mais colorées en rouge par du sulfure de mercure, la décomposition du chlorure de soufre (qui met en liberté de l'acide chlorhydrique) a pour corollaire la solubilisation du sel de mercure sous la forme de chlorosulfure. En conséquence seules les tétines cristal, vulcanisées au soufre à chaud, doivent être utilisées dans la thérapeutique.

Conservation du caoutchouc. — Il est nécessaire de toujours conserver cette drogue dans des endroits non humides, secs et frais, puis de la tremper pendant deux ou trois minutes, dans de la paraffine chauffée à 100°, afin d'éviter qu'elle ne devienne cassante. On suspend ensuite les tétines ou les draps en caoutchouc, ainsi imprégnés de paraffine. dans des endroits chauds maintenus à 100°, afin de laisser écouler leur paraffine, celle-ci ne se résorbant qu'à raison de 2 à 3 p. 100.

Dévulcanisation du caoutchouc. — Le caoutchouc invendable, c'est-à-dire devenu cassant, friable, peut être régénéré, si on le fragmente en menus morceaux, que l'on chauffe avec des solutions aqueuses de cyanure potassique, afin de le libérer de son soufre. quitte à le malaxer ensuite et à le reprendre par du sulfure de carbone.

Historique. — Le nom de caoutchouc, attribué à cette drogue, lui provient d'un mot hindou, signifiant le suc d'un arbre. Fernandès di Oviedo fut un des premiers explorateurs qui décrivit cette substance, comme un produit exsudé naturellement d'une plante. De La Condamine et P. de Neuveville déterminèrent au point de vue botanique ces végétaux et Googyear parvint en 1840 à vulcaniser leur suc végétal, qui fut dès lors utilisé dans la technique.

Notons que les Indiens dénommaient gumana et caucho le produit exsudé des Heveas et que Haneck installa en 1821 la première usine pour laminer le caoutchouc, afin d'obtenir la feuille anglaise qui, soumise à l'action de la benzine, servit, selon le procédé de Mac-Intosch, à imperméabiliser les tissus ; celui-là livra, une fois mélangé à du soufre, puis traité en 1851 selon le procédé de Morcy, l'ébonite.

Il est à noter que le Brésil, de par des conventions passées avec la Bolivie, lui racheta plus de 191.000 kilomètes carrés de terrains riches en Heveas, sis entre les fleurs Madeira et Abuman : à condition d'une part de construire dans ces régions un chemin de fer et de payer annuellement un tribut de 160.000 livres à ce pays, mais cette convention, loin d'être déprimante pour les Brésiliens, leur permit, en 1907, de réaliser le joli bénéfice de 189.200.000 reis de papier-monnaie, bénéfice ne pouvant qu'être augmenté le jour où, au lieu d'abattre ridiculement les Heveas, on se mettra à les exploiter rationnellement et à les cultiver.

KAMALA, GLANDULÆ ROTTLERAE, KAMALA DE MALLOTUS PHILIPPINENSIS, Muell.

Origine botanique. — Cet arbre, de 10 à 12 mètres de haut, porte des feuilles longuement pétiolées, isolées, à limbe entier, lancéolé, pointu à son extrémité supérieure, arrondi à sa base, très velu sur sa face inférieure, mais parcouru par une nervure médiane, prononcée, et par des nervures secondaires et tertiaires. anastomosées. Ses fleurs, construites sur le type habituel de celles des plantes de cette famille, sont, ainsi que ses tiges et ses feuilles, recouvertes de poils tecteurs et glanduleux. Son fruit est une capsule arrondie, recouverte de nombreux poils tecteurs et glanduleux, qui renferme 3 graines luisantes, à cotylédons foliacés, entourés d'un albumen oléagineux.

Origine géographique. — Fleurissant de novembre à janvier, il croît à l'état sauvage et cultivé aux Indes, particulièrement sur les contreforts de l'Himalaya, à Ceylan, à Java, à Bornéo, aux Philippines, en Chine, en Arabie, en Abyssinie et dans le nord de l'Australie.

Préparation de la drogue. — Ses fruits, parvenus à leur entière maturité, récoltés de mars en avril, puis déposés dans des corbeilles grossièrement travaillées ou sur des tamis, sont alors violemment agités, au-dessus d'un drap, sur lequel s'accumulent leurs poils tecteurs et glanduleux, qui donnent notre poudre officinale ; celle-ci s'exportant par Bombay et par Harrar sur l'Europe. On peut aussi l'obtenir en frottant ces fruits avec la main, mais leurs graines concassées, puis exprimées, donnent une huile recherchée comme huile d'éclairage.

Sortes commerciales. — Le commerce européen différencie cette drogue, selon ses pays producteurs, en Kamala des Indes, dont la meilleure qualité est livrée par Dohly, c'est-à-dire par les pays sis entre Salem et le sud d'Arcet, en Kamala africain, où les indigènes de ce continent utilisent les mêmes méthodes de préparation que ceux des Indes ; en Kamala des Philippines et de Chine, etc.

Description de la drogue. — Il se présente sous la forme d'une poudre fine, rouge brique ou rouge grisâtre, d'aspect velouté, d'odeur nulle, à saveur nulle, en partie soluble dans l'alcool, l'éther, le sulfure de carbone, le chloroforme, le benzène, qui dissolvent ses matières résineuses ; mais il est aussi en partie soluble dans les acides dilués et les alcalis chauds, qui s'emparent de sa rottlérine. Surnageant sur l'eau, sur laquelle on le projette, il brûle à la façon du lycopode, en pétillant, tout en dégageant une odeur spéciale, aromatique.

Examen microscopique. — Examinée au microscope, cette poudre est constituée, *a)* par des poils tecteurs, unicellulaires, incolores, très longs, isolés ou réunis en touffes, qui se terminent en une pointe effilée au sommet. Leurs parois sont épaissies, leur lumen petit. Notons qu'on cherche à s'en débarrasser autant que faire se peut dans la drogue de première qualité ; *b)* par des poils glanduleux, à glandes subsphériques, constituées par de nombreuses cellules renflées en massue à leurs extrémités supérieures, mais pointues à leurs bases, qui convergent toujours vers un point central, ce qui communique à ces poils l'apparence d'une rosette ou celle d'un éventail ouvert. Ces cellules, pouvant être séparées, par compression, les unes des autres, renferment, dans une cuticule assez mince, mais soulevée, une masse résineuse, jaune rougeâtre, soluble dans l'hydrate potassique ; ces rosettes sont généralement formées par 40 ou par 60 poils glanduleux, dont les externes sont plus grands que les internes.

Falsifications. — Cette drogue est souvent falsifiée par addition d'autres poils tecteurs, pluricellulaires, ou par celle de glandes sécrétrices, étagées, provenant généralement du *Pseudo Kamala* africain, de la plante *Crotalaria erythrocarpa*, ceux-ci, noircissant à la chaleur, ne possèdent pas les vertus physiologiques de notre produit officinal. On l'additionne aussi de sable, d'ocre ou d'argile pulvérisé, mais coloré en rouge, d'oxyde de fer, de grains d'amidon colorés en rouge brique, de fleurs pulvérisées de carthame, de divers pollens, etc., etc., mais toutes ces falsifications sont reconnaissables à l'examen microscopique ou à l'incinération, car le Kamala ne doit pas abandonner plus de 5 à 8 p. 100 de cendres.

Analyse chimique. — Il renferme de 40 à 50 p. 100 de matières résineuses, de 7 à 8 p. 100 d'albuminoïdes, de 1 à 2 p. 100 de matières cellulosiques, des traces d'essence, du tanin, de la rottlérine et de l'homorottlérine.

La ROTTLÉRINE, $C^{33}H^{30}O^9$, dénommée parfois *mallotoxine*, se prépare en extrayant, plusieurs fois de suite, cette drogue par du sulfure de carbone bouillant, qui, concentré, soumis à la cristallisation spontanée, abandonne une masse cristalline, que l'on purifie en la reprenant par de l'éther et par du chloroforme. Elle se présente sous la forme de .paillettes rougeâtres, inodores, insipides, très solubles dans l'éther, l'alcool, le chloroforme, le benzène, l'éther acétique ; peu solubles dans l'acide acétique glacial ; presque insolubles dans l'eau ; elle se dissout très facilement dans les alcalis, qu'elle colore en rouge. Fusible à 199°, elle possède, quant à sa formule, la constitution suivante :

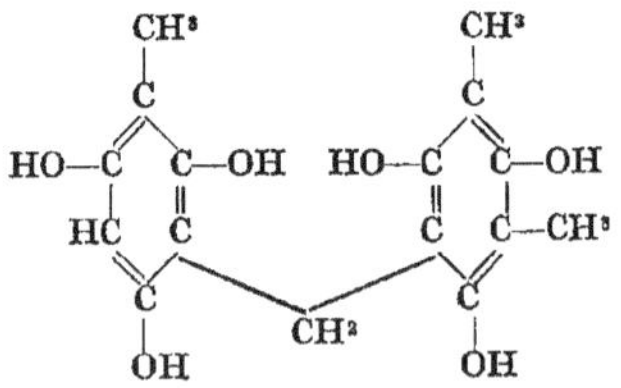

$$\begin{array}{ccccccc}
 & CH^3 & & & & CH^3 & \\
 & | & & & & | & \\
 & C & & & & C & \\
HO-C & & C-OH & HO-C & & C-OH & \\
HC & & C & & C & C-CH^3 \\
 & C & & & & C & \\
 & | & CH^2 & & | & \\
 & OH & & & & OH &
\end{array}$$

Oxydée par de l'acide nitrique, elle se transforme en acide paranitrocinnamique et en acide paranitrobenzoïque ; mais oxydée, en solutions alcalines, par de l'eau oxygénée, elle donne de l'acide cinnamique et de l'acide benzoïque. Traitée, en présence d'hydrate potassique, par de l'hydrogène naissant, elle se transforme en méthyl-, en diméthyl- et en triméthylphloroglucine.

L'HOMOROTTLÉRINE, $C^{33}H^{36}O^3$, se présente sous la forme de belles aiguilles jaunes, fusibles à 192°, moins solubles dans le toluène, le chloroforme, l'acide acétique glacial, que la rottlérine.

Le KAMALARÉSÈNE, $C^{12}H^{12}O^3$, se présente sous

la forme d'une poudre jaunâtre amorphe, soluble dans l'éther, l'alcool, dont les solutions se précipitent en des dépôts verts, par addition de perchlorure de fer.

Usage thérapeutique. — Le kamala se prescrit, à doses de 5 à 10 grammes plusieurs fois par jour, en poudres et en pilules, voire même sous la forme de capsules, comme purgatif et comme anthelminthique.

Action physiologique. — Ordonné à doses trop élevées, il provoque des nausées, des vomissements, des coliques douloureuses, mais il agit principalement sur le bothriocéphale, qu'il tue.

Pharmacie galénique. — Servant à préparer la *Tinctura Rottlerae*, l'*Extractum Kamalae*, il est utilisé aux Indes comme colorant des laines.

Historique. — Apprécié des médecins arabes des xᵉ et xiᵉ siècles, il fut ordonné, selon Fluckiger, cinq siècles avant notre ère, comme purgatif et comme anthelminthique, car il est mentionné plusieurs fois dans le *Kausi Taki hindou*. Introduit en 1864 dans la thérapeutique anglaise, il ne joua jamais un rôle important, comme produit pharmaceutique, en Europe.

SEMEN ET OLEUM EUPHORBIÆ, GRAINE, ET HUILE D'EPURGE, D'EUPHORBIA LATHYRIS L.

Originaire de l'Europe méridionale, mais cultivée en France, en Allemagne et en Suisse, cette plante herbacée livre au droguier ses graines non officinales, ovoïdes, subanguleuses, de 5 à 6 millimètres de diamètre, à extrémités arrondies, tronquées, dont la supérieure porte un petit caroncule grisâtre, caduc. Leur surface réticulée, rugueuse, gris bleuté ou brunâtre, est mate, leur saveur douceâtre, oléagineuse, est âcre, leur odeur nulle. Elles renferment des matières résineuses, de l'huile fixe, constituée par des triglycérides des acides palmitique, stéarique et oléique, outre une matière résineuse, brunâtre, âcre au goût, qui lui communique ses propriétés drastiques.

On les prescrit parfois, dans la médecine populaire, comme purgatif, mais il faut les ordonner avec prudence, car elles provoquent, à fortes doses, des empoisonnements souvent mortels, précédés de gastro-entérite, de vomissements, de coliques douloureuses et d'hématurie. Notons que les parties aériennes de cette plante se prescrivent parfois, ainsi que celles de l'*Euphorbia pilulifera* L., plante originaire de toutes les régions tropicales du globe, sous la forme de fumigations, comme antiasthmatique : car elles renferment un suc à acides mélissique, palmitique, oléique et linolique, puis du phystostérol, de l'euphostérol, $C^{25}H^{39}OH$, outre une substance phénolique de formule $C^{28}H^{18}O^{15}$. Ce suc, très corrosif, ainsi que ceux de l'*Euphorbia Esula* L. et de l'*Euphorbia Cyparissias* L., plantes originaires de l'Europe centrale, se prescrit parfois, dans la médecine populaire, sous la forme d'applications externes, comme révulsif.

OLEUM ANDÆ, HUILE D'ANDA, D'ANDA GOMESII A. S. H.

Originaire du Brésil, cet arbre, à écorce très toxique de par son latex, porte des fruits à graines riches en albumen oléagineux. Celui-ci, exprimé, livre au droguier son huile fixe, jaune pâle, d'odeur nulle, à saveur douceâtre, puis âcre, qui se prescrit parfois, dans la médecine populaire de ce pays, à doses de 20 à 25 gouttes par jour et par fois, comme laxatif et comme drastique.

CORTEX MALAMBO, ECORCE DE MALAMBO, DE CROTON MALAMBO Karst.

Originaire du Vénézuéla, de la Nouvelle-Grenade et des Antilles, cet arbre livre, au droguier, son écorce non officinale, qui s'y présente parfois, sous la forme de fragments irréguliers, aplatis ou cintrés, à périderme épais, feuilleté, gris jaunâtre, tacheté de lichens blanc roussâtre, à cassure fibreuse, à face interne, gris jaunâtre, striée dans le sens de la longueur, à saveur amère, aromatique, d'odeur aromatique, rappelant un peu celle de l'acore. Renfermant du tanin, de l'essence, des matières résineuses et pectiques ; elle se prescrit parfois, dans la médecine populaire de ces pays, comme stimulant de l'estomac, comme dépuratif du sang et comme fébrifuge.

CORTEX COPALCHI, DE CROTON NIVEUS Jacq.

Originaire du Mexique et de l'Amérique centrale, cet arbre livre, au droguier, son écorce non officinale, qui s'y présente parfois, sous la forme de fragments cylindriques, de 30 à 40 centimètres de long sur 3 à 4 millimètres d'épaisseur, à surface externe jaune fauve, subéreuse, fissurée, recouverte de plaques blanches, à face interne rouge brunâtre, striée dans le sens de la longueur ; à cassure grossièrement fibreuse, à saveur piquante, térébinthinée, d'odeur spéciale, résineuse. Renfermant des matières résineuses, du tanin, de la copalchine et de l'essence, elle fut préconisée, dans la médecine populaire de ces pays, comme fébrifuge et comme tonique de l'estomac.

FRUCTUS OMPHALEÆ, NOISETTE DE SAINT-DOMINGUE, D'OMPHALEA DRIANDRA, L.

Originaire des Antilles, cet arbre livre au commerce de ce pays ses fruits comestibles, non officinaux, dont les graines se prescrivent parfois comme purgatif.

HERBA PHYLLANTHI, HERBE AU CHAGRIN, DE PHYLLANTHUS NIRURI, L.

Originaire de la Cochinchine et des Indes, cette plante livre, au droguier, ses parties aériennes, non officinales, qui renferment de la PHYLLANTHINE, $C^{30}H^{37}O^{8}$, cristallisant sous la forme d'aiguilles incolores, très toxiques. Elles se prescrivent parfois, dans la médecine populaire de ces pays, comme diurétique et comme spécifique, contre l'hydropisie et contre l'ictère.

ABRASIN, D'ALEURITES CORDATA, Stend.

Se rencontrant à l'état sauvage dans les forêts du Tonkin, où il y est aussi l'objet d'une culture intense, ce petit arbre, à grandes feuilles cordiformes, quinquilobées, à fruits constitués par 3 coques, livre celles-ci à l'alimentation, car elles renferment des amandes oléagineuses, dont l'huile est une oléomargarine jaunâtre, plus siccative que l'huile de lin ; aussi les Chinois l'utilisent-ils comme protecteur de leurs bois ouvragés et de leurs cordages, tout en la consommant comme succédané du beurre.

Notons que cet arbre, prospérant surtout dans les sols argilo-siliceux, est cultivé à l'aide de ses graines, que l'on sème à l'état frais dans des pépinières, quitte à transplanter ensuite ses jeunes pousses dans les parcs, où on les enfouit dans un sol bien labouré, à distance de 6 mètres les unes des autres.

BANCOULIER, NOYER DES MOLUQUES, D'ALEURITES MOLUCCANA, Willd.

Originaire de l'Asie méridionale, cet arbre, à feuilles non cordiformes, livre à l'alimentation ses fruits ou noix de Bancoul, qui, solitaires, à coque ligneuse, à amande oléagineuse, pesant 4 ou 5 grammes, donnent, une fois exprimés, une huile comestible, que l'on exporte par Han Kéou.

SUCCUS MANCINELLÆ, SUC DE NOYER VENENEUX OU DU FIGUIER VENENEUX, DE MANCINELLA VENENATA, Tuss.

Originaire des Antilles et du nord de l'Amérique du Sud, cet arbre exsude, à la moindre incision, un latex vésicant, irritant, vénéneux, d'odeur aromatique, à saveur âcre, amère, non officinal, qui se prescrit parfois, dans ses pays d'origine, comme rubéfiant. On prétend même que toute personne s'endormant au pied de cette plante meurt par asphyxie.

RADIX ET OLEUM STILLINGIÆ, RACINE ET HUILE DE STILLINGIA, DE STILLINGIA SYLVATICA, L.

Originaire du sud des Etats-Unis, cette plante livre au droguier ses parties aériennes, non officinales, qui, riches en essence, en matières résineuses, et peut-être en un alcaloïde, se prescrivent dans ces pays, à doses de 0 gr. 3, plusieurs fois par jour, comme purgatif, comme dépuratif du sang, puis comme spécifique contre la jaunisse et la syphilis. Les fruits de cette plante, d'un centimètre de diamètre, renferment 3 graines qui, concassées, chauffées avec de l'eau bouillante, livrent le *suif de Chine* ou de *Pi yu* ou de *Tse iou* ou de *Ting yu*, qui est différent du *Mou* ou *Iéou*, celui-ci étant un extrait, qui se prépare en exprimant à chaud ces fruits et leurs graines concassés. Cette huile fixe, jaune brunâtre, d'odeur rappelant celle du baume de copahu, d'un poids spécifique de 0,9395, à indice de saponification de 277, à indice d'iode de 160, à pouvoir rotatoire, lévogyre, de — 4°, à indice de réfraction de 1,48, est soluble dans l'éther, le chloroforme, les huiles grasses et essentielles ; en partie soluble dans l'alcool chaud, qui dépose à froid des cristaux de stéarine ; elle se colore en rouge brunâtre, puis en brun sale par addition d'acide sulfurique. Non officinale, elle se prescrit parfois, sous la forme d'onguents, comme antirhumatismal.

OLEUM CATHETI, DE CATHETUS FASCICULATUS.

Originaire de la Chine méridionale et de la Cochinchine, cette plante livre au droguier ses parties aériennes, dénommées *Bruyère d'Annam*, qui, soumises à la distillation aux vapeurs d'eau, donnent une essence bleu verdâtre, d'odeur spéciale, rappelant un peu celle de cajeput, d'un poids spécifique de 0,8897, à pouvoir rotatoire, lévogyre, de — 4°, soluble dans l'éther, l'alcool, le chloroforme, les huiles grasses et essentielles. Elle renferme du cinéol.

HUILE ET NOIX DE SANGA, DE RICINODENDRON AFRICANUS, Muell.

Cet arbre, de 25 mètres de haut et de 3 mètres de diamètre, répandu dans le bas Congo, porte des fruits coriaces, mûrissant en mai, qui, abandonnés en tas à la fermentation, mettent à jour leurs noix petites, de la grosseur de nos noisettes, à coque dure, noirâtre. Ces noix, soumises à l'extraction à l'aide d'éther ou exprimées à chaud, donnent environ 55 p. 100 d'huile fixe, jaune pâle, à saveur douceâtre, d'un poids spécifique de 0,9345, à indice de réfraction de 1,5028, à pouvoir rotatoire, dextrogyre, de + 0,4', à indice d'acidité de 0,86, à indice de saponification de 194, à indice d'iode de 146, soluble dans l'éther, l'alcool, le chloroforme. Soumise à la réaction de l'élaïdine, elle se précipite en une masse visqueuse, jaune brunâtre ; possédant des propriétés siccatives ; elle peut être utilisée comme huile comestible ; les indigènes du Gabon et du Congo croquent volontiers, par gourmandise les graines de cet arbre, qu'ils suspendent généralement à leurs cases sous la forme de colliers.

LIGNUM EXCŒCARIÆ, BOIS AVEUGLANT, D'EXCŒCARIA AGALLOCHA, L.

Originaire des plages maritimes des pays tropicaux, cet arbre livre, au droguier, son bois non officinal, qui, riche en oléorésine et en latex vénéneux, vésicant, se prescrit parfois, sous la forme de décoctions, comme antigoutteux, comme antisyphilitique et comme dépuratif du sang.

HUILE DE MANIHOT, DE MANIHOT GLAZIOWII.

Originaire du Brésil, cet arbre livre au droguier du caoutchouc et des graines non officinales, qui, dures, cassantes, brun foncé, donnent, après avoir été exprimées, une huile fixe, jaune verdâtre, limpide, inodore, amère au goût, d'un poids spécifique de 0,9258, à indice de saponification de 188, à indice d'iode de 137, à indice d'acidité de 2,8, soluble dans l'éther, le benzène, le chloroforme, l'éther de pétrole, l'acétone, insoluble dans l'eau, l'alcool dilué, l'acide acétique glacial. Ne donnant pas la réaction de l'élaïdine, elle est constituée par des triglycérides des acides palmitique et linolique ; aussi l'utilise-t-on dans la préparation des savons ; il en est de même de l'huile livrée par les fruits des plantes ci-dessous décrites.

TAPIOCA, MANIOC, DE MANIHOT UTILISSIMA, Pohl, MANIHOT PALMATA.

Ces plantes, pouvant atteindre 4 mètres de haut, à tiges plus ou moins tortueuses et anguleuses, portent des feuilles alternantes, palmatilobées, à pétioles bruns ou noirs, à folioles relativement étroites. Leurs fleurs monoïques, petites, jaunes, disposées en grappes, sont constituées sur le type habituel de celles des plantes de cette famille. Leur fruit est une capsule à 3 coques, à graines petites, oléagineuses, jaunâtres, ponctuées de taches plus ou moins foncées. Les racines de ces plantes, possédant la propriété de se renfler au collet, se transforment petit à petit en de gros tubercules, de 30 à 50 centimètres de long, pesant jusqu'à 3 kilogrammes. Recouvertes d'une pellicule brunâtre ou brun rougeâtre, elles sont riches en amidon. Ces plantes, cultivées sous le nom de *moussache*, se différencient en plusieurs variétés et en deux espèces, car les unes livrent des tubercules doux, les autres donnant des produits amers, mentionnons parmi leurs variétés celles dites Mandy Mandioca assû, Banozo Caboclinha-Cambaïa, Mandipalha Sebastiao Mandibaru, Manipeba Maritingo, Pury Surucura, Pipoca Painé. Originaires de l'Amérique tropicale, ces plantes cultivées en grand pour leurs tubercules, et ceci dès la préhistoire indienne, n'exigent pas des sols à terre lourde, argileuse et humide, mais des terrains légers, sablonneux, riches en humus et en silice. Prospérant jusqu'à 1.000 mètres d'altitude, ces plantes se reproduisent à l'aide de boutures, que l'on parfait à l'aide de bourgeons de tubercules ou de semis, en les plantant obliquement dans des sillons bien labourés à une profondeur de 15 centimètres et à une distance de 60 à 70 centimètres les unes des autres, de juin en septembre, c'est-à-dire à la saison sèche. S'enracinant facilement, ces jeunes plants, buttés fortement dès que leurs jeunes tiges commencent à bien se développer, doivent être mondés de leurs fleurs, si on ne désire les cultiver que pour leurs tubercules. Leur développement se parfait selon les espèces en 8 ou en 24 mois, le manioc doux étant plus précoce que l'amer, celui-ci exigeant au minimum de 12 à 18 mois mais non 24, comme certains cultivateurs le prétendent, car son tubercule deviendrait alors ligneux. La culture de ces plantes, étant très épuisante, exige beaucoup d'humus et de fumier, mais elle rapporte annuellement de 30 à 100 tonnes de tubercules à l'hectare. Ceux-ci ovoïdes, digités ou cylindriques, déterrés puis lavés, peuvent être utilisés de suite comme légumes en les chauffant avec de l'eau bouillante. Lavés et râpés en tranches fines, ils livrent, d'une part, leur fécule, et d'autre part le couac, car exprimés en présence de beaucoup d'eau, ils donnent un liquide laiteux, blanc, qui, décanté, abandonne la moussache, que l'on peut aussi utiliser dans la préparation du tapioca ; celle-là étant utilisée comme fécule par les indigènes du Brésil et de la Malaisie, où ces plantes sont cultivées en grand, ainsi qu'aux Etats-Unis, à la Réunion, au Tonkin, dans l'Indo-Chine, et à la Nouvelle Calédonie.

La pulpe provenant de ces tubercules exprimés en présence d'eau est dénommée *couac*. Tamisée afin de la libérer de ses fibres et de ses impuretés, elle livre le *cassave* si on la chauffe sur des plaques en fer tout en prenant soin d'éviter que cette farine grossière ne s'agglomère en masses ou en paquets. On peut aussi la préparer en tamisant cette pulpe qui, étalée sous la forme d'une pâte épaisse sur des palettes, est chauffée jusqu'à complète dessiccation. Tamisée à nouveau, elle est utilisée comme succédané de notre farine alimentaire.

Le *tapioca* se préparant aussi en Europe est obtenu en exprimant la bouillie des tubercules de manioc, après les avoir lavés, en présence de beaucoup d'eau, non pas dans des sacs mais dans des machines *ad hoc*, puis en disposant la pulpe ainsi obtenue dans des tamis cylindriques tournant horizontalement à travers desquels on fait passer un courant continu d'eau ; celle-ci entraîne leur fécule qui, donnant un liquide laiteux, est ensuite décantée de l'eau, qui la surnage après un certain temps de repos. La moussache ainsi obtenue, puis desséchée à l'étuve, donne une poudre blanche, que l'on tamise pour la chauffer ensuite dans des bassines à granuler, afin de l'obtenir sous une forme perlée. Celle-ci, dénommée tapioca, est alors vendue dans le commerce comme aliment et principalement pour la préparation des potages, à l'encontre des résidus de cette fabrication qui, se rencontrant dans les tubercules ainsi extraits, servent à préparer une farine dénommée parfois *Polvilho* par les Brésiliens. Notons que les tubercules du manioc amer doivent être premièrement bouillis avec de l'eau, avant d'être utilisés dans la préparation de ces divers produits alimentaires, car ils renferment de la *Manihotoxine*, très toxique, décomposable en acide cyanhydrique et en glucose par la cuisson avec de l'eau, ce qui la rend indifférente.

HERBA ACALYPHÆ, D'ACALYPHA INDICA, L.

Croissant aux Indes occidentales, cette plante livre au droguier ses parties aériennes, qui se prescrivent, quoique non officinales, sous la forme d'extrait ou sous celle de décoctions, comme expectorant et comme antiasthmatique.

BUXACÉES

Cette famille, comprenant 7 genres et plus de 30 espèces, est représentée par des arbres (Stylocère), par des arbustes ou par des herbes vivaces (Pachysandre), à feuilles isolées (Pachysandre, Stylocère), opposées (Buis, Buxanthe), simples, non stipulées, à limbe entier, coriace, persistant. Classées pendant très longtemps parmi la famille des Euphorbiacées, ces plantes s'en différencient de par l'absence de leurs canaux lacticifères, et de par la présence de 4 mérystèles corticaux, descendants, accolés à un faisceau fibreux dans leurs tiges. Leurs fleurs unisexuées, monoïques, possèdent un calice à 4 sépales dans la fleur mâle, à 6 sépales dans la fleur femelle ; mais celui-ci peut avorter dans les fleurs mâles des Stylocères. Leur corolle avorte toujours, leur androcée étant constitué par un seul verticille d'étamines épisépales, à 4 sacs polliniques, s'ouvrant par des fentes longitudinales. Leur pistil est formé par 3, rarement par deux (Stylocère), carpelles fermés, concrescents en un ovaire bi- ou triloculaire, renfermant dans chaque loge deux ovules anatropes, à raphé externe : il peut aussi être subdivisé par de fausses parois en 4 logettes. Leur fruit, toujours couronné par ses styles persistants, accrescents, est une capsule loculicide, parfois une baie (Stylocère) à graines albuminées, renfermant de larges cotylédons incombants. Ces plantes se différencient de celles des Urticacées de par leur pistil pluricarpellé et de par leurs carpelles biovulés, qui renferment des ovules épinastes.

CORTEX ET FOLIUM BUXI, ÉCORCE ET FEUILLE DE BUIS, DE BUXUS SEMPERVIRENS, L.

Origine géographique. — Cet arbuste toujours vert, originaire de l'Asie occidentale, se rencontre de nos jours dans toute la région méditerranéenne où on le cultive parfois, ainsi que dans l'Europe centrale. Il livre, au droguier, ses feuilles et son écorce non officinales.

Description de l'écorce. — Son écorce se présente sous la forme de petits fragments enroulés sur eux-mêmes, de 3 à 5 centimètres de long sur 0 mm. 2 à 0 mm. 3 d'épaisseur, à surface externe lisse, brun grisâtre, car ils ont toujours été, au préalable, mondés de leur suber, à face interne jaunâtre, lisse, à cassure nette, à saveur amère, âcre, d'odeur nulle.

Analyse chimique. — Elle renferme de la buxine, de la buxéine, des matières résineuses, pectiques et du tanin.

Description des feuilles. — Ses feuilles opposées, récoltées en automne, puis desséchées à l'ombre et à l'air, possèdent un limbe entier, coriace, glabre, ovale ou elliptique, non stipulé, parcouru par une nervure médiane, prononcée, à surface supère, non chagrinée, à bords légèrement réfléchis, d'odeur nulle, à saveur amère, âcre. Infusées dans de l'eau bouillante, ces feuilles donnent une solution ne se précipitant pas par addition de sulfate ferreux, ni par celle d'acétate de plomb, ce qui les différencie de celles de la busserole ou de celles de l'airelle, avec lesquelles on les confond parfois.

Analyse chimique. — Elles renferment, outre des matières résineuses et pectiques, de la buxine, de la parabuxine et de la buxéine.

La BUXINE, $C^{16}H^{14}O(OH)(OCH^3)N—CH^3$, se prépare en chauffant l'écorce pulvérisée de buis avec de l'eau additionnée d'acide sulfurique, puis en précipitant cette solution par de l'eau de chaux. Son précipité, lavé avec de l'eau, puis desséché, repris par de l'alcool bouillant additionné d'acide sulfurique, donne une solution qui, évaporée à sec, abandonne un résidu, que l'on reprend, en présence de magnésie calcinée, par de l'éther ou par de l'alcool. La buxine se présente sous la forme de petits cristaux prismatiques, incolores, fusibles à 180°, à saveur amère, d'odeur nulle, très irritante pour les muqueuses nasales. Très peu soluble dans l'eau, elle se dissout très facilement dans l'alcool, l'éther. L'acide nitrique, la dissout avec une coloration rouge pourpre. Cette base tertiaire, fondue avec de la potasse caustique, se transforme en pyrol et en méthylamine ; mais on la rencontre aussi dans les écorces de *Cissampelos Pareira* et de *Nectandra Rodieri*.

PARABUXINE, $C^{24}H^{48}N^2O$. — Se préparant en extrayant les feuilles de buis par de l'eau additionnée d'acide sulfurique, puis en précipitant cette solution concentrée par du carbonate de chaux et par du carbonate de soude, afin de reprendre ce précipité par de l'alcool bouillant qui dissout la buxine, elle se présente, une fois recristallisée dans de l'eau bouillante, sous la forme d'aiguilles incolores, inodores, solubles dans l'eau bouillante, insolubles dans l'alcool, l'éther.

Usage thérapeutique. — Les feuilles et l'écorce de cette plante ne sont pas officinales, mais elles se prescrivent parfois, dans la médecine populaire, comme fébrifuge et comme antirhumatismal.

Action physiologique. — Ordonnées à doses trop élevées, elles provoquent souvent des empoisonnements mortels (il en est de même des fruits de cette plante), précédés de gastro-entérite, de vomissements, de diarrhée, de prostration, de convulsions, de troubles respiratoires et de congestion pulmonaire, etc.

Contrepoisons. — Ordonnez, en cas d'empoisonnements par ces drogues, des émétiques, des stimulants et de suite la respiration artificielle.

Pharmacie galénique. — Non officinales, elles servent à préparer des teintures et des liniments antirhumatismaux.

Historique. — Préconisées par les Anciens, comme tonique amer, comme fébrifuge et comme sudorifique, ces drogues sont, pour ainsi dire, délaissées par la thérapeutique moderne.

FRUCTUS HYÆNANCHIS, D'HYÆNANCHIS GLOBOSA.

Originaire du Cap, cette plante livre au droguier ses fruits non officinaux, qui renferment un alcaloïde se rapprochant beaucoup, quant à ses effets physiologiques, de ceux de la strychnine ; ils se prescrivent parfois, dans la médecine populaire de ce pays, comme tonique cérébral.

XIIIᵉ Ordre. — HYSTÉROPHYTES

SANTALACÉES

Cette famille, comprenant 21 genres et environ 200 espèces, répandues dans toutes les régions chaudes et tempérées du globe, est représentée par des herbes (Thèse), par des arbustes (Osyride), par de grands arbres, à bois aromatique (Santal). Ces plantes, toujours pourvues de chlorophylle, vivent parfois en parasites, à l'aide de suçoirs disposés soit sur leurs racines (Thèse, Santal), soit sur leurs tiges, mais elles ne possèdent parfois pas de racines (Phacellaire). Leurs feuilles isolées, rarement opposées (Santal), sont simples, non stipulées, à limbe entier, parfois très réduit (Leptomérie) ; leurs fleurs, petites, sont parfois hermaphrodites (Santal, Thèse), mais le plus souvent unisexuées par avortement d'un de leurs verticilles (Phacellaire) ou par dioécie (Osyride). Elles sont constituées par 5 (Thèse) par 4 (Santal), par 3 (Osyride) sépales concrescents entre eux par leurs bases en un tube plus ou moins long, tapissé par un disque nectarifère, ordinairement prolongé entre les sépales, en autant de lobes plus ou moins saillants. Chacun de ces sépales porte, vers le milieu de leur face interne, un bouquet de gros poils tecteurs, simples, unicellulaires, d'origine sous-épidermique, donc endogène. Leur androcée possède autant d'étamines qu'il y a de sépales, avec lesquels elles sont concrescentes par la base de leurs filets ; mais leurs anthères, non oscillantes, sont dorsifixes, à 4 sacs polliniques, s'ouvrant généralement dans le sens de la longueur, et parfois à l'aide de pores terminaux. Leur pistil comprend typiquement autant de carpelles qu'il y a de sépales, avec lesquels ils alternent, mais leur nombre peut se réduire à 3 par avortement. Ces carpelles sont ouverts et concrescents entre eux, bord à bord, en un ovaire uniloculaire, qui est surmonté d'un style unique, à stigmate trilobé. Il renferme autant d'ovules pendants qu'il y a de carpelles. Leur fruit peut être, par avortement des ovules, un achaine (Thèse) ou une drupe (Santal), qui renferme une graine, à embryon droit, à radicule supère, à albumen oléagineux.

LIGNUM ET OLEUM SANTALI, BOIS ET ESSENCE DE SANTAL, DE SANTALUM ALBUM, L.

Origine botanique. — Cet arbre, parasitaire, se rencontre principalement à l'ombre des arbres *Bambusa auriculata*, *Arenga saccharifera*, *Caryota urens*, *Caryota sobolifera*. Il porte de nombreuses feuilles opposées, courtement pétiolées, non stipulées, à limbe entier, lancéolé, pointu à ses deux extrémités, dont l'inférieure se prolonge en un pétiole assez développé ; il est toujours parcouru par une nervure médiane, prononcée, et par des nervures secondaires et tertiaires, anastomosées. Ses fleurs, disposées sous la forme de grappes, sont constituées par un calice à 4 sépales rouge sang, portant à leur base une petite glande nectarifère, considérée par de nombreux botanistes comme les restes des pétales. Ils entourent 4 étamines, à filets minces, concrescents par la base de leurs filets avec les sépales, et un ovaire semi-infère, à 3 carpelles ouverts, concrescents par leurs bords en un ovaire uniloculaire, surmonté d'un style à 3 stigmates, mais il renferme 3 ovules pendants. Son fruit est une petite drupe noirâtre, uniloculaire, qui renferme une graine brunâtre, à spermoderme lisse, à embryon droit, à albumen oléagineux.

Origine géographique. — Fleurissant toute l'année, cet arbre croît, à l'état sauvage, dans toute l'Asie méridionale, particulièrement aux Indes, à Madras, en Assam, en Cochinchine, aux îles de Timor, de Java, de Bornéo, puis en Chine et au Japon, voire même au Caire et dans l'Amérique du Sud, où on le cultive ainsi que dans les pays sus-mentionnés.

Culture. — Exigeant des terrains secs, pauvres en humus, des climats tropicaux, des endroits bien protégés des vents, sis à une altitude de 200 à 3.000 pieds, cette plante se cultive au Mysore, dans le nord-ouest du Neilgheries, à l'aide de semis, que l'on dépose au nombre de trois au pied des arbres ci-dessus mentionnés. On sème parfois ses graines en compagnie de semences de Capsicum, qui, en se développant, communiquent de l'ombre et des tuteurs aux plantules de santal ; qu'il faut protéger par des fils de fer contre les chèvres, les cerfs très friands des feuilles de cette plante.

Pathologie. — Cette plante est souvent attaquée par l'*Asterina congesta*, Ascomycète, qui se développe particulièrement sur ses feuilles.

Récolte. — Ayant atteint leur trentième année, ces plantes, sectionnées sur pied, livrent le bois de leur tronc et de leurs branches, qui, sectionné sous la forme de copeaux, se rencontre parfois dans le droguier, mais on l'utilise généralement, ainsi que celui de leurs racines déterrées et lavées, lors de la préparation de l'essence de santal.

Description du bois. — Il se présente sous la forme de fragments cylindriques, de 15 à 16 centimètres de diamètre, sectionnés parfois dans le sens de la longueur ou sous la forme de copeaux, à surface lisse, car il a toujours été au préalable mondé de son écorce. Son odeur est aromatique, spéciale, sa saveur aromatique, oléagineuse, spéciale.

Examen microscopique (fig. 212). — Examiné sur une coupe transversale, ce bois est constitué par de longues fibres libériennes, à parois épaissies, isolées ou disposées plusieurs ensemble, sous la forme de tranches alternantes avec de nombreux vaisseaux ponctués, qui renferment généralement de l'oléorésine. Ces amas de fibres, terminées en biseau, sont séparées les unes des autres par des rayons médullaires, disposés sur deux rangs de cellules ponctuées, qui renferment aussi de l'oléorésine.

Analyse chimique. — Il renferme des matières résineuses et de l'essence de santal.

Usage thérapeutique. — Non officinal, il se prescrit parfois, sous la forme de décoctions, comme antiblennorragique.

Préparation de l'essence de Santal. — Ce bois, fragmenté sous la forme de menus morceaux, est soumis à Mysore, sous le contrôle de l'État, à la distillation aux vapeurs d'eau, et ceci dans des appareils perfectionnés, qui ont remplacé ceux utilisés autrefois par les indigènes de ce pays. Ceux-là étaient constitués par une marmite en terre, recouverte d'un couvercle perforé au centre d'un trou, communiquant par un tuyau en bambou ou en cuivre, à travers un tonneau rempli d'eau, à un récipient en verre ou en métal, dans lequel l'essence, ainsi obtenue, s'accumulait ; car les indigènes chauffaient ces fragments ligneux avec de l'eau bouillante, dont les vapeurs entraînent leur huile essentielle. On utilise aussi, de nos jours, les feuilles et les tiges de ces arbres, qui donnent une essence de santal de moins bonne qualité que celle de leur bois renfermant en moyenne de 5 à 6 p. 100 d'essence ; celle-ci se préparant aussi en grand en Europe.

Description de l'essence. — Elle se présente sous la forme d'un liquide épais, incolore ou jaune pâle, d'odeur spéciale, agréable, ambrée, à saveur spéciale, oléagineuse, aromatique, légèrement amère, à réaction neutre, d'un poids spécifique de 0,975 à 0,978, à pouvoir rotatoire, lévogyre, de — 16° à — 20°, entrant en ébullition entre 295° et 305°. Soumise au froid, elle se prend entière-

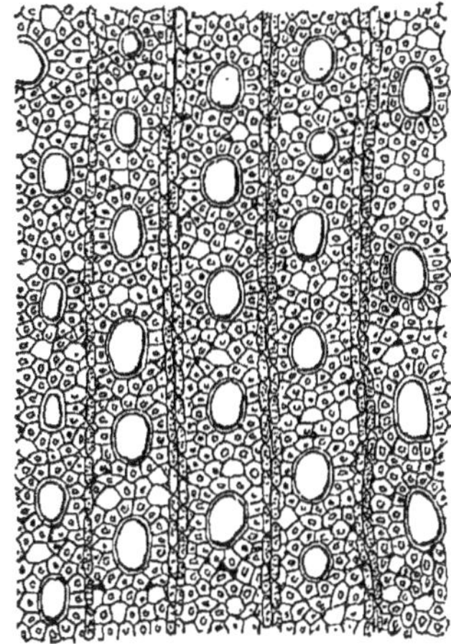

Fig. 212. — Coupe transversale du bois de santal.

ment en une masse cristalline, soluble dans l'éther, l'alcool absolu, le chloroforme, le sulfure de carbone, les huiles fixes et essentielles, mais elle ne donne à froid aucune réaction avec l'iode qui la colore, à chaud, en bleu, puis en vert bleuté, sans provoquer de petites explosions.

Falsifications. — Elle est souvent additionnée d'autres essences d'un prix de revient meilleur marché, qui proviennent de santals australiens ou africains, ou de celle de l'*Amyris balsamifera* (Burséracée) dont l'essence jaunâtre, d'odeur aromatique, à pouvoir rotatoire dextrogyre, d'un poids spécifique de 0,963, est moins soluble dans l'alcool, son pour cent en sesquiterpènes et en cadinène étant très élevé. On la mélange aussi à des huiles fixes, insolubles dans l'alcool ; à des baumes de gurjun, de copahu, qui se colorent en rouge ou en violet par addition d'acide sulfurique renfermant une trace d'acide nitrique, ou par celle d'un mélange d'acide acétique et d'acide chlorhydrique, aussi est-il nécessaire de toujours la doser, quant à sa teneur en santalol.

Dosage du santalol. — Mélangez dans un flacon, muni d'un réfrigérant ascendant, 10 grammes d'essence de santal avec 10 grammes d'anhydride acétique, additionnés de 5 grammes d'acétate de soude anhydre : maintenez le tout, pendant une heure, à une douce ébullition, puis chauffez-le, en présence d'eau, pendant un certain temps à la chaleur du bain-marie, pour décanter ensuite, après son complet refroidissement, sa couche oléagineuse, qui, déshydratée à l'aide de sulfate sodique calciné, est tarée. Mélangez-la à raison de 5 grammes avec 40 centimètres cubes de potasse caustique alcoolique, normale, puis chauffez-la, pendant une heure de temps, à l'ébullition, dans un matras muni d'un réfrigérant ascendant, pour la titrer en retour après son complet refroidissement, en présence de phénolphtaléine, avec de l'acide chlorhydrique normal, dont vous devrez utiliser au minimum 20 cmc. 9 pour la neutraliser, ce qui correspond à une teneur maximale de 84,8 p. 100 de santalol dans cette essence, car les réactions suivantes ont lieu au cours de ces opérations.

$$C^{15}H^{23}OH + CH^3—COOH$$
Santalol

$$= H^2O + C^{15}H^{23}O—OC—CH^3$$
Acétate de santalol

$$C^{15}H^{23}O—OC—CH^3 + KOH$$
262,2

$$= CH^3—COOK + C^{15}H^{23}OH$$
220,2

On calcule comme suit son pour cent en santalol :

$$\frac{A.220,2}{M — (A.0,042)} = X = \text{le pour cent en santalol combiné}$$

où A = le nombre de centimètres cubes de KOH, M = la quantité d'essence de santal utilisée pour être saponifiée.

Analyse chimique. — Cette essence renferme de 80 à 88 p. 100 de santalols α et β, du santalène, du santène, qui est un sesquiterpène, de la santalone, qui est une cétone, de l'acide santalique, de l'acide térésantalique et de l'aldéhyde isovalérianique.

Les SANTALOLS α et β, $C^{15}H^{23}OH$, sont des alcools tricycliques, qui se laissent séparer l'un de l'autre par la distillation fractionnée ; car l'α distille entre 301° et 302° et le β à une température supérieure (309°). L'α-santalol est un alcool primaire, non saturé, qui se présente sous la forme d'un liquide incolore, oléagineux, d'un poids spécifique de 0,997, soluble dans l'éther, l'alcool, le chloroforme, les huiles fixes et essentielles. Entrant en ébullition entre 301° et 302°, il possède, quant à sa formule, la constitution suivante :

$$H^2C \quad CH$$
$$H^3C \quad HC \quad CH—CH=CH—CH^2—CH^2—CH^2OH$$
$$H^3C \quad HC \quad CH^3$$
$$H^3C \quad CH$$

Le santalol β, à peu près identique au précédent, possède, quant à sa formule, la constitution suivante :

$$H^2C \quad CH^3$$
$$H^2C \quad CH \quad CH—CH=CH—CH^2—CH^2—CH^2OH$$
$$H^2C \quad C \quad CH^3$$
$$H^3C \quad CH$$

Les Santalènes α et β, $C^{15}H^{24}$, se présentent sous la forme de liquides incolores, lévogyres, entrant en ébullition, quant à l'α entre 118° et 120° et quant au β entre 125° et 127°, sous une pression de 9 millimètres, solubles dans l'alcool, l'éther, le chloroforme.

La Santalone, $C^{11}H^{16}O$, est une cétone lévogyre, qui se présente sous la forme d'un liquide incolore, entrant en ébullition entre 214° et 215°, dont l'odeur rappelle un peu celle du camphre ; soluble dans l'éther, l'alcool, le chloroforme, les huiles fixes et essentielles, elle donne avec l'hydroxylamine une oxime fusible à 75°, de formule $C^{11}H^{16}$=NOH.

L'Acide santalique, $C^{15}H^{24}O^2$, se présente sous la forme d'un liquide insoluble dans l'eau, très soluble dans les dissolvants organiques, entrant en ébullition entre 210° et 220°, sous une pression de 20 millimètres.

L'Acide térésantalique, $C^{10}H^{14}O^2$, se présente sous la forme de prismes incolores, fusibles à 153°, entrant en ébullition à 150°, sous une pression de 11 millimètres, solubles dans l'éther, l'alcool, le chloroforme, les huiles grasses et essentielles. Réduit, en présence d'alcool, par du sodium, cet acide se transforme en Térésantalol qui se présente sous la forme d'aiguilles incolores, fusibles à 113°, dont l'odeur rappelle celle du camphre, solubles dans l'alcool, l'éther, le chloroforme, etc. Il possède, quant à sa formule, la constitution suivante :

Acide térésantalique

Térésantalol

L'α-Santène, C^9H^{14}, se présente sous la forme d'un liquide incolore, d'un poids spécifique de 0,871, entrant en ébullition entre 139° et 140°. Son odeur rappelle celle du pinène. Il donne, comme le pinène, avec l'acide chlorhydrique et avec l'acide nitreux, des produits d'addition. Oxydé par du permanganate potassique, il se transforme en santèneglycol, puis en une dicétone qui, elle-même traitée en solution alcaline par du brome, se transforme en acide cyclopentanedicarbonique.

Santène

Santèneglycol

Santènedicétone

Acide cyclopentanedicarbonique

Usage thérapeutique. — Cette essence se prescrit, à doses de 5 à 15 gouttes trois fois par jour et parfois, à doses de 2 à 5 grammes sur 200 grammes d'eau sous la forme d'émulsions ou sous celle de pilules, comme antiblennorragique et comme antiseptique contre les cystites et les catarrhes chroniques de la vessie, parfois même comme sédatif et comme désinfectant, contre la bronchite. On peut aussi l'ordonner sous la forme de capsules.

Action physiologique. — Ordonnée à doses trop élevées, cette essence provoque de l'hématurie, de la néphrite précédée de nausées, d'une soif dévorante, de chaleur épigastrique. Notons qu'à doses normales, elle est très bien supportée par l'organisme, particulièrement par l'estomac et par les intestins ; elle ne fait pas augmenter, comme on le croyait, la diurèse, mais elle diminue par contre l'inflammation provoquée par la blennorragie, et par conséquent l'écoulement que cette maladie suscite, celui-là devenant clair, séreux. Il ne faut jamais l'ordonner au début de cette infection, mais au moment où les accidents inflammatoires ont cédé au traitement antiphlogistique.

Pharmacie galénique. — Elle sert à préparer diverses spécialités pharmaceutiques, telles que le Santal Midy, le Santalol, le Gonosane, etc., etc.

voir pour plus de détails mon *Traité de Chimie médico-pharmaceutique et toxicologique* et mon *Traité de Pharmacie galénique.*

Historique. — Le bois de cette plante est souvent utilisé, par les Orientaux, dans leurs rites religieux, comme aromate, mais il était connu, bien avant l'ère chrétienne, car les textes des Mèdes le dénomment *Chandana.* Introduit en Europe au XIᵉ siècle, par les Arabes, il livrait, selon les récits de Cook, une essence très appréciée des Hindous, qui l'utilisaient dans l'art de l'embaumement. Sa poudre servait aussi aux Birmans à préparer des cosmétiques aromatiques, et son bois des coffrets. Rumphius nous apprend qu'il se prescrivait aussi à Amboina, comme antiblennorragique ; Constantinus Africanus différenciait déjà le santal en trois grandes variétés, c'est-à-dire en santal blanc, en santal jaune et en santal rouge. Le *Compendium Aromaticorum* de Saladin le mentionne, ainsi que son essence, qui, selon les conventions passées en 1770, entre les Indes et l'Angleterre, ne devait être livrée qu'aux marchands de ce pays. Délaissé pendant de nombreux siècles, ce produit ne fut utilisé à nouveau qu'après la publication des travaux d'Henderson, parus en 1865, de Panas en France, de Simonet et de Gubler, qui définirent non seulement ses vertus physiologiques, mais aussi quelle était sa composition chimique et celle de son essence, actuellement seule officinale.

LORANTHACÉES

Cette famille, comprenant 52 genres et plus de 300 espèces, est représentée par des plantes ligneuses, vertes, parasites, qui se rencontrent sur les arbres et sur les arbustes, dans toutes les régions chaudes du globe ; il faut en excepter la Loranthe, qui ne se rencontre qu'en France, et dans l'Europe orientale. Ces plantes, tantôt dépourvues de racines, possèdent alors des suçoirs, tantôt munies de racines parfois simplement aériennes, portent des feuilles opposées, parfois verticillées, mais non stipulées, à limbe entier. Leurs fleurs, généralement hermaphrodites ou parfois unisexuées avec dioécie, sont solitaires (Phthiruse) ou disposées sous la forme d'épis (Loranthe) ou sous celle de capitules ou d'ombelles ; mais elles sont pentamères (Mullérine), ou hexamères (Loranthe) à calice gamosépale, à corolle dialypétale. Leurs étamines, en même nombre que les pétales, auxquels elles sont superposées ou avec lesquels elles sont concrescentes par la base de leurs filets, possèdent des anthères basifixes (Loranthe) ou dorsifixes, oscillantes (Struthanthe). Leur pistil est généralement formé par autant de carpelles ouverts, concrescents en un ovaire uniloculaire, qu'il y a de pétales, mais il est surmonté d'un style unique, à stigmate entier. Leur fruit est une baie visqueuse.

FOLIUM VISCI, FEUILLE DE GUI, DE VISCUM ALBUM, L.

Cette plante parasitaire, croissant sur les pommiers, les poiriers, les peupliers et sur les hêtres de toute l'Europe centrale, livre au droguier ses feuilles opposées, lancéolées, non officinales, à limbe entier, épais, coriace, de 5 à 7 centimètres de long sur 10 à 15 millimètres de large. Inodores, mais âcres au goût, elles renferment du mucilage, des matières résineuses et cireuses, outre de la *viscine.*

La VISCINE, $C^8H^{11}N$, se prépare en traitant ces feuilles par de l'eau additionnée d'acide chlorhydrique, dont la solution, précipitée par de l'acétate neutre de plomb, puis par du sulfide hydrique, est ensuite filtrée, puis évaporée à sec. Son résidu repris, en présence de carbonate de soude, par de l'éther, donne une solution qui, soumise à la distillation fractionnée, abandonne un résidu sirupeux, constitué par de la viscine. Celle-ci se présente sous la forme d'un liquide oléagineux, jaunâtre, peu soluble dans l'eau, très soluble dans l'alcool, l'éther, le chloroforme.

Les feuilles et les fruits de cette plante, renfermant en outre de la saponine, du tanin, se prescrivent parfois, dans la médecine populaire, sous la forme d'infusions, à doses de 3 à 5 grammes sur 200 grammes d'eau, comme sédatif contre les crises d'hystérie, d'asthme ou d'épilepsie, puis comme fébrifuge, particulièrement contre les fièvres intermittentes, mais il faut les ordonner avec prudence, car elles sont très toxiques.

ARISTOLOCHIACÉES

Nous ne donnerons pas la description de cette famille, qui ne livre, à la thérapeutique, aucune drogue officinale.

RADIX SERPENTARIÆ, RACINE DE SERPENTAIRE, D'ARISTOLOCHIA SERPENTARIA, L. (fig. 213).

Originaire de l'Indiana, du Missouri et de la Floride, cette plante livre, au droguier, ses racines non officinales, qui s'y présentent sous la forme de fragments cylindri-

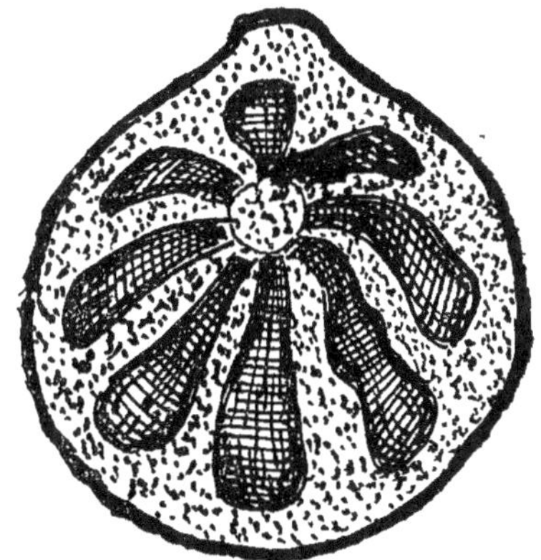

Fig. 213. — Coupe transversale du rhizome de serpentaire.

ques, de 2 à 3 centimètres de long sur 3 millimètres de diamètre, à surface externe, brun foncé, rugueuse, d'odeur rappelant un peu celle des racines de valériane, à saveur camphrée, piquante, térébinthinée. Renfermant de l'essence, riche en éthers valérianiques et en bornéol, du tanin et un principe amer, outre des matières résineuses et pectiques, elles se prescrivent, dans la médecine populaire de ces pays, sous la forme de décoctions, comme stimulant de l'estomac et comme astringent. Il en est de même des racines d'*Aristolochia clematitis*, L., plante originaire de la France.

RADIX ET OLEUM ASARI, RACINE ET ESSENCE DE CABARET, D'ASARUM EUROPÆUM, L.

Originaire des forêts de l'Europe centrale, cette plante herbacée livre, au droguier, ses racines non officinales, qui, récoltées en automne ou au printemps, s'y présentent sous la forme de fragments irréguliers, quadrangulaires, à écorce épaisse, à saveur épicée, d'odeur camphrée. Elles renferment du tanin, des matières résineuses et de 1 à 1,1 p. 100 d'essence.

Celle-ci se présente sous la forme d'un liquide incolore, d'odeur spéciale, aromatique, à saveur chaude, épicée, d'un poids spécifique de 1,018, soluble dans l'éther, le chloroforme, le sulfure de carbone, etc., etc. Elle est constituée par un mélange de pinène, de méthyleugénol, d'asarène, de propenyltriméthoxybenzène, ou asarone, de formule :

$$CH=CH-CH^3$$

$$HC-C-OCH^3 \quad CH^3O-C-CH \quad OCH^3$$

Ces racines se prescrivent, dans la médecine populaire, sous la forme de décoctions, à raison de 2 grammes par fois, comme émétique, mais à doses plus faibles comme stomachique. Il en est de même des racines de l'*Asarum Canadense*, L., plante originaire de l'Amérique septentrionale. Celles-ci, soumises à la distillation aux vapeurs d'eau, livrent une essence jaune brunâtre, d'odeur spéciale, à saveur chaude, aromatique, épicée, d'un poids spécifique de 0,9058, à pouvoir rotatoire, lévogyre, de — 22°, soluble dans l'éther, l'alcool, le chloroforme, etc. Elle est constituée par un mélange de pinène, d'asarone et de méthyleugénol, etc., etc.

L'essence d'*Asarum arifolium* se présente sous la forme d'un liquide volatil, incolore, devenant rapidement jaunâtre à l'air, d'odeur spéciale, aromatique, rappelant celle de l'essence de sassafras, d'un poids spécifique de 1,06, à pouvoir rotatoire, lévogyre, de — 3°3', à indice de réfraction de 1,531, très soluble dans tous les dissolvants organiques usuels, qui se colore en rouge par addition d'acide sulfurique ou par celle d'acide nitrique.

Elle est constituée par un mélange d'eugénol, de pinène, de safrol, de méthyleugénol, de méthylisoeugénol, d'asarone et d'un sesquiterpène mal défini.

Le *méthyleugénol* se présente sous la forme d'un liquide incolore, d'odeur spéciale, agréable, épicée, d'un poids spécifique de 0,914, entrant en ébullition entre 145° et 150°, sous une pression de 20 millimètres, soluble dans tous les dissolvants organiques usuels, qui, oxydé, se transforme en acide vératrique et en acide pyrocatéchique.

L'*isométhyleugénol* se présente sous la forme d'un liquide incolore, d'odeur particulière, agréable, à saveur chaude, aromatique, entrant en ébullition entre 150° et 155°, sous une pression de 22 millimètres, soluble dans tous les dissolvants organiques usuels.

RADIX ARISTOLOCHIÆ LONGÆ, RACINE D'ARISTOLOCHE LONGUE, D'ARISTOLOLOCHIA LONGA, L.

Très répandue dans les vignes, les haies et les plaines de l'Italie, de la France méridionale et de l'Espagne, cette plante livre, au droguier, ses racines non officinales, qui s'y présentent sous la forme de fragments tuberculeux, allongés, de 20 centimètres de long sur 4 centimètres de diamètre, à surface externe, lisse, rouge brunâtre, parfois légèrement mamelonnée, d'odeur nulle, à saveur astringente, légèrement aromatique. Renfermant de l'essence, des matières résineuses, de la palmitylphytostérine, du tanin, de l'acide aristolochique ou aristoline et de l'aristolochine, elles se prescrivent parfois, dans la médecine populaire de ces pays, sous la forme de décoctions, à doses de 10 à 15 grammes sur 200 grammes d'eau, comme emménagogue et comme antiasthmatique. Il en est de même des racines d'*Aristolochia rotunda* L., plante originaire de l'Europe méridionale et de l'Algérie, d'*Aristolochia cymbifera* et d'*Aristolochia brasiliensis*, plantes originaires du Brésil, qui renferment, outre du tanin, des matières résineuses, des traces d'essence, de l'acide aristinique, de l'acide aristidinique et de l'aristoline.

L'ACIDE ARISTINIQUE, $C^{18}H^{18}NO^7$, se présente sous la forme d'une poudre vert jaunâtre, cristalline, fusible à 275°, très peu soluble dans l'alcool, l'éther, le chloroforme, très soluble dans les alcalins, qui se dissout avec une coloration verte dans l'acide sulfurique.

L'ACIDE ARISTOLIQUE, $C^{17}H^{10}(CH^3)NO^7$, se présente sous la forme d'une poudre vert jaunâtre, fusible à 260°, peu soluble dans les dissolvants ci-dessus mentionnés.

L'ARISTOLINE, $C^{15}H^{28}O^3$, se présente sous la forme d'aiguilles incolores, fusibles à 265°, très peu solubles dans l'éther de pétrole, mais très solubles dans l'alcool, l'éther.

L'ARISTOLOCHINE OU ARISTINE se prépare en extrayant cette drogue, en présence d'acide chlorhydrique, par de l'alcool, dont la solution concentrée, agitée avec de l'éther, lui abandonne ses matières résineuses ; celle-là, précipitée par addition de carbonates alcalins, livre un dépôt amorphe, blanchâtre, qui, donnant les réactions des alcaloïdes, se dissout avec une coloration verte, puis bleu verdâtre dans l'acide sulfurique.

La PALMITYLPHYTOSTÉRINE, $C^{48}H^{74}O^2$, se prépare en extrayant cette drogue pulvérisée, par de l'éther, dont la solution concentrée, agitée avec des alcalins, est concentrée, puis soumise à la cristallisation spontanée, où elle dépose une masse cristalline rouge, que l'on reprend, en présence d'ammoniaque, par de l'éther qui, décanté, est soumis à la cristallisation spontanée. Elle se présente sous la forme d'une poudre cristalline, blanche, fusible à 82°, très soluble dans l'éther, le chloroforme, l'éther de pétrole, l'alcool bouillant, pour ainsi dire insoluble dans l'alcool dilué, qui, saponifiée, se décompose en acide palmitique et en phytostérine.

XIVe ORDRE. — SAXIFRAGINÉES

HAMAMÉLIDACÉES

Cette famille, comprenant 17 genres et 45 espèces, toutes subtropicales, est représentée par des arbres ou par des arbustes, à feuilles isolées, stipulées, pennées, à fleurs hermaphrodites, actinomorphes, rarement zygomorphes (Rhodolée), parfois unisexuées, mais penta- ou tétramères. Leur fruit est une capsule loculicide, septicide, qui renferme dans chacune de ses deux loges une graine à albumen mince, à cotylédons foliacés. Ces plantes sont caractérisées par leurs feuilles, recouvertes de poils tecteurs, unicellulaires, coniques, isolés ou réunis en étoiles. Portant, sur leur épiderme inférieur, des stomates toujours accompagnés de deux cellules annexes, parallèles à l'ostiole, elles renferment dans leur mésophylle des macles ou des prismes d'oxalate de chaux. L'appareil sécréteur de leurs racines est constitué par des canaux sécréteurs, pluricellulaires, localisés dans leur liber primaire, et par des cellules sécrétrices simples, disséminées dans leurs rayons médullaires. Ces plantes se rencontrent principalement au Japon, en Chine, en Asie Mineure et dans le sud de l'Amérique du Nord.

STYRAX LIQUIDUS, STYRAX LIQUIDE, DE LIQUIDAMBAR ORIENTALIS, Mill.

Origine botanique. — Cet arbre, de 10 à 13 mètres de haut, ressemblant un peu à nos platanes, porte des feuilles isolées, stipulées, palmées, à 3 ou à 5 lobes dentelés sur leurs bords, maïs parcourus par une nervure médiane, prononcée, et par des nervures secondaires et tertiaires, anastomosées. Ses fleurs mâles, disposées en épis, sont constituées par un calice à 5 sépales, par une corolle avortée, par un androcée à 5 étamines, à filets très courts, portant deux sacs polliniques. Ses fleurs femelles, constituées de la même manière, renferment un pistil, à 2 carpelles fermés, concrescents en un ovaire biloculaire, surmonté de deux styles libres, qui renferme dans chacune de ses loges un ovule anatrope, pendant. Son fruit est une capsule loculicide, septicide, qui, s'ouvrant dans sa partie supérieure, renferme, dans chacune de ses deux loges, une graine albuminée, à cotylédons foliacés.

Origine géographique. — Originaire de l'Asie Mineure, où il y est cultivé, il s'y rencontre principalement à l'état sauvage en Syrie, à Kos, à Smyrne, à Marmorizza, à Isgengak, à Ullagiova, sous la forme de vastes forêts.

Récolte. — Parcourue dans son liber primaire, par de larges canaux sécréteurs, pluricellulaires, schyzogènes, cette plante est incisée au mois de juin par les Turcomans et les Turmènes, qui amollissent, au préalable, son écorce en la frappant à l'aide de grosses pierres ou de marteaux. Elle exsude alors un latex, que l'on recueille sur des chiffons disposés autour de son tronc. Son écorce, arrachée quelques jours plus tard, puis raclée ainsi que son liber, afin de les priver de leur baume, qui s'y est accumulé, est ensuite chauffée, dans de grands chaudrons en cuivre, avec de l'eau bouillante, sur laquelle elle surnage ; son latex tombant au fond de ces récipients. Cette écorce, desséchée, est ensuite fragmentée, pour être vendue au clergé grec, qui l'utilise comme aromate, dans ses rites religieux. Le latex ainsi obtenu, décanté, mélangé à celui qui fut récolté sur ces chiffons ou en raclant cette écorce, est ensuite traité par de l'eau bouillante, que l'on verse sur des filtres en crins de chevaux ; il est alors expédié sur Smyrne ou sur Constantinople dans des sacs en peaux de chèvre, cousues ensemble. Notons que le latex ainsi exsudé puis solidifié à l'air, se rencontre parfois dans le droguier, sous la forme de larmes ou sous celle de masses, que l'on vend sous la dénomination de *Storax rouge*.

Description de la drogue. — Le styrax se présente sous la forme d'un liquide épais, visqueux, très adhérent, difficilement solidifiable, de couleur gris terne s'il renferme de l'eau, celle-ci devant être évaporée à la chaleur du bain-marie ; anhydre, il est brunâtre, transparent, d'odeur agréable, aromatique, spéciale, à saveur âcre, aromatique. Très soluble dans l'éther, le chloroforme, le sulfure de carbone, l'éther acétique, il ne se dissout qu'en partie dans l'alcool froid, l'éther de pétrole, l'essence de térébenthine, voire même dans l'eau. Versé dans un flacon rempli d'eau, il tombe au fond de ce récipient, mais déposé sur un porte-objet, que l'on abandonne pendant un certain temps à l'air, il se prend en une masse solide, constituée par une gangue amorphe renfermant de nombreux cristaux aiguillés de styracine, et des prismes incolores d'acide cinnamique, ceux-ci étant seuls solubles dans l'eau bouillante.

Falsifications. — Il est souvent falsifié par addition de diverses résines, telles que celles des Conifères, entièrement solubles dans l'éther de pétrole, dont les solutions abandonnent des résidus dégageant à chaud, en présence de potasse caustique, une odeur térébinthinée ; mais on le

falsifie aussi, en l'additionnant de baumes divers, provenant particulièrement du Liquidambar américain, à peu près identique, quant à sa composition chimique, au styrax asiatique. Le baume du *Styrax calamitus*, plante elle aussi originaire de l'Orient, sert aussi à le falsifier, mais il communique alors, aux solutions éthérées de notre drogue officinale, une belle fluorescence verdâtre ; il en est de même du baume de Gurjun. Notons que l'indice d'acidité du styrax doit être compris entre 60 et 75, celui de saponification entre 100 et 140.

Réactions. — Chauffé dans une éprouvette, le styrax dégage des vapeurs blanches, âcres, aromatiques, irritantes pour les muqueuses, qui se déposent ensuite, sur les parois froides de ce verre, sous la forme de petits cristaux aiguillés, incolores, solubles dans l'eau bouillante, dont la solution, additionnée d'acide sulfurique et de permanganate potassique, dégage l'odeur caractéristique de l'aldéhyde benzylique. Chauffé avec de l'eau, le styrax donne une solution qui dégage à chaud, en présence de permanganate de potasse, l'odeur de l'aldéhyde benzylique. Traité par de l'éther, il donne une solution qui, additionnée d'acide sulfurique, forme, à la ligne de contact des deux liquides, un anneau rouge brunâtre, sa couche éthérée se colorant en vert bleuté.

Analyse chimique. — Il renferme de l'acide cinnamique libre ou combiné sous la forme d'éthers, du cinnamène ou styrol, de la styracine ou cinnamate cinnamylique, de l'éther phénylbenzylique d'acide cinnamique, de l'éther éthylique d'acide cinnamique, de la vanilline, de l'éther éthylique de vanilline, du cinnamate de benzyle et du storésinol.

Notons qu'on doit l'analyser comme suit : Agitez ses solutions éthérées avec des dissolutions aqueuses de carbonate ammonique, afin de les libérer de leur acide cinnamique libre, puis avec des solutions aqueuses de carbonate de soude et de bisulfite de soude, celles-ci s'emparant de leur vanilline ; cette solution éthérée, soumise à la distillation fractionnée, abandonne un résidu en partie cristallisable, constitué par du cinnamate de cinnamyle ou styracine, en partie non cristallin, que l'on décompose par la potasse caustique alcoolique, et que l'on soumet à la distillation fractionnée, afin d'obtenir le cinnamate d'éthyle et un résidu qui, soumis à l'extraction par de l'alcool, donne une solution renfermant le storésinol.

Le STORÉSINOL, $C^8H^{13}O$, se présente sous la forme d'une poudre blanche, amorphe, inodore, insipide, insoluble dans l'eau, mais très soluble dans l'alcool, l'éther, le chloroforme. Il se dissout avec une coloration rouge, fluorescente en vert, dans l'acide sulfurique ; rouge violacé, puis bleu verdâtre dans cet acide additionné d'une goutte de perchlorure de fer.

Usage thérapeutique. — On le prescrit, à doses de 0 gr. 5 à 1 gramme plusieurs fois par jour, sous la forme de pilules ou sous celle de capsules, comme expectorant, comme antiblennorragique et comme antiseptique, puis sous celle d'onguents ou de liniments comme parasiticide, comme antiseptique et comme spécifique contre certaines maladies cutanées, particulièrement contre la gale.

Pharmacie galénique. — Il sert à préparer

l'Unguentum Styracis, le Styrax liquidus depuratus, que l'on obtient en chauffant cette drogue à la chaleur du bain-marie, afin de la libérer de son eau, puis en la dissolvant dans de l'éther, dont la solution est soumise à la distillation fractionnée.

Historique. — Apprécié depuis de très nombreux siècles, le styrax était connu des Anciens, qui le prescrivaient, comme je suis parvenu à le démontrer, dans la préparation de leurs masses à embaumer (Dr L. Reutter de Rosemont : *Comment nos pères se soignaient, se parfumaient et conservaient leurs corps ;* Doin, Paris, 1917, vendu sous le haut patronage de M. Poincaré et sous les auspices de la Croix-Rouge de France, en faveur de nos Héros indigents, les grands blessés). Hérodote nous apprend qu'il était un des produits commerciaux les plus importants des Phéniciens, qui le recevaient déjà, selon Théophraste et selon Pline, de l'Asie Mineure.

Notons que la plante *Altingia excelsa seu Liquidambar altingia* Bl., originaire de Java et de la Malaisie, livre aussi, au droguier, un baume non officinal, qui, parvenant en Europe sous la dénomination de *résine de Rassamala*, se présente sous la forme de morceaux irréguliers, riches en parties ligneuses, d'odeur aromatique, rappelant celle de la cannelle et de la térébenthine, fusibles à 79°, très peu solubles dans l'acétone, peu solubles dans l'éther de pétrole, l'alcool, mais très solubles dans l'éther, l'éther acétique, le chloroforme. Ils renferment outre de la résène, des éthers, de l'acide cinnamique, du résinotannol, de l'aldéhyde benzylique et de l'aldéhyde cinnamique.

STYRAX AMERICANUS, STYRAX AMÉRICAIN, DE LIQUIDAMBAR STYRACIFLUA, L.

Originaire de la Floride, de la Louisiane et du Mexique, cet arbre livre, au droguier, son écorce non officinale en Europe, qui s'y présente parfois sous la forme de fragments aplatis ou cintrés, d'un à deux millimètres d'épaisseur, à surface externe, subérifiée, brun pâle, à face interne, jaune brunâtre, finement striée dans le sens de la longueur, d'odeur aromatique, spéciale, à saveur aromatique, âcre. On la prescrit parfois, sous la forme de décoctions, comme aromatique, mais elle est surtout utilisée comme aromate dans les rites religieux de l'Eglise romaine de l'Amérique.

Incisé, cet arbre laisse exsuder un latex qui, recueilli dans des vases, est additionné à celui obtenu en chauffant son écorce ou les chiffons ayant servi à entourer le tronc de cet arbre incisé, avec de l'eau bouillante. Décanté puis filtré, ce styrax se présente sous la forme d'un liquide épais, visqueux, jaune brunâtre, transparent, plus lourd que l'eau, d'odeur aromatique, suave, balsamique, agréable, à saveur âcre, aromatique, légèrement amère, très soluble dans l'éther, l'alcool, le chloroforme, en partie soluble dans l'eau, l'éther de pétrole.

Il renferme de la vanilline, de la styracine, du cinnamène ou styrol, du storésinol, de l'acide cinnamique et de l'acide benzoïque libres, outre des traces d'essence, de l'éther phénylpropionique d'acide cinnamique, aussi se prescrit-il comme succédané de notre styrax officinal dans la thérapeutique américaine.

Notons que les fruits de cette plante renferment une saponine cristalline de formule $C^{55}H^{80}O^{25}$, qui, hydrolysée, se décompose en glucose et en sapogénine.

Le *Liquidambar macrophylla* Oerst, de l'Amérique centrale et le *Liquidambar formosana* Hance, du sud de la Chine et de Formose, livrent aussi, au droguier de ces pays, leurs baumes, qui renferment les mêmes principes chimiques que le styrax officinal.

Il en est de même de la plante *Styrax japonica*, originaire de l'Extrême-Orient, dont les fruits renferment, outre des matières résineuses et pectiques, de la styracite et de la saponine.

La STYRACITE, $C^6H^{12}O^5$, se prépare en chauffant les péricarpes de ces fruits avec de l'eau bouillante, dont la solution, concentrée sous pression réduite, abandonne un résidu, que l'on reprend par de l'alcool bouillant, celui-ci étant soumis à la cristallisation spontanée. Elle se présente sous la forme de prismes incolores, solubles dans l'eau, l'alcool dilué, dont les solutions possèdent un pouvoir rotatoire, lévogyre, de — 56°45′. Oxydée par de l'acide nitrique, elle se transforme en acide oxalique.

La SAPONINE, $C^{55}H^{80}O^{25}$, se prépare en extrayant les péricarpes de ces fruits par de l'alcool méthylique bouillant, dont la solution, concentrée, dépose des cristaux en rosettes qui, purifiés à l'aide d'éther, sont soumis à la cristallisation spontanée dans de l'alcool.

Elle se présente sous la forme d'aiguilles prismatiques, incolores, inodores, amères, fusibles à 238°, insolubles dans l'éther, le chloroforme, peu solubles dans l'eau, très solubles dans les alcalins très dilués, l'alcool éthylique ou méthylique, l'acide acétique glacial, dont les solutions possèdent un pouvoir rotatoire, lévogyre, de — 39°15′. Hydrolysée par de l'acide sulfurique dilué, cette saponine se décompose en pentose oxydable en acide mucique et en sapogénine.

La *Sapogénine* se présente sous la forme d'une poudre blanche, insoluble dans l'eau, soluble dans l'éther, l'alcool, l'éther de pétrole, qui, chauffée avec de la potasse caustique, livre de l'acide tiglinique et une substance encore mal définie.

CORTEX, OLEUM ET FOLIUM HAMAMELIDIS, ÉCORCE, ESSENCE ET FEUILLE D'HAMAMELIS, D'HAMAMELIS VIRGINICA, L.

Origine botanique. — Cet arbre, de 4 à 7 mètres de haut, à ramifications recouvertes de poils tecteurs, brunâtres, porte des feuilles isolées, pétiolées, stipulées, à limbe entier, lancéolé ou ovoïde, dentelé sur ses bords, qui sont découpés en forme de scie, mais il est toujours parcouru par une nervure médiane, prononcée, et par des nervures secondaires et tertiaires, anastomosées. Ses fleurs, disposées sous la forme de grappes axiales, mais toujours entourées de petites bractées jaune brunâtre, sont constituées par un calice à 4 sépales linéaires, velus ; par une corolle à 4 pétales, qui entourent 4 étamines, à filets très velus, et un pistil à 2 carpelles fermés, concrescents en un ovaire biloculaire, surmonté d'un style bilobé, qui renferme, dans chacune de ses loges, un ovule anatrope, pendant, à raphé ventral. Son fruit est une capsule loculicide, septicide, qui renferme, dans chacune de ses deux loges, une graine à albumen mince, à cotylédons foliacés.

Origine géographique. — Fleurissant de septembre en novembre, il croît à l'état sauvage et cultivé dans les terrains pierreux, pauvres en humus, du Canada, de la Floride, en un mot aux Etats-Unis, puis en Chine, au Japon, aux Indes, voire même dans l'Europe méridionale, où on le cultive comme plante d'ornement.

Description de son écorce. — Incisé longitudinalement, puis transversalement, cet arbre livre, au droguier, son écorce qui, desséchée, s'y présente sous la forme de fragments cintrés ou aplatis, de dimensions variables, à surface externe gris jaunâtre, fendillée, recouverte de taches blanchâtres ou noirâtres, dues à la présence de lenticelles ou de lichens (mais elle est parfois lisse, vert rougeâtre, si elle a été au préalable mondée de son suber), à face interne brun cannelle, striée dans le sens de la longueur, à cassure facile, plus fibreuse intérieurement, à saveur astringente, légèrement amère, d'odeur spéciale, rappelant celle du tanné ou du quinquina.

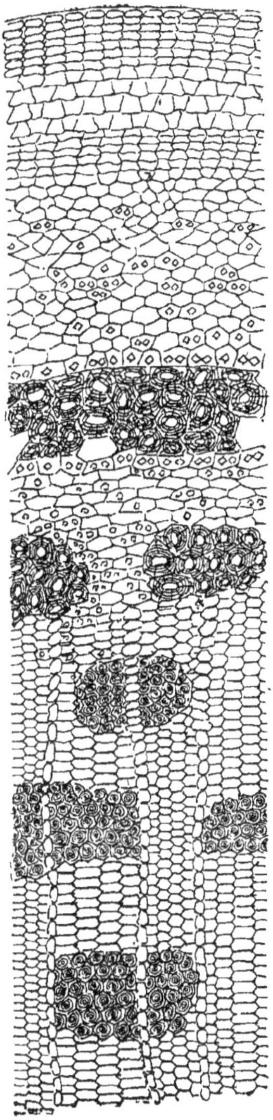

Examen microscopique (fig. 214). — Examinée sur une coupe transversale, cette écorce est parfois constituée par un suber, à plusieurs assises de cellules aplaties, disposées en files radiales ; par un parenchyme cortical, à cellules polygonales, riches en cristaux prismatiques d'oxalate de chaux ; puis par un anneau sclérenchymateux, à 3 ou à 6 rangs de cellules scléreuses, petites, dont les parois épaissies sont canaliculées. En dessous de cette zone se rencontrent 3 ou 5 assises de cellules polygonales, riches en grains d'amidon, et le liber parcouru par des rayons médullaires, à un rang de cellules. Il est constitué par de petites cellules polygonales, disposées en files radiales, qui entourent des zones concentriques de fibres libériennes, tangentiellement allongées, oblongues, à lumen punctiforme. Les cellules, entourant ces amas de fibres libériennes, renferment toujours un petit cristal d'oxalate de chaux. Cette

Fig. 214. — Coupe transversale de l'écorce d'hamamélis.

coupe, traitée par du perchlorure de fer, se colore en noir, à l'exception de ses cellules scléreuses.

Falsifications. — Rarement falsifiée, cette drogue est parfois confondue avec d'autres écorces constituées, microscopiquement parlant, d'une manière fort différente.

Analyse chimique. — Elle renferme des traces d'essence, de la cire, de l'huile, du tanin d'Hamamelis, $C^{14}H^{14}O^9$, de l'acide gallique, du mucilage, de l'hamameline, des matières résineuses et pectiques.

Sa cire se présente sous la forme d'une masse onctueuse, jaune blanchâtre, inodore, fusible à 75°, insoluble dans l'eau, l'éther de pétrole, très soluble dans le chloroforme, peu soluble dans l'éther, l'alcool, le benzène, etc., etc.

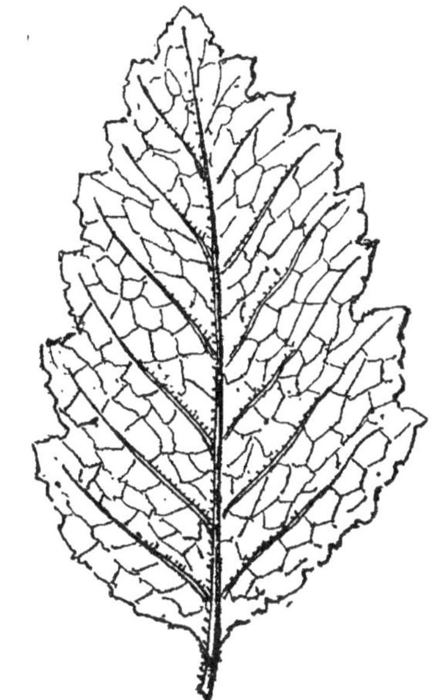

Fig. 215. — Feuille d'hamamélis.

Son huile fixe se présente, tout comme celle des feuilles de cette plante, sous la forme d'une masse onctueuse, fusible à 50°, soluble dans tous les dissolvants organiques usuels, qui, saponifiée par de la potasse caustique, livre un savon et une substance soluble dans l'éther ou phytostérine ; ce savon insoluble dans ce dissolvant, mais très soluble dans l'eau, donne alors une solution qui, traitée par de l'hydrate barytique, précipite les sels de baryum des acides oléique, palmitique et stéarique.

Le tanin d'Hamamelis, se rencontrant aussi dans les feuilles de cette plante, se présente sous la forme d'une poudre jaune brunâtre, fusible à 75°, insoluble dans le benzène, le chloroforme, l'éther de pétrole, très soluble dans l'éther, l'alcool, dont les solutions se colorent en bleu par addition de chlorure ferreux, mais cette solution se colore en rouge violacé par celle de carbonate de soude. Réduisant à chaud la liqueur de Fehling et le nitrate d'argent ammoniacal, il donne des solutions aqueuses, se précipitant, en un dépôt bleu verdâtre, par addition d'eau de baryte, bleu par celle d'eau de chaux. Hydrolysé il se décompose en acide gallique et en glucose.

Usage thérapeutique. — Elle se prescrit, à doses de 5 à 10 grammes sur 200 grammes d'eau, sous la forme de décoctions, ou à doses de 0 gr. 5 à 1 gramme plusieurs fois par jour, sous celle de poudres ou de pilules, comme sédatif, comme astringent et comme styptique, puis extérieurement, sous la forme, d'onguents comme sédatif.

Pharmacie galénique. — Elle sert à préparer la Tinctura Hamamelidis, l'Extractum Hamamelidis, qui se prescrit comme spécifique contre les varices, les hémorroïdes et les phlébites.

Examen microscopique (fig. 216). — Examinée sur une coupe transversale, cette feuille est constituée par un épiderme supérieur, recouvert d'une fine cuticule ; il entoure un tissu en palissade, à un rang de cellules, ou un collenchyme disposé en dessus de sa nervure médiane, puis le mésophylle hétérogène, asymétrique, parcouru, d'un épiderme à l'autre, par de grandes cellules sclérenchymateuses, plus ou moins ramifiées, à parois épaissies, canaliculées. Celui-ci entoure le faisceau central, arqué, représenté par un cordon libéro-ligneux, circulaire, et par un cordon supérieur, arqué, qui sont recouverts par du liber mou et par un péricycle lignifié. L'épiderme inférieur est constitué par des cellules aplaties ou polygonales, à parois sinueuses, qui entourent de nombreux stomates toujours accompagnés de 2 cellules annexes, parallèles à l'ostiole ; mais il porte, de ci, de là, des poils tecteurs, coniques, unicellulaires, isolés ou le plus souvent disposés en forme de rosettes.

Falsifications. — Cette drogue est parfois mélangée à des feuilles de *Corylus Avellana*, qui, examinées au microscope, sont différemment conformées.

Réactions. — L'extrait d'Hamamelis, repris par de l'éther, donne un liquide qui, additionné du double réactif de Kiliani, forme, à la ligne de contact des deux liquides, un anneau rouge brunâtre (Hamamelistanin).

Analyse chimique. — Cette drogue renferme des traces d'essence, de la palmitine, de l'oléine, du tanin, de l'hamaméline non encore chimiquement bien définie.

Son ESSENCE se présente sous la forme d'un liquide mobile, incolore ou jaune brunâtre, d'odeur spéciale, à saveur légèrement aromatique, d'un poids spécifique de 0,900, à pouvoir rotatoire, dextrogyre, de + 4°29', peu soluble dans l'alcool, mais très soluble dans l'éther, le chloroforme, les huiles grasses et essentielles. Elle est constituée par un mélange de terpène dextrogyre, d'un poids spécifique de 0,897, à pouvoir rotatoire de + 14,88°, d'hydrocarbures saturés, de pinène, d'une substance phénolique mal définie, et d'éthers d'acides mal définis.

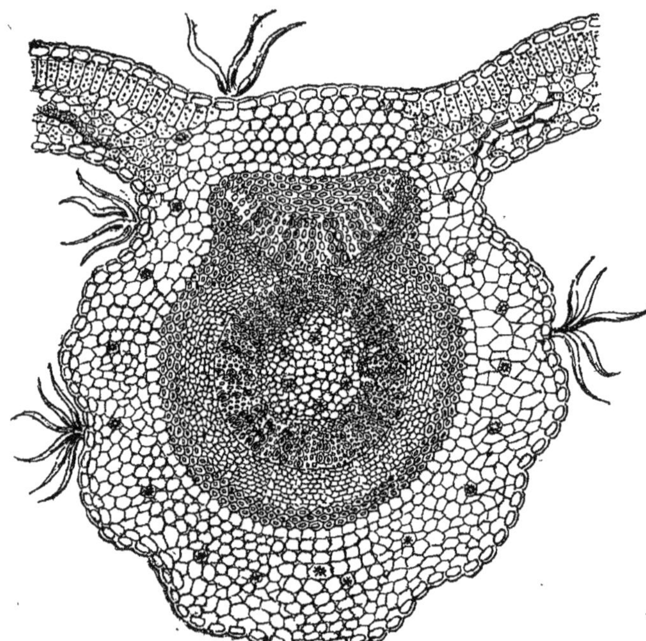

Fig. 216. — Coupe transversale de la feuille d'hamamélis.

Action physiologique. — Elle possède les mêmes vertus physiologiques que les feuilles de cette plante.

Description des feuilles (fig. 215). — Récoltées avec soin à la main, puis desséchées au soleil, les feuilles de cette plante se présentent, dans le droguier, sous leur forme naturelle ou sous celle de fragments. Courtement pétiolées, à limbe entier, lancéolé ou ovoïde, de 10 à 12 centimètres de long sur 5 à 8 centimètres de large, à base arrondie, à bords grossièrement dentelés en forme de scie, dont les dents sont arrondies ou ondulées, elles sont parcourues par une nervure médiane, prononcée, et par des nervures secondaires et tertiaires, anastomosées. De couleur vert mat ou vert brunâtre, elles possèdent une saveur astringente, aromatique, légèrement amère, une odeur faiblement aromatique.

Usage thérapeutique. — Ces feuilles se prescrivent, à doses de 0 gr. 5 à 1 gramme plusieurs fois par jour, en poudres ou en pilules, et à doses de 5 à 15 grammes sur 200 grammes d'eau, sous la forme de décoctions, comme sédatif, comme astringent et comme analgésique.

Action physiologique. — Peu toxiques, elles ne sont pas, comme on l'a prétendu pendant un certain temps, une panacée universelle ; mais elles agissent comme vaso-constricteur, en diminuant en outre les douleurs, puis comme tonique sur la tunique musculaire des veines ; de là leur emploi pour combattre les hémorragies et les varices.

Pharmacie galénique. — Elles servent à préparer la Tinctura Hamamelidis, l'Extractum Hamamelidis, qui se prescrit à doses de 5 à 10 gouttes trois fois par jour.

Incompatibilités. — Il ne faut jamais les ordonner, ainsi que l'écorce de cette plante (ou leurs dérivés) avec de la teinture d'hydrastis, celle-ci précipitant la teinture d'hamamelis sous la forme d'un dépôt blanc, soluble dans un mélange de glycérine et d'alcool.

Historique. — Utilisées depuis de nombreux siècles par les Indiens, sous la dénomination d'*écorce* et de *feuilles du noisetier des sorciers*, ces drogues ne parvinrent en Europe qu'en l'an 1870, époque où elles furent introduites, dans la thérapeutique moderne, grâce aux travaux de Durham et de Hugues, qui les recommandèrent comme sédatif contre les varices.

SAXIFRAGACÉES

Comprenant 50 genres et plus de 300 espèces, répandues pour la plupart sous les climats chauds et tempérés du globe, cette famille est représentée par des herbes vivaces ou par des arbustes, à feuilles isolées (Groseillier) ou opposées, simples, non stipulées. Leurs fleurs, rarement zygomorphes, sont généralement actinomorphes, hermaphrodites, pentamères, parfois tétramères (Francée). Leur fruit est une capsule soit loculicide à déhiscence dorsale, soit septicide, voire même parfois une baie, dont la graine, à embryon droit, renferme un albumen charnu.

HERBA SAXIFRAGÆ, SAXIFRAGE, DE SAXIFRAGA CRASSIFOLIA, Willd.

Originaire de la Sibérie, mais cultivée de nos jours dans toute l'Europe, cette plante herbacée livre, au droguier, ses parties aériennes, non officinales, à feuilles très grandes, ovales, charnues, luisantes, glabres. Renfermant des matières résineuses et pectiques, du tanin, de l'acide quercitannique, de l'acide gallique et de la *bergonine*, elle se prescrivent parfois, dans la médecine populaire, comme tonique de l'estomac et comme astringent intestinal.

RADIX HYDRANGEÆ, D'HYDRANGEA ARBORESCENS, L.

Originaire de l'Amérique centrale et du Japon, cette plante livre, au droguier, ses racines non officinales, qui s'y présentent parfois sous la forme de fragments irréguliers, noueux, ramifiés, à surface externe chagrinée, brunâtre. Renfermant une glucoside ou HYDRANGÉNINE, $C^{14}H^{18}O^{11}$ (aiguilles incolores, fusibles à 228°, solubles dans l'eau, l'alcool), du mucilage, de l'huile fixe, de la saponine, du sucre, des matières résineuses et pectiques, elles se prescrivent parfois, dans la médecine populaire, comme diurétique et comme spécifique contre la gravelle et les diverses maladies de la vessie ou des reins.

RADIX HEUCHERÆ, D'HEUCHERA AMERICANA, L.

Originaire des Etats-Unis, cette plante livre, au droguier, ses racines non officinales, qui, renfermant beaucoup de tanin et un glucoside mal défini, se prescrivent parfois, dans la médecine populaire de ce pays, comme astringent intestinal.

FRUCTUS RIBIS, GROSEILLE, DE RIBES RUBRUM, L.

Originaire de l'Orient, mais cultivé de nos jours dans toute l'Europe méridionale et centrale, cet arbrisseau livre, au droguier, ses fruits non officinaux, disposés sous la forme de petites grappes, à baies globuleuses, rougeâtres, de 5 à 7 millimètres de diamètre, qui sont toujours surmontées par les restes persistants, desséchés, du calice, mais supportées par un petit pédoncule peu adhérent. Elles renferment une pulpe succulente, acide, douceâtre, qui entoure de petites graines ovoïdes, jaunâtres, dures, attachées par leurs funicules assez longs aux deux placentes pariétaux. Possédant un albumen charnu, un spermoderme testacé, à 3 assises de cellules, ces graines sont, ainsi que leurs fruits, inodores. Ceux-ci renferment du glucose, de l'acide citrique, de l'acide malique, de la saccharose, une matière colorante et du mucilage, raison pour lesquelles ils se prescrivent, à l'état frais, dans la médecine populaire, comme purgatif évacuant ; ils servent, en outre, à préparer des gelées, non officinales. Notons que les groseilles à maquereau, de *Ribes Uva crispa*, L., plante originaire, elle aussi de l'Orient, mais cultivée de nos jours dans toute l'Europe, renferment les mêmes principes actifs.

CASSIS, DE RIBES NIGRUM, L.

Cultivée dans les jardins de toute l'Europe centrale, cette plante, originaire elle aussi de l'Orient, livre au droguier ses fruits noirs non officinaux, qui renferment des traces d'essence volatile, du glucose, de l'acide malique, de l'acide citrique, des matières résineuses, pectiques et colorantes. Se prescrivant parfois, dans la médecine populaire, comme purgatif et comme sudorifique, ils servent principalement à préparer des sirops pectoraux ou la liqueur dénommée *cassis*.

CRASSULACÉES

Cette famille, comprenant 14 genres et plus de 470 espèces, répandues sous tous les climats subtropicaux et tempérés du globe, est représentée par des herbes ou par des arbustes, à feuilles entières, simples, charnues, isolées ou opposées, non stipulées. Leurs fleurs hermaphrodites sont actinomorphes, tri-, tétra- ou pentamères. Leur fruit est composé par autant de follicules que la fleur a de carpelles, mais il renferme des graines petites, à embryon droit, à albumen charnu, peu abondant.

HERBA SEDI, ORPIN BRULANT, DE SEDUM ACRE L.

Croissant généralement dans les lieux arides de toute l'Europe, cette petite plante, herbacée, livre, au droguier, ses parties aériennes, fleuries, non officinales, qui se prescrivent, dans la médecine populaire, sous la forme de décoctions ou sous celle d'extrait fraîchement préparé, comme antiépileptique et comme sédatif contre le cancer.

Notons qu'ayant traité une grande quantité de *Sedum spectabile* pendant sa croissance, par de l'eau, MM. Forge et Hudson obtinrent un sirop dextrogyre, qui, soumis à l'action de l'acide chlorhydrique ou du brome, devient lévogyre ; soumis à l'action de la phénylhydrazine, il donne une osazone cristalline, fusible à 197°. Ce nouveau sucre, à pouvoir cétonique, de formule $C^7H^{11}O^7$, fut dénommé par eux SEDOHEPTOSE (voir pour plus de détails *Pharm. Journ.*, 1917, p. 68).

Il possède, quant à sa formule, la constitution suivante :

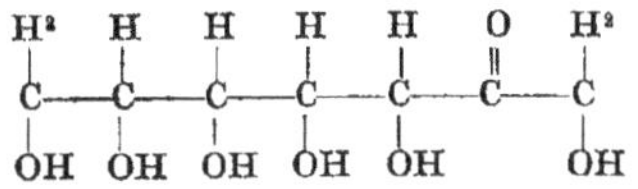

$$\begin{array}{ccccccc}
H_2 & H & H & H & H & O & H_2 \\
| & | & | & | & | & \| & | \\
C\!-\!\!&\!\!C\!-\!\!&\!\!C\!-\!\!&\!\!C\!-\!\!&\!\!C\!-\!\!&\!\!C\!-\!\!&\!\!C \\
| & | & | & | & | & & | \\
OH & OH & OH & OH & OH & & OH
\end{array}$$

mais réduit il donne naissance à la sedoheptite de formule :

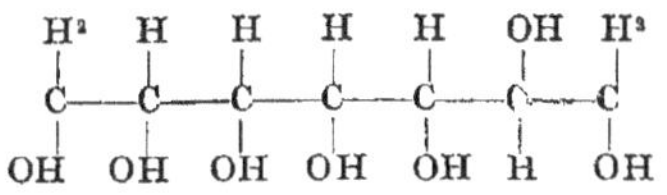

$$\begin{array}{ccccccc}
H_2 & H & H & H & H & OH & H_3 \\
| & | & | & | & | & | & | \\
C\!-\!\!&\!\!C\!-\!\!&\!\!C\!-\!\!&\!\!C\!-\!\!&\!\!C\!-\!\!&\!\!C\!-\!\!&\!\!C \\
| & | & | & | & | & | & | \\
OH & OH & OH & OH & OH & H & OH
\end{array}$$

SUCCUS SEMPERVIVI, SUC DE GRANDE JOUBARBE, DE SEMPERVIVUM TECTORUM, L.

Croissant sur les toits des vieilles maisons ou sur les murs de toute l'Europe, cette petite plante herbacée livre, au droguier, ses parties aériennes qui, fraîches, sont exprimées ; leur suc se prescrivant parfois, dans la médecine populaire, comme rafraîchissant et comme astringent intestinal.

FOLIUM COTYLEDONIS, FEUILLE DE COTYLET, DE COTYLEDON UMBILUCUS, L.

Originaire du midi de la France, cette plante, herbacée, livre au droguier ses feuilles non officinales, charnues, succulentes, longuement pétiolées, subpeltées, qui, grossièrement crénelées sur leurs bords, renferment un glucoside mal défini, de la triméthylamine et du mucilage. Elles se prescrivent parfois, dans la médecine populaire de nos pays, comme diurétique et comme sédatif contre l'épilepsie.

TURNÉRACÉES

FOLIUM TURNERÆ, FEUILLE DE DAMIANE, DE TURNERA APHRODISIACA. Desv.

Originaire du Brésil et de la Californie, cette plante livre, au droguier, ses feuilles non officinales, lancéolées, très crénelées, à segments irréguliers. Renfermant 0,9 p. 100 d'essence, d'odeur rappelant celle de l'essence de camomille, 3 p. 100 de tanin, des matières résineuses et pectiques, outre un principe amer, elles se prescrivent parfois dans ces pays, ainsi qu'au Mexique, comme diurétique et comme aphrodisiaque.

XVᵉ Ordre. — **MYRTIFLORES**

MYRTACÉES

Cette famille, comprenant 72 genres et plus de 2750 espèces, presque toutes tropicales, est représentée par des arbustes et par des arbres souvent de grande taille, à feuilles opposées, non stipulées, simples, parsemées, ainsi que leur écorce, de poches sécrétrices, oléifères, analogues à celles des plantes de la famille des Rutacées ; leurs tiges renfermant, à la périphérie de leur moelle, des tubes criblés. Leurs fleurs, hermaphrodites, actinomorphes, sont pentamères (Myrte, Callistème) ou tétramères (Eugénier), à calice parfois concrescent en une coiffe, qui se détache circulairement à leur épanouissement (Calyptranthe), à corolle se comportant de la même manière (Eucalypte). Leur androcée peut comprendre deux verticilles alternes d'étamines simples, mais celles-ci se ramifient parfois, pour former autant d'étamines partielles. Leur pistil infère est formé de carpelles en même nombre que les sépales (Piléanthe) ou en nombre moindre, 3 (Myrte, Callistème) 2 (Eugénier) fermés, concrescents, en un ovaire bi ou pluriloculaire, renfermant, dans chaque loge, un grand nombre d'ovules anatropes, rarement 2 (Piment, Myrcie). Leur fruit est, en conséquence, une baie (Myrte, Eugénier), une drupe (Aulacocarpe), une capsule loculicide (Melaleuce), un achaine (Chamelauce), qui renferme des graines non albuminées, à embryon droit (Eugénier) ou recourbé, parfois spiralé (Myrte).

Ces plantes sont caractérisées par leurs tiges, avec liber périmédullaire et appareil sécréteur, constitué par des poches oléifères, puis par la présence de macles ou de cristaux prismatiques, simples, d'oxalate de chaux. Leurs feuilles portent toujours des stomates accompagnés de 4 ou de 5 cellules annexes, irrégulières, tandis que leurs cellules en palissade entourent des cellules sécrétrices, à essence.

FRUCTUS ET OLEUM PIMENTÆ, seu AMOMI, FRUIT ET ESSENCE DE PIMENT DE LA JAMAIQUE, DE PIMENTA OFFICINALIS, Berg., seu EUGENIA PIMENTA, D. C.

Origine botanique. — Cet arbre, toujours vert, de 6 à 9 mètres de haut, porte des feuilles opposées, coriaces, à limbe entier, lancéolé, pointu à son extrémité supérieure, mais atténué à sa base en un pétiole d'un centimètre de long. Vert foncé sur sa face supérieure, il est parcouru par une nervure médiane, prononcée, et par des nervures secondaires et tertiaires, anastomosées. Ses fleurs, disposées sous la forme d'ombelles, sont constituées par un calice à 4 sépales concrescents entre eux par leurs bases ; par une corolle blanche, à 4 pétales ovoïdes, légèrement dentelés à leur extrémité supérieure, mais parsemés d'un grand nombre de poches sécrétrices, qui se rencontrent aussi à l'intérieur du limbe de ses feuilles. Ils entourent de nombreuses étamines à filets très longs, et un ovaire infère, biloculaire, renfermant dans chaque loge un ovule anatrope, dont un d'entre eux peut avorter, de telle manière que le fruit de cette plante devient une baie uni- ou biloculaire.

Origine géographique. — Fleurissant deux fois par an, principalement de juin en août, il croît à l'état sauvage à la Jamaïque, au Mexique et en Colombie, en un mot dans toute l'Amérique centrale et dans le nord de l'Amérique du Sud, où on le cultive aussi, ainsi qu'aux Indes, à Bornéo et à Java.

Culture. — Exigeant des climats tropicaux, des sols riches en humus, mais secs, on le cultive souvent à l'état demi-sauvage, en déboisant les forêts dans lesquelles il croît à l'état sauvage ; on le rencontre aussi dans des plantages mixtes, que l'on a installés, à l'aide de plantules, provenant de semis disposés dans des parcs spéciaux.

Récolte. — Récoltés à la main, ou par le gaulage, mais avant leur complète maturité, les fruits de cette plante sont desséchés au soleil, en les disposant sur des claies ou sur des nattes, après les avoir mondés de leurs pédoncules. Triés, puis emballés dans des sacs ou dans des caisses, on les exporte sur Londres, Marseille, le Havre.

Description de la drogue. — Ce fruit se présente sous la forme d'un petit corps ligneux, ovoïde ou sphérique, dur, de 4 à 6 millimètres de diamètre, à surface externe brun noirâtre, grenue, verruqueuse, chagrinée, portant de ci, de là, quelques poils tecteurs, et à sa base, la cicatrice de son pédoncule mondé ; il est surmonté par les restes persistants du calice et du style, qui forment à sa partie supérieure un petit bourrelet blanchâtre. Sectionné en deux, ce fruit est constitué par deux loges, renfermant chacune une graine albuminée, à embryon spiralé, violacé, à radicule grande et à cotylédons foliacés. Sa saveur est piquante, aromatique, son odeur spéciale, aromatique, rappelant un peu celle du poivre et de la cannelle.

Examen microscopique (fig. 217 et 218). — Examiné sur une coupe transversale, ce fruit est constitué par un épicarpe mince, à cellules polygonales, légèrement quadrangulaires, qui portent, de ci, de là, quelques poils tecteurs coniques, unicellulaires. En dessous de celui-ci, se rencontre le mésocarpe constitué extérieurement par des cellules polygonales, renfermant des macles d'oxalate de chaux, qui entourent de nombreux nodules sécréteurs, schyzogènes, à essence, et intérieurement par des cellules polygonales, plus grandes, riches elles aussi en grains d'amidon et en matières colorantes, mais elles entourent quelques faisceaux libéro-ligneux, outre des cellules sécrétrices, à essence, et des cellules renfermant des cristaux prismatiques d'oxalate de chaux. Puis vient l'endocarpe, à une assise de cellules scléreuses, à parois oblitérées, épaissies. En dessous de celui-ci, se rencontre une assise de cellules rectangulaires, séparées les unes des autres par des lamelles cellulosiques. Elles entourent le spermoderme, à 3 tuniques de cellules, dont l'externe est formée par un rang de cellules rectan-

à ceux du *Pimenta acris*, Sw. de 10 millimètres de long sur 3 millimètres de diamètre.

Analyse chimique. — Ces fruits renferment de 2,5 à 6 p. 100 d'essence, des matières grasses, résineuses et pectiques, du mucilage, du tanin, des grains d'aleurone et de l'oxalate de chaux.

Leur **essence** se présente sous la forme d'un liquide incolore ou légèrement jaunâtre, d'odeur aromatique, brûlante, d'un poids spécifique de 0,918 à 1,020, à pouvoir rotatoire, dextrogyre, de + 10° à + 12°, insoluble dans l'eau, dans laquelle elle se sépare en deux couches, l'une surnageant sur ce dissolvant, l'autre tombant au fond du récipient. Par contre, très soluble dans l'éther, l'alcool, le chloroforme, le sulfure de carbone, les huiles grasses et essentielles, elle est constituée par un mélange de 60 à 80 p. 100 d'eugénol, de méthyleugénol, de cinéol, de caryophyllène, de

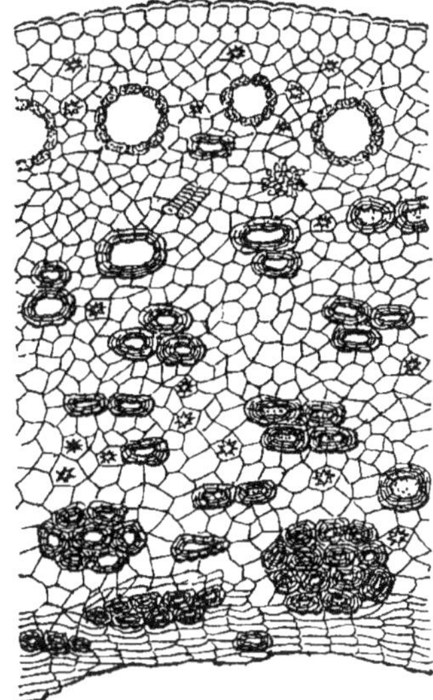

Fig. 217. — Coupe transversale du péricarpe du piment.

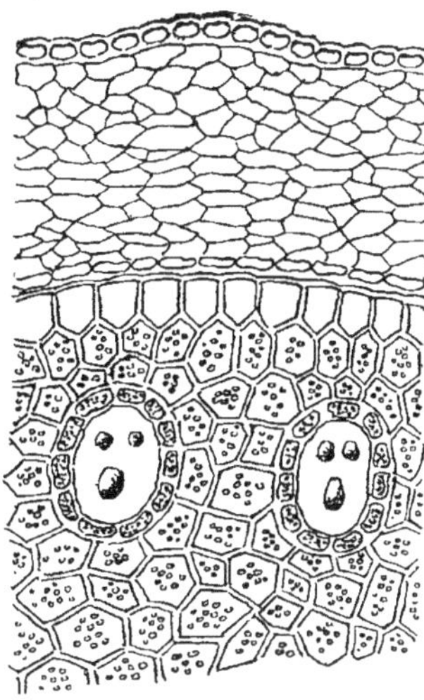

Fig. 218. — Coupe transversale de la graine du piment.

gulaires, à parois épaissies ; la médiane par plusieurs zones de cellules polygonales, à parois minces, gorgées de grains d'amidon, et l'interne par une assise de cellules scléreuses, à parois épaissies en fer à cheval. Son embryon est constitué par de grandes cellules polygonales, gorgées de grains d'aleurone, de matières grasses ; elles entourent de nombreuses cellules sécrétrices, à essence parfois résinifiée.

Falsifications. — Cette drogue est souvent falsifiée par addition de fruits provenant de la plante *Pimenta officinalis* var. Tabasco, croissant au Mexique ; ceux-ci sont plus gros que ceux de notre piment officinal ; puis par celle de fruits de *Piment couronné*, provenant de diverses *Myrcias*, qui croissent à l'état sauvage dans toute l'Amérique centrale ; ceux-là, plus petits que ceux du piment officinal, sont toujours couronnés, sous la forme d'un entonnoir, par les restes persistants du calice. On confond cette drogue avec les fruits du poivre noir ou avec ceux du nerprun, qui, examinés sur une coupe transversale, sont construits d'une manière fort différente. On la mélange aussi à des fruits de piment épuisé, ou

myrtenol, de phellandrène, de pinène, de camphène, d'acide palmitique. Soumise à la distillation sèche, elle dégage de l'ammoniaque.

Le Méthyleugénol $C^{11}H^{14}O^2$, se présente sous la forme d'un liquide incolore, d'odeur spéciale, à saveur chaude, aromatique, soluble dans l'éther, l'alcool, le chloroforme. Entrant en ébullition à 244°, il possède, quant à sa formule, la constitution suivante, mais oxydé, il se transforme en acide vératrique fusible à 180°.

$$
\begin{array}{ccc}
\text{CH}^2\text{—CH}=\text{CH}^2 & & \text{COOH} \\
| & & | \\
\text{C} & & \text{C} \\
\text{HC} \diagup\diagdown \text{CH} & +\text{O} & \text{HC} \diagup\diagdown \text{CH} \\
\text{HC} \quad \text{C—OCH}^3 & \longrightarrow & \text{HC} \quad \text{C—OCH}^3 \\
\text{C} & & \text{C} \\
| & & | \\
\text{OCH}^3 & & \text{OCH}^3 \\
\text{Méthyleugénol} & & \text{Acide vératrique}
\end{array}
$$

Traité en solution éthérée par du brome, il se

transforme en tribromméthyleugénol fusible à 9°. On le prépare synthétiquement, en méthylant l'eugénol ou en faisant réagir en présence de poudre de zinc, l'iodure d'allyle sur du vératrol.

Le MYRTÉNOL $C^{10}H^{16}O$, se présente sous la forme d'un liquide incolore aromatique, d'odeur spéciale, balsamique, d'un poids spécifique de 0,985, à pouvoir rotatoire, dextrogyre, de + 49°25', entrant en ébullition entre 220° et 221°, soluble dans l'éther, l'alcool, le chloroforme, etc., etc. Il possède, quant à sa formule, la constitution suivante :

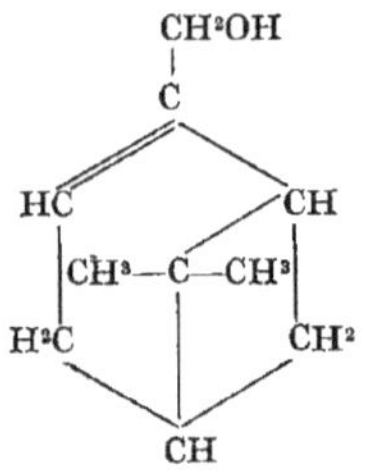

$$CH^2OH$$

Oxydé par du permanganate potassique il livre de l'acide pinique entrant en ébullition à 214° sous une pression de 10 millimètres, mais, traité par de l'acide chromique, il livre du myrténal, car :

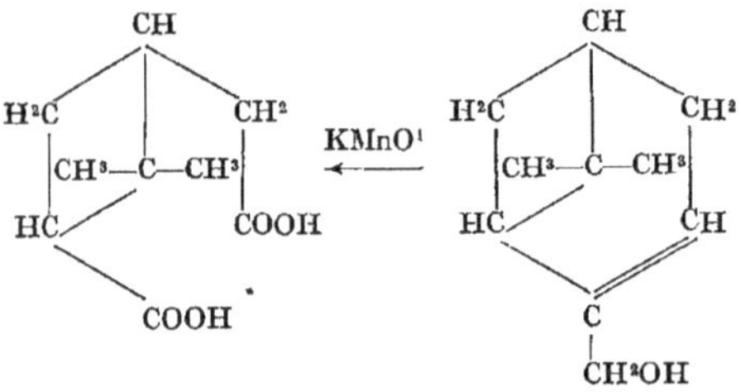

$$\text{Acide pinique} \quad \xleftarrow{KMnO^4} \quad \text{Myrtenol}$$

$$\xrightarrow[\text{chromique}]{\text{Acide}} \quad \text{Myrtenal}$$

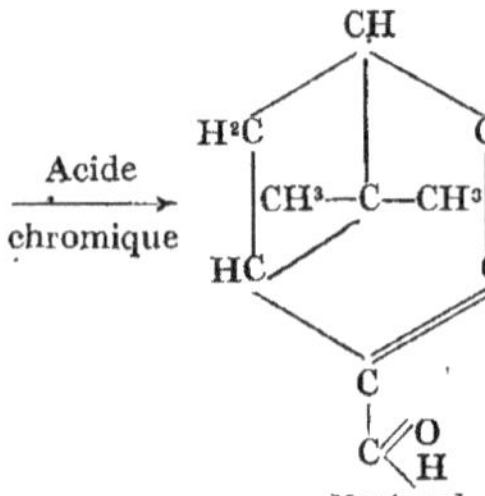

entrant en ébullition à 87° sous une pression de 10 millimètres, son oxime fondant à 79°.

Usage thérapeutique. — Cette drogue se prescrit, à doses de 0,5 à 1 gramme plusieurs fois par jour, en poudres ou en pilules, comme stomachique et comme aromatique ; il en est de même de son essence, que l'on ordonne à raison d'une à deux gouttes, plusieurs fois par jour.

Pharmacie galénique. — Elle sert à préparer la Tinctura Pimentæ, l'Aqua Pimentae, le Spiritus Pimentæ et diverses préparations pharmaceutiques, officinales en Angleterre.

Historique. — Très apprécié de nos jours comme épice, le piment était connu au temps de la Renaissance, sous la dénomination de *Pigmenta*, qui servait à désigner tous les épices. Hernandès, parcourant de 1571 à 1577 le Nouveau Monde, nous transmit, sous la dénomination de *Piper Tabasci*, une description exacte de la plante qui livrait le piment, car, dit-il, ses fruits servent aux Mexicains à aromatiser, ainsi que la vanille, leur chocolade. Caret, droguiste à Londres, ayant reçu en 1601 des fruits de cet arbre, les envoya à Clusius, qui les dénomma *Amomum*, mais ils furent ensuite appelés *Piper odoratum Jamaicensis* par Ray.

OLEUM MYRCIÆ, ESSENCE DE BAY, DE PIMENTA ACRIS Lindl.

Originaire de l'Amérique du Sud, cet arbre porte des feuilles, qui, soumises à la distillation aux vapeurs d'eau, donnent une essence jaunâtre, non officinale, d'odeur aromatique, agréable, balsamique, à saveur chaude, aromatique, persistante, brûlante, d'un poids spécifique de 0,965, à pouvoir rotatoire, faiblement lévogyre, de — 2°, soluble dans l'éther, l'alcool, le chloroforme, les huiles grasses et essentielles. Elle est constituée par un mélange d'eugénol, de chavicol, de méthyleugénol, de méthylchavicol, de citral, de phellandrène, de MYRCÈNE, $C^{10}H^{16}$, d'un poids spécifique de 0,8026, entrant en ébullition à 86° sous une pression de 20 millimètres, aussi sert-elle à préparer le *Bay Rhum*, et diverses autres lotions capillaires.

CARYOPHYLLI, OLEUM CARYOPHYLLI, CLOUS DE GIROFLE, ESSENCE DE GIROFLE, D'EUGENIA CARYOPHYLLATA, Thunberg seu CARYOPHYLLUS AROMATICUS, L. seu JAMBOSA CARYOPHYLLUS, Sp.

Origine botanique. — Cet arbre, toujours vert, de 10 à 12 mètres de haut, à écorce jaune grisâtre, porte des feuilles opposées, non stipulées, coriaces, longuement pétiolées, à limbe entier, lancéolé, pointu à ses deux extrémités, mais ponctué de cellules oléifères, internes, qui lui communiquent par places sa transparence et son arome. Il est parcouru par une nervure médiane, prononcée, et par des nervures secondaires et tertiaires, anastomosées. Ses fleurs actinomorphes, hermaphrodites, disposées sous la forme d'ombelle, sont constituées par un réceptacle charnu, cylindrique ou arrondi, surmonté par un calice à 4 sépales concrescents entre eux par leurs bases ; par une corolle à 4 pétales rose rougeâtre, repliés sur eux-mêmes, c'est-à-dire enveloppant, jusqu'à leur complet épanouissement (comme dans une gaine), un grand nombre d'étamines, à filets très minces, qui portent, en dessous des anthères (s'ouvrant par des fentes longitudinales) deux glandes oléifères, à essence. Ils entourent, en outre, un pistil, à 2 carpelles fermés, concrescents en un ovaire biloculaire, infère, surmonté d'un style court, à stigmate arrondi, qui renferme dans chaque loge un ovule anatrope, pendant. Son fruit est une baie cylindrique, parfois uniloculaire par avortement, mais généralement biloculaire, qui renferme, dans chacune de ses deux loges, une graine ovoïde, recouverte d'un spermoderme mince, à embryon droit, à cotylédons charnus.

Origine géographique. — Fleurissant en septembre, il croît à l'état sauvage aux Moluques, à Ternate, à Tidore, aux Philippines, où on le cultive aussi, ainsi qu'à Bornéo, à Sumatra, à Java, à Penang, à Malacca; on le rencontre aussi à

Pemba, à Zanzibar, à Madagascar, à Amboine, aux Antilles, au Brésil, à la Réunion, à Mayotte, à Cayenne, etc., etc.

Culture. — Exigeant des climats tropicaux, des sols riches en humus, cet arbre se cultive de nos jours en cultures mixtes, dans des parcs, à l'aide de boutures provenant de graines, semées et germées dans de longs sillons bien labourés et irrigués ; on doit prendre soin de recouvrir ces plants de feuilles de bananiers, jusqu'à ce que leurs jeunes pousses aient atteint un certain développement. Agés de deux ans, ils sont alors transportés dans ces parcs, où on les plante, au nombre de 4 ou de 6, au pied de bananiers ou de *Schizolobium excelsum* (à Java), ceux-ci devant les protéger des vents, des intempéries et de l'ardeur des rayons solaires. Ces plantes, ayant atteint leur cinquième année, donnent jusqu'à l'âge de 20 ans des clous de girofle officinaux.

Récolte. — Les boutons floraux de ces plantes, récoltés à la main ou à l'aide de petits sécateurs, en juin ou en décembre, avant leur complet épanouissement, sont livrés aux factories, où on les monde de leurs pédoncules, pour les dessécher ensuite sur des nattes ou sur des claies au soleil ;

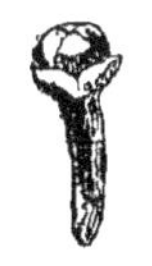
Fig. 219.
Clou
de girofle.

ce qui leur fait perdre environ la moitié de leur poids. On les projette aussi parfois dans de l'eau bouillante, d'où quelques minutes après, on les retire pour les dessécher à la chaleur d'un feu doux ou dans des fours spéciaux, mais ils perdent ainsi une grande partie de leur essence et de leur arome. On admet généralement qu'un eugénier livre en moyenne de 3 à 4 kilogrammes de boutons floraux, dont Amboine est restée un des principaux marchés. Zanzibar en exporte aussi passablement, provenant d'environ 300.000 plantes. Ces boutons floraux y sont recueillis à l'aide d'une longue perche en bambou, portant sur une de ses fourches un panier récolteur et sur l'autre un petit sécateur pouvant être manœuvré depuis la terre ferme, à l'aide d'une ficelle.

Sortes commerciales. — Le commerce européen différencie les clous de girofle, selon leur provenance, en plusieurs variétés, c'est-à-dire en anglais, livrés par les Indes, Madras, Ceylan, qui sont plus beaux et plus aromatiques que ceux de Cayenne, qui sont minces, noirâtres; en français de Madagascar et de l'Ile de France, etc., etc., puis en hollandais de Java et de Bornéo, etc., etc., en américains, c'est-à-dire en brésiliens et chiliens, etc., etc., mais toutes ces variétés nous parviennent, en Europe, après avoir été triées selon leur grandeur, leur couleur et leur arome, dans des sacs ou dans des peaux d'animaux, à raison de 114.135 kilogrammes pour Zanzibar, 1.650.000 kilogrammes pour Penang, 942.000 kilogrammes pour Madagascar, 137.000 kilogrammes pour la Réunion, 137.000 pour les Seychelles, etc., etc. ; un sac pesant en moyenne 50 kilogrammes de produit brut. Cette drogue est généralement transportée en Europe sur Londres, Hambourg, Marseille, Rotterdam, Le Havre, Anvers, Brême, qui en importent en moyenne de 6 à 7.000.000 de kilogrammes par an.

Description de la drogue (fig. 219). — Ces boutons floraux se présentent, dans le droguier, sous la forme de petits corps allongés, brun clair,

de 10 à 15 millimètres de long sur 2 à 3 millimètres de diamètre à leur base. Possédant la forme d'un petit clou tétragone, à angles obtus, ils sont formés par un tube receptaculaire, subcylindrique, ridé dans le sens de la longueur, à pointe infère, mousse ; à sommet évasé, constitué par 4 sépales étalés, libres au sommet, qui est triangulaire, mais concrescents entre eux par leurs bases, qui se prolongent dans leur réceptacle. Etalés en croix, mais carénés en dessous, concaves en dessus, ils sont toujours charnus. Ce réceptacle porte en outre 4 pétales jaune brunâtre, non étalés, repliés sur eux-mêmes en une petite sphère brunâtre, qui entoure un grand nombre d'étamines insérées par leurs filets sur un disque losangique, saillant, portant en outre un pistil à 2 carpelles fermés, concrescents en un ovaire biloculaire, dont chaque loge est uniovulée. L'odeur de cette drogue est spéciale, pénétrante, aromatique, sa saveur aromatique, chaude, légèrement âcre, persistante.

Examen microscopique (fig. 220). — Examiné sur une coupe transversale, le clou de girofle est constitué par un épiderme (*ep*), à cellules tabulaires, dont les parois minces entourent quelques stomates toujours accompagnés de 4 ou de 5 cellules annexes, irrégulières ; mais elles sont recouvertes extérieurement par une cuticule assez épaissie. Puis vient un tissu parenchymateux, dense en dehors, lacuneux en dedans, à cellules polygonales, collenchymateuses vers le centre, qui, renfermant de nombreux cristaux d'oxalate de chaux (*cr*), se colorent en bleu noirâtre par addition de perchlorure de fer. Elles entourent, en outre, de nombreuses cellules sécrétrices (*gl*), ovales ou oblongues, à essence, disposées sur 2 cercles concentriques, qui se colorent en rouge par addition d'acide chlorhydrique renfermant une trace de phloroglucine. Une zone, dite des faisceaux bicollatéraux (*flb*), vient ensuite, avec ses vaisseaux spiralés, grêles, ses fibres libériennes, courtes, à lumen petit, mais ils sont entourés par des cellules parenchymateuses, renfermant un petit cristal d'oxalate de chaux. Au centre de ce parenchyme, et selon la hauteur, où cette coupe a lieu, se rencontre l'ovaire ou la columelle ; celle-ci renferme, en outre, des faisceaux libéro-ligneux, bicollatéraux, protégés par un endoderme très développé. Les sépales et les pétales du clou de girofle sont toujours recouverts par un épiderme riche en stomates, mais leur mésophylle est toujours constitué par des cellules polygonales, riches en cristaux d'oxalate de chaux, qui entourent de nombreux nodules sécréteurs.

Poudre. — Cette drogue, pulvérisée, livre une poudre jaune brunâtre, caractérisée par la présence de ses fibres libériennes, par celle de ses grains arrondis d'amidon, à hile excentrique, par celle de ses cellules sécrétrices, à essence souvent résinifiée, puis par celle de ses cellules parenchymateuses, se colorant en bleu noirâtre, par addition d'une goutte de perchlorure de fer.

Falsifications. — Cette drogue est souvent falsifiée par addition de clous de girofle épuisés, c'est-à-dire privés, par la distillation aux vapeurs d'eau, de leur essence, que l'on reconnaît comme suit ; projetez-les dans un bocal rempli d'eau, les clous de girofle non épuisés tombent au fond de ce récipient, à l'encontre des autres, qui surnagent sur ce liquide. On la falsifie aussi en la mélangeant à des fleurs de piment, ainsi qu'à des fruits de cette plante, ou à ceux du girofle dénommés *Anthyophylli* ou griffes de girofle, qui se présentent, dans le droguier, sous la forme de petits corps cylindriques ou ovales, très durs,

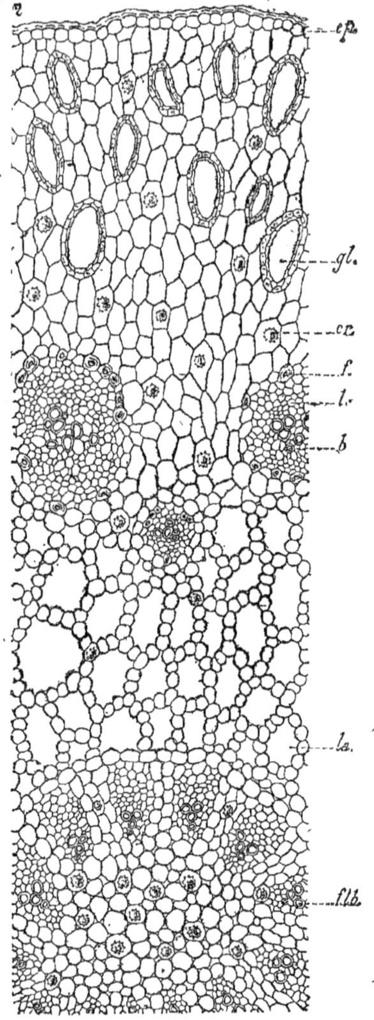

Fig. 220. — Coupe transversale du clou de girofle.

ep) épiderme ; *gl*) cellules sécrétrices ; *cr*) cristaux ; *f*) faisceaux libéro-ligneux ; *l*) liber ; *b*) bois ; *la*) lacunes aérifères ; *flb*) faisceaux libéro-ligneux.

constitués par un tube réceptaculaire, épaissi, supporté par un pédoncule très court, mais surmonté par les restes persistants du calice à 4 dents rapprochées, recourbées vers le haut. Monospermes parfois ou biloculaires, ils renferment au fond de leurs loges une graine non albuminée, à cotylédons foliacés.

Examiné sur une coupe transversale, ce fruit est constitué de la même manière que le clou de girofle, mais ses faisceaux bicollatéraux ne se rencontrent plus au centre, mais à la périphérie de sa columelle, qui s'est lignifiée, épaissie. Ils renferment moins de cellules sécrétrices, à essence, celle-ci s'étant résinifiée, mais une moelle centrale et de nombreuses cellules scléreuses. Leur odeur est moins fine, moins agréable, que celle des clous de girofle, leur saveur moins aromatique, plus amère, plus âcre. Pulvérisées, les griffes du girofle donnent une poudre caractérisée par la présence de leurs cellules scléreuses, à parois épaissies, canaliculées, à lumen assez large, brunâtre, puis par celle de leurs cellules sécrétrices, à essence souvent résinifiée.

Réactions. — Les clous de girofle, épuisés par de l'alcool, donnent un extrait qui, repris par de l'éther, livre une solution limpide, se colorant en rouge à la ligne de contact des deux liquides, par addition du réactif double de Kiliani, sa couche sulfurique se colorant ensuite en rouge violacé.

Dosage des clous de girofle quant à leur pour cent en eugénol. — Soumise à la distillation aux vapeurs d'eau, après avoir été pulvérisée, cette drogue livre une essence, que l'on dose, quant à son pour cent en eugénol, selon le procédé indiqué plus loin (voir Essence de girofle).

Analyse chimique. — Cette drogue renferme de 13 à 18 p. 100 d'essence, un principe amer ou caryophylline, du tanin, des matières résineuses, de l'amidon, de l'oxalate de chaux.

La CARYOPHYLLINE, $C^{30}H^{48}O^3$, se préparant en extrayant cette drogue, soumise à la distillation aux vapeurs d'eau, par de l'éther que l'on évapore, se présente sous la forme d'aiguilles incolores, légèrement amères, fusibles à 310°, insolubles dans l'eau, les acides dilués, mais très solubles dans l'éther, l'alcool, les alcalins.

Préparation de l'essence. — Ces boutons floraux, renfermant, quant à ceux de Bombay, de 19 à 20 p. 100, quant à ceux d'Amboine, de 21 à 22 p. 100, quant à ceux de Zanzibar, de 18 à 20 p. 100. quant à ceux de Penang, de 17 à 18 p. 100, quant à ceux de l'Ile Maurice, de 16 à 19 p. 100 d'essence, donnent, une fois soumis à la distillation aux vapeurs d'eau, dans des récipients parfois très primitifs, un distillatum, qui se sépare en deux couches, l'une, la supérieure, surnageant au-dessus de l'eau, l'autre tombant au fond de son récipient. Toutes deux, décantées, déshydratées, puis mélangées, livrent notre essence de clous de girofle officinale, qui peut aussi être obtenue, en soumettant les griffes du girofle, voire même les feuilles ou les pédoncules floraux de cette plante, à la distillation aux vapeurs d'eau.

Description de l'essence. — Elle se présente sous la forme d'un liquide jaunâtre, devenant brunâtre, épais à l'air, d'odeur agréable, forte, pénétrante, persistante, mais désagréable, si elle est trop concentrée, à saveur chaude, piquante, aromatique, d'un poids spécifique de 1,045 à 1,070, à pouvoir rotatoire, légèrement lévogyre, de — 0°15′ à — 1°, soluble dans l'éther, l'alcool, le chloroforme, l'acide lactique, les huiles grasses et essentielles, en partie soluble dans le sulfure de carbone, l'éther de pétrole, mais très peu soluble dans l'eau, à laquelle elle communique son arome, tout en s'y séparant en deux couches.

Entrant en ébullition à 250°, elle donne les réactions suivantes:

Réactions. — Additionnée d'acide sulfurique, cette essence se colore en bleu, mais cette coloration passe au rouge par addition d'une plus grande quantité de ce réactif. Elle se colore en bleu, puis en violet, par addition d'eau de brome, en bleu puis en vert (si elle a été diluée par de l'alcool), par addition d'une à deux gouttes de perchlorure de fer. Agitée avec de l'ammoniaque, cette essence se précipite en une masse cristalline, jaunâtre, mais elle réduit le nitrate d'argent.

Falsifications. — Elle est souvent falsifiée par addition d'essence de térébenthine, qui diminue son poids spécifique et sa solubilité dans l'alcool, puis par celle de divers phénols, qui, agités avec de l'eau, donnent une solution aqueuse, se colorant en bleu par addition de perchlorure de fer, puis par celle d'essence de piment, qui renferme aussi de l'eugénol.

Dosage de l'eugénol. — Ou doit toujours doser cette essence, quant à sa teneur en eugénol, en agitant 10 centimètres cubes de celle-ci, dans une éprouvette graduée, avec 30 centimètres cubes de lessive de soude à 15 p. 100. Additionnez ce mélange de 50 centimètres cubes d'eau, voire même d'un peu d'éther de pétrole, afin de le clarifier, et notez la diminution constatée ; celle-ci correspond exactement à celle de l'eugénol combiné sous la forme d'eugénate sodique soluble dans l'eau. On peut aussi pratiquer comme suit ce dosage. Introduisez dans un matras 5 grammes d'essence à analyser, 20 grammes de soude caustique à 15 p. 100 et 5 grammes de chlorure de benzoyle, puis agitez vivement le tout pour l'additionner ensuite de 50 centimètres cubes d'eau. Filtrez, lavez, avec de l'eau chaude, le précipité cristallin ainsi formé, que vous traitez par 25 centimètres cubes d'alcool absolu, chaud, quitte à le soumettre à la cristallisation spontanée, afin de tarer ensuite les cristaux de benzoate d'eugénol ainsi obtenus.

Analyse chimique. — Cette essence est constituée par un mélange de 80 p. 100 d'eugénol, de traces de vanilline et de furfurol, qui la fait brunir avec le temps, d'eugénate acétique, d'alcool méthylique, d'éther méthylique d'acide benzoïque, de caryophyllène, de méthylamylcétone, de méthylheptylcétone, de méthylfurfurol et de traces d'acide salicylique libre.

L'EUGÉNOL, $C^{10}H^{12}O^2$, se prépare en agitant une solution éthérée d'essence de clous de girofle avec une solution aqueuse d'hydrate potassique ou de soude caustique, qui, décantée, concentrée, est décomposée, en présence d'éther, par addition d'acide chlorhydrique ; cette solution éthérée, décantée, soumise à la distillation fractionnée, abandonnant l'eugénol, ou les autres dérivés phénoliques que cette essence peut renfermer.

Il se présente sous la forme d'un liquide presque incolore, réfringent, d'odeur spéciale, agréable, persistante, aromatique, à saveur chaude, aromatique, brûlante, d'un poids spécifique de 1,072, entrant en ébullition entre 250° et 251°, soluble dans l'éther, l'alcool, le chloroforme, l'acide acétique glacial, les huiles fixes, mais il est très peu soluble dans l'eau, à laquelle il communique toutefois son arome. S'oxydant rapidement à l'air, en devenant brunâtre et acide, il doit se dissoudre, sans se colorer, dans la potasse caustique, mais avec une coloration rouge dans l'acide sulfurique. Une solution alcoolique d'eugénol se colore en bleu, puis en vert, par addition d'une ou deux gouttes de perchlorure de fer ; mais elle doit se précipiter en un dépôt jaunâtre par celle d'eau de chaux concentrée. Il possède, quant à sa formule, la constitution suivante :

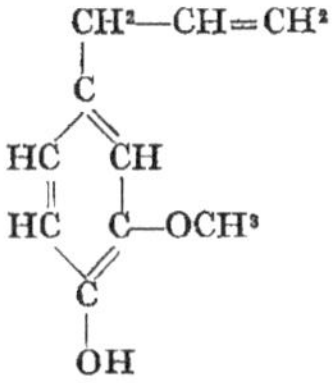

$$
\begin{array}{c}
CH^2{-}CH{=}CH^2 \\
| \\
C \\
HC \quad\ CH \\
\| \\
HC \quad\ C{-}OCH^3 \\
C \\
| \\
OH
\end{array}
$$

Chauffé à 220° avec de l'hydrate potassique, il se transforme en isoeugénol de formule :

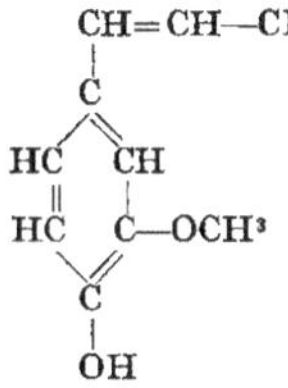

$$
\begin{array}{c}
CH{=}CH{-}CH^3 \\
| \\
C \\
HC \quad\ CH \\
\| \\
HC \quad\ C{-}OCH^3 \\
C \\
| \\
OH
\end{array}
$$

Fondu avec de la potasse caustique, il donne de l'acide pyrocatéchique et de l'acide acétique.

L'ISOEUGÉNOL, se rencontrant dans les essences d'ylang-ylang et de muscade, se présente sous la forme d'un liquide incolore, d'odeur spéciale, agréable, à saveur chaude, aromatique, d'un poids spécifique de 1,087, à indice de réfraction de 1,089, entrant en ébullition entre 262° et 263°, soluble dans l'éther, l'alcool, le chloroforme, les huiles grasses et essentielles.

Les ferments hydrolysants, tels que ceux de la *Russula delica*, transforment l'eugénol en DIHYDROEUGÉNOL, qui, se présentant sous la forme d'une poudre blanche, cristalline, fusible à 105°, insoluble dans l'eau, très soluble dans l'éther, l'alcool, possède la formule :

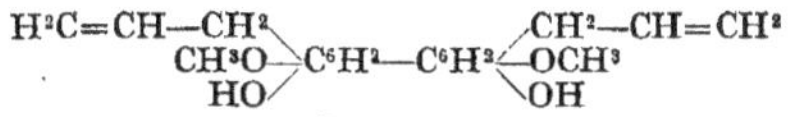

$$
\begin{array}{c}
H^2C{=}CH{-}CH^2 \qquad CH^2{-}CH{=}CH^2 \\
CH^3O{-}C^6H^2{-}C^6H^2{-}OCH^3 \\
HO \qquad\qquad\qquad OH
\end{array}
$$

Dihydroeugénol

Oxydé en solutions alcalines par du permanganate potassique, l'eugénol se transforme en vanilline et en acide vanillique, car :

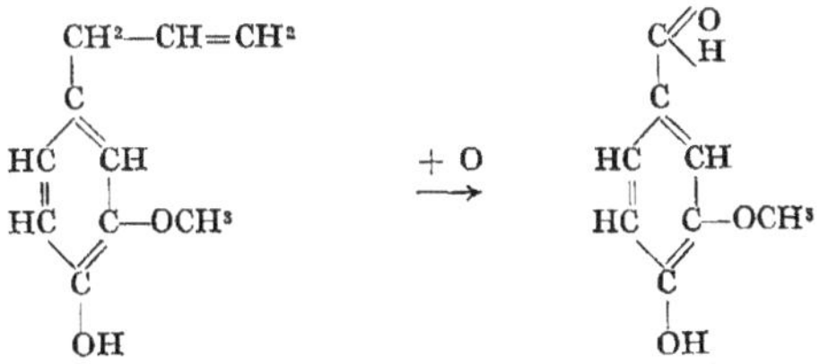

$$
\begin{array}{ccc}
\begin{array}{c}
CH^2{-}CH{=}CH^2 \\
| \\
C \\
HC \quad\ CH \\
\| \\
HC \quad\ C{-}OCH^3 \\
C \\
| \\
OH
\end{array}
& \; +\, O \;\longrightarrow &
\begin{array}{c}
C{<}^O_H \\
| \\
C \\
HC \quad\ CH \\
\| \\
HC \quad\ C{-}OCH^3 \\
C \\
| \\
OH
\end{array}
\end{array}
$$

Eugénol (Allylgaïacol)   Vanilline

$$\text{Acide vanillique}$$

On le prépare synthétiquement, en réduisant, en présence d'alcool, l'alcool coniférique par du sodium (B. 9, p. 418).

L'ACÉTATE D'EUGÉNOL, $C^{12}H^{14}O^3$, se présente sous la forme de cristaux incolores, d'odeur aromatique, à saveur épicée, fusibles à 30°, entrant en ébullition à 281°, solubles dans l'alcool, l'éther, le chloroforme, les huiles fixes, mais insolubles dans l'eau, les alcalis. Il se dissout avec une coloration rouge foncé dans l'acide sulfurique ; mais, oxydé par du permanganate potassique, il se transforme en acide acétovanillique, en vanilline acétylée et en acide acétylvanillique :

$$\text{Acétate d'eugénol} \quad + O \longrightarrow \quad \text{Acide acétovanillique}$$

$$\text{Acétate de vanilline} \longrightarrow \text{Acide acétylvanillique}$$

On le prépare synthétiquement, en faisant réagir l'anhydride acétique sur de l'eugénol.

Le CARYOPHYLLÈNE, $C^{15}H^{24}$, se rencontrant aussi dans l'essence de copahu, se présente sous la forme d'un liquide incolore, entrant en ébullition entre 258° et 260°, d'un poids spécifique de 0,9085, soluble dans l'éther, l'alcool absolu, le chloroforme, les huiles fixes. Optiquement parlant inactif, il se transforme, par addition d'eau, en hydrate de caryophyllène, fusible à 96°, car il possède, quant à sa formule, la constitution suivante :

ou

Traité en solution éthérée, en présence d'acide acétique glacial, par du nitrite de soude, il se transforme en NITROSITE DE CARYOPHYLLÈNE, de formule $C^{15}H^{24}N^2O^3$, celui-ci cristallisant sous la forme d'aiguilles bleues, fusibles à 115° ; le caryophyllène, traité par de l'acide sulfurique concentré et par de l'acide acétique glacial, se transforme en *alcool caryophyllénique* de formule $C^{15}H^{25}OH$, fusible à 96°.

ALCOOL MÉTHYLIQUE. — Découvert en 1812 par Taylor, dans les produits de la distillation sèche du bois, il se rencontre à l'état libre dans les fruits non parvenus à leur entière maturité, tels que ceux d'*Heracleum giganteum*, d'*Heracleum sphondylium*, de *Pastinaca sativa*, puis sous la forme d'éther salicylique, dans l'essence des différentes Gaultheries et Monotropas ; cet alcool se prépare comme suit :

PRÉPARATION. — On obtient, en soumettant le bois ou des vinasses à la distillation sèche, outre divers produits gazeux, du goudron et du vinaigre de bois, qui se présente sous la forme d'un liquide aqueux, renfermant de l'alcool méthylique, de l'alcool éthylique, de l'acétone, etc. Saturé par de la chaux ou par du carbonate sodique, pour combiner ses divers acides organiques et inorganiques, tels que les acides acétique, formique, propionique, etc., on le soumet ensuite à la distillation fractionnée, tout en ayant soin de ne recueillir que les parties distillant entre 50 et 70° ; celles-ci donnent l'esprit de bois, qui renferme de l'acétone, de l'alcool méthylique, de l'alcool éthylique, de l'alcool allylique, de l'aldéhyde acétique, de la méthylpropylcétone, du diméthylacétal, du toluène, etc., que l'on sépare les uns des autres en les soumettant, à l'aide de la colonne, à la distillation fractionnée, ou en les traitant par du chlorure calcique fondu, qui se combine avec l'alcool méthylique en une substance cristalline. Celle-là, soumise à 100°, à la distillation aux vapeurs d'eau, met en liberté son alcool méthylique, que l'on distille à nouveau à l'aide de la colonne, après l'avoir additionné de chaux vive.

On peut aussi le préparer en traitant ce premier distillatum par de l'acide oxalique, afin d'obtenir l'éther méthylique d'acide oxalique, qui, cristallisé, est soumis, en présence d'hydrate potassique, à la distillation fractionnée.

DESCRIPTION DE LA DROGUE. — Il se présente sous la forme d'un liquide incolore, mobile, neutre, d'odeur rappelant un peu celle de l'alcool éthylique, à saveur brûlante, désagréable. Entrant en ébullition entre 65° et 66°, il brûle très facilement, avec une flamme bleue, peu éclairante ; car il se transforme en eau et en anhydride carbonique. Miscible en toutes proportions avec l'alcool éthylique, l'eau, l'éther, le chloroforme, le sulfure de carbone, etc. ; il donne avec le chlorure calcique, la baryte caustique, des combinaisons cristallines, décomposables par l'eau. Traité par de l'acide sulfurique, il donne, selon le degré de température à laquelle on opère, selon le pour cent de chaque corps utilisé, selon le mode de préparation, de l'acide méthylsulfurique CH^3HSO^4, ou de l'éther méthylique $CH^3—O—CH^3$, ou de l'éther méthylsulfurique $(CH^3)^2 SO^4$.

Le chlore et le brome donnent, avec l'alcool méthylique, des produits de substitution, qui peuvent se transformer respectivement en chloroforme et en bromoforme, tandis que ses produits de substitution avec l'iode ne parviennent pas à donner de l'iodoforme ; oxydé, cet alcool se transforme en aldéhyde formique, puis en acide formique, car :

$$CH^3OH \xrightarrow{+O} HCOH \xrightarrow{+O} HCOOH$$

Alcool méthylique   Aldéhyde   et   acide formiques

USAGE THÉRAPEUTIQUE. — L'alcool méthylique ne se prescrit pas dans la thérapeutique, mais il y est parfois utilisé comme succédané de l'alcool éthylique. On l'utilise particulièrement lors de la préparation du bromure et de l'iodure de méthyle, puis dans la fabrication des couleurs d'aniline vertes, bleues ou violettes. On le recherche comme suit dans les spiritueux. Ramenez les liquides à analyser au titre de 80 p. 100 d'alcool, puis introduisez 30 centimètres cubes de ceux-ci dans un ballon muni d'un réfrigérant ascendant, après les avoir additionnés de 15 grammes d'hydrate potassique, d'un gramme de chlorhydrate d'hydroxylamine et de quelques fragments de terre de pipe. Faites bouillir le tout pendant sept heures, puis filtrez-le après son complet refroidissement, tout en prenant soin de bien laver ses flacons et ses filtres avec de l'eau, que vous additionnez au mélange ci-dessus obtenu. Additionnez ce liquide de quelques gouttes de tournesol ; acidifiez-le par addition d'acide sulfurique dilué, puis soumettez-le à la distillation fractionnée, pour recueillir son distillatum, dans lequel vous caractériserez éventuellement l'acide cyanhydrique ainsi formé, preuve de la présence de l'alcool méthylique ; car le chlorhydrate d'hydroxylamine est décomposé, en présence d'hydrate potassique, d'alcool méthylique ou de ses dérivés en acide cyanhydrique ; tandis que l'alcool éthylique, l'aldéhyde acétique, l'acétone, l'alcool amylique ne donnent pas cette réaction.

Le FURFUROL OU ALDÉHYDE PYROMUCIQUE, $C^5H^4O^2$, se présente sous la forme d'un liquide oléagineux, incolore, d'odeur aromatique, spéciale, entrant en ébullition entre 161° et 162°. Brunissant à l'air, où il s'oxyde, il se colore en rouge intense par addition d'aniline. Il possède, quant à sa formule, la constitution suivante :

$$\begin{array}{l} CH{=}CH \\ | \quad \quad >O \\ CH{=}C{-}C \overset{O}{\underset{H}{<}} \end{array}$$

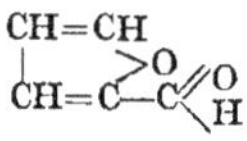

Notons que le furfurol, oxydé, se transforme en acide mucique, qui se présente sous la forme d'une poudre cristalline, blanche, fusible à 212°, peu soluble dans l'eau, dont la formule est la suivante :

$$\begin{array}{l} COOH \\ | \\ CH{-}OH \\ | \\ CH{-}OH \\ | \\ CH{-}OH \\ | \\ CH{-}OH \\ | \\ COOH \end{array}$$

Réduit par de l'amalgame de soude, le furfurol se transforme en alcool furfurique ; mais oxydé par de l'oxyde d'argent humide, il donne de l'acide pyromucique ou acide furfurocarbonique :

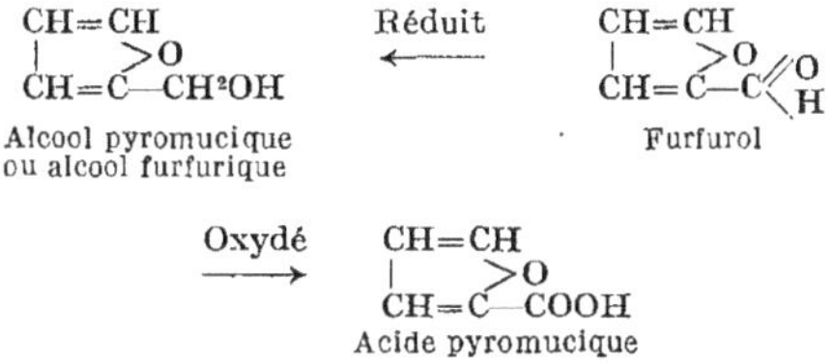

$$\begin{array}{l} CH{=}CH \\ | \quad \quad >O \\ CH{=}C{-}CH^2OH \end{array} \xleftarrow{\text{Réduit}} \begin{array}{l} CH{=}CH \\ | \quad \quad >O \\ CH{=}C{-}C \overset{O}{\underset{H}{<}} \end{array}$$

Alcool pyromucique   Furfurol
ou alcool furfurique

$$\xrightarrow{\text{Oxydé}} \begin{array}{l} CH{=}CH \\ | \quad \quad >O \\ CH{=}C{-}COOH \end{array}$$

Acide pyromucique

On peut le préparer synthétiquement en soumettant l'arabinose ou le xylose, en présence d'acide chlorhydrique, à la distillation sèche, car :

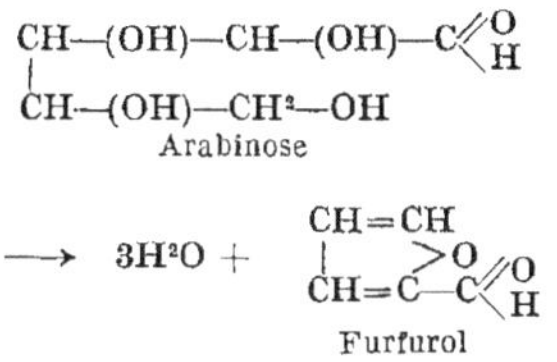

$$\begin{array}{l} CH{-}(OH){-}CH{-}(OH){-}C \overset{O}{\underset{H}{<}} \\ | \\ CH{-}(OH){-}CH^2{-}OH \end{array}$$

Arabinose

$$\longrightarrow 3H^2O + \begin{array}{l} CH{=}CH \\ | \quad \quad >O \\ CH{=}C{-}C \overset{O}{\underset{H}{<}} \end{array}$$

Furfurol

ou en chauffant l'acide glucuronique avec de l'acide chlorhydrique, car :

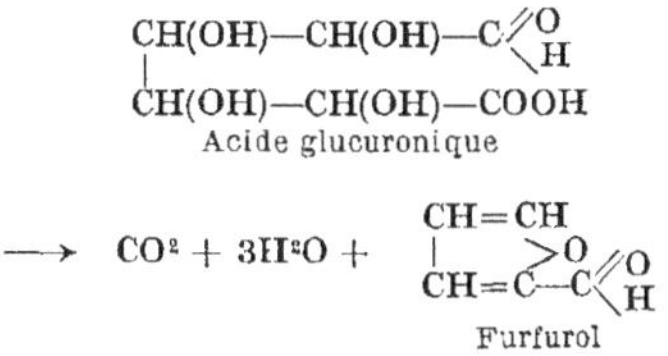

$$\begin{array}{l} CH(OH){-}CH(OH){-}C \overset{O}{\underset{H}{<}} \\ | \\ CH(OH){-}CH(OH){-}COOH \end{array}$$

Acide glucuronique

$$\longrightarrow CO^2 + 3H^2O + \begin{array}{l} CH{=}CH \\ | \quad \quad >O \\ CH{=}C{-}C \overset{O}{\underset{H}{<}} \end{array}$$

Furfurol

La MÉTHYLAMYLCÉTONE, $C^7H^{14}O$, se présente sous la forme d'un liquide incolore, entrant en ébullition à 151°, soluble dans l'alcool, l'éther, etc. Oxydée, elle se transforme en acide acétique et en acide valérianique, car elle possède, quant à sa formule, la constitution suivante :

$$CH^3{-}CO{-}CH^2{-}CH^2{-}CH^2{-}CH^2{-}CH^3$$

L'ÉTHER MÉTHYLIQUE D'ACIDE BENZOIQUE, $C^8H^8O^2$, se présente sous la forme d'un liquide incolore, d'odeur aromatique, suave, à saveur chaude, aromatique, d'un poids spécifique de 1,0876, entrant en ébullition à 199°, soluble dans l'éther, l'alcool, le chloroforme. Saponifié, il se décompose en alcool méthylique et en acide benzoïque, car il possède, quant à sa formule, la constitution suivante :

$$CO-OCH^3 \quad\text{Benzoate de méthyle} \quad + H^2O \longrightarrow \quad COOH \quad\text{Acide benzoïque} \quad + CH^3OH \text{ (Alcool méthylique)}$$

On le prépare synthétiquement, en traitant une dissolution saturée d'acide benzoïque dans de l'alcool méthylique, par de l'acide chlorhydrique anhydre ; ou en chauffant cette solution avec de l'acide sulfurique, pour la soumettre ensuite à la distillation fractionnée.

La DIACÉTYLE OU DIMÉTHYLDICÉTONE OU DIMÉTHYLGLYOXAL, $C^4H^6O^2$, se présente sous la forme d'un liquide jaune verdâtre, d'odeur rappelant un peu celle de la quinone. Entrant en ébullition entre 87° et 88°, elle est très soluble dans l'eau, l'alcool, l'éther, le chloroforme, mais elle se combine naturellement avec le bisulfite de soude, l'acide cyanhydrique, l'hydroxylamine (en une oxime fusible à 158°), la phénylhydrazine (en une hydrazone fusible à 133°), car elle possède, quant à sa formule, la constitution suivante :

$$CH^3-CO \quad CH^3-CO \quad\text{Diacétyle}$$

$$CH^3-C=N-NH-C^6H^5 \quad CH^3-CO \quad\text{Hydrazone}$$

$$CH^3-C=N-NH-C^6H^5 \quad CH^3-C=N-NH-C^6H^5 \quad\text{Osazone}$$

Elle se combine aussi, en présence d'ammoniaque, avec l'aldéhyde acétique en une triméthylglyoxaline :

$$CH^3-CO \quad CH^3-CO \quad\text{Diacétyle} \quad + 2NH^3 + CH^3-C\begin{smallmatrix}O\\H\end{smallmatrix} \quad\text{Aldéhyde acétique}$$

$$\longrightarrow 3H^2O + \quad CH^3-C-NH \quad CH^3-C-N \quad C-CH^3$$

La diacétyle, traitée par de la potasse caustique alcoolique, se transforme en acide et en aldéhydes acétiques, car :

$$CH^3-CO \quad CH^3-CO \quad + H^2O = CH^3-COOH + CH^3COH$$

Acéide acétique   Aldéhyde acétique

mais traitée par des alcalis, en solutions aqueuses, elle donne l'aldol de la diacétyle et de la paraxyloquinone :

$$CH^3-CO \quad CH^3-CO \quad + \quad CH^3-CO \quad CH^3-CO \quad H^2O \longrightarrow CH^3-C(OH)-CO-CH^3 \quad CH^2-CO-CO-CH^3$$

$$CH^3-C-CO-CH \quad HC-CO-C-CH^3 \quad\text{Paraxyloquinone}$$

On la prépare synthétiquement comme suit

$$CO-CH^2-COOH \quad CO-CH^2-COOH \quad\text{Acide kétipinique} \quad \xrightarrow{\text{Chauffé}} \quad 2CO^2 + \quad CO-CH^3 \quad CO-CH^3$$

ou en oxydant l'acide tétrinique qui se prépare comme suit :

$$CO-CH^3 \quad CH^3-CH-COOC^2H^5 \quad\text{Ether éthylique d'acide acétylacétique} \quad + Br \longrightarrow \quad CO-CH^2Br \quad CH^3-CH-COOC^2H^5$$

$$\xrightarrow{KOH} \quad CO-CH^2 \quad CH^3-CH-CO \quad \begin{smallmatrix}\\>O\end{smallmatrix}$$

$$OH \quad C-CH^2 \quad CH^3-C-CO \begin{smallmatrix}\\>O\end{smallmatrix} \quad\text{Acide tétrinique} \quad \xrightarrow{\text{Oxydé}} \quad CH^3-CO \quad CH^3-CO \quad\text{Diacétyle}$$

Usage thérapeutique. — Les clous de girofle se prescrivent, à doses de 0 gr. 1 à 0 gr. 5 plusieurs fois par jour, en poudres ou en pilules, et à doses de 5 à 10 grammes sur 200 grammes d'eau, sous la forme d'infusions ou sous celle de décoctions, comme stimulant de l'estomac, comme tonique et comme aromatique. Il en est de même de leur essence, qui se prescrit parfois, à doses d'une à deux gouttes trois fois par jour aux repas, comme carminatif.

Action physiologique. — Ordonnées à doses trop élevées, ces deux drogues, prescrites aussi parfois comme analgésique et comme antiseptique, provoquent des nausées, de la céphalalgie, des troubles visuels, du délire et de l'hématurie ; mais on peut les ordonner avec succès contre les troubles gastriques et contre les digestions difficiles.

Pharmacie galénique. — Les clous de girofle servent à préparer, non seulement l'essence ci-dessus décrite, mais la Tinctura Caryophyllata, le Spiritus Melissæ compositus, la Tinctura aromatica, l'Acetum aromaticum, la Tinctura Opii crocata, la Mixtura Oleosa balsamica, et des gouttes odontalgiques. Notons que leur essence se prescrit parfois, sous la forme de gouttes odontalgiques.

Historique. — Utilisée de nos jours dans la technique microscopique, pour éclaircir les coupes, cette essence fut utilisée, depuis fort longtemps, dans la préparation de l'eau de Cologne et des eaux de toilette; mais les clous de girofle étaient connus des anciens Egyptiens, qui les déposaient dans leurs sarcophages, et des Chinois, qui les prescrivaient, 226 ans, av. J.-C., comme carminatif et comme aromate. Pline nous transmit même la description d'une drogue, dénommée *Caryophyllum*, mais nous ne savons s'il s'agit de notre drogue officinale. Les premières mentions certaines, s'y rapportant, remontent en l'an 335, époque où l'évêque Sylvestre, de Rome, reçut en cadeau de l'empereur Constantin 150 livres de clous de girofle. Alexandre Tralliánus, qui vivait au commencement du VIᵉ siècle, prescrivait déjà à ses patients cette drogue contre la podagre et contre les maux d'estomac, mais Paulus d'Aegina nous apprend qu'elle devait provenir d'un arbre originaire des Indes. Son commerce, ayant beaucoup augmenté depuis les Croisades, on commença à la falsifier, en la mélangeant à d'autres boutons floraux et aux fruits de cette plante, raison pour laquelle Pegolotti rend ses concitoyens attentifs à la différence qui existe entre les clous de girofle et leurs griffes, qu'Albert Magnus dénomme *girofles mâles* en opposition aux *girofles femelles*. L'inventaire des drogues de la pharmacie de Dijon, nous apprend que les pédoncules floraux du girofle étaient dénommés *jambes de girofle*, mais on les dénommait aussi *Gariofilii*, voir les taxes pharmaceutiques de Francfort. Cette drogue fut introduite en Europe par les Arabes, qui n'en connaissaient pas exactement son lieu d'origine, mais elle devait provenir, selon Zaïdol, Hassen et d'Edrisi, de Java ou de Ceylan. Découvert en 1504, l'eugénier fut transplanté par Magellan aux Moluques, mais les Portugais, ayant envahi toutes les îles livrant cette drogue, en furent ensuite chassés en 1621 par les Hollandais, qui y détruisirent, à l'exception de ceux d'Amboine, etc., tous les végétaux livrant des clous de girofle. Ils y établirent même de vastes plantages, qu'ils firent garder, et surveiller par des soldats, ayant ordre de contrôler leur récolte, puis d'éloigner tout individu qui chercherait à s'emparer de leurs jeunes pousses. Malgré ces défenses, Poivre réussit en 1769 à se procurer des jeunes pousses d'eugénier et des graines de cet arbre, qu'il fit transplanter à la Réunion et à l'île de France ; celles-ci lui doivent ainsi une partie de leurs richesses naturelles. On les transplanta de là, en 1800, à Cayenne. Notons que Rumphius fut le premier botaniste qui nous transmit une description morphologique, un peu détaillée, de l'eugénier, voir son *Herbarium*, mais celui-là fut aussi décrit en 1544 par Cordus, en 1545 par Ryff, en 1555, par Gessner. Notons que les feuilles de l'*Eugenia Chequem* Molina, plante originaire du Chili, soumises à la distillation aux vapeurs d'eau, donnent une essence incolore, constituée par un mélange de cinéol, de pinène dextrogyre, de CHEKENONE, $C^{10}H^{14}O^8$ et de CHEKINE, à l'encontre de celles de l'*Eugenia apiculata* D. C., plante originaire du Chili, dont l'odeur rappelle celle de la myrthe. Ces feuilles se prescrivent, dans leurs pays d'origine, comme astringent intestinal, comme antiseptique et comme expectorant contre les affections pulmonaires. Il en est de même des fruits de l'*Eugenia malacensis*, plante originaire des Indes et de Tahiti, qui se prescrivent, en outre, dans la médecine populaire de ces pays, comme antidysentérique, car ils sont très riches en tanin.

JAMBOSIER, POMMIER ROSE, JAMBEIRO D'EUGENIA JAMBOS, L.

Originaire de l'Asie méridionale, cet arbre de dix mètres de haut, à feuilles lancéolées, vert foncé, livre à l'alimentation ses fruits rouges, roses ou blancs, de 4 à 5 centimètres de diamètre, de forme ovoïde, à chair sucrée, d'odeur de rose, qui entoure un noyau dur et arrondi. Il en est de même du Jam lac d'*Eugenia malacensis* Linné.

JAMLONGUE, D'EUGENIA JAMBOLANA Lamarck.

Originaire de l'Asie tropicale, cet arbre livre aussi des fruits comestibles, à saveur à peu près nulle.

CERISIER DE CAYENNE, D'EUGENIA MICHELI Lam., seu PITANGUEIRA (CERISE CARRÉE).

Originaire de l'Amérique tropicale, mais cultivé aux Antilles, cet arbuste livre, à l'alimentation, ses fruits rouges, de la grosseur d'une cerise, à chair pulpeuse, peu aromatique, à saveur rafraîchissante, qui entoure 4 ou 5 graines dures ; cette baie étant toujours parcourue par 4 à 5 côtes saillantes.

Notons que l'*Eugenia Uvaia*, dénommé Uvaia ou Uvalha, livre aux Brésiliens, qui la cultivent particulièrement en Amazonie, des fruits comestibles.

L'*Eugenia Cambiflora*, dénommée Jaboticabeira au Brésil, où on le cultive à Minas Geraes, Sao Paolo et Matto Grosso, livre aussi, à l'alimentation, ses fruits ressemblant à nos pruneaux, à péricarpe violet, à pulpe blanche, à noyau très dur, qui, exprimés, servent à préparer des gelées et des liqueurs ; il en est de même des fruits très aromatiques dénommés Grumixama, de la plante *Eugenia Grumixama* Vell., Myrtacée originaire du Brésil, puis de ceux de l'*Eugenia edulis*, dénommés au Brésil Cambucazeiro, qui, comestibles, possèdent une saveur acidulée.

CABELLINDA, d'EUGENIA TOMENTOSA.

Cette myrtacée, cultivée elle aussi au Brésil, ne se différencie des plantes précédentes que par la présence de ses poils tecteurs, qui recouvrent ses fruits, ses fleurs, ses pétioles, ses feuilles et ses jeunes tiges. Elle livre aussi à l'alimentation ses fruits jaunes, arrondis, petits, à noyau assez gros, à pulpe acidulée, il en est de même des fruits de la plante *Abbervilea guaviroba*, dénommée Guabiroba de Campos au Brésil.

OLEUM CAJEPUTI, ESSENCE DE CAJEPUT, DE MELALEUCA LEUCODENDRON L. var. CAJEPUTI, Roxb.

Origine botanique. — Cet arbre toujours vert, de 12 à 30 mètres de haut, à écorce poreuse, épaisse, noir brunâtre à sa base, brunâtre au sommet, porte des feuilles opposées, simples, coriaces, non stipulées, à limbe entier, lancéolé ou longuement elliptique, pointu à ses deux extrémités, dont l'inférieure s'atténue en un pétiole assez court. Il est parcouru par une nervure médiane, prononcée, et par 4 nervures parallèles à celle-ci. Ses fleurs, disposées en grappes axiales, sont constituées par un calice à 5 sépales concrescents entre eux en un tube évasé au sommet ; par une corolle blanche, à 5 pétales libres, qui entourent l'androcée, c'est-à-dire un grand nombre d'étamines, concrescentes 4 par 4 entre elles, à filets très longs, portant en dessous de chacune de leurs anthères, une glande oléifère, puis le pistil à 3 carpelles fermés, concrescents en un ovaire triloculaire, renfermant dans chacune de ses loges, de nombreux ovules anatropes. Son fruit est une capsule loculicide, triloculaire, qui renferme, dans chacune de ses loges, un grand nombre de graines non albuminées, à cotylédons foliacés.

Origine géographique. — Il se rencontre à l'état sauvage ou demi-sauvage, aux Célèbes et à Céram, d'où il est originaire, puis aux Philippines, dans le nord de l'Australie, en Malaisie, aux Moluques, où on le cultive aussi, ainsi que dans l'Europe méridionale.

Préparation de son essence. — Ses feuilles, récoltées à la main, sont soumises pendant trois jours, en tas, à la fermentation, puis dans des alambics parfois perfectionnés, mais le plus souvent très primitifs, à la distillation aux vapeurs d'eau. Ces appareils sont constitués par des chaudières en cuivre, que l'on chauffe sur un feu nu, et qu'on relie, par des tuyaux en bambou ou en cuivre, passant à travers des réfrigérants, à une bouteille collectrice ; ces réfrigérants étant en majeure partie constitués par une simple caisse en bois ou par un tonneau rempli d'eau. Ces feuilles donnent une essence incolore, devenant ensuite jaunâtre, car elle est en partie attaquée par le cuivre de ces appareils, qui la colore alors en vert. Cette essence, décantée, est ensuite exportée de Bombay, dans des bidons en étain ou en fer-blanc, sur l'Europe, particulièrement sur Londres, Hambourg, le Havre, Marseille, Anvers, Rotterdam, etc., etc.

Description de l'essence. — Elle se présente sous la forme d'un liquide incolore à l'état chimiquement pur, mais souvent jaunâtre ou verdâtre, de par les traces de cuivre qu'elle renferme (celles-ci pouvant être enlevées, en traitant cette essence par de l'eau additionnée d'acide chlorhydrique). D'odeur spéciale, rappelant un peu celle du camphre, du romarin et de la menthe, elle possède une saveur âcre, rafraîchissante, aromatique, un poids spécifique de 0,92 à 0,93, un pouvoir rotatoire, lévogyre, de — 2° à — 3°. Très soluble dans l'alcool, l'éther, le chloroforme, les huiles fixes et essentielles, elle se dissout en partie dans le sulfure de carbone, dont les solutions sont louches, mais elle est insoluble dans l'eau. Ne fulminant pas, par addition d'iode, elle donne alors un liquide brunâtre, déposant au froid des cristaux brunâtres.

Falsifications. — Elle est souvent additionnée d'alcool qui, agité avec de l'eau, se dissout dans ce dissolvant inorganique, ce qui fait diminuer le volume de l'essence ainsi falsifiée ; elle est en outre souvent mélangée à des essences de romarin, de térébenthine ou de lavande, qui, additionnées d'iode, provoquent de petites déflagrations. Agitée avec de la soude caustique, elle ne doit pas diminuer quant à son volume, cas contraire elle renfermerait de l'essence de clous de girofle ou des phénols.

Analyse chimique. — Elle est constituée par un mélange de cinéol ou cajéputol (68 p. 100), de terpinéol, de pinène dextrogyre dit eucalyptène, d'acétate de terpényle, d'aldéhyde valérianique, d'aldéhyde benzylique, de camphène, de fenchène, puis dans les premières parties de sa distillation fractionnée, par des traces d'alcools éthylique et amylique, d'alcool sesquiterpénique, d'acides acétique, formique et butyrique.

Cet ALCOOL SESQUITERPÉNIQUE, $C^{15}H^{25}OH$, se présente sous la forme d'une poudre cristalline, blanche, d'odeur spéciale, fusible à 99°, soluble dans l'alcool absolu, l'éther, le chloroforme.

Le CINÉOL OU EUCALYPTOL OU CAJÉPUTOL, $C^{10}H^{18}O$, se présente sous la forme d'un liquide incolore, d'odeur camphrée, à saveur aromatique, rafraîchissante, d'un poids spécifique de 0,9267, à pouvoir rotatoire nul, à réaction neutre, entrant en ébullition à 177°. Exposé au froid, il se prend en une masse cristalline, blanche, fusible à — 1°, soluble dans l'éther, l'alcool, le chloroforme, les huiles fixes et essentielles. Il possède, quant à sa formule, la constitution suivante :

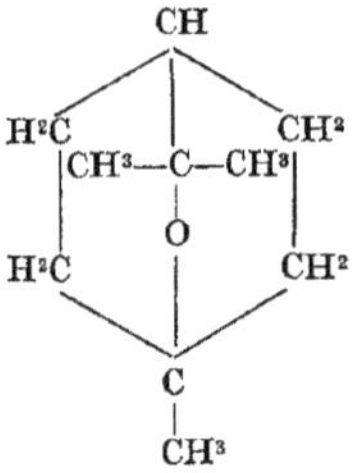

Cinéol

Réduit, en présence de mercure, par de l'acide iodhydrique, il se transforme en cinéolène ; mais oxydé par du permanganate potassique, il donne de l'acide cinéolique et de l'acide acétique.

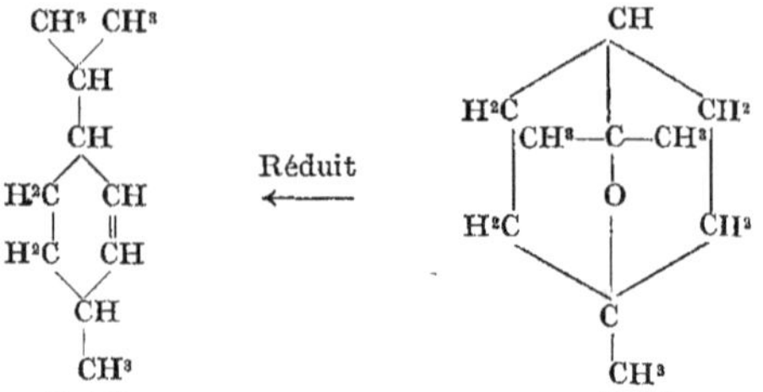

Cinéolène

← Réduit

Cinéol

Oxydé →

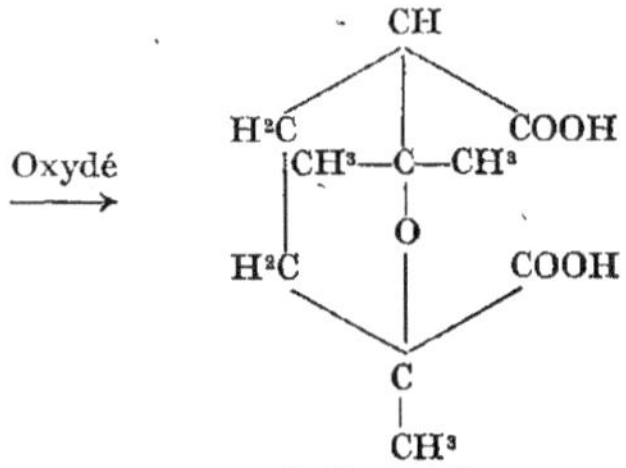

Acide cinéolique

Chauffé à 200° dans un tube fermé, en présence de phosphore rouge, avec de l'acide iodhydrique, le cinéol livre, tout en détonnant et en dégageant de l'oxyde de carbone, un hydrocarbure de formule $C^{10}H^{18}$, mais traité, en présence de mercure, par cet acide inorganique, il se transforme comme nous l'avons dit en cinéolène.

L'ACIDE CINÉOLIQUE se présente sous la forme de cristaux incolores, fusibles à 196°, solubles dans l'alcool, l'éther, les alcalins et les alcalino-terreux (en solutions aqueuses). L'acide cinéolique, traité par de l'anhydride acétique, se transforme en anhydride cinéolique, qui, soumise à la distillation sèche, donne de la méthylhepténone :

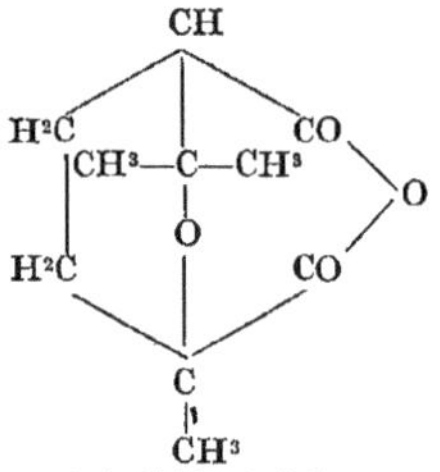

Anhydride cinéolique

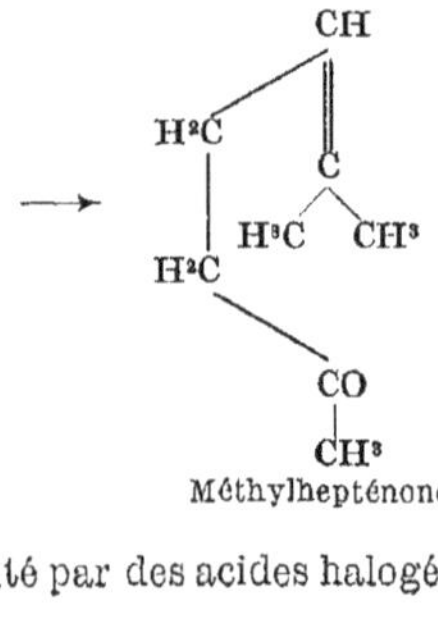

→

Méthylhepténone

Traité par des acides halogénés, le cinéol donne

des produits d'addition ; mais l'acide phosphorique, l'acide arsénique, l'acide oxalique, l'α et le β-naphtol, le pyrogallol ou la résorcine se combinent avec lui en donnant avec des produits d'addition. Traité, en dissolution dans de l'acide acétique glacial, par des acides halogénés, il se transforme en dihydrochlorure de limonène.

On prépare synthétiquement le cinéol en traitant la terpine par de l'acide sulfurique dilué, afin de la priver d'une molécule d'eau, car :

$$\text{Terpine} \quad \xrightarrow{-H^2O} \quad \text{Cinéol}$$

Rappelons que la terpine se prépare en chauffant le terpinéol avec de l'eau, car :

$$\text{Terpinéol} \quad \xrightarrow[\text{à 5 p. 100}]{+ H^2SO^4} \quad \text{Terpine}$$

Le Cinéolène, $C^{10}H^{18}$, se présente sous la forme d'un liquide oléagineux, incolore, d'odeur rappelant un peu celle du pétrole, d'un poids spécifique de 0,824, entrant en ébullition entre 165° et 167°, à indice de réfraction de 1,45993, soluble dans l'éther, l'alcool, le chloroforme, les huiles fixes. Optiquement parlant inactif, il se colore, tout en dégageant de l'acide bromhydrique, en rouge et en violet par addition de chloroforme et de brome, mais traité par de l'acide sulfurique, il se transforme en acide 2-cymol-sulfonique, car il possède, quant à sa formule, la constitution suivante :

Usage thérapeutique. — L'essence de cajéput se prescrit parfois, à doses d'une à deux gouttes plusieurs fois par jour et sous la forme d'émulsions, comme antispasmodique, comme stomachique et comme diaphorétique, puis extérieurement sous la forme d'onguents ou sous celle de liniments, comme antirhumatismal et comme antinévralgique.

Action physiologique. — Ordonnée à fortes doses, elle provoque des nausées, des vomissements, de la gastro-entérite, de l'hématurie, voire même parfois la mort.

Pharmacie galénique. — Elle sert à préparer des gouttes odontalgiques ou des liniments antirhumatismaux, non officinaux.

Historique. — Utilisée depuis fort longtemps par les indigènes des pays d'où cette plante est originaire, cette essence fut mentionnée en 1700, par Rumphius, gouverneur de l'île d'Amboine, qui louait ses vertus antirhumatismales, ajoutant que les Javanais et les Malais la prescrivaient comme sudorifique. Les indigènes des îles Burnu utilisent en outre les feuilles de cette plante comme surrogat du thé. Heinrich, pharmacien de Leipzig, possédait en 1719 de l'essence de cajeput, comme en fait foi son inventaire, où elle y est dénommée *Oleum Wittnebianum*, en souvenir du théologien Wittneben, qui vécut longtemps à Batavia, où il prépara soi-disant cette essence. Celle-ci fut prescrite, à partir des années 1830, en Angleterre, comme spécifique contre le choléra.

OLEUM MELALEUCÆ, ESSENCE DE MELALEUCA, DE MELALEUCA UNCINATA, R. Br.

Originaire de l'Australie, cette plante livre, au droguier, ses feuilles non officinales, qui, soumises à la distillation aux vapeurs d'eau, donnent une essence jaunâtre ou incolore, d'odeur spéciale, agréable, aromatique, à saveur chaude, aromatique, rafraîchissante, d'un poids spécifique de 0,9259, à pouvoir rotatoire, dextrogyre, de + 7°2′, à indice de réfraction de 1,4788, soluble dans l'éther, l'alcool, le chloroforme, le sulfure de carbone, les huiles grasses et essentielles. Elle est constituée par un mélange de beaucoup de cinéol, d'un peu de pinène dextrogyre, de sesquiterpène et d'Uncinéol, $C^{10}H^{18}O$. Celui-ci se présente sous la forme d'une masse cristalline, incolore, fusible à 72°, soluble dans tous les dissolvants organiques. Non officinale, cette essence se prescrit, parfois, comme succédané de celle d'Eucalyptus ou de Cajeput.

OLEUM LEPTOSPERMI, ESSENCE DE LEPTOSPERMUM, DE LEPTOSPERMUM LIVERSIDGEI.

Originaire de l'Australie, cet arbre livre, au droguier, ses feuilles non officinales, qui, soumises à la distillation aux vapeurs d'eau, donnent une essence incolore, d'odeur spéciale, agréable, aromatique, à saveur rafraîchissante, aromatique, chaude, d'un poids spécifique de 0,8895, à pouvoir rotatoire, dextrogyre, de + 9 à + 18°, à indice de réfraction de 1,4773, insoluble dans son volume d'alcool à 70 p. 100, mais très soluble dans l'éther, l'alcool absolu, le chloroforme, les huiles grasses et essentielles. Elle est constituée par un mélange de 35 p. 100 de citral, 5,3 p. 100 d'acétate de géranyle, de pinène dextrogyre, de limonène, de phellandrène et de sesquiterpène. Non officinale, elle se prescrit, parfois, pour aromatiser les eaux de toilette ou de Cologne.

FOLIUM ET OLEUM EUCALYPTI, FEUILLE ET ESSENCE D'EUCALYPTUS, D'EUCALYPTUS GLOBULUS, Labill.

Origine botanique. — Cet arbre toujours vert, de 20 à 30 mètres de haut, se développe rapidement à raison de 2 à 3 mètres chaque année; à bois très dur, ne pourrissant que très difficilement, à écorce brun jaunâtre, se détachant facilement, il porte des feuilles presque sessiles ou longuement pétiolées, opposées, coriaces, simples, à limbe entier, lancéolé ou falciforme, échancré à sa base, pointu au sommet, qui est parfois acuminé. Mesurant de 8 à 15 centimètres de long sur 4 à 7 centimètres de large, il est parcouru, dans toute sa longueur, par une nervure médiane, prononcée et par des nervures secondaires et tertiaires, anastomosées. Ses fleurs, constituées sur le type habituel de celles des plantes de cette famille, donnent, une fois fécon-

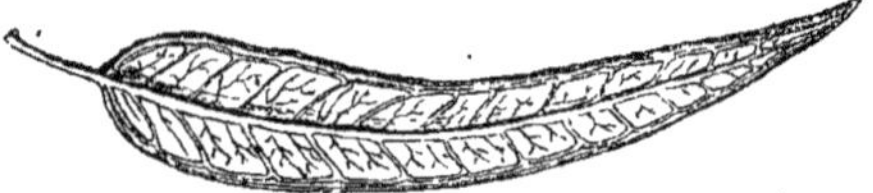

Fig. 221. — Feuille d'eucalyptus.

dées, des capsules loculicides, à graines non albuminées, à embryon recourbé.

Origine géographique. — Originaire du sud de la Tasmanie et de la province de Victoria, particulièrement de la baie d'Apollo et du cap Wilson, il se rencontre, à l'état cultivé, dans toutes les régions tropicales du globe, voire même en France, en Italie, en Angleterre, au Chili, en Californie et au cap de Bonne-Espérance,

Pathologie. — La *Phyllosticta Eucalypti*

breuses cellules sécrétrices, internes. Leur odeur est aromatique, spéciale, camphrée, balsamique, leur saveur aromatique, rafraîchissante, balsamique, chaude, légèrement amère.

Examen microscopique (fig. 222). — Examinée sur une coupe transversale, cette feuille est constituée par deux épidermes, à cellules polygonales, entourant, quant à l'épiderme inférieur, de nombreux stomates toujours accompagnés de 4 ou de 5 cellules annexes, mais tous deux sont recouverts par une cuticule cireuse, épaisse. En dessous de l'épiderme supérieur, se rencontrent 2 assises de cellules en palissade, riches en macles et en cristaux prismatiques d'oxalate de chaux, ceux-ci caractérisant aussi les cellules parenchymateuses de son mésophylle hétérogène, symétrique. Elles entourent en outre de nombreux nodules sécréteurs, à essence, et un gros faisceau libéro-ligneux, qui est enveloppé sur ses deux faces par un endoderme, par un péricycle fibreux et par un liber mou. En dessus de l'épiderme inférieur, se rencontrent aussi deux assises de cellules en palissade.

Falsifications. — Rarement falsifiée, cette drogue est parfois mélangée à des feuilles d'autres Eucalyptus, qui renferment souvent les mêmes principes actifs.

Analyse chimique. — Elle renferme de 6 à 7 p. 100 d'essence, du tanin, des matières résineuses et pectiques, de la pyrocatéchine, de l'acide gallique, des matières cireuses et un principe amer.

Usage thérapeutique. — Ces feuilles se prescrivent, à doses de 0 gr. 5 à 1 gramme plusieurs fois par jour; en poudres ou en pilules, et à doses de 5 à 15 grammes sur 200 grammes d'eau, sous la forme de décoctions, comme expectorant, comme aromatique, comme stomachique, comme hémostatique et comme astringent intestinal.

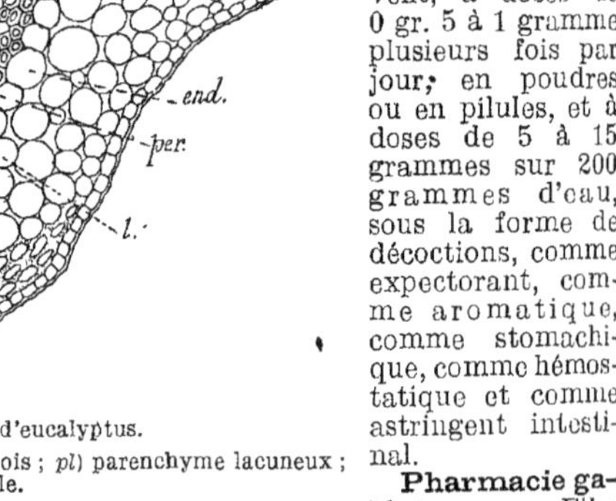
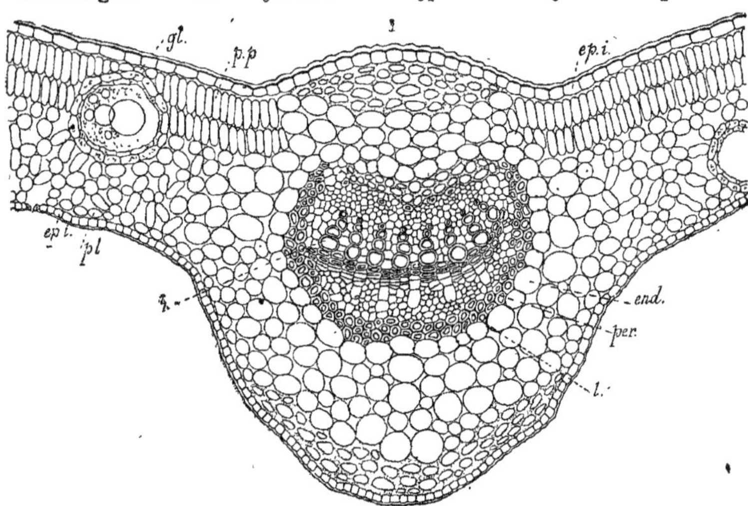

Fig. 222. — Coupe transversale d'une feuille d'eucalyptus.

gl) glande sécrétrice ; *pp*) cellules en palissade ; *ep*) épiderme ; *b*) bois ; *pl*) parenchyme lacuneux ; *end*) endoderme ; *l*) liber ; *per*) péricycle.

Pharmacie galénique. — Elles servent à préparer la Tinctura Eucalypti, l'Extractum Eucalypti, l'Oleum Eucalypti.

Action physiologique. — Ordonnées à doses trop élevées, elles provoquent souvent des nausées, de la gastro-entérite, des convulsions, de la céphalalgie, de l'hématurie, de la néphrite suivie parfois de mort.

Préparation de l'essence. — Soumises, en Australie ou en Europe, à la distillation aux vapeurs d'eau, et ceci dans des appareils parfois très primitifs, ces feuilles donnent une essence officinale, qui est exportée dans des bidons de fer-blanc.

(Ascomycète) s'attaque, ainsi que l'*Ustilago Vrieseana*, à cet arbre, qu'ils font dépérir.

Récolte. — Seules ses feuilles falciformes ou lancéolées, récoltées en été ou en automne, puis desséchées au soleil, doivent se rencontrer dans le droguier.

Description de la drogue (fig. 221). — Ces feuilles coriaces, cassantes, à limbe entier, falciforme ou lancéolé, parcouru par une nervure médiane, prononcée, et par des nervures secondaires, plus saillantes sur sa face infère que sur sa face supérieure, sont ponctuées de taches translucides, dues à la présence de leurs nom-

Description de l'essence. — Elle se présente sous la forme d'un liquide incolore, mobile, d'odeur aromatique, à saveur chaude puis brûlante, d'un poids spécifique de 0,91 à 0,93, à pouvoir rotatoire, dextrogyre, de + 1° à + 20°, soluble dans l'alcool, l'éther, le chloroforme, les huiles grasses et essentielles, mais insoluble dans l'eau. Elle se précipite en un petit dépôt jaune ou jaune brunâtre par addition de brome ou par celle d'iode, mais ces réactifs ne doivent pas y provoquer de petites déflagrations. Soumise à l'action du froid, cette essence dépose une masse cristalline, ou camphre d'eucalyptus ou eudesmol, dénommé parfois à tort eucalyptol.

Falsifications. — Elle est parfois falsifiée par addition d'alcool, que l'on différencie en l'agitant avec de l'eau, qui fait diminuer son volume; on la falsifie aussi en l'additionnant d'essence de térébenthine, qui provoque par addition d'iode de petites déflagrations, puis par celle d'autres essences d'Eucalyptus telles que celles d'*Eucalyptus resinifera*, qui renferme du cinéol et du phellandrène, d'*Eucalyptus corymbosa* qui ne contient pas de cinéol, d'*Eucalyptus hamastoma* qui ne renfermant pas de cinéol est constituée par un mélange de cymol, d'aldéhyde cuminique et de menthone. L'essence d'*Eucalyptus piperita* ne renferme pas de cinéol mais beaucoup de phellandrène, d'eudesmol, de la piperitone et de l'aldéhyde cuminique, à l'encontre de celle d'*Eucalyptus obliqua* qui renferme particulièrement du phellandrène. L'essence d'*Eucalyptus Rudderi* est constituée par un mélange de cinéol, de phellandrène et de pinène, à l'encontre de celle de l'*Eucalyptus amygdalina*, qui, contient du cinéol, du phellandrène, de l'alcool méthylique, de l'alcool méthyléthylisobutyrique et de l'alcool amylique ; il n'en est pas de même de l'essence d'*Eucalyptus oleosa*, qui est constituée par un mélange de phellandrène et d'aldéhyde cuminique ; celle d'*Eucalyptus eneorifolia* ne renfermant que du phellandrène et du citral. L'essence d'*Eucalyptus carnea*, ne renfermant pas de phellandrène, contient, ainsi que celle d'*Eucalyptus odorata*, du cinéol et de l'aldéhyde cuminique, à l'encontre de celle d'*Eucalyptus rostrata*, qui renferme du cinéol et de l'aldéhyde valérianique.

Dosage de l'eucalyptol. — Ce dosage s'effectue en traitant à froid une dissolution de cette essence dans de l'éther de pétrole, par un courant de vapeurs d'acide bromhydrique anhydre, qui y précipite un dépôt cristallin, que l'on tare après l'avoir soumis à la distillation fractionnée dans le vide, afin de le libérer de ses traces d'éther de pétrole. On peut aussi le décomposer, en présence d'éther, par addition d'eau, pour tarer ensuite le cinéol ainsi mis en liberté. Un autre procédé de dosage du cinéol prescrit de mélanger, dans une fiole maintenue dans la glace, 10 centimètres cubes de cette essence avec 10 centimètres cubes d'une solution concentrée d'acide arsénique, qui y précipite un dépôt cristallin; celui-ci, lavé avec de l'éther de pétrole, étant ensuite taré ou décomposé par addition d'eau bouillante, qui met en liberté son cinéol, celui-ci décanté, déshydraté, est alors taré.

Analyse chimique. — Elle est constituée par un mélange de beaucoup de cinéol ou eucalyptol, d'aldéhydes valérianique, butyrique et capronique, d'alcool éthylique, d'alcool amylique, d'acétate isoamylique, d'eudesmol, de fenchène,

outre par un terpène dextrogyre et un sesquiterpène ; elle ne doit jamais renfermer de cymol, ni de phellandrène.

L'ALCOOL AMYLIQUE, $C^5H^{12}O$. Théoriquement, il existe huit variétés de cet alcool ; mais un seul, l'alcool isoamylique, nous intéresse; notons qu'il se différencie comme suit, quant à sa formule, de ses principaux isomères :

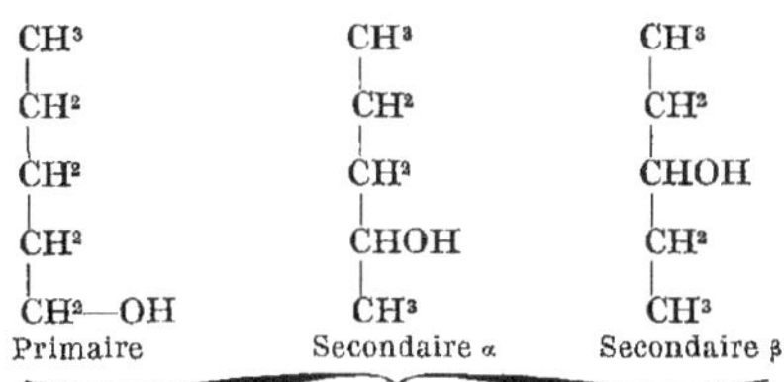

DESCRIPTION DE LA DROGUE. — Découvert en 1785 par Scheele, puis étudié en 1834 par Dumas, il se présente sous la forme d'un liquide incolore, mobile, très réfringent, neutre, qui brûle avec une flamme éclairante, fuligineuse. Il possède une saveur brûlante, une odeur désagréable, particulière, provoquant des quintes de toux, en irritant les muqueuses. Entrant en ébullition entre 130° et 131°, d'un poids spécifique de 0,8142, il se solidifie à une température de — 134° en une masse amorphe, translucide. Peu soluble dans l'eau, il se dissout très facilement dans l'alcool, l'éther, le chloroforme, les huiles fixes. Optiquement parlant inactif à l'état pur, il est lévogyre quant à celui du commerce, celui-ci renfermant en outre beaucoup de méthyléthylcarbinocarbinol.

Inutilisé dans la thérapeutique, il sert à préparer l'hydrate d'amylène. Notons encore que cet alcool se rencontre sous la forme d'éthers de l'acide angélique ou de l'acide crotonique, dans l'essence de camomilles romaines. Oxydé, il se transforme en aldéhyde isovalérianique, puis en acide isovalérianique

$$\begin{matrix}CH^3 \\ CH^3\end{matrix}\!\!>\!CH—CH^2—CH^2—OH$$
Alcool isoamylique

$$\xrightarrow[\longrightarrow]{+\ O}\ \begin{matrix}CH^3 \\ CH^3\end{matrix}\!\!>\!CH—CH^2—C\!\!<\!\!\begin{matrix}O \\ H\end{matrix}$$
Aldéhyde isovalérianique

$$\xrightarrow[\longrightarrow]{+\ O}\ \begin{matrix}CH^3 \\ CH^3\end{matrix}\!\!>\!CH—CH^2—COOH$$
Acide isovalérianique

On le prépare synthétiquement en partant de l'alcool isobutylique, car :

$$\begin{array}{ccc}
\overset{\displaystyle CH^3\ \ CH^3}{\underset{\displaystyle CH^2OH}{CH}} & \xrightarrow{\ HI\ } & \overset{\displaystyle CH^3\ \ CH^3}{\underset{\displaystyle CH^2I}{CH}} & \xrightarrow{\ KCN\ } & \overset{\displaystyle CH^3\ \ CH^3}{\underset{\displaystyle CH^2CN}{CH}}
\end{array}$$

Alcool isobutyrique

$$\xrightarrow{\ KOH\ } \overset{\displaystyle CH^3\ \ CH^3}{\underset{\displaystyle CH^2-COOH}{CH}} \xrightarrow{\ réduit\ } \overset{\displaystyle CH^3\ \ CH^3}{\underset{\displaystyle CH^2-C\diagdown^O_H}{CH}} \xrightarrow{\ réduit\ } \overset{\displaystyle CH^3\ \ CH^3}{\underset{\displaystyle \underset{CH^2OH}{CH^2}}{CH}}$$

ALCOOL ÉTHYLIQUE, CH^3-CH^2OH. Dénommé à partir du xie siècle *l'ultima consolatio corporis humani*, l'alcool, découvert à cette époque par Albukasis fut étudié en 1792 par Lowitz, puis en 1787 par Lavoisier et en 1814 par Saussure. Il se prépare comme suit :

Soit par voie synthétique en agitant du gaz d'éclairage (qui renferme de l'éthylène) avec de l'acide sulfurique concentré, modérément chauffé, puis en traitant l'acide éthylsulfurique ainsi obtenu par l'eau, car :

$$C^2H^4 + H^2SO^4 = C^2H^5HSO^4$$
Éthylène — Acide éthylsulfurique

$$C^2H^5-HSO^4 + H^2O = H^2SO^4 + C^2H^5OH$$

quitte à soumettre ensuite cette solution à la distillation fractionnée.

Soit au moyen de liquides alcooliques. Le vin ou le marc de raisins, soumis à une légère fermentation, donnent, une fois distillés, de l'alcool ou cognac, qui renferme outre de l'alcool éthylique, des alcools propylique, amylique, hexylique, heptylique et octylique, puis des éthers amylique et œnanthique, et des acides caprylique et caprinique, que l'on sépare les uns des autres par la distillation fractionnée.

Soit à l'aide de liquides renfermant du sucre. Le sirop de mélasse, obtenu en extrayant le suc de la canne à sucre ou celui de la betterave, renferme encore une moyenne de 40 p. 100 de sucre fermentescible. Ce sirop, neutralisé par de l'acide sulfurique (car il est légèrement alcalin), puis additionné de levure de bière, pour être soumis à la fermentation, puis à la distillation fractionnée, donne de l'alcool. On obtient aussi de l'alcool éthylique en faisant réagir le *Saccharomyces Cerevisiae* sur le sucre de fruits ou de raisin, qui se transforme en cet alcool.

Soit à l'aide de substances amylacées. L'amidon des graines de céréales (seigle, orge, froment, épautre, maïs) ou celui des pommes de terre, soumis à l'action directe de diverses diastases, qui se rencontrent aussi dans ces parties végétales, donne aussi de l'alcool, car :

$$3C^6H^{10}O^5 + 2H^2O = C^{12}H^{22}O^{11} + C^6H^{10}O^5 + H^2O$$
Amidon — Maltose — Dextrine

On peut aussi remplacer ces diastases végétales par de l'acide sulfurique dilué, qui hydrolyse l'amidon en sucre de raisin : ces divers sucres, solubles dans l'eau, donnent une solution qui, soumise, en présence de saccharomycètes, à la fermentation alcoolique, est hydrolysée, ainsi que la dextrine (celle-ci se transformant aussi en alcool) en dégageant de l'anhydride carbonique, car :

$$C^{12}H^{22}O^{11} + H^2O = 4C^2H^5OH + 4CO^2$$
Maltose — Alcool éthylique

Il se forme d'autres produits à côté de l'alcool éthylique, lors de cette fermentation alcoolique, tels que l'aldéhyde acétique et l'acétal, l'aldéhyde crotonique, puis l'alcool propylique normal, l'alcool isobutylique normal, l'alcool butylique tertiaire, l'aldéhyde pyromucique ou furfurol et divers alcools amyliques. Ces divers composés organiques ne peuvent être séparés les uns des autres qu'à l'aide de la distillation fractionnée à la colonne.

DESCRIPTION DE LA DROGUE. — L'alcool éthylique se présente sous la forme d'un liquide incolore, mobile, neutre, d'odeur particulière, spiritueuse, à saveur brûlante, mais agréable, lorsqu'il est dilué par de l'eau. D'un poids spécifique de 0,9738, il entre en ébullition à $78°5$, mais soumis à l'action du froid, il se prend, à $-130°5$, en une masse cristalline. S'enflammant aisément, il brûle avec une flamme bleutée, peu éclairante, tout en se décomposant en anhydride carbonique et en eau. Très avide d'eau, cet alcool se dissout en toutes proportions dans ce dissolvant, ainsi que dans l'éther, l'acétone, le chloroforme, l'éther acétique, la glycérine, la plupart des essences, mais non dans les huiles fixes, à l'exception de celles de ricin et de croton. Il ne dissout que des traces de soufre, de phosphore, mais de grandes quantités d'iode et de brome ; il donne avec les chlorures calcique, magnésique et zincique, avec la baryte caustique et le nitrate magnésique, des combinaisons doubles, qui servent à le purifier, car elles sont cristallines. L'acide sulfurique froid le transforme en acide éthylsulfurique, tandis que cet acide chaud le transforme, selon son degré de concentration, en éther éthylique et en éthylène. Les acides chlorhydrique, bromhydrique et iodhydrique fumants le transforment en des chlorure, bromure et iodure d'éthyle. Le potassium et le sodium le transforment, tout en dégageant de l'hydrogène, en éthylate de potasse ou de soude, car :

$$C^2H^5OH + K = C^2H^5OK + H$$

L'acide chromique et le permanganate de potasse le transforment en aldéhyde, puis en acide acétique.

RÉACTIONS. — L'alcool éthylique, additionné d'une dissolution d'iode dans de l'iodure de potasse, jusqu'à coloration jaune, persistante, dépose, après 24 heures de repos, en présence de potasse caustique, des cristaux jaunes d'iodoforme, car :

$$C^2H^5OH + 8I + 6KOH$$

$$= 5H^2O + 5KI + HCOOK + CHI^3$$

Notons que l'éther, l'éther acétique, l'acétone, l'aldéhyde acétique, donnent aussi cette réaction. Versé sur une dissolution très diluée de bichromate de potasse, après avoir été additionné de quelques gouttes d'acide sulfurique, l'alcool éthylique se colore peu à peu en vert tout en transformant le bichromate de potasse en sulfate chromique.

Le chlorure de benzoyle transforme l'alcool éthylique en éther éthylique d'acide benzoïque, dont l'odeur est très caractéristique. Oxydé par du permanganate potassique, il donne de l'aldéhyde ou de l'acide acétique, car :

$$CH^3\text{---}CH^2\text{---}OH \xrightarrow{+\,O} CH^3\text{---}COH \xrightarrow{+\,O} CH^3COOH$$

mais, oxydé par de l'acide nitrique, il se transforme en acide oxalique, car :

$$CH^3\text{---}CH^2OH \xrightarrow{+\,O} \underset{\text{Glyoxal}}{\overset{\text{COH}}{\underset{|}{\text{COH}}}} \xrightarrow{+\,O} \underset{\substack{\text{Acide}\\\text{glyoxalique}}}{\overset{\text{COH}}{\underset{|}{\text{COOH}}}} \xrightarrow{+\,O} \underset{\substack{\text{Acide}\\\text{oxalique}}}{\overset{\text{COOH}}{\underset{|}{\text{COOH}}}}$$

USAGE THÉRAPEUTIQUE. — L'alcool éthylique ne se prescrit jamais comme tel, mais toujours comme excipient, sous la forme de solutions ou sous celle de teintures, dans la thérapeutique. Ce n'est pas un médicament, quoiqu'on l'ait considéré pendant très longtemps comme un tonique ; on l'ordonne pourtant, à doses très modérées, comme stimulant contre la fièvre typhoïde et les pneumonies, puis comme hémostatique contre les hémorragies puerpérales, et comme diurétique contre l'hydropisie. Il est contre-indiqué dans l'hyperchlorhydrie et le délire. On peut aussi l'ordonner avec succès contre les vomissements puis comme astringent contre les ecchymoses, les foyers sanguins, les piqûres d'insectes et comme antiseptique lors des opérations chirurgicales, afin de prévenir l'infection purulente. Il ne faut jamais l'ordonner aux personnes souffrant de la goutte, du diabète, d'obésité, de néphrite, de nervosisme, etc., etc.

ACTION PHYSIOLOGIQUE. — L'alcool dilué est très rapidement résorbé dans l'organisme, soit par les muqueuses de l'estomac, des intestins, du rectum et des surfaces ulcérées, soit par les voies respiratoires, mais il y est en partie décomposé (comme les graisses), en eau et en anhydride carbonique, une autre partie traversant ensuite l'organisme pour en être éliminé par les urines ou par l'air expiré, etc. Ordonné à doses trop élevées, il provoque des accidents graves, parfois suivis de mort ; mais ordonné à petites doses répétées, il provoque des tremblements nerveux, de la tristesse, de la dépression nerveuse, de l'analgésie, des tressaillements nerveux, des crampes nocturnes, de l'insomnie, des troubles cérébraux, du délire, de la dyspepsie et de la gastrite aiguë, etc., outre l'hypérémie du cerveau. Il produit, à petites doses dans l'estomac, une sensation de chaleur agréable, une augmentation des battements du cœur et de la respiration, une augmentation de la sécrétion urinaire, mais il exerce une dépression nutritive.

PHARMACIE GALÉNIQUE. — Il sert à préparer tous les extraits, puis l'alcool dilué qui rentre dans la préparation des *Tinctura Aloe composita, Tinctura Arnicae, Tinctura aromatica, Tinctura Aurantii, Tinctura Belladonac, Tinctura Calami, Tinctura Columbae, Tinctura Cannabis,* etc., etc., tandis que l'alcool à 95 p. 100 sert à préparer la *Tinctura Asae fœtidae,* la *Tinctura Benzoes,* etc., etc., puis diverses préparations officinales, des liniments, des fumigations, etc.

INCOMPATIBILITÉS. — Il ne faut jamais ordonner cette drogue avec des albuminoïdes, des gommes, du permanganate potassique, de l'acide chromique, du bichromate de potasse, de l'acide acétique, des sulfates de soude et de cuivre, ni avec de l'alun, etc.

L'ACÉTATE D'AMYLE, $C^7H^{14}O^2$, se présente sous la forme d'un liquide mobile, d'odeur rappelant celle des poires, à saveur chaude, d'un poids spécifique de 0,875, entrant en ébullition à 138°, soluble dans l'éther, l'alcool, le chloroforme, les huiles grasses et essentielles, mais insoluble dans l'eau. Il possède, quant à sa formule, la constitution suivante :

$$\begin{matrix}CH^3\\CH^3\end{matrix}\!\!\big\rangle CH\text{---}CH^2\text{---}CH^2\text{---}O\text{---}OC\text{---}CH^3$$

On le prépare synthétiquement, en traitant un mélange d'alcool isoamylique et d'acide acétique anhydre, par de l'acide sulfurique, que l'on chauffe ensuite à la chaleur du bain-marie, pour le soumettre alors à la distillation fractionnée, car :

$$CH^3\text{---}COOH + \begin{matrix}CH^3\\CH^3\end{matrix}\!\!\big\rangle CH\text{---}CH^2\text{---}CH^2\text{---}OH$$

$$= H^2O + CH^3\text{---}CO\text{---}O\text{---}CH^2\text{---}CH^2\text{---}CH\!\!\big\langle\begin{matrix}CH^4\\CH^3\end{matrix}$$

Le PINOCARVÉOL, $C^{10}H^{16}O$, se présente sous la forme d'un liquide incolore, d'odeur térébinthinée, à saveur chaude, spéciale, d'un poids spécifique de 0,978, entrant en ébullition entre 215° et 218°, soluble dans l'éther, l'alcool, le chloroforme. Il possède, quant à sa formule, la constitution suivante :

$$\begin{array}{c}CH\\ H^2C \quad\quad CH^2\\ CH^3\text{---}C\text{---}CH^3\\ HC \quad\quad CH\text{---}OH\\ C\\ \|\\ CH^2\end{array}$$

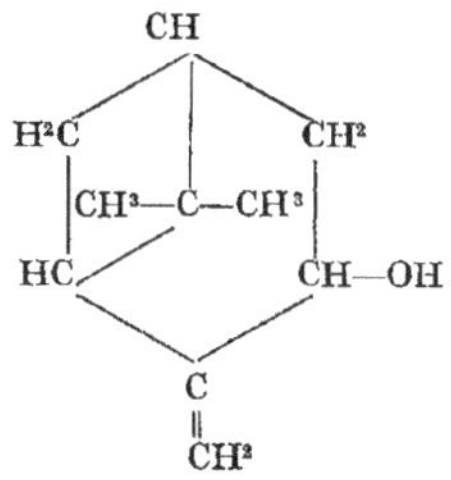

L'EUDESMOL $C^{10}H^{16}O$, se présente sous la forme d'une poudre cristalline, blanche, fusible à 76°, entrant en ébullition à 156° sous une pression de 10 millimètres, d'un poids spécifique de 0,9884, à pouvoir rotatoire, dextrogyre, de + 31°21', à indice de réfraction de 1,5160, soluble dans l'alcool, l'éther, le chloroforme.

LE PIPÉRITOL $C^{10}H^{18}O$, se présente sous la forme d'un liquide incolore, d'un poids spécifique de 0,923 à pouvoir rotatoire, lévogyre, de — 34,1°, à indice de réfraction de 1,4760, soluble dans l'éther, l'alcool, le chloroforme, qui, oxydé, donne une cétone dénommée *pipéritone.*

Usage thérapeutique. — L'essence d'eucalyptus se prescrit, à doses d'une à huit gouttes plusieurs fois par jour, sur du sucre ou sous la forme d'émulsions, et sous celle de capsules, comme expectorant, comme hémostatique et comme sédatif, puis extérieurement, sous celle de liniments ou d'onguents, comme antirhumatismal et comme antinévralgique ; on l'ordonne aussi, sous la forme de fumigations, comme antiseptique et comme désinfectant des bronches, particulièrement comme spécifique contre les bronchites aiguës, l'influenza, les catarrhes chroniques des bronches, etc.

Action physiologique. — Ordonnée à doses trop élevées, elle provoque de la gastro-entérite, des convulsions, de l'hématurie, de la céphalalgie, des néphrites, avec affaiblissement des réflexes et de la respiration, abaissement de la pression sanguine, diminution de la température, et à doses massives, la paralysie des fonctions respiratoires. Notons que l'eucalyptol possède sur les bactéries des propriétés toxiques trois fois plus fortes que celles de l'acide phénique, et qu'il est, ainsi que l'essence d'eucalyptus, très rapidement résorbé par la peau, les voies digestives et le tissu sous-cutané, mais il ne modifie pas la diurèse.

Pharmacie galénique. — Elle rentre dans la préparation de nombreuses fumigations, dans celle de diverses eaux de toilette, etc.

Historique. — Décrit pour la première fois en 1792, par La Billardière, cet arbre fut implanté en France en 1882, grâce aux travaux de Grimbert, qui démontra, à la Haute Académie des Sciences de Paris, qu'en le cultivant, on parvenait à assainir les lieux marécageux, raison pour laquelle il fut cultivé en Algérie, dès 1868, et en Espagne dès 1880.

OLEUM EUCALYPTI AMYGDALINÆ, ESSENCE D'EUCALYPTUS AMYGDALIN, D'EUCALYPTUS AMYGDALINA, Labill.

Originaire de la Nouvelle-Galles du Sud, de la Tasmanie, cet arbre livre au droguier ses feuilles non officinales, qui, soumises à la distillation aux vapeurs d'eau, donnent une essence jaune pâle, d'odeur camphrée, spéciale, térébinthinée, à saveur chaude, brûlante, aromatique, d'un poids spécifique de 0,850, à pouvoir rotatoire, lévogyre, de — 70°, soluble dans l'éther, l'alcool, le chloroforme, les huiles grasses et essentielles. Elle est constituée par un mélange de cinéol, de phellandrène, de pinène, de camphène, etc., etc. Non officinale, elle se prescrit parfois, comme succédané de celle de la plante ci-dessus mentionnée.

KINO D'AUSTRALIE, D'EUCALYPTUS ROSTRATA, Schlecht et d'EUCALYPTUS CORYMBOSA, Sw.

Originaires de l'Australie, ces arbres renferment, dans des cavités aplaties, disposées dans les couches parallèles de leur liber, voire même de leur bois, un suc visqueux, qui devient dur, cassant à l'air. Celui-ci, recueilli, se prescrit, de par sa teneur en catéchine, comme succédané du Kino des Indes. Notons que le bois et les feuilles de ces plantes, soumis à la distillation aux vapeurs d'eau, donnent une essence renfermant du géraniol, du cinéol, celle-là se rencontrant aussi dans les matières résineuses du Kino australien.

OLEUM EUCALYPTI STAIGERIANÆ, ESSENCE D'EUCALYPTUS STAIGERIANA, D'EUCALYPTUS STAIGERIANA, F.M.

Originaire du Queensland, cet arbre livre, au droguier, ses feuilles non officinales, qui, soumises à la distillation aux vapeurs d'eau, donnent une essence incolore, d'odeur aromatique, citronnée et verbénée, à saveur chaude, aromatique, rafraîchissante, d'un poids spécifique de 0,8708, à pouvoir rotatoire, lévogyre, de — 41°, à indice de réfraction de 1,4971, soluble dans l'éther, l'alcool, le chloroforme, les huiles fixes, mais insoluble dans l'eau. Elle est constituée par un mélange de 60 p. 100 de limonène dextrogyre, 12 p. 100 de géraniol, 8 p. 100 d'acétate de géranyle, 16 p. 100 de citral, outre du phellandrène, du dipentène, etc. Non officinale, et ne renfermant pas de cinéol, elle est parfois utilisée dans la préparation de nos parfums. Il en est de même de l'essence d'*Eucalyptus haemastoma* Sw. qui, se présentant sous la forme d'un liquide incolore, d'odeur menthée, à saveur chaude, d'un poids spécifique de 0,88, soluble dans l'éther, le chloroforme, renferme du cymol, de l'aldéhyde cuminique et de la menthone.

L'essence d'*Eucalyptus piperita* Sw., d'un poids spécifique de 0,909, est constituée par un mélange de cinéol, de phellandrène et d'eudesmol, à l'encontre de l'essence d'*Eucalyptus macarthuri*, qui, se présentant sous la forme d'un liquide incolore, d'odeur spéciale, aromatique, d'un poids spécifique de 0,924, à pouvoir rotatoire, dextrogyre, de + 3°16′, soluble dans l'éther, l'alcool, le chloroforme, ne renferme pas de phellandrène ni d'eucalyptol, mais environ 60 p. 100 d'acétate de géranyle, outre de l'eudesmol.

OLEUM BACKHOUSIÆ, ESSENCE DE BACKHOUSIA, DE BACKHOUSIA CITRIODORA, V. Mull.

Originaire de l'Australie et de la Terre Élisabeth, cet arbre livre, au droguier, ses feuilles non officinales qui, soumises à la distillation aux vapeurs d'eau, donnent une essence jaune pâle, d'odeur spéciale, citronnée, à saveur rafraîchissante, aromatique, d'un poids spécifique de 0,895, soluble dans l'éther, l'alcool, le chloroforme, les huiles grasses et essentielles. Elle est constituée par un mélange de 95 p. 100 de citral, de limonène, de pinène et par des traces de terpène.

FOLIUM PSIDII, FEUILLES DE GOYAVIER, DE PSIDIUM POMMIFERUM, L.

Originaire de l'Amérique tropicale mais cultivée de nos jours à Java, cette plante livre, au droguier, ses feuilles non officinales, qui, riches en tanin, en essence et en matières résineuses, se prescrivent, dans la médecine populaire de ces pays, comme astringent intestinal contre le choléra asiatique, à l'encontre de celles du *Psidium guayava*, qui, ovales, lancéolées, glabres en dessus, velues en dessous, sont ordonnées comme stomachique. Il en est de même des feuilles courtement pétiolées, ovales ou lancéolées (à limbe entier, de 14 centimètres de long, parcouru par une nervure médiane, rouge brunâtre) du *Psidium pyriferum*, plante originaire des régions tropicales de l'Asie. Ces feuilles, non officinales, renfermant de 8 à 9 p. 100 de tanin, 3 p. 100 de matières résineuses, 6 p. 100 de substances grasses, 0,365 p. 100 d'essence, se prescrivent, dans leurs pays d'origine, comme astringent intestinal et comme stomachique.

FRUCTUS PSIDII, FRUIT DE GOYAVIER, FRAISE DE GOYAVIER, DE PSIDIUM CATTLEYANUM, Salb.

Ce petit arbre tortueux de 4 à 5 mètres de haut, à feuilles lancéolées, glabres, vert brillant, est originaire lui aussi du Brésil. Il livre à l'alimentation ses fruits jaunes ou verts, ovoïdes, à chair pulpeuse, rose au centre, pourprée à la périphérie, qui, rappelant, quant à leur arome, celui de la fraise des bois européens, servent à préparer des confitures, il en est de même des fruits de *Psidium guayava* L., qui se différencient selon leurs formes en goyavier pomme, à chair rouge, et en goyavier poire, à chair blanche.

Ces fruits, vendus à raison de 60.000 kilogrammes par an, proviennent principalement de Pernambouc et de Rio de Campos, où l'on cultive leurs plantes sur des terrains riches en humus, car elles se reproduisent à l'aide de boutures et de semis, il en est de même de la *Psidium Araca*, dont les fruits, plus petits, sont aussi comestibles.

CORTEX SYZIGII, ÉCORCE DE SYZIGIUM, DE SYZIGIUM JAMBOLANA seu EUGENIA JAMBOLANA.

Originaire de la Chine, mais cultivée aux Antilles, cette plante livre, au droguier, son écorce non officinale, qui, renfermant un glucoside de formule $C^{19}H^{20}O^7$, de l'essence et de l'acide gallique, se prescrit parfois, dans la médecine populaire de ce pays, comme astringent intestinal et comme diurétique.

MAYOIL, ESSENCE DE MAY, DE CALYPTRANTHES PANICULATA, Ruiz et Pav.

Cet arbre, originaire des tropiques, livre, au droguier, ses feuilles non officinales, qui, soumises à la distillation aux vapeurs d'eau, donnent une essence incolore, d'odeur citronnée, à saveur rafraîchissante, d'un poids spécifique de 0,9509, à pouvoir rotatoire, lévogyre, de — 1°52′, soluble dans l'éther, l'alcool, le chloroforme, les huiles grasses et essentielles. Non officinale, mais très recherchée par nos parfumeurs, elle est en majeure partie constituée par du citral.

FOLIUM ET OLEUM MYRTI, FEUILLE ET ESSENCE DE MYRTE, DE MYRTUS COMMUNIS, L.

Originaire de la région méditerranéenne, mais dédié par les Anciens à Vénus, comme étant le symbole de l'Amour, cet arbre porte des feuilles courtement pétiolées, à limbe entier, coriace, glabre, lancéolé, de 2 à 3 centimètres de long sur 8 à 10 millimètres de large, parcouru par une nervure médiane, prononcée. Celles-là, non officinales, se rencontrant parfois dans le droguier, possèdent une odeur aromatique, agréable, spéciale, une saveur aromatique, amère. Elles renferment des traces de tanin, de matières résineuses et passablement d'essence, contenue dans des poches sécrétrices, disposées à l'intérieur de leur limbe.

Cette essence se présente sous la forme d'un liquide incolore, d'odeur spéciale, aromatique, à saveur chaude, aromatique, soluble dans l'éther, l'alcool, le chloroforme, les huiles grasses et essentielles. Elle est en majeure partie constituée par un mélange de cinéol et de pinène. Ces feuilles se prescrivent parfois, dans la médecine populaire, sous la forme de poudres ou sous celle de décoctions, comme stomachique et comme antiseptique, c'est-à-dire comme succédané de celles de l'eucalyptus.

OLEUM NIAOULI, ESSENCE DE NIAOULI, GOMÉNOL, DE MELALEUCA VIRIDIFLORA, Gaertn.

Originaire de la Nouvelle-Calédonie, cet arbre livre, au droguier, ses feuilles non officinales, qui, soumises à la distillation aux vapeurs d'eau, donnent une essence jaune pâle, d'odeur spéciale, aromatique, à saveur chaude, aromatique, d'un poids spécifique de 0,92, à pouvoir rotatoire lévogyre, soluble dans l'éther, l'alcool, le chloroforme, les huiles grasses et essentielles. Elle est constituée par un mélange de 66 à 70 p. 100 de cinéol, de terpinéol, de dipentène, de pinène et d'éthers des acides butyrique, isolvalérianique et acétique. Elle se prescrit parfois, à doses d'une à deux gouttes plusieurs fois par jour, comme désinfectant des bronches, comme sédatif, comme stimulant de l'estomac et comme antinévralgique, puis, sous la forme d'injections intraveineuses, comme spécifique contre la tuberculose, ou sous celle de fumigations, comme désinfectant.

PUNICACÉES = GRANATÉES

Cette famille, comprenant l'unique genre Punica, avec deux espèces, est proche parente de celle des Saxifragacées. Elle est représentée dans toutes les régions tropicales et subtropicales par des arbres petits, à tiges tordues vers la droite, à feuilles opposées, non stipulées, à limbe entier, parcouru par des tubes criblés, péridesmiques, tandis que leurs tiges renferment des tubes criblés, circummédullaires. Leurs fleurs hermaphrodites, actinomorphes, pentamères, possèdent un calice à 5 sépales charnus, persistants, une corolle dialypétale, qui entoure un androcée comprenant un grand nombre d'étamines, à anthères introrses, oscillantes, à 4 sacs polliniques, s'ouvrant dans le sens de la longueur, et un pistil concrescent par sa base avec les trois verticilles externes. Son ovaire infère se compose de deux verticilles de carpelles, dont l'externe est formé par 5, l'interne par 3 carpelles clos, concrescents, qui renferment chacun un grand nombre d'ovules anatropes. Il est surmonté d'un style unique. Leur fruit sec, indéhiscent, renferme de nombreuses graines avec tégument charnu, qui entourent un embryon non albuminé, à cotylédons larges, enroulés.

CORTEX GRANATI, ÉCORCE DE GRENADIER, DE PUNICA GRANATUM, L.

Origine botanique. — Cet arbre, de 3 à 8 mètres de haut, à écorce brunâtre, à branches arrondies, porte des feuilles opposées, courtement pétiolées, coriaces, à limbe entier, lancéolé, glabre, de 4 à 7 centimètres de long sur 1 cm. 5 à 2 cm. 5 de large, parcouru par une nervure médiane, prononcée. Ses fleurs, à peu près sessiles, solitaires ou disposées en cymes triflores, sont constituées par un calice gamosépale, à 5 sépales charnus, rouges, libres au sommet, mais concrescents entre eux par leurs bases ; par une corolle rouge grenat, à 5 pétales très minces, ridés, libres, cordiformes, qui entourent un grand nombre d'étamines à anthères introrses, oscillantes, à 4 sacs polliniques, s'ouvrant par des fentes longitudinales, et un pistil concrescent, dans toute sa longueur, avec les verticilles externes. Infère, il se compose de deux verticilles de carpelles (dont l'externe avec 5, l'interne avec 3 carpelles), clos, concrescents en un ovaire pluriloculaire, surmonté d'un style unique, cylindrique, à stigmate capité ; ceux-là renfermant dans chaque loge un grand nombre d'ovules anatropes. Son fruit est une grosse baie sphérique, verte, puis jaune rougeâtre et rouge brunâtre, toujours surmontée par les restes persistants, épais, tubuleux et dentelés du calice et du style. Coriace, uni et lisse, son épicarpe entoure 8 carpelles renfermant chacun de nombreuses graines non albuminées, à cotylédons larges, enroulés.

Origine géographique. — Fleurissant en Europe de juin en juillet, il est originaire de la Mésopotamie, de la Palestine et de la Perse, mais il se rencontre parfois, à l'état demi-sauvage, dans toutes les régions subtropicales et tempérées des deux hémisphères, particulièrement dans la région méditerranéenne, le Portugal, l'Espagne.

Préparation de l'écorce des racines. — Les racines de cette plante, déterrées en automne, puis lavées, sont alors décortiquées, sous la forme de fragments ou sous celle de lanières, qui, pouvant être conservés à l'état demi-frais, en les déposant dans du sable, sont généralement desséchés aussi rapidement que possible à l'air et à l'ombre.

Description de la drogue. — Cette écorce se présente, dans le droguier, sous la forme de petits fragments irréguliers, de 6 à 12 centimètres de long sur 1 à 4 centimètres de large et 0 mm. 5 à 2 millimètres d'épaisseur, ou sous celle de lanières de 2 millimètres d'épaisseur, plus ou moins aplatis ou cintrés, à surface externe, rugueuse, verruqueuse, ridée, fissurée, de couleur jaune brunâtre, à face interne, lisse ou finement striée dans le sens de la longueur, de couleur jaune brunâtre ou jaune grisâtre, à bords souvent coupés en biseau, à cassure nette, courte, granuleuse, jaune brunâtre, à l'exception de sa partie subéreuse, qui est brunâtre, à saveur astringente, acerbe, non amère, d'odeur faiblement tannée.

Examen microscopique (fig. 223). — Examinée sur une coupe transversale, cette écorce est constituée par un suber plus ou moins épaissi, à cellules aplaties, disposées en files radiales ; par un parenchyme cortical, à cellules polyédriques, allongées dans le sens tangentiel, qui renferment des cristaux étoilés d'oxalate de chaux ou des grains d'amidon, puis vient le liber épais, à cellules plus petites, quadrangulaires, parcouru par de minces rayons médullaires, disposés sur un rang de cellules. Ce parenchyme, à cellules amylifères, mais non cristalligènes, est divisé en bandes tangentielles, qui alternent avec des assises de cellules renfermant des cristaux étoilés d'oxalate de chaux. Il entoure, de ci, de là, quelques sclérites, à parois épaissies, blanchâtres. Cette coupe se colore en bleu noirâtre, par addition de quelques gouttes de perchlorure de fer, en solutions très diluées ; mais en bleu (après en avoir chassé l'air), par celle d'iode, quant aux assises renfermant de l'amidon ; ses cellules à cristaux restant alors incolores ; celles-ci paraissant noi-

râtres, et les assises amilifères, blanchâtres si on examine cette coupe microscopique dans de l'eau.

Poudre. — Cette drogue pulvérisée livre une poudre jaunâtre, caractérisée par la présence de ses cellules à cristaux étoilés d'oxalate de chaux, et par celle de ses grains d'amidon, qui se rencontrent aussi dans les cellules de ses rayons médullaires.

Falsifications. — Cette drogue est souvent mélangée à des écorces de grenadier, provenant du tronc de ces plantes, dont les fragments sont plus longs, à suber plus épais, plus dur, à cellules parenchymateuses plus petites, puis à des écorces de buis, d'épine-vinette ou de mûrier, qui se différencient, selon Planchon, comme suit, les unes des autres :

ÉCORCE	GRENADIER	BUIS	ÉPINE-VINETTE	MURIER
Face externe........	Brun jaunâtre	Grisâtre	Brunâtre	Rougeâtre
Face interne........	Jaune pâle	Jaune nankin	Jaune vif ou brun jaunâtre	Blanchâtre
Cassure...........	Nette	Nette	Un peu fibreuse	Fibreuse,
Saveur............	Très astringente, âcre, non amère	Très amère, non astringente	Très amère, non astringente	Sucrée, fade, un peu astringente
Macérée dans de l'eau	Colorée	Non colorée	Colorée	Non colorée

Leurs décoctions se différencient en outre comme suit les unes des autres :

RÉACTIFS	GRENADIER	BUIS	ÉPINE-VINETTE	MURIER
L'acétate de plomb donne avec une décoction de........	Un précipité jaune rougeâtre Liqueur décolorée	Précipité jaune clair	Louche ou précipité	Précipité grisâtre, liqueur verdâtre
Sulfate de fer.......	Couleur noire	Coloration verdâtre, légère	Coloration un peu verdâtre	Coloration un peu verdâtre
Teinture d'iode......	Coloration intense, liqueur transparente, pas de précipité	Précipité brun	Précipité brun jaunâtre	Précipité brun verdâtre
Perchlorure de fer...	Coloration noir verdâtre	Coloration verdâtre, légère	Coloration jaune	Rien
Potasse	Précipité brun	Pas de précipité	Pas de précipité	Pas de précipité

Notons que les écorces des troncs de grenadiers sont presque toujours recouvertes de lichens, provenant de l'*Opographa Hypoxylon*.

Titration. — Traitez, en présence d'éther, cette écorce finement pulvérisée par de la lessive de soude, tout en ayant soin d'agiter souvent ce mélange, puis décantez cette solution éthérée, que vous filtrez : prélevez-en 10 centimètres cubes sur les 120 ayant servi à épuiser ces 12 grammes d'écorce (ces 10 centimètres cubes ne renfermant donc en solution, que les alcaloïdes d'un gramme de poudre de grenadier). Soumettez cette solution éthérée à la distillation fractionnée, puis reprenez son résidu par de l'alcool renfermant de l'hématoxyline, dont la solution est titrée avec de l'acide chlorhydrique décinormal, jusqu'à coloration brun rougeâtre de sa couche aqueuse, celle-là devant-exiger au minimum 34 centimètres cubes d'acide chlorhydrique décinormal pour être neutralisée ; car 1 centimètre cube d'acide chlorhydrique décinormal neutralise exactement 0 gr. 01475 de ces alcaloïdes.

Analyse chimique. — Cette drogue doit renfermer au minimum 0,5 p. 100 d'alcaloïdes, c'est-à-dire de la pelletiérine, de l'isopelletiérine, de la pseudopelletiérine, de la méthylpelletiérine,

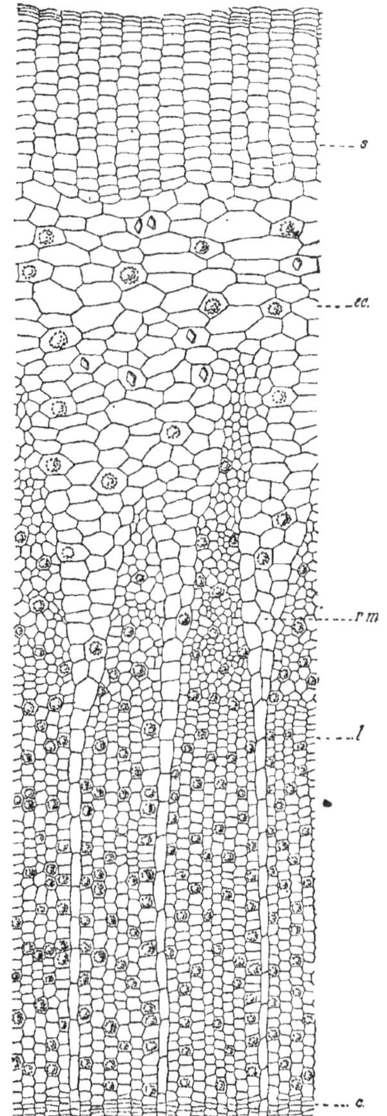

Fig. 223. — Coupe transversale de l'écorce de racine de grenadier.

s) suber ; ec) parenchyme cortical ; rm) rayons médullaires ; l) liber ; c) cambium.

outre de l'amidon, de l'acide ellagique, de l'acide granatotannique, de la mannite, des matières résineuses et pectiques, etc.

Préparation de ces divers alcaloïdes. —

Mélangez ces écorces finement pulvérisées à de l'hydrate calcique, puis épuisez-les, dans un appareil à déplacement, par du chloroforme, dont la solution, filtrée, est agitée avec de l'eau additionnée d'acide sulfurique. Ces solutions filtrées, agitées en présence de bicarbonate de soude, avec du chloroforme, lui abandonnent leur *pseudopelletiérine* et leur *méthylpelletiérine*, à l'encontre de leur *pelletiérine* et de leur *isopelletiérine*, qui restent en solution ; celle-ci, agitée en présence de potasse caustique, avec du chloroforme, lui abandonne ces alcaloïdes. Le chloroforme renfermant la méthyl et la pseudo-pelletiérine, agité en présence d'acide sulfurique avec de l'eau, lui abandonne ces deux alcaloïdes, que l'on sépare l'un de l'autre en agitant cette solution aqueuse, en présence d'hydrate calcique, avec une nouvelle portion de chloroforme, qui dissout la *méthylpelletiérine*, à l'encontre de la pseudo-pelletiérine, qui reste dans cette solution aqueuse ; celle-ci, additionnée d'un excès d'hydrate potassique, puis agitée avec de l'éther, lui abandonne sa *pseudopelletiérine*. La liqueur chloroformique, renfermant la pelletiérine et l'isopelletiérine, agitée avec de l'acide sulfurique très dilué, lui abandonne ces deux alcaloïdes, dont les solutions aqueuses, en partie évaporées, sont soumises à la cristallisation spontanée, où elles déposent des cristaux qui, exposés sur des feuilles de papier à filtrer à l'air, deviennent, quant à ceux de l'*isopelletiérine*, déliquescents, tout en étant résorbés par ce papier, ceux de la pelletiérine, traités par de la potasse caustique, étant soumis, en présence d'un courant d'hydrogène sous pression réduite, à la distillation fractionnée.

La PELLETIÉRINE, $C^8H^{15}NO$, se présente sous la forme d'un liquide incolore, oléagineux, à réaction fortement alcaline, à saveur épicée, particulière, d'odeur spéciale, narcotique, d'un poids spécifique de 0,988 à 0°, à pouvoir rotatoire dextrogyre, soluble dans l'eau, l'éther, l'alcool, le chloroforme, les huiles fixes, etc. Devenant brunâtre à l'air, où elle se résinifie, elle entre en ébullition à 195°, mais elle se volatilise déjà à la température ordinaire. La pelletiérine est l'aldéhyde de la conicine, c'est-à-dire une aldéhyde 2-pipéridylpropylique, car elle fournit une oxime entrant en ébullition à 173° sous une pression de 21 millimètres, fusible entre 96° et 97° ; un picrate fusible à 180°. L'hydrazone de la pelletiérine se présente sous la forme d'un liquide sirupeux, entrant en ébullition à 150°, sous une pression de 20 millimètres, celle-là, étant réduite en conicine racémique, si on la chauffe entre 156° et 170°, dans des tubes scellés avec de l'éthylate de soude. Cette base secondaire ne réagissant pas avec l'acide nitreux, donne, avec les acides, des sels, qui se prescrivent dans la thérapeutique, tels que le tannate et le sulfate de pelletiérine, à raison de 0 gr. 3 à 0 gr. 5 par jour, comme anthelminthique, voir notre *Traité de Chimie médico-pharmaceutique et toxicologique.*

L'ISOPELLETIÉRINE, $C^8H^{15}NO$, n'est qu'un stéréoisomère de la pelletiérine dont elle possède toutes les propriétés, tout en s'en différenciant par son inactivité polarimétrique.

La MÉTHYLPELLETIÉRINE, $C^9H^{17}NO$, se présente sous la forme d'un liquide oléagineux, incolore, entrant en ébullition à 215°, soluble dans l'eau, l'éther, l'alcool, le chloroforme. Son chlorhydrate est dextrogyre.

La Pseudo-pelletiérine, $C^9H^{15}NO + H^2O$, recristallisée dans de l'éther de pétrole, se présente sous la forme de prismes incolores, fusibles à 48°, entrant en ébullition à 246°, solubles dans l'eau, l'alcool, l'éther, le chloroforme. Ses propriétés physiologiques sont à peu près identiques à celles de la tropinone, car elle renferme, elle aussi, un groupe cétonique, mais elle s'en différencie comme suit, quant à sa formule :

$$\begin{array}{ll}
CH^2\!-\!CH\!-\!-\!-\!CH^2 & CH^2\!-\!CH\!-\!-\!-\!CH^2 \\
\quad|\quad N\!-\!CH^3 \quad C\!=\!O & \quad CH^2 \quad N\!-\!CH^3 \quad CO \\
CH^2\!-\!CH\!-\!-\!-\!CH^2 & CH^2\!-\!CH\!-\!-\!-\!CH^2 \\
\quad\text{Tropinone} & \quad\text{Pseudo-pelletiérine}
\end{array}$$

Traitée en présence d'alcool par du sodium, elle se transforme en méthylgranatoline, mais oxydée, elle donne de l'acide méthylgranatique, de formule :

$$\begin{array}{ll}
CH^2\!-\!CH\!-\!-\!-\!CH^2 & CH^2\!-\!CH\!-\!-\!-\!CH^2\!-\!COOH \\
CH^2 \quad N\!-\!CH^3 \quad CH\!-\!OH & CH^2 \quad N\!-\!CH^3 \\
CH^2\!-\!CH\!-\!-\!-\!CH^2 & CH^2\!-\!CH\!-\!COOH \\
\quad\text{Méthylgranatoline} & \quad\text{Acide méthylgranatique}
\end{array}$$

Le permanganate de potasse, en solutions alcalines, transforme la pseudopelletiérine en granatoline, à l'encontre de l'acide iodhydrique, qui transforme la méthylgranatoline en méthylgranatanine de formule :

$$\begin{array}{ll}
CH^2\!-\!CH\!-\!CH^2 & CH^2\!-\!CH\!-\!-\!-\!CH^2 \\
CH^2 \quad NH \quad CHOH & CH^2 \quad N\!-\!CH^3 \quad CH \\
CH^2\!-\!CH\!-\!CH^2 & CH^2\!-\!CH\!-\!-\!-\!CH \\
\quad\text{Granatoline} & \quad\text{Méthylgranatanine}
\end{array}$$

Celle-ci, traitée à 240°, en présence de phosphore amorphe, par de l'acide iodhydrique, se transforme en granatanine de formule :

$$\begin{array}{l}
CH^2\!-\!CH\!-\!CH^2 \\
CH^2\!-\!NH \quad CH^2 \\
CH^2\!-\!CH\!-\!CH^2 \\
\quad\text{Granatanine}
\end{array}$$

Le chlorhydrate de cette base, soumis, en présence de poudre de zinc, à la distillation fractionnée, se transforme en conyrine ou propylpyridine de formule :

$$\begin{array}{l}
CH\!-\!C\!-\!CH^2\!-\!CH^2\!-\!CH^3 \\
CH \qquad N \\
CH\!=\!CH
\end{array}$$

L'Acide granatotannique se présente sous la forme d'une poudre amorphe, jaune verdâtre, soluble dans l'eau, insoluble dans l'alcool, l'éther, dont les solutions aqueuses, additionnées de perchlorure de fer, se précipitent en un dépôt noir foncé.

Usage thérapeutique. — Cette écorce se prescrit, à doses de 5 à 10 grammes en une fois, sous la forme de pilules ou de poudres, et à doses de 30 à 50 grammes sur 400 grammes d'eau, sous celle de décoctions, comme anthelminthique, devant toujours être ordonné avec un purgatif, car cette drogue paralyse le tænia.

Action physiologique. — Ordonnée à doses trop élevées, elle provoque de la dépression sanguine, de la céphalalgie, des vertiges, des crampes d'estomac, des troubles visuels, puis de la paralysie des nerfs périphériques et locomoteurs, tout en leur conservant leur sensibilité.

Incompatibilités. — Il ne faut jamais l'ordonner avec des sels de fer, des alcaloïdes ou des albuminoïdes, etc.

Pharmacie galénique. — Elle sert à préparer

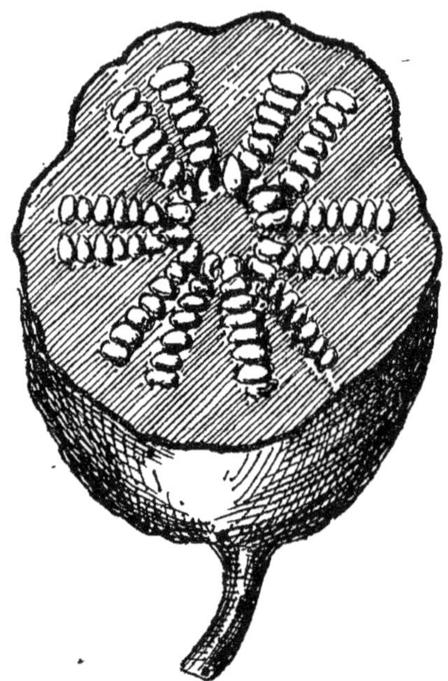

Fig. 224. — Coupe transversale du fruit de grenadier.

l'Extractum Granati, qui se prescrit, à doses de 5 à 10 grammes par jour, comme tænifuge.

Description du péricarpe des fruits du grenadier (fig. 224). — Les fruits de cette plante, parvenus à leur complète maturité, mais sectionnés en 4 ou en 6 quartiers, donnent une drogue non officinale, qui se présente parfois dans le droguier sous la forme de fragments concaves, cintrés, verdâtres ou jaune brunâtre, à surface externe, rugueuse, à face interne, jaune sale, caractérisée par de nombreuses dépressions ovoïdes, marques de leurs graines, et par des parois transversales, marques des cloisons de leurs carpelles. Certains de ces fragments sont surmontés par les restes persistants du calice et du style, ou bien ils sont supportés par les restes d'un pédoncule lignifié. Leur odeur est nulle, leur saveur amère, astringente.

Examen microscopique (fig. 225). — Examiné sur une coupe transversale, le péricarpe de ces fruits est constitué par un épicarpe, à une assise de cellules polygonales, recouvertes par une cuticule assez épaissie, puis vient le méso-carpe à cellules polyédriques, irrégulières, qui entourent de nombreuses cellules scléreuses, ra-rement isolées, mais réunies en groupes, outre de larges faisceaux libéro-ligneux, bicollatéraux, ovales, dont la partie ligneuse est recouverte en bas et en haut par un liber mou et par un péri-cycle non lignifié ; les cellules de ce mésocarpe, remplies d'amidon, renferment beaucoup de tanin.

Analyse chimique. — Cette drogue renferme beaucoup de tanin, mais de très petites quantités des alcaloïdes ci-dessus décrits.

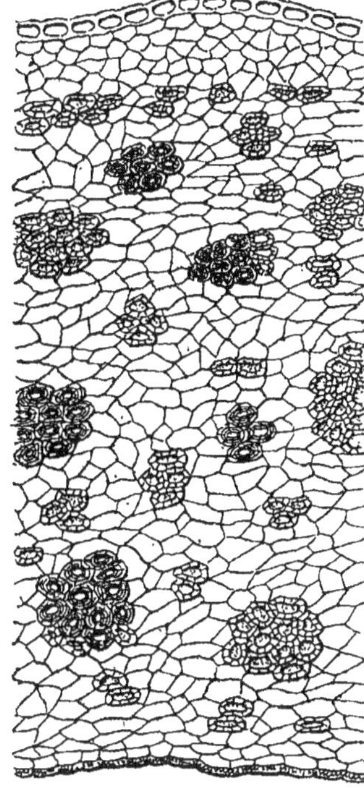

Fig. 225. — Coupe transversale de l'écorce du fruit de grenadier.

Usage thérapeutique. — Elle se prescrit par-fois comme astringent intestinal, mais jamais comme tænifuge.

Historique. — Mentionnée sous la dénomination de *Rimmon* dans l'Ancien Testament, cette plante, connue des Anciens, leur livrait ses fruits, comme le prouvent les sépultures égyptiennes, assyriennes et romaines. Théophraste, Pline et Dioscoride recommandaient d'uti-liser les feuilles de cette plante, sous la forme de com-presses, comme sédatif, son écorce dans la tannerie et ses fleurs comme ornement, ses fruits étant servis sur la table des grands du Xᵉ siècle comme un dessert recher-ché.

LYTHRACÉES

Cette famille, comprenant 24 genres et environ 370 es-pèces, la plupart tropicales, est représentée par des ar-bustes ou par des arbres, voire même par des herbes, à feuilles opposées, simples, non stipulées ; leurs tiges renferment, à la périphérie de leur moelle, des tubes cri-blés, tandis que leurs feuilles n'en possèdent que dans le péridesme de leurs méristèles. Leurs fleurs, hermaphro-dites, actinomorphes, parfois zygomorphes, sont tétra-mères ou hexamères, à androcée normal, composé de deux verticilles d'étamines, dont le nombre peut être diminué par avortement ou augmenté par ramifications. Leur pistil, libre de toute adhérence avec les verticilles externes, est constitué par des carpelles fermés, concres-cents en un ovaire pluriloculaire, renfermant dans chaque loge un grand nombre d'ovules anatropes. Leur fruit est une capsule loculicide (Nésée), septicide (Lythre), ou une pyxide (Pemphide), à graines non albuminées, à embryon droit. Ces plantes, souvent ornementales mais riches en tanin et en matières colorantes, sont ca-ractérisées par leurs feuilles, qui portent de nombreux poils tecteurs, unicellulaires, coniques, et des stomates toujours accompagnés de 4 ou de 5 cellules annexes, irrégulières. Leur mésophylle hétérogène, asymétrique, est constitué par des cellules riches en cristaux étoilés d'oxalate de chaux, mais il ne renferme jamais de glandes sécrétrices internes.

BOIS DE ROSE, PAO ROSA, DE PHYSOCA-LYNUM SUBERRISSIMUM, PHYSOCA-LYNUM FLORIDUM.

Originaires du Brésil ces grands arbres livrent, à l'ébénisterie, leur bois jaune ou rouge pâle, très lourd, à texture très fine, d'une densité de 1,0175, qui pro-venant en Europe sous la forme de bûches est utilisé dans la fabrication des meubles de luxe. Il ne faut pas le confondre avec le bois de rose de l'Océanie prove-nant d'une Malvacée, **Thespesia populuea**, Poir., qui est un petit arbre produisant un bois très fin, rouge brunâtre, d'odeur rappelant celle de la rose, celui-là étant aussi utilisé dans l'ébénisterie.

FOLIUM SALICARIÆ, FEUILLE DE SALI-CAIRE, DE SALICARIA SPICATA, Lam.

Commune à nos régions, cette plante herbacée livre au droguier ses feuilles non officinales, qui, renfer-mant beaucoup de mucilage, des matières résineuses et pectiques, se prescrivent parfois, dans la médecine populaire, sous la forme d'infusions, comme spécifique contre les catarrhes chroniques des intestins et de l'es-tomac.

FOLIUM AMMANNIÆ, FEUILLE D'AMMAN-NIA, D'AMMANIA BACCIFERA, L.

Originaire des Indes, cette plante livre, au droguier de ce pays, ses feuilles non officinales, très aromatiques, qui se prescrivent comme irritant et comme vésicant dans la thérapeutique hindoue.

FLOS ET FOLIUM LAWSONIÆ, FLEUR ET FEUILLE DE HENNÉ, DE LAWSONIA INER-MIS, L.

Originaire du Nord-Est africain, mais cultivée, de nos jours, dans toute la région méditerranéenne, puis aux Indes, en Perse et en Égypte, cette plante ne livre à la thérapeutique aucune drogue officinale. Ses feuilles op-posées, à limbe entier, ovale, aigu, pointu à son extré-mité supérieure, qui est mucronée, sont courtement pétiolées, mais toujours parcourues par une nervure mé-diane, prononcée, et par des nervures secondaires, re-joignant sous la forme d'un arc fermé leurs nervures supérieures. Elles renferment, ainsi que les fleurs de cette plante, construites sur le type habituel de celles des plantes de cette famille, des matières résineuses et pectiques, un colorant, beaucoup de tanin et de muci-lage. Elles servent à préparer, selon l'antique tradition des Égyptiens, des lotions capillaires, puis à colorer les onguents : mais on ne les utilise plus, comme au temps des Pharaons, pour colorer en jaune la peau et les on-gles des morts : elles servent, par contre, à préparer des lotions capillaires devant blondir les cheveux de nos belles mondaines.

PAPAYACÉES

MAMAO PAPAINUM, PAPAINE, DE PAPAYA ORIENTALIS, seu CARICA PAPAYA Gaertn, MAMOEIRO.

Cet arbre dioïque, de 5 à 20 mètres de haut, à tronc épais, charnu, non ramifié, à écorce grisâtre, croît à l'état sauvage aux Moluques, d'où il est originaire ; puis aux Indes, aux Antilles, au Brésil, en Colombie, en un mot dans toute l'Amérique du Sud, où on le cultive. Couronné à son sommet par un large bouquet de feuilles longuement pétiolées, très découpées, palmées, à lobes très dentelés, il ressemble un peu à nos palmiers. Ses fruits ou baies globuleuses piriformes, vert jaunâtre, puis rouges, marquées de 5 à 8 côtes verdâtres, à chair jaunâtre, sucrée, remplies d'un jus laiteux, jaunâtre, d'odeur et à saveur rappelant un peu celles de nos abricots, creuses à l'intérieur, comme nos melons, renferment de nombreuses graines noires, ovales, comprimées, à arille mucilagineux. Ils servent à préparer dans leurs pays d'origine, où on les dénomme Mamaos, des confitures et des marmelades ; celles-ci se prescrivant parfois comme sédatif et comme expectorant. Notons que les feuilles de cette plante renferment un alcaloïde ou *carpaïne*.

La Carpaine, $C^{14}H^{25}NO^3$, se prépare en extrayant ces feuilles, en présence d'acide tartrique, par de l'alcool, dont la solution filtrée, puis concentrée, est agitée, en présence de soude caustique, avec de l'éther ; celui-ci décanté, soumis à la distillation fractionnée, abandonnant un résidu, que l'on reprend par de l'alcool pour le soumettre à la cristallisation spontanée. Elle se présente sous la forme d'aiguilles incolores, fusibles à 119°, solubles dans l'alcool, l'éther, qui se dissolvent avec une coloration verte dans l'acide sulfurique additionné d'un petit cristal de bichromate potassique. Cet alcaloïde se prescrit parfois, à doses de 0 gr. 01 plusieurs fois par jour, comme cardiotonique.

Ordonnée à doses trop élevées, elle réagit de la même manière que la muscarine, en ralentissant les fonctions respiratoires et en diminuant la pression sanguine, sans attaquer le système nerveux périphérique, mais en provoquant des vomissements et de la paralysie du cœur, qui s'arrête en systole.

Toutes les parties aériennes de cette plante renferment, en outre, un latex qui, à la moindre incision, s'écoule pour se coaguler immédiatement à l'air, en une masse compacte, solide, blanche, renfermant de la papaïne, des matières résineuses et pectiques, outre de l'acide malique.

La Papaine ou Pepsine végétale, découverte par Wurst et Bouchut, se prépare en incisant les tiges, les feuilles et le tronc de cette plante, qui exsude alors un latex, se séparant, à l'air, en deux couches, dont l'une liquide est aqueuse, l'autre visqueuse, résineuse. La première de celles-ci, soumise, à une température modérée, à la distillation fractionnée dans le vide, abandonne un résidu, que l'on reprend par de l'alcool. La partie de ce précipité, insoluble dans ce dissolvant, reprise par de l'eau, donne une solution qui, traitée successivement par de l'acétate neutre de plomb et par de l'hydrogène sulfuré, est précipitée par addition d'alcool.

Ce précipité, desséché dans le vide, se présente sous la forme d'une poudre blanche, amorphe, insoluble dans l'éther, l'alcool, le chloroforme, mais très soluble dans l'eau, dont les solutions, neutres (moussant très fortement, si on les agite), sont précipitées par addition d'alcool ou par celle d'acides minéraux, de ferrocyanure potassique, de chlorure d'or, de tanin ou du réactif de Millon. Le sulfate de cuivre les précipite en un dépôt bleuissant à l'ébullition. La papaïne possède les propriétés de dissoudre les albuminoïdes en solutions neutres, alcalines ou acides, mais les antiseptiques, tels que le bichlorure de mercure, les phénols, l'acide borique, empêchent cette digestion de se parfaire. On admet généralement que 0 g. 1 de papaïne parvient à dissoudre 200 grammes de fibrine, mais cette désagrégation ne va pas au delà de la peptonisation dans les digestions brèves ; au contraire, elle donne, dans les digestions lentes, du glycocolle, de l'alanine, de la leucine et de la tyrosine. La papaïne se prescrit, à doses de 10 à 40 centigrammes plusieurs fois par jour, comme succédané de la pepsine, particulièrement là où l'acide chlorhydrique de l'estomac fait à peu près défaut.

Notons que cette plante, se reproduisant à l'aide de semis, exige des terrains secs, riches en humus, qui doivent être régulièrement fumés, car sa culture est épuisante.

ONAGRACÉES

FOLIUM EPILOBII, FEUILLE D'EPILOBIUM, D'EPILOBIUM ANGUSTIFOLIUM, L.

Originaire de l'Europe centrale et septentrionale, cette plante herbacée livre, au droguier, ses feuilles non officinales, lancéolées, à limbe entier, à peine dentelé sur ses bords, qui se prescrivent, dans la médecine populaire, de par leur teneur en mucilage, en tanin et en acide gallique, sous la forme de décoctions, comme spécifique contre les aphtes et comme vulnéraire ; elles servent aussi à falsifier le thé de Chine.

RHIZOPHORACÉES

CORTEX RHIZOPHORÆ, ÉCORCE DE PALETUVIER, DE RHIZOPHORA MANGLE, L.

Originaire des tropiques, cet arbre livre, au droguier, son écorce non officinale, qui se prescrit, de par sa teneur en tanin, comme hémostatique et comme astringent intestinal : il en est de même du suc de cette plante qui se prescrit parfois comme masticatoire contre le scorbut.

COMBRÉTACÉES

Comprenant 15 genres et plus de 200 espèces, cette famille ne livre, à la thérapeutique, aucune drogue officinale.

FOLIUM COMBRETI, FEUILLE DE KINKÉLIBA, DE COMBRETUM RAIMBAULTII, Hook.

Originaire de l'Afrique occidentale, cet arbre livre au droguier, ses feuilles non officinales, qui se prescrivent, dans la médecine populaire de ce continent, comme tonique de l'estomac et comme fébrifuge. Il en est de même des feuilles des plantes *Combretum racemosum* Bauv., *Combretum Suadaicum* Miq., orignaires elles aussi de l'Afrique, car elles renferment un principe amer et de l'essence.

FRUCTUS TERMINALIÆ, DE TERMINALIA CITRINA Roxb.

Originaire des Indes, cette plante livre, au droguier, ainsi que les *Terminalia Bellerica, Terminalia Chebula,* ses fruits non officinaux, ovoïdes ou piriformes, de 2 à 4 centimètres de long sur 1 à 2 centimètres de diamètre, à surface luisante, jaune brunâtre, marquée de 5 à 10 côtes longitudinales : leur sarcocarpe résineux, caverneux, à saveur astringente, recouvre un noyau ovoïde, dur, blanchâtre, à deux cotylédons enroulés autour de la radicule. Riches en tanin, en acide chébulique, en matières résineuses, pectiques et sucrées, ils se prescrivent, dans la médecine populaire de ces pays, comme astringent intestinal et comme matière tannante.

L'ACIDE CHÉBULIQUE, $C^{28}H^{24}O^{10} + H^2O$, se prépare en extrayant ces fruits par de l'alcool bouillant, dont la solution concentrée, puis évaporée à sec, abandonne un résidu que l'on reprend par de l'eau additionnée de sel de cuisine. Cette solution, agitée avec de l'éther acétique, lui abandonne son acide chébulique, que l'on obtient en soumettant celui-là à la distillation fractionnée pour le traiter ensuite par de l'éther, afin de le libérer de son tanin et de son acide gallique. Il se présente sous la forme de cristaux incolores, rhombiques, inodores, douceâtres, fusibles à plus de 234°, très peu solubles dans l'eau froide, l'éther, mais très solubles dans l'alcool, l'éther acétique.

SEMEN QUISQUALIDIS, DE QUISQUALIS INDICA, L.

Originaire de l'archipel malais, cette plante, cultivée de nos jours, pour la beauté de ses fleurs, dans toute la région méditerranéenne, livre au droguier, ses graines non officinales, qui se prescrivent parfois, dans la médecine populaire de la Malaisie, comme anthelminthique ; il en est même de ses feuilles, riches en essence.

CORTEX ALANGII, D'ALANGIUM DECAPETALUM, Lam.

Originaire de l'Afrique et de l'Asie tropicales, cet arbre livre, au droguier, son écorce non officinale, qui se prescrit parfois, à doses de 10 à 30 grammes sur 200 grammes d'eau, sous la forme de décoctions, comme diurétique et comme fébrifuge.

GUMMI ANOGEISSI, GOMME D'ANOGEIS- SUS, D'ANOGEISSUS LATIFOLIA, Wall.

Ce grand arbre, originaire des Indes, livre, au droguier, son latex qui, desséché, se présente sous la forme de morceaux blanchâtres, inodores, insipides, incomplètement solubles dans l'eau, l'acide acétique glacial, l'alcool, l'hydrate de chloral, dont les solutions aqueuses, réduisant la liqueur de Fehling, sont précipitées par addition d'acétate de plomb. Cette gomme est constituée par du pentose, du galactose et par de l'acide arabique qui se prépare en la dissolvant dans de l'eau, dont la solution est précipitée par addition d'alcool ; le précipité ainsi obtenu, traité par de l'acide sulfurique, donne alors une solution, que l'on précipite à nouveau par de l'alcool ; il se présente sous la forme d'une poudre blanche, amorphe, insoluble dans l'alcool, l'éther, très soluble dans l'eau, les alcalins. Cette gomme, non officinale, est utilisée comme apprêt.

XVIᵉ Ordre. — **OMBELLINÉES**

OMBELLIFÈRES

Cette famille, comprenant 152 genres et plus de 1.300 espèces répandues dans toutes les contrées tempérées du globe, est représentée par des herbes annuelles ou vivaces, rarement par des arbustes (Peucedan), à tiges souvent cannelées, creuses, à feuilles isolées, souvent munies d'une gaine parfois très développée, parfois simple, à limbe entier (Buplèvre), ou palmilobé (Sanicle), mais le plus souvent composé et penné à un ou plusieurs degrés. Ordinairement non stipulées, elles sont parfois munies de petites stipules écailleuses (Hydrocotyle). Leurs racines, leurs tiges et leurs feuilles sont parcourues par des canaux sécréteurs, oléifères, qui, dans les racines, sont creusés dans leur péricycle (non bordé par des cellules spéciales) où ils forment un arc oléiférique. Ces canaux, bordés de cellules spéciales dans les tiges et les feuilles de ces plantes, sont disposés soit dans le péricycle et dans la moelle des premières, soit dans le péridesme des secondes ; ces canaux peuvent aussi se développer dans l'écorce et dans le liber secondaire de leurs tiges ; celui de leurs racines pouvant aussi en renfermer. Leurs fleurs, petites, hermaphrodites, pentamères, sont actinomorphes, rarement zygomorphes (Coriandre, Berce), disposées en ombelles, ordinairement composées, rarement simples (Astrance, Sanicle), il faut en excepter celles des Panicauts, où elles sont disposées sous la forme de capitules. Leur calice, rarement bien développé au-dessus du niveau d'où il se sépare d'avec la corolle (Panicaut, Sanicle), est généralement réduit à 5 petites dents. Leurs pétales, ordinairement égaux, enroulés en dedans, constituent parfois une corolle zygomorphe, l'un d'entre eux, l'antérieur, s'étant beaucoup plus développé que les 2 postérieurs (Coriandre). Leurs étamines, au même nombre que celui des pétales avec lesquels elles sont alternantes, possèdent des filets libres, recourbés en dedans, à anthères introrses, s'ouvrant par des fentes longitudinales. Leur pistil, concrescent dans toute sa longueur avec les verticilles externes, est constitué par 2 carpelles médians, fermés, concrescents en un ovaire biloculaire, renfermant, dans chaque loge, attaché au sommet de sa cloison, un ovule anatrope, pendant, à raphé interne. Il se termine au sommet par deux styles libres, recourbés en dehors, qui se renflent à leurs bases sous la forme d'un petit coussinet nectarifère. Leur fruit est un diachaine, dont les méricarpes se séparent quelquefois complètement l'un de l'autre (Panicaut), ou bien ils laissent subsister, dans le prolongement de leur carpophore, un filament, dont ils se détachent de bas en haut ; tandis que, ce fruit lui-même se sépare en deux de haut en bas. Ces méricarpes sont toujours marqués de côtes ou d'ailes (correspondant aux faisceaux libéro-ligneux) dites côtes primaires, qui se différencient en côtes dorsales, sises sur les parties convexes de l'achaine, et en côtes marginales, sises à sa base, celles-là étant généralement mieux développées. Ces côtes primaires, accompagnées parfois de côtes secondaires, sont généralement dénommées *Costae*, mais elles sont séparées les unes des autres par des dépressions ou vallécules, au-dessous desquelles se rencontrent des canaux sécréteurs ou *vittae*, qui, renfermant de l'essence, se terminent en pointes à leurs extrémités supérieures et inférieures. Entourés parfois de cellules cloisonnées, ils se rencontrent aussi au nombre de 2, de chaque côté du faisceau libéro-ligneux, sur la face commissurale de ces achaines. Ces fruits sont généralement surmontés par les restes persistants des stigmates qui forment des proéminences dénommées *Stylopodium*, ceux-ci pouvant être droits ou recourbés en dehors. Ces fruits, contenant des graines, entourées par le spermoderme, renferment deux petits cotylédons (à radicule supère) entourés d'un albumen abondant. Ces plantes se subdivisent en plusieurs grands groupes, soit en *orthospermes*, à albumen parallèle à la face commissurale, en *campylospermes*, à albumen parallèle seulement avec celle-ci à ses extrémités, en *ceulospermes*, à albumen, concave en dehors, mais convexe en dedans. Elles sont caractérisées par leurs feuilles, toujours recouvertes d'une cuticule épaissie, qui possède des épidermes à stomates accompagnés de 3 cellules annexes, irrégulières. Ceux-ci portent parfois des poils tecteurs, coniques, unicellulaires (Cerfeuil). Leur mésophylle hétérogène, asymétrique, est toujours dépourvu de cellules cristalligènes, à l'exception de celui du Sanicle, qui renferme des macles d'oxalate de chaux. Leur appareil sécréteur, entouré de cellules spéciales, est représenté par des

	CORIANDRE	CUMIN	CARVI	FENOUIL	ANGÉLIQUE	LIVÈCHE
Forme des fruits entiers..........	Globuleux	Oblongs, lancéolés	Ovales, allongés, un peu comprimés par le côté	Oblongs, parfois arqués, renflés en haut	Oblongs, elliptiques, comprimés par le dos	Oblongs, comprimés par le dos
Dimensions moyennes	4 à 5 mm, de diamètre	4 à 5 mm. sur 2	5 mm. sur 1 1/2 à 2 mm.	Variables, 6 à 12 mm. sur 2,4	7 mm. sur 3	5 mm, sur 2 1/2 à 3
Couleur	Brun, jaune clair	Gris jaunâtre ou fauve terne	Brun chocolat luisant	Vert pâle ou jaunâtre	Blanc jaunâtre	Blanc jaunâtre
Odeur...........	Forte, anisée (Sur le frais, odeur de punaise)	Forte, spéciale, peu agréable	Forte, agréable	Douce, spéciale, aromatique	Aromatique agréable	Faible, térébinthinée
Saveur	Aromatique anisée	Aromatique, prononcée	Forte, piquante épicée	Aromatique et sucrée	Aromatique	Amère, résineuse aromatique
Méricarpes........	Unis	Unis	Séparés ou suspendus au carpophore	Unis, quelquefois séparés	Séparés	Séparés
Surface	Glabre, dure	Hérissée de poils	Glabre	Assez lisse	Glabre	Glabre
Face commissurale.	Concave sur le sec	Plane	Plane	A peu près plane	Plane	Plane
Calice	A dents réfléchies	A 5 dents lancéolées et redressées	Peu visible	Traces peu visibles	Traces	Persistant
Styles............	Ordinairement stylopode seul, conique	2 branches obtuses divergentes	Stylopodes arrondis	2 stylopodes	Ordinairement tombés	Traces
Côtes primaires....	En zigzag, moins saillantes que les secondaires	Minces, claires, glabres	Filiformes, égales, pâles	Saillantes, obtusément carénées, les latérales un peu plus larges	3 dorsales épaisses courtement ailées, 2 marginales plus grandes membraneuses	Ailées, surtout les marginales, très grandes
Côtes secondaires ..	6 droites, saillantes	4 larges, foncées avec des poils assez longs, rudes	Absentes	Absentes	Absentes	Absentes
Canaux sécréteurs (sur section).....	Aucun en dehors 2 sur la face commissurale	Grands, normaux	Grands, normaux	Normaux	Très nombreux autour de la graine	Normaux
Section transversale d'un méricarpe ..	Plan convexe, arc scléreux mésocarpique	Plan convexe ou à peu près	Subpentagonale dans l'ensemble	Hémisphérique (très anguleuse par les côtés)	Plan convexe (sans les ailes)	Plan convexe, aplatie (sans les ailes)
Section de la graine	Réniforme	Réniforme, légèrement sinueuse	Subpentagonale	Sinueuse, un peu réniforme	Très légèrement réniforme	Sinueuse

ANETH	CAROTTE	ANIS	PERSIL	GRANDE CIGUE	PHELLANDRIE	SESELI	AMMI
Ovales, très comprimés par le dos	Ovales elliptiques, comprimés par le dos	Piriformes, plus larges en bas	Ovales, arrondis à la base, comprimés latéralement	Largement ovoïdes, comprimés par le côté	Oblongs, atténués au sommet	Ovoïdes oblongs	Ovales, comprimés latéralement, ressemblant au persil
3 à 4 mm. sur 2 à 3	3 à 4 mm. sur 2	3 à 4 mm. sur 1 1/2 à 2	2 à 3 mm, sur 1 1/2 à 2	3 à 3 mm. 1/2 sur 2 1/2	3 1/2 à 4 mm. sur 1 1/2	3 à 4 mm. sur 1 à 2	Très petit, 2 mm. sur 1
Brun chocolat, bord plus clair	Brun clair, soies blanchâtres	Vert grisâtre, uniforme	Verdâtre	Gris verdâtre	Brun rougeâtre	Gris jaunâtre	Brun grisâtre
Forte, aromatique	Faible (froisser) aromatique, térébinthinée	Douce, aromatique, spéciale	Fortement aromatique	Vireuse, nauséeuse	Aromatique mais désagréable	Forte, désagréable	Forte, un peu âcre de thym
Aromatique	Amère, âcre camphrée	Chaude, sucrée, aromatique	Aromatique, spéciale	Nauséeuse	Aromatique	Aromatique, âcre, bitumineuse	Aromatique, âcre, piquante
Séparés	Séparés	Unis	Facilement séparés, souvent unis	Ordinairement séparés	Unis ou séparés	Séparés	Séparés ou unis
Glabre, lisse	Grandes soies sur les côtes	Recouverte de poils courts, épais, rudes	Glabre	Glabre	Glabre	Couverte de poils courts étoilés	Glabre, granuleuse
Plane	Plane	Plane	A peu près plane	A peu près plane	Plane	Plane	Plane
Visible	Peu visible	Peu net	Absent	Absent	A 5 dents tubulées, petites	Couronnant le fruit	Visible
Ordinairement stylopode seul	Assez longs, recourbés	2 branches, stylopodes arrondis	Stylopodes et styles réfléchis	Stylopodes aplatis	2 branches	2 branches réfléchies	2 styles persistants, réfléchis
3 dorsales, fines, carénées, 2 larges formant la bordure du carpelle	Filiformes, hérissées de soies fines	Claires, filiformes, égales, à peine saillantes	Filiformes, égales, blanchâtres, obtuses, peu saillantes	Crénelées, très marquées saillantes, blanchâtres	Arrondies. Les marginales triangulaires et plus grandes	Épaisses, carénées, les latérales un peu plus grandes	Blanches saillantes
Absentes	4 saillantes (2 dorsales, 2 latérales), découpées en un rang d'aiguillons	Absentes	Absentes	Absentes	Absentes	Absentes	Absentes
Normaux	Normaux, triangulaires sur section	Nombreux : 18 à 25 Ceux de la commissure plus large	Normaux	Absents, remplacés par une couche spéciale de cellules	Normaux	Normaux	Normaux, les deux commissuraux larges
Plan convexe (sans les ailes)	Ellipsoïde (sans les ailes)	Subréniforme	Pentagonale, à angles mousses	A peu près pentagonale	Hémisphérique (sinueuse sur le dos, par les côtes)	Irrégulièrement pentagonale, anguleuse	Plus ou moins réniforme, sinueuse
Plan convexe, sinueuse	Plan convexe assez irrégulière	Plan convexe, subréniforme	Pentagonale à face interne plus grande	Fortement réniforme par saillie de l'endocarpe	Noire, biconvexe, un peu sinueuse	Sinueuse, face commissurale, plus plane	Légèrement réniforme

petits canaux sécréteurs, localisés dans le péridesme de leurs méristèles. Leurs racines, généralement lignifiées, spongieuses, lacuneuses, à saveur âcre, piquante, aromatique, sont constituées par une écorce riche en cellules sécrétrices, qui est séparée du bois par le cambium se rencontrant toujours en dessous du parenchyme cortical. Elles ne renferment jamais de cellules scléreuses, ni de fibres libériennes dans leur parenchyme cortical, exception faite pour celles du fenouil. Leur bois, renfermant un grand nombre de faisceaux libéro-ligneux, disséminés dans un parenchyme lignifié, parcouru par de nombreux rayons médullaires, est dépourvu de canaux sécréteurs. Leurs fruits (fig. 226), sont toujours constitués par un épicarpe, à cellules tabulaires, à parois minces sur leurs faces externes, mais renforcées sur leurs faces internes et latérales. Généralement glabres, ils portent parfois des poils tecteurs, coniques, unicellulaires, à parois épaissies, tubéreuses (Anis). Leur mésocarpe est formé par des cellules polygonales, irrégulières, qui entourent, près des faisceaux libéro-ligneux, des cellules à parois épaissies, pouvant être isolées ou groupées en paquets (Fenouil), ou en lames continues

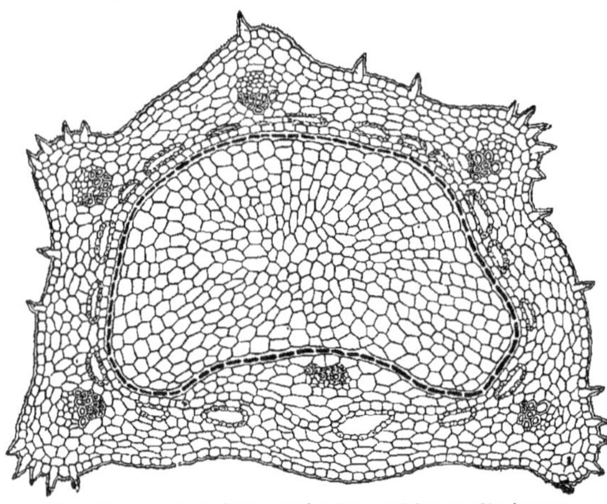

Fig. 226. — Coupe transversale d'un méricarpe d'anis vert.

(Œnanthe), parfois lignifiées (Coriandre). Ce tissu renferme des canaux sécréteurs, plus ou moins larges, ovales (Fenouil, Angélique), arrondis (Phellandrie), triangulaires (Ciguë), solitaires et disposés dans les vallécules, d'où leur nombre est toujours constant, exception faite pour les fruits d'Anis, où leur nombre est très grand ; ils disparaissent parfois à la maturité de ces fruits (Ciguë) ou bien ils sont remplacés par des cellules sécrétrices, spéciales. Ces canaux se rencontrent en outre, au nombre de deux, sur la face commissurale de ces fruits ; ils sont toujours limités par une série de cellules tabulaires, aplaties, remplies d'une substance brunâtre. Examinés sur une coupe longitudinale, ils parcourent toute la longueur de ces fruits, pour se terminer à leurs extrémités en pointes effilées. On en rencontre de plus petits sur la face externe des faisceaux libéro-ligneux des côtes primaires, mais Trécul les identifie avec ceux, qui se rencontrent dans leur carpophore. Leur endocarpe est constitué par une seule assise de cellules, à parois légèrement épaissies ; leur spermoderme étant formé par une seule assise de cellules tabulaires, plus ou moins colorées, qui, vues de face, sont polygonales, striées, parfois épaissies sur leurs faces internes. Il entoure l'albumen constitué par des cellules polygonales, à parois droites, qui renferment des gouttelettes d'huile fixe et des grains d'aleurone.

Notons, que les grains d'aleurone sont des substances albuminoïdes, dans lesquelles les protéines peuvent indéfiniment être conservées à l'état de réserve. De formes elliptiques ou ovoïdes, de couleur parfois jaunâtre

(Tonko), ils sont constitués par une pellicule externe et par une masse centrale, qui peut renfermer de petits corpuscules de deux sortes ; les uns dénommés globoïdes, les autres cristalloïdes. Les premiers, généralement ronds, ne réagissant pas à la lumière polarisée, renferment de la protéine et de l'acide phosphorique libre ou combiné. Ils se dissolvent facilement dans une solution concentrée de chlorure sodique ou dans celle de potasse caustique diluée, à l'encontre des cristalloïdes, de forme souvent clinorhombique, qui sont constitués par de petits cristaux insolubles dans l'eau même additionnée de chlorure sodique, de sulfate ammonique ou d'acide acétique dilué ; car ils sont généralement constitués par de l'oxalate de chaux. Ces fruits se différencient, selon Planchon, comme suit les uns des autres (voir tableau pages précédentes).

FRUCTUS ET OLEUM PETROSELINI, FRUIT ET ESSENCE DE PERSIL, DE PETROSELINUM SATIVUM, Hoff.

Origine botanique. — Cette plante herbacée, bisannuelle, à racines jaune blanchâtre, simples, peu ramifiées, mais pivotantes, ne porte la première année que des feuilles en rosette, mais la seconde année, une tige anguleuse, cylindrique, creuse, d'un à un mètre et demi de haut, à feuilles isolées, engainantes, composées et pennées, dont les bords sont dentelés à angles aigus. Ses fleurs disposées en ombelles, composées, sont supportées par un pédoncule commun, dont l'involucre est constitué par 3 bractées lancéolées ; mais chacune de ses ombelles secondaires possède un involucelle à 8 ou à 10 folioles. Constituées sur le type habituel des fleurs des plantes de cette famille,

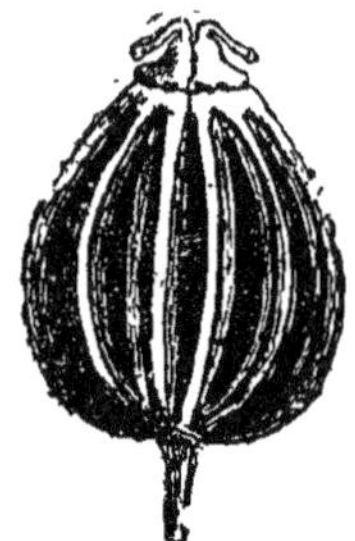

Fig. 227. — Fruit de persil.

elles donnent, une fois fécondées, des fruits officinaux.

Origine géographique. — Fleurissant de juin en juillet, elle croît à l'état sauvage dans toute l'Europe méridionale et centrale, où on la cultive aussi, particulièrement dans des terrains frais et meubles.

Description de la drogue (fig. 227). — Ces fruits, récoltés à leur complète maturité, mondés de leurs pédoncules, puis desséchés au soleil et triés, se présentent dans le droguier sous la forme de diachaines subdivisés en leurs deux méricarpes gris verdâtre, de un à un millimètre et demi de diamètre, parcourus par 5 côtes primaires, saillantes, filiformes, égales et droites. Celles-ci, lisses, vert blanchâtre, renferment des faisceaux libéro-ligneux, à l'encontre de leurs vallécules qui contiennent, ainsi que leur face commissurale, 4 et respectivement 2 canaux sécréteurs, schyzogènes, riches en essence. Leur albumen est droit sur leur face commissurale, leur odeur spéciale, aromatique, leur saveur particulière, agréable, chaude, légèrement amère (fig. 228).

Falsifications. — On les confond parfois avec les fruits de l'*Apium graveolens* qui, plus petits, à vallécules brunâtres, non jaune verdâtre, renferment aussi de l'apiine.

Analyse chimique. — Ils renferment de l'apiine, de 5 à 6 p. 100 d'essence, 22 p. 100 d'huile fixe, une matière colorante, des traces de tanin, outre des matières résineuses et pectiques.

Leur essence, obtenue en les soumettant à la distillation aux vapeurs d'eau, se présente sous la forme d'un liquide incolore ou jaune verdâtre, d'odeur et à saveur particulières, aromatiques, rappelant celles du persil, d'un poids spécifique de 1,05 à 1,10 (selon son pour cent en stéaroptène), à pouvoir rotatoire, lévogyre, de — 7°20′, soluble dans l'éther, le chloroforme, les huiles grasses et essentielles, le sulfure de carbone, l'éther de pétrole, l'alcool ; mais ses dissolutions se colorent en rouge sang par addition d'une goutte de perchlorure de fer. Cette essence est constituée par un mélange d'apiol, de dillapiol, de pinène lévogyre, d'acide palmitique, d'allyle-tétraméthoxybenzène et de traces de matières grasses.

L'APIOL OU CAMPHRE DE PERSIL, $C^{12}H^{14}O^4$, se présente sous la forme d'aiguilles satinées, blanches, fusibles à + 30°, d'odeur et à saveur persillées, insolubles dans l'eau, mais très solubles dans l'éther, l'alcool, le chloroforme, les essences et les huiles fixes. Il se dissout avec une coloration bleu rougeâtre dans l'acide sulfurique, mais traité par de l'acide nitrique, il se décompose en donnant de l'acide oxalique. Il possède, quant à sa formule, la constitution suivante :

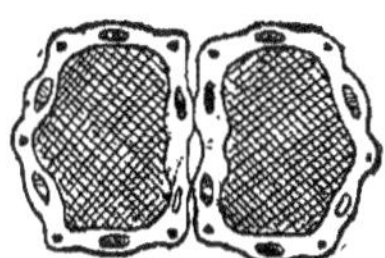

Fig. 228. — Coupe transversale d'un fruit de persil.

Chauffé avec de la potasse caustique, il se transforme en isoapiol qui, oxydé, donne de l'acide apionocétonique, de l'aldéhyde apiolique et de l'acide apiolique de formules :

Isoapiol fusible à 55°

Acide apionocétonique fusible à 172°

Aldéhyde apiolique fusible à 102°

Acide apiolique fusible à 175°

L'acide apiolique, chauffé en tubes fermés avec de l'acide sulfurique dilué, se transforme en apione fusible à 79°, mais chauffé à 180°, pendant un certain temps, avec de la potasse caustique alcoolique, il donne du diméthyl-apionol, fusible à 105° :

Apione

Acide apiolique

Diméthylapionol

L'apionol, peut se préparer synthétiquement en réduisant le nitropyrogallol, qui donne alors de l'aminopyrogallol, dont le chlorhydrate, chauffé avec de l'eau, se transforme en apionol (B. 37, p. 104), car :

Pyrogallol

Nitropyrogallol

Aminopyrogallol

Apionol

Rappelons que le dillapiol, décrit lors de l'étude des feuilles de Matico, possède, quant à sa formule, la constitution suivante :

L'APIINE, $C^{26}H^{28}O^{14}$, se rencontrant aussi dans les feuilles de cette plante, ainsi que dans les fruits et dans les feuilles du céleri, est un glucoside, cristallisant sous la forme de petites aiguilles incolores, brillantes, satinées, fusibles à 228°, peu solubles dans l'eau froide, mais très solubles dans l'alcool dilué, l'eau bouillante, insolubles dans l'éther, le chloroforme, le sulfure de carbone. Ses solutions aqueuses, d'extrogyres, de + 173°, ne réduisent pas, à froid, la liqueur de Fehling. Traité par de l'émulsine ou par des acides dilués, ce glucoside se décompose en apiose et en glucosoapigénine, qui, elle-même, se transforme ensuite en glucose et en apigénine, car :

$$C^{20}H^{28}O^{14} + H^2O \rightleftharpoons C^5H^{10}O^5 + C^{21}H^{20}O^{10}$$
A piine — apiose — glucosoapigénine

$$C^{21}H^{20}O^{10} + H^2O \rightleftharpoons C^6H^{12}O^6 + C^{15}H^{10}O^5$$
Glucosoapigénine — Glucose — Apigénine

Elle possède, quant à sa formule, la constitution suivante :

$$CH^2(OH)-CH(OH)-CH-CH(OH)-CH-CH-$$

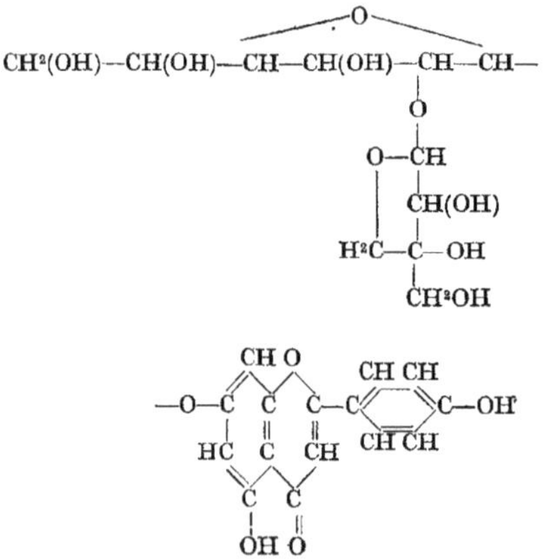

La GLUCOSOAPIGÉNINE, $C^{21}H^{20}O^{10}$, se présente sous la forme d'une poudre jaunâtre, cristalline, insoluble dans l'eau. Soumise à l'hydrolyse par de la levure de bière, elle se décompose en glucose, et en apigénine, mais non par addition d'émulsine. Elle possède, quant à sa formule, la constitution suivante :

$$CH^2(OH)-CH(OH)-CH-CH(OH)-CH(OH)-CH-$$

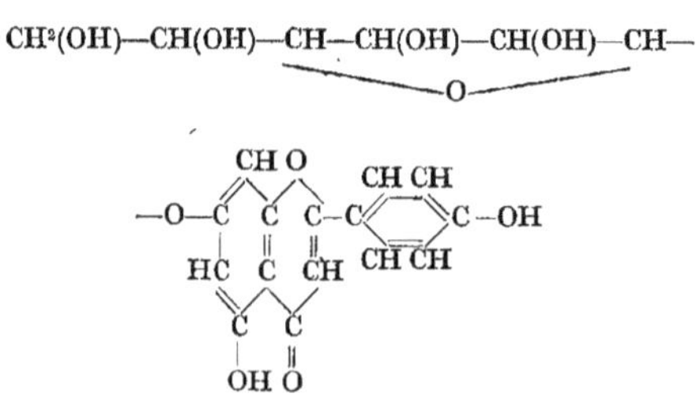

Chauffée avec de la lessive de soude concentrée, elle se transforme en glucosophloroglucine, en acide carbonique et en oxyacétophénone, de formules :

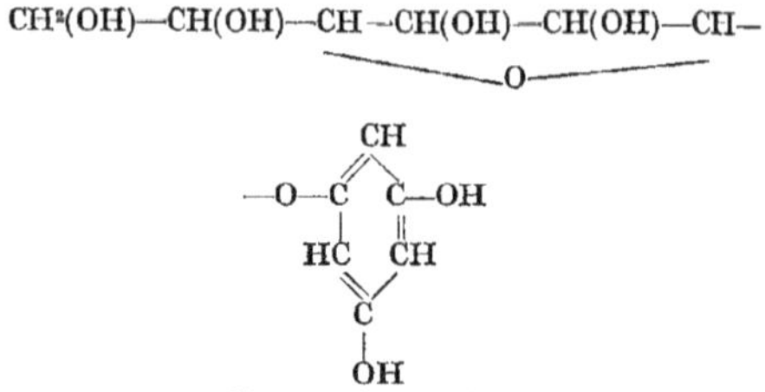

Glucosophloroglucine

$$+ CO + CO^2$$

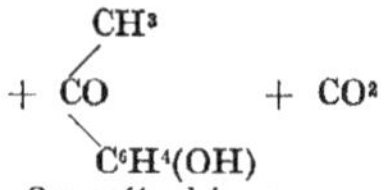

Oxyacétophénone

L'APIOSE, $C^5H^{10}O^5$, est un pentose qui, oxydé, ne se transforme pas en furfurol. Il se présente sous la forme d'une poudre blanche cristalline, très soluble dans l'eau, l'alcool dilué, insoluble dans l'éther, le chloroforme. Cette oxyméthylérythrose possède, quant à sa formule, la constitution suivante :

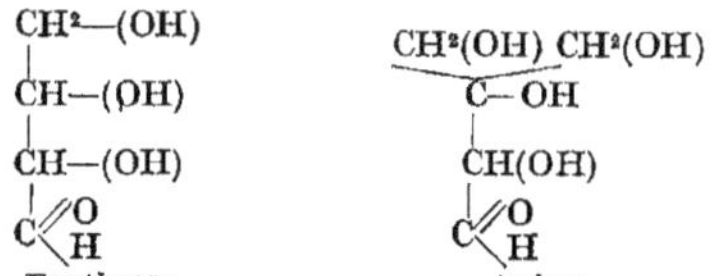

Erythrose — Apiose

Oxydé par du brome, il se transforme en acide apionique, qui, traité par du phosphore et de l'acide iodhydrique, se décompose en acide isovalérianique :

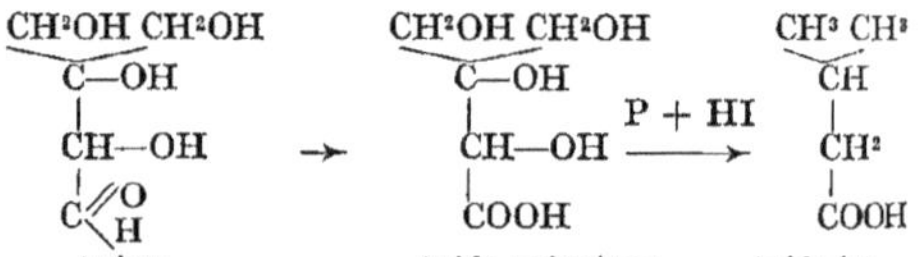

Apiose — Acide apionique — Acide iso-valérianique

L'APIGÉNINE ou 1-3-4-TRIOXYFLAVONE ou OXYCHRYSINE, $C^{15}H^{10}O^5$, se présente sous la forme d'une poudre blanc jaunâtre, fusible à 347°, très peu soluble dans l'eau bouillante, l'alcool, insoluble dans l'éther. Fondue avec de la potasse caustique, elle se transforme en phloroglucine, en acide paraoxybenzoïque, en acide formique et en acide oxalique, mais, chauffée avec de la potasse caustique concentrée, elle se décompose en phloroglucine et en oxyacétophénone, car elle possède, quant à sa formule, la constitution suivante :

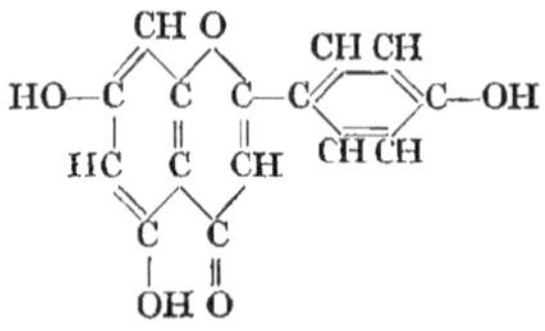

On peut la préparer synthétiquement, en partant de l'aldéhyde anisique, que l'on chauffe en présence de xylène et de sodium métallique, avec de l'éther diméthylique de phloroacétophénone, afin d'obtenir la triméthoxychalcone (B. 30, p. 215, B,. 37, p.792 et p. 2096).

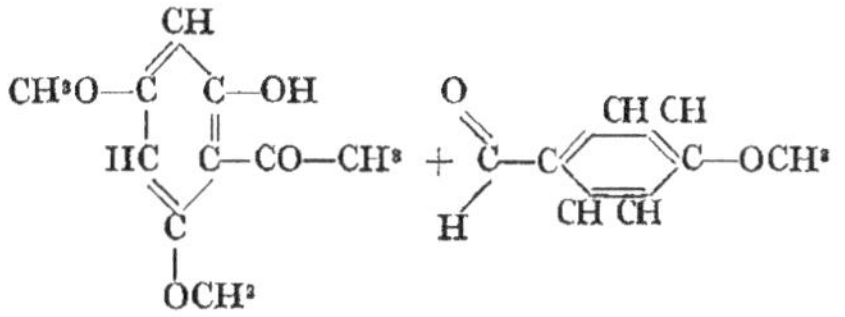

Ether diméthylique de phloro-acétophénone · Aldéhyde anisique

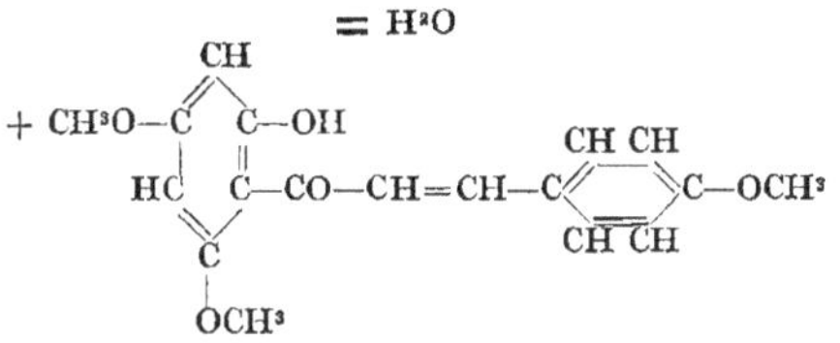

2-Oxy-4-6-4-triméthoxychalcone

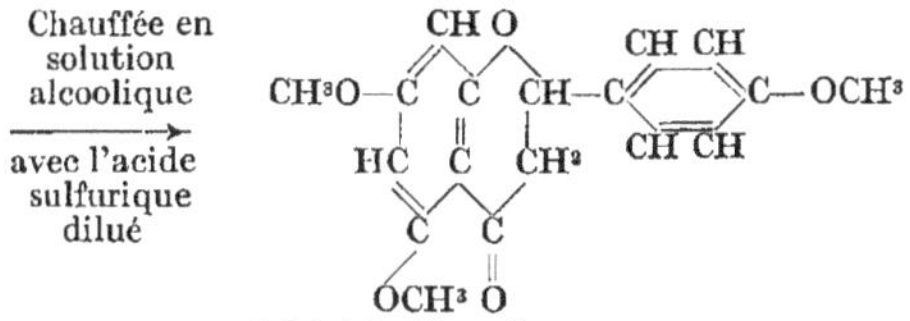

Chauffée en solution alcoolique avec l'acide sulfurique dilué →

1-3-4-triméthoxyflavanone

+ Brome en solution chloroformique →

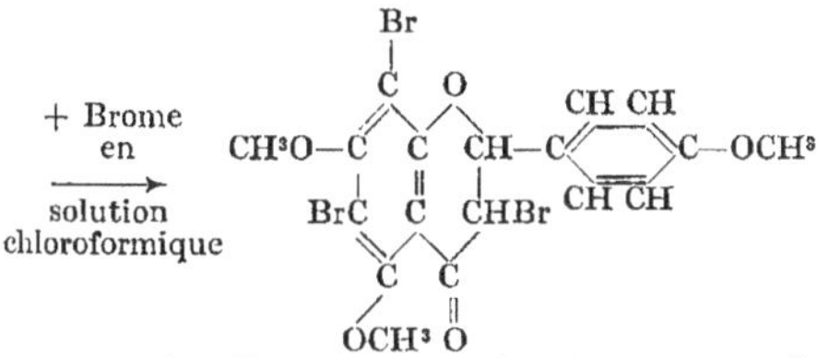

2-4-ω-tribrom-1-3-4-triméthoxyflavanone

Potasse caustique alcoolique →

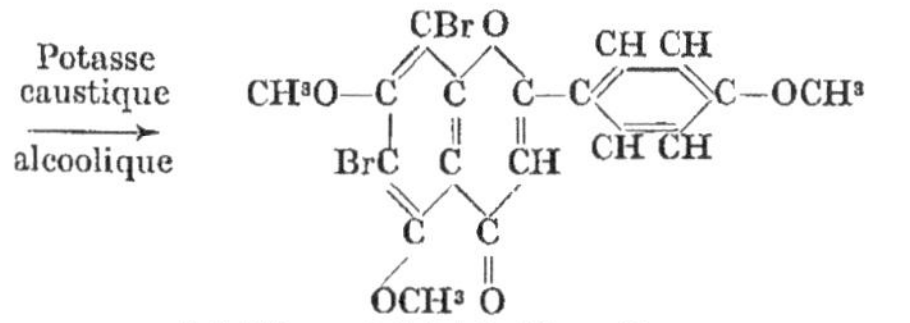

2-4-Dibrom-1-3-4-triméthoxyflavon

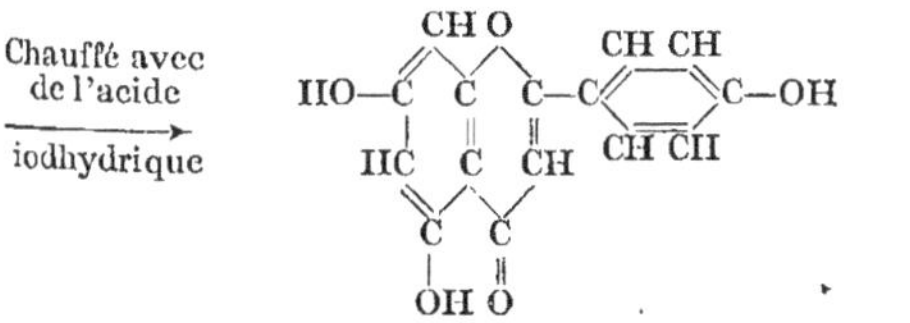

Chauffé avec de l'acide iodhydrique →

Apigénine-1-3-4-trioxyflavone

Usage thérapeutique. — Ces fruits se prescrivent, à doses de 0 gr. 5 à 1 gramme plusieurs fois par jour, comme diurétique et comme carminatif, leur essence étant parfois ordonnée, à doses d'une à deux gouttes plusieurs fois par jour, comme excitant et comme stomachique.

Action physiologique. — Ordonnés à doses trop élevées, ils provoquent, ainsi que l'apiol, des étourdissements, des vertiges, des bourdonnements d'oreilles, des nausées, des vomissements, de la céphalalgie gravitive, de la titubation et, chez les femmes enceintes, des fausses couches.

Pharmacie galénique. — Ils servent à préparer l'Aqua Petroselini et l'Apiol commercial, que l'on obtient en épuisant ces fruits par de l'alcool, dont la solution, soumise à la distillation fractionnée, abandonne un résidu constituant l'apiol vert du commerce. Celui-ci, repris par de l'éther, donne une solution qui, soumise à la distillation fractionnée, abandonne un résidu dénommé *apiol jaune*, tous deux se prescrivant, sous la forme de capsules, à doses de 0 gr. 3 plusieurs fois par jour, comme emménagogue assez efficace.

Historique. — Cette drogue se prescrivait dans les années 1520, sous la forme de décoctions, comme sédatif contre les crises d'épilepsie. Notons que les feuilles de cette plante, riches en lutéoline, en apiol et en apiine, se prescrivent, dans la médecine populaire, comme condiment, comme stimulant de l'estomac et comme fébrifuge, mais ses racines, elles aussi riches en apiine, en matières grasses et en tanin, se prescrivent, sous la forme de décoctions, comme antinévralgique et comme antipériodique.

FRUCTUS ET OLEUM CARVI, FRUIT ET ESSENCE DE CUMIN, DE CARUM CARVI, L.

Origine botanique. — Cette plante herbacée ne porte, la première année, qu'une rosette de feuilles, mais elle possède l'année suivante une tige droite, ramifiée, glabre, creuse, d'un mètre à un mètre et demi de haut, à feuilles isolées, composées, pennées, dont les lobes supérieurs sont linéaires, pointus, sessiles, les inférieurs étant très découpés. Ses fleurs, disposées sous la forme d'ombelles, sont constituées par un calice très petit, à 5 sépales réduits à 5 dents aiguës ; par une corolle à cinq pétales libres, enroulés sur eux-mêmes, qui entourent 5 étamines libres et un pistil à 2 carpelles uniovulés, fermés, concrescents en un ovaire infère, biloculaire, surmonté de deux styles libres, qui renferment, dans chaque loge, un ovule anatrope, pendant, à raphé interne. Son fruit est un biachaine officinal.

Origine géographique. — Cette plante, du nord et des régions subalpines, croît à l'état sauvage dans les prés et dans les sous-bois de toute l'Europe centrale et septentrionale, où on la cultive aussi, particulièrement en France, en Prusse, en Hollande, en Norvège, mais on la rencontre aussi dans l'ouest de l'Himalaya, en Sibérie, au Canada et dans le nord des Etats-Unis.

Pathologie. — Elle est souvent attaquée par la *Puccinia Bistoriae*, l'*Urophlyctis Kriegeriana*, et par le *Protomyces macrosporus*, etc., etc.

Récolte. — Cette plante fauchée, lorsque ses fruits mûrissent, est ensuite desséchée au soleil, pour être mondée, à l'aide du vannage, de ses fruits qui, triés, sont expédiés, dans des sacs de 50 à 100 kilogrammes de poids, sur les factories, c'est-à-dire sur les maisons de gros. On admet qu'un hectare de ces plantes rapporte en moyenne de 30 à 35 balles de fruits de cumin, c'est-à-dire de 20.000 à 22.200 kilogrammes et que la Hollande en cultive actuellement plus de 7.158 hectares.

Sortes commerciales. — Le commerce européen différencie ces fruits, selon leurs pays producteurs, en cumin français, allemand, norvégien, hollandais, etc., etc., qui sont eux-mêmes subdivisés, selon leur grandeur, leur couleur, leur arome et leur pour cent en essence, en plusieurs variétés.

Description de la drogue (fig. 229). — Ces fruits se présentent, dans le droguier, sous la forme de petits corps glabres, allongés, atténués à leurs deux extrémités, de 4 à 6 millimètres de long sur 1 à 1 mm. 6 de diamètre, de couleur brun chocolat ou brun jaunâtre. Toujours surmontés par leurs deux stylopodes, peu visibles, mais réfléchis ; ils sont généralement libres, car leurs méricarpes, grêles et arqués, sont suspendus, à leur maturité, à leur carpophore, qui s'est subdivisé en deux branches. Ils sont parcourus par 5 côtes droites, minces, filiformes, jaune clair, bien visibles sur un fond brunâtre. Devant toujours être conservés dans des endroits secs et dans des boîtes de fer-blanc, ces fruits possèdent une odeur spéciale, aromatique, agréable, une saveur chaude, aromatique, spéciale, légèrement piquante.

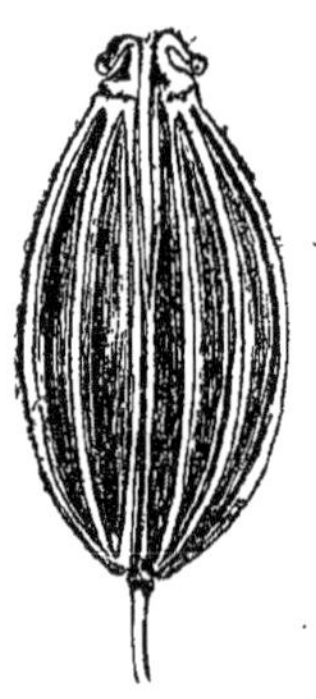

Fig. 229. — Fruit de cumin.

Examen microscopique (fig. 230). — Examiné sur une coupe transversale, ce fruit est constitué par 5 côtes primaires, avec faisceaux libéroligneux, et par 4 vallécules surmontées elles-mêmes par des côtes secondaires, mais chacune d'elles renferme un canal sécréteur, schyzogène, à essence parfois résinifiée ; ces canaux se rencontrent en outre, au nombre de deux, sur la face commissurale de leurs méricarpes.

Falsifications. — Cette drogue est parfois falsifiée par addition de fruits du *Cuminum Cyminum*, qui sont plus gros, d'odeur différente ; de ceux d'*Aegopodium podagraria* L., qui, examinés sur une coupe transversale, sont arrondis et non oblongs.

Poudre. — Ces fruits, pulvérisés, livrent une poudre brun grisâtre, caractérisée par la présence de leurs canaux sécréteurs,

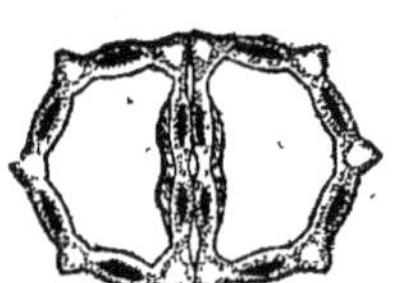

Fig. 230. — Coupe transversale du fruit de cumin.

par celle des cellules polygonales de leur albumen, qui renferment des gouttelettes d'huile fixe, et par l'absence de poils tecteurs et de cellules à parois épaissies, réticulées.

Analyse chimique. — Ils renferment de 4 à 6 p. 100 d'essence, de 1 à 2 p. 100 de matières cireuses, des corps résineux et pectiques, outre de l'huile fixe, etc., etc.

Préparation de l'essence. — Ces fruits, pulvérisés, soumis à la distillation aux vapeurs d'eau, donnent une essence qui, décantée, puis rectifiée, se rencontre dans le droguier ; leurs tourteaux étant utilisés comme nourriture du bétail, puis pour préparer les fromages hollandais, ou comme engrais chimiques, car ils sont très riches en azote.

Description de l'essence. — Elle se présente sous la forme d'un liquide incolore, mobile, d'odeur spéciale, aromatique, à saveur chaude, aromatique, spéciale, d'un poids spécifique de 0,905 à 0,915, à pouvoir rotatoire, dextrogyre, de + 70° à + 85°, à réaction neutre, soluble dans l'éther, l'alcool absolu, le chloroforme, l'éther de pétrole, les huiles grasses et essentielles. Soumise à la distillation fractionnée, elle donne de la carvone, utilisée lors de la préparation des liqueurs, ses autres constituants servant à aromatiser les savons et à préparer du limonène.

Dosage de cette essence. — Elle doit être dosée comme suit, quant à sa teneur en carvone : Agitez 5 centimètres cubes de cette essence avec une solution aqueuse à 40 p. 100 de bisulfite de soude, tout en prenant soin que l'hydrate potassique, ainsi mis en liberté, soit toujours neutralisé par addition d'acide chlorhydrique (aussi doit-on toujours additionner ce mélange d'un indicateur titrimétrique, c'est-à-dire de quelques gouttes de phénolphtaléine). Cette essence, ainsi traitée à la chaleur du bain-marie, puis décantée, après son complet refroidissement, de sa couche aqueuse, donne une solution qui, concentrée, est versée dans un récipient gradué, où on la saponifie. La couche oléagineuse surnageant sur ce liquide est mesurée, puis décantée pour être déshydratée, puis tarée ; son poids, multiplié par 20, nous indiquant le pour cent en carvone contenu dans cette essence.

Analyse chimique. — Elle est constituée par un mélange de 45 à 54 p. 100 de carvone, par du limonène dénommé parfois carvène, par de la dihydrocarvone, par du carvéol et du dihydrocarvéol, de la diacétyle, de l'aldéhyde acétique, du furfurol et de l'alcool méthylique.

La CARVONE OU CARVOL, $C^{10}H^{14}O$, se présente sous la forme d'un liquide incolore, d'odeur rappelant celle du cumin, à saveur chaude, aromatique, spéciale, d'un poids spécifique de 0,9645, entrant en ébullition à 230°, soluble dans l'éther, l'alcool, le chloroforme, l'éther acétique, les huiles grasses et essentielles, dont les solutions se colorent en violet par addition d'une goutte de perchlorure de fer ; mais cette coloration disparaît par celle d'un excès de ce réactif. Connue sous deux modifications, l'une dextrogyre, l'autre lévogyre, de + ou de — 62°, la carvone se rencontre aussi dans l'essence de menthe crépue, dans celle de la *Lindera sericea*, mais, soumise à l'action du froid, elle se prend en une masse cristalline. Elle possède, quant à sa formule, la constitution suivante :

$$
\begin{array}{c}
CH^3\;CH^2 \\
\diagdown\;\diagup \\
C \\
| \\
CH \\
\diagup\;\diagdown \\
H^2C\quad CH^2 \\
| \qquad | \\
HC\quad C=O \\
\diagdown\;\diagup \\
C \\
| \\
CH^3
\end{array}
$$

Chauffée avec du pentaoxyde de phosphore ou avec de l'acide formique, voire même avec du chlorure zincique, elle se transforme en carvacrol, de formule :

$$CH_3 \; CH_3$$
$$\backslash / $$
$$CH$$
$$|$$
$$C$$
$$HC \quad CH$$
$$HC \quad C{-}OH$$
$$C$$
$$|$$
$$CH_3$$

La carvone, traitée en présence d'acide acétique glacial par de l'hydrogène sulfuré, se prend en une masse cristalline, constituée par des aiguilles incolores, fusibles à 224°, de formule :

$$CH_3 \; CH_2 \qquad\qquad CH_2 \; CH_3$$
$$C \qquad\qquad\qquad C$$
$$CH \qquad\qquad\qquad CH$$
$$H_2C \quad CH_2 \qquad H_2C \quad CH_2$$
$$HC \quad C{-}OH{-}S{-}OH{-}C \quad CH$$
$$C \qquad\qquad\qquad C$$
$$CH_3 \qquad\qquad\qquad CH_3$$

Cette combinaison permet d'isoler la carvone de ses essences, mais chauffée avec de la potasse caustique alcoolique, elle se décompose à nouveau en ses constituants. Le brome et l'acide bromhydrique la transforment en tri-, en tétra- et en pentabromcarvone, de formules :

$$CH_3 \; CH_3 \qquad\quad CH_3 \; CH_2Br \qquad\quad CH_3 \; CH_2Br$$
$$CBr \qquad\qquad\quad CBr \qquad\qquad\qquad CBr$$
$$CH \qquad\qquad\quad CH \qquad\qquad\qquad CBr$$
$$H_2C \quad CH_2 \qquad H_2C \quad CH_2 \qquad\;\; H_2C \quad CH_2$$
$$BrHC \quad C{=}O \quad BrHC \quad C{=}O \quad\;\; BrHC \quad C{=}O$$
$$C{-}Br \qquad\qquad C{-}Br \qquad\qquad\qquad C{-}Br$$
$$CH_3 \qquad\qquad\quad CH_3 \qquad\qquad\qquad CH_3$$

Tribromcarvone   Tétrabromcarvone   Pentabromcarvone

La carvone se combine naturellement avec l'hydroxylamine, en une oxime fusible à 71°, celle-ci, traitée par de l'acide chlorhydrique ou par de l'acide bromhydrique, donne, avec ces réactifs, des produits d'addition, car :

$$CH_3 \; CH_2 \qquad\qquad\qquad CH_3 \; CH_2$$
$$C \qquad\qquad\qquad\qquad\quad C$$
$$CH \qquad\qquad\qquad\qquad CH$$
$$H_2C \quad CH_2 \quad + HCl \quad H_2C \quad CH_2$$
$$HC \quad C{=}NOH \quad \longrightarrow \quad HC \quad C{=}NOH{-}HCl$$
$$C \qquad\qquad\qquad\qquad\quad C$$
$$CH_3 \qquad\qquad\qquad\qquad CH_3$$

Carvoxime   Chlorhydrate de carvoxime

La carvoxime, traitée par de l'acide sulfurique concentré, se transforme en aminothymol, de formule :

$$CH_3 \; CH_3$$
$$CH$$
$$C$$
$$HO{-}C \quad CH$$
$$HC \quad C{-}NH_2$$
$$C$$
$$CH_3$$

Aminothymol

Traitée, en présence de palladium métallique, colloïdal, par de l'hydrogène naissant, elle livre de la tétrahydrocarvone, de formule :

$$CH_3 \; CH_3$$
$$CH$$
$$CH$$
$$H_2C \quad CH_2$$
$$H_2C \quad C{=}O$$
$$C$$
$$CH_3$$

Réduite, en présence de zinc métallique, par de la soude caustique alcoolique, la carvone se transforme en dihydrocarvone ; mais réduite en présence d'alcool par du sodium, elle donne du dihydrocarvéol, de formule :

$$CH_3 \; CH_2 \qquad\quad CH_3 \; CH_2 \qquad\quad CH_3 \; CH_2$$
$$C \qquad\qquad\qquad C \qquad\qquad\qquad C$$
$$CH \qquad\qquad\qquad CH \qquad\qquad\qquad CH$$
$$H_2C \quad CH_2 \qquad H_2C \quad CH_2 \qquad H_2C \quad CH_2$$
$$H_2C \quad C{=}O \;\leftarrow\; HC \quad C{=}O \;\rightarrow\; H_2C \quad CH{-}OH$$
$$CH \qquad\qquad\qquad C \qquad\qquad\qquad CH$$
$$CH_3 \qquad\qquad\quad CH_3 \qquad\qquad\quad CH_3$$

Dihydrocarvone   Carvone   Dihydrocarvéol

Oxydée par du permanganate potassique, elle se transforme en acide oxyterpénylique qui, réduit, donne de l'acide terpénylique, car :

$$CH_3 \; CH_2 \qquad\qquad\qquad CH_3 \; CH_2$$
$$C \qquad\qquad\qquad\qquad\quad C$$
$$CH \qquad\qquad\qquad\qquad CH$$
$$H_2C \quad CH_2 \quad + O \quad H_2C \quad CH_2$$
$$HC \quad C{=}O \quad \longrightarrow \quad O{=}C \quad C{=}O$$
$$C \qquad\qquad\qquad\qquad\quad CH$$
$$CH_3 \qquad\qquad\qquad\qquad CH_3$$

Carvone

38

HO–CH² CH³ / C / CH, / H²C CH² / HOOC CO
Acide oxyterpénylique

+ O →

Réduit ⟶

CH³ CH³ / C / CH / H²C CH² / HOOC CO
Acide terpénylique

On prépare synthétiquement la carvone en partant du limonène (A. 225, p. 318, A. 281, p. 129), car :

CH³ CH² / C / CH / H²C CH² / H²C CH / C / CH³
Limonène

Brome avec
acide acétique
glacial

CH³ CH²Br / CBr / CH / H²C CH² / H²C CHBr / C–Br / CH³
Tétrabromlimonène

Méthylate
de soude
⟶

CH² CH²Br / C / CH / H²C CH² / HC CH–OCH³ / C / CH³
Ether méthylique de bromcarvéol

Réduit
en solution
alcoolique
par du sodium
⟶

CH² CH³ / C / CH / H²C CH² / HC CH–OCH³ / C / CH³
Ether méthylique de carvéol

oxydé en solution
acétique
par de l'acide
chromique
⟶

CH² CH³ / C / CH / H²C CH² / HC C=O / C / CH³
Carvone

On peut aussi la préparer en partant du pinène (B. 29, p. 12), car :

CH / H²C CH² / CH³–C–CH³ / HC CH / C / CH³
Pinène

Chlorure
de nitrosyle
⟶

CH / H²C CH² / CH³–C–CH³ / HC CH–N–O / C–Cl / CH³   CH / H²C CH² / CH³–C–CH³ / CH C=O/NO / C–Cl / CH³
Chlornitrosyle de pinène

Traité en solution
éthérée par de
l'acide
chlorhydrique
⟶

CH / H³C CH² / CH³–C–CH³ / HC Cl C=NOH / C / CH³
Hydrochlorcarvoxime

Acide sulfurique
dilué
⟶

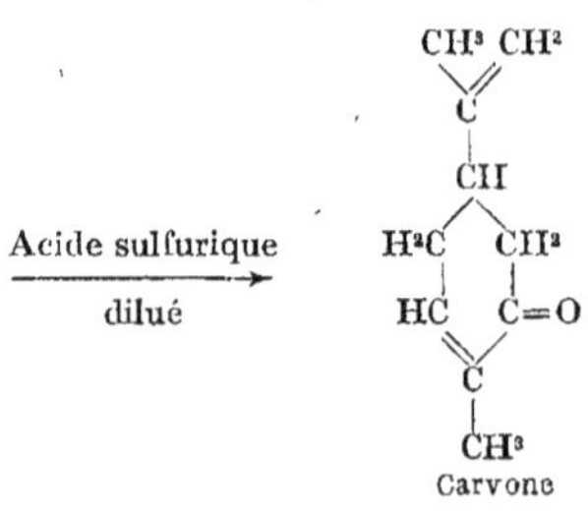

CH³ CH² / C / CH / H²C CH² / HC C=O / C / CH³
Carvone

La Dihydrocarvone, $C^{10}H^{16}O$, se présente sous la forme d'un liquide oléagineux, incolore, d'odeur rappelant celle du menthène et de la carvone, à saveur chaude, rafraîchissante, d'un poids spécifique de 0,928, entrant en ébullition entre 221° et 222°, soluble dans l'éther, l'alcool, le chloroforme, les huiles grasses et essentielles. Elle se rencontre sous deux modifications, dont l'une est dextrogyre, l'autre lévogyre (de — 16°

18'), mais elle possède, quant à sa formule, la constitution suivante :

$$CH_3CH_2=C-CH-(H_2C-CH_2)-(H_2C-C=O)-CH-CH_3$$

Soumise à la réduction, elle se transforme en dihydrocarvéol, mais, chauffée avec de l'acide sulfurique dilué, elle se transforme en carvenone de formule :

$$CH_3CH_2=C-CH-(H_2C-CH_2)-(H_2C-CH-OH)-CH-CH_3$$

Dihydrocarvéol

$$CH_3CH_3-CH-C(H_2C=CH)(H_2C-C=O)-CH-CH_3$$

Carvenone

L'acide bromhydrique la transforme, en dissolution acétique, en hydrobromdihydrocarvone qui, traitée par de la potasse caustique alcoolique, donne du carone, de formule :

$$CH_3CH_3-CBr-CH-(H_2C-CH_2)-(H_2C-C=O)-CH-CH_3 \longrightarrow CH_3CH_3-C-CH-(H_2C-CH)-(H_2C-C=O)-CH-CH_3$$

Hydrobromdihydrocarvone   Carone

La dihydrocarvone se combine naturellement avec l'hydroxylamine, en une oxime fusible à 89°, de formule :

$$CH_0CH_2=C-CH-(H_2C-CH_2)-(H_2C-C=NOH)-CH-CH_3$$

Le perchlorure de fer oxyde la dihydrocarvone en carvacrol ; mais le permanganate potassique la transforme en une dicétone de formule :

$$CH_3CH_3-CH-C(HC=CH)(HC-C-OH)-C-CH_3 \quad (Carvacrol) \longleftarrow CH_3CH_2=C-CH-(H_2C-CH_2)(H_2C-C=O)-CH-CH_3 \quad (Dihydrocarvone)$$

$$CH_3CH_2-OH-C-OH-CH-(H_2C-CH_2)(H_2C-C=O)-CH-CH_3 \longrightarrow CH_3-CO-CH-(H_2C-CH_2)(H_2C-C=O)-CH-CH_3 \quad (Dicétone)$$

Le DIHYDROCARVÉOL, $C^{10}H^{18}O$, se présente sous la forme d'un liquide mobile, incolore, d'odeur spéciale, rappelant celle du terpinéol, à saveur chaude, aromatique, spéciale, d'un poids spécifique de 0,927, entrant en ébullition entre 224° et 225°, soluble dans l'éther, l'alcool, le chloroforme, les huiles grasses et essentielles, le benzène. Il possède, quant à sa formule, la constitution suivante :

$$CH_3CH_2=C-CH-(H_2C-CH_2)-(H_2C-CH-OH)-CH-CH_3$$

L'ALDÉHYDE ACÉTIQUE, C^2H^4O (voir notre *Traité de Chimie médico-pharmaceutique et toxicologique*, Paris, 1917. Doin, éditeur), découverte en 1821 par Dœbereiner, se prépare en oxydant l'alcool éthylique par du noir de platine ;

elle se présente sous la forme d'un liquide incolore, mobile, d'odeur suffocante, spéciale, d'un poids spécifique de 0,790, entrant en ébullition à + 22°, soluble dans l'eau, l'alcool, l'éther, qui se transforme rapidement en acide acétique à l'air ou en présence d'eau additionnée d'une goutte d'acide sulfurique. La constitution de sa formule est la suivante :

$$CH^3—COH$$

Traitée à 0° par du chlorure zincique, elle se prend en une masse cristalline, ou métaldéhyde, de formule :

$$
\begin{array}{c}
CH^3 \\
| \\
C \\
\diagup | \diagdown \\
O \quad H \quad O \\
\diagup \qquad \diagdown \\
H_3C{>}C{—}O{—}C{<}^H_{CH^3}
\end{array}
$$

Abandonnée pendant une certain temps, sous l'action de l'acide chlorhydrique, elle se transforme, en se polymérisant, en aldol ou aldéhyde β-oxybutyrique, car :

$$CH^3—C{\diagup^O}_{\diagdown H} + CH^3—C{\diagup^O}_{\diagdown H} = CH^3—\underset{|}{\overset{OH}{CH}}—CH^2—C{\diagup^O}_{\diagdown H}$$

Le chlore la transforme en majeure partie en butylchloral ; mais chauffée pendant un certain temps à 100°, en présence d'un peu de poudre de zinc, avec de l'eau ou avec de l'acétate potassique, elle se transforme en aldéhyde crotonique, car :

$$\underset{COH}{\overset{CH^3}{|}} + \underset{CH^3}{\overset{COH}{|}} = H^2O + \underset{COH \quad CH^3}{\overset{CH{=\!=}CH}{| \qquad |}}$$

On la prépare synthétiquement en oxydant l'alcool éthylique ou en chauffant l'acide lactique avec de l'acide sulfurique dilué, car :

$$CH^3—CH(OH)—COOH = CH^3—C{\diagup^H}_{\diagdown O} + HCOOH$$

Acide lactique

L'huile fixe du cumin se présente sous la forme d'un liquide oléagineux, épais, jaune verdâtre, sentant parfois le rance, généralement d'odeur aromatique, rappelant celle du cumin, à saveur oléagineuse, douceâtre, légèrement aromatique, d'un poids spécifique de 0,89, insoluble dans l'eau, mais très soluble dans l'éther, le chloroforme, le benzène, en partie soluble dans l'alcool. Elle est constituée par des traces de carvone et de cymène, puis par un mélange de triglycérides des acides palmitique et oléique. Servant à falsifier l'huile de laurier ou le beurre de muscade, elle se prescrit parfois, dans la médecine populaire, comme sédatif contre les coliques venteuses et douloureuses, mais elle rentre aussi dans la préparation de nombreux onguents antirhumatismaux.

Usage thérapeutique des fruits et de l'essence de cumin. — Le cumin se prescrit, à doses de 0 gr. 5 à 1 gramme plusieurs fois par jour, en poudres ou en pilules, et à doses de 5 à 15 grammes sur 200 grammes d'eau, sous la forme de décoctions, comme stimulant de l'estomac, comme galactagogue et comme sédatif des coliques venteuses. Il en est de même de son essence, que l'on ordonne, à doses d'une à deux gouttes, plusieurs fois par jour, sur du sucre, ou sous la forme d'alcoolat, comme stomachique, mais elle est surtout utilisée comme édulcorant.

Pharmacie galénique. — Le cumin rentre dans la préparation de certaines gouttes odontalgiques et dans celle des thés pectoraux, etc., etc.

Historique. — Dioscoride et Pline décrivaient déjà une espèce de Carvum qui, peut-être, se rapporte à notre cumin. On découvrit des fruits de cumin dans les sarcophages égyptiens, ceux-là ayant été aussi décrits dans les papyrus de Rhind et d'Ebber. Le cumin servait en tout cas, au moyen âge, à aromatiser les conserves d'olives, comme Palladius nous l'apprend, dans son livre *De Re rustica*. Edrisi fait aussi mention de cette drogue, qui, dit-il, est cultivée par ses compatriotes.

FRUCTUS ET OLEUM ANISI, FRUIT ET ESSENCE D'ANIS VERT, DE PIMPINELLA ANISUM, L.

Origine botanique. — Cette plante annuelle, de 30 à 60 centimètres de haut, à racine mince, fibreuse, pivotante, à tige arrondie, légèrement velue, porte, à sa base, une rosette de feuilles longuement pétiolées, à limbe composé, penné, divisé en plusieurs lobes, qui sont eux-mêmes subdivisés et dentelés sur leurs bords ; à feuilles moyennes plus petites, courtement pétiolées, divisées en 3 ou en 5 lobes dentelés sur leurs bords et à feuilles supérieures sessiles, lancéolées, à limbe entier, parcouru par une nervure médiane, prononcée. Ses fleurs, disposées sous la forme d'ombelles, non involucrées, portant à leurs bases une petite bractée lancéolée, sont construites sur le type habituel de celles des plantes de cette famille. Elles donnent, une fois fécondées, un double achaine officinal.

Origine géographique. — Fleurissant de juillet en août, elle croît à l'état sauvage dans toute l'Asie Mineure et dans la région méditerranéenne, où on la cultive, ainsi qu'en Bohême, en Saxe, en Galicie, en Hollande, en France, en Allemagne, en Angleterre, voire même au Japon, en Chine, aux Indes et en Russie. Sa culture est, de nos jours, très répandue en Algérie, particulièrement dans les districts de Mustapha, en Espagne, à Daimiel, à Manzanarès, à Membrilla, à Torrecampo, qui exportent 431.652 kilogrammes de ces fruits contre 228.563 kilogrammes de Russie et 630.402 kilogrammes de Turquie.

Pathologie. — Les feuilles de cette plante sont souvent attaquées par les *Plasmophora nivea*, *Puccinia Pimpinellae*, *Cercospora Malkoffi*, et par certaines chenilles et larves.

Culture. — Les fruits de cette plante, semés au printemps dans des sillons fraîchement labourés, distants de 20 à 25 centimètres les uns des autres, donnent des plantes qui fleuriront deux mois plus tard ; celles-ci sont très sujettes aux brusques changements de température, car les pluies froides ou les vents chauds de l'ouest et la trop grande sécheresse, les font dépérir ou ne permettent pas à leurs fruits de mûrir trois mois plus tard.

Récolte. — Ces plantes, fauchées à la complète maturité de leurs fruits, sont alors desséchées puis transportées sur les factories, où on les soumet au battage ; leurs fruits, desséchés au soleil, puis triés, étant alors expédiés, dans des sacs, sur leurs places marchandes.

Sortes commerciales. — Le commerce européen les différencie naturellement, selon leur provenance, en *anis russe*, petit, noirâtre, renfermant de 2 à 3 p. 100 d'essence, en *anis de la Touraine*, plus doux et plus gros, en *anis d'Albi*, blanchâtre, celui-ci étant moins estimé que celui d'Espagne, d'Algérie ou d'Italie, qui renferment de 3 à 4 p. 100 d'essence, etc., etc.

Description de la drogue (fig. 231). — Ces fruits se présentent, dans le droguier, sous la forme de petits corps piriformes, de 3 à 5 millimètres de long sur 1 à 1 mm. 5 de diamètre, à base élargie, à sommet aminci, qui porte deux stylopodes épaissis, réfléchis, de 0 mm. 4 de long. Supporté par un pédicelle grêle, mince, oblique, assez long, ils ne sont jamais subdivisés en leurs méricarpes, qui sont toujours recouverts par une multitude de petits poils tecteurs, leur communiquant leur aspect gris verdâtre sur fond verdâtre ou jaune verdâtre. Chacun de ces méricarpes est parcouru par 5 côtes primaires, bien développées, fines, peu saillantes, de couleur plus claire. Leur saveur, très épicée, est chaude, aromatique, spéciale, légèrement sucrée, leur odeur aromatique, spéciale, agréable, rappellant un peu celle de l'anéthol.

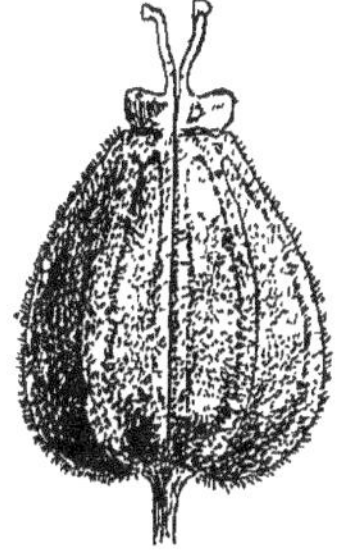

Fig. 231. — Fruit d'anis.

Examen microscopique (fig. 232). — Examiné sur une coupe transversale, ce fruit est constitué par un épiderme mince, riche en poils tecteurs, épais, courts, unicellulaires, coniques, renflés à leurs bases, qui renferment un petit cristal prismatique d'oxalate de chaux ; mais ils possèdent une cuticule verruqueuse. En-dessous de cet épiderme, se rencontrent l'épicarpe, à une assise de cellules polygonales, aplaties, et le mésocarpe à plusieurs assises de cellules polygonales, qui entourent, en dessous, des côtes primaires, des faisceaux libéro-ligneux et de nombreuses cellules sécrétrices, à essence ; celles-ci se rencontrant aussi, en grand nombre, sur la face commissurale de ces fruits. Puis vient l'endocarpe, à une assise de cellules cubiques, dont les parois sont légèrement épaissies, et le spermoderme, qui entoure de grandes cellules polygonales, riches en grains d'aleurone et en gouttelettes oléagineuses.

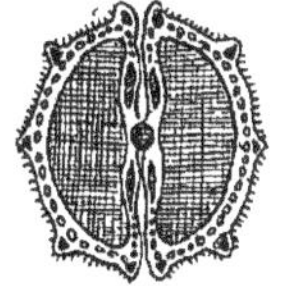

Fig. 232.—Coupe transversale de l'anis vert.

Poudre. — Ces fruits, pulvérisés, livrent une poudre jaune verdâtre, caractérisée par la présence de leurs poils tecteurs, à cuticule verruqueuse ; par celle de leur épicarpe, qui, examiné sur une coupe longitudinale, est constitué par des cellules polygonales, en-dessous desquelles se perçoivent des cellules sécrétrices, schyzogènes, très longues.

Falsifications. — Ces fruits sont souvent additionnés ou confondus avec ceux du persil, dont l'odeur est fort différente, avec ceux de la ciguë qui, chauffés avec de la potasse caustique, dégagent une odeur spéciale, vireuse, de conicine.

Analyse chimique. — Ils renferment de 2 à 6 p. 100 d'essence, 5 p. 100 d'amidon, du mucilage, 4,27 p. 100 de sucre, de l'acide malique, de la choline, des matières résineuses et pectiques, de l'oxalate de chaux outre de l'huile fixe.

Leur HUILE FIXE se présente sous la forme d'un liquide jaune verdâtre, épais, légèrement aromatique, à saveur douceâtre, légèrement aromatique, d'un poids spécifique de 0,9232, soluble dans l'éther, le chloroforme, le benzène, les huiles fixes, mais peu soluble dans l'alcool. Elle est formée par un mélange de triglycérides des acides palmitique, oléique et stéarique.

Leur **essence** se préparant en soumettant ces fruits à la distillation aux vapeurs d'eau, se présente sous la forme d'un liquide incolore ou jaune pâle, d'odeur anisée, aromatique, agréable, à saveur chaude, spéciale, aromatique, d'un poids spécifique de 0,98 à 0,99, à pouvoir rotatoire, lévogyre, de — 1°5, soluble dans l'éther, l'alcool absolu, le chloroforme, le benzène, le sulfure de carbone, les huiles grasses et essentielles. Se prenant en majeure partie entre + 9° et + 12° en une masse cristalline, incolore, qui se liquéfie entièrement à + 18°, elle ne réagit pas avec l'iode. Mélangée à de l'alcool, puis saturée d'acide chlorhydrique anhydre, elle se colore en bleu, mais elle ne donne pas de réactions spécifiques avec le perchlorure de fer. Elle perd, avec le temps, de son arome et de sa densité, puis ses propriétés de se solidifier, etc., etc.

Elle est souvent additionnée d'alcool, qui passe dans l'eau, avec laquelle on l'agite, ce qui fait diminuer son volume ; elle est aussi souvent falsifiée par de l'essence de térébenthine, qui, non entièrement soluble dans l'alcool, provoque, par addition d'iode, de petites déflagrations.

Elle est constituée par un mélange de 80 à 90 p. 100 d'anéthol, de méthylchavicol ou estragol, d'acide anisique, d'aldéhyde anisique, de paraméthoxyphényl cétone ou anis cétone (voir C. R., 122, p. 198), de formule :

$$C^6H^4 \begin{cases} OCH^3 \\ CH^2{-}CO{-}CH^3 \end{cases}$$

qui se présente sous la forme d'un liquide incolore, soluble dans l'alcool, l'éther, le chloroforme, entrant en ébullition à 263°, d'un poids spécifique de 1,095, d'odeur anisée, son oxime fond à 72°.

LE MÉTHYLCHAVICOL OU ESTRAGOL OU ISOANÉTHOL, $C^{10}H^{12}O$, se présente sous la forme d'un liquide incolore, d'odeur anisée, à saveur chaude, rafraîchissante, d'un poids spécifique de 0,972, entrant en ébullition entre 215° et 216°, soluble dans l'éther, l'alcool, le chloroforme, le benzène, les huiles grasses et essentielles.

Il possède, quant à sa formule, la constitution suivante :

$$CH_2—CH=CH_2$$ (sur noyau benzénique) $$OCH_3$$

Chauffé avec de la potasse caustique alcoolique, il se transforme en anéthol :

$$CH=CH—CH_3$$ (sur noyau benzénique) $$OCH_3$$

mais, oxydé, il se décompose en acide méthoxyphénylacétique ou acide *homoanisique*, fusible à + 85°, puis en acide anisique, car :

$$CH_2—CH=CH_2$$ (noyau) $$OCH_3$$
Méthylchavicol

$$CH_2—COOH$$ (noyau) $$OCH_3$$
Acide méthoxyphénylacétique

$$COOH$$ (noyau) $$OCH_3$$
Acide anisique

On le prépare synthétiquement en traitant l'anisol bromomagnésique par du bromure d'allyle (Comptes rendus, 139, p. 481), car :

$$C_6H_4OCH_3MgBr + C_3H_5Br$$
Bromure d'allyle

$$= C_3H_5—C_6H_4—OCH_3 + MgBr_2$$
Méthylchavicol

L'ALDÉHYDE ANISIQUE OU ALDÉHYDE MÉTHOXYBENZYLIQUE, $C_8H_8O_2$, se présente sous la forme d'un liquide incolore, d'un poids spécifique de 1,126, d'odeur spéciale, aromatique, à saveur chaude, agréable, entrant en ébullition à 245°, soluble dans l'éther, l'alcool, le chloroforme, le benzène, les huiles fixes. Se solidifiant au froid, elle possède, quant à sa formule, la constitution suivante :

$$C(=O)H$$ (noyau) $$OCH_3$$

Réduite, elle donne de l'alcool anisique, mais oxydée, elle se transforme en acide anisique de formule

$$CH_2OH$$ (noyau) $$OCH_3$$
Alcool anisique

← Réduite

$$C(=O)H$$ (noyau) $$OCH_3$$
Aldéhyde anisique

Oxydée →

$$COOH$$ (noyau) $$OCH_3$$
Acide anisique

Elle se combine naturellement avec l'hydroxylamine en une oxime fusible à 61°, dénommée *anisaldoxime α*, la β étant fusible à 130°, ces deux oximes possèdent les formules :

$$CH_3O—C_6H_4—CH$$
$$HO—N$$
α-oxime

$$CH_3O—C_6H_4—CH$$
$$N—OH$$
β-oxime

On la prépare synthétiquement, en oxydant l'anéthol ou l'alcool anisique ou en soumettant un mélange d'anisate calcique et de formiate de chaux à la distillation sèche ; ou bien en traitant un mélange d'anisol et de chlorure aluminique par de l'acide chlorhydrique gazeux.

L'ACIDE ANISIQUE, $C_8H_8O_3$, se présente sous la forme d'aiguilles incolores, fusibles à 184°, très solubles dans l'eau bouillante, l'alcool, l'éther, le chloroforme, le sulfure de carbone. Il possède, quant à sa formule, la constitution suivante :

$$COOH$$ (noyau) $$OCH_3$$

Chauffé avec de l'hydrate barytique, il se transforme en anhydride carbonique et en anisol, car :

$$CH^3O—C^6H^4—COOH \ = \ CO^2 + CH^3O—C^6H^5$$

Acide anisique   Anisol

Traité par de l'acide iodhydrique, il se transforme en acide paraoxybenzoïque, de formule

$$\begin{array}{c} COOH \\ | \\ C \\ HC \diagup \diagdown CH \\ HC \diagdown \diagup CH \\ C \\ | \\ OH \end{array}$$

que l'on peut régénérer en acide anisique en le méthylant. On le prépare synthétiquement en oxydant l'anéthol, ou en traitant l'éther méthylique du paracrésol par le mélange chromique, car :

$$\begin{array}{c} CH^3 \\ | \\ C \\ HC \diagup \diagdown CH \\ HC \diagdown \diagup CH \\ C \\ | \\ OCH^3 \end{array} \ + O \ \longrightarrow \ \begin{array}{c} COOH \\ | \\ C \\ HC \diagup \diagdown CH \\ HC \diagdown \diagup CH \\ C \\ | \\ OCH^3 \end{array}$$

Paraméthoxycrésol   Acide anisique
Ether méthylique de paracrésol

On peut aussi le préparer en chauffant l'acide sulfodiazobenzoïque avec de l'alcool méthylique, (B. 29, p. 979), car :

$$\begin{array}{c} COOH \\ | \\ C \\ HC \diagup \diagdown CH \\ HC \diagdown \diagup CH \\ C \\ | \\ N=N—SO^3H \end{array} + CH^3OH \ = \ N^2 + H^2SO^4 + \begin{array}{c} COOH \\ | \\ C \\ HC \diagup \diagdown CH \\ HC \diagdown \diagup CH \\ C \\ | \\ OCH^3 \end{array}$$

ou en faisant réagir l'acide carbonique sur le bromomagnésium d'anisol (Comptes rendus, 136, p. 377), car :

$$\begin{array}{c} Br \\ | \\ C \\ HC \diagup \diagdown CH \\ HC \diagdown \diagup CH \\ C \\ | \\ OCH^3 \end{array} + Mg \ = \ \begin{array}{c} MgBr \\ | \\ C \\ HC \diagup \diagdown CH \\ HC \diagdown \diagup CH \\ C \\ | \\ OCH^3 \end{array}$$

Parabromanisol

$$+ CO^2 \ \longrightarrow \ \begin{array}{c} COOMgBr \\ | \\ C \\ HC \diagup \diagdown CH \\ HC \diagdown \diagup CH \\ C \\ | \\ OCH^3 \end{array}$$

$$+ HCl \ \longrightarrow \ MgBrCl + \begin{array}{c} COOH \\ | \\ C \\ HC \diagup \diagdown CH \\ HC \diagdown \diagup CH \\ C \\ | \\ OCH^3 \end{array}$$

Acide anisique

Notons que l'acide anisique se prescrit parfois, sous la forme de son sel sodique, à doses de 0 gr. 3 plusieurs fois par jour, comme antigoutteux ou comme antirhumatismal (voir, pour plus de détails, mon *Traité de Chimie médico-pharmaceutique et toxicologique*).

L'Éther phénylique d'acide anisique se préparant en faisant réagir, en présence de pentachlorure de phosphore, le phénol sur l'acide anisique ; se présente sous la forme de cristaux incolores, fusibles à 75°, solubles dans l'alcool, l'éther, le chloroforme.

L'Alcool anisique se présente sous la forme d'une poudre cristalline, blanche, d'odeur agréable, fusible à 45°, entrant en ébullition à 259°, soluble dans l'éther, l'alcool, le chloroforme, insoluble dans l'eau.

Usage thérapeutique des fruits et de l'essence d'anis. — Ces fruits se prescrivent, à doses de 0 gr. 5 à 1 gramme plusieurs fois par jour, en poudres ou en pilules, et à doses de 10 à 15 grammes sur 200 grammes d'eau, sous la forme de décoctions, comme carminatif, comme stimulant de l'estomac, comme édulcorant, puis pour activer les menstruations difficiles et la sécrétion lactée ; il en est de même de leur essence, qui se prescrit parfois aussi. à doses d'une à deux gouttes, plusieurs fois par jour, comme expectorant.

Action physiologique. — Ordonnées à doses trop élevées, ces drogues provoquent de la paresse musculaire, de l'analgésie, avec sentiment de bien-être, puis de l'ivresse lourde, suivie d'un profond sommeil : mais à doses normales, elles ralentissent légèrement les battements du cœur, tout en augmentant le nombre des leucocytes du sang, puis les sécrétions lactée, salivaire. et biliaire.

Pharmacie galénique. — Ces fruits servent à préparer des tisanes pectorales, le thé de Saint-Germain, tandis que leur essence rentre dans la préparation du Spiritus Ammonii anisatus, de la Tinctura Opii ammoniata, de la Tinctura Opii benzoïca.

Historique. — Hippocrate, Dioscoride, Théophraste, Pline et Columelle, etc., etc., préconisaient déjà ces fruits comme stimulant de l'estomac, mais plusieurs d'entre eux conseillaient de n'utiliser que ceux provenant de la Crète. Charlemagne recommandait aussi, dans ses Capitulaires, de cultiver l'anis, dont les Arabes utilisaient les fruits pour préparer, avec du miel, des remèdes efficaces, qu'ils ordonnaient comme spécifique contre les coliques venteuses et contre la sciatique. Cette drogue fut un peu délaissée pendant le moyen âge, car Hildegard ne la mentionne pas, quoiqu'elle fût déjà recherchée comme épice par les gourmets.

FRUCTUS ET OLEUM FŒNICULI, FRUIT ET ESSENCE DE FENOUIL, DE FŒNICULUM VULGARE Mill, seu FŒNICULUM CAPILLACEUM, Gilib.

Origine botanique. — Cette plante, annuelle ou bisannuelle, selon les régions, à racine charnue, pivotante, peu ramifiée, à tige droite, arrondie, striée dans le sens de la longueur, parcourue par des lignes bleutées, ramifiée au sommet, d'un à deux mètres de haut, porte des feuilles isolées, glabres, non engainantes, composées et pennées, à lobes linéaires, parcourus par une nervure médiane, prononcée. Ses fleurs hermaphrodites, actinomorphes, disposées sous la forme d'ombelles, non involucrées, sont constituées par un calice à 5 sépales, petits, verts, mais concrescents entre eux par leurs bases ; par une corolle à 5 pétales jaunes, enroulés sur eux-mêmes, qui entourent 5 étamines à filets libres, recourbés en dedans, à anthères introrses, à 4 sacs polliniques, s'ouvrant par des fentes longitudinales, et un pistil concrescent sur toute la longueur de l'ovaire, avec les verticilles externes. Infère, celui-ci est formé par deux carpelles fermés, concrescents, renfermant, dans chaque loge, un ovule anatrope, pendant, à raphé interne : il porte deux styles libres et recourbés en dehors. Son fruit est un schyzocarpe ou biachaine officinal.

Origine géographique. — Croissant à l'état sauvage dans toute la région méditerranéenne, mais fleurissant de juillet en août, on l'y cultive aussi. Le *Fœniculum vulgare var. dulce* se rencontre particulièrement dans les départements français de l'Hérault, des Bouches-du-Rhône, du Gard, du Tarn ; tandis que le *Fœniculum vulgare, var. communis* est cultivé en Allemagne, principalement en Saxe, dans le Würtemberg et près de Kœnigsberg ; ces plantes se rencontrent aussi en Hollande, en Bohême, en Autriche, en Roumanie, en Russie, aux Indes, en Chine, au Japon, voire même aux Etats-Unis et au Canada.

Pathologie. — Elles sont souvent attaquées par la *Plasmospora nivea*, l'*Erysiphe taurina* et l'*Ascochyta fœniculina*.

Culture et récolte. — Cultivées en champs, que l'on sème en automne ou au printemps, après les avoir bien labourés, elles portent des fruits trois mois après que leurs graines aient germé. Ces plantes, fauchées à la maturité de leurs fruits, puis desséchées au soleil, sont alors battues, pour les monder de leurs fruits, qui, triés, sont expédiés dans des sacs de 100 kilogrammes de poids, sur leurs places marchandes.

Sortes commerciales. — Ils se différencient selon leur provenance en fenouil allemand de 6 à 10 millimètres de long, de forme oblongue, légèrement recourbée à leur extrémité supérieure, mais de couleur brunâtre ; en fenouil français, cylindrique, de 2 à 3 millimètres de diamètre sur 6 à 8 millimètres de long, celui-ci renfermant de 3 à 4 p. 100 d'essence ; en fenouil florentin de 9 à 10 millimètres de long sur 2 à 3 millimètres de diamètre, plus riche en essence, dont l'odeur est aussi plus fine que celle du fenouil allemand;

puis en fenouil italien et de Galicie, de 4 à 5 millimètres de long sur 1 millimètre de diamètre, de Macédoine, de 6 à 8 millimètres de long, de Russie, de 5 à 6 millimètres de long sur 1 mm. 5 à 2 millimètres de diamètre, de Perse et des Indes, qui ne renferment que de 1 à 2,5 p. 100 d'essence, en fenouil japonais, toujours très velu, qui contient de 2 à 3 p. 100 d'essence, puis en fenouil chinois, etc., etc., mais toutes ces diverses variétés exigeant des climats chauds, des terrains secs, calcaires, bien irrigués, livrent en moyenne de 500 à 600 kilogrammes de fruits par hectare.

Description de la drogue (fig. 233). — Le fenouil se présente sous la forme d'un petit corps oblong, cylindrique, lisse, généralement arqué à son extrémité supérieure, qui, renflée, porte deux petits stylopodes et les restes persistants du calice. Mesurant, selon les espèces, de 6 à 12 millimètres de long sur 2 à 4 millimètres de diamètre, pour le fenouil doux, seul officinal en France, il doit être glabre, de couleur vert pâle ou gris verdâtre, à surface parfois brunâtre s'il a été mal desséché, mais toujours parcourue par 5 côtes saillantes ; les marginales étant plus larges que les dorsales, qui sont plus rapprochées les unes des autres. Presque toujours divisé en ses deux méricarpes, ce fruit est supporté par un petit pédicelle généralement aminci à sa base. Son odeur spéciale, agréable, aromatique, est désagréable sur le frais, sa saveur spéciale, fenouillée, agréable, est légèrement sucrée chez la variété douce, mais légèrement amère chez le fenouil sauvage.

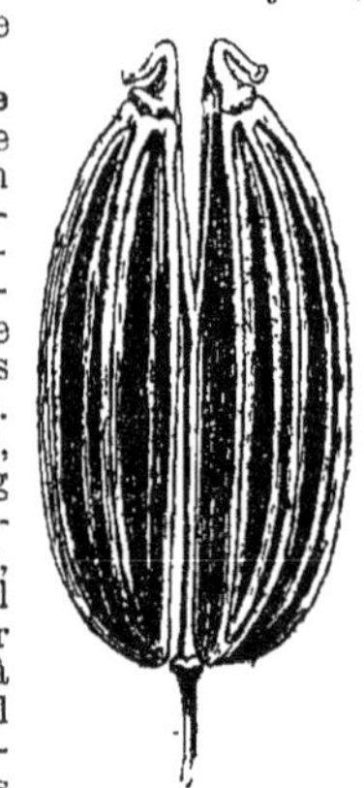

Fig. 233. — Fruit de fenouil.

Examen microscopique (fig. 234). — Examiné sur une coupe transversale, ce fruit est constitué par un épicarpe à cellules quadrangulaires, par un mésocarpe, à cellules polygonales, qui entourent en dessous de ses vallécules 4 canaux sécréteurs, schyzogènes (ceux-ci se rencontrant au nombre de deux sur sa face commissurale), et en dessous de ses côtes primaires, 5 faisceaux libéro-ligneux. Notons que les cellules parenchymateuses, sises en dessus des canaux sécréteurs, possèdent des parois épaissies, oblitérées, réticulées, qui caractérisent non seulement les fruits de fenouil, mais aussi ceux de l'anis vert. Son endocarpe est constitué par une seule assise de cellules tabulaires, à parois légèrement sclérenchymateuses, qui recouvrent le spermoderme et l'albumen, celui-ci étant constitué par des cellules polygonales, riches en grains d'aleurone et en gouttelettes oléagineuses.

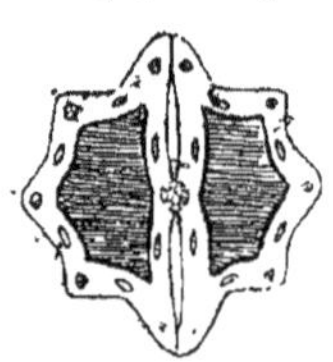

Fig. 234. — Coupe transversale du fruit de fenouil.

Poudre. — Ces fruits, pulvérisés, livrent une poudre jaune grisâtre ou jaune verdâtre, caractérisée par la présence de leurs canaux sécréteurs, par celle de leurs cellules réticulées, par celle des cellules de leur endocarpe et de leurs grains d'aleurone.

Falsifications. — On falsifie souvent cette drogue par addition de fenouil épuisé, c'est-à-dire privé, par la distillation aux vapeurs d'eau, de son essence, puis aromatisé superficiellement, à l'aide de solutions alcooliques, renfermant des traces d'essence de fenouil ; on la falsifie aussi, en la mélangeant à des fruits de *Meum athamanticum* Jacq., et à ceux de *Sium latifolium*, qui sont brunâtres.

Analyse chimique. — Ces fruits, renferment de 2 à 4 p. 100 d'essence, du sucre, du mucilage, des traces de tanin, de l'huile fixe, des grains d'aleurone, outre des traces d'acide phosphorique, d'acide malique et d'acide succinique.

Description de leur essence. — Ces fruits pulvérisés, soumis à la distillation aux vapeurs d'eau, livrent une essence incolore ou légèrement jaunâtre, d'odeur spéciale, aromatique, fenouillée, à saveur chaude, aromatique, rafraîchissante, spéciale, d'un poids spécifique de 0,965, à pouvoir rotatoire, dextrogyre, de + 2° à 4°, soluble dans l'éther, l'alcool, le chloroforme, le benzène, le sulfure de carbone, l'éther de pétrole, les huiles grasses et essentielles, mais insoluble dans l'eau, à laquelle elle communique toutefois son arome. Soumise au froid, elle dépose des cristaux incolores d'anéthol ; elle ne doit pas se colorer en rouge par addition de perchlorure de fer.

Analyse chimique. — Elle est constituée par un mélange de 50 à 60 p. 100 d'anéthol (qui n'existe pas dans le fenouil sauvage ou dans celui de la Sicile), de pinène dextrogyre, de dipentène, de phellandrène, de fenchone ou fenone, de phellandral, d'androl ou alcool de formule $C^{10}H^{20}O$. Elle renferme en outre, selon les espèces, de l'aldéhyde ou de l'acide anisique, du camphre d'anis, et dans celle provenant du fenouil français, du méthylchavicol et de l'anis cétone. L'essence de fenouil algérien est constituée par un mélange de pinène dextrogyre, de phellandrène, de fenchone, d'estragol ou méthylchavicol, d'anéthol, de sesquiterpène, de dipentène et probablement de thymohydroquinone.

La FENONE OU FENCHONE, $C^{10}H^{16}O$, se rencontrant aussi sous sa forme lévogyre, dans l'essence de la *Thuya occidentalis*, se présente sous la forme d'un liquide oléagineux, incolore, d'odeur camphrée, à saveur amère, rafraîchissante, d'un poids spécifique de 0,9465, à pouvoir rotatoire, dextrogyre, de + 71°97', entrant en ébullition entre 190° et 195°, soluble dans l'éther, l'alcool, le chloroforme, l'éther de pétrole, le benzène, les huiles grasses et essentielles. Se prenant au froid en une masse cristalline, fusible à 6°, elle possède, quant à sa formule, la constitution suivante :

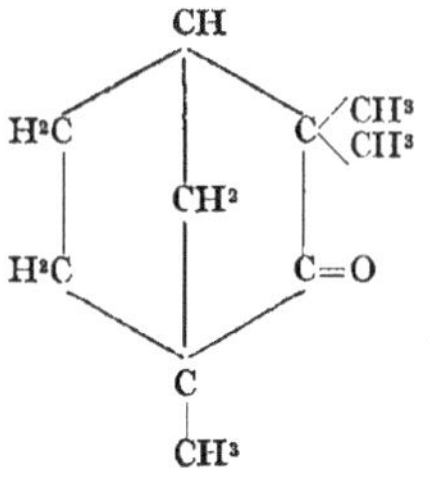

Traitée par des halogènes, elle donne avec ceux-ci des produits d'addition, mais chauffée avec du pentaoxyde de phosphore, elle se transforme en cymol.

Traitée en solution éthérée par du sodium et par de l'acide carbonique anhydre, elle se transforme en acide fenchocarbonique, fusible à 141° quant à sa modification α et à 76° quant à sa modification β, de formule :

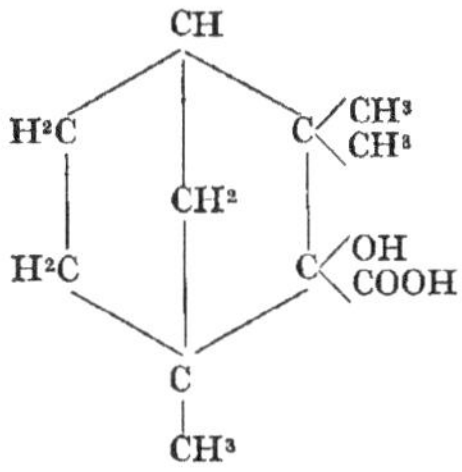

Oxydée par du permanganate potassique, elle donne de l'acide isocamphoronique, de l'acide diméthylcarbyllique et de l'acide diméthylmalonique, de formules.

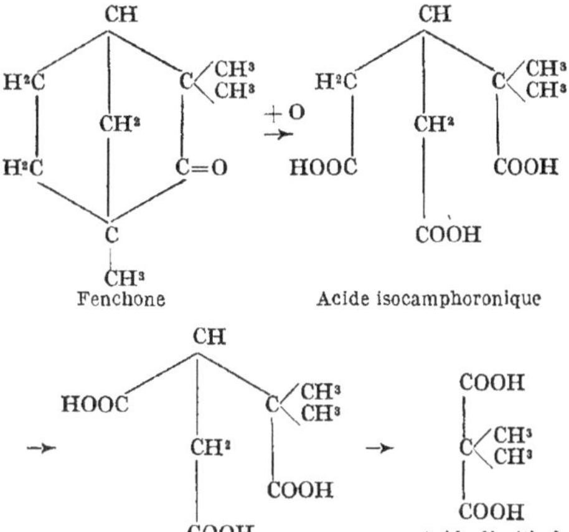

Fenchone — Acide isocamphoronique

Acide diméthyltricarbyllique — Acide diméthyl malonique

Elle se combine naturellement au bisulfite de soude, à la phénylhydrazine, sans donner de combinaisons cristallines, mais elle donne avec l'hydroxylamine une oxime fusible à 165°. Celle-ci, traitée en présence d'alcool par du sodium métallique, se transforme en fenchylamine, entrant en ébullition à 195°.

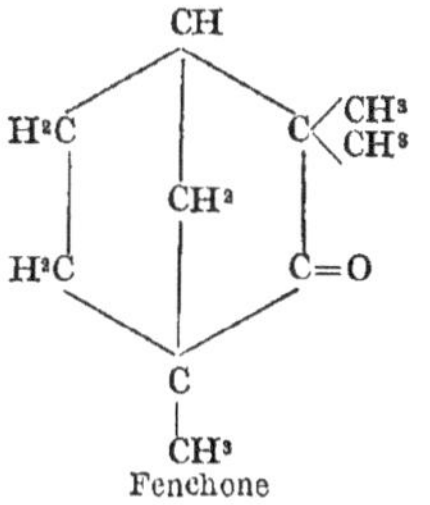

Fenchone

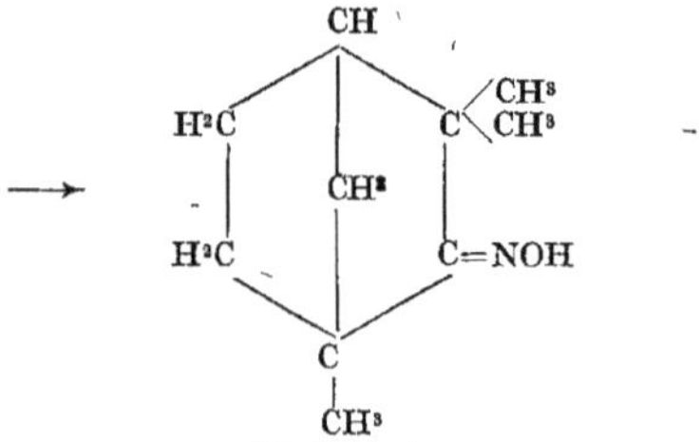

$$CH$$

Fenchonoxime

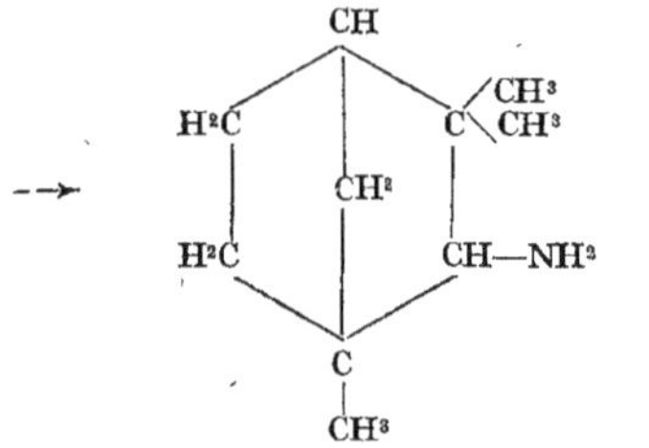

$$CH$$

Fenchylamine

La fenone, réduite en présence d'alcool, par du sodium métallique, se transforme en ALCOOL FENCHYLIQUE, fusible à 41°, dont les solutions alcooliques sont lévogyres.

Usage thérapeutique des fruits et de l'essence de fenouil. — Ces fruits se prescrivent, à doses de 0 gr. 5 à 1 gramme plusieurs fois par jour, en poudres ou en pilules, et à doses de 10 à 15 grammes sur 200 grammes d'eau, sous la forme de décoctions, comme expectorant, comme stimulant de l'estomac, comme carminatif ; il en est de même de leur essence, que l'on ordonne, à raison d'une à deux gouttes, plusieurs fois par jour.

Action physiologique. — Ordonnées à doses normales, ces deux drogues déterminent une excitation nerveuse, rapide, prononcée, durable, puis elles provoquent des sécrétions salivaires, lactées et biliaires, abondantes, mais à trop fortes doses, elles déterminent des crises épileptiformes, de la contracture, des tremblements nerveux, des hallucinations, de l'abattement général et de la somnolence. Notons que leurs attaques épileptiformes sont d'origine bulbaire.

Pharmacie galénique. — Le fenouil sert à préparer la Pulvis Liquiritiæ compositus, les Species Laxantes, dites de Saint-Germain, le Sirupus Fœniculi, le Sirupus Sennæ compositus, le Sirupus Pectoralis, la Pulvis Magnesiæ compositus, l'Aqua Fœniculi, etc., etc.

Historique. — Cette drogue, connue des anciens Egyptiens, se prescrivait déjà comme diurétique, comme carminatif, *idem* chez les Grecs et chez les Romains, voir Hippocrate, Dioscoride, Pline, Théophraste, Columelle, etc., etc., qui la recommandaient en outre comme épice. Charlemagne ordonnait, dans ses Capitulaires, de cultiver cette plante, qui livrait alors ses racines à la thérapeutique.

Celles-ci, non officinales, se présentent parfois, dans le droguier, sous la forme de petits fragments cylindriques, irréguliers, à surface externe jaune grisâtre, striée dans le sens de la longueur, à face interne, jaune brunâtre, à parenchyme cortical, riche en canaux sécréteurs, schyzogènes, à cassure fibreuse, à saveur amère, aromatique, d'odeur rappelant celle du fenouil. Ces racines se pres-

crivent parfois, dans la médecine populaire, de par leur teneur en essence, en matières résineuses et pectiques et en acide malique, comme diurétique et comme carminatif. Les fruits du *Fœniculum Panmorium*, D. C., plante originaire des Indes, sont plus longs et plus droits que ceux du *Fœniculum vulgare*, mais ils se prescrivent, dans leur pays d'origine, comme succédané de ceux-ci, car ils renferment une essence d'un poids spécifique de 0,968, à pouvoir rotatoire, dextrogyre, de + 21°, riche en anéthol et en fenchone. Ces deux constituants chimiques se rencontrent aussi dans l'essence de fenouil du Japon, mais non dans celle de la Sicile, qui provient du *Fœniculum piperitum*.

OLEUM ET RADIX SII, ESSENCE ET RACINE DE SIUM, DE SIUM NUDIFLORUM, A. Gray.

Originaire de l'Amérique du Nord, cette plante herbacée livre, au droguier, ses racines non officinales, qui se prescrivent parfois, dans la médecine populaire, comme diurétique. Notons que ses fruits, servant souvent à falsifier notre fenouil, renferment une essence jaune pâle, d'odeur térébinthinée, à pouvoir rotatoire, dextrogyre, de + 63°40′, d'un poids spécifique de 0,8447, soluble dans l'éther, l'alcool, le chloroforme, les huiles grasses et essentielles. Il ne faut pas les confondre avec ceux du *Sium latifolium*, A. Gray, plante originaire des régions de l'océan Pacifique, qui sont toxiques.

RADIX PIMPINELLÆ, RACINE DE BOUCAGE, DE PIMPINELLA MAGNA, L., PIMPINELLA SAXIFRAGA, L.

Origine botanique. — Ces plantes herbacées, à racines pivotantes, s'épaississant sous la forme de rhizomes, à tiges droites, arrondies, velues dans leur partie supérieure, mais glabres à leur base, portent des feuilles isolées, engainantes, composées, à lobes dentelés à leurs extrémités ; mais leurs feuilles supérieures sont opposées, cordiformes, à bords dentelés, aigus. Leurs fleurs, disposées sous la forme d'ombelles, non involucrées, sont constituées par un petit calice à 5 sépales à peine visibles, par une corolle blanche, à 5 pétales enroulés sur eux-mêmes à leurs extrémités supérieures. Ils entourent 5 étamines libres et un pistil à deux carpelles fermés, concrescents en un ovaire biloculaire, renfermant dans chaque loge un ovule anatrope, pendant, à raphé interne. Leur fruit est un diachaine, couronné par ses deux stylopodes et par les restes persistants du calice. Chacun de ses méricarpes possède 5 côtes primaires, avec faisceaux libéro-ligneux, et 4 vallécules renfermant des canaux sécréteurs, schyzogènes, qui se rencontrent aussi, au nombre de deux, sur leurs faces commissurales.

Origine géographique. — La *Pimpinella saxifraga* croît à l'état sauvage dans toute l'Europe centrale, puis en Arménie et au Caucase, tandis que la *Pimpinella magna* se rencontre sur les contreforts des Alpes, principalement dans les vallées du Rhin et du Rhône ; ses racines, plus développées que celles de la plante précédente, possèdent une écorce deux fois plus large.

Récolte. — Récoltées au printemps ou en automne, les racines de ces plantes, mondées de leurs radicelles, puis desséchées au soleil, sont livrées indifféremment les unes pour les autres au droguier.

Description de la drogue. — Elles se présentent sous la forme de fragments irréguliers, chagrinés, transversalement annelés, striés sur toute leur longueur, à surface externe, jaune grisâtre, marquée au sommet par des cicatrices foliaires, et sur son pourtour par celles des radicelles qui ont été mondées, à bois jaunâtre, à saveur aromatique, âcre, brûlante, d'odeur spéciale, aromatique, disparaissant petit à petit de par la dessiccation.

Examen microscopique. — Examinée sur une coupe transversale, cette racine est constituée par un suber à cellules tabulaires, ordonnées en files radiales, par un parenchyme cortical, à cellules polygonales, entourant de nombreux canaux sécréteurs, à essence souvent résinifiée, brunâtre. Son liber est constitué par de petites cellules polygonales qui, comme les précédentes, sont remplies de grains d'amidon. Séparé du bois par le cambium, celui-là renferme de nombreux faisceaux libéro-ligneux, à vaisseaux cunéiformes et à fibres libériennes lignifiées, séparés les uns des autres par des rayons médullaires, disposés sur deux ou sur trois rangs de cellules ; mais il est toujours dépourvu de canaux sécréteurs.

Falsifications. — Cette drogue est parfois mélangée à des racines d'*Heracleum Spondylium* L., de *Pastinaca sativa* L., *de Carum Carvi*, L., de *Peucedanum Oreoselinum* Moench., de *Poterium Sanguisorba*, L., etc., difficilement reconnaissables à l'examen microscopique, si l'on désire les différencier de celles constituant notre drogue officinale.

Analyse chimique. — Elle renferme de 0,3 à 0,5 p. 100 d'essence, des matières résineuses et pectiques, de la pimpinelline, de l'amidon, du sucre et du mucilage, etc.

La PIMPINELLINE, $C^{10}H^4O—CO—O(OCH^3)^2$, se prépare en extrayant cette drogue par du benzène bouillant, dont la solution concentrée abandonne un résidu, que l'on purifie en le traitant par de l'éther de pétrole et en le faisant recristalliser dans de l'alcool. On peut aussi la préparer, selon d'autres auteurs, en dissolvant l'extrait alcoolique de cette drogue dans de l'eau, que l'on neutralise par de la potasse caustique, quitte à la soumettre, sous pression réduite, à l'évaporation et à reprendre son résidu par de l'éther ; la solution éthérée, ainsi obtenue, soumise à la distillation fractionnée, abandonne alors un résidu qui, traité par de l'éther de pétrole, puis par du benzène, donne une solution que l'on soumet à la cristallisation spontanée. Elle se présente sous la forme d'une poudre cristalline, blanche, inodore, à saveur très amère, fusible à 119°, sublimable à 131°, insoluble dans l'éther de pétrole, peu soluble dans l'eau, l'éther, très soluble dans le benzène, l'alcool, qui se dissout avec une coloration rouge, puis verte, dans de l'acide sulfurique; ses solutions alcooliques n'étant pas précipitées par l'acétate neutre de plomb. Chauffée avec de la potasse caustique alcoolique, cette substance, possédant les propriétés des lactones, peut être titrée, en présence de phénolphtaléine, mais oxydée elle se transforme en acide oxalique; il en est à peu près de même de la laserpidine, de l'ostruthine et de l'athamantine, qui sont aussi des principes amers se rencontrant dans les racines des plantes provenant des Ombellifères.

Usage thérapeutique. — Ces racines se prescrivent parfois, à doses de 0 gr. 5 à 1 gramme plusieurs fois par jour, en poudres ou en pilules, et à doses de 5 à 10 grammes sur 200 grammes d'eau, sous la forme de décoctions, comme expectorant et comme stomachique, puis sous la forme de gargarismes, comme lénitif contre les angines et les laryngites.

Pharmacie galénique. — Elles servent à préparer la Tinctura Pimpinellæ, l'Extractum Pimpinellæ.

Historique. — Cette drogue, provenant selon les Anciens de la plante *Caucalia*, fut dénommée *Pimpinella* au XIIIe siècle par Tegersneer. Soumettant ces racines à la distillation sèche, Walter obtint une huile bleue, qui devint officinale, à partir des années 1745, voir les taxes pharmaceutiques de Leipzig. Bien délaissée par la thérapeutique moderne, cette drogue ne se prescrit plus que dans la médecine vétérinaire.

FRUCTUS ET OLEUM PHELLANDRII, FRUIT ET ESSENCE DE PHELLANDRIE AQUATIQUE ou DE CIGUE AROMATIQUE, D'ŒNANTHE PHELLANDRIUM, Lam.

Origine botanique. — Cette plante herbacée, à racine pivotante, fibreuse, à tige droite, glabre, d'un mètre et demi de haut, porte des feuilles isolées, légèrement engainantes ou pétiolées, glabres, composées, à lobes pennés ou triangulairement découpés à leurs extrémités supérieures. Ses fleurs, disposées sous la forme d'ombelles, non involucrées, sont constituées sur le type habituel de celles des plantes de cette famille, mais leurs pétales sont blancs. Son fruit est un schyzocarpe ou diachaine, qui se prescrit parfois dans la médecine populaire.

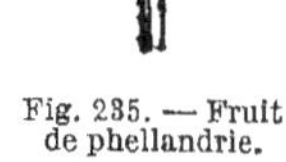

Fig. 235. — Fruit de phellandrie.

Origine géographique. — Fleurissant de juin à juillet, elle croît à l'état sauvage dans les terrains marécageux et humides de toute l'Europe centrale, particulièrement en Vendée, en Picardie et en Bretagne.

Description de la drogue (fig. 235). — Ses fruits, récoltés à leur entière maturité, puis desséchés au soleil et à l'air, se présentent, dans le droguier, sous la forme de petits corps oblongs, glabres, légèrement aplatis sur leurs faces latérales, mais surmontés par deux petits stylopodes, recourbés en dehors, et par les dents persistantes du calice. Généralement soudés ensemble, leurs méricarpes sont parcourus par 5 côtes primaires (très développées quant aux marginales) qui renferment des faisceaux libéroligneux et par 4 vallécules, qui se rencontrent dans leurs dépressions, celles-là renfermant des canaux sécréteurs qui, au nombre de 2, caractérisent leurs faces commissurales. De couleur brun claire, tachetée de points violacés, ces fruits émettent, à l'état frais, une odeur repoussante, vireuse, désagréable, tendant à disparaître de par la dessiccation, mais leur saveur est forte, persistante, vireuse, repoussante, désagréable.

Examen microscopique (fig. 236). — Examiné sur une coupe transversale, ce fruit renferme en dessous de chaque vallécule et sur sa face commissurale 4 + 2 canaux sécréteurs, schyzogènes, riches en essence, et, sous ses côtes primaires, des faisceaux libéro-ligneux.

Falsifications. — Cette drogue est souvent mélangée à des fruits d'*Œnanthe crocata*, d'*Æthusa Cynapium*, L., et de *Berula angustifolium*, qui renferment, quant aux premiers, les mêmes principes actifs, et quant aux seconds une essence fort différente, ceux-ci se différenciant en outre les uns des autres à l'examen microscopique.

Analyse chimique. — Elle renferme de 1 à 2,5 p. 100 d'essence, de 5 à 10 p. 100 d'huile fixe, outre des matières cireuses, résineuses, pectiques et mucilagineuses et pour certains auteurs de la phellandrine, qui ne serait en réalité que de la conicine combinée à l'acide œnanthique.

L'ACIDE ŒNANTHIQUE OU ACIDE HEPTYLIQUE NORMAL, $CH^3—CH^2—CH^2—CH^2—CH^2—CH^2—COOH$, se préparant généralement, en oxydant l'huile de ricin ou l'acide oléique par de l'acide nitrique ou en soumettant la colophane à la distillation sèche, peut aussi être obtenu en oxydant l'œnanthol par de l'acide chromique. Il se présente sous la forme d'un liquide incolore, d'odeur spéciale, d'un poids spécifique de 0,925, entrant en ébullition à 223°, soluble dans l'éther, l'alcool, etc. Oxydé par de l'acide chromique, il se décompose en acide propionique et en acide succinique,

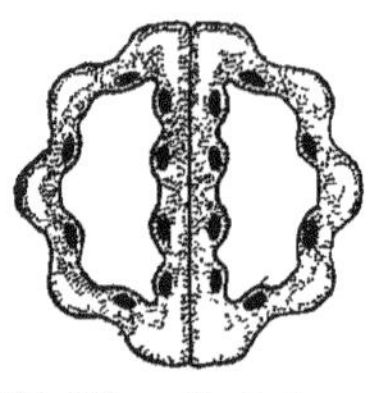

Fig. 236. — Coupe transversale de la phellandrie.

Son ESSENCE, obtenue en soumettant ces fruits à la distillation aux vapeurs d'eau, se présente sous la forme d'un liquide incolore, d'odeur spéciale, aromatique, à saveur chaude, spéciale, pénétrante, aromatique, d'un poids spécifique de 0,86 à 0,89, à pouvoir rotatoire, dextrogyre, de + 12° à + 16°, soluble dans l'éther, l'alcool, le chloroforme, le benzène, l'éther de pétrole, les huiles grasses et essentielles. Elle est constituée par un mélange de phellandrène, de phellandral, de pinène, de dipentène et d'androl.

L'ANDROL, $C^{10}H^{20}O$, se présente sous la forme d'un liquide incolore, d'un poids spécifique de 0,858, d'odeur spéciale, non désagréable, aromatique, à pouvoir rotatoire, lévogyre, de — 7°10′, à indice de réfraction de 1,14097, entrant en ébullition entre 197° et 198°, soluble dans l'éther, l'alcool, le chloroforme. Traité par de l'anhydride phtalique, il se transforme en un alcool d'odeur rappelant celle de l'essence de roses, mais il se combine avec l'uréthane pour donner une phényluréthane fusible à 42°.

Le PHELLANDRÈNE, $C^{10}H^{16}$, se rencontrant aussi, comme nous l'avons vu, dans les essences de fenouil, d'angélique, d'eucalyptus, d'aiguilles des conifères, d'anis étoilé, de gingembre, de cannelle, d'élémi, de cardamome et de marjolaine, etc., se présente sous la forme d'un liquide incolore, d'odeur spéciale, agréable, à saveur chaude, épicée, soluble dans l'éther, l'alcool, le chloroforme, le benzène, l'éther de pétrole, les huiles grasses et essentielles. Entrant en ébullition à 61°, sous une pression de 11 millimètres quant à sa modification α et à 57°, sous une pression de 11 millimètres, quant à sa modificattion β, à pouvoirs rotatoires différents, quant à ces deux modifications, ils possèdent, quant à leurs formules, les constitutions suivantes :

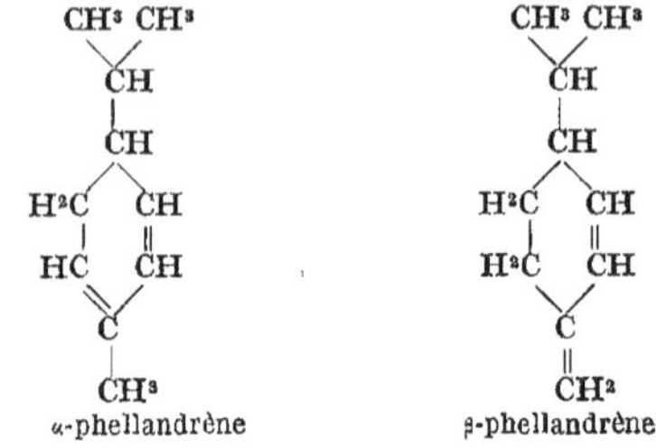

Elles sont donc différentes de la formule du terpinène, qui est :

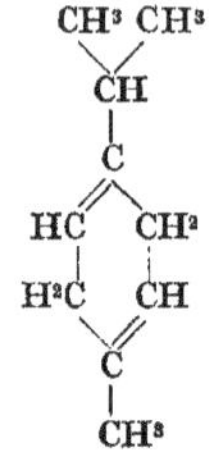

Les phellandrènes donnent des nitrites servant à les différencier l'un de l'autre, celui de la modification α fondant à 114°, celui de la modification β à 98°. Oxydé le phellandrène α se transforme en acide α-oxy-β-isopropylglutarique, puis en acide isopropylsuccinique, de formule

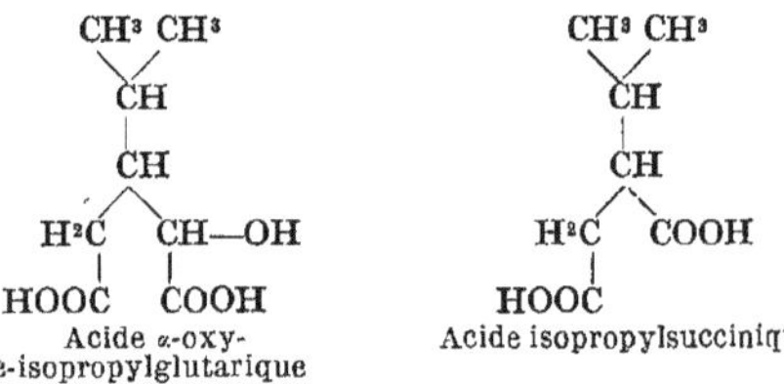

à l'encontre du phellandrène β, qui donne de l'acide α-oxyisopropyladipinique et de l'acide isopropylglutarique

CH³ CH³   CH³ CH³

On peut préparer synthétiquement le phellandrène, en faisant réagir l'iodure de méthyle ou l'iodure magnésique sur de l'isopropylhexenone (A. 359, p. 283, car :

Isopropylhexenone

$CH^3MgI \longrightarrow$

$+ H^2O \longrightarrow$

Phellandrène α

oxydé $\longrightarrow$

$-H^2O \longrightarrow$

Phellandral

Le PHELLANDRAL, $C^{10}H^{16}O$, se présente sous la forme d'un liquide incolore, d'odeur rappelant celle de l'aldéhyde cuminique, à saveur chaude, aromatique, d'un poids spécifique de 0,9445, entrant en ébullition entre 220 et 230°, à indice de réfraction de 1,4911, à pouvoir rotatoire, lévogyre, de − 36°30′, soluble dans l'alcool, l'éther, l'éther de pétrole, les huiles grasses et essentielles. Il possède, quant à sa formule, la constitution suivante :

Il donne avec l'hydroxylamine une oxime fusible à 88°. On le prépare synthétiquement en oxydant (A. 336, p. 9 ; A. 340, p. 1), le β-phellandrène, qui s'obtient comme suit, car :

Dibromcarvomenthène

$+ KOH$ alcoolique $\longrightarrow$

β-phellandrène

Usage thérapeutique. — Ces fruits se prescrivent parfois, à doses de 0 gr. 1 à 0 gr. 2 plusieurs fois par jour, en poudres ou en pilules, et à doses de 2 à 5 grammes sur 200 grammes d'eau, sous la forme de décoctions, comme expectorant, comme sédatif contre la toux, et comme spécifique contre la tuberculose ; mais ils sont surtout utilisés dans la pratique vétérinaire, pour combattre le goitre des chevaux.

Action physiologique. — Ordonnés à doses trop élevées, ils provoquent souvent des empoisonnements mortels, identiques à ceux attribués à la ciguë.

Pharmacie galénique. — Ils servent parfois à préparer des remèdes vétérinaires, spécialisés, particulièrement des expectorants.

Historique. — Pline mentionne déjà le *Phellandrium* comme une plante très recherchée qui, croissant entre les rochers de la Crète, devait, au dire des Aesculapes du moyen âge, être identique à notre drogue actuelle ; voir la *Circa instans*. Notons que l'on cultive de nos jours la Ciguë aquatique à Cölleda, pour l'essence de ses fruits, mais ses parties aériennes, riches, elles aussi en phellandrène, et de ce fait toxiques, se prescrivent parfois, dans la médecine populaire, comme diurétique. Il est nécessaire de les ordonner avec prudence, car elles provoquent naturellement, à doses trop élevées, des empoisonnements souvent mortels, quoique moins graves que ceux de la ciguë.

RACINE D'ŒNANTHE SAFRANÉE, D'ŒNANTHE CROCATA, L.

Originaire des parties humides et marécageuses de toute l'Europe centrale, particulièrement des départements de l'ouest de la France, cette plante, herbacée, livre au droguier ses racines non officinales, qui s'y présentent parfois sous la forme de fragments napiformes, tuberculeux, rouge brunâtre, d'odeur forte, vireuse, désagréable, particulièrement sur le frais, à saveur plus ou moins vireuse, désagréable. Renfermant de l'essence, des matières résineuses et pectiques, outre de l'*œnanthotoxine ou cicutine*, elles se prescrivent parfois, dans la médecine populaire, comme expectorant et comme diurétique. Il faut les ordonner avec prudence, car, à fortes doses, elles provoquent, même pour les animaux (qui, généralement les délaissent), des empoisonnements souvent mortels, précédés d'une vive irritation du tube digestif, de frissons, de sueurs froides, d'angoisse respiratoire, puis de convulsions, de mydriase, de délire, de stupeur et de syncope.

RADIX ET OLEUM LEVISTICI, RACINE ET ESSENCE DE LIVÈCHE, DE LEVISTICUM OFFICINALE, Koch.

Origine botanique. — Cette plante herbacée, à racine tubéreuse, très longue, pivotante, recouverte d'un suber brunâtre, à tige droite, arrondie, glabre, mais striée dans le sens de la longueur, porte des feuilles isolées, pétiolées, découpées en lobes lancéolés, pointus à leurs extrémités supérieures. Ses fleurs, disposées sous la forme d'ombelles involucrées, à folioles lancéolées, sont hermaphrodites, actinomorphes, pentamères, car elles possèdent un calice à 5 sépales très petits, concrescents entre eux par leurs bases, mais libres au sommet, qui est pointu, triangulaire : une corolle jaune, à 5 pétales enroulés

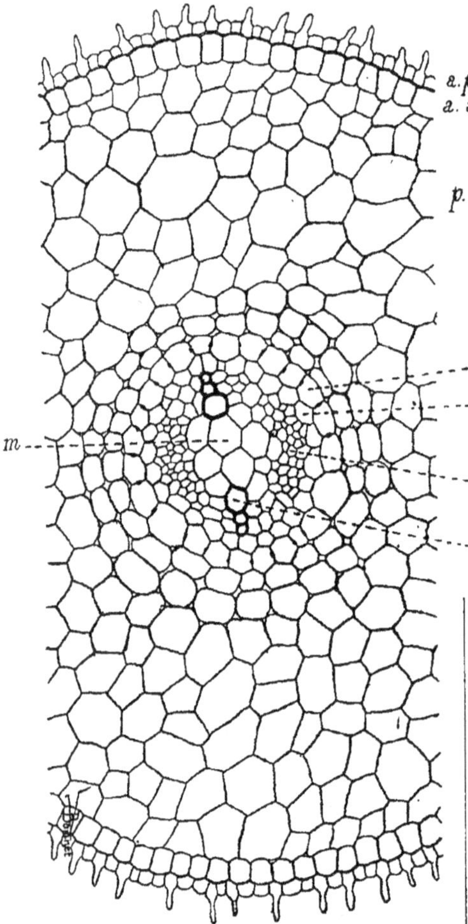

Fig. 237. — Racine jeune de livèche.

ap) assise pilifère ; as) assise subéreuse ; pc) parenchyme cortical ; end) endoderme ; per) péricycle ; l) liber ; b) bois ; m) moelle.

sur eux-mêmes, qui entourent 5 étamines à filets libres, à anthères à 4 sacs polliniques, s'ouvrant par des fentes longitudinales, et un pistil infère, à 2 carpelles médians, fermés, concrescents en un ovaire biloculaire, renfermant, dans chaque carpelle, un ovule anatrope, à raphé interne. Surmonté de deux styles recourbés en dehors, il donne, une fois fécondé, un schyzocarpe de 4 à 6 millimètres de long sur 2 à 3 millimètres de diamètre, chacun de ses deux méricarpes étant parcouru par 5 côtes primaires très développées,

quant aux marginales, et par 4 vallécules renfermant des canaux sécréteurs, schyzogènes, à essence, qui se rencontrent aussi au nombre de deux sur sa face commissurale. Ce fruit est toujours surmonté par ses deux stylopodes légèrement renflés à leurs bases.

Origine géographique. — Fleurissant de juillet en août, elle croît à l'état sauvage dans toute l'Europe centrale, particulièrement en Belgique, au Tyrol, en Suisse, jusqu'à une altitude de 2.000 mètres, en France, dans le nord de l'Italie, l'Allemagne, la Sibérie, etc., mais on la cultive aussi, principalement à Colleda, à l'aide de semis et de boutures.

Pathologie. — Elle est souvent attaquée, ainsi que les autres plantes de cette famille, par la *Trypeta Heraclei*.

Récolte. — Les racines de ces plantes, déterrées en automne ou au printemps, lavées et mondées de leurs radicelles, sont desséchées à l'air et au soleil, après avoir été parfois sectionnées dans le sens de la longueur.

Description de la drogue. — Elles se présentent sous la forme de fragments brunâtres, à surface chagrinée, striée dans le sens de la longueur, annelée dans le sens transversal, mais recouverte par un suber très développé. Leur odeur est spéciale, aromatique, balsamique, leur saveur amère, sucrée, piquante, aromatique.

Examen microscopique (fig. 237). — Examinée sur une coupe transversale, cette racine est constituée par un suber à cellules tabulaires, aplaties, ordonnées en files radiales ; par un tissu plus ou moins collenchymateux ; par un parenchyme cortical, à cellules polygonales, entourant de nombreux canaux sécréteurs, schyzogènes, à essence parfois résinifiée ; puis vient le liber, à cellules polygonales, petites, entourant de nombreuses fibres libériennes, longues, ondulées. Parcouru par des rayons médullaires, il est séparé du bois par le cambium ; celui-là renfermant de nombreux faisceaux libéro-ligneux, disposés en files radiales ; notons qu'il ne renferme jamais de sclérites.

Falsifications. — Très hygroscopiques, et devant de ce fait être conservées dans des boîtes en fer-blanc, ces racines sont parfois confondues avec celles de l'angélique, dont les canaux sécréteurs sont plus grands, et les grains d'amidon mieux développés.

Analyse chimique. — Elles renferment de l'acide angélique, de l'acide malique, de la saccharose, des matières résineuses, pectiques et mucilagineuses, puis de 0,6 à 1 p. 100 d'essence, outre de l'amidon, mais jamais d'ombelliférone libre.

Leur **essence** se présente sous la forme d'un liquide épais, jaune brunâtre, d'odeur spéciale, aromatique, camphrée, térébinthinée, d'un poids spécifique de 0,92 à 0,94, à pouvoir rotatoire, dextrogyre, de + 16° à + 46°, soluble dans l'éther, le chloroforme, l'éther de pétrole, le sulfure de carbone, les huiles grasses et essentielles.

Elle est constituée par un mélange de terpinéol, d'éthers, des acides acétique, valérianique et benzoïque, d'aldéhyde octylique, d'acide myristique, de pinène dextrogyre, de dipentène, etc., etc.

Le TERPINÉOL, $C^{10}H^{18}O$, se rencontrant aussi dans les essences de cajeput, de camphre, se présente sous la forme d'une masse cristalline, incolore, d'odeur spéciale, térébinthinée, à saveur chaude, spéciale, d'un poids spécifique de 0,93, fusible à $+ 35^o$, entrant en ébullition à 218°, soluble dans l'éther, l'alcool, le chloroforme, le sulfure de carbone, l'éther de pétrole, les huiles grasses et essentielles. Se rencontrant sous deux modifications, l'une lévogyre de $- 117,5^o$, à indice de réfraction de 1,481, l'autre inactive, il possède, quant à sa formule, la constitution suivante :

$$
\begin{array}{c}
CH^3\ CH^3 \\
C\!-\!OH \\
CH \\
H^2C \quad CH^2 \\
H^2C \quad CH \\
C \\
CH^3
\end{array}
$$

Chauffé, en présence d'un courant d'hydrogène, avec du nickel, le terpinéol se transforme en paramenthane ou hexahydroparacymol, de formule

$$
\begin{array}{c}
CH^3\ CH^3 \\
CH \\
CH \\
H^2C \quad CH^2 \\
H^2C \quad CH^2 \\
C\!-\!H \\
CH^3
\end{array}
$$

Le brome le transforme en dibromterpinéol, qui, traité, en présence d'acide acétique glacial, par de l'acide bromhydrique, donne du tribrommenthane

$$
\begin{array}{c}
CH^3\ CH^3 \\
C\!-\!OH \\
CH \\
H^2C \quad CH^2 \\
H^2C \quad CH \\
C \\
CH^3
\end{array}
\quad + Br \rightarrow \quad
\begin{array}{c}
CH^3\ CH^3 \\
C\!-\!OH \\
CH \\
H^2C \quad CH^2 \\
H^2C \quad CHBr \\
C\!-\!Br \\
CH^3
\end{array}
$$

Terpinéol — Dibromterpinéol

$$
+ HBr \rightarrow \quad
\begin{array}{c}
CH^3\ CH^3 \\
C\!-\!Br \\
CH \\
H^2C \quad CH^2 \\
H^2C \quad CHBr \\
C\!-\!Br \\
CH^3
\end{array}
$$

Tribrommenthane

Les acides halogénés le transforment en des dérivés halogénés du limonène, mais l'acide iodhydrique concentré donne, avec le terpinéol, un diiodhydrate, fusible à $+ 77^o$, de formule, à l'encontre des acides dilués, qui le transforment en terpine :

$$
\begin{array}{c}
CH^3\ CH^3 \\
C\!-\!I \\
CH \\
H^2C \quad CH^2 \\
H^2C \quad CH^2 \\
C\!-\!I \\
CH^3
\end{array}
\qquad
\begin{array}{c}
CH^3\ CH^3 \\
C\!-\!OH \\
CH \\
H^2C \quad CH^2 \\
H^2C \quad CH^2 \\
C\!-\!OH \\
CH^3
\end{array}
$$

Diiodhydrate de limonène — Terpine

Oxydé par du permanganate potassique, le terpinéol donne du 1-2-8-trioxyparamenthane, celui-ci, oxydé par le mélange chromique, se transformant en une combinaison cétolactonique, qui, oxydée à nouveau par du permanganate potassique, donne de l'acide terpénylique, de formule :

$$
\begin{array}{c}
CH^3\ CH^3 \\
C\!-\!OH \\
CH \\
H^2C \quad CH^2 \\
H^2C \quad CH \\
C \\
CH^3
\end{array}
\quad \xrightarrow{KMnO^4} \quad
\begin{array}{c}
CH^3\ CH^3 \\
C\!-\!OH \\
CH \\
H^2C \quad CH^2 \\
H^2C \quad CHOH \\
C\!-\!OH \\
CH^3
\end{array}
$$

Terpinéol — Trioxyparamenthane

$$
+ O \rightarrow \quad
\begin{array}{c}
CH^3\ CH^3 \\
C \\
CH \\
H^2C \quad CH^2 \\
H^2C \quad CO \\
\qquad\qquad O \\
CO \\
CH^3
\end{array}
$$

$$
\rightarrow \quad
\begin{array}{c}
CH^3\ CH^3 \\
C \\
CH \\
H^2C \quad CH^2 \\
HOOC \quad CO \\
\qquad\qquad O
\end{array}
$$

Acide terpénylique

Oxydé par de l'acide nitrique ou par de l'acide chromique, le terpinéol se transforme en acide térébinique de formule :

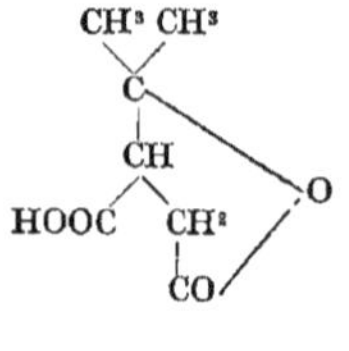

Le terpinéol (*J. Ch. Soc.*, 85, p. 654), se prépare synthétiquement en partant de l'essence de térébenthine, sur laquelle on fait réagir, dans de grandes cuves en bois (dont les parois sont doublées de lames en plomb), de l'acide sulfurique dilué (2/3 sur 1/3 d'essence de térébenthine), tout en prenant soin de noter le niveau de ces liquides, que l'on maintient, pendant un certain temps, à une température de 28° à 30°. On agite alors le tout à l'aide d'appareils mécaniques, pour recueillir deux ou trois jours plus tard les cristaux de terpinéol, qui se sont ainsi formés ; car le pinène de l'essence de térébenthine se transforme facilement en son isomère ou dipentène, celui-ci par hydratation donne de la terpine qui, additionnée d'eau, forme le terpinéol :

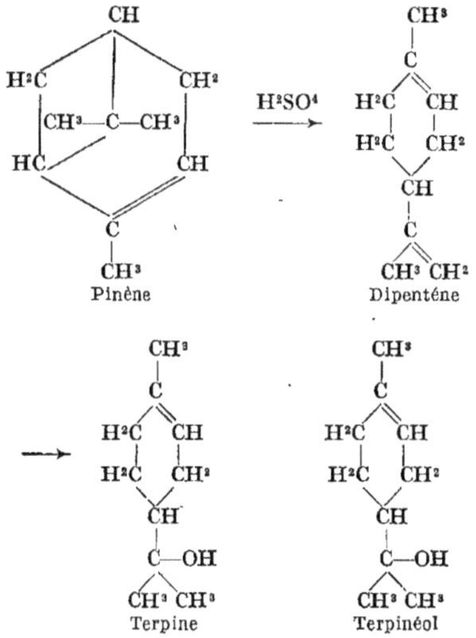

Pinène — Dipentène — Terpine — Terpinéol

Usage thérapeutique. — La racine de livèche se prescrit, à doses de 0 gr. 5 à 1 gramme plusieurs fois par jour, en poudres ou en pilules, et à doses de 10 à 15 grammes sur 200 grammes d'eau, sous la forme de décoctions, comme stomachique, comme diurétique, comme spécifique contre l'hydropisie et contre les maladies du cœur.

Pharmacie galénique. — Principalement utilisée dans la médecine vétérinaire, elle sert aussi à préparer l'Extractum Levistici.

Historique. — Il est très difficile d'affirmer que les Anciens aient connu cette drogue, car ils mentionnent un *Ligusticum*, pouvant très bien se rapporter à celle-ci, ou à la racine d'angélique ; mais l'une d'elles en tous cas fut chantée par Strabon. Charlemagne préconisait la culture de cette plante, et Macer Floridus recomman-

dait de prescrire sa racine, comme diurétique et comme stomachique.

Notons que les fruits de cette plante renferment une essence aromatique, qui se présente sous la forme d'un liquide épais, jaunâtre, d'un poids spécifique de 1,102, à pouvoir rotatoire lévogyre, à indice de réfraction de 1,5434, très soluble dans tous les dissolvants organiques usuels. Elle est constituée par un mélange de cinéol, de limonène, d'acide isovalérianique, d'acide acétique, d'acide benzoïque, ces acides y étant en majeure partie combinés sous la forme d'éthers.

RADIX, OLEUM ET FRUCTUS ANGELICÆ, RACINE, ESSENCE ET FRUIT D'ANGÉLIQUE, D'ARCHANGELICA OFFICINALIS, Hoff., seu ANGELICA ARCHANGELICA, L.

Origine botanique. — Cette plante, herbacée, bisannuelle, à racine premièrement pivotante, se transformant petit à petit en un rhizome, porte, la première année, une simple rosette de feuilles, mais l'année suivante, une tige velue, droite, arrondie, très ramifiée au sommet, à feuilles inférieures, très grandes, glabres, engainantes, subdivisées en deux ou en trois grands lobes, qui, eux-mêmes, se subdivisent en de nombreux segments dentelés sur leurs bords ; à feuilles supérieures pétiolées, divisées en trois lobes simples, dentelés sur leurs bords. Ses fleurs, disposées sous la forme d'ombelles non involucrées sont construites sur le type habituel de celles des plantes de cette famille, mais une fois fécondées, elles donnent naissance à des biachaines brunâtres, non officinaux, riches en essence.

Origine géographique. — Fleurissant de juillet en août, elle croît, à l'état sauvage, sur le bord des rivières ou sur les terrains humides et marécageux de toute l'Europe centrale ; on l'y cultive aussi, à Cölleda, à Osnabruck, à Schweinfurth, puis à Clermont-Ferrand, sur les bords du Dniéper, en Scandinavie et en Sibérie.

Pathologie. — La *Plasmophora nivea* s'attaque volontiers à ses racines, qui, dans le droguier, subissent les méfaits de la *Sitodrepa panicea* et de l'*Anobium*, mais l'*Erysiphe Polygonii*, la *Puccinia Angelicae*, s'attaquent à ses parties aériennes.

Description du fruit. — Ses fruits, récoltés à leur complète maturité, desséchés au soleil, puis triés, se présentent sous la forme de petits corps elliptiques, de 6 à 7 millimètres de long sur 4 à 5 millimètres de diamètre, formant un schyzocarpe toujours subdivisé en ses deux méricarpes, glabres, parcourus par 5 côtes primaires, dont les deux marginales, plus développées, constituent les ailes membraneuses de ces fruits, et par 4 vallécules, en dessous desquelles se rencontrent leurs canaux sécréteurs ; ceux-ci étant aussi au nombre de deux sur leur face commissurale. Supporté par un pédicelle grêle, manquant presque toujours dans notre drogue, ce fruit est surmonté par ses deux stylopodes et par les restes persistants du calice, à 5 dents. Sa section laisse apercevoir un épicarpe mince, un mésocarpe bien développé, riche en canaux sécréteurs, et un endocarpe sclérenchymateux. Son odeur et sa saveur sont agréables, aromatiques, douceâtres, fines.

Analyse chimique. — Ces fruits renferment de 1 à 2 p. 100 d'essence, des matières résineuses et pectiques, de l'huile fixe.

Leur **essence** se présente sous la forme d'un

liquide volatile, incolore, d'odeur spéciale, agréable, aromatique, à saveur chaude, aromatique, spéciale, d'un poids spécifique de 0,856, à pouvoir rotatoire, dextrogyre, de + 11° à + 12°, soluble dans l'éther, l'alcool, le chloroforme, les huiles grasses et essentielles. Elle est constituée par un mélange de phellandrène, de téréangelène, d'acide·méthyléthylacétique et d'Acide oxymyristique fusible à 51°, celui-ci se présentant sous la forme d'aiguilles incolores, solubles dans l'alcool, l'éther.

Usage thérapeutique. — Ces fruits, non officinaux, se prescrivent parfois, dans la médecine populaire, comme stomachique, mais ils sont surtout utilisés dans la préparation des liqueurs.

Récolte des racines. — Agées d'au moins deux ans, les racines de ces plantes, déterrées en automne ou au printemps, puis mondées de leurs radicelles, sont lavées et rapidement desséchées à l'air et au soleil, ou dans des fours spéciaux, chauffés à une température modérée. Notons que les ouvriers, s'adonnant à cette récolte, doivent toujours préserver leurs mains et leur visage par des linges humides, car ces racines renferment une essence très volatile, vésicante, irritante, qui perd en partie ses propriétés de par la dessiccation. Il est en outre nécessaire de toujours les conserver dans des boîtes en fer-blanc, à l'abri de l'air et de l'humidité.

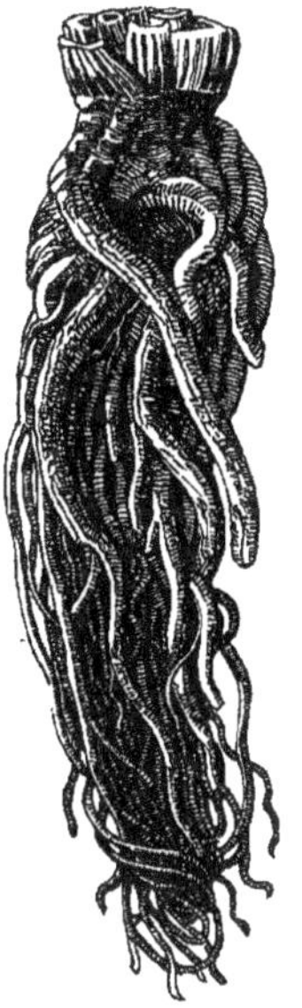

Description des racines. — Elles se présentent, dans le droguier, sous la forme de fragments cylindriques, de 20 à 22 centimètres de long sur 7 centimètres de diamètre, à surface externe chagrinée, striée dans le sens de la longueur, de couleur brun rougeâtre, à cassure difficile (vu leur grande hygroscopicité), d'odeur aromatique, musquée, agréable, à saveur chaude, piquante, aromatique, agréable, spéciale.

Fig. 238. — Racine d'angélique.

Examen microscopique (fig. 239). — Examinée sur une coupe transversale, cette racine est constituée par un suber à cellules tabulaires, ordonnées en files radiales ; par un parenchyme cortical, à cellules polygonales, riches en grains d'amidon, qui entourent de nombreux canaux sécréteurs, schyzogènes, visibles à l'œil nu, riches en essence, souvent résinifiée ; puis vient le liber légèrement sinueux, à cellules polygonales, plus petites, riches en grains d'amidon, qui entourent de nombreuses fibres libériennes. En dessous de cette zone, se rencontrent le cambium et le cylindre central, jaune clair, parcouru, ainsi que le liber, par de nombreux rayons médullaires, sinueux, disposés sur deux ou trois rangs de cellules, qui, dans les rhizomes, communiquent à une moelle centrale. Ce bois renferme de nombreux faisceaux libéro-ligneux, à vaisseaux cunéiformes, sinueux, rayonnants.

Falsifications. — Cette drogue est souvent

falsifiée par addition de racines d'*Angelica sylvestris* L., qui renferment moins d'essence et des canaux sécréteurs plus petits, disséminés.

Analyse chimique. — Elle contient de 0,4 à 1,2 p. 100 d'essence, des matières résineuses, pectiques et mucilagineuses, outre de l'acide angélique, un principe amer ou angélicine et du tanin.

Son **essence** se présente sous la forme d'un liquide incolore, d'odeur spéciale, aromatique,

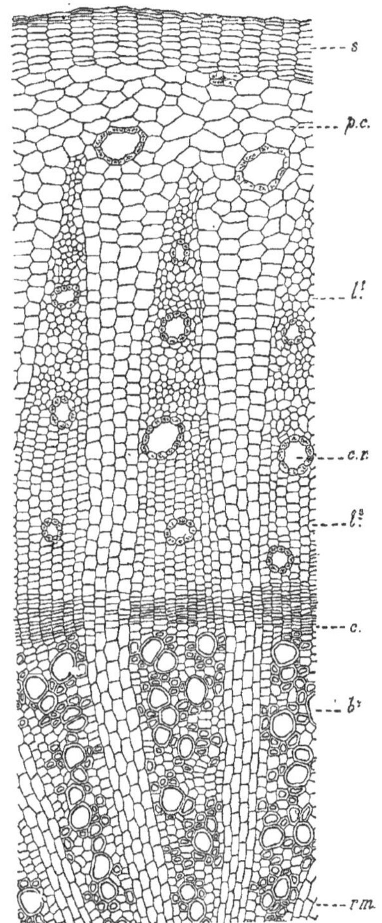

Fig. 239. — Coupe transversale de la racine d'angélique.

agréable, irritante, à saveur chaude, brûlante, aromatique, d'un poids spécifique de 0,857 à 0,910, à pouvoir rotatoire, dextrogyre, de + 16° à + 32°, soluble dans l'éther, l'éther de pétrole, l'alcool, le chloroforme, le benzène, les huiles grasses et essentielles. Elle est constituée par un mélange de cymol, de phellandrène dextrogyre, de terébangélène, de terpène, d'éthers des acides méthyléthylacétique, oxymyristique et oxypentadécylique.

Notons que cette essence, ordonnée à fortes doses, provoque des maux de tête, de la stupeur, de la dépression cérébrale, de la céphalalgie, de la fatigue, de l'hématurie, et parfois des cas de néphrites suivies de mort.

L'ANGÉLICINE, $C^{18}H^{30}O^2$, se préparant en extrayant ces racines par de l'alcool, puis en chauffant cette solution concentrée avec des alcalins, pour la traiter ensuite par de l'acide carbonique et reprendre son résidu par de l'éther, que l'on soumet à la cristallisation spontanée, se présente sous la forme de paillettes incolores, inodores, insipides, fusibles à 137°, insolubles dans l'eau, mais très solubles dans l'alcool, l'éther, le chloroforme, le sulfure de carbone. Elle se dissout avec une coloration rouge dans l'acide sulfurique.

L'ACIDE ANGÉLIQUE, $C^5H^8O^2$, se rencontrant aussi dans les racines d'angélique, de *Sumbulus moschatus*, d'impératoire, puis sous la forme d'éthers des alcools hexylique, isobutylique et amylique, dans l'essence de camomille romaine, se présente sous la forme d'aiguilles incolores, inodores, à saveur spéciale, épicée, aromatique, chaude, fusibles à 45°, solubles dans l'eau, l'alcool, l'éther, le chloroforme. On le prépare en extrayant à chaud, en présence de lait de chaux, ces racines par de l'eau, puis en décomposant l'angélinate calcique ainsi obtenu par de l'acide sulfurique. Il possède, quant à sa formule, la constitution suivante :

$$CH^3—CH=C(CH^3)—COOH$$

Chauffé avec des acides, il se transforme en acide méthylcrotonique, de formule :

$$CH^3—CH=C\begin{cases}CH^3\\COOH\end{cases}$$

Notons que les *matières résineuses* de l'angélique, fondues avec de la potasse caustique, se transforment en acide pyrocatéchique et en ombelliférone.

Usage thérapeutique. — Ces racines se prescrivent, à doses de 0 gr. 5 à 1 gramme plusieurs fois par jour, en poudres ou en pilules, et à doses de 5 à 15 grammes sur 200 grammes d'eau, sous la forme de décoctions, comme stimulant de l'estomac, comme carminatif et comme tonique,

Pharmacie galénique. — Elles servent à préparer la Tinctura Angelicæ, le Spiritus Angelicæ, ainsi que le thé digestif de Kneipp.

Historique. — Cultivée de tout temps dans l'Europe septentrionale, cette plante était considérée par nos Pères comme un don du ciel, pour combattre la peste. Les lois norvégiennes du XIIe siècle interdisaient aux paysans de transporter, lors de leurs déménagements, les plantes d'angélique qu'ils avaient cultivées dans leurs jardins. Trodjem était déjà, au Xe siècle, la place marchande par excellence de cette drogue. Les moines du couvent de Fribourg en Brisgau s'adonnaient déjà, dès le XVe siècle, à la culture de cette plante, et les taxes pharmaceutiques de Leipzig, de 1689, mentionnent même parmi leurs produits officinaux l'*Herba Angelicae*, les *Semen Angelicae*, l'*Oleum Angelicae* ; celle-ci se préparant en soumettant les racines de cette plante à la distillation sèche, rentrait dans la préparation de la célèbre Thériaque, dans celle de l'eau de mélisse des Carmes et dans celle du Baume du Commandeur. Notons que les parties aériennes de cette plante, se prescrivent aussi dans la médecine populaire de nos pays, car elles renferment une essence, qui se présente sous la forme d'un liquide incolore, d'odeur aromatique, spéciale, à saveur chaude, aromatique, spéciale, d'un poids spécifique de 0,8067, à pouvoir rotatoire, dextrogyre, de

+ 22°2', à indice de réfraction de 1,4804, soluble dans l'éther, l'alcool, le chloroforme, les huiles grasses et essentielles. Elles se prescrivent parfois comme stomachique, et pour faciliter la sécrétion lactée. Il en est de même des racines et des parties aériennes de l'*Angelica sylvestris* L., plante originaire de l'Europe centrale, et de l'*Angelica refracta* Schmidt, plante originaire du Japon, mais leur essence est différemment constituée.

ASA FŒTIDA, ASE FÉTIDE, OLEUM ASÆ FŒTIDÆ, ESSENCE D'ASE FÉTIDE, DE FERULA ASA FŒTIDA Rgl., seu SCORODOSMA FŒTIDA, Bl.

Origine botanique. — Cette plante, à racine pivotante, charnue, pouvant atteindre de très grandes dimensions, ne porte, les cinq premières années, que des feuilles disposées en rosette, puis une tige droite, arrondie, charnue, entourée à sa base par une rosette de feuilles charnues, sessiles, pennatiséquées, à segments pennatifides, sinueux à lobes oblongs et à bords dentelés ; celle-là recouverte de feuilles plus petites, pétiolées, engainantes, lancéolées, velues, porte des fleurs hermaphrodites ou unisexuées par avortement, actinomorphes, pentamères, constituées sur le type habituel de celles des plantes de cette famille, mais toujours disposées sous la forme d'ombelles. Son fruit est un schyzocarpe brun foncé, ovoïde, aplati sur ses bords latéraux, mais toujours parcouru, en ce qui concerne chacun de ses méricarpes, par 5 côtes primaires, peu prononcées, mais ailées, en ce qui concerne les marginales. Surmonté par ses deux stylopodes et par les restes persistants du calice à 5 dents, il renferme, sous chacune de ses vallécules, un canal sécréteur, schyzogène, et deux canaux à essence, sur la face commissurale de chacun de ses méricarpes.

Origine géographique. — Exigeant des terrains secs, sablonneux, à gisements calcaires, salins, des climats tropicaux, elle croît, à l'état sauvage, dans les steppes de l'Afghanistan et de la Perse, c'est-à-dire dans les régions désertiques, montagneuses et sablonneuses du Tsaar, du Khorossan, situées entre le golfe Persique, la mer Caspienne et le lac d'Aral, où elle recouvre de vastes étendues. Elle croît en compagnie de la *Ferula Narthex* Boiss., de la *Ferula orientalis*, de la *Ferula Jaeshkeana*, Wtk., etc., etc., dont la gomme-résine peut, elle aussi, être mélangée à notre drogue officinale.

Préparation de la drogue. — Parcourues par de grands canaux sécréteurs, schyzogènes, à oléorésine, disposés dans le parenchyme cortical de leurs racines, et autour de leurs faisceaux libéroligneux, ces plantes sont coupées, selon les récits de Kæmpfer, de mars en avril, époque où leurs feuilles commencent à se faner. Leurs racines mises, quant à leur collet, à nu, sont alors sectionnées en forme de tranches circulaires, qui, recouvertes, chaque fois, de feuilles diverses, laissent exsuder leur latex ; celui-ci, s'épaississant à l'air, en perdant une partie de son essence, est recueilli, pour être ensuite transporté sous la dénomination de *Shir pizpas* sur les factories, où on le mélange ensuite au latex obtenu en incisant plusieurs fois de suite, et de la même manière, les collets des racines de ces plantes, qu'on abandonne au repos pendant une dizaine de jours. Une partie de ce produit, se desséchant sur ces plantes mêmes, sous la forme de larmes, donne l'Asa fœtida in lacrimis, une autre partie s'écoulant à leur base, y durcit sous la forme de masses informes, dénommées Asa fœtida in massis. Notons que le médecin major Bellew, parcourant, lui aussi, l'Afghanistan, nous apprend que les indigènes de ces pays, ne se contentent pas de sectionner ces racines, mais qu'ils déposent, à la base de leurs incisions, de petits récipients métalliques ou en verre, voire même des coquilles, dans lesquelles le latex, ainsi exsudé, se rassemble, pour livrer, une fois desséché et solidifié, notre Asa fœtida electa. Ces plantes, recouvertes ensuite de feuilles, puis abandonnées à elles-mêmes, repoussent sur pied l'année suivante, de sorte qu'elles peuvent à nouveau être exploitées. Leur latex, desséché au soleil ou à l'ombre, ce qui est préférable, est ensuite trié, puis expédié sur les ports persans d'Abushir et de Benda Abushir, voire même sur celui de Bombay, où on le trie à nouveau, pour l'exporter sur l'Europe, après l'avoir emballé dans des peaux de chèvres, cousues en forme de sacs, les unes avec les autres.

Sortes commerciales. — Cette drogue se différencie, dans le commerce européen, en trois grandes catégories, c'est-à-dire en Asa fœtida in lacrimis, constitué par des larmes et par des marrons transparents, jaune brunâtre, en Asa fœtida in massis, formant généralement notre drogue officinale, et en Asa fœtida petræ, de moindre qualité, qui est souvent mélangée avec beaucoup de terre.

Description de la drogue. — L'ase fétide se présente, dans le droguier, sous la forme de masses informes, renfermant de nombreuses larmes brun jaunâtre, agglutinées les unes avec les autres, à cassure conchoïdale, subtranslucide, blanchâtre ou blanc jaunâtre, se colorant à l'air et à la lumière en rose, en rouge violacé, puis en brun rougeâtre. Elle se ramollit à la chaleur de la main, en dégageant une odeur alliacée, donc désagréable pour beaucoup d'Européens, quoique celle-là la fasse apprécier par les Hindous, qui préparent, avec ce produit, des condiments recherchés. Son odeur est, en outre, légèrement aromatique, voire même vanillée, sa saveur spéciale est âcre, amère, aromatique. Elle se dissout, en partie, dans l'eau, à laquelle elle cède son mucilage, en partie dans l'alcool (Asarésino-tannol), mais en grande partie dans l'éther, le sulfure de carbone, le chloroforme, les huiles grasses et essentielles.

Réactions. — Chauffée avec de l'acide nitrique, elle se colore lentement en vert, tout en dégageant une odeur rappelant un peu celle du benjoin. Triturée avec de l'eau, elle donne une émulsion laiteuse, blanchâtre, devenant jaunâtre par addition de lessive de soude. Évaporée à sec, sa solution alcoolique abandonne un résidu qui, fondu avec de la potasse caustique, donne une fusion soluble dans l'eau, cette solution aqueuse se colorant alors à chaud en violet, par addition de nitro-prussiate sodique, car elle renferme du soufre. Sa solution alcoolique se précipite en un dépôt blanc, par addition d'acétate neutre de plomb, jaune par celle de perchlorure de fer, jaune par celle de bichromate potassique. Un grain d'asa fœtida, sectionné en deux, se colore en rouge, par addition d'acide sulfurique, pour donner ensuite, avec ce réactif, une dissolution se colorant de la même manière, à la chaleur : mais celle-ci devient fluorescente en bleu, si on l'additionne d'ammoniaque. Une dissolution

d'ase fétide, dans de l'éther de pétrole, se colore en rouge, par addition d'acide sulfurique, en violet par celle d'eau de brome. Fondue avec de la potasse caustique, l'ase fétide donne une fusion renfermant de la résorcine, de l'acide pyrocaté-chique, de l'acide acétique ou ses homologues ; mais soumise à la distillation sèche, elle donne de l'ombelliférone et une huile bleu verdâtre ou bleu violacé. Notons que la fusion d'ase fétide avec de la potasse caustique, reprise par de l'alcool, donne une solution renfermant du gaïacol.

Falsifications. — Cette drogue est parfois falsifiée par addition de résines des Conifères, entièrement solubles dans l'alcool, dont les solutions, soumises à la distillation fractionnée, abandonnent un résidu dégageant à chaud, en présence de potasse caustique, l'odeur caractéristique de la térébenthine. On la falsifie aussi en l'additionnant de sable et de pierres, etc., insolubles dans tous les dissolvants ci-dessus mentionnés, puis de résines ne renfermant pas comme elle du soufre. L'ase fétide doit abandonner environ le 50 p. 100 de son poids à l'alcool, avec lequel on la traite, puis elle doit posséder un indice d'acidité de 65 à 82, un indice de saponification de 120 à 135 ; incinérée, elle ne doit pas abandonner plus de 20 p. 100 de son poids en cendres.

Analyse chimique. — L'ase fétide renferme 25 p. 100 de mucilage, insoluble dans l'alcool et dans l'éther, de 4 à 6 p. 100 d'essence, outre de l'acide férulique, de la bassorine, 0,6 p. 100 de vanilline, de l'asarésinotannol, mais elle ne doit jamais contenir d'ombelliférone préexistante, celle-ci se formant de par une décomposition lente de l'acide férulique, décomposition provoquée soit par l'hydrolyse à l'aide d'acide sulfurique, soit pas la fusion avec de la potasse caustique.

Son **essence** se présente sous la forme d'un liquide jaunâtre, limpide, volatil, neutre, d'odeur spéciale, aromatique, alliacée, à saveur chaude, aromatique, alliacée, d'un poids spécifique de 0,975 à 0,990, à pouvoir rotatoire, lévogyre, de — 5° à — 10°, soluble dans l'éther, l'éther de pétrole, l'alcool, le chloroforme, le sulfure de carbone, les huiles grasses et essentielles. Se résinifiant facilement à l'air, en devenant brunâtre, tout en prenant une réaction acide, elle n'est pas vésicante. Se colorant, en dissolution dans du sulfure de carbone, en rouge par addition d'acide sulfurique, en violet par celle d'eau de brome, elle est constituée par un mélange de pinène, de dipentène, de sesquiterpène et d'hydrocarbures sulfurés, de formules $C^7H^{14}S, C^{10}H^{20}S^2$, $C^8H^{16}S^2$, $C^{18}H^{20}S^2$, etc. qui entrent en ébullition entre 135° et 300°.

L'ACIDE FÉRULIQUE, $C^{10}H^{10}O^4$, se prépare en chauffant cette gomme-résine avec de l'eau bouillante, dont la solution, additionnée d'acétate neutre de plomb, précipite de l'angélinate plombique et du mucilage. Ce précipité, lavé avec beaucoup d'eau, puis repris par de l'alcool chaud, donne une solution qui, traitée par du sulfide hydrique, puis filtrée, est concentrée pour être soumise à la cristallisation spontanée.

Il se présente sous la forme de cristaux aiguillés, incolores, inodores, insipides, brillants, fusibles à 168°, insolubles dans l'éther, le chloroforme, peu solubles dans l'eau froide, mais très solubles dans l'eau bouillante et dans l'alcool. Il se dissout avec une belle fluorescence verte dans l'acide sulfurique ; mais soumis à la distillation sèche, il se décompose en phénol et en pyrocatéchine. Fondu avec de la potasse caustique, il donne de l'ombelliférone, de l'acide pyrocatéchique, de l'acide acétique et ses homologues, outre de l'acide oxalique, car il possède, quant à sa formule, la constitution suivante :

$$CH=CH-COOH$$

Oxydé, il donne de la vanilline et de l'acide vanillique.

$$\text{Acide férulique} \quad + O \longrightarrow \quad \text{Vanilline}$$

$$+ O \longrightarrow \quad \text{Acide vanillique}$$

Notons que la vanilline, se rencontrant aussi, à l'état naturel, dans l'ase fétide, pourrait, sous l'influence de l'autooxydation, provenir de cet acide, qui, oxydé par du permanganate potassique, donne la réaction suivante :

$$\text{Acide férulique} + KMnO_4 + H_2O$$

$$= CH_3COOH + MnO_2 + \text{Vanilline}$$

L'Asarésinotannol, $C_{24}H_{34}O_5$, se présente sous la forme d'une poudre blanc jaunâtre, amorphe, soluble dans l'alcool, dont les solutions se précipitent en un dépôt jaunâtre ou blanc jaunâtre, par addition de perchlorure de fer ou par celle d'acétate de plomb, etc., etc.

Usage thérapeutique. — L'ase fétide se prescrit parfois, à doses de 0 gr. 1 à 0 gr. 5 plusieurs fois par jour, en poudres et en pilules, comme antispasmodique, comme stimulant de l'estomac, comme vermifuge et comme emménagogue.

Action physiologique. — Elle n'agit comme vermifuge que sur les vers du foie et des bronches ; mais ordonnée à doses trop élevées, elle provoque des nausées, des vomissements, des coliques, de la diarrhée, de la gastro-entérite, de l'inflammation des muqueuses stomacales, intestinales et urétrales, mais à faibles doses, elle exerce une action stimulante sur les muqueuses digestives, bronchiques et salivaires. Elle est en partie éliminée de l'organisme par les sueurs, la salive et par les urines, ainsi que par les voies respiratoires, raisons pour lesquelles elle modifie les sécrétions bronchiques.

Pharmacie galénique. — Elle sert à préparer la Tinctura Asæ fœtidæ. les Pilulæ Asæ fœtidæ, les Pilulæ Alœticæ compositæ, etc., etc.

Incompatibilités. — Il ne faut jamais l'ordonner avec des sédatifs, ni avec des sels acides ou des acides.

Historique. — Ne correspondant pas au *Laser* de Théophraste, cette drogue fut utilisée, pendant de nombreux siècles, par les indigènes des pays d'où elle est originaire, comme vermifuge et comme stomachique, voire même pour préparer des condiments. Ali Istarchi nous enseigne qu'elle provenait des déserts sis entre Seistan et Makran ; mais elle payait déjà, en 1360, de très forts droits de péage aux Echelles du Levant. Très en vogue pendant le moyen âge et au temps de la Renaissance, elle est bien délaissée par la thérapeutique moderne.

GALBANUM, OLEUM GALBANI, GALBANUM, ESSENCE DE GALBANUM, DE FERULA RUBRICAULIS Boiss., et FERULA GALBANIFLUA Boiss., seu FERULA SCHAIR, Borcz.

Origine botanique. — Ces plantes, herbacées, à racines pivotantes, à tiges droites, cylindriques, glabres, d'un à deux mètres de haut, portent des feuilles isolées, engainantes, velues, composées, à lobes profondément découpés. Leurs fleurs, disposées sous la forme d'ombelles non involucrées, sont hermaphrodites ou unisexuées par avortement, mais pentamères, actinomorphes. Elles sont constituées par un calice à 5 sépales très petits, dentelés sur leurs bords, par une corolle à 5 pétales jaunes, enroulés sur eux-mêmes; ceux-ci entourant 5 étamines à filets libres, à anthères à 4 sacs polliniques, s'ouvrant dans le sens de la longueur, et un pistil à 2 carpelles médians, fermés, concrescents en un ovaire biloculaire, infère, qui renferme, dans chacune de ses loges, un ovule anatrope, pendant, à raphé interne. Leur fruit, oblong, jaunâtre, est un schyzocarpe ou biachaine, dont les côtes dorsales, moins développées que les marginales, ailées, recouvrent des faisceaux libéro-ligneux, tandis que leurs vallécules entourent des canaux sécréteurs, schyzogènes. Supporté par un petit pédicelle grêle, il est toujours couronné par ses deux stylopodes réfléchis et par les 5 dents persistantes du calice.

Origine géographique. — Exigeant des climats chauds, des sols sablonneux, secs, calcaires, riches en nitrates, elles croissent, à l'état sauvage, dans les steppes du Turkestan et de la Perse, mais principalement aux environs du fort Peroffsky, à Herat, à Kotschy, à Kamadan, etc., etc., d'où leur gomme-résine est exportée par Astrakan, Presbourg et Bombay sur Trieste, Marseille, Londres, Amsterdam.

Récolte. — Les indigènes des pays, où ces plantes prospèrent, pratiquent sur leurs tiges, à l'aide de battoirs ou d'instruments spéciaux, des incisions transversales et longitudinales, d'où leur latex s'écoule, pour être recueilli dans des coquilles de mollusques ou dans divers récipients, disposés à leurs bases. Ils l'obtiennent aussi selon le procédé décrit lors de la récolte de l'Ase fétide, c'est-à-dire en sectionnant successivement sous la forme de tranches le collet de leurs racines mises à nu. Le suc blanchâtre, ainsi exsudé, se solidifie sur la plante même, sous la forme de larmes, ou dans les récipients disposés à cet effet à la base de ces incisions, voire même à terre, où il se prend en une masse brunâtre, subissant aussi les effets de l'auto-oxydation.

Sortes commerciales. — Ce produit se différencie en plusieurs variétés, dans le commerce européen, c'est-à-dire en Galbanum in lacrimis ou en larmes, recueilli sur les tiges mêmes de ces plantes, en Galbanum in massis, de première et de seconde qualités.

Description de la drogue. — Parvenant généralement, dans le droguier, sous la forme de masses, le galbanum est constitué par des morceaux irréguliers, brunâtres, à cassure facile, qui entourent de nombreuses larmes parfois agglutinées les unes avec les autres, mais toujours piriformes ou ovales, très dures, à surface vernissée, de couleur blanc jaunâtre ou jaune rougeâtre, à cassure difficile, cireuse, non laiteuse, mais légèrement translucide. Il se ramollit à la chaleur de la main, tout en se laissant marquer sous la pression des ongles; en partie soluble dans l'eau, à laquelle il cède son mucilage, et dans l'alcool, il se dissout très facilement dans l'éther, le chloroforme. Son odeur est forte, spéciale, balsamique, non désagréable, sa saveur est âcre, amère, piquante, aromatique.

Réactions. — Trituré avec de l'eau, il donne une émulsion laiteuse, ne se colorant pas en jaune par addition de potasse caustique ; mais soumis à la distillation sèche, il donne une essence bleue, d'odeur très épicée, qui se colore en violet par addition de brome, en vert par celle de perchlorure de fer. Chauffé avec de l'acide nitrique, le galbanum se décompose en donnant des acides camphorique, oxypicrique et oxalique ; mais fondu avec de la potasse caustique, il donne naissance à de la résorcine, à de l'acide oxalique et à des acides de la série grasse, c'est-à-dire aux homologues de l'acide acétique. Chauffé avec de l'acide chlorhydrique, il donne une solution rouge violacé qui prend une belle fluorescence bleu verdâtre par addition d'ammoniaque. Il doit toujours être conservé dans des endroits secs et dans des boîtes en fer-blanc.

Falsifications. — On l'alourdit souvent par addition de débris végétaux, de sable ou de pierres insolubles dans tous les dissolvants organiques ou dans l'eau, puis par celle de résines insolubles dans l'alcool, raison pour laquelle, son

résidu, insoluble dans ce dissolvant, ne doit pas peser plus de 50 p. 100 de son poids. Chauffé avec de la potasse caustique, il ne doit pas dégager d'odeur térébinthinée, cas contraire falsifications par des oléorésines provenant des Conifères. Voici, selon Planchon, un petit tableau permettant de différencier, de suite, le galbanum et l'ase fétide de la gomme ammoniaque.

Gomme......	Ase fétide	Galbanum	Gomme ammoniaque
Nom de la plante.....	Ferula Asa foetida	Ferula galbaniflua	Dorema Ammoniacum
Forme........	Larmes isolées ou masse avec larmes	Rarement en larmes isolées, généralement mou, en masse	Larmes ou masses
Odeur........	Alliacée, forte	Spéciale d'ombellifère	Presque inodore
Cassure......	Luisante, conchoïdale, crémeuse se colorant à l'air en rose, puis en brun	Cireuse, grasse, inégale, non crémeuse, ne se colorant pas à l'air	Crémeuse, avec cercle extérieur brun, se colorant en jaune à l'air
Contact avec l'eau......	S'émulsionnant un peu avec l'eau Liquide un peu fluorescent	S'émulsionnant facilement avec l'eau, liquide fluorescent Fluorescence nette par l'ammoniaque disparaissant par HCl	S'émulsionnant avec l'eau, liquide sans fluorescence
Réaction avec l'acide nitrique.....	Coloration jaune verdâtre	Coloration violette	Pas de changement
Teinture alcoolique avec un excès d'acide nitrique.......	Coloration verte puis rougeâtre, puis décomposition avec vapeurs nitreuses	Coloration rougeâtre puis violacée. Décomposition non constante	Donne un précipité jaune et une décomposition non constante
Ebullition avec du lait de chaux...	Verdâtre, odeur d'ail. Ce liquide noircit l'argent. Filtré le précipité est verdâtre et le papier nankin	Brune, odeur d'angélique, ne noircit pas l'argent. Filtré le précipité de chaux est café au lait, le papier à filtrer rose	Jaunâtre ne noircit pas l'argent. Filtré le précipité est jaunâtre, le papier à filtrer incolore
Réaction avec l'acide chlorhydrique...	Vert sale, par addition d'alcool pas de changement	Coloration rougeâtre puis violette. Par addition d'alcool, tourne au bleu	Pas de changement

Notons que le galbanum doit posséder un indice d'acidité de 74 à 84°, et un indice de saponification de 107 à 122.

Analyse chimique. — Le galbanum renferme de 3 à 9 p. 100 d'essence, de 50 à 60 p. 100 de galbanorésinotannol, $C^{18}H^{30}O^3$, du mucilage, de la bassorine, de l'acide malique, de l'acide galbanique, puis de l'ombelliférone libre ou combinée, sous la forme d'éthers, au galbanorésino-tannol, outre un principe amer.

L'ACIDE GALBANIQUE, $C^{13}H^{20}O^2$, se présente sous la forme d'une poudre cristalline, blanche, fusible à 155°, pour ainsi dire insoluble dans l'eau, très soluble dans les dissolvants organiques usuels, qui, ne donnant pas les réactions de la cholestérine, se dissout avec une coloration jaune dans l'acide nitrique.

Son **essence** se présente sous la forme d'un liquide jaunâtre, d'odeur spéciale, aromatique, d'un poids spécifique de 0,940, à pouvoir rota-toire, dextrogyre, de + 20°, soluble dans l'éther, l'alcool, le chloroforme, le sulfure de carbone, les huiles grasses et essentielles. Elle est consti-tuée par un mélange de pinène, de cadinène, de dipentène, et par une substance mal définie, entrant en ébullition à plus de 300°, qui se pré-sente sous la forme d'un liquide brunâtre, et non bleu verdâtre comme celle de l'ase fétide.

L'OMBELLIFÉRONE, $C^9H^6O^3$, se prépare en sou-mettant le galbanum à la distillation sèche et en reprenant cette fusion par de l'eau bouillante, dont la solution, concentrée, est soumise à la cristallisation spontanée. Elle se présente sous la forme de prismes incolores, insipides, inodores, fusibles à 225°, solubles dans l'éther, l'alcool, l'eau bouillante, peu solubles dans l'eau froide, dont les solutions sont fluorescentes en bleu ; il en est de même de sa dissolution dans de l'acide sulfurique. Elle possède, quant à sa formule, la constitution suivante :

On la prépare synthétiquement en traitant, en présence d'acétate de soude, l'aldéhyde résor-cylique par de l'anhydride acétique, ou en chauf-fant la résorcine, en présence d'acide malique, avec de l'acide sulfurique, car :

Aldéhyde résorcylique

Ombelliférone

On peut aussi la préparer en chauffant, en présence d'acide sulfurique, la résorcine avec de l'acide férulique, cette réaction serait, selon cer-tains auteurs, celle qui se produit d'elle-même, sous l'influence de l'auto-oxydation, dans le latex du galbanum, celui-ci renfermant toujours des phénols non encore bien définis et de l'acide for-mique.

Acide férulique   Résorcine

Gaiacol   Ombelliférone

Méthylée elle se transforme en méthylombel-liférone, qui peut être obtenue en condensant, en présence d'acide chlorhydrique, l'éther éthy-lique d'acide acétylacétique avec la résorcine, car :

Résorcine

$= H^2O + C^2H^5OH +$

La RÉSORCINE, $C^6H^6O^2$, se présente sous la forme de paillettes incolores, inodores, à saveur douceâtre, insolubles dans le chloroforme, le sul-fure de carbone, mais très solubles dans l'éther, l'alcool, l'eau bouillante. Fusible à 110°, elle entre en ébullition à 276°, mais elle se colore petit à petit en rouge à l'air. Ses solutions se colorent en violet, par addition d'une goutte de perchlo-rure de fer, mais l'acétate de plomb les précipite en des dépôts blancs. Elles réduisent, en outre, à chaud, les solutions de nitrate d'argent ; mais l'acide nitrique transforme la résorcine en trini-trorésorcine, qui se présente sous la forme de cristaux jaunes, pouvant être obtenus en traitant l'ase fétide, le galbanum ou le sagapène, etc., etc., par cet acide minéral.

Elle possède, quant à sa formule, la constitution suivante :

$$
\begin{array}{c}
\text{OH} \\
| \\
\text{C} \\
\diagup\ \diagdown \\
\text{HC} \quad \text{CH} \\
\| \qquad | \\
\text{HC} \quad \text{C—OH} \\
\diagdown\ \diagup \\
\text{CH}
\end{array}
$$

La résorcine, chauffée avec de la lessive de soude et avec une trace de chloroforme, se colore de suite en vert, ce qui la différencie de ses homologues ; fondue avec de l'anhydride phtalique, elle abandonne un culot jaune rougeâtre, qui se dissout avec une belle fluorescence verte dans la soude caustique (Fluorescéine). Chauffée, en présence d'hydrogène, avec de l'ammoniaque, elle donne une solution verte, devenant bleue à l'ébullition prolongée ; mais chauffée, en présence de quelques gouttes d'acide sulfurique concentré, avec de l'acide tartrique, la résorcine se colore en rouge intense ; il est naturel que cette réaction peut faciliter les recherches qualitatives de l'acide tartrique. Chauffée, en présence de quelques gouttes d'acide sulfurique, avec deux fois son poids d'acide citrique, la résorcine se colore en violet, mais cette coloration passe au bleu, par addition d'ammoniaque, d'alcool et d'eau. Une solution éthérée de résorcine, additionnée d'acide nitrique renfermant de l'anhydride nitreux, dépose, après 24 heures de repos, des cristaux de diazorésorcine, qui se dissolvent avec une coloration violette dans les alcalis caustiques ; mais sa solution éthérée précipite un dépôt de tribromrésorcine par addition d'eau de brome. On la prépare, en partant des résines des ombellifères, que l'on traite par de l'alcool, dont les solutions, versées dans de l'eau, se précipitent en des dépôts résineux ; ceux-ci, fondus avec de la potasse caustique, abandonnent une fusion, qui, reprise par de l'eau bouillante, donne une solution qui, concentrée, puis agitée en présence d'acide sulfurique avec de l'éther, lui abandonne sa résorcine. On la prépare aussi synthétiquement en fondant, pendant plusieurs heures, l'acide benzoïque disulfoné avec de la soude caustique, dont le culot, repris par de l'eau bouillante, donne une solution, qui, agitée, en présence d'acide chlorhydrique, avec de l'éther, lui abandonne sa résorcine. Celle-ci, comme nous l'avons vu dans notre *Traité de Chimie médico-pharmaceutique et toxicologique*, se prescrit parfois dans la thérapeutique.

Usage thérapeutique du galbanum. — Il se prescrit, à doses de 0 gr. 1 à 0 gr. 5 plusieurs fois par jour, en poudres ou en pilules, et sous la forme de teintures ou d'émulsions, comme antiseptique contre les catarrhes des bronches, comme antispasmodique, comme emménagogue, puis extérieurement comme émollient.

Action physiologique. — Stimulant les fonctions digestives, il réagit, de par sa teneur en essence, comme un antispasmodique et comme un désinfectant des bronches, mais il possède aussi une action spéciale sur l'utérus, raison pour laquelle, on le prescrit comme emménagogue dans la médecine populaire.

Pharmacie galénique. — Il sert à préparer l'Emplastrum Galbani, l'Emplastrum Lythargyri compositum, la Tinctura Galbani, la Tinctura Galbani ætherea.

Historique. — Mentionné par Théophraste et par Pline, il était connu et apprécié des Israélites, qui l'utilisaient lors de leurs fêtes religieuses, sous la dénomination de *Chelbanah*, comme aromate. Les Arabes le dénommaient par contre *Kinah*. Dioscoride nous apprend qu'il provenait d'une *Narthex*, croissant en Syrie. Alexandrie prélevait sur ce produit de forts droits de péage, tout comme Venise le fit au moyen âge. Gaspard obtint en 1730, l'essence de galbanum, en soumettant ce produit à la distillation sèche.

AMMONIACUM RESINA ET OLEUM AMMONIACI, GOMME AMMONIAQUE, ESSENCE DE GOMME AMMONIAQUE, DE DOREMA AMMONIACUM, Don.

Origine botanique. — Cette plante, herbacée, à racine pivotante, extérieurement brun noirâtre, intérieurement blanchâtre, à tige droite, arrondie, striée dans le sens de la longueur, de 2 à 2 m. 5 de haut, ne porte les 2 premières années qu'une rosette de feuilles, puis une tige, à feuilles caulinaires, isolées, engainantes, composées, pennées, dont les lobes sont très pointus. Ses fleurs, disposées sous la forme d'ombelles simples, sont hermaphrodites, pentamères, actinomorphes. Elles sont constituées par un calice, à 5 sépales très petits, concrescents entre eux par leurs bases en un tube dentelé au sommet, par une corolle blanche, à 5 pétales lancéolés, enroulés sur eux-mêmes, qui entourent 5 étamines à filets libres, recourbés en dedans, à anthères introrses, à 4 sacs polliniques, et un pistil infère, concrescent par sa base avec les verticilles externes ; il est formé de deux carpelles médians, fermés, concrescents en un ovaire biloculaire, renfermant, dans chaque loge, un ovule anatrope, pendant, à raphé interne ; il est surmonté par deux styles libres, recourbés en dehors. Son fruit, ou schyzocarpe brunâtre, est toujours surmonté par ses deux stylopodes et par les restes persistants du calice ; arrivé à sa complète maturité, il se subdivise en ses deux méricarpes, qui sont toujours parcourus par 5 côtes primaires, très développées quant aux marginales, qui renferment toutes un petit faisceau libéro-ligneux, accompagné d'un petit canal sécréteur, schyzogène. Leurs vallécules renferment, ainsi que leur face commissurale, des canaux sécréteurs, schyzogènes, riches en essence.

Origine géographique. — Originaire des steppes de la Perse australe, sises entre le lac Aral et la mer Caspienne, c'est-à-dire dans les provinces d'Irah, d'Ispahan et de Korossan, elle y recouvre de vastes étendues, d'aspect particulier, car ses tiges sont peu feuillées. Emettant une odeur aromatique, elle attire, comme les plantes précédentes, de nombreux insectes, qui rendent la récolte de leur latex très dangereuse,

Récolte. — Parcourues par de nombreux canaux sécréteurs, schyzogènes, disposés à la périphérie de leur moelle ou dans leur parenchyme cortical, ces plantes exsudent, à la moindre incision, un latex blanchâtre, qui peut s'écouler naturellement, grâce aux piqûres que pratiquent, sur leurs tiges, les insectes, où à l'aide d'incisions, pratiquées en les frappant avec des battoirs spéciaux, dont les extrémités sont garnies de pointes très acérées. Se desséchant rapidement à l'air, sur les tiges de ces plantes ou à leur base, ce latex, récolté par les Persans, est parfois mélangé à celui obtenu en sectionnant successivement, par tranches horizontales, leurs racines mises à nu. Ce latex, recueilli particulièrement de juin en août, puis desséché au soleil, est alors transporté dans des peaux de chèvres cousues ensemble, et ceci à dos d'ânes, sur Ispahan, qui l'exporte par Bombay ou directement sur l'Europe, où Londres, Marseille, Anvers, Hambourg en sont les principaux marchés.

Sortes commerciales. — On le différencie, dans le commerce européen, en *Ammoniacum in lacrimis*, recueilli sur les tiges mêmes de ces plantes, en *Ammoniacum in massis*, récolté au pied de celles-ci, mais celui-là se subdivise naturellement en gomme ammoniaque de première et de seconde qualités.

Description de la drogue. — Ce latex se présente, dans le droguier, sous la forme de larmes, agglutinées parfois les unes avec les autres, irrégulières, piriformes ou ovoïdes, dures, cassantes, de 0 cm. 5 à 5 centimètres de diamètre, de couleur brunâtre, à cassure difficile, blanc jaunâtre ou blanchâtre, cireuse, entourée à la périphérie d'un cercle jaunâtre, se colorant, de dedans en dehors, en jaune et non en rose, comme la surface des larmes d'ase fétide. L'ammoniacum se présente aussi parfois sous la forme de masses volumineuses, irrégulières, jaune brunâtre, ayant un peu l'aspect du nougat, mais celles-ci entourent, dans leur gangue, de nombreuses larmes agglutinées les unes avec les autres, dont l'odeur aromatique, faible, spéciale, devient plus forte à la chaleur. Leur saveur est âcre, amère, nauséeuse, piquante. Il se dissout en partie dans l'eau, avec laquelle il donne des émulsions laiteuses, blanches, en majeure partie dans l'alcool, l'éther, le sulfure de carbone, le chloroforme, etc., etc.

Réactions. — Ses solutions, éthérées ou alcooliques, se colorent en rouge par addition d'hypochlorite de soude, en rouge, en présence de soude caustique, par celle d'eau de brome. Chauffée avec de l'eau, la gomme ammoniaque donne une solution se colorant en rouge foncé par addition d'une ou deux gouttes de perchlorure de fer ; mais, traitée par du sulfure de carbone, elle donne une solution qui, additionnée d'acide sulfurique, forme, à la ligne de contact des deux liquides, un anneau rouge. La gomme ammoniaque se colore en jaune par addition d'ammoniaque, mais cette dissolution prend une belle coloration rouge par celle d'eau de Javelle. Fondue avec de la potasse caustique, elle donne une fusion renfermant des acides acétique, butyrique, valérianique et oxalique, outre de la résorcine ; mais chauffée avec de l'aicde nitrique, elle donne de l'acide styphinique, dénommé parfois trinitrorésorcine. Soumise, en présence d'un courant d'hydrogène, à la distillation sèche, la gomme ammoniaque livre des phénols, des hydrocarbures aromatiques ; mais ses solutions aqueuses, traitées par de l'alcool, se précipitent en un dépôt blanc qui, oxydé par de l'acide nitrique, se transforme en acide mucique.

Falsifications. — Cette drogue est parfois falsifiée par addition de galbanum qui, chauffé avec de l'acide chlorhydrique, donne une solution prenant une belle fluorescence bleue par addition d'ammoniaque, ou par celle d'ase fétide qui, triturée avec de l'eau, donne une émulsion se colorant en jaune par addition de lessive de soude : elle est souvent mélangée à du *Bdellium africain* qui émet, à chaud, des vapeurs blanches, se déposant sous la forme de cristaux blancs sur les parois froides du verre, puis à des résines de Conifères qui, chauffées avec de la potasse caustique, dégagent une odeur térébinthinée. Notons que la gomme ammoniaque doit posséder un indice d'acidité de 15 à 20, un indice de saponification de 107 à 155.

Analyse chimique. — Elle renferme de 0,5 à 0,6 p. 100 d'essence, de la bassorine, de l'ammorésinotannol, $C^{18}H^{30}O^3$, de 12 à 15 p. 100 de mucilage, des traces d'acide salicylique libre ou combiné au résinotannol ; des traces d'acide acétique, d'acide capronique, etc.

La BASSORINE est une substance ayant beaucoup d'analogie avec la gomme arabique, mais insoluble dans l'eau, elle se dissout très facilement dans les alcalis ; elle se transforme en arabinose, si on l'hydrolyse. Oxydée par de l'acide nitrique, elle donne de l'acide mucique.

Son ESSENCE se présente sous la forme d'un liquide jaunâtre, d'odeur spéciale, aromatique, à saveur chaude, aromatique, d'un poids spécifique de 0,891, entrant en ébullition entre 150° et 290°, soluble dans l'éther, l'alcool, le chloroforme, l'éther de pétrole. Ses solutions alcooliques se colorent en jaune par addition d'acide sulfurique, en brun rougeâtre par celle de perchlorure de fer, en bleu par celle du réactif de Frœhde. Elle est constituée par un mélange de terpène, de pinène, de dipentène, mais elle ne renferme aucune combinaison oxygénée ou sulfurée.

L'AMMORÉSINOTANNOL, $C^{18}H^{30}O^3$, se présente sous la forme d'une poudre blanc jaunâtre, inodore, insipide, amorphe, insoluble dans l'eau, mais très soluble dans l'éther, l'alcool, dont les solutions se précipitent en des dépôts blancs par addition d'acétate de plomb, jaunes par celle de perchlorure de fer, jaune brunâtre par celle de bichromate de potasse. Il est toujours combiné dans la gomme ammoniaque avec les acides acétique, salicylique ou capronique.

Usage thérapeutique. — Cette drogue se prescrit, à doses de 0 gr. 5 à 1 gramme plusieurs fois par jour, sous la forme de poudres ou de pilules, comme expectorant, comme antispasmodique, et parfois, à doses plus élevées, comme purgatif.

Action physiologique. — Provoquant de l'hypersécrétion bronchique, raison pour laquelle elle est ordonnée comme expectorant et comme antispasmodique, elle agit aussi comme emménagogue et comme tonique de l'estomac.

Pharmacie galénique. — Elle sert à préparer l'Emplastrum Lythargyri compositum, l'Emplastrum Ammoniaci cum Conio.

Historique. — Connue des Anciens et provenant, selon Dioscoride, d'une *Narthex*, cette drogue fut dénommée *Ammoniacum*, car on la recueillait en Lybie, aux environs du temple d'Ammon. Hippocrate ordonnait de la prescrire comme sédatif, contre les crises d'hystérie.

RADIX FERULAE, RACINE DE FÉRULE, DE FERULA COMMUNIS, L.

Originaire de l'Algérie et du Maroc, cette plante livre, au droguier, ses racines non officinales qui, riches en oléorésine et en gomme-résine, se prescrivent parfois, dans la médecine populaire de ces pays, comme rubéfiant contre les rhumatismes.

SAPAGENUM, SAPAGÈNE, DE FERULA SZOWITZIANA

Originaire des steppes persanes, cette plante, incisée, exsude un latex non officinal, qui se présente parfois, dans le droguier, sous la forme de larmes irrégulières, semi-translucides, ou sous celle de masses informes, brun jaunâtre, dures, se ramollissant à la chaleur de la main, d'odeur spéciale, aromatique, à saveur chaude, aromatique, amère. Renfermant 5,8 p. 100 d'essence, 15,6 p. 100 d'ombelliférone, 23 p. 100 de mucilage du sagarésinotannol, $C^{17}H^{28}O^5$, de la sagarésène, il se prescrit parfois, dans la médecine populaire, comme stomachique et comme antispasmodique.

Son ESSENCE se présente sous la forme d'un liquide jaune doré, d'odeur spéciale, à saveur chaude, désagréable, d'un poids spécifique de 0,905, soluble dans tous les dissolvants organiques usuels, qui, renfermant passablement de soufre, se dissout avec une coloration violette dans l'acide chlorhydrique, violette, puis rouge pourpre, dans l'acide sulfurique dilué, rouge brunâtre, puis violette, dans l'acide sulfurique concentré, jaune brunâtre, puis brun rougeâtre et violette, dans l'acide nitrique. Soumise à la distillation fractionnée, elle livre entre 240° et 270° un distillatum bleu, renfermant de l'azulène.

OPOPANAX, OPOPANAX D'OPOPANAX CHIRONIUM, Koch.

Répandue dans toute la région méditerranéenne, particulièrement dans le midi de la France, cette plante, originaire elle aussi des steppes persanes, livre, au droguier, son latex, qui s'y présente sous la forme de larmes ou sous celle de masses informes, irrégulières, rouge brunâtre, semi-transparentes ou opaques, d'odeur aromatique, spéciale, à saveur âcre, amère, aromatique. Non officinal, l'opopanax renferme des traces de vanilline, de 7 à 8,3 p. 100 d'essence, de l'oporésinotannol, $C^{12}H^{24}O^3$, du chironol, mais jamais d'ombelliférone.

Son ESSENCE se présente sous la forme d'un liquide incolore, d'odeur particulière, désagréable, d'un poids spécifique de 0,86, entrant en ébullition entre 200 et 300°, que l'on utilise comme fixateur des parfums dans l'art de la parfumerie.

Le CHIRONOL, $C^{28}H^{46}O$, se prépare en faisant digérer à chaud cette drogue (ayant été soumise au préalable à la distillation aux vapeurs d'eau), dans de l'éther, dont la solution agitée avec de l'ammoniaque est évaporée à sec. Son résidu, repris par de l'alcool, donne une solution que l'on précipite par de l'eau, quitte à faire recristalliser le dépôt ainsi obtenu dans de l'alcool. Il se présente sous la forme d'une poudre cristalline, blanche, fusible à 176°, insoluble dans l'eau, peu soluble dans l'alcool, le phénol, l'acide acétique glacial, très soluble dans l'éther, l'acétone, l'alcool bouillant, le benzène, l'éther de pétrole, qui, renfermant un groupe hydroxylé, peut être acétylée en une substance fusible à 196° ou benzoylée en benzoate de chironol, fusible à 186°. Fondu avec de la potasse caustique, il livre des acides aliphatiques.

Notons que les résinotannols ci-dessus décrits peuvent être différenciés les uns des autres, comme il est indiqué au tableau ci-contre.

Il ne faut pas confondre cette drogue avec celle dénommée opopanax africain, provenant de la plante *Commiphora Kataf* Engl. (Burseracée), originaire de l'Arabie, qui se présente parfois dans le droguier (quoique elle aussi ne soit pas officinale), sous la forme de masses informes, brun jaunâtre, riches en essence, en panaxrésinotannol, $C^{34}H^{50}O^8$, en α-panaxrésène, $C^{32}H^5$'O^4, en β-panaxrésène, $C^{32}H^{52}O^5$.

Son essence se présente sous la forme d'un liquide bleu verdâtre, d'odeur agréable, aromatique, à saveur chaude, aromatique, un peu âcre, d'un poids spécifique de 0,87 à 0,99, à pouvoir rotatoire, lévogyre, de — 10° à —12°, entrant en ébullition entre 200° et 300°, insoluble dans l'eau, très soluble dans l'éther, l'alcool, le chloroforme, le sulfure de carbone, les huiles grasses et essentielles. Ces deux drogues, non officinales, se prescrivent parfois, dans la médecine populaire, sous la forme de pilules ou de poudres, comme expectorant et comme sédatif.

		Oxydé par HNO^3	Fusion avec KOH
Aloerésinotannol........	$C^{22}H^{26}O^6$	Acide styphinique	Résorcine
Ammorésinotannol.....	$C^{18}H^{30}O^3$	idem	
Summarésinotannol.....	$C^{18}H^{20}O^4$	Acide picrique	Acide pyro-catéchique
Siarésinotannol	$C^{18}H^{20}O^4$	idem	
Galbarésinotannol.....	$C^{18}H^{30}O^3$	Acide camphorique	
Oporésinotannol.......	$C^{12}H^{24}O^3$	Acide oxalique Acide picrique	
Pérourésinotannol.....	$C^{18}H^{20}O^5$	Acide picrique + Acide oxalique	
Sagarésinotannol.......	$C^{17}H^{28}O^5$	Acide styphinique	
Tolurésinotannol........	$C^{17}H^{18}O^5$	Acide picrique et acide oxalique	Acide pyro-catéchique
Asarésinotannol........	$C^{24}H^{34}O^5$	Acide picrique	

OLEUM HERACLEI, D'HERACLEUM SPHONDILIUM, L.

Originaire de l'Europe centrale et de l'Asie, cette plante herbacée livre, au droguier, ses parties aériennes et ses fruits, qui renferment de l'essence et de l'*Héracléine*, $C^{32}H^{22}O^{19}$; celle-ci se présentant sous la forme d'aiguilles incolores, inodores, insipides, fusibles à 158°, insolubles dans l'eau, mais très solubles dans l'alcool.

Leur ESSENCE se présente sous la forme d'un liquide jaunâtre, d'odeur pénétrante, spéciale, à saveur chaude, aromatique, d'un poids spécifique de 0,88, à pouvoir rotatoire lévogyre, entrant en ébullition entre 190° et 270°, soluble dans l'alcool, l'éther, le chloroforme. Elle est constituée par un mélange d'acétate hexylique, d'acétate octylique, de butyrate éthylique, d'alcool méthylique, d'alcool éthylique, d'alcool octylique, libres ou combinés sous la forme d'éthers à l'acide prussique. Ces parties végétales se prescrivent parfois comme spécifique contre les crises d'hystérie et comme nervique.

RADIX ET OLEUM IMPERATORIÆ, RACINE ET ESSENCE D'IMPERATOIRE, D'IMPERATORIA OSTRUTHIUM, L.

Origine botanique. — Cette plante herbacée, à rhizome élargi au sommet, riche en stolons et en racines, à tiges droites, glabres, striées dans le sens de la longueur, porte des feuilles isolées, engainantes, composées, pennatiséquées, à lobes pointus au sommet. Ses fleurs, disposées sous la forme d'ombelles non involucrées, sont hermaphrodites, actinomorphes, pentamères, c'est-à-dire constituées par un calice à 5 sépales petits, dentelés au sommet, mais concrescents entre eux par leurs bases, par une corolle à 5 pétales blancs, onguiculés, qui entourent 5 étamines à filets libres, à anthères introrses, à 4 sacs polliniques s'ouvrant par des fentes longitudinales, et un pistil infère, à deux carpelles fermés, médians, concrescents en un ovaire biloculaire, renfermant, dans chaque loge, un ovule anatrope, pendant, à raphé interne. Surmonté de ses deux stylopodes et par les restes persistants du calice, il donne, une fois fécondé, un fruit ou diachaine, qui se subdivise, à sa maturité, en ses deux méricarpes. Ceux-ci sont parcourus par 5 côtes primaires, recouvrant des faisceaux libéro-ligneux, et par 4 vallécules, à canaux sécréteurs, schyzogènes ou vittæ, qui se rencontrent aussi, au nombre de deux, sur leur face commissurale.

Origine géographique. — Fleurissant de juillet en août, elle croît à l'état sauvage dans toute l'Europe centrale et montagneuse, particulièrement dans les Basses-Alpes, les Vosges, le Jura, le Harz, où elle y est parfois cultivée.

Récolte. — Déterrés au printemps ou en automne, son rhizome et ses racines, lavés et mondés de leurs radicelles, sont desséchés à l'air et au soleil, après avoir été parfois sectionnés en deux

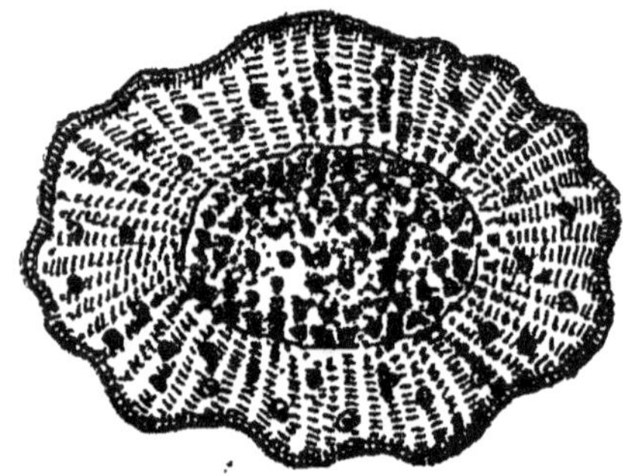

Fig. 240. — Coupe transversale de l'impératoire.

dans le sens de la longueur; on les suspend parfois autour des fermes, afin de les conserver.

Description de la drogue. — Ces racines se présentent sous la forme de fragments ou sous celle de gros morceaux irréguliers, aplatis sur leurs faces latérales, à surface externe, annelée, écailleuse, à cassure facile, d'odeur épicée, aromatique, à saveur aromatique, spéciale, piquante, âcre, brûlante.

Examen microscopique (fig. 240). — Examinée sur une coupe transversale, cette racine est constituée par un suber à cellules tabulaires, ordonnées en files radiales; par un parenchyme cortical, à cellules polygonales, riches en amidon, qui entourent de nombreux canaux sécréteurs, schyzogènes, à assise résinogène. Son liber, parcouru par de nombreux rayons médullaires, assez développés, est séparé du bois par la ligne cambiale; mais celui-là renferme de nombreux faisceaux libéro-ligneux, triangulaires. Au centre de celui-ci se rencontre, chez le rhizome, la moelle, qui manque toujours dans les racines de cette plante.

Falsifications. — Cette drogue, rarement falsifiée, est parfois confondue avec les racines d'angélique, dont elle s'en différencie à l'examen microscopique; soumises à la distillation sèche, les racines d'impératoire donnent de l'ombelliférone.

Analyse chimique. — Ces racines renferment de 0,7 à 1 p. 100 d'essence, du tanin, des matières résineuses et mucilagineuses, un principe amer ou impératorine, de la peucedanine, de l'osthine, $C^{15}H^{18}O^5$, de l'osthruthine, de l'amidon et des sels inorganiques.

L'IMPÉRATORINE, $C^{30}H^{26}O^9$, se prépare en extrayant ces racines concassées par de l'alcool, puis en additionnant cette solution concentrée de ligroïne et d'éther, afin de dissoudre et de précipiter ses matières résineuses. Cette solution alcoolique, soumise à la cristallisation spontanée, dépose alors de l'impératorine.

Dénommée aussi *oxypeucedanine*, l'impératorine se prépare aussi en extrayant cette drogue pulvérisée par du benzène bouillant, qui, concentré, puis additionné d'éther de pétrole, précipite un dépôt volumineux, que l'on fait recristalliser dans de l'alcool, ses eaux mères servant à préparer l'ostruthine ou ostruthol.

Elle se présente sous la forme d'une poudre cristalline, blanche, inodore, à saveur amère, fusible à 140°, très peu soluble dans l'eau bouillante, l'éther de pétrole, très soluble dans l'alcool, l'éther, le benzène, le chloroforme bouillant, qui se rencontre aussi dans les racines de pimprenelle.

Chauffée avec de la potasse caustique alcoolique, elle se décompose en acide angélique et en *oréoséline*, $C^{14}H^{12}O^4$, qui cristallise sous la forme d'aiguilles incolores, solubles dans l'eau et dans l'alcool.

Chauffée avec de l'acide chlorhydrique, l'impératorine se transforme en *oréosolone*.

La PEUCEDANINE, $C^{14}H^{11}O^3$—OCH^3, se prépare de la même manière que l'impératorine, dont la substance brute, ainsi obtenue, reprise par de l'éther, donne une solution renfermant cette dernière substance.

Elle se présente sous la forme d'une poudre cristalline, blanche, fusible à 109°, soluble dans l'éther, l'alcool, le chloroforme, l'acétone, les huiles fixes, très peu soluble dans l'éther de pétrole, insoluble dans l'eau même acidulée, qui, renfermant un groupe méthoxylé, se décompose, sous l'action de l'acide iodhydrique ou sous celle de l'acide chlorhydrique, en oréosolone, car :

$$C^{15}H^{14}O^4 + HCl = 2C^{14}H^{12}O^4 + CH^3C$$

L'ORÉOSOLONE, $C^{14}H^{12}O^4$, se présente sous la forme d'une poudre cristalline, blanche, fusible à 177°, insoluble dans l'eau, très peu soluble dans l'éther, l'alcool froid, très soluble dans ces dissolvants bouillants, ainsi que dans le chloroforme. Méthylée, elle livre de la méthyloréosolone fusible à 85°, mais traitée par du brome, elle se transforme en bromeoréosolone, $C^{15}H^{13}BrO^4$, fusible à 141°. Oxydée par de l'acide nitrique, elle donne de la trinitrorésorcine ou acide styphinique.

Traitée par de la phénylhydrazine, elle livre une phénylhydrazone, fusible à 194°, car elle possède, quant à sa formule, la constitution suivante :

$$O \begin{cases} C^6H^4\text{—OH} \\ C^6H^4\text{—OCH}^2\text{—COH} \end{cases}$$

L'OSTHINE, $C^{15}H^{18}O^5$, se présente sous la forme de belles aiguilles incolores, fusibles à 200°, solubles dans l'éther, l'alcool et avec une coloration jaune dans l'acide sulfurique; mais celle-ci passe au rouge à la chaleur.

L'Osthruthine ou Ostrutol, $C^3H^3O^2$, se présente sous la forme d'aiguilles incolores, fusibles à 84°, inodores, insipides, solubles dans l'alcool, le benzène, l'éther de pétrole bouillant, les alcalis dilués, qui la dissolvent avec une belle fluorescence bleue. Fondue avec de la potasse caustique, elle se décompose en résorcine, en acides acétique et butyrique ; mais chauffée avec de l'acide nitrique, elle donne de l'acide styphinique ou trinitrorésorcine.

Son Essence se présente sous la forme d'un liquide incolore ou jaune pâle, d'un poids spécifique de 0,877, d'odeur pénétrante, aromatique, camphrée, à saveur chaude, spéciale, aromatique, soluble dans l'éther, l'alcool, le chloroforme, le sulfure de carbone, l'éther de pétrole, les huiles grasses et essentielles. Elle est constituée par un mélange de phellandrène dextrogyre, de limonène, de pinène, de dipentène et d'éthers des acides palmitique, acétique, butyrique et isovalérianique, etc., etc.

Usage thérapeutique. — Ces racines se prescrivent, à doses de 0 gr. 5 à 1 gramme plusieurs fois par jour, en poudres ou en pilules, et à doses de 10 à 15 grammes sur 200 grammes d'eau, sous la forme de décoctions, comme diaphorétique, comme expectorant et comme stomachique.

Pharmacie galénique. — Non officinales de nos jours, elles servent surtout à préparer des remèdes vétérinaires.

Historique. — Inconnue des anciens, cette drogue ne fut introduite dans la thérapeutique qu'à partir du xi⁰ siècle, voir les travaux de Macer Floridus, qui la dénommait *Ostruthium*.

HERBA ET FRUCTUS CONII, HERBE ET FRUIT DE CIGUE, DE CONIUM MACULATUM, L.

Origine botanique. — Cette plante, herbacée, porte la première année une rosette de feuilles, et la seconde année, une tige droite, fistuleuse, arrondie, ponctuée de taches rouges, qui sont constituées par des amas de cellules renfermant un suc cellulaire de même couleur ; mais elle est en outre parcourue, dans toute sa longueur, par des stries longitudinales, bleu verdâtre. Ses feuilles isolées, légèrement engainantes ou pétiolées, sont composées, pennées, à limbe pennatiséqué, dont les segments, ovales ou oblongs, sont aigus à leurs extrémités supérieures. Ses fleurs, disposées sous la forme d'ombelles involucrées, à 4 ou à 5 folioles rabattues, avec involucelles à 2 ou à 3 bractées aiguës, soudées entre elles par leurs bases, sont hermaphrodites, actinomorphes, pentamères. Elles possèdent un calice à 5 sépales très petits, concrescents entre eux par leurs bases, sous la forme d'un entonnoir ; par une corolle blanche, à 5 pétales unguiculés, qui entourent 5 étamines à filets libres, à anthères introrses, dont les 4 sacs polliniques s'ouvrent par des fentes longitudinales, et un pistil concrescent par sa base avec les verticilles externes ; celui-ci étant formé par deux carpelles médians, fermés, concrescents en un ovaire biloculaire, renfermant dans chaque loge un ovule anatrope, pendant, à raphé interne. Surmonté de ses deux styles recourbés en dehors, il donne, une fois fécondé, un schyzocarpe officinal, qui se rencontre dans le droguier.

Origine géographique. — Fleurissant de juin en août, elle croît à l'état sauvage dans toute l'Eu-rope centrale et méridionale, en Crimée, en Syrie, à Chypre, en un mot, dans toute l'Asie Mineure, au Caucase, en Sibérie, puis dans le nord de l'Afrique, particulièrement sur le bord des cours d'eau, les décombres et les terrains incultes.

Récolte de ses feuilles et de ses fleurs. — Les parties aériennes de ces plantes âgées d'au moins deux ans, récoltées à l'époque de leur floraison, sont rapidement desséchées à l'air et à l'ombre, après avoir été mondées de leurs grosses tiges.

Description de la drogue. — Elle est constituée par des tiges glabres, glauques, lisses, mais striées dans le sens de la longueur et tachetées de points rouge brunâtre, irrégulièrement répartis ; par des feuilles pétiolées, à limbe mou, glabre, découpé sous la forme de segments aigus, oblongs, dentelés, mucronés, puis par les fleurs ci-dessus décrites ; leur odeur étant désagréable, vireuse, spéciale, leur saveur âcre, désagréable, vireuse.

Examen microscopique. — Examinée sur une coupe transversale, cette feuille est constituée par une cuticule striée, par un épiderme supère glabre, à cellules aplaties, dont les parois sont ondulées, à l'encontre de celles de l'épiderme infère qui, sinueuses, entourent de nombreux stomates toujours accompagnés de 3 cellules annexes. Son tissu en palissade se rencontre en dessous de l'épiderme supérieur, puis vient le mésophylle hétérogène, asymétrique, qui ne renferme jamais de glandes sécrétrices, de sclérites, de lacti-

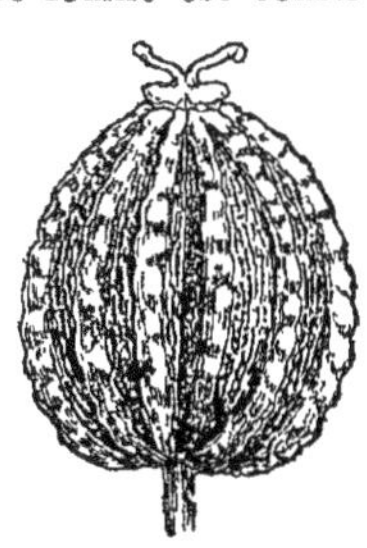

Fig. 241. — Fruit de cigue.

cifères, de cristaux d'oxalate ou de carbonate de chaux ; mais un grand faisceau libéro-ligneux, représenté par un cordon arqué, recouvert d'un liber mou et d'un péricycle mou ; celui-là étant toujours accompagné d'un petit canal sécréteur, schyzogène, appliqué contre son endoderme, riche en conicine.

Falsifications. — Cette drogue est souvent confondue avec des feuilles d'*Anthriscus silvestris* Hoff., qui sont très velues, avec celles d'*Anthriscus Cerefolium* Hoff,, qui ne renferment jamais de conicine. Il en est de même des parties aériennes de la plante *Chaerophyllum bulbosum* L.

Analyse chimique. — Elle renferme de 0,08 à 0,2 p. 100 de conicine, des matières résineuses et pectiques, outre les mêmes principes actifs que les fruits de cette plante.

Description des fruits (fig. 241). — Ceux-ci, récoltés avant leur complète maturité, puis rapidement desséchés à l'air et à l'ombre, se présentent, dans le droguier, sous la forme de petits corps ovoïdes, de 3 millimètres de long sur 2 millimètres de diamètre. Comprimés sur leurs faces commissurales, mais bombés sur leurs faces dorsales, ceux-ci sont toujours surmontés par les restes persistants du calice, et par leurs deux stylopodes coniques, comprimés. Ils sont parcourus, en ce qui concerne chacun de leurs méricarpes, par 5 côtes primaires, saillantes, crénelées, ondulées, blanc jaunâtre sur fond verdâtre, mais leur odeur est désagréablement vireuse, de même que leur saveur, qui est légèrement oléagineuse.

Examen microscopique (fig. 242 et 243). — Examiné sur une coupe transversale, ce fruit est constitué par nn épicarpe à cellules radialement allongées, ne portant jamais de poils tecteurs ; par un mésocarpe formé de deux zones distinctes, qui ne renferment jamais de vittæ, celles-ci existent pourtant dans les fruits non entièrement développés, ou non parvenus à leur complète maturité. Sa zone externe est constituée par des cellules polygonales, à parois non épaissies, qui entourent en dessous des côtes primaires, des faisceaux libéro-ligneux, sa zone interne étant formée par une seule assise de cellules tangentiellement allongées, à parois épaissies en fer à cheval, mais colorées en brun. Son endocarpe est formé par une assise de cellules cubiques, à parois épaissies, colorées en brun et par une couche à conicine, qui se rencontre parfois aussi à l'intérieur de celles-là ; puis vient le spermoderme, à une assise de cellules petites, rectangulaires, à parois légèrement épaissies, imprégnées elles aussi par cet alcaloïde. Son albumen est constitué par des cellules polygonales, riches en grains d'aleurone et en gouttelettes oléagineuses. Si nous examinons un jeune fruit de ciguë, nous constatons que chacun de ses faisceaux libéro-ligneux est accompagné d'un petit canal sécréteur, à essence, et que ses vittæ se rencontrent sous la forme d'une bandelette continue, en dessus de son assise endocarpique, mais

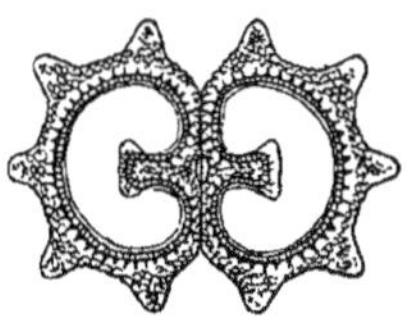

Fig. 242. — Coupe transversale du fruit de ciguë.

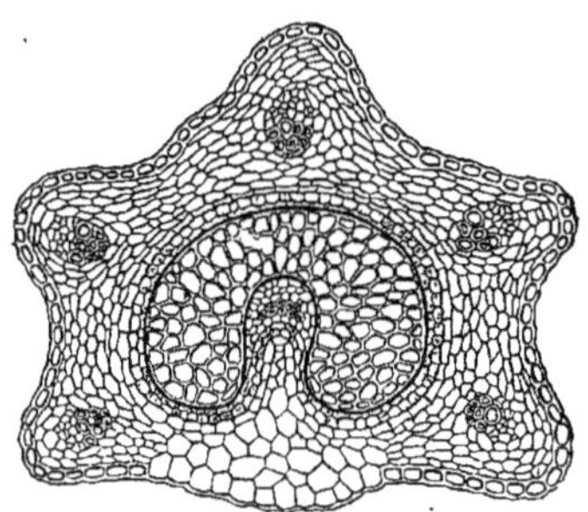

Fig. 243. — Coupe transversale d'un méricarpe de fruit de ciguë.

celles-ci s'oblitèrent, petit à petit, pour disparaître ensuite.

Falsifications. — Cette drogue est souvent confondue avec les fruits d'anis, dont l'odeur et la coupe microscopique sont tout à fait différentes ; il en est de même de ses falsifications à l'aide de fruits de phellandrie ou de persil.

Réactions. — Macérés dans de l'alcool, ces fruits donnent une teinture, qui abandonne un extrait dégageant, à chaud, en présence de chaux éteinte, l'odeur caractéristique, vireuse, de la conicine. Cet extrait, mélangé à du lait de chaux, puis traité par du tétrachlorure de carbone, donne une solution qui, additionnée d'iode, dépose des cristaux d'iodure de conicine.

Analyse chimique. — Ces fruits renferment de 1,3 à 3,6 p. 100 de conicine, de la conhydrine, de la méthylconicine, de la conicéine, du conylène, outre des acides acétique, malique et caféique, et des matières résineuses et pectiques, de l'amidon.

La Conicine ou Cicutine ou α-Propylpipéridine ou Hexahydro-α-Propylpyridine, $C^8H^{17}N$, découverte en 1827 par Giesecke, puis étudiée par Hoffmann, Ladenburg et Pictet, se prépare comme suit :

Préparation. — Faites macérer les fruits concassés de ciguë dans de l'eau bouillante, additionnée de carbonate de soude ; pour les soumettre ensuite, si possible, en présence d'un courant d'acide carbonique, sous pression réduite, à la distillation aux vapeurs d'eau. Le distillatum ainsi obtenu, traité par de l'acide chlorhydrique, donne une solution qui, en majeure partie évaporée, abandonne un résidu semi-liquide ; celui-ci, additionné d'alcool, précipitant du chlorhydrate ammonique. Son filtrat, privé par la distillation fractionnée de son alcool, puis additionné de soude caustique, pour être soumis à la distillation aux vapeurs d'eau sous pression réduite, donne un distillatum qui, agité avec de l'éther, lui abandonne sa conicine. On peut aussi la préparer comme suit : Extrayez ces fruits concassés par de l'eau additionnée d'acide acétique, puis évaporez dans le vide ces solutions dont le résidu, additionné de magnésie calcinée, est agité avec de l'éther. Déshydratez cette solution éthérée à l'aide de carbonate de potasse, puis soumettez-là à la distillation fractionnée dans le vide, sa conicine passant dans les premières fractions du distillatum, à l'encontre de sa conhydrine qui passe ensuite.

Description. — La conicine déshydratée, parfois purifiée, sous pression réduite, à l'aide de la distillation fractionnée, se présente sous la forme d'un liquide oléagineux, incolore, d'odeur spéciale, vireuse, désagréable, persistante, à saveur chaude, âcre, désagréable, persistante, d'un poids spécifique de 0,850, à indice de réfraction de 1,505, à pouvoir rotatoire, dextrogyre, de + 18°3', peu soluble dans l'eau, mais très soluble dans l'alcool, l'éther, le benzène, l'acétone, les huiles grasses et essentielles, moins soluble par contre dans le sulfure de carbone et dans le chloroforme. Brûlant avec une flamme éclairante, fuligineuse, elle s'oxyde à l'air en devenant brunâtre. Entrant en ébullition à 165°, elle se décompose facilement, si on entreprend sa distillation sans avoir eu soin de la parfaire en présence d'un courant continu d'acide carbonique. Très volatile, sa réaction est fortement alcaline en présence d'eau ; car elle renferme alors des traces d'ammoniaque ; anhydre, elle est pour ainsi dire inactive aux papiers de tournesol.

Réactions. — Elle se dissout sans se colorer dans l'acide sulfurique froid, mais à chaud, ou en présence d'un petit cristal de bichromate potassique, elle se décompose alors en acide butyrique et en acide α-monocarbopyridique. La conicine se colore en rouge pourpre, puis en bleu indigo, sous l'influence de l'acide chlorhydrique anhydre ; mais ses solutions aqueuses, acides, se précipitent par addition d'eau de chlore ou d'eau de brome en des dépôts cristallins, ces réactifs ne provoquant dans ses dilutions étendues qu'un trouble. Une solution alcoolique de conicine, additionnée de teinture d'iode, se précipite en un petit dépôt jaune, mais cette solution, évaporée à sec, abandonne un résidu jaunâtre ; celui-ci, repris par de l'eau, donne une solution qui, concentrée, soumise à la cristallisation spontanée, dépose de petits cristaux octaédriques de periodure de conicine de formule $(C^8H^{17}NI)^3HI$.

Notons que les solutions diluées des sels de conicine ne sont pas précipitées par addition de chlorure d'or ou de chlorure de platine, mais qu'elles se précipitent par celle d'iodure bismuthico-potassique, d'iodure mercuri-potassique, d'acide phosphomolybdique, de tanin ou d'iodure potassique ioduré. La conicine, additionnée en solution très diluée de nitroprussiate de soude, se colore rapidement en rouge groseille, mais cette coloration passe petit à petit au jaune, pour redevenir rouge à l'ébullition. Une solution éthérée de conicine se colore en rouge, à la ligne de contact des deux liquides par addition d'une solution aqueuse de nitroprussiate de soude. Elle possède, quant à sa formule, la constitution suivante :

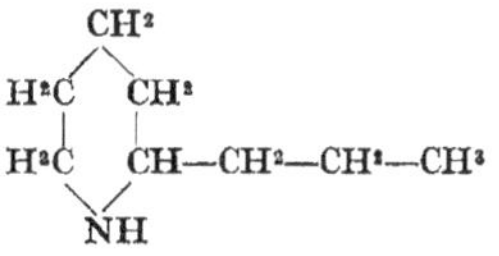

$$
\begin{array}{c}
CH^2 \\
H^2C \quad CH^2 \\
H^2C \quad CH-CH^2-CH^2-CH^3 \\
NH
\end{array}
$$

Cette base, soumise à l'action du froid, dépose une masse cristalline, incolore, fusible à — 2°, mais son chlorhydrate, chauffé avec de la poudre de zinc, se transforme en conhydrine, qui, oxydée, donne de l'acide picolique ; on peut aussi obtenir la conhydrine, en chauffant la conicine, en présence d'acide acétique, avec de l'acétate d'argent, car, possédant la formule suivante, elle se transforme facilement en acide picolique, de formule :

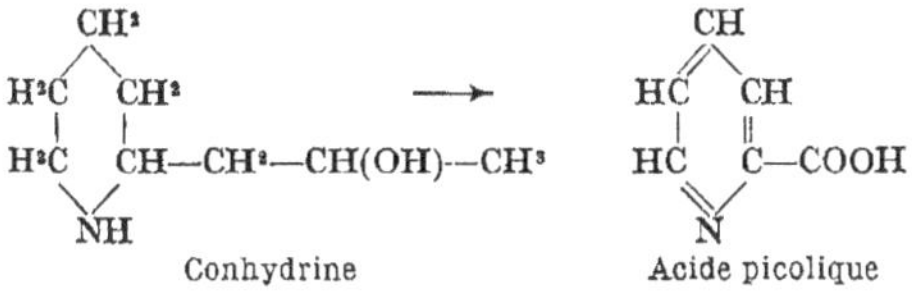

$$
\begin{array}{c}
CH^2 \\
H^2C \quad CH^2 \\
H^2C \quad CH-CH^2-CH(OH)-CH^3 \\
NH
\end{array}
\qquad\longrightarrow\qquad
\begin{array}{c}
CH \\
HC \quad CH \\
HC \quad C-COOH \\
N
\end{array}
$$

Conhydrine — Acide picolique

Cette conhydrine, traitée par de l'acide iodhydrique, se transforme à nouveau en conicine qui, traitée pendant un certain temps par cet acide, se décompose à la longue en ammoniaque et en octane, car :

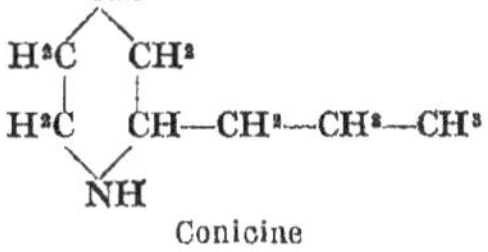

$$
\begin{array}{c}
CH^2 \\
H^2C \quad CH^2 \\
H^2C \quad CH-CH^2-CH^2-CH^3 \\
NH
\end{array}
$$

Conicine

$$
+\,4H \longrightarrow \quad
\begin{array}{c}
CH^2 \\
H^2C \quad CH^2 \\
H^2C \quad CH^2-CH^2-CH^2-CH^3
\end{array}
\quad +\,NH^3
$$

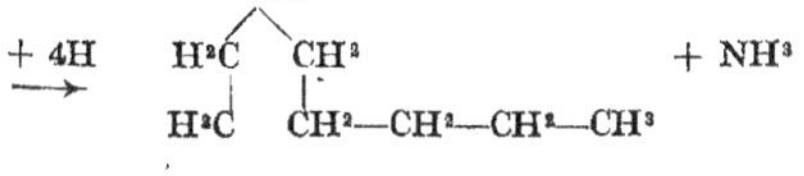

Traitée par de l'eau oxygénée, la conicine se transforme en acide butyrylbutyrique et en aldéhyde aminopropylvalérianique, de formules :

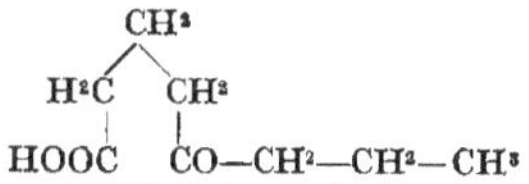

$$
\begin{array}{c}
CH^3 \\
H^2C \quad CH^2 \\
HOOC \quad CO-CH^2-CH^2-CH^3
\end{array}
$$

Acide butyrylbutyrique

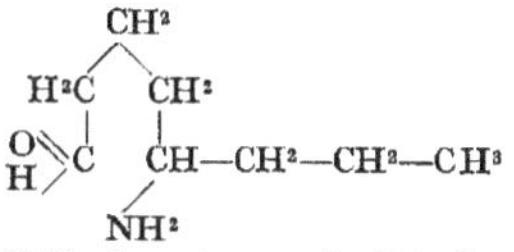

$$
\begin{array}{c}
CH^2 \\
H^2C \quad CH^2 \\
\overset{O}{\underset{H}{}}C \quad CH-CH^2-CH^2-CH^3 \\
NH^2
\end{array}
$$

Aldéhyde aminopropylvalérianique

La conicine se prépare synthétiquement, en méthylant la pyridine par de l'iodure de méthyle, afin d'obtenir l'iodméthylate de pyridine, qui, chauffé à 330°, se transforme en iodhydrate de picoline (B. 19, p. 439, B. 22, p. 1403, B. 27, p. 3062, B. 28, p. 1991, B. 30, p. 485).

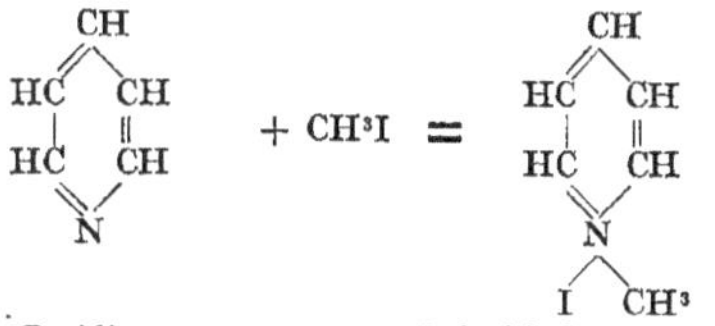

$$
\begin{array}{c}
CH \\
HC \quad CH \\
HC \quad CH \\
N
\end{array}
\;+\;CH^3I\;=\;
\begin{array}{c}
CH \\
HC \quad CH \\
HC \quad CH \\
N \\
I \quad CH^3
\end{array}
$$

Pyridine — Iodméthylate de pyridine

$$
\xrightarrow{\text{Chauffé à 300°}}
\begin{array}{c}
CH \\
HC \quad CH \\
HC \quad C-CH^3 \\
N \\
I \quad H
\end{array}
$$

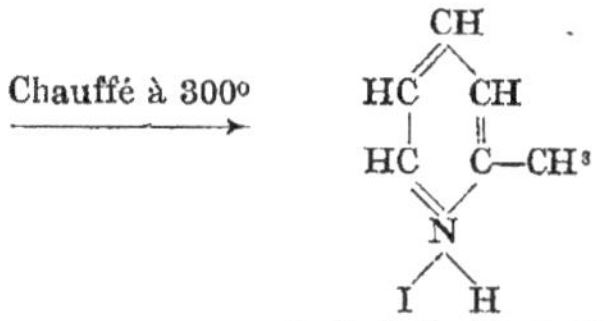

Iodhydrate d'α-picoline.

L'iodhydrate d'α-picoline, traité par de la soude caustique, donne l'α-picoline, qui, chauffée à 250°, avec de la paraldéhyde, se transforme en α-propylpyridine, car :

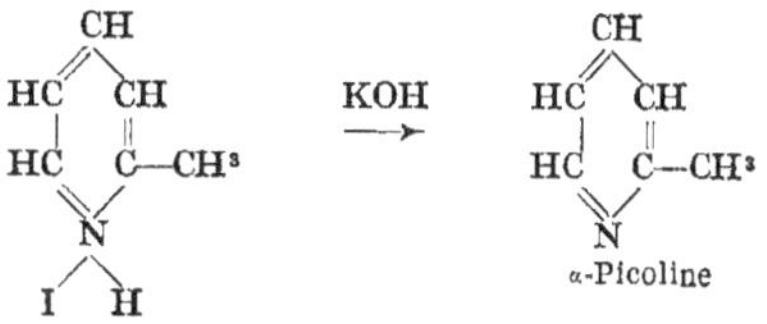

$$
\begin{array}{c}
CH \\
HC \quad CH \\
HC \quad C-CH^3 \\
N \\
I \quad H
\end{array}
\xrightarrow{\text{KOH}}
\begin{array}{c}
CH \\
HC \quad CH \\
HC \quad C-CH^3 \\
N
\end{array}
$$

α-Picoline

$$
+\;CH^3-C\overset{O}{\underset{H}{}}\quad
\begin{array}{c}
CH \\
HC \quad CH \\
HC \quad C-CH=CH-CH^3 \\
N
\end{array}
$$

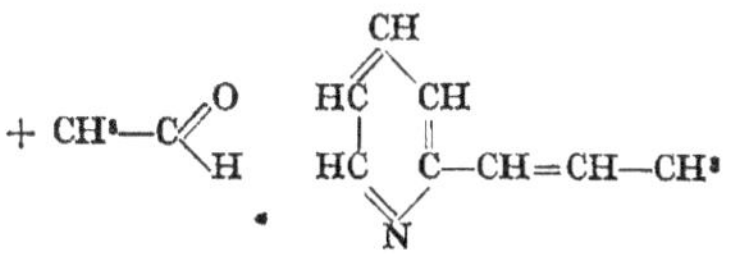

α-Propylpyridine

L'α-propylpyridine, traitée, en présence d'alcool, par du sodium, se transforme en propylpipéridine, c'est-à-dire en conicine inactive, car :

$$CH$$
$$HC \quad CH$$
$$HC \quad C-CH=CH-CH^3$$
$$N$$

$$+ 8H \longrightarrow$$

$$CH^2$$
$$H^2C \quad CH^2$$
$$H^2C \quad CH-CH^2-CH^2-CH^3$$
$$NH$$

Propylpipéridine ou conicine inactive

Cette conicine racémique ou inactive, traitée par de l'acide tartrique, donne des solutions qui, concentrées, sont soumises à la cristallisation spontanée, où elles déposent alors des tartrates dextrogyres de conicine, ceux de la conicine lévogyre cristallisant plus difficilement. Ces cristaux recueillis, puis décomposés par des alcalins, mettent en liberté de l'isoconicine, substance à peu près identique à la conicine, mais à pouvoir rotatoire de 4° environ plus élevé ; celle-ci se transformant à la chaleur en conicine active. On peut aussi préparer synthétiquement la conicine, en soumettant à la distillation sèche le propionate et le picolinate de chaux, afin d'obtenir l'éthyl-pyridinecétone ; celle-ci, réduite, donnant de la conicine inactive, que l'on traite comme précédemment, afin de séparer la conicine dextrogyre de sa conicine lévogyre. Notons que les réactions suivantes ont lieu au cours de cette synthèse (B. 24, p. 2530, B. 27, p. 1775).

$$CH$$
$$HC \quad CH$$
$$HC \quad C-COOCa \qquad + CH^3-CH^2-COOCa$$
$$N \qquad\qquad\qquad \text{Propionate de chaux}$$

Picolinate de chaux

$$= CaCO^3 + \qquad CH$$
$$HC \quad CH$$
$$HC \quad C-CO-CH^2-CH^3$$
$$N$$

α-Éthylpyridinecétone

$$\text{réduite} \longrightarrow$$

$$CH^2$$
$$H^2C \quad CH^2$$
$$H^2C \quad CH-CH^2-CH^2-CH^3$$
$$NH$$

Conicine inactive

 — Cette base, non officinale, se prescrit parfois, à doses de 0 gr. 001 à 0 gr. 003 plusieurs fois par jour, comme sédatif contre les affections nerveuses, le cancer, son action physiologique très puissante étant identique à celle des fruits de ciguë.

La MÉTHYLCONICINE, $C^9H^{19}N$, se présente sous la forme d'un liquide incolore, d'odeur vireuse, désagréable, à saveur chaude, désagréable, vireuse, d'un poids spécifique de 0,8349, soluble dans l'éther, l'alcool, le chloroforme, le benzène, mais très peu soluble dans l'eau. Connue sous deux modifications, l'une à pouvoir rotatoire lévogyre de — 81°92, entrant en ébullition à 175°6, l'autre dextrogyre de + 81°33, entrant en ébullition entre 173° et 174°, elle possède, quant à sa formule, la constitution suivante :

$$CH^2$$
$$H^3C \quad CH^2$$
$$H^2C \quad CH-CH^2-CH^2-CH^3$$
$$N$$
$$CH^3$$

On la prépare synthétiquement, en chauffant à 100° la conicine avec une solution aqueuse de méthylsulfate de potasse.

La CONHYDRINE ou CONYDRINE, $C^8H^{17}NO$, se présente sous la forme de paillettes incolores, fusibles à 118°, entrant en ébullition entre 225° et 226°, d'odeur spéciale, à saveur vireuse, solubles dans l'éther, l'alcool. Traitée par des déshydratants, elle se transforme, selon l'équation suivante, en conicéine et en eau, car :

$$C^8H^{17}NO = C^8H^{15}N + H^2O$$
$$\text{Conhydrine} \qquad \text{Conicéine}$$

Elle possède, quant à sa formule, la constitution suivante, mais oxydée par de l'acide chromique, elle se transforme en acide picolinique, de formule :

$$CH^2$$
$$H^2C \quad CH^2$$
$$H^2C \quad CH-CH^2-CH(OH)-CH^3$$
$$NH$$

Conhydrine

$$+ O \longrightarrow$$

$$CH^2$$
$$H^2C \quad CH^2$$
$$H^2C \quad CH-COOH$$
$$NH$$

Acide picolinique

En faisant réagir l'hydrogène naissant sur de la conicine, Hoffmann parvint à obtenir une nouvelle base, dénommée *conyrine*, qui est à la conicine ce que la pyridine est à la pipéridine, car :

La CONYRINE, $C^8H^{11}N$, se présente sous la forme d'un liquide incolore, plus léger que l'eau, entrant en ébullition à 167°, soluble dans l'alcool, l'éther, le chloroforme, peu soluble dans l'eau, à pouvoir rotatoire inactif. Cet homologue de la pyridine possède, quant à sa formule, la constitution suivante, mais, oxydé, il se transforme en acide picolique :

CH
HC CH
HC C—CH²—CH²—CH³ $\longrightarrow$
N

Conyrine

CH
HC CH
HC C—COOH
N

Acide picolique

La Pseudoconhydrine est une conhydrine stéréoisomère, qui cristallise sous la forme d'aiguilles incolores, fusibles à 101°.

La Conicéine, $C^8H^{15}N$, se présente sous la forme d'un liquide incolore, d'odeur vireuse, à saveur chaude, désagréable, se colorant en brun à l'air, d'un poids spécifique de 0,8825, soluble dans l'éther, l'alcool, le chloroforme, qui entre en ébullition entre 171° et 172°. Elle possède, quant à sa formule, la constitution suivante :

CH²
H²C CH
H²C C—CH²—CH²—CH³
NH

L'Acide caféique ou Acide dioxycinnamique, $C^9H^8O^4$, se présente sous la forme de paillettes ou sous celle de prismes jaunes, fusibles à 213°, solubles dans l'eau bouillante, l'alcool. Ses solutions se colorent en vert par addition de perchlorure de fer, mais cette coloration passe ensuite au bleu, puis au violet, par addition de carbonate de soude. Il possède, quant à sa formule, la constitution suivante :

CH=CH—COOH
C
HC CH
HC C—OH
C
OH

Oxydé par de l'acide nitrique, il se transforme en acide oxalique ; mais fondu avec de la potasse caustique, il donne de l'acide pyrocatéchique et de l'acide acétique, le premier de ces acides possédant la formule :

COOH
C
HC CH
HC C—OH
C
OH

Méthylé, l'acide caféique se transforme en acide férulique, fusible à 169°, et en acide isoférulique ou acide hespéridique, fusible à 228°, de formule :

CH=CH—COOH
C
HC CH
HC C—OCH²
C
OH

Acide férulique

CH=CH—COOH
C
HC CH
HC C—OH
C
OCH³

Acide isoférulique

On le prépare synthétiquement, en chauffant l'aldéhyde pyrocatéchique avec de l'acétate de soude et de l'anhydride acétique, puis en décomposant par des alcalins, l'acide diacétylcaféique ainsi formé, car :

C O H
C
HC CH
HC C—OH
C
OH

Aldéhyde pyrocatéchique

$+ CH^3COOH +$

CH³—CO
CH³—CO
O

$= 2H^2O +$

CH=CH—COOH
C
HC CH
HC C—O—OC—CH³
C
O—OC—CH³

KOH $\longrightarrow$

CH=CH—COOH
C
HC CH
HC C—OH
C
OH

Acide caféique

Usage thérapeutique des feuilles et des fruits de ciguë. — Ces drogues se prescrivent, à doses de 0 gr. 01 à 0 gr. 05 plusieurs fois par jour, en poudres ou en pilules, et à doses de 1 à 2 grammes sur 200 grammes d'eau, sous la forme d'infusions, comme antispasmodique, comme sédatif contre la coqueluche et la bronchite, puis comme stupéfiant et comme anesthésiant local, dans le traitement des angines.

Action physiologique. — Ordonnées à doses trop élevées, elles provoquent, ainsi que la conicine, des empoisonnements souvent mortels, précédés d'excitation mentale ou physique, de vomissements, de diarrhée, de vertiges, d'anxiété dans les mouvements respiratoires, de paralysie des muscles des poumons. A l'autopsie, on ne rencontre pas de lésions internes, mais le sang est noirâtre. Notons qu'une partie de cette conicine est détruite dans l'organisme, l'autre se rencontrant dans les urines ; mais elle est aussi en partie expirée par les poumons. C'est un anesthésiant local, douloureux, qui diminue la sensibilité des nerfs, paralyse la moelle épinière, augmente les sécrétions sudorales, salivaires et bronchiques, accélère les battements du cœur, pour les arrêter entièrement, si on la prescrit à doses trop fortes. Il en est de même de ses effets sur la respiration, mais elle ne modifie pas la contractibilité musculaire. La ciguë arrête ou retarde les menstruations, raison pour laquelle les prêtres égyptiens l'ordonnaient à leurs prêtresses, ils en absorbaient eux-mêmes, quotidiennement, de fortes doses, comme anaphrodisiaque.

Incompatibilités. — Il ne faut jamais ordonner ces drogues avec du tanin, de l'eau de laurier-cerise, des sels ammoniques, de l'iode, du borax, du charbon animal, ou de bois, ni avec des sels métalliques, de la teinture de rhubarbe, du sirop à l'iodure de fer.

Contrepoisons. — Ordonnez, en cas d'empoisonnements par ces drogues, des émétiques, du café, des stimulants, de la noix vomique ou de la strychnine, en un mot des tétanisants, puis des injections hypodermiques d'atropine, outre la respiration artificielle et leurs incompatibilités.

Pharmacie galénique. — Elles servent à préparer l'Emplastrum Conii, mais les fruits de cette plante sont seuls utilisés dans la préparation de la Tinctura Conii, de l'Extractum Conii, de l'Unguentum Conii. Notons que les feuilles et les fruits de cette plante, provenant de végétaux croissant dans le midi de l'Europe, renferment davantage de conicine que ceux de plantes prospérant au nord de ce continent ; ceux non entièrement mûrs renfermant en outre beaucoup plus d'alcaloïdes que ceux parvenus à leur entière maturité.

Historique. — Théophraste, Dioscoride, Pline et Galien connaissaient déjà la ciguë, que les Romains dénommaient *Cicuta*. Hippocrate nous rapporte que ses concitoyens l'ordonnaient, sous la forme de décoctions, à leurs condamnés à mort, mais Socrate, désirant en finir avec la vie, absorba une très forte dose d'une décoction de cette drogue, qu'il avait mélangée, selon Platon, à des fruits de pavot. Les fruits et les feuilles de la grande ciguë, délaissés pendant tout le moyen âge et au temps de la Renaissance, ne furent à nouveau utilisés, comme médicaments, qu'après la publication des travaux de Stœrck de Vienne, qui préconisa leurs principes actifs, pour combattre les douleurs du cancer. Notons que le tubercule frais de cette plante, ou ceux de la *Cicuta vagans* et de la *Cicuta maculata*, etc., etc., extraits par de l'alcool, livrent en moyenne de 0,3 à 0,4 p. 100 de Cicutoxine, alcaloïde instable, qui se polymérise très rapidement à l'air ou à la chaleur. Soumise à la distillation fractionnée, en présence d'acide nitrique, elle dégage alors une huile de formule $C^{12}H^{21}O^2$.

FRUCTUS ET OLEUM CORIANDRI, FRUIT ET ESSENCE DE CORIANDRE, DE CORIANDRUM SATIVUM, L.

Origine botanique. — Cette plante herbacée, annuelle, à tige droite, mince, finement striée dans le sens de la longueur, mais très ramifiée au sommet, porte des feuilles isolées, glabres, luisantes, longuement pétiolées quant aux inférieures, presque amplexicaules quant aux caulinaires, qui toutes sont composées et pennées, à lobes dentelés sur leurs bords. Ses fleurs hermaphrodites, zygomorphes, pentamères, disposées sous la forme d'ombelles, sont constituées par un calice à 5 sépales très petits, de grandeurs différentes, mais concrescents entre eux en un tube évasé au sommet ; par une corolle blanche ou rose lilas, à 5 pétales, dont les deux postérieurs sont très petits, l'antérieur étant très développé et les deux latéraux lancéolés. Ils entourent 5 étamines, à filets libres, recourbés en dedans, à anthères à 4 sacs polliniques, s'ouvrant par des fentes longitudinales, puis un pistil concrescent, par sa base, avec les verticilles externes, à 2 carpelles médians, fermés et concrescents en un ovaire biloculaire, renfermant, dans chaque loge, un ovule anatrope. Surmonté de ses deux petits styles libres, recourbés en dehors, il donne, une fois fécondé, un schyzocarpe officinal, à 2 méricarpes soudés ensemble.

Origine géographique. — Fleurissant de juillet en août, elle croît, à l'état sauvage, au Caucase et dans les Balkans, d'où elle est originaire, mais elle s'est répandue, de par la culture, dans toute la région méditerranéenne, en France, en Allemagne, en Hollande, en Angleterre, en Autriche, en Russie, etc., puis en Sibérie et aux Etats-Unis, voire même dans le sud du Canada.

Pathologie. — Elle est souvent attaquée, ainsi que l'*Aethusa Cynapium*, par la *Puccinia Petroselini*, qui se rencontre, en outre, sur presque toutes les Ombellifères.

Récolte. — Fauchées à la complète maturité de leurs fruits, ces plantes, desséchées au soleil, sont privées par le vannage de leurs fruits qui, desséchés et triés, sont emballés, pour l'exportation, dans des sacs de 100 kilogrammes. Notons qu'ils perdent, de par la dessiccation, leur odeur repoussante, ainsi qu'une bonne partie de leur eau.

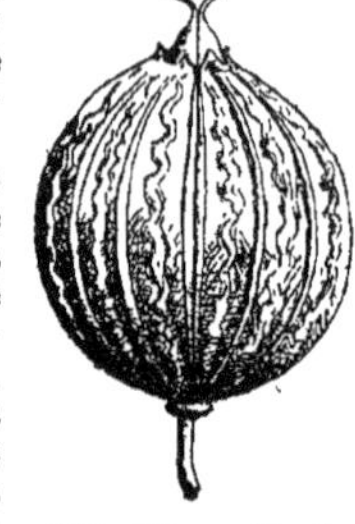

Fig. 244. — Fruit de coriandre.

Sortes commerciales. — Le commerce européen les différencie, selon leurs pays d'origine, en coriandre français, très volumineux et très recherché, en coriandre allemand, moins aromatique, plus petit ; en russe, qui mesure de 1 mm. 5 à 2 millimètres de diamètre ; en Albi de qualité inférieure, en marocain encore peu apprécié, en hollandais qui, très gros, est très aromatique, en coriandre des Indes, de 3 à 4 millimètres de diamètre, en américain, provenant rarement sur nos marchés, qui mesure de 4 à 5 millimètres de diamètres. Notons que l'Allemagne livrait en 1910 453.000 kilogrammes de coriandre, représentant la valeur de 54.360 francs, l'Angleterre 393.000 kilogrammes, ou en francs 44.620, la France 342.750 kilogrammes ou en francs 41.129, l'Italie 2.000 kilogrammes ou en francs 240.

Description du fruit (fig. 244). — Ces fruits se présentent sous la forme de petits corps sphériques, de 2 à 2 mm. 5 de diamètre, de consistance dure, cassante, de couleur jaune brunâtre ou jaune grisâtre, voire même brunâtre, parcourus sur chacun de leurs méricarpes (toujours réunis ensemble), par 5 côtes primaires, peu saillantes, zigzaguées, et par 4 côtes secondaires, droites, plus accentuées, dont deux d'entre elles sont accolées à celles de l'autre méricarpe ; celles-là étant de beaucoup les plus prononcées. Surmontés par les restes persistants du calice et par leurs deux stylopodes soudés entre eux, en un petit cône, ces fruits émettent une odeur agréable, aromatique, spéciale, surtout s'ils ont été au préalable concassés, mais ils possèdent une saveur épicée, piquante, aromatique, chaude.

Examen microscopique (fig. 245). — Examiné sur une coupe transversale, ce fruit est constitué par deux méricarpes soudés l'un avec l'autre, par leurs faces latérales, mais creux à l'intérieur. Entouré par un épicarpe mince à cellules légèrement tabulaires, son mésocarpe est parcouru par une bande semi-circulaire de tissu sclérenchymateux, renfermant des faisceaux libéro-ligneux et deux canaux sécréteurs, schyzogènes, disposés sur la face commissurale de chacun de ses deux méricarpes. Son endocarpe, scléreux, est constitué par une assise de cellules quadrangulaires, à parois épaissies, lignifiées, qui entourent le spermoderme, à cellules cubiques, et l'albumen concave en dedans, convexe en dehors, c'est-à-dire ayant la forme d'un croissant ; celui-ci étant constitué par de grandes cellules polygonales, riches en grains d'aleurone et en huile fixe. Ces fruits, non parvenus à leur complète maturité, renferment en dessous de leurs côtes primaires des faisceaux libéro-ligneux, accompagnés de deux petits canaux sécréteurs, schyzogènes, et en dessous de leurs vallécules, toujours parcourues par des côtes secondaires, des canaux sécréteurs, schyzogènes, bien développés, qui s'unissent les uns aux autres pour s'oblitérer petit à petit, et pour disparaître ensuite entièrement à la maturité de ces fruits, vu qu'ils sont repoussés par l'assise sclérenchymateuse, il n'en est pas de même de ceux qui subsistent sur la face commissurale de leurs méricarpes, qui, toujours au nombre de deux, se sont normalement développés.

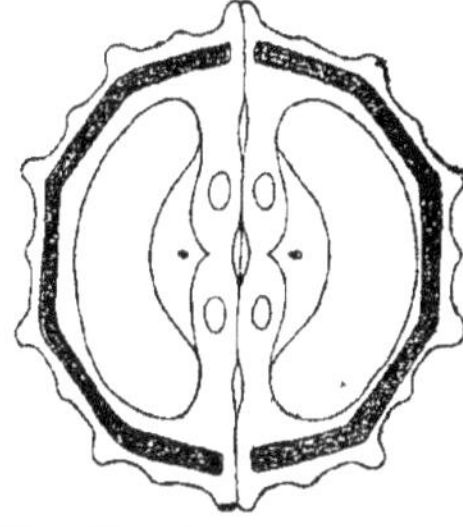

Fig. 245. — Coupe transversale du fruit de coriandre.

Falsifications. — Ces fruits, rarement mélangés ou confondus, sont parfois alourdis, par addition de sable ou par celle de pierres, etc., etc.

Analyse chimique. — Ces fruits renferment de 0,4 à 1,1 p. 100 d'essence, de 14 à 17 p. 100 d'huile fixe, de l'acide malique, des matières résineuses et mucilagineuses, outre des chlorures, des phosphates de chaux, etc., etc.

Leur ESSENCE, préparée en soumettant ces fruits pulvérisés, puis macérés dans de l'eau tiède, à la distillation aux vapeurs d'eau, se présente sous la forme d'un liquide incolore ou jaune pâle, d'odeur spéciale, aromatique, agréable, à saveur chaude, épicée, spéciale, aromatique, mais non brûlante, d'un poids spécifique de 0,87 à 0,88, à pouvoir rotatoire, dextrogyre, de + 8° à + 13°, soluble dans l'alcool, l'éther, le chloroforme, le sulfure de carbone, l'éther de pétrole, les huiles grasses et essentielles, mais insoluble dans

l'eau, à laquelle elle communique toutefois son arome.

Ne provoquant pas de petites explosions par addition d'iode, elle se colore, à chaud, en jaune, puis en rouge, en violet et en vert, par addition d'acide chlorhydrique renfermant une trace de vanilline.

Souvent falsifiée par addition d'essence de petits grains ou par celle d'essence de térébenthine, elle est constituée par un mélange de 60 à 70 p. 100 de linalol ou coriandrol dextrogyre, de géraniol, de paracymol, de pinène dextrogyre, de terpinène, d'aldéhyde décylique, de bornéol, de pinène inactif, de dipentène, d'acide acétique, de TERPINOLÈNE, $C^{10}H^{16}$, qui, possédant, quant à sa formule, la constitution suivante :

$$
\begin{array}{c}
CH^3\ CH^3 \\
\diagdown\,/ \\
C \\
\| \\
C \\
/\qquad\diagdown \\
H^2C\qquad CH^2 \\
|\qquad\quad | \\
H^2C\qquad CH \\
\diagdown\qquad/ \\
C \\
| \\
CH^3
\end{array}
$$

se présente sous la forme d'un liquide incolore, d'odeur spéciale, à saveur chaude, soluble dans l'alcool, l'éther, le chloroforme, entrant en ébullition entre 183° et 185°, à indice de réfraction de 1,484, d'un poids spécifique de 0,854.

Le LINALOL, $C^{10}H^{18}O$, se rencontrant aussi dans les essences d'aspic, de *Licaria guyanensis* ou bois du Mexique, de bergamotte, d'origan de Smyrne, de lavande, de menthe crépue, de thym, de sassafras, est parfois combiné sous la forme d'acétate de linalyle dans celles de bergamotte, de lavande, de néroli, de sauge musquée, etc., etc. Il se présente sous la forme d'un liquide incolore, d'odeur spéciale, aromatique, agréable, fine, rappelant un peu celle du muguet, à saveur chaude, aromatique, persistante, d'un poids spécifique de 0,867, à pouvoir rotatoire, tantôt dextrogyre, tantôt lévogyre, soluble dans l'éther, l'alcool, le chloroforme, l'éther de pétrole, le benzène, le sulfure de carbone, les huiles grasses et essentielles. Il possède, quant à sa formule, la constitution suivante :

$$
\begin{array}{c}
CH^2 \qquad\qquad\qquad\qquad OH \\
\diagdown\qquad\qquad\qquad\quad | \\
C—CH^3—CH^2—CH^2—C—CH=CH^2 \\
/\qquad\qquad\qquad\qquad | \\
CH^3 \qquad\qquad\qquad\qquad CH^3
\end{array}
$$

ou

$$
\begin{array}{c}
CH^3 \qquad\qquad\qquad\qquad OH \\
\diagdown\qquad\qquad\qquad\quad | \\
C=CH—CH^2—CH^2—C—CH=CH^2 \\
/\qquad\qquad\qquad\qquad | \\
CH^3 \qquad\qquad\qquad\qquad CH^3
\end{array}
$$

Traité par des acides organiques ou par de l'anhydride acétique, il se transforme facilement en géraniol, car :

REUTTER. — *Traité de Matière médicale.*

Linalol →

Géraniol

Agité avec de l'acide sulfurique dilué, il se transforme en terpinéol, puis en hydrate de terpine :

$$\text{Terpinéol} + H_2O \quad \text{Hydrate de terpine}$$

Traité par des acides halogénés, il donne, avec ceux-ci, des produits d'addition ; mais réduit par du sodium ou par de la poudre de zinc, il se transforme en linalolène qui, chauffé avec de l'acide sulfurique concentré, donne du cyclolinalolène :

Linalol → Linalolène

→ Cyclolinalolène

Oxydé par le mélange chromique, le linalol se transforme en géraniol, puis en citral :

$$\text{Linalol} \quad + O \quad \text{Géraniol}$$

→ Citral

mais, oxydé par du permanganate potassique, il se décompose en acétone, en acide lévulique et en acide oxalique, car :

$$\begin{array}{c}CH^3 \\ CH^3\end{array}\!\!>\!C=CH-CH^2-CH^2-\underset{\underset{CH^3}{|}}{\overset{\overset{OH}{|}}{C}}-CH=CH^2$$

Linalol

$$+O \;\; \begin{array}{c}CH^3\\CH^3\end{array}\!\!>\!CO + HOOC-CH^2-CH^2-CO-CH^3 + \begin{array}{c}COOH\\ |\\ COOH\end{array}$$

Acétone   Acide lévulique   Acide oxalique

On le prépare synthétiquement en chauffant à 200°, dans un autoclave, le géraniol avec de l'eau (B. I., p. 25), car :

Géraniol → → Linalol

Usage thérapeutique. — Les fruits de coriandre se prescrivent, à doses de 0 gr. 5 à 1 gramme plusieurs fois par jour, en poudres et en pilules, comme carminatif, comme stimulant de l'estomac et comme aromatique.

Action physiologique. — Ordonnés à doses trop élevées, ils provoquent, ainsi que leur essence, de l'ivresse, avec fatigue extrême, sommeil profond, anesthésie complète, mais ils n'ont aucune action, à doses normales, sur les sécrétions urinaires ; à fortes doses, ils peuvent, par contre, provoquer de la gastro-entérite, de l'hématurie et de la néphrite aiguë.

Pharmacie galénique. — Ils servent à préparer les Species aromaticæ, l'Aqua carminativa, les Species Pectorales.

Historique. — Appréciés bien des siècles avant notre ère, ces fruits sont déjà mentionnés, dans le papyrus d'Ebber et dans l'Ancien Testament, où on compare la manne à un grain de coriandre ; cette plante était déjà cultivée au temps de Pline, car elle livrait des fruits, dont ceux de l'Égypte étaient les plus recherchés. Apicius Caelcius nous apprend que les Romains préparaient, avec ces fruits, des gâteaux très digestifs, dont les formules se transmirent aux apothicaires du moyen âge. Charlemagne recommandait, dans ses capitulaires, de cultiver cette plante, décrite par Palladius, dans son *De Re rustica*. Les moines du couvent de Saint-Gall, en Suisse, préconisaient même d'utiliser le coriandre comme attrape-poissons.

FOLIUM SANICULÆ, FEUILLE DE SANICLE, DE SANICULA EUROPÆA, L.

Originaire de l'Europe, cette plante herbacée livre au droguier ses parties aériennes, non officinales, qui se prescrivent parfois, dans la médecine populaire, comme vulnéraire. Il en est de même des parties aériennes de la *Sanicula Marylandica* L., et de la *Sanicula Canadensis*, L.

RADIX EURYANGII, RACINE DE SUMBUL, D'EURYANGIUM SUMBUL, Kauffm.

Originaire de la Russie orientale et de la Sibérie, cette plante livre, au droguier, ses racines non officinales, qui s'y présentent parfois sous la forme de fragments volumineux, irréguliers, cylindriques, tortueux, d'odeur musquée, à saveur aromatique, amère. Elles renferment de l'essence, de l'oléorésine, de la saccharose, du lévulose, de la bétaïne et un glucoside qui, hydrolysé, se décompose en acide vanillique et en une substance oléagineuse, mal définie, puis de la phytostérine, $C^{27}H^{46}O$, fusible à 135°, des acides acétique, butyrique, valérianique, tiglinique, angélique, oléique, linolique, cérotique, palmitique et stéarique. Ces racines, soumises à la distillation sèche, donnant de l'ombelliférone, se prescrivent, dans la médecine populaire de ses pays d'origine, comme stimulant de l'estomac, comme aromatique et comme balsamique.

RADIX ERYNGII, RACINE DE PANICAUT OU DE CHARDON ROLAND, D'ÉRYNGIUM CAMPESTRE Dod.

Originaire de l'Europe centrale et méridionale, cette plante livre, au droguier, ses racines non officinales, qui s'y présentent parfois sous la forme de fragments de 10 à 12 centimètres de long sur 5 à 10 millimètres de diamètre, à surface externe, tubéreuse, spongieuse, à bois jaune blanchâtre, radié, à saveur piquante, amère, âcre, d'odeur spéciale, légèrement balsamique. Elles se prescrivent, dans la médecine populaire, comme diurétique, il en est de même de celles de l'*Eryngium aquaticum*, L,, et de l'*Eryngium maritimum*, L.

RADIX MEI, FENOUIL DES ALPES, DE MEUM ATHAMANTICUM, Jacq.

Cette plante, originaire du Jura, des Vosges et des Pyrénées, livre, à la médecine populaire de ces régions, ses racines non officinales, qui, renfermant de l'essence, des matières résineuses et pectiques, se prescrivent parfois comme stimulant de l'estomac et comme diurétique.

OLEUM BUPLEURI, ESSENCE DE BUPLEURE, DE BUPLEURUM FRUCTICOSUM, L.

Originaire de la Sardaigne, cette plante livre, au droguier, ses parties aériennes qui, soumises à la distilla-

tion aux vapeurs d'eau, donnent une essence aromatique, incolore, à saveur chaude, d'un poids spécifique de 0,8257, à pouvoir rotatoire, dextrogyre, de 45°50', soluble dans l'éther, l'alcool, le chloroforme, les huiles grasses et essentielles, celle-là se prescrivant parfois comme antirhumatismal.

RADIX ET OLEUM APII, RACINE ET ESSENCE D'ACHE ou DE CÉLERI SAUVAGE, D'APIUM GRAVEOLENS, L.

Prospérant dans les marécages et les prairies humides du midi et de l'ouest de la France, cette plante, bisannuelle, livre, au droguier, ses racines non officinales, qui s'y présentent parfois sous la forme de gros morceaux circulairement annelés, striés dans le sens de la longueur, à surface gris brunâtre, à cassure difficile, d'odeur légèrement aromatique, à saveur âcre, spéciale, douceâtre, légèrement aromatique. Elles renferment, outre de l'oléorésine, des traces d'essence et de l'apiine, etc., raison pour laquelle elles se prescrivent, dans la médecine populaire, comme stimulant de l'estomac et comme diurétique. Notons qu'elles rentraient dans la préparation du Thé apéritif aux 5 racines.

Les fruits, non officinaux, de cette plante, constitués par des méricarpes parcourus par 5 côtes primaires, d'odeur spéciale, à saveur chaude, aromatique, livrent, une fois soumis à la distillation aux vapeurs d'eau, une essence incolore ou jaune pâle, d'odeur spéciale, pénétrante, à saveur chaude, aromatique, spéciale, d'un poids spécifique de 0,8713, à pouvoir rotatoire, dextrogyre, de + 58°30', à indice de réfraction de 1,47715, soluble dans l'éther, l'alcool, le chloroforme, le benzène, les huiles grasses et essentielles. Elle est constituée par un mélange de sélinène ou sesquiterpène mal défini, de divers phénols, de sédanolide et d'acide sédanolique. Ces fruits se prescrivent parfois, dans la médecine populaire, de par leur teneur en essence et en apiine, comme stomachique et comme diurétique.

RESINA THAPSIÆ, RÉSINE DE THAPSIA, DE THAPSIA GARGANICA, L.

Originaire du Maroc, de Tripoli, des îles Baléares, de la Sicile et de l'Italie méridionale, cette plante livre, au droguier, ses racines non officinales, parcourues par de grands canaux sécréteurs, schyzogènes, à latex blanchâtre, qui à l'air devient brunâtre, en s'y solidifiant. Ces racines, incisées, exsudent donc un suc qui, recueilli sur la plante même, se prépare généralement en les extrayant, une fois lavées et fragmentées, avec de l'alcool, dont la solution, soumise à la distillation fractionnée, abandonne un résidu brunâtre ; celui-ci, chauffé plusieurs fois de suite avec de l'eau, puis desséché, se présente sous la forme d'une masse jaune brunâtre, d'odeur spéciale, épicée, aromatique, à saveur âcre, caustique, chaude, soluble dans l'alcool, le sulfure de carbone, l'éther, les huiles grasses et essentielles. Elle est constituée par un mélange de traces d'essence, de matières résineuses et mucilagineuses, puis par un acide bibasique ou Acide thapsique, $C^{14}H^{26}(COOH)^2$, qui cristallise sous la forme de paillettes incolores, fusibles à 125°.

Son Essence est constituée par un mélange de terpène, de camphène et d'une matière vésicante mal définie. Cette résine, servant de nos jours à préparer le papier de thapsia, qui est un vésicant, un irritant et un révulsif, se prescrivait, à doses de 0,1 à 0 gr. 5 plusieurs fois par jour, comme purgatif ; mais ordonnée à doses trop élevées, elle provoque, comme tous les drastiques, des empoisonnements souvent mortels, précédés de vomissements douloureux, de diarrhée, de gastro-entérite, d'hématurie et de néphrite. Appliquée trop longtemps sur la peau, elle agit comme un révulsif énergique, en provoquant de la rubéfaction, du prurit, des vésicules translucides, devenant à la longue confluentes, sans ulcération vraie. Notons que le *Thapsia villosa* ou *Faux Thapsia*, plante originaire de l'Algérie et du midi de la France, livre, au droguier, outre son latex identique au précédent, l'écorce de ses racines, qui se prescrit parfois, dans la médecine populaire, sous la forme d'applications externes, comme rubéfiant, puis plus particulièrement comme antirhumatismal.

FRUCTUS ÆTHUSÆ, FRUIT DE FAUX PERSIL ou DE CIGUE DES JARDINIERS, D'ÆTHUSA CYNAPIUM L., seu CORIANDRUM CYNAPIUM.

Originaire de toute l'Europe centrale et méridionale, cette plante livre, au droguier, ses fruits non officinaux, qui s'y présentent sous la forme de petits corps globuleux, glabres, plus minces à leur base qu'au sommet, celui-ci étant surmonté par leurs deux stylopodes déprimés, réfléchis. Constitué par deux méricarpes toujours accolés l'un à l'autre, ce fruit est parcouru par 5 côtes primaires saillantes, triangulaires, dont les deux marginales sont plus prononcées que les trois internes, et par 4 vallécules étroites. D'odeur nulle sur le sec, mais désagréable sur le frais, à saveur vireuse, ces fruits renferment de la *cynapine* ou conicine inactive, des matières résineuses et pectiques ; raison pour laquelle ils se prescrivent parfois, dans la médecine populaire, comme antispasmodique et comme sédatif contre la coqueluche. Il faut les ordonner avec prudence, car ils provoquent souvent des empoisonnements mortels, à peu près identiques à ceux attribués aux fruits de la grande ciguë. Notons que ces fruits renferment, ainsi que les parties aériennes de cette plante, des traces d'essence incolore, devenant rapidement brunâtre à l'air, outre des matières résineuses à base de penta-triacontane, fusible à 74°, d'un alcool isomère ou phytostérol, fusible à 140°, et de mannite.

FRUCTUS CICUTÆ, FRUIT DE CIGUE VIREUSE ou DE PERSIL DES MARAIS, DE CICUTA VIROSA, L.

Originaire de l'Europe centrale, cette plante, à tige droite, glabre, cylindrique, fistuleuse, de 0 m. 5 à 1 m. 50 de haut, striée dans le sens de la longueur, mais pointillée de taches rouges à sa base et à chacun de ses entre-nœuds, porte des feuilles isolées, longuement pétiolées, composées, à lobes étroits, lancéolés, dentelés sur leurs bords, qui se terminent par deux dents aiguës. Ses fleurs, constituées sur le type habituel de celles des plantes de cette famille, donnent, une fois fécondées, des fruits non officinaux, qui se rencontrent parfois dans le droguier, où ils se présentent sous la forme de petits corps orbiculaires, largement ovoïdes, couronnés au sommet par leurs deux stylopodes, mais parcourus sur chacun de leurs méricarpes (le plus souvent libres) par 5 côtes primaires, blanches, qui entourent des faisceaux libéro-ligneux, et par 4 vallécules, en dessous desquelles se rencontrent des cellules remplies d'un suc jaunâtre, vireux, dénommé *cicutine*, mais reconnu comme étant identique à notre conicine. Renfermant en outre des matières résineuses et pectiques, ils se prescrivent parfois, dans la médecine populaire, ainsi que les parties aériennes de cette plante, comme sédatif, comme antispasmodique. Il faut les ordonner avec prudence, car ils provoquent souvent des empoisonnements mortels. Il en est de même des fruits et des parties aériennes de la *Cicuta maculata* d'Amérique, à l'encontre des fruits de la *Cicuta vagans*, qui, analysés par Jacobson, renferment, ainsi que les racines de cette plante, de 0,3 à 0,4 p. 100 de CICUTOXINE. Celle-ci se présente sous la forme d'une masse résineuse, instable, qui, se polymérisant déjà vers + 50°, s'enflamme spontanément au contact d'une petite quantité d'acide nitrique concentré ; elle dégage, soumise à la distillation sèche, des gaz combustibles et une huile de formule $C^{13}H^{21}O^2$. Soumise à la distillation aux vapeurs d'eau, elle donne une huile incolore, d'odeur agréable, de formule $C^{14}H^{22}O$, qui se polymérise rapidement en une substance résineuse, transparente, semi-solide ; celle-ci, traitée par de l'acide nitrique concentré, se décompose en anhydride carbonique, en acide oxalique, en acide cyanhydrique, en acide isobutyrique et en acétyl-2-cyclopentanone. En conséquence, la cicutoxine toxique ne serait, selon cet auteur, qu'un dérivé de la 4-pyrone.

FOLIUM ET OLEUM CRITHMI, FEUILLE ET ESSENCE DE CRISTE DES MARAIS OU DE PERCE-PIERRE, DE CRITHMUM MARITIMUM, L.

Originaire de la côte orientale de l'Europe méridionale, cette plante herbacée livre, au droguier, ses feuilles non officinales, qui, riches en essence, se prescrivent comme diurétique et comme dépuratif du sang. Leur *essence* se présente sous la forme d'un liquide jaune ambré, d'odeur agréable, spéciale, d'un poids spécifique de 0,95, à pouvoir rotatoire, dextrogyre, de + 5°, soluble dans l'éther, l'alcool, le chloroforme, l'éther de pétrole, les huiles grasses et essentielles. Elle est constituée par un mélange de 60 p. 100 de dillapiol, de dipentène, de carvacrol, d'eugénol, de nérol, de paracymène, d'éther méthylique du thymol, de crithmène, de pinène dextrogyre et d'acide chrithmique qui s'y trouve combiné sous la forme de divers éthers.

Le CRITHMÈNE, $C^{10}H^{16}$, se présente sous la forme d'un liquide incolore, d'odeur spéciale, d'un poids spécifique de 0,8679, à indice de réfraction de 1,1806, entrant en ébullition entre 178° et 180°, soluble dans l'alcool, l'éther, le chloroforme, l'éther de pétrole, qui possède, quant à sa formule, la constitution suivante :

$$
\begin{array}{c}
CH^3 \quad CH^3 \\
\diagdown \quad \diagup \\
C \\
\parallel \\
C \\
\diagup \quad \diagdown \\
H^2C \qquad CH^2 \\
| \qquad\quad | \\
H^2C \qquad CH^2 \\
\diagdown \quad \diagup \\
C \\
\parallel \\
CH^2
\end{array}
$$

FOLIUM CEREFOLII, CERFEUIL SAUVAGE, D'ANTHRISCUS SYLVESTRIS, Hoff.

Originaire de toute l'Europe, cette plante livre, au droguier, ses parties aériennes, non officinales, qui, fraîches, se prescrivent parfois dans la médecine populaire de nos régions, de par leur teneur en essence, comme dépuratif du sang et comme diurétique. Il en est de même des parties aériennes de l'*Anthriscus Cerefolium*, Hoff., plante originaire de la Russie méridionale, mais cultivée de nos jours dans toute l'Europe, où elles se prescrivent aussi comme carminatif de par leur teneur en essence.

HERBA PASTINACÆ, PANAIS BRULANT, DE PASTINACA URENS.

Très révulsives, mais non officinales, les parties aériennes de cette plante, originaire du midi de l'Europe, se prescrivent parfois, dans la médecine populaire, sous la forme d'applications externes, comme antirhumatismal et comme antigoutteux ; car elles renferment du formiate et de l'acétate de potasse, du salicylate de soude, outre des traces de ces acides libres.

OLEUM PASTINACAE, DE PASTINACA SATIVA, L.

Originaire de l'Europe, cette plante livre au droguier ses racines et ses fruits qui, soumis à la distillation aux vapeurs d'eau, donnent une essence jaune pâle, d'odeur pénétrante, agréable, à saveur chaude, aromatique, d'un poids spécifique de 0,8736, à pouvoir rotatoire, lévogyre, de — 0°,9′, soluble dans l'alcool, l'éther, le chloroforme.

Constituée par un mélange d'alcool éthylique, d'éther salicylique et d'acide butyrique normal, elle se prescrit parfois comme antirhumatismal.

FRUCTUS ET OLEUM CUMINI, FRUIT ET ESSENCE DE CUMIN ou D'ANIS ACRE, DE CUMINUM CYMINUM, L.

Cette plante herbacée, annuelle, originaire de la Haute-Egypte, mais cultivée de nos jours dans toute la région méditerranéenne, principalement en Algérie, en Sicile, à Malte, en Grèce, en Asie Mineure, puis dans toute l'Europe centrale et aux Indes, livre, au droguier, ses fruits non officinaux. Ceux-ci s'y présentent sous la forme de petits corps lancéolés, légèrement comprimés sur leurs faces latérales, de 4 à 6 millimètres de long sur 1,5 à 2 millimètres de diamètre, de couleur jaune fauve ou gris jaunâtre, à surface externe hérissée de poils tecteurs, coniques, unicellulaires, souvent disposés sous la forme de rosette. Surmontés au sommet par leurs deux stylopodes divergents, mais non réfléchis, et par les restes persistant du calice à 5 dents, mais supportés par un petit pédicelle grêle, ils sont parcourus sur chacun de leurs 2 méricarpes (généralement accolés l'un avec l'autre) par 5 côtes primaires, nettes, droites, fines, puis par 4 côtes secondaires, velues, en dessous desquelles se rencontrent 4 vallécules, qui entourent des vittæ ou canaux sécréteurs, riches en essence ; ceux-ci existant aussi au nombre de deux sur leur face commissurale. D'odeur aromatique, agréable, spéciale, à saveur chaude, aromatique, épicée, ils renferment de 2,5 à 3 p. 100 d'essence, du tanin, des matières résineuses et pectiques, outre des grains d'aleurone.

Leur ESSENCE se présente sous la forme d'un liquide incolore, d'odeur forte, aromatique, spéciale, à saveur chaude, épicée, aromatique, persistante, d'un poids spécifique de 0,89 à 0,91, à pouvoir rotatoire, dextrogyre, de + 4° à + 8°, soluble dans l'éther, l'alcool, le chloroforme, le benzène, les huiles grasses et essentielles.

Elle est constituée par un mélange d'aldéhyde cuminique, de cymol, de pinène, de paracymène, de phellandrène, d'alcool cuminique et parfois, si elle a été longtemps exposée à l'air, d'acide cuminique.

L'ALDÉHYDE CUMINIQUE OU CUMINOL, $C^{10}H^{12}O$, se présente sous la forme d'un liquide incolore, d'odeur spéciale, aromatique, à saveur chaude, aromatique, soluble dans l'éther, l'alcool, le chloroforme, les huiles grasses et essentielles ; entrant en ébullition entre 235° et 237°, elle se combine naturellement au bisulfite de soude, à l'acide cyanhydrique, à l'hydroxylamine (en donnant une oxime fusible à 58°), à la phénylhydrazine (en une hydrazone fusible à 126°). Elle possède, quant à sa formule, la constitution suivante, mais réduite, elle donne de l'alcool cuminique, et oxydée, de l'acide cuminique, de formule :

$$
\begin{array}{ccc}
\text{Alcool cuminique} & \xleftarrow{\text{réduite}} & \text{Aldéhyde cuminique} \\
& & \text{Cuminol}
\end{array}
$$

$$\xrightarrow{\text{oxydée}}\quad \text{Acide cuminique}$$

On la prépare synthétiquement, en faisant réagir, en présence de chlorure aluminique et de chlorure de cuivre, l'oxyde de carbone et l'acide chlorhydrique sur l'isopropylbenzène.

Notons que l'ALCOOL CUMINIQUE, $C^{10}H^{14}O$, se présente sous la forme d'un liquide incolore, d'un poids spécifique de 0.977, entrant en ébullition à 242°, soluble dans l'alcool, l'éther, mais insoluble dans l'eau.

L'ACIDE CUMINIQUE, $C^{10}H^{12}O^2$, se présente sous la forme de paillettes incolores, fusibles à 115°, peu solubles dans l'eau, mais très solubles dans l'alcool, l'éther.

Le fruits du cumin se prescrivent, à doses de 0 gr. 5 à 1 gramme plusieurs fois par jour, comme carminatif, comme stimulant de l'estomac et de la sécrétion lactée, puis comme sudorifique. Servant à préparer des liqueurs et des thés pectoraux, etc., ils étaient déjà connus des Anciens, qui les recevaient d'Asie Mineure, voir Pline, Dioscoride, etc., etc.

FRUCTUS ATHAMANTÆ, FRUIT D'ATHAMANTE, D'ATHAMANTA CRETENSIS, L.

Originaire de la Crète, des Pyrénées et du département de la Drôme, cette plante livre, au droguier, ses fruits non officinaux, linéaires ou oblongs, atténués au sommet (qui est toujours couronné par ses deux stylopodes), mais parcourus, en ce qui concerne chacun de leurs méricarpes, par 5 côtes primaires et par 4 vallécules ; celles-ci entourant 4 canaux sécréteurs, schyzogènes, à essence, dont deux se rencontrent en outre sur leur face commissurale. D'odeur de panais, à saveur chaude, non aromatique, mais spéciale, ils renferment de l'essence et de l'*athamantine*, $C^{24}H^{36}O^7$, qui se présente sous la forme d'une poudre blanche, cristalline, fusible à 79°, insoluble dans l'eau, très soluble dans l'éther, l'alcool, les huiles grasses. Hydrolysée, elle se décompose en acide valérianique et en *oleaselone*, $C^{11}H^{19}O^4$. Ils se prescrivent parfois, dans la médecine populaire, comme diaphorétique et comme diurétique.

FRUCTUS ET OLEUM ANETHI, FRUIT ET ESSENCE D'ANETH, D'ANETHUM GRAVEOLENS, L.

Originaire de l'Orient, mais cultivée de nos jours dans la Russie méridionale, le Caucase, l'Egypte, la Hongrie, l'Allemagne, la Roumanie, la France, l'Italie, l'Algérie, le Japon et l'Amérique du Nord, cette plante herbacée livre, au droguier, ses fruits non officinaux, qui s'y présentent sous la forme de petits corps ovoïdes, de 3 à 4 millimètres de long sur 2 à 3 millimètres de diamètre, aplatis sur leurs faces commissurales, mais bombés sur leurs faces dorsales. De couleur brunâtre, chacun de leurs méricarpes est parcouru par 5 côtes linéaires, dont les deux marginales sont plus prononcées, et par 4 vallécules, en dessous desquelles se rencontrent les vittæ ou canaux sécréteurs, schyzogènes, à essence ; ils en possèdent en outre deux sur leurs faces commissurales. Ce fruit, toujours surmonté par ses deux stylopodes, accolés l'un à l'autre, mais supporté par un petit pédicelle grêle, manquant souvent dans notre drogue, possède une odeur aromatique, fenouillée, une saveur aromatique, chaude, piquante, spéciale. Ces fruits renferment de 3 à 4 p. 100 d'essence, des matières résineuses et mucilagineuses, du tanin, des grains d'aleurone.

Leur essence, obtenue en les soumettant, une fois pulvérisés, à la distillation aux vapeurs d'eau, se présente sous la forme d'un liquide incolore ou jaune pâle, d'odeur aromatique, agréable, fenouillée, à saveur aromatique, chaude, d'un poids spécifique de 0,895 à 0,910, à pouvoir rotatoire, dextrogyre, de + 70° à 80°, soluble dans l'éther, l'alcool, le chloroforme, le benzène, les huiles grasses et essentielles, mais elle se trouble par addition d'acide sulfurique. Elle est constituée par un mélange de carvone dextrogyre, de limonène, de phellandrène, de pinène. de dipentène, de dillapiol, etc., etc., et de paraffine.

Le DILLAPIOL, $C^{12}H^{14}O^4$, se présente sous la forme d'un liquide oléagineux, d'odeur persillée, à saveur chaude, aromatique, entrant en ébullition à 285°, soluble dans l'éther, l'alcool, le chloroforme, le benzène, les huiles grasses et essentielles. Il possède, quant à sa formule, la constitution suivante :

$$\begin{array}{c}
CH^3-CH=CH^2 \\
| \\
C \\
CH^3O-C \quad CH \\
CH^3O-C \quad C-O \\
C-O-CH^2
\end{array}$$

Chauffé avec de l'éthylate de soude, il se transforme en DILLISOAPIOL qui se présente sous la forme de prismes incolores, fusibles à 44°, mais oxydé par du permanganate potassique, il donne de l'ALDÉHYDE DILLAPIOLIQUE, fusible à 75°, puis de l'ACIDE DILLAPIOLIQUE, fusible à 151°, de formules

$$\begin{array}{cc}
CH=CH-CH^3 & CH^2-CH=CH^2 \\
| & | \\
C & C \\
CH^3O-C \quad CH & \leftarrow \quad CH^3O-C \quad CH \\
CH^3O-C \quad C-O & CH^3O-C \quad C-O \\
C-O-CH^2 & C-O-CH^2 \\
\text{Dillisoapiol} & \text{Dillapiol}
\end{array}$$

$$+ O \longrightarrow$$

$$\begin{array}{cc}
C\overset{O}{H} & COOH \\
| & | \\
C & C \\
CH^3O-C \quad CH & CH^3O-C \quad CH \\
CH^3O-C \quad C-O & CH^3O-C \quad C-O \\
C-O-CH^2 & C-O-CH^2 \\
\text{Aldéhyde dillapiolique} & \text{Acide dillapiolique}
\end{array}$$

Ces fruits se prescrivent, ainsi que leur essence, à doses de 0 gr. 5 à 1 gramme, en poudres ou en pilules, ou respectivement, à doses d'une à deux gouttes trois fois par jour aux repas, comme carminatif, comme stimulant de l'estomac et comme galactagogue, en lieu et place de ceux du fenouil. Dioscoride les recommandait déjà comme carminatif et comme épice, mais les esculapes du moyen âge les prescrivaient comme sudorifique et comme sédatif.

FRUCTUS ET OLEUM AJOWANI, FRUIT ET ESSENCE D'AJOWAN, DE CARUM AJOWAN seu PTYCHOTIS COPTICA, D. C. seu PTYCHOTIS AJOWAN, D. C.

Originaire des Indes orientales et de la Perse, mais cultivée de nos jours en Egypte, en Crète, cette plante

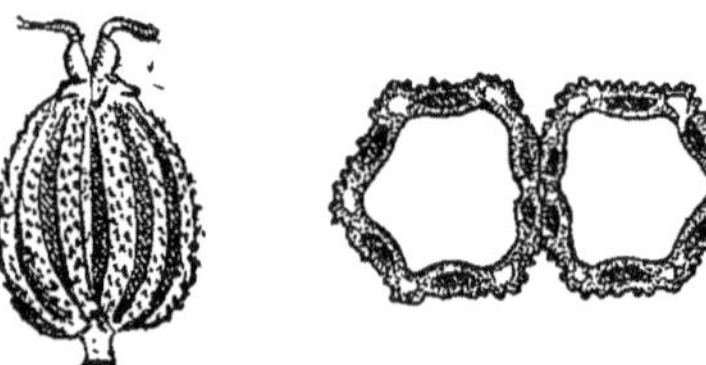

Fig. 246. — Fruit d'ajowan. Fig. 247. — Coupe transversale du fruit d'ajowan.

livre, au droguier, ses fruits non officinaux, qui se prescrivent parfois, dans la médecine populaire, comme carminatif, car ils renferment de 3 à 4 p. 100 d'essence, contenue dans des canaux sécréteurs, schyzogènes, disposés au nombre de 4 au-dessus de leurs vallécules, et au nombre de deux sur la face commissurale de chacun de leurs méricarpes (fig. 247 et 248).

Leur *essence* se présente sous la forme d'un liquide incolore, d'odeur spéciale, thymolée, à saveur chaude, rafraîchissante, aromatique, d'un poids spécifique de 0,90 à 0,91, soluble dans l'éther, l'alcool, le chloroforme, les huiles grasses et essentielles.

Elle est constituée par un mélange de thymol, de cymol, de carvacrol, de thymène, de cymène, de pinène, raison pour laquelle elle fut utilisée, pendant l'horrible guerre déchaînée par les Allemands sur l'Europe civilisée, comme succédané de celle du thym, afin de préparer le thymol si recherché par la pratique médicale.

RADIX GENTIANÆ ALBÆ, seu RADIX LASERPITII, DE LASERPITIUM LATIFOLIUM.

Croissant à l'état sauvage en Europe et portant de juillet en août des fleurs jaunes, réunies sous la forme de grandes ombelles, cette plante livre, au droguier, ses racines non officinales, qui, noir brunâtre, riches en fibres libériennes, à écorce poreuse, parcourue par de nombreux canaux sécréteurs, renferment de la laserpitine, de l'amidon, de l'essence, de l'oléorésine et des matières pectiques et mucilagineuses.

La LASERPITINE, $C^{15}H^{22}O^4$, ou principe amer de ces racines, se présente sous la forme d'une poudre blanche, cristalline, fusible à 118°, d'odeur nulle, à saveur amère, insoluble dans l'eau, les acides dilués, les bases, mais très soluble dans l'éther, l'alcool, le benzène, le chloroforme. Se dissolvant avec une coloration rouge cerise dans l'acide sulfurique, elle se transforme, chauffée avec de la potasse caustique alcoolique, en acide angélique et en asérol, car :

$$2C^{15}H^{22}O^4 + H^2O = C^{20}H^{30}O^5 + 2C^5H^8O^2$$

Cette drogue, non officinale, se prescrit parfois comme stomachique, amer, dans la thérapeutique populaire.

FRUCTUS ET OLEUM DAUCI, FRUIT ET ESSENCE DE CAROTTE, DE DAUCUS CAROTTA, L.

Cultivée dans toute l'Europe et dans l'Amérique du Nord, cette plante herbacée livre, à l'alimentation, ses racines, riches en glucose, et au droguier, ses fruits non officinaux, qui, ellipsoïdes, comprimés sur leurs faces latérales, mesurent de 2 à 3 millimètres de long sur 1 à 1 mm. 5 de diamètre, à surface externe jaune verdâtre ou jaune brunâtre, parcourue par 5 côtes primaires, renfermant des faisceaux libéro-ligneux, et par 4 vallécules en dessous desquelles se rencontrent des canaux sécréteurs, schyzogènes, riches en essence ; ceux-ci se retrouvent au nombre de deux sur la face commissurale de chacun de leurs méricarpes. Ces fruits renferment des matières résineuses et pectiques, du sucre et de l'essence.

Celle-ci se présente sous la forme d'un liquide incolore, d'odeur aromatique, à saveur chaude, aromatique, d'un poids spécifique de 0,870, à pouvoir rotatoire, lévogyre, de — 13° à —36°, soluble dans l'éther, l'alcool, le chloroforme, les huiles grasses et essentielles. Elle est constituée par un mélange de pinène, de sesquiterpène, d'acides palmitique, isobutyrique et acétique libres, puis par du limonène et par du DAUCOL, $C^{15}H^{26}O^2$. Cet alcool sesquiterpénique se présente sous la forme d'une poudre cristalline, blanche, fusible à 116°, soluble dans l'éther, l'alcool, le chloroforme. On la prescrit, ainsi que les fruits qui la livrent, comme stomachique et comme carminatif. Les racines de cette plante, très recherchées par nos ménagères, comme légume, renferment de la carotine, du sucre et des albuminoïdes.

La CAROTINE, $C^{26}H^{38}$, se prépare en extrayant ces racines concassées par de l'eau additionnée d'une trace d'acide sulfurique, dont la solution, concentrée, est précipitée par addition d'acide tannique. Le précipité ainsi obtenu (renfermant outre la carotine, des albuminoïdes et de l'hydrocarotine) est ensuite extrait par de l'alcool bouillant, qui, concentré, est soumis à la cristallisation spontanée. Elle se présente sous la forme d'une poudre cristalline, rouge foncé, fusible à 167°, insoluble dans l'eau, les alcalins, peu soluble dans l'alcool, l'éther, le chloroforme, mais très soluble dans le sulfure de carbone, les essences et le benzène. Elle se dissout avec une coloration bleue dans l'acide sulfurique, bleu indigo dans l'acide sulfureux additionné d'une trace de soude caustique.

L'HYDROCAROTINE, se préparant en soumettant les solutions acétoniques de la carotine à la cristallisation spontanée, se présente sous la forme de paillettes incolores, fusibles à 137°, insolubles dans l'eau, peu solubles dans l'alcool, mais très solubles dans le chloroforme, l'éther, l'acétone, le benzène. Elle se dissout avec une coloration rouge rubis dans l'acide sulfurique.

FRUCTUS ET OLEUM SESELI, SESELI DE MARSEILLE, FRUIT ET ESSENCE DE SESELI, DE SESELI TORTUOSUM, L.

Originaire de l'Asie Mineure et de l'Europe méridionale, cette plante herbacée livre, au droguier, ses fruits non officinaux, qui renferment une essence incolore, à saveur spéciale, aromatique, d'odeur aromatique, particulière, d'un poids spécifique de 0,8526, à pouvoir rotatoire, dextrogyre, de + 3°82, à indice de réfraction de 1,4652, soluble dans l'éther, l'alcool, le chloroforme, le sulfure de carbone, l'éther de pétrole, les huiles grasses et essentielles. Elle est constituée par un mélange de pinène, de phellandrène, d'une aldéhyde et de deux alcools, dont l'un possède la formule $C^{10}H^{18}O$. Ces fruits se prescrivent parfois, dans la médecine populaire des pays d'où ils sont originaires, à doses de 0 gr. 5 à 1 gramme plusieurs fois par jour, en poudres ou en pilules, comme carminatif, comme stomachique et comme emménagogue.

FRUCTUS AMMI, FRUIT D'AMMI, DE PTYCHOTIS FŒNICULIFOLIA, D. C.

Originaire des Indes, mais cultivée de nos jours en Égypte, en Perse, au Maroc et en Algérie, etc., cette plante herbacée livre, au droguier, ses fruits non officinaux, ovoïdes, glabres, jaunâtres, d'odeur térébinthinée, qui se prescrivent parfois, de par leur teneur en essence, comme diurétique. Il ne faut pas les confondre avec ceux de la plante *Ptychotis Coptica* originaire de l'Égypte, qui renfermant beaucoup d'essence riche en thymol, se prescrivent comme carminatif. Notons que les parties aériennes de la plante *Ptychotis Visnaga* ou *Herbe aux cure-dents*, originaire de l'Europe méridionale, se prescrivent parfois, dans nos régions, de par leur teneur en essence et en *Wisnagol* (principe toxique) comme diurétique, et ceci particulièrement contre la gravelle.

FEUILLE D'HYDROCOTYLE, D'HYDROCOTYLE ASIATICA, L.

Répandue dans toutes les régions tropicales et chaudes de l'hémisphère boréal, cette plante herbacée livre, au droguier, ses parties aériennes, particulièrement ses feuilles non officinales, qui renferment de la VELLARINE, substance toxique, reconnue comme étant identique à la conicine. Elles se prescrivent de ce fait, dans la médecine populaire de leurs pays d'origine, comme sudorifique, comme dépuratif et comme sédatif contre la lèpre et l'éléphantiasis. Il en est de même de celles provenant de l'*Hydrocotyle rotundifolia*, Roxb. et de l'*Hydrocotyle umbellata*, L., etc., etc.

RADIX LICHTENSTEINIÆ, DE LICHTENSTEINIA INTERRUPTA.

Originaire de l'Afrique du Sud, cette plante livre, au droguier, ses racines non officinales, qui se prescrivent parfois, sous la forme de décoctions, comme antipériodique et comme antinévralgique.

CORNACÉES

Comprenant 6 genres et 35 espèces, cette famille est représentée par des arbustes, à feuilles opposées (Aucube), ou isolées (Terricellie), simples, non stipulées. Ne livrant à la thérapeutique aucune drogue officinale, il est toutefois nécessaire de mentionner les :

CORTEX CORNI, DE CORNUS FLORIDA, L.

Originaire de l'Amérique du Nord, particulièrement du Massachusetts, du Mississipi et du Mexique, cet arbrisseau livre, au droguier, son écorce non officinale, qui s'y présente parfois sous la forme de fragments irréguliers, légèrement cintrés, à surface externe gris rougeâtre, marquée de taches irrégulières, rouge ocre, à face interne brun violacé, à cassure nette, à saveur astringente, amère, d'odeur nulle. Renfermant de la PISCIDINE, $C^{15}H^{12}O^4$, cristallisant sous la forme de prismes incolores, inodores, à saveur amère, insolubles dans l'eau mais très solubles dans l'alcool, l'éther, puis de la cornine, des matières résineuses et tanniques, elle se prescrit parfois, dans la médecine populaire de ces pays, comme fébrifuge et comme tonique.

STIPITES NYSSÆ,
DE NYSSA AQUATICA, L.

Originaire de la Caroline et de la Floride, cette plante livre, au droguier, ses racines non officinales, qui sectionnées, puis mondées de leur écorce et tournées sous la forme de crayons, se prescrivent parfois comme drains, en lieu et place de ceux des laminaires, car ils gonflent dans l'eau de par leur teneur en mucilage.

ARALIACÉES

Cette famille, comprenant 51 genres avec plus de 340 espèces, est représentée par des arbres ou par des arbustes, quelquefois grimpants à l'aide de racines adventives (Lierre), à feuilles isolées, stipulées, tantôt simples, tantôt composées à lobes palmés ou pennés, mais toujours parcourues, ainsi que les tiges de ces plantes, par des canaux sécréteurs, oléifères ; ceuxci, se rencontrant aussi dans leurs racines, sont disposés de la même manière que ceux des plantes de la famille des Ombellifères. Leurs fleurs, actinomorphes, ordinairement pentamères, entourent parfois un grand nombre d'étamines (Tupidanthe), et un pistil à plusieurs carpelles fermés, concrescents en un ovaire pluriloculaire, infère, renfermant dans chaque loge un ovule anatrope, pendant, à raphé interne. Possédant parfois 5 carpelles (Lierre, Aralie), d'autres fois 2 (Panace), elles donnent des fruits, qui généralement sont des drupes avec autant de loges qu'il n'y a de carpelles, mais ce sont parfois des achaines (Delarbrée).

Ces plantes sont caractérisées par la présence de nombreux poils tecteurs, pluricellulaires, plurisériés, disposés sur leurs feuilles, qui portent, en outre, des stomates toujours accompagnés de 4 à 5 cellules annexes, puis par la présence de cristaux étoilés d'oxalate de chaux, renfermés dans les cellules de leur mésophylle ; celui-ci possédant, en outre, des canaux sécréteurs, localisés près du péricycle de ses faisceaux.

FOLIUM ET FRUCTUS HEDERÆ,
FEUILLE ET FRUIT DE LIERRE,
D'HEDERA HELIX, L.

Répandue dans toute l'Europe, cette plante grimpante, ligneuse, livre au droguier ses feuilles non officinales, coriaces, luisantes, vert foncé, pétiolées, à limbe entier, cordiforme à sa base, échancré ou divisé en 3 ou en 5 lobes triangulaires au sommet, d'odeur nulle, à saveur amère, résineuse, nauséeuse. Elles renferment, outre des matières résineuses et pectiques, de l'hédérine ou helexine.

L'HÉDÉRINE, $C^{42}H^{66}O^{11}$, se prépare en extrayant premièrement cette drogue par de l'eau bouillante, puis par de l'alcool, dont la solution concentrée, traitée par du charbon animal, après avoir été traitée par de l'éther de pétrole, est soumise, en présence d'alcool méthylique, à la cristallisation spontanée. Elle se présente sous la forme d'aiguilles incolores, fusibles à 257°, à pouvoir rotatoire de + 9°68, insolubles dans l'eau, le chloroforme, l'éther de pétrole, mais très solubles dans l'acétone, la pyridine, l'éther, l'alcool ; elle se dissout à chaud, avec une coloration violette, dans l'acide sulfurique. Hydrolysée, l'hédérine se décompose en hédéragénine, on arabinose et en hédérose, car :

$$C^{42}H^{66}O^{11} + 3H^2O = C^{31}H^{50}O^4 + C^5H^{10}O^5 + C^6H^{12}O^5$$

Hédérine — Hédéragénine — Arabinose — Rhamnose

L'HÉDÉRAGÉNINE, $C^{31}H^{50}O^4$, se présente sous la forme d'une poudre blanche, cristalline, fusible à 324°, à pouvoir rotatoire, dextrogyre, de + 81°2, soluble dans l'éther, l'alcool, qui, se dissolvant avec une coloration jaune orange puis violette dans l'acide sulfurique, est une lactone de formule :

$$HO\diagdown \atop HO\diagup C^{30}H^{48} {\textstyle {-CO \atop -O}}$$

celle-ci se décomposant par l'hydrolyse en arabinose et en glucose.

Ces feuilles se prescrivent parfois, dans la médecine populaire, sous la forme de décoctions comme purgatif et comme émétique.

Les fruits de cette plante, récoltés à leur entière maturité, se présentent sous la forme de petites baies verdâtres, puis noirâtres, surmontées par les restes persistants du calice, mais supportées par un petit pédicelle grêle. De la grosseur d'un pois, ils sont constitués par 4 loges monospermes ; leur odeur est nulle, leur saveur amère, désagréable. Renfermant de l'hédérine, de l'acide hédérique, des matières résineuses, mucilagineuses et pectiques, outre du tanin, ils se prescrivent parfois, dans la médecine populaire, à l'état frais, comme émétique et comme purgatif ; il faut les ordonner avec prudence, car ils provoquent, à fortes doses, des empoisonnements souvent mortels, précédés de vomissements, de diarrhée, d'excitation fébrile, d'incoordination dans les idées, de lésions banales du tube digestif et de congestion des méninges. Ordonnez en ce cas des opiacés, des émétiques, du lait et des émollients.

RADIX ARALIÆ, RACINE DE GINSENG,
D'ARALIA QUINQUEFOLIA Dec. et Pl., seu
PANAX QUINQUEFOLIUM, L.

Originaire de l'Amérique du Nord, particulièrement du Canada et de la Pensylvanie, cette plante livre, au droguier, ses racines non officinales, qui s'y présentent sous la forme de fragments cylindriques, fusiformes ou ramifiés, jaunâtres, à surface externe, striée dans le sens de la longueur, mais marquée de bourrelets transversaux, à cassure nette, d'odeur aromatique, à saveur douceâtre, aromatique. Examinée sur une coupe transversale, cette racine est constituée par un suber étroit, par un parenchyme cortical, riche en canaux sécréteurs à oléorésine ; par un liber parcouru par des rayons médullaires, assez larges, qui se rencontrent aussi dans son bois : celui-ci, séparé du liber par le cambium, possède de nombreux faisceaux libéro-ligneux, cunéiformes.

Renfermant un glucoside ou PANAQUILONE, ou PANAQUINOLINE, $C^{24}H^{25}O^8$, qui est un vaso-constricteur, du sucre, des matières résineuses et pectiques, ces racines se prescrivent parfois, dans la médecine populaire, comme fébrifuge et comme déconcestionnant, puis comme spécifique contre la jaunisse et les calculs biliaires, il en est de même de celles de la plante *Aralia nudicaulis* L., originaire de l'Amérique du Sud, qui, renfermant en outre de l'essence, se prescrivent aussi comme diaphorétique, mais elles servent principalement à falsifier notre salse pareille officinale.

Notons que la *Ginseng de Corée*, de la plante *Panax Ginseng* C.R. Meyer, livre, au droguier, ses racines non officinales, qui sont riches en essence (terpènes divers), en matières résineuses et pectiques, en phytostérine et en PANAQUILONE, $C^{24}H^{25}O^8$, fusible à 220°. Ce glucoside se présente sous la forme d'une poudre cristalline, blanche, fusible à 220°, soluble dans l'eau, dont les solutions, ne réduisant pas la liqueur de Fehling, moussent très fortement lorsqu'on les agite. Hydrolysé, il se décompose en glucose, en pentose et en sapogénine.

Extraite par de l'éther, cette drogue livre un liquide oléagineux, riche en terpène et en phytostérine, mais on la prescrit, dans la médecine populaire chinoise, comme antigoutteux et comme antirhumatismal. Il est à remarquer que la panaquilone est une saponine, à pouvoir hémolytique comme tous les corps appartenant à cette catégorie, ce qui nous permet de comprendre les raisons pour lesquelles les Chinois utilisaient déjà, bien des siècles avant Jésus-Christ, ces racines comme antisyphilitique ; elles ne furent introduites en Europe que sous le règne de Louis XIV, celui-ci en ayant reçu de Siam.

XVIIe Ordre. — **THYMELINÉES**

THYMÉLÉACÉES

Cette famille, comprenant 47 genres avec plus de 420 espèces, répandues sous tous les climats tempérés du globe, est représentée par des arbustes, rarement par des herbes annuelles (Thymélée des champs), à feuilles isolées (Daphnée, Thymélée), ou opposées (Passérine), simples, non stipulées, à limbe entier, coriace, uni ou penninervé. Leurs fleurs hermaphrodites, actinomorphes, sont constituées par un calice généralement à 4, parfois à 5 sépales (Daide, Aquilaire), souvent pétaloïdes, concrescents entre eux en un tube, dont la gorge porte parfois des languettes simples ou bifurquées (Struthiole, Linostome). Leur androcée est généralement représenté par deux verticilles alternes, à 4 ou à 5 étamines concrescentes avec le tube du calice, leur pistil étant ordinairement formé par un seul carpelle antérieur, libre, fermé en arrière, qui porte vers son sommet un ovule anatrope, pendant, à raphé ventral. Leur fruit est un achaine (Thymélée) ou une baie (Daphnée), qui renferme une graine non albuminée, à embryon droit. Les plantes de cette famille sont caractérisées par la présence de leurs fibres libériennes, qui se rencontrent principalement dans le liber de leur écorce, puis par celle de leurs faisceaux bicollatéraux, et par l'absence complète de canaux sécréteurs, de glandes sécrétrices ou de cellules cristalligènes.

CORTEX MEZEREI, ÉCORCE DE FAUX GAROU OU DE BOIS GENTIL, ÉCORCE DE SAINT-BOIS, DE DAPHNE MEZEREUM, L.

Origine botanique. — Cet arbrisseau, à écorce rouge brunâtre, à bois jaune citron, porte des feuilles isolées, non stipulées, coriaces, glabres, pétiolées, à limbe entier, lancéolé, parcouru par une nervure médiane, très prononcée. Ses fleurs actinomorphes, hermaphrodites, toujours groupées trois par trois, dans l'axe des feuilles supérieures des années précédentes, sont constituées par un calice à 4 sépales roses, concrescents entre eux par leurs bases en un tube très velu, qui entoure 8 étamines libres, disposées sur deux verticilles, mais concrescentes par leurs bases avec les sépales, et un pistil constitué par un seul carpelle antérieur, fermé en arrière, qui renferme un ovule anatrope, pendant, à raphé ventral. Son fruit est une baie charnue, rougeâtre, renfermant une graine non albuminée, à embryon droit.

Origine géographique. — Fleurissant de mars en avril, il croît à l'état sauvage dans toute la région méditerranéenne, puis dans l'Asie centrale et septentrionale.

Pathologie. — On rencontre sur les branches de cette plante de nombreux champignons appartenant à la famille des Ascomycètes, tels que la *Nectria cinnabarina*, la *Marssonia Daphnes*, et la *Microthelia analeptoides*, etc., etc.

Récolte. — Ses tiges, sectionnées au printemps, puis effeuillées, sont décortiquées à

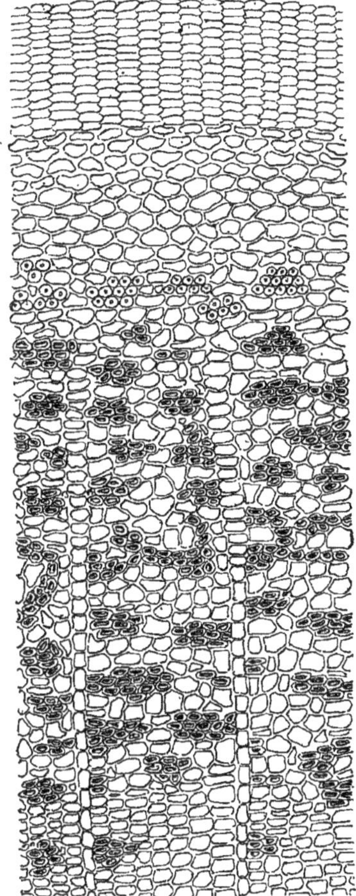

Fig. 248. — Coupe transversale de l'écorce de daphné.

l'aide d'incisions transversales et longitudinales ; leur écorce, enroulée sous la forme de pelotons ou sectionnée sous celle de fragments, étant ensuite rapidement desséchée à l'air et à l'ombre.

Sortes commerciales. — Cette écorce se présente dans le commerce sous la forme de fragments ou sous celle de pelotons arrondis, de 6 à 8 centimètres de diamètre, puis sous celle de lanières, réunies en paquets de 20 à 30 centimètres de long, ou sous celle de lanières repliées plusieurs fois sur elles-mêmes, celles-ci provenant généralement du midi de la France et du nord de l'Algérie.

Description de la drogue. — Cette écorce, à surface externe lisse, gris brunâtre ou gris cendré, est marquée de rides transversales ou de taches éparses, blanc jaunâtre, elliptiques tubéreuses, provenant de cicatrices foliaires ; elle possède une surface interne lisse, jaune, quelquefois brun jaunâtre, mais toujours striée dans le sens de la longueur, une cassure transversale difficile, filandreuse, à fibres pruriontes, puis une odeur peu marquée, irritante pour les muqueuses, une saveur âcre, brûlante, persistante. L'écorce de Mezereum se différencie facilement de celle de ses substitutions par la présence de ses lichens appartenant aux Pyrenocarpes, tel que la *Microthelia analeptoïdes*, Bayl., qui se présente sous la forme de ponctuations ou sous celle de lignes riches en apothécies toujours disposées sous l'épiderme.

Examen microscopique (fig. 248). — Examinée sur une coupe transversale, cette écorce est constituée par une assise de cellules épidermiques, avec quelques poils tecteurs, unicellulaires, coniques, à parois épaissies, puis par un suber à 3 ou à 4 assises de cellules aplaties, disposées en files radiales, à parois minces mais colorées en brun jaunâtre. Son parenchyme cortical est formé par des cellules tangentielles, collenchymateuses, qui entourent des faisceaux de fibres libériennes, assez longues, ondulées sur leurs bords, mais arrondies à leurs bases, à lumen punctiforme ; puis vient le liber, parcouru par des rayons médullaires, disposés sur un rang, de cellules polygonales, à parois épaissies, qui entourent de nombreux amas de fibres libériennes, à section plus régulière, à lumen large et ondulé. Les glucosides de cette plante, se rencontrant particulièrement dans le phelloderme, les rayons médullaires et le liber secondaire de cette écorce, se colorent en rouge sang par addition d'acide nitrique et en jaune doré par celle de potasse caustique.

Falsifications. — Cette drogue n'est jamais falsifiée, mais elle est souvent mélangée à des écorces de *Daphné Laureola*, de *Daphne alpina*, qui renferment les mêmes principes actifs que notre écorce de Saint-Bois.

Réactions. — Cette écorce donne un extrait hydroalcoolique se colorant en jaune par addition de potasse caustique, mais se précipitant en un dépôt jaune serin par celle d'acétate de plomb ; soumise à la distillation sèche, elle donne, par décomposition de la daphnine, de l'ombelliférone.

Analyse chimique. — Elle renferme de la daphnine, de la résine ou mézéréine, outre une matière colorante jaunâtre, du sucre et du tanin.

La DAPHNINE, $C^{15}H^{16}O^9 + 2H^2O$, se présente sous la forme de prismes incolores, inodores, à saveur amère, astringente, fusibles à 253° ; peu solubles dans l'eau et dans l'alcool froid, très solubles dans ces dissolvants bouillants, mais insolubles dans l'éther, le chloroforme, etc. Elle se dissout très facilement dans les alcalis aqueux, qu'elle colore en jaune doré, mais ses solutions aqueuses, se colorant en bleu par addition de perchlorure de fer, réduisent à chaud les solutions ammoniacales de nitrate d'argent. L'émulsine ou les acides étendus transforment la daphnine en glucose et en daphnétine, car :

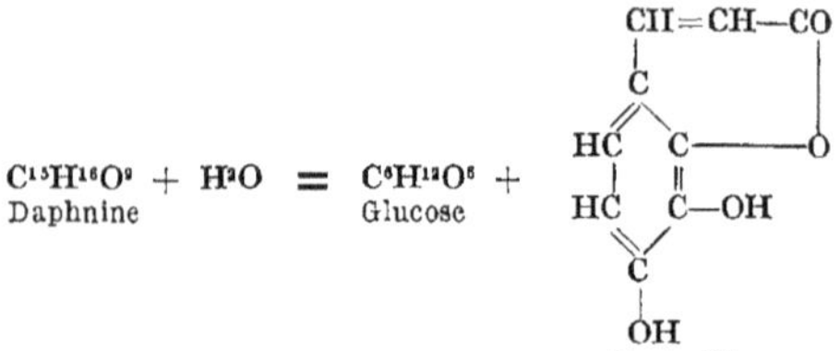

$$C^{15}H^{16}O^9 + H^2O = C^9H^{12}O^6 + \text{Daphnétine}$$

Daphnine — Glucose

La DAPHNÉTINE ou DIOXYCOUMARINE, $C^9H^6O^4$, se présente sous la forme de prismes jaunes, inodores, fusibles à 255°, solubles dans l'éther, l'alcool, insolubles dans l'eau froide. On peut l'obtenir synthétiquement en chauffant parties équimoléculaires égales de pyrogallol et d'acide malique, avec deux fois leur poids d'acide sulfurique concentré, c'est-à-dire jusqu'à ce que le mélange commence à écumer, puis en le versant, après son complet refroidissement, dans de l'eau froide, qui précipite la daphnétine ainsi formée ; celle-ci, reprise par de l'alcool, donne une solution, qui, soumise à la cristallisation spontanée, dépose les prismes ci-dessus décrits, les réactions suivantes ayant eu lieu au cours de ces opérations (B. 17, p. 929).

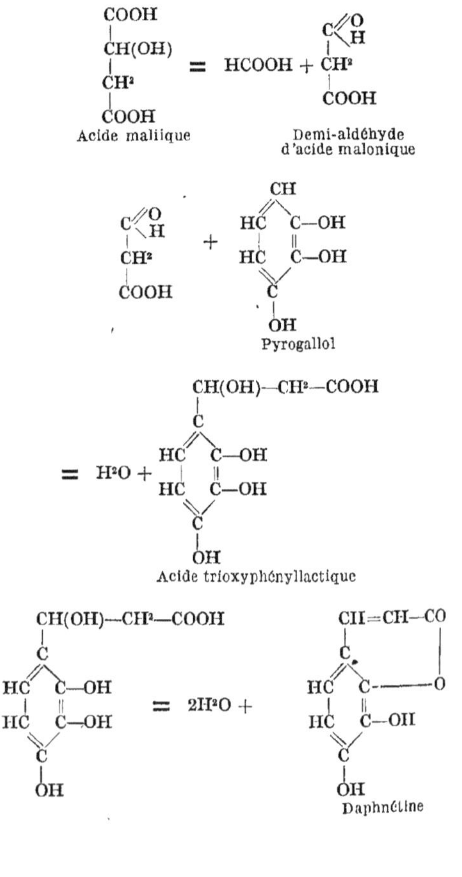

On peut aussi l'obtenir en traitant en présence d'anhydride acétique, l'aldéhyde pyrogallique par de l'acétate de soude (B. 32, p. 287).

$$C^6H^2\begin{cases}C\substack{\nearrow O \\ \searrow H}\\(OH)^3\end{cases} + 2 \begin{cases}CH^3{-}CO\\CH^3{-}CO\end{cases}O$$

Aldéhyde pyrogallique

$$= 2H^2O + C^6H^2\begin{cases}CH(OH){-}CH^2{-}COOH\\(O{-}OC{-}CH^3)^3\end{cases}$$

$$\rightarrow H^2O + 3CH^3COOH + C^6H^2\begin{cases}CH=CH{-}CO\\ \rule{2cm}{0.4pt} \quad O\\(OH)^2\end{cases}$$

Daphnétine

Usage thérapeutique. — Cette drogue se prescrit, à doses de 0 gr. 5 à 1 gramme plusieurs fois par jour, sous la forme de pilules ou sous celle de poudres, comme purgatif, comme diaphorétique, et autrefois comme antisyphilitique ; mais on l'ordonne surtout extérieurement sous la forme de frictions antirhumatismales ou sous celle d'applications externes (après avoir fait macérer cette écorce dans du vinaigre), comme un vésicant des plus efficaces.

Action physiologique. — Ordonnée à doses trop élevées, elle provoque intérieurement des brûlures d'estomac, des nausées, des vomissements, de l'inflammation intestinale, puis de la prostration, de la syncope, de la mydriase, de l'hématurie, des convulsions, des troubles respiratoires et circulatoires, et la mort après d'horribles souffrances précédées de diarrhée et de coliques très douloureuses. Elle provoque extérieurement des rougeurs cutanées, des phlyctènes, mais elle ne possède pas, comme la cantharide, d'action génito-urinaire ou aphrodisiaque.

Contrepoisons. — Prescrivez, en cas d'empoisonnements par cette drogue, des mucilagineux, des opiacés et des potions stimulantes.

Pharmacie galénique. — Elle sert à préparer l'Extractum Mezerei, l'Unguentum Mezerei et l'Emplastrum Mezerei.

Historique. — Les Grecs et les Romains ne connaissaient pas le *Daphne Mezereum*, mais le *Daphne Gnidium*, qui leur livrait son écorce utilisée comme vésicant. Cette drogue fut décrite en 1500 par Hyeronimus Tragus, puis en 1609, par Peter Uffenbach. On en préparait, selon Scribonius, un électuaire purgatif, qui se prescrivait comme spécifique contre les calculs biliaires et comme anaphrodisiaque. Notons que les fruits de cette plante renferment de la COCCOGNINE, $C^{20}H^{22}O^3$, qui se prépare en les extrayant par du benzène, afin de les priver de leur huile fixe, puis par de l'éther, dont la solution, évaporée à sec, abandonne une masse résineuse, brun jaunâtre. Celle-ci, reprise par de l'alcool bouillant, que l'on soumet à la cristallisation spontanée, dépose des cristaux étoilés, jaunes, solubles dans l'éther, l'alcool, insolubles dans l'eau.

CORTEX LAUREOLÆ, ÉCORCE DE LAURÉOLE, ÉCORCE DE LAURIER ÉPONGE, DE DAPHNE LAUREOLA, L.

Cette plante, originaire des Açores, de l'Asie Mineure et de la région méditerranéenne, livre, au droguier, son écorce non officinale, qui s'y présente parfois sous la forme de lanières ou sous celle de fragments gris cendré, striés intérieurement dans le sens de la longueur, mais marqués extérieurement de cicatrices foliaires, ellip-

tiques. D'odeur et à saveur identiques à celles du *Daphne Mezereum*, cette écorce renferme les mêmes principes actifs que la drogue ci-dessus décrite.

CORTEX WIRCKSTRŒMIÆ, DE WIRCKSTRŒMIA CANESCENS.

Originaire des forêts montagneuses du centre et du nord du Japon, cette plante livre, au droguier, son écorce non officinale, dont les fibres libériennes sont utilisées pour préparer du papier de soie qui, très résistant, fut préconisé pour remplacer les capsules gélatineuses. On ordonne parfois cette drogue, dans la médecine populaire, comme émétique et comme purgatif, il en est de même de l'écorce de la plante *Wirchstrœmia Forsieri*, originaire des mêmes régions.

RADIX LASIOSIPHORIS, DE LASIOSIPHOR ANTHYLLOIDES.

Originaire de l'Afrique méridionale, cette plante livre, au droguier, ses racines non officinales, qui se prescrivent, dans leurs pays d'origine, comme contrepoison des morsures de serpents.

XVIIIe Ordre. — **ROSIFLORES**

ROSACÉES

Cette famille, comprenant 89 genres et plus de 1450 espèces, répandues sur toute la surface du globe, est représentée par des arbustes et par des herbes, à feuilles isolées, simples ou diversement composées, mais toujours stipulées. Leurs fleurs hermaphrodites, rarement unisexuées (Pimprenelle, Quillaie), actinomorphes, pentamères, rarement tétramères (Pimprenelle, Sanguisorbe, Alchémille), ou trimères (Cliffertie), sont constituées par un calice pourvu parfois d'un calicule (Potentille, Fraisier). Leur corolle, à pétales libres au-dessus du calice, peut parfois avorter chez la Pimprenelle, la Sanguisorbe et l'Alchémille. Elle entoure généralement un androcée à 20 étamines libres, disposées sur 3 verticilles, dont 5 épisépales, 5 épipétales et 10 superposées paires par paires aux pétales, mais parfois elle est réduite à 15 (Raphiolépide), à 10 (Quillaie), à 5 ou à 4 étamines (Sanguisorbe, Alchemille), ou au contraire il y a multiplication, à 30 et davantage (Rosier, Ronce). Leur corolle, leur calice et leurs étamines, pouvant être concrescents entre eux par leurs bases sur une plus ou moins grande longueur, donnent ainsi naissance à un plateau (Fraisier), à une coupe (Prunier, Spirée) ou à un tube (Rosier). Leur pistil, disposé au centre de ce plateau, sur une prolongation conique du réceptacle (Fraisier, Ronce, Potentille), ou au fond de la coupe ou du tube (Prunier, Ronce), se compose de carpelles clos, libres, renfermant deux rangs d'ovules anatropes (Spirée, Quillaie) ou un seul ovule (Fraisier, Rosier, Aigremoine), ou deux ovules (Prunier, Poirier, Sorbier), à style quelquefois gynobasique, (Fraisier, Alchémille). Il renferme 5 carpelles (Poirier ou Cognassier, Spirée), deux (Sanguisorbe, Aigremoine), ou un seul (Prunier, Alchémille) ou un grand nombre de carpelles disposés en spirale (Fraisier, Potentille, Ronce, Rosier). Ces carpelles peuvent être concrescents par leurs faces dorsales avec le tube des verticilles externes, ce qui communique à leur ovaire l'apparence d'être infère (Poirier, Pommier, Aubépine, Sorbier), mais ils peuvent parfois être disposés dans le pédicelle floral creusé en coupe (Rosier). Leur fruit est constitué par autant de follicules (Spirée), de légumes (Quillaie), d'achaines (Fraisier, Potentille), ou de drupes (Ronce), que le pistil renfermait de carpelles. Notons que leur réceptacle peut se développer parfois en une masse charnue, comestible (Fraisier) ; ou que leur tube externe peut s'accroître en formant autour de leur fruit une enveloppe sèche (Pimprenelle, Aigremoine), ou charnue (Rosier), mais dans ce cas, si les carpelles sont concrescents avec le tube externe, charnu, et si eux-mêmes ils deviennent des drupes, on obtient un fruit dont la portion charnue est d'origine mixte (Poirier, Pommier, Aubépine,

Cognassier). Leur graine, non albuminée, renferme un embryon toujours droit.

Les plantes de cette famille se subdivisent, selon la conformation de leurs fruits et de leurs pistils, en plusieurs tribus, telles celles des *Prunées*, avec carpelles renfermant deux ovules, leur fruit étant une drupe ; des *Spirées*, avec plusieurs carpelles, à ovules pendants, donnant comme fruits des follicules ou des drupes ; des *Quillajées*, avec plusieurs carpelles, à ovules ascendants, donnant comme fruits des drupes ou des follicules ; des *Fragariées*, avec nombreux carpelles uniovulés, qui donnent des achaines ; des *Rubées*, avec carpelles nombreux, uniovulés, qui donnent des drupes.

Toutes ces tribus possèdent donc des fruits nus, non enveloppés comme dans les plantes appartenant aux tribus suivantes : *Potéries*, avec carpelles uniovulés qui donnent des achaines libres dans un tube charnu, et *Pirées*, avec plusieurs carpelles généralement biovulés, qui donnent comme fruits des drupes concrescentes dans un tube charnu.

Les plantes de cette famille sont caractérisées par leurs feuilles, à poils tecteurs, coniques, unicellulaires, et à poils glanduleux, avec glande unicellulaire, sessile, arrondie, ou avec glande pluricellulaire, à pédicelle court, unisérié. Leur mésophylle renferme des macles ou des prismes d'oxalate de chaux, mais jamais de lacticifères, ni glandes sécrétrices. Leur système libéro-ligneux est représenté par un cordon ligneux, arqué, recouvert à sa partie inférieure par un liber mou et par un péricycle souvent lignifié, tandis que les stomates de leurs feuilles sont toujours accompagnés de 4 ou de 5 cellules annexes, irrégulières. Toutes les parties végétales de ces plantes sont riches en tanin.

SEMEN CYDONIÆ, GRAINE DE COING, DE CYDONIA VULGARIS, Pers.

Origine botanique. — Cet arbre ou cet arbuste, de 3 à 4 mètres de haut, à écorce brunâtre, porte des feuilles isolées, simples, glabres, pétiolées, à limbe entier, ovale, lancéolé, pointu au sommet, qui se termine en une pointe mousse, arrondi à sa base, mais toujours parcouru par une nervure médiane, très prononcée, et par des nervures secondaires, anastomosées. Ses fleurs terminales, disposées parfois en ombelles, sont constituées par un pédoncule très court, portant un hypanthium velu, concrescent à l'intérieur avec la base de l'ovaire, mais se terminant au sommet par un calice, à 5 sépales lancéolés, velus, dentelés sur leurs bords et concrescents entre eux par leurs bases. Leur corolle rouge blanchâtre, velue, est constituée par 5 pétales libres, cordiformes, qui entourent 20 étamines disposées sur 3 verticilles, dont 5 épisépales, 5 épipétales, et 10 superposées par paires aux pétales, et un pistil, disposé au fond de l'hypanthium, qui est formé par 5 carpelles libres, clos, renfermant chacun deux rangs d'ovules anatropes, mais surmontés par un style à 5 stigmates. Son fruit piriforme (fig. 249), atténué à sa base, évasé au sommet, à surface jaune doré, est couronné par les divisions du calice, il est constitué par un épicarpe mince, par un mésocarpe charnu, à cellules parfois scléreuses, par un endocarpe papyracé, entourant 5 loges renfermant de 10 à 16 graines officinales. Son suc est utilisé lors de la préparation du sirop et de la gelée de coings.

Origine géographique. — Fleurissant de mai en juin, en Europe, il croît, à l'état sauvage, dans les terrains pierreux et dans les forêts du Caucase, de la Perse, de l'Arménie, de la Syrie ; d'où il est originaire, puis à l'état cultivé dans toute la région méditerranéenne, voire même dans le sud de l'Angleterre, l'Europe centrale, le Mexique, la Floride, le Guatemala, etc., où il y fut implanté.

Pathologie. — Les hannetons *Liopus nebulosus*, les chenilles et diverses *Puccinias* s'attaquent volontiers à cet arbre, qu'ils font dépérir. Il en est de même de la *Sclerotinia Cydonia*, et de la *Trichoseptoria fructigena*, etc.

Récolte. — Ses fruits, parvenus à leur complète maturité, mondés de leurs graines, servent à préparer des gelées comestibles et des sirops, tandis que leurs graines officinales sont desséchées à l'air et au soleil.

Sortes commerciales. — Le commerce européen différencie ces dernières, selon leurs pays d'origine, en plusieurs variétés, soit en françaises, portugaises, espagnoles, russes, qui sont les plus recherchées et en asiatiques, etc.

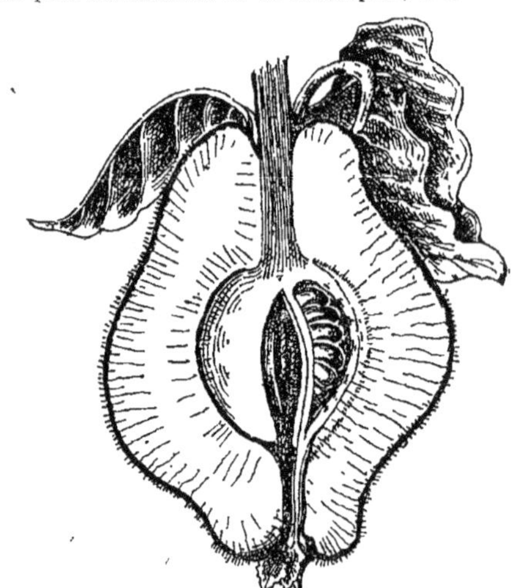

Fig. 249. — Coupe longitudinale du coing.

Description de la drogue. — Elles se présentent, dans le droguier, sous la forme de petits corps cunéiformes, aplatis sur leurs faces latérales, par compression réciproque, souvent agglutinés les uns avec les autres par une couche de mucilage, qui les entoure d'une pellicule argentée. Mesurant de 6 à 8 millimètres de long sur 3 à 4 millimètres de large et sur 1 mm. 5 à 2 millimètres d'épaisseur, et pesant une fois desséchée 0 gr. 02, cette graine, pointue à une de ses extrémités, est arrondie à sa base, qui porte le hile relié à la chalaze par le raphé, celui-ci étant représenté sur une de ses faces par une petite côte saillante, arrondie. Macérées dans de l'eau, ces graines s'entourent d'une enveloppe mucilagineuse, soluble dans ce dissolvant. Leur odeur est nulle sur le sec, mais elle rappelle celle de l'acide cyanhydrique lorsqu'on les triture avec de l'eau ; leur saveur agréable, mucilagineuse, rappelle celle des amandes amères.

Examen microscopique (fig. 250). — Examinée sur une coupe transversale, cette graine est constituée par un teste brun clair, à 3 assises de cellules ; l'externe possédant des cellules cubiques, à parois minces, disposées sous la forme de palissade, qui s'entourent dans l'eau d'une couche mucilagineuse ; puis vient une assise moyenne (*cm*), constituée par plusieurs rangs de cellules polygonales, irrégulières, à parois épaissies, colorées en brun et une zone interne (*ci*) formée par une assise de cellules rectangulaires. En dessous de celle-ci se rencontre l'albumen (*al*), à 4 ou à 5 assises de cellules polyédriques aplaties, puis la couche hyaline (*h*), qui entoure les restes du périsperme, à cellules oblitérées ou parfois entièrement résorbées, et les cotylédons (*c*), qui sont constitués par des cel-

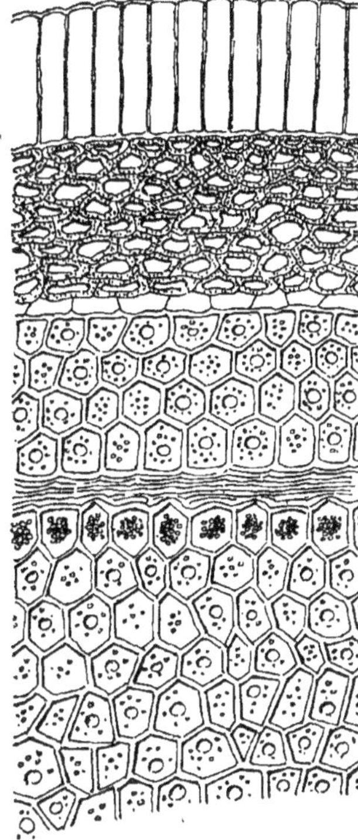

Fig. 250. — Coupe transversale de la graine du coing.

lules polygonales, à parois oblitérées, renfermant des grains d'aleurone et des gouttelettes d'huile fixe. Notons que ses cellules mucilagineuses se colorent en bleu, par addition d'iode, mais que tout en se dilatant dans l'eau, elles conservent leur forme primitive.

Falsifications. — Cette drogue est souvent mélangée à des pépins d'autres cognassiers, de pommiers ou de poiriers, qui renferment moins de mucilage.

Analyse chimique. — Ces graines contiennent du sucre de canne, un glucoside ou amygdaline, qui, par addition d'eau, se décompose en acide cyanhydrique, en glucose, et en aldéhyde benzylique, puis du mucilage, des traces de tanin, de la pectine et de l'huile.

Leur HUILE se présente sous la forme d'un liquide jaunâtre, d'odeur agréable, rappelant légèrement celle des amandes amères, d'un poids spécifique de 0,914, à indice de réfraction de 1,47248, à indice de saponification de 181°, à indice d'acidité de 31°, à indice d'iode de 113°, soluble dans l'éther, le chloroforme, etc. Elle est constituée par un mélange de triglycérides des acides myristique, butyrique, stéarique, oléique et d'un acide de formule $C^{17}H^{32}(OH)COOH$.

Leur MUCILAGE, $C^6H^{10}O^5 + H^2O$, se présente sous la forme d'une poudre blanche, amorphe, inodore, soluble dans l'eau, dont la solution colloïdale se précipite en un dépôt blanc, insoluble dans l'alcool, par addition d'acides minéraux. Insoluble dans les alcalis, les acides minéraux, il se colore en bleu par addition d'iode ou par celle d'acide sulfurique renfermant de l'iode. Oxydé, il ne donne pas d'acide mucique, mais de l'acide oxalique et de l'acide saccharique, preuve qu'il ne renferme pas de galactane. Sa solution aqueuse, colloïdale, ne se précipite pas par addition de borax, de tanin ou d'eau créosotée ; mais l'acétate neutre de plomb y provoque la formation d'un précipité blanc, ce qui permet de le différencier du mucilage provenant des divers acacias. Cette solution mucilagineuse se colore en outre en violet, par addition d'hématoxyline. Hydrolysé, ce mucilage donne 34 p. 100 de matières cellulosiques, insolubles, et un filtrat renfermant de l'arabinose et du xylose.

La PECTINE de ces fruits se prépare en les extrayant, pendant 48 heures, par de l'eau chloroformée, dont la solution, filtrée, est précipitée par addition d'alcool et d'acide chlorhydrique ; le dépôt ainsi obtenu, repris par de l'alcool bouillant et par de l'éther, puis desséché, étant dissous dans de l'eau, dont la solution est reprécipitée par addition d'alcool.

Elle se présente sous la forme d'une poudre blanc jaunâtre, amorphe, inodore, insoluble dans l'alcool, l'éther, très soluble dans l'eau, dont la solution louche possède un pouvoir rotatoire, dextrogyre, de + 165° ; car 0 gr. 462 de pectine, dissous dans 100 centimètres cubes d'eau, donnent une solution qui, examinée au polarimètre, y provoque une déviation polarimétrique de + 1°53', dans un tube de 20 centimètres de long, d'où :

$$a_d = \frac{1,53 \times 100}{2 \times 0,462} = + \ 165°.$$

Traitée par de l'acide sulfurique dilué, puis chauffée à 108°, elle se transforme en arabinose, à pouvoir rotatoire, dextrogyre, de + 98°.

Usage thérapeutique. — Cette drogue se prescrit, à doses de 10 à 30 grammes sur 200 grammes d'eau, de par sa teneur en mucilage, comme lénitif contre la leucorrhée, et comme astringent intestinal, contre la diarrhée des enfants.

Pharmacie galénique. — Ne servant pas à préparer des produits pharmaceutiques, elle donne la bandoline, c'est-à-dire un mucilage très apprécié dans la parfumerie, et comme apprêt des étoffes.

Historique. — Dédiée à Aphrodite, déesse de la fécondité, du bonheur conjugal et de l'amour, cette plante était connue des Anciens qui, comme les Grecs, prescrivaient aux fiancés d'absorber des graines de coings, avant d'unir leurs deux existences. Implantée en Allemagne, grâce aux prescriptions de Charlemagne (*De villis et cortis imperialibus*), cette plante livrait au moyen âge ses graines, qui se prescrivaient sous la forme de cataplasmes, comme adoucissant et comme émollient pour combattre les inflammations des paupières et en gargarismes, contre les angines.

Notons que les racines de cette plante, ainsi que celles des pommiers, des poiriers, des cerisiers, renferment un glucoside dénommé PHLORIDZINE, $C^{21}H^{24}O^{10}$; celle-ci se prépare en les extrayant, à une température de 50°, par de l'alcool à 60 p. 100, dont la solution, soumise à la distillation fractionnée, abandonne un résidu, qui se dépose sous la forme d'aiguilles, que l'on purifie par recristallisations successives. Elle se présente sous la forme d'aiguilles incolores, brillantes, fusibles à 170°, à pouvoir rotatoire de — 49°,40, peu solubles dans l'eau froide et dans l'éther, très solubles dans l'alcool et dans l'eau bouillante. Hydrolysée, elle se décompose en glucose et en phlorétine car :

$$C^{21}H^{24}O^{10} + H^2O = C^6H^{12}O^6 + C^{15}H^{14}O^5$$
Phloridzine — Phlorétine

Les solutions aqueuses de phlorizine ou de phloridzine se colorent en violet par addition d'une goutte de perchlorure de fer ; mais ce glucoside, dissous dans de l'acide sulfurique chaud, se colore en jaune, puis en rouge, cette coloration passant au bleu à la chaleur, il se dissout avec une coloration bleue, puis verte dans le réactif de Frœhde, rouge violacé dans l'acide sulfo-vanadique chaud, verte puis brune dans l'acide nitrique et bleu violacé dans l'eau additionnée de perchlorure de fer. Traité par de l'acide nitrique, il se décompose en acide oxalique, en nitrophlorétine, en oxyde d'azote et en acide carbonique.

La PHLORÉTINE, $C^{15}H^{14}O^5$, se présente sous la forme de paillettes incolores, brillantes, douceâtres, inodores, fusibles à 180°, insolubles dans l'eau, mais très solubles dans l'alcool, les alcalins, l'acide acétique glacial. Chauffée avec de la potasse caustique, elle se décompose en phloroglucine et en acide phlorétique, car :

$$C^{15}H^{14}O^5 + H^2O = C^6H^3(OH)^3 + C^9H^{10}O^3$$
Phlorétine — Phloroglucine — Acide phlorétique

. Notons qu'elle possède, quant à sa formule, la constitution suivante :

$$\begin{array}{l} OH \\ | \\ C \\ HC \quad C-CO-CH-C \quad CH^3 \quad CH \\ HO-C \quad C-OH \quad HC \quad CH \\ CH \quad CH \end{array}$$

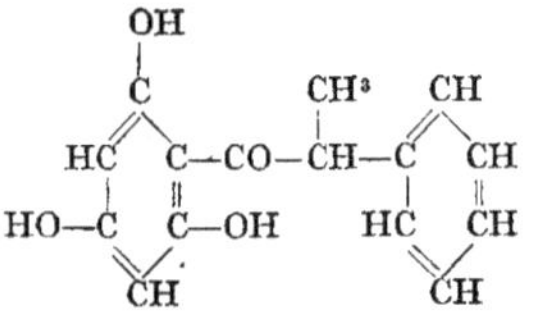

L'ACIDE PHLORÉTIQUE, $C^9H^{10}O^3$, se présente sous la forme de longs prismes incolores, inodores, fusibles à 129°, très peu solubles dans l'eau froide, très solubles dans l'eau bouillante, l'alcool, dont les solutions se colorent en vert par

addition d'une goutte de perchlorure de fer. Il possède, quant à sa formule, la constitution suivante :

$$C^6H^4 \begin{cases} CH-COOH \quad (CH^3) \\ (OH) \ (4) \end{cases}$$

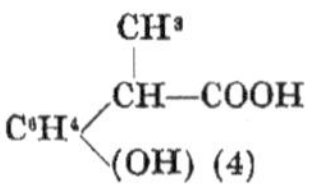

Ce glucoside se prescrit parfois, ainsi que les racines sus-mentionnées, comme antipyrétique.

FLOS ET OLEUM ROSÆ, FLEUR ET ESSENCE DE ROSE, DE ROSA CENTIFOLIA, L., ROSA GALLICA, L., ROSA DAMASCENA, Moll.

Origine botanique. — Ces petits arbrisseaux ou arbustes, à racines profondes, ramifiées, ligneuses, à tiges arrondies, droites, lignifiées, d'un à trois mètres de haut, à ramifications épineuses, porte de nombreuses feuilles isolées, composées, à folioles imparipennées, mais pétiolées, à limbe entier, ovoïde ou lancéolé, denté sur ses bords, mais parcouru par une nervure médiane, prononcée, et par des nervures secondaires à 45°. Leurs fleurs terminales, actinomorphes, hermaphrodites, sont constituées par un tube réceptaculaire vert, se terminant, à sa partie supérieure, par un calice à 5 sépales, concrescents entre eux par leurs bases, mais libres au sommet, qui est triangulaire ; par une corolle à 5 ou à 10 pétales, pouvant varier, selon les espèces, quant à leur couleur. Ils entourent de nombreuses étamines libres au sommet, concrescentes par la base de leurs filets avec les verticilles externes, qui se transforment souvent, de par la culture, en pétales ; elles entourent un pistil supère, à carpelles nombreux, libres et fermés, renfermant chacun un ovule anatrope, mais il est toujours surmonté d'un style assez prononcé, à stigmate arrondi ; ces carpelles sont entourés dans l'hypanthium par une quantité de paraphyses ou poils tecteurs, se rencontrant aussi parfois dans le réceptacle charnu qui entoure les achaines, dont les graines, non albuminées, possèdent un embryon droit.

Origine géographique. — La *Rosa Damascena*, originaire de l'Orient, est actuellement cultivée à Phillippoli, à Eski, à Zaghra, à Tschirpan, soit dans les vallées de Tundja, de Strjema, de Marritza, de Trojan, puis en Turquie, à Stanimaka ; en Bulgarie (où, à partir de 1909, les vignes furent remplacées par des cultures de rosiers), puis dans les districts de Kazanlick, de Kalofen, de Klissoura, qui possèdent des climats assez froids, ne permettant pas de cultiver l'olivier ou l'oranger ; cette plante se rencontre aussi dans les parties méridionales de la France, de l'Italie, puis en Algérie et en Tunisie, etc.

La *Rosa centifolia* avec ses variétés *rugosa, moschata, pallida, turbinata, Damascena, alba*, etc., originaire elle aussi de l'Orient, se rencontre à Nice, à Grasse, aux environs de Paris, en un mot dans toute la France, l'Allemagne, l'Angleterre, la Suisse, la Hollande, etc., etc. ; ses variétés se parfont en pratiquant des croisements avec des boutures d'églantiers. La *Rosa Gallica*, originaire elle aussi de l'Asie occidentale et de l'Europe orientale, est actuellement cultivée dans toutes les régions chaudes et tempérées du globe, principalement dans les environs de Provins, de Lyon et de Paris, puis sur la Côte d'Azur, en Allemagne, en Hollande, en Angleterre, en Suisse, en Perse, etc. Toutes ces différentes variétés de roses fleurissent de mai en juin en Europe.

Culture. — Exigeant des climats chauds, des terrains riches en humus, mais bien irrigués, ces plantes se reproduisent à l'aide de boutures, que l'on pique à distance de 80 à 90 centimètres les unes des autres ; celles-ci ne portent la première année que quelques feuilles, la seconde année des feuilles avec quelques fleurs, mais elles ne sont d'un rapport assuré qu'à partir de leur quatrième année. Les espaces libres, sis entre les files de rosiers, servent à la culture de légumes, mais ces plantations se pratiquent généralement en Roumanie sur les pentes des collines ou sous la forme de terrasses, que l'on entoure de haies de rosiers blancs.

Pathologie. — Elles subissent les atteintes des guêpes *Rhodites Rosarum* et *Rhodites Eglanteria*, puis celles des diverses variétés de *Lydas*, voire même celles des scarabées, *Peritelus griseus* ou de l'*Aphides Typhlocyba Rosa*, des parasites *Botrytis cinerea*, qui déposent sur leurs feuilles une rosée rougeâtre, de la *Peronospora sparsa*, de l'*Actinonema Rosa*, du *Conothyrium Wernsdorffia*, etc.

Récolte des fleurs de roses, dites de Provins. — Les boutons floraux de la *Rosa Gallica*, récoltés par un temps sec, mondés de leurs calices et de leurs étamines, sont alors desséchés à l'air et à l'ombre, voire même à l'étuve, pour être ensuite vendus sous leur forme entière aux droguistes.

Description des boutons de roses. — Ils se présentent, dans le commerce, sous la forme de petits corps coniques ou ovoïdes, qui doivent toujours être conservés dans des boîtes en fer-blanc, hermétiquement fermées, car l'humidité et l'air leur font perdre leur belle couleur rouge pourpre. Mesurant de 2 à 2 cm. 5 de haut sur 1 à 1 cm. 5 de diamètre, ils sont obtus au sommet, mais jaune sale à leur base. Leur odeur, très aromatique, est spéciale, agréable, leur saveur aromatique, douceâtre, astringente. Notons que le commerce européen les différencie des *Flores Rosarum saliti*, qui, rapidement desséchées à l'étuve, sont, après avoir été additionnées de sel de cuisine, conservées dans des pots en grès.

Analyse chimique. — Ces boutons floraux renferment des traces d'essence, du tanin, du sucre, de l'acide gallique, de l'acide quercitannique, de la quercitine, des matières colorantes et résineuses.

Une décoction de ces boutons floraux, c'est-à-dire de leur matière colorante, donne à chaud une solution aqueuse, rouge, qui se colore en rouge cramoisi par addition d'acides minéraux, en vert par celle d'alcalis, en violet par celle d'alun, mais elle se précipite en un dépôt verdâtre, par addition de perchlorure de fer. Ce colorant, dissous dans l'acide sulfurique, donne une dissolution qui, examinée au spectroscope, laisse apercevoir deux lignes d'absorption entre les lignes D et F. Il est constitué par un mélange de chlorophylle, d'une substance cristalline de formule $C^{16}H^{12}O^6$, et d'une matière rouge, non cristallisable.

Usage thérapeutique. — Ils se prescrivent sous la forme de décoctions à doses de 5 à 15 grammes sur 200 grammes d'eau, aux enfants, comme astringent intestinal, puis sous celle de gargarismes comme spécifique contre les angines.

Pharmacie galénique. — Ils servent à préparer le Mel Rosatum, et des gargarismes très efficaces, que l'on additionne souvent de borax.

Incompatibilités. — Il ne faut jamais les ordonner avec de la gélatine, de l'eau de chaux, ni avec des sels métalliques.

Récolte des pétales de roses. — Les fleurs épanouies de la *Rosa Centifolia* et de la *Rosa Gallica*, sectionnées, puis mondées de leurs étamines et de leurs sépales, livrent au droguier leurs pétales, qui, rapidement desséchés à l'air et à l'ombre, voire même à l'étuve, constituent notre drogue officinale.

Description des pétales de roses. — Pouvant être conservés dans du sel, et dans des pots de grès, ils se présentent généralement dans le droguier sous la forme de petits corps minces, obovales ou cordiformes, plus longs que larges, chagrinés, à texture délicate, parcourus dans toute leur longueur par de fines nervures anastomosées, de couleur plus foncée, qui se détachent facilement de leur fond rose pâle ou brun rougeâtre. Leur odeur est aromatique, spéciale, leur saveur aromatique, astringente, spéciale.

Examen microscopique. — Examinés sur une coupe transversale, ces pétales sont constitués par des épidermes, à cellules rectangulaires, à parois sinueuses, portant quelques poils tecteurs, coniques, unicellulaires, et de nombreux poils glanduleux uni- ou pluricellulaires, riches en essence. Renfermant des chromatophores, qui se colorent en brun par addition d'acide osmique, leur mésophylle entoure des faisceaux libéro-ligneux, mais il ne renferme jamais de glandes sécrétrices.

Analyse chimique. — Ces pétales renferment de l'essence, de l'acide malique, de l'acide tartrique, du glucose, des traces de tanin, puis des matières résineuses et colorantes, de la quercitine.

Usage thérapeutique. — Ils se prescrivent, à doses de 10 à 20 grammes sur 200 grammes d'eau, sous la forme de décoctions, comme purgatif léger des enfants.

Pharmacie galénique. — Ils rentrent dans la préparation du sirop de salsepareille composé, et dans celle du sirop de roses.

Préparation de l'essence. — Les boutons floraux de la *Rosa Damascena*, prospérant en Orient, doivent être récoltés peu de temps après qu'ils ne se soient ouverts et ceci le matin à la première heure, par un temps sec. Les femmes, désignées pour cette cueillette, sectionnent à la main ou à l'aide de sécateurs ces boutons, qu'elles transportent aux distilleries ambulantes, qui sont établies près des cours d'eau. Leurs appareils très primitifs se composent d'un alambic de forme spéciale, dans lequel on dépose environ 10 kilogrammes de ces fleurs ayant été, pendant une nuit, soumises à la fermentation, et additionnées de 75 kilogrammes d'eau. Cette cucurbite, chauffée sur un fourneau en briques, et sur un feu nu, est reliée par un serpentin ou par un simple tuyau passant à travers un tonneau rempli d'eau comme réfrigérant, à une bouteille destinée à recueillir l'essence entraînée par les vapeurs d'eau. Ces pétales, ainsi privés par une première distillation de leur essence, sont alors soumis à une seconde distillation, afin d'obtenir une essence que l'on mélange à celle déjà obtenue. L'eau, sur laquelle celle-ci surnage, étant décantée à l'aide d'un robinet placé à la base de cette bouteille collectrice, pour être ensuite soumise à une nouvelle distillation ; l'essence ainsi recueillie est alors versée dans des bouteilles plates, d'un à dix litres de contenance, pour être abandonnée un certain temps au repos. Ces dernières années, ces appareils, au nombre de 13.500 pour la Bulgarie, et appartenant généralement aux communes, sont remplacés par des alambics modernes, qui permettent d'obtenir de meilleurs rendements ; car on admettait jusqu'ici, que 3.000 à 4.000 roses livraient environ 1 kilogramme de pétales, dont 3.000 kilogrammes pouvaient donner en moyenne un litre d'essence. On a de nos jours recours à un autre procédé, pour l'obtention de cette essence ; celui-ci consistant à macérer ces pétales de roses dans de l'éther de pétrole, dont la solution, filtrée, est soumise, sous pression réduite, à la distillation fractionnée, mais le procédé de l'enfleurage est aussi d'un très bon rendement.

L'essence ainsi obtenue, généralement vendue, en Bulgarie et en Roumélie, à des marchands juifs de Kazanlick, qui la transportent sur Constantinople, est exportée en Angleterre, en Amérique et en France, dans des estagnons métalliques ou dans des bouteilles plates, hermétiquement fermées, dont le bouchon est entouré par un fil de fer plombé. Ces marchands soumettent cette essence à divers essais, avant de l'acheter ; ils en prennent toujours le point de solidication, celui-ci devant être compris entre + 14° et + 16°. La Bulgarie exportait en 1870, 3.000 kilogrammes ; en 1886, 2.500 kilogrammes ; en 1903, 6.250 kilogrammes de ce produit, qui se vend à raison de 180 à 270 francs les 100 grammes. Notons encore que l'Asie Mineure exporte aussi beaucoup d'essence de rose, qui se prépare de la même manière qu'en Bulgarie.

Sortes commerciales. — Le commerce européen différencie ce produit, selon ses pays d'origine, en essence turque, bulgare, roumélienne, française qui est très appréciée ; il en est de même de l'essence obtenue à Miltitz, près de Leipzig, à Mitcham, près de Londres, celle-ci étant souvent falsifiée par addition d'autres essences.

Description de l'essence. — L'essence de rose se présente sous la forme d'un liquide épais, jaune clair ou incolore, d'un poids spécifique de 0,849 à 0,862 (lorsque son pour cent en stéaroptène augmente, son poids spécifique diminue), d'odeur aromatique, un peu désagréable, lorsqu'elle est concentrée, à saveur chaude, aromatique, persistante, à pouvoir rotatoire, lévogyre, de — 1° à — 3°, à indice de réfraction de 1,452 à 1,464, à indice d'acidité de 0,5 à 3, qui se prend entre + 20° et + 18° en une masse cristalline, se présentant sous la forme d'aiguilles brillantes, irisées.

(Notons que l'essence de rose allemande, préparée par Schimmel à Miltitz, se solidifie déjà à 22°, et qu'elle renferme de 30 à 32 p. 100 de stéaroptène.)

Très soluble dans l'éther, le chloroforme, l'éther de pétrole, elle se dissout aussi très facilement dans l'alcool, dont les solutions se colorent en violet par addition de perchlorure de fer, en vert par celle de brome, en brun par celle d'acide sulfurique, et en jaune brunâtre et ceci sans fulminer par celle d'iode.

Falsifications. — Cette essence, vu ses prix très élevés, est très souvent falsifiée par addition d'autres essences, telles que celles d'*Andropogon Schœnanthus* des Indes, qui abaisse son point de solidification, celui-ci devant toujours être au minimum de + 12°, raison pour laquelle on l'additionne alors de blanc de baleine ou de paraffine ; ces deux constituants ne se solidifiant toutefois pas comme le stéaroptène sous la forme d'aiguilles irisées, mais sous celle de masses. Cette essence d'Andropogon est souvent décolorée avant de la mélanger à celle de roses, en l'exposant au soleil, puis elle est souvent additionnée de jus de citron, afin de lui communiquer un arome plus agréable.

L'essence de roses pure ne doit pas se colorer par addition d'acide sulfurique, mais falsifiée par de l'essence de géranium, elle dépose alors des flocons bruns, peu solubles dans l'alcool, qui se colore alors en rouge par addition de ce réactif. Cette essence est souvent falsifiée par des essences de divers Pelargoniums, qui renfermant toujours de l'acide pélargonique, possèdent une réaction acide, tout en émettant, ainsi que d'autres essences, servant à falsifier ce produit, une odeur désagréable, lorsqu'on les chauffe avec de l'acide sulfurique.

On reconnaît comme suit la présence de la paraffine ou du blanc de baleine dans l'essence de rose : Traitez cette essence falsifiée par du chloroforme, dont la solution, filtrée, puis additionnée d'alcool, précipite en présence de ces deux substances des dépôts blancs, peu solubles dans ce dissolvant.

L'essence de *Geranium Rosatum*, servant aussi à falsifier cette essence, se colore en bleu violacé par addition d'acide sulfurique renfermant de la rosaniline décolorée par de l'acide sulfureux, tandis que l'essence de rose pure se colore en rouge par addition de ce réactif. Celle-ci doit se dissoudre dans 4 fois son volume de salicylate de soude en solution concentrée, tandis que ses falsifications par du blanc de baleine ou par de la paraffine sont insolubles dans ce dissolvant ; le réactif de Schiff colore l'essence de rose pure en rouge et non en bleu violacé.

Analyse chimique. — Cette essence renferme de 12 à 14 p. 100 de stéaroptène, de 70 à 75 p. 100 de géraniol, de 20 à 30 p. 100 de citronellol lévogyre, du linalol lévogyre, du nérol (?), du citral, de l'alcool phényléthylique, de l'aldéhyde nonylique, de l'eugénol, du farnésol. Le citronellol jouerait dans cette essence le rôle d'un diluant conservateur, destiné à empêcher la résinification du géraniol, très altérable ; il se rencontrerait à raison de 30 à 33 p. 100 dans les essences allemandes, et de 20 à 24 p. 100 dans celles de Bulgarie.

L'essence de rose renferme de 70,1 à 75 p. 100 de géraniol et de 20 à 36 p. 100 de citronellol, quant à celle de Bulgarie ; de 65 à 67 p. 100 de géraniol et 33 p. 100 de citronellol, quant à celle de France ; de 66,7 à 73,6 p. 100 de géraniol, et de 39,2 p. 100 à 26,6 p. 100 de citronellol, quant à celle d'Anatolie ; de 38,6 p. 100 de géraniol, et 34,5 p. 100 de citronellol, quant à celle de la Perse.

Le CITRONELLOL, $C^{10}H^{20}O$, dénommé parfois *rhodinol*, *roséol*, *réuniol*, se rencontre en outre dans les essences de pélargonium, de géranium, etc.

Il se prépare en chauffant au bain-marie, dans un ballon muni d'un réfrigérant ascendant, l'essence de rose avec de l'anhydride phtalique, qui se combine alors au citronellol et au géraniol pour donner des éthers géranyliques et citronyliques de l'acide phtalique, solubles dans l'eau additionnée de carbonate de soude, avec laquelle on les agite ; celle-ci décantée, agitée avec de l'éther, afin de la priver de ses traces d'essence, est ensuite saponifiée par de la soude caustique alcoolique, dont la solution, filtrée, est soumise à la distillation fractionnée.

Le géraniol, possédant les propriétés de donner des combinaisons doubles avec le chlorure calcique, peut aussi être extrait de cette essence, en mélangeant 200 grammes de celle-ci avec 200 grammes de ce produit récemment fondu, quitte à essorer ensuite les cristaux ainsi formés qui, lavés à l'aide d'éther anhydre, d'éther de pétrole et de benzène, leur abandonnent les autres constituants de cette essence. Le mélange chlorocalcique de géraniol ainsi obtenu, traité par de l'eau chaude, puis agité avec de l'éther, lui abandonne son géraniol, à l'encontre des solutions éthérées et benzéniques de cette essence qui, décantées, puis soumises à la distillation fractionnée, abandonnent un liquide renfermant le citronellol et les autres constituants de cette huile volatile.

Afin d'en extraire son citronellol, on peut recourir à l'une des méthodes suivantes, celles-ci pouvant être aussi utilisées sur les essences de Pelargonium et de roses : *a) Procédé de Barbier et Bouveault* : Traitez ces essences dissoutes dans de l'alcool par du chlorure de benzoyle, qui transforme le géraniol en oxyde de géranyle et le citronellol en éther citronyllique d'acide benzoïque, celui-ci saponifié donnant du citronellol ; *b) Procédé de Naschold* : Chauffez cette essence à 240° dans un autoclave *ad hoc*, avec de l'eau ; celle-ci décomposera le géraniol en un mélange de produits terpéniques à l'encontre du citronellol que vous pouvez récupérer par la distillation fractionnée ; *c) Procédé de Tiemann et Schmidt* : Faites réagir à froid, sur une solution éthérée de géraniol et de citronellol, le trichlorure de phosphore, afin de transformer le géraniol en chlorure de géranyle et le citronellol en un éther phosphoreux acide, chloré, soluble dans l'éther, d'où il peut être libéré par addition de soude caustique très diluée ; cette solution aqueuse, décantée, saponifiée, puis agitée avec de l'éther, lui abandonnant son citronellol.

Il se présente sous la forme d'un liquide oléagineux, incolore, entrant en ébullition entre 117° et 118°, sous une pression de 11 millimètres, à pouvoir rotatoire, lévogyre, parfois dextrogyre dans d'autres essences, à indice de réfraction de 1,4576, d'odeur agréable, citronnée, rappelant aussi celle de l'essence de roses, soluble dans l'éther, l'éther de pétrole, le benzène, le chloroforme, l'alcool absolu, les huiles grasses et essentielles. Il possède quant à sa formule, la constitution suivante :

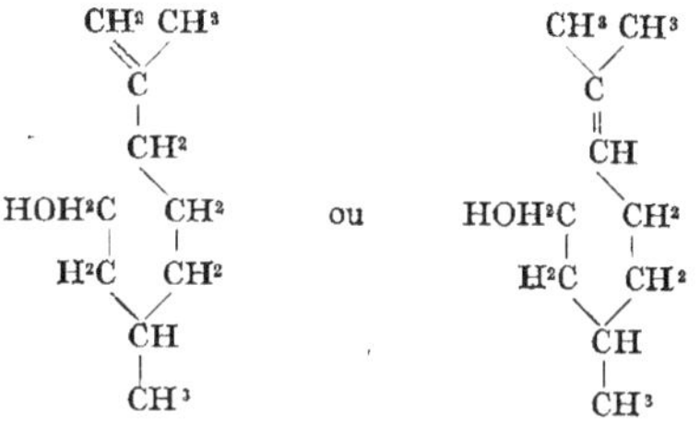

$$
\begin{array}{ccc}
CH^2\ CH^3 & & CH^2\ CH^3 \\
\diagdown\!\diagup & & \diagdown\!\diagup \\
C & & C \\
| & & \| \\
CH^2 & \text{ou} & CH \\
HOH^2C\quad CH^2 & & HOH^2C\quad CH^2 \\
H^2C\quad CH^2 & & H^2C\quad CH^2 \\
CH & & CH \\
| & & | \\
CH^3 & & CH^3 \\
\end{array}
$$

Il se combine au bisulfite de soude en une substance cristalline de formule :

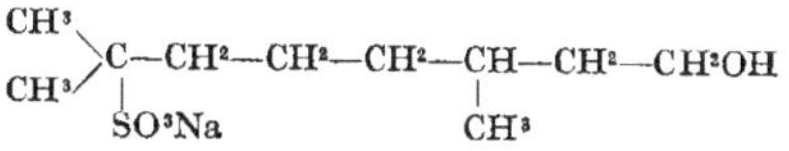

$$
\begin{array}{l}
CH^3 \\
\quad\diagdown \\
\qquad C-CH^2-CH^2-CH^2-CH-CH^2-CH^2OH \\
\quad\diagup\ \ | \qquad\qquad\qquad\qquad | \\
CH^3\ \ SO^3Na \qquad\qquad\qquad CH^3 \\
\end{array}
$$

Il donne avec les halogènes et les acides halogénés des produits d'addition, mais oxydé par le mélange d'acide chromique, il se transforme en citronellal, puis en acide citronellique, car :

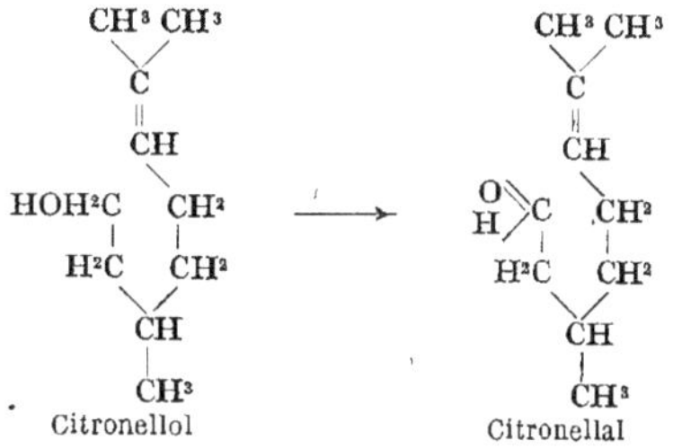

$$
\begin{array}{ccc}
CH^3\ CH^3 & & CH^2\ CH^3 \\
\diagdown\!\diagup & & \diagdown\!\diagup \\
C & & C \\
\| & & \| \\
CH & & CH \\
HOH^2C\quad CH^2 & \longrightarrow & O\!\!>\!C\quad CH^2 \\
H^2C\quad CH^2 & & H^2C\quad CH^2 \\
CH & & CH \\
| & & | \\
CH^3 & & CH^3 \\
\text{Citronellol} & & \text{Citronellal}
\end{array}
$$

$$
\begin{array}{c}
CH^3\ CH^3 \\
\diagdown\!\diagup \\
C \\
\| \\
CH \\
HOOC\quad CH^2 \\
H^2C\quad CH^2 \\
CH \\
| \\
CH^3 \\
\end{array}
$$

Acide citronellique

Oxydé plus violemment, ou par du permanganate potassique, il se transforme, par contre, en cétone et en acide méthyladipinique de formules :

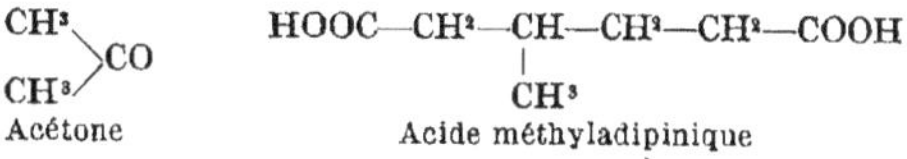

$$
\begin{array}{l}
CH^3 \\
\quad\diagdown CO \qquad\qquad HOOC-CH^2-CH-CH^2-CH^2-COOH \\
\quad\diagup \qquad\qquad\qquad\qquad\quad | \\
CH^3 \qquad\qquad\qquad\qquad\qquad CH^3 \\
\text{Acétone} \qquad\qquad\quad \text{Acide méthyladipinique}
\end{array}
$$

On peut le préparer synthétiquement, en réduisant, en présence d'alcool, le citronellal par du sodium, qui, comme nous l'avons décrit, se rencontre aussi dans beaucoup d'essences.

L'ALCOOL PHÉNYLÉTHYLIQUE, $C^8H^{10}O$, se présente sous la forme d'un liquide incolore, d'odeur particulière, agréable, entrant en ébullition à 219°, d'un poids spécifique de 1,0235, soluble dans l'éther, l'éther de pétrole, le chloroforme, l'alcool absolu, les huiles grasses et essentielles. Il possède, quant à sa formule, la constitution suivante :

$$C^9H^5—CH^2—CH^2—OH$$

Traité par de l'acide phtalique anhydre, il donne une combinaison cristalline, fusible à 188°, car :

$$C\ H^1—CH^2—CH^2OH + C^9H^4\begin{cases}COOH\\COOH\end{cases}$$

$$= \quad \begin{matrix}C^6H^5—CH^2—CH^2—O—OC\\ \\ HOOC\end{matrix}\Big\rangle C^9H^4 + H^2O$$

Il en est de même avec l'isocyanate phénylique, dont la combinaison cristalline ou phényl-uréthane d'alcool phényléthylique, fusible à 79°, possède la formule :

$$C^9H^5—CH^2—CH^2OH + C^9H^6—N=CO$$

$$= \quad \begin{matrix}C^9H^5—CH^2—CH^2—O\\ \\ C^9H^5—NH\end{matrix}\Big\rangle CO$$

Oxydé par de l'acide chromique dilué, l'alcool phényléthylique se transforme en aldéhyde phénylacétique, puis en acide phénylacétique, car :

$$C^9H^5—CH^2—CH^2OH \xrightarrow{+O} C^9H^5—CH^2—C\begin{cases}O\\H\end{cases}$$

Alcool phényléthylique   Aldéhyde phénylacétique
point d'ébullition de 194°

$$\xrightarrow{+O} C^9H^5—CH^2—COOH$$

Acide phénylacétique
fusible à 76°

Oxydé par du permanganate de potasse, il se transforme en acide benzoïque et en acide acétique. On le prépare synthétiquement (B. 9, p. 373) comme suit :

$$(C^9H^5—CH^2—COO)^2Ca + (HCOO)^2Ca$$

Phénylacétate de chaux   Formiate de chaux

$$= 2CaCO^3 + 2C^9H^5—CH^2—C\begin{cases}O\\H\end{cases}$$

Aldéhyde
phénylacétique

Réduite par de l'amalgame

$$\xrightarrow{\text{de soude}} C^9H^5—CH^2—CH^2—OH$$

Alcool phényléthylique

L'ALDÉHYDE NONYLIQUE, $C^9H^{18}O$, se présente sous la forme d'un liquide incolore, d'un poids spécifique de 0,8277, entrant en ébullition à 86°, sous une pression de 13 millimètres, soluble dans l'éther, l'alcool, le chloroforme. Oxydée par de l'oxyde d'argent, elle se transforme en acide pélargonique, car :

$$CH^3—CH^2—CH^2—CH^2—CH^3—CH^2—CH^2—CH^3—C\begin{cases}O\\H\end{cases}$$

Aldéhyde nonylique

$$\longrightarrow CH^3—(CH^2)^7COOH$$

Acide pélargonique

Le FARNÉSOL, $C^{15}H^{26}O$ (décrit sous essence de tilleul), se présente sous la forme d'un liquide oléagineux, limpide, d'odeur particulière, agréable, rappelant un peu celle du bois de cèdre, d'un poids spécifique de 0,894, optiquement parlant inactif, entrant en ébullition à 149°, sous une pression de 4 millimètres ; oxydé, il se transforme, comme nous l'avons vu, en farnésal, de formule $C^{15}H^{24}O$.

Usage thérapeutique. — Cette essence ne se prescrit jamais comme telle dans la thérapeutique, mais elle sert parfois à aromatiser certains onguents et collyres.

Action physiologique. — Respirée pendant très longtemps, elle provoque, comme toutes les essences, des migraines très douloureuses.

Description de l'eau de rose. — Elle se présente sous la forme d'un liquide insipide, incolore, neutre, ne devant renfermer ni sels métalliques, ni sulfates, ni chlorures. Son odeur est agréable.

Historique. — Théophraste nous parle déjà d'une rose à 100, Hérodote d'une à 60 pétales, preuve que ces fleurs étaient déjà connues des Anciens, qui les ordonnaient sous la forme de vins ou sous celle d'huiles aromatiques, qu'ils préparaient en faisant macérer ces pétales dans du vin doux, résineux, ou dans de l'huile d'olive. Scribonius Largus nous rapporte aussi qu'ils servaient à fabriquer des cérats, et Dioscoride nous parle d'un Extractum petalorum rosarum. Les Arabes, introduisant la culture de la rose en Espagne et dans le sud de la France, ordonnaient, tout comme nos pères, de préparer avec ses pétales du miel rosé et des conserves réputées ; car de tous temps, on attribua à ces fleurs des pouvoirs pour ainsi dire miraculeux.

L'eau de roses fut premièrement préparée en Perse, par Ibn Khaldun (810 à 817), dans la province de Faristan, qui devait annuellement payer un tribut de 30.000 bouteilles de ce merveilleux produit aux princes de Bagdad, mais les premiers rapports, relatant l'emploi de cette drogue en Europe, ne remontent qu'en 1570, époque ou Geronima Rossi distilla l'essence de roses.

Notons que l'essence de roses allemande est constituée par un mélange de citral, d'alcool phényléthylique, de géraniol, de citronellol, d'aldéhyde nonylique et de linalol lévogyre, outre par des substances non encore bien définies.

FRUCTUS ROSÆ, CYNORRHODONS, DE ROSA CANINA, L.

Ce petit arbuste, d'un à deux mètres de haut, originaire de l'Europe méridionale, se rencontre à l'état sauvage dans les haies et dans les clairières de toute l'Europe, de l'Afrique septentrionale et de l'Asie centrale. Ses fruits, récoltés peu avant leur complète maturité, desséchés au soleil, se présentent sous la forme de petits corps ovoïdes, de 2 centimètres de long sur 1 centimètre de diamètre, surmontés par les restes persistants du calice, mais supportés par un petit pédoncule très court. Frais, ils sont rouges ou rouge verdâtre, lisses, luisants, mais desséchés, ils deviennent durs, brun rougeâtre, chagrinés. Ils sont constitués par un réceptacle creux (fig. 251), urcéolé, accrescent, charnu, couronné par leurs 5 lobes calicinaux ; leurs parois internes étant recouvertes de nombreux poils tecteurs et d'achaines durs, sessiles ou pédonculés, ovoïdes, anguleux, à graines non albuminées, à cotylédons droits. Leur odeur est nulle, leur saveur sucrée, astringente, acide, car ils renferment de l'acide malique, de l'acide citrique, de l'acide tartrique, du tanin

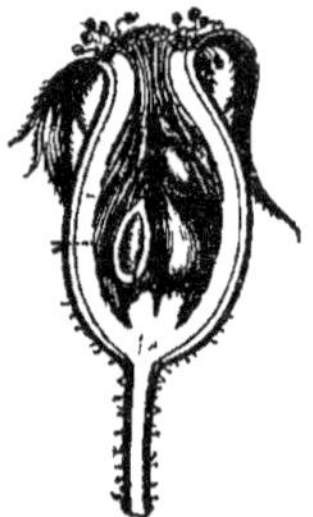

Fig. 251. — Coupe longitudinale du cynorrhodon.

des matières résineuses et pectiques et des traces d'essence, outre de l'oxalate de chaux.

Ces fruits se prescrivent, dans la médecine populaire, comme astringent intestinal, non désagréable, à l'état sec, mais comme purgatif léger à l'état frais, leurs poils tecteurs, mondés et tamisés, se prescrivant parfois comme spécifique contre les ascarides.

RHIZOMA TORMENTILLÆ, RHIZOME DE TORMENTILLE, DE POTENTILLA TORMENTILLA, D. C., seu POTENTILLA SYLVESTRIS, Neck, seu POTENTILLA ERECTA, L.

Origine botanique. — Cette petite plante herbacée, à rhizome horizontal, cylindrique, parfois tuberculeux, à tige droite, petite, de 15 à 20 centimètres de haut, rampante dans la moitié de sa hauteur, porte, à sa partie supérieure, des feuilles isolées, stipulées, à limbe entier, découpé au sommet en 3 ou en 5 lobes dentelés sur leurs bords, mais parcourus par de nombreuses nervures anastomosées. Ses fleurs terminales, solitaires, sont constituées par un calicule à 4 bractées verdâtres, par un calice à 4 sépales concrescents entre eux par leurs bases, par une corolle jaune doré, à pétales libres, cordiformes, tachetés à leurs bases de points brunâtres. Ils entourent 16 étamines, à filets plus courts que les pétales, et 5 ou 12 ovaires fermés, libres, uniovulés. Son fruit est un achaine, toujours surmonté par les restes persistants du calice.

Origine géographique. — Fleurissant de juin en septembre, elle croît à l'état sauvage dans les terrains pierreux, secs, particulièrement dans les sous-bois, les pâturages et les bruyères de toute l'Europe centrale et septentrionale, c'est-à-dire, dans les Alpes, le Jura, les Vosges, les Pyrénées et les Cévennes, etc.

Récolte. — Les rhizomes de ces plantes, déterrés en automne, lavés et mondés de leurs racines, puis desséchés au soleil, sont parfois sectionnés sous la forme de fragments irréguliers.

Description de la drogue. — Ils se présentent, dans le droguier, sous la forme de petits corps irréguliers, tortueux, durs, de 4 à 5 centimètres de long sur 1 à 2 centimètres de diamètre, à surface externe non écailleuse, très chagrinée, ridée, de couleur brun foncé, à cassure nette, à saveur astringente, légèrement amère, d'odeur nulle.

Examen microscopique (fig. 252). — Examiné sur une coupe transversale, ce rhizome est constitué par un suber à cellules aplaties, disposées en files radiales, par un parenchyme cortical, à cellules polygonales, riches en tanin et en cristaux d'oxalate de chaux ; par un liber ne renfermant jamais de fibres libériennes, puis vient le cylindre central, parcouru par de larges rayons médullaires, riches en macles d'oxalate de chaux, mais renfermant de petits faisceaux libéro-li-

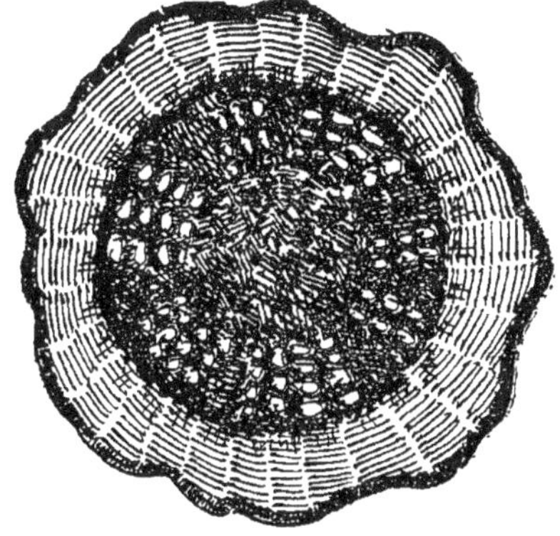

Fig. 252. — Coupe transversale du rhizome de Tassentella.

gneux, blanc jaunâtre, entourés d'une assise de fibres libériennes. Au centre de celui-ci, se rencontre une moelle volumineuse, entourée par quelques faisceaux du bois primaire ; celle-là n'existant pas dans les racines de cette plante.

Poudre. — Cette drogue, pulvérisée, livre une poudre brun rougeâtre, caractérisée par la présence de ses macles d'oxalate de chaux, par celle de ses grains d'amidon et par celle de ses cellules à tanin.

Falsifications. — Elle est parfois mélangée à des racines et à des rhizomes provenant de plantes appartenant, elles aussi, à la famille des Rosacées, qui se différencient selon Planchon, comme suit les uns des autres :

Rhizome de	Tormentille	Fraisier	Quintefeuille	Benoite
Forme générale	Irrégulière, tuberculeuse	Plus ou moins cylindrique	Allongée, mince, cylindrique	Cylindro-conique, atténuée en arrière
Dimensions	4 à 6 cm. sur 1 1/2 à 2	8 à 14 cm. sur 1 à 2	8 à 15 cm. sur 3 à 5 mm.	3 à 5 cm. sur 1 1/2
Surface	Non écailleuse, grossièrement ridée	Ecailleuse, striée transversalement	Non écailleuse, lisse, gros sillons longitudinaux	Très rugueuse, arêtes transversales
Radicelles.........	Absentes	Absentes	Absentes	Nombreuses
Section.........	Sinueuse. écorce mince	Ondulée, écorce mince, cylindre central très épais	Ondulée, circulaire, écorce plus épaisse	Irrégulière, écorce mince
Faisceaux ligneux	En îlots, formant lignes radiales	Périphériques, inégaux	Etroits, disposés en rayons s'approchant du centre	Périphériques inégaux, mais lignifiés
Moelle	Large	Très large	Réduite	Assez large

Analyse chimique. — Cette drogue renferme de l'acide tormentillotannique, de l'acide quinovique, de l'acide ellagique, puis de l'oxalate de chaux, de l'amidon, des matières résineuses et pectiques et du tormentol.

L'ACIDE TORMENTILLOTANNIQUE, $C^{26}H^{22}O^2$, se présente sous la forme d'une poudre amorphe, jaune rougeâtre, qui, hydrolysée, se transforme en glucose et en rouge de tormentille.

Le TORMENTOL, $C^{23}H^{50}O^{10}$, se prépare, en épuisant ces racines pulvérisées, humectées d'acétate basique de plomb dilué par son volume d'eau, et abandonnées à l'air pendant deux jours, par de l'acétone bouillante, dont la solution filtrée, refroidie, précipite ses matières colorantes, son tanin et ses acides organiques sous la forme de combinaisons plombiques. Filtrée à nouveau, après avoir été décantée, l'acétone se précipite par addition d'eau en un dépôt qui, essoré, est dissous dans de l'alcool à 90°, dont la solution rougeâtre est additionnée successivement d'acétate de plomb (pour précipiter-encore ses matières colorantes), puis (à chaud) d'acide sulfurique, qui précipite du sulfate plombique ; son filtrat, concentré puis évaporé dans le vide, abandonnant un résidu cristallin, que l'on purifie en le dissolvant dans du chloroforme, dont la solution, additionnée d'eau, précipite à nouveau du tormentol (100 grammes de ces racines donnant environ 1 gramme de ce produit).

Cristallisant avec 5 molécules d'eau, il se présente sous la forme de fines aiguilles incolores, fusibles à 227°, solubles dans l'alcool, l'acétone, l'acide acétique concentré, insolubles dans l'eau, l'éther. Ce produit, à pouvoir rotatoire, dextrogyre, de $+ 10°78'$, se rencontre aussi dans les racines fraîches de cette plante. Saponifié, il se transforme en un acide mal défini, fusible à 280°, et en un alcool fusible à 308°, qui n'a pas encore été bien étudié. Soumis à l'action d'acides anhydres, il donne de l'acétate, du benzoate, du propionate de tormentol, qui sont des produits solides, amorphes, insolubles dans l'eau, très solubles dans l'éther, le chloroforme, le benzène.

Usage thérapeutique. — Cette drogue se prescrit, à doses de 0 gr. 5 à 1 gramme plusieurs fois par jour, sous la forme de poudres, et à doses de 5 à 10 grammes sur 200 grammes d'eau, sous celle de décoctions, comme astringent intestinal, comme hémostatique, puis, sous celle de gargarismes, comme spécifique contre les angines.

Incompatibilités. — Il ne faut jamais l'ordonner avec des sels de fer, ni avec de la gélatine, ou des acides minéraux, etc.

Pharmacie galénique. — Elle sert à préparer la Tinctura Tormentillæ.

Historique. — Lucius Baraurus nous transmit la description de la Potentilla, dont les racines étaient très appréciées, au moyen âge, comme astringent intestinal (voir les Travaux d'Otto de Brunfels, chapitre Tugenden und Arztneien).

RHIZOMA FRAGARIÆ, RHIZOME DE FRAISIER, DE FRAGARIA VESCA, L.

Cette plante herbacée (souvent cultivée) commune à nos régions, se rencontre à l'état sauvage dans les sous-bois et sur le bord des haies de toute l'Europe centrale et septentrionale. Son rhizome, autrefois officinal, déterré au printemps ou en automne, lavé, puis desséché au soleil, se présente parfois, dans le droguier, sous la forme de petits fragments cylindriques, durs, tortueux, portant à leurs extrémités supérieures des écailles noirâtres et les cicatrices foliaires des feuilles tombées, et à leurs bases, celles de ses radicelles. Sa cassure est nette, sa saveur âcre, astringente, son odeur nulle, parfois un peu tannée. Il renferme de la fragarine, qui est un glucoside se dédoublant en rouge de fraisier et en glucose, du tanin, puis des matières résineuses et pectiques.

Il se prescrit dans la médecine populaire, à doses de 5 à 15 grammes sur 200 grammes d'eau, sous la forme de décoctions, et à doses de 0 gr. 1 à 1 gramme aux repas, sous celle de poudres, comme astringent intestinal. Notons que les fruits de cette plante, riches en acide salicylique, se prescrivent parfois, à l'état frais, dans la médecine populaire, comme dépuratif du sang, comme antigoutteux et comme rafraîchissant.

FOLIUM RUBI FRUCTICOSI, FEUILLE DE RONCE, DE RUBUS FRUCTICOSUS, L.

Cette plante ligneuse, atteignant de 50 à 100 centimètres de haut, commune à nos régions, mais prospérant particulièrement dans les terrains pierreux et secs, livre, au droguier, ses feuilles, à folioles imparipennées, pétiolées, stipulées, à limbe entier, elliptique, armé sur ses bords et sur ses nervures (médiane prononcée, et secondaires à 50°) d'aiguillons très pointus, et sur leur face inférieure de poils tecteurs, unicellulaires, coniques. Leur odeur est nulle, leur saveur astringente, amère.

Examinée sur une coupe transversale, cette feuille renfermant, dans ses cellules épidermiques, des macles d'oxalate de chaux, porte en outre des poils tecteurs, glanduleux, uni ou pluricellulaires. Cette drogue se prescrit sous la forme de gargarismes, de par sa teneur en tanin, comme astringent intestinal et comme spécifique contre les angines.

Cette plante, décrite par Homère, par Théophraste et par Pline, leur livrait aussi ses fruits, qui, comme de nos jours, étaient utilisés dans la préparation du sirop de mûres et dans celle de gelées médicinales.

FOLIUM ET FRUCTUS RUBI IDÆI, FEUILLE ET FRUIT DE FRAMBOISIER, DE RUBUS IDÆUS, L.

Origine botanique. — Cet arbuste, à rhizome horizontal, à racines brun rougeâtre, à tiges ligneuses, arrondies, épineuses, porte des feuilles composées, stipulées, imparipennées, à limbe entier, parcouru par une nervure médiane, prononcée, et par des nervures secondaires, anastomosées, plus proéminentes sur sa face inférieure, qui est recouverte de poils tecteurs, unicellulaires, coniques. Ses fleurs, actinomorphes, hermaphrodites, pentamères, sont constituées par un calice à 5 sépales verts, concrescents entre eux par leurs bases, libres au sommet, qui est triangulaire ; par une corolle blanche, à 5 pétales ovoïdes, minces, qui entourent un grand nombre d'étamines concrescentes par la base de leurs filets avec les verticilles externes, et disposés sur le prolongement du réceptacle, par un grand nombre d'ovaires libres, formés, renfermant chacun un ovule anatrope. Son fruit est constitué par un grand nombre de drupes charnues, de couleur lie de vin.

Origine géographique. — Originaire de l'Orient, il croît actuellement à l'état sauvage dans toute l'Europe centrale et septentrionale, principalement dans les forêts et les terrains incultes.

Pathologie. — Il est parfois attaqué par le *Byturus fumatus.*

Récolte et description de la drogue. — Ses feuilles, ci-dessus décrites, recueillies à la main, à l'époque de la floraison de cette plante, puis desséchées au soleil, émettent une odeur herbacée, tout en possédant une saveur astringente, âcre.

Analyse chimique. — Elles renferment du

tanin, de l'acide oxalique, du sucre, des matières résineuses et pectiques, etc.

Usage thérapeutique. — Elles se prescrivent, à doses de 5 à 15 grammes sur 200 grammes d'eau, sous la forme de décoctions, comme astringent intestinal, puis sous celle de gargarismes comme spécifique contre les angines.

Description de ses fruits. — Mûrissant de juillet en août, ils ne se rencontrent qu'à l'état frais dans le droguier, où ils se présentent comme les fruits du mûrier, sous la forme de petits corps globuleux ou ovoïdes, de 2 centimètres de diamètre, rouges (noirs chez le mûrier), constitués par de nombreuses petites drupes accolées les unes avec les autres, mais supportées par un réceptacle central, conique, ils sont surmontés par les restes persistants des styles et par de nombreux poils tecteurs. Succulents et charnus, ces fruits possèdent une saveur acide, sucrée, une odeur aromatique, spéciale.

Examen microscopique des fruits. — Examiné sur une coupe transversale, ce fruit est constitué par un épiderme à cellules aplaties, entourant de nombreux stomates, à 4 ou à 6 cellules annexes, qui est recouvert de nombreux poils tecteurs, unicellulaires, coniques ; puis vient l'épicarpe, constitué par une assise de cellules collenchymateuses, et le mésocarpe succulent, charnu, à cellules polygonales, à parois minces et à cristaux d'oxalate de chaux, à contenu riche en un suc cellulaire, rouge, sucré, puis vient l'endocarpe, à une assise de cellules scléreuses, à parois épaissies. En dessous de celui-ci se rencontre le spermoderme, qui entoure une graine non albuminée, à embryon droit, à cellules polygonales, riches en grains d'aleurone et en corps gras.

Analyse chimique. — Ils renferment de l'acide malique, de l'acide citrique, de l'acide tartrique, de l'acide oxalique, du tanin, du sucre de canne, du glucose, du mucilage, outre des traces d'acide salicylique, et une matière colorante dont la solution, décolorée par addition d'acide nitrique, se précipite par addition d'acétate de plomb, en donnant un filtrat jaunâtre.

L'ACIDE OXALIQUE, $C^2H^2O^4$, découvert en 1740 par Margraff et en 1776 par Scheele, qui le prépara en oxydant le sucre, se rencontre rarement à l'état libre dans le règne végétal (Boletus sulfureus), mais il y est très répandu sous la forme d'oxalate de chaux (Oxalis, Rumex, Salsola, etc.)

Il se présente sous la forme de prismes monocliniques, incolores, renfermant deux molécules d'eau de cristallisation, qu'ils perdent lorsqu'on les chauffe à 100°. Chauffés entre 150 et 160°, ils subliment sous la forme de fines aiguilles blanches, mais ils se décomposent facilement, à une température plus élevée, en dégageant de l'oxyde de carbone, de l'anhydride carbonique et de l'acide formique, car :

$$C^2H^2O^4 = CO^2 + CO + H^2O$$

Non attaqué par l'acide nitrique, cet acide organique réduit le chlorure d'or et le chlorure de platine. Très soluble dans l'eau et dans l'alcool dilué, il est pour ainsi dire insoluble dans l'éther et dans le chloroforme, etc.

On le prépare en faisant réagir entre 350° et 360° l'anhydride carbonique sur du sodium, ou en chauffant, à l'ébullition, un mélange de sucre et d'acide nitrique, ou en partant de la cellulose sur laquelle on fait réagir des alcalis, etc., etc.,

La constitution de sa formule est la suivante :

$$
\begin{array}{c}
COOH \\
| \\
COOH
\end{array}
$$

Cet acide ou ses dérivés, chauffés avec de l'acide sulfurique, dégagent de l'anhydride carbonique et de l'oxyde de carbone. Ses solutions traitées, en présence d'ammoniaque ou d'acide acétique, par un sel calcique, se précipitent en un dépôt cristallin, blanc, insoluble dans l'eau et dans l'ammoniaque, mais très soluble dans l'acide chlorhydrique, etc., etc. (voir, pour plus de détails, mon *Traité de Chimie médico-pharmaceutique et toxicologique*).

Usage thérapeutique. — Ces fruits, exprimés, se prescrivent sous la forme de sirops comme purgatif et comme édulcorant.

Pharmacie galénique. — Ils servent à préparer le Sirupus Rubi Idæi.

Historique. — Les Lacustres connaissaient déjà cette plante, comme le prouvent les fruits et les feuilles desséchés, qui se rencontrent dans leurs ustensiles.

FLOS KOSSO, FLEUR DE COUSSO, D'HAGENIA ABYSSINICA, Willdenow.

Origine botanique. — Cet arbre, de 20 mètres de haut, à ramifications velues, porte des feuilles isolées, stipulées, pétiolées, à folioles imparipennées, à limbe entier, longuement lancéolé, très denté sur ses bords, pointu à ses deux extrémités, dont l'inférieure se prolonge en un pétiole velu ; il est parcouru par une nervure médiane, prononcée, et par des nervures secondaires, qui rejoignent à sa périphérie ses nervures supérieures en formant une ligne ondulée. Ses fleurs, unisexuées, disposées sous la forme d'inflorescences rameuses, zigzaguées, supportées par une bractée mère, possèdent deux ou trois bractéoles veinées, à lignes rougeâtres, très velues. Elles sont constituées, quant aux fleurs mâles, plus petites et plus pâles, par un calicule à 4 ou à 5 pièces, très petites, non étalées, supportées par un réceptacle très velu, rétréci à sa base ; par un calice à 4 ou à 5 pépales scarieux, grands ; par une corolle à 4 ou à 5 sépales lancéolés, concrescents entre eux par leurs bases, qui entourent de 15 à 25 étamines, à filets très longs, à anthères développées. Ses fleurs femelles, disposées sur un réceptacle turbiné, périgyne, creux, sont constituées par un calicule à 4 ou à 5 pièces étalées, velues, veinées de lignes rougeâtres, par un calice à 4 ou à 5 sépales petits, orbiculaires, verdâtres, puis rougeâtres, veinés de lignes rouges ; par une corolle à 5 pétales caducs, lancéolés, blancs, qui entourent de nombreux staminoïdes et un pistil à deux carpelles fermés, libres, uniovulés, mais disposés au fond du réceptacle. Son fruit est un nucule, non albuminé, à cotylédons droits.

Origine géographique. — Fleurissant de novembre en décembre, il croît à l'état sauvage et jusqu'à une altitude de 2.000 mètres sur les hauts plateaux de l'Ethiopie et de l'Abyssinie, puis à Madagascar, où il y est parfois cultivé.

Récolte. — Ses inflorescences femelles, récoltées à la main, peu de temps avant qu'elles ne soient fécondées, puis desséchées au soleil, sont mondées de leurs grosses tiges, pour être attachées ensemble à l'aide de lianes ou de bandelettes d'écorce, sous la forme de petits paquets de 100 à 150 grammes, que l'on exporte sur Bombay, ou directement sur l'Europe, c'est-à-dire sur Londres et sur Marseille qui en sont leurs principaux marchés.

Description de la drogue. — Ces inflorescences femelles, rameuses, à branches zigzaguées, recouvertes de poils tecteurs, coniques, et de poils glanduleux, portent, à leur base, une bractée lancéolée et, en dessous de chaque fleur, 2 ou 3 petites bractéoles veinées de lignes rouges. Elles entourent un réceptacle périgyne, turbiné, creux, qui supporte 4 ou 5 folioles étalées, lancéolées, d'un centimètre de long, puis le calice, à 4 ou à 5 sépales plus petits, orbiculaires, et la corolle à 4 ou à 5 pétales très petits, lancéolés, qui entourent de nombreux staminoïdes et un pistil à 2 carpelles fermés, libres, toujours uniovulés, surmontés d'un style court, à un stigmate arrondi, globuleux. Leur saveur est amère, aromatique, douceâtre, légèrement nauséeuse, leur odeur herbacée rappelant un peu celle du sureau.

Examen microscopique. — Examinés sur une coupe transversale, leurs bractées et leurs sépales sont constitués par des épidermes à cellules rectangulaires, dont les parois sinueuses entourent des stomates, toujours accompagnés de 3 ou de 4 cellules annexes ; ils portent des poils tecteurs, unicellulaires, coniques, à parois minces, et des poils glanduleux, formés par une glande sessile, unicellulaire, ou par une glande pédicellée, pluricellulaire. Leur mésophylle, disposé chez des bractées, en dessous d'une assise de cellules en palissade, est constitué par des cellules rameuses. Leurs pédoncules sont recouverts par un épiderme à cellules radialement allongées, à parois finement striées, qui, entourant quelques stomates, toujours accompagnés de 3 à 5 cellules annexes, portent des poils tecteurs, unicellulaires, coniques. Leur mésophylle est constitué par un tissu parenchymateux, à cellules allongées, renfermant des cristaux étoilés d'oxalate de chaux, et par un cylindre central, à trachées recouvertes d'une couche de cellules libériennes.

Poudre. — Cette drogue, pulvérisée, livre une poudre jaunâtre, caractérisée par la présence de ses poils glanduleux, pluricellulaires ou sessiles et unicellulaires, par celle de ses poils tecteurs, et parfois par celle de quelques grains de pollen.

Falsifications. — Cette drogue est souvent mélangée à des fleurs mâles d'Hagenia Abyssinica, qui se différencient selon Planchon, comme l'indique le tableau ci-contre, les unes des autres.

Analyse chimique. — Cette drogue renferme de la coussine ou cosine ou cousséine, de la cosidine, des traces d'essence, de l'acide oxalique, du glucose, des matières résineuses et pectiques, de l'acide hagénique, puis de la protocosine et de la cosotoxine et selon d'autres auteurs 24 p. 100 du tanin, du sucre, de la gomme, de l'acide oxalique, de l'acide acétique, de l'acide valérianique, de l'acide borique, 4,1 p. 100 d'essence, 3 p. 100 de coussine.

La Coussine, $C^{22}H^{21}O^{10}$ ou $C^{23}H^{22}O^{10}$, se prépare en extrayant cette drogue par de l'eau alcaline, dont la solution filtrée. concentrée, traitée par de l'acide acétique, précipite de la coussine

Kousso	Fleurs femelles	Fleurs mâles
Fleurs	Plus serrées, plus grandes, plus colorées	Plus lâches, plus petites, plus pâles
Calicule	5 pièces très grandes et 5 fois plus grandes que les sépales étalés	5 pièces petites, recourbées
Calice	Sépales petits, orbiculaires, recourbés	Sépales grands, scarieux
Androcée	Etamines stériles, pas ou peu de pollen	Etamines longues, à anthères développés, fertiles, à pollen abondant
Gynécée	2 carpelles en voie de développement, style et stigmate développés	2 carpelles rudimentaires. style et stigmate très réduits

brute ; celle-ci, dissoute à nouveau dans de l'eau additionnée de carbonate de soude, donne une solution qui, une fois agitée avec du chloroforme, est précipitée par addition d'acide acétique.

On la prépare aussi en soumettant ces fleurs pulvérisées, additionnées de lait de chaux, à l'extraction alcoolique, dont la solution, soumise à la distillation fractionnée, abandonne un résidu qui, traité par de l'acide acétique, se précipite en un dépôt verdâtre. Celui-ci, repris par de l'alcool ou par de l'éther, donne une solution qui, concentrée, soumise à la cristallisation spontanée dans de l'acide acétique glacial, dépose des aiguilles jaune soufré, que l'on purifie par recristallisations fractionnées. Elle se présente sous la forme de belles aiguilles jaunâtres, inodores, insipides, fusibles à 148°, insolubles dans l'eau, très solubles dans l'alcool bouillant. l'éther, le chloroforme, le sulfure de carbone et le benzène. Elle se dissout à 15°, avec une coloration jaune, dans l'acide sulfurique, mais cette dissolution, soumise au froid, dépose de beaux cristaux de coussine. qui après un certain temps de repos, ou à la chaleur, se colorent alors en rouge écarlate, tout en émettant une odeur d'acide isobutyrique ; cette dissolution étendue d'eau, se précipitant en des flocons rouges, de formule $C^{23}H^{22}O^{10}$. Les alcalis ou les solutions de carbonates alcalins dissolvent à chaud la coussine, avec une coloration rouge, dont la solution est précipitée par addition d'acides minéraux, sous la forme de flocons jaunes de coussine chimiquement pure. Ses solutions alcooliques se colorent en rouge, par addition d'une goutte de perchlorure de fer. Dissoute dans de la soude caustique, la coussine donne une solution qui, se colorant en rouge à l'air, réduit le nitrate d'argent, mais non le réactif de Fehling. Elle ne paraît pas posséder les vertus physiologiques des fleurs femelles de Kousso.

La Cosotoxine, $C^{26}H^{34}O^{10}$, se présente sous la forme d'une poudre jaunâtre, amorphe, fusible à 80°, insoluble dans l'eau, mais très soluble dans l'éther, l'alcool, etc. Ses solutions réduisent, à l'encontre de celles de la cosine, le réactif de

Fehling et le nitrate d'argent ammoniacal. Chauffée à l'ébullition pendant une heure avec de l'eau de baryte, elle se transforme en coussine et en glucose, car elle possède, quant à sa formule, la constitution suivante :

$$\begin{array}{c}
CH^3 \quad CH^3 \qquad\qquad C^3H^7 \quad C^3H^7 \\
\diagdown\;\diagup \qquad\qquad\qquad \diagdown\;\diagup \\
C \qquad\qquad\qquad\qquad C \\
\diagup\;\diagdown \qquad\qquad\qquad \diagup\;\diagdown \\
O=C \quad C-OH \quad H \quad O=C \quad C-OCH^3 \\
|\qquad | \qquad\qquad | \qquad | \qquad | \\
C^3H^7-CO-C \quad C-\!\!-\!\!-C-O-C \quad C-CO-C^3H^7 \\
\diagdown\;\diagup \qquad | \qquad \diagdown\;\diagup \\
C \qquad\quad OH \qquad\quad C \\
| \qquad\qquad\qquad\qquad | \\
OH \qquad\qquad\qquad\qquad OH
\end{array}$$

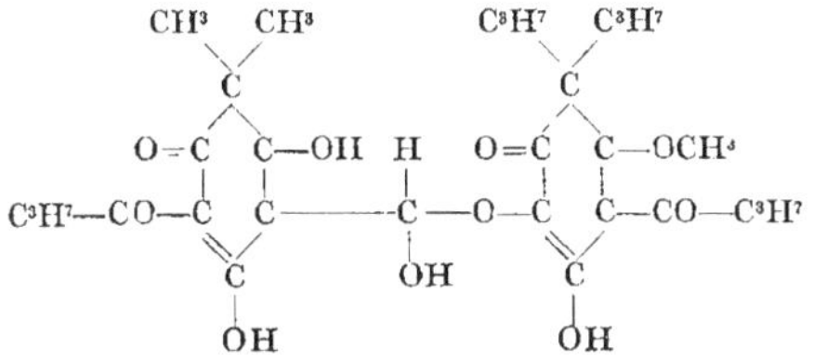

Elle posséderait les vertus physiologiques des fleurs de Cousso.

La PROTOCOSINE, $C^{29}H^{38}O^9$, inactive contre le tænia, mais très toxique, se présente sous la forme de belles aiguilles incolores, satinées, fusibles à 176°, insolubles dans l'eau, peu solubles dans l'alcool froid, très solubles dans ce dissolvant bouillant ainsi que dans l'éther et dans le chloroforme. Notons qu'elle renferme deux groupes méthoxylés.

La COSIDINE, $C^{31}H^{46}O^{11}$, se présente sous la forme d'aiguilles incolores, fusibles à 178°, solubles dans l'éther, l'alcool, qui possèdent, à un faible degré, les propriétés toxiques de la cosotoxine.

Usage thérapeutique. — Cette drogue se prescrit, à doses de 3 à 5 grammes le matin, à jeun, aux enfants sous la forme de poudres ou sous celle de pilules, et à doses de 8 à 10 grammes aux grandes personnes, comme anthelminthique, particulièrement contre le bothriocéphale.

Action physiologique. — Ordonnée à doses trop élevées, elle agit comme un poison musculaire, mais son action est faible sur le système nerveux central. Elle provoque des vomissements parfois mortels, lorsque cette drogue est absorbée avant d'avoir été desséchée. Elle provoque deux ou trois heures après son absorption, l'expulsion du tænia mort, avec évacuations alvines, non accompagnées de coliques.

Pharmacie galénique. — Elle sert à préparer l'Extractum fluidum Cosso.

Historique. — Cette drogue, très délaissée par la thérapeutique moderne, vu qu'elle n'agit que très irrégulièrement, surtout après avoir été desséchée, et qu'elle est souvent mélangée à des fleurs mâles d'*Hagenia Abyssinica*, fut premièrement décrite au XVIIᵉ siècle par le jésuite Godinho, dans son livre *De Abyssinorum Rerum*, puis par James Bruce, qui explora l'Abyssinie, dans les années 1767 à 1771. Il décrivit aussi cette plante sous le nom de *Bankesia*, nom qui fut ensuite remplacé par celui d'*Hagenia*, en souvenir du professeur Hagen de Königsberg.

FLOS SPIRÆÆ, FLEUR D'ULMAIRE OU DE REINE DES PRÉS, DE SPIRÆA ULMARIA, L.

Origine géographique. — Cette plante, d'un mètre à un mètre et demi de haut, prospérant dans tous les endroits humides de l'Europe centrale, se rencontre aussi à l'état sauvage dans toute la Sibérie méridionale et dans l'Asie occidentale.

Récolte. — Ses inflorescences, récoltées de mai en juin, puis desséchées à l'ombre et à l'air, après avoir été mondées de leurs grosses tiges, se présentent dans le droguier sous leurs formes naturelles ou sous celle de fragments.

Description de la drogue. — Leur axe réceptaculaire, très ramifié, campanulé, porte de nombreuses fleurs hermaphrodites, actinomorphes, pentamères, constituées par un calice à 5 sépales petits et concrescents entre eux par leurs bases, par une corolle blanche ou blanc jaunâtre, à 5 pétales onguiculés, qui entourent de nombreuses étamines fertiles, à filets libres, mais concrescents (ainsi que ses verticilles externes) avec leur réceptacle creux, qui entoure 5 carpelles libres, fermés, renfermant chacun deux rangs d'ovules anatropes. Leur odeur spéciale, aromatique, est même un peu désagréable sur le frais ; leur saveur aromatique est légèrement âcre.

Falsifications. — Cette drogue est parfois confondue avec les fleurs de sureau, dont l'odeur est tout à fait différente.

Analyse chimique. — Elle renferme des traces d'essence, du salicylate de méthyle, de l'aldéhyde salicylique, du pipéronal, de la vanilline, du glucose, outre des matières résineuses et pectiques.

L'ALDÉHYDE SALICYLIQUE, $C^6H^4\diagdown\!\!\begin{array}{l}COO\,(1)\\OH\,(2)\end{array}$, se rencontrant en outre dans les tiges de *Crepis fœtida*, dans le rhizome de la pivoine, se présente sous la forme d'un liquide oléagineux, incolore, d'odeur rappelant un peu celle des amandes amères, à saveur brûlante, chaude, à point de solidification compris entre — 20° et — 21°, à point d'ébullition compris entre 195° et 196°, d'un poids spécifique de 1,172, très peu soluble dans l'eau, dont la solution se colore en violet par addition d'une goutte de perchlorure de fer, mais elle se dissout très facilement dans l'éther, l'alcool, le chloroforme, le sulfure de carbone, etc. Elle possède, quant à sa formule, la constitution suivante :

$$\begin{array}{c}
C\diagup\!\!\!\diagup O \\
| \quad \diagdown H \\
C \\
\diagup\;\diagdown \\
HC \qquad C-OH \\
\| \qquad\quad | \\
HC \qquad CH \\
\diagdown\;\diagup\!\!\!\diagup \\
CH
\end{array}$$

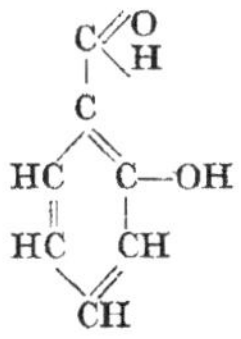

Se combinant naturellement au bisulfite de soude, à l'hydroxylamine ou à la phénylhydrazine, etc., ; elle se transforme de par l'oxydation en acide salicylique, mais réduite, elle donne de l'alcool salicylique.

On peut la préparer synthétiquement, en soumettant à la distillation fractionnée, en présence de 3 grammes de bichromate potassique, 3 grammes de salicine additionnée de 4 gr. 5 d'acide sulfurique dilué et de 36 grammes d'eau. On la prépare aussi en versant dans un ballon, muni d'un réfrigérant ascendant, 10 grammes de chloroforme, 20 grammes de lessive de soude et 10 grammes de phénol dissous dans 100 grammes d'eau (qui y provoquent une réaction très vive, qu'il faut tempérer en plongeant ce récipient dans de l'eau), puis en chauffant ce mélange pendant une heure, à l'ébullition, pour en chasser ensuite le chloroforme non combiné, par la distillation fractionnée. On l'additionne ensuite d'acide chlorhydrique, qui provoque la séparation de l'aldéhyde salicylique ainsi obtenue ; celle-ci formant une couche oléagineuse que l'on purifie, en la soumettant à la distillation aux vapeurs d'eau, afin de la priver de ses traces de phénol.

Le PIPÉRONAL, ou ALDÉHYDE MÉTHYLÈNE PYROCATÉCHIQUE ou HÉLIOTROPINE, $C^8H^6O^3$, se présente sous la forme de cristaux incolores, d'odeur rappelant celle de l'héliotrope, fusibles à 37°, entrant en ébullition à 263°, très peu solubles dans l'eau, mais très solubles dans l'alcool, l'éther. Il possède, quant à sa formule, la constitution suivante :

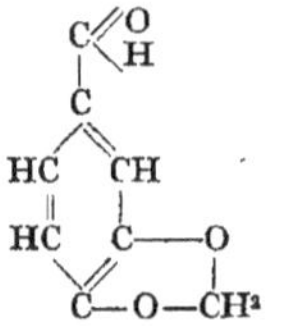

On le prépare synthétiquement en oxydant avec précaution l'isosafrol ou le safrol par du permanganate potassique :

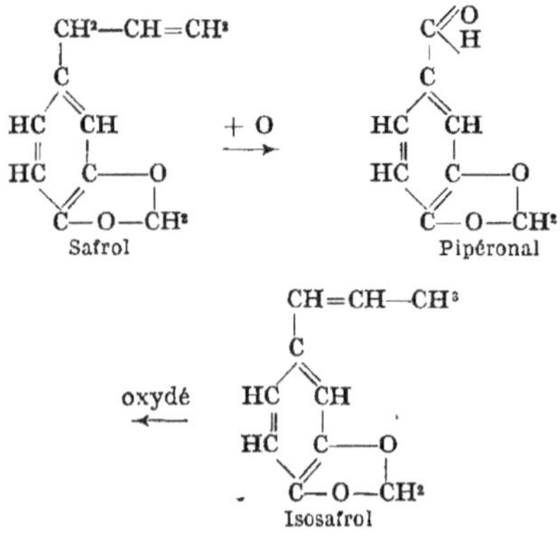

Safrol   + O   Pipéronal

oxydé ←   Isosafrol

On peut aussi le préparer en partant de l'acide pipérique, car :

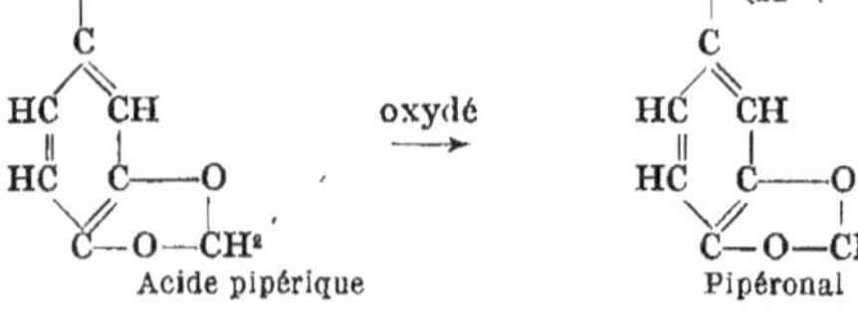

Acide pipérique   oxydé →   Pipéronal

ou bien en chauffant pendant 10 heures, à 100°, 2 molécules d'aldéhyde pyrocatéchique, et 6 molécules d'hydrate de potasse en dissolution dans de l'alcool méthylique avec 3 molécules d'iodure de méthylène.

Oxydé, il se transforme en acide pipéronylique de formule :

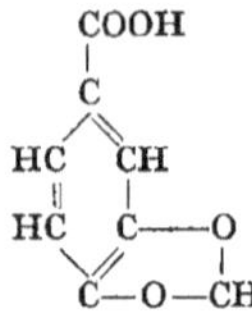

qui fut déjà décrit précédemment.

Le pipéronal est utilisé comme aromate dans l'art culinaire ou dans la parfumerie.

Usage thérapeutique. — Cette drogue se prescrit, à doses de 10 à 15 grammes sur 200 grammes d'eau, sous la forme de décoctions, ou sous celle d'infusions, comme diurétique, comme cardiotonique, comme spécifique contre l'hydropisie et comme sédatif contre les douleurs rhumatismales ou névralgiques ; il faut l'ordonner avec prudence, car, à doses trop élevées, elle provoque de l'hématurie, des troubles cardiaques, parfois dangereux et mortels.

RADIX SPIRÆAE, RACINE DE FILIPENDE, DE SPIRÆA FILIPENDULA, L.

Originaire de l'Europe centrale, marécageuse, cette plante livre, à la thérapeutique, ses racines non officinales, qui se présentent parfois, dans le droguier, sous la forme de petits corps tuberculeux, fibreux, ovoïdes ou fusiformes, marqués de rides transversales et de stries longitudinales, à cassure nette, à saveur astringente, légèrement amère, d'odeur nulle. Elles se prescrivaient autrefois, dans la médecine populaire, comme astringent intestinal et comme diurétique. Il en est de même du rhizome de la plante *Spiræa Tomentosa*, originaire de l'Amérique du Nord.

SEMEN ET OLEUM AMYGDALÆ, GRAINE ET HUILE D'AMANDES, AQUA AMYGDALÆ AMARA, EAU D'AMANDES AMÈRES ET OLEUM ÆTHEREUM AMYGDALARUM, ESSENCE D'AMANDES AMÈRES, DE PRUNUS AMYGDALUS, L.

Origine botanique (fig. 253). — Cet arbre de 4 à 6 mètres de haut, à écorce jaune brunâtre ou brunâtre, porte des feuilles isolées, stipulées, pétiolées, composées, à folioles imparipennées et pétiolées, à limbe entier, glabre, luisant, lancéolé, ondulé mais légèrement denté sur ses bords, pointu à ses deux extrémités, parcouru par une nervure médiane, prononcée, et par des nervures secondaires, rejoignant à sa périphérie, ses nervures supérieures. Ses fleurs hermaphrodites, actinomorphes, pentamères, sont constituées par un réceptacle creux, portant à sa partie supérieure 5 sépales jaune verdâtre, concrescents entre eux par leurs bases, par une corolle blanche, à 5 pétales libres, cordiformes, qui entourent de nombreuses étamines libres, à filets rose rougeâtre, concrescents par leurs bases avec les verticilles externes, et un pistil disposé au fond de sa coupe réceptaculaire, constitué par un carpelle médian, libre, fermé, renfermant deux ovules anatropes, mais surmonté d'un style allongé, à stigmate arrondi. Son fruit, entouré d'un sarcocarpe vert, est une drupe, légèrement allongée, un peu aplatie sur ses faces latérales (fig. 253).

Origine géographique. — Fleurissant en février dans les pays subtropicaux, et en mars dans les pays tempérés, il est originaire de la Perse, de la Mésopotamie, du Kurdistan, du Turkestan et de l'Afghanistan, où il prospère même à une altitude de 1.600 à 2.000 mètres, il se répandit, de là, de par la culture, dans toute la région méditerranéenne, en Californie, au Mexique, etc., voire même en Norvège.

Pathologie. — Il subit les méfaits des hannetons, des scarabées, des chenilles, des champignons parasites, etc., tels que le *Clasterosporium carpophylum*, le *Gloeosporium amygdalinum* et de divers *Uredos*, puis ceux des gelées, dans les pays sis dans la zone tempérée.

Variétés. — Cet arbre se différencie, d'après ses fruits, en deux grandes variétés, l'une l'*Amygdalus communis var. dulcis*, l'autre l'*Amygdalus communis var. amara ;* les fruits de cette dernière renfermant de l'amygdaline, qui est un glucoside, se décomposant sous l'influence de l'émulsine ou des acides étendus, en acide cyanhydrique, en glucose et en aldéhyde benzylique ; ceux de l'autre variété ne renfermant que de l'émulsine. Cette seconde variété dérive de la première de par la culture, car on cherche à bonifier ses fruits. Les fleurs de ces deux variétés se différencient aussi l'une de l'autre, de par la longueur de leur style, qui est plus long, c'est-à-dire de la même longueur que les filets des étamines chez les amandes amères, et plus court chez les amandiers doux,

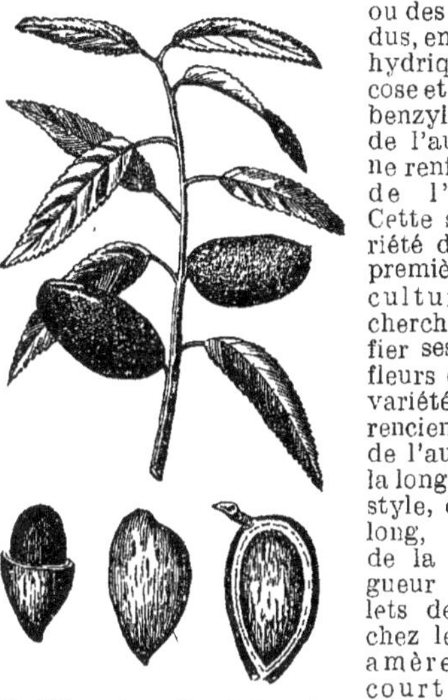

Fig. 253. — Amandier et Amandes.

ceux-ci portant, en outre, des poils glanduleux sur leurs pétioles, leurs ovaires et leurs sépales, etc., tandis que les amandiers à amandes amères n'en portent qu'à la base de leurs pétioles.

Culture. — Exigeant des climats chauds ou subtropicaux, des terrains riches en humus, mais bien irrigués, les amandiers se cultivent, comme nos pommiers dans la Normandie, en champs ou en espaliers, à l'aide de boutures ou de semis, dont on transporte les jeunes plants aux pieds d'autres arbres, à l'ombre desquels ils prospèrent. Ils livrent à partir de leur quinzième année des fruits, qui peuvent encore se récolter sur des plantes âgées de moins de 40 ans, époque à laquelle il faut les arracher.

Récolte. — Parvenus à leur complet développement et à leur entière maturité, leurs fruits, recueillis à l'aide du gaulage ou à la main, voire même à terre, sont mondés de leur sarcocarpe velu, que l'on utilise comme engrais chimique. Desséchés au soleil, ils sont parfois concassés et privés de leur coque dure, ce qui permet de les diviser en deux grandes classes, outre les variétés ci-dessus décrites, c'est-à-dire en amandes en coques et en amandes décortiquées.

Sortes commerciales. — Ces fruits se différencient, selon leurs pays d'exportation, en amandes françaises de la Provence et de la Côte d'Azur, en amandes italiennes, de Puglia, de Florence et de Naples, en amandes espagnoles, de Malaga, de Valence et d'Alicante, en amandes portugaises de Lisbonne et d'Oporto, en amandes de la Dalmatie, de la Grèce, de Chios, d'Egine, du Levant, de la Syrie, de la Perse, du Maroc, de l'Algérie, de la Tunisie, des îles Canaries, puis de l'Amérique, c'est-à-dire de la Californie, de la Floride et du Mexique, etc., en amandes des Indes et de Ceylan, etc. ; ces différentes variétés étant classées elles-mêmes en plusieurs sortes, en tenant compte de leur grandeur, de leur couleur, de leur arome, etc., celles d'Alicante et de Valence étant plus grandes que celles de la princesse ou de la France méridionale, qui sont les plus estimées ; celles d'Italie étant plus petites mais de meilleure qualité que celles de la Perse, de la Syrie ou de l'Afrique, qui sont plus petites, moins savoureuses.

On admet que l'Italie produit annuellement environ 20 millions de kilogrammes d'amandes, et que la France, malgré sa grande production, en importe annuellement plus de 45.410 quintaux en coques, et 58.185 quintaux sans coque, afin de pouvoir en retirer leur huile, qui se prépare principalement à Marseille et dans ses environs.

Description de l'amande (fig. 253). — La graine de ce fruit se présente dans le droguier avec ou sans coque, celle-ci étant gris jaunâtre, dure, friable, pointue à son extrémité supérieure, arrondie à sa base, de forme ovoïde, marquée extérieurement de dépressions irrégulières. Sa face interne, lisse, entoure une amande ovoïde, aplatie sur ses faces latérales, pointue à son extrémité supérieure, qui porte la marque de la chalaze, reliée par le raphé au hile, sis à sa partie arrondie, qui est parcourue par des faisceaux libéro-ligneux, divergents, de couleur brun cannelle ; sa surface externe est rugueuse, squameuse de par la chute de fragments de son épiderme, qui s'en détache facilement. Son spermoderme entoure deux grands cotylédons blancs, d'aspect cireux, qui, plan-convexes, renferment à leur extrémité acuminée, la radicule, la tigelle et la gemmule. Son odeur est nulle chez l'amande douce, mais aromatique, spéciale, chez l'amande amère, après qu'on l'ait triturée avec de l'eau ; car celle-là dégage alors l'odeur de l'aldéhyde benzylique et de l'acide cyanhydrique ; son arome, dans ce cas, étant aromatique, mais toujours oléagineux et douceâtre dans ces deux variétés de graines. Notons que l'on parvient à rendre les graines des amandes amères inoffensives, en les chauffant, pendant 12 heures, à 170°, ou avec de l'alcool et avec de l'eau, car à 130°, leur émulsine est tuée, leur amygdaline se décomposant à 166°.

Examen microscopique (fig. 254). — Examinée sur une coupe transversale, cette graine est entourée par un spermoderme, à 3 assises de cellules, dont l'externe est constituée par une zone de grandes cellules scléreuses, irrégulières, à parois épaissies, puis vient un volumineux parenchyme, à cellules polygonales, allongées dans le sens tangentiel, qui entourent des faisceaux libéro-ligneux. En dessous de celui-là se rencontre une troisième assise, constituée par un rang de cellules aplaties, rectangulaires ; puis vient une couche hyaline, avec les restes de l'albumen, qui est formé par des cellules polygonales aplaties, à parois minces, oblitérées, se colorant en bleu par addition de chloroiodure de zinc ; ses cotylédons étant constitués par de grandes cellules polygonales, à parois minces, qui renferment des grains d'aleurone, des globoïdes avec cristalloïdes et des gouttelettes d'huile fixe. Elles entourent de petits faisceaux libéro-ligneux, à vaisseaux spiralés, avec endoderme renfermant de l'émulsine. Notons que les cellules scléreuses, parfois subérisées, de son spermoderme, sont séparées les unes des autres par des lamelles lignifiées, se colorant en rouge par addition d'acide chlorhydrique renfermant de la phloroglucine, et en jaune par celle de chloro-iodure de zinc. Ces

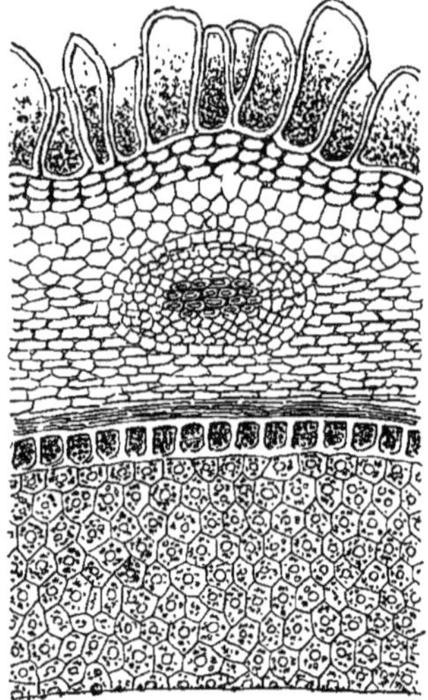

Fig. 254. — Coupe transversale de l'amande.

cellules renferment en outre une matière granuleuse, donnant toutes les réactions caractéristiques au tanin. Les cellules de la seconde assise de son spermoderme renferment souvent des cristaux et des incrustations d'oxalate de chaux, mais leurs parois se colorent en vert sale, par addition de perchlorure de fer. Les cellules parenchymateuses de ses cotylédons renferment en outre, chez les amandes amères, de l'amygdaline, qui se colore en rouge par addition d'acide sulfurique ; tandis que l'émulsine se rencontrant aussi chez les amandes douces, est localisée dans l'endoderme des faisceaux libéro-ligneux, puis dans le péricycle de la tigelle et de la radicule.

Falsifications. — Cette drogue entière n'est jamais falsifiée, mais il peut y avoir un mélange d'amandes amères et d'amandes douces, qui se différencient facilement les unes des autres, si on les triture avec de l'eau, les premières dégageant de suite l'odeur de l'aldéhyde benzylique et de l'acide cyanhydrique, que n'émettent pas les amandes douces.

Analyse chimique. — Cette drogue renferme de l'émulsine, de 45 à 55 p. 100 d'huile fixe, de l'invertine, de l'aleurone, du glucose, de l'asparagine, du mucilage et des substances protéiques, telles que phytostérine, cholestérine, conglutine, etc., mais les amandes amères renferment en outre de l'amygdaline.

La Conglutine, se rencontrant aussi dans les graines de cerisiers, d'abricotiers, de raifort et de radis, se prépare en les extrayant, une fois concassées et pulvérisées, par de l'eau additionnée de soude ou de potasse caustique, dont la solution, filtrée, concentrée, est précipitée par addition d'acide acétique, ce précipité desséché, puis traité successivement par de l'alcool et par de l'éther, étant ensuite desséché au-dessus d'acide sulfurique.

Elle se présente sous la forme d'une poudre gris blanchâtre, insoluble dans l'alcool, l'éther, peu soluble dans l'eau, très soluble dans l'ammoniaque, la soude caustique. Renfermant toujours des traces de phosphore, cette caséine végétale se dissout à chaud, avec une coloration rouge bleuté dans l'acide sulfurique, bleu violacé dans l'acide chlorhydrique.

L'Emulsine se prépare en extrayant les amandes douces, dépulpées, à l'aide d'eau tiède, puis desséchées et finement pulvérisées, avec de l'eau additionnée de quelques gouttes de chloroforme, dont la solution, passée à travers un tamis, puis filtrée, est additionnée de quelques gouttes d'acide chlorhydrique, afin de précipiter sa caséine. Filtrée à nouveau, puis précipitée par addition d'alcool, elle donne un dépôt, qui, recueilli, puis desséché, se présente sous la forme d'une poudre amorphe, que l'on purifie à nouveau en la dissolvant dans de l'eau, dont la solution est reprécipitée par addition d'alcool. Se présentant sous la forme d'une poudre blanche amorphe, elle est en majeure partie soluble dans l'eau, l'alcool à 44°, mais insoluble dans l'éther, le chloroforme. Renfermant beaucoup de phosphates calciques, elle hydrolyse la majeure partie des glucosides. Notons que l'émulsine, dénommée parfois *globuline*, donne des solutions aqueuses se précipitant par addition de sulfate de magnésie, mais non par celle de sel de cuisine ou de sublimé.

L'Invertine, se rencontrant principalement dans la levure de bière et dans certaines graines, s'obtient en chauffant entre 100 et 105°, pendant 6 heures, la levure de bière desséchée à l'air, que l'on épuise par de l'eau. La solution ainsi obtenue, filtrée, additionnée d'alcool, précipite son invertine, qui se présente sous la forme d'une poudre blanche, soluble dans l'eau, dont les solutions moussent très fortement, si on les agite.

L'Amygdaline, $C^{20}H^{27}NO^{11} + 3H^2O$. se rencontre à raison de 2,5 à 3,5 p. 100 dans les amandes amères, et à raison de 1,2 à 1,5 p. 100 dans les graines d'abricots, de 0,6 à 0,8 p. 100 dans celles de pêches, de 0,82 p. 100 dans celles de cerises, de 0,96 p. 100 dans celles de prunes, de 0,6 p. 100 dans celles de pommes, puis dans les bourgeons et dans l'écorce des divers Sorbus, Spiræas et Pinus. Elle se prépare en faisant bouillir, à deux reprises différentes, les tourteaux d'amandes amères, débarrassés autant que faire se peut de leur huile, avec de l'alcool, dont les solutions, filtrées, soumises à la distillation fractionnée, abandonnent un résidu qui, additionné d'éther, est soumis à la cristallisation spontanée.

Elle se présente sous la forme de prismes ou sous celle de lamelles incolores, inodores, transparentes, neutres, à saveur faiblement amère, insolubles dans l'éther, très solubles dans l'eau, l'alcool. L'acide sulfurique la dissout avec une coloration violette, mais cette dissolution dégage à chaud de l'anhydride carbonique, de l'ammoniaque, de l'aldéhyde benzylique, tout en déposant à froid de l'acide benzoïque. Elle se dissout en outre avec une coloration rouge cerise, violette, puis verte, dans l'acide chromique. Fusible à 200°, elle donne des solutions aqueuses, lévogyres, de − 41°,96, qui, soumises à l'action des acides étendus ou à celle de l'émulsine, se décomposent en mettant, selon l'équation suivante, de l'acide cyanhydrique, de l'aldéhyde benzylique et du glucose en liberté, car :

$$C^{20}H^{27}NO^{11} + 2H^2O$$
Amygdaline

$$= 2C^6H^{12}O^6 + HCN + C^6H^5\!-\!COH$$
Glucose   Acide   Aldéhyde
cyanhydrique benzylique

L'amygdaline, traitée par de la levure de bière ou hydrolysée à 60° par de l'acide chlohydrique, se décompose en glucose et en un glucoside d'amygdonitrile car elle possède, quant à sa formule, la constitution suivante :

$$
\text{CH}=\!\!\begin{array}{c}\text{C}\!-\!\text{CH}\end{array}\!\!-\text{O}-\text{CH}-\overset{\overset{\text{OH H}}{|}}{\text{C}}-\overset{\overset{\text{H OH}}{|}}{\text{C}}-\text{C}-\overset{\overset{\text{OH}}{|}}{\text{C}}
$$

(structure de l'amygdaline, noyau benzylique CH=CH / HC=CH / CN, reliée au β)

$$-\text{CH}^2-\text{O}-\overset{\text{H}}{\underset{\text{OH}}{\text{C}}}-\overset{\text{H}}{\underset{\text{H}}{\text{C}}}-\overset{\text{OH}}{\text{C}}-\overset{\text{H}}{\text{C}}-\overset{\text{H}}{\underset{\text{OH}}{\text{C}}}-\text{CH}^2\text{OH}$$

L'amygdalase la décompose comme suit :

$$
\begin{array}{c}\text{CH}\\ \text{HC}\quad\text{C}\!-\!\text{CH}\overset{\text{OC}^{12}\text{H}^{21}\text{O}^{10}}{\diagup}\\ \text{HC}\quad\text{CH}\quad\text{CN}\\ \text{CH}\end{array}\quad + H^2O
$$
Amygdaline

$$
= C^6H^{12}O^6 + \begin{array}{c}\text{CH}\\ \text{HC}\quad\text{C}\!-\\ \text{HC}\quad\text{C}\\ \text{CH}\end{array}
$$

$$\text{O-CH-CH(OH)-CH(OH)-CH-CH(OH)CH}^2\text{-OH}$$
$$
-\text{CH}\overset{\diagup}{\underset{\diagdown}{\quad}}\text{CN}\qquad \text{O}
$$
Glucoside d'amygdonitrile

Ce Glucoside d'Amygdonitrile, $C^{14}H^{17}NO^6$, se présente sous la forme d'aiguilles incolores, fusibles à 148°, solubles dans l'eau, l'alcool, l'acétone, dont les solutions, lévogyres, de −26,9°, possèdent une saveur plus amère que celles de l'amygdaline. Il se décompose sous l'influence de l'émulsine en une molécule de glucose, en acide cyanhydrique et en aldéhyde benzylique, car :

$$C^{14}H^{17}NO^6 + H^2O = C^6H^{12}O^6 + HCN + C^6H^5\!-\!COH$$

L'amygdaline, chauffée avec des alcalis ou avec de l'eau de baryte, se transforme en ammoniaque et en acide amygdalinique, car :

$$C^6H^5\!-\!CH\!\!\begin{array}{c}\diagup\text{OC}^{12}\text{H}^{21}\text{O}^{10}\\ \diagdown\text{CN}\end{array}\!\! + 2H^2O$$
Amygdaline

$$= NH^3 + C^6H^5\!-\!CH\!\!\begin{array}{c}\diagup\text{COOH}\\ \diagdown\text{O}\!-\!\text{C}^{12}\text{H}^{21}\text{O}^{10}\end{array}$$
Acide amygdalinique

Cet acide amygdalinique, chauffé avec des acides dilués, se décompose en glucose et en acide phénylglycolique ou acide amygdalique :

$$C^6H^5\!-\!CH\!\!\begin{array}{c}\diagup\text{COOH}\\ \diagdown\text{OC}^{12}\text{H}^{21}\text{O}^{10}\end{array}\!\! + 2H^2O$$
Acide amygdalinique

$$= 2C^6H^{12}O^6 + C^6H^5\!-\!CH\!\!\begin{array}{c}\diagup\text{COOH}\\ \diagdown\text{OH}\end{array}$$
Acide amygdalique
ou Acide phénylglycolique

Notons que l'Acide amygdalique ou Acide phénylglycolique, se présente sous la forme de cristaux incolores, fusibles à 115°, très solubles dans l'eau, l'éther, l'alcool, qui, oxydés, donnent de l'acide benzoïque, mais ils se transforment par réduction, à l'aide d'acide iodhydrique, en acide phénylacétique.

L'amygdaline se transforme par réduction en phényléthylamine, de formule :

$$C^6H^5\!-\!CH^2\!-\!CH^2\!-\!NH^2$$

mais, traitée en présence de zinc, par de l'acide chlorhydrique, elle donne du chlorhydrate de phényléthylamine de formule :

$$C^6H^5\!-\!CH^2\!-\!CH^2\!-\!NH^2HCl$$

qui cristallise sous la forme de paillettes incolores, brillantes.

Notons qu'un mélange d'acide cyanhydrique et d'aldéhyde benzylique, traité de la même manière, ne donne pas cette combinaison, preuve que l'amygdaline est une combinaison d'acide cyanhydrique et d'aldéhyde benzylique et non un mélange de ces deux substances.

L'amygdaline, agitée avec une solution froide d'hydrate de baryte, se transforme en Isoamygdaline, lévogyre, qui se présente sous la forme de cristaux incolores, fusibles entre 125 et 140° ; celle-ci, traitée par de l'acide chlorhydrique, se transforme en acide phénylglycolique racémique, et non comme l'amygdaline en acide phénylglycolique lévogyre.

Préparation de l'essence d'amandes amères. — Les graines d'amandes amères, mondées de leur spermoderme, exprimées, pour les priver de leur huile fixe, puis abandonnées pendant 24 heures à la macération dans de l'eau, donnent un tourteau qui, soumis à la distillation aux vapeurs d'eau, permet de préparer l'eau d'amandes amères et l'essence d'amandes amères qui tombe au fond de son récipient.

Description de l'essence. — Elle se présente sous la forme d'un liquide incolore, réfringent, d'odeur spéciale, rappelant celle de l'aldéhyde benzylique et de l'acide cyanhydrique, d'un poids spécifique de 1,04 à 1,06, à réaction neutre, à saveur spéciale, aromatique, âcre, amère. Conservée pendant un certain temps à l'air, elle devient jaunâtre, acide, de par sa décomposition spontanée, qui met en liberté de l'acide benzoïque. Distillant à 180°, elle est entièrement volatile à l'air. Peu soluble dans l'eau, elle se dissout en toutes proportions dans l'éther, l'alcool, le benzène, le chloroforme, les huiles grasses et essentielles. Fraîche, elle se colore en jaune brunâtre par addition d'acide sulfurique, mais cette coloration disparaît par celle d'alcool. Mélangée à une dissolution aqueuse de sel marin (à 10 p. 100) elle doit surnager sur ce liquide. Notons qu'elle est contenue, à raison de 0,5 à 0,7 p. 100 dans les amandes amères et de 0,6 à 1 p. 100 dans les graines d'abricotiers.

Falsifications. — Elle est souvent falsifiée par addition d'alcool ou de chloroforme, qui distillent à la température du bain-marie, puis par celle de nitro-benzène, qui se reconnaît comme suit : additionnez cette essence de quelques centimètres cubes d'alcool et d'eau jusqu'à trouble persistant, puis d'acide sulfurique et de grenaille de zinc ; distillez, après quelques heures de repos, son alcool et examinez comme suit son résidu : 1° une partie de ce résidu, évaporée en présence d'acide nitrique, ne doit pas se colorer en jaune, si l'essence est pure ; 2° une deuxième partie de ce résidu, chauffée à l'ébullition en présence d'une solution de bichromate de potasse, ne doit pas se colorer en violet, cas contraire nitro-benzène ; 3° une troisième portion de ce résidu, neutralisée par de la soude caustique, puis additionnée d'une solution d'hypochlorite de soude, ne doit pas se colorer en violet, cas contraire : falsification par du nitro-benzène. On falsifie aussi cette essence en l'additionnant d'aldéhyde benzylique synthétique qui, versée sur du papier à filtrer, que l'on brûle en dessous d'une cloche de verre, dégage des vapeurs d'acide chlorhydrique ou de chlore ; son filtre, repris par de l'eau, donnant une solution, qui se précipite en un dépôt caséeux, blanc, par addition de nitrate d'argent. La réaction de Beilstein, à l'oxyde de cuivre, permet de reconnaître le chlore dans l'aldéhyde benzylique ; chauffez à cet effet, à la flamme non éclairante du bec de Bunsen, une bande de treillis de cuivre enroulée sous la forme d'un cylindre, puis plongez-la dans l'essence à examiner ; présentez-la ensuite à la flamme pour brûler son aldéhyde benzylique, qui colore en vert le treillis de cuivre, si elle renferme du chlore. Il est aussi nécessaire de titrer, comme nous l'indiquons plus loin, cette essence, quant à son pour cent en acide cyanhydrique.

Analyse chimique. — Cette essence renferme de la cyanhydrine d'alhédyde benzylique, c'est-à-dire une combinaison d'acide cyanhydrique et d'aldéhyde benzylique de formule :

$$C^6H^5-CH \begin{cases} OH \\ CN \end{cases}$$

(ces substances pouvant aussi s'y rencontrer à l'état libre), outre des traces d'acide benzoïque.

L'Acide Cyanhydrique, $H-C\equiv N$, découvert par Scheele, et préparé en 1811, à l'état anhydre par Gay-Lussac, se rencontre à l'état libre dans le spathe de plusieurs Aracées (Arum maculatum), puis dans les graines de *Pangium edule*, et dans un grand nombre de plantes appartenant aux familles des Renonculacées et des Bixacées, etc.

Il se présente, dans le droguier, sous la forme d'un liquide incolore, mobile, entrant en ébullition à 26°5, se solidifiant à — 15°, d'un poids spécifique de 0,697, d'odeur spéciale, rappelant celle des amandes amères, à saveur légèrement âcre, acide, aromatique, à réaction faiblement acide. Entièrement soluble dans l'eau, l'alcool, ses solutions aqueuses précipitent, à la longue, des flocons bruns de formiate ammonique, qui se forme selon l'équation suivante :

$$2H^2O + HCN = H-COONH^4$$

Sa solution aqueuse ne se décompose pas par addition d'une trace d'acide minéral ; mais chauffée avec des bases, elle donne rapidement du formiate ammonique. L'hydrogène naissant transforme l'acide cyanhydrique en méthylamine, à l'encontre des acides halogénés, anhydres, qui s'unissent à cet acide pour donner des produits d'addition, cristallins.

On le prépare en chauffant, en présence d'un acide minéral, du cyanure potassique :

$$KCN + HCl = HCN + KCl$$

ou bien en soumettant à la distillation fractionnée, le ferrocyanure potassique additionné d'acide sulfurique. Une solution aqueuse d'acide cyanhydrique, traitée par de la potasse caustique jusqu'à réaction alcaline, puis additionnée d'une petite quantité de sulfate ferreux, qu'on abandonne au repos, précipite, après addition d'acide chlorhydrique et de perchlorure de fer, un dépôt bleu de Prusse ou de cyanure ferrosoferrique, car les réactions suivantes ont eu lieu :

$$HCN + KOH = H^2O + KCN$$

$$6KCN + FeSO^4 = K^4Fe(CN)^6 + K^2SO^4$$
Cyanure potassique · Ferro-cyanure potassique

$$3K^4Fe(CN)^6 + 2Fe^2Cl^6 = Fe^4[Fe(CN)^6]^3 + 12KCl$$
Cyanure ferrosoferrique

Une solution aqueuse d'acide cyanhydrique, neutralisée par de la soude caustique, puis évaporée à sec, en présence de sulfure ammonique jaune, abandonne un résidu qui, repris par de l'eau, donne une solution se colorant en rouge par addition d'acide chlorhydrique et de quelques gouttes de perchlorure de fer, car il se forme alors, selon l'équation suivante, du rhodanate ferrique :

$$NaCN + (NH^4)^2S^2 = NaCNS + (NH^4)^2S$$

$$6NaCNS + Fe^2Cl^6 = Fe^2(CNS)^6 + 6NaCl$$

Une solution neutre d'acide chlorhydrique se précipite en un dépôt blanc de cyanure d'argent, par addition de nitrate d'argent, celui-là, insoluble dans l'eau et dans les acides minéraux étendus, est très soluble dans l'ammoniaque et dans le cyanure potassique. Une solution neutre d'acide cyanhydrique, chauffée avec quelques gouttes d'acide picrique, se colore en rouge intense en formant de l'isopurpurate potassique. Une solution diluée d'acide cyanhydrique, traitée par une solution d'acétate de cuivre (à 1/10), puis par de l'acide sulfureux avec lequel on l'agite, se précipite en un dépôt blanc de cyanure cuivreux par addition d'ammoniaque. Une solution diluée de cet acide, additionnée de quelques gouttes de teinture de gaïac et d'une couche d'une solution de sulfate cuivrique, forme, à la ligne de contact des deux liquides, un anneau bleu. Une solution diluée de cet acide, additionnée d'une solution aqueuse de nitrate potassique, de trois gouttes de perchlorure de fer et d'acide sulfurique, que l'on chauffe à l'ébullition, se colore en violet intense, si, après son complet refroidissement, on l'additionne d'ammoniaque pour précipiter son excès de fer, et qu'on verse dans son filtrat une à deux gouttes de sulfure ammonique, car cette solution renferme alors du nitro-prussiate potassique. Une solution aqueuse, renfermant des cyanures alcalins ou de l'acide cyanhydrique, additionnée à froid de sulfhydrate ammonique, puis maintenue pendant 5 minutes à une douce ébullition, pour être ensuite évaporée à sec, à la chaleur du bain-marie, abandonne un résidu qui, repris par de l'eau additionnée d'acide chlorhydrique, donne une solution, que l'on agite vivement avec de l'éther ; celui-ci décanté, puis évaporé à sec, abandonne un résidu qui, additionné de quelques gouttes de perchlorure de fer dilué, se colore en rouge sang. Notons que les acides formique et acétique ne donnent pas cette réaction, seul l'acide méconique pouvant la donner en formant alors du méconate ferrique rouge foncé, insoluble dans l'éther ; tandis que ce dissolvant agité avec ce résidu rouge sang, s'empare du sulfocyanate ferrique ainsi formé, qui possède en outre la propriété d'être décoloré de suite par addition de chlorure d'or à 1 p. 100 ; le méconate ferrique ne changeant pas de couleur par addition de ce réactif. Cet acide est un des acides les plus toxiques, qui se rencontrent dans la nature, car à doses très faibles, il est déjà vénéneux.

Notons que l'acide prussique se rencontre dans plus de 40 familles, parmi lesquelles nous mentionnerons les Rosacées, les Graminées, les Légumineuses, les Aroïdées, les Passifloracées, les Sapindacées, les Composées, les Euphorbiacées, les Magnoliacées, les Célastracées, les Saxifragacées, les Renonculacées, les Linacées, les Papavéracées, etc., etc., à l'encontre des plantes appartenant aux familles, Palmiers Liliacées, Cypéracées, Caryophyllacées, Ombellifères, Labiées, Borraginées, etc., etc. qui n'en renferment pas.

Cet acide peut s'y rencontrer soit à l'état libre, soit, sous la forme de glucosides, particulièrement dans les amandes amères, les feuilles de laurier-cerise, les graines de lin (cotylédons), les fruits de Sorghum vulgare, les feuilles d'abricotier, les graines de Phaseolus lunatus, voire même sous la forme d'autres combinaisons, non encore bien déterminées, qui permettent de précipiter directement une solution aqueuse de nitrate d'argent ou de chlorure mercurique, car nous savons que :

$$2HCN + HgCl^2 = 2HCl + Hg(CN)^2$$

Cet acide peut être un produit direct de l'assimilation azotée, en supposant que l'aldéhyde formique de la plante se soit transformée en nitrate ammonique, qui, sous l'influence d'un déshydratant, livre cet acide, car (cette déshydratation pouvant se parfaire à l'aide des ferments) :

$$HCOONH^4 - 2H^2O = HCN$$

Il peut aussi provenir de la réaction provoquée par l'hydrogène naissant, réagissant sur l'aldéhyde formique et les nitrates, qui se rencontrent toujours dans le suc cellulaire, voire même de la réaction due à l'action de l'acide nitrique sur l'aldéhyde formique, afin de la transformer en oxime de folmaldéhyde, puis de la réaction que l'oxydation provoque en réagissant sur des acides aminés, car théoriquement l'oxygène décompose comme suit la phénylalanine :

$$C^6H^5-CH^2-CH(NH^2)-COOH$$
Phénylalanine

$$\xrightarrow{+O} \quad C^6H^5-CH^2-CH^2-NH^2 \quad \longrightarrow \quad C^6H^5CH^2-CN$$
Phényléthylamine $\qquad$ Nitrile d'acide phénylacétique

$$\longrightarrow \quad C^6H^5-CH(OH)-CN \quad \nearrow \quad HCN$$
Nitrile d'aldéhyde benzylique $\qquad$ Acide prussique

$$\searrow \quad C^6H^5COH$$
Aldéhyde benzylique

il en serait de même sur l'oxyphénylalanine ou tyrosine qui se décomposerait comme suit :

$$C^6H^4 \begin{cases} OH\ (1) \\ CH^2-CH-(NH^2)COOH\ (4) \end{cases}$$
Paraoxyphénylamine

$$\xrightarrow{O} \quad C^6H^4 \begin{cases} OH\ (1) \\ CH(OH)CN\ (4) \end{cases}$$
Nitrile de paraoxybenzaldéhyde

celle-ci livrant de la valine ou acide aminoisovalérianique et du nitrile d'acétone. Cet acide peut aussi provenir de la réaction que donnent les nitrates réagissant sur les hydrates de carbone, car Ganassini la parfit, en présence d'hydrogène naissant, mais il faut admettre en ce cas que les nitrates se sont alors transformés d'eux-mêmes en ammoniaque, avant de pouvoir réagir sur les hydrates de carbone.

Certains auteurs admettent aussi que cet acide peut provenir comme produit de déchet, lors de la transformation des albuminoïdes, qui donnent des acides nucléiques et des dérivés de la purine ou de la pyrimidine, mais cette hypothèse n'a pas encore été démontrée d'une manière pratique, voir à cet effet les beaux travaux de Rosenthaler.

Eau d'amandes amères. — Elle se présente sous la forme d'un liquide incolore, neutre, d'odeur particulière, rappelant celle des amandes amères, à saveur aromatique, spéciale, légèrement amère. Elle se prépare parfois, à tort, à l'aide du ferrocyanure de potasse, que l'on soumet, en présence d'acide sulfurique, à la distillation aux vapeurs d'eau, car la réaction suivante a lieu :

$$4[K^6Fe(CN)^6] + 16H^2SO^4$$

Ferrocyanure
potassique

$$= 4[K^4Fe(CN)^6] + 16KHSO^4$$

Ferrocyanure ferroso-potassique

$$4[H^4Fe(CN)^6] + 4KHSO^4$$

Acide ferrocyanhydrique

$$= 12HCN + 4H^2SO^4 + 2K^2Fe[Fe(CN)^6]^2$$

Ferro-cyanure
ferrosopotassique

Elle ne doit jamais renfermer d'acide chlorhydrique, ni de formiate ammonique ou d'acide sulfurique, mais toujours 2 p. 100 d'acide cyanhydrique.

Titration de l'eau d'amandes amères. — Elle doit toujours être titrée comme suit, quant à sa teneur en acide cyanhydrique : 10 centimètres cubes de cette eau additionnée, jusqu'à réaction alcaline, d'une solution concentrée de potasse caustique, d'une trace de chlorure ferrique et de 5 centimètres cubes d'alcool, pour éclaircir ce mélange, sont titrés à l'aide d'une solution déci-normale de nitrate d'argent. On multiplie le nombre des centimètres cubes de nitrate d'argent par 0,0054, áfin de connaître la quantité d'acide cyanhydrique contenue dans ces 10 centimètres cubes d'eau d'amandes amères.

On peut aussi la doser, en traitant 30 grammes d'eau d'amandes amères par un léger excès d'ammoniaque, puis par de l'acide nitrique et du nitrate d'argent ; celui-ci précipitant du cyanure d'argent qui, lavé, desséché, est incinéré. Son résidu pesé nous indiquant la quantité d'acide cyanhydrique contenue dans l'eau d'amandes amères, car chaque centimètre cube de liqueur argentique correspond à 0 gr. 0027 d'acide cyanhydrique.

Cette eau officinale, donnant toutes les réactions indiquées lors de l'étude de l'acide cyanhydrique, se décompose de la même manière que celui-ci, si on la conserve pendant un certain temps dans le droguier.

Usage thérapeutique. — L'eau d'amandes amères, délaissée par la Pharmacopée Suisse, se prescrit, à doses de 10 à 15 gouttes plusieurs fois par jour, comme antispasmodique, comme sédatif et comme aromatique.

Action physiologique. — Ordonnée à doses trop élevées, elle provoque des empoisonnements mortels, précédés d'une salivation abondante, de nausées, de vomissements, de dyspnée, de vertiges, de troubles nerveux, de sueurs froides, de cyanose, d'asphyxie et de paralysie, car son acide cyanhydrique se combine à l'hémoglobine du sang. Notons que la résorption de cet acide est extrêmement rapide, surtout par les voies respiratoires, puis (par ordre de rapidité croissante) par le tissu cellulaire sous-cutané, par les muqueuses et par la peau. On ignore si ce poison est en partie éliminé de l'organisme par les poumons ou entièrement détruit, en donnant du formiate ammonique. C'est la plus toxique des substances vénéneuses connues, car c'est un convulsivant et un paralysant pour ainsi dire instantané. Appliqué en solutions aqueuses à 2 p. 100 sur la peau, il provoque de l'engourdissement, de l'insensibilité. Il ralentit, à faibles doses, les pulsations du pouls, tout en élevant la pression sanguine, mais celle-ci baisse ensuite rapidement au-dessous de la normale. L'acide cyanhydrique paralyse, à hautes doses, les centres moteurs, le cœur résistant longtemps, bat avec énergie, même après la mort ; il cesse par contre de battre, si cet acide est injecté directement par la veine jugulaire. Notons que le sang d'un homme ou d'un animal, ayant succombé à cet empoisonnement, devient rouge clair, plus brillant que le sang naturel et qu'il présente au spectroscope les caractères du sang artériel normal, même après un certain temps de repos.

Contrepoisons. — Prescrivez, en cas d'empoisonnements par cet acide ou par l'eau d'amandes amères, des émétiques, du sulfate de fer, puis des injections sous-cutanées d'éther, outre la respiration artificielle, et certaines de leurs incompatibilités.

Incompatibilités. — N'ordonnez jamais cette eau avec des sels métalliques, ni avec de l'adrénaline, ni avec du calomel, car :

$$Hg^2Cl^2 + 2HCN = Hg(CN)^2 + Hg + 2HCl$$

ni avec de la morphine, qui donnerait du cyanure de morphine très toxique. Notons que cette eau doit être conservée dans des flacons bruns, à l'abri de la lumière et de l'air.

Préparation de l'huile d'amandes douces. — Les amandes amères, ainsi privées, par la distillation aux vapeurs d'eau, de leur essence ou simplement chauffées, pendant un certain temps, sous pression réduite, avec de l'eau bouillante, abandonnent des tourteaux qui, exprimés, ainsi que ceux des amandes douces, entre deux plaques métalliques, chauffées entre 50° et 60°, donnent l'huile d'amandes douces. Celle-ci peut aussi être obtenue en chauffant ces graines concassées avec de l'eau, sur laquelle elle surnage, puis en exprimant à chaud leurs tourteaux, afin d'obtenir une huile de seconde qualité ; les amandes douces donnant en moyenne de 50 à 54 p. 100 d'huile fixe, à l'encontre des amandes amères, qui n'en renferment que de 45 à 50 p. 100.

Description de l'huile d'amandes douces. — Elle se présente sous la forme d'un liquide jaune pâle, oléagineux, inodore, à saveur douceâtre, agréable, d'un poids spécifique de 0,915 à 0,92, très soluble dans l'éther, le chloroforme, le benzène, les huiles grasses et essentielles, peu soluble dans l'alcool, insoluble dans l'eau. Contenant très peu de triglycérides des acides gras saturés, elle ne doit pas se solidifier à une température de 0°, mais à —15° ou à —20° en une masse butyreuse, blanchâtre.

Falsifications. — Elle est souvent falsifiée par addition d'huile de pavot ou d'huile de sésame, qui, agitées avec un mélange d'une partie d'eau et d'un centimètre cube d'acide nitrique fumant, se colorent en rouge ou en brun ; celles-là se séparent en outre, après 24 heures de repos, en deux couches, l'une solide, l'autre liquide ; l'huile d'amandes pure ne donne pas cette réaction dite de l'élaïdine. Cette réaction peut aussi être entreprise, en mélangeant volumes égaux d'huile à analyser et d'acide nitrique d'un poids spécifique de 1,185, que l'on chauffe modérément, en présence de tournures de cuivre, jusqu'à formation de bulles gazeuses ; ce mélange se sépare alors en deux couches, l'une acide, l'autre oléagineuse, qui doit être blanche, mais non colorée en rouge ou en brun, cas contraire falsifications par addition d'huiles de graines d'abricotier, de pêcher ou de cotonnier.

L'huile d'amandes pure, agitée avec son volume d'ammoniaque, donne, après une heure de repos, un mélange liquide, blanc ou blanc jaunâtre, mais si elle a été falsifiée, ce mélange se colore, tout en se solidifiant, en brun ou en brun foncé.

L'huile d'amandes pure, recouverte de benzène résorciné, avec lequel on l'agite, ne doit pas se colorer en rouge, ni en bleu, cas contraire : huiles étrangères. L'huile d'amandes douces, agitée à raison de 5 parties d'huile avec une partie d'un mélange refroidi d'acide sulfurique, d'acide nitrique fumant et d'eau, donne une émulsion jaune pâle, mais non rouge, cas contraire : huile de noyaux de pêches ; ni rouge passant à l'orange, cas contraire : huile de sésame ; ni rougeâtre, cas contraire : huile de noix. 10 centimètres cubes d'huile d'amandes pure, agités avec 10 centimètres cubes d'acide chlorhydrique à 1,18, puis additionnés de deux gouttes d'une solution alcoolique de furfurol à 2 p. 100, ne doivent pas, après 10 minutes de repos, colorer leur couche acide en rose ou en rouge, cas contraire : huile de sésame ; 2 centimètres cubes d'huile d'amandes pure, mélangée à 2 centimètres cubes d'alcool amylique et à 2 centimètres cubes de sulfure de carbone renfermant 1 p. 100 de soufre, puis chauffée pendant 15 minutes (en tenant l'éprouvette dans de l'eau bouillante), ne doivent pas se colorer en rose, ni en rouge, cas contraire, huile de cotonnier. Un mélange de 10 centimètres cubes d'huile d'amandes de 15 centimètres cubes de soude caustique à 1,170 et de 10 centimètres cubes d'alcool, maintenu à une température de 35° à 40° jusqu'à ce qu'il se soit éclairci, puis additionné de 100 centimètres cubes d'eau et d'un excès d'acide chlorhydrique, met en liberté de l'acide oléique, qui, décanté, lavé à l'aide d'eau chaude, doit rester limpide à une température de + 15°, même si on l'additionne d'un volume égal d'alcool, cas contraire acides gras étrangers. L'huile d'amandes doit posséder un indice d'acidité de 3,4, un indice de saponification de 191, un indice d'iode de 93 à 97, et un indice de Hehner de 96,2.

Analyse chimique. — Cette drogue renferme 75 p. 100 de triglycérides de l'acide oléique, puis des traces de triglycérides des acides palmitique, linolique, mais jamais d'acide stéarique.

Usage thérapeutique. — Elle se prescrit, à doses de 10 à 15 grammes sur 200 grammes d'eau, sous la forme d'émulsions, comme lénitif, contre les inflammations des voies respiratoires ou des voies digestives, puis chez les nouveau-nés comme purgatif.

Pharmacie galénique. — Elle sert à préparer l'Emulsio Amygdalarum, puis la Résorbine, ou mélange d'huile de lin, d'huile d'amandes et d'eau, outre certains emplâtres officinaux.

Description de la farine d'amandes. — Les tourteaux, obtenus en privant les graines d'amandes de leur huile fixe, sont en partie utilisés comme engrais chimiques ou comme nourriture des animaux ; mais desséchés puis pulvérisés, ils donnent une poudre assez grossière, renfermant

encore 15 p. 100 de matières grasses, outre des substances protéiques, de l'eau et de la cholestérine, etc.

Constituée par les cellules polygonales des cotylédons, elle renferme par conséquent quelques faisceaux libéro-ligneux et des grains d'aleurone.

On la prescrit sous la forme d'applications externes, comme adoucissant de la peau et dans la préparation des bains lénitifs.

Historique. — Cet arbre, connu des Anciens, est mentionné dans plusieurs de leurs livres, voir la Bible, car ses rameaux feuillés symbolisaient de tous temps la paix. On le cultivait en Judée, sur la colline des Oliviers, puis en Egypte, en Grèce et à Rome, où on le différenciait déjà, selon ses fruits, en amandes amères et en amandes douces (voir Scribonius Largus). Charlemagne ordonna lui aussi de cultiver cette plante, voire même à Spier, où sa culture ne réussit pas. Mentionnons que les amandes utilisées pendant tous le moyen âge dans l'art thérapeutique, provenaient de l'Archipel Grec, et que les coques de celles-ci se prescrivent parfois, dans le midi de la France, sous la forme de décoctions, comme sédatif contre les angines. Elles sont actuellement utilisées comme bois de chauffage ou comme engrais chimiques.

FOLIUM LAUROCERASI, FEUILLE DE LAURIER-CERISE, DE PRUNUS LAUROCERASUS, L.

Origine botanique. (fig. 255). — Cet arbre ou cet arbuste, toujours vert, de 2 à 6 mètres de

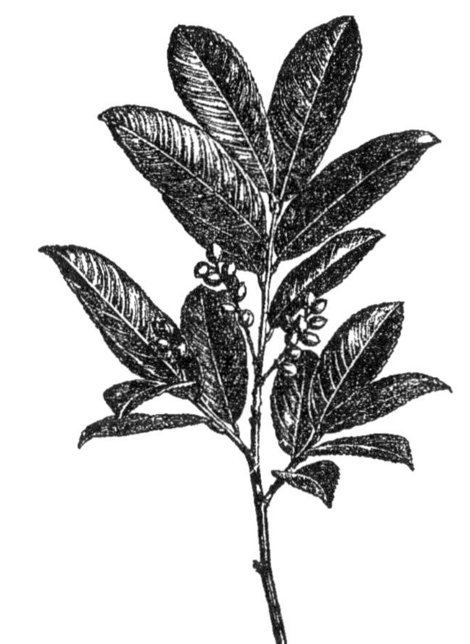

Fig. 255. — Laurier-cerise.

haut, porte des feuilles isolées, pétiolées, luisantes, glabres, coriaces, à limbe entier, lancéolé, de 7 à 20 centimètres de long sur 2 à 7 centimètres de large, dentelé en scie sur ses bords, mais parcouru par une nervure médiane, prononcée, et par des nervures secondaires, rejoignant à sa périphérie ses nervures supérieures. Ses fleurs pédonculées, disposées en épis, sont hermaphrodites, actinomorphes, pentamères ; elles sont constituées par un réceptacle creux, évasé sous la forme de cloche portant, à son extrémité supérieure, un calice à 5 sépales concrescents entre eux par leurs bases, par une corolle blanche, à 5 pétales onguiculés, libres, qui entourent 20 étamines disposées sur 4 cercles, dont les 5 externes sont épisépales, les 5 médianes épipétales, et les 10 internes superposées par paires aux pétales.

Leur pistil, disposé au fond de cette coupe réceptaculaire, est constitué par un ovaire supère, à carpelle médian, fermé, renfermant deux ovules anatropes, pendants, mais il est surmonté d'un style très long, à stigmate arrondi. Son fruit est une drupe uniloculaire, charnue, renfermant une graine non albuminée, à cotylédons droits.

Origine géographique. — Fleurissant d'avril en mai, et croissant à l'état sauvage dans le nord de la Perse et dans toute l'Asie Mineure, il est actuellement cultivé dans toute la région méditerranéenne, puis en Angleterre, en Suisse, en Hollande, en Allemagne, voire même en Nor-

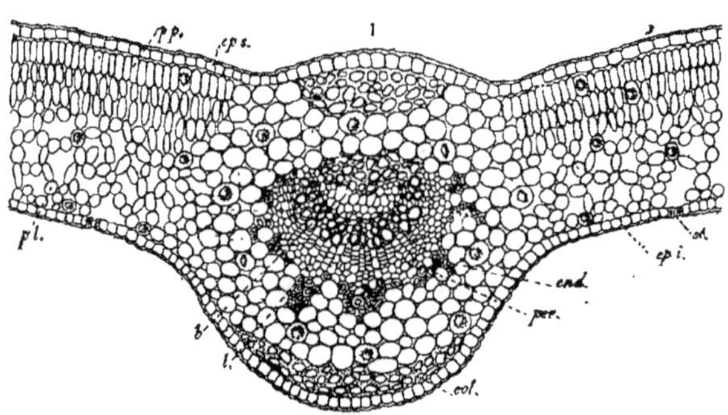

Fig. 256. — Coupe transversale de la feuille de laurier-cerise.

eps) épiderme supérieur ; pp) tissu en palissade ; pl) parenchyme lacuneux ; end) endoderme ; col) tissu collenchymateux ; rt) stomates ; per) péricycle ; epi) épiderme inférieur ; l) liber ; b) bois.

vège, à condition de le mettre en serres en hiver.

Pathologie. — Cette plante est souvent attaquée, ainsi que les cerisiers et les pruniers, par la *Sclerotinia fructigena*, et par le *Gnomonia erythrostoma*, puis par les divers *Glocosporiums*, voire même par le *Coryneum Laurocerasi*, la *Phyllostic-ta Laurocerasi* et la *Septoria Laurocerasi*.

Récolte. — Ses feuilles officinales, recueillies peu avant la maturité de ses fruits, c'est-à-dire de juillet en août, époque où elles sont censées renfermer leur maximum de glucosides, doivent être rapidement desséchées à l'air et à l'ombre.

Description de la drogue (fig. 255). — Alternantes, pétiolées, simples, glabres, elles sont constituées par un limbe entier, denté sur ses bords, luisant sur sa face supérieure, de couleur vert foncé, jaune verdâtre sur sa face inférieure, qui est parcourue par une nervure médiane, prononcée, et par des nervures secondaires, rejoignant, à sa périphérie, ses nervures supérieures ; ovales, lancéolées, acuminées au sommet, qui est pointu, elles mesurent de 7 à 20 centimètres de long, sur 2 à 7 centimètres de large. Portant parfois à leurs bases quelques poils glanduleux, elles sont inodores, mais elles émettent, une fois macérées dans de l'eau ou broyées en présence de ce liquide, une odeur agréable, rappelant celle de l'aldéhyde benzylique et de l'acide cyanhy-

drique ; leur saveur aromatique, spéciale, rappelant celle des amandes amères.

Examen microscopique (fig. 256). — Examinée sur une coupe transversale, cette feuille est constituée par un épiderme à cellules polygonales, à parois droites, ne portant jamais de poils tecteurs, mais celles-là sont toujours recouvertes par une cuticule assez épaisse ; puis vient un tissu en palissade à 2 rangs de cellules, outre le tissu collenchymateux, qui se rencontre en dessus et en dessous de sa nervure médiane ; son mésophylle lacuneux ne renferme jamais de glandes sécrétrices internes, mais un faisceau libéro-ligneux, constitué par une gaine endodermique, à un ou à deux rangs de cellules volumineuses, légèrement scléreuses ; il est formé par un cordon ligneux, arqué, composé de trachées, de vaisseaux et de fibres libériennes, disposées en files radiales, qui sont recouverts d'un liber mou, peu développé, et par un péricycle fibreux. Son épiderme inférieur est constitué par des cellules polygonales, entourant de nombreux stomates toujours accompagnés de 4 ou de 5 cellules annexes, irrégulières, sans direction.

Notons que l'émulsine, se colorant en rouge orange par addition du réactif de Millon, est localisée dans les cellules de l'endoderme et dans les cellules molles du péricycle de ses faisceaux, tandis que sa laurocérasine se rencontre dans toutes les cellules parenchymateuses de ces feuilles.

Falsifications. — Ces feuilles sont rarement falsifiées, car leur forme, leur arome et leur odeur les différencient de suite de leurs substitutions ; on les mélange parfois à des feuilles d'autres espèces de pruniers, qui sont toutefois moins riches en laurocérasine.

Analyse chimique. — Elles renferment de l'émulsine, 1,38 p. 100 de laurocérasine ou prulaurasine, de l'acide phyllinique, de formule $C^{72}H^{64}O^{16}$, du tanin, des matières résineuses, des traces d'oxalate de chaux contenu sous la forme de cristaux étoilés dans les cellules de leur mésophylle. Notons que leur pour cent en laurocérasine varie selon les époques, car les feuilles recueillies en mars en renferment 0,126 p. 100, celles récoltées en juillet 0,108 p. 100, à l'encontre de celles mondées en novembre, qui en contiennent 0.064 p. 100.

La LAUROCÉRASINE OU PRULAURASINE, $C^{14}H^{17}NO^6$, se prépare en extrayant, en présence d'une trace de carbonate de chaux, cette drogue par de l'alcool bouillant, dont la solution concentrée abandonne un résidu, que l'on reprend par de l'éther acétique ; cette solution étant soumise à la cristallisation spontanée. Elle se présente sous la forme d'aiguilles incolores, à pouvoir rotatoire, lévogyre, de — 53°, inodores, brillantes, fusibles entre 120° et 122°, peu solubles dans l'eau, très solubles dans l'alcool, insolubles dans l'éther.

L'émulsine et les acides étendus la décomposent, selon cette équation, en aldéhyde benzylique, en acide cyanhydrique et en glucose, car :

$$C^{14}H^{17}NO^6 + H^2O = C^6H^{12}O^6 + C^6H^5-\underset{\underset{CN}{|}}{\overset{\overset{OH}{|}}{CH}}$$

$$C^6H^5-CH\underset{CN}{\overset{OH}{<}} = HCN + C^6H^5-C\underset{H}{\overset{O}{<}}$$

Cet amygdonitrileglucoside se rencontre en outre dans les feuilles de la plante *Cotoneaster microphylla* Wall.

Usage thérapeutique. — Ces feuilles ne se prescrivent jamais comme telles dans la thérapeutique, mais elles servent à préparer l'eau de laurier-cerise.

Préparation de l'eau de laurier-cerise. — Ces feuilles fraîches, concassées, macérées dans de l'eau, puis soumises à la distillation aux vapeurs d'eau, donnent l'eau de laurier-cerise.

Description de l'eau de laurier-cerise. — Elle se présente, dans le droguier, sous la forme d'un liquide incolore, neutre, limpide, parfois légèrement opalescent, qui devient limpide par addition d'une goutte d'acide chlorhydrique. Elle s'oxyde à l'air en donnant du formiate ammonique, qui se dépose alors sous la forme de flocons brunâtres. Elle possède les mêmes propriétés physiques et physiologiques que l'eau d'amandes amères.

Falsifications. — Celles-ci sont identiques à celles qui servent à falsifier l'eau d'amandes amères.

Titration. — 25 centimètres cubes d'eau de laurier-cerise, additionnés de 75 centimètres cubes d'eau distillée, puis de 10 gouttes de lessive de soude, de 10 centimètres cubes d'ammoniaque et de 10 gouttes d'une solution au cinquième d'iodure potassique, sont titrés à l'aide d'une solution déci-normale de nitrate d'argent. Le nombre de centimètres cubes de solution argentique utilisés, multipliés par 0,0054, nous donne en pour cent la teneur en acide cyanhydrique contenu dans cette eau. On additionne ce mélange de lessive de soude, afin d'empêcher qu'il ne se forme, en présence d'ammoniaque, de l'hydroxybenzamide, et d'iodure potassique afin de marquer plus rigoureusement la fin de cette réaction, car le louche produit par la formation du cyanure d'argent a lieu presque instantanément en présence de ce réactif.

Analyse chimique. — Elle est constituée par une dissolution aqueuse d'acide cyanhydrique combiné à l'aldéhyde benzylique, de formule ;

$$C^6H^5-\underset{\underset{CN}{|}}{\overset{\overset{OH}{|}}{CH}}$$

Usage thérapeutique. — Elle se prescrit, à doses de 10 à 20 gouttes, plusieurs fois par jour, comme sédatif et comme antispasmodique, particulièrement contre l'asthme, la coqueluche et la gastralgie.

Incompatibilités. — Il ne faut jamais l'ordonner avec des sels métalliques, ni avec de l'adrénaline, de la morphine ou du calomel.

Action physiologique. — Ordonnée à doses trop élevées, elle provoque des intoxications parfois mortelles, précédées de salivation abondante, de nausées, de vomissements, de vertiges, de pulsations accélérées du pouls et des fonctions cardiaques ; de sueurs froides, puis d'une respiration difficile et de cyanose ; l'acide cyanhydrique agissant sur les globules rouges du sang avec lesquels il se combine.

Contrepoisons. — Prescrivez, en cas d'empoisonnements par cette drogue, des émétiques, des purgatifs, des stimulants, tels qu'alcool, éther, café, puis des injections sous-cutanées d'éther, outre la respiration artificielle et du sulfate de fer, etc.

Historique. — Pierre Belon (1518 à 1564), voyageant en Asie Mineure, et parcourant les environs de Trapizode, découvrit cette plante, qu'il décrivit sous le nom de *Cerasus Trapezuntuina*, mais elle était connue bien avant en Europe, car elle y était cultivée dans les jardins du grand duc de Florence. Clusius, ayant reçu de David Ungnad, ambassadeur à Constantinople, une plante de laurier-cerise, la détermina et la dénomma *Prunus Laurocerasus* ; les propriétés toxiques de ses feuilles ne furent reconnues qu'en 1728, époque où deux femmes de Dublin furent empoisonnées par ce médicament. Le capitaine anglais Donella empoisonna en 1781, avec des feuilles de laurier-cerise, son compétiteur à un héritage.

Notons que les graines de cette plante ont été très peu utilisées jusqu'ici, quoiqu'elles renferment de la saccharose et environ 19 p. 100 d'amygdaline de plus que les amandes amères, qui sont officinales. Notons, en outre, que leur glucoside cyanhydrique est aussi un biglucoside dérivant d'un acide phénylglycolique dextrogyre.

CORTEX PRUNI SEROTINÆ, ÉCORCE DE PRUNIER DE VIRGINIE, DE PRUNUS SEROTINA, Ehrl.

Originaire du Canada et des Montagnes Rocheuses, cet arbre, souvent cultivé comme plante d'ornement, livre, au droguier, son écorce non officinale, dénommée *Wild Cherry Back*, qui se prescrit, de par sa teneur en amygdaline, en prunitrine, en phytostérine, en quercitrine, en tanin, en matières résineuses et pectiques, comme sédatif et comme antispasmodique.

La PHYTOSTÉRINE, $C^{26}H^{44}O$, se prépare en extrayant cette drogue par de l'éther et par de l'acétone, dont les solutions, soumises à la distillation fractionnée, abandonnent des résidus qui, saponifiés, sont extraits par du chloroforme, dont la solution, soumise à la distillation fractionnée, puis à la cristallisation spontanée, dépose des paillettes ou des aiguilles incolores, fusibles à 133°, insolubles dans l'eau, les alcalins, mais très solubles dans l'éther, l'alcool, le chloroforme.

La PRUNITRINE, $C^{28}H^{28}O^{10}$, se présente sous la forme d'aiguilles incolores, peu solubles dans l'eau, très solubles dans l'alcool dilué, bouillant, insolubles dans l'éther. Soumise à l'hydrolyse, elle se décompose en glucose et en prunétine.

La PRUNÉTINE, $C^{16}H^{12}O^5$, se présente sous la forme d'aiguilles incolores, inodores, fusibles à 212°, insolubles dans l'eau, très solubles dans l'éther, l'alcool, le chloroforme. Chauffée avec de l'acide iodhydrique, elle se décompose en prunétrol, qui est un isomère de l'apigénine.

Notons que les graines de cette plante, ainsi que celles du *Prunus domestica*, livrent, une fois exprimées, une HUILE FIXE, jaune pâle, d'odeur agréable, à saveur oléagineuse, douceâtre, d'un poids spécifique de 0,916, à indice d'acidité de 1,43, à indice de saponification de 188, à indice d'iode de 104, peu soluble dans l'alcool, très soluble dans l'éther, l'éther de pétrole, le chloroforme, le sulfure de carbone, qui, renfermant des traces d'amygdaline ou de prunitrine, si elle n'a pas été préparée normalement, est constituée par des triglycérides des acides oléique, palmitique, linolique, dioxystéarique et stéarique.

FRUCTUS CERASI, CERISE GRIOTTE, DE PRUNUS CERASUS, L.

Originaire des bords de la mer Noire, cet arbre, cultivé actuellement dans toute la région méditerranéenne et dans l'Europe centrale, porte des fruits globuleux, à épicarpe rouge cerise, parcouru sur une de ses faces et dans toute sa longueur par un large sillon creux. Leur mésocarpe pulpeux, charnu, sert à préparer des confitures, tandis que leurs pédoncules se rencontrent dans le droguier, où ils se prescrivent parfois, dans la médecine populaire, comme diurétique, à saveur amère.

CORTEX QUILLAYÆ, BOIS DE PANAMA, DE QUILLAYA SAPONARIA Melior.

Origine botanique. — Cet arbre toujours vert, à écorce brunâtre, à bois jaunâtre, porte des feuilles isolées, courtement pétiolées, coriaces, stipulées. à limbe entier, lancéolé ou ovoïde, légèrement ondulé sur ses bords, luisant sur sa face supérieure, qui, ainsi que sa face inférieure, est glabre, mais toujours parcourue par une nervure médiane, prononcée, et par des nervures secondaires, rejoignant à sa périphérie ses nervures supérieures. Ses fleurs terminales, disposées en choquets dans l'axe des feuilles supérieures, sont unisexuées, actinomorphes et pentamères. Elles sont constituées par un réceptacle conique, portant un calice à 5 sépales blanc verdâtre, concrescents entre eux par leurs bases ; par une corolle blanche, à 5 pétales libres, lancéolés, alternant avec les sépales : ils entourent, chez les fleurs mâles. 10 étamines disposées sur deux verticilles, et, chez les fleurs femelles, un pistil à 5 carpelles fermés, renfermant chacun deux rangs d'ovules anatropes. Son fruit est constitué par 5 capsules oblongues, à graines non albuminées, à cotylédons droits.

Origine géographique. — Originaire du Brésil, du Pérou, du Chili et de la Bolivie, il y est aussi cultivé.

Récolte. — Cet arbre, incisé transversalement puis longitudinalement, est mondé de son écorce, puis recouvert de mousse ou de chiffons, afin qu'il puisse former un nouveau périderme ; il livre ainsi, au droguier, son écorce officinale. qui s'exporte par les ports de Valparaiso, d'Arica et de Puerto di Caldero sur l'Europe.

Description de la drogue. — Son écorce se présente sous la forme de gros morceaux cintrés ou sous celle de fragments aplatis, de dimensions variables, qui sont toujours privés, par un raclage préalable, de leur suber, à cassure fibreuse, à surface externe, plus ou moins lisse, ponctuée de taches brunâtres, restes du périderme, à face interne lisse, gris jaunâtre, toujours striée dans le sens de la longueur. à saveur âcre, mucilagineuse, d'odeur nulle. Sa poudre respirée provoque de violents éternuements.

Examen microscopique (fig. 257). — Examinée sur une coupe transversale, cette écorce est constituée (par places) par des traces de périderme, à cellules aplaties, subérifiées, puis par un parenchyme cortical, à cellules parenchymateuses, renfermant des prismes d'oxalate de chaux, mais entourant quelques cellules scléreuses et des amas de fibres libériennes, allongées, contournées sur elles-mêmes. Ces bandes tangentielles sont séparées les unes des autres par de larges rayons médullaires, disposés sur trois rangs de cellules, puis vient le liber à cellules polygonales, disposées en files radiales, qui entourent de nombreuses fibres libériennes.

Falsifications. — Cette drogue est parfois falsifiée par addition de racines de saponaire, qui ne renferment pas d'amas de fibres libériennes.

Analyse chimique. — Elle renferme de la saponine, de la sapotoxine, puis de l'acide quillajique] et de la lactonine, qui est un hydrate de carbone, outre des matières résineuses et pectiques.

La SAPONINE, $C^{10}H^{30}O^{10}$, se prépare en chauf-

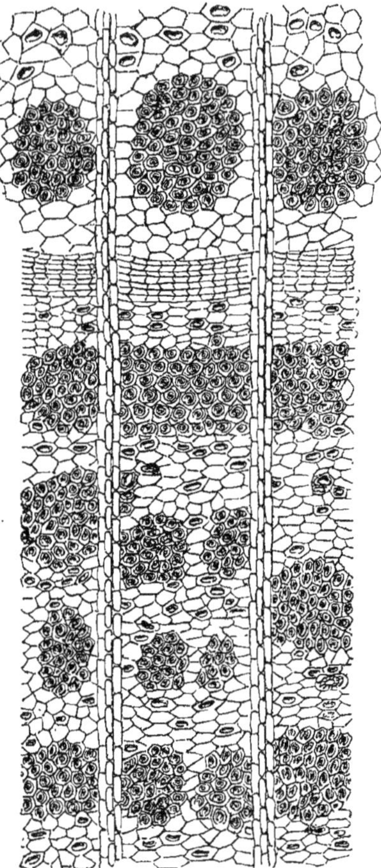

Fig. 257. — Coupe transversale du bois de Panama.

fant, à plusieurs reprises, cette drogue avec de l'eau bouillante, puis en évaporant cette solution sous la forme d'extrait, qui, étendu sur des assiettes poreuses, est desséché, pour être repris par de l'alcool bouillant, dont la solution précipite à froid de la saponine ; celle-ci, purifiée, se présente sous la forme d'une poudre blanche, amorphe, inodore, à saveur douceâtre, puis âcre, irritante. Insoluble dans l'éther, le chloroforme, le sulfure de carbone, elle se dissout facilement dans l'eau et dans l'alcool, dont les solutions moussent très fortement, si on les agite. Elles se précipitent par addition d'acétate de plomb ou par celle d'eau de baryte, en des dépôts blancs, insolubles dans l'eau. Elle se dissout dans l'acide sulfurique avec une coloration jaune rougeâtre, passant ensuite au rouge et au bleu verdâtre. Les acides étendus la décomposent en glucose et en sapogénine.

La SAPOGÉNINE, $C^{13}H^{20}O^5$, se présente sous la forme d'aiguilles incolores, inodores, fusibles à 257°, insolubles dans l'eau, peu solubles dans l'éther et dans l'alcool.

L'ACIDE QUILLAJIQUE, $C^{19}H^{30}O^{10}$, se présente sous la forme d'une poudre amorphe, blanche, insoluble dans l'éther, très soluble dans l'alcool et dans l'eau, dont les solutions sont légèrement acides. Cet acide ne serait, selon certains auteurs, qu'une modification toxique, à pouvoir hémolytique, de la saponine ; il en est de même de la SAPOTOXINE, $C^{17}H^{26}O^{10} + H^2O$, qui se présente sous la forme d'une poudre blanche, amorphe, insoluble dans l'éther, peu soluble dans l'alcool, très soluble dans l'eau.

Usage thérapeutique. — Cette drogue se prescrit, à doses de 5 à 10 grammes sur 200 grammes d'eau, sous la forme de décoctions, et à doses de 0 gr. 1 à 0 gr. 3 plusieurs fois par jour sous celle de poudres, comme expectorant et comme décongestionnant.

Action physiologique. — Ordonnée à doses trop élevées, elle provoque des vomissements douloureux, des coliques, car elle agit non seulement comme un éméto-cathartique en irritant les muqueuses intestinales et stomacales, mais comme un poison hémolytique.

Pharmacie galénique. — Elle sert à préparer des émulsions à l'huile de foie de morue, des poudres antisudores, des eaux de toilette, des lotions capillaires et des eaux dentifrices, puis la Tinctura Quillayæ.

Historique. — Introduite à la fin du XVIIIe siècle en Europe, elle y est d'un usage courant dans l'industrie textile pour dégraisser les étoffes.

FLOS PERSICÆ, FLEUR DE PÊCHER, DE PERSICA VULGARIS, Mill.

Originaire de la Chine, mais cultivé dans toute l'Europe, cet arbre livre, au droguier, ses fleurs non officinales, qui se prescrivent, dans la médecine populaire, comme anthelminthique et comme laxatif, ses fruits étant très recherchés par nos gourmets comme dessert.

CORTEX PRUNI, ÉCORCE DE PUTIET, DE PRUNUS PADUS, L.

Cette plante, originaire des Vosges et du Jura, livre au droguier son écorce non officinale, riche en amygdaline, en tanin, en matières résineuses et pectiques, qui se prescrit, dans la médecine populaire, comme fébrifuge et comme astringent intestinal.

Il n'en est pas de même de l'écorce de la plante *Prunus pseudocerasus*, qui renferme, outre du tanin, de la sacuranine, des matières résineuses et pectiques.

La SACURANINE ou SAKURANINE, $C^{22}H^{24}O^{10}$, se prépare en extrayant l'écorce de cette plante, en présence d'une trace de carbonate de chaux, par de l'alcool bouillant, puis en reprenant son extrait par de l'eau, dont la solution est précipitée par l'acétate aluminique ; son filtrat étant soumis à la cristallisation spontanée, quitte à reprendre ses cristaux par de l'alcool, que l'on soumet à nouveau à la cristallisation spontanée. Elle se présente sous la forme d'une poudre cristalline, blanche, fusible à 211°, soluble dans l'eau bouillante, l'alcool dilué, la pyridine, insoluble dans l'éther de pétrole, l'éther, le chloroforme, très soluble dans les alcalins, qui, hydrolysée, se décompose en glucose et en sacuranétine, car :

$$C^{22}H^{24}O^{10} + H^2O = C^{16}H^{14}O^5 + C^6H^{12}O^6$$

Sacuranine — Sacuranétine   Glucose

La SACURANÉTINE, $C^{16}H^{14}O^5$, se présente sous la forme d'aiguilles incolores, inodores, insipides, fusibles à 150°, presque insolubles dans l'eau, très solubles dans l'alcool, l'éther, la pyridine, le chloroforme, le benzène, les alcalins, qui se dissolvent avec une coloration bleue dans l'acide nitrique. Chauffée avec de l'amalgame de soude, elle donne une solution aqueuse, précipitable par addition d'acide chlorhydrique, dont le dépôt, dissous dans de l'alcool, donne une solution rouge. Fondue avec de la potasse caustique, elle se décompose en acide acétique, en phloroglucine et en acide oxybenzoïque.

RHIZOMA GEI, DE GEUM RIVALE, L.

Cette petite plante herbacée, originaire des Etats-Unis et de l'Europe, livre au droguier son rhizome non officinal qui, riche en tanin, en matières résineuses et pectiques, puis en une essence identique à celle du rhizome de benoîte, se prescrit, dans la thérapeutique américaine, comme tonique et comme astringent intestinal.

CORTEX RUBI VILLOSI, ÉCORCE DE RUBUS VILLOSUS, DE RUBUS VILLOSUS, Ait.

Originaire du sud des Etats-Unis, cette plante livre au droguier, son écorce non officinale, riche en villosine, en tanin, en matières résineuses et pectiques, qui se prescrit, dans la thérapeutique américaine, comme astringent intestinal.

La VILLOSINE se présente sous la forme d'aiguilles incolores, solubles dans l'eau, l'alcool, l'éther de pétrole, mais insolubles dans l'éther, le chloroforme. Elle se dissout avec une coloration brune dans l'acide sulfurique, (mais celle-là passe au violet par addition d'eau), orange, puis rouge dans l'acide sulfurique additionné d'une goutte d'acide nitrique.

RHIZOMA GILLENIÆ, IPECA AMERICAIN, DE GILLENIA TRIFOLIA, Mœnch.

Le rhizome de cette plante, originaire des Etats-Unis, renferme du tanin et de la gillénine, qui est un glucoside à peu près identique à la saponine. Quoique non officinal, on le prescrit parfois comme émétique dans la thérapeutique américaine.

FOLIUM POTENTILLÆ, FEUILLE DE POTENTILLE, DE POTENTILLA ANSERINA, L.

Cette plante herbacée, originaire de l'Europe, livre au droguier ses feuilles non officinales, riches en tanin, en matières pectiques et résineuses, qui se prescrivent, dans la médecine populaire, comme astringent intestinal, comme fébrifuge et comme antidiarrhéique.

RHIZOMA GEI, RHIZOME DE BENOITE, DE GEUM URBANUM, L.

Originaire de la France, cette plante herbacée livre au droguier, son rhizome non officinal, qui se présente parfois, sous la forme de fragments irréguliers, droits ou recourbés, tuberculeux ou allongés, marqués d'impressions circulaires, irrégulières. Sa section transversale laisse apercevoir une écorce brunâtre, peu épaissie, une zone ligneuse très développée. Inodore, à saveur astringente, il renferme 0,04 p. 100 d'essence, des matières résineuses, un principe amer, et 2 p. 100 de tanin.

Son ESSENCE renfermant de l'eugénol n'est pas préexistante dans ce rhizome vu qu'elle se forme lors de l'hydrolyse de la GÉINE, qui est un glucoside cristallin, se décomposant alors en glucose et en une essence mal définie, sous l'influence de la géase, lorsqu'on dessèche cette drogue.

Il se prescrit dans la médecine populaire comme stimulant de l'estomac, comme astringent intestinal et comme styptique.

HERBA AGRIMONIÆ, AIGREMOINE, D'AGRIMONIA EUPATORIUM, L.

Les parties aériennes, desséchées de cette plante, se prescrivaient autrefois, dans la médecine populaire comme astringent intestinal et comme sédatif contre la tuberculose.

HERBA ALCHEMILLÆ, ALCHEMILLE VULGAIRE, D'ALCHEMILLA VULGARIS, L.

Les parties aériennes, desséchées de cette plante, originaire de l'Europe, se prescrivent parfois, dans la médecine populaire, comme stimulant de l'estomac.

SEMEN CRATÆGI, GRAINE D'AUBÉPINE, DE CRATÆGUS OXYACANTHA. L.

Cet arbrisseau, originaire de l'Europe centrale, porte des fruits ressemblant à nos baies de cynorrhodons. Leurs graines se prescrivent parfois, dans la médecine populaire, comme cardiotonique, les feuilles de cette plante étant ordonnées comme succédané du thé de Chine et son écorce comme fébrifuge de par sa teneur en amygdaline ou en laurocérasine.

FOLIUM PRUNI, DE PRUNUS MACROPHYLLA Sieb.

Cet arbrisseau, originaire du Japon, livre au droguier ses feuilles, qui renfermant de la laurocérasine, servent à préparer, dans leurs pays, d'origine, l'eau de laurier-cerise.

FLOS PRUNI SPINOSÆ, FLEUR DE PRUNELLIER, DE PRUNUS SPINOSA, L.

Originaire de l'Europe, cet arbrisseau livre, au droguier, ses fleurs non officinales, qui se prescrivent parfois, dans la médecine populaire, comme dépuratif du sang ou comme évacuant, voire même comme sédatif, car elles renferment un glucoside à acide cyanhydrique.

BIBASSIER, FRUIT DE NÉFLIER, D'ERIOBOTHRYA JAPONICA, Lindl. seu MESPILUS JAPONICA, Th.

Cet arbuste, originaire du Japon et de la Chine, livre au droguier ses feuilles riches en tanin, qui, non officinales, se prescrivent parfois comme astringent intestinal, puis ses fruits comestibles, qui, exprimés, livrent une gelée adoucissante, se prescrivant parfois comme expectorant; ceux-là renferment des graines brunâtres, riches en amygdaline, qui communique à cette préparation une saveur aromatique, agréable. Il est aussi cultivé au Brésil, où il est d'un excellent rapport dès sa cinquième année.

OLEUM CONEPIÆ, HUILE DE CONEPIA, DE CONEPIA GRANDIFLORA.

Cet arbre, originaire du Brésil, livre au droguier ses fruits non officinaux, comestibles, qui, ressemblant à nos poires, renferment des graines ovoïdes, brunâtres, de 2 cm. 8 à 4 centimètres de long sur 2 centimètres de diamètre, de couleur rougeâtre, dénommées *Oiticica* ou *Oilizika* dans leurs pays d'origine. Exprimées, elles donnent une huile fixe, siccative, jaune pâle, à indice d'iode de 179,5, à indice de saponification de 188,5, à indice d'acidité de 5,7, d'un poids spécifique de 0,9644, à indice de réfraction de 1,405, à pouvoir rotatoire, dextrogyre, de —40°, peu soluble dans l'alcool, très soluble dans l'éther, l'éther de pétrole, le chloroforme, qui, exposée en couches minces à l'air, se prend en une masse résineuse, très peu soluble dans les dissolvants ci-dessus mentionnés. Chauffée sous pression réduite pendant 30 minutes, à 250°, avec de l'acide carbonique, elle livre une huile limpide, qui, chauffée à 300°, se prend en une gelée transparente. Non officinale, elle est utilisée dans ses pays d'origine comme succédané de l'huile de lin.

LIGNUM FEROLIÆ, BOIS SATINÉ, DE FEROLIA GUYANENSIS, Aubl.

Originaire de la Guyane et de l'Amazonie, ce grand arbre livre à l'ébénisterie son bois lourd, rouge foncé, à grain fin, utilisé dans la fabrication des meubles de luxe.

XIXᵉ Ordre. — LÉGUMINEUSES

LÉGUMINEUSES

Cette famille, comprenant 430 genres avec plus de 7.000 espèces, répandues sur toute la surface du globe, est représentée par des herbes, par des arbustes ou par des arbres, grimpants parfois à l'aide de vrilles foliaires (Vesce, Bauhinie) ou volubiles à droite (Haricot, Glycine), à feuilles isolées, ordinairement composées, palmées ou pennées, quelquefois réduites en un pétiole dilaté en phyllode (Acacie, Mimeuse), munies de stipules très petites ou rudimentaires. Leurs fleurs hermaphrodites, actinomorphes (Mimeuse), ou zygomorphes (Haricot), pentamères, sont constituées par un calice, à 5 sépales, dont le médian est postérieur (Mimeuse, Acacie), mais le plus souvent antérieur, qui généralement libres, sont parfois concrescents entre eux, égaux ou inégaux, mais rudimentaires chez la Mimeuse et chez le Caroubier ; par une corolle à 5 pétales égaux (Mimeuse ou Acacie), ou généralement inégaux ; dans ce cas, le pétale médian, postérieur, plus grand, dénommé l'étendard, recouvre, dans le bouton floral, les deux pétales latéraux ou ailes, recouverts à leur tour par la carène, celle-ci étant formée par deux pétales antérieurs, appliqués ensemble bord à bord ; en ce cas la préfloraison est dite vexillaire, et la corolle papilionée. D'autres fois, ce sont les pétales antérieurs, qui recouvrent les deux latéraux, ceux-ci recouvrant à leur tour le pétale postérieur, en ce cas la préfloraison est dite carénale. Ces pétales peuvent s'unir quelquefois en une corolle gamopétale (Mimeuse, Acacie, Trèfle), ou en partie avorter, 2 chez le Tamarin, 4 chez la Swartzie, ou même tous chez le Caroubier et le Copaier, Leur androcée possède des étamines libres (Sophore, Gainier), ou concrescentes en un tube (Genêt, Cytise, Bugrane) ; il peut aussi en avoir une de libre, la supérieure, les 9 autres étant unies en un tube fendu en haut en face de l'étamine libre (Haricot, Vesce, Fève), mais plusieurs d'entre elles peuvent avorter et l'androcée se trouve ainsi réduit à 5 étamines (Caroubier), à 4 (Kramérie), à 3 (Tamarin) et à 2 (Dialc) ; ou au contraire ces étamines se multiplient par ramifications partielles (Swartzie), ou toutes à la fois (Acacie, Albizzie). Leurs anthères ont quelquefois 4 sacs polliniques, produisant chacun une petite masse de pollen composé (Acacie, Mimeuse). Leur pistil se compose d'un seul carpelle fermé, médian, toujours antérieur, qui, portant sur chaque bord une rangée d'ovules anatropes ou campylotropes, rarement un seul ovule (Kramerie, Hématoxyle), est surmonté d'un style souvent arqué ou enroulé. Leur fruit est un légume, parfois spiralé (Luzerne), subdivisé par une fausse cloison longitudinale (Astragale), ou par des cloisons transversales, sises entre ses graines ; dans ce cas, il reste indéhiscent, entier (Casse), ou bien il se rompt en autant d'articles (Mimeuse, Tamarin), ailleurs il se réduit à un achaine (Esparcette, Arachide, Hématoxyle). Il est parfois ailé (Ptérocarpe), d'autres fois c'est une drupe (Coumaroune, Diale). Leur graine, à albumen charnu ou corné (Mimeuse, Caroubier, Casse), ou sans albumen (Haricot, Pois), renferme un embryon droit (Mimeuse, Brésillet et Césalpinie), ou recourbé (Haricot, Pois). En se basant sur la forme de leur corolle et sur celle de leur embryon, les plantes de cette famille ont été subdivisées en trois grandes tribus, soit en *Mimosées*, à corolle actinomorphe, à embryon droit ; en *Césalpiniées*, à corolle zygomorphe, à préfloraison carénale, et à embryon droit ; et en *Papilionées*, à corolle zygomorphe, à préfloraison vexillaire, à embryon recourbé.

Les caractéristiques des plantes de cette famille, résident, au point de vue anatomique, dans la structure de leur spermoderme, qui est toujours constitué par 3 assises de cellules, l'externe, à un rang de cellules prismatiques, perpendiculairement disposées sous la forme de palissade, à parois épaissies sur leurs faces latérales, ce qui les fait paraître scléreuses, par une zone médiane, à cellules disposées sous la forme de T, à parois épaissies ; et par la zone interne, à un rang de cellules rameuses. Leur appareil sécréteur est représenté par des cellules à tanin, par des canaux sécréteurs à oléorésine, ou par des glandes mucilagineuses.

RADIX ONONIDIS, RACINE DE BU-GRANE ou D'ARRÊTE-BŒUF, D'ONO-NIS SPINOSA, L.

Origine botanique. — Cet arbuste, de 60 centimètres de haut, à racine ligneuse, pivotante, de 2 centimètres de diamètre, à tiges ramifiées, velues, porte des feuilles isolées, pétiolées, composées, à folioles imparipennées, légèrement velues, dont le limbe entier, lancéolé ou ovoïde, est parcouru par une nervure médiane, très prononcée, et par des nervures secondaires, anastomosées. Ses fleurs zygomorphes, pentamères, sont constituées par un calice à 5 sépales pointus au sommet, concrescents entre eux par leurs bases, par une corolle rose rougeâtre, à 5 pétales, dont les deux latéraux forment les ailes, le postérieur l'étendard, et les deux antérieurs la carène de ces fleurs. Ils entourent 10 étamines, à 4 sacs polliniques, dont une est libre, les 9 autres étant concrescentes entre elles en un tube fendu vers le haut, par leurs filets, et un pistil à carpelle médian, toujours antérieur, renfermant 3 ovules anatropes. Son fruit est un légume, toujours surmonté par les restes persistants de son style arqué. Il renferme 3 graines non albuminées, à embryon recourbé.

Origine géographique. — Fleurissant de juin en juillet, il croît, à l'état sauvage, dans les terrains incultes de toute l'Europe.

Récolte. — Ses racines, déterrées en automne ou au printemps, lavées et mondées de leurs radicelles, puis desséchées à l'air et au soleil, sont parfois sectionnées dans le sens transversal.

Description de la drogue. — Elles se présentent, dans le droguier, sous la forme de petits corps cylindriques, tortueux, à surface externe gris brunâtre, chagrinée, marquée de stries longitudinales, sinueuses, assez profondes, à cassure difficile, fibreuse, à saveur légèrement âcre, sucrée, d'odeur faiblement aromatique.

Examen microscopique. — Examinée sur une coupe transversale, cette racine est constituée par un suber mince, à cellules aplaties, disposées en files radiales ; par un parenchyme cortical, à cellules cloisonnées, renfermant des cristaux d'oxalate de chaux ; puis vient, le liber à cellules parenchymateuses, petites, qui entourent de nombreuses fibres libériennes, épaissies, isolées ou disposées sous la forme d'îlots. Son cambium le sépare du cylindre central, à bois volumineux, irrégulier, crevassé, excentrique, gris jaunâtre, parcouru par de nombreux rayons médullaires, irréguliers, très larges, qui renferment aussi beaucoup de grains d'amidon ; chacun de ses faisceaux ligneux étant constitué par un tissu de fibres libériennes, épaissies, qui entourent de nombreux vaisseaux isolés ou réunis par groupes.

Falsifications. — Cette drogue n'est pour ainsi dire jamais falsifiée, son prix de vente étant très modéré.

Analyse chimique. — Elle renferme de l'ononine, de l'onone, de l'ononétine, des traces d'essence, de l'onocérine, un principe amer, des matières résineuses et pectiques, outre de l'amidon.

L'ONONÉTINE, $C^{23}H^{22}O^5$, se présente sous la forme d'une poudre cristalline, blanche, inodore,

insipide, insoluble dans l'eau, très soluble dans l'alcool, l'éther. Elle possède, quant à sa formule, la constitution suivante :

$$\text{HO}-\underset{\underset{\text{CH}}{\|}}{\overset{\overset{\overset{\text{OH}}{|}}{\text{C}}}{\text{C}}}\!\!=\!\!\underset{\text{CH}}{\overset{\text{HC}}{\cdots}}\;\;\text{C}-\text{C}^5\text{H}^2(\text{OH})-\text{C}\cdots\text{C}-\text{OCH}^3$$

L'ONONE, $C^{29}H^{32}O^{12}$, se présente sous la forme d'aiguilles incolores, fusibles à 270°, très solubles dans l'eau, l'alcool dilué, l'acide acétique glacial, insolubles dans l'éther, le chloroforme, le sulfure de carbone. Hydrolysée, elle se décompose en glucose et en une substance amorphe, mal définie.

L'ONONINE, $C^{25}H^{26}O^{11}$, se présente sous la forme de prismes incolores, insipides, solubles dans l'eau et dans l'alcool, insolubles dans l'éther, le chloroforme, le benzène, etc. ; l'acide sulfurique chaud la dissout avec une coloration rouge carmin ; mais les acides étendus la décomposent en glucose et en *formonétine*, $C^{24}H^{20}O^6$, qui elle-même se dédouble sous l'influence de l'eau de baryte en acide formique et en ononétine, $C^{23}H^{22}O^5$.

L'ononine, chauffée directement avec de l'eau de baryte, se décompose en acide formique et en ONOSPINE, $C^{20}H^{34}O^{12}$, qui cristallise sous la forme d'aiguilles brillantes, solubles dans l'eau bouillante, l'alcool, l'éther.

Notons que l'ononine, se dissolvant sans se colorer dans l'acide sulfurique froid, se dissout avec une coloration rouge dans cet acide additionné d'une goutte de perchlorure de fer, jaune dans le réactif d'Erdmann ou dans celui de Frœhde, violette dans l'acide sulfovanadique ou dans l'acide sulfurique additionné d'une trace de bichromate de potasse, bleue, puis verte, dans la potasse caustique évaporée à sec puis additionnée d'acide sulfurique.

L'ONOCÉRINE, $C^{26}H^{44}O^2$, se prépare en extrayant cette drogue pulvérisée par de l'alcool bouillant, puis en reprenant le résidu de cette solution par de l'alcool à 60°, qui ne dissout pas cette cérine, que l'on fait recristalliser dans de l'éther acétique. Elle se présente sous la forme d'une poudre cristalline, blanche, fusible à 232°, peu soluble dans l'alcool, l'éther, l'acétone, le chloroforme, le benzène, insoluble dans l'eau, très soluble dans le toluène, l'alcool amylique, l'éther acétique chaud et dans l'essence de térébenthine. Elle se dissout avec une coloration jaune dans l'acide sulfurique, celle-ci passant au rouge, puis au brun à la chaleur, mais sa dissolution dans de l'éther acétique se colore en bleu verdâtre, puis en jaune brunâtre, par addition d'acide sulfurique, sa couche acétique prenant alors une teinte rosée. Acétylée, elle donne un dérivé cristallin, fusible à 224°, mais elle n'est pas attaquée par le chlorure de benzoyle. Oxydée par de l'acide chromique, elle se transforme en onocétone, fusible à 186° et en un alcool ou ONOCOL, $C^{26}H^{44}O$, qui possède les propriétés de la cholestérine.

Usage thérapeutique. — Cette drogue se prescrit, à doses de 10 à 20 grammes sur 200 grammes d'eau, sous la forme de décoctions, comme diurétique et comme stomachique.

Pharmacie galénique. — Elle rentre dans la préparation des Species Diureticæ et des Species Lignorum.

Historique. — Théophraste et Dioscoride prescrivaient d'ordonner, ainsi que tous les auteurs de l'Antiquité, cette drogue comme diurétique et comme spécifique contre la gravelle.

HERBA MELILOTI, MÉLILOT, DE MELILOTUS ALTISSIMUS Thuillier et MELILOTUS OFFICINALIS, Desrousseau.

Origine botanique. — Ces plantes herbacées, à tiges creuses, de 50 centimètres à 1 mètre de haut, portent des feuilles pétiolées, stipulées, trifoliées, à folioles mucronées, imparipennées, pétiolées, dont le limbe entier, petit, lancéolé, est obtus à ses deux extrémités, dentelé sur ses bords, mais parcouru par une nervure médiane, prononcée, et par des nervures secondaires, anastomosées. Leurs fleurs disposées en grappes axiales, grêles, sont constituées par un calice à 5 sépales inégaux, par une corolle petite, jaune, à 5 pétales, dont le postérieur forme l'étendard, les deux latéraux les ailes, et les deux antérieurs la carène. Ils entourent une étamine libre et 9 étamines concrescentes par leurs filets, en un tube ouvert à sa partie supérieure, et un pistil à carpelle médian, fermé, renfermant de nombreux ovules anatropes. Leur fruit est une silique surmontée de son style recourbé.

Origine géographique. — Fleurissant de juillet en septembre, elles croissent à l'état sauvage ou cultivé, dans les terrains humides de toute l'Europe centrale et méridionale, puis en Asie et en Amérique.

Pathologie. — Les feuilles et les parties aériennes de ces plantes sont souvent attaquées par la *Peronospora trifoliorum* et par la *Cercospora Meliloti*.

Récolte. — Leurs parties aériennes, fleuries, fauchées, puis desséchées à l'ombre et à l'air, sont fragmentées, avant d'être livrées au droguier.

Description de la drogue. — Les parties aériennes, ci-dessus décrites, possèdent une odeur spéciale, aromatique, une saveur aromatique, légèrement âcre.

Falsifications. — Cette drogue est rarement falsifiée.

Analyse chimique — Elle renferme de la coumarine, des traces d'essence, de l'acide mélilotique, du coumarinate d'acide mélilotique, de la mélilotine, du mélilotol, des matières résineuses et pectiques et de l'amidon, etc.

Le MÉLILOTOL, $C^9H^8O^2$, se présente sous la forme d'un liquide oléagineux, brunâtre, d'odeur rappelant celle du foin coupé.

La MÉLILOTINE ou DIHYDROCOUMARINE, $C^9H^8O^2$, se présente sous la forme d'aiguilles incolores, fusibles à 25°, entrant en ébullition à 272°, insolubles dans l'eau froide, peu solubles dans l'eau bouillante, très solubles dans le chloroforme, l'éther, l'alcool.

Elle possède, quant à sa formule, la constitution suivante :

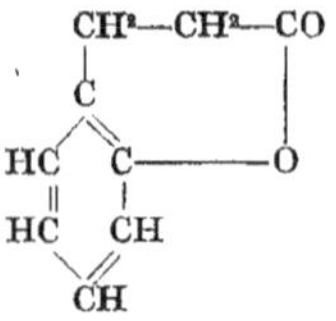

$$\text{CH}^2\text{—CH}^2\text{—CO}$$

Chauffée avec de l'eau ou avec des solutions aqueuses de carbonate potassique, elle se transforme en acide mélilotique ou acide hydrocoumarique, car :

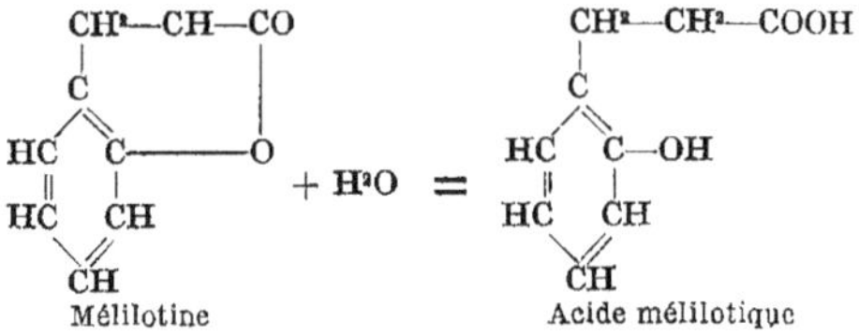

$$\text{Mélilotine} + \text{H}^2\text{O} = \text{Acide mélilotique}$$

Le coumarinate d'acide mélilotique, $C^{18}H^{16}O^5$, se présente sous la forme de paillettes incolores, fusibles à 128°, peu solubles dans l'eau, très solubles dans l'éther, l'alcool. Chauffé avec des alcalis ou soumis à la distillation aux vapeurs d'eau, il se décompose en acide coumarique et en acide mélilotique, car :

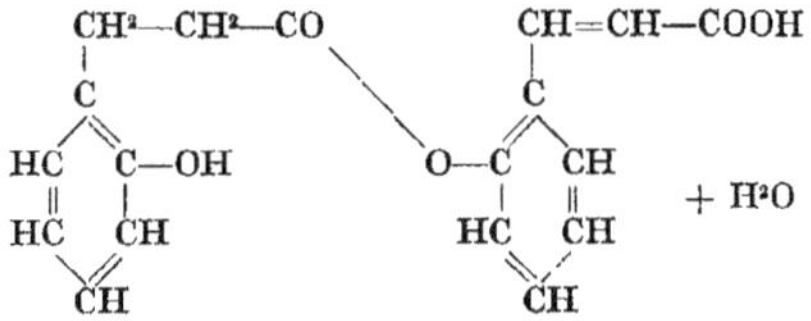

$$\text{Coumarinate d'acide mélilotique} + \text{H}^2\text{O}$$

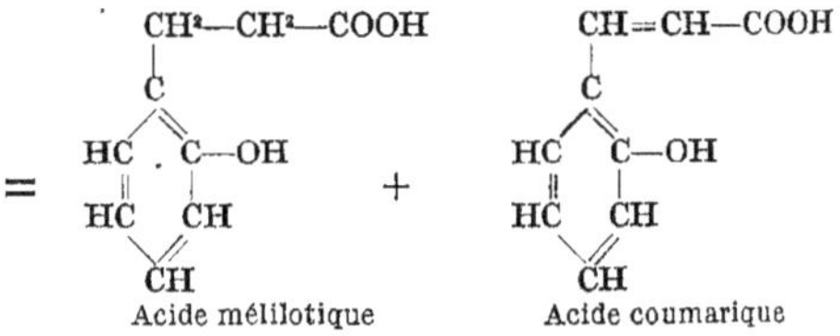

$$= \text{Acide mélilotique} + \text{Acide coumarique}$$

L'ACIDE MÉLILOTIQUE, $C^9H^{16}O^3$, se présente sous la forme de prismes incolores, fusibles à 83°, solubles dans l'eau, l'alcool, l'éther, que l'on peut préparer synthétiquement en réduisant la coumarine par de l'amalgame de sodium.

Usage thérapeutique. — Cette drogue, se prescrivant rarement dans la thérapeutique moderne, est parfois ordonnée, à doses de 10 à 20 grammes sur 200 grammes d'eau, sous la forme de décoctions, comme stomachique dans la médecine populaire.

Notons que la coumarine n'y est pas préexistante, mais qu'elle se forme au cours de la dessiccation, à laquelle on soumet le mélilot.

Il en est de même dans les parties aériennes des plantes *Melilotus macrorhiza* Pers., *Melilotus alba*, Lam., qui se prescrivent parfois, sous la forme de décoctions, dans la médecine populaire, comme boisson rafraîchissante.

Hippocrate, Dioscoride, Théophraste et Pline mentionnent aussi ces plantes.

SEMEN FŒNU GRÆCI, GRAINE DE FENUGREC, DE TRIGONELLA FŒNUM GRÆCUM, L.

Origine botanique. — Cette plante herbacée, à tiges creuses, de 30 à 60 centimètres de haut, porte des feuilles isolées, légèrement stipulées, composées, à trois folioles entières, obovales, dentelées sur leurs bords, mais parcourues par une

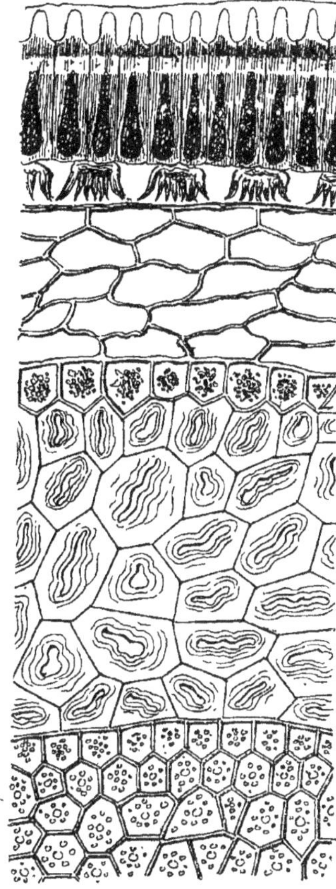

Fig. 258. — Coupe transversale de la graine de *Fœnugreci*.

nervure médiane, prononcée, et par des nervures secondaires, anastomosées. Ses fleurs zygomorphes, à préfloraison vexillaire, sont constituées par un calice à 5 sépales pointus, triangulaires au sommet ; par une corolle jaune blanchâtre, à 5 pétales inégaux, dont le postérieur forme l'étendard, les deux latéraux les ailes, et les deux antérieurs la carène. Ils entourent une étamine libre et 9 étamines à filets concrescents entre eux, en un tube ouvert du côté de l'étamine libre, et un pistil à un carpelle antérieur, fermé, libre, portant de nombreux ovules anatropes, pendants. Son fruit, surmonté d'un style très long, recourbé, est un légume, qui

renferme de 7 à 20 graines, à embryon recourbé.

Origine géographique. — Fleurissant de juin en juillet, elle croît à l'état sauvage en Perse, en Abyssinie, d'où elle est originaire, puis dans toute la région méditerranéenne, principalement en Italie, au Maroc, en Algérie, en Espagne, voire même en Suisse, en Saxe, en Alsace, en Touraine et dans l'Orléanais, où on la cultive ainsi qu'aux Indes et en Chine.

Pathologie. — Elle est souvent attaquée par l'*Uromyces Trigonellae* et par l'*Erysiphe Polygoni*.

Récolte. — Ses fruits étant. parvenus à leur complète maturité, cette plante est alors fauchée, puis desséchée à l'air et au soleil. pour être ensuite mondée par le battage, à l'aide de machines spéciales, de ses graines, qui sont officinales.

Description de la drogue. — Elles se présentent, dans le droguier, sous la forme de petits corps prismatiques ou quadrangulaires, très durs, aplatis, anguleux, de couleur rouge brunâtre ou gris jaunâtre, de 3 à 5 millimètres de long sur 2 à 3 millimètres de large et de haut. à surface verruqueuse, marquée sur une de leurs faces d'un sillon diagonal, parcourant toute leur longueur, la radicule et les cotylédons. entourés d'un petit albumen mucilagineux, se rencontrant à la base de ce sillon. Ces graines, macérées dans de l'eau chaude. exsudent du mucilage, mais leur odeur est nulle dans la drogue sèche, spéciale dans la drogue pulvérisée, humide, leur saveur étant oléagineuse. désagréable, spéciale.

Examen microscopique (fig. 258). — Examinée sur une coupe transversale, cette graine est constituée par une cuticule épaissie, recouvrant un spermoderme à 3 assises de cellules, dont l'externe est dénommée cellules en palissade, puis vient une assise de cellules en T ou de support, à lumen large à leurs bases, étroit au sommet. qui contiennent du mucilage. En dessous de cette zone se rencontrent plusieurs assises de cellules rectangulaires, irrégulières, à parois épaissies, et une troisième assise à cellules polyédriques à parois épaissies. Puis viennent les cellules polygonales, dites à mucilage, marquées de stries concentriques, et les cellules des cotylédons qui, polygonales, sont remplies de grains d'aleurone, de gouttelettes d'huile fixe et de quelques grains d'amidon.

Poudre. — Ces graines, trop dures pour être utilisées telles que dans la thérapeutique, parviennent généralement, dans le droguier, sous leur forme pulvérulente. Leur poudre. jaune grisâtre ou jaune rougeâtre. est caractérisée par la présence de leurs grains d'aleurone. par celle de leurs cellules scléreuses en palissade. et par celle de leurs cellules de support.

Falsifications. — Vu leur prix de vente très minime, elles ne sont jamais falsifiées.

Analyse chimique. — Elles renferment 6 p. 100 d'essence. beaucoup de mucilage, un principe amer, de l'huile fixe, des traces de coumarine, du tanin (dont les solutions aqueuses se colorent en vert par addition de perchlorure de fer). 0,05 p. 100 de choline. 0.13 p. 100 de trigonelline. puis de la bétaïne, de la phytostérine, de la lécithine, des matières résineuses et pectiques.

La MÉTHYLAMINE. $CH^2 - NH^2$. se rencontrant aussi dans le suc cellulaire de la *Mercurialis perennis*, se présente sous la forme d'un gaz incolore, très inflammable. d'odeur ammoniacale, entrant en ébullition à — 6,7°, d'un poids spécifique de 0,699, très soluble dans l'eau, qui se combine à l'acide chlorhydrique tout en provoquant la formation de nuages blancs. Possédant une réaction très alcaline, cette base dissout l'hydrate de cadmium ou de cobalt, mais elle se précipite sous la forme d'un dépôt jaune de $CH^3N^2I^2$, par addition d'iode. Réduisant le réactif de Nessler. elle donne un picrate fusible à 215°, soluble dans l'eau, un chloro-platinate fusible à 224°, et un chloroaurate très peu soluble dans l'alcool.

La DIMÉTHYLAMINE, $\begin{smallmatrix}CH^3\\CH^3\end{smallmatrix}>NH$, se rencontrant dans les produits de putréfaction des végétaux et des animaux, se présente sous la forme d'un liquide incolore, inflammable, d'odeur ammoniacale, entrant en ébullition à + 7°2, d'un poids spécifique de 0.6865, soluble dans l'eau, qui, traité par du brome, se précipite sous la forme d'un dépôt jaune ou sous celle d'un précipité jaune par addition d'iodure potassique ioduré. Son chlorhydrate, très soluble dans le chloroforme, la différencie de celui de la méthylamine ou du chlorure ammonique, insolubles dans ce dissolvant. Son picrate, soluble dans l'eau, fond à 155°, son chloroplatinate à 206°, son chloroaurate à 202°.

La TRIGONELLINE, $C^7H^7NO^2$, se rencontrant aussi dans les graines de chanvre, d'avoine et de pois, se présente sous la forme de prismes incolores, inodores, fusibles à 218°, très solubles dans l'eau, l'alcool bouillant, insolubles dans l'éther, le chloroforme, le benzène. Ses solutions aqueuses sont neutres, mais ses propriétés physiologiques sont nulles. Elle possède, quant à sa formule, la constitution suivante :

Trigonelline

Chauffée entre 260° et 270° avec de l'acide chlorhydrique, elle se décompose en acide nicotianique et en chlorure de méthyle, car :

Trigonelline

$= CH^3Cl +$

Acide nicotianique

mais chauffée à 130°, avec de l'eau de baryte, elle donne de la triméthylamine. On la prépare syn-

thétiquement, en chauffant le nicotianate de potasse avec de l'iodure de méthyle ; puis en faisant réagir sur l'éther méthylique d'iodméthylate d'acide nicotianique ainsi formé de l'oxyde d'argent (B. 18, p. 3091), car :

$+ 2CH^3I$

Nicotianate de potasse

$= KI +$

Ether méthylique d'iodméthylate d'acide nicotianique

$+ AgOH$

$= AgI + CH^3OH +$

Trigonelline

Notons que l'acide nicotianique peut se préparer comme suit (B. 18, p. 3091) :

Glycérine   Acroléine   Acroléine ammonique

Acroléine → ... ou ...

$-2H^2O →$ β-Picoline $\begin{smallmatrix}+ \text{glycérine}\\+ P^2O^5\\+ \text{acétamide}\end{smallmatrix} →$ Acide nicotianique

La TRIMÉTHYLAMINE, $N(CH^3)^3$, se rencontrant à l'état libre dans les parties aériennes du *Chenopodium vulgare*, les fleurs de *Crataegus oxyacantha*, de *Chenopodium vulgare*, d'arnica, de camomille, etc., se présente sous la forme d'un liquide inodore, d'odeur particulière, ammoniacale, à réaction alcaline, d'un poids spécifique de 0,673, entrant en ébullition entre $+ 9°$ et $+ 10°$, très soluble dans l'eau, l'alcool, l'éther, etc.

L'acide chlorhydrique provoque, en présence de cette base, la formation de nuages blancs, mais ses solutions aqueuses, neutralisées par cet acide, se précipitent en des dépôts blancs par addition de bichlorure de mercure; jaunes par celle d'iodure potassique ioduré, blancs par celle d'acide tannique ; jaunes par celle d'acide phosphomolybdique, etc.

Sa solution aqueuse, très alcaline, se précipite sous la forme de paillettes rouge pourpre par addition d'iode, en livrant un periodure. Sa dissolution alcoolique se précipite sous la forme d'un dépôt jaune de $N(CH^3)^3)^2$, par addition d'iode, mais sa solution éthérée est précipitée sous la forme d'un dépôt jaune, de $N(CH^3)^3$ HBr, par celle de brome. Son chlorhydrate se dissout facilement dans l'eau, l'alcool, le chloroforme, mais son picrate fond à 216°, son chloroplatinate, très peu soluble dans l'alcool, à 212°, et son chloroaurate, très peu soluble dans l'eau, l'alcool, à 250°.

Elle se prescrit parfois, en solutions aqueuses à 10 p. 100, comme spécifique contre les rhumatismes.

La CHOLINE, $C^5H^{15}NO^2$, dénommée parfois *Sincaline*, *Bilineurine*, *Amanitine*, se rencontre aussi dans la bile et dans la fausse oronge (Amanita muscaria). Ce produit de décomposition de la lécithine et de la sinapine, se présente sous la forme d'un liquide épais, oléagineux, incolore, hygroscopique, très alcalin, très soluble dans l'eau, l'alcool. Exposée à l'air, elle attire son acide carbonique pour se transformer en carbonate de choline : mais agitée avec des acides minéraux, elle donne des sels cristallins. Elle possède, quant à sa formule, la constitution suivante :

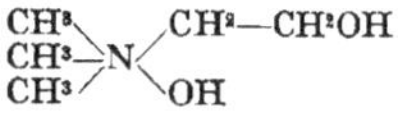

$$\begin{matrix} CH^3 \\ CH^3 {-} N {<} \\ CH^3 \end{matrix} {<}^{CH^2 - CH^2OH}_{OH}$$

Chauffée longtemps avec de l'eau, elle se décompose en glycol et en triméthylamine, car :

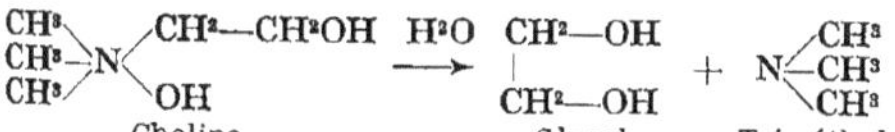

$$\begin{matrix} CH^3 \\ CH^3 {-} N {<}^{CH^2 - CH^2OH}_{OH} \end{matrix} \quad H^2O \quad \begin{matrix} CH^2 - OH \\ | \\ CH^2 - OH \end{matrix} + N {<}^{CH^3}_{CH^3}{}_{CH^3}$$

Choline   Glycol   Triméthylamine

Oxydée, elle se transforme en bétaïne, qui est un alcaloïde non toxique :

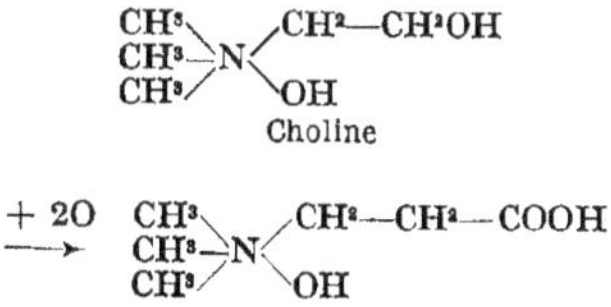

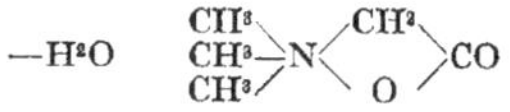

$$\begin{matrix} CH^3 \\ CH^3 {-} N {<}^{CH^2 - CH^2OH}_{OH} \end{matrix}$$

Choline

$$+ 2O \longrightarrow \begin{matrix} CH^3 \\ CH^3 {-} N {<}^{CH^2 - CH^2 - COOH}_{OH} \end{matrix}$$

$$-H^2O \quad \begin{matrix} CH^3 \\ CH^3 {-} N {<}^{CH^2}_{O}{>}CO \end{matrix}$$

Bétaïne

Oxydée violemment par de l'acide nitrique, elle donne de la pseudo-muscarine très vénéneuse, identique à la muscarine de la fausse oronge. L'acide iodhydrique transforme la choline en un iodure qui, traité par de l'oxyde d'argent, donne naissance à la neurine, car :

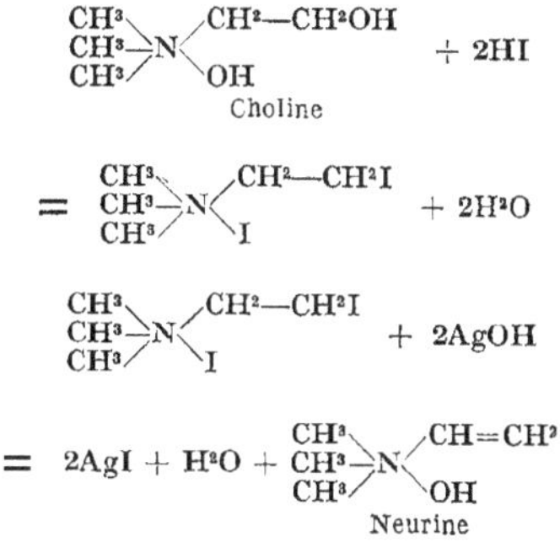

$$\begin{matrix} CH^3 \\ CH^3 {-} N {<}^{CH^2 - CH^2OH}_{OH} \end{matrix} \quad + 2HI$$

Choline

$$= \begin{matrix} CH^3 \\ CH^3 {-} N {<}^{CH^2 - CH^2I}_{I} \end{matrix} \quad + 2H^2O$$

$$\begin{matrix} CH^3 \\ CH^3 {-} N {<}^{CH^2 - CH^2I}_{I} \end{matrix} \quad + 2AgOH$$

$$= 2AgI + H^2O + \begin{matrix} CH^3 \\ CH^3 {-} N {<}^{CH = CH^2}_{OH} \end{matrix}$$

Neurine

La NEURINE se présente sous la forme d'un liquide sirupeux, très soluble dans l'eau, l'alcool, l'éther, l'éther de pétrole, à réaction franchement alcaline. Son chlorhydrate donne des solutions aqueuses, qui se précipitent en des dépôts blancs par addition d'acide phosphomolybdique ou par celle des réactifs généraux aux alcaloïdes, mais non par celle d'acide phophowolframique. Devant être conservée à l'abri de l'humidité et de la lumière, on la prescrit parfois, en solutions à 3 p. 100, sous la forme de badigeonnages, comme spécifique contre la diphtérie.

On prépare synthétiquement la *choline*, en faisant réagir la triméthylamine sur une solution aqueuse, mais concentrée, d'oxyde d'éthylène (CR., 65, p. 1015), car :

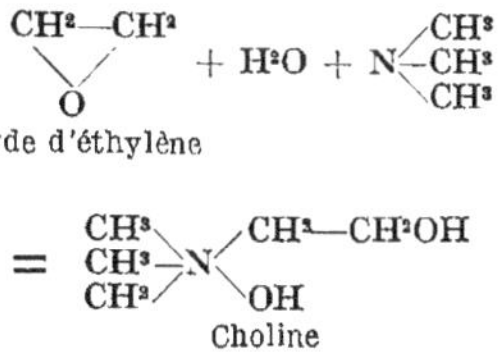

$$\begin{matrix} CH^2 - CH^2 \\ {\diagdown}O{\diagup} \end{matrix} + H^2O + N {<}^{CH^3}_{{-}CH^3}{}_{CH^3}$$

Oxyde d'éthylène

$$= \begin{matrix} CH^3 \\ CH^3 {-} N {<}^{CH^2 - CH^2OH}_{OH} \end{matrix}$$

Choline

ou en traitant la triméthylamine par du bromure d'éthylène (A. 267, p. 273 ; A. 229, p. 469) ,dont le produit d'addition est ensuite décomposé par addition de nitrate d'argent, car :

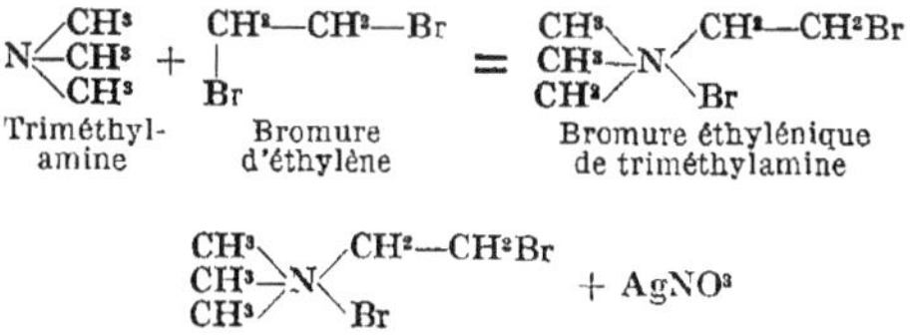

$$N {<}^{CH^3}_{{-}CH^3}{}_{CH^3} + \begin{matrix} CH^2 - CH^2 - Br \\ | \\ Br \end{matrix} = \begin{matrix} CH^3 \\ CH^3 {-} N {<}^{CH^2 - CH^2Br}_{Br} \end{matrix}$$

Triméthylamine   Bromure d'éthylène   Bromure éthylénique de triméthylamine

$$\begin{matrix} CH^3 \\ CH^3 {-} N {<}^{CH^2 - CH^2Br}_{Br} \end{matrix} \quad + AgNO^3$$

$$= AgBr + \begin{matrix} CH^3 \\ CH^2 \\ CH^3 \end{matrix}{\small-}N\begin{matrix} CH^2{-}CH^2Br \\ \\ NO^3 \end{matrix}$$

$$\xrightarrow{AgNO^3} \begin{matrix} CH^3 \\ CH^2 \\ CH^2 \end{matrix}{\small-}N\begin{matrix} CH^2{-}CH^2OH \\ \\ NO^3 \end{matrix} + AgBr + HNO^3$$

Nitrate de choline

puis en partant de la sinapine, qui, traitée par des alcalis aqueux, se décompose en acide sinapique et en choline, car :

$$CH^3O{-}C \quad C{-}CH{=}CH{-}CO{-}OCH^2{-}CH^2{-}N\begin{matrix}(CH^3)^3 \\ \\ OH\end{matrix}$$

Sinapine

$$+ H^2O \longrightarrow \begin{matrix} CH^3 \\ CH^3 \\ CH^3 \end{matrix}{\small-}N\begin{matrix} CH^2{-}CH^2OH \\ \\ OH \end{matrix}$$

Choline

$$+ \quad CH^3O{-}C \quad C{-}CH{=}CH{-}COOH$$

Acide sinapique

La Bétaïne, se rencontrant dans la mélasse, les racines de betteraves et dans les tourteaux de graines de cotonnier, se présente sous la forme d'aiguilles incolores, très hygroscopiques, solubles dans l'eau, l'alcool, de formule :

$$(CH^3)^3{\equiv}N\begin{matrix}CH^2 \\ O\end{matrix}CO$$

On la prépare synthétiquement en chauffant l'acide monochloracétique avec de la triméthylamine ou en partant de l'acide aminoacétique, car :

$$\begin{matrix}CH^2{-}COOH \\ NH^2\end{matrix} \xrightarrow{CH^3I} \begin{matrix}CH^2{-}COOH \\ N\begin{matrix}CH^3\\CH^3\end{matrix}\end{matrix}$$

Acide aminoacétique

$$\xrightarrow{CH^3I} \begin{matrix}CH^2{-}COOH \\ N{-}CH^3 {-}CH^2 \\ CH^3 \\ OH\end{matrix} \xrightarrow{-H^2O} \begin{matrix}CH^2{-}CO \\ CH^3 \\ CH^3 \end{matrix}{-}N{-}O$$

Bétaïne

Notons que l'on parvient à la séparer de la choline, en extrayant les substances qui les renferment, par de l'alcool bouillant à 90°, dont la solution est traitée, à l'ébullition, par de l'eau de baryte, afin de décomposer ses lécithines. Cette solution filtrée, traitée par de l'anhydride carbonique pour précipiter son baryum, puis par du tanin, afin de la libérer de ses matières résineuses,

pectiques et mucilagineuses, est additionnée d'acide sulfurique dilué, que l'on évapore jusqu'à consistance sirupeuse. Son résidu, traité par du triiodure potassique ($KI + I^2$) en milieu faiblement acide, précipite la choline, mais non la bétaïne, qui est précipitée en milieu fortement acide par ce réactif. Ces précipités, desséchés, traités par du chlorure de cuivre et par de l'acide chlorhydrique, puis par de l'hydrogène sulfuré, mettent en liberté les chlorhydrates de ces bases, que l'on purifie pour les précipiter ensuite.

L'**huile fixe** de ces graines se présente sous la forme d'un liquide jaune doré, d'odeur désagréable, à saveur spéciale. oléagineuse, désagréable, d'un poids spécifique de 1,477, à indice de saponification de 189,5. à indice d'iode de 137,5, soluble dans l'éther de pétrole, l'éther, le chloroforme, l'alcool absolu, qui, se durcissant rapidement à l'air. est constitué par 25 p. 100 de lécithine, 0,5 p.100 de phytostérine et par des triglycérides des acides linoléique. linolique, palmitique et oléique.

Usage thérapeutique. — Cette drogue se prescrit, à doses de 0 gr. 2 à 1 gramme plusieurs fois par jour, sous la forme de poudres, et à doses de 2 à 10 grammes sur 200 grammes d'eau, sous celle de décoctions, comme expectorant et comme adoucissant, de par sa teneur en mucilage. Son emploi le plus courant rentre dans la pratique vétérinaire.

Historique. — Hippocrate, Dioscoride, Pline et Columelle connaissaient cette drogue, qu'ils dénommaient *Silicula* ; Dioscoride la prescrivait sous la forme d'onguents adoucissants, après l'avoir mélangée à de l'huile d'olives, à de la racine de calame et à du cyprès. Apicius Cælius l'ordonnait par contre, malgré son arome repoussant, comme expectorant. Charlemagne recommandait de cultiver cette plante, dont il envoya des graines au couvent de Saint-Gall. Notons que cette drogue fut préconisée par les Arabes, pour combattre le diabète ; étudiée à ce point de vue, on est parvenu aux conclusions suivantes : les graines de cette plante n'émettent pas d'odeur repoussante, lorsqu'elles sont fraîches ou privées par la stérilisation de leurs ferments oxydants ou hydrolysants ; elles possèdent les vertus de fortifier et d'engraisser les personnes débiles, car elles renferment un pour cent très élevé en matières azotées et phosphorées, telles que phytine, nucléoalbumine et lécithine.

INDIGO, INDIGO D'INDOGOFERA TINCTORIA, L., var. ARGENTÆA, var. DISPERMA, L. var. ANIL, L.

Origine botanique. — Cette plante herbacée, d'un mètre de haut, à tiges très ramifiées, porte des feuilles isolées, pétiolées, composées, à folioles imparipennées, dont le limbe entier, lancéolé ou elliptique, mucroné, porte, à son extrémité supérieure, un petit aiguillon, mais il est parcouru par une nervure médiane, prononcée, et par des nervures secondaires, anastomosées. Sa face supérieure, vert foncé, est glabre, à l'encontre de sa face inférieure, jaune verdâtre, qui est recouverte de poils tecteurs en forme de T. Son inflorescence, disposée en forme de grappes, porte à son sommet des fleurs et à sa base des fruits : les premières étant constituées par un calice à 5 sépales, verts, libres au sommet, qui est triangulaire, mais concrescents entre eux par leurs bases ; par une corolle zygomorphe, pentamère, constituée par un pétale supérieur en forme d'étendard, par deux pétales latéraux ou ailes, et par deux pétales antérieurs, formant sa carène. Ils entourent une étamine libre et 9 étamines concrescentes entre elles. en un tube ouvert au sommet, par leurs filets, qui portent chacun une anthère à 4 sacs polliniques. Leur pistil est constitué par un carpelle médian, antérieur, clos, renfermant de nombreux ovules anatropes. Son fruit est un légume velu, de 10 à 12 millimètres de long, qui renferme de 4 à 7 graines, à embryon recourbé.

Origine géographique. — Originaire des Indes orientales, elle est cultivée en champs, que l'on sème en février pour les faucher vers la mi-juin, puis vers la fin de septembre aux Indes, en Malaisie, en Extrême-Orient, puis dans l'Amérique centrale, ainsi que dans l'Afrique équatoriale.

Préparation de la drogue. — Ces plantes, fauchées à l'époque de leur floraison, puis déposées dans de grandes citernes murées, dénommées Trampoises, mais remplies d'eau de bonne qualité, sont alors soumises pendant 14 heures à une température de 30° à la fermentation. Leur liquide s'étant, quant à son volume, considérablement augmenté, tout en se recouvrant d'une écume blanchâtre et, tout en dégageant de l'hydrogène, de l'acide carbonique et du méthane, etc., est ensuite décanté ou versé dans des cuves dites de battage. De couleur vert olive ou orange, mais fluorescent, il est alors additionné d'ammoniaque ou d'un peu de carbonate de soude, pour être ensuite battu à tour de bras ou à l'aide de pelles (comme cela se pratiquait autrefois), voire même de roues ou de palettes mues par des machines hydrauliques. Il s'oxyde alors au contact de l'air, pour déposer ensuite des flocons bleus, qui se rassemblent au fond de son récipient. On peut aussi provoquer cette oxydation, voire même l'accélérer, en faisant passer à travers ce, liquide un courant d'oxygène ou d'air, ou en le faisant tomber dans d'autres récipients sous la forme de cascades. Ce liquide, décanté, abandonne un dépôt qui, lavé avec de l'eau, puis pressé, est égoutté pour être déposé dans des boîtes spéciales, dans lesquelles on le dessèche, après l'avoir exprimé et sectionné à l'aide d'un fil métallique sous la forme de petits cubes. Ces cubes, privés par le frottement de leur couche de moisissures, qui se sont formées à leur surface, sont ensuite emballés dans des caisses en bois, doublées de plaques métalliques ou dans des boîtes en fer-blanc, que l'on exporte sur l'Europe, principalement sur Londres.

Notons qu'au Coromandel et dans tout l'archipel Indien. l'indigo se prépare à l'aide de feuilles mondées de leurs tiges, puis desséchées, d'*Indigofera tinctoria*, que l'on fait macérer avec de l'eau dans ces trampoises, le liquide ainsi obtenu étant alors filtré, puis soumis aux différentes opérations ci-dessus mentionnées. On utilise aussi à cet effet les parties aériennes du *Polygonum tinctorium*, L., de la *Galega tinctoria*, Werg., du *Cytisus spinosus*, L., du *Trifolium pratense*, mais les Indigoferas donnent de meilleurs rendements.

Formation de l'indigo. — Ces plantes, renfermant de l'indican, qui est un glucoside, donnent en présence d'eau, sous l'action de leurs ferments hydrolysants ou sous celle des bactéries de la fermentation, du sucre ou indiglucine et de l'indoxyle ; celle-ci s'oxyde sous l'action des ferments oxydants ou en présence de l'air. en indigo et en d'autres produits, tels que le brun d'indigo. L'indican, extrait de ces plantes, à l'aide d'alcool, donne une solution qui, concentrée, abandonne un résidu, qui se décompose, selon cette équation, par addition d'acides étendus, en indiglucine et en bleu d'indigo, car :

$$C^{52}H^{62}N^2O^{34} + 4H^2O = C^{16}H^{10}O^2N^2 + 6C^6H^{10}O^6$$

Indican   bleu indigo   Indiglucine

Décomposant cette équation, on peut aussi la formuler, comme suit :

$$C^6H^4 \underset{NH}{\overset{C-O-CH-CH-}{\diamondsuit}} CH \qquad \overset{\diagup}{O} \diagdown$$

$$-CH(OH)-CH(OH-CH(OH-CH^2OH$$

Indican

$$+ H^2O = C^6H^{12}O^6 + C^6H^4 \underset{NH}{\overset{C-OH}{\diamondsuit}} CH$$

Indoxyle

$$2C^6H^4 \underset{NH}{\overset{C-OH}{\diamondsuit}} CH + O^2 = C^6H^4 \underset{NH}{\overset{CO}{\diamondsuit}} C=C \underset{NH}{\overset{CO}{\diamondsuit}} C^6H^4$$

Indigotine

car l'indican pur, $C^{14}H^{17}NO^6$, se présente sous la forme d'une poudre cristaline, fusible à 177°, insoluble dans l'éther, le chloroforme, l'éther de pétrole, très soluble dans l'alcool, l'acide acétique glacial, l'éther acétique, l'eau bouillante.

Sortes commerciales. — Outre les produits synthétiques, que nous étudierons ensuite, le commerce européen différencie l'indigo, selon ses pays d'origine, en indigo du Bengale, qui est le meilleur et de couleur bleu violacé, en indigo de Java, qui est identique au précédent, en indigo de Madras, de Benharea, de Pondichéry et du Tonkin, qui sont de moins bonne qualité, en indigo du Cambodge, de Chine, de Manille et d'Egypte, celui-ci n'ayant plus aucune importance commerciale, en indigo du Sénégal, du Guatemala, de Caraque et de la Nouvelle-Grenade, du Mexique, du Brésil, de la Caroline et de la Louisiane, etc., mais ces variétés sont elles-mêmes subdivisées, selon leur couleur, leur poids, leur porosité, leur friabilité et leur pour cent en indigotine, en plusieurs grandes classes, que nous ne pouvons pas étudier ici.

Description de la drogue. — L'indigo se présente, dans le droguier, sous la forme de petits cubes bleus ou sous celle de masses bleu foncé, denses, friables, à cassure nette, terreuse, d'odeur nulle, à saveur nulle. Frotté avec l'ongle, l'indigo prend un éclat métallique cuivré ; mais chauffé dans une éprouvette, il émet des vapeurs pourprées. Son poids spécifique est variable. mais il doit toujours être inférieur à la densité de l'eau.

Falsifications. — Cette drogue est souvent falsifiée par addition d'amidon, reconnaissable à l'examen microscopique et par celle de sable insoluble dans les dissolvants usuels. Chauffée avec de l'acide chlorhydrique, elle doit donner un liquide ne se colorant pas en bleu par addition d'une solution d'iode. cas contraire amidon. Chauffé à 100°, l'indigo ne doit pas abandonner plus de 6 à 7 p. 100 de cendres, cas contraire falsifications par de l'argile coloré en bleu. L'indigo, chauffé avec de l'acide chlorhydrique, ne doit pas abandonner de résidu qui, chauffé avec de la potasse caustique étendue, donne un liquide se précipitant en un dépôt bleu, par addition d'acide chlorhydrique et de quelques gouttes de perchlorure de fer, cas contraire falsifications par du bleu de Prusse. On peut aussi le falsifier à l'aide de sucre, décelable, en solutions aqueuses, à l'examen polarimétrique.

Titration. — Un gramme d'indigo, chauffé au bain de sable, à 60°, avec 8 centimètres cubes d'acide sulfurique fumant, donne un liquide qui, versé dans un litre d'eau (après avoir eu soin de rincer par ce dissolvant tous les ustensiles utilisés pour préparer cette dissolution), est additionné par 100 centimètres cubes de ce liquide, de 50 centimètres cubes d'acide sulfurique et de 400 centimètres cubes d'eau, pour être titré à l'aide d'une solution déci-normale de permanganate de potasse, 1 centimètre cube de cette solution correspondant à 0,007413 d'indigotine, qui passe du bleu au vert puis au jaune pâle en se transformant en isatine.

Analyse chimique. — Cette drogue renferme de l'indigotine ou bleu d'indigo, de 3 à 6 p. 100 d'eau, de 5 à 10 p. 100 de sels inorganiques, du glutène d'indigo, du brun d'indigo, du rouge d'indigo et de l'indirubine, etc.

L'Indigotine, $C^{16}H^{10}N^2O^2$, constituant la majeure partie de l'indigo commercial, doit être préparée d'une manière spéciale pour pouvoir être utilisée dans les teintureries, c'est-à-dire soit par la sublimation de l'indigo, soit par la voie humide. On dissout à cet effet l'indigo, additionné de glucose et de soude caustique, dans de l'alcool bouillant, dont la solution décolorée (sous l'action du glucose) est décantée, puis exposée à l'air, qui l'oxyde à nouveau en le déposant sous la forme d'aiguilles bleues, brillantes, qu'on lave avec de l'eau et de l'acide chlorhydrique très dilué, pour les dessécher ensuite. Elle possède, quant à sa formule, la constitution suivante :

$$C^6H^4\!\!\begin{array}{c}CO\\NH\end{array}\!\!C\!=\!C\!\!\begin{array}{c}CO\\NH\end{array}\!\!C^6H^4$$

Indigotine

Elle se présente dans le commerce, sous la forme d'aiguilles bleues, brillantes, à éclat métallique (ou sous celle d'une poudre bleue), insolubles dans l'eau, l'alcool, l'éther, les alcalis, les acides dilués, mais très solubles dans l'aniline chaude, qui se colore en bleu, dans la paraffine fondue, qui se colore en rouge pourpre. Réduite, en présence de poudre de zinc, par des alcalis ou par des hydrosulfites alcalins, ou par l'électrolyse, elle donne du blanc d'indigo de formule :

$$C^6H^4\!\!\begin{array}{c}C\!-\!OH\\C\!-\!C\\NH\end{array}\quad\begin{array}{c}C\!-\!OH\\\\NH\end{array}\!\!C^6H^4$$

Blanc d'indigo ou indigogène

Insipide, inodore, l'indigotine est très peu soluble dans l'acétone, l'essence de térébenthine, mais un peu plus soluble dans le chloroforme ; elle se dissout par contre très facilement dans le nitrobenzène et dans le phénol. Chauffée à 300°, elle dégage des vapeurs rouge pourpre, qui, par refroidissement, se condensent sous la forme d'aiguilles. Soumise à la distillation sèche, elle se transforme en aniline, en huile empyreumatique et en cyanure ammonique, tout en abandonnant un volumineux résidu charbonneux. L'acide sulfurique la dissout en donnant naissance à un acide sulfoné, mais l'acide nitrique dilué la transforme en isatine, de formule :

$$C^6H^4\!\!\begin{array}{c}CO\\NH\end{array}\!\!CO$$

Isatine

L'acide nitrique concentré et chaud transforme l'indigotine en acide nitro-salicylique ou acide anilique et en acide picrique. Le chlore et le brome humides donnent, avec l'indigotine, des produits de substitution chlorés ou bromés, tandis que l'acide chlorhydrique la décompose, en présence de chlorate de potasse, en chloranile de formule $C^6Cl^4O^2$. Une solution diluée d'hydrate de potasse attaque à peine l'indigotine, tandis que sa solution concentrée la dissout avec une coloration brun foncé, qui, par addition d'eau, redevient bleue en précipitant à nouveau de l'indigotine. Fondue avec des alcalis, l'indigotine donne de l'indoxyle, de formule :

$$\begin{array}{c}CH\\HC\quad C\!-\!C\!-\!OH\\HC\quad C\;\cdot\;CH\\CH\quad NH\end{array}$$

Soumise à la distillation sèche, en présence de potasse caustique, elle se transforme en aniline, mais chauffée dans des tubes fermés avec cette substance, elle donne de l'acide anthranylique, de formule :

$$\begin{array}{c}CH\\HC\quad C\!-\!COOH\\HC\quad C\!-\!NH^2\\CH\end{array}$$

Chauffée avec de l'acide nitrique dilué, elle donne de l'isatine, qui, réduite en présence de poudre de zinc, par de l'acide chlorhydrique, se transforme en dioxindol ; celui-ci, réduit par de l'acide iodhydrique ou par de l'amalgame de soude, se transformant en oxindol, qui, distillé sur du zinc, donne naissance à de l'indol, car :

$$C^6H^4\!\!\begin{array}{c}CO\\NH\end{array}\!\!C\!=\!C\!\!\begin{array}{c}CO\\NH\end{array}\!\!C^6H^4\xrightarrow{HNO^3}2\,C^6H^4\!\!\begin{array}{c}CO\\NH\end{array}\!\!CO$$

Indigotine   Isatine

$$\xrightarrow[\text{et de l'acide chlorhydrique}]{\text{chauffée avec de la poudre de zinc}}\quad C^6H^4\!\!\begin{array}{c}CH\!-\!OH\\CO\\NH\end{array}$$

Dioxindol

réduit par de
l'amalgame
——————→
de soude
ou par HI

$C^6H^4\diagdown\substack{CH^2\\NH}\diagup CO$

Oxindol

distillé sur de
la poudre
——————→
de zinc

$C^6H^4\diagdown\substack{CH\\NH}\diagup CH$

Indol

1) On la prépare synthétiquement en partant du toluène (Bayer, B. 11, p. 582 ; B. 11, p. 1228) :

C^6H^5—CH^3 → C^6H^5—CH^2—Cl → C^6H^5—CH^2—CN

Toluène   Chlorure de benzyle   Nitrile de benzyle

→ C^6H^5—CH^2—COOH $\xrightarrow{HNO^3}$ $C^6H^4\diagdown\substack{CH^2—COOH\\NO^2}$

Acide phénylacétique   Acide O.nitro-phénylacétique

réduit par
$\xrightarrow{Zn + HCl}$
$C^6H^4\diagdown\substack{CH^2\\NH}\diagup CO$ $\xrightarrow{N^2O^3}$ $C^6H^4\diagdown\substack{C=N—OH\\NH}\diagup CO$

Oxindol   Isatoxine

réduite
$C^6H^4\diagdown\substack{CH—NH^2\\NH}\diagup CO$ $\xrightarrow[FeCl^3]{oxydé par}$ $C^6H^4\diagdown\substack{CO\\NH}\diagup CO$

Amino-oxindol   Isatine

$\xrightarrow[benzénique]{PCl^5 \text{ en solution}}$ $C^6H^4\diagdown\substack{CO\\N}\diagup CCl$

Chlorure d'isatine

→ $C^6H^4\diagdown\substack{CO\\NH}\diagup C=C\diagup\substack{CO\\NH}\diagdown C^6H^4$

Indigotine

2) On peut aussi la préparer. selon Sandmeyer, en partant de l'aniline, car (*Chem. Cent. B.*, 1900, p. 927 /928 ; 1901, p. 1140) :

$2C^6H^5$—NH^2 + CS^2 = H^2S + $C=S\diagup\substack{NH—C^6H^5\\NH—C^6H^5}$

Aniline   Sulfure de carbone   Sulfo carbaniline

$\xrightarrow{PhCO^3}$ $C\diagup\substack{N—C^6H^5\\N—C^6H^5}$ $\xrightarrow{HCN}$ $N≡C—C\diagup\substack{N—C^6H^5\\NH—C^6H^5}$

Carbodiphénylimide   Hydrocyancarbo-diphénylimide

$\xrightarrow{(NH^4)^2S}$ NH^2—S—$C=C\diagup\substack{N—C^6H^5\\NH—C^6H^5}$

$\xrightarrow{+ H^2SO^4}$ $C^6H^4\diagdown\substack{CO\\NH}\diagup C=N—C^6H^5$

Isatinanilide

$\xrightarrow{+ H}$ $C^6H^4\diagdown\substack{CO\\NH}\diagup C=C\diagup\substack{CO\\NH}\diagdown C^6H^4$ + $2C^6H^5NH^2$

Indigotine   Aniline

3) On peut aussi la préparer, selon. Bayer et Knopp, en partant de l'acide nitrobenzoïque (B. 11, p. 1128) :

$C^6H^4\diagdown\substack{COOH\\NO^2}$ $\xrightarrow{PCl^5}$ $C^6H^4\diagdown\substack{COCl\\NO^2}$

Acide O.nitro-benzoïque

$\xrightarrow{AgCN}$ $C^6H^4\diagdown\substack{COCN\\NO^2}$ $\xrightarrow{saponifié}$ $C^6H^4\diagdown\substack{CO—COOH\\NO^2}$

Nitrile d'acide nitrobenzoïque   Acide nitrophényl-glyoxalique

réduit en solution
alcaline
——————→
par du sulfate
ferreux

$C^6H^4\diagdown\substack{CO—COOH\\NH^2}$

→ $C^6H^4\diagdown\substack{CO\\NH}\diagup CO$ $\xrightarrow[\substack{solution\\benzénique}]{PCl^5 \text{ en}}$ $C^6H^4\diagdown\substack{CO\\N}\diagup CCl$

Isatine

→ $C^6H^4\diagdown\substack{CO\\NH}\diagup C=C\diagup\substack{CO\\NH}\diagdown C^6H^4$

Indigotine

4) On prépare aussi l'indigotine en chauffant l'aldéhyde nitrobenzoïque avec de l'acétone et de la soude caustique, car (B. 15, p. 2956 ; B. 16, p. 2205) :

$C^6H^4\diagdown\substack{C\diagup\substack{O\\H}\\NO^2}$ + $\substack{CH^3\\CH^3}\diagup CO$

Aldéhyde nitrobenzoïque

→ $C^6H^4\diagdown\substack{CH(OH)—CH^2—CO—CH^3\\NO^2}$ →

$2CH^3COOH$ + $2H^2O$ + $C^6H^4\diagdown\substack{CO\\NH}\diagup C=C\diagup\substack{CO\\NH}\diagdown C^6H^4$

Indigotine

5) ou en partant de l'aniline (*Ch. Cent. Bl.*, 1900, p. 929) :

$\substack{C^6H^5—NH^2\\C^6H^5—NH^2}$ + CCl^3—$CH\diagup\substack{OH\\OH}$ + $\substack{H\\H}\diagdown N$—OH

Aniline   Hydrate de chloral   Hydroxylamine

→ $3HCl$ + $2H^2O$ + $\substack{C^6H^5—NH\\C^6H^5—N}\diagup C$—CH=N—OH

$\xrightarrow{H^2SO^4}$ $C^6H^4\diagdown\substack{CO\\NH}\diagup C=N—C^6H^5$ $\xrightarrow{+ 4H}$ $2C^6H^5NH^2$

Isatinanilide   Aniline

+ $C^6H^4\diagdown\substack{CO\\NH}\diagup C=C\diagup\substack{CO\\NH}\diagdown C^6H^4$

Indigotine

6) ou en partant de l'acide cinnamique (B. 13, p. 2234 ; B. 14, p. 1741 ; B. 15, p. 51) :

$C^9H^5-CH=CH-COOH$ →(HNO^3) C^6H^4(NO²)—CH=CH—COOH
Acide cinnamique → Acide O.nitrocinnamique

→(Br) C^6H^4(NO²)—CHBr—CHBr—COOH
Acide O.nitrodibromcinnamique

→(KOH) C^6H^4(NO²)—C=C—COOH
Acide nitrophénylpropiolique

C^6H^4(N—O)—C—COOH
Acide isatogénique

→(alcali chaud) C^6H^4(NH)(CO—CO)
Isatine

→(réduite par amalgame sodique) C^6H^4(NH—CO)C=C(CO—NH)C^6H^4
Indigotine

7) ou en fondant l'acide phénylaminoacétique. ou le phénylglycocol avec des alcalis, puis en oxydant leur fusion par l'oxygène de l'air :

$C^6H^5NH^2$ →(CH²Cl—COOH) C^6H^5(NH)(HOOC—CH²)
Aniline → Acide aminophénylacétique

→(KOH) C^6H^4(CO)(NH)CH²
Indoxyle

→(+ O) C^6H^4(CO—NH)C=C(CO—NH)C^6H^4
Indigotine

8) ou en partant de la naphtaline, qui en est actuellement le seul procédé technique usuel :

Naphtaline →(chauffée en présence de HgSO⁴ avec H²SO⁴ fumant) Acide phtalique

→(chauffé avec du rhodanate ammonique) Phtalimide

Phtalimide + NaOCl + 3NaOH

C^6H^4(C—NH³)(C—COONa) + Na²CO³ + NaCl + H²O
Anthranylate sodique

C^6H^4(C—NH²)(C—COONa) + CH²Cl—COOH
Acide monochloracétique

= NaCl + C^6H^4(C—NH—CH²—COOH)(C—COOH)
Acide anthranyloacétique

→(+ 2KOH) Acide indoxylique

→(+ O²) Indoxyle

→(+ O²) Indigotine

L'ISATINE, $C^8H^5NO^2$, se prépare, comme nous l'avons vu, en oxydant l'indigo par de l'acide nitrique ou par de l'acide chromique. Elle se présente sous la forme de prismes brillants, rouge jaunâtre, fusibles à 187°, solubles dans l'eau, l'alcool, l'éther, qui la dissolvent avec une coloration rouge brunâtre, puis dans les alcalis, qui la dissolvent avec une coloration violette. Elle possède, quant à sa formule, la constitution suivante :

Réduite, elle donne de l'isatide, du dioxindol et de l'indol, mais chauffée avec du pentachlorure de phosphore, puis réduite par de la poudre de zinc, elle se transforme en indigotine.

Le DIOXINDOL, $C^8H^7NO^2$, se présente sous la

forme de cristaux jaunes, très solubles dans l'eau et dans l'alcool, dont les solutions exposées à l'air déposent de l'isatine, car il possède, quant à sa formule, la constitution suivante :

$$HC \underset{HC}{\overset{CH}{=}} C\underset{C-NH}{\overset{CH-OH}{\underset{}{}}} \overset{}{\underset{CH}{}} CO$$

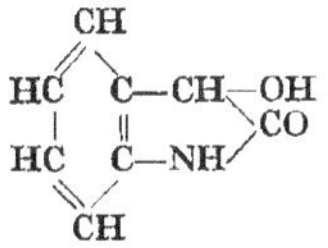

L'OXINDOL, C^8H^7NO, est un isomère de l'indoxyle et de l'anhydride aminophénylacétique, qui se présente sous la forme d'aiguilles incolores, fusibles à 120°, pouvant sublimer sans se décomposer, qui se dissolvent facilement dans l'eau bouillante, l'alcool, l'éther. Il possède, quant à sa formule, la constitution suivante :

$$HC \underset{HC}{\overset{CH}{=}} C\underset{C-NH}{\overset{CH^2}{\underset{}{}}} \overset{}{\underset{CH}{}} CO$$

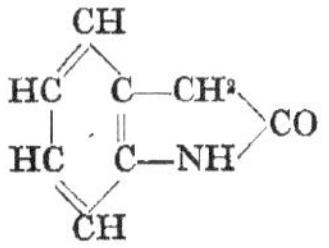

L'INDOXYLE, C^8H^7NO, se forme dans l'organisme aux dépens de l'indol, aussi se rencontre-t-il dans l'urine des herbivores et dans celle des hommes ou des carnivores, à l'état d'acide indoxylsulfonique. Il se présente sous la forme d'un liquide oléagineux, non entraînable aux vapeurs d'eau, mais les oxydants le transforment en indigotine ; le sel potassique de l'acide indoxylsulfonique formant l'indican de l'urine. Il possède, quant à sa formule, la constitution suivante (1), l'*Indol*, déjà décrit précédemment, possédant, quant à sa formule, la constitution suivante (2) :

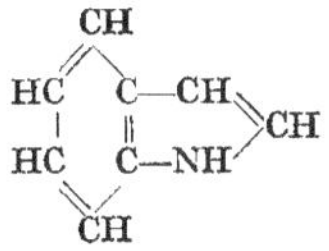

(1) 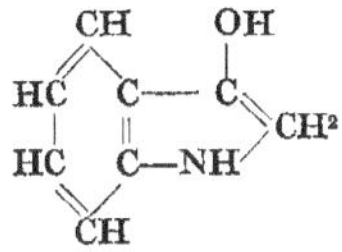
$$HC \underset{HC}{\overset{CH}{=}} C\underset{C-NH}{\overset{OH}{\underset{}{}}} C\underset{}{\overset{}{}} CH^2 \quad \underset{CH}{}$$
Indoxyle

(2)
$$HC \underset{HC}{\overset{CH}{=}} C\underset{C-NH}{\overset{CH}{\underset{}{}}} \underset{CH}{} CH$$
Indol

Le ROUGE D'INDIGO, ou INDIRUBINE, ou INDIPURPURINE, $C^{16}H^{10}N^2O^2$, étant un isomère de l'indigotine, se présente sous la forme d'aiguilles brunâtres, à éclats métalliques, solubles dans l'eau, qui subliment en donnant des aiguilles rouge cramoisi. Il se dissout, avec une coloration rouge cerise, dans les dissolvants organiques, mais il est insoluble dans les alcalis aqueux. Il possède, quant à sa formule, la constitution suivante :

$$C^6H^4 \underset{NH}{\overset{CO}{<}} C=C \underset{C^6H^4}{\overset{CO}{<}} NH$$

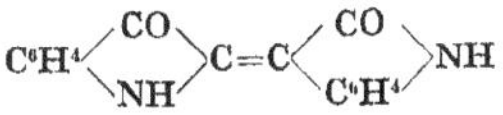

On peut le préparer en traitant un mélange d'isatine et d'indoxyle, par des solutions étendues d'alcalis, car :

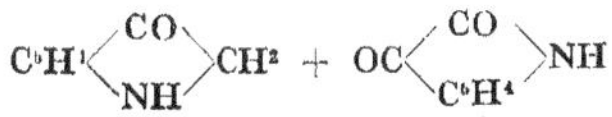

$$C^6H^4 \underset{NH}{\overset{CO}{<}} CH^2 + OC \underset{C^6H^4}{\overset{CO}{<}} NH$$
Indoxyle · · · · · · · · · · Isatine

$$= H^2O + C^6H^4 \underset{NH}{\overset{CO}{<}} C=C \underset{C^6H^4}{\overset{CO}{<}} NH$$

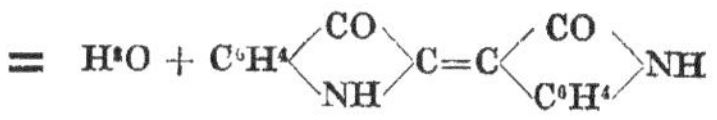

Le BRUN D'INDIGO se présente sous la forme d'une substance brunâtre, amorphe, insoluble dans l'eau, l'alcool, les acides étendus, mais très soluble dans l'acide sulfurique concentré et dans les alcalis étendus.

Usage thérapeutique. — Les plantes d'*Indigofera* se prescrivent dans leurs pays d'origine, sous la forme de décoctions, comme fébrifuge, comme spécifique contre la dysenterie, la dyspepsie et les calculs biliaires. On les ordonne aussi, sous la forme de cataplasmes, comme émollient, comme adoucissant et comme désinfectant contre les plaies syphilitiques.

Usage technique. — L'indigo, chauffé avec du sucre de raisin, de l'amidon ou du sulfate ferreux, en un mot avec des agents réducteurs, donne des solutions jaunâtres d'indoxyle, dans lesquelles on trempe les étoffes à teindre ; celles-ci, exposées à l'air, se colorant alors en bleu, l'indigotine ainsi formée, s'étant fixée sur les fibres végétales constituant nos vêtements.

Les étoffes teintes avec des couleurs d'indigo, additionnées d'une goutte d'acide nitrique, doivent donner naissance à une tache jaunâtre d'isatine.

Chauffées dans une éprouvette, elles doivent émettre des vapeurs rouges, d'odeur caractéristique. L'indigo sert, dans la technique, à déterminer la présence de l'acide nitrique, qui se colore en jaune en donnant de l'isatine.

Historique. — Cette plante, connue 2.000 ans avant J.-C., livrait déjà aux Anciens des colorants très appréciés par leurs peintres. Pline la mentionne ainsi que Dioscoride, sans en pouvoir définir exactement la provenance. Marco Polo fut le premier Européen qui nous transmit une description exacte de la plante servant à préparer l'indigo considéré, pendant de nombreux siècles, comme un produit minéral. Actuellement remplacé par l'indigo synthétique, qui supplanta ce produit naturel, la culture de l'*Indigofera tinctoria* a beaucoup diminué de nos jours.

Notons que la racine de l'*Indigofera Anil* se prescrit, en Amérique, comme spécifique contre les néphrites, et que ses feuilles y sont ordonnées comme purgatif. Les feuilles de l'*Indigofera Arborea* étant ordonnées, chez les nègres, comme lithontriptique, mais les racines de l'*Indigofera tinctoria* se prescrivent aux Antilles comme fébrifuge.

RADIX ET SUCCUS LIQUIRITIÆ, RACINE ET JUS DE RÉGLISSE, DE GLYCYRRHIZA GLABRA, L.

Origine botanique. — Cette plante herbacée, à racines très développées, très profondes, à stolons horizontaux, très longs, supportés par des rhizomes renfermant une moelle centrale, porte de nombreuses tiges droites, velues au sommet, glabres à leur base, et des feuilles isolées, pétiolées, composées, à folioles imparipennées, dont le limbe entier, lancéolé, très courtement pétiolé, est parcouru par une nervure médiane, très prononcée, et par des nervures secondaires, à 45°. Ses fleurs hermaphrodites, zygomorphes, pentamères, disposées sous la forme d'épis axillaires, sont constituées par un calice bilabié à 5 sépales triangulaires au sommet, mais concrescents entre eux, sous la forme d'une cloche, par leurs bases, par une corolle rose lilas, à 5 pétales, dont le postérieur forme l'étendard, les deux latéraux les ailes et les deux antérieurs la carène. Ils entourent 10 étamines, dont 9 sont concrescentes entre elles par leurs filets en un tube ouvert au sommet, la dixième étant libre, et un pistil à un carpelle médian, antérieur, fermé, renfermant de 6 à 8 ovules campylotropes, pendants, disposés sur deux rangs. Son fruit est un légume aplati, glabre, jaune brunâtre, qui, s'ouvrant par une fente longitudinale, renferme de 6 à 8 graines non albuminées, à embryon recourbé.

Origine géographique. — Fleurissant de juillet en août, elle croît, avec ses variétés *glabra* et *glandulifera*, à l'état sauvage et cultivé en Asie Mineure, au Turkestan, puis avec ses variétés *violacea*, à fleurs violettes, *typica*, à fleurs bleutées et *pallida*, à fleurs rose blanchâtre, dans toute la région méditerranéenne, où on la cultive particulièrement en Italie, en Espagne et dans le sud de la France, puis en Touraine, en Angleterre, à Mitcham, à Surrey et dans le Yorkshire, en Allemagne, en Perse et en Chine.

Pathologie. — Elle est souvent attaquée par l'*Uromyces Glycyrrhiza*, dont le mycèle se répand sur toutes ses parties végétales, tandis que ses sporanges se rencontrent sur les feuilles de cette plante.

Culture. — Exigeant des terrains sablonneux, bien irrigués, voire même marécageux ou à sous-sol humide, elle est considérée en Russie et dans la plupart des régions de l'Asie Mineure comme une herbe néfaste, envahissante, tandis qu'en Sicile, en France, en Allemagne, en Angleterre et en Espagne, on la cultive dans des champs bien labourés, que l'on plante à l'aide de stolons ou de semis. Ces cultures sont parfois mélangées sous la forme de cultures mixtes, à celles des pommes de terre, des pois et du maïs, etc. On trace à cet effet dans leur sol, à distance d'un mètre les uns des autres, des sillons, dans lesquels on dépose les rhizomes ou les stolons de cette plante, aussi ses principales cultures se rencontrent-elles en Sicile, et dans le sud de l'Italie (la Calabre), puis dans la vallée du Pô et en Espagne, dans les vallées de Guadalquivir, de l'Ebre, en Allemagne près de Bamberg, en Autriche près d'Auspitz, en Angleterre dans le Yorkshire et à Surrey, en France dans la Touraine, puis en Asie Mineure, à Smyrne, en Syrie, à Sokia et près d'Antioche, etc.

Récolte. — Arrachées à l'aide de pioches, les racines de cette plante sont, en Asie Mineure, transportées à dos d'âne sur Antioche, Alep, Bagdad, Damas et Smyrne, où elles sont disposées en énormes tas, que la Compagnie Mac Andrews achète, pour l'Amérique, à raison de 6.000 tonnes à Bagdad, 8.000 à Alep, 4.000 à Antioche et 500 à Damas. Il en est de même dans le sud de la Russie, où ces racines se différencient toutefois de celles récoltées dans l'Oural, car leur arome est moins doux et moins agréable. Nijni-Nowgorod, Moscou et Pétrograd en sont leurs principaux marchés exportateurs, d'où elles étaient en grande partie exportées avant 1914 sur Hambourg. Les racines de cette plante, déterrées dans le Caucase par des Tartares nomades, font exception à cette règle, car elles sont généralement exportées par les ports de la mer Noire sur l'Angleterre, où l'on prépare aussi du suc de réglisse, celui-ci étant aussi obtenu à Elisabethpol, où les Anglais y ont installé, ces dernières années, de vastes fabriques. La réglisse

prospérant à l'état sauvage dans la Circassie, y est considérée par ses habitants comme une mauvaise herbe, aussi y déterre-t-on sans aucun soin ses racines, particulièrement dans les régions marécageuses de Torek et de Sulack, où une grande partie de ce produit est utilisée comme bois de chauffage, une autre partie étant, jusqu'avant l'horrible guerre de 1914 à 1918, vendue à des colons allemands, qui préparaient sur place leur jus de réglisse. Les racines de réglisse de la Sicile et de la France méridionale, voire même celles de l'Angleterre, sont, par contre, déterrées avec plus de doigté, tout en prenant soin de laisser dans ces cultures des stolons ou leurs rhizomes, qui donneront naissance, l'année suivante, à de nouvelles plantes. Disposées en tas, pour les soumettre à la fermentation, elles servent en partie à la préparation du jus de réglisse, mais elles livrent en partie notre drogue officinale. Elles prennent de par la fermentation une couleur plus agréable, une odeur moins nauséabonde, une saveur plus fine, plus sucrée. Les cultures de réglisse de Cordoue et d'Alicante étant ces derniers temps mieux protégées, donnent des racines moins appréciées que celles de l'Oural. Toutes ces racines parviennent dans le commerce européen sous la forme de balles, que l'on comprime à l'aide de presses hydrauliques. Il en est de même des racines de réglisse de la Grèce, qui exportait la majeure partie de sa production sur l'Allemagne et sur l'Angleterre ; de la Californie, qui sont en majeure partie utilisées sur place, de celles de la Nouvelle-Zélande et de la Chine, qui parviennent généralement mélangées à celles de la Sibérie méridionale, de la Mongolie ou du Thibet, sur Moscou et Pétrograd ; Chefoo, Hangkow, Shangaï, Tien-Tsin étant leurs places marchandes par excellence.

Sortes commerciales. — Le commerce européen différencie ces racines, selon leur provenance en plusieurs catégories, qui elles-mêmes sont subdivisées, dans le droguier, en deux grandes variétés, soit en racines non décortiquées et en racines décortiquées, outre celles mélangées à leurs stolons ou à leurs rhizomes ; ces derniers renfermant toujours, au milieu de leur cylindre central, une moelle bien développée. Notons que les deux principales variétés utilisées dans la thérapeutique sont celles d'Espagne, qui ne sont jamais décortiquées, et celles de la Russie qui l'étant toujours, possèdent un poids spécifique moins dense que les autres, vu qu'elles surnagent sur l'eau.

Description de la drogue. — Elles se présentent généralement, dans le droguier, sous la forme de petits paquets de 50 pièces, de 30 à 50 centimètres de long, sur 15 à 20 centimètres de diamètre, attachées les unes avec les autres par des fibres végétales ou par des ficelles très minces. Leurs bûchettes, d'un à trois centimètres de diamètre, sont cylindriques, assez étroites, flexibles, à surface externe, rugueuse, gris brunâtre, marquée de sillons longitudinaux, bien visibles à l'œil nu ; à bois central jaunâtre, quant à la drogue espagnole ; à surface externe jaunâtre, à peu près lisse, portant de-ci, de-là, des fragments de leur écorce gris brunâtre, quant à la drogue russe, qui possède une texture moins serrée, des fibres libériennes plus longues, et des rayons médullaires plus larges. Leur cassure est fibreuse, leur odeur spéciale, leur saveur sucrée, aromatique, un peu âcre. Notons que la drogue russe est souvent mélangée à des stolons, qui sont parfois tuberculeux à une de leurs extrémités.

Examen microscopique (fig. 259). — Examinée sur une coupe transversale, cette racine est constituée par un suber, à 10 ou à 12 assises de cellules aplaties, rectangulaires, disposées en files

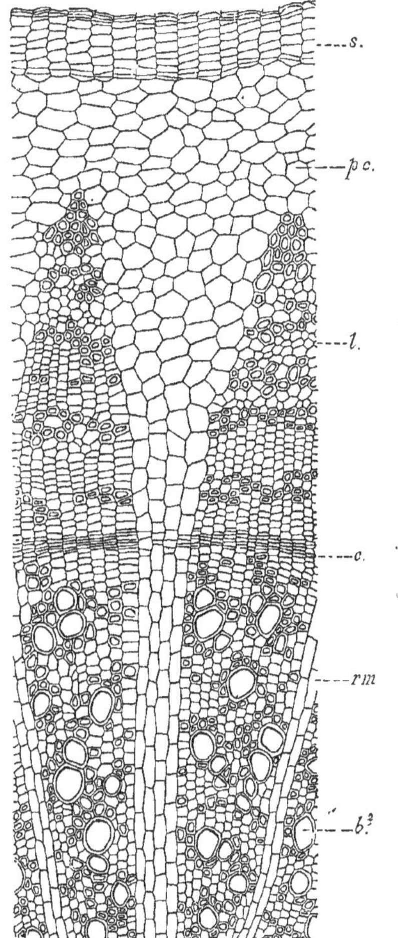

Fig. 259. — Coupe transversale de la racine de réglisse.

s) suber ; pc) parenchyme cortical ; l) liber ; c) cambium ; rm) rayons médullaires ; b) bois.

radiales (drogue espagnole), puis par un parenchyme cortical, à cellules polyédriques, allongées dans le sens tangentiel, qui renferment des cristaux prismatiques d'oxalate de chaux, puis viennent l'écorce secondaire et le liber, qui sont parcourus par des rayons médullaires assez larges. Les cellules amylifères de ce parenchyme entourent de nombreuses fibres libériennes, cristalligènes, à parois très épaissies, et des tubes criblés, irréguliers, oblitérés. En-dessous de ce liber, se rencontre le cambium, qui entoure le bois renfermant de nombreux faisceaux libéro-ligneux, irréguliers, constitués par une agglomération de fibres libériennes, petites, à parois très épaissies, et par des vaisseaux ponctués, jaunâtres, à lumen arrondi ou ovale, qui sont presque toujours disposés par groupes, entourés par des bandes de cellules parenchymateuses, cristalligènes. Au centre des rhizomes constitués de la même manière se rencontre la moelle.

Poudre. — Cette drogue, se rencontrant aussi dans le droguier sous la forme de petits morceaux quadrangulaires, donne, une fois pulvérisée, une poudre gris jaunâtre, caractérisée par la présence de ses grains d'amidon, petits, ovoïdes ; par celle de ses fibres libériennes, stratifiées, entourées de cellules, à parois épaissies, qui renferment toujours un cristal prismatique d'oxalate de chaux, puis par celle de ses tubes criblés, oblitérés et de ses vaisseaux ponctués.

Falsifications. — Cette drogue n'est pour ainsi dire jamais falsifiée, mais elle peut être confondue avec les racines de *Berberis*, dont l'arome est tout à fait différent, leur décoction étant jaunâtre ; celles-ci, examinées microscopiquement, ne renfermant pas de fibres libériennes, accompagnées de cellules cristalligènes, ne donnent pas les réactions caractéristiques de la réglisse.

Réactions. — L'extrait alcoolique des racines de réglisse, additionné d'eau, se trouble, puis se précipite en un dépôt jaunâtre, très soluble dans l'ammoniaque.

Dosage. — Cette racine, extraite pendant une demi-heure par de l'eau bouilante, donne un liquide qui, évaporé à sec, doit abandonner un résidu pesant au minimum le 28 p. 100 de son poids.

On parvient aussi à doser ces racines, quant à leur pour cent en glycyrrhizine, en les extrayant par de l'eau additionnée d'une trace de chloroforme et d'alcalis, dont la solution, maintenue à 15°, est additionnée d'alcool, afin de précipiter ses substances mucilagineuses. Celle-là concentrée, puis filtrée, donne une solution qui, additionnée de 30 centimètres cubes de liqueur de Fehling sur 40 centimètres cubes du filtrat ainsi obtenu, précipite déjà à froid de l'oxyde de cuivre que l'on peut tarer, celui-ci provenant du glucose. Le filtrat ainsi obtenu, chauffé pendant 3 minutes dans un Erlemmeyer à l'ébullition, précipite à nouveau de l'oxyde de cuivre, que l'on peut aussi doser, ce précipité provenant de la saccharose hydrolysée. Le filtrat ainsi obtenu, ne renfermant plus que de la glycyrrhizine, précipité par addition d'acide sulfurique, donne un dépôt que l'on dissout dans des alcalis, dont la solution chauffée pendant plusieurs heures de suite à l'ébullition, avec la liqueur de Fehling, précipite de l'oxyde de cuivre, que l'on peut tarer ; celui-ci provenant de la réduction opérée par l'acide glucuronique, dû à la décomposition de ce glucoside acide, qui livre par la saponification de l'acide glucuronique et de la glycyrrhétine (voir *Arch. der Ph.*, 1911, p. 151).

Analyse chimique. — Cette drogue renferme du salicylate de méthyle, du mucilage, du tanin, de l'amidon, de la glycyrrhizine ou acide glycyrrhizique, de l'asparagine, du glucose, du sucre de canne et des matières résineuses et pectiques. Extraite par de l'eau, cette racine donne une solution dextrogyre (glucose), réduisant à froid la liqueur de Fehling, mais cette solution, chauffée légèrement avec ce réactif, précipite le sucre de canne, tandis que le glucose de la glycyrrhizine exige d'être au préalable hydrolysé, avant d'être mis en liberté.

La Glycyrrhizine ou Acide glycyrrhizique, $C^{44}H^{64}O^{10}$, se rencontrant, dans les racines de réglisse, sous la forme de combinaisons ammoniacales ou calciques, se prépare en les extrayant par de l'eau froide, puis chaude, ammoniacale, dont les solutions aqueuses précipitent, à chaud, leurs corps mucilagineux et pectiques. Celles-là, concentrées, additionnées d'acide sulfurique dilué, précipitent alors leur glycyrrhizine, qui s'agglomère en une masse visqueuse, brunâtre. Lavée, puis dissoute dans une solution diluée d'ammoniaque, celle-là donne une solution qui, filtrée, puis évaporée à sec, abandonne de la glycyrrhizine ammonique, que l'on reprend par de l'alcool, dont la solution, additionnée d'acétate de plomb, précipite le sel plombique de ce glucoside. Celui-ci, traité en suspension dans de l'eau, par de l'acide sulfhydrique, se précipite sous la forme d'une gelée, qui, desséchée, puis pulvérisée, est reprise par de l'alcool bouillant, dont la solution est soumise à la distillation fractionnée. Elle se présente sous la forme d'une poudre cristalline, blanche, fusible à 205°, soluble dans l'eau bouillante, l'alcool dilué, insoluble dans l'éther, l'alcool absolu. Traitée par des acides étendus, elle se décompose comme suit, car elle possède, quant à sa formule, la constitution suivante :

$$C^{31}H^{48}O^3 \begin{cases} O- \\ -COOH \\ O- \end{cases}$$

$$-CH-CH(OH)-CH(OH)-C-OH-CH(OH)-COOH$$

$$-CH-CH(OH)-CH(OH)-C-OH-CH(OH)-COOH$$

Acide glycyrrhizique

$$+ 2H^2O \longrightarrow C^{31}H^{45}O^3 \begin{cases} OH \\ -COOH \\ OH \end{cases}$$

Glycyrréthine

$$+ 2[C-OH-CH(OH)-CH(OH)-CH(OH)-CH(OH)-COOH]$$

Acide glucuronique

L'Acide glucuronique, $C^6H^{10}O^7$, se prépare, comme nous l'avons vu, en chauffant la glycyrrhizine avec de l'eau additionnée d'acide sulfurique, dont le filtrat, traité par de l'eau de baryte, est évaporé, sous pression réduite, sous la forme d'un extrait, que l'on reprend par de l'eau acidulée, dont la solution est soumise à la cristallisation spontanée. Il se présente sous la forme d'une poudre cristalline, blanche, fusible à 175°, très soluble dans l'eau, peu soluble dans l'alcool à 90°, l'éther, dont les solutions aqueuses, réduisant à chaud la liqueur de Fehling ou le nitrate d'argent ammoniacal, sont précipitées par addition d'acétate de plomb. Traité en solution aqueuse par de la bromphénylhydrazine, il se précipite sous la forme d'aiguilles jaunes, fusibles à 227°, insolubles dans l'alcool, qui sont constituées par du glucuronate de para-bromphénylhydrazine. Chauffé au bain-marie en présence d'alcool et d'acide chlorhydrique, avec de la

naphtorésorcine (Réaction de Tollen), il se précipite sous la forme d'un dépôt brun foncé, qui se dissout avec une coloration rouge violacé dans l'éther mais avec une fluorescence verte dans l'alcool. Soumis en présence d'acide chlorhydrique à la distillation sèche, cet acide organique livre du furfurol.

L'Acide glycyrrhétique ou Glycyrréthine, $C^{31}H^{45}O^3 \begin{cases} OH \\ -COOH \\ OH \end{cases}$, se présente sous la forme d'aiguilles incolores, fusibles à 210°, insolubles dans l'eau, très peu solubles dans l'éther, solubles dans l'alcool, le chloroforme, qui, oxydées, ne livrent pas de l'acide oxalique ou de l'acide picrique, et qui, chauffées dans un tube fermé avec de la poudre de zinc, se transforment en naphtaline.

Usage thérapeutique. — Cette drogue se prescrit, à doses de 0 gr. 1 à 1 gramme plusieurs fois par jour, sous la forme de poudres, et à doses de 5 à 10 grammes sur 200 grammes d'eau, sous celle d'infusions ou de décoctions, comme expectorant, comme adoucissant et comme édulcorant, là où il est nécessaire de masquer le goût peu agréable de certaines préparations galéniques.

Pharmacie galénique. — Elle sert à préparer le Sirupus Liquiritiæ, le Succus Liquiritiæ, la Pulvis Gummosus, les Species Pectorales, l'Extractum Liquiritiæ, l'Elixire Succo Liquiritiæ, outre diverses pastilles au jus de réglisse, puis les Species Lignorum, etc., etc.

Préparation du Succus Liquiritiæ. — Les racines de réglisse, déterrées, lavées, concassées, puis extraites par de l'eau, donnent une solution que l'on additionne aux solutions obtenues, en les extrayant encore avec de l'eau bouillante, après les avoir exprimées entre des plaques métalliques, perforées. Ces solutions aqueuses, décantées, puis évaporées dans des chaudrons en cuivre, abandonnent un résidu semi-liquide, qui, additionné à tort d'amidon ou de dextrine, pour le rendre plus solide, est malaxé sous la forme de magdaléons, que l'on dessèche dans des fours spéciaux ou à l'air. Ce procédé, très défectueux, est encore en usage en Sicile et en Calabre, voire même dans le sud de la France, où se prépare en grand notre jus de réglisse officinal. De par sa lenteur, les racines de réglisse fermentent, ainsi que leur extrait aqueux, ce qui provoque une décomposition partielle de leurs glucosides, qui donnent, comme produits secondaires, des acides acétique, butyrique et saccharique, etc., tout en précipitant en partie leur glycyrrhizine hydrolysée. Cet extrait, renfermant en outre des traces de cuivre, voire même souvent de l'amidon et de la dextrine, se prépare actuellement à l'aide d'extractions aqueuses, chaudes, qui, filtrées, après avoir été additionnées aux solutions obtenues, en soumettant ces racines à l'expression (à l'aide de presses hydrauliques), sont rapidement évaporées, sous pression réduite, dans des appareils spéciaux ; l'extrait semi-solide, ainsi obtenu, roulé sous la forme de magdaléons, que l'on estampille, comme les précédents, étant rapidement desséché dans des fours chauffés entre 60 et 80° ; tel est le procédé courant des maisons allemandes et françaises s'adonnant à cette préparation.

Sortes commerciales. — Le commerce européen différencie le suc de réglisse, selon sa couleur, son degré de solubilité dans l'eau, sa densité, puis selon ses pays d'origine et les marques déposées à l'une des extrémités de ces magdaléons, en plusieurs variétés, parmi lesquelles nous mentionnons celles de Martucci, de Baracco, de Gui Grasso, de Duca di Atri, de Comte Alife, Grimaldi, puis celles de Corigliano, de Cassano, de Gerace, de Messine, qui sont les noms des villes et des provinces s'adonnant à cette préparation ; les premiers étant les noms de ses fabricants. D'autres maisons utilisent comme marques de fabrique des noms de fantaisie, telles les dénominations de Cedonia, Theseus, Cesarello, Fratelli di Regina, ou de marques déposées, telles que des étoiles pour le suc de Cassano, des armoiries pour celui des Pignatelli, etc., etc.

Description de la drogue. — Cette drogue se présente dans le commerce, qu'elle provienne d'Italie, de Sicile, d'Espagne, d'Yorkshire, de Smyrne, de Russie ou de Turquie, sous la forme de petits cylindres ou sous celle de magdaléons arrondis, de 11 à 20 centimètres de long sur 1 à 3 centimètres de diamètre, aplatis à une de leurs extrémités, qui porte un des noms ci-dessus mentionnés, toujours emballés dans des caisses en bois de 5 kilogrammes, après avoir pris soin de les séparer les uns des autres par des feuilles de laurier ; ils possèdent une surface externe, noire ou noir brunâtre, lisse, leur cassure étant nette, facile, poreuse, noirâtre ; leur odeur spéciale, agréable, très faible, leur saveur douceâtre, sucrée à arrière-goût légèrement amer. Le jus de réglisse doit surnager sur le chloroforme, auquel il ne doit abandonner aucune matière soluble dans ce dissolvant. Insoluble dans le benzène, le sulfure de carbone, les huiles. il doit se dissoudre presqu'entièrement dans l'eau et dans l'alcool dilué, mais il abandonne alors un résidu ne devant pas peser plus de 10 à 20 p. 100 de son poids. Se ramollissant à la chaleur, il ne doit pas abandonner, après avoir été calciné, plus de 5 p. 100 de son poids en cendres. Desséché, il ne doit pas perdre plus de 10 à 17 p. 100 de son poids.

Falsifications. — Cette drogue est souvent falsifiée par addition d'extraits végétaux, solubles dans le chloroforme et dans le benzène, ou par celle d'amidon ou de dextrine, insolubles dans l'eau, ou par celle de sucre de canne, dont la solution, hydrolysée, réduit la liqueur de Fehling, ou par celle de débris végétaux, insolubles dans ces dissolvants, puis par celle de sable et de matières inorganiques : magnésie calcinée, carbonates alcalins, ceux-ci dégageant à chaud de l'acide carbonique par addition d'acides minéraux, etc., etc.

Analyse chimique. — Le jus de réglisse renferme de la glycyrrhizine, du sucre de canne, du glucose, des matières pectiques et mucilagineuses, de l'eau, et à tort des traces d'acides de la série grasse, etc., etc.

Usage thérapeutique. — On le prescrit comme expectorant, puis comme édulcorant des potions, voire même comme adjuvant des masses pilulaires ou comme lénitif.

Pharmacie galénique. — Il rentre dans la préparation d'une quantité de pilules et de poudres béchiques, puis dans celle du *Succus Liquiritiae depuratus* et du *Succus Liquiritiae liquidus*, ce dernier devant toujours être additionné de quelques gouttes de chloroforme, afin d'empêcher qu'il ne fermente ou qu'il ne se décompose sous l'influence de certains ferments végétaux, hydrolysants ou oxydants, voire même sous celle des Aspergillus et des Mucorinées, etc., etc.

Historique. — Les Hindous considéraient la réglisse comme un aphrodisiaque par excellence, dont ils préparaient une décoction utilisée le huitième jour du huitième mois, pour asperger la statue de leurs bouddhas ; le liquide découlant de cette statue, recueilli selon les rites prescrits par leur religion, possédant soi-disant des pouvoirs miraculeux. Théophraste recommandait de prescrire, comme béchique, les racines de réglisse, croissant près de la mer d'Azov. Pline, Celse et Scribonius Largus dénommaient cette racine *Lignum seu Radix Dulcis*, et la plante qui la livrait *Glycyrrhiza*. Charlemagne n'en fait malheureusement pas mention dans ses Capitulaires ; il en est de même du calendrier d'Harib. La réglisse ne fut cultivée en Allemagne qu'à partir du XVᵉ siècle, dans les jardins de Bamberg, où cette plante fut introduite par l'abbé du couvent de Michelberg, qui la rapporta d'Italie, où elle y était cultivée depuis de nombreux siècles, voir Platearius (I, p. 635) et Crescenzi (I, p. 678). La confrérie des jardiniers de Bamberg, ordonnait comme chef-d'œuvre à ses compagnons, désirant parfaire leur maîtrise, de déterrer entièrement une racine de réglisse.

Notons que la *Glycyrrhiza lepidota*, Pursh., plante originaire de l'Amérique centrale, de la Californie, du Missouri et du Colorado, livre aussi des racines riches en glycyrrhizine.

CHRYSAROBINUM, CHRYSAROBINE, POUDRE DE GOA, D'ANDIRA ARAROBA, Aguiar.

Origine géographique. — Cet arbre, très ramifié, atteignant de grandes dimensions, croît à l'état sauvage et cultivé dans tout le Brésil, c'est-à-dire entre le 13ᵉ degré de latitude nord et le 15ᵉ degré de latitude sud, puis dans les forêts vierges de Bahia.

Récolte. — Cet arbre est parcouru par de larges rayons médullaires et par des faisceaux libéro-ligneux, remplis d'un latex qui, en se solidifiant, se dépose petit à petit sous la forme d'une masse solide, jaunâtre, dans ses fissures ou dans les parties végétales, ci-dessus mentionnées. Sectionné au ras du sol par les indigènes des pays, où cette plante prospère, il livre sa chrysarobine, que l'on recueille à l'aide de spatules, ou en extrayant ses copeaux ligneux par de l'éther ou par du chloroforme.

Description de la drogue. — Exportée par Bahia et par Goa sur le Portugal, elle se présente, dans le droguier, sous la forme d'une poudre jaune soufré, lorsqu'elle est fraîche, jaune orange ou jaune brunâtre, lorsqu'elle a été exposée pendant un certain temps à l'air, qui l'oxyde. Inodore, âcre, amère au goût, elle est pour ainsi dire insoluble dans l'eau, mais très soluble dans le benzène. l'éther, l'acide acétique glacial, le chloroforme, qui se colorent en vert, et dans les alcalis, qui se colorent par contre en rouge violacé. Sa dissolution, jaune rougeâtre dans de l'acide sulfurique, mousse très fortement, lorsqu'on l'agite.

Examen microscopique. — La chrysarobine, examinée au microscope, est constituée par de petites aiguilles jaune doré, entourées d'une gangue amorphe, résineuse, soluble dans la soude caustique, dont la solution abandonne un résidu constitué par des fragments ligneux.

Préparation de la chrysarobine officinale. — Extraite, à chaud, par du benzène, cette masse donne une solution qui, distillée, abandonne un résidu, que l'on reprend par de l'acide acétique, dont les solutions concentrées, soumises à la cristallisation spontanée, déposent des aiguilles de chrysarobine officinale.

Description de la drogue. — Elle se présente alors sous la forme d'une poudre légère, cristalline, jaune, très peu soluble dans l'eau, peu soluble dans l'éther, mais très soluble dans l'alcool, le chloroforme, le benzène, le sulfure de carbone. Inodore, légèrement amère au goût, elle donne des solutions aqueuses, ne se colorant pas par addition de perchlorure de fer.

Falsifications. — Ces deux drogues sont souvent falsifiées par addition de résines insolubles dans l'ammoniaque, puis par celle de carbonates alcalins, qui se dissolvent dans les acides étendus, en dégageant de l'anhydride carbonique. On les falsifie aussi, en les additionnant de tanin, dont les solutions sont précipitées par addition de perchlorure de fer, ou d'amidon reconnaissable soit à l'examen microscopique, soit en chauffant cette poudre falsifiée avec de l'eau qui, filtrée, se colore en bleu par addition de teinture d'iode, etc., etc.

Réactions. — La chrysarobine, toujours neutre, quant à ses réactions aux papiers de tournesol, se dissout avec une coloration rouge carmin dans l'eau de chaux, rouge dans l'acide nitrique, mais cette coloration passe au violet par addition d'un excès d'ammoniaque. Chauffée dans une capsule en porcelaine, elle dégage des vapeurs jaunes, tout en abandonnant des traces minimes de charbon.

Analyse chimique. — Elle renferme, après avoir été purifiée, de la chrysarobine, de l'acide chrysophanique ou dioxyméthylanthraquinone, ou chrysophanol, de la dichrysarobine et de l'éther méthylique d'émodine ; impure, elle contient, outre ces différentes substances, des matières résineuses et mucilagineuses et des débris végétaux, etc.

La Chrysarobine, $C^{15}H^{12}O^3$, se présente sous la forme de paillettes jaunes, inodores, fusibles entre 202° et 204°, très solubles dans le benzène bouillant, l'acétone, l'alcool, l'acide acétique glacial, l'éther acétique, les alcalis caustiques, qui se colorent alors en jaune, mais ces dissolutions deviennent rouges à l'air ; elle se dissout avec une coloration jaune dans l'acide sulfurique. Notons que ses solutions alcooliques se colorent en brun par addition de perchlorure de fer, et que cette substance est insoluble dans les solutions de carbonates alcalins. Elle possède, quant à sa formule, la constitution suivante :

$$(OH)^2\!-\!C^6H^2\!\Big\langle{{\overset{\textstyle C}{}\ -OH}\atop{CH}}\Big\rangle C^6H^3\!-\!CH^3$$

Oxydée, elle se transforme en acide chrysophanique, mais distillée en présence de poudre de zinc, elle se décompose en méthylanthracène.

La Dichrysarobine, $C^{30}H^{24}O^7$, se présente sous la forme de paillettes jaune orange, fusibles à 250°, insolubles dans le benzène, solubles dans l'éther acétique glacial. Elle se dissout avec une coloration jaune pâle dans l'acide sulfurique concentré et dans les alcalins, qui se colorent alors rapidement en rouge à l'air. Elle possède, quant à sa formule, la constitution suivante :

$$C^6H^2(OH)^2\!\Big\langle{{C\ -OH}\atop{CH}}\Big\rangle C^6H^3\!-\!CH^3 \qquad C^6H^2\!\Big\langle{{C\ -OH}\atop{CH}}\Big\rangle C^6H^3\!-\!CH^3$$
$$\underline{\qquad\qquad O\qquad\qquad}$$

Exposée en solutions alcalines, à l'air, elle donne de l'acide chrysophanique, mais distillée en présence de poudre de zinc, elle se transforme en méthylanthracène.

L'Acide chrysophanique ou chrysophanol, $C^{15}H^{10}O^4$, cristallise dans le benzène sous la forme de paillettes jaune brunâtre, fusibles à 196°, très peu solubles dans l'alcool, très solubles dans le chloroforme, le benzène. Il se dissout avec une coloration rouge foncé dans l'acide sulfurique concentré et dans les alcalis caustiques. Réduit, il donne de l'anthranol. L'acide chrysophanique, traité par un déshydratant, donne, en perdant une molécule d'eau, de la chrysarobine, qui, oxydée, en agitant ses solutions avec de l'oxygène, se transforme à nouveau en acide chrysophanique, car :

$$C^{15}H^{10}O^4 + 4H = C^{15}H^{12}O^3 + H^2O$$
Acide chrysophanique   Chrysarobine

$$C^{15}H^{12}O^3 + 2O = C^{15}H^{10}O^4 + 2H^2O$$

Il possède, quant à sa formule, la constitution suivante :

$$\begin{array}{ccccccc}
 & CH^3\ O & & OH & & \\
 & | & \| & | & & \\
 & C & C & C & & \\
HC & C & C & CH & \\
| & \| & \| & | & \\
HC & C & C & CH & \\
 & CH & C & C & \\
 & & \| & & - & \\
 & & O & OH & &
\end{array}$$

Cet acide irrite les muqueuses de la peau, sans produire d'ulcération, aussi est-il un remède efficace, qui se prescrit sous la forme d'onguents, comme spécifique contre l'herpès circiné, l'eczéma sec et le psoriasis.

L'Éther méthylique de la Dichrysarobine, $C^{31}H^{26}O^7$, se présente sous la forme d'aiguilles jaunes, fusibles à 160°, très solubles dans l'éther acétique, son dérivé pentacétylé fondant à 135°.

Usage thérapeutique. — La chrysarobine se prescrit sous la forme de frictions ou sous celle d'onguents, renfermant de 5 à 8 p. 100 de ce produit, comme antisporique, comme antiherpétique et comme spécifique contre les différentes maladies cutanées ; il en est de même de la traumaticine, qui n'est en réalité qu'une dissolution à 10 p. 100 de chrysarobine dans du chloroforme.

Action physiologique. — Elle ne doit jamais être ordonnée dans la thérapeutique interne, car elle provoque des vomissements, de la diarrhée suivie de néphrites parfois mortelles, pouvant aussi se produire, si ce produit se prescrit sous la forme d'applications externes trop suivies.

Pharmacie galénique. — Elle sert à préparer un collodion à la chrysarobine, la traumaticine, puis l'eurobine qui est une chrysarobine triacétylée ; voir, pour plus de détails, notre *Traité de Chimie médico-pharmaceutique et toxicologique*, Doin, édit., Paris, 1917, Place de l'Odéon, 8.

Historique. — La poudre de Goa se vendit très longtemps sous la forme de spécialités sous la dénomination de *Brazil powder*. Elle fut étudiée, quant à sa composition chimique, par L. Liebermann, qui détermina en 1878 la constitution de la formule de la chrysarobine.

CORTEX ET SEMEN ANDIRÆ, ECORCE ET GRAINE DE GEOFFREE, D'ANDIRA INERMIS, H. B. K.

Cet arbre, originaire de la Jamaïque, du Mexique et du Brésil, livre ainsi que l'*Andira retusa*, Kunth., croissant à la Guyane, son écorce non officinale, qui se prescrit comme vermifuge et comme émétique.

Il en est de même de leurs graines non officinales qui renferment, comme l'écorce de ces végétaux, de l'andirine.

SEMEN ANDIRÆ ANTHELMINTHICÆ, GRAINE D'ANGELIN, D'ANDIRA ANTHELMINTHICA, Benth.

Originaire du Brésil, cette plante livre, au droguier, ses fruits ovoïdes, à épicarpe noirâtre, à mésocarpe ligneux, à endocarpe brunâtre, qui, entourant une graine non officinale, se prescrivent comme émétique et comme anthelminthique dans la thérapeutique de ce pays, car ils renferment aussi de l'andirine ou surinamine.

L'Andirine, $C^{10}H^{13}NO$, se prépare en extrayant ces graines ou l'écorce de Geoffroya surinamensis par de l'alcool additionné d'acide chlorhydrique, dont la solution concentrée, précipitée successivement par de l'acétate de plomb et par de l'hydrogène sulfuré, est soumise à la cristallisation spontanée.

Elle se présente sous la forme d'une poudre blanche, cristalline, fusible à 233°, soluble dans l'alcool, l'eau bouillante, insoluble dans l'éther, l'éther de pétrole, dont les solutions aqueuses se colorent en rouge par addition d'hydrate de cuivre ou par celle du réactif de Millon. Son chlorhydrate fond à 147°, à l'encontre de son sel de platine fusible à 205°.

On la prépare synthétiquement comme suit :

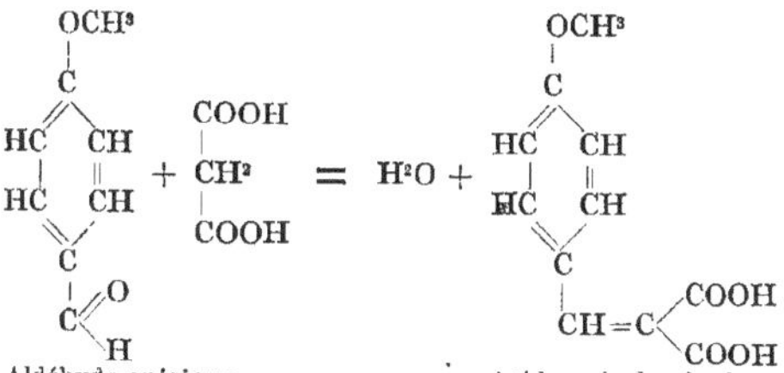

Aldéhyde anisique — Acide anisalmalonique

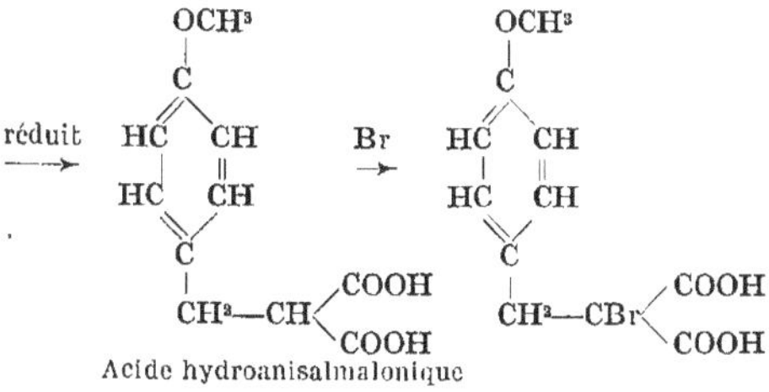
réduit
Br

Acide hydroanisalmalonique

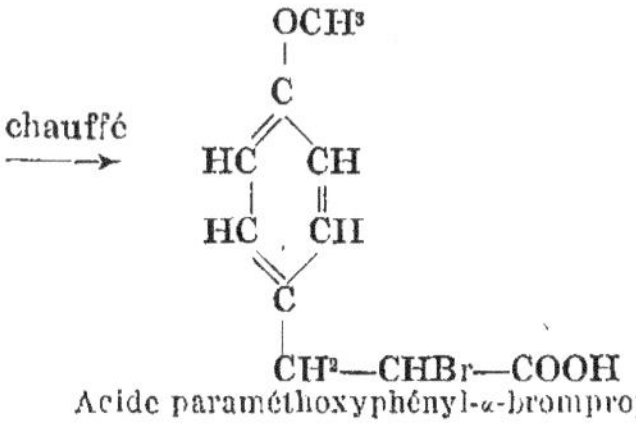
chauffé

Acide paraméthoxyphényl-α-brompropionique

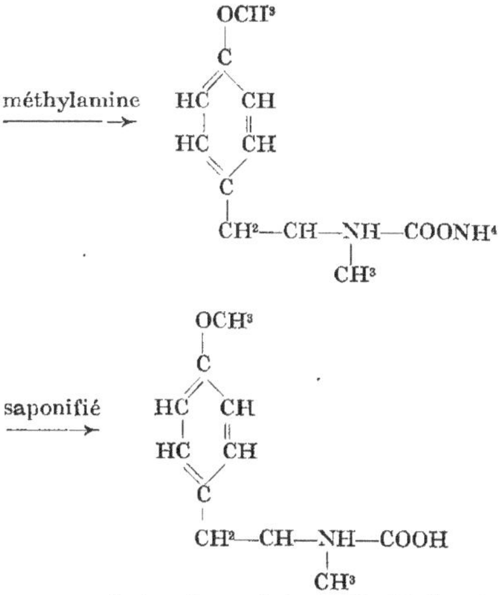
méthylamine
saponifié

Surinamine, andirine ou N-méthylyrosine ou ratanhine ou geoffroïne

Notons que le bois de cette plante, d'une densité de 0,954, à résistance de 584 kilogrammes par centimètre carré, est utilisé tout comme celui de la plante précédente dans l'art de la construction.

LIGNUM DALBERGIÆ, BOIS DE DALBERGIE, DE DALBERGIA LATIFOLIA, Roxb. DALBERGIA HETEROPHYLLA Willd.

Originaires des Indes, ces arbres fournissent, au commerce européen, leur bois très dur, violacé, à grain fin, non officinal, qui est utilisé dans la fabrication des meubles de luxe. Il en est de même du bois de la plante *Dalbergia Melanoxylon*, Guill., originaire du Sénégal.

TRAGACANTHA, GOMME ADRAGANTE, D'ASTRALAGUS CYLLENEUS, Boiss. (en Grèce). ASTRALAGUS VERUS, Oliv., ASTRALAGUS CRETICUS, Lam. (en Crète, Perse), ASTRALAGUS ADSCENDENS, Boiss (Perse), ASTRALAGUS MICROCEPHALUS, Willd. (Asie Mineure), ASTRALAGUS KURDICUS, Boiss. (en Asie Mineure), ASTRALAGUS LEIOCLADOS, ASTRALAGUS GUMMIFERUS, Labill. (en Syrie, en Mésopotamie), ASTRALAGUS STROBILIFERUS Royle (en Perse).

Origine botanique. — Ces arbrisseaux, de 80 à 100 centimètres de haut, à tiges ligneuses, ramifiées, portent de nombreuses feuilles isolées, stipulées, composées, à folioles imparipennées, linéaires, parcourues par une nervure médiane, prononcée ; leur foliole terminale étant toujours remplacée par une épine lignifiée, pointue. Leurs fleurs hermaphrodites, zygomorphes, pentamères, sont constituées par un calice bilabié, très petit, à 5 sépales concrescents entre eux par leurs bases ; par une corolle à 5 pétales, dont le postérieur, plus développé, forme l'étendard, les deux latéraux les ailes et les deux antérieurs, la carène de ces fleurs. Ils entourent 10 étamines dont une est libre, les 9 autres étant concrescentes entre elles en un tube, par leurs filets, et un pistil médian, fermé, antérieur, renfermant 5 ovules anatropes, pendants. Son fruit est un légume, à graines renfermant un embryon recourbé.

Pathologie. — Ces plantes sont souvent attaquées par le *Pilostyles Hauss-Knechtii.*

Origine géographique. — Originaires de l'Asie Mineure, ces plantes se rencontrent à l'état sauvage et cultivé en Grèce, à Chios, en Crète, en Mésopotamie, en Anatolie, dans les régions sises entre les lacs Wan et Urmia, puis en Arménie, où elles prospèrent parfois à une altitude de 2 à 3.000 mètres.

Formation de la drogue. — Les tiges et les branches de ces plantes sont constituées par un suber, à cellules aplaties, par un parenchyme cortical et par un liber riches en fibres libériennes mais parcourus, ainsi que leur cylindre central, par de nombreux rayons médullaires, assez larges, qui relient leur moelle avec leurs tissus périphériques ; celle-là se transforme, petit à petit, en un corps gommeux, mucilagineux, soit, selon certains auteurs, sous l'action d'une maladie microbienne ou gommose, soit selon d'autres par une résorption physiologique de leurs parois cellulaires, celle-là envahissant non seulement les rayons médullaires et le cambium, mais aussi les tissus externes de ces végétaux (et ceci particulièrement à la saison des pluies), qui, en se gonflant, exsudent à la moindre incision un mucilage blanc, formant notre drogue officinale.

Récolte. — Les indigènes des régions sises entre Angora, le lac Buldur, et les montagnes d'Ala-Dah, en Asie Mineure et au Kurdistan, pratiquent sur ces plantes, dans les mois de juillet à août, des incisions transversales, d'où s'écoule lentement et par pression interne, un latex mucilagineux, gélifié ; celui-ci, après deux ou trois jours d'exposition au soleil, s'y dessèche sous la forme de rubans plus ou moins étroits, ou sous celle de morceaux plus ou moins épais. Ces incisions peu profondes, se pratiquent dans certaines régions de l'Asie Mineure, trois fois l'an, soit au printemps, en été et en automne, à l'aide de pointes de couteau, que l'on enfonce jusqu'au cambium dans les troncs et dans les branches de ces arbres, et non comme certains le prétendent jusqu'à leur moelle. Ce produit, souvent physiologique, une fois durci à l'air, récolté à la main par un temps sec, est ensuite trié pour être exporté dans des sacs de toile sur Constantinople, Smyrne, Kermanchach ou sur Hamadan et Ispahan, il y est à nouveau trié, puis emballé dans des caisses en bois pour être expédié sur Londres, le Havre, Marseille, Anvers, etc., qui sont ses principaux marchés européens.

Sortes commerciales. — Le commerce européen différencie ce produit, selon ses pays producteurs, en plusieurs variétés, dont celui de Smyrne est plus recherché que celui de la Syrie, celui-ci étant récolté avec moins de soin. La gomme adragante est encore classée en deux grandes variétés, l'une dénommée gomme adragante en vermicelles ou en filets, l'autre gomme adragante en plaques, celle en masse n'étant pas officinale.

Description de la drogue. — La gomme adragante se présente, dans le droguier, sous la forme de filaments translucides, aplatis, rarement cylindriques, de 1 à 3 millimètres d'épaisseur sur 2 à 6 centimètres de long et 1 à 2 centimètres de large, durs, cassants, de couleur blanche ou blanc jaunâtre, ou sous celle de petits morceaux légèrement opaques, étalés en éventail, à bords ondulés ou arrondis, de 2 à 7 centimètres de long sur 2 à 4 centimètres de large, de consistance cornée, dure, résistante, peu flexible, de couleur blanc jaunâtre ou jaunâtre ; ces deux variétés de gomme étant toujours striées dans le sens de la longueur (marques des impressions de l'écorce du tronc ou de la tige de ces végétaux). Leur odeur est nulle, leur saveur insipide, mucilagineuse, parfois légèrement amère. Notons qu'il est très difficile, à l'aide d'un lavage à l'alcool, de les priver de leurs corps amers.

Chauffée à 100°, la gomme adragante perd de 10 à 15 p. 100 de son poids, mais incinérée, elle ne doit pas abandonner plus de 3 à 5 p. 100 de cendres, celles-ci étant constituées par un mélange de carbonates et de phosphates de chaux. Additionnée d'un peu d'eau, elle se dilate pour donner, par addition d'une plus grande quantité de ce dissolvant, un liquide trouble, dont la solution filtrée ne doit pas se colorer en bleu par addition d'iode : la majeure partie de cette gomme restant sur le filtre sous la forme d'un dépôt insoluble dans l'eau. Celui-là, examiné au microscope, renferme de nombreux grains d'amidon arrondis, petits, se colorant en bleu par addition d'iode, mais desséché, il est souple, transparent, élastique. Le filtrat ainsi obtenu se précipite par addition d'acide oxalique, car il renferme beaucoup de sels de chaux. Cette gomme se dissolvant aussi dans les alcalins concentrés, se colore en noir par addition d'ammoniaque. Elle se dissout dans 24 fois son poids d'eau additionnée d'acide chlorhydrique, dont les solutions se précipitent par addition d'acétate de plomb et non par celle de perchlorure de fer, de borax, de silicate de potasse, de sulfate de fer, etc., ce qui les différencie de celles de la gomme arabique.

Falsifications. — Cette drogue est souvent falsifiée par addition de gommes de moindre valeur ou par celle de pseudo-adragante ou *gomme de Bassora* ou de *Kuterra* ; celle-ci se présentant sous la forme de morceaux blancs, translucides, inodores, insipides, qui, craquant sous la dent, ne se dissolvent pour ainsi dire pas dans l'eau, où ils se gonflent sous la forme d'une masse gélatineuse : on la falsifie aussi souvent par addition de gomme provenant de divers *Acacias*, de *Cactus* et de *Sterculias*, etc., mais principalement par celle de l'*Acacia Leucophlaea*, puis par celle d'*Astralagus Heratensis*, *Astralagus strobiliferus*, dont les solutions aqueuses ne sont pas liées comme celles de la gomme adragante officinale, leur mucilage se précipitant en un dépôt bleu, par addition d'iodure de potasse ioduré.

Analyse chimique. — Cette drogue renferme de 8 à 10 p. 100 de mucilage ou arabine, de 60 à 70 p. 100 de bassorine ou tragacanthine, tous deux combinés sous la forme de sels potassiques, calciques et magnésiques, mais seuls les sels de l'arabine se dissolvent dans l'eau, les autres restant insolubles dans ce dissolvant, dans lequel ils se gonflent.

La BASSORINE, $C^6H^{10}O^5$, se présente sous la forme d'une poudre blanche ou blanc jaunâtre, amorphe, inodore, insipide, insoluble dans l'eau, dans laquelle elle se gonfle. Chauffée avec de l'acide sulfurique dilué, elle se transforme en arabinose ou sucre non fermentescible par la levure de bière ; mais oxydée par de l'acide nitrique, elle se transforme en acide mucique. Elle se dissout facilement dans les solutions alcalines.

Usage thérapeutique. — La gomme adragante se prescrit parfois, dans la préparation des pilules et de certaines émulsions, puis dans l'art dentaire pour faire tenir les dentiers ou comme apprêt dans l'industrie textile.

Pharmacie galénique. — Elle sert à préparer le Mucilago Tragacanthae, la Pulvis Gummosus et l'Emulsio Olei Jecoris Aselli.

Historique. — Théophraste connaissait cette drogue qui, dit-il, provenait de la Crète, du Péloponèse et du nord de la Perse. Pline dénommait sa plante *Spina alta*. La littérature arabe, du xᵉ siècle, mentionne aussi cette drogue, qui, préconisée par l'école de Salerne, se prescrivait en Allemagne, au xiiᵉ siècle, sous la forme d'onguents, comme spécifique contre l'inflammation des paupières.

GUMMI ASTRALAGI, GOMME DE SARCO-COLLE, D'ASTRALAGUS SARCOCOLLA, Dym.

Originaire de la Perse, cet arbrisseau livre au droguier une gomme non officinale, qui s'y présente sous la forme de morceaux irréguliers, petits, blanc jaunâtre ou brunâtres, à saveur amère, peu solubles dans l'eau, l'alcool. De par sa teneur en sarcacolline, celui-ci se prescrit parfois dans la préparation de certains onguents dits de beauté.

SEMEN PHYSOSTIGMÆ, FÈVE DE CALABAR, DE PHYSOSTIGMA VENENO-SUM, Balfour.

Origine botanique. — Cette plante, volubile à droite, de 10 à 20 mètres de haut, porte de grandes feuilles pétiolées, isolées, composées, à 5 folioles imparipennées, dont le limbe entier, vert foncé, pointu à son extrémité supérieure, légèrement cordiforme à sa base, est parcouru par une nervure médiane, prononcée, et par deux grandes nervures secondaires, latérales, avec nervures tertiaires, anastomosées. Ses fleurs, disposées sous la forme de grappes composées, sont constituées par un calice à 5 sépales concrescents entre eux par leurs bases, par une corolle rouge pourpre, veinée de jaune, à 5 pétales, dont le postérieur forme l'étendard, les deux latéraux les ailes, et les deux antérieurs la carène de ces fleurs, qui entourent 10 étamines, dont 9 sont concrescentes entre elles en un tube ouvert au sommet par leurs filets, la dixième étant libre. Leur pistil est constitué par un carpelle clos, médian, antérieur, renfermant de 2 à 3 ovules anatropes, pendants. Son fruit est un légume, de 10 à 15 centimètres de long, aplati sur ses faces latérales, pointu au sommet, évasé au centre, un peu arrondi à son extrémité inférieure, qui renferme de 2 à 3 graines officinales, de 3 centimètres de long sur 2 centimètres de large.

Origine géographique. — Originaire de l'Afrique tropicale, elle se rencontre au Cameroun, en Guinée, sur le cours du Niger, puis dans la Sierra Leone, où les indigènes utilisent ses graines toxiques comme punition des dieux, en les faisant absorber à leurs condamnés à mort.

Description de la drogue (fig. 260). — Ressemblant beaucoup à nos grandes fèves, les graines de calabar se présentent, dans le droguier, sous la forme de petits corps elliptiques, réniformes, allongés, arrondis à leurs deux extrémités, de 2 à 3 centimètres de long sur 1 à 2 centimètres de large, à surface externe, légèrement rugueuse, chagrinée, de couleur brun chocolat. De consistance très dure, elles sont parcourues sur leur face convexe par un long sillon noirâtre, à deux lèvres rougeâtres, qui partent du hile pour rejoindre par

la chalaze, et par de nombreuses trachées (partant de leur base) leur microphyle. Leur spermoderme recouvre deux cotylédons blancs, concaves convexes, à tigelle et à radicule petites. Entre leurs deux cotylédons ceulospermes, se rencontre, à leur base, une petite cavité remplie d'air, ce qui permet à cette graine de surnager sur l'eau. Leur odeur est nulle, leur saveur légèrement amère, âcre.

Examen microscopique (fig. 261). — Examinée sur une coupe transversale, cette graine, recouverte par une cuticule assez épaisse, est constituée par un spermoderme à 3 assises de cellules différentes, la première étant formée par une zone de cellules en palissade, à parois

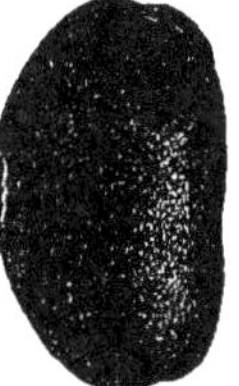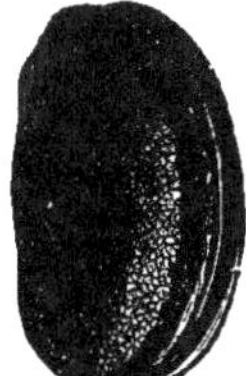

Fig. 260. — Fève de Calabar.

épaissies sur leurs faces latérales, puis vient une assise de cellules en sablier à parois très épaissies et une troisième zone à cellules rameuses, remplies d'une substance brunâtre. En dessous de cette assise se rencontrent une zone de cellules plus petites aplaties et les cotylédons, à cellules polygonales, remplies de grains d'amidon, de grains d'aleurone et de gouttelettes oléagineuses.

Falsifications. — Cette drogue est parfois mélangée à des graines de *Mucuna urens* D. C., d'*Elaeis Guianensis*, ou de *Dioclea speciosa*, de *Canavalia obtusifolia* et de *Pentaclethra macrophylla*, Benth (Mimeuse des tropiques de l'Afrique), celles-ci, se présentant sous la forme de petits corps ovoïdes, rouge brunâtre, de 7 centimètres de long sur 5 centimètres de large et 1 centimètre d'épaisseur, ne donnent pas les réactions spécifiques à la physostigmine.

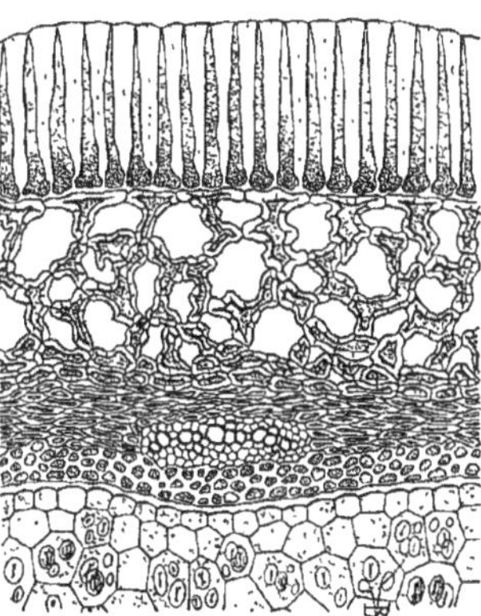

Fig. 261. — Coupe transversale de la fève de Calabar.

Réactions. — Cette drogue, extraite par de l'eau additionnée d'acide chlorhydrique, donne un liquide qui, agité, en présence de carbonate de soude, avec de l'éther, lui abandonne son ésérine ; celle-ci se colorant en jaune par addition d'acide nitrique, mais cette coloration passe au vert à la chaleur et au bleu par addition d'ammoniaque.

Dosage des alcaloïdes. — Cette graine doit toujours être dosée comme suit, quant à sa teneur en physostigmine : 12 grammes de fèves de Calabar, finement pulvérisées, macérées, en présence d'une solution concentrée de bicarbonate potassique, avec 120 grammes d'éther, donnent après 3 heures de contact, une solution éthérée, qui, décantée, est filtrée. 90 grammes de cette solution (correspondant donc à 9 grammes de poudre de Calabar), soumis à la distillation fractionnée, abandonnent un résidu qui, additionné de 10 grammes d'éther de pétrole (en prenant soin d'éviter la formation de toute émulsion), est agitée avec 330 centimètres cubes d'acide chlorhydrique déci-normal. Cette solution aqueuse, décantée, titrée en retour avec de la soude caustique déci-normale, nous indique le pour cent en physostigmine contenue dans la fève de Calabar, car un centimètre cube d'acide chlorhydrique déci-normal correspond à 0 gr. 0275 de cet alcaloïde.

Analyse chimique. — Elle renferme de l'ésérine ou physostigmine, de la calabarine, de l'éséridine, de l'huile fixe, puis 48 p. 100 d'amidon, et 23 p. 100 d'albuminoïdes et un alcaloïde récemment décelé ou génésérine.

PRÉPARATION DE LA PHYSOSTIGMINE OU ÉSÉRINE, $C^{15}H^{21}N^3O^2$. — Découverte en 1864 par Jobst et Hesse, elle se prépare en extrayant cette drogue pulvérisée, en présence d'acide tartrique, par de l'alcool, dont la teinture concentrée, additionnée de carbonate de soude, est agitée avec de l'éther, qui s'empare de ses alcaloïdes. Cette solution éthérée, soumise à la distillation fractionnée, abandonne un résidu qui, repris par de l'eau additionnée d'acide chlorhydrique ou d'acide acétique, donne une solution, que l'on décante. Celle-ci, filtrée, puis agitée en présence de carbonate de soude avec de l'éther, que l'on décante et soumet à la distillation fractionnée, abandonne à ce dernier sa physostigmine, que l'on reprend par de l'alcool pour la soumettre à la cristallisation spontanée.

DESCRIPTION DE LA PHYSOSTIGMINE. — Elle se présente sous la forme de petits cristaux rhombiques, incolores, inodores, insipides, à réaction neutre, fusibles à 105°, très peu solubles dans l'eau, mais très solubles dans le benzène, l'éther, le chloroforme, l'alcool, le sulfure de carbone. Chauffée pendant un certain temps à 100°, elle se colore en rouge, mais elle donne des solutions rouges avec les acides, bleu grisâtre avec l'ammoniaque. La physostigmine, maintenue en suspension dans de l'eau, s'y dissout entièrement, si l'on fait passer à travers ce liquide un courant d'anhydride carbonique ; mais elle se dépose sous la forme d'une masse oléagineuse, si on la chauffe ensuite pour la priver de son anhydride carbonique. Ses solutions se colorent en rouge à l'air et à la lumière, mais en rouge, avec fluorescence bleue, par addition d'un excès d'acide acétique.

RÉACTIONS. — Cet alcaloïde se dissout avec une coloration jaune, puis jaune olivâtre, dans l'acide nitrique concentré ou dans l'acide sulfurique, mais cette dissolution concentrée se colore en rouge brunâtre par addition d'eau de brome. Le chlorure de chaux colore en rouge une solution de physostigmine ; mais cette coloration disparaît petit à petit. Une solution de physostigmine, évaporée à sec, après avoir été additionnée d'ammoniaque, abandonne un résidu bleu, soluble avec une coloration bleue dans l'alcool et dans l'ammoniaque, mais celui-là se dissout avec une coloration rouge dans l'acide acétique. Une solution de physostigmine se colore en brun, à

l'air, tout en formant de la rubésérine ; mais, traitée par de la potasse caustique, elle se colore en rouge. Une dissolution de physostigmine dans de l'acide sulfurique dilué, se colore à chaud en jaune, puis en vert et en bleu par addition d'ammoniaque, car il se forme alors du bleu de physostigmine. L'amalgame de soude colore cet alcaloïde en rouge, mais cette coloration passe au violet par addition d'acide iodhydrique. Une solution aqueuse de cet alcaloïde se précipite en un dépôt blanc, par addition d'eau de baryte, mais ce réactif la dissout à chaud avec une coloration rouge. La physostigmine se colore en jaune par addition d'acide nitrique fumant, mais évaporée à sec, en présence de ce réactif, elle abandonne un résidu vert, soluble dans l'eau et dans l'alcool. Une solution aqueuse de physostigmine se colore en bleu violacé, par addition d'une goutte de perchlorure de fer.

USAGE THÉRAPEUTIQUE. — Donnant avec les acides des sels, dont le salicylate seul est officinal, elle se prescrit, sous la forme de solutions aqueuses, à doses de 0 gr. 001 plusieurs fois par jour, comme spécifique contre la chorée, le tétanos, puis extérieurement comme myotique, vu qu'elle contracte plus fortement la pupille que la pilocarpine. On l'utilise généralement, sous la forme d'instillations dans les yeux, comme spécifique contre la paralysie de l'accommodation, qu'elle soit traumatique ou postdiphtérique, puis contre la glaucome, car elle diminue la pression sanguine oculaire.

L'ÉSÉRIDINE, $C^{15}H^{23}N^3O^3$, se présente sous la forme de cristaux incolores, inodores, insipides, fusibles à 132°, insolubles dans l'eau, très solubles dans le chloroforme. Son action physiologique étant beaucoup plus faible que celle de la physostigmine, elle se prescrit principalement dans l'art vétérinaire, comme spécifique contre la colique des chevaux.

La CALABARINE est un produit de décomposition de la physostigmine, qui se présente sous la forme d'une poudre amorphe, plus stable que la physostigmine, mais moins active, dont elle s'en différencie de par son insolubilité dans l'éther. Elle agit comme un tétanisant et comme un excito-moteur.

La GÉNÉSÉRINE, $C^{15}H^{21}N^3O^3$, se prépare en extrayant la poudre de fèves de Calabar par de l'éther qui, soumis à la distillation fractionnée, abandonne un résidu, que l'on reprend par de l'alcool, afin de le soumettre à la cristallisation. Si l'on traite cette poudre, en présence d'une solution aqueuse de carbonate de soude, par de l'éther, on obtient une solution renfermant l'ésérine et la génésérine à l'encontre de la solution éthérée obtenue en présence d'un acide, celle-ci ne renfermant alors que de l'ésérine.

Le génésérine se présente sous la forme de cristaux octogonaux, incolores, fusibles à 129°, insolubles dans l'eau, peu solubles dans l'éther froid, mais très solubles dans l'alcool, le chloroforme, le benzène. Son picrate fond à 175°, son iodméthylate à 215°, son salicylate à 80°, mais celui-ci est soluble dans l'éther, à l'encontre de celui de l'ésérine, ce qui permet de séparer ces deux bases l'une de l'autre. Réduite en présence d'alcool, par du zinc et par de l'acide chlorhydrique ou par de l'acide sulfureux, cette base se transforme comme suit en ésérine, car :

$$C^{15}H^{21}N^3O^3 + H^2 = C^{15}H^{21}N^3O^2 + H^2O$$

Génésérine   Esérine

$$C^{15}H^{21}N^3O^3 + H^2SO^4 = C^{15}H^{21}N^3O^2SO^4 + H^2O$$

Génésérine   Sulfate d'ésérine

Cette base ne renferme aucun groupe carboxylé, car elle ne donne pas de sels avec les bases, mais elle possède la fonction d'un uréthane, car chauffée avec des alcalis, elle dégage, comme l'ésérine, de la méthylamine tout en donnant naissance à un carbonate alcalin. Renfermant un atome d'oxygène de plus que l'ésérine, la génésérine doit se former toutes les fois que le premier de ces alcaloïdes se trouve en contact avec l'air humide, aussi a-t-on entrepris une série d'expériences, permettant de constater, *in vitro*, l'exactitude de ces présomptions ; si le permanganate potassique ou l'acide nitrique agissent trop fortement sur cette base végétale, ils la décomposent en partie ; il n'en est pas de même de l'eau oxygénée, car en faisant réagir sur un gramme d'ésérine, dissoute dans 10 centimètres cubes d'acétone, 15 centimètres cubes d'eau oxygénée à 20 volumes (celle-ci devant être entièrement neutre, c'est-à-dire avoir été au préalable traitée par du carbonate de chaux), on obtient une solution qui, examinée au polarimètre, est primitivement lévogyre de —·94°, mais son pouvoir rotatoire devient, après 48 heures de contact, dextrogyre, de + 137°, cette solution perdant en outre de son alcalinité. Cette solution concentrée, puis extraite par de l'éther, que l'on décante et soumet à la distillation fracti nnée, abandonne un résidu constitué par de la génésérine, pure, fusible à 129°. On constate aussi que les agents oxydants agissent de même sur l'éséréthol, qu'ils transforment en généséréthol.

Usage thérapeutique. — Cette drogue ne se prescrit jamais comme telle dans la thérapeutique, mais toujours sous la forme de ses alcaloïdes.

Action physiologique. — Elle agit tout comme ceux-ci, comme stupéfiant, puis comme antinévralgique, mais ordonnée à doses trop élevées, elle provoque comme eux de fortes douleurs intestinales avec dépression des fonctions cardiaques, tout en augmentant les mouvements péristaltiques de l'intestin, puis de la céphalalgie, des troubles visuels, des tremblements nerveux, des sueurs froides, abondantes, une salivation prononcée, du myosis, un pouls ralenti, une diminution de la tension vasculaire, des vomissements et des spasmes respiratoires, des convulsions, puis de la paralysie graduelle des muscles et la mort par asphyxie. Les fèves de Calabar sont généralement rejetées dans les vomissements qu'elles provoquent, de sorte qu'il y a rarement mort à déplorer de par leur ingestion.

Notons que la physostigmine paralyse elle aussi les nerfs moteurs et les centres nerveux, tandis que la calabarine excite la moelle épinière, tout en provoquant des phénomènes tétaniques. La première de ces bases agit sur la pupille en la rétrécissant, puis elle la contracte en la dilatant, mais elle en augmente son pouvoir d'accommodation. Elle accélère premièrement la respiration, puis à doses toxiques, elle paralyse les muscles et les centres respiratoires. Elle accélère la sécrétion salivaire, l'hypersécrétion intestinale, mais elle abaisse peu à peu la température.

Pharmacie galénique. — La fève de Calabar sert à préparer le Physostigminum salicylicum, l'Extractum Calabar, la Tinctura Physostigmatæ, etc. (voir Dr L. Reutter de Rosemont, *Traité de Chimie médico-pharmaceutique et toxicologique*, Paris, 1917).

Incompatibilités. — Il ne faut jamais ordonner cette drogue avec des tanins, des iodures, du chloral, de l'atropine ou de l'adrénaline.

Contrepoisons. — Ordonnez, en cas d'empoisonnements par une de ces drogues, non seulement leurs incompatibilités, mais des émétiques, des purgatifs, des excitants, de l'iodure de potasse ioduré, outre des injections hypodermiques d'atropine.

Historique. — Les indigènes de la Guinée appréciaient la fève de Calabar, bien avant l'arrivée des Européens, car ils en préparaient des poisons sagittaires, puis des décoctions, qu'ils ordonnaient comme punition à leurs meurtriers, à leurs sorciers et à leurs ennemis. Elle ne fut introduite qu'en 1840 en Angleterre, mais ses propriétés physiologiques ne furent reconnues qu'en 1863, c'est-à-dire après la publication des expériences de Fraser.

SEMEN ANAGYRIDIS FŒTIDÆ, GRAINE DE BOIS PUANT ou D'ANAGYRE, DE ANAGYRIS FŒTIDA, L.

Les graines de cette plante, originaire de la région méditerranéenne, renferment deux alcaloïdes, la cytisine et l'anagyrine, outre de l'huile fixe, des matières résineuses et pectiques.

L'ANAGYRINE ou PHÉNYLCYTISINÉTHIOURÉE, $C^{14}H^{21}N^2OS$, se prépare en extrayant cette drogue par de l'alcool additionné d'acide acétique, dont la solution concentrée, agitée en présence d'ammoniaque, avec du chloroforme, lui abandonne ses alcaloïdes. Celui-là, soumis à la distillation fractionnée, abandonne une masse semi-solide, qui, traitée par du bichlorure de mercure, donne un filtrat renfermant de la cytisine, et un précipité, qui, mis en suspension dans de l'alcool, est décomposé par de l'hydrogène sulfuré ; la solution ainsi obtenue, concentrée sous pression réduite, abandonnant une masse cristalline, que l'on purifie par des recristallisations fractionnées.

Elle se présente sous la forme d'une poudre cristalline, blanche, fusible à 245°, insoluble dans l'eau, très soluble dans l'alcool, l'éther, le chloroforme, qui, chauffée à 150° avec de l'acide chlorhydrique, se décompose comme suit, car elle possède, quant à sa formule, la constitution suivante :

$$CS \Big\langle {}^{NH-C^6H^5}_{N=C^{11}H^{18}NO} + HCl$$

Anagyrine

$$= C^6H^5CNS + N \Big\langle {}^{H}_{C^{11}H^{18}NO}_{HCl}$$

Chlorhydrate de cytisine

Notons que son aurate fond à 210°, son platinate à 130°, son sel au bichlorure de mercure à 225°, son chlorhydrate à 260° et son bromhydrate à 250°.

Ces graines, non officinales, se prescrivent parfois dans la médecine populaire, en Italie, comme émétique et comme purgatif.

RHIZOMA CALAYÆ, RHIZOME DE CALAYA, D'ANNESLIA FEBRIFUGA

Cette plante, originaire du Guatémala et de l'Afrique équatoriale, mais renfermant un glucoside mal défini, livre aux indigènes de ces pays son rhizome, qui s'y prescrit parfois, sous la forme de décoctions, comme fébrifuge et comme spécifique contre la malaria.

FABA TONCA, FÈVE DE TONKO, DE COUMAROUNA ODORATA Aubl. seu DIPTERIX ODORATA Willd.

Origine géographique. — Cet arbre, originaire de Cayenne, de Surinam et de la Guyane, mais se rencontrant aussi à la Martinique, porte des fruits à péricarpe charnu, renfermant une seule graine, que les indigènes mettent en liberté, en les concassant entre deux pierres plates. Ces graines, desséchées à l'ombre ou au soleil, sont généralement soumises à une macération de 24 heures dans du rhum, puis desséchées au soleil, elles sont exportées sur l'Europe, à raison de 28.220 kilogrammes en 1908 et de 550.000 kilogrammes en 1913, par la Bolivie.

Description de la graine (fig. 262). — Ces graines se présentent sous la forme de petits corps allongés, aplatis sur leurs faces latérales, de 3 à 4 centimètres de long, sur 1 à 2 centimètres de

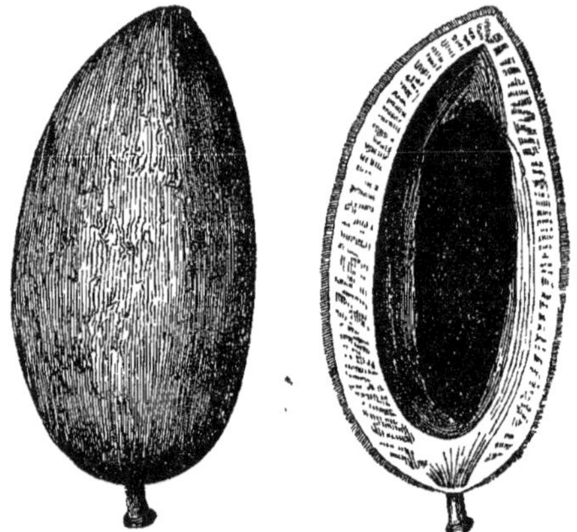

Fig. 262. — Fruit entier et sectionné de *Tonca* avec graine.

large et 0 cm. 5 à 1 centimètre de diamètre, à surface chagrinée, ridée, brunâtre ou brun noirâtre, marquée par un réseau de stries partant de leur hile, mais toujours saupoudrées de fines aiguilles blanches (Coumarine). Cette graine ne renferme pas d'albumen, mais deux grands cotylédons jaunâtres, plan convexes, allongés, son odeur est agréable, aromatique, fine, sa saveur aromatique, oléagineuse, douceâtre.

Examen microscopique. — Examinée sur une coupe transversale, cette graine est constituée par un spermoderme à 3 assises de cellules, dont l'externe est formée par des cellules cubiques, très allongées, à parois épaissies, la médiane par des cellules en sablier et l'interne par des cellules aplaties, tangentiellement allongées. Ses cotylédons sont constitués par des cellules polygonales, riches en gouttelettes d'huile fixe et en matières azotées, avec cristalloïdes et globoïdes.

Analyse chimique. — Elle renferme de 1 à 2 p. 100 de coumarine, de l'acide toncique, de la mélilotine, des matières résineuses et pectiques, de l'huile fixe, fusible à 28°, qui est constituée par un mélange de stéarine et de stigmastérine. $C^{30}H^{48}O$.

La COUMARINE, $C^9H^6O^2$, se rencontrant en outre dans les parties aériennes de l'*Asperula odorata*, de l'*Anthoxanthum odoratum*, du *Melilotus officinalis* et de la *Liatris odorata*, etc., se prépare en faisant bouillir ces parties végétales ou les fèves de Tonka avec de l'alcool à 80°, dont la solution filtrée, puis en partie soumise à la distillation fractionnée (jusqu'à ce que ce liquide commence à se troubler), abandonne un résidu, que l'on additionne de 4 fois son volume d'eau bouillante, pour le soumettre à la cristallisation spontanée.

Elle se présente sous la forme d'aiguilles incolores, ou sous celle de prismes brillants, fusibles à 67°, entrant en ébullition à 291°, d'odeur agréable, aromatique, fine, à saveur aromatique, très peu solubles dans l'eau froide, mais très solubles dans l'eau bouillante, l'alcool, l'éther, le chloroforme, l'éther de pétrole, les huiles grasses et essentielles. Elle se dissout sans se colorer dans l'acide sulfurique, mais avec une coloration verdâtre dans la soude caustique, d'où elle est reprécipitée par addition d'acide chlorhydrique. Devant brûler sans abandonner de résidu appréciable, elle possède, quant à sa formule, la constitution suivante :

$$\begin{array}{c} CH{=}CH{-}CO \\ | \\ C \\ HC\quad C{-}\!\!\!-\!\!\!-O \\ HC\quad CH \\ CH \end{array}$$

Chauffée avec de la potasse caustique concentrée, elle donne du coumarinate potassique, donc de l'acide coumarique, mais traitée par de l'amalgame de soude, elle se transforme en acide mélilotique :

$$\underset{\text{Acide coumarique}}{\begin{array}{c} CH{=}CH{-}COOH \\ | \\ C \\ HC\quad C{-}OH \\ HC\quad CH \\ CH \end{array}} \longleftarrow \underset{\text{Coumarine}}{\begin{array}{c} CH{=}CH{-}CO \\ | \\ C \\ HC\quad C{-}\!\!\!-O \\ HC\quad CH \\ CH \end{array}}$$

$$\underset{\text{Acide mélilotique}}{\begin{array}{c} CH^2{-}CH^2{-}COOH \\ | \\ C \\ HC\quad C{-}OH \\ HC\quad CH \\ CH \end{array}}$$

La coumarine, chauffée en présence de poudre de zinc, avec des alcalins, se transforme en acide mélilotique et en ACIDE TÉTRAHYDRODICOUMARIQUE, qui se présente sous la forme d'une poudre cristalline, blanche, fusible à 281°, soluble dans l'éther, l'alcool, de formule :

$$\begin{array}{c} CH \qquad\qquad\qquad\qquad CH \\ HC\quad C{-}CH^2{-}CH{-}CH{-}CH^2{-}C\quad CH \\ HC\quad C{-}OH\quad COOH\ COOH\ HO{-}C\quad CH \\ CH \qquad\qquad\qquad\qquad CH \end{array}$$

Cet acide tétrahydrodicoumarique, chauffé avec de l'acide acétique glacial, se transforme, en perdant deux molécules d'eau, en TÉTRAHYDRODICOUMARINE, qui, se présentant sous la forme d'une poudre cristalline, blanche, fusible à 284°, soluble dans l'alcool, l'éther, le chloroforme, possède, quant à sa formule, la constitution suivante :

$$\text{CH CH}^2 \quad\quad \text{CH}^2 \text{ CH}$$
$$\text{HC} \quad \text{C} \quad \text{CH} \text{---------} \text{HC} \quad \text{C} \quad \text{CH}$$
$$\text{HC} \quad \text{C} \quad \text{C}{=}\text{O} \quad\quad \text{O}{=}\text{C} \quad \text{C} \quad \text{CH}$$
$$\text{CH O} \quad\quad\quad \text{O CH}$$

La coumarine ne se combine pas avec la phénylhydrazine, ni avec l'hydroxylamine ; mais fondue avec du pentasulfure de phosphore, elle se transforme en thiocoumarine, qui donne avec l'hydroxylamine une oxime fusible à 131°, et avec la phénylhydrazine une hydrazone, fusible à 143° :

$$\text{Hydrazone}$$

$$\text{Thiocoumarine (fusible à 101°)}$$

$$\text{Oxime}$$

Le brome transforme la coumarine, dissoute dans du sulfure de carbone, en coumarine bromée; celle-ci, chauffée avec de la potasse caustique alcoolique, se transformant en acide coumarylique qui, distillé en présence de chaux, livre du coumarone :

$$\text{Coumarine}$$

$$+ \text{Br}$$

$$\text{Bromcoumarine}$$

$$\text{KOH} \longrightarrow$$
$$\text{Acide coumarylique}$$

$$\longrightarrow$$
$$\text{Coumarone}$$

La coumarine, fondue avec de la potasse caustique, se transforme en acide salicylique, mais chauffée avec une solution hydroalcoolique de cyanure de potasse, elle se transforme en acide oxyphényl-succinique :

$$\text{Coumarine}$$

$$+ \text{HCN} + \text{H}^2\text{O} \longrightarrow$$

$$\text{saponifié} \longrightarrow$$
$$\text{Acide oxyphénylsuccinique}$$

La coumarine peut être obtenue synthétiquement (B. 8, p. 1599, puis B. A., 223.684), en faisant réagir, en présence d'acétate de soude, l'anhydride acétique sur de l'aldéhyde salicylique :

$$\text{C}^6\text{H}^4 \langle \begin{array}{c}\text{C} \overset{\text{O}}{\underset{\text{H}}{}} \\ \text{OH}\end{array} + \begin{array}{c}\text{CH}^3\text{---CO} \\ \text{CH}^3\text{---CO}\end{array}\rangle\text{O} + \text{CH}^3\text{COONa}$$
$$\text{Aldéhyde salicylique}$$

$$\rightarrow \text{C}^6\text{H}^4 \langle \begin{array}{c}\text{CH(OH)---CH}^2\text{---COOH} \\ \text{O---OC---CH}^3\end{array}$$
$$\text{Acide acétyl-oxy-phényl-lactique}$$

$$\text{C}^6\text{H}^4 \langle \begin{array}{c}\text{CH(OH)---CH}^2\text{---COOH} \\ \text{O---OC---CH}^3\end{array}$$

$$\longrightarrow \text{H}^2\text{O} + \text{CH}^3\text{COOH} + \text{C}^6\text{H}^4 \langle \begin{array}{c}\text{CH}{=}\text{CH---CO} \\ \text{-----------O}\end{array}$$
$$\text{Coumarine}$$

ou en condensant l'aldéhyde salicylique avec de l'acide malonique en dissolution dans de la pyridine ou dans de l'acide acétique glacial (*Jour. Chem. Soc.*, 49, p. 366, B. A. 97.724, 97.725).

Aldéhyde salicylique + Acide malonique

$\longrightarrow$ chauffé $\longrightarrow$ Coumarine

La coumarine peut aussi se préparer en chauffant (B. 17, p. 927, 1617), en présence d'acide sulfurique concentré, l'acide malique avec du phénol, car :

$$CO + H^2O + \text{Acide malique} \xrightarrow{H^2SO^4}$$

+ Phénol

= H^2O +

chauffé $\longrightarrow$ Coumarine

Notons que la coumarine agit comme un analgésique et comme un hypnotique, mais elle a l'inconvénient de provoquer des nausées, des vomissements, de la céphalalgie, des vertiges, en ralentissant les fonctions cardiaques et en abaissant la température.

On sépare la coumarine de la vanilline en concentrant les solutions alcooliques des teintures renfermant ces substances, puis en les additionnant d'acétate de plomb, dont le filtrat, agité avec de l'éther, lui abandonne sa vanilline et sa coumarine : cette solution éthérée, agitée avec de l'ammoniaque, donne du vanillate ammonique, soluble dans l'eau, à l'encontre de la coumarine qui reste en dissolution dans l'éther.

Usage thérapeutique. — Cette drogue n'est plus guère utilisée dans la thérapeutique, mais on l'emploie principalement comme aromate dans la parfumerie.

Historique. — Perkin prépara, comme nous l'avons décrit, synthétiquement la coumarine, très recherchée par les Anglais, qui l'utilisent pour parfumer le tabac. Notons qu'on rencontre, en outre, la coumarine dans l'écorce des divers *Myroxylons*, dans les feuilles d'*Orchis fusca*, d'*Ageratum mexicanum*, d'*Eupatorium Ayapana*, de *Liatris odoratissima*, puis dans les parties aériennes d'*Anthoxanthum odoratum*, etc., etc.

HERBA VICIÆ, HERBE DE VESCE, DE VICIA SATIVA, L.

Cette plante annuelle, cultivée comme nourriture des animaux, ne livre à la thérapeutique aucune drogue officinale, mais elle renferme, outre des hydrates de carbone, de la vicine, de la convicine et de la vernine.

La VICINE, $C^8H^{15}N^3O^6$, se rencontrant principalement dans les graines de cette plante, se prépare en les extrayant plusieurs fois de suite, après les avoir concassées, par de l'eau bouillante, additionnée d'acide sulfurique, dont la solution concentrée, traitée par du lait de chaux, précipite un dépôt, que l'on reprend par de l'alcool bouillant : celui-ci étant soumis à la cristallisation spontanée. Elle se présente sous la forme d'aiguilles incolores, fusibles à 181°, peu solubles dans l'eau, l'alcool dilué, insolubles dans l'alcool absolu, très solubles dans l'alcool bouillant, les acides dilués, qui la décomposent petit à petit en *divicine*, de formule $C^4H^7N^4O^2$.

La VERNINE, $C^{10}H^{13}O^4N^5$, se présente sous la forme d'une poudre cristalline, blanche, insoluble dans l'alcool et dans l'eau, mais très soluble dans les acides dilués, dont les solutions sont précipitées par addition d'acide phosphotungstique, d'acide picrique, de nitrate mercurique ou de nitrate d'argent. Elle se dissout avec une coloration rouge cerise dans l'acide chlorhydrique additionné de phloroglucine ; mais chauffée avec des acides minéraux, elle se décompose en guanine et en pentose.

La CONVICINE, $C^{10}H^{15}N^3O^8 + H^2O$, se prépare en soumettant à l'évaporation, puis à la cristallisation, les eaux mères ayant servi à obtenir la vicine.

Elle se présente sous la forme de paillettes incolores, brillantes, peu solubles dans l'alcool dilué et dans l'eau, mais très solubles dans ces dissolvants bouillants et dans la potasse caustique. Ses solutions aqueuses sont précipitées par addition de nitrate mercurique, mais la convicine se décompose en partie en alloxanthine, si on la chauffe avec de l'acide chlorhydrique. Évaporée à sec, en présence d'acide nitrique, elle abandonne un résidu se colorant en rouge pourpre par addition d'ammoniaque.

FRUIT DE PROSOPIS, DE PROSOPIS STRUMBULIFERA, Benth (Mimeuse).

Cette plante, originaire de l'Argentine, livre au droguier ses fruits non officinaux, qui se prescrivent, de par leur teneur en tanin, comme astringent intestinal, particulièrement comme spécifique contre la diarrhée, puis à tort comme fébrifuge.

SEMEN ENTADÆ, GRAINE D'ENTADA, D'ENTADA SCADENS, Benth (Mimeuse).

Originaire des Philippines, cet arbre livre ses graines non officinales, qui renfermant de la saponine, se prescrivent parfois, dans la thérapeutique de ce pays, comme dépuratif du sang.

KINO, KINO DE L'INDE, de PTEROCARPUS MARSUPIUM, Roxb., PTEROCARPUS BUTEA, PTEROCARPUS INDICUS W.

Origine botanique. — Ces arbres, de 20 à 25 mètres de haut, à écorce poreuse, rougeâtre, portent des feuilles isolées, pétiolées, composées, à folioles imparipennées, dont le limbe entier, pointu à son extrémité inférieure, cordiforme au sommet, est parcouru par une nervure médiane, très prononcée. Ses fleurs, constituées sur le type habituel de celles des plantes de cette famille, donnent, une fois fécondées, des légumes, de 3 à 5 centimètres de long, à bords ailés, renfermant une graine à cotylédons recourbés.

Origine géographique. — Originaires des Indes, de la presqu'île de Malabar et de Ceylan, ils se rencontrent aussi aux Phillipines, en Malaisie, puis sur les côtes de l'Afrique tropicale, aux Antilles et en Colombie.

Récolte. — Parcourus par de larges rayons médullaires, renfermant, ainsi que leur parenchyme cortical, leur liber, leur moelle et leurs vaisseaux ponctués, un suc cellulaire, rougeâtre, ces arbres laissent exsuder, à la moindre incision, un latex rouge vif, que les habitants des Indes recueillent dans des récipients disposés aux pieds de ces arbres ; ils le préparent aussi en raclant ces végétaux sectionnés sous la forme de fragments, qui renferment dans leurs cavités des masses desséchées de ce suc, que l'on exporte sur l'Europe après l'avoir emballé dans des caisses en bois.

Description de la drogue. — Le kino se présente, dans le droguier, sous la forme de masses ou sous celle de fragments anguleux, friables, transparents, de couleur rouge grenat, plus lourds que l'eau, qui les dissout en partie. Il se dissout plus facilement dans l'eau bouillante, qui, après son complet refroidissement, dépose une masse gélatineuse. Ses solutions aqueuses sont rouges, ainsi que celles obtenues en dissolvant cette substance dans de l'alcool. Le kino se dissout avec une coloration rouge dans les alcalis, mais ces solutions, additionnées d'acides minéraux, se précipitent en un dépôt rouge brunâtre, constitué par de l'acide kinotannique. Inodore, il possède une saveur moins astringente que celle du cachou, tout en colorant la salive en rouge et en adhérant fortement aux dents. Ses solutions aqueuses, toujours acides, se précipitent en un dépôt rouge violacé par addition de sulfate ferreux, grisâtre par celle d'acétate de plomb, vert sale par celle de perchlorure de fer. Fondu avec de la potasse caustique, le kino donne de la pyrocatéchine, de la phloroglucine et parfois des traces d'acide gallique. Extrait par de l'éther, il abandonne, à ce dissolvant, sa pyrocatéchine, soluble dans l'eau, dont les solutions se colorent en vert par addition de perchlorure de fer et en rouge par celle d'alcalis. Une bonne qualité de kino doit se dissoudre à raison de 86 à 99 p. 100 dans l'alcool, de 97 à 99 p. 100 dans l'eau, mais elle doit renfermer en outre de 46 à 78 p. 100 de tanin, de 1 à 1,5 p. 100 de cendres et de 14 à 15 p. 100 d'eau.

Falsifications. — Cette drogue est souvent falsifiée par addition d'extraits végétaux, obtenus en soumettant, dans de grands chaudrons en cuivre, les parties ligneuses de ces plantes, à l'extraction aqueuse ; puis par addition de sang dragon insoluble dans l'eau ; par celle de cachou, qui ne colore pas la salive en rouge ; par celle d'extrait de ratanhia qui, humecté d'eau, se colore en rouge cuivre ; puis par celle de parties végétales, insolubles dans ce dissolvant, etc.

Confusions. — On la confond parfois avec le cachou et avec le gambir que Planchon différencie comme suit :

	Cachou	Gambir	Kino
Aspect........	Masse brun rougeâtre, compacte, à fragments gros, irréguliers	Masse brun clair, plus friable, de forme cubique	Fragments petits anguleux, irréguliers, non brillants
Cassure......	Luisante, avec pores.	Brun terne ou rougeâtre	Vitreuse
Saveur.......	Astringente, arrière-goût sucré	Fortement astringente	Faiblement astringente
La salive de la bouche..	Non colorée	Non colorée	Colorée en rouge
Examiné au microscope.	Aiguilles assez nombreuses	Aiguilles très nombreuses	Aiguilles rares ou absentes
Débris microscopiques...	Fibres et vaisseaux du bois, poils tecteurs des feuilles	Cellules dissociées, poils recourbés à la base provenant du périanthe de la fleur	Pas de débris

Analyse chimique. — Le kino renferme de 75 à 80 p. 100 d'acide kinotannique, de la pyrocatéchine et 1 p. 100 de kinoïne.

L'Acide Kinotannique, $C^{21}H^{21}O^9$, se présente sous la forme d'une poudre amorphe, rouge brunâtre, soluble dans l'eau, l'alcool, qui, chauffée avec des acides étendus, se décompose en glucose et en rouge de kino, $C^{28}H^{22}O^{11}$. Ses solutions aqueuses se colorent en vert par addition de perchlorure de fer.

La Pyrocatéchine, $C^6H^6O^2$, se rencontrant dans les feuilles d'*Ampelopsis hederacea*, puis dans l'acide acétique empyreumatique, dans l'urine normale du cheval et dans l'urine pathologique de l'homme, se forme toujours, lorsqu'on soumet le cachou, le kino ou diverses matières tannantes à la distillation sèche, ou lorsqu'on fond certaines résines avec de la potasse caustique, etc.

Elle se présente sous la forme de paillettes rhombiques, blanches, brillantes, d'odeur très faible, à saveur amère, fusibles à 104°, entrant en ébullition à 240°, très solubles dans l'eau, l'éther, l'alcool. Ses solutions aqueuses se colorent en vert émeraude, par addition de perchlorure de fer ; mais cette coloration passe au rouge violacé par celle de carbonate sodique. Ses solutions aqueuses, se précipitant en un dépôt blanc par addition d'acétate de plomb, réduisent à chaud la liqueur de Fehling et à froid les sels des métaux nobles. Elle possède, quant à sa formule, la constitution suivante :

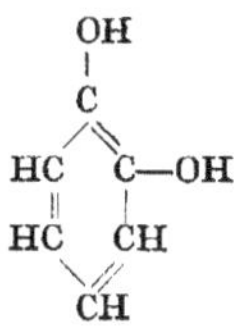

$$
\begin{array}{c}
OH \\
| \\
C \\
\diagup \ \diagdown\!\!\diagdown \\
HC \qquad C\!-\!OH \\
\| \qquad | \\
HC \qquad CH \\
\diagdown \ \diagup\!\!\diagup \\
CH
\end{array}
$$

On la prépare synthétiquement en faisant passer à travers du gaïacol, chauffé à 200°, un courant d'acide iodhydrique gazeux (voir mon *Traité de Chimie médico-pharmaceutique et toxicologique*).

La KINOINE, $C^{14}H^{12}O^6$, se présente sous la forme de prismes jaunes, très solubles dans l'alcool, l'eau bouillante, peu solubles dans l'eau froide, qui, chauffés avec de l'acide chlorhydrique, se transforment en pyrocatéchine, en acide gallique et en chlorure de méthyle, aussi peut-on la considérer comme étant l'éther méthylgallique de la pyrocatéchine. Chauffée à 130°, elle perd une molécule d'eau pour se transformer en une masse rouge brunâtre, dite rouge de kino, de formule $C^{28}H^{22}O^{11}$.

Usage thérapeutique. — Cette drogue se prescrit, à doses de 0 gr. 5 à 1 gramme plusieurs fois par jour, sous la forme de poudres ou de pilules, et sous celle de décoctions ou de teintures, comme astringent intestinal et comme hémostatique.

Pharmacie galénique. — Servant à préparer la Tinctura Kino, elle rentre dans la fabrication de nombreuses eaux dentifrices. La teinture de kino peut parfois se gélatiniser, car elle subit l'influence de ses enzymes, que l'on peut tuer en chauffant le kino avec de l'eau bouillante, à condition d'évaporer ensuite, à sec, la solution ainsi obtenue.

Incompatibilités. — Il ne faut jamais l'ordonner avec des acides minéraux, ni avec des sels de plomb, de fer, de cuivre ou d'argent, etc.

Historique. — Cette drogue provenait, selon les récits de Moore qui parcourut en 1735 la Gambie, d'une plante dénommée *Palo di Sangue*. Elle fut ensuite dénommée *Gummi rubrun* par John Forthergill, qui recommandait, à ses compatriotes, de la prescrire comme astringent intestinal. Elle coûtait à Londres, en 1780, 21 shillings. Mentionnons parmi les autres variétés de kinos celui du Bengale, de la *Bulea frondosa* Roxb., plante originaire des Indes, celui de la Gambie, du *Pterocarpus erinaceus* provenant de l'Afrique occidentale ou équatoriale ; celui des Antilles de la plante *Pterocarpus Draco*, puis le kino d'Australie livré par divers eucalyptus ; celui de la Jamaïque, de la plante *Coccoloba uvifera* (Polygonacée), celui de la Colombie de la plante *Rhizophora Mangle* (Rhizophoracée) qui tous possèdent des propriétés tannantes et astringentes.

LIGNUM SANTALI RUBRUM, BOIS DE SANTAL ROUGE, DE PTEROCARPUS SANTALINUS, L.

Origine botanique. — Cet arbre, de 8 à 10 mètres de haut, dont le tronc est souvent creux, porte des feuilles isolées, courtement stipulées, pétiolées, composées, à folioles imparipennées, à limbe entier, cordiforme au sommet, pointu à sa base, qui est parcouru par une nervure médiane, prononcée. Ses fleurs, constituées sur le type habituel de celles des plantes de cette famille, donnent, une fois fécondées, des fruits ou légumes ailés, renfermant une graine non albuminée, à cotylédons recourbés.

Origine géographique. — Originaire des Indes orientales, de la presqu'île de Malacca, de Timor et des Philippines, il croît à l'état sauvage et cultivé à Canara, à Travancore, aux Indes et à Madras, etc.

Préparation de la drogue. — Coupé au ras du sol, cet arbre, sectionné sous la forme de blocs ou sous celle de fragments, livre au droguier son bois.

Description de la drogue. — Elle se présente sous la forme de petits fragments plus lourds que l'eau, brun rougeâtre à l'extérieur, rouge sang à l'intérieur, striés dans le sens de la longueur, à cassure fibreuse, d'odeur légèrement aromatique, à saveur astringente, qui dégagent, à chaud, une odeur agréable, balsamique, tout en exsudant alors une matière résineuse, verdâtre.

Examen microscopique (fig. 263). — Examiné sur une coupe transversale, ce bois est constitué par des séries de fibres libériennes, à parois très épaissies, imprégnées d'une matière résineuse, rougeâtre, mais celles-là séparées les unes des autres sous la forme de tranches trans-

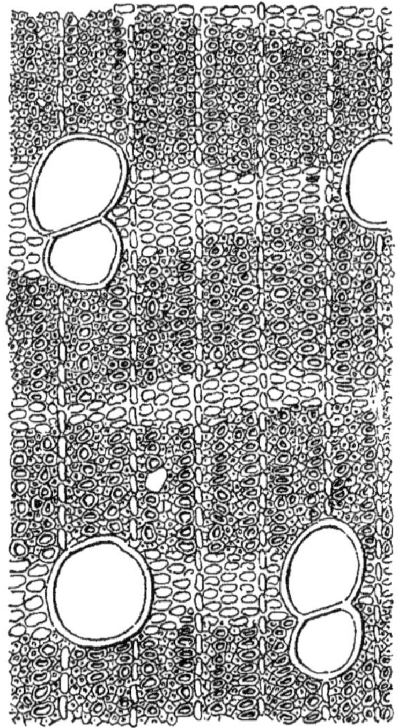

Fig. 263. — *Coupe transversale du bois de santal rouge.*

versales, par des bandes de cellules polygonales, à parois minces, entourent de larges vaisseaux, à contenu résineux, rougeâtre. Tous ces tissus sont parcourus par des rayons médullaires, disposés sur un rang de cellules.

Falsifications. — Cette drogue est parfois confondue avec le bois de campêche, qui devient noir à l'air, tandis que celui de santal verdit alors.

Analyse chimique. — Elle renferme de la ptérocarpine, $C^{17}H^{16}O^5$, de la santaline ou acide santalique, $C^{14}H^{10}(OH)(CH^3)COOH$, du santol, de la santaloïdine, de l'homoptérocarpine.

L'HOMOPTÉROCARPINE, $C^{24}H^{24}O^6$, se prépare en extrayant le bois pulvérisé de santal rouge, imprégné d'eau de chaux, par de l'éther, dont la solution, soumise à la distillation fractionnée, abandonne un résidu, que l'on reprend par du sulfure de carbone (celui-ci dissolvant l'homoptérocarpine et non la ptérocarpine). Celle-là se présente sous la forme de cristaux incolores, fusibles à 86°, insolubles dans l'eau, l'alcool froid, mais très solubles dans l'alcool bouillant, l'éther, le chloroforme, le sulfure de carbone. Fondue avec de la potasse caustique, elle se décompose en phloroglucine et en acide carbonique, mais traitée par de l'acide nitrique, elle donne de l'acide oxalique et de la trinitrorésorcine.

Usage thérapeutique. — Non officinal, ce bois, se prescrivant comme astringent intestinal, est surtout utilisé dans la technique des colorants.

Historique. — Marco Polo mentionne déjà cette drogue comme étant un produit d'origine chinoise, il n'en est pas de même du bois de santal africain de la plante *Pterocarpus erinaceus* Lam., originaire de la côte d'Ivoire, du Sénégal et du Niger, qui livre un bois rouge vif, à texture fine, utilisé dans l'art de l'ébénisterie ou dans la préparation d'une matière colorante.

OLEUM KRAUNHIÆ, ESSENCE DE GLYCINE, ESSENCE DE KRAUNHIA, DE KRAUNHIA FLORIBUNDA, Taub.

Originaire de la Chine et du Japon, mais cultivé chez nous comme plante d'ornement sous la dénomination de *glycine*, ce végétal livre, au droguier, son écorce non offi.inale, toxique, qui se prescrit parfois comme fébrifuge, puis ses fleurs, qui, soumises à la distillation aux vapeurs d'eau, donnent une essence jaune pâle, d'odeur agréable, rappelant un peu celle de menyanthol et de la coumarine, à saveur chaude, aromatique, soluble dans l'éther, l'alcool, le chloroforme. Non encore bien définie au point de vue chimique, elle est parfois utilisée comme aromate par nos parfumeurs.

SEMEN SOJÆ, GRAINE DE SOJA, DE SOJA HISPIDA, Moench.

Cette plante annuelle, de 1 m. 50 de haut, à tiges et à feuilles velues, à fleurs petites, vertes ou liliacées, originaire de la Chine et du Japon, où elle est aussi cultivée, ainsi qu'en Cochinchine, aux Indes et au Siam, livre, au droguier ses graines non officinales, qui, ellipsoïdes, de 9 millimètres de long sur 4 à 6 millimètres de large, à surface externe. jaune verdâtre, rouge ou rouge violacé, sont marquées, sur une de leurs faces, par une dépression latérale, bordée par une crête circulaire, brunâtre, partant du hile. Leur spermoderme, mince, cassant, entoure deux cotylédons jaune pâle, cireux, inodores, à saveur amylacée, oléagineuse. Renfermant beaucoup de matières azotées et grasses, peu d'amidon, elles donnent, une fois exprimées, une huile comestible. Utilisées dans leurs pays d'origine, comme aliment, ces graines, concassées, chauffées avec de l'eau, donnent le lait de soja, qui renferme 3 p. 100 de protéine, 2,13 p. 100 de matières grasses, puis de la glycinine ou globuline, ressemblant à la globuline animale.

Ce lait, additionné d'un peu de sucre et de phosphate de chaux, afin d'éviter qu'il ne se sépare de ses albuminoïdes, est en partie évaporé, afin de donner un aliment utilisé chez nous comme succédané du lait de vache.

Notons que le *beurre de soja* se présente sous la forme d'une masse onctueuse, blanche, fusible à 12°, à indice de réfraction de 1,405, à indice d'acidité de 3,7, à indice de saponification de 192°, à indice d'iode de 131, d'odeur nulle, à saveur oléagineuse, soluble dans l'éther, l'alcool absolu, l'éther de pétrole, le chloroforme, qui est constituée par des triglycérides des acides palmitique (70 p. 100), linolique (24 p. 100), linoléique (6 p. 100) et stéarique, etc. etc.

HERBA GENISTÆ, GENÊT A BALAI, de GENISTA SCOPARIA, Lam., seu CYTISUS SCOPARIUS, L. K. seu SAROTHAMNUS SCOPARIUS, L.

Origine botanique. — Ce petit arbrisseau d'un mètre à un mètre et demi de haut, à branches droites, souples, non épineuses, porte des feuilles trifoliées, à folioles ovales, oblongues, velues sur leurs deux faces, lorsqu'elles sont jeunes. Ses fleurs, constituées sur le type habituel de celles des plantes de cette famille, donnent, une fois fécondées, des gousses verdâtres, puis vert noirâtre, aplaties, allongées, mais velues sur leurs bords, qui renferment des graines gris verdâtre, luisantes, à hile déprimé, toujours pourvues d'un albumen assez développé.

Origine géographique. — Exigeant des terrains sablonneux, riches en silicates, il croît à l'état sauvage dans toute l'Europe centrale et méridionale.

Description de la drogue. — Ses parties aériennes, sectionnées, puis desséchées, donnent une drogue inodore, à saveur très amère, non officinale.

Examen microscopique. — Examinée sur une coupe transversale, sa tige est constituée par une zone collenchymateuse, verdâtre, puis par un péricycle de fibres libériennes, qui, séparant son parenchyme cortical du liber, est, ainsi que son tissu collenchymateux, riche en spartéine. Les autres parties de cette tige ne sont anatomiquement parlant pas intéressantes. Notons toutefois que la spartéine se rencontre aussi dans les cellules épidermiques des feuilles de cette plante, puis dans le liber de leurs faisceaux libéro-ligneux.

Falsifications. — Cette drogue est souvent mélangée à des parties aériennes du *Spartium junceum*, L., dont les fleurs se différencient, selon Planchon, comme suit de celles du genêt.

	de Sarothamnus scoparius	Spartium junceum
Fleurs............		
Calice............	A deux lèvres, dont l'inférieure à trois dents et la supérieure deux	Fendu jusqu'en bas formé d'une seule lèvre à 5 dents
Style............	Enroulé en cercle	Courbe
Ovaire............	Hérissé de longs poils tecteurs	A peu près glabre

Ces deux genêts se différencient aussi l'un de l'autre de par leur teneur en spartéine.

Analyse chimique. — Cette drogue renferme de la spartéine, de la scoparine, des matières résineuses et pectiques, du sucre, etc., outre des sels de chaux et de magnésie, et selon certains auteurs de la genistéine :

La GENISTÉINE, $C^{16}H^{28}N^2$, se présente sous la forme d'un liquide incolore, volatil, d'odeur spéciale, à saveur chaude, brûlante, à pouvoir rotatoire, lévogyre, de — 52°, soluble dans l'alcool, l'éther, le chloroforme, qui n'est pas oxydé par le permanganate potassique.

La SPARTÉINE, $C^{15}H^{26}N^2$, découverte en 1851 par Sternhouse, se rencontre aussi dans les graines de lupin.

PRÉPARATION — Elle se prépare en extrayant les parties aériennes de cette plante par de l'eau bouillante, additionnée d'acide chlorhydrique, dont la solution filtrée, puis soumise, dans le vide, en dessus de carbonate de soude, à la distillation aux vapeurs d'eau, donne un distillatum qui, rectifié, se présente sous la forme d'un liquide oléagineux. On peut aussi la préparer en extrayant ces plantes par de l'alcool, dont la solution, concentrée, abandonne un résidu, que l'on reprend par de l'eau additionnée d'acide sulfurique ; cette solution, soumise en présence de carbonate de soude, à la distillation aux vapeurs d'eau, donnant un liquide oléagineux, que l'on purifie, en présence de sodium métallique et d'un courant d'hydrogène, par la distillation fractionnée, dans le vide.

DESCRIPTION DE LA DROGUE. — Elle se présente sous la forme d'un liquide oléagineux, distillant sans se décomposer, à 325°, d'odeur désagréable, rappelant un peu celle de l'aniline, à saveur très amère, plus lourd que l'eau. La spartéine se dissout en toutes proportions dans l'éther, l'alcool, le chloroforme, les huiles grasses et essentielles. Incolore à l'état frais, elle devient brunâtre à l'air. Possédant un poids spécifique de 1,0199, un indice de réfraction de 1,5257, un pouvoir rotatoire, lévogyre, de −16°2′, mais entrant en ébullition à 177°, sous une pression de 17 millimètres, elle est insoluble dans la ligroïne et dans l'huile de vaseline, mais très peu soluble dans l'eau. Réduisant énergiquement les solutions d'oxyde de mercure, de nitrate d'argent, de bichromate de potasse, elle dégage alors une odeur de conicine.

RÉACTIONS. — Ses solutions se précipitent en un dépôt cristallin, jaune brunâtre, par addition de chlorure d'or ou sous la forme de cristaux rhombiques, insolubles dans l'eau, l'alcool, par celle de chlorure mercurique ; en un dépôt jaune cristallin, soluble à chaud dans l'acide chlorhydrique, par celle de chlorure de platine, ou sous la forme de belles aiguilles jaunes, brillantes, solubles dans l'eau bouillante, par celle d'acide picrique ; l'acide silicotunsgtique la précipite sous la forme d'un dépôt blanc amorphe, le réactif de Dragendorff sous celle d'un dépôt rouge brunâtre, le réactif de Bouchardat sous celle d'un dépôt rouge brique, soluble dans les acides minéraux et dans la potasse caustique ; le réactif de Meyer, l'iodure de cadmium et l'acide phosphomolybdique la précipitant sous la forme de dépôts blancs. Une solution aqueuse de spartéine se colore en rouge orange par addition de sulfure jaune ammonique, mais elle se précipite en un dépôt noir, en présence d'éther, par addition d'iode ; ce dépôt, lavé avec de l'éther, puis repris par de l'alcool bouillant, cristallise sous la forme de belles aiguilles de triiodspartéine. Cette base biacide provoque, en solutions aqueuses, la formation de nuages blancs en présence d'acide chlorhydrique. Elle possède, quant à sa formule, la constitution suivante :

$$\text{H}^2\text{C} \quad \overset{\text{CH}}{\underset{\text{N}}{\big|}} \quad \text{CH}^2 \qquad \text{CH}^2 \qquad \text{CH}^2 \quad \overset{\text{CH}}{\underset{\text{N}}{\big|}} \quad \text{CH}^2$$

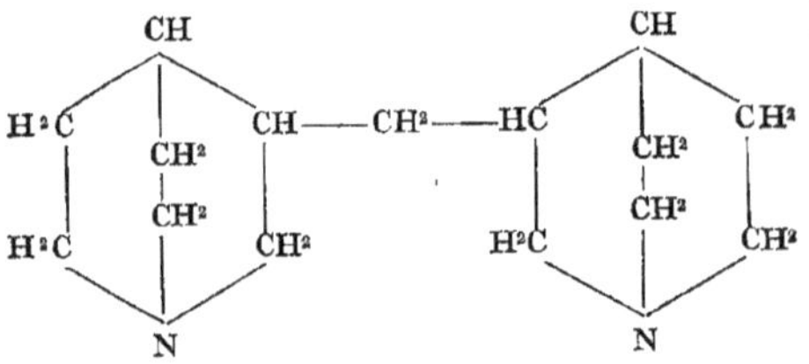

Elle se dissout sans se colorer dans l'acide sulfurique et dans l'acide nitrique, mais ses solutions aqueuses ne sont pas précipitées par addition de perchlorure de fer, ni par celle de nitrate de bismuth, ni par celle de molybdate ammonique. Elles sont précipitées en un dépôt blanc jaunâtre par addition d'acide tannique, brunâtre par celle de lugol.

La spartéine, soumise à la distillation sèche sur de la chaux vive, se décompose en pyridine, en picoline, en ammoniaque, en acide cyanhydrique, en éthylène, en propylène et en autres hydrocarbures de la série grasse ; mais son sulfate, soumis à la distillation sèche, en présence de poudre de zinc, donne de la pyridine, de la picoline, de la triméthylpyridine et de la méthyldiéthylamine. Oxydée par du permanganate de potasse, la spartéine se transforme en acide pyridine carbonique, en acide oxalique et en acide formique. Chauffée à 170° avec de l'oxyde d'argent, elle se transforme en pyridine et en anhydride carbonique. Le ferrocyanure de potasse, en solution alcaline, oxyde la spartéine en oxyspartéine, tandis que l'eau oxygénée la transforme en une dioxyspartéine de formule $C^{15}H^{26}N^2O^2$.

USAGE THÉRAPEUTIQUE. — La spartéine se prescrit sous la forme de ses sels (sulfate, nitrate), à doses de 0 gr. 01 à 0 gr. 02 plusieurs fois par jour, comme stimulant du cœur, c'est-à-dire chaque fois que le myocarde a fléchi et pour régulariser le rythme de ses contractions, puis comme spécifique contre l'artériosclérose.

ACTION PHYSIOLOGIQUE. — N'exerçant aucune action irritante sur les muqueuses du tube digestif, ni sur le tissu cellulaire sous-cutané, elle provoque une élévation de la fréquence du pouls et de la respiration. Elle régularise, en les accélérant, les battements du cœur, mais elle ne possède aucune action diurétique.

Ordonnée à fortes doses, elle provoque souvent des accidents mortels, précédés d'un ralentissement de la respiration, de nausées et de vomissements, de céphalalgie, d'un arrêt des fonctions cardiaques, puis la mort survient par asphyxie.

La SCOPARINE, $C^{19}H^{16}O^8(OCH^3)OH + 4,5\ H^2O$, se présente sous la forme d'aiguilles jaunâtres, peu solubles dans l'eau froide, très solubles dans l'eau bouillante, l'alcool, les alcalis, les carbonates alcalins, avec lesquels elle donne des solutions vertes, devenant gélatineuses par addition d'acides minéraux. Fusible à 200°, mais sublimant à 219°, elle brûle avec une flamme éclairante. Une solution aqueuse de scoparine se colore en vert bleuté par addition d'eau de brome ; mais elle se précipite en un dépôt jaune verdâtre par celle d'acétate de plomb. Se colorant en jaune doré, par addition d'ammoniaque, elle réduit les solutions de Fehling et de nitrate d'argent ammoniacal. Elle possède, quant à sa formule, la constitution suivante :

$$\overset{\text{OH}}{\underset{\displaystyle \text{CH}^3\text{O}-\text{C}\overset{\text{C}}{\diagup}\ \ \overset{\text{CH}}{\diagdown}}{\big|}}\ \ \text{HC}\ \ \text{C}-\text{C}^{13}\text{H}^{13}\text{O}^3(\text{OH})^5 \ \ \underset{\text{CH}}{}$$

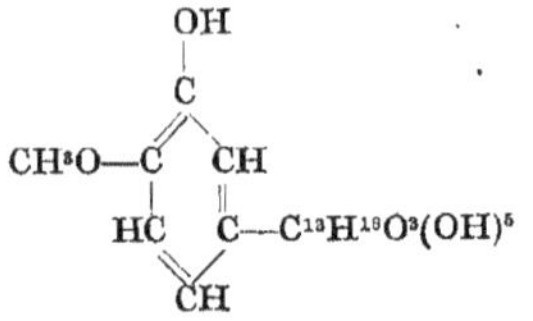

Fondue avec de la potasse caustique, elle se

transformo en phloroglucine et en acide pyrocatéchique. Notons que nous sommes parvenus à démontrer que la scoparine est toujours combinée sous la forme de sels à la spartéine dans le genêt frais ou stabilisé. (Voir Dʳ L. Reutter de Rosemont, *J. de Ph. et de Ch.*, 1915).

Usage thérapeutique. — Cette drogue se prescrit, à doses de 0 gr. 5 à 1 gramme plusieurs fois par jour, sous la forme de poudres, et à doses de 15 à 30 grammes sur 200 grammes d'eau sous celles de décoctions, comme purgatif et comme diurétique, car elle ne possède pas les mêmes vertus physiologiques que la spartéine.

FOLIUM SAROTHAMNI, GENET PURGATIF, DE SAROTHAMNUS PURGANS, Gret.

Originaire du sud-ouest de l'Europe, mais principalement du centre de la France, cette plante livre, au droguier, ses feuilles non officinales, riches en spartéine, qui se prescrivent comme cardiotonique, comme cathartique et comme diurétique de par leur teneur en scoparine.

FLOS CYTISI, FLEUR DE CYTISE, DE CYTISUS LABURNUM, L.

Les fleurs de cette plante, originaire de l'Europe centrale, où elle est aussi cultivée, ne sont pas officinales, mais très toxiques, elles provoquent souvent des empoisonnements mortels de par leur teneur en spartéine.

HERBA GENISTÆ TINCTORIAE, GENET DES TEINTURIERS, DE GENISTA TINCTORIA, L.

Cet arbuste, croissant communément dans les pâturages secs et sur les collines de toute l'Europe, livre au droguier ses parties aériennes, fleuries, non officinales, qui portent des feuilles sessiles, oblongues ou lancéolées, à limbe entier, parcouru par trois nervures latérales, puis des fleurs insérées à l'aisselle d'une bractée foliacée, qui sont disposées en grappes terminales, de forme pyramidale ; elles sont constituées par un calice vert, bilabié, par une corolle jaune doré, qui entoure 10 étamines monadelphes et un ovaire uniloculaire.

Non officinales, ces parties aériennes, renfermant, outre des matières grasses, résineuses et pectiques, de la cytisine, se prescrivent parfois sous la forme de décoctions, à doses de 10 à 15 grammes, sur une tasse d'eau bouillante comme purgatif, mais il faut les ordonner avec prudence, car, à doses trop élevées, elles réagissent comme un émétocathartique, il en est de même des graines de cette plante, dont les fleurs et les racines sont utilisées par nos teinturiers comme matière colorante.

Rappelons que la cytisine se rencontre en outre dans les parties aériennes ou dans les racines des plantes *Sophora secundiflora, Sophora speciosa, Sophora japonica, Euchresta Horsfieldii, Cytisus divers, Genista spicatus, Baptisia tinctoria*, etc., etc.

SEMEN LUPINI, GRAINE DE LUPIN, DE LUPINUS ALBUS, L.

Cette plante, originaire de la région méditerranéenne, mais cultivée dans tout le midi de la France, livre au droguier ses graines non officinales, qui s'y présentent parfois sous la forme de petits corps presque cubiques, blanc jaunâtre, de 8 à 9 millimètres de long sur 4 à 5 millimètres de diamètre. D'odeur nulle, à saveur amère, elles portent: à l'un de leurs angles, leur microphyle très bien marqué, car il est entouré d'un bourrelet ellipsoïdal. Examinées sur une coupe transversale, elles sont constituées par un spermoderme à trois tuniques distinctes, dont les cellules scléreuses sont munies de parois fortement épaissies, à lumen allongé, puis vient une zone de cellules en sablier recouvrant des cellules polygonales tangentiellement allongées. En dessous de cette zone se rencontre l'assise protéique, puis l'albumen à cellules polygonales, irrégulières, ne renfermant pas d'amidon mais de la légumine.

Ces graines renferment, outre des substances résineu-

ses, oléagineuses, de la légumine, de la cholestérine, de l'oxylupanine, de la lupanine, de la lupinine, etc., combinées à des acides inorganiques et à l'acide lupinique.

La LUPANINE, $C^{15}H^{14}N^2O$, se prépare en extrayant cette drogue pulvérisée, en présence d'une, trace d'acide chlorhydrique, par de l'alcool dilué, dont la solution concentrée est agitée avec de l'éther, afin de la priver de ses corps gras ou résineux. Cette solution aqueuse, additionnée d'alcalis, puis agitée successivement avec de l'éther de pétrole, lui abandonne sa lupinidine, avec de l'éther, sa lupinine puis avec du chloroforme, son oxylupanine et sa lupanine.

On parvient aussi à séparer la lupinine de la lupinidine en traitant la solution éthérée, ci-dessus mentionnée, par de l'eau additionnée d'acide chlorhydrique, dont la solution concentrée, précipitée par du bichlorure de mercure, livre d'une part un filtrat qui, traité par de l'hydrogène sulfuré puis agité en présence de carbonate de soude avec de l'éther, lui abandonne sa *lupinine* et, d'autre part, un précipité que l'on décompose, en présence d'alcool, par de l'hydrogène sulfuré, quitte à concentrer la solution ainsi obtenue, que l'on agite en présence de carbonate de soude avec de l'éther, celui-ci s'emparant de sa lupinidine. On peut aussi séparer ces deux bases, en traitant la solution éthérée, ci-dessus décrite, par de l'acide sulfurique, puis en évaporant à sec la solution aqueuse ainsi décantée, dont les sulfates, traités par de l'alcool absolu, donnent une solution ne renfermant que le sulfate de lupinine.

La LUPANINE ou OXYSPARTÉINE se présente sous la forme d'une poudre cristalline, blanche, fusible à 44°, inodore, à saveur amère, à pouvoir rotatoire dextrogyre, soluble dans l'eau, l'alcool, l'éther, peu soluble dans le chloroforme, l'éther de pétrole, qui, distillée en présence de chaux éteinte, livre de l'ammoniaque et du pyrol. Son chlorhydrate fond à 135°, son bromhydrate à 111°, son iodhydrate à 184°, son aurate à 198° et son platinate à 213°.

L'OXYLUPANINE, $C^{15}H^{24}N^2O^2$, se présente sous la forme d'une poudre cristalline, blanche, inodore, à saveur amère, fusible à 172°, insoluble dans l'eau, très peu soluble dans l'éther de pétrole, le sulfure de carbone, peu soluble dans l'éther, l'éther acétique, le benzène, très soluble dans l'alcool, le chloroforme, qui, ne donnant pas de réactions caractéristiques avec les divers réactifs des alcaloïdes, livre, sous l'action de l'anhydride acétique, un dérivé acétylé, fusible à 211°, son chlorhydrate fondant à 270°, son iodhydrate à 92°, son aurate à 205°.

La LUPINIDINE, $C^8H^{15}N$, purifiée à l'aide d'éther de pétrole, se présente sous la forme d'un liquide incolore, oléagineux, d'odeur spéciale, rappelant celle des éthers de fruits, soluble dans l'eau, l'alcool, l'éther, l'éther de pétrole, le chloroforme, le benzène, qui, brunissant à l'air, donne un aurate fusible à 193°, un platinate fusible à 240° et un iodhydrate fusible à 230°.

Notons que ces divers alcaloïdes, ainsi que celui ci-dessous mentionné, se rencontrent non seulement dans les graines de cette plante mais aussi dans celles des plantes *Lupinus perennis, Lupinus luteus, Lupinus niger, Lupinus polyphyllus, Lupinus affinis*, etc., dont les parties aériennes sont riches, elles aussi, en ces bases végétales.

La LUPININE, $C^{10}H^{19}N^2O$, se présente sous la forme d'une poudre blanche, inodore, cristalline, fusible à 68°, entrant en ébullition entre 255 et 257°, soluble dans l'eau, l'alcool, l'éther. Oxydée par de l'acide chromique, elle se transforme en acide lupinique, car :

$$C^9H^{16}N^2(CH^2OH) + O^2 = C^9H^{16}N^2COOH + H^2O$$

Lupinine   Acide lupinique

Notons que la lupinine donne un platinate fusible à 165°, un benzoate fusible à 49° et un aurate fusible à 195°.

L'ACIDE LUPINIQUE, $C^9H^{16}N^2COOH$, se présente sous la forme d'une poudre cristalline, blanche, hygroscopique, fusible à 165°, soluble dans l'eau, l'alcool, le chloroforme.

Cette drogue se prescrivait autrefois comme anthelminthique, comme diurétique et comme emménagogue, mais ses parties aériennes doivent toujours être ordonnées avec prudence et ne pas être données comme nourriture aux animaux, car elles sont très toxiques. Notons qu'il en est de même des parties aériennes et des graines de la plante *Lupinus luteus*, L., originaire elle aussi du midi de la France, car celles-ci renferment les mêmes principes actifs.

BALSAMUM PERUVIANUM, BAUME DU PEROU, DE TOLUIFERA PEREIRA, Baillon seu MYROXYLON PEREIRA Royle.

Origine botanique. — Cet arbre, de 15 à 20 mètres de haut, à écorce rouge brunâtre, porte des feuilles isolées, composées, à folioles imparipennées, pétiolées, dont le limbe, entier, lancéolé, pointu à son extrémité supérieure, arrondi à sa base, ondulé sur ses bords, est toujours parcouru par une nervure médiane, prononcée, jaunâtre. Ses fleurs, disposées sous la forme de grappes, sont constituées par un calice à 5 sépales inégaux, triangulaires au sommet, concrescents entre eux par leurs bases ; par une corolle à 5 pétales blancs, dont le postérieur, largement cordiforme, est recouvert par ses deux pétales latéraux, qui sont eux-mêmes recouverts par ses pétales antérieurs, plus petits. Ils entourent 10 étamines libres, concrescentes par leurs bases avec les verticilles externes, et un pistil médian, à carpelle antérieur, clos, renfermant un ou deux ovules anatropes. Son fruit est un légume pédonculé, de 7 à 14 centimètres de long, surmonté par les restes persistants du style, celui-là renfermant une ou deux graines réniformes, à embryon droit.

Origine géographique. — Originaire de San Salvator et de la côte de Baume, près d'Acajutle, il se rencontre aussi dans les parties montagneuses du Guatémala et du Mexique, puis dans toutes les régions sises entre le 13º et le 14º degré de latitude méridionale.

Récolte. — Parcouru par de nombreux canaux sécréteurs, disposés dans son écorce, et non dans son bois, cet arbre est décortiqué à la saison sèche, c'est-à-dire de novembre en décembre, par les Indiens de Talnique, d'Icalapa, de Jaxaque, de Comasagna, de Chiltiupan, qui amollissent son écorce, par un battage préalable. Il exsude alors un latex, que l'on recueille sur des trapos ou chiffons recouvrant les parties végétales, ainsi mises à nu. Quelques jours plus tard, ces trapos, imbibés de latex, sont alors enlevés et chauffés avec de l'eau bouillante, au fond de laquelle leur baume tombe en donnant le *Taguazonte*. Les plaies de ces arbres, ainsi mis à nu, flambées pendant 5 minutes, à l'aide de torches résineuses, sont à nouveau recouvertes pendant 8 jours de trapos. Elles exsudent ainsi un baume, qui une fois séparé à l'aide d'eau bouillante de ces chiffons, est dénommé *Balsamo de Trapo*, ou baume ordinaire. Ces arbres sont alors privés par le grattage des parties de latex qui adhèrent encore à leur écorce, puis entaillés à nouveau ils sont flambés une seconde fois. Ils sont ensuite recouverts de trapos, qui s'imprégnant à nouveau de latex, donnent le *Balsamo de Contrapique*. Leur exsudation étant tarie, ces arbres sont décortiqués sur une très grande longueur, afin d'obtenir leur écorce, qui chauffée avec de l'eau bouillante, donne le *Balsamo de Cascara*, qui tombe au fond de son récipient. Recouverts à nouveau de trapos, puis abandonnés à eux-mêmes pendant une année, ils sont à nouveau exploités l'année suivante, de la même manière, c'est-à-dire en les entaillant sur une autre de leurs faces. Certains indigènes obtiennent aussi ce baume, en pratiquant sur les troncs et sur les branches de ces arbres des incisions transversales, qui exsudent un latex assez dur, qu'ils enlèvent à l'aide du grattage ou en chauffant leur écorce avec de l'eau.

Sortes commerciales. — Toutes ces diverses variétés de baume peuvent parvenir dans le commerce européen, car un de ces arbres livre en moyenne 3 livres de baume. Généralement mélangées les unes avec les autres, ces diverses variétés de baume sont expédiées sur l'Europe dans des bidons métalliques ou dans des calebasses, principalement par Dorat et par Acajutle, sur Londres, Marseille et Anvers.

Description de la drogue. — Ce baume se présente, dans le droguier, sous la forme d'un liquide limpide, brun rougeâtre ou brun foncé, très épais, à réaction acide, d'un poids spécifique de 1,14 à 1,145, d'odeur agréable, rappelant celle de la vanille, du benjoin et du styrax, à saveur âcre, amère, aromatique. Examiné en couches minces, il est transparent, mais il ne dépose pas de cristaux après un certain temps de repos. Se conservant sans se décomposer à l'air, il est insoluble dans l'eau, à laquelle il communique toutefois une réaction acide, outre un arome agréable. Peu soluble dans l'alcool dilué, les huiles et les essences, il abandonne alors un résidu insoluble dans ces dissolvants ; mais il est très soluble dans parties égales de sulfure de carbone dont la solution se précipite en un dépôt résineux, rouge foncé, par addition de trois fois son volume de ce dissolvant. Il se dissout entièrement dans l'alcool absolu, l'acide acétique, l'acétone, l'alcool amylique et dans le chloroforme. Agité avec de l'éther de pétrole chaud, il abandonne à ce dernier sa cinnaméine, qui se colore en vert par addition d'une solution de soude caustique, mais chauffé avec ce réactif, il dégage une forte odeur de coumarine et de vanilline. Agité avec de la potasse caustique, il lui abandonne son acide benzoïque et de l'acide pyrocatéchique, mais soumis à la distillation aux vapeurs d'eau, il donne du styrol, de l'acide benzoïque et du tolène. Notons que ce baume, presque insoluble dans l'éther de pétrole et dans la paraffine, se dissout très facilement dans l'huile de ricin, ainsi que dans toutes les huiles pauvres en acide oléique.

Réactions et falsifications. — Cette drogue est souvent falsifiée par addition d'autres baumes ou par celle de résines, qui abaissent son poids spécifique. Agité avec de l'éther de pétrole, le baume du Pérou donne un liquide qui, décanté, puis distillé, abandonne un résidu oléagineux, jaunâtre, se prenant, au froid, en une masse cristalline (cinnaméine). Ce résidu ne doit pas dégager à chaud l'odeur caractéristique du styrax, ni celle du copahu ou de la térébenthine, cas contraire, falsifications par ces baumes ou par des résines de conifères. Ce résidu, additionné d'acide nitrique, ne doit pas se colorer en vert, cas contraire, falsifications par du baume de gurjun, ni en bleu, cas contraire, styrax. Additionné de 20 gouttes d'acide sulfurique, ce baume ne doit pas dégager, à chaud, des vapeurs d'anhydride sulfureux, cas contraire baume de gurjun. Le baume du Pérou, trituré avec le double de son poids d'acide sulfurique concentré, donne un mélange, qui s'échauffe, en ne dégageant pas de vapeurs acides ; abandonné alors au repos, il se colore en rouge cerise, mais cette coloration passe au violet par addition d'eau. Ce résidu, lavé avec de l'eau, doit être cassant, solide, cas contraire, s'il est mou, falsifications par des huiles fixes, par du baume de copahu ou par de la térébenthine ; il ne doit pas en outre être coloré en brun, cas contraire, colophane. Celle-ci se reconnaît aussi par l'essai dit à l'ammoniaque, car ce baume non falsifié, agité avec 6 fois son volume d'ammoniaque à 10 p. 100, doit donner une émulsion jaune grisâtre, recouverte d'une couche d'écume, mesurant environ 1 centimètre de hauteur ; en présence de colophane, cette émulsion devient très épaisse, sa couche d'écume mesurant alors 5 à 8 centimètres ; les baumes de copahu et de Canada, le styrax et la térébenthine, servant à falsifier le baume du Pérou, donnent, traités de la même manière, une couche écumeuse de 2 à 4 centimètres de hauteur. Deux grammes de baume du Pérou, triturés, en présence de deux gouttes d'alcool, avec un gramme de chaux vive, que l'on chauffe au bain-marie, abandonnent une masse molle, malaxable, ne devant pas se solidifier après un certain temps de repos. Il n'en est pas de même, si ce baume a été falsifié par addition du baume de copahu, de benjoin, de styrax ou de colophane. Soumis à la distillation aux vapeurs d'eau, ce baume doit donner un distillatum ne renfermant pas d'essence, cas contraire falsification par de l'essence de térébenthine ; celui-là ne devant pas non plus renfermer d'alcool, qui, distillé, peut être transformé en iodoforme par addition d'iode et de potasse caustique.

Le baume du Pérou, chauffé avec de la potasse caustique, donne un filtrat qui, additionné d'acide chlorhydrique, dépose à froid des cristaux d'acide cinnamique. Il doit toujours posséder un indice d'acidité compris entre 17 et 36, un indice d'éther de 212 à 255, un indice de saponification de 241 à 285. Notons que le baume du Pérou, agité avec du sulfure de carbone, donne un liquide limpide, non fluorescent, cas contraire, falsification par du baume de gurjun. Le baume du Pérou, agité avec de l'éther de pétrole, que l'on décante, donne un liquide qui, agité avec son volume égal d'acétate de cuivre, ne doit pas se colorer en vert, ni en vert brunâtre, cas contraire falsification par de la colophane. Il est nécessaire de toujours le doser quant à sa teneur en cinnaméine.

Dosage de son pour cent en cinnaméine. — Un gramme de baume du Pérou, chauffé au bain-marie, dans un matras muni d'un réfrigérant à reflux, avec 10 grammes d'éther, donne un liquide qui, filtré, ne doit pas abandonner plus de 3 décigrammes de résidu insoluble dans ce dissolvant. Cette solution éthérée, agitée avec 20 centimètres cubes de soude caustique, à 2 p. 100, abandonne à celle-ci ses acides cinnamique et benzoïque, que l'on décante ; cette couche éthérée, évaporée à sec, devant abandonner un résidu de cinnaméine pesant au minimum 6 décigrammes. Celle-ci, saponifiée à l'aide de potasse caustique décinormale, que l'on titre en retour avec de l'acide chlorhydrique décinormal, doit exiger au minimum, par gramme de cinnaméine, 42 centi-

mètres cubes de potasse caustique décinormale, résultat que l'on multiplie par 5,616 pour déterminer l'indice de saponification de la cinnaméine, car :

$$C^6H^5—CH^2—OOC—CH=CH—C^9H^5 + KOH$$
$$\text{Cinnaméine (238)}$$

$$= C^6H^5—CH^2—OH + C^6H^5—CH=CH—COOK$$
$$\text{Alcool benzylique} \qquad \text{Cinnamate de potasse}$$
$$\text{(56,16)}$$

$$238 : 56,16 = I : X$$
$$X = 0,235$$

Analyse chimique. — Cette drogue renferme de la vanilline, de la myroxocarpine, de l'acide cinnamique libre, des traces de benzoate de benzyle, de la cinnaméine, du pérouviol $C^{13}H^{22}O$, de la styracine et du pérourésinotannol, $C^{18}H^{20}O^5$.

On doit extraire ce baume (afin de séparer ces substances) premièrement par de l'éther de pétrole ou par du sulfure de carbone. qui s'empare de sa cinnaméine, puis par de l'éther, dont la solution, agitée successivement avec des solutions aqueuses de carbonate ammonique, de carbonate de soude et de bisulfite de soude, leur abandonne son acide cinnamique ou son acide benzoïque et sa vanilline. L'éther ainsi agité, soumis à la distillation fractionnée, abandonne un résidu de styracine, que l'on soumet à la cristallisation spontanée. Les parties de ce baume, insolubles dans l'éther. se dissolvant dans l'alcool, donnent avec celui-ci une solution qui, versée dans de l'eau acidulée, se précipite en un dépôt blanc jaunâtre de pérourésinotannol.

La CINNAMÉINE se présente sous la forme de prismes incolores, fusibles à 39°, d'odeur faiblement aromatique, à saveur épicée, solubles dans l'éther de pétrole, l'alcool, le chloroforme. Elle est constituée par de l'éther benzylique d'acide cinnamique, de formule :

$$CH=CH—CO—OCH^3$$

Saponifiée, elle se décompose en acide cinnamique et en alcool benzylique.

La MYROXOCARPINE, $C^{24}H^{34}O^3$ (se déposant dans une solution alcoolique de baume du Pérou, abandonnée pendant un certain temps à elle-même), se présente, après avoir été purifiée, sous la forme de prismes incolores, insipides, neutres, fusibles à 115°, insolubles dans l'eau, les acides dilués, les alcalins, peu solubles dans l'éther, l'alcool, mais très solubles dans ces dissolvants bouillants. Oxydée par de l'acide nitrique, elle se transforme en acide oxalique.

Le *benzoate de benzyle*, se préparant synthétiquement en traitant le chlorure de benzyle et l'acide benzoïque par de l'oxychlorure de phosphore ou en faisant réagir le chlorure de benzyle sur du benzoate de soude, se présente sous la forme d'un liquide oléagineux, incolore, inodore, à saveur brûlante, d'un poids spécifique de 1,119, entrant en ébullition à 329° insoluble dans l'eau, très soluble dans l'alcool, l'éther, le chloroforme, qui se précipite, en solution alcoolique, en présence de potasse caustique, sous la forme d'un dépôt brun clair par addition de perchlorure de fer.

Usage thérapeutique. — Le baume du Pérou se prescrit, à doses de 0 gr. 1 à 0 gr. 5 plusieurs fois par jour, sous la forme de capsules ou de pilules, et à doses de 5 à 10 grammes sur 200 grammes d'eau, sous celle d'émulsions, comme expectorant, comme stomachique, comme antiasthmatique et comme désinfectant du canal de l'urètre, particulièrement contre les blennorragies, les cystites, etc., puis extérieurement sous la forme d'onguents ou sous celle de frictions, comme antiseptique contre les maladies cutanées, les eczémas, la galle, etc.

Action physiologique. — Ordonné à doses trop élevées, il provoque des néphrites, de l'hématurie, tout en irritant les muqueuses buccales, stomacales et intestinales et en colorant en brun noirâtre l'urine des malades.

Pharmacie galénique. — Il sert à préparer la Mixtura Oleosa balsamica, la Tinctura Balsami Peruviana, l'Unguentum Balsamicum, le Pérou Cognac.

Notons qu'ordonné avec de la vaseline et avec de l'oxyde de zinc, il s'en sépare souvent sous la forme d'une masse résineuse, gluante, aussi est-il nécessaire de parfaire cette préparation en le mélangeant au préalable avec de l'huile de ricin.

Historique. — Cette drogue fut utilisée, bien avant la conquête du Nouveau Monde, par les Indiens du Mexique et du Pérou, comme le prouvent les récipients que l'on y retrouve, ceux-ci étant ornés de têtes d'oiseaux mangeant des fruits de Myroxylons; le baume du Pérou fut préconisé par Monardès de Séville (1493 à 1578) qui nous indiqua aussi la manière usuelle de le préparer. Le Pape Pie V autorisa, le 2 août 1571, le clergé américain d'utiliser, dans ses rites religieux, ce baume en lieu et place de l'encens, vu qu'il devait être considéré comme un don du ciel. Ce baume était exporté sous la domination espagnole, par le port de Callao, raison pour laquelle on lui attribua, à tort, ses dénominations de Pérou ou de Peruvianum, voir les taxes pharmaceutiques de Worms, de l'année 1609. Notons que nous sommes parvenus à l'identifier dans les masses résineuses ayant servi à embaumer les morts des Incas ; il en est de même de celui de tolu.

BALSAMUM, PERUVIANUM ALBUM, BAUME DU PÉROU BLANC, DE MYROXYLON PERUIFERUM, D. C.

Cet arbre, originaire des régions tropicales de l'Amérique du Sud, livre au droguier son latex non officinal, qui s'y présente parfois sous la forme d'un liquide sirupeux, épais, limpide ou opalescent, de couleur jaunâtre, d'odeur rappelant fortement celle du styrax et du mélilot. D'un poids spécifique de 1,089, à pouvoir rotatoire, dextrogyre, de $+ 7°20'$, à indice de réfraction de 1,59246 à 20°, à indice d'acidité de 26 à 30,70, à indice de saponification de 165 à 166, il est en partie soluble dans l'alcool, qui abandonne une masse résineuse, très peu soluble dans l'eau, mais très soluble dans l'éther, le chloroforme. Soumis à la distillation aux vapeurs d'eau, il abandonne de 15 à 20 p. 100 d'essence, outre un corps rappelant un peu, quant à son odeur, celle du styrol. Renfermant de la myroxycérine, de l'acide cinnamique libre ou combiné, de l'alcool cinnamylpropylique, de l'alcool phénylpropylique, de l'alcool benzylique, du styrésinol, $C^{16}H^{2'}O^2$, de l'hondurésinotannol, $C^{40}H^{45}O^{10}$, de l'hondurésinol, $C^{18}H^{20}O^2$, etc., il se prescrit parfois, sous la forme d'onguents, comme désinfectant contre le scabies et contre les maladies cutanées.

Un autre baume, dénommé *Baume blanc du Pérou*, se prépare en exprimant les fruits de la plante *Toluifera Pereira*, qui renferment de la coumarine, des glycérides et des éthers des acides gras, de la myroxycérine $C^{12}H^{20}O$, de la myrooxofluavine $C^{42}H^{64}O^{10}$, et du myroxol $C^{21}H^{31}O^3$, outre des traces d'acide cinnamique, d'alcool cinnamique et d'alcool phénylpropylique, parfois combinés ensemble sous la forme d'éthers.

BALSAMUM PERUVIANUM RUBRUM, BAUME DU PÉROU BRUN, DE MYROCARPUS FRONDOSUS.

Originaire du Pérou, cet arbre exsude un baume, qui se présente parfois, dans le droguier, sous la forme d'un latex rouge brunâtre, solide, en partie soluble dans l'eau, l'alcool, l'éther, d'odeur aromatique, à saveur chaude, spéciale, aromatique. Renfermant de la vanilline, de l'acide benzoïque, mais non de l'acide cinnamique, celui-ci est constitué par une résène et par un résinotannol, dénommé *Cabureibaresinotannol*, $C^{14}H^{19}O^4$, dont la solution alcoolique se colore en vert par addition d'une goutte de perchlorure de fer, tout en se précipitant en un dépôt brunâtre par celle de bichromate potassique ou orange par celle d'acétate de plomb. Non officinal, ce baume est parfois utilisé comme succédané de notre baume du Pérou officinal.

Il en est de même du *Baume de Sonsonate*, qui provient de la plante *Myroxylon Pereira*, celui-ci se rencontrant à l'état sec dans les cavités de cet arbre ou dans ses fruits ; non officinal, il est utilisé comme balsamique et comme parfum, car il possède une forte odeur de coumarine.

Notons que le *Baume du Honduras*, qui sert parfois à falsifier nos baumes du Pérou ou de Tolu, renferme de l'acide cinnamique libre ou combiné à l'alcool benzylique, du cinnamate de cinnamyle, de l'acide phénylpropionique, du cinnamate phénylpropionique, de l'hondurésène, $C^{35}H^{35}O^4$, de l'hondurésinol, $C^{16}H^{26}O^2$, fusible à 158° et du distyrol.

Le DISYTROL, $(C^8H^8)^2$, se présente sous la forme d'aiguilles incolores, fusibles à 123°, insolubles dans l'eau, très solubles dans l'alcool bouillant, l'éther, le chloroforme, l'éther de pétrole, qui sont parfois dénommés *Hondurol*.

BALSAMUM TOLUTANUM, BAUME DE TOLU, DE TOLUIFERA BALSAMUM M. M. seu MYROXYLON TOLUIFERUM, Rich.

Origine botanique. — Cet arbre de 20 à 25 mètres de haut, à couronne très ramifiée, à écorce très rugueuse, glabre, jaune brunâtre, porte des feuilles isolées, pétiolées, composées, à folioles imparipennées, lancéolées, coriaces, dont le limbe entier, pointu au sommet, arrondi à sa base, est parcouru par une nervure médiane, très prononcée, et par des nervures secondaires, anastomosées. Ses fleurs, disposées sous la forme de grappes, sont constituées par un calice à 5 sépales concrescents entre eux par leurs bases, mais libres et triangulaires au sommet ; par une corolle blanche, à 5 pétales, dont le supérieur est recouvert par les deux pétales latéraux, qui sont eux-mêmes recouverts par les deux pétales antérieurs, leur inflorescence étant donc carénale. Ces pétales recouvrent 10 étamines libres, à filets concrescents avec les verticilles externes de cette fleur et un pistil à un carpelle médian, antérieur, clos, renfermant deux ou trois ovules anatropes. Son fruit est un légume pédonculé, allongé, surmonté par les restes persistants de son style recourbé, qui renferme de 2 à 3 graines à embryon droit.

Origine géographique. — Originaire du Vénézuéla et de la Colombie, il croît sur les bords du cours inférieur de la Magdalena, c'est-à-dire principalement vers Mompox, Plato et Tolu, dans la vallée du Sinu et de la Cauca, où il y est aussi cultivé, ainsi qu'à Cuba et dans toute l'Amérique centrale.

Récolte. — Renfermé dans des canaux sécréteurs, disposés dans le parenchyme cortical de ces plantes, son latex s'écoule à l'aide d'incisions ayant la forme d'un V ; celles-ci se pratiquent, de haut en bas, sur les troncs de ces arbres, par des Indiens, qui déposent, à leurs bases, des récipients ou des calebasses creuses, destinés à recueillir ce produit physiologique. Transvasé dans des peaux de chèvres, cousues ensemble, ce baume est transporté, à dos de mulets, sur les ports de la côte, principalement à Carthagène, à Savanille et à Sainte-Marthe, d'où il est exporté, dans des bidons métalliques, sur l'Europe, particulièrement sur Londres, Marseille, Anvers et le Havre. Notons que ces calebasses peuvent, selon les provinces, être remplacées par des feuilles de *Maranta lutea* cousues ensemble, ou par des fruits creux de *Crescentia lutea*, plante appartenant à la famille des Bignoniacées.

Sortes commerciales. — Ce baume, à l'état frais, se présente sous la forme d'un liquide épais, qui, exposé à l'air, se solidifie en une masse résineuse, dure, parfois un peu molle, mais jamais visqueuse, aussi se différencie-t-il du baume de Tolu officinal.

Description de la drogue. — Il se présente parfois, dans le droguier, sous sa forme naturelle, c'est-à-dire sous celle d'un liquide épais, transparent, qui se résinifie à la longue, mais généralement sous celle de morceaux assez durs, se ramollissant à la chaleur de la main, friables, parfois cristallins, de couleur brunâtre ou jaune brunâtre, d'odeur balsamique, agréable, à saveur aromatique, légèrement âcre, il est peu soluble dans l'éther de pétrole, le benzène, le sulfure de carbone, très peu soluble dans l'eau, à laquelle il communique, à chaud, son arome, mais il se dissout très facilement dans l'alcool à 90°, le chloroforme, l'acétone, l'acide acétique et dans les solutions de potasse caustique. Peu soluble dans l'éther, il donne, soumis à la distillation sèche, du styrol, du toluène et du phénol. Examiné au microscope, il renferme de nombreux cristaux aiguillés d'acide benzoïque et d'acide cinnamique libres. Chauffé à sec, il dégage des vapeurs blanches, irritantes pour les muqueuses, d'odeur rappelant celle de la vanilline et du benjoin.

Réactions. — Une solution alcoolique de ce baume se colore en vert par addition de perchlorure de fer, mais cette solution, préparée à chaud, dépose, après son complet refroidissement, un petit dépôt amorphe, brunâtre. Chauffé avec de la potasse caustique, ce baume donne un filtrat qui, additionné d'acide chlorhydrique, dépose des cristaux d'acide cinnamique et d'acide benzoïque. Sa solution alcoolique, additionnée d'acide sulfurique, se colore en rouge bordeaux, tandis que sa solution éthérée, additionnée de ce même réactif, se colore en brun rougeâtre.

Falsifications. — Ce baume, à réaction toujours acide, entièrement soluble dans l'alcool, est souvent falsifié par addition de baume de gurjun, dont les solutions éthérées et alcooliques sont fluorescentes en vert bleuté, puis par celle de colophane ou de térébenthine, qui se dissolvent entiè-

rement dans l'éther de pétrole; celui-ci, évaporé, abandonnant alors un résidu, qui dégage à chaud l'odeur particulière de la térébenthine. Ce baume, dissous dans de l'alcool, donne une solution, qui, additionnée d'acide sulfurique, se colore en brun noirâtre, tout en dégageant de l'acide sulfureux, s'il a été falsifié par de la colophane. Traité par de l'éther de pétrole, ce baume donne une solution qui, additionnée d'acétate de cuivre, ne doit pas se colorer en vert, cas contraire, falsification par de la colophane. Son indice d'acidité doit être compris entre 112 et 168, son indice de saponification entre 154 et 190, son indice d'éthers entre 22 et 79, son indice d'iode entre 150 et 170. Soumis à la distillation aux vapeurs d'eau, il donne du tolène.

Analyse chimique. — Cette drogue renferme du TOLÈNE, $C^{10}H^{16}$, liquide incolore, dextrogyre, entrant en ébullition entre 160° et 170°, soluble dans l'alcool, l'éther, etc., puis des traces de cinnamate benzylique, de benzoate benzylique, outre de l'alcool benzylique, de l'acide cinnamique et de l'acide benzoïque libres, des traces de vanilline et de 75 à 80 p. 100 de tolurésinotannol, $C^{17}H^{18}O^5$, toujours combiné aux acides cinnamique et benzoïque, mais il ne contient que des traces de cinnaméine.

Le TOLUÈNE, C^7H^8, se présente sous la forme d'un liquide incolore, entrant en ébullition à 110°, d'un poids spécifique de 0,872, insoluble dans l'eau, peu soluble dans l'alcool à 90°, mais très soluble dans l'éther, le benzène, le chloroforme, les huiles grasses et essentielles. Il brûle avec une flamme éclairante, mais soumis au froid à — 20°, il se prend en une masse cristalline, blanche. La constitution de sa formule est la suivante :

$$\begin{array}{c} CH^3 \\ | \\ C \\ \diagup \diagdown \\ HC \quad CH \\ | \quad\quad \| \\ HC \quad CH \\ \diagdown \diagup \\ CH \end{array}$$

Usage thérapeutique. — Cette drogue se prescrit, à doses de 0 gr. 1 à 0 gr. 3 plusieurs fois par jour, sous la forme de poudres et de pilules, ou sous celle d'émulsions et de sirops, etc., comme expectorant, comme désinfectant et comme spécifique contre les catarrhes chroniques des bronches et de l'urètre, puis comme stimulant de l'estomac. On l'ordonne aussi sous la forme d'onguents, comme antiseptique et comme spécifique contre la gale, l'eczéma et les maladies cutanées, etc.

Pharmacie galénique. — Elle sert à préparer le Sirupus Balsami Tolutani, la Tinctura Tolutana et la Tinctura Benzoes composita.

Historique. — Monardès, décrivant ce baume, indique la manière de l'obtenir, car, dit-il, on incise à cet effet un pin cultivé. Hernandès le recommandait comme expectorant à ses contemporains, tandis que Clusius détermina, en 1581, son origine botanique, sur des échantillons, que lui envoya Morgan, pharmacien à Londres.

BALSAMUM CATIVUM, BAUME DE CATIVE, DE PRIORIA COPAIFERA, Griesb.

Cet arbre, d'une trentaine de mètres de haut, se rencontrant à l'état sauvage en Colombie et au Vénézuéla, livre, au commerce, son baume non officinal, qui se présente parfois, dans le droguier, sous la forme d'un liquide très épais, sirupeux, vert brunâtre, d'odeur désagréable, plus prononcée, si on le chauffe. En majeure partie soluble dans tous les dissolvants organiques usuels, il possède un indice d'acidité de 126 à 131 et un indice de saponification de 153 à 157. Renfermant de 70 à 80 p. 100 d'acides résinoliques, 2 p. 100 d'essence et de 13 à 15 p. 100 de résène, il sert à préparer des attrape-mouches ou à falsifier notre térébenthine officinale.

FRUCTUS ET OLEUM ARACHIDIS, FRUIT ET HUILE D'ARACHIDE, D'ARACHIS HYPOGÆA, L.

Origine botanique. — Cette plante herbacée, annuelle, à racine pivotante, porte de nombreuses tiges droites, velues, d'un mètre de haut, et des feuilles isolées, composées, à folioles appairées, dont le limbe entier, ovoïde, est parcouru par une nervure médiane, prononcée, et par des nervures secondaires, à 45°. Ses fleurs jaunes, constituées sur le type habituel de celles des plantes de cette famille, donnent, une fois fécondées, des fruits ou gousses, qui se rencontrent dans la terre, où ils ont été déposés de par un prolongement du pédoncule des fleurs inférieures (les supérieures ne donnant pas de fruits) et de par l'action du géotropisme.

Origine géographique. — Fleurissant toute l'année dans les pays tropicaux, mais de juillet en août en Europe, elle donne, deux mois après sa floraison, des fruits non officinaux. Cultivée aux Indes, à Ceylan, à Java, en Cochinchine, dans l'archipel Malais, puis en Egypte, en Italie, dans le sud de la France et de l'Espagne, en Grèce, en Algérie, elle se rencontre aussi en Amérique, c'est-à-dire dans tous les pays à climats chauds et à sols sablonneux, calcaires, mais non humides.

Culture. — Se rencontrant sous deux grandes variétés, l'une à tiges velues, à feuilles velues, à fruits renfermant 3 graines, l'autre glabre contenant dans ses fruits 2 graines, cette plante exige des climats chauds, à sol fertile, meuble, calcaire, non compact, non humide, dans lequel on dépose à 8 centimètres de profondeur et à une distance de 50 centimètres les unes des autres, les graines de cette plante. Celle-ci exige non seulement des binages réguliers, particulièrement au moment de sa floraison, mais, des arrosages suivis, pendant tout le temps de son développement. Il est en outre nécessaire de toujours ramener la terre au pied de cette plante, afin de lui permettre de déposer ses ovules dans le sol. On admet qu'un hectare de ces plantes rapporte de 2.500 à 4.000 kilogrammes de fruits par an, dont 73 p. 100 sont constitués par leurs graines et 27 p. 100 par leurs cosses utilisées comme un excellent engrais.

Pathologie. — Le *Septogloeum Arachidis* s'attaque volontiers à ses cultures.

Récolte. — Ses fruits, parvenus à leur entière maturité, déterrés à l'aide de la charrue, lavés, puis desséchés au soleil, sont triés pour être transportés sur les factories ou exportés sur l'Europe, afin d'en extraire leur huile fixe.

Sortes commerciales. — Le commerce européen les différencie selon leur provenance en arachides africaines, c'est-à-dire de l'Egypte, du Sénégal, de la Guinée, de Zanzibar, de Mozambique, etc., en arachides asiatiques, de Java, des Indes, de la Chine, de Sumatra, etc., et en arachides américaines ou brésiliennes et en australiennes, puis en arachides d'Espagne, du Maroc, d'Algérie et de France, etc.

Description du fruit. — Mesurant de 3 à 5 centimètres de long sur un centimètre de diamètre, cette gousse jaune brunâtre, surmontée à sa partie supérieure par une petite pointe arrondie, reste du style, mais supportée par un pédoncule latéral, est parcourue, dans toute sa longueur par 10 à 12 côtes saillantes et par de petites stries transversales, de couleur plus foncée. Ce fruit, inodore, renferme, en dessous de son péricarpe cassant, une ou trois graines entourées d'un spermoderme brunâtre, fragile ; celles-là provoquant les bosses et les dépressions de ce fruit, sont ovoïdes, de 1 cm. 5 de long sur 0 cm. 6 de diamètre ; mais non albuminées, elles sont constituées par deux cotylédons plan-convexes, à parenchyme oléagineux, à saveur douceâtre, d'odeur nulle.

Analyse chimique. — Ces graines renferment 42 p. 100 d'huile fixe, 28 p. 100 de matières albuminoïdes, 40 p. 100 de matières protéiques, puis des traces de choline, de conglutine, d'arginine, de saccharose, et une lipase. Notons que les protéines peuvent être extraites de ces graines déshuilées, à l'aide d'eau renfermant 10 p. 100 de chlorure sodique, la solution ainsi obtenue étant précipitée par addition d'eau (5 à 6 fois son volume) ou par celle de sulfate ammonique. Soumise à la dialyse, elle donne de l'ARACHINE, qui renferme 0,4 p. 100 de soufre et 4,96 p. 100 d'azote, à l'encontre de la CINARACHINE, qui, non précipitée par les réactifs sus-mentionnés, contient 1,09 p. 100 de soufre et 6,55 p. 100 d'azote.

L'ACIDE ARACHIQUE, qui compose la majeure partie des triglycérides de cette huile, peut être caractérisé comme suit dans celle-ci : Prélevez 20 grammes d'huile d'arachide qui, additionnés de 200 centimètres cubes d'alcool à 95°, sont chauffés au bain-marie : additionnez ce mélange de 10 centimètres cubes d'une dissolution de 100 grammes de potasse caustique dans 100 grammes d'eau, et après sa complète saponification, neutralisez son excès d'alcalis par addition d'acide acétique, tout en utilisant comme indicateur la phénolphtaléine. Cette solution, additionnée de 50 centimètres cubes d'une solution de 102 grammes d'acétate de magnésie dans 100 centimètres cubes d'eau et de 100 centimètres cubes d'alcool, est ensuite filtrée, après avoir été portée à l'ébullition et abandonnée pendant 24 heures au repos. Les cristaux ainsi obtenus, lavés à l'alcool et à l'eau distillée, sont alors additionnés d'eau et d'acide sulfurique, en quantité suffisante pour décomposer les sels de magnésie ainsi formés ; cette solution, chauffée aussi longtemps que sa couche acide, qui la surnage, n'est pas limpide, étant décantée après son complet refroidissement ; les acides gras, ainsi obtenus, traités par de l'eau bouillante, fondent à nouveau, pour se prendre en une masse cristalline, que l'on reprend par de l'alcool éthylique à 90 p. 100, dont la solution, soumise à la cristallisation spontanée, dépose des cristaux d'acide arachique, que l'on tare ensuite.

Usage thérapeutique. — Elles ne se prescrivent jamais comme telles dans la thérapeutique.

Préparation de l'huile d'arachide — Ces graines décortiquées (leur péricarpe étant utilisé comme engrais chimique), puis exprimées premièrement à froid, puis à chaud, à l'aide de presses hydrauliques, livrent leur huile fixe, leurs tourteaux, chauffés avec de l'eau, puis exprimés, donnant encore une huile de seconde, voire même de troisième qualité, outre une excellente nourriture pour le bétail.

Description de la drogue. — L'huile d'arachide se présente sous la forme d'un liquide presque incolore ou jaunâtre, d'un poids spécifique de 0,916, d'odeur très faible, agréable, à saveur douceâtre, oléagineuse (qui se solidifie à —4° ou à — 5°), soluble dans l'éther, le chloroforme, le sulfure de carbone, les huiles grasses et essentielles ; elle se dissout en partie dans l'alcool, qui ne dissout pas les triglycérides d'acide lignocérique.

Réactions. — L'huile d'arachide, versée lentement sur de l'acide nitrique, forme, à la ligne de contact des deux liquides, un anneau brunâtre, passant au vert clair et au rouge cerise. Cette huile, saponifiée, donne un savon qui, dissous dans de l'alcool, livre un liquide, se précipitant par addition d'acétate de plomb ; ce dépôt, traité par de l'éther chaud (afin de séparer les sels de plomb des acides gras saturés, des sels de plomb des acides gras non saturés), abandonne un résidu qui, additionné d'éther et d'acide chlorhydrique, donne un liquide éthéré, qui, décanté, filtré, distillé, abandonne un résidu que l'on chauffe avec de l'alcool à 90°, dont la solution dépose, après son complet refroidissement, des cristaux d'acide arachique. L'huile d'arachide doit posséder un indice d'iode compris entre 83 et 100, un indice d'acidité de 0, un indice de saponification de 190 à 196 : saponifiée, elle se trouble peu à peu par suite de la séparation de l'arachinate potassique.

Falsifications. — Rarement falsifiée, elle est parfois mélangée à de l'huile de sésame qui, agitée avec trois gouttes d'eau furfurolée et 10 centimètres cubes d'acide chlorhydrique, se colore (après que ces deux liquides se soient séparés), en rose ou en rouge, quant à sa couche acide. Cette huile, chauffée pendant trois minutes avec le réactif d'Halphen, ne doit pas se colorer en rouge, cas contraire huile de graines de cotonnier. Agitée pendant un certain temps avec de l'acide chlorhydrique additionné de phloroglucine, elle ne doit pas se colorer en rouge intense, cas contraire huile rance ou huile blanchie. Une solution chloroformique de cette huile, agitée en présence de phénolphtaléine, avec de la potasse caustique alcoolique, ne doit pas se colorer en rouge, cas contraire, huile rance.

Analyse chimique. — Elle est constituée par un mélange de triglycérides des acides oléique, arachique, linoléique, lignocérique, hypogénique, etc.

L'ACIDE ARACHIQUE, $C^{20}H^{40}O^2$, se présente sous la forme d'écailles brillantes, inodores, fusibles à 75°, solubles dans l'alcool, l'éther, le chloroforme, les alcalins, etc., etc. Il possède, quant à sa formule, la constitution suivante :

$$CH^3—(CH^2)^{18}—COOH$$

L'ACIDE HYPOGÉNIQUE, $C^{15}H^{29}COOH$, se présente sous la forme de cristaux aciculaires, fusibles à 33°, solubles dans l'alcool, l'éther, le chloroforme, mais insolubles dans l'eau. Traité par de l'acide nitreux, il se transforme en acide gaïdique, car il possède, quant à sa formule, la constitution suivante :

$$CH^3—(CH^2)^7—CH=CH—(CH^2)^5—COOH$$

Usage thérapeutique. — Cette huile, donnant des émulsions avec l'eau de chaux et avec l'ammoniaque, se prescrit parfois sous la forme de liniments, comme spécifique contre les brûlures, comme lénitif, puis comme succédané de l'huile d'olive.

Pharmacie galénique. — Elle sert à préparer un Unguentum leniens bon marché, mais son emploi le plus courant se rencontre dans l'art culinaire, où elle est souvent utilisée comme succédané de l'huile d'olive.

Historique.— Ces graines, extraites à chaud, livrent, depuis de nombreux siècles, une huile d'éclairage qui peut aussi être utilisée dans la fabrication des savons. Fernandès di Oviedo mentionne que les indigènes de Haïti cultivaient cette plante, et Monardès nous apprend que ses graines étaient très appréciées des Indiens.

HERBA ANTHYLLIS, D'ANTHYLLIS VULNERARIA, L.

Les sommités fleuries, non officinales, de cette plante, originaire de l'Europe, se prescrivent parfois dans la médecine populaire comme vulnéraire.

MANNA ALHAGI, D'ALHAGI MAURORUM, Tourn.

Les parties aériennes de cette plante, originaire de l'Asie du Nord et de l'Egypte, exsudent un latex très sucré, non officinal, qui est utilisé, dans ces régions, comme le sucre chez nous, puis comme vermifuge et comme laxatif.

HERBA CORONILLÆ, HERBE DE CORONILLE, DE CORONILLA SCORPIOIDES, Kork.

Originaire de l'Europe méridionale, cette plante livre, au droguier, ses parties aériennes, fleuries, et ses graines non officinales, qui se prescrivent, ainsi que celles de la plante *Coronilla Emerus*, L., comme cardiotonique, dont les effets physiologiques sont à peu près identiques à ceux de la digitale, sans être accumulatifs, car ces graines renferment de la *coronilline*, de l'huile fixe, des matières résineuses et pectiques.

La CORONILLINE, $C^7H^{12}O^5$, se présente sous la forme d'une poudre cristalline, jaunâtre, inodore, à saveur amère, soluble dans l'eau, l'alcool dilué, insoluble dans l'éther, le chloroforme ; de par sa nature glucosidique, elle se dissout avec une coloration orange, puis rouge et bleue dans l'acide sulfurique ; brun foncé, puis bleue, dans l'acide sélénosulfurique, brune, puis rouge et verte, dans l'acide sulfurique additionné de peroxyde de manganèse ; orange dans l'acide nitrique. Hydrolysée, elle se décompose comme suit en glucose et en une substance non encore bien étudiée, car :

$$2C^7H^{12}O^5 + 3H^2O = C^8H^{18}O^7 + C^6H^{12}O^6$$

Ce glucoside réagit de la même manière que la digitaline, car il renforce et régularise les battements du cœur tout en augmentant la pression sanguine, il agit en outre comme un diurétique, qu'il faut ordonner avec prudence.

FOLIUM TEPHROSIÆ, FEUILLE DE TEPHROSIA, DE TEPHROSIA TOXICARIA, Pers.

Originaire des Antilles, de la Guyane française et de Madagascar, cette plante livre, au droguier, ses feuilles non officinales, qui y sont utilisées par les indigènes comme attrape-poissons. Utilisées parfois, ainsi que celles de *Tephrosia purpurea*, Pers., plante originaire des Indes, pour falsifier le séné : elles se prescrivent dans la médecine populaire de ces régions comme antiblennorragique, comme diurétique et comme anti-hémorroïdal, car elles renferment de la téphrosine et du téphrosal, outre des matières résineuses et pectiques.

Le TÉPHROSAL, $C^{10}H^{16}O^6$, entraînable aux vapeurs d'eau, se présente sous la forme d'un liquide incolore, odoriférant, non toxique, soluble dans l'alcool, l'éther, le chloroforme, qui possède des propriétés aldéhydiques.

La TÉPHROSINE, $C^{31}H^{2\cdot}O^{10}$, se présente sous la forme d'une poudre cristalline, blanche, fusible à 187°, insoluble dans l'eau, l'alcool, très soluble dans l'acétone, le chloroforme. Extrêmement toxique, elle se rapproche beaucoup, quant à ses effets physiologiques, de ceux de la *timborine*, $C^{33}H^{20}O^{10}$, de la *derride*, $C^{31}H^{22}O^{10}$, et de la *pachirizide*, $C^{30}H^{24}O^{17}$.

RADIX TEPHROSIÆ, DE TEPHROSIA VIRGINICA, Pers.

Originaire des Etats-Unis, cette plante livre, au droguier, ses racines non officinales, qui se prescrivent parfois, dans leur pays d'origine, comme vermifuge et comme purgatif, car elles renferment les mêmes principes actifs que les plantes ci-dessus mentionnées.

SEMEN PSORALEÆ, GRAINE DE PSORALEA, DE PSORALEA CORYLIFOLIA, Roxb.

Originaire des Indes, cette plante livre, au droguier, ses graines non officinales, qui se prescrivent, dans leur pays d'origine, comme spécifique contre la lèpre : car elles renferment de l'oléorésine. Il n'en est pas de même des racines de la plante *Psoralea glandulosa*, L., originaire du Chili, qui, non officinales, se prescrivent, dans la thérapeutique de ce pays, comme émétique.

FOLIUM TRIFOLII, FEUILLE DE TRÈFLE, DE TRIFOLIUM ARVENSE, L.,

Croissant en Europe et en Amérique, cette plante livre. au droguier, ses feuilles non officinales, qui servent à préparer un extrait fluide, préconisé comme sédatif contre la coqueluche et comme dépuratif du sang.

ÉCORCE D'AJONC ÉPINEUX, D'ULEX EUROPÆUS, L.

Très commune en Europe, cette plante livre, au droguier, son écorce et ses feuilles non officinales, qui renferment des matières résineuses et pectiques, outre de l'*Ulexine*, $C^{11}H^{14}N^2O$, alcaloïde qui fut reconnu comme identique à la cytisine, aussi se prescrivent-elles comme diurétique.

SEMEN MUCUNÆ, POIS POUILLEUX, DE MUCUNA URENS, D. C.

Originaire de l'Amérique centrale, des Antilles et de l'Afrique, cette plante livre au droguier ses fruits non officinaux, qui s'y présentent parfois sous la forme de longues gousses garnies, extérieurement, de poils tecteurs caducs, roux. Elles renferment des graines arrondies, cornées, aplaties, ressemblant aux fèves de Calabar, qui, riches en tanin, en essence, en mucilage et en matières résineuses et pectiques, sont parcourues sur les deux tiers de leur longueur par une bande noirâtre, ressortant sur leur fond brunâtre ; elles se prescrivent en Amérique comme diurétique, puis comme sédatif contre les douleurs hémorroïdales.

SEMEN MUCUNÆ, NOIX DE KALIN, DE MUCUNA PRURIENS, D. C.

Originaire des Indes, des Moluques et des Antilles, cette plante livre au droguier ses graines, non officinales, à teste brunâtre, luisant, qui se prescrivent parfois, dans leurs pays d'origine, sous la forme d'électuaire comme anthelminthique contre les ascarides lombricoïdes.

PILII FLEMINGIÆ, KAMALA D'ADEN, DE FLEMINGIA GRAHAMIANA, W. et Arn.

Originaire des Indes, cette plante porte des fruits recouverts de poils glanduleux, rouges, qui se détachant facilement, après avoir été exposés au soleil, sont tamisés pour être exportés sous la dénomination de Kamala d'Aden, de Warus ou de Waras. Ils se présentent sous la forme d'une poudre rougeâtre, qui se prescrit parfois dans la thérapeutique de ces pays, comme spécifique contre les maladies cutanées, comme vermifuge et comme anthelminthique.

OLEUM AMORPHÆ, ESSENCE D'AMORPHE, D'AMORPHA FRUCTICOSA, L.

Cette plante, originaire des Indes, mais très répandue dans nos jardins, où on la cultive pour ses fleurs, livre au droguier ses feuilles et ses fleurs, qui, soumises à la distillation aux vapeurs d'eau, donnent une essence jaune pâle, à saveur amère, d'odeur très agréable, d'un poids spécifique de 0,9019, à indice de réfraction de 1,49951, soluble dans l'éther, l'alcool, le chloroforme, les huiles grasses et essentielles, mais non encore bien étudiée quant à ses constituants chimiques.

OLEUM ET HERBA ROBINIÆ, ESSENCE DE ROBINIA, DE ROBINIA PSEUDO-ACACIA, L.

Cette plante, originaire des Etats-Unis, livre au droguier, ses fleurs, non officinales, qui se prescrivent parfois à tort comme aromate. Soumises à la distillation aux vapeurs d'eau, elles donnent une essence d'odeur très agréable, pénétrante, entrant en ébullition entre 60 et 170°, qui renferme un éther méthylique, du terpinéol, de l'acide anthranylique, de l'indol, de l'héliotropine, de l'alcool benzylique, du nérol, du linalol. Elles renferment en outre un glucoside ou robinine qui se rencontre aussi dans les parties aériennes de ce végétal.

La ROBININE, $C^{33}H^{40}O^{19}$, se présente sous la forme d'aiguilles soyeuses, jaunâtres, solubles dans l'eau bouillante, l'alcool dilué, mais insolubles dans l'éther, le chloroforme. Elle se décompose par addition d'acides minéraux dilués, en robigénine, en rhamnose et en galactose car :

$$C^{33}H^{40}O^{19} + 3H^2O$$
Robinine

$$= C^{15}H^{10}O^6 + 2C^6H^{12}O^5 + 2C^6H^{12}O^6$$
Robigénine   Rhamnose   Galactose

La ROBIGÉNINE, $C^{15}H^{10}O^6$, se présente sous la forme d'une poudre cristalline, jaune, fusible à 270°, soluble dans l'éther, l'alcool, l'eau bouillante, qui, ressemblant à la rhamnolutine et au camphérol, mais non à la fisétine, à la lutéoline ou à la scutellarine, livre par la saponification de l'asparagine. Elle se dissout avec une coloration jaune dans les alcalins ou dans l'acide sulfurique, dont la solution est fluorescente en vert.

Notons que cette substance possède, tout comme l'abrine et la ricine, les propriétés de coaguler le lait et d'agglutiner le sang.

RADIX PROSOPIDIS, RACINE DE PROSOPIS, DE PROSOPIS DUBIA.

Originaire du Sénégal, cette plante livre, au droguier de ce pays, ses racines non officinales, qui se prescrivent comme tænifuge.

HERBA GALEGÆ, RACINE DE GALEGA, DE GALEGA OFFICINALIS Sw.

Cette plante, originaire de l'Europe méridionale, livre au droguier ses parties aériennes, fleuries, qui, recueillies de juin en août, ne sont pas officinales ; celles-ci se prescrivant parfois comme galactagogue, dans la thérapeutique populaire de ce continent. Elles renferment, outre des matières résineuses et pectiques, de la GALÉGINE, $C^6H^{13}N^3$, qui se prépare en déféquant l'extrait alcoolique, mais acide de ses graines, par de l'acétate de plomb, puis en éliminant son excès de plomb par de l'acide sulfurique, pour précipiter ensuite ses sucres (saccharose et stachyose) à l'état de combinaisons barytiques. L'alcaloïde ainsi mis en liberté, puis purifié, se présente sous la forme d'une poudre cristalline, blanche, très hygroscopique, fusible entre 60 et 65°, soluble dans l'eau, l'alcool, mais à peu près insoluble dans l'éther, le chloroforme, l'éther de pétrole.

Cette base monovalente, possède, quant à sa formule, la constitution suivante, car, chauffée à 100° dans un matras scellé avec de l'eau de baryte, elle se décompose, selon l'équation suivante. en urée et en méthyl-3-pyrolidine ;

$$\underset{\text{Galégine}}{\overset{\displaystyle H_2C-CH-CH_3}{\underset{NH_2}{\overset{NH_2}{>}}C=C\ \ CH_2}\ \underset{NH}{}} \ + H_2O \longrightarrow \underset{\text{Urée}}{\overset{NH_2}{\underset{NH_2}{CO}}}$$

$$+ \ \underset{\text{Méthyl-3-pyrolidine}}{\overset{H_2C-C}{\underset{H_2C\ \ CH_2}{}}\underset{NH}{}\overset{H}{\underset{CH_3}{<}}}$$

SEMEN VOANDZEIÆ, POIS BAMBARA, GRAINE DE VOANDJO, POIS D'ANGOLA, DE VOANDZEIA SUBTERRANEA, Thon.

Les graines de cette plante herbacée, annuelle, originaire de l'Afrique tropicale et de Madagascar, renferment de la coumarine, 58 p. 100 d'amidon, 6 p. 100 d'huile fixe, 18 p. 100 de matières azotées, outre des matières résineuses et pectiques, aussi se prescrivent-elles de par leur teneur en corps protéiques et mucilagineux, comme émollient et comme reconstituant, mais elles sont particulièrement utilisées comme aliment dans leur pays d'origine, où leurs plantes sont cultivées à l'aide de semis parfaits pendant la saison des pluies ; leurs graines étant renfermées dans une gousse, que l'on recueille comme chez l'arachide, à la surface de la terre.

RESINA LACCA, RESINE LAQUE, DE BUTEA FONDROSA Roxb., ZYZIPHUS JUJUBA, ACACIA ARABICA, etc.

Il s'écoule de ces plantes, à la suite de la piqûre d'un insecte femelle, c'est-à-dire de la *Coscus Lacca* ou *Tachardia lacca*, une excrétion micéreuse, mi-gommeuse, qui se transforme, petit à petit, en une matière résineuse, brun rougeâtre, celle-ci se concrétant autour de ces hémiptères, qui continuent à poursuivre leur évolution, dont les œufs, éclosant en juin, donnent naissance à de nouveaux insectes, qui évoluent jusqu'en septembre et en octobre, époque où a lieu leur deuxième ponte ; cette génération par courant son cycle jusqu'à la fin de mai. L'inoculation de ces plantes se fait, au dire de Maxweller Lefroy, en juin et en octobre sur des jets vigoureux d'arbres entaillés, six mois auparavant ; mais ceux-ci ne peuvent servir à cet effet, qu'à une seule récolte, aussi est-il de toute nécessité d'avoir à sa disposition deux séries d'arbres ainsi préparés. On attache, afin de les ensemencer, des morceaux de stick lac (dont les œufs sont près d'éclore) à leurs branches disposées à l'opposé du soleil. Les jeunes insectes s'y fixent (dès qu'ils ont trouvé un endroit favorable à leur évolution), à l'aide de leurs trompes très minuscules, pour, à la première mue, perdre leurs pattes, les femelles étant, dès cet instant, immobilisées, jusqu'à l'achèvement de leur évolution, les mâles, par contre, tantôt ailés, tantôt ap-

tères, pouvant s'accoupler avec leurs femelles, quitte à mourir ensuite. Les femelles, ainsi fécondées, se développent rapidement, tout en sécrétant une masse résineuse, qui les recouvre complètement ; mais celle-ci, non compacte, laisse passer à travers ses vacuoles, l'air nécessaire à la vie de ces colonies, qui exsudent en outre des liquides souillant les feuilles de la plante, sur lesquelles elles vivent. Cet insecte femelle, dont les œufs nagent dans une sorte de liquide carminé, dénommé *Lac dye*, dépose, dans des alvéoles spéciales, ses œufs, pour mourir après s'être entièrement ratatiné. Ces insectes, qui prospèrent particulièrement sur la *Schleichera trifuga* et sur les divers *Ficus, Buteas, Acacias*, n'exigent pas de soins spéciaux, aussi sont-ils d'une production rentable et assurée, d'autant plus qu'un seul jujubier peut fournir jusqu'à 10 kilogrammes de stick lac. Notons encore que, selon M. Stebbing, il est toujours nécessaire de parfaire la multiplication de ces insectes sur des arbres de la même espèce, afin que de par la digestion de la sève de ces plantes, ils exsudent une laque toujours identique.

Il est en outre rentable de ne couper les branches devant porter le futur essaim, qu'à une époque déterminée, c'est-à-dire lorsqu'on est convaincu que leurs colonies n'essaimeront pas pendant leur transport, et que les branches ainsi préparées ne tariront pas leur sève. Ces plantes ne doivent pas en outre être touffues, aussi le cultivateur de ces colonies devra veiller à ce que les portions de gomme, *Broad lac*, choisies d'avance bien saines, soient coupées avec la brindille, qui les porte, et ceci avant le départ des insectes, pour être ensuite fixées à l'aide de fibres ou d'attaches herbacées, au point de départ des branches maîtresses ou secondaires, qui sont destinées aux nouvelles colonies. Il doit en outre éviter qu'un trop grand nombre d'insectes ne se répandent sur le même arbre, aussi doit-il en ce cas les écraser avec les doigts, particulièrement ceux prospérant sur la partie inférieure de ces branches. Les époques de grandes pluies ou de grands vents sont nuisibles à l'ensemencement d'autres plantes, il en est de même en ce qui concerne l'évolution de ces insectes, qui subissent aussi les effets néfastes du froid ou d'une température trop élevée. La laque, ainsi formée, recueillie à la main ou à l'aide d'un couteau, est ensuite séparée de ses brindilles végétales, mais elle ne doit pas être exposée au soleil, afin d'être desséchée, cas contraire il y aurait agglutination. Les grains de laque ainsi obtenus, dénommés *Seed lac*, sont alors déposés pendant 24 heures dans des baquets remplis d'eau, où on les frotte, quitte à les laver ensuite à l'aide d'eau renfermant, par 100 kilogrammes de liquide, 800 grammes de carbonate de soude monohydraté. Il s'en sépare alors la *lac dye*, ou matière rouge, soluble dans l'eau qui est utilisée comme engrais, car elle renferme 0,14 p. 100 d'azote, 0,001 p. 100 d'acide phosphorique et 0,08 p. 100 de potasse. Lavés à nouveau, ces grains de laque sont alors desséchés au soleil ou à l'ombre, après avoir été passés au crible, celui-ci étant constitué par des toiles à mailles serrées, sur lesquelles des femmes et des enfants passent et repassent leurs mains.

On obtient la *shellac* et la *button lac*, qui sont des produits raffinés de la gomme laque, en desséchant la *seed lac*, ainsi lavée, au soleil, pour la trier ensuite en trois variétés, à savoir le gros grain, utilisé dans la fabrication du shell lac de première qualité, et le grain moyen pour celle du shel lac marque T N, sa poudre étant dénommée button lac. Cette seed lac, exportée sur l'Europe, sert à préparer la shell lac, qui s'obtient en la chauffant avec de la résine de pin, afin d'abaisser son point de fusion, et avec 2 à 3 p. 100 d'orpiment, pour la colorer en rouge. Rendue homogène, on la fait alors passer à travers des cylindres en faïence, remplis d'eau bouillante, qui l'étalent sous la forme de plaques de couleur rouge vif, que l'on peut blanchir en les chauffant avec du carbonate de soude, puis en les fondant et en les coulant à nouveau.

Elle se présente, dans le commerce, sous la forme de petites plaques très minces, jaunâtres ou brun jaunâtre, transparentes, cassantes, qui dégagent à la chaleur une odeur agréable, spéciale. Inodore, insipide, elle se dissout facilement dans l'alcool bouillant, les alcalis, les carbonates alcalins et les solutions concentrées de borax. Entièrement décolorée, à l'aide d'acide sulfureux ou de chlore, la laque commerciale ne renferme plus comme la précédente 6 p. 100 de matières colorantes, mais de la cire constituée par des alcools myricique et cérylique en partie combinés aux acides oléique, cérotique et palmitique, puis des traces d'acide laccaïque ou matière colorante, de formule $C^{16}H^{12}O^3$, et 73 p. 100 de matières résineuses, en partie solubles dans l'éther, en partie insolubles dans ce dissolvant ; celles-là renfermant de l'acide aleuritique et de l'érythrolaccine.

L'ACIDE ALEURITIQUE, $C^{12}H^{25}O^2COOH$, se prépare en épuisant cette drogue par de l'alcool, dont la solution, versée dans de l'eau additionnée d'acide chlorhydrique, se précipite en un volumineux dépôt qui, desséché, puis repris par de la potasse caustique à 10 p. 100, est saponifié aux vapeurs d'eau, quitte à verser ensuite son filtrat dans de l'eau additionnée d'acide sulfurique et à faire cristalliser dans de l'alcool le précipité ainsi obtenu. Il se présente sous la forme d'une poudre cristalline, blanche, fusible à 101°, soluble dans l'alcool, l'éther, qui possède, quant à sa formule, la constitution suivante :

$$CH^3{-}CH^2{-}CH^2{-}\underset{\underset{H}{|}}{\overset{\overset{OH}{|}}{C}}{-}(CH^2)^7{-}\underset{\underset{H}{|}}{\overset{\overset{OH}{|}}{C}}{-}COOH$$

L'ERYTHROLACCINE, $C^{14}H^{18}O^5$, est une oxyanthraquinone, qui se présente sous la forme d'une poudre cristalline, jaune doré, sublimable, inodore, à saveur nulle, insoluble dans l'eau, très soluble dans l'alcool, l'éther, le toluène, le benzène, le chloroforme, l'acide acétique ; elle se dissout avec une coloration jaune dans ce dissolvant, violette dans les alcalins, bleu violacé dans l'acide sulfurique. Elle ne se rencontre pas à l'état libre dans cette drogue, mais sous la forme d'éthers combinés aux divers acides ci-dessus mentionnés, ceux-là devant toujours être saponifiés avant de pouvoir la préparer.

L'éther ne dissolvant que 6 p. 100 de laque, permet de déceler ses falsifications par la colophane. La laque servant à préparer des vernis et la cire à cacheter, n'est jamais utilisée dans la thérapeutique, sauf comme astringent dans la préparation des eaux dentifrices.

CORTEX ALBIZZIÆ, ÉCORCE DE MUSENNA, D'ALBIZZIA ANTHELMINTHICA, Ad. Br.

Cet arbre tortueux, originaire de l'Afrique orientale et principalement de l'Abyssinie, livre au droguier son écorce non officinale, qui s'y présente sous la forme de plaques plus ou moins cintrées, à surface finement verruqueuse, parfois fendillée, raboteuse, de couleur gris rougeâtre, à cassure grenue en dehors, grossière et fibreuse en dedans, à face interne, blanc jaunâtre, striée dans le sens de la longueur, à saveur douceâtre, piquante, astringente, d'odeur nulle.

Cette écorce, examinée au microscope, est constituée par un suber épais, granuleux ; par un parenchyme cortical mince, riche en sclérites et en cristaux prismatiques d'oxalate de chaux, par un liber assez développé, parcouru par de nombreux rayons médullaires, minces, étroits, mais celui-là est entrecoupé par des bandes tangentielles de fibres libériennes.

Ne renfermant aucun alcaloïde, mais de la musénine qui est une saponine, cette écorce se prescrit, dans ses pays d'origine, comme anthelminthique inoffensif, car elle n'agit que sur l'helminthe, qu'elle expulse sans l'aide de purgatifs.

HERBA BAPTISIÆ, HERBE DE BAPTISIA, INDIGO SAUVAGE, DE BAPTISIA TINCTORIA, L.

Cette plante, originaire de l'Amérique du Nord, mais cultivée aux États-Unis, livre au droguier ses racines nonofficinales, qui s'y prescrivent parfois comme émétocathartique et comme antidysentérique, car elles renferment, outre des matières résineuses et pectiques, de la cytisine, de la baptisine et du tanin. Il en est de même des parties aériennes de cette plante qui sont utilisées comme matières tinctoriales.

La BAPTISINE, $C^{26}H^{32}O^{14}$, se prépare en extrayant les racines pulvérisées de cette plante par de l'alcool à 60°, dont la solution concentrée, puis neutralisée par addition de carbonate de soude, est agitée avec du chloroforme, auquel elle abandonne sa *baptitoxine ou cytisine*, à l'encontre de la baptisine, qui se précipite en partie au fond du récipient.

Le filtrat ainsi obtenu, privé par la distillation fractionnée des restes de chloroforme qui s'y rencontrent, puis additionné d'acide chlorhydrique, donne une solution, que l'on précipite par addition de tanin. Ce précipité desséché, puis mélangé à de l'oxyde de zinc, donne une poudre qui, extraite par de l'eau bouillante, lui abandonne sa *baptisine*, dont la solution filtrée, traitée successivement par de l'acétate de plomb et par de l'hydrogène sulfuré, est soumise, après avoir été concentrée, à la cristallisation spontanée.

Elle se présente sous la forme d'une poudre cristalline, blanche, inodore, amère, fusible à 240°, peu soluble dans l'eau, l'alcool dilué, très soluble dans ces dissolvants bouillants, insoluble dans l'éther, le chloroforme, l'acétone, la ligroïne, le benzène. Elle se dissout avec une coloration jaune, puis rouge et verte, dans l'acide sulfurique, violette dans cet acide additionné de bichromate potassique, rouge violacé dans cet acide additionné d'oxyde de cérium, grise dans l'acide sulfomolybdique, violette, puis bleue, dans l'acide sulfovanadique.

Non toxique et réduisant à la chaleur la liqueur de Fehling, elle se décompose par l'hydrolyse en rhamnose et en baptigénine, car :

$$C^{26}H^{32}O^{14} + 4H^2O = C^{11}H^{12}O^6 + 2C^6H^{12}O^5$$

La BAPTIGÉNINE, $C^{11}H^{12}O^6$, se présente sous la forme d'aiguilles incolores, inodores, insipides, insolubles dans l'eau, peu solubles dans l'alcool, l'acide acétique glacial, très solubles dans l'éther, le chloroforme, l'acétone, qui, donnant toutes les réactions colorimétriques de la baptisine, ne sont pas solubles comme cette substance dans la soude caustique. Pouvant être acétylée, en livrant un triacétate de baptigénine, fusible à 215°, elle peut aussi être benzoylée en une benzoylbaptigénine fusible à 208°. Ne renfermant pas de groupe méthoxylé, elle se transforme, sous l'action de l'acide nitrique, en acide oxypicrique.

Notons que la baptisine commerciale peut parfois être falsifiée par de la pseudobaptisine, que l'on prépare en reprenant ce premier glucoside par de l'alcool dilué, puis par de l'eau bouillante, dont la solution concentrée est soumise à la cristallisation spontanée.

La PSEUDOBAPTISINE, $C^{27}H^{30}O^{14}$, ainsi obtenue, se présente sous la forme d'une poudre cristalline, blanche, fusible à 247°, insoluble dans l'eau froide, l'acétone, le chloroforme, l'éther, le benzène, très soluble dans l'alcool bouillant, l'alcool méthylique, dont les solutions possèdent un pouvoir rotatoire, lévogyre, de — 101°. Se dissolvant avec une coloration jaune brunâtre, puis orange, dans l'acide sulfurique, verte, puis rouge violacé, dans le réactif d'Erdmann, rouge à la chaleur dans celui de Millon; elle se décompose par l'hydrolyse en glucose et en pseudobaptigénine.

La PSEUDOBAPTIGÉNINE, $C^{15}H^{10}O^{5}$, se présente sous la forme d'une poudre cristalline, blanche, fusible à 275°, insoluble dans l'eau, l'acétone, l'alcool méthylique froid, l'alcool dilué, très soluble dans ces deux derniers dissolvants bouillants, qui, traitée par de la potasse caustique, se décompose en acide formique, en alcool méthylique et en baptigénétine, car :

$$C^{15}H^{10}O^{5} + 4H^{2}O = C^{12}H^{10}O^{4} + 2HCOOH + CH^{3}OH$$

La BAPTIGÉNÉTINE, $C^{12}H^{10}O^{4}$, se présente sous la forme d'une poudre cristalline, blanche, fusible à 146°, insoluble dans l'eau, très soluble dans l'alcool, l'acétone, la soude caustique, l'ammoniaque, etc., etc.

La BAPTITOXINE ou CYTISINE se prépare en extrayant cette drogue pulvérisée par de l'eau bouillante, additionnée d'acide chlorhydrique, dont la solution refroidie, agitée avec de l'éther, afin de la libérer de ses matières grasses et résineuses, est agitée, en présence de carbonate de soude, avec du chloroforme, que l'on soumet à la cristallisation spontanée. On peut aussi la préparer en traitant les graines du genêt des teinturiers ou les parties aériennes de cette plante, en présence d'un peu d'acide acétique. par de l'alcool à 60 p. 100, dont la solution filtrée, puis soumise à la distillation fractionnée, abandonne un résidu, que l'on dissout dans l'eau. Cette solution, additionnée d'acétate neutre de plomb, pour précipiter ses matières colorantes, puis de soude caustique, est alors agitée avec du chloroforme, auquel elle abandonne sa *cytisine*, $C^{11}H^{14}N^{2}O$. Cet alcaloïde se présente sous la forme de prismes incolores, inodores, très hygroscopiques, fusibles à 152°, à pouvoir rotatoire de — 119,57°, très solubles dans l'eau, l'alcool, le chloroforme, l'éther acétique, insolubles ou très peu solubles dans l'éther, le benzène, l'alcool amylique. Se combinant avec les acides pour donner des sels cristallins, cet alcaloïde se colore en rouge par addition d'une solution d'un sel ferrique, mais cette coloration disparaît par celle d'eau oxygénée, quitte à passer au bleu, à la chaleur. La constitution de sa formule serait :

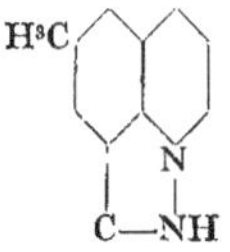

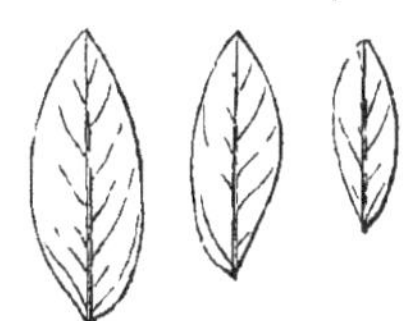

Distillée sur de la poudre de zinc, elle se transforme en pyrol et en bases pyridiques. Elle ne se différencie de la formule de la pilocarpine, que par une molécule d'eau en moins, car elle peut se former, toutes les fois qu'on expose, en présence d'eau de chlore, une solution de pilocarpine à l'action des rayons solaires.

Elle se prescrit parfois, à doses de 0 gr. 003 à 0 gr. 005 plusieurs fois par jour, comme spécifique contre les migraines paralytiques, car elle réagit sur le système nerveux périphérique, et sur la moelle épinière.

Cette drogue se prescrit dans la pharmacie populaire, comme astringent intestinal, puis comme fébrifuge, mais, ordonnée à doses trop élevées, elle provoque des vomissements et des troubles gastriques avec diarrhée.

FOLIUM ET FRUCTUS SENNÆ, FEUILLE ET FOLLICULE DE SÉNÉ, DE CASSIA ANGUSTIFOLIA, Vahl., CASSIA ACUTIFOLIA, Delile, CASSIA OBOVATA, Colladon, etc.

Origine botanique et géographique. — Sans entreprendre l'étude détaillée de ces divers arbrisseaux, notons que : 1° La *Cassia acutifolia* croissant à l'état sauvage à Kordofan, à Sennar, en Nubie, dans la Haute-Egypte et à Tombouctou, donne la drogue dite de la *Palte* ou de *Tripoli*. Ses folioles (fig. 264) presque sessiles, de 2 à 3 millimètres de long, sur 0 m. 06 à 0 m. 1 de large, sont lancéolées, pointues à leurs extrémités supérieures, légèrement arrondies à leurs bases, mais finement pubescentes sur leurs deux faces. Ses fruits ou follicules, non officinaux, supportés par un pédoncule oblique, sont oblongs, larges, à sommet arrondi, mais ils se terminent, à leur extrémité convexe, en une petite pointe aiguë.

Fig. 264.—Feuilles de séné de Tripoli.

2° Le *Cassia angustifolia*, croissant à l'état sauvage sur la côte orientale de l'Afrique, en Arabie, et aux Indes, fournit la drogue dite de *Moka* et de *Tinnevelly*. Ses folioles (fig. 265) plus grandes, plus lancéolées, mais plus étroites que celles de la plante précédente, mesurent de 3 à 6 centimètres de long sur 1 à 1 cm. 5 de large ; presque sessiles, pubescentes sur leurs deux faces, elles sont légèrement atténuées en pointe à leurs extrémités supérieures. Ses follicules, à pédoncule oblique, latéral, se terminent en une petite pointe mousse, disposée sur leur face droite, l'autre étant convexe en dehors.

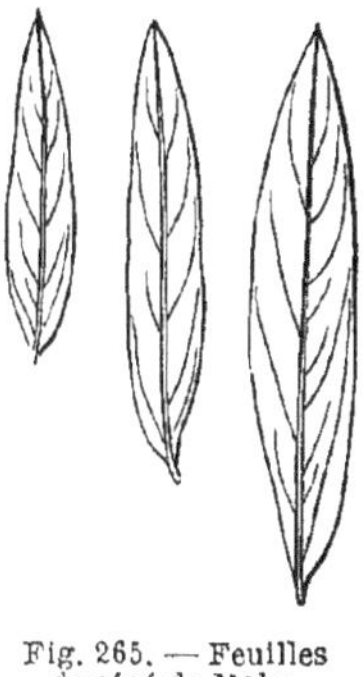

3° La *Cassia obovata*, prospérant dans la Haute-Egypte, l'Arabie, le Sénégal, la Nubie et l'Abyssinie, donne le *Séné d'Alep*, de *Port-Royal* ou d'*Italie ;* il est constitué par de courtes folioles (fig. 266) obovales, de 1 cm. 5 à 2 cm. 5 de long sur 1 à 1 cm. 5 de large, à limbe entier, plus large à sa partie supérieure, qui est souvent émarginée ou tronquée, aminci à sa base, qui se prolonge en un pétiole très rudimentaire. Son fruit est un follicule convexe-concave sur ses faces latérales, qui portent de petites crêtes longitudinales ; celui-ci se terminant à son extrémité supérieure en une petite pointe mousse, renferme des graines plus saillantes, mieux marquées, plus régulièrement disposées les unes à côté des autres que celles des follicules ci-dessus mentionnés.

Fig. 265. — Feuilles de séné de Moka.

Les fleurs de ces diverses variétés de séné sont constituées sur le type habituel de celles des

Césalpiniées, c'est-à-dire qu'elles possèdent une corolle zygomorphe à préfloraison carénale ; les graines de leurs fruits ou follicules renfermant un embryon droit, à albumen charnu.

Pathologie. — La *Cercospora nigricans* s'attaque volontiers aux feuilles de ces plantes.

Récolte. — Les branches de ces arbustes, sectionnées, puis desséchées au soleil, sont mondées à l'aide du battage de leurs folioles, qui sont, quant à la drogue africaine, triées puis emballées

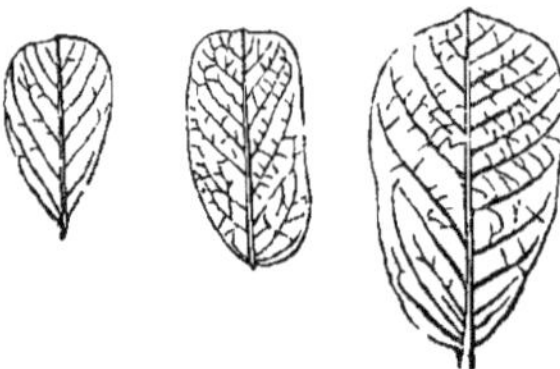

Fig. 266. — Feuilles de séné d'Alep.

dans des sacs en toile, pour être expédiées sur Alexandrie ou sur le Caire, où elles sont à nouveau triées, avant d'être exportées sous la forme de ballots sur Londres, Marseille et Anvers. Notons qu'elles ne doivent pas renfermer plus de 10 p. 100 de rachis, ni des folioles de la plante *Solenostema Argel*. Ces folioles, provenant aussi des Indes, y sont par contre récoltées à la main avec plus de soin que les précédentes. Desséchées au soleil, elles sont alors triées, pour

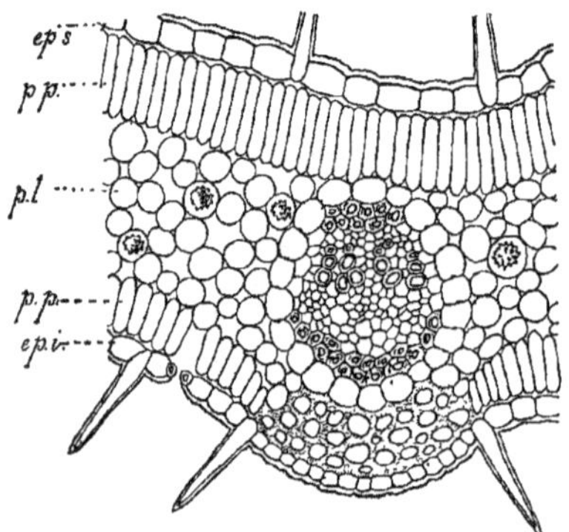

Fig. 267. — Coupe transversale d'une foliole de *Cassia Acutifolia*.

eps) épiderme supérieur ; *pp*) cellules en palissade ; *pl*) parenchyme ; *épi*) épiderme inférieur.

être exportées dans des sacs en toile sur l'Europe.

Sortes commerciales. — Le commerce européen différencie cette drogue selon ses pays d'exportation en séné de Tripoli, qui parvient du Niger, de Rhat et de Tombouctou à dos de chameaux à Tripoli ; il provient généralement des plantes *Cassia acutifolia* et *Cassia obovata ;* en séné d'Alexandrie ou de la Palte, qui provient des plantes *Cassia acutifolia* et *Cassia obovata ;* en *Séné de Tinnevelly,* qui provenant principalement de plantes cultivées à

Madras, à Agra et à Bombay, est généralement livré par la *Cassia angustifolia;* c'est la drogue la plus recherchée du commerce européen, car elle est constituée par des folioles de belles dimensions, qui sont plus actives au point de vue physiologique ; en *Séné de Moka,* livré lui aussi par la *Cassia angustifolia,* qui, de qualité médiocre, parvient du sud de l'Arabie ou du sud de la Mecque.

On différencie aussi cette drogue selon ses pays d'exportation, en *Séné de Syrie,* d'*Egypte* et de *Bombay,* où il est premièrement expédié avant d'être exporté sur l'Europe ; en *Séné du Sénégal* et d'*Alep,* livrés par la *Cassia obovata,* qui est exporté par Smyrne sur l'Europe ; en *Séné italien* qui n'est pas officinal et en *Séné américain,* qui, provenant de la *Cassia Marylandica* et de la *Cassia obovata,* n'est pas officinal en Europe. Utilisé en Amérique, il est moins actif que notre drogue officinale, qui doit toujours être constituée par le *séné de Tinnevelly,* ou d'Alexandrie.

Notons que le *séné de Port-Royal* est livré par la *Cassia obovata.*

Description de la drogue. — Elle est constituée par des folioles toujours mondées de leur rachis, à limbe entier, lancéolé, pointu à son extrémité supérieure, de 4 à 5 centimètres de long sur 0 cm. 5 à 1 cm. 5 de large. Fragiles, rarement coriaces, elles sont parcourues par une nervure médiane, très prononcée, et par des nervures secondaires, assez serrées les unes contre les autres, mais saillantes sur leur face inférieure. Courtement pétiolées, inodores, de couleur verte ou vert jaunâtre, de par la dessiccation, elles possèdent une saveur mucilagineuse, douceâtre, un peu nauséeuse, âcre, amère.

Examen microscopique (fig. 267). — Examinée sur une coupe transversale, cette foliole est constituée par deux épidermes, à cellules polygonales, dont les parois, légèrement ondulées, entourent des stomates toujours accompagnés de deux cellules annexes, réniformes. Ces cellules épidermiques, recouvertes par une cuticule assez épaisse, portent, de ci, de là, des poils tecteurs simples, unicellulaires, coniques, courts, dont la base est toujours amincie, tuberculeuse à sa partie moyenne, à paroi épaissie, recouverte d'une cuticule verruqueuse. En dessous de chacun de ces épidermes, se rencontre un tissu en palissade, à une assise de cellules, puis vient le mésophylle lacuneux, hétérogène, symétrique, constitué par des cellules arrondies, qui renferment des macles d'oxalate de chaux. Elles entourent le système libéro-ligneux, représenté par un cordon ligneux, formé par des trachées, des vaisseaux et par des fibres libériennes puis par un liber mou, entouré par un péricycle entièrement lignifié.

Notons qu'en dessus de ces faisceaux libéro-ligneux, toujours recouverts par un revêtement endodermique, à cellules renfermant un petit cristal prismatique d'oxalate de chaux, on ne rencontre jamais de tissu en palissade, mais un tissu collenchymateux.

Collin différencie comme suit les diverses folioles de séné commercial, car, dit-il, le séné d'*Alep* possède des cellules épidermiques à protubérances, tandis que le *séné de Tinnevelly,* à cellules épidermiques sans protubérances, porte quelques poils tecteurs, égaux; il se différencie, de par ses stomates allongés, de celui d'Alexandrie, dont les stomates sont arrondis. Celui-ci ne possède pas de cellules épidermiques à protubérances, mais de nombreux poils tecteurs, inégaux.

Planchon différencie comme suit les trois principales variétés de séné commercial :

Séné d'......	Alexandrie	Tinnevelly	Alep
Origine botanique......	C. acutifolia	C.angustifolia	C. obovata
Origine commerciale...	Afrique	Inde	Diverse
Folioles, dimensions...	2 à 3 cm. sur 0,6	3 à 6 cm. sur 1,5	1,5 à 2,5 cm. sur 1,5
Forme.......	Ovale, lancéolée	Etroitement lancéolée	Obovale, cunéiforme
Base........	Atténuée inéquilatérale	Atténuée	Atténuée
Extrémité supérieure....	En ogive, assez aiguë, atténuée	Très longuement atténuée	Elargie, tout à fait obtuse
Pointe.......	Courte, mucron	Mucron.	Quelquefois mucron souvent pas
Face........	Finement pubescente	Peu ou pas de poils	Peu ou pas de poils
Couleur......	Vert jaunâtre	Verte	Vert jaunâtre
Gousse.......	Oblongue	Plus étroite, 4 à 6 cm. sur 15 à 17	Etroite
Courbure de la gousse.....	Assez peu marquée	Nulle	Très marquée, réniforme
Pédoncule ...	Latéral, oblique	Presque médian	Latéral
Extrémité supérieure....	Arrondie, petite, mucron	Obtuse, mucron proéminent	Arrondie, mucron latéral
Graines......	6 à 9, quelquefois moins	8 à 10 par gousse	6 à 11, ordinairement 8
Surface......	Lisse, légèrement bosselée au niveau des graines	Lisse, bosselée sur les graines	Crète linéaire au-dessus de chaque graine, et parallèlement au bord
Couleur......	Vert sombre sur les bords, brune au centre	Brunâtre au milieu, verdâtre sur les bords	Noirâtre

Falsifications. — Cette drogue est souvent falsifiée par addition de feuilles de Tephrosia (fig. 269), d'Argel, de Redoul, qui se différencient comme suit les unes des autres :

Feuille de....	Séné	d'Argel (fig. 268)	de Redoul (fig. 270)
Organes......	Folioles	Feuilles	Feuilles
Pétiole......	A peine visible	Court	Court, ailé près du limbe
Forme générale........	Allongée, lancéolée, un peu asymétrique	Lancéolée, symétrique	Largement lancéolée
Consistance...	Papyracée, fragile	Un peu épaisse, coriace	Coriace
Surface......	Lisse, un peu velue	Chagrinée, velue par duvet fin, serré	Glabre
Couleur......	Verte, un peu jaunâtre	Gris verdâtre	Verte
Saveur.......	Amère	Acre	Astringente
Epiderme....	Cellules non striées, à parois un peu courbes	Cellules striées, à parois droites	Cellules striées, à parois roides
Poils........	Peu nombreux tuberculeux, caducs	Pluricellulaires, unisériés, tuberculeux, plus larges que dans le séné	Absents
Gaine des faisceaux......	Cellules à cristaux prismatiques	Rien de spécial	Gaine très nette, formée de grandes cellules (colorées par les hypochlorites alcalins)
Mésophylle...	Symétrique, 2 zones de palissades, lacuneux	Asymétrique, 1 couche de cellules en palissade	Asymétrique, lacuneux palissade en haut
Péricycle....	2 arcs de fibres autour de la nervure	Pas de péricycle	Un peu épaissi

Infusion de...	Séné	Redoul	Argel
Couleur......	Brun foncé	Jaune citron, peu accentuée	Trouble, jaune à reflets verdâtres
Résidu......	Mucilagineux	Sec	Très mucilagineux
Saveur......	Amère	Astringente	Très amère
Avec le sulfate ferrique....	Couleur verdâtre	Précipité abondant, coloration violette	Précipité mucilagineux couleur non modifiée
Avec de la potasse......	Rien, odeur de lessive	Précipité gélatineux, abondant	Coloration jaune doré

Notons que les folioles de *Solenostemma Argel*, se différencient de celles de la *Cassia acutifolia* et de la *Cassia angustifolia*, de par leur couleur blanchâtre, de par leur épaisseur et de par leur limbe parcouru par une seule nervure médiane, visible à l'œil nu, sur une surface grenue, chagrinée. Cette drogue est parfois falsifiée, si elle provient des Indes, par des folioles de la *Cassia montana*, qui, examinées au microscope, renferment un mésophylle asymétrique, puis par des feuilles de lentisque, de globulaire, d'airelle, etc., qui ne renferment pas de principes anthraquinoniques.

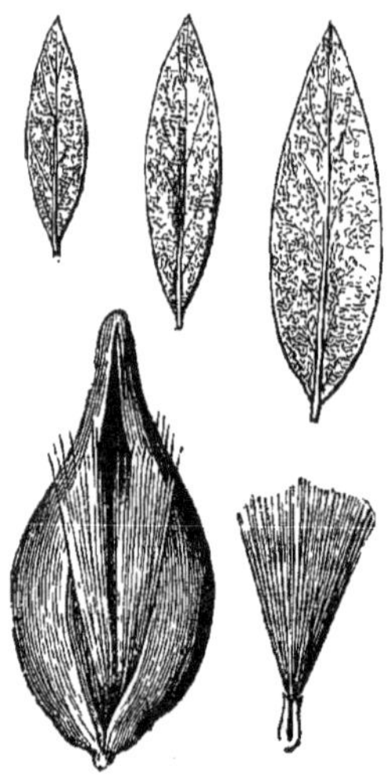

Fig. 268. — Feuilles, fruit et graine d'argel.

Poudre. — Cette drogue pulvérisée, vert jaunâtre, est caractérisée par la présence de ses poils tecteurs, par celle de ses cellules annexes, puis par celle de ses macles et de ses prismes d'oxalate de chaux, ainsi que par celle de ses cellules donnant la réaction de l'oxy-méthyl-anthraquinone.

Réactions. — Cette drogue, extraite par de l'eau tiède, mais alcaline, donne une solution qui, filtrée, puis agitée, en présence d'acide chlorhydrique, avec de l'éther, lui abandonne ses dérivés anthraquinoniques, se colorant en rouge par addition d'ammoniaque.

Analyse chimique. — Cette drogue renferme, selon les analyses précédentes, de la chrysophanine, de l'acide cathartique, de l'émodine, de la

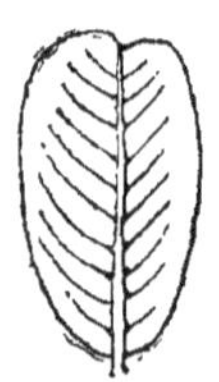

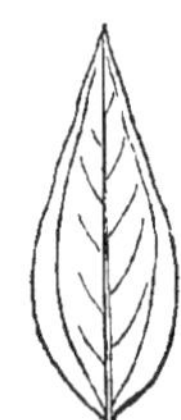

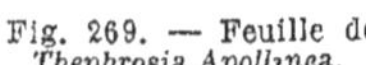

Fig. 269. — Feuille de *Thephrosia Apollinea*.　　Fig. 270. — Feuille de redoul.

cathartine ou principe amer, puis des traces d'essence, du sucre ou pinite. Notons que ses dérivés anthraquinoniques y sont combinés sous la forme de glucosides, qui, hydrolysés, donnent de la sennarhamnétine, de l'émodine et de l'acide senna-chrysophanique, contenus à raison de 0,85 p. 100 dans les folioles de Tinnevelly, de 0,97 p. 100 dans celles de Moka ou de la Mecque, de 0,85 p. 100 dans celles de Tripoli, et de 0,7 p. 100 dans celles de la *Cassia obovata*. Les folioles de séné renferment en outre des corps résineux et mucilagineux, puis selon certains auteurs de l'anthraglucosennine et de la sennanigrine. On parvient à séparer ces diverses substances les unes des autres, en extrayant cette drogue plusieurs fois par jour par de l'eau chaude qui dépose, à froid, des cristaux jaunes, irritants pour les muqueuses nasales, très solubles dans l'alcool, en partie solubles dans l'éther, qui réduisant à chaud, en présence d'acide sulfurique, la liqueur de Fehling, furent dénommés *sennanigrine*. Les feuilles de séné ainsi extraites, traitées par de l'ammoniaque très diluée, donnent une solution qui, additionnée d'acide chlorhydrique, précipite l'*anthraglucosennine*, celle-ci se présentant sous la forme d'une poudre brun noirâtre, réduisant le Fehling. Extraite : 1° par de l'éther, elle livre la *sénnéémodine*, que l'on purifie à l'aide de toluène, puis l'*acide sennachrysophanique*, précipitable à l'aide d'éther de pétrole, et la *glucosennine*, qui, insoluble dans le toluène, se présente sous la forme d'une poudre jaune, amorphe, soluble dans l'alcool, de formule $C^{22}H^{18}O^2$.; 2° par de l'acétone, elle livre la *sennésoémodine*, $C^{18}H^{10}O^5$, qui se présente sous la forme d'une poudre rouge brunâtre, fusible à 150°, très soluble dans l'alcool, l'acide acétique. Tutin, analysant cette drogue, y décela des traces d'essence, puis dans l'extrait alcoolique, soluble dans l'eau, de l'acide salicylique, de la *rhéine*, $C^{15}H^8O^6$, du camphérol, de l'*aloéémodine*, $C^{15}H^{10}O^5$, de la CAMPHÉRINE, $C^{23}H^{30}O^{16} + 6 H^2O$, fusible à 185°, qui est un nouveau glucoside, fournissant par l'hydrolyse du camphérol et deux molécules de glucose, puis un mélange de glucosides et de sucre donnant avec l'hydroxylamine une phényl-glucoosazone. Il découvrit dans leur extrait alcoolique, insoluble dans l'eau, de l'alcool myricique, du phytostérol, puis des acides palmitique et stéarique, outre des sels de magnésie. On retira, en outre, ces derniers temps, du séné, le SENNAX, qui est un nouveau purgatif glucosidique; celui-ci se présente sous la forme d'une poudre jaune rougeâtre, amorphe, réduisant, à chaud, la liqueur de Fehling, et donnant avec le furfurol la réaction des pentoses. Il se différencie du glucoside retiré par Tschirch, de par sa solubilité dans l'eau, de par la réaction négative de Borntræger, et de par la manière dont il se comporte par addition d'acide sulfurique concentré. On peut caractériser le *Sennax* en hydrolysant ce glucoside par de l'acide sulfurique dilué, bouillant, puis en agitant le produit de cette réaction avec de la benzine, qui, décolorée, se colore en rouge par addition d'ammoniaque, cette coloration passant alors dans sa solution aqueuse.

L'ACIDE CATHARTIQUE se prépare en traitant un extrait concentré, mais aqueux, de feuilles de séné, par de l'alcool, afin de précipiter son mucilage, puis en l'additionnant, une fois filtré. d'une nouvelle portion d'alcool absolu, qui y précipite un dépôt rouge brunâtre, voire même noirâtre, soluble dans l'eau, mais insoluble dans l'alcool absolu, l'éther, celui-ci se prescrit, à doses de 0 gr. 24, plusieurs fois par jour, comme laxatif.

La PINITE, $C^6H^6(OCH^3)(OH)^5$, se présente sous la forme d'une poudre blanche, cristalline, fusible à 186°, à pouvoir rotatoire, dextrogyre, de + 65°51′, soluble dans l'eau, l'alcool dilué, insoluble dans l'alcool absolu, l'éther, le chloroforme.

Traitée par de l'acide iodhydrique, elle se transforme en inosite dextrogyre ; mais elle réduit en outre la solution ammoniacale de nitrate· d'argent et non la liqueur de Fehling.

Usage thérapeutique. — Cette drogue se prescrit, à doses de 0 gr. 5 à 1 gramme plusieurs fois par jour (principalement le matin à jeûn), sous la forme de poudres, et à doses de 5 à 10 grammes sur 200 grammes d'eau, sous celle d'infusions, comme laxatif, comme purgatif et comme décongestionnant, mais il ne faut jamais la prescrire sous la forme de décoctions, l'eau bouillante décomposant ses principes actifs.

Action physiologique. — Ordonnée à doses trop élevées, cette drogue agit non seulement comme un excitant des fibres musculaires des intestins, mais elle provoque des vomissements douloureux et de la diarrhée ; il ne faut jamais la prescrire aux femmes en couches ou en espérance, de peur qu'elles n'avortent, ni aux femmes indisposées, ni aux nourrices, dont le lait purgerait leurs nourrissons.

Notons que le séné provoque, à doses normales, des selles molles, non accompagnées de coliques, mais à doses de 10 grammes par fois, il provoque du gargouillement et des selles liquides, accompagnées de vives coliques, dues à une accélération considérable des mouvements péristaltiques des intestins.

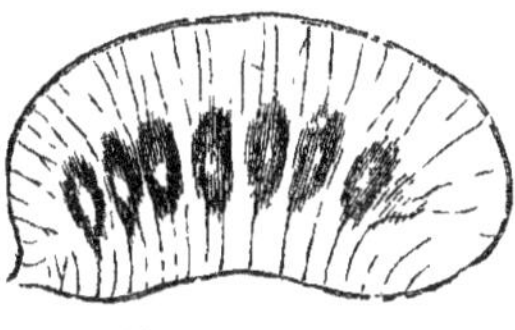

Fig. 271. — Follicule de séné.

Incompatibilités. — Il ne faut jamais ordonner cette drogue avec des stimulants, des alcooliques, des stupéfiants, des aromatiques, des émétiques, des narcotiques ou des acides minéraux, etc., qui contrecarrent ses effets physiologiques ou décomposent ses combinaisons glucosidiques.

Pharmacie galénique. — Elle sert à préparer l'Infusium Sennæ compositum, le Sirupus Mannæ compositus, l'Electuarium Sennæ, les Species Laxantes, la Pulvis Liquiritiæ compositus, etc.

Description des follicules (fig. 271). — Un autre produit souvent utilisé dans la thérapeutique est constitué par les fruits de la Cassia acutifolia, de la Cassia angustifolia et de la Cassia obovata, que Planchon différencie comme l'indique le tableau ci-contre, les uns des autres.

Usage thérapeutique. — Cette drogue se prescrit, à doses de 5 à 15 grammes sur 200 grammes d'eau, sous la forme d'infusions comme purgatif et comme décongestionnant.

Historique. — Sérapion l'Ancien et Mésue le Jeune nous décrivent les plantes livrant le séné, dont l'une croissant, disent-ils, à l'état sauvage, à La Mecque, était dénommée *Senna silvestris*, l'autre cultivée : *Senna sativa*, celle-ci répondant à notre *Cassia obovata*. Le prix de cette drogue devait être alors très élevé, car on le compare à ceux du gingembre et du poivre. On préférait à cette époque, les follicules de séné, qui se prescrivaient sous la forme d'applications externes, comme lénitif contre les inflammations des paupières, puis sous celle de décoctions, comme spécifique contre la lèpre et comme rafraîchissant. La *Cassia obovata* fut cultivée à partir du XVIᵉ siècle en Italie; la *Cassia acutifolia* et la *Cassia angustifolia* donnant des drogues très recherchées, furent affermées, quant à leur culture, par le

Séné.........	Alexandrie	Tinnevelly	Alep
Origine botanique......	Cassia acutifolia	Cassia angustifolia	Cassia obovata
Follicule.....	Oblong	Étroit, de 4 à 6 centim. de long, sur 15 à 17 ᵐ⁄ₘ de large	Très étroit
Courbure.....	Peu marquée	Presque nulle	Réniforme
Pédoncule....	Latéral oblique	Presque médian	Latéral
Extrémité supérieure...	Arrondie, petit mucron	Obtuse, mucron proéminent	Arrondie, mucron latéral
Nombre de graines....	4 à 9	8 à 10	8 à 11
Surface......	Lisse, légèrement bosselée en dessus des graines	Bosselée en dessus des graines	Crête linéaire au-dessus des graines et parallèlement au bord
Couleur......	Vert sombre sur ses bords, brunâtre au centre	Verdâtre sur ses bords et brunâtre au centre	Noirâtre

gouvernement d'Egypte, dans les années 1808 à 1828, à des fermiers ou *Paltiers*, qui pratiquaient cette récolte, de là leur nom de *séné de la Palte*, du mot appaltare ou affermer.

Notons que l'*Electuarium catholicum* des Anciens se préparait principalement à l'aide de feuilles de séné ; il en est de même de celui de Cordus, dénommé *Electuarium lenitivum*. Les feuilles de la *Cassia Sophora*, L., et de la *Cassia obtusifolia*, L., se prescrivant aussi aux Indes, c'est-à-dire dans leurs pays d'origine, comme purgatif évacuant, ne sont pas officinales en Europe, il en est de même de celles de la *Cassia alata*, qui, non officinales, se prescrivent parfois en Cochinchine et dans l'Amérique du Sud comme antiherpétique.

SEMEN CASSIÆ, GRAINE DE FÉDÉGOSSE ou CAFÉ NÈGRE, DE CASSIA OCCIDENTALIS, L.

Les petites graines de cette plante, originaire du Sénégal et des Antilles, donnent, une fois torréfiées, un excellent succédané du café naturel, mais celles-ci ne renferment pas de caféine.

FRUCTUS CASSIÆ, FRUIT DE CASSE, DE CASSIA FISTULATA L.

Origine géographique. — Cet arbre, atteignant la grandeur moyenne de nos noyers, se rencontre à l'état sauvage en Ethiopie, aux Indes et dans l'Himalaya, puis à l'état cultivé sous tous les tropiques, principalement aux Antilles, et dans toute la région méditerranéenne.

Récolte. — Ses fruits, récoltés avant leur complète maturité, à la main ou par le gaulage, sont expédiés, aussi frais que possible, principalement depuis l'Egypte sur l'Europe, particulièrement sur Londres et sur Marseille.

Description du fruit. — Il se présente, dans le droguier, sous la forme d'une longue gousse cylindrique, droite, arrondie à ses deux extrémités, dont l'une porte une petite pointe, marque du style, et l'autre un petit pédoncule limité par un bourrelet circulaire, saillant. Marqué sur toute sa longueur par deux lignes parallèles ou suturales, l'une dorsale, saillante, qui renferme un faisceau libéro-ligneux, l'autre ventrale, creusée en gouttière, avec deux bourrelets latéraux, qui entourent des faisceaux marginaux et mesurant de 40 à 50 centimètres de long sur 2 à 3 centimètres de diamètre, de couleur brun noirâtre ou noire, il est marqué, une fois desséché, par des dépressions circulaires. assez serrées, représentant l'intervalle des graines, qui provoquent sur ses faces externes des protubérances arrondies. Sectionné en deux, dans le sens de la longueur, ce fruit renferme de 25 à 100 loges à parois ligneuses, remplies d'une pulpe charnue, qui, desséchée, se présente, sur leurs cloisons internes, sous la forme d'une couche brunâtre. Cette pulpe entoure des graines elliptiques, lisses, dures, de couleur marron, à raphé plus foncé. L'odeur de cette drogue est nulle, sa saveur sucrée, légèrement acide.

Examen microscopique. — Examiné sur une coupe transversale, ce fruit est constitué par un péricarpe, à cellules rectangulaires ou arrondies, entourant de nombreux stomates toujours accompagnés de deux cellules annexes, puis vient un tissu parenchymateux, entourant des faisceaux libéro-ligneux, et la zone scléreuse à cellules allongées, dont les parois sont lignifiées. En dessous de cette zone, se rencontre l'endocarpe, qui, par dédoublement, donne d'une part naissance à des cloisons transversales, à cellules scléreuses, d'autre part, à une pulpe, constituée par un tissu parenchymateux, lacuneux, dont les cellules renferment une substance brunâtre, sucrée, riche en glucosides anthraquinoniques, ses graines renfermant un embryon droit.

Préparation de la pulpe. — Ce fruit, concassé. puis extrait à l'aide d'une spatule, ou en le chauffant avec de l'eau, que l'on passe à travers un tamis, et que l'on concentre, livre une masse brun noirâtre, molle, renfermant souvent des débris de son péricarpe. Fermentant facilement, celle-là doit être conservée dans des pots en grès, hermétiquement fermés. Examinée au microscope, elle renferme de nombreux cristaux prismatiques ou des macles d'oxalate de chaux. Inodore, elle possède une saveur sucrée, agréable, amère, âcre.

Réactions. — Extraite, en présence d'acide chlorhydrique, par de l'eau ou par de l'alcool, elle donne des solutions qui, agitées avec de l'éther, lui abandonnent ses dérivés anthraquinoniques, se colorant en rouge cerise par addition d'ammoniaque.

Analyse chimique. — Ce fruit, renferme, ainsi que sa pulpe, 70 p. 100 de sucre, du mucilage, de la cassémodine, de l'acide chrysophanique, de l'oxalate de chaux, des matières résineuses et pectiques, du tanin et de la lévulose.

Usage thérapeutique. — Sa pulpe se prescrit parfois, à doses de 20 à 40 grammes par jour, sous la forme de conserves, comme laxatif, comme purgatif et comme décongestionnant, les fruits de casse n'étant jamais utilisés tels que, dans la thérapeutique.

Action physiologique. — Ordonnée à doses trop élevées, elle provoque des vomissements, des diarrhées, des nausées et de la flatulence.

Incompatibilités. — Il ne faut jamais l'or-

donner avec des stimulants, des émétiques, du tanin, des opiacés ou des narcotiques.

Pharmacie galénique. — Elle sert à préparer des conserves, puis divers électuaires lénitifs, outre l'Electuarium catholicum et des marmelades non officinales.

Historique. — Notons que le commerce européen différencie cette drogue en casse en bâtons, en casse en noyaux ou pulpe passée à travers de gros tamis, en casse mondée, qui devrait seule être utilisée dans les officines (c'est-à-dire celle qui a été passée à travers des tamis très fins, après avoir été extraite par de l'eau), puis en casse cuite, ou fruit concassé chauffé avec de l'eau, que l'on passe à travers un tamis et que l'on évapore ensuite. Préconisé par les médecins arabes, son fruit fut successivement décrit par Actuarius, puis par Belon. Il est remplacé en Amérique par le fruit de la *Cassia moschata* ou petite casse, arbre croissant dans l'Amérique centrale, et donnant des gousses plus étroites, à pulpe astringente, douceâtre, car elles contiennent du tanin ; puis au Brésil par les fruits de la *Cassia grandis*, qui, plus gros, mesurant de 60 à 80 centimètres de long sur 4 à 9 centimètres de diamètre, donnent une pulpe qui ne se rencontre jamais sur le marché européen, tandis que celle de la *Cassia fistulata* était ordonnée déjà à Louis XIV, raison pour laquelle elle devint, à cette époque, le purgatif à la mode.

FRUCTUS CÆSALPINIÆ, GOUSSE DE LIBIDIBI, DE CÆSALPINIA CORIARIA, Willd.

Cette plante, originaire du Mexique et des Antilles, livre au droguier ses gousses très riches en pulpe douceâtre, amère, astringente, qui, renfermant des matières tanniques, résineuses et pectiques, se prescrit dans la médecine populaire de ces pays comme astringent intestinal. Il en est de même des fruits d'*Acacia Adansonii*, plante originaire du Sénégal, d'*Acacia nilotica*, croissant en Egypte, dont la pulpe se prescrit parfois comme celle du *Dialium nitidum*, plante prospérant au Sénégal, comme boisson rafraîchissante.

FRUCTUS CERATONIÆ, FRUIT DE CAROUBIER, DE CERATONIA SILIQUA, L.

Origine botanique. — Cet arbre, de grande dimension, à écorce brunâtre, riche en tanin, porte des feuilles isolées, composées, à folioles appairées, lancéolées. Ses fleurs sont formées par un calice à sépales rudimentaires, par une corolle avortée, mais leurs sépales entourent 5 étamines et un pistil à un carpelle médian, antérieur, clos, qui renferme de nombreux ovules anatropes. Son fruit est une silice aplatie.

Origine géographique. — Originaire de la Syrie et de la Palestine, il se rencontre à l'état sauvage et cultivé, dans toute la région méditerranéenne, principalement en Algérie, en Tunisie, au Maroc, en Espagne, à Chypre et à Chios, qui exportent annuellement plus de 10.000.000 de kilogrammes de ces fruits.

Récolte. — Ses fruits, parvenus à leur entière maturité, récoltés à la main ou par le gaulage, puis desséchés au soleil, sont parfois vendus tels que dans le commerce, mais généralement après avoir été concassés et mondés de leurs graines par le tamisage.

Description du fruit. — Il se présente sous la forme d'une silice aplatie, de 15 à 20 centimètres de long sur 2 à 5 centimètres de large, dont l'extrémité supérieure est arrondie, l'extrémité inférieure étant supportée par un petit pédoncule lignifié. Ses deux faces principales, beaucoup plus larges que ses faces latérales, sont bombées en dedans et entourées de chaque côté par deux côtes saillantes, arrondies, tandis que ses faces latérales sont droites. Entouré d'un péricarpe dur, de couleur brun foncé ou noir brunâtre, il renferme dans un endocarpe scléreux de 10 à 14 graines, à albumen corné, à embryon droit. Son odeur est nulle, mais celle-ci est peu agréable, lorsque ce fruit est concassé, sa saveur est douceâtre, spéciale, légèrement désagréable à la longue.

Examen microscopique. — Examiné sur une coupe transversale, ce fruit est constitué par un épicarpe, à cellules cubiques, renfermant une matière brunâtre, qui entourent de nombreux stomates toujours accompagnés de 4 ou de 6 cellules annexes ; puis vient un mésocarpe à deux zones de cellules, les unes externes, petites, irrégulières, qui entourent de nombreux faisceaux libéro-ligneux ; les autres, internes, très grandes, polyédriques ou arrondies, qui renferment de nombreux cristaux d'oxalate de chaux ; son endocarpe est constitué par deux ou trois assises de cellules scléreuses, à parois épaissies, canaliculées. Il entoure de nombreuses graines disposées dans des loges bien définies, mais celles-là sont constituées par un spermoderme à trois assises de cellules et par un albumen corné, riche en grains d'aleurone et en gouttelettes oléagineuses. Notons que les cellules de son mésocarpe se colorent en gris bleuté par addition de potasse caustique ; en bleu, puis en noir, par celle de perchlorure de fer ; en jaune par celle d'iode ; en rouge par celle d'acide chlorhydrique renfermant une trace de vanilline.

Falsifications. — Cette drogue, à l'état nature, n'est jamais falsifiée.

Analyse chimique. — Elle renferme de 20 à 35 p. 100 de saccharose, de 10 à 15 p. 100 de glucose, des acides isobutyrique et butyrique, du tanin, de l'acide formique, un hydrate de carbone dénommé CARUBINE, un ferment ou carubinase, puis de 1 à 5 p. 100 d'huile dans ses graines.

Usage thérapeutique. — Elle se prescrit parfois comme expectorant ou sous la forme de décoctions comme laxatif.

Pharmacie galénique. — Elle rentre dans la préparation des Species Pectorales.

Historique. — Ses fruits sont utilisés, depuis de nombreux siècles, comme aliment par les classes pauvres de l'Afrique du Nord. Les Croisés, mourant de faim, en mangèrent, mais ils étaient déjà préconisés par Dioscoride comme un laxatif et comme un diurétique efficace, Théophraste nous apprend que cette plante se cultivait déjà à Rhodes. Dédiée à Saint-Georges, elle est encore en vénération chez les Assyriens.

OLEUM INDIGOFERÆ, ESSENCE D'INDIGOFERA, D'INDIGOFERA GALEGOIDES, D. C.

Les parties aériennes, fleuries de cette Papilionacée hindoue, soumises à la distillation aux vapeurs d'eau, livrent 0,2 p. 100 d'essence, qui, se présentent sous la forme d'un liquide incolore, aromatique, d'un poids spécifique de 1,046, est constituée par un mélange d'aldéhyde benzylique, d'acide cyanhydrique, d'alcool méthylique, d'alcool éthylique et de leurs éthers.

FRUCTUS ET PULPA TAMARINDI, FRUIT ET PULPE DE TAMARIN, DE TAMARINDUS INDICA. L.

Origine botanique (fig. 272). — Cet arbre, toujours vert, de 20 à 25 mètres de haut, à écorce rugueuse, brunâtre, porte des feuilles isolées, composées, à folioles appairées, lancéolées ou ovoïdes, arrondies à leurs deux extrémités, très

courtement pétiolées, mais toujours parcourues par une nervure médiane, prononcée, et par des nervures secondaires, anastomosées. Ses fleurs, odorantes, hermaphrodites, zygomorphes, disposées sous la forme d'épis, sont constituées par un calice à trois sépales égaux, verts, parcourus par des stries plus claires ; par une corolle à trois pétales lancéolés, blancs, ponctués de nombreuses taches rouges, mais striés de fines nervures rosées. Ils entourent trois étamines fertiles et un pistil à un carpelle médian, clos, renfermant de 5 à 10 ovules. Son fruit est une gousse indéhiscente, aplatie, de 9 à 12 centimètres de

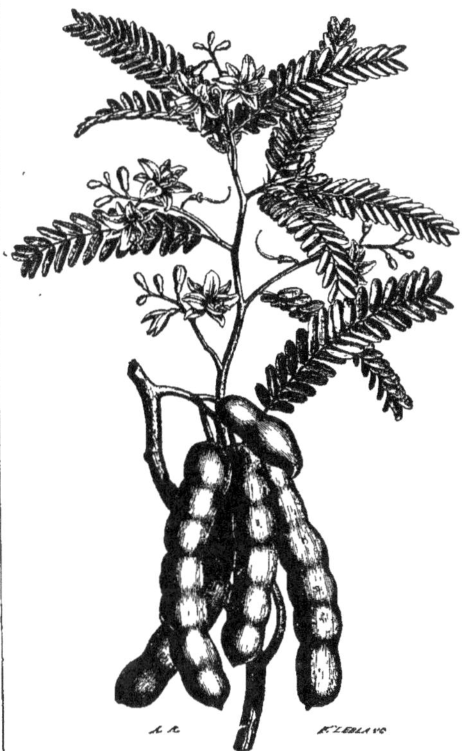

Fig. 272. — Tamarinier indien.

long sur 2 à 3 centimètres de large, recourbée à son extrémité supérieure, qui se termine en une pointe mousse, mais supportée, à sa base, par un petit pédoncule lignifié, de trois centimètres de long. Bosselée en dessus de ses graines, déprimée en dessous des intervalles qui les séparent, sa surface est lisse, jaune brunâtre. Ce fruit est constitué par un épicarpe mince, cassant, friable, qui s'est en partie subérifié ; par un mésocarpe en partie sclérifié, mais en majeure partie charnu, pulpeux, qui est parcouru par de nombreux faisceaux libéro-ligneux, se rencontrant principalement sur sa face dorsale, tandis que sa face ventrale est parcourue par 3 ou par 4 faisceaux libéro-ligneux. Son endocarpe mince, papyracé, sépare les graines de ce fruit les unes des autres.

Origine géographique. — Fleurissant à Java, à partir de sa dixième année, au commencement de la saison des pluies, c'est-à-dire de novembre en décembre, il donne des fruits vers la fin de février ou de mars. Originaire de l'Afrique tropicale et de Zanzibar, il se rencontre aussi au Sénégal, sur les rives du lac Tchad et du Nil, puis en Mozambique, où il est cultivé, ainsi qu'aux Indes, en Cochinchine, aux Philippines, au Mexique, au Brésil, en un mot dans tous les pays tropicaux, chauds, voire même en Angleterre, où il ne fut implanté qu'au xvie siècle.

Préparation de la drogue. — Ses fruits, recueillis à la main ou par le gaulage, concassés à l'aide de grosses pierres ou de marteaux, peuvent être mondés de leur pulpe à l'aide d'une spatule, mais le plus souvent en les chauffant avec de l'eau bouillante, dans des chaudières en cuivre, disposées sur un feu nu ; cette solution filtrée à travers des tamis assez grossiers, en crins de chevaux, étant ensuite évaporée sous la forme d'un extrait consistant, qui, refroidi, se prend en une masse, que l'on dessèche au soleil et que l'on exporte. principalement sur Londres. Les Hindous additionnent cette pulpe (déposée dans des tonneaux), de sucre, avant de la soumettre à la fermentation, afin de lui communiquer une couleur plus foncée, tandis que les indigènes des Antilles l'exportent dans des caisses en bois, après l'avoir additionnée de sirop de sucre. On se contente dans d'autres pays de la malaxer avec de l'eau, afin de l'alourdir ou de la dessécher dans des bassines en cuivre, afin de la rendre plus friable.

Sortes commerciales. — Cette drogue se différencie, selon ses pays d'origine, en pulpe de tamarin des Indes orientales, qui, lourde, est très estimée, en pulpe égyptienne ou de l'Afrique du Nord, qui se présente sous la forme d'une masse discoïde, brun rougeâtre, impure ; en pulpe des Indes occidentales, de couleur plus claire, de consistance moins dure, etc., puis en pulpe avec graines ou sans graines, avec ou sans endocarpe.

Description de la drogue. — Elle se présente, dans le droguier, sous la forme d'une masse brun noirâtre, assez ferme, renfermant quelques graines irrégulières, parfois légèrement quadrangulaires, de couleur rouge brunâtre, de 12 à 17 millimètres de long, sur 6 à 8 millimètres de diamètre, qui sont parcourues, sur une de leurs faces, par un petit sillon longitudinal. Très dures, elles renferment deux grands cotylédons planconvexes, entre lesquels se rencontrent la radicule et la plumule. Cette pulpe contient, outre des fragments de l'épicarpe, de l'endocarpe et du mésocarpe de ses fruits, de 28 à 30 p. 100 de graines et 40 p. 100 d'eau. L'odeur de cette drogue ne devant pas sentir le rance, est particulière, peu agréable, sa saveur acide est légèrement douceâtre.

Examen microscopique. — Examinée dans de la glycérine, cette pulpe est caractérisée par la présence de ses petits grains d'amidon, par celle de ses cristaux aciculaires ou prismatiques d'oxalate de chaux, par celle de ses cellules parenchymateuses, à contenu brunâtre, puis par celle des cellules sclérenchymateuses, qui proviennent du mésocarpe de ce fruit, etc.

Falsifications. — Elle est souvent falsifiée par addition de jus de pruneaux, de sucre, d'acide tartrique ou d'acide citrique, etc., mais ces falsifications sont très difficiles à déceler ; en tous cas, elle ne doit renfermer aucune trace de cuivre, celui-ci provenant des ustensiles ayant servi à sa préparation.

Analyse chimique. — Elle renferme de 1,5 à 3,5 p. 100 d'acide tartrique, de 6 à 9 p. 100 d'acide citrique et d'acide malique, puis de 12 à 15 p. 100 de sucre de canne, des matières résineuses et mucilagineuses, de l'eau et de l'amidon.

Notons que les acides ci-dessus mentionnés y sont généralement combinés sous la forme de sels à la potasse ou à la chaux.

L'Acide tartrique, $C^4H^6O^6$, découvert dans la crème de tartre par Duhamel et Rouelle, puis en 1769 par Scheele, se rencontre à l'état libre ou combiné dans les raisins, le tamarin indien, les fruits de sorbier, puis dans les racines de *Taraxacum officinale* et de *Triticum repens*.

Préparation. — Il se prépare en mélangeant dans de grandes cuves recouvertes de plomb, de la crème de tartre avec 10 fois son poids d'eau, que l'on chauffe avec du carbonate de chaux, celui-ci transformant le tartrate acide de potasse en tartrates neutres de chaux et de potasse, car :

$$2C^4H^5KO^6 + CaCO^3$$
Tartrate
acide de potasse

$$= C^4H^4CaO^6 + C^4H^4K^2O^6 + CO^2 + H^2O$$
Tartrate   Tartrate de
calcique   potasse neutre

Ce mélange, légèrement acidulé, afin d'empêcher la précipitation de ses sels de magnésie, de fer et d'aluminium (qui se rencontrent toujours dans la crème de tartre commerciale) est ensuite additionné à chaud, de chlorure calcique ou de sulfate de chaux, qui précipite le tartrate de potasse soluble dans l'eau, sous la forme de tartrate de chaux, car :

$$C^4H^4K^2O^6 + CaCl^2 = C^4H^4CaO^6 + 2KC$$

Ce tartrate calcique, lavé avec de l'eau, puis délayé dans ce dissolvant, est ensuite traité à chaud, entre 70° et 75°, par de l'acide sulfurique dilué, afin d'éviter que l'acide tartrique, ainsi mis en liberté, ne dissolve le sulfate de chaux, la réaction suivante ayant eu lieu :

$$C^4H^4CaO^6 + H^2SO^4 = C^4H^6O^6 + CaSO^4$$

Ces solutions chaudes, filtrées, puis concentrées, sont alors soumises à la cristallisation spontanée, après les avoir décantées plusieurs fois de suite de leur sulfate calcique.

Description de la drogue. — Il se présente sous la forme de gros cristaux monocliniques, incolores, inodores, inaltérables à l'air, à saveur acide, agréable, d'un poids spécifique de 1,76, très solubles dans l'eau, l'alcool absolu, peu solubles dans l'éther, insolubles dans le sulfure de carbone, l'éther de pétrole, très peu solubles dans le chloroforme, le benzène, l'acétone. Ses solutions aqueuses sont dextrogyres. Fondant à 170°, il se prend alors en une masse blanche, amorphe ou acide métatartrique, dont les solutions aqueuses déposent, à la longue, de longs cristaux incolores d'acide tartrique. L'acide tartrique, chauffé à plus de 170°, perd une demi-molécule de son eau de cristallisation, en se transformant en ACIDE DITARTRIQUE OU ACIDE TARTRYLIQUE, $C^8H^{10}O^{11}$, puis en anhydride tartrique ; mais chauffé entre 250° et 300°, il se décompose en eau, en aldéhyde acétique, en oxyde de carbone, en acétone et en acide pyrotartrique. Il possède, quant à sa formule, la constitution suivante :

$$\begin{array}{c} COOH \\ | \\ CH{-}OH \\ | \\ CH{-}OH \\ | \\ COOH \end{array}$$

L'acide sulfurique le dissout avec une coloration jaune brunâtre, mais il le décompose à chaud, tout en dégageant une odeur de caramel, en anhydride carbonique, en oxyde de carbone et en anhydride sulfureux. Un mélange d'acide sulfurique et d'acide nitrique le transforme en acide nitrotartrique, de formule :

$$C^4H^2(ONO^2)^2(COOH)^2$$

et en acide oxalique, tandis que l'acide iodhydrique fumant le réduit en acide malique, puis en acide succinique, car :

$$\underset{\substack{\text{Acide} \\ \text{tartrique}}}{C^4H^6O^6} + 2HI = H^2O + 2I + \underset{\text{Acide malique}}{C^4H^6O^5}$$

$$\underset{\substack{\text{Acide} \\ \text{malique}}}{C^4H^6O^5} + 2HI = H^2O + \underset{\substack{\text{Acide} \\ \text{succinique}}}{C^4H^6O^4}$$

Les oxydants décomposent l'acide tartrique en anhydride carbonique et en acide formique, tandis que les alcalis caustiques le transforment en acide acétique et en acide oxalique. L'acide tartrique, chauffé pendant un certain temps à 165° avec de l'eau, se transforme en acide tartrique indifférent, mais chauffé à 175°, il donne de l'acide tartrique racémique. On le prépare synthétiquement comme suit :

Glyoxal + HCN = Nitrile d'acide tartrique

$$\xrightarrow{+ 4H^2O} 2NH^3 + \underset{\text{Acide tartrique}}{\begin{array}{c} COOH \\ | \\ CH{-}OH \\ | \\ CH{-}OH \\ | \\ COOH \end{array}}$$

Notons que cet acide se rencontre sous trois modifications différentes, à savoir :

$$\begin{array}{c} \text{H OH COOH} \\ \diagdown | \diagup \\ C \\ | \\ C \\ \diagup | \diagdown \\ \text{H OH COOH} \\ \text{Acide tartrique} \\ \text{dextrogyre} \end{array} \qquad \begin{array}{c} \text{HOOC H OH} \\ \diagdown | \diagup \\ C \\ | \\ C \\ \diagup | \diagdown \\ \text{HOOC H OH} \\ \text{Acide tartrique} \\ \text{lévogyre} \end{array} \qquad \begin{array}{c} \text{H OH COOH} \\ \diagdown | \diagup \\ C \\ | \\ C \\ \diagup | \diagdown \\ \text{HOOC H OH} \\ \text{Acide tartrique} \\ \text{inactif} \end{array}$$

RÉACTIONS. — L'acide tartrique dextrogyre donne des solutions aqueuses, se précipitant sous la forme de dépôts cristallins, blancs, par addition de potasse caustique, mais cette précipitation est facilitée par celle d'alcool ; elles ne sont pas précipitées par celle de chlorure calcique ou de sulfate calcique, si on n'a pas pris soin de les alcaliniser auparavant par de l'ammoniaque. Les solutions aqueuses d'acide tartrique se précipitent en des dépôts blancs, insolubles dans l'eau, très solubles dans l'acide nitrique ou dans l'ammoniaque, par addition d'acétate de plomb. Le dépôt blanc, obtenu en les additionnant de nitrate d'argent, est réduit par l'ébullition en argent métallique ; les solutions d'acide tartrique réduisent, à chaud, les solutions des chlorures et des nitrates d'or, d'argent et de platine, mais elles prennent, à la chaleur, une belle coloration rouge violacé, par addition d'acide sulfurique contenant de la résorcine, violette par celle d'une ou deux gouttes de sulfate ferreux, d'eau oxygénée et de potasse caustique.

USAGE THÉRAPEUTIQUE. — Cet acide se prescrit à doses de 0 gr. 5 à 1 gramme plusieurs fois par jour, comme laxatif, puis, en présence de bicarbonate de soude, comme stomachique et comme digestif, ou sous la forme de gargarismes comme désinfectant et comme spécifique contre la diphtérie.

PHARMACIE GALÉNIQUE. — Il sert à préparer de nombreux sels officinaux et des poudres effervescentes, voir pour plus de détails, mon *Traité de Chimie médico-pharmaceutique et toxicologique*.

Usage thérapeutique. — La pulpe de tamarin se prescrit, à doses de 30 à 60 gr. en une fois, le matin à jeûn, comme laxatif et comme rafraichissant.

Pharmacie galénique. — Elle sert à préparer le Sirupus Tamarindi, l'Electuarium Senna, la Pulpa Tamarindorum condita et la Confectio Sennae.

Incompatibilités. — Il ne faut jamais l'ordonner avec des alcalins.

Historique. — Les Egyptiens connaissaient ce produit, dont ils teignaient, en présence de henné, le visage de leurs momies, mais les premières relations, concernant la pulpe de tamarin, remontent à Alhewi, médecin persan, qui décrivit ses fruits, comme étant une variété de pruneaux. Actuarius prescrivait cette drogue rafraîchissante, comme purgatif ; celle-ci ne fut introduite qu'au xvᵉ siècle en Allemagne. Les Turcs et les Arabes en préparent encore une boisson rafraîchissante et des limonades purgatives, tandis que les nègres l'ordonnent pour bonifier leur eau potable. Cette plante fut cultivée peu après la découverte de l'Amérique dans ce continent.

BALSAMUM COPAIVÆ, BAUME DE COPAHU, DE COPAIFERA LANGSDORFII, Des., COPAIFERA OFFICINALIS, L.

Origine botanique. — Ces arbres, de très grandes dimensions, portent des feuilles isolées, pétiolées, composées, à folioles appairées, dont le limbe entier, lancéolé ou ovoïde, arrondi à sa base, pointu au sommet, est parcouru par une nervure médiane, prononcée, et par des nervures secondaires, anastomosées ; qui renferment de nombreuses cellules sécrétrices, riches en essence. Ses fleurs, courtement pédonculées, sont constituées par un périgone à 4 sépales, dont le postérieur est très large, les deux latéraux petits

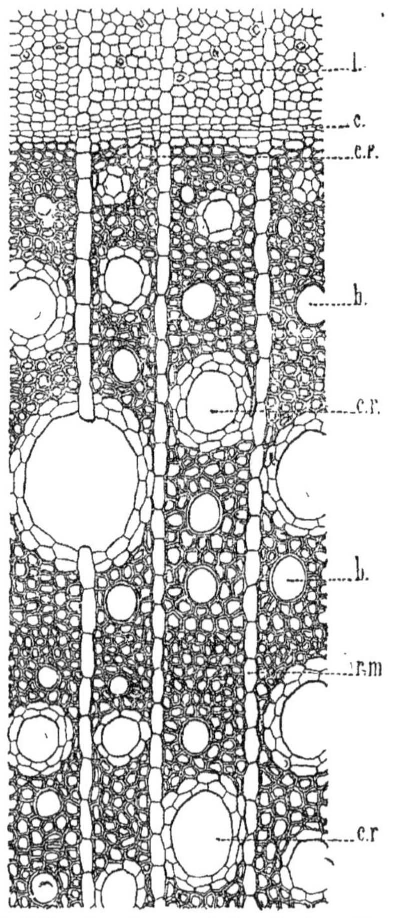

Fig. 273. — Coupe transversale d'une tige de *copaifera*.
l) liber ; *c*) cambium ; *cr*) canaux sécréteurs ; *rm*) rayons médullaires ; *b*) bois.

et l'antérieur encore plus petit ; ceux-ci entourent de 8 à 10 étamines, à filets libres, non velus, et un pistil à carpelle médian, clos, renfermant de 2 à 3 ovules. Leur fruit est une gousse amygdalée, qui renferme de 2 à 3 graines non albuminées, à embryon droit.

Origine géographique. — La *Copaifera officinalis*, L., se rencontre au Vénézuéla, en Colombie, à San Salvador et aux Antilles, la *Copaifera Guianensis* en Guyane et au Brésil, où il croît à l'état sauvage ainsi que la *Copaifera rigida*, etc.

Récolte. — Ces arbres sont parcourus par de longs canaux sécréteurs (fig. 273), schyzogènes, anastomosés seulement dans une même zone annuelle, qui sont premièrement disposés dans leur parenchyme cortical chez les jeunes exemplaires, et dans leur bois secondaire, chez les arbres bien développés ; ils laissent exsuder à la moindre incision un baume, que les Indiens obtiennent en pratiquant sur le tronc de ces arbres, des incisions profondes cunéiformes, atteignant même leur moelle, ou des tarières profondes, en dessous desquelles ils déposent des calebasses creuses, qui se remplissent, dit-on, en 6 heures de temps. Ces arbres exsudent en moyenne 6 kilogrammes de baume en trois heures de temps, mais ils peuvent en livrer jusqu'à 40 kilogrammes par an. Ces incisions se pratiquent une, deux ou trois fois par an, c'est-à-dire de mars en septembre. Le contenu de ces calebasses, versé dans des estagnons ou dans des barils, est alors transporté par les voies fluviales de l'Orénoque, du Cassiquiare, du Rio Negro et de l'Amazone, sur Para, Maracaïbo et Carthagène, etc., d'où il est exporté, ainsi que par la Trinité, sur Londres, Marseille, Anvers, Hambourg, qui sont ses principales places marchandes.

Description de la drogue. — Le baume de copahu se présente, dans le droguier, sous la forme d'un liquide presque incolore, quant à celui de Para : jaunâtre quant à celui de Maracaïbo et des Indes occidentales, épais, parfois un peu trouble, voire même légèrement fluorescent, d'un poids spécifique de 0,935 à 0,995, d'odeur particulière, aromatique, spéciale, à saveur amère, âcre ; ce baume se dissout en toutes proportions dans l'alcool absolu, l'éther, le chloroforme, le sulfure de carbone, les essences, l'éther de pétrole, les huiles fixes, mais il n'est pas entièrement soluble dans l'alcool à 90°. Insoluble dans l'eau, il se solidifie par addition de magnésie calcinée ou par celle de chaux hydratée. Mélangé, en présence d'eau, à du carbonate de magnésie, il donne un mucilage ressemblant un peu à celui de la gomme arabique. Abandonné, en couches minces, pendant un certain temps à l'air, il dépose des cristaux d'acide copaïvique.

Falsifications et réactions. — Ce baume est souvent falsifié par addition d'essence de térébenthine, qui, soumise à la distillation aux vapeurs d'eau, donne une essence entrant en ébullition entre 160° et 260°. On le mélange aussi à des huiles fixes, qui abandonnent alors un résidu oléagineux, mou ; chauffé pendant 20 minutes entre 110 et 120°, ce baume chimiquement pur, abandonnant par contre un résidu cassant, dur. L'huile de ricin, servant à falsifier ce baume, se reconnaît comme suit : Une partie de ce baume, agitée avec 4 fois son poids d'alcool, se sépare après quelques instants en deux couches, dont l'une, la supérieure, renferme l'huile de ricin et l'essence de copahu ; décantée, puis évaporée à sec, cette solution abandonne un résidu qui, additionné de chaux sodée, dégage à chaud, en présence d'huile de ricin, l'odeur caractéristique de l'œnanthol. Le baume de copahu, agité avec de l'éther de pétrole, se trouble, mais il se précipite en un dépôt amorphe, s'il renferme de la colophane, du baume de gurjun, ou de la résine de térébenthine, qui servent à le falsifier. Agité avec 5 fois son poids d'eau, il donne, en présence de baume de gurjun, une émulsion persistante, mais soumis à la distillation fractionnée, ce baume donne un distillatum qui, repris par du sulfure de carbone, ne doit pas se colorer en rouge, ni en violet, par addition d'un mélange refroidi de parties égales d'acide sulfurique et d'acide nitrique, cas contraire baume de gurjun. On l'additionne aussi parfois d'essence de sassafras, qui se colore en rouge par addition d'acide sulfurique, le baume de copahu pur se colorant alors en jaune. Ce baume, chauffé avec de l'alcool à 90°, ne doit pas déposer des gouttelettes oléagineuses, cas contraire, falsification par addition d'huile de paraffine. Chauffé avec de la potasse caustique, alcoolique, il ne doit pas, après son complet refroidissement, se gélatiniser par addition d'éther, cas contraire falsification par des huiles fixes. Additionné d'acide acétique glacial et d'acide nitrique, il ne doit pas former, à la ligne de contact des deux liquides, un anneau rouge violacé, cas contraire, falsification par du baume de gurjun, qui le rend en outre fluorescent en vert. Le baume de copahu, agité en présence d'éther, avec une solution aqueuse de potasse caustique, ne doit pas lui abandonner d'acide benzoïque, ni d'acide cinnamique, cas contraire falsifications par du styrax ou par du benjoin, etc., etc. Son indice d'acidité doit toujours être compris entre 57 et 85, son indice de saponification entre 85 et 95.

Notons que ses solutions alcooliques, examinées au polarimètre, sont dextrogyres, si ce baume provient de la Colombie, donc de la plante *Copaifera officinalis*, mais lévogyres, s'il provient du Brésil, de la plante *Copaifera Langsdorfii*. Une dissolution d'une goutte de baume de copahu, dans de l'anhydride acétique additionnée d'une goutte d'acide sulfurique, se colore en bleu, pour le baume de copahu de Surinam ou de Bahia, en vert bleuté puis en violet pour celui de Para et en violet pour celui d'Angustura. On décèle aussi les nombreuses falsifications de ce baume, en le soumettant à la distillation aux vapeurs d'eau, puis en desséchant son distillatum sur du sulfate de soude ; l'essence, ainsi obtenue, examinée au polarimètre, doit posséder, selon Deussen, un pouvoir rotatoire lévogyre de — 2°5′ à — 11°, les baumes de copahu qui fournissent une essence dextrogyre étant toujours altérés.

Analyse chimique. — Cette drogue renferme de 40 à 60 p. 100 d'essence, de la résène et de l'acide copaïvique, mais cet acide est remplacé par de l'Acide oxycopaivique, $C^{20}H^{28}O^3$, cristallisable, dans le baume de Para, par de l'Acide Métacopaivique, $C^{22}H^{34}O^4$, cristallisant sous la forme de paillettes incolores, fusibles à 205°, dans celui de Maracaïbo. Il renferme, en outre, un principe amer mal défini.

L'Acide Copaivique, $C^{20}H^{30}O^2$, se prépare en agitant une solution éthérée de ce baume, avec une solution aqueuse d'ammoniaque, qui, décantée, est décomposée par addition d'acide chlorhydrique, quitte à reprendre le précipité ainsi obtenu par de l'alcool, dans lequel on le fait cristalliser. Il se présente sous la forme de prismes rhombiques, incolores, à saveur amère, pour ainsi dire inodores, à réaction légèrement acide, très solubles dans l'alcool absolu, les huiles grasses et essentielles, l'éther, le chloroforme, le sulfure de carbone, insolubles dans l'eau et dans l'alcool à 90°. Mélangé à de la magnésie calcinée,

il se solidifie, mais il se dissout facilement, avec une coloration jaune dans l'acide nitrique, rouge brunâtre dans l'acide sulfurique.

Son Essence, obtenue en soumettant ce baume à la distillation aux vapeurs d'eau, se présente sous la forme d'un liquide incolore ou légèrement jaunâtre, mobile, neutre, à pouvoir rotatoire, lévogyre, de — 7° à — 20°, d'un poids spécifique de 0,90 à 0,91, d'odeur particulière, épicée, menthée, à saveur âcre, amère, spéciale, brûlante. Insoluble dans l'eau, elle se dissout en partie dans l'alcool à 90°, mais elle est entièrement soluble dans l'alcool absolu, le chloroforme, l'éther de pétrole, le sulfure de carbone, l'éther, les huiles grasses et essentielles, etc. Mélangée à de l'iode, elle ne provoque pas de petites déflagrations dans ce liquide, mais traitée par de l'acide chlorhydrique anhydre, elle dépose du camphre de copahu ; l'acide chlorhydrique la transforme en une masse cristalline de formule : $C^{15}H^{24}$ + 2HCl. Elle se résinifie par addition d'acide nitrique, qui la colore en jaune ou en rouge. Elle renferme un sesquiterpène, $C^{15}H^{24}$, entrant en ébullition avec 250 et 260°, puis du terpène, du diterpène, du caryophyllène et du menthène.

Le Diterpène, se rencontrant dans les produits de polymérisation des essences soumises à la distillation fractionnée, puis dans le baume de copahu et dans les produits de la distillation sèche de la colophane, se présente sous la forme d'un liquide jaunâtre, soluble dans l'éther, l'alcool. Pas encore bien étudié, quant à ses propriétés physiques, il se dissout très facilement dans l'éther, l'alcool, le chloroforme.

Le Résidu du matras de la distillation aux vapeurs d'eau se présente sous la forme d'une masse amorphe, renfermant de l'acide copaïvique ou de l'acide métacopaïvique et de la copaivarésène mal définie au point de vue chimique.

Usage thérapeutique. — Ce baume se prescrit, à doses de 0 gr. 1 à 0 gr. 5 plusieurs fois par jour, sous la forme de pilules, d'émulsions ou sous celle de capsules, comme spécifique contre la blennorragie, les catarrhes de la vessie ou des poumons, puis comme antiseptique, comme désinfectant et comme diurétique. On le prescrit aussi comme désinfectant, sous la forme d'onguents, contre les maladies cutanées, particulièrement contre la galle.

Action physiologique. — Le baume de copahu, se résinifiant dans les intestins, provoque de l'âcreté buccale, de la chaleur épigastrique, et parfois même des nausées, des coliques, tout en s'éliminant par les muqueuses pulmonaires et par celles de l'urètre ; à doses faibles, il stimule l'appétit et les fonctions digestives, mais à fortes doses, il provoque de la gastro-entérite, des éruptions cutanées, de l'hématurie et des cystites. Notons que l'urine copahinisée renferme peu d'essence, mais beaucoup de baume de copahu résinifié, raison pour laquelle elle émet une odeur spéciale.

Incompatibilités. — Il ne faut jamais l'ordonner avec des purgatifs, ni avec des émétiques.

Pharmacie galénique. — Il sert à préparer des capsules et des pilules au copahu, puis des émulsions antiblennorragiques.

Historique. — Petrus, martyre d'Anghiera, décrivit au Pape Léon X ce produit dénommé *Cupayba*, dont Margraff et Pison indiquèrent, en 1648, son mode d'extraction. La pharmacopée d'Amsterdam mentionnait en 1636 ce produit, parmi ses drogues officinales, mais il ne se prescrivit qu'à partir du XVIII° siècle, comme antiblennorragique, ceci malgré le préavis de Bœrhaave. Hunter indiqua que son élimination se parfaisait par les urines.

Notons que Rio de Janeiro exportait en 1907 près de 3.000 kilogrammes de ce baume contre 5.424 kilogrammes expédiés par Bahia, 2.475 kilogrammes par Maranhao, 3.800 kilogrammes par Para, 12.354 kilogrammes par San Luiz, et 432 kilogrammes par Itacoatiara, ceux-ci étant importés à raison de 1.470 kilogrammes par l'Allemagne, 257 kilogrammes par la France, 19.177 kilogrammes par les Etats-Unis, 178 kilogrammes par le Portugal, 200 kilogrammes par la Belgique, 1.478 kilogrammes par l'Italie et 10.482 kilogrammes par l'Angleterre. Le bois de cette plante, d'une densité de 1,078, d'une résistance de 830 kilogrammes par centimètre carré, est en outre utilisé dans la préparation des pilotis et des mâts de navire, il n'en est pas de même de celui provenant de la plante *Copaifera bracteata* Benth., qui, dénommé Bois d'Amarante, provient de la Guyane ou du Brésil. De couleur violet purpurin, il sert à confectionner des meubles de luxe.

BALSAMUM COPAIVÆ GUIANENSIS, BAUME DE COPAHU DE SURINAM, DE COPAIFERA GUIANENSIS.

Originaire de Surinam, cet arbre exsude à la moindre incision un baume qui, confondu souvent avec celui de copahu, sert à le falsifier. Il se présente sous la forme d'un liquide épais, jaune pâle, d'odeur spéciale, aromatique, à saveur aromatique, particulière, d'un poids spécifique de 0,906, très peu soluble dans l'alcool, mais très soluble dans l'éther, l'éther de pétrole, le chloroforme. Additionné d'une goutte d'acide sulfurique et d'un centimètre cube d'acide acétique anhydre, il forme à la ligne de contact des deux liquides un anneau bleu.

Ne renfermant pas d'acides résineux ou résinoliques, il est constitué par un mélange d'essence et d'un alcool sesquiterpénique, de formule $C^{16}H^{26}O$, dénommé CHOLESTROL, se présentant sous la forme d'un liquide oléagineux, soluble dans l'éther, le chloroforme, peu soluble dans l'alcool.

Cette ESSENCE se présente sous la forme d'un liquide jaune pâle, d'odeur aromatique, à saveur chaude, d'un poids spécifique de 0,906, à indice d'acidité de 15, à indice de saponification de 26, très soluble dans l'éther, l'éther de pétrole, l'alcool absolu, le sulfure de carbone, peu soluble dans l'alcool dilué, insoluble dans l'eau, qui, renfermant des traces de cadinène, contient, en outre, un sesquiterpène et de l'alcool sesquiterpénique.

Cet ALCOOL COPAIVIQUE, $C^{15}H^{16}O$, se présente sous la forme d'une poudre cristalline, blanche, fusible à 113°, soluble dans l'alcool, l'éther, le chloroforme, l'éther de pétrole, qui, traitée par de l'anhydride acétique, se transforme en acétate d'alcool copaïvique.

Ce baume, non officinal, se prescrit parfois comme antiblennorragique et comme diurétique, puis comme spécifique contre la tuberculose.

BALSAMUM COPAIVÆ AFRICANUM, BAUME D'ILLURIE, D'HARDWICKIA MANII, Roxb.

Cet arbre, originaire de l'Afrique occidentale, livre, au droguier, son baume rouge brunâtre, fluorescent en vert, d'odeur fortement aromatique, à saveur fade, oléagineuse, mais légèrement amère, d'un poids spécifique de 0,9905 à 0,9996, soluble dans le chloroforme, le benzène, le toluène, peu soluble dans l'éther, un excès de ce dissolvant y provoquant une forte opalescence. Il se dissout dans son poids d'éther de pétrole, mais une plus grande quantité de ce dissolvant le précipite en partie. Ne se dissolvant pas entièrement dans l'alcool, l'acétone et l'acide acétique glacial, il renferme de 43 à 45 p. 100 d'essence jaunâtre, d'odeur menthée, outre de l'ACIDE ILLURIQUE cristallisable, $C^{20}H^{22}O^3$, fusible à 129°. Il sert à falsifier le baume de copahu officinal.

BALSAMUM HARDWICKIÆ, HARDWICKIA PINNATA, Roxb.

Cet arbre, originaire des Indes, incisé trois pieds au-dessus du sol, à l'aide d'une tarière assez profonde, laisse exsuder un liquide épais, rouge brunâtre, fluorescent en vert, d'odeur particulière, non désagréable, à saveur oléagineuse, balsamique, d'un poids spécifique de 0,977, à pouvoir rotatoire, lévogyre, de — 7°18', très soluble dans tous les dissolvants organiques, à l'exception de l'alcool méthylique. Quelques gouttes de ce baume, additionnées de sulfure de carbone, puis de quelques gouttes d'acide sulfurique et d'acide nitrique, ne se colorent pas en rouge brunâtre comme le baume de copahu, ni en violet comme celui de gurjun. Il renferme 48 p. 100 d'essence, 50 p. 100 d'acides résineux et des résènes. Utilisé dans ses pays d'origine comme vernis ou comme laque, ce baume se prescrit parfois, mais très rarement, comme antiblennorragique.

ALGAROBILLA COQUIMBO, DE BALSAMOCARPON BREVIFOLIUM, Clus.

Croissant à l'état sauvage dans les parties sablonneuses du Chili, cet arbrisseau livre, au droguier, ses fruits non officinaux, de 5 centimètres de long sur 1 cm. 5 de diamètre, à surface jaune brunâtre, tachetée de rouge, qui renferment de 4 à 6 graines riches en tanin (50 à 80 p. 100), en acide gallique et en acide ellagique, aussi sont-elles recherchées comme matières tannantes.

LIGNUM FERNAMBUCI, BOIS DE FERNAMBOUC OU DU JAPON, DE CÆSALPINIA ECHINATA, Lam.

Ce très grand arbre, se rencontrant dans les forêts vierges de l'Amérique du Sud, principalement aux Antilles et au Brésil, livre au droguier son bois non officinal, qui nous parvient sous la forme de petits fragments équarris, brun rougeâtre, à surface brillante. Inodore, insipide, se fendant facilement dans le sens de la longueur, il s'oxyde rapidement à l'air, en devenant brunâtre ; mais il se colore en rouge violacé sous l'influence des alcalins. Son infusion aqueuse se colore en rouge foncé, par addition d'alun, d'eau de chaux ou par celle de sulfate ferrique. Examiné sur une coupe transversale, ce bois renferme de nombreux vaisseaux isolés, ou réunis par groupes, qui, plus petits que ceux du bois de campêche, sont eux aussi disséminés dans un parenchyme ligneux, qui, alternant avec des tranches tangentielles de fibres libériennes, est parcouru par de nombreux rayons médullaires, disposés sur un rang de cellules.

Ce bois renferme des matières résineuses et pectiques, outre de la brésiline ou brasiline.

La BRÉSILINE, $C^{16}H^{14}O^5$, se présente sous la forme de cristaux aciculaires, blancs ou jaune pâle, inodores, amers au goût, fusibles à 130°, solubles dans l'eau, l'alcool, l'éther, dont les solutions se colorent en rouge carmin à l'air ou par addition d'alcalis. La constitution de sa formule est la suivante :

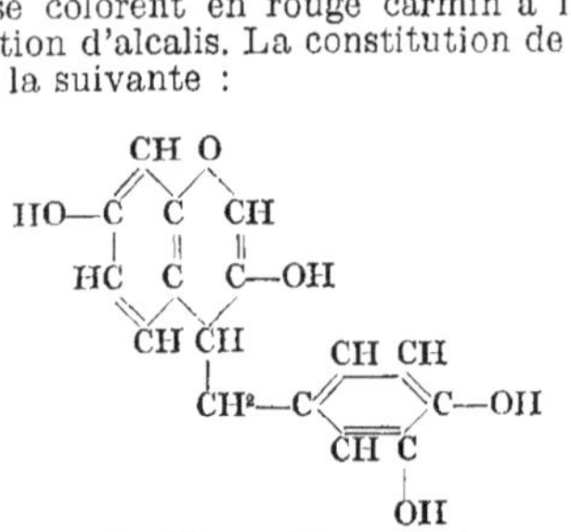

$$
\begin{array}{ccc}
& CH\ O & \\
HO—C & C & CH \\
HC & C & C—OH \\
& CH\ CH & \\
& CH^2—C & CH\ CH \quad C—OH \\
& & CH\ C \\
& & OH
\end{array}
$$

Brasiline ou trioxyrufénol

Fondue avec de la potasse caustique, elle donne, à côté d'autres produits mal définis, de la phloroglucine et de l'acide pyrocatéchique. Oxydée, elle se transforme en brésiléine ou brasiléine, de formule :

$$O=C \quad CH\ O \quad CH \quad HC \quad C \quad C-OH \quad CH\ C \quad CH^2-C \quad CH\ CH \quad C-OH \quad CH\ C \quad OH$$

Une solution alcaline de brésiline, traitée par un courant d'air, se transforme en oxyphénopyronol, qui, méthylé, donne de l'éther diméthylique d'oxyphénopyronol ; celui-ci chauffé en présence de sodium avec de l'alcool, se transformant alors en acide formique et en éther diméthylique de fisetol, car :

$$HO-C \quad CH\ O \quad CH \quad HC \quad C \quad C-OH \quad CH\ C \quad O$$

Oxyphénopyronol

méthylé

$$CH^3O-C \quad CH\ O \quad CH \quad HC \quad C \quad C-OCH^3 \quad CH\ C \quad O$$

Ether diméthylique
d'oxyphénopyronol

$$+ H \longrightarrow HCOOH + CH^3O-C \quad CH\ OH \quad C \quad HC \quad C \quad CH^2-OCH^3 \quad CH\ C \quad O$$

Ether diméthylique
de fisetol

L'acide nitrique transforme la brésiline en trinitrorésorcine, mais celle-là, méthylée, donne de l'éther triméthylique de brésiline, qui, oxydé à froid par le mélange chromique, se transforme en triméthoxyrufindandiol, car :

$$CH^3O-C \quad CH\ O \quad CH \quad HC \quad C \quad C-OH \quad CH\ CH \quad CH^2-C \quad CH\ CH \quad C-OCH^3 \quad CH\ C \quad OCH^3$$

Ether triméthylique
de brésiline

$$+ O \longrightarrow CH^3O-C \quad CH\ O \quad C \quad CH \quad HC \quad C \quad C-OH \quad CH\ C-OH \quad CH \quad HC \quad C-OCH^3 \quad HO-C \quad C \quad C-OCH^3 \quad H \quad CH$$

$$-H^2O \longrightarrow CH^3O-C \quad CH\ O \quad C \quad CH \quad HC \quad C \quad C \quad CH\ C-OH \quad CH \quad C \quad C-OCH^3 \quad HO-CH \quad C \quad C-OCH^3 \quad CH$$

Triméthoxyrufidandiol

La brésiline est, en conséquence, tout comme l'hématoxyline, un dérivé du rufène, qui, oxydé, donne du rufénol, de formule :

$$HC \quad CH\ O \quad CH \quad HC \quad C \quad CH \quad CH\ C-H \quad CH^2-C \quad CH\ CH \quad CH \quad CH\ CH$$

Ruféne

$$HC \quad CH\ O \quad CH \quad HC \quad C \quad C-OH \quad CH\ CH \quad CH^2-C \quad CH\ CH \quad CH \quad CH\ CH$$

Rufénol

Oxydée par du permanganate potassique, la triméthylbrésiline se transforme en acide métahémipinique et en acide méthoxyphénoxyacétylcarbonique, de formules :

$$CH^3O-C \quad CH \quad C-COOH \quad CH^3O-C \quad C-COOH \quad CH$$

Acide métahémipinique

$$CH^3O-C \quad CH\ O \quad C \quad CH^2 \quad HC \quad C \quad COOH \quad CH\ COOH$$

Acide méthoxy-phénoxy-acétyl-carbonique

Ce bois ne se prescrivant jamais dans la thérapeutique, est souvent utilisé comme matière colorante des tissus ou dans la fabrication des encres les plus diverses.

Le bois de la plante *Caesalpinia Safrana*, dénommé *Bois du Brésil* par les Anciens, qui le recevaient des Indes, donna indirectement son nom au Brésil, car les Portugais, ayant découvert en 1540 la plante *Caesalpinia echinata*, ressemblant beaucoup à celle qui leur livrait leur matière colorante, dénommèrent son pays Brésil. Ce bois fut mentionné dans les taxes pharmaceutiques du Wurtemberg, pour la première fois en 1657.

Notons que le bois du Brésil, de la plante *Caesalpinia crispa*, L., et celui de Sappan de la plante *Caesalpinia Brasiliensis*, L., originaire de la Jamaïque et du Brésil, possèdent aussi des propriétés tinctoriales.

LIGNUM CAMPECHIANUM, BOIS DE CAMPÊCHE, D'HÆMATOXYLON CAMPECHIANUM, L.

Ce grand arbre, originaire du Yucatan, du Honduras, de la Jamaïque et de Haïti, est

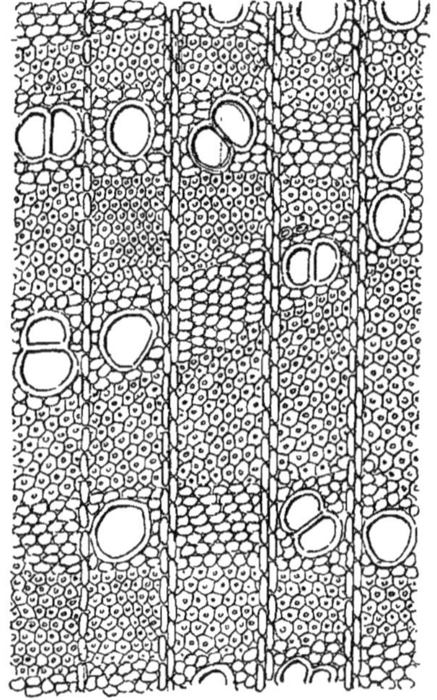

Fig. 274. — Coupe transversale du bois de campêche.

actuellement cultivé dans toute l'Amérique du Sud, aux Indes et dans toute l'Asie tropicale. Il livre, au droguier, son bois, qui, fragmenté, se présente sous la forme de petits morceaux équarris, rouge brunâtre, de couleur plus foncée que celle du bois de Fernambouc. Se fendant facilement dans le sens de la longueur, il prend, à l'air, une teinte plus foncée, avec reflets métalliques verdâtres. Ses solutions aqueuses, jaunâtres, se colorent en bleu par addition d'alcalis ou par celle d'eau de chaux. Sa saveur douceâtre est amère, astringente, son odeur rappelant un peu celle de l'essence de violette. Examiné sur une coupe transversale (fig. 274), ce bois est constitué par des bandes tangentielles de fibres libériennes, à parois épaissies, finement ponctuées, à lumen punctiforme, qui alternent avec des bandes de cellules parenchymateuses, lignifiées, polygonales, à parois peu épaissies, celles-ci entourant de nombreux vaisseaux isolés ou réunis deux par deux. Il est parcouru par des rayons médullaires, étroits, disposés sur deux rangs de cellules.

Il renferme des traces d'essence, de l'hématoxyline, des matières résineuses, pectiques et du tanin.

L'HÉMATOXYLINE, $C^{16}H^{14}O^6$, se prépare en faisant bouillir le bois de campêche avec de l'alcool renfermant un peu d'éther, afin d'obtenir un extrait qui, mélangé à du sable, est repris par de l'eau bouillante, dont les solutions, concentrées jusqu'à consistance sirupeuse, abandonnent un résidu, que l'on reprend par de l'eau bouillante ; cette solution étant soumise à la cristallisation spontanée.

Ces cristaux purifiés, par recristallisations successives dans de l'eau bouillante, renfermant une trace d'acide sulfureux, se présentent sous la forme de petits prismes quadrangulaires, incolores, brillants, inodores, à saveur douceâtre, fusibles à 120°, très peu solubles dans l'eau froide, très solubles dans l'eau bouillante, l'éther, l'alcool, dont les solutions aqueuses, dextrogyres, se colorent, petit à petit, en rose à l'air.

Traitées par des alcalis, ses solutions se colorent en rouge pourpre en donnant de l'hématéine. Ses solutions aqueuses se précipitent en un dépôt violacé par addition de permanganate de potasse, noirâtre par celle de perchlorure de fer, mais elles se colorent en rouge par celle d'alun, quitte à se précipiter en un dépôt blanc, devenant rapidement bleu, par addition d'eau de baryte ou par celle d'acétate basique de plomb. Possédant, quant à sa formule, la constitution suivante, l'hématoxyline s'oxyde en solutions aqueuses, en se transformant en hématéine :

Hématoxyline (tétraoxyrufénol)

oxydé →

Hématéine

Méthylée, elle se transforme en tétraméthyl-hématoxyline, qui, oxydée par du permanganate potassique, donne de l'acide métahémipinique et de l'acide hématoxylique, car :

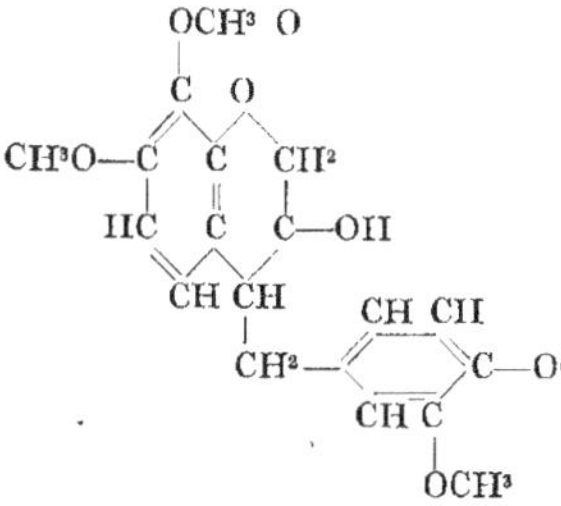

$$\text{Tétraméthylhématoxyline}$$

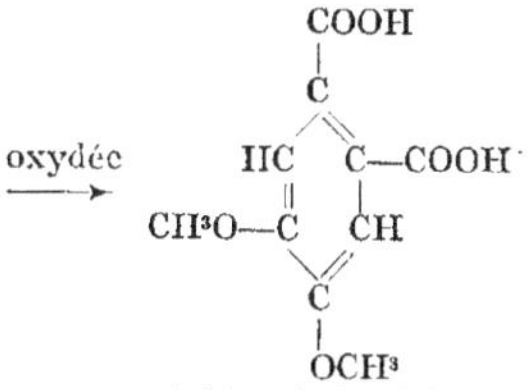

$$\xrightarrow[\text{oxydée}]{}$$

$$\text{Acide métahémipinique}$$

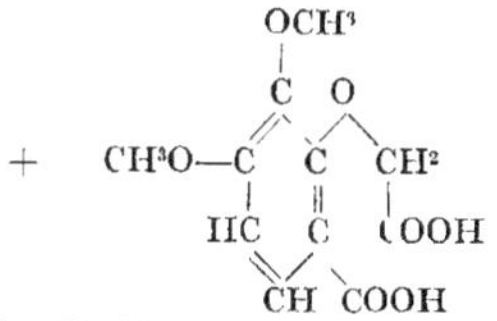

$$+ \quad \text{Acide diméthoxyphénooxacétylcarbonique}$$

Fondue avec de la potasse caustique, elle se décompose en pyrogallol, mais soumise à la distillation sèche, elle se transforme en pyrogallol et en résorcine de formules :

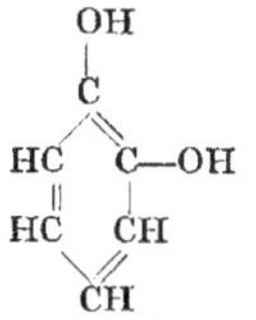

$$\text{Résorcine} \qquad \text{Pyrogallol}$$

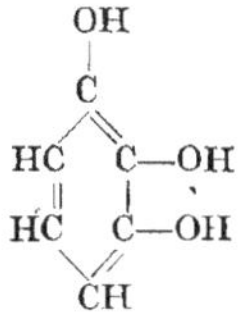

L'HÉMATÉINE, $C^{16}H^{12}O^{6}$, se prépare en abandonnant, pendant un certain temps, une solution aqueuse d'hématoxyline à l'air, qui, additionnée d'ammoniaque, précipite petit à petit des cristaux d'hématéinate ammonique, $C^{16}H^{10}(NH^{4})^{2}O^{6}$; ceux-ci, chauffés à 130°, ou traités par de l'acide acétique, donnant de l'hématéine. Elle se présente sous la forme d'une masse cristalline, vert foncé, à éclats métalliques, rougeâtres, peu soluble dans l'eau, l'alcool, l'éther, le chloroforme, le benzène. Elle cristallise par contre de l'éther sous la forme de beaux cristaux rouges, mais leurs solutions, traitées par de l'anhydride sulfureux, donnent à nouveau de l'hématoxyline. Ce bois ne se prescrit jamais, comme tel, dans la thérapeutique, mais il sert à préparer l'extrait de campêche, qui est ordonné, à doses de 0 gr. 1 à 0 gr. 5 plusieurs fois par jour, comme astringent intestinal. Ce bois, très apprécié par les teinturiers, ne fut utilisé, en Angleterre, qu'à partir des années 1662.

RADIX RATANHIÆ, RACINE DE RATANHIA, DE KRAMERIA TRIANDRA, Ruiz et Pavon.

Origine botanique. — Ce petit arbre, à écorce brunâtre, à couronne très feuillée, porte des feuilles pétiolées, isolées, composées, à folioles imparipennées, sessiles, dont le limbe entier, ovoïde, pointu à son extrémité supérieure, arrondi à sa base, est parcouru par une nervure médiane, très prononcée. Ses fleurs, disposées en grappes, dans l'axe de ses feuilles supérieures, sont constituées par un pédoncule velu, allongé, portant deux bractées de 6 à 8 millimètres de long, un calice dont 4 sépales sont ovoïdes, lancéolés, argentés, velus extérieurement, rouge pourpre intérieurement, par une corolle rouge pourpre, dont les deux pétales postérieurs sont lancéolés, très grands, les trois antérieurs petits, ovoïdes. Ils entourent 3 étamines fertiles, à anthères et à filets rouges, libres, épaissis vers leur centre, et un pistil à un carpelle médian, antérieur, clos, qui renferme un seul ovule anatrope. Surmonté d'un style droit, il donne, une fois fécondé, un légume velu, épineux, de couleur brunâtre, qui entoure une seule graine, à albumen charnu, à embryon droit.

Origine géographique. — Originaire des Andes du Pérou et de la Bolivie, il croît à une altitude de 1.000 à 3.000 mètres sur les pentes sablonneuses et arides de leurs montagnes. Il en est de même des *Krameria tomentosa* et de la *Krameria Ixina*, qui prospèrent entre Pamplona et le Rio Magdalena, à Soccoro et à Sainte-Marthe, c'est-à-dire dans la Nouvelle-Grenade, ainsi que dans la Guyane anglaise et dans deux ou trois provinces du Brésil à l'encontre de la *Krameria argentaea* et de la *Krameria spartioides*, qui se rencontrent aux Antilles, au Brésil et à la Guadeloupe, la *Krameria secundiflora*, se rencontrant au Texas, et la *Krameria cistoidea* au Chili, ne livrent jamais de drogue officinale.

Récolte. — Les racines de ces plantes, déterrées, lavées et desséchées au soleil, parviennent sur le marché européen par Huanuco, Lima, Caxatombo, Cauta, d'où elles sont expédiées par Payta et Callao sur Londres, quant à celles de la *Krameria triandra*, qui sont seules officinales.

Sortes commerciales. — Le commerce européen les différencie selon leurs pays d'origine, en trois grandes variétés, soit en *racines du Pérou*, qui, seules officinales, sont exportées par les ports ci-dessus décrits, en *racines de Para* ou du *Brésil*, livrées par les plantes *Krameria argentea* et *Krameria Ixina*, et en racines de *Saranilla* ou de la *Nouvelle-Grenade*, livrées par la plante *Krameria tomentosa*. Ces différentes variétés se différencient très peu les unes des autres au point de vue anatomique et chimique, mais Planchon les définit comme l'indique le tableau page suivante.

Description de la drogue. — Cette drogue se présente sous la forme de longs morceaux de 30 à

Ratanhia....	du Pérou	de Savanille	de Para
Origine géographique..	Pérou, Bolivie	Nouvelle-Grenade	Sud-Ouest du Brésil
Souche......	Épaisse, noueuse	Jamais noueuse	Absente
Racines......	Longues, cylindriques, ondulées	Tortueuses, anguleuses, plus courtes	Longues, droites, cylindriques
Couleur externe........	Brune ou brun rougeâtre	Gris violacé	Brun noirâtre
Surface externe........	Rugueuse et un peu fendillée	Non desquamée	Très fissurée transversalement et non exfoliée
Ecorce.......	Formant un cinquième ou un sixième du rayon, peu adhérente à cassure fibreuse	1/3 à 1/4 du rayon, plus adhérente, à cassure peu fibreuse	1/2 à 2/3 du rayon, très adhérente, à cassure peu fibreuse
Axe ligneux..	Couleur cannelle, à cassure fibreuse	Blanc jaunâtre ou rougeâtre, à cassure peu fibreuse	Jaune fauve, à cassure non fibreuse

60 centimètres de long sur 2 à 6 centimètres de diamètre, à surface externe, brunâtre ou rouge brunâtre, superficiellement écailleuse, fendillée, mais assez rugueuse par place, car ils sont souvent desquamés, à écorce peu adhérente, représentant environ un sixième ou un cinquième de leur diamètre, à cassure fibreuse, courte extérieurement, mais grossière intérieurement. De forme ondulée, cylindrique, ils adhèrent parfois à une souche centrale, qui peut manquer dans le droguier. Leur bois central est brunâtre, leur odeur nulle, leur saveur, toujours astringente, est parfois légèrement amère.

Examen microscopique (fig. 275). — Traitée par de l'acide acétique bouillant ou par de l'ammoniaque pour la débarrasser de ses corps résineux, puis examinée au microscope sur une coupe transversale, cette racine est constituée par un suber (s), à cellules aplaties, disposées en files radiales ; par un parenchyme cortical (pc), brun rougeâtre, à cellules polygonales, renfermant des grains d'amidon et des prismes d'oxalate de chaux, puis vient le liber (1), renfermant de nombreuses fibres libériennes, à lumen punctiforme, qui est séparé par le cambium de son bois, parcouru par de nombreux rayons médullaires, à un rang de cellules, celui-là renfermant des vaisseaux ponctués et des fibres lignifiées disposées régulièrement en zones concentriques.

Falsifications. — Cette drogue est souvent mélangée, comme nous l'avons vu, à des racines d'autres espèces de Ratanhia, qui se différencient comme ci-dessus décrit les unes des autres, mais elle est aussi falsifiée par addition d'autres racines ne donnant pas les réactions suivantes :

Réactions. — Cette drogue, macérée dans de

l'alcool, donne une teinture qui, concentrée sous la forme d'extrait, est reprise par de l'eau, dont la solution, agitée avec de l'éther, que l'on décante, lui abandonne une matière colorante, se colorant en violet par addition de perchlorure de fer. Cette teinture se précipite en outre en un dépôt rougeâtre, par addition d'acétate de plomb, la solution qui la recouvre étant colorée

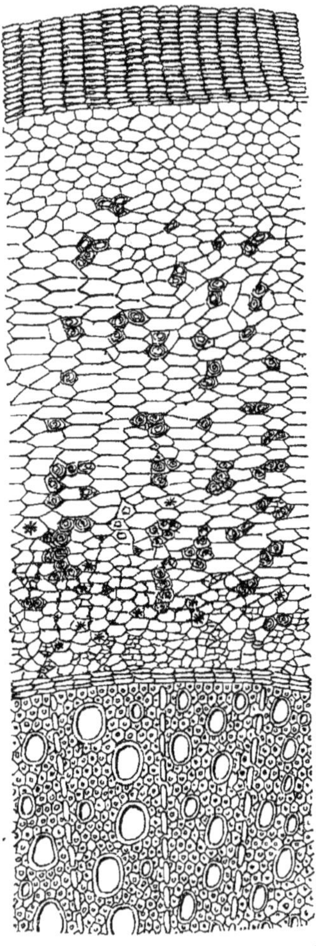

Fig. 275. — Coupe transversale de la racine de Ratanhia.

en rouge. L'extrait de ratanhia, chauffé avec de l'eau, dépose des flocons rougeâtres, très adhérents aux parois de l'éprouvette. Ses solutions aqueuses se colorent en gris brunâtre, par addition de sels ferriques, mais elles se précipitent en un dépôt rougeâtre, par celle d'acides minéraux. Une solution aqueuse de cet extrait se colore en rose par addition de bicarbonate de soude, mais elle prend petit à petit une belle fluorescence vert brunâtre.

Analyse chimique. — Elle renferme de 20 à 40 p. 100 de tanin, du rouge de ratanhia ou acide ratanhiotannique, de la ratanhine, de l'amidon, du sucre, outre des matières résineuses, pectiques et mucilagineuses.

L'Acide Ratanhiotannique est un glucoside qui, de par la dessiccation, se transforme, ainsi que sous l'action des acides étendus, en brun de ratanhia et en glucose. Il se présente sous la forme d'une poudre amorphe, rouge, peu soluble dans l'eau (dont les solutions se colorent en vert par addition de sels ferriques), très soluble dans l'alcool et dans les alcalins, qui se colorent alors en brun rougeâtre, mais il est insoluble dans l'éther, le chloroforme ; ses solutions se précipitent par addition d'acides minéraux ; fondu avec de la potasse caustique, il se transforme en phloroglucine et en acide pyrocatéchique.

La Ratanhine, $C^{10}H^{13}NO^3$, se prépare en traitant l'extrait de ratanhia par de l'eau bouillante, dont la solution, traitée par de l'acétate de plomb, puis par de l'hydrogène sulfuré, est filtrée, concentrée puis soumise à la cristallisation spontanée, où elle dépose des cristaux, que l'on purifie par recristallisations successives à l'aide d'eau bouillante.

Elle se présente sous la forme d'aiguilles incolores, fusibles à 233°, peu solubles dans l'eau froide, l'alcool, très solubles dans l'eau bouillante, insolubles dans l'éther. C'est une amine-acide, qui se combine avec les acides et avec les bases, car elle donne des chlorhydrates, des sulfates de par sa fonction basique, et des sels de cuivre, etc., de par sa fonction acide.

Elle possède, quant à sa formule, la constitution suivante :

$$CH^2—CH—NH—COOH$$
$$|\qquad\quad|$$
$$C\qquad\quad CH^3$$
$$HC\quad CH$$
$$HC\quad CH$$
$$C$$
$$|$$
$$OH$$

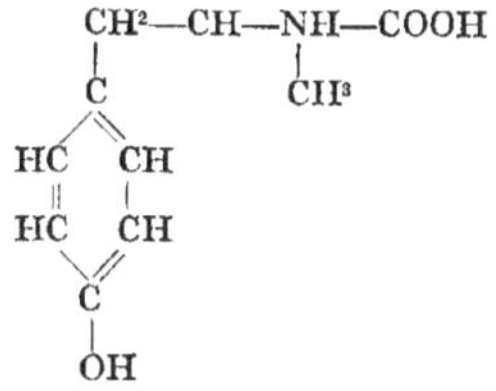

Elle perd à la chaleur de l'anhydride carbonique, en se transformant en une base qui fut identifiée comme étant avec la para-oxy-phényl-éthyl-amino méthylée :

$$OH—C^6H^4—CH^2—CH^2—NH—CH^3$$

Cette substance est identique à celle retirée de l'écorce d'*Andira inermis* ou *andirine*, à la *surinamine*, et à celle retirée de la plante *Fereira spectabilis* ou *angeline*.

L'Acide pyrocatéchique, $C^7H^6O^4$, se présente sous la forme d'aiguilles ou sous celle de paillettes jaunâtres, brillantes, fusibles à 109°, solubles dans l'eau bouillante, l'alcool, l'éther, dont les solutions se colorent en vert bleuté par addition de perchlorure de fer, en rouge par celle de carbonate de potasse, mais elles ne réduisent pas la liqueur de Fehling et les solutions alcalines de permanganate de potasse. Cet acide possède, quant à sa formule, la constitution suivante :

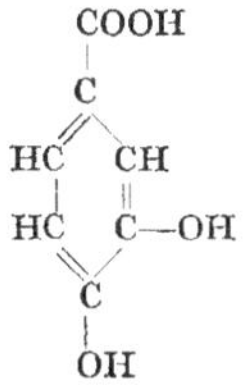

$$COOH$$
$$|$$
$$C$$
$$HC\quad CH$$
$$HC\quad C—OH$$
$$C$$
$$|$$
$$OH$$

Fondu avec de la potasse caustique, il se transforme en pyrocatéchine et en hydroquinone, mais chauffé à 230°, il donne de la pyrocatéchine. Rappelons, *pro memoria*, que l'hydroquinone possède, quant à sa formule, la constitution suivante :

$$OH$$
$$|$$
$$C$$
$$HC\quad CH$$
$$HC\quad CH$$
$$C$$
$$|$$
$$OH$$

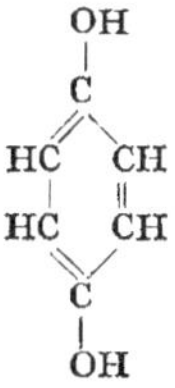

L'Hydroquinone, $C^6H^4(OH)^2$, cristallise sous la forme de prismes incolores, à saveur douceâtre, fusibles à 169°, solubles dans l'eau, l'alcool, l'éther. Ses solutions aqueuses, non précipitables par addition d'acétate de plomb, réduisent à froid les solutions de Fehling ou de nitrate d'argent, mais elles se colorent en brun rougeâtre par addition d'ammoniaque. Ses solutions se colorent en brun, par addition d'une goutte de perchlorure de fer, mais elles se précipitent par celle d'un excès de ce réactif, en un dépôt cristallin, verdâtre. Oxydée par de l'acide chromique ou par du nitrate d'argent, l'hydroquinone se transforme en quinone. Le réactif de Frœhde la dissout en se colorant en violet, tandis que sa dissolution dans de l'acide sulfurique reste incolore. Une dissolution d'hydroquinone dans de l'acide sulfurique se colore en vert par addition d'acide nitrique, en vert olive par celle d'une goutte de perchlorure de fer. Chauffée en présence d'acide sulfurique avec de l'acide phtalique, l'hydroquinone se colore en rose.

Usage thérapeutique. — Cette drogue se prescrit, à doses de 0 gr. 1 à 1 gramme plusieurs fois par jour, sous la forme de poudres ou de pilules, et à doses de 5 à 10 grammes sur 200 grammes d'eau, sous celle de décoctions, comme astringent intestinal et comme tonique de l'estomac. Elle se prescrit aussi, sous la forme d'applications externes, comme spécifique contre les gengivites, ou sous celle de gargarismes, comme astringent, voire même en injections vaginales comme spécifique contre les catarrhes chroniques du vagin, c'est-à-dire comme un succédané du tanin.

Pharmacie galénique. — Elle sert à préparer la Tinctura Ratanhiæ, l'Extractum Ratanhiæ, le Sirupus Ratanhiæ, puis des poudres dentifrices et des gouttes odontalgiques, astringentes.

Incompatibilités. — Il ne faut jamais l'ordonner avec des alcalis, des carbonates alcalins, des sels des métaux lourds, ni avec de l'eau de chaux, des émulsions, de la gélatine, des albuminoïdes, etc.

Historique. — Ruiz Lopez, mort à Madrid en 1779, découvrit cette plante lors de son voyage à travers le Pérou ; il nous apprend que les femmes d'Huanuco recherchaient ses racines comme masticatoire, afin de conserver leurs dents. Cette drogue fut étudiée en 1806, en Angleterre par Reece, mais elle fut confondue à partir des années 1850 avec celle provenant de Savanille.

POIS D'ANGOLA, DE CAJANUS INDICUS, Sp.

Originaire des Indes et de l'Afrique, ce petit arbrisseau de 2 m. 50 de haut, à fleurs jaunes ou rouges, livre au droguier ses graines blanches, jaunes, rouges ou noires, qui, renfermant 60 p. 100 d'amidon et 20 p. 100 de matières protéiques, sont utilisées comme légume. Cette plante n'exigeant que peu de soins, prospère dans les terrains riches en humus, à pluies modérées, car on la cultive en vue de l'obtention du stick laque.

POIS CHICHE, POIS CORNU, DE CICER ARIETINUM, L.

Originaire de l'Europe méridionale, mais cultivée dans les régions subtropicales, cette plante annuelle livre à l'alimentation ses graines riches en amidon et en matières protéiques. Il en est de même de celles provenant des plantes *Phaseolus vulgaris niger* (américain), *Phaseolus compressus niger* (africain), *Phaseolus sphaericus niger* (Manteiga), *Phaseolus ellipticus* (œil de pigeon), *Phaseolus ellipticus punctatus* (très précoce), *Phaseolus oblongus purpureus* (sang de bœuf), Cavallò, *Phaseolus compressus albus*, *Phaseolus sphaericus sulfureus*, *Phaseolus multiflorus*, qui, étant des plantes annuelles, herbacées, à fleurs de couleurs diverses, sont cultivées en grand, tant pour leurs gousses que pour leurs graines comestibles, riches en amidon.

Il en est de même des graines de la plante *Phaseolus lunatus* L. (Haricot de Lima), plante originaire de l'Amérique du Sud, où on la cultive aussi, qui sont réniformes, blanches, aplaties, mais celles-ci renfermant 0,08 p. 100 de phaseolunatine (glucoside à acide cyanhydrique, de formule :

$$CH_3 \diagdown \diagup O - C_6H_{11}O_5$$
$$C$$
$$CH_2 \diagup \diagdown CN$$

fusible à 140°

à pouvoir rotatoire, lévogyre, de — 27°4, soluble dans l'eau de formule identique à celle de la linamarine très toxique, décomposable par la cuisson à l'eau bouillante), doivent au préalable être chauffées avec ce liquide.

PULPA DIALII, PULPE DE SOLOM, DE DIALIUM NITIDUM, Guill et Per.

Originaire de la Sénégambie, cet arbre livre au droguier ses fruits, qui, riches en une pulpe renfermant beaucoup d'acide tartrique et de crème de tartre, servent à préparer des boissons rafraîchissantes. Notons que les feuilles de cette plante se prescrivent parfois dans leur pays d'origine comme sudorifique.

LIGNUM AFZELIÆ, D'AFZELIA AFRICANA, Im.

Originaire des Indes, cet arbre livre à l'ébénisterie son bois très dur, et, à l'alimentation indigène de ce pays, ses graines, leur arille se prescrivant parfois comme digestif.

COPA, COPAL, TRACHYLOBIUM VERRUCOSUM, Oliv. (Côte orientale de l'Afrique), TRACHYLOBIUM MOZAMBICENZE (Mozambique), GUIBOURTIA COPALLIFERA, Bennett. (Côte occidentale de l'Afrique), HYMENAEA COURBARIL, L. (Mexique, Antilles, Vénézuéla, Guyane, Brésil, etc.)

Origine géographique. — Ces grands arbres, parcourus par de larges canaux sécréteurs, se rencontrent à l'état sauvage et cultivé à Zanzibar, à Mozambique, à Madagascar, quant au *Trachylobium verrucosum ;* en Sénégambie, en Guinée, au Gabon et au Congo, quant à la *Guibourtia copallifera*, et dans le nord de l'Amérique du Sud, quant à l'*Hymenaea Courbaril*.

Récolte. — Les indigènes de ces régions récoltent notre drogue non officinale, particulièrement recherchée lors de la préparation des vernis, soit en ramassant aux pieds de ces arbres leur exsudation physiologique, desséchée, voire même fossile, soit en perforant dans leurs troncs des trous, d'où s'exsude un latex oléorésineux, qui, se desséchant à l'air et au soleil, est vendu aux blancs, qui l'exportent sur l'Europe.

Sortes commerciales. — Cette drogue se différencie, selon ses pays d'origine, en plusieurs variétés, qui sont elles-mêmes subdivisées en trois grands groupes, c'est-à-dire en résines fossiles, qui, étant des plus estimées, se rencontrent parfois à un mètre de profondeur dans la terre, en résines demi-fossiles, recueillies aux pieds mêmes de ces arbres, et en résine fraîche, qui parvient rarement sur le marché européen, les indigènes se contentant généralement de ramasser ce produit sur la terre.

Description de la drogue. — Cette drogue se différenciant, comme nous l'avons dit, en plusieurs variétés, provenant particulièrement de la côte orientale de l'Afrique, se présente généralement sous la forme de gros morceaux verruqueux, opaques, parfois efflorescents, toujours durs, à cassure translucide, de couleur jaune plus ou moins foncée ; celle de la côte occidentale de l'Afrique se présentant sous la forme de masses irrégulières, arrondies ou mamelonnées, plus ou moins efflorescentes, blanches ou jaunâtres, voire même brunâtres, à cassure dure. Ces deux variétés sont généralement des résines fossiles, tandis que celle de l'Amérique est une résine semifossile, qui se présente sous la forme de gros morceaux moins durs, recouverts d'une couche friable, jaune blanchâtre, à cassure vitreuse, jaunâtre. Notons que celle-ci est beaucoup plus soluble dans l'alcool que les deux précédentes, qui ne sont qu'en partie solubles dans ce dissolvant. D'un poids spécifique de 1,05 à 1,15, le copal possède un point de fusion très élevé. Il se dissout très facilement dans l'acétone, les essences de romarin et de cajeput, ainsi que dans le phénol. Il est à peu près insoluble dans l'essence de térébenthine, l'éther de pétrole, mais en majeure partie soluble dans l'éther, le chloroforme, le toluène, le sulfure de carbone. Exposé en couches minces, pendant un certain temps à l'air, il se dissout alors facilement dans l'alcool, dans l'essence de térébenthine et dans l'éther de pétrole.

Analyse chimique. — Sans entrer dans les détails concernant la composition chimique de ces divers copals commerciaux, nous pouvons affirmer qu'ils renferment tous des acides résiniques, tels que l'ACIDE TRACHYOLIQUE, $C_{54}H_{85}O_3(OH)(COOH)_2$, des traces d'essence, de l'α et de la β-résène, puis un principe amer, etc., etc.

Notons que le *copal brésilien* est constitué par 5 p. 100 d'essence, 6 p. 100 d'acide *brasilocopalique*, $C_{24}H_{40}O_3$, fusible à 175°, 24 p. 100 d'acide *brasilicopalolique*, $C_{22}H_{38}O_2$, 17 p. 100 d'acide *brasilicopalinique*, $C^{16}H^{30}O^2$, et 8 p. 100 de *brasilicopalorésène* à l'encontre du copal colombien qui est constitué par un mélange d'acide *columbiacopalique*, $C^{22}H^{40}O^3$, d'acide *columbiacopalolique*, $C^{22}H^{40}O^2$, de 7 p. 100 d'essence et de *columbiacopalorésène*.

Usage thérapeutique. — Cette drogue, non officinale, ne se prescrit jamais comme telle dans la thérapeutique.

Historique. — Le copal mexicain, préconisé en Amérique en lieu et place de l'encens, sert, ainsi que celui de l'Afrique, à préparer des vernis. Soumis à la distillation sèche, il donne de l'isoprène, du pinène et du dipentène, provenant de son essence riche en ces principes chimiques.

CORTEX ERYTHROPHLŒI, ÉCORCE DE MANCONE, D'ERYTHROPHLŒUM GUINEENSE, P. Don.

Ce grand arbre, originaire du Congo et de la Guinée, livre, au droguier, son écorce non officinale, qui s'y présente parfois sous la forme de morceaux irréguliers, aplatis ou cintrés, à surface externe brun rougeâtre, rugueuse, non fissurée, à surface interne brunâtre, parcourue dans toute sa longueur par des lignes à peu près parallèles les unes aux autres, à cassure irrégulière, grenue, non fibreuse, à saveur amère, d'odeur presque nulle, sa poudre provoquant toutefois de violents éternuements. Elle renferme des matières résineuses et mucilagineuses, outre un alcaloïde, c'est-à-dire de l'ERYTHROPHLOÉINE, $C^{20}H^{27}N^3O^2$ ou $C^{23}H^{43}NO^7$. Celle-ci se présente sous la forme d'une poudre blanche, amorphe, se dissolvant avec une coloration jaune, puis verte, dans l'acide sulfurique, verte dans le réactif de Frœhde, violette, en présence de permanganate de potasse, dans l'acide sulfurique. Très soluble dans l'alcool, l'éther acétique, elle est peu soluble dans l'éther, le chloroforme, mais insoluble dans l'eau, l'éther de pétrole, la benzine. Chauffée dans des tubes fermés à 110°, avec de l'acide chlorhydrique, elle se décompose en méthylamine et en acide érythrophléique.

L'ACIDE ÉRYTHROPHLÉIQUE, $C^{27}H^{10}O^7$, se présente sous la forme d'une poudre cristalline, blanche, très peu soluble dans l'eau, très soluble dans l'alcool, l'éther, les alcalins, dont les solutions sont précipitées par addition d'eau.

Cette écorce sert, aux indigènes du Congo et de la Guinée, à empoisonner leurs flèches, car son alcaloïde est un cardiotonique, qui arrête les fonctions cardiaques en systole ; ce serait un outre un anesthésiant de valeur, produisant des effets comparables à ceux de la feuille de coca, aussi la prescrit-on parfois comme cardiotonique et comme analgésique.

SEMEN BONDUCELLÆ, GRAINE DE BONDUC, DE CÆSALPINIA BONDUCELLA, Flem., seu GUILANDINA BONDUCELLA, L.

Cet arbre, originaire des tropiques, livre au droguier ses graines non officinales, qui s'y présentent parfois, sous la forme de petits corps ovoïdes, légèrement comprimés sur leurs faces latérales, de 12 à 15 millimètres de diamètre, à surface externe gris bleuté ou grisâtre, luisante, marquée de stries concentriques plus foncées, partant de leur base. Leur spermoderme, très épais, recouvre deux grands cotylédons plan-convexes. Inodores, à saveur légèrement amère, spéciale, ces graines renfermant un principe amer ou *bonducine*, 23 p. 100 d'huile fixe, de l'amidon, des matières résineuses et pectiques, se prescrivent, dans leurs pays d'origine, comme fébrifuge et ceci particulièrement contre les fièvres intermittentes. Il en est de même des graines de *Caesalpinia Bonduc*, Roxb.

SEMEN ABRI, GRAINE DE REGLISSE D'AMÉRIQUE, GRAINE DE JEQUIRITY, D'ABRUS PRÉCATORIUS, L.

Cet arbuste, originaire du Brésil, livre au droguier ses graines non officinales, qui s'y présentent sous la forme de petits corps arrondis ou légèrement ovoïdes, de 3 à 3 mm. 5 de diamètre, de couleur rouge vif, marqués à la base de leur ombilic d'une tache noire, très prononcée.

Examinées par une coupe transversale, ces graines sont constituées par un spermoderme à 3 assises de cellules, l'une externe à cellules en palissade, légèrement scléreuses, la médiane, par des cellules allongées, ramifiées, dites cellules en sablier, et l'interne par des cellules polygonales aplaties, puis vient une assise de cellules protéiques et les cotylédons. Elles renferment des matières résineuses, pectiques et oléagineuses, outre de l'abrine, de la glycyrrhizine et du jequiritol, qui est une toxalbumine.

L'ABRINE. — Ce poison albuminoïde se prépare en extrayant ces graines, à une température de 30°, par de l'eau, dont la solution est précipitée par addition d'alcool ; ce précipité, dissous dans de l'eau, donnant une solution qui, additionnée de sulfate ammonique en poudre, précipite à nouveau de l'abrine, que l'on purifie par le procédé de la dialyse.

Elle se présente sous la forme d'une poudre blanche, amorphe, inodore, très amère, soluble dans l'eau ; dont les solutions moussent fortement, lorsqu'on les agite, mais celles-ci se troublent à la chaleur, qui leur fait perdre leurs propriétés toxiques. A pouvoir rotatoire, dextrogyre, de + 66°, elle provoque, injectée à un lapin, des empoisonnements mortels.

Ces graines se prescrivent parfois, sous la forme de macérations aqueuses à 3 p. 100 ou sous celle d'applications externes, comme spécifique contre la conjonctivite granuleuse. Les racines de cette plante se prescrivent parfois, à Java et aux Indes, comme succédané de celles de la réglisse, car elles renferment passablement de la glycyrrhizine, du sucre de canne et du glucose, outre des matières résineuses et pectiques.

CATECHU, CACHOU, D'ACACIA CATECHU, Willd.

Origine botanique (fig. 276). — Cet arbre, de 10 à 20 mètres de haut, à écorce brunâtre, très recherchée par les tanneurs, porte des feuilles isolées, pétiolées, composées, à 20 ou à 30 folioles appairées, dont le limbe entier, très petit, est parcouru par une nervure médiane, très prononcée ; leur foliole terminale s'étant lignifiée, sous la forme d'une petite épine très pointue. Ses fleurs hermaphrodites, actinomorphes, disposées sous la forme d'épis, sont constituées par un calice à 5 sépales ; par une corolle jaune, à 5 pétales égaux, libres, qui entourent un grand nombre d'étamines libres, à 4 sacs polliniques, et un pistil, à carpelle médian, antérieur, fermé, surmonté d'un style droit, à un stigmate arrondi, qui renferme de nombreux ovules anatropes. Son fruit est un légume brunâtre, à péricarpe lignifié, qui contient de 4 à 6 graines à embryon droit.

Origine géographique. — Originaire du Burma, de Ceylan et des régions sablonneuses du Bengale, il se rencontre aussi dans les forêts vierges de toute l'Amérique orientale ; il en est de même de l'*Acacia Sundra* et de l'*Acacia Suma*, qui se rencontrent à Mysore et dans l'Inde méridionale.

Préparation. — Le tronc et les branches de cet arbre sectionné, puis décortiqué, livrent un bois, qui renferme dans ses fissures des dépôts de catéchine, qu'on enlève à l'aide d'une spatule. Ce bois équarri ou sectionné, sous la forme de petits copeaux, puis chauffé sur un feu nu avec de l'eau bouillante, dans des chaudrons en cuivre, livre une décoction qui, passée à travers des tamis, est concentrée sous la forme d'extrait sirupeux ; celui-ci, versé sur des feuilles végétales ou métalliques, plates, ou sur des grosses pierres aplaties, étant alors desséché au soleil, après avoir été parfois recouvert de bouses de vaches.

On divise cet extrait dans certaines régions, sous la forme de petits cubes, qui, entourés de feuilles de *Dipterocarpus tuberculatus*, Roxb., sont emballés dans des caisses en bois, pour être exportés sur Londres et sur Anvers.

Sortes commerciales. — Cette drogue se différencie selon ses pays d'origine, en cachou de Pégou qui, se présentant sous la forme de masses entourées de feuilles, est exporté sur l'Europe par Calcutta; en cachou du Bengale qui, provenant du nord des Indes, se présente sous la forme de petits pains orbiculaires, aplatis sur une de leurs faces, qu'il ne faut pas confondre avec le gambir déjà décrit précédemment, ni avec le cachou livré par la noix d'arec.

Description de la drogue. — Le cachou se présente, dans le droguier, sous la forme de pains ou sous celle de masses ou de fragments irrégu-

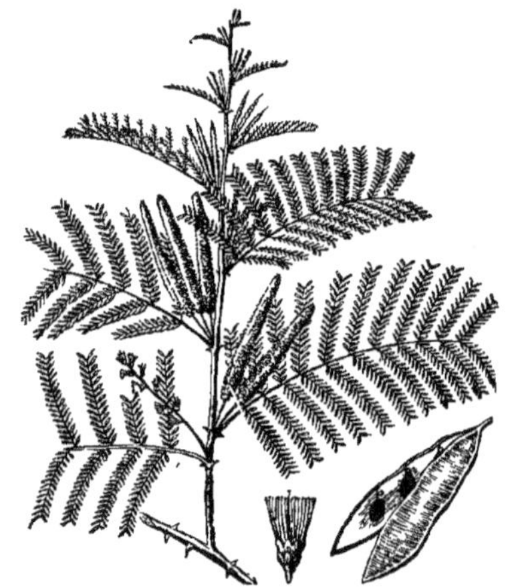

Fig. 276. — Acacia Catechu.

liers, opaques, friables, à cassure conchoïdale, brillante, à surface externe brun foncé, à face interne brun clair, dont la poudre, examinée au microscope, laisse apercevoir de nombreux cristaux de catéchine. Cette drogue se dissout en partie dans l'eau froide, dont la solution est louche, en majeure partie dans l'eau bouillante et dans l'alcool, qui abandonnent alors des matières végétales ou minérales, insolubles dans ces dissolvants. Ses solutions aqueuses, chaudes, déposent à froid des dépôts cristallins de catéchine, en majeure partie insolubles dans ce dissolvant. Se précipitant en un dépôt vert foncé par addition de perchlorure de fer, elles se colorent en rouge pourpre par celle d'alcalins. Cette drogue, se dissolvant facilement dans l'acétone, l'acide acétique, l'éther, est très peu soluble dans l'essence de térébenthine. Ne fondant pas à la chaleur, elle brûle sans produire de flamme, tout en abandonnant des cendres, ne devant pas peser plus de 6 p. 100 de son poids. Distillé à sec, le cachou donne de la pyrocatéchine, mais fondu avec de la potasse caustique, il se décompose en phloroglucine et en acide pyrocatéchique.

Examen microscopique. — Extrait par de l'alcool, il abandonne un résidu renfermant de nombreux débris végétaux, à vaisseaux ponctués, aréolés, mais il ne renferme jamais de poils tecteurs.

Falsifications. — Cette drogue est souvent falsifiée par addition de matières inorganiques, insolubles dans tous les dissolvants usuels, ou par celle de matières végétales, ne devant pas parfaire plus de 15 p. 100 de son poids; sa solution alcoolique, diluée, puis additionnée d'une goutte de perchlorure de fer, ne doit pas se colorer en bleu, ni en violet, cas contraire, falsifications par des extraits végétaux, riches en tanin.

Réactions. — Une solution alcoolique de cachou se colore en vert, par addition de perchlorure de fer, en rouge par celle d'alcalins, à l'encontre de sa solution aqueuse, qui, chauffée avec du chlorate de potasse, se colore en jaune, puis en rouge cerise. Une dissolution de cachou, dans de l'acide acétique additionné du double réactif de Kiliani, se colore en violet, puis en rouge cerise quant à sa couche acétique, en brun, quant à sa couche sulfurique. Dissous dans de l'éther acétique, le cachou donne une solution qui, additionnée du double réactif de Brissemoret, se colore en bleu, quant à sa couche supérieure.

Analyse chimique. — Cette drogue renferme 50 p. 100 d'acide cachoutannique, de la catéchine, de la quercétine, du rouge de cachou, des sels inorganiques et des matières résineuses et pectiques.

L'ACIDE CACHOUTANNIQUE, $C^{36}H^{34}O^{15}$, se présente sous la forme d'une masse amorphe, rougeâtre, inodore, à saveur astringente, très soluble dans l'eau, l'alcool, l'éther acétique. Chauffé avec des acides étendus, il se décompose en glucose et en une substance amorphe, tombant au fond du récipient. Ses solutions aqueuses, réduisant les solutions des sels des métaux nobles, sont précipitées par addition d'alcaloïdes ou de gélatine; se colorant en vert sale par addition de perchlorure de fer, elles se précipitent en des dépôts vert olive par celle de sulfate de fer, jaune brunâtre par celle d'acétate de cuivre, jaune blanchâtre par celle d'acétate de zinc, rouge brunâtre par celle de bichromate de potasse.

La CATÉCHINE, $C^{15}H^{14}O^{6} + 4\ H^{2}O$, se prépare en reprenant les parties du cachou insolubles dans l'eau, par de l'éther acétique, dont les solutions concentrées, soumises à la cristallisation spontanée, déposent des cristaux incolores. Elle se présente sous la forme d'aiguilles blanches, satinées, à saveur astringente, d'odeur nulle, fusibles à 177°, très peu solubles dans l'eau froide, très solubles dans l'alcool, l'éther, l'eau bouillante. Ses solutions, réduisant les solutions des sels des métaux nobles, se colorent en présence d'alcalins en brun à l'air. Se colorant en vert par addition de sels ferriques, en rouge par celle de carbonate de potasse, en rouge par celle de bichromate potassique, elles ne se précipitent pas par addition d'alcaloïdes, de gélatine, de mucilage; les solutions d'albuminoïdes les précipitant toutefois en des dépôts blancs. Soumise à la distillation sèche, la catéchine donne de la pyrocatéchine, mais fondue avec de la potasse caustique, elle se transforme en phloroglucine et en acide pyrocatéchique, car elle possède, quant à sa formule, la constitution suivante :

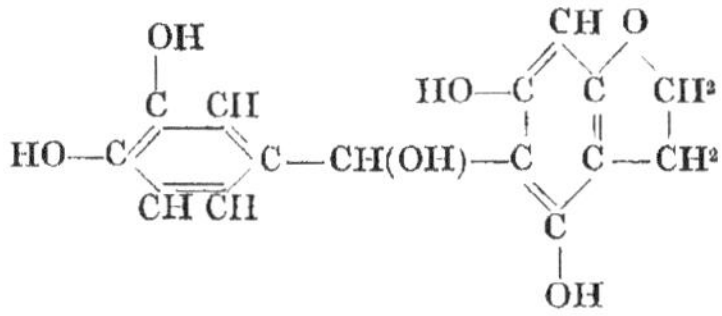

$$HO-C\underset{\overset{|}{CH}\;CH}{\overset{\overset{|}{C}\;CH}{\diamondsuit}}C-CH(OH)-C\underset{\overset{|}{C}-OH}{\overset{\overset{CH\;O}{HO-C}\;\;C\;\;CH^2}{\diamondsuit}}C-CH^2$$

Usage thérapeutique. — Le cachou se prescrit, à doses de 0 gr. 5 à 1 gramme plusieurs fois par jour, sous la forme de poudres, ou à doses de 10 grammes sur 200 grammes d'eau, sous celle de solutions hydroalcooliques, comme astringent intestinal, comme désinfectant et comme spécifique contre les catarrhes chroniques des intestins, la dysenterie ou la diarrhée, puis extérieurement sous la forme de gargarismes comme spécifique contre les angines.

Pharmacie galénique. — Il sert à préparer la Tinctura Catechu, puis des eaux et des poudres dentifrices astringentes, outre l'Electuarium Catechu, la Pulvis Catechu compositus et le Sirupus Catechu.

Incompatibilités. — Il ne faut jamais l'ordonner avec de l'antipyrine ou ses dérivés, ni avec des albuminoïdes, du lait, des émulsions, des sels ferreux ou ferriques, des émétiques, du chlorate de potasse, etc., etc.

Historique. — Garcia di Orta nous apprend que ce produit, se préparant en grandes quantités aux Indes, s'exportait alors en Europe, sous le nom de *Terra Japonica*, par la Perse et l'Arabie. Fillippo Casetti nous indique la manière de le préparer, car il est déjà mentionné en 1646 dans les taxes pharmaceutiques de l'Allemagne.

CORTEX PITHECOLOBII, ECORCE DE BARBATIMAO, DE PITHECOLOBIUM AVARE-MONTEMO, Endl. seu STRYPHNODENDRON BARBATIMAO, Mart.

Cette plante originaire du Brésil, livre, au droguier, son écorce non officinale, qui se prescrit comme astringent intestinal de par sa teneur en tanin.

MOUGETTE BONNETTE, DE DOLICHOS CATIANG, L., DOLICHOS UNGUICULATUS, L.

Originaires de l'Amérique du Sud, mais cultivées dans toute l'Europe méridionale, ces plantes annuelles portent de grosses gousses cylindriques, presque droites, à petites graines réniformes, tronquées, à leurs deux extrémités, qui, dénommées Loubiabeledi par les Arabes, Voamba par les Malgaches (qui les cultivent aussi), Voeme à la Réunion, Pois chique aux Antilles, sont utilisées dans l'alimentation. Il en est de même des graines violacées de la dolique asperge ou à longue gousse, dénommée parfois haricot asperge, qui proviennent de la plante *Dolichos sesquipedalis*.

LABLAB, DE DOLICHOS LABLAB, L.

Originaire des Indes, mais cultivée sous tous les tropiques, cette plante grimpante, de 5 mètres de haut, à feuilles vert sombre, à grandes fleurs blanches ou violettes, porte des fruits ou gousses courtes, aplaties, rugueuses, qui renferment de 3 à 4 graines réniformes blanches, jaune fauve ou noires, très appréciées dans l'alimentation, car elles renferment 60 p. 100 d'amidon et 22 p. 100 de matières protéiques. Il en est de même des graines du dolique bulbeux, *Dolichos bulbosus*, L., seu *Pachyrhizus angulatus*, Rich., plante originaire de Java, celles-ci sont dénommées *Bang Koang* par les Javanais, *Cusan* en Indochine, *Pois cochon* à la Réunion, *Patate cochon* à la Martinique, où cette plante est cultivée en grand, ainsi que la précédente, dans des terrains fertiles, meubles, bien irrigués.

CORTEX PISCIDIÆ, BOIS ENIVRANT DE LA JAMAIQUE, DE PISCIDIA ERYTHRINA, Lam.

L'écorce de cette plante, originaire de la Floride, des Etats-Unis, des Antilles, n'est pas officinale, mais elle renferme de la PISCIDINE, $C^{29}H^{48}O^8$, qui cristallise sous la forme de prismes incolores, solubles dans l'éther, le chloroforme, outre de la picrotoxine et un alcaloïde mal défini ; on la prescrit parfois, vu ses propriétés sédatives, comme hypnotique et comme analgésique. Il est probable que cette écorce est identique à celle dénommée *Cortex Erythrinae*, de la plante *Erythrina Corrallodendron* L., qui renferme de l'*érythrocorralloïdine*, de la migurrhine, qui est un glucoside analogue à la saponine, car l'écorce, non officinale, de cette plante, originaire des Antilles et de l'Amérique du Sud, se prescrit dans la thérapeutique indigène de ces pays, comme hypnotique et comme diurétique, puis comme sédatif contre la coqueluche.

CORTEX BOWDICHIAE, ECORCE D'ALCORNOQUE, DE BOWDICHIA VIRGILIOIDES H. B. K.

Originaire du Vénézuéla, cette plante livre au droguier son écorce non officinale, qui se prescrit parfois comme émétique et comme spécifique contre la phtisie.

SEMEN PARKIAE, CAFE DU SOUDAN, DE PARKIA BIGLOBOSA, Benth.

Originaire de l'Afrique tropicale, cette plante livre, aux populations indigènes de ces régions, ses graines non officinales, qui renferment un glucoside ou *parkine*, celle-ci étant un stupéfiant pour les poissons. Torréfiées, elles sont utilisées comme succédané du café, mais fermentées, elles servent à préparer des boissons rafraîchissantes.

SEMEN ADENANTHERAE, GBAINE DE CONDOR, D'ADENANTHERA PAVONINA, L.

Les graines non officinales de cette plante, originaire de l'Asie tropicale, renfermant de la mimosine, se prescrivent, dans leurs pays d'origine, comme antirabique.

SEMEN ET OLEUM PENTACLETHRAE, NOIX ET HUILE DE PANCO, DE PENTACLETHRA MACROPHYLLA, Benth.

Originaire de la côte occidentale de l'Afrique, cet arbre livre, au droguier, ses graines non officinales, ayant la forme d'une amande aplatie, qui, entourées d'une coque mince, brun châtaigne, renferment outre un alcaloïde ou paucine, de l'huile fixe et des matières résineuses et pectiques.

La PAUCINE, $C^{27}H^{39}N^2O^5$, se prépare en extrayant ces fruits et ces graines par de l'alcool bouillant, additionné d'acide tartrique, dont la solution, concentrée, est agitée avec de l'éther de pétrole, puis avec de l'éther, afin de la libérer de ses corps gras. Evaporée à sec, cette solution abandonne un résidu que l'on reprend, en présence de carbonate de soude, par de l'alcool bouillant, dont la solution est soumise à la cristallisation spontanée.

Elle se présente sous la forme de paillettes jaunes, fusibles à 126°, solubles dans l'eau, l'alcool dilué, insolubles dans l'éther, le chloroforme. Traitée par de la potasse caustique, elle se décompose en diméthylamine et en une base pyridique non encore bien définie.

Leur HUILE FIXE, se préparant en soumettant ces graines à l'extraction à l'aide d'eau bouillante ou d'éther (vu qu'elle y est contenue à raison de 42 p. 100), se présente sous la forme d'un liquide jaune pâle, d'odeur agréable, à saveur douceâtre, puis âcre, d'un poids spécifique de 0,9119, à indice d'iode de 99, à indice de saponification de 186, à indice d'acidité de 9, soluble dans l'éther, le sulfure de carbone, le chloroforme, l'éther de pétrole, peu soluble dans l'alcool, qui se prend à + 8° en une masse butyreuse, constituée par des triglycérides des acides palmitique, oléique, laurique et stéarique. On l'utilise dans la fabrication des savons.

SEMEN EUCHRESTAE, GRAINE D'EUCHRESTA, D'EUCHRESTA HORSFIELDII.

Originaire de Java, cette plante livre, au droguier, ses graines non officinales, qui renferment de la cystine servant aux Javanais à préparer un antidote. de leurs poisons de flèches.

Notons que la cystine peut être préparée synthétiquement comme suit :

$$COOH—CH(NH^2)—CH^2OH$$
Serine

Acide benzoïque $\longrightarrow$
$$COOH—CH—NH—CH^2OH$$
$$|$$
$$OC—C^0H^5$$
Serine benzoylée

fondue avec $\longrightarrow$ P^2S^5
$$COOH—CH—NH—CH^2SH$$
$$|$$
$$OC—C^0H^5$$

saponifiée $\longrightarrow$
$$COOH—CH(NH^2)—CH^2SH$$
Cystéine

oxydée $\longrightarrow$
$$COOH—CH(NH^2)—CH^2—S$$
$$|$$
$$COOH—CH(NH^2)—CH^2—S$$
Cystine

Elle cristallise sous la forme de paillettes incolores, fusilles à 254°, à pouvoir rotatoire de — 220°, insolubles dans l'eau, l'alcool, mais très solubles dans les alcalis et les acides dilués.

CORTEX MIMOSAE, DE DIVERSES MIMEUSES.

Originaires de l'Australie, ces plantes livrent à l'industrie leur écorce non officinale, riche en tanin, qui est utilisée comme matière tannante.

RADIX DERRIDIS, DE DERRIS ELLIPTICA, Lam.

Originaire de la Malaisie, cette plante livre au droguier ses racines non officinales, qui servent aux indigènes de ce pays à préparer les extraits sagittaires, c'est-à-dire l'*Aker tuba*, car elles renferment, outre des matières résineuses, de la derride et soi-disant de la derridine, qui serait un alcaloïde très toxique.

La DERRIDE OU TIMBOINE, $C^{33}H^{30}O^{10}$, se prépare en extrayant les parties aériennes de cette plante, ainsi que ses racines, par de l'eau, puis par de l'alcool bouillant, dont la solution, soumise à la distillation fractionnée dans le vide, abandonne un résidu sirupeux, précipitable par addition d'eau bouillante. Ce précipité, repris en présence de potasse caustique, par de l'alcool dilué, donne une solution qui, agitée avec du chloroforme, lui abandonne sa derride, que l'on soumet à la cristallisation spontanée, quitte à la purifier à l'aide d'éther de pétrole, dans lequel elle est pour ainsi dire insoluble. Elle se présente sous la forme d'une poudre cristalline, jaune pâle, d'odeur aromatique, à saveur spéciale, anesthésiante, fusible à 75°, insoluble dans l'eau, très peu soluble dans l'éther de pétrole, la potasse caustique, très soluble dans l'alcool, l'éther, le chloroforme, qui, recristallisée dans de l'éther, livre de l'anhydroderride, $C^{2s}H^{2s}O^9$, fusible à 210°, ces deux substances réagissant sur la moelle épinière comme paralysant des nerfs moteurs. Il en est de même de la Pachyrhizide, qui se rencontre dans les graines de la plante *Pachyrhizus angulatus*, Bitt., plante originaire de l'Amérique tropicale, qui, appartenant elle aussi à la famille des Légumineuses, livre, à l'alimentation, ses racines comestibles et, aux indigènes de ce continent, ses graines utilisées comme attrape-poissons et comme toxique pour empoisonner leurs flèches.

La PACHYRHIZIDE, $C^{30}H^{24}O^{10}$, se prépare en extrayant cette drogue pulvérisée par de l'éther de pétrole, afin de la déshuiler, puis par de l'alcool bouillant, dont la

solution concentrée est précipitée par addition d'eau bouillante. La masse résineuse, ainsi obtenue, desséchée, extraite par de l'éther de pétrole, puis par de la potasse caustique, afin de la décolorer et de saponifier ses substances résineuses, est traitée par de l'alcool, dont la solution, additionnée d'éther de pétrole, est soumise à la cristallisation spontanée.

Elle se présente sous la forme d'une poudre cristalline, jaune verdâtre, aromatique, à saveur spéciale, fusible à 81°, insoluble dans l'eau, très peu soluble dans l'éther de pétrole, la potasse caustique diluée, très soluble dans l'alcool, l'éther, le chloroforme, l'acétone, l'éther acétique, qui, réduisant à la chaleur la liqueur de Fehling, n'est pas précipitée de ses solutions alcooliques par addition de tanin, ni par celle d'iodure potassique ioduré. Reprise par de l'éther, elle donne une solution qui, soumise à la cristallisation spontanée, dépose des cristaux incolores, fusibles à 105°, constitués par de *l'anhydropachyrhizide* de formule $C^{33}H^{22}O^9$. Elle réagit tout comme la derride comme poison des petits poissons, qu'elle anesthésie ; il en est de même des grenouilles qui, paralysées par ces produits, ne subissent pas de crampes épileptiformes avant de mourir.

GUMMI ARABICUM, GOMME ARABIQUE, D'ACACIA SENEGAL, Willd., ACACIA VERECK Guill. (Sénégal, Nubie, Kordofan), D'ACACIA VERA, Willd. ACACIA ARABICA, Willd. (Somalis, Natal, Mozambique), D'ACACIA STENOCARPA, Hochst, ACACIA GIRAFFEA, Willd, ACACIA FISTULA, Schwein, ACACIA ALBIDA, Del (Afrique orientale), d'ACACIA HORRIDA, Willd., etc., etc., etc.

Origine botanique (fig. 277). — Ces arbres ou ces arbustes, de 2 à 6 mètres de haut, à écorce brunâtre, à bois blanc, portent des feuilles isolées, pétiolées, composées, à folioles appairées, très petites, presque sessiles, dont le limbe entier, lancéolé, parcouru par une nervure médiane, prononcée, se transforme, petit à petit, par métamorphose, en une épine dure, cassante, pointue. Leurs fleurs actinomorphes, hermaphrodites, pentamères, sont constituées par un calice à 5 sépales égaux, verts, concrescents entre eux par leurs bases, mais libres au sommet, qui est triangulaire, par une corolle à 5 pétales jaunes, égaux, qui entourent de nombreuses étamines libres, à filets plus longs que les pétales et un pistil à carpelle médian, antérieur, fermé, surmonté d'un style recourbé, qui renferme de nombreux ovules anatropes. Leur fruit est un légume jaune brunâtre, qui entoure de nombreuses graines, à spermoderme brunâtre, à albumen charnu, à embryon droit.

Origine géographique. — Exigeant des climats secs, tropicaux, une température moyenne de 25° à 30°, et des terrains sablonneux, ces plantes se rencontrent à l'état sauvage quant à l'*Acacia Sénégal* et quant à l'*Acacia Vereck*, aux environs du Nil Blanc, c'est-à-dire à Kordofan, en Nubie, en Abyssinie, en Sénégambie, au Sénégal, puis dans le Soudan français ; quant à l'*Acacia Stenocarpa* en Nubie et en Abyssinie, quant à l'*Acacia Arabica* et à l'*Acacia Nilotica* en Arabie, à Mozambique, dans le pays des Somalis et au Natal, quant à l'*Acacia horrida* dans le sud de l'Afrique, quant à l'*Acacia fistula*, dans l'Afrique orientale, en Nubie et au Sennar et quant à l'*Acacia Indica* aux Indes, l'*Acacia Seyal* croissant dans l'Afrique orientale et l'*Acacia spirocarpa* au Cap, où se rencontre aussi l'*Acacia horrida*, etc.

Formation de la gomme. — La gomme arabique serait, selon certains auteurs, un produit physiologique, qui s'écoulerait spontanément de ces arbres, mais selon d'autres savants, ce serait un produit pathologique, dû à une maladie dite de la gommose, qui envahirait petit à petit la moelle, les rayons médullaires et les tissus périphériques de ces arbres, en résorbant leurs membranes, tandis que Tschirch croit pouvoir certifier que cette transformation partirait de l'écorce et ne serait qu'un produit physiologique ; nous ne pouvons décrire ici les raisons, qui poussent ces savants à émettre ces diverses hypothèses.

Récolte. — Deux grands centres de récolte

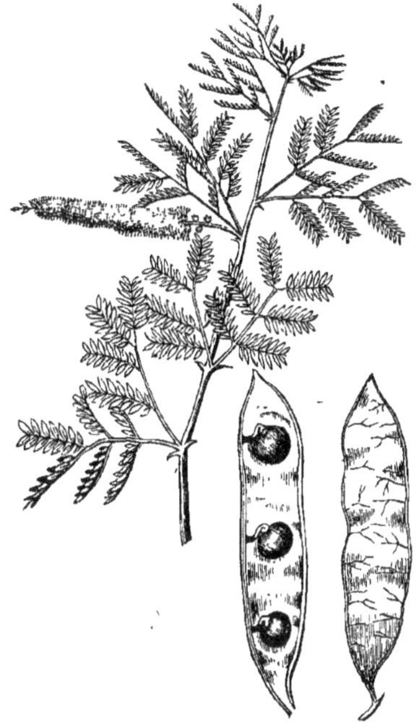

Fig. 277. — Acacia Vereck.

doivent être mentionnés, lorsqu'on s'adonne à l'étude de la récolte de ce produit, ce sont le Sénégal et le Soudan, car ces arbres, dépouillés de leurs feuilles, exsudent au Sénégal, naturellement ou à l'aide d'incisions pratiquées à partir du 15 janvier à la fin d'avril sur leurs troncs (à condition que la saison des pluies ait cessé), un latex particulièrement abondant, si une forte chaleur succède à la saison pluvieuse. Dans certaines régions ces incisions se parfont à l'aide de couteaux ou de lances que des femmes et des enfants (parcourant de décembre en janvier les forêts sauvages d'acacias) plantent dans le tronc de ces végétaux. Leur latex blanchâtre, se desséchant alors sous la forme de stalactites, tombe parfois à terre, où il se prend en une masse solide, dure et cassante, que l'on recueille. On utilise aussi pour cette récolte des spatules en fer ou de longs bâtons à deux branches, dont l'une porte une lame recourbée en fer et l'autre un petit panier en osier ou en peaux d'animaux cousues

ensemble. Les chefs des tribus nègres, habitant les rives droites du Sénégal, utilisent parfois pour cette récolte leurs prisonniers de guerre, mais trop insoucieux, ils n'ont pas recours aux incisions. Notons que les acacias de la rive droite de ce fleuve donnent davantage de gomme arabique que ceux de la rive gauche, vu la grande sécheresse qui y règne, de par la proximité du désert et de par l'abondance des vents chauds et secs ou Mbohi, qui y soufflent. Leur récolte est alors transportée, par la voie fluviale, ou à dos de chameaux et d'ânes, sur les escales, où les indigènes de ces régions échangent ce produit aux Européens contre de l'eau-de-vie, de la quincaillerie, du riz, du sucre, de la poudre et de vieux fusils, etc., etc.

Les indigènes du Soudan français recueillent aussi ce produit et l'échangent de même aux Européens.

La récolte de la gomme arabique du Soudan anglo-égyptien se pratique environ 30 jours après que les feuilles de ces arbres soient tombées, et ceci tous les 5 jours, jusqu'à ce que ces plantes commencent à nouveau à bourgeonner, mais les indigènes de ces régions pratiquent, après la saison des pluies, et ceci afin de faciliter cette exsudatiou, des incisions longitudinales sur le tronc de ces arbres, à l'aide de haches grossièrement fabriquées ou bien ils les mondent de leur écorce, qu'ils entaillent sous la forme de bandelettes. Le général David nous apprend que les femmes, les enfants et les esclaves des potentats nègres de Bara, de Khunsi et de Tajaca, pratiquent eux aussi, à l'aide de couteaux ou de lances, des incisions transversales ou longitudinales sur le tronc de ces plantes, d'où s'écoule un latex blanchâtre, qui se dessèche sur la plante même, ou tombe à terre. Recueilli sur les troncs mêmes de ces plantes, à l'aide de spatules en fer, voire même à la main, ou à terre, cette gomme est alors transportée à dos de chameaux ou par la voie fluviale, sur Duem, Faschoda, Dable et Dangola, d'où elle est expédiée, après avoir été triée, sur Karthoum, Beyrouth, Massaouah et Smyrne. Notons que plus la chaleur est intense, plus l'acacia exsude une gomme de bonne qualité, mais que celle-ci devient invendable, si la saison des pluies est trop longue ou si, au temps de sa récolte, l'air est humide, car l'eau lui communique une coloration plus foncée, due à la présence d'une oxydase renfermée dans l'écorce de ces végétaux. Il est nécessaire de noter que la récolte de ce produit laisse souvent à désirer dans le Soudan anglo-égyptien, car les chefs nègres, s'adonnant aussi à la culture de la sésame, préfèrent perdre une récolte entière de gomme arabique, plutôt que de ne pas obtenir l'huile alimentaire livrée par cette plante. Devant payer plus de 20 p. 100 du prix de vente de la gomme arabique aux contrôleurs anglais, chargés d'estimer ce produit, ils ne l'expédient pas sur l'Egypte, mais sur Beyrouth, c'est-à-dire indirectement sur Smyrne. On admet généralement qu'un *Acacia Arabica* peut livrer annuellement, à partir de sa dixième jusqu'à sa quarantième année, 1 kgr. 9 de gomme arabique ; ses jeunes plantes exsudant une plus forte quantité de latex et un produit de meilleure qualité que les vieilles, qui sont cultivées de nos jours à Uru Buaba, puis près de Tombouctou et à Médine, où il est interdit de planter l'Acacia Seyal, qui livre la gomme de Talke.

Commerce. — La gomme arabique, translucide pour commencer, devenant opaque après trois mois d'exposition au soleil, est expédiée, en ce qui concerne le Sénégal, à des époques fixes, c'est-à-dire à la grande traite d'avril en juin, et à la petite traite, c'est-à-dire de décembre en février, sur Matam, pour celle provenant du bas du fleuve, et sur Médine, Bakel et Tolékon pour celle récoltée dans les pays du haut du fleuve ; ces trois villes désignant les anciennes escales. Médine, sise à l'endroit où s'arrête la navigation fluviale, est aussi le centre d'arrivée de la gomme arabique livrée par le Soudan français. Tombouctou exporte aussi de grandes quantités de ce produit, qui peut aussi provenir des confins du Sahara, pour être exporté sur Dagana, Podor, Salda, etc., ces villes livrant une gomme arabique plus blanche, et de ce fait, très appréciée. Ce produit est alors trié en plusieurs qualités dans les escales, afin de le séparer des gommes livrées par l'*Acacia albida*, qui donne une gomme vermicellée, de l'*Acacia Nebueb*, dont les marrons sont rouges, de l'*Acacia Adansonii*, dont le latex est riche en tannin, *du Bdellium Africanum* de la *Balsamodendron Africanum*, dont le latex est une oléorésine. Il est ensuite exporté dans des caisses doublées de plaques métalliques sur Marseille, qui en est son principal marché.

La gomme arabique du Soudan anglais ou égyptien se subdivise en gomme de Kordofan, de Gedaref, d'Hachab, de Ghezireh qui devant payer aux Anglais un tribut (Royalty) de 5 fr. 70 par 44 kilogrammes, s'exportait à raison de 1890 tonnes en 1899, de 11.816 tonnes en 1904 et 15.129 tonnes en 1913, Marseille, Trieste et Londres étant ses principaux marchés européens.

Sortes commerciales. — Le commerce différencie cette drogue, selon ses pays d'origine, en plusieurs grandes variétés, qui toutes sont triées à nouveau dans les ports européens, où on les classe, selon leur couleur, en gomme blanche, blonde, jaune et brune, selon leur poids, en gomme lourde et légère, selon le diamètre de leurs marrons en gomme petite, moyenne et grande, puis en masses et en gâteaux et en gomme pulvérulente. Cette drogue est parfois dénommée, selon ses pays d'exportation, *gomme d'Egypte*, et *gomme du Soudan*, puis *gomme de Kordofan*, qui, est généralement formée par des morceaux plus petits, plus blancs, *gomme de Ghezireh*, de *Talka* ou d'*Embaoui*, celle-ci n'étant qu'une variété peu courante de la précédente. On attribue aussi le nom de *gomme blanche du Sennar* à celle de Kordofan, mais cette dénomination sert aussi à désigner des produits différents et de qualités variables. Il n'en est pas de même de la *gomme dite de Souakim*, qui provient toujours des environs du Nil Bleu. Il faut comprendre, sous la dénomination de gomme d'Alep, toutes les gommes arabiques exportées par ce port, celles-là proviennent généralement du pays des Somalis. Il en est de même de celle de Massaouah, mais celle-ci se récolte principalement au Sénégal. Toutes ces différentes variétés de gomme arabique se différencient d'ailleurs les unes des autres à la fonte et à leurs réactions spécifiques.

Description de la drogue. — La gomme arabique se présente dans le droguier sous la forme de petits et de gros marrons arrondis, parfois irréguliers, blancs ou plus ou moins jaunâtres, parfois jaune brunâtre, quant à la gomme arabique de troisième qualité, plus ou moins transparente ; à cassure conchoïdale, vitreuse, à éclats parfois irisés, à surface souvent fendillée, à saveur mucilagineuse, fade, d'odeur nulle.

Se dissolvant dans deux fois son poids d'eau, la gomme arabique donne un mucilage épais, neutre, limpide, homogène, bien lié, insipide, inodore, à pouvoir rotatoire, dextrogyre, quant à celui de la gomme arabique du Sennar ; lévogyre quant à celui de la gomme de Kordofan et du Sénégal. Chauffée entre 120° et 130°, elle perd non seulement de son poids, mais ses propriétés de se dissoudre dans l'eau, qui ne fait que de la gonfler. Peu soluble dans l'alcool dilué, elle ne se dissout pas dans l'éther, l'alcool absolu, le chloroforme, le sulfure de carbone, les huiles et l'essence de térébenthine. Hydrolysée, elle se transforme en galactose et en arabinose, voire même en glucose, en passant par l'arabinone et l'arabinose, etc. Oxydée par de l'acide nitrique, la gomme arabique se transforme en acide mucique, en acide saccharique, en acide oxalique et en acide tartrique. Incinérée, elle ne doit pas abandonner plus de 3 à 4 p. 100 de cendres constituées par des oxydes de chaux, de potasse et de magnésie. Elle ne doit pas fondre à la chaleur.

Falsifications. — Cette drogue est souvent falsifiée par addition de gomme de Barbarie, provenant de la plante *Acacia Tortilis*, qui s'exporte par Mogador et par Mazagan, ses marrons plus durs, plus petits, verdâtres, fondent très facilement à la chaleur. Les gommes des Indes servant aussi à falsifier ce produit, proviennent de l'*Acacia Arabica*, de l'*Acacia Catechu* et de l'*Acacia fistula*, dont les marrons, presque identiques à ceux de notre drogue officinale (renfermant aussi un ferment hydrolysant), se différencient très difficilement, à l'œil nu, de ceux de la gomme de Kordofan. Les gommes du Cap, provenant de l'*Acacia Capensis*, sont constituées par des marrons plus petits, plus durs, plus foncés, à surface lisse, qui, servant aussi à falsifier notre drogue officinale, s'en différencient, car ils fondent très facilement à la chaleur.

L'*Acacia decurrens* et l'*Acacia pycnantha*, se rencontrant en Australie, livrent aussi une gomme à marrons ou à morceaux durs, jaunâtres ou brunâtres, qui renferment peu de mucilage, mais beaucoup de tanin. Cette drogue sert ainsi que celle de l'Amérique, ou *gomme du Brésil*, fournie par l'*Acacia Angico* ou par divers *Prosopis*, à falsifier notre gomme arabique officinale ; mais leurs marrons, plus gros, marbrés et colorés en brun, ne parviennent pas en Europe ; il en est de même de la gomme de l'*Acacia Usambarensis*, qui, se présentant sous la forme de masses brunâtres, à cassure vitreuse, riches en bassorine et en arabine, donne avec l'eau un mucilage assez épais.

La CÉRASINE, obtenue en extrayant les graines de coings, de cerises, d'amandes ou de pêches par de l'eau, se présente sous la forme de plaques ou sous celle de morceaux irréguliers, rouge jaunâtre ou brunâtre, à saveur amère, astringente, qui ne se dissolvent pas entièrement dans l'eau, dans laquelle ils se gonflent ; car ils renferment de la méta-arabine. Ce mélange épais, visqueux, chauffé longtemps avec de l'eau, devient limpide, aussi sert-il à falsifier notre drogue officinale, quoiqu'il soit très recherché comme apprêt dans l'industrie des chapeaux.

La gomme arabique est aussi parfois falsifiée par addition de dextrine, qui, insoluble dans l'eau froide, donne, chauffée avec ce dissolvant, des solutions réduisant rapidement la liqueur de Fehling ; le mucilage de la gomme arabique ne donnant pas cette réaction. Une solution de gomme arabique, additionnée de 5 à 6 gouttes de molybdate ammonique et de deux gouttes d'acide nitrique, que l'on chauffe, ne doit pas se colorer en bleu, cas contraire, falsifications par addition de gomme adragante ou par celle d'amidon, ni en violet, cas contraire, falsifications par de la dextrine. Elle ne doit pas donner les réactions caractéristiques au chlore ou à l'acide sulfureux, cas contraire, gomme blanchie par ces réactifs. Cette drogue peut aussi être falsifiée par addition de résines de Bdellium et de colophane, etc., en partie ou tout à fait insolubles dans l'eau.

Réactions. — Le mucilage de la gomme arabique, légèrement acide, se précipite par addition de son volume d'alcool, en un dépôt blanc, abondant, qui se dissout à nouveau dans un excès d'eau ; il ne doit pas se précipiter par addition d'acétate neutre de plomb, mais il donne, par celle d'acétate basique de plomb, un précipité blanc, même si ses solutions sont très diluées. Additionné de glycérine, il doit donner une solution limpide, qui ne doit pas être précipitée par addition de borax, de silicate de potasse ou de sulfate de fer. Traité par du perchlorure de fer, son mucilage se précipite en un dépôt gélatineux, qui ne doit pas être coloré en bleu, ni en noir, cas contraire, tanin.

Analyse chimique. — Cette drogue renferme un ferment oxydant ou gommase, des sels potassiques, calciques et magnésiques de l'acide arabique, de l'arabine, de l'arabane, puis environ 15 p. 100 d'eau et du galactane.

L'ARABANE, $C^{10}H^{18}O^9$, est un hydrate de carbone encore mal défini, qui, hydrolysé par de l'acide sulfurique dilué, se décompose en arabinose, car :

$$C^{10}H^{18}O^9 + H^2O = 2C^5H^{10}O^5$$

il en est de même du *galactane*, $C^{12}H^{22}O^{11}$, qui, hydrolysé par cet acide, se transforme en galactose, car :

$$C^{12}H^{22}O^{11} + H^2O = 2C^6H^{12}O^6$$

Ces deux sucres se rencontrent à raison de 26,29 de galactose et de 25,91 p. 100 d'arabinose, dans la gomme du Sénégal, de 30,66 p. 100 et de 27,17 p. 100 dans celle dite arabique, de 19 et de 35 p. 100 dans celle des Indes et de 1,63 et de 80,70 p. 100 dans celle du Brésil.

L'ACIDE ARABIQUE, $C^6H^{10}O^5$, se prépare en additionnant le mucilage de gomme arabique d'acide chlorhydrique, jusqu'à réaction franchement acide, puis d'alcool, qui précipite cet acide organique, sous la forme d'un dépôt blanc : celui-ci, desséché, se présente sous la forme d'une poudre blanche, amorphe, insipide, inodore, transparente, vitreuse, lorsqu'on la dessèche à 100° ; cet acide, chauffé à 130°, se déshydrate complètement en perdant ses propriétés de se dissoudre dans l'eau, à moins que celle-ci ne soit additionnée de chaux vive. Cet acide se dissout dans l'eau, s'il n'a pas été desséché, mais ses solutions, ne réduisant pas la liqueur de Fehling, ne se

précipitent pas par addition d'alcool, à moins que l'on ne les ait au préalable additionnées de sel de cuisine ou de quelques gouttes d'acide chlorhydrique. Ses solutions aqueuses, acides, lévogyres, se décomposent à la chaleur, par addition d'acides minéraux étendus, en arabinose et en galactose. Cet acide, insoluble dans l'éther, le chloroforme, l'alcool, le benzène, le sulfure de carbone, l'acétone, les huiles grasses et essentielles, se transforme par addition d'acide nitrique en acides mucique, saccharique, oxalique et tartrique. Il donne avec les sels alcalins ou alcalino-terreux des sels solubles dans l'eau. Cet acide, chauffé à 130°, donne, comme ci-dessus décrit, une substance blanche, amorphe, dénommée *acide métarabique* ou acide métagommique, ou cérasine, ou acide cérasique, qui est insoluble dans l'eau.

La GOMMASE se présente sous la forme d'une poudre blanche, amorphe, inodore, insipide, soluble dans l'eau, qui colore en rouge le pyrogallol, en le transformant en purpurogalline et en bleu la teinture de gaïac, ces deux réactions pouvant être obtenues en traitant le mucilage de la gomme arabique par ces réactifs. Ce ferment doit donc être tué, en le chauffant à 180° ; comme le Codex le prescrit d'ailleurs, si l'on désire conserver indéfiniment le mucilage de la gomme arabique, cas contraire, il oxyderait l'adrénaline, l'ésérine, le phénol, etc., et la morphine en oxydimorphine.

L'ARABINOSE se présente sous la forme de cristaux incolores, inodores, à saveur douceâtre, fusibles à 164°, solubles dans l'eau, dont la solution incolore possède un pouvoir rotatoire, dextrogyre, de + 104°.

Usage thérapeutique. — La gomme arabique se prescrit, à doses de 5 à 10 grammes sur 200 grammes d'eau, sous la forme d'émulsions, ou sous celle de potions, comme émollient, comme lénitif et comme spécifique contre les coliques douloureuses, les inflammations des muqueuses, puis pour enrober certaines drogues, ne devant se dissoudre que dans les intestins.

Pharmacie galénique. — Elle sert à préparer le Mucilago Gummi Arabici, les masses pilulaires, les émulsions d'huile de foie de morue, d'amandes amères ou d'amandes douces, etc., etc.

Incompatibilités. — Il ne faut jamais l'ordonner avec des acides minéraux, des sels métalliques, de l'iode, du brome ou leurs dérivés, ni avec des oxalates, des silicates, des alcooliques, des stimulants, du thymol, du menthol, du phénol, du crésol, du pyramidon, de l'antipyrine, de l'ésérine, de l'adrénaline, de la morphine, de la codéine, en un mot, avec des alcaloïdes.

Historique. — Les Anciens comprenaient, comme cela se pratique encore de nos jours, sous la dénomination de gommes une grande quantité de produits, tels que le mastic, le benjoin, etc., de sorte qu'il est très difficile de définir quelle était chez eux la dénomination servant à désigner notre drogue officinale. Les textes égyptiens mentionnent en tous cas 1.500 ans avant J.-C. la gomme arabique du Pont, sous la dénomination de Kami. Théophraste et Strabon nous apprennent que la gomme arabique s'exportait alors par la Thébaïde. Les Romains prélevaient à Alexandrie, en l'an 180 de notre ère, un tribut assez élevé sur ce produit, qui n'était pas très apprécié par les Æsculapes du moyen âge, ni par ceux du temps de la Renaissance. Il est actuellement utilisé dans la préparation des vernis, des papiers gommés, des timbres-postes, puis dans la fabrication des encres à copier ou comme apprêt des vêtements. Notons encore que ce produit, transporté pour commencer à dos de chameaux, provenait presque exclusivement du Soudan, etc., par Berbera et par Sirakin puis à travers la mer Rouge par Aden, d'où il était exporté sur Trieste et le Caire. Cette exportation fut suspendue en 1876 par les ordres du Madhi, qui ordonna de distribuer ce produit comme aliment à ses troupes, mais la gomme du Sénégal envahissait entre temps le marché européen et Marseille devenait sa place marchande par excellence. Le Madhi, ayant été renversé par les Anglais, qui le battirent pour venger la mort de Gordon, le gouvernement de la Grande-Bretagne autorisa à nouveau l'exportation de ce produit, tout en instituant sur celui-ci un tribut de 5 fr. 70 par 44 kilogrammes de poids brut.

OLEUM ACACIÆ FARNESIANÆ, ESSENCE DE CASSE DU LEVANT, D'ACACIA FARNESIANA, Willd.

Cet arbre de 2 à 6 mètres de haut, à branches épineuses, à feuilles composées, à fleurs jaune doré, réunies en capitules sphériques aux aisselles de ses feuilles, porte comme fruit une grande gousse cylindrique, brun foncé.

Originaire des Indes et de la Guyane, il donne, en soumettant ses fleurs, non officinales, à la distillation aux vapeurs d'eau, une essence incolore d'odeur spéciale, très agréable, à saveur chaude, aromatique, d'un poids spécifique de 0,852, soluble dans l'éther, l'alcool, le chloroforme, les huiles grasses et essentielles. Elle est constituée par un mélange d'éther méthylique d'acide salicylique, d'alcool benzylique, d'aldéhyde benzylique, d'aldéhyde anisique et par une cétone rappelant, quant à son odeur, celle de la violette.

L'ALCOOL BENZYLIQUE, $C^6H^5CH^2OH$, se rencontrant aussi dans l'essence de clous de girofles, se présente sous la forme d'un liquide incolore, d'odeur aromatique, entrant en ébullition à 205°, d'un poids spécifique de 1,05, à indice de réfraction de 1,540, soluble en toutes proportions dans les dissolvants organiques usuels. Il possède, quant à sa formule, la constitution suivante :

$$
\begin{array}{c}
CH^2OH \\
|\\
C \\
HC \diagup \diagdown CH \\
\cdot HC \diagdown \diagup CH \\
CH
\end{array}
$$

Ces fleurs se prescrivent parfois sous la forme de teintures comme antinévralgique, mais les fruits de cette plante, renfermant de l'acide gallique, du tanin, de l'amidon, des matières oléagineuses, pectiques et mucilagineuses, sont parfois ordonnés comme astringent, à l'encontre de son écorce, qui contient du tanin et un alcaloïde mal défini.

FOLIUM SOPHORÆ, DE SOPHORA JAPONICA L.

Cette plante, originaire de la Chine et du Japon, livre au droguier ses feuilles non officinales, qui se prescrivent parfois dans la thérapeutique indigène de ces pays comme dépuratif du sang et comme diurétique, car elles renferment, outre des matières résineuses et pectiques, de la sophorine.

La SOPHORINE, $C^{27}H^{30}O^{15}$, se prépare en extrayant cette drogue fraîche, en présence d'une trace de carbonate de chaux, par de l'alcool dilué, bouillant, dont la solution concentrée, traitée successivement par de l'acétate de plomb, puis par de l'hydrogène sulfuré, est soumise à la cristallisation spontanée. Elle se présente sous la forme d'une poudre cristalline, blanche, fusible à 110°, soluble dans l'eau, l'alcool, l'éther acétique, insoluble dans l'éther, l'éther de pétrole, le chloroforme, qui, hydrolysée, se décompose, comme suit, en sophorétine, en isodulcite et en glucose, car :

$$C^{27}H^{30}O^{10} + 3HO = C^{15}H^{10}O^7 + C^6H^{14}O^6 + C^6H^{12}O^6$$
$$\text{Sophorine} \qquad \text{Sophorétine} \quad \text{Isodulcite} \quad \text{Glucose}$$

La SOPHORÉTINE, $C^{15}H^{10}O^7$, se présente sous la forme d'une poudre cristalline, blanche, insoluble dans l'eau, l'éther acétique, très soluble dans l'alcool, l'éther, le chloroforme, qui, hydrolysée, se décompose en quercétine et en rhamnose ; aussi a-t-on recherché quelle était la décomposition exacte de la sophorine, que l'on peut aussi dénommer Sophorarutine, car, hydrolysée, elle livre, comme suit, de la quercétine, de la rhamnose et du glucose

$$C^2H^{30}O^{16} + 2H^2O = C^{15}H^{10}O^7 + C^6H^{12}O^5 + C^6H^{12}O^6$$
$$\text{Sophorine} \qquad\qquad \text{Quercétine} \quad \text{Rhamnose} \quad \text{Glucose}$$

SEMEN ORMOSIÆ, D'ORMOSIA DASYCARPA, Jacks.

Les graines de cette plante, originaire du Brésil, sont parfois utilisées comme poison sagittaire, car elles renferment, tout comme celles de la plante *Ormosia coccinea*, originaire de l'Amérique du Sud, où elle est dénommée *Panacco de Cayenne*, un alcaloïde ou *ormosine*. Celle-ci se présentant sous la forme d'une poudre cristalline, blanche, fusible à 80°, insoluble dans l'eau, très soluble dans l'éther, l'alcool, le chloroforme, se prescrit parfois à doses de 0 gr. 05 plusieurs fois par jour, comme hypnotique et comme sédatif.

XXe ORDRE

TÉRÉBINTHINÉES

MÉLIACÉES

Comprenant 40 genres et plus de 570 espèces, répandues dans toutes les régions chaudes de l'Amérique et de l'Asie, cette famille est représentée par des arbustes ou par des arbres, à feuilles isolées, non stipulées, souvent composées, pennées. Leurs fleurs hermaphrodites, actinomorphes, sont pentamères, à 10 étamines concrescentes par leurs anthères, en un tube plus ou moins long. Leur fruit est une capsule loculicide ou septicide, parfois une drupe, renfermant une graine, parfois ailée, non albuminée, ou à albumen charnu.

CORTEX SOYMIDÆ, ECORCE DE SOYMIDA, DE CEDROLA FEBRIFUGA, L. seu SOYMIDA FEBRIFUGA, Juss.

Originaire des Indes, cet arbre livre au droguier son écorce, non officinale, qui, riche en tanin, en matières résineuses et en un principe amer, se prescrit, dans la médecine hindoue, comme astringent intestinal et comme fébrifuge.

CORTEX KHAYÆ, ECORCE DE QUINQUINA DES PAUVRES, DE KHAYA SENEGALENSIS Juss.

Originaire du Sénégal, cet arbre livre au droguier son écorce non officinale, qui se prescrit, dans la médecine populaire de ce pays, de par sa teneur en essence, en tanin, en un principe amer et en matières résineuses, comme fébrifuge et comme tonique de l'estomac.

CORTEX CARAPÆ, DE CARAPA GUYANENSIS, Aubl.

Cet arbre, originaire de la Guyane, livre au droguier l'huile fixe de ses graines qui est très appréciée par nos fabricants de savons, et son écorce non officinale qui, renfermant un alcaloïde mal déterminé, se prescrit, ainsi que celle de la plante *Carapa procera*, D. C., originaire de la Guinée, dans la médecine indigène de ces pays, comme fébrifuge et comme tonique de l'estomac.

LIGNUM SWIETENIÆ, BOIS D'ACAJOU, DE SWIETENIA MAHAGONI, L.

Originaire de l'Amérique tropicale, cet arbre livre à l'industrie son bois rouge clair, très dur, non officinal, qui est très recherché par nos menuisiers, raison pour laquelle on cultive ce végétal au Mexique, aux Antilles, au Brésil, dans l'Honduras, le Nicaragua, la Colombie et la Guyane, il en est de même de la plante *Cedrela odorata*, L., originaire elle aussi de l'Amérique tropicale, qui livre l'acajou femelle ou bois léger, rouge brunâtre, odoriférant, que l'on utilise dans la fabrication des boîtes de cigares. La plante *Khaya senegalensis*, Juss., originaire du Sénégal, livre par contre, ainsi que la *Khaya madagascariensis*, l'acajou d'Afrique qui, très dur, est aussi utilisé dans la fabrication des meubles de luxe.

RADIX NAREGAMIÆ, DE NAREGAMIA ALATA, Wight.

Originaire des forêts de Travancore et particulièrement de Goa, cette plante livre au droguier ses racines non officinales qui, renfermant un alcaloïde ou NAREGAMINE, de l'huile fixe, du mucilage et de l'asparagine, servent parfois à falsifier nos racines officinales d'ipécacuanha, mais elles se prescrivent aussi dans leurs pays d'origine comme émétique, comme fébrifuge et comme antirhumatismal.

CORTEX ET OLEUM AZADIRACHTÆ, ÉCORCE ET BEURRE DE MARGOSE, DE MELIA INDICA Brand, seu MELIA AZADIRACHTA, L.

Originaire de Ceylan, de Java et de la Malaisie, cet arbre livre au droguier son écorce non officinale, qui s'y présente, parfois, sous la forme de fragments aplatis ou légèrement cintrés, de 5 à 7 centimètres de long, sur 0 cent. 5 d'épaisseur, à surface externe, rouge brunâtre, rugueuse, crevassée, à face interne brun chamois, striée dans le sens de la longueur, à liber très épais, à saveur amère, astringente, d'odeur nulle.

Renfermant un alcaloïde ou MARGOSINE outre des matières résineuses et pectiques, elle se prescrit parfois comme fébrifuge et comme stomachique amer.

Ses graines, exprimées à froid, puis à chaud, livrent un beurre d'odeur alliacée, à saveur amère, d'un poids spécifique de 0,914, fusible à 35°, à indice d'acidité de 0, à indice d'iode de 69, à indice de saponification de 196, de couleur blanc jaunâtre, en partie soluble dans l'alcool, très soluble dans l'éther, l'éther de pétrole, le chloroforme. Il est constitué par un mélange de triglycérides des acides stéarique, palmitique, laurique, valérianique et butyrique, puis par des traces d'essence sulfurée. Se prescrivant, sous la forme d'onguents, comme antirhumatismal, il est particulièrement utilisé dans la fabrication des savons.

RUTACÉES

Cette famille, comprenant 111 genres et plus de 800 espèces, répandues dans toutes les régions tempérées et chaudes du globe, est représentée par des arbres ou par des arbustes, à feuilles souvent opposées, non stipulées, simples, ou plus fréquemment composées, dont le limbe entier est riche en poches sécrétrices. Leurs fleurs hermaphrodites, actinomorphes, rarement zygomorphes, sont pentamères, rarement tétramères (Amyride), ou trimères (Triphasie). Leurs sépales et leurs pétales sont rarement concrescents entre eux (Galipée), mais leur androcée comprend deux verticilles d'étamines, dont les épipétales avortent souvent (Citronnier, Pilocarpe, Clavalier), à l'encontre des épisépales, qui se dédoublent en 20, 30 ou 60 étamines libres (Eglé), ou concrescentes entre elles en un tube par leurs filets (Citronnier). Leur pistil se compose de carpelles clos, renfermant dans chaque loge deux rangs d'ovules, rarement un seul (Skimmie). Ces carpelles, généralement libres, avec styles gynobasiques, soudés ensemble (Rue), pouvant être au contraire concrescents entre eux jusqu'au sommet de leurs styles (Citronnier, Toddalie), sont en même nombre que les sépales et les pétales ; ils peuvent être réduits à 3 (Clavalier), à 2 (Thamnosme), ou à 1 (Amyride), mais ils peuvent aussi parfois se dédoubler en 10 ou en 20 loges différentes (Eglé, Citronnier). Leur fruit est formé d'autant de capsules uniloculaires à déhiscence dorsale, qu'il n'y avait de carpelles (Dictame, Galipée), mais parfois il est représenté par des capsules pluriloculaires (Flindersie), ou par des drupes (Toddalie), ou par des samares (Ptélée), ou par des baies (Citronnier), qui renferment des graines à embryon droit (Dictame), ou recourbé (Rue), avec albumen charnu (Rue), ou sans albumen (Citronnier, Amyride).

Cette famille se subdivise en plusieurs grandes tribus, soit en : *Rutées* avec carpelles libres et graines renfermant un embryon recourbé et un albumen charnu, en *Diosmées*, en *Galipées*, puis en *Toddéliées*, dont les fleurs possèdent un pistil à carpelles concrescents et des graines à albumen charnu, en *Citrées*, dont les fruits sont des baies, renfermant des graines non albuminées, en *Amyridées*, dont les fruits sont des drupes, en *Xanthoxylées*, etc., etc.

Les plantes de cette famille sont caractérisées par le mésophylle de leurs feuilles et par l'écorce de leurs tiges, qui renferment de nombreuses cellules sécrétrices ou poches remplies d'essence. Leurs feuilles portent en outre des poils tecteurs, unicellulaires, coniques ou pluricellulaires, mais unisériés ; elles ne possèdent jamais de poils glanduleux. Leurs stomates sont toujours accompagnés de 4 ou 5 cellules annexes : leur mésophylle hétérogène, asymétrique, renfermant des cristaux étoilés, des macles ou des octaèdres d'oxalate de chaux.

XANTHOXYLÉES

FOLIUM ET OLEUM JABORANDI, FEUILLE ET ESSENCE DE JABORANDI, DE PILOCARPUS JABORANDI, Holmes (N.-O. Brésil), PILOCARPUS TRACHYLOBUS, Holmes (Para), PILOCARPUS SPICATUS, St-Hilaire (S. Brésil), PILOCARPUS MICROPHYLLUS, Stap., PILOCARPUS PENNATIFOLIUS Lemaire (Brésil, Paraguay), etc., etc.

Origine botanique. — Ces arbustes peu ramifiés, à tiges de 8 centimètres de diamètre, recouvertes parfois d'une écorce rouge brunâtre, se détachant facilement, portent des feuilles isolées, non stipulées, composées, à folioles imparipennées, dont le limbe entier, lancéolé ou elliptique, est émarginé au sommet, légèrement cordé à sa base, de 10 à 16 centimètres de long, sur 4 à 6 centimètres de large, mais toujours parcouru par une nervure médiane, prononcée, et par des nervures secondaires, plus saillantes sur sa face supère, qui rejoignent, à sa périphérie, ses nervures supérieures, en formant ainsi une ligne sinueuse sur tout son pourtour. Leurs fleurs, disposées en épis de grappes, sont constituées par un calice très petit, à 5 sépales, courts, par une corolle rouge pourpre, à 5 pétales épais, coriaces, lancéolés, riches en glandes sécrétrices internes. Ils entourent 5 étamines, épisépales, à filets rouge pourpre, plus courts que les pétales, à anthères très développées, et un pistil à 5 carpelles, fermés, concrescents en un ovaire renfermant dans chaque loge deux ovules anatropes, à raphé interne. Leur fruit est une capsule uniloculaire, biovulée, à cotylédons plans.

Origine géographique. — Ces plantes, croissant à l'état sauvage au Brésil et au Paraguay, y sont aussi parfois cultivées.

Description de la drogue (fig. 278). — Leurs feuilles, récoltées avec ou sans leur rachis, puis desséchées, se présentent dans le droguier sous leur forme naturelle ou sous celle de fragments, dont le rachis, de 20 à 25 centimètres de long, à base légèrement renflée, à surface plus ou moins sillonnée par des stries transversales, porte de 5 à 9 folioles imparipennées, qui, à l'exception de la terminale, sont opposées ou subopposées, ordinairement coriaces, courtement pétiolées, à limbe entier, ovale, oblong ou lancéolé, à bords parfois réfléchis, à sommet émarginé, à base légèrement cordée. De couleur vert foncé sur le frais, vert jaunâtre sur le sec, il est parcouru par une nervure médiane, prononcée, saillante en dessous, et par des nervures secondaires, recourbées à sa périphérie, qui rejoignent ses nervures supérieures, ce qui provoque la formation de deux lignes sinueuses, suivant le bord de ce limbe. La saveur âcre, amère de cette drogue fait saliver, son odeur est faiblement aromatique.

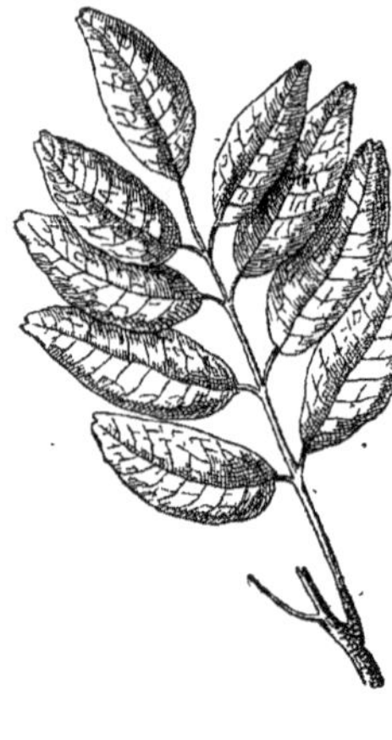

Examen microscopique (fig. 279). — Examinée sur une coupe transversale, cette feuille est constituée par un épiderme supérieur, à cellules aplaties, dont les parois droites, n'entourant aucun stomate, sont recouvertes d'une cuticule épaisse, striée ; puis vient le tissu en palissade, à un ou à deux rangs de cellules, qui entourent quelques glandes sécrétrices, et le mésophylle hétérogène,

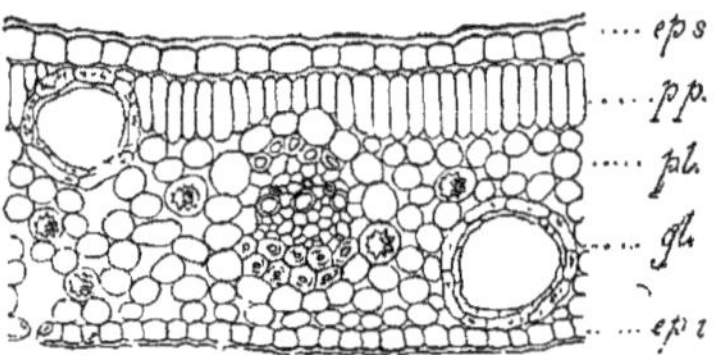

Fig. 278. — Feuille de Jaborandi.

asymétrique, à cellules irrégulières, renfermant de nombreux cristaux étoilés d'oxalate de chaux et des glandes sécrétrices, schyzogènes, arrondies. Il entoure un faisceau libéro-ligneux, biconvexe, à cordon ligneux, arqué, dont les extrémités sont reliées entre elles par un deuxième cordon horizontal, au centre duquel se rencontre la moelle, mais ces deux cordons sont recouverts par une zone libérienne et par un péricycle fibreux, qui, chez le *Pilocarpus Jaborandi*, est discontinu. Son épiderme inférieur, à cellules polygonales, entourant de nombreux stomates, à 4 ou à 5 cellules annexes, est recouvert d'une cuticule épaissie ; il porte, de ci, de là, quelques poils tecteurs, unicellulaires, droits, mais ceux-ci sont falciformes et pluricellulaires chez le *Pilocarpus trachylobus ;* ces feuilles se différenciant comme l'indique le tableau ci-contre, les unes des autres.

Falsifications. — Cette drogue est parfois mélangée à des feuilles de *Swartzia decipiens*, Holmes, qui, ne renfermant pas de glandes sécrétrices dans leur mésophylle, portent sur leurs deux épidermes de nombreux poils tecteurs, capités. Elles ne donnent pas, en outre, les réactions suivantes.

Réactions. — L'extrait alcoolique de feuilles de Jaborandi, repris par de l'eau additionnée d'acide chlorhydrique, donne une solution limpide, qui, agitée, en présence de carbonate de soude, avec de l'éther, lui abandonne ses alcaloïdes ; cette solution éthérée, décantée, puis soumise à la distillation fractionnée, abandonne un résidu se colorant en bleu violacé par addition d'acide nitrique et d'un petit cristal de bichromate de potasse.

Dosage des alcaloïdes. — 15 grammes de ces feuilles finement pulvérisées, puis extraites, en présence d'ammoniaque, par du chloroforme, donnent une solution qui, décantée, est filtrée, 100 grammes de cette liqueur chloroformique, agités avec une solution d'acide chlorhydrique déci-normale, lui cèdent ses alcaloïdes. Cette solution acide, décantée, filtrée, puis agitée en présence d'ammoniaque, avec du chloroforme, donne une liqueur chloroformique, qui, décantée, puis soumise à la distillation fractionnée, abandonne un résidu, que l'on dessèche et que l'on tare.

Analyse chimique. — Cette drogue renferme

Fig. 279. — Coupe transversale de la feuille de Jaborandi.

eps) épiderme supérieur ; *pp*) cellules en palissade ; *pl*) parenchyme mésophyllien ; *gl*) glandes sécrétrices ; *epi*) épiderme inférieur.

de 0,5 à 0,7 p. 100 d'alcaloïdes, tels que pilocarpine, pilocarpidine, isopilocarpine, de 0,9 à 1,1 p. 100 d'essence, outre de l'acide jaborandique, du tanin, des matières résineuses et pectiques et de la carpilline.

Son Essence se présente sous la forme d'un liquide incolore, d'odeur spéciale, agréable, à saveur chaude, spéciale, d'un poids spécifique de 0,865 à 0,895, à pouvoir rotatoire, dextrogyre, de + 3°25′, soluble dans l'éther, le chloroforme, le benzène, le sulfure de carbone, les huiles grasses et essentielles. Elle est constituée par un mélange de dipentène, dénommé pilocarpène, et d'autres hydrocarbures encore mal définis.

Préparation de la Pilocarpine. — Ces feuilles pulvérisées, extraites en présence de carbonate de soude, par de l'alcool à 80 p. 100, donnent une solution qui, concentrée en présence d'acide tartrique, abandonne un résidu jaune verdâtre. Celui-ci, repris par de l'eau, donne une solution qui, agitée, en présence d'ammoniaque, avec du chloroforme, lui abandonne ses alcaloïdes, car, décanté, soumis à la distillation fractionnée, ce chloroforme abandonne un résidu qui, neutralisé par addition d'acide nitrique, est soumis à la cristallisation spontanée. Le nitrate de pilocarpine ainsi obtenu, traité en solutions aqueuses, par de l'ammoniaque, puis agité avec du chloroforme, lui abandonne sa pilocarpine, que l'on soumet à la cristallisation spontanée.

On peut aussi la préparer en traitant ces feuilles pulvérisées, en présence d'ammoniaque, par du chloroforme, qui, filtré, puis agité avec de l'acide

Pilocarpus........	Pennatifolius	Jaborandi	Trachylobus	Microphyllus	Spicatus
Origine botanique.	S.-E. Brésil Paraguay	N.-E. Brésil Pernambouc	N.-E. Brésil Maranhao	N.-E. Brésil Para	S. et N.-O. Brésil Aracaty
Dimension des folioles.........	7 à 12 cm. sur 2 à 3	9 à 16 cm. sur 2,5 à 6	Variable	1,5 à 5 cm. sur 1,3 cm.	3 à 11 cm. sur 1,5-4
Base...........	Atténuée peu à peu, non pétiolée	Cordée sauf la foliole terminale	Légèrement cordée, asymétrique	Atténuée ou faiblement cordée	Atténuée
Poils tecteurs.....	Peu nombreux, recourbés, caducs, unicellulaires, a lumen non étranglé	Plus ou moins abondants, recourbés, à lumen étranglé vers la base	Très abondants, les uns droits, les autres capités	Courts et rares	Nombreux, courts, coniques
Assises palissadiques	Une assise	Une assise	Une assise	Une assise	2 assises
Section des faisceaux libéro-ligneux........	Vaguement triangulaire	Aplatie ou légèpement concave en dessous	Concave en dessous	Elliptique	Plan convexe
Péricycle fibreux..	En amas isolés	Anneau compact	En masses séparées, volumineuses	En 2 bandes transversales	En amas volumineux, séparés
Caractères spéciaux	Parfois taches de Puccinia	Odeur de brûlé	Sphéro-cristaux	Souvent taches de Puccinia	
Teneur en alcaloïdes	0,5	0,72	0,4	0,84	0,16

chlorhydrique dilué, lui abandonne ses alcaloïdes. Cette solution aqueuse, décantée, filtrée, puis concentrée, est alors agitée, en présence de soude caustique, avec du chloroforme, qui, décanté, soumis à la distillation fractionnée, abandonne de la pilocarpine, que l'on soumet, en solutions alcooliques, à la cristallisation fractionnée, mais on peut aussi la transformer en nitrate, afin de la séparer de son isopilocarpine et de sa carpilline, qui cristallisent moins facilement.

La PILOCARPINE, $C^{11}H^{16}N^2O^2$, se présente sous la forme de cristaux incolores, inodores, fusibles à 34°, à pouvoir rotatoire de + 101,6°, peu solubles dans le benzène et dans l'éther, mais très solubles dans l'alcool, le chloroforme, l'eau, dont les solutions sont alcalines.

RÉACTIONS. — Elle se dissout, sans se colorer, dans l'acide sulfurique, mais cette dissolution prend, par addition d'un petit cristal de bichromate de potasse, une belle coloration vert brunâtre, puis verte. Cette base tertiaire donne des sels solubles dans l'eau, dont les solutions sont précipitées en des dépôts jaunes par addition d'acide phospho-wolframique, bruns par celle d'iode, blancs par celle d'iodure mercuri-potassique ; rouges par celle d'iodure bismuthico-potassique. Elle possède, quant à sa formule, la constitution suivante :

$$C^2H^5\text{—}CH\text{—}CH\text{—}CH^2\text{—}C\text{—}N\text{—}CH^3$$
$$\quad\ \ |\qquad |\qquad\qquad \|\qquad \diagdown CH$$
$$\quad CO\quad CH^2\qquad HC\text{—}N\diagup$$
$$\qquad\ \diagdown\ \diagup$$
$$\qquad\quad O$$

Une solution aqueuse de pilocarpine, agitée en présence de bichromate potassique avec du chloroforme, se colore en bleu violacé par addition d'eau oxygénée. Chauffée avec une solution alcoolique de potasse caustique, la pilocarpine se transforme en isopilocarpine, puis en métapilocarpine ; mais oxydée par du permanganate potassique, elle donne de l'acide pilopique, de l'acide pilomalique et de la monométhylurée ; elle se transforme en outre en acide pilocarpoïque, de formule :

$$C^2H^5\text{—}CH\text{—}CH\text{—}CH^2\text{—}COOH$$
$$\qquad\quad |\qquad |$$
$$\qquad\ CO\quad CH^2$$
$$\qquad\quad \diagdown\ \diagup$$
$$\qquad\qquad O$$

Acide homopilopique

si on l'oxydepar du bichromate potassique, :

$$C^2H^5\text{—}CH\text{—}CH\text{—}COOH$$
$$\qquad\quad |\qquad |$$
$$\qquad\ CO\quad CH^2$$
$$\qquad\quad \diagdown\ \diagup$$
$$\qquad\qquad O$$

Acide pilopique

$$C^2H^5\text{—}CH\text{—}CH\text{—}CH^2\text{—}C\text{—}N\diagup^{CH^3}_{\diagdown CO}$$
$$\quad\ \ \ |\qquad |\qquad\qquad \|$$
$$\ HOOC\quad COOH\qquad CH\text{—}NH$$

Acide pilocarpoïque

L'ACIDE PILOCARPOIQUE, oxydé plus à fond par du permanganate de potasse, se transforme en acide pilomalique ou acide éthyltricarballique, de formule :

$$C^2H^5\text{—}CH\text{—}CH\text{—}CH^2\text{—}COOH$$
$$\qquad\quad |\qquad |$$
$$\ \ HOOC\quad COOH$$

Soumise, en présence de chaux sodée, à la distillation sèche, la pilocarpine se décompose en méthylamylglyoxaline, en diméthylglyoxaline, en méthylglyoxaline et en méthylamine, de formules :

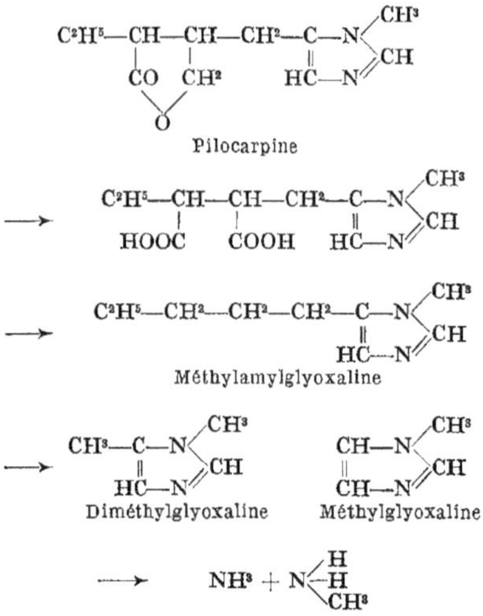

$$C^2H^5\text{—}CH\text{—}CH\text{—}CH^2\text{—}C\text{—}N\begin{smallmatrix}CH^3\\ \\CH\end{smallmatrix}$$
$$\underset{\displaystyle O}{\overset{\displaystyle CO \quad CH^2 \qquad HC\text{—}N}{}}$$

Pilocarpine

$\longrightarrow$

$$C^2H^5\text{—}CH\text{—}CH\text{—}CH^2\text{—}C\text{—}N\begin{smallmatrix}CH^3\\ \\CH\end{smallmatrix}$$
$$HOOC \quad COOH \qquad HC\text{—}N$$

$\longrightarrow$

$$C^2H^5\text{—}CH^2\text{—}CH^2\text{—}CH^2\text{—}C\text{—}N\begin{smallmatrix}CH^3\\ \\CH\end{smallmatrix}$$
$$HC\text{—}N$$

Méthylamylglyoxaline

$\longrightarrow$

$$CH^3\text{—}C\text{—}N\begin{smallmatrix}CH^3\\ \\CH\end{smallmatrix} \qquad CH\text{—}N\begin{smallmatrix}CH^3\\ \\CH\end{smallmatrix}$$
$$HC\text{—}N \qquad\qquad CH\text{—}N$$

Diméthylglyoxaline   Méthylglyoxaline

$\longrightarrow \quad NH^3 + N\begin{smallmatrix}H\\H\\CH^3\end{smallmatrix}$

Chauffée avec de l'acide chlorhydrique fumant, elle se décompose, selon l'équation suivante, en alcool méthylique et en pilocarpidine, car :

$$\underset{\text{Pilocarpine}}{C^{11}H^{16}N^2O^2} + H^2O = CH^3OH + \underset{\text{Pilocarpidine}}{C^{10}H^{14}N^2O^2}$$

On la prépare aussi synthétiquement (voir page 1.563 des Comptes Rendus de la Haute Académie des Sciences).

Usage thérapeutique de la Pilocarpine. — Elle se prescrit, à doses de 0 gr. 003 à 0 gr. 005 plusieurs fois par jour, sous la forme de poudres ou de pilules, et à doses de 0 gr. 01 à 0 gr. 05 sur 100 grammes d'eau, sous celle de solutions, dont à prendre trois fois par jour une cuillerée à café, comme sudorifique, comme diaphorétique, comme sialagogue ; on l'ordonne aussi, à doses de 0 gr. 1 à 0 gr. 2 sur 10 grammes d'eau, dont à instiller une à deux gouttes, deux fois par jour, dans les yeux, comme myotique, comme antimydriatique ; mais on la préconise en outre comme diurétique et, comme antiépileptique, puis comme spécifique contre l'hydropisie cardiaque.

Action physiologique. — Ordonnée à fortes doses, elle provoque souvent des empoisonnements mortels, précédés de vomissements, de cyanose, de convulsions, de frissons et de paralysie cardiaque ; en un mot, elle possède les mêmes propriétés physiologiques que la feuille de *Pilocarpus Jaborandi*.

Pharmacie galénique. — Elle sert à préparer le chlorhydrate, le bromhydrate, le phénate et le salicylate, etc., de pilocarpine, voir notre *Traité de Chimie médico-pharmaceutique et toxicologique*.

La Pilocarpidine, $C^{10}H^{14}N^2O^2$, se présente sous la forme d'une masse sirupeuse, très alcaline, très hygroscopique, soluble dans l'eau, l'alcool, mais insoluble dans l'éther, le chloroforme, dont les solutions ne sont pas précipitées, en présence d'acide chlorhydrique, par addition de chlorure d'or.

La Carpilline, $C^{16}H^{18}N^2O^3$, se présente sous la forme de prismes incolores, inodores, fusibles à 184°, solubles dans le chloroforme, l'alcool, l'eau bouillante, mais peu solubles dans l'eau froide. Cette base faible ne possède pas les propriétés physiologiques de la pilocarpine.

Usage thérapeutique des feuilles de jaborandi. — Ces feuilles se prescrivent, à doses de 1 à 3 grammes sur 200 grammes d'eau, sous la forme d'infusions ou sous celle de décoctions, comme sudorifique, comme sialagogue, et particulièrement comme spécifique contre la goutte, les bronchites, les fluxions de poitrine, les rhumatismes, etc., etc.

Action physiologique. — Ordonnées à doses trop élevées, elles provoquent souvent des empoisonnements mortels, en augmentant la pression sanguine et le nombre des pulsations du pouls, tout en faisant diminuer celui des battements du cœur ; mais ceux-là sont précédés de vomissements, de cyanose, de convulsions, de frissons, de paralysie des fonctions respiratoires et cardiaques. Peu toxiques pour les animaux, elles provoquent déjà, à doses de 4 à 5 grammes sur 200 grammes d'eau (dont à prendre toutes les heures une cuillerée à soupe) des maux de tête, des bruissements d'oreilles, des troubles visuels, une salivation abondante (la peau du malade se congestionnant), mais elles augmentent en outre la sécrétion lactée et la diurèse, ainsi que l'élimination des chlorures et de l'acide urique. Elles abaissent, à petites doses, la température normale, qui s'élève ensuite, pour diminuer, au déclin de la période des sueurs, mais elles provoquent en outre de fortes contractions des muscles bronchiques en stimulant leurs extrémités périphériques, ainsi que celles des fibres excito-sudorales et des centres sudoripares.

Contrepoisons. — Ordonnez en cas d'empoisonnements par ces feuilles, ou par la pilocarpine, des sels ferreux et ferriques, des stimulants alcooliques, de l'ammoniaque, de la digitale et des injections hypodermiques d'atropine.

Pharmacie galénique. — Elles servent à préparer la Tinctura Jaborandi, outre de nombreuses eaux capillaires.

Historique. — Le *Pilocarpus Jaborandi* fut premièrement mentionné par Piso, dans son livre de *Medico Brasiliensis*, mais les effets physiologiques de ses feuilles ne furent décrits que par Rabuteau.

SEMEN PEGANI, DE PEGANUM HARMALA, L.

Originaire des steppes de la Russie du Sud, de l'Espagne et de l'Egypte, cette petite plante livre, au droguier, ses racines non officinales, qui renferment de l'harmaline et de l'harmine, outre des matières albuminoïdes et résineuses.

L'Harmaline, $C^{13}H^{14}N^2O$, se présente sous la forme de petits cristaux incolores, très peu solubles dans l'eau, l'alcool dilué, peu solubles dans l'éther, mais très solubles dans le chloroforme, l'alcool bouillant. Fusible à 238°, elle donne avec les acides des sels jaunâtres, dont les solutions sont fluorescentes en bleu.

L'Harmine, $C^{13}H^{12}N^2O$, se présente sous la forme de petits prismes aciculaires, fusibles à 257°, solubles dans l'éther, le chloroforme, très peu solubles dans l'eau, dont les solutions acides sont fluorescentes en bleu.

Cette drogue se prescrit parfois, dans la médecine

populaire, comme anthelminthique et comme emménagogue.

CORTEX XANTHOXYLI, ECORCE DE CLAVELIER, DE XANTHOXYLUM FRAXINEUM, Willd.

Originaire des Etats-Unis, cet arbre livre, au droguier, son écorce non officinale, qui s'y présente sous la forme de fragments irréguliers, aplatis ou cintrés, à surface externe rugueuse, gris brunâtre, striée dans le sens de la longueur, mais marquée de verrues rugueuses, proéminentes, à face interne, jaune brunâtre, striée dans le sens de la longueur, à cassure nette, non fibreuse, à saveur aromatique, amère, d'odeur nulle.

Renfermant des traces d'essence, de l'huile fixe, des matières résineuses et pectiques, du tanin et de la xanthopicrine, elle se prescrit, à doses de 0,5 à 2 grammes en un jour, sous la forme de poudres ou sous celle de décoctions, comme sudorifique et comme antirhumatismal.

CORTEX XANTHOXYLI AMERICANI, DE XANTHOXYLUM CAROLINIANUM, Lam.

Originaire de l'Amérique du Nord, cet arbre livre, au droguier, son écorce non officinale, qui s'y présente parfois sous la forme de fragments cintrés, irréguliers, à surface externe gris brunâtre, marquée de points blancs ou de petits points noirs, dus à la présence de lichens, à face interne jaunâtre, à cassure non fibreuse, nette, à saveur mucilagineuse, amère, d'odeur nulle. Elle renferme de la XANTHOXYLLINE ou HOMOCHÉLIDONINE, de la MÉTHYLCANADINE, $C^{21}H^{23}NO^4$, fusible à 110°, outre des matières résineuses, raison pour laquelle on la prescrit, sous la forme d'extraits ou sous celle de décoctions, comme antisyphilitique, comme diurétique et comme sudorifique. Il n'en est pas de même de l'écorce du *Xanthoxylum Caribaeum*, plante originaire des Antilles, qui se prescrit, ainsi que celle du *Xanthoxylum piperitum*, originaire du Japon, comme stomachique et comme fébrifuge.

OLEUM XANTHOXYLI, DE XANTHOXYLUM AUBERTIANUM, D. C.

Originaire du Japon, cet arbre livre, au droguier, ses euilles non officinales qui, soumises à la distillation aux vapeurs, donne une essence constituée par un terpène aliphatique ou ocimène, par un ses quiterpène monocyclique, par du méthyleugénol, par de l'éther diméthylique de phloroacétophénone et par de l'aldéhyde cinnamique. Il n'en est pas de même de l'essence des feuilles du *Xanthoxylum alatum*, qui renferme du xanthoxylène, de l'aldéhyde cuminique, de l'aldéhyde cinnamique, de l'éther diméthylique de phloroacétophénone ; celle du *Xanthoxylum Senegalense*, renfermant par contre du linalol, du dipentène, du cadinène et une lactone ou XANTHOXINE, $C^{12}H^8O^4$, fusible à 144°, qui possède, outre des propriétés toxiques pour les poissons, quant à sa formule, la constitution suivante :

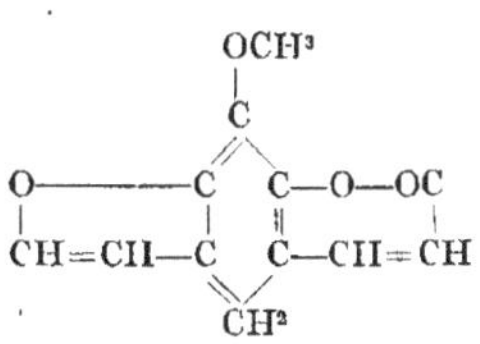

$$
\begin{array}{c}
OCH^3 \\
| \\
C \\
\diagup\!\!\diagdown \\
O\!-\!\!-\!\!-\!C \quad\;\; C\!-\!O\!-\!OC \\
| \qquad\qquad | \qquad\;\; \| \qquad\qquad | \\
CH\!=\!CH\!-\!C \quad\; C\!-\!CH\!=\!CH \\
\diagdown\!\!\diagup \\
CH^2
\end{array}
$$

CORTEX PTELEÆ, ÉCORCE D'ORME A TROIS FEUILLES, DE PTELEA TRIFOLIATA.

Originaire de l'Amérique du Nord, cette plante livre, au droguier, son écorce non officinale, qui, renfermant du tanin, de la PTÉLOÏNE ou BERBÉRINE, des matières résineuses et pectiques, se prescrit parfois comme anthelminthique ; les racines de cette plante, renfermant aussi de la berbérine, étant ordonnées comme fébrifuge et ses feuilles comme vermifuge.

RADIX ET OLEUM TODDALIÆ, RACINE ET ESSENCE DE JEAN LOPEZ, DE TODDALIA ACULEATA, Sm.

Originaire de l'Asie tropicale, des Mascareignes et de l'Afrique tropicale, cette plante livre, au droguier, ses racines non officinales, dénommées *Lopez-root*, qui se prescrivent, dans la médecine populaire de ces pays, comme tonique de l'estomac et comme fébrifuge. Il en est de même de ses fruits et de ceux de la *Toddalia lanceolata* et de la *Toddalia inermis*, Commers.

Les feuilles de ces diverses plantes, soumises à la distillation aux vapeurs d'eau, donnent une essence jaune verdâtre, d'odeur spéciale, à saveur chaude, d'un poids spécifique de 0,9737, à pouvoir rotatoire, lévogyre, de — 13°4', soluble dans l'éther, l'alcool, le chloroforme, les huiles grasses et essentielles. Elle est constituée par un mélange d'éther méthylique d'acide benzoïque, d'eugénol et d'une paraffine fusible à 80°.

DIOSMÉES

CORTEX DICTAMNI, ÉCORCE DE DICTAMNE BLANC, DE DICTAMNUS ALBUS, L.

Originaire de l'Europe, cette plante vivace livre, au droguier, l'écorce non officinale de ses racines, qui s'y présente parfois sous la forme de fragments irréguliers, enroulés sur eux-mêmes, à surface externe grisâtre, spongieuse, recouverte parfois d'un suber peu épais, à face interne blanche, à cassure courte, fibreuse, à saveur âcre, amère, aromatique, d'odeur spéciale, aromatique. Elle renferme de l'essence, des matières résineuses et pectiques, du tanin ; raison pour laquelle on la prescrit, dans la médecine populaire, comme diurétique, comme antihystérique et comme tonique de l'estomac.

Il n'en est pas de même de celle de la plante *Dictamnus Fraxinella*, originaire de l'Asie tempérée, qui dénommée *Ecorce de Fraxinelle* et renfermant de la dictamnine, se prescrit parfois comme fébrifuge, comme anthelminthique et comme diaphorétique.

FOLIUM ET OLEUM BAROSMÆ, FEUILLE ET ESSENCE DE BUCHU, DE BAROSMA CRENULATA, Hooker, BAROSMA SERRATA, Swett., BAROSMA SERRATIFOLIA, Willd., BAROSMA BETULINA, Thunb.

Originaires de l'Afrique tropicale, ces plantes exigeant des terres noires ou rouges, mais grasses, ni calcaires, ni argileuses, sont parfois cultivées à l'aide de semis, que l'on plante avant l'hiver dans des boîtes remplies d'un mélange de parties égales de terre arable et de sable ; celles-là étant déposées à l'ombre dans des endroits chauds, humides, quitte à les transporter, quelques semaines plus tard, dans des endroits exposés au soleil et de prendre soin à ce qu'elles ne soient exposées ni à la gelée du matin, ni aux grands vents.

Les plantules, ainsi obtenues, sont alors déposées dans un terrain spécialement préparé à cet effet, en creusant des trous profonds, que l'on remplit de terre arable et de sable, pour amonceler tout autour de ceux-ci des pierres ou du gazon (et ceci sur une hauteur de 30 centimètres). Ces jeunes pousses doivent y être transportées par un temps ni trop sec, ni trop chaud, en prenant soin de les séparer, les unes des autres, par un espace d'un mètre cinquante.

Elles livrent au droguier leurs feuilles non officinales, qui, desséchées, sont exportées sur l'Europe. Courtement pétiolées, oblongues, ovales, voire même parfois lancéolées ; elles possèdent un limbe entier, glabre, dentelé, crénelé sur ses bords, coriace, de 1 à 3 centimètres de long sur 7 à 10 millimètres de large, obtus au sommet, mais toujours parcouru par une nervure médiane, prononcée, et par des nervures secondaires, anastomosées. D'odeur menthée, aromatique, à saveur chaude, âcre, aromatique, ces feuilles renferment de 0,8 à 1,10 p. 100 d'essence, de l'hespéridine ou *diosmine*, du mucilage, des matières résineuses et pectiques.

Leur **Essence** se présente sous la forme d'un liquide incolore, volatil, d'odeur menthée, agréable, à saveur chaude, persistante, aromatique, d'un poids spécifique de 0,944 à 0,963, soluble dans l'éther, l'alcool absolu, le chloroforme, le benzène, les huiles grasses et essentielles, mais insoluble dans l'eau. Elle est constituée par un mélange de 10 à 30 p. 100 de diosphénol, de menthone lévogyre, de limonène, de dipentène, de méthylchavicol, de sesquiterpène et de myrcène, etc., etc.

Le Diosphénol ou Camphre de Buchu, $C^{10}H^{16}O^2$, se présente sous la forme de prismes incolores, d'odeur spéciale, aromatique, à saveur chaude, rafraîchissante, fusibles à 83°, entrant en ébullition à 283°, solubles dans l'éther, l'alcool, le chloroforme. Il possède, quant à sa formule, la constitution suivante. Se combinant naturellement avec l'hydroxylamine, en une oxime fusible à 156°, il se transforme en thymol, si on le chauffe pendant 2 heures à 160°, avec de l'acide chlorhydrique concentré, car :

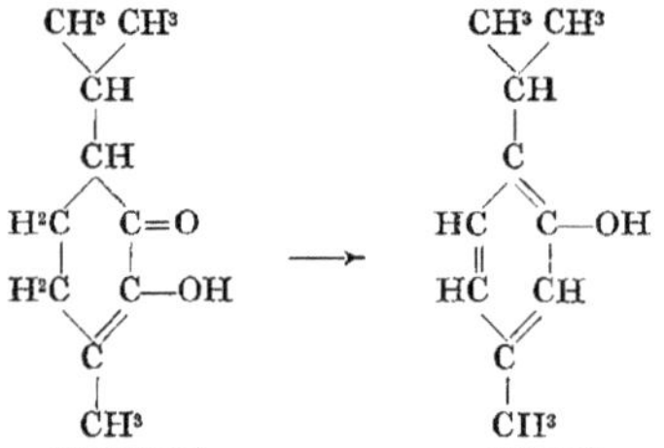

Diosphénol → Thymol

Réduit par de l'alcoolat de soude, il se décompose en menthol et en un dérivé glucolique qui, oxydé par du permanganate potassique, se transforme en acide isopropyl-α-méthyladipinique :

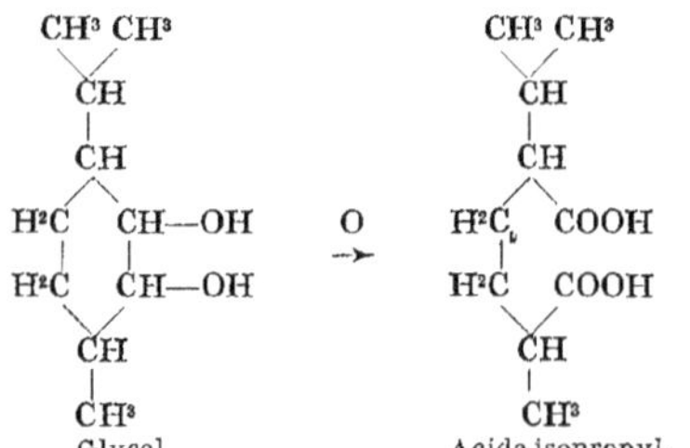

Glycol (Menthandiol 2, 3) → Acide isopropyl-méthyladipinique (fusible à 104°)

On le prépare synthétiquement (B. 39, p. 1196), en traitant l'oxyméthylènementhone, en présence d'eau, par de l'ozone :

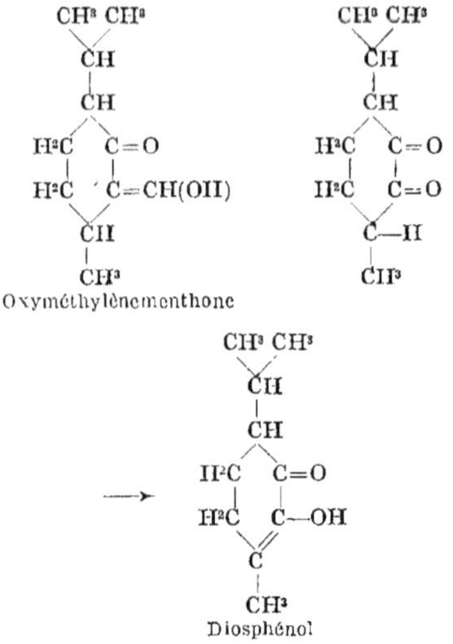

Oxyméthylènementhone → Diosphénol

Ces feuilles se prescrivent parfois, à doses de 0 gr. 5 à 1 gramme plusieurs fois par jour, en poudres et en pilules, ou à doses de 5 à 10 grammes sur 200 grammes d'eau, sous la forme d'infusions, comme diurétique, comme diaphorétique et comme stimulant de l'estomac.

Très appréciées des Hottentots, elles furent introduites dans la médecine européenne par Reece.

Notons que l'**essence** provenant de la *Barosma venusta*, se présente sous la forme d'un liquide incolore, d'odeur spéciale, agréable, aromatique, à saveur chaude, aromatique, d'un poids spécifique de 0,865, à pouvoir rotatoire, dextrogyre, de + 0°47′, à indice d'acidité de 5,6, à indice d'éthers de 6,2, à indice d'acétyle de 55, soluble dans l'éther, l'alcool, le chloroforme, le benzène, mais insoluble dans l'eau. Elle est constituée par un mélange d'aldéhyde anisique, de méthylchavicol, de chavicol, de linalol, d'acétate de linalyle, de terpène, de dipentène, etc., etc.

CORTEX GALIPEÆ, ÉCORCE D'ANGUSTURE VRAIE, DE GALIPEA CUSPARIA, Saint-Hilaire.

Originaire du Vénézuéla et de la Nouvelle Grenade, cet arbre livre, au droguier, son écorce non officinale, qui s'y présente sous la forme de plaques ou sous celle de tubes, plus ou moins cintrés, à suber brunâtre, marqué de taches blanchâtres, à face interne brun clair, à cassure feuilletée, d'odeur légèrement aromatique, à saveur âcre, spéciale, aromatique.

Examinée sur une coupe transversale, cette écorce est constituée par un suber, à cellules aplaties, par un parenchyme cortical, riche en glandes sécrétrices à essence ; celui-là se colorant en rouge sang par addition d'acide nitrique ; car il ne renferme pas de brucine ; ce qui le différencie de suite de celui de l'écorce de la fausse angusture, dite de vomiquier. Ces deux écorces se différencient, en outre, l'une de l'autre, par les réactions suivantes : les décoctions aqueuses de *Galipea* ne sont pas précipitées par addition d'iodure potassique, à l'encontre de celles du vomiquier, qui se précipitent de suite en des dépôts brunâtres, par addition de ce réactif. Il en est de même par celle d'acide phosphomolybdique, dont le dépôt jaunâtre est cristallin et ne se forme pas dans les solutions aqueuses de *Galipea*, celles-ci se colorant en jaune orange, par addition de potasse caustique, tandis que celles du vomiquier prennent alors une teinte vert bouteille.

L'écorce de Galipea renferme outre des matières résineuses et pectiques, de l'essence, de la galipine, $C^{20}H^{21}NO^3$, de la galipidine, $C^{19}H^{19}NO^3$, de la cusparine, $C^{19}H^{17}NO^3$, de la cusparidine, $C^{19}H^{17}NO^4$, qui sont des alcaloïdes cristallins, combinés, dans son suc cellulaire frais, sous la forme de sels solubles dans l'eau ; elle renferme en outre des matières résineuses, pectiques, du tanin, de l'essence et un glucoside dénommé angusturine, $C^4H^{12}O^5$.

La GALIPINE, $C^{20}H^{21}NO^3$; se présente sous la forme de petites aiguilles cristallines, incolores, fusibles à 115°, solubles dans l'éther, l'alcool, le chloroforme, de formule :

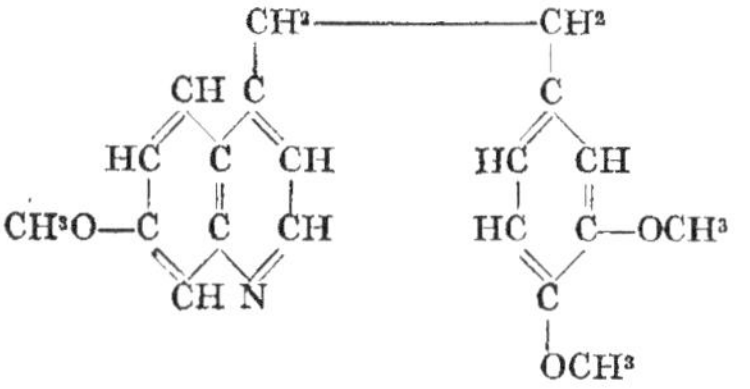

$$CH^2\!-\!\!\!-\!\!\!-\!\!\!-\!\!\!-\!\!\!-\!\!\!-\!\!\!-\!\!\!-\!CH^2$$

Oxydée, elle se transforme en acide vératrique, en acide anisique et en une base de formule C^8H^9N, fusible à 241°.

La CUSPARINE, $C^{19}H^{17}NO^3$, se prépare en extrayant cette drogue pulvérisée par de l'alcool, dont la solution concentrée est reprise par de l'eau additionnée d'acide acétique ; cette solution étant agitée plusieurs fois de suite avec de l'éther de pétrole et avec de l'éther, afin de la libérer de ses matières résineuses, pectiques et oléagineuses, ainsi que de ses traces d'essence. Cette solution concentrée, traitée par de l'acide sulfurique, précipite un dépôt renfermant les sulfates peusolubles de la *cusparine, de la galipine et de la galipidine*, tout en donnant un filtrat, que l'on évapore à sec, quitte à reprendre son résidu, en présence d'ammoniaque, par de l'éther, puis par du chloroforme, qui s'emparent de la *cusparéine* et de la *galipoïdine*.

Le précipité ainsi obtenu, repris par de l'eau bouillante, donne une solution que l'on agite, en présence d'ammoniaque, avec de la ligroïne, de l'éther et du chloroforme, dont les solutions concentrées, ainsi obtenues, traitées par de l'eau additionnée d'acide oxalique, donnent une solution renfermant d'une part l'oxalate de galipine, très soluble dans l'eau, l'oxalate de cusparine très peu soluble dans ce dissolvant, l'oxalate de galipidine, pour ainsi dire insoluble dans l'eau froide.

La CUSPARINE, $C^{19}H^{17}NO^3$, se présente sous la forme d'une poudre cristalline, blanche, fusible à 90°,5, insoluble dans l'eau, l'éther de pétrole, très soluble dans l'alcool, l'éther, le chloroforme, qui, chauffée avec de l'acide chlorhydrique, se transforme en *pyrocusparine* de formule $C^{18}H^{14}NO^3$, fusible à 255°. Méthylée par de l'iodure de méthyle, elle se transforme en *isocusparine*, $C^{18}H^{14}NO^3$ (CH^3), fusible à 194°, mais traitée par du brome, elle livre de la *monobromcusparine*, fusible à 90° ; elle peut aussi être transformée en éthylcusparine, fusible à 194°, si on la traite par de l'iodure d'éthyle. Notons que son chlorhydrate fond à 186°, son aurate à 153°.

La GALIPOIDINE, $C^{19}H^{19}NO^4$, se présente sous la forme d'une poudre cristalline, blanche, fusible à 233°, insoluble dans l'éther de pétrole, la ligroïne, très soluble dans l'alcool, l'éther, le chloroforme.

La CUSPARÉINE, $C^{18}H^{19}NO^2$, se présente sous la forme d'une poudre cristalline, blanche, fusible à 55°, insoluble dans l'eau, très soluble dans tous les dissolvants organiques, usuels.

La GALIPIDINE, $C^{19}H^{19}NO^3$, se présente sous la forme d'une poudre cristalline, blanche, fusible à 133°, insoluble dans l'eau, l'éther de pétrole, très soluble dans l'éther, l'alcool, le chloroforme, l'éther acétique, dont l'iodhydrate fond à 166°. Fondue avec de la potasse caustique, elle livre tout comme la cusparine de l'acide pyrocatéchique, mais chauffée pendant deux heures de temps

avec de l'iodure de méthyle, elle se transforme en méthylgalipidine fusible à 145°.

Son ESSENCE se présente sous la forme d'un liquide jaune pâle, d'odeur aromatique, spéciale, d'un poids spécifique de 0,841, à pouvoir rotatoire, lévogyre, de — 50°, à indice de réfraction de 1,50624, soluble dans tous les dissolvants organiques usuels, qui est constitué par un mélange de terpène ou galipène, de sesquiterpène et d'alcool galipénique ou galipol.

L'ALCOOL GALIPÉNIQUE ou GALIPOL, $C^{15}H^{26}O$, se présente sous la forme d'un liquide légèrement jaunâtre, très hygroscopique, d'odeur aromatique, d'un poids spécifique de 0,921, entrant en ébullition entre 264° et 266°, soluble dans tous les dissolvants organiques usuels, qui, soumis à la distillation aux vapeurs d'eau, se décompose comme suit, en se transformant en galipène, car :

$$C^{15}H^{26}O = H^2O + C^{15}H^{24}.$$

Le GALIPÈNE, $C^{15}H^{24}$, se présente sous la forme d'un liquide incolore, d'odeur spéciale, agréable, d'un poids spécifique de 0,911, à indice de réfraction de 1,50374, entrant en ébullition entre 251° et 260°, soluble dans dans tous les dissolvants organiques usuels, dont le le chlorure fond à 115°, le bromure à 124°, l'iodure à 106°. Il est différencie du cadinène, dont il est un isomère, de par son pouvoir rotatoire, lévogyre, de — 97°.

Cette drogue se prescrit, à doses de 0 gr. 5 plusieurs fois par jour, comme tonique de l'estomac et comme astringent intestinal, puis comme sédatif, car elle renferme en outre passablement de tanin, mais elle n'a aucune propriété diurétique comme certains auteurs le prétendirent.

CORTEX ESENBECKIÆ, D'ESENBECKIA FEBRIFUGA, Juss.

Originaire du Brésil, du Chili et du Pérou, cet arbre livre au droguier son écorce non officinale, qui s'y présente parfois sous la forme de fragments irréguliers, rouge brunâtre, riches en tanin, en cellules scléreuses et en glandes sécrétrices, aussi la prescrit-on parfois comme fébrifuge, comme stimulant de l'estomac et comme astringent intestinal, puis comme succédané de l'écorce de quinquina, dont elle ne possède pas les vertus physiologiques.

FOLIUM EMPLEURI, D'EMPLEURUM SERRULATUM, Ait.

Originaire du Cap, cet arbuste livre, au droguier, ses feuilles lancéolées, non officinales, à limbe entier, pointu à son extrémité supérieure, denté sur ses bords, qui se prescrivent parfois, de par leur teneur en essence, dans la médecine populaire de ce pays, comme diurétique.

FOLIUM TICOREÆ, DE TICOREA FEBRIFUGA, St-Hil., seu EVODIA FEBRIFUGA.

Originaire du Brésil, cette plante livre au droguier ses feuilles et son écorce non officinales, qui, de par leur teneur en tanin, se prescrivent parfois, dans la médecine indigène de ce pays, comme fébrifuge et comme tonique de l'estomac.

FOLIUM MONNIERÆ, DE MONNIERA TRIFOLIATA, L.

Non officinales, les feuilles de cette plante, originaire du Brésil, se prescrivent parfois, dans la médecine populaire de ce pays, de par leur teneur en essence, sous la dénomination d'*Alfavaca decobra*, comme sialagogue, comme diurétique et comme sudorifique.

RUTÉES

HERBA ET OLEUM RUTÆ, HERBE ET ESSENCE DE RUE, DE RUTA GRAVEOLENS, L.

Origine botanique (fig. 280). — Cet arbrisseau, de 50 à 100 centimètres de haut, à tiges ligneuses, ramifiées, porte des feuilles isolées, non stipulées, courtement pétiolées ou sessiles, tri- ou bi-pennées, ou simplement pennées, quant aux supérieures. Ses fleurs pédonculées, disposées sous la forme de cymes, sont constituées par un calice à 4 sépales verdâtres ; par une corolle à 4 pétales vert jaunâtre, onguiculés, qui entourent 8 étamines, à anthères jaune orange, et un pistil à 4 carpelles fermés, surmontés de 4 stigmates, renfermant dans

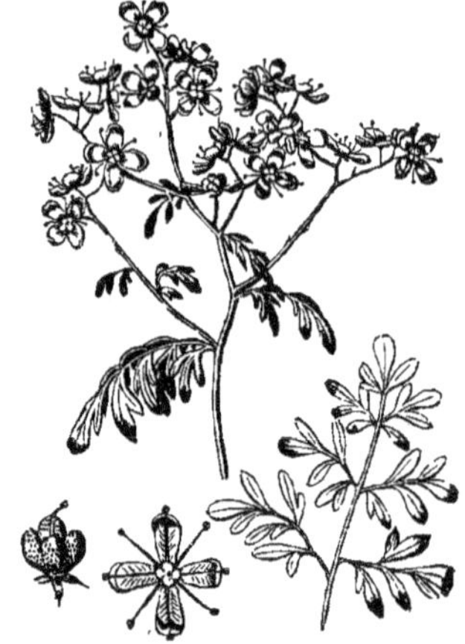

Fig. 280. — Rue.

chaque loge deux rangs d'ovules anatropes. Son fruit est constitué par de petites capsules, à deux graines riches en albumen.

Origine géographique. — Fleurissant de juillet en août, il croît à l'état sauvage dans toute l'Europe méridionale, mais on le cultive, parfois aussi, dans l'Europe tempérée, les Indes et l'Amérique du Nord.

Description de la drogue. — Récoltées à

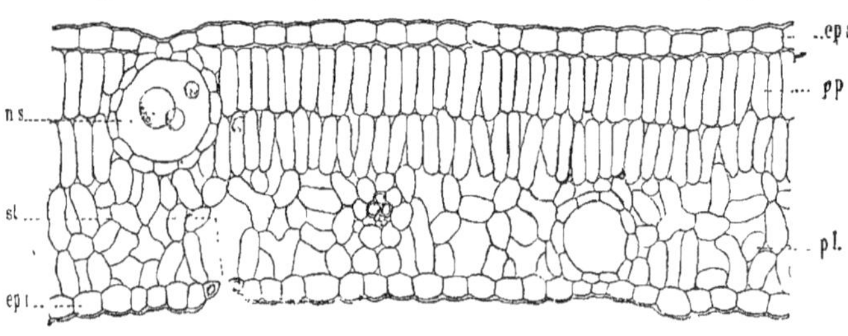

Fig. 281. — Coupe transversale de la feuille de rue.

l'époque de leur floraison, ses parties aériennes, fleuries, puis desséchées, se rencontrent parfois dans le droguier sous la forme de fragments, d'odeur faiblement aromatique, à saveur âcre, amère, désagréable.

Examen microscopique (fig. 281). — Examinée sur une coupe transversale, cette feuille est constituée par deux épidermes, à cellules polygonales, aplaties, à parois sineuses, ondulées qui entourent, quant à celles de l'épiderme

inférieur, de nombreux stomates, toujours accompagnés de 4 ou de 5 cellules annexes. Son tissu en palissade à deux rangs de cellules se rencontre en dessous de son épiderme supérieur, puis vient son mésophylle hétérogène, asymétrique, qui entoure de nombreuses cellules sécrétrices, schyzogènes, à essence parfois résinifiée, et la nervure médiane, concave en dessous, qui est constituée par un cordon arqué, ligneux, recouvert par un liber mou et par un péricycle cellulosique ; la cavité de ce cordon étant remplie par un tissu parenchymateux, à cellules quadrangulaires, à parois faiblement épaissies, riches en cristaux prismatiques d'oxalate de chaux, qui se retrouvent aussi sous la forme d'étoiles dans les cellules parenchymateuses de son mésophylle.

Analyse chimique. — Cette drogue, rarement falsifiée, renferme de la rutine, de la quercite, de la dulcite, de l'essence, des matières résineuses et pectiques.

La RUTINE, $C^{27}H^{30}O^{16}$, se prépare en extrayant cette drogue fraîche, mais concassée, en présence d'une trace de carbonate de chaux, par de l'alcool bouillant, dont la solution concentrée est soumise à la cristallisation spontanée ; ses eaux mères exposées au froid déposant une masse cristalline, résineuse, qui, traitée par du benzène, pour la libérer de ses matières résineuses, est reprise par de l'éther acétique, que l'on soumet à la cristallisation spontanée.

Elle se présente sous la forme d'une poudre cristalline, blanc jaunâtre, fusible à 188°, insoluble dans l'éther de pétrole, le chloroforme, la ligroïne, la benzine, très soluble dans l'alcool, l'eau bouillante, l'éther acétique, dont les solutions aqueuses sont précipitées sous la forme de dépôts blanc jaunâtre, par addition d'acétate de plomb, mais elles se colorent en vert par celle de perchlorure de fer. Hydrolysée, elle se décompose en glucose, en rhamnose et en rutiquercétine, car :

$$C^{27}H^{30}O^{16} + 3H^2O = C^{15}H^{10}O^7 + C^6H^{12}O^5 + C^6H^{12}O^6$$

La RUTIQUERCÉTINE OU RUTINEQUERCÉTINE, $C^{15}H^{10}O^7$, se présente sous la forme d'une poudre cristalline, jaune, inodore, insipide, fusible à 310°, insoluble dans l'eau, très soluble dans l'éther, l'alcool, le chloroforme, les alcalins, dont les solutions alcooliques sont précipitées sous la forme d'un dépôt jaune par addition d'acétate de plomb, rouge orange par celle d'acétate de cuivre, jaune sale par celle d'eau de baryte, tout en se colorant en vert foncé par celle de perchlorure de fer. Réduisant à chaud la liqueur de Fehling et le nitrate d'argent ammoniacal, elle se dissout avec une coloration rouge brunâtre dans l'acide nitrique, orange dans l'acide sulfurique, tout en donnant un dérivé acétylé, fusible à 190°, et en se décomposant, en phloroglucine et en acide pyrocatéchique, si on la fond avec de la potasse caustique.

La RHAMNOSE, $C^6H^{12}O^5$, se prépare en hydrolysant les rhamnoglucosides, c'est-à-dire en les chauffant pendant une heure de temps avec de l'acide sulfurique à 1 p. 100, puis en traitant leur filtrat par de l'eau de baryte, quitte à le concentrer ensuite sous la forme d'un sirop, que l'on soumet à la cristallisation spontanée. Les cristaux ainsi obtenus, repris par de l'alcool absolu, donnent une solution qui, concentrée, est soumise à la cristallisation spontanée, car le glucose est insoluble dans ce dissolvant. Elle se présente sous la forme d'une poudre cristalline, blanche, fusible à 180°, inodore, à saveur douceâtre, insoluble dans l'éther, le chloroforme, l'éther de pétrole, très soluble dans l'alcool, l'eau, dont les solutions possèdent un pouvoir rotatoire, dextrogyre, de + 8°4'. Soumise en présence d'acide chlorhydrique à la distillation sèche, la rhamnose se décompose en méthylfurfurol, qui précipite la phloroglucine dissoute dans de l'acide chlorhydrique.

Son **essence** se présente sous la forme d'un liquide incolore ou légèrement jaunâtre, d'odeur aromatique, pénétrante, à saveur chaude, persistante, piquante, d'un poids spécifique de 0,840, à pouvoir rotatoire, dextrogyre, de + 2°, soluble dans l'éther, le chloroforme, les huiles grasses et essentielles, le benzène, l'alcool, mais insoluble dans l'eau. Se solidifiant à + 8°, elle est constituée par un mélange de méthylnonylcétone, d'alcool méthylnonylique, d'alcool méthylheptylique et de leurs éthers combinés aux acides acétique et valérianique, outre par du salicylate de méthyle, du cinéol, du limonène lévogyre, du pinène, de l'éther méthylique d'acide méthylanthranylique, voire même de l'acide salicylique libre, du méthylnonylcarbinol

$$CH^3\!\!-\!\!CH\!\!-\!\!OH$$
$$|$$
$$C^9H^{19}$$

qui se présente sous la forme d'un liquide épais, d'un poids spécifique de 0,827, à pouvoir rotatoire, lévogyre, de — 6°12', à indice de réfraction de 1,4336, entrant en ébullition à 230°, soluble dans l'alcool, l'éther, le chloroforme, et du méthylheptylcarbinol

$$CH^3\!\!-\!\!CH\!\!-\!\!OH$$
$$|$$
$$C^7H^{15}$$

qui se présente sous la forme d'un liquide incolore, d'un poids spécifique de 0,8399, entrant en ébullition à 195°, soluble dans tous les dissolvants organiques, usuels.

La MÉTHYLNONYLCÉTONE, $CH^3\!-\!CO\!-\!C^9H^{19}$, se prépare en traitant l'essence de rue, par une solution aqueuse de bisulfite de soude, que l'on décante et décompose en présence d'éther, après l'avoir en partie évaporée, par addition d'acide chlorhydrique, puis en soumettant, sous pression réduite, cette solution éthérée à la distillation fractionnée.

Elle se présente sous la forme d'un liquide incolore, d'odeur citronnée, à saveur chaude, aromatique, d'un poids spécifique de 0,8295, soluble dans l'éther, l'alcool, le chloroforme, le benzène ; soumise à l'action du froid, c'est-à-dire à + 7°, elle se prend en une masse cristalline, solide, entrant en ébullition entre 222° et 224°. Elle possède, quant à sa formule, la constitution suivante :

$$CO\!\!<^{CH^3}_{CH^2\!-\!CH^2\!-\!CH^2\!-\!CH^2\!-\!CH^2\!-\!CH^2\!-\!CH^2\!-\!CH^2\!-\!CH^3}$$

Elle se combine naturellement, avec le bisulfite de soude, en donnant une combinaison de formule :

$$SO^3Na\!\!-\!\!C\!\!<^{CH^3}_{\substack{OH \\ (CH^2)^8\!-\!CH^3}}$$

Il en est de même avec la phénylhydrazine, dont l'hydrazone est liquide ; avec l'hydroxylamine, dont l'oxime fond à 40°. Traitée par du pentachlorure de phosphore, elle donne un chlorure, qui, chauffé en tubes fermés avec une solution alcoolique de potasse caustique, se transforme en rutylidène, car :

$$CH^3\!-\!CO\!-\!(CH^2)^8\!-\!CH^3 \xrightarrow{+\ Cl} CH^3\!-\!CCl^2\!-\!(CH^2)^8\!-\!CH^3$$
Méthylnonylcétone

$$\xrightarrow{KOH} CH\!\equiv\!C\!-\!(CH^2)^8\!-\!CH^3$$
Rutylidène

Réduite par de l'amalgame sodique, cette cétone se transforme en alcool undécylique :

$$CH^3\!\!<_{CO}\!\!>^{(CH^2)^8\!-\!CH^3}$$

$$\xrightarrow{\text{réduite}} CH^3\!\!<_{CH\,(HO)}\!\!>^{(CH^2)^8\!-\!CH^3}$$

Oxydée, en solutions alcalines, par du brome, elle se transforme en acide caprinique ou décylique ; tandis que traitée par de l'acide chromique, elle donne de l'acide acétique et de l'acide pélargonique :

$$CH^3\!\!<_{CO}\!\!>^{(CH^2)^7\!-\!CH^2\!-\!CH^3} \xrightarrow{O} CH^3\!-\!(CH^2)^8\!-\!COOH$$
Méthylnonylcétone   Acide décylique ou Acide caprinique

$$CH^3\!-\!(CH^2)^7\!-\!CH^3\!\!<_{CH^3}\!\!>CO$$
Méthylnonylcétone

$$\longrightarrow CH^3\!-\!(CH^2)^7\!-\!COOH + CH^3\!-\!COOH$$
Acide pélargonique ou Acide nonylique   Acide acétique

On la prépare synthétiquement, en soumettant à la distillation sèche l'acétate de chaux mélangé à du caprinate calcique, B. 3, p. 518, car :

$$CH^3COO.ca + CH^3(CH^2)^8COO.ca$$

$$= CH^3\!-\!(CH^2)^8\!-\!CO\!-\!CH^3 + CaCO^3$$

La MÉTHYLHEPTYLCÉTONE, $C^9H^{18}O$, se présente sous la forme d'un liquide incolore, d'odeur aromatique, agréable, à saveur chaude, aromatique, d'un poids spécifique de 0,831, soluble dans l'éther, le chloroforme, l'alcool, le benzène. Entrant en ébullition entre 194° et 196°, elle se prend à — 19° en une masse solide, cristalline. Elle possède, quant à sa formule, la constitution suivante :

$$CO\begin{cases} CH^3 \\ CH^2{-}CH^2{-}CH^2{-}CH^2{-}CH^2{-}CH^2{-}CH^3 \end{cases}$$

Se combinant naturellement avec le bisulfite de soude, l'hydroxylamine et avec la phénylhydrazine, elle se transforme par réduction en méthylheptylcarbinol, mais, oxydée par du brome, en solutions alcalines, elle donne de l'acide caprylique :

$$\begin{array}{c} CH^3 \\ CH(OH) \\ (CH^2)^6{-}CH^3 \end{array} \xleftarrow{\text{réduite}} \begin{array}{c} CH^3 \\ C{=}O \\ (CH^2)^6{-}CH^3 \end{array}$$

Méthylheptylcarbinol — Méthylheptylcétone

$$\xrightarrow{\text{oxydée}} CH^3{-}(CH^2)^6{-}COOH$$

Acide caprylique

On la prépare synthétiquement, en soumettant à la distillation sèche le caprylate calcique mélangé à de l'acétate de chaux, B. 11, p. 18, car :

$$\begin{array}{c} CH^3 \\ COO \\ COO \\ CH^3 \end{array}\!\!\Big\rangle Ca \quad + \quad \begin{array}{c} CH^3 \\ (CH^2)^6 \\ COO \\ COO \\ (CH^2)^6 \\ CH^3 \end{array}\!\!\Big\rangle Ca$$

Acétate calcique — Caprylate calcique

$$\longrightarrow 2CaCO^3 + 2CH^3{-}CO{-}(CH^2)^6{-}CH^3$$

Méthylheptylcétone

L'ETHER MÉTHYLIQUE D'ACIDE MÉTHYLAN-THRANYLIQUE, $C^9H^{11}NO^2$, se présente sous la forme d'un liquide incolore, oléagineux, d'un poids spécifique de 1,120 qui se prend à froid en une masse cristalline, blanche, fusible à $+ 18°,5$, entrant en ébullition entre 130 et 131°. Soluble dans l'éther, l'alcool, le chloroforme, tout en donnant des solutions fluorescentes en bleu, il possède, quant à sa formule, la constitution suivante, outre une fine odeur rappelant, en solutions diluées, celle des fleurs d'orangers :

$$\begin{array}{c} CH \\ HC \quad C{-}COOCH^3 \\ HC \quad C{-}NH{-}CH^3 \\ CH \end{array}$$

Saponifié, il se décompose naturellement en alcool méthylique et en acide méthylanthranylique ; mais cet acide, chauffé en tubes fermés avec de l'acide chlorhydrique, se décompose en méthylaniline et en acide carbonique, car :

$$\begin{array}{c} CH \\ HC \quad C{-}COO{-}CH^3 \\ HC \quad C{-}NH \\ CH \quad CH^3 \end{array} \longrightarrow \begin{array}{c} CH \\ HC \quad C{-}COOH \\ HC \quad C{-}NH \\ CH \quad CH^3 \end{array}$$

Ether méthylique d'acide anthranylique — Acide méthylanthranylique (fusible à 178°)

$$\longrightarrow \begin{array}{c} CH \\ HC \quad CH \\ HC \quad C{-}NH \\ CH \quad CH^3 \end{array}$$

Méthylaniline (entrant en ébullition à 192°)

On le prépare synthétiquement comme suit :

$$\begin{array}{c} CH \\ HC \quad C{-}COOH \\ HC \quad CCl \\ CH \end{array} + NH^2CH^3 \text{ chauffés} \xrightarrow[\text{de cuivre}]{\text{en présence}} \begin{array}{c} CH \\ HC \quad C{-}COOH \\ HC \quad C{-}NH \\ CH \quad CH^3 \end{array}$$

Acide chlorobenzoïque — Acide anthranylique

$$\xrightarrow[\substack{\text{alcoolique} \\ \text{et } H^2SO^4}]{\substack{\text{chauffé avec de} \\ \text{l'iodure de méthyle} \\ \text{en solution}}} \begin{array}{c} CH \\ HC \quad C{-}COOCH^3 \\ HC \quad C{-}NH \\ CH \quad CH^3 \end{array}$$

Ether méthylique d'acide méthylanthranylique

L'ACIDE SALICYLIQUE, $C^7H^6O^3$, retiré par Lowig en 1839, des feuilles de *Spiraea Ulmaria*, mais découvert auparavant par Piria, qui l'obtint en fondant l'aldéhyde salicylique avec de la potasse caustique, se rencontre sous la forme d'éthers et parfois à l'état libre, dans les essences de diverses Gaultherias, d'Ericas, puis dans les racines de *Polygala Senega*.

Il se présente sous la forme d'aiguilles incolores, inodores, à saveur douceâtre, âcre, fusibles à 157°, peu solubles dans l'eau froide, mais très solubles dans l'alcool, le chloroforme, la glycérine, les huiles fixes, l'eau bouillante, dont les solutions concentrées déposent, à froid, des cristaux aciculaires.

RÉACTION. — Cet acide se dissout sans se colorer dans l'acide sulfurique, mais celui-ci le transforme à chaud en acide sulfo-salicylique. Traité par de l'acide nitrique fumant, l'acide salicylique se transforme en acide anilique, de formule :

$$C^6H^3(NO^2)(OH)COOH$$

puis en acide dinitrosalicylique :

$$C^6H^2\begin{cases} COOH \\ OH \\ (NO^2)^2 \end{cases}$$

Une solution alcoolique d'acide salicylique se colore en violet, par addition d'une goutte de perchlorure de fer, mais elle se précipite en un dépôt blanc, floconneux, d'acide bromosalicylique par addition d'eau de brome. Une solution neutre d'acide salicylique se colore en vert par addition d'une trace de sulfate de cuivre ; mais chauffée avec un excès d'eau de chaux, elle se précipite en un dépôt blanc, de salicylate calcique. Cet acide possède, quant à sa formule, la constitution suivante :

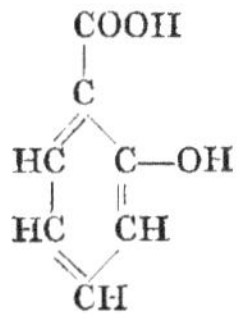

$$
\begin{array}{c}
COOH \\
| \\
C \\
HC \quad C{-}OH \\
HC \quad CH \\
CH
\end{array}
$$

Chauffé brusquement à 156°, il se transforme en phénol et en acide carbonique ; mais chauffé pendant un certain temps à 200°, il donne du salol ou éther phénylique d'acide salicylique, celui-ci se décomposant en xanthone, si on le chauffe plus à fond :

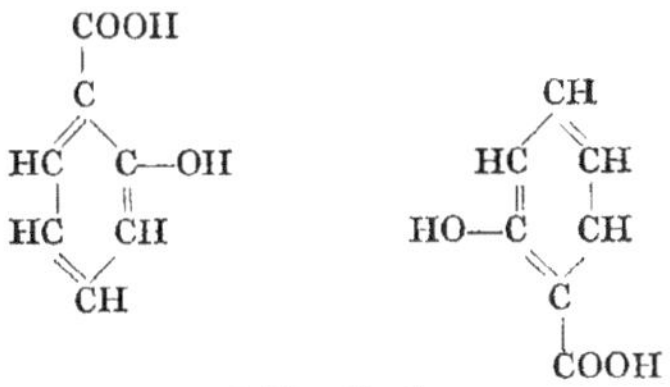

$$
\text{Acide salicylique}
$$

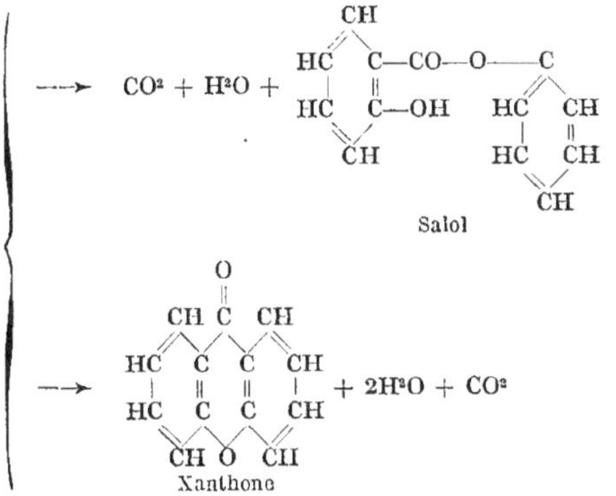

$$
\longrightarrow CO_2 + H_2O + \ \text{Salol}
$$

$$
\longrightarrow \ \text{Xanthone} \ + 2H_2O + CO_2
$$

On peut aussi préparer le xanthone en chauffant l'acide salicylique avec de l'acide acétique anhydre. L'acide salicylique, réduit en présence d'alcool amylique par du sodium, se transforme en acide pimélique :

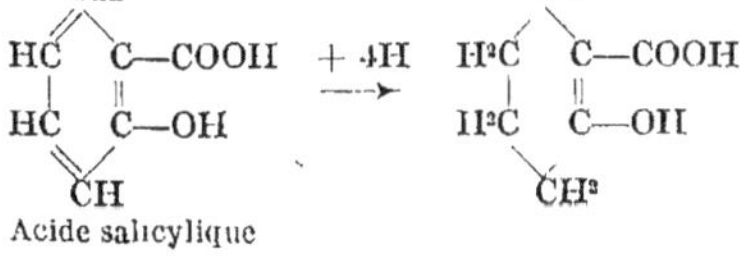

$$
\text{Acide salicylique} \ + 4H \longrightarrow
$$

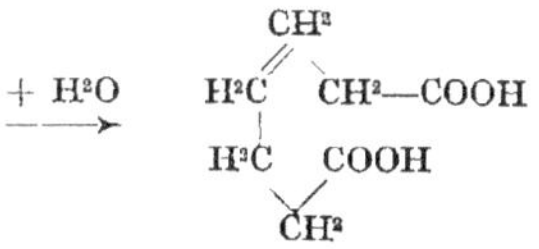

$$
+ H_2O \longrightarrow \ \text{Acide pimélique}
$$

On prépare synthétiquement l'acide salicylique, en partant du phénate sodique, que l'on chauffe successivement à 100°, puis à 180°, à 225° et à 250° dans une cornue métallique avec de l'acide carbonique, B. 28, p. 309 ; B. 17, p. 624 ; B. 26, p. 2913 ; B. 27, p. 331, car :

$$
2C_6H_5ONa + CO_2 = C_6H_5OH + C_6H_4{<}^{ONa}_{COONa}
$$

Notons qu'une partie de l'acide salicylique ainsi formé se transforme alors en salicylate de soude, une autre partie passant dans le distillatum.

Usage thérapeutique. — Cet acide se prescrit, à doses de 0 gr. 5 à 1 gramme plusieurs fois par jour, comme antipyrétique, comme antiseptique et comme spécifique contre les rhumatismes, la goutte et les maux de tête.

Action physiologique. — C'est un anti-fermentescible, un antiputride, qui tuant les bacilles n'est pas résorbé par la peau saine, mais très facilement par les muqueuses gastriques : il est très rapidement éliminé de l'organisme par les urines, soit à l'état libre, soit à l'état de salicylates de soude et de potasse ou sous la forme d'acide salicylurique, en se combinant au glycocolle. Il irrite les muqueuses, qu'il cautérise légèrement, raison pour laquelle il provoque des nausées, des vomissements et une sensation de brûlure dans la gorge. Il augmente la sécrétion biliaire, mais il congestionne le foie. Il agit sur le système nerveux, en provoquant des bourdonnements d'oreilles, et à doses plus élevées, en provoquant des bouffées de chaleur, puis de l'ébriété, des troubles intellectuels, des vertiges, des hallucinations, des convulsions tétaniformes, voire même du collaps, le cœur s'arrêtant en diastole. Il augmente, en outre, la fréquence du pouls, la pression intravasculaire et la dilatation des capillaires. Il ne produit pas d'élévation thermique, mais une augmentation de l'excrétion de l'urée et de l'acide urique, de la congestion rénale, accompagnée d'une légère diurèse, mais il occasionne souvent des règles profuses et prolongées, voire même des suites abortives.

Incompatibilités. — Il ne faut jamais l'ordonner en cachets avec de l'exalgine, du menthol, de l'uréthane, du thymol et du camphre, etc.

Pharmacie galénique. — Il sert à préparer des cotons hydrophiles et l'*eucalyptol*, qui est un mélange de 6 grammes d'acide salicylique, d'un gramme de phénol et d'un gramme d'eucalyptol, celui-là se prescrivant comme antirhumatismal et extérieurement comme désinfectant, voir en outre mon *Traité de Chimie médico-pharmaceutique et toxicologique*.

Usage thérapeutique des feuilles de rue. — Cette drogue se prescrit, à doses de 0 gr. 1 à 0 gr. 2, plusieurs fois par jour, en poudres ou en pilules, et à doses de 5 à 10 grammes sur

200 grammes d'eau, sous la forme de décoctions ou sous celle d'infusions, comme antispasmodique, comme excitant des fonctions digestives et intestinales, comme sédatif contre les crises d'hystérie et d'épilepsie.

Action physiologique. — Ordonnée à doses trop élevées, elle provoque souvent des empoisonnements mortels, précédés de stupeur, de malaises, d'inflammation gastro-intestinale, de vertiges, de convulsions, et chez les femmes en espérance de fausses couches, car elle active la pression sanguine, tout en contractant les fibres lisses de l'utérus, etc.

Pharmacie galénique. — Elle sert à préparer l'Aqua vulneraria, la Tincturia Rutæ.

Historique. — Déjà mentionnée dans les écrits d'Hippocrate, cette drogue rentrait dans la fabrication de la célèbre Thériaque, car, au dire des Anciens, elle était un contrepoison efficace contre les divers venins des serpents. Il en est de même des parties aériennes de la *Ruta montana*, Ten., et de la *Ruta angustifolia*, Pers.

FRUCTUS ET OLEUM EVODIÆ, FRUIT ET ESSENCE D'EVODIA, D'EVODIA RUTÆ-CARPA, Benth.

Originaire de la Chine et du Japon, cette plante livre au droguier ses fruits non officinaux, d'odeur aromatique, à saveur âcre, qui renferment de l'essence, de l'évodiamine, de la rutaecarpine, des matières résineuses et pectiques.

Leur ESSENCE se présente sous la forme d'un liquide jaune verdâtre, d'odeur spéciale, aromatique, à saveur chaude, d'un poids spécifique de 0,9052, à pouvoir rotatoire, lévogyre, de — 62°10', soluble dans l'éther, l'alcool, le chloroforme, les huiles grasses et essentielles. Elle est constituée par un mélange de terpènes aliphatiques, peu stables, et d'évodène, etc., etc.

L'EVODINE, $C^{17}H^{20}O^6$, se présente sous la forme d'aiguilles incolores, inodores, fusibles à 285°, insolubles dans l'éther, l'alcool, l'éther de pétrole, peu solubles dans e chloroforme, le benzène, l'éther acétique, mais très solubles dans l'alcool bouillant, l'acide acétique glacial, les alcalins.

L'EVODIAMINE, $C^{17}H^{19}N^2O$, se présente sous la forme de petites lamelles jaune pâle, inodores, à saveur âcre, fusibles à 278°, insolubles dans l'eau, le benzène, le chloroforme, très solubles dans l'acétone, mais peu solubles dans l'éther, l'alcool dilué. Elle se dissout avec une coloration jaune, puis rouge brunâtre dans l'acide sulfurique (mais cette coloration passe au bleu, par addition d'eau), rouge violacé, puis bleue, dans l'acide chlorhydrique.

La RUTAECARPINE, $C^{18}H^{13}N^3O$, cristallise sous la forme d'aiguilles soyeuses, jaunâtres, fusibles à 258°, solubles dans l'éther, l'alcool.

Ces fruits, non officinaux, se prescrivent parfois, dans la médecine populaire des pays d'où ils sont originaires, comme sédatif, comme fébrifuge, comme sudorifique et comme purgatif.

**FLOS MURRAYÆ,
DE MURRAYA EXOTICA, L.**

Originaire des Indes et de la Polynésie, cette plante livre au droguier ses fleurs, qui renferment de la MURRAYINE, $C^{18}H^{22}O^{10}$, celle-ci se présente sous la forme d'une poudre cristalline, blanche, fusible à 170°, peu soluble dans l'eau froide, très soluble dans l'alcool et dans l'eau bouillante, qui, hydrolysée, se décompose en glucose et en *murrayétine*, car :

$$C^{18}H^{22}O^{10} + H^2O = C^6H^{12}O^6 + C^{12}H^{12}O^5$$

La MURRAYÉTINE cristallise sous la forme d'aiguilles incolores, fusibles à 115°, très solubles dans l'alcool, l'eau bouillante, les alcalins, dont les solutions sont fluorescentes en bleu verdâtre.

CITRÉES

FOLIUM, FLOS, OLEUM ET CORTEX AURANTII, FRUCTUS AURANTII IMMATURATI, FEUILLE, FLEUR, ESSENCE ET ÉCORCE D'ORANGE, ORANGETTE DE CITRUS VULGARIS, Riss.

Origine botanique (fig. 282). — Cet arbre, toujours vert, de 6 à 12 mètres de haut, à tiges ligneuses, ramifiées, subérifiées, livre à la thérapeutique ses feuilles, ses fleurs, ses fruits mûrs et non parvenus à leur entière maturité, que nous décrirons lors de l'étude de chacune de ces drogues.

Origine géographique. — Originaire des régions subtropicales, particulièrement du nord

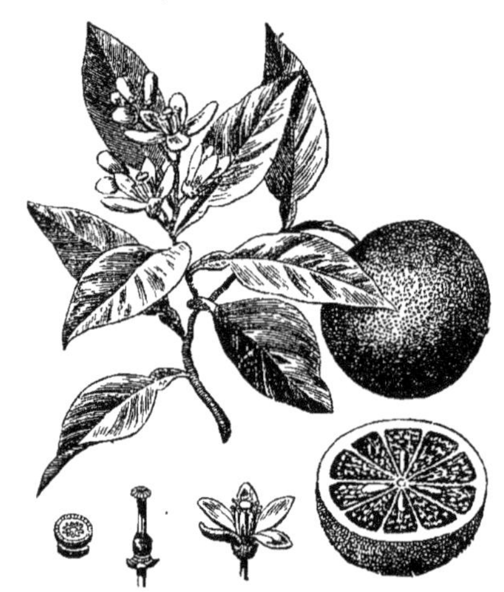

Fig. 282. — Oranger.

des Indes, mais exigeant des terrains calcaires, à sol profond, riche en humus, des climats chauds, cette plante se répandit, ainsi que le *Citrus medica*, de par la culture, dans toute la région méditerranéenne. Il en est de même *du Citrus Bigardia* et du *Citrus Bergamia*, qui subissent aussi les méfaits parasitaires ci-dessous mentionnés.

Pathologie. — La *Phytiacystis Citrophthora*, en Californie, et l'*Ovularia Citri* en Sicile, appartenant aux Peronosporées, s'attaquent volontiers à ces arbres et à leurs fruits ; il en est de même du *Colletotrychum gloeosporioides*, du *Cladosporium Citri*, que l'on combat à l'aide de sulfatages.

Culture. — Cultivée dans des endroits toujours protégés des vents et parfois à l'ombre d'autres arbres, comme cela se pratique en Floride, cette plante se rencontre aussi en Sicile, en Sardaigne, dans l'Italie méridionale et dans le sud de la France, particulièrement dans les départements des Alpes Maritimes, de la Provence, de l'Ain, de la Corse, puis en Espagne, près de Séville, de Valence, au Portugal, en Algérie, au Maroc, en Egypte, en Grèce, au Mexique, en Californie, en Argentine, au Pérou, au Chili, en Australie, et dans la Nouvelle-Galles du Sud, l'Afrique du Sud, puis aux Indes, en Chine, au Japon, pays réputés pour leurs mandarines.

A) Des feuilles.

Description (fig. 283). — Isolées, coriaces, toujours vertes, les feuilles de cette plante, mesurant de 10 à 12 centimètres de long sur 4 à 6 centimètres de large, sont elliptiques, ovoïdes, lancéolées, à limbe entier, pointu à son extrémité supérieure, acuminé à sa base, en un pétiole articulé, largement ailé, mais légèrement cordé à sa partie supérieure. Pouvant souvent manquer dans le droguier, il supporte un limbe entier, translucide par place, de par la présence de ses cellules sécrétrices internes, mais toujours parcouru par une nervure médiane, prononcée, et par des nervures secondaires, à 45°. De couleur vert jaunâtre sur le sec, mais d'odeur agréable, aromatique, cette drogue possède une saveur aromatique, spéciale, amère.

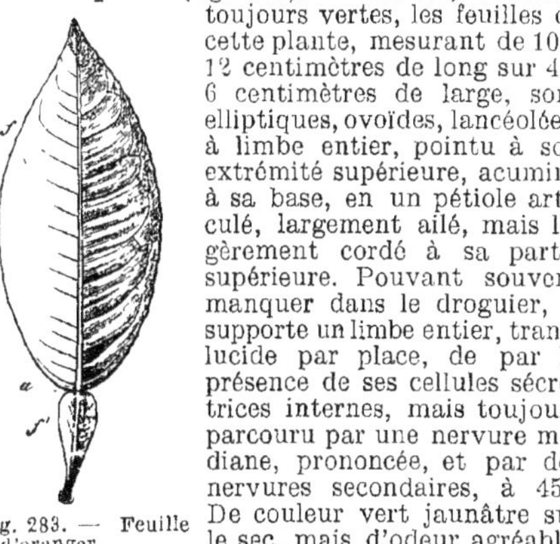

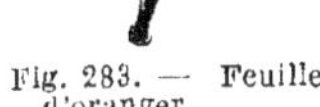

Fig. 283. — Feuille d'oranger.

Examen microscopique. — Examinée sur une coupe transversale, cette feuille est constituée par un épiderme supérieur, glabre, à cellules polygonales, droites, recouvertes d'une cuticule épaisse, puis viennent deux assises de cellules en palissade, renfermant des cristaux prismatiques d'oxalate de chaux, qui entourent de nombreuses poches sécrétrices, schyzogènes, riches en essence, parfois résinifiée ; en dessous de celles-ci se rencontre un mésophylle hétérogène, asymétrique, lacuneux, qui entoure de nombreuses cellules sécrétrices, à essence, et la nervure médiane, constituée par deux cordons opposés l'un à l'autre, l'un arqué, l'autre transversal, formés par des trachées de vaisseaux et par des fibres libériennes, radialement allongées, mais recouvertes par un liber mou et par un péricycle fibreux ; son épiderme inférieur est formé par des cellules polygonales, entourant de nombreux stomates toujours accompagnés de 4 à 5 cellules annexes.

Falsifications. — Cette drogue, rarement falsifiée, est souvent mélangée à des feuilles de bigardier, à ailes plus larges ; de citronnier à ailes presque nulles et de cédratier qui ne sont pas ailées, mais l'addition de ces feuilles est sans importance au point de vue thérapeutique.

Voici, selon Planchon, un petit tableau servant à différencier les feuilles, les fleurs, les fruits, etc., etc., de divers Citrus.

PLANTES	ORANGES AMÈRES	ORANGER DOUX	BERGAMOTTE	CITRONNIER	CÉDRATIER
Feuilles	Ovales, lancéolées de 6 à 12 cm. de long	Ovales, aiguës, luisantes, légèrement crénelées sur leurs bords	Ovales arrondies	Ovales, oblongues, aiguës, serretées	Grandes, oblongues, arrondies à leur base, légèrement crénelées
Pétiole	A ailes d'un cm. de large	A ailes étroites, crénelées en haut	Pas d'ailes	Très peu ailé	Pas d'ailes
Fleurs...........	Grandes, longs pétales blancs, 20 étamines plus courtes que corolle	Blanches, 20 étamines	Petites, 20 étamines	Corolle pourprée, fréquemment unisexuées, à 20 ou 40 étamines	Corolle rouge pourpre en dehors, 30 à 40 étamines polygames
Odeur...........	Très forte, très douce	Forte, agréable	Forte, spéciale	Forte, spéciale	Forte, agréable
Fruit...........	Arrondi, non mamelonné	Globuleux, non mamelonné	Sphérique ou légèrement piriforme	Ovoïde, avec mamelon terminal	Ovoïde, oblong, déprimé à la base
Couleur.........	Jaune rougeâtre	Jaune safranée	Jaune citron	Jaune pâle	Rougeâtre, puis brun jaunâtre
Flavedo	Raboteux	Légèrement rugueux	Lisse, mince	Inégal, déprimé par places	Très raboteux avec sillons transversaux
Albedo	Assez mince, amer	Blanc, mince, fade	Assez épais	Très adhérent	Epais
Suc.............	Peu abondant, jaunâtre	Abondant, jaune	Jaune pâle	Abondant, jaune clair	Peu abondant
Loges	De 8 à 12	De 8 à 10	De 8 à 10	De 10 à 12	De 9 à 10
Saveur	Amère, acide	Douce, acide	Peu amère, acide	Très acide	Acide

Analyse chimique. — Cette drogue renferme de 0 gr. 5 à 0 gr. 6 p. 100 d'essence, de l'acide tannique, du glucose, de l'hespéridine, des matières résineuses et pectiques et de la stachydrine.

Son Essence se présente sous la forme d'un liquide incolore, d'odeur aromatique, à saveur agréable, aromatique, d'un poids spécifique de 0,887, soluble dans l'éther, l'alcool, le chloroforme, les huiles grasses et essentielles. Elle est constituée par un mélange de linalol, d'acétate de linalyle, de géraniol, de nérol, de limonène, d'éther méthylique d'acide anthranylique, etc., etc.

La Stachydrine, $C^7H^{13}NO^2 + H^2O$, se rencontrant aussi dans les plantes Stachys tuberifera Marrubium, hysopes divers, nepète, marjolaine, etc., etc., se prépare en extrayant cette drogue par de l'alcool, puis par de l'eau, dont la solution concentrée est successivement précipitée par de l'acétatede plomb, puis par de l'acide sulfurique. Le filtrat ainsi obtenu, traité par de l'acide phosphowolframique, précipite un dépôt qui, lavé à l'aide d'eau additionnée d'acide sulfurique, est décomposé par de l'hydrate de chaux. dont la solution additionnée d'acide sulfurique est précipitée par du chlorure d'or ; le précipité ainsi obtenu, mis en suspension dans de l'alcool, étant décomposé par de l'hydrogène sulfuré, dont le filtrat est soumis, en présence d'acide chlorhydrique, à la cristallisation spontanée.

Elle se présente sous la forme d'aiguilles incolores, à saveur amère, douceâtre, insolubles dans l'éther, le chloroforme, mais très solubles dans l'eau et dans l'alcool. Elle se rencontre aussi dans les parties aériennes de la plante *Stachys tuberifera*. Elle se prépare synthétiquement comme suit :

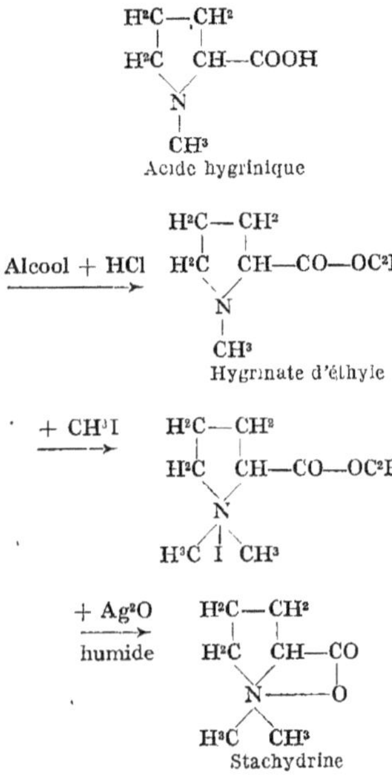

$$\begin{array}{c} H^2C \!-\! CH^2 \\ | \quad\quad | \\ H^2C \quad CH\!-\!COOH \\ \diagdown \;\; \diagup \\ N \\ | \\ CH^3 \end{array}$$

Acide hygrinique

$$\text{Alcool + HCl} \longrightarrow \begin{array}{c} H^2C \!-\! CH^2 \\ | \quad\quad | \\ H^2C \quad CH\!-\!CO\!-\!OC^2H^5 \\ \diagdown \;\; \diagup \\ N \\ | \\ CH^3 \end{array}$$

Hygrinate d'éthyle

$$+ CH^3I \longrightarrow \begin{array}{c} H^2C \!-\! CH^2 \\ | \quad\quad | \\ H^2C \quad CH\!-\!CO\!-\!OC^2H^3 \\ \diagdown \;\; \diagup \\ N \\ \diagup | \diagdown \\ H^3C \;\; I \;\; CH^3 \end{array}$$

$$\begin{array}{c} + Ag^2O \\ \longrightarrow \\ \text{humide} \end{array} \quad \begin{array}{c} H^2C \!-\! CH^2 \\ | \quad\quad | \\ H^2C \quad CH\!-\!CO \\ \diagdown \;\; \diagup \quad\quad | \\ N \!-\!\!-\!\!-\! O \\ \diagup \quad \diagdown \\ H^3C \quad CH^3 \end{array}$$

Stachydrine

Usage thérapeutique. — Ces feuilles se prescrivent, à doses de 10 à 15 grammes sur 200 grammes d'eau, sous la forme d'infusions, comme antinervique, comme antispasmodique et comme édulcorant.

Pharmacie galénique. — Elles servent à préparer des thés pectoraux, des tisanes antinerviques et des bains aromatiques. Notons que 5 grammes de feuilles d'oranger desséchées, traitées pendant quelques heures, par 40 centimètres cubes d'eau à 40 ou à 50°, donnent un liquide qui, évaporé à basse température, au quart de son volume, puis filtré est précipité par addition d'alcool. Le précipité, ainsi obtenu, se présente sous la forme d'une poudre grise, à saveur premièrement douceâtre, puis amère, très soluble dans l'eau, qui, possédant des propriétés narcotiques, se prescrit comme hypnotique.

B) Des fleurs.

Description des fleurs d'oranger. — Les fleurs de cette plante, récoltées au mois d'août, c'est-à-dire avant leur complet épanouissement, par un temps sec, puis rapidement desséchées à l'air ou dans des séchoirs spéciaux, se présentent sous la forme de petits cônes, de 1 cm. 5 à 2 centimètres de long, sur 0 cm. 5 de diamètre, de couleur jaunâtre ou brun jaunâtre, constitués par un calice à 5 sépales, concaves, concrescents entre eux en un tube évasé au sommet, par une corolle à 5 pétales blancs sur le frais, jaunâtres sur le sec, concaves, lancéolés, riches en cellules sécrétrices à essence. Ils entourent 20 étamines épisépales, à filets plus courts que les pétales, mais concrescents entre eux par leurs bases, et un pistil, à carpelles nombreux, concrescents entre eux jusqu'au sommet de leurs styles gynobasiques. Celui-là renferme dans chaque loge deux ovules anatropes. L'odeur de cette drogue est finement aromatique, mais elle disparaît, en partie, de par la dessiccation, sa saveur est aromatique, légèrement amère.

Falsifications. — Elle est parfois mélangée à des fleurs non écloses de divers Citrus, qui sont moins aromatiques.

Analyse chimique. — Cette drogue renferme de 1 à 1,4 p. 100 d'essence, puis du glucose, des matières résineuses et pectiques.

Usage thérapeutique. — Elle se prescrit, à doses de 5 à 10 grammes sur 200 grammes d'eau, sous la forme d'infusions, comme antispasmodique, comme antinervique et comme hypnotique.

Préparation de l'essence de fleurs d'orangers. — Ses fleurs, macérées pendant 12 heures dans de l'eau chaude, additionnée d'une trace de carbonate de soude, puis soumise, sous pression réduite, à la distillation aux vapeurs d'eau, livrent à la thérapeutique leur essence, qui provient principalement de Grasse, de Nice et de Valence ; la première de ces villes en livrant en moyenne 1.400 kilogrammes par an. On obtient à côté de ce produit l'eau de fleurs d'oranger, qui, elle aussi, est officinale.

Description de l'essence de fleurs d'oranger. — Elle se présente sous la forme d'un liquide incolore, neutre, d'odeur très agréable, très fine, à saveur spéciale, épicée, aromatique, d'un poids spécifique de 0,87 à 0,89, à pouvoir rotatoire, dextrogyre, de $+ 16°59'$, insoluble dans l'eau, à laquelle elle communique toutefois son arome, mais très soluble dans l'alcool (à raison de 1/1, une plus grande quantité de ce dissolvant donnant des liquides troubles), dans l'éther, le chloroforme, le benzène, le sulfure de carbone, les huiles grasses et essentielles. Exposée à l'air, elle se résinifie, en partie, en devenant jaunâtre, tout en prenant une réaction faiblement acide. Précipitant par addition de beaucoup d'alcool son stéaroptène, elle le dépose aussi à froid, si on la soumet à une température de 0°.

Falsifications de l'essence de Néroli ou de Naphé. — Elle est souvent falsifiée, vu ses prix très élevés, par addition d'huiles fixes, qui ne peuvent être distillées ; puis par celle d'essence de petits grains, qui se colore en jaune citron, par addition d'acide chlorhydrique, mais cette coloration disparaît par celle d'alcool : l'essence de néroli se colorant en rouge jaunâtre par addition de ce réactif, mais cette coloration ne disparaissant pas par celle d'alcool.

Réactions. — Cette essence se colore en outre en rouge, par addition d'acide nitrique fumant, et en rouge pourpre par celle d'une solution aqueuse, mais concentrée de bisulfite de soude, elle donne en outre des solutions alcooliques, fluorescentes en bleu.

Analyse chimique. — Elle est constituée par un mélange de 20 à 30 p. 100 de linalol, de 20 p. 100 de limonène, de 40 p. 100 d'acétate de linalyle, de 3 p. 100 de géraniol, d'un pour cent de paraffine et par des traces de pinène dextrogyre, de camphène, de dipentène, d'aldéhyde décylique, de terpinéol dextrogyre, de nérol, d'alcool phényléthylique combinés probablement aux acides benzoïque et phénylacétique, puis de l'éther méthylique d'acide anthranylique, outre de l'indol d'une cétone (dont l'odeur rappelle celle du jasmin) et d'un alcool sesquiterpénique mal défini.

Le NÉROL, $C^{10}H^{18}O$ (voir B. A. 209, 382, B. F. 326, 558, 329, 529), se rencontrant aussi dans l'essence américaine de petits grains, puis dans celle de roses, se présente sous la forme d'un liquide incolore, optiquement parlant inactif, d'odeur spéciale, agréable, mais fine, à saveur chaude, aromatique, d'un poids spécifique de 0,878 à 0,88, entrant en ébullition entre 225° et 226°, très soluble dans l'éther, le chloroforme, le benzène, les huiles fixes. Il possède, quant à sa formule, la constitution suivante :

$$\begin{array}{c} CH^3 \\ \diagdown \\ \diagup \\ CH^2 \end{array} C-CH^2-CH^2-CH^2-C-CH^2-CH^2OH$$
$$\|$$
$$CH^2$$

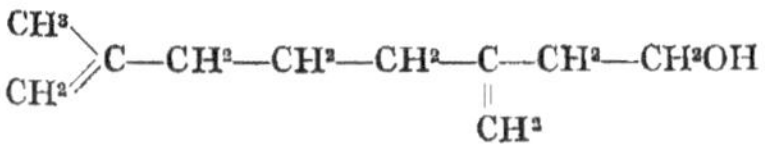

Cet alcool serait donc un stéréoisomère du géraniol, car oxydé, il donne du citral, il y aura donc entre eux la même isomérie qu'entre le géraniol et le citral :

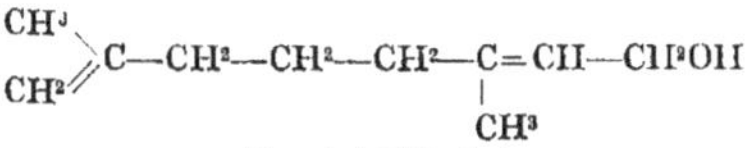

$$\begin{array}{c} CH^3 \\ \diagdown \\ \diagup \\ CH^2 \end{array} C-CH^2-CH^2-CH^2-C=CH-CH^2OH$$
$$|$$
$$CH^3$$

Géraniol (Citral *a*)

$$\xrightarrow{+O} \begin{array}{c} CH^3 \\ \diagdown \\ \diagup \\ CH^2 \end{array} C-CH^2-CH^2-CH^2-C-CH-C \diagup^O_{\diagdown H}$$
$$|$$
$$CH^3$$

Citral (Citral *a*)

$$\begin{array}{c} CH^3 \\ \diagdown \\ \diagup \\ CH^2 \end{array} C-CH^2-CH^2-CH^2-C-CH^2-CH^2OH$$
$$\|$$
$$CH^2$$

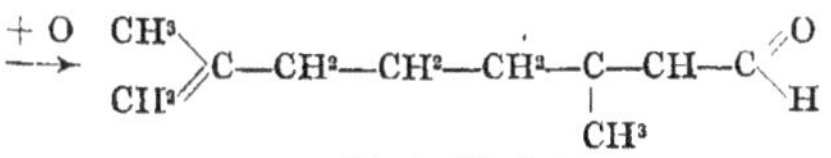

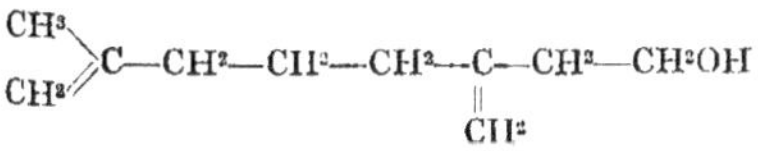

Nérol

$$\xrightarrow{+O} \begin{array}{c} CH^3 \\ \diagdown \\ \diagup \\ CH^2 \end{array} C-CH^2-CH^2-CH^2-C-CH^2-C \diagup^O_{\diagdown H}$$
$$|$$
$$CH^3$$

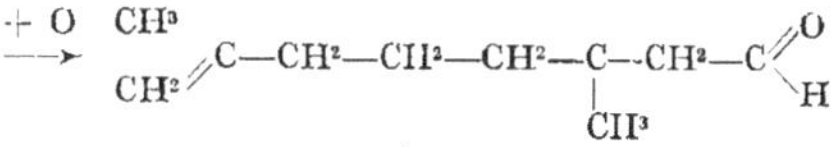

Citral

On le prépare synthétiquement. en faisant réagir l'anhydride acétique sur du linalol, ou en faisant réagir 12 kgr. 8 d'acide iodhydrique anhydre, sur une dissolution de 15 kilogrammes de géraniol dans du benzène ou dans de l'éther de pétrole, quitte à laver ensuite le produit de cette réaction par du carbonate de soude aqueux et à le traiter par une solution alcoolique de soude caustique, dont le filtrat est soumis à la distillation fractionnée.

Le NÉROLIDOL, $C^{15}H^{26}O$, se présente sous la forme d'un liquide incolore, d'odeur légèrement aromatique, soluble dans l'éther, le chloroforme, etc., entrant en ébullition entre 276 et 277°.

L'ACÉTATE DE NÉRYLE, $C^{12}H^{20}O^2$, se présente sous la forme d'un liquide incolore, d'odeur spéciale, rappelant celle de l'acétate de géranyle. Entrant en ébullition entre 133° et 134°, sous une pression de 25 millimètres, il est très soluble dans l'éther, le chloroforme, etc., etc.

L'ÉTHER MÉTHYLIQUE D'ACIDE ANTHRANYLIQUE, $C^8H^9NO^2$, cristallise sous la forme d'aiguilles incolores, fusibles à 24°, solubles dans l'éther, le chloroforme, l'alcool, dont les solutions sont fluorescentes en bleu. Dilué par passablement d'alcool rectifié, cet éther émet une odeur particulière, spéciale, rappelant celle des fleurs d'oranger. Il possède, quant à sa formule, la constitution suivante :

$$\begin{array}{ccc} & CH & \\ & \diagup\diagdown & \\ HC & & C-CO-OCH^3 \\ & & \\ HC & & C-NH^2 \\ & \diagdown\diagup & \\ & CH & \end{array}$$

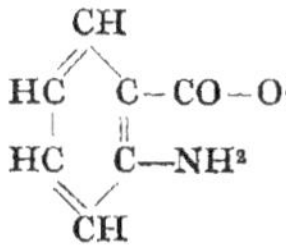

Hydrolysé, il se décompose en alcool méthylique et en acide anthranylique. On décèle sa présence dans l'essence de néroli, en la chauffant en présence d'une solution alcoolique de soude caustique, avec de l'isothiocyanate de phényle, car cet éther acide donne alors la réaction suivante :

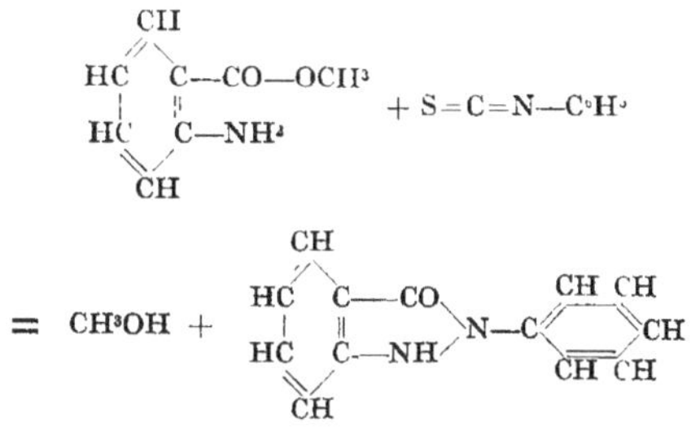

$$\begin{array}{ccc} & CH & \\ & \diagup\diagdown & \\ HC & & C-CO-OCH^3 \\ & & \\ HC & & C-NH^2 \\ & \diagdown\diagup & \\ & CH & \end{array} + S=C=N-C^6H^5$$

$$= CH^3OH + \begin{array}{ccc} & CH & \\ & \diagup\diagdown & \\ HC & & C-CO \\ & & \diagdown \\ HC & & C-NH \\ & \diagdown\diagup & \\ & CH & \end{array} N-C \begin{array}{c} CH\ CH \\ \diagup\diagdown \\ CH \\ \diagdown\diagup \\ CH\ CH \end{array}$$

le produit ainsi obtenu, fusible à + 300°, insoluble dans l'alcool, se dissolvant très facilement dans la soude caustique.

L'ACIDE PHÉNYLACÉTIQUE, $C^8H^8O^2$, se présente sous la forme de lamelles cristallines, incolores, fusibles à 76°, entrant en ébullition à

265°, très peu solubles dans l'eau froide, mais très solubles dans ce dissolvant bouillant, l'éther, l'alcool, le chloroforme. Cet acide, chauffé sous pression réduite, se décompose en toluène et en acide carbonique ; mais oxydé, il donne de l'acide benzoïque, car il possède, quant à sa formule, la constitution suivante :

$$CH_2-COOH$$

On le prépare synthétiquement (A. 96, p. 245), en oxydant l'alcool phényléthylique, par le mélange d'acide chromique, ou en saponifiant le nitrile de benzyle, car :

$$C_6H_5-CH_2CN \xrightarrow{KOH} C_6H_5-CH_2-COOK$$

L'Aldéhyde décylique, $C_{10}H_{20}O$, se présente sous la forme d'un liquide incolore, d'odeur spéciale. rappelant un peu celle des pommes, d'un poids spécifique de 0,828, entrant en ébullition à 208°, sous une pression de 755 millimètres, soluble dans l'éther, l'alcool, le chloroforme. Elle possède, quant à sa formule, la constitution suivante :

$$CH_3\text{-}CH_2\text{-}CH_2\text{-}CH_2\text{-}CH_2\text{-}CH_2\text{-}CH_2\text{-}CH_2\text{-}CH_2\text{-}C{<}^O_H$$

Elle se combine naturellement avec le bisulfite de soude, la phénylhydrazine, l'hydroxylamine, mais oxydée, elle se transforme en acide caprinique $CH_3-(CH_2)_8-COOH$.

L'Indol, C_8H_7N, se rencontrant, ainsi que le scatol, dans les excréments des carnivores, dans la panse du bœuf, l'intestin grêle du cheval, se présente sous la forme de lamelles incolores, fusibles à 52°, solubles dans l'éther, l'alcool, l'eau bouillante. Entrant en ébullition entre 245 et 246°, il se décompose en partie, si on le soumet à la distillation aux vapeurs d'eau.

Ses solutions aqueuses se colorent en rouge, par addition d'acide nitreux, pour se précipiter ensuite en un dépôt cristallin, de même couleur, sous l'influence de ce réactif ; ses solutions alcooliques colorent en rouge cerise le bois de sapin humecté d'acide chlorhydrique. Jouant le rôle d'une base faible, il possède, quant à sa formule, la constitution suivante :

Cette base se combine sous la forme d'aiguilles rouges, à l'acide picrique, en donnant un picrate servant à la déterminer.

On le prépare synthétiquement (B, 2 p. 679), en partant de l'acide nitrocinnamique, que l'on

traite en présence de fer en poudre, par de la potasse caustique :

$$C_6H_4{<}^{CH=CH-COOH}_{NO_2} \quad \xrightarrow{+4H}$$

Acide nitrocinnamique

$$= 2H_2O_2+CO_2 + C_6H_4{<}^{CH}_{NH}{>}CH$$

Indol

On peut aussi le préparer comme suit (B. 17, p. 1067) :

$$C_6H_4{<}^{CH=CH-COOH}_{NO_2}$$

Acide nitrocinnamique

$$+ HOCl \longrightarrow C_6H_4{<}^{CH(OH)-CHCl-COOH}_{NO_2}$$

Acide nitrophénylchlor-lactique

$$\longrightarrow C_6H_4{<}^{CH=CH-Cl}_{NO_2}$$

Nitrochlorstyrol

$$\text{Réduit} \longrightarrow C_6H_4{<}^{CH=CHCl}_{NH_2}$$

Aminochlorstyrol

$$\xrightarrow[\text{l'alcoolat sodique}]{\text{chauffé à 160° avec de}} C_6H_4{<}^{CH}_{NH}{>}CH$$

Indol

On l'obtient aussi en faisant passer des vapeurs de diméthylamine, à travers des tubes chauffés au rouge sombre ; ou en chauffant à 170°, un mélange de glycérine, d'aniline et de chlorure zincique ; ou en chauffant l'oxyindol avec de la poudre de zinc.

L'indol, en dissolution dans de l'acide acétique glacial, se colore en violet par addition d'acide sulfurique, mais on le différencie comme suit. Agitez 5 centimètres cubes d'essence diluée à analyser avec 5 centimètres cubes d'une solution alcoolique à 5 p. 100 d'aldéhyde paradiméthylaminobenzylique et 5 centimètres cubes de chloroforme ; celui-ci se colore alors en rouge carmin en présence d'indol, en bleu en présence de scatol et en violet en présence d'indol et de scatol.

Usage thérapeutique de l'essence de néroli. — Dénommée essence de néroli en souvenir de Flavia Orsini, femme du prince de Neroli, elle ne se prescrit jamais comme telle dans la thérapeutique, car elle atteint des prix par trop élevés.

C) Aqua Flos Aurantii, Eau de fleurs d'oranger.

Préparation. — En soumettant les fleurs d'oranger, en présence de carbonate de soude, à la distillation sous pression réduite. aux vapeurs d'eau, on obtient non seulement l'essence ci-dessus décrite, mais aussi l'eau de fleurs d'oranger, qui est aussi officinale.

Description. — Elle se présente sous la forme d'un liquide incolore, neutre, d'odeur spéciale, agréable, aromatique, à saveur agréable, aromatique, d'un poids spécifique de 1,0, devenant légèrement acide à l'air, car elle met en liberté des traces d'acide acétique. Soluble dans l'eau, l'alcool, elle est insoluble dans l'éther, le chloroforme, le benzène, les huiles grasses et essentielles. Elle se colore en jaune à l'air, voire même en vert clair, car elle est souvent attaquée par des mucorinées, par des algues ou par des bactéries, provenant des appareils ayant servi à sa préparation. Mentionnons, parmi ces divers champignons souvent décelés dans ce produit, l'*Hygrococis hydrolactorum*, parmi ses algues, les divers *Protococcus* et l'*Hematococcus*, parmi ses bactéries, le *Bacillus liquefaciens*, etc., etc., aussi est-il de toute nécessité de faire passer un courant d'eau bouillante, ou des vapeurs d'eau. sous pression réduite, à travers les serpentins destinés à refroidir les vapeurs d'eau de fleurs d'oranger, puis de laver de la même manière les bonbonnes et les récipients destinés à contenir ce produit. La coloration bleue, observée dans certaines de ces eaux, étant en outre tributaire de la présence du *Micrococcus cyanatus*, leur coloration jaune de celle du *Bacillus aurantium*, mais le premier de ces colorants, soluble dans l'alcool méthylique, le colore en violet, le second passant dans l'alcool éthylique, s'y dissout avec une coloration jaune.

Falsifications. — Cette eau se colore en rose par addition d'acide chlorhydrique ou d'acide sulfurique, de par la présence des traces d'essence qu'elle renferme ; mais elle ne doit pas se précipiter, en présence d'acide nitrique, par addition de nitrate d'argent, cas contraire, chlorures : ni par celle de nitrate barytique, cas contraire sulfates ; ni par celle de carbonate de soude, cas contraire sels calciques, ni par celle d'hydrogène sulfuré ou de sulfhydrate ammonique, cas contraire métaux.

Usage thérapeutique. — Elle se prescrit, à doses de 2 à 10 grammes, le soir avant de se coucher, comme hypnotique aux enfants, puis comme sédatif et comme antispasmodique.

D) Orcanettes ou fruits d'oranger non parvenus à leur entière maturité ou petits grains.

Récolte. — Les jeunes fruits du bigardier et de l'oranger, tombés à terre, avant leur complet développement, sont recueillis, puis desséchés, pour être vendus sous la dénomination d'orcanettes au droguier.

Description. — Ils se présentent sous la forme de petits corps sphériques ou globuleux, de 1,5 à 2 centimètres de diamètre, à surface externe, brun noirâtre ou brun verdâtre, fortement chagrinée, tubéreuse, marquée à son extrémité inférieure d'un petit point blanc jaunâtre, trace de leur pédoncule, et à son extrémité supérieure, par les restes persistants des stigmates. Très durs et difficiles à sectionner, ils sont inodores, mais leur saveur est aromatique, amère.

Examen microscopique. — Examiné sur une coupe transversale, ce fruit est constitué par une cuticule épaisse, par un épicarpe à une assise de cellules tabulaires, entourant de nombreux stomates, puis vient un tissu dénommé chez les oranges mûres, flavedo, qui, riche en cellules sé-

crétrices, provoque les dépressions constatées sur la face externe de ce fruit. Il est constitué par des cellules parenchymateuses, riches en cristaux prismatiques d'oxalate de chaux ; ceux-ci se rencontrant aussi dans les cellules sécrétrices, qui renferment de l'essence. En dessous de cette assise se rencontre la columelle, jaunâtre, supportant 8 ou 12 placentes membraneux, recouverts de nombreux poils papilleux, en massue, qui, en se développant, donneront naissance (à la complète maturité de ce fruit), à une pulpe sucrée ou jus d'orange. Ces carpelles renferment des graines mal développées, mais non albuminées.

Falsifications. — Cette drogue est rarement falsifiée, mais on la confond parfois avec les fruits de Laurier.

Analyse chimique. — Elle renferme de l'hespéridine, de l'acide malique, un principe amer ou aurantine ou naringine, du glucose, de l'acide citrique, des traces d'acide salicylique, puis de l'acide aurantiamarique, $C^{20}H^{12}O^8$, et de l'essence dénommée essence de petits grains.

Son **Essence** se prépare en soumettant, sous pression réduite, ces fruits concassés et pulvérisés, à la distillation aux vapeurs d'eau. Elle se présente sous la forme d'un liquide incolore, volatil, d'odeur spéciale, aromatique, rappelant un peu celle du néroli, à saveur chaude, aromatique, rafraîchissante, d'un poids spécifique de 0,887 à 0,900, à pouvoir rotatoire légèrement lévogyre, parfois dextrogyre, soluble dans 2 parties d'alcool, dans l'éther, le chloroforme, le sulfure de carbone, le benzène, les huiles grasses et essentielles.

Elle est constituée par un mélange de 38 à 80 p. 100 d'acétate de linalyle, par du linalol, du géraniol, du limonène, du dipentène, du nérol. du terpinéol, de l'acétate de géranyle et par du pinène lévogyre. Ne se prescrivant pas dans la thérapeutique, elle sert parfois à préparer des parfums bon marché.

L'**Hespéridine**, $C^{50}H^{60}O^{27}$, découverte en 1828 par Lebreton, se prépare principalement à l'aide des feuilles fraîches des orangers ou des fruits du *Citrus vulgaris*, voire même à l'aide d'orcanettes, que l'on extrait, une fois concassées, par de l'eau froide. aussi longtemps que celle-ci se précipite par addition d'acétate de plomb, puis par de l'alcool additionné de parties égales d'eau et d'un pour cent d'hydrate potassique. Cette solution filtrée, concentrée puis additionnée, d'acide chlorhydrique, précipite des cristaux incolores d'hespéridine, qu'on lave avec de l'eau, afin de les libérer de leurs matières colorantes et que l'on soumet à la cristallisation spontanée.

Elle se présente sous la forme d'aiguilles incolores, inodores, insipides, fusible à 251°. très peu solubles dans l'eau froide, l'alcool, insolubles dans l'éther, le chloroforme, le sulfure de carbone, l'acétone, le benzène, mais très solubles dans l'eau bouillante, l'alcool dilué, voire même dans l'acide acétique bouillant et dans les alcalis dilués. Elle se dissout avec une coloration jaune, puis rouge, dans l'acide sulfurique chaud, rouge brunâtre dans le réactif de Fræhde, jaune dans celui d'Erdmann, jaune verdâtre dans l'acide nitrique, jaune dans l'acide chlorhydrique et rouge dans la potasse caustique diluée. Hydrolysée, elle se décompose, selon l'équation suivante, en rhamnose, en glucose et en hespérétine, car :

$$C^{50}H^{60}O^{27} + 2H^2O = C^5H^{12}O^5 + 2C^6H^{12}O^6 + 2C^{16}H^{14}O^6$$

Hespéridine   Rhamnose   Glucose   Hespérétine

L'Hespérétine, $C^{16}H^{14}O^6$, cristallise sous la forme de paillettes incolores, brillantes, fusibles à 225°, très peu solubles dans l'eau, l'éther, mais très solubles dans l'alcool, dont les solutions se colorent en brun, par addition de perchlorure de fer ; chauffée avec de l'hydrate potassique, l'hespérétine se décompose en phloroglucine, en acide hespérétique ou acide isoférulique ou acide oxyméthyoxycinnamique, car elle possède, quant à sa formule, la constitution suivante :

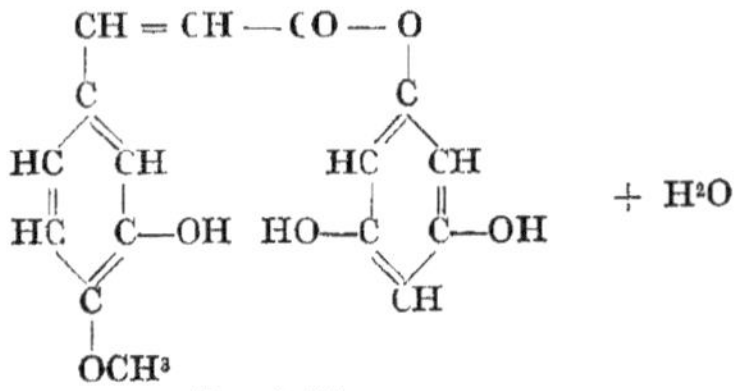

CH = CH — CO — O
C
HC CH
HC C—OH   HO—C C—OH   + H²O
C CH
OCH³
Hespérétine

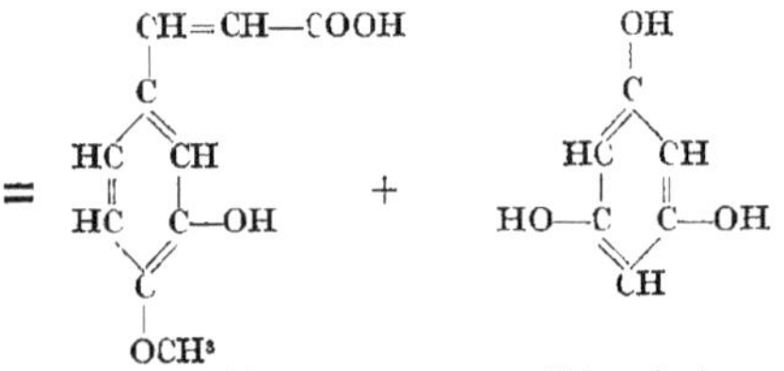

CH=CH—COOH   OH
C   C
HC CH   HC CH
=   HC C—OH   +   HO—C C—OH
C   CH
OCH³
Acide hespérétique   Phloroglucine

Fondue avec de la potasse caustique, l'hespérétine se transforme en acide pyrocatéchique.

L'Aurantiine ou Naringine, $C^{21}H^{26}O^{11}$, se prépare en chauffant les parties végétales de cette plante ou celles du *Citrus decumana* avec de l'eau, afin de les libérer de leur essence, puis en soumettant cette solution concentrée dans le vide, à la cristallisation spontanée. La masse ainsi obtenue, recristallisée dans de l'eau bouillante, se présente sous la forme d'une poudre jaune citron, cristalline, inodore, à saveur amère, fusible à 171°, insoluble dans l'éther, le chloroforme, très soluble dans l'eau bouillante, l'alcool, dont les solutions se colorent en brun par addition d'une goutte de perchlorure de fer. Réduite par de l'amalgame de soude, elle se transforme en une masse jaunâtre, dont la solution aqueuse est colorée en rouge avec fluorescence bleue. Hydrolysée, elle se décompose en rhamnose, en glucose et en naringénine.

La Naringénine ou Isohespérétine, se présente sous la forme d'aiguilles incolores, brillantes, fusibles à 248°, insolubles dans l'eau, mais très solubles dans l'alcool, l'éther, le benzène. Chauffée avec de la potasse caustique, elle se transforme, comme suit, en phloroglucine et en acide paracoumarique :

$$C^{15}H^{12}O^5 + H^2O = C^6H^6O^3 + C^9H^8O^3$$

car elle possède, quant à sa formule, la constitution suivante :

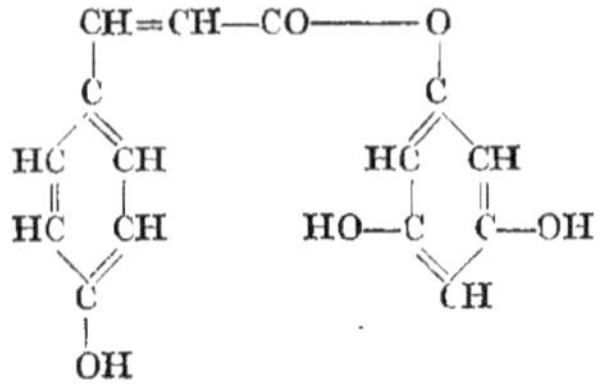

Usage thérapeutique. — Les orcanettes se prescrivent, à doses d'un à deux grammes plusieurs fois par jour, comme stimulant de l'estomac.

Pharmacie galénique. — Elles servent à préparer la Tinctura Amara et diverses liqueurs non officinales.

Incompatibilités. — Il ne faut jamais les ordonner avec du tanin, de l'écorce de quinquina, qui précipitent leurs glucosides.

E) Pericarpium Aurantii, écorce d'orange.

Préparation. — Les fruits globuleux de cette plante, recueillis puis exportés tels que ou après avoir été entourés de papier de parchemin, se présentent sous la forme de baies jaune rougeâtre ou jaune fauve, à surface chagrinée, qui renferment de 8 à 10 carpelles remplis d'une pulpe sucrée, légèrement acide, contenant chacun deux graines, non albuminées. Leur péricarpe, mondé au couteau ou découpé en 4 quartiers, que l'on monde de leur albedo, est ensuite desséché, pour être vendu dans le commerce pharmaceutique, notons qu'il sert aussi, comme nous le verrons, à préparer l'essence d'oranges.

Description de la drogue. — Cet épicarpe se présente sous la forme de quartiers ou sous celle de longues lanières, à surface externe jaune rougeâtre, chagrinée, ponctuée de nombreuses dépressions pointillées, très fines, dues à la présence de ses cellules sécrétrices ; à face interne blanc jaunâtre, à saveur aromatique, amère, d'odeur spéciale, agréable, particulièrement aromatique sur le frais.

Examen microscopique (fig. 284). — Examiné sur une coupe transversale, cet épicarpe est constitué par un tissu parenchymateux, à cellules polygonales, recouvertes d'une cuticule épaissie, qui entourent de nombreuses cellules sécrétrices ovales, riches en essence, mais qui renferment parfois un petit cristal d'oxalate de chaux.

Falsifications. — Cette drogue est souvent mélangée à des épicarpes d'autres variétés de Citrus, tels que ceux du *Citrus Bigardia*, plante croissant principalement aux Barbades, à Curaçao, à Malte, puis à ceux de l'orange douce.

Réactions. — Leurs solutions aqueuses se colorent en vert par addition d'acide nitrique, à l'encontre de celles de l'écorce du *Citrus aurantium*, qui se colorent alors en brun, par addition de ce réactif. Extraits par de l'alcool, ceux-là livrent une teinture qui, concentrée, abandonne un résidu qui, repris par de l'éther, donne une solution, que l'on évapore à sec, son résidu se colorant en jaune, puis en rouge sale, par addition d'acide sulfurique.

Analyse chimique. — Cette drogue renferme de l'essence, de l'aurantiine, de l'aurantiamarine, de l'hespéridine, du mucilage, du glucose, des matières résineuses, pectiques et colorantes.

Son **Essence**, obtenue par l'un des procédés décrits lors de l'étude de l'essence de bergamotte, se présente sous la forme d'un liquide jaune verdâtre, d'odeur agréable, aromatique, spéciale, à saveur rafraîchissante, spéciale, aromatique, chaude, d'un poids spécifique de 0,852, à pouvoir rotatoire, dextrogyre, de $+ 92^\circ$ à $+ 98^\circ$, soluble dans l'éther, l'alcool, le chloroforme, le benzène, les huiles grasses et essentielles.

Elle est constituée par un mélange de citral, de citronellal, de linalol, de pinène dextrogyre, d'éther méthylique d'acide méthylanthranylique, de nérol, d'aldéhyde décylique, de méthylheptylcétone, etc., etc.

Usage thérapeutique. — L'écorce d'oranges,

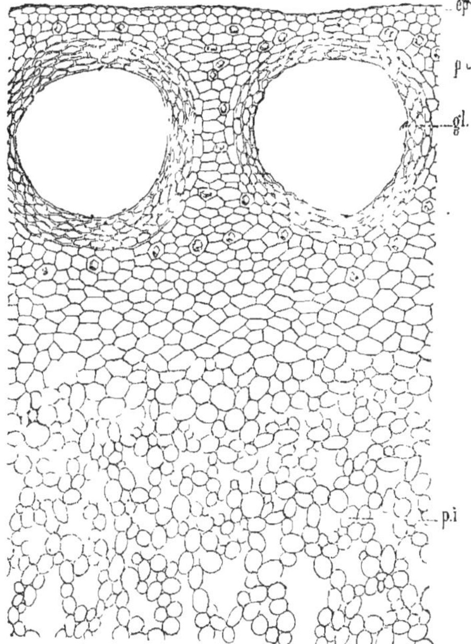

Fig. 284. — Coupe transversale de l'épicarpe de l'orange.

se prescrit, à doses de 1 à 2 grammes plusieurs fois par jour, en poudres ou en pilules, et à doses de 10 à 20 grammes sur 200 grammes d'eau, sous la forme de décoctions, comme stimulant de l'estomac, comme tonique et comme édulcorant.

Action physiologique. — Ordonnée à doses trop élevées, elle provoque souvent des vomissements et de petites congestions avec troubles gastriques.

Pharmacie galénique. — Elle sert à préparer l'Elixir Aurantii compositum, le Sirupus Aurantii ex Corticis, la Tinctura Amara, la Mixtura Oleoso-balsamica, la Tinctura Aurantii.

Historique. — Originaire de la Chine, de la Cochinchine, cette plante s'est, de par la culture, répandue dans tout l'Orient, l'Asie Mineure, mais elle ne fut implantée en Algérie et dans la région méditerranéenne qu'au milieu du ixe siècle par les Arabes. Leurs médecins recommandaient de préparer avec le suc de

ses fruits, le Narandsch, qui se prescrivait comme stomachique et comme aromatique. Les orangers ne furent implantés à Nice que vers les années 1836, voir les relations de Risso.

Notons que les épicarpes de l'orange douce, *Citrus aurantium var. sinensis*, plante originaire, elle aussi, de la Chine, mais répandue, de par la culture, dans toute l'Europe méridionale, livrent aussi une *essence* non officinale, mais très recherchée par nos parfumeurs ; car elle possède une odeur plus fine, plus aromatique que celle du *Citrus vulgaris Riss*.

Celle-là se présente sous la forme d'un liquide jaune verdâtre, à saveur chaude, douceâtre, d'un poids spécifique de 0,848 à 0,85, à pouvoir rotatoire, dextrogyre, de $+ 95^\circ$ à $+ 98^\circ$, soluble dans l'alcool, l'éther, le sulfure de carbone, les huiles grasses et essentielles. Elle est constituée par un mélange d'alcool nonylique, de linalol, de terpinéol dextrogyre, de citral, de limonène dextrogyre, de citronellal, d'aldéhyde décylique, d'un éther de l'acide caprylique, de nérol, d'éther méthylique d'acide méthylanthranylique.

Il n'en est pas de même de celle des mandarines, *Citrus mandurensis, Loreiro,* seu *Citrus nobilis*, plante originaire, elle aussi, de la Chine, qui se présente sous la forme d'un liquide jaune doré, légèrement fluorescent en bleu, d'odeur aromatique, spéciale, à saveur chaude, aromatique, d'un poids spécifique de 0,854 à 0,859, à pouvoir rotatoire, dextrogyre, de $+ 65^\circ$ à $+ 75^\circ$, soluble dans l'éther, l'alcool, le choroforme, le benzène, le sulfure de carbone, les huiles grasses et essentielles. Elle est constituée par un mélange de citral, de citronellal, d'éther méthylique d'acide anthranylique, de limonène, d'aldéhyde décylique, de nérol, de méthylheptylcétone, de géraniol, etc., etc.

Non officinale, elle est très recherchée par nos parfumeurs, qui la préparent synthétiquement, en mélangeant 800 grammes de limonène avec 250 grammes de dipentène, 1 gramme d'aldéhyde décylique, 2 grammes d'aldéhyde nonylique, 4 grammes de linalol, 3 grammes de terpinéol et 40 grammes de méthylanthranylate de méthyle. Les mandarines livrent en outre le *jaune de mandarine*, utilisé comme matière colorante ; celle-ci se préparant en extrayant le péricarpe de ces fruits par de l'eau chaude, additionnée d'acide nitrique, dont la solution est concentrée.

OLEUM BERGAMOTTI, ESSENCE DE BERGAMOTE, DE CITRUS VULGARIS var. BERGAMIA, Risso, seu CITRUS AURANTIUM var. BERGAMIA, Wight et Arn.

Origine géographique. — Cette plante toujours verte, portant des fruits ovoïdes, jaune verdâtre, de 5 à 10 centimètres de diamètre, à surface luisante, croît à l'état sauvage dans tout l'Orient, particulièrement en Asie Mineure ; mais de par la culture elle se répandit dans toute la région méditerranéenne, particulièrement en Espagne, dans la France méridionale, la Sicile, la Grèce, le nord de l'Afrique, puis en Californie et au cap de Bonne-Espérance.

Préparation de l'essence. — Récoltés à leur complète maturité à la main ou à l'aide du gaulage, ses fruits livrent l'essence de bergamote officinale, qui peut être obtenue de diverses manières, c'est-à-dire a) par la méthode dite à *l'écuelle à piquer*. On presse à cet effet ces fruits entiers, dans des écuelles, munies intérieurement de pointes métalliques, et à leur partie inférieure d'un double fond, communiquant à un manche creux, dans lequel leur essence s'accumule. C'est la méthode usitée à Nice, qui est aussi utilisée pour préparer l'essence de citron.

b) Méthode dite à *l'éponge*. Les péricarpes de ces fruits, divisés en 4 quartiers, sont pressés entre les doigts de l'opérateur, qui tient en outre une éponge, sur laquelle l'essence, ainsi exsudée, est recueillie. Ces éponges, bien imprégnées de cette huile essentielle, sont alors exprimées en dessus de vases spéciaux, où on la recueille. Cette méthode, particulièrement utilisée à Messine, à Palerme, coûte relativement très cher, car il est nécessaire de remplacer tous les 8 ou 10 jours ces éponges, qui deviennent alors dures et cassantes.

c) Méthode dite de la *distillation aux vapeurs d'eau.* Les péricarpes de ces fruits concassés, puis macérés, pendant un certain temps, dans de l'eau, sont ensuite soumis, sous pression réduite et à une température ne dépassant pas 50°, dans des appareils perfectionnés (comme cela se pratique généralement de nos jours dans le midi de la France) à la distillation aux vapeurs d'eau. Cette méthode est de beaucoup la plus rentable, à condition de ne pas entreprendre cette distillation sous la pression atmosphérique, ordinaire, car une trop grande chaleur décomposerait en partie les constituants de cette essence ; il est aussi recommandable de toujours déposer au fond de ces appareils une trace de carbonate de soude, afin d'éviter que les acides végétaux de ces fruits ne saponifient les éthers de leur essence.

d) Méthode dite de la *compression* ; les péricarpes de ces fruits, exprimés à l'aide de machines spéciales, exsudent leur essence, que l'on abandonne pendant un certain temps au repos.

e) Méthode dite de la *machine.* Introduits dans des machines spéciales, à dents très rapprochées, ces fruits entiers sont exprimés sous la forme d'une bouillie qui, quelques jours après, se sépare en deux couches, l'une, la supérieure, décantée, livre l'essence de bergamote, l'autre, l'inférieure, donnant le suc de bigardier.

f) Méthode aux *deux quartiers.* Sectionnés en deux, ces fruits sont mondés de leur pulpe, puis abandonnés pendant une nuit à la macération dans des récipients remplis d'eau tiède, quitte à les soumettre ensuite à la distillation aux vapeurs d'eau, ou à l'expression à l'aide de l'écuelle à piquer.

g) Méthode dite *aux trois quartiers.* Les péricarpes de ces fruits, sectionnés en trois parties, puis mondés de leur pulpe, sont alors soumis à l'expression, à l'aide de machines spéciales.

Notons que ces fruits mûrs livrent davantage d'essence que ceux non parvenus à leur complète maturité, mais celle-là est d'une qualité supérieure. Notons qu'elle est en outre tributaire de la sécheresse des saisons ou du sol, qui nuit beaucoup à sa formation ou à celle des citrons puis à leur teneur en éthers linalyques. Ceux-ci se rencontrant en des proportions beaucoup plus grandes dans les essences obtenues à l'aide de fruits mûrs, que dans celles provenant de fruits non entièrement parvenus à leur entière maturité.

Description de l'essence. — Elle se présente sous la forme d'un liquide jaune verdâtre ou vert, de par les traces de chlorophylle qu'elle renferme, d'odeur spéciale, très agréable, aromatique, à saveur chaude, aromatique, amère, d'un poids spécifique de 0,882 à 0,886, à pouvoir rotatoire, dextrogyre, de + 8° à + 20°, à réaction neutre, lorsque cette essence est fraîche, mais légèrement acide, si celle-ci a été conservée pendant un certain temps dans le droguier, car elle met alors, en liberté, des traces d'acide acétique, particulièrement, si elle a été conservée dans des flacons ne fermant pas hermétiquement. Très

peu soluble dans l'eau, elle se dissout facilement dans l'éther, le chloroforme, le benzène, l'alcool absolu, et à raison de 1 sur 4 dans le sulfure de carbone.

Falsifications. — Elle est souvent falsifiée par addition d'essence d'oranges douces, qui donne, à raison de 10 gouttes d'essence sur 5 gouttes d'alcool à 90 p. 100, un mélange trouble, celui-ci pouvant aussi provenir d'une falsification par addition d'essence de térébenthine. On l'additionne aussi parfois de triacétine, que l'on peut déterminer comme suit : Additionnez 10 centimètres cubes d'essence à analyser de 40 centimètres cubes d'alcool à 10 p. 100, puis concentrez ce mélange, pour saponifier son résidu par de la potasse caustique alcoolique ; filtrez-le et soumettez-le à l'évaporation. Son résidu, repris par de l'alcool additionné d'éther, donne une solution, qui, soumise à la distillation fractionnée, abandonne un résidu, qui, traité par du bisulfate de soude ou de potasse, dégage alors des vapeurs d'acroléine, de par la présence de la glycérine mise en liberté, celle-ci provenant de la triacétine ainsi saponifiée.

On la falsifie aussi parfois, en l'additionnant de citrate triéthylique, qui soumis à l'évaporation, abandonne un résidu cristallin ; celui-ci, lavé à l'aide d'alcool, puis saponifié par de la lessive de soude, donnant une solution, que l'on peut titrer en retour, en présence de phénolphtaléine, par de l'acide chlorhydrique.

On la falsifie souvent, ainsi que l'essence de lavande, par addition d'acétate de glycéryle, que l'on peut caractériser comme suit : 10 grammes d'essence à analyser, chauffés avec de la potasse caustique alcoolique, pour saponifier les éthers qu'ils renferment, sont ensuite neutralisés par de l'acide chlorhydrique dilué pour être ensuite privés par l'évaporation de leur alcool. Le résidu ainsi obtenu, additionné d'eau (20 centimètres cubes), puis agité avec de l'éther, que l'on décante, donne une solution aqueuse, que l'on évapore au bain-marie jusqu'à consistance sirupeuse. Transformant alors sa glycérine en acétate de glycéryle, en la faisant bouillir dans un appareil à reflux, avec 8 centimètres cubes d'anhydride acétique et 33 grammes d'acétate de soude déshydraté, on additionne ce mélange refroidi de 50 centimètres cubes d'eau, que l'on chauffe à 80°, pour transformer son excès d'anhydride acétique en acide acétique. Neutralisant exactement ce mélange en présence de phénolphtaléine comme indicateur, on additionne le tout d'un volume déterminé de potasse caustique alcoolique, demi-normale, que l'on fait bouillir à reflux pendant quelques instants. L'acétate de glycéryle, ainsi saponifié, peut être titré en retour, car 1 centimètre cube de potasse caustique demi-normale correspond à 0 gr. 03641 d'acétate de glycéryle.

Dosage de l'acétate de linalyle dans l'essence de bergamote. — Neutralisez 2 grammes d'essence de bergamote par de l'hydrate potassique alcoolique, puis additionnez-les de 20 centimètres cubes d'une solution demi-normale de potasse caustique alcoolique, que vous chauffez, pendant une heure, au bain-marie, dans un matras muni d'un réfrigérant ascendant ; ce mélange refroidi, additionné d'eau, puis de phénolphtaléine, étant titré en retour à l'aide d'acide sulfurique demi-normal, car 1 centimètre cube de potasse caustique demi-normale saponifie exactement 0,196 d'acétate de linalyle, la réaction suivante ayant eu lieu :

$$C^{10}H^{17}O—CO—CH^3 + KOH = C^{10}H^{17}O + CH^3—COOK$$

Acétate de lynalyle   Linalol   Acétate potassique

On peut aussi calculer son pour cent en acétate de linalyle par l'équation suivante :

$$\frac{19,6 \cdot \frac{y}{2}}{G} = x$$

où y = le nombre de centimètres cubes de potasse caustique utilisée, G = le poids de l'essence à saponifier.

Analyse chimique. — Cette essence renferme 40 p. 100 de limonène dextrogyre, 10 p. 100 de dipentène, 33 p. 100 à 38 p. 100 d'acétate de linalyle, outre du bergaptène, du linalol, de l'alcool dihydrocuminique, du nérol, du terpinéol et des traces d'acide acétique, etc.

L'ACÉTATE DE LINALYLE, $C^{12}H^{20}O^2$, se présente sous la forme d'un liquide d'odeur bergamotée, à saveur rafraîchissante, chaude, spéciale, d'un poids spécifique de 0,898, à pouvoir rotatoire, lévogyre, de — 6°, soluble dans l'éther, l'alcool, le chloroforme, les huiles fixes. Il possède, quant à sa formule, la constitution suivante :

Entrant en ébullition entre 219 et 220°, sous une pression de 762 millimètres, il se décompose en acide acétique et en linalol, si on le soumet à la distillation aux vapeurs d'eau, raison pour laquelle, il est préférable, lors de la préparation de l'essence de bergamote, d'utiliser la méthode dite à la machine et à l'écuelle à piquer.

Le LIMONÈNE, $C^{10}H^{16}$, se présente sous la forme d'un liquide incolore, d'odeur citronnée, d'un poids spécifique de 0,8402 à pouvoir rotatoire de + 104°15, à indice de réfraction de 1,47428 entrant en ébullition à 175°, soluble dans l'alcool, l'éther, le chloroforme, les huiles fixes, etc. Il possède, quant à sa formule, la constitution suivante :

Le brome, en dissolution dans de l'acide acétique glacial, le transforme en tétrabromlimonène, fusible à 104°, de formule :

Les acides chlorhydrique ou bromhydrique anhydres le transforment en chlorhydrate, respectivement en bromhydrate, de limonène de formules :

qui traités par de l'oxyde d'argent humide livrent du terpinéol.

$$\xrightarrow[\text{humide}]{Ag^2O}$$

Terpinéol

Le limonène, oxydé par du permanganate potassique, se transforme en LIMONETRITE ou alcool quadrivalent, cristallisant sous la forme d'aiguilles incolores, très fines, fusibles à 191° de formule :

On le prépare synthétiquement en partant du brompropylène (B. 20, p. 1654, B. 30, p. 1989) :

$$\xrightarrow{KCN}$$

Brompropylène

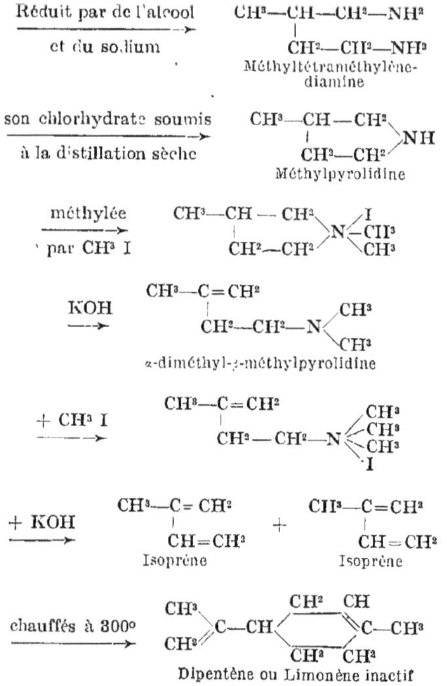

Réduit par de l'alcool
et du sodium
→

$CH^3—CH—CH^2—NH^2$
$CH^2—CH^2—NH^2$
Méthyltétraméthylène-
diamine

son chlorhydrate soumis
à la distillation sèche
→

$CH^3—CH—CH^2$
$CH^2—CH^2$ $\rangle NH$
Méthylpyrolidine

méthylée
par CH^3 I
→

$CH^3—CH—CH^2$
$CH^2—CH^2$ $N{\langle}{I \atop {CH^3 \atop CH^3}}$

KOH
→

$CH^3—C=CH^2$
$CH^2—CH^2—N{\langle}{CH^3 \atop CH^3}$
α-diméthyl-γ-méthylpyrolidine

+ CH^3 I
→

$CH^3—C=CH^2$
$CH^2—CH^2—N{\langle}{CH^3 \atop {CH^3 \atop {CH^3 \atop I}}}$

+ KOH
→

$CH^3—C=CH^2$ + $CH^3—C=CH^2$
$CH=CH^2$ $CH=CH^2$
Isoprène   Isoprène

chauffés à 300°
→

Dipentène ou Limonène inactif

Le DIPENTÈNE, $C^{10}H^{16}$, dénommé parfois aussi *diisoprène, terpilène, cinène, cajeputène*, etc., n'est en réalité qu'un limonène inactif au point de vue polarimétrique ; il se rencontre dans l'essence de térébenthine de Russie, dans celle des aiguilles de pin, de cubèbe, d'encens, de macis, de fenouil, de jaborandi, de bergamote, de cardamome, de citronnelle, mais on peut l'obtenir en chauffant le terpène, sous pression réduite, à une température élevée, ou en faisant réagir des déshydratants sur le linalol.

Il se présente sous la forme d'un liquide incolore, indifférent aux agents chimiques, d'odeur citronnée, à saveur rafraîchissante, entrant en ébullition entre 177 et 180°, soluble dans l'éther, l'alcool, le chloroforme, l'éther de pétrole, les huiles fixes, etc. Chauffé avec de l'acide sulfurique concentré, il se transforme en terpinène, car il possède, quant à sa formule, la constitution suivante :

CH^3 CH^2
C
CH
H^2C CH^2
H^2C CH
C
CH^3

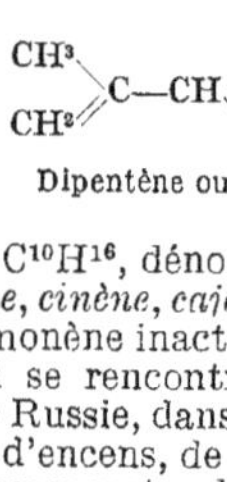

Le BERGAPTÈNE ou CAMPHRE DE BERGAMOTE, $C^{12}H^8O^4$, se présente sous la forme de cristaux incolores, inodores, insipides, brillants, fusibles à

188°, solubles dans l'éther, l'alcool, le chloroforme, le benzène, les huiles grasses et essentielles. Il possède, quant à sa formule, la constitution suivante :

$CH=CH—CO$
C
$CH^3O—C$ C O
HC C—CH
C
O—CH

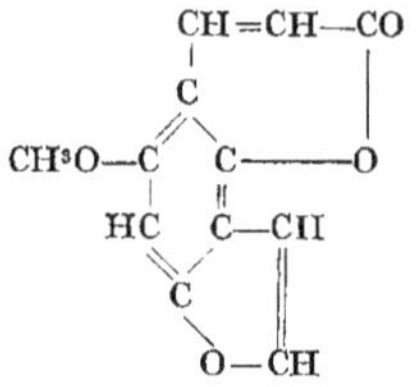

Fondu avec de la potasse caustique, il se transforme en phloroglucine.

Usage thérapeutique. — Cette essence se prescrit parfois, mais très rarement, à doses d'une à deux gouttes, plusieurs fois par jour, comme stimulant de l'estomac.

Pharmacie galénique. — Elle sert à préparer de nombreuses lotions capillaires, des eaux de Cologne, puis à aromatiser divers onguents.

Historique. — Sieur Barbe, publiant à la fin du XVIIe siècle son *Parfumeur François* (1693), mentionnait déjà l'essence de bergamote, qui, selon lui, provenait d'un citronnier, dénommé en 1708 *Gloria Limonum*, par Volkamar de Nuremberg.

FRUCTUS, OLEUM ET SUCCUS CITRI, ACIDUM CITRI, FRUIT, ESSENCE ET SUC DE CITRON, ACIDE CITRIQUE, DE CITRUS LIMONUM, Risso seu CITRUS MEDICA, B. L.

Origine botanique. — Cet arbre, toujours vert, de 5 à 6 mètres de haut, à bois très dur, à écorce brunâtre, porte des feuilles isolées, lancéolées, insérées sur un pétiole légèrement ailé, dont le limbe entier, luisant, glabre, légèrement sinueux sur ses bords, est parcouru par une nervure médiane, prononcée, et par des nervures secondaires, à 45°. Ses fleurs sont formées par un calice vert, à 5 sépales triangulaires, libres au sommet, mais concrescents entre eux par leurs bases, par une corolle blanche intérieurement, rosée extérieurement, à 5 pétales charnus, lancéolés, qui entourent de 20 à 40 étamines concrescentes entre elles par la base de leurs filets, et un pistil, à 8 ou à 12 carpelles fermés, concrescents, renfermant dans chaque loge deux ovules anatropes. Son fruit est une baie charnue, ovoïde ou oblongue, de 5 à 10 centimètres de diamètre sur 8 à 15 centimètres de long, dont une des extrémités se termine en un petit éperon, reste des stigmates, l'autre étant marquée par la trace de son pédoncule.

Origine géographique. — Originaire de l'Orient, il se rencontre, de par la culture, voire même à l'état demi-sauvage, en Sicile, en Calabre, en Espagne, au Portugal, dans le midi de la France, puis aux environs du lac de Garde, en Floride, en Californie, à la Louisiane, au Maroc, en Algérie, en Égypte, en Grèce, en Asie Mineure, etc., etc., où l'on cultive particulièrement les variétés *Citrus Limonum* var. *Eureka* et *Citrus Limonum var. Lisbonna*.

Pathologie. — Les divers *Peronosporas*, particulièrement celles qui s'attaquent aux orangers, se rencontrent sur cette plante, qu'elles font dépérir ; mais celles-ci exigent les mêmes soins que les plantes précédentes.

Récolte. — Ses fruits dénommés *Lemons* en Angleterre, *Citrons* en France et en Italie, recueillis avant leur complète maturité, à terre, ou à la main sur la plante même, ou par le gaulage, sont triés ; les plus grands et les plus beaux pour être exportés, comme fruits de luxe, les autres servant à préparer le suc de citron, l'essence de citron et l'acide citrique. Pesant en moyenne de 130 à 150 grammes, soit de 32 à 35 grammes pour le péricarpe et de 50 à 60 grammes pour la pulpe, de 24 à 28 grammes pour le suc, de 2 à 3 grammes pour les graines, ils sont enroulés, pour l'exportation, dans du papier de soie et de parchemin ; mais on les enduit aussi parfois d'une couche de collodion dilué, afin d'éviter qu'ils ne se dessèchent. On les emballe en outre, à raison de 30 à 100 pièces, dans des caisses en bois, que l'on exporte, par le chemin de fer ou par la voie maritime, sur les divers pays ; ceci à raison de plusieurs millions de citrons chaque année : les environs du lac de Garde en livrant plus de 15.000.000 de pièces. Notons que l'Italie comptait en 1904, plus de 1.700.000 citronniers livrant en moyenne 2 milliards de citrons, dont une grande partie est utilisée sur place, lors de la fabrication de l'acide citrique et de l'essence de citron.

Sortes commerciales. — Cette drogue se différencie naturellement, selon ses pays d'origine, en citrons de Sicile, de la Calabre, de Nice, de Cannes, de Barcelone, de Tanger, d'Alger, de Smyrne, de Constantinople, de Grèce, etc., etc.

Description de la drogue. — Les citrons se présentent parfois à l'état frais dans le droguier, sous la forme de corps ovoïdes ou oblongs, de dimensions variables, de couleur jaune citron, toujours surmontés d'une petite excroissance éperonnée (reste des stigmates accolés les uns aux autres), mais marqués, à leur base, d'une petite tache plus claire, trace de leur pédoncule. Leur surface externe, chagrinée, est marquée de petites dépressions pointillées, dues à la présence de leurs cellules sécrétrices, sises dans leur flavedo, mais leur odeur est légèrement aromatique, leur saveur chaude, sucrée, parfois un peu âcre.

Examen microscopique. — Examiné sur une coupe transversale, le citron est constitué par un épiderme à cellules polygonales, entourant de nombreux stomates, par un épicarpe, dénommé *flavedo*, à cellules polygonales, qui entourant de nombreuses poches sécrétrices, à essence, renferment en outre un petit cristal prismatique d'oxalate de chaux ; puis vient l'albedo, à cellules parenchymateuses, lâches, entourant des faisceaux libéro-ligneux, et enfin la pulpe, livrée par des glomérules ou poils secréteurs, qui donnent le suc de citron ; ceux-là toujours disposés sur les placentas, qui séparent les loges de ce fruit, renferment chacun deux graines non albuminées.

Analyse chimique. — Ces fruits renferment de 5 à 9 p. 100 d'acide citrique, de l'éther éthylique d'acide citrique, de l'acide malique, des traces d'acide sulfurique, du sucre, de 1 à 2 p. 100 d'essence, de l'hespéridine, de la limonine ou principe amer se rencontrant principalement dans ses graines, qui contiennent en outre de l'huile fixe et du glucose, voire même des matières résineuses et pectiques.

La LIMONINE, $C^{22}H^{26}O^7$, se présente sous la forme d'une poudre blanche, cristalline, fusible à 245°, à réaction neutre, très peu soluble dans l'eau, l'éther, mais très soluble dans l'alcool, l'acide acétique et la potasse caustique.

Usage thérapeutique. — Ils se prescrivent parfois (après avoir été exprimés), sous la forme de potions, comme antiscorbutique, comme rafraîchissant et comme stomachique.

Préparation de l'essence. — Les fruits de citron, tombés à terre, ou ceux légèrement détériorés, mondés de leur péricarpe, servent à préparer l'essence de citron, que l'on obtient selon un des nombreux procédés décrits lors de la préparation de l'essence de bergamote.

Description de l'essence de citron. — Elle se présente sous la forme d'un liquide incolore, ou jaune pâle, limpide, mobile, volatil, d'odeur agréable, aromatique, fraîche, spéciale, à saveur chaude, rafraîchissante, aromatique, d'un poids spécifique de 0,858 à 0,861, à pouvoir rotatoire, dextrogyre, variant, selon sa provenance, car celui-ci est de + 59 à + 61°, pour celle de Scaleata, de 61° à + 63° pour celle de Catane, et de + 62° à + 64° pour celle de Syracuse. Exposée en couches minces à l'air, elle s'épaissit en devenant acide et en perdant son arome. Elle est entièrement soluble dans l'alcool absolu, l'éther, le chloroforme, le sulfure de carbone, l'éther de pétrole, les huiles grasses et essentielles ; mais elle n'est qu'en partie soluble dans l'alcool dilué, et pour ainsi dire insoluble dans l'eau, à laquelle elle communique toutefois son arome. Entrant en ébullition à 172°, elle abandonne, soumise à la distillation fractionnée, un dépôt cristallin, qui, se rencontrant aussi dans cette essence conservée pendant un certain temps dans le droguier, est dénommée CAMPHRE DE CITRON. Celui-ci cristallise sous la forme d'aiguilles incolores, fusibles à 146°. Soumise à l'action du chlore, du brome, de l'iode, de l'acide chromique, des acides sulfurique, nitrique ou chlorhydrique, elle donne des dérivés identiques à ceux obtenus en soumettant l'essence de térébenthine à l'action de ces divers réactifs.

Falsifications. — Elle est souvent additionnée de terpènes, qui augmentent son pouvoir rotatoire, celui-ci ne devant pas être supérieur à + 64°, ni inférieur à + 59°. On l'additionne aussi d'essence de térébenthine, qui, provoquant une augmentation de son pouvoir rotatoire, se reconnaît en soumettant cette essence à la distillation fractionnée, dont les premières fractions recueillies dans un matras contenant du phosphate de chaux additionné d'eau, donnent une solution qui, filtrée, ne doit pas colorer en rouge une solution de fuschine additionnée d'anhydride sulfureux. Ces premières fractions, examinées au polarimètre, ne doivent pas provoquer une déviation polarimétrique de plus de 5 degrés, cas contraire, pinène ; traitées par du nitrite d'amyle elles ne doivent pas se précipiter en des dépôts cristallins pouvant être tarés. Il est nécessaire de toujours doser comme suit cette essence, quant à sa teneur en citral.

Dosage du citral. — Additionnez 20 grammes d'essence de citron de 20 centimètres cubes d'acide acétique et de 5 grammes de sodium métallique ; puis neutralisez, à la fin de cette réaction, le liquide ainsi obtenu par addition d'acide acétique, très dilué. Décantez la couche oléagineuse, qui le surnage, puis agitez cette solution aqueuse avec de l'éther, que vous soumettez à la distillation fractionnée. Son résidu, mélangé à sa couche oléagineuse, puis déshydraté, est traité par 10 grammes d'anhydride acétique et par 3 grammes d'acétate de soude, afin de transformer le géraniol (qui s'est formé par la réduction du citral), en acétate de géranyle, que l'on obtient en chauffant pendant deux heures, dans un matras surmonté d'un réfrigérant ascendant, ce mélange à la chaleur du bain-marie ; saponifiez la combinaison ainsi obtenue, à l'aide d'une quantité déterminée de potasse caustique alcoolique décinormale, et titrez ensuite, en présence de phénolphtaléine, la potasse caustique non utilisée, avec de l'acide sulfurique décinormal. On calcule comme suit les résultats ainsi obtenus :

$$\frac{N \times 152 \times 100}{P - (N. \times 0,44)} = X$$

P = le nombre de centimètres cubes d'hydrate potassique utilisé. N = le poids de l'essence à acétyler ; 152 = le poids moléculaire du citral ; 0,44 étant une constante.

On peut aussi doser le pour cent en citral de l'essence de citron en la traitant, à raison de 20 centimètres cubes, par 20 centimètres cubes d'alcool renfermant du chlorhydrate d'hydroxylamine. que l'on chauffe pendant une demi-heure au bain-marie; le résultat de cette opération étant ensuite titré en retour, à l'aide d'acide sulfurique déci-normal.

Analyse chimique. — Cette essence est constituée par un mélange de 4 à 7 p. 100 de citral, de beaucoup de limonène et par des traces de cadinène et de phellandrène, puis par du citronellal, du linalol, de l'acétate de géranyle, de l'acétate de linalyle, du géraniol, de la méthylheptylcétone, du terpinéol, des sesquiterpènes, du camphre lévogyre, du citroptène ou camphre de citron, de l'aldéhyde octylique et de l'aldéhyde nonylique.

Le CITRAL, dénommé parfois *géranial*, $C^{10}H^{16}O$, se rencontre aussi dans les essences de *Pimenta acris*, de *Citrus vulgaris*, d'*Eucalyptus globulus*, etc., d'*Andropogon citratus*, puis dans celles de mandarines, d'oranges, de poivre du Japon, etc., etc.

Il se prépare en traitant ces essences et particulièrement celles de lemonsgras, diluées par de l'éther, par une solution aqueuse de bisulfite de soude, dont les solutions, décantées après plusieurs agitations pratiquées de la même manière, en parties évaporées, puis additionnées de carbonate de soude, sont agitées avec de l'éther, que l'on soumet à la distillation fractionnée. On obtient ainsi des distillata renfermant premièrement de la méthylhepténone, puis du citral entrant en ébullition entre 110 et 112° sous une pression de 12 millimètres.

Il se présente sous la forme d'un liquide incolore, ou légèrement jaunâtre, mobile, d'odeur spéciale, citronnée, à saveur chaude, rafraîchissante, d'un poids spécifique de 0,8972, entrant en ébullition entre 227° et 228°, soluble dans l'alcool, l'éther, le chloroforme, le benzène, les huiles grasses et essentielles. Il possède, quant à sa formule, la constitution suivante :

$$\underset{CH^3}{\overset{CH^3}{>}}C=CH-CH^2-CH^2-C=CH-C\underset{H}{\overset{O}{<}}$$
$$\mid$$
$$CH^3$$

Il se combine naturellement au bisulfite de soude, sous la forme d'un sel, de formule :

$$\underset{CH^3}{\overset{CH^3}{>}}C=CH-CH^2-CH^2-C=CH-C\underset{SO^3Na}{\overset{OH}{<}}H$$
$$\mid$$
$$CH^3$$

Condensé avec de l'acide cyanacétique, il donne du CITRYLIDÈNE D'ACIDE CYANACÉTIQUE, fusible à 122°, car :

$$\underset{CH^3}{\overset{CH^3}{>}}C=CH-CH^2-CH^2-C=CH-C\underset{H}{\overset{O}{<}} + \underset{CN}{\overset{}{CH^2-COOH}}$$
$$\mid$$
$$CH^3$$

$$= H^2O + \underset{CH^3}{\overset{CH^3}{>}}C=CH-CH^2-CH^2-C=CH=C\underset{CH^3}{\overset{CN}{|}}-COOH$$

Il se combine aussi avec l'hydroxylamine, la phénylhydrazine ou l'ammoniaque, pour donner des combinaisons liquides, ne pouvant être utilisées pour le différencier. L'acide iodhydrique, le bisulfate de potasse ou l'acide sulfurique dilué le transforment en cymol, car :

$$\text{Citral} \quad \xrightarrow{-H^2O} \quad \text{Cymol}$$

Condensé avec de l'acétone, il donne, comme nous l'avons vu, de la pseudo-ionone; mais chauffé avec des solutions aqueuses de carbonate de potasse, il se transforme en méthylhepténone et en aldéhyde acétique, car :

$$\underset{CH^3}{\overset{CH^3}{>}}C=CH-CH^2-CH^2-C=CH-C\underset{H}{\overset{O}{<}}$$
$$\mid$$
$$CH^3$$

$$= CH^3-C\underset{H}{\overset{O}{<}} + \underset{CH^3}{\overset{CH^3}{>}}C=CH-CH^2-CH^2-CO$$
$$\mid$$
$$CH^3$$

Aldéhyde acétique — Méthylhepténone

Oxydé fortement il se décompose en acétone et en acide lévulique, car :

$$\underset{CH^3}{\overset{CH^3}{>}}C=CH-CH^2-CH^2-C=CH-C\underset{H}{\overset{O}{<}}$$
$$\mid$$
$$CH^3$$

Citral

$$+ O \longrightarrow \begin{matrix} CH^3 \\ CH^3 \end{matrix}\!\!>\!\!CO + CO^2 + CH^3\!-\!CO\!-\!CH^2\!-\!CH^2\!-\!COOH$$

Acétone   Acide lévulique

mais oxydé avec précaution, il se transforme en acide géranique, car :

$$\begin{matrix} CH^3 \\ CH^3 \end{matrix}\!\!>\!\!C\!=\!CH\!-\!CH^2\!-\!CH^2\!-\!\underset{\underset{CH^3}{|}}{C}\!=\!CH\!-\!C\!\!<\!\!\begin{matrix}O\\H\end{matrix}$$

Citral

$$+ O \longrightarrow \begin{matrix} CH^3 \\ CH^3 \end{matrix}\!\!>\!\!C\!=\!CH\!-\!CH^2\!-\!CH^2\!-\!\underset{\underset{CH^3}{|}}{C}\!=\!CH^2\!-\!COOH$$

Acide géranique

Réduit par de l'alcoolat de soude, il se transforme en géraniol :

$$\begin{matrix} CH^3 \\ CH^3 \end{matrix}\!\!>\!\!C\!=\!CH\!-\!CH^2\!-\!CH^2\!-\!\underset{\underset{CH^3}{|}}{C}\!=\!CH\!-\!C\!\!<\!\!\begin{matrix}O\\H\end{matrix}$$

Citral

$$+ H \longrightarrow \begin{matrix} CH^3 \\ CH^3 \end{matrix}\!\!>\!\!C\!=\!CH\!-\!CH^2\!-\!CH^2\!-\!\underset{\underset{CH^3}{|}}{C}\!=\!CH\!-\!CH^2OH$$

Géraniol

On le prépare synthétiquement en oxydant le géraniol, ou en soumettant à la distillation sèche un mélange de parties moléculaires égales de formiate calcique et de géraniate de chaux, car :

$$\left(\begin{matrix} CH^3 \\ CH^3 \end{matrix}\!\!>\!\!C\!=\!CH\text{-}CH^2\text{-}CH^2\text{-}\underset{\underset{CH^3}{|}}{C}\!=\!CH\text{-}COO\right)^2Ca + (HCOO)^2Ca$$

$$= 2CaCO^3 + 2\,\begin{matrix} CH^3 \\ CH^3 \end{matrix}\!\!>\!\!C\!=\!CH\text{-}CH^2\text{-}CH^2\text{-}\underset{\underset{CH^3}{|}}{C}\!=\!CH\text{-}C\!\!<\!\!\begin{matrix}O\\H\end{matrix}$$

Le CITRONELLAL, $C^{10}H^{18}O$, se rencontrant dans les essences d'*Andropogon Nardus*, d'eucalyptus et de mélisse, se prépare selon la méthode indiquée lors de la préparation du citral ; car il ne distille qu'entre 205 et·208°.

Il se présente sous la forme d'un liquide incolore, d'odeur spéciale, rappelant celle de la mélisse, à saveur rafraîchissante, un peu citronnée, d'un poids spécifique de 0,875, à pouvoir rotatoire, dextrogyre, de + 12°30′, soluble dans l'alcool, l'éther, le chloroforme, le sulfure de carbone, les huiles grasses et essentielles, insoluble dans l'eau. Il possède, quant à sa formule, les constitutions suivantes :

$$\begin{matrix} CH^3 \\ CH^2 \end{matrix}\!\!>\!\!C\!-\!CH^2\!-\!CH^2\!-\!CH^2\!-\!\underset{\underset{CH^3}{|}}{CH}\!-\!CH^2\!-\!C\!\!<\!\!\begin{matrix}O\\H\end{matrix}$$

$$\text{ou}\quad \begin{matrix} CH^3 \\ CH^3 \end{matrix}\!\!>\!\!C\!=\!CH\!-\!CH^2\!-\!CH^2\!-\!\underset{\underset{CH^3}{|}}{CH}\!-\!CH^2\!-\!C\!\!<\!\!\begin{matrix}O\\H\end{matrix}$$

Il se combine naturellement au bisulfite de soude, en donnant des dérivés, de formules :

$$\begin{matrix} CH^3 \\ CH^2 \end{matrix}\!\!>\!\!\underset{\underset{SO^3Na}{|}}{C}\!-\!CH^2\!-\!CH^2\!-\!CH^2\!-\!\underset{\underset{CH^3}{|}}{CH}\!-\!CH^2\!-\!C\!\!<\!\!\begin{matrix}O\\H\end{matrix}$$

$$\begin{matrix} CH^3 \\ CH^2 \end{matrix}\!\!>\!\!C\!-\!CH^2\!-\!CH^2\!-\!CH^2\!-\!\underset{\underset{CH^3}{|}}{CH}\!-\!CH^2\!-\!\underset{}{CH}\!\!<\!\!\begin{matrix}SO^3Na\\OH\end{matrix}$$

$$\begin{matrix} CH^3 \\ CH^3 \end{matrix}\!\!>\!\!\underset{\underset{SO^3Na}{|}}{C}\!-\!CH^2\!-\!CH^2\!-\!CH^2\!-\!\underset{\underset{CH^3}{|}}{CH}\!-\!CH^2\!-\!\underset{}{CH}\!\!<\!\!\begin{matrix}OH\\SO^3Na\end{matrix}$$

Il se combine aussi avec l'hydroxylamine et la phénylhydrazine en des combinaisons liquides, mais il donne avec l'acide cyanacétique du CITRONELLYDÈNE D'ACIDE CYANACÉTIQUE, fusible à 137°, de formule

$$\begin{matrix} CH^3 \\ CH^2 \end{matrix}\!\!>\!\!C\!-\!CH^2\!-\!CH^2\!-\!CH^2\!-\!\underset{\underset{CH^3}{|}}{CH}\!-\!CH^2\!-\!CH\!=\!C\!\!<\!\!\begin{matrix}CN\\COOH\end{matrix}$$

Condensé en présence d'alcalins avec de l'acétone, il se transforme en *citronellydène* d'acétone, qui, traité par des acides, se décompose en dihydroïonone, car :

$$\begin{matrix} & CH^3\ CH^2 \\ & \diagdown\!\!\diagup \\ & C \\ H^2C & CH^2\!-\!C\!\!<\!\!\begin{matrix}O\\H\end{matrix} \\ | & | \\ H^2C & CH \\ & CH^2\ CH^3 \end{matrix} \qquad \begin{matrix} CH^3 \\ | \\ CO \\ | \\ CH^3 \end{matrix}$$

Citronellal   Acétone

$$\longrightarrow \begin{matrix} CH^3\ CH^2 \\ \diagdown\!\!\diagup \\ C \\ H^2C\quad CH^2\!-\!CH\!=\!CH\!-\!CO\!-\!CH^3 \\ | \\ H^2C\quad CH \\ CH^2\ CH^3 \end{matrix}$$

Citronellylidèacétonique
Dihydropseudoionone

$$\longrightarrow \begin{matrix} CH^3\ CH^3 \\ \diagdown\!\!\diagup \\ C \\ H^2C\quad CH\!-\!CH\!=\!CH\!-\!CO\!-\!CH^3 \\ | \\ H^2C\quad CH \\ CH^2\ CH^3 \end{matrix}$$

Dihydroïonone

Traité par de l'acide sulfurique dilué, le citronellal se transforme en isopulégol, qui, oxydé par de l'acide chromique, donne de l'isopulégone ; celle-ci se transformant en pulégone, si on la traite par de l'eau de baryte, car :

Citronellal $+ H^2O \longrightarrow$

Isopulégol $- H^2O \longrightarrow$ oxydé $\longrightarrow$ **Isopulégone**

Eau de baryte $\longrightarrow$ **Pulégone**

Chauffé pendant très longtemps avec de l'anhydride acétique, le citronnellal peut être transformé en menthone, *Bull. Soc. Ch.*, 1900, p. 458, car :

Citronellal $\longrightarrow$ $\longrightarrow$ **Menthone**

Réduit par de l'amalgame de soude, le citronnellal se transforme en citronnellol, mais oxydé par de l'acide chromique ou par de l'oxyde d'argent ammoniacal, il donne de l'acide citronnellique, de formule :

$$\begin{matrix} CH^3 \\ CH^2 \end{matrix}\!\!>\!\! C—CH^2—CH^2—CH^2—CH—CH^2—C\!\!<^O_H \quad | \quad CH^3$$

Citronellal

réduit $\longrightarrow$

$$\begin{matrix} CH^3 \\ CH^2 \end{matrix}\!\!>\!\! C·CH^2·CH^2·CH^2·CH·CH^2·CH^2OH \quad | \quad CH^3$$

Citronellol

oxydé $\longrightarrow$

$$\begin{matrix} CH^3 \\ CH^2 \end{matrix}\!\!>\!\! C—CH^2—CH^2—CH^2—CH—CH^2—COOH \quad | \quad CH^3$$

Acide citronellique

Oxydé par du permanganate potassique, le citronennllal se transforme en acide dihydrocitronellique, qui, oxydé par de l'acide chromique, se décompose en acétone et en acide méthyladipinique, car :

$$\begin{matrix} CH^3 \\ CH^2 \end{matrix}\!\!>\!\! C—CH^2—CH^2—CH^2—CH—CH^2—C\!\!<^O_H \quad | \quad CH^3$$

Citronellal

$\longrightarrow$

$$\begin{matrix} CH^3 \\ CH^3 \end{matrix}\!\!>\!\! C(OH)-CH(OH)-CH^2·CH^2·CH-CH^2·COOH \quad | \quad CH^3$$

Acide dihydrocitronellique

$\longrightarrow$

$$\begin{matrix} CH^3 \\ CH^3 \end{matrix}\!\!>\!\! CO \quad HOOC—CH^2—CH^2—CH—CH^2—COOH \quad | \quad CH^3$$

Acétone   **Acide β-méthyladipinique**

On prépare synthétiquement le citronellal, en oxydant le citronnellol ou en réduisant, en présence d'alcool amylique, l'acide géranique par du sodium, afin d'obtenir l'acide citronnellique, dont le sel barytique, soumis en présence de formiate de baryum à la distillation sèche, donne du citronellal, B. 26, p. 2257, car :

$$\begin{matrix} CH^3 \\ CH^2 \end{matrix}\!\!>\!\! C—CH^2—CH^2—CH^2—C—CH—COOH \quad | \quad CH^3$$

Acide géranique

$\longrightarrow$

$$\begin{matrix} CH^3 \\ CH^2 \end{matrix}\!\!>\!\! C—CH^2—CH^2—CH^2—CH—CH^2—COOH \quad | \quad CH^3$$

Acide citronellique

$$\left(\begin{matrix} CH^3 \\ CH^2 \end{matrix}\!\!>\!\! C-CH^2·CH^2·CH^2·CH-CH^2·COO\right)^2 Ba+(HCOO)^2Ba \quad | \quad CH^3$$

$$= 2BaCO^3 + 2 \; \frac{CH^3}{CH^2}{>}C\text{-}CH^2\text{-}CH^2\text{-}CH^2\text{-}\underset{\underset{CH^3}{|}}{CH}\text{-}CH^2\text{-}C{<}\frac{O}{H}$$

Citronellal

La Méthylhepténone ou Méthylhexylènecétone, $C^8H^{14}O$, se rencontrant aussi dans les autres essences de Citrus, puis dans celle d'*Andropogon Schœnanthus*, d'*Andropogon citratus*, d'*Andropogon Nardus*, etc., se présente sous la forme d'un liquide incolore, d'odeur spéciale, rappelant celle de l'acétate d'amyle, à saveur chaude, d'un poids spécifique de 0,8602, entrant en ébullition à 173°, soluble dans l'éther, l'alcool, le chloroforme, le sulfure de carbone, etc., etc. Se combinant aux acides chlorhydrique ou bromhydrique sous la forme de combinaisons ayant l'arome des essences de fruits, elle possède, quant à sa formule, la constitution suivante :

$$\frac{CH^3}{CH^3}{>}C=CH\text{—}CH^2\text{—}CH^2{>}{<}\underset{H^3C}{}C=O$$

Méthylhepténol

Réduite, en présence d'alcool, par du sodium, elle se transforme en méthylhepténol, de formule :

$$\frac{CH^3}{CH^3}{>}C=CH\text{—}CH^2\text{—}CH^2\text{—}CH(OH)\text{—}CH^3$$

Méthylhepténol

Elle se combine avec l'hydroxylamine en une oxime fusible à 109°, avec la phénylhydrazine en une hydrazone entrant en ébullition à 192°, mais oxydée par du permanganate potassique, elle se transforme en acétone et en acide lévulique.

On la prépare synthétiquement comme suit (*C. R. Ac. des Sc.*, 122, p. 393), en partant de l'alcool isoamylique :

$$\underset{\text{Alcool isoamyl-que}}{\frac{CH^3\;CH^3}{CH}\underset{CH^2OH}{|}} \xrightarrow{ZnCl^2} \underset{\text{Triméthyléthylène}}{\frac{CH^3\;CH^3}{C}\parallel\underset{CH^3}{CH}} \xrightarrow{Br} \underset{\text{Bromure de trimé-thyléthylène}}{\frac{CH^3\;CH^3}{CBr}\underset{CH^3}{CHBr}}$$

$$\xrightarrow[\text{alcoolique}]{KOH} \underset{\text{Diméthylallylène}}{\frac{CH^3\;CH^3}{C}\parallel C\parallel CH^3}$$

$$\xrightarrow[\text{glacial à 0°}]{\substack{\text{HBr dans}\\\text{acide acétique}}} \underset{\substack{\text{Bromure}\\\text{d'amylène}}}{\frac{CH^3\;CH^3}{CBr}\;CH^2\;CH^2Br} + Na\text{—}CH{<}\frac{COCH^3}{COCH_3}$$

Sel de soude de l'acétone acétylée

$$= NaBr + HBr + \frac{CH^3}{CH^3}{>}C=CH\text{—}CH^2\text{—}CH{<}\frac{COH^3}{COCH^3}$$

$$\xrightarrow{NaOH} CH^3COONa + \frac{CH^3}{CH^3}{>}C=CH\text{·}CH^2\text{·}CH^2\text{·}CO\text{·}CH^3$$

Méthylhepténone

Notons que le sel de soude de l'acétone acétylée se prépare comme suit (B. 22, p. 1009).

$$CH^3\text{—}COOC^2H^5 + C^2H^5\text{—}ONa$$

$$= CH^3\text{·}C{<}\substack{OC^2H^5\\OC^2H^5\\ONa} \xrightarrow{+\,\text{Acétone}} 2C^2H^5OH +$$

$$\underset{COCH^3}{\overset{CH^3}{\underset{|}{\overset{|}{C\text{-}ONa}}}\underset{|}{\overset{\parallel}{CH}}} \longrightarrow \underset{COCH^3}{\overset{CH^3}{\underset{|}{\overset{|}{CO}}}\underset{|}{CHNa}}$$

On peut aussi la préparer en partant de l'éther éthylique d'acide brométhylacétique, *Bull. Soc. Ch.*, 17, p. 122, car :

$$CH^3\text{—}CO\text{—}\underset{\underset{CH^2Br}{\overset{|}{CH^2}}}{\overset{|}{CH}}\text{—}CO\text{—}OC^2H^5$$

Ether éthylique d'acide brométhylacétique

$$\xrightarrow[\substack{HCl\\\text{dilué}}]{\text{chauffé avec}} CH^3\text{—}CO\text{—}\underset{CH^2OH}{\overset{CH^2}{\underset{|}{\overset{|}{CH^2}}}}$$

Alcool acétopropylique

$$\xrightarrow[\text{fumant}]{HI} CH^3\text{—}CO\text{—}\underset{CH^2I}{\overset{CH^2}{\underset{|}{\overset{|}{CH^2}}}}$$

Iodure d'acétopropyle

$$\xrightarrow[+\,Zn]{\text{Acétone}} CH^3\text{—}CO\text{—}CH^2\text{—}CH^2\text{—}CH^2\text{—}\underset{CH^3}{\overset{|}{C}}\text{—}OZnI\text{—}CH^3$$

$$\xrightarrow{H^2O} CH^3\text{—}CO\text{—}CH^2\text{—}CH^2\text{—}CH^2\text{—}\underset{CH^3}{\overset{|}{C(OH)}}\text{—}CH^3$$

$$\xrightarrow[\text{sèche}]{\text{Distillation}} CH^3\text{—}C=CH\text{—}CH^2\text{—}CH^2\text{—}\underset{\underset{\text{—O—}}{|}}{\overset{CH^3}{\overset{|}{C}}}\text{—}CH^2$$

$$\xrightarrow{HI} CH^3\text{—}CO\text{—}CH^2\text{—}CH^2\text{—}CH^2\text{—}\underset{CH^3}{\overset{|}{CI}}\text{—}CH^3$$

$$\xrightarrow[\text{diluée}]{NaOH} CH^3\text{—}CO\text{—}CH^2\text{—}CH^2\text{—}CH\text{—}C{<}\frac{CH^3}{CH^3}$$

Méthylhepténone

L'Aldéhyde octylique, $C^8H^{16}O$, se présente

sous la forme d'un liquide incolore, d'un poids spécifique de 0,827, entrant en ébullition à 83° sous une pression de 15 millimètres, soluble dans l'éther, l'alcool, le chloroforme, etc. Elle possède, quant à sa formule, la constitution suivante :

$$CH^3—CH^2—CH^2—CH^3—CH^2—CH^3—CH^2—C{\Large<}^O_H$$

Elle donne un oxime fusible à 35° un dérivé de l'acide naptocinchonique fusible à 234°.

Le Citroptène ou Camphre de citron, $C^{11}H^{10}O^4$, cristallise sous la forme de longues aiguilles incolores, fusibles à 146°, pouvant être sublimées sans se décomposer, peu solubles dans l'eau bouillante, l'éther, l'éther de pétrole, mais très solubles dans l'alcool absolu, l'acétone, le chloroforme, dont les solutions alcooliques sont fluorescentes en bleu. Il possède, quant à sa formule, la constitution suivante :

$$
\begin{array}{c}
OCH^3 \\
| \\
C \\
HC\diagup\ \diagdown C—CH=CH \\
\| \quad\ \| \quad\ | \\
CH^3O—C\quad C—O—CO \\
\diagdown\ \diagup \\
CH
\end{array}
$$

C'est donc une diméthyloxycoumarine, isomère avec la diméthylæsculétine ou diméthyldaphnétine, qui se prépare synthétiquement, en partant de la phloroglucine, que l'on traite successivement par de l'acide cyanhydrique, puis par de l'acide chlorhydrique, pour la transformer en aldéhyde phloroglucique, qui est ensuite traitée par de l'acétate de soude et de l'anhydride acétique, afin d'obtenir la dioxycoumarine, car :

$$
\underset{\text{Phloroglucine}}{
\begin{array}{c}
OH \\
| \\
C \\
HC\diagup\ \diagdown CH \\
\| \quad\ \| \\
HO—C\quad C—OH \\
\diagdown\ \diagup \\
CH
\end{array}}
\ \longrightarrow\
\underset{\text{Aldéhyde phloroglucique}}{
\begin{array}{c}
OH \\
| \\
C \\
HC\diagup\ \diagdown C—C{\large<}^O_H \\
\| \quad\ \| \\
HO—C\quad C—OH \\
\diagdown\ \diagup \\
CH
\end{array}}
$$

$$
\longrightarrow\
\underset{\text{Dioxycoumarine}}{
\begin{array}{c}
OH \\
| \\
C \\
HC\diagup\ \diagdown C—CH=CH \\
\| \quad\ \| \quad\ | \\
HO—C\quad C—O—CO \\
\diagdown\ \diagup \\
CH
\end{array}}
$$

Cette dioxycoumarine, traitée en présence de potasse caustique par de l'iodure de méthyle, donne alors du citroptène :

$$
\underset{\text{Dioxycoumarine}}{
\begin{array}{c}
OH \\
| \\
C \\
HC\diagup\ \diagdown C—CH=CH \\
\| \quad\ \| \quad\ | \\
HO—C\quad C—O—CO \\
\diagdown\ \diagup \\
CH
\end{array}}
\ \xrightarrow{2CH^3 I}\
\underset{\text{Citroptène}}{
\begin{array}{c}
OCH^3 \\
| \\
C \\
HC\diagup\ \diagdown C—CH=CH \\
\| \quad\ \| \quad\ | \\
CH^3O—C\quad C—O—CO \\
\diagdown\ \diagup \\
CH
\end{array}}
$$

Notons qu'on peut aussi le préparer en traitant l'essence de citron par quatre fois son poids d'éther, qui précipite, petit à petit, une masse cristalline, blanc jaunâtre, que l'on purifie en la faisant recristalliser dans de l'acétone et dans de l'alcool méthylique. Cette anhydride acide, traitée par de la potasse caustique, livre un sel potassique rapidement décomposable. Fondue avec de la potasse caustique, elle se décompose en phloroglucine et en acide acétique, car c'est un isomère de la diméthylæsculétine et de la diméthyldaphnétine, de formules :

$$
\underset{\text{Diméthylaesculétine}}{
\begin{array}{c}
CH \\
| \\
C \\
HC\diagup\ \diagdown C—CH=CH \\
\| \quad\ \| \quad\ | \\
CH^3O—C\quad C—O—CO \\
\diagdown\ \diagup \\
CH
\end{array}}
\qquad
\underset{\text{Diméthyldaphnétine}}{
\begin{array}{c}
CH \\
| \\
HC\diagup\ \diagdown C—CH—CH \\
\| \quad\ \| \quad\quad | \\
CH^3O—C\quad C—O—CO \\
\diagdown\ \diagup \\
C \\
| \\
OCH^3
\end{array}}
$$

Usage thérapeutique de l'essence de citron. — Elle se prescrit parfois, à doses d'une à deux gouttes sur du sucre ou sous la forme de potions, comme stimulant de l'estomac et comme aromatique.

Action physiologique. — Ordonnée à doses trop élevées, elle provoque souvent des irritations gastro-intestinales, des nausées, des vomissements et de l'hématurie.

Pharmacie galénique. — Elle sert à préparer des eaux de Cologne et de toilette, des vinaigres aromatiques, des eaux dentifrices, des pastilles à l'essence de citron, outre de nombreux produits de parfumerie.

c) Du suc de citron.

Préparation du suc de citron. — Les citrons, ainsi mondés de leurs péricarpes, puis exprimés, donnent un suc qui, abandonné pendant un certain temps au repos, est décanté, puis filtré, pour être exporté sur les officines pharmaceutiques.

On admet généralement que 2.650 citrons donnent en moyenne 100 litres de ce produit.

Description du suc de citron. — Non officinal, il se présente sous la forme d'un liquide jaune pâle, limpide, d'odeur aromatique, spéciale, à saveur acide, aromatique, à réaction légèrement acide, d'un poids spécifique de 1,043 à 1,045, soluble dans l'eau, l'alcool, mais insoluble dans l'éther, le chloroforme, le sulfure de carbone, les huiles grasses et essentielles.

Falsifications. — On l'additionne souvent d'une dissolution aqueuse d'acide citrique ou d'acide tartrique, et de sucre de raisin, celle-ci évaporée à sec, abandonnant des cristaux, qui brunissent si on les chauffe à 90°.

Analyse chimique. — Il est constitué par un mélange d'eau, d'acide tartrique, d'acide oxalique, de 7,5 p. 100 d'acide citrique, de 4 p. 100 d'acide malique, de glucose, de 4 p. 100 de sucre de raisin, de matières pectiques et mucilagineuses et par des traces d'essence de citron, etc. ; évaporé à sec, il ne doit pas abandonner un résidu qui, desséché puis taré, pèse plus de 10 p. 100 de son poids.

On parvient à l'analyser en le traitant, une fois concentré, par du chlorure calcique, qui précipite son acide citrique, puis par de l'acétate neutre de plomb, qui précipite son acide malique, quitte à décomposer ensuite ce précipité par de l'ammoniaque, afin d'obtenir du malate ammonique, soluble dans l'eau. Il n'en est pas de même des tartrates et des oxalates de plomb, ainsi obtenus, qui, insolubles dans l'ammoniaque, doivent être décomposés par addition d'hydrogène sul-furé, quitte à précipiter ensuite l'acide oxalique, ainsi mis en liberté, sous la forme de sel de chaux. Ces divers acides se différencient en outre les uns des autres par les réactions suivantes, car ils donnent, en présence d'une goutte de perchlorure de fer, les réactions colorimétriques ci-dessous mentionnées avec les réactifs.

	ACIDE TARTRIQUE	ACIDE CITRIQUE	ACIDE OXALIQUE	TARTRATE	CITRATE	OXALATE
Rhodanate ammonique........	Coloration rouge	Coloration rouge	Coloration brune	Pas de coloration	Pas de coloration	Pas de coloration
Ferrocyanure potassique.......	Coloration bleue	Coloration bleue	Coloration bleu pâle	Coloration gris violacé	Coloration jaune verdâtre	Coloration verte
Amidon à l'iodure zincique.......	Coloration bleue	Coloration bleue	Pas de réaction	Pas de réaction	Pas de réaction	Pas de réaction
Teinture de gaïac.	Coloration verte	Coloration verte	Pas de réaction	Pas de réaction	Pas de réaction	Pas de réaction

Usage thérapeutique. — On le prescrit parfois, à doses de 20 à 100 grammes par jour, comme dépuratif du sang, comme antiscorbutique, comme antirhumatismal, mais on l'ordonne aussi, sous la forme de gargarismes, comme antiseptique et comme spécifique contre les angines, la diphtérie, etc.

Action physiologique. — Ordonné à doses trop élevées, il provoque souvent des purgations abondantes, des convulsions, des vomissements, des dérangements gastro-intestinaux et la carie des dents.

Pharmacie galénique. — Non officinal, ce suc rentre dans la préparation de diverses spécialités pharmaceutiques, à condition qu'il ait été au préalable clarifié à l'aide de talc, puis additionné d'alcool et de 3 p. 100 d'acide sulfurique dilué, ceux-ci devant pourvoir à sa bonne conservation. Il sert en outre à préparer l'acide citrique.

L'ACIDE CITRIQUE, $C^6H^8O^7 + H^2O$, découvert en 1784 par Scheele, se rencontre à l'état libre dans le suc cellulaire des fruits des divers Citrus, des myrtilles et des groseilles, puis sous la forme de combinaisons organiques ou inorganiques non seulement dans ces fruits, mais dans les feuilles de tabac et de laitue, voire même dans les tubercules des divers Helianthus.

PRÉPARATION. — Les citrons, non parvenus à leur entière maturité ou ceux ayant servi à la préparation de leur essence, renferment de 16 à 23 p. 100 d'acide citrique ; exprimés sur place, ils donnent le suc ci-dessus décrit, qui, versé dans de grandes bassines en plomb ou dans des cuves revêtues de plaques de plomb, est additionné de lait de chaux, afin de transformer son acide citrique en citrate calcique ; celui-ci recueilli, desséché, étant lavé pour être ensuite en partie exporté ou en partie décomposé sur place par addition d'acide sulfurique ; la solution ainsi obtenue, concentrée dans de grandes citernes en plomb, parcourues dans toute leur longueur par des tuyaux en plomb, renfermant de l'eau bouillante, est ensuite soumise à la cristallisation spontanée.

Un autre procédé, lui aussi très usité, consiste à soumettre le suc de citron à une légère fermentation dans des cuves en plomb, puis de l'additionner de tanin, afin de précipiter ses matières pectiques et mucilagineuses. Filtré, après avoir été décanté, ce suc est alors en partie évaporé, soit pour être exporté sur les fabriques françaises ou allemandes, soit pour être transformé sur place en citrate calcique (ceci afin d'éviter les frais considérables de transport). Messine, Reggio di Calabra, Palerme, Catane s'adonnent à cette exploitation, mais une grande partie de notre acide citrique commercial se prépare en France, en Angleterre et en Amérique.

DESCRIPTION DE LA DROGUE. — L'acide citrique se présente sous la forme de gros cristaux incolores, transparents, rhombiques, inodores, à saveur acide, rafraîchissante, d'un poids spécifique de 1,617, qui, renfermant une molécule d'eau de cristallisation, fondent à 100° dans celle-ci, mais anhydres, ils ne fondent qu'à 153° ; inaltérables à la température ordinaire, ils s'effleurissent à 40°. Très solubles dans l'eau et dans l'alcool, ils sont peu solubles dans l'éther et insolubles dans le chloroforme, le sulfure de carbone, mais leurs solutions, optiquement parlant inactives, sont acides. L'acide citrique, chauffé à 175°, perd une molécule d'eau, pour se transformer en acide aconitique, car :

$$CH^2-COOH \qquad\qquad CH-COOH$$
$$| \quad OH \qquad -H^2O \qquad ||$$
$$C \qquad \longrightarrow \qquad C-COOH$$
$$| \quad COOH$$
$$CH^2-COOH \qquad\qquad CH^2-COOH$$
Acide citrique   Acide aconitique

mais celui-ci, traité par de l'hydrogène naissant, se transforme, à son tour, en acide tricarballylique, car :

$$CH-COOH$$
$$||$$
$$2 \ C-COOH$$
$$|$$
$$CH^2-COOH$$
Acide aconitique

$$\longrightarrow H^2O + CO^2 + \quad \begin{matrix} CH^2{-}OC \\ | \\ C{-}\!\!-CO \\ \| \\ CH^2 \end{matrix}\!\!\Big\rangle O \quad + \quad \begin{matrix} CH^2 \\ \| \\ C{-}\!\!-CO \\ \| \\ CH{-}CO \end{matrix}\!\!\Big\rangle O$$

Chauffé en dessus de 175°, l'acide citrique (et par conséquent l'acide aconitique) dégage de l'anhydride carbonique en se transformant en acide aconitique, puis en anhydride-itaconique. L'acide sulfurique dissout l'acide citrique sans se colorer ; mais à chaud, il se colore alors en jaune paille, tout en dégageant de l'oxyde de carbone et de l'anhydride carbonique ; l'acide tartrique, traité de la même manière, se colorant en brun. L'acide nitrique chaud oxyde l'acide citrique en acide oxalique et en acide acétique ; les autres oxydants le décomposent en acides acétique et formique, en eau, en anhydride carbonique et en acétone.

Notons encore que les solutions d'acide citrique sont très rapidement attaquées par les mucédinées, qui les décomposent.

RÉACTIONS. — Une solution aqueuse d'acide citrique, additionnée d'un excès d'eau de chaux, ne se précipite pas à froid, mais chauffée pendant un certain temps, elle dépose du citrate de chaux ; celui-ci se dissolvant à nouveau dans cette solution refroidie ; il en est de même du chlorure calcique, qui provoque dans une solution chaude et bouillante d'acide citrique, additionnée d'ammoniaque, la formation d'un précipité blanc, qui subsiste, si la solution primitive est concentrée et très ammoniacalisée ; notons que le citrate calcique est insoluble dans l'hydrate potassique et dans les solutions de chlorure ammonique. L'acétate de plomb précipite l'acide citrique de ses solutions aqueuses, sous la forme d'un dépôt blanc de citrate plombique, soluble dans l'acide nitrique, l'ammoniaque et dans les citrates alcalins ; le nitrate d'argent ne le précipite qu'en solutions ammoniacales, mais le citrate argento-ammonique ainsi formé se dissout facilement dans un excès d ammoniaque. Cet acide donne naturellement trois variétés de sels, soit :

$$\begin{matrix} CH^2{-}COOM \\ | \quad OH \\ C{<} \\ | \quad COOH \\ CH^2{-}COOH \end{matrix} \qquad \begin{matrix} CH^2{-}COOM \\ | \quad OH \\ C{<} \\ | \quad COOH \\ CH^2{-}COOM \end{matrix} \qquad \begin{matrix} CH^2{-}COOM \\ | \quad OH \\ C{<} \\ | \quad COOM \\ CH^2{-}COOM \end{matrix}$$

dont les deux premiers sont toujours acides, raison pour laquelle l'acide citrique peut donner naissance à des sels doubles. L'hydrogène de son groupe hydroxylique peut aussi être remplacé par un alcool monovalent, pour donner naissance à des alcoolats. Une solution hydro-alcoolique d'acide citrique, évaporée à sec, abandonne un résidu qui, traité par 3 ou par 5 gouttes d'acide sulfurique à 25 p. 100, puis chauffé pendant 15 minutes à la chaleur du bain-marie, donne une solution rouge pourpre, celle-ci, additionnée d'eau, se colorant en vert, en rouge foncé, par addition d'ammoniaque. On décèle la présence de l'acide citrique dans une solution aqueuse ou alcoolique, en la traitant, une fois concentrée, par 2 grammes de peroxyde de plomb et par 3 grammes d'une solution de sulfate mercurique (obtenue en traitant 5 grammes d'oxyde mercurique par 20 centimètres cubes d'acide sulfurique concentré), puis en chauffant ce mélange, jusqu'à

l'ébullition ; celui-ci, additionné de permanganate potassique (aussi longtemps que celui-ci n'est pas décoloré), puis abandonné au repos, précipitant, en présence d'acide citrique, un dépôt blanc ou blanc jaunâtre de citrate potassique. Il possède, quant à sa formule, la constitution suivante :

$$\begin{matrix} CH^2{-}COOH \\ | \quad OH \\ C{<} \\ | \quad COOH \\ CH^2{-}COOH \end{matrix}$$

ESSAIS. — Une solution aqueuse d'acide citrique, additionnée d'hydrogène sulfuré, ne doit pas se précipiter, ni se colorer en noir, après avoir été neutralisée, cas contraire plomb ; elle ne doit pas se précipiter par addition d'oxalate ammonique, cas contraire, sels de chaux ; ni par celle de nitrate de baryum, cas contraire acide sulfurique ou sulfates. Une solution alcoolique d'acide citrique ne doit pas être précipitée par addition de bitartrate potassique. cas contraire acide tartrique ; cet acide pouvant aussi être différencié à l'aide d'une solution de molybdate ammonique, qui, versée dans une solution d'acide citrique, puis additionnée de peroxyde d'hydrogène, se colore, à la chaleur, en bleu, à l'encontre d'une solution aqueuse d'acide citrique pur qui, traitée de la même manière, reste incolore. Une solution aqueuse d'acide citrique, additionnée d'ammoniaque, puis de chlorure calcique, ne doit pas être précipitée, cas contraire acide oxalique, qui se transforme en oxalate calcique. Notons que cet acide, traité par de l'acide nitrique, se transforme en acide oxalique et en acide acétique, mais traité par d'autres oxydants, il se décompose en eau, en acétone, en anhydride carbonique, en acide acétique et en acide formique.

PRÉPARATION. — Il se prépare synthétiquement en partant de la dichloracétone, qui, chauffée avec une solution concentrée d'acide cyanhydrique, se transforme en cyanhydrine d'acétone, car :

$$\begin{matrix} CH^2Cl \\ \quad\quad {>}CO \\ CH^2Cl \end{matrix} \qquad \xrightarrow{\ HCN\ } \qquad \begin{matrix} CH^2{-}Cl \quad OH \\ \quad\quad\quad C{<} \\ CH^2{-}Cl \quad CN \end{matrix}$$

Dichloracétone · Nitrile d'acétone dichloré

Ce nitrile de dichloracétone, chauffé avec de l'acide chlorhydrique, se transforme en acide dichloroxyisobutyrique, car :

$$\begin{matrix} CH^2Cl \quad OH \\ \quad\quad C{<} \\ CH^2Cl \quad CN \end{matrix} \quad + HCl + 2H^2O$$

$$= \begin{matrix} CH^2Cl \quad OH \\ \quad\quad C{<} \\ CH^2Cl \quad COOH \end{matrix} \quad + NH^4Cl$$

Acide dichloroxyisobutyrique

Cet acide, traité par du cyanure potassique, se transforme alors en acide dicyanoxyisobutyrique :

$$\begin{matrix} CH^2Cl \quad OH \\ \quad\quad C{<} \\ CH^2Cl \quad COOH \end{matrix} \quad + 2KCN$$

$$= \begin{array}{c} CH^2\text{-}CN \\ \\ CH^2\text{-}CN \end{array}\!\!> C <\!\!\begin{array}{c} OH \\ \\ COOH \end{array} + 2CKI$$

Acide dicyanoxyisobutyrique

mais celui-ci, chauffé à l'ébullition avec de l'acide chlorhydrique, se transforme selon cette équation en acide citrique :

$$\begin{array}{c} CH^2\text{—}CN \\ \\ CH^2\text{—}CN \end{array}\!\!> C <\!\!\begin{array}{c} OH \\ \\ COOII \end{array} + 2HCl + 4H^2O \longrightarrow \begin{array}{c} CH^2\text{—}COOH \\ | \quad OH \\ C < \\ | \quad COOH \\ CH^2\text{—}COOH \end{array}$$

INCOMPATIBILITÉS. — Il ne faut jamais l'ordonner avec des alcalins, des carbonates alcalins ou des sels de chaux.

USAGE THÉRAPEUTIQUE. — On l'ordonne, à doses de 0 gr. 5 plusieurs fois par jour, comme spécifique contre le scorbut, les rhumatismes articulaires aigus, la gravelle urique, les empoisonnements dus aux alcalins, puis extérieurement sous la forme de badigeonnages comme spécifique contre la diphtérie ; il augmente en outre l'acidité urinaire, en empêchant la précipitation des phosphates alcalins, mais il se décompose en partie dans l'organisme.

PHARMACIE GALÉNIQUE. — Il sert à préparer le Sirupus Citri, les poudres effervescentes, le Ferrum citricum ammoniacum, le Magnesium citricum effervescens, la potion de Rivière, le Ferrum citricum oxydulatum, outre les divers citrates et autres drogues déjà décrites dans notre *Traité de Chimie médico-pharmaceutique et toxicologique.*

Historique. — Introduits en Grèce par Alexandre le Grand, les citronniers donnaient, au dire de Théophraste, des fruits immangeables, qui ne pouvaient être utilisés que comme insecticide. Cultivés à partir du XIIe siècle de notre ère en Italie, ils furent dénommés *Arbor Citri.* Leurs fruits, à écorce aromatique, à suc acide au dire d'Oribasius, furent décrits en l'an 1000 dans les registres du cloître de Saint-Gall, comme provenant de la plante *Cedria Pomma.* Les Arabes introduisirent la culture des citronniers en Espagne et dans le Midi de la France : mais leur célèbre géographe Edrisi, vivant au XIIe siècle, nous décrivit leurs fruits comme étant de grosses pommes appétissantes, acides. Valerius Cordus s'en méfiait toutefois, car, disait-il, Cave Citri, tout en recommandant de ne pas les confondre avec les fruits de la *Terebinthus Chebula.* Les taxes pharmaceutiques de Worms mentionnent déjà en 1571 l'essence de citron, qui fut dénommée *Oleum Limonum.*

OLEUM CITRI DECUMANÆ, ESSENCE DE PAMPLEMOUSSE, DE CITRUS DECUMANA, L.

Cet arbre, originaire lui aussi de l'Orient, livre au droguier ses feuilles non officinales, qui, soumises à la distillation aux vapeurs d'eau, donnent une essence incolore, d'odeur agréable, à saveur chaude, rafraîchissante, d'un poids spécifique de 0,870, à pouvoir rotatoire, dextrogyre, de + 22°, soluble dans l'alcool, l'éther, le chloroforme, etc., etc. ; elle est constituée par un mélange de linalol, de dipentène et diverses aldéhydes mal déterminées.

OLEUM CITRI LIMETTÆ, ESSENCE DE LI-METTE, DE CITRUS LIMETTA, Risso.

Obtenue en exprimant les péricarpes des fruits de cette plante (cultivée dans l'Europe méridionale), cette essence se présente sous la forme d'un liquide brun jaunâtre, d'odeur bergamotée, d'un poids spécifique de 0,872, à pouvoir rotatoire, dextrogyre, de + 58°19′, soluble dans l'éther, le chloroforme, etc.

Elle renferme de la limettine, du limonène, de l'acétate de linalyle et du linalol.

La LIMETTINE, $C^{11}H^{20}O^4$, est une diméthoxycoumarine, qui se dépose dans l'essence de *Citrus Limetta*, abandonnée à elle-même, ou dans celle de citron additionnée d'éther ; elle se présente sous la forme d'aiguilles incolores, fusibles à 147°, pouvant être sublimées, très solubles dans l'alcool bouillant, le benzène, l'acide acétique glacial, mais insolubles dans l'eau. Notons que l'essence de Limette de la Jamaïque et de la Trinitad, provenant de la plante *Citrus medica, var. Limetta,* se présente sous la forme d'un liquide jaune doré, d'odeur citronnée, d'un poids spécifique de 0,882, à pouvoir rotatoire, dextrogyre, de + 35°, qui renferme principalement du citral, puis un sesquiterpène ou *Limène*, dont le trichlorhydrate, $C^{15}H^{24} 3HCl$, fond à 80°. Ces deux essences, non officinales, servent à aromatiser les lotions capillaires et à préparer des parfums.

SEMEN CASIMIROÆ, GRAINE DE ZAPOTE BLANCO, DE CASIMIROA EDULIS.

Originaire du Mexique, cet arbre porte des fruits verdâtres, globuleux, inodores, à chair blanchâtre, de 35 centimètres de long sur 1 cm. 5 de diamètre, qui, constitués par 5 loges, renferment chacune une graine ovoïde, blanc jaunâtre, possèdent une saveur désagréable. Ces graines renferment de l'huile fixe, un alcaloïde ou casimirine, des matières résineuses, pectiques et mucilagineuses.

La CASIMIRINE, $C^{30}H^{32}N^2O^5$, se rencontrant aussi dans l'écorce de cette plante, se présente sous la forme d'aiguilles incolores, inodores, amères, fusibles à 106°, insolubles dans l'éther de pétrole, le benzène, peu solubles dans l'éther, le chloroforme, l'éther acétique, très solubles dans l'eau, l'alcool, qui, réduisant à chaud la liqueur de Fehling, se dissolvent avec une coloration verte dans l'acide sulfurique additionné de bichromate potassique. Ses solutions aqueuses, se précipitant sous la forme d'un dépôt brun, par addition du réactif de Nylander, se colorent à chaud en rouge par celle d'acide picrique. Ce glucoalcaloïde livre en outre une glucoazone fusible à 204°, mais il se décompose par l'hydrolyse en glucose et en une substance encore mal définie de formule $C^4H^{54}N^4O^5$.

Le CASIMIROL, $C^{27}H^{46}O^2$, se présente sous la forme d'aiguilles blanches, fusibles à 207°, insolubles dans l'eau, très peu solubles dans l'éther, l'éther de pétrole, l'éther acétique, le benzène, très solubles dans l'alcool, le chloroforme, qui se dissolvent avec une coloration jaune, puis rouge, dans l'acide sulfurique. On peut le comparer au *lupéol*, fusible à 204°, qui est un isomère de la cholestérine, celui-ci se présentant sous la forme d'une poudre cristalline, blanche, soluble dans l'alcool, l'éther, etc.

Ces graines, non officinales, se prescrivent parfois comme vulnéraire et comme sédatif, mais elles sont ordonnées, par les habitants de leurs pays d'origine, comme hypnotique, c'est-à-dire comme succédané de l'opium.

FOLIUM CORIARIÆ, FEUILLE DE REDOUL, DE CORIARIA MYRTIFOLIA, L.

Originaire de la région méditerranéenne, cet arbuste livre au droguier ses feuilles non officinales, à limbe entier, de 2 à 3 centimètres de long, sur 1 à 1 cm. 2 de large, élargi à sa base, acuminé au sommet, glabre, coriace, parcouru par une nervure médiane, prononcée, et par deux grandes nervures secondaires, latérales, qui suivent sa périphérie. Elles servent, une fois desséchées, à falsifier le séné, mais cette fraude est dangereuse, car cette drogue renferme un glucoside ou coryamyrtine et un alcaloïde ou coriarine, outre beaucoup de tanin et de matières résineuses.

La CORIARINE se présente sous la forme d'une poudre cristalline, blanche, inodore, à saveur amère, fusible à 220°, peu soluble dans l'eau froide, l'alcool dilué, mais très soluble dans l'alcool absolu, l'éther, le chloroforme.

La CORYAMYRTINE, $C^{30}H^{36}O^{10}$, se prépare en extrayant les fruits de cette plante par de l'eau, dont la solution, précipitée par addition d'acétate neutre de plomb, puis traitée par de l'hydrogène sulfuré, est ensuite agitée avec de l'éther, après avoir été en majeure partie évaporée. On la soumet alors à la cristallisation spontanée. Elle se présente sous la forme de prismes incolores, rhombiques, inodores, à saveur amère, fusibles à 220°, solubles dans l'eau, l'alcool dilué, l'éther. Cette substance amère se dissout avec une coloration noire dans l'acide sulfurique additionné d'acide chromique, mais avec une coloration rouge dans la soude caustique.

Ces feuilles, très recherchées comme matières tannantes, se prescrivent parfois comme astringent intestinal.

FRUCTUS BELÆ, FRUIT DE BELA, D'ÆGLE MARMELOS, Cor.

Originaire des Indes, cet arbre livre au droguier ses fruits non officinaux, qui se prescrivent dans la médecine hindoue, de par leur teneur en tanin, comme astringent intestinal, de par leur teneur en mucilage, comme émollient, et de par leur teneur en essence, comme anthelminthique.

FRUCTUS FERONIÆ, POMME DES BOIS, DE FERONIA ELEPHANTUM, Corre.

Originaire de l'Asie tropicale, cet arbre exsude un suc mucilagineux, souvent utilisé pour falsifier notre gomme adragante ; mais il livre en outre ses fruits non officinaux, riches en tanin et en essence, qui se prescrivent, dans la médecine hindoue, comme astringent intestinal et comme stomachique.

ZYGOPHYLLACÉES

Cette famille, comprenant 21 genres et 135 espèces répandues pour la plupart dans les contrées chaudes de l'hémisphère boréal, est représentée par des herbes ou par des arbustes, rarement par des arbres (Gaïac), à feuilles opposées, composées, pennées, munies de stipules parfois épineuses. Leurs fleurs hermaphrodites, actinomorphes, pentamères, possèdent un androcée obdiplostémone, qui peut se dédoubler, quant au nombre de ses étamines épipétales (Pégan), ou voir ses étamines épipétales avorter, les épisépales seules subsistant et se subdivisant en 3 (Nitraire). Leur pistil comprend généralement 5, quelquefois 3 (Pégan), voire même 2 (Gaïac) carpelles fermés, concrescents en un ovaire pluri, tri ou biloculaire, surmonté d'un style simple, renfermant dans chaque loge, soit deux rangs d'ovules anatropes, pendants, à raphé interne (Zygophylle, Gaïac), soit deux (Fagonie), ou un ovule anatrope (Nitraire). Leur fruit est une capsule septicide, parfois loculicide (Pégan), dont les carpelles peuvent s'ouvrir en dedans (Gaïac) ; mais il peut aussi être une drupe, à graine albuminée, ou sans albumen (Nitraire), à embryon droit.

CORTEX LIGNUM ET RESINA GUAJACI, ÉCORCE, BOIS ET RÉSINE DE GAÏAC, DE GUAJACUM OFFICINALE L.

Origine botanique. — Cet arbre toutours vert, de 12 à 15 mètres de haut, porte des feuilles opposées, composées, pennées, à folioles courtement pétiolées, dont le limbe entier, ovoïde, est parcouru par une nervure médiane, prononcée, et par des nervures secondaires, anastomosées. Ses fleurs, disposées au nombre de 6 à 10 sous la forme de choquets, sont hermaphrodites, actinomorphes, pentamères. Elles sont constituées par un calice à 5 sépales verts, très velus sur leurs deux faces ; par une corolle bleu pâle, à 5 pétales spatulés, qui entourent 10 étamines concrescentes entre elles par la base de leurs filets, et un pistil, à deux carpelles fermés, concrescents en un ovaire biloculaire, renfermant dans chaque loge deux rangs d'ovules anatropes, pendants, à raphé interne. Son fruit est une capsule, renfermant de

nombreuses graines, à albumen charnu, à embryon droit.

Origine géographique. — Originaire de Santa-Lucia, de Saint-Domingue, de la Trinité et de Haïti, il se rencontre aussi, à l'état sauvage et cultivé, au Vénézuéla, à la Jamaïque, à Cuba et dans le nord de l'Amérique du Sud.

Préparation du bois et de l'écorce. — Ces arbres, sectionnés au ras du sol, de manière à ce qu'ils puissent se reproduire à l'aide de nouveaux jets, sont mondés de leur écorce, puis fragmentés sous la forme de copeaux de grandeurs différentes.

Description de l'écorce. — Celle-ci, autrefois officinale, se présente parfois, dans le droguier, sous la forme de fragments irréguliers, aplatis ou cintrés, à surface externe gris brunâtre, à face interne jaunâtre, striée dans le sens de la longueur, à cassure feuilletée, à saveur amère, aromatique, d'odeur faiblement aromatique.

Examen microscopique. — Examinée sur une coupe transversale, cette écorce est constituée par un suber, à plusieurs assises de cellules aplaties, brunâtres, disposées en files radiales ; par un parenchyme cortical, à cellules polygonales, tangentiellement allongées, qui entourent de nombreux îlots de cellules scléreuses, à parois fortement épaissies, canaliculées ; puis vient le liber, à cellules polygonales, plus petites, qui, disposées en files radiales, alternent avec des zones de cellules scléreuses ; mais ce tissu est parcouru par de nombreux rayons médullaires disposés sur un rang de cellules renfermant souvent un cristal prismatique d'oxalate de chaux.

Analyse chimique. — Cette écorce renferme du tanin, du mucilage, de la résine de qualité inférieure à celle obtenue à l'aide du bois de cette plante.

Description du bois. — Il se présente sous la forme de morceaux équarris ou sous celle de fragments aplatis, très durs, plus lourds que l'eau, de couleur jaune clair, lorsqu'ils proviennent de l'aubier, mais jaune brunâtre, lorsqu'ils sont formés par le duramen des troncs ou des branches de cette plante ; ceux-ci se colorant toujours en vert olive ou en brun verdâtre à l'air. Marqués extérieurement de dépressions profondes, leur cassure est difficile, leur odeur faiblement aromatique, plus forte à la chaleur ; leur saveur légèrement aromatique est irritante.

Examen microscopique (fig. 285). — Examiné sur une coupe transversale, ce bois est constitué par de gros vaisseaux ligneux, remplis d'une matière résineuse, qui sont entourés par des fibres libériennes lignifiées, renfermant des grains d'amidon et des cristaux prismatiques d'oxalate de chaux. Ce bois est parcouru par de nombreux rayons médullaires, disposés sur un rang de cellules polygonales, tangentiellement allongées.

Falsifications. — Cette drogue, devant toujours provenir du duramen de ce bois, est parfois additionnée de fragments ligneux de l'aubier ou de copeaux de divers bois ne renfermant pas de résine ; celle-ci ayant parfois déjà été extraite à l'aide d'alcool.

Réactions. — Extrait par de l'alcool, ce bois donne une teinture se colorant en bleu foncé, par addition de peroxyde de plomb ou par celle d'eau oxygénée, voire même par celle d'un autre oxydant. Notons que la réaction précitée ne se parfait pas en présence de tanin, d'acides dilués, de brasiline, d'hématoxyline, d'acide cyanhydrique, de pyrocatéchine ou d'hydroquinine, etc. etc.

Analyse chimique. — Il renferme outre la résine ci-dessous décrite, de la GAIASAPONINE, $C^{22}H^{36}O^{10}$, et de l'ACIDE GAIASAPOGÉNIQUE, $C^{21}II^{34}O^{10}$, de la bassorine, et de l'ESSENCE, celle-ci étant constituée par un mélange de dipentène, d'acide benzoïque, de guajol, ou alcool gajacolique, et d'un sesquiterpène. Le GUAJOL, dénommé aussi *Champacol* dans l'essence de Champaca, $C^{15}H^{25}OH$, se présente sous la forme de prismes incolores, d'odeur spéciale, fusibles à 91°, à pouvoir rotatoire, lévogyre, de — 5°90',

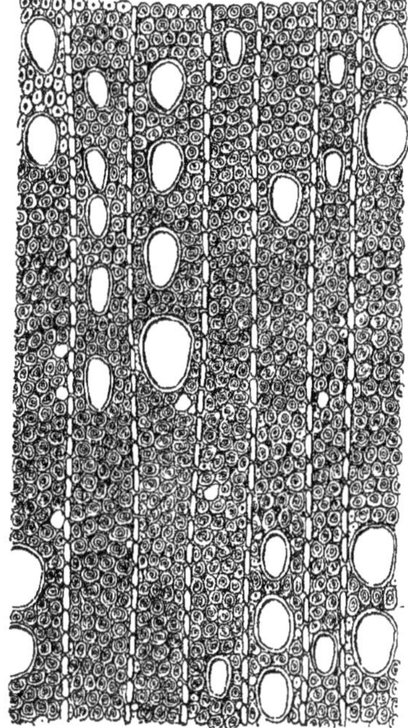

Fig. 285. — Coupe transversale du bois de gaïac.

solubles dans l'alcool, l'éther, l'éther de pétrole, le chloroforme, qui, traités par du pentaïodure de phosphore, livrent du guajène et de l'iodure de guajyle.

Le GUAJÈNE, $C^{15}II^{24}$, se préparant en chauffant le guajol pendant une heure de temps avec du sulfate de potasse, se présente sous la forme d'un liquide incolore, parfois légèrement jaunâtre, inodore, à saveur chaude, entrant en ébullition à 123° sous une pression de 9 millimètres, d'un poids spécifique de 0,9085, à pouvoir rotatoire, lévogyre, de — 40°35', à indice de réfraction de 1,5004, qui, renfermant une liaison éthylénique, se dissout très facilement dans tous les dissolvants organiques usuels.

Usage thérapeutique. — On le prescrit, à doses de 10 à 30 gr. sur 200 gr. d'eau, sous la forme de décoctions, comme sudorifique, comme dépuratif du sang, et comme excito-moteur du système nerveux.

Pharmacie galénique. — Il sert à préparer le Sirupus Salsaparillæ compositus, les Species Lignorum, la Tinctura Guajaci seu Gajaci, l'Extractum Guajaci.

Action physiologique. — Ordonné à doses trop élevées, il provoque souvent des nausées, des vomissements, des troubles gastro-intestinaux, de l'entérite, et parfois même la mort par hémolyse.

Incompatibilités. — Il ne faut jamais l'ordonner avec des acides minéraux, des oxydants énergiques, etc., etc.

Préparation de sa résine. — Le duramen de ces plantes, renfermant ainsi que leur écorce des matières résineuses, peut en être extrait de plusieurs manières différentes : *a*) soit en les incisant profondément, car elles exsudent un latex, qui se solidifie à l'air, sur les troncs de ces arbres ou à terre (Saint-Domingue) ; *b*) soit en suspendant, après les avoir entaillées, les branches de ces arbres sur un feu doux, afin de provoquer l'exsudation de leur résine ; *c*) soit en sectionnant ces troncs, sous la forme de copeaux, que l'on chauffe, dans des marmites en fonte, avec de l'eau bouillante, sur laquelle leur résine vient à surnager. Ces diverses méthodes d'extraction donnent naturellement des produits tout à fait différents les uns des autres ; car selon le procédé *c*. les diverses saponines renfermées dans ces plantes passent dans la solution aqueuse utilisée lors de cette extraction, à l'encontre de ce qui arrive si l'on traite ces copeaux ligneux par les procédés *a* ou *b*, ou que l'on soumette ces copeaux à l'extraction à l'aide de dissolvants organiques, comme cela se pratique parfois en Europe.

Sortes commerciales. — Le commerce européen différencie cette drogue en résine de gaïac naturelle, qui se présente sous la forme de larmes ou sous celle de masses exsudées spontanément de l'arbre, puis en résine de gaïac en masses, provenant d'une exsudation forcée de cette résine, c'est-à-dire, en maintenant ces branches incisées au-dessus d'un feu doux, puis en résine obtenue à l'aide de dissolvants organiques et d'eau bouillante, celle-là ayant été ensuite malaxée sous la forme de pains orbiculaires.

Description de la résine. — La résine de gaïac se présente, comme nous l'avons dit, soit sous la forme de larmes, parfois agglutinées entre elles, mais cette qualité ne se rencontre que rarement dans le droguier, vu ses prix élevés, soit sous celle de masses ou de gros morceaux informes, à surface poussiéreuse, gris verdâtre, devenant brunâtres à l'air, à cassure facile, vitreuse, transparente, qui, pulvérisés, donnent une poudre verdâtre, devenant brunâtre à l'air. Fusible entre 85 et 90°, d'un poids spécifique de 1,2, elle dégage à chaud une odeur spéciale, rappelant celle du benjoin. Insoluble dans l'eau, le sulfure de carbone, le benzène, elle se dissout très facilement dans l'alcool, l'éther, l'acétone, le chloroforme, les essences, les alcalis ou les alcalins, l'alcool amylique, etc., etc. Ses solutions alcooliques se colorent en bleu par addition de peroxyde de manganèse ou par celle d'oxydases ou d'eau oxygénée.

Soumise à la distillation sèche, cette résine se décompose en GUAJONE ou aldéhyde éthyl-crotonique $CH^3—CH=C—COH$ (qui possède une odeur rappelant celle des amandes amères), puis en gaïacol et en phloroglucine. Son odeur est nulle sur le sec, mais aromatique à la chaleur de la main, sa saveur est âcre, brûlante, amère.

Falsifications. — Elle est souvent falsifiée par addition de résine de gaïac provenant de l'extraction à l'aide de dissolvants organiques ; celle-là ne renfermant pas de saponine ; puis par celle de colophane, dont les solutions alcooliques, soumises à la distillation fractionnée, abandonnent un résidu émettant, à chaud en présence de potasse caustique, l'odeur particulière de la térébenthine.

Analyse chimique. — Elle renferme de la gaïacorésène, de l'acide gaïaconique, de l'acide gaïarétique, de l'acide gaïacique, du jaune de gaïac, $C^{20}H^{20}O^7$, et des traces d'essence, outre de la gaïaguttine.

L'ACIDE GAIACIQUE, $C^6H^8O^3$, se présente sous la forme d'aiguilles incolores, peu solubles dans l'eau, très solubles dans l'éther, l'alcool, le chloroforme, le sulfure de carbone. Chauffé à une température trop élevée, il se décompose en anhydride carbonique et en une essence, d'odeur rappelant celle des amandes amères, donc *gaïone* ou aldéhyde éthylcrotonique.

L'ACIDE GAIARÉTIQUE, $C^{20}H^{24}O^4$, se présente sous la forme d'aiguilles incolores, inodores, insolubles dans l'eau, très solubles dans l'éther, l'alcool, le chloroforme, le sulfure de carbone.

L'ACIDE GAIACONIQUE, $C^{21}H^{26}O^5$, se présente sous la forme d'aiguilles incolores, fusibles à 127°, insolubles dans l'eau, mais très solubles dans l'éther, l'alcool, dont les solutions, traitées par des oxydants, donnent, selon l'équation suivante, du bleu de gaïac, car :

$$CH^3\ CH^3 \quad C^6\!\!\begin{cases}C^2H^5\\OCH^3\\OH\\OH\end{cases}$$
$$CH = C - CH$$
$$H - C^6\!\!\begin{cases}OH\\OCH^3\\OCH^3\end{cases}$$

Acide gaïaconique

$$+\ O = CH = C - CH \quad C^6\!\!\begin{cases}C^2H^5\\OCH^3\\OH\\O\end{cases} \quad C^6H\!\!\begin{cases}O\\OCH^3\\OCH^3\end{cases} \quad O\!\!<\!\!\begin{matrix}O\\O\end{matrix}$$

Bleu de gaïac

Le JAUNE DE GAIAC, $C^{20}H^{20}O^7$, se présente sous la forme de cristaux jaunes, inodores, très amers au goût, solubles dans l'éther, l'alcool, les alcalis. Il se dissout avec une coloration bleue, puis verte et jaune, dans l'acide sulfurique, jaune dans l'acide nitrique, dont la solution prend une teinte rouge pourpre, par addition d'acide sulfurique.

Usage thérapeutique. — Cette résine se prescrit, à doses de 0 gr. 1 à 0 gr. 5 plusieurs fois par jour, en pilules ou en poudres, comme dépuratif du sang, comme antisyphilitique et comme antigoutteux.

Action physiologique. — Ordonnée à doses trop élevées, elle provoque souvent des troubles gastro-intestinaux, des nausées, des éruptions cutanées et scarlatiformes ; notons qu'on la pres-

crivait autrefois comme spécifique contre les flueurs blanches.

Pharmacie galénique. — Elle sert à préparer la Tinctura Guajaci, la Tinctura Guajaci ammoniata, etc.

Incompatibilités. — Il ne faut jamais l'ordonner avec des tanins, ni avec des acides minéraux.

Historique. — Cette résine, utilisée bien avant la découverte du Nouveau Monde, s'y prescrivait, ainsi que le bois de cette plante, comme antisyphilitique et comme dépuratif du sang ; les Européens l'introduisirent, sous la dénomination de *Lignum sanctum*, dans leur thérapeutique, grâce à Gonsalvo Ferrand, qui en envoya en Europe en 1508. Préconisé au pauvre chevalier Henri de Hutten, comme un remède efficace pour combattre l'horrible maladie qui le rongeait, le bois de cette plante ne parvint pas à le sauver, car celui-ci mourut en l'an 1523, sur l'île d'Uffenau, malgré les soins assidus de son médecin Nicolaus Poll, qui préconisa l'emploi de cette drogue, dans son livre : *De Morbo gallico*. Notons que c'est à tort et par méchanceté, qu'on a attribué à la syphilis la dénomination de mal français, comme Tschirch doit le reconnaître lui-même, car cette maladie fit sa première apparition en Europe, au XVe siècle, c'est-à-dire en Italie, cette plaie étant déjà répandue, selon certains auteurs, chez les Egyptiens, les Chinois et les Juifs de l'Antiquité, voir les travaux de Parrot (1877).

Notons encore, qu'une livre de bois de gaïac, déjà différencié en aubier inactif et en duramen actif, coûtait au XVIe siècle, 11 ducats, quoique l'on en trouve 107 kilogrammes mentionnés dans les taxes de la pharmacie de Strasbourg, datant de cette époque.

D'autres plantes, originaires elles aussi des mêmes régions, livrent au droguier leur bois, qui se prescrit comme succédané de notre drogue officinale ; ce sont le *Guajacum sanctum* des Antilles, la *Badiera diversifolia* D. C., la *Bulnesia Sarmienti*, Los., le *Bulnesia arborea* et la *Porliera hygrometrica*, R. et B. Ces divers bois, soumis à la distillation sèche, livrent une essence épaisse, d'odeur agréable, à saveur spéciale, d'un poids spécifique de 0,965, à pouvoir rotatoire, lévogyre, de — 6° à — 7°, soluble dans l'éther, l'alcool, le chloroforme, celle-là renferme aussi du gaïone, qui lui communique son arome agréable, rappelant un peu celui des amandes amères.

FRUCTUS TRIBULI, FRUIT DE FIEL DE TERRE, DE *TRIBULUS TERRESTRIS*, L.

Originaire des Indes et de la région méditerranéenne, cette plante, dénommée parfois *Saligot terrestre*, livrait autrefois, à la thérapeutique, ses fruits, qui se prescrivaient comme aphrodisiaque, comme tonique et comme diurétique. Petits, ils sont constitués par 5 coques osseuses, garnies d'aiguillons pointus, qui renferment dans chaque loge une graine, à embryon droit, dépourvue d'albumen, mais riche en huile fixe et en matières résineuses. Il ne faut pas les confondre avec celles du *Tribulus lanuginosus*, L., plante originaire des Indes, qui se prescrivent sous la forme d'extrait dans la médecine hindoue sous la dénomination de *Burra gookeros*, comme spécifique contre les pertes séminales.

BALSAMUM DIVINUM, BAUME DIVIN, DE *LARRÆA MEXICANA*, Moric.

Originaire du Mexique et de la Californie, cet arbre livre au droguier, non seulement son bois très aromatique, servant à préparer de la créosote, mais aussi un latex, dénommé parfois laque ou shellac.

HERBA ZYGOPHYLLII, FAUX CAPRIER, DE *ZYGOPHYLLUM FABAGO*, L.

Originaire de la Crimée et de la Syrie, cette plante livre, au droguier, ses parties aériennes, qui, desséchées, se prescrivaient autrefois, dans la médecine populaire, comme vermifuge, comme antiasthmatique, comme antirhumatismal et comme antisyphilitique.

SIMARUBACÉES

Cette famille, comprenant 28 genres et 125 espèces répandues pour la plupart dans toutes les régions chaudes et tropicales du globe, est représentée par des arbustes ou par des arbres, à feuilles isolées, non stipulées, ordinairement composées, pennées, qui renferment, ainsi que leurs tiges, des canaux sécréteurs, oléorésinifères, disposés dans la région périphérique de leur moelle pour la tige, ou dans la région supérieure du péridesme de chaque méristèle pour les feuilles. Leurs fleurs, actinomorphes, parfois hermaphrodites, sont généralement unisexuées, pentamères, avec étamines libres, pouvant en partie avorter, avec pistil à carpelles clos, ordinairement uniovulés (Simarube, Quassie), ou concrescents (Picramie). Leur fruit est souvent une drupe, parfois une samare (Ailanthe) ou une baie (Picramie), dont les graines ne sont pas albuminées.

LIGNUM QUASSIÆ, BOIS DE QUASSIE, DE QUASSIA AMARA, L.

Origine botanique. — Cet arbre, de 5 mètres de haut, à écorce brunâtre, se détachant facilement, porte des feuilles isolées, composées, à 3 ou 5 folioles, dont une est toujours terminale, à limbe entier, longuement lancéolé, pointu à ses extrémités, dont l'inférieure se prolonge en un pétiole ailé. Il est parcouru par une nervure médiane, prononcée, et par des nervures secondaires, rejoignant à la périphérie ses nervures supérieures, qui sont, ainsi que sa nervure principale, toujours rouges. Ses fleurs, disposées sous la forme d'épis, sont constituées par un calice rouge pourpre, à 5 sépales concrescents entre eux par leurs bases, mais libres au sommet, qui est triangulaire, par une corolle rouge pourpre, à 5 pétales lancéolés, pointus, qui entourent 10 étamines libres, à filets rouges, plus longs que les pétales, et un pistil, à 5 carpelles fermés, uniovulés. Son fruit est une drupe, renfermant une graine non albuminée.

Origine géographique. — Croissant à l'état sauvage à Surinam, à Panama, à la Guyane, aux Antilles et au Brésil, il y est aussi cultivé comme plante d'ornement.

Récolte. — Ses branches et son tronc, sectionnés, puis mondés de leur suber, sont fragmentés sous la forme de copeaux ou sous celle de gros morceaux arrondis ou cylindriques, qui sont exportés sur l'Europe.

Description de la drogue. — Ce bois se présente, dans le droguier, sous la forme de rondelles ou sous celle de fragments irréguliers, parfois recouverts d'un suber gris brunâtre ou de taches gris violacé, restes de leur périderme, voire même de taches grisâtres, dues à la présence du mycélium d'un champignon. Très léger, mais blanc jaunâtre, à texture fine, susceptible de poli, ce bois se laisse facilement tendre dans le sens de la longueur, mais il est parcouru par des stries longitudinales, marques de ses faisceaux libéro-ligneux. Son odeur est nulle, sa saveur très amère.

Examen microscopique (fig. 286). — Examiné sur une coupe transversale, il est constitué par des couches tangentielles, irrégulières, de fibres libériennes, alternant avec des assises parenchymateuses, lignifiées, de cellules polygonales, qui entourent des vaisseaux isolés ou réunis deux par deux, ou trois par trois. Ces bandes tangentielles sont séparées, les unes des autres, par des rayons médullaires, disposés sur un ou sur deux rangs de cellules.

Falsifications. — Il est parfois confondu avec le bois de la *Picraena excelsa* Lindl., ou *Quassie de la Jamaïque*, qui possède des rayons médullaires disposés sur 2 ou sur 3 rangs de cellules ; ses cellules parenchymateuses, lignifiées, renfermant toujours des cristaux aiguillés d'oxalate de chaux. Cette falsification est sans importance au point de vue thérapeutique, à l'encontre de celle qui se commet fréquemment, en additionnant

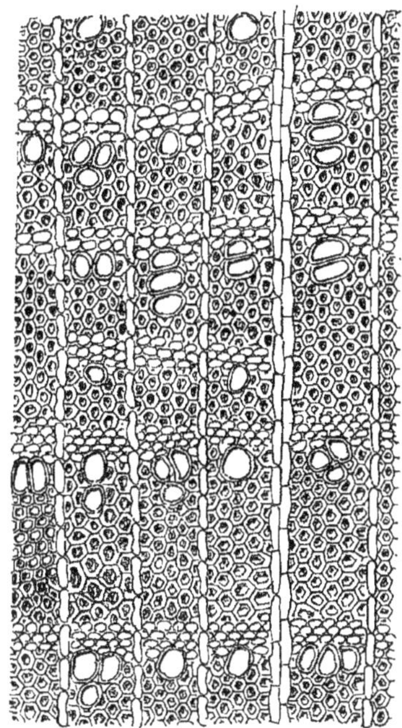

Fig. 286. — Coupe transversale du bois de Quassia.

notre drogue de copeaux de bois provenant de la plante *Rhus Metopium*, L., qui, très résineux, riches en tanin, donnent des macérations aqueuses, se colorant en noir, par addition de perchlorure de fer.

Analyse chimique. — Ce bois renferme de 0,2 à 0,3 p. 100 de quassine, des traces d'essence, des matières résineuses, du sucre et peut-être une saponine.

La QUASSINE, $C^{31}H^{42}O^6$, se prépare en extrayant ce bois pulvérisé, par de l'eau bouillante, dont la solution, filtrée à chaud, puis additionnée, après son complet refroidissement, de tanin, précipite un tannate soluble dans un excès d'une solution concentrée de tanin ; ce précipité, lavé avec de l'eau froide, puis mélangé encore humide à du carbonate de plomb, étant ensuite desséché. Sa poudre, extraite par de l'alcool bouillant, donne une solution qui, filtrée, puis concentrée, est soumise à la cristallisation spontanée.

Elle se présente sous la forme de prismes monocliniques, inodores, très amers au goût, fusibles à 210°, solubles dans l'alcool, le chloroforme, peu solubles dans l'eau froide, l'éther, mais très solubles dans l'eau bouillante. Chauffé pendant 24 heures avec de l'acide sulfurique dilué, elle se transforme en QUASSIDE, qui se présente sous la forme d'une poudre blanche, fusible à 193° ; chauffée en tubes fermés, avec de l'acide chlorhydrique dilué, elle se décompose en chlorure de méthyle et en ACIDE QUASSIQUE, de formule $C^{30}H^{38}O^{10} + H^2O$.

La quassine se prescrit parfois, à doses de 0 gr. 005 à 0 gr. 01 plusieurs fois par jour, comme stimulant de l'estomac et comme excitant de la sécrétion biliaire ; ordonnée à doses trop élevées, elle détermine des brûlures d'estomac, des maux de tête, des vomissements et des nausées, aussi ne doit-on jamais l'ordonner aux enfants.

Usage thérapeutique — Le bois de quassie se prescrit, à doses de 1 à 2 grammes par jour en poudres ou en pilules, et à doses de 10 à 15 grammes sur 200 grammes d'eau, sous la forme de décoctions, comme stimulant de l'estomac et parfois comme spécifique contre les constipations opiniâtres ou contre la paresse urinaire.

Action physiologique. — Ordonné à doses normales, il provoque de l'hypersécrétion rénale, salivaire et hépatique, ce qui facilite l'expulsion des calculs biliaires ; mais à doses trop élevées, il provoque des nausées, des vomissements, de l'irritation gastro-intestinale, avec brûlure de l'œsophage, céphalalgie frontale, pesanteur et douleurs d'estomac, impatience fébrile, besoin de locomotion, garde-robes diarrhéiques, crampes dans les muscles des jambes, contre lesquelles le chloral peut être ordonné avec succès. Notons qu'à petites doses, il stimule l'appétit, facilite la digestion, régularise les selles, qui deviennent jaunâtres et bilieuses, mais c'est en outre un diurétique éprouvé.

Incompatibilités. — Il ne faut jamais l'ordonner aux femmes en espérance ou avant leurs époques, car il contracte les fibres utérines, ni l'associer, comme cela se pratique souvent, à de la poudre de colombo ou de gentiane, ni à des sels ferreux ou ferriques, ni à des acides ou des sels acides.

Pharmacie galénique. — Il sert à préparer l'Extractum Quassiæ, l'Infusum Quassiæ, qui se prescrit parfois aussi, sous la forme de lavements, comme vermifuge, ou sous celle d'insufflations comme insecticide contre les mouches ; raison pour laquelle on l'associe parfois à la noix vomique.

Historique. — Ce bois fut utilisé, bien avant la découverte de l'Amérique, par les indigènes de ce continent, qui le prescrivaient comme stomachique et comme dépuratif du sang, comme nous l'apprend le Père Labat, qui nous parle, dans ses mémoires, d'une tisane merveilleuse, préparée à l'aide de cette drogue. Philippe Fermier nous rapporte aussi, que les fleurs de cette plante y étaient utilisées dans la préparation de leurs breuvages dépuratifs. Haller découvrit en 1730, dans les magasins de la pharmacie Seba, d'Amsterdam, du bois de quassie, dénommé alors bois de *Quassi* ou *Coissi* ; car il avait été introduit à tort, dans la thérapeutique européenne, comme succédané de l'écorce de quinquina. Gustave Dalberg apporta en Europe la première branche fleurie de Quassie, qui lui fut remise par un esclave nègre de Surinam, dénommé Quassi.

Notons que le bois de *Quassie africain* provient de la plante *Quassia africana*, originaire du Gabon et de l'Afrique tropicale, celui-ci se prescrivant aussi comme succédané de notre drogue officinale.

LIGNUM PICRASMÆ, BOIS DE PICRASMA, DE PICRASMA PICRODENDRON, DE PICRASMA PICRAMERIA.

Ces arbres, originaires des pays chauds, livrent au droguier leur bois non officinal, qui, de par sa teneur en un principe amer, dénommé PICRASMINE, cristallisant sous la forme d'aiguilles incolores, fusibles comme la *quassine* à 210°, se prescrit parfois comme fébrifuge et comme tonique de l'estomac.

SEMEN PICROLEMMÆ, GRAINE DE VALDIVIA, DE PICROLEMMA VALDIVIA, G. Planch.

Renfermant de la valdivine, qui est un principe amer, cet arbre livre, au droguier, ses graines non officinales, qui se prescrivent comme tonique de l'estomac, et comme fébrifuge dans la thérapeutique de l'Amérique centrale, c'est-à-dire dans leurs pays d'origine.

La VALDIVINE se présente sous la forme de prismes hexagonaux, incolores, inodores, très amers au goût, fusibles à 232°, solubles dans l'eau, l'alcool dilué, mais insolubles dans l'éther, le chloroforme.

SEMEN BRUCEÆ, DE BRUCEA ANTIDYSENTERICA, Mill.

Originaire de l'Afrique tropicale, cet arbre livre, au droguier, son écorce non officinale, qui se prescrit parfois comme fébrifuge ; il en est de même de ses graines et de celles de la plante *Brucea sumatrana*, Roxb., originaire de la Chine, des Indes et de Sumatra, car elles renferment outre de l'huile fixe, des matières résineuses et un glucoside ou KOSAMINE, qui n'est en réalité que de la *quassine* ; aussi se prescrivent-elles parfois comme tonique amer.

CORTEX SAMANDURÆ, DE SAMANDURA INDICA Gaertn. seu PICRASMA EXCELSA, NIOTA PENTAPETALA, Poir. VITTMANIA ELLIPTICA, Vahl.

Cet arbre, dénommé *Gatep pait* à Java, *Bœa ati oti* à Amboine, Niepa aux Indes, d'où il est originaire, livre, au droguier, son écorce non officinale, qui s'y présente parfois sous la forme de fragments cylindriques, recouverts extérieurement de champignons et de lichens jaunâtres ; ceux-là se prescrivent dans leurs pays d'origine comme stomachique, comme dépuratif du sang et comme fébrifuge, il en est de même du bois jaune blanchâtre de cette plante, qui est parcouru par de nombreux rayons médullaires, car il renferme aussi, outre des matières résineuses et pectiques, un principe amer ou quassine, du tanin appartenant au groupe des phloroglucotannoïdes, de l'acide ellagique, de l'huile fixe et de la samaderine, qui se rencontre aussi dans les graines de cette plante, celles-là étant utilisées parfois comme attrape-poissons.

La SAMADERINE, $C^{29}H^{84}O^{11}$, se présente sous la forme d'une poudre cristalline, blanche, fusible à 255°, à indice de réfraction de 1,634, à pouvoir rotatoire, dextrogyre, de + 250°, soluble dans l'alcool, l'acétone, insoluble dans l'eau, l'éther, qui se dissout avec une coloration jaune dans l'acide chlorhydrique, violette, puis vert olive, dans le réactif de Frœhde, violette dans l'acide sulfurique ; cette substance très toxique, quoique ne possédant aucune des caractéristiques des glucosides et des alcaloïdes, est probablement une saponine.

CORTEX AILANTHI, ÉCORCE D'AILANTHE, D'AILANTHUS GLANDULOSA, Desf.

Originaire du nord de la Chine, mais cultivée de nos jours dans toutes les régions tempérées et chaudes du globe, cette plante livre au droguier son écorce, qui se prescrit, dans la médecine populaire de ce pays, de par sa teneur en un glucoside mal déterminé et en matières résineuses, comme anthelmintique. Il en est de même de ses feuilles qui, renfermant en outre de l'essence, se prescrivent parfois comme vésicant.

SEMEN CEDRONIS, GRAINE DE CEDRON, DE SIMABA CEDRON Planchon.

Originaire de l'Amérique centrale, cet arbre livre, au droguier, ses graines non officinales, qui, renfermant de la CÉDRINE ou principe amer, de l'huile fixe, de l'amidon, se prescrivent parfois, dans la thérapeutique indigène de ces pays, comme fébrifuge, comme tonique de l'estomac et comme contrepoison des morsures de serpents.

OLEUM DIKÆ, BEURRE DE DIKA, D'IRVINGIA GABONENSIS, H. Br.

Originaire de la Colombie, cet arbre porte des fruits pulpeux, à saveur térébinthinée, qui renferment une graine volumineuse, riche en matières grasses. Concassées puis exprimées à chaud, ces graines livrent une huile fixe, dénommée *beurre de Dika*, qui rappelle, quant à son odeur et à son arome, ceux du beurre de cacao. Fusible à + 30°, il est entièrement soluble dans l'éther, le chloroforme, le benzène, en partie soluble dans l'alcool, car il est constitué par un mélange de triglycérides des acides laurique, myristique, etc. Il en est de même de celui provenant des graines d'*Irvingia Oliveri*, Pierre, plante originaire de la Cochinchine, que les indigènes de ce pays préparent en soumettant pendant deux mois, ces graines à la fermentation et aux intempéries, puis, après les avoir concassées, à l'expression. Ce beurre, dénommé *beurre de Cay-Cay*, est constitué comme le précédent, par des triglycérides des acides laurique et myristique ; aussi est-il utilisé comme huile alimentaire, ou dans la préparation des bougies, c'est-à-dire comme succédané du suif.

CORTEX SIMARUBÆ, ÉCORCE DE SIMA-ROUBE, DE SIMARUBA OFFICINALIS D. C. seu QUASSIA SIMARUBA, L.

Originaire de la Guyane et des parties septentrionales du Brésil, cet arbre livre, au droguier, son écorce non officinale, qui s'y présente parfois, sous la forme de fragments irréguliers, aplatis ou cintrés, à surface externe, subéreuse, grisâtre, marquée de verrues et de crêtes transversales, à face interne, jaunâtre, à cassure fibreuse, à saveur très amère, d'odeur nulle. Elle est constituée par un suber, à cellules tabulaires, disposées en files radiales; par un parenchyme cortical, à cellules polygonales, irrégulières, qui entourent de nombreuses cellules sclérenchymateuses, isolées ou disposées sous la forme d'amas, et des cellules sécrétrices, remplies d'oléorésine, puis vient le liber, à cellules polygonales, petites, irrégulières, qui, parcouru par des rayons médullaires, entoure des bandes tangentielles de fibres libériennes, alternant avec des bandes de tissu parenchymateux.

Notons que l'on différencie comme suit, à l'examen microscopique, l'écorce de simaroube de Maracaïbo de celle de l'Orénoque, car la première, rugueuse, marbrée de taches brun rougeâtre, est caractérisée par la présence de ses cellules scléreuses, de même grandeur que celles de son parenchyme cortical, qui sont densément ponctuées, ses fibres libériennes, disposées en bandes tangentielles, peu fournies, étant séparées les unes des autres par un tissu libérien, comprimé, lignifié, oblitéré.

Il n'en est pas de même des cellules scléreuses de l'écorce de la simaroube de l'Orénoque, qui sont 5 à 6 fois plus grandes que celles du parenchyme cortical ; ses fibres libériennes, disposées en bandes tangentielles, bien fournies, compactes, étant séparées, les unes des autres, par un tissu oblitéré excessivement réduit.

Cette écorce, renfermant de la quassine, des matières résineuses et de l'essence (dont l'odeur rappelle un peu celle du benjoin), outre du tanin et de l'acide malique, se prescrit parfois, sous la forme de poudres ou sous celle de décoctions, comme fébrifuge, comme stomachique et comme astringent intestinal.

BURSÉRACÉES

Cette famille, comprenant 16 genres et plus de 280 espèces, toutes tropicales, est représentée par des arbres, à feuilles isolées, non stipulées, souvent pennées et composées, renfermant, ainsi que les tiges de ces plantes, de nombreux canaux sécréteurs, libériens. Leurs fleurs hermaphrodites ou unisexuées par avortement, sont actinomorphes, pentamères ou trimères (Pachylobe), avec androcée obdiplostemone, dont les anthères sont dorsifixes, et avec pistil à 5 (Prote) ou à 3 (Boswellie), carpelles fermés, concrescents en un ovaire pluriloculaire, renfermant dans chaque loge deux ovules anatropes, pendants, à raphé ventral. Leur fruit est une drupe, à graine non albuminée, mais à gros cotylédons plissés. Les plantes de cette famille, ressemblant beaucoup à celles des Anacardiacées, s'en différencient de par la conformation de leur pistil, dont les loges sont biovulées, et de par celle de leurs ovules, qui sont hyponastes. Elles portent, en outre des feuilles caractérisées par la présence de leurs stomates toujours accompagnés de 4 ou de 5 cellules annexes, irrégulières ; par celle de leurs poils tecteurs, uni ou pluricellulaires, coniques ; puis par celle de leurs poils glanduleux pédicellés. Elles possèdent, en outre, un mésophylle riche en cristaux étoilés d'oxalate de chaux, qui entoure un faisceau libéro-ligneux, toujours accompagné d'un large canal sécréteur ; ces canaux se rencontrent aussi dans l'écorce et dans la moelle des tiges et des branches de ces plantes, ainsi que dans l'écorce de leurs racines.

OLIBANUM, OLEUM BOSWELLIÆ, ENCENS, ESSENCE D'ENCENS, DE BOSWELLIA CARTERII, Birdwood.

Origine botanique. — Cet arbre, de 5 à 6 mètres de haut, à écorce brunâtre, se détachant facilement, porte des feuilles non stipulées, isolées, composées, à folioles imparipennées, dont le limbe entier, lancéolé, acuminé au sommet, est parcouru par une nervure médiane, prononcée, et par des nervures secondaires, anastomosées. Ses fleurs, disposées en grappes, sont constituées par un calice vert, à 5 sépales concrescents entre eux par leurs bases, par une corolle blanc jaunâtre, à 5 pétales lancéolés, qui entourent 10 étamines, à filets courts, et un pistil à 3 carpelles fermés, concrescents en un ovaire triloculaire, renfermant dans chaque loge deux ovules anatropes, pendants, à raphé ventral. Son fruit est une drupe, dont les graines, non albuminées, possèdent un gros embryon, à cotylédons plissés.

Origine géographique. — Fleurissant en avril, il croît à l'état sauvage, dans les terrains sablonneux de l'Arabie, du pays des Somalis au cap de Gardafui, puis dans le Liban, où on le cultive parfois.

Récolte. — Parcouru par de nombreux canaux sécréteurs, riches en oléorésine, qui se rencontrent chez ses feuilles, près de leurs faisceaux libéro-ligneux, et dans ses tiges, à la périphérie de leur moelle ou de leur écorce, cet arbre exsude, à la moindre incision, un latex blanc jaunâtre, livrant notre drogue officinale.

Les Bédouins pratiquent, à cet effet, sur les troncs et sur les branches de ces arbres, des incisions transversales, mais ils les mondent parfois aussi en partie de leur écorce, et ceci particulièrement dans les mois de février à avril au Liban et de décembre en mai en Arabie. Ces arbres exsudent alors un latex, qui se desséchant sur la plante même, sous la forme de larmes, tombe aussi à terre sur des tuiles, disposées à cet effet, aux pieds de ces végétaux. Ces incisions devant se pratiquer, selon les données de Cruttenden, mensuellement, de février en septembre, sur des parties non encore entaillées, se parfont par contre, selon Carter, en décembre, le latex ainsi exsudé devant être recueilli 15 jours après par un temps sec.

Sortes commerciales. — L'encens se différencie, selon ses pays d'origine, en encens arabe, en encens abyssin, en encens des Somalis et en encens hindou, car il est souvent exporté sur Bombay, avant de parvenir en Europe, puis selon sa forme, en encens en masses recueilli à terre, et en encens en larmes, qui est plus recherché, celui-ci étant toujours récolté sur la plante même. Son principal marché est Marseille, mais Trieste, Londres en font aussi le commerce.

Description de la drogue. — Il se présente, dans le droguier, sous la forme de masses (les larmes généralement plus chères, plus aromatiques, étant utilisées lors des cérémonies religieuses), dures, blanc jaunâtre ou jaune rougeâtre, recouvertes d'une poussière blanchâtre, à surface externe, souvent fendillée, à cassure terne, cireuse. Concassées, elles renferment généralement des larmes piriformes ou ovoïdes, transparentes, plus dures que leur gangue, dans laquelle elles sont souvent agglutinées ensemble. L'encens brûle avec une flamme fuligineuse, en dégageant une odeur aromatique, balsamique, spéciale. Très peu soluble dans l'eau, à laquelle il cède son mucilage, il se dissout en majeure partie dans l'éther, le sulfure de carbone, les essences, mais en partie seulement dans le chloroforme, l'alcool et dans les solutions aqueuses de carbonate de soude. Se ramollissant à la chaleur de la main, il possède une saveur balsamique, légèrement amère, une odeur très peu aromatique au froid.

Falsifications. — Il est souvent mélangé à de la sandaraque, qui, ne se ramollissant pas à la chaleur de la bouche, est cassante sous la pression des dents ; on le falsifie aussi par addition de résine de pin, entièrement soluble dans l'alcool ; mais celle-ci, extraite par ce dissolvant, donne une solution qui, soumise à la distillation fractionnée, abandonne un résidu émettant à chaud, en présence de soude caustique, l'odeur caractéristique de la térébenthine. On l'additionne aussi souvent de Bdellium africain, dont les larmes plus grosses, rougeâtres ou rouge verdâtre, brûlent en dégageant une odeur empyreumatique assez désagréable.

Analyse chimique. — Il est constitué par un mélange de 31 p. 100 de mucilage, de 6 p. 100 de bassorine, de 5 p. 100 d'essence, et par un principe amer, mais il renferme en outre de l'olibanorésène $(C^{14}H^{22}O)^n$ et de l'ACIDE BOSWELLIQUE, $C^{32}H^{52}O^4$.

Son **Essence** se présente sous la forme d'un liquide incolore ou légèrement jaunâtre, d'odeur spéciale, citronnée, à saveur chaude, rafraîchissante, d'un poids spécifique de 0,885, à pouvoir rotatoire, dextrogyre, de $+ 71°$, soluble dans l'éther, le chloroforme, le benzène, l'alcool, le sulfure de carbone, l'éther de pétrole, les huiles grasses et essentielles. Elle est constituée par un mélange de phellandrène, de pinène dextrogyre, de dipentène, de cadinène, de camphène, de paracymol et d'*olibanol* de formule $C^{10}H^{16}O$. Celui-ci, oxydé en milieu alcalin par du permanganate potassique, se transforme en bornéol ; mais oxydé en milieu acide, il donne, outre un acide monobasique, un

liquide de formule $C^{10}H^{14}O^3$, donc identique à l'acide pinique, et un acide bibasique liquide, de formule $C^{10}H^{16}O^4$.

Notons que l'encens doit toujours posséder un indice d'acidité de 30 à 50, un indice de saponification de 140 à 230, un indice d'éthers de 110 à 170.

Usage thérapeutique. — Il se prescrit parfois, à doses de 0 gr. 1 à 0 gr. 5 plusieurs fois par jour, en poudres et en pilules, ou sous la forme d'émulsions, comme stimulant de l'estomac, puis sous celle d'inhalations, comme balsamique et comme désinfectant contre les catarrhes des bronches.

Pharmacie galénique. — Il sert à préparer le Balsamum Fioraventi, l'Emplastrum aromaticum, l'Emplastrum Oxycroceum, l'Emplastrum Opiatum.

Historique. — Appréciée des Anciens, qui l'utilisaient comme de nos jours l'église catholique, lors de leurs rites religieux, cette drogue, connue des anciens Egyptiens du XVIIe siècle avant notre ère, fut décrite sur les parois des chambres du temple de Thèbes, car leurs dessins nous apprennent que leur reine Rma Ka envoya à Tonuter et dans le Pont une flotte avec ordre de lui rapporter de l'encens, dont la plante était dédiée au dieu Amon. La Bible nous enseigne que les Juifs utilisaient aussi l'encens comme balsamique, au cours de leurs cérémonies religieuses ; mais les Phéniciens l'importaient déjà de l'Arabie. Ils l'utilisaient, à l'encontre des Egyptiens, pour parfaire leurs masses résineuses, utilisées à embaumer leurs prêtres, comme je suis parvenu à le démontrer (Dr L. Reutter de Rosemont, *Comment nos pères se soignaient, se parfumaient et conservaient leurs corps*, Paris, 1917, Doin, édit., Genève, 1917, Georges, édit., vendu au profit de nos Héros les Grands Blessés). Alexandre le Grand envoya à son précepteur 500 talents d'encens, après la prise de Gaza ; et Hérodote nous apprend que les Arabes payèrent à Darius, comme tribut de guerre, 1.000 talents de ce produit ; Pline et Dioscoride décrivent même la manière usuelle d'obtenir l'encens à l'aide d'incisions.

Notons que la *Boswellia papyrifera*, Rich., plante originaire du Sennar et de l'Abyssinie, livre aussi une oléorésine à peu près identique à l'encens.

MYRRHA, OLEUM MYRRHÆ, MYRRHE, ESSENCE DE MYRRHE, DE COMMIPHORA MYRRHA seu BALSAMODENDRON MYRRHA, Nees.

Origine botanique. — Cet arbuste, ressemblant beaucoup à notre épine noire, porte des feuilles isolées, dont le limbe entier, ovoïde ou spatulé, obtus au sommet, pointu à sa base, se termine en un pétiole ailé. Mesurant de 7 à 8 millimètres de long sur 4 à 6 millimètres de large, il est parcouru par une nervure médiane, prononcée, toujours accompagnée d'un petit canal sécréteur, riche en oléorésine. Ses fleurs, constituées sur le type habituel de celles des plantes de cette famille, donnent, une fois fécondées, des drupes, à graines non albuminées, mais à cotylédons plissés.

Origine géographique. — Originaire de l'Arabie et des parties montagneuses du pays des Somalis, de l'Abyssinie et de la Lybie, cet arbre ne porte des feuilles qu'à la saison des pluies, celles-ci tombant par la suite, à l'époque de la sécheresse.

Récolte. — Le liber de ces plantes, parcouru par de nombreux canaux sécréteurs, exsude, à la moindre incision, un latex épais, butyreux, blanchâtre, que les Somalis ou les Bédouins recueillent soit après avoir pratiqué, sur le tronc et sur les branches de ces végétaux, des incisions transversales, soit après les avoir en partie mondés de leur écorce ; se desséchant sur la plante même ou à terre, ce latex blanchâtre devient rougeâtre à l'air. Récolté sous la forme de larmes sur les branches de ces arbres, ou comme nous l'avons dit à terre sous celle de masses, ce produit est exporté sur l'Europe par Aden et par Bombay dans des caisses en bois, qui parviennent par Marseille, Londres, Trieste et Gênes, etc.. etc. dans le commerce européen.

Sortes commerciales. — Elle se différencie, quant à sa forme, en myrrhe en larmes, qui est la plus recherchée, en myrrhe en masses, de qualités extra et inférieure, mais on la différencie aussi selon ses pays producteurs, en myrrhe arabe, en myrrhe hindoue : celle-ci pouvant aussi provenir de divers Balsamodendrons originaires des Indes.

Description de la drogue. — La myrrhe se présente généralement, dans le commerce, sous la forme de gros morceaux irréguliers, bosselés ou anguleux, renfermant des débris végétaux ou des larmes agglutinées les unes avec les autres, puis de la terre et du sable ; mais leur couleur varie du rouge jaunâtre au rouge brunâtre ; leur surface, parfois crevassée, étant souvent saupoudrée d'une poussière gris jaunâtre. Leur cassure est nette, cireuse, opaque, leur odeur spéciale, douceâtre, balsamique, aromatique, leur saveur âcre, amère, balsamique.

Cette drogue, mastiquée pendant un certain temps, se ramollit tout en adhérant aux dents à la chaleur de la bouche, mais triturée avec de l'eau, elle donne une émulsion jaunâtre. Non fusible à la chaleur, elle s'y boursoufle, en dégageant une forte odeur balsamique. En partie soluble dans l'alcool et dans l'eau, à laquelle elle cède son mucilage, elle se dissout en majeure partie dans l'éther, l'alcool absolu, le chloroforme, le sulfure de carbone ; fondue avec de la potasse caustique, elle se décompose en acide pyrocatéchique et en pyrocatéchine. Son indice d'acidité doit être compris entre 20 et 22, son indice de saponification entre 115 et 125.

Falsifications. — Elle est souvent falsifiée par addition de résines des Conifères, entièrement solubles dans l'éther ; par celle d'essence de térébenthine, dont les solutions alcooliques, évaporées à sec, abandonnent un résidu, qui dégage à chaud, en présence de potasse caustique, l'odeur caractéristique de la térébenthine. On la mélange aussi à du bdellium africain ou hindou, en partie soluble dans l'éther de pétrole, dans lequel la myrrhe officinale est pour ainsi dire insoluble, puis à de la résine de dammar, dont les solutions éthérées se troublent par addition d'alcool.

Réactions. — Une solution alcoolique de myrrhe, étalée sur un papier à filtrer, que l'on dessèche, abandonne un résidu se colorant en noir au centre et en rouge pourpre sur ses bords, par addition d'une goutte d'acide nitrique fumant. Une solution éthérée de ce produit se colore en rouge violacé sous l'action des vapeurs de brome, celles-ci colorant de la même manière une dissolution de myrrhe dans du sulfure de carbone. Une dissolution de myrrhe, dans du sulfure de carbone, abandonne, après sa complète évaporation, un résidu se colorant en rouge violacé par addition d'acide chlorhydrique et en rouge par celle de

ce réactif additionné d'un petit cristal de vanilline. La myrrhe, traitée par un mélange d'une partie de trichloracétal et de 2 parties d'hydrate de chloral, se colore en violet, à l'encontre de la myrrhe hindoue ou bdellium, qui ne donne pas cette réaction.

Analyse chimique. — Elle est constituée par un mélange d'acide commiphorique. de 1,5 à 2,5 p. 100 d'essence, de 57 à 58 p. 100 de mucilage et par de l'héraborésène, $C^{29}H^{40}O^4$, de l'hérabomyrrhol β et α, $C^{19}H^{28}O^4$, de l'α-hérabomyrrholol, $C^{15}H^{22}O^7$ et du β-herabomyrrholol $C^{29}H^{36}O^{10}$, outre par un principe amer dénommé *myrrhine*.

Notons en passant qu'elle livre. au droguier, la *burséracine*, celle-ci n'est pas à proprement parler une substance chimique, car elle se prépare en traitant le résidu de la myrrhe extraite par de l'alcool (afin d'en obtenir sa teinture). par de l'eau, dont la solution, évaporée à sec. abandonne un résidu qui, desséché, se présente sous la forme d'une masse jaune brunâtre, amorphe. fusible à 78°, soluble dans l'eau. celle-là étant parfois utilisée comme succédané de la gomme arabique.

L'ACIDE COMMIPHORIQUE, $C^{14}H^{18}O^4$, se présente sous la forme d'une poudre jaune. amorphe. fusible à 170°, insoluble dans l'eau, la ligroïne, l'éther de pétrole, très soluble dans l'alcool, l'éther, le chloroforme.

Son **Essence** se présente sous la forme d'un liquide incolore ou jaunâtre, d'odeur spéciale, à saveur aromatique, spéciale, d'un poids spécifique de 0,962, à pouvoir rotatoire, lévogyre, de — 67° à — 90°, soluble dans l'éther, l'alcool. le chloroforme, le sulfure de carbone, dont la solution se colore en violet par addition de brome ; mais cette dissolution, évaporée à sec, abandonne un résidu, se colorant en bleu par celle de potasse caustique alcoolique.

Elle est constituée par un mélange d'acides acétique et formique, d'ACIDE MYRRHOBOLIQUE, $C^{17}H^{22}O^5$ (qui se présente sous la forme de cristaux aiguillés, incolores, fusibles à 237°), de métacrésol, de cuminol, d'aldéhyde cinnamique. d'eugénol, de pinène lévogyre, de cadinène, de dipentène et de limonène ou d'heerabolène.

Usage thérapeutique. — La myrrhe se prescrit, à doses de 0 gr. 1 à 0 gr. 5 plusieurs fois par jour, en poudres et en pilules ou sous la forme d'émulsions, comme stimulant de l'estomac, comme expectorant, comme emménagogue, etc., mais on l'ordonne aussi sous la forme de fumigations. comme balsamique, ou sous celle de gargarismes comme spécifique contre le scorbut.

Pharmacie galénique. — Elle sert à préparer la Tinctura Myrrhæ. l'Emplastrum Vigo, l'Élixir de Garus, l'Emplastrum Oxycroceum et la Thériaque des Anciens.

Action physiologique. — Ordonnée à doses trop élevées, elle provoque des nausées, des vomissements. des troubles gastro-intestinaux accompagnés parfois de fièvre.

Incompatibilités. — Il ne faut jamais l'ordonner avec des sels de plomb, des alcalins, des sels acides, ni avec des acides minéraux.

Historique. — Utilisée, selon certains auteurs de l'Antiquité, lors de la préparation de leurs masses d'embaumement, cette drogue ne put jamais y être décelée, voir mes nombreuses analyses, mais elle est mentionnée ainsi que l'encens et l'aloé, dans la Bible, parmi les aromates israélites; Holmes différencie ce produit en deux grandes variétés, l'une officinale, l'autre étant la myrrhe ou le bisabol des Anciens.

BISABOL OU MYRRHE FEMELLE, OU MYRRHE DES ANCIENS, DE COMMIPHORA ERYTHRAEA, Engl.

Originaire de la région méditerranéenne, mais particulièrement de la Palestine et de l'Abyssinie, cet arbuste exsude, à la moindre incision, un latex se durcissant à l'air sous la forme de larmes ou sous celle de morceaux assez durs. Cette myrrhe, non officinale, se présente parfois dans le droguier sous la forme de morceaux irréguliers, rouge jaunâtre, d'odeur aromatique, agréable, à saveur aromatique, mucilagineuse, en partie solubles dans l'eau, l'alcool, l'éther de pétrole, l'éther, etc., car ils renferment 22 p. 100 de mucilage soluble dans l'eau, 7 p. 100 d'essence soluble dans l'éther de pétrole, 29 p. 100 de résène soluble dans l'alcool, 21 p. 100 de matières résineuses, solubles dans l'éther, et 1,5 p. 100 de principes amers, solubles dans l'eau. Dissoute dans de l'éther de pétrole, elle donne une solution qui, additionnée d'acide acétique et d'acide sulfurique, forme à la ligne de contact des deux liquides un anneau rose rougeâtre, à l'encontre de celui obtenu, en traitant, de la même manière, une solution de myrrhe officinale, celui-là étant rose.

Son Essence se présente sous la forme d'un liquide jaune rougeâtre, aromatique, soluble dans l'éther, l'alcool, le chloroforme, l'éther de pétrole, les huiles grasses et essentielles, entrant en ébullition entre 170 et 300°. Elle est constituée par un mélange de BISABOLÈNE (terpène, entrant en ébullition entre 259 et 260°), de sesquiterpène : sa résine renfermant de la bisabol-résène, $C^{26}H^{47}O^5$, de l'acide bisabolique, $C^9H^{13}O^2$ et une cétone mal définie de formule $C^{10}H^{32}O^4$.

Cette myrrhe est encore très appréciée comme balsamique par les Chinois.

OLEUM LINALOES seu OLEUM ALOES, ESSENCE DE LINALŒS OU D'ALOÈS, DE BURSERA DELPECHIANA, Boiss.

Originaire du Mexique, cet arbre livre au droguier ses feuilles non officinales, qui, soumises à la distillation aux vapeurs d'eau, donnent une essence incolore ou légèrement jaunâtre, d'odeur spéciale, aromatique, agréable, à saveur rafraîchissante, chaude, d'un poids spécifique de 0,875 à 0,895, à pouvoir rotatoire, lévogyre, de — 3° à — 20°, soluble dans l'éther, le chloroforme, le benzène, etc., et dans 2 parties d'alcool.

Elle est constituée par un mélange de 80 p. 100 de linalol, de terpinéol, de géraniol, de méthylhepténone avec traces de nérol, de terpène, d'octylène, de nonylène, de cinéol, de dipentène, de furfurol et d'aldéhyde isovalérianique. Non officinale, elle n'est pas ordonnée dans la thérapeutique ; mais nos parfumeurs l'utilisent lors de la préparation de leurs aromates, principalement pour son linalol.

BALSAMUM GILEADENSE, BAUME DE LA MECQUE, DE BALSAMODENDRON GILEADENSE, Kunth.

Originaire de l'Arabie Heureuse, près de Médine et de La Mecque, cet arbre exsude, à l'aide d'incisions pratiquées sur son tronc et sur ses branches, un latex non officinal qui s'exporte de nos jours encore sur l'Europe dans des bouteilles. Il se présente sous la forme d'un liquide blanc jaunâtre, épais, aromatique, à saveur âcre, amère, spéciale, en partie soluble dans l'alcool, l'éther de pétrole, mais entièrement soluble dans l'éther ; son indice d'acidité étant compris entre 35 et 40, son indice de saponification à 142. Renfermant 30 p. 100 d'essence, des matières colorantes, des acides résineux, combinés à des résinéols, et de la résène, il se prescrit parfois, sous la forme d'onguents, comme parasiticide, ou chez les Orientaux, comme balsamique, puis comme stimulant de l'estomac et comme spécifique contre les morsures des serpents.

BDELLIUM DE BALSAMODENDRON AFRICANUM, Arn.

Originaire de la Sénégambie et de l'Afrique septentrionale, cet arbre exsude, à la moindre incision, un latex, qui parvient parfois dans le commerce européen, sous la dénomination de *Myrrhe africaine*. Celle-ci se présente sous la forme de larmes ou sous celle de masses irrégulières, jaunâtres ou rouge jaunâtre, à cassure cireuse, d'odeur spéciale, agréable (particulièrement à chaud), à saveur aromatique, âcre, parfois un peu amère. Renfermant des traces d'essence, du mucilage, des acides résineux et de la résène, le bdellium sert parfois à préparer l'*Emplâtre* de Vigo. Il en est de même de celui provenant du *Balsamodendron Roxburgii*, plante originaire des Indes, dont le latex, dénommé *myrrhe des Indes*, renferme les mêmes principes actifs que le bdellium

RESINA BOSWELLIÆ, ÉLÉMI D'ORIENT, DE BOSWELLIA FREEREANA

Originaire du pays des Somalis, cet arbrisseau livre au droguier son oléorésine non officinale, qui sert à falsifier notre élémi. Il en est de même de celle de la plante *Bursera gummifera*, Jacq., originaire de l'Amérique centrale, de la *Bursera balsamifera*, Pers., originaire des Antilles, celles-ci servant surtout à falsifier notre baume de copahu.

ÉLÉMI, ÉLÉMI, DE CANARIUM COMMUNE, L., PROTIUM HEPTAPHYLLUM, March. (Rio de Janeiro), ICICA ICICARIBA, D. C. (Guyane française).

Origine botanique. — Ces arbres, de 10 à 15 mètres de haut, portent des feuilles isolées, non stipulées, composées, à folioles imparipennées, dont le limbe entier, vert foncé, pointu à son extrémité supérieure, arrondi à sa base, est parcouru par une nervure médiane, prononcée, et par des nervures secondaires, plus marquées sur sa face inférieure que sur sa face supérieure. Leurs fleurs, disposées en grappes, sont construites sur le type habituel de celles des plantes de cette famille ; mais une fois fécondées, elles donnent des drupes, à mésocarpe charnu, renfermant des graines non albuminées, à cotylédons plissés.

Origine géographique. — Le *Canarium commune*, originaire des Moluques, des îles de la Sonde, de Penang et de Java, le *Protium heptaphyllum* des environs de Rio de Janeiro, et l'*Icica icicariba* de la Guyane française, y sont parfois cultivés, ainsi que l'*Amyris elemifera*, Royle, au Yucatan et l'*Amyris Plumieri*, D. C., aux Indes orientales et au Bengale.

Récolte. — Ces plantes exsudent à la moindre incision un latex blanchâtre, qui se concrète sur leur tronc ou au pied de ces végétaux ; on l'obtient généralement en pratiquant sur leurs troncs et sur leurs branches, à l'époque où leurs feuilles commencent à se développer, des incisions transversales, car leur exsudation devient nulle, à partir des mois de juin ou de mai.

Sortes commerciales. — L'élémi se différencie dans le commerce, non seulement en élémi en larmes et en élémi en masses, mais selon sa provenance, en *élémi brésilien*, d'*Icica icicariba*, en élémi de la Nouvelle-Grenade, en *élémi mexicain*, d'*Amyris elemifera*, Willd., en *élémi de Manille*, de *Canarium commune*, en *élémi des Indes orientales*, de *Canarium commune*, etc., etc.

Description de la drogue. — Cette oléorésine se présente, dans le droguier, sous la forme de masses dures, irrégulières, bosselées, gris verdâtre ou gris blanchâtre, recouvertes d'une poussière grisâtre, ou sous celle d'un liquide visqueux, très épais, trouble, voire même parfois sous celle de morceaux mous, renfermant souvent des débris végétaux, de la terre et du sable. Elle se dissout facilement dans l'éther, le chloroforme, l'éther acétique, l'alcool bouillant, mais en partie seulement dans l'alcool froid, l'éther de pétrole, pour être tout à fait insoluble dans l'eau.

Examinée au microscope, elle est constituée par de petits cristaux aciculaires, renfermés dans une gangue amorphe, entièrement soluble dans les huiles grasses et essentielles. Se ramollissant à la chaleur de la main, à laquelle elle adhère, elle brûle avec une flamme fuligineuse, très aromatique, d'odeur citronnée. D'un poids spécifique de 1,02 à 1,08, l'élémi possède, à chaud, une odeur citronnée, térébinthinée, rappelant celle du fenouil, mais sa saveur est aromatique, amère, balsamique.

Falsifications. — Il est souvent additionné de diverses térébenthines, dont l'odeur n'est pas citronnée, qui ne possèdent pas unindice d'acidité compris entre 16 et 22.

Analyse chimique. — L'élémi est constitué par un mélange d'amyrine, d'élémicine, de 30 p. 100 d'essence, d'acide élémique $C^{35}H^{46}O^4$, de bryoidine, d'élémirésène et par un principe amer ou bréidine, mais ces diverses substances se différencient les unes des autres selon les variétés d'élémi analysées :

ÉLÉMI	AMYRINE	ACIDE α-ÉLÉMIQUE	BRIYOIDINE	RÉSÈNE	ACIDE ÉLÉMIQUE
De Manille.......	$C^{30}H^{50}O$ fusible à 170°	$C^{27}H^{56}O^4$ fusible à 215°	$C^{21}H^{42}O^3$ fusible à 135°	$C^{15}H^{30}O$ fusible à 64°	$C^{44}H^{80}O^4$ fusible à 75°
Du Yucatan	$C^{30}H^{50}O$ fusible à 179°		$C^{21}H^{38}O^3$ fusible à 133°	$C^{23}H^{44}O$ fusible à 75°	
D'Afrique........	$C^{30}H^{50}O$ fusible à 170°			$C^{30}H^{50}O^2$ fusible à 73°	$C^{44}H^{90}O^4$ fusible à 97°
Du Brésil	$C^{30}H^{50}O$ fusible à 170°				

La **Bryoidine**, $C^{20}H^{38}O^3$, se préparant en soumettant une dissolution d'élémi dans de l'alcool dilué, à la cristallisation spontanée, se présente sous la forme de cristaux prismatiques, incolores, fusibles à 133°, très peu solubles dans l'eau, mais très solubles dans l'alcool, l'éther, le chloroforme, le sulfure de carbone. Elle se colore en rouge, puis en bleu violacé et en vert, en devenant liquide sous l'action de l'acide chlorhydrique gazeux.

Son **Essence** se présente sous la forme d'un liquide incolore, d'odeur spéciale, citronnée, fenouillée, térébinthinée, à saveur chaude, aromatique, d'un poids spécifique de 0,87 à 0,91, à pouvoir rotatoire, dextrogyre, de + 38° à + 53°, soluble dans l'éther, le chloroforme, l'alcool, les huiles grasses et essentielles, l'éther de pétrole, mais insoluble dans l'eau, à laquelle elle communique toutefois son arome. Traitée par de l'acide nitrique, elle dépose des cristaux de terpine, mais elle renferme en outre du phellandrène, du dipentène, de l'**Elémicine**, celle-ci cristallise sous la forme d'aiguilles incolores, solubles dans l'éther, l'alcool, le chloroforme, qui possèdent la formule :

$$CH^2\!-\!CH\!=\!CH^2$$
$$\mid$$
$$C$$
$$HC\quad CH$$
$$CH^3O\!-\!C\quad C\!-\!OCH^3$$
$$C$$
$$\mid$$
$$OCH^3$$

L'**Amyrine**, $C^{10}H^{16}O + 2H^2O$, cristallisant sous la forme d'aiguilles incolores, fusibles à 181°, à pouvoir rotatoire, de + 91,8°, solubles dans l'alcool, l'éther, le chloroforme, se combine avec le brome pour donner naissance à de la bromamyrine. Fondue avec de la potasse caustique, elle se décompose en acide oxalique et en divers acides de la série grasse.

Usage thérapeutique. — L'élémi se prescrit parfois, à doses de 0 gr. 1 à 0 gr. 5 plusieurs fois par jour, en poudres ou en pilules, comme stimulant de l'estomac et comme expectorant, puis sous la forme d'onguents, comme vésicant et comme irritant.

Pharmacie galénique. — Il sert à préparer divers emplâtres et onguents, particulièrement l'Emplastrum Opiatum, l'Unguentum Elémi, mais il rentre principalement dans la préparation des vernis.

Historique. — Mentionné par Théophraste, comme provenant d'une plante africaine, l'élémi se prescrivait alors comme styptique. Pline et d'autres auteurs de l'Antiquité nous transmirent aussi une description complète de sa plante, dénommée *Enhaemon*, qui, selon nos données actuelles, devait être une *Boswellia*, car notre drogue officinale ne fut introduite en Europe qu'en 1565, voir Piso qui nous apprend qu'elle provenait d'une plante dénommée Icica, Pétiver recommandait de l'utiliser pour calfeutrer nos parquets.

Il en est de même de l'oléorésine des plantes *Icica Carana*, H. B. K., originaire de la Nouvelle-Grenade, et *Canarium edule* croissant dans l'Afrique occidentale, etc.

TACAMAHACA, TACAMAQUE, D'ICICA HEPTAPHYLLA, Aubl.

Originaire de la Guyane, cet arbre livre au droguier, tout comme l'*Icica decandra* Aubl., l'*Icica guianensis*, Aubl., prospérant dans les mêmes régions, son oléorésine non officinale, qui s'y présente sous la forme de plaques jaune brunâtre, souvent terreuses, se prescrivant parfois comme balsamique et comme vésicant dans la préparation des onguents. Il en est de même de celle livrée par l'*Elaphrium tomentosum*, Jacq., originaire de l'Amérique centrale.

Les plantes suivantes : *Myriodendron amplexicaule* (Guyane), *Bursera gummifera* (Guadeloupe), *Calophyllum Tacamahaca* (Réunion), etc., etc., livrent aussi à l'industrie leur oélo-résine dénommée tacamahaca, qui possède les caractéristiques générales suivantes : indice d'acidité 35, indice de saponification 65,4. Toujours insoluble dans l'eau, en partie soluble dans l'alcool, l'éther, l'éther de pétrole, le chloroforme, le benzène, cette substance renferme de l'*acide ε-isotacélémique*, $C^{37}H^{56}O^4$, fusible à 120°, de l'*acide tacélémique*, $C^{37}H^{57}O^4$, fusible à 215°, de la *tacamyrine*, $C^{30}H^{60}O$, fusible à 170°, qui, oxydée, se transforme en *acide amyrique*, $C^{29}H^{47}COOH$, fusible à 126° et de la *tacélérésène*, $C^{16}H^{24}O$, outre un principe amer et de l'essence.

Notons que l'essence de ces plantes se présente sous la forme d'un liquide jaune citron, d'odeur agréable, spéciale, d'un poids spécifique de 0,965, à pouvoir rotatoire, lévogyre, de — 33°49′ ; qui est constitué par du terpène et par du bornéol ou alcool terpénique de formule $C^{15}H^{16}O$.

OLEUM CANARII, DE CANARIUM CUMINGII, Engl.

Originaire de Manille, cet arbre livre, au droguier, son oléorésine, mais ses feuilles, soumises à la distillation aux vapeurs d'eau, donnent une essence incolore, d'un poids spécifique de 0,9637, à pouvoir rotatoire, dextrogyre, de + 11°3′, soluble dans l'éther, l'alcool, le chloroforme, le benzène, etc. Elle est constituée par un mélange de dipentène, d'acide formique, de cymol et de camphène.

ANACARDIACÉES

Cette famille, comprenant 60 genres et plus de 345 espèces, est représentée par des arbres ou par des arbustes, à feuilles isolées, non stipulées, composées, pennées, renfermant, ainsi que leurs tiges, des canaux sécréteurs, schyzogènes, à oléorésine. Leurs fleurs actinomorphes, quelquefois zygomorphes, avec plan de symétrie oblique (Anacarde), sont hermaphrodites ou unisexuées par avortement, pentamères, avec androcée obdiplostémone, dont une seule étamine est fertile (Anacarde), ou dont 5 avortent (Pistachier). Leur pistil est presque constitué par 5 carpelles fermés, concrescents en un ovaire quinquiloculaire, mais le plus souvent il renferme 3 carpelles, dont un seul, le latéral, se développant (Anacarde), renferme un ovule anatrope, à raphé dorsal ; ce qui le rend épinaste. Leur fruit est une drupe, dont le pédicelle se renfle parfois en une poire (Anacarde, Sémécarpe) ; mais leur graine, non albuminée, renferme toujours un embryon recourbé, à cotylédons plissés (Sumac).

MASTIX, MASTIC, DE PISTACIA LENTISCUS, L.

Origine botanique. — Cet arbre, de 4 à 6 mètres de haut, à écorce rugueuse, brunâtre, porte des feuilles isolées, non stipulées, composées, à folioles paripennées, dont le limbe entier, lancéolé ou ovoïde, coriace, est toujours parcouru par une nervure médiane, prononcée, et par des nervures secondaires, anastomosées. Ses fleurs, unisexuées par avortement, pentamères, mais disposées sous la forme de grappes, sont construites sur le type habituel de celles des plantes de cette famille. Fécondées, elles donnent des drupes renfermant des graines non albuminées, à embryon recourbé.

Origine géographique. — Originaire de la Syrie, cette plante se rencontre aussi dans toute la région méditerranéenne, particulièrement en Algérie, au Maroc, en Espagne, au Portugal, puis à Chio, où elle est aussi cultivée.

Récolte. — Parcourus par de nombreux canaux sécréteurs, schyzogènes, le tronc, les branches et les tiges de cette plante laissent écouler, à la moindre incision, un latex blanchâtre, que les indigènes de ces pays recueillent, quelques jours après avoir pratiqué des incisions transversales sur ces parties végétales, car il se coagule à l'air en devenant dur, cassant.

Sortes commerciales. — Une partie de ce latex, se desséchant sur la plante même, donne le mastic en larmes, une autre partie, tombant sur des draps disposés au pied de ces végétaux, livre le mastic en masse, mais celui-ci peut aussi tomber sur la terre avec laquelle il est souvent mélangé, c'est le mastic commun ; on admet généralement, qu'une de ces plantes peut livrer en moyenne, chaque année, de 10 à 12 livres de ce produit, et que la production de l'île de Chio atteint actuellement 30.000 kilogrammes de mastic par an, dont 500 kilogrammes appartenaient autrefois, de droit, au sultan propriétaire de ces cultures ; celui-ci les faisant alors surveiller par des hommes de confiance, particulièrement aux mois de juin et de septembre, époque où se pratique la récolte du mastic; celui-ci étant en outre classé, selon sa couleur, en mastic de première qualité jaune pâle, de seconde qualité jaune brunâtre, puis aussi selon la grandeur de ses larmes en mastic n° 0, n° 000, n° 1, n° 2, etc.

Description de la drogue. — Le mastic se présente dans le droguier sous la forme de petits corps ovoïdes ou piriformes, à extrémités arrondies ou légèrement déprimées, toujours brillants, translucides, jaune pâle ou jaune verdâtre, de par la présence des traces de chlorophylle qu'ils renferment, à cassure légèrement diaphane, à surface poussiéreuse, saupoudrée d'une poudre blanc jaunâtre. En partie soluble dans l'alcool, l'éther, le sulfure de carbone, l'éther de pétrole, le chloroforme, l'essence de térébenthine, il se dissout très facilement dans l'acétone chaud, qui dépose, après son complet refroidissement, un petit dépôt blanchâtre; presque insoluble dans l'eau, il lui abandonne toutefois des traces de mucilage. Se laissant facilement mastiquer, il se ramollit à la chaleur de la bouche, ce qui le différencie de la sandaraque ; mais son odeur, presque nulle au froid, devient agréable, balsamique à la chaleur ; sa saveur est âcre, amère, balsamique, térébinthinée. Cette drogue se différencie de l'encens, de la myrrhe, etc., comme l'indique le tableau de la page suivante.

Falsifications. — On le confond parfois avec la sandaraque, qui est entièrement soluble dans l'essence de térébenthine ; mais on le falsifie aussi parfois en le mélangeant à de la colophane entièrement soluble dans l'éther.

Réactions. — Une dissolution éthérée de mastic, toujours légèrement trouble, se colore en jaune orange sous l'action des vapeurs de brome, qui y précipitent un léger dépôt blanchâtre ; le perchlorure de fer la colorant en jaune verdâtre.

Cette solution éthérée, additionnée d'acide sulfurique, forme à la ligne de contact des deux liquides un anneau rouge brunâtre, sa couche éthérée devenant incolore ; l'acide nitrique y provoque la formation d'un anneau blanchâtre, l'acide chlorhydrique celle d'un anneau blanc, sa couche acide se colorant en rose.

DROGUES	MASTIC	ENCENS	MYRRHE	ELEMI DE MANILLE	ELEMI EN GÉNÉRAL
Plantes..........	Pistacia lentiscus	Boswellia Carterii	Balsamodendron Myrrha	Canarium commune	Icica claphrium seu canarium
Origine géographique..........	Archipel de Chio	Côte des Somalis, sud de l'Arabie	Côte des Somalis, sud de l'Arabie	Luçon	Régions tropicales
Formes..........	Larmes arrondies, rarement agglutinées	Grosses larmes piriformes, petites, larmes arrondies	Fragmentées, irrégulièrement anguleuses	Masse plastique, irrégulière	Masse plastique anguleuse
Couleur..........	Jaune, assez vive	Jaune pâle, blanchâtre ou rougeâtre	Rouge, brune ou gris-rougeatre	Jaune verdâtre	Jaune, parfois verdâtre, fonçant avec le temps
Cassure..........	Diaphane, vitreuse	Cireuse, quelquefois marbrée	Rugueuse, cireuse, brun-rougeâtre	Grenue. cireuse de vieux miel	Cireuse, ordinairement mate
Surface..........	Légèrement poudreuse	Avec fine poussière blanche	Poudreuse	Mate, cireuse	Aspect huileux, non poudreuse
Action au feu	Fond et coule	Brûle avec flamme spéciale	Brûle sans fondre en se boursouflant	Brûle avec faible odeur d'encens	Brûle et coule
Consistance......	Dure, se ramollit dans la bouche	Dure et cassante	Assez friable	Très longtemps plastique	Frais plastique durcissant en vieillissant
Odeur..........	Légèrement balsamique	Faible à froid	Douce, balsamique, caractéristique	Très aromatique d'ombellifère, citronnée	Forte, agréable quand on la chauffe
Saveur..........	Légèrement balsamique dans la bouche	Aromatique	Acre et amère	Aromatique, très ductile dans la bouche	Balsamique, quelquefois amère, non désagréable

Analyse chimique. — Le mastic renferme 2 p. 100 d'essence, un principe amer ou masticine, de la masticorésène, $C^{35}H^{56}O^4$, de l'acide masticonique, $C^{32}H^{48}O^4$, de l'acide masticique, $C^{23}H^{56}O^4$. Notons que son essence se présente sous la forme d'un liquide incolore, d'odeur spéciale, riche en pinène.

Usage thérapeutique. — Se prescrivant rarement dans la thérapeutique moderne, le mastic est parfois ordonné, sous la forme de pilules, comme expectorant.

Pharmacie galénique. — Il sert à préparer des emplâtres et des vernis.

Historique. — Les Orientaux prétendent qu'en mastiquant le mastic, ils parviennent à conserver indéfiniment leurs dents et à aromatiser leur haleine. Les Anciens l'utilisaient, comme je suis parvenu à le démontrer, dans la préparation de leurs masses à embaumer, particulièrement après l'avoir mélangé à du styrax, à du bitume de Judée et à de la térébenthine d'Alep ou de Chio, dont ils remplissaient. les cavités de leurs cadavres et celles des intestins (Dr L. Reutter, *De l'embaumement avant et après Jésus-Christ*, Paris, 1912, Vigot, éditeur, épuisé).

Le commerce de cette drogue, étant l'apanage de la famille génoise des Zaccaria, passa aux mains de la Maona dei Guistiniani, de Gênes, ou société par actions, puis il devint l'apanage des sultans de cette île, qui forcèrent les habitants de ses 20 villages (s'adonnant à la récolte du mastic), à leur payer un tribut.

SEMEN PISTACIÆ, SEMEN AMYGDALÆ VIRIDIS, PISTACHE, DE PISTACIA VERA, L.

Originaire de la Perse, mais cultivée de nos jours dans toute la région méditerranéenne, cette plante livre au commerce, ses graines entourées de leur coque ou péricarpe mince, fragile, jaune brunâtre. Celles-là, trigones, inodores, à saveur huileuse, légèrement aromatique, ne sont pas officinales, mais exprimées, elles livrent une huile fixe, jaune pâle, d'odeur agréable, non officinale, qui se prescrit parfois dans la préparation du *Looch vert.*

TÉRÉBENTHINE DE CHIO, ESSENCE DE TÉRÉBENTHINE DE CHIO, DE PISTACIA TEREBINTHUS, L.

Se rencontrant dans toute la région méditerranéenne, mais particulièrement en Palestine, en Syrie, et dans l'Afrique septentrionale, puis à Chio où on le cultive, cet arbre exsude, à la moindre incision, un latex non officinal, qui se trouve, dans le droguier, sous la forme d'un liquide visqueux, épais, devenant solide à l'air, tout en se couvrant de nombreux cristaux aiguillés, incolores. De couleur jaune verdâtre ou brun verdâtre, mais non translucide, d'un poids spécifique de 1,055 à 1,067, d'odeur balsamique, térébinthinée, agréable, à saveur balsamique, résineuse, légèrement amère, il se dissout très facilement dans l'éther, l'alcool, le chloroforme, le sulfure de carbone, l'essence de térébenthine, mais il est pour ainsi dire insoluble dans l'eau.

Ce latex renferme de l'essence, de l'acide pistacolique, $C^{2}H^{2}O^3$, de l'acide pistacinolique, $C^{29}H^{3s}O^2$, de l'acide pistacinique, $C^{15}H^{20}O^3$, et deux résènes comme je suis parvenu à le démontrer.

Son ESSENCE se présente sous la forme d'un liquide incolore, volatil, d'odeur térébinthinée, spéciale, balsamique, à saveur chaude, balsamique, d'un poids spécifique de 0,851, à indice de réfraction de 1,4622, à pouvoir rotatoire, lévogyre, de — 17°18′, soluble dans l'éther, l'alcool, le chloroforme, le sulfure de carbone, les huiles grasses et essentielles. Elle est constituée par un mélange de dipentène, de pinène lévogyre et de bornéol.

Non officinale, cette résine se prescrit parfois, à doses de 0 gr. 2 à 0 gr. 5, plusieurs fois par jour, sous la forme de pilules et sous celle de capsules, comme expectorant ; elle est surtout utilisée dans la préparation de divers onguents et emplâtres vésicants, non officinaux.

GALLÆ CHINENSIS, NOIX DE GALLE DE CHINE, DE RHUS SEMI-ALATA, Murray.

Originaire de la Chine et du Japon, cet arbre porte des feuilles isolées, composées, à folioles entières, lancéolées, sur lesquelles l'*Aphis Chinensis* dépose ses larves ; celles-ci, se développant en même temps que ces feuilles, y provoquent des excroissances non officinales, qui peuvent se rencontrer dans le droguier. Elles se présentent sous la forme de petits corps allongés, digités ou divisés au sommet en plusieurs lobes concrescents entre eux par leurs bases. Marquées de protubérances tubéreuses, ces noix creuses, à l'intérieur, de couleur gris rougeâtre, possèdent une surface externe striée de bas en haut, mais toujours recouverte d'un duvet fin, à poils tecteurs, très courts. Fragiles et minces, elles sont inodores ; leur saveur étant légèrement astringente, amère. Elles renferment parfois des cadavres de l'*Aphis Chinensis* ; car elles doivent être récoltées avant que les larves de cet insecte ne se soient entièrement développées, c'est-à-dire peu avant les premières gelées de l'automne. Projetées dans de l'eau bouillante, afin de tuer ces larves, elles sont alors desséchées pour être exportées dans des sacs sur l'Europe. Elles renferment de 65 à 75 p. 100 de tanin, outre des matières résineuses et mucilagineuses ; raison pour laquelle elles sont souvent utilisées comme succédané de la noix de galle.

FRUCTUS ANACARDII, NOIX D'ACAJOU, POMME D'ACAJOU CAJUEIRO, D'ANACARDIUM OCCIDENTALE, L.

Originaire de l'Amérique centrale, mais cultivé de nos jours dans toutes les régions tropicales du globe, cet arbre livre au commerce, non seulement son bois, très recherché par nos menuisiers, mais ses fruits non officinaux, qui se présentent parfois, dans le droguier, sous la forme de petits corps réniformes, de 3 à 5 centimètres de long, sur 2 à 3 centimètres de large. Ressemblant à de grosses fèves ces achaines ou castanha sont supportés, à l'état frais, par un pédoncule charnu (cajü), hypertrophié, piriforme, dénommé pomme d'acajou. Celle-ci adhère fortement à ce fruit, dont la face dorsale est convexe, sa face ventrale étant concave, mais déprimée vers le centre. Ce fruit, inodore sur le sec, est constitué par un péricarpe dur, coriace, par un mésocarpe rempli d'un latex brunâtre, par un endocarpe épais, scléreux, qui entoure une graine blanchâtre, à 2 cotylédons plan-convexes, volumineux, dont les cellules polygonales sont riches en huile fixe et en grains d'aleurone.

Notons que les graines de cette plante, une fois rôties, sont comestibles ; il en est de même de la pulpe acidulée, sucrée, rafraîchissante du pédoncule de leurs fruits qui, possédant des propriétés digestives, livre, une fois fermentée, une liqueur très appréciée dénommée Vin de Caju.

Ces graines exprimées livrent une huile fixe, utilisée comme huile d'éclairage, mais leur mésocarpe livre un suc brunâtre, qui se prescrit parfois comme spécifique contre les verrues ; car il renferme de l'acide anacardique, du tanin, une matière colorante, du cardol et des matières résineuses.

L'Acide anacardique, $C^{22}H^{32}O^3$, se présente sous la forme d'une poudre blanche, cristalline, inodore, à saveur faiblement épicée, puis brûlante, fusible à 20°. Déposé sur du papier filtre, il y provoque la formation d'une tache graisseuse. Insoluble dans l'eau, il se dissout très facilement dans l'éther, l'alcool, tout en se combinant avec les alcalis sous la forme de sels amorphes. Se dissolvant avec une coloration rose pâle, dans l'acide sulfurique, il se décompose, traité par de l'acide nitrique, en acide subérique et en acide butyrique.

Le Cardol $C^{21}H^{30}O^2$, se prépare en extrayant les péricarpes pulvérisés de ces fruits, par de l'éther, dont la solution, soumise à la distillation fractionnée, abandonne un résidu qui, lavé à l'aide d'eau distillée, afin de le libérer de son tanin, est repris par de l'alcool ; cette solution, traitée par de l'acétate neutre de plomb, puis par du sulfide hydrique, donnant un liquide, que l'on soumet à la distillation fractionnée.

Il se présente sous la forme d'un liquide oléagineux, épais, jaunâtre, neutre, d'un poids spécifique de 0,978, insoluble dans l'eau, mais très soluble dans l'éther et dans l'alcool. Il se dissout avec une coloration rouge sang dans l'acide sulfurique, jaune, puis rouge, dans la potasse caustique, rouge dans l'acide nitrique ; mais cette dissolution dépose ensuite un dépôt rouge vermillon. Brûlant avec une flamme fuligineuse et se colorant en brun à l'air, il possède des propriétés vésicantes.

Ce fruit se prescrit parfois, dans la médecine populaire de ses pays d'origine, comme vésicant et comme spécifique contre les maux de dents.

FRUCTUS SEMECARPI, ANACARDE ORIENTALE, DE SEMECARPUS ANACARDIUM, L., Fil.

Originaire des parties montagneuses des Indes, cet arbre livre au droguier ses fruits non officinaux, qui s'y présentent sous la forme de petits corps ovoïdes, aplatis, toujours enchâssés dans leurs réceptacles spongieux, ovoïdes, fortement ridés sur leur face externe. Ces fruits, de 2 centimètres de long sur 1 cm. 5 de large, à péricarpe dur, à mésocarpe charnu, renfermant un suc visqueux, vésicant, à endocarpe scléreux, entourent une graine blanche, à cotylédons plan-convexes, riches en matières oléagineuses et en grains d'aleurone. Leur odeur est nulle, leur saveur âcre, amère. Ces fruits dégagent, au dire du Dr Nicolson, des émanations peu agréables, qui, attaquant les dents, permettent aux maquignons de présenter de vieux chevaux comme des bêtes pleines de vie ; car ils renferment de l'acide anacardique, du cardol, des matières résineuses et du tanin ; mais leurs graines sont utilisées, par les populations d'où ces arbres sont originaires, de par leur teneur en huile fixe, dans la préparation de leurs divers mets.

FEUILLE DE SUMAC VÉNÉNEUX, DE RHUS TOXICODENDRON L.,

Originaire du Canada et des Etats-Unis, cet arbre livre, au droguier, ses feuilles non officinales, longuement pétiolées, qui sont constituées par 3 folioles ovales atténuées à leurs bases, mais acuminées au sommet. Dénommées *Poison Oak*, elles renferment du cardol, 25 p. 100 de tanin, de l'acide toxicodendrique et de la fisétine ; raison pour laquelle elles se prescrivent, dans la médecine populaire de ces pays, comme vésicant et comme rubéfiant.

CORTEX QUEBRACHIÆ, ÉCORCE DE QUEBRACHO COLORADO, DE SCHINOPSIS LORENTZII, Engler, seu QUEBRACHIA LORENTZII, Gris, seu LOXOPTERYGIUM LORENTZII.

Originaire de l'Argentine, cet arbre livre au droguier son écorce non officinale, qui s'y présente sous la forme de fragments aplatis ou cintrés, à surface externe brun rougeâtre, parsemée de plaques subéreuses, et marquée de crevasses longitudinales et transversales, à face interne gris brunâtre, d'odeur nulle, à saveur astringente.

Elle est caractérisée par la présence de nombreux canaux sécréteurs, à oléorésine, puis par celle de ses fibres libériennes et de ses cellules scléreuses, ainsi que par celle de ses vaisseaux grillagés. Elle contient de la catéchine, 25 p. 100 de tanin, une matière colorante de formule $C^{15}H^{10}O^6$, puis de la loxopterygine.

La Loxoptérygine, $C^{16}N^{11}ON$, se présente sous la forme d'une poudre blanche, cristalline, insoluble dans l'eau, très soluble dans l'alcool, l'éther, le chloroforme. Elle se dissout avec une coloration violette dans l'acide sulfurique additionné d'un petit cristal de permanganate potassique, violette dans cet acide additionné de bichromate potassique, jaune, puis violette, dans l'acide sulfurique.

Cette écorce se prescrit, sous la forme de gargarismes, comme spécifique contre les angines, ou sous celle d'applications externes, comme lénitif contre les brûlures.

CERA JAPONICA, CIRE DU JAPON, DE RHUS SUCCEDANEUM, L.

Croissant à l'état sauvage et cultivé en Chine et au Japon, principalement à Shikoku, Kiushiu et Kina, puis dans les îles d'Hiogo et de Chutugo, cet arbre livre, à partir de sa cinquième année, jusqu'à l'âge de 20 ans, des fruits non officinaux, qui renferment dans leur mésocarpe des matières grasses, celles-ci se rencontrant aussi à raison de 25 p. 100 dans leurs graines.

Concassés, puis chauffés avec de l'eau bouillante, ces fruits mettent en liberté leurs corps gras, qui surnageant au-dessus de ce liquide, sont décantés ; on peut aussi les obtenir en exposant ces fruits entiers à la fermentation et au soleil, puis en les exprimant à l'aide de la presse hydraulique. Ces matières grasses, chauffées avec des solutions aqueuses de carbonate de soude (livré par de la cendre de bois) ou de soude caustique, sont ensuite traitées par de l'eau bouillante, pour être transvasées dans des récipients ad hoc, où elles se prennent en une masse solide, que l'on exporte sur l'Europe, sous la forme de pains orbiculaires, de 10 à 15 centimètres de diamètre, emballés dans des caisses en bois. Notons que Formose et Singapoor en exportent, annuellement, plus de 3.913.623 kilogrammes.

Cette cire, dénommée cire du Japon, se présente dans le droguier, sous la forme de pains de 10 à 15 centimètres de diamètre, ou sous celle de morceaux irréguliers, blanc jaunâtre, recouverts d'une pellicule blanchâtre. Très friable, d'un poids spécifique de 0,98 à 1, à saveur oléagineuse, d'odeur spéciale, elle entre en fusion à 53°. Se dissolvant très facilement dans l'éther de pétrole, le chloroforme, le benzène, elle est un peu moins soluble dans l'éther ; très peu soluble dans l'alcool froid, mais insoluble dans l'eau. Son indice d'acidité est nul, son indice de saponification étant compris entre 217 et 237, son indice d'iode entre 5 et 8. Elle est constituée par un mélange de triglycérides des acides palmitique et japanique, de formule :

$$C^{19}H^{38}\begin{cases} COOH \\ COOH \end{cases}$$

puis par des triglycérides de deux acides homologues à celui-ci, mais non encore étudiés, quant à leur constitution chimique ; elle renferme en outre des triglycérides des acides pélargonique, stéarique et oléique ; saponifiée, elle met principalement de l'acide palmitique en liberté. Triturée avec de l'eau alcaline, elle donne une espèce d'émulsion peu stable, jaunâtre, mais chauffée en dessus de son point de fusion, elle dégage des vapeurs d'acroléine.

Non officinale, cette cire fut introduite en 1854 en Europe, où elle n'est guère utilisée que pour falsifier la cire d'abeilles, ou pour préparer des graisses à souliers et à chars.

FEUILLE DE SUMAC OU DES CORROYEURS, DE RHUS CORIARIA, L.

Originaire de l'Europe méridionale, cet arbuste livre, au droguier, ses feuilles non officinales, qui se prescrivent parfois dans la médecine populaire, comme astringent intestinal, car elles sont très riches en matières tannantes.

ÉCORCE ET ESSENCE DE FUSTET, DE RHUS COTINUS, L.

Originaire de l'Europe méridionale, cet arbuste livre, au droguier, son écorce non officinale, qui se prescrit parfois, de par sa teneur en essence, en fustine et en tanin, comme fébrifuge.

La Fustine, $C^{36}H^{26}O^{14}$, se prépare en chauffant cette écorce, ou le bois et les feuilles de cette plante, avec de l'eau additionnée d'acide acétique, dont la solution est additionnée successivement d'acétate neutre de plomb, d'hydrogène sulfuré et de chlorure sodique, qui précipitent ses matières tannantes, mucilagineuses et pectiques. Son filtrat, concentré, traité par de l'éther acétique, que l'on décante, donne une solution qui, soumise à la distillation fractionnée, abandonne un résidu que l'on fait recristalliser dans de l'alcool additionné d'eau bouillante.

Elle se présente sous la forme d'aiguilles incolores, inodores, fusibles à 218°, très peu solubles dans l'éther, le chloroforme, mais très solubles dans l'eau bouillante, l'éther acétique, l'alcool, les alcalins, dont les solutions aqueuses sont précipitées par addition d'acétate de plomb ou par celle d'acétate de cuivre ; ces précipités se dissolvant à nouveau très facilement dans l'acide acétique. Hydrolysée, elle se décompose en rhamnose et en fisétine.

La Fisétine, $C^{15}H^{10}O^6$, se présente sous la forme d'une poudre blanche, cristalline, insoluble dans l'éther, l'éther de pétrole, le benzène, soluble dans l'alcool, l'acétone, le chloroforme, dont la constitution de sa formule est la suivante :

$$\text{Fisétine ou trioxyflavonol}$$

Ethylée elle se transforme en tétraéthylfisetine qui, chauffée avec de la potasse caustique, livre de l'éthylfisétol et de l'acide diéthylpyrocatéchique, car :

$$+ C^2H^5OH \longrightarrow \text{Tétraéthylfisetine}$$

$$\xrightarrow{KOH} \text{Ethylfisétol}$$

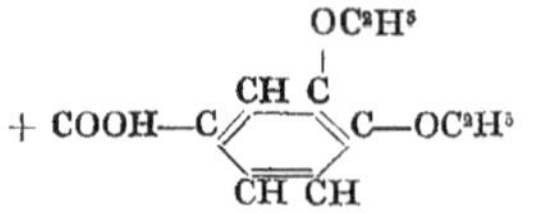

Acide diéthylpyrocatéchique

On prépare synthétiquement la fisetine comme suit (B. 37, p. 784).

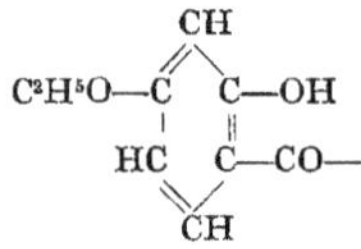

Ether éthylique de résacétophénone

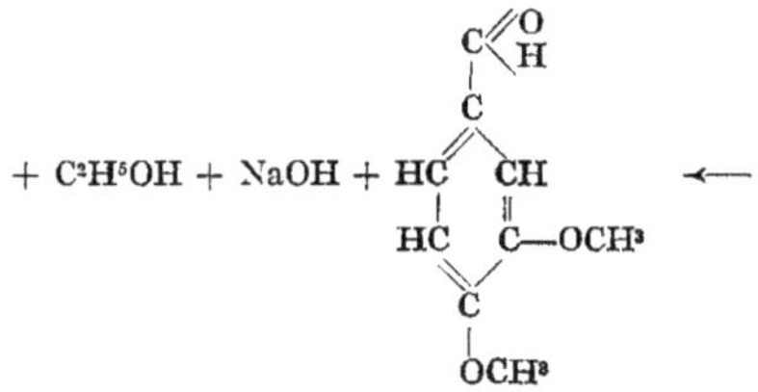

$+ C^2H^5OH + NaOH + \ \longleftarrow$

Aldéhyde vératrique

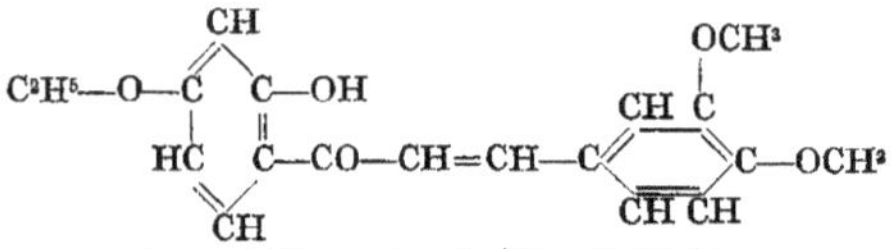

2-oxy, 4-éthoxy, 3-4-diméthyloxychalcone

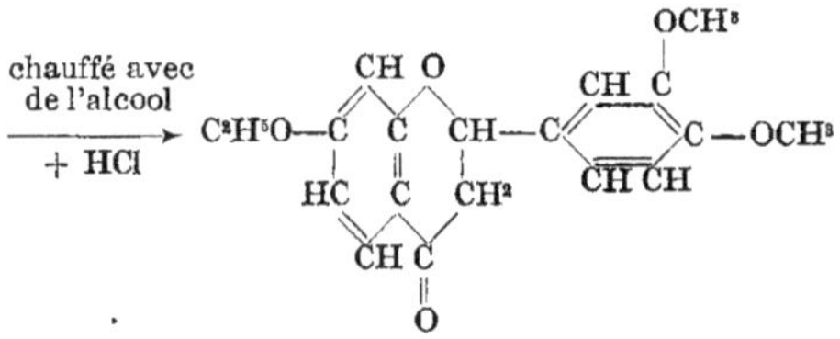

chauffé avec de l'alcool
$\longrightarrow$
+ HCl

Ethoxydiméthoxyflavanone

nitrosé
$\longrightarrow$

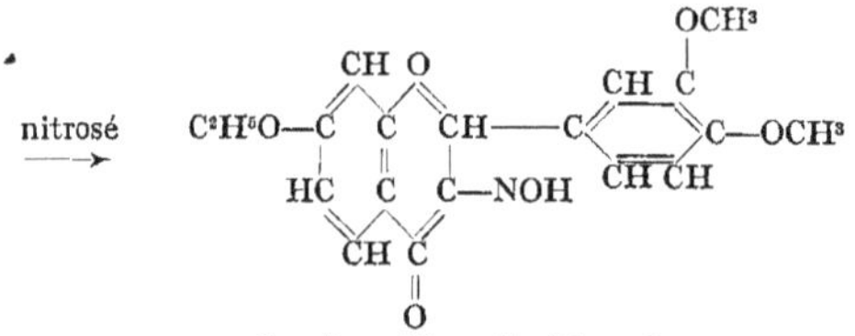

Isonitrosoéthoxydiméthoxyflavanone

chauffé avec
H^2SO^4
$\longrightarrow$
dilué

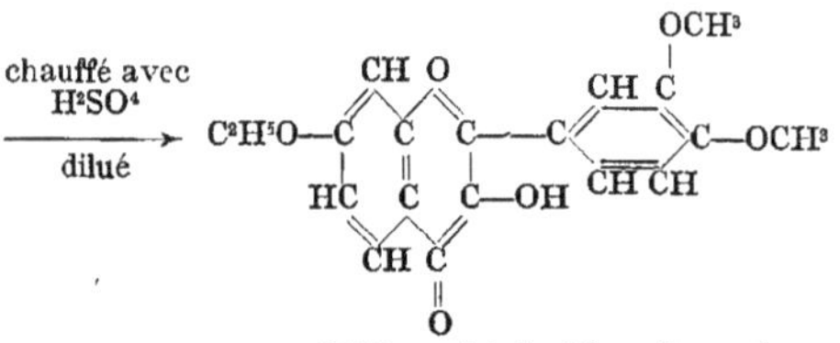

3-Ethoxy-3-4-diméthoxyflavonol

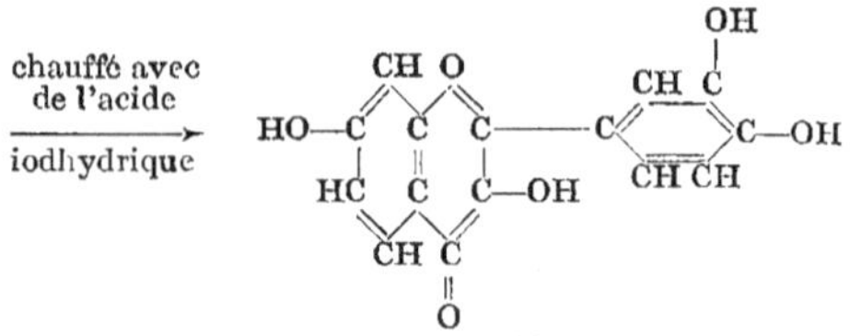

chauffé avec de l'acide
$\xrightarrow{\text{iodhydrique}}$

Fisétine

Son **Essence**, obtenue en soumettant cette écorce ou les feuilles de cet arbre à la distillation aux vapeurs d'eau, se présente sous la forme d'un liquide incolore, d'odeur légèrement aromatique, à saveur chaude, aromatique, d'un poids spécifique de 0,871, à pouvoir rotatoire, dextrogyre, de $+ 32°54'$, soluble dans l'éther, le chloroforme, l'éther de pétrole, les huiles grasses et essentielles, l'alcool. Elle est constituée par un mélange de camphène, de pinène dextrogyre, de phellandrène et de limonène.

LAQUE DU JAPON, URUSKI NOKI, DE RHUS VERNICIFERA, D. C.

Originaire du Japon, puis implanté en Chine, cet arbre livre au droguier, à la moindre incision, son latex semi-épais, qui s'obtient en pratiquant sur son tronc, à plusieurs endroits différents, à l'aide d'un couteau recourbé, dénommé *Kakgama*, des incisions horizontales, puis en y perforant des trous que l'on ferme à l'aide de bouchons en bois dénommés *Urushi skokunin*, quitte à les ouvrir tous les quatre jours, pour recueillir le latex qui s'y est rassemblé ; celui-ci s'écoulant soit dans des pots attachés à ce tronc, soit sur des plaques déposées au pied de ces arbres, voire même dans des calebasses ou dans des bambous creux, comme cela se pratique dans les vallées de Tadamigawa, d'Uzen, d'Ishigo, etc., etc.

Le meilleur produit, ainsi obtenu, celui qui, s'écoulant naturellement de ces incisions, est dénommé *kimushi*, le moindre, ou *shime urushi*, provient de plantes défeuillées, car la récolte de ce produit se parfait d'avril à novembre, à raison de 50 grammes de latex par plante, celui-là pouvant aussi être recueilli en grattant les parties résineuses, adhérentes au tronc de ces arbres, à l'aide d'une cuillère pointue, dénommée *Natsubera ;* la hache servant à parfaire ces incisions étant dénommée *hocho*, à l'encontre du perforateur, qui est appelé *ye guri*. Le latex ainsi obtenu, versé dans de grands récipients ou *Tona*, est alors expédié sur les factories, où on le passe à travers des tamis en coton, afin de le libérer de ses parties ligneuses, ce qui donne le *Kisho mi*, celui-ci, malaxé avec de l'eau, à l'aide de meules de bois, donnant alors le *seshime*, qui, concentré sur un feu nu, livre le *kurome urushi*, parvenant en Europe.

Elle se présente dans le droguier sous la forme de morceaux informes, minces, légèrement opaques, jaunâtres ou jaune brunâtre, inodores, insipides, insolubles dans l'eau, peu solubles dans l'alcool, l'éther, l'acide acétique, très solubles dans le chloroforme, le benzène bouillant, qui dépose au froid une masse blanc jaunâtre. Presque insoluble dans l'éther de pétrole, elle lui abandonne le 1,8 p. 100 de son poids constitué par du laccol.

Cette laque nous parvient aussi dans le commerce, après avoir été additionnée d'indigo, de cinabre, de blanc de Troyes, d'auripigment. Cette substance peut être analysée, en la dissolvant dans de l'alcool, puis dans de l'eau, celle-ci s'emparant de sa gomme et de sa laccase, à l'encontre de l'alcool qui, concentré, abandonne un résidu, que l'on traite successivement par de l'éther de pétrole, auquel il abandonne son laccol, par de l'éther que l'on agite avec du carbonate de soude, afin de s'emparer de son acide oxyurushique, $C^{14}H^{18}O^2$, celui-ci étant le plus souvent combiné sous la forme d'éthers dans cette drogue. La solution éthérée ainsi obtenue, décantée de sa solution de carbonate de soude, abandonne, après avoir été évaporée, un résidu sirupeux, qui renferme l'oxyurushine, de l'urushine, $C^{102}H^{136}N^2O^{19}$ et le lacérol, $C^{22}H^{44}O$, fusible à 88°, cet alcool étant souvent combiné, sous la fôrme d'éthers, à l'acide laceroique, $C^{35}H^{64}O^2$, fusible à 95°, que l'on peut en outre extraire à l'aide d'alcool méthylique ou d'acétone.

Le Verniciférol ou Laccol ou Urushikabure, se présente sous la forme d'un liquide oléagineux, non volatil, très toxique, soluble dans tous les dissolvants organiques, usuels, qui, résorbé par l'organisme, provoque de l'inflammation cutanée du visage, des mains, avec démangeaisons très douloureuses, rappelant, quant à leurs effets, celles attribuées au cardol ; aussi est-il de toute première nécessité de recommander aux ouvriers travaillant avec la laque japonaise, de préserver leur visage et particulièrement leurs narines et leurs yeux, puis de bien se couvrir les mains, quitte à bien laver toutes les parties corporelles qui eussent pu être en contact avec cette drogue.

La Gomme laque se prépare en extrayant cette drogue par de l'eau, dont la solution est précipitée par addition d'alcool ; elle se présente sous la forme d'une poudre blanche, amorphe, soluble dans l'eau, insoluble dans l'alcool, l'éther, le chloroforme, qui, oxydée par de l'acide nitrique, livre de l'acide mucique et de l'oxalate de chaux, mais, chauffée avec de la chaux sodée, elle livre du pyrol.

La Laccase est un ferment oxydant, soluble dans l'eau, précipitable de ses solutions aqueuses par addition d'alcool, qui possède les propriétés de bleuir la teinture de gaïac et de colorer en bleu violacé une solution d'α-naphtol, en jaune celle de pyrogallol, en brun jaunâtre, le pyrogallol additionné d'eau oxygénée, en rouge jaunâtre l'hydroquinone, qu'elle précipite sous la forme de quinone, en rouge violacé l'amidon iodé, en jaune le chlorhydrate de paraphényldiamine, en rouge jaunâtre e réactif de Millon, en rouge l'acétate d'aniline additionné d'eau oxygénée, mais elle n'attaque pas le gaïacol ou la vanilline additionnés d'acide chlorhydrique.

Notons qu'il en est de même de la laque provenant de la plante *Rhus Metopium*, originaire de la Jamaïque, qui se prescrit aussi à l'état frais à doses très faibles, dans la médecine populaire de ces régions, comme vulnéraire et comme diurétique, ces deux substances non officinales servent, comme nous l'avons dit, à préparer nos laques pour meubles, aussi ne sont-elles que d'un intérêt secondaire au point de vue médical.

GUMMI ODINÆ, GOMME D'ODINE, D'ODINA WODIERI, Roxb.

Cet arbre, de 15 mètres de haut, originaire des Indes, livre, au droguier, son écorce non officinale, riche en tanin, qui se prescrit parfois dans ses pays d'origine comme astringent intestinal, puis sa gomme qui, exsudée à la moindre incision parfaite sur le tronc de cette plante, se présente parfois, dans le droguier, sous la forme de morceaux jaune pâle, inodores, à saveur mucilagineuse, en partie solubles dans l'eau, l'alcool, l'acide acétique glacial. Renfermant de l'acide arabique et du galactane elle est utilisée comme apprêt dans la fabrication des chapeaux.

FEUILLE DE SUMAC ODORANT, DE RHUS AROMATICA, L.

Originaire du Canada et des Etats-Unis, cette plante livre au droguier ses feuilles non officinales, qui se prescrivent parfois, dans la médecine populaire de ces pays, de par leur teneur en essence et en tanin, sous la forme d'infusions, comme spécifique contre le diabète et contre l'incontinence urinaire. Elles servent en outre à préparer l'Extractum Rhois aromaticæ fluidum.

FRUCTUS ET OLEUM SCHINI, FRUIT ET ESSENCE DE POIVRIER D'AMÉRIQUE, DE SCHINUS MOLLE, L.

Originaire du Pérou, du Brésil et du Chili, cet arbre livre au droguier ses fruits non officinaux, qui, renfermant une essence riche en thymol, outre des matière résineuses et une oxydase, se prescrivent, dans la médecine populaire de ces pays, comme laxatif et comme antiblennorragique.

Les fruits et les feuilles de cette plante, soumis à la distillation aux vapeurs d'eau, livrent une essence d'odeur aromatique, poivrée, à saveur chaude, brûlante, d'un poids spécifique de 0,864, à pouvoir rotatoire, dextrogyre, de + 45° à 56°, soluble dans l'alcool, l'éther, le chloroforme, qui renferme du terpène, du thymol, du phellandrène, du carvacrol et des traces de pinène.

FOLIUM LITHRÆÆ, FEUILLE DE LITHI, DE LITHRAEA CAUSTICA.

Originaire du Chili, cet arbuste livre au droguier ses feuilles non officinales, qui, renfermant du cardol, des matières résineuses et pectiques, outre de l'essence, se prescrivent parfois, sous la forme de teinture, comme vésicant.

CORTEX COCCILANÆ, ÉCORCE DE COCCILANE, DE SYCOCARPUS RUSBYI, Butt.

Originaire de l'Amérique tropicale, cet arbre livre, au droguier, son écorce non officinale, qui s'y présente parfois sous la forme de fragments irréguliers, d'odeur nulle (mais provoquant de violents éternuements), à saveur amère, riches en oléorésine ; on la prescrit parfois comme émétique, de par sa teneur en un alcaloïde ressemblant à l'émétine.

POMME DE CYTHÈRE, DE SPONDIAS DULCIS, Forst.

Originaire de Tahiti et de l'Océanie, mais cultivé sous tous les tropiques, particulièrement au Brésil, ce grand arbre de 20 mètres de haut, à feuilles caduques, composées, pennées, à folioles légèrement dentelées sur leurs bords, à fleurs petites, blanches, disposées sous la forme de panicules, livre à l'alimentation ses fruits ovoïdes, dénommés Caja Mangue au Brésil, qui renfermant un gros noyau entouré d'une pulpe blanche, acidulée, térébinthinée, sont utilisés dans la préparation des confitures et des compotes. Il en est de même des fruits de la plante *Spondias tuberosa*, qui dénommés Imbra au Brésil, servent en outre à préparer l'imbuzada, si on les mélange à du lait, et de la plante *Spondias lutea* (Prunier Monbin ou Cajazeiro), servant à préparer des boissons rafraîchissantes.

FRUCTUS MANGIFERAE, MANGO, FRUIT DE MANGUE, DE MANGIFERA INDICA, L.

Originaire de l'Asie méridionale, mais cultivé dans tous les pays intertropicaux, particulièrement dès 1782, à Cayenne et au Brésil, ce grand arbre de 15 mètres de haut, à branches touffues, à feuilles lancéolées, étroites, glabres, atténuées en pointe à leur extrémité supérieure, de couleur rouge lorsqu'elles sont jeunes, vert foncé une fois développées, à fleurs petites, blanc rosé, disposées sous la forme de panicules, livre à l'alimentation ses fruits comestibles. Cultivé à l'aide de semis dans des terrains profonds, riches en humus, que l'on doit irriguer régulièrement tout en prenant soin de laisser entre chaque plante une dizaine de mètres de distance, cet arbre, bonifié par le greffage, ne prospère pas à plus de 900 mètres d'altitude. Exigeant des pluies abondantes, il ne porte qu'à partir de sa cinquième année des fruits en Cochinchine, c'est-à-dire de janvier en février, mais toute l'année aux Antilles. Ceux-là, récoltés à demi mûrs pour l'exportation, sont des drupes ovoïdes, réniformes, vertes, tachetées de moucheures brunes, jaunes ou rouges, qui atteignant 20 centimètres de long, pèsent parfois 500 grammes. Leur peau coriace recouvre une chair pulpeuse, jaune ou rouge, qui entourant une grosse graine, est comestible, à saveur térébinthinée.

XXIᵉ Ordre. — OPONTINÉES

CACTACÉES

Cette famille, comprenant 20 genres avec plus de 1.000 espèces, est représentée par des plantes tropicales ou subtropicales, vivaces, souvent arborescentes, à tiges charnues, vertes, ne portant souvent que des épines ou des écailles. Leurs feuilles sont elliptiques, charnues, à limbe entier, aplati (Peireskie). Leur tige simple ou ramifiée, cylindrique, parfois marquée de mamelons à côtes saillantes, porte de grandes fleurs actinomorphes, généralement disposées à l'aisselle de leurs feuilles mortes. Elles sont constituées par un nombre indéterminé de sépales, de pétales, d'étamines et de carpelles, disposés en spirale, leur pistil, possédant des carpelles ouverts ou concrescents en un ovaire uniloculaire, à placentes pariétaux, recouverts d'ovules anatropes, qui est surmonté d'un style unique, divisé au sommet en autant de branches stigmatiques qu'il y a de carpelles. Leur fruit est parfois une baie comestible (Oponce), renfermant des graines à embryon droit (Rhipsaldie), ou recourbé (Oponce), à albumen charnu (Oponce, Echinocacte), sans albumen (Molocacte).

HERBA CEREI, DE CEREUS GRANDIFLORUS, Mill.

Originaire de la Jamaïque et des Caraïbes, cette plante livre au droguier ses parties aériennes, non officinales, dont les tiges, recouvertes de petites aiguilles très courtes, portent des racines aériennes, adventives. Renfermant de la cire, des matières grasses et résineuses, outre divers acides et un glucoside ou *cactine*, elles se prescrivent parfois, dans la thérapeutique, comme cardiotonique et comme spécifique contre la lithiase biliaire ou contre la gravelle, puis extérieurement comme vésicant.

Notons que le *Cereus pecten arboriginum* Engl., livre aux Indiens de la Sonora ses fruits comestibles, dont les fibres servent à fabriquer des brosses à racine, n ais il renferme aussi, dans ses parties aériennes, un alcaloïde mal défini, soluble dans l'eau, l'alcool, l'éther. Il n'en est pas de même des parties aériennes de la plante *Cereus gummosus*, originaire de la Californie, qui, renfermant une saponine et de l'acide céréique, sont utilisées comme attrape-poissons.

L'ACIDE CÉRÉIQUE se présente sous la forme d'une poudre blanche, amorphe, inodore, âcre au goût, très soluble dans l'eau, dont les solutions moussent très fortement, lorsqu'on les agite. Insoluble dans l'éther, l'alcool, l'éther de pétrole, le chloroforme, il se précipite de ses solutions aqueuses sous la forme d'un dépôt blanc, par addition d'acétate de plomb. Il se dissout avec une coloration rouge brunâtre dans l'acide sulfurique, rouge jaunâtre dans cet acide additionné de thymol ou dans l'acide nitrique fumant.

Le *Pilocereus Sargentarius*, prospérant au Mexique et dans le Rio Gila, porte des fruits épineux, rouges, comestibles, dénommés dans leurs pays d'origine *fruits de Carambulla*, mais ses fleurs et ses parties aériennes sont toxiques, car elles renferment un alcaloïde dénommé pilocérine.

La PILOCÉRINE, $C^{33}H^{?}N^2O^4$, se présente sous la forme d'une poudre cristalline, blanche, fusible à 86°, insoluble dans l'eau, très soluble dans l'alcool, l'éther, le chloroforme, le benzène, l'éther de pétrole, qui se dissout sans se colorer dans l'acide sulfurique, mais avec une coloration brune dans l'acide nitrique, vert bleuté dans le réactif de Frœhde. Ses solutions aqueuses, additionnées d'acide chlorhydrique, sont précipitées sous la forme d'un dépôt blanc jaunâtre, par addition de chlorure d'or ou de platine, brun par celle d'iodure potassique ioduré, blanc par celle de bichlorure de mercure, jaune par celle d'acide picrique ou de bichromate potassique. Injecté à une grenouille, à raison de 8 milligrammes par jour, cet alcaloïde la paralyse, en agissant sur son système nerveux central, mais il augmente, à petites doses, les pulsations cardiaques, tout en arrêtant le cœur en systole, lorsqu'il est ordonné à doses trop élevées ; aussi est-il utilisé comme attrape-poissons, vu qu'il ne réagit pas sur les animaux à sang chaud.

HERBA ANHALONII, D'ANHALONIUM LEWINII

Originaire du Brésil, du Mexique, du Pérou, cette plante livre, au droguier, ses parties aériennes, non officinales, qui se prescrivent parfois, dans leurs pays d'origine, comme émétique et comme cardiotonique, car elles renferment de l'anhaline, de l'anhalonine, de la lophophorine et de la mescaline, outre des matières résineuses et pectiques.

Ses alcaloïdes se préparent en extrayant cette drogue, concassée, par de l'alcool additionné d'acide acétique, dont l'extrait, repris par de l'eau, donne une solution que l'on agite avec de l'éther, afin de la libérer de ses matières grasses et résineuses, et que l'on traite, en présence d'ammoniaque, par du chloroforme, dont la solution est soumise à la distillation fractionnée. Son résidu, repris par de l'eau, additionnée d'acide sulfurique, donne une solution que l'on agite successivement, en présence d'ammoniaque, avec de l'éther et avec du chloroforme, dont les solutions concentrées sont soumises à la cristallisation spontanée. Le résidu éthéré, ainsi obtenu, dissous dans de l'alcool absolu, donne une solution qui, traitée par de l'acide chlorhydrique anhydre, dépose des cristaux de *chlorhydrate d'anhalonine*, dont les eaux mères, concentrées, déposent du *chlorhydrate de pellotine*. Ces cristaux, repris par de l'alcool absolu, donnent une solution qui, concentrée, dépose du chlorhydrate de pellotine, à l'encontre de ses eaux mères qui, additionnées d'ammoniaque, puis agitées avec de l'éther, lui abandonnent leur *lophophorine*.

Le résidu chloroformique ainsi obtenu, traité par de l'acide sulfurique dilué, donne une solution qui, concentrée, dépose des cristaux de *sulfate de mescaline*, que l'on fait recristalliser dans de l'eau bouillante, dont les eaux mères, additionnées d'ammoniaque, puis agitées avec du chloroforme lui abandonnent leur *anhalonine*. On parvient aussi à séparer ces deux alcaloïdes en traitant le résidu de leur solution chloroformique par de l'alcool absolu, dont la solution, additionnée d'acide chlorhydrique anhydre, précipite du *chlorhydrate de mescaline*, soluble dans l'alcool absolu bouillant, à l'encontre du chlorhydrate d'anhalonine, qui, insoluble dans ce dissolvant, est très soluble dans l'eau bouillante.

La LOPHOPHORINE, $C^{13}H^{17}NO^3$, se présente sous la forme d'un liquide oléagineux, incolore, très peu soluble dans l'eau, très soluble dans l'alcool, l'éther, le chloroforme, qui se prescrit parfois, à doses de 0 gr. 05 plusieurs fois par jour, comme cardiotonique, car il augmente la pression sanguine.

L'ANHALINE, $C^{10}H^{17}NO$, se présente sous la forme de prismes étoilés, incolores, inodores, fusibles à 118°, très peu solubles dans l'eau, très solubles dans l'alcool, l'éther, le chloroforme, qui se dissolvent avec une coloration verte dans l'acide sulfurique additionné d'une goutte d'acide nitrique, jaune dans l'acide nitrique, mais cette coloration passe au rouge par addition de potasse caustique.

La MESCALINE, $C^{11}H^{17}NO^3$, se présente sous la forme d'aiguilles incolores, fusibles à 151°, très solubles dans l'eau, l'alcool, le chloroforme, la benzine, mais peu solubles dans l'éther, la ligroïne, qui se prescrivent parfois à doses de 0 gr. 05 plusieurs fois par jour, comme sédatif, comme spécifique contre les crises d'hystérie, l'hypochondrie et la neurasthénie.

L'ANHALONINE, $C^{12}H^{15}NO^3$, se présente sous la forme de prismes rhombiques, fusibles à 85°, solubles dans l'eau, l'alcool, l'éther et dans le chloroforme ; elle se dissout avec une coloration jaune dans l'acide sulfurique (celle-ci devenant violette à la chaleur), rouge violacé dans l'acide sulfurique additionné d'acide nitrique, rouge, puis rouge sang dans l'acide nitrique.

Cette drogue se prescrit particulièrement dans la thérapeutique américaine, comme antiasthmatique et comme cardiotonique ; mais les indigènes de ce continent l'utilisent comme sédatif sous la forme de fumigations sèches. Il faut toujours l'ordonner avec prudence, car, prescrite à doses trop élevées, elle provoque souvent des empoisonnements mortels précédés de spasmes et de convulsions tétaniformes.

Il en est de même des parties aériennes de l'*Anhalonium Williamsi*, plante originaire du Mexique, dont les parties aériennes renferment aussi de la pellotine, outre des matières résineuses et pectiques.

La PELLOTINE, $C^{13}H^{19}NO^3$, se présente sous la forme de lamelles incolores, brillantes, fusibles à 110°, très peu solubles dans l'eau, mais très solubles dans l'alcool, l'éther, le chloroforme, l'acétone ; elle se dissout avec une coloration jaune dans l'acide sulfurique, rouge violacé dans cet acide additionné d'acide nitrique. Son chlorhydrate se présentant sous la forme de prismes incolores, anhydres, très solubles dans l'eau, dont les solutions se colorent en bleu par addition d'une goutte de perchlorure de fer, se prescrit parfois, à doses de 0 gr. 02 plusieurs fois par jour, comme hypnotique et comme sédatif.

FRUCTUS OPUNTIÆ, D'OPUNTIA VULGARIS

Originaire de l'Amérique du Nord, cette plante livre, au droguier, ses fruits non officinaux, qui, riches en tanin, se prescrivent parfois comme astringent intestinal.

FRUCTUS OPUNTIÆ, FRUIT DE FIGUIER DE BARBARIE, D'OPUNTIA FICUS INDICA, Mill.

Originaire du Mexique, mais cultivée en grand au Brésil, voire même en Espagne, en Algérie et en Tunisie, cette plante à tige articulée, à segments (raquettes) aplatis, ovales, recouverts de fines aiguilles, porte des fleurs rouges, qui, fécondées, donnent des fruits ovoïdes, rouges ou verts, recouverts de fines aiguilles acérées.

Se reproduisant par bouturage dans des sols secs, riches en humus, cette plante fleurissant dès sa deuxième année, livre à l'alimentation ses fruits à pulpe charnue, rafraîchissante, qui, entourant de nombreuses graines petites, oléagineuses, sert à préparer des gelées. Il en est de même des fruits de la plante Corcus triangularis, originaire du Brésil, qui sont aussi comestibles.

FOLIUM CACTI, FEUILLE DE CACTUS, DE CACTUS GRANDIFLORUM, L.

Originaire de l'Asie occidentale et du Mexique, cette plante livre, au droguier, ses feuilles non officinales, qui, exprimées, donnent un suc cellulaire, renfermant de l'anhaline. Celui-là se prescrit, ainsi que les parties végétales, qui le livrent, comme cardiotonique en lieu et place des feuilles de la digitale.

NOUVEAUTÉS

OLEUM ET LIGNUM AMOORÆ, D'AMOORA ROHITUKA, Wight. et Arn.

Cet arbre toujours vert, de 20 à 30 mètres de haut, très répandu dans les terrains humides de l'Indochine et de la Malaisie, livre à la technique un bois jaune rougeâtre, peu utilisé par les indigènes de ces pays, qui ne l'apprécient pas, mais ils prescrivent son écorce pour combattre les maladies de la rate. Ses graines, mesurant 1,5 centimètre de long sur 1 centimètre de diamètre, d'un poids moyen de 0 gr. 50 à 0 gr. 70, se rencontrent par trois dans leurs fruits. Présentant sur la section transversale une forme subtriangulaire, elles possèdent une surface externe, divisée en deux zones par un sillon circulaire, mais parcourue par des stries longitudinales. La ligne d'impression du raphé, partant du hile toujours marqué par une petite saillie, se trouve sur la partie plate de cette graine qui, souvent creusée en gouttière, se prolonge en passant presque exactement sur le microphyle, jusqu'aux deux tiers de la partie rugueuse ci-dessus signalée.

Son tégument peu épais, résistant, entoure une amande dépourvue d'albumen, de couleur jaune Naples, à 2 ou à 6 cotylédons et à radicule courte. Examiné sur une coupe transversale, son tégument externe, recouvert d'une cuticule épaissie, cellulosique, se divise en deux zones, dont l'une, l'externe, est collenchymateuse, à cellules tantôt rectangulaires, tantôt ovoïdes, l'autre étant formée par un anneau scléreux, dont les cellules, à parois peu épaissies, canaliculées, réticulées, renferment, dans un grand lumen, quelques prismes d'oxalate de chaux. Son tégument interne, moins épais, est représenté par des cellules irrégulières, collenchymateuses, disposées sur 3 ou sur 4 rangs, puis vient un épiderme, à cellules un peu allongées dans le sens radial, tandis que ses cotylédons débutent par une rangée de cellules irrégulières, hexagonales, tout le reste de leur tissu étant constitué par des cellules parenchymateuses, irrégulières, riches en amidon, qui entourent de grandes cellules arrondies, polyédriques, renfermant un produit se colorant fortement en rouge par l'orcanette. Ces graines donnent de 42,5 à 43,5 p. 100 d'huile limpide, visqueuse, brun jaunâtre, d'odeur désagréable, rappelant celle de l'huile de lin, à saveur amère, d'un poids spécifique de 0,929, à indice d'acidité de 17,13 à 24,7, à indice de saponification de 131,7 à 134,8, à indice de réfraction de 64,5.

Cette huile se prescrit, dans les pays d'origine de cette plante, comme stimulant contre les rhumatismes, puis comme huile à brûler, mais elle sert à fabriquer des savons, tandis que ses tourteaux, vu leur amertume, ne peuvent être donnés comme nourriture au bétail.

HUILE DE SELE

Désignée sous le nom vernaculaire de Sele, cette plante, prospérant au Congo Belge, puis dans le district de Bengale, livre au droguier ses graines, qui, torréfiées, décortiquées, vannées, puis exprimées ou chauffées avec de l'eau bouillante, donnent une huile limpide, jaune doré, inodore, à saveur désagréable, douceâtre, d'un poids spécifique de 0,9231, ne se solidifiant pas à + 1°, à pouvoir rotatoire nul, à indice d'acidité de 1,34, à indice de saponification de 190,4, à indice d'iode de 119. Ne donnant pas les réactions de Baudoin, d'Halphen, de Milliau ou de Becchi, elle ne renferme pas d'alcaloïdes, ni de glucosides cyanogéniques. Etalée en couches minces pendant plusieurs jours à l'air, elle n'est pas siccative, et soumise à la bromuration, elle ne donne pas de dérivés hexabromés ; elle ne renferme pas en conséquence d'acides linolique ou isolinolénique ; cette bromuration se parfait en traitant, goutte à goutte, à une température de 0°, 20 centimètres cubes d'acides gras, mélangés à 50 centimètres cubes d'acide acétique par du brome (environ 16 grammes), puis en dissolvant le produit ainsi obtenu, mais desséché dans le vide, au-dessus d'acide sulfurique, dans de l'éther, qui ne dissout pas les dérivés hexabromés des acides ci-dessus mentionnés. Cette huile renferme par contre des triglycérides à base de 15 p. 100 d'acide stéarique, 12,5 p. 100 d'acide palmitique, 2,5 p. 100 d'acide laurique et 43 p. 100 d'acide linoléique, outre un acide à poids moléculaire élevé, non encore bien défini, voir les analyses du professeur Pieraerts du Congo Belge (*Bull. de Sc. Ph.*, 1ᵉʳ VII, 16).

PARFUMS ARTIFICIELS PHARMACEUTIQUES

Il nous a paru utile de mentionner ici, très succinctement, les parfums artificiels, qui ne se rencontrant pas dans les végétaux, comme les essences décrites au cours de ce travail, se préparent soit en mélangeant celles-ci les unes avec les autres, soit en utilisant des produits aromatiques, synthétiques, tels que le géraniol, le citronellol ou le terpinéol, etc., etc., pouvant aussi (comme nous l'avons aussi démontré), être préparés synthétiquement. Notons en outre que les parfumeurs dénomment le géraniol et le citronellol sous le nom générique d'*essence de roses artificielles*, l'acétate de bornyle sous celui d'*essence de bergamote*, le terpinéol sous celui d'*essence de lilas*, l'acétate de bornyle sous celui d'*essence de pin*, l'alcool cinnamique sous celui d'*essence de jacinthe*, les benzoates de méthyle et d'éthyle sous celui d'*essence de Niobé*, le salicylate de méthyle sous celui d'*essence de Wintergreen*, les éthers œnanthyliques et œnanthiques sous ceux d'*essence de cognac ou de marc*, les éthers composés sous ceux d'*essence de fruits*, l'aldéhyde pipéronylique sous celui d'*héliotropine*, l'aldéhyde anisé que sous celui d'*aubépine*, l'aldéhyde benzylique sous celui d'*essence d'amandes amères*, l'aldéhyde cinnamique sous celui d'*essence de cannelle*, l'aldéhyde salicylique, sous celui d'*essence de reine des prés*, l'irone sous celui d'*essence de violettes*, l'ionone sous celui d'*essence de jasmin*, l'isoœugénol sous celui d'*essence d'œillets*, l'éther méthylique du β-naphtol, sous celui d'*essence d'Yara-Yara*, l'éther éthylique du β-naphtol sous celui de *néroline*, le nitrobenzène sous celui d'*essence de mirbane*, le trinitrobutyltoluène et le trinitrobutylxylène sous celui de *musc artificiel*, ces dénominations pouvant aussi se rapporter aux solutions alcooliques, diluées, de ces substances dénommées alors extraits.

L'*Essence de roses artificielles* se prépare en soumettant à la distillation fractionnée dans un autoclave *ad hoc* et sous pression réduite, un mélange de géraniol et de citronellol, dans lequel on a fait macérer pendant quelques jours des pétales fraîchement recueillis de roses.

Les essences de fruits s'obtiennent en préparant les mélanges suivants :

Essence d'abricot.

Rp. Chloroforme		10 gr.
Butyrate d'éthyle		100 —
Valérianate d'éthyle		50 —
Salicylate d'éthyle		20 —
Butyrate d'amyle		10 —
Glycérine		40 —
Alcool		1.000 —

M. F. Mixt.

Essence d'Ananas.

Rp. Chloroforme		10 gr.
Aldéhyde acétique		10 —
Butyrate d'éthyle		50 —
Butyrate d'amyle		100 —
Glycérine		30 —
Alcool		1.000 —

M. F. Mixt.

Essence de fraise.

Rp. Ether nitrique		10 gr.
Acétate d'amyle		80 —
Formiate d'éthyle		10 —
Butyrate d'éthyle		50 —
Salicylate d'éthyle		10 —
Butyrate d'amyle		20 —
Glycérine		20 —
Alcool		1.000 —

M. F. Mixt.

Essence de framboise.

Rp. Ether nitrique		10 gr.
Aldéhyde acétique		10 —
Acétate d'amyle		50 —
Formiate d'éthyle		10 —
Benzoate d'éthyle		10 —
Acide butyrique dilué		50 —
Glycérine		40 —
Alcool		1.000 —

M. F. Mixt.

Essence de poire.

Rp. Ether nitrique		50 gr.
Acétate d'amyle		100 —
Glycérine		100 —
Alcool		1.000 —

M. F. Mixt.

Essence de pommes.

Rp. Chloroforme		10 gr.
Ether nitrique		10 —
Aldéhyde acétique		20 —
Acétate d'éthyle		10 —
Valérianate d'amyle		100 —
Glycérine		40 —
Alcool		1.000 —

M. F. Mixt.

ESSENCE DE YARA-YARA
OU ÉTHER MÉTHYLIQUE DU β-NAPHTOL.

Elle se prépare en chauffant au bain-marie, pendant quelques heures, en présence d'alcool méthylique, le β-naphtol sodé avec un excès d'iodure de méthyle, puis en faisant passer, à travers ce mélange, un courant de vapeurs d'eau, qui entraînent l'iodure méthylique et l'éther méthylique du β-naphtol ; celui-ci cristallisant sous la forme de paillettes légèrement jaunâtres, d'odeur rappelant celle de l'essence de fleurs d'oranger, fusibles à 72º, entrant en ébullition à 274º, peu solubles dans les alcools éthylique et méthylique, mais très solubles dans l'éther, le sulfure de carbone, le chloroforme, le benzène.

NÉROLINE OU ÉTHER ÉTHYLIQUE DU β-NAPHTOL

On le prépare en chauffant pendant quelques heures, au bain-marie, dans un ballon muni d'un réfrigérant ascendant, le bromure d'éthyle avec du β-naphtol sodé, additionné d'alcool éthylique, puis en lavant le produit de cette réaction avec de l'eau, pour le soumettre à la distillation aux vapeurs d'eau, qui entraînent l'éther éthylique du β-naphtol. Celui-ci se présente sous la forme de cristaux incolores, nacrés, fusibles à 37º, entrant en ébullition entre 274º et 275º, d'odeur rappelant fortement celle de l'essence de fleurs d'oranger, solubles dans l'alcool, l'éther, le chloroforme.

Il ne nous est malheureusement pas possible de décrire ici tous les parfums lancés dans le commerce sous des dénominations diverses, car cette étude peu scientifique ne serait en réalité qu'une nomenclature différencielle de mélanges d'un ou de plusieurs produits décrits au cours de ce travail, d'ailleurs nous les indiquerons en partie dans notre *Traité de Pharmacie galénique*, qui est en préparation.

DROGUES ANIMALES

CANTHARIDES, CANTHARIDES, DE LYTTA VESICATORIA Fabricius

Origine zoologique. — Ce coléoptère de 10 à 20 millimètres de long sur 4 à 6 millimètres de diamètre, à antennes noires, filiformes, à corps petit, bleuté sous l'abdomen, est recouvert d'un petit corselet caréné. Ses élytres assez longues, flexibles, brillantes, vertes, recouvrent des ailes membraneuses, transparentes, brunâtres, parcourues par de très fines nervures, mais celles-là ne doivent jamais être parcourues par des lignes longitudinales jaunes.

Origine géographique. — Se rencontrant principalement en Espagne et en Russie, il se développe sur les jeunes pousses foliaires des lilas, des frênes, où il émet une odeur narcotique, désagréable, rappelant un peu celle des urines de souris.

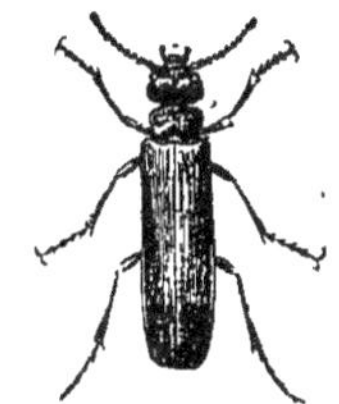

Fig. 287. — Cantharide.

Récolte. — Après avoir déposé, aux pieds des lilas, des linges tendus, on fait tomber ces insectes, en tremblant leurs troncs avant le lever du soleil, puis on les projette dans du vinaigre ou on les soumet à l'action des vapeurs d'éther, de sulfure de carbone ou de chloroforme, afin de les tuer, quitte à les dessécher, à les trier et à les conserver, à l'abri de l'air et de l'humidité, dans des boîtes en fer-blanc ou dans des flacons hermétiquement fermés, renfermant un tampon d'ouate hydrophile imbibée de benzène, afin d'éviter toute altération.

Description de la drogue. — Ces insectes entiers, n'ayant pas subi les métamorphoses constatées par Beauregard, émettent une odeur spéciale, faible, mais désagréable, tout en possédant une saveur âcre, brûlante.

Poudre. — Pulvérisés, ils livrent une poudre jaune verdâtre, caractérisée par la présence de leurs élytres ou par celle de leurs cellules riches en huile fixe.

Notons que cette poudre, devant être préparée au fur et à mesure des besoins, ne doit pas être respirée ; aussi l'opérateur chargé de cette besogne doit-il protéger ses yeux par des lunettes et boucher l'orifice de ses narines par des tampons d'ouate hydrophile ou par des linges humides.

Falsifications. — Cette drogue est souvent additionnée d'insectes détériorés, qui servent, ainsi que ceux de la Chine, à la préparation de la cantharidine.

Dosage de ses principes actifs. — Il est nécessaire de toujours doser comme suit cette drogue, quant à son pour cent en cantharidine ; faites macérer pendant 24 heures, 15 grammes de la poudre de ces insectes, en présence d'acide chlorhydrique, dans du chloroforme, que vous décantez, filtrez et soumettez-le à la distillation fractionnée, à une température aussi basse que possible, quitte à reprendre, plusieurs fois de suite, son résidu par de l'éther de pétrole et à le tarer ; celui-ci devant parfaire au minimum le 0,8 p. 100 en poids de l'animal.

Analyse chimique. — Cette drogue renferme de 0,8 à 1 p. 100 de cantharidine, des matières résineuses, cireuses et pectiques, 12 p. 100 d'huile fixe, verte, non siccative, outre de l'acide urique, de l'acide acétique, des phosphates de chaux et de magnésie.

Préparation de la Cantharidine, $C^{10}H^{12}O^4$. — On la prépare en extrayant, en présence d'acide chlorhydrique, la poudre de cantharide par de l'éther et par du chloroforme, qui, soumis à la distillation fractionnée, abandonnent des résidus, que l'on traite par du sulfure de carbone, afin de les priver de leur huile fixe ; puis par de la potasse caustique diluée, dont la solution est concentrée dans le vide ; le résidu ainsi obtenu, constitué par du cantharidinate de potasse, soluble dans l'eau, lavé avec de l'éther, étant ensuite décomposé, en présence de chloroforme, par de l'acide sulfurique dilué, dont la solution chloroformique, décantée, est soumise à la distillation fractionnée. On peut aussi la préparer en utilisant en lieu et place d'acide sulfurique de l'acide chlorhydrique, quitte à reprendre son résidu chloroformique par du carbonate ammonique, puis par de l'alcool.

Description de la Cantharidine. — Elle se présente sous la forme de lamelles incolores, brillantes, inodores, neutres, amères au goût, fusibles à 218°, insolubles dans l'eau, très peu solubles dans l'alcool froid, le sulfure de carbone, mais très solubles dans l'éther, le chloroforme, l'alcool bouillant, les huiles fixes, l'éther acétique et dans les essences, il en est de même dans les alcalins, qui la transforment en cantharidinates divers, dont l'acide libre est inconnu à l'état chimiquement pur.

Réactions. — Ses solutions se précipitent en des dépôts blancs, cristallins, par addition de bichlorure de mercure, de nitrate d'argent, de chlorure calcique, de chlorure barytique, en des dépôts verts, cristallins, par celle de sulfate de cuivre, rouge pâle par celle d'un sel de cobalt ; mais elle se dissout sans se colorer dans l'acide sulfurique concentré, dont la dissolution, chauffée en présence de chromate potassique, se colore alors en vert.

Elle possède, quant à sa formule, la constitution suivante :

$$\text{Cantharidine}$$

$$\text{Acide cantharidique}$$

C'est donc l'anhydride interne de l'acide cantharidique, qui devrait posséder la formule ci-dessus indiquée, car celui-ci, chauffé en présence d'acide acétique avec de l'acide bromhydrique, se transforme en acide bromhydrocantharidique, de formule :

La cantharidine, chauffée pendant 3 heures de temps, à 100°, avec de l'acide iodhydrique, se transforme en acide cantharidinique, qui n'est plus vésicant ; mais celui-ci, chauffé à 400°, avec de la chaux vive, livre du cantharidène ou dihydroxylène, C^8H^{12}, entrant en ébullition à 135°, outre du xylène et de l'acide oxalique. Chauffée avec un excès de pentasulfure de phosphore, la cantharidine se transforme en orthooxyxylène, à l'encontre de l'acide cantharidique, qui, chauffé pendant 3 heures, en tubes fermés, avec du chlorure d'acétyle, donne de l'*isocantharidine*, se présentant sous la forme de cristaux incolores, fusibles à 76°, qui se transforment facilement en acide isocantharidique, si on les traite par un acide minéral. Notons que le cantharidinate potassique se présente sous la forme d'une poudre blanche, cristalline, soluble dans l'eau, qui se prescrit, doses de 0 cmc. 4 (d'une solution à 0,05 p. 100), en injections sous-cutanées, comme spécifique contre la tuberculose.

Usage thérapeutique. — Cette drogue se prescrit parfois, mais très rarement, à doses de 0 gr. 01 par jour comme stimulant, comme diurétique en cas de paralysie urinaire, puis comme aphrodisiaque ; mais on l'ordonne couramment, sous la forme d'onguents ou sous celle de lotions, comme vésicant ou comme capillaire.

Action physiologique. — Ordonnée intérieurement ou extérieurement, à doses trop élevées, elle provoque de fortes irritations des muqueuses internes et externes, avec congestion pulmonaire, hématurie, cystites et empoisonnements souvent mortels, avec soif atroce, tuméfaction de tous les tissus, irritation douloureuse, interne, coliques douloureuses, sanguinolentes, nausées et vomissements, abaissement marqué du pouls, sensation de froid, vertiges, convulsions, coma et mort ; quoique la cantharidine s'élimine assez rapidement par les reins sous la forme de cantharidinates alcalins, en colorant alors les urines en noir ; celles-ci étant très souvent sanguinolentes. L'emploi des révulsifs et des vésicatoires, à base de cantharides, doit être lui aussi très judicieux, car la cantharidine est très facilement résorbée par la peau, pour se répandre, de là, dans tout le système sanguin, en provoquant une forte élévation de la température.

Contrepoisons. — Ordonnez, en cas d'empoisonnements par ce médicament, des émétiques, des lavages d'estomac, des opiacés, des stimulants non alcooliques, mais jamais de purgatifs à base d'huiles fixes ; celles-ci dissolvant sa cantharidine.

Pharmacie galénique. — Elle sert à préparer l'Unguentum Cantharidis, l'Emplastrum Cantharidis, le Collodium Cantharidis, et des vésicatoires tels que les mouches de Milan.

Historique. — Connue des Anciens et mentionnée par Dioscoride, qui nous apprend que cet insecte était dénommé *Mylabaris*, la cantharide n'est pour ainsi dire plus utilisée de nos jours que dans l'art vétérinaire, puis comme vésicant sous la forme d'emplâtres.

COCCINELLA, COCHENILLE, DE COCCUS CACTI (Fam. des Coccidées).

Origine zoologique. — Les insectes femelles de la cochenille, seuls officinaux, possèdent un corps ovoïde, marqué de 8 anneaux, une tête arrondie, à deux antennes et à petit aiguillon, mais ils ne sont jamais ailés, ce qui les différencie de leurs mâles, qui, sous leur corselet rouge, tacheté parfois de points plus foncés ou plus clairs, ont deux ailes blanches. Originaires du Mexique, de l'Honduras, ils se rencontrent aussi aux Canaries, à Java, où on les élève dans les nopalleries c'est-à-dire dans des champs plantés d'*Opuntia coccinellifera*. Fécondés, ces insectes femelles déposent sur des lambeaux d'étoffes leurs larves, que l'on transporte sur des claies dans des étuves maintenues entre 20° et 22°, celles-là donnant naissance à de nouveaux insectes, que l'on transporte ensuite dans les nopalleries, où on les recueille 15 jours avant leur ponte, pour les transporter sur les factories ; là on les tue en les soumettant à l'action des vapeurs d'eau, d'éther ou de soufre, puis on les dessèche ensuite au soleil ou dans des fours spéciaux, à une température de 40°.

Sortes commerciales. — Selon leur origine, on les différencie en cochenilles du Mexique, de l'Honduras, des îles Canaries, d'Algérie ou du Levant.

Description de la drogue. — La cochenille se présente, dans le droguier,

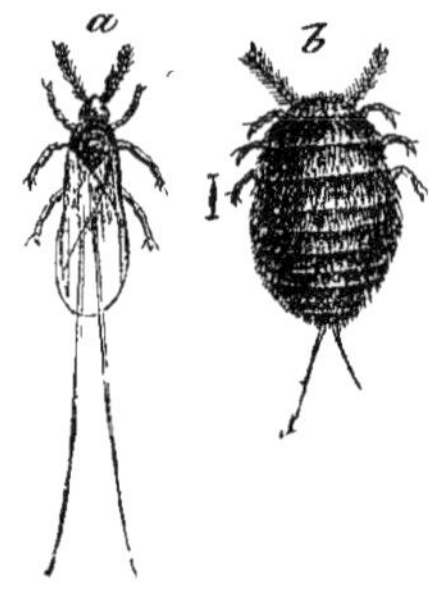

Fig. 288. — Cochenille.
a) mâle ; b) femelle.

sous la forme d'un petit corps ovoïde ou quadrangulaire, de 4 à 5 millimètres de diamètre, à surface grisâtre, sur fond rouge pourpre, à cassure difficile, rouge carmin à l'intérieur, très peu soluble dans l'eau, à laquelle elle cède une partie de son acide carminique, dont la solution se colore en rouge par addition d'acides minéraux et en violet par celles d'alcalins ; très soluble dans l'éther, l'alcool, le benzène, le chloroforme ; ses solutions aqueuses se colorent en brun par addition d'une goutte de perchlorure de fer, en vert par celle de sels d'uranium, pour se précipiter en des dépôts rouge carmin par celle d'alun ; ces précipités se dissolvent dans les solutions alcalines. Insipide, inodore, cette drogue colore en rouge la salive, si on la mastique.

Falsifications. — Elle ne doit jamais renfermer de matières végétales, insolubles dans tous les dissolvants précités, ni du sable tombant au fond d'un récipient rempli d'eau.

On la falsifie parfois aussi en l'additionnant de cochenille déjà épuisée quant à sa teneur en acide carminique, raison pour laquelle on doit toujours la titrer, en solutions alcalines, avec du ferrocyanure de potasse ou avec du permanganate potassique.

Analyse chimique. — Elle renferme passablement de matières résineuses et pectiques, de 9 à 10 p. 100 d'acide carminique, de la tyrosine, outre des albuminoïdes et des substances azotées ou phosphorées et cireuses.

Sa CIRE se présente sous la forme d'une masse onctueuse, jaunâtre, inodore, insipide, insoluble dans l'eau, très soluble dans l'éther, l'alcool, le chloroforme, les huiles fixes, qui, *dénommée Coccine*, est constituée par un mélange d'acide coccylique et d'alcool coccylique.

L'ACIDE CARMINIQUE, $C^{11}H^{10}O^6$, se prépare en extrayant cette drogue finement pulvérisée par de l'éther de pétrole, afin de la dégraisser, puis par de l'eau bouillante, dont la solution, filtrée à chaud, est précipitée, en présence d'acide acétique, par addition d'acétate de plomb ; quitte à laver le précipité ainsi obtenu, que l'on décompose, en suspension dans de l'eau, par de l'hydrogène sulfuré; le filtrat ainsi obtenu, renfermant outre l'acide carminique de l'acide phosphorique et des matières azotées, est ensuite traité par de l'acétate de plomb, quitte à reprendre son précipité en présence de sulfate de soude par de l'alcool absolu, dont la solution est soumise à la cristallisation spontanée.

Il se présente sous la forme d'une poudre amorphe, rouge brunâtre, soluble en toutes proportions dans l'eau, l'alcool, peu soluble dans l'éther. Les acides sulfurique et chlorhydrique ne l'attaquent pas, à l'encontre de l'acide nitrique, qui le transforme en acide oxalique et en acide trinitrocrésotinique ; car il possède, quant à sa formule, la constitution suivante :

$$\mathrm{HO}\;\overset{\displaystyle CH^3\quad O}{\underset{\displaystyle HOOC\quad O}{\bigcirc\bigcirc\bigcirc}}\;\left\{\begin{array}{l} C^6H^{13}O^6 \\ OH \\ OH \\ H \end{array}\right.$$

Chauffé pendant 2 heures, entre 130° et 140°, avec de l'acide sulfurique concentré, il se transforme en rufficoccine; mais chauffé avec cet acide dilué, il donne du rouge de carmin. Fondu avec de la potasse caustique, il se transforme en coccinine, en acide succinique et en acide oxalique.

Le ROUGE de CARMIN, $C^{11}H^{12}O^7$, se présente sous la forme d'une poudre inodore, insipide, insoluble dans l'éther, très soluble dans l'eau et dans l'alcool.

La RUFFICOCCINE, $C^{16}H^{10}O^6$, se présente sous la forme d'une poudre rouge tuile, inodore, insipide, peu soluble dans l'éther et dans l'eau, mais très soluble dans l'alcool, les alcalis, qui la dissolvent, avec une coloration brunâtre.

L'ACIDE TRINITROCRÉSOTINIQUE OU ACIDE NITROCOCCIQUE, $C^6H^5(NO^2)^3O^3$, se présente sous la forme de paillettes incolores, brillantes, solubles dans l'eau, l'éther, l'alcool, qui, chauffées à 180°, se décomposent en anhydride carbonique et en trinitrocrésol.

La COCCININE, $C^{14}H^{12}O^5$, se présente sous la forme de paillettes jaunâtres, insolubles dans l'eau, peu solubles dans l'éther, très solubles dans l'alcool ; dont les solutions, agitées en présence d'air, se colorent en vert, puis en rouge.

Usage thérapeutique. — La cochenille se prescrit après avoir été mélangée à du carbonate de soude, à doses de 0 gr. 1 plusieurs fois par jour, comme sédatif contre la coqueluche et comme antinévralgique.

Pharmacie galénique. — Elle sert à préparer la Tinctura Coccionellæ souvent utilisée comme indicateur titrimétrique.

Historique. — Connue des Astèques, elle ne fut introduite qu'en 1523 en Europe pour être implantée en 1827 aux îles Canaries, en 1828 à Java et en Algérie. Afin d'en préparer le carmin, il est nécessaire de la faire bouillir en présence de bitartrate potassique avec de l'eau, dont la solution filtrée, concentrée puis additionnée d'acides minéraux, dépose une poudre impalpable, insoluble dans l'eau, mais très soluble dans l'ammoniaque.

HIRUDO, SANGSUE, DE HIRUDO MEDICINALIS, seu SANGUISUGA OFFICINALIS Sav., SANGUISUGA MEDICINALIS Sav.

Origine zoologique. — Appartenant à la classe des Anélidées et à la sous-classe des Hirudinées, ces animaux hermaphrodites, de 8 à 10 centimètres de long, possèdent un corps allongé, à face dorsale convexe, vert olive, marquée de stries longitudinales, brunâtres, à face ventrale aplatie, jaune verdâtre, tachetée de petits points noirs ou brunâtres. Leur bouche possède une lèvre mu-

nie de 60 denticules, fines, acérées, à l'encontre de leur lèvre postérieure, qui est parcourue par une concavité oblique, sise sur un des côtés du ventre. Une fois fécondé, leur organe femelle dépose un cocon renfermant de 3 à 24 œufs éclosant 30 ou 40 jours après leur ponte. Se fixant sur l'épiderme, à l'aide de 3 petites incisions linéaires. qui s'élargissent ensuite en prenant la forme d'un trèfle, ces animaux sucent, en dilatant leur pharynx, le sang, qu'ils refoulent à l'intérieur de leur corps.

Élevage. — Se développant très bien dans les eaux douces et sur le bord des ruisseaux, ces animaux sont élevés dans de grands bassins traversés par des courants continus d'eau fraîche, dans lesquels on dépose des cadavres entiers d'animaux, car ils exigent une nourri-

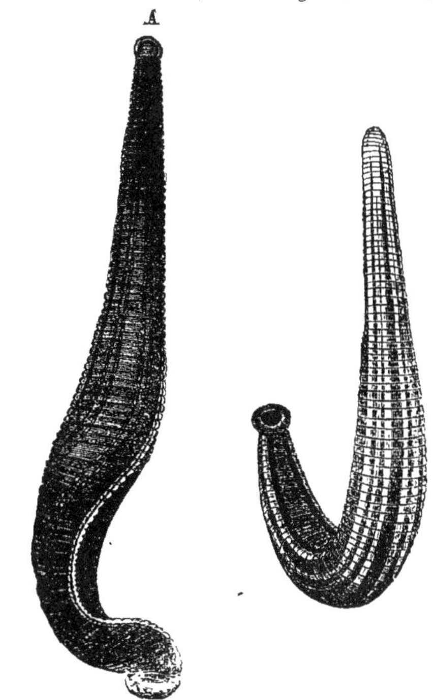

Fig. 289 — Sangsue grise.   Fig. 290. — Sangsue verte.

ture, non seulement végétarienne, mais de la chair animale.

Sortes commerciales (fig. 289). — On les différencie en deux grandes variétés, l'une la sangsue allemande, tachetée sur sa face ventrale de points noirs, mais parcourue sur sa face dorsale, vert olive, par 6 lignes longitudinales noirâtres, l'autre la hongroise, dont la face dorsale, jaunâtre, est tachetée de noir, sa face ventrale étant parcourue sur ses bords par deux lignes noirâtres (fig. 290).

Description de la drogue. — Ces deux variétés de sangsues doivent être droguées, avant d'être vendues aux pharmaciens ; c'est-à-dire qu'on doit les placer à cet effet, pendant un certain temps, dans des bassins d'eau courante, où on les fait jeûner. Classées selon leur grandeur, elles doivent être conservées dans des pots en grès, remplis d'eau, qu'il ne faut pas oublier de changer tous les jours ; celle-ci devant être maintenue aussi fraîche que possible, car de brusques variations de température ou des émanations putrides les font dépérir.

Falsifications. — Provenant généralement des élevages hongrois ou français, particulièrement de ceux de l'Eure, de la Gironde, des Landes, de la Loire et de l'Indre, les sangsues sont parfois confondues avec l'*Hœmopis vorox* dont la face dorsale est noire, sa face ventrale étant noir brunâtre ; celle-ci ne possédant que 30 denticules, ne peut de ce fait attaquer l'épiderme et s'y fixer. On falsifie aussi cette drogue officinale, en la mélangeant à l'*Hirudo troctina*, toujours tachetée de plaques jaunes, et à l'*Hirudo mysomelas* de couleur vert olive, qui, ne se rencontrant pas en Europe, sont utilisées, en lieu et place de nos sangsues, dans leurs pays d'origine.

Usage thérapeutique. — Absorbant en moyenne de 5 à 15 grammes de sang par jour, la sangsue doit être placée aux endroits que l'on désire dégorger, après qu'elle ait été mise à la diète pendant un certain temps, puis qu'on ait pris soin de bien laver, à l'aide d'eau tiède, l'endroit où elle doit se fixer ; celui-ci ayant été imbibé d'eau sucrée ou de lait ; on la dépose aussi parfois dans de petits tubes en verre, dont l'orifice est assez large pour qu'elle puisse y passer sa tête.

Action physiologique. — On les ordonne généralement pour combattre l'apoplexie, la syncope ou la pleurésie, car sous l'influence des émissions sanguines locales, le réseau vasculaire, sur lequel on place les sangsues, se vide, d'où diminution de la tension artérielle ; le sang ainsi dégorgé ne se coagule pas de suite, car cet animal émet un derme riche en un ferment anticoagulant. Il ne faut jamais les ordonner aux hémophyliques, ni aux vieillards, puis ne jamais les appliquer sur les grosses veines, telles que la jugulaire, le scrotum, la temporale, ni aux endroits où une intervention chirurgicale pourrait devenir nécessaire ; afin de favoriser l'écoulement du sang, il est nécessaire de recouvrir la plaie, que la morsure de la sangsue a produite, de compresses imprégnées d'eau tiède et de trancher par le milieu cet animal en train de se gorger de sang, celui-ci continuant encore à sucer deux heures après sa mort. Afin d'arrêter l'épanchement du sang, il ne faut pas l'arracher brusquement, ceci afin d'éviter la formation de phlegmons ; mais il faut lui faire lâcher prise, en l'imbibant d'eau salée, quitte à parfaire de suite un pansement antiseptique sur l'endroit ainsi tuméfié ; l'hémorragie continuant, on peut l'arrêter à l'aide d'ouate hydrophile imbibée d'eau de Pagliari.

Historique. — Utilisées dès les temps les plus reculés de notre histoire, chez les Hindous, les sangsues étaient connues des Grecs et des Romains ; mais elles ne furent introduites dans la thérapeutique moyennageuse que par l'Ecole de Salerne.

Notons que les sangsues servent à préparer l'HIRUDINE, qui s'obtient en extrayant les têtes de ces animaux, à une température de 40°, par de l'eau physiologique, dont la solution est soumise à la dialyse, pour être ensuite traitée par de l'acide chlorhydrique, afin de précipiter ses albuminoïdes. Celle-là centrifugée, puis neutralisée, évaporée dans le vide, abandonnant un résidu, que l'on dessèche. Elle se présente sous la forme d'une poudre gris blanchâtre, soluble dans l'eau, dont les solutions sont précipitées par addition d'alcool. On la prescrit parfois, à doses de 0 gr. 01 plusieurs fois par jour, comme anticoagulant du sang.

COLLA PISCIUM, ICHTHYOCOLLE, COLLE DE POISSON, D'ASCIPENSER HUSO, L., ASCIPENSER STURIO, L.

Ce produit non officinal, mais très recherché dans la technique, provient de la vésicule aérienne de l'*Ascipenser Huso* et de l'*Ascipenser Sturio*, de l'*Ascipenser stellatus* et de l'*Ascipenser rhutanus*, qui se rencontrent par bandes, à l'époque de la fraie, vers l'embouchure du Volga, de l'Oural, du Dniester, du Dnieper, fleuves que ces poissons remontent ensuite. On les y pêche pour utiliser leurs œufs comme caviar, puis pour les priver de leurs vésicules aériennes, que l'on dessèche au soleil. Celles-ci sont constituées par deux couches distinctes, l'une, la supérieure, brunâtre, que l'on rejette ; l'autre, l'inférieure, blanchâtre, que l'on presse entre deux couvertures de laine, pour la dessécher ensuite, car elle livre l'ichthyocolle, se vendant particulièrement à Pétrograd, à Nijni-Nowgorod, à Moscou, d'où on l'exporte sur Londres, Marseille, Hambourg. Blanche, semi-trans-

parente, cornée, inodore, insipide, cette colle de poissons, à éclats nacrés, est très soluble dans l'eau chaude, dont les solutions limpides, neutres, mucilagineuses, colloïdales, peuvent être conservées pendant un certain temps, à condition d'être additionnées de glycérine ; mais concentrées, ces solutions déposent au froid une masse semi-transparente, dure, qui se dissout assez facilement dans l'eau alcaline.

Renfermant de 0 gr. 03 à 0 gr. 05 p. 100 de cendres, constituées par des oxydes de soude, de magnésium et de potasse, outre de la glutine ou gélatine, elle est utilisée pour clarifier les vins et pour préparer l'Emplastrum adhæsivum.

KÉRATINE

Préparation. — Constituant la substance principale des cellules superficielles de l'épiderme, des ongles, des sabots, des cornes, des carapaces, des cheveux, des poils, des plumes, de la laine, des coquilles d'œufs, etc., on la prépare généralement à l'aide de la corne, qui, râpée, est chauffée avec de l'eau additionnée de 10 p. 100 de carbonate de soude, puis avec de l'acide chlorhydrique dilué, de l'alcool et de l'éther, pour dessécher ensuite son résidu insoluble dans ces divers dissolvants ; celui-ci étant constitué par un mélange de 51 p. 100 de carbone, 6,8 p. 100 d'hydrogène, 17 p. 100 d'azote et de 0,74 p. 100 de soufre, outre de l'oxygène. On la prépare aussi en faisant macérer, pendant 10 jours, les plumes d'oiseaux (d'oie en particulier), dans de l'éther additionné d'alcool, puis en les faisant digérer dans de l'eau tiède, additionnée de pepsine et d'acide chlorhydrique (afin de dissoudre leurs peptones), quitte à chauffer leur résidu, au réfrigérant à reflux, avec de l'acide acétique bouillant, dont la solution, soumise à la distillation fractionnée, abandonne un résidu amorphe, brunâtre.

Description de la drogue. — Elle se présente sous la forme d'une poudre brunâtre ou sous celle de lamelles translucides, inodores, insipides, insolubles dans tous les dissolvants usuels, dans les acides minéraux dilués, mais très solubles dans l'acide acétique glacial, bouillant, dans les alcalins et dans l'ammoniaque. Se dissolvant dans l'eau bouillante, particulièrement si celle-ci est légèrement acidulée, elle se transforme en un liquide sirupeux, filant, non gélatineux, si on la chauffe entre 140° et 150°, sous pression réduite, avec de l'eau, mais la solution ainsi obtenue, se précipite par addition d'acide acétique, tout en dégageant de l'hydrogène sulfuré. Chauffée à l'ébullition avec de l'acide sulfurique dilué, elle se décompose en leucine, en tyrosine, en acide aspartique et en acides gras.

Composition chimique. — Particulièrement riche en soufre et en azote, elle renferme des traces de glycocolle, de la leucine, de l'acide aminovalérianique, de la phénylalanine, etc., si on la décompose, mais, incinérée, elle ne doit pas abandonner plus de 1 p. 100 de cendres.

Usage thérapeutique. — Ayant soumis ce produit pendant un certain temps à la digestion aqueuse, en présence d'ammoniaque ou d'acide acétique, on obtient une solution neutre, dans laquelle on plonge les pilules à enrober ; celles-ci pouvant passer à travers l'estomac sans être décomposées.

GELATINA, GÉLATINE.

Préparation. — La colle des poissons, la corne des mammifères, les os d'animaux, particulièrement ceux des jeunes bêtes, traités par de l'acide chlorhydrique, afin de les libérer de leurs sels inorganiques, puis par de l'éther, pour les dégraisser, sont ensuite chauffés, sous pression réduite, entre 110° et 120°, avec de l'eau, dont la solution filtrée, à une température de 50°, précipite par addition d'alcool sa glutine qui, desséchée, se présente sous la forme d'une masse transparente, dure, neutre, cassante, amorphe, soluble dans l'eau bouillante, dont la solution concentrée se prend par refroidissement en une masse gélatineuse, que l'on purifie ou que l'on étire sous la forme de plaques.

Description de la drogue. — Subdivisée selon sa couleur en plusieurs variétés, dites marques or, argent, cuivre et ordinaire, la gélatine se présente sous la forme de plaques minces, transparentes, cassantes, inodores, insipides, solubles dans l'eau bouillante, dont les solutions diluées, non précipitables par addition de ferrocyanure potassique, d'acétate de plomb, de sulfate ferrique, de sulfate de cuivre, [d'alun, de nitrate d'argent ou d'acide minéraux, sont précipitées en des dépôts floconneux, brunâtres ou blanc jaunâtre, par addition de tanin ou d'alcaloïdes ; incinérée elle ne doit pas abandonner plus de 2 p. 100 de cendres, mais ses solutions aqueuses sont précipitées par addition d'alcool, à condition qu'elles soient neutres, cas contraire, la gélatine se dissout en présence d'acides ou d'alcalins dans ce dissolvant. Une solution aqueuse, concentrée de gélatine, perd ses propriétés de se gélatiniser, si on la chauffe trop longtemps ; car cette substance se transforme en une matière adhésive, dénommée *colle forte;* il en est de même, si on la chauffe avec des iodures ou des chlorures alcalins. Possédant un pouvoir rotatoire, lévogyre, de —112°, les solutions aqueuses de gélatine se colorent en bleu, puis à la chaleur en rouge par addition de sulfate de cuivre et d'alcalins. Le suc gastrique peptonise la gélatine, en la décomposant en *semiglutine*, précipitable par addition d'alcool ou par celle de chlorure de platine, et en *hémicolline*, non précipitable par ces réactifs. Non dialysable, la gélatine se décompose à chaud, en présence d'eau de baryte, en pyrol, en homopyrol, en tyrosine, en glycocolle, en alanine, en acide aminobutyrique, en leucine, en acide glutamique, etc. ; mais soumise à l'action des ferments du suc pancréatique, elle donne, après 24 heures de contact à une température de 24°, des peptones, des acides acétique, butyrique, valérianique et carbonique, de la leucine, du glycocolle, de l'ammoniaque, de la triméthylamine, de l'isophényléthylamine, mais non de l'indol et de la tyrosine. Soumise en présence de bactéries à la putréfaction, elle se transforme en majeure partie en neurine.

Usage thérapeutique. — Elle sert à préparer des suppositoires, des bougies urétrales, des plaques photographiques, etc., puis à clarifier le vin.

COLLE FORTE.

Se préparant en traitant les déchets des peaux d'animaux ou leurs tendons par du lait de chaux, afin de les priver de leurs poils, de leurs matières grasses et sanguinolentes, puis en les chauffant pendant un certain temps avec de l'eau, dont la solution, filtrée à chaud, est soumise au froid, cette substance se présente sous la forme de plaques jaunes, plus ou moins foncées, solubles dans l'eau, insolubles dans l'alcool ou dans les autres dissolvants organiques. Se rapprochant beaucoup, quant à sa composition chimique, de celle de la gélatine, elle est utilisée comme adhésif pour coller les meubles.

OS SEPIÆ, OS DE SÈCHE, DE SEPIA OFFICINALIS.

Appartenant à la famille des Myopsides, subdivision des Décapodes, ce poisson porte sur sa face dorsale une excroissance ovale, remplie d'air, de 12 à 25 centimètres de long sur 4 à 5 centimètres de large. Celle-ci recueillie, mondée de ses deux couches externes, brunâtres, chagrinées, livre au droguier sa partie médiane, non officinale, constituée par plusieurs couches lamelleuses, superposées les unes aux autres, soudées entre elles par leurs extrémités. Celles-ci, desséchées, renfermant des phosphates et des carbonates de chaux, avec traces de chlorure de soude, sont utilisées, après avoir été pulvérisées, dans la préparation des poudres dentifrices et selon Brandt comme fébrifuge.

CASTOREUM, FIBRE DE CASTOR, DE CASTOR CANADENSIS, CASTOR FIBER, L.

Ce mammifère rongeur, de la grosseur de nos chiens bassets, est un amphibie, qui se rencontre sur le bord des cours d'eau et sur celui des rivières du Canada, de la Sibérie et du Danube. Il porte, à gauche et à droite de ses organes génitaux, deux poches sécrétrices, communiquant entre elles par un étroit canal, renfermant un liquide, d'odeur spéciale. qui, l'animal une fois mort, se concrète, pour se déposer sur les parois ridées de ces poches sous la forme d'une masse solide. Ces poches mises à nu, puis desséchées, sont alors vendues au commerce européen, qui les différencie, selon leur lieu d'origine, en Castor sibérien ou européen, en Castor du Canada et du Labrador, voire même de Terre-Neuve, où cet animal se rencontre par bandes.

La substance, contenue dans ces poches, se présente sous la forme d'une masse dure, cassante, brunâtre extérieurement, brun fauve intérieurement, parcourue par des stries blanchâtres, à saveur amère, âcre, aromatique, d'odeur spéciale, pénétrante, voire même désagréable, si elle est par trop concentrée, mais très agréable si elle est diluée. Peu soluble dans l'eau, en partie soluble dans l'alcool, l'éther, dont les solutions aqueuses se colorent en vert par addition de perchlorure de fer, elle renferme des traces d'essence et de phénol, de la castorine, outre des matières résineuses et pectiques, de l'acide benzoïque, de l'acide salicylique, des phosphates et des carbonates de chaux, puis de la cholestérine et de la gélatine.

On la prescrit, à doses de 0 gr. 05 à 0 gr. 5, plusieurs fois par jour, sous la forme de poudres, de pilules ou de teintures, comme antispasmodique, comme emménagogue et comme spécifique contre les crises d'hystérie Servant en outre à préparer la Tinctura Castorei, cette drogue était connue des Anciens, qui

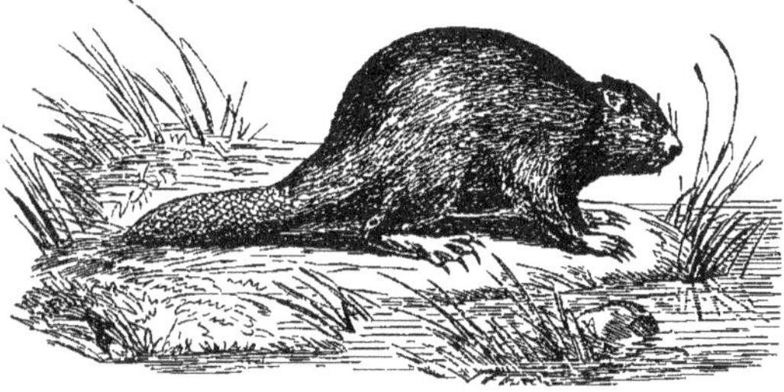

Fig. 291. — Castor.

dénommaient le castor *Casturi* dans la langue sanscrite ; *Canis ponticus* en latin. voir Pline, qui nous apprend que c'était un animal très commun à la région de nos lacs.

MOSCHUS, MUSC, DE MOSCHUS MOSCHIFERUS (Chevrotain).

Origine zoologique. — Ce mammifère, de 60 centimètres de haut, de forme gracieuse, à pattes allongées, fines, très musclées, à sabots longs, pointus, à oreilles longues, ressemblant un peu à celles de nos lapins, à pelage brun foncé, maculé de taches grises ou blanches, mais à poil grossier, ondulé, cassant, à dents acérées, se rencontre entre le 70° et le 170° de longitude et le 65° et le 15° de latitude nord, c'est-à-dire particulièrement en Mongolie, au Thibet, au Tonkin, au Népaul, au Cachemire, à Sinkhin, en Assam, au Turkestan, où il vit, non pas comme on l'admettait jusqu'ici en de grands troupeaux, mais pour ainsi dire toujours solitaire, car timide, peureux, il recherche de préférence les endroits inaccessibles, proches des forêts de bouleaux. Se cachant généralement pendant la journée, il vit parfois dans son terrier avec sa femelle, qui, elle aussi sans corne, devient une ou deux fois l'an, mère d'un ou de deux petits chevrotains. Ceux-ci, très sauvages, ne témoignent pas de tendresse à leur nourrice, dont ils fuient l'approche, sitôt qu'ils ont été allaités, le chevrotain mâle, ne possédant jamais d'andouiller, porte intérieurement, près de l'ombilic et des organes génitaux, une petite poche sécrétrice, oblongue, de 5 à 6 centimètres de long sur 3 à 4 centimètres de large, qui, remplie d'un liquide semi-fluide, émet à l'époque du rut, une odeur pénétrante, ammoniacale, spéciale, servant à attirer la femelle. Cet animal une fois mort, ce liquide se concrète. s'agglomère sous la forme d'une masse grumeleuse, granuleuse, solide, peu adhérente aux parois de sa poche, qui, extérieurement, est recouverte de longs poils convergeant vers son orifice inférieur.

Des trappeurs ou des Mongols et des Thibétains, s'adonnent volontiers à la chasse de cet animal, qui tend à disparaître entièrement, grâce à leur néfaste habitude de tuer même les femelles et les petits du chevrotain, ceux-là ne possédant aucune valeur marchande, en ce qui concerne le musc, vu qu'ils ne possèdent pas de poches sécrétrices.

Ils les tuent soit à l'aide de flèches, afin de ne pas abîmer la peau de ces animaux, soit à l'aide de pièges disposés tous les 100 mètres à l'intérieur d'une haie ou de broussailles artificielles, disposées sur plus d'un kilomètre de long, vers lesquelles ils pourchassent le chevrotain, qui se prend dans un nœud coulant. Tué, privé de sa peau, cet animal est alors dépouillé de sa poche sécrétrice, qui émet, à l'état frais une odeur, dont les effets physiologiques sont néfastes pour les centres nerveux, les yeux et les narines des chasseurs, qui en sont très incommodés. Celle-là, lavée puis desséchée au soleil, est alors expédiée à dos de caravanes sur Tseu Tchouan ou Ta Tsien Lu, puis pendant les mois d'hiver sur Tchou-King, où des inspecteurs du gouvernement chinois l'exa-

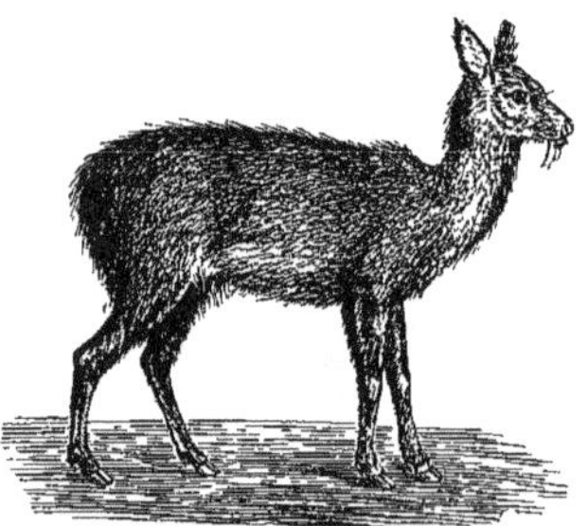

Fig. 292. — Chevrotain.

minent quant à sa valeur marchande, en prélevant à l'aide de fines aiguilles une petite quantité de sa masse granuleuse. Classées selon leur poids, leur arome, leur grandeur et leur forme en plusieurs variétés, ces poches sont alors emballées dans des sacs en cuir ou dans des caisses en bois, pour être expédiées sur les ports ou sur les villes de Shanghaï, Nankin, Canton, Fou Tchéou, Tcheng Tin, qui livrent le musc tonkinois, que l'on exporte sur Londres, Paris, Hambourg, New-York, dans des caisses en bois, doublées de plaques de tôle, ou dans des caisses en fer-blanc, recouvertes souvent à l'extérieur d'hiéroglyphes. Ces villes en achetèrent en 1905 près de 888 catties, soit 378 catties pour Paris, 83 catties pour Londres, 387 pour New-York et 40 pour Hambourg, contre 722 pour Paris, 239 pour Londres, 287 pour New-York et 65 pour Hambourg en 1910.

Sortes commerciales. — Le commerce européen différencie ce produit selon ses pays exportateurs en plusieurs grandes variétés, soit en tonkinois, chinois, sibérien, russe, etc., etc., puis selon ses pays producteurs en musc tonkinois, qui est le plus recherché ; celui-ci étant toujours emballé au nombre de 20 poches dans des caisses en bois ; en musc peau bleue, provenant aussi du Tonkin, qui est le plus estimé ; il se différencie du précédent de par une petite membrane plus foncée, recouvrant les trois couches de peau constituant sa poche ; en musc d'Yunnam ou musc Sawko, qui provenant de Tabi, c'est-à-dire des montagnes du nord de la Chine, est moins estimé, en musc cabardine, qui plus humide, plus granuleux, est constitué par des poches ovales, aplaties, à peau très adhérente ; cette variété étant généralement expédiée sur Pétrograd ; en musc du Népaul, à poches sphériques, qui, recouvertes de nombreux poils rudes, et renfermant un grain sec, brun rougeâtre, brillant, sont vendues à Londres ou aux

Indes ; en musc d'Assam dont les poches, ressemblant à celles du musc du Népaul, possèdent une peau plus foncée et une masse cartilagineuse, qui les envahit en partie vers l'intérieur. Notons en outre que le musc de Russie ou de Sibérie est constitué par des poches aplaties, recouvertes de poils argentés, qui ne sont pas enveloppées, comme celles de la Chine, dans du papier parcheminé.

Description de la drogue. — Le musc se présente généralement dans le droguier, sous la forme d'une masse brunâtre, grumeleuse, parfois un peu molle, d'odeur aromatique, persistante, spéciale, non ammoniacale, qui devient plus forte par addition d'une goutte d'ammoniaque. Incinéré, il abandonne un résidu minime de cendres, renfermant des matières inorganiques. Peu soluble dans l'eau, le benzène, le chloroforme, l'essence de térébenthine, il est très soluble dans l'éther, l'alcool.

Examiné au microscope, il ne doit pas renfermer de grains d'amidon, servant à le falsifier, mais des corpuscules brunâtres, aplatis. Desséché au-dessus d'acide sulfurique, il ne doit pas perdre plus de 10 à 15 p. 100 de son poids.

Falsifications. — Ce produit, d'un prix de revient très élevé, est souvent additionné de pierres ou de sable afin de l'alourdir, puis de poudres végétales, reconnaissables à l'examen microscopique, et de musc synthétique que l'on prépare en faisant réagir, en présence de chlorure aluminique, le chlorure butylique tertiaire sur du toluène, afin d'obtenir le butyltoluène tertiaire, que l'on verse dans un mélange d'une partie d'acide nitrique à 1,5 et de deux parties d'acide sulfurique fumant ; quitte à chauffer ensuite pendant 10 heures le tout, au bain-marie, et à le verser dans de l'eau, afin de le transformer en trinitrobutyltoluène qui, décanté, est soumis à la cristallisation fractionnée, celui-ci se présentant sous la forme d'aiguilles jaunes, fusibles à 97°, d'odeur très musquée, solubles dans l'éther, l'alcool ; on les dénomme tonquinol.

On peut aussi préparer des muscs artificiels en partant a) selon le B. 80158, de l'isobutylhydrindène, de formule :

$$\begin{array}{ccc} & CH_2\!\!-\!\!CH_2 & \\ & C & \\ HC & C\!\!-\!\!CH_3 & \\ HC & CH & \\ & CH & \end{array}$$

que l'on obtient en chauffant, jusqu'à cessation complète de tout dégagement d'acide chlorhydrique, 60 grammes d'hydrindène, avec 10 grammes de chlorure isobutylique et 10 grammes de chlorure aluminique, quitte à entraîner ensuite le produit ainsi obtenu aux vapeurs d'eau et à le soumettre à la distillation fractionnée, car il entre en ébullition à 240° ; celui-ci nitré, étant alors transformé en dinitrobutylhydrindène, qui, fusible à 121°, est traité à 60° par le mélange sulfonitrique, afin d'obtenir le trinitrosobutylhydrindène. Purifié par recristallisations fractionnées à l'aide d'alcool, il se présente sous la forme d'une poudre cristalline, blanche, fusible à 140°, d'odeur musquée, soluble dans l'alcool ;

b) Du chlorure isobutylique qui, chauffé au réfrigérant ascendant avec du toluène additionné de chlorure aluminique, se transforme comme suit :

$$\begin{array}{ccc} & CH_3 & \\ & C & \\ HC\quad CH & & CH_3 \\ HC\quad CH & +\ Cl\!\!-\!\!C\!\!-\!\!CH_3 \\ & CH & CH_3 \end{array}$$

$$= \text{HCl} + \quad \text{(formule développée de l'isobutyltoluène)}$$

L'isobutyltoluène, ainsi obtenu, se présente sous la forme d'un liquide incolore, entrant en ébullition entre 170° et 200°, qui, traité par le mélange sulfonitrique, dépose des cristaux fusibles à 95°, solubles dans l'alcool, car la réaction suivante a eu lieu :

$$\text{(formule développée)} + 2\,\text{HNO}^3$$

$$= \text{(formule développée du dinitro-isobutyltoluène)}$$

c) Du métaxylène qui, chauffé, en présence de chlorure zincique, à l'autoclave, entre 49° et 50°, avec de l'alcool isobutylique, donne l'isobutylxylène que l'on nitre ;

d) De l'isobutyltoluène de formule :

$$\text{(formule développée de l'isobutyltoluène)}$$

que l'on peut aussi préparer à l'aide du métachlortoluène ; celui-ci traité, en présence de chlorure aluminique, selon le procédé de Friedel et Craft, par du chlorure butylique, livrant le métachlorisobutyltoluène, qui entre en ébullition entre 240° et 248° ; celui-ci nitré par le mélange sulfonitrique, à une température de 80°, est alors versé dans de l'eau, afin de le transformer en trinitrochlorisobutyltoluène, qui, purifié à l'aide de recristallisations spontanées dans de l'alcool, se présente sous la forme d'aiguilles incolores, d'odeur aromatique, fusibles à 110°, solubles dans l'alcool, l'éther, insolubles dans l'eau ;

e) En partant du trinitrobutylcrésol, c'est-à-dire selon le B. A. 215355 ;

f) Selon le B. 195360, en faisant réagir à froid, avec précaution, 500 grammes de brome, en présence d'un peu d'iode, sur 500 grammes de butylxylène, puis en faisant recristalliser le brombutylxylène ainsi obtenu, dans de l'alcool ; celui-ci, fusible à 265°, étant ensuite nitré, afin de le transformer en nitrobrombutylxylène, qui possède une odeur musquée.

g) Du trinitrobutylxylène que l'on réduit en solution alcoolique par du sulfure ammonique, afin de le transformer en dinitrobutylxylidine de formule :

$$\text{(formule développée de la dinitrobutylxylidine)}$$

que l'on diazote et traite par des halogènes ; le chlordinitrobutylxylène, ainsi obtenu, se présentant sous la forme d'aiguilles brunâtres, d'odeur aromatique, fusibles à 83°, solubles dans l'alcool.

h) En dissolvant selon les B. A. 8131, 243°51, etc, 100 grammes de butyltoluène dans 2 kilogrammes de sulfure de carbone, dont la dissolution est traitée, en présence de 610 grammes de chlorure d'acétyle, par 60 grammes de chlorure aluminique, afin de le transformer en une cétone, d'odeur aromatique, entrant en ébullition à 258°, celle-ci, nitrée, se transforme en dinitroisobutyltolylcétone de formule :

$$\text{(formule développée de la dinitroisobutyltolylcétone)}$$

celle-ci se présentant sous la forme d'une poudre cristalline, d'odeur musquée, fusible à 131°, soluble dans l'alcool, l'éther, qui sert aussi à préparer le musc synthétique.

Analyse chimique. — Le musc renferme de la muscone, des traces d'essence, des graisses saponifiables, des substances résineuses et pectiques, puis de la cholestérine et du carbonate ammonique.

La MUSCONE, $C^{15}H^{10}O$, contenue à raison de 0,5 à 2 p. 100 dans le musc soumis à la distillation aux vapeurs d'eau, se présente sous la forme d'un liquide incolore, d'un poids spécifique de 0,9268, à pouvoir rotatoire, lévogyre, de — 10°6′, à indice de réfraction de 1,479, soluble dans l'alcool, l'éther, qui, d'odeur agréable, aromatique, à saveur chaude, aromatique, se combine à l'hydroxylamine sous la forme d'une masse cristalline.

Usage thérapeutique. — On prescrit le musc, à doses de 0 gr. 01 à 0 gr. 1 par jour, en poudres et en pilules ou sous la forme de teintures, comme stimulant de l'estomac et comme antispasmodique.

Pharmacie galénique. — Il sert à préparer la Tinctura Moschi, qui doit toujours être conservée dans des endroits frais et dans des flacons hermétiquement fermés, déposés dans des boîtes en fer-blanc.

Action physiologique. — Ordonné à doses trop élevées, il provoque de la chaleur épigastrique, des maux de tête, des vertiges, avec excitation très prononcée des organes génitaux ; mais il n'a aucune influence sur la circulation sanguine, ni sur le sommeil ou sur la transpiration. Il serait selon certains auteurs un emménagogue dangereux, provoquant de l'épitaxie et de la diaphorèse.

Incompatibilités. — Il ne faut jamais l'ordonner avec de l'eau de laurier-cerise, du sulfate de quinine, de l'essence de moutarde, du seigle ergoté, des racines de valériane, du camphre ou du soufre doré.

Historique. — Mentionné dans les vieux livres chinois, tels que le Cho chiu kei pen tsao, il fut souvent confondu au moyen âge avec le Castoreum.

Notons que le musc, tout comme le musc artificiel, est peu soluble dans l'alcool (40 p. 100) et qu'il faut le dissoudre, lors de la préparation des parfums, premièrement dans les essences, qui les composent, quitte à les additionner ensuite d'alcool, car ce sont tous deux des fixateurs qui, comme la civette, le castoreum, plaisent au public de par leur odeur sui generis, rappelant le mâle. Il en est de même de certaines essences, telles que celles de la sauge sclarée, du labdanum, de la mousse de chêne, puis du phénylacétate d'isobutyle, aussi doit-on les incorporer avec soin et en de très petites quantités dans les parfums à la mode, il est même recommandable de dissoudre le musc dans de l'eau alcoolisée ou glycérinée, avant de l'y incorporer.

CETACEUM, BLANC DE BALEINE, DE PHYSETER MACROCEPHALUS, Gray.

Origine zoologique. — Le cachalot, appartenant à la famille des Cétacés, se rencontre dans toutes les mers, mais principalement dans l'océan Atlantique. Il possède une tête énorme, dont la cavité est remplie d'huile fixe, celle-ci se rencontrant aussi dans tous les tissus de cet animal.

Préparation. — La tête du cachalot, perforée près des narines, exsude une huile, qui, versée dans de grands tonneaux disposés sur le pont des navires, s'adonnant à cette pêche, est abandonnée pendant un certain temps au repos, où elle se sépare en deux couches, l'une liquide, l'autre solide, que l'on exprime dans des sacs en toile, afin d'obtenir le blanc de baleine ; la première, exposée ensuite au froid (et parfaisant avec la seconde environ 2 à 3.000 kilogrammes par animal) se prend en partie, petit à petit, en une masse solide, que l'on exprime à nouveau, à l'aide de presses hydrauliques, quitte à la purifier ensuite, comme la précédente, en la chauffant avec de la potasse caustique aqueuse, afin de saponifier les traces d'huile fixe, dite huile de cachalot, qu'elle peut encore renfermer.

Description de la drogue. — Le blanc de baleine se présente sous la forme de lamelles foliacées, cristallines, blanches, à éclats nacrés, à toucher onctueux, d'odeur nulle, à saveur douceâtre, fade, d'un poids spécifique de 0,94 à 0,95, à indice de saponification de 108 à 126, à indice d'acidité de 0,75 à 5, fusibles entre 48° et 54°, insolubles dans l'eau, peu solubles dans l'alcool dilué, assez solubles dans l'alcool à 95 p. 100, mais très solubles dans l'éther, le chloroforme, l'éther de pétrole, le sulfure de carbone, les huiles grasses et essentielles. Non attaqué par la potasse caustique aqueuse et diluée, le blanc de baleine est saponifié par la potasse caustique alcoolique, qui le transforme en alcool cétylique et en acide cétylique. Soumis lentement à la distillation sèche, il peut être distillé sans subir de décomposition ; mais chauffé brusquement, il se décompose en cétène, qui est un hydrocarbure de formule $C^{16}H^{32}$. Il brûle avec une flamme éclairante, mais mis en suspension dans des solutions aqueuses, bouillantes, il dépose, après leur complet refroidissement, des dépôts cristallins d'alcool cétylique.

Falsifications. — On le falsifie parfois, en l'additionnant de stéarine ou d'acide stéarique, qui chauffés avec de l'alcool, donnent un filtrat acide, se troublant par addition d'eau. Saponifié par du carbonate de soude, le blanc de baleine doit donner un filtrat ne se troublant pas par addition d'acide chlorhydrique, cas contraire acide stéarique.

Analyse chimique. — Il est constitué par un mélange de cérotinate cétylique, de palmitate cétylique $C^{15}H^{31}COOC^{16}H^{33}$ et par des éthers cétyliques des acides laurique, myristique, stéarique.

L'ALCOOL CÉTYLIQUE OU ETHAL, $C^{16}H^{33}OH$, se prépare en chauffant à l'ébullition le blanc de baleine avec de la potasse caustique alcoolique, dont la solution est précipitée par addition d'eau ; car la réaction suivante a eu lieu :

$$C^{15}H^{31}COOC^{16}H^{33} + KOH$$

$$= C^{15}H^{31}COOK + C^{16}H^{33}OH$$

Il se présente sous la forme de lamelles blanches, brillantes, inodores, insipides, fusibles à 49°, entrant en ébullition à 344° d'un poids spécifique de 0,3176, insolu-

bles dans l'eau, très solubles dans l'alcool absolu bouillant, l'éther, le chloroforme, qui, oxydées, se transforment en aldéhyde et en acide palmitique.

Usage thérapeutique. — On le prescrit, à doses de 5 à 10 grammes par jour en pilules ou en émulsions, comme adoucissant contre les catarrhes des bronches, comme sédatif, comme béchique et comme reconstituant ; mais il rentre principalement dans la préparation des onguents.

Pharmacie galénique. — Il sert à préparer l'Unguentum Cetacei, l'Unguentum Leniens et diverses crèmes de toilette.

Historique. — Très apprécié sous les dénominations de *Spermacelum*, et d'*Halosanthos* par la médecine moyenâgeuse, il fut décrit par Pomet, par Dioscoride et par Cordus.

AMBRA, AMBRE GRIS, DE PHYSETER MACROCEPHALUS, Cachalot.

Originaire de Madagascar, des îles du cap Vert, du Mozambique, du Bengale, de Java, du Pégu, de Sumatra, de la Chine, du Japon, de Kery (Irlande), de l'archipel Malais, de Sligo (Angleterre), l'ambre provenant de ces différentes régions peut être soit récolté sur leurs côtes, soit être retiré du cachalot, voire même recueilli à la surface de la mer, où on le pêche sous la forme de gros morceaux de grandeurs variables, plus légers que l'eau. Cette substance, pouvant aussi provenir du Kogia japonais ou Kognio, est un produit d'exsudation de ces animaux dont le cachalot est le principal fournisseur, celui-ci, macrocéphale, plus fréquent dans les régions tropicales, quoiqu'on le rencontre au Spitzberg, possède une bouche énorme, fendue jusqu'au niveau des yeux, à mâchoire étroite, seule munie de dents, vivant par bandes nombreuses, commandées par le mâle, beaucoup mieux développé (2 à 4 fois la longueur de la femelle). Il se réunit sous la forme de groupes dénommés gammes par les pêcheurs, qui les harponnent parfois après une violente tempête, lorsqu'ils se sont échoués sur les rivages, où ils ne tardent pas à mourir d'inanition, car ils sont très gloutons. Traqué pour son huile, pour le blanc de baleine renfermé dans son immense tête, pour son ambre et pour ses dents, il est harponné, puis dépecé, pour être privé des concrétions stomacales et intestinales, qu'il renferme ; celles-ci étant dues à la présence d'une bactérie ou Spirilus recti Physeteris, qui provoque la formation de calculs pouvant aussi être émis naturellement par cet animal ; ceux-là s'additionnant des parties indigestibles, provenant des animaux, que le cachalot absorbe, car il est très friand de céphalopodes musqués, tels que l'Eledone moschata ou poulpe, qui répand un parfum si suave que les poissons d'alentour accourent pour s'en repaître. Le cachalot émet, il est vrai, des matières stercorales, pouvant, elles aussi, donner naissance à une qualité d'ambre artificiellement préparée. Nous ne pouvons pas, avec certitude, énoncer de quelle manière ce produit de parfumerie se parfait, en tous cas, ce fixateur naturel des essences se présente toujours dans le commerce sous la forme de gros morceaux arrondis ou sous celle de fragments noirs ou gris foncé, durs et cassants, d'une densité de 0,908, à point de fusion non constant, de 38° à 42°, d'odeur spéciale, aromatique à la chaleur, à saveur aromatique chaude, à cassure particulière, conchoïdale, formée par des noyaux et par des couches superposées, toujours concentriques, autour d'un de ces noyaux, qui peuvent renfermer des cristaux aciculaires ou disposés en rosette, très solubles dans l'alcool, dénommés ambréine.

Insoluble dans l'eau, en majeure partie soluble dans l'alcool, l'éther, le benzène, l'ambre brûle avec une flamme fuligineuse ; chauffé à sec, il s'enflamme spontanément tout en émettant une odeur aromatique, spéciale, et en abandonnant des cendres.

Il renferme, outre l'ambréine (85 p. 100), des traces d'essence mal définie, une matière odoriférante, balsamique (2,5 p. 100), de l'acide benzoïque, des substances résineuses et pectiques, puis un acide de formule $C^{50}H^{18}O^2$.

L'AMBRÉINE, $C^{23}H^{40}O$, se présente sous la forme de

cristaux aciculaires, incolores, d'odeur musquée, à saveur chaude, très solubles dans l'alcool bouillant, la benzine, l'huile de vaseline ou de ricin, fusibles à 37°, mais toujours mélangés de pigments mal définis. Non saponifiable, elle est souvent falsifiée par addition de cires, de résines et d'onguents parfumés.

L'ambre, renfermant parfois des becs de céphalopodes, assez bien développés, n'est pas officinal, mais il rentre dans la préparation de l'Essentia Ambræ d'Hoffmann, dans celle de la Tinctura regia, car il peut être prescrit comme stimulant stomacal ou comme cardiotonique, à action légèrement purgative, puis comme aphrodisiaque, mais on l'utilise particulièrement dans l'art de la parfumerie, soit comme aromate musqué, soit comme fixateur des odeurs. Notons que plusieurs parfumeurs ont essayé de le remplacer par des plantes, à odeur ambrée, parmi lesquelles nous mentionnerons les *Ambraria*, (Rubiacées africaines), la *Centaurea moschata*, l'*Amberboa odorata*, le *Mimulus moschatus*, qui souvent est inodore, l'*Adoxa Moschatellina*, l'*Hibiscus Abel moschus* et le *Chenopodium ambrosoides*.

OLEUM JACORIS ASELLI, HUILE DE FOIE DE MORUE, DE GADUS MORRHUA, L.

Origine zoologique. — Appartenant à la famille des Malacoptérygiens, la morue, mesurant de 75 à 150 centimètres de long, possède une face ventrale, non tachetée

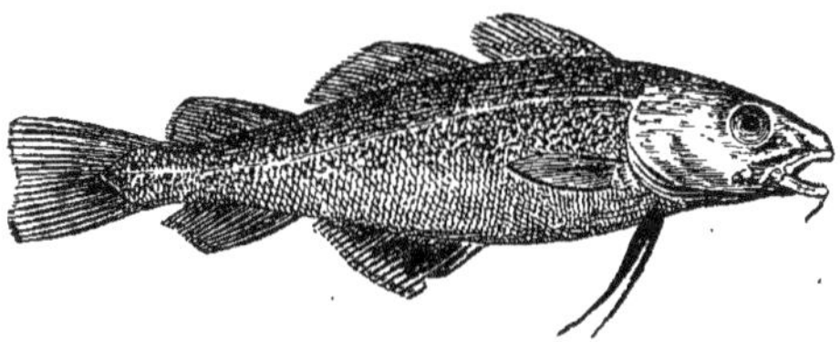

Fig. 293. — Morue.

et une face dorsale, marquée de petits points jaunâtres, outre 3 nageoires dorsales, 2 ventrales et 2 en éventail à sa queue. Pesant en moyenne de 30 à 50 kilogrammes, elle se rassemble, à l'époque de la fraie, en bandes nombreuses, pour remonter de mars en avril vers le nord, jusqu'au 45° de latitude, afin de déposer ses œufs dans des endroits peu profonds, ceux-là pouvant atteindre le nombre effroyable de 9 millions par animal.

Origine géographique. — Elle se rencontre particulièrement près des îles Loffoden, de Terre-Neuve et sur les côtes de la Norvège, de l'Islande, de l'Irlande et de la Suède.

Pêche. — 26.500 pêcheurs français, hollandais, norvégiens, anglais, suédois, etc., s'adonnent annuellement à la pêche de cet animal, qui, selon les pays, a lieu de janvier en avril, voire même de mai en septembre, mais particulièrement à l'époque de la fraie. Munis de lignes, de filets et de harpons, ces pêcheurs parcourent ces parages sur de grandes barques à voiles, à fond plat, ou sur des navires appartenant aux compagnies s'adonnant à la pêche et à la vente de la morue. Utilisant comme amorces des vers, des harengs, etc., ils partent à jours fixes, après avoir signé un passavant et avoir reçu l'autorisation de se rendre dans tels ou tels parages, afin de s'adonner à leur travail assez rémunérateur, mais très pénible ; car des conventions internationales fixent les eaux, dans lesquelles les marins de telle ou telle nation ont seuls le droit de pêcher la morue. Un inspecteur général de port, surveille la sortie et l'arrivée de ses subordonnés, qui ne reviennent pas toujours enchantés de leurs expéditions, car la morue, recherchant les bancs de harengs et les eaux à température moyenne, de 4° à 6° de chaud, change souvent d'endroits.

Préparation de l'huile. — Les morues ainsi pêchées, souvent mélangées à des *Molva vulgaris* ou à des *Gadus virens*, sont alors privées de leurs foies, qui, découpés sous la forme de menus fragments, sont jetés dans de grandes cuves en bois, disposés sur le pont de chaque

bâtiment, où on les soumet à une légère fermentation facilitée par les rayons solaires, auxquels on les expose ; l'huile surnageant sur ceux-là, décantée après un certain temps de repos, est ensuite extraite en comprimant ces foies à l'aide de presses hydrauliques. On peut aussi la préparer, en mondant ces foies des parties grasses et fibreuses, qui les entourent, puis en les faisant bouillir avec de l'eau, après les avoir sectionnés en menus morceaux, quitte à les exprimer encore à chaud, afin d'obtenir une huile de seconde qualité, mais cette extraction se parfait de nos jours d'une manière plus rationnelle, en chauffant ces foies, en présence d'hydrogène ou d'acide carbonique, à l'aide des vapeurs d'eau, dans des récipients étanches, afin d'éviter toute autooxydation, puis en les exprimant à l'aide de machines hydrauliques, sises dans la cale même des navires s'adonnant à la pêche de la morue ; celle-ci étant desséchée au frigorifique puis utilisée comme aliment.

Notons que l'huile, ainsi extraite, doit être abandonnée pendant un certain temps au repos, afin de lui permettre de déposer ses éthers glycériques ; puis décantée, versée dans des tonneaux ou dans des estagnons de grandeurs différentes, elle est exportée sur les ports de Marseille, du Havre, de Londres et de Hambourg. On la purifie parfois auparavant, en la soumettant pendant 40 minutes à un battage continu, à l'aide de palettes, puis en la lavant avec de l'eau, que l'on décante ; voir en outre le B.A. 151.553 et le B.A. 150.603, qui préconisent de la traiter, à cet effet, par de l'acide sulfurique additionné de bichromate de potasse ou de permanganate potassique, puis par du tanin ; les foies, ainsi extraits de leur huile, sont alors soumis à la fermentation, puis chauffés avec de l'eau, ils sont encore une fois exprimés, afin d'obtenir une huile brunâtre, dite de troisième qualité ; desséchés et pulvérisés, ils donnent alors un engrais chimique, riche en phosphates et en nitrates alcalins.

Sortes commerciales. — Ce produit est classé par le commerce européen selon sa méthode de préparation en plusieurs catégories ; dites huile blanche, jaune pâle, jaune doré, jaune brunâtre, brun jaunâtre, brun clair et brune, puis en huiles blanchies à l'aide de réactifs chimiques et en huiles naturelles de première, de seconde ou de troisième expression. On la classe en outre, selon ses ports d'exportation, en norvégienne, en anglaise, en française, etc. ; mais celles de Terre-Neuve, du Labrador, des îles Loffoden, etc., dont Bergen, Tromsu et Christiana sont les principaux marchés, sont peut être à tort les plus réputées ; ces villes préparant aussi sur place cette huile, grâce aux morues que leurs pêcheurs y apportent. On admet qu'il s'exporte annuellement et en temps normaux, 18.000 hectolitres d'huile de foie de morue surfine, 31.500 hectolitres d'huile ordinaire dans des tonneaux en fer, qui sont la propriété de ses fabricants ; celle-là devant être conservée dans des endroits frais, à l'abri de l'air, afin qu'elle ne subisse pas les effets néfastes de l'autooxydation.

Description de la drogue. — Elle se présente sous la forme d'un liquide limpide, oléagineux, jaune pâle ou jaune doré, légèrement acide, d'odeur faible, spéciale, à saveur oléagineuse, désagréable pour la plupart des personnes, d'un poids spécifique de 0,92 à 0,93, insoluble dans l'eau, l'alcool dilué, très soluble dans l'éther, l'alcool absolu, le chloroforme, le benzène, le sulfure de carbone, les huiles grasses et essentielles, elle ne doit pas se solidifier à — 15°, à l'encontre des autres huiles fixes.

Réactions. — Traitée par de l'acide sulfurique, elle se colore en rouge violacé, mais cette coloration passe au rouge brunâtre et au rose, par addition de quelques gouttes d'acide nitrique fumant. Dissoute dans du chloroforme, elle se colore en bleu violacé, puis en rouge pourpre, en brun rougeâtre et en brun, par addition de quelques gouttes d'acide sulfurique, cette réaction étant tributaire de la présence de ses lipochromes.

Falsifications. — Traitée par du sulfure de carbone, puis agitée avec de l'acide sulfurique, cette huile doit se colorer en rouge violacé, cas contraire huiles fixes, ne renfermant pas de cholestérine. Additionnée d'un peu d'eau et de quelques gouttes d'acide nitrique fumant, l'huile de foie de morue ne doit pas se précipiter, après

48 heures de repos, en un dépôt solide, cas contraire huiles de sésame ou de colza, qui donnent la réaction dite de l'élaïdine. Additionnée de quelques gouttes d'acide nitrique fumant, elle doit se colorer, selon Meyer et Kremel, en rouge aux endroits touchés, et non eu bleu intense, cas contraire huile de *Gadus carbonarius*; ce mélange agité, se colorant ensuite en rose rougeâtre et en jaune citron pour l'huile de foie de morue chimiquement pure, en brun et en jaune, avec précipité brunâtre pour l'huile de *Gadus*; il en est de même pour l'huile de foie de morue, dite japonaise ; les autres espèces d'huiles provenant de divers gadus se colorant en brun et en jaune verdâtre, si on les traite de la même manière. La rosaniline, dissoute dans de l'acide sulfurique, ne doit pas se colorer en rouge foncé par addition d'huile de foie de morue, cas contraire huiles végétales ; cette huile officinale formant en outre, à la ligne de contact des deux liquides, un anneau bleu par addition d'acide sulfurique, de chloroforme et d'acide acétique ; mais cette coloration passe ensuite dans sa couche oléagineuse, qu'elle colore en vert. Mentionnons parmi les autres huiles, servant à falsifier notre drogue officinale, celle du foie de l'*Ommastrophes Loligo*, qui se présente sous la forme d'un liquide jaunâtre, d'odeur et à saveur désagréables, d'un poids spécifique de 0,932, à indice d'acidité de 3,88, à indice de saponification de 189° ; celle de *Talleichylis pacificus*, de *Phora Groenlandica*, de *Phora vitulina*, d'un poids spécifique plus lourd que celui de l'huile de foie de morue, celles-là se colorent en brun par addition d'acide sulfurique ; puis celle de cachalot qui se prend au froid en une masse solide. L'huile de vaseline, utilisée elle aussi pour falsifier l'huile de foie de morue, se colore en brun, par addition d'acide sulfurique renfermant de la rosaniline. On rencontre en outre, dans le commerce, certaines huiles de foie de morue, blanchies à l'aide de chlorure de chaux ou de manganèse, qui ne renfermant pas d'acides gras libres, et ne dissolvant pas la fuschsine, doivent être rejettées ; elles possèdent en outre des indices de saponification et d'iode, etc., tout à fait différents, celui de saponification de l'huile de foie de morue pure devant être compris entre 170 et 190, celui d'iode entre 140 et 156 et celui d'acidité entre 8,2 à 12.

Analyse chimique. — Elle est constituée par un mélange de 70 p. 100 de trioléine, 23 p. 100 de tripalmitine, avec traces de tristéarine et de triglycérides des acides acétique, butyrique, valérianique, gadinique, caprinique, asellique, dont quelques-uns sont libres, puis de cholestérine, du lipochrome, de traces d'iode (0,02 à 0,03 p. 100), de brome (0,03 à 0,04 p. 100), de chlore, de phosphore et de soufre, ceux-ci s'y rencontrant à l'état de combinaisons organiques, outre par des traces d'ammoniaque, de triméthylamine, de butylamine, d'amylamine, d'hexylamine, d'aselline, de jecorine, de morrhuine, etc., etc.

Usage thérapeutique. — On la prescrit, à doses d'une cuillerée à soupe, trois par jour, aux repas, ou sous la forme d'émulsions, comme dépuratif du sang, de par sa teneur en iode et en brome, comme reconstituant, de par son pour cent en substances phosphorées organiques, puis comme digestif, comme antituberculeux, comme antiscrofuleux, etc., etc.

Action physiologique. — Très rapidement résorbée par l'organisme, car elle s'émulsionne facilement sous l'action de la trypsine pancréatique, pour traverser ensuite les membranes intestinales, elle agit comme un reconstituant, de par sa teneur en lécithine, et comme un excitant, de par son pour cent en alcaloïdes, qui lui communiquent en outre ses vertus diurétiques.

Pharmacie galénique. — Elle sert à préparer diverses émulsions, puis le morrhuol, que l'on obtient comme suit. Traitez l'huile de foie de morue par de l'alcool à 90°, dont la solution, soumise à la distillation fractionnée, abandonne un résidu oléagineux, d'odeur désagréable, à saveur amère, qui se prend petit à petit en une masse cristalline, renfermant tous les principes actifs de cette huile.

Historique. — Utilisée à partir de 1822, dans la thérapeutique moderne, elle était déjà en vogue, bien avant cette époque, chez les esculapes du nord de notre con-

tinent, mais les Romains prescrivaient, selon Pline, à sa place l'huile de raie ou *Oleum Rajae*, qui, mélangée à du miel, était ordonnée comme dépuratif du sang.

Notons que l'huile de requin renferme un hydrocarbure ou squalène, $C^{30}H^{50}$, qui, non saponifiable et contenu à raison de 7,1 à 84,8 p. 100 dans les huiles de divers requins (*Squalus mitsukurii, Deania eglantina, Cothorhinus maximus*, etc.), se présente sous la forme d'un liquide incolore se solidifiant à — 75°, entrant en ébullition entre 262 et 264°, sous une pression de 10 millimètres, d'un poids spécifique de 0,8587, à indice de réfraction de 1,4965, à indice d'iode de 388, qui, exposé à l'air, absorbe en trois jours 13,4 p. 100 d'oxygène. Traité par de l'acide chlorhydrique il en fixe 6 molécules pour se transformer en une substance cristalline, fusible à 125°, de formule $C^{30}H^{56}Cl^6$, il en est de même sous l'action de l'acide bromhydrique, dont le bromhydrate fond à 115°.

MEL, MIEL, D'APIS MELLIFICA

Origine zoologique. — Les abeilles se différencient en trois grandes variétés, soit en mâles ou bourdons, qui sont pourchassés, dès que leurs femelles ou reines sont fécondées, puis en abeilles laborieuses ou stériles ; celles-ci étant à notre point de vue pharmacognostique, les plus intéressantes ; car de bon matin elle s'en vont, à travers champs et forêts, butiner, c'est-à-dire récolter le pollen des fleurs de tilleul, d'origan, de mélisse, de romarin, de lin, de sauge, de menthe, de thym, de millefleurs, etc., etc., qu'elles digèrent dans leur goitres, en le transformant en partie en sucre interverti. Obéissant à leur reine, qui dépose plus de 2.000 œufs en 24 heures dans les rayons de sa ruche, elles en construisent tous les jours de nouveaux à l'aide des matières cireuses, constituant le pollen qu'elles ne peuvent digérer, à l'encontre de ses sucres et de ses hydrates de carbone divers, qu'elles déposent, après les avoir transformés en sucre de canne, dans les rayons ci-dessus mentionnés.

Préparation. — Ces rayons, remplis vers la fin de l'automne de miel, sont alors extraits de leurs ruchers, généralement en osier, puis exposés au soleil, où ils laissent s'écouler un liquide épais, sucré, dénommé miel vierge ; ; soumis ensuite à l'action de la chaleur et de la centrifugation, ils donnent un miel dit de seconde qualité ; quitte à livrer, après avoir été exprimés à chaud, le miel ordinaire ou de troisième qualité, qui se vend dans nos officines sous la dénomination de *Mel crudum ;* la cire constituant ces rayons nous livrant elle aussi un produit officinal.

Sortes commerciales. — Tributaire, selon les travaux de Calloud, quant à sa teneur en sucre et en arome, des plantes sur lesquelles les abeilles ont butiné (certains miels étant toxiques de par la présence des alcaloïdes qu'elles peuvent renfermer) et de la chaleur, le miel est subdivisé, selon ses pays d'origine, en plusieurs grandes variétés ; soit en miel du mont Hymette, célèbre pour sa blancheur, son arome et son odeur, en miel gâtinais qui est réputé, en miel de la Bretagne, de la Normandie, de la Suisse, de la Hongrie, de Darfour, qui est brunâtre, de Cayenne qui est rougeâtre, de Madagascar qui est verdâtre, de la Havane qui est jaunâtre, du Chili, etc., etc.; celui de France, particulièrement des Vosges et des Landes, étant plus réputé que celui de la plaine ; mais on le différencie selon son arome et sa couleur en miel fenouillé, tiliacé, menthé, en miel jaune doré ou brunâtre, et selon son époque en miel printanier, estival ou automnal.

Pathologie. — Il est souvent attaqué ou détérioré par les divers saccharomycètes, qui le font fermenter, par le *Tyroglyphum longior* et par le *Glycyphagus domesticus* qui le font moisir, tandis que les abeilles subissent les méfaits du *Melos proscarabeus*, qui détériore en outre leurs rayons.

Description de la drogue. — Il se présente sous la forme d'un liquide sirupeux, plus ou moins aromatique, de couleur jaune ou jaune brunâtre, d'odeur parfois spéciale, menthée ou thymolée, tiliacée ou parfois désagréable, très soluble dans l'eau, l'alcool dilué, mais insoluble dans l'éther, le chloroforme, l'éther de pétrole, le benzène, les huiles fixes et essentielles. Exposé à l'air, il se recouvre d'une pellicule cristalline, constituée par du dextrose. D'un poids spécifique de 1,41 à 1,44, il doit donner des solutions aqueuses, neutres, limpides, ne se colorant pas en rouge vinasse par addition d'iode, cas contraire sirop artificiel.

Falsifications. — On le falsifie souvent par addition de sirop d'amidon, qui, comme nous l'avons dit, se colore en rouge vineux par addition d'iode, dont la solution aqueuse, déposant des flocons blanchâtres, par addition d'alcool, se précipite en un dépôt blanc, cristallin, de sulfate de baryum, par celle de chlorure barytique, car le sirop artificiel renferme toujours des traces d'acide sulfurique, ayant servi à décomposer la dextrine ou l'amidon. Une solution aqueuse de miel ne doit pas être troublée par addition de nitrate d'argent, cas contraire chlorures ; ni changer de couleur par celle d'ammoniaque, cas contraire sels métalliques ou curcuma ayant servi à le colorer. Traité par de l'acide sulfurique concentré, le miel ne doit pas se colorer en brun, après une heure de repos, cas contraire saccharose.

Renfermant certains albuminoïdes, le miel peut être analysé quant à leur présence, comme suit. Dissolvez ce produit dans de l'eau, dont la solution filtrée, puis additionnée de sel de cuisine et d'acide acétique, doit se précipiter à la chaleur en un dépôt blanc d'albumine. Chauffez le filtrat ainsi obtenu, à 50°, avec de l'ammoniaque, il doit se précipiter en un dépôt blanc, que ne donnent pas les solutions d'albumines ou de sérum sanguin. Cette solution aqueuse doit être précipitée par addition d'acide picrique, de résorcine ou de sozoiodol, ou par celle de nitrate d'argent ammoniacal, car les divers albuminoïdes du miel proviennent du pollen des plantes ayant servi à sa fabrication.

Analyse chimique. — Il renferme de 72 à 75 p. 100 de glucose et de lévulose, 15 p. 100 d'eau, 2,5 p. 100 de saccharose, 10 p. 100 de dextrine, 1,8 p. 100 de protéine, des traces d'acides acétique et formique, outre des matières colorantes, variables, des traces d'essences diverses et des matières protéiques ou albuminiques.

Urage thérapeutique. — On le prescrit, à doses de 20 à 30 grammes plusieurs fois par jour, voire même à dose de 100 grammes en un jour, comme purgatif, comme émollient et comme béchique, puis sous la forme de lavements, comme évacuant et comme nutritif.

Pharmacie galénique. — Il sert à préparer le Mel depuratum, le Mel boraxatum, l'Oxymel Scillæ, le Mel rosatum et autrefois l'Hydromel des Anciens.

Historique. — Considéré par nos Pères comme un don du ciel, le miel fut chanté par les poètes de l'antiquité, qui nous décrivent la manière d'élever les abeilles. Dioscoride le différenciant selon ses pays d'origine en miel des Cyclades, de la Sicile, etc., mais les abeilles ne furent introduites qu'en 1675 aux Etats-Unis, en 1845 au Brésil, en 1862 en Australie, car elles sont originaires de l'Asie Mineure et de l'Europe méditerranéenne.

CERA ALBA seu FLAVA, CIRE BLANCHE OU JAUNE D'APIS MELLIFICA.

Préparation. — Les alvéoles des rayons de miel, ayant été exprimés, puis fondus avec de l'eau bouillante, donnent un liquide qui, surnageant sur ce dissolvant inorganique, est décanté, filtré, puis soumis à l'action du froid, où il se prend en une masse solide, que l'on peut purifier, en la dissolvant dans de l'alcool bouillant.

Description de la drogue. — Elle se présente sous la forme d'une masse jaune, translucide en couches minces, à cassure grumeleuse, à saveur faiblement balsamique, oléagineuse, d'odeur spéciale, agréable, parfois même légèrement aromatique, d'un poids spécifique de 0,96 à 0,97 pour la cire européenne, et de 0,98 pour la cire américaine, insoluble dans l'eau, l'alcool froid, en partie, soluble dans ce dissolvant bouillant, qui dépose, au froid, une masse cristalline, blanche, très soluble dans le chloroforme, le sulfure de carbone, les huiles grasses et essentielles, en partie soluble dans l'éther bouillant, le benzène. Brûlant avec une flamme éclairante, elle donne, soumise à la distillation sèche, sans dégagement d'acroléine, l'huile de cire, qui est constituée par un mélange d'acide palmitique et de mélène, $C^{30}H^{60}$.

Fondue, puis coulée sous la forme de minces rubans, que l'on expose aux rayons solaires ou que l'on traite par du chlore ou par du permanganate potassique, elle donne la cire blanche, qui, possédant les mêmes caractères physiques, que la précédente, avec point de fusion à peu près identique, c'est-à-dire de 64°, est plus cassante; aussi doit-on toujours l'additionner pour l'usage technique de 5 p. 100 de suif.

Falsifications. — On la falsifie souvent en l'additionnant de résines diverses ou d'acide stéarique, que l'on décèle comme suit. Chauffez la cire à analyser avec de l'alcool, dont la solution neutre ne doit pas être troublée par addition d'eau ; cas contraire résines ; ni être précipitée par addition de ce dissolvant, cas contraire acide stéarique. Chauffée avec une solution aqueuse de borax, la cire, surnageant au-dessus de ce dissolvant, ne doit pas donner un filtrat opalescent ou laiteux, cas contraire cire végétale ou acide stéarique. Chauffée avec une solution aqueuse de carbonate de soude, la cire ne doit pas donner un filtrat opalescent, qui se précipite par addition d'acides minéraux, cas contraire acide stéarique ou résines. Traitée par 5 fois son poids d'acide nitrique, que l'on chauffe pendant une minute, elle ne doit pas donner un filtrat se colorant en rouge par addition d'ammoniaque, cas contraire résines ; la cire donnant un liquide se colorant tout au plus en jaune, par addition de ce réactif. Chauffée à l'ébullition dans une capsule en porcelaine, elle ne doit pas dégager de vapeurs d'acroléine, cas contraire graisses végétales ou animales. Une mèche de coton hydrophile, trempée dans de la cire fondue, doit brûler sans émettre d'odeur désagréable, cas contraire, suif. Ce produit officinal est parfois falsifié par addition d'huiles fixes ou de graisses, qui, entièrement solubles dans l'éther, donnent des solutions limpides ; celles-ci filtrées, soumises à la distillation fractionnée, abandonnant des résidus oléagineux, graisseux, parfois même résineux. Chauffée avec de l'acide sulfurique concentré, la cire écume, noircit, en donnant, par addition d'eau, un liquide qui, agité avec de l'éther de pétrole, ne doit pas lui abandonner de matières oléagineuses ; cas contraire, paraffine ou cérésine ayant aussi servi à la falsifier. On l'additionne aussi a cet effet d'amidon coloré en jaune par du curcuma, qui est insoluble dans les dissolvants organiques, ci-dessus mentionnés, puis par du beurre de palmier ou de myrte, soluble dans l'alcool bouillant, dont la solution, soumise au froid, dépose des dépôts cristallins. L'indice d'acidité de la cire doit être compris entre 19 et 21, celui de saponification entre 92 et 97, celui d'éthers entre 73 et 76, à l'encontre de la cire du Japon, qui possède un indice d'acidité de 20, un indice de saponification de 200, de la cire de Carnauba de 4 et de 75, du suif de 4 et de 107, de l'acide stéarique de 195 et de 0, de la résine de colophane de 115 et de 110, de la paraffine de 0 et de 0, de la cérésine de 0 et de 0.

Analyse chimique. — Elle est constituée par un mélange de 80 p. 100 de myricine, 19 p. 100 de cérine, qui est une substance à base d'acide cérotinique, $C^{15}H^5O^2$, de palmitate de cétyle, $C^{15}H^{31}COOC^{16}H^{33}$, de stéarate de mélissyle, $C^{17}H^{35}COOC^{30}H^{61}$, de stéarate cétylique, $C^{17}H^{35}COOC^{16}H^{33}$, avec des hydrocarbures paraffinoïdiques, entrant en fusion entre 60° et 68° et de l'acide mélissique, $C^{30}H^{60}O^2$, de l'alcool cérylique, $C^2H^{45}OH$, de l'heptacontane, de l'hentriacontane, de la céroline fusible à 22°, du phytostérol; celui-ci pouvant être décelé comme suit dans la cire d'abeilles : Traitez 5 grammes de ce produit fondu, par 20 centimètres cubes d'une solution alcoolique de digitonine à 1 p. 100, que vous agitez pendant 5 minutes, à une température de 65°, quitte à filtrer ce liquide à la trompe et, en présence de graisses, à l'additionner de 20 centimètres cubes de chloroforme, dont la solution est évaporée à sec. Reprenez le résidu ainsi obtenu par de l'éther, puis desséchez-le à 40°, pour le dissoudre dans 2 centimètres cubes d'acide acétique, dont la solution est chauffée, pendant un certain temps, à l'ébullition dans un matras muni d'un réfrigérant à reflux, puis soumise à la cristallisation spontanée ; l'acétate de phytostéryle ainsi obtenu, pouvant être différencié selon les réactions spécifiques indiquées par Marcusson.

L'Acide Cérotinique, $C^{25}H^{53}COOH$, se présente sous la forme d'aiguilles incolores, inodores, insipides, fusibles à 79°, solubles dans l'alcool.

Usage thérapeutique. — On la prescrit à doses de 5 à 10 grammes par jour, sous la forme d'émulsions, comme lénitif, comme béchique, puis sous celle de lavements comme adoucissant et comme lénitif contre la diarrhée et les douleurs intestinales.

Pharmacie galénique. — Elle sert à préparer l'Unguentum Leniens, les divers cérats pour les lèvres et l'Unguentum Ceratum.

SEBUM, SUIF.

Dénommé *Sebum ovillum* ou *Sebum bovidum*, selon son origine, il se prépare en débarrassant les cavités abdominales du bœuf ou du mouton, de leurs tissus membraneux; en les sectionnant sous la forme de menus fragments qui, fondus, filtrés à chaud à travers des étamines, donnent un liquide oléagineux, se prenant au froid en une masse solide, d'odeur spéciale, à saveur oléagineuse, douceâtre, d'un poids spécifique de 0,94 à 0,96, fusible entre 47° et 50°, insoluble dans l'eau, en partie soluble dans l'éther, le benzène, l'alcool absolu, très soluble dans l'éther de pétrole, les huiles grasses et essentielles, le chloroforme, le sulfure de carbone. Ses solutions éthérées, soumises à la distillation fractionnée, abandonnent de nombreux cristaux d'acide stéarique. Possédant un indice d'acidité de 1 à 2, un indice de saponification de 195 à 200, un indice d'iode de 38 à 46, il ne doit pas se colorer en vert par addition de chlorure d'étain, cas contraire huile de palme. Il renferme 70 p. 100 de stéarine et de palmitine et 24 p. 100 d'oléine, outre des traces de triglycérides de l'acide arachique, etc. Non officinale de nos jours, cette drogue rentre dans la préparation des bougies.

ADEPS SUILLUS, AXONGE DE PORC, DE SUS SCROFA var. DOMESTICUS.

Préparation. — La panne de porc ou les tissus cellulaires, se rencontrant dans le voisinage des côtes et des reins de cet animal, sectionnés sous la forme de petits cubes, qu'on lave premièrement avec de l'eau, puis que l'on fond à la chaleur du bain-marie, donnent un liquide qui, passé à travers des étamines, se prend au froid en une masse homogène, blanche, à condition de prendre soin de toujours la remuer, cas contraire elle peut se séparer en deux couches, l'une solide, l'autre liquide, constituée par de l'oléine.

Description de la drogue. — Il se présente sous la forme d'une masse blanche, onctueuse, homogène, inodore, à saveur oléagineuse, douceâtre, fusible entre 36° et 42°, d'un poids spécifique de 0,93, insoluble dans l'eau, en partie soluble dans l'alcool, très soluble dans l'éther de pétrole bouillant, l'essence de térébenthine chaude, l'éther, le chloroforme, le sulfure de carbone, le benzène, l'alcool amylique, etc., que l'on peut encore purifier en la chauffant, au bain-marie, avec de l'eau, sur laquelle elle surnage.

Falsifications. — Possédant toujours une réaction neutre, l'axonge est souvent additionné d'huile de cotonnier, qui se colore en rouge par addition du réactif d'Halphen ; ou de paraffine, qui saponifiée par de la potasse caustique alcoolique ne donne pas un savon soluble dans l'eau, Fondu, il doit se transformer en un liquide limpide, entièrement soluble dans le benzène bouillant, cas contraire amidon, talc, matières inorganiques. Son indice d'acidité doit être de 1 à 2, au maximum, cas contraire il est en partie oxydé, son indice de saponification doit être de 190 à 200, celui d'iode de 50 à 70, cas contraire axonge rance, d'odeur spéciale, qui se colore en rouge intense, par addition d'acide chlorhydrique additionné de phloroglucine.

Analyse chimique. — Il est constitué par un mélange de 30 à 40 p. 100, de stéarine et de palmitine, puis de 60 à 65 p. 100 d'oléine avec traces de trilinoléine.

Usage thérapeutique. — Il rentre dans la préparation de nombreux onguents, particulièrement dans celle de l'axonge benzoïné, car il est toujours ordonné comme excipient.

Pharmacie galénique. — Il sert en outre à préparer l'Unguentum Elemi, l'Unguentum Kalii iodati, l'Unguentum Plumbi iodati, l'Unguentum nervinum, l'Unguentum Hydrargyri cinerei, quoique plusieurs pharmacopées et le Codex l'aient en partie remplacé par de la vaseline.

Notons que l'on peut préparer de la même manière l'*Adeps anserinus* ou axonge d'oie, qui se présente sous la forme d'une substance blanche, d'un poids spécifique de 0,923, fusible entre 32° et 37°, l'*Adeps Castorei*, l'*Adeps gallinaceus*, fusible entre 33° et 40°, l'*Adeps vulpinus*, d'un poids spécifique de 0,942, fusible entre 34° et 40°, l'*Adeps Lupi*, l'*Adeps Cani*, d'un poids spécifique de 0,93, etc., etc., mais tous ces divers axonges ne sont plus officinaux.

ADEPS LANÆ, LANOLINE, D'OVIS ARIES

Préparation. — La laine de moutons, renfermant 70 p. 100 de corps gras, traitée par de l'eau bouillante, avant d'être livrée à l'industrie textile, donne un liquide qui, concentré, se sépare en deux couches, l'une onctueuse, l'autre aqueuse, que l'on décante de la supérieure et que l'on centrifuge en présence d'eau alcaline quitte à la fondre ensuite et à la traiter par du chlorure calcique. Chauffée en présence de permanganate potassique, afin de la libérer de ses matières colorantes, elle est ensuite décantée, puis abandonnée au froid, où elle se prend en une masse solide, onctueuse. On peut aussi la préparer en traitant la laine brute des moutons par du sulfure de carbone et par de l'éther, dont les solutions filtrées, soumises à la distillation fractionnée, abandonnent des résidus, que l'on chauffe, en présence d'alcalins, avec de l'eau, quitte à décanter ensuite la couche oléagineuse, qui surnage ce dissolvant et à la purifier à l'aide d'acide sulfurique et de permanganate potassique, pour l'abandonner ensuite au repos.

Description de la drogue. — Elle se présente sous la forme d'une masse onctueuse, à peu près solide, jaunâtre, inodore, à saveur douceâtre, oléagineuse, à réaction neutre, fusible entre 40° et 43°, d'un poids spécifique de 0,890, insoluble dans l'eau, dont elle peut absorber le double de son poids, peu soluble dans l'alcool, mais très soluble dans l'éther, le chloroforme, le sulfure de carbone, le benzène, les huiles fixes. Elle brûle avec une flamme éclairante, fuligineuse ; mais, trai ée par du chloroforme, elle donne un liquide qui, additionné d'acide sulfurique, forme, à la ligne de contact de ces deux solutions, un anneau rouge brunâtre; sa couche acide se colorant petit à petit en vert ; sa dissolution dans de l'acide acétique glacial, additionnée d'acide sulfurique, forme, à la ligne de contact de ces deux liquides, un anneau rouge brunâtre ; sa couche d'acide sulfurique prenant une coloration rose, passant au rouge et au vert olive ; cette réaction étant due à la présence de la cholestérine, que renferme toujours la lanoline.

Falsifications. — Fondue à la chaleur du bain-marie la lanoliné ne doit pas se séparer en deux couches, dont l'une aqueuse, cas contraire elle a été additionnée d'eau ; mais cette solution aqueuse, évaporée à sec, ne doit pas abandonner un résidu sirupeux, dégageant à chaud des vapeurs d'acroléine, cas contraire glycérine ou falsification par addition de savon, parfois ammonique, qui dégage en présence de potasse caustique chaude, des vapeurs ammoniacales. Chauffée avec de l'eau, la lanoline ne doit pas donner un liquide aqueux, réduisant le permanganate potassique, cas contraire matières oxydables, telles que glycérine, ou se précipitant par addition d'acides minéraux, cas contraire, savons. Chauffée avec de la soude caustique diluée, la lanoline ne doit pas donner un liquide aqueux, précipitable en un dépôt résineux par addition d'acides minéraux, cas contraire résines ; cette solution aqueuse ne doit pas être recouverte en ce cas d'une couche oléagineuse, cas contraire huiles fixes ou graisses saponifiables. Chauffée à l'ébullition avec de l'alcool absolu, elle ne doit pas donner un liquide se troublant par addition de nitrate d'argent, cas contraire lanoline non purifiée.

Incinérée, elle ne doit pas abandonner plus de 0,05 p. 100 de cendres, cas contraire impuretés inorganiques, provenant d'une mauvaise purification de ce produit. On la falsifie aussi, parfois, en l'additionnant de vaseline, qui, traitée par de l'éther, donne des solutions fluorescentes, non limpides ; celle-là n'étant pas en outre saponifiable par addition de potasse caustique alcoolique. La lanoline ne doit pas posséder d'indice d'acidité, celui d'iode étant de 20 à 26, cas contraire elle aurait subi les effets de l'autooxydation, qui lui font perdre de sa consistance.

Analyse chimique. — Elle est constituée par un mélange d'éthers des acides lanopalmitique, $C^{16}H^{32}O^2$, myristique, lanocérique, $C^{30}H^{60}O^4$, carnaubique, $C^{24}H^{48}O^2$, capronique, combinés soit à la cholestérine, soit à l'alcool carnaubylique, mais elle ne doit jamais renfermer d'acide stéarique.

Usage thérapeutique. — On prescrit la lanoline comme excipient des onguents et des pilules.

Pharmacie galénique. — Elle sert à préparer l'Adeps Lanæ cum aqua, l'alapurine, qui est une lanoline additionnée de 1,5 fois son poids d'eau, etc., etc.

Historique. — Dioscoride et Pline nous apprennent que cette drogue était déjà utilisée dans la thérapeutique d'alors, car on la préparait en chauffant la laine des moutons avec de l'eau additionnée de sel marin. Mésué préconisait aussi l'usage de la lanoline, il en fut de même de Schrœder.

PEPSINUM, PEPSINE

Origine zoologique. — Contenue dans de petits tubes rectilignes, parallèles, serrés les uns contre les autres, qui constituent l'intérieur des muqueuses stomacales, la pepsine ne se déverse dans l'estomac des animaux à sang chaud, qu'au moment où leur digestion se parfait ; car elle doit transformer, en présence d'acides dilués et à une température de 35° à 40°, leurs aliments en peptones solubles.

Préparation. — Découverte au xviiie siècle, par Carminati, professeur à l'université de Pavie, puis étudiée en 1836 par Schwann, on la prépare à l'aide des estomacs de porcs ou des caillettes de mouton, qui, ouverts, lavés à grande eau, sont rablés avec des brosses métalliques, afin d'obtenir leur pulpe ; celle-ci, chauffée pendant plusieurs heures, sous pression réduite, avec de l'eau additionnée de 5 p. 100 d'alcool, donnent un liquide que l'on concentre dans le vide, quitte à dessécher son résidu sur des assiettes poreuses. On peut aussi la préparer selon le B. F. 355560, ou en traitant la solution obtenue précédemment (à l'aide de ces parties animales traitées par de l'eau et de l'alcool), par de l'acétate neutre de plomb, dont le précipité lavé, mis en suspension dans de l'eau, est additionné d'hydrogène sulfuré ; la solution aqueuse, ainsi obtenue, devant ensuite être rapidement filtrée, concentrée dans le vide, quitte à dessécher son résidu sur des assiettes poreuses, à l'abri de l'air et de la poussière. On peut aussi la préparer en traitant ces estomacs ou ces caillettes d'animaux, par de l'eau, additionnée d'une trace d'acide phosphorique, dont la solution, filtrée, est précipitée par addition d'eau de chaux ; le dépôt ainsi obtenu, repris par de l'acide chlorhydrique très dilué, lui abandonnant sa pepsine et sa cholestérine, que l'on sépare l'une de l'autre, en agitant cette solution avec de l'éther, qui s'empare de la seconde de ces substances, quitte à évaporer dans le vide cette solution aqueuse, qui dépose sa pepsine, que l'on dessèche.

Description de la drogue. — Elle se présente sous la forme d'une poudre blanche, parfois cristalline, généralement amorphe, hygroscopique, d'odeur spéciale, rappelant un peu celle du pain frais, à saveur douceâtre, amère, très soluble dans l'eau, peu soluble dans l'alcool dilué, insoluble dans l'éther, l'alcool absolu, le chloroforme, le sulfure de carbone, les huiles grasses et essentielles, l'acide acétique, l'acétone. Déshydratée, puis chauffée à 100°, elle ne perd aucune de ses propriétés physiques ou thérapeutiques. Ses solutions aqueuses, opalescentes, deviennent limpides par addition d'une trace d'acide chlorhydrique, mais elles se précipitent en des dépôts blancs, amorphes, par celle d'alcool. Ne parvenant pas à dissoudre l'albumine coagulée, elle la transforme, en présence d'acides dilués, en peptones. Une solution aqueuse

de pepsine, chauffée à l'ébullition, en présence d'alcool concentré ou de sels métalliques, perd aussi de ses propriétés physiologiques ; elle est en outre précipitée par addition de chlorure de soude, d'acétate de plomb, de chlorure mercurique, etc., mais traitée par de l'acide nitrique, elle précipite de l'hémialbumose, sa pepsine s'étant peptonisée, ce qui la différencie des solutions des peptones, qui sont précipitées par addition d'alcalins neutres, mais non par celle de cyanure de potasse.

Falsifications. — Elle est souvent falsifiée par addition d'amidons divers, insolubles dans l'eau acidulée, puis par celle de matières inorganiques ou par celle de sucre.

Dosage de la pepsine. — Il est nécessaire de toujours doser comme suit cette substance. Additionnez 10 grammes d'albumine desséchée d'œufs, de 100 grammes d'eau maintenue à 50° et de 0 gr. 1 de cette substance et de quelques gouttes d'acide chlorhydrique, que vous abandonnez pendant une heure au repos ; la pepsine de bonne qualité devant transformer, en ce laps de temps, toute cette albumine en albumose soluble dans l'eau, et non précipitable par addition d'acide nitrique. On peut aussi utiliser, à cet effet, l'édestine, qui est une globoïde retirée du règne végétal, particulièrement des graines de chanvre ; celle-là se préparant, en lixiviant ces graines concassées avec de l'éther de pétrole, afin de les dégraisser, puis en les faisant macérer pendant un certain temps, dans une solution de chlorure de soude à 10 p. 100, dont la solution, filtrée, est précipitée par addition d'alcool ou par celle d'un excès d'eau. L'EDESTINE se présente sous la forme d'une poudre blanche, cristalline, inodore, insipide, insoluble dans l'éther, l'alcool, le chloroforme, le benzène, mais très soluble dans l'acide chlorhydrique très dilué, dont la solution, ne se coagulant pas à la chaleur, se précipite par addition d'un excès de chlorure de soude. Dissolvez 0 gr. 5 de cette substance dans 100 centimètres cubes d'acide chlorhydrique dilué que vous filtrez, puis additionnez cette solution, maintenue pendant un certain temps à une température de 50°, de 0 gr. 02 de la pepsine à analyser ; plongez ensuite le tube dans lequel vous parfaites cette réaction dans de l'eau froide : cette solution ne doit pas se troubler, ni être précipitée, par addition de 30 gouttes d'acide nitrique, une légère opalescence démontrant toutefois que la pepsine réagit encore.

Usage thérapeutique. — On la prescrit, à doses de 0 gr. 05 à 0 gr. 5 plusieurs fois par jour, sous la forme de pilules ou sous celle de solution, comme stimulant des fonctions digestives.

Action physiologique. — Ordonnée à doses trop élevées ou répétées, elle provoque une paresse de l'estomac.

Pharmacie galénique. — Ordonnée particulièrement aux dyspepsiques, elle rentre dans le Vinum Pepsinum et dans le Pepsinum liquidum.

PEPTONUM, PEPTONE

Préparation. — On désigne sous cette dénomination des substances solubles dans l'eau, qui résultent de l'action de la pepsine, de la papaïne, de la pancréatine ou de divers ferments, sur les albumines ou sur les acides albumines. On les prépare généralement en faisant macérer 1000 grammes de viande fraîche, débarrassée de ses parties membraneuses et grasses, mais finement hachée, dans 2 kilogrammes d'eau additionnée de 200 grammes de suc gastrique frais, ou de 2 à 3 grammes de pepsine et de 3 grammes d'acide chlorhydrique, dont la solution filtrée, après 3 ou 5 jours de contact, à une température de 35° à 40°, est concentrée, puis précipitée par addition d'alcool, ce précipité étant desséché dans le vide.

Description de la drogue. — Elle se présente sous la forme d'une poudre blanche ou blanc jaunâtre, d'odeur spéciale, faible, à saveur particulière, insoluble dans l'éther, l'alcool absolu, le chloroforme, le benzène, les huiles grasses et essentielles, mais très soluble dans l'eau et dans l'alcool dilué, dont les solutions sont précipitées par addition de ce dissolvant organique, puis par celle d'acide méta-phosphorique, d'acide tannique, d'acide picrique, de chlorure et de nitrate mercuriques, d'iodure mercuri-potassique, etc., etc. Ses solutions aqueuses, ne devant pas être troublées à la chaleur, ni par addition d'acide chlorhydrique, d'acide acétique ou de ferrocyanure de potasse, sont par contre précipitées par celle de chlorure de platine, de chlorure d'or, de nitrate d'argent légèrement ammoniacalisé. Diffusibles, à l'encontre des solutions des albuminoïdes, elles sont lévogyres, non coagulables à la chaleur. Elles se colorent en rose, puis en violet, en présence d'une trace de soude caustique, par addition d'une goutte d'acétate ou de sulfate de cuivre, c'est-à-dire qu'elles donnent la réaction de l'acide xanthoprotéique.

Falsifications. — Cette substance est souvent falsifiée par addition d'extraits de viande non peptonisée; aussi doit-elle en outre toujours être dosée quant à sa teneur en azote.

Usage thérapeutique. — On la prescrit, à doses de 5 à 10 grammes plusieurs fois par jour, comme reconstituant, particulièrement sous la forme de bouillons.

Pharmacie galénique. — Elle sert à préparer le Peptonum ferratum, le Peptonum hydrargyratum, l'albargine, etc., etc., voir mon *Traité de Chimie médico-pharmaceutique et toxicologique*.

Historique. — Découverte vers la fin du dernier siècle, elle fut rapidement introduite dans la thérapeutique moderne.

PANCREATINUM, PANCRÉATINE

Préparation. — Les canaux du pancréas, s'ouvrant dans le duodénum, c'est-à-dire dans la partie supérieure de l'intestin grêle, qui fait suite à l'estomac, émettent un liquide visqueux, limpide, alcalin, que l'on obtient comme suit. Découpez en menus morceaux, directement après leur mort, le pancréas des animaux domestiques que vous épuisez par de l'eau maintenue à 0°, dont la solution est précipitée par addition d'alcool. Reprenez ce précipité par de l'alcool absolu, afin d'insolubiliser ses albumines, puis traitez-le par de l'eau, dont la solution filtrée, chauffée pendant un certain temps à 40°, est additionnée de carbonate de soude, afin de précipiter ses sels ferreux, quitte à l'évaporer ensuite dans le vide.

Description de la drogue. — Elle se présente sous la forme d'une poudre amorphe, inodore, insipide, soluble dans l'eau et dans l'alcool très dilué, insoluble dans les autres dissolvants organiques, qui, possédant les propriétés physiologiques de la pepsine, doit transformer, en 4 heures de temps, l'albumine en un liquide susceptible d'être filtré ou l'amidon en glucose.

Analyse chimique. — Elle est constituée par trois ferments : *trypsine*, qui réagit sur la fibrine et l'albumine, en les transformant en albumoses ou en peptones, *amylopsine* qui transforme les amidons en sucre et *pepsine* qui saponifie les graisses et transforme, comme nous l'avons vu, la chair animale en peptones.

Usage thérapeutique. — On la prescrit, à doses de 0 gr. 1 plusieurs fois par jour, comme digestif et comme spécifique contre la dyspepsie, sous la forme de pilules ou sous celle de solutions, parfois aromatiques.

THYROIDINE

Préparation. — Les glandes thyroïdes, renfermant, outre des matières albuminoïdes, des graisses, des phosphates, de l'acide phosphorique libre, 0 gr. 0235 de thyroïdine, chez le mouton, 0 gr. 033 chez l'homme, etc., outre de l'iode et du soufre, sont extraites, sitôt les animaux les fournissant abattus, par de l'eau additionnée de pepsine et d'acide chlorhydrique, afin de transformer leurs tissus en peptones solubles dans l'eau ; la thyroïdine ne se dissolvant que dans les alcalins ou dans les solutions de chlorure de soude, qui sont alors soumises à la dialyse, puis concentrées dans le vide, après avoir été additionnées d'acide chlorhydrique, si on a utilisé des solutions alcalines pour l'extraire.

Description de la drogue. — Elle se présente sous la forme d'une poudre blanche, inodore, à saveur spéciale, insoluble dans les dissolvants organiques, mais très soluble dans les carbonates alcalins. Elle se dissout avec une coloration brunâtre dans les acides minéraux. On la rencontre en des quantités variables selon les époques, dans les glandes thyroïdes de porc, de mouton et de bœuf qui renferment davantage d'iode en été qu'en hiver.

Analyse chimique. — Elle est constituée par un mélange de thyroxine, d'albuminoïdes, de globulines, de ferments mal définis, avec traces d'iode et de phosphates, etc.

La thyroxine ou principe cristallin des glandes thyroïdes se prépare en traitant, à chaud, ces glandes fraîches de porc, par une solution aqueuse de carbonate de soude à 5 p. 100, dont le filtrat refroidi est précipité par addition d'acide chlorhydrique. Le précipité ainsi obtenu, dissous dans de la soude caustique, puis précipité à nouveau, est ensuite traité par de l'alcool à 95°, dont la solution, chauffée à l'ébullition dans un matras à reflux, avec de la baryte, est additionnée d'acide carbonique puis d'acide chlorhydrique. Cet acide organique de formule :

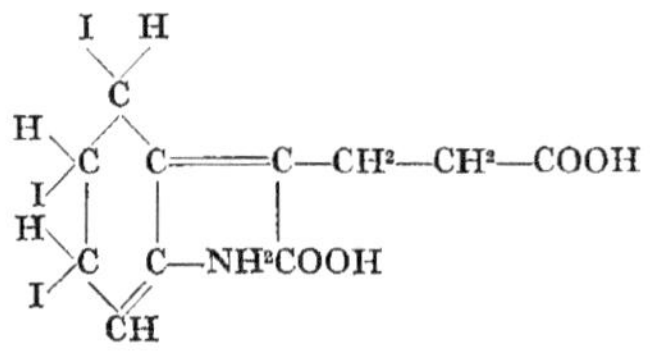

$$
\begin{array}{c}
\mathrm{I \quad H}\\
\diagdown\!\!\diagup\\
\mathrm{C}\\
\diagup\ \ \diagdown\\
\mathrm{H\!-\!C \qquad C}\!=\!=\!\mathrm{C\!-\!CH^2\!-\!CH^2\!-\!COOH}\\
\mathrm{I} \quad | \qquad | \qquad\quad |\\
\mathrm{H\!-\!C \qquad C\!-\!NH^2COOH}\\
\diagdown\ \ \diagup\\
\mathrm{I} \quad \mathrm{CH}
\end{array}
$$

se présente sous la forme d'une poudre cristalline, blanche, insoluble dans l'eau, les acides dilués, très soluble dans l'alcool, les alcalins, les carbonates alcalins, qui se transforme facilement en en son anhydride de formule (si on la fait cristalliser dans de l'éther en dessus d'acide sulfurique).

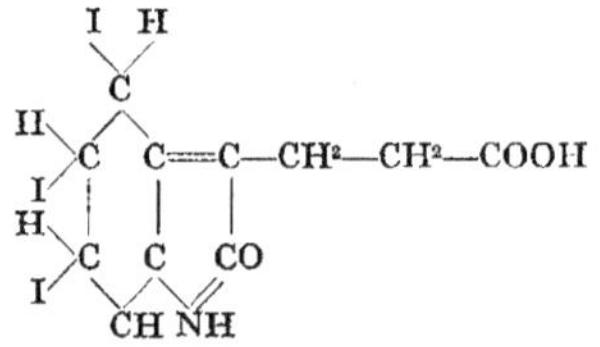

$$
\begin{array}{c}
\mathrm{I \quad H}\\
\diagdown\!\!\diagup\\
\mathrm{C}\\
\diagup\ \ \diagdown\\
\mathrm{H\!-\!C \qquad C}\!=\!\mathrm{C\!-\!CH^2\!-\!CH^2\!-\!COOH}\\
\mathrm{I} \quad | \qquad | \qquad\ |\\
\mathrm{H\!-\!C \qquad C \qquad CO}\\
\diagdown\ \ \diagup\\
\mathrm{I} \quad \mathrm{CH\ NH}
\end{array}
$$

Usage thérapeutique. — On la prescrit, à doses de 0 gr. 03 plusieurs fois par jour, comme spécifique contre le goitre et l'obésité, mais il faut l'ordonner avec prudence.

ALBUMINE

Préparation. — Traitez, à cet effet, les blancs d'œufs de poule, bien battus, afin de détruire leurs membranes, par deux fois leur poids d'eau, que vous passez à travers une étamine ; puis additionnez leur solution, jusqu'à réaction faiblement acide, d'acide acétique, pour la soumettre à la dialyse à l'aide de siphons, dont la solution exempte de cendres (environ 0,8 p. 100 de phosphates alcalino-terreux, chlorure de soude et sulfate calcique) est concentrée dans le vide, quitte à dessécher son résidu sur des assiettes poreuses. On peut aussi la préparer à l'aide du sérum sanguin, que l'on traite premièrement par un excès de sulfate de magnésie, afin de précipiter ses globulines, quitte à le soumettre ensuite comme précédemment à la dialyse. Wurtz et Gautier préconisent par contre de la préparer, en traitant une solution aqueuse de blanc d'œuf, par du sous-acétate de plomb (sans excès), puis en décomposant ce précipité mis en suspension dans de l'eau par de l'anhydride carbonique, quitte à filtrer la solution ainsi obtenue, que l'on traite par de l'hydrogène sulfuré, et que l'on filtre, et concentre dans le vide à une température ne dépassant pas 40° ; son résidu étant desséché sur des assiettes poreuses.

Description de la drogue. — Elle se présente sous la forme d'une poudre blanche ou blanc jaunâtre, amorphe, inodore, insipide, d'un poids spécifique de 1,262, soluble dans l'eau, dont les solutions incolores, légèrement acides, à pouvoir rotatoire, lévogyre, de — 35° à — 38°, (à l'encontre de celles de la sérine, qui sont de — 56°), se coagulent en partie à la chaleur ; cette coagulation se parfaisant plus facilement en présence d'acides minéraux (exception faite toutefois pour les acides pyrophosphorique et orthophosphorique, ainsi que pour les acides organiques). Traitée par de l'eau, l'albumine donne des solutions, qui deviennent petit à petit acides, tout en libérant les bases qu'elles renferment ; car c'est un acide bibasique, combiné à la chaux et à la soude ; l'addition de carbonates alcalins élève le point de coagulation de ses solutions, il en est de même de celle de chlorures, de sulfates de chaux et de baryte, à l'encontre de celle de sels alcalins, qui l'empêchent de se produire.

L'albumine, chauffée à 100°, ne perd pas ses propriétés de se dissoudre dans l'eau ; mais ses solutions aqueuses se coagulent en partie vers 50°, davantage entre 57° et 63°, pas du tout entre 63° et 71°, pour se précipiter entièrement entre 72° et 75°, car cette coagulation est toujours accompagnée de la mise en liberté d'un ou plusieurs de ses atomes de soude, qui passent sous la forme de carbonate de soude dans ce liquide ; elle est, en outre, tributaire de la présence d'acides minéraux, qui dégagent alors de l'anhydride carbonique, en décomposant en partie la molécule d'albumine ; celle-ci se transformant en acide albumine. Chauffée en présence de 10 fois son poids d'eau à 100°, l'albumine donne une solution louche, qui se précipite à froid, par addition d'acide acétique, en un dépôt blanc, insoluble dans l'eau, même addiditionnée de sel marin, mais très soluble dans un excès de cet acide organique ; la présence de phosphate de soude empêche cette précipitation. Chauffée, en présence de pepsine, pendant un certain temps avec de l'eau, l'albumine se transforme en peptones ; mais coagulée par un acide ou par la chaleur, l'albumine desséchée est insoluble dans l'eau, dans l'acide chlorhydrique dilué, mais très soluble à la chaleur dans cet acide concentré, qui la transforme en syntonine ou acide albumine.

Une solution aqueuse d'albumine se précipite en un dépôt blanc par addition d'alcool ; celui-là étant insoluble dans l'eau, si ce dissolvant a été trop longtemps en contact avec elle, s'il n'est pas trop concentré ; il en est de même par addition d'éther mais non par celle de phénol, de crésol, de tanin, d'acide picrique, de chloral, d'eau de chlore, qui ne la précipitent pas de ses solutions aqueuses, à l'encontre des sels d'or, de cuivre, d'argent, de mercure, de plomb, qui la précipitent ainsi que l'acétate de zinc ou le formiate d'argent, ceux-ci la précipitant en des dépôts blancs, cristallins. Les chlorures, les sulfates, les métaphosphates de soude, les chlorures ammonique et calcique, le sulfate de magnésie précipitent, eux aussi, les solutions d'albumine additionnées d'acide acétique ou d'acide phosphorique, mais ces précipités, solubles dans un excès d'eau, sont insolubles dans l'acide acétique ; cet acide permettant de précipiter l'albumine de ses solutions aqueuses par addition de ferro-cyanure ammonique.

Les solutions aqueuses d'albumine sont précipitées en des dépôts blancs, floconneux, par addition d'acides minéraux, exception faite pour l'acide phosphorique ; car ces acides décomposent cet hydrate de carbone en mettant en liberté de l'acide albuminique ; à l'encontre des alcalins dilués, qui s'emparent d'une partie de leur soufre, tout en donnant des solutions d'alcalialbumine, précipitable par addition d'anhydride carbonique ou par celle d'acide acétique, dont les précipités, insolubles dans le phosphate de soude, se dissolvent dans les carbonates alcalins. Hydrolysée à chaud par de l'acide chlorhydrique concentré, l'albumine se transforme en alanine, en leucine, en pyroline, en acide aspartique, en acide glutarique, en phénylalanine, en tyrosine, en cystine sans jamais donner de glycocolle.

Analyse chimique. — Elle est constituée par un mélange de 52 p. 100 de carbone, 7,2 p. 100 d'hydrogène, 15 p. 100 d'azote, 2,4 p. 100 d'oxygène et de 1,6 p. 100 de soufre, outre par du phosphore.

Usage thérapeutique. — On la prescrit, à doses de 10 à 20 grammes plusieurs fois par jour, particulièrement sous la forme d'œufs frais, comme reconstituant et comme roborant.

Pharmacie galénique. — Elle sert à préparer les albuminates de fer, d'argent, de tanin, etc., puis la ferratine, le tannalbine, voir pour plus de détails notre *Traité de Chimie médico-pharmaceutique et toxicologique*.

Historique. — Ordonnée depuis de nombreux siècles dans la thérapeutique, cette substance fut particulièrement étudiée par Gautier, de l'Académie des Sciences de Paris.

LECITHINUM, LÉCITHINE

Préparation. — Découverte dans les jaunes d'œufs des poules, mais se rencontrant aussi dans la laitance de la carpe, le sperme, le cerveau, le sang, le foie, les capsules surrénales, les muscles des mammifères, etc., on la prépare en dissolvant un jaune d'œuf dans de l'eau additionnée de sel de cuisine, dont la solution est agitée avec de l'éther et de l'alcool ; le premier de ces dissolvants, soumis à la distillation fractionnée, abandonne alors un résidu que l'on précipite par addition d'alcool additionné de chlorure de soude ; quitte à soumettre ensuite ce précipité à la décomposition partielle par addition d'hydrogène sulfuré, puis à concentrer sa solution filtrée, que l'on soumet à la cristallisation spontanée. On la prépare aussi en dissolvant à froid, les jaunes d'œufs bien battus dans de l'éther et dans de l'alcool, dont les solutions, concentrées, abandonnent un résidu sirupeux, que l'on reprend successivement par de l'éther de pétrole, puis par de l'alcool et par de l'éther. Cette solution éthéro-alcoolique, en partie concentrée, dépose de la cholestérine, puis soumise à la distillation fractionnée, elle abandonne sa lécithine, que l'on purifie en la dissolvant à nouveau dans de l'éther, que l'on évapore sous pression réduite, voir en outre les B. A. 200.253, 210.013, 236.605, 231.233, 241.564 et les B. F. 371.391, 406.634, 390.683.

Description de la drogue. — Elle se présente sous la forme d'une poudre cristalline, blanc jaunâtre ou blanche, inodore, à saveur spéciale, non désagréable, insoluble dans l'eau, très peu soluble dans les huiles fixes, peu soluble dans l'éther, le chloroforme, l'alcool méthylique, très soluble dans l'éther et dans l'alcool bouillant. Saponifiée par de l'eau de baryte ou par des alcalis, elle se décompose comme suit en acide oléique, en acide margarique, en névrine et en acide phosphoglycérique, car :

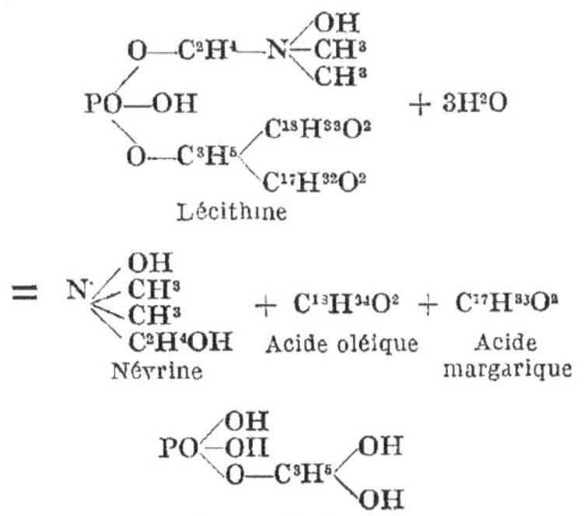

$$O\!-\!C^2H^4\!-\!N\!\!<^{OH}_{CH^3}\,CH^3$$

$$PO\!-\!OH \qquad\qquad + 3H^2O$$

$$O\!-\!C^3H^5\!\!<^{C^{18}H^{33}O^2}_{C^{17}H^{32}O^2}$$

Lécithine

$$= N\!\!<^{OH}_{CH^3\ CH^3\ C^2H^4OH} \quad + C^{13}H^{34}O^2 \ + \ C^{17}H^{33}O^2$$

Névrine   Acide oléique   Acide margarique

$$PO\!\!<^{OH}_{OH} \; O\!-\!C^3H^5\!\!<^{OH}_{OH}$$

Acide phosphoglycérique

Falsifications. — Elle est souvent additionnée d'amidon ou de fécules diverses, insolubles dans l'alcool, de sucre soluble dans l'eau, dont les solutions précipitent la liqueur de Fehling.

Titration. — Il est nécessaire de toujours la doser comme suit. Mélangez 0 gr. 5 de lécithine à 10 grammes de parties égales d'acide sulfurique et d'acide nitrique, que vous additionnez ensuite, goutte à goutte (après qu'il ne s'en dégage plus de vapeurs brunâtres et en ayant soin de chauffer le tout au bain-marie) du même mélange, jusqu'à ce qu'il s'en dégage des vapeurs blanches. Chauffez-le encore pendant quelques minutes (la lécithine ne devant pas à cette dose exiger plus de 40 centimètres cubes de ce mélange pour être décomposée) puis additionnez-le de 150 centimètres cubes d'eau et par 50 centimètres cubes de ce liquide d'une solution aqueuse à 50 p. 100 de nitrate ammonique, que vous chauffez à 80°. Précipitez ensuite l'acide phosphorique, ainsi obtenu, par addition de molybdate ammonique ; recueillez son précipité, qui, desséché peut être taré ou dissous dans de la soude caustique chaude, afin de titrer ensuite en retour, à l'aide d'acide chlorhydrique, le pour cent en soude caustique non utilisée.

Analyse chimique. — La lécithine ci-dessus décrite possède, quant à sa formule, la constitution suivante :

$$
\begin{array}{l}
CH^2{-}O{-}C^{18}H^{33}O \\
| \\
CH{-}O{-}C^{17}H^{32}O \\
| \\
CH^2\underline{\quad\quad}O \\
\qquad\qquad HO{\rightarrow}PO \\
CH^2{-}CH^2O \\
| \\
N{<}\begin{array}{l}CH^3\\CH^3\\CH^3\\OH\end{array}
\end{array}
$$

Usage thérapeutique. — On la prescrit, à doses de 0 gr. 1 à 0 gr. 5, plusieurs fois par jour, voire même à doses de 0, gr. 05 en injections sous-cutanées, comme tonique et comme reconstituant.

Pharmacie galénique. — Elle sert à préparer le virosanol, le lécithol, etc.

Notons que cette substance se rencontre aussi dans les racines de betteraves, dans l'agaric, la levure de bière, le lupin, les graines de moutardes, de céréales ou de légumineuses ; car c'est, à ce que l'on présume, la source des bases végétales, que l'on rencontre dans les plantes.

FEL TAURI, FIEL DE BŒUF.

Préparation. — La bile fraîche du bœuf, évaporée à la chaleur du bain-marie, après avoir été passée à chaud à travers les linges, livre un extrait dénommé fiel de bœuf. Celui-ci, additionné aussi frais que possible d'alcool, puis abandonné pendant un certain temps au repos, donne une solution, qui, soumise à la distillation fractionnée, abandonne un résidu, que l'on purifie en le reprenant, en présence de noir animal, par de l'alcool dilué, dont la solution est soumise à la distillation fractionnée.

Description de la drogue. — La première de ces préparations se présente sous la forme d'une masse semi-liquide, verdâtre, d'odeur particulière, à saveur douceâtre, âcre, amère, soluble dans l'eau, qui se colore en brun verdâtre. La seconde de celles-ci se présente sous la forme d'une poudre hygroscopique, jaune blanchâtre ou jaunâtre, d'odeur très peu prononcée, spéciale, à saveur douceâtre, soluble dans l'eau, l'alcool, dont les solutions se précipitent en un petit dépôt cristallin de glycocholate et de taurocholate de soude, par addition d'éther. Traitée à froid par un tiers de son volume d'acide sulfurique concentré, puis additionnée de quelques gouttes d'une solution concentrée de saccharose, une dissolution aqueuse de fiel de bœuf se colore alors en violet de par sa teneur en furfurol.

Falsifications. — Il est souvent falsifié par addition d'amidon, de gomme arabique, de dextrine et de sucre de lait insolubles dans l'alcool ; incinéré, il ne doit pas abandonner plus de 20 p. 100 de son poids en cendres, celles-ci étant en majeure partie constituées par du carbonate de soude.

Analyse chimique. — Non purifiée, cette drogue renferme des matières colorantes diverses, des sels des acides cholique, glycocholique et taurocholique, puis de la cholestérine, de la lécithine, des traces d'urée, des phosphates de chaux, de magnésie, de potasse et de soude, mais purifiée, elle est constituée par les sels des acides organiques ci-dessus mentionnés.

L'ACIDE GLYCOCHOLIQUE, $C^{24}H^{40}O^5$, se prépare en chauffant la bile animale, pendant plusieurs heures, avec de l'eau de baryte, dont la solution est précipitée par addition d'acide chlorhydrique ; quitte à reprendre son précipité par de l'alcool qui, concentré, est soumis à la cristallisation spontanée. Il se présente sous la forme d'une poudre cristalline, blanche, fusible à 139°, très peu soluble dans l'eau, mais très soluble dans l'éther, l'alcool. Chauffé avec des acides minéraux, il se décompose en deux molécules d'eau, en anhydride cholique ou dyslysine $C^{24}H^{39}O^3$.

Usage thérapeutique. — Le fiel de bœuf se prescrit à doses de 0 gr. 5 plusieurs fois par jour (il en est de même de l'acide cholique à doses de 0 gr. 01, plusieurs fois par jour) comme cholagogue et comme spécifique pour faciliter l'excrétion biliaire chez l'homme.

UREA, URÉE, CARBAMIDE $CO(NH^2)^2$.

Se rencontrant dans l'urine des mammifères et des carnivores, puis dans le sang et la sueur de l'homme, on la prépare en évaporant ces urines sous la forme d'un extrait sirupeux qui, filtré à chaud, est précipité par addition d'acide nitrique concentré, ne renfermant pas trace d'acide nitreux ; le nitrate d'urée ainsi obtenu, essoré à la trompe, puis purifié, en le faisant recristalliser dans de l'eau bouillante, étant ensuite traité par des alcalins, quitte à reprendre (cette solution ayant été évaporée à peu près entièrement) son précipité par de l'alcool, que l'on soumet à la cristallisation spontanée.

Elle se présente sous la forme d'une poudre blanche, prismatique, neutre, inodore, à saveur rafraîchissante, d'un poids spécifique de 1,35, fusible à 132°, insoluble dans l'éther, le chloroforme, l'alcool absolu, mais très soluble dans l'eau, l'alcool dilué. Chauffée à une température plus élevée que son point de fusion, elle se décompose en dégageant de l'ammoniaque et de l'anhydride carbonique. Chauffée en présence d'eau, pendant un certain temps à l'ébullition, elle se transforme en carbonate ammonique ; cette transformation se produisant sous l'action des ferments ou sous celle de l'acide sulfurique concentré, des alcalis ; l'acide nitreux la transformant en anhydride carbonique, en ammoniaque et en eau ; car elle possède quant à sa formule la constitution suivante :

$$CO\,{<}^{NH^2}_{NH^2}$$

L'hypobromure de soude la transforme en azote, en bromure sodique, en anhydride carbonique et en eau, car :

$$CO(NH^2)^2 + 3NaBrO = 3NaBr + 2N + CO^2 + 2H^2O$$

Le chlore transforme l'urée fondue en acide cyanurique, à l'encontre des acides dilués ou organiques, qui donnent alors des sels cristallins, parfois officinaux, voir mon *Traité de Chimie médico-pharmaceutique et toxicologique.*

On la prépare synthétiquement en fondant, en présence de 75 grammes de minium, dans un creuset en fer, 40 grammes de ferrocyanure de potasse avec 15 grammes de carbonate potassique, que l'on verse petit à petit dans ce mélange surchauffé ; puis en reprenant le cyanure de potasse ainsi obtenu, par de l'eau bouillante, dont la solution concentrée est traitée par du sulfate ammonique, qui précipite du sulfate potassique ; évaporée ensuite à sec, elle abandonne un résidu, que l'on soumet en présence d'alcool, à la cristallisation spontanée, la réaction suivante ayant eu lieu :

$$2CNOK + (NH^4)^2SO^4 = 2CO(NH^2)^2 + K^2SO^4$$

Cette drogue se prescrit, à doses de 0 gr. 3 à 0 gr. 5 plusieurs fois par jour, comme chlolagogue, comme spécifique contre la dyspepsie, les calculs biliaires.

Notons que Grimbert admet que l'urée peut provenir, dans l'organisme, soit de l'oxydation des acides aminés, résultant de la dégradation des albuminoïdes, ou de l'hydratation des diverses protéines, car l'arginne se décompose facilement en ornithine et en urée ; soit de l'ammoniaque ou des sels ammoniques ou de la glycérine qui, en présence d'ammoniaque, se transforme facilement en urée, comme le démontra Fossé.

ADRENALINUM, ADRÉNALINE OU SUPRARÉNINE.

Préparation. — Les capsules surrénales du bœuf et du cheval, aussi fraîches que possible, débarrassées de leurs parties graisseuses, puis hachées et macérées, en présence d'anhydride carbonique, dans de l'eau additionnée d'acide oxalique, que l'on peut chauffer à 60°, donnent une solution, qui, exprimée, est chauffée à 90°, afin de coaguler ses albumines ; concentrée dans le vide, elle abandonne alors un résidu, que l'on agite avec de l'éther, afin de le libérer de sa lécithine, et que l'on décompose, en présence d'alcool, par de l'anhydride carbonique, afin de précipiter son acide oxalique ; cette solution, filtrée à nouveau, puis concentrée, étant ensuite traitée par de l'ammoniaque, quitte à reprendre son précipité par de l'alcool, que l'on soumet à la cristallisation spontanée ; notons qu'il est tout indiqué de parfaire ees diverses manipulations à l'abri de l'air et autant que possible dans le vide.

Description de la drogue. — Elle se présente sous la forme d'une poudre cristalline, blanche, inodore, insipide, fusible à 212°, insoluble dans le sulfure de carbone, le chloroforme, très peu soluble dans l'éther et dans l'eau, mais très soluble dans l'alcool, les alcalins, dont les solutions aqueuses, à réaction toujours alcaline, se colorent en vert par addition de perchlorure de fer ; mais cette coloration passe au rouge carmin, par celle d'ammoniaque. Ses solutions aqueuses, se colorant à l'air en rose, dégagent, à la chaleur, l'odeur caractéristique de la triméthylamine ; mais elles se colorent en rouge, pour se précipiter en un dépôt brunâtre, par addition de bichromate potassique. Elle possède, quant à sa formule, la constitution suivante :

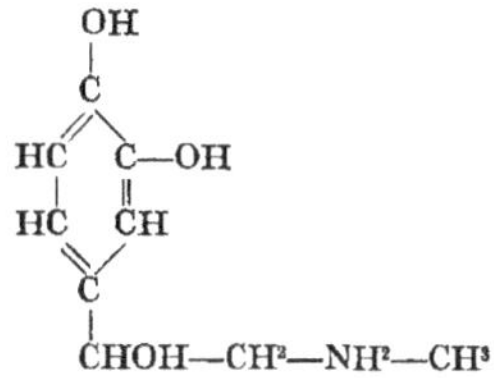

$$\begin{array}{c} OH \\ | \\ C \\ \diagup \diagdown \\ HC \quad C-OH \\ | \quad || \\ HC \quad CH \\ \diagdown \diagup \\ C \\ | \\ CHOH-CH^2-NH^2-CH^3 \end{array}$$

Se combinant naturellement aux acides pour donner naissance à des sels cristallins, elle peut être obtenue synthétiquement selon le B. A. 157.300, comme suit.

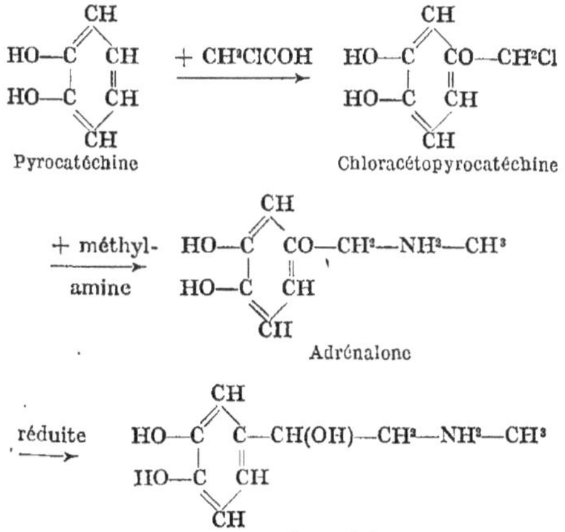

$$\begin{array}{c} CH \\ \diagup \diagdown \\ HO-C \quad CH \\ | \quad || \\ HO-C \quad CH \\ \diagdown \diagup \\ CH \end{array} \quad + CH^2ClCOH \longrightarrow \begin{array}{c} CH \\ \diagup \diagdown \\ HO-C \quad CO-CH^2Cl \\ | \quad || \\ HO-C \quad CH \\ \diagdown \diagup \\ CH \end{array}$$

Pyrocatéchine — Chloracétopyrocatéchine

$$+ \text{méthyl-amine} \longrightarrow \begin{array}{c} CH \\ \diagup \diagdown \\ HO-C \quad CO-CH^2-NH^2-CH^3 \\ | \quad || \\ HO-C \quad CH \\ \diagdown \diagup \\ CH \end{array}$$

Adrénalone

$$\text{réduite} \longrightarrow \begin{array}{c} CH \\ \diagup \diagdown \\ HO-C \quad C-CH(OH)-CH^2-NH^2-CH^3 \\ | \quad || \\ HO-C \quad CH \\ \diagdown \diagup \\ CH \end{array}$$

Suprarénine

l'adrénaline ainsi obtenue, étant optiquement parlant inactive, doit être transformée en ses tartrates, dont, seuls, ceux de la suprarénine dextrogyre sont physiologiquement parlant actifs.

Usage thérapeutique. — On la prescrit en solutions à 1 /1000, à doses de 0 gr. 05 plusieurs fois par jour, particulièrement sous la forme d'injections sous-cutanées comme vaso-constricteur.

Action physiologique. — Appliquée en solutions aqueuses sur les muqueuses nasales, elle arrête instantanément la circulation sanguine ; mais injectée dans l'organisme, elle détermine une élévation de la pression sanguine, avec ralentissement des contractions cardiaques, vasoconstriction périphérique et excitation du cœur.

Pharmacie galénique. — Elle sert à préparer, outre diverses spécialités, le chlorhydrate d'adrénaline.

CASEINUM, CASÉINE

Préparation. — Se rencontrant dans les laits de vaches, de moutons, de chèvres, etc., la caséine se prépare en précipitant ces produits par de l'acide acétique, puis en reprenant ce précipité lavé, essoré et desséché, par de l'éther, afin de le libérer de ses corps gras, quitte à le dissoudre ensuite dans de l'eau additionnée de carbonate de soude ou de sesquicarbonate ammonique, dont la solution, filtrée, est soumise à la dialyse, puis précipitée par addition d'acides organiques ou inorganiques. On peut aussi la préparer en traitant le lait de vache par du sulfate de magnésie, qui précipite sa caséine, que l'on essore à la trompe ; celle-ci, traitée par de l'éther puis par de l'eau alcaline, donne une solution, que l'on décante de ses corps gras, insolubles dans ce dissolvant, pour la précipiter par addition d'acide acétique.

Description de la drogue. — Elle se présente sous la forme d'une poudre blanche ou blanc jaunâtre, inodore, insipide, amorphe, insoluble dans l'eau, l'alcool, l'éther, le chloroforme, le sulfure de carbone, mais très soluble dans les carbonates alcalins ou dans l'ammoniaque, dont les solutions sont précipitées par addition d'acides inorganiques ou organiques, à l'exception toutefois de l'acide carbonique.

Dissoute dans de la soude caustique très diluée, elle donne une solution, à pouvoir rotatoire, lévogyre, de — 76°, mais reprécipitée par de l'acide acétique elle donne alors un dépôt en partie soluble dans l'eau (environ 1 gramme par litre de ce dissolvant). Chauffée en présence d'un peu d'eau, c'est-à-dire à l'état de bouillie, à la chaleur du bain-marie, elle se ramollit vers 76°, pour donner une masse molle vers 90°, celle-ci étant très peu soluble dans l'eau, c'est-à-dire à raison de 2 gr. 37 par litre de ce dissolvant. Traitée par des alcalins, elle donne des sels solubles dans l'eau, celui de chaux donnant une solution limpide, qui se trouble à 100°, pour redevenir limpide au froid. Insoluble dans les sels alcalins à réaction neutre, elle ne donne pas des solutions coagulables à la chaleur ; celles-ci se coagulant par contre par addition d'une infusion tiède d'estomac de veau, pour précipiter ensuite un fort dépôt amorphe par celle d'alcool ; ce précipité étant dénommé *lab* chez les Teutons et *présure* en France, *rennett* en anglais. Dissoute dans de l'acide chlorhydrique dilué, la caséine donne une solution, à pouvoir rotatoire, lévogyre, de — 87°, que l'on peut soumettre ensuite à la dialyse, quitte à la neutraliser ensuite et à la précipiter par additions d'alcalins terreux. Les solutions aqueuses de caséine, privées par addition d'acide oxalique de leurs sels calciques, livrent du *caséogène* soluble dans l'eau, si on les traite entre 30° et 40°, par de la présure ; celle-là se précipitant à nouveau par addition de sels alcalino-terreux ou à l'ébullition par celle d'acide acétique. Dissoute dans des alcalins très dilués, la caséine livre une solution qui, abandonnée à elle-même, renferme de l'alcali-albumine.

Analyse chimique. — Elle est constituée par une combinaison renfermant 53,5 p. 100 de carbone, 7,05 p. 100 d'hydrogène, 15,6 p. 100 d'azote, 1 p. 100 de soufre et 22 p. 100 d'oxygène, mais elle peut varier quant à sa composition chimique selon les laits ayant servi à sa préparation.

Usage thérapeutique. — On la prescrit, à doses de

5 à 20 grammes plusieurs fois par jour, comme reconstituant et comme roborant :

Pharmacie galénique. — Elle sert à préparer le plasmon ou caséinate de soude, l'argonine ou caséinate d'argent, la caséoferrine ou caséinate ferreux, etc., etc., voir pour plus de détails notre *Traité de Chimie médico-pharmaceutique et toxicologique*, Doin, éd., Paris, 8, Place de l'Odéon.

SACCHARUM LACTIS, SUCRE DE LAIT.

Préparation. — Le petit lait obtenu, comme nous l'avons, vu en précipitant la caséine, se présente sous la forme d'un liquide aqueux, douceâtre, qui, additionné d'un peu d'eau de chaux, est soumis, sous pression réduite, à l'évaporation, quitte à le soumettre ensuite à la cristallisation spontanée. Ses cristaux, repris par de l'eau, donnent une solution qui, traitée par du noir animal, puis concentrée, est précipitée par addition d'acide acétique. Notons qu'on ne peut pas préparer le sucre de lait à l'aide de lait fermenté; celui-ci renfermant de l'acide lactique, qui est déjà un produit de décomposition du lactose car, sous l'inflence du Bacillus lacti, celui-ci s'est décomposé comme, suit :

$$C^{12}H^{22}O^{11} + H^2O = 4C^3H^6O^3$$
Lactose — Acide lactique

Le lait des chiennes en renferme de 1 à 4 p. 100, celui des brebis et des chèvres de 3 à 6 p. 100, celui des chameaux de 5 à 7 p. 100, celui d'anesse de 4 à 7,5 p. 100, celui de vache de 4 à 5 p. 100 et celui de femme de 4 à 7 p. 100.

Description de la drogue. — Il se présente sous la forme d'une poudre blanche, cristalline, à cristaux rhombiques, inodores, à saveur légèrement douceâtre, d'un poids spécifique de 1,543, fusibles à 203°, à pouvoir rotatoire de + 55,3°, insolubles dans l'éther de pétrole, l'alcool absolu, le chloroforme, le sulfure de carbone, les huiles grasses et essentielles, mais il se dissout assez facilement dans l'eau et dans l'alcool dilué. Chauffé entre 150° et 160°, il se transforme en *lactocaramel*, $C^{12}H^{20}O^6$, mais hydrolysé, en le chauffant à l'ébullition avec de l'acide sulfurique concentré, il ne doit pas brunir dans l'espace d'une à deux heures de temps, ce qui le différencie de la saccharose. Traité par de l'acide nitrique, il s'oxyde en donnant de l'acide mucique et de l'acide saccharique ; mais oxydé plus fortement, il livre de l'acide tartrique et de l'acide oxalique. Le brome le transforme en acide lactobionique, $C^{12}H^{22}O^{12}$, qui, chauffé avec de l'acide sulfurique dilué, donne du galactose et de l'acide gluconique. Il réduit très lentement la liqueur de Fehling, mais très facilement les solutions alcalines de tartrate bismuthique ou celles de nitrate d'argent ammoniacal. Ne donnant pas de combinaisons cristallines avec le chlorure de soude, il n'est pas décomposé par la levure de bière. Soumis à l'action du képhir, il subit le processus de la fermentation alcoolique, mais l'émulsine le décompose, comme suit, en glucose et en galactose.

$$C^{12}H^{18}O^{11} + H^2O = C^6H^{12}O^6 + C^6H^4O^6$$
Lactose — Glucose — Galactose

Traité en présence d'eau par de l'hydrogène naissant, il se transforme en mannite et en dulcite, car :

$$C^{12}H^{22}O^{11} + H^2O + 4H = C^6H^{14}O^6 + C^6H^{14}O^6$$
Lactose — Mannite — Dulcite

Une solution aqueuse de sucre de lait se colore en bleu, en présence de soude caustique, par addition de quelques gouttes d'une dissolution de sels de cobalt ou de nickel, mais oxydé par du permanganate potassique, cet hydrate de carbone se transforme, comme sous l'action de l'acide nitrique, en acides saccharique et mucique, car :

$$2C^{12}H^{22}O^{11} + 11O = 2C^6H^{10}O^9 + 2C^6H^{11}O^8 + H^2O$$
Lactose — Acide mucique — Acide saccharique

Réactions et falsifications. — Les solutions aqueuses de sucre de lait sont neutres, cas contraire, acide acétique utilisé pour précipiter la caséine. Extrait par de l'alcool absolu, il doit donner un filtrat qui, évaporé à sec, ne doit pas abandonner de résidu pesant plus de 0,04 p. 100 de son poids, cas contraire saccharose ou glucose. Chauffé avec de l'acide chlorhydrique dilué, additionné de phloroglucine, le lactose ne doit pas se colorer en rouge ; cas contraire saccharose. Ses solutions aqueuses ne doivent pas être précipitées, ni être troublées, par addition de nitrate d'argent, cas contraire chlorures, ni par celle de chlorure barytique, cas contraire sulfates. On le falsifie parfois, en l'additionnant de sucre de raisin, dont la solution se colore, à chaud, en rouge, en présence d'acétate de chaux, par addition d'ammoniaque.

On peut le doser comme suit : Epuisez la poudre à analyser par du chloroforme, puis par de l'alcool absolu, pour la dissoudre ensuite dans 100 centimètres cubes d'eau chaude, dont la solution est additionnée par 5 centimètres cubes de liquide de 10 centimètres cubes d'ammoniaque, que vous chauffez pendant une demi-heure au bain-marie, quitte à comparer sa coloration avec celle des tubes témoins renfermant une quantité déterminée de lactose traité de la même manière.

Usage thérapeutique. — On le prescrit, à doses de 10 à 50 grammes par jour, comme reconstituant, comme édulcorant aux diabétiques et comme diurétique.

Action physiologique. — Subissant dans l'économie une transformation complète, tout en donnant de l'eau et de l'anhydride carbonique, le lactose, ordonné à doses trop élevées, n'y est pas entièrement détruit. Il ne faut jamais l'ordonner aux personnes souffrant de cardiopathie ou d'albuminurie.

Pharmacie galénique. — Il sert à préparer, vu qu'il n'est pas hygroscopique, des poudres et des pilules.

Historique. — Bartoletti de Bologne découvrit les méthodes servant à préparer ce produit dénommé alors *Manne ou Nitrus Seri Lactis*, mais celui-ci ne fut introduit dans la thérapeutique qu'en 1700, par le médecin Testé.

SPONGIÆ MARINÆ, ÉPONGES MARINES, D'EUSPONGIA EQUINA, EUSPONGIA COMMUNIS, EUSPONGIA MOLLISSIMA.

Origine zoologique. — Appartenant à la classe des Zoophytes et à l'embranchement des Spongiaires, ces animaux croissent dans les bas-fonds des mers, particulièrement à une profondeur de 200 à 300 mètres, où ils adhèrent au sol par des crampons, leur charpente étant constituée par des fibres albuminoïdes ou spongine.

Origine géographique. — Se rencontrant près des îles Bahama et des Antilles, ces animaux donnent alors des éponges grossières, à l'encontre de ceux, qui vivent dans la Méditerrannée et dans l'océan Atlantique, dont la texture des fibres est très fine. On les y recueille à l'aide de harpons, que l'on traîne dans ces bas fonds comme cela se pratique sur les côtes de la Tripolitaine, ou par l'intermédiaire de scaphandriers, qui les sectionnent de leurs crampons, avec des instruments parfois spéciaux.

Préparation. — Les éponges ainsi recueillies, lavées à l'eau douce, afin de les priver de leurs sels marins, sont alors comprimées avec des pilons, afin de les libérer de leurs matières inorganiques, adhérentes. Frottées dans du sable, puis attachées sur des ficelles et déposées dans le cours des rivières, elles sont à nouveau lavées puis desséchées au soleil, voire même parfois blanchies pour être de là transportées sur les factories.

Sortes commerciales. — Le commerce européen les différencie selon leur provenance en *éponges communes*, provenant de l'*Euspongia equina*, qui se rencontre sur les côtes du nord de l'Afrique, en *épong·s dites de Marseille* livrée par l'*Euspongia communis*, qui sont récoltées sur les côtes de la Tunisie, en *éponges fines* provenant des côtes de la Syrie ou de l'archipel Indien, dont les fibres sont très fines, leur couleur étant jaune ou jaune doré.

Description de la drogue. — Elles se présentent dans le droguier sous la forme de corps de dimensions variables, plus ou moins grandes, inodores, insipides, à texture plus ou moins serrée, de couleur variant du brun au jaune pâle, qui, insolubles dans tous les dissolvants organiques, ne doivent jamais renfermer d'impuretés ou de silicates.

Analyse chimique. — Elles sont constituées par de la spongine.

La Spongine, ne ressemblant pas à la fibrine, se prépare en soumettant les éponges à l'action de la lessive de soude froide, à 5 p. 100, puis à celle de l'acide chlorhydrique au vingtième, pour les épuiser ensuite par de l'alcool et par de l'éther, qui abandonnent un résidu incolore, inodore, insoluble dans les dissolvants usuels ; celui-ci soumis à l'action des acides minéraux concentrés, se décompose en arginine, en lysine, en leucine, en glycocolle, mais non en tyrosine. Insoluble dans les liqueurs cupro et zinco ammoniacales, elle abandonne, une fois incinérée, des cendres constituées par des iodures et des silicates alcalins. Traitée par le suc gastrique, elle se décompose en partie, en donnant une sorte de peptone ; car elle est constituée par une combinaison renfermant 48,7 p. 100 de carbone, 6,85 p. 100 d'hydrogène et 16,4 p. 100 d'azote, outre de l'oxygène.

Traitée par de l'eau de baryte, elle dégage 4,2 p. 100 d'azote ammoniacal, 3,8 p. 100 d'acide carbonique, 3,64 p. 100 d'acide acétique, tout en abandonnant un résidu renfermant de l'acide oxalique, de la leucine, de la butylamine, de la glucoalanine, avec traces de tyrosine, dont nous donnerons une description sommaire, vu qu'elle se rencontre aussi dans les graines de lupin.

La Tyrosine, $C^6H^4(OH)$ 1)-CH^2-CH-(NH^2)COOH (4) se présente sous la forme d'une poudre blanche, cristalline, fusible à 314°, à pouvoir rotatoire de — 8°, peu soluble dans l'eau froide, l'éther, l'alcool, mais très soluble dans l'eau bouillante, dont les solutions se colorent, à chaud, en rouge par addition de nitrate mercurique : cette réaction étant encore plus caractéristique, si on la parfait en présence d'acide nitrique. Elle se dissout avec une coloration rose, dans l'acide sulfurique ; mais cette dissolution, précipitée par addition de chlorure barytique, donne un filtrat se colorant en violet, par addition d'une goutte de perchlorure de fer.

La Leucine, $(CH^3)^2$=CH—CH^2—CH(NH^2)COOH, se rencontrant aussi dans les germes de vesce, le suc de *Chenopodium album*, dans la levure de bière et dans certaines urines pathologiques, se présente sous la forme d'une poudre blanche, aiguillée, fusible à 295°, insoluble dans l'éther, le chloroforme, peu soluble dans l'alcool, très soluble dans l'eau, dont les solutions sont lévogyres, de — 10°4, à l'encontre de celles de ses sels alcalins, qui sont dextrogyres.

Le Glycocolle ou acide aminoacétique, se rencontrant toujours comme produit d'hydrolyse de la gélatine et de l'acide hippurique, se présente sous la forme d'une poudre blanche, cristalline, inodore, fusible a 234°, à saveur douceâtre, insoluble dans l'éther, le chloroforme, peu soluble dans l'alcool, mais très soluble dans l'eau chaude. Il possède quand à sa formule la constitution suivante :

$$CH^2\begin{cases}NH^2\\COOH\end{cases}$$

On le prépare synthétiquement en chauffant une solution aqueuse d'ammoniaque avec l'acide monochloracétique, car :

$$CH^2\begin{cases}Cl\\COOH\end{cases} + 2NH^3 = NH^4Cl + CH^2\begin{cases}NH^2\\COOH\end{cases}$$

Usage thérapeutique.— Les éponges se prescrivent comme hémostatique ou après avoir été stérilisées sous la forme de drains.

Pharmacie galénique. — Elles servent à préparer le *Carbo Spongiae*.

Historique. — Connues des Anciens, les éponges incinérées leur donnaient leurs cendres, qui se prescrivaient, de par leur teneur en iode et en iodures, comme dépuratif du sang.

OLEUM ANIMALE, HUILE ANIMALE

Préparation. — On la prépare en soumettant les détritus d'animaux, tels que cornes, cuir, cheveux, etc., ainsi que les tourteaux de certains végétaux, à la distillation sèche, afin d'obtenir, à côté du carbonate ammonique ou sel volatil de corne de cerf, une huile empyreumatique, que l'on peut rectifier.

Description de la drogue. — Elle se présente sous la forme d'un liquide oléagineux, épais, alcalin, d'odeur désagréable, à saveur brûlante, spéciale, alcaline, d'un poids spécifique de 0,75 à 0,84, très peu soluble dans l'eau, mais très soluble dans l'alcool, l'éther, le chloroforme, le sulfure de carbone, le benzène, les huiles grasses et essentielles ; soumise à la distillation fractionnée, elle donne l'huile animale de Dippel.

Analyse chimique. — Se colorant rapidement en brun à l'air, elle est constituée par un mélange de méthylamine, de propylamine, d'éthylamine, de nitriles des acides propionique, butyrique, valérianique, palmitique, outre par du pyrol, du méthylpyrol, du diméthylpyrol, de la pyridine, de la picoline, du phénol, du toluène, du naphtalène, etc., etc.

Usage thérapeutique. — On la prescrit parfois, à doses de 5 à 20 gouttes plusieurs fois par jour, comme nervique, comme vermifuge et comme antispasmodique, puis extérieurement comme parasiticide.

FORMICÆ, FOURMIS, DE FORMICA RUFA

Ces insectes brunâtres, non ailés, de 4 à 6 centimètres de long, à tête triangulaire, originaires de toute l'Europe, où ils vivent en colonies très nombreuses, livrent au droguier l'acide formique, qui se préparait dans le temps, en déposant dans leurs fourmilières des bouteilles vides, dont les bords internes étaient recouverts de miel, puis en soumettant ces insectes à la putréfaction et à la distillation fractionnée.

PHYTINUM, PHYTINE, ACIDE PHYTIQUE

Se rencontrant selon Palladin dans les graines d'un très grand nombre de plantes, puis en quantités minimes dans tout le règne animal, on la prépare selon le procédé de Schulze et de Witterstein, en épuisant ces graines déshuilées, par une solution bouillante d'acide acétique, à 4 p. 100, que l'on abandonne au repos pendant 48 heures, quitte à la filtrer, afin de la libérer de ses albuminoïdes coagulés : cette solution traitée à chaud par de l'ammoniaque, précipite un dépôt qui, dissous dans de l'acide acétique à 8 p. 100, donne une solution, que l'on précipite par addition d'ammoniaque.

Elle se présente sous la forme d'une poudre blanche, amorphe, insoluble dans l'eau, les alcalins, mais très soluble dans les acides minéraux, dilués, ou dans l'acide acétique à 4 p. 100 ; hydrolysée en, la chauffant avec des acides minéraux concentrés, elle se décompose en phosphates alcalins, tout en donnant 24 p. 100 d'inosite.

L'Acide phytique se prépare en dissolvant cette phytine dans de l'acide acétique à 5 p. 100, dont la solution est précipitée par addition d'acétate de plomb ; son précipité mis en suspension dans de l'eau, puis décomposé par de l'hydrogène sulfuré, donnant une solution, que l'on chauffe à l'ébullition, et que l'on concentre (après l'avoir filtrée) dans le vide, son résidu sirupeux étant précipité par addition d'alcool.

Il se présente sous la forme d'une poudre blanche, insipide, inodore, insoluble dans l'eau, l'alcool, très soluble dans les solutions alcalines. Hydrolysé, il se décompose en inosite et en acide phosphorique. Il se prescrit, ainsi que la phytine, à doses de 0 gr. 25 plusieurs fois par jour, comme reconstituant et comme tonique, particulièrement pour combattre la tuberculose.

ZIBETHUM, CIVETTE, DE VIVERRA ZIBETHA

Cet animal, originaire de l'Afrique du Nord, particulièrement de l'Egypte, de la Nubie et de l'Abyssinie, ressemble à notre chat sauvage ; il porte, au-dessus de l'anus, une glande sécrétrice, qui exsude un liquide d'odeur très pénétrante, que l'on recueille tous les 15 jours, à l'aide d'une petite cuillère, et que l'on verse dans une corne évidée, où il se prend en une masse solide, donnant notre drogue autrefois officinale.

Elle se présente parfois dans le droguier sous la forme d'une masse épaisse, brunâtre, molle, d'odeur spéciale, non désagréable, rappelant un peu celle du musc, à saveur amère, persistante, fusible à 37°, insoluble dans l'eau, en partie soluble dans l'éther, l'alcool, le chloroforme, l'éther de pétrole, les huiles grasses et essentielles, qui abandonnent toujours des résidus constitués par des poils de la bête et par de la poussière ne devant pas peser plus de 5 p. 100 du poids de la drogue ainsi extraite. On la falsifie souvent en l'additionnant de beurre ou de suint de porc, d'huiles végétales diverses ou de vaseline pour la plupart insolubles dans l'alcool et dans l'acétone. Cette drogue renferme 0,1 p. 100 de scatol volatil aux vapeurs d'eau, de l'eau, des matières résineuses et grasses. Non officinale elle n'est plus guère utilisée que comme succédané du musc, par nos parfumeurs, comme aromate.

JAUNE INDIEN, PURRÉE

Se préparant à l'aide des bouses et des urines de vaches nourries à l'aide de feuilles de Mongo, cette matière colorante se présente sous la forme de boules brunâtres extérieurement, jaunâtres intérieurement, qui renferment de l'euxanthone et de l'acide euxanthique.

L'Acide euxanthique, $C^{19}H^{18}O^{11}$, se prépare en traitant la purrée à chaud par de l'eau additionnée d'acide chlorhydrique, dont la solution, filtrée, dépose à froid des aiguilles jaunes, brillantes, fusibles à 162°, très peu solubles dans l'eau froide, mais très solubles dans l'eau bouillante, l'alcool. Chauffé avec de l'acide sulfurique dilué, il se décompose, comme suit, en acide glucuronique et en euxanthone car :

$$C^{19}H^{16}O^{11} + H^{2}O = C^{13}H^{8}O^{4} + C^{6}H^{10}O^{7}$$
$$\text{Euxanthone} \qquad \text{Acide glucuronique}$$

L'Euxanthone, $C^{13}H^{8}O^{7}$, se présente sous la forme d'aiguilles jaunes, fusibles à 236°, insolubles dans l'eau, mais très solubles dans l'alcool, l'éther, les alcalins. Fondue avec de la potasse caustique, elle se décompose en hydroquinone, en résorcine et en acide euxanthinique, car elle possède, quant à sa formule, la constitution suivante :

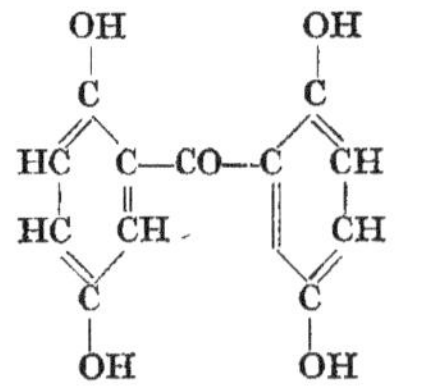

$$
\begin{array}{ccccc}
OH & & & & OH \\
| & & & & | \\
C & & & & C \\
\\
HC & C & CO & C & CH \\
\\
HC & CH & & & CH \\
| & & & & | \\
C & & & & C \\
| & & & & | \\
OH & & & & OH \\
\end{array}
$$

HÉMATOGÈNE, HÉMOGLOBINE

Elle se prépare selon le B. A. 81391, en défibrinisant le sang des jeunes veaux et celui des mammifères, puis en centrifugant l'oxyhémoglobine qu'ils renferment, quitte à l'additionner, par 80 grammes de substance, de 100 grammes de glycérine, 125 grammes d'alcool, 160 grammes de sirop simple, 1 gramme de teinture de cannelle, 5 grammes d'éther acétique, 4 grammes de teinture de vanille, 1 gramme de teinture aromatique et de 4 grammes de teinture d'oranges amères, que l'on abandonne au repos pendant 4 jours et que l'on filtre. Elle se présente sous la forme d'un liquide épais, rouge sang, d'odeur agréable, à saveur douceâtre spéciale, aromatique, soluble dans l'eau, le vin, l'alcool, insoluble dans le chloroforme, l'éther, qui se prescrit, à doses d'une cuillerée à soupe plusieurs fois par jour, comme reconstituant.

SOIE DE BOMBIX MORI OU VER A SOIE
(LÉPIDOPTÈRE)

Le ver à soie étant une chenille domestiquée de l'insecte Bombix Mori, provient des œufs minuscules, jaunes, que celui-ci dépose à l'aide d'une matière sécrétée, col-

lante, sur les feuilles du mûrier blanc déjà décrit au cours de ce travail. Ces œufs, dénommés graines par les soyeux, éclosent 25 jours plus tard, pour donner naissance à une petite chenille ou ver à soie, qui, après un mois (son complet développement étant terminé), se met à confectionner son cocon, à l'intérieur duquel elle se loge pour subir la métamorphose, qui donnera naissance à sa chrysalide, puis au papillon ci-dessus mentionné. Conduire ces diverses métamorphoses se dénomme parfaire l'éducation des vers à soie, celle-ci étant pratiquée dans les Magnaneries ou locaux spéciaux, dans lesquels le ver à soie, dénommé Magnan par les soyeux, est élevé car cet animal met 32 jours pour parfaire son cocon, laps de temps pendant lequel (donc 62 jours en tout depuis l'éclosion des œufs), il faut le nourrir en le déposant dans des paniers plats, dans lesquels on place de distance en distance des feuilles de mûrier fraîchement récoltées et si possible jeunes.

Le ver à soie, ayant terminé sa dernière mue, c'est-à-dire étant arrivé à maturité, commence à filer son cocon en s'accrochant à des brins de bruyère, autour desquels il développe et tisse ses fils dus à l'exsudation de deux glandes séricigènes, fournissant chacune un brin, qui s'accole à son voisin à l'aide d'une substance gommeuse dénommée grès. Ce processus, dénommé par les soyeux la montée, peut durer un mois, c'est-à-dire qu'il est terminé au moment où ce ver a émis autour de lui une trentaine de mètres de fil ou vestes, qui sont toujours enroulés sur toute la longueur du ver les uns au-dessus des autres, à l'encontre des fils attachés au brin de bruyère, qui sont dénommés blazes.

Les cocons ainsi formés sont en petite quantité abandonnés à eux-mêmes, afin d'obenir des chrysalides, puis des papillons devant servir à la multiplication de cet insecte, mais en majeure partie récoltés pour être utilisés dans la préparation de la soie. Certains de ces papillons ne donnent annuellement qu'une ponte, aussi dénomme-t-on leur race monovoltine, celle-ci se rencontrant particulièrement dans les pays à climat tempéré comme l'Italie, la France, d'autres donnent par contre plusieurs pontes par an, leur race, dénommée polyvoltine, se rencontre dans les pays à climat chaud, comme le Tonkin, l'Indochine, la Chine ; mais le climat agissant sur le développement de ces insectes permet de transformer une race monovoltine en une espèce polyvoltine.

La première de celles-ci livre des cocons arrondis à leurs deux extrémités, mais étranglés vers leur centre, qui, blancs, blanc nacré, blanc verdâtre, voire même jaunes, sont plus lourds et très riches en soie, à l'encontre de ceux de la seconde de ces races, qui livrent des cocons ovoïdes, épointés à leurs deux extrémités, non étranglés vers leur centre, qui, jaune doré ou jaune pâle, sont plus légers et de ce fait pauvres en soie.

Les cocons ou étouffes ainsi récoltés, avant qu'ils ne se soient métamorphosés en chrysalides, sont alors tués aussi frais que possible, dans des appareils spéciaux à air chaud, dénommés étouffoirs, pour être envoyés sur les factories où on les file. Celles-là, généralement européennes, possèdent des appareils perfectionnés, qui permettent de les battre mécaniquement afin d'amorcer les bouts de leurs fils à soie, qui sont alors filés, triés et enroulés sur des dévidoirs, à l'aide de machines spéciales dénommées guindres, celles-ci, à roue d'envidage permettent de les accoler ensemble par simple torsion, car un de ces fils mesure souvent plus d'un kilomètre de long. Les fils de soie, ainsi obtenus, sont alors vendus sous la forme d'écheveaux dans le commerce sous le nom de flotte, qui parvient dans les filatures.

Ces vers sont souvent attaqués par une maladie microbienne dénommée pébrine, qui se propage du papillon sur la chrysalide ou sur le cocon, qu'elle fait dépérir, aussi la combat-on en détruisant toutes les pontes dans lesquelles on l'a découverte microscopiquement. Il n'en est pas de même de la flacherie et de la muscardine, qui, étant des maladies du ver à soie, proviennent d'une nourriture trop peu abondante ou fermentée.

La soie de ce ver est souvent falsifiée par des soies d'autres provenances animales, telles que le Tussur ou Tussah de l'Inde, qui est livrée par l'Anthera Mylitta, petit ver se nourrissant de feuilles de chêne, ou par l'*Anthera yama* du Japon, voire même par la *Theophilla mandarina* de la Chine, celle-ci prospérant sur les feuilles de mûriers sauvages ; il en est de même de la soie de l'*Attacus Bauhiniae*, qui se nourrit des feuilles des diverses Bauhinias. La *Nephila madagascarensis*, ou araignée femelle, de Madagascar, tisse aussi à l'usage de sa progéniture une coque en soie jaune doré, qui, pâlissant à la lumière, est utilisée comme bourre des matelas et des coussins. L'élevage de cet animal est lucratif, mais il faut veiller à ce que sa nourriture soit abondante, cas contraire il s'entredévore ; il en est de même de celui du *cou couc* chinois, c'est-à-dire de la *Saturnia pyrethrorum*, qui livre une coque soyeuse, utilisée dans la fabrication des tissus de soie résistants, propres à préparer des linceuls, mais sa soie ressemble beaucoup au crin de Florence.

La production de la soie grège dépasse annuellement 20.000 tonnes, dont 5 à 7.000 tonnes proviennent de l'Europe occidentale, 2.485 tonnes du Levant, 11.923 tonnes de l'Extrême-Orient ; l'Italie en fournissant près de 4.754 tonnes, à l'encontre de la France qui n'en produit que 605 tonnes, ce qui est regrettable, car son industrie en exige chaque année plus de 9.000 tonnes, aussi devrait-elle introduire en grand la sériciculture dans ses colonies, particulièrement en Algérie, en Tunisie, au Tonkin, puis en Indochine et à Madagascar ; il est vrai de dire que le service de l'Agriculture fait distribuer plus de 3.000.000 de pontes sélectionnées gratuitement par an aux Indochinois, afin qu'ils s'adonnent à cette industrie des plus lucratives et que le Tonkin exportait déjà en 1910 près de 5.757 kilogrammes de soie grège, 21.222 kilogrammes de déchets de soie et 2.169 kilogrammes de bourre, preuve que la sériciculture y prend un grand développement.

La soie devait être mentionnée, quoique non officinale, dans ce Traité, car elle est d'un usage courant dans l'art chirurgical, mais nous ne pouvons en entreprendre son étude industrielle ; qu'il nous suffise d'ajouter que les Chinois l'utilisaient 600 ans avant Jésus-Christ comme matière textile, car ils s'adonnaient déjà à l'élevage du ver à soie, punissant même de mort toute personne qui eût essayé de dévoiler les procédés utilisés pour l'élevage de ce papillon ou d'exporter des pontes de cet animal, voire même des graines de mûrier blanc. La tradition rapporte que ce fut la fille d'un empereur Chinois, qui divulgua, au IIIe siècle, aux Japonais ces procédés, ce qui leur permit d'introduire cette industrie dans leur pays. Les Grecs n'apprirent à connaître la soie qu'après les conquêtes d'Alexandre le Grand, mais ce ne fut qu'au XIIe siècle que les Italiens se mirent à cultiver le mûrier et à s'adonner en grand à la sériciculture introduite en petit, sous le règne de Justinien, par des moines grecs, qui avaient transporté des vers à soie dans leurs houlettes. Elle se développa en France sous le règne de Louis XI, qui la protégea ainsi que ses successeurs, mais cette industrie ne prit un réel essor que sous le règne de François Ier et plus tard sous l'autorité de Colbert.

TABLE DES PRINCIPALES DOSES MAXIMALES

CONCERNANT

LES DROGUES VÉGÉTALES ET LEURS DÉRIVÉS

	par fois	par jour		par fois	par jour
Absinthine	0,05	0,2	Cascara Sagrada	0,5	1,0
Acétone	0,5	3,0	Chanvre Indien	0,2	0,06
Acetum Colchici	2,0	5,0	Chélidonine	0,02	0,25
— Digitalis	2,0	8,0	Chinoïdinum	2,0	10,0
Acide agaricique	0,03	0,1	Chrysarobine	0,005	0,015
— camphorique	0,1	0,5	Cigue	0,25	0,75
— cubébique	1,0	2,0	Cinchonine	1,0	5,0
— gallique	0,3	1,0	Cocaïne et ses sels	0,02	0,1
— lactique	0,10	0,5	Cochenille	0,2	1,5
— méconique	0,5	5,0	Cocculi indici	0,3	1,0
— oxalique	0,3	1,5	Codéine et ses sels	0,03	0,3
— quinique	1,0	10,0	Colchicine	0,002	0,006
— quinotannique	0,5	2,0	Coloquinte	0,3	1,0
— salicylique	0,5	3,0	Colocynthidine	0,01	0,05
— santonique	0,1	0,75	Conhydrine	0,005	0,02
— sclérotinique	0,06	0,2	Conicine	0,001	0,003
— succinique	0,5	2,0	Cotarnine	0,5	1,5
— tannique	0,5	2,0	Cotoïne	0,05	0,3
— valérianique	0,5	2,0	Convallarine	0,2	1,0
Aconitine	0,001	0,005	Convallamarine	0,05	0,5
Adonidine	0,005	0,03	Cubébine	1,0	5,0
Aesculine	0,5	5,0	Curare	0,002	0,010
Aethylaminum	0,5	3,0	Daturine	0,001	0,003
Agaric	0,5	2,0	Delphine	0,001	0,02
Agaricine	0,01	0,1	Delphinine	0,005	0,02
Alcool butyrique	1,0	3,0	Digitale	0,2	0,5
Aloïne	0,2	0,5	Digitaline	0,002	0,02
Ambrette	0,5	1,5	— amorphe	0,002	0,02
Amygdaline	0,05	0,2	— cristallisée	0,0005	0,002
Anémonine	0,03	0,1	Digitoxine	0,0003	0,001
Apiol	0,3	1,5	Eau d'amandes amères	1,0	5,0
Apomorphine	0,005	0,01	— de laurier-cerise	1,0	5,0
Aqua Laurocerasi	1,0	5,0	Duboisine	0,001	0,003
— Amygdalae	1,0	5,0	Elatérine	0,01	0,05
Arbutine	0,1	4,0	Emétine	0,01	0,05
Arécoline	0,0005	0,0015	Emétique	0,2	0,6
Asarine	0,2	1,0	Ergotinine	0,001	0,003
Asparagine	0,1	0,3	Eséridine	0,005	0,03
Aspidospermine	0,003	0,006	Esérine	0,001	0,005
Atropine et ses sels	0,001	0,003	Eucalyptol	0,2	1,0
Baume du Pérou	1,0	5,0	Ethylamine	0,5	3,0
— de Tolu	1,0	5,0	Essences, voir Oleum.		
Baptisine	0,03	0,1	Evonymine	0,15	5,0
Berbérine	0,1	1,0	Extrait d'aconit	0,03	0,12
Boldoglucine	0,4	1,2	— d'agaric (Muscari)	0,005	0,05
Boldine	0,01	0,3	— d'andira	2,0	6,0
Bornéol	0,5	3,0	— d'angélique	0,5	3,0
Bryonine	0,2	2,0	— d'arnica	0,5	2,0
Brucine	0,05	0,3	— de belladone	0,05	0,2
Bulbe de scille	0,2	1,0	— de cascarille	0,1	0,3
Caféine	0,25	1,0	— de chanvre indien	1,0	5,0
Camphre	0,2	1,0	— de chélidoine	0,5	2,0
Cannabine	0,1	0,3	— de colchique	0,05	0,1
Cantharide	0,05	0,2	— de coloquinte	0,05	0,2
Cantharidine	0,0004	0,001	— de ciguë fluide	0,1	0,5

	par fois	par jour
Extrait de damiane	0,5	2,0
— de digitale	0,1	0,5
— d'Elaterium	0,05	0,2
— d'Evonymus	0,1	0,2
— de fèves de Calabar	0,01	0,06
— de fougère	2,0	10,0
— de gratiole	0,2	1,0
— de gelsemium	0,3	1,5
— d'Hamamelis	2,0	10,0
— d'hellébore	0,1	0,3
— d'Hydrastis	0,25	1,0
— de jusquiame	0,15	0,6
— d'ipecacuanha	0,05	0,25
— de Kawa-kawa	0,5	3,0
— de Lactuca virosa	0,5	2,5
— de Mezereum	0,25	1,0
— de muguet	0,5	1,5
— d'opium	0,1	0,3
— de noix vomique	0,05	0,2
— de Physostigma	0,01	0,05
— de Piscidia	0,5	2,0
— de pulsatile	0,2	1,0
— de Rhois Toxicodendron	0,1	1,0
— de sabine	0,2	1,0
— de scille	0,2	0,8
— de seigle ergoté	0,1	0,6
— de Semen-contra	1,0	2,5
— de Senega	0,3	5,0
— de stramoine	0,05	0,15
— de Strychnos Nux vomica	0,05	0,2
— de tabac	0,15	0,75
— de tormentille	0,5	2,0
— de toxicodendron	0,2	1,0
Fève de Calabar	0,01	0,06
— de Saint-Ignace	0,05	0,2
— de Tonca	0,3	3,0
Fleurs de muguet	2,0	10,0
Feuilles d'aconit	0,1	0,3
— de belladone	0,1	0,5
— de ciguë	0.3	2,0
— de digitale	0,2	1,0
— de jusquiame	0,2	1,0
— de Jaborandi	1,0	5,0
— de Matico	1,5	10,0
Feuilles de tabac	0,15	0,5
— de stramoine	0,2	1,0
— de Toxicodendron	0,4	1,2
Fruits de coloquinte	0,3	1,0
— de ciguë	0,2	1,0
Gelseminine	0,005	0,015
Grana Tiglii	0,06	0,3
Graine = Semen		
Kino	1,0	10,0
Gutti	0,2	1,0
Haschisch	0,1	0,3
Hélénine	0,3	1,0
Helléboréine	0,03	0,12
Herbe d'Adonis	0,3	1,5
— de chanvre indien	0,5	2,0
— de ciguë	0,3	2,0
— de gratiole	1,0	5,0
— de jusquiame	0,5	1,5
— de lobélie	0,5	4,0
— de sabine	1,0	2,0
Homatropine	0,001	0,003
Huile = Oléum		
Hordénine	0,05	0,25
Hydrastine	0,1	0,5
Hydrastinine	0,1	0,3
Hydroquinone	0,5	2,0
Hyoscyamine	0,001	0,005
Hyoscine	0,001	0,005
Indigo	3,0	15,0
Inuline	3,0	30,0
Iridine	0,2	0,5
Jaborandi	0,2	0,6
Jusquiame	0,2	0,6
Koussine	3,0	1,0
Lactucarium	0,3	1,0
Laudanum	0,25	1,5
Lobélie	0,25	0,75
Menthol	0,2	1,0
Menyanthine	0,5	5,0
Méthylamine	0,5	4,0
Morphine et ses sels	0,01	0,1
Musc	0,5	1,5
Muscarine	0,03	0,1
Narcéine et ses sels	0,03	0,2
Narcotine	1,0	3,0
Nicotine	0,001	0,003
Oleum = *Essence ou huile*		

	par fois	par jour
Oleum Absinthii	0,2	0,8
— Amygdalae	0,03	0,3
— Anethi	0,2	0,8
— Anisi	0,2	0,8
— Arnicae	0,2	0,8
— Asae fœtidae	0,2	0,8
— Calami	0,2	0,8
— Cajeputi	1,0	5,0
— Cardamomi	0,2	0,8
— Cascarillae	0,2	0,8
— Chamomillae	0,2	0,8
— Copaivae	1,0	5,0
— Coriandri	0,2	0,8
— Crotonis	0,01	0,1
— Cubebae	0,5	2,0
— Cumini	0,2	0,8
— Eucalypti	0,2	0,8
— Galangae	0,2	0,8
— Gaultheriae	0,2	0,8
— Hyssopi	0,2	0,8
— Imperatoriae	0,2	0,8
— Laurocerasi	0,05	0,25
— Majoranae	0,2	0,8
— Melissae	0,2	0,8
— Millefolii	0,2	0,8
— Myrrhae	0,2	0,8
— Origani	0,2	0,8
— Petroselini	0,2	0,8
— Phellandri	0,2	0,8
— Pimpinellae	0,2	0,8
— Pulegii	0,2	0,8
— Rutae	0,1	0,6
— Sabinae	0,05	0,15
— Salviae	0,2	0,8
— Santali	0,5	3,0
— Serpylli	0,2	0,8
— Succini	0,2	0,8
— Tanaceti	0,2	0,8
— Terebenthinae	0,15	0,6
— Thymi	0,2	0,8
— Zedoariae	0,2	0,8
— Zingiberis	0,2	0,8
Opium	0,15	0,5
Oxymel Colchici	15.0	30,0
Pantopone	0,01	0,03
Papaverine	0,3	1,0
Paracotoine	0,1	0,5
Pelletiérine	0,05	0,3
Péréirine	0,5	3,0
Phloridzine	0,3	1,0
Physostigmine	0,001	0,003
Picrotoxine	0,006	0,02
Pilocarpine et ses sels	0,03	0,06
Poivre d'Espagne	0,2	1,0
Pipérine	0,5	1,0
Podophylline	0,1	0,3
Podophyllotoxine	0,02	0,06
Propylamine	1,0	8,0
Quassine	0,5	3,0
Quercitrine	1,0	5,0
Quinine et ses sels	0.5	3,0
Racine d'aconit	0,1	0,5
— de belladone	0,05	0,3
— d'hellébore	0,3	1,2
— d'ipecacuanha	0,1	0,5
— de jalap	0,5	1,0
Radix = Racine.		
Résorcine	1,0	8,0
Sabadilline	0,005	0,02
Salicine	1,0	10,0
Santonine	0,1	0,3
Scammonée	0,1	0,5
Scopolamine	0,005	0,015
Seigle ergoté	0,5	3,0
Scille	0,2	1,0
Semen Colchici	0,3	1,0
— Hyoscyami	0,2	1,0
— Sabadillæ	0,3	2,0
— Stramonii	0,25	1,5
— Strychni	0,05	0,2
Solanine	0,05	0,3
Spartéine et ses sels	0,05	0,2
Strophanthine	0,0005	0,003
Strophanthus	0,02	0,06
Strychnine et ses sels	0,005	0,02
Styracol	1,0	5,0
Tanin	0,5	3,0
Terpinéol	0,3	1,0
Terpine	0,2	1,5
Thébaine	0,04	0,1
Théobromine	0,5	2,0

	par fois	par jour		par fois	par jour
Teinture d'aconit (feuilles)	1,0	3,0	Teinture d'opium benzoïquée	10,0	40,0
— — (racines)	0,5	1,5	— croc	1,5	5,0
— de belladone	0,5	2,5	— de rhois	1,0	3,0
— de chanvre indien	1,0	5,0	— de scille	2,0	10,0
— de cantharide	0,5	1,0	— de seigle ergoté	2,0	10,0
— de colchique	0,5	5,0	— de strophanthus............	1,0	3,0
— de coloquinte	1,0	3,0	— de noix vomique	0,5	2,0
— de muguet	0,5	3,0	— de tabac	1,0	5,0
— de digitale................	1,0	5,0	— de Thuya	1,0	5,0
— de drosera.................	0,2	1,5	— de gingembre	2,0	10,0
— de gelsemium	1,0	5,0	Triméthylamine	0,3	2,0
— d'hellébore	1,0	5,0	Vératrine.......................	0,005	0,02
— d'ipecacuanha	0,5	2,5	Vin de colchique	1,0	3,0
— de lobélie	1,0	5,0	— d'ipécacuanha	1,0	3,0
— de musc..................	3,0	10,0	Yohimbine......................	0,005	0,01
— d'opium	1,5	5,0			

Ordonnez la dixième partie de ces doses aux enfants de 1 à 3 ans.
— — huitième — — — — 3 à 5 —
— — sixième — — — — 5 à 7 —
— — quatrième — — — — 8 à 10 —
— — deuxième — — — — 11 à 14 —

Mais ces doses peuvent varier selon les pays et les expériences physiologiques en cours. Nous n'avons pas, en outre, mentionné celles se rapportant aux dérivés des hydrocarbures aliphatiques ou aromatiques, décrits dans notre *Traité de Chimie médico-pharmaceutique et toxicologique.*

TABLE ALPHABÉTIQUE DES MATIÈRES

(Le signe = signifie voir ou de la plante)

succédané de celles du chiendent.
Bouteloua racemosa Lag. Graminée mexicaine, livrant le *Hay
grass* et le *Broomroot*, c'est-à-dire
ses racines utilisées comme succédané de celles du chiendent.
Bouvardia angustifolia H.B.K.
Rubiacée mexicaine, préconisée
comme spécifique contre la rage.
Bovista gigantea Lycoperda-
cée.
Boxberry = *Gaultheria procumbens*....................... 158
Bozidan = *Tanacetum umbellife-
rum* Boiss.
Brabeium stellatifolium L. Protéacée du Cap, livrant à la consommation ses fruits dénommés
Wilde Castanges qui, torréfiés,
se prescrivent comme aliment
et comme surrogat du café.
Brachycladus Stuckerti Sp. =
Tachocline argentea.......... 325
Brachychiton rupestris K.
Schum. Sterculiacée australienne,
riche en mucilage.
— **ramiflorum** R. Br. Sterculiacée australienne, riche en mucilage.
Brachyrrhamphus sonchifolius
D.C. Composée hindoue, livrant
à la thérapeutique ses racines,
qui se prescrivent comme succédané de celles de la plante *Ta-
raxacum*.
Brachystegia appendiculata.
Caesalpinée de l'Afrique du Sud,
livrant à la thérapeutique ses
graines mucilagineuses, dénom-
mées *Mpama*.
Brachystelma foetidum
Schlecht. Asclépiadacée du Nord
de l'Afrique, livrant des fruits
comestibles.
Bragantia tomentosa Siems.
Aristolochiée javanaise, dont les
racines se prescrivent comme
émétique.
Brai gras = Poix navale du *Pinus
Pinaster*.
Branca ursina = *Heracleum
Spondylium* L. 617
Brasilicopalorésène 717
Brasiléine 711
Brasiline 710
Brassica alba Hook 467
— **arvensis** Kock............ 462
— **campestris** D.C. 462
— **dissecta** 462
— **juncea** Hook.............. 462
— **Napus**................... 470
— **nigra** Kock 461
— **oleracea** L............... 466
— **tenuifolia** L.............. 466
Brassicastérine 172
Brassidine 465
Brazil powder............... 677
Brayera anthelmintica Kunth
= *Hagenia Abyssinica*........ 645
Brexia madagascariensis Thou,
Saxifragée de Madagascar, livrant des fruits comestibles, dénommés *M. Kungu rufu*.
Brède = *Morelle noire*........ 225
Breidine 765
Brésiléine.................... 711
Brésiline..................... 710
Bridelia montana Willd. Euphorbiacée de l'Afrique, de la Malaisie et de l'Asie orientale, livrant
à la tannerie son écorce et à la
consommation, ses fruits, qui
se prescrivent parfois comme
succédané du cubèbe.
— **tomentosa** D.C. Euphorbiacée de l'Afrique, de la Malaisie
et de l'Asie orientale, livrant à
la tannerie son écorce et à la
consommation ses fruits, qui
se prescrivent parfois comme
succédané du cubèbe.
Brindonia indica Dup. = *Garcinia*..................... 485

Brinvilliers = *Spigelia anthelmica*. 186
Brinvillière = *Spigelia anthel-
mica*..................... 186
Briza media L., Graminée euro-
péenne.
Brochoneura usambarensis
Warb. Myristicacée de l'Afrique
orientale, dont les graines oléagi-
neuses sont comestibles.
Brodiaea congesta Smith. Lilia-
cée de l'Amérique du Nord, cul-
tivée pour son rhizome comes-
tible.
Bromchélidonine 457
Bromcondurite 200
Brombutylxylène............. 783
Broméliacées 109
**Bromisovalérianate de choles-
térine.** Poudre cristalline, blanche, fusible à 133°, insoluble
dans l'eau.
Bromoréosolone 618
**Bromphénylhydrazones des
sucres**.................... 35
**Bromphénylosazones des su-
cres** 35
Bromroot = Racine de *Bouteloua racemosa*.
Bromuration des huiles....... 774
Bromus inermis Leyss. Graminée, dont les fruits toxiques
sont parfois mélangés au blé ou
à l'avoine.
— **arvensis** L. Graminée dont
les fruits toxiques sont parfois
mélangés au blé ou à l'avoine.
Brosimum alicastrum Sw. Urticacée mexicaine, livrant du
caoutchouc et des fruits comestibles.
Brosimum galactodendron Don.
Urticacée de la Guyane, livrant
un suc végétal, émulsionné, se
prescrivant comme succédané
du lait de vache.
Brou de noix................ 331
Broussonetia papyrifera, Vent.
Urticacée du Japon et de la
Chine, livrant à l'industrie textile ses fibres libériennes.
Brownea coccinea Jacq. Légumineuse des Antilles dénommée
Rose du Vénézuéla, dont les
fleurs odoriférantes se prescrivent comme rafraîchissant et
l'écorce comme astringent, puis
comme spécifique contre les hémorroïdes.
Brucea antidysenterica Lam.
ou Mil..................... 760
— **ferruginea** Lher. = *Brucea
antidysenterica* Lam........... 760
— **Sumatrana** Roxb.......... 760
Brucine 182
Brucofoetida = Racine de *Margotia*.
Brugiera gymnorrhiza Lam. Rhy-
zophoracée, dont l'écorce est recherchée comme matière tannante.
Brun d'indigo 671
— **de ratanhia** 715
Brunfelsia uniflora L. = *Fran-
ciscea uniflora* Pohl 224
Brunella = *Prunella*.
Bruyère 161
— **d'Annam**................. 550
Brya Ebenus D. C. Légumineuse
de la Jamaïque et de Cuba.
Bryoidine 765
Bryone 301
Bryonia alba L............... 103
— **dioica** Jacq................ 301
— **filifolia** Lam 301
Bryonine.................... 301
Bryorésine 301
Bryorétine 301
Bryophyllum Calycinum Salisb.
Crassulacée de Madagascar et
des tropiques.
Brysonima crassifolia L. Rubia-
cée livrant le quinquina des Sa-
vanes.
Buchanania latifolia Roxb. Ana-

cardiacée hindoue, livrant des
fruits comestibles et des graines
très oléagineuses.
Bucco..................... 729
Buchholzia coriacea Engl. Capparidacée du Cameroun dont
les fruits, dénommés *Bända*, se
prescrivent comme expectorant.
Buchloe dactyloïdes Engl. Graminée américaine.
Buchu...................... 729
— **long** 729
— **large** 729
Bucida Buceras. Combrétacée du
Texas et de la Floride, livrant des
noix de galle riches en tanin.
Buena hexandra Pohl. = *Cascarilla hexandra* Wedd. = *Ladenbergia hexandra* Klotz. Rubiacée
livrant un faux *quinquina* dit du
Brésil ou de Para.
Buena magnifolia Wedd. = *Cascarilla magnifolia* = *Cinchona
magnifolia* R. et P. Rubiacée
péruvienne, livrant l'*écorce de
quinquina rouge*.
Buettneria scabra Loefl. Stercu-
liacée des Indes et de Madagas-
car, dont les feuilles se prescri-
vent comme spécifique contre
les maladies cutanées.
Bugle...................... 208
Buglosse................... 208
Bugula = *Ajuga reptans*.
Bugrane 661
Buis 551
Bujra...................... 134
Bulbe de colchique.......... 91
— **de scille**................. 89
Bulbe = *Bulbus*.
Bulbo capnine 456
Bulbus Allii................. 91
— **Allii- Cepae**.............. 91
— **Colchici**................. 91
— **Colchici variegati** 93
— **Corydalidis**............... 455
— **Lilii** 91
— **Narcissi**................. 100
— **Scillae** 98
— **Victorialidis** 91
Bulnesia arborea............ 758
— **Sarmenti** Los............. 758
Bulnong = *Gymnartocarpus vene-
nosa*.
Bunchosia tuberculata D. C.
Malpighiacée de l'Amérique tropi-
cale, dont l'écorce riche en ta-
nin sert de matière tannante.
Bunias erucago L. Crucifère eu-
ropéenne, dont les racines se
prescrivent comme diurétique.
Bunium bulbocastanum L. Ombellifère de l'Oural et du Caucase, dont les fruits torréfiés
sont comestibles.
Buphane toxicaria Herb. Amaryllidacée de l'Afrique tropicale,
dont les tubercules servent à
préparer un poison de flèches.
Bupleurum octoradiatum Bunge.
Ombellifère de la Mandchourie,
dont les fruits et les racines se
prescrivent comme antigoutteux.
Bupleurum fructicosum L. 627
Buranhem = Ecorce de *Monesia*
ou de *Lucuma glyciphloea* Mart. 164
Burmannia bicolor Mart. Bur-
manniacée brésilienne, utilisée
dans la préparation des poisons
de flèches.
Burningbush = Ecorce d'*Evonymus atropurpureus* Jacq....... 523
Burragookeros = *Tribulus lanuginosus* L................... 758
Burro = *Xylopia longifolia*.
Bursera balsamifera Pers..... 764
— **Delpechiana** Pers.......... 764
— **gummifera** Jacq........... 766
— **tomentosa** Tr. Burséracée
de l'Amérique centrale livrant
l'élémi américain ou Tacama-
hac.
— **acuminata.** Burseracée de

mestible ....
Cantharide 777
Cantharidine 778
Cantharidène 778
Cantua buxifolia Lam. Polémoniacée péruvienne.
Cantuffa exosa Gmel. Légumineuse de l'Abyssinie, renfermant une matière colorante.
Caouah = Dénomination arabe du vin.
Caoue. Boisson préparée à l'aide de café.
Caova. Boisson préparée à l'aide de café.
Cave. Boisson préparée à l'aide de café.
Caoutchène 545
Caoutchine 546
Caoutchouc 541
(Voir en outre le B.Am. 1194839).
Caoutchouc africain 541
— **en bloc** 545
— **en bondain** 545
— **Cakes** 546
— **caucho** 544
— **figuier** 544
— **de Guayaquil** 544
— **de Guayul** 544
— **de lin** 508
— **Intisy** 545
— **Lumps** 546
— **de Maniçoba** 543
— **Mangabeira** 544
— **Niggers** 546
— **Seringa** 541
— **Spomoea** 544
— **Tapuru** 545
— **Twist** 546
Capaloine 88
Capea elongata. Algue japonaise, comestible.
Capillaire du Canada 64
— **de Montpellier** 64
Capites Papaveris 435
Capia gangona = *Chajelan* = *Sombra del Toro* = *Maytenus Vitis Idaea* (Célastracée) 523
Capparidacées 471
Capparirutine 472
Capparis brevispina D. C. Capparidacée hindoue, dont les feuilles et les racines se prescrivent comme vermifuge.
— **Rheedi** D. C. Capparidacée hindoue, dont les feuilles et les racines se prescrivent comme vermifuge.
— **Cynophallophora** L. Capparidacée des Antilles, dont l'écorce se prescrit comme emménagogue et les racines comme stomachique.
— **Dahi** Forsk. Capparidacée égyptienne, se prescrivant comme spécifique contre la morsure des serpents.
— **ferruginea** L. Capparidacée de la Martinique, dont les feuilles se prescrivent comme sédatif et comme spécifique contre les crises d'hystérie.
— **spinosa** L. 471
Capraria biflora L. Scrofulariacée de l'Amérique Centrale, dont les feuilles servent à falsifier le thé de Chine.
Câpre 471
Câprier 471
Caprifoliacées 295
Caprifolium germanicum = *Lonicera caprifolium* L. 297
Caprine, $CH_3—CH_2—CH_2—CH_2—CH—(NH_2)—COOH$. Paillettes incolores, fusibles à 282°, à pouvoir rotatoire de + 6°,53, peu solubles dans l'eau, insolubles dans l'alcool, dont le sel de cuivre fond à 255°.
Caprine 377
Capsaïcine 223
Capsicol 223
Capsicum acuminatum L 222
— **annuum** L 221

Capsicum fastigiatum Bl 222
— **frutescens** L 222
— **longum** D.C 223
— **oblongum** L 222
— **rugosum** L 222
Capsella Bursa Pastoris L 470
Capsule de Pavot 435
Capucine 471
Caragana flava Poir. Légumineuse asiatique, dont les racines se prescrivent comme fébrifuge et les feuilles comme émollient.
— **arborescens** Lam. Légumineuse chinoise, dont les racines se prescrivent comme expectorant.
Caragnata lingulata Lindl. Broméliacée sud-américaine, dont les fruits sont comestibles.
Carageen = *Carrageen* 44
Caralluma edulis (Inde). Asclépiadacée se prescrivant comme fébrifuge.
— **antheriana** (Arabie). Asclépiadacée se prescrivant comme fébrifuge..
Carambousier 430
Carambulla 772
Caramel 140
Caramélane 140
Caraméline 140
Caramélène 140
Carapa guianensis Aubl 724
— **procera** D. C. 724
— **Touloucouna** D. C. 724
— **moluccensis** Lam. = *Xylocarpus granatum* Koen.
— **obovata** D. C. = *Xylocarpus obovatus* Juss.
Carapeba = *Potomorphe peltatum*.
Carbamide 792
Carbo Tiliae 487
Cardamine pratensis L. 470
— **major** = *Nasturtium indicum*.
Cardamome ailé = *Amomum maximum* Roxb. 149
— **d'Alep** = Elettaria Cardamomum 149
— **de Ceylan** = Elettaria major 149
— **long** 149
— **court** 150
— **de Java** 149
— **de Madras** = Elettaria Cardamomum 149
— **de Malabar** = Elettaria Cardamomum 149
— **de Siam** = Amomum Cardamomum 149
Cardamomum 149
— **longum** 149
— **minor** 150
Cardanthera balsamica Benth. = *Synnema balsamica*.
Cardinale bleue = *Lobelia syphilitica* 304
Cardiocarpus amarus Reinw. = *Soulamea amara* Lam.
Cardiogyne africana Bureau, Moracée de Zanzibar et du Zambèze, recherchée pour son bois.
Cardiopterix lobata Wall. Icacinée javanaise, comestible.
— **molucana** Wall. Icacinée des Indes et des Moluques, se prescrivant comme purgatif et comme antirhumatismal.
Cardiophora amara Benth. = *Soulamea amara*.
Cardiospermum Halicacabum L. Sapindacée des tropiques, dont les graines oléagineuses sont comestibles.
Cardol 768
Cardonia benedicta Benth 323
Cardopathium corymbosum D. C. 324
Carex arenaria L. 142
Careya arborea Roxb. Lécythidacée hindoue, dont les fruits sont comestibles et dont l'écorce se prescrit comme mucilagineux.

Carica cauliflora Jacq. Papayacée dont les fruits sont comestibles
— **pyriformis** Hock., Papayacée dont les fruits sont comestibles.
— **digitata** Poepp. Papayacée de l'Argentine, se prescrivant, quant à son suc cellulaire, comme vermifuge.
— **dodecaphylla** Vell. Papayacée de l'Argentine, se prescrivant, quant à son suc cellulaire, comme vermifuge.
— **Papaya** L. ou Gaertn 584
— **quercifolia** Benth. 584
Caricae 344
Caringal 154
Carissa Carandas L. Apocynée des Indes, dont les racines se prescrivent comme stomachique 196
— **xylopicron** Dup. 196
— **Schimperi** A. D. C., Apocynée asiatique.
Carlina acaulis Lam. 324
— **gummifera** Less. 329
Carline 324
Carmin 779
Caroba = *Noix de Galle* 333
Caroba = *Jacarandra procera* 267
— **branca** = *Sparatosperma leucanthum* 267
Carobine 267
Carone 595
Carotine 631
Carotte 630
Caroubier 704
Caroube 704
Carpaine 584
Carpenters square 265
Carpilline 728
Carpinus Betulus = Charme. Les feuilles de cette plante sont utilisées comme matière tannante.
Carpobalsamum = Baume de *Balsamodendron gileadense* K.H. 764
Carpotroche brasiliensis Endl. Flacourtiacée brésilienne, de 16 mètres de haut, dont les tiges creuses servent à préparer des tuyaux de pipes, et dont les fruits livrent un suc pouvant être transformé en vin, leurs graines exprimées donnant une huile fixe, utilisée comme huile d'éclairage.
Carrageen 44
Carragine 45
Carry leaftre = *Murraya Koenigii*.
Carthame 320
Carthamine 320
Carthamus tinctorius L. 320
Carubinase 705
Carubine 707
Carum Ajowan Benth. = *Ptychotis Ajowan* D. C. 630
— **Carvi** L. 591
— **gracile** L.
— **nigrum** L.
— **Petroselinum** Benth. = *Petroselinum sativum* Hoff 588
Carvacrol 242
Carvacylamine 318
Carvène = *Limonène* 592
Carvénone = *Carvéol* 595
Carvéol = *Carvénone* 595
Carvestrène 25
Carvol 592
Carvone 592
Carvotanacétone 237
Caryophyllacées 372
Caryophyllène α 568
Caryophyllène β (dénommé parfois *humulène*). Liquide incolore, d'odeur spéciale, d'un poids spécifique de 0,91034, à indice de réfraction de 1,4988, soluble dans l'alcool, l'éther, dont le dérivé nitrosé fond à 159° 350
Caryophylli 564
Caryophylline 566
Caryophylline, $C_{30}H_{48}O_3$. Poudre cristalline, blanche, à pouvoir

rotatoire de + 54,5, fusible à 310°, insoluble dans l'eau, très soluble dans l'alcool.

Caryophyllus aromaticus L. = *Eugenia caryophyllata* Thunb. . 564

Carya. Juglandacée de l'Amérique du Nord, dont l'écorce, riche en tanin et en quercitrine, se prescrit comme astringent intestinal, son bois étant dénommé Hickory et ses graines exprimées livrant de l'huile fixe.

Caryota urens. Palmier livrant le sagou.

Casca preciosa. Ecorce de la plante *Cryptocarya preciosa* Mart., qui se prescrit parfois comme antirhumatismal 394

Casca = *Ecorce de Carcarille* 532

Cascara amarga seu Picramnia antidesma ? Simarubacée du Honduras, dont l'écorce, renfermant 3 p. 100 de picramnine amorphe, se prescrit, sous la forme d'extrait fluide, comme antisyphilitique et comme dépuratif du sang.

— **Sagrada** 525

Cascarilla hexandra Willd. = *Ladenbergia hexandra*.

— **magnifolia** Endl. = *Ladenbergia magnifolia*.

— **Morada** = Moradéine.

Cascarille 532

Cascarilline 533

Cascarine 527

Cascaronia astragalina Griesb. Légumineuse de l'Argentine.

Casearia esculenta Roxb. Flacourtiacée de Ceylan, dont les feuilles se prescrivent comme purgatif.

— **astringens** Mart. Flacourtiacée américaine, dont l'écorce et les feuilles se prescrivent comme spécifique contre les morsures de serpents.

— **ulmifolia** Vahl. = *Guidonia ulmifolia* H. Br., Bixacée brésilienne, se prescrivant comme spécifique contre les morsures de serpents.

— **ovata** W. = *Guidonia ovata* H. Br. Bixacée de la Guyane, dont les feuilles et l'écorce se prescrivent comme antirhumatismal.

Caséine 793
— **végétale** 40
Caseinum 793
Caséoferrine 794
Caséogène 793
Casimiroa edulis Lav. 755
Casimirine 755
Casimorol 755
Cassave = *Manioc en galette* 550
Casse en bâton 704
— **cuite** 704
— **mondée** 704
— **ennoyaux** 704
— **tamisée** 704
Casse 703
Cassémodine 704
Cassepierre = *Parietaria officinalis* L. 352
Casse puante = *Fruits de Cassia occidentalis* L. 703
Cassia absus L. Légumineuse égyptienne, dont les feuilles pulvérisées se prescrivent comme spécifique contre l'asthme.
— **acutifolia** Gulb. 699
— **Aethiopica** Vahl. 699
— **alata** 703
— **angustifolia** Vahl 699
— **brasiliana** Lam. Canéficier brésilien, dont les fruits se prescrivent comme purgatif.
— **cathartica** Mart. Casse brésilienne 703
— **emarginata** L. 704
— **fabulosa** Don. 704
— **fistula** L. = *Cassia fistulata*. . 703
— **lanceolata** Ness 703

Cassia holosericea Fres. = *Cassia pubescens* R. Br. 703
— **lenitiva** Bisch.
— **Marylandica** L. 700
— **montana** 702
— **moschata** R. Br. 704
— **obovata** Coll. 699
— **obtusifolia** L. 703
— **occidentalis** L. 703
— **Peruviana** Vogl.
— **pubescens** B. Br. 703
— **Sophora** L. 703
— **stéaroptène** 702
Cassie 704
Cassine glauca. Célastracée de l'Asie tropicale, dont les feuilles se prescrivent, sous la forme de fumigations, comme antinévralgique.
— **crocea** Thbg. Célastracée du Cap livrant le *Bois d'or*.
— **caroliniana** = *Viburnum obovatum*.
Cassis 561
Cassou = *Cachou de la Colombie* . 120
Cassupa Humboldtiana Lindl. Rubiacée de l'Amérique du Sud, dont l'écorce se prescrit comme fébrifuge.
Cassuvium pomiferum Lam. = *Anacardium occidentale* L. . . . 768
Cassytha filiformis L. Lauracée de la Cochinchine, dont les feuilles se prescrivent comme dépuratif du sang et comme antisyphilitique.
Castanéacées 331
Castanea vesca Gaertn 340
Castania 768
Castanine 340
Castanospermum australe A. Cunn. Papilionacée australienne, livrant le Beantree, c'est-à-dire des graines riches en amidon, qui rôties sont comestibles.
Castapha de Jabota = *Fève d'Anisosperma Passiflora*.
Castela Nicholsonii Hook. Simarubacée des steppes américaines, dont l'écorce se prescrit comme astringent intestinal et comme spécifique contre la dysenterie.
Castilleja canescens Benth. Scrofulariacée mexicaine, dont les feuilles se prescrivent comme cardiotonique.
Castilloa elastica Cerv. 341
— **Markhamiana** Coll. 541
Casto = *Huile de ricin* 538
Castor oil = *Huile de ricin* 538
Castor Canadense 781
— **Fiber** 781
Castoreum 781
Castorine 781
Casturi 781
Casuarina equisetifolia L. Casuarinacée, dont les feuilles se prescrivent comme sédatif.
Cat methani 523
— **moubarreh** 523
— **Tschat** 523
Cataire = *Nepeta Cataria* L.
Catalpa longissima L. Bignoniacée américaine, recherchée pour son bois.
— **bignonioïdes** Walt = *Bignonia Catalpa* L. Bignoniacée de l'Amérique du Nord, dont l'écorce se prescrit comme émétique et comme anthelminthique.
Catapac = *Racines africaines de Pareira* 405
Cataputia minor = *Euphorbia Lathyris* L. 549
Catasetum atratum Lindl. Orchidée de l'Amérique tropicale, dont le tubercule mucilagineux se prescrit comme succédané du salep . . . .
Catéchine 277, 718
Catéchu 717
Catesbaea spinosa L. Rubiacée des Indes occidentales, dont

l'écorce se prescrit comme fébrifuge.
Catha edulis Forsk. = *Celastrus edulis* Vahl (ne pas lire Walh mais Vahl) 523
— **Forskali** Rich. 523
Cathartine 702
Cathartocarpus Fistula Pers. = *Cassia fistula* L. 703
Cathartomannite = *Pinite* 702
Cathe 523
Cathérinaire = *Tabac* 230
Cathetus fasciculatus 550
Cathine 523
Cativa = *Baume de Cativa* = *Prioria Copaifera* Griesb, Cesalpinacée de la Colombie 603
Catopsis nitida Griesb. Broméliacée de l'Amérique du Sud, dont les fruits sont comestibles . . . .
Cattu italiano = *Cachou de Laval*.
Caucalia 603
Caucalis Carota Crtz. = *Daucus Carotta* L. 631
Caucanthus edulis Forsk. Malpighiacée arabe, livrant des fruits comestibles.
Caucho 547
Caulophyllum Thalictroïdes Michx. Berberidacée des Etats-Unis, livrant le blue cobosh 401
— — Michx. = *Leontice Thalictroïdes* L. 401
Caulophylline = *Leontice Thalictroïdes* 401
Caulosapogénine 401
Caulosaponine 401
Cavanillesia platanifolia Kunth. Bombacée de l'Amérique du Sud, dont les graines oléagineuses et comestibles livrent une huile utilisée comme succédané de l'huile d'olive.
Cavallium urens Schott. = *Sterculia urens* Roxb 502
Cavendishia guerema Benth. Ericacée de la Colombie, dont les fleurs se prescrivent comme odontalgique.
Caviar 780
Cayaponia ficifolia Cogn. Cucurbitacée du Brésil et du Paraguay, dont les racines, dénommées *Tagnia*, se prescrivent comme émétique et comme purgatif drastique.
— **glandulosa** Cogn. Cucurbitacée du Brésil et du Paraguay, dont les racines, dénommées *Tagnia*, se prescrivent comme émétique et comme purgatif drastique.
Cay Cay = *Beurre de la plante cochinchinoise Irvingia* 761
Cay Chug = Poison de flèches livré par la plante *Antiaris toxicaria* 352
Caylusea abyssinica Fisch. Résédacée de l'Abyssinie.
Cayota = Ecorce mexicaine et tannante, renfermant 25 p. 100 d'acide tannique.
Ceanothus americanus L. Rhamnacée mexicaine, dont les feuilles et l'écorce, riches en tanin, se prescrivent comme astringent intestinal, quoiqu'elles renferment un alcaloïde ou *ceanothine* insoluble dans l'eau, très soluble dans les acides dilués.
Ceanothine = Ceanothus 529
Ceanothus reclinatus Lher. 529
Ceara 543
Cebola brava = *Griffinia*.
Cecropia peltata L. (Jamaïque). Moracée livrant outre du caoutchouc, des fruits comestibles et une écorce riche en tanin, utilisée comme matière tannante.
— **palmata** Willd. (Brésil). Moracée livrant, outre du caoutchouc, des fruits comestibles et une écorce riche en tanin, utilisée comme matière tannante.

Cecropia obtusa.............. 352
Cecropine 352
Cédratier 755
Cedrola, lire *Cedrela*........... 724
Cedrela Vellosiana Koen. Méliacée brésilienne, dont les fleurs se prescrivent comme sédatif et comme spécifique contre les crises d'hystérie et l'écorce comme spécifique contre la diarrhée.
Cedrela febrifuga Fv. Mull. = *Soymidia febrifuga* Juss........ 724
— **Glassiovii** D. C., Méliacée brésilienne, dont l'écorce se prescrit comme antirhumatismal et les fleurs comme sédatif.
— **odorata** L.................. 725
— **Toona** = *Toona ciliata* Roem.
Cedrelacées = Méliacées 724
Cédrène...................... 70
Cédrène $C^{15}H^{24}$. Liquide incolore, d'un poids spécifique de 0,9354, d'odeur particulière, à pouvoir rotatoire de — 85°, entrant en ébullition à 112° sous une pression de 7 millimètres, soluble dans l'alcool, l'éther, qui livre une fois oxydé de la cédrone.
Cedria Pomma 755
Cedrine 761
Cedrol..................... 24 70
Cédrol $C^{15}H^{26}O$. Aiguilles incolores, fusibles à 86°, entrant en ébullition à 290°, solubles dans l'alcool, l'éther.
Cedrone...................... 761
Cedrus Atlantica 71
Cedrus Deodora = Devadara ...
Ceiba pentandra L. Bombacée des tropiques, dont les poils tecteurs des graines sont utilisés comme ceux des semences du cotonnier et la racine comme aphrodisiaque. Exprimées, ses graines livrent l'huile comestible de *Kapok*.
Celastracées 522
Celastrine.................... 523
Celastrus edulis Vahl. Célastracée de la Nouvelle-Calédonie, dont le bois est recherché par les ébénistes.
— **Fournieri** Planch. Célastracée de la Nouvelle-Calédonie, dont le bois est recherché par les ébénistes.
— **macrocarpus** R. et P. Célastracée péruvienne, dont les graines exprimées livrent une huile comestible.
— **nutans** Roxb. 523
— **obscurus** Rich. Célastracée abyssinienne, dont les feuilles, de par leur teneur en célastrine, se prescrivent comme stomachique................. 523
— **paniculatus** W............ 523
— **Rothianus** D. C. Célastracée de la Sénégambie, dont les racines se prescrivent comme purgatif
— **senegalensis** Lam. Célastracée de la Sénégambie, dont les racines se prescrivent comme purgatif.
— **Tsaad** Ferret et Gal........ 523
— **scadens** L., Célastracée de l'Amérique du Nord, dont l'écorce se prescrit comme émétique et comme purgatif.
— **orixa** Sieb. = *Orixa japonica* Thbg.
Céleri........................ 627
— **sauvage**.................. 627
Célidiacée, Petit champignon du bois..
Celliobiose 496
Cellose...................... 496
Cellotropine 157
Cellulose 40, 495
Celosia anthelmintica Asch., Amarantacée abyssinienne se prescrivant comme anthelminthique.

Celosia nitida Vahl. *Idem*.
Celosanthes indica Bl. = Oroxylum indicum.
Celtis australis L. (Europe méridionale). Ulmacée cultivée comme plante d'ornement.
— **occidentalis** L. (Amérique du Nord), Ulmacée cultivée comme plante d'ornement.
Centaurea amara L. = *Erythraea Centaurium* 186
— **benedicta** L............... 325
— **Calcitrapa** L.............. 325
— · **Behen** L. = *Serratula Behen*.
— **Centaurium** L. 323
— **Cyanus** L................ 323
— **Jacea** L.................. 325
Centaurée amère 186
— **grande** = *Centaurea Jacea*.. 325
— **petite** = *Centaurea Cyanus*. 323
Centaurine.................... 186, 323
Centaurorésène................ 186
Centipeda Cunninghami A. Br. Composée tropicale, dont les feuilles pulvérisées se prescrivent comme sternutatoire.
Centranthus ruber D.C. Valerianacée de l'Europe méridionale, cultivée comme légume.
Centrolobium tomentosum Benth. Légumineuse de la Guyane, recherchée pour son bois.
— **robustum** Mart. = Arariba.
Centropogon surinamensis Presl. Campanulacée de l'Amérique tropicale, dont les baies sont comestibles.
Centrosema Plumieri Benth. Légumineuse américaine, dont les racines se prescrivent comme emménagogue.
— **virginiana** Benth. Légumineuse américaine, dont les racines se prescrivent comme emménagogue.
Centrospermées 371
Centrospermum brasilicum Schr. Composée de l'Amérique tropicale, se prescrivant comme diaphorétique, comme diurétique et comme tonique.
Cephaeline.................... 281
Cephaelis granatensis........ 280
— **Ipecacuanha** Rich........ 278
— **emetica** Pers............. 278
Cephalanthéine 295
Cephalanthine 295
Cephalanthus occidentalis L. .. 295
Cera alba 787
Cera Candellina 530
Cera Cerei 772
Cera Coccionellae 778
Cera Copernicae.............. 521
— **flava** 786
— **japonica** 769
— **Myricae** 341
— **de Palma** = Huile de Palme. 123
Ceramium diaphanum Roth. Algue prescrite comme vermifuge.
Ceradia fureata = *Othonna fureata*.
Cerasine 722
Cerastium arvense L. Caryophyllacée de l'Europe septentrionale.
Cerasus Capollin Ser. = *Prunus Capollin* Zuc.
— **Caproniana** D. C. = *Prunus Cerasus* L. *Cerasus vulgaris* Mill. = *Griotte* 658
— **duracina** = *Bigarreautier*.
— **Juliana** = *Guignier*.
— **Laurocerasus** Lois = Laurier-cerise 655
— **Padus** D. C. = *Prunus Padus*. 659
— **serotina** D. C. = *Prunus virginiana* Mill. = *Prunus serotina* Ehrl. 657
— **vulgaris** Mill............. 657
— **trapezuntina**........... 657
Ceratanthera Beaumetzi Heck. Zingibéracée de l'Afrique occi-

dentale, qui se prescrit à l'état frais comme vermifuge.
Ceratonia Siliqua L. 704
Ceratopetalum apetalum Don. Cunoniacée australienne, riche en coumarine, livrant une gomme mucilagineuse.
Ceratopteris thalictroïdes Brong. Parkeriacée tropicale, cultivée comme plante potagère.
Ceratotheca sesamoïdes Endl. Pédaliacée de l'Afrique tropicale, qui se prescrit comme spécifique contre les morsures de serpents.
Cerbera Tanghin Poir. = *Tanghinia madagascariensis* P. et B. 197
— **Odallam** Ham. Apocynée de l'Asie tropicale, se prescrivant comme purgatif, car elle renferme de la *cerbérine*, $C^{27}H^{40}O^{8}$.
— **lactaria** Ham. Apocynée de l'Asie tropicale, se prescrivant comme purgatif, car elle renferme de la *cerbérine*, $C^{27}H^{40}O^{8}$.
— **Thevetia** L. 197
— **Thevetoïdes** 198
— **venenifera** 197
Cerbérine 197
Cerbérétine................. 197
Cercidium viride Taub. Légumineuse du Vénézuéla, riche en matières résineuses.
Cercis Siliquastrum L. = *Arbre de Judée*. Légumineuse de la Perse et de la région méditerranéenne, dont les jeunes feuilles sont comestibles et l'écorce ordonnée comme astringent intestinal.
Cercocoma macrantha Teysm., Apocynée toxique des Indes hollandaises.
Cercospora Bolleana 345
— **coffeicola** 284
— **ferruginea** 317
— **Malkoffi** 596
— **Meliloti** 662
— **nigricans** 700
Cereus eburneus Salm. Cactée toxique de l'Amérique tropicale.
— **flagelliformis** Mill. Cactée toxique de l'Amérique tropicale.
— **grandiflorus** Mill. Cactée toxique de l'Amérique tropicale. 771
Cereus gummosus 772
— **pectenaboriginum** Engl.. 772
Ceriops Candolleana Arn. Rhizophoracée, dont l'écorce est utilisée comme matière tannante.
Cerfeuil sauvage 628
Cerine....................... 787
Cerise carrée 571
— **griotte** 658
— **de Cayenne** 571
Céroline = Substance grasse, retirée de la levure de bière, qui se prescrit comme purgatif.... 787
Ceropegia abyssinica Rich. Asclépiadacée africaine, chinoise et australienne, utilisée comme légume.
— **acuminata** Rich., Asclépiadacée africaine, chinoise et australienne, utilisée comme légume.
Cérosine.................... 141
Cérosyle.................... 141
Cérotinine 510
Ceroxylon andicola R. Br. Palmier des Andes riche en cire.
Cervaria Peucedanum = *Peucedanum Cervaria* Cuss. Ombellifère européenne, dont la racine se prescrit parfois comme diurétique.
Cestrum Parqui Lher. 221
Cetaceum 784
Cétène....................... 784
Ceterach..................... 52
Cetraria Islandica L. 52
Cetrarine 53
Cevadille.................... 95

drobenzaldéhyde $C^6H^3\!\!\begin{cases}OCH^3\\ OH\\ COH\end{cases}$

Croton Draco Schlecht, Plante mexicaine livrant le sang dragon américain 119
— **Eluteria** Bennet = *Croton Elutteria* Bennet 532
— **hibiscifolium** Kunth., Plante mexicaine, livrant le sang-dragon américain (ne pas lire *hibiscifolius*) 119
— **Gubouga** 536
— **lucidus** L. 533
— **Malambo** Karst 549
— **Moluccanum** L. = *Aleurites triloba* Forst.
— **niveus** Jacq. 549
— **oblongifolium** Roxb....... 534
— **Pseudochina** Schlecht = *Croton niveus* Jacq 549
— **polyandrum** Roxb......... 534
— **sebiferum** L. = *Sapium sebiferum* 484
— **Tiglium** L. 534
— **Draco** Schl. 119
— **Benzoe** = *Terminalia angustifolia*.
Crown Aloe = *Aloès du Cap*.... 85
Crucidia obliqua Griesb., Légumineuse de l'Amazone, dont les graines ou *Faba imvigem* se prescrivent comme dépuratif du sang 274
Crucifères 460
Crudya elliptica Griesb., Légumineuse brésilienne, dont les graines se prescrivent comme dépuratif du sang.
Cryphalus Jalapae 202
Cryptocarya australis Benth... 394
— **moschata** Mart 394
Cryptocoryne spiralis Fisch., Aracée des Indes orientales, dont les racines servent à falsifier celles d'Ipecacuanha.
Cryptogames................. 42
— **vasculaires** 75
Cryptomyces maximus........ 344
Cryptal, $C^{10}H^{16}O$. Liquide incolore, d'odeur spéciale, agréable, d'un poids spécifique de 0,943, à pouvoir rotatoire de — 76°, à indice de réfraction de 1,4830, entrant en ébullition à 98°, sous une pression de 10 millimètres, soluble dans l'éther, l'alcool, dont la semi-carbazone fond à 176°.
Cryptopine 449
Cryptotaenia canadensis L. Ombellifère japonaise et canadienne.
Cuba granadilla = *Bois d'Inga vera* Willd.
Cubeba .... ‘366
— **canina** Miq., Pipéracée de Java et de Bornéo, dont les fruits ou faux cubèbes, à pédicelle aussi long que la baie, à saveur anisée, se prescrivent parfois comme épice 361
— **Clusii** Miq., Pipéracée livrant un faux cubèbe dépourvu de cellules scléreuses, à saveur poivrée 361
— **crassipes** Miq., Pipéracée de Sumatra, livrant un faux cubèbe à saveur amère 361
— **officinalis** Miq. 360
Cubèbe 360
Cubèbine 361
Cubèbes faux = *Cubeba crassipes* Miq. 364
— **javanais** = *Piper Crassipes*, *Cubeba crassipes*............... 361
— **vrais** 360
Cucumbea tree = *Magnolia acuminata*.
Cucumis Colocynthis L. = *Citrullus Colocynthis* Schrad..... 301
— **sativus** L. = *Concombre*.
Cucurbitacées 300
Cucurbita maxima Duch....... 303
— **Pepo** Duch (Cucurbitacée livrant aussi la citrouille)...... 303
— **Lagenaria** = *Lagenaria vul-*

garis 303
Cucurbitaria Nextria........ 524
Cucurbitaria Rhamni........ 524
Cucurmis sativus L........... 303
Cuinchunchilli = Racine d'*Ionidium microphyllum* H. B. K.
Culverts root............... 265
— **root** = *Veronica officinalis*. 265
Culilawan = Ecorce de *Cinnamomum Culilawan* Bl......... 390
Cumin 629
Cuminol 393, 629
Cuminum Cyminum L........ 629
Cunila origanoides Briq., Labiée de la Géorgie, se prescrivant comme spécifique contre les morsures de serpents.
Cunninghamia sinensis R. Br., Conifère chinois et cochinchinois, cultivé à Formose, qui livre une oléorésine recherchée et le *bois de cercueil*.
Cupania americana L., Sapindacée américaine, dont les fruits comestibles se prescrivent comme astringent intestinal et leurs graines comme styptique.
— **vernalis** Camb. = Cambota de capocira, Sapindacée brésilienne, dont l'écorce se prescrit comme sédatif contre l'asthme et la coqueluche.
Cupayba = *Baume de Copahu*... 708
Cuphea ingrata Cham., Lythracée du Brésil et de l'Uruguay, se prescrivant comme spécifique contre la syphilis.
Cupréine 271
Cuprène 333
Cupressoïdées.............. 66
Cupressus sempervirens L.... 70
Curaçao aloerésinotannol 89
Curanga amara Juss., Scrofulariacée des Indes hollandaises se prescrivant, de par sa teneur en *curangine*, $C^{48}H^{77}H^{20}$ (glucoside cristallin, amer, insoluble dans l'eau) comme fébrifuge.
Curare...................... 184
Curarine 185
Curatella americana L., Dilleniacée de l'Amérique tropicale, dont les feuilles, riches en silice, se prescrivent comme styptique et comme astringent.
Curcas..................... 541
— **purgans** Endl. 541
Curcine = *Ricinine* 542
Curculigo orchoïdes Gaertn., Amaryllidacée de l'Asie tropicale, dont les racines, dénommées Musli, se prescrivent comme antiblennorragique.
— **latifolia** Ait., Amaryllidacée de Bornéo, se prescrivant comme purgatif et comme dépuratif du sang.
Curcuma angustifolia Roxb., Zingibéracée livrant l'arrowroot des Indes orientales 154
— **leucorrhiza** Roxb., Zingibéracée livrant l'arrow-root des Indes orientales 154
— **cocaïnea** Rosc., Zingiberacée livrant l'arrow-root de Queensland 154
— **Achiras** Gill et Per., Zingiberacée livrant l'arrow-root de Queensland 154
— **edulis** Edw., Zingiberacée livrant l'arrow-rott de Queensland 154
— **indica** L. Zingiberacée livrant l'arrow-root de Queensland 154
— **leucorrhiza** Roxb........... 154
— **longa** L. 144
— **rotunda** 144
— **tinctoria** 144
— **Zedoaria** Rosc............. 145
— **long.** 144
— **rond** 144
Curcumine 145
Curine 185

Curucu = Suc de *Paullinia*.
Cuscute, voir
Cuscuta Epilinum Weihe. Convolvulacée parasitaire livrant des poils tecteurs, utilisés dans l'industrie textile................ 506
Cushygrine 514
Cusparé = Ecorce de *Galipea Cusparia* St Hil. 730
Cuspareine 731
Cusparia macrophylla Engl. Rutacée brésilienne, dont les racines se prescrivent comme anthelminthique.
— **toxicaria** Engl. Rutacée de l'Amérique du Sud, dont l'écorce est utilisée comme attrape-poissons.
Cusparidine 730
Cusparine................... 731
Cuspidatine 370
Cyanhydrine d'acétone....... 754
— **d'aldéhyde benzylique**..... 652
Cyanine de bluet 323
Cyathula globulifera Miq. Amarantacée de l'Abyssinie et de Madagascar, se prescrivant comme antisyphilitique.
Cybianthus detergens Mart. Myrcinée brésilienne, dont l'écorce mucilagineuse se prescrit comme astringent intestinal.
Cybistax antisyphilitica Mart. Bignoniacée de l'Amérique du Sud, se prescrivant comme antiblennorragique et comme antisyphilitique.
— **Sprucea** Schum. Bignoniacée péruvienne, livrant une matière colorante.
Cycas revoluta L. Cycadée arborescente, japonaise, riche en amidon.
Cycas Rumphii Miq. Cycadée mexicaine, riche en amidon
Cyclamen 162
Cyclamen Europaeum L........ 162
Cyclamine 162
Cyclamose 162
Cyclanthera pedata Schrad. Cucurbitacée péruvienne, livrant des fruits comestibles.
Cyclea Burmanni Hook 407
Cycle 407
Cycléine 407
Cyclogallipharol............. 340
Cyclolinalolène.............. 626
Cyclogenium oleaginum....... 170
Cycloïne 408
Cyclopine = *Cyclopia genistoïdes* D. C.
Cyclopia genistoïdes D. C. Papilionacée du Cap, dont les feuilles aromatiques, très amères, renferment un glucoside ou *cyclopine* $C^{25}H^{28}O^{13}$, se présentant sous la forme d'une poudre blanche, cristalline, soluble dans l'eau, l'alcool bouillant, qui hydrolysée, se décompose en glucose et en rouge de cyclopia $C^{19}H^{22}O^{10}$.
Cydonia vulgaris L. 636
Cydonine................... 131
Cylicodaphne sebifera Bl. 395
Cylista scariosa Ait. Légumineuse hindoue se prescrivant comme spécifique contre la dysenterie et contre la leucorrhée.

Cymarigénine 198
Cymarine 198
Cymarose................... 198
Cymarine (*Apocynum cannabinum*).

$$C^{22}H^{29}O^2{-}CO\begin{matrix} {\diagup}\,O{-}C^7H^{18}O^3 \\ {\diagdown}\,O \end{matrix}$$

Poudre cristalline, blanche, fusible à 140°, soluble dans l'eau bouillante, l'alcool, qui se prescrit comme succédané de la digitaline 198

FRUCTUS PAPAVERIS

Goudron de genièvre 67
Gouet 129
Goupia glabra Aubl. Célastracée de la Guyane, dont les feuilles se prescrivent comme lénitif contre la conjonctivite et le bois comme sédatif contre la neurasthénie, car il renferme des éthers des acides formique, isovalérianique, capronique et laurique.
— **tomentosa** Aubl. Célastracée de la Guyane, dont les feuilles se prescrivent comme lénitif contre la conjonctivite et le bois comme sédatif contre la neurasthénie, car il renferme des éthers des acides, formique isovalérianique, capronique et laurique.
Gouet = *Arum maculatum* 129
Gourou = *Graine de Kola* 502
Gourde = *Graine de courge* 303
Gourliea decorticans Gill. Papilionacée chilienne, dénommée *Chanar*, dont les fruits sont comestibles.
Govaier 578
Goyave 578
Goyavier blanc = *Psidium pyriferum* 578
— **rouge** = *Psidium pomiferum* .. 578
Gracilaria lichenoides Ag. Floridée.
— **confervoides** Grev. Floridée.
Graines = *Semen*.
Graine aux puces 259
— **d'Avignon** = *Rhamnus infectoria* L. 529
— **de Chia** 237
— **de Condor** 719
— **du Paradis** 150
— **de perroquet** 320
— **de Saint-Ignace** 303
— **da Tigiii** = *Croton Tiglium* .. 534
Graminés 129
Graminine 131
Grammatophyllum speciosum Bl. Orchidée japonaise, se prescrivant comme anthelminthique.
Grana Actes = *Fructus Sambuci* .. 296
— **Coccula** 407
— **Lycii** = *Fructus Rhamni* ... 525
— **moschata** = *Fruit d'Abelmoschus* 492
— **Paradisi** = *Fruit d'Amomum Melegueta* 150
— **régia** = *Graine de Ricinus communis* 536
— **Tiglii** = *Graine de Croton Tiglium* 534
Granatacées 579
Granatanine 582
Granatées 579
Granatoline 582
Grand bonnet = *Herbe aux teigneux* = *Tussilage* 319
Grande éclaire = *Grande chélidoine* 457
Grand roseau 131
Grande absinthe = *Absinthe* ... 316
— **catapuce** = *Turnera aphrodisiaca* 562
— **centaurée** = *Centaurée* 186
— **ciguë** = *Ciguë* 619
— **consoude** 208
— **éclaire** = Chelidonium majus 457
— **joubarde** = *Sempervivum* 562
— **ortie** = *Urtica dioica* 350
— **saxifrage** = *Pimpinella magna* 602
— **valériane** = *Valeriana Phu* . 300
Granatum liboreum R. = *Xylocarpus granatum* Koen.
Grangea maderaspatana Poir., Composée africaine, se prescrivant comme stomachique.
Graphiola Phoenicis Ustilaginée.
Graptophyllum pictum L. Acanthacée australienne, dont les feuilles et l'écorce, renfer-

mant un alcaloïde et de la coumarine, se prescrivent, sous la forme de lotions capillaires, comme régénérateur des cheveux.
Grasscloth 354
Grateron = *Galium Aparine*.
Gratiogénine 265
Gratiola officinalis L. 264
Gratiole 264
Gratioligénine 264
Gratioline 264
Gratiolone 265
Gravelplant = *Epigaea rapens* L., Ericacée de l'Amérique du Nord, se prescrivant, de par sa teneur en arbutine, comme diurétique.
Greiga Landbeckii Phil., Broméliacée chilienne, dont les fruits sont comestibles.
Gremil = **Lithospermum officinale** Borraginée, dont les feuilles se prescrivent comme stomachique.
Grenade 579
Grenadier 579
Grevillea annuliflora F. v. M. Proteacée australienne, dont les graines sont comestibles.
— **robusta** A. Cunn., Proteacée hindoue, cultivée en Algérie, livrant de la gomme résine, dont les feuilles, renfermant de l'arbutine, se prescrivent comme diurétique.
Grewia salvifolia L. = *Alangium decapetalum* Lam. 585
— **asiatica** L., Tiliacée des Indes et de la Chine, dont les feuilles se prescrivent comme spécifique contre la dyspepsie et les fruits comme antihrumatismal et comme antisyphilique.
— **Microcos** L. Tiliacée hindoue, dont les feuilles se prescrivent comme spécifique contre l'intermittence urinaire et contre la diarrhée.
— **scabrophylla** Roxb., Tiliacée hindoue, dont les fruits se prescrivent comme spécifique contre la lèpre et les racines comme succédané de celles de la guimauve.
— **inequilatera** Garck., Tiliacée de l'Afrique orientale, dont les feuilles se prescrivent comme fébrifuge.
Grias cauliflora L., Lécythidacée des Antilles, dont les feuilles sont utilisées comme succédané de celles du Théier.
Griffes de girofles 566
Griffinia hyacinthina Ker Amaryllidacée brésilienne, dénommée Cebola brava ou Cevola do matto, dont l'oignon se prescrit comme cardiotonique et comme diurétique.
Grindelia robusta Nutt. 325
— **squarrosa** Dunal 325
Grindeline 325
Griottes = *Prunus Cerasus* L..... 658
Groenhartine 393
Gros chiendent = *Cynodon Dactylon* 130
Gros pignon d'Inde = *Graines de curcas* 541
Groseilles 561
Groseillier à maquereau 561
— **noir** = *Ribes nigrum* 561
Grignons d'olives = *Noyaux d'olive* 265
Ground Laurel 158
Gruinales 505
Grumixama 571
Guabiroba 571
Guachamaca = *Malouetia nitida* Spruce 197
Guachama toxifera Gros 197
Guachamacine 197
Guaco des Colombiens = *Mikania*.
Guaco = *Aristolochia cymbifera* .. 556

Guad 481
Guadua amplexifolia Presl., Graminée, dont les fibres libériennes servent à fabriquer du papier.
Guaicum officinale L. = *Guajacum officinale* L.. 756
Guajène 757
Guajol 757
Guajone 757
Guanine $C^5H^5N^5O$. Poudre cristalline, blanche, soluble dans l'eau, l'alcool, dont le picrate fond à 190°.
Guarana 516
Guaranine = *Caféine* 516
Guarea Trichilioides L. = *Melia grandifolia* D. C. Méliacée des Indes occidentales, dont l'écorce se prescrit comme émétique et comme drastique.
Guatteria macropus Mart., Anonacée de l'Amérique Centrale, dont les fruits, d'odeur et à saveur poivrées; sont utilisés comme épice.
Guatteria Villosissima St. Hil., Anonacée mexicaine, dont l'écorce se prescrit comme spécifique contre les fièvres paludéennes.
— **nigrescens** Mart., Anonacée de San Paolo et de Minas, dont les fruits sont utilisés comme épice.
— **veneficiorum** Mart., Anonacée de Para, dont les fruits rentrent dans la préparation du curare.
— **longifolia** Wall., Anonacée de Ceylan, se prescrivant comme stomachique et comme diurétique.
— **sempervirens** Anonacée hindoue, dont les feuilles se prescrivent comme spécifique contre l'intermittence urinaire.
Guaxima 492
Guaxueyemen = *Cocculus toxiferus* 184
Guazuma ulmifolia Lam., Sterculiacée de l'Amérique tropicale, dont l'écorce mucilagineuse se prescrit comme astringent intestinal 502
Guède des teinturiers = *Isatis tinctoria* 470
Guerit vite = *Herbe divine Siegesbeckia orientalis* L., Composée de la Perse, du Japon et de l'Australie, qui se prescrit comme antisyphilitique.
Guettarda speciosa L............ 295
— **argentea** Lam., Rubiacée américaine, dont l'écorce se prescrit comme stomachique et comme tonique.
— **Angelica** Mart., Rubiacée brésilienne, dont l'écorce et les racines se prescrivent, sous le nom de *Raiz d'Angelica*, comme astringent intestinal.
Guettarda ambigua D. C. Rubiacée de la Guyane, utilisée comme tonique:
Gueynetta = *Niagua beremba*.
Gui 555
Gui à caoutchouc = Fruits de: *Strutanthus syringifolius*, Mart.
— *Phthirusa Theobroma* Eich.
— *Phthirusa pyrifolia* H. B. K.
— *Phoradendron rubrum* Griesb.
— *Tabernaemontana Donellsh-mithii Hevea*.
— *Landolphia* 540
qui concassés et exprimés livrent du caoutchouc.
Guibourtia copallifera Benn., Légumineuse du Congo et de la Guinée, livrant du copal 716
Guidonia esculenta H. Br. Samydacée ou Bixacée hindoue, dont les feuilles sont comestibles et

racines ordonnées comme purgatif amer

Guidonia ovata H. Br. = *Cochlospermum ovatum* W. Bixacée de la Guyane se prescrivant comme antirhumatismal,

— **ulmifolia** H. Br. = *Cochlospermum ulmifolium* Vahl., Bixacée brésilienne, se prescrivant comme spécifique contre les morsures de serpents.

Guilandina Bonducella L. = *Caesalpinia Bonducella* Flem. .. 717

Guilno = *Bromus uniloides* H. B. K. Graminée chilienne et de l'Amérique du Nord, se prescrivant comme purgatif.

— *Bromus purgans* L., Graminée chilienne et de l'Amérique du Nord, se prescrivant comme purgatif.

Guildingia psidioides Hook = *Olisbea rhizophoraefolia.*

Guimauve 489

Guimberana = *Philodendron cordatum.*

Guizotia abyssinica Cass. Composée hindoue et africaine, dont les graines exprimées livrent une huile comestible.

Gulancha 406

Guimberana = *Philodendron cordatum.*

Gulancha = *Tinospora cordifolia* Miers 406

Gumana 547

Gummi Anogeissi 585

— **arabicum** 720

— **Astralagi** 679

— **Cochlospermi** 493

— **Dhaura** = *Gomme d'Anogeissus latifolia* Willd 585

— **Feroniae** 756

— **rubrum** 686

Gum plant = *Grindelia squarrosa* L., Composée de la Sierra Nevada et du Texas, se prescrivant comme diurétique 325

Gunnera chilensis Lam., Halorrhagidacée chilienne, dont les feuilles se prescrivent comme fébrifuge et dont les racines, renfermant beaucoup de tanin, outre une matière colorante, jaune, sont utilisées comme matière tannante.

— **perpensa** L, Halorrhagidacée du Cap, dont les racines se prescrivent comme stomachique.

Gurjorésène 481

Gurjorésinol 481

Gurjun 481

Gurjunène 481

Gustavia brasiliana D. C. Lecythidacée brésilienne, dont les racines se prescrivent comme stomachique et comme attrape poissons.

— **speciosa** D. C. Lecythidacée de la Colombie, se prescrivant comme spécifique contre l'ictère.

Gutta-percha 163

Guttène 164

Gutti 483

Guttifères 483

Guvaca = Arec 119

Guvacine 121

Gymnacranthera canarica Warb. Myristicacée des Philippines, dont les graines exprimées livrent une huile comestible.

Gymnadenia conopsea R. Br. Orchidée, dont le tubercule est utilisé comme succédané de celui du salep.

Gymnartocarpus venenosa Boerl = *Bulnongko.*, Urticacée javanaise, dont le suc cellulaire insipide est toxique.

Gymnema hirsuta Wall 202

Gymnema sylvestre R. Br. 202

— **latifolium** Wall. Asclépiadacée des Indes hollandaises, dont les feuilles, renfermant de la laurocérasine, se prescrivent comme sédatif contre la toux.

Gymnocladus dioica Baill., Légumineuse de l'Amérique du Nord, dont les graines sont utilisées comme succédané du café et dont l'écorce, riche en saponine, se prescrit comme la racine de saponaire.

— **chinensis** Baill = *Fei Tsaotou.* Légumineuse chinoise, dont les fruits sont utilisés comme succédané du savon.

— **Canadensis** Lam. = *Gymnocladus distica*, Michx.

Gymnospermes 65

Gymnosporangium = *Uredinées*

Gymnostachyum febrifugum. Acanthacée hindoue, dont les racines chauffées avec de l'eau de l'ail et du poivre, donnent une décoction se prescrivant comme fébrifuge et comme spécifique contre les calculs biliaires.

Gynandrées. 110

Gynandropsis pentaphylla D. C. = *Cleome pentaphylla* L., Capparidacée. dont le suc cellulaire se prescrit comme sédatif.

— **triphylla** D. C. Capparidacée de Saint-Domingue, se prescrivant comme diurétique et comme antiscorbutique.

Gynerium argenteum Ness., Graminée brésilienne, dont le rhizome se prescrit comme diurétique, les feuilles servant à fabriquer du papier.

Gynocarde 482

Gynocardia odorata R. Br. 482

Gynocardine 482

Gynocrambre = *Mercurialis perennis* L.

Gynura pinnatifolia D. C. Composée japonaise, dont les racines se prescrivent comme hémostatique.

— **Pseudochina** D. C. Composée chinoise, se prescrivant comme anthelminthique.

— **sarmentosa** Juss., Composée chinoise, utilisée comme légume.

Gyrocarpus americana Juss. Hernandacée hindoue, livrant une variété de gomme arabique.

Gyrophora polyphylla Tw. Lichen renfermant de l'*acide gyrophorique* $C^{16}H^{14}O^7$, qui cristallisant sous la forme d'aiguilles incolores, fusibles à 203°, peu solubles dans l'eau, très solubles dans l'alcool, les alcalins, se décomposent à chaud en orcine.

Gypsophyla Arrostii Saponaire d'Egypte 373

— **paniculata** L. Saponaire d'Egypte 373

— **Struthium** Saponaire d'Egypte 373

<h2 style="text-align:center">H</h2>

Haasia squarrosa Miq., Lauracée de l'Archipel Malais, dont l'écorce, renfermant du tanin et un alcaloïde, se prescrit comme cardiotonique.

— **elongata** Nees., Lauracée de l'archipel Malais, dont l'écorce se prescrit comme aromatique.

Habbul Nil 206

Habenaria pectinata Don., Orchidée des Moluques, dont les bulbes sont comestibles.

Habel assis = *Souchet sultan* de *Cyperus esculentus* L. 142

Habsburgia comans Mart., = *Skytanthus Martianus* Müll., Apocynée du Brésil et du Chili, dont l'écorce se prescrit comme fébrifuge.

Haemanthus toxicarius Ait., Amaryllidacée africaine, dont l'oignon toxique sert aux Hottentots à préparer un poison sagittaire.

Haematommas divers = Lichens.

Haematoxylon Campechianum L. 712

Haematoxyline 713

Hagenia Abyssinica Willd 645

Halocnemum strobilaceum M. B. Chénopodiacée des environs de la mer Rouge, qui incinérée livre du carbonate de soude.

Halosanthos 784

Haloxylon articulatum D. C. Chénopodiacée espagnole, se prescrivant comme spécifique contre le rhume.

Haltica Malva 489

— **rufipes** 489

Hamamelidacées 556

Hamamelis de Virginie 558

Hamamelis Virginica L 558

Hancornia speciosa Gom., Apocynée livrant le *caoutchouc de Pernambucco* 544

Hanebane = *Jusquiame* 216

Hanibane = *Jusquiame* 216

Haploppus Baylahuen = *Hysterionica Baylahuen.*

Hapoplappus discoidens D. C. Composée américaine, se prescrivant comme aphrodisiaque.

— **Baylahuen** Remy, Composée chilienne, se prescrivant comme stomachique.

Hardenbergia macrophylla Benth., Légumineuse australienne, se prescrivant comme dépuratif.

Hardy Grindelia = *Grindelia robusta* Nutt. 325

Hardwickia pinnata Roxb 710

— **Manii** Roxb. 710

Haricot 716

— **asperge** 719

— **de Lima.**

Harmal = *Peganum Harmala* L. = *Rue sauvage* 728

Harmaline 728

Harmine 728

Harmol 728

Harmel = *Harmal* 728

Haronga panniculata Pers., Guttifère de l'Afrique tropicale, dont l'écorce se prescrit comme emménagogue et comme spécifique contre la diarrhée.

Harpagophytum procumbens D. C. Pédaliacée du Cap, dont les fruits, dénommés *Grapplé plant*, livrent une variété de coton hydrophile.

Hartogia betulina Berg. = *Barosma betulina* Benth 729

Haschich. 348

Haschischin (Homme récoltant le haschich).

Haygrass = *Bouteloua juncifolia* Lag.

Hearnia sapindina Müll. Méliacée de la Nouvelle Guinée, dont les feuilles se prescrivent comme hémostatique.

Hechtia glomerata Zucc., Broméliacée mexicaine, dont les feuilles aromatiques, se prescrivent comme antiseptique..

Hebbackhade = Myrrhe des Indes orientales de la plante *Balsamea erythroea.*

Heckeria umbellata Kunth., Pipéracée des Antilles et du Brésil, dont les feuilles aromatiques et les racines, dénommées *Periparobo*, se prescrivent comme diurétique et comme fébrifuge.

Hedeoma pulegioides Pers. = *Ziziphora pulegioides* Desf...... 256

— **piperita** Benth., Labiée mexicaine, riche en essence ren-

fermant 57 p. 100 de menthol.
Hédéomol.................... 256
Hedera Helix L. 632
Hédéragénine 632
Hédérine.................... 632
Hédérose = Rhamnose 632
Hedraeanthus gramlnifolius D. C., Campanulacée grecque et italienne, se prescrivant comme spécifique contre les crises d'hystérie.
Hedwickia balsamifera Swartz, Guttifère riche en oléorésine.
— **umbellata** Lam. = *Oldenlandia umbellata* L. 294
Hedychium spicatum Smith., Zingibéracée des Indes, dont le rhizome, riche en essence, est recherché par nos parfumeurs.
— **coronarium** Koen., Zingiberacée brésilienne, dont le rhizome se prescrit comme antirhumatismal.
Hedyotis auricularia L., Rubiacée hindoue et chinoise, se prescrivant comme fébrifuge et comme émollient.
Hedysarums divers, Papilionacées de l'Europe méridionale.
Hedysomum nutans, Sw., Chloranthacée des Indes occidentales, dont les feuilles aromatiques se prescrivent comme stomachique.
— **brasiliense** Mart., Chloranthacée brésilienne, dont les feuilles, dénommées *Fohla de almiscar*, se prescrivent comme fébrifuge.
Heerabo = *Herabo* 763
Heerabolène 763
Heisteria coccinea Jacq., Oléacée de la Martinique, livrant des fruits comestibles.
Hekea laurina. Protéacée australienne, cultivée dans le midi de la France, qui livre, au droguier, ses rameaux fleuris, renfermant de l'arbutine, de la quebrachine, des traces d'essence outre des matières résineuses et pectiques, aussi se prescrivent-ils parfois comme diurétique.
Hélénène.................... 307
Helénine.................... 307
Helexine = Hédérine 633
Helianthella tenuifolia Torr., Composée de l'Amérique du Nord, dont les racines aromatiques se prescrivent comme expectorant et comme diurétique.
Helianthemum canadense Michx = *Cistus Canadensis* L., Cistinée de l'Amérique du Nord, dénommée *Frostwort*, qui se prescrit comme expectorant.
— **vulgare** L., Cistinée se prescrivant comme vulnéraire et comme astringent.
Hélianthus annuus L., ... 327
Hélianthus tuberosus L. 327
— **giganteus** L., Composée mexicaine, cultivée pour ses tubercules.
Hélichrysum arenarium D. C. = Gnaphalium arenarium = Immortelle.
— **italicum** D. C. Composée de la Dalmatie, dont les fleurs pulvérisées servent à falsifier la poudre insecticide.
— **Stoeckas** D. C. Composée de la région méditerranéenne, dont les fleurs aromatiques livrent une essence non officinale, incolore, d'un poids spécifique de 0,873, entrant en ébullition entre 150 et 177°, riche en pinène.
Helicia serrata Bl. Protéacée de Malabar, dont les racines se prescrivent comme odontalgique.
Hélicine 343

Heliconia Bihai L., Musacée de la Jamaïque, dont le tubercule est comestible.
Hélicteres Sacorolha St. Hil. Sterculiacée brésilienne, dont les racines mucilagineuses se prescrivent comme astringent intestinal et comme émollient.
— **Isora** L., Sterculiacée des Indes et de la Nouvelle Zélande, dont les racines se prescrivent comme succédané de celles de la guimauve.
Helietta multiflora Engl., Rutacée mexicaine, dont les fleurs se prescrivent sous la forme de boissons rafraîchissantes.
Héliocarpus americanus L., Tiliacé mexicaine, dont l'écorce mucilagineuse, riche en tanin, se prescrit comme astringent intestinal, et dont les feuilles sont ordonnées comme spécifique contre l'eczéma.
Héliotropine 648
Héliotropium europaeum L., Borraginée européenne, renfermant un alcaloïde ou *cynoglossine* et passablement d'héliotropine.
Hellébore blanc 93
— **fétide** = *Pied de Griffon*. Renonculacée à tiges très ramifiées et feuillées, se prescrivant parfois en Europe comme anthelminthique et comme purgatif.
— **noir** 426
— **vert** 95
Helléboréine 426
Helleborésine 426
Helléborétine 426
Helléborine 426
Helleborus foetidus L. = *Hellebore fétide* 426
— **niger** L., ... 426
— **Taeta** H. Br. = *Coptis Teeta* Salisb.
— **trifolius** L. = *Coptis trifolia* Salibs.
— **viridis** L 426
Helminthocarpum abyssinicum Rich., Légumineuse de l'Abyssinie, dont la racine, dénommée *Fozi Korzet*, se prescrit parfois comme émétique.
Helminthocortos = *Sphaerococcus Helminthocortos* Agb..... 45
Helonias officinalis Don = *Schoenocaulon officinalis* Gray.. 95
Helosis guyanensis Rich. Balanophoracée du Brésil et de la Guyane, dénommée *Espiga de sangue*, qui se prescrit parfois comme astringent intestinal.
Helotium sommicrarum 58
Helwingia rusciflora Willd. Cornacée japonaise et chinoise, livrant, à la consommation, ses jeunes feuilles utilisées comme légume.
— **capitata** Cornacée japonaise, utilisée comme légume.
Hématéinate ammonique 713
Hématéine 713
Hématogène 796
Hématoxyline 712
Hemerocallis flava L. Liliacée du Japon et de l'Europe méridionale, dont les racines se prescrivent comme stomachique et comme spécifique contre les blessures.
Hémicolline 781
Hémidesmus indicus R. Br. Asclépiadacée hindoue, dénommée *Periploca indica* L., dont le rhizome se prescrit comme dépuratif du sang 201
Hémileia vastatrix 284
Hemileias diverses = *Uredinées*
Hemizonia fasciculata Torr. Composée californienne, dont les feuilles sont comestibles
Hemodoracées = *Iridinées*.

Hémoglobine.................... 796
Hemprichia Erythraea Engl., Burséracée africaine, livrant la myrrhe des Indes occidentales.
Hendersonias diverses = *Fungi imperfecti*.
Henné 583
Henriettea succisa D. C. Mélastomacée de Panama, livrant des fruits comestibles.
Hentriacontane 433
Hepatica nobilis L. = *Anemone hepatica* L................... 434
— **triloba** Chaix = *Anemone tribola* L., Renonculacée européenne. se prescrivant comme spécifique contre les calculs biliaires.
Hépatique blanche............. 434
Herabo myrrhol.............. 763
Herabomyrrholol 763
Heraborésène 763
Heracléine 617
Heracleum Spondylium L. = *Branca ursina*............... 617
Herba Anhalonii............... 772
— **Absinthii** 316
— **Acalyphae**................. 551
— **Adianthi** 64
— **Adonidis**................. 431
— **Agrimoniae** 659
— **Alchemillae**............... 660
— **Anastaticae** 470
— **Angraeci**................. 117
— **Anthyllis** 695
— **Artemisiae** 322
— **Genipi**................. 327
— **Asperulae**............... 295
— **Baccharis** 329
— **Ballatae** 256
— **Balsamitae** 319
— **Baptisiae** 698
— **Betonicae** = *Stachys officinalis* 256
— **Betonicae** 256
— **Blepharidis** 259
— **Borraginis** 207
— **Brachycladi** 325
— **Campanulae** 305
— **Camphorosmae**............. 371
— **Canchalaguae**............. 187
— **Cannabis**................. 346
— **Capsellae**................. 470
— **Cardaminis** 470
— **Cardui benedicti**........... 323
— **Centaureae**............... 325
— **Centaurii** 186
— **Cerei** 772
— **Chenopodii**................. 371
— **Clematidis** 433
— **Cochleariae** 466
— **Conii** 619
— **Convallariae** 97
— **Coronillae**............... 695
— **Corydalidis** 455
— **del Perro** = *Senecio canicida*
— **Dicentrae** 459
— **Diplotaxidis** 84
— **Dracocephali**............. 242
— **Ericae** 161
— **Erigeronis** 325
— **Eriodictyonis**............. 209
— **Erucae** 467
— **Erythraea Chilensis**....... 190
— **Eschscholtziae** 455
— **Euchlaemae** 131
— **Eupatorii** 324
— **Everniae**................. 56
— **Fabianae**................. 231
— **Farfarae** 319
— **Fumariae** 460
— **Galegae**................. 696
— **Galii** 295
— **Genistae** 687
— **Genistae tinctoriae** 689
— **Glaucii** 460
— **Globulariae** 258
— **Gloriosae** 97
— **Graminis ossifragae** = *Nanthecium ossifragum*.
— **Gratiolae** 264
— **Grindeliae** 325
— **Hepaticae**............... 434
— **Heracléi**............... 617

$$\text{HC} \overset{\displaystyle CH}{\underset{\displaystyle C}{\big|\big|}} \text{CH}$$

(Formule : noyau indolique —C—CH²—CH—N(CH³)³OH, avec COOH et HN—CH)

C'est donc un dérivé de l'indol et de la choline.

Jujube...................... 529
Jujureba = *Solanum paniculatum* L.
Juncus Loureirianus Schult., Joncacée de la Cochinchine, dont le rhizome se prescrit comme diurétique.
— Leersii Mart., Joncacée de la Cochinchine, dont le rhizome se prescrit comme diurétique.
Junipérine...................... 67
Juniperus communis L.......... 66
— foetida Spach. = *Juniperus Sabina* L.......................... 68
— Lycia Pall. = *Juniperus Sabina* L.......................... 68
— Oxycedrus L............... 68
— phoenicea L............... 69
— prostrata Pers............ 68
— Sabina L.,................ 68
— Thurifera L............... 69
— Virginiana L.............. 70
Jurinea cyanoides D. C., Composée de l'Europe centrale, dont les feuilles se prescrivent comme spécifique contre la scarlatine.
— macrocephala D. C. Composée péruvienne, dont la racine, dénommée *Dhup*, est utilisée comme encens.
Jurubeba = *Jurumpeba* = *Solanum paniculatum* L., Solanée brésilienne, dont les racines, les fruits et les feuilles, renfermant de la *jurubébine*, se prescrivent comme diurétique et comme laxatif.
Jusquiame officinale.......... 216
Jussiaea angustifolia Blume, Onagracée tropicale, se prescrivant comme astringent intestinal.
— pilosa H. B. K. Onagracée tropicale, renfermant une matière colorante, jaune.
Jussiaea suffruticosa L. Onagracée des Indes, se prescrivant comme antidysentérique.
Justicia paniculata Burn. = *Andrographis paniculata* Nees. 259
Justicia adhatoda L., *Adhatoda Vasica*, Ness, Acanthacée des Indes et du Bengale, dont les feuilles se prescrivent comme antiasthmatique et comme expectorant.
— nasuta L. = *Rhinacanthus communis* Nees.
— gendarusa L. Acanthacée des Indes orientales, se prescrivant comme diaphorétique.
Jute = *Fibres de divers Corchorus originaires des Indes et de la Chine*..................... 488

K

Kababah...................... 362
Kadsura japonica Dun, = *Schizandra japonica* H. Br., Magnoliacée japonaise, exsudant une sorte de glu utilisée pour coller le papier.
Kaempferia rotunda = *Zedoaria rotunda*..................... 145
Kafía.......................... 290
Kageneckia oblonga Ruiz., Rosacée chilienne, dont les feuilles se prescrivent comme fébrifuge.
Kainer......................... 206
Kaknai = *Withania coagulans*.
Kakgama....................... 770
Kaladana...................... 205
Kalagua = *Extrait sec de divers Polypodiums de l'Amérique du Sud*.
Kalamanah.................... 206
Kalanchoe laciniata D. C. Crassulacée de Java et des Moluques, se prescrivant comme sédatif contre les migraines et les névralgies, vu qu'elle renferme une oléorésine.

Kalin....................... 696
Kalmia latifolia L., Ericacée des Etats-Unis, dénommée *Mountain laurel*, dont les feuilles, renfermant du tanin, de l'arbutine et de l'andrometoxine, se prescrivent comme diurétique et comme astringent intestinal.
Kalmisak = *Ipomoea aquatica*.
Kalumb = *Colombo*........... 405
Kamala........................ 548
Kamala d'Aden................ 696
— africain.................. 548
— hindou................... 548
— des Philippines.......... 548
Kamalarésène................. 548
Kambu........................ 134
Kami = *Gomme arabique*..... 723
Kamphur = *Camphre*......... 378
Kaphur = *Camphre*.......... 378
Kambil = *Kamala*........... 548
Kanahia laniflora Forsk., Asclépiadiacée arabe, dont le suc cellulaire se prescrit comme spécifique contre la gale.
Kandelia Rhoedii W. et Arn. = *Rhizophora Candel* L., Rhizophoracée chinoise, dont la gomme est insoluble dans l'eau.
Kanérol...................... 186
Kaniramia = *Brucine*........ 182
Kanthium macrocarpum D. C. 220
Kanya = *Beurre de Pentadesma butyracea*................. 485
Karajurn = *Rouge de Chica*.
Karanna = *Dénomination indienne, servant à désigner les arbres à élémi*.
Karatas Plumieri Morr., Broméliacée brésilienne, livrant des fruits comestibles............ 684
Kano = *Kino*................. 684
Kapok........................ 493
Karigat = Roi des amers de *Justicia paniculata* Burn........ 259
Karabé = *Succin*............. 82
Karkom = *Carthame*.......... 320
Karwinskia Humboldtiana Zucc., Rhamnacée mexicaine, dont les fruits se prescrivent comme spécifique contre les crampes.
Kassala = *Sangala*., Graines de l'Abyssinie, se prescrivent comme anthelminthique,
Kassu........................ 120
Katera. Sorte de gomme adragante livrée par le *Cochlospermum gossypium* D. C.............. 493
Kasmirajamna = *Safran*...... 106
Kath = *Catha edulis* Forsk..... 523
Kaunhia floribunda Taub lire Kraunhia................... 687
Kauri, *Résine de Dammar*...... 83
Kaurorésène.................. 84
Kawahine = Methysticine...... 359
Kawa Kawa................... 359
Kawaine..................... 359
Keasteora.................... 381
Kedrostis foetidissima Cogn., Cucurbitacée de l'Afrique tropicale, se prescrivant comme antiasthmatique.
Kelp......................... 44
Kenguiska................... 206
Kennedya prostrata R.Br., Légumineuse australienne, dont les feuilles sont utilisées comme succédané de celles du théier.
— monophylla Vent., Légumineuse de la Nouvelle-Galles du Sud, dont les racines se prescrivent comme dépuratif du sang
Kératine.................... 780
Keita = *Monsonia ovata*. Géraniacée africaine, dont les racines se prescrivent comme astringent intestinal.
Kenkeliba = *Kinkeliba*.
Kermès végétal de *Delissea acuminata* Gaud., Lobéliacée mexicaine, se prescrivant comme antiasthmatique.
Kermès végétal.............. 340
Kerria japonica D. C. Rosacée

chinoise, cultivée en Europe, dont les fruits sont comestibles.
Khalanga.................... 154
Khalanjan = *Galanga*....... 154
Khaya madagascariensis...... 725
— senegalensis Juss. = *Swietenia senegalensis* Dess........ 725
Kichsia = *Kicksia*........... 545
Kicksia elastica............. 545
Kicksia arborea Bl., Apocynée javanaise.
— africana Benth., Apocynée africaine, dont les graines servent à falsifier celles du Strophanthus...................... 194
Kielmeyera rosea Mart Guttifère brésilienne, dont les graines se prescrivent comme antiblennorragique, et les fleurs comme spécifique contre les angines.
— corymbosa St. Hil., Guttifère brésilienne, dont les graines se prescrivent comme -antiblennorragique, et les fleurs comme spécifique contre les angines.¶
— excelsa, Guttifère brésilienne, dont les graines se prescrivent comme antiblennorragique et les fleurs comme spécifique contre les angines.
Kif = *Chanvre indien*......... 346
Kigelia africana Benth., Bignoniacée africaine, dont les fruits sont dénommés *Eto*.
Kiggelaria africana L., Flacourtiacée de l'Afrique du sud, dont les graines renferment un glucoside à base d'acide cyanhydrique.
Kik = *Ricin*................. 536
Kikajon = *Ricin*............ 536
Kimanga = *Komanga* = Poison provenant de la plante *Erythrophloeum Couminga* Baill originaire des Antilles.
Kimushi..................... 770
Kinah....................... 615
Kinkeliba = Fébrifuge obtenu en chauffant les feuilles du *Combretum micranthum* D. C. avec de l'eau.
Kinkeliba................... 584
Kinnamomum................. 388
Kino d'Afrique.............. 686
— d'Amboine............... 578
— d'Australie........... 578 686
— du Bengale.............. 686
— de Colombie............. 686
— de Gambie............... 686
— des Indes............... 684
— de la Jamaïque.......... 686
— de Malabar.............. 684
Kinoine..................... 686
Kitjantung = *Goniothalamus*.
Kochia scoparia L., Chénopodiacée asiatique et européenne.
Koellia = *Picnanthemum*.
Koeclenteria paniculata Laxm., Sapindacée européenne, livrant une gomme soluble dans l'eau et des fruits se prescrivent comme spécifique contre les maladies cutanées.
Koellia virginica Baill = *Pycnanthemum linifolium* Pursh.
Kogia....................... 784
Kognio...................... 784
Koji Levure japonaise, provenant de l'*Aspergillus Oryzae*.
Kokum = Beurre de *Garcinia indica*........................ 485
Kola = *Cola*................. 502
Kola acuminata.............. 502
— Duparquetania........... 504
Kola du Congo............... 503
— de la Côte d'Ivoire...... 503
— de Grandja.............. 503
— de Porto-Novo........... 503
Kolanine.................... 505
Komoul...................... 502
Kopra = *Coprah* = *Huile de coco*. 124
Kopsia flavida Bl., Apocynée

suc cellulaire se prescrit comme purgatif.
Leptandra Virginica Nutt. 265
Leptandre 265
Leptandrine 265
Leptochloa chinensis Nees., Graminée de l'Afrique centrale, dont les graines sont comestibles.
Leptomenia acida R. Br., Santalacée australienne, dont les fruits comestibles renferment de l'acide malique.
Leptospermum flavescens Sw., Myrtacée australienne se prescrivant comme diaphorétique.
— **scoparium** Forst., Myrtacée australienne, se prescrivant comme diaphorétique.
— **Liversidgei** 373
Leptosphaeria parvula 102
— **Sacchari** 139
Leptothrix buccalis Rob., Schyzomycète.
Lessertia annularis Burch., Légumineuse toxique du Cap.
Leucaena glauca Benth., = *Acacia glauca* W., Légumineuse des Indes occidentales, dont les fruits et les graines sont comestibles.
— **odoratissima** Hacsk., Légumineuse javanaise, se prescrivant comme spécifique contre les coliques et comme attrape-poissons.
Leucas aspera Link., Labiée hindoue, se prescrivant comme vermifuge et comme spécifique contre les morsures de serpents.
— **ceylonica** R. Br., Labiée hindoue, se prescrivant comme fébrifuge et comme vermifuge.
— **martinicensis** H. Br., Labiée brésilienne, se prescrivant comme nervique.
Leucine 795
Leucodendron argenteum R. Br. Proteacée du Cap, dont les feuilles, riches en leucoglycodrine $C^{17}H^{47}O^{10}$, se prescrivent comme spécifique contre la malaria.
Leucojum vernum L., Amaryllidacée européenne, dont l'oignon est dénommé Radix Violae albae.
Leuconotis Griffithii Hook., Apocynée de Malacca, livrant de la gutta-percha.
Leucopogon Reichei R. Br. Epacidacée australienne, dont les fruits sont comestibles.
Leucospermum Catesbaei, Gray, Ericacée de l'Amérique du Nord, dont les feuilles se prescrivent comme diurétique.
Leucotine 394
Levisticum officinale Koch 605
Lévuline 40
Levulose 38
Lewisia rediviva Pursh., Portulacacée de la Californie, dont les racines, renfermant de l'amidon, du sucre, des matières résineuses et mucilagineuses, sont comestibles.
Leysseria tenella D. C., Composée se prescrivant comme expectorant.
Liane de bœuf Bois de *Danais fragrans* (originaire des îles Maurice et Bourbon), se prescrivant comme vulnéraire.
Liane de bois jaune. Bois de *Danais fragrans* (originaire des îles Maurice et Bourbon) se prescrivant comme vulnéraire.
— **de Condor** = *Ecorce de Condurango* 197
— **réglisse** = *Abrus precatorius* L. 717
Liane rouge = *Tetranthera aspera.* 395
— **vermifuge** *Quisqualis indica* L. 585
Liatris odoratissima Willd. =

Vanilla plant 324
Liatris odorata 324
— **spicata** Willd., Composée des Etats-Unis, dont les racines, d'odeur térébinthinée, se prescrivent comme diurétique 324
— **squarrosa** Willd., Composée des Etats-Unis, dont les racines, d'odeur térébinthinée, se prescrivent comme diurétique 324
Libertia ixioides Spreng., Iridée chilienne et australienne, dont le rhizome se prescrit comme purgatif et comme diurétique 106
Libidibi = Graines de *Caesalpinia brevifolia* = *Balsamocarpon brevifolium* 704
Libocedrus decurrens Cupressinée californienne, dont les feuilles se prescrivent comme succédané de celles du Thuya.
Licania glabra Mart., Rosacée de l'Amérique du Sud, dont les fruits, renfermant une matière colorante, noire, de l'acide malique, sont comestibles.
Licania heteromorpha, Mart., *Idem.*
Licaria guyanensis Aubl., ... 399
Licaria = *Dicypellium.*
Lichens 52
— **alimentaire** = *Lecanora esculenta.* 56
— **d'Islande** 52
— **des murailles** = *Parmelia parietina* Ach., = *Lichen Parietinus.*
— **pulmonaire** 54
— **pyxide** 54
— **tinctoriaux** = *Roccella tinctoria* L. 54
— **vulpin** = *Evernia vulpina* Ach., Lichen riche en matière colorante, jaune.
Lichen Islandicus L. 52
— **parietinus** L., Lichen à thalle orbiculaire, lobé, vert, riche en acide chrysophanique.
— **pulmonarius** L., ... 54
Lichénine 52, 53
Lichensteinia interrupta L..... 631
Lichensteryllactone 53
Licula acutifolia Mart., Palmier de la Malaisie, utilisé dans la fabrication des cannes,
Liège 331
— **femelle** 332
— **synthétique** 333
Lierre 432
— **terrestre** = *Glechoma hederacea* L.
Liff 122
Lightfootia grisea Buck., Campanulacée hindoue, se prescrivant comme spécifique contre les aphtes.
Lignum Afzeliae 716
— **Amoorae** 774
— **Avicenniae** 257
— **Caesalpiniae** 712
— **Campechianum** 712
— **Carissae** 196
— **Coissi** 760
— **Copaivae** 710
— **Dalbergiae** 677
— **Excoecariae** 550
— **Fernambouci** 710
— **Feroliae** 660
— **floridum** 398
— **Guajaci** 756
— **— patavii** = *Bois de Dios. pyros* 165
— **Juniperi** 67
— **Larraeae** 758
— **Licariae** 399
— **Liriosmae** 176
— **Niotae** 760
— **Physocalyni** 583
— **Picraenae** 759
— **Picrasmae** 760
— **Quassiae** 759
— **Samandurae** 760
— **sanctum** 758
— **Santali** 552

Lignum rubrum 686
— **Sassafras** 395
— **Simarubae** 761
— **Swieteniae** 725
— **Thespesiae** 583
— **Vittimaniae** 760
Ligusticum 608
Ligusticum Mutellina Crtz., Composée des Alpes, livrant la *Radix Mutellinae.*
Ligustrone = *Ligustrum vulgare.*
Ligustrum vulgare L., Oléacée européenne, dont les feuilles et les fruits se prescrivent comme purgatif, à l'encontre de son écorce, qui est ordonnée comme stomachique, car elle renferme du *ligustrone*, ou principe amer, cristallisant sous la forme d'aiguilles incolores, fusibles à 100°, solubles dans l'eau, l'alcool, l'éther, dont les solutions se colorent en jaune par addition d'acide sulfurique.
Ligustrum Roxburghii Clarke Oléacée hindoue, dont l'écorce très mucilagineuse, se prescrit comme émollient.
Lilas 176
Liliacées 85
Liliées 85
Liliflores 85
Lilium candidum L. 91
— **longifolium** Hlg., Liliacée chinoise, se prescrivant comme spécifique contre la tuberculose.
— **Convallarium** = *Convallaria Adams* 97
Limacia microphylla Miq., Ménispermacée hindoue, dont les feuilles mucilagineuses se prescrivent comme émollient.
Limène 755
Limettier = *Citrus Bergamia* Riss. 742
Limettine 755
Limnanthemum nymphaeoides Link., Gentianée européenne, se prescrivant comme tonique amer.
— **indicum** Thwait., Gentianée asiatique et africaine, se prescrivant comme tonique amer.
— **cristatum** Griesb., Gentianée japonaise, se prescrivant comme fébrifuge et comme spécifique contre les hémorroïdes.
— **Humboldtianum** Griesb. Gentianée brésilienne, se prescrivant comme fébrifuge et comme tonique amer.
Limnanthes Douglasii R. Br., Géraniacée riche en essence non préexistante.
Limonetrite 745
Limonène 745
Limonia acidissima L., Rutacée hindoue, dont les fruits desséchés se prescrivent comme tonique de l'estomac, les racines comme astringent intestinal, et les feuilles comme spécifique contre les crises d'épilepsie.
Limonier = *Citrus Limonum* Riss. 748
Limonine 747
Limons 745
Lin 505
Lin purgatif = *Linum catharticum* 505
Linacées 505
Linaire 256
Linaloès 764
Linalol 625
Linalolène 253 626
Linamarine 507
Linaria vulgaris Trag. 505
Linaria vulgaris Wett 256
Linaria vulgaris Mill = *Linum Linaria* Wett 505
Linarine 505, 256
Linarodine 505
Linase 507
Lindera Benzoin L., ... 395

Lindera tribola Bl............. 395
— serica (ne pas lire *sericea*) Lauracée japonaise, dénommée *Kuromoji*, riche en essence renfermant du dipentène, du limonène et du terpinéol...... 398
— **Cubeba** Lam = *Daphnidium Cubeba* Nees., Lauracée chinoise, dont les fruits, d'odeur citronnée, se prescrivent comme succédané du cubèbe.
Lindernia diffusa Wettst. = *Vandellia diffusa* L., Scrofulariacée de l'Amérique tropicale, dont les feuilles et les fruits dénommés *Haitmarada*, se prescrivent comme purgatif et comme émétique.
Lindleya mespiloides H. B. K. Rosacée mexicaine, dont les fruits sont comestibles.
Linine 505
Linnaea borealis Gronovius., Caprifoliacée européenne, se prescrivant comme antirhumatismal.
Linociera cotinifolia Vahl., Oléacée de Malabar, se prescrivant comme spécifique contre les crises d'épilepsie.
— **macrocarpa** Beck., Oléacée japonaise, dont l'écorce se prescrit comme astringent intestinal'.
— **rostrata** Teysm., Oléacée javanaise, dont les fruits oléagineux livrent une huile comestible.
Linodendron Lagetta Griesb., Thyméléacée de Cuba, cultivée pour ses fibres libériennes.
Linoxime.................... 508
Linum aquilinum Moll, Linée chilienne, utilisée comme stomachique.
— **catharticum** L............ 505
— **Linaria** L. 505
— **Selaginoides** Lam., Linée péruvienne.
— **usitatissimum** L. 505
Liparis odorata Lindl., Orchidée hindoue dont le suc cellulaire se prescrit comme fébrifuge puis extérieurement comme spécifique contre la gangrène.
Lipase 535
Lipidadiena Wightiana Ness.. 395
Lippia citriodora Lam., = *Aloysia citriodora* 257
— **dulcis** Trev., Verbenacée de l'Amérique Centrale, se prescrivant comme surrogat du thé.
— **scaberrima** Sond., Verbenacée de l'Etat d'Orange, dénommée *Benkess Boss*, se prescrivant comme hémostatique et comme laxatif, car elle renferme 0,25 p. 100, d'essence dextrogyre (+ 7°36'), de l'heptacontane $C^{27}H^{56}$, de l'hentriacontane $C^{81}H^{64}$, du phytostérol, des alcools non saturés, combinés aux acides formique, butyrique, valérianique, outre du lippianol $C^{25}H^{36}O^4$ et un glucoside cristallin, fusible à 34°........... 257
Lippianol................... 257
Lippiol = *Camphre de verveine*.... 257
Liquidambar Altingia Bl. = *Altingia excelsa* Nohr...... 558
— **Formosana** Hanc., Hamamélidacée de l'Amérique Centrale et de la Chine, livrant un baume à peu près identique à celui du *Liquidambar styraciflua* 558
— **acrophylla** Orst., Hamamélidacée de l'Amérique Centrale et de la Chine, livrant un baume à peu près identique à celui du *Liquidambar styraciflua*........ 558
— **macrophylla** Hamamélidacée de l'Amérique Centrale et de la Chine, livrant un baume à peu près identique à celui du

Liquidambar styraciflua 558
Liquidambar orientalis Mill.... 556
— **styraciflua** L. 558
Liriodendrine 420
Liriodendron tulipifera L.,..... 419
Liriope graminifolia Baker = *Ophiopogon spicatus* Haw, Liliacée chinoise, dont, les feuilles se prescrivent, sous la forme de lotions capillaires, comme régénérateur des cheveux.
Liriosma ovata Miers. = *Muira puama*. Oléacée brésilienne se prescrivant comme aphrodisiaque...................... 176
Lis 91
Liseron..................... 205
Lisianthus sempervirens Mill. = *Gelsemium sempervirens* Juss. 177
Litchi chinensis Sonn. = *Nephelium Litchi.*, Don Sapindacée chinoise et japonaise, dont les fruits oléagineux sont comestibles.... 517
Litchi = *Euphoria Litchi* 517
Lithi 771
Lithospermum officinale L., Borraginée européenne, riche en silice, dénommée *Gremil ou Herbe aux perles*.
— **tinctorium** Vahl. Borraginée française, livrant de l'orcanette.
— **arvense** L., Borraginée européenne, dont les racines, riches en matières colorantes, servent à préparer des fards,
Lithraea caustica Miers........ 771
Litsaea = *Litsea*.
Litsea Cubeba Pers, *Daphnidium Cubeba* Ness., *Laurus Cubeba* Lam........................ 394
— **citrata** Bl. 395
— **sebifera** Pers., Lauracée des Indes, dont les fruits sont comestibles.
— **odorifera** Val 395
Litsea chrysosoma Bl., Lauracée japonaise dont les racines renferment de la *Laurotétanine*.
— **citrata** Bl. = *Tetranthera polyantha* Vahl., Lauracée javanaise, livrant le faux cubèbe ... 395
Livééhe.................... 605
Livistona sinensis........... 119
Livistona chinensis Mart., Palmier chinois, dont les fruits sont comestibles.
— **cochinchinensis** R. Br., Palmier de la Cochinchine et des Moluques livrant du sagou.
Loasa hispida L. Loasacée péruvienne et chilienne, se prescrivant comme rubéfiant.
Lobaria pulmonaria H. D., *Sticta pulmonacea* Ach., (Lichen). .. 54
— **islandica** Hoffin = *Cetraria Islandica* Ach.............. 52
Lobelacrine................. 305
Lobelia Delessea Gaud 305
— **inflata** L.................. 304
— **Molleri** 305
— **nicotianifolia** Hayne........ 305
— **syphilitica** L............... 305
— **urens** L.................. 305
— **cardinalis** L. = Cardinal plant. Lobeliacée des Etats-Unis, dont les racines se prescrivent comme antisyphilitique.
Lobéliacées................. 304
Lobélie 304
Lobéline................... 305
Lobus oblongus = *Vanille* 111
locular = *Epautre*.
Lodoicea Sechellarum Labill., Palmier des Iles Praslio, dont les fruits, dénommés *Coco das Maldias*, livrent l'endosperme de leurs graines qui se prescrit comme antipyrétique et comme tonique.
Loganine 183
Logonétine.................. 183
Logoniacées 177
Loeselia coerula Don. Polemoniacée mexicaine, se prescri-

vant comme émétique, comme diaphorétique et comme cathatique.
Loiseleuria procumbens Desf = *Azalea procumbens* L., Ericacée de l'Amérique du Nord, dont les racines se prescrivent comme astringent intestinal.
Lokaine = Matière colorante, violette, provenant des fruits de diverses Rhamnacées......... 527
Lokao = *Vert de Chine*.......... 527
Lokri = *Ecorce d'Hymenea Courbaril* 716
Loliine = Alcaloïde du Lolium.
Lolium temulentum I. Graminée européenne, dénommée *Ivraie*, qui est toxique de par sa teneur en *Loliine* et en *temuline*, qui sont des alcaloïdes encore mal déterminés.
Lomatia obliqua R. Br., Protéacée chilienne, se prescrivant comme astringent intestinal.
Lomatophyllum acrum Haw., Liliacée de l'île Maurice, dont le suc cellulaire, dit *Socotrine* indigène, se prescrit comme purgatif.
Lonchocarpus violaceus H. B. K. Légumineuse brésilienne, se prescrivant comme purgatif et comme poison des poissons.
— **Peckolti** Ward... Légumineuse brésilienne, se prescrivant comme purgatif et comme poison des poissons.
Longanier 517
Lonicera caprifolium L. 297
— **Periclymenum** L.,......... 297
— **xylosteum** L., Caprifoliacée renfermant de la *xylostérine*.
Lopez root 729
Lophanthus rugosus Fisch. Labiée chinoise, riche en méthyl chavicol et en limonène, donc en essence, qui se prescrit parfois comme stomachique.
Lophine 302
Lophira alata Banks. Ochnacée africaine, dont les graines exprimées livrent le *beurre d'Ochoco*.
Lophodermium Pinastri Chev., Champignon des Conifères.
— **macrospermum** = *Hypoderma macrosporum*.
Lophogyne helicandra Tul., Podostemacée brésilienne, se prescrivant comme fébrifuge.
Lophopétaline 186
Lophopetalum toxicum L. = *Lunasia Rabelaisia*.
Lophophytine = *Lophophytum*.
Lophophytum mirabile. Schott = *Fel de terra ou Balata de escamas* Balanophoracée brésilienne, dont les racines, renfermant 4 p. 100 de *lophophytine*, du tanin et un principe amer, se prescrivent comme spécifique contre l'ictère et contre les crises épileptiques.
Lopophorine 772
Loranthacées............... 555
Loranthus americanus Jacq., Loranthacée des Antilles se prescrivant comme vulnéraire.
— **citrocolus** Mart., Loranthacée brésilienne, se prescrivant comme spécifique contre les abcès.
— **longiflorus** Don., Loranthacée hindoue, se prescrivant comme spécifique contre les abcès.
— **globosus** Roxb., Loranthacée hindoue se prescrivant aussi comme vulnéraire.
— **longifolius** Don., Loranthacée hindoue, se prescrivant comme vulnéraire.
— **europaeus** L. = *Viscum quercinum*, Loranthacée de l'Europe méridionale, se prescrivant comme spécifique contre les crises épileptiques.
Loreya arborescens D. C., Mé-

lastomacée de la Guyane française, dont les fruits sont comestibles.

Lotur 169
Loturidine 169
Loturine.................... 169

$$C^{11}H^{21}O^{10}-CH-O \quad CN \quad OH \quad C=O \quad O \quad OH \quad OH$$

Lotus sacré 402
— arabicus Nympheacée égyptienne, renfermant un glucoside ou *lotusine* $C^{28}H^{31}NO^{16}$, qui, se présentant sous la forme d'une poudre jaune, cristalline, soluble dans les alcalins, se décompose, comme suit par l'hydrolyse. en lotoflavine en acide cyanhydrique et en glucose.
$$C^{28}H^{31}NO^{16} + 2H^2O = 2C^6H^{12}O^6 + HCN + C^{15}H^{10}O^6$$
Loubiabelédi 719
Louisiana Mos., = *Tillandsia usneoides*.
Loxopteryngium Lorentzii Griesb., Anacardiacée de l'Argentine, livrant l'écorce de *Quebracho colorado*................. 768
Luban Matti = *Elemi des Anciens* de la plante *Boswellia Freereana* 734
— Jarvi = *Banjarvi* = *Benjoin*.. 166
Lucilia Caesar L. = *Compsomia macellaria* Fabr = *Colliphora infesta* Phil. Mousse se rencontrant sur les cadavres.
Luculia gratissima, Vah., Rubiacée de l'Himalaya, dont l'écorce se prescrit comme fébrifuge.
Lucuma Caimite L.............. 165
Lucuma peroba Sapotacée de l'Amérique du Sud.
— mammosa Caud.......... 164
— glycyphloea Mart., = *Chrysophyllum glycyploeum* Caser...... 164
Ludwigia alternifolia L., Onagracée de l'Amérique du Nord, dont les racines se prescrivent comme émétique.
— parvifolia Roxb. Onagracée de l'Amérique tropicale, dont les feuilles se prescrivent comme vermifuge et comme spécifique contre l'hydropisie, ses graines étant ordonnées comme expectorant.
Luffa acutangula amara Roxb., Cucurbitacée de l'Amérique et de l'Asie tropicales, dont les racines se prescrivent comme diurétique, ses fruits comme purgatif, et l'huile de leurs graines comme spécifique contre les maladies cutanées.
— aegyptica Mill., Cucurbitacée de l'Egypte dite *Luffa cylindrica*.................... 303
— cylindrica L., ... 303
— operculata Cogn., Cucurbitacée, dont l'huile des graines se prescrit comme purgatif drastique.
— echinata Roxb., Cucurbitacée hindoue.
Luhea grandiflora Mart., Tiliacée brésilienne, dont l'écorce se prescrit comme antiblennorragique et comme astringent intestinal.
— speciosa Willd., Tiliacée brésilienne, dont l'écorce se prescrit comme astringent intestinal, ses feuilles servant à colorer en noir la laine.
Lunaria biennis Mönch = Lunaria annua L., Crucifère de l'Europe méridionale, dont les graines se prescrivent comme celles

de la moutarde noire ....
Lunarine = *Lunasine*.
Lunasia amara Blanco = *Rabelaisia philippinensis.*, Rutacée des Philippines et de la Nouvelle Guinée, dont l'écorce se prescrit comme émétique et comme poison sagittaire.
— Costulata Miq., Rutacée javanaise, renfermant un alcaloïde toxique ou *Lunasine*, dont l'écorce est utilisée comme poison sagittaire.
Lunasine Poudre critalline, jaune pâle, très peu soluble dans l'eau, très soluble dans l'alcool, le chloroforme.
Lupanidine = *Lupinidine* 689
Lupanine.................... 689
Lupéol 755
Lupéose 39
Lupin 689
Lupinidine = *Spartéine* 689
Lupinine 689
Lupinus affinis L. 689
— albus L. 689
— luteus L. 689
— niger L., ... 689
— perennis L................ 689
— polyphyllus L............. 689
Lupuline 349
Lupulirétine................. 350
Lupulite 350
Lupus salictarius L 350
Lutéoline = *Dioxychrysine* $C^{15}H^{10}O^6$, Aiguilles jaunes, fusibles à 329°, très peu solubles dans l'eau, très solubles dans l'alcool, l'éther, les alcalins, qui, fondues avec de la potasse caustique, livrent de la phloroglucine et de l'acide pyrocatéchique,
Luzula Forsteri D. C., Joncacée européenne, dont les racines se prescrivent comme spécifique et comme dissolvant des calculs biliaires, ses graines étant comestibles.
— pilosa L., Joncacée européenne, dont les racines se prescrivent comme spécifique, et comme dissolvant des calculs biliaires, ses graines étant comestibles.
Lycaconitine 430
Lychnis dioica L., Caryophyllacée européenne.
— Githago L. 374
— grandiflora Jacq., Caryophyllacée japonaise, cultivée comme plante d'ornement.
Lychnophora van Schoti Haeckel, Composée brésilienne, dénommée *Chuquicua*, se prescrivant comme fébrifuge.
Lycium Barbarum L., Solanée de la région méditerranéenne renfermant de la *Lycine* $C^5H^{11}NO^2$, (alcaloïde à peu près identique à la bétaïne), que se prescrit parfois comme mydriatique,
— afrum L., Solanée de l'Europe méridionale, se prescrivant parfois comme spécifique contre les maladies cutanées.
Lycium des anciens 401
Lycoctonine.................. 430
Lycoperdon Bovista L., Gasteromycète.
Lycopersicum aculentum Mill. = *Solanum Lycopersicum* L. = Tomate.
Lycopode 57
Lycopodiacées................ 57
Lycopodine.................. 59
Lycopodium clavatum L. 57
— crassum H. et B. 59
Lycopodium cyparissimum ... 59
— elongatum Sw. 59
— Saururus Lam 59
— Selago Dill. = *Muscus catharticus*.................... 59
— polytrichoides Kauff., Ly-

copodiacée, dont le pollen se prescrit comme tonique et dont les parties aériennes sont ordonnées comme purgatif drastique.
Lycopus europaeus L. = *Marrubium aqualicum*, Labiée européenne, se prescrivant autrefois comme fébrifuge.
— Virginicus Michx., Labiée américaine, renfermant 0,8 p. 100, d'essence et un glucoside mal défini, qui se prescrit comme hémostatique et comme cardiotique.
Lycorine 109
Lycoris sanguinea 109
— radiata 109
Lygeum Spartum L., Graminée espagnole.
Lygodium japonicum Sw., Fougère de l'Amérique tropicale et des Indes, se prescrivant, sous la forme de sirops, comme expectorant.
Lygodium circinatum Sw., Fougère de l'Amérique tropicale et des Indes, se prescrivant, sous la forme de sirops, comme expectorant.
Lyperias diverses Scrofulariacées du Cap, dont les fleurs servent à falsifier le safran.
Lysianthus amphissimus...... 187
Lysidice rhodostegia, Hance, Légumineuse chinoise, dont les graines sont comestibles.
Lysimachia vulgaris L., Primulacée, se prescrivant comme spécifique, contre les blessures . .
Lysine $CH^2-NH^2-(CH^2)^3-CH-NH^2COOH$
Liquide sirupeux, incolore à pouvoir rotatoire, dextrogyre, soluble dans l'eau, l'alcool, dont le chloroaurate fond à 152°, le dibenzoate à 145° ....
Lysurus Mocusin Cibot., Gastéromycète chinoise, se prescrivant comme fébrifuge contre le cancer.
Lythracées 583
Lythrariées 583
Lythrum Salicaria L. = *Salicaria spicata* Lam., Lythrariée européenne, se prescrivant comme astringent intestinal, de par sa teneur en tanin, puis en *salicarine*, qui, associée à 2 p. 100 d'oxyde de zinc, réagit à doses de 0 gr. 005 par jour comme spécifique contre la dysenterie.
Lytta vesicatoria. Fab........ 777

M

Maba major Forst., Ebénacée tropicale, dont les fruits sont comestibles.
— geminata R. Br., Ebénacée australienne, dont le bois est très recherché par nos menuisiers.
Mabea Taguari Aubl., Euphorbiacée de la Guyane, livrant du caoutchouc mais ses tiges servent à préparer des tuyaux de pipes, à l'encontre de son écorce, qui se prescrit comme antipyrétique et comme tonique.
Mabea Piriai, Aubl. *Idem*.
Maboké 303
Macachi = *Racine d'Arjona*.
Macahubay = *Menispermum rimosum* Blanco, Ménispermacée des Philippines.
Macaranga Tanarius Mull. Euphorbiacée australienne, dont l'écorce se prescrit comme astringent intestinal.
— — Mappa Mull. Euphorbiacée hindoue, dont les racines se prescrivent comme émétique.

Macaranga spinosa Müll., Euphorbiacée de l'Afrique tropicale, préconisée comme poison des poissons.

— **denticulata** Müll., Euphorbiacée hindoue, livrant une variété de caoutchouc.

Macène = *Pinène dextrogyre* 412

Machaerium angustifolium V., Légumineuse de l'Amérique tropicale, livrant une sorte de sang dragon.

— **violaceum** Vogel., Légumineuse de l'Amérique tropicale, recherchée pour son bois odoriférant, à odeur de violette.

Machilus odoratissima Nees., Lauracée de la Cochinchine et du Japon, dont les feuilles livrent une essence riche en eugénol.

— **pilosa** Nees., Lauracée de la Cochinchine et du Japon, dont les feuilles livrent une essence riche en eugénol.

— **velutina** Champ. Lauracée japonaise et chinoise, dont l'extrait est utilisé comme l'encens chez nous.

Macis 412
Macleya = *Macleya*. 458
Maclevine 458
Macleya cordata R. Br. Papaveracée chinoise et japonaise renfermant de la protopine. de la fumarine, de la sanguinarine et de la chélérythrine, qui se prescrit comme hypnotique et comme sédatif. 458

Maclura aurantiaca Nutt. Urticacée de l'Amérique du Nord. .. 353
— **tinctoria** = *Morus tinctoria*., Urticacée de l'Amérique du Nord 353
Maclurine 353
Macrochloa tenacissima Kth., = *Stipa tenacissima* 133
Macroclinidium verticillatum Franck., Composée japonaise,
Macrocnemum roseum Weed., Rubiacée du Pérou et de la Nouvelle Grenade, dont l'écorce sert à falsifier celle du quinquina.
Macrocnemum tinctorium H. B. K. = *Sickingia tinctoria* Schumb.
Macropiper latifolium Miq. = *Piper latifolium*.
— **methysticum** Hook et Arn. = *Piper methysticum* 359
Macrophoma dalmatica D. C., ... 170
Macrotomia cephalotes D. C., Borraginée grecque , livrant la *Radix Alkannae*.
Macrozamia spiralis. Cycadée de la Nouvelle-Galles du Sud, livrant le crin végétal.
— **Fraseri** Miq., Cycadée australienne, livrant de la bassorine.
Madeleine = *Pyrus Malus*.
Madeleine = *Arbutine* 157
Madi du Chili = *Madia sativa*.
Madia sativa Mol., Composée chilienne, dont les graines exprimées livrent une huile fixe, jaune foncé, d'odeur spéciale, d'un poids spécifique de 0,935, à indice de saponification de 122, à indice d'iode de 117, qui est utilisée dans la fabrication des savons.
Madjain = *Madjoun* = Electuaire préparé à l'aide de chanvre indien.
Madotheca levigata (Son essence se présente sous la forme d'un liquide jaune orange, d'un poids spécifique de 0,856, à pouvoir rotatoire, dextrogyre, de + 72°,74, soluble dans l'éther, le chloroforme.
Madjoun = *Haschich* 348
Madshu 294
Maerua angolensis D. C. Cap-

paridacée africaine, dont les feuilles se prescrivent comme purgatif
Maerua arenaria Hook. Capparidacée hindoue, dont les racines, renfermant 42 p. 100 de sucre, se prescrivent en lieu et place de celles de la réglisse.
Maesa picta Hochst., Myrsinée de l'Abyssinie, se prescrivant comme anthelminthique.
— **lanceolata** Forsk., Myrsinée de l'Abyssinie, se prescrivant comme anthelminthique.
Magnolia acuminata 420
— **glauca** L. 420
— **acuminata** L., Magnoliacée de l'Asie tropicale et de l'Amérique Centrale, riche en scléréides, à saveur amère, aromatique, se prescrit, de par sa teneur en essence et en une substance glucosidique, comme fébrifuge..... 420
— **macrophylla** Michx, Magnoliacée de l'Asie tropicale et de l'Amérique Centrale, dont l'écorce non officinale, riche en scléréides, à saveur amère, aromatique, se prescrit, de par sa teneur en essence et en une substance glucosidique, comme fébrifuge.
— **Kobus** D. C., Magnoliacée de l'Asie tropicale et de l'Amérique Centrale, dont l'écorce non officinale, riche en scléréides, à saveur amère, aromatique, se prescrit, de par sa teneur en essence et en une substance glucosidique, comme fébrifuge.
— **grandiflora** L., Magnoliacée mexicaine et des tropiques, dont les fleurs et l'essence se prescrivent comme fébrifuge, ses graines exprimées livrent une huile fixe, aromatique, préconisée comme spécifique contre la paralysie.
— **tripelata** L., Magnoliacée mexicaine, et des tropiques, dont les fleurs et l'écorce se prescrivent comme fébrifuge, ses graines exprimées livrant une huile fixe, aromatique, préconisée comme spécifique contre la paralysie.
— **Yulan** L., Magnoliacée chinoise, dont les graines se prescrivent comme fébrifuge.
— **mexicana** Moc., Magnoliacée mexicaine, dont les fleurs, très aromatiques servent à parfumer le thé de Chine et le tabac.
Magnoliacées 414
Magnolier 420
Magonia pubescens St. Hil. Sapindacée brésilienne, dont l'écorce se prescrit comme spécifique contre les blessures, puis comme poison des poissons, mais ses graines oléagineuses livrent une huile fixe, utilisée dans la fabrication des savons.
Mahagoni = Bois d'acajou de *Swietenia Mahagoni* L. 725
Mahalita = Roi des amers, d'*Andrographis paniculata* Nees 259
Mahanamila = Ecorce de diverses plantes africaines, préconisées comme astringent intestinal.
Mahonia = *Berberis*........... 399
Mahumira = *Helleborus Tacta* H. Br.
Mahurea palustris Aubl, Guttifère brésilienne, dont l'écorce se prescrit comme astringent intestinal.
— **americana** Aubl., Guttifère de la Guyane, dont les fruits sont comestibles, mais ses graines se prescrivent comme anthelminthique.

Mahwa = Huile de *Bassia latifolia* Roxb.................. 164
Maieta guyanensis Aubl., Melastomacée brésilienne, péruvienne, et chilienne, dont les baies aromatiques sont comestibles.
— **Poeppigii** Naud., Melastomacée brésilienne, péruvienne, et chilienne, dont les baies aromatiques sont comestibles.
Maillardia borbonica Frapp., Urticacée de la Réunion, cultivée pour ses fibres libériennes.
Mainphal = *Genipa dumetorum* Lam.,..................... 294
Maïs 141
Maïs del aqua = *Victoria regia* Lindl.
Maïs amarellao 141
— **cayana**................... 141
— **cuzco**.................... 141
— **à bec pointu** 141
— **doux**..................... 141
— **fulminant** 141
— **des poules** 141
— **perlé** 141
— **quarantain** 141
— **tendre** 141
— **sucré**.................... 141
— **violet** 141
Maisidine 142
Majanthemum bifolium D. C. Liliacée préconisée comme diurétique.
Majorana hortensis Mönch. 255
— **Onites**. Benth.,............ 250
Majun = *Masticatoire à base de chanvre indien*.
Mala insana = *Solanum ovigerum* (Solanée de l'Arabie).
Malabaila Sekakul Russow Ombellifère de la Syrie et de l'Arménie, préconisée comme aphrodisiaque.
Malabathrum = *Cinnamomum Malabathrum* Bat 393
Malachium aquaticum Fr., Caryophyllacée de l'Europe et de l'Asie centrale, livrant l'*Herba morsus gallinae major*.
Malambo = *Ecorce de Croton Malambo* Karst 549
Malanea racemosa Lherm = *Stenostemum aculatum* D. C.
Male = *Poivre*................ 354
Malherbe = *Iberis maialis* Jord., Crucifère toxique de l'Europe méridionale.
Malicor = *Ecorce de grenadier* ... 579
Malicorium = *Péricarpe des fruits de grenadier*.............. 580
Mallotoxine 548
Mallotus Philippinensis Müll... 548
Malope malacoides L., Malvacée de la région méditerranéenne, dont les parties végétales se prescrivent comme succédané de celles de la mauve.
Malouetia nitida Spruce, Apocynée de l'Amérique tropicale. 197
Malpighia urens L., Malpighiacé de l'Amérique tropicale, dont les fruits, dénommés cerises des Barbades, se prescrivent comme purgatif.
— **angustifolia** L., Malpighiacée de l'Amérique tropicale, dont les fruits, dénommés cerises des Barbades, se prescrivent comme purgatif.
— **glabra** L., Malpighiacée de l'Amérique tropicale, dont les fruits, dénommés cerises des Barbades, se prescrivent comme purgatif.
Maltobiose 58
Maltose..................... 38
Malu Akka = *Poivre* 354
Malus communis Lam., = *Pyrus Malus* L.
Malva acuta L. 488
— **glabra** 488

Malva neglecta L. 488
— rotundifolia L. 488
— sylvestris L. 488
Malvacées 488
Malvées 488
Malvastrum coccineum Gray., Malvacée toxique du Mexique.
— lasiocarpium Griesb., Malvacée du Cap, se prescrivant comme diaphorétique, comme stomachique et comme antispasmodique
— Capense garcke. Idem.
Malvaviscus arboreus Cav. Malvacée mexicaine, dont les parties végétales se prescrivent comme succédané de celles de la guimauve.
Malvavismus pentacarpus D. C. Malvacée mexicaine, dont les parties végétales se prescrivent comme succédané de celles de la guimauve.
Mamao 584
Mamillaria mamilaris L. Cactacée de l'Amérique du Sud, dont les fruits comestibles, se prescrivent aussi comme expectorant.
— prismatica Lam., Cactacée mexicaine, renfermant de l'anhalonine
Mammea americana L., Guttifère de l'Amérique tropicale, dont les fruits sont comestibles, ses feuilles se prescrivant comme fébrifuge, et ses fleurs comme aromatique, particulièrement dans la préparation de l'eau de créole.
— longifolia Pl. = Calyssacion longifolium Wight = Ochrocarpus longifolius. Guttifère de Cuncan à fruits comestibles et à boutons floraux se prescrivent comme astringent intestinal..
Mamoeiro = Carica Papaya L.... 584
Mamoeiro 584
Mamou de Mico = Fruit de Talisia
Manaca 224
Manaca = Brunfelsia Hopeana Benth = Brunfelsia uniflora Don. 224
Manacéine 224
Manacine 224
Mancinella venenata Tuss = Hippomane venenata L. 549
Mancinella = Suc toxique de la Mancinella venenata 549
Mancenillier 549
Mançone 717
Mancopalorésène 84
Mandarine 743
Mandibaru 550
Mandioca assu 550
Mandipalha.. 550
Mandi = Mandy.. 550
Mandragora officinarum L. = Mandragore.
Mandragore. Solanée de la région méditerranéenne, dont la racine est riche en mandragorine, c'est-à-dire en atropine.
Mandragorine = Atropie 212
Mangifera gabonensis Aubl., Rutacée livrant le beurre de Dika 761
— indica L., Anacardiacée de l'Archipel Malais, cultivée sous tous les tropiques pour ses fruits comestibles, à effets légèrement purgatifs, dont les graines se prescrivent comme vermifuge, son écorce étant utilisée comme matière tannante 771
Manglier noir de Rhizophora Mangle L. 584 686
— rouge = Rhizophora Candel L.
Mangostan 485
Mango 771
Mangostine 485
Mangouste 484
Mangoustier 484
Mangue 771
Manguier sauvage = Irvingia

gabonensis H. Br. = Mangifera gabonensis Aub. 761
Mani = Anani = Résine de Symphonia globulifera L. Fil. = Moronobaea coccinea Aubl.. 485
Manicaria succifera Gaertn, Palmier de l'Amérique tropicale
Maniguette 150
— d'Acra = Variétés de fruits d'Amomum Melegueta Rosc..... 150
— des Palmes Variété de fruits d'Amomum Melegueta Rosc. ... 150
— de la Sierra Leone Variété de fruits d'Amomum Melegueta, Rosc. 150
Manihot Aypi Pohl., Euphorbiacée des pays tropicaux, livrant du manioc.
— edule Rich., Euphorbiacée des pays tropicaux, livrant du manioc.
Manihot utilissima Pohl = Jatropha Manihot L., = Janipha Manihot KHr., Euphorbiacée des tropiques, à feuilles palmées, dont la racine sert à préparer l'arrow-root brésilien. Notons toutefois que son suc cellulaire renferme 0,02 p. 100 d'acide cyanhydrique et de la manihotoxine 550
— carthaginensis Mull., Jatropha = Janipha L. Euphorbiacée, dont les racines comestibles ne renferment pas d'amidon.
— Glaziovii Mull., Euphorbiacée exsudant du caoutchouc 543
— palmata 550
Manihotoxine, Poudre cristalline, blanche, fusible à 60°, soluble dans l'éther, le chloroforme, décomposable par la cuisson à l'aide d'eau bouillante.
Manioc 550
Manioc = Mussache = Arrow-root du Brésil 154
Manipeba 550
Manisuris granularis. S w Graminée tropicale, dont les racines se prescrivent comme spécifique contre l'ictère et les calculs biliaires.
Manna 173
— graeca 173
— grases = Glyceria fluitans R. Br. = Cynodon Dactylon Pers 130
Manna Alhagi 695
— cristina 174
— laricina 174
— quercina 174
— Tamariscina 174
Mannane 97
Manna trisaccharide 39
Manne 173
Manne artificielle 174
—' Alhagi = Manne persane d'Alhagi Maurorum Tourn 695
— d'Australie d'Eucalyptus du mosa Cun 578
— de Briançon 78, 175
— Capacy = Manne de Calabre.. 173
— de Calabre 174
— du Caucase = Quercus infectoria 336
Manne céleste .... 56.
— commune 174
— égyptienne 174
— grasse 174
— des Hébreux, de Tamarix gallica 175
— du Sinaï de Tamarix gallica.. 175
— du Kurdestan 174
— en larmes 175
— Lerp = Manne australienne, d'Eucalyptus resinifera 575
— du Liban = Manne de cèdre 71
— de Perse = Manne Alhagi 696
— de Pinus Lambertianus = Pinite 83 702
— de Sicile 174
Manne en sortes 175
— de terre = Dulcite 175
— tereniabine = Manne Alhagi 695

Manneotetroso 174
Manneotriose 174
Mannitane 175
Mannite 174
Mannitine 175
Mannitose 175
Mannocétoheptose 398
Mannose 37
Manteiga 716
Mansa = Anemiopsis Californica Arn.
Manzanilla = Flores Chamomillae 308
Maoutia Puya Wedd., Urticacée de l'Himalaya, cultivée pour ses fibres libériennes.
Maprounea guyanensis Aubl., Euphorbiacée de l'Amérique tropicale, dont les racines se prescrivent comme stomachique
Maramu = Plante non déterminée, rentrant dans la préparation du curare.
Marasmius scorodinius Friès. Agaricinée.
Maranta arundinacea L., ... 154
— Indica Tuss 154
Marantacées 154
Marathrum foeniculaceum Spreng., Podostomacée de la Nouvelle Grenade, utilisée, sous la dénomination de Passe carne, comme légume.
Marattia alata L., Marattinée, dont le rhizome est comestible.
Marcgravia umbellata L., Marcgraviacée brésilienne, dont les racines et les feuilles se prescrivent comme diurétique et comme antisyphilitique.
Marchantia polymorpha L., Mousse des fontaines ..
Margose = Melia Azadirachta: .. 725
Margose 725
Margosine 725
Margotia gummifera Lge. = Laserpidium thapsiforme Brot. Ombellifère, dont la racine est dénommée Bruco foetida.. 636
Marguerite bleue = Globularia vulgaris L. 258
Margyricarpus cetosus R. et Pav. Rosacée de l'Amérique du Sud, dont les feuilles se prescrivent comme stomachique.
Marignia obtusifolia Lam. = Protium obtusifolium March. Burséracée de l'Ile Maurice, livrant la colophane bâtarde.
Mariscus albescens Vahl., Cypéracée hindoue, se prescrivant comme diurétique, comme diaphorétique et comme fébrifuge.
— patulus Schrad., Cypéracée de l'Amérique du Sud, dont les racines se prescrivent comme tonique et comme stomachique.
Marisso = Sisyrinchium galaxoides All.
Marja = Feuille d'Ipomoea 205
Marjolaine 255
Marlea begoniaefolium Roxb., Cornacée chinoise, dont les racines se prescrivent comme fébrifuge et comme spécifique contre la tuberculose..
Marliera edulis Nied., = Rubachia glomerata Berg., Myrtacée à fruits comestibles.
Marremia ficifolia Convolvulacée renfermant un glucoside à base d'acide cyanhydrique.
Marronnier 517
Marrube blanc = Marrubium vulgare L. 235
— noir = Ballota nigra L. 256
Marrubine. 235
Marrubium aquaticum = Lycopus europaeus L.
Marrubium nigrum = Ballota nigra 256
— creticum Mill. 235
— paniculatum L. 235
— vulgare L. 235
Marsdenia Condurango Reich .. 199

Marsdenia Roylei Wight., Asclépiadacée hindóue, se prescrivant comme antiblennorragique.
— **tinctoria** R. Br. Asclépiadacée asiatique, recherchée pour la préparation d'une matière colorante, bleue.
Marsilia quadrifolia L., Marsiliacée australienne, comestible.
— **salvatrix** Hanst Marsiliacée australienne, comestible.
Marssonia Daphnes 633
— **Populi Sacc,** Fungi imperfecti des peupliers.
Martinezia caryotaefolia H. B. K. Palmier de l'Amérique du Sud, renfermant une matière colorante, identique à la carotine.
Martocarpus mamilosus Krtz., = *Gigartina mamillosa* L. 44
Martynia prosboscidea = *Proboscidea Jussieni* Stend.
Martynia annua L., Martyniacée tropicale, dont les feuilles se prescrivent comme spécifique contre les morsures de serpents..
— **proboscidea** Glaux = Proboscidea Jussieni Stend.
Marum = *Teucrium Marum* L. .
Marumia muscosa Bl., Mélastomacée javanaise, dont le suc cellulaire des baies, se prescrit comme antidysentérique.
Marupa Francoana Miers.Simarubacée brésilienne, dont l'écorce se prescrit comme spécifique contre la diarrhée et les vomissements.
Maruta foetida Cass. = *Anthemis Cotula* L.
Mascarenhasia anceps Boivin, Apocynée de Madagascar, livrant du caoutchouc.
Masoi = Fleurs de *Cananga odorata* Hook. 421
Massoya aromatica 394
Mastigobryum trilobatum (Son essence se présente sous la forme d'un liquide jaune orange, d'odeur très agréable, rappelant un peu celle du santal ou du cèdre, d'un poids spécifique de 0,975, à pouvoir rotatoire, dextrogyre, de + 12°88', constitué par un terpène et par un alcool terpénique.
Mastic..................... 766
— **de Bombay**............... 766
— **en larmes** 766
— **en sortes** 766
Masticine 767
Masticorésène............... 767
Mastix 766
Mata gallina = *Urostigma hirsutum* Miq., Urticacée de Tahiti, dont le liber se prescrit comme purgatif.
Matalista = Racine de *Mirabilis longiflora* L.
Maté 520
Matico..................... 362
Maticine 363
Matisia cordata Humb. Anacardiacée de la Guyane, et de la Colombie, dont les fruits sont comestibles.
Matricaire 308
Matricaria Capensis L., Composée de l'Afrique australe, dont les fleurs et les feuilles se prescrivent comme tonique amer et comme antirhumatismal.
— **Cotula** H. Br., Composée de l'Afrique australe, dont les fleurs et les feuilles se prescrivent comme tonique amer et comme antirhumatismal.
Matricaria inodora L. Composée de l'Afrique australe, dont les fleurs et les feuilles se prescrivent comme tonique amer et comme antirhumatismal.

Matricaria multifida Fenzl., Composée de l'Afrique australe dont les fleurs et les feuilles se prescrivent comme tonique amer et comme antirhumatismal.
— **Parthenium** L. = *Pyrethrum Parthenum* Sw. Composée française, se prescrivant comme stomachique et comme emménagogue.
— **Parthenioides** 308
— **Chamomilla** L. 308
Matrices de girofles = Fruits de girofle.................... 564
Matrine $C^{15}H^{24}N^2O$ (*Sophora angustifolia*). Poudre cristalline, blanche, toxique, soluble dans l'alcool, l'éther.
Matthiola incana R. Br., Crucifère de la région méditerranéenne.
— **livida** D. C. = *Cheiranthus Cheiri* 467
Maunalva. Légumineuse, dont les graines se prescrivent comme purgatif.
Mauria multiflora Mart., Anacardiacée de l'Amazone, dont les fruits sont comestibles.
Mauritia flexuosa L. Fil., Palmier de l'Amérique tropicale, dont les fruits comestibles, soumis à la fermentation alcoolique, donnent une sorte de vin.
— **vinifera** Mart. = *Lavoisiera grandiflora* Nut. Palmier des Philippines, livrant du sagou.
Mauve 488
Mavémé = *Racoubea guianensis.*
Mavémé = *Homalium racemosum.*
Mavésie = *Homalium racemosum*, Jacq = *Racoubea guianensis* Aubl.
Mavia judicialis Bert = *Erythrophloeum guineensis* Don 717
Maximilianea regia Mart = *Cochlospermum insigne* St. Hil. Bixacée brésilienne, dont les graines velues, à poils tecteurs, soyeux, jaunâtres, livrent une huile d'éclairage.
Mayflower 158
May oil 579
Mayténine 523
Maytenus Vitis Idaea Griesb ... 523
Maytenus verticillata D. C., Célastracée péruvienne, dont les graines livrent de l'huile fixe, et dont les feuilles se prescrivent comme antidote des alcaloïdes et du *Rhus toxicodendron.*
M'bentamaré = *Graines de café nègre* ou de *Fédégose*, de *Cassia occidentalis*.................... 703
Mechoacan. Racine de *Convolvulus Mechoacanna* L. (Convolvulacée mexicaine), se prescrivant comme purgatif, et comme stomachique.
Mechocanna Racine de *Convolvulus Mechoacanna* L. (Convolvulacée mexicaine se prescrivant comme purgatif et comme stomachique).
Méconidine 456
Méconine 449
Meconium = *Opium* 436
Meconopsis diphylla D. C. = *Stylophorum diphyllum.*
— **nepalensis** D. C., Papavéracée des Indes se prescrivant comme hypnotique.
Medemia nobilis H. et W., Palmier de Madagascar, dont la moelle, très amylacée, est comestible.
Medeola virginica L. = *Indian cucumber.* Liliacée américaine, dont la racine inodore, à saveur douceâtre, se prescrit comme spécifique contre l'hydropisie.
Medicagol = *Medicago.*
Medicago sativa = *Luzerne*,

Légumineuse fourragère, renfermant du *medicagol* $C^{20}H^{42}O$, alcool se présentant sous la forme d'une poudre cristalline, blanche, fusible à 80°.
Médicée = *Tabac* 226
Médicinier = *Jatropha gossypifolia*, Euphorbiacée américaine, dont l'huile, fixe des graines, se prescrit comme purgatif.
Medinella javanensis Blum., Mélastomacée javanaise, dont les racines se prescrivent comme astringent intestinal.
— **macrocarpa** Bl., Mélastomacée des Moluques, dont les parties aériennes se prescrivent comme spécifique contre les morsures de serpents.
— **crispata** Bl., Mélastomacée des Moluques, dont les parties aériennes se prescrivent comme spécifique coutre les morsures de serpents.
Medjoum.................... 348
Mejacaryon orientale Boiss., Borraginée livrant aussi de l'alcanna.
Megarrhiza = *Echinocystis fabacea.*
Megarrhizine = *Echinocystis fabacea*, Naud.
Mel.................... 786
Melaleuca Cajeputi Roxb 571
— **Leucadendron** L............. 571
— **minor** Smith 571
— **viridiflora** Gaertn 579
— **uncinata** R. Br. 573
Melaleucol $C^{15}H^{26}O$, Liquide incolore, d'odeur agréable, d'un poids spécifique de 0,866. .
Melamspora Lini = *Urédinée.*
Melamspora................... 344
Melampyrine................. 265
Melampyrum arvense L. 265
— **cristatum** L. 265
Melanconium fuligineum Cav. Champignon parasite de la vigne.
Melandryum pratense Rochl., Caryophyllacée américaine, livrant la *Radix Saponariae albae*, riche en saponine.
— **album** Mill., Caryophyllacée européenne, livrant des racines riches en saponine.
Mélange chromique 41
— **magnésique** 41
Melanorrhoea usitata Wall., Anacardiacée chinoise, livrant une sorte de gomme laque.
Melano sinapis = *Moutarde noire* 461
Mèlanospora damnosa........ 134
Melanoxylon Brauna Schott., Légumineuse brésilienne, dont l'écorce renferme une matière colorante, rouge brunâtre.
Mélanthine 431
Mélantigénine 431
Mélastoma malabathricum L., Mélastomacée des Indes et de l'Australie, dont les feuilles se prescrivent comme spécifique contre la diarrhée, puis comme antiseptique astringent, sous la forme d'eaux dentifrices.
— **polyanthum** Bl., Mélastomacée chinoise, dont les racines se prescrivent comme spécifique contre les crises d'épilepsie.
— **holosericea** = *Tamonea holoserica* D. C.
— **septemnervinum** Lour.,Melastomacée cochinchinoisé, dont les racines se prescrivent comme astringent intestinal.
Mélécitose............... 38   78
Melegeta = *Amomum Melegueta* Roscoe........................ 150
Mélène 787
Mélèze................... 78
Melhamia Erythroxylon R. Br. Sterculiacée, dont les feuilles mucilagineuses se prescrivent

comme émollient et comme astringent intestinal. .

Melia Azedarach L. = Melia azadirachta L. 725
— **grandifolia** D. C. = Guarea Trichilioides L.
— **Indica** Brand 725
— **dubia** Cav., Méliacée de Ceylan, dont l'écorce est utilisée comme stomachique dans la médecine populaire de cettelle
Méliacées 724
Melianthus major L., Mélianthée du Cap, dont les feuilles se prescrivent comme spécifique contre les maladies cutanées, car elles renferment de la:
Mélianthine $C^{15}H^{22}O^9$, Poudre cristalline, blanche, amère, fusible à 222°, à pouvoir rotatoire de — 81,96°, soluble dans l'eau et dans l'alcool, qui se prescrit comme tonique amer.
Melicope erythrococca Benth., Rutacée australienne, se prescrivant comme cardiotonique.
Mélilot 661
Mélilotine 612
Melilotol 662
Melilotus alba Lam. 662
— **altissima** Th. 662
— **arvensis** Wall., Melilotus officinalis Lam 662
— **coerulea** L. 662
— **macrorhiza** Pers 662
— **officinalis** Lam. 662
Melinis minutiflora Beauv., Graminée du Natal et du Brésil, dont le rhizome. se prescrit comme spécifique contre la diarrhée.
Melique bleue = Molinia coerulea Mönch (Graminée toxique).
Melissa Calamintha L. 255
— **officinalis** L. 238
Mélisse 238
— **de Moldavie** 242
Melitriose 39, 495
Melittis Melissophyllum L., Labiée européenne, se prescrivant comme diurétique.
Melocactus communis D. C. Cactus melocactus L., Cactacée des Indes occidentales, se prescrivant comme antisyphilitique.
Melocanna bambusoides Trin., Graminée des Indes et de l'île Maurice, dont les fruits sont utilisés comme succédané de la noix de betel.
Melochia corchorifolia L., Sterculiacée de l'Afrique, de l'Australie et de l'Asie méridionale, dont les feuilles, les racines et les fleurs se prescrivent comme succédané de celles de la mauve
Melodinus monogyna Carey., Apocynée des Indes et de la Chine, dont le bois se prescrit comme expectorant.
— **laevigatus** Bl. Apocynée des îles de la Sonde se prescrivant comme expectorant.
— **suaveolens** Champ. Apocynée chinoise, se prescrivant comme expectorant.
Melosira arenaria 42
— **crenulata** 42
Melothria heterophylla. Cucurbitacée chinoise, dont les racines se prescrivent comme antirhumatismal, comme antiblennorragique et comme spécifique contre les abcès.
— **maderaspatana** Cogn., Cucurbitacée du Sénégal et de l'Australie, se prescrivant comme diurétique et comme diaphorétique.
Melothria punctata Cogn. Cucurbitacée de l'Afrique, dont les feuilles se prescrivent comme purgatif.
— **Rumphiana** Scheff., Cucurbitacée cochinchinoise, dont les

fruits se prescrivent comme purgatif, les feuilles étant ordonnées, sous la forme de compresses, comme spécifique contre les maux d'yeux.
Memoras diverses. Mélastomacées tropicales, dont les fruits se prescrivent comme astringent intestinal.
Menabea venenata Baill. Asclépiadacée de Madagascar, dont les racines sont toxiques.
Menispermacées 402
Menispermine 406
Menispermum Canadense L. . . . 406
— **crispum** L. = Tinospora crispa Miers
— **fenestratum** Gaertn = Coscinium fenestratum Coleb. Ménispermacée de Ceylan et de Malabar, dont les racines se prescrivent comme tonique de l'estomac.
Menispermum rimosum Spreng ou Bl., Ménispermacée des Philippines, dénommée Macahubay, dont les racines se prescrivent comme spécifique contre les fièvres intermittentes.
Menstratum 249
Mentha aquatica Benth. 244
— **arvensis** Benth 249
— **crispata** Schrad seu crispa L. 249
— **hircina** Hull. Labiée européenne, riche en essence renfermant du menthol.
— **officinalis** Hull. Labiée européenne, riche en essence renfermant du menthol.
— **officinalis** Hull. Labiée européenne, riche en essence renfermant du menthol.
— **piperita** Sw. 243
Mentha piperita var alba 244
— — **officinalis** 244
— — — **vulgaris** 244
— **Pulegium** L., Labiée de l'Europe méridionale. se prescrivant comme stomachique et comme carminatif.
— **sativa** L., Labiée renfermant aussi de l'essence odoriférante, pauvre en menthol.
— **spicata** Cr., Labiée renfermant de l'essence odoriférante, pauvre en menthol.
— **sylvestris** Benth., Labiée renfermant de l'essence odoriférante, pauvre en menthol.
— **undulata** Willd, Labiée, renfermant de l'essence odoriférante, pauvre en menthol.
— **viridis** L., Labiée, renfermant de l'essence odoriférante, pauvre en menthol.
Menthandiol 730
Menthane = Hexahydrocymol . . . 248
Menthe de cheval = Monarda punctata 239
— **coq** 319
— **crépue** 249
— **poivrée** 243
— **pouillot** 249
— **anglaise**, voir essence de menthe 246
— **japonaise** etc. etc., voir essence de menthe 245
Menthène = Tétrahydrocymol . . . 246
Menthenone 245
Menthol 246
Menthone 247
Menthone (synthèse) 750
Mentzelia hispida Willd. Plante mexicaine, se prescrivant comme antisyphilitique.
Menyanthe 187
Menyanthine 187
Menyanthes trifolia L., = Menyanthes trifoliata 187
Menyanthol 187
Mercure végétal = Anchieta salutaris = Noisettia pyrifolia Mart 473
Mercure végétal 224 473

Mercuriale.
— **annuelle** = Mercurialis annua L.
— **des bois** curier = Malis perennis L.
— **des chiens** = Mercurialis perennis L.
— **vivace** = Mercurialis perennis L.
Mercurialis annua L., Euphorbiacée européenne, riche en méthylamine ou mercurialine, qui se prescrit comme purgatif et comme antilaiteux.
— **perennis** L, Idem.
Mères de girofles = Fruits de girofle 566
Meriana purpurea Swartz, Mélastomacée des Antilles, dont les fleurs se prescrivent comme expectorant.
Meriandra strobilifolia Benth., Labiée de l'Himalaya, se prescrivant comme stomachique.
Mertensia maritima Don., Borraginée anglaise, se prescrivant comme expectorant.
— **virginica** D. C., Borraginée de l'Amérique du Nord, dont les racines se prescrivent comme astringent intestinal.
Mescaline 772
Mesembryanthemum crystallisatum L., Azollacée de l'Afrique du sud, dénommée glaciale, se prescrivant comme diurétique.
— **aequilatérale** Haw., Azollacée australienne et américaine, dont les feuilles se prescrivent comme spécifique contre la dysenterie.
Mespilodaphne preciosa Ness = Cryptocarya preciosa Mart., Lauracée brésilienne, dont l'écorce aromatique se prescrit comme antirhumatismal et comme antisyphilitique 394
Mespilus Japonica Thum = Eriobothrya Japonica Lindl Rosacée japonaise et chinoise, dont les fruits sont comestibles 660
— **Azarolus** L. = Crataegus Azarolus., Rosacée persanne, dont les fruits se prescrivent comme spécifique contre la diarrhée et les vomissements incoercibles de la grossesse.
— **germanica** L., = Pyrus germanica, Rosacée de l'Europe centrale et méridionale, dont les fruits sont comestibles.
— **oxyacantha** Gaertn = Crataegus triloba Pers = Crataegus oxyacantha L., Rosacée européenne, dont les fruits sont comestibles et dont les racines, renfermant de la crataegine = quercitrine, se prescrit comme astringent intestinal, à l'encontre de ses jeunes pousses foliaires, renfermant de la quercitrine, de l'acide cyanhydrique et de la triméthylamine, qui sont toxiques.
— **pyracantha** L. = Crataegus pypyracantha Pers = Cotoneaster racantha Sp., Rosacée de l'Europe méridionale, dont les fruits se prescrivent comme astringent intestinal.
— **pentagyra** Koch. = Crataegus melanocarpa Marsch = Crataegus pinnatifida Bunge., Rosacée de l'Asie tempérée, dont les fruits se prescrivent comme laxatif, comme stomachique et comme antiscorbutique.
Mesua ferrea L. = Mesua speciosa Choisy, Guttifère hindoue renfermant de l'oléorésine, dont l'écorce et les racines se prescrivent comme sudorifique, ses fruits comestibles étant parfois ordonnés comme purgatif.

Mitchella repens L., Rubiacée du Mexique et du Canada, dont les fruits, riches en tanin et en saponine, se prescrivent parfois comme diurétique, comme stomachique et comme astringent intestinal.

Mitella pentandra Hook., Saxifragacée américaine, riche en tanin.

Mitracarpus scabrum Zucc., Rubiacée de l'Amérique du Sud, se prescrivant comme spécifique contre les abcès.

Mitragyne inermis Willd., Rubiacée de l'Asie et de l'Afrique tropicales, dont l'écorce se prescrit comme fébrifuge.

Mitsu Mitumata = *Edgeworthia papyrifera* Miq. Thymeleacée japonaise, servant à préparer le papier.

Modecca lobata Jacq., Passifloracée de la Guinée, se prescrivant comme tonique et comme vermifuge.

— **palmata** Lam., Passifloracée asiatique, dont l'écorce se prescrit comme expectorant.

Modiola caroliniana Don., Malvacée américaine et africaine, dont les feuilles, dénommées *Pila Pila*, se prescrivent comme émollient.

Moesa lanceolata Forsk........ 162

— **picta** Forsk 162

Moghania vestita Benth., Légumineuse hindoue, dont les racines sont comestibles.

— **rhodocarpa** Ktz = *Flemingia rhodocarpa* Baker. Légumineuse de l'Afrique tropicale, dont les poils glanduleux, dénommés *Waras*, se prescrivent comme anthelminthique.

— **congesta** Ktz., Légumineuse de l'Asie méridionale, dont les poils glanduleux se prescrivent comme anthelminthique.

Mohlana nemoralis Mart., Phytolaccacée de l'Amérique du Sud, dont les racines se prescrivent comme fébrifuge et les feuilles comme parasiticide.

Mohrla caffrorum Dest. Schizeacée de Madagascar.

Molène................ 263

Moliina coerula L., Graminée européenne, dont les racines peuvent absorber des traces de zinc, de cuivre, de plomb, aussi est-elle, selon les endroits où on la cultive, toxique pour les animaux herbivores.

Molle = *Schinus* Molle 771

Mollinedia laurina Tul., Monimiacée brésilienne, dont les feuilles se prescrivent comme antirhumatismal.

Mollisia Lycopodii 58

Mollugo oppositifolia L. Azollacée des tropiques se prescrivant comme stomachique.

— **sperguloïdes** Ser., Azollacée hindoue, se prescrivant comme diaphorétique.

Molucella laevis L., Labiée de l'Asie Mineure, se prescrivant comme tonique amer.

Molva vulgaris 785

Momordica Charantia L., Cucurbitacée tropicale, dont les fruits sont comestibles, ses racines se prescrivent comme fébrifuge.................. 303

— **cochinchinensis** Spr., Cucurbitacée tropicale, dont les fruits sont comestibles, ses racines se prescrivent comme fébrifuge.................. 303

— **Elaterium** L. = *Ecballium Elaterium* Rich 303

Monarda coccinea Michx., Labiée de l'Amérique du Nord, se prescrivant comme fébrifuge. ... 243

Monarda fistulosa L., Labiée de l'Amérique du Nord, se prescrivant comme fébrifuge........ 243

— **punctata** L. = *Menthe de cheval*................... 239 243

— **didymia** L., Labiée du Canada, livrant l'*Oswegotea*, qui se prescrit comme fébrifuge.

— **citriodora** L.............. 243

Monarde 243

Monas Amyli = *Protomonas Amyli*. Champignon, à matière colorante, rouge, s'attaquant à la farine.

— **Crepisculum** = *Micrococcus Crepisculum.*, Champignon, à matière colorante, rouge, s'attaquant à la farine.

— **vinosa** = *Bacterium vinosum.*

Moneratu = *Niagua beremba.* Aroïdée mexicaine, toxique.

Monésia = *Pradosia lactescens* Radlk. 164

Monésie 164

Monésine .....!........... 164

Mongummo = Ecorce d'*Ochrosia borbonica* Gmel.

Monilia candida = *Fungi imperfecti.*

Monimiacées................ 374

Monniera trifoliata L., (ne pas lire Monnieria)................ 731

Monobrome condurite........ 200

Monobrome cusparine........ 731

Monobrome picrotoxine 407

Monobrome salicine........ 343

Monocharia vaginalis Presl., Pontédériacée de l'Asie et de l'Afrique tropicales, se prescrivant comme fébrifuge et comme spécifique contre l'ictère.

Monocotylédones 85

Monodora grandiflora Saint Hil. 421

Monodora Myristica Dum...... 420

— **grandiflora** Benth., Anonacée de l'Afrique occidentale, dont les graines aromatiques se prescrivent comme vulnéraire .. 421

Monopteryx angustifolia Spr. Légumineuse brésilienne, dont les graines renferment de l'huile fixe, amère.

Monose $C^6H^8O^2$, Alcool cétone découverte dans le bois de hêtre, qui se présente sous la forme d'une poudre cristalline, blanche, fusible à 106°, soluble dans l'eau, dont les solutions se colorent en violet par addition du perchlorure de fer.

Monotheca buxifolia., Falc., Myrsinée de l'Afghanistan, dont les fruits comestibles sont dénommés *goorgoora.*

Monotropa Hypopitys L., Pyrolacée américaine et asiatique, se prescrivant comme vermifuge et comme expectorant, car elle renferme du salicylate de méthyle.

Monsonia ovata Cav., Géraniacée de l'Afrique méridionale, dont les racines se prescrivent comme astringent intestinal.

— **biflora** D. C., Géraniacée de l'Afrique méridionale, dont les racines se prescrivent comme astringent intestinal.

Monstera deliciosa Liebm. Aroïdée des Cordillères, dénommée parfois *Philodendron pertusum,* dont les fruits sont comestibles

Montanoa floribunda D. C. Composée mexicaine, livrant le *zoapalle,* qui se prescrit comme stomachique, comme emménagogue et comme diurétique.

Montanoa tomentosa, Cerv. Idem..

Montia fontana L., Protéacée européenne, utilisée comme légume.

Montinia acris L., Saxifragacée du Cap.

Montochardia linifera Schott.,

Aroïdée brésilienne, dont les feuilles se prescrivent, sous la forme de cataplasmes, comme émollient, puis sous celle de bains comme antirhumatismal, ses racines étant utilisées comme expectorant.

— **arborescens** Schott., Aroïdée brésilienne, dont les racines se prescrivent comme diurétique et comme purgatif drastique.

Moonga = Fruit de *Glossonema varians* Benth.

Moquilea utilis Hook. Rosacée.

Moradeine = *Moradine* = Ecorce de *Cascarilla Morada seu China Morada*, plante croissant en Argentine, dont l'écorce amère, se présentant sous la forme de fragments rougeâtres, inodores, à saveur amère, se prescrit comme fébrifuge, car elle renferme de la *morandine* $C^{16}H^{14}O^6$ et un alcaloïde mal défini ou *Moradeine.*

Moraea polyanthos Thunbg., Iridée toxique de l'Afrique du Sud.

— **collina** Thunbg., Iridée du Cap, dont les bulbes sont toxiques.

Morchella esculenta L., Discomycète européen, comestible.

Morées = Urticacées.

Morelle grimpante = *Solanum Dulcamara* L................. 225

— **noire** 225

— **tubéreuse** = *Solanum tuberosum* L. 225

Morénine = *Choristigma Struchertiana.*

Morinda citrifolia, L.......... 294

— **Royoc** L. Rubiacée américaine, se prescrivant comme purgatif.

Morindadiol.................. 294

Morindine................... 294

Morindol.................... 294

Morine = *Morrine*............. 353

Moringa arabica Pers 472

— **oleifera**................... 472

— **pterygosperma**............ 472

— **aptera** Gaertn., Capparidacée dès Indes orientales, livrant l'huile de ben.

Moroena collina Thunbg., Iridée du Cap, dont le bulbe est toxique.

Moronobaea coccinea Aubl. Guttifère de l'Amérique du Sud, livrant le *Massi* ou doctorgum.

Morphil = *Ivoire végétal* 118

Morphine................... 440

Morphothébaine.............. 456

Morrenia brachystephana Griesb................... 201

Morrine 353

Morrénine 201

Morrhuol................... 789

Mors du diable = *Scabieuse* 300

Morus alba L................ 351

— **nigra** L................... 351

— **tinctoria** L................ 353

Mort aux poules = *Jusquiame* .. 216

Moscharia pinnatifida Ruiz et Pav., Composée chilienne, d'odeur musquée, se prescrit comme stomachique aromatique

Moschus 781

Moschus moschiferus 781

Mosla punctata 256

Mosla japonica Maxim., Labiée japonaise et chinoise, dont l'essence (2,13 p. 100), renferme 40 p. 100 de thymol et du cymène................... 239

Mou..................... 550

Mougette 719

Mountain laurel = *Kalmia latifolia* L.

— **Sage** = *Sierra Salvia* 317

— **Mint** = *Pycanthemum linifolium.*

Mouron des champs = *Anagallis arvensis,* L.

N

O

Parinarium macrophyllum Sabine, Rosacée de l'Afrique occidentale, dont l'écorce, dénommée Gingerbreadplum, se prescrit, sous la forme d'applications externes, comme spécifique contre les maladies cutanées,

Paristyphnine $C^{36}H^{64}O^{19}$. Poudre jaune blanchâtre, amorphe, d'odeur nulle, à saveur amère, soluble dans l'eau, l'alcool, insoluble dans l'éther, le chloroforme.

Parkinsonia africana Sard., Légumineuse du Cap, recherchée pour son bois.

— **aculeata** L., Légumineuse tropicale, dont les fleurs et les graines se prescrivent comme fébrifuge, son écorce étant utilisée dans la fabrication du papier.

— **ceratophylla**. Ce lichen renferme de la *Physodine* $C^{10}H^{10}O^7$ qui se prépare en extrayant ce lichen par de l'éther, afin de dissoudre sa *polysodine*, puis par de l'alcool bouillant, dont la solution est soumise à la cristallisation spontanée, elle se présente sous la forme d'une poudre cristalline, incolore, neutre, se dissolvant avec une coloration violette dans l'acide sulfurique.

Parmentiera cerifera Seem Bignoniacée du Panama, dont les fruits livrent une cire utilisée dans la fabrication des bougies.

Parnassia palustris L. *Hépatique blanche*., Saxifragacée européenne, se prescrivant comme astringent intestinal et comme spécifique contre la métorrhagie 434

Paronychia argentea Lam. = *Illecebrum Paronychia* L., Caryophyllacée espagnole, se prescrivant comme diurétique.

— **serpyllifolia** D. C. Caryophyllacée, se prescrivant comme diurétique.

Paropsia = Flacourtiacée tropicale.

Parsonsia Helicandra Hook., Apocynée hindoue, utilisée comme légume.

— **javanica** Bl., Apocynée de Malabar, dont les feuilles se prescrivent comme hémostatique.

Parthenium hysterophorum L. = *Escoba amarga*., Composée de Cuba, se prescrivant, de par sa teneur en parthénine, comme fébrifuge et comme emménagogue.

— **integrifolium** L. Composée des Etats-Unis, se prescrivant comme fébrifuge.

Paspalum scrobiculatum L., Graminée de la Sierra Leone, dont le rhizome se prescrit comme antiblennorragique.

— **exile** L. Graminée de la Sierra Leone, dont le rhizome se prescrit comme antiblennorragique.

Passe carne = *Marathrum fœniculaceum.*

Passerina Tartonraira Trag., = *Daphne Tartonraira* L. Thyméléacée japonaise, dont l'écorce livre un papier de soie brillant.

— **Gampi** *Schrad* = *Dirca palustris* L., Thyméléacée utilisée comme succédané du garou et dans la fabrication du papier.

Passiflora edulis Sims., Passifloracée tropicale, cultivée pour ses fruits comestibles.

— **mexicana** Juss., Passifloracée mexicaine, se prescrivant comme expectorant et comme spécifique contre la tuberculose.

Patrinia scabiosaefolia L., Valérianacée japonaise, dont la racine est aromatique.

Paullinia aculeata L. = *Toddalia asiatica* H. Br. Xanthoxylée hindoue et de Java, livrant un remède dit du *pied de poule*.... 729

— **africana** Don., *Serjania curassavica*., Sapindacée brésilienne 517

— **Senegalensis** Juss., *Serjania curassavica*, Sapindacée brésilienne 517

— **cupana** H. B. K., Sapindacée de l'Orénoque, dont les feuilles pulvérisées servent à préparer des boissons rafraîchissantes.... 516

Paullinia Cururu L., Sapindacée brésilienne, dont le suc cellulaire, dénommé *Wurara*, *Curucu* est utilisé comme attrape-poissons.

— **jurinata** L. = *Serjania cuspidata* Camb. Sapindacée brésilienne livrant une écorce dite de Timbo, qui se prescrit comme spécifique contre l'ictère.

— **Mexicana** L. = *Serjania Mexicana* W., Sapindacée mexicaine, se prescrivant comme antirhumatismal.

Paulowilhelmia speciosa Höchst, Acanthacée africaine, utilisée comme poison des poissons.

Paulownia tomentosa Baill., Scrofulariacée japonaise, dont l'écorce se prescrit comme diurétique et comme anthelminthique.

Pavetta indica L., Rubiacée hindoue, dont les racines se prescrivent comme diurétique et comme stomachique, ses feuilles aromatiques étant ordonnées comme spécifique contre les hémorroïdes.

Pavonia diuretica St. Hil., Malvacée brésilienne, se prescrivant comme diurétique.

— **odorata** Willd., Malvacée hindoue, se prescrivant comme fébrifuge.

Payena Leerii Benth., Sapotacée de la Nouvelle Guinée, livrant de la gutta-percha, de qualité inférieure.

Payena macrophylla Benth., Sapotacée de la Malaisie, livrant de la gutta-percha.

Paxillus involutus Fr., Agaricinée.

Pectinaria articulata Haw., Asclépiadacée du Cap, utilisée comme légume.

Pectis febrifuga Vall., Composée des Antilles, se prescrivant comme fébrifuge.

Pedalium Murex L., Pédaliacée de Ceylan, des Indes et de Madagascar, livrant une essence d'odeur musquée.

Pedicellaria pentaphylla L., Capparidacée abyssinienne, dont les graines sont utilisées comme succédané de celles de la moutarde, ses parties aériennes comme légume.

Pedicularis palustris L., Scrofulariacée de l'Europe marécageuse, se prescrivant comme diurétique.

Pedilanthus Pavonis., Boiss., Euphorbiacée mexicaine, se prescrivant comme antisyphilitique, ses racines comme émétique. Elle exsude une cire jaune pâle, inodore dite *cire de candellina*, qui se prescrit comme excipient des onguents.

— **thymoloides** Boiss., Euphorbiacée mexicaine, se prescrivant comme antisyphilitique, ses racines comme émétique, Elle exude une cire jaune pâle, inodore, dite *cire de candellina*, qui se prescrit comme excipient des onguents.

Peireskia Guamache Weber., Cactée vénézuélienne, livrant la gomme de guacamacho.

— **aculeata** Willd., Cactée des Antilles, dont les fruits comestibles se prescrivent parfois comme expectorant.

Pelargonium anceps Sol., Géraniacée de la Malaisie, se prescrivant comme emménagogue.

— **antidysentericum** K. et P. Géraniacée du Cap, se prescrivant comme nervique et comme astringent intestinal.

— **cucullatum** Sol., Géraniacée du Cap, se prescrivant comme nervique et comme astringent intestinal.

— **acetosum** Sol., Géraniacée du Cap, cultivée pour son essence.

Pellote = *Anhalonium Lewinii* Hem.

Peltandra virginea Raf. Aroïdée de la Virginie et de la Caroline, dont les fruits et les racines sont comestibles.

Peltigera canina Schaer Algue.

Peltodon radicans Pohl = *Clinopodium repens*., Labiée se

Populus tremula Salicinée de l'Amérique du Nord, dont l'écorce, renfermant de la salicine, se prescrit comme fébrifuge.

Porcelia nitidifolia R. et P., Anonacée mexicaine et péruvienne, renfermant une matière colorante, jaune.

Poria vaporaria Pers., Polyporacée.

Porlieria angustifolia Gray., Zygophyllacée du Texas, dont le bois, dénommé *Palo santo*, se prescrit comme succédané de celui du gaiac..

— **hygrometrica** R........... 758

Porphyroxine 449

Portlandia grandiflora L., Rubiacée des Indes occidentales, dont l'écorce se prescrit comme fébrifuge et comme stomachique.

— **speciosa** Jacq. = *Coutarea speciosa* Aubl., Rubiacée des Antilles, dont l'écorce dénommée Quina de Pernambuco, se prescrit comme fébrifuge.

Portulaca quadrafida L., Portulacée égyptienne, se prescrivant comme spécifique contre la céphalalgie..

— **Meridiana** L., Portulacée de l'île de France, se prescrivant comme spécifique contre les abcès.

— **oleracea** L. Portulacée hindoue, à feuilles succulentes, glabres, à fleurs jaunes, solitaires, cultivée en France, qui se prescrit comme diurétique et comme antiscorbutique, on la dénomme aussi *Pourpier*.

Portulacées.

Portulaca oleracea, L. Portulacée des Indes, cultivée en France, dont les parties aériennes se prescrivent parfois comme diurétique et comme antiscorbutique.

Posidonia oceanica. L. Potamogétonacée.

Potalia amara. Aubl. = *Nicandra amara* Gm. Logoniacée du Pérou, du Chili, de la Guyane et du Brésil, livrant une résine aromatique, riche en acide benzoïque, son écorce et ses feuilles renferment un alcaloïde mal défini, qui donne les réactions de la brucine.

Potamogeton marinus C. Potamogétonacée maritime.

Potentilla anserina L. 659

— **reptans.** Rosacée européenne, livrant l'*Herba Quinquefolii majoris.*

— **Tormentilla,** D. C......... 643

— **sylvestris,** Neck. = *Potentilla Tormentilla*, Schranck. = *Tormentilla erecta*, L. 643

— **argentea,** L. Rosacée, livrant l'*Herbe Quinquefolii minoris.*

— **erecta,** L............. 643

Potentille................... 659

Potérium spinosum. L. Rosacée italienne.

— **Sanguisorba** L. *Grande Pimprenelle.* Rosacée européenne, dont les feuilles se prescrivent comme stomachique et les racines comme astringent intestinal. ... 603

Pothos officinalis, Roxb. Aroïdée de l'Asie tropicale.

Potiron = *Courge* 303

Potomorphe peltatum, L. = *Heckeria umbellata*, Kth. Pipéracée de l'Amérique tropicale dénommée *Carapeba* ou *Periperoba*, dont les racines, riches en essence et en *potomorphine*, se prescrivent comme stomachique.

Pottsia cantonensis, Hook. Apocynée de l'Asie Mineure, livrant du caoutchouc, tout en renfermant un glucoside ressemblant à la strophantine.

Poudre de goa 675

— **des Jésuites** 277

— **de Pistoia** 93

— **du cardinal** = *Quinquina* .. 275

— **du grand prieur** 230

— **de la comtesse** = *Quinquina* 275

— **insecticide**............... 312

— **persane** 312

Pouliot..................... 245

Pouliot commun = *Mentha Pulegium*, L.................... 245

— **des montagnes** = *Teucrium polium*, L.

Pourpier = *Portulaca oleracea.*

Poussa = Muscades de Calabash de *Monodora grandiflora* Benth.

Pourouma bicolor Mart. Urticacée de l'Amérique tropicale, dont les fruits sont comestibles.

— **mollis.** Tric. Urticacée de l'Amérique tropicale, se prescrivant comme spécifique contre la rage

Pouzolzia indica. Gaud. Urticacée cochinchinoise, se prescrivant comme diurétique.

— **tuberosa,** Wright. Urticacée du Japon, de la Chine et du Bengale, dont les racines sont comestibles.

Poxya = *Heteropteris.*

Pradosia lactescens, Raldk = *Lucuma glycyphloea*, Mart. = *Chrysophyllum glycyphloeum*, Cass. Sapotacée brésilienne, livrant l'écorce de Monesia, qui se prescrit comme tonique, et comme astringent intestinal.... 164

Pranchas..................... 544

Prangos pabularia, Lindl., Ombellifère de l'Asie centrale, dont les fruits, possédant l'arome de ceux de l'anis, se prescrivent comme stomachique.

Prêle....................... 57

Premma Taitensis, Sch., Verbénacée de l'Asie tropicale, riche en coumarine.

Prenanthes alba. L. Composée de l'Amérique du Nord, dont les racines se prescrivent comme stomachique amer.

Prescocco 398

Présure..................... 793

Prickly Poppy = *Argemone mexicana*, L.

Prickly Ash = *Xanthoxylum fraxineum*, Willd.

Primevérase................... 162

Primevère 161

Primevérine 161

Primevérose 161

Primula élatior L., Fleurs de coucou, se prescrivant comme antispasmodique et comme sédatif. 162

— **vera.** L., *Primula officinalis.* Jacq.................... 161

— **officinalis.** Jacq............. 161

Primulacées................... 161

Primulavérine 162

Primulinées. 161

Principes amers 31

Pringela antiscorbutica. Hook. Crucifère se prescrivant comme spécifique contre le scorbut.

Prinsepia utilis Royle. Rosacée de l'Himalaya, dont les graines oléagineuses renferment de l'amygdaline ....

Prinos verticillatus L........ 522

Prioria copaifera, Griesb 693

Pritchardia filifera, Wend., Palmier de l'Amérique du Nord.

Proboscidea Jussieni, Stend., = *Martynia proboscidea*, Glaux Martyniacée des Etats-Unis, dont les graines se prescrivent comme diurétique................

Prockia theaformis, Willd, Tiliacée de l'Ile de France, dont les racines se prescrivent comme diurétique ....

Propenyl trimethoxybenzène . 127

Propenyl methoxybenzène. = Asarone................. 556

Propionate de brassicastérine.. 173

— **de géranyle** 253

— **de linalyle** 252

— **de sigmastérine** 172

— **de sitostérine** 172

Propyl méthoxyphénol 413

Propyl méthoxyquinone........ 128

Propyl pipéridine............... 620

Propyl pyridine............... 621

Prosopis Dubia 696

Prosopis strombulifera, Benth. 684

— **juliflora,** D. C. = *Algarobia glandulosa*, Tor. Légumineuse des tropiques, préconisée comme spécifique contre les angines..

— **alba,** Hier. Mimeuse livrant le bois d'*algarobo blanco.*

Prostanthera cinearifera, Lam. Labiée australienne, livrant une essence riche en (61%) cinéol en thymol en paracymd, en carvéol et en aldéhyde cuminique.

Protea = *Leu odendron*........

Proteaspecio rsa, L. Protéacée du Cap, renfermant 5 % d'hydroquinone et de l'acide pyrocatéchique, dont les feuilles se prescrivent comme expectorant.

Protéine 694

Protium Icicariba, March. = *Icica icicariba.* D. C 764

— **Aracouchini,** March. Burséracée de la Guyane et de la Colombie, livrant le baume d'*Acouchi.*

Protium guianensis, March. Burséracée des Antilles et de la Guyane, livrant l'*Olibanum americanum.*

— **heptaphyllum,** March..... 764

Protococcus 741

Protocosine 647

Protocotoine................... 394

Protocurare 185

Protocurarine 184

Protocurine................... 184

Protomyces macrosporus...... 591

Protopine 458 460

Protovératrine................... 94

Proustia mexicana, Don. = *Dumerilia Humboldtii.* Lees, Composée de l'Argentine.

Prulaurasine................... 656

Prunella vulgaris, L. Labiée européenne se prescrivant comme stomachique.................

Prune......................... 657

Prunellier..................... 660

Prunétine 657

Prunétol..................... 657

Prunier Moubin 771

de Virginie.................. 657

— d'Espagne = *Spondias lutea* ....

Prunitrine 657

Prunolaurasine................. 656

Prunus amygdalus var aarma H. Br. = *Amygdalus communis.* var amara + var *dulcis*........ 648

— **Capollin Zuc** = *Cerasus Capollin*, Ser. Rosacée mexicaine, dont l'écorce se prescrit comme fébrifuge....................

— **Cerasus,** L. = *Cerasus vulgaris*, Mill. = *Cerasus Caproniana*, D. C.................... 658

Prunus domestica var Juliana D. C. = Pruneaux

— **domestica** 657

Lauro-cerasus L. = *Cerasus Laurocerasus* Lois. 655

— **Padus,** L. = *Cerasus Padus*, D. C. 659

— **serotina,** Ehr. = *Prunus Virginiana*, Mill = *Cerasus Virginiana.* Michx 657

— **Mahaleb,** L. Rosacée de Sainte Lucie, dont le bois, renfermant de la coumarine, sert à fabriquer des tuyaux de pipes.

— **macrophylla,** S. et Z....... 660

Pseudo cerasus 659

— **serotina,** Ehrl.............. 657

prescrivent comme épice, comme spécifique contre les aphtes et comme antipyrétique.

Sophora japonica, L. 724

Sophora alata, Banks. Originaire de la Sénégambie, de la Sierra Leone, cet arbre livre au droguier la *graisse de Niam*, dénommée parfois *huile de meni*, qui se présente sous la forme d'une masse onctueuse, d'odeur désagréable, d'un poids spécifique de 0,906 à indice d'acidité de 18,5, à indice de saponification de 195, à indice d'iode de 68, qui se prescrit soit comme huile capillaire, soit comme huile comestible.

Sophorarutine 724

Sophorétine 724

Sophorine.................... 724

Soranjidiol.................. 294

Sorbinose 38

Sorbinose, $C^6H^{12}O^6$. Poudre cristalline, blanche, fusible à 154°, à pouvoir rotatoire, de — 43°,4, non fermentescible, peu soluble dans l'alcool, très soluble dans l'eau dont la phénylosazone fond à 164°, le bromphénylosazone à 181°.

Sorbite. Aiguilles incolores, fusibles à 111°, très solubles dans l'eau, à pouvoir rotatoire, de + 1°,52, non fermentescibles par la levure de bière, dont la dibenzalsorbite fond à 220°.

Sorbose = *Sorbinose*.......... 38

Sorgho 133

Sorgho à balai............. 133

— **Doura** 133

— **commun.** 133

— **sucré**................. 133

Sorghum vulgare, Pers. Graminée hindoue, dont les graines sont toxiques, car elles renferment un glucoside cristallisé ou *dhurrine* qui, hydrolysée, se décompose en glucose, en aldéhyde paraoxybenzoïque et en acide cyanhydrique, mais se chauffée avec des alcalins, elle se décompose en ammoniaque, en glucose et en *acide dhurrique*, $C^{14}H^8O^9$.

Sorocea illicifolia, Miq. Urticacée brésilienne, dénommée *Soroco*, dont le suc est comestible..

— **Uriamen,** Mart. Urticacée brésilienne, dénommée *Ariamen*, dont l'écorce se prescrit, sous la la forme de décoctions, comme spécifique contre les maladies cutanées.

Soroci = *Calendula officinalis,* L. 319

Souchet comestible = *Cyperus esculentus*................... 142

— **long** = *Cyperus longus*...... 143

— **rond** = *Cyperus rotundus.* .. 143

— **sultan** = *Cyperus esculentus.* 142

Souci des jardins 319

Soude épineuse................. 371

Soufre végétal = *Lycopode*..... 57

Soulamea amara, Lam. = *Sulamea amara,* St.-Hill. = *Cardiocarpus amarus,* Reinw. Rutacée javanaise qui, amère, se prescrit comme tonique et comme fébrifuge; originaire aussi des Moluques, des îles Fidji, ses feuilles renfermant un glucoside rappelant la sénégine, se prescrivent comme expectorant.

Soymida febrifuga, Tuss. 724

Spadiciflores................. 117

Sparattosperma leucanthum, Schum. Bignoniacée brésilienne, dont les feuilles, dénommées *Caroba branca,* renferment de la sparattospermine ou Phloridzine.

Sparattospermine = *Phloridzine.* 638

Sparganium simplex, Huds. Sparganiacée de l'Europe, de l'Asie et de l'Amérique du Nord, dont les racines se prescrivent comme spécifique contre les morsures de serpents.

Sparmannia africana, L. Tiliacée africaine, dont l'écorce, riche en mucilage, se prescrit comme succédané des feuilles de mauve.

Spartéine 687

Spartium Scoparium, L. *Genista Scoparia,* Lam. *Cytisus Scoparius,* Link = *Sarrothamnus Scoparius*.................... 687

— **junceum,** L. Papilionacée de la région méditerranéenne, dont les graines se prescrivent comme diurétique et comme purgatif. . 687

— **purgans,** L. = *Genista purgans.* D. C.

Spathodea campanulata, Beauv Bignoniacée africaine dont les graines sont comestibles.

Spatholobus Roxburghii, Benth. Légumineuse africaine, livrant une variété de gomme arabique.

Spathum = *Lewisia rediviva,* Pursh. Protulacée de l'Amérique du Nord, dont les racines comestibles renferment 8,5 % de sucre de canne et 14,8 % d'amidon.

Spergula arvensis, L. Caryophyllacée, dont les graines amylacées renferment de l'oléorésine.

Spergula rubra Pers. = *Arenaria rubra.* Caryophyllacée européenne, riche en coumarine, qui se prescrit comme diurétique.

Spergularia media, L. = *Tissa media,* Dumont.

Spermacetum.................... 784

Spermacoce Payom, St.-Hill. Rubiacée se prescrivant comme émétocathartique.

— **tennior,** Gaertn. Rubiacée de l'Amérique du Sud, dont les racines, dénommées *Batiator,* se prescrivent comme émétique.

— **hispida,** L. Rubiacée de l'Amérique du Sud, dont les graines torréfiées se prescrivent comme succédané du café.

Sphacelia segetum, Lév. = *Claviceps purpurea.* 48

— **Brassicola** 467

Sphaeralcea miniata, Sph. Malvacée américaine, se prescrivant comme émollient sous la forme de cataplasmes.

— **angustifolia,** Sph. Malvacée américaine, se prescrivant comme émollient sous la forme de cataplasmes.

Sphaeranthus africanus, L. Composée africaine, se prescrivant comme aphrodisiaque et comme astringent intestinal.

— **indicus,** L. Composée hindoue, se prescrivant comme aphrodisiaque et comme astringent intestinal.

Sphaerella = *Pyrénomycète.*

— **coffeicola** 284

— **Morphaea** 435

Sphaeria sinensis, Benth. = *Pyrénomycète.*

Sphaerococcus Helminthocortos = *Gigartina Helminthocortos..* Algue à petites touffes cartilagineuses, brunâtres, à filaments cylindriques, qui, renferment passablement de mucilage, se prescrit comme purgatif.

Spaerotheca pinnosa = *Erysiphacée.*

Sphaerotheca Humuli 326

Spicanard = *Nard indien* 297

Spigelia anthelmia, L. = *Anthelmia grandiflora,* P. Bv. Logoniacée brésilienne, livrant la racine de Brinvilliers qui, aromatique, est très toxique de par sa teneur en spigelline.

— **marylandica,** L. 186

Spigelie.................... 186

Spigeline 186

Spilanthène 327

Spilanthène bromé. 327

Spilanthes oleracea, Jaq. = *Cresson de Para*................. 237

— **Acmella,** L. Composée à saveur aromatique et balsamique.

— **crocata,** Sims. = *Verbesina crocata,* Lees.

Spilanthine 327

Spilanthol 327

Spina alta 679

Spinabia oleracea, L. = Epinard.................... 371

Spindeltrée = *Evonymus atropurpureus,* Jacq............. 523

Spicol = *Eucalyptol* 572

Spirée..................... 648

Spiraea Aruncus, L. *Aruncus vulgaris,* Rafin. Rosacée américaine, dont les racines se prescrivent comme astringent intestinal.

— **crenata** L. Rosacée chinoise, dont les feuilles servent à falsifier le thé..

— **Filipendula,** L. = *Ulmaria Filipendula,* Hill............. 648

— **salcifolia,** L. Rosacée, dont les racines se prescrivent comme astringent intestinal.

— **tomentosa,** L. Rosacée, dont les racines se prescrivent comme astringent intestinal. 648

— **trifoliata,** L. = *Gillenia trifoliata,* Mönch.

— **Ulmaria** L. 647

Spiranthes automnalis, Rich. Orchidée européenne, dont les bulbes se prescrivent comme aphrodisiaque.

— **diuretica,** Lindl. Orchidée chilienne, se prescrivant comme diurétique.

Spirogyra = *Zygnematacée.*

Spomoea Bonanox............. 544

Spondias Mombin, L. Anacardiacée de l'Amérique du Sud, dénommée *Prunier d'Espagne,* dont l'écorce et les feuilles se prescrivent comme astringent intestinal et comme spécifique contre les abcès.

— **purpurea,** Mill. Anacardiacée de l'Amérique du Sud, dénommée *Prunier d'Espagne,* dont l'écorce et les feuilles se prescrivent comme astringent intestinal et comme spécifique contre les abcès.

— **lutea,** L. Anacardiacée de l'Amérique tropicale, dont l'écorce et les racines, renfermant du mucilage, se prescrivent comme lénitif et comme styptique, ses fruits, dénommés fruits de *Jobo,* étant ordonnés comme astringent intestinal.

Spondias dulcis, Forst........ 771

Spondias venulosa, Mart. Anacardiacée de l'Amérique tropicale, dont l'écorce, riche en mucilage, se prescrit comme spécifique contre la diarrhée.

Spongia Cynosbati = *Noix de galle des rosiers.*

Spongiae marinae 794

Spongine 795

Spotted Wintergreen = *Chimaphila maculata,* Pursh. Pyrolacée se prescrivant comme succédané de la pyrole ombellée.

Squalus Mitsukurii.......... 786

Squalène.................... 786

Squamaria = *Lithraea.*

Sprucea rubescens, Benth. = *Sickingia tinctoria,* Schumb.

Squirrel Corn. = Diurétique américain livré par la *Dicentra Canadensis* seu *Corydalis Canadensis* (Fumariacée)........... 455

Squillip = *Iskilip* = Gomme de scammonée. 206

Squine 101

Sringawera = *Gingembre.* 145

Sringibish = *Bish* = *Aconit de*

$$
\begin{array}{c}
CH \quad CH^2 \quad CH \\
HC \quad\quad C \quad\quad CH \quad CH \\
HC \quad\quad C \quad\quad C \quad\quad CH \quad CH^2 \\
C \quad\quad N \quad\quad C \quad\quad CH \quad CH^2 \\
H \quad\quad CO \quad N{-}CH \quad CH^3 \\
CH^2 \quad\quad\quad CH(CH)
\end{array}
$$

Ulmaria palustris, Monch. = *Spiraea Ulmaria,* L.
Ulmus campestris L........... 350
— **effusa,** Willd. Ulmacée livrant l'écorce d'orme pyramidal, qui, riche en mucilage et en inosite, se prescrit comme diurétique et comme sédatif.
— **fulva,** L. 352
Ulva lactuca, L. Ulvacée de la région méditerranéenne.
Umbella Tree = *Magnolia tripetala.*
Umbellularia californica, Nutt. 394
Umbelicaria pustulata, Hoff. = *Glycophora polyphyla,* Ach.
Umbellicus pentalinus, D. C. = *Cotyledon umbellicus,* L. 562
Umbellulone. 394
Uncaria Gambir, Roxb. 277
Uncinéol $C^{10}H^{18}O$. Poudre cristalline, blanche, fusible à 72,5, entrant en ébullition à 197°, à pouvoir rotatoire, dextrogyre, de + 36°96, soluble dans l'alcool, l'éther................. 573
Uncinula Aceris, Sacc. Erysiphacée.
— **necator,** Bür. Erysiphacée.
Uncinula Salicis 344
Uncomoco = *Capillaire.* 64
Unona aethiopica............... 421
— **triloba,** L................. 421
Unona odorata, Dun. 421
Unta mool = Ipecacuanha des Indes, de *Tylophora asthmatica* Wight. 201
Upas antiar = *Antiaris toxicaria.* Lesch....... 352
— **Tieute**.................. 186
Uurania speciosa = *Ravenala Madagascariensis.* Musacée de Madagascar, dénommée *Arbre au voyageur,* dont les graines, broyées et chauffées avec du lait, sont utilisées comme aliment, leur arille étant riche en essence.
Uraroga Ipecacuanha, Baill. *Cephaelis Ipecacuanha,* Willd. = *Psychotris Ipecacuanha,* Müll. 278
— **granatensis.** = *Cephaelis Ipecacuanha,* Willd. = *Psychotris Ipecacuanha,* Mull. 278
Urani = *Strychnos toxifera* 184
Uraria lagopodioides, D. C. Légumineuse hindoue, se prescrivant comme stomachique et comme astringent intestinal.
Uraria picta, Desf. Légumineuse hindoue, se prescrivant comme antidote du venin des serpents.
Urceola esculenta, Benth. Apocynée hindoue, dont les fruits sont comestibles.
— **Millonghbya** 541
Urceolaria scruposa, Ach. Lecanoracée des rochers renfermant de l'*acide patellarique,* $C^{17}H^{20}O^{10}$, qui se présente sous la forme d'une poudre cristalline, blanche, fusible à 65°, peu soluble dans le chloroforme bouillant, très peu soluble dans le benzène, très soluble dans l'alcool, bouillant, l'eau, dont les solutions se colorent en rouge sang par addition d'hypochlorite de chaux, en violet par celle du perchlorure de fer, en bleu par celle d'eau de baryte.
Urea...................... 792
Urechites suberecta, Mull. Apocynée de la Jamaïque, se prescrivant comme fébrifuge, car elle renferme de l'*uréchitine,* $C^{28}H^{46}O^8$, et de l'*urechitoxine,* $C^{13}H^{20}O^7$, glucosides cristallisant sous la forme d'aiguilles incolores.
Urechitine = *Urechites.*
Uredo scabies................ 121
Urée..................... 792
Urena sinuata, L. Malvacée du Bengale et du Brésil, recherchée

pour ses fibres libériennes... 492
Urena lobata, L. Malvacée du Bengale et du Brésil, recherchée pour ses fibres libériennes, qui se prescrit aussi comme expectorant................. 492
— **cana,** Wall. Malvacée hindoue, dont les racines se prescrivent comme sédatif contre les couches douloureuses.
Urera aurantiaca, Wedd. Urticacée brésilienne, dont le suc cellulaire se prescrit comme hémostatique, ses racines étant ordonnées comme diurétique..
— **armigera,** Miq. Urticacée brésilienne, dont les racines se prescrivent comme aphrodisiaque.
Urera baccifera, Gaud. Urticacée de l'Amérique Centrale, se prescrivant comme diurétique.
— **Punu,** Wedd. Urticacée brésilienne, dont le suc cellulaire se prescrit comme spécifique contre l'aménorrhée.
Urginea altissima, Bak. Liliacée de l'Abyssinie, de la Nubie et des Indes, dont les bulbes se prescrivent comme succédané de ceux de la *Scilla maritima.*
— **indica,** Kth. Liliacée de l'Abyssinie, de la Nubie et des Indes, dont les bulbes se prescrivent comme succédané de ceux de la *Scilla maritima.*
Urginea altissima, Bak. = *Ornithogallum altissimum,* L. 91
— **indica,** Kth. = *Scilla indica* Roxb. 91
— **maritima,** Bak. = *Urginea Scilla,* Stein = *Scilla maritima,* L. 89
Urinaire de Malabar = *Phyllanthus urinaria,* L. L.
Urocystis occulta, Rabh. = Urédinée
Uromyces Pisi = Urédinée.
Uromyces Glycyrrhizae 672
— **Joffrini** 112
— **Trigonellae** 663
— **Valerianae** 297
Urophlyctis Kriegeriana....... 591
Urophyllum porphyraceum Baill.. Rubiacée de l'Amérique du Sud, dont les feuilles se prescrivent comme astringent intestinal.
Urophyllum insulare, Hierm. Rubiacée de l'Afrique tropicale, se prescrivant comme antisyphilitique.
Urospermum Klaytonii, Nut. = *Osmorrhiza longistylis,* D. C.
Urospatha caudata, Schott. Aroïdée brésilienne, dont le suc cellulaire se prescrit comme spécifique contre les maladies cutanées.
Urostigma hirsutum = *Mata Galina.* Urticacée des Antilles et du Brésil, livrant des fibres libériennes, recherchées dans la préparation du papier.
— **prolixum,** Miq. Urticacée des Antilles et du Brésil, livrant des fibres libériennes, recherchées dans la préparation du papier.
Ursone...................... 158
Urtica baccifera, Jacq. Urticacée américaine, utilisée comme succédané de l'*Urtica Urens.*
— **pumila,** L. Urticacée américaine, utilisée comme succédané de l'*Urtica urens.*
— **decumana,** Rumph. Urticacée de la Malaisie.
— **dioica,** L.............. 350
— **urens** 350
— **pilulifera,** L. Urticacée européenne.
Urticacées 344
Urticinées 344
Urushine 770

Urusbhikaure................ 770
Uruskinoki................. 770
Urushiskokunin............. 771
Usnea barbata, Fr. Lichen livrant l'*Herba Musci arborei.*
— **plicata,** D. C............. 54
Usnée 54
Usnée humaine. 54
Ustilago Avenae. Ustilaginée.
Ustilago Figorum 345
— **Fischeri** 134
— **Maidis**........ 134 141
— **Reiliana** 134
— **Tritici** 134
— **Sacchari** 319
— **Vrieseana** 574
Usujo = *Wircksiroemia.* 635
Utricularia vulgaris, L. Lentibulariacée de l'Europe centrale, se prescrivant comme diurétique.
— **minor,** L. Lentibulariacée de l'Europe centrale, se prescrivant comme diurétique.
— **neglecta,** Lehm, Lentibulariacée de l'Europe centrale, se prescrivant comme diurétique.
Uvaia 571
Uvalha................... 571
Uvaria dulcis, Dun. Anonacée de l'Asie tropicale, dont les fruits sont comestibles.
— **heterophylla,** Bl. Anonacée de l'Asie tropicale, dont les fruits sont comestibles.
Uvaria Aethiopica, Guil. = *Xylopia Aethiopica,* Rich.
— **moluccana,** Kostl. Anonacée hindoue, dont les feuilles aromatiques se prescrivent parfois comme stomachique.
— **latifolia,** Bl. Anonacée hindoue, dont les feuilles aromatiques se prescrivent parfois comme stomachique.
Uva del Monte = *Odontocarya convolvulacea.*
Uzara.
    Les racines d'*Uzara,* préconisées comme antidiarrhéique, livrent un extrait alcoolique, qui renferme un glucoside ou *uzarine* $C^{73}H^{108}O^{30} + 9H^2O$, cristallisant sous la forme d'aiguilles incolores, fusibles à 210°, peu solubles dans l'eau froide ou alcaline, l'éther, le chloroforme ; très solubles dans l'eau bouillante, l'alcool, dont les solutions sont précipitées par addition de tanin, mais non par celle d'acétate de plomb. Ne renfermant pas de groupe méthoxylé, elle se dissout avec une coloration brune, puis bleue, dans l'acide sulfurique ou dans l'acide sulfovanadique, violette dans l'acide chlorhydrique fumant, jaune foncé dans l'acide nitrique concentré. Toxique, elle réagit fortement sur le système nerveux, périphérique, le cœur et le sang, car hydrolysée, elle se décompose comme suit en une molécule d'alcool propylique, en 3 molécules de glucose et en une molécule d'uzaridine.
$C^{75}H^{108}O^{30} + 4H^2O = C^{18}H^{24}O^5 + 3C^6H^{12}O^6 + C^3H^7OH$
    L'*uzaridine,* $C^{18}H^{24}O^5$ se présente sous la forme d'une poudre cristalline, blanche, amère, insoluble dans l'eau, très soluble dans l'alcool, l'éther, qui, triacétylée, donne un dérivé cristallisant sous la forme de longues aiguilles incolores, fusibles à 226°.

V

Vacacoua 186
Vaccaria parviflora, Mönch. = *Saponaria Vaccaria,* L. Caryophyllacée européenne, dont les

graines, riches en saponine, et de ce fait toxiques, sont parfois mélangées au blé et à l'avoine.

= *Pois d'Angola.* 697

Vochysia guyanensis, Aubl. Vochysiacée du Paraguay, dont l'écorce se prescrit comme astringent, intestinal.

Voème 719

Voigtia australis, St.-Hil. Rubiacée brésilienne, dont l'écorce se prescrit comme fébrifuge.

Villaris glabra, L. *Vollaris Pergularia,* Burm. Apocynée des Moluques, dont les fruits se prescrivent comme sédatif contre les coliques.

Volva = *Champignon.*

Vomiquier. 179 185

Vorticella. Infusoires d'eau douce

Voundjo = *Voanzeia subterranea,* Th. 797

Vouacapoua = *Andira* 677

Vouède = *Isatis tinctoria.* 470

Voyria uniflora, Lam. et Pers. Gentianée de l'Amérique tropicale, dont le rhizome se prescrit comme stomachique.

Vulcanisation du caoutchouc. 546
— **à froid des tétines** 547
— **à chaud des tétines** 547

Vulcanite 546

Vulvaria = *Chenopodium Vulvaria,* L. *Chenopodium olidum,* Curt. Chénopodiacée livrant l'*Herba Atriplicis foetidae* seu *vulvariae,* qui se prescrit comme emménagogue.

Vulvaire = *Chenopodium Vulvaria.*

W

Wahlenbergia graminifolia, D. C. Campanulacée de l'Europe méridionale, se prescrivant comme spécifique contre les crises d'épilepsie.

Wahoo = *Evonymus atropurpureus* Jacq... 523

Waifa = Fruits de *Sophora japonica,* L. 724

Walkmah = *Aconit des Indes.*.. 430

Wallemia laurifolia, Sw. Myrsinée des Antilles, dont les fruits, utilisés comme épice, se prescrivent comme stomachique.

Walsura piscidia, Roxb. Méliacée hindoue, dont l'écorce est utilisée comme poison des poissons, mais elle se prescrit aussi comme émétique et comme un dangereux emménagogue.
— **pinnata,** Hassk. Méliacée hindoue, dont les fruits sont comestibles. .

Waltheria américana, L. Sterculiacée des tropiques des deux hémisphères, dont les feuilles, les fleurs et les racines, riches en mucilage, se prescrivent comme lénitif et comme émollient.
— **Douradhina,** St.-Hill. Sterculiacée de l'Amérique du Sud, dont les feuilles et les fruits se prescrivent comme expectorant et comme antisyphilitique.

Waras 696

Warneria = *Hydrastis.* 422

Warburgia Stuhlmanni, Engl. 430

Warras = Poudre de *Flemingia Grahamiana,* W. et Arn. ou de *Kamala.*

Warrus = Poudre de *Flemingia Grahamiana,* W. et Arn. ou de *Kamala* 548

Wars = Poudre de *Flemingia Grahamiana* W. et Arn. ou de *Kamala.* 548

Wars = *Kamala* 548

Warneria 426

Warus 696

Water avens = *Geum rivale.* 659
— **lity** = Rhizome de *Nymphaea odorata,* Ait. 659

Watta = *Ouate* 493

Wedelia strigulosa, D. C. (Moluques). Composée se prescrivant

comme fébrifuge, ses jeunes pousses foliaires étant comestibles.

Wedelia biflora, D. C. (Malabra.) Composée se prescrivant comme fébrifuge, ses jeunes pousses foliaires étant comestibles.
— **Calendulacea,** Lees. Composée de l'Asie et de l'Australie tropicales, se prescrivant comme dépuratif du sang.

Wellingtonia gigantea, Lindl. = *Sequoia gigantea,* T.

Wendrandia tinctoria, D. C. *Rondeletia tinctoria,* Roxb. Rubiacée de l'Asie méridionale, dont l'écorce renferme une matière colorante, rouge.

White Cedar = *Tabebnia longipes,* Bak.

Whitegum = *Eucalyptus amygdalina* Labill. 378
— **Sennargum** = *Gomme arabique de Kordofan.* 722

White mint. 244

Wigardia Californica, Hook. = *Eriodictyon californica,* Benth.. 209

Wild Bergamot. 243
— **Castanges** = Fruit de *Brabetum stellatifolium.*

Willd Jam = *Dioscorea Villosa.*

Willd = *Wild.*

Wild Cherry, Bark. = Ecorce de *Prunus serotina,* Ehrl. 657
— **Indigo** = *Baptisia tinctoria,* L. 698
— **Ipeca** = *Triosteum perfoliatum,* L. 296
— **Senna** = *Cassia Marylandica,* L. 702

Wildbrandia hibiscoides, Maus. Cucurbitacée brésilienne, dont les racines se prescrivent comme diurétique et comme purgatif drastique.
— **scabra,** Mart. Cucurbitacée brésilienne, dont les racines se prescrivent comme diurétique et comme purgatif drastique.

Wildaurine = *Gratiola* 264

Willoughbyas diverses. Apocynées de l'Asie tropicale, livrant du caoutchouc.
— **firma,** Bl. Apocynée de Sumatra, livrant du caoutchouc.

Winter. 420

Wintera = *Drimys* 420

Wintera = *Cannella.* 420

Winterana Cannella, L. 481

Wirckstroemia canescens = *Passerina Gampi.* Thyméléacée japonaise, dont l'écorce sert à préparer le *papier d'Usujo..* 635
— **Forsteri** = *Oovao* = *Aavao.* Thyméléacée de Tahiti, dont l'écorce se prescrit comme émétique, comme purgatif et comme antisyphilitique. 635

Wisnagol. 631

Wissadula periplocifolia, L. Malvacée hindoue, cultivée pour ses fibres libériennes.
— **hernandioides,** Garck. Malvacée hindoue, se prescrivant comme émollient.

Wistaria chinensis, D. C. = *Kraunhia floribunda.*

Witch Hazel = *Hamamelis Virginica.* 558

Withania coagulans, Dun. = *Punecaria coagulans* = *Solanum coagulans.* Solanée de l'Afghanistan et des Indes, dont les baies charnues, dénommées, *Kaknaj,* servent à faire cailler le lait, vu qu'elles renferment un ferment.
— **somnifera** L. 232

Withaniol 232

Wittheringine = *Solanum crispum.*

Witianol = *Withaniol* 232

Wittie vayr = *Vetiver* = *Chiendent des Indes.* 133

Wittmania = *Noltia.*

Wjean Oguja = *Résine de Danellia.*

Wolfia spectabilis, Denc. Lemnacée de Malabar, se prescrivant comme antinévralgique.

Wood-oil = *Huile d'Aleurites cordata,* utilisée comme succédané du baume de gurjun. 549

Woodfortia floribunda, Salisb. Lythracée de Timor et du sud de la Chine, dont les feuilles et les racines renferment une matière colorante, jaune, ses graines se prescrivant comme épice.

Wormia excelsa, Jacq. Dilleniacée javanaise, dont l'écorce se prescrit comme antiscorbutique.

Woorali = *Curare* de l'Amérique du Sud. 184

Woorara = *Curare* de l'Amérique du Sud. 184

Woorari = *Curare* de l'Amérique du Sud. 184

Wrightia antidysenterica = *Wrightia Ceylanica.* 198

Wrightia Ceylanica, R. Br..... 198
— **tinctoria,** R. Br. = *Nerium tinctorium,* L. Apocynée livrant de l'indigo.

Wrightine. 198

Wulfenia obliqua, R. Br. Scrofulariacée hindoue, se prescrivant comme antinévralgique,

Wurara = *Suc de Paullinia.* 517

Wurrus = *Warras.* 696

Wyethia mollis, May. Composée de l'Amérique du Sud, se prescrivant sous le forme de cataplasmes comme émollient.

X

Xanthaline. 449

Xanthine 477

Xanthium spinosum, L. 316
— **strumarium,** L. Composée, à fleurs vertes, dont les racines et les fruits se prescrivent comme spécifique contre la goitre, car ils renferment de la *Xanthostrumarine,* qui est un glucoside. 316

Xanthoceras sorbifolium, Brunge. Sapindacée de la Chine septentrionale, dont les fruits sont comestibles.

Xanthochymus tinctorius. Guttifère exsudant une gomme résine non émulsionnable avec l'eau.

Xanthoéridol. 209

Xanthohumol 344

Xanthone. 735

Xanthophylline 729

Xanthophyllum piperitum, D. C. Polygalacée japonaise, livrant l'*essence de poivre.*

Xanthopicrine = *Berbérine.* 403 729

Xanthopsie 316

Xanthopsine 316

Xanthorhamnine 528

Xanthoria parietina, Th. Fr. Théloschistacée.

Xanthorrhiza apifolia, L'Her. Renonculacée de l'Amérique du Nord, dont le rhizome renferme de l'essence et de la berbérine.

Xanthorrhiza vitalba, R. Br... 434

Xanthorrhoea pentaphyllum, R. Br. = *Xanthorrhaea pentaphylla.* 142
— **arboreum,** R. Br. = *Xanthorrhaea arborea* Br. 142
— **australe,** R. Br. = *Xanthorrhaea australis.* 142

Xanthosoma sagittifolium, Schott. Aroïdée des Indes occidentales, dont les tubercules sont comestibles.
— **violaceum,** Schott. Aroïdée brésilienne, se prescrivant comme dépuratif du sang.
— **auriculatum,** Engl. Aroïdée brésilienne, dont le suc cellulaire

Librairie J.-B. BAILLIÈRE & FILS, 19, rue Hautefeuille. PARIS (6e)

TRAITÉ DE MATIÈRE MÉDICALE ET DE CHIMIE VÉGÉTALE

(Drogues végétales, Drogues animales)

Par le Dr REUTTER

Privat-docent à l'Université de Genève

Un volume in-4 (19 × 28,5) de 900 pages à deux colonnes, avec 293 figures..... **100 fr.**

Que dire d'un *Traité de Matière médicale* (drogues végétales et drogues animales) et de *Chimie végétale*, imprimé sur deux colonnes d'un texte serré et clair abondamment illustré, édité par la Maison J.-B. Baillière et Fils, qui forme un livre de près de 1.000 pages avec 293 figures.

Effrayé d'abord de son envergure, je le feuilletai, puis je pris goût à sa lecture et je m'y attardai, relisant particulièrement certains chapitres de son introduction, celle-ci comportant un historique très développé de la connaissance des drogues, une méthode analytique de chimie végétale qui me fit réfléchir, puis une liste des principaux réactifs usités par les chimistes. Je me demandai à quoi peut servir une telle connaissance de la partie chimique dans un livre destiné à des étudiants, des médecins et des pharmaciens. Ayant ensuite étudié la salsepareille, l'iris, les conifères, la fougère, qui y sont décrites de main de maître, dans un style précis et clair, je compris les raisons pour lesquelles l'auteur de cet excellent ouvrage s'était attaché particulièrement à la partie chimique de chacune de nos drogues. En voici à mon humble avis, les raisons. .

M. le Dr REUTTER s'est persuadé, ce dont il a parfaitement raison, qu'il était matériellement impossible de prescrire une drogue avec compétence si le médecin et le pharmacien, appelés, l'un à l'ordonner, l'autre à la manipuler, n'en connaissaient pas exactement la composition chimique, car seule celle-ci nous permet d'entrevoir pour quelles raisons la busserole peut agir comme diurétique, la guimauve comme émollient et le quinquina comme fébrifuge. Basé sur ce principe, l'auteur de ce grand ouvrage destiné à être lu et consulté par une foule de spécialistes, s'est donné comme tâche de nous décrire chaque drogue inscrite dans le Codex, tant au point de vue botanique qu'à son origine géographique, puis, quant à sa morphologie et sa récolte.

Il n'a pas craint de nous faire entrevoir qu'il existait de nombreuses falsifications de ces produits mais pour nous permettre de les juger, il nous indique de suite la manière usuelle de les doser. Il analyse d'une manière précise, nous donnant toutes les indications voulues de préparation de leurs alcaloïdes, glucosides, essences, etc., puis il nous fait entrevoir leur but thérapeutique, leur action physiologique, leurs incompatibilités, leurs contrepoisons, leur historique, sans s'étendre au delà de ce qu'il est nécessaire de connaître.

Ainsi donc, grâce à ce plan, il nous permet d'entrer dans le corps même de la drogue prescrite, de la connaître à fond et, pour celles qui sont d'un intérêt secondaire, il les mentionne très succinctement.

M. le professeur RANWEZ (de Louvain), présentant les épreuves de ce livre à la Haute Académie royale de Belgique, dit textuellement ceci : « L'auteur de ce travail a considérablement développé les connaissances chimiques que l'on possède sur les drogues simples et a donné à cette partie très importante de son ouvrage, toute l'ampleur que nécessite l'étendue des connaissances actuelles et qui fait généralement défaut dans les ouvrages de ce genre. L'ouvrage de M. le Dr L. REUTTER est actuellement le *Traité de Matière médicale* le plus au courant et le mieux mis à jour. » Que dire de plus. Féliciter l'auteur de cet excellent ouvrage qui comble une lacune dans cette partie de la médecine, lui souhaiter plein succès, conseiller à tous de se le procurer.

Phytothérapie. Médicaments végétaux, par le Professeur Pic, professeur de Thérapeutique à la Faculté de médecine de Lyon, et le Dr Bonnamour, chargé de cours à la Faculté de médecine de Lyon, 1923, 1 volume in-8 de 640 pages avec figures. (*Bibliothèque de Thérapeutique,* de Gilbert et Carnot).............. 30 fr.

Traité de Matière médicale. Pharmacographie, par J. Hérail, Professeur de matière médicale à la Faculté mixte de médecine et de pharmacie d'Alger. 2e *édit.* 1912, 1 vol. gr. in-8 de 847 pages avec 488 figures. 20 fr.

Manipulations de Botanique médicale et pharmaceutique, iconographie histologique des plantes médicinales, par J. Hérail, professeur à l'Ecole de Médecine d'Alger, et V. Bonnet, Préface par G. Planchon, directeur de l'Ecole de pharmacie de Paris, 1891, 1 vol. gr. in-8 de 320 pages, avec 36 planches coloriées et 223 figures. Cartonné .... 22 fr.

Traité élémentaire de Thérapeutique, de Matière médicale et de Pharmacologie, par le Dr Manquat, Professeur agrégé à l'Ecole du Val-de-Grâce. 7e *édition,* 1917-1921, 4 vol. gr. in-8, ensemble 2.500 pages. 85 fr.

Nouveaux éléments de Matière médicale et de Thérapeutique, par Nothnagel et Rossbach. Introduction par Ch. Bouchard, Professeur à la Faculté de médecine de Paris. 2e *édition,* 1889, 1 vol. gr. in-8 de 913 p. 18 fr.

Nouveaux Eléments de Matière médicale comprenant l'histoire des drogues simples d'origine animale et végétale, leur constitution, leurs propriétés et leurs falsifications, par D. Cauvet. 1887, 2 vol. in-18 de 1.730 pages avec 701 figures .... 17 fr.

Histoire naturelle des Drogues simples. Cours d'histoire naturelle, professé à l'Ecole de Pharmacie de Paris, par Guibourt et Planchon, Professeur à l'Ecole de Pharmacie de Paris. 7e *édition,* 1875, 4 vol. in-8, avec 1.077 figures .... 40 fr.

Nouveaux Eléments de Pharmacie, par Andouard. 8e *édition,* par M. Pastureau, Professeur à la Faculté de pharmacie de Nancy. 1921-1923, 3 vol. gr. in-8, ensemble 1.200 pages, avec 250 figures.
I. — *Opérations pharmaceutiques et médicaments minéraux.* 1 vol. gr. in-8 de 308 pages avec 106 figures. 14 fr.
II. — *Médicaments organiques.* 1922, 1 vol. gr. in-8 de 408 pages avec figures...................... 20 fr.
III. — *Médicaments galéniques.* 1 vol. gr. in-8 de 300 pages avec figures.................... *sous presse.*

Manuel de l'Etudiant en pharmacie, par Ludovic Jammes, pharmacien de 1re classe. 1892-1905, 10 vol. in-18 de 300 pages, illust. de figures.. 50 fr.
Aide-mémoire d'Analyse chimique et de Toxicologie. 1 vol. in-18 .... 5 fr.
Aide-mémoire de Botanique. 1 vol. in-18.. 5 fr.
Aide-mémoire de Chimie. 1 vol. in-18 .... 5 fr.
Aide-mémoire d'Essais et de Dosages. 1 vol. in-18.................................. 5 fr.
Aide-mémoire d'Hydrologie et de Minéralogie. 1 vol. in-18 .... 5 fr.
Aide-mémoire de Matière médicale. 1 vol. in-18.................................... 5 fr.
Aide-mémoire de Micrographie et de Zoologie. 1 vol. in-18......................... 5 fr.
Aide-mémoire de Pharmacie chimique. 1 vol. in-18 .... 5 fr.
Aide-mémoire de Pharmacie galénique. 1 vol. in-18................................ 5 fr.
Aide-mémoire de Physique. 1 vol. in-18 .... 5 fr.

Aide-Mémoire de l'Examen de validité de stage, par Léon Feltz. 2e *édition,* 1902, 1 vol. in-18 de 302 p. 5 fr.

Conférences de Pharmacie, en concordance avec le nouveau Codex. Validation du stage. Internat des Hôpitaux, des Asiles, des Dispensaires, par Armand Battegay, ancien interne en pharmacie des hôpitaux de Paris. 1910, 1 vol. gr. in-8 de 371 pages, avec 167 figures... 12 fr.

Aide-Mémoire de Pharmacie, vade-mecum du pharmacien à l'officine et au laboratoire, par E. Ferrand, 5e *édition,* 1891, 1 vol. in-18 de 852 pages, avec 168 figures................................. 10 fr.

Aide-Mémoire de Pharmacologie et de Matière médicale, par Paul Lefert. 2e *édition* par Perdrizet. 1918, 1 vol. in-18 de 288 pages.. 5 fr.

Nouveau Dictionnaire des Plantes médicinales, par Héraud. 5e *édition.* 1920, 1 vol. in-8 de 653 pages, avec 292 figures.. 15 fr.

— Le même, 1 vol. in-8 avec 292 figures coloriées, cartonné................................. 35 fr.

Guide de l'Herboriste, culture, récolte, conservation, propriétés médicinales des plantes, par Reclu. 1905, 1 vol. in-18 de 245 pages, avec 82 figures... 5 fr.

Plantes médicinales. Culture et cueillette des plantes sauvages, par Bourrey et Rolet, 1920, 1 vol. in-18 de 636 pages avec 237 figures. Broché, 10 fr. Cartonné.. 15 fr.

Manuel des Plantes médicinales, coloniales et exotiques, par H. Bocquillon-Limousin. Introduction par Em. Perrot, Professeur à l'Ecole de Pharmacie de Paris. 1905, 1 vol. in-18 de 314 pages............ 5 fr.

Nouveau Formulaire magistral de Thérapeutique clinique et de Pharmacologie, par le Dr O. Martin. Préface du Professeur Grasset. 7e *édition,* avec les modifications du Codex de 1908. 1920, 1 vol. in-18 de 1064 pages. Broché, 20 fr. Relié en maroquin souple................................... 27 fr.

AJOUTER 10 °/₀ POUR FRAIS D'ENVOI